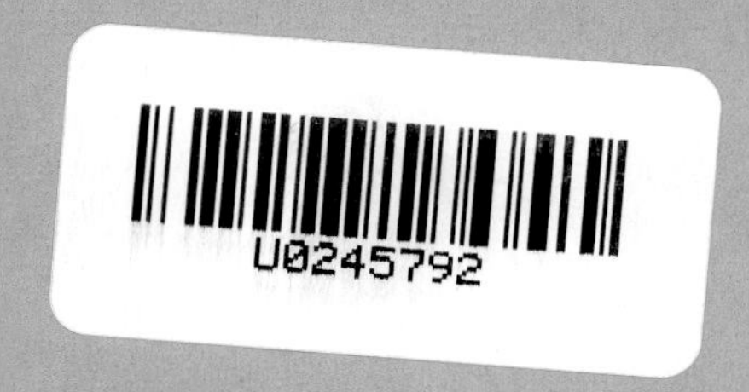

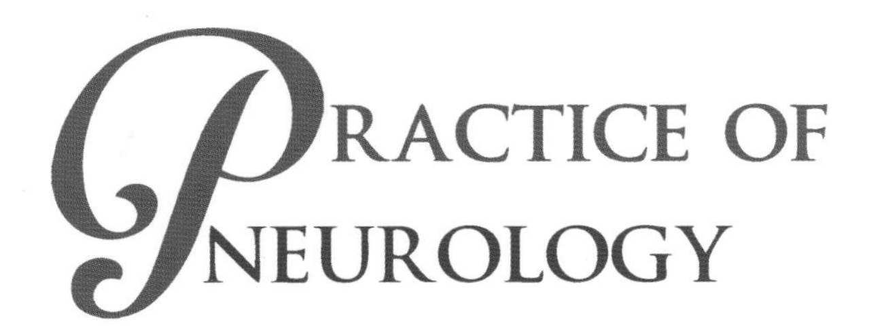

实用神经病学

主编　黄如训　彭　英

人民卫生出版社
·北　京·

图书在版编目（CIP）数据

实用神经病学/黄如训，彭英主编．—北京：人民卫生出版社，2023．11
ISBN 978-7-117-35352-6

Ⅰ．①实…　Ⅱ．①黄…②彭…　Ⅲ．①神经病学　Ⅳ．①R741

中国国家版本馆 CIP 数据核字(2023)第 184514 号

人卫智网	www. ipmph. com	医学教育、学术、考试、健康，购书智慧智能综合服务平台
人卫官网	www. pmph. com	人卫官方资讯发布平台

实用神经病学
Shiyong Shenjingbingxue

主　　编：黄如训　彭　英
出版发行：人民卫生出版社（中继线 010-59780011）
地　　址：北京市朝阳区潘家园南里 19 号
邮　　编：100021
E - mail：pmph @ pmph. com
购书热线：010-59787592　010-59787584　010-65264830
印　　刷：三河市宏达印刷有限公司
经　　销：新华书店
开　　本：889×1194　1/16　　印张：62　　插页：8
字　　数：2424 千字
版　　次：2023 年 11 月第 1 版
印　　次：2023 年 11 月第 1 次印刷
标准书号：ISBN 978-7-117-35352-6
定　　价：298. 00 元
打击盗版举报电话：010-59787491　E-mail：WQ @ pmph. com
质量问题联系电话：010-59787234　E-mail：zhiliang @ pmph. com
数字融合服务电话：4001118166　E-mail：zengzhi @ pmph. com

编　者（按姓氏笔画排序）

王艺东　中山大学孙逸仙纪念医院

王学峰　重庆医科大学附属第一医院

方燕南　中山大学附属第一医院

叶钦勇　福建医科大学附属协和医院

冯国栋　复旦大学附属中山医院

朱良付　河南省人民医院

刘　雁　中国人民解放军南部战区总医院

刘卫彬　中山大学附属第一医院

刘佰运　首都医科大学附属北京天坛医院

李洵桦　中山大学附属第一医院

吴惠涓　中国人民解放军海军军医大学第二附属医院（上海长征医院）

邱　伟　中山大学附属第三医院

余　剑　中山大学附属第一医院

张　成　中山大学附属第一医院

张　斌　首都医科大学附属北京天坛医院

陈　玲　中山大学附属第一医院

陈子怡　中山大学附属第一医院

范玉华　中山大学附属第一医院

罗柏宁　中山大学附属第七医院

郑振扬　福建医科大学附属协和医院

赵　钢　西北大学第一医院

赵忠新　中国人民解放军海军军医大学第二附属医院（上海长征医院）

洪　华　中山大学附属第一医院

姚晓黎　中山大学附属第一医院

高庆春　广州医科大学附属第二医院

容小明　中山大学孙逸仙纪念医院

黄如训　中山大学附属第一医院

黄海威　中山大学附属第一医院

盛文利　中山大学附属第一医院

彭　英　中山大学孙逸仙纪念医院

谢　琪　中国人民解放军南部战区总医院

解龙昌　广州医科大学附属第二医院

裴　中　中山大学附属第一医院

廖松洁　中山大学附属第一医院

谭　盛　南方医科大学珠江医院

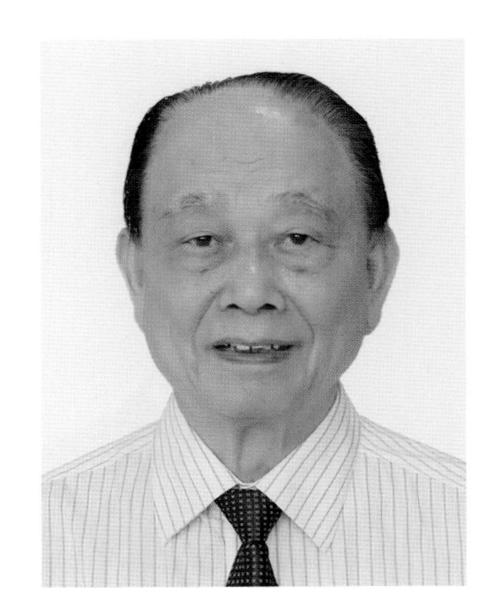

黄如训

主编简介

中山大学特聘教授、主任医师、博士研究生导师。1961 年毕业于中山医学院并留校工作，一直在神经科从事医、教、研工作。曾任中山医科大学(现中山大学)神经病学教研室主任、附属第一医院神经科主任、广东省脑血管病防治研究办公室主任、中华医学会神经病学分会脑血管病学组副组长、中国康复医学会脑血管病委员会副主任委员、《中国神经精神疾病杂志》总编、《中国临床神经科学》副主编。编著和主编多部精品学术专著，如《脑水肿》《血脑屏障》《急性脑衰竭与复苏》《脑卒中》《神经系统疾病诊断临床基础》等。发表论文 518 篇。曾承担国家“七五”“八五”“九五”“十五”科技攻关和国家自然科学基金等多项课题。

主要科研方向为脑血管病的临床实践和动物实验，获得许多有价值的成果，总结提出有指导意义的观点，其中较突出并具特点的有：①首创易卒中型肾血管性高血压大鼠模型，提供一个似临床发病的较理想实验动物模型；强调实验研究应采用模拟临床疾病的模型。②从脑卒中的复杂病例中，总结报道了脑出血合并梗死的 CT 和病理资料，在国内外首先提出混合性卒中的概念，应单列一类疾病进行临床和病理诊断，对卒中的发病机制和防治研究起到了重要的指导作用。③提出“脑卒中是一大类疾病(脑梗死是一大组疾病)的总称，必须进行以分型、分期为核心的个体化原则治疗”“缺血是脑梗死的始因，病理核心为脑血管和脑细胞的缺血损害，改善脑血循环是治疗的根本，应贯彻全程”等先进的理念。④根据临界关闭理论，开创脑血流调节的实验及临床研究，以脑血流灌注指导调控血压为重心改善脑血循环。⑤强调脑血管病变在卒中发病的意义，脑微循环起重要作用，确立血管-神经单元保护的理念。⑥开创脑卒中早期康复的实验研究，重心在内源性干细胞。⑦提出重视易卒中状态的概念，应关注卒中发作前的异常临床症状。关于动物模型、高血压性脑血管病变、混合性卒中、高血压动脉硬化性脑梗死的病理机制等相关研究成果，获国家教育部、卫生部(现国家卫生健康委员会)及广东省科学技术进步奖二等奖 4 项，三等奖 8 项，包括动物实验血管夹获国家专利 3 项。荣获 2014 年中国脑卒中防治工作卓越成就奖、2016 年中国卒中终身成就奖、2017 年国家首届名医、2019 年神经内科医师协会终身成就奖、2020 年国之大医，以及 2020 年中国康复医学会终身成就奖。

主编简介

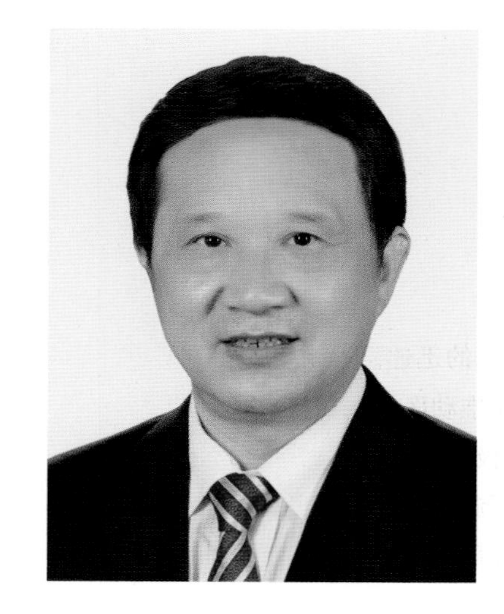

彭　英

中山大学二级教授、一级主任医师、博士研究生导师。担任中山大学孙逸仙纪念医院神经科主任及神经病学教研室主任 16 年，脑血管病专科主任 8 年。兼任中国医师协会神经内科医师分会常委、中国中西医结合学会神经内科分会常委、中国指挥与控制学会医工结合专业委员会常委、中国医师协会神经内科分会脑与脊髓损害学组组长、中国卒中学会卒中康复分会副主任委员、广东省中西结合学会神经内科分会主任委员、广东省医学会罕见病分会副主任委员、广东省卒中学会常务理事、广东省医师协会脑血管病分会副主任委员、世界华人生活质素委员会常务委员、国际神经病理性疼痛专家委员会委员。并任《中山大学学报(医学版)》《国际神经病学神经外科学杂志》《中国神经精神疾病杂志》，以及 *Pharmacologia* 等国内外期刊的副主编或编委。

主要从事脑损伤机制及干预研究，所涉猎的临床疾病包括：缺血缺氧性脑损伤、中毒性脑损伤、放射性脑损伤及神经胶质瘤等。主持国家级基金 11 项(其中国家自然科学基金面上项目 7 项、海外及港澳学者合作研究基金项目 1 项、科技部“863”重点课题 1 项、中德国际合作重点项目 1 项、国家慢性非传染性疾病重大科技项目 1 项)、省部市级基金 16 项。在 *JAMA*、*JBC*、*JMB*、*Stroke*、*Mol Cancer*、*Addiction*、*Brain Behav Immun*、*J Neuroinflammation* 等 SCI 收录期刊发表论文 150 多篇。获得美国国际发明专利 1 项、中国发明专利 2 项，并获得中国医师协会杰出神经内科医师学术成就奖，广东省医学科学技术奖一等奖 1 项、广东省自然科学奖二等奖 1 项、中国人民解放军科学技术进步奖二等奖 1 项和广东省科学技术进步奖二等奖 2 项、美国国立卫生研究院杰出研究奖 1 项。并荣获中山大学“百人计划”“广东省医学领军人才”，以及广东省医院协会优秀临床科主任、中国医师协会住院医师规范化培训“优秀基地主任”等荣誉称号。

前　言

随着科学技术的迅速发展，生命科学成为世界各领域科学家关注并投入的研究热门，随着分子生物学、人工智能及大数据等的应用，极大推动医学的快速进步。遵循科学发展规律，形成临床医学和基础医学，两者紧密相连，互相促进，其中作为生命科学中一个极为重要学科——神经科学(neuroscience)备受瞩目。神经系统具有最精细和极复杂的结构及功能，通过中枢神经系统和周围神经系统，以及同神经活动紧密相关的骨骼肌系统，组成机体统一且完善的网络，调节人体的运动、感觉及自主神经功能，并形成语言、意识、思维、情感等高级神经活动，即脑功能。这些是神经科学的重要部分，涉及多个领域，且有其相应的分支学科，包括神经解剖学、神经组织胚胎学、神经生理学、神经生物化学、神经病理学、神经药理学、神经流行病学、神经免疫学等，并成为神经科学的基础学科，属神经科学的基础医学部分。

在临床医学发展过程中，遵从科学发展和临床工作的需求，分科进展极为迅速，在内科系统的临床分科发展中，较早专门分出的神经病学，属于神经科学的临床医学部分。并将主要研究大脑功能紊乱所致感知、思维、情感、意志、行为等精神活动障碍综合组成精神病学，成为与神经病学有明显区别且独立设置的学科。由于神经系统疾病的范围甚广，种类繁多，随着科技的进步，神经病学与其他相关学科交叉、渗透而又派生出不少新的边缘学科，加速了许多专科的形成。开始为适应临床医学发展及客观需求，在神经病学领域中进一步细分为多种专业小组，最早设置的是神经外科学，其后的发展相继衍生出儿童神经病学、老年神经病学、神经心理学、神经眼科学、神经耳科学、神经内分泌学、神经影像学等，有的也已经或正在形成独立的专科。由此可见，神经病学的领域十分广阔，发展空间巨大。同各个临床分支学科或专科的关系极为紧密，有许多共同或相似问题，需加强沟通、借鉴，才能更有利于相互促进，迅速发展。纵观临床神经科学的进展和分支学科的衍生过程，都以神经系统疾病为轴心，显示出以神经系统疾病为基本内容的神经病学是临床神经科学的基础。

目前医疗卫生事业取得了长足的进步，人类预期寿命不断延长。但是，目前随着人口老龄化，与年龄增大密切相关的脑血管病、老年期痴呆、帕金森病等神经科常见病，在短期内还难以控制下来，反而有增加的趋势，成为了严重的社会问题。因此，加速神经病学发展，日益受到各方面的关注。随着时代前进，为适应客观急速增长的需求，我国大力加强神经病学的学科建设，在医疗机构中设置独立的专科，并逐步扩展至不同类型或级别的医院；大量培养研究生和进修医师，培育多种专业人才，技术队伍日益壮大；积极开展多种类型的学术会议、论坛、讲座、培训班等，相继编写出版有关的系列教材、专著、论文汇编等，学术极为活跃，总体水平迅速提高，推动临床神经科学的发展，为保障人民健康作出了贡献。经过多年实践，取得了丰富经验，也发现目前仍存在着一些问题，其中较为突出的是专业人员同临床实际需求还有某些差距，有过于偏重书本或文献的知识、理论联系实践不够紧密、注重实验研究等倾向，不少人在相当长的一段时间内仍停留于对理论或文献的了解，虽然在实验研究的基础上掌握了分子生物学、基因组学、蛋白质组学、表观遗传学以及宏基因组学等方面的大量知识，但是实际工作能力有些欠缺，对复杂的人体疾病的认识还不够全面，在繁重的医疗工作中常感力不从心，面对不少疾病的临床表现、诊断、治疗等问题容易产生困惑。因此，这种现状也日益引起各方的关注和重视。为了尽早摆脱此种尴尬局面，更好满足社会对卫生健康事业飞速发展的强烈需要，对人才的知识、能力和素质培养提出了更高要求，越来越多的有识之士，提出了许多的良好建议，其中强调基础理论、基本知识和基本技能的系统培训，是培育优秀人才的重要途径，是促进神经病学发展的根基。

纵观神经病学的发展历程，大量实践反复证明，能适应临床医疗、教学所需的高素质、高层次、创新性能力强的人才队伍，是学科快速发展的中坚力量，并且，在客观上必须有切合实际规范培训的专业教材或参考书。为此我们组织造诣深、临床及教学经验丰富的相关学者，分工负责各自专门研究、体会最深的领域，共同编写《实用神经病学》以满足目前的客观需求。在人体的组织结构和生理功能中，神经系统(尤其是脑)最复杂，其病因、发病机制、病理、临床征象等的多样性，加上多种不同形式的组合，呈现出类型变化甚多或差异极大的疾病，要达到全面、熟练掌握，获得准确的客观判断，必须具有良好的基本功和精准临床思维。临床医疗实践不断显示在神经系统疾病的认识、诊断、治疗等过程中有其较恒定的程序和规律，因此只有明确较为独特的临床思维，才能真正全面理解、掌握相关知识，有较好的基础去发现并解决存在的难题，促进学科发展。在长期的临床及教学中，我们深刻体会到基本功和临床思维的核心应包括：

1. 基础理论　其中神经系统的解剖、生理、病原、病理、药理等理论知识，属基础医学；神经系统各部位（大脑皮质、锥体系与锥体外系、小脑、脊髓、网状结构，新旧纹状体、周围神经、骨骼肌等）以及之间相互关系，当不同部位和组织发生结构和生理功能受损时，形成各类疾病的特征，呈现临床复杂性，是临床医学范畴。基础和临床的紧密融合，构成全面认识神经系统疾病的复杂性及显著多特征的神经病学理论基础。

2. 基本知识　主要是神经系统疾病的病因、发病机制、病理、临床表现、诊断、治疗、预防等的全面、系统内容，结合正确辅助检查资料，进行综合分析，构成判断各种神经疾病的依据，为完成日常医疗所必须具备的知识，是诊断和治疗的根本保证。

3. 基本技能　真实、客观的病史，准确的临床体征，是临床工作的根基。主要是采集病史和临床体格检查（以神经系统为中心），前者要求详细、客观真实的病史，注重诱因、起病形式、进展过程，尤其是神经疾病的症状特征，为判断疾病性质的重要依据；后者基本是神经系统检查，要求全面、系统、方法正确，以获得真实阳性体征，成为神经组织功能受损的客观证据。两者均要有扎实的基础和熟练的技巧，才能获得疾病的发生、演变进展过程，以及所有症状和体征等信息，即明确疾病的全部临床征象，为分析、判断疾病提供客观根据。

临床上应用相关的基础理论和基本知识，对集合成的完整临床征象，推断引致神经系统损害的可能病变部位、性质、原因，进一步指导选择相适宜的辅助检查。最后以唯物辩证法综合所有资料，进行整理、归纳、分析、论证等临床思维，获得有充分基础理论和基本知识为依据的疾病诊断，制定治疗及预防的方案或措施。在整个临床过程中，不断显示神经系统疾病的基础理论、基本知识、基本技能（“三基”）的重要地位，是神经病学的根基。只有牢固掌握“三基”即神经科的基本功，持之以恒的实践，经常总结，才能进一步提高学科水平，推动神经病学的快速发展。

由此可见，“三基”是在日常医疗工作中，不断反复应用的，符合临床的最大需求，突出实用性的价值，是实用性的完整全面体现。本书在内容上重点突出常见病、多发病，适量的少发或罕见病，以满足医疗所需，进一步增强临床实用性。通过仔细阅读文献，综合基础和临床研究成果，深入思考，对某些诊断、防治中的热点、难题，从临床实际应用出发，提出必须注意事项及可操作方法，以增加实际应用的价值。总之，强调实用性保证实现本书的宗旨。

本书在编写过程中十分重视科学性，首先体现在系统论述疾病的发展规律及本质，高度地概括且具有逻辑性，客观及准确地呈现相关的理念或观点。在收集、整理、参考文献资料时，取精华去糟粕，注意修正、改错，例如脑卒中是十分复杂的一大类疾病（脑梗死是一组疾病）的总称，不是综合征，而脑动脉（颈内、大脑中、小脑后下动脉）闭塞的所固有的症状和体征才是综合征；脑卒中的中外文均有急性发作的含义，其前不应再冠“急性”，只能用急性期；动脉的闭塞，引起缺（贫）血性梗死，其后继发出血属梗死性出血，而静脉闭塞是淤血形成的出血性梗死，在病理上应严格区分梗死性出血和出血性梗死，临床疾病诊断上不能混用；闭锁综合征、木僵等疾病的意识存在，不属特殊意识障碍；眩晕有明确的解剖、病理生理、临床征象等，简化归为头晕、后循环缺血（共识）缺乏充分证据；眩晕不等于头晕，椎基底动脉有多种缺血性损害，有共识主张不必细分，简化或单纯归于后循环缺血，这是把复杂的问题过于简单化。由此，本书十分注重科学性，倡导客观准确的表达，以便更好地指导实践，不断提高学术水平。

在客观真实的科学性基础上，本书在编写过程中还十分注意先进性，着重证据确实、论述客观和逻辑性强的先进理念或观点，以促进启发思考，开拓思维，发现新问题，深入探究，推动学科发展。与此同时，十分重视客观评估新理念、技术、方法等的实际应用，以增强临床的可操作性，尽力避免过度检查和治疗。

在全书编排上，力求条理清，层次明，可读性强。各章节的内容避免重复，如鉴别诊断在临床诊断上是不可缺的，然而常有不同章节都须鉴别的同一种疾病，且该疾病已在单独一节详述，则在其他章节的诊断中就只提疾病名，既可减少重复和节省篇幅，又能规避不一致性或消除相互矛盾。同时，注意规范用词，文字简洁，尽量减少繁文缛节，叙述通顺，准确表达，利于学习、理解、记忆、思考，牢固掌握更多知识。尽管我们有良好的心愿，对全书精心编排，逐章逐节反复修改 3~6 次，力求准确无误，但由于神经科学博大精深、文献卷帙浩繁，诊断技术进步极快，加上知识、经验及时间有限，难免有疏忽、不当，甚至错漏之处，恳切希望得到更多的斧正，不胜感激。

黄如训

2022 年 3 月

目　录

第一章　神经系统疾病的病史采集和临床检查

（黄如训）

人体疾病的发生及进展都有一定的自身规律，其临床表现有相应的特点，通过详细地询问病史和体格检查，能获得对疾病诊断有价值的信息。由于神经系统的结构及功能十分复杂，不同部位损害有各自的特征性临床表现，常是判断疾病的前提，甚至据此就可诊断某些疾病，如三叉神经痛、舌咽神经痛、典型偏头痛、癫痫发作（抽搐）、面肌痉挛、股外侧皮神经病等。因此，病史采集和神经系统体格检查成为神经病学临床工作的最重要内容，是学习、认识神经系统疾病必备的步骤及方法，对正确诊断起着关键的作用。

随着科学技术的进步，尤其是分子生物学、影像学的迅猛发展，出现了许多先进的检测方法和仪器，如计算机断层扫描（CT）、磁共振成像（MRI）、正电子发射计算机断层扫描（PET）、经颅多普勒超声（TCD）、生物标志物检测、基因检测等，成为神经系统疾病辅助诊断的重要手段，大大提高疾病的诊断水平。然而，大量的临床事实反复证明，任何一种辅助诊断的检查，都不能完全替代病史和神经系统检查的重要地位。必须认识每一种辅助诊断检查均有其相对的局限性，仅在一定范围内正确应用才有较大作用。通常，辅助检查的阳性结果同临床征象有明确的相应关联，才能有诊断价值，而阴性反应也不能成为排除的唯一理由。只有详细的病史和准确的神经系统受损体征，并加以全面深入的分析，选择针对性强的辅助检查项目，才能为正确诊断提供客观根据。由此可见，病史采集和神经系统体格检查是认识和掌握神经系统疾病的基础，从事神经病学工作的最重要基本功，应予以高度重视。

本章按临床病历的基本要求和顺序，进行阐述。

第一节　病史采集

完整、准确的病史是诊断疾病的重要基础和依据之一，全面、系统、正确的病史，并经科学地分析，对神经系统疾病的诊断、治疗、预防等，有极大的指导作用。其采集的基本原则及程序，与所有临床学科相同，询问和记录的内容应包括一般情况（姓名、性别、年龄、职业、住址、婚姻、日期等）、主诉、现病史、既往史、个人史、家族史等，但应特别注意神经系统疾病的独特症状和病程。在收集资料及整理成文字记录时，应十分重视下列几点：

1. 真实客观　必须反映出疾病的原貌，有时用患者的原话或本意表述，可能更生动。不能诱导性提问，要避免暗示，更不能主观臆测。当患者陈述病情或表达有困难时，尤其是有意识或精神障碍、年幼的患者，需要依靠亲友或旁观者提供信息，此时必须对这些信息尽力深入分析和核实。总之，力求资料的真实和客观。

2. 完整系统　耐心听取患者叙述，详细收集疾病过程的各方面资料，注意先后顺序及演变、核心症状及伴随的相关改变，进行综合整理，层次分明、有条理、系统全面的表达。

3. 重点突出　围绕核心症状，叙述发病形式、进展过程、显示所患疾病的特征，减少烦琐枝节，避免无关情况，才能突出重点。

为此，在询问病史时，要态度和蔼、尊重患者。适当解释，取得患者的信任及良好的合作，使所得资料达到真实可靠。

一、主　诉

主诉（chief complaint）是患者感受最基本的痛苦部分，即核心的临床表现，在表述上还应包括起病形式、进展、存在时间等，并加以精练，用一两句话来概括，以显示出所患疾病的主要特征，对诊断有提示作用。临床上大多数患者能提供大量全面的资料，但由于部分患者病程长，病情复杂和繁多，叙述凌乱，均需要对这些信息加以分析、归纳，提炼出更能反映疾病特征的主诉，才能达到简明准确文字叙述的要求。

二、现病史

现病史（history of present illness）是病史中最重要的部分，应围绕主诉核心及相关的重要症状，从疾病开始到就诊时的症状发生、进展、演变、诊治等全过程，进行条理清晰、层次分明、系统全面、客观准确地表达。尽可能以患者的语言描述，避免使用术语，如眩晕、瘫痪、复视、共济失调等。

（一）基本内容

应包括下列几方面：

1. 发病情况　明确可能的致病或诱发因素，出现首发症状的时间，发病方式有突然或逐渐发生（有明确的日期及时间点），呈急性、亚急性、缓慢起病。

2. 症状表现　主要症状的性质、部位、范围、特点、严重程度、发生的顺序，以及伴随症状等。

3. 疾病进展及演变过程　加重或恶化、缓解或消失、复发等，以及其可能原因。疾病过程呈发作性、间歇性或周期性、进行性。

4. 诊治情况　曾经诊断检查、治疗及其结果。

此外，还应注意病程中饮食、睡眠、体重、精神状态、大小便等情况的变化。

（二）常见症状

机体患病后出现的症状是病史的最重要组成部分。神经系统疾病有不少特殊的临床表现，非常有助于判断疾病的部位和性质，有的可成为诊断的重要依据。因此，对常见症状应重点详细询问和记录。

1. 头痛（headache）　是临床上最常见的症状，大多数为神经系统疾病所致，应注意重点分析：

（1）部位：局部头痛常提示邻近组织的病变。颅外结构受累可有相当精确的定位，如枕神经的枕部痛或枕顶痛，颞动脉的颞额痛；幕上病灶常引致额、颞部痛，后颅凹病变多为枕部及颈项区疼痛。发作性一侧头痛多见于偏头痛，颅内高压症、脑膜炎等可引起整个头部疼痛。头痛部位变幻不定大多提示良性病变或功能性疾患等。

（2）性质：可呈现多种性质的疼痛，颅内肿瘤多为钝痛和胀痛，血管性头痛常为跳痛，蛛网膜下腔出血多为爆裂痛，肌紧张性头痛常是钝痛和紧箍痛，枕神经痛可呈闪电样刀割痛。

（3）发生形式及时间：突然发生头痛，立即或极短时间达高峰，多为颅内动脉瘤破裂；在数小时内强度逐渐增加的常见于偏头痛，呈发作性。缓慢起病并逐渐进展的持续性头痛大多为颅内肿瘤，在凌晨开始或加重。从集性头痛常在夜间睡眠中发作。

（4）先兆和伴随症状：起病时出现视的暗点、闪光、黑矇等，呈先兆型偏头痛的特点。伴有恶心、呕吐、视物不清、耳鸣、眩晕、失语、抽搐、瘫痪等，对判断头痛的原因及鉴别诊断有较大价值。

（5）影响因素：过度劳累、睡眠不足、气候改变、月经周期等可诱发或加重头痛，用力咳嗽或喷嚏促使头痛加重常提示颅内高压症。头痛程度常受主观因素影响，但应注意患者的日常生活、精神状态，尤其是睡眠和工作的变化，是选择对症治疗的依据。

2. 疼痛（pain）　为临床十分常见的症状，从病理及发生机制基本上可分为神经系统的原发性损害和其他系统病变累及神经，须注意区别。详细了解疼痛的部位、性质、发生规律、表现特点、伴随症状等，对确定神经受损范围、原发性或继发性等有较大帮助。询问时应着重注意：

（1）部位：是身体的浅表或深部疼痛，在皮肤、肌肉、关节、内脏器官，或是范围界限不十分清楚，甚至变化不定。可出现于局部、单肢、偏侧或多部位，是否与神经支配区域相一致，有无向远处放射，存在局部压痛或一定径路的压痛点。部位固定的局限疼痛大多是局部神经受累所致，其中有原发的神经炎（如带状疱疹的肋间神经痛）和局部组织的病变刺激神经，后者在临床上更多见，如局部软组织或关节的损伤或炎症所致疼痛、正中神经受压的腕管综合征。范围较广的疼痛较多见于神经受损的病变，有单侧的多发性胸神经根炎，单肢的臂丛损伤或腰骶神经根炎，甚至间脑受损的偏身痛。

（2）性质：可有酸痛、胀痛、刺痛、烧灼痛、刀割样痛、闪电样痛、放射性痛、扩散性痛等。尚可分为急性疼痛、慢性疼痛、发作性疼痛、持续性疼痛等。同病变性质、感觉神经或自主神经受累有较大关系。如炎症、损伤等大多是急性病变引致急性疼痛，其中不少为发作性痛；肿瘤、慢性中毒、劳损等常出现慢性疼痛，多数是持续性痛。

（3）影响因素：特定部位的触摸、按压、活动等是否诱发或加重疼痛，如弯腰或咳嗽触发腰椎间盘突出的坐骨神经痛，咳嗽引发的胸神经根痛等。气温变化导致肢端血管舒缩功能障碍的自主神经痛。尚有情绪或心理障碍的慢性变动性疼痛，如神经症性抑郁的胸痛或腹痛，甚至关节痛。

（4）伴随症状：可有肢体无力或瘫痪、感觉障碍、皮肤色泽及温度变化等，对引起疼痛的原因或疾病的判断有较大作用。如四肢末端刺痛伴深浅感觉障碍的多发性周围神经病、大腿外侧痛触觉减退的股外侧皮神经病（感觉异常性股痛）、一侧上肢无力或瘫痪和深浅感觉障碍的臂丛神经痛、肢体远端皮肤变色且受冷暖影响的红斑肢痛症，尚有糖尿病性神经痛。

3. 抽搐（tic）　为局部或全身成群骨骼肌不自主抽动或强烈收缩。当肌群收缩表现为强直性和阵挛性时称为惊厥，一般呈全身性、对称性发作。除了患者的诉述外，应向家属或目击者了解发作的全过程。注意询问的有：

（1）部位及形式：局部、全身抽搐，或者局部扩展至全身的抽搐。肢体是伸直、屈曲，还是阵挛。颈部或躯干是否向一侧扭转。

（2）先兆和诱因：抽搐前有无短暂的眼前闪光、奇怪气味、胸闷不适、胸腹内气流上升等异常感觉。是否有睡眠、饮食、情绪等变化的诱发因素。

（3）伴随症状：有无意识丧失、吐白沫、大小便失禁、唇舌咬伤或跌伤等。抽搐后是否出现昏睡、头痛或一过性肢体无力等。

（4）其他：初发年龄、发作频率、诊治情况等。

4. 瘫痪（paralysis）　是随意运动能力的降低至消失，主要表现在四肢肌肉活动的变化，应加以注意的有：

（1）受累的范围：可呈现偏瘫、截瘫、四肢瘫、单瘫或仅部分肌群瘫痪。了解坐、立、行走、进食、穿衣、梳头、洗漱等功能受影响程度。

（2）发病情况：急性或慢性、活动或静止状态起病，有无诱因或前驱症状，瘫痪的进展及波动等。

（3）伴随症状：有无麻木、疼痛、抽搐、肌肉萎缩、大小便障碍等。

5. 眩晕（vertigo）　是一种主观感到周围景物和/或自身旋转或翻滚，客观并不存在的运动性幻觉。为前庭神经系统功能受损的表现，可分为周围性眩晕和中枢性眩晕。有的可伴恶心、呕吐、耳鸣、听力降低、面色苍白、出汗、便意等，应注意发作的诱因及持续时间。

6. 视觉障碍（vision disorder）　有视力下降至完全失明、复视、视野缺损（全盲、偏盲、象限性盲）等。须排除眼角膜、晶状体、玻璃体、视网膜等病变。神经疾患所致应明确单眼或双眼、急性或慢性起病。有无症状波动或缓解复发等。

7. 躯体感觉障碍（somatesthesia disorder）　患者的主观感受，可有麻木、蚁爬、灼热或冷热感等，注意出现时间、部位及范围、诱发或影响因素等。

8. 其他症状　包括语言、睡眠、大小便、意识、精神状态等改变的表现。

三、既往史

既往史（previous history）主要是过去所患的疾病情况，须详细了解发病时间、过程、诊治等的可靠资料，更应注意疾病的特点与神经系统疾病的关系，对判断现患疾病有很大作用。首先有助于寻找病因，如恶性肿瘤的转移或远隔性损害（副肿瘤综合征）、心源性脑栓塞。曾用过的药物如抗菌药、化疗、镇静或镇痛剂、避孕药等所致脑或周围神经损害。有些疾病，例如结核、梅毒、某些寄生虫感染，与现患疾病是存在着共同病原。其次，提示存在着共同或相似的病理损害机制，如结缔组织疾病，经过一定时间，出现累及神经系统免疫性损害的病变。尚有长期或慢性内脏疾病，晚期继发神经系统疾病，如尿毒症性脑病、肝性脑病等。为了完整收集既往患病情况，防止遗漏，最好按系统进行全面询问，应着重下列几方面：

1. 外伤或手术　尤其是头部、脊柱的外伤、手术史。

2. 感染　各种细菌、病毒、寄生虫、螺旋体等所致疾病。

3. 其他系统疾病　最常见于内科疾病，特别是心血管病。

4. 肿瘤　神经系统以外的各系统或器官的肿瘤、癌肿，及其相应治疗情况。

5. 过敏及中毒史　药物、食物的过敏或中毒。金属及化学毒物（如汞、锰、砷、有机磷等）、放射性物质、工业粉尘等的接触和中毒史。

四、个　人　史

个人史（personal history）是有关患者的生存环境和生活现状。通常应了解下列内容：

1. 生活状况　卫生习惯，饮食规律和质量，有无偏食或节食，烟酒嗜好的时间及摄入量，是否长时间使用麻醉药、镇静剂、毒品等，有无冶游史。

2. 职业　工种、工作条件或劳动环境等。

3. 社会经历　出生地、居住地址及居留时间（尤其是疫源地和地方病流行区）、受教育及经济生活等。

4. 其他　左利手或右利手，性格特点，女性的月经、婚育史，儿童的围产期和生长发育情况，以及免疫接种等。

五、家　族　史

询问家族史（family history）的主要目的了解家族中有无遗传性疾病，通常询问在有血缘关系的家族成员中是否有类似患者，如果在两代以上发生相似疾病，或在同胞中有 2 个以上相近年龄出现相似疾病，则可能是遗传病。应详细询问并记录全部一级和二级亲属的年龄（或死亡时年龄）、发病情况、可能死因等，并绘制家系图谱。尚应注意直系亲属中近亲婚配情况。

第二节　临　床　检　查

疾病的临床表现基本可分为症状和体征两大部分，前者是患者自身体验和感觉，通过询问获得，属于病史范畴；后者为患者体表或内部结构发生可察觉的改变，需靠医师（检查者）感观和借助简便或传统的辅助工具进行系统的观察及检查，即临床检查（也常称为体格检查）来确定。应用于神经系统疾病的体格检查，临床已惯称神经系统检查（neurological examination），是获取诊断客观证据的最重要方法，也是神经科医师必须具备的十分重要的基本技能，应高度重视和熟练掌握。当患者表达困难或表达不能，或经由他人提供信息时，症状的描述可能是欠准确的，而神经系统检查所获得的体征是客观的，是判断神经功能受损的最可靠根据。

检查前需准备的工具除了内科全身检查的血压计、体温计、听诊器、电筒外，主要是神经系统检查所必需的用具。普通常规用的用具包括叩诊锤、大头针、棉絮、音叉、双脚规、试管（测温度觉用）、压舌板、软尺、皮肤铅笔、视力表、检眼镜；特殊用具包括嗅觉试验瓶（分装薄荷水、松节油、香水等）、味觉试验瓶（各盛糖、盐、醋酸、奎宁）、视野计、失语症试验箱（火柴、笔、刀、钥匙、牙刷、梳子、图画本、各种颜色和形状的木块等）。

为能全面、准确地检查，要求所得的体征（资料）应完整、正确，检查时须注意：①关心、体贴患者，说明检查的方法、目的、要求，取得理解和良好的配合；②力求全面、系统、方法正确规范、手法轻柔、按一定程序进行；③在检查过程中，经常观察患者的反应情况，注意左右、上下、远近及相邻部位的对照比较。

临床检查是提高技巧、积累临床经验的重要途径。临床医师必须要有扎实的基本理论知识，不断临床实践，并将每一次检查视为提高基本技能的训练过程。

一、全身体格检查

身体由多个系统组成，且联系密切，发生疾病时可能有不同程度的相互影响。神经系统是身体内最重要的一个系统，出现病变时也会影响其他系统，因此不能忽视全身体格检查。通常，为适应临床应用的需要，在病历记录中，将全身体格检查置于神经系统之前，而在检查时两者则是同步进行的。

关于全身体格检查的详细内容和方法可参阅诊断学本科教材，这里重点、扼要介绍与神经系统疾病关系密切的部分。

（一）一般情况

常规检测体温、脉搏、呼吸、血压等，并观察检查配合程度，应答是否切题，有无异常姿势或强迫性体位、全身营养状况。注意皮肤有无异常，如色素沉着、皮疹、皮下结节或肿块、血管痣、瘀斑等。重点检查胸腹部，尤其是心、肺、肝、肾、胃肠等情况。

（二）头部和颈部

1. 头颅　注意头颅形状，有无畸形（小颅、方颅、巨颅、长颅或变形颅）、颅骨内陷、局部肿块、触痛、压痛或叩击痛，有无头皮血管怒张。对婴幼儿患者还须测量头围，有无颅缝分离、头皮静脉怒张。婴儿应注意检查囟门的大小、闭合或张力情况。

2. 面部及五官　观察面容及表情反应，有无血管痣、皮脂腺瘤、角膜缘色素环、眼睑浮肿、眼球突出或下陷、巩膜黄染、结膜充血、口唇疱疹、口腔溃疡、鼻及外耳道分泌物、鼻窦和乳突压痛等。此外，有无舌、牙、齿龈等改变。

3. 颈部　注意颈部是否对称，有无活动受限、不自主运动、痉挛性斜颈、强迫头位、抬头困难等。触摸淋巴结及甲状腺情况。

4. 颅颈部血管杂音　检查时最好使用钟形听诊器，在眼眶、颅部（颞、枕）、乳突、锁骨上窝和下颌角下方（颈总动脉分叉处）等听诊（图 1-2-1）。如闻及杂音，应注意其强度、音调和传播方向，以及与心搏周期和颈部位置变化的关系。杂音最明显处提示血管病变的部位，颅内动静脉畸形在眼眶或颅部、颈动脉或椎动脉狭窄在颈部、锁骨下动脉狭窄则位于锁骨上窝。

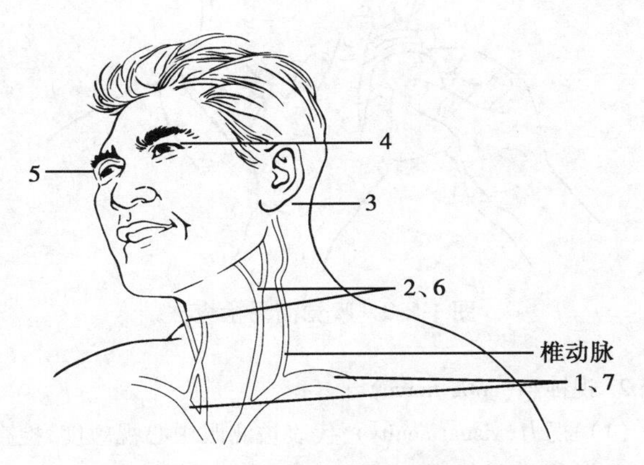

图 1-2-1　头、颈部血管杂音听诊处
1、7 锁骨上窝椎动脉起始部　2、6 下颌角下方颈总动脉分叉处　3 乳突部　4、5 眼窝。

（三）脊柱和四肢

重点观察脊柱外形，有无前凸、后凸、侧弯（图 1-2-2）和局部膨出，检查棘突或脊旁有无压痛或叩痛，脊柱活动是否受限、诱发或加重疼痛及其部位。注意四肢有无发育畸形（无指/趾、并指/趾）、肢端肥大和弓形足等。还有关节活动度，有无肿胀或压痛。触扪四肢动脉搏动情况。

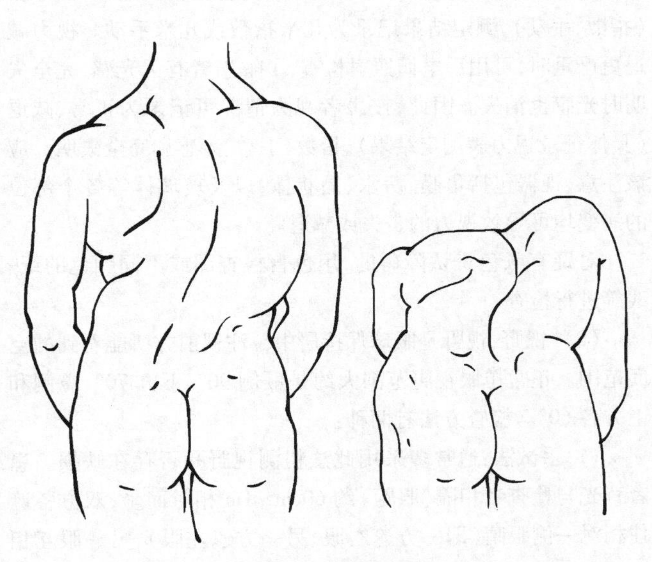

图 1-2-2　脊柱侧弯

二、神经系统检查

神经系统检查应包括七部分：高级神经活动、脑神经、运动系统、感觉系统、反射系统、脑膜刺激征及自主神经系统功能等。并按项目依次记录。为了减少患者翻动，避免受凉，应与全身体格检查同时进行。一般情况下，必须自上而下，即头部、颈、胸腹、四肢的顺序，如果患者病情严重、昏迷状态，特别是危重患者，应抓紧时间重点进行必要的检查、立即抢救，待脱离危险后再作补充。

（一）高级神经活动检查

高级神经功能十分复杂，其障碍涉及范围甚广，包括神经病、精神病及神经心理学等。临床上最重要的是意识、语言、精神状态等，它们的障碍是高级中枢神经系统病变的常见和重要表现，对这些障碍的判定及其特点的分析有助于脑部疾病的诊断，因此必须掌握其检查方法。

1. 意识状态　意识是个人对外界环境、自身状况及它们相互联系的确认。意识活动基本分为觉醒和意识内容两大部分，前者为与睡眠呈周期性交替的清醒状态，后者包括感知、思维、记忆、注意、智能、情感和意志活动等心理过程。神经生理研究早已证实，各种感觉冲动经特异性上行投射系统传导，在脑干中发出侧支至网状结构，再由上行网状激活系统（包括脑干网状结构、丘脑非特异性神经核、前脑基底部核团和丘脑下部），上传冲动激活大脑皮质，维持觉醒状态。上行网状激活系统和大脑皮质的广泛损害可导致不同程度的觉醒障碍，而意识内容变化则主要是大脑皮质病变所致造成。通常多数以意识清晰度来判断，如清醒、嗜睡、昏睡、昏迷等，当有精神异常时，则须按意识内容改变的特征加以确定，如朦胧、混浊、谵妄等。有关意识障碍的详细内容及检查方法参见第二章第一节。

2. 语言功能　语言是人类独有的复杂、高级神经活动，基本上是通过各种符号包括听觉符号（语音）、图案符号（书写文字）和运动符号（手势）来表达交流的，为大脑特有的功能。语言的发生是皮质各部发出的不同信号的组合。在大脑皮质形成了特定的言语中枢区域和与之相联系的周围性感受系统（感官和感觉神经）及运动系统（运动神经和肌肉）。在个体的发育过程中，经过学习和实践，不断提高言语感受和表达能力。语言的解剖结构及其生理功能在不同部位的损害，会造成各自特征的言语障碍（基本可分失语症及构音障碍）。在大脑发生病损时，根据病变部位及范围大小，信号组合可发生表现形式和程度轻重不同的障碍，主要是多种类型的失语症。一般不作为常规检查程序，在问病史和检查过程中发现相应迹象，或脑部病变部位可能发生语言障碍时，则须相应检查，尽可能记下患者应答的错句或语音，并结论为何种失语或构音障碍。检查主要有口语、听语、阅读、书写等，构音障碍只损害言语的构音，不影响语言。关于语言障碍和其检查方法详见第二章第一节。

3. 精神状态　精神活动是人脑的功能，大脑损害常有高级神经功能失调，可出现复杂多样的精神障碍，显示神经病学与精神病学的密切相关，都是研究神经系统疾病的学科，在方法上殊途同归，工作上互相依赖。不少脑部病变，如肿瘤、血管病、炎症、寄生虫病等，都可能发生精神异常，有时甚至成为首发症状。在临床上认识精神症状对神经系统（尤其脑部）疾病的诊治有重大意义。因此，从临床的紧密关联和实际工作需要，有时需要进行一些必要的精神状态检查。常规的精神检查主要以谈话和直接观察的方式，明确患者主观体验的症状，通过意识、姿势、表情、言语、动作行为等，综合分析、了解知觉、思维、注意、记忆、智能（计算、常识、理解、判断、概括）等方面的改变，推断可能有的精神异常。因篇幅所限，这里只能列举很简单的检查方式（需要系统检查时，可参考相关书籍）。其中情感、记忆、智能等与神经科紧密相关，最为重要，必须掌握其准确的检查方法，分析临床征象，判断类型（参见第二章第一节）。

（1）一般行为：观察仪态，是否合作。动作和言语增多还是减少，有无兴奋躁动、怪异举动和自言自语。生活能否自理。

（2）情感：表情反应，注意有无欣快、忧郁、焦虑、恐惧、淡漠，易受激惹和波动不稳。

（3）思维：思维方式和内容。注意思维的连贯性和逻辑性、联想迟钝或过于迅速，有无妄想（无事实根据的顽固信念），如迫害、疑病等妄想。

（4）知觉：主要表现为错觉（即对客观刺激的错误认识）和幻觉（即在没有客观刺激时产生的感受），不同于严重精神病，大多与妄想无关，容易地在交谈中获知。

（5）定向：对时间（年、月、日等），地点（住址、目前所在地等）和人物（医师、亲属等）的辨识能力。

（6）记忆：包括远记忆（生活的往事、参加工作的年份等），近记忆（何时来到医院，当日的早餐内容等），以及记忆力保持（告知一个电话号码或地址，3~5 分钟后再请患者说出）。

（7）计算：简单心算，如 3 乘 17；100 减 7，其后连续地逐级减去 7 等。

（8）判断：如 1kg 棉花和 1kg 铁，哪个重？区别一些词义，如矮子和儿童，坚强和生硬等。

（二）脑神经检查

1. 嗅神经（olfactory nerve）　一般先询问患者有无主观嗅觉障碍，观察鼻腔是否通畅，然后嘱患者闭目，闭塞其一侧鼻孔，将装有香水、松节油、薄荷水等挥发性气味但无刺激性液体的小瓶，或牙膏、香皂、樟脑等，置于患者另一侧鼻孔下，嘱其说出闻到的气味或物品的名称（图 1-2-3）。然后再按同样方法检查对侧鼻孔。注意不能用氨水、酒精、醋酸、薄荷等，因为这些物质可同时刺激三叉神经。结果划分为正常、减退、消失。嗅觉正常时，可正确区分各种测试物品的气味，否则为嗅觉丧失，其后又可分为单侧性或双侧性。嗅觉丧失常由鼻腔病变引起，如感冒、鼻炎等，多是双侧性。在无鼻腔疾病的情况下，单侧嗅觉减退或缺失更有临床意义，多为嗅球或嗅丝损害，可见于前颅凹骨折、嗅沟脑膜瘤等。嗅觉减退尚可见于老年人、帕金森病患者。在颞叶海马回遭受病变刺激时则可出现幻嗅。嗅觉过敏多见于癔症。

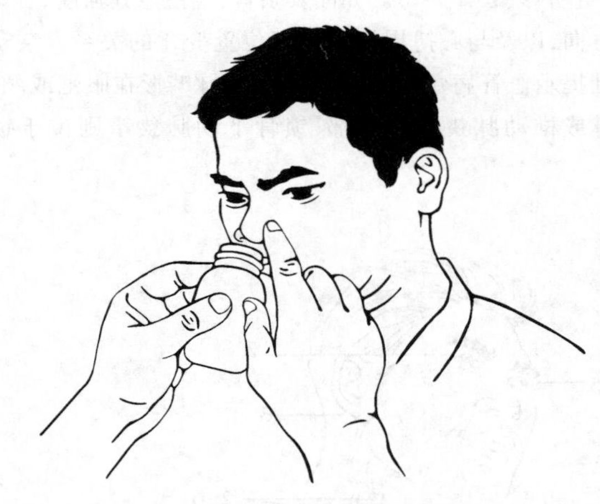

图 1-2-3　嗅觉简易检查法

2. 视神经（optic nerve）

（1）视力（visual acuity）：代表被测眼中心视敏度，检查时应两眼分别测试远视力和近视力。

1）远视力检查：一般采用国际标准视力表，受试者被检眼距视标 5 米。常用分数表示视力，分子是被检眼与视力表的距离，分母为正常人能看某视标的距离，如 5/10 是受试者在 5 米能看清正常人于 10 米能看清的视标。

2）近视力检查：通常用标准近视力表，被检眼距视标 30 厘米。嘱受试者自上而下逐行认读视标，直到不能分辨的一行为止，前一行标明的视力即受试者的实际视力。正常视力在 1.0 以上，小于 1.0 即为视力减退。如果视力明显减退以致不能分辨视力表上符号，可嘱其在一定距离内辨认检查者的手指（指数、手动），测定结果记录为几米指数或几米手动。视力减退更严重时，可用手电筒照射检查，了解患者有无光感，完全失明时光感也消失。因此，按患者视力情况可记录为正常、减退（具体记录视力表测定结果）、指数、手动、光感和完全失明。应该注意，视器包括角膜、房水、晶状体，以及玻璃体等各个部位的病变均可导致视力的丧失或减退。

对疑有颜色辨认障碍的，用色盲检查图或不同颜色的纸、线等进行检查。

（2）视野：视野是眼球保持居中位注视前方所能看到的空间范围。正常单眼视野范围大约是颞侧 90°、下方 70°、鼻侧和上方各 60°。检查方法有两种：

1）手试法：通常多采用此法粗测视野是否存在缺损。患者背光与检查者相隔（眼距）约 60cm~1m 相对而坐，双方各遮住相对一侧眼睛（即一方遮右眼、另一方遮左眼），另一眼互相注视，检查者持棉签在两人等距间分别由颞上、颞下、鼻上、鼻下从外周向中央移动，嘱患者一看到棉签即说出（图 1-2-4）。以检查者的视野范围作为正常与患者比较，判断患者是否存在视野缺损。如果发现患者存在视野缺损，应进一步采用视野计测定。

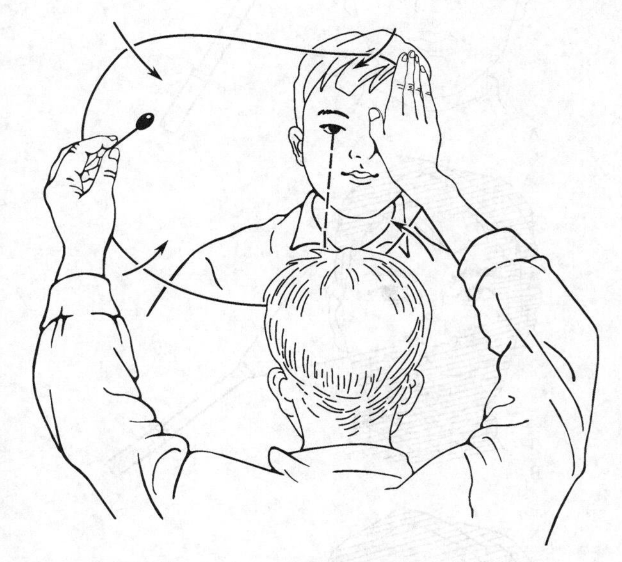

图 1-2-4　手试粗测视野法

2）视野计测定法：常用弓形视野计，可精确测定患者视野。将视野计的凹面向着光源，患者背光坐在视野计的前面，将颏置于颏架上，单眼注视视野计中心白色固定点，另一眼盖以眼罩。通常先用 3~5mm 直径白色视标，沿金属板的内面在各不同子午线上由中心注视点向外移动，直到看不见视标为止，或由外侧向中心移动直至见到视标为止，将结果记录在视野表上。按此法每转动视野计 30°检查一次，最后把视野表上所记录的各点结果连接起来，成为该视野的范围。由于不同疾病的患者对各颜色的敏感度不同，因此除用白色视标检查，必要时，还可选用蓝色和黄色（视网膜病），红色和绿色（视神经疾病）视标，逐次检查。

若需检查中央视野或生理盲点时可用盲点计。

（3）眼底：通常在不散瞳的情况下，用直接检眼镜检查，可以看到放大约 16 倍的眼底正像（见文末彩图 1-2-5）。选择光线较暗处请患者背光而坐或仰卧床上，注视正前方，在患者右方，右手持检眼镜，用右眼观察患者右眼底；然后在患者左方；以左手持检眼镜，用左眼观察患者左眼底。发现眼底病理改变的位置可以用钟表的钟点方位表示，或以上、下、鼻上、鼻下、颞上和颞下来标明，病灶大小和间隔距离用视乳头直径作单位来测量（1D=1.5mm）。

1）视乳头：注意观察形态、大小、色泽、隆起和边缘情况。正常视乳头呈圆形或椭圆形，直径约为 1.5mm，边缘整齐，浅红色。中央部分色泽较浅，呈凹状，为生理凹陷。正常视乳头旁有时可看到色素环（或呈半月形围绕）。如果视乳头有水肿或病理凹陷时，可根据看清两目标的焦点不同（即看清视乳头最

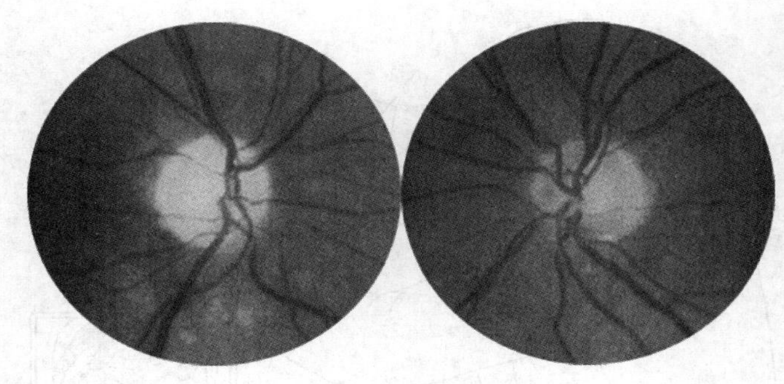

图 1-2-5　正常眼底

顶点小血管和视乳头周围部分小血管需要转动的检眼镜转盘上屈光度的差数）来测量隆起或凹陷的程度，一般以屈光度来表示。例如用 1 度凸镜可清晰见到视网膜一条血管，而视乳头顶一条血管须用 4 度凸镜才能看清，则视乳头隆起为 3 个屈光度。约每 3 个屈光度相当于 1mm 高度。

2）黄斑：在视乳头颞侧，相距视乳头 3mm 处稍偏下方，直径约 1.5mm。正常黄斑较眼底其他部分色泽较深，周围有一闪光晕轮，中央有一明亮反光点，称为中央凹反光。

3）视网膜：正常视网膜呈粉红色，明暗有所不同，也可呈豹纹状。注意有无渗出物、出血、色素沉着及剥离等。

4）视网膜血管：包括视网膜中央动脉和静脉，各分为鼻上、鼻下、颞上和颞下四支。正常血管走行呈自然弯曲，动脉与静脉的管径之比约为 2∶3。观察有否动脉狭窄、静脉淤血、动静脉交叉压迹。

3. 动眼神经（oculomotor nerve）、滑车神经（trochlear nerve）和展神经（abducent nerve）　三种神经共同管理眼球运动，故同时检查。

（1）眼裂和眼睑：正常成人的上睑缘覆盖角膜上部 1~2mm。患者双眼平视前方，观察两侧眼裂是否对称，有无增宽或变窄，上睑有无下垂。

（2）眼球：

1）眼球位置：在直视情况下，眼球有无突出或内陷、斜视或同向偏斜。

2）眼球运动：嘱患者向各个方向转动眼球，然后在不转动头部的情况下注视置于患者眼前 30cm 处的检查者示指，向左、右、上、下、右上、右下、左上、左下等八个方向移动（图 1-2-6）。分别观察两侧眼球向各个方向活动的幅度，正常眼球外展时角膜外缘到达外眦角，内收时瞳孔内缘抵上下泪点连线，上视时瞳孔上缘至上睑缘，下视时瞳孔下缘达下睑缘。有无向某一方向运动障碍，如果不能移动到位，应记录角膜缘（或瞳孔缘）与内、外眦角（或睑缘）的距离。最后检查辐辏运动：注视远方数秒后即转至眼前数厘米物体，由远至近，双眼内收（会聚）。

注意两侧眼球向各个方位注视时是否同步协调，有无复视。在轻微眼外肌瘫痪中，有时仅出现复视。双眼注视时目标物的映像不能同时投射到两眼视网膜黄斑区，非对称的视觉刺

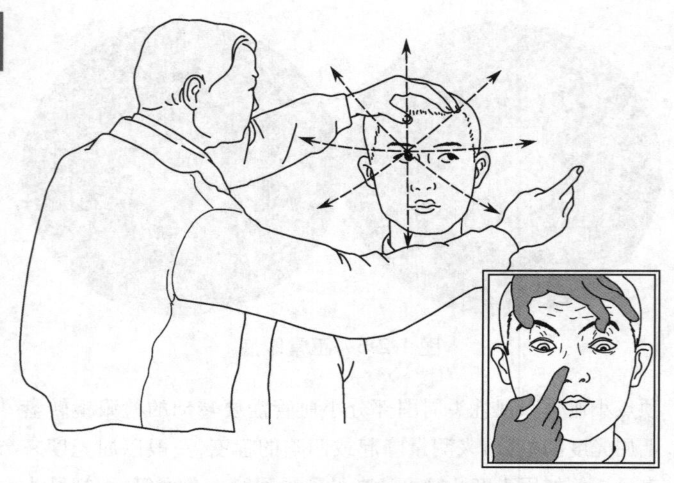

图 1-2-6　眼球运动检查法(右下图示向下检查法)

激在枕叶皮质的映像未能融合,其中来自一侧黄斑区者为目标物的实(真)像。应记录复视的方位、实像与虚像的位置关系。如右外直肌瘫痪而向内斜视,虚(假)像处于实(真)像的右侧,即外直肌收缩的方向。当朝某个方向移动双眼而出现复视时,位于外围的映像必然是虚(假)像,随着移动幅度的增大,两像间的距离也相应加宽。除内、外直肌外,其他眼外肌的功能并非单纯直线作用,假像和真像也时常偏斜、成角,故复视有水平型、垂直型、轮旋型、混合型。为避免复视患者常眯起一眼或倾斜颈部,以减少不便,而代偿头位(头面侧转,多为朝眼球偏斜方向)是瘫痪性斜视的特征之一。长期的复视更可能受到大脑皮质抑制而消失。

观察是否存在眼球震颤,即眼球不自主、有节律的往复快速移动,按其移动方向可分为水平性、垂直性、斜向性、旋转性和混合性,根据移动形式可呈现摆动性(往复速度相同)、冲动性(往复速度不同)和不规则性(方向、速度和幅度均不恒定)。在节律(眼球偏移注视点的幅度或与注视点的距离)上可分细小眼球震颤(偏移小于 5°或距离 1mm)、中等眼球震颤(偏移 5~15°或距离 1~3mm)、粗大眼球震颤(偏移 15°或距离 3mm 以上)。依眼球震颤的程度可分为轻度或Ⅰ°(眼球转向一侧时发生)、中度或Ⅱ°(眼球向前注视时出现)、重度或Ⅲ°(眼球转向任何方向均发生)。如果观察到眼球震颤,应详细记录其方向、形式及程度。

(3) 瞳孔:

1) 瞳孔大小及形状:普通室内光线下,正常瞳孔为圆形、边缘整齐,直径为 3~4mm,两侧等大,儿童稍大,老年人稍小,睡时小,醒后大。小于 2mm 为瞳孔缩小,大于 5mm 为瞳孔扩大。

2) 对光反射:用电筒光从侧面分别照射左、右眼,即刻见到瞳孔缩小为光反射正常。照射侧瞳孔缩小为直接对光反射,对侧瞳孔同时缩小为间接对光反射(图 1-2-7)。瞳孔对光反射的反应程度可分为良好、迟钝、消失。

3) 调节和辐辏反射:注视正前方约 30cm 处检查者的示

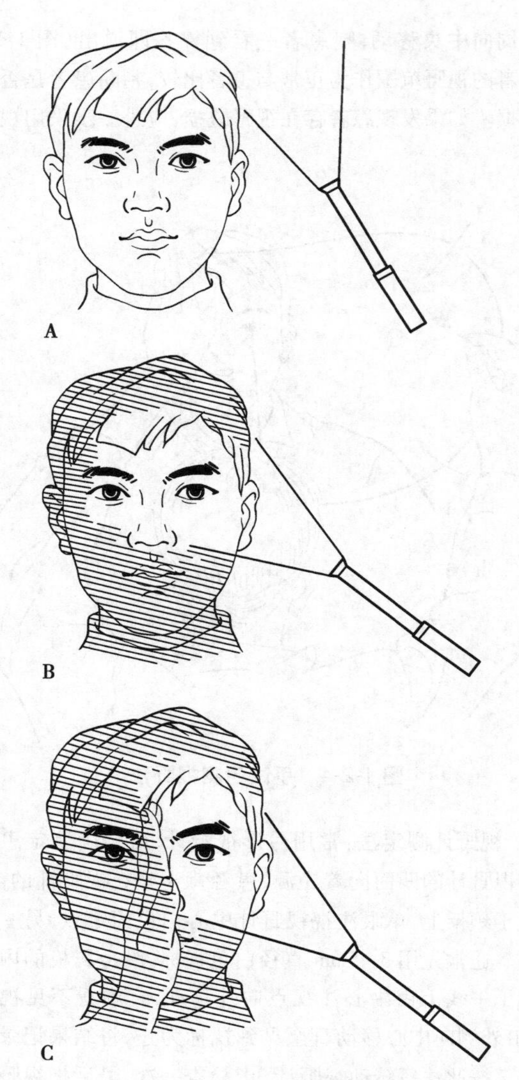

图 1-2-7　对光反射检查法

A. 电筒光从侧向照眼;B. 光刺激时瞳孔缩小;C. 以手遮隔光线,查对侧瞳孔的间接对光反射。

指,然后迅速移动示指至患者鼻根部,正常时可见双瞳缩小(调节反射)和双眼内聚(辐辏反射)(图 1-2-8)。

4) 其他:睫脊反射(颈皮肤痛刺激引起同侧瞳孔轻度扩大),眼瞳反射(角膜、结膜、眼睑的痛刺激引起双瞳孔短时扩大后持续缩小),耳蜗瞳孔反射(耳旁响声或音叉刺激引致双瞳孔短时缩小后持续扩大),前庭瞳孔反射(温度或转椅试验时双瞳孔扩大)。详细内容及检查方法参见第二章第一节。

4. 三叉神经(trigeminal nerve)

(1) 感觉功能:用针、棉絮和盛冷、热水的玻璃试管测试面部皮肤的痛觉、触觉和温度觉,注意两侧对比,评价有无感觉过敏、感觉减退或消失,并确定感觉障碍的分布区域,判断是三叉神经周围支区域的感觉障碍还是核性感觉障碍(图 1-2-9)。尚有用棉签轻触口腔黏膜(颊、腭、舌前 2/3)检查一般感觉。尚应注意有无引起疼痛的触发点。

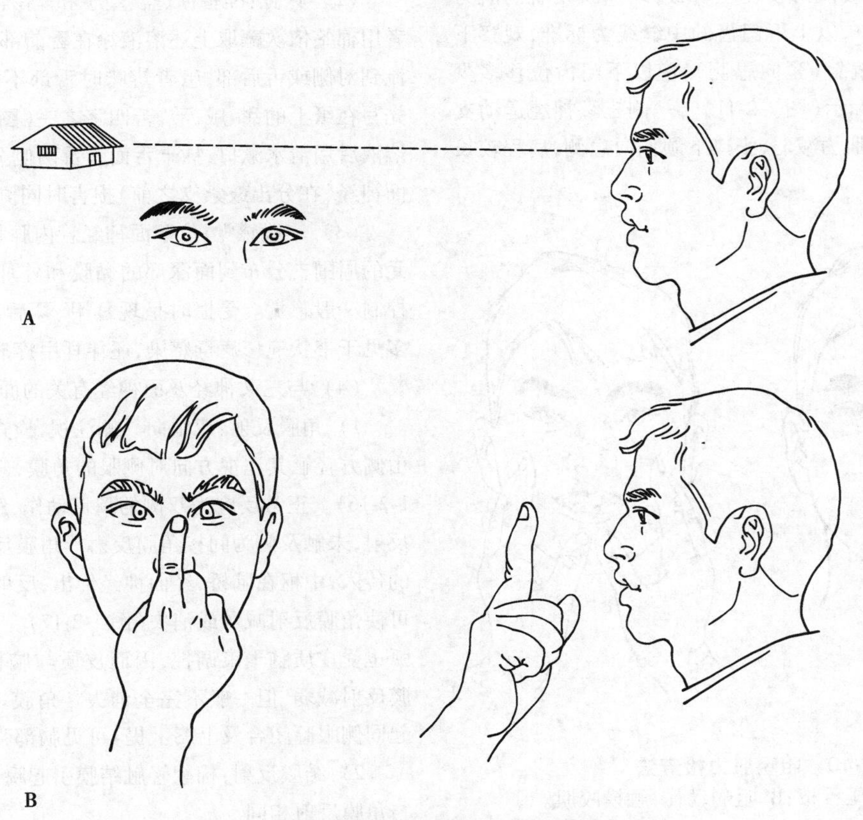

图 1-2-8　调节辐辏反射检查法

A. 注视正前远方，瞳孔扩大；B. 注视眼前手指，双眼内收和瞳孔缩小。

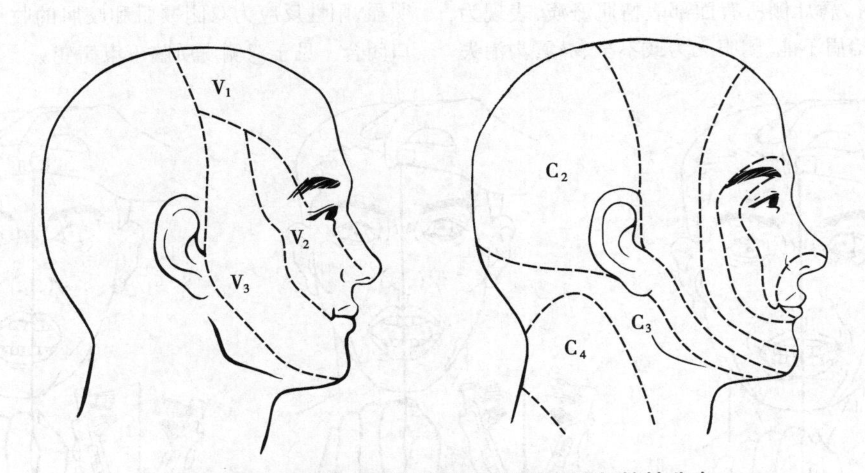

图 1-2-9　三叉神经感觉障碍：周围支区域与核性分布

（2）运动功能：观察两侧颞部和颌部的肌肉有无萎缩，嘱患者做咀嚼动作，以双手指同时触摸颞肌或咬肌，体会其收缩力量的强弱并左右比较。令患者侧移下颌，加以阻力了解翼状肌的收缩力；也可拉动被臼齿咬住压舌板，以判断咬肌的肌力（图 1-2-10）。其后张口，以上下门齿的中缝线为标准，观察下颌有无偏斜。若存在偏斜（歪向患侧），应以下门齿位移多少（半个或 1、2 个齿位）标示（图 1-2-11）。一侧三叉神经运动支病变时，病侧咀嚼肌的肌力减弱，张口下颌偏向患侧，病程较长时可能出现肌肉萎缩。

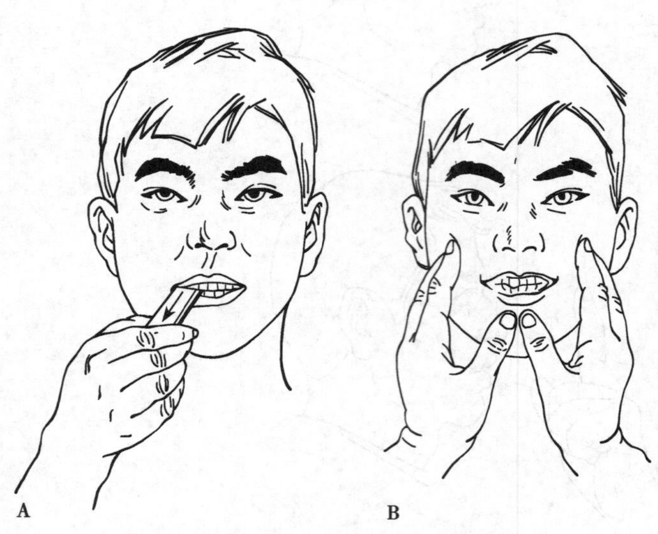

图 1-2-10　咀嚼肌力检查法
A. 拉出咬紧的压舌板；B. 咀嚼动作，触摸咬肌。

5. 面神经（facial nerve）

（1）运动功能：观察两侧额纹、眼裂和鼻唇沟是否对称，有无一侧口角低垂或歪斜。皱眉、闭眼、示齿、鼓腮、吹哨等动作，能否正常完成及左右是否对称（图 1-2-12）。一侧面神经周围性（核或核下性）损害时，病灶侧所有面部表情肌瘫痪，表现为额纹消失或变浅、皱额抬眉不能、闭眼无力或不全、鼻唇沟消失或变浅，不能鼓腮和吹哨，示齿时口角歪向健侧（图 1-2-13）。中枢性（皮质脑干束）损害时仅表现病灶对侧眼裂以下面肌瘫痪（图 1-2-14）。检查时应特别注意鉴别。

（2）味觉：准备糖、盐、奎宁和醋酸溶液，嘱患者伸舌，检查者用棉签依次蘸取上述溶液涂在舌前部的一侧，为了防止溶液流到对侧或舌后部，患者辨味时舌部不能活动，仅用手指出预先写在纸上的甜、咸、酸、苦四字之一（图 1-2-15）。每测试一种溶液后用清水漱口，抹干舌面。舌两侧分别检查并比较。一侧面神经（在分出鼓索支之前）损害时同侧舌前 2/3 味觉丧失。

（3）一般感觉：位于面神经管内膝状神经节内假单极神经元的周围支分布到面深部的黏膜和外耳（耳甲、耳后部）皮肤，控制一般感觉。受损时呈现耳甲、耳后部的浅感觉缺失，临床多见于带状疱疹病毒感染，还伴耳甲疼痛（中间神经痛）。

（4）与三叉神经及面神经有关的面部反射：

1）角膜反射：双眼向一侧注视，检查者以捻成细束的棉絮由侧方轻触其注视方向对侧眼的角膜，避免触及睫毛、巩膜（图 1-2-16）。正常反应为双侧的瞬目动作，触及角膜侧为直接角膜反射，未触及侧为间接角膜反射。角膜反射通过三叉神经眼支的传入，中枢在脑桥，经面神经传出，反射径路任何部位病变均可使角膜反射减弱或消失（图 1-2-17）。像腹壁反射，角膜反射弧也受皮质脑干束调控，因而皮质与脑桥间的径路中断时，角膜反射减弱，但一般不完全消失。角膜上颌反射（刺激角膜引起同侧眼睑闭合及上唇上提）可见脑部弥漫性病变。

2）结膜反射：棉絮轻触结膜引起瞬目动作称为结膜反射，与角膜反射相同。

3）下颌反射：患者微张口，检查者将拇指置于患者下颏正中，用叩诊锤叩击拇指背，或将压舌板的一端置于下门齿上，叩诊锤叩击压舌板（图 1-2-18）。下颌反射的传入和传出均经三叉神经的下颌支，中枢在脑桥三叉神经核群。正常反射动作不明显，阳性反应为双侧颞肌和咬肌的收缩，下颌上提使张开的口闭合。见于双侧皮质脑干束病变。

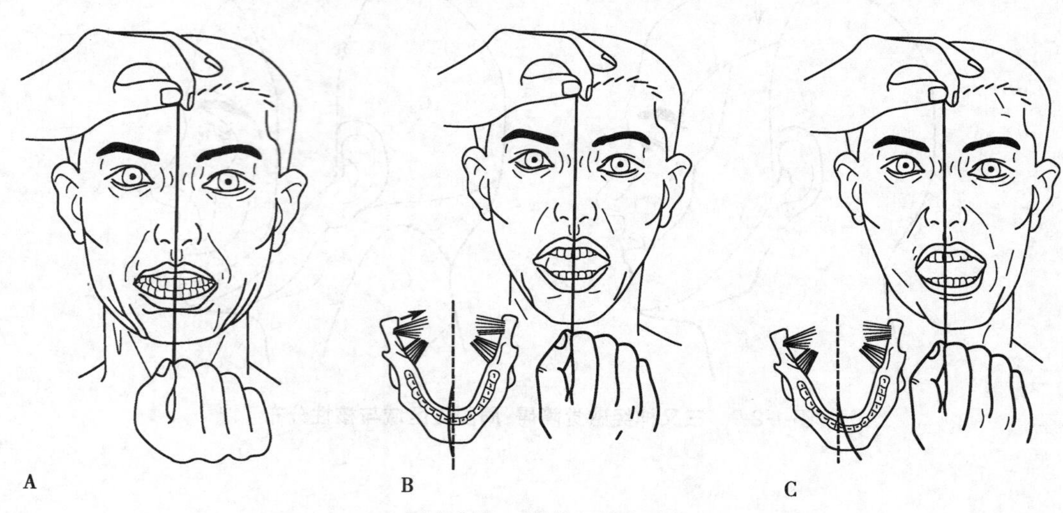

图 1-2-11　翼状肌检查法
A. 牵线以上、下门齿中缝为中线标志；B. 正常：张口时下颌无偏斜；C. 左翼状肌瘫，张口时下颌偏向瘫侧。

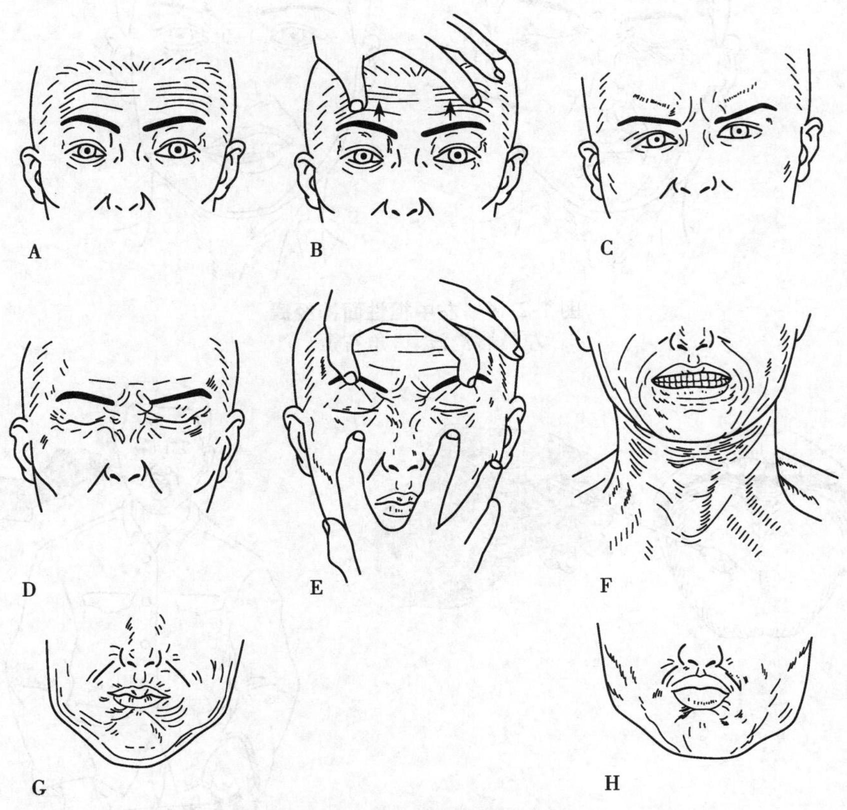

图 1-2-12 面表情肌检查法

A. 皱额；B. 皱额肌力；C. 蹙眉；D. 闭眼；E. 闭眼力；F. 露齿；G. 鼓气；H. 吹哨。

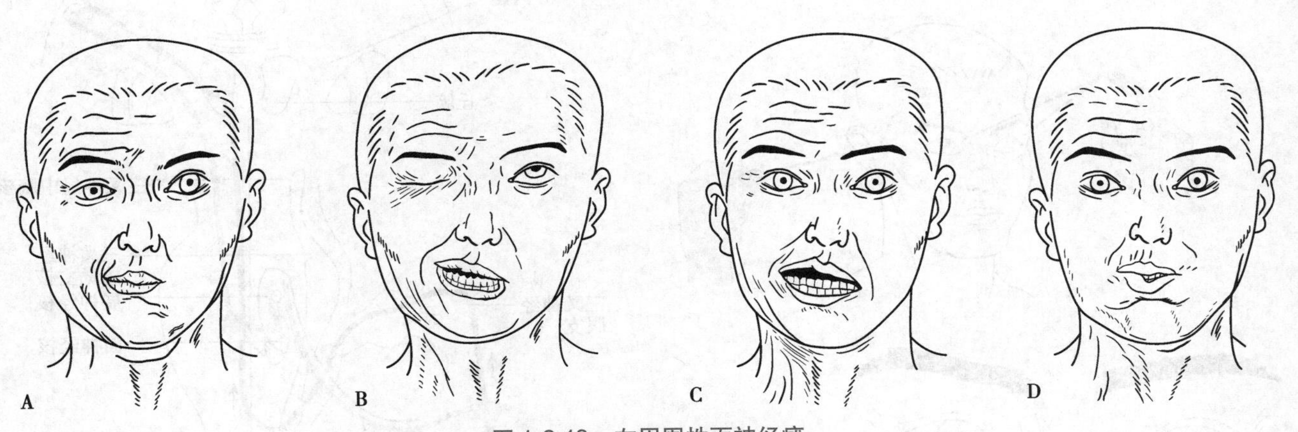

图 1-2-13 左周围性面神经瘫

A. 左额纹消失；B. 左闭眼不能；C. 左鼻唇沟浅、口角右歪；D. 不能吹哨。

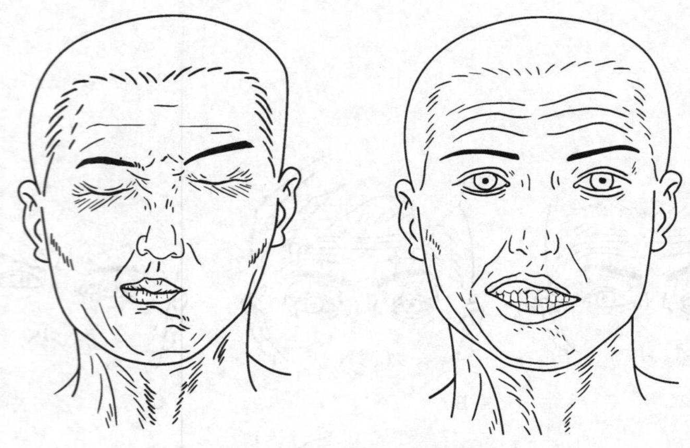

图 1-2-14　左中枢性面神经瘫

左鼻唇沟浅、口角右歪。

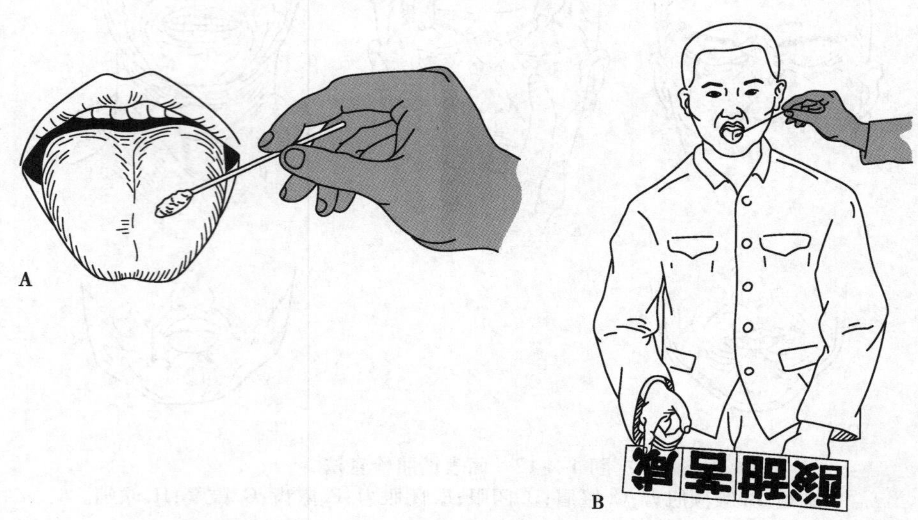

图 1-2-15　味觉检查法

A. 棉签蘸试液后置于舌面；B. 指出标示味道的字。

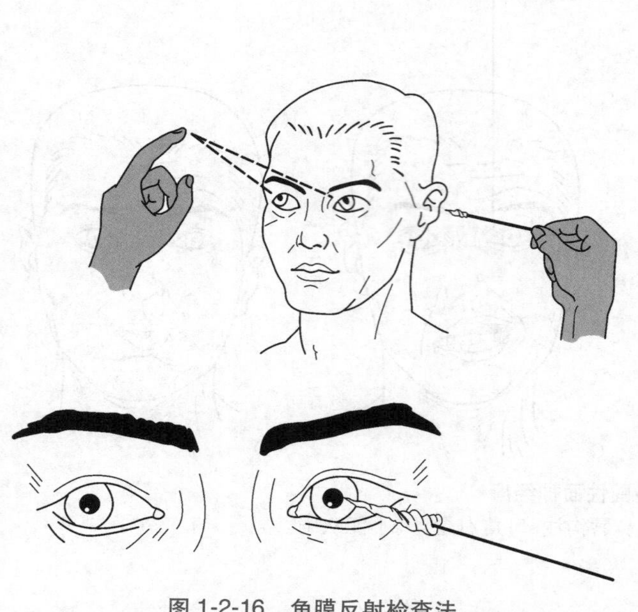

图 1-2-16　角膜反射检查法

患者向一侧外上方注视，检查者以细棉絮从外侧轻触另一眼角膜。

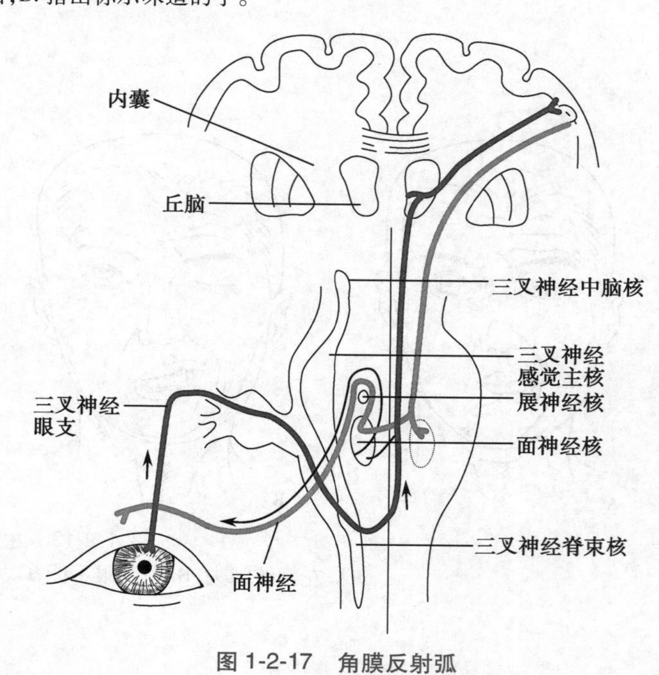

图 1-2-17　角膜反射弧

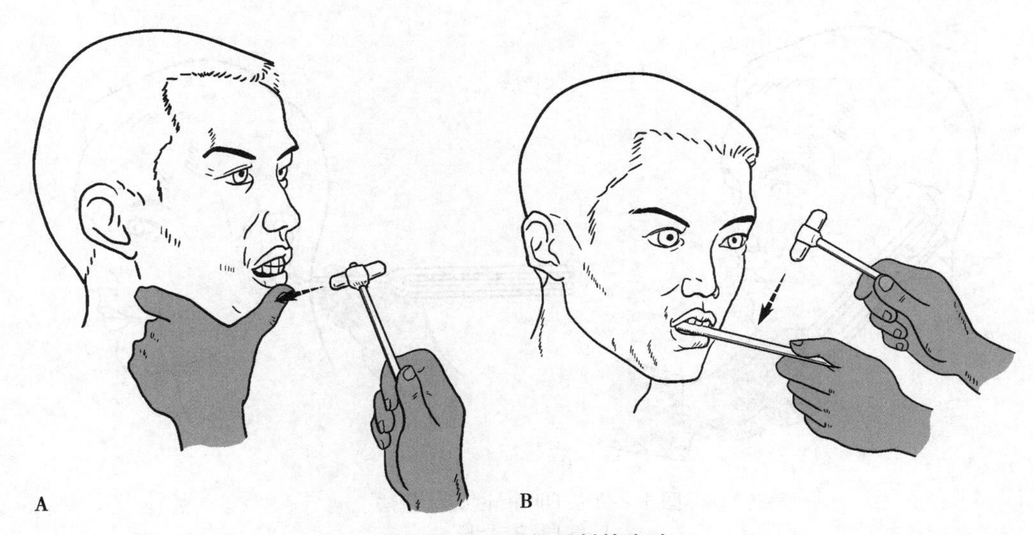

图 1-2-18 下颌反射检查法
A. 叩击置于下颌的检查者拇指背;B. 用叩诊锤叩击置于下门齿上的压舌板。

4）其他:眼轮匝肌反射、鼻反射、口轮匝肌反射、吸吮反射、狝犬反射等,参见第二章第四节。

6. 前庭耳蜗神经(vestibulocochlear nerve)

(1) 耳蜗神经(cochlear nerve):两耳听力分别检查。

1）粗测法:棉球塞住一耳,用语音、机械手表或捻手指测试另一侧耳听力,由远及近至能够听到声音为止,记录其距离(图 1-2-19)。再用同法测试对侧耳听力。双耳对比,并与检查者比较。如果发现听力障碍,应进一步行电测听检查。婴儿、不合作者(包括假装聋、癔症)可做音响引起瞬目、眼偏斜、瞳孔散大等的听反射。

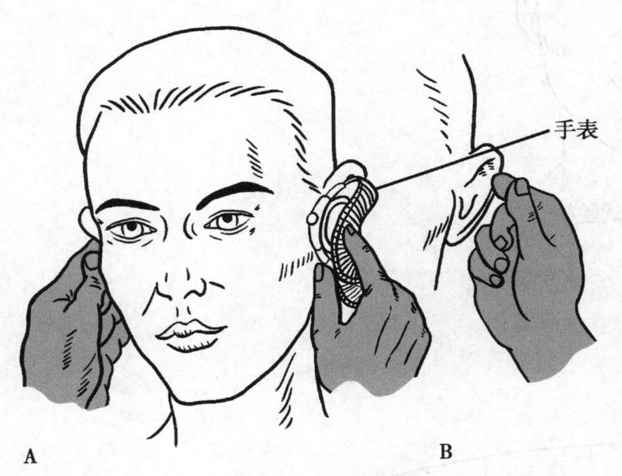

图 1-2-19 听力粗测法
A. 机械表声;B. 捻手指声。

2）音叉试验:常用 C128Hz 或 C256Hz 的音叉检测。音叉试验可鉴别传导性耳聋(外耳或中耳病变)和感音性耳聋(内耳或耳蜗神经病变)(表 1-2-1)。

Rinne 试验:将振动的音叉柄置于耳后乳突上(骨导),至听不到声音后再将音叉移至同侧外耳道口(与其垂直)约 1cm(气导)(图 1-2-20)。正常情况下,气导时间比骨导时间(气导>骨导)长 1~2 倍,称为 Rinne 试验阳性。传导性耳聋时,骨导>气导,称为 Rinne 试验阴性;感音性耳聋时,虽然气导>骨导,但气导和骨导时间均缩短。

表 1-2-1 音叉试验结果的意义

试验	正常	神经性耳聋	传导性耳聋	混合性耳聋
Rinne	+	弱+	-	弱+或-
Weber	居中	偏向健侧	偏向患侧	
Schwabach	同正常人	缩短	延长	缩短

注:+阳性,-阴性。

Weber 试验:将振动的音叉柄放在前额眉心或颅顶正中(图 1-2-21)。正常时两耳感受到的声音相同。传导性耳聋时患侧较响,称为 Weber 试验阳性;感音性耳聋时健侧较响,称为 Weber 试验阴性。

Schwabach 试验:比较患者和检查者骨导音响持续的时间。传导性耳聋时间延长;感音性耳聋时间缩短。

(2) 前庭神经(vestibular nerve):为前庭系统的周围部分,其感受器位于半规管壶腹嵴、椭圆囊及球囊的囊斑,功能较复杂,涉及躯体平衡、眼球运动、肌张力维持、体位反射和自主神经功能调节等。前庭神经病变时主要表现眩晕、呕吐、眼球震颤和平衡失调,检查时应重点注意。

1）平衡功能:前庭神经损害时表现平衡障碍,患者步态不稳,常向患侧倾倒,转头及体位变动时明显。龙贝格征(Romberg sign):闭目双足并拢直立至少 15 秒,依次转 90°、180°、270°、360°重复一次,身体向一侧倾斜(倒)为阳性。前庭神经病变倾倒方向恒定于前庭功能低下侧。

2）星形步迹偏斜试验:闭目迈步前进、后退各 5 步共 5 次,观察步态有无偏斜及其方向和程度(图 1-2-22)。正常人往返 5 次后不见偏斜,或不固定轻度偏右或偏左,其角度不超过 10°~15°,前庭神经病变,恒定偏向功能低下侧。

3）眼球震颤:前庭神经病变时可出现眼球震颤,因病变部位和性质而不同。肉眼观察眼震的类型、方向、频率、潜伏期、

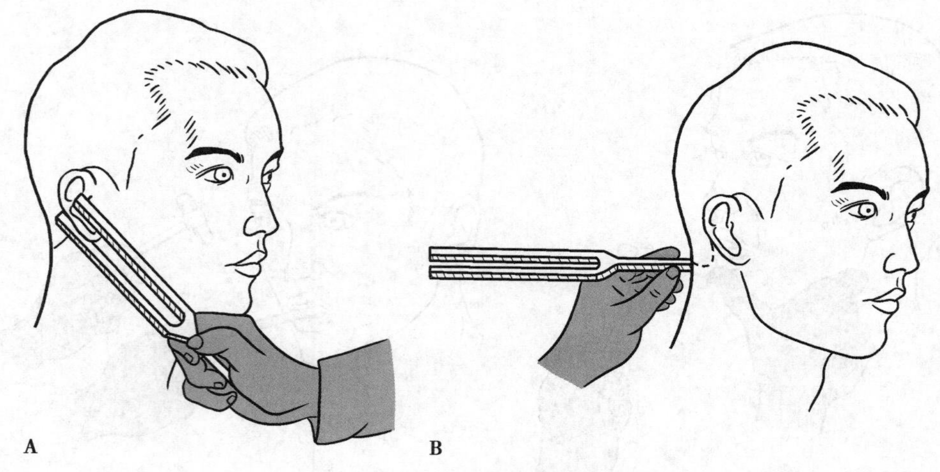

图 1-2-20　Rinne 试验检查法

A. 气导；B. 骨导。

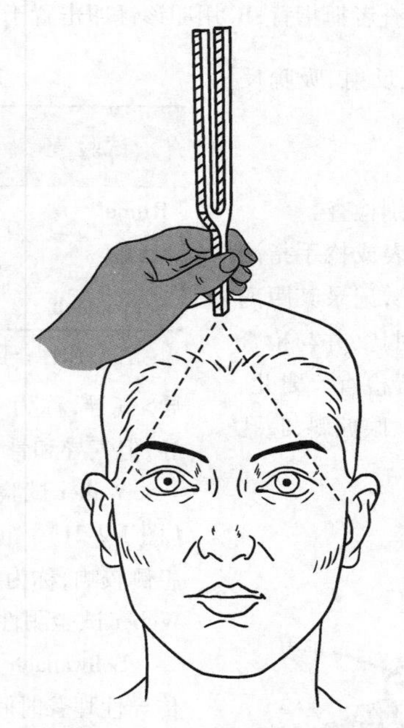

图 1-2-21　Weber 试验检查法

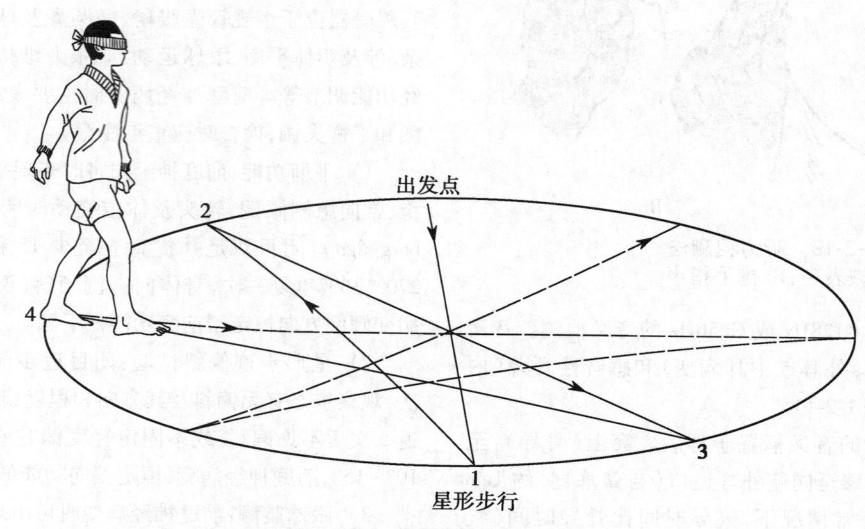

图 1-2-22　星形步迹偏斜试验

持续时间等(参见本章第二节中的脑神经检查有关眼球运动的相关内容)。还有刺激前庭感受器的诱发试验:

A. 旋转试验:患者坐转椅中,闭目,头前倾30°(测水平半规管),先将转椅向右(顺时针)以2秒1周的速度旋转10周后突然停止,并请患者立即睁眼注视前方。正常可见水平冲动性眼震,快相和旋转方向相反,持续20~40秒,如果小于15秒提示半规管功能障碍。间隔5分钟后再以同样方法向左旋转(逆时针),观察眼震情况。正常时两侧眼震持续时间之差应小于5秒。

B. 冷热水试验即Barany试验:检查患者无鼓膜破损方可进行本试验。用冷水(23℃)或热水(47℃)0.2~2ml注入一侧耳道,至引发眼球震颤时停止注入。正常情况下眼震持续1.5~2.0分钟,注入热水时眼震快偏向注入侧,注入冷水时眼震快偏向对侧。半规管病变时眼震反应减弱或消失。

7. 舌咽神经(glossopharyngeal nerve)

(1) 运动功能:询问患者有无吞咽困难、饮水呛咳、鼻音。嘱患者张口发"啊"音,观察双侧软腭位置是否对称及动度是否正常,悬雍垂有无偏斜(图1-2-23)。一侧舌咽神经损害时,病侧软腭位置较低、活动度减弱,悬雍垂偏向健侧。

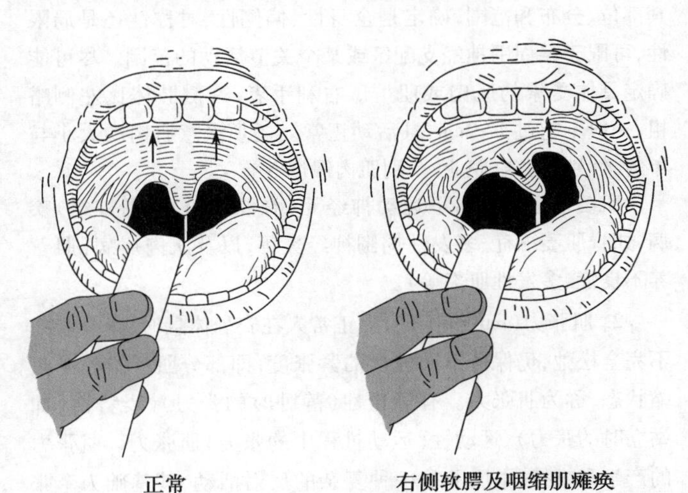

图1-2-23　软腭运动检查法

(2) 感觉功能:用棉签轻触两侧软腭、舌后1/3黏膜检查一般感觉。舌后1/3味觉检查方法同面神经的味觉检查法。

(3) 软腭反射:嘱患者张口发"啊"音,用棉签或压舌板轻触软腭黏膜,引起软腭抬高及腭垂后缩。

8. 迷走神经(vagal nerve)

(1) 运动功能:有无吞咽困难、饮水呛咳、鼻音或声音嘶哑。张口发"啊"音,观察咽肌收缩。

(2) 感觉功能:用棉签检查咽后壁的触觉,尚有一部分外耳道及耳廓的一般感觉。

(3) 咽反射:用棉签或压咽肌收缩板分别触及两侧咽后壁,引起咽肌收缩和舌部后缩(图1-2-24)。尚有吞咽、咳嗽、呕吐、喷嚏等反射。

舌咽、迷走神经的解剖和生理关系密切,通常同时检查、合并记录。

9. 副神经(accessory nerve)　副神经支配胸锁乳突肌和斜方肌的随意运动。一侧胸锁乳突肌收缩使头部转向对侧,双侧同时收缩使颈部前屈;一侧斜方肌收缩使枕部向同侧倾斜,抬高和旋转肩胛并协助上臂上抬,双侧收缩时头部后仰。首先观察患者有无斜颈或垂肩,以及胸锁乳突肌和斜方肌有无萎缩。然后嘱患者做转头和耸肩动作,同时施加阻力以测定胸锁乳突肌和斜方肌的肌力,注意肌肉的坚硬度,并左右比较(图1-2-25、图1-2-26)。

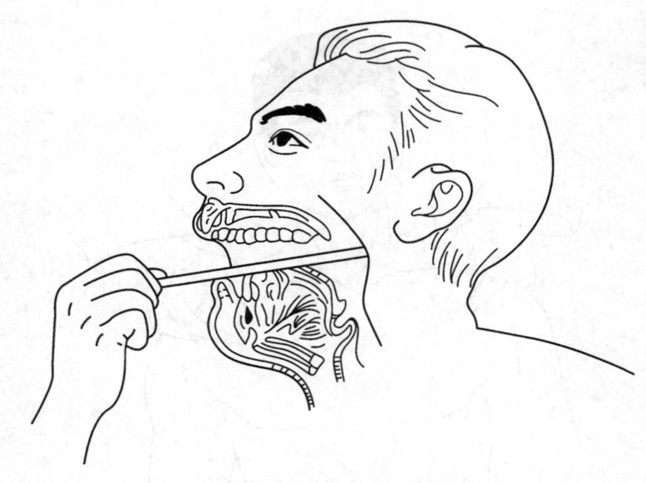

图1-2-24　咽反射检查法

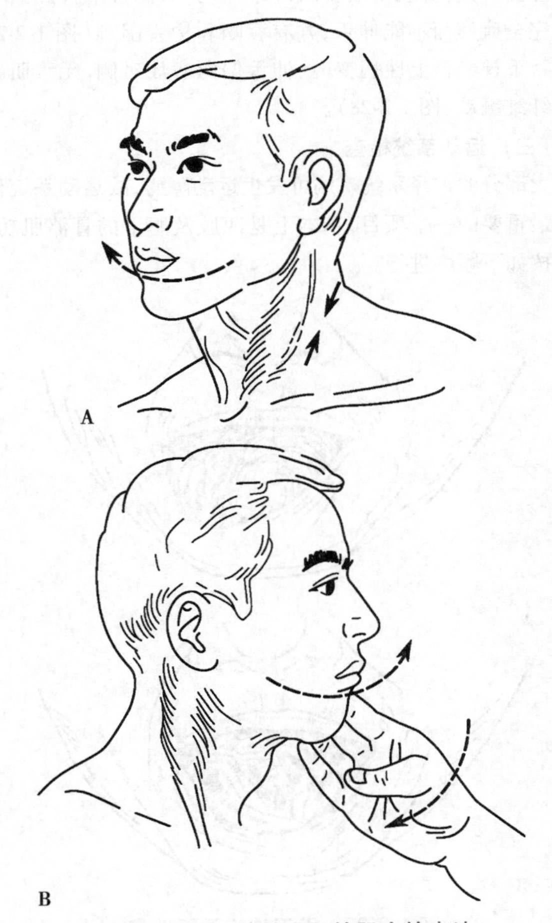

图1-2-25　胸锁乳突肌的肌力检查法
A. 转颈;B. 加以阻抗。

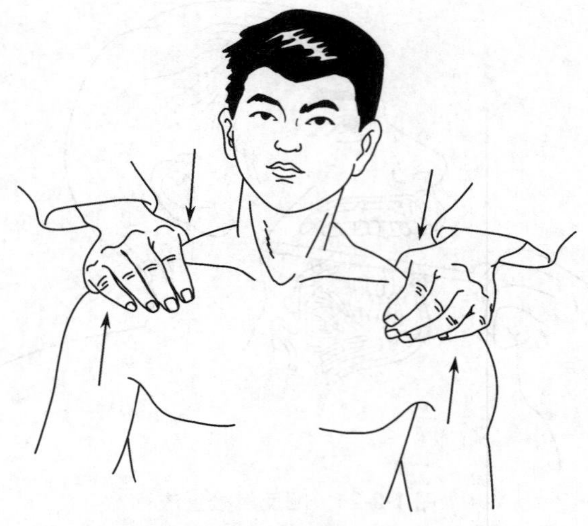

图 1-2-26　斜方肌的肌力检查法

10. 舌下神经（hypoglossal nerve）　舌下神经支配所有舌外和舌内肌群的随意运动。观察舌在口腔内的位置、形态及有无肌纤维颤动。然后嘱患者伸舌，观察有无向一侧的偏斜、舌肌萎缩。最后患者用舌尖分别顶推两侧口颊部，检查者用手指按压腮部测试其肌力强弱。一侧舌下神经周围性病变时，伸舌偏向患侧，可有舌肌萎缩及肌纤维颤动；双侧舌下神经病变时舌肌完全瘫痪而不能伸舌，并有吞咽和构音困难（图 1-2-27）。一侧舌下神经核上性病变时，伸舌偏向病灶对侧，无舌肌萎缩和肌纤维颤动（图 1-2-28）。

（三）运动系统检查

大部分的神经系统疾病可发生运动障碍，故运动系统检查成为最重要的一个项目，基本上是四肢及躯干的骨骼肌功能，通常按如下顺序进行。

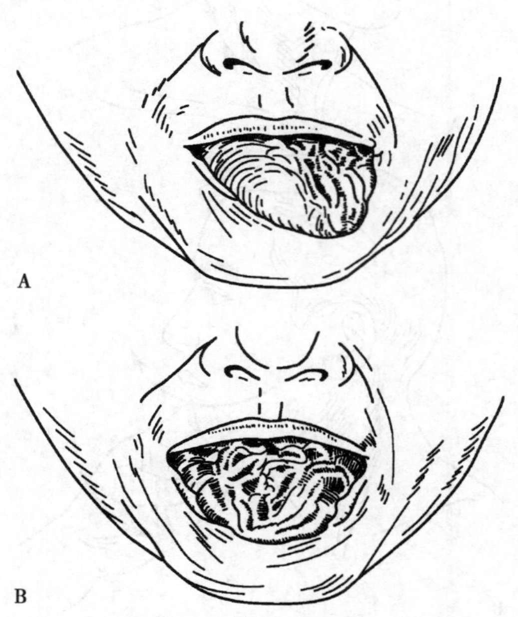

图 1-2-27　舌下神经周围性瘫
A. 左侧病变（舌左偏）；B. 双侧损害（不能伸舌）。

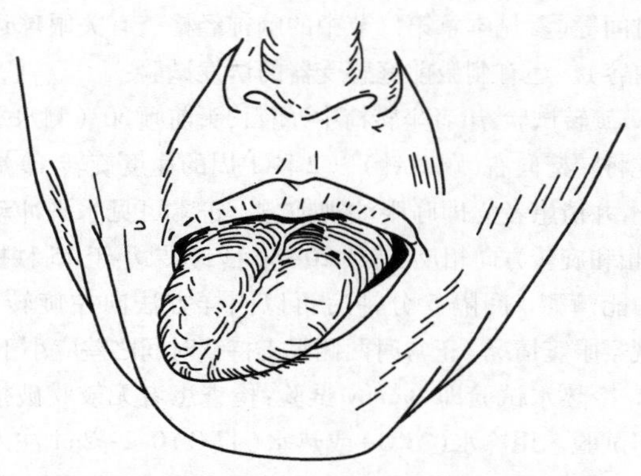

图 1-2-28　左舌下神经中枢性瘫
舌右偏。

1. 肌肉容积（mnscle bulk）　是肌营养的反映，观察肌肉有无萎缩或肥大，前者是肌肉体积变小，后者为肌肉体积增大。通常选择四肢对称点大多以骨隆起（如肱骨外髁、桡或尺骨茎突、髌骨、内或外踝）的上或下一定距离用软尺测量肢体周经，以便左右比较和随访观察。如果发现肌肉萎缩或肥大，应记录其部位、分布和范围，确定是全身性、偏侧性、对称性还是局限性，可限于某周围神经支配区或某个关节活动的范围。尽可能确定具体受累的肌肉或肌群。右利手者，右侧肢体比左侧略粗，一般不超过 1~2cm，且活动正常。还须注意肌肉的大小与年龄、性别、营养、职业、个别肌肉锻炼等有关。

肌萎缩主要见于下运动神经元（脊髓前角、周围神经）疾病，如脊肌萎缩症、多发性周围神经炎等，以及肌肉疾病（肌营养不良症、多发性肌炎等）。

2. 肌张力（muscle tone）　正常人在安静休息时，全身肌肉不完全松弛，仍保持不同程度的紧张度，即部分肌纤维处于收缩状态，称为肌张力。有静止性（静卧时的张力）、姿势性（如站立时的张力）、运动性（运动过程中的张力）肌张力。肌张力的产生和维持，本质上是一种复杂的反射活动，其基础为牵张反射。肌肉被牵张拉长时，其中的本体感觉冲动入脊髓而兴奋下运动神经元，引起肌肉缩短反应，即牵张反射是肌张力的基础。锥体束、锥体外系、脑干网状结构、前庭系统、小脑等可作用于下运动神经元，也影响肌肉的张力。此种反射的反射弧受破坏使肌肉弛缓，即肌张力丧失。根据触摸肌肉的硬度和被动活动的阻力进行判断。肌张力降低时，肌肉松弛，被动活动时的阻力减低，关节活动的范围增大，如腕、踝关节的过度屈伸（图 1-2-29），在屈肘时因肱三头肌的肌张力降低，腕关节贴近肩关节。见于肌肉、周围神经、脊髓前角及后索、新纹状体、小脑等疾患。

肌张力增高时，肌肉较硬，被动活动时阻力增加，基本为锥体束及锥体外系（主要是旧纹状体）损害所致。临床主要类型：

（1）痉挛性肌张力增高：被动活动开始时阻力大，终末时突然变小，呈现折刀样肌张力增高。上下肢各肌群的张力增高程度不同，如上肢以屈肌为主，呈现臂内收、肘关节屈曲、手旋前、指屈曲；下肢以伸肌为主，表现髋关节内收、膝关节伸直、足跖屈。

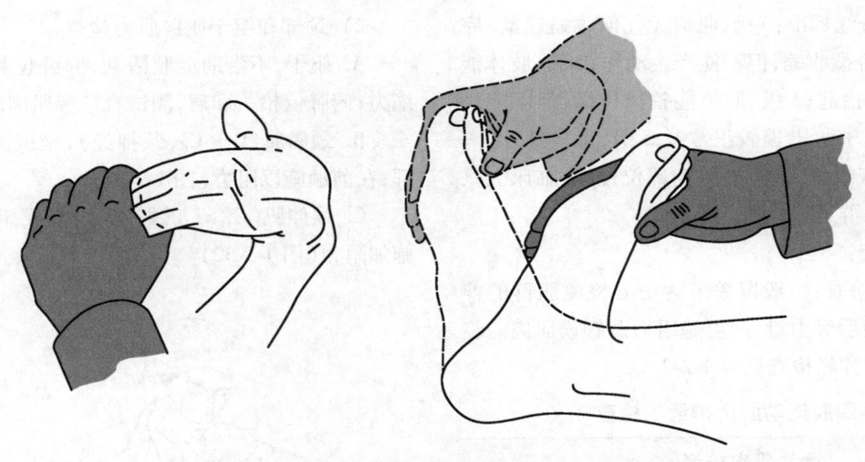

图 1-2-29 肌张力降低时腕、踝关节的过度屈伸

长时间后,肌肉挛缩使肢体呈一定姿势(前臂内收,肘、腕关节屈曲,下肢关节伸直),即 Wernicke-Mann 体位或姿势(图 1-2-30)。

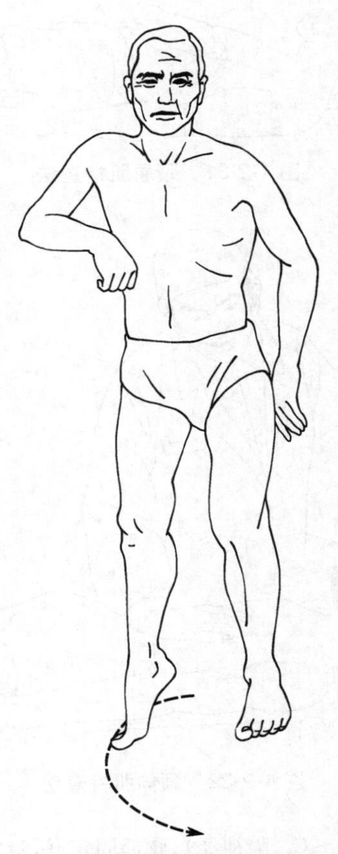

图 1-2-30 Wernicke-Mann 姿势

轻微的肌张力增高而形成姿势异常,成为早期的体征:

1) 手旋前姿势:前臂屈曲,尽量靠近肩部,正常时前臂旋后位。锥体束损害时,即使非常轻微的肌张力增高,其手也呈旋前位,这是手旋前肌的肌张力高过旋后肌之故。

2) 上肢偏斜试验:闭目,双上肢平伸,手掌向上,在轻度肌张力增高的上肢逐渐向上或向下偏移,肘关节轻度屈曲。系屈肌的肌张力大于伸肌所致。

3) Kennedy 征:仰卧位,患足比健足明显外展。

(2) 强直性肌张力增高:表现为肢体伸肌和屈肌的张力均增高,整个被动活动过程中遇到的阻力是均匀一致的,名为铅管样肌张力增高;如果同时存在肢体震颤,则肢体被动活动过程中出现规律间隔的短时停顿,犹如两个齿轮镶嵌转动,称为齿轮样张力增高。可较早出现于颈及肩肌,下列试验有助于发现早期的体征:

1) 头下落试验(head dropping test):患者仰卧,闭眼放松,并转移注意力,检查者将患者头抬起,迅速放下,观察头下落情况。锥体外系疾病(如帕金森病)的早期,因颈肌张力较高,使头下落较慢。

2) 下肢钟摆试验:患者坐于床沿,双腿放松下垂,检查者将其双下肢举起后迅速放下,正常双腿犹如钟摆前后摆动。肌张力增高时,较快停止摆动,特别是一侧的改变则较好区分。

3) 肩摇荡试验:站立两手垂下,检查者双手前后摇动患者的双肩,使上肢前后摇摆。肌张力增高时,摆动范围较小;肌张力低者(如小脑病变),摆动幅度较大。

为评估肌张力的程度及动态观察,可参考 Ashworth 分级:0 级(无肌张力增高)、1 级(轻度增高,被动运动时有一过性停顿)、2 级(增高较明显,活动未受限)、3 级(增高明显,被动活动困难)、4 级(肢体僵硬,被动活动不能)。

此外,肌张力与前庭系统功能有关,锥体外系对前庭神经核控制的释放,躯体伸肌持久收缩而形成肢体强直性伸直,可呈现去大脑强直(躯干及四肢明显强直)、去大脑皮质强直(上肢屈曲、下肢伸直)等。

3. 肌力(muscle strength) 肌力是主动运动时肌肉产生的收缩力。通常观察患者随意运动的速度、幅度和耐久度等一般情况,后嘱患者做某种运动并施以阻力,测试肌力大小;或让患者维持某种姿势,检查者用力使其改变,判断肌力强弱。如果不能抗阻力,可让患者做抗引力动作,抬起肢体的高度或角度;若抗引力动作也不能进行,则应观察肢体在有支持的平面上运动程度。检查肌力时应左右对比较为客观,尚应注意右利或左利的影响,两侧肢体(特别是上肢)肌力强弱存在正常差异。

（1）常用的肌力分级标准：0级，肌肉无任何收缩现象（完全瘫痪）；1级，肌肉可轻微收缩，但不能产生动作；2级，肢体能在床面上移动，但不能抬起；3级，肢体能抬离床面，但不能对抗阻力；4级，能做抗阻力动作，但较正常差；5级，正常肌力。

骨骼肌的功能常有重叠，且有些肌肉部位过深，临床上只能一部分主要肌肉或肌群进行检查。

（2）肌群肌力检查：

1）四肢肌群肌力检查：一般以关节为中心检测肌群的伸屈、外展、内收、旋前、旋后等力量，并可施阻力及触摸肌肉。临床常用的四肢运动肌肉神经检查见表1-2-2。

表1-2-2　四肢运动肌肉神经的检查

关节	运动肌肉神经
肩	• 外展三角肌、冈上肌，检查腋、肩胛上神经 • 内收胸大肌、背阔肌、大圆肌，检查胸前、胸背、肩胛下神经 • 屈喙肱肌、胸大肌，检查三角肌肌皮、胸前、腋神经 • 伸三角肌，检查背阔肌、腋、胸背神经
肘	• 屈肱二头肌及肱肌，检查肱桡肌肌皮神经 • 伸肱三头肌，检查桡神经 • 旋前旋前圆肌、旋前方肌，检查正中神经 • 旋后旋后肌（肱桡肌，桡侧腕长、短伸肌），检查桡神经
腕	• 屈腕屈肌、指深/浅屈肌、掌长肌、拇长屈肌，检查尺、正中神经 • 伸尺侧腕伸肌、桡侧腕长/短伸肌、全部指伸肌，检查桡神经 • 外展桡侧腕长、短伸肌，检查桡神经 • 内收尺侧腕屈肌、尺侧腕伸肌，检查尺、桡神经
指	• 屈拇长/短屈肌、指深/浅屈肌、骨间肌、蚓状肌、小指短屈肌，检查正中、尺神经 • 伸拇长/短伸肌、指总伸肌，示指/小指固有伸肌、骨间肌、蚓状肌，检查桡、尺、正中神经 • 外展拇短展肌、骨间背侧肌、小指展肌，检查正中、尺神经 • 内收拇收肌、骨间掌侧肌，检查尺神经
髋	• 屈髂腰肌、股直肌、耻骨肌，检查腰丛肌支、股、闭孔神经 • 伸臀大肌、股二头肌、半腱肌、半膜肌，检查臀下、坐骨神经 • 外展臀中肌、臀小肌，检查臀上神经 • 内收股长/短收肌、股大收肌，检查闭孔神经
膝	• 屈缝匠肌、股薄肌、半腱肌、半膜肌、股二头肌，检查股、闭孔、坐骨神经 • 伸股四头肌，检查股神经 • 旋内半腱肌、半膜肌、腘肌、股薄肌、缝匠肌，检查坐骨、胫、闭孔、股神经 • 旋外股二头肌、腓肠肌内侧头，检查坐骨、胫神经
踝	• 背屈胫骨前肌、蹞趾长伸肌，检查腓深神经 • 跖屈小腿三头肌、蹞趾长屈肌、胫骨后肌，检查胫神经 • 内翻胫骨后肌、蹞趾长屈肌，检查腓深、胫神经 • 外翻腓骨长、短肌，检查腓浅神经
趾	• 背屈蹞短伸肌、趾短伸肌，检查腓深神经 • 跖屈蹞短屈肌、趾短屈肌，检查足底内侧神经

2）颈部和躯干肌群肌力检查：

A. 躯干，不借助上肢活动，仰卧位抬头和肩，测试腹肌收缩力；俯卧位抬头和肩，测试脊柱旁肌肉的收缩力。

B. 颈屈肌（$C_1 \sim C_6$，颈神经），坐或仰卧，屈颈使下颔抵胸部，在前额施以阻力（图1-2-31）。

C. 颈伸肌（$C_1 \sim T_1$，颈神经），坐或俯卧，头颈后仰，并对此施加阻力（图1-2-32）。

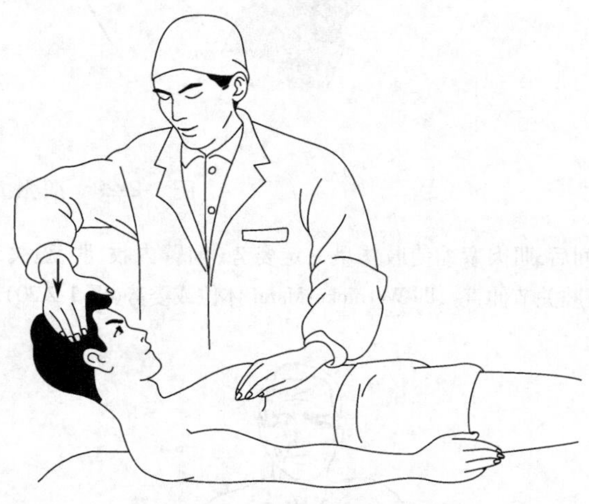

图1-2-31　颈屈肌检查法

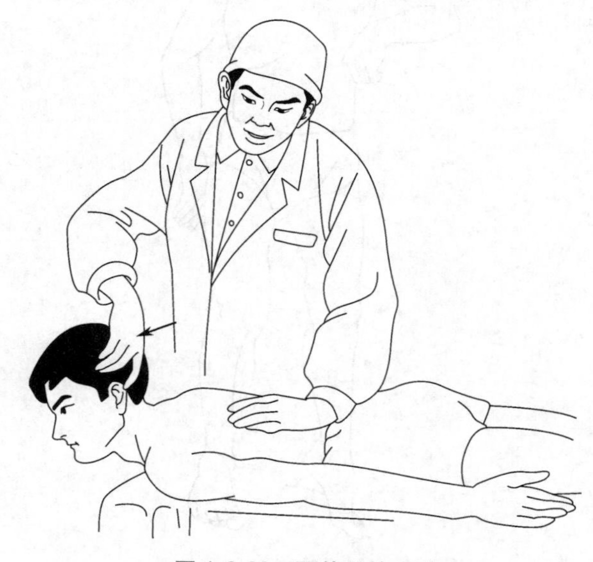

图1-2-32　颈伸肌检查法

D. 膈肌（$C_3 \sim C_5$，膈神经），胸部固定，深吸气时上腹部突起，下肋间隙陷入。

E. 肋间肌（$T_1 \sim T_6$，肋间神经），深吸气时胸部扩展（吸气动作）情况，注意对称性（左右）。

F. 前腹壁肌群（$T_7 \sim T_{12}$，肋间神经），仰卧，抬起头及肩，在前额和肩施以阻力，观察并触摸腹肌收缩。

G. 背（脊柱）伸肌群（$T_1 \sim T_{12}$，胸神经后支），俯卧，双手置于股部，头及肩抬离床面，将腿按住并触摸脊柱旁肌收缩（图1-2-33）。

（3）单块肌肉肌力检查：对每块肌肉可选用其相应的具体动作来检测肌力，需针对病情选择重点进行。临床较常用的单一肌肉肌力检查，详见第五章。

（4）轻瘫试验：对轻度瘫痪用一般方法不能确定时，可进行下述试验：

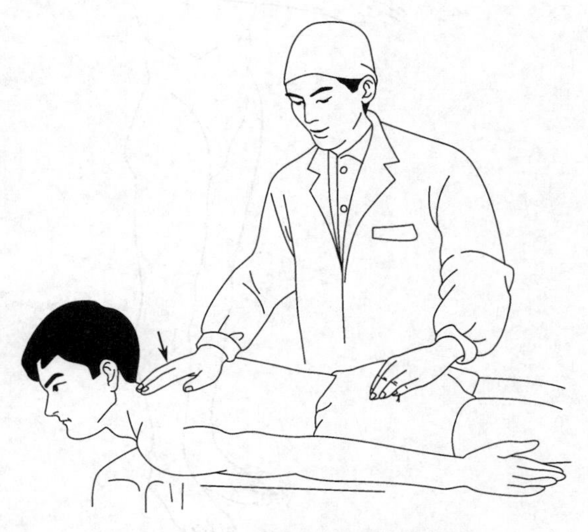

图 1-2-33　背伸肌群检查法

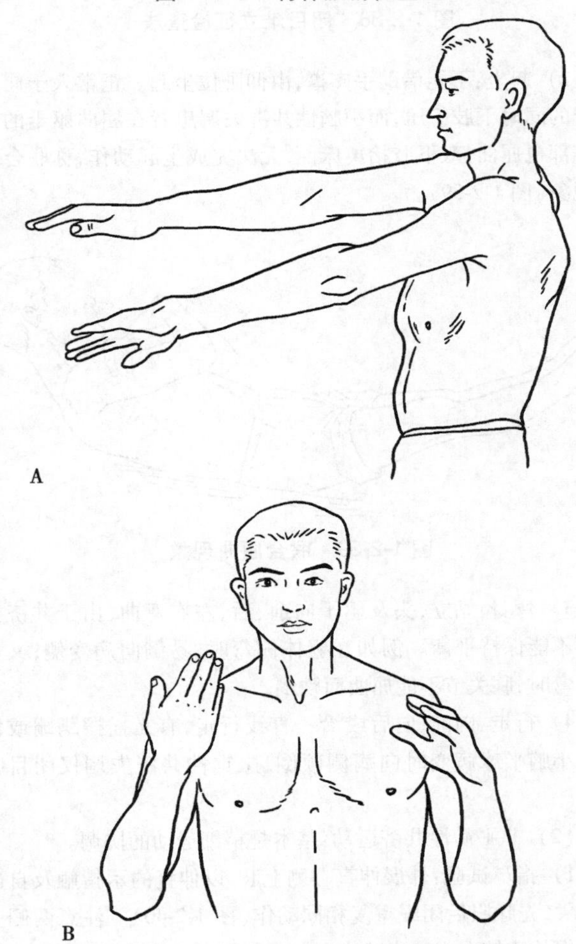

图 1-2-34　上肢平伸或手旋前试验

A. 上肢平伸，左手旋前、下垂；B. 上肢屈曲时，左手背向肩并下垂。

1）上肢：①上肢平伸或手旋前试验，双上肢平伸，掌心向下，持续数分钟后轻瘫侧上肢逐渐下垂、旋前或小指外展；前臂旋后位屈曲时，患手背（正常掌）向肩（图 1-2-34）。②分指试验，手指分开伸直，双手相合，数秒钟后轻瘫侧手指逐渐并拢屈曲。③数指试验，手指全部屈曲或伸直，然后依次伸直或屈曲，做计数动作，轻瘫侧动作笨拙或不能。④环指试验，患者拇指分别与其他各指组成环状，检查者以一手指穿入环内快速将其分开，测试各指肌力。

2）下肢：①外旋征，仰卧，双下肢伸直，轻瘫侧下肢呈外旋位（图 1-2-35）。②Mingazini 试验，仰卧，双下肢膝、髋关节均屈曲成直角，数十秒钟后轻瘫侧下肢逐渐下垂。③Barre（a）试验或膝下垂试验，俯卧，维持双膝关节屈曲 90°，持续数十秒钟后轻瘫侧小腿逐渐下落、伸直外旋（图 1-2-36）。④Barre（b）试验或足跟抵臀试验，俯卧，尽量屈曲膝部，使双侧足跟接近臀部，轻瘫侧不能抵近臀部。⑤腿伸展试验，俯卧，膝部弯曲 90°并维持之，轻瘫侧数秒钟内逐渐落下；仰卧，检查者以手将双小腿抬起成 90°，突然放手患腿很快下落（图 1-2-37）。

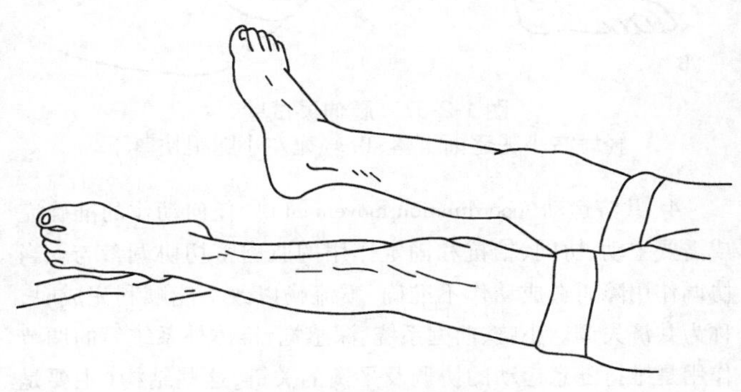

图 1-2-35　轻瘫侧腿外旋位

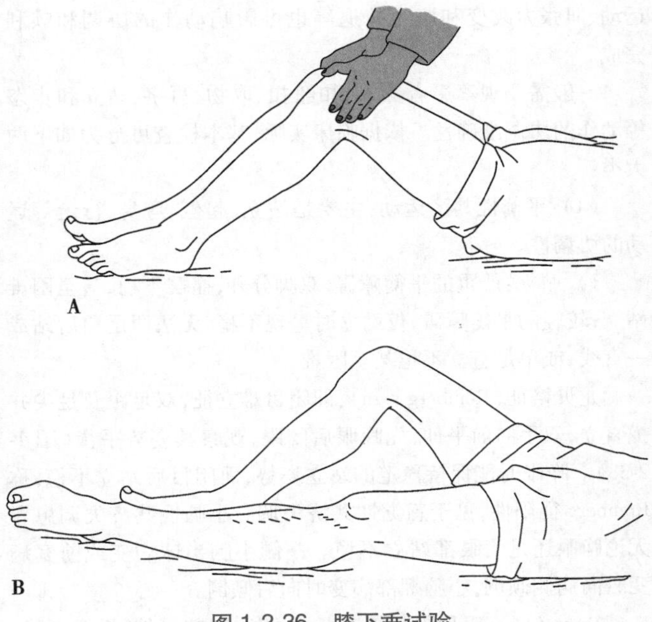

图 1-2-36　膝下垂试验

A. 双膝关节屈曲 90°；B. 轻瘫侧小腿逐渐伸直、外旋。

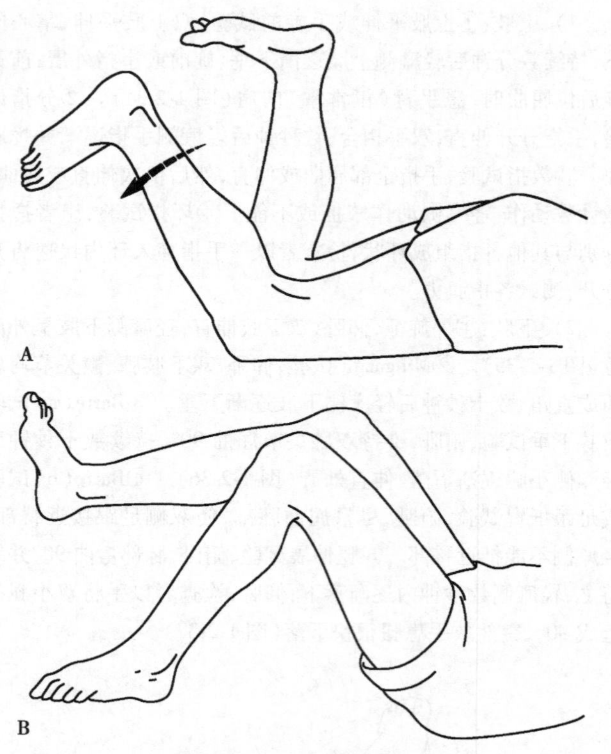

图 1-2-37 腿伸展试验

A. 轻瘫右小腿逐渐下落；B. 轻瘫左小腿很快落下。

4. 共济运动（coordination movement） 任何动作的准确完成需要主动、协同、拮抗和固定作用的肌肉密切协调参与。当协调作用障碍造成动作不准确、不流畅以致不能顺利完成时，称为共济失调。小脑、前庭系统、深感觉、锥体外系统等的调节作用是维持随意运动的协调及平衡的关键，这些结构（主要是小脑）的病变可使运动缺乏正确性，呈现运动的开始速度缓慢、范围力度过大、方向偏离等。临床上应注意视觉障碍、不自主运动、肌张力改变和肌力减退等也可影响动作的协调和顺利完成。

一般需要观察患者穿衣、扣纽扣、取物、写字、站立和步态等动作的协调准确性。依据临床实际，基本检查可分为如下两大类：

（1）平衡性共济运动：主要是站立、起坐、弯身、行走等运动的协调性。

1）站立：严重的平衡障碍，双脚分开，摇摆不稳，甚至困难站立；较轻的平衡障碍，仅站立时呈现不稳，无法两足前后站成一直线，或单足直立不稳甚至困难。

龙贝格征（Romberg sign）：即闭目难立征，双足跟及足尖并拢直立，双手向前平伸，先睁眼后闭眼，观察其姿势平衡（图 1-2-38）。睁眼时能保持稳定的站立姿势，而闭目后站立不稳，称 Romberg 征阳性，见于感觉性共济失调。小脑性共济失调患者无论睁眼还是闭眼都站立不稳。一侧小脑半球病变或前庭病变时向病侧倾倒，小脑蚓部病变时向后倾倒。

Mann 试验：双足跟趾相连直立，双手向前平伸，摇摆不稳，无法站立，即 Mann 征阳性。

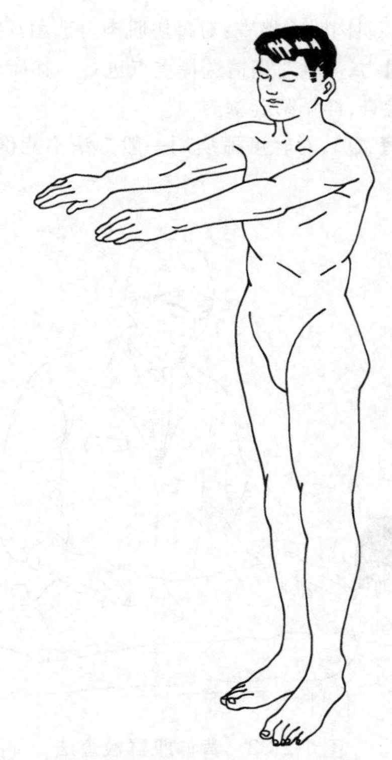

图 1-2-38 闭目难立征检查法

2）起坐：不能借助手支撑，由仰卧位坐起。正常人于屈曲躯干的同时下肢下压，而小脑性共济失调患者在屈曲躯干的同时髋部也屈曲，双下肢抬离床面，无法完成坐起动作，称联合屈曲现象（图 1-2-39）。

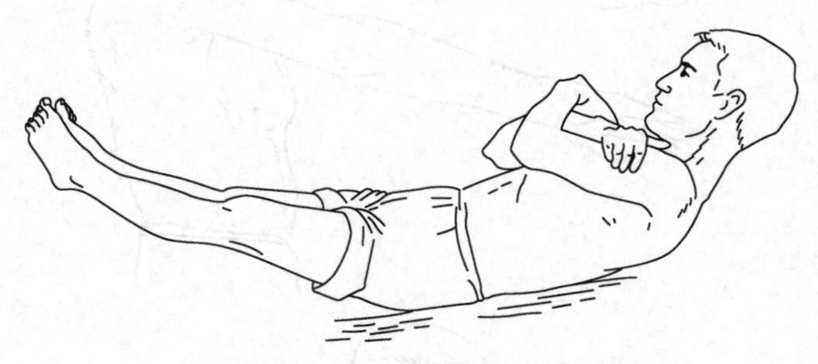

图 1-2-39 联合屈曲现象

3）弯身：站立，头及躯干向前、后、左右弯曲，由于共济失调而不能保持平衡。例如在躯体侧弯时，易倒向病变侧；又如向后弯时，膝关节不能屈曲而跌倒。

4）行走：向前、向后或沿一直线行走，有无摇摆蹒跚或偏斜。小脑半球病变时向病侧倾倒，感觉性共济失调仅闭目时出现。

（2）非平衡性共济运动：基本是精细运动的协调。

1）指鼻试验：外展伸直一侧上肢，以伸直的示指触及自己的鼻尖，先睁眼后闭眼重复相同动作（图 1-2-40）。注意两侧上肢动作的比较。小脑半球病变时患侧指鼻不准，接近鼻尖时动作变慢，并可出现动作性震颤，睁、闭眼无明显差别。感觉性共济失调时指鼻在睁眼时动作较稳准，闭眼时很难完成动作。

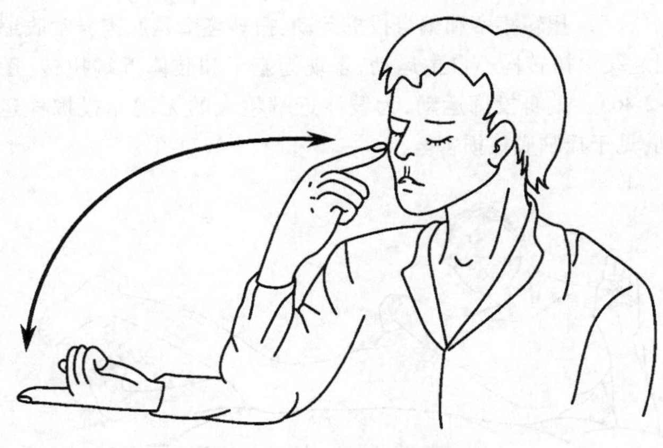

图 1-2-40 指鼻试验

2）过指或指误试验：上肢向前平伸，示指掌面触及检查者固定不动的手指，然后抬起伸直的上肢，使示指离开检查者手指，垂直抬高至一定的高度，再下降至检查者的手指上。先睁眼后闭眼重复相同动作，注意睁、闭眼动作以及两侧动作准确性的比较（图 1-2-41）。前庭性共济失调者，双侧上肢下落时示指均偏向病变功能低下侧；小脑病变者，一侧上肢向外侧（病变）偏斜；深感觉障碍者，闭眼时不能触及目标。

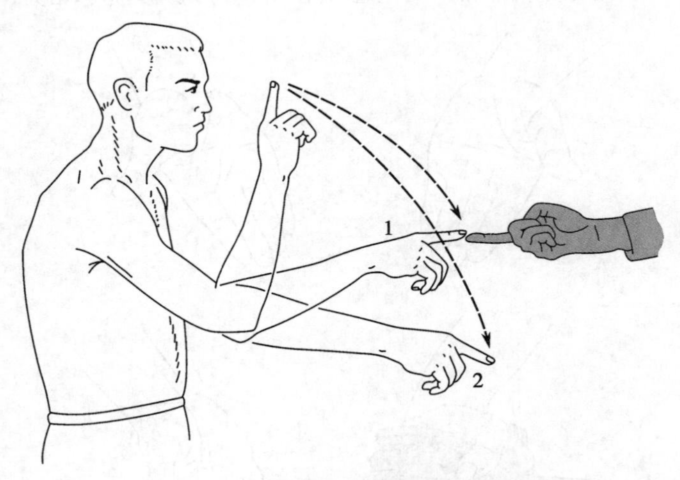

图 1-2-41 指误试验

1 上肢下落；2 上肢下落示指偏向病变侧。

3）轮替动作试验：快速交替进行前臂的旋前和旋后、手掌和手背快速交替接触床面或桌面（也可手掌和手背相互交替轻拍）、伸指和握掌、足趾叩击地板、坐位双手交替用手背和手掌轻拍膝部，或其他来回反复动作，观察快速、往复动作的准确性和协调性（图 1-2-42）。小脑性共济失调患者动作缓慢、节律不匀和不准确。

4）跟膝胫试验：嘱患者仰卧，抬高一侧下肢，屈膝后将足跟置于对侧膝盖上，其后沿胫骨前缘向下移动至踝部（图 1-2-43）。小脑性共性失调患者抬腿和触膝时动作幅度大，不准确，贴胫骨下移时摇晃不稳。感觉性共济失调患者难以准确触及膝盖，下移时不能保持和胫骨的接触。

5）肌回跳试验：患者用力屈肘时，检查者握其腕部向相反

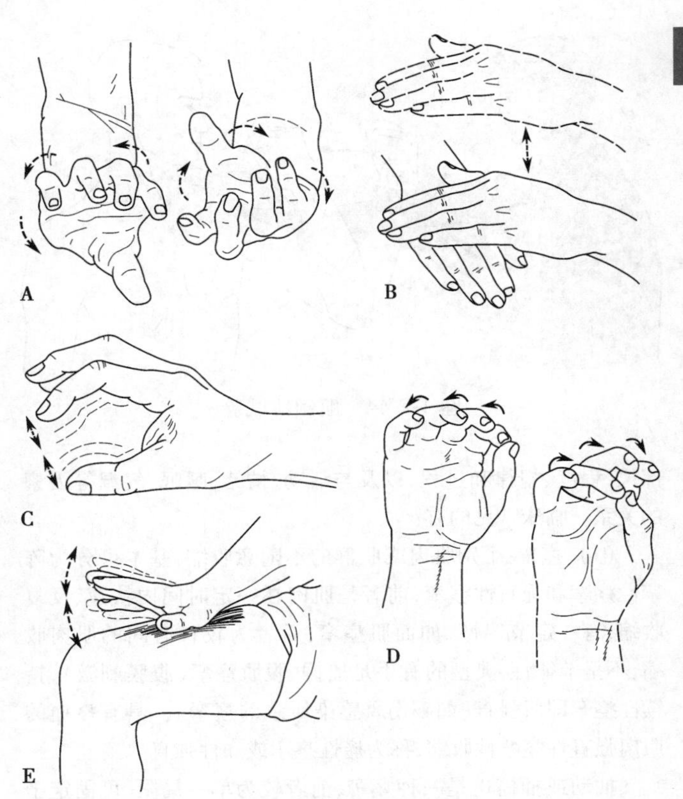

图 1-2-42 轮替动作试验

A. 手旋转；B. 击手背；C. 拇指击其他指；D. 对指；E. 拍膝。

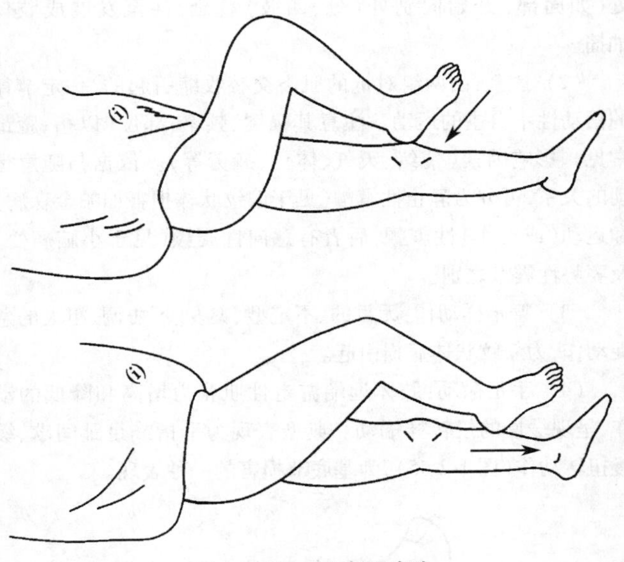

图 1-2-43 跟膝胫试验

方向用力，随即突然松手。正常人因为拮抗肌的对抗作用而使前臂屈曲迅即终止，若拮抗力持续而出现前臂或掌部碰击到自己的身体，即反跳试验阳性（图 1-2-44）。也可闭眼双上肢向前平伸，检查者向下推压或叩击其前臂，患侧的复位动作（向上）过度或上下摆动时间过长。

5. 不自主运动（involuntary movement） 是指某些肌群、一块肌肉或某一部分发生不受意志支配的运动，临床呈现不自主、无目的的异常运动。检查方法主要依靠观察，注意其形式、

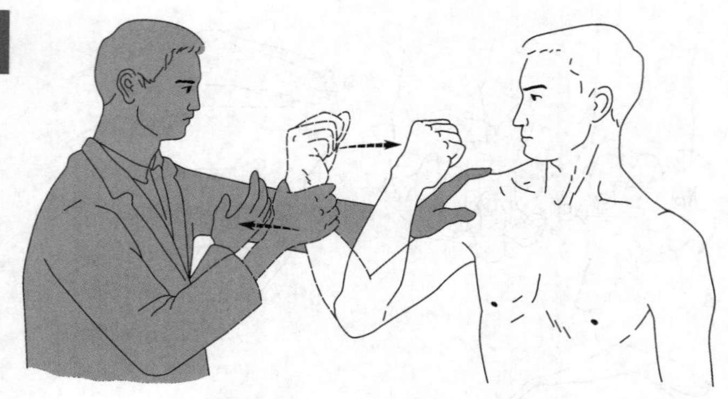

图 1-2-44　肌回跳试验

部位、程度、规律和过程，以及与活动、情绪、睡眠、气温等因素的关系。临床常见的有：

（1）痉挛：个别肌肉或肌群的不随意收缩，基本可分为阵挛性痉挛和强直性痉挛，前者是肌肉在一定时间内快速、反复收缩，有一定节律性，如面肌痉挛；后者为较长时间的肌肉收缩，不呈节律性，典型的有手足搐搦、腹肌痉挛（腹膜刺激），持续性痉挛即肌强直（如破伤风感染所致的痉挛）。具有疼痛的肌肉强直性痉挛性收缩，称为痛性痉挛或痛性强直。

抽动或抽搐也是一种痉挛，前者较为单一局限，可固定于一处或游走性，如挤眉、呶嘴、耸肩等；后者常为一组肌肉或多肌群同时收缩，频度及节律不一、振幅较大、范围较广，多从一处（如面部）开始向别处（颈、四肢）蔓延，甚至发展成肢体抽搐。

（2）震颤：由两组对抗的肌肉交替收缩引起的、一定节律的摆动性不自主的运动。注意其幅度、频率、部位（以指、腕最常见）、影响因素（情绪、天气、体位、疲劳等）。依据与随意运动的关系，可分为静止性震颤（见于旧纹状体损害如帕金森病）和运动（或动作）性震颤，后者有意向性震颤（见于小脑病变）及姿势性震颤之别。

（3）舞蹈样动作：无目的、不定型、突发、不协调、粗大的急促动作，为新纹状体病损引起。

（4）手足徐动：肢体远端游走性肌张力增高和降低的动作，呈现缓慢的扭转样蠕动。典型表现为手指或足趾间歇、缓慢扭转动作（图 1-2-45），为基底节损害的一种表现。

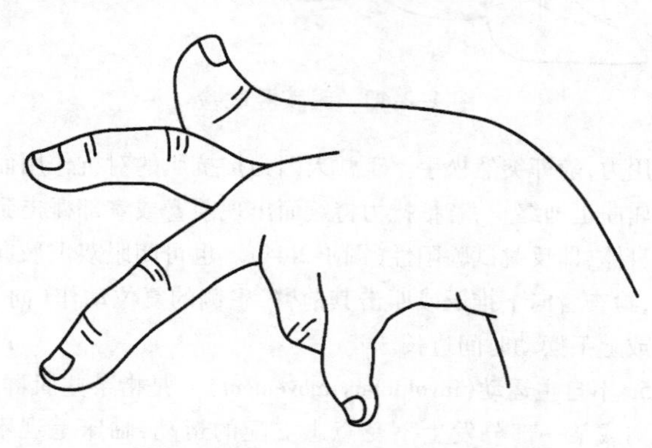

图 1-2-45　手足徐动的手姿势

（5）扭转痉挛和偏身投掷运动：扭转痉挛是肌肉异常收缩引起缓慢扭转样不自主运动，表现为躯干和肢体近端扭转（图 1-2-46）。偏身投掷运动，为肢体近端粗大的无规律投掷样运动，见于丘脑底核损害。

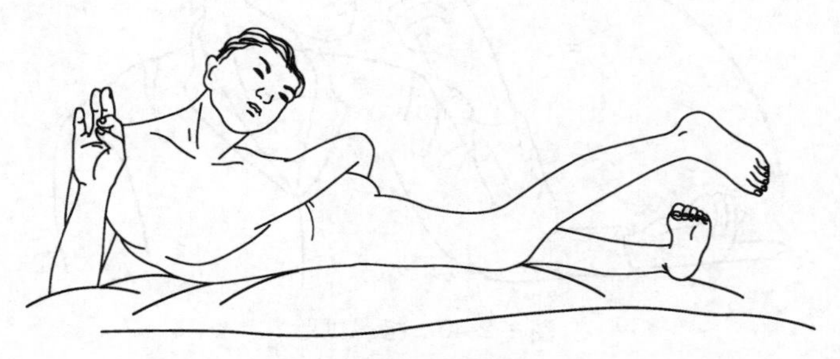

图 1-2-46　扭转痉挛

（6）联带运动：某些随意运动可伴不自主的联带运动，生理性的联带运动如行走时双臂前后摆动、躯干后仰时膝关节屈曲等。在锥体外系疾病特别是帕金森病时联带运动消失，则双手缺乏摆动、呈面具脸；锥体束损害时正常的联带运动消失，如被动屈曲手指时，不见拇指的掌指关节屈曲、内收、对掌动作。病理性联带运动主要发生于瘫痪者，在健侧肢体随意运动可伴对侧瘫痪肢体相同的不自主运动（图 1-2-47），咳嗽、喷嚏、哈欠

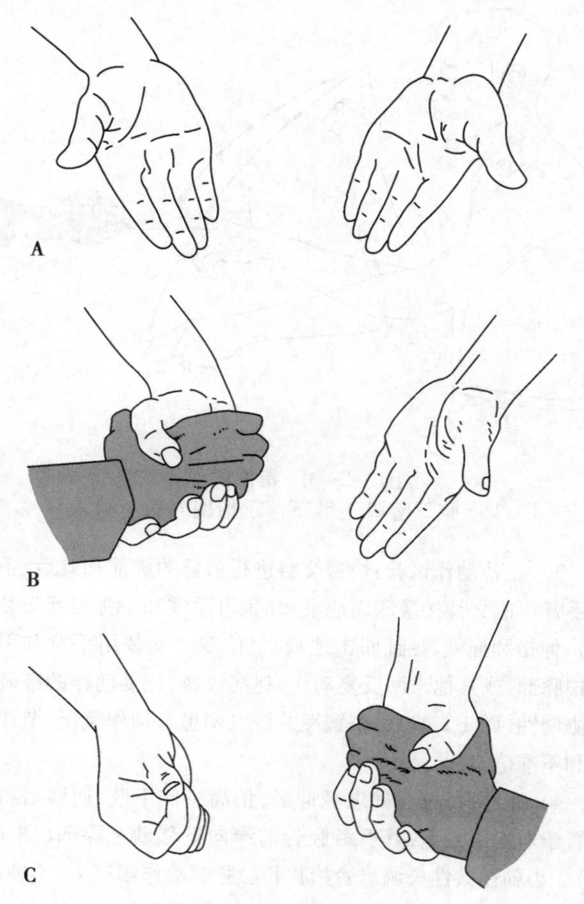

图 1-2-47　联带运动

A. 未活动；B. 患手（右）抓握，正常手（左）不动；C. 正常手（左）紧握，患手（右）握拳状。

等也可引发；尚可见于不同肌群，如瘫痪的手握拳时腕关节背屈、前臂屈曲时手旋前及屈曲，仰卧起立时瘫痪的下肢或脚跟抬起（图 1-2-48）。

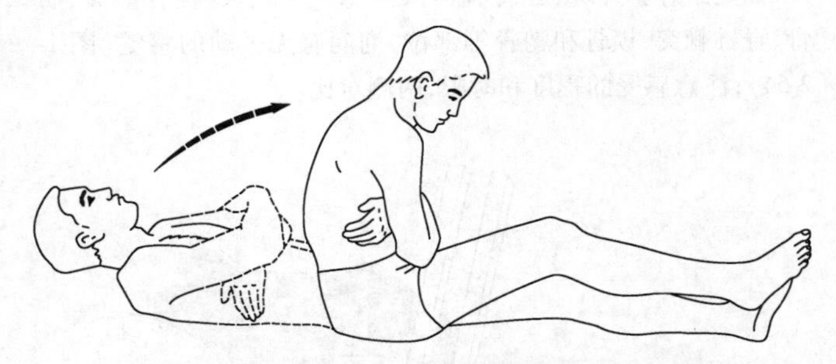

图 1-2-48　仰卧起立时瘫痪的右下肢不自主抬高

（7）肌阵挛：个别肌肉或肌群突发、短暂、快速、无节律的不随意收缩，受累范围局限时不产生运动效果，广泛严重者则可引起阵挛性运动。中枢神经系统许多部位的病变或功能障碍均可引发肌阵挛，有多种病因。

（8）肌束震颤：一个或几个运动单位肌束的细小快速收缩，肉眼可见，一般不出现运动效应。多认为是脊髓前角或前根刺激的征象，有指出后者较显著；少数出现于神经干刺激或受压缺血，甚至正常人在疲劳、紧张后也可发生于腓肠肌及臂肌，称为自发性良性肌束震颤。

（9）肌纤维震颤：为单个肌纤维或较肌束小的一组肌纤维收缩，呈蠕动样颤动，仅在肌电图上显示。常为脊髓前角或脑神经运动核损害所致，既往曾认为可见于舌肌萎缩患者。

6. 姿势和步态（stance and gait）　人体在日常生活中，为完成各种功能或目标，需有相应的多种体位、姿势及步态，涉及许多系统（主要是运动、感觉的有关成分结构），以及不同类型的反射参与。

（1）姿势：观察患者卧、坐、立和行走的姿势，可发现对于诊断有价值的线索。严重的姿势异常在卧位中则可出现，如偏瘫或截瘫姿势、强迫头位、去大脑皮质或去大脑状态的强直；坐位中可见摇晃、倾斜或伴不自主的点头动作；立位中则可发现不严重的异常姿势，如轻偏瘫的上肢屈曲、小脑损害的不易站稳、帕金森病的颈和患肢屈曲。

（2）步态：可嘱患者按指令行走、转弯和停止，注意其起步、抬足、落足、步幅、步基、方向、节律、停步和协调动作的情况。根据需要，还可进行足跟行走、足尖行走和足跟挨足尖呈直线行走。临床常见步态异常有：痉挛性偏瘫步态（如一侧锥体束病变）、痉挛性剪式步态（如脊髓横贯性损害或两侧大脑半球病变）、蹒跚步态（如小脑或深感觉传导径路病变）、慌张步态（如帕金森病）、摇摆步态（如肌营养不良症）、跨阈步态（如腓总神经病变）、癔症步态（如心因性疾患）等。

（四）感觉系统检查

感觉是感受器受到刺激在脑中的综合反应，包括特殊感觉（嗅、视、味、听）和一般感觉两大项，前者已在脑神经检查中叙述，这里限于躯体的一般感觉。感觉系统检查的主观性强，受理解能力、文化教育程度、年龄等影响。因此，检查前应耐心向患者解释检查目的、过程和要求，以取得患者的充分合作。由于疲劳可使注意力减退、感觉阈升高，因此可分数次完成检查。检查必须在安静环境中进行，使患者能够全神贯注，认真回答对各种刺激的感受。检查过程中应嘱患者闭目，切忌暗示性提问，以避免影响患者的真实性感受。检查时刺激强度应一致，注意左右、上下、远近端等的对比，以及不同神经支配区的对比，有时甚至需同正常区域相比较。痛触觉检查应先由病变（感觉消失、减退）区开始，向正常区移行（图 1-2-49），如果感觉过敏则应由健区向病变区检查。先查出大概范围，再仔细查出感觉障碍的界限，并应准确画图记录其范围，必要时需多次复查核实。检查结果以正常、减退、消失、过敏等表示。

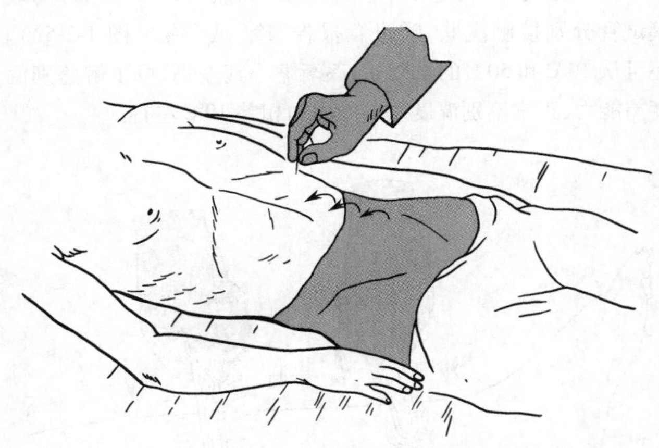

图 1-2-49　感觉检查顺序

消失区（阴影区）→减退区→正常区。

1. 浅感觉　由后根细纤维和脊髓丘脑束（痛觉、温度觉及粗触觉经侧束，精细触觉经侧束）传导。

（1）触觉：系刺激体表组织引起的粗略（轻）触觉。用一束棉签轻触皮肤或黏膜，询问是否察觉及感受的程度（图 1-2-50）。也可嘱患者说出感受接触的次数。

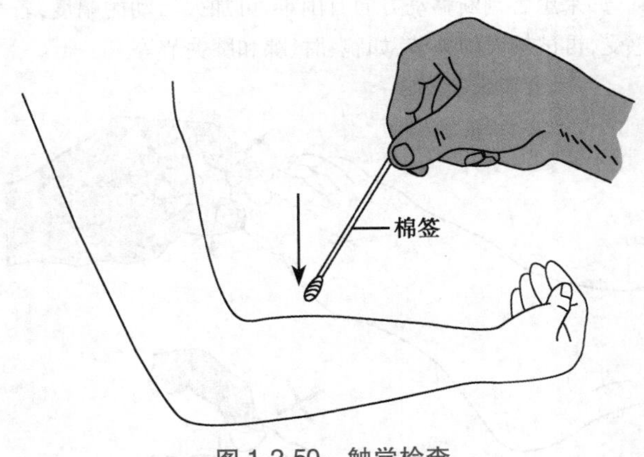

图 1-2-50　触觉检查

（2）痛觉：按解剖生理划分，属于体表黏膜锐（快）痛，即浅痛觉。用检查齿轮轻刺皮肤，询问有无疼痛及疼痛程度（图 1-2-51）。通常感到微痛，非接触感，如果发现局部痛觉减退或

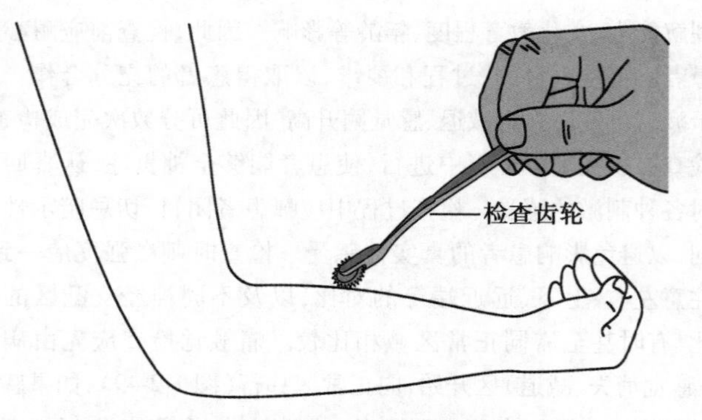

图 1-2-51　痛觉检查

过敏，嘱患者比较与正常区域差异的程度。

（3）温度觉：用盛冷水（5~10℃）和热水（40~45℃）的玻璃试管分别接触皮肤，嘱患者报告“冷”或“热”（图 1-2-52）。还可从 10℃和 50℃的水开始，逐渐缩小其差别，可了解鉴别温度差能力，正常鉴别温度差的能力为相差 10℃左右。

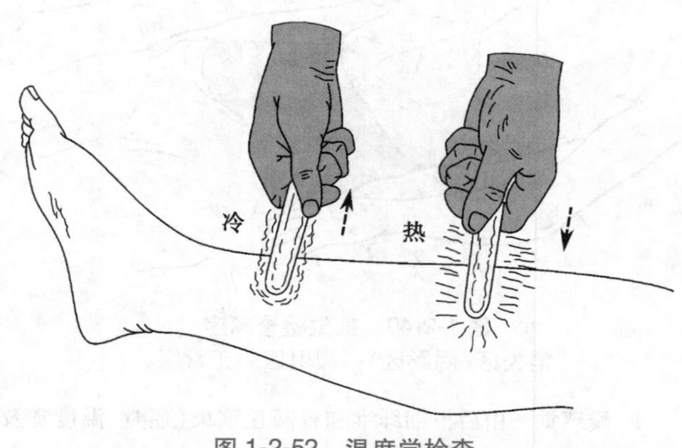

图 1-2-52　温度觉检查

2. 深感觉　由后根粗纤维和脊髓后索传导。

（1）运动觉：患者闭目，检查者用手指轻轻夹住患者指/趾的两侧，向上、向下移动 5°左右，嘱其说出移动的方向（图 1-2-53）。如果患者判断移动方向有困难，可加大活动的幅度，若全无感受，再试较大的关节，如腕、肘、踝和膝关节等。

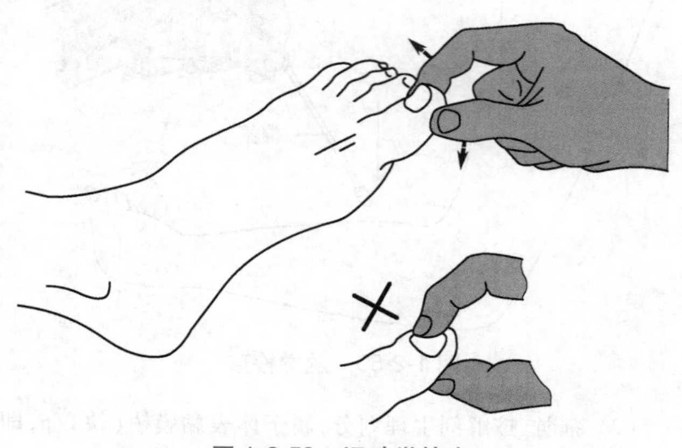

图 1-2-53　运动觉检查
×示方法错误。

（2）位置觉：患者闭目，检查者移动患者肢体至特定位置，嘱患者报告所放位置，或用对侧肢体模仿移动位置。

（3）振动觉：将振动的音叉（128Hz）柄置于患者骨隆起处，如足趾、内/外踝、胫骨、髌骨、髂棘、手指、尺/桡骨茎突、肋骨、脊椎棘突、锁骨和胸骨等部位，询问有无振动的感觉（图 1-2-54），注意感受的程度和时限，两侧对比。

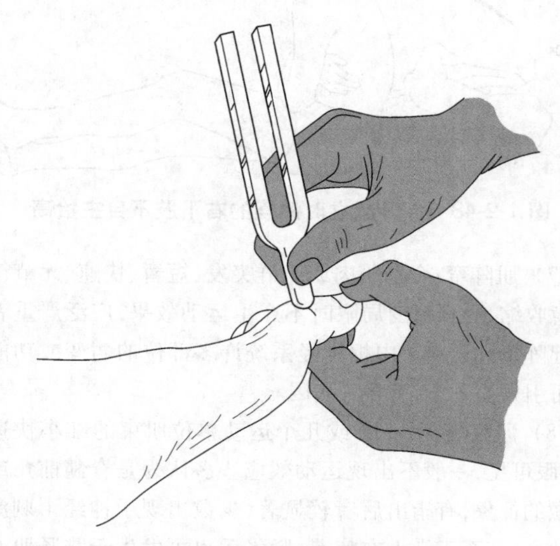

图 1-2-54　振动觉检查

（4）压觉：用手指或钝物（如笔杆）轻触或下压皮肤，让患者鉴别压迫的轻重。

（5）深痛觉：挤压肌肉或肌腱引发痛。

3. 复合感觉　在无浅感觉严重障碍时才施行。

（1）实体觉：患者闭目，用单手触摸常用熟悉的物体，如钢笔、钥匙、纽扣、硬币或手表等，说出物体的大小、形状和名称。先测试患侧（功能障碍侧）后测试健侧。

（2）定位觉：患者闭目，用竹签轻触患者皮肤，让患者用手指出触及的部位。正常误差在 1.0cm 以内。

（3）两点分辨觉：患者闭目，用分开一定距离的钝双脚圆规接触皮肤（图 1-2-55）。如果患者能感受到两点时，再缩小间

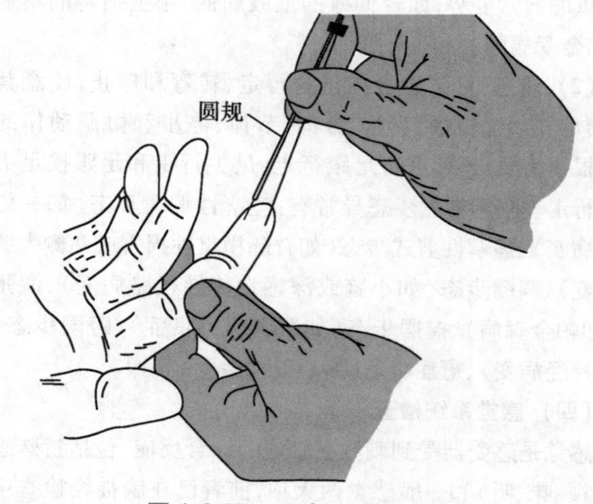

图 1-2-55　两点分辨觉检查

距,直到感受为一点时停止,此前一次的结果即为患者能分辨的最小两点间距离。正常值:指尖 2~4mm,指背 4~6mm,手掌 8~12mm,手背 2~3cm,前臂和小腿 4cm,上臂和股部 6~7cm,前胸 4cm,背部 4~7cm。个体差异较大,注意两侧对比。

（4）图形觉:患者闭目,用竹签在患者的皮肤上画各种简单图形,如圆形、四方形、三角形等,请患者说出所画图形(图 1-2-56)。

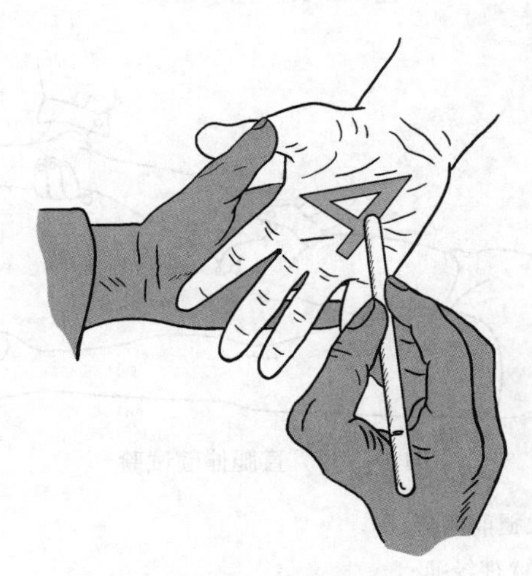

图 1-2-56　图形觉检查

（5）重量觉:用重量不同(相差 50% 以上)的物体先后放入一侧手中,请患者说出区别。有深感觉障碍时不做此检查。

4. 神经痛的相关检查　在无外界刺激时而感到疼痛称为自发痛,种类多,分类不一。沿周围神经行径的自发痛名为神经痛,疼痛或放射痛出现于神经支配区,神经沿径常有压痛点,叫作 Valleix 压痛点,多位于神经自骨或韧带的出口处、或穿经皮下处。临床上客观的感觉减退很轻微或者不存在,尤其是原发性神经痛常依靠压痛点及诱发疼痛试验来判断。临床常用的诱发试验,主要是压迫、牵拉神经根或神经干引发该神经支配区的疼痛。压迫试验阳性多提示神经根病变,有压头(击顶)、前屈颈等方法促发疼痛,典型的如 Spurling 征(头微仰并向痛侧微斜,颅顶下按引出颈肩痛),尚有 Morleg 征(压迫锁骨上窝出现颈肩痛)、Neri 征(直立,头颈前俯愈深,痛侧下肢愈屈)、Maffziger 征(直立,压双侧颈静脉,出现或加重根性痛)等。牵拉(包括抬高)试验的应用范围较广,根据部位不同有许多检查方法,大部分是检查属支配四肢的神经,例如:

（1）坐骨神经痛:

1）Lasègue 征:患者仰卧位,抬起伸直的下肢,在髋关节处屈曲(正常屈曲可达 90°),如果屈曲到一定角度(70°以内)出现抵抗及疼痛,则为阳性。临床通常也称直腿抬高试验,将抬高引起的疼痛定为本试验第一步阳性(图 1-2-57);在屈髋不变下,把膝关节略放松可使疼痛消失,则本试验第二步阳性(图 1-2-58)。足被动背屈可激发或加重疼痛即足背屈试验(又称 Bragard 征)阳性(图 1-2-59)。

2）Bonnet 征:大腿内收内旋引致腰腿痛。

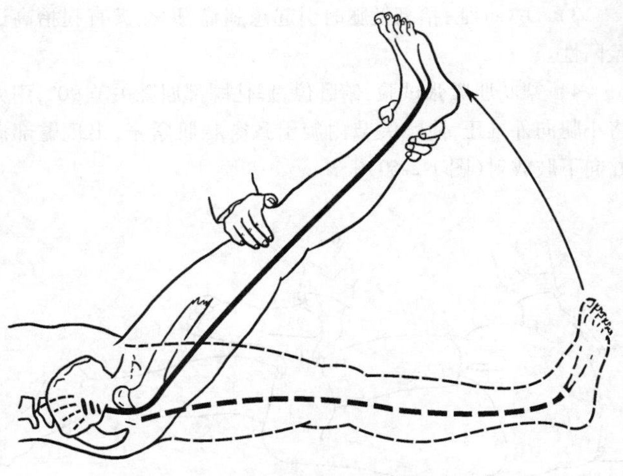

图 1-2-57　直腿抬高试验第一步阳性

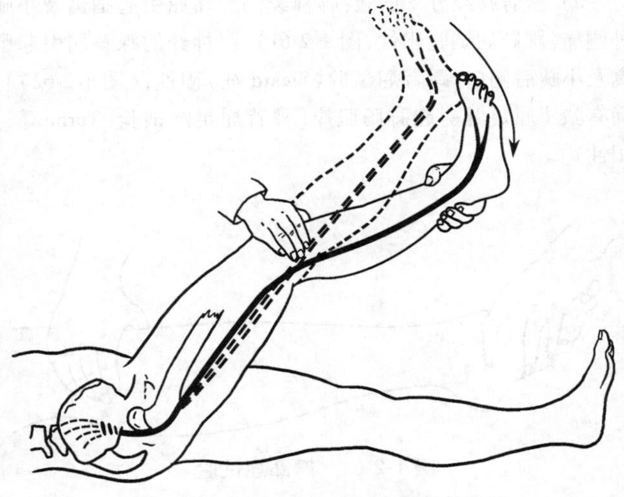

图 1-2-58　直腿抬高试验第二步阳性

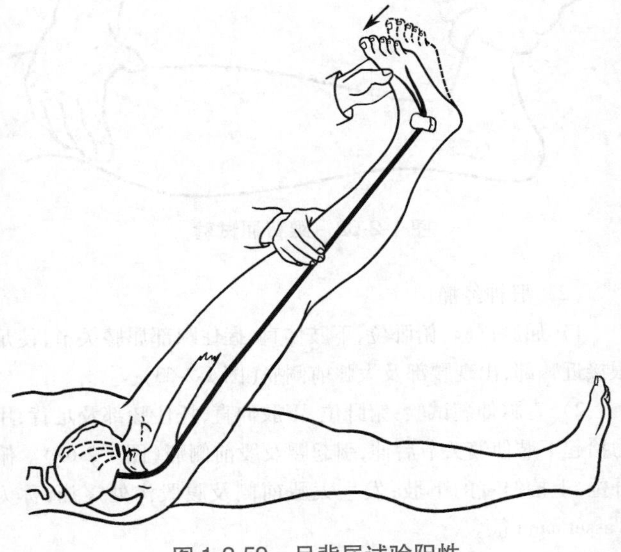

图 1-2-59　足背屈试验阳性

3）Lewen 征：抬高健腿时引起患腿痛，即交叉直腿抬高试验阳性。

4）梨状肌紧张试验：俯卧位，握住踝部屈膝关节 90°，用力将小腿向外推压，使髋关节内旋引致梨状肌紧张，出现臀部痛并向下肢放射（图 1-2-60）。

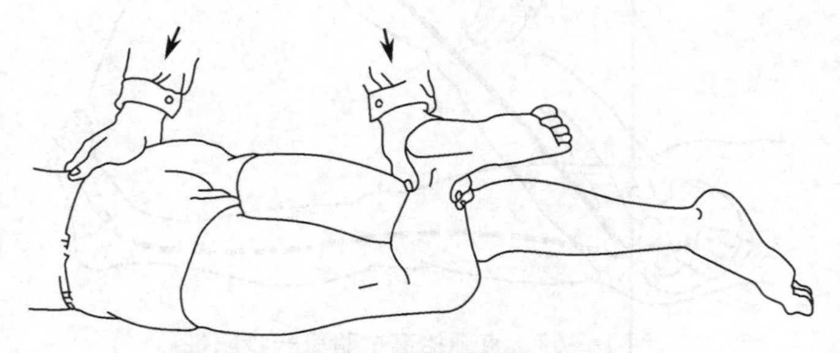

图 1-2-60　内旋髋（梨状肌紧张）试验

5）坐骨神经分支试验：腓神经的踝趾屈引起腘窝及小腿外侧痛（踝趾屈试验阳性，图 1-2-61）；胫神经的踝背屈引起腘窝及小腿后侧痛［踝背屈试验（Sicard 征）阳性，（图 1-2-62）］。尚有骤背屈足趾引起腓肠肌痛［骤背屈足趾试验（Turinn 征）阳性）］。

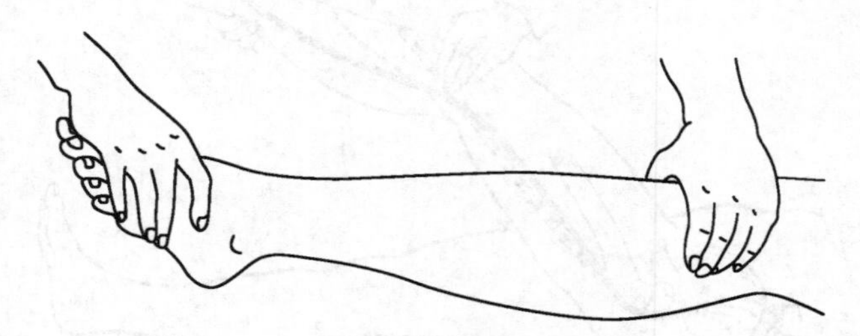

图 1-2-61　踝趾屈试验

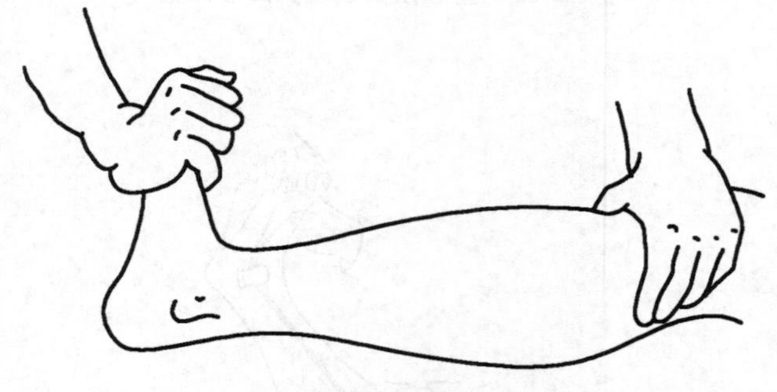

图 1-2-62　踝背屈试验

（2）股神经痛：

1）屈膝试验：俯卧位，下肢伸直，握住踝部屈膝关节，使足跟接近臀部，出现腰部及大腿前侧痛（图 1-2-63）。

2）直腿伸髋试验：俯卧位，下肢伸直，托住膝部及足背，用力抬起下肢使髋关节后伸，引起腰及股前侧痛（图 1-2-64）。俯卧位，上抬伸直的下肢，发生大腿前侧及腹股沟处疼痛，称为 Wassermann 征。

3）展髋试验：健侧卧位，下肢伸直，抬起患肢使髋关节外

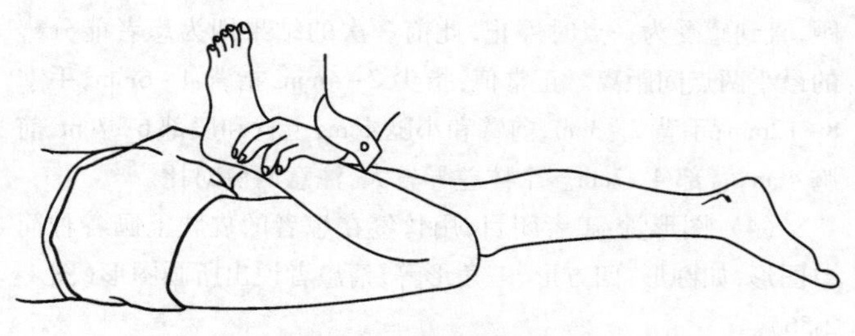

图 1-2-63　屈膝试验

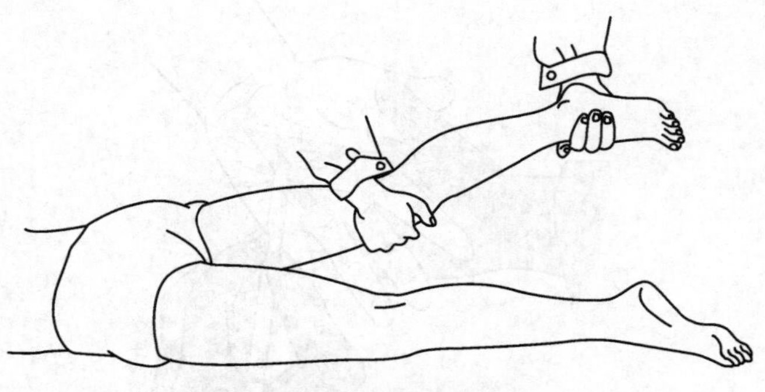

图 1-2-64　直腿伸髋试验

展，出现大腿前侧痛。

（3）臂神经痛：

1）直臂抬高试验：坐位或立位，握住腕部向外后上方抬起患肢引发疼痛（图 1-2-65）。

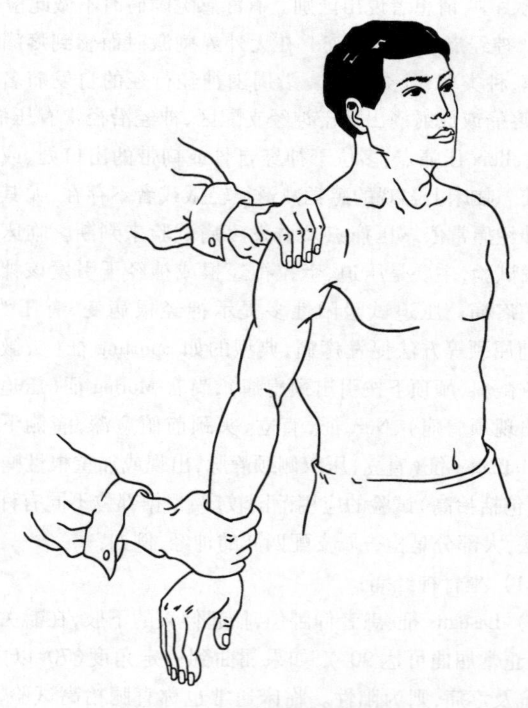

图 1-2-65　直臂抬高试验

2）臂丛牵拉试验：稍低头，一手扶患侧头部，另一手握住腕部，然后两手相反方向推拉，发生疼痛（图 1-2-66）。

3）Eaton 征：用力牵拉患者上肢并自后枕部向前推压头部，引发患肢疼痛。

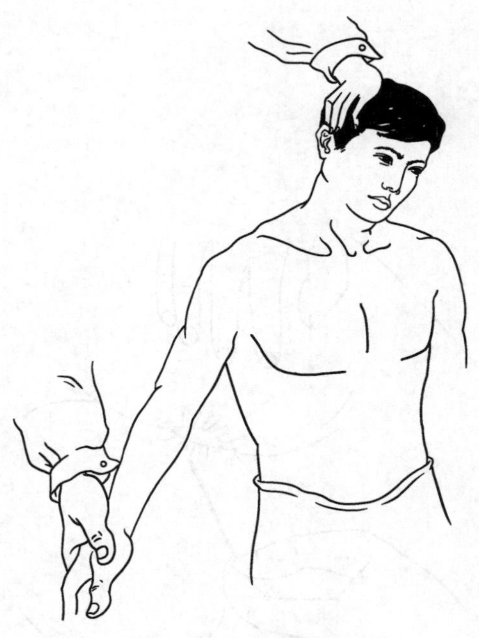

图 1-2-66　臂丛牵拉试验

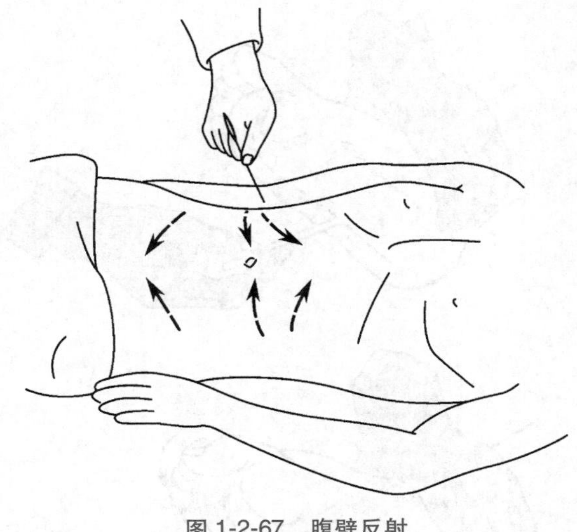

图 1-2-67　腹壁反射

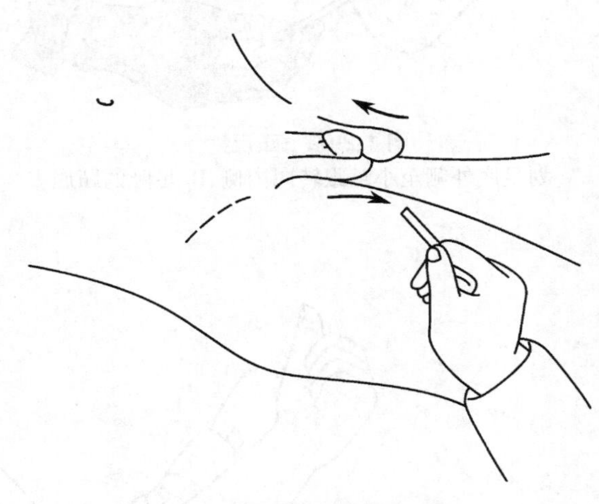

图 1-2-68　提睾反射

（五）反射检查

反射是感觉刺激引起的不随意运动反应，由反射弧完成。任何一处反射弧中断，均可出现反射消失。正常的反射弧活动受神经系统高级中枢控制，可因病变使中枢的抑制释放而反射增强或亢进，或者由于超限抑制而使反射消失。在神经系统检查中，反射检查的结果比较客观，较少受到意识状态和意志活动的影响，但仍需患者保持平静和肌肉放松，以利反射的引出。反射活动存在一定程度的个体差异，有明显改变或两侧不对称（一侧增强或亢进、减弱或消失）时意义较大。为客观比较两侧的反射活动情况，检查时应做到两侧肢体的位置适当，主要使拮抗肌（如伸肌与屈肌）处于等张状态，叩击或划擦的部位和力量一样。根据反射改变分为亢进、增强、正常、减弱、消失和异常反射等。人体有很多反射，多种分类，临床常用的主要是躯体的神经反射，依据反应的肌肉、关节、神经及刺激部位而有不同的命名，在神经科临床上最多用的是浅层反射（浅反射）、深层反射（深反射）、病理反射等。这里介绍的是常规必须进行的项目，系统的内容详见第二章第四节。

1. 浅反射　刺激皮肤或黏膜引起的反应。临床常用的黏膜反射（如角膜及咽反射）见脑神经检查，皮肤反射有：

（1）腹壁反射（$T_7 \sim T_{12}$，肋间神经）：患者仰卧，双膝半屈，腹肌放松。用竹签沿肋缘下（$T_7 \sim T_8$）、平脐（$T_9 \sim T_{10}$）和腹股沟上方（$T_{11} \sim T_{12}$），由外向内轻而快地划过腹壁皮肤，反应为该处腹肌收缩，腹白线及脐移向刺激侧，分别称为上、中、下腹壁反射（图 1-2-67）。急腹症、腹部或膀胱膨胀、肥胖、腹壁松弛（老年、经产妇）等均可见腹壁反射的减退或消失，常首先影响下腹壁。

（2）提睾反射（$L_1 \sim L_2$，闭孔神经传入，生殖股神经传出）：仰卧，双下肢微分开。用竹签在患者股内侧近腹股沟处，由上而下或下而上轻划皮肤，出现同侧提睾肌收缩，睾丸上提（图 1-2-68）。有时正常人可两侧不对称，老年人可消失。

（3）跖反射（$S_1 \sim S_2$，胫神经）：仰卧，膝部伸直，用竹签或叩诊锤柄的尖端轻划患者足底外侧，由足跟向前至小趾跟部转向内侧，正常反射为所有足趾的跖屈（图 1-2-69）。

（4）肛门反射（$S_4 \sim S_5$，肛尾神经）：患者胸膝卧位或侧卧位，用竹签轻划患者肛门周围皮肤，引起肛门外括约肌的收缩（图 1-2-70）。肛门外括约肌受双侧会阴神经支配，锥体束或阴部神经的一侧损害时，肛门反射仍存在，双侧性受损则减弱或消失。

2. 深反射　刺激肌腱、骨膜、腱膜等引起的反应，又称腱反射，为深感觉（本体）感受器传导引发的肌牵张反射。检查结果可用消失（-）、减弱（+）、正常（++）、增强（+++）、亢进（++++）、阵挛（+++++）来描述。

肱二头肌反射（$C_5 \sim C_6$，肌皮神经）：患者坐位或卧位，肘部半屈，上臂略外展，检查者左手托住患者肘部及前臂，将左手拇指或中指置于患者肱二头肌腱上，右手持叩诊锤叩击手指（图 1-2-71）。正常反应为前臂屈曲，检查者也感到肱二头肌的肌腱收缩。

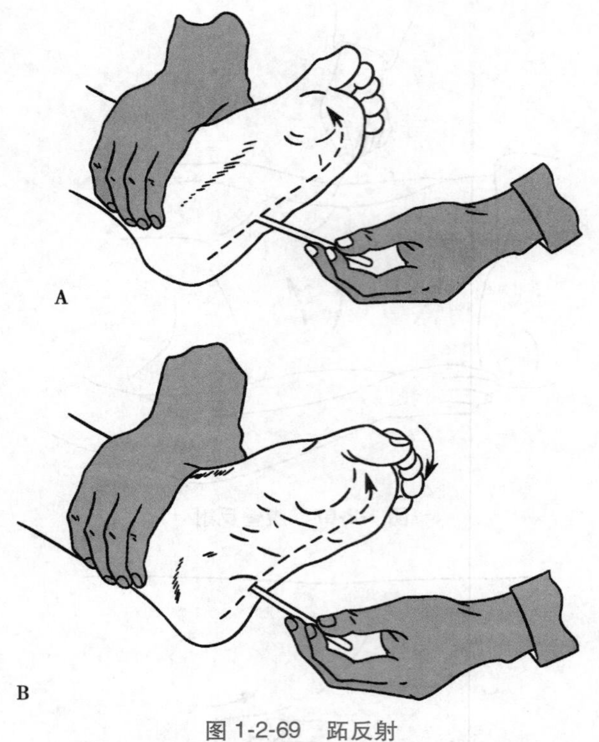

图 1-2-69 跖反射

A. 划足底外侧至小趾跟转向内侧;B. 足趾的跖屈。

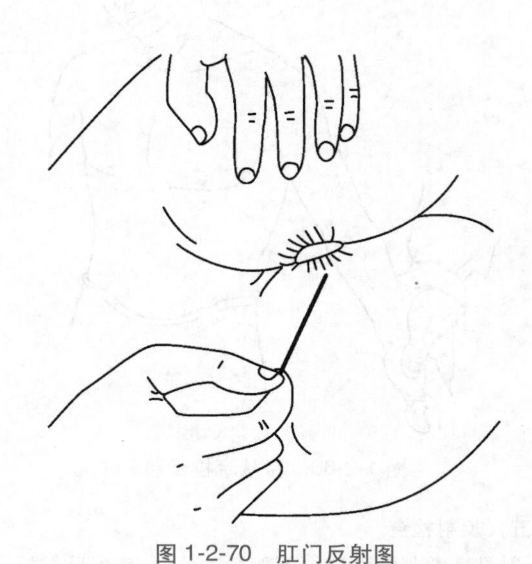

图 1-2-70 肛门反射图

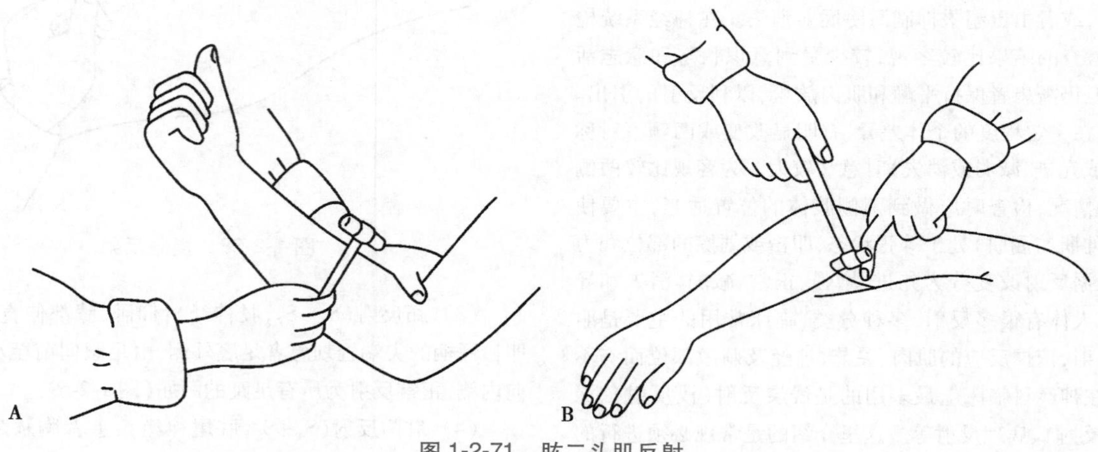

图 1-2-71 肱二头肌反射

A. 坐位;B. 卧位。

肱三头肌反射($C_6 \sim C_7$,桡神经):患者坐位或卧位,肘部半屈,上臂略外展,检查者以左手托住其肘关节(卧位时稍抬起肘部、坐位则托住肘部内侧),右手持叩诊锤叩击鹰嘴上方的肱三头肌腱(图 1-2-72)。反应为肱三头肌收缩,前臂伸展。

桡骨膜反射($C_5 \sim C_8$,桡神经、正中神经、肌皮神经):患者卧位,肘部半屈,前臂略外旋;或坐位,检查者左手握住患者放松的双手,用叩诊锤叩击其桡骨下端或茎突(图 1-2-73)。引起肱桡肌收缩,肘关节屈曲,前臂旋前,有时伴有手指屈曲动作。尚可叩击肱桡肌的肌腹引出这种反射,名为肱桡肌反射。

膝反射($L_2 \sim L_4$,股神经):取坐位时膝关节屈曲 90°,小腿自然下垂;或仰卧位。检查者左手托其膝后使膝关节呈 120°屈曲,叩诊锤叩击膝盖下方的股四头肌肌腱(图 1-2-74)。反应为股四头肌收缩,小腿伸展。

踝反射($S_1 \sim S_2$,胫神经):又称跟腱反射。取仰卧位,下肢髋关节稍屈曲并外旋;或俯卧位,屈膝 90°;或跪于椅面上,双足距凳约 20cm。检查者左手托住足底,使其足背屈,右手持叩诊锤叩击跟腱,表现为腓肠肌和比目鱼肌收缩,足跖屈(图 1-2-75)。对不合作者也可用反射加强法。

反射加强法又称 Jendrassike 法:若精神紧张或不合作者而不易叩出时,可用分散注意力时才叩击,便可引出,如检查下肢反射,嘱双手指勾紧相反方向用力牵拉(图 1-2-74C);检查上肢反射时,同时咬牙或双膝关节相互挤压等动作。有时用深呼

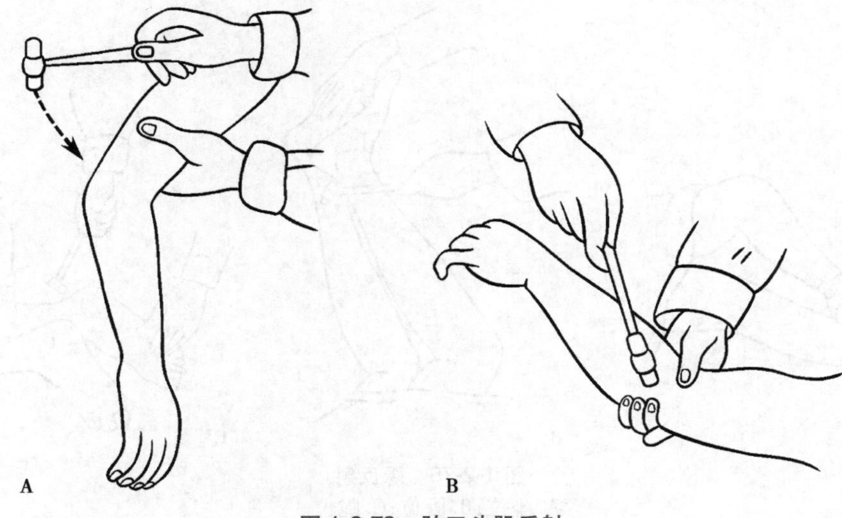

图 1-2-72　肱三头肌反射
A. 坐位；B. 卧位。

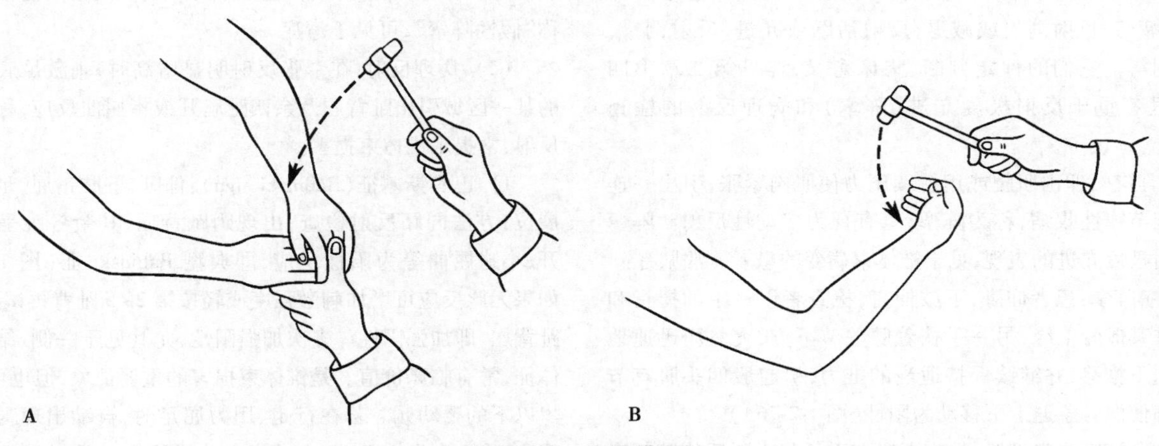

图 1-2-73　桡骨膜反射
A. 坐位；B. 卧位。

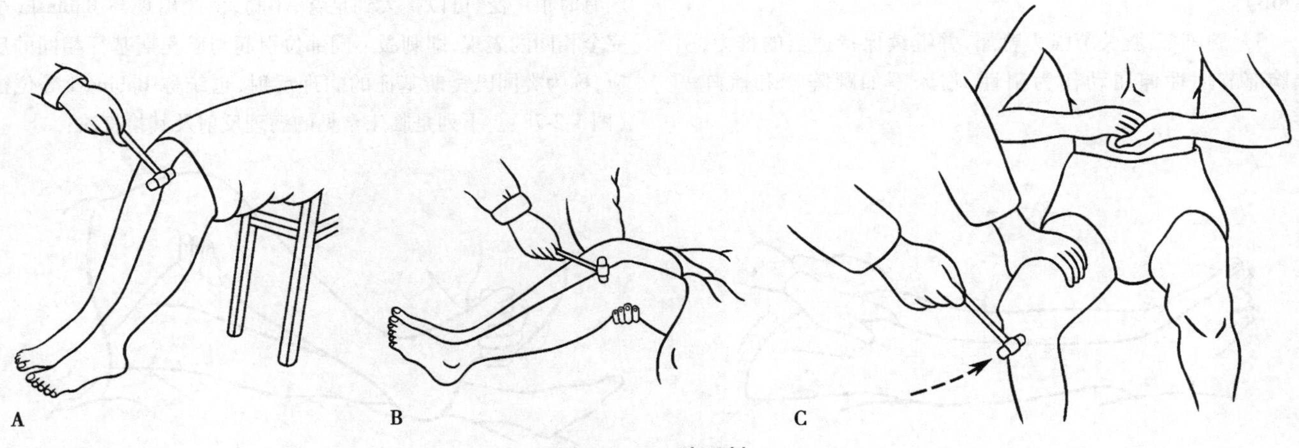

图 1-2-74　膝反射
A. 坐位；B. 卧位；C. 加强法。

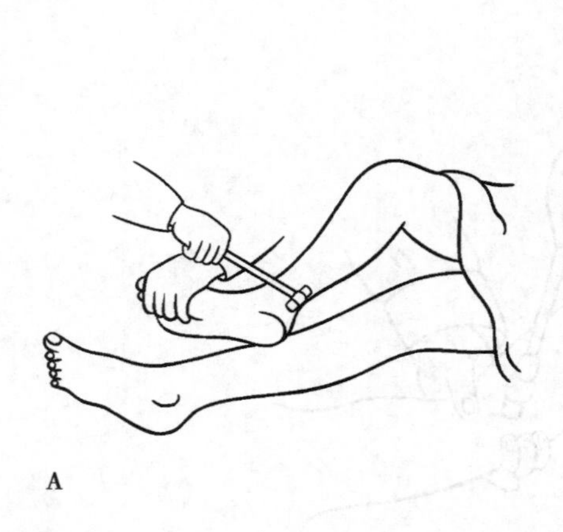

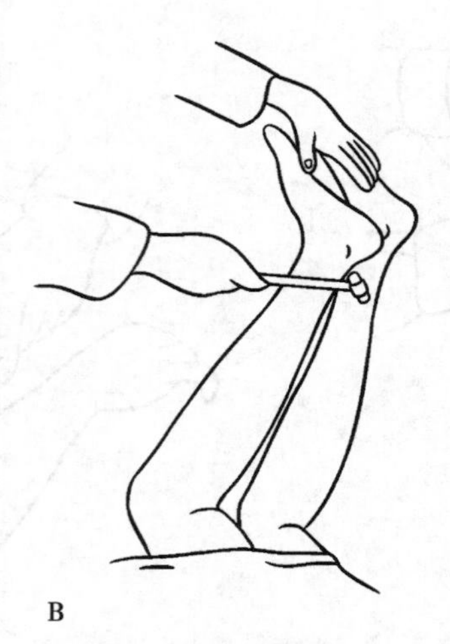

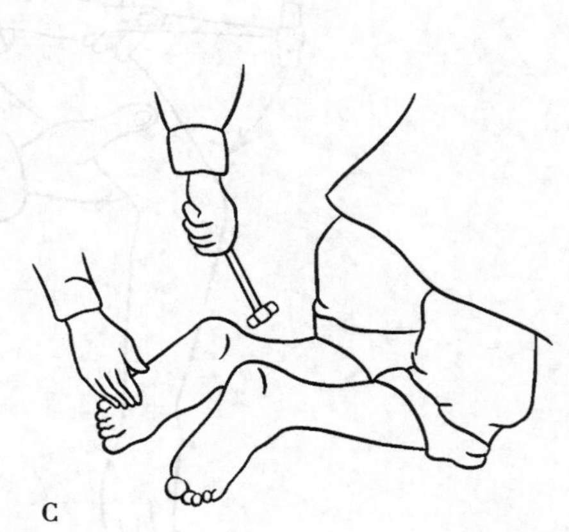

A　B　C

图 1-2-75　踝反射
A. 坐位；B. 卧位；C. 跪位。

吸、咳嗽等，也可达到加强目的。

3. 反射异常　神经系统疾病所致的反射异常，基本可分为：反射疲劳、反射消失或减退，反射活跃或亢进，反射倒错，病理反射等。它们的评定判断、临床意义，详见第二章第四节。这里着重于反射极度亢进（阵挛）和病理反射的检查方法。

（1）阵挛：叩击肌腱或用持续压力使肌肉紧张，引出一连串的肌肉节律性收缩，称为阵挛，也有视为多动性反射。阵挛是腱反射极度亢进的表现，见于锥体束病变的患者。常见有：

1）髌阵挛：患者仰卧，下肢伸直，检查者以一手的拇指和示指按住其髌骨上缘，另一手扶着膝关节下方，突然而迅速地将髌骨向下推移，并继续保持适当的推力，引起股四头肌有节律的收缩使髌骨急速上下移动为阳性（图 1-2-76A）。

2）踝阵挛：患者仰卧，检查者以左手托其小腿后使膝部半屈曲，右手托其足部快速向上用力，使其足部背屈，并继续保持适当的推力，出现踝关节节律性的往复伸屈动作为阳性（图 1-2-76B）。

3）腕阵挛：腕关节强力背屈，并继续保持适当的推力，引出腕部节律性伸屈动作为阳性，临床不如踝阵挛和髌阵挛多见。

在阵挛时加以强力屈曲踇趾，阵挛现象立即终止，属于病理性阵挛；如果阵挛持续存在，并节律不整，则为功能性阵挛或称"假性阵挛"，可见于癔症。

（2）病理反射：在牵张反射明显增高时，刺激足底或手掌的某一区域引出趾背屈及余四趾扇开或指屈曲反应，称为病理反射，常提示锥体束损害。

1）巴宾斯基征（Babinski sign）：仰卧，下肢稍屈，足轻度外展位，方法同跖反射检查，出现踇趾背屈、其余各趾呈扇形展开、小腿屈曲等为阳性反应，即典型 Babinski 征（图 1-2-77）。如果无此反应可增加刺激强度或轻按第 2~5 趾背再试，引出踇趾背屈，即加强阳性。多次加强阳性，尤其见于一侧，结合其他体征，常有临床价值。是锥体束损害的重要征象，但也可见于 2 岁以下的婴幼儿。若在行走、用力屈足时，自动出现踇趾背屈现象，称为自发性 Babinski 征，有学者认为也是轻微的早期锥体束受损的征象之一。

2）类同巴宾斯基征的病理反射：引发巴宾斯基征的刺激区有时很广泛，可以扩大到足背、小腿，由此出现与 Babinski 征完全相同的表现，即刺激不同部位引起与巴宾斯基征相同的反应，称为类同巴宾斯基征的病理反射，也统称 Babinski 等位征（图 1-2-78）。下列是临床常见的病理反射及其检查法：

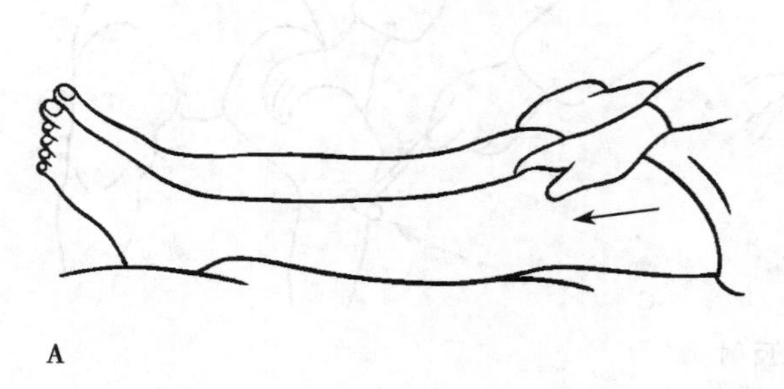

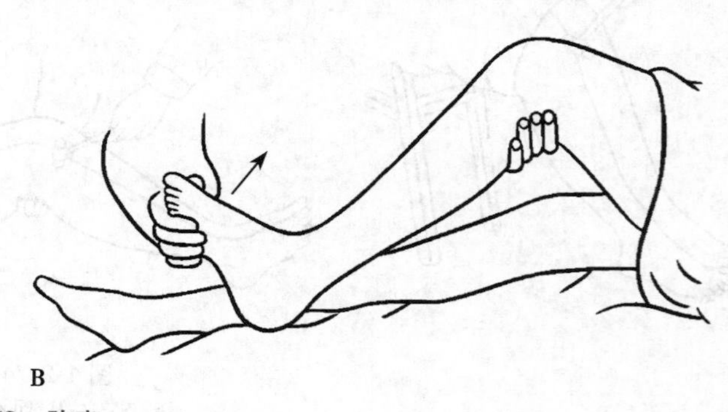

A　B

图 1-2-76　阵挛
A. 髌阵挛；B. 踝阵挛。

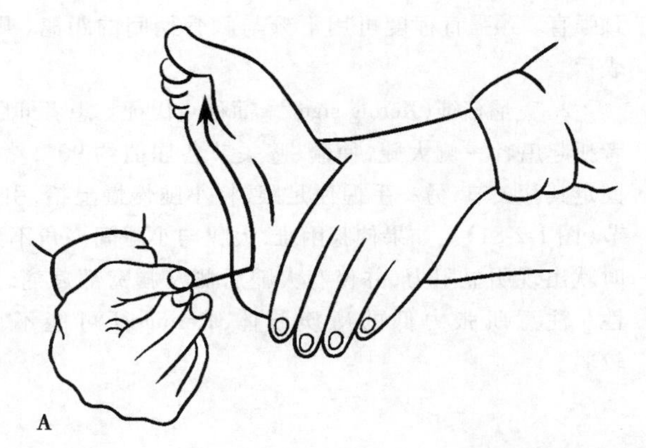

图 1-2-77　巴宾斯基征
A. 正常反应；B. 阳性反应。

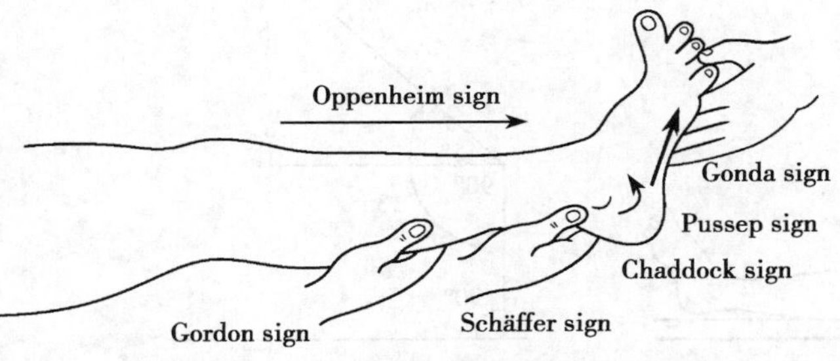

图 1-2-78　类同巴宾斯基征的病理反射
Oppenheim sign，欧本海姆征；Pussep sign，普赛征；Gonda sign，贡达征；Chaddock sign，查多克征；Gordon sign，高登征；Schäffer sign，舍费尔征。

普赛征（Pussep sign）：用竹签自后向前轻划足背外下缘。有指出如果检查方法准确，此征相当灵敏，早期锥体束损害先于其他病理证出现，在所有 Babinski 等位征中最有意义。

贡达征（Gonda sign）：紧压足第 4、5 趾向下，数秒钟后突然放松。

查多克征（Chaddock sign）：足背外踝下方用竹签由后向前轻划皮肤。

欧本海姆征（Oppenheim sign）：拇指和示指用力沿胫骨前缘自上而下推移至踝上方。

高登征（Gordon sign）：用手挤压腓肠肌。

舍费尔征（Schäffer sign）：以手挤压跟腱。

3）霍夫曼征（Hoffmann sign）（$C_7 \sim T_1$，正中神经）：检查者以左手握住患者腕上方，使其腕部略背屈，右手示指和中指夹住患者中指第二指节，拇指向下迅速弹刮患者的中指指甲，阳性反应为除中指外其余各指的屈曲动作（图 1-2-79）。用手指急速弹击患者第 2~4 指的指尖，引起各指屈曲反应，称为特勒姆纳征（Trömner sign）。

4）罗索利莫征（Rossolimo sign）：患者仰卧，双下肢伸直，检查者用手指掌面弹击患者各趾跖面，阳性反应为足趾向跖面屈曲，称罗索利莫足征（$L_5 \sim S_1$，胫神经）。检查者左手轻握持患者第 2~5 指的第一指节处，用右手第 2~4 指尖急速弹击患者手指末节掌面，引起手指屈曲（图 1-2-80），称罗索利莫手征

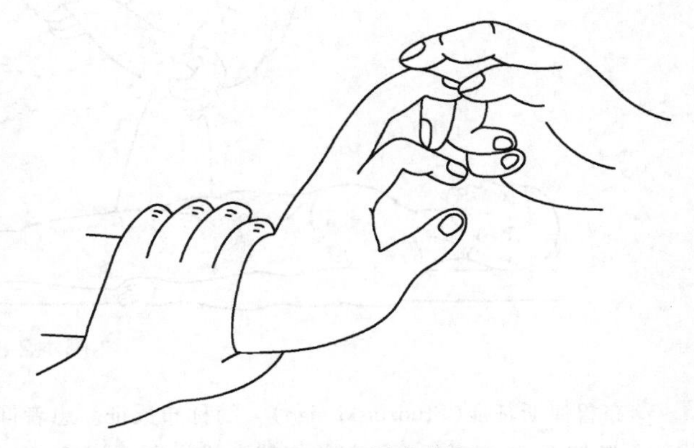

图 1-2-79　霍夫曼征

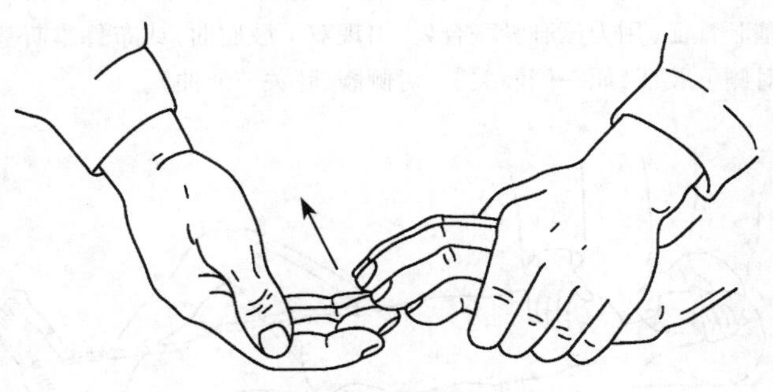

图 1-2-80　罗索利莫手征

（$C_7 \sim T_1$，正中神经）。

5）别赫捷列夫征（Bechterew sign）（$L_5 \sim S_1$，胫神经）：患者仰卧，下肢伸直，用叩诊锤叩击第 3、4 跖骨的足背面时，引起足趾急速向跖面屈曲。

临床上也可用叩诊锤或指尖急速叩击趾根，引出与罗索利莫足征相同的征象。

在牵张反射明显增高时，刺激一定部位引出指屈曲或趾跖曲反应，此时也可归为病理反射，常提示锥体束损害，尤以左右不对称、单侧或双足出现更有价值。实际上 Babinski 征一类的踇趾背屈在解剖生理上属于跖反射伸性反应，因此，临床上又统称伸性病理反射。相对而言，则将指或趾屈曲反应概括为屈性病理反射。

（3）其他的病理性反射：不属于趾或指的伸肌组和屈肌组的病理反射，如狒犬反射、强握反射、头后仰反射、胫骨后肌反射、脊髓自动反射等，详见第二章第四节。

（六）脑膜刺激征

软脑膜和蛛网膜的炎症或蛛网膜下腔出血，可使脊神经根受到刺激，导致其支配的肌肉反射性痉挛，从而产生一系列阳性体征，统称为脑膜刺激征。

1. 颈强直　患者仰卧，双下肢伸直，检查者轻托患者枕部并使其前曲。如颈有抵抗，下颏不能触及胸骨柄，则提示存在颈强直。颈强直程度可用下颏与胸骨柄间的距离（几横指）表示。

2. 克尼格征（Kernig sign）　简称克氏征。患者仰卧，检查者托起患者一侧大腿，使髋、膝关节各屈曲约 90°，然后一手固定其膝关节，另一手握住足跟，将小腿慢慢上抬，引伸膝关节（图 1-2-81）。如果伸膝困难，大腿与小腿间夹角不到 135° 时就出现明显阻力，并伴有大腿后侧及腘窝部疼痛，则为阳性。注意肌张力低的瘫痪肢体，Kernig 征可能不典型或较弱。

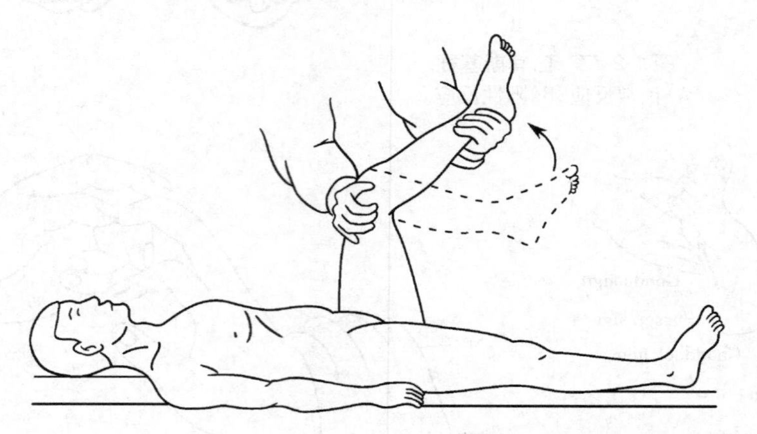

图 1-2-81　克尼格征

3. 布鲁津斯基征（Brudzinski sign）　简称布氏征。患者仰卧，双下肢伸直，检查者托起枕部并使其头部前曲（图 1-2-82）。如患者双侧髋、膝关节不自主屈曲，则为阳性。尚有布鲁津斯基耻骨征（用力压耻骨联合处，出现双下肢屈曲）或布鲁津斯基对侧下肢征（屈一侧髋关节，对侧髋、膝关节屈曲）。

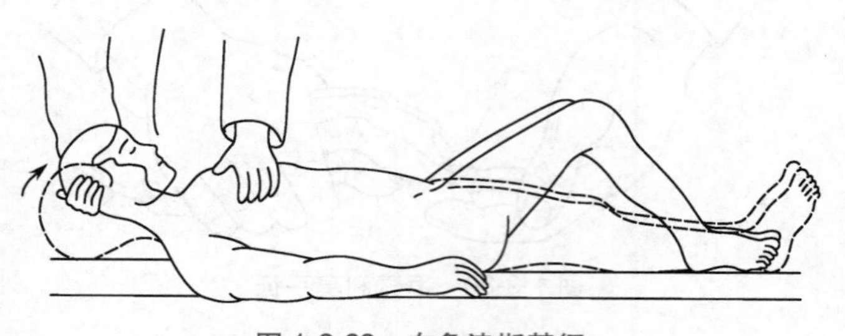

图 1-2-82　布鲁津斯基征

实际上脑膜刺激征是脊神经后根受刺激的现象，因此，临床上 Kernig 征有时与腰骶神经根受刺激引致 Lasègue 征阳性（典型为下肢伸直髋关节成角 70° 以下时出现抵抗及疼痛）并存，其区别除了注意髋关节角度的差异（Kernig 征的角度大过 Lasègue 征）外，脑膜刺激征的 Kernig 征是双侧性，而 Lasègue 征则多为单侧的（尤其是坐骨神经痛）。

（七）自主神经功能检查

详细内容见第十章，这里仅限于临床常规所需的项目。

1. 一般检查

（1）皮肤：注意观察色泽、质地、温度和营养情况。有无苍白、潮红、发绀、色素沉着、变硬、增厚、菲薄或局部水肿，局部温度升高或降低；有无溃疡或压疮。

（2）毛发与指甲：观察有无多毛、脱发或毛发分布异常，有无指甲变形、变脆及失去正常光泽等。

（3）排汗和腺体分泌：观察出汗情况，是否过多、过少或无汗。有无泪液、唾液等的过多或过少。

（4）括约肌功能：有无尿潴留或尿失禁、大便秘结或失禁。

（5）性功能：有无阳痿或月经失调、性功能减退或性功能亢进。

2. 自主神经反射

（1）眼心反射：压迫眼球引起心率轻度减慢称为眼心反射。经三叉神经传入，中枢在延脑，传出为迷走神经。患者安静卧床 10 分钟后计数 1 分钟脉搏。患者闭目后双眼下视，检查者用手指逐渐压迫患者双侧眼球（压力不致产生疼痛为限），20～30 秒后再计数脉搏。每分钟脉搏减慢 10～12 次为正常，减慢 12 次以上为迷走神经功能亢进，迷走神经功能丧失者脉搏无此反应，交感神经功能亢进者脉搏不减慢甚至加快。

（2）卧立试验：体位改变前后各数 1 分钟脉搏。由平卧突然直立后如果每分钟脉搏增加超过 12 次，为交感神经功能亢进。由直立转为平卧后若减慢超过 12 次，为副交感神经功能亢进。

（3）皮肤划痕试验：用竹签适度加压在皮肤上划一条线。数秒钟后出现先白后红的条纹为正常。如果白色条纹持续时间超过 5 分钟，为交感神经兴奋性增高；若红色条纹增宽、隆起，持续数小时，是副交感神经兴奋性增高或交感神经功能丧失。

（4）竖毛反射：搔划或用冰块刺激颈部或腋部皮肤，引起竖毛反应，如鸡皮状，7～10 秒最明显，15～20 秒后消失。竖毛反应受交感神经节段性支配（面及颈部是 C_8～T_3，上肢为 T_4～T_7，躯干在 T_8～T_9，下肢为 T_{10}～L_2）。扩展至脊髓横贯性损害的平面即停止，可帮助判断脊髓病灶部位。

第三节　小儿神经系统检查

神经系统检查是认识神经疾病的主要方法，更是诊断的基础。由于小儿正处于发育成长阶段，正常生理过程和疾病时的临床征象与成人有相当多的差异。例如对外界刺激的反应、表达能力等，与年龄有明显的相关性，不能按成人的标准进行判断，因此，通常神经病学所要求的神经检查方法不能完全照搬硬套，常需要运用适合小儿的特殊方法，才能获得客观准确的症状和体征。临床征象的意义在小儿与成人也不同，如不能站立及行走、下肢腱反射亢进及跖反射呈伸性，在成人是锥体束损害的病理征，但对于两岁以内小儿可能是正常的现象。小儿的神经系统处于逐渐发育完善的生长过程，神经症状和体征的判断，必须注意年龄的因素，一个症状或体征在某一时期是正常的，但在另一时期则属于病理的，所以对小儿的神经症状和体征，应该有正确的评价。因此，在叙述小儿神经检查的特点和临床意义之前，首先扼要介绍小儿神经系统的特点，尤其是不同年龄段神经功能发育的特征。

一、神经系统的发育特点

人胚于发育的第 3 周末，开始在胚胎背部的外胚层形成神经板，随后凹陷成神经沟。第 4 周，沟两侧的神经襞（或褶）合成神经管。以后神经管前端逐渐膨大而成脑泡，后端则形成脊髓。脑泡进一步在两处发生缩窄而分为三个膨大部分：前脑、中脑及菱脑，后来前脑又分为端脑（大脑）和间脑，菱脑也再分为后脑（其后分化为脑桥及小脑）与延脑。

在胚胎第 1 个月末神经管尾段分化、发育，至第 9 周左右，最后形成的前柱（角）神经细胞的轴突向外延伸为前根。脊髓发育较早，出生时结构已比较完善，2 岁开始脊髓已近似成人。脊髓重量出生时 2～6g，到 5 岁时增加 3 倍。小儿的脊髓在脊椎管内的长度与年龄密切相关，比例上相对地较成人长，胎儿时期达骶管，新生儿时抵第二腰椎下缘，到 4 岁时则达第一腰椎。主要来自神经嵴的细胞发育成脊神经、内脏神经及相应的神经节。

胚胎第 5 周，大脑皮质的各主要层在胚胎期形成，但每一层内的神经细胞却在出生后才进一步发育分化。新生儿的大脑的皮质较成人薄，到 4 月龄皮质中枢才发育起来。脑的重量在新生儿约为 370～390g，其后增长的倍数为，1 岁时约为 2.5 倍，3 岁时为 3 倍，20 岁时为 4～5 倍，可见在出生后脑的增长较脊髓快。

新生儿的大脑皮质、锥体束及纹状体尚未发育完善，出生后数周，运动功能由间脑，丘脑及苍白球系统调节。新生儿神经细胞缺乏树状突，至 3～5 月龄，嗜铬元素堆积在神经细胞内，尼氏体在 20 月龄才完全形成。出生后 3 个月髓鞘才发育完成。婴儿的脑较成人缺乏类脂质、磷脂类及脑苷脂类，但富有蛋白质，从 1 岁半起则与成人相同。

同成人相比较，新生儿的脑脊液量较少，压力较低，细胞及蛋白质可稍增多，潘氏反应可呈弱阳性，糖则常稍低（大多为 30～70mg/dl）。由于血脑屏障尚未发育完善，故新生儿黄疸时，可有脑脊液的生理性变黄。

新生儿的运动由丘脑、纹状体系统调节和控制，表现动作多、肌张力稍增高，因而动作缓慢。正常婴儿，特别在哭时，均有一定程度的肌强直。由于新生儿的运动并非由大脑皮质运动区控制，即使运动皮质及锥体束遭受足以产生偏瘫的损害时，也可在数月内肢体运动仍可相当完好。随着纹状体的发育成熟，出现维持坐、站等姿势所必需的原始功能。以后由于大脑皮质的逐渐发育成熟，动作变为有意识而完善的随意运动。

新生儿小脑发育相对较不成熟，其中一个明显特征是有一层厚的外颗粒层，逐渐减少，至第 9～10 月龄消失。1 岁半以后才见到小脑浦肯野（Purkinje）细胞位于内颗粒层之上。小脑白质大部分尚无髓鞘，至 1 岁时已较完善。婴儿运动约从 8 月龄后需要躯干和肢体运动的共济协调，至 2～3 岁时小脑尚未发育完善，其随意运动仍不准确，共济运动较差。

小儿随意运动按照从头到尾的规律（Korulla 氏头尾规律）发展，即 2～3 月龄有独立保持头部的能力，6 月龄能坐，1 岁末能站立；上肢随意运动为先有肩关节扭动，其次是肘关节、腕关节的伸屈及整个手掌的原始强握，最后是手指的精细动作。

新生儿在出生后数日，条件反射尚未形成，可有与食饵性及防御性非条件反射相关的各种反射，例如吸吮、寻觅、拥抱等反射（参见本节中小儿期暂时性反射相关内容）。脊髓发育相对较大脑皮质早，脊髓及皮质下中枢的作用占优势，因此在 2 岁以前跖反射可呈伸性，有时膝、踝反射可亢进；腹壁反射在新生儿不明显，到 4 月龄时才显现。强握反射见于新生儿，随着大脑皮质特别是额叶的发育，到 3～4 月龄后则消失。

由于新生儿的大脑皮质发育尚未完善，分析活动较差，对于痛觉、温度觉及触觉刺激的定位欠清，因此在注射、接触冷热的物体时引起全身性运动，而不是局部逃避反应。

小儿的神经系统正处在发育时期，其发育异常、畸形、先天性遗传性疾病常在小儿时期出现临床征象；疾病产生的症状和体征不像成人那样有规律性，往往比较多样化，例如小儿癫痫发作可有各种不典型的表现；血脑屏障未臻完善，中枢神经系统容易中毒及感染，所以小儿神经系统感染、中毒性疾病较成人多见。大脑皮质发育、神经细胞的分化、神经纤维髓鞘形成等，均需经历成长、完善的过程，在小儿时期大脑皮质对皮质下中枢的抑制作用较弱，对刺激的反应有易于泛化趋向，故脑部损害时易发生惊厥，年龄越小越多见。

处于生长发育阶段的小儿中枢神经系统，当损害而引起功能缺失时，易于部分或完全恢复，其代偿能力也较强，而且随着年龄的增长而降低。

二、各个年龄段神经系统功能发育的特点

小儿的神经系统处于发育阶段，其功能不断在变化，某一年龄段的功能，过一定时期到另一年龄段则消失；应该出现时不显现，或该消失时还存在，均可能有病理意义。因此，为了正确地评价小儿神经系统表现是生理的抑或病理性的，必须首先熟悉各个年龄段神经系统功能发育的特点，可视为衡量神经系统是否正常的一把尺子，偏离这个标准，往往提示神经系统异常，需做进一步的相关(包括神经系统)检查。

正常情况下，小儿神经系统功能发育的次序是类似的，但出现的时间和速度可有一定的差异，其原因可能与体格、营养及周围环境的教育有关，因此要确定小儿的神经系统表现是否为病理性，并不很简单，特别是两岁以内的小儿，判定其运动或精神状态，必须与有关因素相联系。

(一) 小儿神经系统功能的发育

可概括为以下的五个方面：

1. 运动　随意运动、肌力、肌张力、总体反射运动、姿势调节等。

2. 感觉　视觉、听觉、嗅觉、味觉、深浅觉等的功能及其辨别的程度。

3. 适应及综合能力　游玩、照料自己的能力及参与日常生活的功能，如穿衣、吃饭，与他人接触、维持关系等。主要是测定智力和情感发育的程度。

4. 语言　发音(单音或多音)、认字、简单数数、讲出熟悉的图案、读单字等，语言的进展是测量智力发育的好方法。

5. 特殊反射　神经系统的基本活动方式是反射，与机体发育密切相关，同姿势、食饵、分泌及保护性机制有关的反射是最重要的，其中某些反射是暂时性或某一时期所特有，如强握反射和反射性踏步反应，在能自主握持及扶行时即分别消失；另有一些反射则为永久性，以后组成随意运动的基础。正确分析和评价反射，有助于了解神经系统的功能发育，甚至可能利于病理判断。

(二) 小儿各个年龄段神经功能发育的特点

1月龄：肌张力稍高，俯卧时可稍抬头片刻，膝大多屈曲在腹下方。刺激引发总体反应，手常呈握拳状。照光、触睫毛时能眨眼，突然的闹声有惊跳。有时会注视温和话语者尤其是母亲的面孔。伴随号哭、呃逆、咳嗽或喷嚏发出声音。出现拥抱、吸吮、寻觅、强握等反射，可有膝反射及肱二头肌反射，难引出腹壁反射。

2月龄：俯卧时下颌可间断抬离床面，刺激引起全身性运动反应，扶坐位时头能抬起片刻，手经常打开。闪光时闭眼，刺激鼻腔时呈不适反应。头及眼能跟随移动的物体而侧转，对爱抚可微笑，在喂奶位置有食饵反应。有咿呀欲语声。除拥抱、吸吮、寻觅、强握等反射外，还有强直性颈反射，各种腱反射常出现，可有暂时性踝阵挛。

3月龄：俯卧时能长时间抬头，扶着站立时微抖动，可短时间拿玩具，手握得不紧或张开。盯眼看人，企图注视自己拿的玩具，对愉快的声音露出快活面容，被刺激的肢体有选择性地运动。跟随移动的物体注视，头能向两侧转90°，逗引时能笑及发音。有咿呀欲语声，嘻嘻发笑声。拥抱及强直性颈反射逐渐消失，仍有吸吮和寻觅反射。

4月龄：扶坐时能稳定地保持头位，手能伸向玩具，并抓住它，可分别运动肢体，肌张力正常。眼可固定，头向声音方向转动。眼睛紧跟行人，能拿并摇动音响玩具，塞进口腔，亲切和蔼的刺激能引起发笑。能大声笑。仍有寻觅及吸吮反射。

5~6月龄：仰卧时头能抬起，能转动体位，俯卧位时可撑起胸部，开始学坐，扶着站立时能支持部分体重。能辨别生疏和熟悉的声音。抓物，抓玩具，可对人及玩具喋喋地发语声。仍存在吸吮反射。

7~8月龄：开始爬行，无支持下能坐。能辨认6mm大小的白色圆点，用双眼视物，听熟悉的声音，可显示对某些食物不喜欢而拒绝，凝视被触或刺的部位。模仿用玩具轻敲桌子，对陌生人可表示害羞，可对讲"不"有反应。能发"爸""妈""大"等单音，或开始模仿音。仍有吸吮反射。

9~10月龄：能相当熟练地爬行，控制自己到站立位，用示指拨物体。双眼视物，能分辨食物。开始模仿成人能挥手示意"再会"，用杯子能饮喝，对陌生人显示欢喜或不喜欢。发出"妈妈""爸爸"等复音。吸吮反射存在，开始出现抬躯反射。

11~12月龄：牵着能行走，能短时间独自站立。能倾听音乐，拒绝不适的气味，用手指出刺激的区域。能配合穿衣，模仿乱写，用匙笨拙地喂自己，理解几样物体的名称，摇头表示"不"。能理解几个嘱咐，讲1~3个字。吸吮反射变得不明显，抬躯反射明显发育，易引出腹壁反射。

13~15月龄：两脚分开参差不齐地行走，容易跌跤，牵着手上楼梯，熟练地拾起小片，开关小的盒子。喜欢红色，可触觉定位。丢下的玩具短时间能记忆，喜欢动物玩具，对图画兴趣。时有莫其妙的话语，讲具有意义的3~6个字，了解几个字如狗、汽车、灯等。吸吮及寻觅反射消失，抬躯反射存在。

16~18月龄：奔跑不自然，偶尔跌倒，能爬上床及椅子。喜闻香味。企图穿衣，但不能成功，依嘱咐拿玩具、掷球，能喂自己，喜欢玩小家具，用3~4个立方体积木塔，可模仿画图画，能脱鞋及袜。可讲6个或以上的字汇，讲出书本上的几张图案，回答简单的问题，如那是什么？可以服从简单指令，如"把它给

妈妈"。抬躯反射存在。

19~21 月龄：把着扶手上楼梯，可模仿倒退行走，踢大的球。开始区别形状。能搭 4~6 个木块高的塔，协助成人打扫。可讲有意义的 12 个或以上的字汇，开始两个字的组合，莫名其妙的话减少，哼唱听熟的片段歌谣。抬躯反射存在。

22~24 月龄：奔跑可不跌跤，能单独上下楼梯，独自翻书画。视力约为 6/12，对痛觉刺激能精确定位。可模仿画圆圈，企图模仿折纸，遵嘱咐拿各种物体，能穿鞋、袜子及短裤。开始讲 2~3 字的句子，用代名词如"你""我"，莫名其妙的话极少，多用手势。抬躯反射存在。

2 岁半：能双脚一起跳，用脚尖行走。对痛、触觉能精确定位。用简单的句子交谈，了解 1~3 种颜色。讲简单的句子，能正确应用代名词。抬躯反射消失。

3 岁：上楼梯时一步一台阶，下楼梯时两步一台阶，能单脚站立，除扣纽扣外能穿衣。视力为 20/20，开始配合测定振动觉及位置觉。常能分辨 5 种颜色，可与其他小孩玩，可复写圆圈。常常问"为什么？"，学唱儿童歌曲。

4~4 岁半：下楼梯时一步一台阶，能一个脚跳，举过肩掷球，解鞋带。各种感觉都能满意测定。能画十字和四方形，试画人、动物，能数 3~4 个数，并回答"多少？"。开始应用复杂的句子，讲简单的故事。

三、小儿神经系统检查的方法及其临床意义

小儿神经系统检查与成人不同是相对的，在内容方面与成人基本类似，而方法上则有较多的差异，年龄越小差别越大，年龄越大越接近于成人。检查时，尽可能根据项目依次有序进行；注意结合小儿的特点，灵活掌握，不能硬套，例如智力测定需要按年龄、环境等来决定具体的内容选项。在这里以介绍新生儿及婴幼儿的神经系统检查为主，至于较大的儿童则应随年龄不同而有些差别，尽量做近似成人的检查。

（一）一般检查

应重点检查以下内容。

1. 意识和精神状态　以疼痛、言语或声音等外界刺激的反应，来判断意识状况。意识障碍按轻重程度可分为嗜睡、昏睡、昏迷等（参见第二章第一节）。精神状态的观察应注意有无烦躁不安、激惹、迟钝、抑郁、定向力障碍、幻觉、谵妄等。

2. 哭声　注意哭声大小及音调，新生儿和婴儿颅内高压时哭声尖调。猫叫综合征患儿的哭声微弱、音调高，似小猫叫。呼吸肌力弱可致哭声无力、短促为（如婴儿脊髓肌萎缩症），喉返神经损伤时哭声嘶哑。孤独症或智力低下小儿需较长时间，甚至反复刺激，才会出现啼哭。

3. 气味　某些异常代谢物在体内增多，由尿、汗排出，以致有一些特殊气味，如鼠尿味或发霉味（苯酮尿症）、干酪或汗脚气味（异戊酸血症）、枫糖味或烧焦味（枫糖尿症）、干芹菜或啤酒味（蛋氨酸吸收不良症）、煮白菜或腐败黄油气味（高蛋氨酸血症）、汗脚气味（焦谷氨酸血症），等等。

4. 皮肤和毛发　观察色泽，皮肤有无色素沉着或减少、血管畸形、皮下结节及面部的皮脂腺瘤，如全身皮肤和毛发色素消失（白化病）、头发卷曲色浅又易折断（脆发综合征）、皮肤色泽较淡及头发黄褐色（苯酮尿症）、散在色素脱失斑和面部皮脂腺瘤（结节性硬化症）、浅褐色"咖啡牛奶斑"及皮下结节（神经纤维瘤病）、一侧面部血管痣（Sturge-Weber 综合征）、眼球结膜及面颊皮肤毛细血管扩张（共济失调细血管扩张症）等。一些遗传性疾患常有特殊的皮纹，出现最多的是指纹、掌纹、足纹。

背部中线的凹陷小窝，有时伴异常毛发，多见于隐性脊柱裂、皮样窦道、椎管内皮样囊肿等。

5. 头面部　某些疾病有特殊面容，如黏多糖病、克汀病、早老症、唐氏综合征等。面容异常须观察前额、眼距、内眦赘皮、鼻、耳、人中、下颌等的形状及大小，必要时进行测量。

小儿的头部应着重进行检查。脑积水患儿的头颅显然较正常大，头颅较正常明显小者为小头畸形，如果头顶呈尖形称为尖头畸形。在颅缝骨化的患儿，可以在颅缝上扪及明显的骨脊，尤以矢状缝受累时明显。颅内压增高时引起的头皮静脉扩张和颅缝分离；在婴儿囟门特别饱满紧绷，血管搏动可消失；颅缝融合（4 岁）前头颅叩诊有破罐声等。在安静室内头部听诊，几乎 50%~70% 的婴幼儿可听到收缩期杂音，超过 6 岁则不常见，可能为自心脏的收缩及颈部大血管的传导，压迫颈动脉可消失；但是，如果杂音声很响，收缩、舒张期都有，或双侧不对称，应考虑动静脉瘘。

头颅透照试验是用一个日常的手电筒，其灯头的一端外面套上一黑胶皮圈或用黑布包围，以防止光线向周围散射，入暗室 1~3 分钟后，将电筒放于小儿头部。在正常 2 岁以前，同侧的手电筒周围的透光区不超过 3.5cm，其中以额部较大，枕部较小（图 1-3-1），而在对侧是看不到透光的。2 岁以上的小儿，即使存在颅内局限性或广泛的病变，由于颅骨和头皮的增厚而不透光。在病理情况下，呈现透光区的扩大，甚至对侧也可

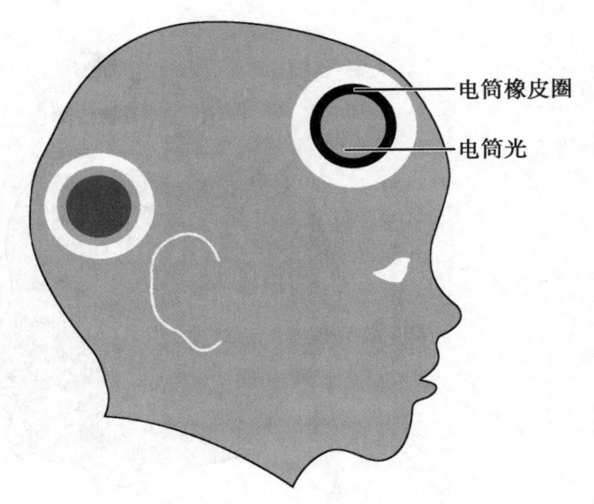

图 1-3-1　正常小儿头颅透照检查
黑圈示电筒，其外的白圈为透光区。

见到透光。当脑和颅骨内板间的空间有局限性增加者（如一侧脑穿通性囊肿、一侧硬脑膜下积液、脑的各种局限性缺损），表现为头部的一侧或一部分透光（图1-3-2）。在各种疾病使脑（即大脑皮质及其下的白质）的厚度广泛地减少至1cm或

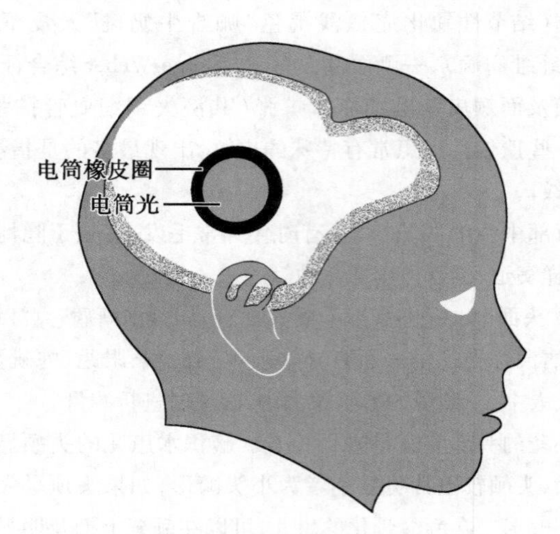

图1-3-2　透光区增大

脑穿通畸形侧。

以下时（如脑积水、双侧脑穿通畸形、广泛的双侧硬脑膜下积液等），头部完全可以透光，不但在同侧，也见于对侧，故呈全头通红（图1-3-3）。在颅外头皮下的脂肪或液体，有时也可产生局限性透光，类似颅内局限性病变，但是摸头皮即可确定。新生儿时的骨膜下血肿（常限于一个颅骨）和帽状腱膜下血肿（分布不限于一个颅骨），虽然可扪到类似头皮下脂肪或液体，但是透照试验是不透光的，因此也可借此进行鉴别。

一般检查还应注意有无颈、四肢的异常与畸形。

（二）脑神经检查

小儿脑神经检查比较困难，一般无法进行详细的完整检查，常只能得知一个大概的轮廓，须注意其具有的特点。

1. 嗅神经　必须在良好合作状态下才能检测嗅觉，在婴幼儿不易有确切结果。通常用牙膏、香精或香水靠近鼻孔，表现推开或拒绝，尚可呈现出呼吸、表情等变化或摇头，反复多次反应相同，可认为存在嗅觉。较大的小儿双侧嗅觉丧失，如排除了鼻炎，可能提示神经节细胞发育不全、嗅球缺失或两侧嗅束损伤。单侧嗅觉丧失常有较大的临床意义。

2. 视神经　视力检查最早是观察对光线的一般反应及眼跟随物体的移动。早产儿大部分时间眼睑闭合，对强光反应表现皱眉或不安，足月新生儿可以短时间的注视大的移动物体，偶可跟随摆动的圆环（直径约8cm，悬于其眼前约8cm处）至一侧；强光射眼，不但眼睑闭合，且头部过伸呈角弓反张位。一个月以上的婴儿眼可跟随摆动的圆环移动约90°（左右各45°）；3月龄开始用双眼注视，可以随摆动的圆环徐徐移动180°（左右各90°），并能注视自己的手，其后惊吓可引起保护性眨眼反应；6月龄可随意转移两眼至所视物的固定点，白色视标直径只需8mm。1岁可顺利地随着运动的物体转动，看到4mm的视标，1岁半能满意地会聚双眼，并可区别简单的几何图形如球形或立体。2岁视力约为6/12，3岁时达20/20。

瞳孔直接及间接对光反射检查，在各种年龄的小儿都可进行，对光反射消失可见于动眼神经、视网膜或视神经损害。

小儿视野检查非常困难，3月龄以上才能粗略地进行，检查者站在婴儿背后，可在对面放一镜子便于观察，然后用不是很亮的小电光引入视野的四个象限，注意出现的反应，包括眼及头转向光源。如需要两眼分别测定，则可在一眼放眼罩，等待15分钟适应后再进行。1岁以后可用一个10mm的白色视标固定于细的黑棒的一端以代替电光。

眼底检查在婴幼儿并不容易，常需入睡后轻轻扳开眼睑进行，必要时用2%后马托品扩瞳。新生儿都有远视，需将检眼镜调节至+2D～+3D才能看清视网膜结构；由于小血管尚未发育

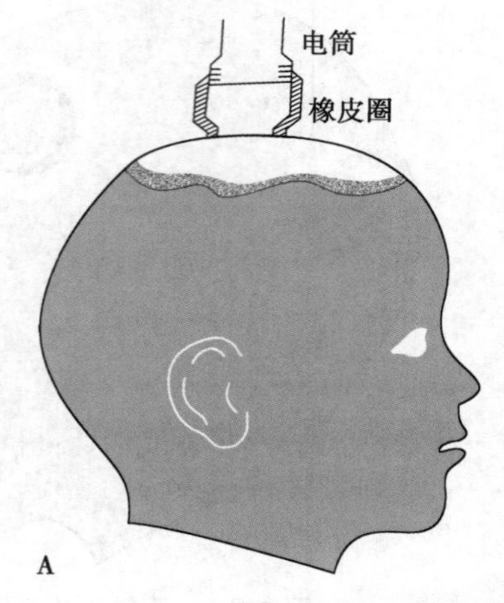

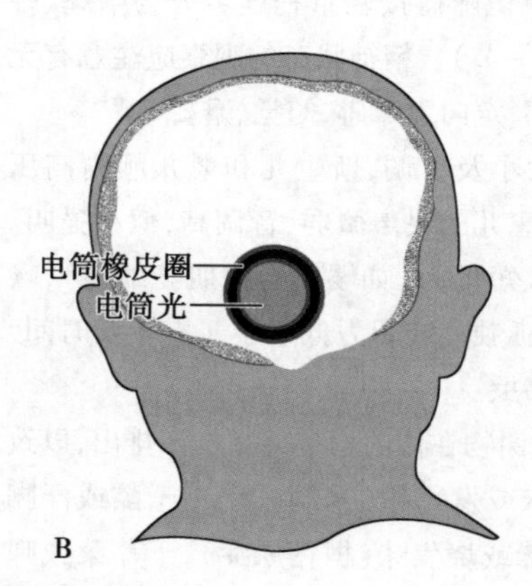

图1-3-3　双侧硬脑膜下积液的广泛透光区

A. 顶部；B. 枕部。

完善，故视乳头颜色稍苍白；视网膜色素沉着也未完全，表现较为明亮。

3. 眼球运动神经　注意有无上睑下垂及斜视，观察瞳孔形状、大小及对光反射和调节反应。出生2周内可见“玩偶眼运动（doll's eye movement）”即头侧转时眼球不随头转动，给人印象是反方向运动。3月龄前，两眼常在分离状态下运动，以后逐渐用双目注视，但2岁后仍可有短时间单眼注视。由于远视需要过度辐辏，6岁以前也可有斜视。通常不能充分合作，检查眼球运动时，设法使其眼球向各方向运动，如被动转头等。

4. 三叉神经　新生儿只能大致检查痛、触刺激的反应，如轻触口周、面颊皮肤，引出口角运动，对于估计三叉感觉功能没有大的障碍。较大的小儿，可观察三个分支区触觉及痛觉、角膜反射及睫毛反射、张口时下颌位置等有无改变。

5. 面神经　新生儿面神经检查：在睡眠或安静、哭或笑、吸吮、哈欠等动作时，观察双侧面部是否对称。观察服甜（如5%葡萄糖）或苦（稀的奎宁溶液）液体的反应，对苦味溶液引起皱眉并拒绝。较大的小儿，运动和味觉检查与成人相同。

6. 前庭耳蜗神经　听力检查需要耐心和较长时间观察。新生儿对响声和闹声的反应是惊跳或哭叫，2月龄时闹声可暂时停止其活动，3月龄起母亲的声音可引起期待的表现，4月龄头可转往声音方向。多音节发音常开始于2~5月龄，其后若还不具有适合其年龄的言语，或言语发生后又逐渐消失，若排除了脑部的严重损害后，则提示听力障碍。

精神发育正常及鼓膜完整的婴儿，若对听声完全或部分的丧失，提示先天性耳聋的可能，单侧的耳聋则常为耳蜗或前庭耳蜗神经病变。

前庭功能测定，以旋转试验最为简便；可由母亲抱在膝上进行（以20秒钟旋转10次的速度旋转10周，休息5~10分钟后，用同法向另一侧旋转），旋转后出现眼球震颤，表示一侧或双侧的迷路功能是正常的。冷热水试验更为准确，且可分别测定两侧。

部分聋哑的小儿其迷路没有功能。内耳感染时，可以发生单侧或双侧迷路损害，外伤或颅内肿瘤可引起听神经受损。

7. 舌咽及迷走神经　如有吞咽困难和声音嘶哑、鼻音等现象，提示舌咽及迷走神经损害。检查可发现咽后壁感觉减退或消失，一侧软腭较低或不能上提，咽反射消失。必要时可检查声带运动。

8. 副神经　斜方肌上部瘫痪时，该侧肩部变低而肩胛骨上端离开脊柱外移；较大的小儿可嘱其模仿耸肩，以观察有无功能障碍。胸锁乳突肌瘫痪时，不能向对侧转头，双侧胸锁乳突肌无力，则头不能保持直立位。

9. 舌下神经　在进食及发音时观察舌运动灵活性和对称性。压迫下颌骨使口腔张开，借其哭时观察舌的运动；也可压住鼻孔而张口呼吸，此时正常舌尖暂时抬起。吸吮无力、吞咽迟缓，以及发音障碍，可能提示舌肌无力。

（三）运动系统检查

新生儿时期典型的运动为对身体内、外环境刺激所产生的总体运动反应。3月龄开始有随意运动，是自头至尾的发展规律，依次为头部、脊柱、四肢（近端至远端），此后才能站立、行走。

1. 肌力　抱持婴儿于垂直位，3月龄已能保持头位，但是若仰卧于床上，到5~6月龄才能抬起头部。约6月龄时，依靠手向前支撑能保持坐位，在腰部或胸腰段中间的一脊柱后凸；到8~9月龄，胸段脊柱才能呈完全垂直位置（图1-3-4）。8~9月龄站立时臀部以下可伸直，但无法保持正立位而躯干向前倾；一岁时，脊柱产生三个正常的弧度（颈前凸、胸后凸、腰前凸），支持身体而能站立（图1-3-5）。

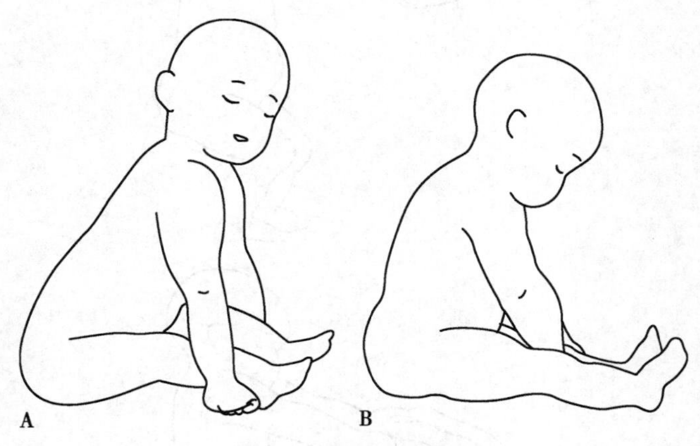

图1-3-4　坐位姿势
A. 6月龄；B. 8~9月龄。

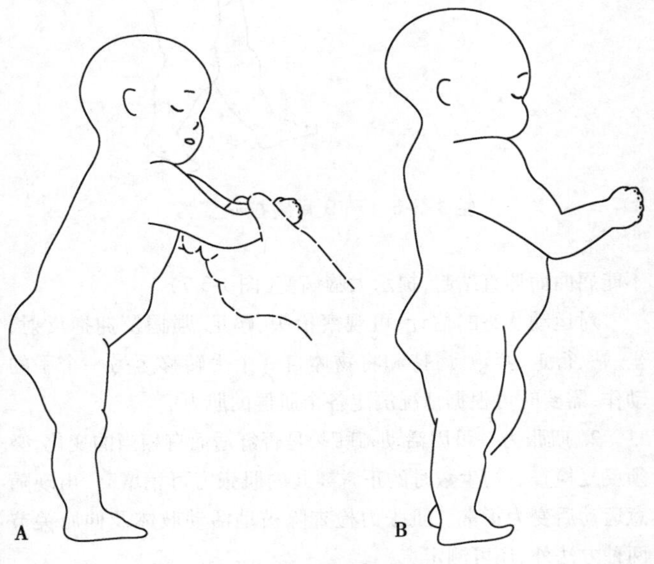

图1-3-5　站位姿势
A. 8~9月龄，B. 1岁。

在7~9月龄时，抓住坐位或卧位婴儿双手向前上方拉起，先屈双腿，后逐渐伸直并伴整个躯干的伸直（图1-3-6）；若双腿

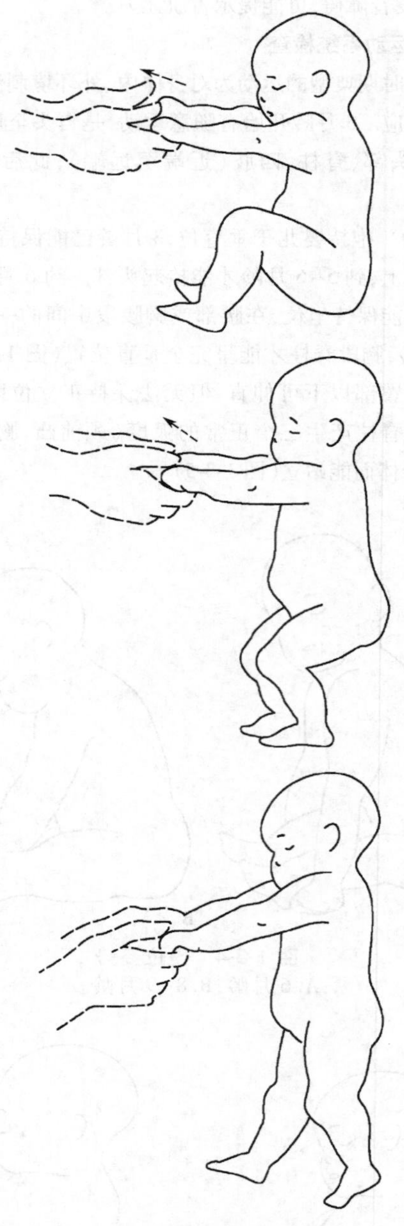

图 1-3-6 7~9 月龄拉站姿势

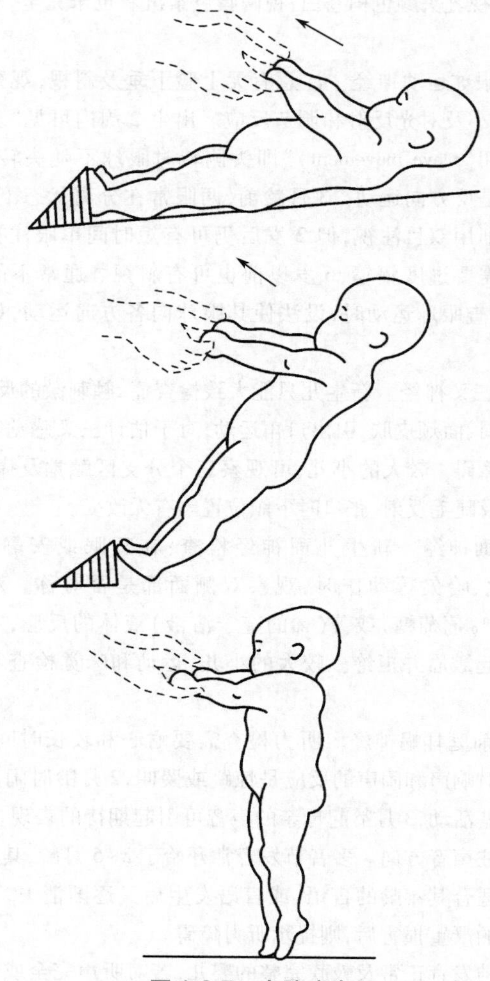

图 1-3-7 大脑病变
无双腿屈曲。

不能屈曲而伸直站起，提示大脑病变（图 1-3-7）。

对运动状态的估计，可观察抬头、踢足、强握及拥抱反射、坐、站、行走、奔跑、握持和将物体自一个手转移至另一个手的动作，需要时可根据情况测定各个肌群的肌力。

2. 肌张力 可因活动、睡眠、是否舒适而有相当的变化，必须反复检查。初生数月的正常婴儿的肌张力可稍增高，出现随意运动后变为正常。肌张力检查除被动活动肢体及伸屈关节两种方法外，还可测定：

（1）腘窝角：仰卧位，小腿伸直，测大腿与小腿间的角度，正常婴儿为 180°（图 1-3-8），较此为小提示肌张力增高，为大者则肌张力减低。

（2）内收肌角：仰卧位，下肢伸直并向外展开，测两大腿间的角度，即下肢外展角（图 1-3-9）。正常婴儿为 90°，大和小于此值分别表示肌张力的减低及增高（图 1-3-10）。

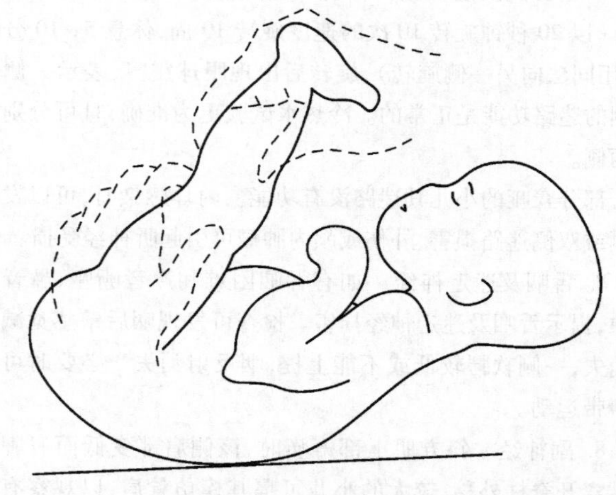

图 1-3-8 腘窝角测定

（3）足背屈角：足向小腿背屈，足背与小腿前面的角度，1 岁以内在 60°～70°，大或小于此值分别提示肌张力偏高或

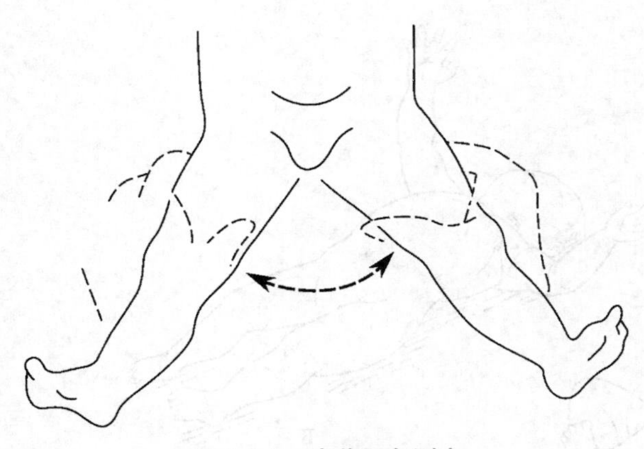

图 1-3-9　内收肌角测定

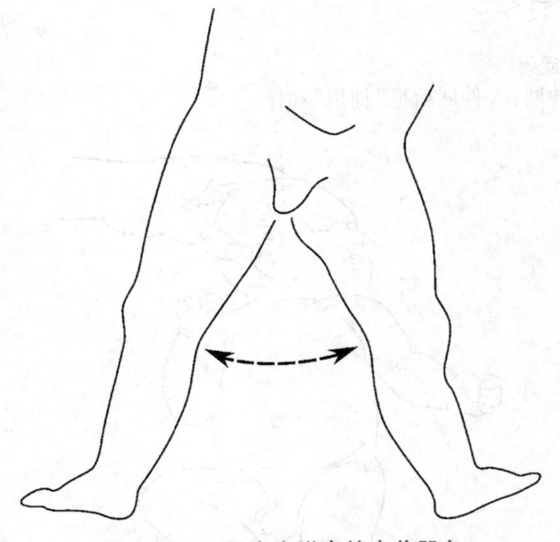

图 1-3-10　肌张力增高的内收肌角

偏低。

(4)“围巾征”:托住小儿背颈呈半卧位,将手拉过胸至对侧肩部,使上臂围绕颈部,观察肘部的位置;正常仅4~6月龄的肘可越过中线,新生儿及肌张力增高者则不能。

(5) 牵拉反射:仰卧位,握住小儿双手向前上方牵拉,5月龄后仍头后垂、不能屈肘,显示肌张力减低。

3. 共济运动　是一复杂的反射,属于中枢神经的原始功能,一般跟着随意运动的发展,常需数月甚至数年才能发育完善。通过观察拿玩具或玩弄物体而粗略估计其功能,因此只有明显异常,如跳动性辨距不良、不能保持站立姿势或严重的共济失调步态,在排除肌无力和不自主运动后,才能认为是共济运动障碍。

4. 不自主运动　有无异常的不自主运动,也应注意。在初生数周,可出现粗大的震颤及下颌哆嗦,一般至2月龄时消失。

(四) 感觉系统检查

新生儿已经具有痛觉、触觉,刺激的定位能力很差且刺激阈较高,对疼痛刺激反应较迟缓。随着发育的成熟,感觉功能也逐渐变得精确。触觉检查可用棉花细絮触睫毛或鼻孔(幼婴)、身体不同部位,以观察其反应。痛觉测定可观察其对针刺皮肤的反应,注意不适的表现、肢体的缩回或反抗动作。

深感觉检查即使在较大婴儿也很困难,但从其各种活动是否精确可以得到一大概的估计。有时可让幼儿做指鼻试验,比较睁眼和闭眼完成的情况,以推测深感觉状态。

年龄较大的小儿须进行与成人相似的感觉检查。

(五) 反射系统检查

小儿的正常神经反射可分两类,一类为终生存在的反射,另一类是小儿期暂时性反射。反射异常则表现为左右不对称、该出现时不显示、应消失时却存在、病理反射(2岁以后)。

1. 浅反射和腱反射　主要的有:

(1) 腹壁及提睾反射:婴儿初期腹壁反射可缺如,直到一岁前虽可引出,但反应呈弥漫性。男婴于4~6月龄后或稍早可引出提睾反射,正常可有轻度不对称。

(2) 跖反射:轻划足底外侧缘,正常婴儿产生大踇趾的伸或屈,一岁以下尤其伸直为多见,但是这种伸直反应与巴宾斯基征不同,婴儿的跖反射,趾不是缓慢的强直性背屈及其他脚趾的扇形开。2岁后出现成人样的跖反射,即脚趾均跖屈;若刺激足底而没有任何形式的跖反射,则必须考虑相应的反射弧异常。

(3) 腱反射:在新生儿时期难以引出腱反射。常规检查肱二头肌、肱三头肌、膝及踝反射。必须安静放松,肌肉保持等张匀称状态,使用小巧的叩诊锤,叩击适度。正常幼婴可出现腱反射的交叉反射及总体反应。腱反射消失,提示神经肌肉异常或下运动神经元疾病。

2. 小儿期暂时性反射　出生后开始数月的运动主要基于反射功能,随着发育成熟而逐渐发生皮质性随意运动,并控制许多原始反射逐渐被抑制以至消失。可以概括地认为,这些反射在其应出现的时间内不显示或至该消失的时间仍继续存在,都是病理性的。

(1) 拥抱反射(embrace reflex):又称Moro反射。可由颈部伸屈时刺激本体感受器引起,呈现两侧上肢的伸直及外展,且同时产生躯干及手指的伸直,然后双上肢屈曲内收,呈拥抱状,有时伴啼哭(图1-3-11)。检查方法:取仰卧位,拉双手或抬双下肢,使肩部离开床面,引起颈部突然活动;也可将头抬起与床面呈30°,然后急速头后倾10°~15°;甚至有的还可用力击小儿头部两侧的床垫,引出此反射。在出生后即出现,3月龄内明显,4~5月龄逐渐消失,6月龄时如持续存在属异常,9月龄后仍出现几乎多是大脑慢性病变的特征。新生儿时一侧上肢缺乏拥抱反射,提示臂丛神经受损或锁骨骨折;急性脑部病变时,拥抱反射可呈现一侧或双侧延迟或消失。

(2) 吸吮反射(sucking reflex):轻轻抚摸近口角的口唇或面颊,婴儿张口并出现口唇及舌的吸吮运动。正常此反射自出生到一岁均持续存在。初生婴儿如吸吮反射消失或明显减弱,排除了神经肌肉系统异常后,提示缺氧、外伤或感染引起的脑干损害,如增强则常为婴儿饥饿的表现。一岁以上仍存在,可能提示大脑皮质功能的障碍。

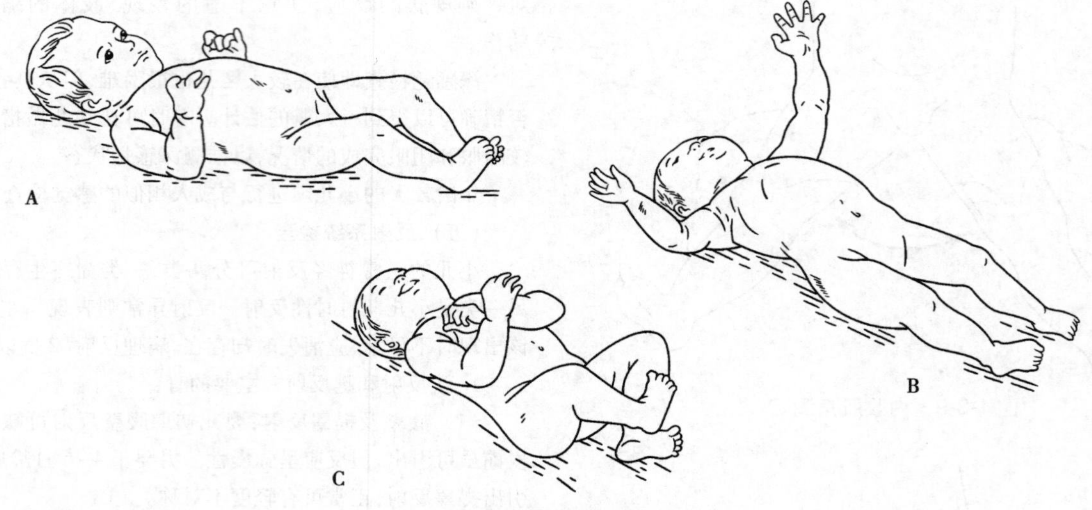

图 1-3-11　拥抱反射

A. 婴儿休息时自然姿势；B. 受刺激后四肢伸展；C. 伸展后呈“拥抱”动作。

（3）寻食反射（rooting reflex）：用一光滑柔软物体轻触婴儿的面颊，引起张口并转向刺激侧，好像找寻乳头（图 1-3-12）。此反射与吸吮反射相似，但不如吸吮反射稳定。

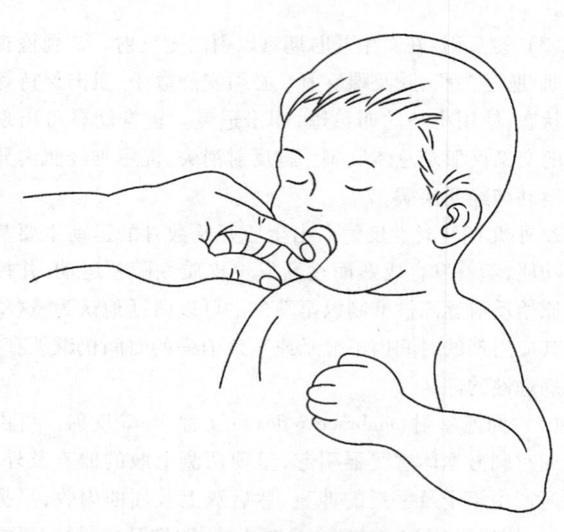

图 1-3-12　寻食反射检查法

（4）强握反射（forced grasping reflex）：刺激婴儿手指及手的掌面引起手指屈曲握物。检查者如用示指作为刺激，企图缩回时可引起紧握，使婴儿被短暂拉起。出现于正常新生儿，至 3~4 月龄消失。6 月龄以后仍有此反射，提示大脑皮质（特别是额叶）功能缺损。

（5）强直性颈反射（neck tonic reflex）：仰卧位，头转向一侧，引发下颌指向的上下肢伸直（有时上肢仅表现为伸肌张力增高），对侧肢体屈曲（图 1-3-13）。正常新生儿即已出现，3~4 月龄消失，6 月龄后仍存在，提示大脑功能障碍。

（6）交叉伸展反射（crossed extensor reflex）：仰卧位，按住一侧膝部使下肢伸直，敲打或按压同侧足底，出现对侧下肢屈曲、内收，其后伸直。新生儿期可引出，1 月龄后消失。

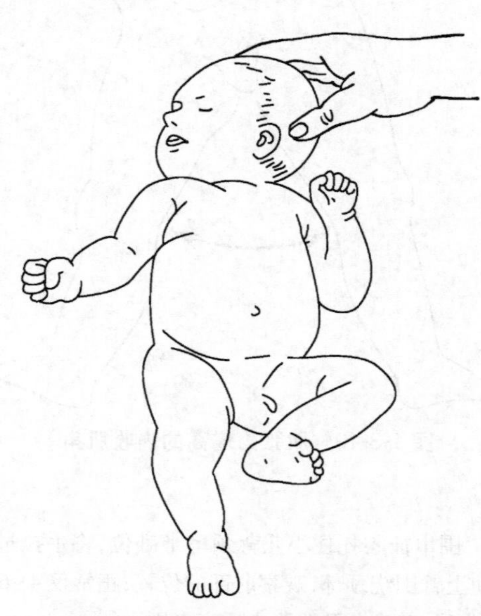

图 1-3-13　强直性颈反射检查法

（7）支持反应（supporting reaction）：双手挽于婴儿腋下呈立位，使其足底接触桌面，见两腿伸直，有时躯干及颈部也伸直（图 1-3-14）。正常在 1~2 月龄出现。

（8）踏步反应（stepping reaction）：又称步行反射（walking reflex），双手扶持下呈直立位，一足踩在桌面上，全身重心移至此脚，可引起下肢屈曲，然后伸直、抬起；这时将重心移到另一足，又出现相同的动作，类似踏步（图 1-3-15）。正常出生后即出现，一般至 7 月龄后消失。正常的行走踏步开始于 10~11 月龄。

（9）躯体侧弯反射（incurvation reflex）：又称 Galant 反射。俯卧位，刺激一侧脊柱旁或腰部，可引出躯干向刺激侧弯曲。出生后即存在，3 月龄消失。对脊髓病变有定位价值。

（10）抬躯反射：俯卧位，检查者用两手托住胸腹部而轻轻抬起，可见头后仰抬起，躯干伸直（脊柱凸向下），下肢伸

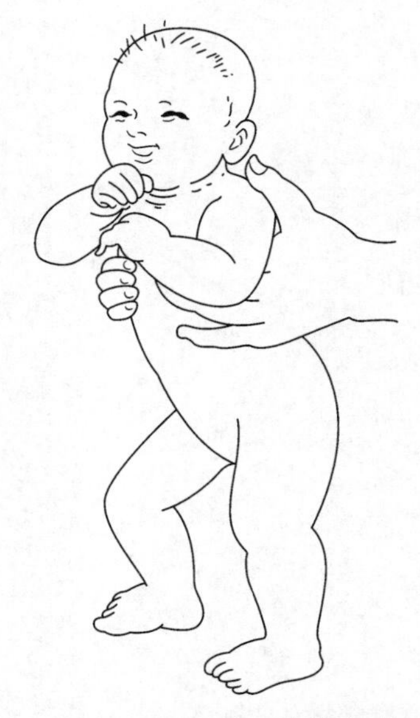

图 1-3-14　支持反应检查法

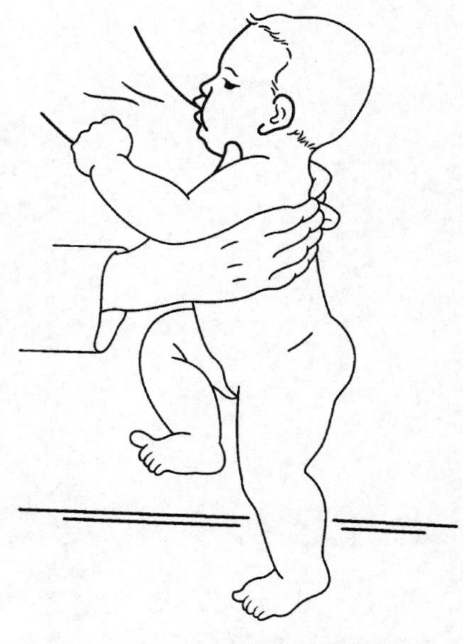

图 1-3-15　踏步反应检查法

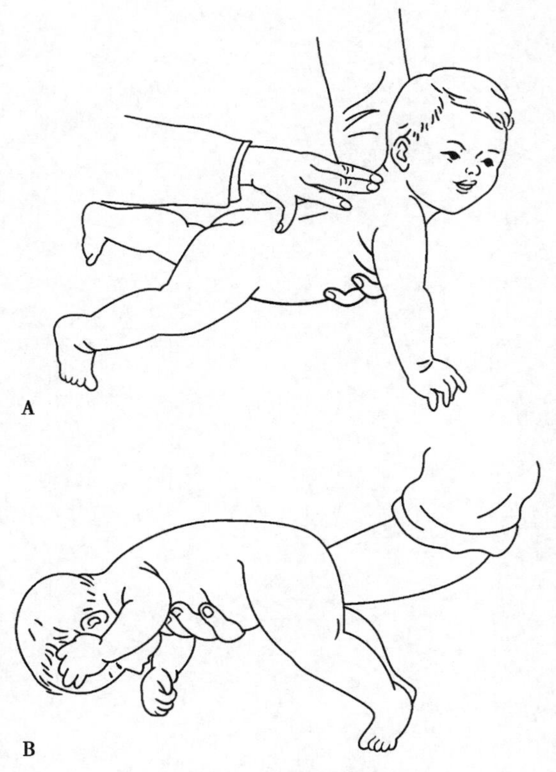

图 1-3-16　抬躯反射检查法
A. 阳性反射；B. 阴性反射。

展，即为阳性反射；如头部及下肢下垂，躯干弯曲（脊柱向上凸），则为阴性（图 1-3-16）。正常出现于 9~10 月龄，至两岁半时消失。此反射系强直性颈反射与耳石反射的联合功能的表现。

3. 病理反射　检查与成人相同（参见本章第二节反射检查相关内容），其阳性在 2 岁以后才有较大意义。

（六）自主神经系统检查

注意体温、脉搏、呼吸、血压等有无剧烈的波动，皮肤颜色、温度、出汗情况。出汗过多和无泪分泌，提示家族性自主神经功能不全，为婴儿的一种严重情况。出汗试验有助于确定周围神经或脊髓病变的部位及其范围。约在 2 岁以后排尿才能随意控制，小便潴留或持续的失禁，可能是骶反射弧的损害。大龄患儿的检查项目，基本与成人相同（见本章第二节自主神经功能检查相关内容）。

参考文献

[1] 沈鼎列，徐越，傅雅各. 神经系统疾病诊断学［M］. 北京：人民卫生出版社，1980.

[2] 侯熙德. 神经病学［M］. 3 版. 北京：人民卫生出版社，1996.

[3] 王纪佐. 神经系统临床诊断学［M］. 北京：人民军医出版社，2002.

[4] ROWLAND L P，MERRITT H H. Merritt's Neurology［M］. 11th ed. Baltimore：Lippincott Williams & Wilkins，2005.

[5] 江开达. 精神病学［M］. 北京：人民卫生出版社，2005.

[6] DUUS P，BAHR M，FRDTSCHER M，et al. Duus's 神经系统疾病定位诊断学：解剖、生理、临床［M］. 8 版. 刘宗惠，徐霓霓，译. 北京：海洋出版社，2006.

[7] 吴希如，林庆. 小儿神经系统疾病基础与临床［M］. 2 版. 北京：人民卫生出版社，2009.

[8] 芮德源，朱雨岚，陈立杰. 临床神经解剖学［M］. 2 版. 北京：人民卫生出版社，2015.

[9] 黄如训. 神经病学［M］. 北京：高等教育出版社，2010.

[10] 黄如训. 神经系统疾病临床诊断基础［M］. 北京：人民卫生出版社，2015.

[11] SAPER C B. Is it time to reconsider the classic neurological examination?［J］. Ann Neurol，2018，84（4）：483-484.

第二章 神经系统疾病的症状学

（黄如训）

根据现今的临床疾病和学科的划分，神经病学还包括同神经疾患密切相关的骨骼肌疾病，其损害的共同临床征象基本呈现周围性瘫痪的特征。另外，大脑皮质损害的高级神经功能障碍，除了意识、语言障碍外，大部分是精神异常，属于精神病学的范畴，其中与神经病学最紧密相连的是器质性精神障碍(又称神经精神症状，也有归为神经心理学)，尤其以智能损害为核心的痴呆，故可将意识、语言、神经心理等的障碍视为脑的高级神经功能损害之表现，作为组成症状学的一部分。由于这部分内容较多且复杂，相互关系紧密，临床检查也相对特殊，故归为本章的第一节中分别叙述。从临床实际出发，考虑脑神经的结构及功能同脑关系更密切，其异常表现尚可涉及中枢神经受损，具有某些特性，为能较好理解，将脑神经独列专章分述。因此，为了紧密贴近临床实际，适应日常诊疗的需求，本章集中阐述神经系统中最重要的五大部分即大脑高级神经、运动、感觉、反射、自主神经等系统受损的临床征象。

神经系统损害的临床征象，按其发生机制可分为缺失、释放、刺激和休克等四类。神经组织受损后丧失其正常功能，临床上呈功能缺失的表现，如脊髓前灰质炎时，前角细胞毁坏，导致所支配肌群的瘫痪。由于高级神经受损后，解除了对低级中枢的抑制而出现的功能亢进，呈现释放征象，像上运动神经元损害(如内囊病变)时，瘫痪肌肉的肌张力增高和腱反射亢进，或基底节等病变时的不自主运动等。神经系统的局限病变或全身性疾病，可促进神经组织的活动剧烈增强，出现临床上的刺激症状，如神经根损害时的疼痛和大脑缺氧时的惊厥发作。当中枢神经系统急性严重病变时，因为超限抑制产生严重广泛的功能障碍，临床上惯称休克现象，如脑出血时的昏迷(脑休克)和急性脊髓横贯性损害的弛缓性瘫痪(脊髓休克)。休克期过后，就逐渐出现临床上最常见的功能缺失或释放征象，如下运动神经元(前角细胞或周围神经)受损的周围性瘫痪，或上运动神经元病变的中枢性瘫痪。

第一节　高级神经活动损害的临床征象

人脑的高级神经活动十分复杂，其功能受损的临床表现，依据神经系统疾病的实际，基本上可归为意识、言语及精神三大方面的障碍，是高级中枢神经系统病变的常见和重要征象，对这些障碍的判定及其特点的分析有助于脑部疾病的诊断，可能较有利于理解和临床应用。

大脑损害常有包括精神活动的高级神经功能失调，可出现精神障碍。在精神病学领域，将明确的脑部受损所致精神障碍定为脑器质性精神障碍，并以此与功能性精神疾病相区别。临床上认识精神异常对神经系统(尤其脑部)疾病的诊治有重大意义，因此，对有精神症状的患者，须进行一些必要的精神状态检查。在神经病学的临床征象方面，高级神经功能失调中最重要的是意识、语言、精神等方面的异常。在精神障碍方面是专指神经系统疾病的精神病性症状，又称神经精神病学，也有认为属神经心理学的重要组成部分。从临床实际需求出发，将记忆、运用、注意、识别等大脑功能损害的临床表现(基本是精神障碍)，归于神经心理障碍，更利于临床诊治。临床不再将各种脑器质性精神障碍视为单独的疾病，而是归为几类临床综合征，常见的有急性脑病综合征(以意识障碍为主要特征)、遗忘综合征(以近事记忆为主要特征)、痴呆综合征(以全面性智能衰退为主)。本章重点在意识、语言、神经心理等的障碍。

一、意识障碍

意识是人脑的高级神经活动，维持觉醒、知觉、思维、记忆、定向、情感、意志活动等过程，通过语言、听觉、视觉、技巧性运动及复杂反应与客观世界保持紧密的联系。意识清晰的人应当具备两个最基本的条件：①环境意识，即对外界环境的认识，主要是对时间、地点和人物的定向力。在定向力完整的前提下，人们才能进一步进行分析、综合、判断、推理等完成各种心理过程。②自我意识，即有认识、情感、意志等多种心理活动，临床上常以自知力作为重要内容，包括对自己的姓名、性别、年龄、住址、职业等项目的确认。意识是中枢神经系统对内、外环境中的刺激所作出的有意义的应答能力，这种应答能力的减退或消失就是不同程度的意识障碍，严重的称为昏迷。

(一) 临床解剖生理

意识可以分为两个组成部分：意识的“内容”和“开关”系统。意识的内容即高级神经活动，包括定向力、感知觉、注意、记忆、思维、情感、行为等，使人体与外界环境保持完整的联系(环境意识)；意识的“开关”系统则指各种传入神经冲动激活大脑皮质，维持一定水平的兴奋性，使机体处于觉醒状态(意识清晰度)。

几乎所有的神经活动(包括意识)都是以反射弧的形式来完成的，反射弧可分为感受器、传入神经、中枢、传出神经和效应器等五个部分。实验证实如果去除动物的全部感受器，会呈僵卧似昏迷状，但中枢活动仍正常，处于觉醒状态。典型的有如临床上严重烧伤，感受器大部分丧失的病例也观察到意识状态不受影响。效应器(即指肌肉和骨骼)损害如严重的肌病、肌炎、肌萎缩或广泛的骨骼疾病，都不会导致意识障碍。传出神经主要是大脑皮质的传出纤维——锥体束在脑干内比较密集，其严重损害所导致的闭锁综合征(locked-in syndrome)，不仔细观察极像昏迷，但实际上患者意识完全清醒。

中枢部分是指双侧大脑皮质，属中枢整合机构，进行着包括意识“内容”的各种高级神经活动。意识内容取决于大脑半球的完整性。局限的大脑半球损害产生相应的神经功能缺失的表现，逐渐进展的弥漫性皮质病损引致觉醒水平的降低及意识内容的缩小，其程度大致与病损范围相当。切除黑猩猩的双侧大脑皮质，结果是“学习”功能丧失，意识水平低下，但仍然处于觉醒状态；临床观察也不断证明，广泛性、弥漫性的双侧大脑半球损害时，患者的条件反射无法建立，但先天性无条件反射仍保持完好，一般不直接引起严重的觉醒状态障碍或昏迷；只有急性的双侧大脑半球损害或半球损害影响脑干时，才可能出现意识障碍。

传入神经是指将刺激冲动上传进入大脑皮质，包括特异性上行性投射系统和非特异性上行性网状结构系统(图 2-1-1)，前者是经典的感觉传导通路的总称，类似感受器即使全部感觉传入通路损坏，中枢仍处于觉醒状态，对意识的影响不大；后者包括上行网状激动系统(ascending reticular activating system, ARAS)及上行网状抑制系统(ascending reticular inhibiting system, ARIS)。ARAS 为多突触神经元联系，位于脑桥中 1/3 到间脑的中央部，在脑干的中轴两旁，脑室系统的腹侧。ARIS 位于脑桥网状结构的腹侧部分，范围在脑桥中部(三叉神经水平)以下至延髓的低位脑干中，对抗 ARAS 的皮质兴奋作用。ARAS 和 ARIS 的存在，有利于维持大脑皮质适度的兴奋状态，不至于过度兴奋或抑制。在维持及调节大脑皮质兴奋性中，ARAS 是主要的结构，犹如意识的天然"开关"系统，能激活大脑皮质，使人保持觉醒状态(图 2-1-2)。非特异性上行性网状激动系统有三个部分：①上行性脑干网状结构，位于脑桥上 1/3 至下丘脑背侧之间，其冲动能改变大脑皮质的兴奋性。②丘脑非特异性核团，如腹前核、网状核、正中核、中线核等，刺激这些核团可引起双侧皮质广泛的兴奋反应。③紧张性激活的驱动结构，包括下丘脑后区和中脑中央灰质等，从这里可驱动上行性脑干网状结构。大脑皮质也发出网状纤维至脑干网状结构，调节 ARAS 的兴奋性。因此，各种冲动经特异性上行性投射系统和非特异性上行性网状结构系统→大脑皮质→网状结构(汇合非特异性冲动)→丘脑→大脑皮质，构成一个正反馈环路，如此往返循环，维持大脑皮质兴奋性。在神经递质中乙酰胆碱、去甲肾上腺素、5-羟色胺等对觉醒起调节作用。意识依赖神经解剖的基础，特别是中脑及以上水平解剖结构的完整性和神经递质的正常调节。一旦破坏上述神经结构或阻断神经递质正常分泌，均将出现不同程度的意识障碍。正常人在夜间，由于外界传入的各种冲动大为减少，使 ARAS 的活动减弱，大脑皮质的兴奋性降低，随即进入睡眠状态。病变在脑桥下段和延髓，只损伤 ARIS，并不出现意识障碍；若侵犯脑桥上段和中脑下段的部分 ARAS，常可引起昏睡；在中脑上段及间脑破坏整个 ARAS，则发生典型的昏迷。由此可见，颅内、外各种病变只要累及非特异性上行性网状激动系统的任何一个环节或正反馈环路，都可导致不同程度的意识障碍。

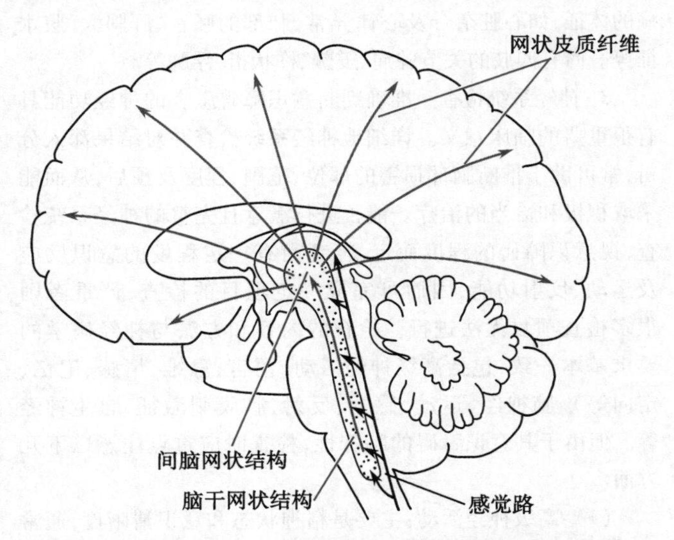

图 2-1-1 非特异性上行网状结构系统和特异性上行性投射系统(感觉路)

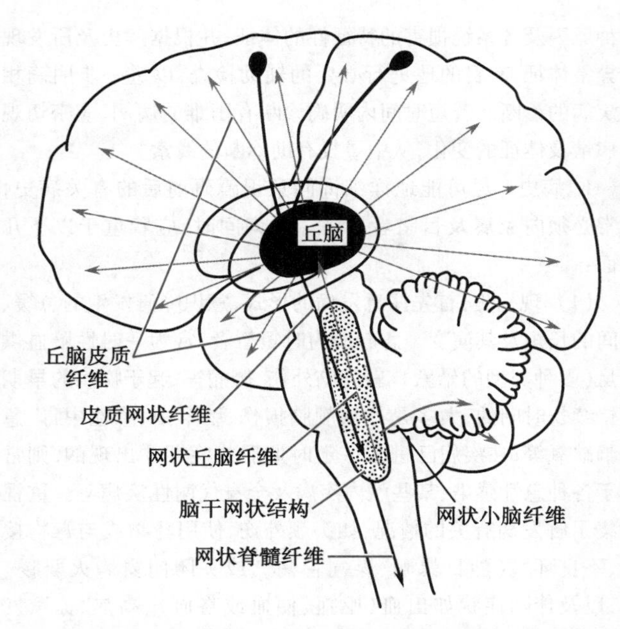

图 2-1-2 上行网状纤维、丘脑核团等激活大脑皮质

意识内容取决于大脑半球的完整性。局限的大脑半球损害产生相应的神经功能缺失的表现，逐渐进展的弥漫性皮质病损引致意识内容的相应缩小，一般不直接引起觉醒状态障碍或昏迷。除非是急性、双侧、广泛的皮质或半球损害，才会引起急性意识障碍，一般而言，其觉醒水平的降低及意识内容的缩小的程度大致与病损范围相当。

觉醒状态取决于 ARAS 的正常功能。幕下结构损害如符合以下情况：①病变累及脑桥中 1/3 和间脑中央部之间的脑干；②损害为中线旁、双侧性；③病损发生具有足够的速度和广度，一般是急性损害；就会破坏正常的上升觉醒机制，引起意识障碍，甚至昏迷。临床上除急性原发脑干病损能引起昏迷外，常见的是幕上结构病变通过水肿、向下移位等病理变化，继而压迫脑干网状结构所致。

总之，从反射弧的五个部分来分析，影响意识的最重要结构是上行性脑干网状结构，只要此结构损害，患者不能维持觉醒状态，就不可避免地出现意识障碍。其次是中枢整合机构，广泛的、弥漫的大脑皮质损害，会引起意识水平低下、条件反射难以建立；必须急性的双侧大脑半球损害，才可能发生明显的意识障碍。感受器、传出神经和效应器的损害并不能导致意识障碍。

(二) 临床检查

对意识障碍(尤其是昏迷)患者必须及时和正确诊断，应在采取抢救措施的同时，收集病史，全面的体格检查，尤其要注意各种原因及各系统损害的特征性的体征；并根据病史及所发现的异常体征，有目的地进行必要的辅助检查，以进一步明确相关疾病的诊断。若短时间内明确诊断有困难的病例，应密切观察病情及体征的变化，从中寻找有助诊断的线索。

1. 病史　尽可能地详细询问意识障碍前后的有关病史，通常必须向家属及目睹者了解。在询问时，应着重于以下几方面：

（1）现病史：首先注意发病的形式，意识障碍发生的急缓、时间的长短及其演变。急起而为时短暂者，常为一时性脑血供不足（多种类型的晕厥）、轻度脑外伤、癫痫等；起于疾病的早期而持续长时间的，大多是严重颅脑损伤、脑卒中、急性中毒、急性脑缺氧等；在疾病已进入一定时期后或晚期才出现的，则常见于各种急性感染、某些颅内疾病及全身代谢性疾病等。重视收集了解发病有关的情况，如头颅外伤、使用药物或与毒物接触、不良环境（烈日暴晒、煤气管漏气或关闭门窗烤火取暖）等，以及伴随症状如出血（呕血、便血或咯血）、高热、惊厥发作等。

（2）既往史：常可能提供有关病因的线索，高血压、动脉硬化及心脏病，尤其有数次发作者，大多提示急性脑血管病的可能。糖尿病患者可因饮食不节制、伴发感染、减少或停止注射胰岛素而引发高血糖，也可因注射胰岛素过多而发生低血糖；有感染病史，尤其是头面部感染者，可能继发颅内感染；严重内脏疾病，如长期的慢性肝、肾、肺等功能损害可继发脑病。上述情况均可导致不同程度的意识障碍，严重者昏迷。

2. 一般体格检查　绝大多数患者不能合作，检查不够满意，但仍需常规进行仔细的一般体格检查。由于内容甚多，这里仅对重点作扼要的叙述。

（1）生命体征：主要有体温、呼吸、脉搏、血压。

1）体温：发热常见于感染性疾病，如颅内（脑炎、脑膜炎）及内脏（呼吸道、泌尿道等）炎症，尚有日射病、急性脑干疾病（原发性或继发性）或重症脑卒中。体温过低可见于休克、中毒、低血糖、内分泌（甲状腺、垂体、肾上腺皮质）功能减退、暴露于寒冷环境中。间脑疾病的体温调节紊乱，可呈现高热、低温、不规则，以晨轻暮重（通常是午后上升）为特点。

2）呼吸：观察呼吸的频率、深浅及节律。各种原因的意识障碍尤其昏迷患者，可由于呼吸中枢变化而发生多种呼吸功能障碍，提示不同部位的脑损害。呼吸深而慢常见于尿毒症、糖尿病酸中毒、颅内高压等。呼吸深快而均匀（可达 40~70 次/min）的过度换气，为损害已累及中脑下部至脑桥上部的网状结构。潮式呼吸即陈-施呼吸（Cheyne-Stokes respiration），其表现为呼吸逐渐加深加快，达到最高峰后，呼吸又渐变浅变慢，继而呼吸停止数秒（有时可达 30~40 秒），形成潮式呼吸，主要是间脑受损所致；临床上潮式呼吸可有各种不同的变异，其中短周期的潮式呼吸（快而深 3~4 次、浅慢部分只 1~2 次）见于颅内出血，预后严重。不规则间歇呼吸，即比奥呼吸（Biot respiration），与短周期的潮式呼吸有密切的关系，临床上表现为短时间的快速呼吸 7~10 次与无呼吸交替，而无逐渐变深和变浅的过程，病情危笃。当延髓受损时，可以出现深浅及节律完全不规则的呼吸，称为共济失调性呼吸（ataxic breathing），也提示病情危重。

3）脉搏：急性颅内压增高时脉缓而强；机体感染时出现脉搏增快；中毒状态及休克时脉搏可缓慢、微弱或不规则。脑部病变（如脑出血、蛛网膜下腔出血）、脑干损害，也可有心律不齐。心脏疾病（如二尖瓣狭窄、亚急性细菌性心内膜炎等）常伴房颤等心律异常，易致脑栓塞。

4）血压：显著血压升高或发病时更高，常见于重症脑卒中和高血压性脑病。急性颅内压增高可引起血压升高，以收缩压升高较显著为特点。尿毒症时绝大多数有高血压。血压下降见于心肌梗死、心包填塞、胃肠道出血、严重感染、革兰氏阴性杆菌败血症、中毒、急性及慢性肾上腺皮质功能减退等。

（2）皮肤、黏膜：皮肤及黏膜的颜色改变常提示存在某种或一类疾病，如肝胆疾病或血液病的黄染，感染性疾病及酒精中毒的潮红，一氧化碳中毒时呈樱红色，休克或虚脱时呈苍白，缺氧性心、肺疾病及硝酸苯、亚硝酸盐中毒等时呈发绀。瘀斑见于脑膜炎双球菌感染、亚急性或急性细菌性心内膜炎。休克及低血糖的皮肤冷汗，而干燥则见于糖尿病昏迷、失水及中枢性高热。癫痫发作后可有唇黏膜及舌咬破。

（3）气味：患者身体的气味特别是呼吸时的气味，对病因的判断有较大价值。酒味提示急性酒精中毒，肝臭味提示肝昏迷，大蒜味提示敌敌畏中毒，酮味（烂苹果味）提示糖尿病酸中毒，氨味或尿臭可能为尿毒症。

（4）头面部：观察头颅、面部有无皮下瘀斑或血肿、骨折；注意检查眼、耳、鼻、口腔及咽喉，耳、鼻部的出血或溢液提示颅底骨折。

（5）胸腹部及四肢：检查发现的阳性体征对全身性疾病常可提供有力的佐证，主要是心、肺、肝、胆、脾、胃肠、肾等内脏疾病的体征，如心脏杂音及心律异常、肺部的啰音、肝脾大、腹水征等。尚有四肢的关节肿痛、震颤、杵状指、浮肿等。

3. 神经系统检查　准确判断意识障碍患者的神经功能具有很重要的临床意义。详细地神经系统检查并对结果深入分析，常可助于推断脑部损害的部位、范围、程度及预后，从而能采取积极和恰当的治疗。能否进行满意且完整的神经系统检查，视意识障碍的程度而定，轻者尚有一定程度的意识反应及运动、反射功能，因而可完成一定项目的检查；严重者则很多检查项目无法进行。检查的内容和方法与神经病学的要求基本一致，包括高级神经活动（语言、思维、情感、记忆、定向等）、脑神经、运动、感觉、反射、脑膜刺激征、自主神经等。但由于其意识障碍的特殊性，检查时应重点注意以下几方面。

（1）高级神经活动：主要是精神状态和意识清晰度，通常用观察患者的语言、行为、情感等的表现，首先是通过谈话询问其姓名、年龄及有关病史等简单问题，了解思维、记忆、计算、定向(时间、地点、人物),以判断有无精神方面的异常和意识清晰程度。意识改变的确定,基本上以意识清晰程度为依据,一般是用刺激(言语或疼痛)所引起的觉醒反应的容易程度、觉醒水平及维持觉醒时间来判断的。若言语呼唤(如叫其姓名、动作性指令)不能引起觉醒反应,则用针刺皮肤、压眶上、捏后颈或跟腱、挤压胸大肌等疼痛刺激,观察有无反应及反应程度。在临床上必须注意排除反射性反应,如屈曲性脊髓反射、去脑强直等,不能错误地认为是觉醒反应。

(2) 脑神经:意识障碍患者的脑神经受损征象,常是判断脑干器质性损害的重要依据。

1) 眼部体征:

A. 眨眼、闭眼:眨眼与清醒有密切关系,最微弱的眨眼是不易察觉的下眼睑向内收缩。眨眼的速度、振幅及频率随清醒程度而变化,可反映脑干网状结构的活动程度。眨眼随意识障碍的加重可减少至每分钟仅1~2次。在没有周围性面瘫时,眨眼消失提示脑干网状结构功能已受抑制,昏迷时如保留眨眼,表明脑干网状结构仍在起作用。

睡眠时眼睑是完全闭合的,反映ARAS的活动降低。一旦患者能被呼唤睁眼,睑裂的大小及睁眼时间为意识障碍深度的标志之一,它们常呈平行关系。昏迷患者的眼睑一般是完全或几乎完全闭合的,扳开其眼睑可以了解眼睑的张力和眼睑再闭合的速度;深昏迷时,扳开眼睑后再闭合缓慢且不完全。

眨眼停止与闭眼常同时发生,但有时可出现两者的分离,即闭眼而眨眼继续存在。例如动眼神经瘫痪的完全性上睑下垂、眼交感神经瘫痪综合征的上睑下垂及慢性两侧核上性面神经瘫痪时,眨眼仍可存在。癫痫发作后眼睑闭合,患者无反应,但眨眼非常明显;说明闭眼是ARAS活动降低的较敏感的指标。如无自发性眨眼,可用强光、高声及惊吓动作加以诱发。强光刺激引起眨眼反应,提示视神经、视束、外侧膝状体、脑干及面神经等尚较为完整,甚至在闭眼时,强光可激起昏迷患者的眨眼反应。高声(如拍掌)刺激的眨眼,可助于估计脑桥下部的功能(传入为听神经,传出为面神经)。当惊吓能激发眨眼时,表示中枢神经系统的大部分功能是存在的。

玩偶眼睑现象(doll's eyelids phenmenon):屈曲昏迷患者的颈部,如见眼睑向上睁开,即为玩偶眼睑反应。常见于轻度或中度昏迷的蛛网膜下腔出血。

B. 眼球位置:观察意识障碍患者的眼球位置有较大的临床价值。

在睡眠或昏迷时,眼球稍向上翻。浅昏迷时眼球可有水平或垂直的自发性游动,随着昏迷的加深,中脑受累时,则眼球游动消失而固于中央位置。因此昏迷患者若有自发的眼球游动,表明脑干功能尚存在。

在昏迷的急性期,如两眼偏向偏瘫对侧(“注视病灶”),表示病灶在大脑半球;如果两眼转向偏瘫侧(“注意偏瘫”),则病变位于脑干。两眼向下偏斜而似注视鼻尖者,见于丘脑及丘脑底部病变(如出血、梗死等),也可以是广泛的中脑损害或代谢障碍(如肝性昏迷);在颅内压增高的昏迷,特别是蛛网膜下腔出血患者,则提示已有丘脑底部或高位中脑的损害。昏迷时两眼球可分别稍偏向外侧,但明显的分开性斜视是动眼神经瘫痪。眼球呈垂直性散开,一侧眼球向上,另一侧眼球向下,主要见于后颅窝病变,例如小脑疾病引起的昏迷。

C. 眼球运动:眼球运动功能改变,对昏迷患者脑病变部位的判断极其重要。

a. 眼激动(ocular agitation,restless eyes):两眼呈较快地来回运动(眼的徘徊),发生机制尚不明,可能是两侧大脑半球损害后,位于脑干的眼球侧向运动中枢释放所致。常见于两侧脑卒中(一侧是新的病变,另一侧为旧的病灶),还可见于脑炎、麻醉及肝性昏迷等。

b. 眼球沉浮(ocular bobbing):两眼迅速向下方偏转,并超过正常俯视的范围,而后缓慢向上回到正常位置的一种眼球异常运动;呈不规则的周期地出现,伴瞳孔扩大,而光反应存在,当病损进一步发展时,则可一侧先消失,而后另一侧也消失。见于脑桥局限病变(如梗死或出血),其机制可能是脑桥侧向运动中枢受损,而中脑垂直运动中枢仍完整。

c. 反射性眼球运动:两眼协同运动可分为随意性同向运动和反射性同向运动,后者是严重意识障碍(尤其昏迷)患者的重要检查,有助判断脑损害的部位。

昏迷时存在完全的两眼反射性水平性协同运动,一般提示病变位于大脑半球,不在脑干,但未能排除椎基底动脉的阻塞,因仅损害双侧丘脑或丘脑底部而前庭-眼通路可不受损。不完全的水平性协同活动,表示原发性脑干病损或天幕上病变继发脑干损害;假如眼球运动在疾病早期即受损,脑干病损很可能是昏迷的原因;若于晚期出现眼球运动受损,则天幕上病变所引起的脑干继发性损害(天幕疝)较为可能。在尿毒症、肝性昏迷、肺性脑病、急性酒精中毒、糖尿病酸中毒、水中毒、低钠血症、中暑、脑炎、两侧性大脑中动脉闭塞、天幕上脑出血、无并发症的蛛网膜下腔出血等脑部疾病发生昏迷时,反射性眼球运动偶可保持。巴比妥或其他镇静剂中毒时,常易使反射性眼球运动受到抑制。

头旋转时的眼球运动:较快地将患者的头向一侧转动,可见两眼很快协同转向对侧,由迷路、前庭、侧视中枢、眼运动神经、眼肌等完成此反射(图2-1-3)。正常时此反射受大脑皮质的适应性控制可无反应或不明显,而在皮质功能降低(轻度昏迷)、两侧额叶或弥散性大脑半球病变且意识尚清醒时才出现,深昏迷时则又消失。

昏迷伴有脑干损害时眼球的异常反应见图2-1-4。

无反射性眼球运动,若除外巴比妥类、吸入麻醉剂中毒及周围性迷路缺损,眼球固定而无反应,提示脑干的病变(如基底动脉阻塞、颞叶疝继发脑干损害等)。反射性眼球运动一侧存在,另一侧运动时消失,为单侧病变累及脑桥侧视中枢(如由于基底动脉分支阻塞、小脑出血、后颅窝硬膜下血肿、小脑水肿等)。

一侧眼外展而另一侧不能内收,系内侧纵束受累的上(前)

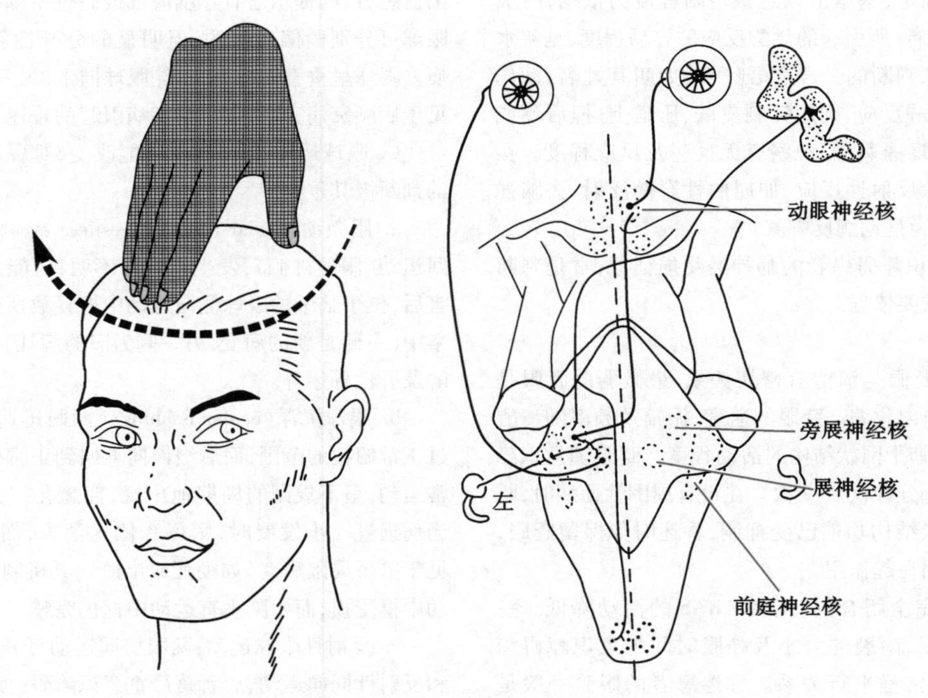

图 2-1-3　头旋转时的眼球运动和其反射径路

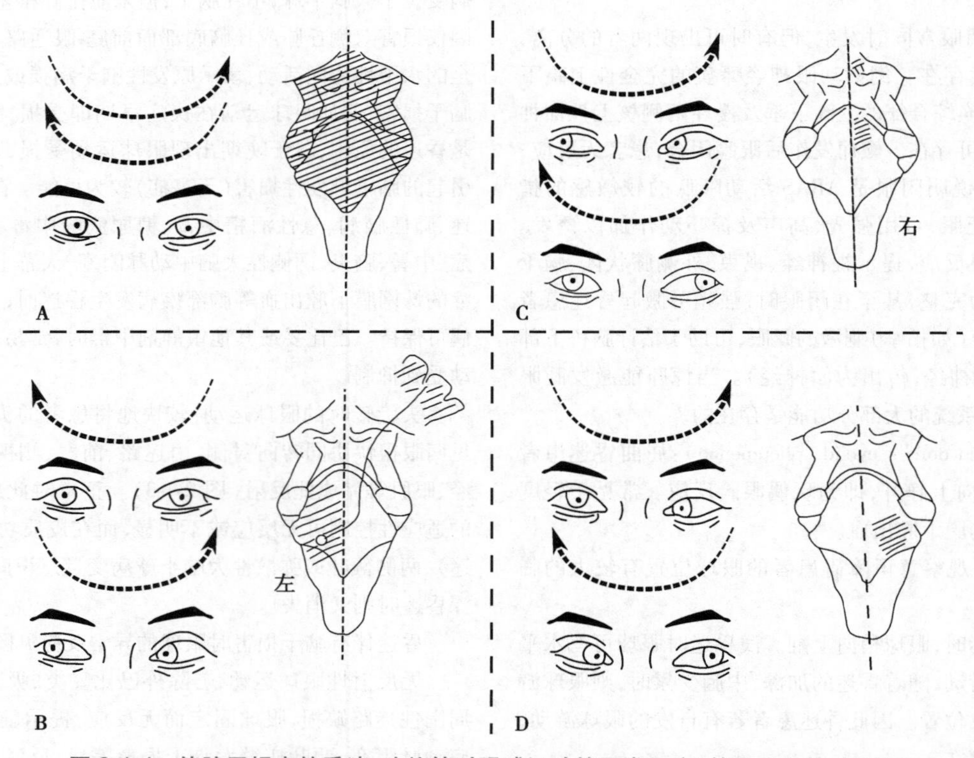

图 2-1-4　伴脑干损害的昏迷，头旋转时眼球运动的异常反应（箭头示头转动方向）
A. 无反射性眼球运动；B. 一侧运动时存在，另一侧运动时消失（也可由对侧皮质眼球协同运动区受损所致）；C. 一侧外展，另一侧不能内收；D. 一侧内收，另一侧不能外展。

核间性侧视瘫痪。一侧眼内收而另一侧不能外展，提示脑桥被盖部病变累及侧视中枢与展神经核之间的纤维，即下(后)核间性侧视瘫痪。

头俯仰时的眼球运动：正常人在头向前屈时眼球向上仰视，颈向后仰伸时眼球向下(图 2-1-5)，亦称玩偶眼运动。因脑干的垂直性协同运动中枢(上丘上部为仰视中枢、下部是俯视中枢)较眼球侧向协同运动中枢稍高，反射性眼球的垂直运动比头旋转时的水平侧向运动不易引出，老年人常见向上运动受限。此反应障碍的主要病因是上丘病变(如出血、肿瘤)压迫脑干上端。在大脑半球病变，当其反射性眼水平运动难以引出时，头俯仰出现完好的双眼对称性垂直运动，提示上部脑干尚未受损。

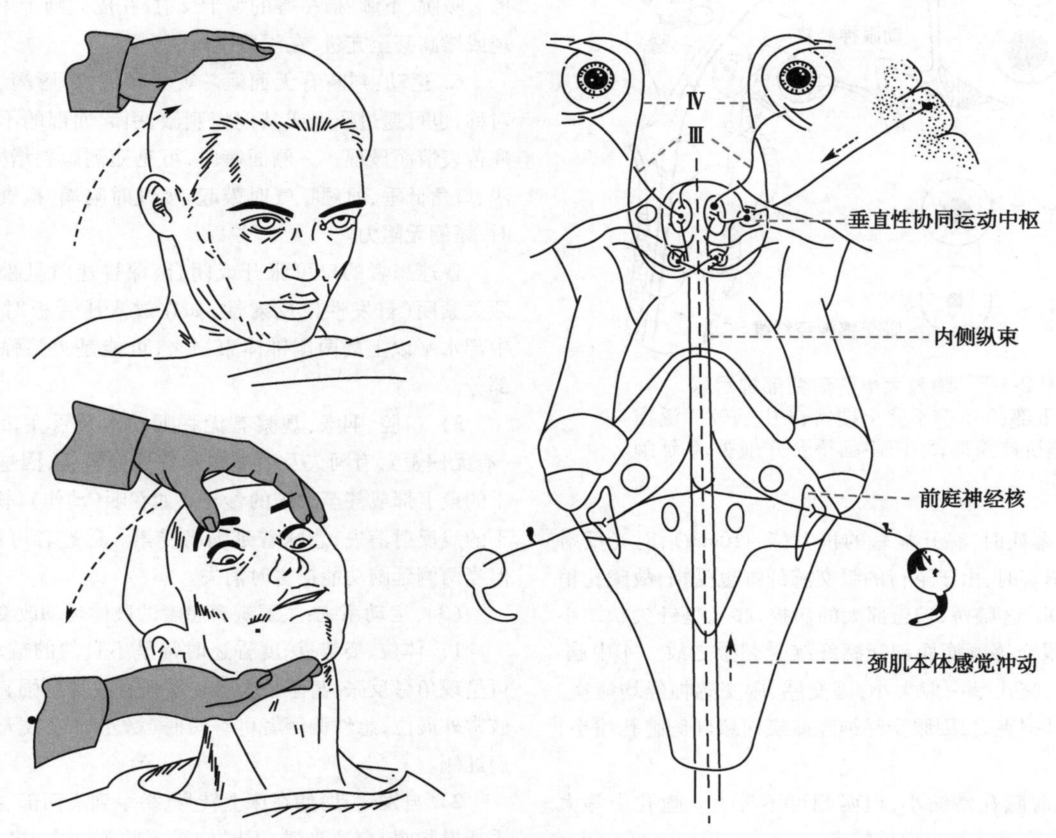

图 2-1-5　头俯仰时的眼球运动和其反射径路

冰水刺激时的眼球运动(也称眼前庭反射)：用冰水刺激一侧耳的鼓膜，在正常情况下，出现眼球震颤，其快相向对侧，慢相向刺激侧。昏迷有头旋转时的眼球运动受限时，则可进行微量冰水刺激，其反应仅有眼球震颤的慢相部分，即眼球偏向刺激侧，持续 2～3 分钟后再回到原来的位置(图 2-1-6)。此反应的时间较长，比头旋转时的眼球运动可靠且便于观察。应注意一侧或另一侧的死迷路可导致假阴性结果，此时则应做对侧冷、热水(热水反应与冷水反应相反)试验来鉴别。

D. 瞳孔：观察瞳孔大小、形状、位置、两侧对称及对光反射是很重要的，有助于确定神经系统损害的部位及程度。

天幕上占位性病变(脑出血、硬膜下血肿、肿瘤等)，如出现早期小脑幕切迹疝，呈现患侧瞳孔扩大，对光反射消失；仔细动态观察可发现，最先是瞳孔对光反射迟钝，有时缩小，其后扩大的变化过程。脑干受损(原发性或继发性)引起的瞳孔改变，依病变水平不同，对瞳孔大小的影响不同(图 2-1-7)：①丘脑、丘脑下部，瞳孔中度缩小(1.5～2mm)，光反射存在。②中脑，不

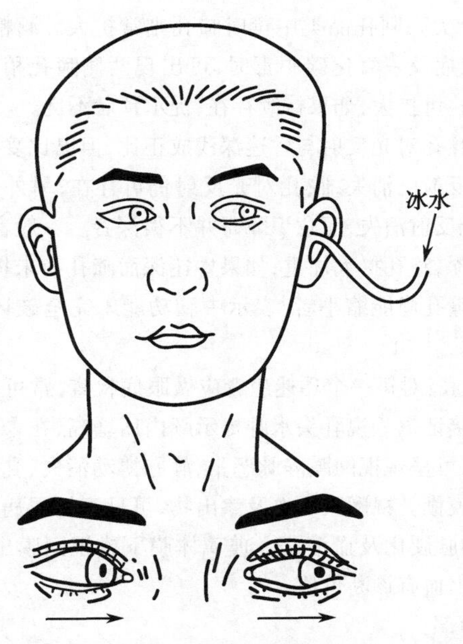

图 2-1-6　昏迷时冰水刺激的眼球运动反应

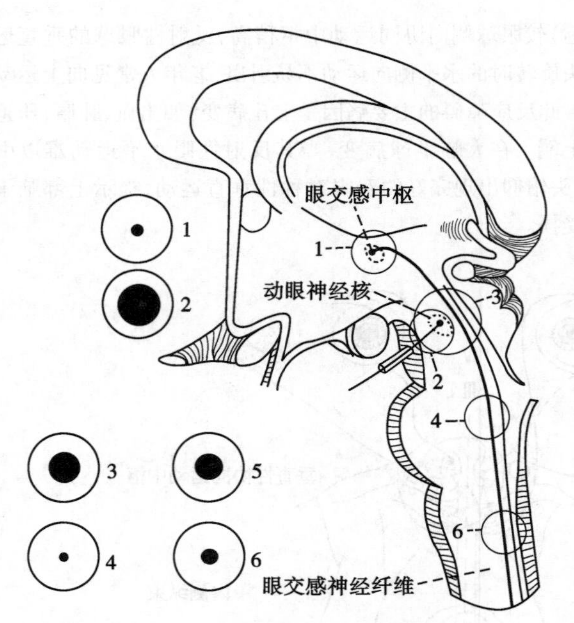

图 2-1-7　瞳孔大小的病变部位示意

1 丘脑下部；2 中脑不完全损害；3 中脑较广泛损害；4 脑桥被盖部；5 中脑-脑桥合并损害；6 延脑外侧部。

完全损害如天幕疝时，瞳孔显著的扩大（7～10mm），对光反射消失；较广泛损害时，由于下行的眼交感纤维也受损，故瞳孔稍扩大（4～6mm）。③脑桥，被盖部大的病损，瞳孔呈针尖状缩小（1mm），由于眼交感瘫痪而副交感纤维受刺激之故。④中脑-脑桥合并损害，瞳孔呈一般大小，因交感、副交感神经均瘫痪。⑤延脑，外侧部损害时，因眼交感神经瘫痪而致同侧瞳孔缩小，光反射存在。

脑桥出血时瞳孔常缩小，但两侧可不等大。瞳孔中等大小，对光反射存在是小脑出血的特点。

药物中毒时瞳孔显著缩小，见于镇静剂中毒及吗啡中毒（可小似针尖）；阿托品类中毒时瞳孔则常扩大。酒精中毒、糖尿病、尿毒症及一氧化碳中毒时，可出现两侧瞳孔稍不等。脑缺氧时瞳孔可扩大，如果持续存在，提示预后不良。

通常瞳孔对光反射与昏迷深浅成正比，但巴比妥中毒深昏迷时所有反射已消失，瞳孔对光反射仍可存在；另外也有瞳孔扩大，对光反射消失，而意识障碍并不很深者。一般言之，随着昏迷的加深，瞳孔扩大加重；如果昏迷深而瞳孔尚未扩大，或者经治疗后瞳孔尚能缩小者，表示中脑功能未完全破坏，尚有恢复的可能。

E. 眼底：对每一个昏迷患者应做眼底检查，常可提供昏迷病因的直接证据。视乳头水肿提示颅内压增高，在未出现视乳头水肿前，可呈现视网膜静脉怒张、静脉搏动消失、乳头充血或边缘轻度模糊。视网膜出血及渗出物，可见于糖尿病、尿毒症、高血压、动脉硬化及血液病。玻璃体膜下或视网膜出血，对蛛网膜下腔出血有诊断价值。

2）面部：

A. 感觉：针刺面部皮肤观察患者对疼痛的反应，并两侧对比。一侧面部痛觉反应消失，可以是三叉神经损害的表现，如为偏身痛觉消失的一部分，则提示对侧大脑半球的病变。

B. 反射：睫毛反射及角膜反射消失是深昏迷的较客观标志之一，两侧不对称则提示脑干的核性或其反射路径的损害。注意长时间的睁眼而使角膜干燥，也可导致角膜的敏感性降低。吸吮、下颌、眉弓等的脑干反射，在皮质脑干束受损时会出现或增高甚至亢进，在深昏迷时消失。

C. 运动：判断有无面瘫。观察额纹、鼻唇沟、口角等是否对称，也可通过压眶或其他痛刺激，引起面部的不对称皱眉或痛苦表情而显现。一侧面瘫时，可见瘫侧睑裂增宽、鼻唇沟变浅、口角低垂、面颊呼气时鼓起、吸气时陷塌，检查欲扳开眼睑时，瘫侧无阻力。

昏迷患者的口可张开或闭合，深昏迷时呈松弛。如出现牙关紧闭（自发性或反射性，如在放入压舌板时），反映脑桥中部水平以上的两侧锥体束损害，可能是去脑强直表现的一部分。

3）口腔、咽喉：观察有无吞咽动作及舌在口腔内的位置（有无偏歪），有呵欠及喷嚏提示昏迷尚较轻，因这些反射需脑干的最上部或甚至大脑的参与。如吞咽（动作）、软腭及咽等脑干的浅反射消失，意味着延脑已受累。昏迷者可以出现呃逆，但当两侧延脑功能损害时消失。

（3）运动系统：主要观察患者的肢体运动改变。

1）体位、姿势：深度昏迷时常呈不自然的被动的体位，也可呈现角弓反张，甚至去大脑皮质强直或去脑强直。瘫痪的下肢常外展位，急性偏瘫者可有短时（数小时或数天）头、眼偏向病灶侧。

2）自发运动：如在床上转身、举手到头面部、抓拉被褥、两手抚摸胸腹、交叉双腿、不时伸屈下肢等动作，提示昏迷较浅。严重头痛或膀胱膨胀，可使患者辗转于床，当昏迷加深后上述动作均告消失。如无自发动作，可给予疼痛刺激，观察其运动反应。浅昏迷者可以有防御反射活动，深昏迷者则无反应；这时可将两侧肢体提起，然后任其落下，一般瘫痪肢体较健侧为快。疼痛刺激所引起的反射性运动，呈现肢体屈、伸及内收性的活动，有时可很像随意运动（肢体任何部分的外展动作），应注意鉴别。观察有无抽搐发作。常见而重要的反射性运动反应：

A. 去脑强直：四肢强直性伸展，上臂内收、内旋，前臂伸直、过度旋前，髋部内收、内旋，膝伸直，踝跖屈，严重者尚可颈后伸，甚至角弓反张（图 2-1-8）。提示大脑与中-脑桥间的联系发生器质性或功能性中断，多是完全性、双侧对称性，也可呈不完全性、单侧性、不对称性，见于急性双侧幕上病变累及间脑以至中脑（如脑疝），严重代谢性脑病损及上部脑干，后颅窝病变影响脑桥上部。

B. 去大脑皮质强直：上肢屈曲、内收，前臂紧贴前胸部，下肢强直性伸展（图 2-1-9）。见于多种原因所致的急性双侧大脑半球损害。

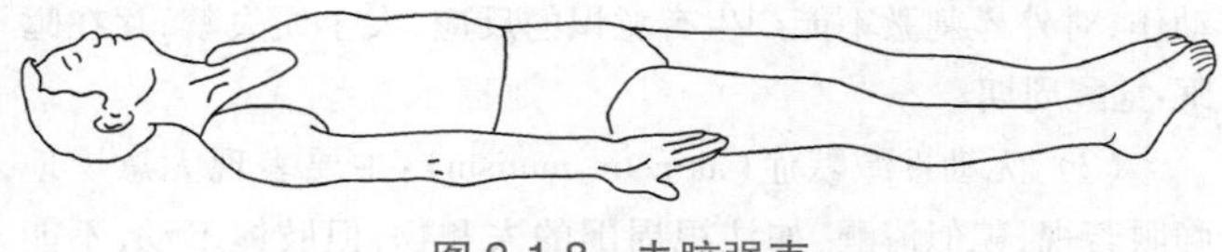

图 2-1-8　去脑强直

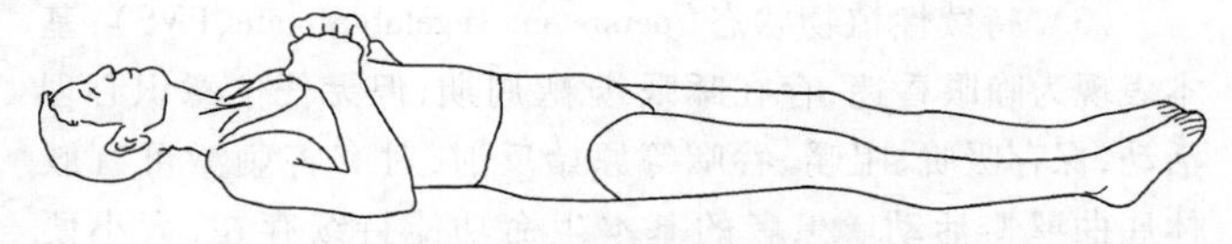

图 2-1-9　去大脑皮质强直

C. 类肌强直　呈现被动运动时，反应性肌张力增高，感到阻力间歇性异常增强，可轻如肢体难以放松样，重则整个肢体显著强直。常见于弥漫性脑功能紊乱，如脑炎、继发代谢性脑病、广泛性脑血管病等。

3）不自主运动：主要是肌阵挛、肌肉颤搐、肌束颤动、扑翼样震颤等。

（4）感觉系统：昏睡或轻度昏迷患者，对疼痛刺激可以出现推开或躲避刺激等防御动作，重度昏迷则完全无反应。一侧躯体对痛刺激无反应，提示有偏身感觉障碍。在昏迷不深的偏瘫者，受到疼痛刺激后瘫痪侧可能无反应，但若出现皱眉表情、移动躯体或用健侧肢体作保护反应等，说明偏瘫侧的感觉尚未受损。

（5）反射检查：反射为较客观的神经检查，对意识障碍患者尤为重要。一般无局限性脑病变者，其深、浅反射呈对称性减弱或消失，但也可有深反射亢进及病理反射阳性。在急性脑性弛缓性偏瘫中患侧的深浅反射可正常或减退，但病理反射可阳性；随后则深反射亢进，浅反射消失，病理反射更为明显。大脑局限性病变的反射改变常为单侧，但随着意识障碍的加深，可逐渐地也在另一侧出现，提示病变已扩及两侧、弥散性脑水肿或脑疝而继发脑干损害；仔细观察有时仍可以发现两侧病理征不对称，原发病变一侧的病理征常较显著，因而有定位价值。

此外，强握反射提示对侧大脑半球额叶后部损害，急性昏迷出现强直性颈反射，则为中脑深部或间脑水平的病变。

（6）脑膜刺激征：对意识障碍患者都必须检查，脑膜刺激征阳性，表示有脑膜炎症、蛛网膜下腔出血或脑疝的可能。脑膜炎症时的脑膜刺激征显著，甚至可引起角弓反张。脑疝时的脑膜刺激征，常是颈强直较 Kernig 征阳性明显。在蛛网膜下腔出血的最初数小时甚至在一天内，可无脑膜刺激征，其后复查可呈现阳性。有时乳、幼儿患者的脑膜刺激征判断困难，前囟膨出可资参考。脑卒中时 Kernig 征在两侧下肢可有差别，偏瘫侧可不明显。意识障碍患者的脑膜刺激征可时有变化，如在呕吐或惊厥发作时加重，此反映颅内压的变化。任何原因引起的深度昏迷，其脑膜刺激征常可以消失。

（三）临床类型

意识障碍常呈波动性、移行性，为了确定意识障碍的严重程度，评估其发展，观察治疗反应及判断预后，国外从 1949 年起就陆续制订一些量表，这些量表可以大致上分为两大类：一种称为昏迷量表，即把各种症状进行综合，得出昏迷严重程度；另一种称为计分系统，与昏迷量表不同，这种量表系把每个症状独立计分和分析，最终用得分多少来确定意识障碍的程度。依据客观实际情况，以 1974 年英国 Teasdale 和 Jennett 制订的格拉斯哥昏迷量表（Glasgow Coma Scale）（表 2-1-1）应用最广，我国许多医疗单位已引进并用于临床。

表 2-1-1　格拉斯哥昏迷量表

反应	功能状态	评分/分
睁眼反应	有目的、自发性	4
	呼之睁眼	3
	疼痛引起睁眼	2
	无反应	1
口语反应	定向正确、可对答	5
	应答错误	4
	言语错乱	3
	含混的发音	2
	无反应	1
运动反应	服从指令	6
	对疼痛刺激能定位	5
	逃避疼痛刺激	4
	刺激时呈屈曲反应（去皮质强直）	3
	刺激时呈伸展反应（去大脑强直）	2
	无反应	1

格拉斯哥昏迷量表最高分是 15 分，最低分为 3 分，分数越高，意识状态越好。这个量表项目少，简单易行，实用性强。但 3 岁以下的幼儿、老年人、言语不通、聋哑人、精神病患者等人群由于合作困难，导致应用受限制。量表除了上述缺点外，对昏迷之前的意识改变也无法表达和判断，如无法描述患者的情感反应和行为。加上临床的复杂多样性，单用量表难以满足多种分类的需求。

临床上又将意识障碍分为急性意识障碍、间歇发作性意识障碍及持久性意识障碍。其中，急性意识障碍可再分 3 个类型，即意识水平降低、意识内容改变、意识范围缩小。晕厥、癫痫发作的一个特征是间歇发作性意识障碍。严重脑损害，尤其广泛皮质病变的患者，有持续长时间意识丧失，则属持久性意识障碍，如持续性植物状态、去大脑皮质状态等。从临床实际需要出发，现根据临床观察和体会，按意识障碍的严重程度、意识范围的大小、思维内容和脑干反射等，试把意识障碍分成轻、中、重三级，每一级又包括若干类型，比较实用，也便于操作。

1. 轻度意识障碍

（1） 意识模糊（clouding of consciousness）：往往突然发生，意识呈一过性、短暂性地极轻度不清晰，表现为迷茫和茫然感。恢复后定向力、注意、记忆、思维内容均正常。但可有短暂的情感暴发，如哭泣、恐惧、不安等。常见于轻度脑震荡或心理创伤时。

（2） 嗜睡状态（somnolent state）：大部分时间陷入睡眠，但唤醒后定向力基本完整，意识范围不缩小。注意力不集中，记忆稍差，如不继续对答，很快又入睡。以颅内高压症多见。

（3） 朦胧状态（twilight state）：主要表现为意识范围的缩小，可感知事物轮廓，但模糊不清。定向力常有障碍，片段的错觉或幻觉（较少见）。此状态常为突然地发生、中止，清醒后回忆并不完整。可见于颞叶癫痫、癔症发作和心因性精神障碍。

2. 中度意识障碍

（1） 昏睡状态（sopor state）：意识障碍较嗜睡重。整天闭目似睡眠状，难以唤醒，须用强痛刺激才引起防御反应或模糊答应，极短时间又复原状。

（2） 混浊状态（confusing state）：反应迟钝，思维缓慢，注意力不集中，联想、记忆、理解等困难，对时间、地点、人物的定向障碍。可出现片段幻觉（迫害为主）、不安或恐惧、有时尖叫。常见于中毒性或代谢性脑病。

（3） 谵妄状态（delirium state）：意识障碍严重。定向力和自知力均差。注意力涣散。思维内容有改变，常有丰富的错觉、幻觉，形象生动而逼真，以致情感反应恐惧，可有外逃或伤人行为。波动性很大，时轻时重，昼轻夜重为其特点。精神错乱状态（abalienation）为持续兴奋躁动的严重谵妄。急性谵妄状态常见于高热或中毒，慢性谵妄状态多见于慢性酒精中毒。

3. 重度意识障碍　意识完全丧失。

（1） 浅昏迷（light coma）：对外界刺激无任何应答反应，仅在疼痛刺激时有轻度防御反应。脑干反射无变化，腱反射可能亢进或减退，有时出现病理反射。

（2） 中度昏迷（midrange coma）：对外界刺激包括疼痛刺激均无反应。脑干反射如咳嗽、吞咽反射迟钝，腱反射亢进或减弱，病理反射阳性。

（3） 深昏迷（deep coma）：最严重的意识障碍。一切反射（包括脑干反射）均消失。肌张力低下。有时病理反射也消失。个别患者出现去大脑或去皮质强直发作。

4. 特殊表现的意识障碍　除以上各种意识障碍外，临床上还可见能睁眼、睡眠-觉醒周期保存（昏迷者则消失）等貌似清醒的特殊意识障碍，又称为醒状昏迷。临床典型的有以下特殊表现的意识障碍。

（1） 去大脑皮质状态（decortical state）：临床表现为无意识地睁眼闭眼，眼球能活动，瞳孔对光反射、角膜反射存在，四肢肌张力增高，双上肢呈屈曲，双下肢伸直，病理反射阳性。吸吮及强握反射阳性，甚至喂食，也可引起无意识的吞咽，但无自发动作，对外界刺激不能产生有意识的反应，大小便失禁，存在睡眠-觉醒周期。

（2） 无动性缄默症（akinetic mutism）：主要表现无意识地睁眼若视，貌似清醒，如注视周围的人和物，但肢体不动，不能言语，肌张力低，无锥体束征，二便失禁，有睡眠-觉醒周期。

（3） 持续性植物状态（persistent vegetable state，PVS）：基本表现为睁眼昏迷，存在睡眠-觉醒周期，但无任何意识心理活动，保存吸吮、咀嚼、吞咽等原始反射，对有害刺激可有肢体屈曲躲避活动。患者的基本生命功能持续存在，大小便失禁。

（4） 最低意识状态（minimally conscious state，MCS）：最早从植物状态（vegetable state，VS）中观察到有一部分患者实际上存在明显的意识行为，最初称为最低反应状态（minimally rosponse state），有别于 VS。历经多方数次讨论，基本定义是一种意识状态的改变，不符合 VS 的诊断，有明确的意识行为（如执行简单指令、视物追踪等），但不能持续保留；在行为上最低程度表现出对自身和环境刺激的认知，有自发的睁眼及睡眠-觉醒周期。推荐的 MCS 诊断标准是核心内容的细化。然而对 MCS 尚有不够确切的表述，如严重意识障碍、特殊类型意识障碍、低意识状态的不持续性等，易增加临床判断或区别的困难。将 MCS 理解为一种不属于昏迷及植物状态的间断性或暂时性（甚至过渡性）意识障碍，可能更符合客观实际，有助于指导治疗和判断预后。

（四）诊断

临床上判断是否意识障碍，一般不困难。一旦面临意识障碍患者时，应及时处理，有的甚至要立刻抢救，必须最大限度地了解发病的基础，迅速而正确地进行判断。常规是通过询问病史、体检、神经系统检查及相关辅助检查，全面收集各方面的资料，进行系统整理及深入分析，作出有充分证据的诊断。

1. 诊断程序　临床上有许多疾病可引致意识障碍，在确定意识障碍后，必须进一步区分出那个系统和其部位的损害，分析判断病变的性质及原因，也可视为定向、定位、定性、定因的诊断过程。通常首先确定原发疾病是否在高级神经系统（脑）或其他系统，主要依靠有无脑局部病灶的定位体征来判断，对不能提供病史的急诊患者，有重大作用。由于意识障碍是脑功能损害的重要表现，因此了解脑功能损害的严重程度及部位水平，成为临床不可缺的诊断内容，十分有助于指导治疗和估计预后。不论是颅外疾病或是颅内病变引起的脑损害，在脑内均引起一系列的病理过程，可累及不同部位的结构及功能，呈现各种临床征象。

临床上分析脑受损的部位及其功能障碍水平是非常重要的，对指导治疗、判断预后有较大价值（表 2-1-2）。

一般可将引起意识障碍的脑部损害的部位和范围归纳为三大类，其临床要点概述如下。

（1） 大脑：也有称为幕上病变。大多数开始损害是局限的，其后发展至整个大脑半球。早期先有大脑皮质定位性征

表 2-1-2　脑受损部位及其对应的功能障碍

脑受损部位	意识	呼吸	瞳孔	眼位改变	睫脊反射	眼脑反射	眼前庭反射	运动反应
大脑半球	嗜睡	正常	正常	游动或侧向凝视	(+)	(+)	(+)	瘫痪,类肌强直
	昏睡							强直性颈反射
	昏迷	潮式呼吸						去皮质强直
间脑	嗜睡	潮式呼吸	小,对光反射存在	游动或侧向凝视	(+)	(+)	(+)	瘫痪,类肌强直,去皮质强直
	昏睡							
	昏迷							
中脑	昏迷	中枢性过度换气	大,对光反射迟钝或消失	向下外分开斜视	(-)	(±)	(±)	去大脑强直
脑桥	昏迷	失调性长吸式呼吸,丛集性呼吸	针尖状,对光反射减弱或消失	侧向凝视或浮动	(-)	(-)	(-)	去大脑强直减轻,下肢屈曲反应
延脑	昏迷	失调性呼吸、抽泣样或叹息样呼吸	极度扩大,对光反射消失	浮动或固定	(-)	(-)	(-)	弛缓状态

注:(+)存在;(-)消失;(±)存在或消失。

象,如轻瘫、失语、局灶性癫痫、偏盲等,早或迟伴有颅内压增高;当病变或其周围脑水肿累及间脑中央部,则引起意识障碍;有的最后可发展为天幕疝(详见第七章)。一般是大脑半球的对侧体征和颅内压增高症发生在先,意识障碍和脑干受损征象发展于后。较常见的病因有外伤性颅内血肿、脑出血、大面积脑梗死、肿瘤、脓肿,寄生虫囊肿或肉芽肿并不罕见。

(2) 脑干:也可称幕下病变。脑干局限性损害不同于幕上的主要特点:昏迷前并无大脑半球的偏侧定位征,而常有一侧性脑干受损特征,如交叉性瘫痪、后组脑神经损害,眩晕发作等。意识障碍发生的同时,往往已伴随脑干水平受损的体征,故一般不具有幕上疾病发展规律。如未梗阻脑脊液通路,则颅内压不增高;若有颅内压增高则较晚发生,大多易发展为枕大孔疝。以脑干梗死和出血、后颅凹肿瘤及耳源性小脑脓肿较常见,小脑出血也非罕见。

(3) 弥漫性脑损害:具有一定特点:由于大脑皮质广泛性受损和功能紊乱,常有较明显的急性“意识内容”活动障碍,例如意识模糊、精神错乱、谵妄状态;病程中常出现脑膜刺激征、散发的脑神经损害、肌阵挛、扑翼样震颤等多病灶、双侧性神经体征;伴随意识障碍的神经定位征,常不限于同一层面脑结构的水平,例如代谢性呼吸改变很明显而瞳孔和眼球运动却很少受影响(药物中毒或濒危时例外),偏侧性或交叉性瘫痪也很少见。

绝大多数的意识障碍是脑部弥漫性损害所致,其病因可分颅内和颅外其他系统(或全身性)疾病两大类。颅内弥漫性病变,以脑膜炎、脑炎、蛛网膜下腔出血、广泛性颅脑外伤为常见。其他系统或全身性疾病引起的意识障碍,病因很多,需参考各种原发疾病的病史、体征和适当的辅助检查,进行判断。

2. 鉴别诊断　由于意识障碍涉及范围广,而且临床表现的轻重与原发疾病密切相关,从临床实际出发,判断重度意识障碍即昏迷患者,其意义更重大。因此,意识障碍的鉴别诊断重心在昏迷,必须将非昏迷患者区分出来,尤其是不动、不语、对言语刺激无反应、外表貌似昏迷而仍有意识者,有较高价值。临床须注意与下列几种貌似昏迷的状态鉴别:

(1) 癔症性昏睡(hysteric lethargy):临床表现为深睡眠状态,患者卧床不动,呼之不应。最大特征是明显的抗拒性,如命令睁眼,反而双目紧闭,扳开上眼睑有抵抗,见眼球转动(多向上),瞳孔大小正常,对光反射灵敏。多数出现呼吸急促,也有屏气而变慢。检查四肢肌张力常增高,被动活动多有抵抗,对痛觉刺激的反应可迟钝或消失,眼脑反射正常或不存在,眼前庭反射正常。常呈阵发性发作,多属一过性病程,经适当处理,特别是暗示治疗后迅速恢复。

(2) 闭锁综合征:主要是脑桥腹侧的局限性病变,使双侧皮质脊髓束和皮质延髓束(多在三叉神经核水平以下)受损害所致。临床表现为患者的意识清醒,能理解语言,对别人提问能用眼睑的睁开或闭合及眼垂直运动来示意,但四肢中枢性瘫痪,无法转头及耸肩,不能说话和吞咽,表情缺乏,舌不能动,咽反射消失。

(3) 木僵(stupor):精神障碍的一种症状,临床表现为不言、不动、不食,甚至对强烈刺激也无反应。常伴有蜡样屈曲,违拗等。还可有发绀、流涎、体温低、尿潴留等自主神经功能失调。脑干反射如角膜反射、瞳孔对光反射、眼脑反射等均存在。最常见于精神分裂症,也可见于癔症、反应性精神病等。木僵同昏迷的区别,在于前者意识清醒,且在木僵缓解后可清楚地回忆当时见闻的一切事物。

(五) 预后

对严重意识障碍者的预后判断，有重大的临床意义。估计预后不能依靠单一的神经系统体征，必须综合各种检查结果来考虑。这里主要针对昏迷患者而言。

1. 眼球运动　为判断预后最有力的指标。如果眼球运动消失，包括玩偶头试验(doll's head test)阴性及眼前庭反射(oculovestibular reflexes)消失是预后不良的预兆。眼前庭反射持续消失1~3日，说明患者的预后极差，几乎97%~100%会死亡。

2. 瞳孔　对光反射其价值几乎和眼前庭反射相同，必须除外药物(如安眠药中毒)及视神经与动眼神经疾病。如果对光反射消失的期限达2~3小时，提示缺氧后脑病和急性脑血管病的预后很差；头部外伤3日后对光反射仍不恢复，则预后很差或至少遗留中至重度残疾。

3. 去大脑强直发作　过去认为是不良预兆，近年来发现大约1/4可以存活，约1/10甚至可重新恢复意识，而且残疾程度很轻，以年轻患者为著。合并去大脑强直发作的缺氧后脑病或急性脑血管病，预后较差，且与持续时间有关。脑外伤去大脑强直发作持续2周以上，即使严重残疾也可能存活；非外伤性昏迷合并去大脑强直发作超过24小时，仅8%可能存活，严重残疾。现在一般不把去大脑强直发作看成是严重脑干损害的指标，用来估计预后不及眼球运动和瞳孔对光反射可靠。

4. 其他运动反射　临床可见多种异常动作，尤其是被刺激或活动引致肢体屈曲，对估计预后帮助不大，因为只有全身一切运动功能丧失才能说明预后不良，约90%以上这种深度昏迷患者会死亡。

5. 年龄　原发性脑部疾病的死亡率与年龄的关系不是很密切，但是年龄越小，脑细胞的再生能力与可塑性越大，所以，对小儿和青少年估计预后时应留有余地。此外，颅外合并症和其相关的死亡率则随年龄的增长而增高，所以预防合并症十分重要。

6. 昏迷持续的时间　非外伤性昏迷一般在1周内可醒转或死亡。缺氧后脑病最大限度的昏迷时间是3日，在3日内清醒者可望痊愈且无严重残疾。心跳停止后复苏，如果在1小时内肢体对疼痛刺激有防御反应，则有100%完全恢复的可能性。昏迷时间在6~24小时的患者，约10%以下可获痊愈。缺氧缺血性昏迷如果持续超过24~48小时，几乎无一生存。

7. 颅内压的监护　对脑外伤的治疗有参考价值，但作为判断预后的指标却无明确的相关性。一般说来，颅内压的持续增高往往预后不良，但正常颅内压不等于预后良好。近年来有些观察发现在颅内压增高的情况下，尽管对降压措施的反应良好，但急性脑血管病的预后仍然很差；相反，如果颅内压稳步下降，则可望获得较好的结局。

8. 脑电图　在昏迷时，脑电图除了高波幅慢波外，最常见是各种杂乱的异常波，甚至可以见到α波，中间夹杂低波幅快活动(α昏迷)，此时与正常清醒状态的唯一区别是α波对各种刺激无反应。对任何一种结构性脑损伤所引起的昏迷来说，单纯的、短程的脑电图描记价值并不大。应用高分辨功能的技术，加上长程的脑电图描记，可使预后判断的正确率提高到99.8%；持续的脑电图描记如果早期转为典型的睡眠图则说明预后良好，而“双相”活动，不伴有睡眠图的，可能标志严重的脑损害。心脏停搏复苏后，不论是儿童还是成人，反复描记昏迷后12小时内的脑电图，对预后的判断作用颇大，其正确率可达到80%。

9. 其他　虽然脑血流量与意识水平呈正相关，但由于操作方法的多变性，影响预后的判断。各种影像检查对脑部疾病的评估有较大价值，但与昏迷预后的关系，尚缺少系统的研究。

二、语言及言语障碍

语言是人类特有的、极其复杂的高级神经活动。人类在漫长的进化过程中随着手的发展和劳动的迫切需要才产生了语言。劳动、语言和人脑互相促进、不断发展，它们之间的解剖联系也愈加健全和巩固，经过世代遗传，在大脑皮质形成了特定的语言中枢区域和与之相联系的周围性感受系统(感官和感觉神经)及运动系统(运动神经和肌肉)。

与语言感受关系最密切的解剖结构是听觉系统，其次是视觉系统。听觉感受过程经过听觉刺激感受、电码的传送和分析，最后将外界的声波刺激变成具有语音特征的语言电码形式，输入到听觉语言中枢Wernicke区。视觉感受过程是在模仿文字、图形及语言语速的口形过程中，由眼睛感受外界刺激，产生视觉冲动，最终传至枕叶视觉中枢。

脑内语言阶段的生理活动主要是将语言电码进行编排，形成文字符号和概念，在角回和缘上回听、视觉语言信息发生整合，其结果使人对物体有了较全面的感受，获得了“命名”功能。其进一步发展，又获得把词与词、听到的词与看到的物体联系起来的能力并能够命名一个看到的物体或曾经见过或听说过的物体。通过这样的信息整合过程，产生了语义及可以表达这些语义的语言符号和句法编码。之后，这些符号和编码沿着弓状束传到Broca区，开始了产生语言运动信息的生理活动。各种语言运动命令信号到达中央前回，构成运动冲动，沿着锥体束下行，通过脑神经及脊神经支配构音器官的活动。

由于声门裂宽度的变化，自动地产生对气流通过的调节。呼出的气流在强行通过声门裂窄隙时，振动声带，引起发声(基音)。在基音经过喉腔、咽和口腔等调声器的时候，混入共鸣音构成个体所特有的音色。在大脑皮质运动前区的支配下，基底节和小脑系统都有纤维最后到达前述的与发音有关的下运动神经元(脑干运动性神经核和脊髓前角细胞)，从而影响和控制发音肌肉的肌张力及共济运动，以保证声音的音调和音色。

总而言之，语言感受、脑内语言和语言表达为互相连续、密不可分的三个阶段。其中任何之一阶段或某一阶段内的任何结构、生理过程发生病变,都会造成与此相关的语言障碍。

脑是语言的重要基础,大脑损害影响语言行为。语言基本上是通过各种符号来表达的,包括听觉符号(语音)、图案符号(书写文字)和运动符号(手势),为在临床上实际应用的需要,应明确理解语言和言语的含义。语言(language)是通过应用符号(口头、书面)达到交流的能力,为大脑特有的功能,其受损所致的语言障碍称为失语症。言语(speech)为口语交流的机械部分,有相应的神经肌肉装置,其损害引致的纯言语障碍即构音障碍。失用症或失认症也属大脑特有功能损害的结果,单独发生很少见,多数患者同时伴有失语症,因此在本部分一并介绍。

(一) 失语症

失语症(aphasia)是指在意识清楚的情况下,由于优势侧大脑半球语言中枢的损害导致的语言的表达或理解能力的丧失或受损。语言障碍随受损中枢不同而呈现各具特征的临床表现。患者的发音和构音正常,但不能说出符合交流规范的语言,肢体运动功能正常但不能书写,视力正常但不能阅读,听力正常但不理解语言。

1. 失语症的检查　应首先确定患者意识清楚,能配合检查,没有影响检查结果的运动和感觉障碍。了解患者的文化水平,是左利手还是右利手,如为左利手尚应询问书写时是否仍用右手。从临床实际出发,目前国内广泛采用汉语失语检查法(Aphasia Battery of China,ABC)。

(1) 语言表达方面:主要检查用声音言语和文字言语表达的能力。

1) 口语表达(speech expression):观察患者自发谈话或与之交流,注意音量、语调和发音。语速是否流畅,有无语法或构词错误、找词困难、刻板语言,能否表达完整的思想等。口语表达能力的检测包括:

A. 自动化语言:可通过病史询问和患者描述近日要闻而了解其自发语言。也可测试序列语言,如令患者顺序计数(从1数到10)或说出五个手指的名称,唱歌等。注意流畅程度和错误性质。以另一个相似而错误的音素替代一个音素者称音素错语(phoanomic paraphasia),如将床说成黄(huang)或窗(chuang)或筐(kuang)。但如将一个词说错为另一个词者则称语义错语(semantic paraphasia),如将"袖子"说成"被子"。如言语中有许多根本不存在的词,称新语(neologism)或错乱失语(jargon aphasia,乱语)。

B. 语言模仿:重复说出单词、短句或长句。

C. 叙述:用口头表达所看到的情景。

D. 对话:谈患者切身的题目,如怎样得病,有否儿女,工作如何等;也可讲抽象的题目或独立地叙述故事。

2) 命名:命名为重要的语言功能。

A. 物体的命名:提出实物、玩具、图片各十种,令患者说出它们的名称。

B. 行为的命名:图画中行动的命名,钟点的称呼,医师的行动如以右手触及左耳让患者命名。

有时要求受试者根据所听到的声音或触摸到的物体命名。

3) 书写表达:即用文字语言表达能力,其检测:

A. 自动写:从1写到10,日期,星期,歌词,姓氏等。

B. 听写、抄写:单词、短句、长句。

C. 写物体名:写出医师所指示的物体或图画的名称。

D. 作文:看一动作或风景画,写短文进行描述。

E. 随意书写。

(2) 语言感受方面:主要检查声音语言和文字语言的理解能力。

1) 声音语言的理解:令患者做各种单纯的动作,然后逐渐采用更复杂的语句来测验其理解能力。有时故意用在意义上或文法上有显著错误的句子让患者去辨别。反应表情应用比较简单的指标去观察,如让患者用手指示或操作。具体检查项目有:

A. 词意的理解:听到单词后指出相应的物体或图画。

B. 近似音韵的鉴别:如搭和他、帕和巴等。

C. 短句的理解:听到一个短句指出相应的物体或图画。如问各种短句:用什么写字?桌子是什么颜色?家里几口人?

D. 长句的理解:用一些复合句患者对话或令患者指出所讲复合句的对错。这些句子或含双重否定,或有语法上的错误,或让患者辨别意义相近且同时存在错误和正确的句子,如麦子吃了牛和牛吃了麦子。

E. 相关意义的理解:如令患者回答:兄弟的父亲或父亲的兄弟是否相同。

F. 指示的理解:令患者对各种简单的、复杂的甚至是荒唐的命令做出反应,如指出连续说出的单词相应的图画;让患者把桌子放在书本上等。

G. 时间和空间的理解:令患者指出:"昨天"和"今天"是哪一个在先?什么在他面前,什么在身后,桌子的左边有什么等。

2) 文字言语的理解:用文字写出来的内容去测验患者能否阅读并理解其含义。反应表情与声音语言的理解测验相当,也应用以上的指标。

A. 词意的理解:口头说出的词,指出与之相应的文字;用纸片写出的词,指出它相应的物体或图画。

B. 短句的理解:在纸片上写出短文,令患者诵读并指出它相应的图画或物体。

C. 长句的理解:阅读报刊文章,其后回答与此文有关的质问。

D. 指示的理解:执行缮写于纸片上的命令,这里可有对的和错的命令,观察执行情况。

E. 复述:述说刚才阅读过的故事。

2. 失语症的类型　主要基于对语言的理解、重复和表达障碍进行分类。

(1) 外侧裂失语:

1) 运动性失语(motor aphasia):优势侧半球额下回后部的

运动性语言中枢（Broca 区）病变引起，又称表达性失语或 Broca 失语。主要特点是口语表达障碍，具有说话费力、语调障碍、语短、语法词少等非流利型口语的特征；能够理解他人言语，可发音，能理解文字，但不能读出或读错。严重者完全无自发语言（不能说话），偶尔说出“是”“不是”，或仅说不流利的一两个单字，如重复刻板的词（单语症），常有用词错误。在恢复期或较轻患者，讲话犹豫、单词音节过渡困难，尤其说多音节单词更易结结巴巴的感觉；缺乏抑扬顿挫的语调，声音低缓；语句简短，呈“电报式语言”，不合语法，可有名词和动词，缺乏语法词（冠词、形容词、副词、连词）。

2） 感觉性失语（sensory aphasia）：优势侧半球颞上回后部听语言中枢（Wernicke 区）损害所致，又称听感受性失语、Wernicke 失语或流利性失语。听力正常，但不能听懂他人和自己的言语（词聋）。不能对他人提问或指令做出正确反应。患者讲话尽管流利，但用词错误或凌乱，缺乏逻辑，他人难以理解或听懂，答非所问。词组长短和语调正常，但许多音素及语义错误、自创新词。

3） 完全性失语（global aphasia）：又称混合性失语（mixed aphasia），特点是所有语言功能均严重障碍或几乎是完全丧失，包括自发性语言、命名、复述、听觉理解、阅读、书写等。最常见于额、顶、颞和深部白质病变。

4） 传导性失语（conduction aphasia）：为优势侧半球岛叶皮质下弓状纤维，即颞叶和额叶的语言中枢连接纤维损害。主要表现是不能复述，常有错语，以语音错语为主，即常以近似音复述。

（2） 非外侧裂失语：

1） 命名性失语（anomic aphasia）：系优势侧半球颞中回后部受损，患者不能说出物品名称和人名，但能够叙述某物的形状和用途，对他人提示的名称能辨别是否正确。

2） 经皮质性失语（transcortical aphasia）：曾有学者认为是原发疾病损害语言的联络皮质，主要特点是复述相对保留，其他语言功能受损严重。经皮质运动性失语像 Broca 失语，呈现自发语言少、简短、口语不流利、语法错误多，多为额叶中央旁区的运动辅助区受损。经皮质感觉性失语与听感受性失语相似，言语流利，多空话、错语，理解下降，不能命名，复述保留，病变多位于顶颞枕交界处。经皮质性混合性失语，也称言语区域分离综合征，复述保留，其他与完全性失语类似。

3） 单纯性词聋：听写能力受损，不能理解和复述所听到的语言，可有错语，书写正常。多为双颞上回中 1/3 处病变所致。

皮质下失语综合征有较多争议，多为脑卒中的临床和影像研究，如左侧丘脑损害类似 Wernicke 失语、内囊纹状体病变所致类似 Broca 失语。

（3） 失读症（alexia）和失写症（agraphia）：失读与失写是发生于笔语的语言障碍，脑损害患者的笔语障碍通常与口语障碍相平行，因此作为失语症的一部分表现而被提及。脑损害患者若单一出现阅读或书写障碍则分别命名为失读症（alexia）和失写症（agraphia）。

1） 失写症：多数以其伴同的神经心理学障碍而命名。失语性失写常有拼写和语法的错误，如伴 Broca 失语的失写等。失用性失写（apraxic agraphia）的左、右手书写词形都很差，潦草，字形无法辨认。但患者知道字的写法、能拼音、用打字机打出或将字母块拼成所要写的词。结构性失写（constructional agraphia）或空间失写（spatial agraphia）写出的词和行的空间定向失真，忽视纸的左侧一半（如右顶叶受损只写纸的右半侧）；汉字的笔画移位，偏旁分离。胼胝体失写（callosal agraphia）为只限于左手的失写。失写症的损害主要累及优势侧半球额中回、上顶叶、后部外侧裂周围区。单纯失写（pure agraphia）为书写的选择性损害而无其他语言功能障碍，极少见，有观察到额运动区下的半卵圆区病变所致。

2） 失读症：为优势侧半球顶叶角回受损。患者并无失明，但丧失认识文字的能力，能见到文字符号，却不能读出，也不解其意。

A. 不伴失写的失读症：又称枕叶失读症（occipital dyslexia）、单纯失读症、单纯词盲，失认性失读症等。丧失朗读、理解文字的能力，能写（包括听写、抄写），却读不出所写的文字。常为涉及左枕叶距状皮质、胼胝体压部病变。

B. 伴失写的失读症：又称顶叶失读症（parietal alexia）或顶-颞叶失读症（parieta poral alexia），相当于获得性文盲。患者程度不等地丧失读和书写的能力而其他语言功能无明显影响。朗读和阅读理解能力均受影响。字母、数字和音乐符号都不能读出。书写可能和阅读一样严重，通常保留一些书写能力，但总呈书写倒错。听写和抄写也全是错语。主要损害左侧角回。

C. 颞叶失读：对理解和检索词的缺陷明确地与左颞前外侧区损害有关。有关词形、词义及词与认识物体、概念的其他途径间的联系，是在此处建立联接。可能只影响词的知识而仅仅不认识词或不能回忆词。

D. 额叶失读：通常能读出和理解一些单词，特别是名词和动词。有的能看懂新闻的标志，但不理解报道的句子。书写和抄写在多数病例中也受损，笔画常写错。常伴 Broca 失语。病损位于左额叶，通常涉及额下回后部并延伸至前脑岛的皮质下组织。

以上仅是脑损害后在外表语言可以发现的一部分异常，内在语言损害后的影响更为微妙。

（二）构音障碍（dysarthria）

言语表达阶段所包括的各结构的损害或生理过程的失调所造成的言语表达障碍，叫作构音困难，是中枢神经、周围神经或肌肉疾病导致构音器官功能受损的一类纯言语障碍的总称。主要特点是构音运动即把脑内语言变成声音、组成语言的运动功能障碍，表现为发音和/或构音困难，严重者则完全不能发音，但能正确理解语言和应用词语。

尽管电刺激中央回发音区（中央前后回的与唇、下颌、舌代表区重叠）和额上回发音区（额内侧回，中央沟向前 4cm 处，与补充运动区部分重叠）可引起发音，且切除中央回发音区仅出现构音障碍,没有失语症,但难以发现单纯局限此区病变。言语失用属言语的运动缺陷,有学者认为是脑构音肌运动编序障碍所致言语异常,但并无与构音动作有关肌肉的肌张力、肌力、运动速度和共济运动的障碍,呼吸、发声和共鸣正常。主要特点为难以启发声,构音费力而反复尝试自我纠正,重复尝试的构音不一,韵律失常;语言速度慢,构音有时正确,有时错误,而每次错误并不相同;往往试图纠正自己的发声而无效;复述时的构音错误多于自发言语,多个声母的复述比单个声母更为困难。患者的自动性语言和反应性语言,如招呼、道别、咒骂、背诵诗歌、计数等的构音相对正常。最常见于左侧卒中,损害都涉及脑岛前中央回的上唇可能导致构音编序障碍。它通常与失语,特别是 Broca 失语并存。

1. 经典的构音障碍　若按大脑高级神经活动损害来判断,经典的构音障碍中仅与双侧皮质延髓束损害有关。为了便于临床应用,本部分依照损害构音结构的顺序,叙述不同部位病变导致的构音障碍特点如下:

(1) 上运动神经元损害:双侧皮质延髓束损害导致咽喉部肌肉的无力(假性延髓瘫痪),称为痉挛性构音障碍,表现说话缓慢、费力、声轻调低,带鼻音。特点是语言含混不清,特别是唇音[如"拨(b)、泼(p)、模(m)、佛(f)"等音]及齿音[如"知(zhi)、吃(chi)、滋(zi)"等]受累严重。伴有吞咽困难、饮水呛咳、咽反射亢进和强迫性哭笑等。

(2) 锥体外系病变:锥体外系(主要是基底节)病变所致,可名为锥体外系性构音障碍。由于唇、舌肌及咽喉部肌肉的张力增高,引致构音缓慢而含糊,声调低沉,发音单调,音节颤抖样融合,语言断续不清,口吃样重复语言。

(3) 小脑病变:小脑蚓部或脑干内与小脑联系的神经通路病变,使发音和构音器官肌肉运动不协调,出现构音含糊,音节缓慢拖长,声音强弱不等,甚至呈爆发样,言语不连贯,呈吟诗样或分解样。又称共济失调性构音障碍。

(4) 下运动神经元损害:支配发音和构音器官肌肉的脑神经核和/或脑神经,以及呼吸肌的脊神经病变,可造成弛缓性构音障碍,共同特点为发音费力和声音强度减弱。舌下神经病变时所有舌音不清晰,语音含混,可伴有舌肌纤颤。迷走神经喉返支单侧损害时表现声音嘶哑和复音现象,迷走神经咽支和舌咽神经损害时引起软腭及咽缩肌瘫,说话带鼻音并影响声音共鸣。膈神经损害时造成膈肌瘫痪,使声音强度减弱,发音费力,语句变短。

(5) 肌肉病变:重症肌无力、多发性肌炎、进行性肌营养不良症或强直性肌病等累及发音和构音相关的肌肉时可造成构音障碍,表现类似下运动神经元损害,按原发病不同伴随其他相应的临床征象。

(6) 混合性构音障碍:累及与语言动作有关的多个神经-肌肉机制的构音障碍,更为复杂,称为混合性构音障碍。如多发性硬化可呈现共济失调-运动过少-痉挛性构音障碍,表现为韵律不全(音调和响度单一,重音减少)、韵律过度(速度慢、音素拖延、间隔延长等)、发音狭窄(低音调、发音费力、声音粗糙)和构音-共鸣不足(鼻重音、声母不准)。肌萎缩侧索硬化可同时有痉挛性和弛缓性构音障碍,以前者更突出。

2. 其他言语障碍　除上述的失语症和构音障碍外,临床尚可有下列几种言语障碍(极少为脑高级神经活动损害):

(1) 口吃:从一个语音转换至下一个语音的过程发生言语缺失,在发出语音前不恰当地停顿。在语句和词组起始的这个字,重复这个字音、字音延长和语流中断。儿童在学习说话过程中可有口吃现象,多发生在 2~4 岁。一般历时数月至 1 年而消失,称短暂性发育性口吃;也有发生在 3~11 岁儿童,经过半年至 6 年后自行消失,称为良性口吃;永久性口吃约占儿童的 1%。成年人中口吃的发生率达 1%,遗传因素在发病中的作用。后天疾病所致口吃,与脑高级神经活动损害(听觉反馈功能的失调、言语运动控制异常)有关。

(2) 发声困难:两侧声带瘫痪引起完全性失声症(complete aphasia),患者只能耳语而无语音,在吸气时声带不能分开而可能发生吸气性喘鸣。可见于延髓、双侧迷走神经或喉返神经等的瘫痪,喉部严重炎症等。也可因呼吸肌瘫痪或失协调而致气流不足以发声和言语,见于脊髓炎、急性感染性多发性神经炎、帕金森病等。

痉挛性发声困难(spastic dysphonia)是一种见于中年、老年的神经疾病。患者逐渐丧失正常言语的能力,只要开始言语即引起言语肌痉挛而发音困难,可能伴有眼睑痉挛或痉挛性斜颈等。心理治疗无效。临床须排除癔症,呈现说话时不能发声,但咳嗽时却能正常发声。针刺治疗结合暗示能取得良好效果。

(3) 重复言语(palilalia)和模仿言语(echolalia):重复言语表现为重复地说同一个词或同一句话,并愈说愈快,是一种少见的言语障碍,可见于昏睡性脑炎后、帕金森综合征,偶见于假性延髓瘫痪、特发性帕金森病。模仿言语表现为不自主地重复模仿所听到的词或语句,可见于帕金森病等运动不能-强直综合征和主侧半球下顶-颞-枕区损害的患者。

(4) 缄默症(mutism)或不言语:可见于:

1) 脑部广泛性病变:如脑炎、颅脑损伤、蛛网膜下腔出血、脑缺氧、代谢性疾病等,第三脑室后部及中脑病变引致动作不能性缄默症。

2) 发音肌肉神经损害:发音肌肉或支配它们的两侧神经、神经核或其核上纤维等受损。注意区分出不合作而拒绝言语、癔症、重型精神分裂症、严重抑郁症等。

(5) 发育性言语障碍:又名先天性失语,多为感受性失语,有发育性失语症和先天性听觉感知不能或混合型,常被误认为精神发育不全。

1) 发育性失读症(developmental dyslexia):又名先天性词盲。基本缺陷是先天性的不能理解视觉符号(文字)的意义而视觉正常。从小就不能掌握正常的阅读和书写能力,但口语和听力理解正常。

2) 先天性听觉感知不能:又名先天性词聋,基本的功能障碍为不理解声音的意义,但听觉正常。由于听觉感知不能,言语功能未能正常发育，可多年不开口说话。

三、临床神经心理障碍

在脑部疾病出现的精神病性症状即器质性病变所致的精神异常，主要涉及感知、思维、记忆、注意等一系列心理过程，其受损所呈现精神异常的临床征象，即脑病的精神病症状，亦称神经精神病学或脑病的精神障碍；从临床实际需求出发，也有学者认为属神经心理学的重要组成部分，可归为临床神经心理障碍，更利于临床诊治。这里介绍临床常见的几种类型。

（一）失用症

运用（praxia）是生活中长期实践形成的运动功能高级表现形式，为人类特有。运用功能的主要内容是行动计划（运动程序），包括达到目标的一系列动作（次序、方向、时限等），依赖初级运动皮质外的结构（辅助运动区及其前方、前扣带回皮质、顶叶），完成协调、熟练的运用。其功能障碍被称为运用不能或失用症（apraxia）。失用症指意识清楚，无感觉、运动功能障碍及共济失调，尚能理解检查者的命令，即有健全肌力和完整神经支配，但丧失准确完成有目的的复杂动作的能力，可归于心理障碍，又称运用的神经心理障碍。临床主要见于优势侧半球顶叶（尤其是缘上回）损害。

1. 失用的检查

（1）一般失用的检查：在运动系统检查过程中，已可发现一些简单动作，如伸舌头、解纽扣等动作的失用性障碍。可用口头或书面嘱咐进行较复杂的动作，如穿衣、打结、梳发、剪纸、划火柴、点香烟等。若有失语或失认情况，医师可坐在患者对面，先做这些动作，然后示意患者模仿。

（2）姿势性失用的检查：嘱患者做些普通姿势，如招手、点头、摇手等。

（3）结构性失用的检查：取积木或火柴梗，请患者构成简单的图案或形状。可由医师先做示范动作。

2. 失用的类型

（1）运动性失用（motor apraxia）：不能完成有目的的复杂动作、执行指令、模仿等。如前臂的伸屈、握拳、划火柴或做手势等。不能协调完成弹琴、书写等精细动作。

（2）观念性失用（ideational apraxia）：能够完成复杂行为中的单一或分解动作，即伸舌、闭眼、举手、解纽扣等简单动作，但不能把各分解动作按逻辑顺序有机结合构成完整行为。如点火吸烟时把火柴棒放进嘴里，而将香烟当火柴棒划火柴盒，但模仿动作多无障碍。

（3）观念运动性失用（ideomotor apraxia）：不能按命令做简单动作，如伸舌、招手、敬礼等，也无法完成复杂的随意运动，模仿动作也有障碍。

（4）结构性失用（constructional apraxia）：患者无个别动作失用，也能理解空间排列的位置关系，但涉及空间结构关系的复杂行为能力受到损害。如不能模仿火柴棒排列的图案、画图和搭积木等，而患者能够认识自己的错误。

（5）穿衣失用：非优势半球顶叶病变引起。患者不能正确穿衣裤，衣裤的内外不分，手穿衣袖困难。

（二）失认症

失认症（agnosia）是指患者在意识清楚、基本感知功能正常的情况下，不能通过特定感觉辨认以往熟悉的物体（物体识别）。

1. 失认的检查　对事物认识的检查一般仅包括视觉、听觉、触觉三方面。

（1）视觉性失认的检查：

1）对周围事物的认识：首先观察患者对其身旁物件的处理是否合适。如果有错乱现象，则宜进一步了解其性质。

2）对特定物件的认识：医师拿出一些常用物件给患者看，观察能否辨认（严重命名性失语者除外）。在不同情况下，患者可能用言语、书写或手势表达出他的辨认能力。如果发现患者不能辨识，可允许他利用其他感觉帮助认识，应用各种感觉均不能辨认事物者，其精神障碍已在失认范围以外。

3）对符号的认识：确定患者能够辨识一般物件后，医师提出一些印刷符号，如拉丁字母、数学符号、标点符号、音符等，请他辨识。

4）对颜色的认识：医师拿出不同颜色的纸张请他辨识。如存在命名性失语，可请他将同色者归类。

5）对空间关系的认识：给患者看一些建筑物画片或风景画片，请他描述。看一些简单的图案，然后复绘。还可请他画出一些常见的事物，如钟面、人形和房屋（或卧室）的布置示意图形。

（2）听觉性失认的检查：

1）对一般声音的认识：患者闭目，医师操弄一些常用物件，如纸张、茶杯、铃等，发出声响请其辨识。

2）对音乐的认识：对于原有一定音乐知识的患者，可以歌唱或播放一段普通乐曲请其辨识。

（3）触觉性失认的检查：不能通过触摸辨认原来熟悉的物品。

2. 失认的类型

（1）视觉性失认（optical agnosia）：视力良好能够看到物体，但不能辨认视觉对象。包括物体失认、颜色失认和面容失认等。见于双侧枕叶病变。

（2）听觉性失认（auditory agnosia）：听力正常能听到各种声音，但不能辨别原来熟悉的声音（如铃声、乐曲等）。为两侧听觉联络皮质、颞上回中部或优势侧半球颞叶的损害。

（3）触觉性失认（tactile agnosia）：触压觉、温度觉和本体觉正常，但不能通过触摸辨认原来熟悉的物品。见于两侧半球顶叶角回和缘上回的病变。

（4）偏侧忽视（hemineglect）：是突出的注意障碍，又称注意的神经心理障碍。在无视野缺损时，一侧景物却看不见，如只吃盘中一侧食品、读或写一侧的文字，严重者有偏身失认。主要是顶叶缘上回的损害。

（5）体像障碍（disturbances of the body schema）：基本感知

功能正常，但对自己身体部位的存在、空间位置和各部分之间的关系存在认识障碍。表现为自体部位失认、偏侧肢体忽视、病觉缺失、视空间失认和幻肢症等。多见于非优势侧半球顶叶病变。包括以下类型：

1）偏身失认（hemiasomat agnosia）：坚信自己偏身肢体不复存在。若仅否认身体的某个部分存在，即身体部位失认，多见于右顶叶损害。

2）自体部位失认（autotop agnosia）：不能按名称指出相应的身体部位，或说不出被触及的身体某一部位的名称。

3）疾病感缺失（anosognosia）：对自己的疾病无感知，如否认偏瘫存在（偏瘫失认）。见于右侧半球 Rolando 后区损害。

4）视空间失认（visual-spatial agnosia）：视力正常，而对自己和周围空间物体的正确联系发生障碍，常见半侧空间忽视，刮须、穿衣、阅读、书写仅限于一侧。多为右侧半球顶叶受损。少见地理感缺失，在熟悉的地方迷失方向，见于顶叶病变。

附：Gerstmann 综合征主要有手指失认、左右不分、失写、失算等，为优势侧半球的角回、缘上回受损。

（三）记忆和智力障碍

智力受损是判断高级神经活动障碍的一个主要依据，成为脑器质性精神障碍的重要特征，智力检测是必须的临床检查。记忆属于智力范围的重要内容，由于病变部位（主要结构）、范围、性质等的差异，可呈现程度不一、多种形式的临床表现和不同预后；而且在临床上可以单独记忆损害。因此，智力和记忆分别列述，较符合客观的临床实际。

1. 记忆障碍　记忆（memory）是贮存在脑内的信息或以往经历再现的功能，包括识记、保存、回忆、再认四个过程。根据记忆时间的长短可分为即刻（瞬时）记忆、短期记忆、近事记忆和远事记忆；依据记忆内容可分为形象记忆、逻辑记忆、情绪记忆和运动记忆。记忆障碍可仅涉及一段时期的部分内容，判断时应当注意全面分析检查结果。

（1）记忆的检查方法：

1）单项记忆测验：

A. 数字广度记忆：检查者以每秒一个数的速度念出 3~12 位随机数字，要求受试者按相同顺序重复。正常成人能够正确复述 5~9 位的数字。

B. 关联词组记忆：相关词（如：手—足，牛—马，火车—汽车）和无关词（如：狗—足球，杉木—电灯，蛋糕—石凳）各 10 对，检查者将每一对词念过后，受试者跟着复述一遍并尽量记住。然后由检查者说出一对词中的一个，请受试者说出相应的另一个。最后统计正确回答数、错答数和忘记数。可重复检测 3 次求其均数。正常成人正确回答数：相关词 8~10 对，无关词 7 对以上。

C. 故事记忆：检查者叙述简短故事或事件，如“6 月 3 日石化厂发生严重火灾，3 个工人死亡，2 位技术员重伤”。在受试者肯定听明白后，再谈论其他事情，间隔 5 分钟后让受试者复述。正常成人能够复述其主要内容。

D. 图形记忆：用 15 张简单图形的卡片，分别呈现给受试者每张约 5 秒，移去卡片后要求受试者将看过的图形默画在一张白纸上。每一默画的图形按错误计分，主要图形保留且容易辨认的错误不超过 2 处为 0 分，多于 2 处为 1 分，或省略或增添而导致主要图形错误（如将四边形画成五边形或三角形）为 2 分，图形出现旋转或倒置记 3 分，错误分越高表明记忆成绩越差。正常成人 15 张图形的错误总分<4 分。

E. 经历事件记忆：回忆近期和远期经历的生活和历史事件，如今晨吃的什么、昨晚几时睡觉、结婚年月、子女生日及众所周知的社会大事及其发生的事件顺序。请家属注意核实回忆是否正确。

2）成套记忆测验：国内常用临床记忆量表（Clinical Memory Scale）和韦氏记忆量表（Wechsler Memory Scale）。下面简介其主要内容和基本检查方法。

A. 临床记忆量表：由中国科学院心理研究所许淑莲教授主持编制，包括 5 项分测验：指向记忆、联想学习、图像自由回忆、无意义图形再认和人像特点联系回忆。检测结束后将各项测得的原始分换算成量表分，再按不同年龄组量表分的等值记忆商换算表求得记忆商，以此衡量受试者的记忆水平。

B. 韦氏记忆量表：由美国心理学家 Wechsler 编制，包括 7 项分测验：个人和日常知识、定向力、计数、逻辑记忆、数字广度记忆、视觉记忆和成对词汇联想记忆。国内龚耀先教授等对原表进行了修订，增加了 3 项分测验：图形记忆、图形再认和触摸记忆。检测结束后将各项测验所得的原始分换算成量表分，然后按量表总分的等值记忆商换算表求得记忆商，与同龄正常组平均成绩比较衡量受试者的记忆水平。

（2）记忆障碍的临床类型：

1）记忆减退（hypomnesia）：是指识记、保持和再现能力普遍降低。早期往往表现对日期、年代、专有名词、术语和概念等的回忆困难，且以近事记忆减退较多见。随病情的进展逐渐波及远事的回忆。

2）遗忘（amnesia）：不能再现以往的经历。一段时间全部的丧失称为完全性遗忘，仅是部分经历或事件不能回忆属部分性遗忘。可分为：

A. 顺行性遗忘（anterograde amnesia）：不能回忆疾病发生之后一段时间内经历的事件。遗忘和疾病同时发生，如脑震荡或脑挫伤的患者对如何受伤、诊治过程等均不能够回忆。

B. 逆行性遗忘（retrograde amnesia）：不能回忆疾病发生之前某一阶段所经历的事件。遗忘可能是完全或部分的，大多数只涉及较短的一段时间。

C. 进行性遗忘（progressive amnesia）：主要是再认和回忆的丧失。随病情发展遗忘范围扩大，同时伴有其他精神障碍如智力减退、情感淡漠等。

3）记忆错误（paramnesia）：由于再现歪曲而引起的记忆障碍，常见的有：

A. 错构（paramnesia）：是一种记忆的错误。患者在回忆中对过去经历事件(如时间、地点或人物)不自觉加以歪曲,并坚信是事实,并伴有相应的情感反应。

B. 虚构(confabulation):也是一种记忆错误。患者在回忆中,将过去事实上从未有过的经历说成是确有其事,以此来填补记忆的缺失部分。

C. 似曾相识或视旧如新:似曾相识是感受从未经历过的事物或进入一个陌生的环境时,有一种早先曾经历过的感觉。视旧如新则指感受早已熟悉的事物或环境时,像是初次经历的生疏感。

此外,病态的记忆增强也属记忆错误。

2. 智力障碍　智力(intelligence)又名智能,是指认识客观事物并运用知识解决实际问题的能力,涉及感知、思维、记忆、注意等一系列心理过程,依据表现的能力不同,可分为:①抽象智力,为理解和运用概念、符号的能力;②机械智力,指理解、创造和运用机械的能力;③社会智力,是在社会环境中采取恰当行为的适应能力。

(1) 智力检查:智力与社会环境、教育等有密切关系,检查时须考虑文化程度、生活情况、工作能力等因素。脑部疾病或身体其他疾病累及脑时往往可影响脑的功能,临床上为了解患者的认知功能,可用多种评分方法。

1) 一般智力检查:对于无明显脑损害症状的患者通常只需要进行一般智力状况检查。首先询问患者日常生活、社会交往和工作能力有无明显变化,大致了解智力活动的基本情况。再可了解一般常识、简单计算、判断及理解力等。

2) 成套智力检测:对怀疑存在智力障碍的患者,为评价其严重程度和有利于随访观察,须采用智力量表评定。

A. 韦氏成人智力量表:包括知识、领悟力、算数、相似性、数字广度、词汇、数字符号、图画填充、木块图案、图画排列、物体拼凑等分测验。

B. 简易精神状态检查(Mini-mental State Examination, MMSE):是目前国际上使用最普遍的以智力障碍为主的筛查工具之一。量表由20题组成,共30项,内容分为五个方面:定向力、记忆力、注意力及计算力、回忆、语言。每项回答或操作正确计1分,错误或答不知道为0分,总分值范围0~30分。我国张明园教授等修订的中文版,提出按接受教育程度判定认知功能缺损的分界值:文盲组(未受教育)17分,小学组(受教育年限≤6年)20分,中学及以上组(受教育年限>6年)24分。得分低于按受教育程度分组的分界值提示存在以智能为主的缺损。

(2) 智力障碍的临床类型:

1) 精神发育迟滞(mental retardation):在胎儿期、出生时或婴幼儿时期,由于各种病因使脑发育障碍而导致智能水平停滞在一定的阶段(详见第一章第三节相关内容)。

2) 痴呆(dementia):脑发育正常成熟后,在成年期由于各种疾病因素造成脑损害而引起智力减退,属于获得性智力障碍。痴呆表现为判断、分析、综合、解决问题等能力的降低,社会交往和日常生活功能减退或丧失。临床可分为:

A. 全面性痴呆:大脑弥散性器质性损害,患者智力活动的各个方面均受影响,往往还涉及精神活动的其他方面,多伴有人格改变,缺乏对自身疾病的认识(自知力缺失)。

B. 部分性痴呆:病变仅损害大脑的部分区域,智力活动某些方面发生障碍(记忆力减退、理解力降低、分析综合困难等),人格基本特征保留,对疾病具有一定自知力。

上述的痴呆为脑器质性损害所致,临床上尚有强烈的精神创伤引起的智力障碍,如心因性假性痴呆、童样痴呆、抑郁性假性痴呆等,表面与痴呆类似,但本质不同。

第二节　运动系统损害的临床征象

一、临床解剖生理

运动是指骨骼肌的活动,有随意运动、不随意运动。在解剖上由多种组织结构形成的运动系统进行复杂而又精细的功能(图2-2-1、图2-2-2),包括下运动神经元、上运动神经元(锥体系统)、锥体外系(包括小脑)。运动功能是接受了感觉刺激以后所发生的反应,中枢神经系统对各种感觉刺激加以分析综合后,发生一系列冲动,引起各种运动反应。主要是躯体神经完成的身体各部分活动、在空间的移动、对抗地心引力及其他外力以维持姿势所进行的运动,不包括自主神经系统支配的内脏及其他结构的活动。

运动功能可分为随意运动和不随意运动两类。随意运动是指有意识的、能随意志而执行的动作,又称自主运动。这主要是锥体束的功能,而由横纹肌的收缩来完成。不随意运动是指不经意识的、不受意志控制的动作,在正常情况下它常伴着随意运动而产生,协调着随意运动,使动作完成得很准确,保持机体正常姿势的活动。这主要是锥体外系(包括小脑)的功能,

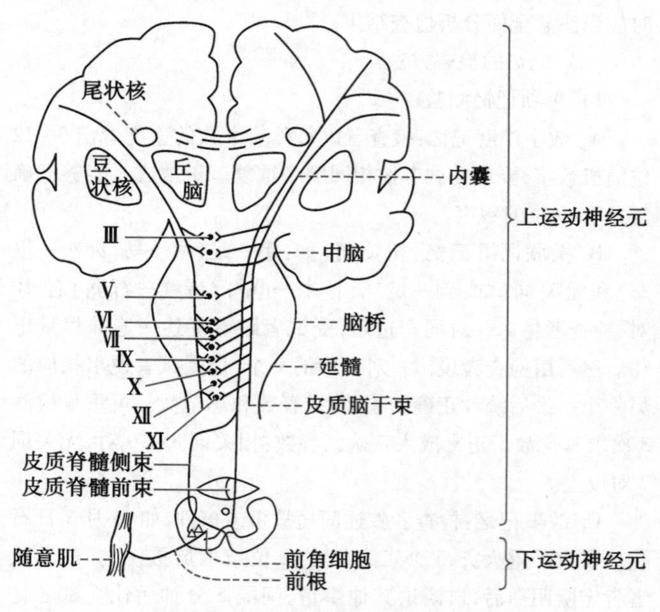

图2-2-1　随意运动通路示意

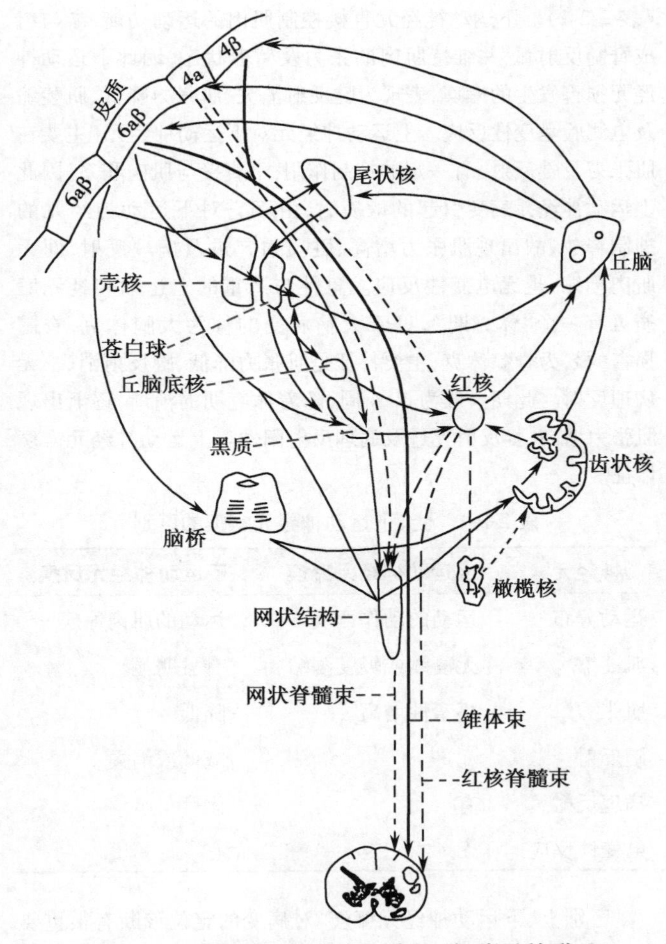

图 2-2-2　锥体外系与大脑皮质、丘脑、脊髓的联系

由横纹肌的"不随意"收缩完成。脊髓前角细胞的轴突组成运动神经纤维，分布至所支配的肌肉，是各种运动功能的执行者，称为运动的最后共同公路。

运动的完成是靠神经系统控制的骨骼肌收缩，直接支配骨骼肌的是前角细胞或脑干的运动神经核，前角细胞的神经轴经前根至周围神经，最后至肌肉成为运动终板，神经冲动使肌肉收缩。脊髓前角细胞主要有两种：大的为 α 运动细胞，小的是 γ 运动细胞，其神经分别为 α 纤维及 γ 纤维。每一个前角 a 运动细胞支配 50～200 个肌纤维，这一组肌纤维称为一个肌束(fasciculus)；前角细胞及其神经轴突和它所支配的肌束，称为一个运动单位(图 2-2-3、图 2-2-4)。

任何一个简单的动作，必须有下列肌肉的共同协调作用才能完成：主动肌(agonist)为直接完成某一自主运动的肌肉；拮抗肌(antagonist)为对抗主动肌的肌肉，当主动肌收缩完成动作时拮抗肌必须松弛；协同肌(synergist)为防止与减少主动肌不必要的运动至最低程度的肌肉，协同肌的收缩可协助主动肌完成有目的性的某一作用；固定肌(muscles of fixation)为使主动肌附近的关节稳定，使身体的该一部位处于一个适当的位置，以保证主动肌收缩时的正确动作。任何一组肌肉功能的丧失，可以引起运动障碍。四组肌肉均由前角细胞支配，正常人动作的正确与协调，除脊髓的节段间、节段内及其他反射外，主要是由于前角细胞接受高级与复杂的皮质脊髓束、红核脊髓束、顶盖脊髓束、橄榄脊髓束、前庭脊髓束、网状脊髓束等的反射冲动所控制(图 2-2-5)。这些传导束及其有关反射，分别属于锥体束、锥体外系和小脑等三个系统，因此一个正常运动的完成，除有健全的运动单位(前角细胞及其神经轴和它所支配的肌肉)以外，这三个有关运动系统的功能也必须完整。它们的关系可概要示意如下：

锥体外系↘
锥体系统→前角细胞及其神经轴→神经肌接头→肌肉
小脑系统↗

因此，前角细胞及其神经轴是锥体束、锥体外系统和小脑系统的最后共同通路，是完成运动功能的执行单位。人类要完成精细而协调的复杂运动，需要整个运动系统的互相协调，中间任何部分的损害均可引起运动障碍。

二、损害的临床征象

运动系统病变时所产生的主要临床征象，由各个部位不同结构损害的特点所决定。

(一) 瘫痪

随意运动的肌力丧失或减退称为瘫痪，是神经系统疾病最常见的体征，根据肌力减退的程度，可分为肌力部分减退的不完全性瘫痪(轻瘫)和肌力完整丧失的完全性瘫痪(全瘫)。每个人肌力的大小决定于劳动和体育锻炼及活动，全身性肌力的

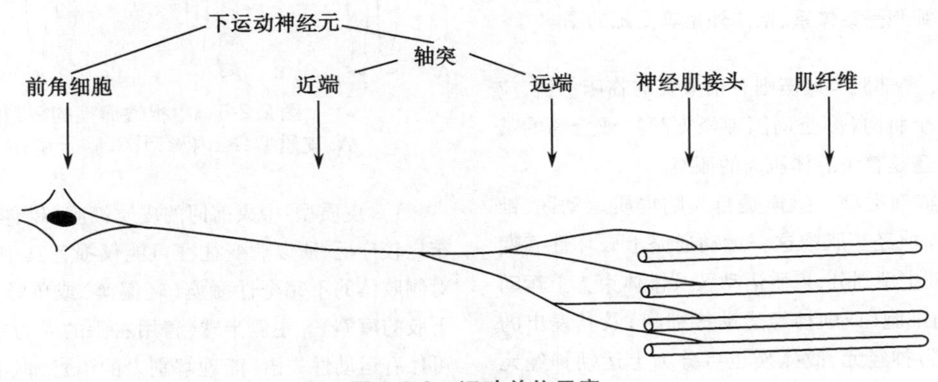

图 2-2-3　运动单位示意

2

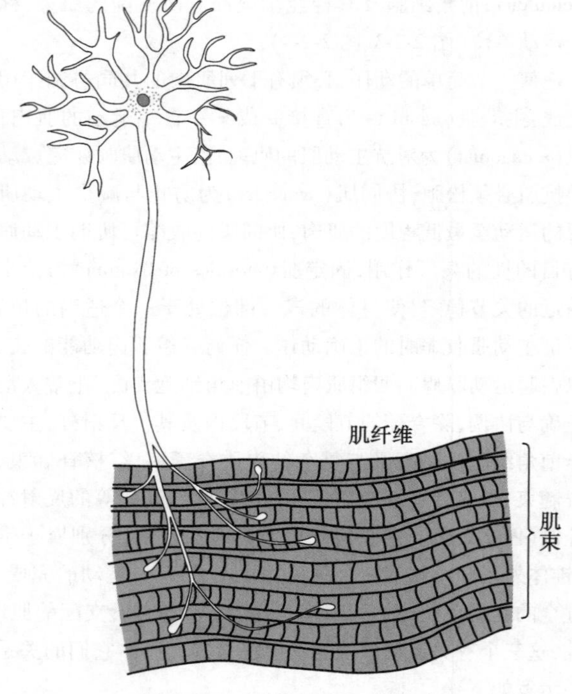

图 2-2-4　神经元和肌束模式

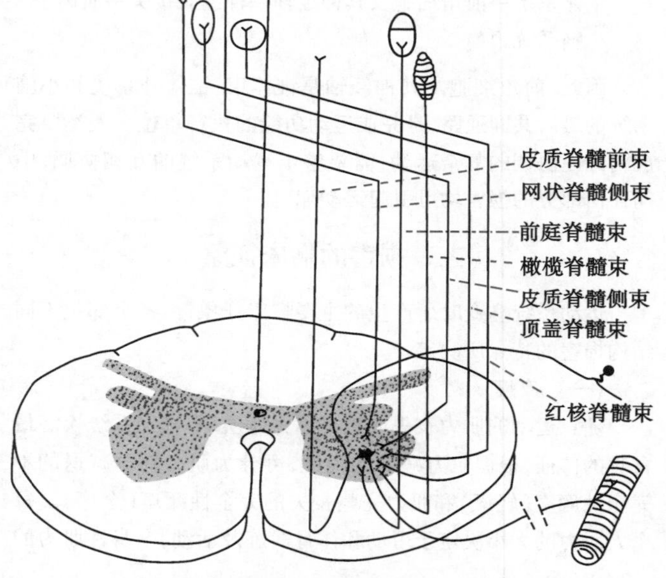

图 2-2-5　前角细胞受锥体系、锥体外系等支配的图解

强弱并无多大意义。局部肌肉瘫痪则有很重要的临床价值，应确定是一块肌肉、几个肌肉（多是周围神经支配），或脊髓的某些节段支配的肌群，还是整个肢体肌肉的瘫痪。

1. 瘫痪性质和解剖类型　瘫痪是自大脑皮质运动区、锥体束、前角细胞、周围神经至肌肉这一运动通路上破坏性病变的共同表现。按解剖生理划分，皮质运动区及锥体束为上运动（中枢）神经元，前角细胞（或脑神经运动核细胞）及其发出的神经为下运动（周围）神经元，故瘫痪也可分为上运动神经元瘫痪（或中枢性瘫痪）及下运动神经元瘫痪（或周围性瘫痪）（表 2-2-1）。下运动神经元直接控制肌肉的运动功能，参与组成脊髓反射弧，并维持肌肉的张力及营养状态，因此下运动神经元损害发生的瘫痪，表现为腱反射消失、肌张力降低、肌萎缩及电测验呈变性反应。上运动神经元对下运动神经元（主要在肌张力及腱反射）有一定的抑制作用，不直接与肌肉联系，因此上运动神经元病变引起的瘫痪时，由于它对下运动神经元的抑制释放，故出现肌张力增高、腱反射亢进及病理反射，而无肌肉萎缩，也无电变性反应。急性与严重的上运动神经元瘫痪可有一个“休克期”，见于大脑病变的称为大脑休克，脊髓损害的名为脊髓休克，主要特征是肌张力降低、腱反射消失、无病理反射。此期一般为 3~4 周，随着休克期的消逝，逐渐出现肌张力增高、腱反射亢进及病理反射阳性等上运动神经元瘫痪体征。

表 2-2-1　上、下运动神经元瘫痪的区别

神经元	上运动神经元瘫痪	下运动神经元瘫痪
运动分布	运动的动作瘫痪	运动的肌肉瘫痪
肌萎缩	无萎缩或轻度萎缩	有且明显
肌张力	痉挛性增高	降低
腱反射	亢进	减低或消失
病理反射	有	无
电变性反应	无	有

区别上、下运动神经元瘫痪，对病变的定位诊断有很重要的临床意义，上运动神经元瘫痪必然是锥体束的病变，而下运动神经元瘫痪则为脊髓肌肉水平的损害。

（1）中枢性瘫痪的解剖类型（图 2-2-6）：

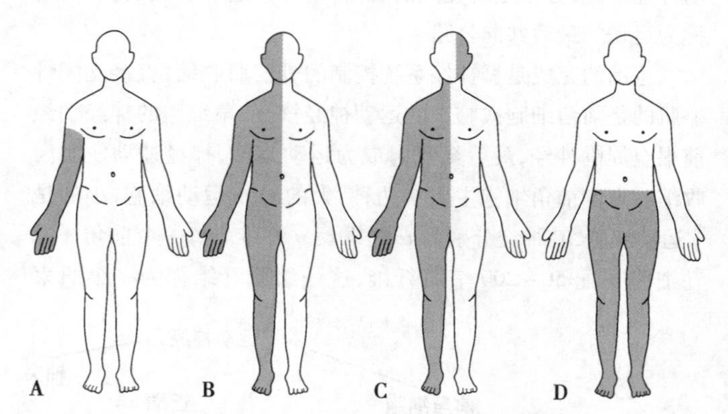

图 2-2-6　中枢性瘫痪的解剖类型
A. 皮质型；B. 内囊型；C. 脑干型；D. 脊髓型。

1）皮质型：中央前回的皮质细胞（锥体束的起始处）的分布比较广泛，所以病变往往可能仅损害其中一部分，故常引起对侧肢体的不完全性瘫痪（轻偏瘫）或单瘫（仅是一侧上肢或下肢的瘫痪）。主侧半球（善用右手的人为左半球）的病变，尚可伴有运动性失语（能理解别人的语意，但不能有语言表达），因左大脑半球的额叶有运动性语言分析器。如果皮质存在刺

激性病灶时，可能引起对侧肢体的局部性抽搐称为局限性癫痫。

2）内囊型：锥体束经过内囊时很集中，形成一个紧密的束，故内囊损害时锥体束容易全部或大部分破坏而发生对侧较为完整一致的偏瘫。

3）脑干型：典型的一侧脑干受损时，引起病灶同侧的周围性脑神经瘫痪和对侧肢体的偏瘫，称为交叉性瘫痪。这是由于损害未交叉的皮质脊髓束和脑神经核或其纤维造成。如中脑的右侧大脑脚病变时，损害同侧的动眼神经和未交叉的锥体束，故表现为右侧动眼神经瘫痪和左侧偏瘫。

4）脊髓型：脊髓锥体束受损时，发生病灶水平以下的随意运动障碍。

（2）周围性瘫痪的解剖类型：脊髓前角细胞在进化与胚胎发育期是按体节排列的，脊髓每一节段的前角细胞支配相应的肌节，但是由于复杂的发育过程，运动神经根在神经丛中混合，自神经丛分出的每一个周围神经可包含多个神经根的纤维，一个肌肉又可接受一个以上的脊髓节段来的神经支配，而使脊髓中的前角细胞、神经丛和周围神经所支配的肌肉有不同的组合，因此，前角细胞、神经丛和周围神经病变所引起的肌肉运动障碍就有不同的类型（图 2-2-7）。

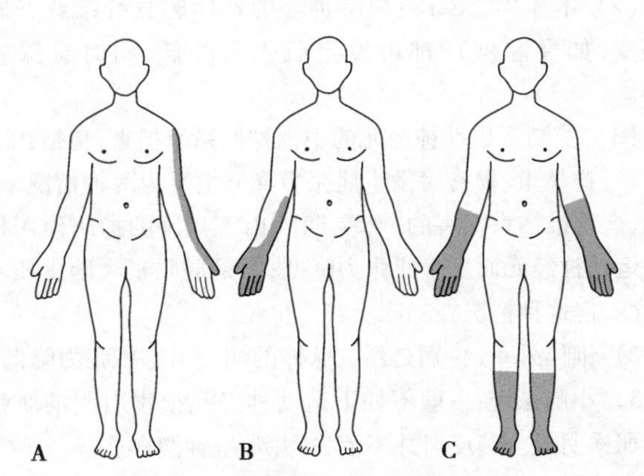

图 2-2-7　周围性瘫痪的解剖类型

A. 前角或前根型；B. 神经丛型（臂丛下干）；C. 神经末梢型。

1）前角型：损害时引起的弛缓性瘫痪呈节段性分布，如颈髓第 4~6 节的前角细胞受损，则其所支配的冈上肌、冈下肌和三角肌等均发生瘫痪。常在萎缩肌肉中见到肌纤维性或束性颤动，这是由于尚未死亡的神经细胞遭受病变刺激而产生，如慢性脊髓灰质炎。

2）前根型：与前角损害相同，其瘫痪分布是节段性，也称根性。当前根遭受病变刺激时，有时见到其支配肌肉束颤动或抽动。

3）神经丛型：多条神经根组成神经丛，神经纤维在神经丛中发生复杂的重新组合，形成数目不等的神经干。因此，神经丛损害引起其所支配的几组肌肉的瘫痪，如臂丛下干受损，主要是手部、前臂尺侧屈肌的瘫痪；而腰丛病变则发生髂腰肌、股四头肌（受股神经支配）、股内收肌群和闭孔肌（受闭孔神经支配）等运动障碍。

4）神经干型：受损时其所支配的肌肉发生瘫痪，它所影响的范围比神经丛较窄小。如桡神经损害，只引起肱三头肌、肱桡肌和指伸肌群的瘫痪，形成腕下垂。

5）神经末梢型：常为多发性损害，在四肢远端发生对称性的弛缓性瘫痪。

神经肌肉传导障碍及肌肉疾病引起的瘫痪，一般也具有下运动神经元瘫痪的临床表现。

2. 瘫痪类型及病变部位　肢体瘫痪，则应明确瘫痪的分布（临床类型）和随意运动系统损害部位，如单瘫、截瘫、四肢瘫或交叉性瘫（一侧脑神经和对侧肢体瘫痪）、偏瘫（图 2-2-8）。须进一步确定引起瘫痪的病变部位，一般应结合运动通路附近结构损害的征象来判断。

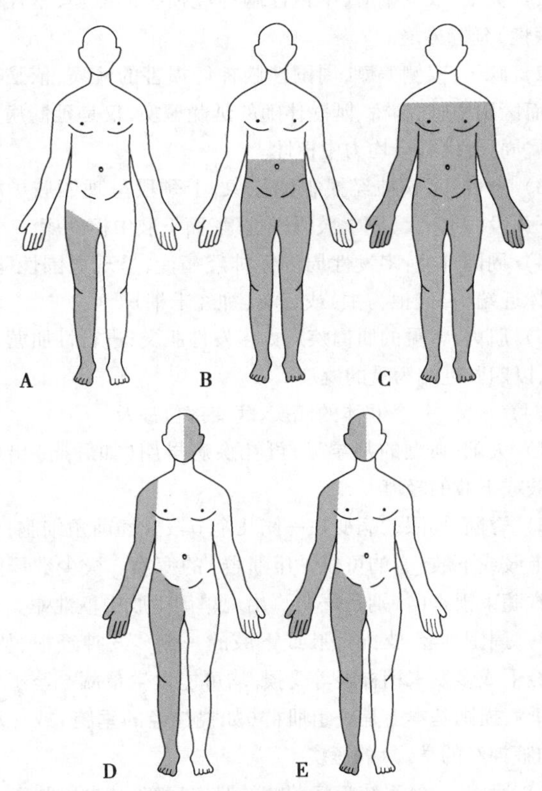

图 2-2-8　瘫痪的部位和范围

A. 单瘫；B. 截瘫；C. 四肢瘫；D. 交叉性瘫；E. 偏瘫。

（1）偏瘫：一侧上下肢瘫痪。病变部位涉及：

1）大脑皮质：可因病变刺激皮质运动区或感觉区而伴有局限性癫痫，或有大脑皮质损害的精神症状。

2）内囊：最常见，典型的伴有偏身感觉障碍及偏盲，即三偏症状群。

3）脑干：伴病灶同侧脑神经损害的交叉性偏瘫。

4）脊髓：伴瘫痪同侧深感觉障碍及对侧浅感觉障碍，这种半侧脊髓病变的临床表现称为脊髓半切综合征或布朗-塞卡综合征（Brown-Séquard syndrome）。

（2） 截瘫：双下肢与下半身瘫痪，病变部位涉及：

1） 大脑：两侧大脑半球矢状面的病变可以损害两侧旁中央小叶，也可出现截瘫，往往伴有大脑皮质受损的精神活动异常、大小便失禁。

2） 脑桥：病变累及双侧脑桥锥体束（比较靠近）后方支配下肢的纤维，常有第Ⅴ、Ⅵ、Ⅶ、Ⅷ对脑神经损害的表现。

3） 脊髓：最常见，可同时出现瘫痪平面以下深、浅感觉的传导束型感觉减退或消失，并因自主神经通路受损而有大小便障碍。

4） 下运动神经元：主要是支配双侧下肢的脊髓前角细胞和周围神经受损的征象，尚有双下肢肌肉疾患（大多数是早期）所致。

（3） 四肢瘫：两侧上下肢瘫痪，特点是病变较广泛，呈两侧性损害的临床征象，病变部位涉及：

1） 大脑：双侧偏瘫，中枢性脑神经损害的瘫痪，常伴中枢性（假性）延髓瘫痪。

2） 脑干：双侧偏瘫，周围性脑神经损害的瘫痪，依脑神经损害而区别中脑、脑桥、延髓伴随的延髓瘫痪，仅是延髓病变所致的属周围性，其余均为中枢性。

3） 脊髓：无脑神经损害的征象，上颈段呈现四肢中枢性瘫，下颈段（颈膨大）则上肢周围性瘫，而下肢中枢性瘫。

4） 周围神经：多发性周围性神经病变，呈现周围性瘫，可以肢体近端（神经根为主）或远端（神经末梢）严重。

5） 肌肉：常见的肌肉疾病如多发性肌炎、进行性肌营不良症等，以四肢近端为重的瘫痪。

（4） 单瘫：一个肢体的瘫痪，病变部位涉及：

1） 大脑：典型的甚罕见，可在疾病早期（如肿瘤）出现一侧上肢或下肢的轻瘫。

2） 脊髓：局限的病变在一侧几个节段脊髓前角细胞，引起患侧上肢或下肢（有的可仅一组肌群）的瘫痪。极少数局限的皮质脊髓束损害（特别是早期），出现单侧下肢中枢性瘫。

3） 周围神经：支配上肢或下肢的一侧多发神经根、丛、多条神经干或多发末梢神经等受损，均可能发生单瘫。至于单一神经干病损则基本上是一组肌群（如桡神经的垂腕）或一块肌肉（如腋神经的举臂）的瘫痪。

4） 肌肉：神经系统疾病范畴的肌肉病变，甚少单肢瘫。

大多数的瘫痪是神经系统疾病的后果，但必须排除局部病变（如疼痛、肿胀、痉挛、骨折、关节脱位或强硬、肌肉挛缩等）或癔症所致。因此，在检查时必须注意局部有无异常，如发现被动运动受限且疼痛，则应考虑是由局部病变引起的可能。癔症患者往往可有精神因素及神经官能症状的诉述，除肌力“减退”或“丧失”外，并无肌张力和腱反射改变、肌肉萎缩及病理反射等客观体征，经暗示治疗大多可较快复常。

（二） 肌张力改变

正常的肌肉在放松时仍具有一定的张力，是因有部分肌纤维仍处在收缩的状态。肌张力是一种反射现象：当一个有正常神经支配的肌肉被牵张时，其纤维主动地抵抗牵张而进入一个增强并维持张力的活动状态；肌肉被牵张拉长时，肌肉中的本体感觉冲动即进入脊髓而兴奋下运动神经元，引起肌肉缩短反应，此即“牵张反射（stretch reflex）”。因此，支配肌肉的传入及传出纤维（即牵张反射的反射弧）被破坏都可使肌肉弛缓，肌张力丧失。此外，锥体束、锥体外系统、脑干网状结构、前庭及小脑系统作用于下运动神经元，也影响肌肉的张力。一般认为，锥体束对下运动神经元控制的肌张力起抑制作用，因此锥体束病损时就引起肌张力痉挛性增高；锥体外系统对下运动神经元控制的肌张力，既有抑制作用又有兴奋作用，当抑制作用丧失时，引起肌张力强直性增高，当兴奋作用丧失时，则引起肌张力降低。脑干网状结构对肌张力的调节也起一定的作用。前庭系统主要是兴奋前角细胞，使肌体的伸肌群持久收缩而维持躯体于站立位，也就是维持姿势的重要基础。小脑系统对肌张力的影响主要为兴奋作用，因此小脑病变时肌张力降低。

病理情况下，肌张力改变可有：

1. 肌张力降低　可发生于下列神经结构的病变：

（1） 下运动神经元损害：脊髓前角细胞及其周围神经的病变，引起肌张力降低，并伴有下运动神经元瘫痪的其他症状。神经肌接头及肌肉病变，也可引起肌张力降低。

（2） 本体感觉障碍：周围神经的本体感觉纤维或脊髓后束病变（如脊髓痨），都可发生肌张力降低，同时有深感觉障碍。

（3） 控制下运动神经元的中枢神经系统损害，包括：

1） 锥体束：损害时发生肌张力降低主要为两种情况，一是急性、严重锥体束损害的“休克期”，由于损害的抑制作用扩展至下运动神经元而发生肌张力降低；二是局限于大脑皮质4区的病变，但这种情况在临床上甚为少见。

2） 锥体外系：特别是新纹状体的病变引起肌张力降低。

3） 小脑系统：一般不如下运动神经元损害引起的肌张力降低那样明显。腱反射并不消失，并常呈钟摆样。

2. 肌张力增高　主要为锥体束及锥体外系的病变，乃由于锥体束及锥体外系统对肌张力的正常抑制冲动的消失所致。肌张力增高主要有以下几种类型：

（1） 强直性肌张力增高：主要见于基底节或锥体外系统其他部位的病变，如帕金森病、各种原因引起的帕金森综合征、肝豆状核变性等，由于肌张力强直性增高，可引起随意运动减少及缓慢（严重者肢体强直，甚至伴疼痛）、面部表情呆板、联合运动消失。

（2） 痉挛性肌张力增高：是由于锥体束病变引起的一种肌张力增高，其发生机制是锥体束对下运动神经元前角细胞的抑制消失，而使牵张反射增强所致。由于肌肉中本体感觉的敏感性增高，因此当缓慢地做被动运动时，感觉到的阻力增高小些，而当被动运动快而用力时感到阻力就大。伴有腱反射亢进、病理反射阳性，并可出现踝、膝或腕阵挛。痉挛性瘫痪患者常以某些肌群的张力持续性增高为特点，如脑部病变引起的偏瘫，上肢屈肌张力痉挛性增高，上臂内收，肩关节内收，前臂在肘关节处屈曲，腕及指关节也均屈曲；下肢伸肌张力痉挛性增高，下肢的髋、膝、踝关节均伸直，足跖屈内翻，大腿内收肌明显痉挛，呈一种特殊的姿势。在双侧大脑病变时，由于股内收肌张力增高而呈剪刀步态。脊髓横贯性病变引起的痉挛性截瘫，当脊髓横贯损害尚不完全，特别是前庭脊髓束未受损时，则下肢伸肌张力较屈肌为高，称为伸性截瘫；脊髓横贯损害完全时，特别是在前庭脊髓束也受损害以后，下肢屈肌张力较伸肌为高，称为屈性截瘫。

（3）去脑强直：躯干及肢体呈明显强直，所有伸肌持续性收缩，故肢体强直性伸直（见图 2-1-8）。此现象系由于前庭神经核从锥体外系统中枢的控制下释放的结果，可由四叠体与前庭神经核之间的脑干横贯损害所产生，因此称为去脑强直。癫痫大发作的强直期及所谓"小脑发作"的强直的发生机制相同。当病变位于大脑半球时，躯干及肢体也呈明显强直，肌张力增高，但表现为上肢屈曲、下肢伸直，称为去皮质强直（见图 2-1-9）。

（三）肌营养改变

骨骼肌的病理性营养状态可引起肌肉体积大小和外形的改变，在临床上常见的有：

1. 肌萎缩　骨骼肌营养不良可发生萎缩，表现为身体部分肌肉的体积萎缩变小。系由于肌纤维的数目减少或变细，一般两种情况同时存在。肌萎缩后在局部还可发生继发的病理变化，如结缔组织增生而导致挛缩。由于长期慢性疾病及营养不良引起的全身性消瘦则不属于肌萎缩。常见的肌萎缩有：

（1）神经源性肌萎缩：正常情况下，前角细胞发出神经冲动，司理肌肉营养状态。前角细胞、前根、神经丛、神经干、末梢中任何一个部位损害，使神经冲动不能到达肌肉时，肌肉即弛缓，随意及反射收缩均消失，电刺激时呈变性反应，并发生肌肉萎缩。这种神经源性肌肉萎缩发生的快慢与神经受损中断速度和程度有关，神经受损及中断越急或越严重，则肌萎缩和发生越快、越明显。肌萎缩可发生于瘫痪之前或以后，在急性疾病，肌萎缩发生于瘫痪之后，而在慢性进行性变性疾病，肌肉明显萎缩则在瘫痪之前。肌萎缩的分布则与神经病变的部位有关，如病变局限于前角细胞，肌萎缩呈节段性；周围神经病变引起的肌萎缩，则发生于其所支配的肌肉。

1）急性脊髓灰质炎：呈急性瘫痪，肌萎缩在瘫痪后出现，可在短期内发生，呈节段性分布，其部位决定于脊髓内病变的位置。瘫痪和肌萎缩的程度与病情的严重程度相平行。

2）运动神经元疾病：肌萎缩性侧束硬化症及进行性脊肌萎缩症等，都因前角细胞及脑神经运动神经核慢性广泛变性而引起进行性肌肉萎缩，并发生在明显瘫痪之前；肌萎缩虽呈节段性分布，但一般影响较广泛而开始往往在特殊的肌群。在进行性延髓瘫痪，首先影响第Ⅻ、Ⅹ及Ⅶ对脑神经支配的肌肉。在 Aran-Duchenne 型进行性脊肌萎缩症中，先出现远端肌肉——手的大、小鱼际肌、骨间肌及足的小肌肉萎缩，然后逐渐扩展至肢体近端。在婴儿型进行性脊肌萎缩症（infantile spinal muscular atrophy），开始为躯干、骨盆及肩部肌肉萎缩，然后逐渐波及肢体远端。所有这些运动神经元疾病的一个共同特点是病变肌肉有肌束颤动。

（2）周围神经病变：常在瘫痪之后发生肌萎缩。外伤性神经病变可以在短时间内发生肌萎缩。肌萎缩限于受损神经所支配的肌群。有学者观察，失神经支配后第一个月，肌肉失去 30% 重量，两个月为 50%，以后肌萎缩就较为缓慢。多发性神经炎的肌萎缩进行很缓慢，有些病例仅为轻度无力及萎缩，有的则广泛瘫痪及肌萎缩，但一般均以远端最明显。腓骨肌萎缩症虽然其病变包括脊髓、神经根及周围神经，但其肌肉萎缩的分布为末梢型，与周围神经炎引起的肌萎缩很相似。

一般认为上运动神经元疾病并不引起瘫痪肌肉的萎缩，但额叶皮质运动区的 4 区及其下行锥体束病变，偶也可发生肌萎缩。

（3）肌源性肌萎缩：见于各种类型肌病及肌炎（详见第十一章）。其无力及瘫痪与肌萎缩的程度相平行，无神经系统损害的症状与体征。

（4）其他原因：有失用、关节病、内分泌障碍等引起的肌萎缩，尚有先天性肌萎缩。

1）失用性肌萎缩：肢体某部肌肉长期不活动，可引起肌纤维皱缩和肌浆量减少，但是并无肌纤维横纹的消失及变性，肌肉的电兴奋性也无改变。失用性萎缩可以发生于肢体使用夹板或石膏固定时，或由于关节炎或关节周围炎而影响肢体的活动时，少数也可见于癔症性瘫痪。

2）关节病性肌萎缩：关节疾病可并发肌肉萎缩。在萎缩性关节炎（畸形性关节炎或类风湿关节炎）的受累关节区域，可有明显肌萎缩，一般以病变关节近端的伸肌为主，肌萎缩的发生在急性关节炎时较迅速而严重；此种肌萎缩的原因，除失用性外，还可能是由于病变组织对前角细胞的反射性影响，也可因支配肌萎缩区的运动神经及自主神经的小分支受到影响，因疼痛或浸润导致痉挛与代谢改变所发生。

3）内分泌功能障碍所引起的肌萎缩：在慢性甲状腺毒性肌病（chronic thyrotoxic myopathy）时，可有局部或全身的无力、疲劳及肌萎缩，一般以臀部及肩部肌肉受累为严重。病变肌肉可有粗大的肌束颤动。在胰岛素过多（hyperinsulinism）时，可有远端肌肉萎缩及伴有感觉异常，可能系继发于神经病变。在甲状旁腺功能亢进时，可有对称性无力、疲劳及肌萎缩。在垂体性恶病质时，也常有肌肉乏力及萎缩。在糖尿病时发生的肌萎缩，一般继发于周围神经病变。注射胰岛素的糖尿病患者，也可发生局部的代谢障碍或局限性肌萎缩。

4）先天性偏侧萎缩：为一种原因不明的先天性疾病，主要影响半侧面部，偶及半身。其特点为肌肉不发育及进行性萎缩。皮肤、毛发、皮下组织、结缔组织、软骨及骨也受累，肌肉萎缩虽可明显，但其肌力往往不受明显影响。此病可能是由于自主神经系统病变所引起。

5）其他：如中毒、全身感染、外伤、年老等也可发生肌萎缩。

2. 肌肉肥大

(1) 功能性肌肉肥大:在运动员及特殊工种的体力劳动者的某些肌群可以特别发达,而呈肌肉体积肥大,肌力也较一般为强,这是一种正常的生理性现象,有关的职业史可提供诊断的依据。

(2) 病理性肌肉肥大:病理性肌肉肥大远较肌萎缩少见,可见于:

1) 肌肉疾病:肌肉疾病可以出现肌肉肥大。肌强直的患者可以伴有肌肉肥大,但是肌力与肌肉的体积不成比例,肌肉肥大而肌力减弱。进行性肌营养不良由于脂肪结缔组织的浸润的假性肥大,常见于腓肠肌,有时也在三角肌或肩胛带肌肉(肢带型)。营养不良性肌强直,偶可出现肌肉假性肥大。真性肌肉肥大症是一种罕见疾病,常在儿童期起病,肌肉肥大可呈进行性发展,但到一定程度可自行停止;任何肌肉都可发生,以四肢肌肉多见;受累肌肉较为坚实,肌力可稍增强,但也可减低或易疲乏,或有肌肉钝痛;腱反射及电兴奋性正常。

2) 内分泌障碍:如甲状腺功能减退引起黏液性水肿,可以出现躯体外形增大,但肌力减退、疲乏,以及收缩和松弛变慢。肢端肥大症的早期,可有全身肌肉肥大,肌力增强,但至后期则可有肌肉萎缩及肌力减退。

3) 先天性偏侧肥大:主要表现为一侧面部肥大,或一侧面部与同侧半身较对侧稍肥大。它较先天性偏侧萎缩更少见。

(四) 共济失调

任何一个简单的运动必须有四组肌肉的协同作用才能完成,而其协同作用的完成依靠神经系统的协调和平衡,除运动系统以外,尚需有功能完整的感觉系统,特别是本体感觉。共济失调是指运动缺乏正确性,在临床上不包括继发于轻瘫、肌张力异常或不自主运动等所致的共济运动障碍。共济失调在临床上可分为:

1. 感觉性共济失调(sensory ataxia) 由于本体感觉(或深感觉)缺失所引起,因患者不能辨别肢体的位置与运动的方向,无法正确执行随意运动。一般深感觉障碍在下肢为多见,因此共济失调也多在下肢,患者有站立不稳,双目注视地面,跨步宽大,举足过高,踏地过重,跟膝胫试验阳性。深感觉缺失性共济失调可被视觉所纠正,因此闭目时或在黑暗中症状明显加重,闭目难立征阳性。

深感觉缺失可以由于周围神经、后根、脊髓后束、脑干的深感觉传导束(内侧丘系)、丘脑及顶叶病变引起。周围神经病变引起共济失调者常为多发性神经炎,其主要临床体征为四肢远端对称性的感觉、运动及营养障碍,肌张力降低,腱反射消失等。脊髓后束损害引起深感觉缺失而产生共济失调,如脊髓痨常主要损害脊髓后束,故有深感觉障碍,闭目难立征阳性,但无浅感觉缺失等,可与周围神经损害区别;其他疾病如亚急性联合变性及 Friedreich 遗传性共济失调等,虽也损害脊髓后束,使深感觉缺失而致共济失调,但因伴锥体束损害而出现腱反射亢进、病理反射阳性等临床表现,也易与周围神经病变相鉴别。脑干病变损害内侧丘束时,可以发生病变对侧肢体的深感觉缺失而出现共济失调,但脑干病变常同时伴有同侧脑神经损害。除了由于深感觉缺失引起对侧共济失调外,还可由于小脑诸脚的小脑传入及传出通路损害而发生共济失调,除大脑脚、红核及魏奈金克(Weynokink)交叉以上病变外,其症状则在病变的同侧肢体。丘脑及顶叶病变也可产生对侧肢体共济失调,其特点除有深感觉障碍外,尚有丘脑及顶叶损害的其他症状。

2. 前庭性共济失调 前庭具有维持身体平衡的功能,病变时发生障碍,在站立或步行时较明显,直立时虽常两足分开特宽,但仍难站稳而倾斜,步行时往往因显著倾斜而易跌倒。因此,其临床表现类似于小脑蚓部病变,但是前庭病损与小脑的不同,一般有明显的眩晕及可有前庭功能试验异常。前庭性共济失调可由视力纠正,故闭目时症状加重而睁眼时减轻,即闭目难立征阳性,与深感觉缺失引起的共济失调(如脊髓痨等)相似,但其鉴别之处是:前庭性共济失调无深感觉缺失,闭眼时一般较慢地向病侧倾斜;在深感觉性共济失调,闭眼时身体很快地向各方向倾斜摇摆;此外,前庭性共济失调尚有眩晕、眼球震颤、前庭试验异常表现。

3. 小脑性共济失调 一般认为小脑是协调运动的中枢。当小脑病变时,主要表现为运动共济失调和肌张力减低。因此在临床上,若共济失调者无感觉缺失及前庭功能障碍,应考虑为小脑病变。视觉对小脑性共济失调的平衡影响不大,闭目难立征一般为阴性。小脑性共济失调可以分为小脑蚓部综合征和小脑半球综合征。小脑蚓部综合征主要表现为头及躯干的共济失调,站立及行走困难,而四肢共济失调一般不明显,小脑半球综合征则以四肢共济失调为主,躯干的平衡障碍可不明显(详见第九章)。

4. 大脑性共济失调 除了大脑顶叶病变引起的共济失调(主要与深感觉障碍有关)外,大脑的额叶、颞叶,特别是额叶运动中枢损害,可引起对侧肢体共济失调,其临床表现与小脑性共济失调相仿;额叶病变引起者,病变对侧肢体的腱反射亢进、肌张力增高、病理反射阳性,并常伴有精神症状和强握反射;单纯小脑病变引起者,病侧肢体肌张力常减低,腱反射常减退或呈钟摆样,无病理反射。大脑额叶、颞叶病变引起共济失调的机制可能与大脑-脑桥-小脑纤维受损有关。在临床上,大脑病变时常引起瘫痪,由于随意运动消失,故不存在共济失调;如系轻瘫,随意运动也存在困难,共济运动也必然发生障碍,因此其共济失调也无任何临床意义。

虽然,从临床诊断的观点,共济失调可分为感觉性、前庭性、小脑性及大脑性四种,但是有些临床病例的共济失调是混合性的,例如脑干病变时的共济失调,可以由于本体感觉传导束中断、小脑脚受损或前庭神经核及其联系纤维损害所引起。

(五) 不自主运动

骨骼肌不能随意控制的活动称为不自主运动,又名不随意运动,也有称异常运动,是肌肉的一部分(肌纤维或肌束)、一块肌肉或肌群的不自主收缩。可由大脑皮质运动区及其下行束、基底节、脑干、小脑、脊髓、周围神经、肌肉等的病变引起。其病因可以是器质性的或功能性的，前者有感染、中毒、变性、遗传性、发育异常、血管性、外伤或肿瘤等。大部分患者常可从病史及神经系统检查而提示诊断，症状起于婴儿期则可能是先天性的，如脑性瘫痪时的手足徐动症；急性起病者，可能是药物中毒或感染；老年的单侧不随意运动，隐袭出现且呈进行性加重，提示为脑动脉硬化或退行性病变。有些不自主运动的疾病可有家族史。多数不自主运动的类型取决于病变的部位和性质，但不同部位的病变可引起类似的征象，同一部位由于病变性质各异也可出现不一样的表现。

不自主运动可出现于身体的任何部位及呈各种不同形式，注意仔细观察其部位、形式、速度、频率、幅度、症状轻重及有无节律性等，检查眼底（视乳头及视网膜血管）、角膜（色素环或 Kayser-Fleischer 环）、肌张力等也很重要。几种常见的不自主运动如下：

1. 肌纤维颤动和肌束颤动　由于兴奋性增高所引起肌纤维不自主收缩，呈现肌肉的细小、快速或蠕动样活动，不足以引发肢体关节运动，称为颤动。依据参与收缩的肌纤维数目多少不同，可分为肌纤维颤动和肌束颤动，前者系单个肌纤维或较肌束为小的一组肌纤维的收缩，只能在肌电图上描记，肉眼不能观察到；后者是下运动神经元所支配的一个或几个运动单位肌束的收缩，不但肌电图可显示，肉眼也能明确见到。

当下运动神经元破坏而其支配的肌肉发生失神经萎缩时，失神经支配的肌纤维开始敏感性增高而有自发性收缩，即为肌纤维颤动。因此，肌束颤动和肌纤维颤动可见于各种下运动神经元疾病，如脊髓灰质炎、运动神经元疾病、脊髓空洞症、髓内或髓外肿瘤等累及前角细胞等脊髓疾病，神经根或其他周围神经病变。在临床上，肌束颤动最常见于下运动神经变性所引起的继发肌萎缩的患者，如进行性脊肌萎缩症、肌萎缩性侧束硬化症及进行性延髓瘫痪等运动神经元疾病，常发生于下运动神经元正在变性的阶段，且与疾病的严重性及预后相平行；肌束颤动广泛而明显者，则病变常进展迅速，预后较差，但肌肉极度萎缩时肌束颤动可消失。在运动神经元疾病时，由于前角细胞的病变常从颈膨大处开始，因此肌束颤动常首先出现于肩胛带、上臂及胸部肌肉。虽然肌束颤动可见于周围神经、肌肉和前角细胞的其他病变，但是远较运动神经元疾病为少见、轻微。因此在临床上，广泛而明显的肌束颤动，常为诊断运动神经元疾病的一个特点。

无肌萎缩的肌束颤动并不一定提示为严重疾病，正常人可于休息时、疲劳与紧张以后出现，其肌束颤动的部位较多发生于腓肠肌及手臂肌肉，称为自发性良性肌束颤动。

2. 肌肉颤搐　为肌肉中少数肌束的暂时性或持续性颤动，但尚不足以引起关节运动，较肌束颤动粗大，也较缓慢、持续、广泛，且更为起伏波动，在肌肉松弛时消失，一般并不伴有肌萎缩。肌肉颤搐可以是生理性的，见于正常人的剧烈而不习惯的运动以后，或与疲劳有关，或发生于企图使无力肌肉收缩时，在寒冷时也可出现。

一般在体质虚弱的情况下更为多见，如贫血、消耗性疾病、感染、甲状腺功能亢进或其他代谢障碍疾病等。在运动神经元疾病时，也可与肌束颤动一起发生。由于肌肉颤搐在临床上较肌束颤动少见，而且可发生于很多正常的情况，因此其临床意义远较肌束颤动小。

3. 痉挛　一个肌肉或一组肌肉的不随意收缩称为痉挛。从大脑皮质运动区至肌肉纤维，这一运动通路中任何一部分的兴奋或刺激，都可引起痉挛。临床上主要根据肌肉收缩的持续时间、幅度、频率、节律等，大体上可分为：阵挛性痉挛和强直性痉挛。前者为突然的、短时间的肌肉收缩，并重复发生，其运动类似于感应电刺激引起的肌肉收缩；后者则为更长久而持续的肌肉收缩，常造成持久的体位改变或运动限制。

通常依据病变部位及可能机制，结合临床特征，常见的痉挛基本上可分为下列几类：

（1）阵挛性痉挛：大脑皮质运动区的刺激性病变，引起肌肉痉挛，往往是阵挛性的，并呈发作性，典型的癫痫发作，如局限于面部、上肢或下肢，称为杰克逊局限性发作；全面癫痫（大发作）的每一次发作的痉挛，一般可分两期，开始为强直性痉挛，随后为阵挛性痉挛。

（2）强直性痉挛：大脑、脑干、脊髓等部位锥体束损害引起的肌张力增高进而导致的痉挛性瘫痪，也是一种痉挛，且大多呈强直性痉挛，形成特殊体位——上肢屈曲及下肢伸直。

（3）面肌痉挛：大多是面神经的任何部位或面神经核受刺激，也可由大脑皮质相应部分受刺激（杰克逊发作）引起面肌痉挛。常是面神经或其分支所支配肌肉的短暂的阵挛性痉挛，表现为皱额、闭眼、口角牵拉等面肌反复收缩。如痉挛仅限于眼轮匝肌者称为睑痉挛。临床上所见的面肌痉挛大多病因不明（现已有不少发现颅内面神经受邻近血管的刺激），少数发生在周围性面神经瘫痪后的恢复过程，甚至为后遗症。

（4）呃逆及其他脑神经支配肌肉痉挛：呃逆系膈肌的短暂痉挛，可以刺激膈神经或迷走神经而反射性地引起，可见于食管下端、胃（扩张）、肺、胸膜、纵隔等病变。由于反射中枢受刺激所发生的呃逆，如见于体内生化成分改变（丙酮血症及尿毒症）、脑炎及其他脑病。

其他脑神经支配肌肉痉挛：咀嚼肌痉挛引起牙关紧闭（trismus）。三叉神经痛发作时可以引起面肌的痉挛。胸锁乳突肌痉挛可引起痉挛性斜颈。周围神经外伤或受刺激后，特别是其再生时，也可以发生痉挛。

（5）抽动：系一组肌肉快速、无节律、重复、刻板的无意识收缩，如眨眼、耸肩、转颈等动作。主要特点是表现多变、轻重起伏不定、睡眠时可存在、可被意志暂时抑制等。曾称抽搐。抽动也是一种痉挛，临床上认定的习惯性抽动，大多为精神因素或模仿所致，一般不扩展、持续时间较短、睡眠时消失，儿童较成人多见。此种抽动与上述痉挛的区别在于，常在同一患者身上可以发生多处奇特的抽动，不限于一个或一组肌肉，并可包括一个以上作用相反的神经所支配的肌肉。临床上有一种特殊的抽动即抽动秽语综合征，也称 Tourette 综合征、慢性多发性抽动，多在2~13岁起病，主要表现为多形性抽动、暴发性发音及秽语，可有精神异常，病情常有波动。

（6）肌阵挛：也是痉挛的一种临床表现，呈现个别肌肉或肌群的短暂、快速、闪电样、无规则的不随意收缩，典型的每隔数秒重复4~5次。受累肌肉主要是肢体和躯干，但其分布常弥漫且广泛，可出现于面、颌、舌及咽喉。轻度的肌阵挛不引起关节运动，但严重者则可产生肢体的阵挛性运动，甚至突然倒地。可分为全身性、多发性、部分性、节段性，以及节律性、非节律性、意向性或动作性、位置性肌阵挛等。对于肌阵挛的产生机制目前尚无一致见解，曾经认为是下运动神经元的兴奋发放引起肌肉收缩的结果，但发现广泛同步化的肌阵挛，与下橄榄核、齿状核、结合臂、纹状体及中央顶盖束等病变有关。但癫痫发作时的肌阵挛，则可能起源于大脑皮质。

肌阵挛可以发生于各种不同的情况，故其临床意义也互异，可见于急性及慢性脑炎、脑膜炎、脑血管性病变及脑瘤等，虽曾报告见于周围神经及脊髓灰质的病变，但常为弥漫性脑损害疾病的症状，例如类脂质贮积性疾病、亚急性包涵体脑炎及肝豆状核变性。癫痫发作常出现肌阵挛，在儿童出现频繁的肌阵挛，往往提示预后不佳。

以肌阵挛为主要表现的癫痫，称为肌阵挛性癫痫，根据临床表现不同可分为：

1）单纯性肌阵挛性癫痫（又称Unverricht-Lundborg病），主要表现为突然、闪电样的肌肉不自主收缩，受累的常为颈、肩或臂部肌肉，可为伸直或屈曲；一般为双侧，但也可单侧；发作次数往往随着年龄的增长而减少，成人相当少见。

2）多发性肌阵挛性癫痫（又称Friedreich病）：为成人的一种变性疾病，常见于男性，表现为肢体及躯干肌肉发作性收缩，其频率约每分钟40~50次，于休息时最明显，而肌肉随意收缩及睡眠时可消失。

3）局限性持续性肌阵挛：常由脑部血管性病变所引起，为器质性局限性肌阵挛癫痫，表现为持续性节律性肌阵挛，局限于身体的某一部位，如一侧手、足或半侧面部，可持续数小时或数天，睡眠时可消失。

某些肌阵挛并无特殊临床意义，例如正常人在入睡的过程中，下肢和身体可发生不自主的突然跳动。

（7）痛性痉挛：为一种伴有疼痛的痉挛性肌肉收缩，可伴肌强直，是一种严重痉挛。痛性痉挛可因肌肉、周围神经及中枢神经病变所引起。

1）肌病性痛性痉挛：肌肉病变引起的一种痛性痉挛，例如肌肉缺乏磷酸化酶的麦卡德尔病（McArdle disease）或缺乏磷酸果糖激酶的Tarui病。肌肉代谢中糖原的酵解不足可引起能量障碍，使这种患者在运动后，收缩肌肉立即发硬、痉挛，被动牵张而产生疼痛；轻度运动时痛性痉挛可在短时间内消失，剧烈运动后则痛性痉挛可持续较长时间，但不发生自发性或休息时的痛性痉挛，肌肉无萎缩或假性肥大，腱反射正常。

2）神经性肌强直（neuromyotonia）：曾称为假性肌强直（pseudomyotonia）、持续性肌纤维兴奋、Isaac综合征等。在病理形态学上，中枢及周围神经和肌肉均无特异性改变，迄今病因不明。可能是运动神经部分失神经支配和存活轴突代偿性侧支出芽所致，已发现12号染色体的遗传性持续性肌兴奋基因突变，可导致周围神经钾离子通道异常。发生于5~53岁，可在数月或数年内逐渐加重，表现为在休息时肌肉的持续收缩，常首先影响手及足，以后影响肢体、躯干、面部及延髓支配的肌肉，有广泛的肌肉颤搐；由于持续的肌肉过度活动而伴有大量出汗，基础代谢率增高。

3）脊髓性痛性痉挛：由于脊髓病变，运动神经元的抑制性传入和兴奋性传入之间平衡失调，其中脊髓中间神经元起重要作用，如闰绍细胞丧失对α运动神经元的抑制性调节作用，发生肌肉强直性痉挛。随意运动或闹声、惊吓及刺激皮肤等可诱发并加重之。可见于多种脊髓病变，如炎症（脊蛛网膜炎）、外伤、缺血、脱髓鞘等。有学者认为僵人硬综合征是脊髓中枢神经病变引起的痛性痉挛综合征。一般发生在成人，常在数月或数年内呈慢性进行性加重，现为躯干和四肢近端肌僵硬、强直，伴疼痛。从临床征象的发生机制，破伤风也是中间神经元损害的一种严重疼痛强直性痉挛。

4. 震颤　身体某部分一系列不随意的、节律性的抖动称为震颤，由于相反两组肌群（主动肌与拮抗肌）的交替收缩所致。震颤可分为生理性与病理性的。一些正常人可以有生理性震颤，幅度太小，肉眼不易见到，运动时较明显，以手部常见，频率为每秒6~10次。如在精神紧张、疲劳及惊恐时，可使生理性震颤增强，变为明显可见的震颤。病理性震颤应注意其部位、速度、幅度、节律性与随意运动的关系及病因等。震颤部位可以是单侧或双侧性的，大多以肢体末端（手指或手）为明显，常可见于手臂、足、腿、舌、唇、眼睑、下颌及头部，有时涉及整个身体。速度可分为慢、中、快。幅度有粗、中、细。震颤可为持续性或间歇性，规则或不规则等。临床诊断一般是按震颤与随意运动的关系来分类，休息时出现的震颤，称为静止性震颤；保持某一个姿势，如手臂前伸时出现的震颤，名为姿势性震颤；在向一个目标作主动运动时出现的震颤，称为意向性震颤。姿势性震颤与意向性震颤都属运动性震颤。

（1）静止性震颤：于休息静止时出现震颤，频率大约为每秒4~8次；而在肌肉收缩或运动时可使震颤减轻或消失，例如保持一个姿势（如手臂前伸）或指鼻动作时震颤可消失。手的静止性震颤系由于主动肌与拮抗肌（包括手指及拇指的屈肌与伸肌，内收肌与外展肌，腕关节的伸肌与屈肌、旋前肌与旋后肌）的交替收缩，产生所谓搓丸样震颤。静止性震颤也可出现于下肢、下颌、舌、唇及头部，起病时可以单侧，数月或数年后发展至双侧。

典型的静止性震颤见于帕金森病及各种原因引起的帕金森综合征，肝豆状核变性、家族性震颤（或特发性震颤）等疾病也可发生。静止性震颤可与其他类型的震颤合并出现。

（2）姿势性震颤：在肢体的受累部分主动地保持某种姿势时（即肌张力随意性增加时），例如保持头部直立或上臂前伸时出现的震颤，而在运动及休息时消失。可在动作时稍为增加，以固定某一姿势时最明显。一般较静止性震颤细而快，平均每秒8~12次。较常见的姿势性震颤有：

1）变异型生理性震颤（variants of physiologic tremor）：出现于肢体保持一种姿势的时候，系生理性震颤强化所引起，见于应用肾上腺素、甲状腺功能亢进、焦虑、疲劳等。正常人在肾上腺素注射后，由于增加肌梭（muscle spindle）的敏感性而可产生震颤，β受体阻滞剂如普萘洛尔等可阻滞这种震颤。上肢伸展时出现细而快的震颤，在焦虑和过分疲劳者是由于肾上腺素分泌增加引起，而甲状腺功能亢进的患者，则是交感性活动增高所致。

2）扑翼样震颤：当双上肢水平抬举，肩关节和双上肢上下摆动，似鸟展翅样；在手指及腕部伸直时，腕关节突然屈曲，而后腕关节又即迅速伸直至原来的位置，呈扑翼样。这是由于中枢神经系统反复抑制和兴奋肌张力所致，主要见于全身性代谢性疾病，如肝昏迷、尿毒症、慢性肺功能不全等。

此外，中毒（包括酒精、锂、铅、磷、镁、汞、一氧化碳等）、急性感染（如伤寒、水痘、天花等）、肝豆状核变性及小脑病变等，也可发生姿势性震颤。

（3）意向性震颤：随意运动时出现的震颤，常在肢体运动快达到目标时明显或开始出现。主要见于小脑及其传出通路（结合臂、红核及其有关结构）的病变，必须与小脑性姿势性震颤和共济失调相区别。小脑的姿势性震颤，由于肌张力减低而使受累肢体运动时漂移不稳，随之发生过度动作的回跳所引起，因此当休息时不出现震颤。意向性震颤可不伴有肌张力减低，而非节律性振荡性震颤。多发性硬化、肿瘤、血管性疾病及变性等所引起的小脑病变，都可发生意向性震颤；苯妥英钠中毒时，也可发生意向性震颤及共济失调、眼球震颤等小脑功能障碍表现。

（4）家族性或特发性震颤：是一种家族性遗传性疾病。震颤粗大，主要发生于上肢的末端，特别是手及手指，下肢、口唇、舌、下颌或头部等少见，其幅度总是随着肌肉紧张而增加，因此在上肢向前伸直都可见到震颤。常具有姿势性震颤的特点，有时可伴意向性震颤，或呈静止性震颤。根据症状出现的年龄可有婴儿性（始于婴儿）、青年性、成年性及老年性震颤。家族性震颤并不伴有肌强直及联合运动消失等锥体外系症状，也无肌张力减低、共济失调、醉汉步态、眼球震颤等小脑病变的表现。

在临床上有些疾病可以发生多种震颤，如肝豆状核变性，可以单独或合并发生静止性、姿势性及意向性震颤；小脑病变大多表现为意向性震颤，但也可有静止性震颤。同一种震颤也可由不同疾病引起，因此不能单独根据震颤的类型而作出诊断。

5. 舞蹈样运动　为无目的、无规律、不对称、运动幅度大小不等的急促动作，可发生于面部及肢体。轻度的舞蹈样运动往往易被忽视，但仔细观察可以发现手指短暂抽动，转瞬即逝的面部怪脸，某些全身动作笨拙和不规则。较为明显的病例，出现面部和肢体的不自主舞蹈样运动，行走时手臂摆动增加，跨步过大，两足有内转倾向，休息和活动都可有较大肌群短暂的跳动性收缩，使正在进行的随意运动中止。严重的病例，则出现肢体躯干、颈部、面部及舌较大的、不规则的、急速的跳动，例如肢体的突然屈曲和伸直，短时间的怪脸，眼睛迅速地闭合和睁开，舌一伸一缩，头部的突然跳动等；随意运动可被舞蹈样动作所混乱或中断，而不能起床活动。常难以持续保持一定的姿势，例如持续紧握拳头，则时常有间歇性的松弛，出现所谓“挤奶样手势”；张口而持续保持舌伸出的位置时，舌有伸缩动作；立正时，常可见足背伸肌肌腱的扭动，故称之为“肌腱舞蹈”。舞蹈症患者因肌张力减低，关节常可过伸。可出现精神症状，如感情脆弱、任性及易激动等。舞蹈病是以舞蹈样运动为主要表现的临床综合征，可以由多种原因引起。

6. 手足徐动及扭转痉挛　是一种变动着的痉挛，因肌张力的改变产生重复缓慢的扭曲和伸展动作，可呈现各种奇异的姿势。如受累的为四肢远端的手足，称为手足徐动或指划动作；主要影响躯干和四肢近端者，则名为扭转痉挛；也可仅局限于颈部肌群，称为痉挛斜颈。肌张力常呈痉挛性增高，随意运动往往受到严重影响。手足徐动症或扭转痉挛都是很多病因引起的临床综合征。

与舞蹈症、手足徐动症关系密切的投掷症（ballismus），也称舞蹈动作，是肢体近端的无规、粗大的投掷样动作，也属不自主运动。

（六）姿势和步态异常

在日常活动中，为完成各种功能或目标，需有相应的多种体位、姿势及步态，涉及许多系统（主要是运动、感觉的有关成分结构），有不同类型反射参与的复杂过程。

1. 姿势异常　严重的姿势异常在卧位中则可出现，如锥体束病变的偏瘫或截瘫姿势，一侧小脑半球或前庭病变的强迫头位，去大脑皮质或去大脑状态的强直；坐位中可见小脑或前庭障碍的摇晃、倾斜、或伴不自主的点头动作；立位中则可发现不严重的异常姿势，如轻偏瘫的上肢屈曲、小脑损害的不易站稳、帕金森的颈和患肢屈曲。

2. 步态异常　临床常见的步态异常（图2-2-9）如下：

（1）痉挛性偏瘫步态：上肢内收旋前，指、腕、肘关节屈曲，行走时下肢伸直向外、向前呈划圈动作，足内翻，足尖下垂（图2-2-9A）。

（2）痉挛性剪式步态：双下肢强直内收，行走时两足向内交叉前进，形如剪刀样，（图2-2-9B）。

（3）蹒跚步态：又称共济失调步态。站立两足分开，行走时步基增宽，左右摇晃，前扑后跌，不能走直线，犹如醉酒者，故又称为“醉汉步态”（图2-2-9C）。

（4）慌张步态：行走时躯干前倾，碎步前冲，双上肢缺乏联带动作，起步和止步困难。由于躯干重心前移，致患者行走时往前追逐重心，小步加速似慌张不能自制，又称“前冲步态”（图2-2-9D）。

（5）摇摆步态：由于骨盆带肌群和腰肌无力，行走缓慢，腰部前挺，臀部左右摇摆，像鸭子走路又称鸭步（图2-2-9E）。

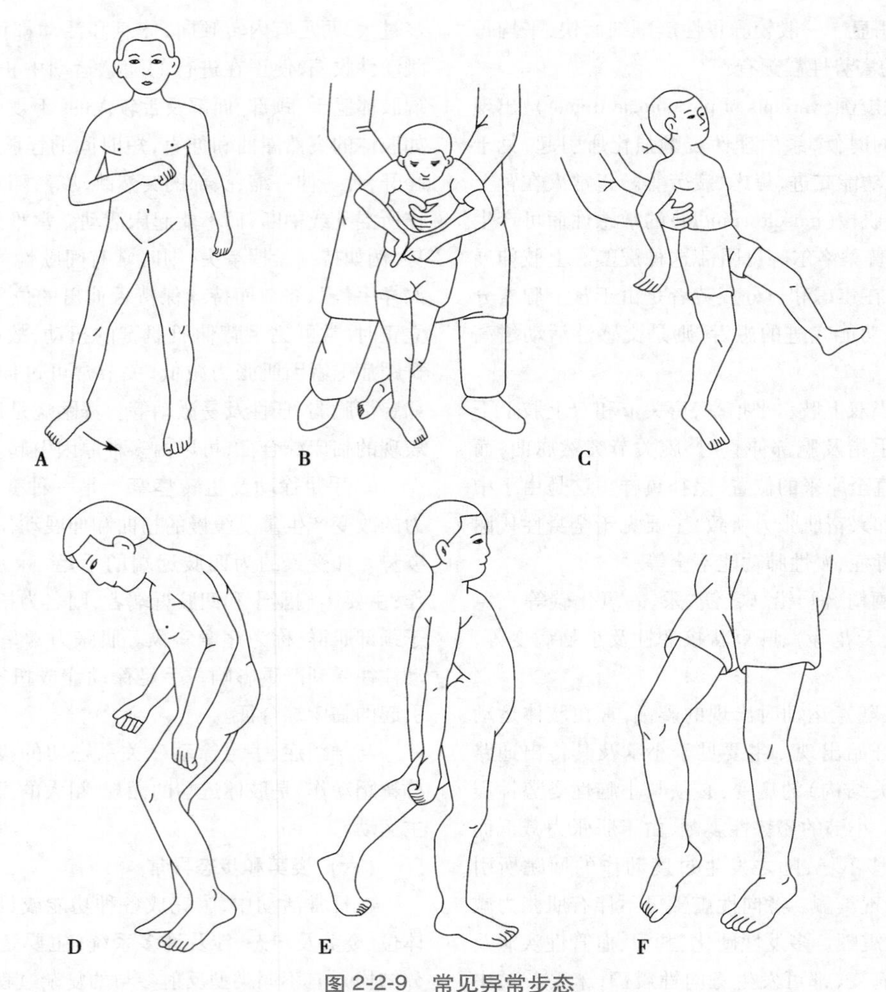

图 2-2-9　常见异常步态

A. 痉挛性偏瘫步态；B. 痉挛性剪式步态；C. 蹒跚步态；D. 慌张步态；E. 摇摆步态；F. 跨阈步态。

(6) 跨阈步态：足尖下垂，行走时为避免足趾摩擦地面，需过度抬高下肢，如跨越门槛或涉水时之步行姿势（图 2-2-9F）。

(7) 癔症步态：表现奇特，不恒定易变，步态蹒跚，向各方向摇摆，欲跌倒状而罕有跌倒。

第三节　感觉系统损害的临床征象

感觉（sensory）是机体通过感觉装置接受内外环境的各种刺激，转变为神经冲动，传入中枢神经系统的各个水平，对身体的各项活动进行协调，并对环境变化做出相适宜的反应。感觉是机体认识客观事物和体验自身活动的基础，为神经系统的一种基本功能。在神经系统疾病中感觉障碍是重要的临床征象，有的成为某一种疾病（如三叉或舌咽神经痛）的唯一表现，有极大的诊断意义。

一、临床解剖生理

（一）感觉的分类

解剖学将感觉分为：躯体感觉（somatic sensation）和内脏感觉，二者又各分为一般感觉和特殊感觉，即一般躯体感觉、特殊躯体感觉、一般内脏感觉和特殊内脏感觉。根据接受刺激的感受器部位，生理学则区分为：外感受性（exteroceptive）感觉，即刺激作用于皮肤或黏膜（痛觉、温度觉、触觉）、耳（声音）、眼（光）等的感受器所产生的感觉；本体感受性（proprioceptive）感觉，为肌肉、肌腱、韧带及关节内的本体感受器所产生的感觉，是与保持身体位置或运动功能有关的深感觉；内感受性（interoceptive）感觉，即来自内脏的感觉，属于自主神经功能，在正常情况下，一般不引起意识中明确的感觉。

在临床上，通常将感觉分为特殊感觉和一般感觉，前者是刺激特别感受器官所产生的感觉，如视觉、听觉、嗅觉、味觉等；后者又分为浅感觉（痛觉、温度觉和触觉）和深感觉（肌—腱—关节感觉）。在一般感觉的基础上，还有大脑皮质感觉分析器的高级分析和综合功能所产生的复合感觉（或称皮质感觉），包括定位觉（感受刺激的部位）、两点辨别觉（区别两个同时刺激）和实体觉（靠触摸认识物体）等。特殊感觉见脑神经病变（详见第一章第二节），这里主要着重于一般感觉（即浅感觉、深感觉）和复合感觉。

2

（二）感觉的传导通路

感觉的传导通路又称上行或向心传导通路，依据感觉神经末梢的部位及神经纤维性质，感觉传导通路也分为一般躯体感觉、特殊躯体感觉、一般内脏感觉和特殊内脏感觉等四大类。临床上最有意义和实用的是一般躯体感觉，其传导通路由三级神经元组成（其中第二神经元是交叉的），将冲动自躯体感受器传至大脑皮质。头面部的一般躯体感觉见脑神经病变（参见第四章），在这里仅限于躯干和四肢的一般躯体感觉。

1. 痛觉、温度觉的传导通路　传导痛觉与温度觉（冷觉及热觉）的神经纤维是不同的，但其行径基本上相似。第一级神经元即脊神经（后根）节内的假单极神经元，其周围突（远心端）神经纤维分布于躯干和四肢的皮肤及黏膜的感受器，包括痛觉的游离神经末梢、冷觉的 Krause 球、热觉的 Goligi-mazzoni 二小球（图 2-3-1）；中枢突（向心端）经后根终止于脊髓后角细胞（第二级神经元）。自后角细胞发出的纤维，先在同侧上升 2~3 个节段后，经脊髓前连合交叉至对侧侧索的前外侧部，形成脊髓丘脑侧束。

脊髓丘脑侧束在脊髓内位于皮质脊髓侧束的前方（腹侧）上行，于延脑中部与脊髓丘脑前束合并成脊髓丘脑系，在脑桥逐渐内移，至脑桥上部靠近内侧丘系，在中脑则紧挨内侧丘系的背外侧，此后脊髓丘脑系与内侧丘系混合，一起进入丘脑，终止于外侧后腹核（第三级神经元）。其后发出纤维（丘脑皮质束）通过内囊枕部，抵中央后回中、上部和旁中央小叶后部皮质（图 2-3-2）。传导头面部痛觉、温度觉的三叉神经通路，最终至中央后回下部。

2. 深感觉的传导通路　脊神经节（后根节）内的假单极细胞即第一神经元，其周围突分布于躯干和四肢的肌肉、肌腱、骨膜、关节等的深部感受器（游离神经末梢、肌梭、腱梭等）（图 2-3-3）。中枢突经后根进入脊髓，在后角内侧组成后束，来自身体下部的纤维位于后束的内侧，而身体上部的纤维则位于外侧，颈、胸、腰、骶段的纤维依次由外向内侧排列。在胸 4 以下后束只有传导下肢深感觉的薄束，在颈膨大处增加了传导上肢深感觉的楔束，位于薄束的外侧。薄束与楔束上行终止于延髓的薄束核和楔束核，两者合称背柱核（第二神经元），其发出内弓状纤维，绕过中央管至对侧上行，称为内侧丘系。在中脑，内侧丘系移至被盖部中线的外侧，继续上行而进入丘脑后外侧核（第三神经元）。从此核发出的纤维（丘脑皮质束），通过内囊枕部到达大脑皮质中央后回、旁中央小叶后部及顶上小叶（图 2-3-4）。一般认为头面部的深感觉主要是三叉神经传导，其中脑核可能是第一级神经元（形态极似脑脊神经节），但至丘脑及大脑皮质的径路尚不甚清楚。

3. 触觉的传导通路　脊神经节内的假单极细胞（第一级神经元），其周围突分布于皮肤、皮下、结膜、舌尖等的触觉感受器（触觉小体、环层小体）；其中枢突经后根进入脊髓后分为两部分，一部分的终止于后角细胞（第二级神经元），发出的纤维在同侧上升 2~3 个节段后经脊髓前连合而交叉至对侧，在脊髓丘脑侧束的前面组成脊髓丘脑前束（粗触觉和压觉），以后的行径与脊髓丘脑侧束相同；另一部分中枢突则入后束（精细触觉），行径与深感觉的传导通路完全相同（图 2-3-5）。

深感觉传导通路又称本体感觉传导通路，包括意识性深感觉传导通路及非意识性深感觉传导通路，前者将冲动传入大脑皮质，感受位置觉、运动觉、振动觉和精细触觉（两点辨别、物体性状及纹理粗细等）；后者是深感觉传至小脑，即脊神经节（第一级神经元）的中枢突经后根进入脊髓后索，止于背核、中间内侧核及楔外核，其发出的二级纤维分别组成脊髓小脑前、后束及后外弓状纤维，冲动传至小脑，经锥体外系反射性调节肌肉的张力和协调运动，以维持身体的平衡及姿势。由触觉和深感觉合并而成实体觉，其皮质中枢位于顶上小叶。

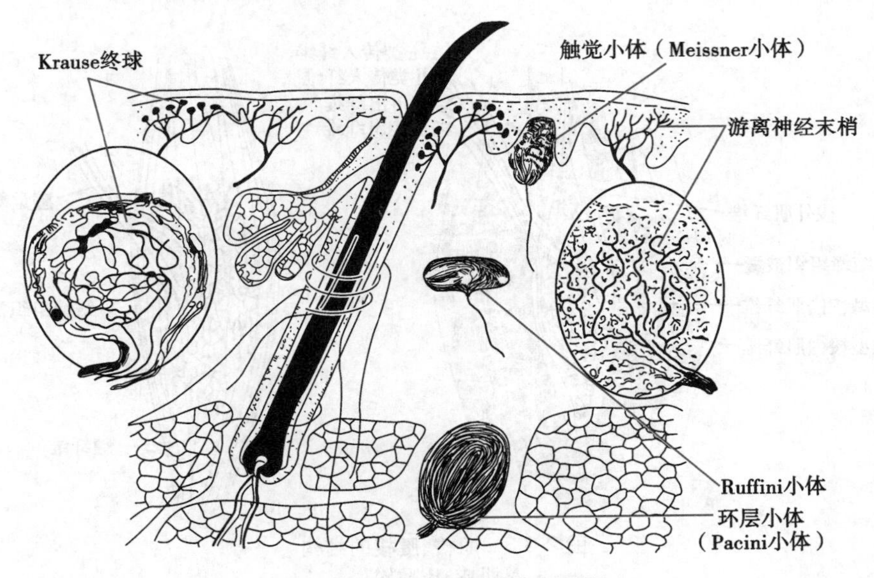

图 2-3-1　皮肤及黏膜的感受器

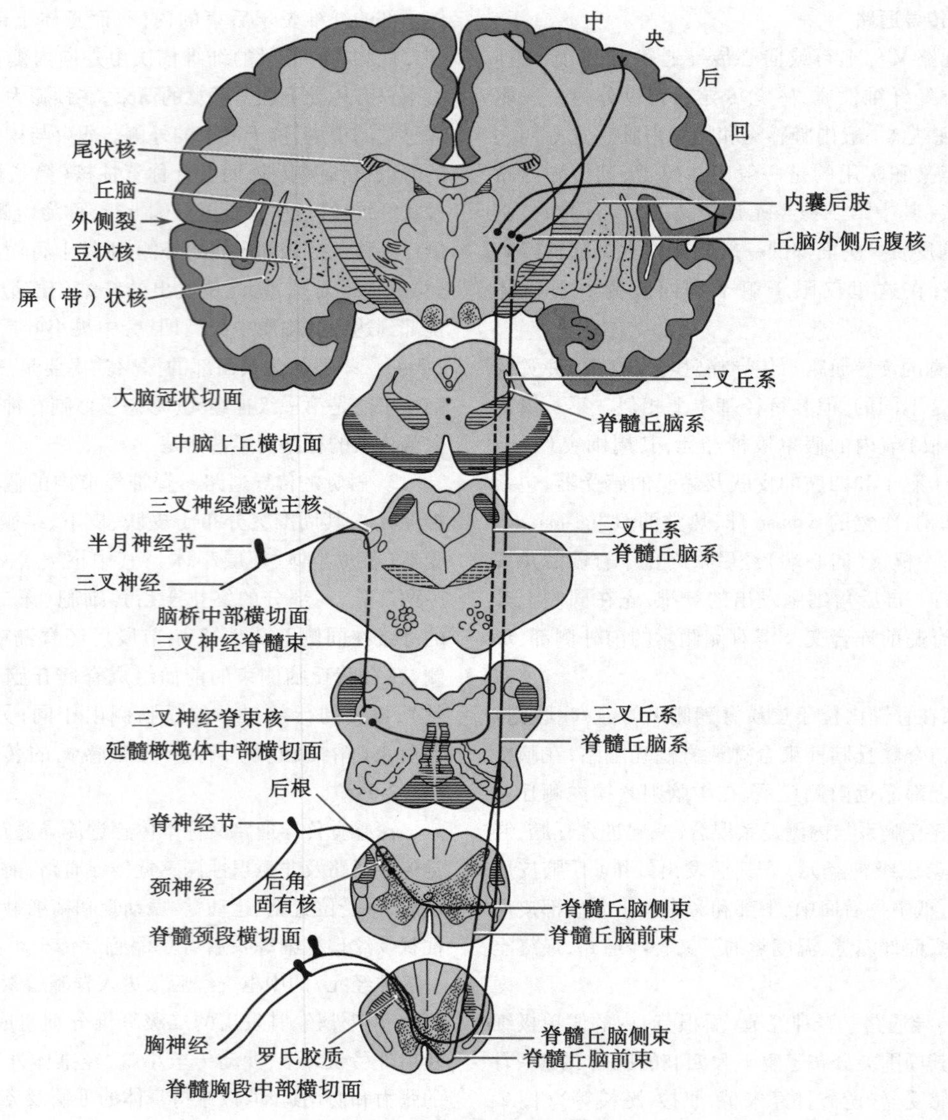

图 2-3-2 痛、温度觉的传导通路

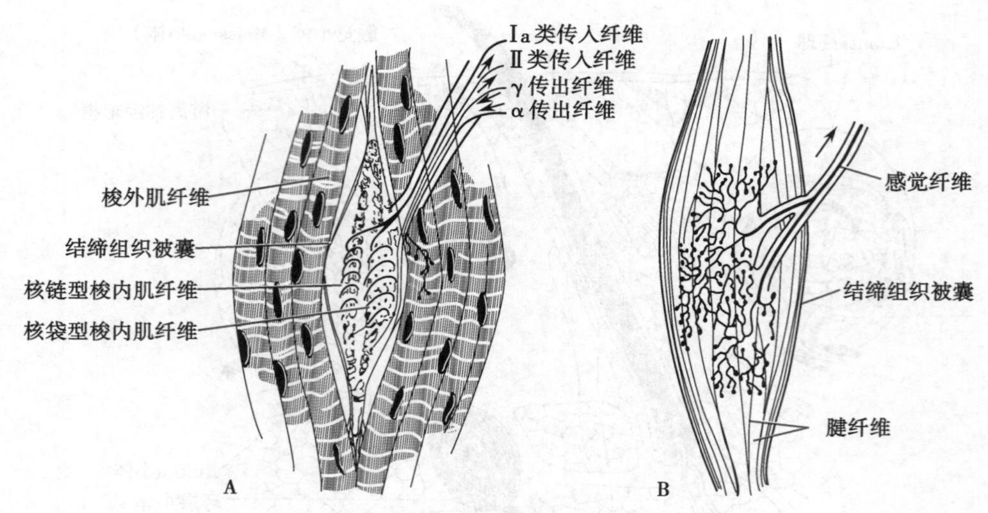

图 2-3-3 肌梭、腱梭的结构
A 肌梭；B 腱梭。

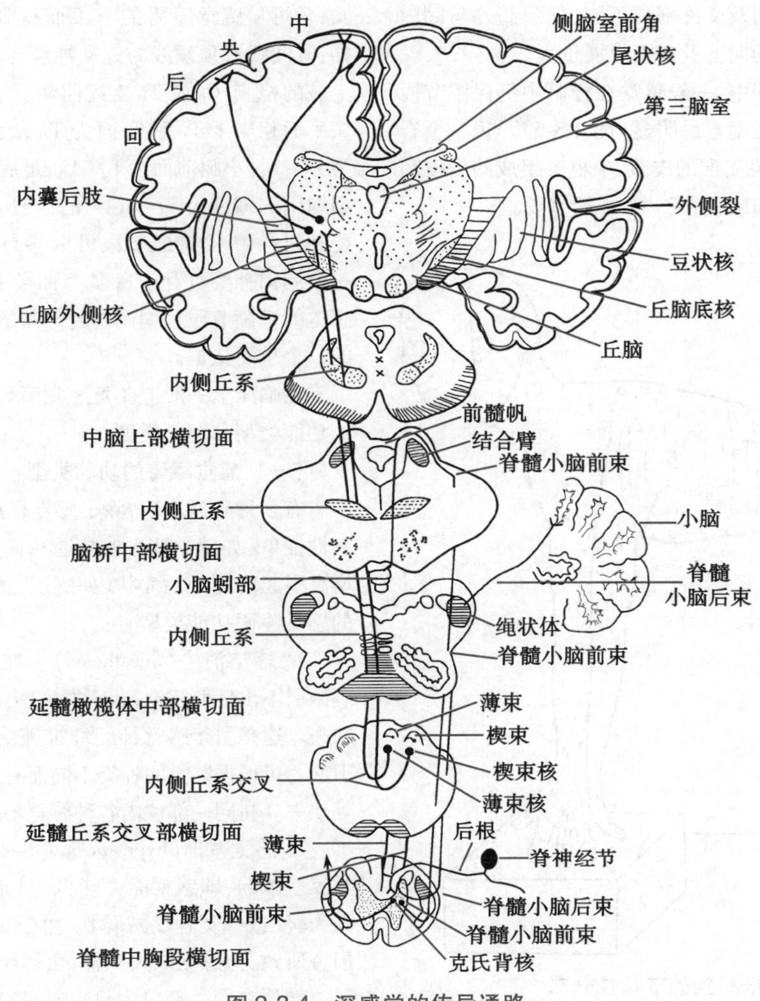

图 2-3-4　深感觉的传导通路

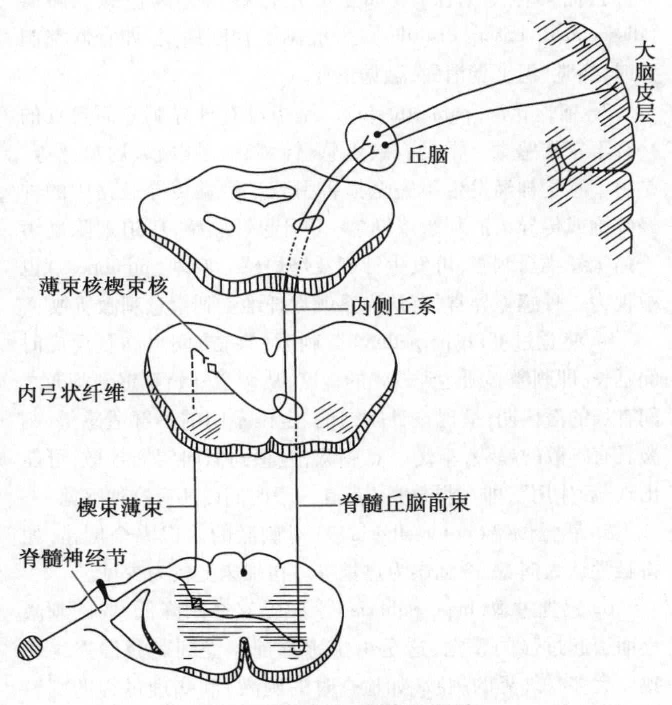

图 2-3-5　触觉的传导通路

二、损害的临床征象

各种神经纤维的传导速度及其对于各种类型损害的易感性，与神经纤维直径大小的不同有关。神经纤维的直径愈大，传导速度愈快，对受压、缺氧、缺血等损害的易感性愈高。根据神经纤维直径的大小，一般认为：A 类纤维（“A”fibers）直径最大，传导运动、本体感觉、压觉及触觉冲动，对受压及缺氧最为敏感；B 类纤维（“B”fibers）直径稍小，传导第一痛觉（对刺激立即产生的短暂而清楚的尖锐刺痛）及温度觉；C 类纤维（“C”fibers）直径最小，主要为无髓鞘纤维，传导第二痛觉（较慢产生而持续较久、分布弥漫、定位不清楚的灼痛）及血管运动冲动。周围神经受压时，首先发生障碍的是运动、深感觉及触觉，其次为第一痛觉及温度觉，最后才影响到第二痛觉。在周围神经病变早期的感觉障碍，往往是暂时或短时间的，在病因消除后很快恢复，若病情持续进展较长一段时间后则可长久存在。

在周围神经及后根中，各种感觉神经纤维是混合的，因此病变时各种感觉同时受损。在中枢内由于感觉的传导通路不同，病变时可以产生仅一种感觉障碍或感觉分离。半侧脊髓病变时，深感觉障碍在同侧，痛觉、温度觉障碍在对侧；各种感觉纤维在脊髓中上行时的排列及交叉部位不同，导致髓外与髓内病变的感觉障碍呈现相应的向上及向下发展过程。

在种系和个体发育过程中，一般感觉在脊髓中仍保留节段性感觉支配，特别是痛觉、温度觉最明显（图 2-3-6）。每一个脊神经节（后根节）及其周围突支配的皮节，中枢突组成的后根和它进入脊髓后终止的后角细胞，组成一个神经节段。

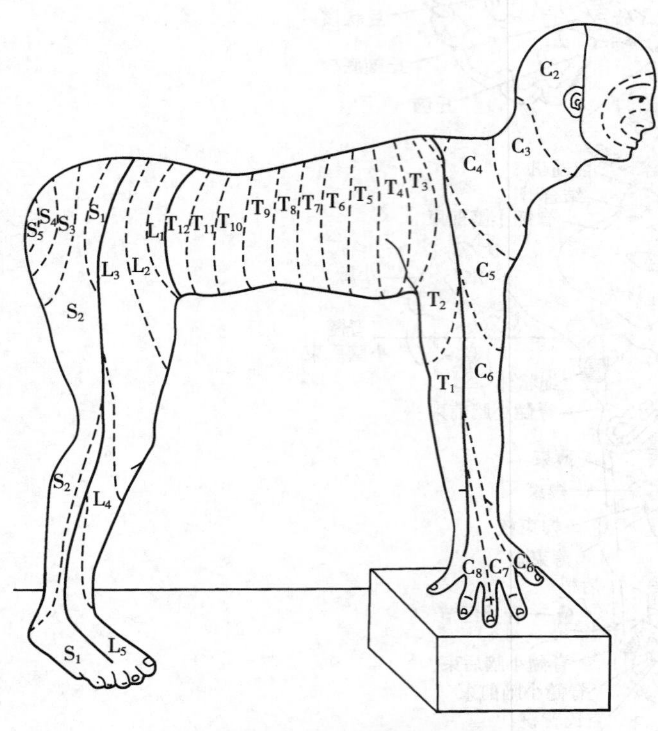

图 2-3-6　皮肤感觉的节段性分布

每一个节段支配的皮肤区域，都与邻近两个节段区域相互重叠（图 2-3-7），由此可见，只有损害两个以上的后根，才会出现感觉缺失，仅一个后根受损可能无表现或轻微感觉减退。但是神经根的刺激现象（自发性疼痛），可以发生于一个神经根受损时。脊髓节段性感觉分布的部位，在定位诊断上具有重要意义，常可从感觉障碍的节段而得到正确的定位（图 2-3-6），例如：耳间线或顶颏线为三叉神经与 C_2 节段的分界，C_5 ~ C_6 支配上肢的桡侧，C_8 及 T_1 支配前臂及手的尺侧，上臂内侧为 T_2，乳头平面相当于 T_4，脐平面为 T_{10}，腹股沟相当于 T_{12} 及 L_1，股前为 L_1 ~ L_3，小腿前面为 L_4 ~ L_5，足底、小腿及股后面为 S_1 ~ S_2，肛门周围的鞍区为 S_3 ~ S_5。在神经丛和神经干，神经纤维重新分配和组合，一个神经节段可以参与一个以上周围神经的组成，一个周围神经可有来自多个神经节段的感觉纤维，因此，皮肤感觉的脊髓节段和周围神经分布的不同，这是临床上鉴别两者的一个重要依据。

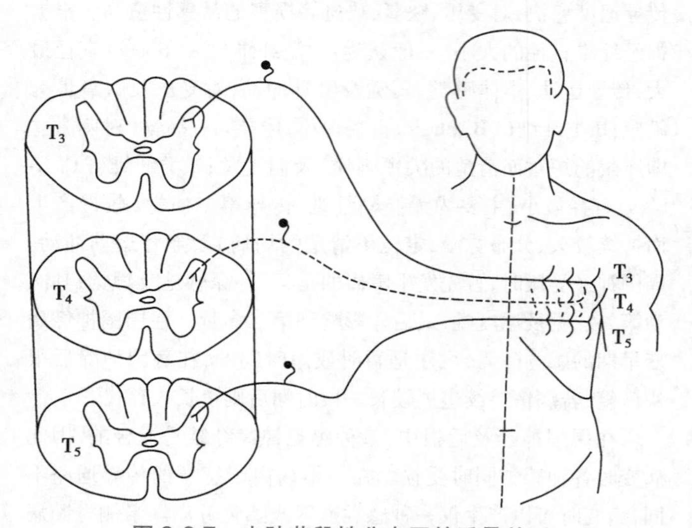

图 2-3-7　皮肤节段性分布区的重叠关系

在临床上一般应注意感觉障碍的性质和分布，即感觉障碍的功能类型和解剖类型。

（一）感觉障碍的功能类型

有多种临床表现，除了感觉径路受破坏或被抑制所致的抑制性征象（如感觉缺失或减退），尚有感觉径路受刺激或兴奋性增高引起的刺激性症状（如疼痛、感觉过敏等）。在临床上常见的感觉障碍功能类型有：

1. 感觉消失（anesthesia）　在意识清醒的状态下，一定的刺激引不出任何感觉，即不发生感觉反应，称为感觉消失或感觉缺失。这是由于感觉神经纤维遭受破坏性损害，传导发生中断引起。可根据感觉的种类不同而有痛觉、触觉、温度觉和深感觉等缺失。在同一部位内各种感觉均缺失，称为完全性感觉缺失。

2. 感觉减退（hypesthesia）　神经的刺激（兴奋）增高而感觉反应减弱，即感觉能力降低，只是感觉障碍程度上较感觉缺失为轻（或感觉程度减弱）。由于感觉神经纤维遭受不完全性损害所致，与感觉缺失一样，可影响全部感觉或某种感觉。

如果在同一部位内只有某种感觉障碍（例如痛觉、温度觉缺失），而其他感觉保存（如触觉）者，称为分离性感觉障碍（dissociated sensory disorder），一般见于脊髓病变，如脊髓空洞症时，痛觉、温度觉消失，触觉正常。

3. 感觉异常（paraesthesia）　是指没有外界刺激而自发的一种不正常感觉。常见有蚁走感、针刺感、触电感、灼热感等，是由于感觉神经发生不完全损害引致。触觉传导通路中的神经纤维或传导束的刺激或断裂，可引起针刺感；压迫解除后由于痛觉纤维受刺激，可发生针刺及烧灼感。麻木（numbness）也被视为一种感觉异常，有认为系触觉纤维受到窒息刺激所致。

4. 感觉过度（hyperpathia）　刺激（兴奋）阈增高且反应时间延长，即刺激必须达到较强的程度，从刺激开始至感到刺激之间有长的潜伏期；呈现一种剧烈的、定位不明的不舒适感觉；刺激具有扩散的趋势，本是一点刺激，但感到似向四周扩散；可能出现“后作用”，即在刺激停止后在一段时间内还有这种感觉。

5. 感觉倒错（noseresthesia）　对刺激的认识完全倒错，如将触觉认为痛觉、冷觉误为热觉等。在临床上较为少见。

6. 感觉过敏（hyperesthesia）　感觉兴奋阈降低，弱的刺激反而引起过强的感觉，这是由于感觉神经受到刺激性损害所致。大多是外界的刺激（如检查时的刺激）和病理过程的刺激相加所引起。多见于疾病的早期或恢复期。

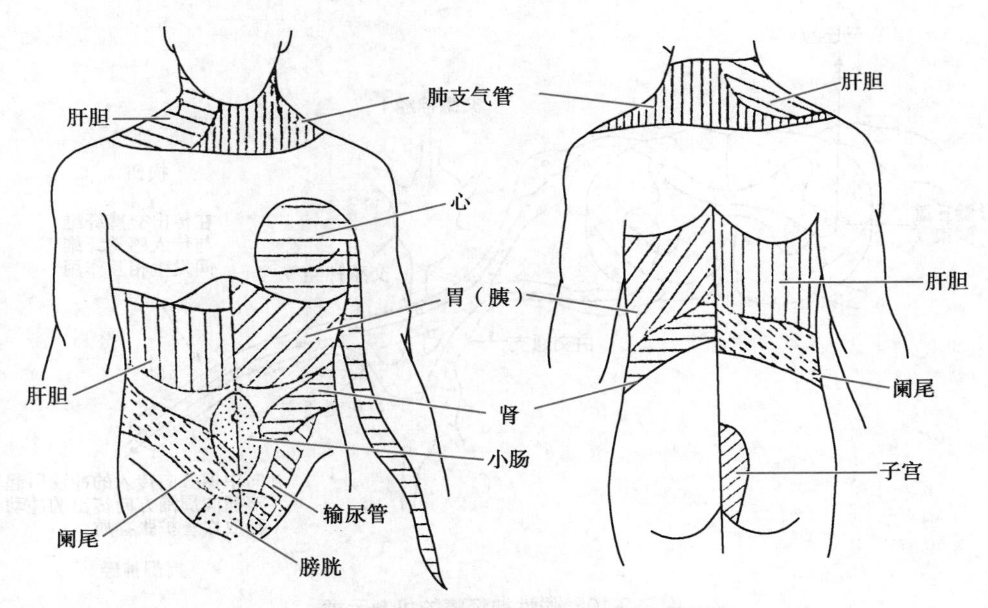

图 2-3-8　内脏疾病的牵涉性疼痛（感觉过敏区）

7. 疼痛　疼痛是临床上最常见的症状，任何刺激（机械的、温度的、化学的、电的）超过一定强度都可引起疼痛。没有外界刺激而感觉到疼痛者，称为自发性疼痛。从感受器到中枢的整个感觉传导通路的任何病灶刺激都可引起疼痛。最明显的疼痛常发生于周围神经（丛、干）、后根、脑脊膜及丘脑等部位的病变。临床上根据疼痛的性质，可分为下列几类：

（1）局部疼痛：系指病变部位的局限性疼痛，常有压痛点。

（2）投射性疼痛：神经干、神经根或中枢神经系统受到病变刺激时，疼痛不但发生于损害局部，而且扩展到远离病损的部位，即其相应的支配范围，称为投射性疼痛。如神经根受刺激时引起的肢体疼痛、肘关节处尺神经受损时，手第 4、5 指感到的疼痛。有学者认为截肢后的“幻肢痛”也属此种疼痛。中枢神经系统病变也可引起投射性疼痛，以丘脑病变所引起者最剧烈。其他尚可见于皮质、脑干、脊髓丘脑束的损害。

（3）扩散性疼痛：某一神经分支的疼痛可扩散至另一分支的分布区，如手指远端挫伤，疼痛扩散至整个上肢。

（4）牵涉性疼痛：当某些内脏患病时，常在体表的一定局限区域出现疼痛，此种现象称为牵涉性疼痛（图 2-3-8）。如心绞痛时左肩臂疼痛（$C_3 \sim C_8$），胆囊病的右肩背疼痛（$T_1 \sim T_{10}$）。一般认为其机制是传导某一内脏和一个区域皮肤的痛觉纤维进入同一个或相邻脊髓节，或与同一个后角感觉神经元发生突触，继而沿脊髓丘脑束至丘脑，最后抵达大脑皮质的感觉中枢（图 2-3-9）。大脑皮质由于对皮肤痛觉的辨别强过内脏痛觉，因而常把内脏痛误为皮肤痛。这种牵涉性疼痛对内脏疾患有一定的诊断价值。

应注意神经系统病变如脊髓痨等也可引起内脏器官的剧烈疼痛和功能障碍，称为内脏危象，以胃危象常见。

（5）灼性神经痛：是发生在周围神经不完全损害时的一种特殊的烧灼样剧烈疼痛，常见于正中神经和坐骨神经损伤。患者常将患肢浸入冷水以减轻疼痛。其发生机制一般认为系病

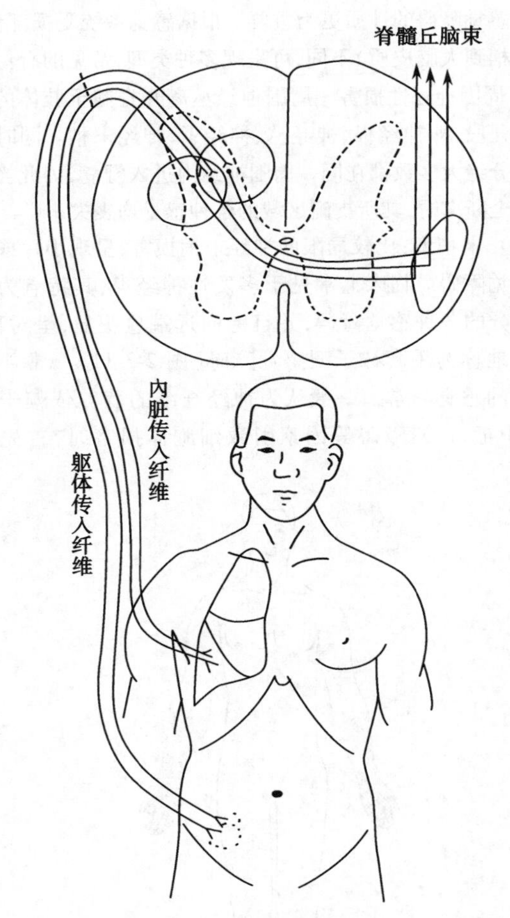

图 2-3-9　牵涉性疼痛的机制图解

变涉及交感神经所致，属于交感神经痛（图 2-3-10）。常为自主神经纤维较多的周围神经（如正中神经）不完全性损伤。

（二）感觉障碍的解剖类型

在临床定位诊断时，感觉障碍的部位，即感觉障碍的解剖

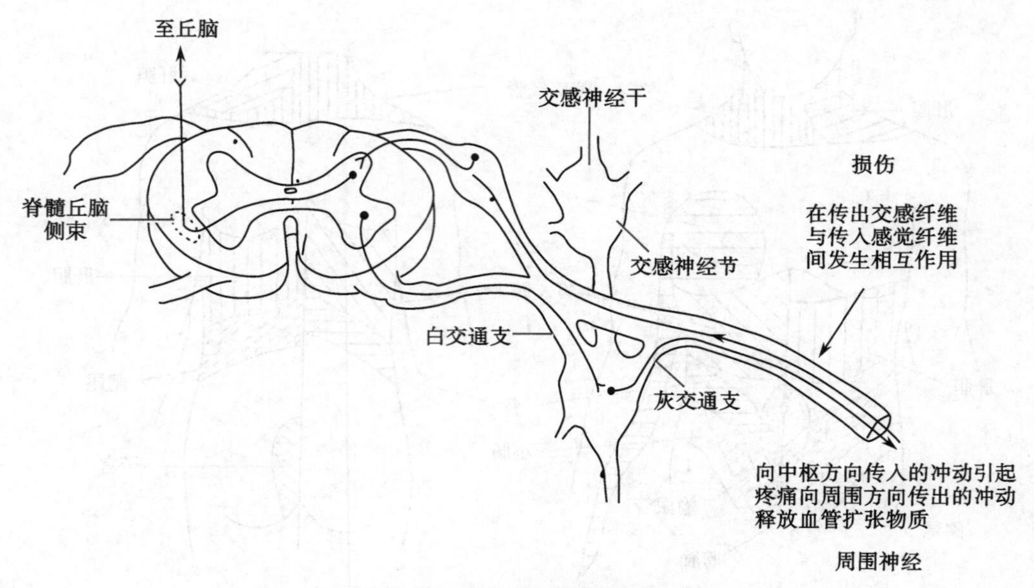

图 2-3-10　灼性神经痛的机制示意

类型较感觉障碍的性质更为重要。根据感觉系统受损部位（自神经末梢到大脑皮质）不同，可呈现多种类型，常见的有：

1. 周围神经性损害　周围神经丛离开脊髓至肢体的末端可分为几段：即神经根、神经丛、神经干、神经末梢。同时各种感觉成分绝大多数都在同一周围神经内进入脊髓，因此当周围神经完全断离时，其所支配区域的各种感觉均丧失。

（1）末梢型：比较局限的神经末梢损害，呈现小片或小块状的感觉障碍。临床上常见于多发性神经炎，其特点为四肢远端部分的各种感觉障碍，并且愈向远端愈明显，呈对称性，常形象地称为手套袜子型感觉障碍（图 2-3-11）。常伴有四肢远端的感觉异常。一般认为神经纤维的营养依赖于细胞体，当中毒、代谢障碍等因素引致细胞体损害时，首先影响

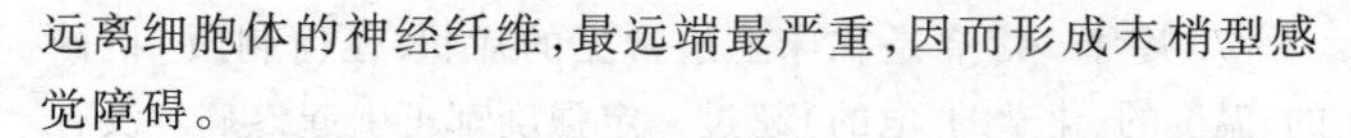
远离细胞体的神经纤维，最远端最严重，因而形成末梢型感觉障碍。

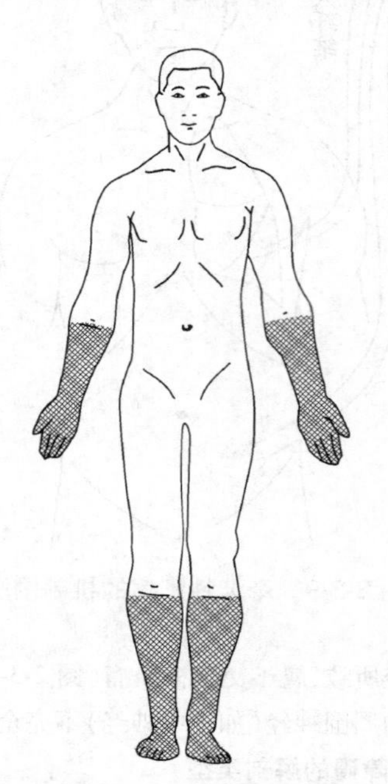

图 2-3-11　神经末梢型感觉障碍

（2）神经干型：受损神经的皮肤分布区各种感觉都发生障碍，常呈大片状分布（图 2-3-12），沿神经干常有压痛，有时出现感觉异常。

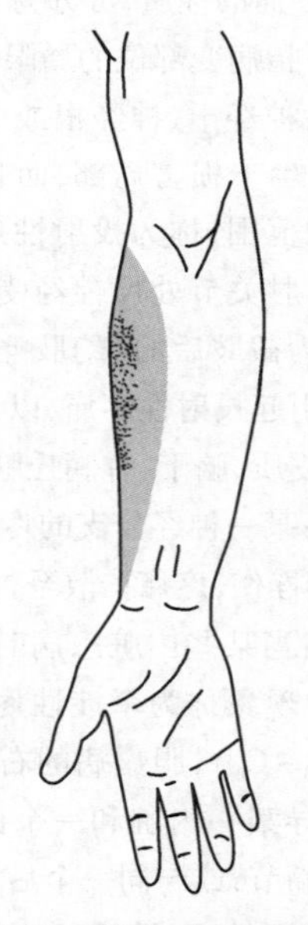

图 2-3-12　神经干型感觉障碍

（3）神经丛型：神经丛是多条神经根的纤维组合，其后又分成几条神经干，因此神经丛损害所形成的感觉障碍比神经干广泛得多，常为多片状分布。如臂丛全部受损，呈现整个上肢皮肤各种感觉障碍（图 2-3-13），也常有疼痛存在。

（4）神经后根型：脊神经后根受损引起的各种感觉缺失或减退，呈现节段性分布，也称根性分布；在躯干呈横形或环状排列，在四肢呈纵横或带状走向（图 2-3-14）。常有自发性疼痛。

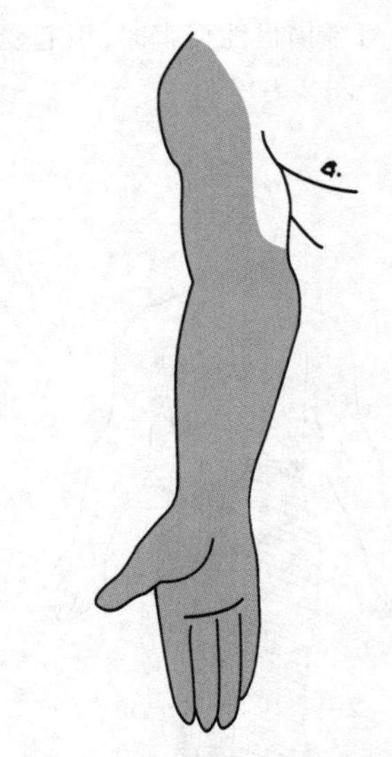

图 2-3-13　神经(臂)丛型感觉障碍

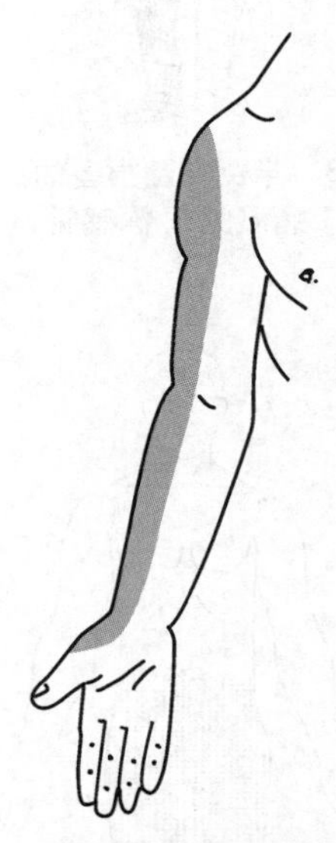

图 2-3-14　神经后根(C_5、C_6)型感觉障碍

由于节段性皮肤支配的重叠，一个神经根的损害往往没有明显的感觉减退，而仅有根痛。如同时损害脊神经节(神经节炎或神经节神经炎，常见于疱疹病毒感染)时，则在相应节段的皮肤区可发生带状疱疹。

2. 脊髓性损害　在周围神经中各种感觉神经纤维经后根进入脊髓，不同的感觉纤维在脊髓平面的不同部位上升到脑，因此，脊髓横断面上不同部位的损害，仅呈现某种感觉障碍。如单有痛觉、温度觉缺失或减退，在后角及前连合呈节段性，前者是单侧的(病变同侧)，后者为双侧的；而在侧索白质的脊髓丘脑侧束则是传导束性，有病变水平面(患侧病变水平以下的痛觉、温度觉缺失或减退)。

(1) 后角型：当感觉神经纤维由后根进入脊髓时只有痛觉、温度觉纤维抵达后角，而其触觉(精细)和深感觉纤维则绕过后角直接进入后索，因此，后角的损害，只有从该节段来的痛觉、温度觉纤维受侵犯，结果在同一区域内痛觉、温度觉丧失而触觉(精细)及深感觉仍然保存，呈现同侧节段性分离性感觉障碍(图 2-3-15A)。后角受损的疼痛不如后根受损那样明显，但有时也可达到相当强烈的程度。

(2) 前连合型：痛觉、温度觉纤维在脊髓前连合处进行交叉，故此处的病变，也引起分离性感觉障碍(痛温消失，精细触觉和深感觉保存)，并且是两侧对称的，呈现双侧性节段性分离性感觉障碍(图 2-3-15B)。

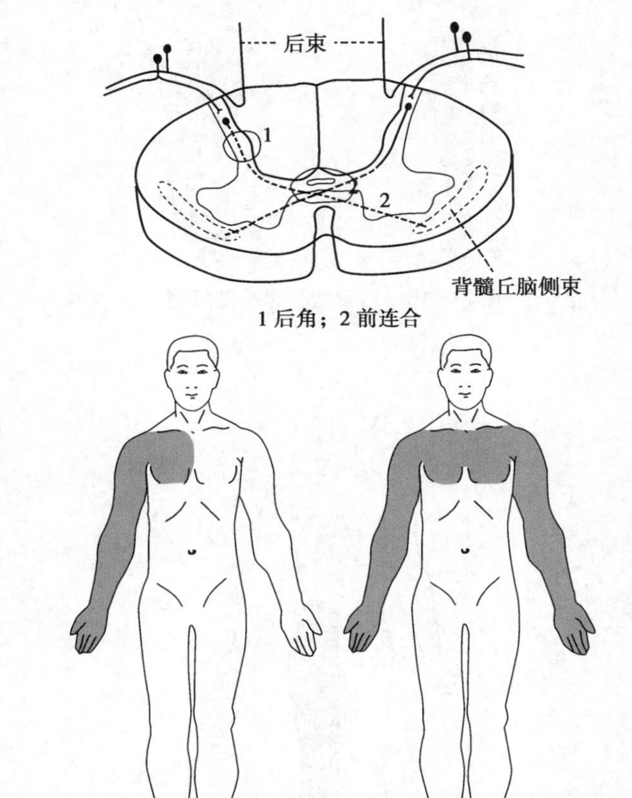

图 2-3-15　分离性感觉障碍
A. 后角型；B. 前连合型。

(3) 后索型：脊髓白质的后索是深感觉(关节位置觉和音叉振动觉)和精细触觉纤维的传导束，此处的损害，发生患侧病变部位水平以下的深感觉和精细触觉丧失(图 2-3-16)。由于深感觉障碍的结果，出现感觉性共济失调。

(4) 侧索型：传导痛觉、温度觉纤维在前连合处进行交叉后进入脊髓侧索，即形成脊髓丘脑侧束，其损害时引起对侧受损平面 2~3 节段以下的皮肤痛觉、温度觉缺失或减退，而仍保留深感觉及触觉(图 2-3-17)。脊髓丘脑侧束中纤维的分布是温度觉在后(背侧)，痛觉在前(腹侧)，当病变非常局限仅损害痛觉或温度觉的纤维，临床上可出现痛觉与温度觉的分离性障碍。由于第二神经元(后角细胞)发出的神经纤维交叉至对侧时，系由内侧进入脊髓丘脑侧束，故将来自下部脊髓节段的纤维挤向外侧，结果造成脊髓丘脑侧束的纤维是以骶、腰、胸、颈

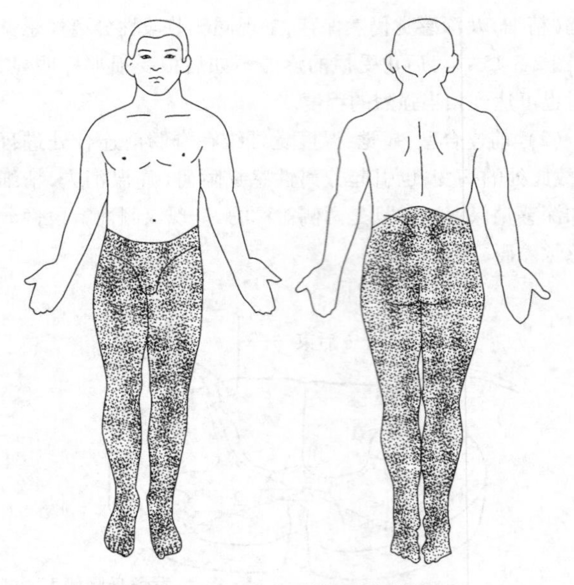

图 2-3-16　后索型的深感觉障碍

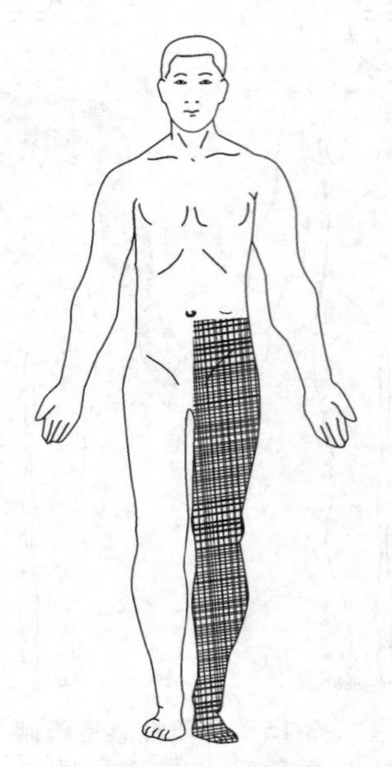

图 2-3-17　侧索型（脊髓丘脑束损害）的痛觉、温度觉障碍

段的次序，依次由外向内排列。因此，髓内病变从灰质开始向外侧的侧索发展时，则痛觉、温度觉的传导障碍从病变节段逐渐向下扩展，如髓内病变的发展尚未损及脊髓丘脑侧束最外侧的骶部神经纤维时，可表现为受损节段平面以下的痛觉、温度觉传导障碍，而保留骶部肛门周围皮肤的痛觉、温度觉。髓外病变从外侧向内侵犯，痛觉、温度觉的感觉障碍就从骶部向腰、胸、颈段发展，如在颈段髓外逐渐增大的压迫病变，痛觉、温度觉障碍首先在下肢发生，然后逐渐上升至颈部。可出现痛觉与温度觉的分离性障碍。

半侧脊髓损害时，发生病变节段水平以下的传导束性感觉障碍，呈现病灶侧深感觉缺失，对侧痛觉、温度觉缺失（图 2-3-18），称为脊髓半切综合征，又称布朗-塞卡综合征（Brown-Séquard syndrome）。脊髓横贯性损害时，引起受损节段水平以下的各种感觉均缺失（图 2-3-19）。

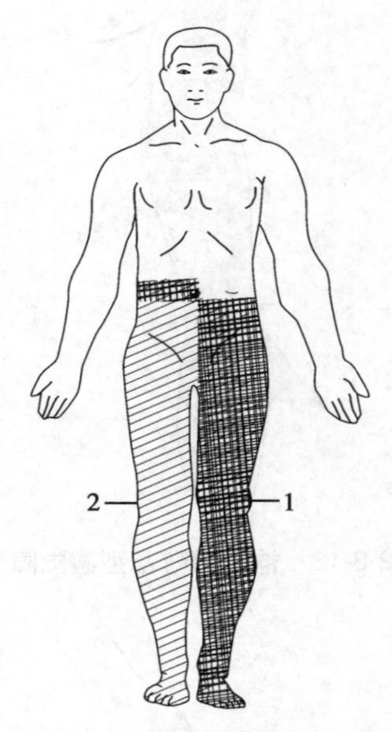

图 2-3-18　半侧脊髓损害的感觉障碍
1 痛温觉；2 深感觉。

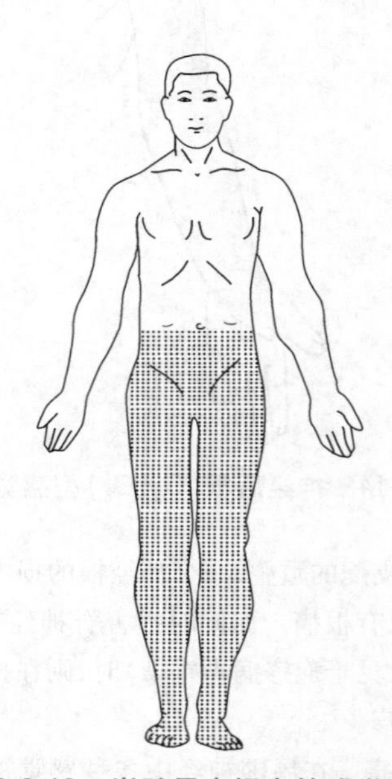

图 2-3-19　脊髓贯穿损害的感觉障碍

3. 脑干损害　在脊髓后索中上升的纤维，终止于延脑薄束核和楔束核，由此发出纤维交叉至对侧组成延脑丘脑束。脊髓丘脑束和延脑丘脑束于延脑开始合并，而在脑桥中完成，称为内侧丘系。同时三叉、舌咽、迷走等脑神经感觉核之纤维，交叉后也并入内侧丘系。这种解剖上的关系，导致了脑干不同水平的损害引起感觉障碍的差别，在延脑外侧部的病变，损害三叉神经脊核和脊髓丘脑束，产生病灶侧面部和对侧肢体的痛觉、温度觉障碍，即交叉性感觉障碍（图 2-3-20）；在延脑旁正中部病变仅累及延脑丘脑束，出现对侧肢体的深感觉障碍和感觉

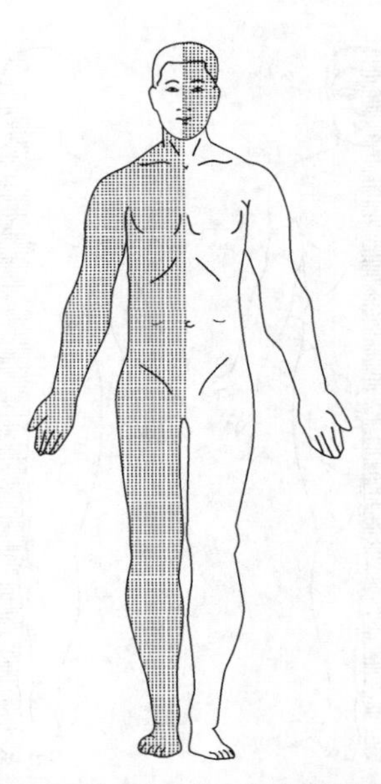

图 2-3-20 延脑外侧病变的交叉性感觉障碍

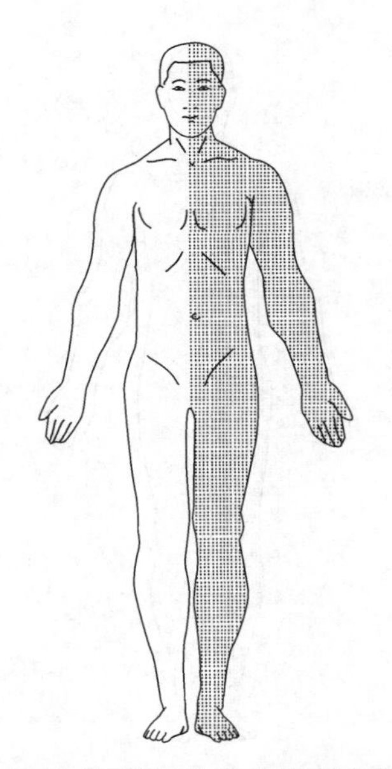

图 2-3-22 脑桥至中脑的偏身感觉障碍

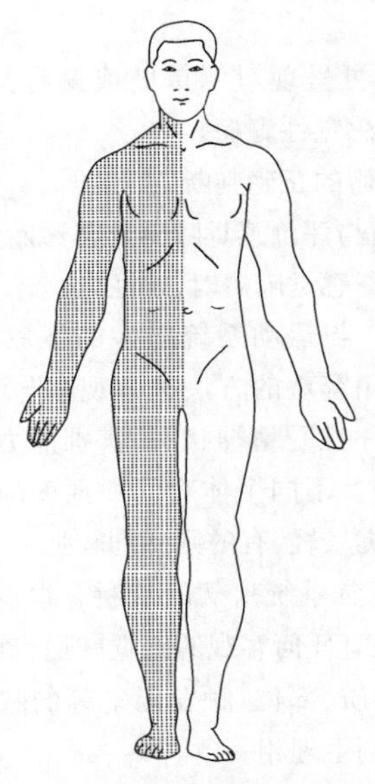

图 2-3-21 延脑旁正中部损害的对侧深感觉障碍

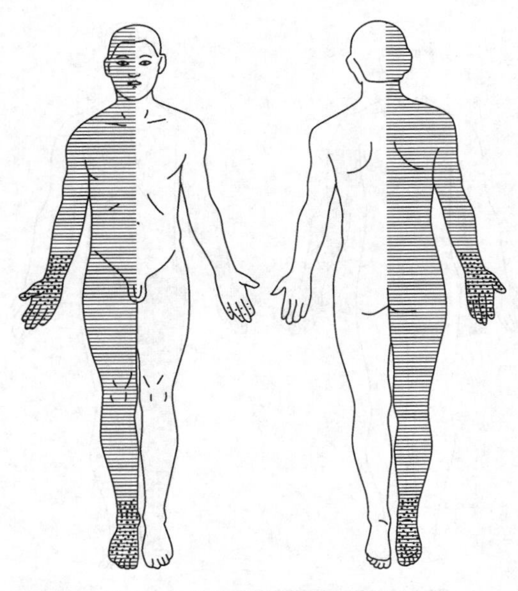

图 2-3-23 丘脑型的偏身感觉障碍
深感觉较明显、远端严重，黑点区示远端为重。

性共济失调（图 2-3-21）。在脑桥和中脑的感觉传导束和脑神经的感觉纤维已合并在一起，故损害时产生对侧肢体和面部的感觉障碍（偏身感觉缺失）（图 2-3-22）。

4. 大脑性损害 各种感觉纤维（包括视觉）集中经丘脑至大脑皮质，其中任何水平损害，均在对侧肢体出现感觉障碍。

（1）丘脑型：各种感觉纤维汇集于丘脑，受损后能引起对侧各种感觉的偏身缺失。这种偏身感觉障碍的分布并不完全均匀，一般是上肢比下肢明显，肢体的远端较近端严重，且常是深感觉的障碍较痛觉、温度觉明显（图 2-3-23），所以可呈现感觉性偏身共济失调。当丘脑受刺激时，对侧偏身出现严重的自发性疼痛，表现为一种痛苦难受的烧灼感、冷感或疼痛感，其部位的界限不清，一般为弥漫性的，用一般镇痛剂很难奏效。同时也常发生对侧偏身感觉过度。

（2）内囊型：在内囊后肢的后 1/3 处有从丘脑投射至大脑皮质的感觉纤维（丘脑皮质束）通过，故此处受损时也出现对侧偏身感觉缺失（图 2-3-24）。由于感觉纤维在内囊很集中，故损害后对侧上下肢的感觉障碍就比较完整一致，当内囊后肢的视放射亦同时受损时，还发生偏盲，这样就形成所谓感觉性三偏症状群——偏身感觉障碍、偏身感觉性共济失调和偏盲。

（3）皮质型：由于投射至大脑皮质的感觉纤维，呈现较为分散广泛的分布，故皮质损害引起感觉障碍的范围极不一致，最多见的是偏身感觉减退，但上肢比下肢明显，远端重于近端。某些病变仅损害皮质的一部分，所以感觉障碍常限于身体的某一部分，有时呈现单肢缺失（图 2-3-25）；甚至可出现假性神经

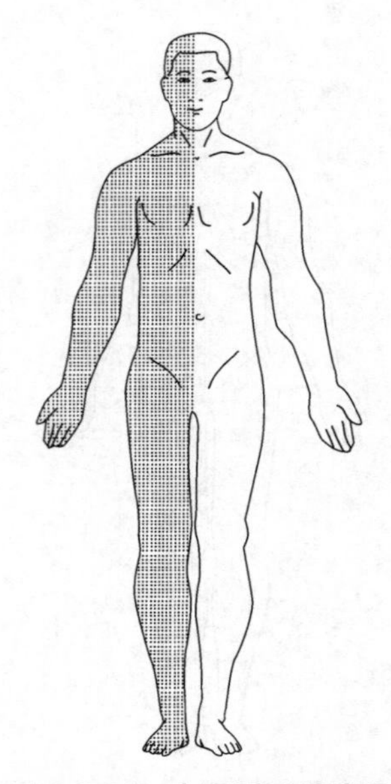

图 2-3-24　内囊型感觉障碍

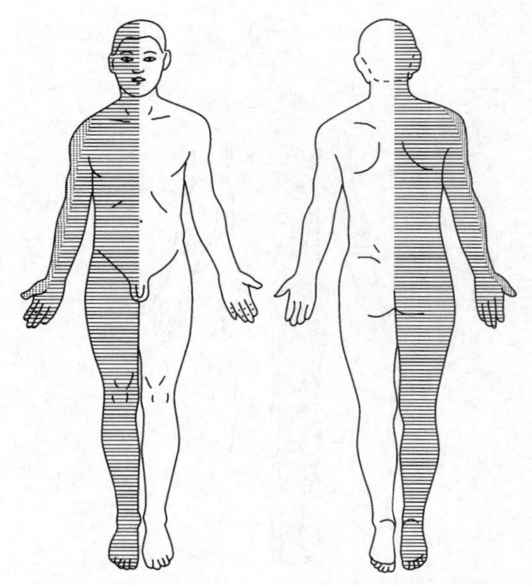

图 2-3-26　假性神经根型感觉障碍（细点区）伴偏身感觉减退（横线区）

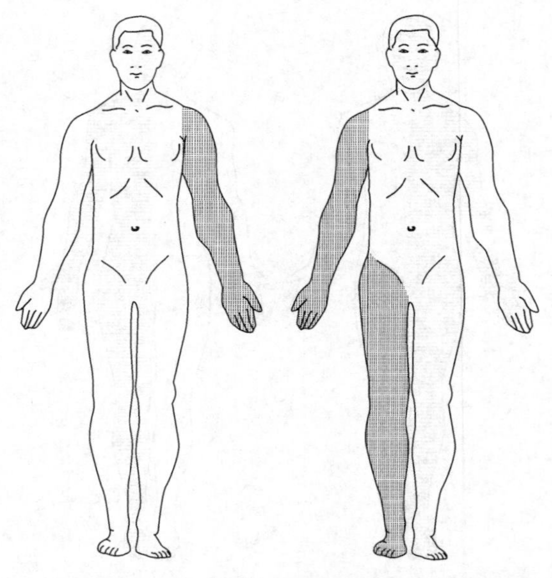

图 2-3-25　皮质型感觉障碍（单肢）

根型感觉障碍（图 2-3-26），以上肢多见，如桡侧（C_5、C_6）、尺侧（C_8、T_1）、手部（C_7、C_8），易误为周围神经受损。另一特点是精细的、复合感觉（立体觉、定位觉、辨别觉等）和深感觉的障碍比浅感觉（痛、温、触）显著。这是由于复合感觉和深层感觉主要靠大脑皮质的活动来实现，必须在浅感觉保持完整的基础上才有复合感觉。如有浅感觉障碍时，复合感觉必然受到影响，因此只有当浅感觉正常而出现复合感觉障碍时，才能表示有大脑皮质感觉区的病变。

在中央后回，身体各部位的代表区显示一定的排列次序：下肢在上部，身体的上部在中部，而面部在中央后回的下部。顶上小叶（第 5、第 7 区）内并无一定的部位排列次序，受损后发生对侧整个半身感觉障碍。

当大脑皮质中央后回遭受到刺激性病变时，发生病灶对侧的皮肤相应部位（可呈现对侧单肢或偏身）阵发性感觉异常（多为发麻），称为感觉性癫痫。

（三）感觉障碍的正确判断

临床正确判断与评价感觉障碍及其诊断意义，是十分重要的。因此，临床判断感觉障碍时，须注意：

1. 客观分析　与运动系统损害的征象及反射的改变不同，感觉障碍较难用客观的方法进行观察与测定，主要是根据患者主观的诉述，并且受精神状态、辨别能力、言语表达、配合程度等因素的影响。不同个体对同一强度的刺激可有程度差异的感觉，有的感觉较轻，有的则感到较强。

病史对某些感觉系统疾病的诊断有很重要的价值，例如，三叉神经痛可以没有任何客观的感觉减退，确定诊断主要根据病史中对疼痛的性质、部位、触发因素等的叙述是符合该病的表现，主要是与解剖生理相一致。

2. 鉴别器质性与功能性　对于患者诉述或检查所发现的感觉障碍，首先应区分是功能性还是器质性，两者的鉴别必须综合有关的病史、症状与体征，一起进行分析。

（1）感觉障碍的性质和解剖类型：感觉到障碍的区域是否符合神经解剖分布，是鉴别功能性与器质性病变的重要依据。病史中具有精神因素及神经官能症症状诉述，感觉障碍的表现不符合一般临床上感觉障碍的性质与解剖类型，常提示为功能性。

器质性病变引起的感觉障碍，其分布一般是与解剖一致的，各种常见的类型已在感觉到障碍的解剖类型中介绍。功能性感觉障碍的分布则与解剖部位不符，例如，偏身感觉缺失以正中线为分界，甚至在骨骼（如头颅或胸骨）上的振动觉也以中线为界，这显然不是器质性病变所能产生的，因为骨骼是可以传导振动觉至对侧的；有的甚至还可伴同侧视觉、听觉、嗅觉或味觉障碍。检查时还可见感觉障碍分布与性质的奇特多变，以

2

及随暗示而变化，也是功能性的特点。

（2）伴运动损害的征象：伴有运动障碍、反射改变等神经受损的体征，对鉴别诊断也有很大的作用。若无相应神经（如神经根或干、脊髓等）损害的其他体征，即使感觉障碍的分布好像是符合解剖规律，器质性的可能性也不大；例如，出现一个上肢感觉缺失，类似臂丛神经病变，不伴有相应的运动障碍及反射改变，但能鉴别物件与进行精巧动作（感觉对两者是不可少的），因此仍然是功能性的；反之，如果有神经系统的其他体征，而感觉障碍的分布似乎与解剖区域完全一致，还是须考虑器质性的，例如脊髓痨或麻风病患者的感觉障碍，可不完全与解剖分布符合。

对于器质性感觉障碍患者，必须进一步确定其病变在感觉通路中的哪一部位。周围神经病变引起的感觉障碍，其相应神经的支配区域内各种感觉均受损。但是每个周围神经支配的感觉区域可有个体变异，于是在不同的患者可以有分布范围的差异；以桡神经为例，其支配区域的变异如图 2-3-27 所示。由于各个周围神经支配的感觉区域是互相重叠的，尤其是痛觉、温度觉，因此临床上一个神经损害时，感觉减退或缺失的区域总是较该神经的解剖分布区为小；同样的原因，器质性病变所引起的一侧偏身感觉障碍，其分界常不会刚好在身体的正中线。

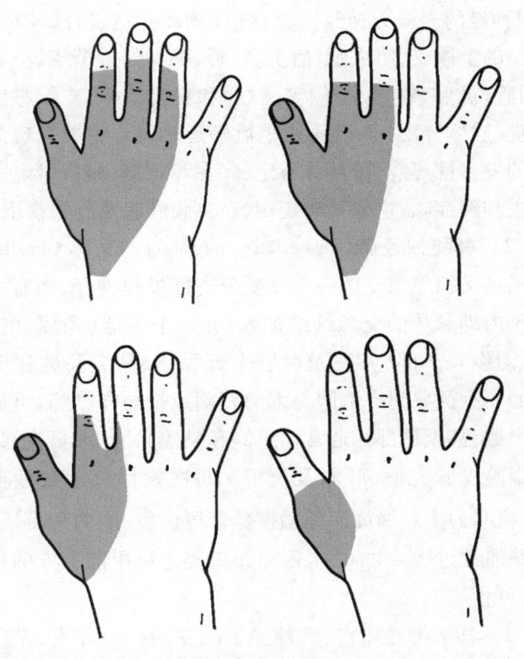

图 2-3-27　桡神经损害时皮肤感觉障碍区域的变异

每一周围神经损害时的感觉障碍可分为三个区域，与正常交界的区域为轻度痛觉减退（hypalgesia），在此区域内不能区别轻度的痛觉及温度觉的差别；感觉障碍区域的中央部感觉完全丧失；在这两个区域之间为痛觉和触觉严重减退，但尚保留粗触觉。

以正中神经及尺神经为例，感觉障碍的三个区域如图 2-3-28 所示。脊髓感觉传导束损害所引起的传导束型感觉障碍具有类似的现象，在病变的水平可以由于刺激而发生感觉过敏，其下可以有数个节段的感觉减退，再下则为感觉缺失。

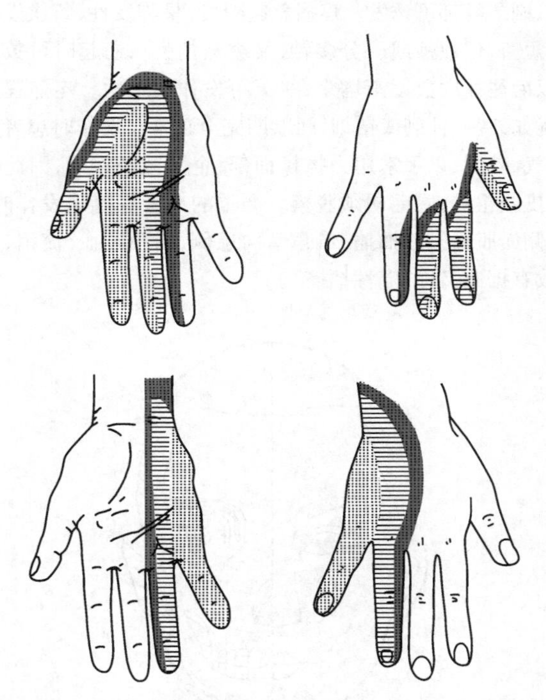

图 2-3-28　正中神经（上）、尺神经（下）损害时皮肤感觉障碍区域的变异
最小区域（黑点）示完全消失区；中间区域（横线）示显著减退区；最大区域（蓝色区）示轻度减退区。

周围神经或神经根的刺激、压迫等病变，感觉过敏可以代替感觉缺失，并可有受损神经的压痛（如尺神经、桡神经及腓总神经等）和牵拉痛（被动牵伸受损神经时引起疼痛）。

三、典型的神经性疼痛和常见疼痛综合征

疼痛是临床上常见而重要的征象，通常指神经系统的痛觉感受器、传导径路、各级中枢，或对痛觉传导起抑制作用的某些结构受损时所引起的主观疼痛感受。疼痛的种类很多，目前尚无统一的临床分类，原则上可按疼痛的性质、部位或原因加以区分，如生理痛（无神经系统损害）与病理痛（神经系统受损）、周围神经痛与中枢神经痛（中枢性疼痛）、躯体神经性痛与自主神经性痛（交感神经性痛）等。临床上最多见的是周围神经痛，其中又以躯体神经性痛为主，有的可成为某种疾患的主要临床表现，甚至是一个独立的疾病，如三叉、舌咽、肋间等的神经痛。这里仅限于神经系统（主要是周围神经）受损的典型神经性痛（不包括中枢性疼痛）或临床常见疼痛综合征，简介于下。

（一）脑神经痛

主要是支配面、口腔、咽喉等神经受刺激性损害引发的疼痛，密切相关的是三叉神经、面神经、舌咽神经、迷走神经等。

1. 三叉神经痛　系三叉神经分布区内的一种发作性、短暂、剧烈疼痛。多见于第二、三支。疼痛支在神经穿出骨孔处

可有压痛，即眼支的眶上切迹、上颌支的眶下孔和下颌支的颏孔（图 2-3-29）。可因触及面部的某一点引起发作，如上、下唇和舌侧，称为触发点或扳机点（图 2-3-29）。讲话、进食、咀嚼、洗脸、刷牙等都可诱发。疼痛急起骤发，呈阵发性，每次发作历时极短暂，仅数秒或一分多钟，又突然消失。初起时可数日一次，以后往往次数逐渐增多，一天可发作数十次。疼痛程度剧烈，犹如刀割、针刺或钻刻，间歇期完全正常。发作时患者常不停吸气、咬牙，以手掌用力擦揉面部，企图减轻疼痛，因此痛侧面部皮肤粗糙，眉毛胡须脱落。严重的患者在疼痛发作时，常伴患侧面肌反射性抽搐，口角牵向患侧，结膜充血，流泪、流涎等，故有据此又称"痛性抽搐"。

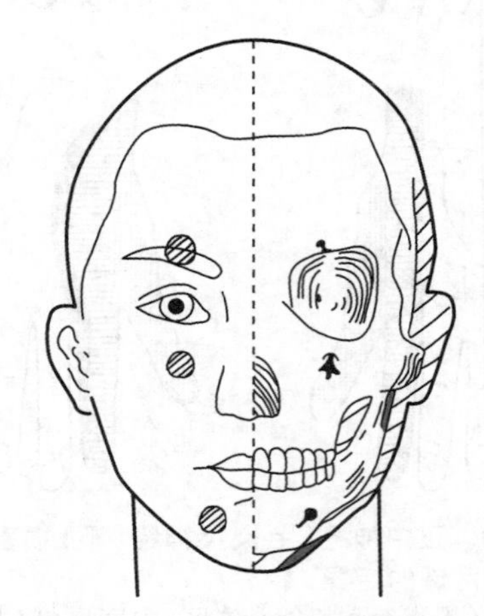

图 2-3-29　三叉神经痛的压痛点发痛点
斜线点示压痛点；小圆点示触发点。

2. 中间神经痛　曾由 Hunt 首先报道，因而又称 Hunt 综合征。中间神经是面神经的一个组成部分，含有躯体一般感觉纤维和副交感纤维，细胞体位于膝状神经节内，故此神经受损引发的疼痛又称膝状节神经痛或膝状神经节综合征，甚至也有称为面神经痛。典型的征象是一侧外耳部（核心在耳甲）剧烈疼痛，外耳道、耳廓、鼓膜及耳后的带状疱疹。尚有不同程度的周围性面瘫，常伴患侧舌前 2/3 味觉过敏或减退。少数仅中间神经分布区疼痛即耳痛型，多呈深在的灼痛性质，发作持续数十分钟或数小时，严重时可由外耳道向同侧面部、舌外缘、咽甚至颈枕放射。偶尔外耳道或鼓膜有疼痛触发点。

3. 舌咽神经痛　为舌咽神经分布区的间歇性、阵发性疼痛，其疼痛位于一侧舌根、咽峡、扁桃体或咽腔侧后壁，并可向同侧外耳道与颈部扩散（图 2-3-30）。疼痛呈发作性，每次仅数秒或数十秒钟，但程度较剧烈，其性质可为刀割或针刺，吞咽等动作常可诱发，无神经系统阳性体征。

4. 迷走神经痛　在颈部迷走神经分出的咽支和喉上神经可因病变刺激而发生疼痛，前者称咽支痛，咽痛可向外耳及舌底扩散，吞咽固体食物时反而感到疼痛减轻，即空咽痛；牵拉耳屏反射性引发咽痛和咳嗽，即耳屏牵拉征阳性。后者是喉上神经痛，表现为一侧咽喉部发作性剧痛，可向下颌角、外耳道乃至枕部放射，一般持续数分钟至数十分钟。常由吞咽动作所诱发

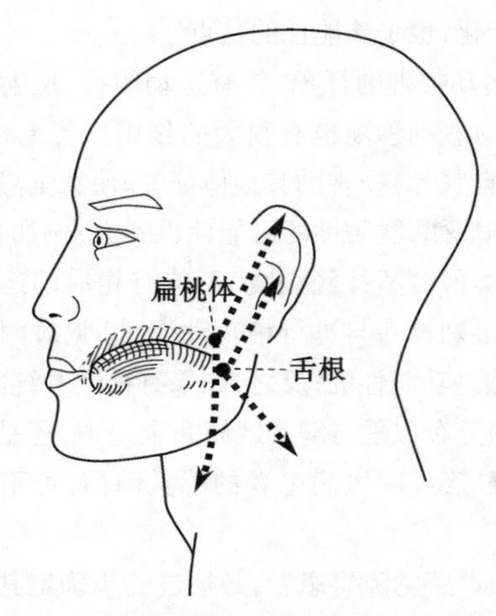

图 2-3-30　舌咽神经痛的部位及其扩散方向

疼痛，有时伴干咳、恶心、面红、多汗、唾液多、呼吸促、心跳慢等。喉部梨状隐窝常有疼痛触发点，颈外侧甲状软骨和舌骨之间（喉上神经进口处）压痛。

5. 非典型面部神经痛　受累神经含有自主神经及躯体感觉神经纤维，后者均属于三叉神经，且支配面部的感觉，故列入脑神经痛。

（1）蝶腭神经痛（sphenopalatine neuralgia）：又称 Sluder 综合征。蝶腭神经为较重要的神经节，位于翼腭窝内，有副交感（中间神经的岩浅大神经）、交感根（颈动脉丛、岩深神经）及三叉神经的上颌支，组成眶、后上鼻、腭、咽神经等分支，分布于眼眶、泪腺、鼻腔、蝶窦、上颌窦、软腭和扁桃体等，支配黏膜的一般感觉、腺体分泌（含泪腺）、小血管运动等。主要表现为一侧面部的发作性疼痛，可部位不定，多在鼻根部、眼眶、额或颞部；伴自主神经症状，主要呈现流泪、鼻黏膜肿胀及分泌物增多。

（2）鼻睫神经痛（nasociliary neuralgia）：又称 Charlin 综合征。系三叉神经眼支的一个重要分支即鼻睫神经，尚有一部分来自颈内动脉丛的交感纤维加入，分布于眼球（角膜、虹膜、睫状体、泪囊）、鼻部（筛窦及鼻腔上部黏膜、鼻尖及鼻背皮肤）。临床的典型征象为一侧眼鼻部的刀割或烧灼样剧痛，可放射至前额内侧，甚至颞部。通常伴患侧鼻黏膜水肿、大量流涕、眼结膜和眼睑皮肤充血、肿胀及流泪。每次发作持续数秒至数分钟，以夜间为多。擤鼻涕或触摸鼻背可诱发、眼内角有压痛，鼻背皮肤痛觉过敏。4% 可卡因涂布患侧上鼻甲前上方的神经出口处，可止痛。

（3）耳颞神经痛：三叉神经下颌支的一个分支，含有来自颈内动脉周围的交感神经纤维及耳神经节（属于舌咽神经）发出的副交感神经纤维，分布于外耳道前壁、鼓膜外侧面、下颌关节、腮腺、耳屏、一部分耳廓、颞至顶部的皮肤，尚有支配汗腺和腮腺分泌，以及小血管运动等的功能。受损的主要表现为一侧耳颞部的发作性疼痛，伴皮肤潮红及多汗，唾液多，进食易诱发，压痛多在外耳道与下颌关节突之间。

（二）脊神经痛

许多脊神经损害可引发疼痛，以神经根为著且多见。炎症

性病变好侵犯多条神经根，常是多节段受损，如颈神经、胸神经、腰骶神经等的多发性神经根炎。

1. 颈神经痛　系上颈段脊神经分布区（枕或颈部）的阵发性疼痛，有相应的压痛点。常见且具一定特征的有：

（1）枕神经痛：多呈针刺或刀割样放射性痛，位于枕下及乳突后可向枕上、耳、顶部放射，有的甚至可波及前额和眼眶区。头颈转动、咳嗽或喷嚏可诱发或加剧疼痛。压痛点：枕大神经在颈椎2棘突与乳突连线中点即风池穴，枕小神经则位于胸锁乳突肌上段后缘即翳明穴。有的可出现枕区皮肤感觉过敏或减退。

（2）耳大神经痛：呈现枕下向耳部放射性痛，以耳垂及耳轮较重，压痛点在胸锁乳突肌中段后缘，耳廓下部前后面、腮腺表面及下颌角皮肤痛觉减退。

2. 臂丛神经痛　在臂丛范围内即颈5~颈8神经根及胸1神经根分布区受损时产生肩部及上肢的疼痛综合征，称为臂丛神经痛。绝大多数系其邻近组织病变压迫或刺激臂丛神经所致。根据受累神经的分布，可以分为上型（颈4~颈7）及下型（颈8~胸1）臂丛神经痛。临床常见或典型疾患，简介如下：

（1）神经根型颈椎病：颈脊椎的慢性退行性病，尤其椎间盘变性引起的椎体后侧骨赘形成，使椎间孔及椎管变小、变形，刺激或压迫经过椎间孔的神经根。较常累及颈4~颈6，临床上主要表现为压迫颈5及颈6神经根受损而产生上型臂丛神经痛。因此，颈椎病是臂丛神经痛最常见的原因。

通常侵犯神经根的感觉部分即后根引起神经痛性疼痛，为触电样疼痛、发麻，位于上肢的远端，大多在前臂桡侧及手指。尚可有刺激运动神经根（前根）则导致肌痉挛性疼痛，表现深部钻刺样不适感或钝痛，常在上肢近端、肩部及肩胛等区域。在受损神经根的支配皮肤范围内可有感觉减退。肱二头肌或肱三头肌反射可减低。头顶加压或叩击可使疼痛加剧，而向上牵引头部则痛减轻（Spurling征）。相应颈椎棘突旁可有压痛。

颈椎病不同神经根受累时的临床表现详见第八章九节。

（2）臂丛神经炎（brachial plexus neuritis）：可见于病灶感染或其邻近组织的炎症，尚有流行性感冒及其他病毒感染。大多发生于成人，呈急性或亚急性起病。临床表现为肩部疼痛，而后向下传至臂及手。开始时疼痛可为发作性，不久转为持续性。由于疼痛，患者常屈曲肘关节，睡眠时不能向病侧侧卧，牵引臂丛（如外展或上举上肢时）即产生疼痛。臂丛及其神经干有压痛，早期即可出现手和臂部肌肉肌力减退，腱反射减弱或消失，但肌肉萎缩及皮肤感觉障碍多不明显，病侧可有手指肿胀及皮肤菲薄光滑。

（3）颈胸出口区疼痛综合征（pain syndromes of the cervical thoraxic outlet）：包括前斜角肌综合征、锁骨肋骨综合征及胸小肌综合征，均可出现以臂丛神经痛为主要的临床征象表（详见第七章第三节）。

（4）腕管综合征：正中神经在腕管受压缺血，引发患手桡侧手掌及三个半手指疼痛、麻木、手指无力和血管神经营养障碍等。

3. 胸神经痛　胸段脊神经不成丛，由各自独立的肋间神经单一支配，其刺激性损害引起的疼痛综合征即肋间神经痛。大多是邻近器官和组织的病变侵犯肋间神经所致，如胸内疾病（胸膜炎、慢性肺部感染、主动脉瘤等）、肋骨外伤和骨折（续发的骨痂形成和骨膜炎）、胸椎侧凸和畸形等；胸髓肿瘤、脊髓空洞症、脊膜炎等病变也可出现肋间神经痛；带状疱疹病毒性肋间神经节炎，除有肋间神经痛外，并于该神经的皮肤支配区出现带状疱疹。

临床表现为一个或几个肋间的疼痛，呈发作性加剧，在咳嗽、喷嚏或深吸气时疼痛加重。疼痛剧烈时可放散至同侧的肩部或背部，有时呈束带状分布。可有相应肋间皮肤区的感觉过敏和肋骨边缘压痛。有的病例可发现各种原发病变的症状和体征。

4. 腰骶丛神经痛　主要是支配下肢及腰臀部的脊神经受刺激性损害引起的疼痛综合征。临床常见或典型的有：

（1）股神经痛：起自腰2、腰3、腰4，是腰丛的最大分支。受损的主要征象：位于腹股沟区、股前至小腿内侧的疼痛，多呈放射性痛；压痛点位于腹股沟韧带中1/3处，有的还可出现于膝关节内侧、内踝后，甚至足内缘；股神经牵拉（俯卧位直腿伸髋、屈膝）试验阳性。股前至小腿内侧的痛觉过敏或减退。根性损害的痛主要在上腰部，向股前至小腿内侧放射，腰运动、咳嗽、喷嚏时加剧；上腰椎旁压痛最明显，压颈或屈颈试验阳性。

隐神经痛：隐神经为股神经的最大分支，且是单纯感觉神经。在内收肌管内受损，主要是股下部和小腿前内侧痛，走路或伸髋时加重，直腿伸髋和屈膝试验阳性；股下1/3处（隐神经出口）明显压痛，膝内侧及小腿前内侧的痛觉过敏或减退。

（2）股外侧皮神经痛：起自腰2、腰3后根的感觉神经，受损时出现股前外侧刺痛或烧灼痛，伴麻木、刺痒等异常感觉。髂前上嵴内侧或其下方可有压痛，股前外侧大小及形状不同的感觉减退。

（3）髂腹股沟神经痛：为腰1损害，表现腹股沟区剧烈疼痛，伴股内侧及阴囊的感觉异常和过敏，直立、行走或咳嗽时症状加重。局部明显压痛。

（4）臀上皮神经痛：为腰1、腰2、腰3的后外侧支发出一组皮肤分支，受损的主要表现是腰臀弥散性疼痛，以髂骨嵴中部附近较明显，有时向大腿后侧扩散，弯腰、转身、坐下或起立等使痛加重。髂骨嵴中部及其上下方常有压痛。

（5）坐骨神经痛：坐骨神经系由腰4~骶3神经根所组成，是全身最大、最长的一条神经，且包含大量自主神经纤维。它经臀部而分布于整个下肢。沿坐骨神经通路及其分布区内的疼痛综合征，称为坐骨神经痛。

大多继发于邻近组织的病变，根据解剖部位和病因的不同，一般可分为根性和干性两种坐骨神经痛，前者系椎间孔及脊柱横突之间的神经根部分受损所致，远端的病变则为干性坐骨神经痛。无论是根性或干性坐骨神经痛，其主诉都是疼痛，位于腰部、臀部并向股后、小腿后外侧放射，沿坐骨神经有压痛，行走、活动及牵引坐骨神经等可使疼痛加剧，大多直腿抬高

2

试验阳性。直腿抬高试验：患者仰卧，两下肢伸直，检查者将患者一侧下肢抬起，使髋关节屈曲，但膝关节仍伸直，如沿坐骨神经通路有疼痛而限制上抬即为阳性（即 Lasègue 征）；将患肢稍放下，使其疼痛明显减轻或消失，然后背屈其踇趾或全部足趾，疼痛又再加剧者为 Bragard 征（图 2-3-31）。

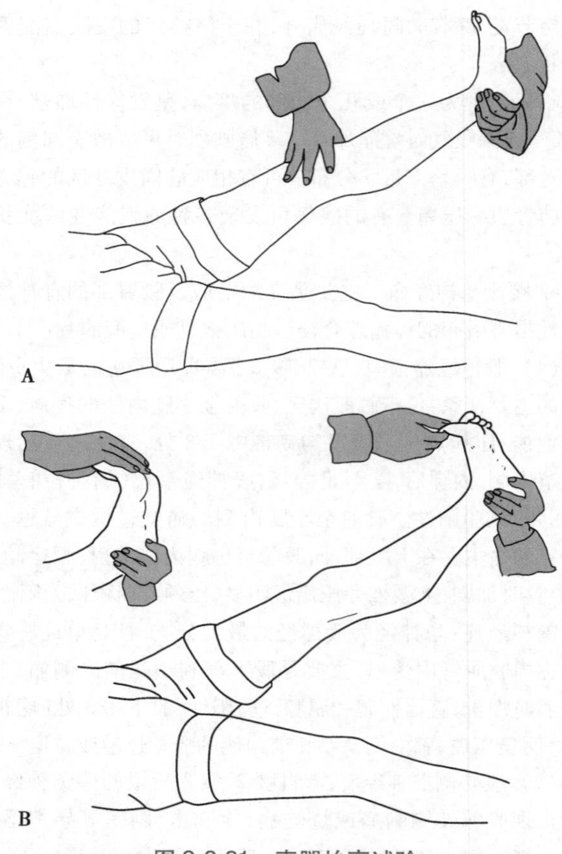

图 2-3-31　直腿抬高试验
A. Lasègue 征；B. Bragard 征。

根性坐骨神经痛，可由腰椎间盘变性所发生的腰椎骨赘形成、腰椎间盘突出、腰骶椎关节炎、蛛网膜炎、肿瘤等病变所引起，其中尤以腰椎间盘病变（腰椎病）最常见。腰椎间盘突出的患者，常有抬杠重物及其他原因的腰扭伤史，因而发生腰痛，并可向一侧臀部、股后和小腿后外侧放射性疼痛，咳嗽、喷嚏、用力、屏气等可使疼痛加剧。腰椎平直，腰椎椎旁肌肉紧张，腰椎向各方向活动均受限，特别是向前弯腰时更为明显。腰椎椎旁肌肉、腰椎棘突及腰骶关节等处可有压痛。由于腰椎间盘突出在腰 4~腰 5 及腰 5~骶 1 最常见，因此常有腰 5 及骶 1 神经根受损的体征：如右腰 5 神经根损害表现：病侧踇趾背屈力差，右小腿外侧至足背大部（腰 5 节段）浅感觉减退或消失，右胫骨前肌轻度萎缩，行走时右踇指轻度下垂（图 2-3-32）；右骶 1 神经根损害则呈现右踇趾跖屈力稍差，右腓肠肌轻度萎缩，右足外侧缘及足底（骶 1）浅感觉减退或消失，右踝反射减退或消失（图 2-3-33）。

干性坐骨神经痛在临床上少见，可为坐骨神经本身的间质

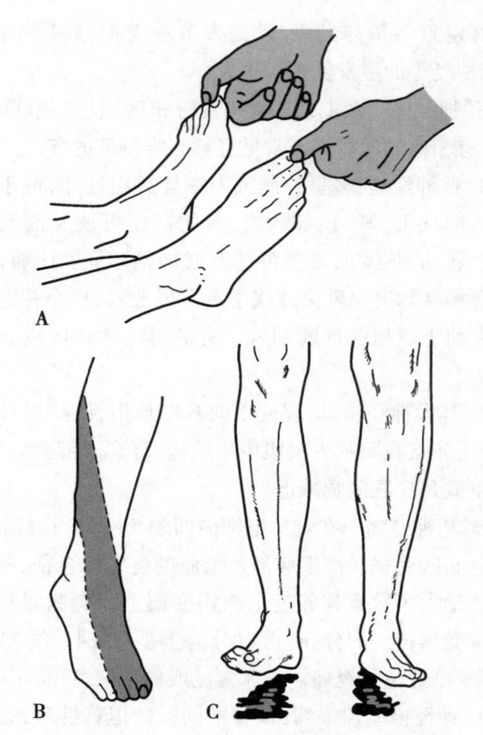

图 2-3-32　腰 5 神经根损害表现
A. 踇趾背屈力差；B. 节段性浅感觉减退或消失；C. 胫骨前肌轻度萎缩，踇趾轻度下垂。

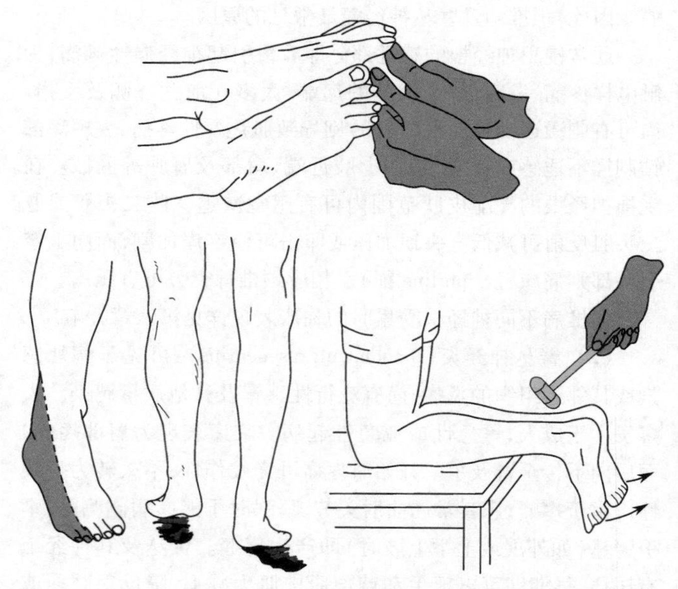

图 2-3-33　骶 1 神经根损害的表现
踇趾跖屈力稍差，腓肠肌轻度萎缩，骶 1 节段性浅感觉减退或消失，踝反射减退或消失。

性神经炎（如风湿性），或由盆腔内病变（盆腔炎或其他肿块）影响该神经所致。起病常比较隐袭，腰部无疼痛及压痛，其疼痛及压痛常位于臀部及其下的坐骨神经行径部位。

（6）阴部神经痛：阴部神经丛（骶 2、骶 3、骶 4 前支）的最大分支即阴部神经，内有许多副交感神经纤维，呈扇形分出多个分支至肛门、阴茎（蒂）和阴囊（唇）等皮肤，以及肛门外括约

肌和会阴部肌肉。损害时主要表现为肛门、外生殖器和会阴部的发作性疼痛及奇痒或感觉异常，有时症状相当剧烈而坐卧不安。偶尔伴大小便轻度失禁。会阴部皮肤感觉过敏、异常或减退，肛门括约肌松弛。

（7）尾神经痛：由尾1、骶5及部分骶3、骶4前支组成的尾神经丛（尾丛），其肌支至肛提肌和感觉支分布于尾骨区及肛门周围的皮肤。受损的主要症状是尾骨区疼痛，有时向臀及腰骶部扩散快速起立、坐下、行走或大便时均可加重，尾骨触压痛更明显而不能长时间端坐或乘车。尾骨肛门区痛觉过敏或轻度减退。

（三）自主神经痛

在周围神经疾患的疼痛中，有的主要是自主神经受损所致，以脊神经更多见，还可由于自主神经功能紊乱而发生血管障碍。

1. 灼性神经痛　四肢周围神经损伤后发生交感功能障碍，一般在伤后5~10日或1~2个月发病。最重要的特征是伤肢自发的持续性灼样痛，范围较弥散，常超出受损神经分布区域，甚至累及整个伤肢。疼痛常呈阵发性加重，难以忍受而坐卧不安，甚至精神状态改变（烦躁、激动、恐惧、孤独、抑郁）。安静环境、夜间痛减轻。血管运动和神经营养障碍较突出，如肢端皮肤充血、肿胀、多汗或干燥、指/趾松脆变形，甚至肌萎缩、骨质疏松、关节强直。多无严重的感觉及运动障碍，可仅较弥散的痛觉、温度觉过敏，其范围常与受损神经分布区不符，多呈手套样，甚至波及整个患肢。

2. 胸椎旁交感神经节炎　又称交感神经干炎。在临床表现中疼痛较为突出，多位于患侧的胸腹或背部的一定区域，呈灼痛、刺痛或压迫痛，发作性或持续性，常伴痒感，冷热刺激或天气变化时加重。患区皮肤苍白、发凉、少汗或无汗等交感神经受刺激征象，有的则相反出现交感神经瘫痪即血管扩张的症状。大多有患区的感觉异常、过敏或减退。

3. 腹腔神经丛炎　体内最大的内脏自主神经丛（又称太阳丛），含有下胸及上腰段椎旁交感节的节前纤维，以及迷走神经纤维，分布于许多重要的腹腔器官。最突出的是上腹部（主要位于剑突和脐之间）疼痛，呈发作性，多为钻痛、刺痛或刀样痛，一般位置较深而弥散，常向胸、腰、脊柱、下腹以至肛门区放射。常伴较广泛的腹部紧缩、烧灼或胀满感。尚可伴一些消化道症状（腹胀、嗳气、便秘或腹泻）、头晕、无力、烦躁、抑郁等。剧痛发作期常显示腹主动脉搏动增强、血压升高、心动过速、瞳孔扩大等。在剑突下有显著的压痛点。

4. 交感神经型颈椎病　由于颈椎病而刺激相关的交感神经，受累区域较常见和主要的表现有疼痛及感觉异常，血管运动和神经营养障碍，甚至内脏功能紊乱（如心区痛）等。

5. 自主神经-血管性疾病　由于自主神经功能紊乱引致肢体的血管功能障碍，临床以疼痛为主的感觉受损征象。

1）肩-手综合征：有学者认为主要是颈交感神经分布区内各种病变刺激，反射性引起自主神经功能紊乱，以致肩、手部的血管神经营养障碍。肩和手可先后或同时出现疼痛，多呈钝痛，重为灼痛。其后发生肩、手关节僵硬，手指的肿胀、皮肤紧张且发亮呈青灰色，温度低。随病程进展，上肢肌肉可逐渐萎缩、指关节强直变形而呈半屈曲状。

2）红斑肢痛症：肢端的毛细血管及小动脉阵发性扩张，引起发作性肢端剧烈灼痛，皮肤潮红、肿胀、多汗及温度高等（详见第二十章第三节）。

3）雷诺病：肢端小动脉发作性痉挛而致疼痛、麻木、皮肤先苍白后潮红等征象（详见第二十章第三节）。此外，振动病（气锤症）和肢端感觉异常症也被认为属于自主神经-血管性疾病。

第四节　反射系统损害的临床征象

一、概　　述

神经系统的功能非常复杂，但其基本活动方式是反射。人体在大脑皮质的控制和调节下，感受器接受内外环境的各种刺激刺激，并转变为神经冲动，通过一系列神经元的突触传递，最后将冲动传至效应器发生一定形式的反应，即形成神经反射。反射过程是一个信息在反射弧中规律性传递过程。

（一）反射弧

通常参与完成神经反射活动的有感受器、神经元和效应器等解剖生理结构，称为反射弧。一般反射弧由两个以上的神经元构成，包括感受器、传入神经、神经中枢（某一特定功能的神经细胞群，也称反射中枢）、传出神经和效应器（图2-4-1）。

1. 感受器　为感觉神经元的末梢装置，即感觉神经末梢，能接受内、外环境的各种刺激，并转变为神经冲动，传入中枢。一般认为不同的刺激只能由相应的感受器接受，即一种感觉神经末梢（感受器），仅感受一种特定的适宜刺激。例如视网膜的锥细胞及杆细胞属视感受器，专门感受光和颜色；内耳螺旋器（Corti器）的毛细胞为听感受器，只接受声波的刺激；骨骼肌的肌梭是一种本体感受器，主要感受肌纤维的伸缩变化（即牵张）等。

2. 神经元　根据在反射弧中所处的地位，神经元可分为：

（1）感觉神经元：又称传入神经元，如脑、脊神经节内假单极神经细胞，把感受器所接受的刺激传入中枢。

（2）运动神经元：又叫传出神经元，如脊髓前角的多极神经细胞，发出轴突传导冲动到达效应器。

（3）中间神经元：也称联合神经元，位于脑、脊髓的多极神经细胞，连接感觉和运动神经元，起联络和调节功能。

3. 效应器　为运动神经元的末梢装置，对神经冲动发生反应。

最简单的反射弧可无中间神经元，为感觉神经元与运动神经元直接发生突触，即单突触反射（如膝反射），较复杂的反射弧有多个中间神经元，则形成多突触反射。

（二）中枢神经元的联系和反射的调节

反射弧各个部分的完整性是完成反射活动的必要条件。通常感觉神经元接受来自体内、外环境的刺激，经过不同排列

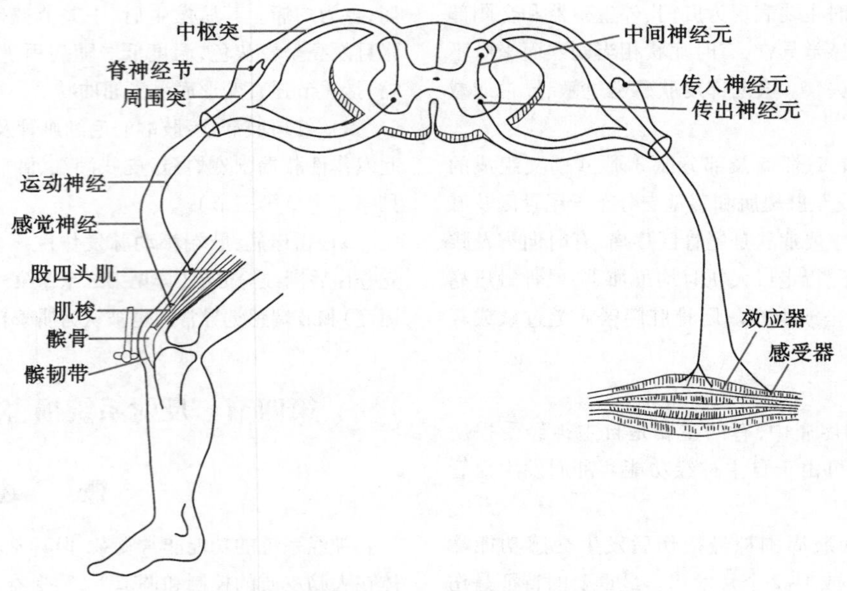

图 2-4-1　反射弧的组成

的中间神经元，影响多数运动神经元，构成极为复杂的反射活动。神经系统错综复杂的结构和反射活动，其中包括神经元的联系方式、反射调节等，是动物长期进化的结果，保证机体适应周围环境的物质基础。大脑皮质越发达和中间神经元越复杂，机体对周围环境的适应能力也越强。

1. 中枢神经元的联系方式　中枢神经元的数目庞大，且联系复杂，以中间神经元为著。神经元的排列、联系与功能密切相关（图 2-4-2）：

（1）单链状：多个神经元（主要是中间神经元）串联的单链状排列，反射的反应面较小，动作准确，如脊髓节段内反射（反射弧仅限于一个脊髓节段的腱反射）。

（2）放射状：一个神经元的轴突末梢通过其分支与许多神经元建立突触联系，呈放射状排列，可使信息扩布至多个神经元，扩大反应面（如兴奋或抑制向周围扩散）。多见于感觉传入通路上和脊髓节段间反射（如疼痛引发的肢体短缩屈曲反射）。

（3）聚合状：多个神经元的轴突末梢分支与一个神经元建立突触联系，构成聚合状排列，使多个神经元的兴奋或抑制，集中到一个神经元导致兴奋或抑制的加强。如感觉神经元、中间神经元、锥体束及锥体外系的神经末梢可与一个神经元形成突触，其中有兴奋性也有抑制性，从而共同控制此神经元的活动。

（4）连环状：多个神经元连成环状的连环排列，将高位中枢的神经元轴突侧支传出冲动，经几个中间神经元后，又回到发出冲动的原来神经元，形成一个环状结构。经这一连环式的作用，使原来的活动得到加强或减弱甚至中止，有的甚至永远不会停止（如脑干呼吸中枢间的联系）。

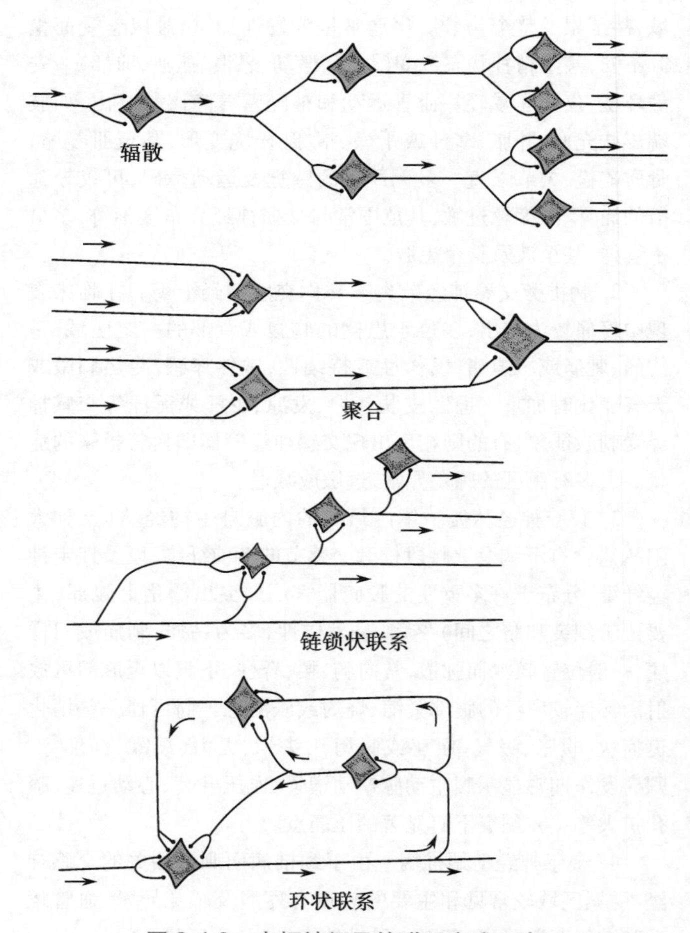

图 2-4-2　中枢神经元的联系方式示意

2. 反射调节　机体在同一时间内进行着多种多样的反射动作，各个反射之间有条不紊、互相配合，表现出高度的协调，以适应机体当时活动的需要。反射活动的这种协调是建立在中枢神经整合功能基础之上的，是兴奋与抑制的相互对立统一过程，其主要表现方式如下：

（1）交互抑制：当刺激一侧下肢膝部屈肌的传入神经，在引起这一肌肉和它的协同肌的运动神经元兴奋的同时，经侧支至抑制性中间神经元，作用于拮抗的神经元，形成同侧膝部屈肌收缩而伸肌则舒张。这种功能上协同的神经元兴奋和拮抗的神经元抑制的现象，统称为交互抑制（图 2-4-3），其机制可能是有一些传入纤维，在与一类神经元的兴奋性突触联系的同时，还发出侧支到附近的抑制性神经元（释放抑制性介质），通过它去抑制其他功能上相拮抗的神经元。交互抑制保证了反射有效而协调地顺利完成。

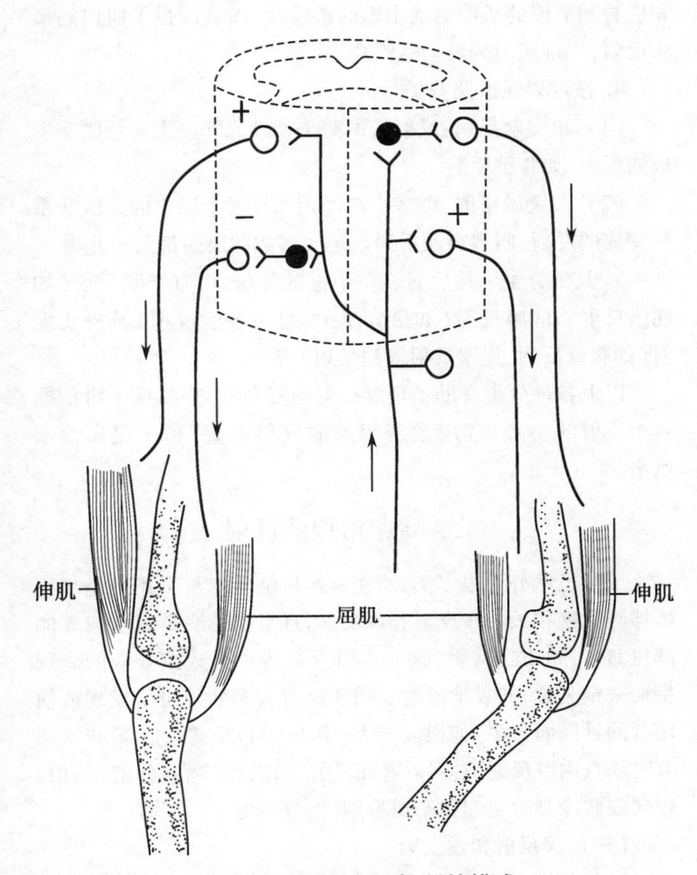

图 2-4-3　反射交互抑制的模式

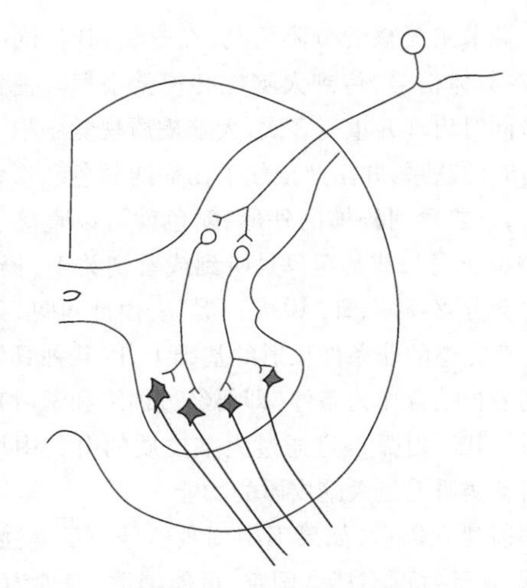

图 2-4-4　扩散的示意

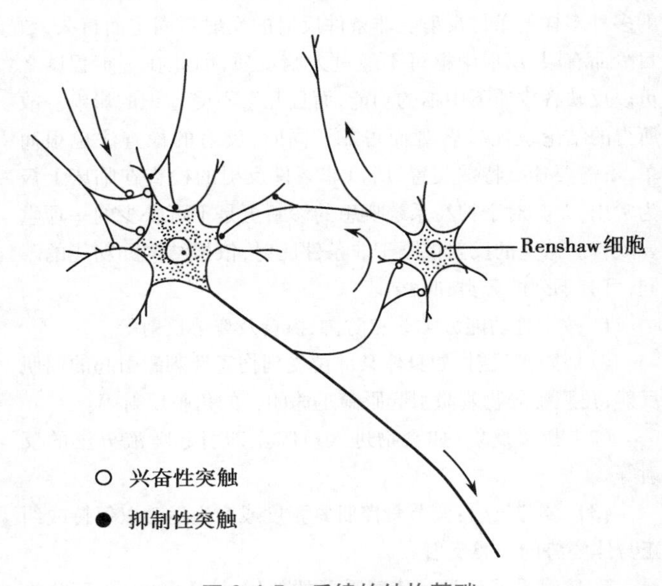

图 2-4-5　反馈的结构基础

（2）扩散：某一中枢的兴奋通过突触联系扩布到其他中枢的过程称为扩散。一个神经元的轴突末梢和多个神经元发生突触联系（图 2-4-4），使一个神经元的兴奋有可能激起许多神经元的兴奋，从而扩大了影响的范围，出现了比较广泛的反射效应。

（3）反馈：是中枢神经常见的一种神经活动方式，它对于反射的调整起着重要的作用。反馈调节的结构基础是神经元的连环式排列（图 2-4-5）。如果连环结构内各个突触的生理性质大体一致，则冲动经过环式样传递后将得到加强，称为正反馈。由于环式结构内的某些中间神经元是抑制性的，对发出侧支的那个神经元的胞体形成了抑制性突触，将减弱或中止原有的反射活动即负反馈作用。在反射过程中，每当运动神经元发放一次冲动后，都将受到一次负反馈的抑制影响，由此防止运动神经元过度兴奋，起到对反射活动自我调整的作用。如脊髓前角运动神经元的轴突，在离开脊髓之前发出侧支，经过一个抑制性中间神经元［闰绍细胞（Renshaw cell）］，又回到该运动神经元，起着负反馈性抑制，防止过度兴奋，达到自我控制作用。当此种负反馈性抑制环损坏时，运动神经元的不断兴奋，出现痉挛或不自主运动。

（三）反射分类

机体的反射分类极为复杂。按照巴甫洛夫的观点，将机体的一切反射活动分为两类：条件反射和非条件反射。

非条件反射是一切个体所特有、恒久存在、先天遗传性的反射活动，在种族发生过程中由于机体与环境互相联系而产生出来的，如新生婴儿的吸吮反射、异物刺激角膜引起闭眼的角膜反射、叩击股四头肌肌腱的膝反射、食物入口中的唾液分泌，等等。这一类反射只要有具体的刺激就可以发生，不需要特殊的条件，所以叫作非条件反射。

条件反射是后天获得的，在个体生活过程中逐渐建立且不断完善的。例如，吃酸杨梅时，酸味刺激舌黏膜的味蕾，产生味觉冲动，经过味觉神经纤维传到脑干孤束核；其后发出的纤维，一部分至泌涎核，引起唾液分泌，另一部分到达大脑皮质味觉中枢,支配、调节泌涎核的分泌活动;在吃杨梅时,同时看到的颜色、形状等具体信号,传到大脑枕叶视觉中枢。视觉信号与味觉的刺激同时出现并重复多次,大脑皮质视觉中枢与味觉中枢建立起暂时的联系,并由此记住了杨梅的颜色和形状等具体信号。以后,只要看到杨梅的外形、颜色就可以直接引起唾液分泌,即“望梅止渴”;或甚至只是听到或看到关于“杨梅”的语言或文字也会分泌唾液,即“说梅止渴”。由此可见,条件反射的建立需要在完整的非条件反射的基础上,以某种具体的刺激物与信号刺激相结合作为条件(即要经过训练和学习),所以叫作条件反射。其反射弧一定通过大脑皮质的有关中枢,因此,条件反射活动实质上是大脑皮质的功能。

条件反射建立以后,如果不用刺激信号去反复强化,还可以消失,显示其反射弧不那么固定,可能消退,表现为“遗忘”。同时,随着个人生活条件的不同,可建立数量较多(甚至无限)的多种多样的条件反射。非条件反射的反射弧固定而持久,数目少而有限,反射中枢可不经过大脑皮质,因此在一定程度上可以反映各皮质下中枢的功能,而且几乎不受意识的影响。故所得的结论也比较客观而可靠。同时,反射的检查法也很简单,不需要什么特殊装置,所以非条件反射的检查在临床上极为常用,尤其对于神经系统疾患的诊断更是不可缺少的一项重要项目。这里的反射仅限于非条件反射,依据结构和功能的不同,可有下列的分类和命名。

1. 按生理功能分类　有防御、摄食及姿势反射等。

(1) 防御反射:如身体某部位受到伤害性刺激引起的屈肌反射;角膜受异物刺激引起眼睑迅速闭合的角膜反射等。

(2) 摄食反射:如食物进入口腔立即引起唾液分泌的反射等。

(3) 姿势反射:调节骨骼肌紧张度或产生运动以保持或纠正身体姿势的一类反射。

2. 按感受器分类　依感受器的部位、性质和功能、可分为以下两类。

(1) 外感受性反射:身体浅层的感受器接受外界刺激而引起的反射。如皮肤疼痛反射、皮肤触觉反射等,又称浅层反射(浅反射)。

(2) 内感受性反射:身体深层的感受器接受体内环境的刺激引发的反射,又名深层反射(深反射)。如肌肉受到牵张刺激肌梭发生的牵张反射、肺扩张导致的抑制吸气的肺牵张反射、血压升高后引致血压下降的颈动脉压力感受性反射等。

3. 按效应器分类

(1) 躯体反射:刺激作用于躯体某部,使躯体发生反应的一类反射。如各种屈肌反射(腹壁反射)、牵张反射(腱反射)。

(2) 内脏反射:刺激作用于内脏并出现内脏活动改变的一类反射。如前述的唾液分泌反射,以及由血液中氧含量减少和二氧化碳增多刺激主动脉体和颈动脉体化学感受器引起的心加速反射、血管收缩反射等。

(3) 躯体-内脏反射和内脏-躯体反射:这一类反射发生在躯体和内脏之间。皮肤或肌肉受刺激时可通过反射弧导致内脏活动的改变,称为躯体-内脏反射。如腹部皮肤冷刺激可引发胃肠道平滑肌运动受抑制、血管收缩,温热刺激可使胃肠道运动加强、血管舒张。

内脏受到刺激(如炎症、损伤),也可引致躯体一定区域的皮肤疼痛即牵涉性痛,同时还可伴反射性肌肉痉挛,名为内脏-躯体反射。一般认为,由内脏病变引起的内脏感觉冲动能提高相应脊髓节段的肌肉运动中枢的敏感性,以致加强了肌肉的牵张反射,出现肌肉的反射性痉挛。

4. 按反射弧通路分类

(1) 单突触反射:反射弧由两个神经元经一次突触联系形成的反射,如膝腱反射。

(2) 多突触反射:由多个神经元即经两个以上的突触联系所完成的反射,叫多突触反射。绝大多数的反射都属于此类。

5. 其他分类　按反射弧在中枢的部位,可有脊髓反射(如屈肌反射)、间脑反射(如摄食反射,自主神经反射)及皮质反射(如腹壁反射、提睾反射等浅反射)等。

以上各种分类有助于理解反射的复杂性,在临床上可依据各个反射的特点,选用紧密相关的反射检查,利于提高诊断水平。

二、临床常用的反射

反射虽然分为很多类,而在神经科临床上最多用的是与躯体神经紧密相关的浅反射和深反射,且常以感受器或效应器的部位命名,如角膜反射、肱二头肌反射等。少数按效应的表现特征来定名称,如吸吮反射。病理反射大多数以最早发现或使用者的姓氏而冠名,如巴宾斯基(Babinski)征等。在某些疾病有时须查内脏反射或躯体-内脏反射,如摄食(唾液分泌)反射、腹部皮肤冷刺激引起胃肠道抑制、血管收缩。

(一) 深反射和浅反射

1. 浅反射　浅反射是刺激皮肤或黏膜的一定区域,使相应神经支配的肌肉发生反射性收缩。其中刺激皮肤引起的反射称皮肤反射,如足跖反射(划或抓搔脚底的趾向足底屈曲)、提睾反射(轻划大腿内侧皮肤的睾丸上升)和腹壁反射(钝针划腹壁皮肤的腹肌收缩)等;黏膜受刺激所致的反射则名为黏膜反射,如用压舌板轻触软腭或咽后壁的软腭反射或咽反射。在刺激肢体皮肤引起的浅反射,多数由相应神经支配的屈肌收缩组成的反应(屈曲反射),表现为肢体或效应器从有害的刺激处退缩。触摸肌肉时发现,当屈肌收缩时伸肌舒张,表明伸肌运动神经元受到抑制。由此可见,引起屈反射的传入纤维与同侧运动神经元建立交互联系,肢体屈肌收缩的同时不会出现拮抗的伸肌收缩而受到妨碍。

浅反射的特点:①最显著的特征是具有宽阔的感受野,这与Ⅱ、Ⅲ、Ⅳ类传入纤维的普遍分布是相符合的;②反射通路经多突触传递,屈肌反射的同时伴随着伸肌运动神经元的抑制即是多突触反射弧的典型特征;③浅反射也是皮质性反射,其传入纤维在构成阶段性皮质下反射弧的同时上行入皮质,再经皮质下进入锥体束内下行(图 2-4-6)。所以锥体束损伤以后,与

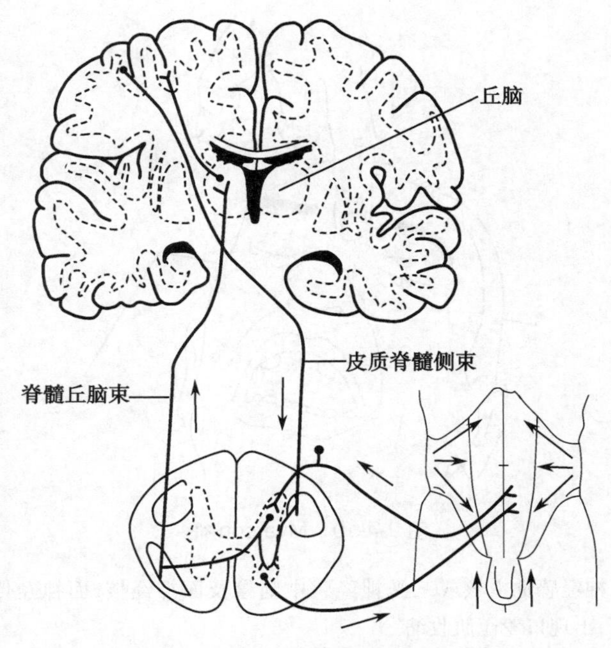

图 2-4-6 浅反射(腹壁、提睾反射)弧

深反射增强截然不同,浅反射减弱或消失。

2. 深反射　深反射是急速刺激肌肉、肌腱或骨膜,使肌肉短暂有力地收缩,从而改变了肢体的位置,即牵张反射的位相反应。牵张反射弧的感受器为肌梭,有梭内肌及其上的螺旋状感觉神经末梢和支配梭内肌的前角 A 类 γ 运动神经元的纤维末梢。肌梭的一端附着在梭外肌的肌束膜上,另一端连于肌腱或其他处的肌束膜。当肌肉受牵拉或前角 A 类 γ 运动神经元兴奋而使梭内肌收缩时,均能刺激肌梭内的螺旋状感觉神经末梢,冲动沿传入神经进入脊髓,兴奋前角 α 运动神经元,引起梭外肌收缩(图 2-4-7)。被牵拉肌肉产生移动肢体的运动则为深反射,若仅部分肌肉处于轻度收缩状态,使肌肉保持一定的紧张度即肌张力。

临床检查中,最常用的深反射是腱反射,为一个容易引起的牵张反射,用叩诊锤轻轻地敲打肌肉或肌腱,其内的本体感受器即受到牵张刺激,产生神经冲动,沿着直径最粗和传导速度最快的纤维(Ⅰ类纤维)传入中枢,并直接与运动神经元形成突触,使其相应支配的骨骼肌发生反应。同浅反射比较,腱反射较多是单突触反射,冲动传导的潜伏期短和没有后放作用,传导速度很快。

(二) 深反射和浅反射的临床类型

随感受器或效应器的部位不同,深、浅反射有许多不同的命名,即临床类型。为临床实用,依据反射弧相关的神经和神经系统检查的项目,基本可归为脑神经(脑干)反射、脊神经反射、脑-脊神经反射等三大类。

1. 脑神经反射　除角膜反射、结膜反射、下颌反射(参见第一章第二节)外,尚有下列几种(多数具有病理意义,也有归

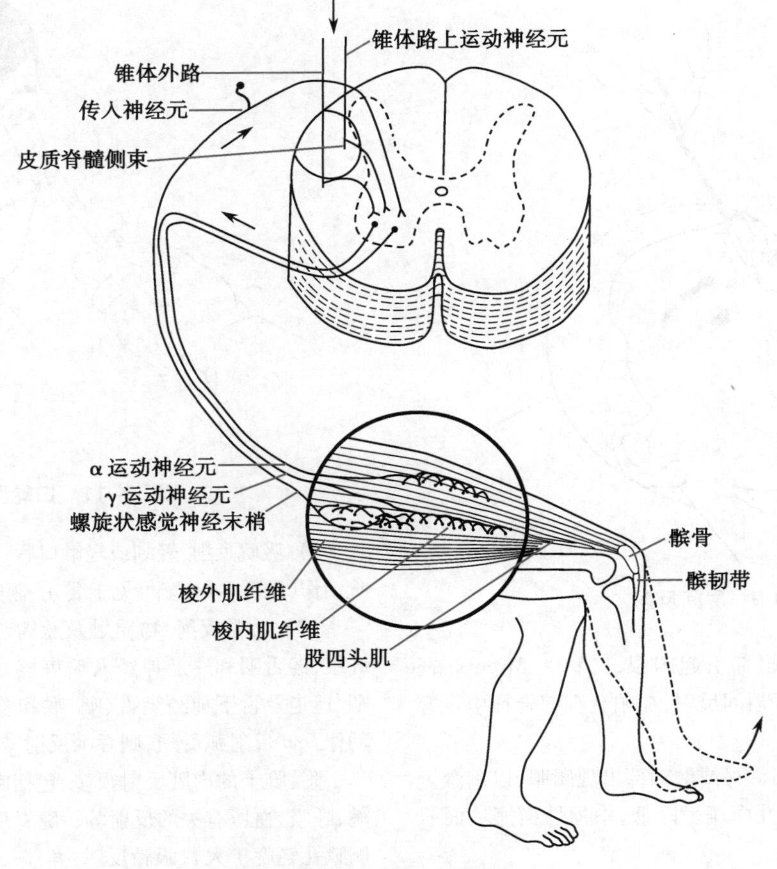

图 2-4-7 牵张反射弧

入病理反射）。

（1）眼轮匝肌反射：刺激邻近眼眶皮肤，由三叉神经第一支传入，至脑桥三叉神经感觉核、中脑核及面神经核，面神经传出，引起眼轮匝肌收缩而闭目（多为双眼）（图 2-4-8）。

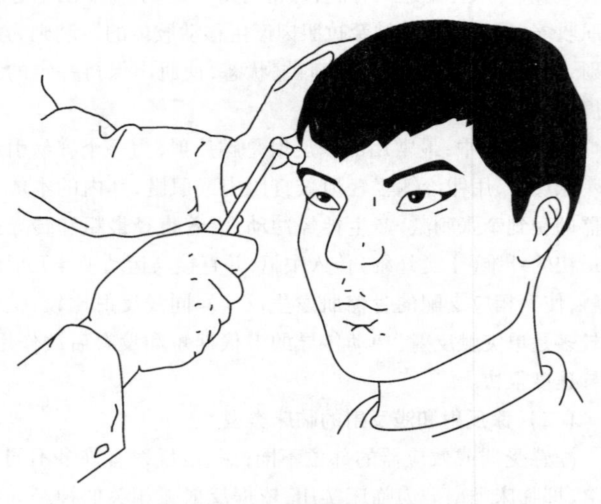

图 2-4-8 眼轮匝肌反射

1）眉间反射：轻叩眉间出现瞬目反应即闭眼（图 2-4-9）。正常人重复刺激数次后无反应，三叉神经或面神经损害时则减低或消失；广泛脑病变时，反射增强，且重复出现。

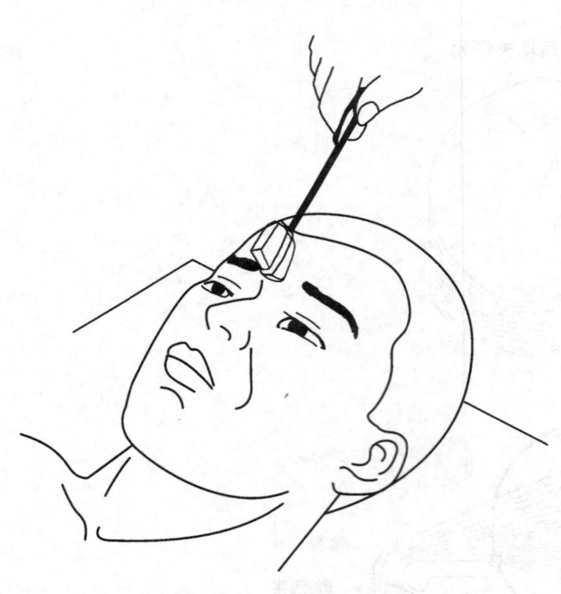

图 2-4-9 眉间反射

2）鼻睑反射：轻叩鼻根部引起闭眼，又称为 Myerson 征（图 2-4-10）。其意义相同于眉间反射，在帕金森综合征中很容易引出。

3）皮质面反射：轻叩击颧弓或颞额部出现闭眼，以刺激侧为著。在昏迷时消失，周围性面瘫呈降低，中枢性面瘫后面肌痉挛时则亢进。

（2）口轮匝肌反射：刺激三叉神经第二支传入，至脑桥三叉神经感觉主核或三叉神经感中脑核及面神经核，面神经传出，出现口轮匝肌收缩。

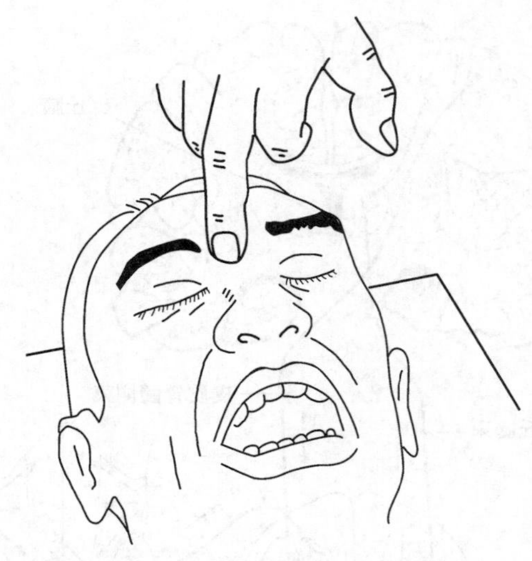

图 2-4-10 Myerson 征

1）噘嘴反射：轻叩上唇或鼻旁部，呈现同侧上唇方肌及口角提肌收缩（图 2-4-11）；或叩上唇正中（人中穴）则见整个口轮匝肌收缩，引致口唇紧闭并向前翘起，又称噘嘴反射。见于双侧皮质脑干束损害。

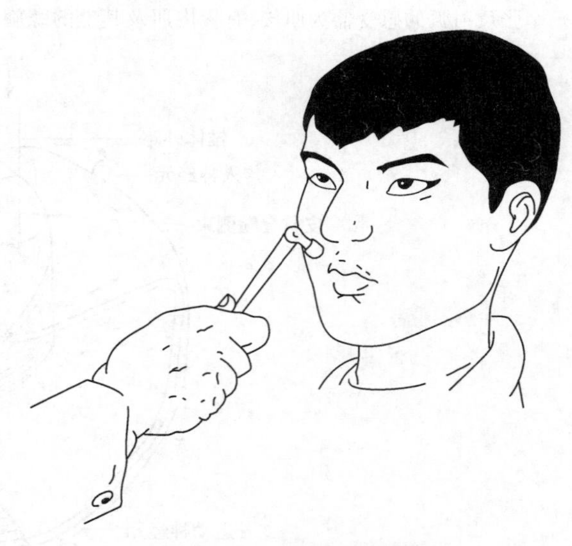

图 2-4-11 口轮匝肌反射

2）吸吮反射：轻划或轻触口唇，引起口轮匝肌收缩，呈现吸吮动作（图 2-4-12）。可见于婴儿、额叶病变、假性延脑麻痹等。

（3）吞咽反射：物质触及软腭、会厌、咽后壁、食管等感觉纤维，经舌咽和迷走神经入孤束核、疑核、舌下神经核，再由舌咽、迷走及舌下神经至舌、咽、喉和食管上段的肌肉，出现吞咽动作。此反射弧受损，则吞咽反射减弱或消失。

附：脑干的内脏反射很多，包括瞳孔反射、泌延反射及与心跳、呼吸、血压有关的反射等。睫脊反射（颈皮肤痛刺激引起同侧瞳孔轻度扩大），眼瞳反射（角膜、结膜、眼睑的痛刺激引起双瞳孔短时扩大后持续缩小），耳蜗瞳孔反射（耳旁响声或音叉刺

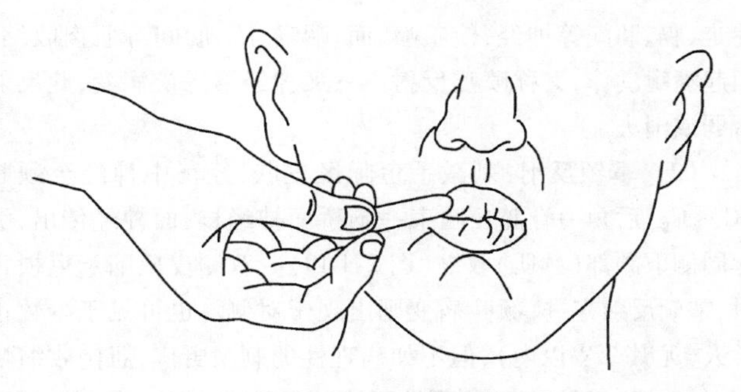

图 2-4-12　吸吮反射

激引致双瞳孔短时缩小后持续扩大)，前庭瞳孔反射(温度或转椅试验时双瞳孔扩大)。

(4) 眼心反射：手指轻压双侧眼球可使心率减慢 5~10 次/min。中枢在延髓，传入为三叉神经眼支，传出是迷走神经心支。

(5) 颈动脉窦反射：轻按压一侧颈总动脉分叉处也可使心率减慢。传入为舌咽神经，传出是迷走神经，中枢在延脑。

2. 脊神经反射　常用的有腹壁反射、提睾反射、跖反射、肛门反射等浅反射，以及肱二头肌反射、肱三头肌反射、肱桡肌反射、膝反射、踝反射等深反射(详见第一章第二节)。尚有下列腱反射：

(1) 三角肌反射($C_5 \sim C_6$，腋神经)：叩击肱骨外侧上和中 1/3 的交界处，出现三角肌收缩使上臂外展。

(2) 肩胛肱骨反射($C_5 \sim C_6$，腋神经、肩胛上神经)：在肩胛骨的椎骨缘下部叩击，引起三角肌、小圆肌、岗肌广泛收缩，出现肩外旋。一侧性减低或消失，提示反射弧某处的损害。

(3) 尺骨膜反射($C_8 \sim T_1$，正中神经、尺神经)：叩击尺骨茎突，出现前臂旋前运动。

(4) 屈指反射($C_6 \sim T_1$，正中神经、尺神经)：患者手稍旋后，手指半屈，叩击置于患者第 2~5 指掌面的检查者左手示指、中指，患者全部手指屈曲(图 2-4-13)。

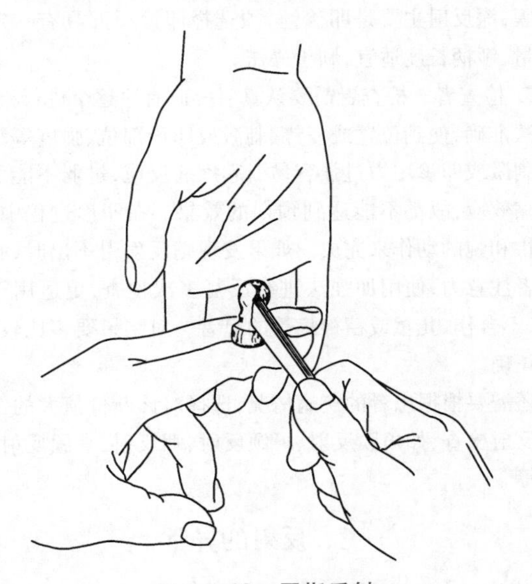

图 2-4-13　屈指反射

(5) Mayer 反射($C_6 \sim C_8$，桡神经)：用力屈曲患者的中指及环指，引致拇指内收和伸直(图 2-4-14)。

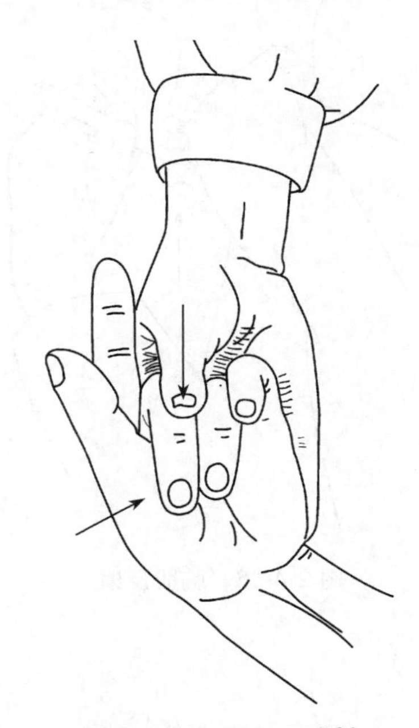

图 2-4-14　Mayer 反射

(6) Leri 反射($C_5 \sim C_8$，桡神经、正中神经、肌皮神经)：伸直手臂，检查者逐渐屈其手和腕关节，出现肘关节屈曲(图 2-4-15)。

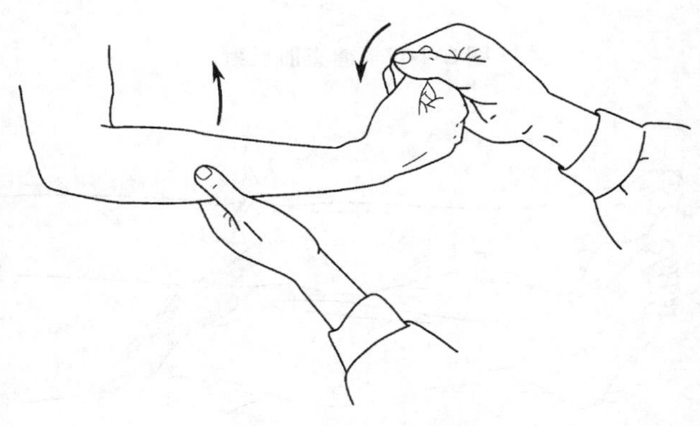

图 2-4-15　Leri 反射

Mayer 反射和 Leri 反射是生理反射，在锥体束损害消失，常比其他病理征早出现，具有较大的早期诊断价值。

(7) 胸肌反射($T_5 \sim T_8$，胸前神经)：叩击腋前线与腋中线之间第 7 肋骨部，或检查者置于胸肌附着肱骨的肌腱，呈现上肢内收及旋前(图 2-4-16)。

(8) 腹直肌反射($T_6 \sim T_{12}$，下部肋间神经)：叩击按压于腹直肌腱的检查者的手指，感到腹直肌的收缩(图 2-4-17)。此反射亢进，尤其在腹壁浅反射消失时，更能说明锥体束病变。

(9) 股内收肌反射($L_3 \sim L_4$，闭孔神经)：下肢轻度外展位，叩击按压于膝关节内侧股内收肌的检查者的拇指，出现股内收肌收缩的大腿内收(图 2-4-18)。也可叩击置于耻骨联合处的

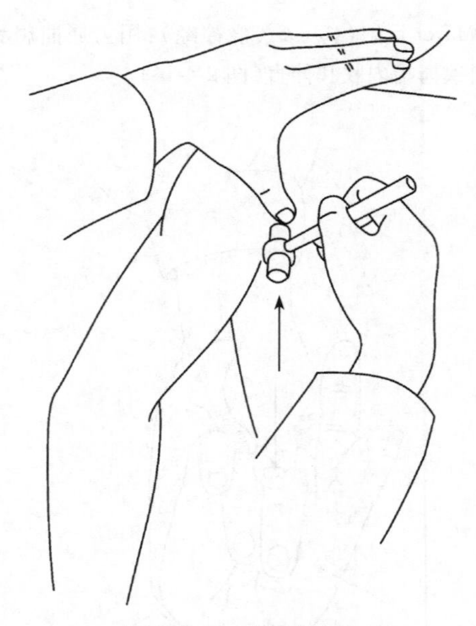

图 2-4-16　胸肌反射

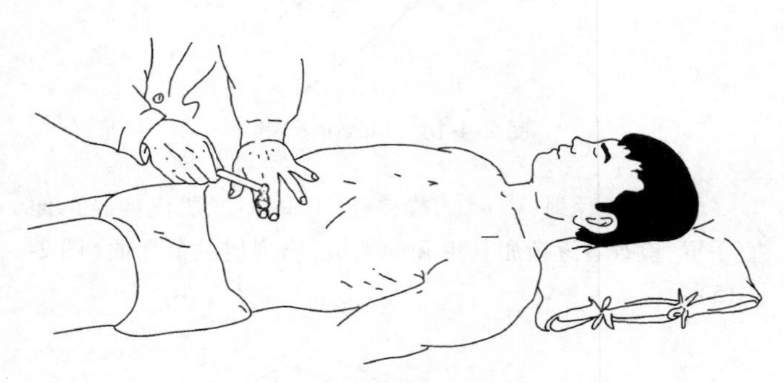

图 2-4-17　腹直肌反射

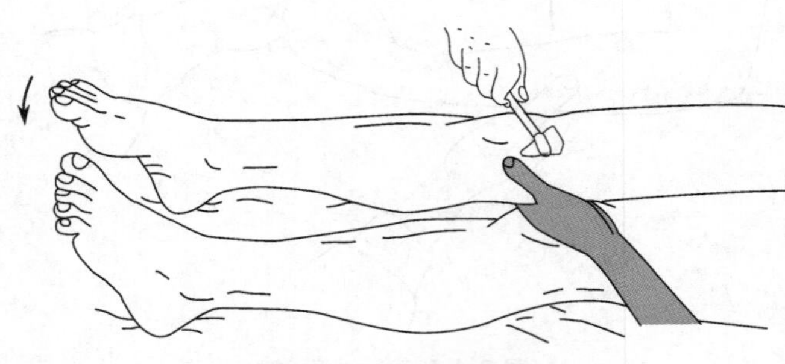

图 2-4-18　股内收肌反射

手指，出现两侧股内收肌收缩。

（10）小腿屈曲（腘腱）反射（$L_4 \sim S_1$，坐骨神经）：叩击腘窝外侧或内侧，呈现小腿屈曲。

1）股二头肌反射：侧卧位，大小腿屈曲，叩击腘窝外侧的股二头肌腱引起此肌收缩，小腿屈曲。

2）半膜肌和半腱肌反射：仰卧位，下肢屈曲并外旋，叩击腘窝内侧的半膜肌和半腱肌的肌腱，出现肌收缩、小腿屈曲。

3. 脑-脊神经反射　按感受器划分，基本上属于浅反射。

（1）鼻反射：刺激鼻腔下部黏膜，由三叉神经第二支传入，中枢在脑干的三叉神经感觉核及运动核、面神经核、延髓疑核和脊髓（颈、胸段）前角细胞，传出是三叉（第三支）、面、舌咽、迷走、膈、肋间等神经，使咀嚼、面、咽喉、膈、肋间等肌肉收缩，引起喷嚏动作，又称喷嚏反射。三叉神经第二支病变，此反射减弱或消失。

（2）掌颏反射：刺激手鱼际区皮肤，经正中神经至颈髓（$C_5 \sim C_8$）后角→脊髓丘脑束→脑桥面神经核，面神经传出，引起同侧下颌部（颏肌）收缩（图 2-4-19）。双侧皮质脑干束损害时，掌颏反射亢进，额叶病变则出现于对侧。也可见于少数正常人（尤其 2 岁以内），但不如病理性的刺激野广、肌肉收缩幅度大、持续时间较长。周围性面神经瘫、延髓瘫痪、多发性神经炎（侵犯后组脑神经）等，此反射消失或减退。

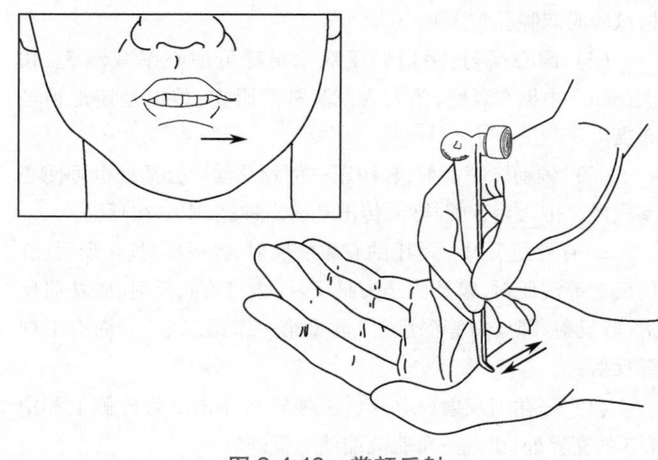

图 2-4-19　掌颏反射

（三）反射检查的注意事项

1. 受检查者的状态　向被检查者（患者）说明进行检查的必要性，取得良好配合。受检肢体充分暴露，所查部位应无外伤、瘢痕、关节畸形、挛缩、炎症等。有意识改变的，应记录意识障碍的程度。重视患者状态对检查结果的影响。

2. 检查工具　很重要，依据反射类别选用适宜的检查工具，浅反射多使用棉签轻划皮肤、棉絮触及角膜或压舌板轻触咽黏膜；深反射主要是叩诊锤，须选择叩诊锤部具有一定弹性及重量、锤柄长度适宜，利于操作。

3. 检查者　检查者需要认真、仔细、有序逐个进行检查，要求方法准确，使到位置或姿势、刺激或叩诊部位、强度等三个一样。刺激或叩诊用力过强容易引起疼痛反应，过弱不能引起肌肉收缩效应，故都不能达到预期的效果。在叩诊过程中，要依靠手指和腕的动作来完成。如果发现腱反射引不出时，必须转移患者注意力，使用加强法进行反复多次检查，更适用于精神紧张、不合作、儿童或精神病等的患者。对结果要多比较，以求分析正确。

还需要根据患者的疾病情况，选择对诊断价值大的针对性强的反射检查，如角膜反射、下颌反射、咽反射、掌颌反射、肛门反射等。

三、反射的异常

机体为适应内外环境的变化，高度协调地进行着各种反射活动。临床有不少疾病可出现反射的改变，以神经系统疾病最多见，其特征性表现常有重要的定位诊断价值。评定反射（特别是深反射）改变的情况，尚无绝对的标准，主要依据反射阈（能引起反应的最小刺激强度）、潜伏期（刺激至反应的相隔时间）、肌肉收缩时间（反射持续长短）、反射接受野（能引发反射的刺激区域）、反应的传播（除反射本身的肌肉收缩外，尚伴其他肌肉收缩）等。

神经系统疾病所致的反射异常有以下几种形式：反射的疲劳，反射的减低或丧失，反射活跃或亢进，反射倒错，病理反射。

（一）反射的疲劳

临床上常常观察到一种征象：短时间连续不断地重复刺激，反射逐渐减弱，甚至直到完全不发生，例如进行腹壁反射检查时，这种现象十分明显，称为反射的疲劳。许多因素可导致反射的疲劳，如脑脊髓供血不足、脑缺氧等。容易发生疲劳的部位顺序是：最先在中枢突触（如眼轮匝肌反射、腹壁反射），其次是运动终板，神经纤维最不易疲劳。

（二）反射减低或丧失

必须经过反复多次，且对比观察，才能较客观地准确判断。通常依据反射阈较高、潜伏期长、易疲劳（叩击次数增多而反应程度递减）等，可判定为反射减退。反复多次进行，并用变换体位和加强法，仍未能引出反射，才能定为反射消失。然而反射减低比丧失的判断困难，尤其是判断腱反射减低的程度更为困难。当疑有腱反射减低时必须进行两侧比较，并参考下述情况进行确定：①两侧对比时发现一侧腱反射明显减低，而且程度相差悬殊，则可视为该侧腱反射减低。②如果两侧腱反射都减低，而且程度近似，可以根据腱反射减低极为明显，进行连续叩击又很容易出现反射的疲劳现象，可以认为是病理性的，则确定为腱反射减低。如果反射的疲劳现象不太容易出现时，此时判断减低是否为病理性的就极为困难，甚至于不太可能立即作出结论。在一般情况下只能依据检查者对正常腱反射的强度的了解、临床经验可以作出一定的估计。

临床上判断错误的原因：①部位即叩击点不准确，如叩击骨面、肌腹，局部有瘢痕挛缩、关节炎症、畸形、肿胀或全身浮肿、硬皮病等；②姿势不正确，肌肉牵伸过紧或松弛过度；③肢体暴露不充分，如隔衣检查；④患者精神过度紧张不能充分合作；⑤外界环境的影响，如在寒冷时易现腱反射减低或丧失；⑥检查工具不当，不是叩诊锤，而用其他物品，常见以听诊器替代，甚至用手指。

任何可以阻断可削减神经冲动在反射弧上的传导过程，都能导致这个反射的减低，而减低的程度与病变的严重程度成正比。反射的减弱尤其消失，临床上常见的病因有四个方面：周围神经或神经根病变、脊髓病变、肌肉病变和中枢神经损害休克期。

1. 浅反射的减弱或消失　除了多见于反射弧损害（周围性病变）外，还可以是锥体束受损的征象。浅反射特别是提睾反射及腹壁反射，尚有刺激冲动经脊髓、脑干至大脑顶叶，并与运动区或运动前区联系，其传出冲动经锥体束（或其邻近）下行至前角细胞。于是锥体束受损发生浅反射的减弱或消失。浅反射的减弱或消失也可见于昏迷、麻醉、深睡、一岁内婴儿及个别正常人。

2. 深反射的减退或消失　可见于周围神经（根、干、末梢）、脊髓（前角细胞、后索）、神经肌接头、肌肉等损害，还可发生于下列情况：深度的昏迷、麻醉、镇静、睡眠等，神经或神经根阻滞马尾或脊髓麻醉，脊髓休克，颅内高压，神经疾病所致严重肌肉痉挛或挛缩，全身的虚弱、甲状腺功能减退、严重药物中毒、感染毒血症、关节病（炎症、挛缩、强直）等。

（三）反射活跃或亢进

腱反射活跃或亢进无恒定的判断标准。基本上可根据反射阈低、潜伏期短、持续时间长等，临床判定为反射活跃，可见于精神紧张、兴奋或过敏、剧烈运动后（休息正常）；在反射活跃的基础上出现反射接受野扩大及反应的传播（快速），则可确定为反射亢进。一侧性改变更有意义。一般病理性的反射增强其特点是振幅大、收缩速度快。但有时临床判断不太容易，可通过下列观察来协助：①两侧对比，当一侧腱反射较对侧增强时，同时伴有反射域的扩大，则可以认为此侧腱反射亢进；②伴有多动性反射（阵挛）时，容易判断为腱反射亢进，有病理意义；③伴有正常不易出现的非生理性反射，例如出现了头后仰反射、指屈曲反射（Hoffmann 征、Rossolimo 征）、足趾屈曲反射（Rossolimo 征、Bechterew 征）等。

判断错误的原因：①正常人剧烈运动后常常有腱反射增强，有时误认为腱反射亢进，经过休息后再检查即可鉴别；②精神紧张、兴奋或神经敏感者常常有腱反射增强，这种都属于生理性腱反射活跃，反射野并不扩大；③当进行腱反射检查时，出现有意识性的肌肉收缩，这种收缩与叩诊时间不一致，说明不是真正的亢进。

1. 浅反射增强或亢进　特别是腹壁反射增强或亢进可见于锥体外系疾病（以帕金森常见）、神经官能症及紧张状态。

2. 深反射亢进　在反射弧完整，而高级神经中枢（运动区、运动前区及其通路）受损，对前角细胞或脑干运动核抑制的释放，出现深反射的亢进和痉挛。临床上仍可视为大脑运动皮质至脑干运动核或前角细胞的锥体束损害所致，基本上可归因于脑部和脊髓病变，多为血管性疾病、肿瘤、炎症、外伤、退行性变性等疾患。深反射亢进也可见于昏迷、浅度麻醉、神经及肌肉兴奋性增高（破伤风、手足搐搦症、番木鳖碱中毒、周围神经炎早期）、甲状腺功能亢进、交感神经紧张、神经官能症等。

腱反射亢进的临床表现形式，常有定位价值。

（1）一侧上下肢腱反射亢进：多数情况是同侧高颈髓或对侧脑部的病变，后者尚伴有脑神经瘫痪（大脑在偏瘫侧、脑干则为对侧即交叉性瘫）。

（2）四肢腱反射亢进：见于高颈髓和脑部的病变，后者伴有脑神经瘫痪。如果上肢腱反射一部分进另一部分减低甚至消失，而下肢腱反射亢进时，则损害可能在颈膨大部。四肢腱反射都亢进尚伴有脑神经瘫痪，则病变位于脑部。

（3）双下肢腱反射亢进：腰膨大以上颈膨大以下两侧锥体束或双侧大脑旁中央小叶的病变（如矢状窦旁脑膜瘤），以前者多见。

（4）一侧上肢腱反射亢进：①对侧大脑皮质支配上肢运动中枢的病损；②同侧第四颈髓以上的锥体束受损（同时下肢腱反射也亢进）；③可能为下运动神经元的刺激性病变，例如颈神经根炎早期同侧上肢也出现腱反射亢进。

（5）一侧下肢的腱反射亢进：对侧大脑皮质支配下肢运动中枢或脊髓腰膨大以上至颈膨大以下的同侧锥体束病变，以后者多见。

3. 浅深反射分离　在临床上腱反射极度亢进者有时可引出深提睾反射及深腹壁反射，前者为轻捏大腿内侧引起睾丸上提，后者是叩击检查者置于患者腹壁上的手指而感受到腹肌收缩。因此，锥体束损害时出现浅反射的减弱或消失而深（包括提睾、腹壁、腱）反射亢进的现象，即浅深反射分离。

（四）反射倒错

反射倒错是指反射引起的肌肉收缩不在本来应当出现的肌肉，而是在拮抗肌或附近的肌肉上出现收缩，呈现出特殊的反射表现。例如检查肱三头肌反射时不出现伸肘，相反却可见肘关节屈曲，这是由于肱三头肌反射消失而诱发出肱二头肌反射，这种反射倒错必须在肱三头肌反射消失的前提下才出现。反射倒错的机制：有学者认为在检查反射时，叩击处的刺激传入脊髓前角而发生扩散，同时引起拮抗肌的收缩（主动肌瘫痪收缩力变小）；尚有其他学者主张反射倒错是叩击肌腱而产生的牵张反射，即主动肌与拮抗肌同时受到影响，由于主动肌的瘫痪而拮抗肌收缩所致。

1. 肱二头肌反射倒错　叩击肱二头肌腱时却出现肱三头肌反射（伸肘），见于反射中枢 C_5、C_6 的病变（图 2-4-20）。

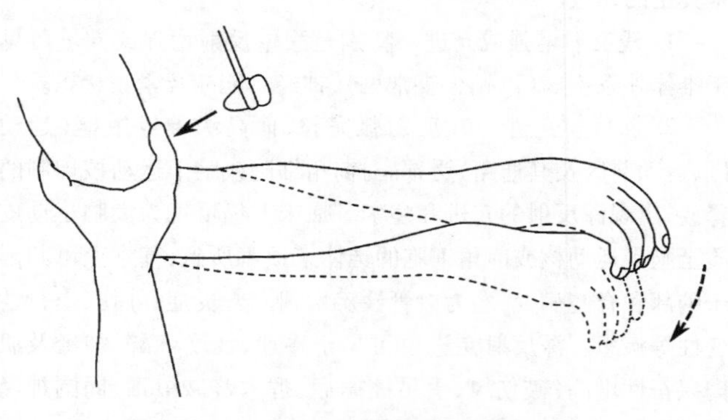

图 2-4-20　肱二头肌反射倒错

2. 肱三头肌反射倒错　引发肱三头肌反射时反而出现肱二头肌反射（屈肘），见于反射中枢 C_7、C_8 的受损（图 2-4-21）。

3. 桡骨膜反射倒错　肘关节半屈半伸位，前臂轻度旋前时，叩击桡骨茎突上 2cm 处，呈现明显的手指屈曲（正常是肘关节屈曲即前臂屈曲），见于反射中枢 C_5 的病变（图 2-4-22）。又称旋前反射倒错。

4. 尺骨膜反射倒错　叩击尺骨下端背面时，可见前臂屈曲（正常肘关节伸直前臂旋后），此为反射中枢 C_7、C_8 损害（图 2-4-23）。又称旋后反射倒错。

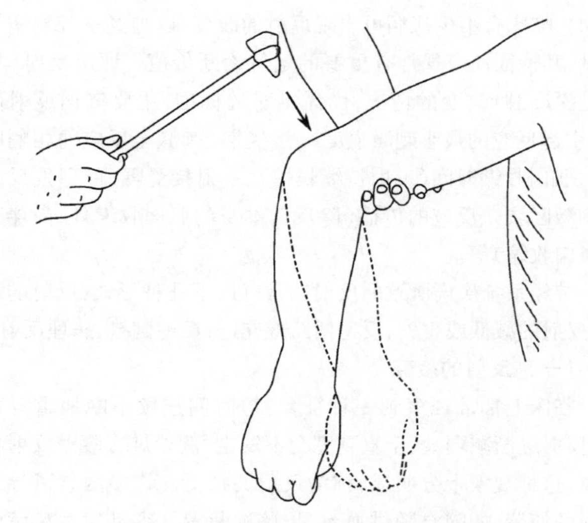

图 2-4-21　肱三头肌反射倒错

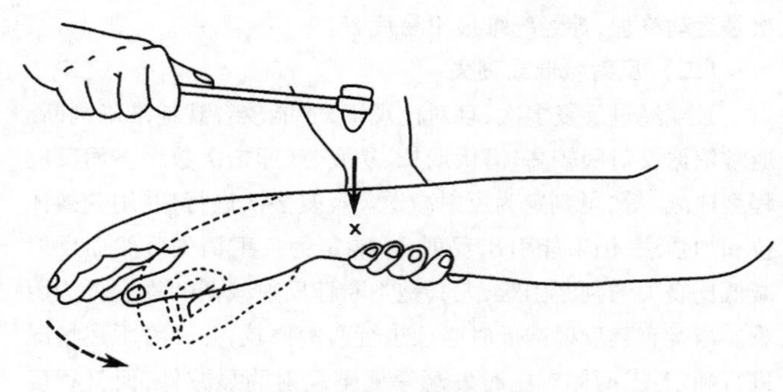

图 2-4-22　桡骨膜反射倒错

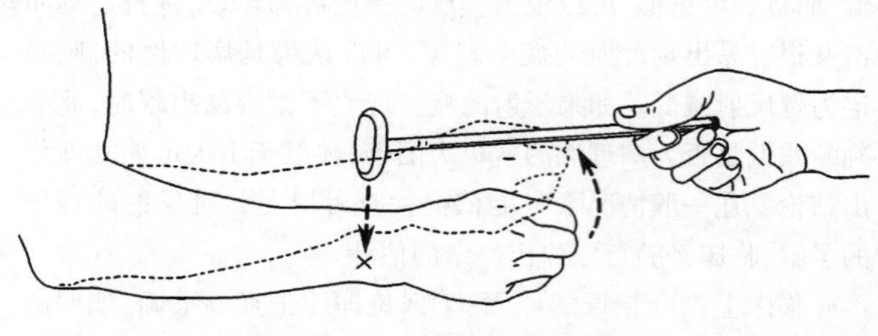

图 2-4-23　尺骨膜反射倒错

5. 膝反射倒错　叩击股四头肌腱时，小腿不但不伸直，反而出现屈曲（图 2-4-24）。坐位足悬垂的情况下进行检查容易发现。见于反射中枢即 L_2、L_3、L_4 的病变。出现此反射的必要条件是股二头肌、半膜肌群等小腿屈肌的脊髓反射中枢 $L_4 \sim S_3$ 健全，而 L_2、L_3、L_4 病损。

6. 跟腱反射倒错　叩击跟腱产生足背屈，见于反射中枢即 S_1、S_2 病变（图 2-4-25）。

临床上必须注意排除假性反射倒错，大多由于叩诊部位错误所致。例如引发肱三头肌反射时本来应叩击尺骨鹰嘴稍上方，而却在肘关节附近叩击，因而出现并非原来的反射。

（五）病理反射

病理反射是生理性浅反射和深反射的反常形式，其中多数属于原始的脑干和脊髓反射，所以在婴儿出生后到 2 岁左右尚

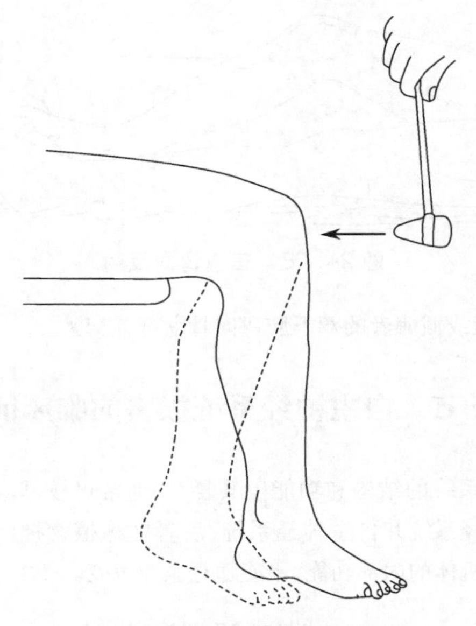

图 2-4-24 膝反射倒错

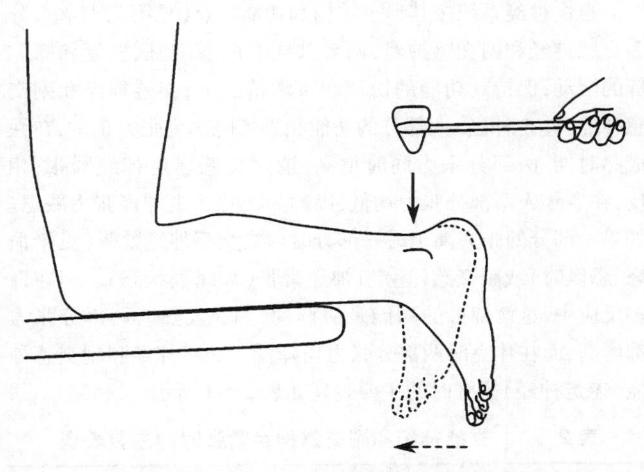

图 2-4-25 跟腱反射倒错

可引出这些反射。随着神经系统的发育成熟，锥体束和锥体外系逐渐完善起来（形成髓鞘），使这些原始反射受到抑制，所以在正常人不应引出这些反射。如巴宾斯基（Babinski）征，在婴儿时尚可存在，2 岁以后逐渐消失，转变成正常的足跖反射。此后当出现中枢性瘫痪时，生理性足跖反射消失而 Bsbinski 征出现。

1. Babinski 征和其等位征病理反射 以 Babinski 征为典型代表，引发 Babinski 征的刺激区有时很广泛，可以扩大到足背、小腿，由此出现与 Babinski 征完全相同的表现，即刺激不同部位引起与 Babinski 征相同的反应，称为类同 Babinski 征的病理反射，也统称 Babinski 等位征，如普赛（Pussep）征、贡达（Gonda）征、查多克（Chaddock）征、欧本海姆（Oppenheim）征、高登（Gordon）征、舍费尔（Schäffer）征等，具体检查方法（详见第一章第二节）。

一般而言锥体束损害时，Bsbinski 征最常见也最确切，有时在早期可自动性出现（自发性 Bsbinski 征），故诊断价值最大。有研究显示大脑皮质运动区（Brodmann 4 区）及其下行通路受损，呈现踇趾背屈反应；而大脑皮质运动前区（Brodmann 6 区）及其下行通路损害，则出现足趾开扇征。两区同时受损或其下行纤维的完全阻断，才有明显的踇趾背屈和足趾开扇征，即典型的 Bsbinski 征。在临床判断时须注意：①Bsbinski 与锥体束损害程度无一致性，极轻微或一过性瘫痪如癫痫发作后的 Todd 瘫，也可发生 Bsbinski 征；而解剖结构上有明显病变者，却引不出病理反射。②同腱反射亢进无平行关系，如急性中枢神经病变（脑卒中或脊髓横贯损害）休克期，各种反射未能引出时，可出现 Bsbinski 征；有患者（如脑梗死）早期已见腱反射亢进，却引不出 Bsbinski 征。③在不自主运动（舞蹈症、手足徐动症）时，可能有踇趾背屈现象。④下运动神经元病变或足部明显感觉障碍，尤其痛觉失，尽管锥体束损害，却不能踇趾背屈和足跖反应。⑤必须在大脑基底节功能完整的条件下，才能出现 Bsbinski 征及其等位征，如果锥体束损害同时又有基底节受累，则可不发生。

病理反射可分别发生在伸肌组和屈肌组。发生于伸肌组的病理反射是当机体受刺激时，伸肌发生异常反应，称为伸肌组病理反射（伸性病理反射）以 Babinski 征为代表，多发生于锥体束受损的情况下。而屈肌组的病理反射是屈肌发生异常反应（屈性病理反射），在上肢有 Hoffmann 征和 Rossolimo 手征，下肢是 Rossolimo 足征及 Bechterew 征。屈肌组病理反射的出现，可能并非由于锥体束受损，而主要见于皮质广泛损害及锥体外结构受侵犯（如额叶皮质第 6 域及其下行传导路）。在某些健康人中，特别是腱反射比较活跃的人或兴奋占优势的神经官能症患者，常可于两侧上肢引出屈性病理反射。有指出屈肌发生异常反应是属于潜在性的牵张反射，正常时不出现或很不明显，甚至可以认为这是生理性牵张反射的亢进现象。因此，只有在伴随其他锥体束体征或仅一侧屈肌组病理反射阳性时才有意义。临床经验提示屈性病理反射较多见于脊髓病变（尤其持续时间较长），特别在双足同时有明显伸性病理反射，或甚至屈性比伸性更显著，有助于脊髓受损的判断。

2. 其他的病理性反射 不属于趾或指的伸肌组和屈肌组的病理反射，具有诊断尤其病变定位的价值，尚有：

（1）猢犬反射：置一压舌板于患者的上下齿列之间，被紧紧咬住，久久不放松。为额叶受损征象。

（2）强握反射：手指或移动的物体（如叩诊锤柄）接触患者手掌时，引出持续的抓握动作。一侧出现此征，提示对侧额叶损害。

（3）头后仰反射：头部轻度前倾，轻叩上唇中部，引起颈后部伸肌收缩，呈现头急速后仰（图 2-4-26）。三叉神经第二支传入，中枢在三叉神经中脑核-网状结构-上段颈髓（$C_1 \sim C_4$）前角细胞，经颈神经 $C_1 \sim C_4$ 传出。正常无反应。脑桥中部以上的双侧皮质脑干束病变时下颌反射亢进，而在脑桥中部以下至上颈髓之间两侧锥体束损害，除了下颌反射亢进，还出现头后仰反射。

（4）胫骨后肌反射（$L_4 \sim S_1$，胫神经）：仰卧位，膝关节轻度

2

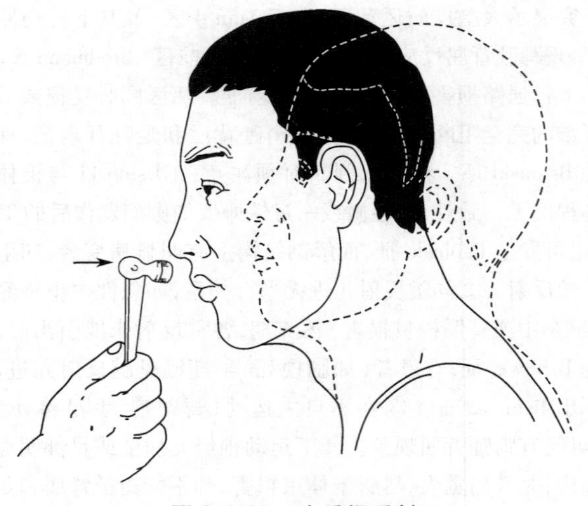

图 2-4-26　头后仰反射

屈曲并足轻度外旋，检查者用手握住足部，使之轻度背屈，叩击胫后肌腱，引起胫骨后肌收缩，出现足内翻。可见于锥体束损害。

（5）脊髓自动反射：又称脊髓自动症、脊髓防御反射或屈曲性脊髓防御反射。正常人下半身突然受到有害刺激（包括疼痛），引发短暂不随意的下肢迅速回缩，呈现膝、髋关节屈曲及足趾跖屈（图 2-4-27）。锥体束损害的脊髓自动反射极轻，锥体外系也受损时，特别是脊髓横贯性损害，高级中枢的抑制作用丧失，各种刺激（挤捏、针刺、抓擦足背或跖、踝、趾，压或屈曲足、趾）均可引起膝及髋关节屈曲、踝关节背屈（所谓三重弯曲反射，由此下肢缩短，故又称为三短反射）（图 2-4-28），常伴跗趾背屈和其余趾扇形散开（即 Babinski 征）。典型的尚有内脏反射亢进的表现，如膀胱及直肠的排空（尿、便失禁），病变水平以下皮肤多汗、反射性充血、竖毛反应等。上述现象全部出现称为总体反射。有时不易察觉的轻微刺激如床铺震动、被褥压迫、空气流动等也能引发这种反射，可用从足逐渐上移刺激至不能诱发出反射的部位，即引出反射刺激的部位，其上界相当于脊髓病变的下界。下肢三重弯曲且不发生伸直（单相运动反应），见于严重的脊髓横贯性损害；当不完全脊髓横贯性损害时，可表现为暂时性屈曲、其后的伸直（双相运动反应），或受刺激下肢屈曲、对侧下肢伸直（交叉性伸肌反射），或屈曲的下肢受刺激后变为伸直（牵张反射），而后随之屈曲。脑性瘫痪可伴脊髓自动反射，主要见于下肢，偏瘫者的三重弯曲可成为持久

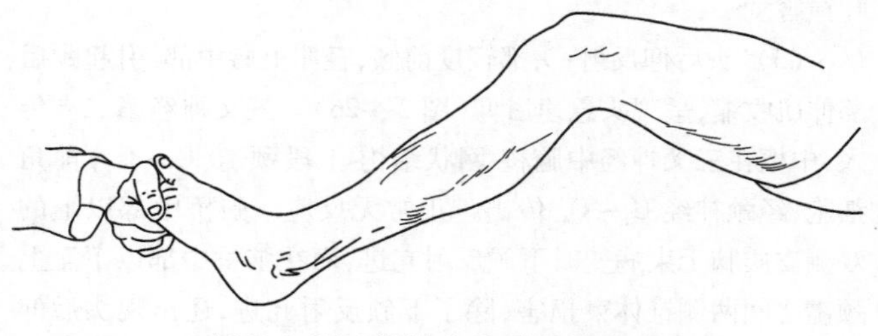

图 2-4-27　脊髓自动反射检查法
跖屈足趾引起髋、膝关节屈曲和踝关节背屈。

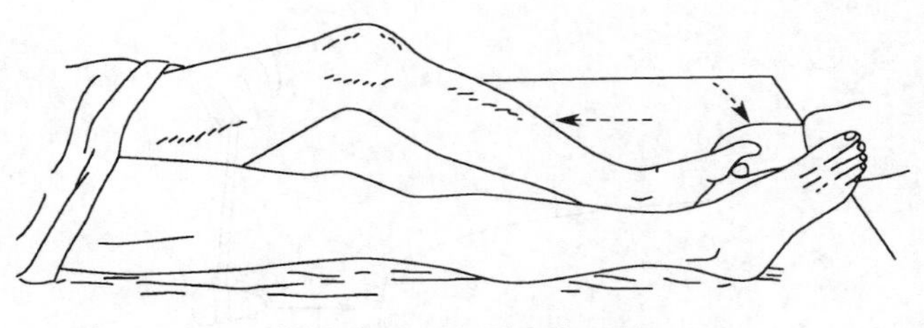

图 2-4-28　三重弯曲反射

性，四肢瘫或截瘫者的双下肢弯向骨盆部并交叉。

第五节　自主神经系统损害的临床征象

神经系统的结构和功能极其复杂，通常可按基本功能，区分躯体神经系统和自主神经系统，后者曾称植物神经系统，主要是调节机体的内部功能，不能随意志而改变。

一、临床解剖生理

自主神经系统按其形态结构和功能特点（见第二十章），分为交感神经和副交感神经，两者共同支配着内脏、血管和腺体等的活动，保持其功能的协调。正常情况下，交感神经和副交感神经（迷走神经）两部分的功能相平衡时称为张力正常；在性成熟时期，两部分张力同时增高，谓之交感迷走神经紧张；相反，在老年人两部分张力均低，则称为交感迷走神经张力减退。如果一部分的张力高于另一部分时谓之交感神经紧张（见于愤怒、恐惧时）或副交感（迷走）神经紧张（如睡眠状态）。但在许多反应中，这两部分的功能是协调的，如在发热时两部分张力都增高，而在休克时两部分张力均降低。交感神经和副交感神经（迷走神经）紧张时的主要表现如表 2-5-1 所示。

表 2-5-1　交感神经和副交感神经紧张时的主要表现

脏器	交感神经	副交感神经
眼	瞳孔扩大，眼球突出，睑裂增宽	瞳孔缩小，眼球后陷，睑裂缩小
唾液腺	分泌少量黏稠的唾液	分泌大量稀薄的唾液
心脏	心跳过速，血压升高	心跳缓慢，血压下降
支气管	支气管扩张，黏液分泌少	支气管收缩，黏液分泌增多
食管、胃肠	分泌减少，蠕动减弱，引起弛缓	分泌增加，蠕动增强引起痉挛
皮肤	血管收缩，使皮肤变白，引起竖毛（鸡皮），出汗	血管扩张，皮肤变红
代谢	亢进	降低，同化过程占优势

二、损害的临床征象

自主神经系统有许多生理功能，其损害主要呈现内脏、血管和腺体等障碍的临床征象，由于不同的病因、发生机制、病变部位及性质等，症状和体征复杂多样，基本是交感神经和副交感神经功能紊乱的表现，可有功能亢进或过高、低下或不足、两者失衡等类型。

（一）主要的功能障碍

1. 内脏功能障碍　如呼吸和消化道的功能改变，血压和心率的变化，大小便潴留或失禁等。

2. 内分泌及营养代谢障碍　如肥胖或消瘦、尿崩、性功能紊乱等。

3. 皮肤血管运动、出汗及竖毛反应的障碍　刺激时为皮肤苍白、发凉、多汗，竖毛反应和划纹征亢进；破坏时呈皮肤先为潮红、发热，后为发凉、少汗或无汗，竖毛反应和划纹征消失。

4. 疼痛　为刺激征象，在患部出现弥散（不沿神经干）疼痛，重者呈灼痛。在内脏者多呈发作性剧痛。

5. 其他　如体温调节和睡眠的障碍等。

（二）损害的解剖类型

自主神经系统可分为中枢部分（大脑皮质、丘脑下部。中脑和延脑的核群、脊髓侧角）和周围部分（神经节，多数并入躯体的周围神经，一部分由神经节发出纤维至各内脏），故不同水平上的损害，引起的功能障碍呈现不同的分布，即各种解剖类型：

1. 大脑自主神经中枢　在大脑皮质代表区的定位，尚未精确弄清，多数与相应的躯体功能区重叠或邻近，边缘叶则与许多内脏（心血管、呼吸、消化系统等）活动有关。临床上一侧损害发生对侧偏身血管神经支配的改变，皮肤温度、血压、瞳孔的变化等障碍。

2. 下丘脑　是自主神经系统重要的皮质下中枢，其损害时可引起心血管、呼吸、消化道、造血等功能改变，汗液分泌、瞳孔和体温调节等变化，内分泌紊乱和营养代谢障碍（尿崩症、肥胖症、性功能紊乱），睡眠和醒觉失调（发作性睡病），病理性烦渴和善饥。有时可见一侧肢体的出汗和竖毛反应障碍，两侧皮肤温度和血压不等，偏身肥大或萎缩等。

3. 脑干　主要是位于中脑和延髓的副交感中枢。临床上在脑桥出血时出高热、瞳孔缩小、多汗等，认为是自主神经受损之故。

4. 脊髓侧角（颈8～腰2）　是交感神经的低级中枢，除了发出纤维至内脏外，另一部分纤维进入周围神经，支配血管、汗腺和竖毛肌。这种支配也呈节段性，但同躯体节段性感觉神经分布并非一致，如脊髓空洞症病变损害某些髓节的侧角细胞，可见相应节段支配区有出汗、竖毛反应和血管功能障碍等，其节段性分布如下：颈8～胸3分布于头颈部。胸4～胸7为上肢，胸8～胸9在躯干，胸10～腰2是下肢。但反射性皮肤划纹征反应则和节段性感觉神经分布相同。

（1）睫状脊髓中枢（颈8～胸1、胸2）：可引起瞳孔缩小、眼裂狭小、眼球内陷，面色红润而干燥，鼻黏膜充血及鼻道阻塞，眼内压降低等症状，称为颈交感神经瘫痪综合征（也称 Horner 综合征）。

（2）脊髓的副交感中枢位（骶3～骶4）：其神经纤维支配膀胱、直肠，故骶段损害引起大小便失禁、性反射的障碍。

5. 交感干和椎旁节　侧角细胞的纤维经前根，白交通支进入椎旁的交感神经节，节间有纤维相联构成交感神经链。每侧有交感神经节22～24个，由节内发出纤维至内脏或者经灰交通支进入脊髓周围神经，一同至肌肉、皮肤、血管等。它们受损时，可产生肌张力失调、挛缩、震颤，常有感觉过度或剧痛，腱反应活跃，出汗和竖毛反应障碍，皮肤、皮下组织和骨骼的血管功能及营养障碍。在交感干病变时，还可能出现内脏的疼痛和痉挛（“危象”）。交感节损害在体表也呈节段性分布（同侧角），此损害的特点之一是症状的和强度部位的不恒定性。

在周围神经损害中，有时见到严重的交感神经障碍，呈现灼痛、反射性瘫痪和痉挛，多见于正中神经和胫神经的外伤。

参考文献

［1］沈鼎列，徐越，傅雅各．神经系统疾病诊断学［M］．北京：人民卫生出版社，1980．

［2］高素荣．失语症［M］．北京：北京医科大学中国协和医科大学联合出版社，1993．

［3］侯熙德．神经病学［M］．3版．北京：人民卫生出版社，1996．

［4］王纪佐．神经系统临床诊断学［M］．北京：人民军医出版社，2002．

［5］ROWLAND L P，MERRITT H H．Merritt's Neurology［M］．11th ed．Baltimore：Lippincott Williams & Wilkins，2005．

［6］江开达．精神病学［M］．北京：人民卫生出版社，2005．

［7］黄如训．神经病学［M］．北京：高等教育出版社，2010．

［8］BILLER J．Practical Neurology［M］．Philadelphia：WoltersKluwer Heath/Lippincott Williiams & Wilkins，2012．

［9］吕传真，周良辅．实用神经病学［M］．4版．上海：上海科学技术出版社，2014．

［10］芮德源，朱雨岚，陈立杰．临床神经解剖学［M］．2版．北京：人民卫生出版社，2015．

［11］黄如训．神经系统疾病临床诊断基础［M］．北京：人民卫生出版社，2015．

［12］蒋雨平，王坚，蒋雯巍．新编神经疾病学［M］．上海：上海科学普及出版社，2014．

第三章　神经系统疾病的辅助检查

第一节 脑脊液检查

（刘卫彬）

脑脊液（cerebrospinal fluid，CSF）为无色透明的液体，产生于各脑室脉络丛，主要是侧脑室脉络丛，其产生的量占 CSF 总量的 95% 左右。CSF 自侧脑室经室间孔进入第三脑室，经中脑导水管流入第四脑室，再从后者的正中孔和两个侧孔流入到脑和脊髓表面的蛛网膜下腔和脑池（见文末彩图 3-1-1）。大部分 CSF 经脑穹隆面的蛛网膜颗粒吸收至上矢状窦，使脑脊液回流至静脉系统。CSF 的回流（或吸收）主要取决于颅内静脉压和脑脊液的压力差及血脑屏障间的有效胶体渗透压。脑和脊髓的血管、神经周围间隙和室管膜也参与脑脊液的吸收。正常情况下，脑脊液的产生与吸收速度是相互平衡的。成人 CSF 总量 90～200ml，平均为 130～140ml，每分钟产生 0.35ml，每日生成约 500ml。当脑脊液分泌过多、循环受阻或吸收障碍，导致脑脊液在脑室系统和蛛网膜下腔内不断积聚增长，可继发脑室扩张、颅内压增高和脑实质萎缩等。常见的病因有脉络丛乳头状瘤（生成增多）、脑脊液循环通路受阻，如先天性导水管狭窄畸形、小脑扁桃体下疝、弓形虫病等。

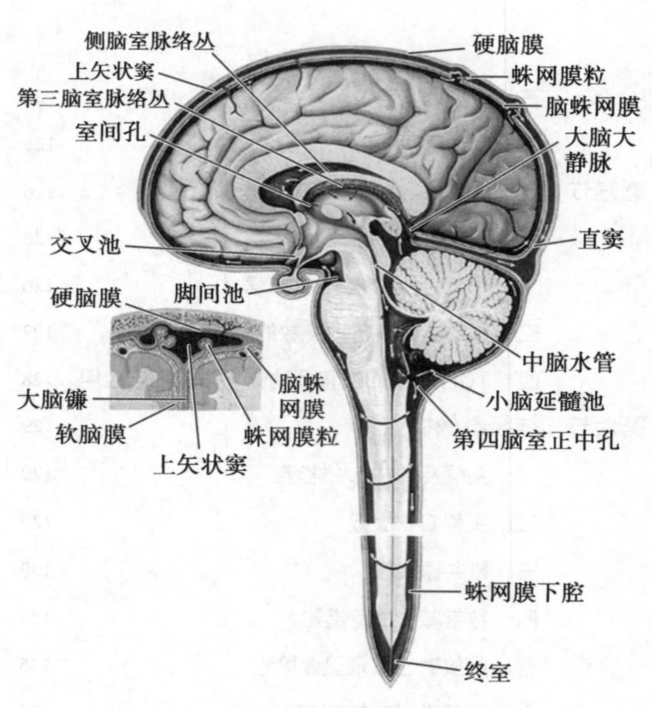

图 3-1-1 脑脊液循环模式

脑脊液充满在各脑室、蛛网膜下腔和脊髓中央管内，成为覆盖在整个脑和脊髓表面的一个水垫，具有缓冲外力的作用，因而具有保护脑、脊髓、脑神经和脊神经免受外力冲击损伤的功能；调节颅内压力；脑脊液不断产生又不断被吸收回流至静脉，在中枢神经系统起着淋巴液的作用，通过其血管周围的间隙给脑、脊髓和神经供给营养，维持神经细胞的渗透压、酸碱平衡和运出代谢产物。此外，由于脑脊液最贴近脑、脊髓及其神经，当脑、脊髓、脑（脊）膜及其神经发生病变时，即可在脑脊液中较早地出现相应的病理变化，并随其病变性质的不同而互有差异。因此，脑脊液学检查，对神经系统特别是中枢神经系统感染性疾病的诊断、鉴别诊断、指导治疗、疗效观察和预后判断等均具有独特而又无法替代的重要意义。

一、脑脊液的采集

（一）适应证

1. 留取 CSF 做各种检查以助中枢神经系统疾病如各种类型的脑炎或脑膜炎、蛛网膜下腔出血、脑膜癌等的诊断。

2. 测量颅内压或行动力学试验以明确颅内压高低及脊髓腔、横窦通畅情况。

3. 神经系统疾病需要系统观察 CSF 变化或需椎管内给药、造影和腰麻等。

（二）禁忌证

1. 颅内占位性病变，尤其是后颅窝占位性病变。

2. 颅内高压综合征，甚至疑有脑疝者。

3. 腰椎穿刺处局部有感染灶、脊柱结核或开放性损伤。

4. 有明显出血倾向者或生命体征不平稳者。

5. 脊髓压迫症的脊髓功能处于即将丧失的临界状态。

（三）采集及运送

脑脊液一般主要由临床医师通过腰椎穿刺术（腰穿）获得，特殊情况下可采用小脑延髓池或脑室穿刺收集。

1. 腰椎穿刺术　向患者及家属说明腰穿目的和可能发生的不良反应，签署知情同意书。术前观测生命体征平稳，患者取侧卧位，躯体紧靠床沿，头前屈，双膝屈曲抵向腹部，腰背部与床面保持垂直。通常选腰 3～腰 4 椎间隙（两侧髂嵴最高点的连线上）为进针点，也可在腰 4～腰 5 或腰 5～骶 1 椎间隙进行穿刺，但最高不得超越腰 2～腰 3 椎间隙。穿刺部位常规消毒，铺洞巾，皮肤、皮下组织及棘间韧带逐层麻醉；等麻醉效果确定后，术者持腰椎穿刺针（通常用为 19 或 20 号针）沿腰部正中线在所选择椎间隙的上下两棘突间刺入皮肤。进入皮肤后将针体与腰部垂直，针尖斜面稍偏向头侧慢慢推进，成人进针约 4～6cm（小儿约 3～4cm）时可出现落空感，提示到达脊髓蛛网膜下腔，然后缓缓拔出针芯，如有脑脊液流出即穿刺成功。测压和留够送检的脑脊液后，再将针芯置入，拔出穿刺针，消毒穿刺点并敷以纱布，用胶布固定，指压 5 分钟。术后观测生命体征，去枕平卧 4～6 小时。

2. 测压力和收集脑脊液　腰穿刺成功先做压力测定，嘱患者放松，并缓慢地将头颈及双下肢伸直。任何病变使脑组织体积或脑脊液量增加时，脑脊液压力均可升高。若脑脊液初压过高则不宜放液，仅取测压管内的脑脊液送检。待压力测定后将脑脊液分别收集于 3 个无菌试管内，每管 1～2ml。第一管可能含有少量红细胞，供细菌检测；第二管供化学或免疫学检测；第三管供一般形状检查和脑脊液细胞学检测。如有特殊检查也可以多留几管供检测特殊项目。标本采集后应立即送检，不能及时送检的标本，应 2~8℃（生化检验）或室温（常规检查）保存，但不要超过 1 小时，放置时间太长会使细胞破坏、葡萄糖分解或形成凝块而影响检测结果。

注意：为提高细菌培养的阳性率，应在抗生素治疗前采集标本，采集试管不含防腐剂，进行脑脊液培养的同时，建议同时送血培养。采集过程中应严格遵守无菌操作，防止污染。如果用于细菌检测，脑脊液量不应少于 1ml，如果用于检测真菌或抗酸杆菌，脑脊液量不应少于 2ml。

二、脑脊液一般实验室检查

（一）常规检查

1. 外观　正常 CSF 无色透明，病毒性脑炎、神经梅毒等疾病的脑脊液也可呈透明外观。若 CSF 外观为粉红色、红色或血性，则为穿刺损伤和病理性出血所致。如系前者，流出的 CSF 颜色先浓后淡，沉淀后上清液应无色透明，镜检红细胞形态基本无变化，不见吞噬细胞，放置后或有凝固；如系后者，流出的 CSF 颜色应前后均匀一致，沉淀后上清液呈微黄或黄色，镜检红细胞皱缩，可见吞噬细胞，放置后无凝固，表示蛛网膜下腔存有血液（如脑或脊髓蛛网膜下腔出血、脑出血、脑室出血、颅脑外伤出血等）。若 CSF 外观呈黄色则为出血的后果或椎管内有梗阻所致，前者是在颅内出血红细胞溶解的基础上发生，常见于其恢复期；后者多由于 CSF 中蛋白含量增多所致，常见于椎管内的炎性粘连或肿物，特别是脊髓低位段马尾部位的严重梗阻等，可使 CSF 蛋白含量显著增高而使 CSF 变黄（黄变症），体外放置不久自动凝固，这种现象称为弗鲁安综合征（Froin syndrome）。如 CSF 呈云雾状，提示含有大量白细胞、细菌、霉菌，常见于各种化脓性脑膜炎，严重者呈脓样或米汤样；若将 CSF 搁置后出现薄膜样沉淀物，提示含有大量纤维蛋白，多见于结核性脑膜炎。若 CSF 外观褐色或黑色，常见于脑膜黑色素瘤或黑色素肉瘤；绿色混浊见于铜绿假单胞菌脑膜炎或急性肺炎双球菌脑膜炎。

2. 压力　正常成人侧卧位为 80~180mmH$_2$O，婴儿及儿童为 40~100mmH$_2$O，新生儿为 10~14mmH$_2$O。正常成人颅内压 >200mmH$_2$O 提示颅内压增高，常见于颅内占位性病变、脑外伤、颅内感染、蛛网膜下腔出血、硬膜外血肿、颅内静脉窦血栓形成、脑积水等。<70mmH$_2$O 提示颅内压降低，主要见于颅内低压、脱水、休克、脊髓蛛网膜下腔梗阻和 CSF 漏等。

3. 细胞数　正常成人 CSF 无红细胞，白细胞数为 $(0\sim5)\times10^6$ 个/L（早产儿及新生儿在 30×10^6 个/L 以内），60%~70% 为淋巴细胞，30%~40% 为单核细胞。传统的常规检查仅能区别其单个核细胞和多个核细胞，如应用 CSF 细胞玻片离心沉淀仪等检查则极易区别和辨认各种类型和形态的细胞。当脑膜有刺激性或炎性病变时，脑脊液的白细胞计数即可增多：显增多常见于急性化脓性脑膜炎、流行性脑脊髓膜炎；轻度或中度增加，且以单个核细胞为主，见于病毒性脑膜炎、结核性脑膜炎；大量淋巴细胞或单核细胞增加为主多为亚急性或慢性感染；嗜酸性粒细胞增高多见于脑的寄生虫感染。

（二）生化检查

1. 蛋白质　包括白蛋白及球蛋白，正常情况下的潘迪试验（Pándy test）为阴性。蛋白定量在临床上更为重要，正常成人脑脊液蛋白含量，腰池 0.15~0.45g/L，小脑延髓池 0.10~0.25g/L，脑室内 0.05~0.15g/L；新生儿为 1g/L，早产儿可高达 2g/L。CSF 蛋白含量增高多见于神经系统炎症、颅内肿瘤、脊髓压迫症、脑出血、脱髓鞘性疾病及椎管梗阻等，尤以椎管梗阻时增高显著。CSF 蛋白增高而白细胞计数正常或略多，称为“蛋白-细胞分离”，多见于颅内及脊髓肿瘤、椎管梗阻、急性感染性多发性神经炎、甲状腺功能亢进、糖尿病和铅、汞等金属中毒等。含血的 CSF 蛋白质含量亦有增高，为鉴别原来有无蛋白增高，可按红细胞 700 个/mm^3 增加蛋白量 1mg/dl 的比例推算出含血 CSF 的总蛋白含量，总蛋白量减去由红细胞折算出来的蛋白质量，二者之差数即为 CSF 的自身蛋白含量。CSF 蛋白降低在 0.15g/L 以下见于腰穿或硬膜损伤引起脑脊液大量丢失，身体极度虚弱和营养不良者。

2. 糖　正常成人腰穿 CSF 的糖含量为 2.5~4.4mmol/L，约为血糖值的 1/2~2/3；小脑延髓池 CSF 糖含量为 2.8~4.2mmol/L；脑室 CSF 为 3.0~4.4mmol/L。10 岁以下儿童 CSF 糖含量 2.0~4.8mmol/L，新生儿 CSF 糖含量 2.8~5.0mmol/L。<2.25mmol/L 为异常。糖含量明显降低见于急性化脓性脑膜炎，轻至中度降低见于结核性脑膜炎或真菌性脑膜炎（特别是隐球菌脑膜炎）及颅内恶性肿瘤（如脑膜癌病）等，低血糖症患者亦可有糖含量降低；糖含量增高可见于糖尿病或在静脉注射葡萄糖之中或之后进行腰穿的患者，需要时应同时检查血和 CSF 的糖含量以助鉴别。

3. 氯化物　正常腰穿 CSF 的氯化物含量为 120~130mmol/L，高于血氯，约为血氯 1.2~1.3 倍。儿童 96~106mmol/L；婴儿 110~122mmol/L。当脑脊液中蛋白质增多时，为维持脑脊液渗透压平衡，CSF 氯化物多降低，如化脓性脑膜炎、流行性脑膜炎、霉菌性脑膜炎，尤其以结核性脑膜炎时最为明显的，常与糖降低同时出现。在低氯血症，肾上腺皮质功能减退等脑脊液氯化物也会减少。脑脊液中氯化物含量低于 85mmol/L 时，有可能导致呼吸中枢抑制而出现呼吸停止。脑脊液氯化物增加可见于慢性肾功能不全、肾炎、尿毒症、生理盐水静脉滴注时及高氯血症等。

4. 特异性蛋白检测　近年来，与感染相关的一些特异性蛋白备受重视，如 C 反应蛋白（CRP）、降钙素原、β_2 微球蛋白、胱抑素 C 和 S-100B 蛋白等，因其不受抗菌药物使用的影响，为神经感染的鉴别诊断提供了新方向。如 CRP 正常脑脊液为阴性，细菌性脑膜炎时血脑屏障通透性增加，血浆中 CRP 可进入脑脊液，故细菌性脑膜炎患者脑脊液中的 CRP 值明显增高。但目前对这些特异性蛋白的分析均缺乏大样本研究，且特异性蛋白的检测特异性不高，检测复杂、耗时长且各实验室临界值不统一等，因此能否作为神经感染诊断的特异性指标还需要进一步研究。

三、脑脊液免疫学检查

正常人脑脊液中抗体、补体含量极低，免疫球蛋白（Ig）极少。其中IgG平均含量为10～40mg/L，IgA平均为1～6mg/L，IgM为0～13mg/L，IgE极微（在正常脑脊液中几乎测不到）。细菌性感染时，脑脊液免疫球蛋IgM、IgG、IgA及补体C3、C4含量均显著升高，结核性感染则以IgG和IgA升高为主，化脓性感染以IgM升高为主。乙型脑炎急性期的IgG正常，恢复期才有IgG、IgA和IgM的轻度增高。脑寄生虫病IgE增高。但脑脊液抗体、补体升高对中枢神经系统感染诊断不具特异性，脑梗死等疾病亦可使其含量升高。

脑脊液相关抗体的检测对于神经系统自身免疫病如自身免疫性脑炎（autoimmune encephalitis，AE）、副肿瘤综合征（paraneoplastic neurological syndrome，PNS）、视神经脊髓炎（neuromyelitis optica，NMO）等的诊断可提供重要的实验室依据。脑脊液检测出AE相关的自身抗体如抗NMDA受体抗体、抗GABAB受体抗体、抗AMPA受体抗体、抗LGI1抗体等，是诊断AE的主要依据。PNS患者脑脊液相关的自身抗体（包括抗Hu抗体、抗Yo抗体、抗Ri抗体、抗CV2抗体、抗PNMA2抗体及抗Amphiphysin抗体等）的检出是诊断的重要实验室依据。AQP-4抗体参与NMO的病理过程，因此血清AQP-4抗体阳性可用于鉴别视神经脊髓炎与多发性硬化，还可定义视神经脊髓炎谱系疾病。

近年来，脑脊液细胞因子用于中枢神经系统感染早期诊断的检测成为热点，如IL-6、IL-8、IL-1β、IL-10、INF-γ等也被证实对颅内感染的诊断有一定的价值，但是细胞因子为细菌感染的非特异性指标，仅能作为细菌性脑膜炎临床诊断的一项参考指标而非确诊依据，此外细胞因子检测方法复杂、价格昂贵，且无参考值，在临床应用中明显受限。

四、脑脊液病原学检查

腰椎穿刺CSF检查是诊断中枢神经系统感染最为重要的检查手段，当疑有感染和必要时，尚需行CSF或外周血细菌涂片/培养、病毒分离、CSF病原体抗体检测、CSF的二代测序（next generation sequencing，NGS）对致病病原的确定具有决定性意义。

1. 病毒检测　过去常常使用酶联免疫吸附法检查病毒抗体，如单纯疱疹病毒（herpes simplex virus，HSV）、巨细胞病毒和水痘-带状疱疹病毒（VZV）等，急性期和恢复期双份血清标本的中和抗体滴度升高4倍或4倍以上有诊断意义。如今，随着新型检测技术的发展，使用聚合酶链反应（polymerase chain reaction，PCR）、NGS，基因芯片等技术来检测脑脊液中病毒的类型和数量更为精确和快捷，其中NGS技术在病毒性脑炎的诊断中，不仅可以诊断DNA病毒，也可以诊断RNA病毒。

2. 细菌学检查　CSF细菌涂片和细菌培养结合药敏试验目前仍是临床最常用的诊断中枢神经感染的检测手段，其不仅可以准确地诊断细菌感染的类型，而且还可以指导抗生素的使用。但脑脊液涂片阳性率低，细菌培养耗时长，尤其当已使用抗生素治疗和脑脊液含菌量较少的情况下，很难早期明确致病菌指导临床治疗。需特别注意，流行性脑脊髓膜炎（流脑）的诊断除了血液及CSF培养外，60%～80%患者在腋下、胸腹部可出现散在或大片状出血点、瘀斑等，从出血点、瘀斑中涂片找脑膜炎双球菌阳性率高达60%～85%。此外，应用PCR、NGS等技术对于非常见病原菌的诊断具有很强的指导意义。

3. 结核分枝杆菌检测　对CSF标本进行直接涂片和结核分枝杆菌培养是诊断中枢神经系统结核感染常用的检查方法。其中抗酸染色简便易行，但其灵敏度较差。改良抗酸染色通过使用Triton X-100为破膜剂，可以检测细胞内结核分枝杆菌，大大提高了检出率，可以作为结核性脑膜炎（TBM）患者的常规筛查项目。CSF结核分枝杆菌培养是诊断中枢神经系统结核感染的金标准，但存在培养时间过长（4～8周）、灵敏度低的缺点。针对结核分枝杆菌的分子生物学检查如PCR、NGS、GeneXpert MTB/RIF可提高脑脊液中结核分枝杆菌的检出率。其中GeneXpert MTB/RIF不仅可以检测脑脊液中有无结核分枝杆菌的存在，还可以检测是否存在利福平耐药。

4. 新型隐球菌检测　对CSF行新型隐球菌培养为诊断其感染的金标准，并可鉴定新型隐球菌的类型，但阳性率不高，培养所需时间比较长。临床工作中常用CSF墨汁染色、阿里新兰染色的方法，阳性提示新型隐球菌感染，墨汁染色虽然特异度高，但灵敏度不高，且检出率与脑脊液中新型隐球菌数量和检验人员技术有关，常需多次反复检查才有阳性结果。采用乳胶凝集试验检测隐球菌荚膜多糖，检查方法简单、快速、灵敏度高，未经治疗的新型隐球菌患者CSF细胞可用吉姆萨染色，较易发现新型隐球菌，不易漏诊，可快速诊断。与上述检测方法相比，新的PCR技术成本昂贵、操作复杂，并无临床使用优势。而当病原体极少，上述检测方式均呈阴性但临床高度怀疑新型隐球菌感染时，可使用NGS检测CSF中新型隐球菌，不仅可以检出极微量的病原体，灵敏度高，而且还可以对新型隐球菌类型进行分类，指导临床治疗。

5. 寄生虫检测　临床上，对于疑似中枢神经系统寄生虫感染患者，常使用脑脊液囊虫、血吸虫特异性抗体检测脑囊虫病、血吸虫病等。脑弓形虫病和非洲锥虫病可在CSF涂片、淋巴结活检染色检出病原体；非洲锥虫病还可在下疳渗出液中检出病原体。脑型血吸虫病、脑脊髓型并殖吸虫病可从粪便中查到虫卵，脑脊髓型并殖吸虫病还可从皮肤结节等处查到虫卵、童虫或成虫。原发性阿米巴脑膜脑炎可从CSF中可找到阿米巴滋养体，CSF培养3～5天可观察到结果。

6. 二代测序技术对脑脊液病原菌的诊断　二代测序技术又称下一代测序技术、高通量测序，可对脑脊液中所有致病菌的核酸片段进行深入、细致、全貌的分析。NGS检测有较高的灵敏度与特异度、速度快、成本低，目前已经成为临床神经系统感染性疾病诊断的有效工具之一。众所周知，引起神经系统感染的病原微生物多种多样，主要包括病毒、细菌、真菌、寄生虫、螺旋体、立克次氏体等，应用传统的血清学、培养等手段鉴定病原耗时费力，难以及时指导临床，使得不少感染性病患者未能得到及时有效的治疗，导致预后不良。如今，NGS 已被多个高质量的个案报道和临床研究证实有望成为诊断神经感染性疾病的重要工具。

对于临床非常见病原或培养方法复杂、非常规开展病原如李斯特菌、布鲁氏菌、螺旋体等，NGS 的检测或可以规避常规检测的不足。如在 2014 年，Charles Y. Chiu 团队报道了世界第一例通过 NGS 诊断神经感染的病例。一位反复头痛、发热接近 1 年的患者，在进行了 38 种不同的诊断仍无法明确病原时，最终使用 NGS 明确为钩端螺旋体感染，并针对性给予青霉素治疗，后很快完全好转。2015 年，Sakiyama 等人报道了 4 例表现为脑脊髓膜炎的患者，常规检查包括活检都未能明确病原菌，使用 NGS 检查发现是以前从未报道过的古细菌——嗜盐杆菌（*Halobacterium*）感染，而后给予复方磺胺甲噁唑治疗后完全好转。这些结果均表明当临床遇到诊断不清的神经系统感染患者时，应用 NGS 可以诊断出一些罕见的、新发的或者不典型的病原微生物，例如钩端螺旋体、星状病毒、古细菌等。尽管 NGS 检查给神经感染的病原学检测带来很大变革，但是仍然有很大的局限性，目前已经报道的 NGS 辅助诊断神经感染的研究多为病例报道，多数情况下只能检测到可疑的病原微生物，Reads 报告中还可经常看到不致病病原、不相关病原、不明确病原等，因此 NGS 报告作为临床诊断依据往往需要使用传统方法进行确证。此外，对于一些存在机体免疫反应引起损害的感染性（后）脑炎，如乙型脑炎，主要依靠血清学检查检测宿主的乙型脑炎抗体，即使最灵敏的 RT-PCR 也只能在 10% 患者脑脊液内检测到其核酸片段，对这些患者，NGS 的诊断意义是有限的，抗体检测可能是更为有效的临床检测方法。因此，虽然 NGS 的检测灵敏度高，覆盖面广，但是并不能完全替代临床所有的病原检测手段。目前 NGS 的检测成本仍然较高，尚不能在临床普及，这就要求我们对于临床神经感染疾病仍需积极选择传统检测方法，同时利用 NGS 检测手段，以期提高病原检出率，早期指导临床治疗。

五、脑脊液细胞学检查

脑脊液中含有各种类型和功能不同的细胞，将脑脊液细胞经瑞-姬（MGG）染色（还可根据病情需要进行各种其他特殊染色）后，在显微镜下即可对脑脊液细胞进行准确分类、形态学观察和摄像留档，为中枢神经系统疾病的诊断提供客观依据。再通过 CSF 细胞学的动态观察，还可为疾病的治疗和疗效等提供建议。

（一）脑脊液细胞的类型

脑脊液细胞依据细胞核的多少可分为单个核细胞和多个核细胞。

1. 单个核细胞

（1）淋巴细胞：小淋巴细胞、中淋巴细胞、大淋巴细胞和激活淋巴细胞（转化型淋巴细胞、大淋巴样细胞、脑样淋巴细胞）均为免疫活性细胞。

（2）单核-吞噬细胞：单核细胞、激活单核细胞和吞噬细胞。单核-吞噬细胞具有吞噬，清除异物的能力，同时也是免疫活性细胞。

（3）浆细胞：免疫活性细胞，参与抗体合成。

（4）肿瘤细胞：中枢神经系统原发性肿瘤细胞、中枢神经系统转移癌细胞、中枢神经系统白血病和淋巴瘤细胞。

2. 多个核细胞

（1）嗜中性粒细胞：参与机体的吞噬和抗感染等。

（2）嗜酸性粒细胞：调节变态反应，抗寄生虫免疫。

（3）嗜碱性粒细胞：在脑脊液中的作用尚不完全清楚。

（二）在神经系统感染疾病诊断中的应用

1. 化脓性脑膜炎　又称细菌性脑膜炎。常见致病菌为脑膜炎双球菌、肺炎链球菌和流感嗜血杆菌等。早期脑脊液外观仍清亮，稍晚即显浑浊或呈脓性。压力很高常在 200~500mmH$_2$O，白细胞计数可显著增加，常在 1 000~5 000/mm^3，80%~95% 患者以嗜中性粒细胞为主，最高可占白细胞分类的 90% 以上。此外，还可见少量淋巴细胞、浆细胞、单核细胞等。10% 患者以淋巴细胞为主（表现为 50% 的淋巴细胞或单核细胞，常见于新生儿革兰氏阴性杆菌脑膜炎及单核细胞增多性李斯特菌脑膜炎）。但少数患者早期细胞数不高，数小时后成为化脓性，必要时应重复腰穿。

2. 结核性脑膜炎　脑脊液外观表现为无色清亮或呈毛玻璃样。脑脊液压力>250mmH$_2$O，CSF 白细胞计数一般在（100~500）个/mm^3，部分患者高于 500 个/mm^3。病初嗜中性粒细胞数量较多，以后呈嗜中性粒细胞、淋巴细胞和单核细胞同时并存的混合型细胞学反应，且持续时间较长。脑脊液蛋白升高（0.5~3g/L），葡萄糖降低（脑脊液糖/血糖<0.5）。少数患者（如部分老年人、HIV 患者）脑脊液检查不典型，如脑脊液糖、蛋白质、细胞计数可能正常。

3. 病毒性脑膜炎　脑脊液外观为无色透明。颅内压轻到中度升高。成年人细胞计数多在（50~500）×10^6 个/L，在病发后数小时~48 小时内可见明显的嗜中性粒细胞计数增多，因患者一般就诊均较迟，故临床中很难见到这种细胞异常反应。病发 2 天后则以淋巴细胞、激活淋巴细胞和浆细胞反应为主，淋巴类细胞可占白细胞分类的 90% 以上。糖和氯化物多正常，蛋白正常或轻度升高。有时可在激活的淋巴细胞和单核细胞胞浆中见到特征性的包涵体（仅限于单纯疱病毒感染时）。

4. 真菌性脑膜炎　以新型隐球菌感染最为常见，脑脊液外观多清亮或微浑，白细胞计数多为 100×10^6 个/L，多以淋巴细胞或单核-吞噬细胞反应为主，以嗜中性粒细胞反应为主的少见，并可见隐球菌吞噬细胞。未经治疗患者脑脊液经细胞玻片离心机制片后，极易查见隐球菌。MGG 染色后的隐球菌菌体深蓝、常成簇排列、无核、荚膜可呈辐射状，部分菌体可见出芽。MGG 染色的隐球菌形态特殊，易于辨认，不易漏诊。当然，疑难病例还可用墨汁和阿利新蓝染色、培养及 NGS 等方法予以验证。

5. 寄生虫脑病　脑寄生虫感染的脑脊液细胞学特点以嗜酸性粒细胞增多为主，一般多在 4%～10%，最高可达 60%或更高，并伴有淋巴细胞和浆细胞出现。白细胞计数常在 200×10^6 个/L 以下，在寄生虫入侵的急性期也可伴有不同数量的嗜中性粒细胞增多，但一般持续时间不长。其中脑型疟疾、脑型血吸虫病 CSF 压力增高，细胞数正常或轻度增高，蛋白增高，糖、氯化物正常。脑囊虫病 CSF 可有嗜酸性粒细胞增高；耐格里阿米巴脑膜脑炎 CSF 呈血性或脓血性，白细胞增高，以中性粒细胞为主，糖下降，蛋白增高。棘阿米巴脑膜脑炎 CSF 单核细胞增高。若在脑脊液检查中同时发现弓形虫滋养体、广州管圆线虫等寄生虫时，可提供病因诊断。

6. 中枢神经系统肿瘤　中枢神经系统肿瘤分为原发性和转移性，脑脊液中查到肿瘤细胞是诊断中枢神经系统肿瘤的金标准，可出现脑脊液刺激现象，可见癌细胞多增生活跃，单核细胞明显增多，其他如吞噬细胞、淋巴细胞、中性粒细胞、浆细胞等出现。脑脊液肿瘤细胞，特别是恶性瘤细胞常有胞体、胞核增大增多，形状多变不规则，核染色质增粗，核仁多而明显；核（增大）浆（变少）比例失调，细胞有丝分裂活跃，并常呈团、呈簇排列。常见有丝分裂细胞。原发性和转移性肿瘤细胞除具有上述特点外，两者的鉴别要点是：前者肿瘤细胞常较小，胞浆少，染色中性；而后者瘤细胞常较大，细胞嗜碱，并具有原发病灶肿瘤类型（如腺癌、鳞癌等）的特点。

第二节　脑电图检查

（陈子怡）

脑电图（electroencephalogram，EEG）是通过脑电图描记仪将脑微弱生物电放大录成曲线图，可实时、动态地记录大脑皮质电活动。临床实践中，脑电图主要用于发作性事件的诊断和意识障碍的鉴别诊断及预后判断。对于前者，脑电图是确立癫痫诊断的重要手段，有助于与非癫痫性发作性疾病的鉴别、癫痫发作类型和综合征的区分，有助于抗癫痫药物的选择、剂量调整及停药时机的选择，更有助于癫痫病灶的定位、手术方式的选择及手术疗效的预测；对于后者，连续脑电监测是重症监护的重要项目，如痫性放电用于诊断癫痫持续状态，尤其是非惊厥持续状态，又如周期性三相波用于克-雅病（Creutzfeldt-Jakob disease，CJD）的诊断、δ 刷用于抗 NMDA 受体（N-methyl-D-aspartic acid receptor）抗体脑炎的诊断等。

一、脑电图的产生

脑电活动起源于皮质的电位变化，主要是由突触后电位变化形成的。单一神经元的突触后电位变化是不足以引起皮质表面的电位改变的，必须有大量的神经元同时发生突触后电位变化，才能同步起来引起皮质表面电位改变。从皮质的神经元组成来看，锥体细胞的分布排列比较整齐，其顶树突互相平行并垂直于皮质表面，有利于电活动在时间和空间上的整合。安静时，锥体细胞的顶树突—胞体轴心的整个细胞膜处于极化状态，即安静时脑电发生正常节律的生化基础。树突表面膜的面积占锥体细胞总面积的 97%，具有很高的电兴奋性，因此其电活动在同步时易于总和而形成强大的电场，从而改变皮质表面的电位。大量皮质神经元的放电活动同步总和必须依赖丘脑的功能。

神经元是具有极性的细胞，静息状态下神经元具有膜电位，通常在-70mV 左右，称为静息电位（rest potential，RP）。不同神经元的膜电位略有差异，受细胞膜对钠、钾、氯离子的选择性通透性影响。细胞膜可选择性地通过特定离子，产生电压依赖的膜离子电流。单个细胞的任何膜电流产生与细胞外空间的电压变化相关，因此，任一局部场电位（local field potentials，LFPs）反映了大量重叠性电场的线性总和。

参与构成脑电活动的主要神经元电生理事件包括快速的动作电位（action potential，AP）和突触电活动。动作电位是神经元最大波幅的电生理事件，由快速开放的电压门控钠离子电流开放产生内向的钠离子流，细胞去极化，随即电压门控钾离子通道开放产生外向的钾离子流，细胞复极达到新的电压平衡，Na^+-K^+-ATP 主动转运钠钾离子恢复膜内外离子浓度差。由于单个动作电位持续时间非常短暂，易于被具有高通滤波作用的胞外介质衰减，头皮脑电极难以记录；但是癫痫发作期间大量邻近的神经元同时产生动作电位，即脑电活动的募集现象，通常可以在头皮脑电中清晰地记录。

与动作电位不同，突触电活动是生理情况下脑电活动的主要成分。突触电活动呈去极化时，为兴奋性突触后电位（excitatory postsynaptic potential，EPSP），与钠离子和钙离子的内流相关；呈超极化时为抑制性突触后电位（inhibitory postsynaptic potential，IPSP），与钾离子外流或氯离子内流相关。突触电活动是神经元胞体与树突之间出现电位差，导致电流通过细胞膜。邻近的神经元同时发生的突触电活动产生线性总和，进而引起细胞外电压波动，为脑电电极所记录。单个头皮脑电电极记录的脑电是几个平方厘米内皮质、约 108 个神经元共同产生电活动的线性总和。

脑电图产生的机制可以归纳为：①慢活动是皮质内许多锥体细胞同时产生的突触后电位的总和；②α 节律可能由非特异性丘脑核的兴奋性和抑制性突触后电位的变化所产生；③快活动是网状结构的冲动消除或抑制丘脑非特异性核内的节律放电，并使皮质电位成为去同步化而形成的。

二、脑电图的描记和成分

（一）脑电图监测的电极

电极（electrode）可把患者的脑电电位传送到脑电图仪，常用的电极通常包括金属接触面、绝缘导线和连接插头。电极的金属接触面具有一层相应的金属盐，如银电极表面覆盖均匀的氯化银。常用的头皮电极是10mm的氯化银盘状电极，电极电阻一般在100Ω到5 000Ω之间。干电极与干燥皮肤之间阻抗极大，一般需使用磨砂膏减少皮肤接触面的角质，然后以导电膏把电极粘在头皮相应位置，再以3M胶布、火棉胶或网帽固定。

1. 常规电极　电极位置按照国际脑电图和临床神经生理联盟委员会(the Committee of the International Federation of Societies for Electroencephalography and Clinical Neurophysiology, IFSECN)推荐的国际10~20系统法命名和定位。该系统中，每个电极用英文字母+数字标记。英文缩写一般反映相应大脑各个脑叶或者解剖标志，具体如表3-2-1。

表3-2-1　大脑各脑叶脑电图标记的缩写

标记电极的英文缩写	解剖位置	英文全称
FP	额极	Frontal Potential
F	额叶	Frontal lobe
T	颞叶	Temporal lobe
P	顶叶	Parental lobe
O	枕叶	Occipital lobe
A	耳	Auris
M	乳突	Mastoid

中线电极由字母加下角标"z"表示，其余电极由字母和数字组合表示，其中奇数表示头部左边，偶数表示头部右边。电极的位置确定，首先需要在受检者头部表面确定两条基线，一为鼻根至枕外粗隆中点的前后连线，另一为双耳前凹之间的左右连线。从FPz通过T_3到Oz的连线为左颞连线；从FPz通过T_4到Oz的连线为右颞连线；从FP_1到O_1的连线是左矢状旁线；从FP_2和O_2的连线为右矢状旁线。电极位置见表3-2-2。

值得一提的是F_7和F_8的中文命名左前颞区和右前颞区方是正确的命名。T_1和T_2电极与蝶骨电极的效果相似，可反映颞叶底部及内侧电位，而且明显优于鼻咽电极，因此目前正逐渐广泛应用。当头皮及深部电极记录初步确定可行手术治疗者，尚需在术前使用硬膜外或皮质电极和深部电极记录其发作间期及发作期电位，为手术治疗方案提供确定的癫痫灶的定位和脑功能的定位。

2. 特殊电极　头皮脑电有可能无法检测到癫痫放电，主要原因如下：①致痫灶与头皮脑电电极的距离；②癫痫放电产生的电场大小和矢量方向；③癫痫放电从颞叶内侧向外侧播散的程度。

标准的10~20系统电极常常无法记录颞叶内侧产生的癫痫放电。颞叶内侧结构包括杏仁核和海马：杏仁核不是层状结构，因此其产生的电场非常局限；海马呈双C形，在类似闭合回路中放电，仅有产生垂直于大脑表面的偶极子在颞区电极可以记录到，而平行于大脑表面的偶极子则只有播散到颞叶外侧新皮层才能被记录到。

表3-2-2　电极位置

电极名称	所代表的脑区	电极安装的位置
Cz	中央中线	前后连线和左右连线的交点
FPz	额极中线	前后连线上鼻根向后的10%
Fz	额中线	前后连线上FPz向后间隔20%
Pz	顶中线	前后连线上Cz向后间隔20%
Oz	枕中线	前后连线上Pz向后间隔20% 前后连线上枕外粗隆中点向前的10%
T_3	左中颞	左右连线上左耳前凹向右的10%
T_4	右中颞	左右连线上右耳前凹向左的10%
C_3	左中央	左右连线上T_3向右间隔20%
C_4	右中央	左右连线上T_4向左间隔20%
FP_1	左额极	左颞连线上FPz向后的10%
FP_2	右额极	右颞连线上FPz向后的10%
F_7	左前颞	左颞连线上FP_1向后间隔20%
F_8	右前颞	右颞连线上FP_2向后间隔20%
T_5	左后颞	左颞连线上T_3向后间隔20%
T_6	右后颞	右颞连线上T_4向后间隔20%
O_1	左枕	左颞连线上T_5向后间隔20% O_1距Oz的距离是左颞连线的10%
O_2	右枕	右颞连线上T_6向后间隔20% O_2距Oz的距离是右颞连线的10%
F_3	左额	左矢状旁线上FP_1向后间隔20%
F_4	右额	右矢状旁线上FP_2向后间隔20%
P_3	左顶	左矢状旁线上C_3向后间隔20%
P_4	右顶	右矢状旁线上C_4向后间隔20%
T_1		左外耳道口到外眦之间连线上，靠近外耳道口的1/3上方1cm处
T_2		右外耳道口到外眦之间连线上，靠近外耳道口的1/3上方1cm处
SP_1	左蝶骨电极	操作时嘱患者微张口，以5~6cm长的针灸毫针，从颧弓中点下2cm乙状切迹垂直进针，向上约15°，深度约5cm直达骨壁
SP_2	右蝶骨电极	同上

在标准的 10~20 头皮电极放置系统中，F_7 和 F_8 电极位于额下回和三角喙部，而 T_7 和 T_8 在颞上回和颞中回，外侧裂之后。因此，颞叶内侧来源的癫痫放电恰好在这些电极覆盖区域的夹角，通常容易遗漏。

自 20 世纪上半叶以来，随着这些问题被逐渐受到重视，一些特殊电极引入脑电检测，提高了颞区癫痫放电的检出率。以下将逐个介绍适用于颞叶内侧癫痫的特殊电极。

（1）蝶骨电极（sphenoidal electrode，SE）：1950 年 Jones 首先报告使用蝶骨电极，在局麻下植入绝缘的细针样电极。插入点位于颧弓的腭切迹（mandibular notch，MN），终点位于颅底卵圆孔（foramen ovale，FO）外侧。常规操作是在床旁以利多卡因局麻下植入蝶骨电极。蝶骨电极的导丝嵌入 22 号腰穿针，记录端在腰穿针腔内。经皮插入点位于外耳道前 3cm，颧弓下方腭切迹处，向后上 10°，指向卵圆孔外侧边缘。针尖插入深度为皮下 4~5cm，或者直到患者诉颚区疼痛。

无引导下植入蝶骨电极可能导致记录端的位置远离卵圆孔。如果蝶骨电极的位置位于卵圆孔后方，蝶骨岩部厚达 2cm，将影响记录效果。如果记录电极位于卵圆孔的前部或外侧，将远离颞叶内侧的目标区域。目前一般建议在放射介导下进行。该技术确保电极位于卵圆孔下方。而且，受检者蝶骨翼形态的多变性可能导致无引导植入时的阻碍，并且导致患者不适。放射引导可以解决这一问题，但尚应衡量放射引导所带来的费用高昂的问题。

（2）鼻咽电极（nasopharyngeal electrode，NPE）：1948 年 Roubicek 和 Hill 发明了鼻咽电极，随后数位作者证实这个方法可以增加颞叶内侧癫痫放电的检出率。鼻咽电极由银的实心的杆和顶端的小球组成。电极的杆具有柔韧性的，有六到七段涂了绝缘漆。远端 2.5cm 处呈 20°弯曲，该角度可以调整以适应受检者的鼻咽通道。不同于蝶骨电极，鼻咽电极可由脑电图技师完成，直接置入鼻咽腔，到达咽后壁，相当于卵圆孔下方。鼻咽电极的缺点是受检者不适，肌电干扰和活动干扰较大。

（3）增加的头皮电极：1960 年 Silverman 提议在国际 10~20 系统头皮电极下方增加电极记录颞叶前区的电活动。头皮前颞区电极（anterotemporal electrode，ATE）被命名为 T_1 和 T_2 电极，位于外耳道孔到眼外眦连线的前三分之一点。T_1 和 T_2 的缺点是并不按照 10~20 系统的比例，因此使用双极导联时电压的相对值难以反映。

颞叶底部电极（basal-temporal electrode，BTE）是 10~20 系统的一部分，可以增加颞叶内侧癫痫的检出率。在冠状线上，其上方电极分别是 F_7、F_3、Fz、F_4 和 F_8，电极之间的距离是冠状线的十分之一或其倍数。T_9 和 T_{10} 则需要错开外耳孔的位置。

颞下区电极链位于在颞区电极以下 10% 的距离，分别命名为 F_9/F_{10}、T_9/T_{10} 和 P_9/P_{10}。双极导联的编排也相应增加：Fp_1-F_9、F_9-T_9、T_9-P_9、P_9-O_1 和 Fp_2-F_{10}、F_{10}-T_{10}、T_{10}-P_{10}、P_{10}-O_2。

（4）特殊电极的选择：对于颞叶内侧性癫痫患者，建议常规使用前颞区电极、颞叶底部电极或颞下区电极链。颞叶内侧癫痫病例在以下情况需要考虑使用蝶骨电极或者鼻咽电极：①脑电监测见发作间期颞叶前区双侧相对独立的棘波发放，发现频率在 50/50 到 60/40 的比例；②脑电监测未能证实发作起源在哪一侧；③影像学未见异常，或见双侧海马萎缩。

（二）脑电图的成分

脑电图记录中电极对之间的电位差的变化即脑电图的“波”。其纵坐标上的变化反映波幅（电压）的高度；横坐标上的变化表示电位活动时间的长短；电位活动间的时间关系称之为位相。脑电图检查就是分析这些基本要素及其相互关系，并进一步分析其在时间序列及空间分布的特征。

1. 周期（cycle）与频率（frequency）　周期是指一个波从一个波谷（或波峰）到下一个波谷（或波峰）所需要的时间，单位为毫秒（ms）。相同周期的脑波在 1 秒钟内重复出现的次数称频率，单位为 Hz 或周期/秒（c/s）。在实际应用中更常用频率作为分析单位。频率的测量是从每一个脑波的波谷至下一个波谷或从波峰至下一个波峰（图 3-2-1）。

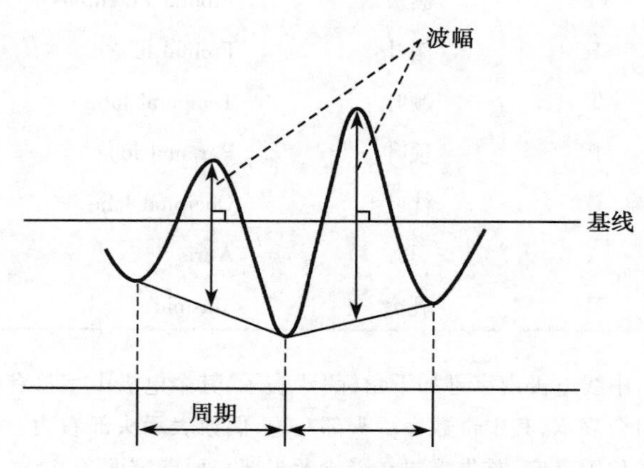

图 3-2-1　脑波周期与频率

脑波按照频率进行分类，常用希腊字母来命名，每一希腊字母（α、β、γ、δ、θ）代表一定频率的频带，不同的研究者有不同的分类。通常把频率在 8~13Hz 之间的脑波称作 α 波，以此为标准，比 α 波频率慢的波称之为慢波，比 α 波频率快的波称之为快波，如图 3-2-2 所示。

2. 波幅（amplitude）　又名振幅或电压，代表任意两个电极之间的电位差的大小，单位为微伏（μV）。脑电图的基线（baseline）即连接于脑波上下摆动的大约中点的假想线。从一个波的波顶引一条垂直于基线的直线，此线与波的起点和终点连线相交，交叉点至波顶的距离为该波的波幅。通常采用的标准电压为 5mm 相当于 50μV，即 1mm 的波幅高度相当于 10μV。

3. 位相（phase）　又称时相，系指同一部位在同一导联中所导出的脑波，于前后不同时间里的波的位置；或两个不同部位在同一时间（某一瞬间）里所导出的脑波的位置关系，即脑波与时间的关系（图 3-2-3）。

图 3-2-3 以基线为标准，波顶朝上的称负相波，波顶朝下的称正相波。若两个波出现的先后、极性（波顶的方向）和周期的长短完全一致时，称同位相，否则为非同位相或称有位相差。位相差即两个周期相同的波的波顶或波底偏移，通常以时间

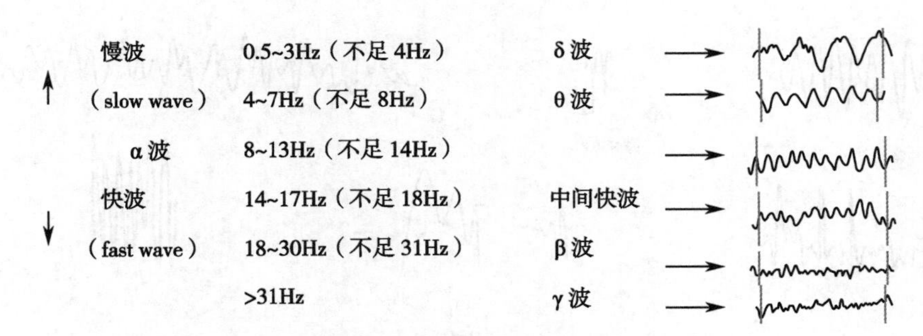

图 3-2-2　脑电波形的频率

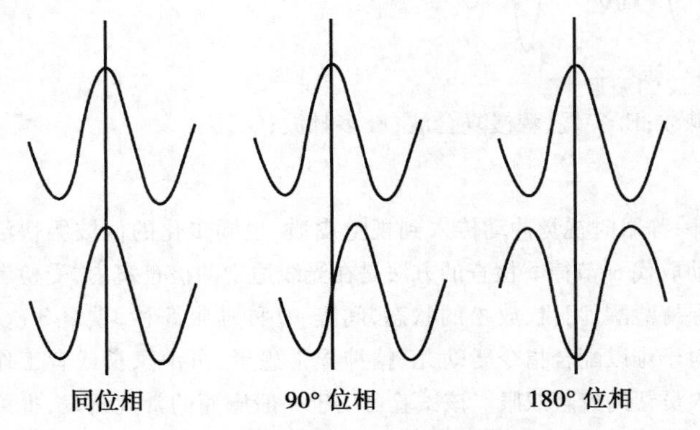

图 3-2-3　脑波与时间的关系

（毫秒）来表示，如错位为 90°时，称有 1/4 周期位相差；当两个波错位为 180°时，称之为位相倒置。

4. 调节（regulation）与调幅（modulation）　调节与调幅均系脑电活动的规律性与稳定性的一种反映。调节是脑波的基本频率出现的规律性与稳定性，正常成人在同一次记录中，同一部位所导出的脑波的基本频率是稳定的，前后相差不应超过 1 次/s；在不同部位所导出的脑波的基本频率相差不应超过 2 次/s。凡超过上述标准者称之为调节差。

调幅为脑波基本频率的波幅变化的规律性。正常人的波幅呈梭状形式出现，即波幅有规律地由低渐高，又由高渐低，有如纺锤，称之为正常调幅现象。一个调幅现象可持续 1 秒至数秒，两个调幅之间有 β 节律相间。当脑电活动缺乏这种波动性而长程保持相近波幅高度者称调幅不良。

5. 波形（waveform）　根据脑波沿基线偏转的次数分为（图 3-2-4）：①单相波（monophasic wave）：脑波自基线向上方或下方的一次偏转，向上的波峰是负相，向下的波峰是正相；②双相波（diphasic wave）：脑波沿基线上、下方各有一次偏转，形成正-负或负-正双相波；③三相波（triphasic wave）：脑波沿基线上、下有三次偏转，形成三相波；④多相波（polyphasic wave）：脑波沿基线有多次偏转，形成多位相的波群，通常为多棘波或多棘慢复合波。

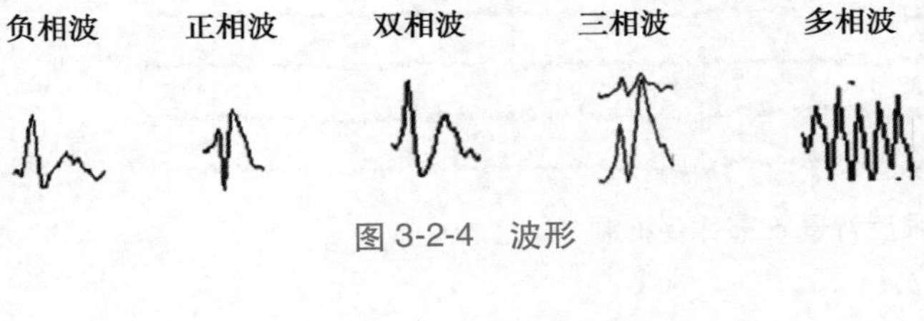

负相波　正相波　双相波　三相波　多相波

图 3-2-4　波形

依据形态表现划分：①正弦样波（sinasoid wave）：基本形态类似正弦形，波峰和波谷都比较圆钝，负相和正相成分大致相当，正常的 α、δ、θ 波均为正弦样波（图 3-2-5A）；②弓形波（arch wave）：又称梳状节律，波形上、下方形态不同，一方圆钝而另一方尖锐，如同弓形（图 3-2-5B）；③带切迹的波：脑波的波峰形成一个小的凹陷，但深度没有达到该脑波高度的 1/2，形成带切迹的波形（图 3-2-5C）；④棘波（spike wave）：形似棘状，波峰显得比尖波更锐利，一个棘波所占时间小于 70ms（图 3-2-5D）；⑤尖波（sharp wave）：尖波呈尖峰样，波底宽，上升支陡峭，下降支稍缓，常下降至基线以下而后逐渐回至基线，时间在 70～200ms 之间（图 3-2-5D）；⑥棘或尖慢复合波（spike or sharp and slow wave complex）：由一个棘波/尖波和一个慢波组成（图 3-2-5E）；⑦多棘波（polyspikes）：2 个或 2 个以上的棘波连续出现（图 3-2-5F）；⑧多棘慢波（polyspike wave complex）：由 2 个或 2 个以上的棘波和 1 个慢波组成（图 3-2-5G）；⑨多形性波：（polymorphous wave）：多为频段的慢波，波形畸变不规则，上升支和下降支极不对称，常有不规则的切迹或重叠波（图 3-2-5H）。（大于 3 秒）。

6. 出现方式

（1）散在出现：单个出现，无规则。

（2）节律（rhythm）：通常将 3 个或 3 个以上波形、频率相同、波幅相似、连续出现的电活动称为节律。按出现时限区分为：短程（小于 1 秒）、中程（大于 1 秒，小于 3 秒）、长程（大于 3 秒）。

（3）周期性出现：某种突出于背景的脑波或波群以相对固定的间隔反复出现。

（4）阵发性出现：突然出现的、明显突出于背景活动的一组脑波活动。

7. 出现部位

（1）广泛性：在同一时间内出现在脑的各个区域，两侧半球基本对称。

（2）弥散性：脑电活动出现在双侧半球的各个脑区，但波形、波幅和频率有一固定非持续性的不对称及不同步现象。

（3）对称性：两侧大脑半球各对应区域脑电活动的波形、波幅和频率基本相同。

（4）非对称性：两侧大脑半球相应区域脑电活动的波形、

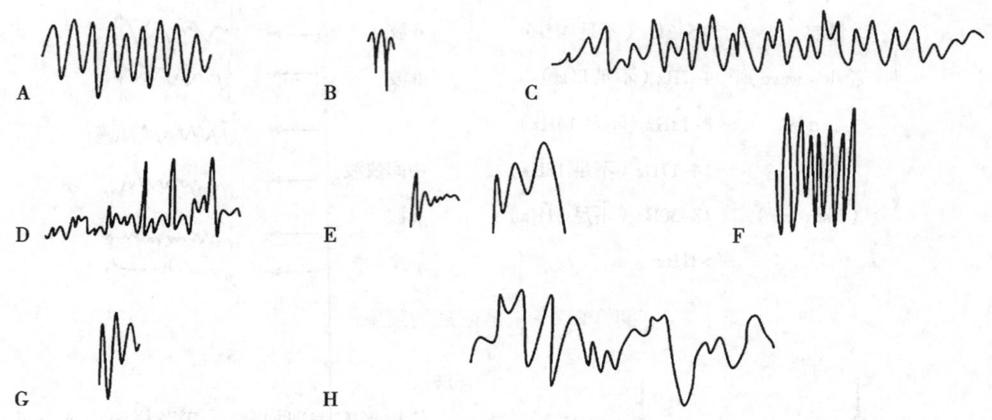

图 3-2-5　常见脑波的波形

A. 正弦样波；B. 弓形波；C. 带切迹的波；D. 尖波、棘波；E. 尖慢、棘慢复合波；F. 多棘波；G. 多棘慢波；H. 多形性波（定标 1S，50μV）。

波幅和/或频率明显不相同。

（5）一侧性：脑电活动出现于一侧大脑半球，或者以一侧半球为主。

（6）局限性：活动出现于局部区域，附近区域可以因为电活动传播的原因而受到累及。

（三）诱发试验

癫痫患者常规发作间期脑电图癫痫样放电的阳性率低至29%。为了提高癫痫患者脑电图的阳性率，除采用长程 EEG 监测延长记录时间之外，还可进行脑电图诱发试验。即癫痫患者当常规记录状态脑电图未能发现癫痫样发放电等异常或异常程度还不足以诊断的癫痫时，可用一些诱发试验，使脑部潜在异常电活动暴露出来或使已有的异常增强，以便获得更可靠的诊断信息。

1. 睁闭眼试验（open-close eyes test）　正常清醒状态下，受检者闭眼时无视觉冲动传入，枕区的视觉皮层为固有的 α 节律；睁眼时视觉冲动传入到视觉皮质，去同步化的低波幅快活动取代 α 节律。检查的方法是在光线适中的检查室内，受检者保持清醒、闭目、放松的状态，间隔 10 秒睁眼 5 秒，重复 3 次。对于难以配合指令婴幼儿、精神异常患者，可由家长或者工作人员帮助遮蔽双眼。该试验可用于一般癫痫的常规诱发，也可用于光敏性癫痫及眼睑运动诱发性癫痫。正常反应是在睁眼后经过小于 1 秒的潜伏期，枕区的 α 节律受到抑制，即 α 阻滞（图 3-2-6）；闭目 1～1.5 秒枕区节律恢复。

睁闭眼试验的常见异常包括以下几种：

（1）潜伏期延迟即睁眼 1 秒以后 α 节律才被抑制（图 3-2-7）；后作用延迟，即闭眼 1.5 秒后 α 节律才恢复（图 3-2-8），两种情况均为非特异性的轻度异常反应。

（2）α 节律的抑制不充分（图 3-2-9），可能为视力发育障碍或者双侧皮质异常，α 阻滞的程度双侧有明显差别，则提示一侧病变。

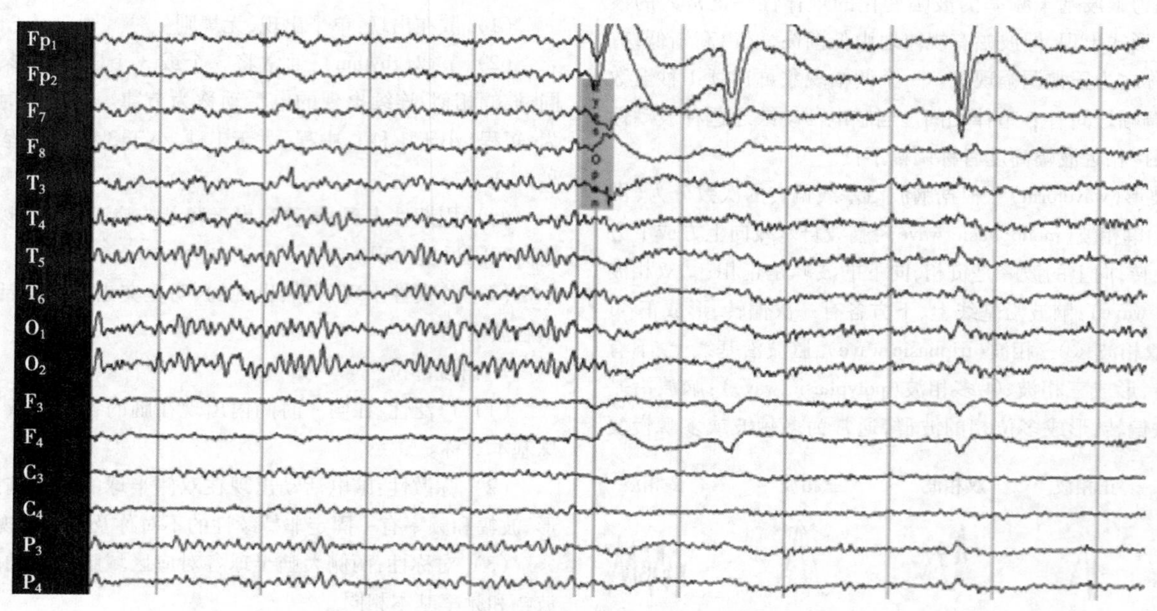

图 3-2-6　正常成年患者睁眼后背景 α 节律受抑制

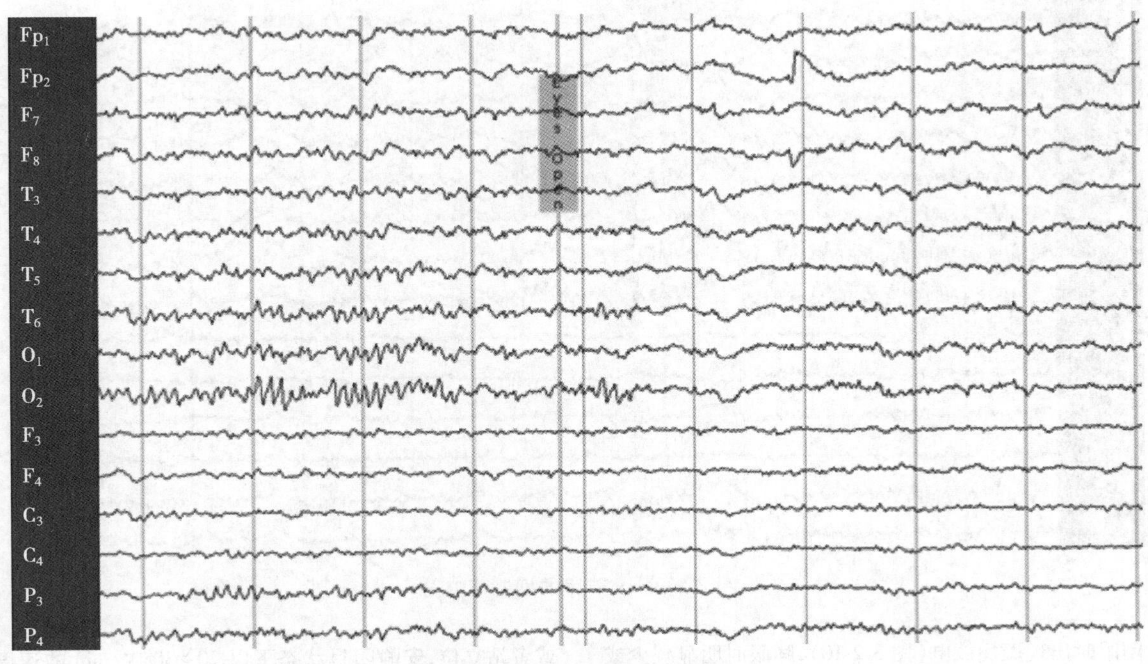

图 3-2-7 睁眼潜伏期延迟

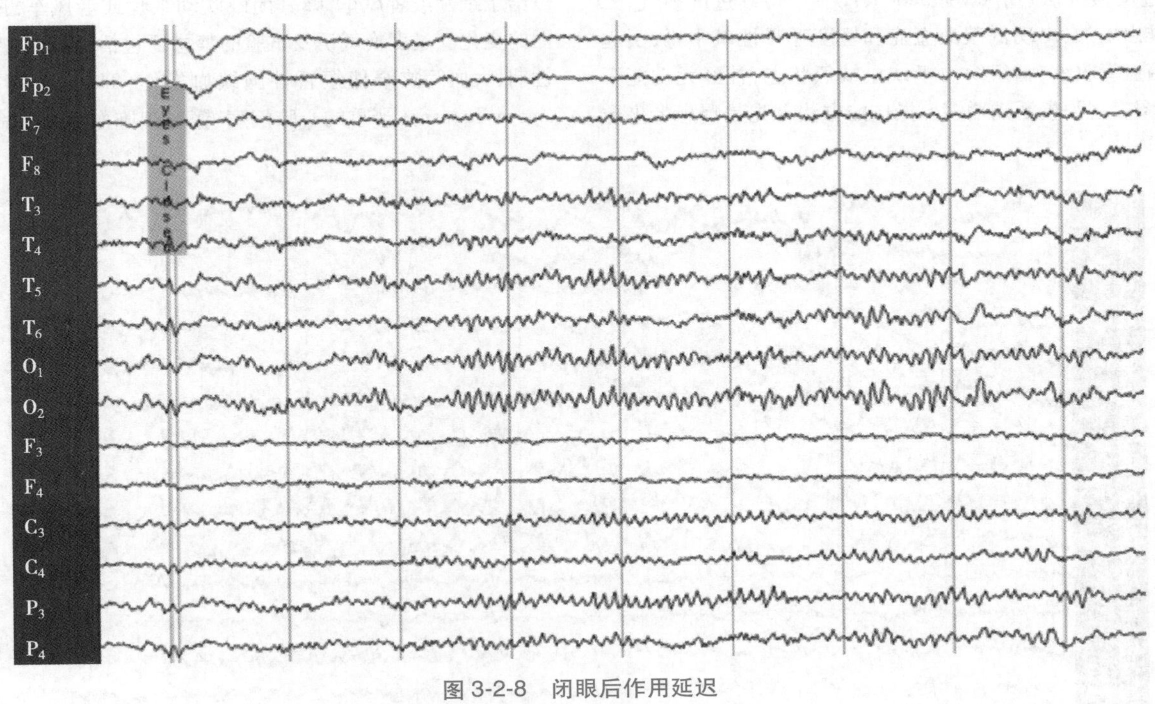

图 3-2-8 闭眼后作用延迟

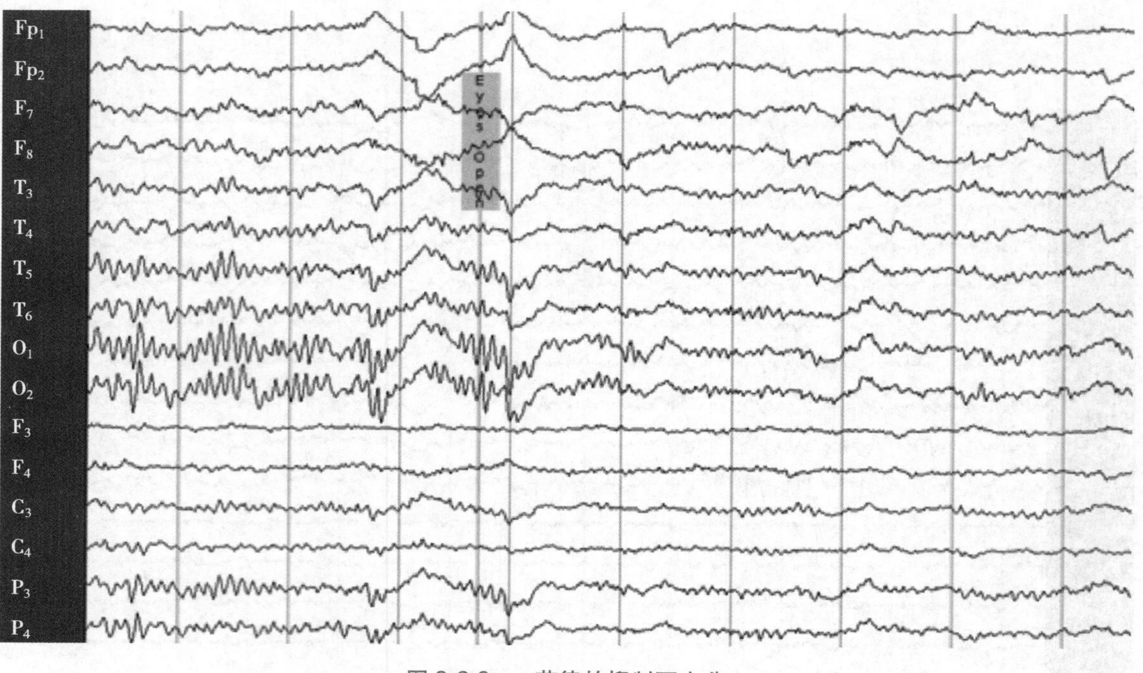

图 3-2-9　α 节律的抑制不充分

（3）闭眼时出现癫痫放电（图 3-2-10），睁眼时明显减少或者消失，提示枕叶癫痫或肌阵挛癫痫可能性大；睁眼时出现癫痫放电（图 3-2-11），闭眼时消失，提示光敏性癫痫的可能。

（4）发作性睡病的受检者睁眼时 α 波反而增强，称为矛盾性 α 抑制（paradoxical α blocking）（图 3-2-12）。

2. 过度换气法（hyperventilation，HV）　持续过度换气，二氧化碳排出增加，出现低碳酸血症和轻度呼吸性碱中毒，引起反射性脑血管收缩，脑组织由于缺血缺氧状态，神经元功能下降，脑电图表现为慢活动增多。操作的方法首先是嘱患者坐位或者站立位，安静闭目状态下以 20～30 次/min 的速度过度换气 3 分钟，部分患者可延长至 5 分钟。过度换气结束后，嘱患者安静闭目，继续记录脑电图至少 3 分钟，如果 3 分钟后异常脑电图仍未恢复，则继续记录至脑电图完全恢复至过度换气之前状态。对于难以主动配合的儿童或者智力低下的受检者，可以给予纸片或者风车，嘱其闭眼吹动纸片或者风车，记录脑电图的变化。过度换气诱发试验的禁忌证包括：脑血管疾病的急性期、大血管狭窄伴短暂性脑缺血发作（TIA）、烟雾病（moyamoya disease）、严重的心肺疾病、镰形细胞血症及生命体征不

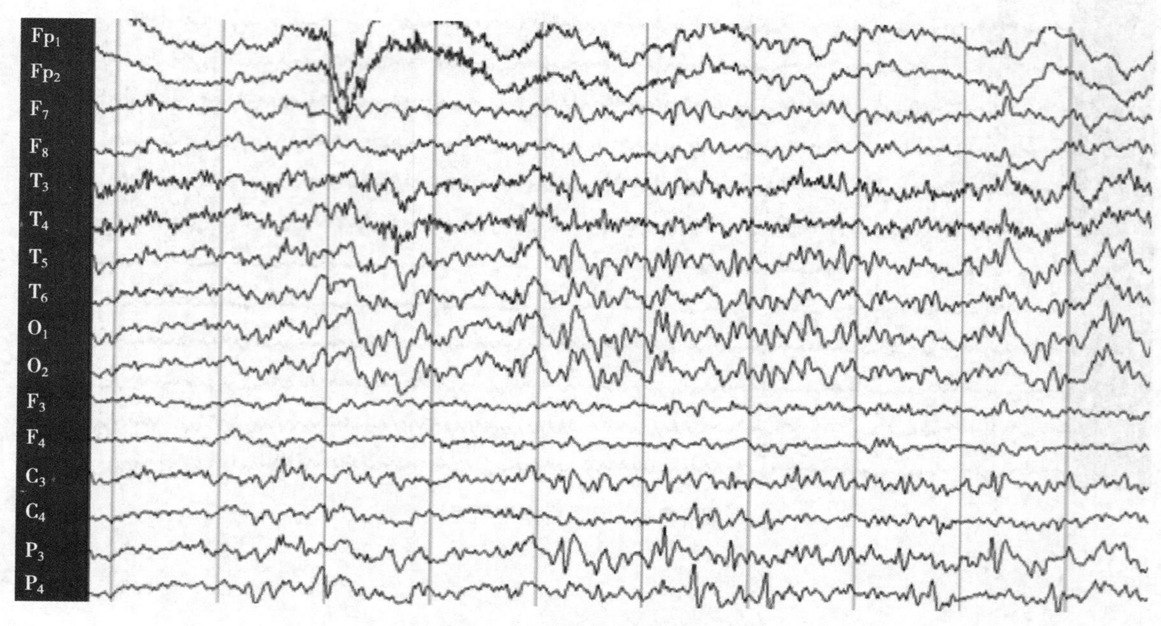

图 3-2-10　闭眼时癫痫放电明显增多

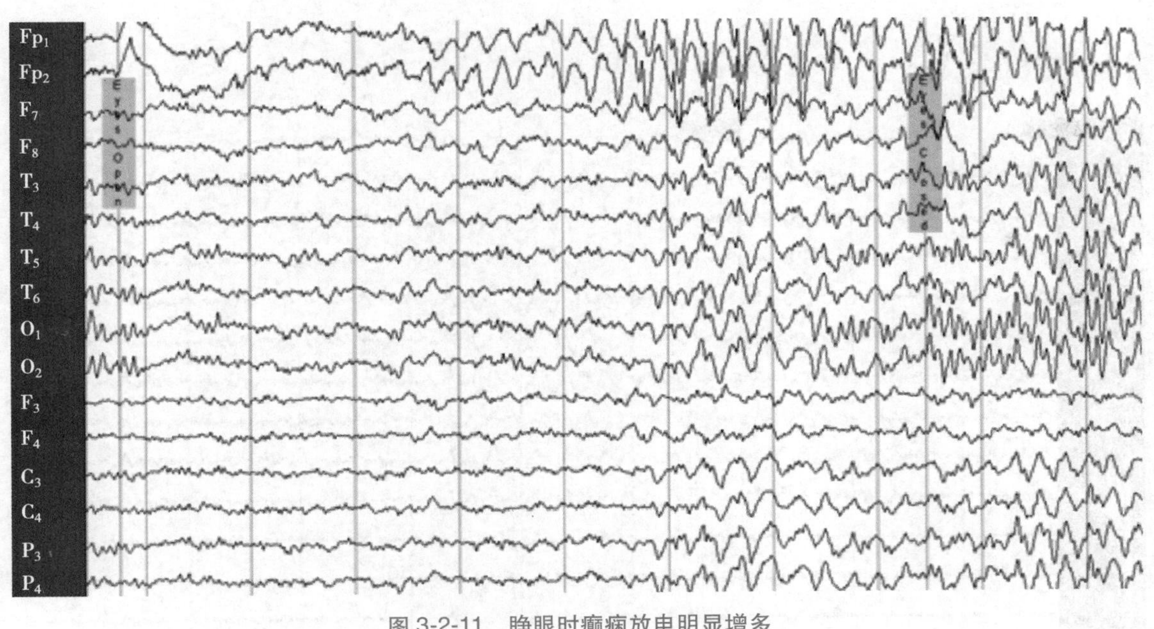

图 3-2-11 睁眼时癫痫放电明显增多

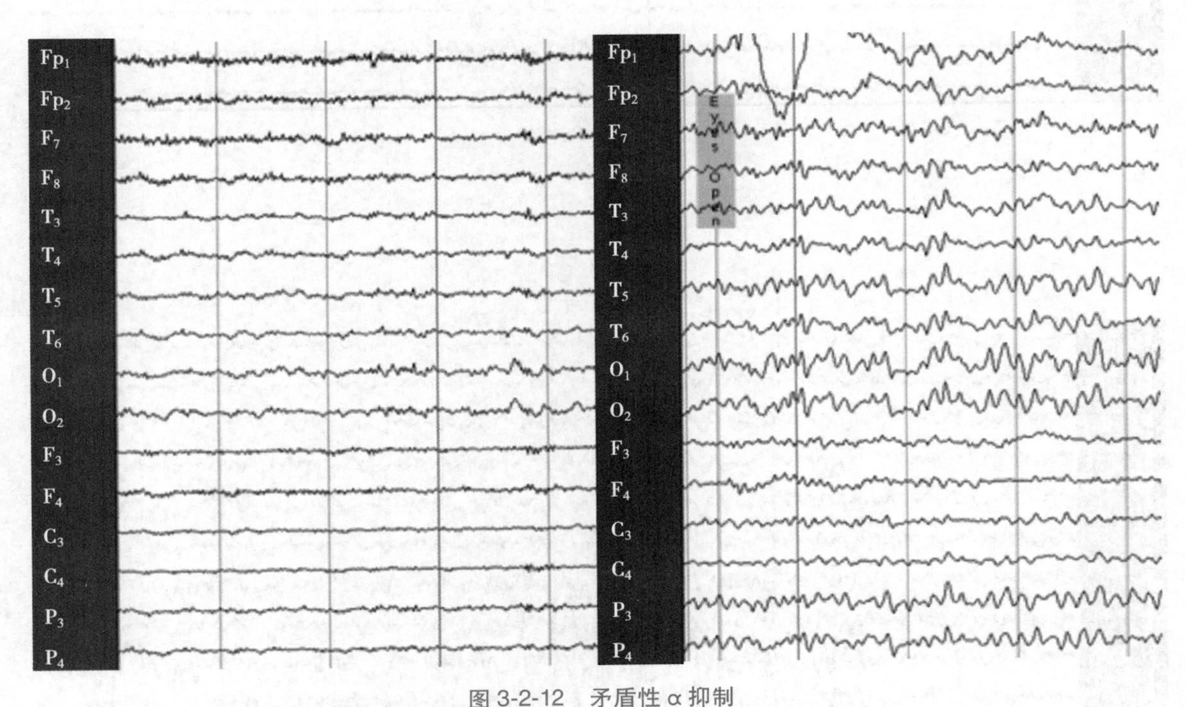

图 3-2-12 矛盾性 α 抑制
左图为闭目状态 α 活动抑制；右图为睁眼状态 α 活动明显增强。

平稳。

过度换气的正常反应为慢波建立(build up)(图 3-2-13)，即双侧同步的高幅慢波出现，可为 δ 波或 θ 波，伴 α 波的波幅增高及频率减慢。年龄和癫痫是影响慢波建立的两个主要因素。如对于 3~5 岁的儿童人群，97% 的癫痫患儿和 70% 的正常儿童可出现明显的慢波建立；20 岁以上的人群，不足 10% 的正常人出现慢波建立，癫痫患者的出现率达到 40% 以上；对于老年人群，正常和癫痫患者的慢波建立比例都不高。慢波出现过早或者消失过迟均属于非特异性的轻度异常，如早期出现(early break)(图 3-2-14)，即过度换气开始后 30 秒内出现慢波建立，又如延缓反应(delay activity)(图 3-2-15)，即过度换气终止 30 秒后仍有明显的慢活动。

过度换气可诱发局部或者一侧的慢活动增多，或者两侧不对称性明显。当受检者存在局灶性脑损伤或者脑功能障碍，过度换气可以提高局灶性脑电异常的阳性率。

慢波再建立(re-build up)是 Moyamoya 病的比较特征性的改变，表现为过度换气中出现的慢波，过度换气终止后数分钟慢波再次出现，以额区和颞区多见。值得注意的是，过度换气可能诱发 Moyamoya 病的脑灌注降低，导致卒中出现，因此不建议在 Moyamoya 病的临床检查中常规进行过度换气试验。

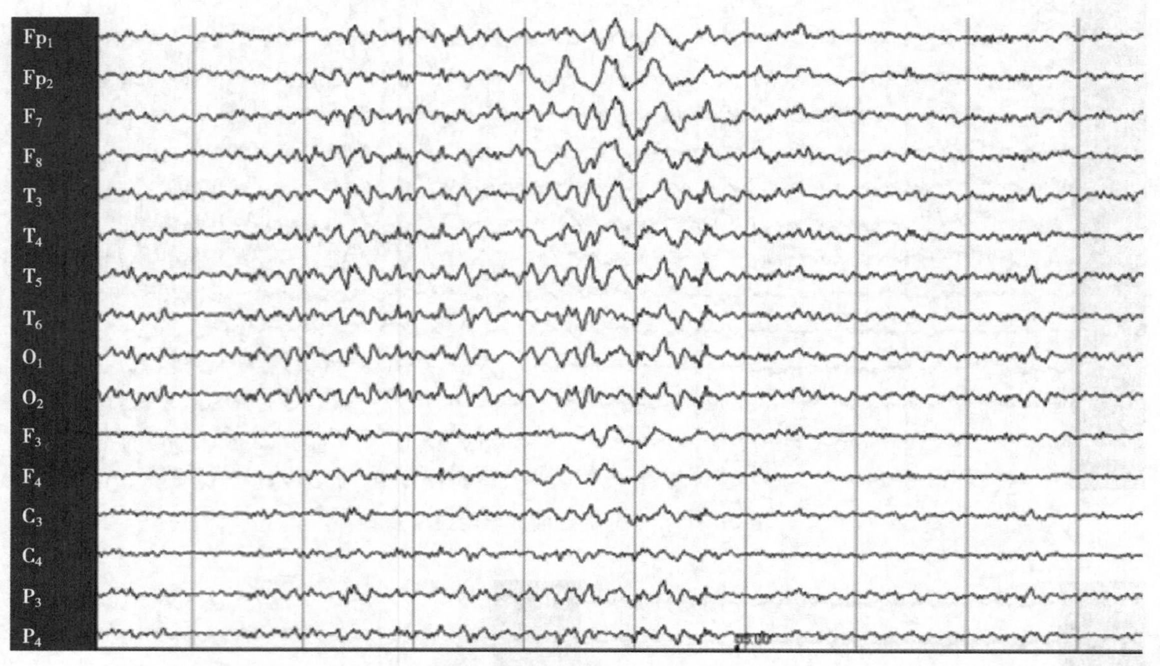

图 3-2-13　过度换气慢波建立

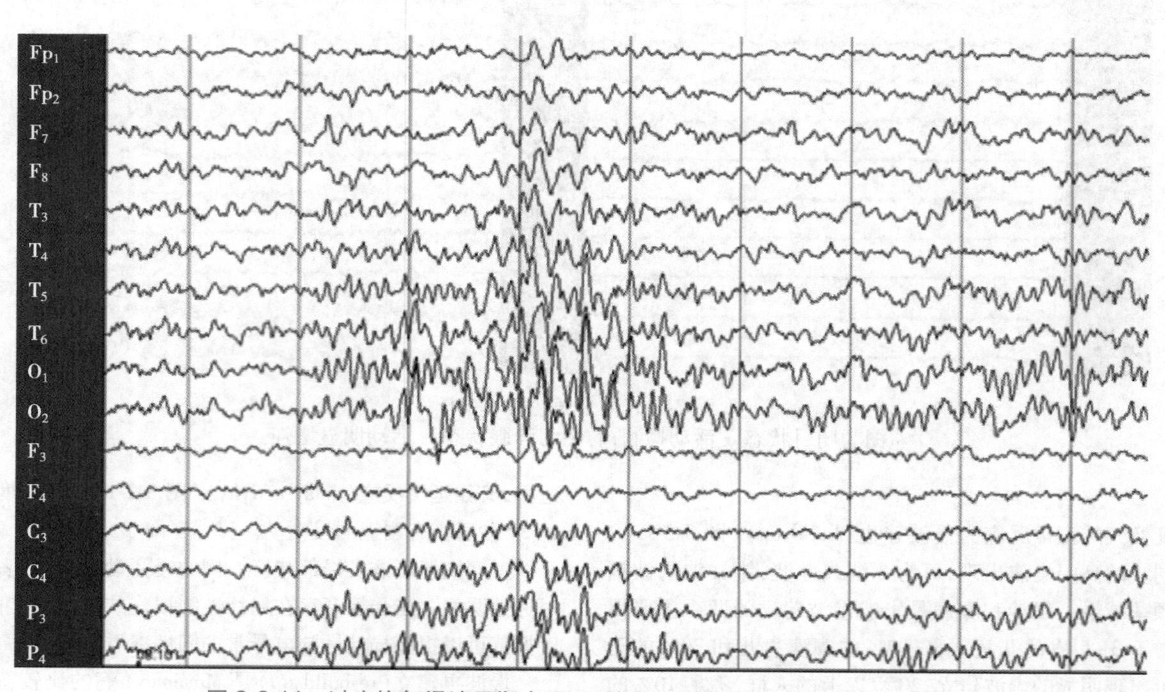

图 3-2-14　过度换气慢波早期出现，开始过度换气后 16 秒出现尖化慢波

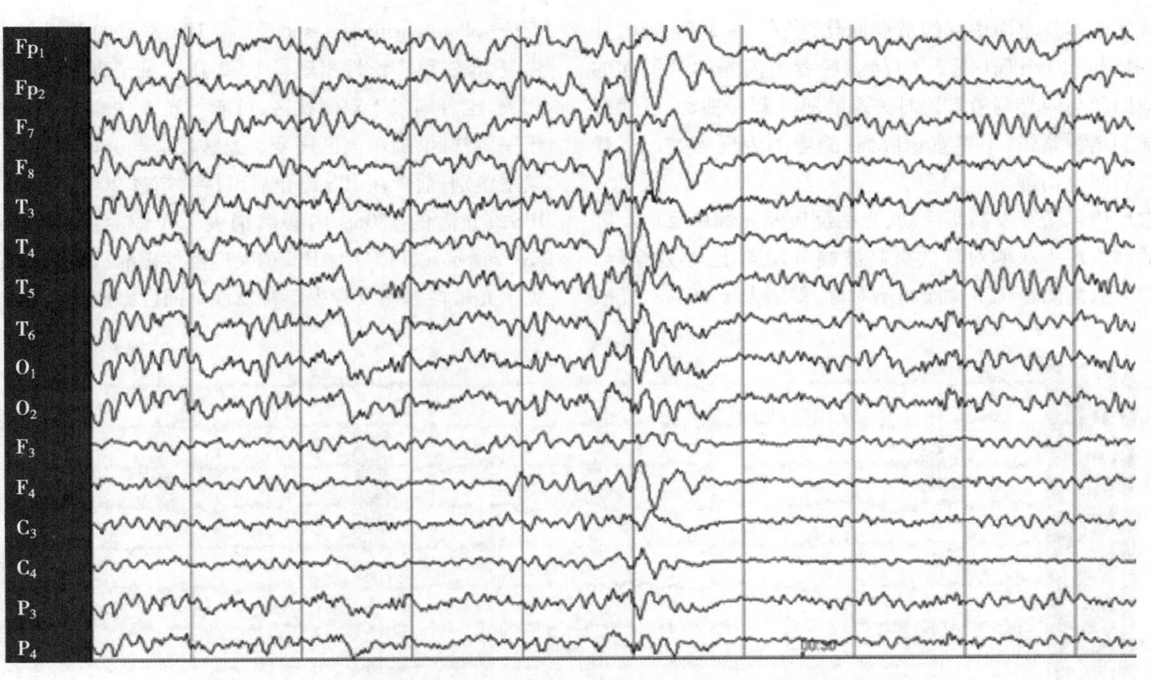

图 3-2-15 过度换气慢波延缓反应，过度换气终止后 28 秒仍有慢波

过度换气试验是失神发作的最有效诱发试验，未经治疗的失神发作患儿 80% 以上过度换气可以诱发典型的爆发长程出现的 3Hz 棘慢复合活动（图 3-2-16），伴短暂意识障碍。此外，颞叶癫痫、额叶癫痫等通过过度换气可诱发癫痫放电的出现，但是阳性率较低。

3. 间歇闪光刺激（intermittent photic stimulation，IPS） 节律性闪光的频率接近枕叶皮质的自身节律时，该区域神经元可被诱导同步兴奋，导致节律同步化的出现。而且，这些刺激可以通过外侧膝状体传导至丘脑、脑干，枕叶皮质也可以通过联络纤维直接传导至其他皮质。IPS 可用于光敏反应、光敏性癫痫及肌阵挛癫痫的诱发。

操作方法是在较暗的环境下进行，闪光刺激器为圆形，可发出光亮度大于 100Nit 的白光，可置于受检者面前 30cm 处。推荐的刺激频率是依次为 1Hz、2Hz、3Hz、4Hz、6Hz、8Hz、10Hz、12Hz、14Hz、16Hz、18Hz、20Hz、60Hz、50Hz、40Hz、30Hz、25Hz。每种频率的 IPS 持续 10 秒，间隔 7 秒，嘱患者在刺激的前 5 秒睁眼，注视刺激器中心，后 5 秒闭眼。一旦出现光阵发性反应（photoparoxysmal response，PPR）应立即终止该诱发试验。

正常反应包括光驱反应（photic driving response）和光肌阵挛反应（photomyoclonic response）。前者为闪光刺激频率接近

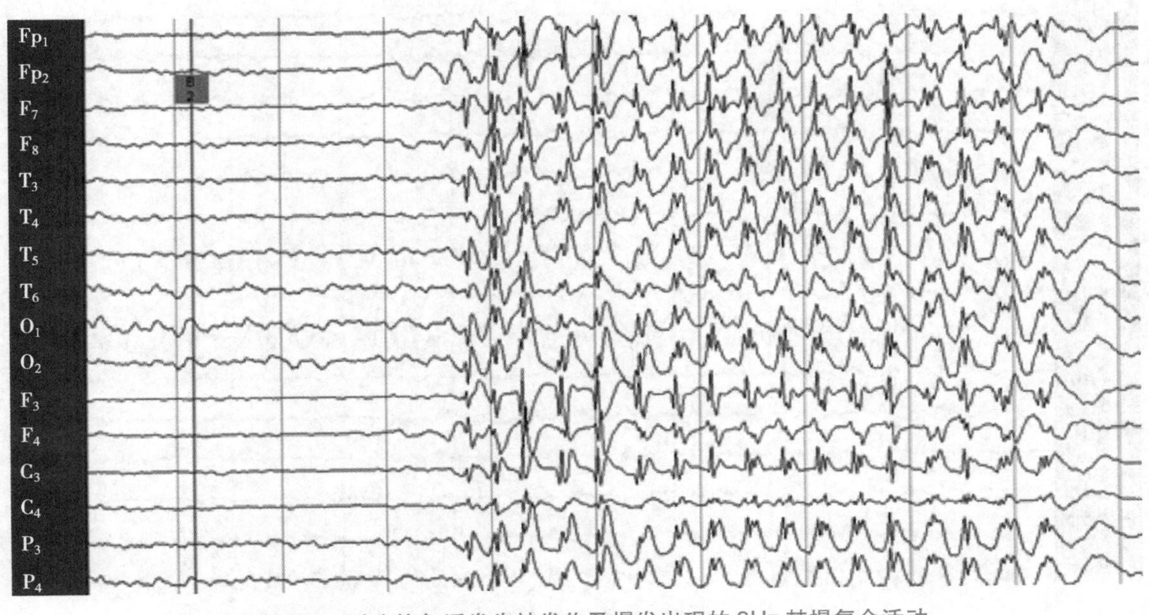

图 3-2-16 过度换气诱发失神发作及爆发出现的 3Hz 棘慢复合活动

受试者枕区基本频率而引起的节律同化，多在 5～30Hz 刺激开始后 70～150ms 时出现（图 3-2-17）。后者为闪光刺激引起的头面部或四肢与闪光刺激有锁时关系的肌阵挛样抽动，可伴有眼睑震颤和精神紧张，不伴意识障碍，脑电图表现为类似多棘慢复合波的肌电伪迹。

异常反应包括阵发高幅活动、光敏反应及光惊厥反应。阵发高幅活动表现为双侧对称的极高波幅节律同化，累及全导，也可表现为双侧同步化节律波幅不对称，差别大于 50%。光敏反应（photosensitivity response）指 IPS 诱发的棘慢复合波、多棘慢复合波，可广泛性出现（图 3-2-18），见于青少年，与癫痫高度相关，也可局限于双侧枕区，可能与光敏性癫痫相关，或者局限于一侧枕区，提示该区病变。光敏反应与光驱反应可通过锁时关系鉴别，前者在 IPS 终止后可持续超过 200ms，而后者一般在 IPS 终止后的 150ms 内必然消失。光惊厥反应（photo-convulsive response，PCR）为 IPS 诱发广泛性癫痫放电伴随临床发作，见于光敏性癫痫及青少年特发性全面性癫痫。

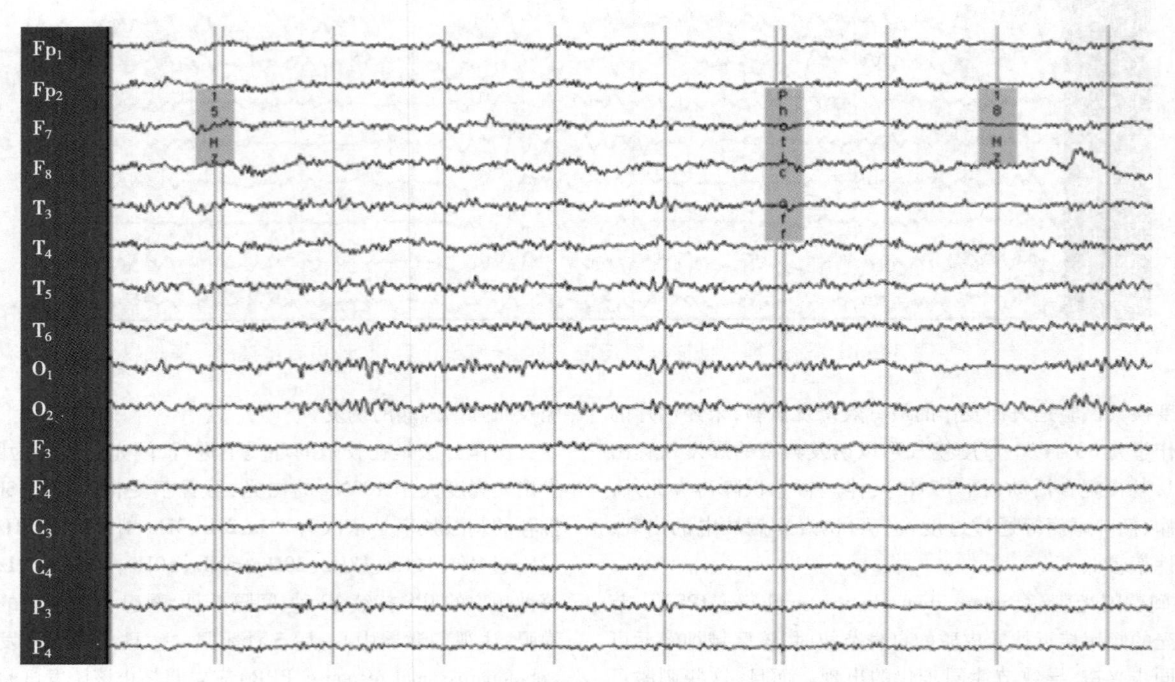

图 3-2-17 光驱反应

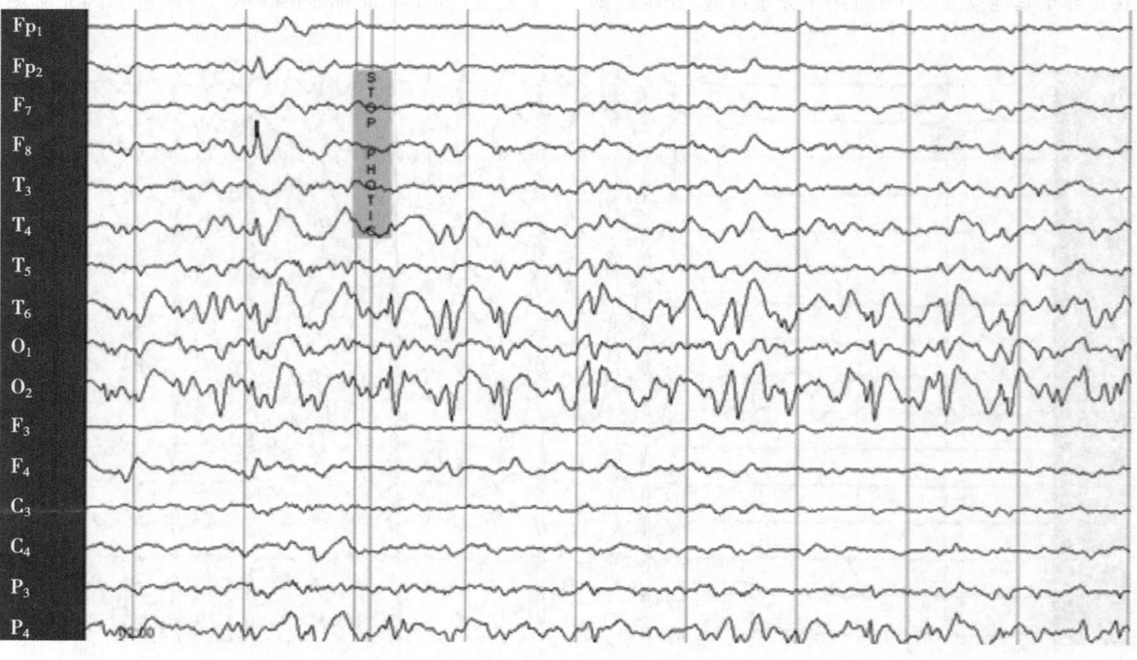

图 3-2-18 光敏反应

4. 睡眠诱发(sleep activation)　可能是脑干网状上行激动系统抑制,大脑皮质和边缘系统的电活动释放,尤其是在浅睡期。睡眠诱发包括自然或药物诱发睡眠及睡眠剥夺法(sleep deprivation)。自然睡眠法一般采取夜间或者 24 小时监测,获得完整的自然睡眠-觉醒脑电图。药物诱导睡眠可使用 10% 水合氯醛,但由于药物诱导睡眠快速进入中-深睡期,无法记录到思睡期和浅睡期,药物可致快活动增多,而且可能抑制癫痫放电,而且长程记录已经获得广泛应用,目前已很少采用药物诱发睡眠。睡眠剥夺可提高癫痫放电的阳性率,禁睡的时间主要依据年龄而定,一般成年人需禁睡 24 小时,10 岁以上儿童也建议全夜禁睡,3~10 岁儿童可在凌晨 0~3 时后禁睡,3 岁以下则较习惯睡醒的时间提前 1~2 小时唤醒。

正常反应是可见各阶段睡眠的脑电活动。多种癫痫综合征在睡眠期可见异常放电。

5. 药物诱发　用中枢兴奋性药物,如贝美格(美解眠)、戊四唑增加中枢神经系统兴奋性,引起癫痫样放电甚至癫痫发作,可用于局灶性癫痫患者术前定位、定侧的评估。贝美格的成人用法是 25mg/min,缓慢静脉推注,总量不超过 150mg,5~15 岁儿童的用量是 3~5mg/kg。戊四唑的成人用法是 10% 的戊四氮注射液,以 50~100mg/min 的速度缓慢静脉推注,总量不超过 400mg,5~15 岁儿童的用量是 8. 8mg/kg。5 岁以下儿童、老年人。心肺功能不全者及脑血管病患者禁忌进行该诱发试验。

静脉推注后受检者的脑电可表现为 α 节律减少或消失,出现低波幅的去同步化快活动,部分患者随后出现散发,甚至短程爆发的 θ 波和 θ 活动。如果继续静脉推注药物,可见高幅的 δ 波和 δ 活动、尖慢复合波和棘慢复合波,少数患者出现癫痫的临床发作。

第一代的抗组胺类药物具有较强的中枢副作用,可诱导睡眠,以及轻度诱发癫痫样放电。该类药物包括异丙嗪、马来酸氯苯那敏(扑尔敏)、苯海拉明和嘧啶胺,临床可用的是苯海拉明活化试验。操作方法是成人 30~40mg,儿童 1. 0~1. 5mg/kg,注射用水稀释 4 倍后缓慢静脉推注,记录至少 30 分钟。一般可在注射后 5~15 分钟见脑电改变。

此外,部分患者为了进行术前评估,还可采用减停抗癫痫药的诱发方法(withdraw antiepileptic drugs)。可在检查前一到数天内快速减停苯二氮草类药物、丙戊酸钠或者苯巴比妥,诱发癫痫放电和临床发作。全过程需在住院监测情况下进行,警惕癫痫持续状态的可能。此外,由于突然停药药物可能导致发作恶化,出现更严重的发作类型或者发作程度较前加重,因此仅建议快速减停抗癫痫药物,而不是突然停药。

脑电图头皮电极记录到的是脑部综合电场反应。主要来自锥体细胞。一般认为 α 节律(8~13Hz)可能与丘脑非特异性上升性网状系统有关,慢活动(<7Hz)则主要代表皮质内多个细胞同时产生的突触后电位的总和,快活动(>13Hz)是网状冲动使丘脑核内的节律性放电消失,出现皮质电位去同步化的结果。突出于背景的脑电活动是癫痫的主要脑电图表现。

三、间期癫痫样放电类型

间期癫痫样放电(intericatal epileptform discharge,IED)是一组大脑神经元群的快速超同步化去极化产生的兴奋性突触后电位形成的,反映了神经元的兴奋性异常增高。IED 明显有别于背景活动,多呈阵发性(paroxgsmal)表现,包含有突然的极性改变并且持续数毫秒,导致尖波或者棘波的形成。

一般认为,时程短于 70 毫秒的为棘波(spike),多为负相,上升支陡峭,下降支稍缓,降至基线以下后逐渐回升到基线水平,整个波形锐利,波幅多大于 100μV。时程在 70~200 毫秒之间的为尖波(sharp),与棘波无本质差别。大多数 IED 之后跟随 2~4Hz 的慢波,由抑制性突触后电位形成,称为棘慢复合波(spike and wave complex)或者尖慢复合波(sharp and wave complex)。1. 5~2. 5Hz 的慢棘慢复合波常见于伦诺克斯-加斯托综合征(Lennox-Gastaut syndrome,LGS)的不典型失神发作,3. 5~5Hz 的广泛性快棘慢复合波常见于青少年特发性全面性癫痫,如少年型肌阵挛癫痫、癫痫伴觉醒时全身强直-阵挛发作。连续 2 个或以上出现的棘波称为多棘波(polyspike),之后也可见跟随的慢波,称为多棘慢复合波。广泛性的 10~25Hz 棘波节律性爆发,持续 1 秒以上,称为棘节律(spike rhythm),常见于 Lennox-Gastaut 综合征。

以上波形是神经元高度同步化放电的结果,具有癫痫样放电的性质。但是,在分析和解释时需要注意受检者的年龄、发育、睡眠等。如儿童期 Rolandic 区的棘波(图 3-2-19),半数以上不伴有癫痫发作。

此外,IED 还包括高幅失律和发作性节律波。高幅失律(hyperarrhythmia)是婴儿期癫痫性脑病的特征性波型,常见于婴儿痉挛症(West 综合征)、早期肌阵挛脑病。高幅失律表现为持续弥漫性不规则高波幅慢波中夹杂各种不同步、不对称的棘波、尖波和多棘波。脑电监测时可见连续性、阵发性、爆发-抑制性或一侧性等类型。

节律性爆发(rhythmic burst)常呈爆发性出现的某一频率的节律,明显有别于背景波,突然出现,突然终止,整齐规则。节律性爆发可以呈现 α 波、β 波、θ 波或 δ 波节律,波幅明显高或低于背景活动,除了频率属 α、β 波范畴外,不具有 α 波及快波等特性。这一脑电表现应和生理性的阵发脑电活动鉴别,如思睡期阵发性 θ 节律、觉醒反应时慢波发放、儿童过度换气是高幅慢波节律、思考时额区 θ 活动等。

四、脑电图结果判断

正常脑电图是一个统计学的概念,即在健康人群中脑电图的各项指标在 95% 的可信区间范围之内属于正常脑电图,偏离此范围则为异常脑电图。所谓的"健康人群"理论上应为无神经症状或体征,无全身性疾病,且其近亲无任何神经精神症状的人群。凡超过该年龄组正常脑电图标准者称为异常脑电图,包括基本波异常、出现病理波及诱发异常(在诱发条件下出现的异常)。凡超过该年龄组正常脑电图标准者称为异常脑电

3

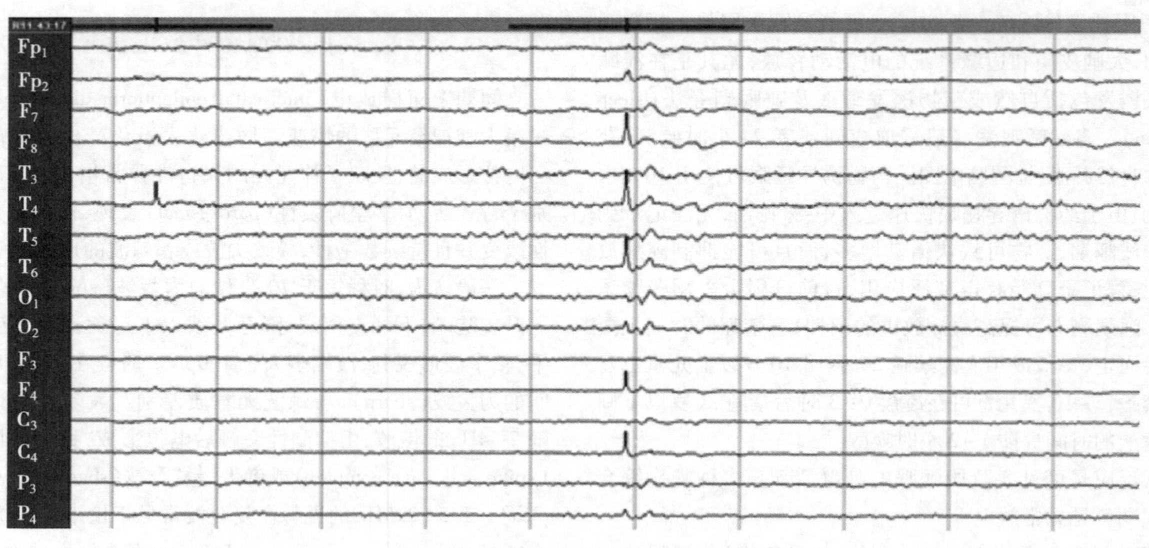

图 3-2-19 Rolandic 区棘波

图，包括基本波异常、出现病理波及诱发异常（在诱发条件下出现的异常）。

根据中国抗癫痫协会推荐的《临床诊疗指南：癫痫病分册》，脑电图报告需要描述具体脑电图客观表现，然后作出结果判断。脑电图异常程度的判定并没有严格定量的统一标准，分级如下：

1. 正常范围与相应年龄段健康人特征相一致的脑电图。

2. 边缘状态正常背景活动的轻度量变。如两侧的波形不佳，波幅一过性不对称，慢波或者快波轻度增加等非特异性改变。

3. 轻度不正常背景活动的改变较边缘状态更明显，为非特异性改变。

4. 中度不正常背景活动的中等度改变或者/和异常性电活动的出现，提示全面性或者局灶性脑功能异常。

5. 重度不正常高度的背景活动异常，异常放电的出现。提示严重的弥散性脑功能异常。

五、临床应用

脑电图异常可由脑部或脑外疾病使神经组织受压迫、供血不足、瘢痕形成或新陈代谢异常所致。脑组织病变部位的神经细胞完全死亡时，可无电活动，神经细胞部分死亡，可出现波幅减低。由于神经细胞树突损害产生持续性去极化或轴突侧支抑制系统破坏，引起神经细胞兴奋性异常增高时，可出现高波幅快波或棘波。各种带有刺激性的疾病均能产生棘波。

脑电图主要反映脑的功能，它所描记的脑部异常活动图形，能说明脑部本身疾病所造成的局限或弥散的病理表现，也能反应脑外疾病（代谢和内分泌紊乱及中毒等）所引起的脑部变化，并对鉴别脑器质性疾病和功能性疾病有一定作用。

脑电图检查对颅内占位性病变（脑肿瘤、脑脓肿等）、脑部感染性疾病等的阳性率较高，也常用于脑外伤、脑血管疾病或躯体性疾病引起脑部功能失调或损害的检查。对某些疾病的诊断，如意识障碍、惊厥、头痛、腹痛、智力障碍、精神行为异常等，脑电图检查有一定参考价值。

脑电图最主要的还是用于癫痫的诊断、分型及其治疗效果的判断。癫痫是反复发作的神经元异常放电而表现为短暂脑部功能失常的疾病或综合征，当患者有两次以上的痫样发作而拟诊为癫痫时，就应寻求脑电图支持。50% 以上的癫痫患者即使在发病间歇期也可出现爆发性的高波幅异常放电，称为癫痫性放电。脑电图的异常有背景波异常和痫样放电，后者包括棘波、尖波、多棘波、尖慢或棘-慢综合波、多棘慢综合波、高幅失律、阵发性高幅慢波及其他节律性电活动。

附：视频脑电图监测和全夜多导睡眠脑电图监测

1. 视频脑电图（video-electroencephalography，VEEG） VEEG 是在长程脑电监测的基础上增加摄像头，同步拍摄受检者的临床情况。VEEG 的记录电极也多是银盘电极，少数侵入性记录包括蝶骨电极和硬膜外电极。银盘电极的固定与便携式脑电图监测一样。对于配合良好的患者，在清醒状态下消毒后可置入蝶骨电极，并在医护人员监护下进行一段时间的监测。硬膜外电极则为需要手术而无创方法无法定位的癫痫患者，首次手术置入硬膜外电极，固定后关闭手术切口，进行长程监测。

硬件方面，存储器、放大器等和便携式脑电图仪相似。摄像头一般需要两个，一个用于拍摄受检者全身情况，另一个用于拍摄面部或者其他局部的特写。现代的视频监测还采用具有远红外功能的镜头和弱光镜头，可在较暗的环境下监测，减少对受检者睡眠的影响。

记录过程中一旦受检者出现临床发作，需要立刻按压事件标记，注意受检者是否安全，并且充分暴露在摄像范围内，避免遮挡患者或者干扰电极，观察患者瞳孔和意识，发作后询问患者对发作的记忆和感受。如果只有单次发作，避免给予药物；如果患者频繁发作或者出现持续状态，则需要经静脉给予苯二氮䓬类药物终止发作。一般不建议发作前停止服用抗癫痫药物，除非临床高度怀疑受检者的发作性事件非癫痫发作。对于需要术前定位的癫痫患者，VEEG 记录中至少记录 3~5 次典型的临床发作，如果 24 小时内未达到预期的检查目标，建议延长记录时间，而不是停药抗癫痫药物。部分症状性癫痫需要手术的患者，记录前 3~5 天可减少苯二氮䓬类药物或丙戊酸钠，可以增加监测期间的发作次数，但是停用抗癫痫药物可能诱发更严重的发作如全面性强直-阵挛发作，可能对受检者造成伤害，而未对定位提供有用的信息。

回放分析、剪辑保存和便携式脑电图监测相似，其中视频资料也可同步分析和保存。回放过程中，需要注意对比脑电波形和视频所见临床情况，包括受检者明确发作的全过程、脑电图提示发作而受试者未标记的片段，以及脑电波形异常或者可疑的片段。

剪辑发作期视频脑电图需要注意保留发作前后片段，一般建议保留发作前 1 分钟开始到发作结束后 1 分钟的整个过程的视频和脑电资料。较短暂的发作，如肌阵挛、痉挛、失张力等，则只需要保留发作前后各 10 秒的内容。

VEEG 的优点是记录时间长，提高检查的灵敏度；可以同步观察到其脑电图及临床现象的变化，容易判断其发作性质、类型及识别伪差，提高检查的特异度。缺点是受检者需住院完成检查，全程被限制在视频监测的范围内活动。

2. 全夜多导睡眠脑电图　是在便携式脑电图和视频脑电图的基础上增加眼动、心电、肌电、呼吸、血氧等监测，可以检测睡眠中发作事件的性质，研究受检者的睡眠结构。多导睡眠脑电图可像便携式脑电图一样使用记录盒，使受检者可在家中完成检查，也可以配备视频监测，同样的患者只能在医院中完成记录，活动受到一定限制。

第三节　肌电图检查

（廖松洁）

肌电图（electromyogram，EMG）是神经系统查体的延伸。检查应在安静、温暖的环境下进行，在检查前详细了解病史和进行神经系统查体，根据患者具体情况制定合理的检查策略，并在检查过程中作必要调整，最后结合临床情况给予正确的电诊断。广义 EMG 包括神经传导和针电极肌电图。

一、神经传导

神经传导检查（nerve conduction study，NCS）帮助评估周围神经的功能。运动神经传导最初于 1948 年报道应用于临床，感觉神经传导于 1949 年报道、1958 年开始应用于临床。在神经传导检测中，采用包括阴极和阳极的双极刺激电极。由于细胞的基线电位“内负外正”，阴极可减小细胞内外的电位差从而使其下方轴索去极化、用作刺激电极，阳极增加细胞内外电位差从而使其下方轴索超极化、用作参考电极。一般采用表面电极作为刺激和记录，在明显组织水肿或脂肪肥厚的情况下，可考虑采用针电极，但要注意局部损伤的风险；在刺激和记录电极之间连接地线。

（一）运动神经传导（motor nerve conduction，MNC）

1. 检查方法和指标　将记录电极置于神经干支配的肌肉，阴极在肌腹、阳极在肌腱附着处；刺激电极置于神经干，阴极在远端。刺激强度逐渐增大至获得最大动作电位，此时进一步加大刺激强度 20%~30% 即达到超强刺激，在神经干上进行远端至近端多点刺激，采用 0.05~0.2ms 短时程刺激。在超强刺激下，所有神经轴突被激活、其支配的所有肌纤维参与形成复合肌肉动作电位（compound muscle action potential，CMAP），称为 M 波，如图 3-3-1。记录 M 波的远端潜伏期、运动传导速度（motor conduction velocity，MCV）、波幅、时限。

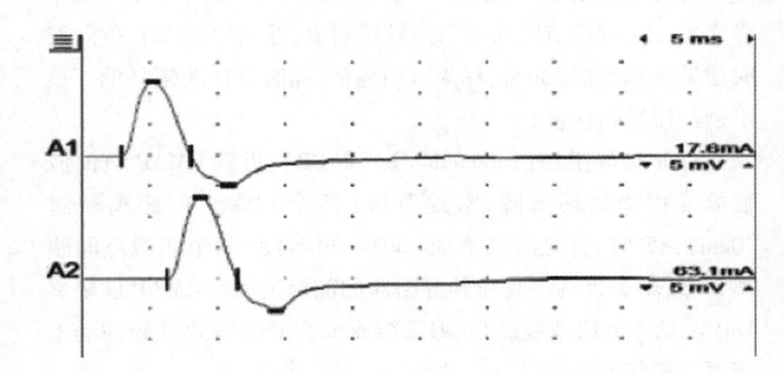

图 3-3-1　正中神经运动传导检测
A1 为腕部刺激，A2 为肘部刺激。

（1）潜伏期：从刺激至 M 波首次偏离基线的时间，代表传导速度最快的神经纤维激活肌肉所需要的时间，随刺激电极和记录肌肉之间的距离而改变。单位为毫秒（ms）。正常情况下采用表面电极时，当记录电极置于肌肉的终板区域时 M 波为双相（负-正），远离中板区域时 M 波为三相（正-负-正）。

（2）MCV：两个刺激点之间的距离/M 波潜伏期差＝该段神经的传导速度，单位为 m/s。

（3）波幅：指基线至负向波波峰的振幅（负峰值）或负峰至正峰的振幅（峰-峰值）。单位为 mV。负向波面积或波幅与被激活的神经纤维和去极化的肌纤维数目成比例。

（4）时限：负向波的起点至终点的时间。正常情况下，由于运动纤维之间的速度差异相对较小，随距离增加而出现的时间离散较弱，故近端刺激所获得的 M 波时限较远端刺激者仅略延长，一般不超过 10%。单位为毫秒（ms）。

2. 影响因素　①记录电极与肌肉之间的距离，对波幅影响最大，例如水肿或脂肪过多时，波幅偏低；②记录电极阴极与阳极的距离也影响波幅，所以测定相同肌肉必须恒定；③针电极记录时波形、波幅、时限均与表面电极不同；④温度较低时，常可记录到更高的波幅、更大的面积，以及更长的潜伏期。

3. 异常表现

（1）波幅降低：波幅较正常值下限降低，或较对侧下降>50%，如果潜伏期和速度正常或轻度延长或减慢，则代表了轴索损害。

（2）潜伏期延长、速度减慢：潜伏期延长超过正常值高限，速度低于正常值低限。可代表脱髓鞘损害，但是轴索损害严重时也可伴轻度潜伏期延长和速度减慢。脱髓鞘的判断标准见表 3-3-1。

表 3-3-1　脱髓鞘损害的判断

指标	当波幅>80%正常低限时	当波幅≤80%正常低限时
传导速度	<80%正常低限	<70%正常低限
远端潜伏期	>125%正常高限	>150%正常高限

3

（3）时间离散（temporal dispersion）：运动纤维中快速和慢速纤维传导速度不同，随着距离的延长，各纤维间传导时间差异变大。在常规节段的运动传导检测中，近端的 CMAP 负向波时限较远端增加>30%，称为时间离散，同时常伴波幅降低。提示神经脱髓鞘损害。

（4）传导阻滞（conduction block，CB）：近端 CMAP 负向波波幅较相邻远端下降，常规节段（两个刺激点间距离超过10cm）≥50%，并且时限增加<30%，短节段（两个刺激点间距离 2～3cm）≥20%。评价传导阻滞的前提是远端 CMAP 波幅≥1mV。见于节段性脱髓鞘、郎飞结或节旁病变所致神经冲动不能通过损伤部位。

（5）重复 CMAPs（repetitive CMAPs）：紧随 M 波之后出现（一般约 5～8ms），可与之部分重叠，波幅较小。是由于终板的乙酰胆碱过度堆积，或者终板电位延长超过肌纤维动作电位不应期所致。见于先天性胆碱酯酶缺乏症、慢通道综合征，也可见于有机磷中毒和抗胆碱酯酶药物过量。胆碱酯酶抑制剂可产生重复 CMAPs，故检查前应停药数小时。

（二）感觉神经传导（sensory nerve conduction，SNC）

1. 检查方法和指标　分为顺向和逆向法。顺向法即顺着感觉神经冲动的传导方向，于远端刺激、神经干记录，波幅相对较小；逆向法则反之，波幅较高但随之可出现运动动作电位。最常检测的神经为肢体远端神经，如桡神经、正中神经、尺神经及胫神经、腓神经、腓肠神经。采用超强刺激获得感觉动作电位（sensory nerve action potential，SNAP），常为以小的正向波为起始的三相波，如图 3-3-2。记录 SNAP 的传导速度（sensory conduction velocity，SCV）和波幅。

（1）潜伏期：潜伏期（刺激与记录电极之间的距离）可为负向波起始潜伏期，代表最快速纤维的传导，也可为负向波的峰潜伏期，代表中等速度纤维的传导。

（2）波幅：正向波与负向波的峰峰波幅，能最好地评估被激活的感觉纤维总数。

2. 影响因素　①温度，对感觉神经传导的影响很大，在29～38℃之间，温度每增加 1℃传导速度增加 5%，故原则上应保持皮温在 32℃以上；②记录电极的阴极与阳极之间距离，距离越大波幅越高但是伪差越大，在可操作情况下距离 4cm 左右是获得最大波幅和最小伪差的平衡点。

3. 异常表现　与运动传导类似，轴索损害导致波幅降低，脱髓鞘损害出现速度减慢。一般不判断传导阻滞，因为感觉神经中各纤维传导速度快慢差别较大，近端刺激时各纤维产生的感觉动作电位负向波与正向波相互抵消即相位消除（phase cancelation），波幅会比远端波幅明显降低，所以不适合评价是否有传导阻滞。

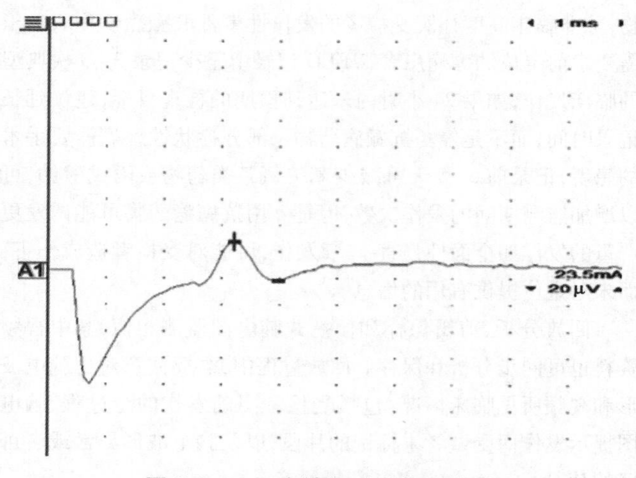

图 3-3-2　正中神经感觉传导检测
采用顺向法，于指 3 刺激，腕部记录。

（三）M 波后晚反应

1. F 波　最早由 Magladery 和 McDougal 在足部记录，是超强刺激下出现于 M 波之后的迟发反应。电刺激不仅向远端直接激活肌肉产生 M 波，同时向近端激活小部分前角细胞的胞体或轴丘，产生动作电位并顺向传导至其支配的肌纤维，形成小的肌肉动作电位，即 F 波，如图 3-3-3。由于 F 波代表的是一小部分前角细胞和轴索的运动单位电位，每次被激活的部分不同，所以 F 波的波形多样、潜伏期不恒定。检测方法与运动神经传导相似，但是刺激电极的阴极置于阳极近端，以避免阳极置于近端时超极化对逆向神经冲动的阻断。通常评价以下指标：

（1）潜伏期：最小潜伏期或平均潜伏期，代表运动神经的

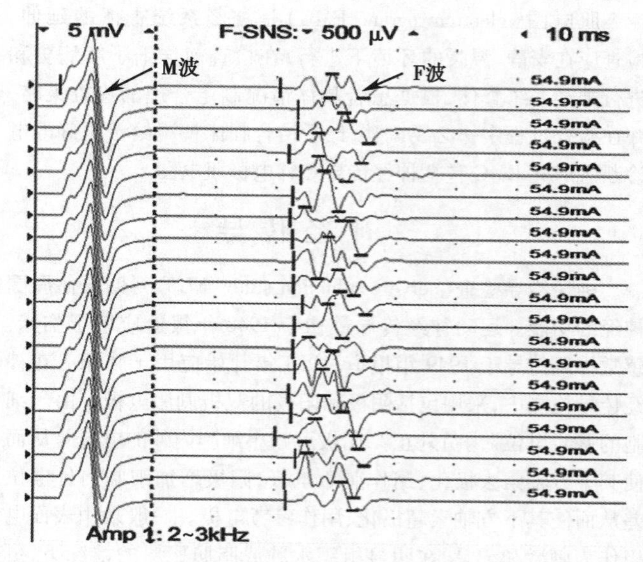

图 3-3-3　胫神经 F 波

近端传导。并且可通过 F 波潜伏期计算传导速度，F 波传导速度=2×距离/（F 波最小潜伏期-M 波潜伏期-1）。其中距离在上肢为刺激点经腋、锁骨中点至 C_7 棘突的表面距离，在下肢为刺激点经膝、股骨大转子至 T_{12} 棘突的表面距离，1 为假定的中枢延迟时间 1ms。

（2）波幅：可粗略代表单个运动单位的动作电位。

（3）出现率：一般大部分 M 波后跟随 F 波，出现率多在 70%以上，除外腓总神经 F 波出现率可低甚至不出现 F 波。

F 波的异常表现包括潜伏期延长、速度减慢或出现率下降，在远端运动神经传导正常的情况下，提示神经近端甚至前角细胞病变。如出现重复 F 波，即 F 波波形单一，表明运动单位丢失严重，仅残留少量轴索。

2. A 波　A 波常出现于 M 波与 F 波之间，也可出现于 F 波之后，形态与潜伏期恒定。它的发生机制有几种解释：来源于近端异常芽生的轴索所产生的顺向传导的去极化，所以又称轴索反射，或近端脱髓鞘后轴索之间电流的异位传递。明显的 A 波主要见于多发性神经病及神经根病变。

3. H 反射　Hoffman 于 1918 年首先记录了这一迟反应，以他的姓氏首字母命名。在腘窝刺激胫神经，阴极置于阳极近端；在比目鱼肌记录，阴极置于肌腹、阳极置于跟腱处。采用 1ms 长时程刺激，能够更有效地选择性刺激肌梭的 1A 型感觉纤维。H 反射是一个单突触反射，它的产生机制：冲动经 1A 型感觉纤维传入至脊髓，由运动神经元传出至比目鱼肌，产生三相波（正-负-正）。在较小刺激强度开始出现小波幅 H 反射，随着刺激量增加，被激活的 1A 型感觉纤维增加、继而更多运动纤维去极化，故 H 反射波幅逐渐增高，直至出现 M 波；随着刺激量继续增加，由于与沿运动纤维逆向传导的电流发生对冲，H 反射波幅降低，当达到超强刺激时，H 反射消失，出现 F 波。

常用检测指标为潜伏期，一般不超过 35ms。两侧对比更有意义，侧间潜伏期差超过 1.5ms 为异常，侧间波幅比超过 3ms 为异常。老年人双侧 H 波引不出不一定异常。H 反射消失或潜伏期延长可见于多发性神经病（轴索损害或脱髓鞘），以及 S_1 神经根病变。

（四）重复神经刺激

重复神经刺激（repetitive nerve stimulation，RNS）是一项通过重复电刺激运动神经干检测神经肌肉接头传递功能的技术。乙酰胆碱从突触前膜不连续地量子释放，与突触后膜的受体结合后离子通道开放，钠离子内流使终板局部去极化，称为终板电位；当终板电位足够大时，可引起肌肉收缩。终板电位与触发肌肉动作电位的阈值比称为神经肌肉接头传递的安全因子。正常情况下，足够大的安全因子保证每一次神经冲动均可触动肌肉收缩。

1. 检查方法和指标　常选用的神经是面神经、副神经、尺神经及腋神经、肌皮神经、腓总神经。与 MNC 检查方法类似，采用表面电极，于神经干给予超强刺激，于肌腹记录 CMAP，但不是单次刺激，而是一定频率的连续刺激。低频为 2~5Hz，连续刺激 10 次；高频为 10~50Hz，刺激次数不固定，达到或接近 CMAP 波幅平台即可（可从 75 次开始），持续时间一般不超过 10 秒。低频刺激时，将第 4 或 5 个 CMAP 波幅与第一个相比较；高频刺激时，将最后一个 CMAP 波幅与第一个相比较。但是高频刺激引起疼痛，对于能够配合的患者，可采用主动运动作为替代：大力收缩待检肌肉 10~60 秒（取决于患者的力度）后，超强刺激神经干，比较 CMAP 波幅。温度过低时可能难以观察到递减现象，所以检查时皮温应在 32℃以上。

2. 异常表现

（1）波幅递减：神经肌肉接头异常时，终板电位随着神经刺激次数增加而逐渐下降，当安全因子<1 时则神经肌肉接头传递失败、不能产生肌纤维动作电位，故复合肌肉动作电位降低，在肌电图上表现为 RNS 的递减现象，即低频波幅递减≥15%，高频波幅递减≥30%。见于突触前膜乙酰胆碱释放减少如 Lambert-Eaton 综合征、肉毒毒素中毒，或突触后膜乙酰胆碱受体阻断如重症肌无力。另外可见于肌萎缩侧索硬化，与神经末梢再生后神经肌肉接头不成熟有关；也可见于神经轴突兴奋性增高的一类离子通道病如 Isaac 综合征，可能是由于神经轴突高频放电导致去极化阻滞。

（2）波幅递增：高频刺激增加神经末梢钙离子浓度，乙酰胆碱释放增加，短暂改善神经肌肉接头的传递异常，使 CMAP 波幅增高，在突触前膜病变如 Lambert-Eaton 综合征，增加 100%以上。正常人可见假性易化，但是波幅增高一般不超过 50%。

二、针电极肌电图

针电极肌电图（needle electromyogram）是通过针电极插入肌肉后记录肌肉不同状态下的电活动，以分析其生理或病理状态的检查方法，为神经、肌肉疾病提供重要依据。目前普遍使用同心针电极，针尖为记录电极，针筒为参考电极，检查时需在同一肢体连接地线。由于检查会带来不适甚至疼痛，应根据病情选择必要的肌肉，不做多余检查。通常分为三步：首先在肌肉放松状态下观察和记录自发电位，然后在轻收缩时记录和分析运动单位电位，最后在大力收缩时分析募集相。在针电极肌电图检查和分析过程中，听声音和观察波形同样重要。

（一）放松状态的肌电活动

正常时放松的肌肉应处于电沉默状态。但是除外两种情况：第一，插入电位，即插入针电极时导致肌纤维去极化而伴随的短暂爆发式电活动，持续时间不超过 500ms。第二，终板噪声，即针电极靠近终板时所记录到的电位，代表个体乙酰胆碱（Ach）囊泡释放后突触后膜去极化，常为带“嘶嘶”声、高频发放的负向波或负-正双相波，前者时限 0.5~2ms、波幅一般低于 100μV，后者时限 3~5ms、波幅 100~200μV；此时受检局部突发疼痛或不适，稍移开针电极则终板噪声和不适感均消失。异常的肌肉电活动如下。

1. 纤颤电位和正锐波

（1）纤颤电位（fibrillation potential）：失神经支配后单个肌纤维膜的部分去极化。为正-负-正三相波，波幅 20~300μV，时限小于 5ms，以 2~20Hz 的频率规律发放（图 3-3-4）。呈雨打铁

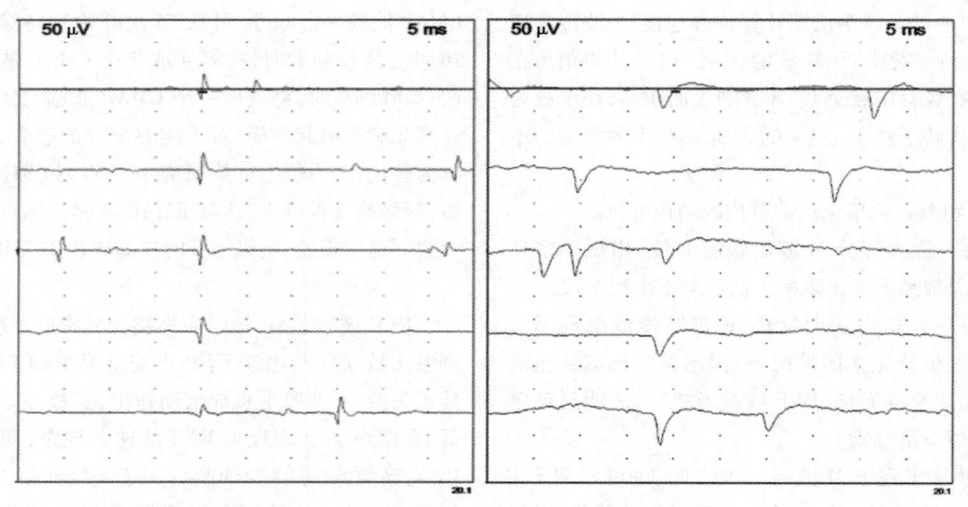

图 3-3-4 纤颤电位与正锐波
左图为纤颤电位，右图为正锐波。

皮声。出现于神经源性疾病的亚急性期或仍然存在失神经支配的慢性失代偿期；也可出现于肌源性疾病，这是由于：①同时伴随神经末梢损害；②肌纤维分裂导致部分纤维失神经支配；③或疾病本身导致肌纤维膜静息电位改变。

（2）正锐波（positive sharp wave）：正向波，波幅与纤颤电位相似或较高，发放频率亦类似，时限可较宽。呈时钟滴答声。发生机制与意义同纤颤电位。

2. 束颤电位（fasciculation potential） 运动神经元及其运动单位内肌纤维的自发去极化，为间歇性出现的多相波，波幅较纤颤电位大，类似于运动单位电位，伴临床主诉的“肉跳”。检测束颤电位最好的方法之一就是向待检测肌肉插入针电极，检查者的手离开针电极，等待 30 秒或稍长时间，束颤电位可能出现。神经源性疾病或血清离子浓度（尤其是钙离子浓度）降低时，运动神经元去极化阈值降低，发生间歇性去极化，从而出现束颤电位。主要见于严重的神经源性疾病，如运动神经元病，同时累及多处肌肉甚至全身，且波幅较大（因为运动神经元可能已经出现失神经支配后的神经再生）；极少数情况下见于肌病如包涵体肌病。良性束颤可见于健康人，常同一时间仅出现于单一肌肉，肌电图上无其他异常的肌电改变。

3. 肌颤搐电位（myokymic potential） 重复性束颤电位。类似于运动单位电位，但为高波幅的多相波，呈部队行进声。伴临床可见的肌颤搐，如布袋中的虫蠕动。见于神经源性损害，如 Isaac 综合征、放射性周围神经损伤。

4. 复合重复放电（complex repetitive discharge，CRD） 肌群的自发去极化。肌群失神经支配后，去极化在同型肌纤维间传递，被称为假突触传递（ephaptic transmission），起始去极化的肌纤维被称为起搏器，针电极的移动能够诱发起始去极化。CRD 为高频发放的动作电位，多相波，波幅、频率以及形态一致，但也可因为参与肌纤维的改变而迅速改变形态，突发突止，呈机器噪声。反映肌纤维膜高兴奋性和放电的一致性，提示慢性神经源性或肌源性疾病。

5. 肌强直放电（myotonic discharge） 单个肌纤维的自发性重复去极化。电位的波幅和频率此起彼伏，波幅在 10～1 000μV，频率 15～150Hz。典型表现是频率由低至高再逐渐递减，反复变化，类似摩托车引擎发动声音，或者频率和波幅逐渐降低，呈轰炸机声。发生于静息状态、肌肉收缩和冷刺激时，伴随临床的肌强直。见于离子通道病，如氯离子通道异常的先天性肌强直、强直性肌营养不良，钠离子通道异常的高钾性周期性瘫痪、副肌强直等。

6. 神经性肌强直放电（neuromyotonic discharge） 较少见。为运动单位的自发去极化，表现为波幅递减的高频波（>300Hz），呈龙卷风形态，持续时间<1 秒，发出特征性“砰”的声音。最常见于钾离子通道病，钾离子通道功能障碍导致静息电位增高，使细胞膜不稳定，出现重复性去极化。

（二）运动单位电位

针电极记录同一前角运动神经元支配的运动单位内 8～20 根肌纤维的动作电位，其总和为运动单位电位（motor unit action potential，MUAP），如图 3-3-5。主要评价以下指标。

1. 时限（duration） MUAP 离开基线至回到基线所经历的

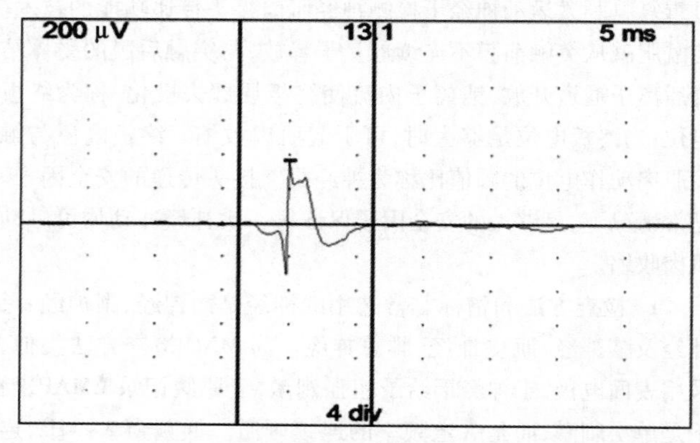

图 3-3-5 运动单位电位

时间，由运动单位内肌纤维去极化在时间和空间上的离散程度决定，能够最好地反映运动单位内肌纤维数目，是评价 MUAP 最重要和可靠的指标，尤其帮助鉴别神经源性或肌源性损害。随着年龄增长，脊髓运动神经元逐渐丢失，出现运动单位代偿，故时限随之增宽。

2. 波幅(amplitude)　MUAP 最大负峰和最大正峰之间的波幅，很大程度上依赖于针电极与运动单位的距离，所以该指标有一定主观性。波幅的高低与 EMG 上的音量大小平行。

3. 相数(phase)　电位与基线交叉数-1 即为 MUAP 相数，一般以双相、三相波居多。五相及以上的电位称为多相波。相数主要由运动单位内肌纤维去极化的同步性决定。

(三) 募集相

募集指肌肉收缩时运动单位有规律的参与。募集遵循"5s 法则"：最小力收缩时，单个运动单位的放电频率为 4~5Hz，稍加大力度该运动单位放电频率增至 10Hz，继续加大收缩力度则下一个运动单位开始放电；所以，当 2 个运动单位同时放电时，最大发放频率为 10Hz，当 3 个运动单位同时放电时，最大发放频率为 15Hz。脑神经支配肌肉发放频率更高。随着肌肉收缩力度加大，越来越多运动单位开始参与放电，当最大力收缩时屏幕上充满了运动单位电位、不能分辨单个 MUAP，该募集相称为"干扰相"。在神经源性疾病中，由于运动单位丢失，存留运动单位的放电频率可增加至 15~20Hz 甚至 30~40Hz，屏幕上可见栅栏样的募集相，称为"单纯相"。肌肉病时，由于肌纤维本身收缩无力，需要更多肌纤维更早地参与，所以募集相显得更加拥挤，但是波幅较低，称为"病理干扰相"。

神经源性与肌源性损害的表现(图 3-3-6)：

1. 神经源性损害　肌肉放松状态下，可观察到异常自发电位，包括纤颤、正锐波、CRD、束颤电位，某些疾病状态下可见肌颤搐、神经性肌强直放电。运动单位丢失后代偿的 MUAP 变得宽大，时限增宽，可见波幅增高或多相波增多。最大募集时 MUAP 放电频率增快，严重时呈单纯相。值得注意的是，神经损伤早期神经再支配尚未建立时，运动单位内肌纤维数目少，MUAP 可为短时限、低波幅，同时运动单位募集仍减少、频率增快。

2. 肌源性损害　常检测肢体近端肌肉及脊旁肌。肌肉放松状态下，可观察到异常自发电位，包括纤颤、正锐波和 CRD，伴肌强直的疾病还可发现肌强直放电。轻收缩时 MUAP 时限缩窄，可见波幅降低或多相波增多。最大募集时运动单位募集早，典型者呈"病理干扰相"。但是需要注意的是：①当针电极靠近正常或肥大的肌纤维时，MUAP 可以正常甚至波幅增高；②病程长者肌电图表现变得复杂，如果伴轴索末梢损害后神经再支配，可表现为宽大的 MUAP，或宽大与缩窄的 MUAP 混合存在；③早期症状轻的炎性肌病，纤颤电位可为唯一异常表现。所以对于肌病的判断，需要肌电图医师多部位检查、仔细分辨。

(四) 单纤维肌电图

单纤维肌电图(single fiber electromyography，SFEMG)为选择性记录运动单位内单个肌纤维的动作电位，采取专用针电极，记录直径 25μm、有效记录范围 300μm³。检查时，受检肌肉主动轻收缩或电刺激神经干引起肌肉轻收缩，SFEMG 针电极记录其有效范围内的单个肌纤维动作电位，主要检测和分析 2 个指标：肌纤维密度(fiber density，FD)和颤抖(jitter)。主要反映神经肌肉接头的功能，是一项灵敏度高但特异度不高的检查。最常选用的肌肉是伸指总肌，但是对于重症肌无力眼肌型，选择额肌、眼轮匝肌更易发现异常。

1. 肌纤维密度　是 SFEMG 针电极狭小的记录范围内所检测到的平均肌纤维数目，反映了同一运动单位内的肌纤维数目和分布，一般多为 1~2。FD 增加见于神经源性疾病，神经再支配时，包括前角细胞病变、伴随轴索丢失的各种周围神经病；也可见于肌肉病，尤其在疾病进展期和慢性病程阶段，包括肌营养不良、炎性肌病、线粒体肌病、先天性肌病等。

2. 颤抖　指同一运动单位内 2 个肌纤维连续发放时其电位间隔时间的变异性，反映终板电位达到阈值在突触后膜产生动作电位所需时间的变异性，可代表神经肌肉接头的传递功

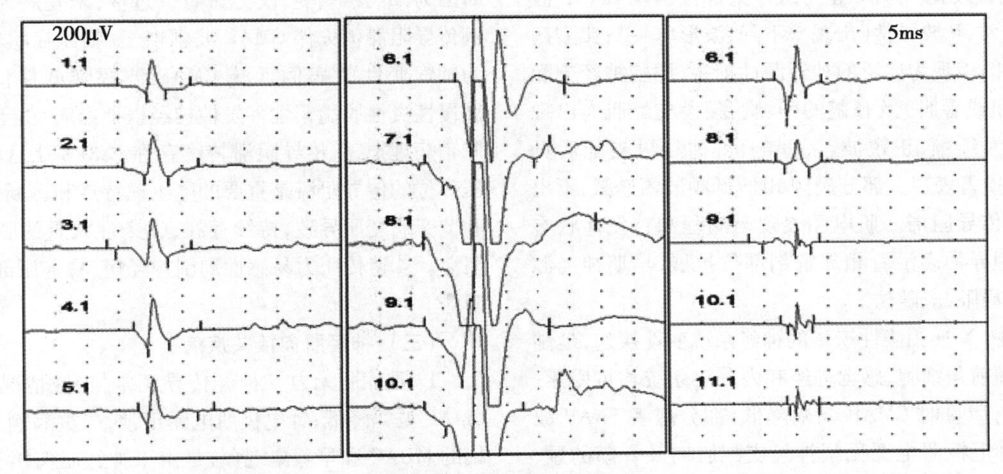

图 3-3-6　异常运动单位电位
左图为正常运动单位电位，中图为神经源性损害，右图为肌源性损害。

能。连续差均值(mean consecutive difference,MCD)为2个肌纤维电位间的时间间隔,计算公式为 $MCD=[(IPI_1-IPI_2)+\cdots+(IPI_{n-1}-IPI_n)]/(n-1)$,其中间电位间隔(interpotential interval,IPI)为2个肌纤维电位间的时间间隔。通常将第一个动作电位用触发技术固定于屏幕的某一位置,另一个动作电位发放的时间波动即为颤抖。神经肌肉接头功能异常时,终板电位达到动作电位阈值所需时间不等,Jitter值增大;如果无法达到阈值则不能产生动作电位,神经肌肉接头传递失败,称为"阻滞"(block),此时所检测颤抖一般大于100μs。颤抖增大不仅见于神经肌肉接头疾病,还可为轴索丢失的神经源性疾病的早期表现,包括肌萎缩侧索硬化、各种周围神经疾病等,这是由于失神经支配或神经再支配后神经肌肉接头不稳定;少数也可见于肌肉病,这是由于肌纤维变性、再生后神经肌肉接头不成熟。

由于单纤维针电极昂贵且不能一次性使用,常为同心针电极所取代。同样计算颤抖,用以评估神经肌肉接头的传递功能,但是由于同心针电极的记录范围更广,不再适合计算肌纤维密度。

(五)注意事项

针电极肌电图作为一项侵入性检查,存在一些需注意的风险。

1. 疼痛　针刺部位的疼痛有时持续1~2天。

2. 感染　检查者应戴手套,采用一次性针电极,避开皮肤感染部位。

3. 气胸　冈上肌、颈或胸椎旁肌、膈肌、前锯肌肌电图有发生气胸的风险,正规操作可降低风险。

4. 出血　凝血功能障碍的患者或使用抗凝剂药物的患者,有出血风险。

三、肌电图的临床应用

肌电图检查主要应用于下运动神经元损害的疾病,是重要的诊断工具。

(一)前角、前根病变

1. 肌萎缩侧索硬化　MNC正常或严重部位出现CMAP波幅下降,SNAP正常,F波异常(出现率下降、波形单一);典型病例的针电极肌电图表现为广泛的神经源性损害,即脑神经支配肌肉(胸锁乳突肌或舌肌)及脊髓的颈、胸、腰段支配肌肉出现自发电位,一般为纤颤、正锐波、束颤电位,神经再支配后见MUAP神经源性损害表现。部分病例RNS低频波幅递减,不出现神经的节段性传导阻滞。肌电图表现与病程和首发症状有关,临床和电生理异常多沿着相邻解剖部位扩展,早期神经源性损害范围可较局限,应随访。

2. 肯尼迪病　X连锁隐性遗传的神经系统变性疾病,延髓运动神经元、脊髓前角细胞、感觉神经和内分泌系统均可受累。神经传导可正常,严重时CMAP波幅降低,部分患者SNAP波幅或速度下降;针电极肌电图见颅神经支配肌肉及脊髓的颈、胸、腰段支配肌肉MUAP宽大,为慢性神经再支配的表现,不一定有异常自发电位。

3. 颈椎病　颈椎间盘压迫脊髓和/或神经根时,上肢CMAP正常或波幅下降,F波可异常(出现率下降、潜伏期延长等),SNAP正常;针电极肌电图显示受累颈段脊髓支配的上肢肌肉神经源性损害,而胸、腰段脊髓支配肌肉即便有无力的症状,为锥体束受损所导致,肌电活动应正常。平山病主要损害下段颈髓前角,表现与以上类似。

4. 脊髓灰质炎　一般为节段性神经源性损害,最常见为腰段脊髓支配的双下肢,伴下肢CMAP波幅低、F波异常,SNAP正常。一些患者感染后数十年出现症状加重、范围扩大,即灰质炎后综合征,肌电图上往往为慢性神经再支配表现。

(二)周围神经疾病

神经传导检测不仅可确证是否存在周围神经损害,并可从以下几方面进行判断从而辅助病因的诊断。

1. 神经损害位置和范围　首先进行周围神经病的定位诊断:神经丛病,单神经病,多发性单神经病,多发性神经病。定位不同,对病因诊断有一定提示价值,如多发性单神经病最常见于血管炎性周围神经病,刘易斯-萨姆纳综合征(Lewis-Sumner syndrome,LSS)等。并且提供运动神经、感觉神经损害的客观依据。大部分周围神经病同时累及运动和感觉神经,但是多灶运动神经病的感觉神经传导正常;腓骨肌萎缩症的感觉症状体征不一定明显,但是电生理检查提供明确的严重感觉损害证据。

2. 轴索损害和脱髓鞘　如前所述,轴索损害和脱髓鞘分别具有各自的电生理表现特点。有些周围神经病以轴索损害为主,如血管炎周围神经病、中毒、急性运动轴索型神经病等,有些周围神经病以脱髓鞘为主,如急性/慢性炎性脱髓鞘性多发性神经根神经病、腓骨肌萎缩症Ⅰ型等。

3. 传导阻滞　传导阻滞是一特殊的电生理现象,出现于特定的疾病类型,常与免疫介导机制有关。①吉兰-巴雷综合征,多见于其亚型急性炎性脱髓鞘性多发性神经根神经病,传导阻滞是因为节段性脱髓鞘,持续时间不长,随临床症状缓解而消失;也可见于另一亚型急性运动轴索型神经病,传导阻滞时因为郎飞结病变,仅为短暂一过性,未发展为轴索变性的病例传导阻滞消失伴CMAP波幅恢复、临床症状较快缓解,发展为轴索变性的病例远端CMAP波幅降低伴传导阻滞消失。②慢性炎性脱髓鞘性多发性神经根神经病,由于反复持久的脱髓鞘病理损害,传导阻滞持续存在。③多灶运动神经病,非卡压部位的传导阻滞是重要的电生理特点和诊断依据,由郎飞结和节旁病变所导致,持续存在,临床症状重的肢体更易于发现阻滞。④遗传压力易感性周围神经病,易卡压部位可出现传导阻滞。

(三)神经肌肉接头疾病

1. 重症肌无力　神经传导正常,少数情况下严重病例见CMAP波幅降低;针电极肌电图正常,严重病例见短时限、低波幅的MUAP和早募集现象,是由于神经肌肉接头传递失败、运动单位内部分肌纤维未产生动作电位;RNS低频波幅递减,高频可波幅递减但无波幅递增。如果RNS未见异常,如眼肌型患者仅约 50% 阳性率，则需行 SFEMG，可见 Jitter 增宽；如果 RNS 已见低频波幅递减，作为诊断无须再行 SFEMG，治疗后 Jitter 降低。

2. Lamber-Eaton 综合征　由于突触前膜释放乙酰胆碱减少、影响了突触后膜动作电位的产生，CMAP 波幅下降，SNAP 正常；针电极肌电图可无明确异常，有时见 MUAP 时限缩窄；RNS 低频波幅递减、高频波幅递增；SFEMG 示 Jitter 增宽，治疗后 Jitter 降低。

3. 先天性肌无力综合征　电生理表现可与 MG 类似，但是胆碱酯酶缺乏症和慢通道综合征患者可见特征性重复 CMAP，并且在低频、高频 RNS 递减。

（四）肌病

EMG 是诊断肌病的重要检查，几乎必不可少。它具有以下优势：相比肌活检，可检测的肌肉范围广；鉴别肌源性与神经源性损害；特征性的表现如肌强直放电，对最终诊断意义重大；可为疾病早期的唯一客观依据，如炎性肌病早期症状很轻时，MUAP 尚未改变，但可见广泛存在的纤颤电位（包括脊旁肌）。EMG 的不足之处在于尚不能最后诊断特定的肌病。

肌病的神经传导一般正常，但严重肌萎缩时由于肌纤维丢失可出现 CMAP 波幅下降；RNS 一般正常，但伴肌强直的肌病可出现低频波幅递减（5Hz）、周期性瘫痪发作期可观察到高频波幅递增；针电极肌电图典型表现为肌源性损害，多于肢体近端肌肉、脊旁肌易发现；如进行 SFEMG，有可能见颤抖增宽。

不同类型肌病可有不同电生理特点，如表 3-3-2。其中，一些特定肌病的电生理表现简要如下。

表 3-3-2　不同 EMG 特点的肌病

特点	类型
EMG 可正常的肌病	代谢性肌病 内分泌性肌病 低钾性周期性瘫痪发作间期
可仅表现为纤颤电位的肌病	炎性肌病 急性横纹肌溶解
伴纤颤、正锐波的肌病	炎性肌病
肌营养不良	先天性肌病 代谢性肌病 中毒性肌病 感染性肌病
可伴肌强直的肌病	强直性肌营养不良 先天性肌强直 副肌强直 高钾性周期性瘫痪发作间期 酸性麦芽糖酶缺乏症 中央核肌病

1. 多发性肌炎/皮肌炎　较多异常自发电位（纤颤、正锐波、CRD），短时限、低波幅 MUAP。治疗后纤颤、正锐波减少，是疾病改善的指标。

2. 包涵体肌炎　较多异常自发电位，MUAP 可为长时限、高波幅与短时限、低波幅者混合，约 15%～30% 患者伴轴索损害。

3. 伴肌强直的肌病　特征性的肌强直放电，在成人发病的酸性麦芽糖酶缺陷局限于脊旁肌，在强直性肌营养不良易见于手部小肌肉；MUAP 改变在远端肌肉更常见。

4. 危重症肌病　CMAP 波幅低，SNAP 正常；广泛的纤颤电位，肌源性 MUAP；需行 RNS 排除神经肌肉接头疾病。

5. 先天性肌病　自发电位不明显（除外中央核肌病），肌源性 MUAP。正常 EMG 不能排除先天性肌病。

第四节　诱发电位检查

（廖松洁）

由于影像学技术的发展，诱发电位检查的临床应用已大大减少，但是对于影像学检查难以检测的部位或无法显示的病灶，诱发电位可提供有价值的功能检测信息，包括躯体感觉、听觉通路、视觉通路及中枢运动传导通路的功能检测。在诱发电位中，以 N 或 P 命名的波是按照波峰的方向和潜伏期命名，例如 N 代表波峰向上的负向波、P 代表波峰向下的正向波，例如 N9 是波峰潜伏期约 9ms 的负向波。

一、躯体感觉诱发电位

躯体感觉诱发电位（somatosensory evoked potential，SSEP）是刺激周围感觉神经后，上行感觉传导通路中不同部位所产生的电信号。通常上肢刺激正中神经，下肢刺激胫后神经。正中神经感觉纤维激活后，冲动向臂丛、背根神经节传递，经后根进入同侧脊髓后索楔束，再至脑干楔束核，经脑干被盖交叉至对侧丘脑腹后外侧核，最后由丘脑辐射至顶叶体感皮质。胫后神经感觉纤维激活后，冲动经腰丛、腰骶神经根传入同侧脊髓后索的薄束，至脑干薄束核，再至丘脑腹后外侧核，最后至顶叶体感皮质内侧。该通路传递精细触觉、本体感觉、振动觉。所以 SSEP 可用于感觉传导通路的功能检查。

（一）检查方法

1. 上肢 SSEP　在腕部近端 2cm 处刺激正中神经，使刺激强度刚好达到运动神经阈值，即可观察到轻微的肌肉收缩。一般刺激频率 3Hz 左右，时限 200～300μs，次数 500～2 000 次，将获得的多次电位平均以降低信噪比。表面电极记录，分别置于锁骨上窝、胸锁乳突肌外侧缘的 Erb's 点、C_7 棘突，头皮电极置于对侧 C_3、C_4 后 2cm。获得 N9 电位、起源于臂丛，N13 电位起源于颈髓后角神经元和楔束，P15-N20-P25 复合波起源于头部主感觉区、检测 N20（图 3-4-1）。

2. 下肢 SSEP　在跟腱内侧刺激，使刺激强度刚好可诱导足趾背屈；记录电极分别置于腘窝、臀部下方、T_{12} 棘突，头皮电极置于 Cz'。获得 N7 电位、起源于腘窝的胫神经，N13 起源于坐骨神经近端，N21 起源于腰骶髓、神经根，N35-P40-N50-P75

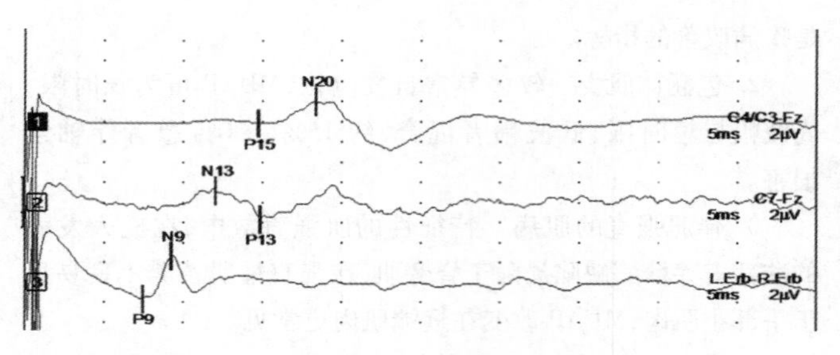

图 3-4-1　上肢 SSEP

复合波起源于头部主感觉区、检测 P40。

（二）指标判定和临床应用

参考正常值判断各波的潜伏期、波间潜伏期、两侧的侧差，延长超过 3 个标准差或引不出波形为异常；但腰部电位差异大甚至在一些患者难以获得，所以对其波形缺失的判断需谨慎。波幅变异性大，一般不作为判断标准，比如波幅低但是潜伏期正常一般不认为是异常。下肢 SSEP 的异常检出率高于上肢，但最好是上下肢同时检测，既可提高检出率又利于判断病变范围（表 3-4-1、表 3-4-2）。如上肢 SSEP 正常而下肢 SSEP 异常提示病变可能位于胸段脊髓，如上肢 SSEP 异常而下肢 SSEP 正常则提示病变可能位于正中神经周围段。大脑皮质电位在睡眠、镇静和一些麻醉药作用下可延长甚至消失，皮质下电位相对受影响小。

表 3-4-1　正中神经 SSEP

SSEP 结果	病变定位
N9 缺失，N13、N20 正常	正常
N9 缺失或延长，N13-N20 相应延长，N13-N20 波间潜伏期正常	臂丛远端
N9-N13 波间期延长，N13-N0 波间期正常	臂丛与颈髓之间
N13-N20 波间期延长，其他均正常	颈髓与皮层之间
双侧 N20 缺失	预示昏迷患者预后差（除外药物影响），也见于脑死亡

表 3-4-2　胫后神经 SSEP

SSEP 结果	病变定位
N7 延长或缺失	周围神经
N13-N21 波间期延长，N21-P40 波间期正常	坐骨神经近端与腰骶髓之间
N21-P40 波间期延长，正中神经 SSEP 异常或未检查	腰骶髓与体感皮质之间
N21-P40 波间期延长，正中神经 SSEP 正常	腰骶髓与颈髓之间，可为胸髓

SSEP 对感觉通路异常的检测灵敏度较高，尤其对影像学检查正常或可疑的病例有可能发现功能异常，所以可应用于各种累及体感通路的神经系统疾病。有助于多发性硬化、视神经脊髓炎等脱髓鞘疾病的诊断，在肯定的多发性硬化患者 SSEP 异常检出率高达 91%、约 40%～50% 无感觉症状者 SSEP 异常。脊髓压迫、肿瘤、缺血及维生素 B_{12} 缺乏、一些遗传性神经变性疾病也可见 SSEP 异常。SSEP 用于术中监护，起着影像学检查无法替代的作用。

二、脑干听觉诱发电位

脑干听觉诱发电位（brainstem auditory evoked potential，BAEP）是刺激听觉通路所产生的电场电位，能够反映脑干的功能。听觉通路起自耳蜗，经听神经进入延髓的耳蜗核，再至双侧上橄榄核，经脑桥被盖部的外侧丘系进入下丘、内侧膝状体，最后投射至听觉皮质颞上回。反复的声音刺激诱导深部灰质核团和白质产生远场电位，重复性好并可用头皮电极记录。

（一）检查方法

通过耳机给予声音刺激，一般采用方波（100μs）产生的宽频谱声音，短声刺激（2ms），频率 10Hz，刺激强度为听阈加上 65dB；单侧刺激，对侧予白噪声，以防骨性传导所致协同激活。表面记录电极分别置于左侧和右侧耳垂或乳突，参考电极置于 Cz。低频滤波设置为 100Hz，高频滤波设置为 1 500～3 000Hz。采用叠加平均技术刺激 1 000～2 000 次，每侧重复测试至少 2 次以保证可重复性。检查过程中，肌肉活动导致伪差对波形影响较大，睡眠、麻醉药物、昏迷均可降低肌肉活动，患者适当体位、尽可能放松甚至睡觉可降低伪差。

（二）指标判定和临床应用

BAEP 由Ⅰ～Ⅶ 7 个波组成，其中Ⅵ、Ⅶ波可靠性低、缺乏临床意义（图 3-4-2）。Ⅰ～Ⅴ波具有多个发生源，主要起源如下：Ⅰ波主要起源于靠近耳蜗的听神经，Ⅱ波为靠近脑干或耳蜗核的听神经，Ⅲ波为脑桥上橄榄核至外侧丘系，Ⅳ波可能源自外侧丘系，Ⅴ波源自高位脑桥或低位中脑，可能包括外侧丘系、下丘。正常情况下，Ⅰ～Ⅴ波不一定均出现，一般Ⅰ、Ⅲ、Ⅴ波较可靠，Ⅱ、Ⅳ波可缺如或者Ⅳ波被Ⅴ波掩盖，所以对 BAEP 的评价主要是分析Ⅰ、Ⅲ、Ⅴ波的潜伏期、波间期及两侧的侧差，延长超过 3 个标准差或引不出波形为异常（表 3-4-3），Ⅴ/Ⅰ波幅小于 0.5 提示可能存在中枢病变。

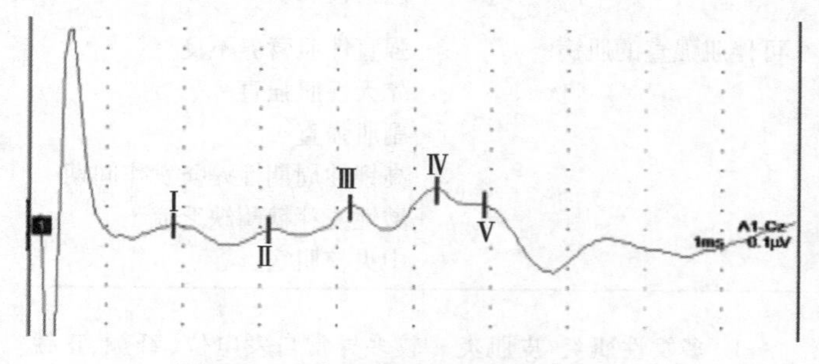

图 3-4-2　脑干听觉诱发电位（BAEP）

表 3-4-3　BAEP 各指标评判

BAEP 结果	病变定位
Ⅰ波潜伏期延长	听神经
Ⅰ~Ⅲ波间期延长	听神经近端与上橄榄核之间
Ⅲ~Ⅴ波间期延长	脑桥至中脑之间
Ⅰ~Ⅲ波间期、Ⅲ~Ⅴ波间期均延长	听神经近端，脑桥，中脑
Ⅰ波缺失，其他波正常	轻中度听力下降
Ⅲ波缺失，其他波正常	正常变异
Ⅴ波缺失，其他波正常	下位脑桥以上
所有波缺失	严重听力障碍
除Ⅰ波以外所有波缺失	脑死亡

BAEP 具有评价听觉通路的功能，可用于检测脑干病变。BAEP 对于听神经瘤的灵敏度在 75%~100%，优于 CT 扫描；应用于脱髓鞘疾病的诊断，如多发性硬化；用于难配合标准听力测试的人群（婴儿、认知障碍者等）；用于昏迷患者预后的判断，以及脑死亡鉴定；并且由于 BAEP 不受大部分麻醉剂的影响，在全麻下仍可提供可靠的脑干功能评估，目前已成为后颅窝病变术中监护的重要手段。

三、视觉诱发电位

视觉诱发电位（visual evoked potential，VEP）是视觉刺激在枕叶产生的电位，为波形相对较大的正向波。它测量从视网膜至枕叶皮质的信号传递，反映视通路的功能，对于神经系统查体、眼科检查均正常的临床下病变尤其有价值。

（一）检查方法

通常采用黑白棋盘格模式翻转作为刺激，刺激频率 1~2Hz，视角约 30°，受检者必须盯住屏幕。对于不能配合的患者，如新生儿、认知功能障碍者，可采用闪光刺激替代，受检者无须盯住屏幕甚至可闭眼。带宽设置 100~300Hz，通常记录 2 次以保证可重复性。患者应清醒、舒适，屈光不正者戴眼镜检查以保证视敏度。皮质记录电极置于 Oz、O_1、O_2。

（二）指标判定和临床应用

VEP 的波形类似“V”，由初始负向波 N75、正向波 P100 和随后的负向波 N145 构成（图 3-4-3）。P100 是检测波，潜伏期或侧间差延长为异常，一侧波幅显著降低至<对侧 50% 也可为异常。视交叉前病变时，同侧 P100 延长，对侧正常；一侧 P100 缺失（除外技术因素）提示严重眼部疾病或视神经病变。视交叉及交叉后病变时可见双侧 P100 潜伏期延长，但由于视觉信号为双侧传递，全视野刺激时 P100 也可正常。

VEP 可用于多种影响视觉通路的疾病。在脱髓鞘疾病如视神经脊髓炎、多发性硬化，P100 延长最显著；VEP 对于多发性硬化的诊断灵敏度约 90%，较 SSEP 可靠、较 BAEP 敏感；随着临床症状的改善，VEP 逐渐恢复但很少正常。缺血性视神经

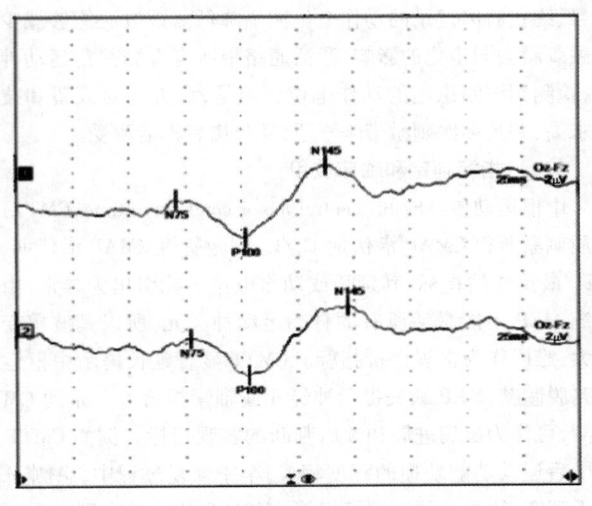

图 3-4-3　视觉诱发电位（VEP）（是 P100）

病、压迫性视神经损害，P100 延长，并多伴波幅降低。视交叉后的肿瘤引起视力障碍甚至视乳头水肿，但是 P100 不一定受影响。在外伤性失明，正常 P100 提示预后相对好，P100 缺失提示预后差。

四、运动诱发电位

运动诱发电位（motor evoked potential，MEP）指刺激运动皮质或运动通路的其他部位后，在肌肉记录到的动作电位。常采用经颅磁刺激（transcranial magnetic stimulation，TMS）的方法刺激运动皮质，无创、无痛，主要用于检查中枢运动传导通路即锥体束。

（一）检查方法

1. 单次磁刺激

（1）上肢 MEP：表皮电极记录，一般置于手内肌如小指展肌。让患者轻收缩被检肌肉，波形更易引出（易化）。于多部位刺激：①运动皮质，磁刺激器的线圈置于对侧运动皮质支配区的头皮上，产生的强磁场可以毫不衰减地通过皮肤、骨骼，诱导运动皮质产生电流，所获得的肌肉动作电位潜伏期代表从皮质刺激开始到肌肉产生动作电位的全过程；②C_7 棘突；③Erb's 点；④肘部。

（2）下肢 MEP：表皮电极置于胫前肌或趾短伸肌。于多部位刺激：①运动皮质；②L_4 棘突；③腘窝。

2. 三重刺激技术（triple-stimulation technique，TST）　上述方法中，由于去同步化的影响（刺激皮质后向下传递的电位潜伏期不同、不同时相的电位产生相位抵消），不能激活通路中所有脊髓前角细胞，所以 MEP 的波幅比 CMAP 低很多，且不稳定。1999 年 Magistris 等报道了 TST 这一新方法。在皮质予磁刺激，在腕部 Erb's 点依次给予电刺激，腕部刺激所产生电位逆行传递与皮质向下传递的电位互相冲撞，正常情况下，随后 Erb's 点刺激能产生与正常 CMAP 相似的动作电位；锥体束受损时，皮质向下传递的电位减少，不能与逆行的电位完全冲撞抵消，逆行的电位继续冲撞 Erb's 点刺激所产生的下行传递电

位，最终在肌肉记录的动作电位波幅降低。该方法能够减少皮层磁刺激去同步化的影响，激活通路中所有脊髓前角运动神经元，检测到波幅稳定的动作电位。但是，该方法对设备和技术要求高，并且多次刺激带来不适，部分患者不能耐受。

（二）指标判定和临床应用

中枢运动传导时间（central motor conduction time，CMTT）即皮质刺激所得 CMAP 潜伏期-C_7/L_4 刺激所得 CMAP 潜伏期，是 MEP 最重要的指标，其延长或动作电位不能引出为异常；由于传统 MEP 不能激活所有的脊髓运动神经元，所以其波幅变异较大、难以作为常规评价指标。CMTT 显著延长提示中枢运动通路脱髓鞘，MEP 缺失提示神经元或轴索损害。一系列 CMTT 监测，可作为疾病进展和预后判断的客观指标。例如 CMTT 与卒中后运动功能缺损的程度相关；卒中恢复过程中，患侧 MEP 从无到有，往往与预后较好相关，而 MEP 持续缺失则提示预后不良。也可应用于肌萎缩侧索硬化、脊髓型颈椎病、遗传性痉挛性截瘫等锥体束受损的疾病。

TST 比传统 MEP 更敏感，更易于发现锥体束损害，并且可对波幅进行定量评估。TST 对于锥体束损害的诊断和治疗后疗效随访都有价值，例如有助于发现肌萎缩侧索硬化患者的上运动神经元损害，早于症状及体征的出现。

第五节　脑血管超声诊断检查

（范玉华）

脑血管超声检查包括经颅多普勒超声、经颅彩色编码多功能超声、颈部血管超声。超声技术因其实时、便携、无创、可反复检查，以及可以长程监测的特点，临床应用价值正不断增加。即使在广泛应用计算机断层扫描、磁共振成像、血管造影等先进技术的同时，超声也可以为其提供许多互补的信息，因此，脑血管超声在神经系统疾病诊断特别是脑血管病诊治过程中占有重要地位。

目前脑血管超声已经从传统的经颅多普勒超声扩展到头颈部血管超声、检测微栓子、检测心脏或者肺动静脉异常右向左分流、脑血流血管自动调节。但是，脑血管超声检查的灵敏度和特异度很大程度上取决于操作者的技术和知识背景，要成为一个好的脑血管超声检查者，首先要有神经病学的专业基础。需要强调的是，超声结果仅仅提供的是临床参数，想要作出正确诊断还必须结合受试者的临床资料和其他影像学检查结果。

一、基本概念和原理

颈动脉超声检查是在黑白 B 超图像显示血管壁结构的基础上、加上应用超声多普勒效应显示血流信号而进行颈部血管检查的方法。颈动脉超声检查有助于确定缺血性脑血管病患者颈动脉粥样斑块的性质和稳定性、确定颈动脉粥样硬化及颈动脉狭窄的程度，尤其在显示动脉壁结构的变化上有优势，为动脉粥样硬化的早期预防和治疗提供客观的依据。积极治疗动脉粥样硬化及颈动脉狭窄对预防缺血性脑卒中有重要意义。

经颅多普勒超声（transcranial Doppler，TCD）是用超声多普勒效应来检测颅内脑底主要动脉的血流动力学及血流生理参数的一项无创性的脑血管疾病检查方法。TCD 利用低频超声波的良好穿透性，以及用脉冲波判断血流信号来源的深度，主要用于检测脑底大动脉的血流速度和脉动性，获得受检动脉血流动力学变化的资料，提供受检动脉生理学与病理生理学状态的有关数据，反映脑血流量和脑代谢状态的情况。

颈动脉彩超与 TCD 检测技术联合应用于临床可以及时准确地观察缺血性脑血管产生的颅内、外血流动力学变化，可以提高颅内、外脑血管疾病的检出率和诊断正确率，为临床选择不同的治疗方法和获得有效的治疗效果提供可靠的客观的影像学和血流动力学依据。

经颅彩色编码双功能超声（transcranial color-coded duplex sonography，TCCD），成像原理是在 TCD 基础上增加了二维灰阶实时显像，以及彩色编码双功能超声成像，在二维显示颅内解剖结构的同时，对运动红细胞产生的多普勒频移进行彩色编码。应用 TCCD 检测时可以通过在感兴趣区内多点取样，得出取样容积内多普勒频移曲线，通过双侧、左右以及前后对比，综合评价缺血性脑血管病患者 Willis 环的血流动力学变化。计算机体层血管成像（CT angiography，CTA）或者磁共振血管成像（magnetic resonance angiography，MRA）主要反映颅内血管解剖结构改变，而 TCCD 可以准确识别血流方向，有利于反映血管病理生理学改变。TCCD 相比 TCD 的优势在于不仅有血流频谱，而且可以显示实时的二维、彩色图像（确诊狭窄的部位、动静脉畸形、解剖结构的改变）；但是 TCCD 相对需要的声窗更大，没有长程监测的探头，也不具备监测功能。

二、TCD 各项参数的临床意义

（一）深度

深度是探头到检测血管的距离，颅内动脉的解剖结构决定了血管的不同检测深度。

（二）血流方向

血流方向是判断颅内动脉血流动力学正常与否的重要技术指标之一。通常根据红细胞运动方向与探头之间的关系确定。当多普勒取样容积位于血管的分支处或血管走行弯曲时，可检测到双向血流频谱。病理情况下，当一侧大血管出现严重狭窄或闭塞后，某些相邻血管血流方向会发生改变。根据血流方向的改变可以识别病理通道的出现。

（三）血流速度

通常血流速度的计量单位是 cm/s，包括收缩期峰值流速、平均流速、舒张末流速。脑内血管狭窄血流速度诊断标准见表 3-5-1。

1. 脑动脉血流速度增快

（1）动脉狭窄：表现为动脉流速增快，伴涡流、湍流，声频粗糙及节段性血流改变。

表 3-5-1　脑内血管狭窄血流速度的诊断标准

单位：cm/s

脑内血管	临界值		诊断值	
	收缩期峰值流速	平均血流速度	收缩期峰值流速	平均血流速度
大脑中动脉	140~160	80~100	>160	>100
大脑前动脉	100~120	60~80	>120	>80
大脑后动脉	80~100	50~70	>100	>70
颈内动脉虹吸部	100~120	60~80	>120	>80
椎动脉和基底动脉	80~100	50~70	>100	>70

（2）代偿增快：表现为动脉流速增快，但频谱形态正常，出现于邻近动脉有狭窄或闭塞时，例如颈内动脉严重狭窄或闭塞后，如果前交通动脉开放，对侧大脑前动脉血流速度会代偿性增快。

（3）动静脉畸形的供血动脉：表现为动脉流速增快，伴搏动指数减低及隆隆样杂音。

（4）血管痉挛：呈现为均匀一致、一条或者多条动脉出现流速增快。在临床上，由 TCD 直接诊断的血管痉挛非常少见。常见于蛛网膜下腔出血、颅脑外伤和可逆性血管收缩综合征等。

2. 脑动脉血流速度减慢

（1）狭窄远段：重度狭窄或者闭塞部位远段的动脉内压力减低，血流速度减慢，远端阻力小动脉代偿性扩张，导致搏动指数减低，TCD 表现为低流速低搏动指数的“波浪状”频谱。

（2）狭窄近段：由于动脉狭窄前阻力增高，舒张期血流下降更显著，TCD 出现血流速度减慢、搏动指数增高的频谱。

（3）锁骨下动脉盗血：盗血侧椎动脉（VA）可以表现为血流速度减慢，常伴有收缩期切迹，或者收缩期血流方向逆转等变化；需注意，VA 开口重度狭窄或闭塞时，VA 也可以表现为类似的切迹改变。

（4）脑死亡：表现为动脉血流速度减慢，搏动指数异常增高，舒张期血流方向逆转或者血流消失。

（四）血管搏动指数和血管阻力指数

血管搏动指数（PI）和血管阻力指数（RI）是评价颅内动脉弹性、血管阻力及脑血流灌注状态高低的指标。常规 TCD 检测结果分析多采用 PI，计算公式为：PI＝收缩期峰值血流速度（Vs）-舒张期血流速度（Vd）/平均血流速度（Vm），正常颅内动脉的 PI 值为 0.65~1.10。阻力指数（RI）的计算公式为：RI＝（Vs-Vd）/Vs，意义同 PI，RI 的增加反映血管阻力的增高。

（五）TCD 检查注意事项

TCD 不能提供病理意义上的诊断（如颅内动脉粥样硬化），也不能提供科学定义模糊的诊断（如供血不足等）。在临床实践中，一些 TCD 的错误认识严重影响了 TCD 的准确性，削弱了其在临床中的应用价值，需要完全杜绝。常见错误诊断包括：脑动脉硬化；大脑血管弹性减退；脑供血不足；椎基底动脉供血不足；某条血管供血不足；某条血管痉挛。

1. 头的位置和声束方向是检测动脉是否准确的关键。

2. 检测动脉的全长，而不能只取一点，要注意血流信号的连续性，这是观察血流动力学正常与否的重要因素。

3. 识别、优化每条动脉频谱，并记录至少 2 个关键点的波形，存储大脑中动脉（MCA）近、中及远段波形，VA 深度为 40~50mm 和 60~70mm 处波形，基底动脉（BA）近、中及远段波形，并要标出它们的深度、血流速度和频谱形态的变化。

4. 颅内动脉之间的解剖位置关系是鉴别血管的自然标志。

5. 动脉血流频谱方向的改变是判断颅内侧支循环开放的标志。

6. 双侧半球或同名动脉血流速度和血管搏动指数的对称性，是判断血管病变的重要指标。

7. 正确利用颈总动脉压迫试验，是分析鉴别 TCD 检测结果是否准确的重要方法，但要注意压颈位置准确、手法轻柔；如果可用彩超检测颈部动脉，明确斑块位置后，压颈试验时注意避开动脉粥样硬化斑块位置。在极为罕见的情况下，即使轻柔地进行颈总动脉的压迫试验操作，也可能发生短暂性脑缺血甚至卒中。

三、颈动脉超声各项参数的临床意义

（一）动脉内-中膜厚度

动脉内-中膜厚度（intima-media thickness，IMT）是内膜下缘至外膜上缘之间的垂直距离。正常情况下，IMT≤1.0mm，若 IMT 在 1.0mm~1.5mm 为内膜增厚。

（二）粥样硬化斑块

斑块表面（斑块最高点）纤维帽至血管壁外膜前缘的垂直距离，即 IMT≥1.5mm 或大于周围正常 IMT 值至少 0.5mm，或大于周围正常 IMT 值的 50% 以上，且凸向管腔的局部结构改变。应观察斑块纤维帽是否完整、斑块形态（规则、不规则）、大小[描述斑块长（mm）×厚（mm）]、回声强度（低回声、中等回声、强回声或混合回声），彩色血流是否进入斑块内（即溃疡型斑块）等。

3

（三）血管狭窄

根据血流动力学参数（参照2003年美国放射学会超声分会标准）、"面积狭窄率"及"直径狭窄率"综合评估血管狭窄程度（仪器上有测量并自动计算操作），以便采取相应的治疗措施。当颈内动脉（ICA）重度狭窄或闭塞，其远段颈内动脉（ICA）及大脑中动脉（MCA）血流速度减低或相对减低，频谱搏动性减弱或相对减弱，此取决于颅内侧支循环存在与否。颈内动脉狭窄超声诊断标准见表3-5-2。

表3-5-2　颈内动脉狭窄超声诊断标准

狭窄程度/血流速度	PSV_{ICA} /（$cm \cdot s^{-1}$）	斑块大小	EDV_{ICA} /（$cm \cdot s^{-1}$）	PSV_{ICA}/PSV_{CCA}	PSV_{ICA}/PSV_{Dis}
正常或轻度（0~49%）	<125	<50%	<40	<2.0	<2.0
中度（50%~69%）	125~230	≥50%	40~100	2.0~4.0	2.0~4.0
重度（70%~99%）	>230	≥50%	>100	>4.0	>4.0
闭塞	无血流信号	斑块充填未见管腔	无血流信号	无血流信号	无血流信号

注：PSV_{ICA}，颈内动脉收缩期峰值流速；EDV_{ICA}，颈内动脉舒张末期血流速度；PSV_{CCA}，颈总动脉收缩期峰值流速；PSV_{Dis}，狭窄远端收缩期峰值流速。

四、TCD、TCCD和颈动脉超声的临床应用

（一）TCD的应用范围

对于有明确脑血管病的患者，TCD可用于颅内、外血管循环状况的评估和随访；此外，TCD也可以在一些其他颅脑疾病的诊断和评估中起到一定辅助作用。TCD应用范围见表3-5-3。

表3-5-3　经颅多普勒超声（TCD）的应用范围

临床应用	科研应用
1. 颅内动脉狭窄或闭塞病变的诊断和侧支循环评估	1. 脑血管储备功能评估
2. 脑血流微栓子监测	2. 脑血流自动调节功能检测
3. 蛛网膜下腔出血或颅脑外伤继发的脑血管痉挛的诊断和随访	3. 功能TCD
4. 锁骨下动脉盗血的诊断	
5. 心腔右向左分流的诊断	
6. 颅内压增高和脑死亡的辅助诊断	
7. 头颈外科手术及介入手术前、中、后的评估	
8. 较大的脑血管畸形和颅内动静脉瘘的辅助诊断	
9. 缺血性卒中患者溶栓的监测，有助于证实血管再通和发现再闭塞	

1. 颅内动脉狭窄或闭塞病变的诊断和侧支循环评估　对于有明确脑血管病的患者，TCD可用于颅内、外血管循环状况的评估和随访；此外，TCD也可以在一些其他颅脑疾病的诊断和评估中起到一定辅助作用。评估颅内血管主要用在Willis环附近的大-中动脉，同时对颈部血管动脉闭塞后的侧支循环的评估。

2. TCD脑血流微栓子监测

（1）可能产生动脉源性微栓子的疾病：包括症状性或非症状性颅内外大动脉狭窄闭塞性疾病，含动脉粥样硬化，非动脉粥样硬化如夹层，主动脉粥样硬化粥瘤。

（2）可能产生心源性微栓子的疾病：心瓣膜病、心房颤动、急性心肌梗死、心内血栓形成、室壁瘤、细菌性心内膜炎、心脏瓣膜置换术后、扩张型心肌病、黏液瘤等。

（3）怀疑有潜在栓塞机制的卒中/短暂性脑缺血发作：如隐源性卒中、青年卒中、进展性卒中、频繁的短暂性脑缺血发作等。

（4）可能产生微栓子的操作：手术术中或围手术期，如颈动脉内膜切除术、脑动脉支架术、心脏介入或手术、骨折或关节置换手术、体外循环等。

（5）其他可能具有微栓子的疾病：脂肪栓塞、减压病等。

3. TCD发泡试验　又称对比增强TCD。主要用于怀疑右向左分流反常栓塞导致脑卒中，如卵圆孔未闭。常见于隐源性卒中，尤其青年卒中，也包括其他可能存在右向左分流的疾病，如偏头痛，潜水减压病。

4. 评估蛛网膜下腔出血（SAH）后脑血管痉挛　脑血管痉挛是蛛网膜下腔出血患者不良预后的主要原因，可继发脑缺血、脑梗死、神经功能障碍甚至死亡。TCD可用于评估SAH后的脑血管痉挛，是一种无创的辅助监测手段，可以为临床医师提供重要的决策依据。

5. 评估脑循环停止　颅内压进行性增高可以使颅内动脉逐步受压，最终导致脑循环停止。在重症患者的临床工作中，脑循环停止往往见于脑死亡。TCD不能用于临床确诊脑死亡，但是它可以用来辅助判断脑循环的停止。在有经验的医院，TCD对脑循环停止的诊断可接近100%。

（二）TCCD的临床应用

TCCD可以观察到颅内解剖结构，使操作者易于根据颅内解剖学标志识别所观察的颅内血管、跟踪血管走行、准确地进行采标容积定位，并可省去应用间接压迫确定颅内血管；TCCD可以校正超声角度，从而测得"真实"的血流速度；TCCD可以

改善检查结果的重复性。经颅彩色多普勒超声检查有助于在临床上对颅内主要血管及发生于其中的血流紊乱产生全面的直接的认识。广义上脑血管病均可用 TCCD 检查,了解血流动力学信息。TCCD 可以用于脑动静脉畸形、颅内动脉瘤、颈动脉海绵窦瘘、脑动脉狭窄和闭塞、烟雾病、硬脑膜动静脉瘘等疾病的血管结构和功能检查。

(三) 颈部血管超声的临床应用

1. 缺血性脑血管病的病因学检查　判断卒中和短暂性脑缺血发作的患者是否有颈动脉、椎动脉及锁骨下动脉狭窄性病变,对斑块的性质进行初步判定。

2. 围手术期血流动力学评价　实施颈动脉内膜剥脱术(carotid endarterectomy,CEA)、颈动脉支架植入术(carotid artery stenting,CAS)或颅内-外血管搭桥术(extracranial-intracranial bypass)患者围手术期血流动力学评价及随访。

第六节　神经影像检查

（罗柏宁）

一、头颅及脊柱 X 线检查

(一) 头颅 X 线平片的选择与适应证

头颅 X 线平片方法简单、经济实用,目前临床仍较广泛应用。其主要优点在于对颅骨病变有较好的显示,对颅骨先天性发育异常;外伤性颅骨骨折;颅骨疾病如炎症、肿瘤等最适用。常规照片选用头颅正位(后前位)及侧位,根据需要还可选择病变区切线位、颅底位、汤氏位等体位。

(二) 头颅 X 线平片的观察要点

1. 颅盖骨　成人可见三层结构,从外到内分别为外板、板障和内板,内、外板为致密骨,呈高密度线状影,板障为松质骨,密度较低。儿童颅盖骨较薄难以分清三层结构。

2. 颅缝　冠状缝、矢状缝及人字缝为颅盖骨缝,呈锯齿状线状透明影,儿童期比较清楚。后囟和人字缝间有时可见多余之骨块,为缝间骨。缝间骨多无病理意义,但不可误认为骨折。

3. 颅壁压迹　①脑回压迹:是大脑脑回压迫内板而形成的颅盖骨局限变薄区,2 岁以前和成人脑回压迹不明显。囟门闭合后,脑发育较快,4~5 岁时脑回压迹较显著,X 线表现为圆形或卵圆形的稍低密度影。②脑膜中动脉压迹:是脑膜中动脉对内板压迫所致,侧位片上呈条状透明影,分前后两支,前支较清楚,居冠状缝稍后,后支细小,较不易显示。③板障静脉压迹:粗细不均呈网状或树状排列,多见于顶骨。④蛛网膜粒压迹:表现为边缘清楚而不规则的低密度区,位于额顶骨中线两旁。上述颅缝、血管压迹、蛛网膜粒压迹、脑回压迹等,均有一定的形态和分布,压迹本身无病理意义,但应同颅骨骨折和破坏鉴别。

(三) 头颅 X 线平片的限度

对于脑内一些病变,头颅 X 线平片只能起到提示性的作用:如脑积水颅内压增高引起颅骨脑回压迹增多、加深;靠近颅骨的脑内病变对颅骨的破坏或增生、脑内病变的钙化等,这些征象大多数不能确诊。对大多数脑肿瘤及炎症性病变等,头颅 X 线平片难以显示。

(四) 脊柱 X 线平片

只能定位,难以定性。椎管病变的 X 线平片征象及诊断要点:①椎弓根变形或破坏(正常前后位片椎弓根呈卵圆形边缘致密);②椎弓根间距离加大;③侧位片示椎间孔加大;④椎体后缘凹陷性压迹加深;⑤椎旁软组织肿块(胸、腰段明显);⑥椎体骨质破坏;⑦病变区钙化。

3

二、头颅 CT 检查

(一) 原理

计算机断层扫描(computed tomography,CT)是使用 X 线球管发射 X 线束环绕人体某一层面扫描,用一定宽度的探测器测得该层面内各点(体素)X 线衰减值的数据,然后利用电子计算机的高速运算能力及图像重建原理,得到该层面的横断面图像。现在主流的 CT 机应用的是螺旋扫描技术即螺旋 CT 扫描,是在一次数据采集过程中 X 线球管和探测器不停地向一个方向旋转,检查床也同时向前推进,整个扫描的轨迹呈螺旋形。其最大优点是提高了扫描速度并且采集的数据是一定范围内人体的容积数据,以此可进行任意角度重建。螺旋扫描 CT 机不但扫描速度快,还可获得薄层(0.5mm 或 0.625mm)高分辨率各向同性容积数据,根据病变和解剖可获得具有相同分辨率的任意平面,重组接近完美的三维图像。由于扫描时间大为缩短,甚至 1 秒以下(≤0.4 秒),瞬间冻结脏器,实现质量优异的心脏、血管成像及大范围、多脏器、多时相动态扫描,图像分辨率非常高,使 CT 技术推向新的阶段。

(二) 头颅 CT 检查方法、作用及价值

1. CT 平扫　不使用对比剂的扫描方式。头颅 CT 的扫描有单排逐层扫描和多排螺旋 CT 扫描。目前大多利用多排螺旋 CT 的各向同性扫描方式,容积采集后进行横断、冠状和矢状三维重建,解剖结构更直观清晰。常用于:①急性脑血管疾病(如脑梗死、脑出血)和头颅外伤(首选检查方法);②颅脑先天性发育畸形;③用于初步检查了解颅脑有无病变的患者。

2. CT 增强扫描　静脉注入含碘的水溶性对比剂再行扫描。一般从静脉注入剂量 1.5~2.0ml/kg,快速注射或 2.5~3ml/s 团注法。注射对比剂后病灶密度的增高即为强化,其强化的原理主要是病灶的血供增多或异常血管的存在、血脑屏障破坏等,病变强化的程度和强化的形式,有助于对其定性诊断。临床怀疑炎症性病变、颅脑肿瘤、脑动脉瘤和血管畸形等疾病均需增强扫描,以利于发现病变和帮助疾病的定性。

3. CT 动态增强扫描　指注射造影剂后在短时间内快速连续扫描。有两种扫描方式:一是动床式 CT 扫描,即是由起始层面连续扫描到终止层面;另一种是不动床式 CT 扫描,亦即是对同一层面(或同时多层)连续进行多次扫描。主要用于判断肿瘤或一些疾病的血流动力学的变化来帮助定性诊断及对一些

功能的评价。如垂体微腺瘤的动态增强扫描、脑缺血急性脑梗死的灌注成像、脑肿瘤的灌注成像等。

（三）CT 血管造影

CT 血管造影（CTA）需要使用碘对比剂和高压注射器。先经静脉注射对比剂后，根据血流到达时间，利用螺旋 CT 对包括脑血管在内的受检层面进行连续不间断的薄层容积扫描采集，然后经计算机进行图像后处理、血管三维成像技术成像。目前 CTA 三维血管成像的后处理技术主要有：表面遮蔽显示（shaded surface display，SSD）、最大强度投影（maximum intensity projection，MIP）和容积漫游（volume rendering，VR）（见文末彩图 3-6-1）。

3

CTA 具有下列优点：①非创伤性检查，对动脉的显示可以与 DSA 媲美；②能较好地显示血管壁的钙化及血管的狭窄程度；③三维图像能从各个角度观察血管形态，并提供血管内、外的组织信息，很好地显示血管及其与邻近结构的关系；④检查和成像快速，更适合于不能长时间检查的患者。但 CTA 不能动态地显示脑循环由动脉至静脉的变化过程，不能代替常规脑血管造影显示末梢小血管及肿瘤血供的细节。

（四）CT 灌注成像

CT 灌注成像（CT Perfusion，CTP）是通过高压注射器静脉注射对比剂的同时，对同层或多层进行动态增强扫描采集，以获得采集层面内每一个像素的时间-密度曲线，根据该曲线利用不同的数学模型计算出局部脑血流量（regional cercbral blood flow，rCBF）、局部脑血容量（regional cercbral blood volume，rCBV）、对比剂平均通过时间（mean transit time，MTT）和对比剂峰值时间（time to peak，TTP）等血流参数的方法，以此评估组织脏器的血流分布及功能。现在临床应用的 64 排或后 64 排的螺旋 CT 机均为多层动态增强扫描采集，可以得到很好的脑灌注成像（见文末彩图 3-6-2）。

在神经内科，CTP 主要用于观察缺血性脑血管病的脑组织灌注状态、脑缺血灶及侧支循环形成等功能性评估。主要有：①CTP 联合 CTA 采集，可评估血管狭窄，根据峰值时间延迟等数据预测 TIA 危险分级；②CTP 上述参数图的组合有助于区分永久性的梗死和可逆性的缺血半暗带区；③CTP 能定量反映侧支循环的情况，侧支循环的存在与否、程度等与卒中的复发、预后、溶栓疗效及出血转化有密切相关性。实际应用中 CTP 与 CTA 同时进行采集，一次注射对比剂可以先后获得 CTP 和 CTA。结合 CTA 能够发现大血管狭窄或闭塞的情况，而 CTP 能够反映缺血区灌注情况，两者的联合应用对指导缺血性卒中的治疗、评估等起到了很大的作用。

三、磁共振成像

（一）原理

磁共振成像（magnetic resonance imaging，MRI）是利用人体内某些特定的原子核（如氢核 H^+）在磁场内受到特定射频脉冲激励时产生"共振"并发出无线电信号，经收集后由电子计算机处理成像。磁共振是利用电磁波成像，而不是利用电离辐射（如 X 线、γ 射线）或机械波（超声波）。磁共振成像显示的是物质的化学成分和分子的结构及状态，而不是显示物质的密度，这是与 X 线和 CT 成像的最大不同点。

在进行人体磁共振成像时，信号的强弱取决于氢质子的数量及组织的磁化弛豫时间。氢核受射频脉冲激励后迁跃到高能状态，射频脉冲停止激发，氢核从高能量状态恢复到低能量状态的过程称为弛豫过程，分别由纵向弛豫时间（T_1）和横向弛豫时间（T_2）描述。纵向弛豫时间（T_1）指射频脉冲停止后，沿静磁场方向的纵向磁化恢复约 63% 所需的时间；横向弛豫时间

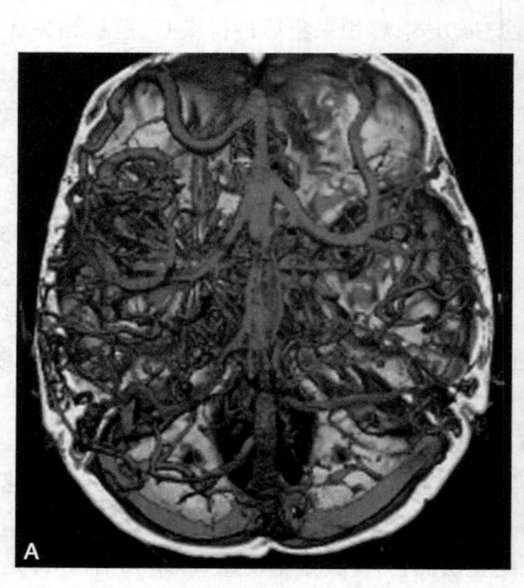

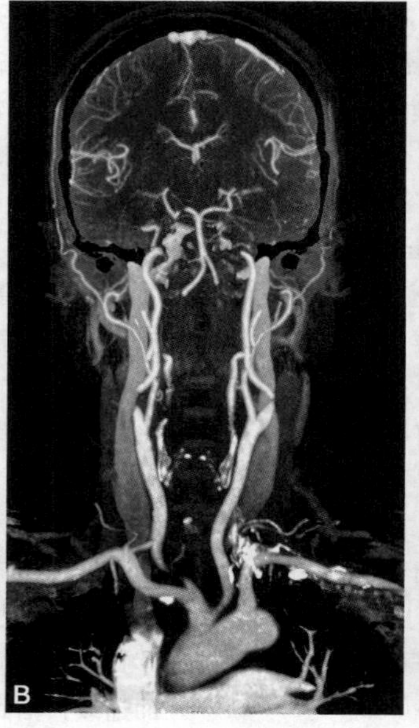

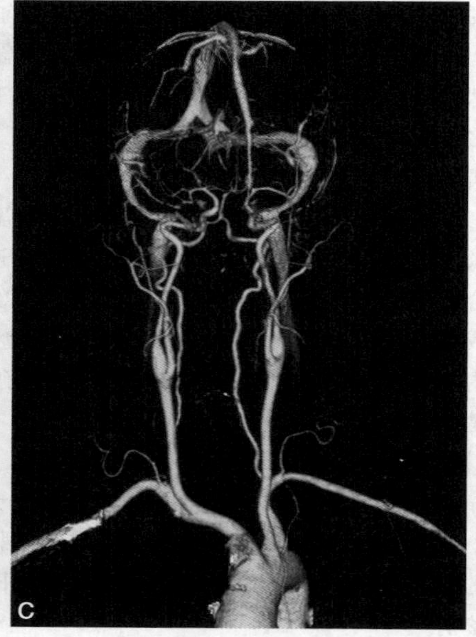

图 3-6-1　CT 血管造影（CTA）
A. 表面遮蔽显示；B. 最大强度投影；C. 容积漫游。

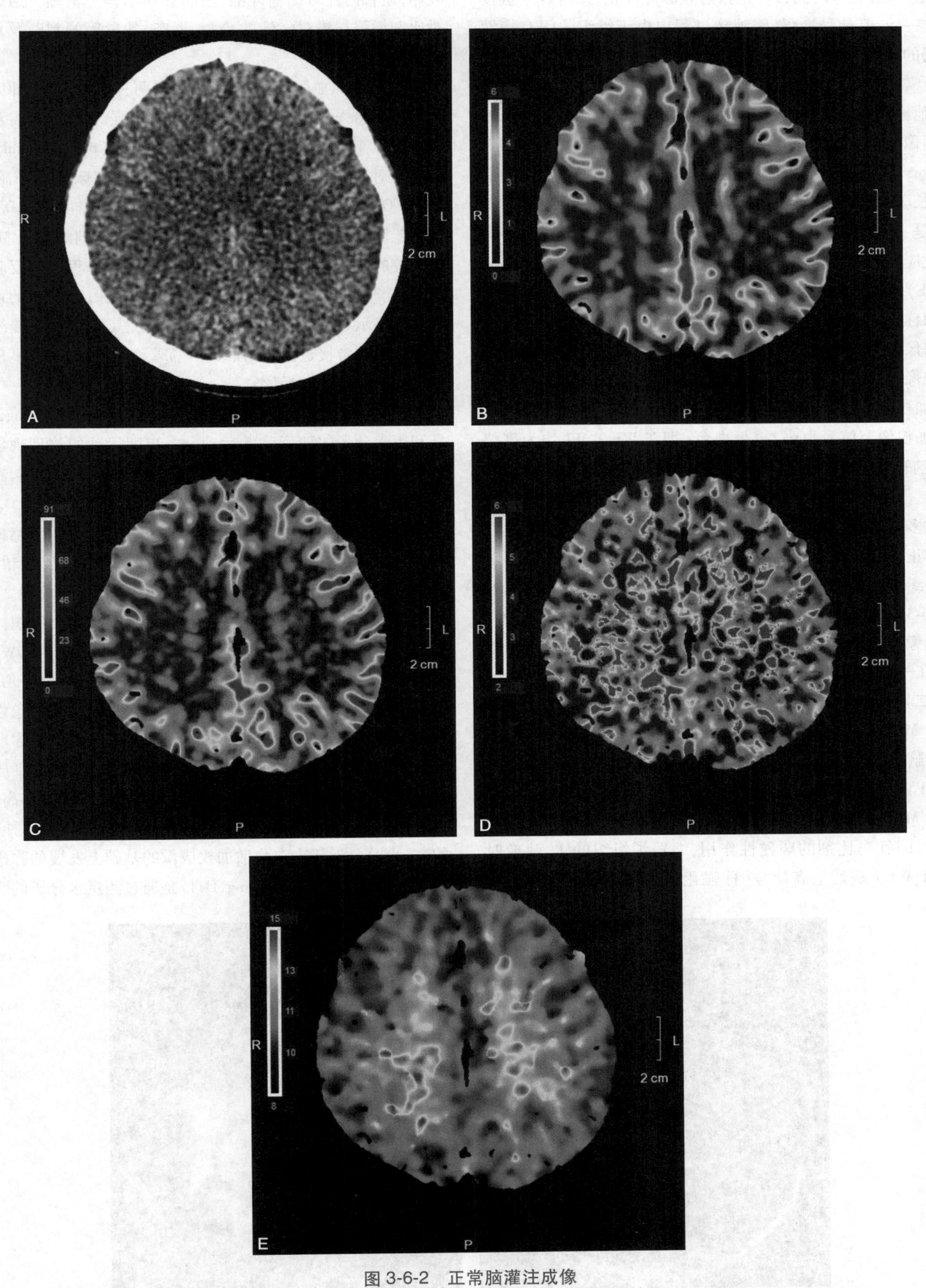

图 3-6-2　正常脑灌注成像

A. CT 平扫；B. 局部脑血容量 rCBV；C. 局部脑血流量 rCBF(C)；D. 平均通过时间 MTT；E. 峰值时间 TTP。

（或自旋-自旋弛豫时间，T_2）是指射频脉冲停止，此时各个氢核的相位一致，其信号最强，因弛豫过程中由于组织的固有特性和磁场的不均匀性，相位一致逐渐丧失，信号减弱，当信号丧失63%所需的时间为 T_2 弛豫时间。人体不同的组织有不同的 T_1 和 T_2 弛豫时间，组织间的不同弛豫时间，组织弛豫时间的长短构成图像黑白对比的基本要素。如磁场强度 1.5T 时，脂肪 T_1 值 250ms，水 T_1 值 3 000ms，两者在 T_1WI 短 T_1 值的脂肪为高信号，而长 T_1 值的脑脊液则为低信号。一幅 MR 图像的灰阶影像，不是一个参数起作用，而是由质子密度、T_1 及 T_2 弛豫时间、流动效应、脉冲重复时间（repetition time，TR）和回波时间（echo time，TE）等多种因素共同作用的结果。所以反映组织 T_1 特性的图像称 T_1 加权像（T_1 weighted image，T_1WI）；反映组织 T_2 特性的图像称 T_2 加权像（T_2WI），反映组织质子分布特性的称质子加权像（ρWI）。如脂肪组织的质子密度大、T_1 弛豫时间短，在 T_1 加权像上信号最强（影像白），但由于其 T_2 弛豫时间长，在 T_2 加权像上信号也强，也呈白色（即 T_1WI、T_2WI 均为高信号）。脑脊液氢质子密度大，T_1 弛豫时间长，在 T_1 加权像上为低信号，但脑脊液的 T_2 弛豫时间也长，所以 T_2WI 为高信号。颅脑大多数病变（包括脑缺血性病变和肿瘤）的 T_1 和 T_2 弛豫时间与正常脑组织相比都较长，在 T_1 加权像上信号稍低于正常脑组织呈灰黑色，在 T_2 加权像上高于正常脑组织呈高信号（图 3-6-3）。骨皮质内活动质子少，T_2 弛豫时间短，故在各种序列上图像都为低信号，呈黑色。含气的腔隙内同样无 MR 信号，故在一切序列也都呈黑色。

（二）颅脑磁共振的检查方法及应用

1. MRI 平扫　磁共振检查有着良好的软组织分辨率，大部分颅脑疾病均可以先行磁共振平扫来发现病灶，这一点远远优于 CT 的平扫。

2. MRI 增强扫描　经静脉注射钆对比剂（Gd-DTPA）作增强扫描，因钆对比剂的顺磁性作用，缩短了组织的 T_1 弛豫时间，在 T_1WI 上病灶呈高信号（称强化），尤其是血脑屏障受到破坏，血管内钆对比剂外漏，使病灶显示得更清晰。通过使用对比剂增强扫描对病灶的轮廓、形态、数量等的判断及对疾病定性更有利。

3. 磁共振血管成像（MRA）　有两种成像方法，即无需对比剂的非增强 MRA 和使用对比剂的增强 MRA。无需对比剂的非增强 MRA 又有两种方式：时间飞跃法（time of flight，TOF）和相位对比法（phase contrast，PC）。目前临床应用于脑 MRA 多为 TOF 法 MRA，此方法主要是根据血流方向、流速等成像，基本能满足临床的诊断要求。静脉注射对比剂的增强 MRA 对血管腔的显示比非增强 MRA 可靠，血管狭窄程度的反映比较真实，同时可以显示血管的细微结构和静脉，对肿瘤的血供和静脉的显示（MRV）较好，与 CTA 类似，其可靠性与传统 DSA 血管造影非常接近，但增强 MRA 需要使用对比剂及高压注射器，扫描方法也相对复杂。

4. 磁共振弥散加权成像（diffusion weighted imaging，DWI）是利用水分子的随意弥散运动——布朗运动的物理现象进行磁共振成像。水分子弥散的快慢用弥散因子 D 来描述，在人体磁共振成像中用表观弥散系数（ADC）代替弥散因子 D。DWI 主要成像原理是利用 DWI 的特殊扫描序列（弥散敏感梯度脉冲序列）对人体内水分子弥散过程测量（ADC 的大小和分布）及信号采集，所得的图像即 DWI，是 ADC 值分布成像。所以，磁共振 DWI 扫描得到两组图：ADC 图和 DWI 图。组织内水分子弥散运动越强，ADC 值越高，ADC 图为高信号而在 DWI 图上表现为低信号；相反组织内水分子弥散运动越慢，ADC 值越低，ADC 图为低信号而在 DWI 图上表现为高信号。如超急性脑梗死，局部脑缺血，细胞水肿、体积增大，细胞内水分子弥散受细胞膜及细胞器等的限制，加之细胞外间隙减小，因而细胞内外水分子扩散均明显受限，导致 ADC 值降低，DWI 显示高信号。人体脑组织内水分子的弥散有自由弥散和限制弥散两种（弥散的方向性）。近年来在弥散加权成像的基础上发展的弥散张量成像（diffusion tensor imaging，DTI）是通过测量水分子的弥散过

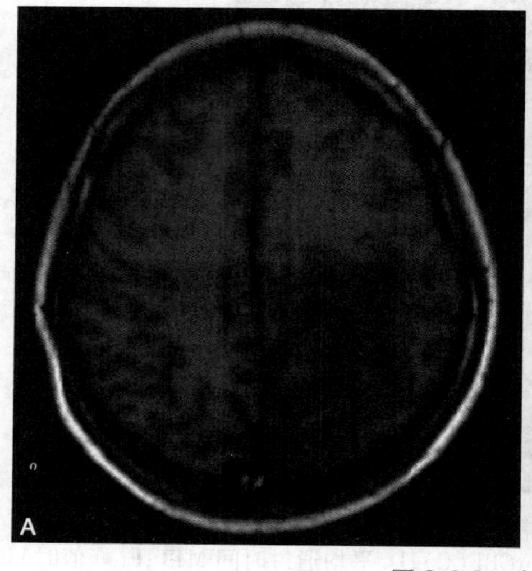

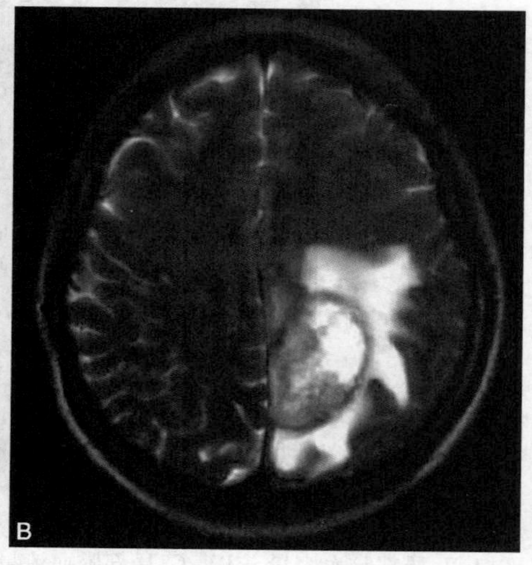

图 3-6-3　左侧顶叶肿瘤

A. 团块状 T_1WI 混杂低信号，形态不规则；B. T_2WI 混杂高信号及周围高信号水肿。

程，即水分子沿纤维束方向快于垂直纤维束方向，相对定量描述水分子各向异性扩散的空间特性和状态，间接获得脑白质纤维束的行径，后处理形成纤维束三维结构图（见文末彩图 3-6-4），显示脑白质纤维束走行的方向性及完整性，已经成为脑功能成像的重要手段。实际上 DTI 显示的纤维束只是可视化，并非解剖学的实际纤维束。

5. 磁共振灌注加权成像（perfusion weighted imaging，PWI）　有三种方法：①MR 动态磁敏感对比成像，注射造影剂和快速成像程序相结合，观察器官、组织和病灶微小血管的灌注循环情况。根据造影剂信号强度改变的大小描述脑组织灌注情况。常用评价指标有：局部脑血流（rCBF）、局部脑血容量（rCBV）及平均通过时间（MTT）、达峰时间（TTP）参数来表达，其中 rCBV 是最直观的指标，与 CTP 的意义相同。在急性脑梗死发作早期，PWI 显示病灶中心血流灌注严重减少，而周围血流灌注逐渐增加。②MR 动脉自旋标记（arterial spin labeling，ASL）是将动脉血作为内源性示踪剂、无创性地观测血流灌注情况的磁共振检查技术，可以提供相应血流动力学方面的信息。③血氧水平依赖（blood oxygen level dependent，BOLD）对比增强技术：无需对比剂，利用组织运动或受刺激，血液内含氧血红蛋白和去氧血红蛋白的比例变化并引起局部组织 T_2 弛豫时间的改变，从而在 T_2 加权像上反映出脑组织局部活动状态的一种 MR 成像技术，尽管属于灌注成像范畴，但主要用于脑皮质功能激发成像（脑功能成像 fMRI）。目前临床上主要用前两种方法来进行脑灌注成像。

6. 磁共振波谱（magnetic resonance spectroscopy，MRS）　是利用体内奇数质子自身的磁性及外加磁场的作用使其磁化及振动（即共振），产生磁共振信号，经傅立叶转换成频率（波谱）作为诊断手段的检查方法。与磁共振成像（MRI）不同的是 MRS 主要检测的是组织内的一些化合物和代谢物的含量，以及它们的浓度，由于各组织中的质子是以一定的化合物的形式存在，它们在一定的化学环境下这些化合物或代谢物有一定的化学位移并在磁共振波谱中的峰值都会有微小变化，它们的峰值和化学浓度的微小变化经磁共振扫描仪采集，使其转化为数值波谱。这些化学信息代表组织或体液中相应代谢物的浓度，反映组织细胞的代谢状况，MRS 是从组织细胞代谢方面来表达其病理改变。目前临床应用的是氢质子波谱 ^{1}H-MRS，其检测的内容主要有：N-乙酰天门冬氨酸（NAA，主要在神经细胞内）、胆碱（choline，代表细胞膜功能）、肌酸（creatine，代表能量代谢）、脂质、乳酸盐（lactate，为糖酵解产物），还有谷氨酸、谷氨酰胺、牛磺酸、甘酰胺、肌醇、苯丙氨酸及 GABA 等氨基酸类。根据这些代谢物含量的多少、浓度的变化，以 ^{1}H-MRS 曲线中产生不同的峰值及比率来确定组织细胞结构或代谢的异常。近年来，随着 MR 扫描仪的硬件和软件的开发和应用，其发展迅速，尤其在脑部应用最为广泛。MRS 是目前测定人体内化学物唯一的一种非创伤性的影像技术。

7. 功能磁共振成像（functional magnetic resonance imaging，fMRI）　包括血氧水平依赖（blood oxygenation level dependent，BOLD）功能磁共振成像、磁共振波谱（magnetic resonance spectroscopy，MRS）、灌注加权成像（perfusion weighted imaging，PWI）、弥散加权成像（diffusion weighted imaging，DWI）及弥散张量成像（diffusion tensor imaging，DTI）等。临床上谈得较多的磁共振功能成像多指脑皮质功能激发成像（如 BOLD-fMRI），其主要原理是基于血氧水平依赖（BOLD）技术的成像。因脑在进行各种活动时，会消耗氧和能量，使血液中的含氧血红蛋白变为去氧血红蛋白，为了保证脑组织的活动的需要，自身进行调节，包括微循环的开放和局部血管扩张，增加大量含氧血红蛋白的血流输入，使得在局部区域内去氧血红蛋白的浓度降低。由于去氧血红蛋白是顺磁性物质，含氧血红蛋白是抗磁性物质，顺磁性物质在磁场中，受到磁化，在其周围产生一个微弱磁场，用磁共振对弱磁场敏感的 T_2^* 加权成像序列采集这种由于血氧含量对比发生变化而产生的微弱信号，称为 BOLD 技术。fMRI 正是利用神经细胞激活时需要消耗局部毛细血管中的

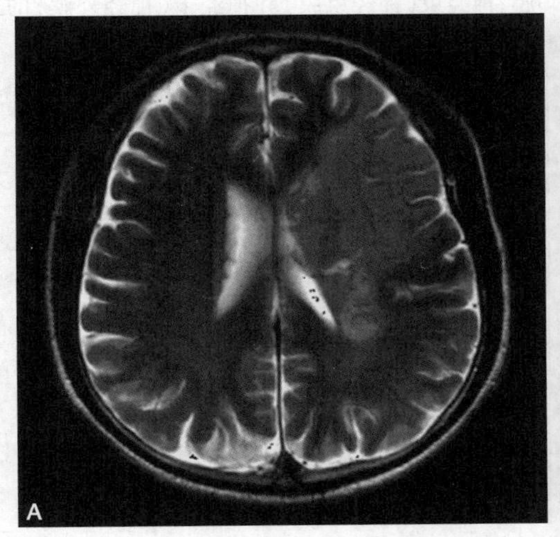

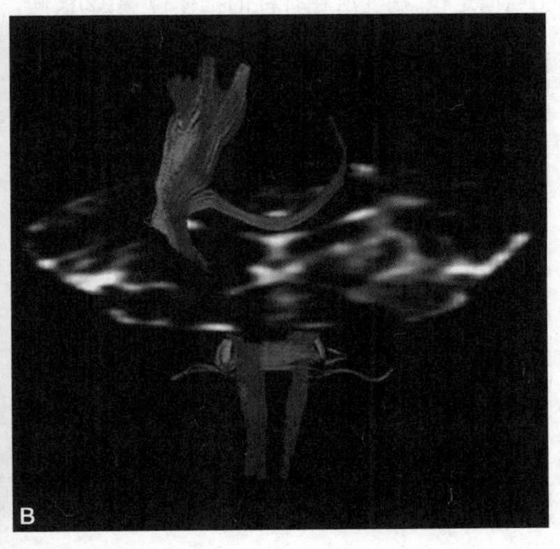

图 3-6-4　左侧额叶脑梗死

T_2WI 大片状扇形稍高信号（A）；DTI 显示左侧经内囊往上走行到放射冠处纤维束中段（B）。

氧，通过 BOLD 技术得到了局部脑功能信号变化而成像。基于 BOLD 的功能磁共振成像（fMRI）目前已成为神经科学和心理学的重要实验研究方法之一，临床主要用于对难治性癫痫的定位、定侧诊断；判断痴呆患者的认知功能障碍程度；观察卒中后脑功能的康复情况；对运动功能、听觉、视觉、语言、记忆功能和儿童脑发育评价等方面的研究；康复进行针灸穴位治疗机制和药物成瘾方面的研究；神经外科应用 fMRI 进行重要脑功能区的术前定位，使手术能有效切除病灶而避免损伤功能中枢。其研究范围几乎涵盖了神经科学的所有领域。fMRI 需要在高场磁共振机（3.0T 或更高）上进行，随着磁场强度的增加，MR 图像本身的信噪比会增加，BOLD-fMRI 的敏感性也随之增加，其重复性和可靠性才能得到保证。

8. 磁敏感加权成像（susceptibility weighted imaging，SWI）近年来发展起来的成像技术，主要利用组织的磁化率效应（即不同组织之间的磁化率差异可引起相位信息差异），产生局部磁场的相位改变，进行对其数据采集和处理而成。目前 SWI 主要应用于脑血管病如脑微量出血、脑血管畸形如静脉型畸形、海绵状血管瘤、动静脉畸形等的诊断及术后评价。此外，SWI 序列对铁沉积非常敏感，对脑创伤、脑肿瘤和一些代谢性、退行性神经变性疾病的诊断也有一定作用，其应用已拓展到更多的研究领域。

（三）脊髓磁共振成像

椎管造影对椎管内病变定位及定性均有一定的作用，但有一定创伤性（腰椎穿刺），同时需要椎管内注射专用对比剂，现在已基本被 MRI 代替。CT 和 CT 脊髓造影（CTM）对显示骨质破坏较好，CTM 可以显示肿瘤的上下界，但同样需要在椎管内注射专用对比剂，对脊髓的显示不如磁共振，也基本由 MRI 所代替。

MRI 检查对椎管内病变的定位和定性较准确（应为首选）。磁共振扫描以矢状面为主，辅以横断面和冠状面，确定病变在椎管内的三维关系，即注意磁共振两个平面的定位和定性。磁共振定位诊断：①纵向定位，病变所在脊柱的椎体位置；②横向定位，是根据肿瘤与脊髓、硬脊膜的关系确定平面定位，按此平面将椎管内肿瘤分为髓内、髓外硬膜下和硬膜外三个横向定位。髓内肿瘤以星形细胞瘤、室管膜瘤多见；髓外硬脊膜内以神经鞘瘤、神经纤维瘤、脊膜瘤常见；硬膜外肿瘤以转移瘤、淋巴瘤、神经纤维瘤、骨结核多见。

（四）磁共振神经成像（magnetic resonance neurography，MRN）

近些年来磁共振的发展，应用高分辨率磁共振对周围神经成像技术也得到了进一步提高，除嗅神经外的 11 对脑神经基本能够在磁共振成像上得到很好显示，甚至有研究已将磁共振成像应用于脑神经神经核团细微结构的研究。脊神经显像在神经根、神经干均得以清晰显示，对节后神经、臂丛神经、骶丛神经及较大的坐骨神经等的病变、周闱神经损伤，以及周围神经源性肿瘤的诊断应用广泛。

1. 脑神经磁共振神经成像　12 对脑神经中除嗅神经为数条嗅丝构成外，其他神经在磁共振上均能很好显示。临床常见病主要涉及视神经、三叉神经、面神经，这些神经病变可以利用磁共振快速液体衰减反转恢复序列+脂肪抑制技术（FLAIR+FS）同时消除脑脊液和脂肪高信号的影响，提高了脑神经显示的敏感性和准确性（图 3-6-5）。神经炎可在上述序列中出现高信号，增强扫描出现强化改变。利用 TOF-MRA 原始图可观察神经与血管的关系，动脉显示高信号而神经呈等低信号，显示血管对神经的压迫性病变较好（图 3-6-6）。

2. 脊神经磁共振成像　磁共振三维重 T_2 水成像可显示神经根部分撕脱或完全撕脱，在评价神经根的完整性、神经根是否受压和受压程度，以及外伤后脊膜膨出等方面具有很高的应用价值。脂肪抑制技术+弥散加权的 SE 序列（FS+DWI-SE）可获得周围神经纤维束的高分辨率图像（图 3-6-7）。目前临床上主要用于臂丛神经损伤、神经根撕脱，腰、骶丛神经病变和四肢外周神经纤维瘤或神经鞘膜肿瘤的诊断。

周围神经干内除神经纤维外，还有包绕神经纤维的神经内膜、神经束（神经束膜）和神经干（神经外膜）的三层结缔组织

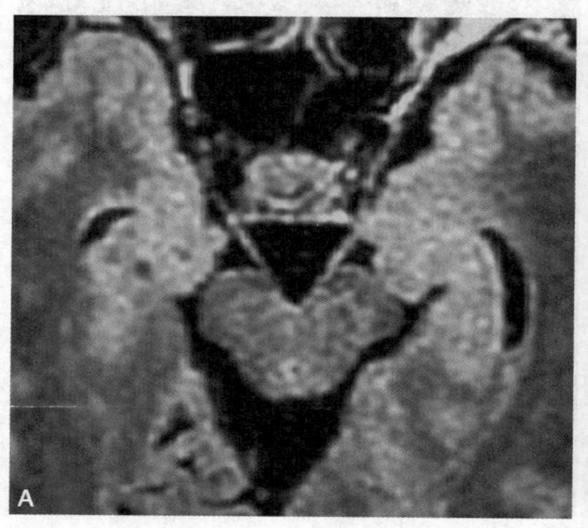

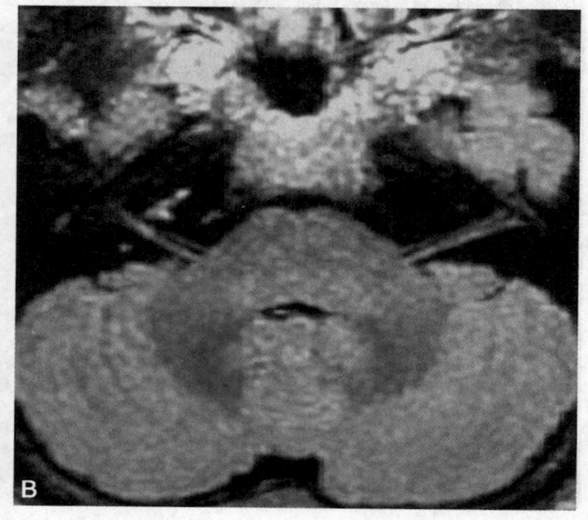

图 3-6-5　磁共振神经成像
A. 动眼神经；B. 面听神经。

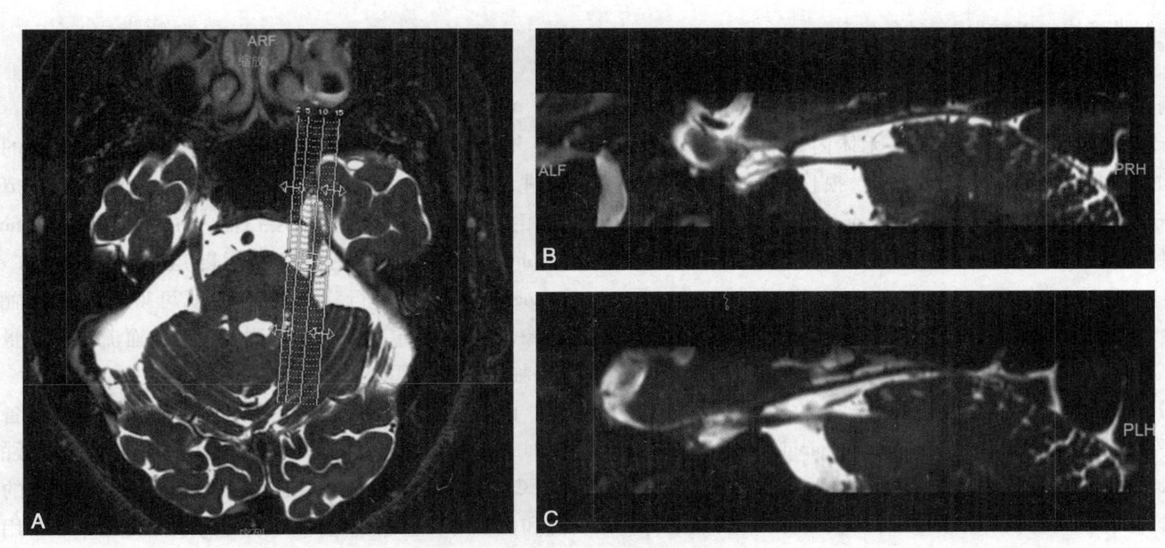

图 3-6-6 三叉神经成像
A. 平行三叉神经扫描定位图；B. 三叉神经走行；C. 三叉神经与上方血管的关系。

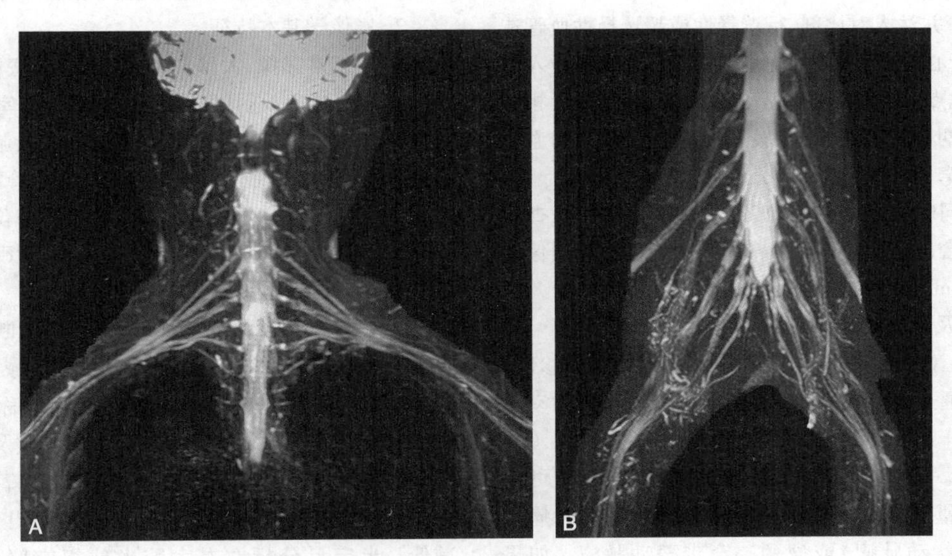

图 3-6-7 磁共振神经成像
A. 臂丛神经成像；B. 腰骶神经成像。

被膜，MRI 一般只能显示周围神经的形态和信号改变，对于没有形态改变而只有功能改变的周围神经病变不能准确地显示。尽管包括功能性成像在内的一些特殊技术已开始用于部分周围神经功能和追踪神经恢复的情况，且同时可显示受损害的周围神经受刺激后大脑皮质产生的异常反应，以及周围神经病变恢复后刺激周围神经在大脑皮重产生的反应，但还很不成熟，其敏感性、特异性和准确性有待于在临床中进一步研究提高。

（五）磁共振成像的优势和不足

1. 磁共振成像的优势　MRI 显示的是物质的化学成分和分子的结构及状态，而不是显示物质的密度。其优势有：没有电离辐射；多参数成像，提供更多的信息对组织特性及病变组织的评价；无需移动患者即可作任意方向、任意角度成像；软组织分辨率高（优于 CT）；不用含碘的对比剂，无碘过敏反应之虑；不用对比剂能直接显示心腔和血管腔；功能成像（灌注、弥散、脑功能定位）的应用更广泛；磁共振波谱是目前唯一无创性地进行活体化学成分分析方法。

2. MRI 检查的不足　因扫描时间较长，患者需要保持固定的体位，对一些不配合的患者，检查仍感困难；对胃肠道因缺乏合适的对比剂，图像质量有待于提高；对于肺部，由于呼吸运动及肺泡内氢质子密度很低等原因，成像效果不满意；组织内的钙化不易显示；有金属物体的部位一般不能检查。随着磁共振硬件和软件的开发，已有较多的研究来解决上述的不足，相信不久的将来磁共振的临床应用会更广泛和全覆盖。

3. MRI 检查的注意事项

（1）MRI 检查时间较长，故受检部位须保持固定不动，呼吸尽量维持平稳均匀以减少“运动伪影”。

（2）MRI 检查时，患者进入高磁场，故须注意：①去除患者随身的一切顺磁性金属物品（包括手表、眼镜、金属性饰物、各种磁卡等）。②详细询问患者有无体内金属止血夹、金属假体等，以防止上述物体在体内移动，损伤重要器官或大血管。检查这类患者时，须持十分审慎态度。③带有心脏起搏器的患者，除非产品注明可以适用磁共振检查，否则应绝对禁忌。

四、数字减影血管造影

（一）概述

数字减影血管造影（digital subtraction angiography，DSA）属影像介入学范畴，其基本原理是用导管插入血管内（选择性），于注入对比剂前、后透视和拍摄两组 X 线图像数据，经图像计算机处理，数/模转换器的转换，按需要减去骨与软组织影像，使血管影像清晰显示，观察血管病变，对血管狭窄定位及评估测量，为介入治疗提供真实的立体血管图像。目前临床多经股（肱）动脉插入导管并注入对比剂，行选择性或超选择性血管造影。DSA 主要用于心脑血管、外周血管、肿瘤的检查和介入微创治疗。DSA 的优点：①可以透视下动态观察、录像并行相应部位摄影，获取多期血管的图像；②较真实地显示血管和血流情况，对脑血管狭窄、闭塞程度进行分级；③便于介入治疗，即诊断与治疗可以同时进行。但 DSA 仍是一种有创的检查方法，需要患者密切合作，吞咽、呼吸及胃肠蠕动均会影响图像清晰度，对小于 0.2mm 的微小血管难以显示。

（二）在颈部及颅脑疾病的应用

1. 颈部血管　对于颈内动脉、椎动脉狭窄或闭塞的诊断、评判，必要时可以通过 DSA 介入放支架，或外科进行颈内动脉内膜剥离术。

2. 颅内动脉瘤　脑动脉瘤好发于脑底动脉环，DSA 可将动脉瘤的大小、数量、形态、出血等情况清晰显示。动脉瘤一般呈瘤颈较宽（囊状动脉瘤）或瘤颈狭窄带蒂动脉瘤。如果表现为动脉的局部扩大呈梭形，称为动脉瘤样扩张或梭形动脉瘤。

3. 动静脉畸形（AVM）　动静脉畸形的 DSA 特征表现为：病变可呈团块状、蚯蚓状或密集成球的血窦状；供血动脉增粗、迂曲；引流静脉粗大迂曲，有时可见静脉呈球形扩张。

4. 颈动脉海绵窦瘘（CCF）　是由于外伤或各种原因使颈内、外动脉和/或其分支与海绵窦直接相通。DSA 表现为：颈内动脉/或颈外动脉主干或分支与海绵窦相通，海绵窦早显、增宽及与海绵窦有关的静脉早显。

5. 富血供的颅内肿瘤　这类肿瘤常见有实质性血管母细胞瘤、脑膜瘤等。DSA 主要表现为：有较明显的供血动脉而引流静脉不明显；肿瘤染色出现在动脉期或毛细血管期；肿瘤形态和位置与 CT、MRI 相吻合。对于血供丰富的颅内肿瘤可以通过 DSA 介入栓塞供血动脉，减少血流而进行择期手术。

五、脑放射性核素显像检查

（一）脑血流灌注显像

1. 原理与方法　脑血流灌注显像剂能通过完整的血脑屏障进入脑细胞内，进入脑细胞的量与局部脑血流量（rCBF）呈正相关，使用单光子发射断层扫描（single photon emission tomography，SPECT）或者正电子发射断层扫描（positron emission tomography，PET）进行脑断层显像，既可得到局部脑血流量的图像，也可进行定量及半定量测定。但脑血流定量测量操作复杂，临床很少应用。

由于脑部供血系统具有一定的储备能力，在脑储备血流下降时，常规的脑血流灌注断层显像往往不能发现轻微的异常。SPECT 及 PET 显像时可以通过负荷试验了解脑血流的储备功能和血管的反应性变化，提高病变的阳性检出率。常用的有药物负荷试验及刺激试验。

SPECT 检查常用脑血流灌注显像剂有 ^{99}mTc-HMPAO 和 ^{99}mTc-ECD，PET 检查常用的脑血流灌注显像剂有 ^{13}N-NH_3 · H_2O。

2. 影像学基本特征

（1）正常影像：大脑和小脑皮质、基底核、丘脑及脑干等灰质区域表现为放射性浓聚区，白质与脑室系统放射性分布相对稀疏，形成皮质部位呈现浓影，白质及脑室部位为淡影的表现，两侧基本对称。介入试验后，脑血管扩张，血流灌注明显增加。半定量分析左右大脑半球相应部位放射性比值差异 $<10\%$。PET 显像空间分辨率明显高于 SPECT，其影像结构更加清晰。

（2）异常影像：在两个或两个以上的断面有一处或多处放射性减低缺损或浓聚区，脑室及白质区域扩大，尾状核间距增宽，双侧丘脑、基底核及小脑明显不对称，中线结构偏移。大小脑交叉性失联络现象指一侧大脑皮质及对侧小脑均出现局限性放射性减低或缺损，提示慢性脑血管病，脑梗死等。介入试验后病变区血管不扩张导致相应支配区域血流灌注相对减低。半定量分析左右大脑半球相应部位放射性比值差异 $>10\%$。

3. 临床应用

（1）短暂性缺血发作（transient ischemic attack，TIA）和可逆性缺血性脑病（reversible ischemic neurologic deficit，RIND）的诊断：这类患者神经系统检查、常规 CT 及 MRI 检查多为阴性，脑血流灌注显像可发现受累部位呈不同程度减低或缺损区。阳性检出率在发病后 24 小时内最高，诊断敏感性随时间推移而明显下降，药物负荷试验能提高检出率。PET 分辨率较 SPECT 更高，但 SPECT 显像已经可以满足临床需求，应用更为广泛。

（2）脑梗死：发病早期脑血流灌注检查即可有阳性，表现为梗死区域放射性减低缺损区，由于该区域包括周围的水肿及缺血区，故显示的病变范围大于 CT 及 MRI，同时还有助于诊断梗死后交叉性小脑失联络现象。发病后数日梗死灶周围侧支循环丰富，断层显像可出现过度灌注征象，即梗死早期周围出现放射性分布增高区,可影响梗死面积的判断,亦可导致假阴性。对于腔隙性脑梗死,脑血流灌注显像敏感性较低。随着CT和MRI的发展及核素显像药物制备时间的限制,脑血流灌注显像在脑梗死的诊断应用越来越少。

(3)癫痫灶的定位:癫痫灶的异常放电,导致局部脑血流和代谢发生改变,通过脑血流灌注显像可对致痫灶进行定位。对于那些仅有脑功能和代谢改变而无形态学改变的癫痫灶,脑血流灌注显像与CT、MRI相比有明显优势。影像表现为发作期血流灌注增加,发作间期血流灌注减低,尤其在发作期对病灶诊断的敏感性和特异性很高。发作间期SPECT脑血流灌注显像敏感性低于^{18}F-FDG PET显像,但SPECT费用低,简便易行,易普及。

(4)痴呆:常用于鉴别阿尔茨海默病(Alzheimer disease,AD)与其他类型痴呆。AD典型表现为双侧颞顶叶为主的大脑皮质灌注减低,一般双侧对称,rCBF减低的程度和范围与AD的严重程度相关,基底核、丘脑和小脑通常不受累。多发脑梗死性痴呆主要表现为不对称的多发放射性减低区,基底核、丘脑常受累。皮克(Pick)病以双侧额叶灌注减低为主,帕金森病(Parkinson disease,PD)主要是基底节部位放射性减低。

(二)脑代谢显像及神经受体显像

1. 葡萄糖代谢显像

(1)原理与方法:葡萄糖几乎是脑组织唯一的能量来源,脑葡萄糖代谢的变化能够反映脑功能的活动情况。[^{18}F]-氟代脱氧葡萄糖(^{18}F-FDG)为葡萄糖类似物,静脉注射后进入脑细胞,在己糖激酶作用下,磷酸化为6-磷酸-^{18}F-FDG,后者不能进一步代谢而滞留在脑细胞内,通过PET成像,即可得到反映局部脑组织葡萄糖代谢情况的图像。

(2)影像学基本特征:与脑血流灌注显像相似,灰质放射性明显高于白质,大小脑皮质、基底节区、丘脑、脑干影像清晰,白质呈放射线稀疏,两侧基本对称。可以通过计算脑皮质的标准摄取值(standard uptake value,SUV)、左右两侧计数比值等方法进行半定量分析。异常影像表现有局部放射性增高或减低、大小脑失联络征、脑室扩大、脑形态失常、中线结构移位等。

(3)临床应用

1)癫痫灶的定位:在解剖结构无明显改变的原发性癫痫患者,PET显像与CT及MRI相比,有明显优势。与SPECT血流灌注显像相比,由于分辨率高,对致痫灶的定位敏感性更高。若同一皮质区域发作间期^{18}F-FDG PET显像表现低代谢,发作期表现为高代谢,则此区域为致痫灶。由于受药物制备和半衰期的限制,发作期的显像较为困难,目前多利用癫痫发作间期^{18}F-FDG PET显像呈低代谢进行病灶定位。由于影像学改变多为非特异性的,应密切结合临床其他检查结果。脑^{18}F-FDG显像还可以用于癫痫病灶切除后的疗效随访。

2)AD:^{18}F-FDG显像显像有助于AD的早期诊断和鉴别诊断,早期表现为双侧顶叶对称性代谢减低,基底核、丘脑、小脑通常不受累,随后出现颞叶代谢减低,可累及额叶,最后导致全脑代谢减低。^{18}F-FDG PET显像还可以根据受累的脑叶范围和半定量代谢减低的程度来评价痴呆的严重程度。半定量分析采用病变区域与对侧正常区域的比值或病变区与同侧小脑比值。^{18}F-FDG PET显像对AD诊断的敏感性和特异性都高于脑血流灌注SPECT显像。

3)脑肿瘤:^{18}F-FDG PET显像主要用于脑肿瘤的良恶性鉴别、肿瘤分级、放射性坏死与肿瘤复发鉴别、残留病灶诊断,以及脑转移瘤查找其他部位原发灶或转移灶。肿瘤葡萄糖摄取程度与肿瘤的恶性程度呈正相关,良性和低度恶性脑肿瘤病变部位葡萄糖代谢摄取类似正常脑白质,而大多数恶性脑肿瘤葡萄糖摄取明显增高。肿瘤放疗后病灶代谢低于正常,提示坏死,如果病灶摄取^{18}F-FDG增高,则提示有肿瘤残留或复发。但肿瘤细胞数较少,近期放疗等可导致PET对复发评价假阴性结果,局部炎症、癫痫发作等可导致假阳性;故一般认为治疗后3~6个月行^{18}F-FDG PET检查结果较为可靠。

4)锥体外系病变:^{18}F-FDG PET显像有助于PD和帕金森综合征的鉴别诊断,PD患者基底节和丘脑出现局限性代谢增高,亨廷顿病(Huntington disease,HD)和纹状体黑质变性(striatonigral degeneration,SND)可见双侧基底节放射性减低。

5)脑功能研究:正常情况下双侧大脑半球葡萄糖代谢基本对称,接受外界刺激或运动肢体时,由于支配相关区域的脑区葡萄糖代谢加强,出现该区域的代谢放射性摄取增加。

2. 脑氧代谢显像 使用^{15}O-H_2O、^{15}O-CO_2药物后进行PET显像,可以测定脑氧代谢率,结合脑血流量结果测定,还可以计算脑氧吸收分数,两者是反映脑组织氧代谢活动的较好指标,可用于脑功能研究以及脑血管病、痴呆的诊断。

3. 脑蛋白质及其他代谢 近几年来,以^{11}C-甲基-L-蛋氨酸(^{11}C-MET)和^{18}F-氟代乙基酪氨酸(^{18}F-FET)为代表的蛋白质代谢显像,^{11}C-乙酸盐氧化代谢显像、^{11}C或^{18}F标记的胆碱和^{11}C-胸腺嘧啶、^{18}F-氟代胸腺嘧啶代谢显像越来越多地应用于临床,通过PET显像可获得显像剂在脑内的分布断层图像,间接反映细胞的增殖,代谢情况,对于脑肿瘤的诊断,分期及疗效评价等都有重要意义。

4. 神经受体显像 根据受体-配体特异性结合的特性,利用放射性核素标记的神经递质或配体,通过SPECT或PET显像获得受体分布、密度及功能的信息,称为神经受体显像。观察病理情况下受体的改变,有助于疾病的诊断和鉴别诊断、疗效观察、预后判断、发病机制及认知功能的研究。目前与神经病学相关的研究和应用比较多的神经受体显像有多巴胺受体、乙酰胆碱受体、苯二氮䓬受体和阿片受体。

(1)多巴胺神经递质、受体及转运蛋白显像:

1)多巴胺受体显像:目前研究较多的是D2受体显像,显像剂种类很丰富。主要应用于各种运动性疾病、精神分裂症、认知功能研究、药物作用及疗效评价等。在PD患者中,可发现黑质和纹状体D2受体数目减少,亲和力减低,并可监测L-多巴胺治疗的PD患者的疗效。

2)多巴胺能神经递质显像:显像剂^{18}F-多巴(^{18}F-DA),是L-多巴的类似物,可通过血脑屏障进入脑内,被多巴胺脱羧酶脱羧转化成6-^{18}F-L-氟代多巴胺(DA类似物),经摄取、储存、释放及代谢发挥生理作用,可通过PET进行显像。正常人可见纹状体摄取显像剂,影像清晰,而各种神经精神疾病患者,纹状体呈不同程度放射性减低或缺损,临床积极治疗后症状改善者再次显像纹状体放射性摄取不同程度增高。根据^{18}F-多巴在纹状体摄取和清除速率以及其在中枢和外周血的代谢变化,可获得芳香族氨基酸脱羧酶活性和多巴胺在脑内的分布,用于突触前DA功能失调疾病的鉴别诊断。

3) 多巴转运蛋白显像:目前研制比较成功的转运蛋白配体为可卡因系列衍生物,临床主要用于PD和药物成瘾的研究。

(2) 乙酰胆碱受体显像:乙酰胆碱受体包括M(毒蕈碱)和N(烟碱)两种。已经应用的人体PET和SPECT乙酰胆碱受体显像的有^{11}C-或^{123}I-奎丁环基苯甲酸M受体显像剂和^{11}C-尼古丁N受体显像剂。乙酰胆碱受体显像在AD病因和病理变化、早期诊断及鉴别诊断、疗效观察、疾病进展等方面有重要意义。AD患者的大脑皮质和海马M受体密度明显减低,脑皮质摄取^{11}C-尼古丁亦显著减低。

(3) 苯二氮䓬受体显像:苯二氮䓬(benzodiazepine,BZ)受体是脑内主要的抑制性受体。HD、AD、躁狂和原发性癫痫等与BZ受体活性减低有关。AD患者BZ受体显像可见大脑皮质放射性减低。癫痫发作间期BZ受体显像可见病变区不同程度放射性减低。

(4) 阿片受体显像:可应用于癫痫,显像可见颞叶癫痫灶阿片受体密度增加,呈明显异常放射性浓聚。

六、影像学资料的判读

(一) 影像学图片的阅读要点

1. 阅片顺序和基本原则

(1) 影像类型和方法:对临床医师而言,现在的影像学资料很多,动辄几十幅图,甚至几百上千幅图,如果对影像学成像原理不是太了解,将难以对这些影像学资料的判读,也不知从何下手。首先,认清是何种图像,颅脑CT上颅骨是高密度(白色),而MRI上为低信号(黑色);其次是使用的检查方法,单纯平扫或平扫加增强,有否特殊的检查方法等。

(2) 断面的解剖知识:要熟悉各种断面的解剖知识,除个别情况外,一般读片习惯上都先阅读横断面,循序地从上而下,或由下而上依次地逐层全面观察,取得受检部位组织器官的整体概念。矢状、冠状切面对"立体定位"更有利。颅脑的影像学图像双侧大脑半球基本是对称的,两边组织对照比较、观察,更容易发现异常的病变。

(3) MRI特殊序列:MRI检查的一些特殊序列的应用,如脂肪抑制序列(FS)、水抑制序列(FLAIR)、磁共振弥散加权成像(DWI)、磁敏感加权成像(SWI)等,熟悉其作用和意义。同时要注意扫描检查时间顺序(病情的前后对照),密切联系临床表现、体征。

(4) 病变性质的初步判断:在分析病变的位置、大小、数目、形态、轮廓、边缘和相邻器官关系及病变密度/信号强弱等的基础上,对病变的病理性质作出初步判断。增强扫描,依病变的强化程度,形态、方式等有助于定性诊断。

(5) 紧密结合临床:不同的疾病及不同的病理过程,病变的CT/MRI(密度/信号)表现有时会相互接近,或"一征多病""同病多征"等,因此,CT/MRI诊断除以征象为主要依据外,还要密切地结合临床资料,包括病史及其他的各种检查,作为CT/MRI图像征象研讨时的补充、对照和印证。

2. CT读片常识及一些CT常用术语

(1) CT值:是用来反映组织器官密度量的分析单位,密度的高低用X线的吸收系数表示,并转换为CT值来表达。CT值单位Hu(Hounsfield unit)。在日常工作中,人为将水和CT值定为0Hu、骨质为+1 000Hu、空气为-1 000Hu,这样就把人体内密度不同的各种组织用CT值-1 000~+1 000Hu,分为2 000个分度。

(2) 窗宽和窗位:窗宽(window width)是指图像上16个灰阶(人眼能分辨的灰阶范围)所包括的CT值范围。窗位(window level)是窗宽(观察范围)的中心位置,一般与所需观察组织的CT值相等。例如,大脑实质的CT值为+35Hu左右,颅骨的CT值为+300Hu以上;观察脑实质时可采用窗宽+100Hu和窗位+35Hu;观察颅骨则应采用窗宽+1 000Hu和窗位+300Hu。这是因为我们将人体密度的CT值从-1 000到+1 000即2 000个分度,但因人眼一般只能区分16个灰阶,则每个灰阶的CT值为2 000/16=125(Hu)。若按此设置,肉眼所能分辨的组织密度差异为125Hu,如果两种组织的CT值差别小于125Hu时,则不能分辨。为了使CT值差别小的两种组织能够分辨(如脑的灰白质),必须采用不同的窗宽和窗位,观察脑实质时设置窗宽+100Hu和窗位+35Hu,按此设置100/16=6.25(Hu),即只要两种组织密度差异大于6.25Hu,肉眼即可分辨。所以影像学上有骨窗、脑窗、肺窗、纵隔窗、软组织窗等用于观察不同的部位和器官。因此,为了使病变显示清楚,应根据具体情况调节窗宽和窗位,以获取较好的图像质量。

(3) 部分容积效应:相邻间组织密度相差太大,造成相互间的干扰,造成病灶密度有时可能不均匀,这就是部分容积效应,要全面观察并注意区分。

(4) 伪影:运动伪影和金属伪影。前者常见的是患者不合作产生的运动干扰,尤其是老人、小孩和意识不清或较为危重的患者,临床医师要认识和判断。后者多是手术后或有金属植入史的患者,伪影较严重的干扰,会影响图像质量,影响观察。

3. MRI常用术语及图像特点

(1) 弛豫时间:磁共振成像过程中要给予一定的射频脉冲(radio frequency,RF)(构成扫描序列),使H质子由低能变为高能,RF停止后高能状态释放电磁波,自旋质子恢复到激励前状态。这释放能量的过程称弛豫,所经历的时间叫弛豫时间。自旋质子在弛豫过程中存在两种弛豫时间,即纵向弛豫时间(T_1)和横向弛豫时间(T_2),每一组织在一定的磁场强度内都有其固有的弛豫时间T_1、T_2(表3-6-1)。

表 3-6-1 1.5T 场强下正常人体组织的 T_1、T_2 值

单位:ms

组织名称	T_1 值	T_2 值
脑白质	350~500	90~100
脑灰质	400~600	100~120
脑脊液	3 000~4 000	1 200~2 000
肝脏	350~400	45~55
脾脏	400~450	100~160
肾皮质	350~420	80~100
肾髓质	450~650	120~150
骨骼肌	500~600	70~90
皮下脂肪	220~250	90~130

(2) 纵向弛豫时间(T_1):90°RF 停止后,质子由横向(最小)恢复到原纵向(最大)平衡状态的 63% 时所需时间,毫秒(ms)为单位。

(3) 横向弛豫时间(T_2):是在 90°射频脉冲停止后,质子由相位最大值向 0 恢复,恢复到原来值的 37% 的时间,毫秒(ms)为单位。表示横向磁化所维持时间,它不涉及能量的传递,只是相位变化。

(4) T_1 加权像(T_1WI):是图像,反映的是这种图像中各组织 T_1 值的权重,即组织的 T_1 特性。

(5) T_2 加权像(T_2WI):反映的是这种图像中各组织的 T_2 值的权重,组织的 T_2 特性。

(6) MRI 图像的特点:灰阶成像与 CT 图像类似,由黑至白不同深浅的“灰阶”为对比,显示各组织结构。但 MRI 图像的黑白是反映组织器官氢原子的分布及它在磁共振过程中的弛豫特性(T_1,T_2);反映了组织的电信号强弱,电信号越强,影像越白,电信号越弱,影像越黑;无信号则为黑色(如空气)。图 3-6-8 为头颅 MRI 平扫。

(二) 影像学诊断分析要点

1. CT 图像分析要点

(1) 病灶密度:以正常组织为参照物,将病变分为四种密度:①高密度,主要有钙化、新鲜血肿、肿瘤等;②低密度,主要见于液体、坏死、囊变、囊肿、水肿、脂肪(负 CT 值);③等密度,见于脑血肿的某时期、部分肿瘤等;④混合密度,以上两种或两种以上组织密度的混合,多见于肿瘤或肿瘤样病变。

(2) 病灶周围水肿:病变的急性期,病灶周围水肿会较明显;另外,恶性肿瘤,由于其浸润性的生长方式,其病灶周围水肿也会较为明显,即呈“指状”水肿。

(3) 病灶强化:增强扫描病灶的强化,使病变形态、轮廓等显得更清晰,利于对疾病的定位和定性诊断。病灶的强化主要与血脑屏障的完整性、血管的通透性和完整性、有否异常血管生成和供血等有关。由于血脑屏障的存在,正常脑组织不强化,但由于 CT 增强扫描所使用的造影剂量较大(60~100ml),正常脑组织的 CT 值测量可以略有升高,但 CT 值的升高一般≤5Hu,若大于 5Hu 应视为有强化。

(4) 邻近组织改变:病变是占位的推移还是对周围组织的牵拉,中线结构有否移位等对病变的定性有帮助,陈旧性的病灶或脑软化灶呈周围组织的牵拉、脑室、脑沟扩大和脑萎缩改变。

2. 磁共振图像分析及注意事项 磁共振图像最少要有两种图像,即 T_1 加权像(T_1WI)和 T_2 加权像(T_2WI)。随着 MRI 技术的发展,现已有很多特殊序列应用,但它们的本质仍是这两种图像的表达。部分病变用质子加权像(ρWI)表达(如关节软骨)。因各组织在不同的参数下表现出不同的信号强度(表 3-6-2)。如脑白质在 T_1WI 中为稍高信号,而在 T_2WI 中则为稍低信号(黑灰色低于脑灰质信号),所以分清它们是何图像是看图的基础。

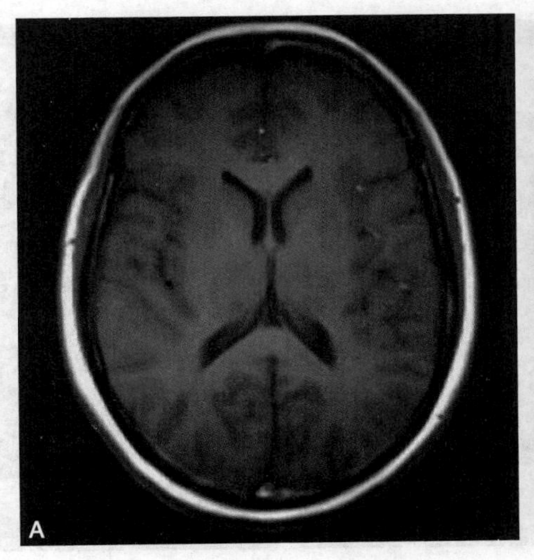

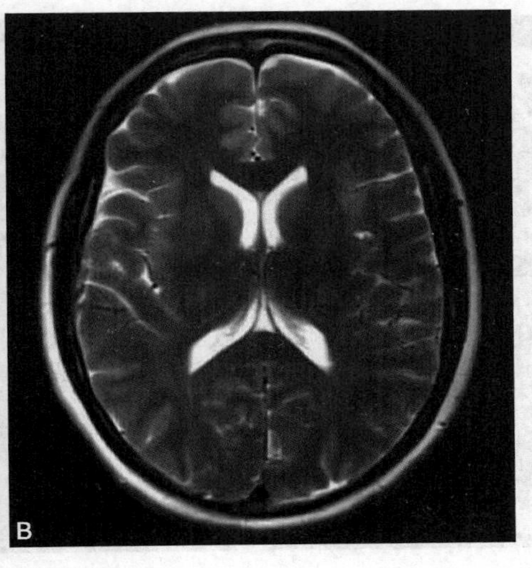

图 3-6-8 头颅 MRI 平扫

A. T_1WI;B. T_2WI。

3

表 3-6-2　人体不同组织在不同加权像上的灰度特点

加权像	骨皮质	肌肉	脂肪	空气	液体(水)	脑白质	皮质
T_1WI	黑	黑灰	白	黑	黑	灰白	灰黑
ρWI	黑	黑灰	白	黑	黑灰	灰	灰
T_2WI	黑	灰	灰白	黑	白	黑灰	灰白

（三）影像学检查申请单的填写要求和注意事项

影像学检查的项目较多，各种影像学的检查方法均有其优缺点，由于临床医师对影像学的各种检查方法了解不多或不了解，日常工作中往往碰到很多临床开出的影像学检查申请单所填写的要求并不能真正解决疾病的诊断要求，有些要求可能是不恰当或多余的，这就造成资源的浪费和患者的负担。建议注意如下几点：

1. 正确选择检查项目（开具不同的申请单）　明确 CT 还是 MRI 检查，平扫还是平扫+增强。还须有：①申请单内各项目的填写，如年龄，不能以“成”代之；②患者主诉、简单的病史和症状体征，初步提出临床诊断；③复诊患者或住院治疗一段时间的，请把治疗经过、现在的问题（症状、体征）简明扼要说明；④提出要求检查的目的、想了解什么，因各种检查方法不同，技师要根据临床诊断和要求采用相应的检查方法及扫描序列。

2. 神经科常用的检查方法、用途及优缺点

（1）CT 平扫：常用于急性脑出血、梗塞、先天性发育畸形等，CT 平扫即可解决问题。

（2）CT 平扫+增强：对于临床怀疑为炎症性病变、脑肿瘤、动脉瘤及动静脉畸形的患者需要平扫+增强；对于肿瘤术后复查也需要此种扫描方式。

（3）薄层扫描：观察视神经管、内听道、听小骨等需 CT 的薄层扫描，现使用的 64 排以上的多排螺旋 CT 基本可达到薄层目的（采集层厚 0.5~0.625mm）。磁共振的薄层扫描多应用于内耳、神经的显示、神经与血管的关系等。

（4）增强扫描的主要作用是：①使病灶显示更清晰，利于肿瘤和水肿鉴别，为定性诊断提供依据；②有助于微小病变的显示，如垂体微腺瘤、微小听神经瘤及小转移灶；③对神经系统感染性病变的诊断；④怀疑静脉畸形或静脉窦血栓形成者要增强扫描。动态增强扫描：对垂体微腺瘤不管是 CT 或 MRI 都需要动态增强扫描才能很好地显示。

（5）MRI 扫描：对大部分疾病，磁共振的平扫均能把病灶显示，不一定非要做增强扫描，如对动脉瘤、AVMA、海绵状血管瘤，磁共振平扫完全可以作出定性诊断，无需增强扫描（与 CT 不同，CT 对这些疾病必须增强扫描才能定性）。增强扫描主要用于肿瘤和炎症性病变等诊断与鉴别诊断。

（6）DWI 和 DTI：主要用于超急性脑梗死诊断、囊性病变的鉴别，现在也用于肿瘤的诊断和鉴别诊断等研究。

（7）MRI 检查的应用范围及限度：大多数疾病在磁共振检查中均表现为 T_1WI 低信号、T_2WI 高信号，尽管 MRI 成像参数多，能得到更多的信息和软组织分辨率高，但单纯磁共振平扫对多数疾病而言，特异性的影像学征象不多，鉴别诊断需要增加扫描序列和一些特殊序列，如脂肪与出血的鉴别需要用脂肪抑制序列等。

七、影像学诊断中的常见问题

（一）超急性期脑梗死的 CT 和 MRI 的作用和限度

1. CT 提示超急性期或早期可能发生脑梗死的征象

（1）动脉致密征：CT 平扫观察大脑中脑动脉密度增高，超过脑皮质密度（血管 CT 值约 60~80Hu），要注意的是现在的薄层螺旋 CT 扫描大多数平扫均能见到血管影并出现稍高密度但不会高于 60Hu（图 3-6-9）。

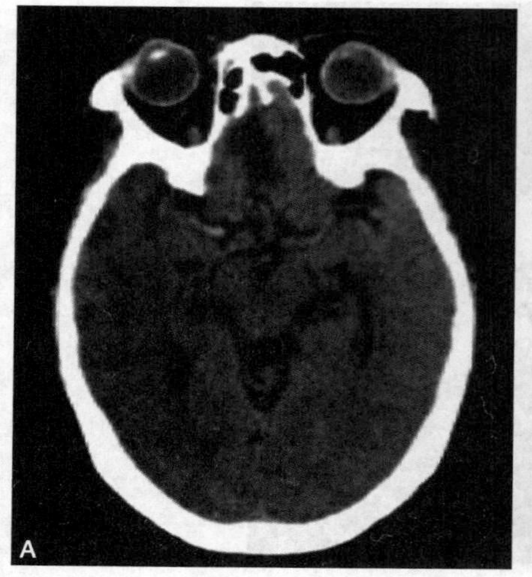

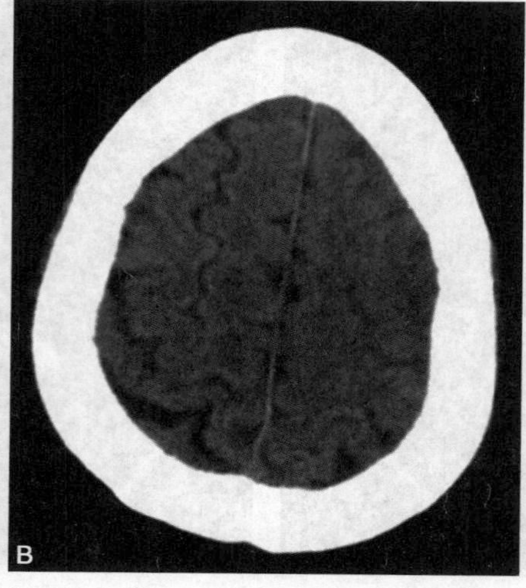

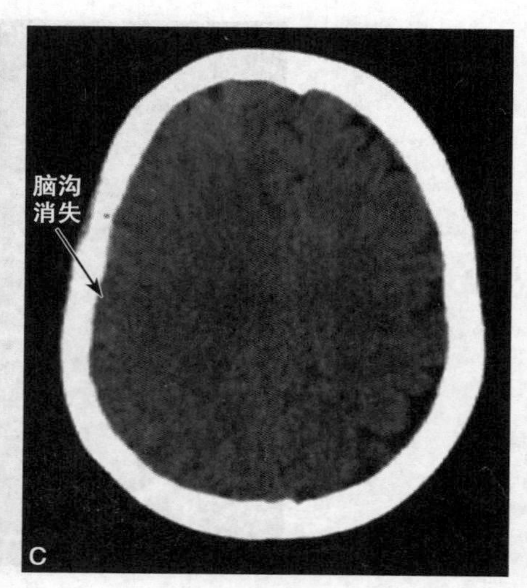

图 3-6-9　超急性期脑梗死的 CT 表现
A. 右侧大脑中动脉致密征；B. 左侧大脑皮质脑沟变窄；C. 右侧大脑皮质脑沟消失。

(2) 豆状核征:豆状核轮廓模糊,密度与脑白质一致或降低。

(3) 脑岛带征:脑岛带区灰白质界面模糊,灰白质密度一致。

(4) 大脑皮质脑沟:脑沟(包括侧裂)消失或变窄。

(5) 大脑皮质征:皮质局限性密度减低,与脑白质密度一致。

上述的CT表现是基于颈内动脉系统超急性期梗死的早期征象,如果临床注意到了并及时给予治疗,病情可以得到很好的预防和控制。

2. MRI检查的作用 ①DWI:超急性期梗死诊断、新旧梗死灶区分;②PWI:确定有否缺血半暗带(DWI-PWI不匹配),为临床指导急性缺血性卒中的治疗提供依据;③SWI或GRE:发现无症状的微出血灶,为进行溶栓治疗提供信息;④MRA:识别颅内外大血管闭塞/狭窄,治疗后血管再通评估。

3. 多模式CT与多模式MRI 在临床工作中,脑卒中的急诊流程目前各家医院仍以急诊CT扫描或多模式CT为首选。2017年国家卫生计生委脑卒中防治工程委员会对缺血性脑卒中的评分标准要求急性脑梗死患者完成急诊CT扫描的平均时间(入院到CT检查完成时间):CT扫描平均时间≤25分钟得10分,≤35分钟得5分,超过35分钟得0分。因此,患者发病4.5小时之内选择常规治疗及静脉溶栓治疗者,首选CT平扫并在25分钟内完成。对于超过4.5小时或更长、需要延长血管再通治疗时间窗的患者可以考虑:一站式CT检查,包括CT平扫+CT灌注成像+CT血管成像,或一站式MR检查,包括DWI、GRE/SWI、TOF-MRA、MR灌注成像。两者比较:CT急诊更为普遍、费用相对便宜、简单方便更快(10分钟内可以完成);MRI识别急性小梗死灶及后颅窝梗死优于CT,DWI区分急性和慢性缺血梗死,GRE(SWI)可以评测微出血灶。MRI没有X线辐射,但要注意MRI扫描时间较长及其禁忌证。近年来的后64排超高端CT的应用,X线剂量已大为减少,一站式CT检查的开展更为普遍些,主要是根据各医院的情况而定。

(二) 脑侧支循环的评估

目前研究认为是否存在脑侧支循环的建立对治疗评估和预后均有密切影响。脑动脉侧支循环是指当任何一处供血动脉严重狭窄或闭塞,局部缺血时,血流可通过其他血管(侧支或新形成的血管吻合)到达缺血区,使缺血组织得到不同程度的供血代偿。根据开放层次,脑侧支循环分为三级:一级侧支循环是Wills环(脑底动脉环),是颈内动脉系统(前循环)和椎基动脉系统(后循环)两大供血系统的先天性连接和沟通;二级侧支循环是脑内动脉间的联系,主要有颈内动脉和颈外动脉的联系、脑膜中动脉和颅内血管的联系、大脑前动脉和大脑后动脉末梢血管间的联系等;三级侧支循环是新生的血管或原来闭合重新再通的血管。一级侧支循环(Wills环)变异较多,如前交通动脉或后交通动脉发育细小甚至缺如、大脑后动脉起源于颈内动脉等,这些变异是否会随着年龄增长、动脉硬化出现等影响到以后动脉的代偿能力还有待于研究。二、三级侧支循环建立的影像学研究主要是通过显示软脑膜动脉或其他吻合动脉通道到达闭塞血管的供血区的微血管灌注状态来表达,如目前应用较多的CTA+CTP。在CTA上显示血管闭塞远端的逆行充盈及增多的小血管网则说明有侧支循环建立;有学者认为CTP能够同时观察和定量评价血流动力学变化及侧支循环血管情况。尚有指出CBF与CBV均下降,并MTT延长者,提示侧支循环建立不佳;当CBF下降,CBV不变或升高,并MTT延长,提示侧支循环建立良好。

(三) 脑血管壁的高分辨MRI

随着磁共振成像技术硬件和软件的发展,对颅内动脉管壁成像的高分辨MRI研究已成为热点。影像学的高分辨没有一个严格定义,主要是在不显著影响图像信噪比的情况下,尽量减小扫描视野和层厚,降低每个体素的三维长度数值,从而实现对组织细微结构的高分辨率显像,即用小视野(field of view, FOV)(130×130),薄层(1.5~2.0mm),大矩阵(256×256,512×512)=小体素,提高组织的分辨率。脑血管壁成像扫描序列主要包括:①3D-TOF-MRA,显示血管的狭窄处确定扫描的方向和范围;②T_1WI和T_2WI对狭窄血管断面扫描;③增强T_1WI(参数同增强前)。所有序列均采用黑血技术以减少血流信号干扰。血管狭窄程度按照Samuels等的分级方法,计算血管的最大狭窄程度:0~29%为轻度狭窄、30%~69%为中度狭窄、70%~99%为重度狭窄、100%为闭塞。

高分辨MRI可显示不同病因颅内动脉病变管壁出现的病理改变,如:动脉粥样硬化显示血管管壁偏心增厚(图3-6-10);血管炎显示血管管壁向心性增厚和强化;烟雾病表现为血管管壁负性重构,管壁无增厚无强化,较多侧支循环血管形成;动脉夹层表现为内膜征/双腔征和壁内血肿、鼠尾状样闭塞和长段不规则或丝线样狭窄等。增强扫描若出现强化斑块则提示易损性及斑块的炎性改变。

(四) 不同脑血管成像的作用和比较

1. 直接穿刺脑血管造影 颈动脉造影(carotid arteriography),可显示大脑的大部分血管,需拍摄动脉期、毛细血管期和静脉期X线片。此方法损伤性大,已过时,现已被CTA、MRA、DSA所代替。

2. CTA 使用碘造影剂进行血管增强扫描,图像好坏与扫描时间、后处理有关,优点是可以显示血管壁钙化,尤其适用动脉硬化的钙化斑块显示。

3. MRA 平扫MRA其成像原理与血流流速、方向有关,同时与磁共振机器的磁场强度、采集方法等密切相关,所以图像的好坏和血管显示情况的真实性仍有一定的差距;增强MRA需要使用钆对比剂,与CTA相似,但血管壁的钙化显示欠佳。现在较先进的磁共振机已具备了高清血管壁成像的软件,可以很好地显示颈动脉和脑动脉狭窄程度和斑块成分分析。

4. DSA 目前仍被认为是血管成像的"金标准"。但随着CTA、MRA一些新技术的发展和应用,对此"金标准"已受到明显的挑战,在某些方面CTA或MRA可能会比DSA更有优势。

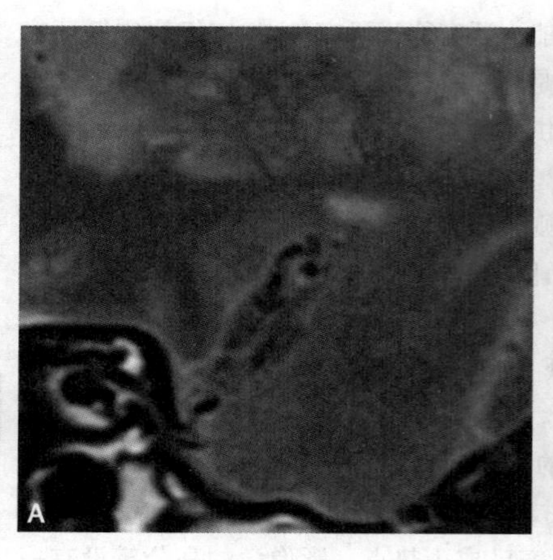

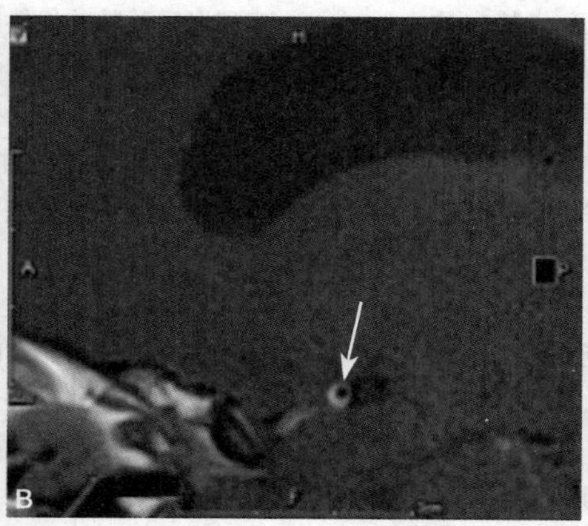

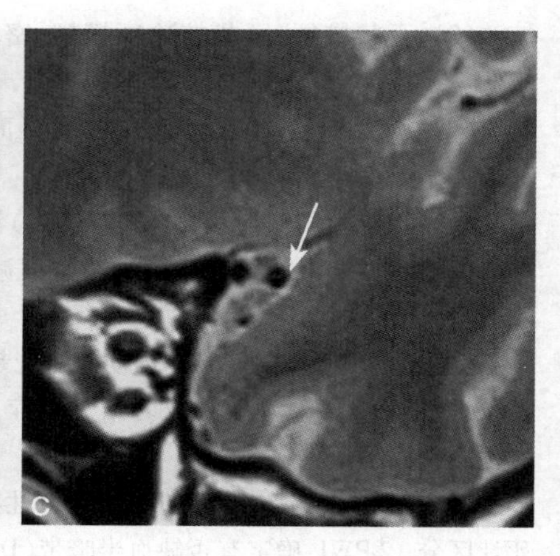

图 3-6-10 动脉粥样硬化脑血管壁成像

A. T_2WI 显示血管壁增厚、偏心性狭窄；B. 增强扫描显示偏心性增厚血管壁强化（箭头所示）；C. 大脑中动脉夹层内膜征（箭头所示）。

第七节 活检、基因检测

（李栒华）

一、肌肉活检

肌肉活检是对疑有病变的肌肉（骨骼肌）行活检术，通过各种特殊染色后用光镜和显微镜观察，对区别神经性或肌性肌肉疾病及肌肉疾病病因的确定有重要作用。

（一）适应证

肌肉无力、萎缩和/或伴有血清肌酶增高者；怀疑有各种炎性肌肉疾病、遗传性肌肉疾病、全身系统性疾病所造成的肌肉损害（如结节病、结节性动脉炎等）；一些特殊的疾病如线粒体病、肌阵挛性癫痫、蜡样质脂褐质沉积症等；需要鉴别神经性肌萎缩还是肌性肌萎缩。

（二）禁忌证

没有绝对禁忌，要注意检查部位的皮肤有否感染、患者的出凝血情况等。

（三）取材方法及注意事项

1. 活检部位 ①选择中等程度病变的部位，最好选择临床检查肌力在 3~4 级范围的肌肉，肌力正常的肌肉有可能尚未出现病变，而肌力太低、萎缩明显的肌肉，可能病变已到晚期，萎缩的肌肉被结缔组织和脂肪代替，难以看到特征性的肌肉病变。②活检部位的选择也可在肌肉 MRI 检查结果的指引下进行，选择病变最为明显的肌肉，避开纤维化、脂肪化明显的肌肉，对肌肉病变呈散在性、选择性分布的疾病，肌肉 MRI 的检查尤为重要。③一般在同等肌力的情况下，一般选取脂肪较少、取材较方便、对肢体功能影响较小的肌肉，如肱二头肌、股四头肌等。④还要根据不同的疾病选择，如面肩肱肌营养不良，主要受累肌肉在上肢和面部，一般选择上肢，肱二头肌或三角肌；镶边包涵体肌病，要注意选择远端肌肉，如小腿腓肠肌，可以提高镶边包涵体的检出率。⑤避免新近做过针极肌电图或肌内注射的部位。

2. 取材方法 皮下局麻，切开皮肤，暴露肌肉，沿肌纤维的纵向分离肌肉，然后取出活检所需的肌肉。因取材的方法各有不同，这里不赘述。原则是不能对所取肌肉牵拉、钳夹，以免造成人为损害，影响病理结果。取材的大小一般为 10mm×5mm×5mm 的圆柱体。

3. 标本的处理 取出肌肉标本后，需要迅速放进经过液氮冷却的异戊烷中急速固定，若不能立即冷却固定，则可用浸湿生理盐水的纱布包裹标本，放置冰壶中送检，切忌将肌肉标本放进甲醛（福尔马林）中固定。需同时做电镜检查，可取约 2mm×2mm×2mm 大小的肌肉，放置在 1%~2% 戊二醛中固定送检。

（四）病理检查及其意义

1. 普通病理 用苏木精-伊红染色（HE 染色），主要看肌肉结构的变化，如肌纤维的大小、形态，有否肌纤维萎缩、变性，肌纤维的排列，有无炎症细胞浸润、结缔组织增生、包涵体及一些特征性的病理改变。

2. 组织化学染色 ATP 酶和 NADH 染色可以区分Ⅰ型和Ⅱ型肌纤维，有助于通过是否有肌纤维群组化现象鉴别神经性和肌性肌肉损害；过碘酸希夫染色（PAS）可看到糖原，糖原贮积症时糖原明显增多；油红 O（ORO）染色为脂肪染色，在肌肉脂肪代谢障碍时，如脂质沉积性肌病，脂滴明显增多；GGT（谷氨酰转肽酶）、SDH（琥珀酸脱氢酶）、COX（细胞色素 C 氧化酶）等染色主要显示氧化磷酸化过程的一些酶，对诊断线粒体肌病有意义。

3. 免疫组化染色 可以标记特定的蛋白成分，尤其是一些与遗传性肌病相关的蛋白，如假肥大肌营养不良的 dystrophin 蛋白、肢带型肌营养不良（2B）的 dysferlin 蛋白等，另外还可以标记某些免疫球蛋白和不同类型的炎症细胞。

4. 电子显微镜 除了普通的病理改变外，可以观察是否有肌细胞糖原、脂肪的增加，肌细胞的超微结构改变如线粒体、溶酶体、自噬体等，一些异常结构如杆状体肌病的杆状小体、中央轴空病的轴空结构及核内外或线粒体的包涵体等。

二、神经活检

虽然神经活检的取材部位有限，但有助于明确某些周围神经病的病变性质和病因。

（一）适应证和禁忌证

主要适应于多发的周围神经病，如腓骨肌萎缩症、神经纤维瘤病、脱髓鞘性周围神经病、免疫介导的周围神经病、淀粉样变周围神经病、麻风及中毒性神经病等。一般选择对功能损害最小的神经。

（二）取材方法及注意事项

1. 取材部位和方法　通常是腓肠神经、桡神经感觉支以及腓浅神经，取腓肠神经为首选，此神经为单纯感觉神经，术后对功能影响小，镜下可以观察到成束的周围神经，还可同时检查小血管等神经间质组织的病理变化。取2~3cm长的神经组织，立即放在生理盐水浸湿的滤纸或纱布上送检。

2. 病理检查及意义　①10%的福尔马林固定，HE染色、Weil髓鞘染色和Bodian轴突染色等；②0.2%戊二醛固定后，再以锇酸固定，半薄切片，电镜下观察超微结构；③刚果红染色后，在偏光显微镜下可观察到苹果绿色的淀粉样物质，对诊断淀粉样变神经病有诊断意义；④免疫荧光或免疫组化染色可标记神经丝、髓鞘碱性蛋白、免疫球蛋白轻链等蛋白成分。

三、基因诊断

基因诊断主要用于遗传性疾病。目前已确定的人类单基因遗传病已超过5 000种，其中约一半以上累及神经系统，导致神经系统遗传病。基因诊断不但有助于遗传病的确诊，还有助于各种遗传病亚型的分型诊断。基因诊断的取材常用末梢血细胞，也可以是口腔黏膜或头发毛囊细胞及各种组织细胞，检测的方法根据基因变异的不同选择，常用的有二代测序、片段分析等，检测结果要结合临床表现和家系判断，具体内容详见第十六章第一节。

参考文献

[1] 王维治. 神经病学[M]. 3版. 北京：人民卫生出版社，2021.

[2] CHIU C Y. Viral pathogen discovery[J]. Curr Opin Microbiol，2013，16(4)：468-478.

[3] TAOJUN H E，SAMUEL K，MINI K，et al. Laboratory diagnosis of central nervous system infection[J]. Curr Infect Dis Rep，2016. 18(11)：35.

[4] SHIRANI K，TALAEI Z，YARAN M，et al. Diagnosed tuberculous meningitis using cerebrospinal fluid polymerase chain reaction in patients hospitalized with the diagnosis of meningitis in referral hospitals in Isfahan[J]. J Res Med Sci，2015. 20(3)：224-227.

[5] SHRESTHA P，PAUDYAL B，BASNYAT B. GeneXpert MTB/RIF assay as initial test for diagnosis of tuberculous meningitis[J]. BMJ Case Rep，2015，2015：bcr2014207502.

[6] WILLIAMSON P R，JARVIS J N，PANACKAL A A，et al. Cryptococcal meningitis：epidemiology，immunology，diagnosis and therapy[J]. Nat Rev Neurol，2017，13(1)：13-24.

[7] BROWN J R，BHARUCHA T，BREUER J. Encephalitis diagnosis using metagenomics：application of next generation sequencing for undiagnosed cases[J]. J Infect，2018，76(3)：225-240.

[8] FAN S，REN H，WEI Y，et al. Next-generation sequencing of the cerebrospinal fluid in the diagnosis of neurobrucellosis[J]. Int J Infect Dis，2018，67：20-24.

[9] MONGKOLRATTANOTHAI K，NACCACHE S N，BENDER J M，et al. Neurobrucellosis：Unexpected answer from metagenomic next-generation sequencing[J]. J Pediatric Infect Dis Soc，2017，6(4)：393-398.

[10] WILSON M R，NACCACHE S N，SAMAYOA E，et al. Actionable diagnosis of neuroleptospirosis by next-generation sequencing[J]. N Engl J Med，2014，370(25)：2408-2417.

[11] CHIU C Y，COFFEY L L，MURKEY J，et al. Diagnosis of fatal human case of St. Louis Encephalitis Virus infection by metagenomic sequencing，California[J]. 2016，Emerg Infect Dis，2017，23(10)：1964-1968.

[12] SALZBERG S L，BREITWIESER F P，KUMAR A，et al. Next-generation sequencing in neuropathologic diagnosis of infections of the nervous system[J]. Neurol Neuroimmunol Neuroinflamm，2016，3(4)：e251.

[13] 杨毅宁. 脑脊液细胞学检查的临床应用[J]. 中华检验医学杂志，2017，40(12)：916-919.

[14] VAN DE BEEK D，CABELLOS C，DZUPOVA O，et al. ESCMID guideline：Diagnosis and treatment of acute bacterial meningitis[J]. Clin Microbiol Infect，2016，22(Suppl 3)：S37-S62.

[15] CHATAWAY J，DAVIES NW，FARMER S，et al. Herpes simplex encephalitis：An audit of the use of laboratory diagnostic tests[J]. QJM，2004，97(6)：325-330.

[16] 曾庆，何肖龙，肖汉森，等. 鼠李糖乳杆菌培养上清液通过抑制NF-κB通路预防大肠杆菌性脑膜炎[J]. 南方医科大学学报，2017，37(1)：24-29.

[17] GUERRINI R. Epilepsy in children[J]. Lancet，2006，367(9509)：499-524.

[18] CHANG B S，LOWENSTEIN D H. Epilepsy[J]. N Engl J Med，2003，349(13)：1257-1266.

[19] BLUME W T. Diagnosis and management of epilepsy[J]. CMAJ，2003，168(4)：441-448.

[20] PANAYIOTOPOULOS C P，MICHAEL M，SANDERS S，et al. Benign childhood focal epilepsies：Assessment of established and newly recognized syndromes[J]. Brain，2008，131(Pt9)：2264-2286.

[21] CASCINO G D. Clinical indications and diagnostic yield of video-electroencephalographic monitoring in patients with seizures and spells[J]. Mayo Clin Proc，2002，77(10)：1111-1120.

[22] DE SOUSA E A，CHIN R L，SANDER H W，et al. Demyelinating findings in typical and atypical chronic inflammatory demyelinating polyneuropathy：Sensitivity and specificity[J]. J Clin Neuromuscular Dis，2009，10(4)：163-169.

[23] VLAM L，VAN DER POL W L，CATS E A，et al. Multifocal motor neuropathy：Diagnosis，pathogenesis and treatment strategies[J]. Nat Rev Neurol，2012，8(1)：48-58.

[24] BLUM A S，RUTKOVE S B. The clinical neurophysiology primer

3

[M]. [S. l.]: Human press inc, 2007.

[25] MICHAEL J A. Electrodiagnosis in clinical neurology[M]. 8th ed. [S. l.]: Springer, 2007.

[26] LO Y L, NAJJAR R V, TEO K Y, et al. A reappraisal of diagnostic tests for myasthenia gravis in a large Asian cohort[J]. J Neurol Sci, 2017, 376: 153-158.

[27] CHIOU-TAN F Y, GILCHRIST J M. Repetitive nerve stimulation and single-fiber electromyography in the evaluation of patients with suspected myasthenia gravis or Lambert-Eaton myasthenic syndrome: Review of recent literature[J]. Muscle Nerve, 2015, 52(3): 455-462.

[28] LEFAUCHEUR J P, DE CARVALHO M. New insights into the clinical neurophysiological assessment of ALS[J]. Neurophysiol Clin, 2016, 46(3): 157-163.

[29] 中华医学会神经病学分会，中华医学会神经病学分会脑血管病学组，中华医学会神经病学分会神经影像学协作组. 中国脑血管超声临床应用指南[J]. 中华神经科杂志，2016，49(7)：507-517.

[30] 中国医师协会神经内科医师分会神经超声专业委员会，中华医学会神经病学分会神经影像协作组. 中国神经超声的操作规范(一)[J]. 中华医学杂志，2017，97(39)：3043-3050.

[31] 中国医师协会神经内科医师分会神经超声专业委员会，中华医学会神经病学分会神经影像协作组. 中国神经超声的操作规范(二)[J]. 中华医学杂志，2017，97(39)：3208-3212.

[32] 中国医师协会神经内科医师分会神经超声专业委员会，中华医学会神经病学分会神经影像协作组. 中国神经超声的操作规范(三)[J]. 中华医学杂志，2017，97(39)：3361-3370.

[33] 国家卫生计生委脑卒中防治工程委员会. 中国脑卒中血管超声检查指导规范[J]. 中华医学超声杂志(电子版)，2015，12(8)：599-610.

[34] XU W H, XIANG Y Q, YAN Z R, et al. Cardiac right-to-left shunt subtypes in Chinese patients with crytogenic strokes: A multicenter case-control study[J]. Eur J Neurol, 2014, 21(3): 525-528.

[35] WANG S B, LIU K D, YANG Y, et al. Prevalence and extent of right to left shunt on contrast-enhanced transcranial doppler in Chinese patients with migraine in a multicentre case-control study[J]. Cephalalgia, 2018, 38(4): 690-696.

[36] ALEXANDROV A V, SLOAN M A, WONG L K, et al. Practice standards for transcranial dopple ultrasound: Part I-test performance[J]. J Neuroimaging, 2007, 17(1): 11-18.

[37] 李少林，王荣福. 核医学[M]. 8版. 北京：人民卫生出版社，2013.

[38] 匡安仁，李林. 核医学[M]. 2版. 北京：高等教育出版社，2017.

[39] ELL P J, GAMBIR S S. Nuclear Medicine in clinical diagnosis and treatment[M]. 3rd ed. St. Louis: Elsevier Limited, 2004.

第四章　神经系统疾病的诊断原则和程序

（黄如训）

4

在临床诊断疾病过程中，首先收集整理临床资料，加以客观分析，判断机体哪个系统的损害，是否为神经系统疾病，将此过程称为定向诊断。在确定属于神经系统疾病之后，则必须采用正确的临床思维，有序进行归纳、类比、演绎等推理，来认识疾病、诊断及鉴别诊断。其整个过程依次是病变部位的确定，病变性质的判断，发病原因的寻查，这构成神经系统的诊断程序，因而定位诊断、定性诊断和定因诊断则成为神经系统疾病诊断的基本原则。

人类的神经系统是在整个人类进化历史过程中，经过社会劳动逐步发展完善起来的，具有复杂的结构和功能，形态结构和功能是互相关联的。人在客观环境的活动中，神经系统起着主导作用，它把机体的各器官和系统联结成完整的统一体，通过感觉运动功能，使机体和外界环境密切联系，对环境中的各种变化，作出正确的反应。神经系统损害后，则产生功能障碍。尽管神经系统的组织结构和功能比较复杂，但是它们之间有内在的紧密联系，从功能的异常变化（各种症状及体征）可以推断神经组织损害部位。因此，根据神经系统的解剖、生理和病理来分析神经功能障碍所表现的各种征象，确定神经系统受损的部位，这就是定位诊断。在确立神经系统病变的部位后，必须辨别病理损害的性质，则为定性诊断。确定病变性质基本上是病理学的范畴。在能收集到的临床资料中，发病方式和病程特点是定性诊断的主要依据，同时，病变范围及分布（如位置、大小、多少等）、伴随的全身症状和辅助检查对定性诊断也有一定作用。最后，仔细综合分析病史、神经系统体征和辅助检查等特点，用各种方法寻找发病的可能原因，有的终于查出证据确凿的病因（如细菌、病毒、寄生虫等病原体），此过程即是定因诊断。

第一节　定位诊断

根据神经系统检查所见并参考病史所提供的线索，结合神经解剖、生理和病理知识，经过临床综合分析来推断神经系统的损害部位。神经系统不同部位如大脑、脊髓和周围神经等的损害，其临床表现均有一定的规律性，主要呈现感觉、运动和自主神经等功能障碍，应综合起来判断病变的部位。在分析神经系统损害部位中，首先将感觉运动障碍分为中枢性损害和周围性损害，依据临床实践，主要根据瘫痪的性质来辨别，见表4-1-1。

如已确定为周围性损害后，再进一步依据感觉障碍的有无或其类型来查明病变在前角、神经根、神经丛、神经干或神经末梢。如在前角损害，没有感觉障碍，在周围神经则有感觉障碍——神经根呈节段性或根性；神经丛为数条神经干所分布的区域，常多个大片融合甚至一个肢体；神经干呈现该神经所支配的范围，常为大片或小片状；神经末梢常为多发性损害，呈手套或袜套样感觉障碍。

若确定为中枢损害以后，则依据脑神经有无损害或其性质来进一步推断病变在脊髓、脑干或大脑，如损害在脊髓，没有脑神经障碍；在脑干，脑神经表现为周围性损害；在大脑，脑神经则呈现中枢性损害（即面神经和舌下神经的中枢性瘫痪）。

表4-1-1　中枢性瘫痪与周围性瘫痪的区别

区别点	中枢性（上运动神经元）瘫痪	周围性（下运动神经元）瘫痪
肌张力	增高、有时呈现痉挛	降低，呈弛缓性
肌萎缩	无（可有失用性萎缩）	有
腱反射	增高至亢进	减弱至消失
病理反射	有	无
瘫痪范围	常为广泛的	常为局限的
连带运动	有	无
电变性反应	无	有

一、周围性损害的定位

（一）神经末梢损害

临床上常为多发性损害，以四肢末端严重，呈现对称的肢体远端的弛缓性瘫痪、手套或袜套样感觉障碍及自主神经功能障碍（皮肤干燥、脱屑、发绀、无汗或多汗等），见于多发性神经炎。

（二）神经干损害

每条神经干由几个神经根的纤维组成，而每一条神经根又参与几条神经干，因此，神经干受损时，不呈现节段性障碍，而是表现为该神经干所支配的肌肉弛缓性瘫痪和感觉障碍，沿着神经干常有压痛，有些在该支配区见自主神经受损征象（血管运动、汗腺分泌、营养等障碍，有时见灼痛）。由于神经干可以在不同水平上发出分支至多条肌肉及一定范围的皮肤，因此依据瘫痪的范围可以确定该神经受损的部位。正因为有些肌肉由两条神经共同支配，当一条神经干损坏时，另一条可起代偿作用，使运动障碍不明显，故受损神经分布区的典型感觉障碍具有决定性意义。现将躯体的主要几条神经干损害的运动和感觉障碍简介如下：

1. 枕大神经　主要为枕部阵发性疼痛，其感觉障碍在枕顶区域。

2. 膈神经　临床上呈现膈肌瘫痪，呼吸和咳嗽困难，受刺激时则见打呃，向肩颈和胸廓放射的疼痛。

3. 腋神经　三角肌萎缩，上臂不能向外平举。上臂外侧皮肤感觉障碍。

4. 肌皮神经　肱二头肌萎缩，屈肘力显著减弱，有臂外（桡）侧感觉障碍。

5. 桡神经　前臂（肱三头肌）和手（伸腕肌）的伸肌、手指基节的伸肌（伸指总肌）、拇长展肌和旋后肌的瘫痪，形成腕下垂、手和指伸展困难、拇指不外展等。上臂和前臂背侧，手背桡侧面和第一、二指背一部分的皮肤感觉障碍。

6. 正中神经　前臂旋前（旋前圆肌和方肌），掌屈（掌长肌、桡侧屈腕肌)，第1~3指屈(屈指深、浅肌，拇屈肌，蚓状肌)和第二、三指中节伸(蚓状肌和骨间肌)等功能障碍，构成手的特殊形状似"猿掌"。手掌桡侧面、第1~3指掌侧面及第4指桡侧和桡侧三个半手指末节背面的皮肤感觉障碍(图4-1-1)。

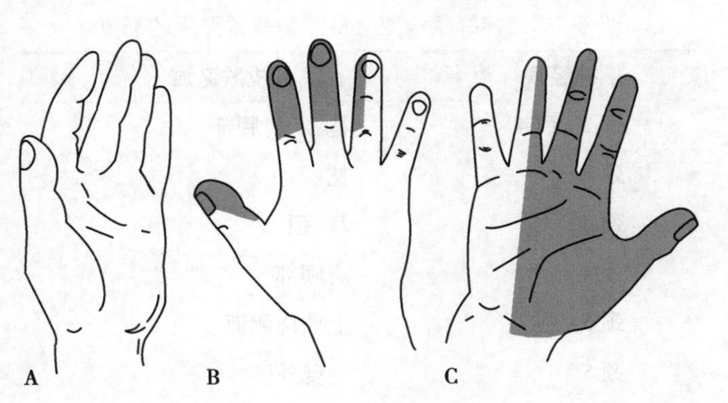

图4-1-1　正中神经损伤
A. 猿掌；B、C. 感觉缺区域。

7. 尺神经　手掌屈力减弱(尺侧屈腕肌)，第4~5指屈不能及第3指屈减弱(指深屈肌、小指屈肌、骨间肌、蚓状肌)，指收展困难，特别第4~5指(骨间肌、蚓状肌)，拇指不能内收(拇收肌)，由于骨间肌和蚓状肌损害，形成"鹰爪手"，小指、无名指的尺侧半和掌尺侧部的感觉障碍(图4-1-2)。

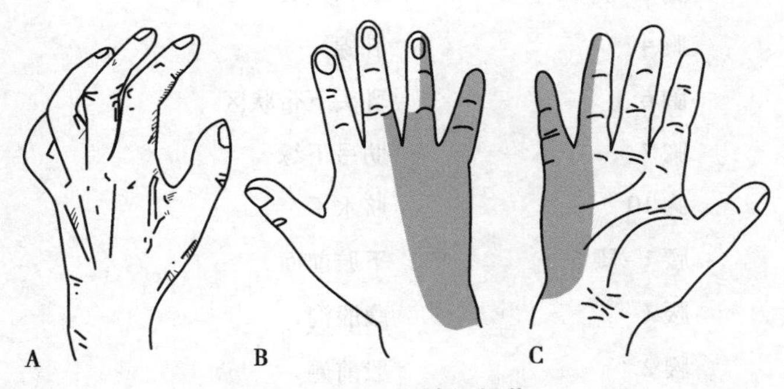

图4-1-2　尺神经损伤
A. 鹰爪手；B、C. 感觉缺失区域。

8. 肋间神经　在相应的区域出现疼痛和感觉障碍，下六个肋间神经损害时，尚有腹壁反射消失和腹壁肌肉的不完全瘫痪。

9. 股神经　股四头肌萎缩，不能伸小腿，屈髋关节困难(髂腰肌无力)，大腿前面(股前皮神经)和小腿内侧(隐神经)感觉障碍。闭孔神经股内收(股内收肌群)和腿外旋(闭孔外肌)困难，股内侧面下半感觉障碍。

10. 股外侧皮神经　股外侧感觉障碍，呈异常感觉性股痛，即在区域内有蚁走感、麻木和刺痛。

11. 胫神经　足屈(小腿三头肌)和趾屈(趾屈肌)困难，形成仰趾足；足内转(主要是胫后肌)困难，使足外翻(图4-1-3)；小腿后面(腓肠内侧皮神经)、足和趾的跖面、趾末节的背面等感觉障碍(图4-1-4)。

12. 腓神经　足(胫前肌)和趾(趾伸肌)不能背屈，足外转(腓骨肌)困难，形成垂足或马蹄和足内翻；小腿外侧面(腓肠外侧皮神经)、足背和趾背(腓浅神经和腓深神经)的感觉障碍(图4-1-5)。

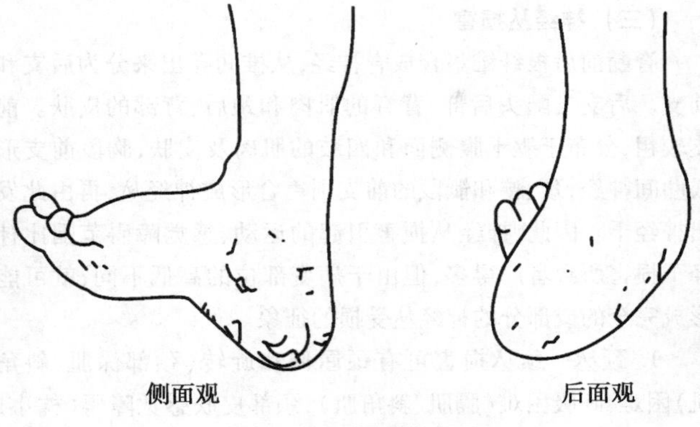

图4-1-3　仰趾外翻足

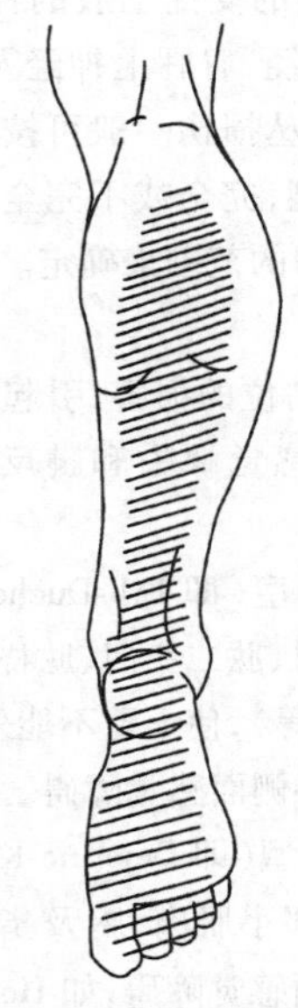

图4-1-4　胫神经损害的感觉障碍区域

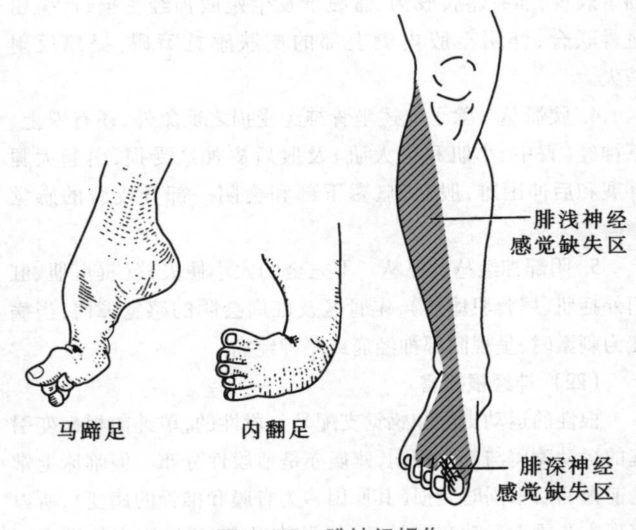

图4-1-5　腓神经损伤

13. 坐骨神经　呈胫神经和腓神经损害的征象，在高位受损时，常伴小腿不能屈（股二头肌、半腱肌和半膜肌）和腿外旋困难（闭孔内肌、孖肌和股方肌），几乎整个小腿和足的感觉障碍（隐神经支配的小腿内侧除外）。

（三）神经丛损害

脊髓前后根纤维集合成脊神经，从椎间孔出来分为后支和前支。后支支配头后部、背脊的肌肉和颈后、背部的皮肤。前支较粗，分布于躯干腹侧面和四肢的肌肉及皮肤，胸段前支形成肋间神经，颈、腰和骶段的前支则集合形成神经丛，再由此发出神经干。因此，神经丛损害引起的运动、感觉障碍范围比神经干损害所致者广得多，但由于病变部位的高低不同，就可能形成完全的或部分的神经丛受损的征象。

1. 颈丛　颈丛损害可有颈屈伸和旋转（颈部深肌、斜角肌）困难，呼吸困难（膈肌、斜角肌），颈部皮肤感觉障碍（枕小、耳大、颈皮和锁骨上神经）。

2. 臂丛　除了上述的支配上肢的神经干外，还有胸前神经、胸长神经、肩胛背神经、肩胛上神经及肩胛下神经、臂内侧及前臂内侧皮神经。臂丛损伤一般可按解剖部位分为：根部、主干束、索或上、中、下型，完全或不完全型。临床上主要依肌肉瘫痪、感觉和营养障碍的范围来确定。这里简介常见的典型表现：

（1）完全型：臂丛高位的损害，引起肩带肌和上肢的弛缓性萎缩性瘫痪；上肢的感觉缺失和腱反射消失，如 Horner 综合征。

（2）上神经丛（束）型（即 Erb-Duchenne 型）：其特点是上肢近端肌肉受损（三角肌、肱二头肌、肱桡肌、旋后肌、岗上肌及岗下肌、肩胛肌、前锯肌等），使上臂不能外展与外旋、前臂屈曲与旋后减弱，臂和前臂外侧面感觉障碍。

（3）下神经丛（束）型（即 Dejerine-Klumpke 型）：其特征为上肢远端肌肉受损（手部小肌肉、腕及指的屈肌），形成“爪状手”，手、前臂和臂内侧面感觉障碍，如 Horner 综合征。

3. 腰丛　具有上述股神经、闭孔神经和股外侧皮神经的损害表现，当有髂腹股沟、髂腹下及生殖股神经受损，产生由耻骨联合、外阴至股内侧上部的皮肤感觉障碍，提睾反射消失。

4. 腰骶丛　除了上述坐骨神经受损之征象外，还有臀上、下神经（臀中、小肌和臀大肌）及股后皮神经受损，引起大腿外展和后伸困难，股后侧、臀下部和会阴一部分皮肤的感觉障碍。

5. 阴部神经丛及尾丛　不完全的大小便失禁（提肛肌、肛门外括肌、尾骨肌瘫痪），尾骨区及肛周会阴的感觉障碍，当病变为刺激时，呈现阴部神经痛或尾神经痛。

（四）神经根损害

根性的运动支配和感觉支配是节段性的，单纯前根病变引起的运动障碍与前角相同，瘫痪亦是节段性分布。但临床上常是前根和后根同时受损（其原因多为脊膜和椎骨的病变），所以表现为节段性运动和感觉障碍，常伴根痛，邻近病变的椎旁可有压痛点。若后根节同时受侵犯，常在相应节段的皮肤上出现带状疱疹。在根性损害的定位上，节段性感觉障碍的区域具有极重要作用。现将神经根受损时的疼痛和感觉障碍的部位列于表 4-1-2。

表 4-1-2　神经根病变时疼痛和感觉障碍的部位

神经根	皮肤区域
颈 2～颈 4	枕颈、肩胛部
颈 2	枕
颈 3	耳、颈
颈 4	肩胛部
颈 5～颈 7	上肢桡侧面
颈 5	上臂外侧
颈 6	拇指、示指
颈 7	中指
颈 8～胸 2	上肢的尺侧面
颈 8	环指、小指
胸 1	前臂内侧
胸 2	上臂内侧
胸 3～胸 10	胸、腹、背
胸 4	乳腺
胸 6	乳头下带状区
胸 7	肋弓下缘
胸 10	脐水平
腰 1～腰 5	下肢前面
腰 1	腹股沟
腰 2	股前侧
腰 3	膝
腰 4	蹬趾
腰 5	脚背
骶 1～骶 3	下肢后面
骶 1	跖
骶 2	小腿后侧
骶 3	股后上方
骶 4～骶 5	臀内侧、会阴、外生殖器
骶 4	外生殖器
骶 5	肛门

（五）脊髓节段性结构损害

在解剖上，脊髓属中枢神经系统，然而其灰质的结构及生理功能呈明显的节段性，于是临床病理的判断则归为周围性损害的范畴。因此,脊髓的灰质受损时的功能改变,应是局限在病变节段范围内,形成节段性的运动、感觉、反射和自主神经障碍。总之,在脊髓中与白质有显著不同,灰质损害的重要特征是节段性障碍。

1. 前角病变(节段性运动障碍)　前角细胞对肌肉的支配呈节段性分布,即一定节段的前角细胞有其所支配的肌群(前角大部分细胞聚合成分界清楚的细胞群,每群各支配某些功能相关的肌肉,如外侧细胞群的中央后侧组支配手和足的屈肌与其他小肌,而前外侧组则支配相应的伸肌),故前角病变产生的弛缓瘫痪呈节段性。要确定病变的部位和范围,必须了解前角对肌肉的神经支配,其节段性的主要关系如下:颈1~颈4支配颈部肌肉,控制头颈和膈运动;颈5~胸2支配上肢肌肉,执行臂、前臂和手指的运动;腰2~骶2支配下肢肌肉,完成股、小腿、趾的运动;骶3~骶5支配会阴的肌肉和泌尿生殖器官。支配每条肌肉的主要节段见表4-1-3。

2. 侧角病变(节段性自主神经功能障碍)　侧角损害引起皮肤血管运动、泌汗、竖毛反应等障碍,皮肤、指甲等营养性改变,均呈节段性分布(参见第十八章)。

3. 后角病变(节段性感觉障碍)　后角损害呈病灶同侧的节段性感觉障碍,具有分离性特点,即痛觉、温度觉丧失,深感觉存在,其节段性区域与神经根支配区相同(见表4-1-2)。

4. 前连合病变　前连合(在白质中,结构及功能属节段性)损害出现双侧性节段性感觉分离性障碍,这是由于两侧的痛觉、温度觉纤维在前连合进行交叉的缘故。

表 4-1-3　脊髓节段及其支配的肌肉

脊髓节段	肌肉
颈4	膈肌
颈5	三角肌
颈6	肱二头肌
颈7	肱三头肌
颈8	屈指肌
胸1	小鱼际肌
胸3~胸12	肋间肌、腹肌
腰1	髂腰肌
腰3	股四头肌
腰4	股收肌
腰5	胫前肌
骶1	腓肠肌
骶2	足跖小肌
骶3~骶5	会阴肌

附:在周围性损害中,常有反射的消失或减弱。由于浅反射的神经机制较为复杂,中枢性损害也会引起浅反射的减弱或消失,故其定位价值有限。深反射的消失或减弱则由反射弧任何一处的损害所产生,故对脊髓灰质、周围神经的病变定位有重要意义,但必须注意肌肉的严重损害,也会引起反射的减弱或消失。现将有关的脊髓反射弧列于表4-1-4。

表 4-1-4　脊髓反射及反射弧

反射	类型	肌肉	神经	定位(节段)
肱二头肌反射	深反射、肌腱	肱二头肌	肌皮神经	颈5~颈6
肱三头肌反射	深反射、肌腱	肱三头肌	桡神经	颈6~颈7
肱桡肌反射	深反射、骨膜	旋后肌、肱桡肌、肱二头肌	正中神经、桡神经及肌皮神经	颈5~颈8
肩臂反射	深反射、骨膜	大圆肌、肩胛下肌	肩胛下神经	颈5~颈6
上腹壁反射	浅反射、皮肤	腹横肌、腹斜肌及腹直肌	肋间神经	胸7~胸8
中腹壁反射	浅反射、皮肤	腹横肌、腹斜肌及腹直肌	肋间神经	胸9~胸10
下腹壁反射	浅反射、皮肤	腹横肌、腹斜肌及腹直肌	肋间神经	胸11~胸12
提睾反射	浅反射、皮肤	提睾肌	生殖股神经	腰1~腰2
膝反射	深反射、肌腱	股四头肌	股神经	腰2~腰4
跟腱反射	深反射、肌腱	小腿三头肌	胫神经	骶1~骶2
跖反射	浅反射、皮肤	趾屈肌等	胫神经	腰5~骶2
肛门反射	浅反射、皮肤	肛门括约肌	肛尾神经	骶4~骶5

二、中枢性损害的定位

(一) 脊髓病变

无脑神经损害是脊髓病变的特点。在解剖生理上脊髓灰质为节段性结构,而其白质是传导束性装置(上、下纤维束),故灰质损害引起范围较小的节段性障碍,而白质病变所形成的障碍较为广泛,即损害节段以下的功能缺失,称为传导束性障碍。脊髓节段损害(见上述)时,根性感觉减退或缺失,该节段支配的肌肉逐渐萎缩、弛缓性瘫痪及相关的反射消失。由于羽毛状分布,在仅一个节段损害时,不出现这些节段性征象,临床主要是传导束性障碍的表现。由于神经纤维排列顺序的不同,在脊髓内二级神经元的神经纤维(如脊髓丘脑束、皮质脊髓侧束）呈现向心性排列，即从外至内依次是骶、腰、胸、颈的纤维（图 4-1-6、图 4-1-7），其功能障碍由下向上发展，临床上以痛觉、温度觉改变最显著，对髓内外病变的区别有重大价值。

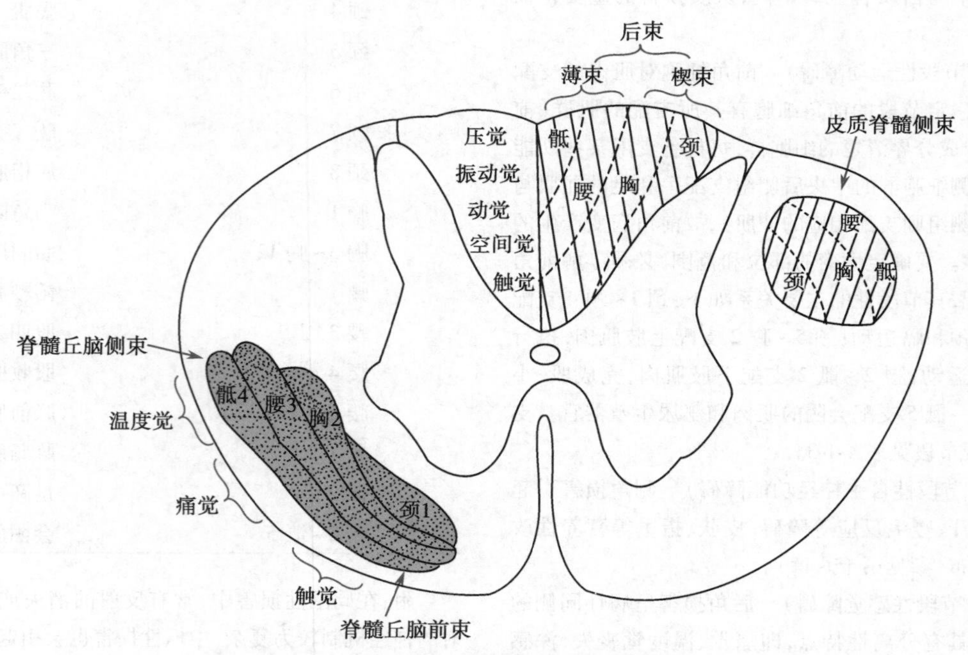

图 4-1-6　脊髓传导束的纤维层次排列

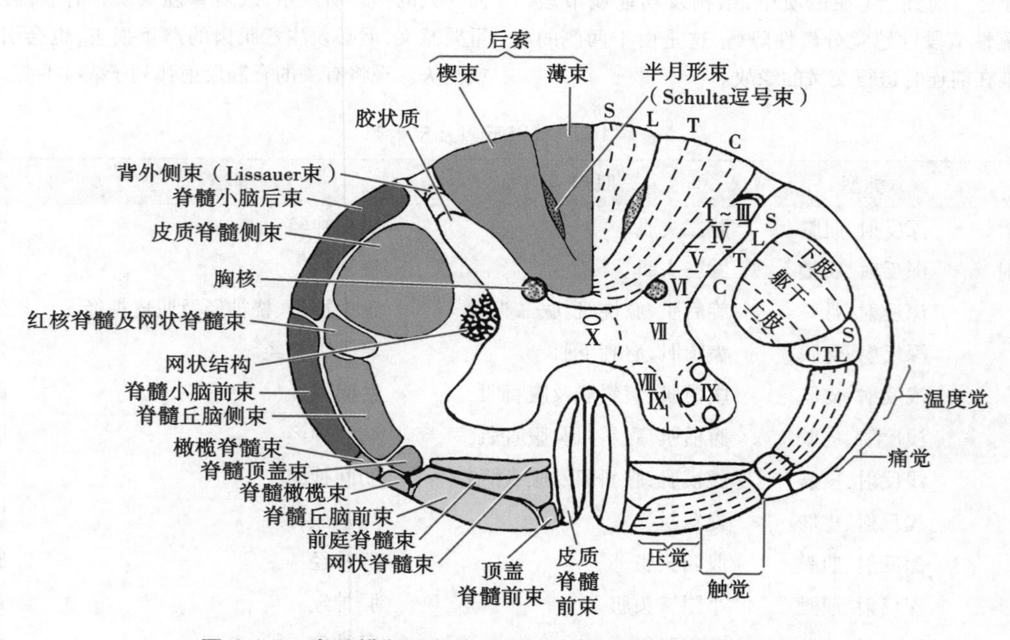

图 4-1-7　脊髓横断面各传导束的躯体投影分布及细胞分层

1. 后索　后索主要为深感觉传导束（薄束、楔束），受损引起病灶侧损害水平以下的深感觉缺失，出现感觉性共济失调。

2. 侧索　侧索包括运动传导束（皮质脊髓侧束）及痛觉、温度觉传导束（脊髓丘脑侧束），损害引起病变水平以下的同侧中枢性瘫痪和对侧痛觉、温度觉障碍。

3. 半侧损害　当病变只损害脊髓平面的一侧时，引起受损侧节段平面以下的肢体中枢性瘫痪（皮质脊髓束受损）和深感觉障碍（后索受损），对侧肢体只呈痛觉、温度觉障碍（脊髓丘脑束受损），称为布朗-塞卡综合征（Brown-Séquard syndrome）。当病变侵犯脊髓数节时，在病灶侧也见到节段性周围性瘫痪和感觉障碍（图 4-1-8）。见于脊髓压迫症（如肿瘤）的早期。

4. 脊髓前 2/3 损害　当病变仅损害脊髓前 2/3 时（仅后索保留），出现病变水平以下的中枢性瘫痪，痛觉、温度觉障碍及

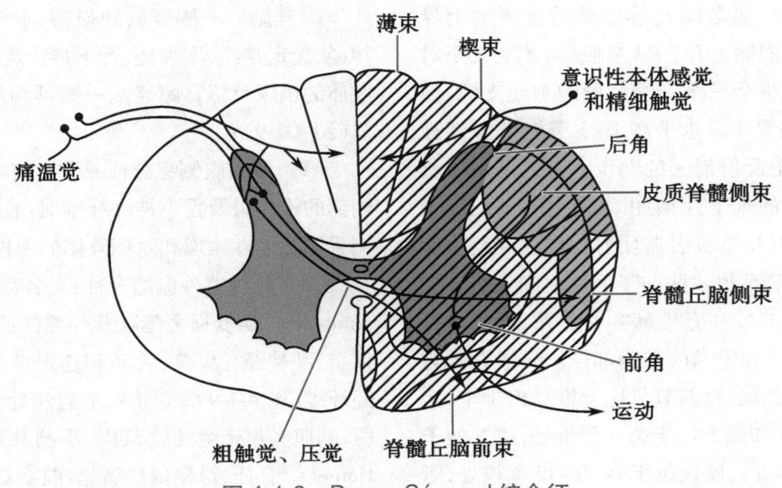

图 4-1-8　Brown-Séguard 综合征

大小便潴留。见于脊前动脉闭塞。

5. 横贯性损害　当脊髓受到完全横贯损害时，在受损水平以下出现运动障碍，呈中枢性截瘫或四肢瘫（双侧皮质脊髓束受损），双侧对称性深浅感觉缺失（后索和脊髓丘脑束受损），还有排大小便功能障碍（自主神经受损）。当病变侵害2~3个节段以上时，才有明显的节段性弛缓瘫痪和感觉障碍。多见于急性脊髓炎及脊椎骨折。脊髓各节段横贯损害的特征：

（1）颈段病变：四肢瘫痪，下肢属上神经运动元瘫痪，而上肢则根据病变部位及范围不同可为上运动神经元性或下运动神经元性瘫痪。感觉障碍可涉及后枕甚至面部。

1）颈上段（$C_1 \sim C_3$）：①头部及颈部的运动、提肩胛运动有不同程度的瘫痪及肌肉萎缩。②四肢均为痉挛性瘫痪，出现病理性反射。③膈神经受刺激引起呃逆，膈肌瘫痪出现呼吸困难，发音低沉弱。④根痛限于枕部或颈后部，也可引起该区的节段性感觉缺失，感觉传导束受损呈现损害水平以下的感觉减退或缺失。⑤如为占位性病变，则因小脑延髓池的阻塞可产生颅内压增高；病变波及后颅窝则可出现后组脑神经受损征象。

2）颈中段（$C_4 \sim C_6$）：①四肢均有瘫痪，上肢以肩部运动受累最明显。小圆肌、肱二头肌、冈上肌、冈下肌、肩胛下肌等可为下运动神经元性瘫痪，出现肌萎缩。肱二头肌反射消失，肱三头肌肌张力增高及反射亢进。下肢呈上运动神经元性瘫痪。②根痛局限于肩部或肩胛部，有时肩部及上臂部外侧节段性感觉减退或消失；C_5 以下的躯体感觉减退或缺失（躯干感觉平面在 T_2 水平）。

3）颈下段（$C_7 \sim C_8$、T_1）：①手部小肌肉明显萎缩，前臂的肌肉也可呈不同程度的萎缩及弛缓性瘫痪的特点，下肢呈上运动神经元性瘫痪。②根痛部位限于前臂及手指，上肢有节段性的感觉减退或缺失；C_7 以下的躯体感觉减退或缺失（躯干感觉平面在 T_2 水平）。③肱二头肌反射正常，但肱三头肌反射（$C_7 \sim C_8$）、桡骨膜反射（$C_6 \sim C_8$）、指屈反射（$C_6 \sim C_7$、T_1）均可减弱或消失。④患侧出现 Horner 综合征。

（2）胸段（$T_2 \sim T_{12}$）病变：①上肢无运动障碍，下肢呈中枢性瘫痪。②根痛表现为肋间神经痛、上腹痛、腰背痛等，呈箍痛性或束带感。感觉障碍的平面在 $T_2 \sim T_{12}$，随病变部位而定。③腹壁反射减退或消失（损害部位上腹在 $T_7 \sim T_8$，中腹为 $T_9 \sim T_{10}$，下腹是 $T_{11} \sim T_{12}$）。④脐孔征可见于 T_{10} 病变，检查时嘱患者仰卧，向前抬头，检查者以手稍用力压其额部，如患者脐孔明显上移，称为 Beever 征阳性。

（3）腰段病变：两下肢瘫痪，感觉障碍位于腹股沟之下。

1）腰上段（$L_1 \sim L_2$）：①双髋关节屈曲及股内收有障碍，同时可有髂腰肌、缝匠肌、耻骨肌及内收长肌萎缩，但因这些肌肉部位较深，须仔细检查才可发现。膝、踝、足趾的运动障碍均为痉挛性瘫痪。②根痛部位在腹股沟部、臀外部、会阴或大腿内侧。腹股沟以下感觉障碍。③膝反射、踝反射亢进，提睾反射消失。

2）腰下段（$L_3 \sim L_5$、$S_1 \sim S_2$）：①膝关节及踝关节的运动明显受限。②根痛出现于大腿的前外侧或小腿的外侧。L_3 以下感觉障碍。③股二头肌反射、提睾反射可正常。但膝反射、踝反射均可消失。④大小便失禁或潴留。

（4）圆锥（$S_3 \sim S_5$、尾节）：损害时症状一般比较对称，主要临床表现有：①两下肢常无明显的运动障碍。②肛门及会阴部有马鞍状的感觉减退或缺失，有时可出现分离性感觉障碍。③性功能障碍，包括阳痿及射精不能。由于勃起中枢位于 $S_1 \sim S_3$，而射精中枢位于 $S_3 \sim S_4$，这两种症状可不同时发生。④通常是真性大小便失禁。⑤肛门反射消失，临床上多数病变在侵犯圆锥的同时都累及周围的腰神经根，导致相应的腱反射减弱或消失。

附：马尾病变，自第二腰椎以下的椎管内，只有 L_2 至 S_1 的神经根及终丝，各走向相应的椎间孔而先后离开椎管。L_2 神经根在腰椎 2~3 间隙离开椎管，其余依次类推。马尾病变时症状的特点常为单侧或不对称，根性疼痛位于会阴部、股部或小腿，常有自发性疼痛，放射至会阴及骶部。下肢也有肌萎缩、肌张力减弱、踝反射消失等下运动神经元瘫痪，较迟出现大小便障碍。

6. 脊髓损害水平的确定　判断脊髓损害水平的上界，对进一步检查，甚至手术治疗，有重大意义。通常依据瘫痪的分布，特别是节段性运动障碍（肌萎缩），感觉障碍水平的上界（必须注意脊髓丘脑束是在同侧上升 2~3 节段后，才交叉至对侧，同时每一个皮肤节段至少受三个脊髓节段的神经支配，因此，脊髓损害水平比皮肤感觉障碍水平高 1~3 节），节段性神经根痛，反射的改变，特别是反射消失的部位。有人还用屈肌引退反射，来确定病变下端的水平，因为由下向上直到相当于病变下端的根区水平均可引起屈肌引退反射。自主神经功能反射的检查也有帮助，如损害节段皮肤的竖毛反射和皮肤划纹征消失。此外，应注意脊髓节段和脊椎棘突的关系，才能计算出进一步检查（脊椎 X 线片）和手术的准确部位。一般脊髓与相应棘突排列关系如下：在颈段，脊髓节段比脊椎高出 1 个，上胸段高 2 个，下胸段高 3 个（如颈 5 位于第 4 颈椎处，胸 5 处于第 3 胸椎，胸 12 在第 9 胸椎等），腰段位于第 10~12 胸椎处，骶段位于第 12 胸椎和第 1 腰椎处。

7. 髓内和髓外病变的区别　通常髓外病变的神经根痛早期出现，且较为显著，冲击征（咳嗽、用力时痛诱发或加剧）明显，由半侧损害发展到横贯性损害，感觉障碍由下向上发展，下运动神经元瘫痪极少见。髓内病变则少根痛，多是一种不定位的烧灼样感觉，常呈感觉分离，感觉障碍自上向下发展，肛门区多为正常，较早有大小便功能障碍，多有局限的下运动神经元瘫痪，上运动神经元瘫痪较轻且较晚出现。髓外病变尚应注意硬膜内外的区分。详见第六章。

（二）脑干病变

交叉性损害是脑干病变的特点，即病变同侧的脑神经周围性障碍和对侧肢体的偏瘫和感觉障碍；这是因为损害了脑神经核或其纤维、未交叉的锥体束和已经交叉了上升的感觉传导束。脑神经核分散在不同水平脑干的结构中，因此，脑干各平面病变的定位，主要依据哪对脑神经受到损害。相当长一段时间内，不少人仅依据一些脑神经，或伴传导束的损害，提出各种不同名称的综合征，在某些方面多少引起混乱或甚至争论。近年来多数主张将脑受损的综合征分类加以简化，现今依据临床实践，主要按脑干的横断面和纵向相结合，归类为几个典型的综合征：

1. 延脑　一侧延脑的损害，主要是引起病灶同侧的舌咽神经、迷走神经，副神经、舌下神经及部分三叉神经受损和对侧肢体的偏瘫及感觉障碍。一侧延脑局限病变的几种典型综合征（图 4-1-9）：

（1）延脑腹侧综合征或橄榄前综合征：当病变侵犯延脑腹侧部的锥体束及舌下神经纤维时（图 4-1-9 病变Ⅰ），形成病灶侧舌肌萎缩性瘫痪和对侧肢体的中枢性偏瘫。

（2）延脑背外侧综合征：又名瓦伦贝格综合征（Wallenberg syndrome），病变损害延脑背外侧部的脊髓丘脑束、脊髓小脑前束、三叉神经脊束核、舌咽和迷走神经的核、前庭核、眼交感神经纤维（图 4-1-9 病变Ⅱ），引起病灶侧面痛觉、温度觉障碍，软腭、咽肌和声带弛缓性瘫痪，小脑共济失调，眼球震颤和眩晕，Horner 综合征，对侧偏身痛觉、温度觉障碍。

（3）延脑后侧综合征或橄榄后综合征：病变仅侵犯位于延脑背侧部的舌咽、迷走、副和舌下神经核（图 4-1-9 病变Ⅲ），引起软腭、声带、舌肌、胸锁乳突肌和斜方肌（仅部分）的萎缩性弛缓性瘫痪。

2. 脑桥　一侧脑桥的病变，主要呈现病灶同侧三叉神经、展神经、面神经、位听神经受损和对侧肢体的中枢性偏瘫和感觉障碍。一侧脑桥局限病变引起的典型综合征包括：

（1）脑桥腹侧综合征：当病变侵犯脑桥下部（尾 1/3）的腹侧时，损害锥体束和第Ⅵ、Ⅶ对脑神经纤维，引起病灶对侧中枢性偏瘫，同侧的展神经瘫（图 4-1-10），还可见面神经瘫［又称米亚尔-居布勒综合征（Millard-Gubler syndrome）］。

（2）脑桥被盖综合征：当病变侵犯脑桥被盖下（尾）1/3 时，损害第 6、7 对脑神经核或其纤维束，形成病灶同侧展神经、面神经瘫痪，侧向联合注视麻痹，对侧轻偏瘫或偏瘫（图 4-1-10）。有时病灶扩展至内侧丘系，可出现对侧肢体深感觉障碍（又称 Foville-Millard-Gubler 综合征，也有称 Foville 下综合征）。

（3）脑桥外侧综合征：病变侵犯脑桥外侧区，损害桥臂，产生病变同侧的小脑性共济失调，当病灶扩展侵及锥体束或脊髓丘脑束时，还可出现病灶对侧的中枢性轻偏瘫或偏身痛觉、温

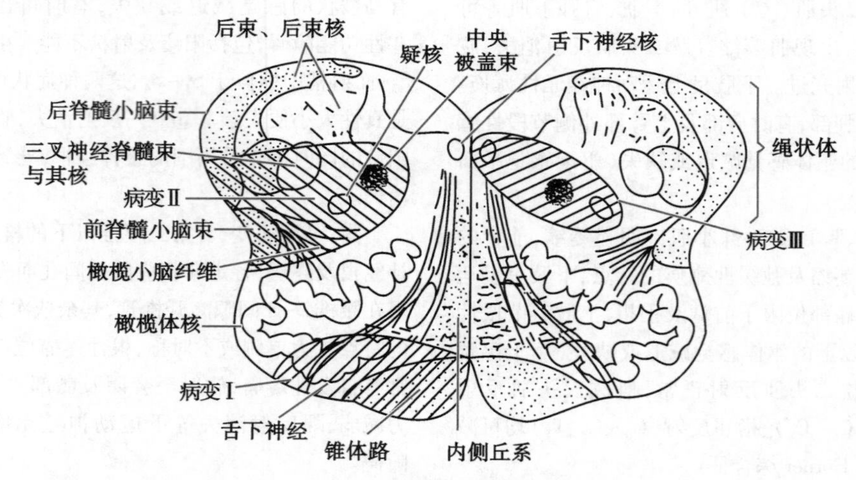

图 4-1-9　延脑横断面和病变部位
病变Ⅰ：延脑腹侧综合征；病变Ⅱ：延脑背外侧综合征；病变Ⅲ：延脑后侧综合征。

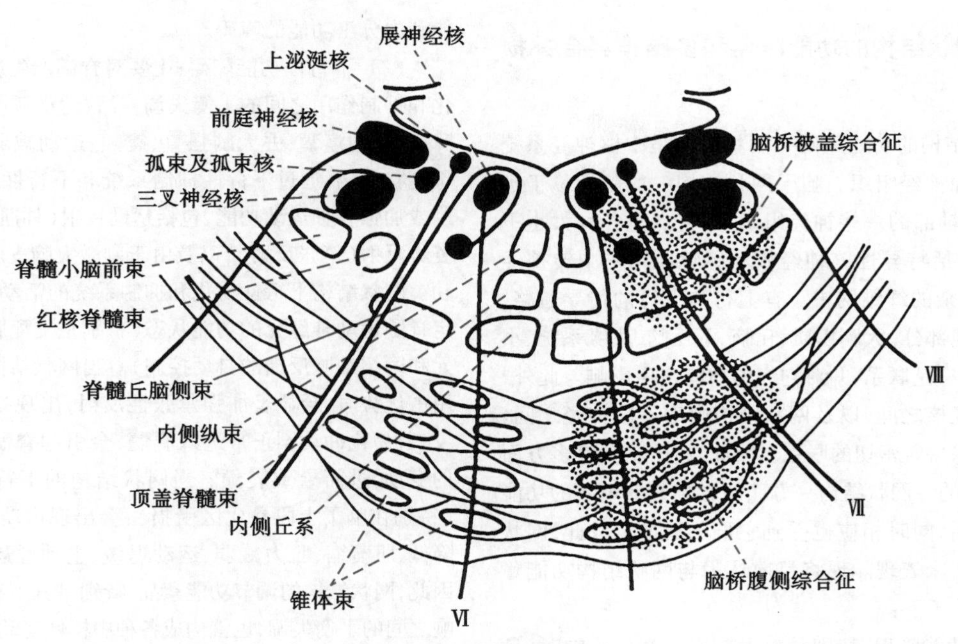

图 4-1-10 脑桥综合征

度觉障碍(又称 Marie-Foix 综合征)。

3. 中脑 一侧中脑的病变,表现为病灶同侧的动眼神经、滑车神经受损和对侧肢体的中枢性偏瘫和感觉障碍。一侧中脑局限病变产生的典型综合征包括:

(1) 中脑腹侧综合征:在大脑脚中局限病变引起锥体束和动眼神经纤维受损,产生对侧的中枢性偏瘫(包括中枢性面神经瘫和舌下神经瘫)和病灶同侧的动眼神经瘫痪。也称大脑脚综合征或 Weber 综合征(图 4-1-11)。

(2) 中脑被盖综合征:病变侵犯被盖中动眼神经核或纤维,引起病灶同侧动眼神经瘫痪,同时损害红核、内侧纵束和内侧丘系,还出现对侧肢体的感觉障碍及偏身共济失调,也称红核综合征或 Claude 综合征(图 4-1-11);若累及黑质则对侧肢体呈现肌张力增高和震颤(即偏身震颤性瘫痪),但也可表现为偏身舞蹈病或偏身手足徐动症,也称动眼神经交叉性黑质综合征或 Benedikt 综合征(图 4-1-11)。

(3) 中脑顶盖综合征:病变侵害上丘或下丘,引起眼球垂直联合运动障碍(图 4-1-11)。但病变也可侵犯其他结构,合并出现中脑损害的其他征象。在上丘水平上,引起眼球向上和/或向下联合运动的瘫痪(又称 Parinaud 综合征),可能伴中脑的其他症状。

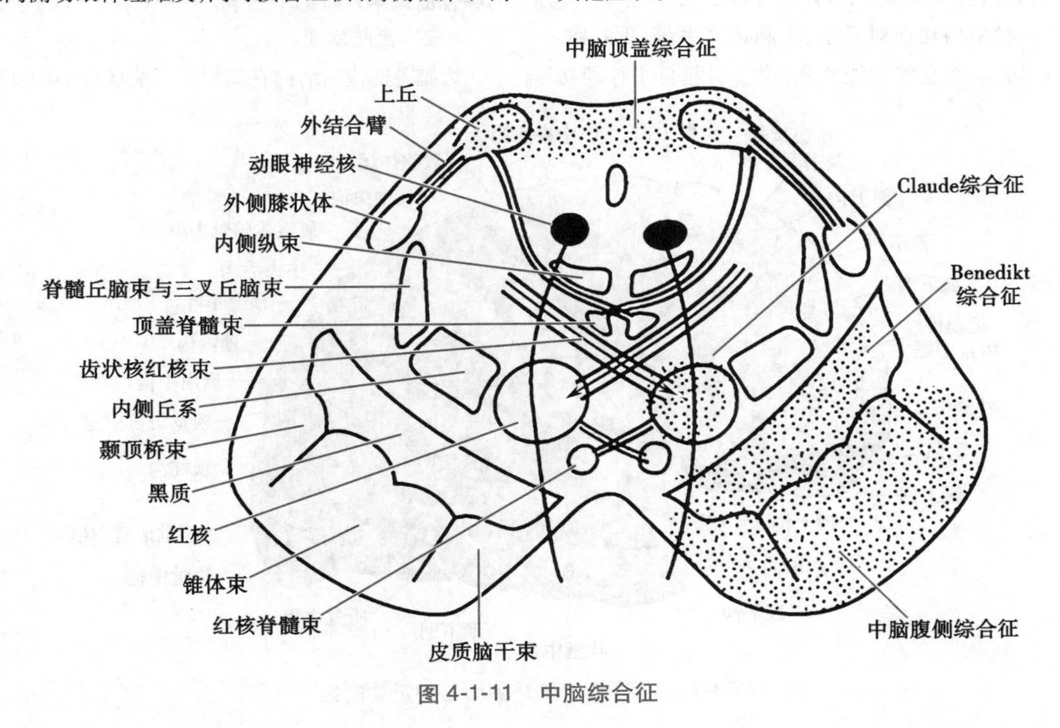

图 4-1-11 中脑综合征

4

附：脑干网状结构的功能障碍和多脑神经合并损害的综合征

1. 脑干网状结构的功能障碍　网状结构是中枢神经系统中比较古老的一种神经组织。脑干网状结构一般是指位于延髓、脑桥和中脑中轴部的一些神经组织，其特点是各种大小不等的神经元（不包括特异性脑神经核和感觉通路的中转神经核）分散于错综复杂的纤维网中。有上行和下行的传导通路，同神经系统的其他部分（大脑皮质、丘脑、下丘脑、边缘系统、小脑和脊髓等）有着广泛联系，并对它们的功能产生影响。此外，网状结构与脑神经核之间，以及网状结构内部不同神经之间，借助于网状突起保持着密切的联系。因此，它的功能是多方面的，且是相当复杂的。网状结构一方面能影响其他组织的功能起整合和调节作用，同时相应也受到它们的调节。故此，网状结构损害有多种临床表现。现将目前认为与网状结构功能障碍有关的方面简述于下：

（1）上行性功能障碍：特别是对大脑皮质产生影响时，呈现意识改变，昏睡至昏迷，有脑电波改变。从动物实验和临床资料证明，脑干网状上行激动系统的障碍（形态损伤和功能障碍），是发生睡眠和意识障碍的基础。临床上表现为嗜睡、昏睡和昏迷。甚至也有学者认为发作性睡病和某些精神失常（木僵等）也与该系统的障碍有关。运动不能性缄默（akinetic mutism），即患者眼球不时转动、睁闭、安卧、但无肢体运动，对疼痛刺激的反应甚迟钝，可能仅引起肢体的防御反射，是一种特殊的意识障碍，又称醒状昏迷（vigil coma），主要是网状结构上行激动系统受损所致。中脑被盖部网状结构受损，可出现假性幻觉症（如人变小、动物活动，有丰富色彩），睡眠及意识障碍（嗜睡、昏睡、入睡幻觉），去大脑强直，节律性呼吸增强。

另外，由于网状结构功能对丘脑、大脑边缘系统、下丘脑-垂体系统产生影响，因而它的功能紊乱，也会引起自主神经功能和内分泌功能的障碍。

（2）下行性功能障碍：主要对脊髓产生影响。其下行性易化和抑制作用之间的平衡失调，导致运动调节和姿势维持发生障碍，呈现痉挛、去大脑强直、震颤、运动减弱等。现已证明脑干网状结构，通过下行性抑制系统和下行性易化系统，分别抑制或加强各种运动功能，包括运动反射（伸肌反射、屈肌反射）、姿势反射（牵张反射），以及由于刺激大脑皮质运动区引起的运动。网状结构下行性易化和抑制系统的活动，在很大程度上决定脊髓运动神经元的功能状态（特别是支配肌梭的 γ 运动神经元和闰绍细胞反馈的自动控制）。当网状结构对脊髓的易化作用占优势时，会显著加强紧张性反射，出现痉挛状态或强直现象；若易化冲动不正常进入脊髓，会引起脊髓运动神经元兴奋的变动，进而导致震颤。当网状结构的下行易化作用减弱时（特别在脑干上段易化区受损），会出现运动减退现象（肌张力降低、肌萎缩、肌力减弱、运动迟缓、主动性运动减少或缺乏）。因此，网状结构的调节功能紊乱，特别是其下行性易化和抑制影响之间的平衡失调，也就构成各种中枢性运动障碍的主要机制。

2. 多脑神经合并损害的综合征　脑神经主要是支配头部的运动和感觉功能（包括特殊感觉——嗅觉、视觉、听觉等），其自离开脑实质至所支配部位的神经纤维所经过的区域，同颅凹或颅底有密切关系，在某些部位常有几对脑神经比较集中或相靠近于一处，若在这些地方发生局性病变（如肿瘤、局限蛛网膜炎等）时，常有多脑神经合并损害的综合征，在定位诊断中具有较重要的实际意义。由于多数脑神经与脑干密切相关，故在临床定位诊断中，必须首先注意区分脑干实质与颅凹或颅底的损害。通常脑干实质受损常有较明显的传导束（运动或感觉）的障碍，而颅凹或颅底的病变多为单纯的脑神经损害，即使压迫损及脑实质，其临床征象也较轻，且发生晚。临床上较为常见的综合征见第六章第十二节。

（三）大脑病变

大脑各部位的结构有其相应功能区（图 4-1-12、图 4-1-13）。

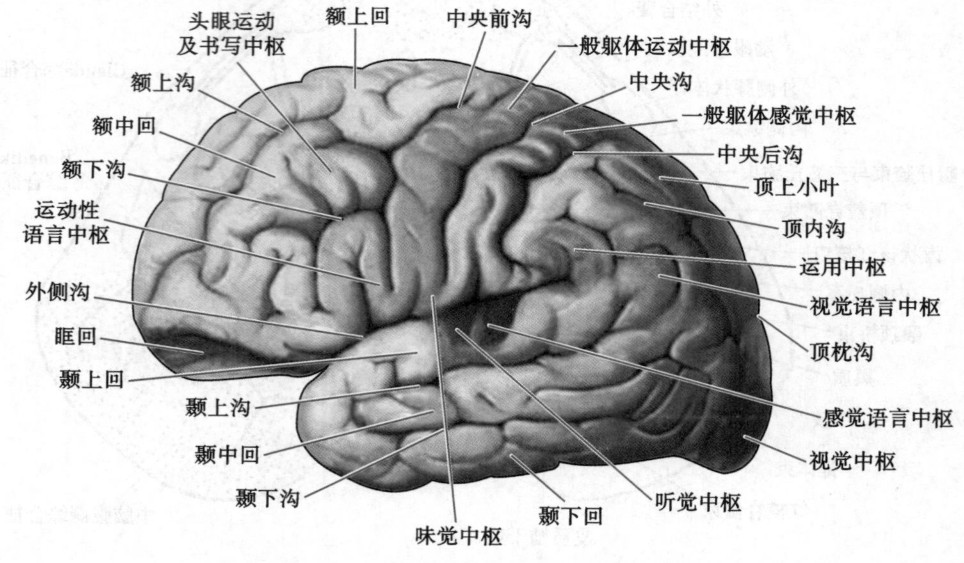

图 4-1-12　左侧大脑外侧面结构及功能区

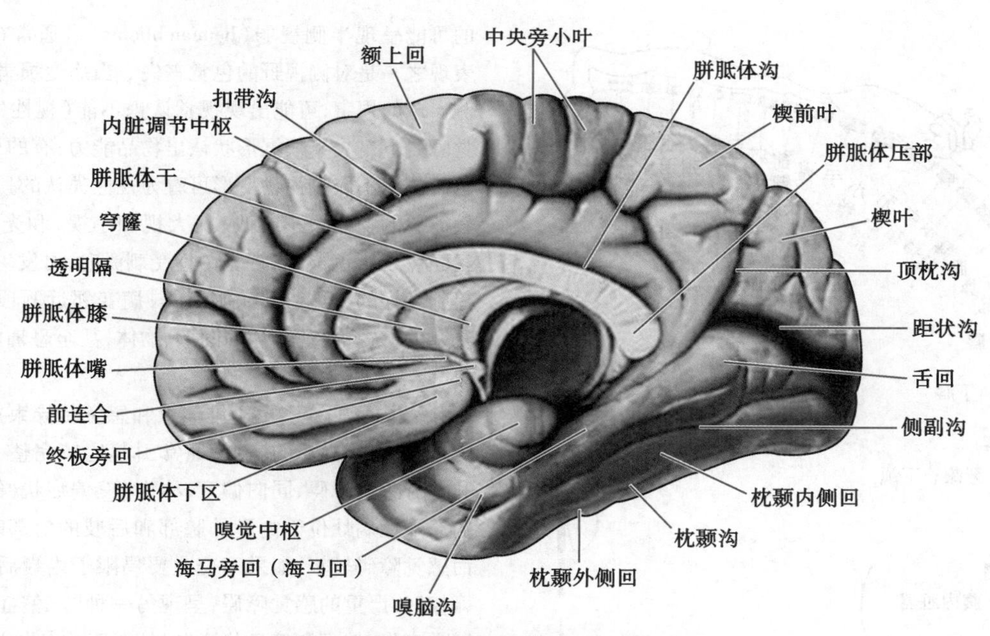

图 4-1-13　右侧大脑内侧面结构及功能区

大脑运动系和感觉系的局限病变所引起的功能紊乱，依病变的位置而有不同的类型，且可呈功能缺失或刺激征象（临床上以前者为主），在运动障碍方面表现为对侧肢体的偏瘫，而脑神经仅呈现面和舌下神经的中枢性瘫痪（因为在锥体束与脑神经的联系上，只有面神经腹核和舌下神经核受对侧锥体束的单侧性支配，其他脑神经则受双侧性锥体束支配），这是大脑损害的特点。

1. 大脑皮质病变　大脑皮质是中枢神经系统发育中最完善的部分，有着极其复杂的解剖结构和生理功能。临床实践证明，皮质的功能障碍与病变位置间有某种程度上的规律，即不同区域的皮质损害引起的临床征象有差别。

（1）中央前回和后回（运动感觉皮质）：损害时呈现对侧肢体的偏瘫和偏身感觉障碍。身体各部位在大脑皮质的代表区呈一定的排列顺序，如支配下肢的是在最上部，其中足趾位于最高点，支配躯干和上肢的则中部，而支配面和咽喉的位于最低点，犹如倒置的人形（图 4-1-14，图 4-1-15）。病变往往可能仅损害其中一部分，因此，临床上可以见到以上肢、下肢或面部损害为主的轻偏瘫或轻度偏身感觉障碍，也可呈现单瘫或单肢感觉障碍，甚至局限于足-趾或腕-指的瘫痪或感觉障碍。主要症状在下肢或足-趾者，表示病变位于上部或最高点，在上肢者则病变位于中部；在颜面及舌者则病变在下部。感觉功能障碍常是复合感觉，深感觉比浅感觉损害明显，有些可能出现感觉过度。当病变是刺激性损害时，表现为局限癫痫发作（局限性抽搐或局限的阵发性感觉异常）。

（2）额叶（中央前回以前的区域）：额叶同皮质的其他区域、基底节、丘脑和小脑等有多种纤维相互联系，损害时可出现强握和摸索（用物触及患者手掌时出现不自觉的抓握动作，或为不自觉地企图抓握周围的物品，这是由于抑制随意运动纤维被中断所致），手指和脚趾的紧张性痉挛、违拗、抗拒，甚至呈紧张症；还可表现为面部表情活动及全身运动少，步态障碍（额叶性共济失调），甚至起立不能或步行不能，以及遗尿。此外，精神障碍较常见，表现为淡漠、迟钝、记忆力和注意减退、行为幼稚，有些为欣快、极易冲动、定向紊乱。主侧半球损害额下回后部（语言运动中枢），会发生运动性失语症；额中回后部受损（书写性语言运动中枢），会出现失写症。额中回后部还可发生注视瘫痪（即双眼不能同时转向一侧）。

（3）顶叶：损害时主要引起感觉（特别是复合感觉）障碍，

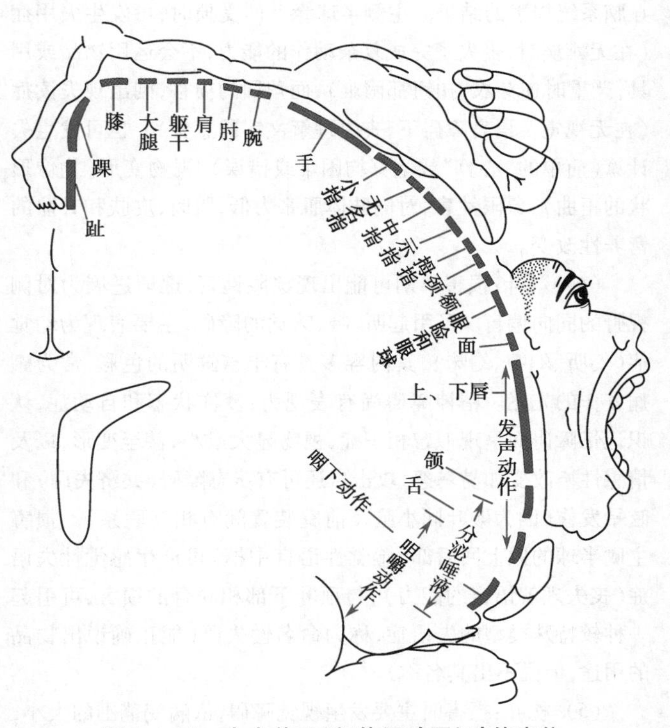

图 4-1-14　中央前回（躯体运动区）功能定位

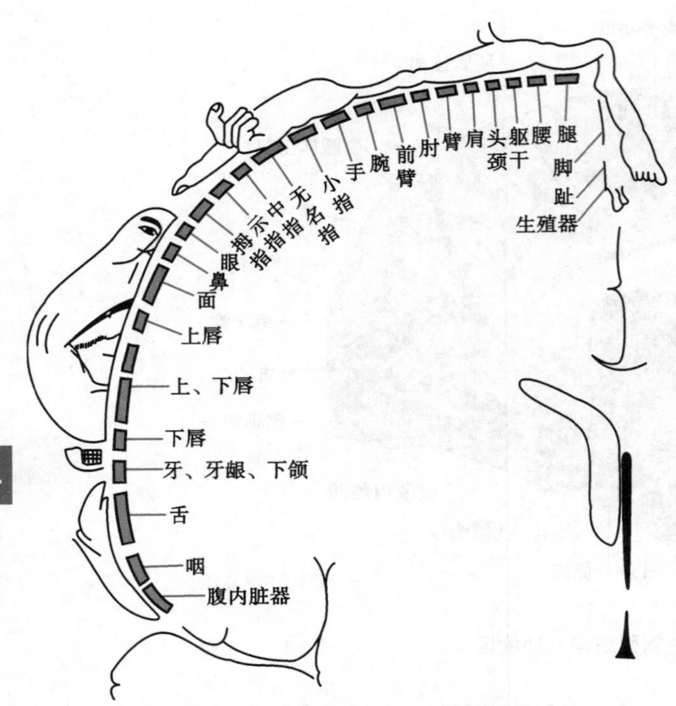

图 4-1-15 中央后回(躯体感觉区)功能定位

如实体觉丧失(靠触摸不能认识物品的综合性感觉征象),有的可能仅呈现对刺激性质及定位或重量鉴别的障碍,左右辨别不能(如无法区分左右手),手指或肢体失认(不能认识自己的手指或一侧上肢,说不出其名称),病觉缺失(否认偏瘫存在,甚至虚构性解释),还可出现幻肢症(感觉自己肢体有多出部分,甚至第三只手或腿)等体象障碍。多认为是右顶叶,特别是顶叶-丘脑系统损害的结果。主侧半球缘上回受损时,可发生失用症(在无瘫痪时,丧失了完成复杂动作的能力,不会运用物品或用具,严重时连穿衣、扣钮都困难);而角回的损害,则出现失读症(在无视觉及语言障碍下,丧失理解文字的意义)。也可发生失计算(简单的"心算"或笔算均困难或错误),视物变形(物像形状的歪曲),象限性盲,对侧肢体肌张力低,肌肉、皮肤和骨骼的营养性改变。

(4) 颞叶:损害早期可能出现象限性盲,逐渐进展为对侧视野的同向偏盲。可引起听、嗅、味觉的障碍,主要表现为幻觉症(幻听、幻嗅、幻味),其内容多具有丰富鲜明的色彩,常为癫痫发作的先兆。精神障碍尚有表现为:梦样状态和自动症,认识记忆障碍而呈现似曾相识症,视物显大或小,甚至变形,以及情感性格改变如易暴怒、攻击。还可有步态障碍(共济失调)和眩晕发作(因为颞叶同小脑及前庭装置间有相互联系)。损害主侧半球的颞上回后部(感觉性语言中枢)可产生感觉性失语症(丧失理解语言的能力),与顶叶下部相联合的损害,可引起一种较特殊类型的失语症,称为命名性失语(能正确说出物品的用途,但说不出其名称)。

(5) 枕叶:损害时主要发生视觉障碍,依病变范围的大小,呈现对侧视野的暗点、象限性盲和偏盲,由于损害程度不同,有的可能呈现半侧视弱(hemiambliopia)。通常视中枢损害早期表现之一是对侧视野的色觉丧失。当病变损害广泛,特别是主侧半球的损害,可能出现视觉认识不能(视性失认),即在无视觉障碍下丧失了根据形状认出物品能力;有的可能仅呈现对颜色的认识不能。视物变形可看为视性失认的另一种表现,多为较简单的物体大小的改变(大视和小视)和光视症(视野中的光亮点或彩色点)。视觉中枢受刺激时,可发生幻视,呈现较简单闪光样的火星、火光、暗点等;病变邻近颞顶叶时,可发生较复杂的幻视,出现移动的图形、物体,甚至恐怖的奇形怪状的景象等。

2. 内囊病变 由于锥体束和感觉传导束集中在狭窄的内囊中通过,故内囊的病变,通常引起比较完整一致的对侧偏瘫和偏身感觉障碍、同向偏盲,称为"三偏症状群"。但如果较小的局限性病灶位于内囊的膝部和后肢的前部时,则偏瘫严重,而感觉障碍较轻;如果病变主要局限于内囊后肢后部时,则偏瘫较轻,严重的感觉障碍,呈现另一种"三偏症状群"——偏身感觉丧失、偏盲和偏身共济失调(深感觉丧失之结果)。

3. 基底节病变 基底节内各部分的结构之间有着复杂的纤维联结,同时它还与大脑皮质、丘脑、小脑和脑干网状结构等密切联系,构成较复杂的回路及生理功能,主要是对运动起调节作用。基底节损害按其临床表现的不同,可分为二种基本类型:

(1) 肌张力增强-运动减少综合征:基本表现为肌张力增高(常为齿轮状),动作缓慢,静止性震颤等。主要是旧纹状体(苍白球)损害所致。临床最多见于帕金森病。

(2) 肌张力减退-运动过多综合征:基本征象是肌张力降低,各种不自主的强制运动(舞蹈动作、手足徐动等)。主要是新纹状体(壳和尾状核)受损。临床常见于风湿性舞蹈症。

4. 间脑病变 间脑有许多复杂的神经结构和生理功能,各有一定区域(图 4-1-16),在机体内部过程(特别是各内脏活动)的调节上起重大作用,故其损害时出现多种功能障碍综合征。通常间脑病变引起的紊乱,多为阵发性,甚至呈现危象。现将间脑病变的主要临床表现简述如下:

(1) 躯体各功能系统(主要是内脏活动)紊乱:以自主神经症状尤为突出,呈现血压波动(过高或偏低),左右肢体血压不等;心率改变(心动过速或迟缓),心律不齐,心前区不适,灼热感或甚至疼痛;皮肤血管收缩紊乱,呈现潮红、发绀或苍白,泌汗和竖毛障碍;有的呈偏头痛发作;呼吸浅慢或快速,有的出现呼吸困难甚至哮喘发作;胃肠功能紊乱,呈现食欲减退,甚至厌食,或食欲亢进、恶心、嗳气、呕吐、腹泻、腹部不适甚至腹痛,严重者发生胃肠溃疡或出血。

(2) 营养代谢及内分泌功能障碍:代谢过程(糖、蛋白质、脂肪及水电解质代谢)和内分泌功能的紊乱,可能引起糖尿、尿崩症(烦渴、善饥、多尿等),肥胖或恶病质、浮肿、性功能低下、月经异常等。有时皮肤、皮下组织、肌肉及骨骼可发生营养性改变,甚至呈现偏身萎缩或偏侧肥大等。

(3) 体温调节障碍:体温倒错(上午比下午高),低热,双

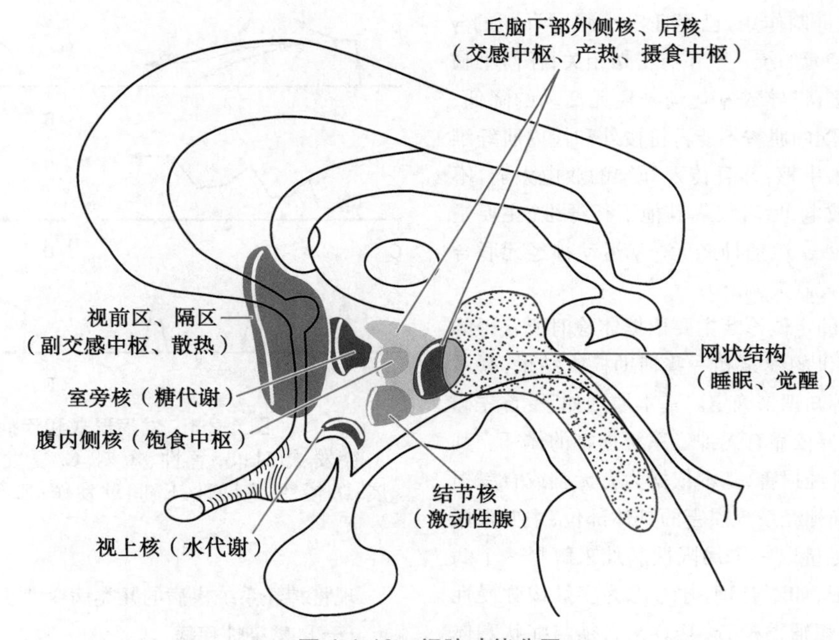

图 4-1-16　间脑功能分区

侧皮肤温度不对称，体温过高或过低，体温调节试验异常（将阿司匹林 0.5g 同一杯热水一起服下，每隔 15 分钟测体温一次，连续 2 小时。正常人服药后 30~60 分钟，体温稍上升，以后再下降，逐渐恢复正常，如服药后无反应或出现反常现象则异常）。

（4）睡眠及精神方面的异常：嗜睡与失眠交替，有时呈发作性嗜睡或睡病（在单调刺激等情况下最易出现，严重者一般刺激不易唤醒），有的可形成发作性朦胧、梦样状态等意识障碍。情感改变呈现淡漠、欣快、激动、忧虑或抑郁、记忆障碍，甚至虚构症，有的可能发生幻觉或妄想。

（5）运动障碍：衰弱无力，肌张力降低，甚至呈肌无力症状群、周期性瘫痪，有的呈猝倒症发作。

（6）间脑癫痫发作：胸腹不适、烦渴、善饥、头晕头痛、情绪改变（忧虑、抑郁、易激怒、恐惧不安）、心跳加快、血压升高、呼吸困难、瞳孔散大、流泪、流涕或流涎、发抖、竖毛、面红或苍白、皮肤潮红、出汗、体温升高、尿意或便意频繁、无力、嗜睡、严重者可呈意识或精神障碍。还可发生紧张性痉挛，可历时数分钟至数小时，症状的性质及发生顺序，每个人不同，但同一患者的发作常按一个较为固定的形式发生。

（四）小脑病变

小脑的主要功能是反射地维持肌张力、姿势的平衡及动作的共济与协调，故小脑损害时产生肌张力改变、共济失调和协调性运动障碍。由于小脑同大脑皮质、脑干、脊髓有较复杂的联系，出现功能障碍的部位可有不同：小脑本身的损害，其临床征象出现在病灶同侧；大脑皮质及红核的损害，小脑功能障碍发生于病灶的对侧。小脑蚓部和小脑半球的损害可引起不同的运动障碍。

依据小脑的种系发育史、解剖联系和生理功能，可分为古小脑、旧小脑、新小脑，各部分损害的表现是有差异的。古小脑（绒球小结叶和邻近的蚓垂及小结）与前庭系统联合，损害时表现为步态的共济失调、眩晕和眼球震颤；旧小脑（近中线的部分前叶和后叶）与脊髓联系，受损时出现步态的共济失调，罕见的 α 僵直；新小脑（半球的大部分）与大脑皮质联结，损害时发生上述的临床表现。由于 α 僵直在人类甚罕见，因此区别旧小脑和古小脑意义不大，故本部分仍沿用蚓部损害和半球损害，较为简便。

1. 蚓部损害　小脑蚓部与脊髓及前庭器官发生密切联系，受损后发生平衡障碍。患者并足站时，摇晃不稳，步态呈醉汉状，走路时两足远分，且举起上肢以保持平衡，同时躯体左右摇摆不定，在转弯时更为明显。严重损害时站立、起坐都有困难，还可出现眼球震颤。

2. 半球损害　小脑半球的损害主要表现为四肢的运动障碍。小脑对于随意运动的每一个冲动都起矫正作用。半球损害后，由于惰性作用得不到消除，因而一切运动失去正确比例，相称关系消失，即可产生动幅过度，呈现连续运动不良、辨距不良等共济运动失调，尤其在完成有目的的动作时更为明显。如日常生活中的取杯饮水、执筷用匙、写字等动作均显得冲撞不稳，欠准确和灵活（临床上称为动作性震颤）；言语障碍，呈现语言变慢、易中断，被形容为吟诗式语言；书写障碍表现为字迹不整齐、写字过大症等。临床检查显示指鼻及跟膝胫试验不准确，快复运动及轮替运动不能，即做相反运动的能力遭受破坏，各种快速的重复的动作如手掌的旋前旋后、握拳和伸开等，都表现运动缓慢和不正确。

此外，小脑半球损害时还会出现眼球震颤、肌张力减退。后者可形成摆动反射（坐位两腿自然垂下，叩击膝腱可见小腿有数次摆动），“反击征”阳性（患者用力屈曲其受抵抗的肘关节，当抵抗的作用力突然停止时，患者的手猛然回跃，击自己的胸或面部）等。神经生理学研究的资料，证明小脑可能改变大脑、脑干及脊髓的兴奋或抑制作用，已经证实小脑同脊髓的γ运动神经元和α运动神经元的统一联系有密切相关，任何小脑内的损害或破坏它的连接，将导致γ运动神经元活动的降低，因此，受γ运动神经元支配的肌梭不能再将梭外和梭内肌纤维长度之间差别的信息传入中枢，并且传入纤维的放电太弱，不足以兴奋α运动神经元放电，后者仅靠其他下行纤维（主要是大脑皮质）的冲动，这样使α运动神经元—γ运动神经元联合作用发生障碍，引起运动控制失调。

总之，神经系统疾病的定位诊断主要依据体检时所获得的阳性体征，结合病史中提供的线索和一些辅助检查结果，联系神经的解剖、生理、病理等知识来确定。基本原则如下：首先确定是否神经系统疾病，主要依靠有无神经系统损害的体征。其次区分是中枢还是周围神经损害，基本依据为有无脑或脊髓损害的表现。再进一步明确神经系统损害的具体部位，主要根据局灶性神经体征。最后尽量以一个局限性病灶来解释一个病例的神经系统症状和体征，如不合理，才考虑为多灶或弥漫性病变。此外，不能过分依赖辅助检查，其意义必须与症状和体征结合起来考虑。

第二节　定性诊断

在明确神经系统受损害的病变部位之后，须进一步了解病变的性质，即病变的定性诊断。明确属于哪一类性质的疾病，就可能使判断视野更加集中，接近疾病实体，这是神经系统疾病诊断过程中的必经之道，对继续探究及进一步诊断，起到指引方向的作用，且对治疗方案的制定有重大价值。因此，对病变的定性是诊断的重要步骤。通常，病变的部位、范围、分布（尤其是病灶数目）等，对定性诊断有较大提示作用，而辅助检查的结果，尤其是某些具有特异性的检测，有确定病变性质的作用。在日常医疗实际工作中，首先更重视临床上的依据，临床实践也证明，病史中最具有定性价值的是起病形式和病程特点，即起病是突然、急性、亚急性，或是缓慢发病；病情是进行性加重，还是逐渐好转或是周期性发病，对大多数的神经系统疾病的性质可提供较大的判断作用。

不同病理性质的疾病，如感染、外伤、急性血管性疾病、肿瘤、脱髓鞘、中毒、变性、代谢障碍、遗传等，各有其发生及进展规律。通常，突然或急性发病，以外伤、急性血管性疾病多见；急性或亚急性起病，伴发热者，感染的可能性较大；隐匿或慢性发病，且呈进行性加重，则肿瘤或变性为多；反复发作者多见于癫痫、偏头痛、周期性瘫痪等，病程波动明显者应注意神经肌肉接头的疾病或脱髓鞘疾病。

各类性质的疾病常有其特征性的发病形式和疾病过程（图4-2-1），临床典型的有下列几种模式：①突发、短时达峰，如外伤、脑卒中；②急性、短期（常数日）达峰，多为急性感染；③复发缓解交替，阶梯式进展，如脱髓鞘疾病；④慢性、进展性，有肿瘤、遗传性及变性疾病；⑤间歇发作，有癫痫、偏头痛、周期性瘫痪；⑥较慢、短时明显、停止发展，常是先天性疾病。

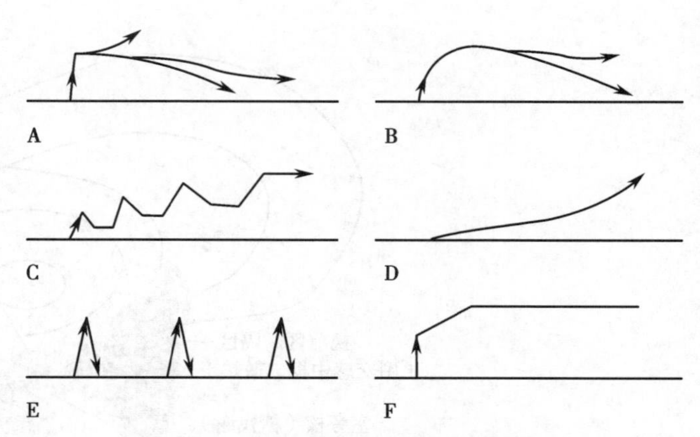

图 4-2-1　发病形式和疾病过程示意
A. 突发、短时；B. 急性、短期；C. 复发缓解交替，阶梯式进展；D. 慢性、进展性；E. 间歇发作；F. 较慢、短时明显、停止发展。

现将神经系统疾病的几类病变性质的主要特点介绍如下：

（一）感染性疾病

一般发病方式为急性或亚急性，病程特点是症状在短期内（通常数日）达高峰，如在极期未导致死亡，随后病情逐渐恢复好转或留有后遗症。往往伴有感染的全身性症状，如发热等。辅助检查可发现外周血白细胞增高、红细胞沉降率（血沉）增快等感染的证据。如各种病毒或细菌引起的脑炎及脑膜炎、脊髓灰质炎等。

（二）外伤性疾病

通常起病方式为突然，病程特点是在极短时间内症状达高峰，未死亡者经治疗可逐渐恢复或留有后遗症。当有明显的外伤史时可作为鉴别诊断的重要依据。但部分患者外伤后较长一段时间才出现症状或无明显外伤史，如慢性硬膜下血肿。

（三）急性血管性疾病

以脑卒中常见，起病方式多为较急骤，病程特点为症状在数秒至数天内达高峰，如未导致死亡，经治疗后病情可逐渐好转或有后遗症。如为高血压或心脏疾病所致者，可有相应的表现。CT 或 MRI 检查可发现相应血管供血区有缺血性或出血性病变。

（四）肿瘤性疾病

起病方式较缓慢，病程多呈进行性加重，但少数病例病程中可有短暂缓解。周围神经的肿瘤多可在局部发现包块。脊髓肿瘤有脊髓受压、神经根受刺激和脑脊液循环受阻的表现。颅内肿瘤早期仅有局灶性神经损害，后期多致颅内压增高。中枢神经系统的肿瘤，CT 或 MRI 检查可发现相应的占位性病变。老年人尚应注意全身其他部位的肿瘤转移至中枢神经系统所致，故需做有关检查以发现原发病灶。

（五）中毒性疾病

工作、生活环境中接触毒性物质而引致神经系统损害，可呈急性、亚急性或慢性发病，多呈进行性加重过程，及时治疗后可能缓解或逐渐恢复。有毒物质可来源于周围环境，如有机化合物（杀虫剂、农药等）、重金属（铅、汞、铋等）、食物、药物、生活用品等。常可查及有关毒物的接触史。神经系统受损的征象及病理改变均与有毒物质的剧毒作用相关，环境和体内有毒物质的检测分析有助明确证实。

（六）营养或代谢障碍性疾病

起病方式多缓慢，病程长，多呈进行性加重，治疗后可停止发展或逐渐恢复。但神经系统损害仅为其全身性损害的一部分，因此，可发现相应的全身症状或体征。实验室检查也可发现血或尿中某些营养物质缺乏或代谢产物异常。

（七）变性疾病

发病方式多数缓慢，病程逐渐进展。其中大部分由于病因不明，目前尚无确切有效的治疗方法，故无法阻止病程的进展。常选择或侧重侵犯神经系统的某一部分，如运动神经元疾病只累及运动系统；Alzheimer 病主要损害大脑皮质等，一般不累及全身其他系统，故全身性表现不明显，但辅助检查可发现神经系统某一部分有慢性进行性损害的证据。

（八）脱髓鞘性疾病

起病方式一般为急性或亚急性，典型的病程经过为复发与缓解交替，最终呈阶梯式进展。辅助检查可发现中枢神经系统有白质选择性损害的证据。如多发性硬化，CT 可发现大脑皮质下白质区有多发的低密度改变。

（九）遗传性疾病

起病方式多为缓慢，病程特点为进行性进展，多在儿童或青年期发病。如发现家族中有同样疾病患者，对确立诊断有重要价值。

（十）先天性疾病

起病方式一般为缓慢发生，病程呈短时或一定阶段内进展，症状达到高峰后可停止发展。先天性畸形多在胎儿期由于受不良因素的刺激而产生，但神经症状则在幼儿期才出现。辅助检查往往能发现相应的畸形，如枕骨大孔区畸形、扁平颅底等。

第三节 病因诊断

科学技术的迅猛发展，促进疾病诊断技术的飞跃，尤其是影像学和分子生物学技术在临床中广泛应用，极大提高了疾病的诊断水平，使不少疑难危重症患者能够获得及时诊治。然而，至今仍有不少疾病尚未能查出真正的病因。这方面在神经系统疾病中尤为突出。因此，在既往的有关神经系统疾病的诊断中，将病因诊断隐匿起来，仅叙述定位诊断和定性诊断，有的甚至将定因诊断混杂到定性诊断之中。事实上，在日常医疗工作和临床分析过程中，都必须进行病因诊断。大多数临床医师会采取有关的辅助检查，以期查出病因。临床实践反复证明，查找疾病的原因，了解其发病机制，对制定治疗方案及采取有效措施是十分重要的。另外有些病因目前尚未能完全或有效根除，通过控制有关因素，也可能有助于防止再发或进展。强调注意疾病原因的查找，能较好促使深入分析，寻找并探索敏感方法检出可能的病因。因此，专门论述定因诊断是十分必要的，有重大的实际意义。一般而言，病变部位和性质的分析、判断过程，有助于提示可能的原因，而最终需依靠相关的辅助检查来确定。如选择性损害脊髓前角的急性脊髓灰质炎，其病原是嗜神经性的髓灰质炎病毒，确诊以查到此种病毒为证据。现总结神经系统疾病的诊断步骤见图 4-3-1。

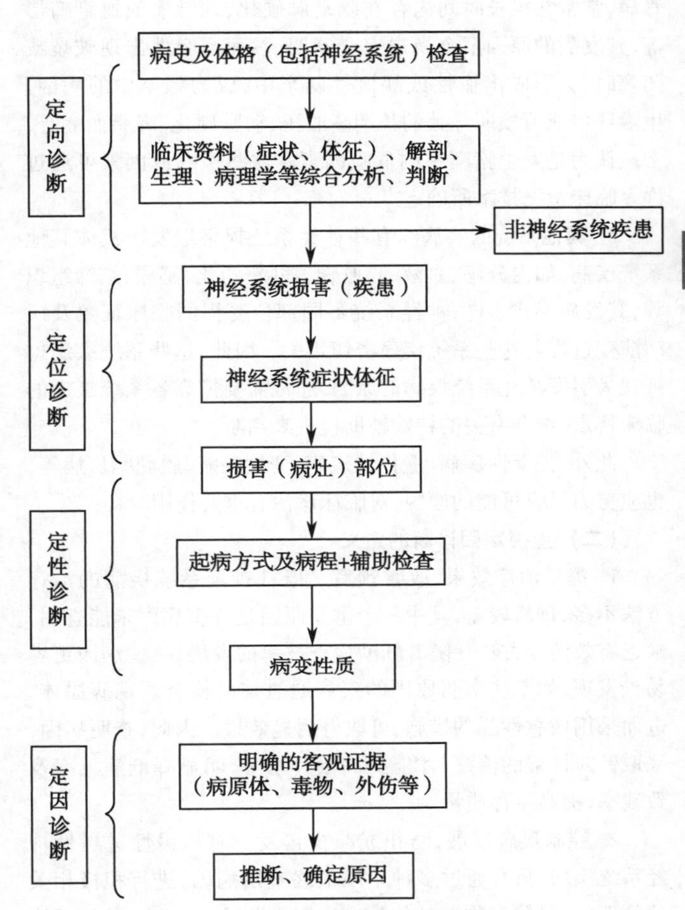

图 4-3-1 神经系统疾病的诊断步骤

（一）常见病因

由于引起神经系统疾病的原因甚多，发病机制复杂，有的目前尚未能十分明确。有些疾病仅知道其促进或诱发因素，还有一些疾病可能与密切相关的其他系统疾病伴发或并存。因此，对病因的寻查，须从多方面分析，尽可能选择相关性较强的检测方法，须注意下列几方面：

1. 病原体感染　炎症性疾病，如脑炎、脑膜炎等，可由多种病原体引起，须依靠特异性的检测技术，才能查出相关的细菌、病毒、螺旋体、寄生虫、支原体等，这对选择敏感性强的治疗方法十分重要。

2. 毒性物质　环境中存在不少对机体的有害物质，其中能引起神经系统损害的主要为金属、化合物等，这些物质可从不同途径进入人体，进而损害神经系统，除了可靠的接触史外，环境和体内相关毒物的检测和分析可以为最终确定病因提供最可靠的证据。

3. 外伤　在生活、工作等环境中突然遭受外来的伤害，如交通事故、工伤、跌倒、暴力打击等，可直接或间接损伤神经组织，造成严重后果，典型的有颅内出血、脑挫裂伤、脊髓压迫或断离、周围神经挫伤或断裂等。

4. 基础疾病或危险因素　不少神经系统疾病常先存在基础病变，在一定的条件下才发病。例如临床最常见的急性脑血管病，常常在很长时间内存在脑动脉硬化、动脉瘤或血管畸形等，其发病的原因至今尚未完全阐明，然而当突然出现破裂或闭塞时，会形成出血性或缺血性脑卒中，成为脑卒中的病因。生活环境或习惯所导致的长期高血压、动脉硬化、高脂血症等，常被认为是发生脑卒中的危险因素。这些疾病或因素可通过许多临床检测技术所确定。

5. 其他系统的疾病　有些神经系统损害继发于机体其他系统疾病，如内分泌、血液、心血管、呼吸、消化、泌尿、结缔组织等，其发病形式多样，神经系统不同部位受损的临床征象及疾病演变过程与这些系统疾病密切相关。因此，这些系统疾病也被视为引发神经系统疾病的原因，通常需要依靠各系统疾病的临床特点，结合有关的特殊辅助检查来判断。

此外，先天性疾病、遗传性疾病、变性疾病、脱髓鞘疾病等，也应努力寻查可能的原因，对临床诊治有重要作用。

（二）重视定因诊断的意义

1. 提高治疗效果，改善预后　既往神经系统疾病的治疗方法不多，预后较差，其中一个重要原因是许多病因未能查明，缺乏有效治疗方法。随着辅助检查技术的发展，一些病因更容易被发现，如既往未明原因的疾病通过辅助检查发现病原体，进而采用敏感性强的措施，可取得明显效果。因此，查明病因，采取针对性强的治疗，才能提高治疗水平，明显降低病死率及致残率，提高生存质量。

2. 控制疾病进展，防止或减少再发　有些慢性进展性神经系统疾病，只有通过多种手段最终查出病因，进行积极相关的处理(如排除毒物)，才能使疾病停止发展。继发于其他系统疾病的神经系统损害，只有原发病得到有效治疗，才能使神经系统疾病得到控制或改善。某些神经系统疾病在急性期已查出发病的原因或因素，其后重视并采取相应措施，如去除病因(摘除动脉瘤或血管畸形)或干预危险因素，则有可能防止或减少疾病的再发。

3. 推动学术发展、学科进步　神经系统疾病的复杂性，尤其是病因、病理机制等未阐明，严重影响治疗水平的提高。大量临床事实证明，查明病因有助于推动发病机制的探究，有利于寻找有效的治疗方法。因此，强调重视病因诊断，能更好推动学术发展、学科的进步。

第四节　临床思维

医学发展的历史经历了经验医学模式→生物医学模式→生物-心理-社会医学模式的转变，基本上是经历唯物辩证法的哲学思维过程。医学的主要对象是人类的健康与疾病，依据客观实际情况基本上可分为临床医学和基础医学，两者紧密联系、互相促进，顺应科技发展趋势，以唯物辩证作为当代医学主要思维方式，推动医学科学的巨大进步。临床医学着重于疾病的诊断、治疗、预防等，以医疗程序模式进行，主要依靠临床思维来实现，贯穿于临床工作的全过程。临床思维能力是临床诊治水平的重要保证，其高低是决定医疗水平的关键因素。

临床实践活动如采集病史、体格检查、诊疗技术操作、观察病情等是认识及诊治疾病的基础，而对具体的临床问题进行比较、推理、判断的过程，即将疾病的一般规律应用于判断特定个体所患疾病的思维过程，也就是临床思维的过程。任何仪器设备都不能代替临床思维，只有在日常医疗工作中注重临床思维方法的基本训练，才能不断提高临床诊断的正确性，以及提高选择有效治疗方法的能力。为了能正确诊断疾病，在临床实践中应注意：在进行疾病诊断时，针对内容极其广泛、项目繁多的临床资料，必须用有关的医学理论通过严密的逻辑推理及各种思维方法进行恰如其分的评估，分清主次，提出诊断线索。对每一个具体患者的诊断，通常的临床思维程序为：评估在解剖上有哪些结构异常，生理功能上有何改变，病理上出现何种变化，属于什么性质及其可能的发生机制，考虑可能的致病原因等。人体的神经系统具有十分复杂的结构和功能，疾病种类繁多；尽管病变部位、性质及临床表现等复杂多样，但其间常有内在的紧密联系和规律，大多数疾病可从各种症状及体征推断哪些神经组织受损、涉及的范围，结合病史多数能分辨出属于哪一大类性质的疾病，加上辅助检查资料的综合分析，有的可寻找到病因。这在神经科日常诊治过程中非常突出，成为临床思维的重要内容，由此表明神经病学也是一门具有高度逻辑性和唯物辩证的临床学科，辩证唯物观在临床医学中有重大的作用。

（一）唯物辩证法应用于临床思维的基本点

1. 普遍性与特殊性　根据唯物辩证法矛盾普遍性和特殊性辩证关系的原理，每种疾病固然有共同的特征和规律，但它在每一个患者身上的表现都会有所不同，疾病的共性寓于临床患者千差万别的个性表现之中。一方面，同一类型的疾病如脑部炎症有普遍的共性，但每一种炎症又有特殊性，其发病机制、治疗和转归不尽相同。另一方面，同一种疾病在不同患者也有普遍性和特殊性。目前临床常侧重于普遍性，即疾病的共性，容易忽略疾病的特殊性，即每个患者、每个亚型有各自的特点。不典型的因素如年老体弱、婴幼儿、疾病晚期、治疗或多种疾病的干扰等，也可造成某种临床特性。在一般理论指导下，应着眼于机体和疾病的特点，进行具体分析，充分考虑患者在机体反应性方面的差异及其表现的特殊性，指导临床实际。通常尽量用一个原因，或一种疾病解释全部临床征象，但在有困难或解释不合理时，可考虑多病因，甚至可能存在共病或是叠加综合征。重视特殊性，注意在典型中的特异表现、常见或多发中的少见，善于发掘特殊的有意义的新发现，不断积累和总结，提高临床判断水平。

2. 总体(系统)和局部　总体是由若干局部组成的，局部是总体中的一部分，总体与局部的关系是对立统一的。正常机体必须有效地总体调节和控制（如神经-内分泌-免疫网络调控系统），才能维持系统生命功能，但离开局部（如靶器官、靶细胞）的完整性，系统生命功能也不能实现。任何时候疾病过程都是整体性反应，局部改变（外伤除外）是整体变化的结果；局部改变又会成为整体变化的原因。在诊治疾病时，应在整体观念的指导下全面衡量，正确处理好整体和局部的关系。血管系统是循环系统的一部分，而脑血管则是相对的局部血管系统。血压的变化在脑卒中的发生中有重要的作用，且血压调控在保证脑良好循环中也极为关键，这都表明脑血管（局部）与血压（系统）的密切关系。

3. 内因和外因　人体的生理整体、身心整体、心理整体构成人体的内系统，自然因素和社会因素构成人体的外系统。导致机体内外系统统一性破坏的因素可概括为环境因素即外因（包括生物因素）和机体因素即内因。19 世纪末随着微生物学的发展，人们认为微生物是疾病的根本原因；20 世纪 50 年代以来，免疫学和遗传学的迅速进展，纠正了这种唯外因论的片面观点，十分重视机体因素在疾病发生中的决定性作用，形成了以机体免疫、遗传为基础的内因论观点。

内因是事物运动的源泉，外因通过内因起作用，最终导致疾病产生。例如在传染病暴发流行时，机体防护免疫力（内因）强者可不发病。临床诊断疾病时，必须兼顾内外因，综合考虑生物、心理、社会因素，判断它们之间的联系，进而反映疾病的本质。临床治疗疾病时，提高机体抗病能力，特别是增强免疫力常成为重心，在给予外界因素治疗的同时应该充分重视内环境的稳定。

4. 原因与结果　在临床医学领域，有时要分清原因和结果是不容易的，因此不能想当然判断孰因孰果。两项指标或变量是否存在因果关系常常要综合几个方面来分析。首先两者之间存在明显相关的客观证据，且找不到否定事实；原因出现在前，结果在后；原因与结果存在剂量反应关系；原因的去除或抑制导致结果不出现或强度下降等。由于生物体异常复杂并存在自身调节，在一定条件下原因和结果是可以变化的，有时还会互相转换。如高血压可以导致脑出血的发生，脑出血又可引起血压反应性增高，就是说高血压和脑出血是互为因果的。因此，脑出血的血压调控宜谨慎，既要防止血压过高导致脑出血的再次发生，也不能降血压过度使脑组织灌注量不足引起医源性脑缺血，加重病情。

5. 主要和次要　根据唯物辩证法主要和次要矛盾关系原理，在疾病发展过程中，往往有许多矛盾同时存在，而其中有一种是主要的矛盾，由于它的存在和发展，规定或影响其他的矛盾。同一患者可存在多种疾病，其中一种是主要的，即使全身性或系统性疾病如高血压可有多靶器官慢性损害，但在一次疾病发作中大多是一个为主的疾病，如心肌梗死或脑出血等。在临床上必须识别主要和次要的疾病，或同一疾病的主要和次要方面，按先后、轻重、缓急，采取恰当的措施，加以解决。

必须注意的是在疾病发展的动态过程中，主要矛盾和次要矛盾并不是一成不变的，在一定的条件下可以相互转化。当发生主次转化时，在临床上尤须注意，例如颅外重症感染患者发生感染性脑病、中毒性脑水肿甚至脑疝；在脑卒中的疾病过程中可出现急性肾衰竭、高渗性昏迷、多脏器功能衰竭等，转化成严重危及患者生命的主要矛盾。由于这些并发症严重危及患者生命，转化成为治疗中的主要矛盾，必须当机立断，迅速处理。

6. 动态和平衡原则　正常机体在神经体液的调节下，各系统器官进行相互协调的活动，从而维持一种动态的平衡（稳态）。人体有自我调节和自我修复功能。整个机体的生命活动正是在这种动态平衡不断受到破坏而又得到修复的过程中得以维持和进行。当机体受到各种内外因素的损害时，如通过代偿适应恢复稳态平衡，可维持健康状态或使疾病的康复；但若机体代偿适应反应能力不足以克服疾病的损害，结果将导致疾病的发生、发展或恶化。例如：正常机体中凝血、抗凝、纤溶、抗纤溶在各种因素调控下处于动态的平衡状态，若发生凝血系统的激活、促凝因子的增加、纤溶活性的降低将破坏这种平衡状态从而促进血栓性疾病的形成。人体既有抵抗损伤的保护机制，也有结构的破坏后组织的修复和功能代偿。在疾病的不同阶段，损伤因子和保护因子形成一对对级联损伤和保护的相互关系，表现在功能代偿上，既有平衡的调高（释放症状），也有平衡的下调（缺损症状）。另外，损伤因子和保护因子可以互相转化或某一因子兼有双重功能，如自由基调节有双重作用，既有生理状态下清除有害物质，又有在病理状态下造成组织损伤作用，应将氧自由基调节到适当浓度并维持平衡才是合理的，无限制降低自由基反而对机体有害。

4

动态原则，就是要求用发展、变化的观点看待疾病，不能用静止的、僵化的形而上学的观点对待疾病。临床思维的认识对象是鲜活的患者，是正在不断发展变化着的疾病，在各个阶段的主要损害，因病理机制不同，临床上所出现症状及相应的治疗均有所不同。例如缺血性脑卒中急性期的治疗，必须依据不同时段的主要病理改变，制定核心方案：在 3~6 小时内符合条件者可用尿激酶、tPA 等溶栓；24~48 小时以内则以抗脑水肿降低颅内压为主、酌情选用降纤、抗凝以改善血循等治疗；3~14 天时主要是抗脑水肿降低颅内压、改善脑血循环及营养代谢；15~30 天时以改善脑血循环及营养代谢为主。

7. 宏观与微观　神经系统的结构和功能非常复杂，目前的研究趋势是观察其细胞、亚细胞，甚至是构成细胞及传递细胞间信息的分子。了解神经系统的微观结构和功能很有必要，有些疾病仅仅是神经系统的微观结构的破坏和功能紊乱所致。微观研究揭示许多神经系统疾病的病因和发病机制。神经系统作为一个整体有自我调节并与其他系统相互影响，绝不是细胞、亚细胞的简单组合，微观研究的结果和结论分析要非常慎重。神经系统疾病的宏观和微观改变有密切相关性，典型的有离子通道疾病，如周期性瘫痪。因此，只有将二者有机结合起来才能全面揭示疾病的本质，得出令人信服的结论。

在疾病中可出现某一基因、蛋白、因子、酶等分子生物学方面的改变，但必须着眼于全面整体观察疾病的发生、发展过程中基因、蛋白和代谢等各个水平的变化、细胞内的反应途径及网络的动态。经过综合分析，理解它们如何相互作用，又怎样共同发挥作用。这样才可望进一步揭示疾病（尤其是复杂疾病）的发病规律。因此，宏观与微观也可视为系统生物学与分子生物学的关系。

8. 器质性疾病与功能性疾病　既往临床上曾根据有无解剖结构病变，习惯将临床征象简单地划分为两类——器质性损害与功能性障碍，由此引申出器质性疾病和功能性疾病。近来的研究表明，器质性损害与功能性障碍之间的分别实际上是相对性的，许多仅呈功能性障碍的疾病具有分子水平改变，亦即有物质基础。在脑部疾病中，不少缺乏明显的解剖结构病变，却有严重的生化改变，尤其神经递质异常。临床上多见于间脑疾病，特别是精神或心理疾病。多巴胺（dopamine，DA）类物质代谢失常会导致心理功能异常，是典型的实例，如焦虑症时去甲肾上腺素（norepinephrine，NE）系统的改变、强迫症时5-羟色胺（5-hydroxytryptamine，5-HT）含量的变化等。近年有些学者认为孤独症儿童的心理障碍是某种器质性损害，如围产期脑损伤、母亲孕期患风疹、儿童癫痫等的后果。

此外，临床上应注意医源性疾病即在医疗过程中所引起的疾病，如创伤性检查引起的出血、气胸、穿孔；化验结果误差、影像学判断错误或报告失误；药源性疾病（过敏性或毒性反应、药疹、菌群紊乱等）。由于医护人员的言行影响而产生神经精神异常（尤其是心理障碍）的医源性疾病也不可忽视。

（二）提高思维能力基础在于学习与实践

1. 努力学习　科学技术的迅猛进展，不断涌现大量的知识、提出新的见解或理论，应在唯物辩证法指导下，针对性地查阅文献、了解新的学术动态，应用于临床实际。在日常医疗工作中带着问题学习，尤其是临床病例、死亡病例、差错事故等的讨论，以及追踪随访，从中总结经验和教训，更应成为增加知识的重要途径。人的知识和经验总是有限的，需要时时借鉴别人的经验，虚心请教他人（如师长、同事、有时甚至是学生），也是一个有效提高认识的方法。总之，努力学习可为临床思维打下良好基础。

2. 勤奋实践　实践出真知，是知识的源泉，对认识起着决定性的作用，成为良好思维的重要基础。医学理论必须通过实践，形成临床经验，才可能转化为解决问题的能力。同时新知识和新技术也只有经过较长时间的临床考验，在实践中得到印证，方可评估其科学性与实用性。一切解决实际问题的能力只能来自实践，因此临床实践是医务人员的根本任务。世界上不存在天才的捷径。大凡有成就的临床专家都特别重视临床实践，如详细询问病史、全面细致地进行体格检查、仔细地观察病情，认真阅读病理片、各种影像资料等。近年来随着各种先进检查技术的临床应用，疾病诊断的正确性不断得到提高，但仍然未能代替临床检查和诊断的规律，更无法完成临床思维过程；要防止过分依赖辅助检查技术，无形中偏离临床的倾向，应十分强调临床实践的重要性。

3. 善于总结经验　大量、反复临床实践的体会，经过归纳、演绎、分类、比较等方法，形成反映客观实际的经验。临床经验积累到一定程度，就会构成一种规范的临床逻辑思维模式，当类似的信息再度出现时，按照熟知的模式，借助以往的经验，比较迅速地作出判断。临床经验越丰富，能够在错综复杂中，抓住重点，洞察其实际内涵；考虑问题就越全面，判断就越正确，处理的针对性更强。

虚心学习、刻苦钻研、勤于实践、总结经验，灵活运用正确的临床思维，加速学术发展，推动学科的进步。

附：神经系统疾病的精准医疗

临床疾病十分复杂，在日常医疗工作中有许多问题，必须不断运用唯物辩证法进行考究和探索，经过实践一段时间，总结经验教训，提出新的不同的医疗模式理念。近几十年已有不少见于文献，例如经验、标准化、分层、个体化等医疗，系统医学、转化医学等。目标均企图更合理、有效治疗每个患者。神经系统疾病的诊断程序，都是尽力查出病变的部位、性质、原因，成为精确制定治疗方案的基础，不断探索针对性强的治疗，基本含有精准医疗的理念，必须反复进行唯物辩证思维，可归为临床思维。

临床实践反复证明，具有相同或相似临床指征的患者，根据循证医学确立的指南、共识、临床路径等的现代医疗模式，制定的治疗方案、措施，较偏重共性，使用到每个患者，个体变量很大，同临床还存在相当差距。循证医学注重视普遍性或强调规律，忽视个性和特殊性（差异性），不能获益患者难免于医疗花费及副作用。

随着科技学的飞速发展，临床不断总结经验，经深入思考探索，引出许多理念，特别是基因组学研究的深入，使人们认识到，患同一种疾病的个体，由于基因DNA序列的变异，其对药物的反应往往也存在着极大差异，因此须根据各个患者的遗传背景合理选用不同的药物和剂量，这就出现个体化治疗进展到精准医疗的理念。最重要的是基于现代医疗模式的思考，提出精准医学或精准医疗（precision medicine）。

精准医学或精准医疗是什么以及应如何真正确认识，是近年备受各方关注的临床医学议题。直到今日，精准医学与精准医疗在许多文章或报告广泛使用，但作为专门术语或主题，存在论述不一致，甚至反复交叉互用，令人感到混淆不清。为了深入理解，正确表达，恰当应用，很有必要将精准医学与精准医疗加以准确区分。

1. 精准医学　医学面对的不单纯仅是疾病，是患病的人，有不同心理状态、精神特质、信仰、生活方式、行为习惯等。医学的发展应满足生物—心理—社会模式的需求。单从疾病来看，临床医学应包括病因、病理、诊断、治疗、预防等，范围相当大，而医学（medicine）还包括基础医学，内涵更为广泛。纵观至今，所有谈论的精准医学，基本上是针对疾病的治疗而言，仅据此冠名为精准医学，缺乏科学术语的严谨，不易被普遍认可，难以持久运用。就现今状况，只有扩大范围，推广到整个临床医学，以疾病为核心综合应用各种先进检测术（不仅基因测序），力求对疾病的精准诊断、分类、治疗、预防等,才能较确切显示精准医学的实质。这样定义精准医学,很有可能推动临床医学向纵深发展。

2. 精准医疗 至今所见的有关精准医学的论述,所涉及的内容绝大多数是关于疾病的治疗,严格来说仅属医疗范畴,基本上是:根据患者的个体特征“量身定制”治疗方法(方案),专注某种特异性疾病的易感性的差异,可能存在生物学、预后等的不同,把针对性强的措施集中用于将会获益的治疗。医疗仅是临床医学的一小部分,在整体医学中只是疾病的治疗,故精准医疗才能更准确反映实质,不宜用精准医学。

精准医疗作为一种较新的理念,一个努力的大方向,有发展前途,值得强调和鼓励,应努力创造条件开展。精确进行疾病的精准分类、诊断、为患者提供针对性强和有效治疗措施,将深刻影响未来的医疗模式。美国所提的主要是依据基因组、蛋白组学等方面的检测,也就是围绕分子生物学的特性,针对个体化的病理特征进行治疗。临床的大多数疾病有许多复杂问题,不能仅限于基因、蛋白组学等的检测,加上客观条件限制,难全面实施精准医疗。目前国内大多数地区的检测条件不具备,而且费用大,全面推开难度甚大。我们一定要根据国情,应更关注的是医疗过程和临床实践的优化,基本上限于疾病的治疗,从安全有效、节省费用出发,充分发挥资源作用。针对每一个患者的具体病情,正确选择并精确应用适当的治疗方法。

精准医疗强调的是既“精确(accurate)”又“准确(precise)”,目前较多认为是一种力求证据充分、针对性强、表述较确切的医疗模式理念。精准医疗实质上都是针对患者个体特征而制定的医疗模式,最早开始的是针对癌肿的基因进行个性化治疗。癌肿是一大类疾病的总称,有多种的病因、病理、临床等类型,并进行细胞、分子等的分型(个性化)治疗,当今基本是明确区分基因突变状态(长期基因表达改变引致不可逆性变化),指导个体化靶向治疗。

神经系统疾病的诊断程序,都是尽力查出病变的部位、性质、原因,成为精确制定治疗方案的基础,不断探索针对性强的治疗,基本含有精准医疗的理念。临床上一直在不同程度地应用精准的思维模式,在每一例患者的诊治过程中,都是综合所有资料,遵循精准的原则,进行分析和判断,制定个体化方案。故可将癌肿个性化治疗的理念,引入神经疾病诊治中,个性化与个体化治疗的指导思想基本相同。现以脑卒中为典型实例,论述与精准医疗相关的问题。脑卒中是多种的病因、病理、临床等的一大类疾病总称,有多病因、不同发病机制、多种病理和临床类型,更须实施个体化治疗原则的精准医疗。癌肿起病隐袭,进展慢,临床有较充足时间检查评估,制定针对基因的治疗方案。脑卒中以脑部病变为核心,发病急,进展迅速,变化快,要求在极短时间内作出判断,及早对病变进行紧急有效治疗等,这些与癌肿有显著差别的特殊性,必须在精准医疗中加以重视。

中山大学附属第一医院神经科脑血管病团队一直关注脑卒中的个体化原则治疗,临床早已注重依据类型和分期的治疗方案,较早重视并加以倡导的个体化原则,是以患者群体分型、治疗时窗、病因等制定医疗方案,更利于临床具体实施精确治疗,实质上也可属精准医疗。

由于疾病的复杂性,治疗涉及范围广(如脑病变,内脏受损,不同的病因、发病机制、病理和临床类型等),进展转变快、须紧急处理,在现今的条件下,要做到每个患者的各种治疗都是针对性强即精准医疗,绝非容易,也只能根据实际情况,创造条件逐步开展。

神经系统疾病的复杂性和相当多特殊性,在诊治过程中,涉及甚多基础和临床的问题,如骨骼肌、中枢和周围神经的结构、生理、病理等互有较多差异,已知明确的病因及发生机制偏少,基因相关的资料更缺乏,至今制定治疗方案的程序,通常依从原因、病理、对症等采取相应措施,尽力精准医疗。现仅提必须遵循的主要原则,也可视为在实施精准医疗过程中应坚持的基本观点。

病因治疗:是精准医疗的核心。祛除病因:查出病原体(如细菌、病毒、螺旋体等)、毒物等,用相应有效方法,为根本治疗。基因治疗最符合精准医疗的理念,但已明确致病基因的神经系统遗传疾病较少,对已发病者又缺乏针对(基因)性强、有效疗法,目前主要用于预防。

减轻或逆转病理损害:长期临床经验显示不少神经系统疾病的病因未明或一时不能确定,而采用针对病变的治疗,如抗水肿、消炎、改善血循环、营养代谢等,也能获效。例如对于某些急性病毒脑炎,有效抗脑水肿、大面积脑梗死的溶栓等均是急性早期非针对病原或病因的抗病变治疗。

并发症处理:神经系统疾病常见又危及生命的并发症有脑疝、呼吸障碍、癫痫状态、代谢失衡等,这些并发症均是发生急、进展迅速、变化快,经紧急有效治疗,不少能转危为安,甚至可获得良好预后。

神经系统有较多疾病的病因、发生机制未明,不少发病急、进展迅速、变化快的危重症,不能等待基因检测,要求在极短时间内作出判断,及早对病变进行紧急有效治疗。神经系统疾病的复杂性,发病与生物、心理、社会有关的难题相当多,而基因方面的了解更少。在现今的条件下,要做到每个患者的各种治疗都是针对性强(尤其基因)的精准医疗,绝非容易,也只能根据实际情况,创造条件逐步开展疾病各类型的基因检测,探究其变化差异的相关性,指导制定有效的治疗方案。如药物疗效不同甚至耐药、抵抗,可能与基因关系密切,据此来区别并采取相应措施,有助于提高精准医疗。

任何疗法均须靶点准(病灶、病因),机制明(修复受损组织、功能障碍尤其是生化环节、注意副作用),治疗窗或时段清(病理阶段、损害级联反应的环节或时点),才能效益高。

参考文献

[1] 王纪佐. 神经系统临床诊断学[M]. 北京:人民军医出版社,2002.

[2] GATS P. Clinical Neurology[M]. Chatswood, N. S. W: Churchill Liv-

ingstone Elsevier, 2010.

[3] BRAZIS W P, MASDEU C J, BILLER J. Localization in Clinical Neurology[M]. 7th ed. Philadelphia: Lippincott Williams & Wilkin. 2016.

[4] BILLER J. Practical Neurology[M]. Philadelphia: Wolters Kluwer Heath/Lippincott Williiams & Wilkins, 2012.

[5] 黄如训. 神经病学[M]. 北京: 高等教育出版社, 2010.

[6] 蒋雨平, 王坚, 蒋雯巍. 新编神经疾病学[M]. 上海: 上海科学普及出版社, 2014.

[7] 黄如训. 神经系统疾病临床诊断基础[M]. 北京: 人民卫生出版社, 2015.

[8] 黄如训. 缺血性卒中精准医疗的基本认识[J]. 国际脑血管病杂志, 2017, 25(8): 673-676.

第五章　神经系统的常见症状与综合征

5

第一节　头　　痛

（方燕南　郑振扬）

一、概　　述

头痛是指自眉、耳廓上及发际线以上部位的疼痛。头痛来自于颅内外痛敏感结构的激活。颅内的痛敏感结构包括颅内静脉窦及其大分支、脑底硬脑膜及其动脉、软脑膜-蛛网膜之间的动脉、大脑镰、小脑幕，以及部分痛觉传导神经。颅外的痛敏感结构包括颅外骨膜、帽状腱膜、软组织、肌肉、头皮、颅外的动脉、眼、鼻、鼻旁窦、耳、牙和口腔黏膜等。颅内外痛敏感结构激活通过三叉神经、面神经、舌咽神经、迷走神经及颈段1~3脊神经向中枢神经系统传递疼痛。

5

头痛是临床最常见的疾患之一，也是神经科门诊最常碰到的主诉症状之一，全球约90%的人一生中都会有至少一次的头痛经历。头痛具有高患病率及高致残性，在全球范围内，头痛的患病率为46%，而偏头痛为14%，紧张性头痛为42%，慢性头痛为3%；严重头痛可造成工作失能，世界卫生组织2019年发布的全球疾病负担将偏头痛列为全球第2位致残性疾病，在50岁以下女性中排名第1位。此外，头痛还常伴发焦虑、抑郁等多种疾病，并被证实是心脑血管疾病的独立危险因素。2018年国际头痛协会发布的国际头痛分类第3版（ICHD-3）将头痛分为三大类：原发性头痛、继发性头痛，以及痛性颅神经病变和其他面痛及其他类型头痛。原发性头痛包括偏头痛、紧张性头痛、三叉神经自主神经性头痛及其他原发性头痛。继发性头痛是指由于头颈部创伤、头颈部血管性疾病、颅内非血管性疾病、物质或物质戒断、感染、内环境紊乱、头颅、颈部、眼、耳、鼻、鼻窦、牙、口腔或其他面部或颈部构造疾病、精神障碍等因素所导致的头痛。

在头痛的诊断中，首先需要鉴别是原发性头痛还是继发性头痛。前者基本上是良性疾病，而后者主要是脑部结构损害所致。在发作性头痛中，如神经症状或体征在头痛之前，则很可能为原发性头痛；如神经症状或体征伴随头痛发生或持续存在，则极可能为继发性头痛。超过数周或数月的头痛并伴有局灶性神经症状或体征，肯定是继发性头痛。继发性头痛常需要进一步干预，因此，及时识别病史中的预警信号并进行针对性检查至关重要。排除继发性头痛的相关检查见表5-1-1。

表5-1-1　排除继发性头痛的相关检查

预警信号	考虑疾病	检查以排除继发性头痛
突发头痛	蛛网膜下腔出血、脑出血、颅内占位病变、瘤卒中、脑外伤，尤其是后颅窝占位病变的可能	神经影像，腰穿
逐渐加重头痛	颅内肿瘤、硬膜下血肿	神经影像
头痛伴发热、颈强直或皮疹	颅内感染、系统性感染、结缔组织疾病、血管炎	神经影像，血液和脑脊液检查
伴有视乳头水肿、神经系统局灶性症状和体征	颅内占位病变、颅内静脉窦血栓形成、动静脉畸形、颅内感染、结缔组织疾病、卒中	神经影像、脑电图、腰穿或血液检查
妊娠期或产后	皮质静脉及静脉窦血栓形成、垂体卒中	神经影像如MRV
50岁后的新发头痛	颅内占位病变，颞动脉炎	神经影像，红细胞沉降率（血沉），C反应蛋白水平等
癌症患者或艾滋病患者出现的新发头痛	转移瘤、机会性感染	神经影像、腰穿

原发性头痛病史中的预警信号包括：任何新发头痛均应谨慎对待；雷劈样头痛、爆裂样或突然发作的强烈头痛常常提示蛛网膜下腔出血；先兆持续>1小时，或包括运动乏力的非典型先兆头痛，可以是TIA或卒中的症状；仅有先兆，但既往无先兆偏头痛病史，常提示TIA或卒中；在使用复合口服避孕药的患者中首次出现先兆，提示有卒中的危险；>50岁的新发头痛患者，常提示颞动脉炎或颅内肿瘤，青春期前儿童出现的头痛同样需要谨慎；头痛进行性加重，持续数周或更长，可提示颅内占位性病变；体位改变或做其他升高颅内压的动作时出现的头痛或加重头痛，可提示颅内肿瘤；有肿瘤、HIV感染或免疫缺陷患者的新发头痛。一旦出现上述预警症状，应引起警惕，及时进行相应的辅助检查。原发性头痛的诊断流程见图5-1-1。

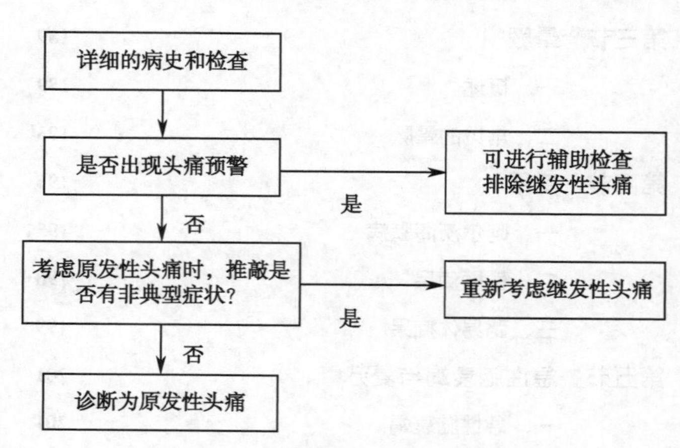

图5-1-1　原发性头痛的诊断流程

二、原发性头痛

（一）偏头痛

偏头痛是一种常见的慢性神经血管性疾病，其病情特征为反复发作、一侧或双侧搏动性的剧烈头痛且多发生于偏侧头部，可合并自主神经系统功能障碍如恶心、呕吐、畏光和畏声等症状，约1/3的偏头痛患者在发病前可出现神经系统先兆症状。我国偏头痛的患病率为9.3%，女性与男性之比约为3∶1。偏头痛除疾病本身可造成损害外，还可以导致脑白质病变、认知功能下降、后循环无症状性脑梗死等。此外，偏头痛还可与多种疾病如焦虑、抑郁等共患。

【分型】

国际头痛分类第3版（ICHD-3）的偏头痛分型见表5-1-2。

表5-1-2　ICHD-3偏头痛分型

ICHD-3偏头痛分型
1. 无先兆偏头痛
2. 有先兆偏头痛
（1）有典型先兆偏头痛
（2）有脑干先兆偏头痛
（3）偏瘫型偏头痛
（4）视网膜型偏头痛
3. 慢性偏头痛
4. 偏头痛并发症
（1）偏头痛持续状态
（2）不伴脑梗死的持续先兆
（3）偏头痛性脑梗死
（4）偏头痛先兆诱发的痫性发作
5. 很可能的偏头痛
（1）很可能的无先兆偏头痛
（2）很可能的有先兆偏头痛
6. 可能与偏头痛相关的周期综合征
（1）反复胃肠功能障碍
1）周期性呕吐综合征
2）腹型偏头痛
（2）良性阵发性眩晕
（3）良性阵发性斜颈

【临床表现】

偏头痛发作可分为前驱期、先兆期、头痛期和恢复期，但并非所有患者或所有发作均具有上述四期。同一患者可有不同类型的偏头痛发作。

1. 前驱期　头痛发作前，患者可有激惹、疲乏、活动少、食欲改变、反复哈欠及颈部发硬等不适症状，但常被患者忽略，应仔细询问。

2. 先兆期　先兆指头痛发作之前出现的可逆的局灶性脑功能异常症状，可为视觉性、感觉性或语言性。视觉先兆最常见，典型的表现为闪光性暗点，如注视点附近出现“之”字形闪光，并逐渐向周边扩展，随后出现“锯齿形”暗点。有些患者可能仅有暗点，而无闪光。其次是感觉先兆，表现为以面部和上肢为主的针刺感、麻木感或蚁行感。先兆也可表现为言语障碍，但不常发生。先兆通常持续5~30分钟，不超过60分钟。

3. 头痛期　约60%的头痛发作以单侧为主，可左右交替发生，约40%为双侧头痛。头痛多位于颞部，也可位于前额、枕部或枕下部。偏头痛的头痛有一定的特征，程度多为中至重度，性质多样但以搏动性最具特点。头痛常影响患者的生活和工作，行走、登楼、咳嗽或打喷嚏等简单活动均可加重头痛，故患者多喜卧床休息。偏头痛发作时，常伴有食欲下降，约2/3的患者伴有恶心，重者呕吐。

头痛发作时尚可伴有感知觉增强，表现为对光线、声音和气味敏感，喜欢黑暗、安静的环境。其他较为少见的表现有头晕、直立性低血压、易怒、言语表达困难、记忆力下降、注意力不集中等。部分患者在发作期会出现由正常的非致痛性刺激所产生的疼痛。

4. 恢复期　头痛在持续4~72小时的发作后可自行缓解，但患者还可有疲乏、筋疲力尽、易怒、不安、注意力不集中、头皮触痛、欣快、抑郁或其他不适。

5

【诊断】

根据国际头痛协会2018年发布的国际头痛分类第3版（ICHD-3）诊断标准。

1. 无先兆偏头痛　反复发生的头痛，每次持续4~72小时。头痛的典型特征为偏侧分布、搏动性性质、中或重度程度、日常体力活动加重头痛，伴随呕吐和/或畏光、畏声。诊断标准见表5-1-3。

表5-1-3　无先兆偏头痛诊断标准

无先兆偏头痛诊断标准
（1）符合下述（2）~（4）标准的头痛至少发作5次
（2）头痛发作持续4~72小时（未治疗或治疗效果不佳）
（3）至少符合下列4项中的2项： 1）单侧 2）搏动性 3）中重度头痛 4）日常体力活动加重头痛或因头痛而避免日常活动（如：行走或上楼梯）
（4）发作过程中，至少符合下列2项中的1项： 1）恶心和/或呕吐 2）畏光和畏声
（5）不能用ICHD-3中的其他诊断更好地解释

2. 有先兆偏头痛　反复发作、持续数分钟的、单侧可完全恢复的视觉、感觉或其他中枢神经系统症状，这些症状多逐渐发生，且常随之出现头痛和偏头痛相关症状。诊断标准见表5-1-4。

（1）有典型先兆偏头痛：先兆包括视觉，和/或感觉，和/或言语/语言症状，但不包括运动无力。先兆特征是逐渐发生的，单一症状的持续时间不超过1小时，混合有阳性和阴性症状，是完全可逆的，诊断标准见表5-1-5。

（2）有脑干先兆偏头痛：偏头痛的先兆症状明确地起源于脑干，但无肢体力弱，诊断标准见表5-1-6。

（3）偏瘫型偏头痛：偏头痛先兆包括肢体力弱，诊断标准见表5-1-7。

表5-1-4　有先兆偏头痛诊断标准

（1）至少有2次发作符合下述（2）和（3）
（2）至少有1个可完全恢复的先兆症状： 1）视觉 2）感觉 3）言语和/或语言 4）运动 5）脑干 6）视网膜
（3）至少符合下列6项中的3项： 1）至少有1个先兆持续超过5分钟 2）2个或更多的症状连续发生 3）每个独立先兆症状持续5~60分钟 4）至少有一个先兆是单侧的 5）至少有一个先兆是阳性的 6）与先兆伴发或在先兆出现60分钟内出现头痛
（4）不能用ICHD-3中的其他诊断更好地解释

表5-1-5　有典型先兆偏头痛诊断标准

（1）头痛发作同时符合有先兆偏头痛诊断和下述标准（2）
（2）先兆发生同时符合以下2项： 1）完全可逆的视觉、感觉和/或语言症状 2）无运动、脑干或视网膜症状

表5-1-6　有脑干先兆偏头痛诊断标准

（1）头痛发作同时符合有先兆偏头痛诊断和下述标准（2）
（2）先兆符合以下2点： 1）至少存在完全可逆的下列脑干症状中的2项： A. 构音障碍 B. 眩晕 C. 耳鸣 D. 听力减退 E. 复视 F. 非感觉损害引起的共济失调 G. 意识水平下降［格拉斯哥昏迷评分（GCS）≤13］ 2）无运动和视网膜症状

表5-1-7　偏瘫型偏头痛诊断标准

（1）头痛发作同时符合有先兆偏头痛诊断和下述标准（2）
（2）先兆包括以下2项： 1）完全可逆的肢体力弱 2）完全可逆的视觉、感觉和/或言语/语言症状

（4）视网膜型偏头痛：反复发作的单眼视觉障碍，包括闪光、暗点或黑矇，伴偏头痛样头痛，诊断标准见表5-1-8。

表5-1-8　视网膜型偏头痛诊断标准

（1）头痛发作同时符合有先兆偏头痛诊断和下述标准（2）
（2）先兆同时具备以下2项： 1）发作期出现完全可逆的单眼阳性或阴性视觉症状（如闪光、暗点或黑矇），且被至少以下1项检查结果证实： A. 临床视野检查 B. 自画单眼视野存在缺损（得到充分指导） 2）至少符合下列3项中的2项： A. 先兆逐渐发生至少有5分钟 B. 先兆持续5~60分钟 C. 伴随先兆或先兆发生60分钟内出现头痛
（3）不能用ICHD-3中的其他诊断更好地解释。排除了其他引起一过性黑矇的病因

3. 慢性偏头痛　每月至少15天出现头痛，持续至少3个月，且每月符合偏头痛特点的头痛天数至少8天，诊断标准见表5-1-9。

表5-1-9　慢性偏头痛诊断标准

（1）头痛（偏头痛样头痛和/或紧张型样头痛）每月发作至少15天，至少持续3个月，并符合下述（2）和（3）的诊断标准。
（2）符合无先兆偏头痛（表5-1-3）“（2）~（4）”标准和/或有先兆偏头痛（表5-1-4）诊断“（2）和（3）”标准的头痛至少发生5次
（3）头痛符合以下任何1项，且每月发作大于8天，持续时间大于3个月： 1）无先兆偏头痛（表5-1-3）的“（3）和（4）” 2）有先兆偏头痛（表5-1-4）的“（2）和（3）” 3）患者所认为的偏头痛发作可通过服用曲坦类或麦角类药物缓解
（4）不能用ICHD-3中的其他诊断更好地解释

4. 偏头痛并发症

（1）偏头痛持续状态：使人极度衰弱的持续72小时以上的偏头痛发作，诊断标准见表5-1-10。

表5-1-10　偏头痛持续状态诊断标准

（1）符合下述（2）和（3）的头痛
（2）符合无先兆偏头痛和有先兆偏头痛的诊断，除了持续时间和疼痛程度外，既往发作典型
（3）同时符合下列2个特点： 1）持续超过72小时 2）疼痛或相关症状使其体力减弱
（4）不能用ICHD-3中的其他诊断更好地解释

（2）不伴脑梗死的持续先兆：先兆症状持续超过1周，而无脑梗死的影像学证据，诊断标准见表5-1-11。

（3）偏头痛性脑梗死：典型的有先兆偏头痛发作，且至少1个先兆症状与影像学上的缺血灶相符，诊断标准见表5-1-12。

（4）偏头痛先兆诱发的痫样发作：有先兆偏头痛发作所触发的痫性发作，诊断标准见表5-1-13。

表5-1-11 不伴脑梗死的持续先兆诊断标准

（1）先兆符合下述标准（2）
（2）发生在有先兆偏头痛患者，除了1个或多个先兆持续时间大于或等于1周，先兆呈典型表现
（3）神经影像学无脑梗死的证据
（4）不能用ICHD-3中的其他诊断更好地解释

表5-1-12 偏头痛性脑梗死诊断标准

（1）偏头痛发作符合下述标准（2）和（3）
（2）符合有先兆偏头痛诊断标准，先兆症状典型，除了1个或多个先兆时程大于60分钟
（3）神经影像学证实先兆相关脑区的梗死灶
（4）不能用ICHD-3中的其他诊断更好地解释

表5-1-13 偏头痛先兆诱发的痫样发作诊断标准

（1）痫性发作符合癫痫发作诊断标准中的1种类型，并符合下述标准（2）
（2）有先兆偏头痛患者在有先兆偏头痛发生过程中或发作后1小时内出现痫样发作
（3）不能用ICHD-3中的其他诊断更好地解释

5. 很可能的偏头痛 偏头痛样发作，除1项特征外，其他完全符合上述各种偏头痛亚型的标准，且不符合其他类型头痛的诊断标准。诊断标准见表5-1-14。

表5-1-14 很可能的偏头痛诊断标准

（1）符合无先兆偏头痛诊断标准（表5-1-3）“（1）~（4）”中除（1）外的全部或有先兆偏头痛诊断标准（表5-1-4）“（1）~（3）”中除（1）外的全部
（2）不符合ICHD-3中其他类型头痛诊断标准
（3）不能用ICHD-3中的其他诊断更好地解释

6. 可能与偏头痛相关的周期综合征

（1）反复胃肠功能障碍：反复的发作性腹痛和/或腹部不适、恶心和/或呕吐，偶尔、长期或周期性发作，可能和偏头痛发作相关。诊断标准见表5-1-15。

（2）良性阵发性眩晕：在其他方面健康的儿童中，以反复短暂发作的、无预示但能自行缓解的眩晕为特征的疾患。诊断标准见表5-1-16。

（3）良性阵发性斜颈：反复发作的头向一侧倾斜，可伴有轻度的旋转，可自行缓解。主要见于婴幼儿和低龄儿童，往往在1岁内发病。诊断标准见表5-1-17。

表5-1-15 与偏头痛相关的反复胃肠功能障碍诊断标准

（1）明确的腹痛，和/或腹部不适，和/或恶心，和/或呕吐发作，至少发作5次
（2）胃肠检查和评估正常
（3）不能归因于其他疾病

表5-1-16 与偏头痛相关的良性阵发性眩晕诊断标准

（1）符合下述（2）和（3）发作至少5次
（2）没有预兆的眩晕，发作即达峰，数分钟至数小时后可自行缓解，无意识丧失
（3）至少存在下列症状或体征中的1项： 1）眼球震颤 2）共济失调 3）呕吐 4）苍白 5）恐惧
（4）发作间期神经系统检查与听力、前庭功能检查正常
（5）不能归因于其他疾病

表5-1-17 与偏头痛相关的良性阵发性斜颈诊断标准

（1）符合下述（2）和（3），儿童期反复发作
（2）头转向一侧，可伴或不伴轻微旋转，数分钟或数天后自行缓解
（3）至少存在下列5项中的1项： 1）（面色）苍白 2）易激惹 3）精神萎靡 4）呕吐 5）共济失调
（4）发作间期无神经系统阳性体征
（5）不能归因于其他疾病

【治疗】

1. 防治原则

（1）基本原则：

1）积极开展患者教育。

2）充分利用各种非药物干预手段，包括按摩、理疗、生物反馈治疗、认知行为治疗和针灸等。

3）药物治疗包括头痛发作期治疗和头痛间歇期预防性治疗，注意循证地使用。

（2）患者教育偏头痛是目前无法根治但可以有效控制的疾患，应该积极地开展各种形式的患者教育，以帮助其确立科学和理性的防治观念与目标；应教育患者保持健康的生活方式，学会寻找并注意避免各种头痛诱发因素；应教育并鼓励患者记头痛日记，对帮助诊断和评估预防治疗效果有重要意义。

（3）非药物预防识别和避免偏头痛诱发因素很重要。逐步放松训练、生物反馈、音乐疗法及应对应激的认知行为治疗对患者均有益。

（4）头痛门诊（中心）的建立及转诊国际已有的成熟经验及我国初步的经验均提示建立头痛门诊（中心）能显著提高对偏头痛的诊治水平，有益于开展大规模的临床研究，也有益于建立头痛专业队伍。将诊治不够理想的患者及时转诊到头痛门诊（中心），可极大地减少偏头痛的危害、减少医疗资源的浪费。

2. 急性期药物治疗

（1）治疗目的为快速，持续镇痛，减少头痛再发生，恢复患者的正常生活状态。

（2）常用的偏头痛发作期治疗有效性标准：

1）2 小时后无痛。

2）2 小时后疼痛改善，由中重度疼痛转为轻度或无痛（或 VAS 下降 50% 以上）。

3）疗效具有可重复性，3 次发作中有 2 次以上有效。

4）在治疗成功后的 24 小时内无头痛再发生或无需再次服药。

（3）成人急性偏头痛发作非处方药物推荐见表 5-1-18。成人急性偏头痛发作处方药物推荐见表 5-1-19。

（4）选药原则：应根据头痛的严重程度、伴随症状、既往用药情况及患者的个体情况而定。药物选择的方法有：

分层法：基于头痛程度、功能受损程度及之前对药物的反应选药。

阶梯疗法：每次头痛发作时均首先给予非特异性药物治疗，如治疗失败再给予特异性药物治疗。

分层法治疗组不良反应稍高于阶梯法，但不良反应均较轻，仅表现为乏力、头晕、感觉异常等常见的曲坦类药物不良反应。药物使用应在头痛的早期足量使用，延迟使用可使疗效下降、头痛复发及不良反应的比例增高。有严重的恶心和呕吐时，应选择胃肠外给药。甲氧氯普胺、多潘立酮等止吐和促进胃动力药物不仅能治疗伴随症状，还有利于其他药物的吸收和头痛的治疗。

表 5-1-18 成人急性偏头痛发作非处方镇痛药物推荐

药物		推荐剂量/mg	每日最大剂量/mg	证据级别	推荐强度	注意事项
COX-2 抑制剂	对乙酰氨基酚	1 000	4 000	Ⅰ	A	
非甾体抗炎药（NSAIDs）	布洛芬	200~800	1 200	Ⅰ	A	使用说明书推荐剂量，避免大剂量使用
	阿司匹林	300~1 000	4 000	Ⅰ	A	不良反应：长期使用主要有胃肠道反应及出血风险； 禁忌证：对本药或同类药物过敏者、活动性溃疡、血友病或血小板减少症、哮喘、出血体质者，孕妇及哺乳期妇女
	萘普生	250~1 000	1 000	Ⅱ	A	同布洛芬和阿司匹林，2 岁以下儿童禁用
	双氯芬酸	50~100	150	Ⅱ	A	不良反应主要有胃肠道反应，肝损伤及粒细胞减少等
复合制剂	对乙酰氨基酚/阿司匹林/咖啡因	250/200~250/50	500/400~500/100	Ⅰ	A	同阿司匹林及对乙酰氨基酚
止呕剂	甲氧氯普胺	10~20 口服；20 直肠	不超过 0. 5mg/kg	Ⅰ	B	不良反应：锥体外系症状； 禁忌证：<10 岁儿童，肌张力障碍
		10 肌内注射或静脉注射	不超过 0. 5mg/kg	Ⅱ		禁忌证：癫痫，妊娠，哺乳期
	多潘立酮	20~30 口服	80	Ⅰ	B	不良反应：同甲氧氯普胺； 禁忌证：<10 岁儿童
其他药物	安替比林	1 000 口服	4 000		B	肝衰竭及肾衰竭者慎用
	托芬那酸	200 口服	400		B	胃肠道不良反应，出血风险

表 5-1-19　成人急性偏头痛发作处方药物推荐

药物		推荐剂量/mg	每日最大剂量/mg	证据级别	推荐等级	注意事项
曲坦类	舒马曲普坦	25,50,100(口服,包括速释剂) 25(栓剂)	300	Ⅰ	A	不良反应:疲劳、恶心、头痛、头晕、眩晕、嗜睡、骨痛、胸痛、无力、口干、呕吐、感觉异常、胃肠道反应、精神异常、神经系统疾病等 严重不良反应:心肌梗死、心律失常、卒中 禁忌证:未控制的高血压、冠心病、Raynaud 病、缺血性卒中史、妊娠、哺乳、严重肝肾功能不全、18 岁以下和 65 岁以上者慎用
		10,20(鼻腔喷剂)	40			
		6(皮下注射)	12			
	佐米曲普坦	2.5,5(口服,包括崩解剂,鼻腔喷剂)	10	Ⅰ	A	
	那拉曲坦	2.5(口服)	5	Ⅰ	A	
	利扎曲坦	5,10(口服)	20	Ⅰ	A	
	阿莫曲坦	12.5(口服)	25	Ⅰ	A	
	依来曲坦	20,40(口服)	80	Ⅰ	A	
	夫罗曲坦	2.5(口服)	7.5	Ⅰ	A	
麦角类	酒石酸麦角胺	2(口服)			B	禁忌证:妊娠、哺乳期、12 岁以下儿童、控制不良的高血压、冠心病、心绞痛、心肌梗死、雷诺综合征、周围血管粥样硬化性疾病、TIA 或卒中、严重肝肾功能不全、存在多种血管危险因素; 不良反应:恶心、呕吐、眩晕、嗜睡、胸痛、焦虑、感觉异常、精神萎靡和麦角胺类中毒; 禁忌证:心血管和脑血管病、Raynaud 病、高血压、肾功能不全、妊娠、哺乳期
	双氢麦角胺	2(口服或肛栓)	2		B	
	麦角胺咖啡因	1~2 片	6 片	Ⅱ	B	
降钙素基因相关肽受体拮抗剂	Telcagepant (MK0974)	300(口服)		Ⅰ	B	恶心、呕吐、头晕、眼花、嗜睡、口干、疲劳无力、感觉异常、胸闷不适等

曲坦类药物疗效和安全性优于麦角类,故麦角类药物仅作为二线选择。麦角类有作用持续时间长、头痛复发率低的特点,故适于发作时间长或经常复发的患者。为预防药物过量性头痛,单纯 NSAIDs 制剂的使用在 1 个月内不能超过 15 天,麦角类、曲坦类、NSAIDs 复合制剂则不超过 10 天。

3. 预防性药物治疗

(1) 预防性治疗目的:降低发作频率、减轻发作程度、减少失能、增加急性发作期治疗的疗效。

(2) 预防性治疗有效性指标:包括偏头痛发作频率、头痛持续时间、头痛程度、头痛的功能损害程度及急性期对治疗的反应。

(3) 预防性药物治疗指征:通常偏头痛致使存在以下情况应考虑预防性治疗:

1) 患者的生活质量、工作和学业严重受损(需根据患者本人判断)。

2) 每月发作频率 2 次以上。

3) 急性期药物治疗无效或患者无法耐受。

4) 存在频繁、长时间或令患者极度不适的先兆,或为偏头痛性脑梗死、偏瘫型偏头痛。

5) 伴有脑干先兆偏头痛亚型等。

6) 连续 2 个月,每月使用急性期治疗 6~8 次以上。

7) 偏头痛发作持续 72 小时以上等。

(4) 偏头痛预防性治疗非处方药物推荐见表 5-1-20。偏头痛预防性治疗处方药物推荐见表 5-1-21。

(5) 预防性治疗药物选择和使用原则:药物治疗应小剂量单药开始,缓慢加量至合适剂量,同时注意副作用。对每种药物给予足够的观察期以判断疗效,一般观察期为 4~8 周。患者需要记头痛日记来评估治疗效果。有效的预防性治疗需要持续约 6 个月,之后可缓慢减量或停药。若发作再次频繁,可重新使用原先有效的药物。若预防性治疗无效,且患者没有明显的不良反应,可增加药物剂量;否则,应换用第二种预防性治疗药物。若数次单药治疗无效,才考虑联合治疗,也应从小剂量开始。

4. 其他治疗

(1) 传统医学:中医治疗偏头痛已有千年历史,中药治疗偏头痛已被广泛应用和认可,临床观察研究也显示出良好疗效。

(2) 电刺激治疗:重复经颅磁刺激与枕神经刺激作为近年来偏头痛治疗的新兴技术,已展现出了良好的应用前景。它是一种安全、有效的慢性偏头痛的预防治疗措施。

表 5-1-20 偏头痛预防性治疗非处方药物推荐

药物		每日剂量	推荐级别	不良反应	禁忌证
非甾体抗炎药	萘普生	500~1 000mg	B	主要为胃肠道不良反应及出血风险	对本药或同类药过敏者、活动性溃疡、血友病或血小板减少症、哮喘、出血体质、孕妇及哺乳期妇女
	阿司匹林	300mg	B	同萘普生	同萘普生
其他药物	镁盐	24mmol	B	潮红、出汗、口干,用量过大导致镁蓄积可出现感觉反应迟钝,膝腱反射消失、呼吸抑制、心律失常、心脏停搏	重度肾功能不全、心肌损害、心脏传导阻滞者
	核黄素	400mg	B	过敏反应	对本药过敏者
	辅酶 Q_{10}	300mg	B	胃部不适、食欲减退、恶心、腹泻、心悸,偶见皮疹	对本品过敏者

5

表 5-1-21 偏头痛预防性治疗处方药物推荐

药物		每日剂量/mg	推荐级别	不良反应	禁忌证
钙离子拮抗剂	氟桂利嗪	5~10	A	常见:嗜睡、体重增加;少见:抑郁,锥体外系症状	抑郁、锥体外系症状
抗癫痫药	丙戊酸	500~1 800	A	恶心、体重增加、嗜睡、震颤、脱发、肝功能异常	肝病
	托吡酯	25~100	A	共济失调、嗜睡、认知和语言障碍、感觉异常、体重减轻	对有效成分或磺胺过敏
	加巴喷丁	1 200~2 400	B	恶心、呕吐、抽搐、嗜睡、共济失调、眩晕	加巴喷丁过敏
β 受体阻滞剂	美托洛尔 普萘洛尔 比索洛尔	50~200 40~240 5~10	A B B	常见:心动过缓、低血压、嗜睡、无力、运动耐量降低 少见:失眠、噩梦、阳痿、抑郁、低血糖	哮喘、心衰、房室传导阻滞、心动过缓;慎用于使用胰岛素或降糖药者
抗抑郁药	阿米替林	25~75	B	口干、嗜睡、体重增加	青光眼、前列腺增生
其他药物	坎地沙坦	16	B	血管性水肿、晕厥和意识丧失、急性肾功能衰竭、血钾升高、肝功能恶化或黄疸、粒细胞减少、横纹肌溶解	对本药或同类药物过敏者、严重肝、肾功能不全或胆汁淤滞患者、孕妇或有妊娠可能的妇女
	赖诺普利	20	B	咳嗽、头昏、头痛、心悸、乏力	对本药或同类药物过敏、高钾血症、双侧肾动脉狭窄、孤立肾、有肾动脉狭窄者、妊娠中期或末期3个月

(3)行为治疗:生理性松弛疗法、太极拳是常用的行为治疗。行为疗法可能是在药物治疗的基础上,偏头痛预防的有效辅助治疗措施。

(二)紧张性头痛

紧张性头痛(tension-type headache,TTH)是临床最常见的头痛类型之一,临床主要表现为双侧枕部或整个头部紧缩性或压迫性头痛,约占头痛患者的40%。多在患者20岁左右起病,男女均可发病,女性多见,随年龄增长患病率增加。其临床特征表现为头痛呈钝痛,无搏动性,无畏光、畏声,头痛多位于颞、顶、额及枕部,有时上述几个部位均有疼痛发作,头痛程度多为轻中度。

【临床表现】

多呈非搏动性、长期性和经常的头部压迫感、沉重感,偶尔伴有畏光、视物模糊、恶心或呕吐。90%以上为两侧轻至中度疼痛，多见于后枕部、颈项部、两颞部、头顶部、额部或全头部，有时伴有颈、肩部或头面部肌肉紧张、僵硬，活动头颈部时感到不适或肩部疼痛。长期的头痛，会继发焦虑、抑郁等情感障碍，后者进一步加重头痛形成恶性循环，影响患者生活质量并加重社会经济负担。

【分型与诊断】

1. 偶发性紧张性头痛　偶尔发作的头痛，典型的头痛为双侧性、轻到中度的压迫性或紧箍样、持续数分钟到数天。一般躯体活动不会加重疼痛，不伴随恶心，但可伴畏光或畏声。诊断标准见表 5-1-22。

表 5-1-22　偶发性紧张性头痛诊断标准

(1) 平均每月发作<1 天(每年<12 天)，至少发作 10 次并符合下述诊断标准(2)~(4)
(2) 头痛持续 30 分钟到 7 天
(3) 头痛至少符合下列 4 项中的 2 项： 1) 双侧头痛 2) 性质为压迫性或紧箍样(非搏动性) 3) 轻或中度头痛 4) 日常活动如走路或爬楼梯不加重头痛
(4) 符合下列全部 2 项： 1) 无恶心或呕吐 2) 畏光、畏声中不超过 1 项
(5) 不能用 ICHD-3 中的其他诊断更好地解释

2. 频发性紧张性头痛　频繁发作的头痛，典型的头痛为双侧性、轻到中度的压迫性或紧箍样、持续数分钟到数天。一般躯体活动不会加重疼痛，不伴随恶心，但可伴畏光或畏声。诊断标准见表 5-1-23。

表 5-1-23　频发性紧张性头痛诊断标准

(1) 平均每月发作 1~14 天超过 3 个月(每年≥12 天且<180 天)，至少发作 10 次并符合下述诊断标准(2)~(4)
(2) 头痛持续 30 分钟到 7 天
(3) 头痛至少符合下列 4 项中的 2 项： 1) 双侧头痛 2) 性质为压迫性或紧箍样(非搏动性) 3) 轻或中度头痛 4) 日常活动如走路或爬楼梯不加重头痛
(4) 符合下列全部 2 项： 1) 无恶心或呕吐 2) 畏光、畏声中不超过 1 项
(5) 不能用 ICHD-3 中的其他诊断更好地解释

3. 慢性紧张性头痛　由频发性紧张性头痛进展而来的疾患，每日或非常频繁发作的头痛，典型的头痛为双侧性、轻到中度的压迫性或紧箍样、持续数小时到数日或不缓解。一般躯体活动不加重头痛，但可伴轻度恶心、畏光或畏声。诊断标准见表 5-1-24。

表 5-1-24　慢性紧张性头痛诊断标准

(1) 头痛平均每月发作时间≥15 天，持续超过 3 个月(每年≥180 天)，并符合下述诊断标准(2)~(4)
(2) 头痛持续数小时至数天或持续性
(3) 头痛至少符合下列 4 项中的 2 项： 1) 双侧头痛 2) 性质为压迫性或紧箍样(非搏动性) 3) 轻或中度头痛 4) 日常活动如走路或爬楼梯不加重头痛
(4) 符合下列全部 2 项： 1) 畏光、畏声和轻度恶心 3 项中最多只有 1 项 2) 既无中、重度恶心，也无呕吐
(5) 不能用 ICHD-3 中的其他诊断更好地解释

4. 很可能的紧张性头痛　紧张性头痛样头痛，仅 1 项不满足上述紧张性头痛及其亚型的标准，且不符合其他类型头痛的诊断标准。

(1) 很可能的偶发性紧张性头痛诊断标准见表 5-1-25。

(2) 很可能的频发性紧张性头痛诊断标准见表 5-1-26。

(3) 很可能的慢性紧张性头痛诊断标准见表 5-1-27。

表 5-1-25　很可能的偶发性紧张性头痛诊断标准

(1) 一次或多次头痛发作符合偶发性紧张性头痛(表 5-1-22)“(1)~(4)”中除(1)外的全部
(2) 不符合 ICHD-3 里其他类型头痛的诊断标准
(3) 不能用 ICHD-3 中的其他诊断更好地解释

表 5-1-26　很可能的频发性紧张性头痛诊断标准

(1) 头痛发作符合频发性紧张性头痛(表 5-1-23)“(1)~(4)”中除(1)外的全部
(2) 不符合 ICHD-3 里其他类型头痛的诊断标准
(3) 不能用 ICHD-3 中的其他诊断更好地解释

表 5-1-27　很可能的慢性紧张性头痛诊断标准

(1) 头痛发作符合慢性紧张性头痛(表 5-1-24)“(1)~(4)”中除(1)外的全部
(2) 不符合 ICHD-3 里其他类型头痛的诊断标准
(3) 不能用 ICHD-3 中的其他诊断更好地解释

【治疗】

1. 非药物治疗　包括生物反馈疗法、心理治疗、物理治疗等，可作为辅助治疗手段。

(1) 生物反馈疗法：用理工学的手段把身体内环境的情况，使用测量仪器显示，并根据颜色和声音等形态学变化反馈给机体，使人体发生意识方面的改变，最终使被认为难以制约的血压、脉搏、皮肤温度、肌紧张等发生自律性反应而获得治疗作用。最常用于 TTH 的生物反馈法是肌电生物反馈法。

（2）心理治疗：精神因素被认为是引起和加重 TTH 的重要因素，因此对一些患者应进行心理治疗。

（3）其他：推拿对慢性 TTH 有效，然而临床研究证实，作为独立的干预，对发作性 TTH 没有明显的效果。尚有运动、理疗、按摩、针灸和中药等，亦可作为辅助治疗手段。

2. 药物治疗

（1）对症治疗：对发作性紧张性头痛，特别是偶发性紧张性头痛患者，适合对症治疗。治疗可采用非甾体抗炎药。可单一用药，如阿司匹林、对乙酰氨基酚、萘普生、布洛芬等，也可应用复合制剂如咖啡因及其复方镇痛剂。必须注意切勿滥用镇痛药物，因为其本身也可引起药物过量性头痛。

（2）预防治疗：对于频发性和慢性紧张性头痛，应采用预防性治疗，主要药物包括：

1）抗抑郁药物：主要是三环类抗抑郁药，如阿米替林、多塞平，也可试用 5-羟色胺再摄取抑制剂如帕罗西汀等。

2）肌肉松弛剂：包括盐酸乙哌立松、巴氯芬等。

3）部分抗癫痫药物：如丙戊酸。

4）A 型肉毒毒素：注射治疗，适用于口服药物无效或不能耐受的顽固性头痛患者。

（三）丛集性头痛

丛集性头痛（cluster headache，CH）是三叉神经自主神经性头痛的一种，人群患病率为（50～70）/10 万，好发于 20～50 岁的青壮年男性，男女比例（2.5～7.1）：1。

【临床表现】

发作呈丛集性，即头痛发作倾向于每天相对固定的时刻和长短相似的持续时间，每次发作持续 15～180 分钟，发作频率为 1 次/隔日～8 次/d，发作时主要表现为发生于眶、眶上、颞部及其任何组合处的剧烈的、严格局限于偏侧的头痛发作，并伴有同侧结膜充血、流泪、鼻塞、流涕、前额和面部出汗、瞳孔缩小、上睑下垂和/或眼睑水肿，伴或不伴不安或躁动。病程分为发作期和缓解期。

【分型与诊断】

1. 丛集性头痛　诊断标准见表 5-1-28。

表 5-1-28　丛集性头痛诊断标准

丛集性头痛诊断标准
（1）符合下述（2）～（4）发作 5 次以上
（2）发生于单侧眼眶、眶上和/或颞部的重度或极重度的疼痛，若不治疗疼痛持续 15～180 分钟
（3）头痛发作时至少符合下列 2 项中的 1 项： 1）至少伴随以下症状或体征（和头痛同侧）中的 1 项： A. 结膜充血和/或流泪 B. 鼻塞和/或流涕 C. 眼睑水肿 D. 前额和面部出汗 E. 瞳孔缩小和/或上睑下垂 2）烦躁不安或躁动
（4）发作频率 1 次/隔日～8 次/d
（5）不能用 ICHD-3 中的其他诊断更好地解释。

2. 发作性丛集性头痛　丛集性头痛发作持续 7 天～1 年，头痛缓解期至少持续 3 个月，诊断标准见表 5-1-29。

表 5-1-29　发作性丛集性头痛诊断标准

发作性丛集性头痛诊断标准
（1）发作符合丛集性头痛诊断标准，且在一段时间内（丛集期）发作
（2）至少 2 个丛集期持续 7 天～1 年（未治疗），且头痛缓解期≥3 个月。

3. 慢性丛集性头痛　丛集性头痛至少 1 年内无缓解期或缓解期小于 3 个月。诊断标准见表 5-1-30。

表 5-1-30　慢性丛集性头痛诊断标准

慢性丛集性头痛诊断标准
（1）发作符合丛集性头痛诊断标准和下述标准（2）
（2）至少 1 年内无缓解期或缓解期小于 3 个月。

【治疗】

1. 发作时的治疗

（1）吸纯氧：吸入纯氧可使 60% 患者在 20～30 分钟内疼痛缓解，一般采用 7～10L/min 的流速，面罩吸氧 15～20 分钟。

（2）$5\text{-HT}_{1B/1D}$ 受体激动剂是治疗丛集性头痛的有效药物，舒马曲坦为最常用的 $5\text{-HT}_{1B/1D}$ 受体激动剂，皮下注射舒马曲坦 6mg 可使 75% 丛集性头痛患者在 20 分钟内疼痛缓解。此外，鼻腔喷雾左米曲坦 5mg 或 10mg 可在 30 分钟内达到满意治疗效果。每日应用依立曲坦 40mg 或那拉曲坦 2.5～5.0mg 可明显减少丛集性头痛发作次数。$5\text{-HT}_{1B/1D}$ 受体激动剂的副作用为个别患者可能出现胸痛、末端感觉异常等不适，有严重心脑血管疾病患者忌用此类药。

（3）麦角类药物：酒石酸麦角胺在头痛初期应用有效。特别是在丛集发作期每晚睡前口服 2mg，对夜间到早晨的头痛预防，能够达到满意的效果。本类药不能长期或过量应用，孕妇及严重心血管、肝、肾病患者忌用。

（4）利多卡因：鼻腔内滴注 4%～10% 利多卡因 1ml，有效率可达 33% 以上。局部滴注利多卡因是有效的辅助治疗。

2. 丛集期的预防性治疗

（1）避免诱发因素：对于丛集性头痛患者，应避免在丛集期内服用扩血管药物、饮酒、摄入巧克力及牛奶等食物，同时，保持室内温度凉爽，尽量避免使体温升高的各种因素。

（2）维拉帕米：钙离子通道阻滞剂维拉帕米对胆碱能、多巴胺能、5-HT 和肾上腺素能受体都起作用，现在被认为是丛集性头痛预防的首选。治疗丛集性头痛的日剂量大多为 240～320mg，也有个别患者需 720mg/d。由于对本药存在明显的个体差异，故日总剂量 480～720mg 作为对效果不明显者的推荐剂量。维拉帕米在 2～3 周可达到理想药效，大多数患者普遍耐受，可以作为预防丛集性头痛发作的基础用药并可与舒马曲坦、麦角胺、皮质激素及其他预防性药物合用。常见副作用为心动过缓、水肿、胃肠道不适、便秘、反应迟钝等，也有引起齿龈增生的报道。在用此药之前，建议行心电图检查排除心脏传导阻滞。

（3）碳酸锂：常用于预防丛集性头痛，尤其慢性丛集性头痛。其作用机制考虑可能为稳定5-HT神经传导作用和抑制来自脑内神经末梢的钙依赖性去甲肾上腺素、多巴胺的游离作用。锂盐的副作用有震颤、多尿、恶心、腹泻和步态不稳，这些副作用是剂量依赖性的。血中浓度过高还可出现肌阵挛、构音障碍、低血压、肾功能不全、甲状腺功能减退等。对严重的急性中毒，透析治疗有良好的效果。同时应避免与非甾体抗炎药、利尿剂及卡马西平同时连用。

（4）二甲麦角新碱：用于发作性丛集性头痛的预防，有效率为20%～73%。通常日剂量为4～8mg，最大剂量可增至12mg。二甲麦角新碱在体内转化为具有生物活性的甲基麦角新碱，应避免与麦角胺衍生物及阿米替林合用。短期副作用包括：恶心、肌肉痛性痉挛、腹痛、足部水肿。长期使用可导致肺和腹膜纤维化，持续应用不应超过3～4个月。

（5）糖皮质激素：泼尼松60mg/d，连用5日，此后，每日减量10mg，约70%～80%的患者有效。也可应用地塞米松2～4mg/d。

（6）托吡酯：对丛集性头痛的预防具有良好的效果，托吡酯起始剂量25mg/d，根据患者情况，每3～7日增加剂量，最大剂量为200mg/d，治疗4周。托吡酯主要副作用为：认知障碍，感觉异常，体重减轻。肾结石患者禁用此药。

（7）丙戊酸盐：通常用量为每日5～20mg/kg，73%有效。但应注意毛发脱落、嗜睡、体重增加等副作用。

3. 外科治疗

（1）枕神经刺激：枕神经刺激目前被认为是一种安全有效的治疗手段，可使丛集性头痛发作频率及程度均明显减轻。

（2）脑深部电刺激：神经影像学研究发现下丘脑后部神经元激活在丛集性头痛中起重要作用，慢性电刺激可使其神经元活动减少，但其作用机制还不清楚。但是，在行此项治疗时，患者可能有头昏或者产生眩晕感，故在刺激时注意调整刺激参数。另外，在进行电极植入时可能存在颅内出血的风险。

三、其他头痛

（一）低颅压性头痛

【临床表现】

低颅压性头痛作为头痛的常见类型之一，由德国神经内科医师Schaltenbrand首先报道。目前发病率预计为（2～5）/10万。发病年龄高峰为30～50岁，幼儿和老年人也有报道。该病主要表现为直立位后出现头痛（无论原发还是继发），通常伴随颈部疼痛、耳鸣、听力改变、畏光和/或呕吐。若脑脊液压力恢复正常或脑脊液漏口被封堵，上述症状可缓解。头颅MRI可有硬脊膜增厚的表现，该病早期诊断治疗可获得满意疗效，但部分患者临床表现不典型造成诊断困难，延误治疗时机导致预后不佳。

低颅压性头痛发病机制与脑脊液的丢失（如腰穿后、脊髓手术后等）有关，通常称为继发性低颅压性头痛；部分患者原因不明，称为自发性低颅压性头痛。

【诊断】

低颅压性头痛诊断标准表5-1-31。

表5-1-31 低颅压性头痛诊断标准

（1）任何头痛符合下述标准（3）
（2）符合以下2项中的1项或2项：
1）存在颅内低压（脑脊液压力低于60mmH_2O）
2）脑脊液漏的影像学证据
（3）头痛的发生和颅内低压或脑脊液漏在时间上密切相关
（4）不能用ICHD-3中的其他诊断更好地解释

【治疗】

1. 内科治疗　首选内科治疗，包括卧床休息、补液、糖皮质激素、咖啡因、茶碱等。对于低颅压性头痛，采取卧床休息和补液治疗通常是最先选择的有效措施。对于头痛剧烈的患者可配合对症止痛药物，常用的药物为非甾体止痛药物。糖皮质激素可减少炎性因子释放，降低毛细血管通透性，有助于减少脑脊液的漏出；此外，糖皮质激素的水钠潴留作用，对维持血容量、促进脑脊液的分泌是有积极作用的。糖皮质激素治疗还可以与常规保守治疗方案联合使用，通常针对病情较重的患者，在常规保守治疗的基础上加用激素治疗。咖啡因可减少脑血流量，增加脑血管阻力，并通过刺激钠钾泵增加脑脊液产量，提高颅内压，加快对硬脊膜穿孔的修复。氨茶碱作用机制可能与增加脑脊液的分泌、阻断痛觉敏感结构痛觉的传递和增高细胞内cAMP含量有关。

2. 外科治疗

（1）椎管内治疗：如硬膜外腔注射生理盐水，椎管内治疗通过外界补充和扩充硬膜外腔压迫蛛网膜，使蛛网膜下腔容积短时间内相对缩小，压力提升到一定程度，托起脑组织，待脑脊液缓慢生成，循环代偿而达到彻底治愈的目的。这种治疗通常可在几个小时内迅速改善临床症状，尤其是在紧急情况下，鞘内注入生理盐水可以使患者病情迅速稳定。

（2）硬膜外自体血贴治疗：是通过将自体血注入硬膜下，注入的自体血液凝结形成有机组织可填塞硬脊膜漏口，从而达到增加脑脊液容量，缓解低颅压性头痛的目的。根据是否经过影像学检查获得脑脊液漏点位置后再进行自体血贴治疗，可分为靶向和非靶向硬膜外自体血贴治疗。

（3）手术治疗：内科治疗、椎管内治疗、自体血贴治疗无效的，或合并有其他需要手术处理的临床情况（如硬膜下血肿、蛛网膜憩室等）可考虑手术处理。对于明确有脊髓硬脊膜脑脊液瘘的患者，外科手术修补硬脊膜脑脊液瘘口可能是唯一有效的手段。

（二）颈源性头痛

颈源性头痛（cervicogenic headache，CEH）是指由颈椎或颈部软组织的器质性或功能性病损所引起的，以慢性、单侧头部疼痛为主要表现的综合征。疼痛性质是一种牵涉痛。目前，CEH在普通人群中发病率为2.2%，患病年龄为30～50岁，平均年龄为42.9岁，男女比例为1∶4，主要与女性月经期激素的变化有关。

【临床表现】

患者早期症状为头晕、视觉障碍、耳鸣和枕部疼痛等，头痛可放射至患侧头顶、颞部和额部。头痛多表现为一侧，或者两侧交替加重。部分患者伴有颈部僵硬感。转动头部时疼痛加重，伴有眩晕、恶心和呕吐等。严重的 CEH 可导致注意力分散、情绪低落、易怒、认知能力下降和精神萎靡等。

【诊断】

颈源性头痛诊断标准见表 5-1-32。

表 5-1-32　颈源性头痛诊断标准

（1）任何头痛符合下述标准（3）
（2）有临床、实验室和/或影像学证据发现能导致头痛的颈椎或颈部软组织疾患或损害
（3）至少符合下列 4 项中的 2 项以证明存在因果关系： 1）头痛的出现与颈部疾患或病变的发生在时间上密切相关 2）头痛随着颈部疾患或病变的缓解或消失而明显缓解或消失 3）刺激性动作可导致颈部活动受限和头痛明显加重 4）诊断性封闭颈部结构或其神经后头痛消失
（4）不能用 ICHD-3 中的其他诊断更好地解释

【治疗】

CEH 的治疗基本上是对症治疗，目前治疗颈源性头痛主张采用药物治疗（包括麻醉药物）、神经阻滞、脉冲射频等治疗。

1. 药物治疗　一般而言，非甾体抗炎药是药物治疗中的首选药，它们在减轻炎症反应的同时可减轻疼痛。小剂量使用抗癫痫药如卡马西平、加巴喷丁等有类似于止痛剂的作用；短期使用非甾体抗炎药如布洛芬等将有不错的效果。肌肉松弛药如巴氯芬等可用于控制头痛症状。

2. 神经阻滞　是指在末梢的脑脊髓神经节、交感神经节等神经附近注入药物或用物理方法给予刺激，阻断神经传导功能，是治疗颈源性头痛最常用、最有效的方法。

3. 脉冲射频　用于治疗颈源性头痛，具有微创、安全，不毁损神经，没有皮肤麻木、异感等并发症，不影响运动神经功能；疼痛复发时，可重复应用，同样有效；产生不依赖蛋白凝固破坏痛觉传递的镇痛效果。

4. 中医治疗　包括中药、针刺按摩、针灸推拿、悬吊牵引、穴位注射疗法、小针刀等，可获得理想的疗效。

（三）慢性每日头痛

慢性每日头痛（chronic daily headache，CDH）是一组每天或几乎每天发生的头痛，其定义为平均每月发作大于或等于 15 日，持续 3 个月以上的头痛。CDH 在一般人群中总患病率约为 3%～5%，而儿童青少年相对较低，约为 1%～2%，老年人和总的人群患病率相似。

【分型】

CDH 包括了多种头痛类型而非一个独立的头痛诊断。目前，大多数研究者仍采用 Silberstein 等关于 CDH 的分类，即原发性 CDH 主要包括慢性偏头痛（chronic migraine，CM）、慢性紧张性头痛（chronic tension-type headache，CTTH）、新发每日持续性头痛（new daily-persistent headache，NDPH）和持续性偏侧头痛（hemicrania continua，HC）。近年来，药物过量性头痛受到了越来越多的关注，也是 CDH 主要类型之一。

【治疗】

CDH 以往的治疗重点是急性止痛和预防性药物治疗，而目前的治疗更加重视综合性和个体化的治疗方案。这要求临床工作者全面评估患者的原发头痛类型、诱发因素、共存疾病和药物使用等情况，从各个可干预的方面给予治疗，主要包括停用过度使用的药物、预防性治疗、共患病治疗、行为治疗和避免诱发因素等。由于 CDH 反复频繁发作，常导致药物过度使用，因此首先必须停用一切引起药物过量性头痛的药物，停药期间给予患者过渡治疗以改善头痛和戒断症状，并在过渡治疗的早期开始预防用药。某些类型的 CDH 可用特效药（如持续性偏侧头痛对吲哚美辛治疗有效）进行控制。目前预防用药主要包括抗抑郁药、抗癫痫药、β 受体阻滞剂、钙离子拮抗剂、α2-肾上腺受体激动剂和 A 型肉毒毒素等，这些药物在临床试验中均被证实可有效改善头痛。CDH 常与多种疾病并存，如抑郁、焦虑、睡眠障碍、肥胖、高血压等，均应给予相应治疗。同时应避免诱发头痛的因素，识别 CDH 的危险因素，及早预防和干预。行为治疗如保证足够的睡眠，规律的体育锻炼，戒烟酒等也有助于减少头痛发作。一些研究报道松弛疗法、生物反馈疗法和理疗等也有一定的治疗效果。

（四）药物过量性头痛

药物过量性头痛（medication overuse headache，MOH）是指头痛患者在长期过量使用止痛药物后出现频繁发作的头痛。MOH 是全球性的健康问题，其患病率在欧洲普通人群中为 1%～2%，在中国普通人群约为 0.6%，而在头痛门诊就诊者中可达 30%～50%。MOH 属于慢性每日头痛的一种，是 CDH 中最常见的类型，约占 CDH 的 49.5%。

【诊断】

药物过量性头痛的诊断标准见表 5-1-33。

表 5-1-33　药物过量性头痛的诊断标准

（1）原发性头痛患者每月头痛发作天数≥15 天
（2）规律服用过量的头痛急性治疗或症状性治疗药物 3 个月以上
（3）不能用 ICHD-3 中的其他诊断更好地解释

【治疗】

1. 健康教育　医师需让患者明白，过度使用止痛药物可能会引起 MOH，并且让头痛预防治疗无效。避免头痛发作前预先使用止痛药物以减少止痛药物的使用，限制止痛药物的使用频率，使其每周服用次数不超过 2 次，同时避免使用含巴比妥类和阿片类止痛药。健康教育对改善头痛、改变药物过度使用的状态往往简单有效。

2. 撤药治疗 撤药治疗非常重要，可提高患者对预防性药物的敏感性。大多数药物可直接停用，但是针对阿片类、巴比妥类、苯二氮䓬类，还是建议逐渐停药，以减轻戒断反应。

3. 针对戒断症状的治疗

（1）止吐药：甲氧氯普胺、氯丙嗪、丙氯拉嗪、多潘立酮等。

（2）镇痛药：对乙酰氨基酚、萘普生等。针对停药后发生的头痛患者每周最多可使用2次治疗头痛的药物，但切不可再使用患者之前过量使用的药物。

4. 预防性药物治疗

（1）托吡酯：能有效降低MOH患者头痛天数及头痛程度。

（2）阿米替林：可减少MOH患者的头痛发作频率及使用药物的天数，并使患者头痛类型恢复为原先发作性头痛类型。

（3）A型肉毒毒素注射：可有效减少MOH患者的用药量及每月头痛天数。

（4）丙戊酸钠：丙戊酸钠（800mg/d）可使MOH患者每月头痛天数降低50%以上。

（五）前庭性偏头痛

前庭性偏头痛（vestibular migraine，VM）是导致良性复发性阵发性眩晕的常见原因，近年来逐渐受到关注。在一般人群中，VM的终生患病率约为1%，年患病率为0.9%；VM患者以女性为主，其男女比例为1∶1.5。VM可于任何年龄发病，女性平均发病年龄为37.7岁，男性为42.4岁。

【临床表现】

VM主要表现为反复发作的多样性的前庭症状和偏头痛，大多数患者表现为自发性或位置性眼震，发作间期可有微小的眼震和前庭不适，伴自主神经功能失调引起恶心呕吐等。多样性的前庭症状可有自发性眩晕，位置性眩晕，视觉诱发眩晕，头部运动诱发的眩晕、头晕，以及平衡障碍，前庭症状的表现缺乏特异性。大约1/3的患者发作时表现为单一症状，如眩晕或头晕，无伴头痛或其他偏头痛的症状，眩晕可出现在偏头痛发作之前、之后。

【诊断】

前庭性偏头痛诊断标准见表5-1-34。

表5-1-34 前庭性偏头痛诊断标准

（1）至少5次发作符合下述（3）和（4）
（2）有无先兆偏头痛或有先兆偏头痛的病史
（3）中或重度的前庭症状，持续5分钟到72小时
（4）至少50%的发作中伴有下列至少1项偏头痛样症状： 1）头痛至少符合下列4项中的2项： A. 单侧 B. 搏动性 C. 中或重度 D. 日常体力活动加重头痛 2）畏光和畏声 3）视觉先兆症状
（5）不能用ICHD-3的其他诊断或其他前庭疾病更好地解释

【治疗】

曲坦类药物可能对VM急性发作治疗有效。预防性治疗药物主要包括钙通道阻滞剂、β受体阻滞剂、抗癫痫药物、抗抑郁剂等。发作间歇期的症状，尤其是不平衡感，应该考虑前庭康复治疗。

1. 药物治疗

（1）急性期药物治疗：主要药物是曲坦类药物。

（2）预防性治疗：目的是降低头痛和头晕的发作频率，减轻发作程度，减少失能，增加急性发作期治疗的疗效。预防性治疗的指征是发作持续时间长或造成失能，患者的生活质量、工作和学业严重受损，每月发作频率在3次以上（一般偏头痛是≥2次），或对急性期治疗反应差及患者要求治疗。预防性治疗理想目标是使发作频率降低50%以上。

预防性治疗的主要药物包括钙离子拮抗剂（氟桂利嗪），抗癫痫药物（托吡酯、拉莫三嗪、丙戊酸），β受体阻滞剂（普萘洛尔和美托洛尔），抗抑郁药物（阿米替林、文拉法辛、去甲替林）等，回顾性研究和少数的随机对照研究显示预防治疗可有效改善眩晕以及头痛的发作频率和严重程度。

2. 非药物治疗 前庭康复训练被证明是VM患者的有效辅助治疗，甚至是可以作为独立的治疗方案。

在进行VM药物及非药物治疗的同时，需积极开展患者教育，避免诱发因素，改善生活方式，加强综合管理。

第二节 眩 晕

（黄海威）

眩晕是前庭系统受到损害或过强刺激而又超出机体的代偿功能，导致人体的空间定向障碍和平衡失调所致的一种运动性幻觉。前庭系统任何一处受损均可引发眩晕，病因繁多而复杂，且在同一患者不同病程阶段也可因不同的病因所致，故多学科合作有助于深化眩晕的诊断与治疗。

一、概 述

【临床解剖生理】

人体在动态和静态位置中维持平衡，主要依靠一整套复杂的空间定向系统来完成，其中最核心的是前庭神经系统，可分为前庭外周部与前庭中枢部。

1. 前庭外周部 包括前庭感受器及前庭神经。

（1）前庭感受器：由半规管和前庭耳石器构成。三个半规管依其位置分别称为外（水平）半规管、上（前）半规管、后（下）半规管。当头垂直位时，双侧外半规管与地面成30°角，上半规管平面与岩部长轴垂直，后半规管与岩部长轴平行。三个半规管按三维空间排列，所围成的平面略呈互相垂直，司理人体的成角（旋转）运动以及加、减速度运动中的平衡功能。每个半规管一端膨大形成壶腹，内有一块特殊的嵴状上皮组织称壶腹嵴，由毛细胞和支持细胞构成。毛细胞纤毛上胶状物称嵴顶，将管侧与椭圆囊侧完全隔开，故嵴顶两侧压力改变可引起嵴顶偏斜，对毛细胞产生位置觉刺激。前庭耳石器包括椭圆囊和球囊，内有囊斑，结构与壶腹嵴相似，不同之处是毛细胞的纤毛较短，毛细胞上覆盖胶质耳石膜，内有位觉砂/耳石，其主要成分是碳酸钙结晶。与毛细胞接近的一层是胶质膜，主要成分是黏多糖。耳石膜因含位觉砂而使其质量增加，有在毛细胞之纤毛上施加压力的功能。耳石膜与胶质膜之间的相对位移，刺激毛细胞，将机械能变为生物电能，最后成为神经冲动。椭圆囊斑与球囊斑位置互相垂直，主要感受人体静态位置和直线加、减速度刺激。

（2）前庭神经和前庭神经节（Scarpa 节）：位于内听道，前庭神经节为第一级神经元，节中的双极细胞周围突分为三支：①上支止于椭圆囊斑及上、外半规管的壶腹嵴，分别称为椭圆囊神经、上壶腹神经和外壶腹神经；②下支止于球囊斑，名为球囊神经；③后支止于后半规管壶腹嵴，称后壶腹神经。双极细胞的中枢突分成上、下两支，前者感受上、外半规管和椭圆囊斑的神经冲动，后者感受后半规管壶腹嵴和球囊斑的神经冲动，两者合并后组成的前庭神经走行于内听道内，与听神经合并成位听神经，并与面神经伴行，最后经内耳孔入颅，于脑桥延髓交界处进入不同的前庭神经核。

5

2. 前庭中枢部　包括前庭神经核（上核、下核、内侧核和外侧核）、相关的传导束（前庭眼动通路、前庭脊髓通路、前庭小脑通路、前庭自主神经通路、前庭大脑通路）、前庭的皮质下中枢（丘脑腹后外侧核）、大脑皮质中枢。

前庭神经核为第二级神经元，是脑神经中最大的神经核，由上述四个核和一些分散的小细胞群（X、Y、Z 和 F 前庭间质核）组成，是接收、综合、调节各种平衡信息的中继站，其发出的二级纤维主要与以下的神经核或器官发生联系。

（1）前庭眼动通路：上、下、内前庭神经核发出纤维加入同侧和对侧的内侧纵束，上行至第Ⅲ、Ⅳ、Ⅵ脑神经核，各半规管的冲动经前庭神经核与各自同一平面的眼肌联系，同一冲动可借越边纤维与对侧拮抗肌联系，维持双眼的协同运动。

（2）前庭脊髓通路：分为两条传导径路：①前庭脊髓外侧束：a. 不交叉性传导束，由前庭外侧核发出，在同侧脊髓侧索下降，达同侧颈、胸、腰各段脊髓前角运动细胞，兴奋伸肌抑制屈肌；b. 交叉性传导束，由前庭下核发出纤维交叉至对侧脊髓，经内侧纵束下降于脊髓全长，止于脊髓中间核，抑制躯体对侧伸肌，静止时参与维持颈及四肢肌张力。②前庭脊髓内侧束：前庭内侧核发出纤维交叉至对侧脊髓，经内侧纵束达颈段脊髓的前角运动细胞。

（3）前庭小脑通路：前庭与小脑间有传入传出纤维。

（4）前庭自主神经通路：前庭内侧核发出纤维与同侧和对侧脑干网状结构建立丰富的联系，并与内脏运动诸核包括迷走神经运动背核、泌涎核、疑核、孤束核及其他自主神经核团有纤维联系。此外，前庭神经核在与脊髓、眼球运动核、小脑和大脑的联系中，都发出侧支与脑干网状结构联系。同时从延髓上部切面，可看到前庭内侧核紧接迷走神经感觉背核，两核交界处细胞互相交错，故前庭疾病常伴有恶心、呕吐、出冷汗、面色苍白等症状。

（5）前庭大脑通路：一侧前庭核簇的纤维在脑干两侧上行，经丘脑腹后外侧核（前庭的皮质下中枢）换元后，发出纤维至大脑皮质的前庭功能代表区（多数认为在颞上回后部，也有指出在 BrodmannⅠ区周围）。通过这些联系，前庭系统提供有关空间和运动位置的信号，可影响躯干、肢体及眼球的位置、活动，调节机体对于加速度的反应和躯体平衡。

【发病机制】

维持正常的空间位象有赖于视觉、深感觉和前庭系统，这三部分称“平衡三联”：视觉用于判断身体与外界的距离和相互关系；深感觉是通过感受器感受躯体的姿势及其与身体其他部位的关系；前庭系统用于传导辨认机体的方位和运动速度。三种定位感觉之一受损，发出异常冲动均可引起眩晕，但前两者引起的程度轻、时间短，常被视觉、本体觉障碍症状所掩盖，前庭系统病变/紊乱是引起病理性眩晕的主要病因。前庭系统的任何部位受到各种不同性质病变损害或强烈刺激，向大脑皮质发生的与视觉、深感觉和小脑系统互不协调的病理性神经冲动，且超过了机体当时的自身代偿功能时，将引发人体在空间中的平衡障碍。核心症状是运动性幻觉即眩晕，患者常产生自身或外界物体朝一定方向旋转、漂移、浮沉或翻滚，或地面在升降等实际上并不存在的一种感觉，以前庭感受器、前庭神经核所致损害表现最严重。

眩晕可伴有自主神经功能失调，为前庭迷走神经反射弧径路受损或功能亢进所致，且以内耳迷路性、前庭神经性和前庭神经核性等周围性眩晕患者为剧；前庭神经核以上病变所致的眩晕患者，由于其低位的前庭迷走神经反射弧并未受损而不出现或表现较轻的自主神经系统症状。

【常见病因与分类】

以下所列举的为眩晕的定位分类和定性分类法，此种分类是既有解剖部位又有疾病性质的分类法，有临床实用价值。

1. 前庭系统性眩晕

（1）前庭周围性眩晕：

1）伴耳蜗症状之眩晕：为迷路内病变和迷路外病变。①迷路内病变包括：梅尼埃病、迟发性膜迷路积水、突发性聋、外淋巴瘘、急慢性中耳炎与胆脂瘤骨迷路破坏、耳毒性药物中毒性眩晕、内耳供血不足、耳硬化症、迷路震荡、大前庭导水管综合征。②迷路外病变包括：脑桥小脑角肿瘤（听神经瘤）、Rasmay Hunt 综合征、颞骨横行或纵行骨折。

2）无耳蜗症状之眩晕：①前庭神经炎和前庭神经供血不足；②良性阵发性位置性眩晕，包括嵴顶结石症和半规管结石症。

3）运动病

（2）前庭中枢性眩晕：

1）血管性：外侧延髓综合征［小脑后下动脉（PICA）阻塞］或瓦伦贝格综合征（Wallenberg syndrome）、后循环缺血、小脑卒中。

2）非血管性：脑干肿瘤、颅颈交界区畸形（扁平颅底、寰椎枕化、寰枢脱位或融合、颈椎融合)、脑干脑炎、多发性硬化、癫痫。

2. 非前庭系统性眩晕

(1) 眼疾病:眼肌病、青光眼、严重屈光不正等。

(2) 本体感觉系疾病:脊髓结核、慢性乙醇中毒、糖皮病、脊髓亚急性联合变性等。

(3) 全身系统性疾病:心血管、血液、内分泌及消化系统疾病均可引起眩晕。

(4) 颈性眩晕:颈椎及其周围邻近组织病变累及椎动脉而发生眩晕。

【临床表现】

1. 眩晕　一种客观不存在的运动性幻觉,典型表现是感到自身或/和外物按一定方向旋转、翻滚、浮沉、漂移等。常呈突发性,易由过劳、激动、紧张、失眠、饥饿、受凉、室内通风不良、烟酒过度、上呼吸道感染、月经等诱发,或在某一特定头位时发病(位置性眩晕)。多为反复发作,可数日、数月、数年一次,或一日数次,甚至连续发作数日或数十日不等,也有终身只患病一次者。一次发病的持续时间可长可短,眩晕的程度可轻可重,常因病变部位、性质和病因的不同而有差异。眩晕多于头位变动、睁眼和声光刺激时加重,闭眼、静卧休息或少动时减轻。

2. 其他可能伴发的症状

(1) 耳部症状:耳听力下降(耳聋),耳鸣,耳闷塞感或堵塞感。

(2) 自主神经反应:常见的有恶心、呕吐、脸色苍白、出汗、血压低下或升高、便意感频繁、肠蠕动和肠鸣音亢进等;重症患者甚至可出现低血糖或休克等症状。以前庭周围性和前庭神经核性眩晕患者为剧。

(3) 平衡运动障碍:自感行走或姿势不稳、倾斜。

【临床检查】

1. 一般检查　进行双侧肱动脉血压及卧、立位血压的测量,心脏的听诊(包括心率、节律、有无心脏杂音等);颈部血管杂音(颈/锁骨下动脉)的听诊等。

2. 神经系统检查　神经系统检查在眩晕诊断中是非常重要的,有助于医师寻找到神经系统受损的证据,应按步骤和系统地进行检查。通常包括高级神经活动、脑神经、运动、感觉、反射、自主神经系统、脑膜刺激征 7 部分的检查。在进行检查时,除了注意患者的肢体无力、麻木等体征,尤其要注意一些相对隐匿的体征,如高级皮质功能受损,诸如精神异常及突发的智能障碍、视野缺损、共济失调等,将有助于医师定位诊断。

3. 眼部检查　眼征在眩晕的查体中尤为重要,需注意以下几个方面:

(1) 眼球震颤:是眩晕检查的一项重要体征;眼球震颤是眼球不自主的有节律的往返运动。根据其移动形式分为摆动性眼震和跳动性眼震。摆动性眼震眼球来回运动的速度相等,不分快慢相,多为先天性眼震或视觉障碍相关性眼震。临床常见的为跳动性眼震,前庭、视动、终末性眼震均为该类型。眼球先缓慢向某一方向移动(即慢相,系前庭系统病损的一种自发性眼球运动),继慢相之后出现眼球迅速返回原位的跳动(即快相,是大脑皮质调节的一种继发性反射性眼球运动),因快相较易识别,故临床将快相定为眼球震颤的方向。如出现眼球震颤,应注意其震型、强度、方向、幅度大小、速度及持续时间。眼震震型有水平、垂直、旋转、斜型、混合等多种震型,其中垂直性眼震为前庭中枢性病变的特征。按眼球震颤强度可分为 3 级:如只向快相方向注视才出现眼震者为Ⅰ°、注视正前方也有眼震者为Ⅱ°、向慢相方向注视仍有眼震者为Ⅲ°,Ⅰ°眼震很难与终末性眼震区别,Ⅱ°、Ⅲ°眼震表明存在前庭器质性病变。眼震幅度分大、中、小幅度,小幅度眼球位移Ⅴ°以内,约 1mm;中等幅度眼球位移在Ⅴ°~ⅩⅤ°,1~2mm;大幅度在ⅩⅤ°以上,>3mm。前庭末梢性病变常为中小幅度,中枢性病变常为大幅度。频率对鉴别中枢与周围性眼震有一定价值,中枢性眼震频率慢,周围性眼震频率快。眼震持续时间长短同样有鉴别诊断价值,周围性眼震多为短暂性,持续数分钟至数小时,常伴有显著的眩晕症状;中枢性眼震持久而自觉症状轻。眼震的中枢和末梢性区别见表 5-2-1。

5

表 5-2-1　前庭中枢和周围性眼震鉴别

鉴别点	周围性眼震	中枢性眼震
震型	水平或水平旋转性	水平、垂直、斜型或不定
强度	细小	粗大
方向	向健侧	向中枢病变侧或双向
频率	快	慢
疲劳性	有疲劳现象	不易疲劳
固视	减弱或消失	无改变或增强
眩晕	重	轻或无
倾倒	向慢相方向	不定或向快相方向

检查眼球震颤时,首先检查自发性眼震,然后检查凝视诱发眼震(gaze evoked nystagmus,GEN)。自发性眼震:嘱患者直视正前方,注意观察眼震的快相方向、强度。在大部分眩晕患者,除非一侧眼肌瘫痪,双侧眼球震颤方向应是一致的,所以检查时要集中精力观察一侧眼球,这一点对轻度眼震的观察极其重要。GEN:检查者位于受检者前面,嘱被检查者注视示指或小光源(电筒),并向左、右、上、下及斜向随之移动视线。示指或小光源应距受检者面部 40~60cm,移动速度不宜太快,移动偏离正前方应≤45°,以免诱发终末性眼震。观察每一方向上眼震是否出现及眼震快相方向,不管患者向哪一方向注视,眼震的方向均一致,称为"定向性"眼震,多见于前庭周围性病变;如眼震的快相方向随凝视方向发生改变,则称为"变向性"眼震,多提示前庭中枢性病变。

(2) 眼偏斜反应(ocular tilt reaction,OTR):OTR 系由于耳石重力传导通路张力不平衡的表现,是眩晕诊断的重要体征之一。其包括经典的三大体征,即静态眼旋转(static ocular tor-

sion,SOT):两眼不在一个水平面上;眼偏斜(skew deviation, SD):两眼球在垂直方向上的偏斜;头倾斜(head tilt)。经典眼偏斜三联征常发生于耳石传导通路的脑干病变,皮质病变可仅表现为头倾斜,小脑病变可仅表现为眼偏斜。检查时,要求患者双眼直视前方,可以观察到患者头位姿势和眼位的异常(头歪斜、眼偏斜),头歪斜通常偏向眼低位一侧。静态眼旋转是眼低位侧出现眼球外旋,眼底照片检查可确定。

4. 耳部检查　因眩晕患者常可伴有听觉障碍,且有无听觉障碍可为眩晕病变的定位定侧诊断提供依据。因此,听觉功能检查应为眩晕患者的重要检查内容之一。检查方法:避开患者视线,双手指在患者耳边搓动,两侧声音大小可不一致,看患者是否能鉴别哪一侧声音大。也可以应用256Hz/512Hz音叉,通过振动产生的声音进行Weber试验和Rinne试验检查。传导性耳聋时,Rinne试验骨导>气导,Weber试验患侧较响;感音性耳聋时,虽Rinne试验气导>骨导,但时间均缩短,Weber试验健侧较响。临床中,因为许多老年患者通常不同程度地伴有听力受损,给眩晕的中枢定位带来干扰,要注意结合病史、神经系统查体及前庭功能等检查进行综合评价,常可以为医师的诊断提供可靠的线索。亦有部分患者因为听力损失较轻而仅主诉眩晕症状,可进一步完善电测听评价,以协助寻找外周前庭受损的证据,有时候,电测听的动态监测、评价,极有助于对眩晕患者的外周前庭受损定位、定性诊断。

5. 头动检查　主要包括甩头试验和摇头眼震检查(见本章节前庭功能检查)。

6. 姿势/平衡检查

(1) Romberg试验:要求受检者双足并拢站立,睁开双眼,然后闭上眼睛去除视觉的校正作用。闭目、直立和双脚靠拢至少15秒,如Romberg试验可疑者可进一步行强化试验,即Tandem Romberg试验,要求一足在前另一足在后使两足跟-趾连成一条直线,再嘱其闭目,此试验对判断病变侧别及程度有参考价值。

(2) Fukuda原地踏步(Fukuda step test):让患者闭眼原地踏步50或100下,要求踏步时大腿抬平,观察踏步结束后偏离的角度,踏步50下偏转角在30°以内,踏步100下偏转角在45°以内为正常。大多数单侧前庭损伤的患者通常会逐渐转向损伤侧,>30°/>45°为异常。

(3) 星形步迹偏斜:受检者闭目前进、后退各5步(不要转身),共5次,观察其步迹有无偏斜及其方向和程度。正常人往返各5次后不见显著偏斜,或有轻度偏左或偏右,且不固定,其角度也不超过10°~15°。前庭系统病变时,步迹将恒定地偏向功能低下侧。

7. 位置试验　采用迅速改变头位和体位来诱发眼震和眩晕的一种检查方法,可协助诊断良性阵发性位置性眩晕。但需注意的是,在位置试验中出现诱发性眼震时,应与中枢性发作性位置性眩晕(central paroxysmal positional vertigo, CPPV)相鉴别,CPPV患者改变体位时眼震方向不符合半规管与眼外肌生理性关联,常为纯垂直性眼震、纯旋转性眼震,通常与眩晕症状不同步,疲劳性差,多见于四脑室背部外侧、小脑背侧蚓部及小脑小结叶和舌叶等的受损。

(1) Dix-Hallpike试验:用于检测后半规管或前半规管BPPV的方法。患者取坐位,水平方向向一侧转头45°和快速躺下使头悬垂于水平面呈30°,并维持至少30秒。观察患者眩晕和眼震情况,待症状消失后扶患者缓慢恢复坐位,再观察患者的眩晕和眼震情况。然后依同法检查对侧。

(2) 滚转试验(roll maneuver):是确定水平半规管BPPV的最常用方法。患者取平卧位,头部及身体向左侧做90°桶状滚动,观察患者眩晕和眼震情况,然后回到平卧位,头部及身体向右侧做90°桶状滚动,再观察患者的眩晕和眼震情况。

【辅助检查】

常用的辅助检查包括前庭功能、听力学和影像学检查。一些床旁检查亦可以通过仪器达到更为精确的观察和数据化的分析测定。临床医师应该基于患者的病史和体格检查,有针对性地选择相应的辅助检查。

1. 前庭功能检查　可进一步客观印证病史查体的初步判断,并进行病变的定侧、定性的评估,对病变的严重程度进行量化。近年来前庭功能检查手段有很大进展,其主要包括前庭-眼反射功能检查和前庭-脊髓反射检查两大类,前者主要用于评价半规管及耳石器功能(前庭肌源诱发电位);后者主要用于评价平衡功能。

(1) 眼震电图/眼震视图:眼球运动时眼周电流相位变化,经放大后以图形方式记录以显示即眼震电图。其原理为在眼球角膜(正极)和视网膜(负极)间存在一定的电位差,并在眼球周围形成一个电场,眼球运动引起电场中的电位差变化被眼球周围的皮肤电极接收下来,通过专门的放大和记录装置所获得的电图。眼震电图检查需要在测试前进行皮肤准备,检查过程中要求患者闭眼,不能直接观察患者的眼球运动,因需使用电极片记录,常易受到干扰,故目前临床应用更多的为眼震视图(VNG),是眼震电图的升级,可通过红外线摄像头记录眼震。用瞳孔定位技术和角膜的反光特性,计算瞳孔的位置和注视角度,故可以更直观地记录眼球运动。眼震电图/眼震视图检查是眩晕诊断的重要工具,可通过记录自发性眼震、凝视眼震、平滑跟踪试验、扫视、视动性眼震、位置性眼震等,更为精确的观察眼震震颤的类型、潜伏期、方向、强度、频率和持续时间等内容,以协助前庭功能的判断、病变的定位诊断和疗效观察。目前眼震视图检查已与冷热试验、旋转椅试验及摇头眼震等相结合,达到对前庭功能不同频段进行评价。

(2) 不同频段的前庭功能检查:因各种疾病可能损伤不同频率的前庭功能,因此,对不同频率的检查结果进行综合分析,有助于诊断疾病、明确前庭损伤的部位和频率范围并加深对疾病病理生理基础的认识。目前针对不同频段的前庭功能检查包括冷热试验(超低频,0.003Hz)、转椅试验(低频,0.01~0.64Hz)、摇头眼震(高频,2Hz)、头脉冲试验(高频,5~7Hz)。

1) 冷热试验:主要通过超低频的刺激速率反映水平半规管前庭眼反射(VOR)通路的敏感性,从而评定水平半规管的功能状态，判断单侧前庭功能状态。临床上可通过冷热水或冷热气灌注作为刺激源，根据“热升冷降”的物理原理，改变内淋巴的温度促进内淋巴流动，这种流动相当于低频低速的头部运动刺激，标准的冷热试验大约相当于 0.003Hz 的旋转刺激。临床主要分析的指标为：单侧反应减弱（unilateral weakness，UW）和优势偏向（directional preponderance，DP）。冷热试验异常可见于迷路炎、梅尼埃病、前庭神经炎、听神经瘤和突发性聋等。

2）转椅试验：检查双侧水平半规管前庭功能低下的手段，常采用的刺激模式有加速、减速及正弦谐波，该法要求受检者坐于旋转座椅中，头前倾 30°，将头固定于头托中，使外半规管保持在水平位置，试验过程中要求受检者闭眼，分别以顺时针、逆时针方向以 0.01~0.64Hz 转动转椅，进行正弦旋转试验和阶跃加速试验，记录分析眼震的相位、增益和不对称性。双侧前庭功能低下及丧失的判断标准：正弦旋转试验增益下降低于正常范围，相位差低于正常范围或无法计算出，阶跃加速试验（120°/s）2 个方向的旋转后时间常数小于正常值。转椅试验可以检测双侧前庭病变，可用于连续观察病情变化。由于转椅检查相对于前庭冷热试验刺激小，患者容易接受，适用于儿童，尤其对于不能耐受冷热的患者。

3）摇头眼震（head shaking nystagmus，HSN）：可有效检测外周前庭的不对称性，检查时需消除受检者的固视抑制，患者佩戴 Frenzel 镜或在暗室眼震图仪记录设备下观察。一般做水平半规管的检测，头前倾 30°，闭眼在水平方向以 2Hz（即每秒 2 次）快速左右摇头 30 次（15 秒），摇头停止后观察眼震。如果存在潜在的两侧外周前庭张力不平衡或中枢的速度储存机制受损，可出现摇头后的眼震。在单侧前庭周围性病变，急性期 HSN 多朝向健侧，大约 1 周后常可逆转朝向患侧。

4）头脉冲试验（head impulse test，HIT）：HIT 又称甩头试验（head thrust test，HTT）。主要评估前庭眼反射（vestibulo-ocular reflex，VOR）通路高频功能。具体操作：要求患者注视眼前的一个靶点，患者事先对头部转动的方向是不可预知的，然后操作者快速地沿水平或垂直方向甩动患者的头，振幅为 10°~20°。如果患者 VOR 正常，眼球将以相同的振幅向头动相反的方向代偿性移动，以使得眼球稳定地固视靶点。如患者一侧前庭功能低下，在向患侧快速转头时，不能产生相应的方向，必须用眼扫视动作重新注视靶点，若出现矫正性扫视，为 HIT 阳性，提示患者 VOR 增益减弱，一般多见于前庭周围性病变。

（3）前庭肌源诱发电位（vestibular evoked myogenic potential，VEMP）：VEMP 是评价前庭耳石器功能的重要指标，包括前庭颈部肌源诱发电位（cVEMP）和前庭眼部肌源诱发电位（oVEMP）；是在强短声刺激的情况下，在胸锁乳突肌、眼肌表面记录到的前庭诱发的肌源性电位。cVEMP 和 oVEMP 可以分别评估球囊和椭圆囊的功能状态，从而对前庭神经炎进行更加精确的分型诊断。VEMP 检查可用于诊断上半规管裂综合征、前庭神经炎、内淋巴积水、听神经瘤等。

（4）主观垂直视觉（subjective visual vertical，SVV）与主观水平视觉（subjective visual horizontal，SVH）测试：是在无视觉参照物环境下，对患者感知垂直线/感知水平线与重力垂直线/重力水平线之间夹角的检测，检测结果被用于评估受试者的耳石器功能，进而作为平衡系统疾病的诊断依据。SVV 和 SVH 是可量化个人垂直方向和水平方向感知的行为检查。SVV 的检测容易受到视觉参照物的影响，目前静态 SVV 测试常采用的方法是在暗室条件下、屏蔽视野的环境中进行，即受检者在暗室环境中处于静态位置时，前方置一荧光或发光二极管柱形杆，受检者凭感觉将柱形杆置于垂直方位，该方位与实际垂直位置的夹角即 SVV 偏差。SVV 检查是针对椭圆囊病变的一种主观检查，椭圆囊一侧病变后，可以出现眼球扭转反应。SVV 检查在鉴别前庭外周与前庭中枢的病变或眼动病变，以及鉴别眼球倾斜反应和滑车神经瘫痪中有重要意义。外周前庭病变 SVV 偏斜一般向患侧；在中枢前庭病变中，累及前庭核的低位脑干病变 SVV 偏斜与外周前庭病变相似偏向患侧；而累及上位脑干病变 SVV 可能偏向健侧。SVV 的偏斜程度取决于是否在急性期，以及病变的范围。SVV 检查可能是前庭神经病变急性期最重要的检查之一。同时，SVV 检查也可用于观察前庭代偿的程度和监测梅尼埃病化学性迷路切除的指标。SVV 的角度随时间的推移可发生变化，可以用于代偿的评价，但不能用于评价双侧椭圆囊功能缺陷。

（5）平衡姿势描记的定量检查（姿势图）：主要用于前庭-脊髓反射的检查。姿势图可以定量检查不同情况下姿势的稳定性，如睁眼或闭眼站立在坚硬的支持面、硬泡沫的平台，观察受试者维持平衡的能力。姿势图检查有两类：静态姿势图和动态姿势图，分别在静态或动态情况下完成。前者即 Romberg 试验，受检者站立于平台上，记录及计算人体重心变化的数据；后者可通过动态平衡台和视野的移动分别测试前庭、视觉、本体觉在平衡维持中的权重。动态姿势图的灵敏度高于静态姿势图。动态姿势图通过 6 种异常感觉模式，在移除或改变在正常情况下能够获得的视觉和本体觉信息，观察受试者维持平衡的能力。姿势图检查在前庭疾病诊断中的作用是有限的；其价值不在于诊断平衡障碍的病因，而在于客观阐释平衡障碍，以及评价患者在维持平衡的过程中对前庭觉、视觉和本体觉的依赖程度。动态姿势图可以对前庭康复疗效进行系统和科学的评价：①监测患者的平衡功能的恢复，并建立治疗方法；②前庭康复结果的评价；③用于预测前庭康复的结果，动态平衡评价的结果如果多种模式异常，提示康复的预后可能不佳。

2. 听力学相关检查　眩晕与耳相关症状非常密切。如伴有传导性听力损失的眩晕可见于中耳炎、耳硬化症、上半规管裂等；伴有感音性听力损失的眩晕可见于梅尼埃病、突发性聋、噪声聋、蜗后病变等。所以，详细的听力检查对于眩晕的诊治非常重要，尤其对于伴有耳鸣、听力下降的眩晕患者。

（1）纯音电测听：一种主观测听法，是对听力损失患者的一项重要检测手段。其方法是应用气导法和骨导法分别测定不同频率（125Hz、250Hz、1 000Hz、2 000Hz、4 000Hz、8 000Hz、

12 000Hz)的纯音阈值,以获得受检者耳的气导、骨导听力曲线。不同性质耳聋的气导、骨导听力曲线不同。通过对患者气导听力、骨导听力的检测,明确听力损失的原因:如传导性耳聋、感音神经性耳聋、混合性耳聋,可进行听力损失的定性和定量诊断。传导性听力损失多见于鼓膜穿孔、分泌性中耳炎、化脓性中耳炎、耳硬化症、上半规管裂等。感音神经性听力损失多见于突发性聋、梅尼埃病、老年性聋、噪声性聋、听神经瘤等。

(2)声导抗测试:又称中耳分析仪,用以对中耳炎症、咽鼓管功能及镫骨肌反射的了解与诊断,一般用于鉴别传导性听力损失和混合听力损失。可用于中耳病变的定位诊断。

3. 耳蜗电图(electrocochleography,EcochG) 是通过声刺激后记录耳蜗及听神经复合电位的检测方法。内耳产生三种反应,即耳蜗微音电位(cochlear microphonics,CM)、总和电位(summating potential,SP)与听神经复合电位(action potential,AP)。CM 与 SP 是源于耳蜗毛细胞的电位,AP 为始于听神经的电位。根据其电极放置的位置,主要有两种记录方法:跨鼓膜法和鼓膜外法;跨鼓膜法将针形电极穿透鼓膜,置于圆窗龛处或鼓岬处,由于需行鼓膜穿刺故不易被接受;鼓膜外法是将电极置于鼓膜表面或者外耳道皮肤,接受度相对较高。但即使是鼓膜外法,外耳道和鼓膜电极的安放亦存在一定难度,而电极安放良好与否对记录的结果有明显的影响,故该检查一般由耳科或神经耳科协助进行。耳蜗电图的潜伏期非常短,约为0~3 毫秒。EcochG 是临床听力测试法中唯一能了解单耳功能状态之方法,它不需要对非测试耳进行掩蔽以防止交叉听力的发生,可对耳聋进行定性及定位诊断。耳蜗电图 SP/AP 幅度比可用于诊断梅尼埃病(内耳膜迷路积水),灵敏度 60%,特异度 95%。

4. 听觉诱发电位 又称脑干诱发电位(BAEP)或听觉脑干反应(auditory brainstem response,ABR)。属于客观听力测试,当声波经外耳、中耳传到内耳后,从耳蜗到大脑皮质的整个听觉通路都会发生一系列生物电变化。这种由声刺激诱发的听觉通路上的生物电变化称为听觉诱发电位。听觉诱发电位的潜伏期长于耳蜗电图,一般在声刺激后的 15 毫秒内出现。正常 BAEP 可记录到Ⅰ~Ⅶ波,分别来源于听神经、耳蜗神经核、上橄榄核、外侧丘系核团、中脑下丘、丘脑内侧膝状体及听辐射。正常Ⅴ波的波幅高耸且稳定,部分受检者Ⅵ、Ⅶ波可不见。听觉诱发电位可用于诊断听觉通路上病变的部位,且对耳蜗性和蜗后性病变的鉴别、听神经瘤及某些中枢病变的定位诊断等都有着十分重要的意义。故 BAEP 检查对眩晕病变部位的定位、定性具有一定的协助诊断作用。

5. 影像学相关检查 有助于查找眩晕的病变部位及可能病因。由于颞骨及耳部结构细小复杂而且相互重叠多,大部分为骨气混合结构,因此影像学检查必须采用薄层而且显示分辨率高的扫描技术(包括骨和气)。高分辨 CT 对内耳骨质结构显示较好,特别是多层螺旋 CT 三维立体重组显示骨迷路十分清晰;MRI 显示内听道内的神经、肿瘤等优于 CT,其还可根据不同的加权像和增强信号改变区分病变的性质。MRI 水成像技术的应用可显示骨迷路内的液性成分(内淋巴和外淋巴),但其对骨质结构,以及鼓室、乳突气房显示不如 CT,所以有时需综合运用 CT 和 MRI 来明确诊断。

(1)X 线平片:一般来说 X 线平片意义不大,颈椎动力位及颈椎张口位片可见寰椎两侧块宽度不等或/和两侧块与枢椎齿状突间距离不等、侧块下关节面与枢椎上关节面不平行等;对某些与转颈有关的椎动脉受压所致的颈源性眩晕患者有一定的参考价值。

(2)CT:颅脑 CT 可用于早期迅速识别危及生命的急性前庭综合征,如脑干/小脑出血等;寰枢椎 CT 三维重建可显示寰椎的侧移和旋转。高分辨 CT(HRCT)可清晰地显示中内耳各骨性结构的形态;检查方式包括 CT 各种重建方法,比较常用的技术包括容积重建技术(VRT)、多平面重建(MPR)、CT 仿真内窥镜(CTVE)、听骨链表面遮盖法(SSD)等。中耳高分辨 CT 扫描可显示鼓室及乳突含气腔的透亮度、邻近骨质有无破坏、有无听小骨的侵蚀,能为中耳乳突炎引起的迷路炎提供诊断依据。内耳 HRCT 协助先天性内耳畸形、耳硬化症、上半规管裂、化脓性迷路炎、骨迷路骨折等疾病的诊断。

(3)MRI:对神经耳科学的血管病变、先天异常、炎性疾病、多发性硬化及肿瘤有鉴别诊断的作用,当有蜗后性的肿瘤和感染引起神经耳科学症状,以及各种与听觉传导通路有关的脑和脑干损伤,MRI 应当为首选的检查手段。颅脑 MRI 可显示前庭中枢部分(脑干、颞叶、小脑)的病变,运用弥散加权成像(diffusion weighted imaging,DWI)使得脑梗死超急性期显示梗死灶的部位与范围成为可能。内耳膜迷路、内听道等成像的各项技术可观察膜迷路形态和内听道结构,及其与第Ⅶ、Ⅷ对脑神经间的解剖关系,较好了解结构变异和疾病的相关性,还能直接进行半规管、内淋巴囊和内淋巴管的成像,显示有无病理性扩张等异常,对耳性眩晕机制和治疗等有较大帮助。经鼓室钆注射后的 3D-MRI 水成像技术能够直观地观察到膜迷路积水情况,该技术原理是将造影剂钆注入鼓室腔后经圆窗膜渗透进入耳蜗、前庭和半规管的外淋巴腔隙,使迷路中外淋巴腔隙在 MRI 显像中的显影得到增强,从而能够清晰地区分内、外淋巴间隙的边界,协助梅尼埃病的诊断。

(4)血管成像:可用于发现相关患者的血管病因。包括经颅多普勒超声(transcranial doppler,TCD)、MRA、数字减影血管造影(digital subtraction angiogyaphy,DSA)、CT 血管成像(CT angiography,CTA)。三维循环相位稳态采集快速成像(three dimensional fast imaging employing steady state acquisition with cycled phases,3D-FIESTA-C)序列扫描就能够准确地显示血管与神经的关系。在显示血管方面,三维时间飞跃法磁共振血管成像(three dimensional time-of flight magnetic resonance angiography,3D-TOF-MRA)对快血流敏感,主要用于脑动脉成像,空间分辨率高,对显示颅内动脉狭窄或闭塞敏感性高,颇有筛选价值。

6. 其他检查

(1)血液学检查:如红细胞计数、白细胞计数、血小板计数、红细胞沉降率(血沉)、血红蛋白、血球压积、血液黏度、血糖、血脂、尿酸、糖化血红蛋白、病原学、风湿免疫相关抗体等免疫学检查。对了解诱发因素或病因有一定参考作用。

(2) 心脏功能检查:包括心电图、心脏超声,必要时需要动态心电图检查。排除心律失常、心功能衰竭和心脏功能异常导致的心排血量减少引发的眩晕。

(3) 脑电图:若考虑眩晕性癫痫的患者需考虑行脑电图检查,可据情先行常规脑电图检查,必要时还可加用24小时动态脑电图或辅助使用深部电极。眩晕性癫痫患者可出现局限性或弥散性痫性波的发放,特别是在癫痫临床发作之中或/和发作后近期异常率更高,对眩晕性癫痫具有特定的诊断价值。

(4) 脑脊液和中耳液检查:对某些病因的判断具有重要价值。应注意其外观、细胞学、生化、病原体,以及有关的免疫学等检查。如中枢神经系统感染可能有病原学的异常改变,多发性硬化患者脑脊液可能发现寡克隆带阳性等。

【诊断】

眩晕的诊断需要详细且精确的病史询问,根据其他临床伴发症状和体征,以及相应的电生理和影像学检查,先作出定位诊断(病变的具体位置),再通过病史对眩晕发作的诱因、加重和缓解的因素和条件、发病形式、起病缓急、进展情况、持续时间、伴随症状、发作后的残留症状和体征、既往病史、用药史和家族史等的深入了解,以及有关的查体和实验室检查,对眩晕的性质(定性)和疾病作出诊断。少数患者甚至需要通过治疗后的疗效观察才能确定诊断,如癫痫性眩晕、前庭阵发症等。在诊断过程中,眩晕的定位和定性诊断不可能截然分割,因为在确定眩晕病变部位的同时也常可为病变的性质提出某些思路。因此,眩晕病变的定性、定位诊断应是相互参考和同时进行的。按照临床惯例,应先尽可能地用一个病灶和病因来解释所有的临床征象,但临床上多病灶和多病因的病例亦不少见,或者同一患者在不同的疾病阶段引发眩晕的主导因素可能会发生改变,值得注意。

从临床实际出发,首先区分周围性眩晕和中枢性眩晕,分别由周围性(内耳迷路和/或前庭神经、前庭神经核等)及中枢性(小脑、脑干和大脑等)病变所引起。两者的具体临床表现各不相同。周围性眩晕,患者多能明确叙述眩晕的性质和方向(与眼球震颤的快相一致),眼球震颤(多为水平性)、倾倒(常倒向眼球震颤的慢相侧)和恶心、呕吐等症状多明显而严重,头部运动和睁眼可导致眩晕、恶心、呕吐等明显加重,可伴有病灶侧的听力障碍和/或耳鸣。中枢性眩晕,患者多不能明确地叙述眩晕的性质和方向,眼球震颤多为垂直性或旋转性,恶心呕吐等症状多不明显或缺如,头部运动和睁眼多不导致眩晕、恶心、呕吐等加重,多不伴有听力障碍。

1. 定位诊断　通常根据眩晕的特点、伴发症状和体征,结合辅助检查的结果,判断病变的部位。

(1) 耳源性眩晕:耳病变引起的内耳迷路受损。眩晕发作常较严重,多伴有较严重的恶心、呕吐、眼球震颤(多呈水平性)和倾倒等临床征象。临床上常有耳部疾病或手术等既往史,病灶侧的听力下降和/或耳鸣,无其他脑神经和脑实质受损的症状和/或体征。

(2) 前庭神经性眩晕:听神经(多见于脑桥小脑角)的前庭神经病变,以肿物(如听神经瘤、脑膜瘤、胆脂瘤等)、炎症(如脑膜炎、前庭神经炎等)和外伤较多见。临床上与耳源性眩晕相似,不同之处在于:症状持续时间长,常伴有其他脑神经(如第Ⅴ~Ⅶ、Ⅸ~Ⅻ对)和脑桥、小脑实质受损的体征,严重病例还有颅内压的增高。如为病毒感染所致的前庭神经炎,除眩晕和其他前庭神经功能障碍外,并无邻近的其他脑神经和/或脑实质的受损症状和体征,病前常有感冒或低热的前驱症状。

(3) 脑性眩晕:此类眩晕多较复杂。

1) 脑干:主要是延髓的前庭神经核受损。眩晕发作较严重,一般无听力障碍,眼球震颤持续时间长,且多呈垂直性、旋转性或位置性(即眼震在一定头位时出现或加剧),并可伴有第Ⅸ和Ⅹ对脑神经、锥体束和感觉束等脑实质受损的症状和体征,多有自主神经受损征象(如恶心、呕吐等)。以延髓背外侧综合征为典型代表。临床上甚少见的小脑-红核-皮质束病变引起的眩晕,常伴有邻近的脑神经、感觉和/或运动传导束症状,无恶心、呕吐等自主神经症状(因其低位的前庭迷走神经束未受影响)。

2) 小脑:小脑绒球、小结叶病变,眩晕特点似前庭核性损害,需注意与前庭周围性病变相鉴别,当合并有明显的小脑症状和体征(如肌张力低下、腱反射降低和小脑性共济失调等)时易区分。

3) 大脑皮质:颞上回前庭区病变。除眩晕发作外,尚有半规管功能检查的亢进和邻近大脑皮质受损的症状和体征,但无听力障碍和恶心、呕吐等自主神经症状。以前庭性或眩晕性癫痫为典型代表。

(4) 颈性眩晕:颈椎和/或椎动脉病变引起。常因椎动脉受压、扭曲或狭窄,或因椎动脉上的交感神经受刺激引起椎动脉和/或其远端分支痉挛,促使内耳迷路和/或前庭神经核缺血而导致眩晕发作。眩晕发作与耳性和前庭神经核性眩晕相似,多发病于转头、仰头或低头之时,椎动脉压迫试验阳性。影像学检查显示颈椎增生、脱位,椎动脉受压、扭曲、狭窄和缺如。

2. 定性诊断　眩晕的定性诊断必须根据起病的缓急、病程长短、症状和体征出现的先后次序,以及演变过程结果,从整体出发进行全方位的分析。通常可按照下述原则进行的分析:

(1) 感染:起病急或亚急性,于数日或数周内达高峰。神经体征较广泛,病前和/或病中多伴有感染发热史,血象、脑脊液和/或中耳液检查可有炎症反应。如耳或脑部感染、前庭神经炎等。

(2) 血管性疾病:起病急骤,可于数分钟、数小时或数天达到高峰。眩晕发作多与原有的血管系统疾病有关。病前即有血管病既往史,并可有相应的阳性体征和实验室检查所见。多因内听动脉、椎基底动脉、小脑后/前下动脉等病变引起内耳迷路或前庭神经核循环障碍所引起。

(3) 外伤:有明确的颅脑和/或耳部外伤史。起病急,大多在外伤后立即或稍后出现眩晕发作,伴有耳、鼻部位的出血和/或脑脊液漏,影像学检查可发现伤及内耳迷路的岩骨骨折、脑蛛网膜下腔和/或脑干出血。有些患者也可在外伤后数日或数月才出现眩晕发作者,如外伤后癫痫性眩晕等。

(4) 中毒:具有明确的毒物接触史或耳毒药物服用史。急性中毒起病急骤并出现相应的急性中毒症状。慢性中毒则起病隐匿,多与职业或环境有关。须详细询问病史,或行有关化验检查协助诊断。

(5) 肿瘤:起病缓慢,呈进行性加重,其中以小脑脑桥角的听神经瘤最为多见,大多伴有脑实质或其他脑神经受损的症状和体征。当肿瘤过大或影响脑脊液循环通路时还可伴有颅内压增高症状。

(6) 其他:凡能影响前庭神经系统(尤其迷路)的全身疾病也可引发眩晕,如内分泌代谢障碍、血液病等,眩晕发作与原发病密切相关,且有自身病史及相应的辅助检查异常。

5

3. 疾病型定因诊断　在临床中尽量少用或不用眩晕做症状性独立诊断;确有必要或困难时,也只能暂时应用于较疑难的初诊或正在眩晕发作而又不能进行较细致的问诊、查体和其他实验室检查的患者。对引发眩晕的病变位置和性质,甚至其具体病理过程都有了较深入的了解或肯定,最终明确属于何种疾病,即疾病型定因诊断,如梅尼埃病、迷路炎、壶腹嵴顶结石病、内耳卒中、听神经瘤、前庭神经炎、Wallenberg 综合征等,在临床上应尽量多采用这种最好而确切的诊断。

2015 年,在巴拉尼协会的积极倡导下,前庭疾病国际分类(the International Classification of Vestibular Disorders,ICVD)的制定在多学科专家的参与下,制定了包括 4 个层面的开放式诊断流程结构,即眩晕的 4 个层面诊断框架及流程,包括:①症状和体征;②临床综合征;③功能障碍和疾病;④发病机制。具体如下:

(1) Ⅰ层(Layer Ⅰ):首先,应充分获取患者的相关症状学及查体内容;是诊断的基础,其绝大多数是基于临床现象。

(2) Ⅱ层(Layer Ⅱ):进一步分析是归属哪一类综合征,Ⅱ层是症状、体征和引起这些症状体征的疾病和功能失调之间的桥梁,它提供了一个分类的中间层。包括三类综合征:

1) 发作性前庭综合征(episodic vestibular syndrome,EVS):为短暂性眩晕、头晕或不稳定的一种临床综合征,持续数秒至数小时,偶尔数天;通常包括提示临时、短暂的前庭系统功能障碍的特征。EVS 通常指由发作性的重复性因素(触发或自发)引起的多次经常性发作,但患者也可能在首次发作之后初次就诊。这类疾病按发病率排列前三位的是:良性阵发性位置性眩晕、前庭性偏头痛、梅尼埃病;除此之外,还可见于短暂性脑缺血发作累及前庭结构、前庭阵发症、癫痫、晕动病等。

2) 急性前庭综合征(acute vestibular syndrome,AVS):为短暂性眩晕、头晕或不稳定的一种临床综合征,持续数日至数周;通常包括新的、持续的前庭系统功能障碍的特征(如呕吐、眼球震颤、严重的姿势不稳定),也可能有症状或体征表明耳蜗或中枢神经系统功能障碍。AVS 通常呈单一的单相发作,往往是由一次性疾病引起的,但也可能意味着复发或渐进性的疾病过程。例如,前庭神经炎、迷路炎、卒中累及周围或中枢前庭结构、外伤性前庭病、脱髓鞘疾病前庭受累、药物中毒(抗惊厥药、锂)等。

3) 慢性前庭综合征(chronic vestibular syndrome,CVS):为持续数月至数年的慢性眩晕、头晕或不稳定的一种临床综合征;通常包括提示持续性前庭系统功能障碍的特征(如眼球震颤、步态不稳),也可能有症状或体征表明耳蜗或中枢神经系统功能障碍。CVS 通常指进展性恶化的病程,但有时会表现为 AVS 事件后稳定、不完全恢复的状态,或在 EVS 之间持续存在的持久症状。例如,长期存在的双侧或单侧前庭功能减退、小脑变性、后颅窝肿瘤、脑卒中后遗症、慢性心理或行为异常表现出的显著的前庭症状等。

(3) Ⅲ层(Layer Ⅲ):进行相关的鉴别诊断、临床诊断(Layer Ⅲa);对于急性前庭综合征,诊断时应当慎重排除中枢疾病造成的眩晕,关注患者有无精神意识问题及其他神经症状表现,如有无面部、肢体运动障碍、感觉障碍、有无吞咽困难、声音嘶哑、呛咳等症状。

进一步结合临床相关辅助检查等手段,分析疾病的可能机制(Layer Ⅲb);包括前庭疾病的病理解剖、病理生理、病因学机制。眩晕诊断的四层面框架见表 5-2-2。

表 5-2-2　眩晕诊断的四层面框架

分层		举例
Ⅰ	症状	眩晕、头晕、视震荡、不稳等
	体征	眼震、OTR、VOR 受损等
Ⅱ	综合征	急性前庭综合征、发作性前庭综合征、慢性前庭综合征
Ⅲa	疾病名称	前庭性偏头痛、梅尼埃病、前庭神经炎、BPPV、多发性硬化、TIA、卒中、前庭阵发症、持续性姿势感知性头晕等
Ⅲb	病理生理机制	遗传性、炎症性、外伤性、血管性等

注:OTR,眼偏斜;VOR,前庭眼反射;TIA,短暂性脑缺血发作;BPPV,良性阵发性位置性眩晕。

【鉴别诊断】

1. 头昏　以持续的头脑昏沉不清晰感为主要症状,多伴有头重、头闷和其他神经症和/或慢性躯体性疾病的症状,劳累和紧张时加重,休息和心情轻松时减轻。多由神经衰弱或慢性躯体性疾病等所致。

2. 头晕　以间歇性或持续性的头重脚轻和摇晃不稳感为主要症状,多于行立起坐中加重。临床上常见的有:眼性头晕(视力或眼肌障碍)、深感觉性头晕(深感觉障碍)、小脑性头晕(小脑性共济失调)、耳石性头晕(囊斑耳石功能障碍)。需要注意的是,虽然眩晕和头晕在症状分类中有区别,但二者与潜在的前庭疾病均无确定联系；无论是急性和慢性的前庭或非前庭疾病患者，眩晕和头晕常同时存在，因此在本章中也时常会出现头晕与眩晕共同论述的情况。

3. 晕厥　由一过性脑缺血引起。患者常先有头晕、胸闷、心悸、黑矇、出冷汗和全身发软，随即意识不清倒地，数秒至十数秒钟后多能自动恢复清醒，但常遗留短时间的乏力。一般经短时间休息后康复。常易在直立位、站立过久、自蹲位骤起，或过强精神刺激等诱发因素下发病。

【防治原则】

1. 发作期治疗　眩晕发作时，及时有效控制症状最重要，同时必须积极查找病因，尽早进行相应处理，以防意外。

（1）一般处理：

1）静卧：安静休息，减少刺激。缓解紧张情绪，减少声光刺激，避免头颈活动及不必要的外界（包括医疗）干扰，注意防止摔倒或跌伤。

2）加强病情监测：注意观察病情变化，首次发作者尤应加强监护，以早期发现威胁生命的危重病因，如脑干或小脑的卒中，争取及时救治。必要时可吸氧。

3）控制水盐：低盐低脂饮食，适量控制水及盐的摄入，以减轻内耳迷路的水肿。

（2）对症治疗：

1）抗眩晕：一般需要应用前庭抑制剂控制症状。目前临床上常用的前庭抑制剂主要分为抗组胺剂（异丙嗪、苯海拉明等）、抗胆碱能剂（东莨菪碱等）和苯二氮䓬类（地西泮等）。前庭抑制剂主要通过抑制神经递质而发挥作用，但如果应用时间过长，会抑制中枢代偿机制的建立，所以当患者的急性期症状控制后宜停用；抑制剂不适合用于前庭功能永久损害的患者，头晕一般也不用前庭抑制剂。

2）止呕：眩晕发作时可伴有明显的自主神经反应，若恶心、呕吐明显可加用止呕剂。可选用甲氧氯普胺（胃复安）和氯丙嗪等。

3）抗焦虑和抑郁：心理治疗可消除眩晕造成的恐惧心理和焦虑、抑郁症状，必要时可使用5-羟色胺再摄取抑制剂等抗抑郁、抗焦虑药物。

4）其他：可适量使用利尿脱水剂（呋塞米、双氢克尿噻、乙酰唑胺等），以减轻内耳迷路水肿。对进食少而呕吐甚剧者，注意防治水电解质和酸碱失衡，必要时静脉补液，并加用改善能量或营养代谢的药物，如ATP、辅酶A、胞磷胆碱等。

2. 预防措施及病因治疗

（1）防止复发：加强致病危险因素的管理，如调控血压，防止头位剧烈变动；避免激动、精神刺激、暴饮暴食、水盐过量，忌烟酒，增强抗病能力以免复发。

（2）病因治疗：病因明确且能治疗者，应及时采取针对性强的治疗措施；耳石症患者应根据受累半规管的不同分别以不同的体位法复位；急性脑血管病应采用以分型分期为核心的个体化治疗，尤其是针对危重脑卒中的紧急救治；对于椎基底动脉缺血性脑卒中，时间窗内的合适患者可进行溶栓治疗或血管内介入治疗等。眩晕性癫痫可行抗癫痫的常规治疗，同时用脑电进行疗效监控；听神经鞘瘤可手术切除，特别是少数危及生命的肿瘤需及时手术切除。若病因一时尚不能根治者，可长期系统地药物治疗及对症处理，以减轻症状或减少发作。

（3）病因学治疗上的一些特殊药物：

1）糖皮质激素：对与自身免疫或变态反应有关的梅尼埃病、特发性突发性聋、前庭神经炎等有益。对于多发性硬化等脱髓鞘患者亦有受益。但不同疾病之间使用肾上腺皮质激素的量差异较大，需根据具体情况使用，并注意药物相关副作用。

2）氟桂利嗪：可通过抑制钙超载和皮质扩布抑制（CSD）的发生，改善内耳血流和脑微循环、促进前庭功能代偿等，氟桂利嗪（10mg）能显著降低前庭性偏头痛患者的眩晕发作频率和严重程度，副作用较小，依从性良好，推荐氟桂利嗪可作为预防性治疗前庭性偏头痛的一线药物。

3）倍他司汀：倍他司汀是组胺H3受体的强拮抗剂，有强烈的血管扩张作用，可增加脑内血流量，改善脑和内耳微循环。可调整内耳毛细胞血管的通透性，促进内耳淋巴液的吸收和分泌，消除内耳水肿。可抑制组胺释放，产生抗过敏作用。对内耳性眩晕效果较好。欧洲一些RCT研究证实其治疗梅尼埃病有效。

4）抗癫痫药物：可用于眩晕性癫痫的治疗，同时对于前庭性偏头痛患者亦可作为预防发作的一种选择。

（4）特殊治疗：

1）经鼓室应用糖皮质激素治疗：由于血-迷路屏障的存在，为达到内耳组织间隙中有效的药物浓度，全身糖皮质药物的使用受到了很大限制。近年来随着对包括圆窗膜在内的内耳解剖和病理生理研究的深入，使得在较长时间内维持某一局部的药物有效浓度成为可能。经鼓室应用糖皮质激素可用于治疗突发性聋、梅尼埃病、免疫性感音性聋等。对于有激素全身用药禁忌证、不耐受或全身给药治疗失败的患者，可作为一种挽救性、选择性的治疗方法。

2）复位疗法：耳石复位治疗是通过一系列沿特定空间平面的序贯式头位变动，使位于半规管管腔内或嵴帽表面的异位耳石颗粒按特定方向运动，经半规管开口回到椭圆囊而达到治疗目的。Epley法和Semont法是临床上后半规管BPPV最常用的复位方法；Barbecue法和Gufoni法为水平半规管BPPV最常用的复位方法；Yacovino法可用于治疗前半规管BPPV，尤其适用于难以判断患侧的病例。

3. 外科治疗　内科治疗无效的致残性前庭性眩晕者可考虑行手术治疗。可分为内淋巴囊的外科手术、前庭神经切除术、迷路切除术、半规管阻塞术、微血管减压术等。对肿瘤及一些脑卒中可能需行原发病变的手术治疗。

4. 前庭康复　主要针对因前庭功能低下或前庭功能丧失而出现平衡障碍的患者，这些平衡障碍往往持续了较长时间，常规药物治疗无效。常用的训练包括适应、替代、习服、Cawthome-Cookery训练等，其目的是通过训练，重建视觉、本体觉和前庭觉的传入信息整合功能，改善患者平衡功能、减少振动幻觉。摇头固视、交替固视、分离固视和反向固视等康复治疗可改善受损的凝视功能。头动训练、平衡协调训练、靶向移动训练和行走训练可重新建立前庭反射，提高前庭位置觉和视觉反应能力。

二、常见的眩晕

（一）良性阵发性位置性眩晕

良性阵发性位置性眩晕（benign paroxysmal positional vertigo，BPPV）是最常见的眩晕疾病，其在总人群中的累积发病率达10%。BPPV病程常以自行缓解和复发为特征，缓解需要数天至数周，并有约50%的患者复发。目前BPPV被广泛接受的病理生理学理论是耳石从囊斑脱落并进入半规管内所致。头部在受累半规管的平面运动时，耳石在重力的作用下移动，带动内淋巴液流动，使壶腹嵴顶偏移，从而改变了受累半规管前庭传入神经的活动，导致位置性眩晕和眼震（管结石症）。还有较为少见的一类BPPV，由于耳石黏附于半规管壶腹嵴帽，使其对重力较为敏感，易诱发位置性眩晕和眼震发生（嵴帽结石症）。症状常是由头部运动到新的位置的动作而触发，而不是头部维持在某一特殊的姿势或位置而出现。患者常急性起病，主要表现为眩晕，常伴有恶心、呕吐、出汗等症状，常于躺下、起床、翻身、低头、仰头、左右转头等头位改变时发作，眩晕持续时间数秒至数分钟不等。根据受累半规管的不同，BPPV可分为后半规管BPPV（pc-BPPV）、水平半规管BPPV（hc-BPPV）、前半规管BPPV（ac-BPPV）；临床上以pc-BPPV最常见（约占60%～90%）。理论上，每个半规管均可能发生管结石症或嵴帽结石症，共6种组合（不包括多半规管管结石症）。完整的BPPV诊断应包括确定受累半规管及明确病理生理学（管结石或嵴帽结石症）。BPPV确诊需进行位置性试验诊断，如Dix-Hallpike试验、仰卧翻滚试验等，可诱发与受累半规管一致的位置性眼震，且半规管的兴奋或抑制决定眼震方向。手法复位对BPPV有较好的疗效，尤其是对于管结石症患者。因此，如果位置性眼震在复位治疗后迅速消失，则强烈支持BPPV的诊断。然而，疗效并不是诊断的必备条件，也存在难治性患者。当反复复位治疗无效时需考虑其他可能出现类似BPPV症状的疾病，如前庭性偏头痛、第四脑室附近的脑干或小脑结构性病变等。

（二）梅尼埃病

梅尼埃病（Meniere disease）是一种原因不明的、以膜迷路积水为主要病理特征的内耳病，临床表现为发作性眩晕、波动性听力下降、耳鸣和/或耳闷胀感。是常见的耳源性眩晕疾病，女性多于男性（1.3∶1），中年（40～60岁）高发。目前公认的发病机制主要有内淋巴管机械阻塞与内淋巴吸收障碍学说、免疫反应学说、内耳缺血学说等。通常认为梅尼埃病的发病有多种因素参与，其诱因包括劳累、精神紧张及情绪波动、睡眠障碍、不良生活事件、天气或季节变化等。确定的梅尼埃病诊断标准为：①2次或2次以上眩晕发作，每次持续20分钟至12小时。②病程中至少有一次听力学检查证实患耳有低到中频的感音神经性听力下降。③患耳有波动性听力下降、耳鸣和/或耳闷胀感。④排除其他疾病引起的眩晕，如前庭性偏头痛、突发性聋、良性阵发性位置性眩晕、迷路炎、前庭神经炎、前庭阵发症、药物中毒性眩晕、后循环缺血、颅内占位性病变等；此外，还需要排除继发性膜迷路积水。若不能找到病程中至少一次低到中频的感音神经性听力下降的客观证据，且每次眩晕持续时间20分钟～24小时，则考虑临床疑似诊断。在梅尼埃病发作时间的定义上，是指患者由于眩晕发作（不是头晕），被迫休息不能活动的时间。要注意的是，部分患者的耳蜗症状和前庭症状不是同时出现的，中间有可能间隔数月至数年，既往曾有学者提出耳蜗型梅尼埃病和前庭性梅尼埃病的概念，对该类不典型梅尼埃病患者诊断上需予重视。少数梅尼埃病合并偏头痛样发作，而少数前庭性偏头痛可能出现耳蜗症状，应相互鉴别。少数梅尼埃病因单侧前庭功能严重损害，不稳感可迁延不愈而貌似其他病因造成的慢性头晕，应注意区别。听力学检查（纯音听阈）是诊断梅尼埃病的重要工具。临床上还可选择的检查包括脱水剂试验、耳蜗电图、冷热试验、钆造影内耳迷路MRI成像等。治疗目的为减少或控制眩晕发作，保存听力，减轻耳鸣及耳闷胀感。急性期可酌情口服或静脉给予糖皮质激素、利尿脱水剂，短期使用前庭抑制剂控制眩晕急性发作及补液支持治疗等。

（三）前庭神经炎

前庭神经炎（vestibular neuritis，VN）病因尚未清楚，因患者在发病前期或发病期可能会伴有病毒感染相关疾病，故目前认为主要与前驱的病毒感染有关，其他可能的发病机制包括自身免疫学说和前庭微循环障碍学说。VN常急性或亚急性起病，剧烈的眩晕常持续1～3日、部分可达1周余，伴恶心、呕吐及不稳感；眩晕消失后，多数患者尚有行走不稳感，持续数天到数周；一般无听力障碍。通常以前庭上神经炎最常见（55%～100%），同时累及前庭上、下神经少见（15%～30%），仅累及前庭下神经更少见（3.7%～15%）；患者常继发良性阵发性位置性眩晕。体检见眼震为水平略带旋转并朝向健侧，甩头试验患侧阳性，闭目难立征及加强试验多向患侧倾倒，冷热试验、头脉冲试验（head impulse test，HIT）显示患侧前庭功能显著减退。前庭肌源诱发电位（vestibular evoked myogenic potential，VEMP）患侧消失或幅度降低。VN需要与少数孤立性中枢性眩晕相鉴别。VN的临床处理措施包括眩晕和恶心、呕吐的对症治疗，可短暂应用前庭抑制剂，但不可长期使用（应<72小时），因该类药物会延迟中枢代偿的建立；病因治疗：应尽早使用糖皮质激素和抗病毒药物；具有针对性的前庭康复治疗可显著提高前庭中枢代偿能力，应尽早进行前庭康复活动。多数患者数周后可恢复正常，冷热试验等异常可持续较长时间。本病的复发率极低。部分VN未及时治疗或因单侧前庭功能严重损害，姿势性不稳可迁延不愈，应注意与其他病因导致的慢性头晕相鉴别。

（四）突发性感音性聋伴眩晕

突发性感音性聋伴眩晕（sudden sensorineural hearing loss，

SSNHL)的诊断标准为:①快速起病,在72小时内患者一侧或双侧耳发生的主观感受得到的听力障碍;②与病前或对侧比较,标准纯音听力检查在3个连续的频率有30dB的听力损失。可伴有眩晕、恶心、呕吐、耳鸣、耳堵塞感。对于突发性聋患者,应找出导致突发感音神经性聋的非特发性病因,并进行对因处理,其中最紧迫的病因有听神经瘤、卒中和恶性肿瘤;因此,对有条件的患者进行MRI检查是必要的。尤其对双侧突发性聋、复发的突发性聋或发现神经系统病灶的患者进行充分评估,查找可能潜在的全身系统疾病、自身免疫疾病、代谢性疾病、双侧梅尼埃病和某些神经系统性疾病。尽管如此,大多数感音神经性突发聋患者的病因未明,考虑与血管、病毒或多方面等非特发性因素有关。若病史和体格检查未能发现其他潜在病因的患者,诊断为疑似特发性感音神经性突聋(idopathic sudden sensorineural hearing loss,ISSNHL)。ISSNHL的治疗主要是及早应用糖皮质激素,口服泼尼松的推荐剂量是1mg/(kg·d)一次顿服(不分次),通常每日最大剂量为60mg,疗程为10~14天。经全身糖皮质激素治疗后没有恢复的患者,可使用鼓室内途径的激素灌注作为"挽救性治疗"。有推荐血液稀释和溶解纤维蛋白原改善微循环等措施,高压氧可以试用。患者的预后取决于多方面的因素:年龄、听力损失程度、听阈曲线类型,以及从发病到治疗的间隔时间。需要强调的是,伴有眩晕的SSNHL应与孤立性中枢性眩晕相鉴别。部分SSNHL伴眩晕,因前庭功能严重损害,姿势性不稳可迁延不愈,应注意与其他病因导致的慢性头晕相鉴别。

(五) 前庭阵发症

前庭阵发症(vestibular paroxysmia,VP)在眩晕/头晕性疾病谱中占比3%~4%,好发于中年人群,男性稍多于女性,主要表现为短暂性眩晕发作,其发病机制与桥小脑池段前庭蜗神经受血管袢压迫有关,致病机制类似三叉神经痛/面肌痉挛。除反复眩晕发作外,如血管压迫同时累及耳蜗神经可引起耳鸣、听力下降、听觉过敏等,此时需注意与梅尼埃病相鉴别。确诊VP的标准为:①至少10次眩晕发作;②多数眩晕发作,每次持续时间不超过1分钟;③对于患者个体而言,眩晕发作具有刻板性;④卡马西平或奥卡西平试验性治疗有效;⑤难以归咎为其他疾病。MRI检查对于VP的灵敏度较高,通常采用稳态干扰序列(constructive interference in steady state,CISS),可发现血管与神经之间无脑脊液影像,提示神经血管交互压迫(neurovascular cross-compression,NVCC)。尽管95%~100%的患者存在血管袢压迫前庭蜗神经,但MRI发现约1/4的正常人群也存在血管袢与前庭蜗神经的紧密接触,故影像学的结果必须结合临床。不典型VP需要与BPPV、直立性低血压性头晕、惊恐发作和少数症状持续短暂的前庭性偏头痛相鉴别。VP的诊断应结合病史、试验性治疗和辅助检查等综合判断,防止漏诊及诊断的泛化。首选治疗药物为卡巴西平,对于卡巴西平不耐受的患者可选用奥卡西平,也可选用加巴喷汀、丙戊酸或苯妥英钠。对于内科治疗无效的顽固性前庭阵发症患者或不能耐受卡马西平等药物不良反应者可考虑行微血管减压术(microvascular decompression,MVD)。

(六) 脑血管病性眩晕

当颅内、外血管发生血循环疾患累及前庭神经系统时则可引起眩晕,称为血管性眩晕。很多类型的眩晕与血管系统疾病相关,主要是颅内椎基底动脉系统的血管性病变(邻近前庭神经系统),如出血、梗死、缺血等均可引起眩晕,其中以脑梗死最多见。

绝大多数的脑干和/或小脑病变同时伴随中枢神经系统损害的其他表现,如偏瘫、偏身感觉障碍、构音障碍、锥体束征或共济失调等经典表现,常同时可见垂直性眼震、凝视性眼震、单纯旋转性眼震或分离性眼震等,平滑跟踪试验阳性而甩头试验阴性,有时可见中枢性位置性眼震、摇头试验的错位性眼震(摇头后出现非诱发平面的眼震)。神经影像等检查常能帮助确定病变的性质。当后循环供血区的脑梗死或脑出血以头晕或眩晕为唯一表现时,又称孤立性中枢性眩晕(isolated central vertigo),病变可能局限在第Ⅷ对脑神经在脑桥延髓交界根部、前庭神经核、舌下前核、延髓背外侧、第四脑室背外侧、小脑绒球及绒球旁叶、小脑舌叶小结叶、岛叶皮质等较小病灶,也可能为小脑下部的较大面积病灶,临床酷似前庭神经炎,很容易误诊或延误诊治。对于突发的孤立性眩晕,须进行包括甩头-眼震-偏斜视(HINTS)在内的全面的床边体检;少数急性期的后循环梗死,MRI DWI可呈阴性,应及时随访复查。

由于受累血管的不同,临床可呈现不同的表现,最主要的受累血管表现有:

1. 小脑前下动脉综合征 梗死时的神经系统表现可有多型,听力和前庭功能同时消失最常见。急性听觉及前庭功能丧失,可合并或不合并脑干或小脑受累的症状和体征,包括同侧面部感觉减退或力弱、霍纳综合征、侧视麻痹、眼震、小脑共济失调和对侧偏身感觉障碍。单纯内听动脉或一条分支闭塞也可导致突发的明显耳聋和眩晕,不伴有脑干或小脑体征。对于有动脉硬化危险因素的患者尤其需注意可能在梗死发生之前持续数月因内耳或前庭神经短暂性缺血导致孤立性眩晕的反复发作。

2. 小脑后下动脉综合征 临床上典型Wallenberg综合征(延髓背外侧综合征),其主要临床表现为突然剧烈的旋转性眩晕,伴有水平性或混合性眼震及恶心、呕吐;同侧肢体共济失调,向病侧跌倒,Horner综合征;呛咳、吞咽及构音困难,病侧软腭瘫痪;同侧面部及对侧肢体呈交叉性浅(痛、触)感觉减退。但17% PICA区域梗死患者症状类似于急性外周前庭系统疾病,以孤立性眩晕为表现,对于这类患者,需要进行详细的神经学评估,特别是PICA内侧支梗死的患者。

(七) 其他脑干/小脑病变

除上述所提到的血管病外,多发性硬化、肿瘤、感染和变性病等影响脑干/小脑前庭系统亦可出现眩晕。需仔细询问病史,眩晕持续数分钟到数小时者多见于TIA和部分多发性硬化,持续数小时到数天者多见于脑梗死、脑出血、多发性硬化或感染性疾病,持续数周以上者多见于肿瘤或变性病。

1. 脱髓鞘性疾病的眩晕 以多发性硬化最为常见,眩晕可以是多发性硬化的首发症状,可呈发作性,亦可持续数日。眼震明显伴不稳感、平衡障碍,眩晕消失后眼震仍存在。可伴有肢体无力、麻木、视力减退或丧失、复视、共济失调等。症状多呈复发-缓解型,腰穿脑脊液可见寡克隆带(OB)阳性。

2. 脑肿瘤性眩晕 颅内肿瘤直接压迫或浸润前庭神经、前庭神经核、小脑绒球小结叶等处或其有关的神经径路,或因颅内压增高使前庭神经核受压引起眩晕。眩晕程度多不剧烈,持续存在而有发作性剧烈加重。最常引起眩晕的肿瘤部位是脑桥小脑角(多见于听神经瘤)、脑干、小脑、脑室(尤其是第四脑室囊肿)。在某种头位时因肿物堵塞脑脊液通道引起急性颅内压增高,突发剧烈眩晕、头痛、呕吐,甚至意识障碍(Brun 征);患者常取固定头位,位置试验阳性即诱发眩晕及眼震。

3. 脑部感染疾病性眩晕 颅内感染如各种脑炎、脑膜炎等均可累及前庭通路而引发眩晕。较多见于脑干和小脑,后者有蛛网膜炎(以脑桥小脑角最多)、急性小脑炎、小脑脓肿等。流行性眩晕可能是病毒性脑炎的特殊类型,呈发作性小流行,临床表现酷似前庭神经炎,但伴有其他神经系统症状,如复视、上睑下垂、面肌轻瘫等。

5

(八) 前庭性偏头痛

前庭性偏头痛(vestibular migraine,VM)在眩晕/头晕疾病谱中约占 10%,目前被认为是引起反复发作性眩晕的第二大常见原因,女性患病率明显高于男性。VM 的发病基础可能是离子通道缺陷和皮质扩布抑制(CSD),这和遗传易感性有关。VM 的确诊标准:①至少发作 5 次中到重度的眩晕/头晕,每次持续 5 分钟~72 小时;②现病史或既往史中存在符合国际头痛疾病分类(ICHD)标准的偏头痛;③至少 50% 的眩晕/头晕发作合并下列症状中的一项:a. 头痛,至少符合 2 项,即位于头部一侧,或呈搏动性,或疼痛达到中到重度,或活动后加重头痛;b. 畏光和惧声;c. 视觉先兆;④临床表现不能用其他疾病解释。除了上述①之外,若患者只存在上述②或③,则应诊断可能的 VM。部分 VM 出现梅尼埃病样或 BPPV 样的表现,应注意鉴别;VM 合并焦虑抑郁的比例较高,应与精神心理性头晕相鉴别。VM 的治疗应参照偏头痛的治疗方案。需要强调的是,既需防止漏诊又需警惕 VM 诊断的泛化;注意与梅尼埃病等共患病的鉴别。曲坦类药物可能对 VM 急性发作治疗有效。预防性治疗药物主要包括钙通道阻滞剂、β 受体阻滞剂、抗癫痫药物、抗抑郁剂等。发作间歇期的症状,尤其是不平衡感,应该考虑前庭康复治疗。

(九) 外伤性眩晕

外伤性眩晕指外力作用于颅脑、前庭中枢及外周器官或颈部所引起的前庭功能紊乱。可于外伤后立即或稍后出现,其发生率为 51%~90%。临床较常见的有:迷路震荡,为内耳受到暴力冲击或强烈的振动波冲击所致与头体位改变相关的位置性眩晕;外伤性外淋巴瘘,系由于外伤及其他原因引起外淋巴和中耳腔之间的骨质破损,或膜性组织和/或韧带破裂,致使内耳外淋巴液经过不正常通道流入中耳腔,出现急性感音神经性聋、耳鸣、眩晕、平衡障碍等症状;颞骨骨折(尤其是横行骨折)易致迷路或内耳道损伤而发生剧烈的旋转性眩晕,伴恶心、呕吐、严重的听力损失、耳鸣等;颅脑损伤可并发颈椎挥鞭伤(whiplash injury),主要影响椎动脉供血,或周围软组织损伤刺激前庭神经核而引发眩晕。

(十) 眩晕性癫痫

眩晕性癫痫又称前庭性癫痫,多由大脑颞叶前庭区病变所致,儿童及青壮年多见。主要表现为突然发生和突然终止的短暂性眩晕伴或不伴意识障碍,此类癫痫是单纯部分性癫痫中的一种感觉发作类型。有时为颞叶癫痫的一种先兆,短暂即逝。可在脑电图(特别是在加做过度换气试验时)或变温半规管功能检查时被发现。普通脑电图或 24 小时视频脑电图有痫性放电者可确诊。部分无痫性放电仅有短暂眩晕患者而临床高度怀疑者亦可试用抗癫痫治疗,可选用卡马西平、丙戊酸钠、托吡酯等口服,如有效亦可确诊。

(十一) 精神心理性头晕

目前对精神心理性头晕的诊断尚无统一意见,大致可概括为 3 个方面:①患者没有器质性病理损害或损害轻微难以解释其前庭症状(巴拉尼协会的定义);②患者存在器质性病理损害但因为合并的精神心理障碍而明显加重或导致前庭症状的迁延;③患者并无器质性病理损害但因精神心理障碍而表现为非特征性的头昏闷。既往相关的诊断概念包括姿势性恐惧性眩晕(phobic postural vertigo,PPV)和慢性主观性头晕(chronic subjictive dizziness,CSD)等。

2015 年国际前庭疾病分类将 PPV 和 CSD 合并修改为持续性姿势性感知性头晕(persistent postural perceptual dizziness,PPPD),作为行为性前庭疾病纳入最新的国际疾病分类草案中。其好发于女性,发病高峰期为 40~60 岁,是慢性前庭综合征中最常见的病因之一。其诊断标准为:①头晕和/或姿势性不稳感持续 3 个月以上;大部分患者几乎每日均有症状,症状严重程度可有波动。②多无明确诱发因素,但会因下列情况加重:直立位、与方向或位置无关的主/被动运动;置身于移动或复杂的视觉环境中。③多在急性前庭或平衡障碍事件后发病,缓慢起病者少见。④这些症状会引起严重的困扰或功能障碍。⑤上述症状不能归因于其他疾病。诊断精神心理性头晕时,应首先排除器质性前庭病变并注意鉴别焦虑抑郁等共患的精神心理障碍。PPPD 是一种具有身心交互作用模式特点的疾病,目前尚无规范化治疗方法,临床常用的治疗方法包括心理治疗、药物治疗、前庭康复治疗和认知行为治疗等方法。

(十二) 颈性眩晕

前庭系统依靠椎基底动脉供血,如颈椎及其周围邻近组织病变累及椎动脉而发生眩晕,称为颈性眩晕。其病因多种,可能有:①颈椎骨质、颈椎关节、横突孔的增生及骨赘形成,颈肌、颈部软组织的病变,颈部肿物等或颅底畸形引起椎动脉受压而发生缺血,导致眩晕。如椎动脉本身有病变(粥样硬化性狭窄、畸形等)则更易发生。②颈交感神经丛受直接或间接刺激,引起椎动脉痉挛而发病。③颈反射异常,寰枕关节及上 3 个颈椎关节囊中的颈反射感觉器受到各种刺激，其冲动可经 $C_1 \sim C_3$ 神经传至小脑或前庭神经核，产生眩晕及平衡障碍。发病机制大多数是椎动脉受压，部分为有关神经（主要是颈后交感神经）受刺激的动脉痉挛，也可有两者共同作用的结果。

关于诊断目前尚没有统一标准，倾向于采取排除法。至少应有以下特征：①头晕或眩晕伴随颈部疼痛；②头晕或眩晕多出现在颈部活动后；③部分患者转颈试验阳性；④颈部影像学检查异常，如颈椎反屈、椎体不稳、椎间盘突出等；⑤多有颈部外伤史；⑥排除了其他原因。

颈性眩晕常见的三类综合征包括：

1. 旋转性椎动脉闭塞综合征（rotational vertebral artery occlusion syndrome，RVAO） 头部旋转时椎动脉机械性闭塞可产生椎基底动脉供血不足（vertebrobasilar insufficiency，VBI）的症状。当人们进行倾头、仰头和低头等颈部活动时，颈椎骨刺、肿胀的软组织、椎体移位等对颈部椎动脉的直接压迫，可引起椎基底动脉的远端相关分支（如内听动脉、小脑后下动脉等）的血流量减少，如果对侧椎动脉和脑底动脉环的代偿功能欠佳，将导致由其供血的内耳迷路、前庭神经核和脑干缺血缺氧，出现相应的临床症状。当头颈复位后，由于椎动脉遭受的外力压迫得到解除，血供获得恢复，眩晕可立即缓解或消失。男女老少均可患病，但以中老年人更为多见，特点是突发性、短暂性和发作性，与一定方位的头颈活动相关，且可反复发病。常伴有耳鸣、耳聋、行走不稳等内耳缺血症状，或构音障碍、复视、颜面部感觉减退，甚至意识障碍等脑干缺血症状。症状持续时间一般短暂，头复位后常可获得缓解或消失。查体可见颈椎活动受限、神经性聋、椎动脉压迫试验阳性。

2. 颈后交感神经综合征 以交感神经型颈椎病最为多见，主要是因颈椎节段性不稳和颈椎间盘前突，可能刺激了脊神经的脊膜返支（窦椎神经），也可能是因椎动脉壁上或颈椎周围组织（包括小关节囊、椎间组织）中的交感神经末梢受到刺激，交感神经功能发生紊乱和椎动脉痉挛而出现椎基底动脉缺血发作。临床除因椎基底动脉缺血发作所引发的眩晕发作外，尚可伴有明显的交感神经功能障碍，如肢体发凉怕冷、局部苍白或潮红、血压升高、心悸、心前区疼痛、心律失常、恶心、呕吐、排便次数增多或腹泻等。常伴有一侧枕部疼痛，大多为发作性，可波及眼眶及耳部，也可伴有同侧上肢麻木、疼痛、无力；颈部活动出现不同程度受限，椎旁肌紧张，脊椎棘突和椎旁软组织压痛等。

3. 锁骨下动脉盗血综合征 主要是椎动脉血逆流入患侧锁骨下动脉而致眩晕，其病变部位在颈部，故也并入于此。动脉粥样硬化和主动脉弓大动脉炎为其最常见病因，患侧上肢活动而需血量增加常成为诱因。活动患侧上肢时出现眩晕发作、复视、倾倒、自发性眼球震颤、共济失调等脑干、枕叶和小脑缺血症状，严重者可出现晕厥，甚至意识障碍（脑干上行网状激活系统缺血），活动停止后可立即减轻或消失；枕、颈部常有疼痛和不适感。独特的体征有患侧的桡动脉搏动减弱、患侧收缩期血压比健侧低 20mmHg 以上、皮温降低、锁骨上窝可听到血管杂音等。

（十三）全身疾病相关性眩晕

几乎各系统疾病都可发生眩晕，而以心血管系统疾病最为常见。颈动脉窦综合征常于头颈部突然转动、衣领过紧或颈部突然受压时迅速出现眩晕，重者伴发晕厥。直立性低血压每于卧位突然转为直立时骤然发生眩晕及晕厥。中重度贫血常在用力或运动时出现眩晕。低血糖引起的眩晕多发生于饥饿时，伴出汗、全身无力或不稳感，静脉注射葡萄糖后缓解。

第三节 晕 厥

（高庆春）

一、概 述

晕厥（syncope）是指一过性全脑低灌注导致的短暂意识丧失（transient loss of consiousness，TLOC），特点为发生迅速的、短暂的、自限性的并且能够完全恢复的意识丧失。

晕厥是一个较常见的症状，女性（22%）略多于男性（15%），好发年龄段为 20～30 岁、60～80 岁，男性的第 3 个发作高峰比女性提前 5～7 岁。Framingham 研究显示，晕厥发生率为每年每千人 6.2 人次，70 岁以后发病率急剧增加，预估晕厥终生累积发病率为 30%～40%。晕厥占到急诊患者的 0.8%～2.4%。老年患者发生晕厥后常需要住院治疗，并且有较高的死亡率。

【病因与危险因素】

1. 病因 晕厥是一个症状，导致晕厥的原因不尽相同，涉及心脏病学、急诊医学、内科学、生理学、神经病学、老年学、护理学等多个学科。但最根本的原因是脑血流短时中断或脑血流量大幅降低，脑功能无法维持正常。所以，导致心排血量突然减少的心血管疾病，以及引起外周阻力大幅减低、动脉血压急剧下降的因素和病理过程，均是晕厥短暂意识丧失的原因，具体可分为三类：①迷走神经兴奋异常，是导致晕厥的最常见原因；②心排血量降低，心脏功能或器质障碍原因引起的心源性短暂意识丧失，是导致晕厥的第二位原因；③直立性低血压，见于老年人，40 岁以下患者中，直立性低血压所导致的晕厥较为少见。

2. 危险因素 除晕厥外，引起心排血量突然降低，或者外周阻力大幅降低、血压不能维持正常的各种原因，或者其本身就是一种疾病，均可给晕厥患者带来危害，比晕厥更严重，甚至危及生命，如心源性猝死。因此，为了及时评估和诊断、治疗，包括门诊和急诊的初始评估及后续住院期间的观察和治疗，应对导致晕厥的各种危险因素进行分层，包括：

（1）高风险因素：在急诊对晕厥患者进行初步评估时，高危因素提示严重病症。晕厥的主要高危因素包括：①新发的胸部不适、呼吸困难、腹痛或头痛；②在用力或静息时晕厥；③突发心悸后，即刻出现晕厥。

此外，还有次高风险因素，指在伴发结构性心脏病或心电

5

图异常时视为高危的因素，包括：①没有警示症状或前驱症状短暂（<10 秒）；②有早发的心脏猝死的家族史；③坐位晕厥史。

（2）低风险因素：提示良性病症，主要包括：①与反射性晕厥有关的典型前驱症状（如发热感、出汗、恶心、呕吐等）；②遇到突然、意外出现的令人不适的光线、声音、气味或疼痛；③长时间站立或处于拥挤、燥热的环境；④就餐时或餐后发生；⑤咳嗽、排便或排尿引起；⑥头部转动或压迫颈动脉窦（如肿瘤、刮胡子、衣领过紧）时发生；⑦从仰卧位/坐卧位到站立。

（3）高风险和低风险因素相关既往史：如患者有该相关既往史，即提示患者具有以上类似的较高风险或较低风险。低风险因素相关既往史包括：①具有与近期发作事件特点相同的、反复发作的低风险晕厥病史（1 年以上）；②没有结构性心脏病史。高风险因素相关既往史，主要为严重的结构性心脏病或冠状动脉疾病（心功能衰竭、低射血分数或陈旧性心梗）。

5

（4）高风险和低风险因素相关体格检查征象：如果体格检查结果正常，说明晕厥风险较低。如出现下列征象，提示晕厥风险较高：①急诊科不明原因的收缩压<90mmHg；②直肠检查提示消化道出血；③清醒状态下非运动锻炼所致的持续心动过缓（心率<40 次/min）；④不明原因的心脏收缩期杂音。

（5）高风险和低风险因素相关心电图改变：心电图检查结果正常，提示晕厥风险较低。检查结果异常说明晕厥风险较高，其中提示高风险因素的改变：①提示急性心肌缺血的心电图改变；②莫式Ⅱ度Ⅱ型和Ⅲ度房室阻滞；③缓慢性心房颤动（<40 次/min）；④清醒的状态下、非体力运动训练所致的持续窦性心动过缓（<40 次/min）、反复窦房阻滞或窦性停搏>3 秒；⑤束支阻滞、室内阻滞、心室肥厚、Q 波符合心肌缺血或心肌病的心电图表现；⑥持续性和非持续性室性心动过速；⑦植入性心脏起搏器功能障碍（起搏器或 ICD）；⑧1 型 Brugada 综合征；⑨1 型 Brugada 综合征伴 V1～V3 导联 ST 段抬高；⑩反复 12 导联心电图 QT 间期>460 毫秒，提示长 QT 间期综合征。

【发病机制】

正常全脑血流量为 750～1 200ml/min，是心排血量的 17%，耗氧量占全身耗氧量的 20%～30%。脑血流量主要受下列因素影响：平均动脉压（心搏出量与周围血管阻力的乘积）、平均静脉压、颅内压及脑血流阻力（主要是脑血管阻力和血液黏稠度）。正常情况下，由于脑血流的自动调节机制的存在，脑灌注压在一定范围内波动时脑血流改变不大，保持相对稳定。但脑血流自动调节能力是有限度的，血压改变超过自动调节范围后，脑血流量随动脉血压改变而增减。心排血量突然骤降，或动脉血压突然减低到脑血流自动调节下限（正常人为平均动脉压 60mmHg）以下后，脑血流无法保持稳定，脑功能出现异常。脑血流突然中断或收缩压突然降至 60mmHg 以下 5～10 秒，脑血流量低于维持意识所需的临界水平［约为 30ml/（100g · min）］，即可发生意识丧失，出现晕厥。引起脑血流量骤减的原因是：①血压急剧下降；②心排出量突然减少；③脑部供血动脉发生急性较广泛的缺血。多数晕厥（尤其是血管反射性晕厥和心源性晕厥）的共同发病机制是上述的脑血流障碍和/或氧供不足，但也有少数是单纯脑细胞能量得不到足够供应（如低血糖性晕厥），或脑细胞本身病变或功能异常（如慢性铅中毒性脑病）所致。

【临床表现】

晕厥的临床表现及程度主要取决于发病机制及发作时的情况。典型的晕厥发作可分为以下三期：

1. 晕厥前期　自主神经功能异常症状和脑功能低下症状，表现为面色苍白、恶心、出汗、头晕、耳鸣、注意力不集中、视物模糊、上腹部不适、打哈欠、肢端发冷，以及全身无力等。持续几秒至数十秒，多发生在过久站立时。脑电图显示，脑波的频率逐渐减慢，以及波幅逐渐增高。部分患者在此期间如能扶持物体或躺下，症状可逐渐消失，甚至发生意识丧失。

2. 晕厥期　因意识丧失及肌张力消失而倒地。大多数患者呼吸微弱、脉搏细弱（40～50 次/min）、血压下降、瞳孔散大及对光反射减弱、角膜反射消失、腱反射消失，可伴有尿失禁。脑电图各导联出现慢波，持续至整个晕厥期。此期通常约数秒至数十秒，若意识丧失时间更长，则多发生抽搐。

3. 晕厥后期　脉搏及呼吸逐渐恢复正常，意识转清，对周围环境能正确理解，但仍有面色苍白、全身软弱无力、不愿讲话、恶心、打哈欠、过度换气、心动过缓、头痛等，偶有轻度精神活动减退，休息后缓解，不留后遗症。

但有些晕厥无上述典型的三期表现，而代之以病因相关的独特症状。

【诊断】

需针对患者的临床表现和危险分层，按照先后顺序开展特定的诊断性检查。基本流程如下：

1. 是否是晕厥

（1）评估流程：意识丧失的原因很多，并非都是晕厥。晕厥典型的临床表现：突然发作、短暂的意识丧失，倒地，恢复迅速，无神经系统阳性体征，不留后遗症。但由于发作的突然性，这一典型表现很难被医师目睹，故详细询问病史细节对于诊断的形成至关重要。因而需要对现在和既往发作 TLOC 进行详细的病史采集，也包括详细记录目击者的当面或电话描述，还要行体格检查（包括测量仰卧位和站立位的血压）和心电图检查。根据检查结果，必要时可加做其他检查项目：①怀疑有心律失常性晕厥，行即刻心电图监测；②当有已知的心脏病，临床资料提示为结构性心脏病或继发于心血管病因的晕厥时，行超声心动图检查；③对年龄>40 岁，应行颈动脉窦按摩；④怀疑有直立性低血压或反射性晕厥时，行直立倾斜试验检测；⑤出现相关临床指征时，进行相应血液检查，例如，怀疑出血时检查红细胞压积和血红蛋白，怀疑缺氧时检查氧饱和度并做血气分析，怀疑心脏缺血相关性晕厥时测定肌钙蛋白浓度，怀疑肺栓塞时检查 D-二聚体。TLOC 的初步评估流程见图 5-3-1。

（2）初步诊断标准：对上述流程得到数据进行综合分析、判断，参照下列标准进行初步诊断。晕厥的初步评估诊断标准见表 5-3-1。

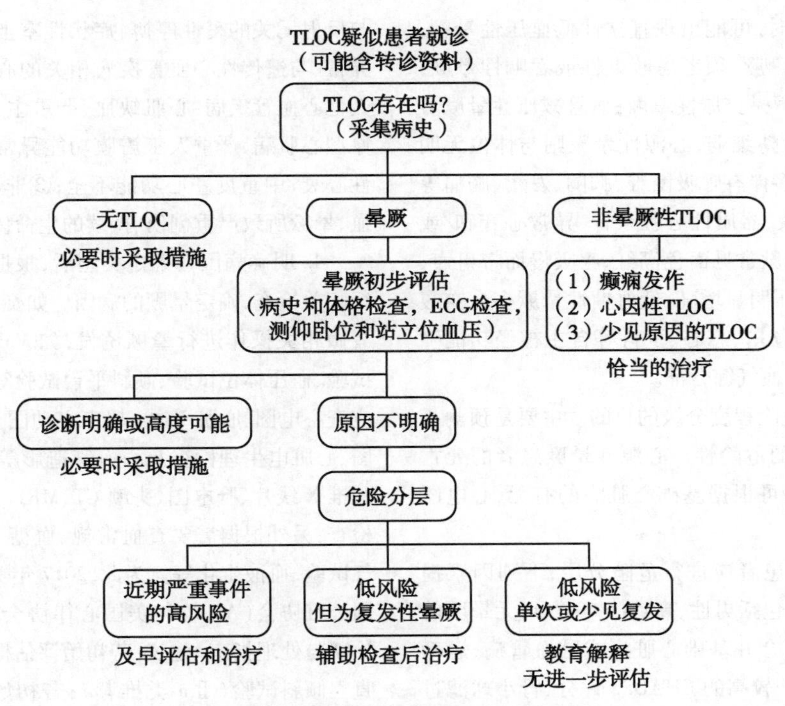

图 5-3-1　晕厥患者初步评估和危险分层流程
ECG，心电图；TLOC，短暂性意识丧失。

表 5-3-1　晕厥的初步评估诊断标准

类别	推荐建议	建议类别	证据水平
神经反射性晕厥和直立性低血压晕厥	如果晕厥由疼痛、恐惧或站立所促发，并导致典型的前驱症状（苍白、出汗和/或恶心），则高度可能为血管迷走性晕厥	Ⅰ	C
	如果晕厥在特定触发因素期间或之后即刻发生，则高度可能为神经反射性晕厥	Ⅰ	C
	当晕厥发生于站立位并伴随显著的直立性低血压时，可以明确诊断为直立性低血压晕厥	Ⅰ	C
	当缺乏上述特征，但存在反射性晕厥或直立性低血压晕厥的部分特征，而不存在心源性晕厥的特征时，应该考虑有反射性晕厥或直立性低血压的可能	Ⅱa	C
心源性晕厥	当心电图出现以下情形时，应高度怀疑心源性晕厥： （1）在清醒状态且缺乏体育训练时，心率<40 次/min 的持续性窦性心动过缓，或>3s 的窦性停搏； （2）二度Ⅱ型或三度房室阻滞； （3）交替出现左束支和右束支阻滞； （4）室速或快速的阵发性室上性心动过速； （5）非持续性发作的多形性室速合并长或短 QT 间期； （6）起搏器或 ICD 故障伴有心脏停搏	Ⅰ	C
	当晕厥合并急性心肌缺血（有或无心肌梗死）的证据时，可以明确心脏缺血相关的晕厥	Ⅰ	C
	在脱垂的心房黏液瘤、左心房球形血栓、严重的主动脉瓣狭窄、肺栓塞或急性主动脉夹层患者中出现晕厥时，应高度怀疑是源于结构性心肺疾病的晕厥	Ⅰ	C

2. 分类和危险程度评估

（1）晕厥的分类：根据晕厥的诱发因素、发作时的场合和体位、前驱症状、伴随症状体征、发作后恢复的时间、既往史及必要的辅助检查结果，可判断为哪一类型的晕厥。发病前常有明显的精神、躯体及环境诱因，通常引起血管减压性晕厥；急性转颈或低头、衣领过紧诱发的多为颈动脉窦性晕厥；从卧位或久蹲位突然转变为直立位时，可能出现直立性低血压性晕厥；紧接于咳嗽后或吞咽后的晕厥，须考虑咳嗽性或吞咽性晕厥；排尿时或排尿完毕出现晕厥是排尿性晕厥；血管减压性晕厥可见面色苍白、血压下降及脉搏细弱，心源性晕厥则与体位无明显关系，常发生在用力后，多伴有呼吸困难、胸闷、发绀、胸痛等症状，体查可发现心脏增大、器质性心脏杂音、异常心音和/或心律不齐等体征；脑源性晕厥常见面色潮红、呼吸慢而带鼾声，高血压脑病性晕厥常有血压明显增高；低血糖性晕厥多在空腹时发作，常伴有冷汗、面色苍白、恶心、手抖等自主神经功能障碍；卧位发生的可能为过度换气综合征。

（2）危险程度评估：危险程度分级的目的。主要是预测心源性晕厥的可能性和猝死的危险性。心源性晕厥患者的死亡率和猝死的危险性均很高，可根据基础心脏病的有无、心电图的异常作出判断。

5

3. 危险分层　对晕厥患者应进行危险分层，下列因素提示晕厥有较高的危险因素，包括男性、高龄（>60 岁）、无晕厥前表现或晕厥前表现为心悸、合并基础心脏病或脑血管病、运动时发病、心源性猝死家族史、较高的 CHADS2 评分、肾小球滤过率（GFR）较低、创伤或出血、心电图异常、肌钙蛋白阳性或生命体征不稳定。对于高危的晕厥患者应住院进一步评估和治疗，多数反射性晕厥患者可门诊随访和治疗、原因不明的中危晕厥患者需要进一步评估。其中需要住院诊治的晕厥患者包括：①与心律失常相关的晕厥：症状性或持续性室速、症状性传导系统疾病或二度Ⅱ型和三度房室传导阻滞、症状性心动过缓或与反射无关的窦性停搏、症状性室上性心动过速、起搏器/ICD 异常、与遗传性心血管疾病相关的心律失常；②非心律失常的其他心血管疾病：心肌缺血、严重主动脉瓣狭窄、心包填塞、肥厚型心肌病、严重人工瓣膜功能异常、肺栓塞、主动脉夹层、急性心衰、中重度左心功能不全；③非心源性：严重贫血/胃肠出血、晕厥所致严重创伤、持续的生命体征不稳定。

4. 明确病因　确定类型后，根据病史和体征，选择性地进行相关检查，确定晕厥的病因。如疑为神经源性晕厥者可让患者做相关操作进行晕厥诱发，如 Valsalva 试验、颈动脉窦按摩试验、血压体位试验、倾斜平台试验等；考虑心源性晕厥的患者应查心电图、心脏 X 线、超声心动图、分级运动实验、动态心电图、心脏电生理检查及心血管造影等；怀疑脑源性晕厥应进行颈椎 X 线片、脑电图、头颅 CT、MRI、脑血流图及脑血管造影等检查；另外根据需要查血常规、血糖、葡萄糖耐量试验、过度换气试验、血液生化等。为此，2017 年美国心脏病学会（ACC）、美国心脏协会（AHA）与美国心律协会（HRS）联合颁布的《晕厥诊断与处理指南》建议：若初始评估提示为反射性晕厥，建议行直立倾斜试验（Ⅱa 类推荐）；若初始评估提示为神经源性晕厥，应行自主神经评估（Ⅱa 类推荐）；若初始评估提示心血管异常，可根据晕厥发作的频率和特征选用心脏监测（Ⅰ类推荐），包括植入式心电监测（Ⅱa 类推荐）和动态体外心电监测（Ⅱa 类推荐）。其他患者可根据具体情况，进行电生理检查（Ⅱa 类推荐）、负荷试验（Ⅱa 类推荐）、经胸超声心动图（Ⅱa 类推荐）等检查（图 5-3-2）。

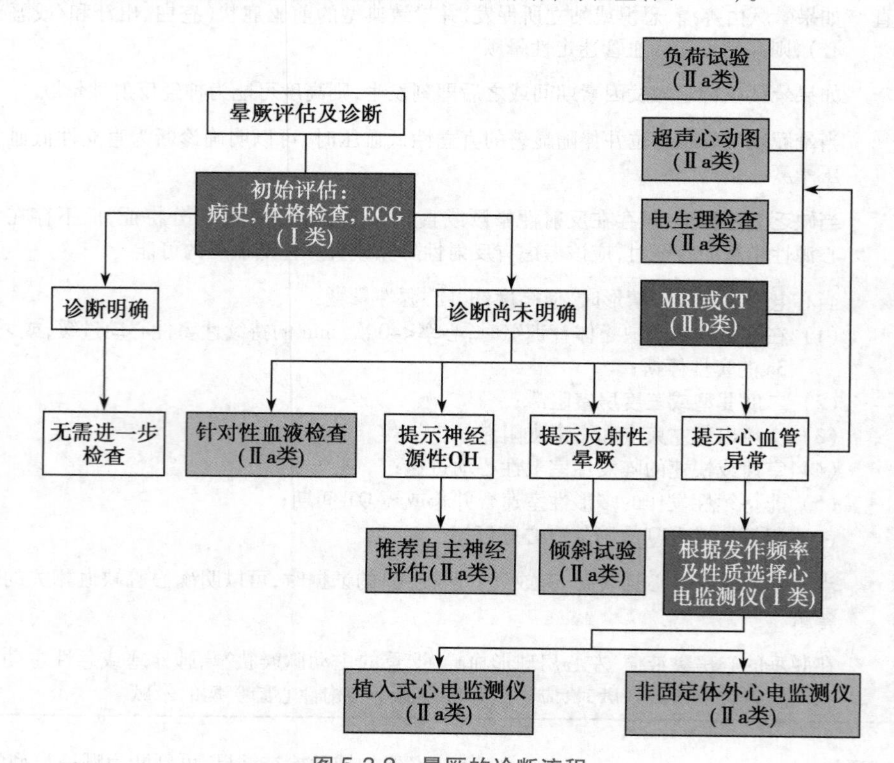

图 5-3-2　晕厥的诊断流程
根据 2017 年美国心脏病学会、美国心脏协会与美国心律协会联合颁布的晕厥诊断与处理指南。ECG，心电图；OH，直立性低血压。

【鉴别诊断】

鉴于医师很少直接目睹晕厥的全过程，主要根据提供的病史进行诊断，鉴别诊断十分重要。类似短暂性意识丧失的非晕厥形式包括：癫痫、心因性假性晕厥和其他少见原因，需要加以鉴别，避免误诊。具体如下：

1. 癫痫　运动控制异常的癫痫患者，通常会出现意识丧失、导致跌倒，包括强直、阵挛、强直-阵挛、全身失张力发作，可分为原发性或继发性。其他类型的癫痫患者虽然可保持直立姿势、坐位或站立位（例如复杂型部分性发作、失神癫痫发作）而不被视为TLOC，但有时也会被误诊为晕厥。二者的鉴别要点见表5-3-2。

表5-3-2　癫痫发作与晕厥的鉴别

临床特点	癫痫发作	晕厥
发作与体位的关系	无关	多在站立时发生
发作的时间	白天夜间均可，睡眠时较多	白天较多
发作时皮肤颜色	青紫或正常	苍白
先兆症状	短，数秒	较长，可数十秒
肢体抽动	常见	少见
伴尿失禁或舌咬伤	常	少见
发作后意识模糊	常见，可历时较长	少见
发作后头痛	常见	无
神经系统定位体征	可有	无
心血管异常	无	常有
发作间期脑电图异常	常有	无或罕见

2. 心因性假性晕厥　心理性TLOC包括两种形式：一种类似于癫痫发作（心因性非癫痫发作，PNES），一种无明显异常运动，类似晕厥（心因性假性晕厥，PPS）。

3. 少见原因　因临床表现不同，其他少见原因引起的TLOC很少与晕厥TLOC混淆。椎基底动脉短暂性脑缺血发作（TIA）和锁骨下动脉盗血综合征，均与局灶神经系统体征有关。蛛网膜下腔出血可能出现短暂意识丧失，但突发剧烈头痛这一典型症状可表明病因。发绀型屏气发作时，缺氧是导致窒息主要机制。所谓儿童“苍白型屏气发作”，表现为呼气性呼吸暂停，是心脏抑制反射性晕厥。

【治疗】

主要分为两大类：发作时治疗和病因治疗。

1. 发作时治疗　主要为对症处理。晕厥发作时应将患者置于平卧位，恢复最大脑血流量，检测生命体征并输液。对意识丧失时间较长者，可根据生命体征进行对症治疗，血压明显下降者可快速补充血容量，酌情选用多巴胺、去甲肾上腺素等药物，对明显心动过缓者可用阿托品、异丙肾上腺素等，同时注意有无继发其他器官损害并进行相应的治疗。

2. 病因治疗　晕厥常反复发作，病因治疗很重要。心源性晕厥，应快速解除心室流出或流入道梗阻、心包填塞，并及时纠正相应的心律失常和泵功能衰竭，如传导阻滞宜采用起搏器、主动脉瓣狭窄采用手术治疗等；脑源性晕厥应治疗相应的神经性疾患；药物所致晕厥应及时停用相关药物；另外还需解除导致晕厥的其他原因，如低血糖、贫血等，防止过度通气等。

ESC 2018年发布的《晕厥诊断和管理指南》对晕厥患者管理进行更新，其中基本原则和处理方式如下：

（1）反射性晕厥或直立性低血压晕厥：应告知患者诊断、复发风险，告知患者如何避免触发因素和环境。这些预防措施是治疗的关键，对于减少晕厥的复发起着重要的作用。

（2）重症反射性晕厥：可根据患者临床特征选择下列1种或多种治疗方式：①对于年轻低血压表型患者，给予米多君或氟氢可的松治疗，对于年轻且有前驱症状患者，给予抗阻训练（包括倾斜训练）；②对于没有或只有很少前驱症状患者，可通过植入式循环记录仪（ILR）来指导治疗；③对于老年高血压患者，应避免或减少低血压的发生，目标收缩压为140mmHg；④对于因心脏抑制而导致晕厥患者，可给予起搏器植入治疗。

（3）直立性低血压晕厥：可根据患者临床特征和严重程度，选择下列1种或多种附加治疗方式：①对生活方式进行宣教；②充足的水分和盐分的摄入；③避免或减少低血压的发生；④抗阻训练；⑤腹带和/或弹力袜使用；⑥睡眠时保持头部直立位；⑦米多君或氟氢可的松治疗。

（4）心源性晕厥：根据病因（如心律失常）进行对症治疗。

（5）伴高风险心源性猝死（SCD）的不明原因晕厥：如伴有左室收缩功能障碍、肥厚型心肌病、致心律失常性右室心肌病或遗传性心律失常等患者，应权衡利弊，决定是否安装植入型心律转复除颤器（ICD）。

（6）通过上述疗原则仍不能明确诊断或有效治疗的患者，应重新评估诊断流程，考虑其他可能的治疗方式。

二、常见的晕厥

（一）神经源性晕厥

1. 反射性晕厥（reflex syncope）　是最常见的类型，是由于体内调节血压与心率的反射弧受损所致。反射弧包括颈动脉窦和主动脉弓的传入刺激、延髓血管中枢的调节、交感和副交感神经的传出冲动。当迷走神经的心脏抑制纤维兴奋时引起心率减慢，心排出量减少；交感神经的血管抑制纤维兴奋使血管极度扩张，周围血管阻力减少，血压下降，两者均能导致脑部血供骤减而发生晕厥。大多数反射性晕厥是由于反射弧的传入通路功能障碍引起。此外，躯体性疼痛和内脏性疼痛也可成为传入刺激，精神活动也可经下丘脑影响血管运动中枢，故疼痛和情绪不稳均可诱发晕厥。

（1）血管减压性晕厥（vasodepressor syncope）：也称单纯性晕厥、血管抑制性晕厥。以年轻体弱女性多见，常有明显诱发因素如疼痛、情绪不稳、恐惧、见血、注射、小手术、天气闷热、拥挤场所、疲劳、饥饿、失眠等，患者长时间处于直立位或坐位，有典型的晕厥三期表现。晕厥前期有显著自主神经失调症状，持续数秒至数十秒后进入晕厥期，意识丧失时间约几秒至几十秒，可自行苏醒，如让患者平卧，取头低脚高位则恢复较快。晕厥后期症状较轻，过后患者紧接着坐起或站立可能再发。

（2）颈动脉窦性晕厥（carotid sinus syncope）：也称颈动脉窦综合征。颈动脉窦病变，如动脉粥样硬化、动脉炎、颈动脉体瘤，或近窦处的炎症、肿瘤、淋巴结肿大和疤痕组织等，颈动脉窦因激惹而反射过敏。中年以上男性多见，通常在站立位或坐位发生。诱因大多是突然引起颈动脉受压的因素，如急剧转颈、低头、刮面、衣领过紧等。特点是晕厥前期和后期症状均不明显，在意识丧失前可有眩晕，意识丧失时间一般较短，多在数分钟以内，少数病例有抽搐。临床表现可分为三型：①迷走型，占70%，晕厥并有明显的窦性心动过缓或房室传导阻滞，偶可发生窦性停搏。②减压型，晕厥伴有血压下降，心率改变不明显。如晕厥伴有心率及血压明显改变者称混合型。③脑型，心率及血压变化不大。

5

（3）咳嗽性晕厥（tussive syncope）：是紧接咳嗽之后发生的短暂意识丧失和跌倒发作，一般认为咳嗽时胸腔内压及颅内压增高，引起脑血流量减少而发生晕厥。也有可能是胸壁内感受器的一种血管性反射或类似瓦尔萨瓦（Valsalva）用力深吸气的血管减压反应。多见于慢性支气管炎、哮喘、肺气肿的老年嗜烟患者，或百日咳、支气管哮喘的儿童。发病是在剧烈咳嗽后（有时只咳嗽一声或大笑几声），随即有短暂意识丧失。

（4）排尿性晕厥（micturition syncope）：发生于排尿期间或结束时的晕厥。几乎全为男性，发病多在20~30岁，也可见于少年及老年，饮酒、饥饿、疲劳、上呼吸道感染及天气寒冷等是常见诱因。发作常在午夜，也可是清晨或午睡起床排尿时。晕厥前期症状多不明显，可有极短的头晕、眼花、下肢发软。患者突然晕倒，意识丧失持续数十秒，自行苏醒。晕厥后期症状通常较轻，个别患者伴发抽搐。

（5）吞咽性晕厥（swallowing syncope）：强力吞咽时或之后突然出现的意识丧失，是由舌咽、喉、食管和胃的机械性刺激所引起的反射性晕厥。发作与体位无关，但与吞咽食物的性状有关，如硬物、冷、酸、咸、辣等食物。饮用含碳酸氢钠的饮料，因持续释放 CO_2 时食管内压力增高，也易于诱发。发作还可见于胆绞痛、胸膜和肺刺激、支气管镜检查时。发作前后一般无明显的症状及不适。

（6）舌咽神经痛相关性晕厥（syncope in associated with glossopharyngeal neuralgia）：患者在疼痛发作时或发作后随之出现的晕厥。多在60岁左右发病，典型表现为舌根部、咽或喉头、扁桃体、耳部发作性疼痛诱发。临床上仅少部分（约2%）患者疼痛发作时可引起晕厥，先是疼痛，然后出现心动过缓，最后出现晕厥。意识丧失时间一般较短，偶伴有抽搐。

2. 自主神经系统功能障碍　血管交感神经张力突然抑制或丧失，导致血管减压反应，伴迷走神经兴奋过度及心动过缓，引起直立性低血压，为神经源性或神经心源性晕厥。

直立性低血压晕厥（syncope associated with orthostatic hypotension）：从卧位或久蹲位突然转为直立位时所发生的晕厥，也称体位性低血压性晕厥。各种病因或病变引起：①压力感受器的反射弧受损；②低血容量使心排出量减少。还有一类生理性障碍，如长期站立于固定位置（特别是炎热天气，因血管更易扩张）、长期卧床、孕妇等，也属于直立性低血压性晕厥。患者由于从卧位或久蹲位突然改变为直立位时，生理调节功能缺陷，再加上直立位时心脏向脑供血需克服平均45cm的心脑间距所形成的静脉压[相当于4.4kPa（33mmHg）]，故于直立位时容易发生晕厥。其特点是通常无诱因，意识丧失时间短，血压急骤剧降，心率变化不大（继发于低血容量者可有心动加速），立即卧床症状可缓解。晕厥前后期症状均不明显。

（二）心源性晕厥

因心排血量突然减少、血压急剧下降导致脑血流减少引起的晕厥。为晕厥发生第二位病因，也是危险性最高、预后较差的一类晕厥。心源性晕厥包括心律失常性晕厥和器质性心血管疾病性晕厥。

1. 心律失常性晕厥　心律失常是心源性晕厥最常见原因。心律失常引起血流动力学障碍，导致心排血量和脑血流明显下降。影响因素很多，包括心率、心律失常的类型（室上性或室性）、左心室功能、体位和血管代偿能力。后者包括压力感受器的神经反射和对心律失常引起的直立性低血压的反应。

病态窦房结综合征为窦房结自主功能异常或窦房传导异常。这种情况下，晕厥是由于窦性停搏或窦房阻滞导致长间歇所致。房性快速心律失常突然终止时经常出现长间歇（快-慢综合征）。

获得性房室传导阻滞的严重类型（二度Ⅱ型或三度房室传导阻滞）与晕厥相关。这种情况下，心脏节律依赖低位起搏点起搏或逸搏。因为这些起搏点开始起搏的时间较晚，容易发生晕厥。此外，这些低位起搏点的频率相对较慢（25~40次/min），心动过缓使复极延长，容易引发多形性室性心动过速，尤其是尖端扭转型室性心动过速。如果心动过速引起的血流动力学异常持续存在，意识不能恢复，则发展为心脏性猝死。一些药物可引起心动过缓和心动过速。许多抗心律失常药物因为对窦房结功能或房室传导有抑制作用引起心动过缓。尖端扭转型室性心动过速引起的晕厥并不少见，尤其在女性中，这是因为药物延长QT间期所致，长QT综合征的患者尤其多见。导致QT间期延长的药物有很多种，如抗心律失常药、血管扩张药、神经精神科药物、抗生素、非镇静类抗组胺剂等。

2. 器质性心血管疾病性晕厥　当血液循环的需求超过心脏代偿能力，心排血量不能相应增加时，器质性心血管疾病患者就会出现晕厥。当晕厥和左室流出道梗阻相关时，其原因是机械性梗阻导致血流减少；但有时晕厥并不只是心排血量减少所致，部分可能是因为反射机制异常，例如主动脉瓣狭窄时，晕厥的原因不仅是心排血量减少，可能部分是因为血管扩张、反射异常和/或原发性心律失常。因此，晕厥发生机制可能有很多因素参与。

(三)脑源性晕厥

脑源性晕厥指脑供血血管发生一过性广泛缺血时所出现的晕厥。病因最常见于动脉粥样硬化引起管腔狭窄或闭塞;其次是颈部疾患(包括颈椎及其关节的增殖、颈肌疾患、颈部软组织病变、颅底畸形)所引起的椎动脉受压,或由于椎动脉周围的交感神经丛受累,引起反射性椎动脉痉挛等;其他原因如动脉本身的炎症、外伤、肿瘤、畸形等。

1. 主动脉弓综合征　即Takayasu无脉病,有35%~62%患者发生晕厥,患者头臂干、颈总动脉和椎动脉狭窄,体力活动可以显著减少脑干的血流量,迅速出现意识丧失。

2. 脑血管疾病　有时也可出现晕厥,如短暂性脑缺血发作、高血压脑病、椎动脉受压、基底动脉型偏头痛、蛛网膜下腔出血、脑出血(大量)等。脑干病变如肿瘤、炎症损伤等由于影响了延髓内调节血压与心率的血管运动中枢,也可发生晕厥,但临床上不常见。严格来说这种晕厥应属于反射性晕厥的范畴。

(四)其他晕厥

1. 低血糖性晕厥　自发性或药物诱发的严重低血糖可导致晕厥。

2. 哭泣性晕厥　好发于幼童,先有啼哭或抽泣,继则屏住呼吸,由于缺氧而发生晕厥,面部及唇发绀。

3. 过度换气综合征　情绪紧张或癔症发作,引起呼吸增强和过度换气,二氧化碳排出量增加,导致呼吸性碱中毒,引起脑部毛细血管收缩、脑组织缺血。晕厥特点是前驱期较长,可在卧位发生。

第四节　痴　呆

(叶钦勇)

痴呆(dementia)是一种以获得性认知功能损害为核心,并导致患者日常生活能力、学习能力、工作能力和社会交往能力明显减退的综合征。认知功能损害涉及记忆、学习、定向、理解、判断、计算、语言、视空间功能、分析及解决问题等能力。痴呆的定义传统上有"智能的全面损害",其后经过反复深入的考究明确提出为获得性、持续性智能损害,可视为一种后天获得性、进行性认知功能障碍综合征。通常,在脑发育完成前发生的智能障碍称为精神发育不全或精神发育迟滞;脑发育完成后,因为疾病造成的智能障碍称为痴呆。临床表现主要包括认知功能缺损(记忆、理解、分析、判断等受损),社会生活功能减退,情感及行为异常三个方面;按严重程度,可分为轻度(日常生活能力一般无明显影响)、中度(基本生活需人帮助)、重度(生活不能自理)。国际疾病分类ICD-11(the International Statistical Classification of Diseases and Related Health Problem 11th Revision)中有关痴呆的诊断标准:①脑部疾病所致的一种综合征,通常为慢性(病程至少6个月),或进行性记忆障碍,同时至少有下列一种或多种大脑皮质功能障碍:思维、定向、理解、计算、学习能力、语言、判断;②意识清楚;③认知功能障碍通常伴有情绪控制、社会行为或动机退化,对个人生活能力有影响,其性质取决于患者所处的社会和文化环境。

根据病史、一般及神经系统体格检查,结合实验室辅助检查,进行全面考虑和综合分析有助于病因诊断。可引起痴呆的疾病很多,可分为变性疾病和非变性疾病,前者包括Alzheimer病(AD)、额颞痴呆(FTLD)、路易体痴呆、帕金森病、皮质基底节变性、苍白球黑质色素变性、亨廷顿舞蹈病和肝豆状核变性等;后者有血管性痴呆、正常压力脑积水、感染性疾病、脑肿瘤或占位病变、代谢性或中毒性脑病、脑外伤等所致痴呆。按病变部位可分为皮质性痴呆(如AD和FTLD)、皮质下痴呆(例如脑积水、脑白质病变)、皮质和皮质下混合性痴呆(如多发梗死性痴呆、中毒代谢性脑病),以及其他痴呆(如脑外伤性痴呆、硬膜下血肿痴呆)。还可根据发病及进展速度分类,其中快速进展性痴呆(rapidly progressivedementias, PRD),即发展较快(数日到数月)的痴呆,备受关注。它可能的病因归结为"VITAMINS",依次代表血管性(vascular)、感染性(infectious)、中毒和代谢性(toxic-metabolic)、自身免疫性(autoimmune)、转移癌/肿瘤(metastases/neoplasm)、医源性/先天性缺陷(iatrogenic/inborn error of metabolism)、神经变性(neurodegenerative),以及系统性/癫痫(systemic/seizures),其中感染也包括人类免疫缺陷病毒(HIV)感染和克-雅病(CJD)。

临床上,在强烈的精神创伤后可产生一种类似痴呆的表现,而大脑组织结构无任何器质性损害,是功能性的、可逆的、暂时的类痴呆状态,是大脑功能普遍抑制的表现,称为假性痴呆,可见于癔症及反应性精神障碍,其中最具特色的有:童样痴呆(puerilism),甘瑟综合征(Ganser syndrome)、抑郁性假性痴呆(depressive pseudodementia)。

痴呆是一类综合征,其诊断需要根据病史、一般及神经系统体格检查、神经心理评估、实验室和影像学检查结果综合分析。痴呆的诊断一般分三个步骤进行:①明确是否为痴呆;②明确痴呆的病因;③明确痴呆的严重程度。

一、阿尔茨海默病

阿尔茨海默病(Alzheimer disease, AD)是老年人最常见的神经系统变性疾病,是痴呆最常见的类型。2018年阿尔茨海默病日的主题是"记忆3秒钟"以提醒全球每3秒钟将有一位阿尔茨海默病患者产生。AD的患者数还在不断增加,预计2050年痴呆人数增至1.52亿,将是现在的三倍之多。AD起病隐袭,进行性智能损害,多伴有人格改变,病理上以老年斑、神经原纤维缠结、海马锥体细胞颗粒空泡变性和神经元缺失为特征。本病首先由Alois Alzheimer(德国)在1907年描述。

【病因与发病机制】

AD是多种原因引起的。发病机制迄今仍不清楚,目前有多种学说,一般认为可能与遗传和环境因素有关。

1. 遗传因素　从遗传角度来讲,AD是一种复杂的基因病,染色体上的基因突变引起AD或改变AD的易感性。家族性阿尔茨海默病(familial Alzheimer disesse, FAD)约占AD患者的10%,为常染色体显性遗传。基因分析已确定有三种导致早发性FAD发病基因,即淀粉样前体蛋白(*APP*)基因、早老素1(presenilin 1,*PS1*)基因、早老素2(presenilin 2,*PS2*)基因、分别位于21、14和1号染色体上;晚发性FAD和散发性AD发病的遗传"危险因素"——*APOE*基因,位于19号染色体上(与*APOE4*等位基因数量有关)。其他蛋白如α_2巨球蛋白及其受体、低密度脂蛋白相关性蛋白-1(lowdensity lipoprotein receptor-related protein-1),以及一级亲属中有Down综合征患者等,也显著增加AD的患病风险。

2. 环境因素 脑外伤、重金属接触史、酗酒、受教育水平低等可增加AD的患病风险。

3. 神经递质系统功能障碍 AD患者海马和新皮质中的胆碱乙酰转移酶(ChAT)及乙酰胆碱(ACh)显著减少,引起皮质胆碱能神经元递质功能紊乱,这被认为是记忆障碍和其他认知功能障碍的原因之一。非胆碱能递质如5-HT、γ-氨基丁酸、生长抑素、去甲肾上腺素及5-HT受体、谷氨酸受体、生长抑素受体均减少,但这些改变为原发性或继发于神经细胞减少尚未确定。

5

4. 其他 AD的发病还可能与炎症反应、神经毒性损伤、自由基损伤、血小板活化、雌激素水平低下和免疫功能缺陷有关。

【病理】

AD患者大体病理呈弥散性脑萎缩,脑重量常较正常大脑轻20%以上或小于1 000g,脑回变窄,脑沟变宽,尤以颞、顶、前额叶萎缩更明显,第三脑室和侧脑室异常扩大,海马萎缩明显,而且随着疾病进展而加重。镜下病理包括老年斑、神经原纤维缠结、颗粒空泡变性、广泛神经元缺失及轴索和突触异常、星形胶质细胞反应、小胶质细胞反应和血管淀粉变样。

1. 老年斑 是AD典型的三大特征性病理表现之一。病变的核心含β淀粉样肽(β-amyloid peptide)、*PS1*、*PS2*、*APOE*、α_1抗糜蛋白酶、α_2巨球蛋白和泛素等细胞外沉积物。

2. 广泛的神经元丢失 主要是表浅皮质较大的胆碱能神经元,发病早的患者神经元丢失较发病晚的患者明显,且伴有神经胶质细胞增生。神经元突触较正常人减少36%~46%,多发生在老年斑部位。

3. 海马颗粒空泡变性 颗粒空泡变性(granulovacuolar degeneration)是细胞浆内的一种空泡结构,每个空泡的中心都有一个致密颗粒,其成分与抗微管蛋白(tubulin)、tau蛋白、泛素(ubiqitin)抗体呈阳性反应。海马锥体细胞层最易受累。

4. 血管淀粉样变 脑血管内皮细胞可见β淀粉样蛋白(amyloid β-protein,Aβ)沉积,经刚果红染色在偏振光下呈现苹果绿色光,故称为嗜刚果红血管病或脑淀粉样血管病(cerebral amyloid angiopathy,CAA),通常累及软脑膜和皮质表浅小动脉。现已确定,血管淀粉样变与老年斑中类淀粉核心是同一物质。

【临床表现】

AD的发病率随年龄增大而增高,65岁以上患病率约为5%,85岁以上为20%,女性患病率是男性的3倍。隐性起病,以持续的进行性记忆力减退为核心的认知功能损害,病程中无缓解倾向。

1. 精神障碍

(1) 记忆障碍:主要表现为逐渐发生的记忆障碍,先出现近记忆力损害,刚刚做过的事和说过的话不能记得,熟悉的人名字不能想起,对远事记忆相对保留。

(2) 定向障碍:渐渐出现定向力障碍,时间定向障碍先于空间定向障碍,经常迷路或不认家门。视空定向力障碍,穿外套时手伸不进袖子,铺台布不能把台布的角和桌角对齐,迷路,不能画最简单的几何图形;不会使用最常用的物品如筷子、汤匙等。

(3) 其他:精神异常,如抑郁、情感淡漠或失控、人格改变、焦躁不安、兴奋或欣快;主动性减少,注意力涣散,掌握及熟练运用新知识、社交能力下降,白天自言自语或大声说话,恐惧害怕单独留在家里;部分患者出现片段妄想、幻觉和攻击倾向等,可忽略进食或贪食。多数失眠,也可昼夜节律障碍表现为睡眠倒错,白天嗜睡,夜间兴奋不眠,到处乱走,或无故叫醒家人,吵闹不安等。

2. 语言及其相关功能障碍

(1) 失语:不能讲完整的语句,口语量减少,找词困难,命名障碍,出现错语症;阅读理解受损,但朗读可相对保留,最后完全失语。

(2) 其他:失用和失认;计算力障碍,常表现算错账,付错钱,最后连最简单的计算也不能。通常视力、视野保持相对完整,无锥体束征和感觉障碍等。步态一般正常,后期可出现小步,平衡障碍。约5%患者可出现癫痫发作和帕金森综合征。

3. AD的分型

(1) 老年前期型:起病<65岁,症状进展迅速,较早出现失语、失写、失用等。

(2) 老年型:起病≥65岁,病情进展缓慢,以记忆损害为主要临床表现。

(3) 非典型和混合型:临床表现不能归结于上述二型者。

(4) 其他或待分类的AD。

【辅助检查】

目前尚无确诊AD的特殊检查。

1. 影像学检查 CT和MRI检查可见侧脑室扩大和脑沟增宽,尤其在额颞叶;MRI冠状面可显示海马萎缩。PET、SPECT及功能性MRI(fMRI)可发现额、颞、顶叶脑区代谢率或脑血流减低,尤其在中重度患者。尚有Aβ-PET显像、tau-PET显像检查。

2. 脑脊液 ELISA检测可有tau蛋白增高和β淀粉样肽降低。

3. 神经心理学测验 可用简易精神状态检查(Mini Mental Status Examination,MMSE)、蒙特利尔认知评估量表(MoCA)、韦氏成人智力量表(Wechsler Adult Intelligence Scale,WAIS)、临床痴呆评定量表(CDR)、Blessed行为量表(BBS)、Hachinski缺血积分(HIS)、神经精神问卷(NPI)等。

4. 基因检测　早发性家族性痴呆患者 *APP*、*PS1* 或 *PS2* 基因突变；散发性 AD 患者 *APOE4* 基因携带率明显增加。

5. 脑电图检查　早期可见 α 节律丧失和电位降低，中晚期可见弥漫性慢波，与痴呆的严重程度相关。

【诊断与鉴别诊断】

1. 诊断　主要根据患者详细的病史、临床表现，结合精神量表检查及有关的辅助检查，并排除其他疾病引起的智能衰退。

第一个国际公认的 AD 诊断标准是 1984 年由美国国立神经病、语言障碍和卒中研究所—阿尔茨海默病及相关疾病协会（NINCDS-ADRDA）制定的标准。经过多年的补充和修改，2014 年国际工作组（International Working Group，IWG）公布了修订版的 AD 诊断。具体如下：

（1）典型 AD 的诊断标准（任何时期，符合下述两方面）

1）特异临床表型：存在早期及显著情景记忆障碍（孤立或与暗示痴呆综合征或轻度认知障碍相关的其他认知、行为改变），包括下述特征：①患者或知情者诉有超过 6 个月的，逐渐进展的记忆能力下降；②海马类型遗忘综合征的客观证据，基于 AD 特异检测方法——通过线索回忆测试等发现情景记忆能力显著下降。

2）体内 AD 病理改变的证据（下述之一）：①脑脊液中 $A\beta_{1\text{-}42}$ 水平的下降及 T-tau 或 P-tau 蛋白水平的上升；②淀粉样 PET 成像，示踪剂滞留增加；③AD 常染色体显性突变的存在（常携有 *PS1*、*PS2*、*APP* 突变）。

（2）典型 AD 排除标准

1）病史：①突然发病；②早期出现下述症状：步态障碍、癫痫、行为改变。

2）临床特征：①局灶性神经特征；②早期锥体外系体征；③早期幻觉；④认知波动。

3）其他足以出现记忆及相关症状的严重疾病：①非 AD 性痴呆；②重度抑郁；③脑血管疾病；④中毒、炎症、代谢紊乱，这些均需要特异的检查；⑤同感染或血管损伤一致的，内侧颞叶 MRI-FLAIR 或 T_2 信号改变。

（3）非典型 AD 的诊断标准（任何时期，符合下述两方面）

1）特异临床表型（下述之一）

A. 后部变异型 AD：①枕颞叶异常，早期出现对目标、符号、单词、脸的进行性视觉理解障碍或视觉辨认障碍；②双顶叶异常，早期出现以 Gerstmann 综合征、巴林特综合征（Balint syndrome）、肢体失用症或忽视为特征的进行性视空间障碍。

B. 少词（logopenic）变异型 AD：早期出现进行性单词检索障碍和句子复述障碍，语义、句法和运动言语能力保留。

C. 额部变异型 AD：早期出现原发性淡漠或行为脱抑制等进行性行为改变或执行功能障碍。

D. Down 综合征变异型 AD：出现以早期行为改变和执行功能障碍为特征的痴呆。

2）体内 AD 病理改变的证据（下述之一）

A. 脑脊液中 $A\beta_{1\text{-}42}$ 水平的下降及 T-tau 或 P-tau 蛋白水平的上升。

B. 淀粉样蛋白 PET 示踪剂滞留增加。

C. AD 常染色体显性突变的存在（常携有 *PS1*、*PS2*、*APP* 突变）。

（4）非典型 AD 的排除标准

A. 病史：发病突然；早期普遍的情景记忆障碍。

B. 足以引起相关症状的其他疾病：抑郁，脑血管病，中毒、炎症或代谢紊乱。

2. 鉴别诊断

（1）脑血管病性痴呆：多为急性起病，症状波动性、阶梯性进展，患者可出现智能逐步减退与突然恶化的现象，随后在一段时间症状又可能有一定程度的改善，有神经系统定位体征，如偏瘫、失语、肢体麻木等，对疾病的自我认识多保存良好，既往有高血压或动脉粥样硬化或糖尿病的病史，可有多次卒中史，头部 CT 和 MRI 可发现卒中病灶（常是多发的梗死或缺血）。

（2）其他引起痴呆的疾病：脑部疾病如额颞痴呆、路易体痴呆、帕金森病、皮质基底节变性、苍白球黑质色素变性、亨廷顿舞蹈病、肝豆状核变性、进行性核上性瘫痪、正常压力脑积水、感染性疾病（脑炎、梅毒）、克-雅病、脑肿瘤或占位病变、代谢性或中毒性脑病和脑外伤等。全身疾病如甲状腺功能减退、高血钙或低血钙、维生素 B_{12} 缺乏、烟酸缺乏等。主要根据病史、临床表现及有关的辅助检查加以鉴别。

（3）老年抑郁症等精神障碍所致的假性痴呆：早期 AD 可与抑郁症相似，如缺乏兴趣、记忆障碍、失眠、易疲劳或无力等。抑郁症所致的假性痴呆，有严重情绪障碍，定向力及人格完好，抗抑郁治疗有效。

（4）老年人良性健忘症：神经心理学量表显示其记忆力正常，无人格及精神障碍，且健忘经提醒可改善。

【治疗】

应包括病因治疗和对症治疗，前者目前无特效疗法，后者主要包括社会心理治疗和药物治疗。

1. 社会心理治疗　重视心理支持和行为指导，鼓励患者尽量参加各种社会日常活动，维持生活能力，加强家庭和社会对患者的照顾、帮助和训练。有定向和视空间能力障碍的患者应尽量减少外出，以防意外。

2. 药物治疗

（1）改善胆碱能神经传递：基于 AD 的胆碱能缺乏学说，很多治疗措施在于增加乙酰胆碱的浓度，如乙酰胆碱前体、胆碱酯酶抑制剂、乙酰胆碱受体激动剂、乙酰胆碱释放调节剂等。

作为替代性药物进行试验性治疗的有胆碱、卵磷脂、槟榔碱和 oxotremorine 等，但这类药物的临床试验没有得出一致的结论。临床常见的中枢性乙酰胆碱酯酶（AchE）抑制剂包括：他克林（tacine）或维吖啶（velnacrine，HP029 是他克林的代谢产物）、多奈哌齐（donepezil，又称安理申），加兰他敏（galanthamin）、利斯的明（rivastigmine，又称艾斯能），美曲丰（metrfonate）等。此外，我国学者从石杉属植物千层塔中分离出了一种新生物碱——石杉碱甲（哈伯因，huperzine A），经药理实验证

5

明，本品具有很强的拟胆碱活性，且对 AchE 有选择性，是一种高效、可逆的胆碱酯酶抑制剂，并具有副作用小的特点。

（2）NMDA 受体拮抗剂：研究表明调控退化的谷氨酸能神经元的突触活性有望治疗 AD。已用于治疗痴呆多年的美金刚（memantine）是一种低亲和力的非竞争性 N-甲基-D-门冬氨酸（NMDA）受体拮抗剂，当突触中内源性谷氨酸低于正常水平时起激动剂作用，而当谷氨酸释放过量时起拮抗剂作用，安全和耐受性好，无竞争性 NMDA 拮抗剂相关的不良反应。

（3）抗氧化剂：在脑中减少自由基生成的药物和保护神经元免受自由基影响的药物有可能减慢病变的过程，因此，抗氧化剂可能有治疗 AD 的作用。北美的一项多中心的临床观察证明自由基清除剂 EGb-761 对于 AD 痴呆患者的认知功能有明确的改善作用。常用的抗氧化剂有维生素 E 和丙炔苯丙胺（L-deprenyl），具有自由基代谢的神经保护作用。其他的自由基清除剂还有：去铁敏、褪黑素、艾地苯醌（idebenone）和甲磺酸替拉扎特（tirilazad mesylate）等。

5

（4）阻止 β 淀粉样肽合成和沉积的药物：此类药物在 AD 的治疗中是很有潜力的，处于试验研究阶段的有维生素 E、刚果红、烟碱、6-烷基-甲基溴化哌啶（hexadecyl-N-methylpiperidinium bromide）、氨苯乙酸汞（aminophenyl mercuric acetate，APMA）、整合素（integrin）和甲状腺素视黄质运载蛋白（transthyretin）。

（5）中药治疗：有研究认为中药含有多种有效成分，具有发挥多种作用靶点的药理特点，符合 AD 多因素、多种病理机制的变性病发病特点。其中有研究显示银杏叶提取物对 AD 具有预防和治疗作用。

（6）其他药物：目前用于 AD 治疗或试验的药物还有：钙离子拮抗剂，如尼莫地平、氟桂嗪等；激素类药物，如雌激素、加压素、促肾上腺皮质激素及生长抑素等；非甾体抗炎药（NSAID），吲哚美辛（消炎痛）；钾通道阻滞剂；5-HT 受体拮抗剂和调脂药物等，这些药物通过不同的作用机制可以缓解 AD 部分症状。

【预后】

目前的治疗方法都不能有效地遏制 AD 的进展，通常病程为 5～20 年，甚至更长。患者多死于并发症，如肺部感染、压疮和深静脉血栓形成等。一般认为，AD 病程先经历轻度认知障碍（mild cognitive impairment，MCI）阶段，然后再发展为 AD。研究提示 MCI 患者发生 AD 的危险性显著增高，50% 的 MCI 患者在初次诊断的 4 年内进展为 AD。因此，在 AD 的临床前期筛选出 MCI 患者，并开展有效的预防性干预措施具有重要意义。

二、额颞痴呆

额颞痴呆（frontotemporal lobar dementia，FTD）是额颞叶变性（frontotemporal lobar degeneration，FTLD）的临床表现，是一组以进行性精神行为异常、执行功能障碍和语言损害为主要特征的痴呆症候群，其病理特征为选择性的额叶和/或颞叶进行性萎缩。在神经变性导致的痴呆中，FTD 为第 3 位原因，仅次于阿尔茨海默病（AD）和路易体痴呆。约 1/4 的额颞痴呆患者存在 Pick 小体，可诊断为 Pick 病。额颞痴呆实际上包含 Pick 病及临床表现类似的 Pick 综合征。

1892 年 Pick 首先描述一组患者，以额颞叶萎缩为病理特征，表现缓慢进展的行为异常、认知障碍和失语。1911 年通过组织学观察发现了神经元弥散性肿胀、染色质松散的 Pick 细胞，胞质内有嗜银包涵体（Pick 小体），无神经原纤维缠结和老年斑。1926 年 Onari 和 Spatz 命名为 Pick 病。

【病因与发病机制】

尚未阐明，可能是神经元胞体特发性退行性变，或轴索损伤继发胞体变化。微管相关蛋白-tau 蛋白（FTLD-TAU）型、TAR DNA 结合蛋白 43（FTLD-TDP）型和 FUS 蛋白（FTLD-FUS）型是 FTLD 主要的 3 种神经病理亚型。此外，还存在 2 种罕见的亚型，即 tau 蛋白、TDP-43 和 FUS 蛋白阴性而泛素阳性的包涵体亚型，被称为 FTLD-UPS 型，以及一种无法辨别的包涵体亚型，被称为 FTLD-ni 型。相关研究显示，FTLD-TDP 病理亚型与额颞叶变性伴运动神经元病（FTLD-MND）和语义性痴呆（SD）临床分型显著相关；FTLD-TAU 病理亚型与进行性核上性瘫痪（PSP）和皮质基底节综合征（CBS）临床分型显著相关；行为变异型额颞痴呆（bvFTD）的病理亚型包括 FTLD-TDP-43 型（约 50%）、FTLD-TAU 型（约 40%）、FTLD-FUS 型及其他型（约 10%）。

【病理】

组织病理学特点是特征性局限性额颞叶萎缩，杏仁核、海马、黑质和基底节均可受累。镜下可见萎缩脑叶皮质各层神经细胞显著减少，Ⅱ、Ⅲ层明显；胶质细胞弥漫性增生伴海绵样变；Pick 病可见 Pick 细胞和 Pick 包涵体，缺乏 AD 特征性神经原纤维缠结和老年斑。合并运动神经元损害者可见颈、胸段脊髓运动神经元丢失。

【临床表现】

隐袭起病，缓慢进展。发病年龄在 40～80 岁，45～64 岁发病最为常见，男性和女性的患病率相当。

1. 主要表现

（1）行为变异型额颞痴呆（behavioral variant of frontotemporal dementia，bvFTD）：bvFTD 是一种以人格、社会行为和认知功能进行性恶化为特征的临床综合征，约占 FTD 的 70%，临床表现为进行性加重的行为异常，人际沟通能力和/或执行能力下降，伴情感反应缺失、自主神经功能减退等。

（2）进行性非流利性失语（progressive non-fluent aphasia，PNFA）：PNFA 也称非流畅性/语法错乱性变异型原发性进行性失语（primary progressive aphasia，PPA），其特征是句子的语法结构错误、流畅性受损，而词语理解能力保留。病理表现多为大脑前外侧裂皮质萎缩，以左半球为主。

（3）语义性痴呆（semantic dementia，SD）：SD 也称语义变异型 PPA，特征为物体命名和语言理解障碍，而流畅性、复述和语法功能保留。患者表现为语言流畅，但是内容空洞，缺乏词汇，伴有阅读障碍和书写障碍。当处于晚期阶段或者重症阶段患者视觉信息处理受损或者其他非语言功能受损。

根据临床特征，目前国际上将FTLD分为上述3种主要的临床亚型，其中SD和PNFA可归为原发性进行性失语。此外，在临床、病理和遗传方面，FTLD可与进行性核上性瘫痪（PSP）、皮质基底节综合征（CBS）、运动神经元病（MND）等神经退行性运动障碍合并存在，这些可作为FTLD的特殊亚型或称叠加。

2. 神经系统体征　在病程早期可见吸吮反射、强握反射，晚期出现肌阵挛、锥体束征及帕金森综合征。

【辅助检查】

1. 脑电图　早期正常，少数波幅降低，α波减少；晚期α波极少或无，出现不规则δ波，少数患者间有尖波，睡眠纺锤波减少，κ综合波难出现，慢波减少。

2. 影像学检查　CT或MRI显示局限性额叶或前颞叶萎缩，脑沟增宽，额角呈气球样大，额极和前颞极皮质变薄，颞角扩大，侧裂池增宽，多不对称。SPECT呈不对称性额颞叶血流减少，PET显示不对称性额颞叶代谢降低，较MRI敏感，可早期诊断。

3. 遗传学检查　发现多种tau蛋白基因突变等有助于确诊。

【诊断与鉴别诊断】

1. 诊断　根据起病较早，可有家族史，行为障碍较认知障碍明显。其中，bvFTD必须存在行为和/或认知功能进行性恶化；SD必须同时具有命名障碍和词汇理解障碍两个核心特征；PNFA至少具有语言生成中的语法缺失或者说话费力、断断续续、带有不一致的语音错误和失真。CT或MRI显示额叶、前颞叶萎缩等。确诊须依赖于组织病理学证据，如局限性额颞叶萎缩，神经元及神经胶质发现tau蛋白包涵体，Pick病发现Pick小体和细胞，缺乏特征性神经原纤维缠结和老年斑。

2. 鉴别诊断　应与AD鉴别，AD通常早期出现认知功能障碍，如遗忘、视空间定向力和计算力障碍，社交和礼仪相对保留；额颞痴呆早期出现人格改变、行为异常和言语障碍，典型者出现双侧颞叶切除综合征（Kluver-Bucy syndrome），空间定向及近记忆保存较好。额颞痴呆影像学显示额颞叶萎缩，AD则为广泛脑萎缩。

【治疗】

目前尚缺乏有效方法。药物治疗主要是针对行为、运动和认知障碍等对症治疗。常用的药物包括选择性5-羟色胺再摄取抑制剂、非典型抗精神病药物、谷氨酸能受体拮抗剂等。乙酰胆碱酯酶抑制剂通常无效。对攻击行为易激惹和好斗等行为障碍者可慎用少量安定类药物。另外，在药物治疗的基础上，可联用行为治疗、物理治疗和环境改善策略等非药物疗法，有条件可由经过培训的看护者给予适当的生活照顾及行为指导。

【预后】

预后较差，平均生存期为6.6~11年，多死于肺部及泌尿道感染、压疮等并发症。

三、路易体痴呆

路易体痴呆（dementia with Lewy body，DLB）是一种神经系统变性疾病，以波动性认知功能障碍、帕金森综合征和形象生动的视幻觉三主征为临床特点。神经元胞浆内路易小体（Lewy body，LB）为病理特征的神经系统变性疾病，尸检资料显示占痴呆病因的10%~20%，仅次于AD，在神经变性病所致的痴呆中居第二位。

【病因与发病机制】

DLB的病因和发病机制不清，很少有家族遗传倾向。路易体在皮质神经元的分布引起皮质的信息处理功能和传递功能障碍，导致痴呆的发生。实验证实患者脑内存在多种神经递质功能障碍，包括乙酰胆碱、多巴胺、5-羟色胺和去甲肾上腺素等，这些递质水平显著下降导致许多神经元回路受损，引起相关的临床症状。

【病理】

与AD相似，但大脑皮质呈轻、中度萎缩，枕叶相对不受累及，边缘系统重度萎缩。黑质、蓝斑等色素细胞丢失，偶有老年斑和神经原纤维缠结，皮质、边缘系统和脑干的神经元胞浆内有路易体，α-共核蛋白染色阳性。特征性病理改变是路易体，为神经元胞浆内球形的、嗜伊红神经原性包涵体，含大量α-共核蛋白、泛素（ubiquitin）等。常规HE染色不易发现的路易体，应用针对泛素的抗体进行免疫组化染色，其敏感性较常规HE染色增加2倍，脑干型路易体直径多数在15~25μm，有球形玻璃样致密的核心，环绕清晰的苍白“晕环”；电镜下表现为中心部位嗜锇颗粒混有“螺旋管”或“双螺旋丝”，周围聚集直径约为8~10nm的神经丝，近周边部呈放射状排列；主要分布于黑质、蓝斑、迷走神经背核、Meynert基底节、下丘脑核，可为1个或数个。皮质型路易体直径较小，较少嗜伊红，缺乏清晰的“晕环”，无典型的同心圆样结构，由直径约8~10nm的细纤维构成；路易体位于较深皮质的中型、小型非锥体神经元中，多见于扣带回，脑岛皮质、杏仁核和额叶皮质。

【临床表现】

起病年龄介于50~80岁，平均患病年龄74.7岁，男性患者略多，病程一般6年，病情进展快于AD。总体上呈逐渐加重的进行性痴呆，主要表现为波动性认知功能障碍、反复发作的视幻觉和帕金森综合征等。

1. 波动性认知功能（fluctuating cognition）障碍　多突然出现认知功能障碍，包括注意力、记忆力及警觉减退，也可有皮质性痴呆特征的失语、失用和失认。症状呈波动性，可持续几个小时或几天，异常与正常状态交替出现。因为之前无先兆而且发生的时间不定，故症状发生时多被认为患者在撒谎。这种波动性认知功能障碍与AD的“日落综合征”不同。

2. 反复发作的视幻觉（recurrent visual hallucinations）　70%以上患者存在视幻觉，内容形象、具体、生动，有如亲身经历，常为人或动物，往往反复出现，每个月可发作数天，并需排除药物源性因素。

3. 帕金森综合征　多表现为肌张力增高(可占47%),运动迟缓(约占33%),姿势步态异常(拖曳步态或走路姿势刻板),大多数不出现静止性震颤。面具脸、特殊屈曲体态,音调低沉、反复跌倒也较常见。对左旋多巴治疗效果差。

4. 其他症状　患者在睡眠的快速动眼期常有不自主运动,梦呓。部分患者有反复发生的跌倒和晕厥,并可伴有心血管自主神经功能障碍和颈动脉窦敏感性增高。还可有短暂性意识丧失,持续时间很短(数分钟)。大约24%患者出现错觉,可能导致其他行为异常,如进攻和激惹。部分患者还可合并听幻觉。

此外患者常对镇静药异常敏感。

【辅助检查】

1. 神经心理学测验　患者记忆障碍可以不明显,却有显著的视知觉、视空间觉和视觉重建功能障碍。通过画五边形和画时钟测试可以发现这些功能障碍。但认知功能障碍并没有固定模式。

2. 影像检查　MRI提示全脑萎缩(与AD相比海马和颞叶萎缩并不明显),脑室扩大,脑室周围白质变性。SPECT和PET显示颞叶代谢减低,而枕叶代谢减低更显著。

3. 脑电图检查　早期脑电图多正常,少数背景波幅降低,颞叶α波减少伴短暂性慢波。睡眠脑电图出现快速眼动期异常有一定诊断参考价值。

【诊断与鉴别诊断】

1. 诊断　1996年第1届路易体痴呆(DLB)国际工作组会议制定了可能的和很可能的路易体痴呆的诊断标准。2017年更新了DLB的诊断标准。具体如下:

(1) 诊断条件:

1) 必要特征——痴呆:①渐进性认知功能下降,影响正常社交和工作能力,或日常生活能力;②疾病早期可能不出现显著或持续的记忆障碍,但在疾病的进展过程中通常会出现;③注意力、执行功能和视空间缺陷可能早期且显著存在。

2) 早期出现且持续整个疾病病程的核心临床特征:①波动性认知功能障碍,伴注意力与警觉性的显著改变;②反复视幻觉,常常形象且生动;③快速眼动期睡眠行为障碍,可发生在认知障碍出现以前;④一个或多个自发帕金森综合征的核心症状:运动迟缓(速度或幅度的减小)、静止性震颤、肌强直。

3) 支持性临床特征:对抗精神病药物高度敏感;姿势不稳;反复跌倒;晕厥或短暂无反应的意识丧失;严重的自主神经功能障碍:如便秘、直立性低血压、尿失禁;过度嗜睡;嗅觉减退;其他形式的幻觉;系统性妄想;淡漠、焦虑或抑郁。

4) 提示性生物标志物:①SPECT或PET显示基底节区多巴胺转运体摄取减少;②心脏^{123}I-MIBG闪烁显像异常(摄取下降);③多导睡眠监测确诊的快速眼动期睡眠行为障碍。

5) 支持性生物标志物:①CT或MRI显示颞叶内侧结构相对保留;②SPECT/PET灌注或代谢显像提示枕叶广泛摄取下降,伴或不伴FDG-PET显像的扣带回岛征;③EEG提示显著的后头部慢波伴周期性pre-α/θ节律改变。

(2) 诊断标准:

1) 可能的DLB:仅有1个核心临床特征,但无提示生物标志物;或有1个或1个以上提示生物标志物,但无核心临床特征。

2) 很可能的DLB:2个或2个以上核心临床特征,伴或不伴提示生物标志物;或仅有1个核心临床特征,伴1个或1个以上提示特征;不能仅凭生物标记物诊断很可能DLB。

3) 不支持DLB特征:①存在任何可部分或全部解释临床症状相关的其他躯体疾病或脑部疾病,包括脑血管病,尽管不能除外DLB或可能因混杂或多种病理改变导致临床症状;②帕金森综合征为唯一的核心临床特征且在严重痴呆时首次出现。

另外,对于DLB,痴呆症状一般早于或与帕金森综合征同时出现。对于明确的帕金森病患者合并的痴呆,应该诊断为帕金森病痴呆(PDD)。如果需要区分DLB和PDD,则应参照"1年原则"(1-year rule),即帕金森症状出现后1年内出现发生痴呆,可考虑DLB,而1年后出现的痴呆则为PDD。

2. 鉴别诊断

(1) 血管性痴呆:急性起病,有局灶性神经功能缺损体征,偶有波动性意识或认知功能障碍,影像学卒中病灶,如多发性脑梗死。

(2) AD:进行性智能衰退,多伴有人格改变,无路易体痴呆的波动性认知功能障碍、形象具体生动的视幻觉及自发性锥体外系功能障碍等表现。病理有典型的老年斑、神经原纤维缠结、神经元缺失、颗粒空泡变性及血管淀粉样变等。

(3) 帕金森病:有典型的四联征(静止性震颤、运动迟缓、肌张力增高、姿势异常),痴呆出现较晚,且以皮质下痴呆为特点,少见波动性认知功能障碍及形象具体生动的视幻觉。而路易体痴呆少见静止震颤,对左旋多巴治疗效果不佳。

(4) 克-雅病:早期可出现精神症状,如抑郁、焦虑、错觉,随后出现痴呆和神经系统症状体征,如肌痉挛、小脑性共济失调、锥体外系和锥体系的征象,病程进展较快。脑电图在慢波背景上出现广泛双侧同步双相或三相周期性尖慢复合波(PSWCs)。

(5) 进行性核上性瘫痪:表现核上性眼肌瘫痪、假性延髓瘫痪、轴性肌张力障碍,伴或不伴肢体锥体外系强直和痴呆。多巴胺治疗效果不佳。

【治疗】

暂无特效的疗法,以支持、对症治疗为主。依主要症状,采用相应药物治疗,如帕金森症状可从小剂量开始用相应药物,抗胆碱酯酶药有助于改善认知功能和行为障碍,视幻觉可用奥氮平、利培酮等药物。因患者对安定类及抗精神病药物敏感性增加,甚至出现嗜睡、昏迷、锥体外系症状加重,故需谨慎使用或不用此类药物。

【预后】

病程进展快又无特效治疗,预后较差,后期长期卧床,多死于并发症,如肺部感染、压疮和深静脉血栓形成等。病程一般为5~10年。

第五节 急性脑衰竭与复苏

（黄如训）

脑衰竭（brain failure）是各种疾患引致脑严重损害的功能衰竭。脑对各种伤害作用的反应是有限的，同其他器官（如心、肺、肝、肾等）的功能衰竭一样，包括功能紊乱、代偿不全等一系列的发生、发展过程。各种颅内疾病，如颅脑外伤、急性脑血管病、颅内各种占位性病变和炎症等，常可导致脑衰竭。此外，许多全身性疾病，如各种内脏器官疾病、内分泌紊乱、中毒、代谢及营养障碍等，在疾病严重阶段，可能因无法维持脑正常活动，发生脑衰竭。通常可依据脑部病变的进展速度和临床征象的发生快慢，基本上分为急性和慢性脑衰竭，前者是快速发展的以意识障碍为核心表现的急性危重的临床症候，后者主要呈现以严重智能障碍为基本征象的痴呆。

一、急性脑衰竭

不论何种原因或病变所致急性脑衰竭，若无及时有效治疗，未能控制其进展，大多数的结局均以脑死亡而告终。这就说明急性脑衰竭是临床上常见的一种危重状态。从这个意义看，对各种疾病的治疗，尤其是危重病症的抢救，最重要的一个目标是保护或恢复脑功能。

【病因】

急性脑衰竭是脑部的原发性病变或颅外的疾病影响了脑代谢所致的脑病，有众多的原因，从临床实际出发，基本上可分为全身性疾病和颅内疾病两大类。

1. 全身性疾病

（1）低氧、缺血：各种原因所致的肺泡换气不足（如肺炎、肺水肿）、窒息、呼吸肌瘫痪（如肌无力危象等）、严重的心律失常、充血性心力衰竭、心肌损害、心搏骤停等。

（2）急性感染性疾病：细菌（中毒型痢疾、大叶性肺炎）、病毒（登革热、流行性出血热）、螺旋体（钩端螺旋体）等感染，主要是大量毒性物质引致中毒性脑病。

（3）内分泌及营养代谢障碍性疾病：甲状腺危象、垂体性危象或黏液性水肿、糖尿病、低血糖症、维生素或辅酶缺乏、水电解质及酸碱平衡紊乱等。

（4）外源性中毒：工业毒物（二硫化碳、硫化氨）、药物（巴比妥类）、农药（有机磷农药）、重金属（砷、汞、铅等）。

（5）内脏器官功能衰竭：肝昏迷、尿毒症、肺性脑病等。

（6）体温调节障碍：重症中暑、低温昏迷。

2. 颅内疾病

（1）幕上局限性病变：脑出血；脑栓塞；脑血栓形成；硬膜下血肿；硬膜外血肿；脑肿瘤；脑脓肿；脑寄生虫病。

（2）幕下局限性病变：小脑或脑桥出血；脑干梗死；小脑或脑干肿瘤。

（3）颅内弥漫性病变：广泛性脑挫伤；颅内感染（各种脑炎、脑膜炎）；蛛网膜下腔出血；高血压脑病；癫痫持续状态。

【病理】

脑组织损害是急性脑衰竭的病理基础，其发生过程可随病因或疾病性质（原发病）的不同，病理改变有所差异：①大多数出现脑水肿，其中主要是急性起病的颅内或全身性疾病（脑卒中、外伤、感染、中毒等）；尚有较长时间存在的颅内病变（如肿瘤）或全身性疾病（如内分泌及营养代谢障碍），经一定时间的病理发展，脑调控功能失代偿，多数相继颅内高压、脑水肿。随着疾病进展，脑水肿使颅内代偿空间消失时，就会发生脑组织移位而形成脑疝。②少数主要是代谢性脑病。尽管有的在早期可能仅有生理生化的改变，随着病程进展，结构性损害愈加明显，受损部位和结构取决于原发病的性质及严重程度。通常所见的病变为双侧、对称性，常弥漫或多灶性分布于大脑，可主要侵犯神经元、胶质细胞或白质纤维，最轻为镜下细胞浆中微空泡形成，较重的为尼氏颗粒溶解，严重和长时间后，大脑皮质所有神经元消失。肝昏迷者的大脑皮质及基底节可有异常的球形核分叶的胶质细胞，尿毒症则可见轻度胶质增生、缺氧性神经元变性、浦肯野细胞的变性和脱失。

【病理生理】

全身性疾病或是颅内病变，以及所并发的脑代谢、血流和脑脊液等一系列的病理性变化，都可干扰脑细胞的能量代谢、电解质及酸碱平衡、神经递质改变、膜功能和血管通透性等，从而损害脑功能的各种自身稳定机制，最终形成脑衰竭。急性脑衰竭基本上以意识障碍（主要是昏迷）为核心的临床表现，其程度一般同脑功能障碍的水平相关。因此，了解各种病变形成意识障碍的机制，就有助于理解脑衰竭的复杂病理生理。

1. 颅内病变

（1）幕上局限性病变：幕上靠近中线的局限性病变，尤其是占位性病变，累及第三脑室后部、底丘脑和丘脑内侧核群，影响了丘脑非特异投射系统，可引起意识障碍。幕上一侧半球局限病变，即使损害了同侧的皮质边缘网状激活系统或丘脑的非特异性投射系统，也不出现意识障碍，但如病灶扩大，或继发脑血液循环障碍，导致脑组织淤血、水肿，向下压迫、移位，致使间脑中央部的上行网状激活系统受压或扭曲，就可能发生意识障碍。

（2）幕下局限性病变：位于幕下的局限病变，只损害脑干旁正中部分或间脑的上行激活系统，阻断正常的皮质激活，致使觉醒不能而导致意识障碍。造成这种损害的有中脑梗死、出血和某些类型脑炎。从解剖学方面看，受损结构主要位于旁正中灰质，大体上从脑桥被盖的臂旁核水平向上延伸，直至下丘脑腹后侧和邻近的顶盖前区，故在此区域范围，即使是小的局限性病灶也可能引起意识障碍。此外，脑桥下部及延髓的病变扩大或淤血、水肿，一方面向上扩展，波及脑桥和中脑，导致网状上行激活系统受压或扭曲发生意识障碍；另一方面影响呼吸循环中枢，致使呼吸循环障碍，其继发脑缺血、缺氧，加重意识障碍。小脑的局限性病变如出血、梗死、脓肿、肿瘤等，向上压迫脑桥上段或中脑，以致损及上行网状激活系统，也可压迫延

5

髓，影响呼吸循环中枢，导致意识障碍。

（3）颅内弥漫性病变：双侧大脑半球急性的严重的弥漫性病变，常引起脑组织充血、水肿、变性、坏死、炎症细胞浸润、胶质细胞增生，这些均使大脑皮质、皮质边缘网状激活系统、丘脑非特异性投射系统遭到破坏或压迫，引起意识障碍。此外，急性广泛性弥漫性病变，常引起颅内压增高，导致广泛性脑水肿。颅内高压还可影响脑血液循环，减少脑血液供应，加重脑水肿和引起意识障碍。广泛脑水肿的进一步发展，极易导致间脑中央部受压，压迫或损害脑干上行网状激活系统，导致意识障碍加重。

2. 全身性疾病　多种全身性疾病均可引起继发性脑衰竭。各种疾病引起的脑缺血、缺氧，能量代谢障碍，离子泵活动停止，细胞膜失去稳定性，且 ATP 生成缺乏，致使环磷酸腺苷（cAMP）生成减少，去甲肾上腺素合成停止和大量酸性代谢产物堆积，这些均导致脑内许多重要结构，包括网状结构在内，突触传递停止，大脑皮质和网状结构功能及联系近于丧失，从而引起意识障碍。

低血糖引起脑氧化代谢底物供给不足，导致脑组织中糖原、6-磷酸葡萄糖、丙酮酸、乳酸，以及三羧酸循环中间代谢物等都普遍下降，脑中高能磷酸键也会迅速地减少，同时出现 GABA 浓度减低，天门冬氨酸和游离氨增高。此外，还可出现乙酰胆碱转换率下降等神经递质的变化。这些均可引致意识障碍。

严重肝脏疾病时，由于肝功能衰竭，引起血氨升高。假神经介质产生和正常神经介质合成障碍，导致意识障碍。

各种毒物摄入过量，均可严重抑制脑功能而引起意识障碍。另外，有一些药物或毒物摄入后，则可选择性地抑制某些酶系，从而影响呼吸循环系统，最终导致脑组织缺血、缺氧而产生意识障碍。在全身严重感染时，病原微生物的毒素也可影响脑组织的酶活动而引起意识障碍。

【临床表现】

不论颅内病变或是累及脑的全身性疾病，都可能引起脑的一系列病理改变，其中许多是共同的，如缺氧、血循环障碍、代谢异常、脑水肿、脑疝等，故有发生急性脑衰竭的相同病理基础，其主要临床表现可归纳为意识障碍、急性颅内高压、脑疝、脑部受损的其他征象等。

1. 意识障碍　可成为急性脑衰竭的主要临床表现，其程度通常同脑衰竭的严重度相一致，临床上大多呈现中重度意识障碍，有的甚至是特殊类型的意识障碍，如去大脑皮质状态、无动性缄默症等。

2. 基本生命体征改变　如血压升高、脉搏和呼吸减慢等的急性颅内高压症，可以是急性脑衰竭早期的重要临床征象。

3. 脑部受损的其他征象　脑衰竭时可因脑水肿、代谢性脑病等的一系列病理生理改变，引起多种多样的临床征象，基本有眼部、运动功能障碍，以及自主神经和代谢改变等所致的症状和体征。

依据急性脑衰竭的病因和发生进展过程，基本可分为两种主要临床类型：①急性进展型，各种颅内外的急性疾病，快速发生脑水肿，急速出现甚至爆发的脑部受损征象，有的可在短时间内发展为脑疝；②较慢进展型，较慢进行性增长的颅内病变和全身性疾病，通常需经过相当一段时间渐进的颅内高压和脑水肿的临床表现，一旦脑调控功能失代偿，才发生急性脑衰竭，有的也可进展至脑疝。

【临床诊断】

主要依据临床征象，大多数可由临床症状和神经系统体征得出初步诊断，其后再根据临床资料的分析而选择相应的特殊检查，以明确病因或原发病变。依据脑的病理，临床诊断基本是对意识障碍、脑水肿、脑疝的分析和判断。

1. 昏迷　诊断临床上，面临脑衰竭患者时，必须迅速而正确地作出诊断，及时抢救处理。临床征象中最重要的是意识障碍，对诊断价值最大。临床上通过病史询问、体检、神经系统检查及有关辅助检查，判断存在意识障碍（尤其昏迷），一般不困难。更重要的须排除下列几种貌似昏迷的状态：

（1）癔症性昏睡：其临床表现为深睡眠状态，患者卧床不动，呼之不应，双目紧闭，扳开上眼睑有抵抗，见眼球转动（多向上），瞳孔大小正常，对光反射灵敏。多数出现呼吸急促，也有屏气而变慢。检查四肢肌张力常增高，被动活动多有抵抗，对痛觉刺激的反应可迟钝或消失，眼脑反射正常或不存在，眼前庭反射正常。常呈阵发性发作，多属一过性病程，经适当处理，特别是暗示治疗后迅速恢复。

（2）闭锁综合征：主要是脑桥腹侧的局限性病变，使双侧皮质脊髓束和皮质延髓束（多在三叉神经核水平以下）受损害所致。大多数为缺血性梗塞，也可见于脑桥的肿瘤、炎症、外伤，以及脑桥中央髓鞘溶解症等。临床表现为患者意识清醒，能理解语言，对别人提问能用眼睑的睁开或闭合及眼垂直运动来示意，但四肢瘫痪，无法转头及耸肩，不能说话和吞咽，表情缺乏，舌不能动，咽反射消失。

（3）木僵：精神障碍的一种综合征，临床表现为不言、不动、不食，甚至对强烈刺激也无反应。常伴有蜡样屈曲，违拗症等。还可有发绀、流涎、体温低、尿潴留等自主神经功能失调。脑干反射如角膜反射、瞳孔对光反射、眼脑反射等均存在。最常见于精神分裂症，也可见于癔症、反应性精神病等。木僵同昏迷的区别，在于前者意识清醒，且在木僵缓解后可清楚地回忆当时见闻的一切事物。

2. 脑功能障碍水平的判断　不论是颅外疾病或是颅内病变引起的脑衰竭，在脑内均引起一系列的病理过程，可累及不同部位的结构及功能，呈现各种临床征象。临床上分析脑受损的部位及其功能障碍水平是非常重要的，对指导治疗、判断预后有较大价值（表 5-5-1）。

3. 脑死亡（brain death）　又称过度昏迷（over coma）或不可逆性昏迷（irreversible coma）。脑衰竭的最严重后果，是脑功能的永远不恢复。根据 2019 年发表在《中华医学杂志》的《中国成人脑死亡判定标准与操作规范（第二版）》，脑死亡判定标准如下。

表 5-5-1 急性脑衰竭时主要脑功能障碍水平

脑受损水平	意识	呼吸	瞳孔	眼位改变	睫脊反射	眼脑反射	眼前庭反射	运动反应
大脑半球	嗜睡	正常	正常	游动或向病灶侧凝视	(+)	(+)	(+)	去皮质强直
间脑	昏睡昏迷	潮式呼吸	反应存在	同上	(+)	(+)	(+)	去皮质强直
中脑	昏迷	中枢性过度换气	大,光反应迟钝或消失	斜视	(-)	(±)	(±)	去大脑强直
脑桥	昏迷	长吸式	针尖状		(-)	(-)	(-)	去大脑强直
延脑	昏迷	失调性抽泣样或叹息样呼吸	极度扩大光反应消失	浮动或固定	(-)	(-)	(-)	弛缓状态

注:(+)代表反射存在,(-)代表反射消失,(±)代表反射减弱或消失。

判定先决条件:①昏迷原因明确;②排除了各种原因的可逆性昏迷。

临床判定标准:①深昏迷;②脑干反射消失;③无自主呼吸:依赖呼吸机维持通气,自主呼吸激发试验证实无自主呼吸。以上三项临床判定标准必须全部符合。

确认试验标准:①脑电图(electroencephalogram,EEG)显示电静息。②正中神经短潜伏期体感诱发电位(short-latency-somatosensory evoked potential,SLSEP)显示双侧 N9 和/或 N13 存在,P14、N18 和 N20 消失。③经颅多普勒超声(transcranial Doppler,TCD)显示颅内前循环和后循环血流呈振荡波、尖小收缩波或血流信号消失。以上三项确认试验至少两项符合。

二、脑功能监测

尽管急性脑衰竭时,尚无特异性实验室的诊断指标,然而及时选择合理、可靠的辅助检查并加以监测是非常重要的,不但有助于临床诊断和查明原因,判断病理生理的变化,而且更有利于指导治疗。临床上常规的检查:①血液:一般常规的血液检查对感染、贫血及出血疾病的判断是很重要的。血气分析、血糖、电解质、尿素氮、肌酐、血氨、血清酶等检测,对判断心、肺、肝、肾、内分泌及代谢系统等疾病导致急性脑衰竭,有较大的帮助。②脑脊液:脑脊液中细胞及各种生化成分(如蛋白质、糖、氯化物等)的改变,多种酶(如乳酸脱氢酶、谷草转氨酶、谷丙转氨酶、磷酸肌酸激酶等)活性的增高,神经介质或代谢物浓度的变化,常因原发病变的性质而不同。病原学检查如发现致病的细菌、螺旋体、肿瘤细胞等,有助于病因诊断。

最重要的是脑功能监测,是神经科重症监护(neurological intensive care unit,NICU)的一项重要内容,通常基本包括临床监测和仪器监测两大部分。

(一) 临床监测

一般的脑功能监测包括观察患者的意识、瞳孔、感觉、运动和反射等的变化。

1. 意识状态 反映脑功能变化,判断病情进展的最重要指征(详见第二章相关内容)。

2. 瞳孔改变 通常随着脑功能障碍加深,瞳孔相应扩大,对光反射逐渐减弱至消失。瞳孔改变的差异,常显示脑部病变部位的不同。丘脑、下丘脑受损出现瞳孔中度缩小,对光反射存在。中脑损害引起瞳孔散大,对光反射消失。脑桥病变导致瞳孔小如针尖。当发现双侧瞳孔大小不一致时,须确定何侧为异常。小脑幕切迹疝压迫动眼神经时,最早出现该侧瞳孔改变,先是短时缩小后才扩大。

3. 脑干反射 临床常进行的有:

(1) 头眼反射:又称玩偶头试验,轻扶患者头部向左右、上下转动时眼球向头部运动相反方向移动,然后逐渐回到中线位;在婴儿为正常反射,随着大脑发育而抑制;该反射涉及前庭核、脑桥侧视中枢、内侧纵束、眼球运动神经核。大脑半球弥漫性病变导致昏迷时出现此反射,脑干病变时反射消失,如一侧脑干病变,头向该侧转动时无反射,向对侧转动时仍存在。

(2) 眼前庭反射:或称冷热水试验,用注射器向一侧外耳道注入 1ml 冰水,半球弥漫性病变而脑干功能正常时出现双眼向冰水灌注侧强直性同向运动;昏迷患者,如存在完全的反射性眼球运动提示脑桥至中脑水平的脑干功能完整;如动眼神经及动眼神经核病变,眼前庭检查可显示眼球内收不能,伴对侧眼外展正常。

对已有脑干功能损害的危重患者,行这些检查时尽量避免过度晃动头部。

(二) 仪器监测

血循环功能(包括有创或无创血压、心电、心率和中心静脉压)、呼吸功能(包括呼吸频率、节律和呼吸动度、血氧饱和度,以及动脉血气分析)的监护是最基本的生命体征监护。脑功能的监护包括脑电生理学(脑电图和诱发电位等)、脑血流动力学、颅内压、影像学(CT、PET、SPECT、MRI)等监测,这些监测技术的方法和临床意义详见第三章,这里仅介绍对脑功能状态、脑功能障碍的原因、明确脑水肿、脑死亡的判断价值。

1. 脑电生理学监测　能反映中枢神经系统功能状态，对估计急性脑衰竭患者的脑功能有很大价值，不仅可以作为临床病情恶化的早期征象，还可用于估计预后。随着电子技术的高速发展，持续脑电图（continuous electroencephalograhpy，CEEG）监测可提供常规神经系统床边检查和监测所不能提供的许多信息，有利于实时监测脑功能变化。

（1）脑电图：EEG与大脑神经细胞新陈代谢有密切关联，对缺血缺氧引起的大脑损害敏感，可以在大脑损伤可逆期发现神经系统功能紊乱，并在其他临床检查未能发现的情况下发觉神经功能的恢复，是发现癫痫活动最有效的手段。CEEG的某些模式可以为明确急性脑衰竭的原因提供线索：假纺锤波或假α昏迷模式一般意味着三环类抗抑郁剂、苯二氮䓬和巴比妥类镇静剂中毒；α昏迷、θ昏迷多见于广泛的缺血损害，提示缺血缺氧性脑病；阵发性广泛的θ、δ活动，尤其伴随三相波活动，常提示代谢性脑病，多为肝衰竭、肾衰竭所致，也可由严重的高碳酸血症、安眠药过量引起；δ波的长时程爆发多见于头外伤；占位性病变显示同侧背景活动的减弱，及不对称的占位区域的δ波活动。

5

CEEG监测可以提供脑功能的动态信息，可评价急性脑衰竭患者脑功能并判断预后。

（2）脑诱发电位：临床常用的有视觉诱发电位（VEP）、脑干听觉诱发电位（BAEP）和体感觉诱发电位（SEP），这些检查可选择性地观察特异性传入神经通路的功能状态，其中BAEP检查时无需患者合作，可用于重症患者的检测。但是，脑诱发电位的监测一定是在有屏蔽的情况下才能进行，由于重症监护病房内常常有呼吸机、吸痰器及其他监护仪器，各种电信号的干扰特别多，BAEP的监测功能受到很大影响，不易进行。

2. 脑血流监测

（1）经颅多普勒超声（transcranial Doppler，TCD）：通过脑血流监测间接判断颅内高压和脑死亡状态。

1）颅内压升高的定性监测：可以是动态的，多次检测，能更有意义，但不能推测颅内压的确切数值。最常用的定性监测指标是脉动指数（pulsitive index，PI）和阻力指数（resistant index，RI）。研究表明，颅内压升高时舒张期血流速度下降较收缩期明显，整个TCD频谱波形倾向于陡峭，并且这种变化随着颅内压的增高而愈明显，即PI值会变得愈高。但是PI值最好不要应用某一固定值去判断，而是动态测量。对于一个可能出现颅内高压或者有可能颅内压发生变化的患者，这样的监测一般至少每天1次，每次30分钟，通常选取双侧大脑中动脉的M1段进行监测，如果在检测过程中，PI值渐高，且患者出现意识状况变差，则提示颅内压增高的可能；如果PI值稳中有降，患者意识见好，则提示颅内高压缓解；双侧PI值不同一般提示高PI值的一侧脑水肿相对重一些。

2）脑死亡的判断：脑死亡时最常出现的TCD改变为颅内压增高后期的频谱，即振荡波、钉子波或无血流信号。振荡波的典型频谱形态是收缩期正向舒张期反向，但反向的舒张期血流频谱形态变化很大，可以整个舒张期均反向，或舒张早晚期反向而舒张中期正向等；多见于开放性脑损伤伴急性颅内压升高所致的脑死亡患者，此期病情波动很大，慢性颅内压增高的患者不一定出现该频谱。钉子波表现为收缩早期非常小的针尖样血流，整个舒张期无血流信号；见于各种原因所致脑死亡患者，在急性颅内压增高患者有时继振荡波后出现，因此也被认为是脑死亡的较晚期改变；类似的频谱也可出现在动脉远端闭塞的患者，如椎基底动脉（VA）颅内段闭塞的患者，其近端血流可以检测到类似血流频谱。因此，依据这样的频谱作出脑死亡诊断的前提必须是该患者临床符合脑死亡诊断标准。无血流是指颅内血管未检测到脑血流，常见于病程相对较长的非外伤性或占位原因所致的脑死亡如感染和中毒等。但由于某些患者的颞窗欠佳，或在床边操作时的体位限制，或由于检查者技术不够熟练等因素，无血流的判断要特别小心。一直进行TCD监测患者的血流从有到无较一次检查无血流可靠，最好有另一操作者重复检查证实无血流。颅内血管最好是进行左右两侧和前后循环检查。脑死亡的定义是脑干死亡，如果基底动脉（BA）检测到脑死亡的特征性TCD频谱，说明脑干血流停止。但是在危重患者的TCD监测中，对BA的检查常会遇到很多困难，也容易受操作者技术的影响，因此，很多患者无法检测BA，或在探测不到BA时难以分析未检测到BA的原因。由于多数情况下前后循环脑血流的停止是基本一致的，可以用前循环的血流频谱改变来判断全脑血流，但是经颞窗检测不到血流时，必须增加眼窗和枕窗的检查。

连续24~48小时TCD监测脑功能障碍患者的血流量和其他血流动力学指标对脑功能的判定有更重要的价值。

（2）激光多普勒流量计（laser Doppler flowmeter，LDF）：原理是利用激光多普勒效应，激光发生器内的二极管产生连续波激光，通过探头的发射光纤进入生物介质，散射的光信号被探头内接收光纤回收至光敏元件转换为电信号，经过滤波放大后再由模数转换器转换为相对流量Pu值。Pu值为LDF测量的最基本指标，即流体红细胞产生的多普勒位移值，是一个表示测量深度内局部脑血流量大小的相对单位。该值的变化直接反映局部血流量的变化，LDF测定的其他指标包括平均红细胞流速和回光总量等。其优点是能连续、实时、微创、敏感地监测微循环血流；局限性在于：此方法为损伤性监测方法，需暴露脑组织，测量方法易受环境影响，测量值为相对值，定性多于定量，且不能显示血流方向，探头测量范围相当局限，在脑组织中小于1mm^3。由于LDF测得的微循环血流与TCD测得的大血管血流速度密切相关，故联合应用TCD和LDF可同时分析大血管血流速度的变化和微循环的改变。目前LDF主要应用于颅脑术中及重症颅脑疾病的监护和在动物实验中微循环血流的测定。

3. 颅内压监测　是利用颅内压测量仪对颅内压连续监测并记录的方法。与传统的腰穿测压法不同，颅内压监测是对颅内压的动态观察，能及时准确地反映每个瞬间颅内压的变化，并据此帮助诊断，及时判断病情，指导治疗及估计预后。颅内压监测是脑功能监测中不可缺少的重要内容，是直接诊断颅内压增高最迅速、客观、准确的方法。

颅内压监测的分类按传感器和颅腔的关系分为植入法和导管法；按传感器的种类分为液压和非液压法；按传感器和导管的安置部位分为脑室法、硬膜下法、蛛网膜下法、硬膜外法、腰穿法、无损伤前囟门测定法和脑组织法。近年来，硬膜外法因侵入小、操作简单等优点渐受重视。

颅内压监测广泛应用于神经科各种脑损伤后的脑功能监测。在监测到颅内高压时，除基线高外，基线不稳，且波幅增大，并可见A型波、B型波、锯齿波，说明颅内代偿能力下降，应高度警惕，必要时复查头颅CT。颅内压高达35～40mmHg（476～544mmH_2O），是颅内压的危险界值，此时脑灌注压下降，脑血流量下降，临床预后明显不佳。

4. 影像学监测　对急性脑衰竭的患者进行影像学监测，不仅能准确定位，还能够判断病变的进展、疗效和预后。当代医学影像学手段有：X线、CT、MRI、数字减影血管造影（DSA）、发射型计算机断层成像（ECT）、单光子发射断层扫描（single photon emission tomography，SPECT）、正电子发射断层扫描（positron emission tomography，PET）等。CT和MRI均能较好地将颅内结构成像显示出来，可明确原发病变的部位、范围、性质，尚可观察脑水肿、脑积水、脑疝等。也有助于脑血管病（缺血性或出血性）、占位性病变（如肿瘤或脓肿）、局限性水肿同原发病灶等的鉴别。对后颅窝病变，尤其是脑干、小脑及头部软组织的病变，MRI优于CT。MRA和螺旋CT尚可显示脑动脉，更有助于了解脑血管病变。

总之，近年来随着科技的发展，各种监护技术水平的提高，对脑功能监护的要求越来越高，医务人员除了对生命体征包括呼吸循环系统的监护外，需要更多地了解脑功能的状况，所以，各种脑功能的监测技术越来越受到重视，目前在各种ICU内脑功能的监测水平均急需提高。

三、脑复苏

心肺疾患（如心肌梗死、哮喘）、手术及麻醉意外、药物过敏及中毒、水电解质紊乱和一些意外伤害事件（如触电、溺水）等可导致突然呼吸及心搏停止，当积极抢救恢复心搏及呼吸，或已恢复心搏但呼吸需呼吸机辅助时，脑复苏（恢复意识和智能）就成为复苏的主要任务。

（一）保证有效的血液循环和呼吸

保证有效的呼吸循环支持，是高级神经功能恢复的前提。心搏骤停后要求在8～10分钟内恢复自主循环，否则将导致严重而持久的神经功能损伤。在恢复自主循环过程中要求循环功能稳定，特别是心功能和动脉血压稳定，否则将造成不同程度的脑细胞损伤。此外，纠正心律不齐，维持正常的血浆渗透压（280～310mmol/L），维持正常或稍低（红细胞压积25%～35%）的血液黏度，改善微循环，预防微循环纤维蛋白凝块形成（小剂量溶栓剂）和微血栓形成（低分子肝素）等，均可对稳定循环功能、保证脑组织供血发挥重要作用。

心肺复苏过程中必须稳定呼吸功能，以改善低氧血症，纠正高碳酸血症，保证脑组织供氧，防止脑缺血加重。须实时监测指端血氧饱和度（SpO_2），将其维持在≥95%；有条件者应每日监测动脉血pH、PaO_2、$PaCO_2$、碳酸氢根离子（HCO_3^-）及剩余碱（BE），将其维持在正常范围内。

（二）保证脑灌注和减少灌注损伤

1986年Sakabe经动物实验将心肺复苏后脑灌注分为2期，即高灌注期（再灌注后持续15～30分钟）和低灌注期（再灌注后2～6小时，持续6～10小时）。前者与组织细胞内能量缺乏、酸性代谢产物堆积、血管平滑肌瘫痪等导致血管扩张有关，后者与血液黏滞性增加、毛细血管内皮细胞肿胀、血管活性物质（前列腺素、5-羟色胺、白三烯、血栓素等）和细胞内Ca^{2+}超载等引起的血管痉挛有关。之后的研究又发现心肺复苏脑血流动力学有4个不同时期的改变：多灶性无再灌注期、反应性一过性充血期（持续10～30分钟）、延迟性低灌注期和后期。第1期取决于脑缺血时间的长短，心脏迅速复跳可使第1期逆转。第2期以后的治疗效果不明确，但保证脑灌注和减少重灌流损伤的目标已明确。

一般来说，血循环恢复后，立即高压性脑灌注1～5分钟可能是适宜的。有学者提出周期性反复"高压性脑灌注"可能有益于改善微循环。但目前多数人主张高压性脑灌注不宜持续时间过长和反复使用。高压脑灌流法注意事项：①升高血压或反复间断多次升压前，先给予适量的葡萄糖，形成中度的高血糖，以供应脑的能量。②升压采用血管收缩药和低分子右旋糖酐扩容相结合，使收缩压维持在140～160mmHg，最高不能超过200mmHg，一般持续5～10分钟，若时间过久可加重脑水肿。但低分子右旋糖酐易出现过敏反应导致呼吸及心搏骤停，应权衡并小心使用。

（三）降低颅内压

心肺复苏过程中必然出现脑水肿和颅内压增高，故要求颅内压（脑室压）控制在5～15mmHg（68～203mmH_2O）。20%甘露醇是降低颅内压最迅速有效的药物（125～250ml/次），但肾功能不全时慎用。还可选用人血白蛋白（10g）或血浆（100～200ml），每6～8h静脉输注1次，以提高血浆胶体渗透压，同时辅以呋塞米（10～20mg），达到脱水利尿的目的。心功能不全时可选用呋塞米（10～40mg），每4～6h静脉推注1次。脑水肿通常持续7～8天开始消退，脱水降颅内压药物应酌情减量或停用。在上述药物的使用过程中须监测血浆渗透压，将其维持在正常（280～310mmol/L）或稍高（<320mmol/L）范围内。此外，传统的降颅内压方法还有过度呼吸治疗（调整呼吸机参数），使PaO_2维持在≥100mmHg，$PaCO_2$维持在25～35mmHg，pH维持在7.4～7.6，造成持续的低碳酸血症，减轻大脑酸中毒，收缩脑血管，减少脑血流量，减轻脑水肿，降低颅内压。但近年来这一传统治疗方法受到挑战，有研究发现，过度通气使气道压力和呼气末正压增高，进而导致脑静脉压和颅内压增高，脑血流量减少，脑缺血加重。此外，延迟性低灌注期氧释放与氧代谢的供需矛盾突出，过度通气将导致低$PaCO_2$，使脑血管收缩，脑血

5

流量减少，脑缺血加重，神经功能症状恶化。但在特殊情况下，如脑疝时仍可使用过度呼吸治疗。

（四）控制血糖

血糖<50mg/dl 或>200mg/dl 均将加重脑损害。脑组织缺乏糖原和能量储备，只能从血液中获取。当血糖降低时，脑细胞因得不到足够的能量而受到损害，因此血糖<50mg/dl 时必须提高血糖。在缺氧状态下，细胞以葡萄糖为代谢底物进行无氧代谢供给能量，ATP 减少，乳酸大量堆积，形成细胞内能量不足和酸中毒。因此，缺氧状态下血糖越高，细胞内酸中毒越严重。当血糖>200mg/dl 时必须控制血糖，血糖>300mg/dl 时必须用胰岛素干预血糖。

（五）维持酸碱平衡

有研究表明，心肺复苏早期为了纠正酸中毒而大剂量输入碳酸氢钠溶液将加重细胞内酸中毒。其机制是大量碳酸氢钠进入血液或组织与 H^+ 结合生成碳酸，碳酸又分解为水和二氧化碳。二氧化碳可迅速弥散到细胞内，与水重新结合成碳酸。碳酸解离出 H^+，从而导致细胞内酸中毒。因此，心肺复苏时主张反复多次小剂量（每次 30～50ml）缓慢静脉滴注碳酸氢钠溶液，以免细胞内酸中毒进一步加重。

（六）低温治疗

传统的低温治疗（32～33℃）因心律失常、心功能损害、血黏度增加、炎症扩散、感染易感性增强等严重负面影响，而被亚低温（34～36℃）治疗取代。亚低温治疗开始的时间越早越好，在胸外心脏按压过程中即可开始使用冰帽，或体表放置冰袋等，选择性头部低温要求达到 28℃，肛门温度达 34℃，低温持续到大脑皮质功能开始恢复，出现听觉为止。降温速度要求平稳，通常在 30 分钟内将体温降至 37℃，数小时后降至 34～36℃。亚低温治疗的持续时间为 3～5 天或更长时间，直至病情平稳、神经功能开始恢复（出现听觉反应）。亚低温治疗的复温速度以每 24 小时体温升高 1～2℃ 为宜。降温和复温多采用物理方法，包括室温、全身体表温度和头部等温度的调整，在此过程中应特别注意寒战与抽搐的处理（小剂量肌松剂和镇静剂）。

（七）高压氧治疗

在 3 个大气压下，吸入纯氧比吸入空气提高血氧分压 21 倍。通常情况下，主张心脏和生命体征平稳后尽早开始高压氧治疗。尤其对心肺复苏和脑损害严重，脑复苏比较困难，反复抽搐，持续昏迷状态且病情逐渐恶化者可试用高压氧疗法。高压氧的加压速度为每分钟 0.003MPa，压力高度为 0.2～0.25MPa。高压氧的高压氧舱停留时间为每次 2 小时，每日 1 次，连续 10 次为 1 个疗程。

（八）防治多脏器功能损害

急性肾衰竭是复苏中经常遇到的棘手问题，如处理不当将使心肺复苏前功尽弃，特别是心肺复苏后长时间呈低血压状态和既往有肾损害患者，在复苏早期即应警惕，留置导尿管，观察尿量及尿比重。当尿量<25～30ml/h，尿比重<1.018 应视为急性肾衰竭先兆，多次尿比重<1.014 应做预防性治疗，可试用利尿合剂，同时严格限制入液量，注意防治高血钾。如持续少尿，血钾增高，超过 6.5mmol/L 或已发生高血容量者，应及早进行腹膜或血液透析。

肝功能损害多由使用的药物所致，原有肝功能异常者更易发生。定期监测肝功能，给予护肝及降酶药，避免使用加重肝功能损害的药。

（九）防治继发感染和其他并发症

心脏骤停后，机体受到严重的损害，对细菌侵袭的抵抗力降低，常易发生肺部感染、尿路感染、败血症等，应及早使用抗生素。另外亦应加强护理，严密观察病情变化，防止其他并发症的发生。

（十）针对脑复苏可选用药物

1. 中枢神经抑制剂　多年来，用于脑复苏最多的药物是中枢神经抑制剂巴比妥酸盐类，如大剂量硫喷妥钠（5～30mg/kg）。其作用机制并不十分清楚，可能与抑制脑细胞代谢、合理分布脑血流、减轻脑水肿、降低颅内压、减轻钙内流、清除自由基等有关。也有研究结果提示“冬眠”药物、异丙酚、异氟醚等确有降低脑细胞代谢、延长心搏停止后脑皮质去极化时间等作用。但这些药物降低血压和抑制呼吸的副作用无法避免，目前主张不常规使用。如果用于控制抽搐，须对生命体征进行严格监测和严格管理。

2. 钙离子拮抗剂　胞质游离钙在脑缺血 50 分钟后大幅度升高，然后缓慢下降；ATP 在脑缺血时迅速下降，再灌注时先上升后下降。动物实验证实钙离子拮抗剂尼莫地平有益，可减缓胞浆游离钙升高，减轻细胞内钙超载，减少 ATP 耗竭。此外，在解除血管痉挛、减轻细胞内酸中毒、缩小脑梗死范围等方面发挥作用。然而，尼莫地平脑复苏的临床有效性验证困难。因此，通常在脑复苏早期予以尼莫地平治疗，每小时 1～2mg，静脉泵入，连续 10 日。使用时注意低血压副作用。

3. 糖皮质激素　大剂量糖皮质激素有稳定细胞膜、降低毛细血管通透性、清除自由基、减轻脑水肿、提高颅内顺应性的作用。多数认为脑复苏早期（缺血 30～60 分钟内）应用大剂量糖皮质激素可能有益。使用方法是甲泼尼龙 1 000mg，或地塞米松 40～60mg，静脉滴注，连续 3～5 日。

4. 镁剂　脑缺血时，NMDA 受体因失去镁离子抑制作用而活性增强。提高血镁浓度可使细胞内游离镁浓度升高，从而抑制 NMDA 受体活性；阻塞 NMDA 受体的细胞膜内端，阻止神经细胞去极化，稳定细胞膜；占据 NMDA 通道，阻止钙离子细胞内流，减少自由基、脂质过氧化物的产生。在使用镁制剂时，应特别注意对心血管系统的不良作用。常用镁剂包括硫酸镁注射液、门冬氨酸钾镁注射液等等。

5. 自由基清除剂（抗氧化剂）　聚二醛结合超氧化物歧化酶（SOD）和 α-苯基-N-三丁硝酸灵，是目前最有价值和最具前途的两种自由基清除药，已经证实可改善颅脑损伤患者及双侧颈动脉闭塞动物模型的预后。甘露醇具有自由基清除作用，但最佳剂量和用法不清。

6. 能量合剂　最近几年能量合剂又被重新认识和使用：

三磷酸腺苷(ATP)40mg、辅酶A(CoS-A)100U、细胞色素C 15~30mg,每日静脉滴注1~2次,连续7~14日。其他脑细胞代谢促进剂,如胞磷胆碱,500~1 000mg,每日静脉滴注1次;1,6-二磷酸果糖5~10g,每日静脉滴注1~2次,连续7~14日。

7. 纳洛酮　纳洛酮是阿片受体拮抗剂,心搏骤停时患者血液中β-内啡肽含量较正常水平为高,纳洛酮能逆转β-内啡肽所介导的心、肺、脑功能抑制,促进自主呼吸的恢复。另外,使用纳洛酮能增加脑缺血区血流量,减轻脑水肿,亦能降低自由基损伤,还可以增加部分再灌注心肌的局部血流量,对心肌细胞膜具有保护作用,减轻再灌注损伤的程度。由此可见纳洛酮从多个环节促进了复苏的成功。

(十一) 营养支持

持续营养不良会造成免疫功能下降、组织分解增加、肌无力或失用性肌萎缩、小肠上皮结构改变致营养吸收不良、疾病的发病率和死亡率增加、相关费用增加等。供给热量25kcal/(kg·d),胃肠功能好者尽量给予肠内营养,具有刺激肠蠕动及胃肠激素分泌,改善肠道血液灌注,预防应激性溃疡,保护胃肠黏膜屏障,减少致病菌在局部繁殖和细菌易位等优势。肠内营养禁忌或肠内营养不能满足要求才进行肠外营养。

(十二) 加强护理

护士应及时正确观察病情:①观察血压的变化,维持有效循环;②加强呼吸的管理,监测血气分析;③注意意识状态,观察瞳孔大小及对光反射,可及早发现脑疝并给予相应的处理;④观察患者是否出现局灶性或全身性抽搐及抽搐发作的频率、持续时间;⑤注意尿量、尿比重,必要时留置尿管,记录单位时间内的尿量,有利于对肾功能的估计;⑥注意水电解质和营养的供给;⑦积极防止各种感染。

护士只有熟练掌握各种急救技能及使用各种急救器械,医护配合,复苏才能快速有效持续不断地进行下去,才能为挽救患者的生命争取最佳的复苏时间。

(十三) 脑复苏的预后

急性脑衰竭经过积极有效的治疗,控制脑水肿可逆转,修复脑功能,也可发生脑疝、脑死亡,停止发展,处于植物状态。

大量实践证明,在呼吸、心搏骤停后4分钟内进行复苏者,可能有50%的存活率;4~6分钟开始复苏者有10%的存活率;而超过10分钟开始复苏其存活率仅为4%。

复苏早期神经系统并发症如抽搐、尿崩症、失语、偏瘫、皮质盲等均很常见,但是否造成永久的神经功能缺损或脑死亡,与心搏骤停前缺氧持续时间、心搏骤停持续时间(心搏骤停起至开始实施有效心肺复苏止)、恢复自主循环时间(低灌注时间),以及恢复自主循环时间后低血氧时间有关。按格拉斯哥预后评分(Glasgow Outcome Scale,GOS),脑复苏预后可分为5级:1级,死亡;2级,植物状态;3级,严重残疾,有意识,但认知、言语和躯体运动有严重残疾,24小时均需他人照料;4级,中度残疾,认知、行为、性格障碍,轻度偏瘫、共济失调、言语困难等残疾,在日常生活、家庭与社会活动中尚能勉强独立;5级,恢复良好,能重新进入正常的社交生活,并能恢复工作,但可有各种轻度后遗症。

中山大学附属第一医院NICU的临床观察发现,心肺复苏后脑影像学检查对判断脑功能预后有重要作用。早期(1周内)颅脑CT或MRI显示弥漫蛛网膜下腔出血、脑肿胀或灰白质分界不清者,恢复意识的机会少;2周后MRI显示双侧大脑半球白质广泛病变,且MRA示脑动脉分支稀疏,则病死率高,恢复意识的机会极小。此外,观察患者颅脑影像,无明显结构损害则有望恢复意识;这些患者意识恢复时间多在心肺复苏后1~1.5个月内。

第六节　颅内压疾病

(黄如训)

一、颅内高压症

在安静状态下,由患者侧卧位腰椎穿刺所测得的脑脊液压力超过200mmH_2O者,为颅内压力增高。由此而引起的头痛、呕吐、视乳头水肿及意识障碍等临床表现,称为颅内高压症(intracranial hypertension)。临床上相当常见,主要是神经内、外科的疾病,也与临床其他各科有关。

【颅内压的生理基础】

颅内压(intracranial pressure,ICP)一般是以侧脑室内液体的压力为代表,在脑室和椎管通畅时,侧卧位腰穿的脑脊液压力与脑室压力基本相等,临床上一般以此压力表示颅内压。正常成人ICP为80~180mmH_2O,女性稍低,儿童为40~100mmH_2O。

颅腔是基本密闭的骨性容器,其内有脑脊液、血液、脑组织,三者均不可被压缩,总体积相对恒定。

1. 脑脊液　成人在脑室和蛛网膜下腔平均有90~150ml(儿童65~140ml)脑脊液,占颅腔总体积的10%。脑脊液大约每小时生成21~22ml,基本来自脉络丛,吸收主要在蛛网膜颗粒,生成和吸收处于动态平衡。

2. 脑血流量　为流经颅内脑血管血液量即脑血流量(cerebral blood flow,CBF),以保证脑生理功能和代谢活动。CBF取决于脑灌注压(CPP)和脑血管阻力(CVR),前者是平均动脉压与颅内压之差。脑自动调节功能可分压力和代谢调节,前者主要稳定全脑CBF,后者合理分配CBF。自动调节功能只能在一定范围内起作用,当CPP超过130mmHg,CBF随CPP增加呈线性递增,引致过度灌注;CPP低于50mmHg,CBF随CPP下降呈线性减少,发生脑缺血。脑动脉内血PaO_2低于60mmHg,脑血管扩大和通透性增加,导致脑水肿及ICP升高;PaO_2超过140mmHg,脑血管收缩、CBF减少,ICP下降。$PaCO_2$调节脑血管的效果更强,当$PaCO_2$从40mmHg降至20mmHg时,CBF降低40%;当$PaCO_2$升至80mmHg时,CBF增加1倍。持续高碳酸血症会增加CBF和ICP;低碳酸血症降低CBF和ICP。

3. 脑组织　有细胞、神经纤维,液体占75%~80%,其中80%~85%在细胞内。病理损害引致水分增加而形成脑水肿,其中细胞死亡的结构破坏,继发渗透压增加,液体转移到细胞内导致细胞毒性脑水肿；血脑屏障受损引起细胞间隙水分增多是血管源性脑水肿。严重脑水肿使ICP升高、CBF降低。

在正常人，颅腔容积较这三种内容物的总体积要大8%～15%。在一定程度内，三种内容物可以互为置换，当其中一种成分体积增加时，另两种内容物则代偿性减少，以保持颅内容积不变。如轻度脑水肿所致的脑实质体积增大，则可由脑脊液和血液的相应减少来适应，故可不发生颅内压增高。

由于脑实质的体积变动很小，脑血容量在一定范围内因脑血管自动调节功能的作用而保持相对稳定状态，于是，颅内压实际上主要靠脑脊液量的变化来调节。但正常情况下，脑脊液只占颅腔总体积的10%，因而这种调节是有限度的，充其量也只有10%左右。颅内压主要由两种压力因素维持，即液体静力压和颅内动脉压。液体静力压即脑脊液的压力，其大小同液位高度有关，因此，测压时坐位的压力高于卧位，坐位时腰池的压力比枕大池高，而枕大池的压力又高于脑室的压力。颅内平均动脉压与颅内压有密切关系，故高血压（颅内平均动脉压高）患者的颅内压相应较高，休克、低血压时则较低。

5

【病因与发病机制】

当颅腔内容物的体积增加或颅腔容积缩小超过颅内压调节限度（可代偿容量）时，就引起颅内压的生理调节失调，而致颅内压持续高于200mmHg即颅内压增高。引起颅内高压的原因很多，从病理改变上主要有两大类，即引起颅腔内容物体积增加和颅腔狭小的各种疾病。

1. 颅腔内容物体积增加　可由于：①颅内病变的体积增加使颅内容积减少，超过了生理代偿限度，即颅腔容积与其内容物体积的比例差缩小在8%以下。②生理调节功能损害，如脑的外伤、缺氧或缺血破坏了生理调节功能，或全身情况差（如毒血症）使调节作用减弱，或病变发展迅速（如颅内大出血）致调节功能来不及发挥作用。引起颅内容物体积增加的疾病很多，主要有下列几类：

（1）脑水肿：脑组织水分增加，是各种损害的一种非特异性反应，为颅内高压症的主要原因。根据病理形态和发病机制，可将脑水肿分为下列五类。

1）血管源性脑水肿：主要是血脑屏障破坏所致，以细胞外的白质水肿为主。常见于颅内肿瘤、外伤和炎症等。

2）细胞毒性脑水肿：由于脑组织能量代谢障碍、酸中毒和自由基反应，使细胞膜性结构受损，转运功能障碍，通透性增加，因而使水分大量聚积于细胞内。主要见于脑缺血、缺氧和中毒等。

3）渗压性脑水肿：当细胞外液的渗透压降低时，水分则因渗透压差而进入细胞内，水肿液主要积聚于神经胶质细胞。常见于急性水中毒、抗利尿激素分泌失调综合征等。

4）间质性脑水肿：脑积水时，由于脑室管膜结构改变、通透性增加，脑脊液渗入脑室周围的白质。见于各种原因所致的脑积水。

5）混合性脑水肿：脑部疾病的晚期或心、肾功能不全、营养不良等疾病引起全身性水肿时，可有上述多种类型的脑水肿同时存在。

（2）颅内占位性病变：

1）颅内出血：外伤性颅内（硬膜下或硬膜外）血肿，脑出血等。

2）颅内肿瘤：如原发的各种胶质瘤和继发的各种转移癌等。

3）其他：各种病原体引起的颅内脓肿、肉芽肿，如细菌性脑脓肿、真菌或寄生虫性肉芽肿等。

（3）脑脊液增多：有多种原因，主要是：

1）脑脊液循环受阻：先天性畸形（大脑导水管狭窄、先天性延髓和小脑扁桃体下疝畸形等），炎症、肿瘤、血块等引起的阻塞性脑积水。

2）脑脊液分泌过多：脉络丛乳头瘤、颅内的某些炎症性病变、某些药物如硫二苯胺类等，可使脑脊液生成增加。

3）脑脊液吸收障碍：颅内静脉窦血栓形成、出血或炎症等使蛛网膜颗粒吸收脑脊液减少、良性颅内高压症、维生素A中毒和内分泌障碍等。

（4）脑血量增加：高血压、颅内血管瘤、颅内血管畸形、胸腹挤压伤后的脑血管扩张、各种原因的碳酸血症和静脉压升高等均可致脑血量增加。

2. 颅腔狭小颅腔容积缩小　主要见于：

（1）先天性颅骨病变：包括各种狭颅畸形、颅底凹陷或扁平。

（2）颅骨异常增生：如向内生长的颅骨骨瘤、畸形性骨炎、颅骨纤维结构不良等。

（3）颅骨损伤：如颅骨广泛凹陷性骨折。

【临床表现】

ICP增高持续时间较久，引起颅内高压的原有脑部病变和颅内高压继发的脑损害，可导致一系列的生理功能紊乱和病理改变，出现复杂的临床表现。ICP增高到一定水平时，严重影响脑的血流致使脑缺血缺氧而产生脑水肿，进一步加重ICP增高，可压迫或损害下丘脑导致成自主神经功能紊乱，而引起多种内脏并发症。严重颅内高压引起脑组织移位而发生脑疝。

由于导致颅内高压的病因及其引起的病理改变性质不同，颅内高压的发展速度也有差异，因而其临床表现复杂多样。归纳起来可分为基本临床征象和疾病不同阶段（分期）特征，利于全面认识、准确判断、指导日常医疗。

1. 基本临床征象　主要是脑损害所致的临床症状和体征。

（1）颅内高压三联征：

1）头痛：最常见和最早出现的症状。常位于额颞部，可牵涉到枕部及颈后，呈胀痛或搏动性痛，病情进展快者，头痛可很剧烈。多发生于清晨睡醒时，甚至下半夜痛醒。其后发展为持续性并阵发性加剧，屈颈、咳嗽、用力大便等均可使头痛加重。

2）呕吐：常在清晨空腹时发生，或于头痛剧烈时伴发，与饮食无关；多无恶心，典型者为喷射性呕吐，有时头位改变可诱发。

3）视乳头水肿：为颅内高压的最可靠体征。通常颅内压缓慢升高者，多在数周后才形成视乳头水肿；突然发生的严重的颅内高压，特别是急剧发生的广泛脑水肿，则可在数分钟内出现。最早期的改变是眼底静脉充盈，视乳头充血，生理凹陷消失，边缘模糊，视盘隆起；随后静脉中断，视网膜有渗出物，严重者可在乳头周围出现火焰样出血。

（2）生命功能改变：人体的主要生命功能（意识、精神、呼吸、循环和体温）同脑功能密切相关，颅内高压时多有不同程度的改变。通常颅内高压发展急速者，改变明显且发展迅速；慢性者常无或仅有轻度改变，过程较缓慢，至晚期才较明显。

1）意识及精神障碍：一般与颅内高压的程度密切相关，且随病情进展而加重。轻者迟钝，重者则昏睡、浅昏迷至深昏迷；慢性者多仅表现为淡漠、呆滞，急性者则烦躁、谵语，迅速进入昏迷。

2）呼吸和循环改变：通常缓慢进展的颅内高压多不引起呼吸和循环功能的明显改变，仅在急性发生和病情迅速进展时才有显著变化，其规律是先有呼吸和脉搏减慢，血压升高，随着病情进展转为血压下降，脉搏加快，呼吸不规则直至停止。这一现象与实验中用生理盐水灌入动物的蛛网膜下腔或脑室内，所引起的颅内压增高很相似，称为库欣（Cushing）反应。

3）体温调节障碍：颅内高压缓慢发展时，一般无明显体温改变。若呈急性进展时，则可因脑血液循环障碍和脑组织移位，使体温调节中枢及其调节功能发生障碍。通常早期仅轻度发热，体温随病情进展而上升，可呈持续性高热（40℃以上），最后又随呼吸衰竭而下降，直至低温状态。

（3）内脏合并症：严重颅内高压可因下丘脑和脑干功能障碍出现内脏合并症。较常见的有上消化道出血、溃疡形成，还可见神经源性肺水肿、急性肾衰竭、尿崩症、水电解质失衡、脑性钠潴留和脑性耗钠综合征等。

（4）神经系统受损的体征：颅内高压可通过弥漫性脑缺氧、脑干轴性移位、局部血管和脑神经受牵拉或挤压、脑疝直接压迫脑组织等，出现相应的神经体征。常见的有轻度眼球外展受限，有的可见眼位异常，眼球稍突出，瞳孔大小不对称，阵发性视物模糊或视野缺损，腱反射不对称，病理反射阳性等。当严重颅内压增高引致脑组织移位而形成脑疝时，即有较严重的征象：

1）扣带回疝：又称大脑镰下疝。易发生于大脑镰前 2/3，多为一侧幕上占位性病变，最常见于额顶叶上部。除了扣带回受压外，可由于大脑前动脉及胼胝缘、胼胝周动脉受压而阻塞，引起大脑半球内侧面后部梗死或软化，临床上出现对侧下肢轻瘫和排便功能障碍等。

2）小脑幕裂孔疝：根据脑组织移位，进入小脑幕切迹形成的裂孔，又称小脑幕切迹疝，可分为下降性和上升性小脑幕裂孔疝，前者在临床上最常见。

A. 小脑幕裂孔下降性疝：小脑幕上的病变引致脑组织向下移位，基本可分：

a. 中央型：双侧大脑半球弥漫性水肿，使大脑中央结构下移、脑干受压，其损害过程可分为：①间脑早期：意识模糊或迟睡，少数潮式呼吸，瞳孔较小，对光反射存在，可有偏瘫，双侧病理反射（病灶对侧更显著），类肌强直，压眶上切迹出现上肢防御动作等；②间脑晚期：昏睡或昏迷，潮式呼吸，压眶上切迹引出去大脑皮质强直，余同早期征象；③中脑-脑桥上部：昏迷，中枢性过度换气，瞳孔散大固定，眼脑反射迟钝或消失，去大脑皮质强直（自发或压眶上切迹诱发）；④脑桥下部-延髓上部：昏迷较深，呼吸快浅，眼脑反射消失，去大脑皮质强直减轻，痛刺激下肢屈曲；⑤延髓：深昏迷，四肢迟缓，所有反射消失，痛刺激无反应，脉快弱，血压下降，呼吸慢不规则，逐渐停止。

b. 外侧型：多见于一侧大脑半球病变，推移使海回入小脑幕裂孔，压迫动眼神经和中脑外侧部。①早期：迟睡或昏睡，病灶侧瞳孔散大、对光反射迟钝，对侧偏瘫或仅腱反射亢进及病理反射阳性。②晚期：昏睡至昏迷，病灶侧瞳孔极度散大、对光反射消失，压眶上切迹引出对侧去大脑强直，双侧病理反射阳性。其后出现中脑至延髓的下降式脑干功能障碍。

c. 混合型：中央型和外侧型（主要是海回高回疝）同时发生，表现为昏睡或昏迷，潮式呼吸，瞳孔病灶侧散大对侧小，对侧偏瘫，自发或压眶上切迹诱发去大脑皮质强直。

B. 小脑幕裂孔上升性疝：较少见。小脑幕下颅内压增高使小脑上蚓和前叶经小脑幕裂孔向上疝出，压迫中脑被盖引致双眼上视不能、意识障碍、去大脑强直、继发脑干功能障碍的征象。

小脑幕裂孔疝对动眼神经、大脑后动脉、中脑及其血管的严重挤压，出现疝侧动眼神经部分或完全性瘫痪（瞳孔散大、对光反射消失、上睑下垂、眼球外展位等），对侧肢体轻瘫；晚期因脑干下移使对侧动眼神经也受损，而双侧瞳孔散大及对光反射消失，去大脑强直，呼吸呈间歇性，最后突然停止。

3）枕骨大孔疝：系小脑扁桃体经枕骨大孔入椎管，导致延髓、后组脑神经及血管受压。常表现为呼吸突然停止，昏迷，瞳孔先短暂对称性缩小，继而散大，对光反应由迟钝转为消失，肌张力及各种反射消失。依据发展急缓可分急性型和慢性型：

A. 急性型：突然昏迷，瞳孔先短暂对称性缩小，继而散大，对光反射消失，四肢瘫，各种反射消失，血压升后降。呼吸慢不规则或暂停，多为突然停止。

B. 慢性型：典型颅内高压征外，枕后及颈痛，颈肌强直。后组脑神经受损征象，呼吸慢浅，后期转为不规则，继而遭停。

2. 临床分期　颅内压增高是一个发展的过程，根据临床表现和病理生理特点可分为四个阶段即四期，各有相应的特征。

（1）代偿期：引起 ICP 增高的病变虽已开始形成，但尚处于初期发展阶段，由于颅腔内有 8%～10% 的代偿容积，只要病变本身的体积和病变所引起的颅内容物体积的增加，其总和不超过此范围，则 ICP 仍保持正常，临床上不出现 ICP 增高的症状和体征。所以早期诊断较为困难，此期的长短取决于病变的性质、部位和发展速度等因素。如慢性硬膜下血肿，由于病变进展缓慢，引起的脑水肿程度也较轻，故此期持续时间可由数

5

月到数年。脑挫裂伤、颅内出血、大面积脑梗死等的病变发展较快，脑组织有较严重的水肿反应，在很短的时间内就可超过颅腔代偿容积，故此期比较短。例如急性颅内血肿，其代偿期多仅为数十分钟到数小时。

（2）早期：随着病变的发展，颅内容物体积增加的总和已超过了颅腔代偿容积，逐渐开始出现 ICP 增高的临床表现。此时升高的 ICP（小于 $480mmH_2O$）尚低于平均动脉压值的 1/3，脑灌注压值为平均动脉压值的 2/3，脑血流量也保持在正常脑血流量的 2/3 左右，$PaCO_2$ 值在正常范围内，脑血管自动调节反应和全身血管加压反应均还保持良好，但脑血管的管径已有明显改变，脑血流量开始减少，脑组织已有早期缺血缺氧，逐渐出现 ICP 增高症状和体征，如头痛、恶心、呕吐，可因激惹而加重，并有视乳头水肿。在急性 ICP 增高时，尚可出现血压升高、心率减慢、眼压增大、呼吸变慢和深大等的库欣反应。

（3）高峰期：疾病发展到了严重阶段时，ICP 已上升为平均动脉压值的 1/2，1CP 已达 480~680mmH_2O，脑灌注压相当于平均动脉压值的 1/2，脑血流量降至正常的一半。ICP 几乎与动脉舒张压相等。$PaCO_2$ 在 50mmHg 以上。脑血管自动调节反应丧失，可出现脑微循环受损（血管壁破坏、微血栓）。临床表现有剧烈头痛，反复呕吐、视乳头高度水肿或出血，意识逐渐陷入昏迷，还可出现眼球固定、瞳孔散大、强迫性头位等脑疝先兆征象，又称颅内高压危象。

（4）晚期（衰竭期）：疾病发展到濒危阶段，ICP 增高达到相当于平均动脉压。脑灌注压已小于 20mmHg，脑血管阻力极大，血管腔可完全塌陷或闭塞，脑组织已几乎处于无血液灌流状态，脑血流量仅约 18~21ml（100g/min）。脑代谢耗氧量（$CMRO_2$）小于 0.7ml（100g/min），$PaCO_2$ 接近于 50mmHg，PaO_2 下降至 50mmHg，SaO_2 小于 60%。患者多处于深昏迷，各种反射消失，双瞳孔散大固定，去脑强直，血压下降，心率快且弱，呼吸浅且快或不规则，甚至呼吸停止。脑细胞活动已停止。脑电图检查显示神经细胞生物电停放，临床上可达脑死亡阶段。

【辅助检查】

1. 血常规检查　如为细菌或真菌感染所致的脑膜脑炎或脑脓肿，可有周围血白细胞增多，中性粒细胞比例增加。脑膜白血病时也可能在外周血常规检查中发现白血病的线索。

2. 头颅 X 线平片　对发现颅骨病变所致的颅内压增高有重要价值，可发现各种狭颅畸形、颅骨异常增生和颅骨骨折等。慢性颅内高压可见脑回压迹增多、蝶鞍扩大、前后床突吸收或破坏。

3. 脑脊液检查　颅内高压时腰穿检查脑脊液应特别慎重，以免诱发脑疝而导致死亡。一般认为后颅窝占位性病变导致的颅内压增高，不宜行腰穿检查。对怀疑颅内压明显增高者，应先用脱水剂，腰穿测压后不放脑脊液，仅将测压管内脑脊液送检。必要时可行侧脑室穿刺取脑脊液，又能缓解颅内高压症状。脑脊液检查内容包括常规、生化、病原体和细胞学检查等，对明确颅内高压症的病因有一定帮助。

4. 颅脑 CT 或 MRI　可发现颅内相应的病理改变，对查找颅内压增高的病因有重要意义，其中 CT 检查快捷、方便，但 MRI 对后颅窝病变和颅内微小病变更具诊断价值。

5. 颅内压监测　ICP 监测是诊断颅内高压最迅速，客观和准确的方法，也是观察患者病情变化，早期诊断、指导临床治疗和判断预后的重要手段。

（1）颅内压波：颅内压波由脉搏波和呼吸组成。所以颅内压波形的基本单位与脉搏波密切相关，其波形与脉搏波很相似。正常波形随呼吸和心搏的波动而改变，在 ICP 偏低时，即使动脉压的波动幅度较大，压力波形的变化也不大。但在 ICP 代偿失调时，随动脉压的波动较大，表现为在收缩压与舒张压时期的 ICP 数值有较大的差异。颅内压波常表现为一平直而相对稳定的基线，人平卧时持续颅内压监测的颅内压基线上界的正常值为 15mmHg，当前多数临床分析以颅内压力 5~15mmHg（70~200mmH_2O）为正常，高于 15mmHg（200mmH_2O）又低于 20mmHg（370mmH_2O）为轻度增高，高于 20mmHg（370mmH_2O）又低于 40mmHg（540mmH_2O）属中度增高，40mmHg（540mmH_2O）以上为重度增高。

ICP 监测可记录到相应波形，根据波形了解 ICP 的变动，波形包括：

1）C 型波：正常或接近正常的压力波形，其特点是压力曲线较为平坦，波幅在 15mmHg（200mmH_2O）以下，波的频率每分钟 4~8 次，持续时间不定，存在与呼吸及心跳相一致的小起伏。

2）B 型波：又称节律振荡波。在正常压力波背景上出现短暂骤升与骤降的针波，但一般不超过 50mmHg（680mmH_2O）。B 波可频繁出现，每分钟可达 0.5~2 次，提示颅内压中度或高度升高、脑的顺应性下降。呼吸和血压受到很大影响，是脑代偿功能下降的重要信号。

3）A 型波：也称高原波。表现为 ICP 突然升高至 50~100mmHg（680~1360mmH_2O），持续 5~20 分钟后又突然降回至原水平或更低，可间隔数分钟至数小时后反复出现。病情越重，其持续时间就越长。频繁出现者，常提示颅腔代偿能力已接近衰竭，患者病情危重，预后不良。

（2）监测方法：ICP 监测已经被临床广泛接受，其方法基本可分为：无创伤性和创性两种，前者多处在临床前研究，后者多为现今医疗中选用。

1）无创伤性 ICP 监测：有鼓膜移位法、经颅多普勒前囟测压法、视网膜静脉压法、闪光视觉诱发电位法、近红外光谱技术生物电阻抗法等，存在不同程度的测量精确度差、方法烦琐、影响因素多、不适合长期持续用等缺点，有的还处于临床前研究，而未被广泛应用。

2）创伤性 ICP 监测：

A. 腰椎穿刺（腰穿）：简便易行，操作方便。可能发生神经损伤、出血、感染等并发症，重要的是有诱发脑疝的危险。应注意各种原因（如脊膜炎症粘连、椎管狭窄）导致脑脊液循环梗阻时，腰穿脑脊液的压力不一定能够真实地反映 ICP 的变化。

B. 脑室内监测：目前临床上最常用的方法，被视为 ICP 监测的金标准。将光导纤维探头的导管放入侧脑室，另一端连接压力传感器测量。方法简便，直接客观，测压准确，利于检测零点漂移。同时可以引流脑脊液。缺点是当ICP增高，脑肿胀压迫脑室而变窄、移位甚至消失时，脑室穿刺及置管较困难，且留管超过5日感染概率大大增加。应避免非颅内因素导致的ICP增高，例如呼吸道阻塞、烦躁、体位偏差、高热等。其中，非液压式光导纤维导管压力换能器位于探头顶端，置于脑室后，直接通过光纤技术监测。方法准确性高，不用调整外置传感器的高度，但不能引流脑脊液。患者躁动可能会折断光缆，连续监测4~5日后准确性会下降。

C. 脑实质内监测：导管头端安装极微小显微芯片探头或光学换能器，置在脑实质内。随压力变化而移动的镜片光阑使光束折射发生变化，由纤维光缆传出信号测量。此法较好地替代了脑室内置管，感染率较低。主要缺点是零点基线的微小漂移，光缆扭曲或者传感器脱落移位等，且只能反映局部ICP，例如幕上监测可能不能准确反映幕下ICP。

D. 蛛网膜下腔监测：颅骨钻孔经硬脑膜将中空的颅骨螺栓置于蛛网膜下腔，脑脊液压力可以通过螺栓传递到压力换能器进行测压。操作简便，对脑组织无明显影响。但是感染概率较大，螺栓容易松动，堵塞而影响测压结果。

E. 硬膜外或硬膜下监测：硬膜外监测采用微型扣式换能器，将探头放在硬膜外，硬膜下监测系统是在开颅手术时置入。与脑室内监测比较，有感染率、癫痫和出血发生率低，放置时间长等优点。设备重复使用后监测质量会下降，假阳性值较多，监测结果不太可靠，当ICP增高时，监测的ICP值往往低于实际值。

有创ICP监测最常用于闭合性颅脑创伤，其他主要的引发脑水肿、颅内高压的疾病如脑卒中（主要是出血性）、中毒性脑病、脑积水、颅内静脉血栓形成等。

目前，除腰椎穿刺外，还没有绝对禁忌证。相对禁忌证有凝血功能异常、免疫功能缺陷者（包括先天性和获得性）等。

【诊断与鉴别诊断】

临床应首先确定存在颅内高压症，其后尽可能查找原因。

1. 临床诊断　对具有颅内高压特征的头痛和呕吐，须考虑到有颅内高压的可能。

ICP增高有急性、亚急性和慢性之分，慢性的一般病程缓慢进展多有头痛、呕吐、视乳头水肿等症状，初步诊断ICP增高不难；而急性、亚急性的由于病程短、病情发展较快，多伴有不同程度的生命功能改变（血压升高、脉缓慢、呼吸不规则、昏睡等），且无明显视乳头水肿，此时确诊有无ICP增高常较困难，需要进行下列检查予以确定。

（1）眼底检查：在典型的视乳头水肿出现之前，常有眼底静脉充盈扩张、搏动消失，眼底微血管出血，视乳头边缘稍模糊、上下缘可见灰白色放射状线条等早期视乳头水肿征象。

（2）脱水试验治疗：20%甘露醇250ml快速静脉滴注或呋塞米40mg静脉推注后，若头痛，呕吐等症状减轻，则ICP增高的可能性较大。

（3）腰椎穿刺检查：对疑有严重ICP增高，特别是急性、亚急性起病有局限性脑损害症状的患者，切忌盲目腰椎穿刺检查。一般是临床诊断为脑炎或脑膜炎和无局限性脑损害之蛛网膜下腔出血症，方可在充分准备后行腰椎穿刺检查。

另外，婴幼儿出现前囟的张力增高、颅缝分离、叩诊如破水壶声音等征象，有助于提示临床诊断。

对经常出现头痛和呕吐的患者，即应考虑到有颅内高压的可能。如眼底检查发现视乳头水肿，则诊断较明确，但没有视乳头水肿并不能排除颅内高压。伴随的精神、意识改变及局灶性的神经受损体征有辅助诊断价值。在无禁忌证的情况下，腰椎穿刺测压对确定诊断有重要意义，脑脊液压力超过200mmH_2O以上时即符合颅内高压的诊断。对一些有难以鉴别的头痛且又有禁忌证的病例，还可试用高渗性脱水药物，如用20%甘露醇250ml快速静脉滴注，头痛能明显缓解者应考虑有颅内高压。

2. 病因诊断　主要依靠辅助检查，其中颅脑影像（如CT、MR、造影等）和脑脊液检查对病变和原因的确定更有重要价值。对只有“颅内高压三联征”而无精神障碍、抽搐、局灶神经症状及其他阳性神经系统体征，且脑脊液检查无异常发现的缓慢发展并能自行缓解的颅内高压，又称为良性颅内高压症。其中不少经过深入分析，仍能查出可能相关的原因，如内分泌失调、中枢神经系统中毒、感染所致的颅内静脉系统阻塞、脑脊液分泌过多等。

3. 鉴别诊断　在临床诊断过程中，最主要是视乳头水肿须注意与视神经乳头炎鉴别，后者一般发病多较急，视力障碍出现早和进展快乃其特点。慢性颅内高压长期病程的患者，可出现视力减退，要同视神经萎缩（多见于球后视神经炎后遗症）区别，主要是视神经萎缩的视乳头颜色苍白、边缘清，视力减退更严重甚至失明。

【治疗】

颅内高压症是多种病因或不同性质病变所致的一种病理状态，其后出现的脑疝形成，常为致死原因。临床上应迅速采取措施，以消除颅内高压所引起的危急状态，解除或最大限度地减轻脑损害，恢复其正常生理状态。

1. 病因治疗　去除病因、控制病变继续发展是治疗颅内高压的根本措施。

2. 对症处理

（1）卧床休息：头高位（15°~30°）以利于颅内静脉回流，减轻充血；高于30°可能影响脑灌注压及脑血流。同时注意颈部自然位避免颈静脉受压。保持安静，劝告患者勿随意起床活动，有利于防止颅内压突然变动，尽量避免诱发脑疝的因素。

（2）保持大便通畅：便秘者给缓泻剂，以减少或避免用力屏气排便。需灌肠者禁用高压将大剂量灌洗液灌入，以免诱致颅内压骤增而发生脑疝。

（3）颅内压监测：有条件时，用颅内压监测仪及监护仪连续监测颅内压和生命体征。临床注意观察意识、瞳孔及生命体征（血压、脉搏、呼吸）变化。突然头痛加剧、呕吐频繁、大汗淋漓、烦躁不安、意识障碍加重生命体征改变时，提示脑疝前的颅

5

内高压危象；若突然昏迷，一侧或双侧瞳孔散大、对光反射消失，多为脑疝所致，应紧急处理。

（4）并发症的处理：严重颅内高压症可引起各种并发症，如抽搐，呼吸、循环、胃肠道功能障碍，急性肾衰竭，水电解质紊乱，体温调节障碍（高热或体温过低）等，常危及患者生命，须积极处理。

3. 抗脑水肿降颅内压　通过药物多种或不同的作用机制，中断或逆转颅内高压恶性循环的某些环节，最终使颅内压降低，恢复脑功能。

（1）脱水及利尿剂：用脱水剂使脑组织脱水，降低颅内压，是一项主要的治疗方法，尤其在脑疝前期或已发生脑疝时，常为抢救的应急措施。

1）甘露醇（mannitol）：临床最常用的脱水剂，其作用机制：①主要通过增高血液渗透压，使脑细胞和组织间隙内的液体转入血管内，从而减轻脑组织水肿和脑脊液减少，降低 ICP。②利尿作用：增加血容量，扩张肾血管、肾小球毛细血管压升高，肾血流量增加；甘露醇从肾小球过滤后极少重吸收，提高肾小管内液渗透浓度，减少对水、钠、氯、钾、钙及其他溶质的重吸收。③开放血脑屏障的作用，其机制是通过血管内皮细胞脱水，增加紧密连接的缝隙。④使红细胞变形和液体入血管内所致血液稀释而黏度降低，脑血管阻力减少及血流量增大，脑灌注压上升；系统血管内液体量增加，提高心排出量和平均动脉压，也使脑灌注压上升。脑灌注压升高可再通过自我调节作用使脑血容量和 ICP 降低。

甘露醇在体内不参与代谢，对血糖无明显影响，性质稳定而无毒性。静脉注射后，血浆渗透压迅速增高，100g 可使 2 000ml 细胞内水转至细胞外，绝大部分经肾小球滤过，每克可带出水分 12.5ml。常用剂量每次为 1～2g/kg，多配成 20%～25% 的溶液，静脉注射或快速静脉滴注（30～40 分钟内滴完），每 4～8 小时重复 1 次。通常在静脉注射后 20 分钟内起作用，2～3 小时降颅内压作用达高峰，可维持 4～6 小时。颅内压降至最低点后又逐渐回升，但这种“反跳”作用较轻。若一次剂量过大可致惊厥，长期大量使用可发生低钠、低钾血症，也并发酸中毒及肺水肿。对 65 岁以上的老年人易引起肾功能不全，应引起重视。

2）呋塞米（furosemide）：为强效利尿剂，主要是抑制肾小管对钠、氯、钾的重吸收而产生利尿作用，成人通常用 20～40mg/次，每日 2～3 次，静脉或肌内注射。静脉注射后 5 分钟利尿，1 小时左右达最大效能，维持 2～4 小时，对脑水肿合并左心衰或有肾功能不全者尤为适用，也可与甘露醇交替使用，以减少各自的不良反应。其副作用主要为低血钠、低血钾症，低血容量性休克，代谢性碱中毒，急性听力减退（可逆性），恶心、呕吐等胃肠道反应；偶有血小板减少性紫癜、粒细胞减少和贫血等。

3）甘油果糖：其作用机制：①通过高渗性脱水产生直接的降颅内压；②水分移入血中血液稀释，毛细血管周围水肿减轻、降低压迫，脑灌注压升高及脑血流量增加，明显改善脑缺血。甘油在肝内大部分转变为葡萄糖，可提供热量（每克产热 4.32kcal），大剂量使用时，不能被机体全部代谢，一部分由尿中排出，由于它与水有高度亲和力，致使其脱水作用显得更强。甘油也可进入脑内，被细胞代谢成二氧化碳和水，故无“反跳”的弊病，代谢过程不需胰岛素，有抗酮体作用，也不导致水电解质紊乱，可较长时间使用。对慢性颅内高压或不能手术切除的脑肿瘤患者最为适用。静脉滴注时剂量为每日 0.8～1g/kg，以 10% 转化糖液配成 10% 甘油果糖，缓慢静脉滴注。临床大多使用 500ml 静脉滴注，每日 1～2 次。用药后 10～20 分钟颅内压开始下降，维持 4～12 小时。副作用有短暂性头痛、眩晕、恶心、呕吐、腹胀、腹泻和血压轻度下降等，但不影响继续用药。浓度过高或滴速过快时，可引起溶血、血红蛋白尿，甚至急性肾衰竭。

4）醋氮酰胺（acetazolamide）：通过抑制肾小管的碳酸酐酶，使 H_2CO_3 形成减少，肾小管中 H^+ 和 Na^+ 的交换率降低，大量水分随 Na^+ 排出而起利尿作用；同时也抑制脑室脉络丛的碳酸酐酶，使脑脊液分泌减少，从而降低颅内压。一般用量为 0.25～0.5g，每日服 2～3 次。长期服可发生低血钾、酸中毒，故需加服氯化钾和碳酸氢钠。多用于慢性颅内高压患者，肾功能不全、肾上腺皮质功能严重减退或肝昏迷者忌用。

5）人血白蛋白或浓缩血浆：静脉滴注后通过提高血胶体渗透压而使脑组织间液的水分进入循环血中，从而达到脱水降颅内压的目的。这种提高胶体渗透压疗法可较长时间保持完好的血液动力、血及氧的运输，而且扩张血容量后，使抗利尿激素分泌减少而利尿；尚可补充蛋白质，参与氨基酸代谢，产生能量。对血容量不足的颅内高压、脑水肿患者尤其适用，也可用于小儿或伴有低蛋白血症的颅内高压患者。一般用 20%～25% 人血白蛋白 50ml，或浓缩血浆 100～200ml，每日静脉滴注 1～2 次。因其增加心肺负荷，有心功能不全者须慎用；当血脑屏障广泛破坏时，白蛋白可漏出至毛细血管外而加剧脑水肿，必须加以注意。此外，其脱水作用较弱且价格昂贵，一般不当作常规脱水剂来使用。

6）其他：对甘露醇疗效不明显的患者，可考虑用高渗盐水。双氢克尿塞、氨苯蝶啶等利尿剂，也可用于降低颅内压，通常仅作为辅助性药物，多用于慢性颅内高压患者。尚有高渗葡萄糖和尿素，但现已不用。曾有报告二甲亚砜（dimethyl sulfoxide，DMSO）具有利尿抗水肿作用，且疗效好、毒性低，是一种有前景的药物。

理想的脱水剂应具备：①起作用迅速，降颅内压持久，使用方便；②不进入脑组织的细胞内及其间隙，因而不引起“反跳”现象；③能迅速经肾脏排出而发生良好的利尿作用；④在体内迅速代谢，无毒性反应。目前所用的脱水剂多数难以达到上述全部要求。

脱水剂的使用原则：①按颅内高压的病因不同选用不同药物。如急性者应用高渗脱水剂或利尿剂，慢性者可用甘油果糖。②依颅内高压的严重程度来用药。侧卧位腰穿脑脊液压力不超过 300mmH_2O 者，可用轻度脱水剂；严重者需用高渗脱水剂;脑疝时应快速静脉注射甘露醇。③根据患者的全身状况来选药。如肾功能不全者禁用尿素和甘露醇;低血钾、低血钠和高氯性酸中毒者,禁用醋氮酰胺;伴低蛋白血症者,可先用白蛋白或血浆,后再考虑选用其他脱水剂。④为防止颅内高压“反跳”现象和延长脱水治疗的持续作用,可交替用药或间断反复用药。

(2)肾上腺皮质激素:有学者认为肾上腺皮质激素能减轻毛细血管通透性,保护细胞膜,增加肾血流量,直接影响肾小管的重吸收,抑制垂体后叶分泌抗利尿激素等,从而减轻脑水肿及降低颅内压。

1)糖皮质激素:有稳定血脑屏障和细胞膜结构、抗自由基、改善脑血循环和减少脑脊液生成的作用,有利于脑水肿消散,从而降低颅内压。临床上对过度失水、外伤疑有颅内血肿不宜用高渗或利尿脱水剂者,或者血压过低、休克所致脑血管床灌注减少而用渗透性脱水剂出现脑水肿者,可有较好疗效。通常选用地塞米松 10~15mg 或氢化可的松 100~300mg,静脉注射或静脉滴注,每日 1 次。要注意防止导致或诱发的上消化道出血或溃疡。

2)醛固酮拮抗剂:实验证明醛固酮有致脑水肿的作用,而其拮抗剂——螺内酯(安体舒通)可降低颅内压。通常用螺内酯 20~40mg 口服,每日 3~4 次。

4. 亚低温疗法　是一种以物理方法将患者的体温降低到预期水平(通常为 32~34℃)而达到治疗疾病的方法。作用机制尚未十分清楚,可能包括:①降低脑组织氧耗量,减少脑组织乳酸堆积;②保护血脑屏障;③抑制内源性毒性产物对脑细胞的损害;④减少钙离子内流,阻断细胞内钙超载对神经元的毒性作用;⑤减少脑细胞结构蛋白的破坏,促进脑细胞结构和功能恢复;⑥减轻弥漫性轴索损伤。主要的不良作用有心律不齐、凝血功能障碍、血小板减少、肺部感染、多尿、电解质紊乱等。

5. 巴比妥盐疗法　巴比妥类药物可引起正常脑组织的血管收缩,使脑血流量减少,ICP 降低。可诱发血管收缩,导致血液从正常的脑组织分流到相对的缺血区域,这个效应称为“逆盗血”。还具有降低脑代谢率和氧消耗的有益作用。此外,它还可以抑制辅酶 Q 的释放,减少自由基生成和清除自由基,以及抑制脑脊液产生的作用。巴比妥类药物仅用于难治性颅内高压症的患者。临床可选用苯巴比妥戊巴比妥或硫喷妥钠。建议在有神经电生理监护的条件下使用,避免用药过量。它可引起周围血管扩张,使心肌收缩力受损,潜在地导致低血压。应用时,必须密切监护系统动脉压、血管阻力和心排出量的变化,情况好转时即应逐渐减药。其他主要不良作用包括:低血钾症、呼吸系统并发症、感染、肝功能和肾功能异常、体温不升等。有心血管疾病的患者,严重创伤伴有低血压、低氧血症的患者不宜使用。

6. 脑保护剂　在颅内高压、脑水肿时,神经细胞能量代谢障碍,自由基和兴奋性氨基酸的大量生成可直接损伤脑细胞,钙超载导致神经细胞死亡。因此推测,三磷酸腺苷、细胞色素 C、辅酶 A 等脑细胞活化剂,巴比妥类、超氧化物歧化酶(SOD)、维生素 C、维生素 E 等自由基清除剂,尼莫地平等钙拮抗剂,可能有辅助治疗作用,依据临床情况可考虑适当选用。

7. 手术治疗　经常规治疗不能理想地控制 ICP 的情况下,可考虑手术,如切除引起颅内高压症的占位性病变(肿瘤、脓肿、血肿等)。对于药物治疗无法奏效者,为缓解症状或作为临床应急的抢救措施,较多采用脑脊液引流术(在 ICP 增高的患者中,即使引流 1ml 的脑脊液也能显著地降低 ICP)。目前普遍使用的脑室内导管,既可以测量 ICP 又可以同时实现脑脊液引流。急性 ICP 增高患者禁止行腰椎穿刺释放脑脊液,但慢性弥漫性 ICP 增高可经腰椎穿刺释放一部分 CSF 以达到减压目的(正常情况下,放出 1ml,压力下降 5~10mmH_2O)。对有阻塞性或交通性脑积水患者,可做脑脊液分流手术。对于 ICP 调节失代偿者,在去除占位性病变仍不能控制 ICP 时,较多采用去骨瓣减压术,目前尚无统一指征,但通常在 ICP 持续>25mmHg(脑灌注压<50mmHg)不能得到控制、有脑疝表现或 GCS 评分进行性下降等患者,考虑选用。

二、颅内低压症

在安静状态下,由侧卧位腰椎穿刺所测得的脑脊液压力低于 70mmH_2O 为颅内压降低。由此而引起的体位性头痛和呕吐等临床症状称为颅内低压症(intracranial hypotension,ICH)。由于临床上存在脑脊液压力正常的颅内低压症,因此,有学者认为低脑脊液容量(low cerebrospinal fluid volume)比低脑脊液压力更为确切。

【病因与病理生理】

原发性颅内低压症的原因至今不明,推测为包绕神经根的蛛网膜微裂使脑脊液漏出。继发性颅内低压症多系由腰椎穿刺、颅脑外伤、颅脑手术、脑脊液漏,以及脑室或腰蛛网膜下腔引流等导致的脑脊液大量丢失,或由恶病质、低血压、过量脱水、中毒(如慢性巴比妥类药物)、脑室脉络膜丛因感染或手术受损等导致脑脊液分泌量的减少所致。绝大部分颅内低压症源于持续的脑脊液漏,最常见于腰椎穿刺、脊髓造影或麻醉后,也可见于脑部或脊髓手术、脑脊髓外伤、脑脊液分流术等。临床上未明确相关诱因、被认为是自发产生的颅内低压,称为自发性颅内低压症(spontaneous intracranial hypotension,SIH),其中绝大部分通过检查仍能发现脑脊液漏,因此所谓自发是指自发脑脊液漏。

颅内低压症的临床征象,同下述的两大因素密切相关:

1. 疼痛敏感结构的牵拉　正常情况下,脑组织由脑脊液的浮力支撑,1 500g 的重量对颅骨仅产生 48g 的压力,对脑膜、脑和小脑的静脉窦(上矢状窦和横窦),以及第Ⅴ、Ⅸ、Ⅹ对脑神经和 C_2~C_3 脊神经等疼痛敏感结构无明显影响。脑脊液漏时,脑脊液浮力减弱,脑下沉并对疼痛敏感结构造成牵拉而致痛;直立位时,脑的下沉更为明显,因而头痛加重。临床上不少颅内压正常患者在经腰穿取脑脊液检查后而出现体位性头痛,也提供了一个证据。脑下沉对脑神经的牵拉可致听力改变、眩

5

晕(第Ⅷ对脑神经,颅内低压患者听力症状可能更多由迷路压力改变造成)、复视(第Ⅵ对脑神经)、面部麻木(第Ⅴ对脑神经)和面瘫(第Ⅶ对脑神经)。还可有脑下沉对脊神经的牵拉所致颈部疼痛,甚至上肢痛。

2. 颅内血管(静脉)的扩张 脑组织、脑部血管和脑脊液形成一个恒定的整体,由于脑组织容积相对不变,为代偿脑脊液的丢失,脑部血管(主要是静脉系统)就会扩张,达到三者总容积的相对恒定。脑部血管是疼痛敏感结构,扩张可致痛。平卧位时,正常人脑脊液平均压力为 150mmH_2O,脑各部位基本相等;直立位时,腰骶部压力明显升高,达 373~565mmH_2O,枕大孔水平为 0,而脑室水平为 85mmH_2O,所以颅内低压患者直立位时脑部和脊髓的静脉会进一步扩张进行代偿,头痛加重。颅内低压患者即使平卧位,有些动作如咳嗽、Valsalva 动作等,减少了静脉回心血量,增加了颅内静脉血量,静脉进一步扩张也会加重头痛。颅内静脉扩张可使细胞、蛋白渗漏至蛛网膜下腔,使脑脊液细胞数增多和蛋白升高。少数患者伴垂体功能低下和溢乳。脊髓硬膜外静脉的扩张可使神经根受压而出现相应的症状。

颅内血管扩张主要发生在顺应性好及容量大的静脉系统,在 MRI 上较为特征性改变:

(1) 硬膜强化:硬膜强化较厚,呈线型,均匀而无结节样表现,同时累及幕上和幕下,但却不累及软脑膜,故脑干周边、侧裂及脑沟内并无强化。由于硬膜最内层是成纤维细胞,无胶原纤维,缺乏紧密连接,所以随着硬膜血管扩张容量增加,形成的压力梯度使造影剂随液体渗出至硬膜。蛛网膜及软脑膜的微血管具有紧密连接,因此没有软脑膜增强。

(2) 脑位下移:小脑扁桃体下移、桥前池缩小或消失、视交叉下移,视交叉池消失或闭塞、蛛网膜下池缩小等。脑位的下移与脑脊液漏致脑脊液浮力减小有关,也与硬膜下积液等所致的向下的压力有关。

(3) 其他:典型的硬膜下积液较薄,呈新月形,位于强化的硬膜下,常为双侧,没有占位效应。

垂体是血供非常丰富的组织,所以,颅内低压患者的头颅 MRI 尚可发现垂体肿大(静脉充血所致)。少见的硬膜下血肿,通常认为是由于脑位下移时桥静脉从硬膜上撕脱所致。

【临床表现】

1. 体位性头痛 是最突出的临床表现。起病呈急性、亚急性,偶尔慢性,腰椎穿刺后头痛或脑脊液漏头痛均是明确发病诱因。头痛除与体位有关外,在大笑、咳嗽、颈静脉压迫、Valsalva 动作时加重。头高位(如坐位或立位)时头痛立即出现或加重,平卧位或头低位时头痛明显减轻或消失。

2. 呕吐 常于头痛较剧时发生,可伴有恶心。频繁呕吐时可因脱水而使头痛加重。

3. 其他 有头昏、耳鸣、听力改变、眩晕、畏光、水平眼震、复视、面部麻木或无力、溢乳、颈痛、上肢神经根痛等。意识障碍多见于颅脑外伤或颅脑手术引流所致的颅内低压症者,极少数患者可出现缓脉、血压升高、视乳头水肿、展神经不全瘫痪等类似颅内高压症。

颅内低压综合征通常过程良性,经保守治疗后大部分可缓解,随着诊断水平提高,一些症状不典型的颅内低压综合征患者,如表现为帕金森症、额颞痴呆、脊髓空洞、垂体功能低下、癫痫等,被越来越多地发现和认识。

【辅助检查】

1. 腰椎穿刺脑脊液检查 侧卧位腰椎穿刺脑脊液压力低于 60mmH_2O,可明确诊断颅内低压;有些患者脑脊液压力低至需要做 Valsalva 或轻轻抽吸才能获得脑脊液。脑脊液检查可发现淋巴细胞增多、红细胞和/或脑脊液黄变、蛋白升高。

2. 颅脑和颈髓 MRI 颅脑增强 MRI 有硬膜广泛强化、静脉窦扩张、硬膜下积液、垂体充血肿胀、脑位下移等改变。多数在颈髓可见硬膜强化和椎内前静脉丛扩张。

3. 多普勒血流超声检查 经眼眶血流超声检查可以发现眼上静脉管径增大、最大流速升高。是可动态观察,随访的指标之一。

4. 脑脊液漏口的检测 可应用同位素脑池造影、CT 脊髓造影和脊髓 MRI。

(1) 同位素脑池造影:正常情况下,同位素示踪剂由腰穿进入蛛网膜下腔,然后向头端迁移至脑表面通过蛛网膜颗粒吸收进入矢状窦。颅内低压患者则有直接或间接征象提示脑脊液漏,直接征象为腰穿注入的同位素示踪剂直接通过漏口进入蛛网膜外间隙;间接征象是示踪剂迁移至脑表面的量明显减少,而很快在血流丰富的肾脏、泌尿道等组织积聚,说明失踪剂很快通过漏口进入硬膜外静脉丛而入血,通过漏口的速度快而量少,因此不能测得。

(2) CT 脊髓造影:鞘内注射碘化造影剂后,从颅底开始进行全脊髓的 CT 扫描(耗时较长),可以更精确地了解漏口位置。

(3) 脊髓 MRI:可以发现脑脊液积聚处,即脑脊液漏口可能的位置。使用高场强 T_2WI,除水(脑脊液)以外,其他物质信号消失,据此可以发现漏口。但该方法的漏口检出率并不高,容易出现假阴性和假阳性。

有研究曾比较三种方法的脑脊液漏检出率,结果显示 CT 脊髓造影、同位素脑池扫描和脊髓 MRI 分别为 67%、55% 和 50%。

【诊断】

根据明确的脑脊髓手术或外伤、腰穿等病史,以及典型体位性头痛,应考虑存在颅内低压,可通过增强颅脑 MRI 和腰穿测压证实。相关造影可能发现脑脊液漏口而进一步确诊。需要注意的是影像学的检查最好放在腰穿测压前,这样可以避免腰穿对影像学结果的影响。另外,有脑位下移的患者,腰穿有可能加重症状,若病史、临床表现及影像学特征性改变,已可作出诊断,尽可能地不再行腰椎穿刺检查,以免再次损伤脊膜而加重病情。

在国际头痛分类中,分为腰穿后头痛、脑脊液漏头痛、自发性低颅压性头痛,共同特点是坐起或站立 15 分钟后头痛加重。

1. 腰穿后头痛　坐起或站立 15 分钟后加重，平躺 15 分钟后缓解；有下述症状之一：颈强直、耳鸣、听觉过敏、畏光、恶心；曾行腰穿；腰穿后 5 日内发生头痛；头痛在 1 周内自发缓解或经治后 48 小时内缓解。

2. 脑脊液漏头痛　坐起或站立 15 分钟后加重；有下述症状之一：颈强直、耳鸣、听觉过敏、畏光、恶心；已知的操作或外伤致脑脊液漏，且有下述表现之一：MRI 颅内低压表现、传统脊髓造影或 CT 脊髓造影或脑池造影发现脑脊液漏、坐位脑脊液压力低于 $60mmH_2O$；头痛的发生与脑脊液漏有关联；脑脊液漏愈合 7 日内头痛缓解。

3. 自发性低颅压性头痛　坐起或站立 15 分钟后加重；有下述症状之一：颈强直、耳鸣、听觉过敏、畏光、恶心；有下述表现之一：MRI 颅内低压表现、传统脊髓造影或 CT 脊髓造影或脑池造影发现脑脊液漏、坐位脑脊液压力低于 $60mmH_2O$；没有腰穿或其他致脑脊液漏病史；头痛在自体血治疗后 72 小时内缓解。

【治疗】

1. 病因治疗　如因外伤或手术等引起的脑脊液漏，应适时地进行脑膜修补。如因感染、休克、脱水、恶病质等引起者，应加强病因处理和全身治疗。

2. 对症治疗

(1) 改变体位：平卧位或头低卧位往往可及时缓解头痛、呕吐、眩晕等症状；并因这种体位可降低腰椎穿刺脊膜损伤处的脑脊液压力，有利于脊膜的自动修复和缩短病程。

(2) 容量补充：主要是补水：①多饮水；②注射用水（蒸馏水）10~20ml，静脉注射，1~2 次/d；③5% 葡萄糖液或葡萄糖生理盐水 1 000~2 000ml，静脉滴注，1 次/d。也可增加盐分摄入、使用糖皮质激素或盐皮质激素。

(3) 增加脑脊液：皮下注射溴化新斯的明(0.5~1.0mg)或匹罗卡品(5~10mg)1 次，促进脑脊液的生成。二氧化碳（5%）与氧（95%）的混合气体间断吸入（每小时吸入 5~10 分钟），或罂粟碱 15~30mg 肌内注射，1~2 次/d，以扩张脑血管和改善脑血液循环，增加脑脊液的分泌量。

(4) 硬脊膜外注射疗法：如由腰椎穿刺所致脑脊液漏者，可一次硬脊膜外注射生理盐水 20~30ml，以减轻或消除硬脊膜外间隙的负压，阻止由腰椎穿刺损伤脊膜所引起的脑脊液漏。硬脊膜外注入 10~15ml 自体血，穿刺点在漏口的相应部位，漏口不明的可在腰穿部位的硬脊膜外注入，采取头低脚高位（倾斜 30°）使血液流至胸段和颈段。即时的症状缓解与一过性脑脊液量增加有关，自体血形成的胶状物、纤维化及胶原化形成瘢痕而封堵漏口，则使症状长久消失。

三、脑积水

由于脑脊液的循环障碍（分泌过多、通路受阻和吸收障碍）引起的颅内脑脊液在脑室和蛛网膜下腔过量聚积并不断增长称为脑积水（hydrocephalus）。这里不包括各种疾病继发脑萎缩造成的代偿性脑积水。

【病因与发病机制】

脑积水有多种原因及发生机制，因此有不同的分类，根据发病原因分为先天性脑积水（主要是发育异常）与后天性脑积水（出生后各种疾病）；根据从脑室系统有无梗阻，分为梗阻性脑积水和交通性脑积水；还可按脑积水发生的速度分为急性脑积水和慢性脑积水。临床上更多关注脑室与蛛网膜下腔的沟通，脑脊液流动至脑表面蛛网膜下腔或蛛网膜颗粒。

1. 交通性脑积水（communicating hydrocephalus）　脑脊液通路无受阻，流动顺畅。脑脊液吸收障碍或分泌过多，造成的广泛脑室系统、脑池扩大。

(1) 脑脊液吸收障碍：后天疾病如各种类型脑膜炎症、蛛网膜下腔出血后，形成蛛网膜粘连，使蛛网膜下腔、蛛网膜颗粒、表浅血管神经根周围间隙等闭塞，脑脊液吸收失效。静脉窦疾患如双侧横窦或乙状窦阻塞或狭窄，导致脑脊液吸收障碍。尚有先天性脑脊液吸收障碍。

(2) 脑脊液分泌异常增多：如脑室脉络丛增生、乳头状瘤。

2. 梗阻性脑积水（obstructive hydrocephalus）　因脑室系统发生梗阻，脑脊液部分或全部不能流向蛛网膜下腔及脑池，致梗阻部位以上脑室系统局限性扩大。

(1) 先天畸形：如室间孔闭锁，导水管闭锁、狭窄、中隔形成或周围胶质增生，第四脑室正中孔和侧孔为先天性纤维网或带、囊肿所闭塞，先天性小脑蚓发育不全（Dandy-Walken 综合征），小脑扁桃体下疝畸形（Arnold-Chiari 畸形）等。偶见枕大池被脑膜膨出、小脑异位、颅底凹陷等阻塞。

(2) 后天疾患：如颅内占位性病变（肿瘤、寄生虫、囊肿等）、各种炎症及损伤（蛛网膜下腔出血、外伤、手术后）的粘连，均可阻塞脑脊液循环通路，导致脑积水。

梗阻性脑积水和大部分交通性脑积水属于高颅压性脑积水（超过 $200mmH_2O$）。

临床上所称的正常压力脑积水（normal pressure hydrocephalus，NPH）最常见于蛛网膜下腔出血、慢性脑膜炎、颅脑手术后的脑脊液吸收障碍、脑脊液分泌增多，也有病因不明。普遍认为是由于慢性病程中，扩大的脑室与脑脊液分泌、吸收重新达到平衡时，脑脊液压力正常，失衡时则升高。

【病理】

大多数脑积水呈进行性发展，脑室逐渐扩大、脑实质相应变形、脑回平坦，脑沟浅。第三脑室底向下凸出，压迫视神经和脑垂体。胼胝体、锥体束、基节、四叠体、脉络丛等可因长期压迫而萎缩。透明隔可能破裂，大脑皮质也可破溃使脑室与蛛网膜下腔相通。

【临床表现】

1. 成人脑积水

(1) 急性高颅压性脑积水：临床上表现为头痛、恶心、呕吐、视力障碍及视乳头水肿等颅内高压征象，其后可能进展为昏迷和脑疝。

(2) 正常压力脑积水：典型的三联征：步态不稳、进行性痴呆和尿失禁。头痛不是主要的或不出现，没有视乳头水肿。步

5

态不稳可如帕金森样步态，也可表现为平衡障碍，易跌倒。尿失禁出现较晚。病程缓慢进展。

（3）慢性高颅压性脑积水：头痛为最常见症状，同时伴有认知功能损害，步态不稳，晚期出现尿失禁。

2. 小儿脑积水

（1）儿童脑积水：临床表现与成人脑积水有相似之处，主要特点是智能降低和学习能力下降，可有视乳头水肿、展神经瘫痪而斜视、头晕或眩晕、突发意识障碍和抽搐。还有共济失调步态和跌倒现象。脑积水持续一些年后，可产生内分泌紊乱，有骨骼发育迟缓、性发育延迟、肥胖、等征象。

（2）婴幼儿脑积水：多为先天性脑积水，患儿头围进行性增大是其重要的表现，前囟扩大、骨缝分离。颅内压增高和静脉回流受阻引起头皮静脉怒张，颅骨变薄，叩诊出现"破壶音"（Macewen 征阳性）。患儿双眼球下旋和上部巩膜暴露，使眼球下部沉落到下眼睑下方，呈现"落日"征象。病程缓慢发展，晚期可出现视觉障碍、斜视、眼震、抽搐、呆滞、智力迟钝、痉挛性瘫痪去大脑强直等，终因发育障碍、营养不良、全身衰竭及合并呼吸感染等并发症而死亡。

【辅助检查】

1. 头围测量　简便易行，利于动态观察。通常测头颅的周径（眉间至枕外粗隆）、前后径（眉间沿矢状线至枕外粗隆）、横径（两耳孔经前囟连线）。正常新生儿头周径为 33~35cm，出生 6 个月内每月增加 1.2~1.3cm，脑积水患儿可为正常的 2~3 倍。婴幼儿期头颅外观与头围大小测量、聚光灯透照试验。

2. 脑脊液压力　是判定高颅压性脑积水和正常压力脑积水的关键指标，脑脊液蛋白、细胞学随病因而有不同改变。

3. 影像学

（1）头颅 X 线片：颅骨变薄、血管沟浅或消失、脑回压迹加深、前囟扩大、颅缝分离、颅与面比例明显增大。

（2）颅脑 CT、MRI 检查：能准确显示脑室扩大程度，区分交通性脑积水和梗阻性脑积水，确定后者的梗阻部位，已经基本替代气脑和脑室造影等创伤性检查。MRI 比 CT 更清晰，能更准确显示脑室周围白质的水肿、脱髓鞘改变。

（3）放射性核素脑池显影：有助于了解脑室系统和蛛网膜下腔有无阻塞。NPH 患者的核素在脑室系统滞留，向大脑表面扩散延迟，矢状窦区不显影或显影差。

【诊断】

脑脊液、头颅 X 线、CT、MRI、SPECT、PET 等检查有助于脑积水类型、病因的判断，其中 CT 或 MRI 显示脑室扩大为确诊的客观依据。

【治疗】

最重要的是原发病因治疗。针对脑积水可采用下列措施：

1. 对症处理　需要保持头高位（15°~30°），限制入水量及钠盐的摄入量。减少脑脊液生成可用碳酸酐酶抑制剂醋氮酰胺 10~30mg/(kg·d)；蛛网膜粘连者可用地塞米松。脱水剂、利尿剂不宜长期使用。

2. 手术治疗　应用神经内窥镜进行手术，减少了创伤和并发症，是目前各种脑积水手术常用手段。

（1）脑脊液分流：应用单向活瓣引流管将过量蓄积的脑脊液分流，是最常用手术方式。适用于内科治疗无效的各型高颅压性脑积水和症状明显的正常压力脑积水。根据引流的部位可以分为颅内分流术（如沟通脑室和脑池的造瘘或分流）、静脉窦分流术、右心房分流术、腹腔分流术等。禁忌证：①颅内感染尚未控制；②脑室内出血；③颅内 CSF 蛋白含量过高；④存在手术野的感染灶；⑤不能耐受手术者。术后并发症：分流通畅障碍，过度分流引起颅内低压，硬膜下血肿，术后感染等。

（2）脉络丛切除/电凝术：适用于脑脊液分泌增多，如脉络丛肿瘤。

（3）大脑导水管成形或扩张术：用于中脑导水管梗阻。

（4）脑脊液外引流术：行侧脑室穿刺，将脑脊液引流至颅外，同时可将药物注入脑室，或行脑脊液置换。适用于由于感染、脑室内出血等原因出现急性高颅压性脑积水，内科治疗无效，有形成脑疝风险，但不适于行永久分流手术者。

第七节　睡眠障碍

（吴惠涓　赵忠新）

睡眠障碍是指睡眠时间或睡眠质量的异常，或者是在睡眠中或睡眠觉醒转换过程中发生的异常状态。在 2014 年发布的睡眠障碍国际分类第 3 版（international classification of sleep disorders-third edition，ICSD-3）中，将睡眠障碍分为 7 个大类，包括失眠障碍（insomnia disorder）、睡眠相关呼吸障碍、中枢性睡眠增多、昼夜节律睡眠觉醒障碍、异态睡眠、睡眠相关运动障碍和其他睡眠障碍。本章主要介绍临床比较常见的几种睡眠障碍。

睡眠期脑活动呈现一系列主动调节的周期性变化，机体各种生理功能也随着睡眠深度变化出现有规律的活动。根据睡眠期脑电活动、眼球运动和肌张力变化，将睡眠分为两种不同的时相，即非快速眼动睡眠（non-rapid eye movement sleep，NREM sleep）和快速眼动睡眠（rapid eye movement sleep，REM sleep）。2007 年美国睡眠医学会将睡眠过程修改为清醒期（W）、浅睡眠期（N1 期、N2 期）、深睡眠期（N3 期）和 REM 睡眠期。在每夜睡眠中，NREM 睡眠与 REM 睡眠交替出现，每次交替为 1 个周期，每夜约 4~6 个周期。以正常成人夜间睡眠 8 小时为例，一开始首先进入 NREM 睡眠期，并迅速由 N1 期依次进入 N2 期和 N3 期并持续下去。在 NREM 睡眠期持续大约 80~120 分钟后，出现第一次 REM 睡眠期，REM 睡眠持续数分钟后，进入下一个 NREM 睡眠期，形成 NREM 睡眠与 REM 睡眠的循环周期。以后平均每 90 分钟出现一次 REM 睡眠，越接近睡眠后期，REM 睡眠时间逐渐延长，每次可持续 10~30 分钟。在成年人每昼夜总睡眠时间中，REM 睡眠占 20%~25%；NREM 睡眠 3 期（N3 期）占 20% 左右，主要分布在睡眠的前半部；NREM 睡眠 1、2 期（N1、N2 期）和 REM 睡眠主要分布在睡眠的后半部，因而在早晨比较容易觉醒，并且常常有梦境体验。

睡眠与觉醒活动的调节及NREM睡眠与REM睡眠的自然转换，是脑内多部位神经核团及与其密切联系的多种神经递质系统的参与并协同作用的结果。目前认为，脑干网状结构、蓝斑核去甲肾上腺素能(NA)神经元、背缝核5-羟色胺(5-HT)能神经元、中脑多巴胺能神经元、脑桥-中脑乙酰胆碱(ACh)能神经元、下丘脑结节乳头核组胺能神经元、orexin能神经元和基底前脑等众多脑区和递质系统参与了觉醒的调控过程。NREM睡眠发生的相关脑区涉及下丘脑腹外侧视前区(VLPO)、下丘脑内侧视前核(MPN)、基底前脑、视前区、丘脑和脑干区的γ-氨基丁酸(GABA)和Galanin能神经元。VLPO在NREM睡眠发生中占有主导地位，其他区域与大脑皮质参与NREM睡眠的诱发和维持有关。REM睡眠启动的关键部位在脑干，尤其是脑桥和中脑附近。这些区域存在两类神经元：一类电活动在觉醒期保持静止，而在REM睡眠之前和REM睡眠期明显增加，称为REM睡眠启动(REM-on)神经元；另一类神经元则恰好相反，在觉醒期间发放频率较高，在NREM睡眠中逐渐减少，而在REM睡眠中保持静止，称为REM睡眠关闭(REM-off)神经元。REM-on神经元主要是ACh能神经元，不仅对REM睡眠有“启动”作用，引起脑电的去同步化快波、诱发快速眼球运动、四肢肌肉松弛和肌电的完全静寂。REM-off神经元主要是5-HT能和NA能神经元，胞体位于脑干，神经纤维向大脑内广泛投射。REM-off神经元对REM-on神经元起着抑制作用，而REM-on神经元对REM-off神经元起着兴奋作用。

睡眠与觉醒活动不仅受到机体内在因素的影响与调节，而且与自然环境和社会因素之间存在密切的联系。由于现代医学模式已经转变为“生物-心理-社会医学模式”，睡眠与觉醒活动也势必受到生物、心理与社会文化因素的影响。随着现代化进程的快速推进，社会竞争日益激烈，人们的生活和工作节奏加快，睡眠障碍发病率不断升高，现在已经成为临床常见疾病。据中国睡眠研究会公布的睡眠调查结果，2010年中国成年人失眠发生率为38.2%，高于国外发达国家的失眠发生率。大量研究表明，睡眠障碍与精神疾病，尤其是与焦虑障碍和抑郁障碍有很高的共病率。睡眠障碍常使易患个体出现心理困扰，患者常常存在多种不合理的认知、情绪、行为等问题，这些因素参与或者导致精神心理疾病的发生、发展或加重的病理生理过程，精神疾病的存在又可使睡眠障碍的诊断和治疗更加复杂。此外，失眠患者还普遍表现为对于失眠的自我评估存在偏差，特别是过分夸大失眠的时间和危害。因此，如果仅仅根据患者的主观感觉诊断睡眠障碍有时是不准确的。所以临床医师必须掌握失眠有关的诊断方法，并熟练选择应用和综合分析这些方法，才能为失眠的诊断与鉴别诊断提供客观依据。

睡眠障碍的诊断与评估方法通常包括：主观评估方法(临床症状、睡眠习惯和睡眠卫生情况、药物使用情况和睡眠相关评估量表等)与客观评估方法(体格检查、多导睡眠图等)。睡眠量表评估是患者与临床医师对于睡眠问题进行的主观评定。临床上通过对于患者的症状特点、有关量表的评估和多导睡眠图监测结果进行综合分析，能够获得睡眠障碍的量化依据，有助于分析睡眠紊乱的程度和评价治疗效果，确定精神心理问题与睡眠障碍的关系等。

一、多导睡眠监测及其临床应用

多导睡眠监测(polysomnography，PSG)是在睡眠监测室中应用多导睡眠仪持续同步采集、记录和分析多项睡眠生理参数及病理事件的一项检查技术。多导睡眠监测采集和记录的参数包括脑电图、眼动电图、肌电图、心电图、口鼻气流、鼾声、呼吸运动、脉氧饱和度、体位记录等，还可以添加视音频监测、食管压力、食管pH、经皮或呼气末二氧化碳分压、勃起功能等参数。这些参数以曲线、数字、图像，以及视音频等形式显示并形成可判读分析的信息数据，即多导睡眠图。多导睡眠监测已经成为睡眠障碍临床诊断与鉴别诊断、帮助评估治疗效果和研究治疗作用机制的常用检查方法。

(一) PSG对于睡眠分期的确定及其基本规则

睡眠分期的基本单位的术语是“帧”，连续30秒的PSG记录称为一帧(epoch)。每一帧应标记为一个睡眠分期，当一帧中出现2个或以上睡眠分期的特征时，应以占主导(比例最大)的睡眠分期作为此帧的标记。正常睡眠结构可以分为三个部分，即NREM睡眠期、REM睡眠期和清醒期，其中NREM又分为N1期、N2期和N3期。

1. 清醒期(W期)　脑电图在睁眼时可以为低波幅的混合波形(β波、θ波和α波)，闭眼时可在枕区记录到α节律并且占所在帧的比例应>50%。眼动电图在睁眼时可为阅读眼动、快速眼球运动和眨眼，闭眼时可记录到慢速眼球运动。颏肌电图波幅多变，但一般高于睡眠期。

2. NREM睡眠1期(N1期)　脑电图的特征为低波幅混合频率波，并且占所在帧的比例应>50%，可以出现顶尖波。眼动电图可以为慢速眼球运动。颏肌电图波幅多变，通常低于清醒期。

3. NREM睡眠2期(N2期)　脑电图的特征波为睡眠纺锤波和K复合波。眼动电图记录通常没有明显的眼球活动，有时也可见慢速眼球运动。颏肌电图波幅多变，通常低于清醒期。

4. NREM睡眠3期(N3期)　脑电图中慢波占所在帧的比例应≥20%。眼动电图记录通常没有眼球活动。颏肌电图波幅多变，通常低于N2期，有时会接近R期水平。

5. REM睡眠期(R期)　脑电图可见低波幅混合频率波，可以出现锯齿波。眼动电图可见快速眼球运动。颏肌肌电图可见张力明显降低，通常为整个记录过程的最低水平。

6. 觉醒(arousal)　睡眠期间脑电频率发生突然变化，引起睡眠连续性的一过性中断，但并不一定表现出清醒的情况。在NREM睡眠期判读觉醒，需要观察到脑电频率突然改变，出现α波、θ波或频率大于16Hz的波，持续时间≥3秒，频率改变前存在持续时间≥10秒的稳定睡眠。在REM睡眠期判读觉醒，在满足脑电频率变化的同时，还需要同时在颏肌电记录中观察到肌电增高超过1秒。

（二）睡眠期异常事件的判断

1. 呼吸相关事件 是指口鼻温度传感器通道呼吸气流信号幅度较基线下降≥90%，且事件持续时间≥10秒。脉搏氧饱和度降低通常是指较呼吸事件发生前的脉搏氧饱和度下降≥3%的事件。低通气是指鼻压力通道呼吸气流信号幅度较基线下降≥30%，事件持续时间≥10秒，并伴有脉氧饱和度较基线值下降≥3%或伴有觉醒。

2. 肢体运动异常事件 睡眠期发生有临床意义的肢体运动，包括持续时间0.5~10秒，EMG波幅与静息状态相比升高大于8μV，持续时间以EMG波幅与静息状态相比升高大于8μV为起点，EMG波幅与静息状态相比升高不超过2μV的起始处为终点。周期性肢体运动是指连续出现4次或以上的肢体运动，连续相邻两次肢体运动的起点间隔时间5~90秒。REM睡眠期持续肌电活动指在1帧R期中，出现颏肌电波幅高于NREM睡眠期最小波幅的肌电活动时间超过50%。REM睡眠期阵发性肌电活动指在1帧R期中，再次细分每3秒为一小帧，其中5小帧出现持续时间0.1~5.0秒，波幅较基础EMG波幅升高≥4倍的阵发性肌电活动。

（三）PSG检查的适应证

主要包括对于以下常见症状与疾病的诊断与鉴别诊断：睡眠呼吸障碍、日间过度思睡、异态睡眠（parasomnias）、睡眠期癫痫及其他夜间发作性疾病、睡眠相关运动障碍、失眠障碍、昼夜节律失调性睡眠觉醒障碍、精神疾病相关睡眠障碍等。

（四）多次睡眠潜伏期试验

多次睡眠潜伏期试验（multiple sleep latency test，MSLT）是专门用于测定在缺乏警觉因素情况下生理睡眠的倾向性，目前已将其用作评定日间过度思睡的严重程度、治疗效果与鉴别诊断的重要客观指标。MSLT检查的适应证主要是对可疑发作性睡病进行确诊；可疑特发性睡眠过度与发作性睡眠进行鉴别诊断。

MSLT检查通常是安排在完成整夜多导睡眠仪检查结束后1~3小时进行。需要在黑暗、安静的单人房间进行检查。整个试验包括5次小睡，每次持续30分钟，每次间隔2小时。一般是从上午8时开始，然后是10时、12时，14时及16时。接上必要的多导睡眠仪电极，让受试者卧床睡眠。同时详细记录小睡期间的一切活动及可能影响受试者睡眠的因素，如突然出现的噪音等。每次检查前都应当明确要求受试者现在开始闭眼、睡眠。每次30分钟的小睡结束后必须起床，并保持清醒直到下次小睡。如果受检者根本无法入睡，也应于小睡检查开始后30分钟结束检查。如果MSLT检查目的是了解受试者思睡程度，可在记录到1.5分钟的睡眠后，立即叫醒受试者。如果MSLT检查目的是确定多发性睡病的诊断，则应继续记录15分钟的睡眠，直至出现REM睡眠时，并连续记录三个REM睡眠窗面（spoch）后终止检查，若始终无REM睡眠出现，则在持续30分钟后结束检查。

MSLT的观察指标：①平均睡眠潜伏时间（mean sleep latency）：睡眠潜伏期定义为关灯后到出现任何一帧睡眠时期的时间；②睡眠起始REM期睡眠（sleep onset REM periods，SOREMP）出现次数：定义为入睡后15分钟内任何时间出现的REM期睡眠，均称为SOREMP。

MSLT结果评价：①思睡程度，平均入睡潜伏期时间短于5~8分钟提示存在病理性思睡。正常成人平均入睡潜伏时间为10~20分钟，潜伏期介于正常值和病理值之间是诊断的灰色区域。②发作性睡病，平均睡眠潜伏时间<8分钟及≥2次出现入睡期始发的REM睡眠。③特发性过度睡眠，平均睡眠潜伏期时间5~10分钟。

严格地说，在做MSLT检查之前2周，受试者要停用影响睡眠潜伏期的药物（如镇静安眠药、抗组织胺药及兴奋剂），或影响REM睡眠潜伏期的药物（如三环类抗抑郁药、单胺氧化酶抑制剂、苯丙胺），以避免药物作用干扰检查结果。在检查之前，受试者要写睡眠日记，以确定睡眠觉醒周期是否稳定。在正式检查前夜，进行整夜多导睡眠仪检查，以确定睡眠周期、时相和其他有关的生物学指标，以帮助分析受试者思睡的潜在原因，然后进行MSLT检查则有助于判断思睡的严重程度。

二、失眠障碍

失眠障碍是指尽管有适当的睡眠机会和睡眠环境，依然对于睡眠时间和/或睡眠质量感到不满足，并且影响日间社会功能的一种主观体验。失眠障碍是临床最常见的睡眠障碍类型，失眠障碍患病率随年龄增长而增加，且女性高于男性。据报道有1/3美国居民有失眠症状，其中10%~15%的人群符合失眠障碍的诊断标准，约50%的患者呈慢性病程。2016年，我国人群中失眠障碍的现患率高达15%。长期失眠障碍给患者的身体、生活、人际关系和工作带来负面影响，甚至会导致恶性意外事故的发生。

【病因】

引起失眠的原因众多，常见的相关因素有：

1. 环境因素 各种可以诱发入睡困难的因素，如环境嘈杂、不适光照、过冷过热、空气污浊或异味、居住拥挤，或者睡眠环境改变、作息时间调整和睡前从事兴奋性活动等。改善这些不利环境和纠正不良睡眠习惯后，失眠可以缓解。

2. 精神心理与行为因素 突发生活事件如精神创伤、患病或工作挫折等情绪应激可以导致失眠。患者过分关注自身睡眠问题常常导致更加不能入睡，产生躯体紧张和习得性阻睡联想，这两种因素互为强化，干扰睡眠。此外，几乎各类精神疾病都存在睡眠障碍，尤其是焦虑与抑郁障碍。日间休息时间过长、抽烟、睡前运动过多等生活行为因素，也会对睡眠产生不利影响。

3. 躯体疾病因素 慢性肺疾病、心脏病、内分泌疾病、胃食管反流、神经系统变性疾病和脑损伤等，可伴有一定程度的睡眠结构破坏。夜间遗尿、疼痛、呼吸困难等症状，可导致患者夜间频繁觉醒和睡眠片段增多，进而出现失眠。

4. 药物与食物因素 临床上常用药物中有多种可能干扰睡眠，比较明确的包括糖皮质激素、甲状腺素制剂、抗癫痫药物、抗抑郁药物、抗帕金森病药物和酒精、咖啡因类等兴奋性饮料饮用时间不当或过量，药物依赖和戒断时，或者某些治疗药物的不良反应，如血管紧张素酶抑制剂类降压药导致的咳嗽，或中枢兴奋剂（如苯丙胺）的使用等。

【发病机制】

易感因素（predisposing factor）、促发因素（precipitating factor）和维持因素（perpetuating factor）的"3P"模型，目前常用于解释失眠的发病机制。其主要理论基础是，慢性失眠患者通常具有失眠易感性（易感因素），通常包括生物学因素（基础代谢率增高、高反应性情绪、睡眠觉醒相关性神经递质改变）和心理因素（易紧张或过度沉思默想的倾向）。当促发因素出现时常常导致失眠的发生。促发因素可以来自一般社会因素，如与床伴作息时间不一致、按不合理的作息时间睡眠（育儿、倒班）、偶尔的一次熬夜或饮浓茶、咖啡等；也可以是生活应激事件，如家庭或婚姻变故、与人争吵等；还可以由疾病诱发，如外科、内科、神经和精神系统疾病等。多数患者失眠症状可随促发因素的解除而消失（短期失眠）。若存在促发因素持续不能消除，或发生失眠后的应对处理不当等维持因素时，则导致失眠演变为慢性化病程。特别值得关注的维持性因素是患者在寝室或床上从事非睡眠活动（如看电视、阅读、订计划、玩游戏、打电话）、醒着长时间待床的倾向、不规则的作息、长时间午睡和反复日间打盹。当失眠持续时，躯体和大脑皮质可逐渐产生过度唤醒现象，进一步会强化慢性失眠的病理生理过程。

【分类】

失眠的分类经历了动态发展过程。1994 年出版的《美国精神疾病诊断和统计手册》第 4 版（DSM-Ⅳ）提出了失眠既是症状又是疾病的概念，并维持了近 20 年，它将失眠分为原发性、继发性和相关性三类。2014 年发布的 ICSD-3 将失眠的诊断名称调整为"失眠障碍"，不再强调失眠的病因分类，突出了失眠与其他疾病共病的概念，只要达到相关诊断标准，就可以诊断为失眠障碍。ICSD-3 根据失眠障碍临床特征与发生时间长短，将其分为慢性失眠障碍、短期失眠障碍与其他失眠障碍三类。

【临床表现】

女性多于男性，可在青春期起病，发病率随年龄增加逐渐增高。主要临床表现包括：

1. 有效睡眠时间不足和/或睡眠质量下降　患者可有明显的入睡困难（卧床后超过 30 分钟不能入睡），夜间易醒或睡眠维持障碍（夜间觉醒次数≥2 次，或觉醒时间超过 30 分钟），凌晨早醒，总睡眠时间缩短（通常少于 6.5 小时），多伴有不同程度的睡眠质量下降感觉，如自觉睡眠浅，深睡眠时间缩短或夜间多梦等。

2. 日间残留效应（diurnal residual effects）　晨起后感觉精力未得到恢复，头脑不清晰，困倦或思睡，并有程度不等的焦虑紧张、急躁、疲劳和情感压抑，常伴随无能为力等消极情绪，注意力和警觉度下降。由于睡眠需要量存在明显的个体差异，所以睡眠时间的减少并不一定都具有病理意义，只有当存在睡眠时间不足或睡眠质量下降的同时，又伴有上述脑功能和躯体功能下降的临床表现时，才认为存在失眠。

【辅助检查】

包括一般情况和专项睡眠情况的检查。一般情况包括睡眠卫生情况（卧床时间、睡眠时间、睡眠环境等）、体格检查及实验室辅助检查；专项睡眠情况可以选择进行，包括：①睡眠日记、睡眠评估量表［阿森斯失眠量表（Athens Insomnia Scale，AIS）］、失眠严重程度指数（Insomnia Severity Index，ISI）和匹兹堡睡眠质量指数（Pittsburgh Sleep Quality Index，PSQI）量表、视觉类比量表等；②多导睡眠监测（polysomnography，PSG）；③多次睡眠潜伏期试验（multiple sleep latency test，MSLT）；④体动记录仪（actigraphy）；⑤镇静催眠药物使用情况。

PSG 检查可以分析评估失眠患者睡眠的数量与质量，也有利于与相关的睡眠障碍之间进行鉴别诊断。失眠患者的 PSG 结果常常显示睡眠潜伏期延长，NREM 睡眠 1、2 期（N1、N2 期）时间延长，NREM 睡眠 3 期（N3 期）时间缩短，觉醒时间和次数增多，睡眠效率降低，或由于频繁觉醒而导致睡眠片段增多。

【诊断】

ICSD-3 关于失眠障碍的诊断标准如下：

1. 慢性失眠障碍（chronic insomnia disorder，CID）　诊断必须同时符合以下（1）~（6）项标准：

（1）存在以下一种或者多种睡眠异常症状（患者自述或其照料者提供）：①入睡困难；②睡眠维持困难；③比期望的起床时间更早醒来；④在适当的时间不愿意上床睡觉；⑤没有父母或者照料者的干预时入睡困难。

（2）存在以下一种或者多种与失眠相关的日间症状（患者自述或其照料者提供）：①疲劳或全身不适感；②注意力不集中或记忆障碍；③社交、家庭、职业或学业等功能损害；④情绪易烦躁或易激动；⑤日间思睡；⑥行为问题（如多动、冲动或攻击性）；⑦精力和体力下降；⑧易发生错误与事故；⑨过度关注睡眠问题或对睡眠质量不满意。

（3）睡眠异常症状和相关的日间症状，不能单纯用没有合适的睡眠时间或不恰当的睡眠环境来解释。

（4）睡眠异常症状和相关的日间症状至少每周出现 3 次。

（5）睡眠异常症状和相关的日间症状持续至少 3 个月。

（6）睡眠和觉醒困难不能被其他类型的睡眠障碍更好地解释。

2. 短期失眠障碍（short-term insomnia disorder，STID）　符合慢性失眠障碍（1）~（6）项标准，但病程不足 3 个月和/或相关症状出现的频率未达到每周 3 次。

3. 其他失眠障碍（other insomnia disorder，OID）　OID 的诊断术语仅用于那些少见病例，即虽然存在睡眠起始和维持困难，但不能满足 CID 或 STID 的诊断标准，有必要受到临床关注的失眠患者。该诊断术语通常用于临时性诊断，在对患者进行连续观察并收集更多信息后，其中相当部分可能最终达到 CID 或 STID 的诊断标准。

5

【鉴别诊断】

1. 睡眠觉醒时相延迟障碍(DSWPD) 表现为睡眠起始与结束的时间都晚于期望的时间,因为内源性昼夜节律相对于期望的睡眠作息时间推迟。当个体选择社会正常睡眠时间睡眠时会表现为入睡困难、总睡眠时间减少,以及日间功能损害。当DSWPD患者顺应延迟的内源性昼夜节律而选择迟睡迟起模式时,则入睡几乎没有困难、睡眠时间正常,亦无日间功能损害。表现为入睡困难型的慢性失眠障碍应当与DSWPD相鉴别。

2. 睡眠觉醒时相提前障碍(ASWPD) 表现为睡眠起始与结束的时间都早于所期望的时间,因为个体的内源性昼夜节律比期望的睡眠作息时间提前。当个体选择与提前的内源性昼夜节律一致的早睡早起模式时,总睡眠时间正常。ASWPD在老年人比在青年人和儿童多见,表现为睡眠维持困难又早起的慢性失眠障碍应当与ASWPD相鉴别。

5

3. 睡眠不足综合征 有些人的日间过度思睡、疲劳和夜间睡眠减少的原因在于其过度延长的日间工作时间,或有意延迟睡眠以便从事娱乐或社交活动。当给其充足的时间睡眠时,他们容易启动并维持正常睡眠。慢性失眠障碍患者尽管有足够的时间睡眠,往往入睡后觉醒时间延长和总睡眠时间缩短。

4. 短睡眠者 正常人群中由于个体差异存在睡眠变异,睡眠持续时间可差异很大。有些短睡眠者可能过分关注自己的睡眠持续时间。但他们没有入睡困难,且缺乏特征性的日间症状。有些短睡眠者可能期望或试图睡得更多些,而可能延长在床上时间,但并未进入睡眠状态,容易被误诊为是失眠。

5. 不宁腿综合征 不宁腿综合征常产生睡眠起始和维持困难。但患者急切移动肢体和伴随的各种腿部不愉快感可资与失眠障碍鉴别。但失眠障碍可能与不宁腿综合征共病,只有当失眠症状显示在发生时间与不宁腿综合征的其他症状相对独立性存在时,或当有效治疗不宁腿综合征后失眠症状仍然持续存在时,才能诊断失眠障碍。

6. 呼吸相关性睡眠障碍 尽管睡眠期间有噪声级鼾声和呼吸暂停及日间思睡是多数睡眠相关性呼吸障碍的特征,但50%的患者会报告失眠症状,尤其是女性和老年患者,需要明确是否存在共病。

【治疗】

临床治疗失眠的具体方法,除针对相关病因治疗外,主要是针对失眠的非药物治疗和药物治疗。

1. 非药物治疗 由于慢性失眠障碍的形成涉及多种因素,与高度的心理紧张、高水平觉醒、睡眠模式变化,以及入睡时刺激的控制等因素有关。所以,睡眠卫生不良与心理行为问题在慢性失眠障碍患者中普遍存在,这些既是失眠的诱因,也参与或促进了失眠的慢性化过程。所以,心理行为干预方法在慢性失眠障碍的预防和治疗中常起到非常重要的作用,可以单独应用,也可以与药物治疗联合应用。

(1) 睡眠卫生教育:帮助患者认识不良睡眠卫生在失眠的发生与发展中的重要地位,分析寻找形成原因,建立科学良好的睡眠卫生习惯。健康睡眠卫生习惯包括:睡前几小时避免使用兴奋性物质(咖啡、浓茶和抽烟等);睡前不要饮酒,酒精可干扰睡眠;规律的体育锻炼,但傍晚及临睡时应避免剧烈运动;睡前不要大吃大喝或进食不易消化的食物;睡前至少1小时内尽量不思考问题;卧室环境应安静、舒适、光线及温度适宜;保持规律的作息时间;避免午睡或日间小睡等。

(2) 认知疗法:目的是改变患者对失眠的认知偏差,纠正对睡眠和睡眠缺乏的错误信念和态度,如对失眠本身感到恐惧、过分关注失眠的不良后果等。这些负性情绪使睡眠进一步恶化,失眠的加重又反过来影响患者的情绪,而形成恶性循环。认知疗法常与刺激控制疗法和睡眠限制疗法联合使用。

(3) 刺激控制疗法:是改善睡眠环境与睡意的相关条件的行为干预措施,恢复卧床作为诱导睡眠信号的功能,使患者易于入睡,重建睡眠觉醒生物节律。刺激控制疗法的具体内容为:只有在有睡意时才上床;如果卧床20分钟不能入睡,应起床去另外的房间,可从事一些简单活动,等有睡意时再返回卧室睡觉;不要在床上做与睡眠无关的活动;不管前晚睡眠时间有多长,保持规律的起床时间;日间避免小睡。

(4) 睡眠限制疗法:通过缩短患者卧床时间,使卧床时间尽量接近所需的睡眠时间,进而增加患者的入睡驱动力,提高睡眠有效率(睡眠有效率=总睡眠时间/卧床时间×100%)。但每晚总卧床时间不能少于5小时,否则可能会引起日间过度疲劳和思睡等不适。此外,要求患者尽量避免日间小睡,并保持规律的起床时间。

(5) 放松训练:包括渐进性肌肉放松、指导性想象和腹式呼吸训练等。主要是针对应激、紧张及焦虑等失眠的危险因素,通过减少卧床时的警觉及夜间觉醒,减轻其心身紊乱症状,降低心理或心理生理性唤醒水平。

2. 药物治疗

(1) 苯二氮䓬类(BZD)镇静催眠药:作用机制主要与GABA-BZDA(γ氨基丁酸苯二氮䓬)复合受体有关,具有镇静、肌松和抗惊厥作用。能够改变睡眠结构,延长总体睡眠时间,缩短睡眠潜伏期。本类药物主要包括:①短效药物,作用快,半衰期短(1~5小时),对入睡困难有效,如咪达唑仑、三唑仑等;②中效药物,半衰期多在8~20小时,包括阿普唑仑、艾司唑仑等;③长效药物,半衰期达20~50小时,有地西泮、氟西泮、氯硝西泮等。中、长效药物主要适用于易醒、早醒及日间焦虑患者。不良反应及并发症较明确,包括日间困倦、认知和精神运动损害、失眠反弹及戒断综合征;长期大量使用会产生耐受性和依赖性。特别是老年人和伴有呼吸系统疾病患者易发生意外。

(2) 非苯二氮䓬类镇静催眠药:在20世纪80年代陆续开始上市,主要有唑吡坦(zolpidem)、佐匹克隆(zopiclone)、右佐匹克隆(eszopiclone)和扎来普隆(zaleplon)。口服后吸收迅速,起效快,半衰期短。作用机制主要是选择性拮抗GABA-BZDA复合受体的ω1受体亚型,增加GABA传递,抑制神经元激活。由于受体专一性较强,所以安全性较高。现国内外相关指南多将此类药物作为治疗失眠障碍的首选用药。

(3) 抗抑郁类药物:虽然部分抗抑郁类药物有镇静作用,但主要是通过治疗抑郁和焦虑以改善其失眠症状。临床常用的有盐酸曲唑酮和米氮平等。应注意个别患者在使用选择性5-羟色胺再摄取抑制剂药物后,在开始阶段的睡眠并无改善甚至恶化,部分患者可能增加周期性肢体运动障碍的发生率。

(4) 褪黑素及褪黑素受体激动剂:褪黑素参与睡眠觉醒周期的调节。主要用于治疗睡眠觉醒时相延迟障碍及时差与倒班工作所致失眠等。褪黑素受体激动剂能够缩短入睡潜伏期,改善睡眠连续性,具体包括雷美尔通(ramelteon)、特斯美尔通(tasimelteon)和阿戈美拉汀(agomelatine)等。

(5) 促食欲素受体拮抗剂:促食欲素(orexin)又名下丘脑分泌素(hypocretin),是在下丘脑中产生的与食欲和睡眠觉醒周期节律调节有关的小分子神经肽,具有促醒作用。目前研制成功的促食欲素双受体(OX1R 和 OX2R)拮抗剂,能够治疗成人入睡困难和睡眠维持障碍。已经获得批准用于临床的有苏沃雷生(suvorexant)、莱博雷生(lemborexant)和达利多雷生(daridorexant)。现有研究数据显示其具有较好的临床疗效和耐受性。主要不良反应是宿醉效应和猝倒发作。

3. 失眠障碍具体治疗策略　针对失眠障碍的认知行为治疗(CBT-I)与药物联合治疗是国内外相关指南的一致推荐。CBT-I 不仅具有短期疗效,并且随访观察结果证明只要患者坚持应用,可以长期保持疗效。治疗初期阶段,CBT-I 联合应用苯二氮䓬类镇静催眠药可以获得更多优势,能够短期内改善失眠症状,提高依从性。失眠障碍药物治疗的具体策略:

(1) 首选非苯二氮䓬类镇静催眠药如唑吡坦或者右佐匹克隆。

(2) 换药:如首选药物无效或无法依从,更换为另一种短中效的苯二氮䓬类镇静催眠药、褪黑素受体激动剂或食欲素受体拮抗剂。

(3) 加药:添加具有镇静作用的抗抑郁药物(如多塞平、曲唑酮或帕罗西汀等),尤其适用于伴随焦虑和抑郁症状的失眠障碍患者。

(4) 评估:对于长期应用苯二氮䓬类镇静催眠药的慢性失眠障碍患者,至少每 4 周进行一次临床评估,必要时应该在医师指导下采用间歇治疗或按需治疗方式服用非苯二氮䓬类镇静催眠药。

(5) 停药原则:①避免突然终止药物治疗,减少失眠反弹;②停药应逐步减停,有时需要数周至数月时间,如在停药过程中出现严重或持续的精神症状,应对患者进行重新评估;③常用的减量方法为逐步减少夜间用药量和/或变更连续治疗为间歇治疗。

慢性失眠的“按需用药”治疗策略:根据唑吡坦的临床试验证明,对于需要长期药物治疗的慢性失眠患者从安全性角度考虑,提倡“按需用药”。“按需用药”的具体策略是只有在如下情况时,才选择服用:①预期可能入睡困难时,于上床前 10 分钟服用;②根据夜间睡眠的需求使用:上床 30 分钟不能入睡时;③夜间易醒:在通常起床时间 5 小时以前醒来,无法再次入睡时;④根据日间活动的需求使用:次日日间有重要工作或事情时。

三、发作性睡病

发作性睡病(narcolepsy)是以日间出现不可克制的睡眠发作为主要临床特征的睡眠障碍,常伴有猝倒发作、睡眠瘫痪、睡眠幻觉等。本病与 *HLA* 等位基因 *HLA-DQB1** *0602* 和 *HLA-DQA1** *0102* 密切相关。该病从儿童早期到老年期均可发病,以 15~25 岁为发病高峰,患病率为 0.02%~0.16%。

【临床表现】

典型的临床表现为发作性睡病四联征,即睡眠发作、猝倒发作、睡眠瘫痪与睡眠幻觉。

1. 睡眠发作　患者日间突然出现无法预测的过度思睡和不可抗拒的睡眠发作。在阅读、看电视、听课、吃饭、行走甚至驾车时均可出现,一段短时间的小睡(10~30 分钟)可使精神恢复振作,但通常这种恢复仅能在醒后维持一段时间。

2. 猝倒发作　见于 65%~70% 的患者。常由强烈的情感刺激诱发,表现为躯体肌张力突然丧失,但意识清楚,呼吸不受影响。发作持续时间通常为数秒,发作后可完全恢复,亦可持续数十分钟而后进入明显的睡眠发作。

3. 睡眠瘫痪　见于 20%~50% 的患者。患者从 REM 期睡眠中醒来时,发生一过性全身随意运动不能和/或言语不能,呼吸和眼球运动不受影响,可持续数秒至数分钟。

4. 睡眠幻觉　见于 12%~50% 的患者。可发生于从觉醒向睡眠转换时(入睡前幻觉)或睡眠向觉醒转换时(醒后幻觉)。常为不愉快的异常听觉或视觉感知,典型者伴有恐惧感和受到威胁感。

5. 其他　部分患者有自动症或遗忘症发作,是由于患者试图抵制困倦而逐渐陷入迷茫,对指令无反应的状态。常有无法言语,对发生的事情完全遗忘。可伴有失眠、晨起后疲倦或头痛、肌肉疼痛、无力和记忆力下降等。

【诊断】

ICSD-3 将发作性睡眠分为 1 型和 2 型,即伴下丘脑分泌素降低的发作性睡病(1 型)和不伴下丘脑分泌素降低的发作性睡病(2 型)。其诊断标准如下。

1. 1 型发作性睡病的诊断标准　必须同时符合下述(1)和(2)项标准:

(1) 患者每天均出现难以抑制的思睡,持续时间至少 3 个月。

(2) 具有下列 1 或 2 项表现:

1) 发作性猝倒和 MSLT 显示平均睡眠潜伏时间≤8 分钟,出现两次或两次以上的 SOREMP;睡眠起始 15 分钟内出现的快速眼动睡眠可替代 MSLT 中的 1 次 SOREMP。

2) 免疫法测定 CSF 下丘脑分泌素-1 浓度≤110pg/ml,或小于以同一标准检验正常者平均值的 1/3。

2. 2 型发作性睡病的诊断标准　必须同时符合以下(1)~(5)项标准:

（1）患者每天均出现难以抑制的思睡，持续时间至少3个月。

（2）MSLT显示平均睡眠潜伏时间≤8分钟，出现2次或2次以上SOREMP；睡眠起始15分钟内出现的快速眼动睡眠可替代MSLT中的1次SOREMP。

（3）无猝倒发作。

（4）未检测CSF下丘脑分泌素-1，或测定的CSF下丘脑分泌素-1水平>110pg/ml，或超过正常平均值的1/3。

（5）思睡和/或MSLT结果不能以其他原因更好地解释，如睡眠不足、阻塞性睡眠呼吸暂停、睡眠时相延迟及药物或毒品应用。

【治疗】

1. 一般治疗　合理安排作息时间，保证夜间充足睡眠。日间安排合理的小睡时间可以有效改善患者的精神状态。避免从事倒班工作、长时间连续工作或具有高精度、高危险性工作。给予心理支持，增强治疗信心。

5

2. 药物治疗　中枢神经系统兴奋性药物如安非他命、苯哌啶醋酸甲酯、莫达非尼、γ-羟丁酸钠、索安非托（solriamfetol）和替洛利生（pitolisant）等，可以改善发作性睡病的日间思睡症状；三环类抗抑郁药丙米嗪、去甲丙米嗪和氯丙米嗪等，可改善猝倒症状，并具有抑制REM睡眠的作用。5-羟色胺再摄取抑制剂（如氟西汀、西酞普兰）以及5-羟色胺和去甲肾上腺素再摄取抑制剂（如文拉法辛）等，对猝倒治疗也有效。

四、不宁腿综合征

不宁腿综合征（restless legs syndrome，RLS）表现为于安静状态下出现难以名状的肢体不适感，而迫使肢体发生不自主运动，运动后不适感能够部分或全部得到缓解，肢体运动停止后症状常再次出现，症状多在夜间明显。

【病因】

原发性RLS原因不明，部分有家族遗传性，呈常染色体显性遗传，RLS患者一级亲属患RLS的风险增加3.3倍。遗传基因*RLS1*位于常染色体12q上，*RLS2*位于常染色体14q上，*RLS3*位于常染色体9p24-22上。

继发性RLS可见于内科疾病如尿毒症、糖尿病、缺铁性贫血、叶酸和维生素B_{12}缺乏、干燥综合征等，神经系统疾病如多发性神经病、帕金森病、多发性硬化等，服用某些药物（如三环类抗抑郁剂等）或饮品，以及妊娠。

【发病机制】

确切机制不清，有肢体血液循环障碍、DA神经元损害、铁缺乏、内源性阿片释放等几种假说，目前较为公认的机制之一是中枢神经系统非黑质-纹状体系统DA神经元损害，如间脑、视上核和视交叉DA神经元，以及脊髓DA神经元的损伤。

【临床表现】

任何年龄均可发病，多见于中老年人，男性多见。特征性表现为在安静情况下，出现腿部的不适感而引发的腿部活动。

多导睡眠图可见腿部运动明显增多，每次运动持续时间超过10秒，每小时可超过40次。同时可伴有夜间觉醒次数和觉醒时间增多，以及睡眠片段现象增多。

1. 感觉异常　患者腿部常有难以描述的不适感，如蠕动、蚁走、发麻、瘙痒、烧灼、触电感等；感觉异常位于肢体深部，多数以累及下肢为主，单侧或双侧，半数患者也可累及上肢。持续数秒或1分钟，反复发作，难以忍受。这种不适感觉迫使患者通过持续活动来缓解症状，强迫性动作或不安，按摩、捶打、不停活动以减轻不适症状。轻症者在床上和椅子上伸展一下肢体即可缓解症状；重症者需来回踱步、搓揉下肢、伸屈肢体才能减轻症状。重新平躺或坐下后数分钟至1小时，上述症状常常再次出现。典型者在23时至次日凌晨4时最为严重，故经常严重影响患者睡眠。早晨6时至中午12时症状最轻。

2. 睡眠周期性肢动（periodic limb movement in sleep，PLMS）　PLMS多发生在非快速眼动睡眠期，表现为单侧或双侧腿部刻板、重复地快速屈曲或伸展运动。80%以上的RLS患者可出现PLMS。

3. 不宁腹（restless abdomen）　可能是RLS的一个变异型，表现为局限于腹部的不适感，伴强烈的活动腹部的意愿，活动后可缓解，影响睡眠，近年也有“不宁胸”和“不宁头”的临床报道。

4. RLS症状恶化（augmentation）　长期服用多巴胺能类药物治疗RLS后出现RLS症状的恶化和加重，多见于服用复方左旋多巴制剂类药物，也可见于服用多巴胺受体激动剂后。在长期病情管理中，需要对症状恶化进行监控。

【辅助检查】

多导睡眠监测有助于了解患者睡眠状况及PLMS。监测血清铁、血清铁蛋白、叶酸、维生素B_{12}、肌酐、血常规等尤其对继发性RLS有较大参考意义。

【诊断】

主要根据患者提供的特有的临床症状、血液化验、电生理检查为依据。诊断参考ICSD-3关于不宁腿综合征的诊断标准。必须同时符合以下1~3项标准：

1. 有一种想活动腿的强烈欲望，常伴有腿部不适或由腿部不适导致。这些症状必须符合以下条件：

（1）症状在休息和不活动时出现或加重，比如躺下或坐着的时候。

（2）可在活动后部分或完全缓解，比如走路或伸展腿部。

（3）症状可仅出现在傍晚或夜间，或即使在日间出现，但与日间相比夜间症状更明显。

2. 以上这些特征要除外由药物或行为习惯所致，如腿部痉挛、不适的姿势、肌痛、静脉曲张、腿部水肿、关节炎或习惯性的腿部拍打等。

3. 以上症状引起担心、情绪低落、睡眠障碍，以及导致身心、社交、职业、受教育、行为或其他重要领域的功能障碍。

【鉴别诊断】

1. 周期性肢体运动障碍（PMLD）　是指在睡眠中反复发作的肢体周期性动作，以下肢发作性收缩为特征性表现，呈周期性发作，每次持续时间0.5~5秒，发作间隔5~90秒，这种不自觉的运动常会影响患者和同床者的正常睡眠。PSG 显示肢体运动可发生于睡眠中任何时段，以 NREM 期多见。腿动监测显示反复发作的特征性肢体运动，运动连续发作≥4 次，发作次数≥5 次/h。同时可伴有睡眠片段增多、觉醒次数增多等睡眠结构紊乱表现。RLS 和 PLMD 常常共病于同一患者。

2. 夜间腿肌痉挛　为夜间突发的肌肉痉挛，通过伸展腿部、站立、走动可使症状得到缓解。有明显的肌肉疼痛，而不是感觉异常，常可触及痉挛的肌肉。

3. 静坐不能（akathisia）　因内心的不安宁感而出现的坐立不安，症状为全身性，常伴轻度锥体外系症状，无家族史或昼夜变化规律。抗精神病药物引起的静坐不能表现为患者想要通过移动整个身体来缓解不适症状，之前存在使用过多巴胺能受体拮抗剂病史。

4. 焦虑症　患者除了伴有担心、恐惧、不安、害怕、紧张、急躁等精神症状外，还常伴有头晕、胸闷、心悸、呼吸困难、口干、出汗、尿频、运动性不安等躯体症状，无昼夜变化规律，活动后症状不能缓解。

5. 其他　脊髓固有性肌痉挛（propriospinal myoclonus）即脊髓本身病变导致的肌痉挛，可见于躯干及四肢。关节炎、外伤和周围神经病等引起的疼痛，也可以出现夜间痛和休息时加重，但不能通过单纯活动腿部而得到减轻，甚至活动后使疼痛加重。而不宁腿综合征患者的疼痛能够通过活动得到减轻或者消失。

【治疗】

制定 RLS 治疗方案前，需要先明确 RLS 是原发性还是继发性，若为继发性 RLS 需要去除各种继发性 RLS 的病因，治疗原发病。同时明确是否因缺铁引起，如果缺铁则需要先补铁。同时判断 RLS 症状的出现频率、时间和严重程度，根据症状的具体情况选择不同的治疗方案。

1. 非药物治疗　培养良好的睡眠卫生习惯，尽量避免日间小睡，保持定时睡眠的作息时间。适度的有氧运动和阻力训练能够缓解症状。由于酒精、咖啡因和尼古丁会加重临床症状，应尽量避免。按摩和洗热水澡都能适当缓解症状。

2. 药物治疗

（1）多巴胺类药物（dopaminergic agents）：

1）复方左旋多巴制剂（levodopa）：这类药物包括多巴丝肼、卡左双多巴控释片，对原发性 RLS、散发性 RLS 及进行血液透析的 RLS 患者有效（Ⅰ级证据），长期使用左旋多巴且每日剂量超过 200mg 时，易出现 RLS 症状恶化（augmentation）。复方左旋多巴制剂以前是治疗 RLS 症状使用最广泛的药物，但鉴于其副作用，目前仅推荐用于间歇出现 RLS 症状的患者的临时性、短期的单药或联合用药，也可以作为诊断性治疗用药。

2）多巴胺能受体激动剂（dopamin agonists）：麦角类的受体激动剂（溴隐亭、培高利特等）因存在导致心脏瓣膜病和纤维化综合征的风险，已经逐步被非麦角类多巴胺受体激动剂。用于治疗 RLS 的多巴胺能受体激动剂剂量范围显著低于帕金森病所需要的剂量，加量应尽可能缓慢滴定，一般每几天或 1 周增加 1 次剂量。这类药物长期使用需要注意症状恶化，另外还需要注意多巴胺失调综合征，包括病理性赌博、强迫性购物、强迫性暴食及性欲亢进等。

A. 罗替高汀皮贴剂（rotigotine）：推荐用于短期或者长期治疗原发性 RLS，对中度至重度 RLS 有效（Ⅰ级证据），有效治疗剂量 1~3mg。贴片应在每天同一时间贴于适当部位，保留 24 小时后，再在另一部位更换一张新的贴片。副作用较轻，症状恶化的发生率为 5.1%。

B. 罗匹尼罗（ropinirole）：推荐用于短期治疗原发性 RLS，长期治疗原发性 RLS 可能有效，对中度至重度 RLS 有效（Ⅰ级证据）。可改善患者的 RLS 症状和改善睡眠。平均有效治疗剂量 0.78~4.6mg/d，用法每晚 1 次。副作用较轻，常见的副作用有恶心、头痛、头晕、嗜睡、呕吐、乏力、情绪低落等，症状恶化的发生率为 0~2.3%。

C. 普拉克索（pramipexole）：推荐用于短期治疗原发性 RLS，长期治疗原发性 RLS 可能有效，对中度至重度 RLS 有效（Ⅰ级证据），可改善患者的 RLS 症状、睡眠、焦虑抑郁症状和生活质量。有效治疗剂量 0.25mg/d、0.5mg/d、0.75mg/d。常见的副作用有恶心、嗜睡、头痛、失眠、头晕等，症状恶化的发生率相对较高，为 4.3%~9.2%。

（2）抗癫痫类药物：α2δ 配体类药物（Alpha-2-delta ligands）与多巴胺受体激动剂相比有相等或者更好的疗效，同时又没有长期使用多巴胺类药物所引起的症状恶化、冲动控制障碍及白天嗜睡等副作用。这类药物还可以改善睡眠，但因有头晕的副作用，尤其对于老年人，这类药物的使用受到了限制。普瑞巴林和加巴喷丁应用于 RLS 治疗时间尚短，目前尚缺乏临床长期使用的结果。

1）普瑞巴林（pregabalin）：推荐用于治疗中到重度的原发性 RLS（Ⅰ级证据），治疗继发性 RLS（Ⅳ级证据），与普拉克索相比非劣效性，还可改善患者的睡眠结构，对于腿部不适表现为感觉异常的患者，治疗可能更为有效。有效治疗剂量 150~450mg/d，常见的副作用有头晕、嗜睡、乏力和头痛。

2）加巴喷丁缓释片（gabapentin enacarbil）：短期（<12 周）治疗 RLS 有效（Ⅰ级证据），长期治疗暂时缺乏依据，推荐有效治疗剂量 1 200mg/d，600mg/d 的治疗剂量无效。常见的副作用有头晕、嗜睡，副作用有剂量依赖性，老年人使用时需要严密观察。美国 FDA 已于 2011 年批准加巴喷丁缓释片用于治疗中至重度 RLS，此药在国内暂未上市。

3）加巴喷丁（gabapentin）：推荐用于治疗轻到中度的 RLS（Ⅰ级证据）。在治疗 RLS 的各个方面显示了很好的疗效，其疗效与罗匹尼罗相当。患者服用加巴喷丁的耐受性通常较好，但在高龄患者中要注意头晕、嗜睡、周围性水肿、镇静、共济失调等副作用，副作用还有剂量依赖性。推荐有效治疗剂量 1 200mg/d，进行血液透析的患者剂量为 200mg/d。

（3）阿片类药物（opioids）：相对于多巴胺能药物，证据较少，现有的证据表明阿片类药物治疗 RLS 有效，长期有效性尚缺乏更多证据。最主要的副作用是呼吸抑制，长期应用需要监测呼吸系统，同时还需注意其潜在成瘾性，其他可能的副作用包括头晕、恶心、呕吐、镇静、尿潴留或便秘。

羟考酮-纳洛酮(oxycodone-naloxone)缓释片：推荐用于治疗严重的药物抵抗性 RLS。羟考酮-纳洛酮缓释片的有效推荐剂量范围：10～20mg 羟考酮-5～10mg 纳洛酮，3 次/d。美国 FDA 于 2014 年批准羟考酮与纳洛酮缓释片用于治疗严重到需要长期每天不间断使用阿片治疗且尚无充分的替代治疗选择的疼痛，此药在国内暂未上市。

此类药物还有羟可酮(5～20mg/d)、氢可酮(5～20mg/d)、可待因、丙氧吩，以及曲马多(100～400mg/d)。

(4) 抗抑郁药(antidepressants)：包括丁氨苯丙酮(bupropion)、可乐定(clonidine)，对治疗 RLS 的疗效报道不一，是否有长期肯定的疗效还有待观察。

(5) 苯二氮䓬类/镇静类药物(benzodiazepines/hypnotics)：如氯硝西泮(clonazepam)，有证据表明对于治疗原发性 RLS 可能有效(Ⅲ级证据)

5

(6) 矿物质(minerals)和维生素(vitamins)类药物：

1) 铁剂(iron)：有不同的剂型，并非所有的剂型治疗 RLS 都有效，其中有足够证据表明可能有效的仅有静脉注射羧基麦芽糖铁，使用这类药物时都需要长期监测铁负荷，防止血色病的发生。

口服硫酸亚铁(oral ferrous sulfate)：临床实践中发现口服硫酸亚铁治疗 RLS 可能有用，但暂缺乏足够的循证证据来支持，有研究报道当患者血清铁蛋白低于正常时，口服硫酸亚铁治疗可能获益。该药耐受性好，需要长期监测铁负荷，主要的副作用表现为胃肠道不适，包括便秘、恶心、反酸、腹痛和腹泻。

静脉注射羧基麦芽糖铁(intravenous ferric carboxymaltose)：对治疗 RLS 可能有效，有效剂量为 1 000mg，静脉补铁时不会出现口服补铁的相关胃肠道副作用，也需要长期监测铁负荷。

静脉注射蔗糖铁(intravenous iron sucrose)：对治疗 RLS 是否有效还有待观察。

静脉注射高分子量右旋糖酐铁(intravenous high-molecular-weight iron dextran)：虽然有证据表明该药对治疗 RLS 可能有效，但因其过敏反应，并不推荐使用，在很多地方该药已经退出了市场。

2) 维生素 C 和维生素 E：以往认为维生素 C 和维生素 E 治疗 RLS 无效，但有的循证证据表明维生素 C 200mg 和维生素 E 400mg 治疗合并尿毒症的 RLS 患者短期可能有效，长期的有效性还有待观察。叶酸、维生素 B_{12} 治疗 RLS 无有效证据。

(7) 其他：注射肉毒毒素 A(botox onabotulinumtoxin A)对于治疗 RLS 短期可能有效。

五、阻塞性睡眠呼吸暂停

阻塞性睡眠呼吸暂停(obstructive sleep apnea，OSA)是一种以在睡眠过程中反复发生打鼾，并呼吸暂停和日间思睡为主要临床表现的睡眠呼吸疾病，患病率为 2%～4%，是多种全身疾病的独立危险因素。

【病因与危险因素】

在觉醒状态下，高级神经系统持续调节神经肌肉功能，维持整个气道处于开放状态。睡眠状态下，这种高级调节功能发生改变，某些时候可以诱发不稳定的呼吸，如在正常的 REM 睡眠期可以出现呼吸频率和潮气量的较大变异。但在化学反射、压力反射等呼吸反射的协调保护作用下，总体上不会出现明显的低氧血症。在某些上气道病理情况下，出现上气道狭窄、软组织松弛，吸气时在胸腔负压作用下，软腭、舌坠入咽腔，造成上气道阻塞，是引起 OSA 的主要原因。主要的危险因素有：

1. 年龄与性别　成年后随年龄增长患病率增加；男性患病者明显多于女性，但女性绝经期后患病者增多。

2. 肥胖　是引起 OSA 最重要的独立危险因素。肥胖可使患者软腭、舌、咽旁脂肪垫和咽侧壁的截面积和体积均增加，气道受压最终导致 OSA 的发生；此外，OSA 又可以加重肥胖。

3. 上气道解剖异常　包括鼻中隔偏曲、鼻甲肥大、鼻息肉、鼻部肿瘤等；扁桃体肥大、软腭松弛、悬雍垂过长或者过粗、咽腔狭窄、咽部肿瘤、咽腔黏膜肥厚、舌体肥大、舌根后坠；下颌后缩、颞颌关节功能障碍及小颌畸形等。

4. 其他相关疾病与因素　包括甲状腺功能减退、肢端肥大症、垂体功能减退、淀粉样变性、声带瘫痪、神经肌肉疾患(如帕金森病)、胃食管反流、颅底角度异常等。此外，饮酒或镇静催眠药物均可诱发与加重 OSA 临床症状。

【临床表现】

打鼾是 OSA 的重要临床特征，典型的打鼾类型由响亮的鼾声或短促的气喘，以及持续 20～30 秒的沉默时间相交替组成。患者可因为憋气和可能伴随的身体运动而突然醒来，在出现几次呼吸后再次入睡，又重复出现鼾声与呼吸暂停的过程。呼吸暂停时口、鼻气流停止，但胸、腹呼吸运动仍然保持，可以持续十至数十秒不等，常在大声鼾声、气喘或呻吟后终止。日间过度思睡是 OSA 患者的常见主诉。晨起口干、头痛，日间困倦或思睡，记忆力、注意力、判断力和警觉性下降等表现亦常见。部分患者还伴有高血压、心律失常及焦虑、抑郁、易激惹、性欲减退等躯体和精神症状。

【诊断】

主要根据病史、体征和多导睡眠监测(PSG)结果作出诊断。PSG 是确诊 OSA 及其严重程度分级的金标准，其严重程度常用每小时内睡眠呼吸暂停和低通气指数(apnea/hypopnea index，AHI)作为指标，当 AHI≥5 次/h 具有诊断意义。必要时也可以进行睡眠中心外睡眠监测(OCST，也称家庭睡眠监测)结果进行评估。日间思睡程度和睡眠打鼾情况评估可采用 Epworth 思睡量表(ESS)、多次睡眠潜伏期试验(MSLT)、鼾声量表、柏林问卷(BQ)和 STOP-Bang 量表。必要时还需要进行气道评估，有利于排除气道占位性病变，为手术治疗提供客观依据。

OSA 诊断标准需要同时满足下述第 1 和 2 项，或者满足第 3 项。

1. 出现以下至少一项

（1）患者主诉困倦、非恢复性睡眠、乏力或失眠。

（2）因憋气、喘息或气哽，从睡眠中醒来。

（3）同寝室或其他目击者报告患者在睡眠期间存在习惯性打鼾、呼吸中断或二者皆有。

（4）已确诊高血压、心境障碍、认知功能障碍、冠心病、脑血管疾病、充血性心力衰竭、心房纤颤或2型糖尿病。

2. PSG或者OCST证实监测期间每小时发生呼吸事件≥5次，包括阻塞性呼吸暂停、混合型呼吸暂停、低通气和呼吸努力相关性觉醒（RERAs）。

3. PSG或者OCST证实监测期间每小时发生呼吸事件≥15次，包括阻塞性呼吸暂停、混合型呼吸暂停、低通气和RERAs。

【鉴别诊断】

主要应与其他引起日间思睡的疾病相鉴别，包括其他类型睡眠障碍、呼吸疾病及能引起思睡的其他疾病，尤其是与中枢性睡眠呼吸暂停相鉴别。

1. 中枢性睡眠呼吸暂停　中枢性睡眠呼吸暂停（central sleep apnea，CSA）是指睡眠过程中因中枢性呼吸驱动功能异常所致的通气功能障碍，临床表现为夜间反复出现的呼吸减弱或停止，口鼻气流和胸腹运动同时消失。ICSD-3关于CSA的PSG诊断标准是：①中枢性呼吸暂停/低通气（hypopnea）事件≥5次/h；②中枢性呼吸暂停/低通气事件占所有呼吸暂停/低通气事件的50%以上；③伴或不伴陈-施呼吸（Cheyne-Stokes respiration）。

传统分类方法将CSA分为原发性和继发性。其中原发性CSA应在明确排除其他潜在的继发性因素后才能考虑其诊断。临床较罕见，中老年男性患病率较高，表现为睡眠时周期性CSA后紧接着均匀的深大呼吸。与陈-施呼吸不同的是，原发性CSA呼吸暂停的循环周期较短（20~40秒），低氧程度较轻，觉醒通常发生在呼吸暂停终止时，NREM睡眠1期与觉醒之间的频繁变换易导致睡眠结构破坏，临床表现日间思睡、疲劳等症状较为突出。继发性CSA的发生与呼吸中枢调控及$PaCO_2$水平相关，分为非高碳酸血症型和高碳酸血症型。非高碳酸血症型常见于慢性心力衰竭、连续正压通气治疗后等。高碳酸血症型则常见于镇静药物使用与神经系统病变等。比如Ondine's curse综合征系由于脑干（尤其是脑桥与延髓）病变时，导致在睡眠或安静状态中发生渐进性加重的CSA和意识障碍。

2. 原发性鼾症　夜间有不同程度的打鼾，AHI<5次/h，日间无不适症状。

3. 上气道阻力综合征　夜间打鼾，虽然上气道阻力增高，但是AHI<5次/h，日间有思睡或者疲劳症状，试验性无创通气治疗有效则支持诊断。

4. 发作性睡病　主要临床表现为日间思睡、猝倒、睡眠瘫痪和睡眠幻觉，多发生在青少年，主要诊断依据为MSLT明确存在入睡时间缩短和出现REM睡眠异常。鉴别时应注意询问发病年龄、主要症状及MSLT的结果。同时应注意鉴别本病与OSA合并存在的情况。

5. 不宁腿综合征　安静时，尤其是夜间腿部出现难以名状的不适感，而迫使腿部出现自发运动才能得到缓解，导致患者失眠或日间思睡。通过详细询问患者的睡眠病史，结合多导睡眠监测结果可以予以鉴别。

【治疗】

1. 一般性治疗　应进行多方面生活指导，包括：①减肥、控制饮食和体重、适当运动；②戒酒与戒烟、停用镇静催眠药物及可引起或加重OSA的其他药物；③侧卧位睡眠；④适当抬高床头；⑤日间避免过度劳累。

2. 病因治疗　纠正引起OSA或使之加重的基础疾病，如应用甲状腺素治疗甲状腺功能减低等。

3. 气道内正压通气治疗　是目前最常用的治疗手段。包括持续气道正压通气（continuous positive airway pressure，CPAP）和双水平气道正压通气（bi-level positive airway pressure，BiPAP），以经口鼻CPAP最为常用。可以通过与呼吸机相连的面罩提供强制性气流增加气道的压力，支撑上气道使其持续保持开放状态，避免发生气道塌陷或阻塞。对伴有肺大泡、纵隔气肿、急性心肌梗死患者血流动力学指标不稳定者、脑脊液漏、颅脑外伤或颅内积气，以及急性中耳炎、鼻炎、鼻窦炎感染未控制等患者应慎用。

4. 口腔矫治器　通过矫正口腔内结构，使下颌骨或舌体向前上方提起，增加咽部横截面积，进而增加气流量。适用于单纯鼾症及轻度的OSA患者（AHI<15次/h），特别是有下颌后缩者。对于不能耐受CPAP、不能手术或手术效果不佳者可以试用。

5. 外科治疗　对于某些非肥胖而口咽部阻塞明显的重度OSA患者，可以考虑在应用CPAP治疗且其夜间呼吸暂停及低氧已基本纠正情况下，试行悬雍垂腭咽成形术。对于过度肥胖导致的严重OSA患者，可以考虑进行减重和代谢手术治疗。

6. 药物治疗　针对OSA的治疗，主要是改变睡眠结构和呼吸的神经控制功能，如黄体酮、肺达宁、丙烯哌三嗪及氨茶碱等，盐酸曲唑酮能够降低AHI、减少NREM睡眠1期。关于OSA与失眠障碍共病的治疗，若失眠是继发于OSA，则经CPAP治疗应可减轻。若失眠独立存在，则CPAP治疗改善睡眠效果差，而针对失眠的治疗可有效，包括CBT-I及药物治疗。药物治疗推荐使用非苯二氮䓬类药物中的唑吡坦和右佐匹克隆，可改善睡眠质量而不恶化OSA患者的AHI和最低SaO_2。

六、睡行症、睡惊症与梦魇

（一）睡行症

睡行症（sleep walking）既往称为梦游症。可发生于任何年龄，但首次发作多在4~8岁，多在青春期后自然消失。发生于刚入睡的2~3小时内。从床上坐起，可不下地，目光呆滞，做些无目的动作，如拿起毯子、移动身体等，然后自行躺下睡眠。或起床后双目凝视、往返徘徊、从事日常习惯性动作，如大小便、穿衣、进食、打扫卫生、拉抽屉、开门、开车、外出游逛，行为刻板。有时口中发声，能与人答话，但口齿不清、答非所问，偶尔可按要求上床睡觉。可躲过视线或越过企图与其交谈的人，可避开障碍物。在受到限制时可出现冲动行为、逃跑或攻击。发作过程中可伴梦语，整个行为显得刻板、僵硬。处于发作中的患者通常很难唤醒，强行唤醒时常出现精神错乱。次日对发作过程不能回忆。

尽量保持充足的睡眠时间，规律作息，创立良好的睡眠环境，睡前排空膀胱、避免饮酒等，可能减少睡行症的发生。此外，在睡行症发作时，不要试图唤醒患者，应注意保护，尽可能引导患者上床睡眠或卧床即可。应对卧室环境完善安全防范措施。在患者的动作行为有潜在的危险或发作频繁且造成痛苦时，应使用药物干预。中效和长效制剂苯二氮䓬类药物（如氯硝西泮和地西泮）常被用于治疗睡行症。也可以使用三环类抗抑郁剂如阿米替林、丙米嗪或氯丙米嗪，或者5-羟色胺再摄取抑制剂（盐酸氟西汀等）和盐酸曲唑酮等。需要时可以进行心理行为治疗。

（二）睡惊症

睡惊症（sleep terror）属于觉醒障碍。常于青春期前起病，以4~12岁儿童最常见，也可发生于任何年龄。通常发生在上半夜刚入睡后1~2小时的NREM睡眠后期。患者突然从床上坐起，喊叫或哭闹、双目凝视、表情十分恐惧和焦急，对外界刺激没有反应。偶有下床，但很少会离开房间。发作同时有显著的自主神经症状，如心动过速、呼吸急促、皮肤潮红、出汗、瞳孔散大和肌张力增高等。发作时意识模糊、呼之不应、旁若无人。一般持续1~2分钟后发作自行停止，躺下继续睡觉，也可在数分钟甚至数十分钟内无法使之平静。事后多不能回忆。成人患者对梦的片段或危险恐惧的梦境没有判断能力而表现离开床或奔跑，也可伴有暴力行为而自伤或伤及他人。

睡惊症的发生可能与过度疲劳、压力过大、过分担心或睡眠时间不足等因素有关，尽量避免。苯二氮䓬类常被用于治疗睡惊症，但应注意不良反应。对伴有非典型抑郁的老年患者，三环类抗抑郁药有一定疗效。心理治疗对于同时存在焦虑的患者有帮助。

（三）梦魇

梦魇（nightmare）是以恐怖不安或焦虑为特征的梦境体验。可发生于任何年龄，以3~6岁多见。梦魇表现为一个长而复杂的噩梦，可以发生于夜间睡眠或午睡时，一般发生于后半夜。越接近梦结尾，越离奇与恐怖。其内容常涉及对生命与财产安全或自尊的威胁。多为梦见被人或毒蛇猛兽等追逐、围攻；或陷入非常危险而又绝望无助的紧要关头。内容离奇恐怖，以致惊恐万状、拼命挣扎，但却想喊喊不出、想跑跑不动。有时可以仅表现为呻吟或惊叫，并出现呼吸与心率加快。惊醒后很快恢复定向与警觉，能详细回忆梦境。发作频繁可影响睡眠质量，日久出现焦虑、抑郁及各种躯体不适症状。多导睡眠图显示发作时从REM睡眠期突然觉醒。REM睡眠潜伏期缩短，REM睡眠持续时间长达十分钟，REM睡眠密度可能增加。

梦魇通常不需治疗。应避免睡前读恐怖小说，看恐怖电影，规律作息时间。心理治疗有助于提高心理承受能力，行为治疗是对梦境进行讨论和解释，可使症状明显改善或消失。经常发生梦魇者常合并精神疾病，需由精神科医师诊治。三环类抗抑郁剂阿米替林等能缩短REM睡眠，有助于减少发作。

第八节 抑郁障碍

（解龙昌）

一、抑郁障碍的诊断与治疗

【概述】

1. 抑郁障碍的概念及其分类　抑郁障碍（major depressive disorder，MDD）是一种常见的心境障碍（mood disorder），可由各种原因引起，以显著而持久的心境低落为主要临床特征。临床表现可从闷闷不乐到悲痛欲绝，重者可发生抑郁性木僵；部分病例有明显的焦虑和运动性激越；严重者可出现幻觉、妄想等精神病性症状。多数病例有反复发作的倾向，每次发作大多数可以缓解，部分可有残留症状或转为慢性。

广义的抑郁障碍，除了传统分类中属于心境障碍的单相抑郁发作（内源性抑郁障碍）、双相情感障碍的抑郁发作外，还包括恶劣心境（旧称抑郁性神经症）、心因性抑郁障碍、脑或躯体疾病患者伴发抑郁、精神活性物质或非成瘾物质所致精神障碍伴发抑郁、精神病后抑郁等。在ICD-11的第6章“精神、行为或者神经发育障碍”中，抑郁障碍主要包括抑郁发作、复发性抑郁障碍和恶劣心境。临床工作中经常使用的术语抑郁症，内涵上主要指抑郁发作、复发性抑郁障碍。需要强调的是，至少有10%的抑郁发作患者会出现躁狂发作，此时应诊断为双相情感障碍。

2. 抑郁障碍的流行病学研究　抑郁障碍的流行病学研究已有不少报道，由于诊断概念及分类上的意见分歧，特别是早期研究未将单相抑郁和双相情感障碍分开，故所报道的患病率和发病率相差甚远。

2007年对美国人群的抑郁障碍调查发现，16%的美国人在一生中会经历一次严重抑郁发作，且在北美洲、拉丁美洲、欧洲国家和日本进行的国际性研究显示，抑郁症的终生患病率的为3%~16%。在美国的18~29岁人群中，近1年内经历过严重抑郁发作的占比最高；而65岁以上老人近1年内抑郁发作的占比最低，这可能是由于老年人更不愿意报告自己的抑郁症状，因为他们成长的社会环境对抑郁的接受程度更低。此外，老年人的抑郁症状往往伴有严重的躯体疾病，这可能会干扰作出恰当的诊断，且老年人比年轻人更可能出现从轻度到重度的认知损害，而抑郁障碍和认知障碍的早期阶段往往难以区分。尽管有多达2.5%的儿童和8.3%的青少年可被诊断为抑郁症，并且多达1.7%的儿童和8.0%的青少年可被诊断为恶劣心境障碍，但抑郁在成人中比儿童更常见，多达24%的年轻人会在20岁之前的某个时间经历严重抑郁发作。在许多国家、大多数族群以及各年龄段的成人中都发现了抑郁的性别差异，女性出现轻度和重度抑郁症状的可能性约是男性的两倍。

20 世纪 80 年代以前学界对心境障碍的诊断概念狭窄，诊断率过低，随着 ICD-9 及 DSM-Ⅲ的问世，对心境障碍的诊断概念有了新的认识，诊断标准得以修正。国内调查也显示抑郁障碍的患病率呈现上升趋势。在世界卫生组织（WHO，1993 年）的多中心全球合作研究中，上海调查显示，在综合医院内科门诊患者中抑郁症的患病率为 4.0%，恶劣心境为 0.6%。中国台湾、香港等地区的抑郁症患病率也较低，台湾人群中抑郁症终生患病率为 1.5%，远低于其他亚洲地区。在对中国台湾老年抑郁症患者的 23 项横切面的流行病学调查资料的综合分析显示，抑郁症的患病率为 3.86%，农村的抑郁症发病危险率为 5.07%，高于城市的 2.61%，远低于西方国家和地区的患病率。

中国精神卫生调查（CMHS）于 2021 年发布对国内抑郁障碍的患病率及精神卫生服务利用情况进行了细致的探讨研究，结果显示女性与男性的加权终生患病率分别为 8.0% 和 5.7%，女性显著高于男性；无业人员（终生患病率，*OR* 2.38；12 月患病率，*OR* 1.85）、退休人员（终生患病率，*OR* 2.21；12 月患病率，*OR* 2.28）、个体从业者（终生患病率，*OR* 1.51；12 月患病率，*OR* 1.58 均显著高于当前受雇者）。抑郁起病年龄为 14 岁左右，抑郁症及未特指的抑郁障碍起病年龄相似，均为 14 岁左右，而恶劣心境的起病年龄为 18 岁左右。在共病方面，759 人（41.1%）同时满足其他至少一种在 CMHS 中得到评估的 CIDI 或 DSM-Ⅳ 诊断，包括焦虑障碍（29.8%）、物质使用障碍（13.1%）、冲动控制障碍（7.7%）。

3. 抑郁障碍的疾病负担　抑郁障碍对个体的身心健康、社会交往、职业能力及躯体活动有显著不良影响。评估抑郁症患者社会功能的两项为期 16 年的随访研究显示，有 25% 和 11% 的患者存在躯体及社会功能的减退。抑郁障碍相关的心理社会功能损害包括：不能上班，工作能力下降、婚姻不和谐，以及亲子关系问题等。除引起严重的心理社会功能损害外，抑郁障碍的疾病负担是巨大的。

1993 年 WHO 的全球疾病负担（GBD）的合作研究，分析了 1990 年并预测了 2020 年各国的疾病负担。研究显示，1990 年全球疾病负担的前 5 位排序为：下呼吸道感染、围产期疾病、腹泻、获得性免疫缺陷综合征（AIDS）、抑郁症；而在 15～44 岁年龄组的前 10 位疾病中，有 5 项为神经精神疾病（包括抑郁症、自杀与自伤、双相情感障碍、精神分裂症和酒/药物依赖）。在全球的神经精神疾病负担中，抑郁症、自杀分别为 17.3%、15.9%，高居榜首；抑郁症占伤残调整生命年（DALY）的 4.2%，抑郁症和自杀占 5.9%，提示抑郁症、自杀/自伤是精神障碍中导致疾病负担损失最大的问题，应予以重视。抑郁症占非感染性疾病所致失能的 10%。截至 2020 年，抑郁症已成为仅次于心血管疾病的全球第二大疾病负担源。据 WHO 不完全统计，全球每年有约 70 万人自杀，自杀者中有半数可诊断为抑郁症。如果将自杀与自伤因素一并考虑，WHO 预计到 2030 年，抑郁症患者人数或将超过所有心血管疾病患者总和，成为全球第一大致残疾病。

抑郁障碍不但具有高发病、高复发、高致残的特点，而且目前诊治情况不容乐观，对抑郁障碍的总体识别率较低，尤其是在综合医院。WHO 的多中心合作研究显示，15 个不同国家或地区的内科医师对抑郁症的识别率平均为 55.6%，中国上海的识别率为 21%，远远低于国外水平。因此，临床医师应及时识别抑郁障碍给予及时正确的治疗，提高治愈率，改善生活质量，改善预后，降低直接与间接经济损失，降低疾病负担。

【病因与发病机制】

大量研究资料提示，抑郁障碍的发生与生物、心理和社会因素有关，在某些病例中某方面的因素对抑郁障碍的发生起到重要的甚至是决定性的作用，而在另一些病例中许多因素对抑郁障碍的发生共同产生影响。但至今抑郁障碍的确切病因和发病机制远未彻底阐明。

1. 遗传因素

（1）家系研究：家系研究发现，先证者亲属中抑郁障碍的发病率较正常人一级亲属高 2～3 倍；血缘关系越近同病率越高，父母兄弟子女同病率为 12%～24%，堂兄弟姐妹同病率为 2.5%。

（2）双生子与寄养子研究：双生子研究发现，单卵双生子（MZ）的同病率明显高于异卵双生子，单相抑郁患的单卵双生子同病一致率（46%）也明显高于双卵双生子（20%）。寄养子研究发现，患有心障碍的亲生父母所生寄养子的患病率高于正常亲生父母所生寄养子的患病率。这些研究充说明了遗传因素在心境障碍发病中占有重要地位，其影响远甚于环境因素。关于本病的遗传方式，有单基因常染色体显性遗传、性连锁显性遗传、多基因遗传和异质性遗传等假说，但均未获得证实。目前多倾向于多基因遗传模式。

（3）分子遗传学研究：分子遗传学研究尚未确认哪些特定基因和抑郁障碍的发生有关。分子遗传学研究涉及多条染色体和基因，虽然有不少阳性发现，但目前尚缺乏肯定的研究证据。候选基因研究也未能证实酪氨酸羟化酶基因、DA 受体基因、多巴胺转运体基因、多巴胺 β 羟化酶基因、5-HT 受体基因、*MAO* 基因等与本病的明确相关性。

2. 神经生化因素　一些研究初步证实了中枢神经递质代谢异常及相应受体功能改变，可能与心境障碍的发生有关，证据主要来源于精神药理学研资料和神经递质代谢研究。认为抑郁障碍病因虽非神经系统发生器质性（结构性改变）损害，但也非单纯的“心理性”因素所致，而是神经系统的“功能”发生改变/异常，如神经递质的代谢分泌异常。目前以 5-羟色胺假说较为肯定。

（1）5-羟色胺（5-HT）假说：该假说认为 5-HT 功能活动降低可能与抑郁发作有关，5-HT 功能活动增高可能与躁狂发作有关。阻滞 5-HT 回收的药物（如选择性 5-HT 再摄取抑制剂）、抑制 5-HT 降解的药物（如单胺氧化酶抑制剂）、5-HT 的前体色氨酸和 5-羟色氨酸均具有抗抑郁作用；而选择性或非选择性 5-HT 耗竭剂（对氯苯丙氨酸与利血平）可导致抑郁。一些抑郁发作患者脑脊液中5-HT的代谢产物5-羟吲哚乙酸(5-HIAA)含量降低,浓度越低,抑郁程度越重,伴自杀行为者比无自杀企图者更低;抑郁发作患者和自杀患者的尸脑研究也发现5-HT或5-HIAA的含量降低。

(2) 去甲肾上腺素(NE)假说:该假说认为NE功能活动降低可能与抑郁发作有关,NE功能活动增高可能与躁狂发作有关。阻滞NE回收的药物(如选择性NE再摄取抑制剂等)具有抗抑郁作用;酪氨酸羟化酶(NE生物合成的限速酶)抑制剂α-甲基酪氨酸可以控制躁狂发作,并可导致轻度抑郁或抑郁症状恶化;利血平可以耗竭突触间隙的NE而导致抑郁。抑郁发作患者中枢NE浓度降低,NE代谢产物3-甲氧基-4-羟基-苯乙二醇(MHPG)浓度增加;尿中MHPG明显降低,转为躁狂发作时则升高。

(3) 多巴胺(DA)假说:该假说认为DA功能活动降低可能与抑郁发作有关,DA功能活动增高可能与躁狂发作有关。阻滞DA回收的药物(安非他酮)、多巴胺受体激动剂(溴隐亭)、多巴胺前体(L-多巴)具有抗抑郁作用;能阻断DA受体的抗精神病药物可以治疗躁狂发作。抑郁发作患者尿中DA主要降解产物高香草酸(HVA)水平降低。

有研究显示上述神经递质相应受体功能的改变,以及受体后信号转导系统(如第二信使cAMP和PI)的改变也参与心境障碍的发病。

3. 神经内分泌功能异常 许多研究发现,心境障碍患者有下丘脑-垂体-肾上腺轴(HPA)、下丘脑-垂体-甲状腺轴(HPT)、下丘脑-垂体-生长素轴(HPGH)的功能异常,尤其是HPA功能异常。研究发现,部分抑郁发作患者血浆皮质醇分泌过多,分泌昼夜节律改变,无晚间自发性皮质醇分泌抑制,地塞米松不能抑制皮质醇分泌;重度抑郁发作患者脑脊液中促皮质激素释放激素(CRH)含量增加。提示抑郁发作HPA功能异常的基础是CRH分泌过多。

4. 脑电生理变化 脑电图研究发现,抑郁发作时多倾向于低α频率,躁狂发作时多为高α频率或出现高幅慢波。睡眠脑电图研究发现:抑郁发作患者总睡眠时间减少,觉醒次数增多,快速眼动睡眠(REM)潜伏期缩短(与抑郁严重程度正相关)。

5. 神经影像改变 CT研究发现心境障碍患者脑室较正常对照组为大。MRI发现抑郁发作患者海马、额叶皮质、杏仁核、腹侧纹状体等脑区萎缩。功能影像学研究发现抑郁发作患者左额叶及左前扣带回局部脑血流量(rCBF)降低。应激所致抑郁模型动物神经病理研究显示海马神经元萎缩,以及海马神经再生受损,并且抗抑郁药可以激活促进神经可塑性的胞内信号转导途径,逆转该种病理改变。

6. 心理社会因素 应激性生活事件与抑郁障碍的关系较为密切。抑郁发作前92%有促发生活事件;女性抑郁发作患者在发病前1年所经历的生活事件频度是正常人的3倍;个体经历一些可能危及生命的生活事件后6个月内,抑郁发作危险系数增加6倍。常见负性生活事件如丧偶、离婚、婚姻不和谐、失业、严重躯体疾病、家庭成员患重病或突然病故,均可导致抑郁发作。另外经济状况差、社会阶层下者易患本病。具有较为明显的焦虑、强迫、冲动等特质的个体易发生抑郁障碍。

【临床表现】

1. 抑郁发作 抑郁发作(depressive episode)概括为情绪低落、思维迟缓、意志活动减退"三低"症状,但这些重度抑郁发作时的典型症状不一定出现在所有的抑郁障碍患者中。目前认为,抑郁发作的表现可分为核心症状、心理症状群和躯体症状群。发作应至少持续2周,并且不同程度地损害社会功能,或给本人造成痛苦或不良后果。

(1) 情绪低落:患者自觉情绪低沉、苦恼忧伤,情绪的基调是低沉、灰暗的。抑郁障碍患者常自觉兴趣索然、痛苦难熬,忧心忡忡、郁郁寡欢,有度日如年、生不如死之感,自称"高兴不起来""活着没意思"等,愁眉苦脸、唉声叹气。典型病例常有晨重夜轻节律改变的特点,即情绪低落在早晨较为严重,而傍晚时可有所减轻,如出现则有助于诊断。

(2) 抑郁性认知:常有"三无"症状,即无望、无助和无用。

无望(hopelessness):想到将来,感到前途渺茫,悲观失望,预见自己的将来要出现不幸,包工作、财政、家庭、健康等,认为自己无出路。

无助(helplessness):在悲观失望的基础上,常产生孤立无援的感觉,对自己的现状缺乏改变的信心和决心,认为治疗是无用的。

无用(worthlessness):认为自己生活得毫无价值,充满了失败,一无是处。觉得自己连累了家庭和社会,给别人带来的只有麻烦,不会对任何人有用。患者还可能出现自责自罪,患者对自己既往的一切轻微过失或错误痛加责备,或夸大自己的过失与错误,认为给家庭、社会带来了巨大负担。甚至坚信自己犯了某种罪,应该受到惩罚,严重者达到罪恶妄想。

自杀观念和行为:患者感到生活中的一切,甚至生活本身都没意义,以为死是最好的归宿,但同时又想到自己的家庭离不开自己,或自己的离开会使亲人感到伤心、难受或觉得世上还有值得留恋的东西,下不了死的决心,这种症状称为自杀观念(idea of suicide)。部分严重的抑郁障碍患者会认为"结束自己的生命是一种解脱"或"活在世上是多余的人",可有自杀计划和行动,反复寻求自杀。自杀行为是严重抑郁的一个标志,抑郁发作中至少有25%的人有自杀企图或自杀行为。有的患者会出现"扩大性自杀",患者会认为活着的亲人也非常痛苦,可在杀死亲人后再自杀,导致极其严重的后果。

(3) 兴趣缺乏:凡事缺乏兴趣,任何事都提不起劲。患者对以前喜爱的各种活动兴趣显著减退甚至丧失,如患者以前是很爱打球的人,现在却对打球一点儿兴趣都没有。

(4) 快感缺失:患者丧失了体验快乐的能力,不能从平日从事的活动中获得乐趣。部分患者也能参与一些看书、看电视等活动,但其目的主要是为了消磨时间,或希望能从悲观失望中摆脱出来,但进一步询问可发现,患者无法在这些活动中获得乐趣,毫无快乐而言。以上症状可以在一个患者身上同时出现,但也有不少患者只以其中一或两种突出。

(5) 思维迟缓:患者思维联想速度缓慢,反应迟钝,思路闭塞,自觉愚笨,思考问题困难。表现为主动言语减少,语速慢,语音低,严重者应答及交流困难。自觉"脑子好像是生了锈的机器"。

(6) 意志活动减退:患者意志活动呈显著持久的抑制,表现为行动缓慢,生活被动、懒散,不想做事,不愿与周围人交往,常独坐一旁或整日卧床,少出门或不出门,回避社交。严重时不修边幅,甚至发展为不语、不动、不食,可达木僵状态,即"抑郁性木僵"。

(7) 精神运动性改变:

1) 焦虑:焦虑与抑郁常常并发,表现为莫名其妙的紧张、担心、坐立不安,甚至恐惧。可伴发一些躯体症状,如心跳加快、尿频、出汗等。

2) 运动性迟滞或激越:迟滞表现为活动减少,动作缓慢,工作效率下降,严重者可表现为木僵或亚木僵状态。激越患者则与之相反,脑中反复思考一些没有目的的事情,思维内容无条理,大脑持续处于紧张状态。由于无法集中注意力来思考一个问题,实际上,思维效率下降,表现为紧张,烦躁不安,难以控制自己,甚至出现攻击行为。

(8) 生物学症状:

1) 睡眠障碍:睡眠障碍主要表现为早醒,一般比平时早醒2~3小时,早醒后不能再入睡,并发愁一天怎么熬过去,想许多不愉快的事;有的表现为入睡困难,辗转反侧,即使睡着了也感到睡眠不深;少数患者表现为睡眠过多。

2) 食欲下降、性欲减退:抑郁障碍对食欲的影响尤为明显。许多抑郁障碍患者进食很少,自己过去爱吃的饭菜也不吃或只吃几口,食之无味,严重者甚至不愿听到吃饭这些词语,完全丧失进食欲望,体重明显下降。也有的抑郁障碍患者可出现食欲异常增加等情况,过度饮食而导致体重增加;也有两者兼有的情况。相当一部分抑郁障碍患者性欲减退、阳痿、闭经等,有些患者勉强维持性行为,但无法从中体验到乐趣。

3) 精力缺失:抑郁障碍患者常诉说"太累了"或"完不成任务""缺乏动力",人也显得十分疲劳,常感到精力不足,体力耗竭,能力下降。

4) 其他躯体不适:在抑郁发作时很常见。可有非特异性的疼痛,头痛或全身疼痛,这些疼痛可以是固定的,也可以是游走的,有的疼痛较轻,有的难以忍受,相当一部分患者因疼痛而就诊于综合医院。躯体不适的主诉可涉及各脏器,如恶心、呕吐、心慌、胸闷、出汗、尿顿、尿急、便秘、性欲减退、阳痿、闭经等。这类非特异性症状常在综合医院被诊为各种自主神经功能紊乱。一般认为躯体不适主诉可能与文化背景、受教育程度和经济状况等有关,主诉较多的患者,社会阶层、受教育程度及经济状况均较低。有的抑郁障碍患者其抑郁障碍症状为躯体症状所掩盖,而使用抗抑郁药物治疗有效,有人称之为"隐匿性抑郁障碍",这类患者长期在综合医院各科就诊,虽然大多无阳性发现,但容易造成误诊。

(9) 精神病性症状:患者可以在一段时期出现幻觉和妄想。内容可与抑郁心境相协调,如罪恶妄想,伴嘲弄性或谴责性的幻听;也可与抑郁心境不协调,如关系、贫穷、被害妄想,没有情感色彩的幻听等。

儿童和老年患者的抑郁障碍症状常不典型。儿童患者多表现为兴趣减退,不愿参加游戏,退缩,学习成绩下降等。老年患者除抑郁心境外,焦虑、易激惹、敌意、精神运动性迟缓、躯体不适主诉等较为突出,病程较冗长,易发展成为慢性。

儿童和青少年抑郁障碍的表现不典型。儿童和青少年可能不会像成人一样描述自己的悲伤或抑郁情绪,有时通过厌烦、孤僻甚至愤怒表现来表达悲伤。儿童还不具备和成人一样的描述及理解情绪的语言能力,因而往往通过行为来表达抑郁心情。不同发育阶段常见的表达抑郁的行为或方式为:①学龄前期:违拗行为、攻击行为或退缩行为、与其他儿童交往困难、睡眠和饮食问题;②小学期:不愿上学、学习成绩差、躯体疾病如头痛和胃疼、与伙伴和成人关系不良、做白日梦、躯体攻击行为;③青少年期:进食障碍(尤见于女孩)、躯体攻击(尤见于男孩)、自杀念头、酒精/药物的使用、反社会行为如偷窃撒谎、一些类似于成人的抑郁症状(如悲伤、自我感觉差以及对以往喜欢的活动丧失兴趣等)。

老年期抑郁障碍的表现也不典型。除抑郁心境外,焦虑、易激惹、敌意、精神运动性迟缓、躯体不适主诉等较为突出,病程较冗长,易发展成为慢性。老年期抑郁障碍往往具有如下特征:①疑病症状:表现为以自主神经症状为主的躯体症状。常以某一种不太严重的躯体疾病开始,虽然躯体症状日益好转,但抑郁、焦虑却与日俱增。②焦虑、激越:担心自己和家庭将遭遇不幸,大祸临头,搓手顿足,坐卧不安,惶惶不可终日。③躯体症状:主要表现为自主神经功能障碍或有关内脏功能障碍,如厌食、腹部不适、便秘、体重减轻、胸闷、喉部堵塞感、头痛和其他躯体各部的疼痛、性欲减退、失眠、周身乏力等。此外,入睡困难,睡眠浅,尤其是早醒更多见。④精神运动性迟滞:思维迟缓,思考问题困难,思维内容贫乏、缄默、行动迟缓。重则双目凝视,情感淡漠,呈无欲状,对外界变化无动于衷。⑤妄想:尤以疑病及虚无妄想最为常见,其次为被害妄想、关系妄想、贫穷妄想、罪恶妄想等。⑥认知损害:可表现为各种不同类型的认知功能损害,严重时与痴呆相似,患者对自己智能降低表现出特征性的淡漠,但常有较好的定向力,且无病理反射。⑦自杀倾向:老年抑郁障碍自杀的危险比其他年龄组大得多。有报告55%老年患者在抑郁状态下自杀。自杀往往发生在伴有躯体疾病的情况下,且成功率高。导致自杀的危险因素主要有孤独、酒精中毒、疑病症状、激越、谵妄等。

2. 复发性抑郁障碍 复发性抑郁障碍的特点是反复出现不同程度的抑郁发作(轻中度、重度),不存在符合躁狂标准的心境高涨和活动过度的独立发作。抑郁发作的起病年龄、严重程度、持续时间、发作频率等均无固定规律。一般而言,初次发作晚于双相情感障碍,平均起病年龄为40~49岁。每次发作同样持续3~12个月(中位数约6个月),但复发频率低些。发作间期一般缓解完全，但少数患者可发展为持续性抑郁，这主要见于老年患者（这种情况仍用本类别）。不同严重程度的一次发作一般都是由应激性生活事件诱发。在很多文化背景下，无论抑郁发作的次数还是持续性抑郁的发生，女性均为男性的两倍。就复发性抑郁障碍的患者而言，无论已发生过多少次抑郁，出现躁狂发作的危险始终不能完全排除。一旦出现了躁狂发作，诊断就应改为双相情感障碍。

3. 恶劣心境（dysthymia） 原称抑郁性神经症，指一种以持久的心境低落状态为主的轻度抑郁，从不出现躁狂。常伴有焦虑、躯体不适感和睡眠障碍，患者有求治要求，但无明显的精神运动性抑制或精神病性症状，生活不受严重影响。患者在大多数时间里，感到心情沉重、沮丧，看事物犹如戴一副墨镜一样，周围一片暗淡；对工作无兴趣，无热情，缺乏信心，对未来悲观失望，常感到精神不振、疲乏、能力降低等。抑郁程度加重时也会有轻生的念头。尽管如此，但患者的工作、学习和社会功能无明显受损，常有自知力，自己知道心情不好，主动要求治疗。患者抑郁常持续2年以上，期间无长时间的完全缓解，如有缓解，一般不超过2个月。它通常始于成年早期，持续数年，有时终生。恶劣心境与生活事件和性格都有较大关系。焦虑情绪是常伴随的症状，也可有强迫症状出现。

恶劣心境患者兴趣并不完全丧失，原来十分感兴趣的事情仍可勉强去做，如歌迷仍会去听精彩的音乐会；对前途虽感悲观，但经鼓励劝说仍会好转，一般不会有绝望感；虽有乏力或精神不振，但不会出现严重的思维和行为抑制。

躯体症状较常见。睡眠障碍以入睡困难、噩梦、睡眠较浅为特点，常伴有头痛、背痛、四肢痛等慢性疼痛症状，有自主神经功失调症状，如胃部不适、腹泻或便秘等。但无明显早醒、昼夜节律改变及体重减轻等生物学方面改变的症状。

【临床分型】

抑郁障碍依据症状的数量、类型，以及严重度分为轻度、中度、重度抑郁。不同程度之间的区分有赖于复杂的临床判断，包括日常工作和社交活动的表现。轻度和中度抑郁通常不会出现幻觉和妄想等精神病性症状，但常伴有躯体症状，工作、社交或家务活动有一定程度的困难。重度抑郁常伴有精神病性症状，精神病性症状多与抑郁心境相协调，但也可不协调，此时工作、社交或家务活动几乎不可能。

【病程与预后】

多数心境障碍患者预后较好，经治疗临床症状可基本或完全消失，社会功能恢复，但情感障碍具有明显的复发倾向或趋于慢性化。有15%～20%的患者可慢性化，残留有易激惹、心情不好和躯体不适等症状，社会功能不能恢复至病前水平。首次心境障碍发作之前常常可以有明显的生活事件发生，而在以后的复发之前却常常找不到这种“诱因”，说明首发之前的应激事件所导致的生物学改变在发作缓解后可能依然存在，致使患者处于一种“易感”状态，导致此后的复发乃至慢性化。其预后与反复发作、慢性化病史、阳性家族史、病前适应不良、合并躯体疾病、缺乏社会支持和治疗不恰当等因素有关。

抑郁障碍大多数为急性或亚急性起病，好发季节为秋冬季，单相抑郁发病年龄较双相情感障碍晚，几乎每个年龄段都有罹患抑郁障碍的可能，以30～40岁居多；每次发作持续时间比躁狂发作长，但也有短至几天的，长者可以超过10年。病程的长短与年龄、病情严重程度，以及发病次数有关。一般认为发作次数越多，病情越严重，伴有精神病性症状，年龄越大的病程持续时间就越长，缓解期也相应缩短。

首发抑郁后约半数以上会在未来5年以内出现再次的复发。在抗抑郁药物出现之前，数字高达75%～80%。有1/3的患者甚至在第一年内复发。未经治疗的抑郁发作病程一般持续6～13个月，通过药物治疗可将此病程缩短到3个月左右，治疗开始越早病程缩短越显著。研究发现抗抑郁治疗如不足3个月，几乎所有的患者都可能出现抑郁障碍的复燃（relapse）。这实际上并非另一次发作而是本次发作的复燃。随着抑郁发作次数的增加和病程的延长，抑郁发作次数越来越频繁，而发作的持续时间也越来越长。抑郁障碍的自杀率为10%～15%，首次发作后的5年间自杀率最高。抑郁障碍与心血管疾病、糖尿病、癌症等躯体疾病的发生发展密切相关。

抑郁障碍常反复发作，有过1次发作的患者复发可能性为50%，有过2次抑郁发作的患者复发可能性为70%，有过3次抑郁发作的患者几乎100%会复发。发作间期一般缓解完全，多次发作后可慢性化。对每次抑郁发作而言，显著和完全缓解率为60%～80%。有关影响复发的因素主要有：①维持治疗的抗抑郁药剂量及时间不足；②生活事件和应激；③社会适应不良；④慢性躯体疾病；⑤缺乏社会和家庭的支持；⑥阳性心境障碍家族史。随访研究还发现，单相抑郁障碍的预后较双相抑郁好。

【诊断与鉴别诊断】

1. 诊断要点 抑郁障碍的诊断主要根据病史、临床症状、病程及体格检查和实验室检查等来诊断，典型病例诊断一般不困难。密切的临床观察，把握疾病横断面的主要症状及纵向病程的特点，进行科学的分析是临床诊断的可靠基础。体格检查和部分实验室检查，有助于临床诊断，但更主要的是为了排除诊断（其他躯体疾病所导致的抑郁障碍）。为了提高诊断的一致性，国内外都制定了诊断标准供参照，如CCMD-3、ICD-11、DSM-Ⅳ。为了便于比较和观察，常使用一些临床评定量表协助诊断或评价严重程度和疗效，如汉密尔顿抑郁量表（HAMD）、抑郁自评量表（SDS）、蒙哥马利-艾森贝格抑郁评定量表（MADRS）等。

（1）症状特征：抑郁发作以显著而持久的情感低落为主要表现，伴有兴趣缺乏、快感缺失、思维迟缓、意志活动减少、精神运动性迟滞或激越、自责自罪、自杀观念和行为、早醒、食欲减退、体重下降、性欲减退、抑郁心境晨重晚轻的节律改变等。多数患者的思维和行为异常与低落的心境相协调。复发性抑郁障碍的特点是反复出现抑郁发作，抑郁发作严重程度、持续时间和发作频率等无固定规律。恶劣心境的特点是长期持续存在的心境低落，但不符合任何型抑郁的症状标准。在整个临床相中不应该出现符合诊断标准的躁狂发作，一旦出现了躁狂发作，就应诊断为双相情感障碍。

（2）病程特征：多数为发作性病程，发作间歇期精神状态可恢复病前水平。既往有类似的发作，对诊断有帮助；复发性抑郁障碍为发作性病程，既往有类似的发作，发作间歇期精神状态可恢复病前水平；恶劣心境常为连续性病程，至少持续2年，并且2年很少有持续2个月的心境正常间歇期。

（3）躯体和神经系统检查及实验室检查：一般无阳性发现，脑影像学检查结果可供参考。家族中特别是一级亲属有较高的同类疾病的阳性家族史。

2. 诊断标准　依据ICD-11，常见抑郁障碍分类的诊断要点如下：

（1）抑郁发作（F32）的诊断要点：三种不同形式的抑郁发作（轻度、中度、重度）。各种形式的典型发作中，通常有心境低落、兴趣和愉快感丧失，导致精力降低、劳累增加、活动减少，稍做事即觉明显倦怠。其他常见症状是：①集中注意和注意的能力降低；②自我评价和自信降低；③自罪观念和无价值感（即使在轻度发作中也有）；④认为前途暗淡悲观；⑤自伤或自杀的观念或行为；⑥睡眠障碍；⑦食欲下降。

轻度抑郁发作（F32.0）：应至少存在心境低落、兴趣和愉快感丧失、易疲劳最典型抑郁症状中的2条，并且至少具备上述其他症状中的2条。所有症状都应达到重度。整个发作持续至少2周。轻度抑郁发作患者通常为症状困扰，继续进行日常工作和社交活动有一定困难，但患者的社会功能大概不会不起作用。若有必要，可进一步标明伴或不伴躯体症状。

中度抑郁发作（F32.1）：应至少存在轻度抑郁发作中给出3条典型抑郁症状中的2条，再至少具备上述其他症状中的3条（最好4条）。整个发作至少持续2周。通常中度抑郁患者继续进行工作、社交或家务活动有相当困难。若有必要，可进一步标明伴或不伴躯体症状。

重度抑郁发作，不伴有精神病性症状（F32.2）：上述3条典型抑郁症状均应存在，再至少具备上述其他症状中的4条，其中某些症状应达到严重的程度。如以激越或迟滞这类主要症状为突出特征时，上述表现可不明显。自尊丧失、无用感、自罪感可以很突出。在极严重的病例，自杀是显而易见的危险。重度抑郁发作中几乎总是存在躯体症状。抑郁发作一般持续2周，但在症状极为严重或起病非常急骤时，依据不足2周的病程作出诊断也是合理的。

重度抑郁发作，伴精神病性症状（F32.3）：符合重度抑郁发作（F32.2）的标准，并且存在妄想、幻觉或抑郁性木僵。妄想一般涉及自罪、贫穷或灾难迫在眉睫的观念，患者自认对灾难降临负有责任。听幻觉常为诋毁或指责性的声音；嗅幻觉多为污物腐肉的气味。严重的精神运动迟滞可发展为木僵。若有必要，可进一步标明妄想或幻觉与心境协调或与心境不协调。

（2）有关复发性抑郁障碍（F33）的诊断要点：反复出现抑郁发作（F32）中所标明的轻度至重度抑郁发作历史，不存在符合躁狂标准的心境高涨和活动过度的独立发作。抑郁发作的起病年龄、严重程度、持续时间、发作频率等均无固定规律。发作间期一般缓解完全。

复发性抑郁障碍可根据目前临床状态进一步划分为：①目前为轻度发作；②目前为中度发作；③目前为不伴有精神病性症状的重度发作；④目前为伴有精神病性症状的重度发作；⑤目前为缓解状态。

（3）有关恶劣心境（F34.1）的诊断要点：基本特征为相当长时间存在的低落心境，这种心境低落总是不能或仅是偶尔符合轻度或中度复发性抑郁障碍的标准。通常始于成年早期，持续数年，有时终生。若在晚年发病，通常为一次独立抑郁发作的后果，与居丧或其他明显的应激有关。

3. 辅助及实验室检查　对疑为抑郁障碍的患者，除进行全面的躯体检查及神经系统检查外，还要注意辅助检查及实验室检查。尤其注意血糖、甲状腺功能、心电图等。迄今为止，尚无针对抑郁障碍的特异性检查项目，但以下实验室检查具有一定的意义，可视情况予以选择性使用。

（1）地塞米松抑制试验（dexamethasone suppression test，DST）：口服地塞米松可抑制下丘脑-垂体-肾上腺素轴（HPA）ACTH分泌，测定血浆皮质醇的含量，如含量下降，表明功能正常，为地塞米松试验阴性；如服用地塞米松后血皮质醇含量不下降，则为地塞米松抑制试验阳性。试验方法为：在晚11时给患者口服地塞米松1mg，次晨8时、16时及23时各取血1次，测定血清皮质醇含量。如果皮质醇含量≥138nmol/L即为阳性。此试验的临床实用价值仍有许多局限性：①敏感性不够，只有45%的抑郁症患者为阳性；②特异性不够，有许多地塞米松抑制试验阳性者并没有明显抑郁症临床表现，而其他精神病患者本试验也可以阳性。但此试验可用于预测抑郁症的复发。

（2）促甲状腺素释放激素抑制试验（thyrotropin-releasing hormone suppression test，TRHST）：该试验被认为是抑郁症的生物学指标。试验方法为先取血测定基础促甲状腺素（TSH），然后静脉注射500mg促甲状腺素释放激素（TRH），以后再在15、30、60及90分钟分别取血测定TSH。正常人在注射TRH后血清中的TSH含量能提高10～29mIU/ml，而抑郁症患者对TRH的反应则较迟钝（上升低于7mIU/ml），其异常率可达到25%～70%，女性患者的异常率更高。如果将DST及TRHST结合一起检查比单独检查可能对抑郁障碍的诊断更有意义。

4. 临床量表的应用　抑郁障碍的临床评定量表较多，可有不同的分类。从其性质上看，大多可分为自评量表与他评量表两类。其中属于前者的有抑郁自评量表（SDS），属于后者的有汉密尔顿抑郁量表（HAMD）。从功能上看，抑郁的评定量表又可分为症状评定量和诊断量表。前者只能用于评估某些抑郁症状是否存在及其严重程度，多用于疗效评定，病情观察及精神药理学研究，不具有诊断功能，不能作为诊断依据。后者是伴随诊断标准编制的，为诊断服务的量表，使依据诊断标准而进行的诊断过程及资料收集标准化。属于诊断量表的工具主要有：①世界卫生组织（WHO）编制的《复合性国际诊断交谈检查(CIDI)》,其依据的诊断标准为 ICD-10 系统;②DSM-Ⅳ轴Ⅰ障碍用临床定式检查(研究版,SCID-1),主要与 DSM-Ⅳ配套使用。

(1) 抑郁自评量表:由 Zung(1965 年)编制的抑郁自评量表(Self-rating Depression Scale,SDS,表 5-8-1),是使用最广泛的抑郁症状测量工具之一,使用简便,能良好地反映抑郁状态及其变化。该量表题目均衡,一半题目反映消极症状,另一半题目反映积极症状。计分简便易行,20 个题目都按症状本身出现的频度(没有、很少时间有、大部分时间有、全部时间都有)分为 4 级,正向评分题依次评粗分为 1、2、3、4 分,反向评分题依次评粗分为 4、3、2、1 分。该量表可以作为临床检查目录使用。根据中国常模结果,SDS 总粗分的分界值为 40 分,标准分为 50 分。标准分大于 50 分者提示有抑郁,其中 50~59 分为轻度抑郁,60~70 分为中度抑郁,大于 70 分为重度抑郁。

表 5-8-1　抑郁自评量表(SDS)

条目	偶有	有时	经常	持续
1. 我觉得闷闷不乐,情绪低沉	1	2	3	4
*2. 我觉得一天之中早晨最好	4	3	2	1
3. 我一阵阵哭出来或想哭	1	2	3	4
4. 我晚上睡觉不好	1	2	3	4
*5. 我吃得与平常一样多	4	3	2	1
*6. 我与异性密切接触史和以往一样感到愉快	4	3	2	1
7. 我发觉我的体重在下降	1	2	3	4
8. 我有便秘的苦恼	1	2	3	4
9. 我心跳比平时快	1	2	3	4
10. 我无缘无故地感到疲乏	1	2	3	4
*11. 我的头脑跟平常一样清楚	4	3	2	1
*12. 我觉得经常做的事情并没有困难	4	3	2	1
13. 我觉得不安而平静不下来	1	2	3	4
*14. 我对将来抱有希望	4	3	2	1
15. 我平常容易生气激动	1	2	3	4
*16. 我觉得做出决定是容易的	4	3	2	1
*17. 我觉得自己是个有用的人,有人需要我	4	3	2	1
*18. 我的生活过得很有意思	4	3	2	1
19. 我认为如果我死了,别人会生活得更好些	1	2	3	4
*20. 平常感兴趣的事我仍然照样感兴趣	4	3	2	1

注:*示反向计分题。

SDS 使用简便,在住院患者中测量的效度肯定,但进一步使用需要有更多的信度数据,特别是重测信度数据。由于还未证明 SDS 对少数有严重抑郁背景患者的测量效度,所以如用于非住院患者或非精神科领域要十分慎重。且推荐的计分标准不能代替精神科诊断。

(2) 汉密尔顿抑郁量表:由 Hamilton(1960 年)编制的汉密尔顿抑郁量表(Hamilton Depression Scale,HAMD,表 5-8-2)是目前使用最为广泛的抑郁症状测量工具之一。HAMD 属于他评量表,其原始量表包括 21 条题目,只按前 17 条题目计算总分。目前有 17 项、21 项及 24 项三种版本。HAMD 的大部分项目采用 5 级评分(从 0 到 4),少数项目采用 0~2 分的 3 级评分法。HAMD 观察量表较自评量表有某些优点,最突出的是能够测量像迟滞这样的症状。另一个明显的优点是文盲和症状严重的患者也可以用此量表评定。

HAMD 具有很好的信度和效度,它能较敏感地反映抑郁症状的变化,并被认为是治疗学研究的最佳评定工具之一,其总分能较好地反映抑郁的严重程度,病情越轻总分越低。使用不同项目量表的严重程度标准不同。此量表可用于抑郁症、恶劣心境、抑郁障碍等疾病的抑郁症状测量。

表 5-8-2 17 项汉密尔顿抑郁量表(HAMD)

项目		评分标准	无	轻度	中度	重度	极重度
1	抑郁情绪	0. 未出现 1. 只在问到时才诉述 2. 在访谈中自发地描述 3. 不用言语也可以从表情，姿势，声音或欲哭中流露出这种情绪 4. 患者的自发言语和非语言表达(表情，动作)几乎完全表现为这种情绪	0	1	2	3	4
2	有罪感	0. 未出现 1. 责备自己，感到自己已连累他人 2. 认为自己犯了罪，或反复思考以往的过失和错误 3. 认为疾病是对自己错误的惩罚，或有罪恶妄想 4. 罪恶妄想伴有指责或威胁性幻想	0	1	2	3	4
3	自杀	0. 未出现 1. 觉得活着没有意义 2. 希望自己已经死去，或常想与死亡有关的事 3. 消极观念(自杀念头) 4. 有严重自杀行为	0	1	2	3	4
4	入睡困难	0. 入睡无困难 1. 主诉入睡困难，上床半小时后仍不能入睡(要注意平时患者入睡的时间) 2. 主诉每晚均有入睡困难	0	1	2		
5	睡眠不深	0. 未出现 1. 睡眠浅多噩梦 2. 半夜(晚 12 点钟以前)曾醒来(不包括上厕所)	0	1	2		
6	早醒	0. 未出现 1. 有早醒，比平时早醒 1 小时，但能重新入睡 2. 早醒后无法重新入睡	0	1	2		
7	工作和兴趣	0. 未出现 1. 提问时才诉说 2. 自发地直接或间接表达对活动、工作或学习失去兴趣，如感到没精打采，犹豫不决，不能坚持或需强迫自己去工作或劳动 3. 病室劳动或娱乐不满 3 小时 4. 因疾病而停止工作，住院病者不参加任何活动或者没有他人帮助便不能完成病室日常事务	0	1	2	3	4
8	迟缓	0. 思维和语言正常 1. 精神检查中发现轻度迟缓 2. 精神检查中发现明显迟缓 3. 精神检查进行困难 4. 完全不能回答问题(木僵)	0	1	2	3	4
9	激越	0. 未出现异常 1. 检查时有些心神不定 2. 明显心神不定或小动作多 3. 不能静坐，检查中曾起立 4. 搓手、咬手指、头发、咬嘴唇	0	1	2	3	4

续表

项目		评分标准	无	轻度	中度	重度	极重度
10	精神焦虑	0. 无异常 1. 问及时诉说 2. 自发地表达 3. 表情和言谈流露出明显忧虑 4. 明显惊恐	0	1	2	3	4
11	躯体性焦虑	指焦虑的生理症状，包括口干、腹胀、腹泻、打呃、腹绞痛、心悸、头痛、过度换气和叹息及尿频和出汗等。 0. 未出现 1. 轻度 2. 中度，有肯定的上述症状 3. 重度，上述症状严重，影响生活或需要处理 4. 严重影响生活和活动	0	1	2	3	4
12	胃肠道症状	0. 未出现 1. 食欲减退，但不需他人鼓励便自行进食 2. 进食需他人催促或请求和需要应用泻药或助消化药	0	1	2		
13	全身症状	0. 未出现 1. 四肢，背部或颈部沉重感，背痛、头痛、肌肉疼痛、全身乏力或疲倦 2. 症状明显	0	1	2		
14	性症状	指性欲减退、月经紊乱等 0. 无异常 1. 轻度 2. 重度 不能肯定，或该项对被评者不适合（不计入总分）	0	1	2		
15	疑病	0. 未出现 1. 对身体过分关注 2. 反复考虑健康问题 3. 有疑病妄想，并常因疑病而去就诊 4. 伴幻觉的疑病妄想	0	1	2	3	4
16	体重减轻	按 A 或 B 评定 A. 按病史评定： 0. 不减轻 1. 患者述可能有体重减轻 2. 肯定体重减轻 B. 按体重记录评定： 0. 一周内体重减轻 0.5kg 以内 1. 一周内体重减轻超过 0.5kg 2. 一周内体重减轻超过 1kg	0	1	2		
17	自知力	0. 知道自己有病，表现为忧郁 1. 知道自己有病，但归咎伙食太差、环境问题、工作过忙、病毒感染或需要休息 2. 完全否认有病	0	1	2	3	4
总分							

注：总分<7 分，正常；总分在 7~17 分，可能有抑郁症；总分在 18~24 分，肯定有抑郁症；总分>24 分，严重抑郁症。

（3）蒙哥马利-艾森贝格抑郁评定量表（Montgomery-Asberg Depression Rating Scale，MADRS）：此量表为 Montgomery 和 Asberg（1979 年）发展而成，共 10 个项目，取 7 级（0~6 级）计分法（表 5-8-3）。主要用于评定抗抑郁治疗的疗效，许多精神药理学研究均采用这一量表。这一量表应由有经验的专科工作者任评定员。除其中第一项为观察项外，其余均为自我报告评定。

表 5-8-3 蒙哥马利-艾森贝格抑郁评定量表

条目	圈出最合适病人情况的分数						
观察到的抑郁	0	1	2	3	4	5	6
抑郁倾诉	0	1	2	3	4	5	6
内心紧张	0	1	2	3	4	5	6
睡眠减少	0	1	2	3	4	5	6
食欲减退	0	1	2	3	4	5	6
注意集中困难	0	1	2	3	4	5	6
懒散	0	1	2	3	4	5	6
感受不能	0	1	2	3	4	5	6
悲观情绪	0	1	2	3	4	5	6
自杀观念	0	1	2	3	4	5	6

注：总分为 10 项得分总和。MADRS 解释：最小分 0 分；最大分 60 分；分值越高，抑郁的程度越高。

抑郁症的评定量表是临床诊断与评估过程中有用的工具，使用各种量表要适当掌握各量表的优缺点，取长补短。以上介绍的几种量表中，HAMD 最为流行，其他几个量表各有侧重点。应该注意在使用这些量表时，必须结合病史、精神检查，并与诊断标准和定式检查相配合，才能发挥其应有的作用。

5. 鉴别诊断

（1）继发性抑郁障碍：脑器质性疾病、躯体疾病、某些药物和精神活性物质等均可引起继发性抑郁障碍。与原发性抑郁障碍的鉴别要点：①前者有明确的器质性疾病、某些药物或精神活性物质应用史，体格检查有阳性体征，实验室及器械检查有相应指标改变；②前者可出现意识障碍、遗忘综合征及智能障碍，后者除谵妄躁狂发作外，无意识障碍、记忆障碍及智能障碍；③前者的症状随原发疾病病情的消长而波动，原发疾病好转，或在有关药物停用后，情感症状相应好转或消失；④前者既往无抑郁障碍的发作史，而后者可有类似的发作史。

（2）精神分裂症：伴有精神病性症状的抑郁发作或抑郁性木僵需与精神分裂症或其紧张型鉴别。其鉴别要点为：①抑郁障碍以心境低落为原发症状，精神病性症状是继发的；精神分裂症以思维障碍为原发症状，而抑郁症状是继发的。②抑郁障碍患者的思维、情感和意志行为等精神活动的协调性好于精神分裂症；③抑郁障碍是间歇性病程，间歇期基本正常；精神分裂症多数为发作进展或持续进展病程，缓解期常有残留精神症状或人格改变；④病前性格、家族遗传史、预后和药物治疗反应等均有助于鉴别。

（3）心因性抑郁：鉴别要点在于患者的起病和精神症状与心理因素联系紧密。临床症状充分反映心因内容，情绪波动性大，无晨重晚轻的节律改变，易受外界影响。此外，精神活动迟钝不明显，睡眠障碍多为入睡困难，有与创伤有关的噩梦、梦魇，与抑郁发作以早醒多见不同。情绪多为怨天尤人，而很少责备自己。此外，心因性抑郁的患者常重新体验到创伤事件，有反复出现的闯入性回忆。

（4）癫痫病理性心境恶劣：此种情绪障碍的起始、终止均较急骤。持续时间也较短，缺乏典型的情感低落和运动性抑制症状，而以紧张、恐惧和烦闷为主。相关脑电方面的检查有助于鉴别诊断。

（5）脑器质性疾病：有时老年性痴呆的早期与抑郁症很难区别，无论是血管性痴呆和 Alzheimer 病均有抑郁的表现，但随着时间的推移，痴呆患者的慢性脑综合征越来越明显，有痴呆的人格改变，影像学的检查可见脑皮质的萎缩。

（6）其他：如风湿性脑病，甲状腺功能减退，药源性抑郁状态（如利血平所致的抑郁）等。详细了解病史及躯体、神经系统详细检查，有助于鉴别诊断。

【治疗】

1. 治疗目标　抑郁障碍的治疗要达到 3 个目标：①减轻并最终消除抑郁障碍的各种症状和体征，提高临床治疗的显效率和治愈率，最大限度降低病残率和自杀率；②恢复抑郁障碍患者的心理社会功能和职业功能，提高生存质量；③预防复发。

抑郁障碍为高复发性疾病，目前倡导全病程治疗策略。抑郁障碍的全程治疗分为：急性期治疗、巩固期治疗和维持期治疗。首次发作的抑郁障碍，50%~85% 会有第 2 次发作，因此常需维持治疗以防止复发。

急性期治疗：控制症状，尽量达到临床痊愈（通常以 HAMD 总分≤7 分，或 MADRS 总分≤12 分作为评判标准）。治疗严重抑郁障碍时，一般药物治疗 2~4 周开始起效。如果患者用药治疗 6~8 周无效，改换用作用机制不同的另一类药物可能有效，或者加一种作用机制不同的抗抑郁药物，但要注意不良反应。

巩固期治疗：目的是防止症状复燃。巩固治疗至少 4~6 个月，在此期间患者病情不稳，复燃风险较大。

维持期治疗：目的是防止症状复发。维持治疗结束后，病情稳定，可缓慢减药直至终止治疗，但应密切监测复发的早期征象，一旦发现有复发的早期征象，迅速恢复原有治疗。有关维持治疗的时间意见不一。多数意见认为首次抑郁发作维持治疗为 3~4 个月；若有 2 次以上的复发，特别是起病于青少年、伴有精神病性症状、病情严重、自杀风险大，并有家族遗传史的患者，为维持治疗至少 2~3 年；多次复发者主张长期维持治疗。有资料表明以急性期治疗剂量作为维持治疗的剂量，能更有效防止复发。新型抗抑郁药不良反应少，耐受性好，服用简便，为维持治疗提供了方便。如需终止维持治疗，应缓慢减量（至少持续 4~8 周），以便观察有无复发迹象，亦可减少撤药综合征。

抑郁障碍的治疗以药物治疗为主，特殊情况下可使用电休克或改良电休克治疗，并且心理治疗应贯穿治疗的始终。

2. 药物治疗　优势在于：①以消除急性期症状为目标，也可用于预防复发；②对轻、中、重度抑郁发作均有效果；③临床医师投药方便、直接、患者容易接受；④与心理治疗相比，治疗时程相对较短；⑤与电休克治疗相比，很少引起患者恐惧不安。

不足之处在于：①起效相对较慢（1~2 周），对自杀危险的控制不及电休克治疗；②对解决各种心理问题和改善社会功能，不及有目标定向的心理治疗；③由于维持治疗过程较长，以及药物的各种不良反应会使一些患者不能完成治疗（估计 10%~40%）；④传统抗抑郁物的数周药量若一次顿服，可使消极患者达到自杀目的。

抗抑郁药物能有效缓解抑郁心境及伴随的焦虑、紧张和躯体症状，有效率约 60%~80%。抗抑郁药物维持治疗在一定程度上能预防抑郁复发，但不能防止转向躁狂，甚至可能促发躁狂。

（1）抗抑郁药物分类和常用剂量范围：抗抑郁药物（antidepressant drug）的治疗作用可以归于 3 个方面：①抗抑郁作用（消除或减轻抑郁情绪）；②抗焦虑和抗强迫作用（消除和减轻焦虑和强迫症状）；③镇静作用。抗抑郁药物是当前治疗各种抑郁障碍的主要药物，该类药物并不会提高正常人的情绪。部分抗抑郁药物对强迫、惊恐和焦虑情绪有治疗效果。抗抑郁药物可根据化学结构和可能的药理作用机制进行分类。抗抑郁药物的分类和常用剂量范围见表 5-8-4。

表 5-8-4　抗抑郁药物的分类和常用剂量范围

分类	药名	剂量范围
三环类抗抑郁药（TCAs）	丙咪嗪（imipramine）	150~250mg/d
	氯米帕明（clomipramine）	150~250mg/d
	阿米替林（amitriptyline）	150~250mg/d
	多塞平（doxepin）	150~250mg/d
四环类抗抑郁药	马普替林（maprotiline）	100~225mg/d
单胺氧化酶抑制剂（MAOIs）	吗氯贝胺（moclobemide）	300~600mg/d
选择性 5-HT 再摄取抑制剂（SSRIs）	氟西汀（fluoxetine）	20~60mg/d
	帕罗西汀（paroxetine）	20~50mg/d
	氟伏沙明（fluvoxamine）	100~300mg/d
	舍曲林（sertraline）	50~200mg/d
	西酞普兰（citalopram）	20~60mg/d
	艾司西酞普兰（escitalopram）	10~30mg/d
选择性 NE 再摄取抑制剂（NRIs）	瑞波西汀（reboxetine）	8~12mg/d
5-HT 和 NE 再摄取抑制剂（SNRIs）	文拉法辛（venlafaxine）	75~225mg/d
	度洛西汀（duloxetine）	40~80mg/d
NE 和特异性 5-HT 能抗抑郁药（NaSSAs）	米氮平（mirtazapine）	15~45mg/d
	米安色林（mianserine）	30~90mg/d
5-HT 受体拮抗剂/再摄取抑制剂（SARIs）	曲唑酮（trazodone）	100~300mg/d
	奈法唑酮（nefazodone）	300~500mg/d
NE 和 DA 再摄取抑制剂（NDRIs）	安非他酮（bupropion）	250~450mg/d
5-HT 再摄取增强剂（SSRAs）	噻奈普汀（tianeptine）	25~37.5mg/d

(2) 抗抑郁药物的作用机制:抗抑郁药物的作用机制目前尚未完全阐明,可能与以下因素有关:①通过不同的途径使中枢神经系统神经元突触间隙中单胺类递质(主要是NE和5-HT)浓度增高。②长期用药后出现的单胺受体敏感性的降低(下调作用):NE再摄取的阻断使突触间隙内源性NE浓度增加,进而可以降低突触前α2肾上腺素受体的敏感性,长期使用还能减少中枢α2受体的数目。5-HT再摄取的阻断首先增加胞体部位突触间隙内源性5-HT浓度,通过下调突触前胞体膜上的$5\text{-}HT_{1A}$受体,增加末梢释放5-HT,进而下调突触后膜受体,最终达到抗抑郁作用。这可以解释抗抑郁药物的临床效应滞后现象(即递质再摄取抑制作用是立即发生的,而临床效应出现在用药2~3周后)。③另外尚有神经元营养因子假说和P物质/神经激肽假说等,有待进一步研究证实。

不同种类的抗抑郁药物对中枢神经系统单胺类递质的作用方式有所不同:①TCAs:主要通过抑制突触前膜对5-HT及NE的再摄取,增强中枢5-HT及NE能神经的功能而发挥抗抑郁作用。②四环类抗抑郁药:主要抑制突触前膜对NE的再摄取;长期用药后突触后β受体的敏感性降低和突触前膜α受体的敏感性下降也可能与药物的抗抑郁作用有关。③MAOIs:选择性、可逆性单胺氧化酶A抑制剂是通过抑制A型单胺氧化酶,减少单胺类神经递质的降解,增强单胺类神经递质功能而发挥抗抑郁作用。④SSRIs:通过选择性抑制5-HT的再摄取,增加突触间隙5-HT浓度,增强中枢5-HT能神经功能而发挥抗抑郁作用,长期使用可使$5\text{-}HT_2$受体功能下调。⑤NRIs:通过选择性抑制NE的再摄取,增加突触间隙NE浓度,增强中枢NE能神经功能而发挥抗抑郁作用。⑥SNRIs:通过抑制5-HT及NE的再摄取,增强中枢5-HT及NE能神经功能而发挥抗抑郁作用。⑦NaSSAs:拮抗突触前α2受体,增强中枢NE能的神经传导,阻断$5\text{-}HT_2$、$5\text{-}HT_3$受体以调节5-HT功能。⑧SARIs:抑制突触前膜对5-HT的再摄取,并阻断5-HT受体、突触后$5\text{-}HT_{2A}$受体、中枢α1受体。⑨NDRIs:通过抑制NE及DA的再摄取,增强中枢NE及DA能神经功能而发挥抗抑郁作用。⑩噻奈普汀:抗抑郁机制可能与恢复神经可塑性而保护海马神经元有关。

(3) 抗抑郁药物的不良反应及处理:

1) TCAs:不良反应较多,发生频度及严重程度与剂量和血药浓度呈正相关,严重时影响治疗。常见的不良反应有:①抗胆碱能不良反应,最常见,表现为口干、便秘、视物模糊等;处理:减小抗抑郁药物剂量,必要时加拟胆碱能药对抗不良反应。②中枢神经系统不良反应,包括过度镇静、震颤、诱发癫痫、药源性意识模糊或谵妄等;处理:避免加量过快和用量过大,或换用抗抑郁物,或合并使用β受体阻滞剂等。③心血管不良反应,包括直立性低血压、心动过速、心律失常、P-R间期和QRS时间延长、心脏传导阻滞等。④性功能障碍,包括阳痿、射精障碍、性兴趣和性快感降低;性功能障碍会随抑郁症状的好转和药量的减少而改善。⑤体重增加。⑥过敏反应,若出现较严重的皮疹应当停药。

2) SSRIs:不良反应较小,使用安全。不良反应多出现在治疗早期,一般能耐受,继续治疗往往减轻或消失。①消化道:厌食、恶心、呕吐、腹泻、便秘、味觉改变、胃痉挛、体重下降等,与剂量相关,餐后服药有助减轻胃肠道不良反应。②神经系统:头晕、头痛、焦虑、紧张、失眠、倦怠、口干、多汗、震颤、痉挛发作,可用苯二氮䓬类药物对症处理。③性功能障碍:阳痿、射精延迟、痛经、性感缺失,可减量或换药。④高5-HT综合征:与其他药物合用或剂量过大时可导致严重的神经系统5-HT能过度兴奋综合征,表现为神经症状(头痛、肌阵挛、眼球震颤、肌强直、震颤、抽搐发作),精神症状(易激惹、激动、幻觉),发热、心律不齐,甚至死亡。一旦出现高5-HT综合征,应立即停药,采用5-HT拮抗剂治疗。

3) MAOIs:吗氯贝胺克服了非选择性、非可逆性MAOIs的高血压危象、肝脏毒性等不良反应,但使用中也常见头晕、头痛、恶心、多汗、口干、失眠、嗜睡、心悸等不良反应。

4) SNRIs:常见不良反应有胃肠道症状(恶心、呕吐、口干、厌食、腹泻、便秘、消化不良等),中枢神经系统症状(嗜睡,失眠、头痛、头晕、紧张、焦虑等),出汗、高血压、性功能障碍等。

(4) 抗抑郁药物治疗原则:抗抑郁药物治疗中应遵循以下原则:①诊断要确切,强调正确识别抑郁综合征,只要存在抑郁综合征,就应给予抗抑郁药物治疗。②全面考虑患者的症状特点,年龄、躯体情况、药物耐受性、有无合并症等而个体化合理用药。③剂量逐步递增,尽可能使用最低有效剂量,减少不良反应,提高服药依从性;在停药时应逐渐缓慢减量,不要骤停,避免出现"撤药综合征"。④小剂量疗效不佳时,根据不良反应和耐受情况逐渐增至足量(有效药物上限)和足够长的疗程(4~6周以上)。如仍无效,可考虑换用同类另一种药或作用机制不同的另一类药。应注意氟西汀需停药5周才能换用MAOIs,其他SSRIs需2周。MAOIs停用2周后才能换用SSRIs。⑤尽可能单一用药,应足量、足疗程治疗。当换药治疗无效时,可考虑两种抗抑郁药联合使用(一般不主张联用两种以上抗抑郁药)。⑥治疗前向患者及家人阐明药物性质、作用和可能发生的不良反应及对策,争取患者遵嘱按时按量服药。治疗期间密切观察病情变化和不良反应并及时处理。⑦倡导全程治疗,即急性期、巩固期和维持期治疗。⑧积极治疗与抑郁共病的其他躯体疾病、物质依赖和焦虑障碍等。⑨根据心理应激因素在抑郁障碍发生发展中的作用,在药物治疗的基础上辅以心理治疗,可望取得更佳效果。⑩抗抑郁药治疗过程中应密切关注诱发躁狂或快速循环的可能,对双相情感障碍抑郁发作,应联合使用心境稳定剂。

(5) 抗抑郁药物的选择:各种抗抑郁药物的疗效大体相当,又各有特点,药物选择主要取决于以下因素:①既往用药史:如有效仍可用原药,除非有禁忌证。②药物遗传学:近亲中使用某种抗抑郁药有效,该患者也可能有效。③药物的药理学特征:如镇静作用较强的药物对明显焦虑激越的患者可能较好。④抑郁的临床特征:伴有明显激越者可优先选用有镇静作用的抗抑郁剂,如帕罗西汀、氟伏沙明、米氮平、曲唑酮、文拉法辛、阿米替林与氯米帕明;伴有强迫症状者可优先选用 SSRIs 和氯米帕明;伴有精神病性症状者可优先选用阿莫沙平,不宜使用安非他酮;伴有躯体疾病者可优先选用安全性高、不良反应少和药物相互作用少的抗抑郁药,如 SSRIs(但氟伏沙明药物相互作用较多)和 SNRIs 类药物;非典型抑郁者可选用 MAOIs 或 SSRIs。⑤可能的药物间相互作用:有无药效学或药动学配伍禁忌。⑥患者躯体状况和耐受性。⑦治疗获益及药物的价格。

据国外抑郁障碍药物治疗规则,一般推荐 SSRIs、SNRIs、NaSSAs 作为一线药物选用。我国目前临床用药情况调查显示,TCAs 中的阿米替林、氯米帕明和马普替林等在不少地区也作为治疗抑郁障碍的首选药物。

3. 电休克治疗 电休克治疗(electrical shock therapy)用于抑郁障碍的治疗已有数十年的历史,大量临床研究和观察证实它是一种非常有效的对症治疗方法,能使病情迅速得到缓解,有效率可高达 70%~90%。此外,电休克疗法还可用于精神分裂症等的治疗。

电休克治疗又称电抽搐治疗(electroconvulsive therapy,ECT),是以一定量的电流通过大脑,引起意识丧失和痉挛发作,从而达到治疗目的的一种方法。目前,有条件的地方已推广采用改良电休克治疗(modified electric convulsive therapy,MECT,又称无抽搐电休克治疗)。该方法是通电前给予麻醉剂和肌肉松弛剂,使得通电后不发生抽搐,更为安全,也易被患者和家属接受。优势在于:①能快速缓解症状;②尤其适于有严重消极自杀企图患者;③适于拒食、迟滞型抑郁障碍患者;④对有躯体疾病不适于药物治疗的患者,改良电休克治疗也可使用;⑤适用于难治性抑郁障碍患者。不足之处在于:①不适于用作预防复发;②常规电休克治疗适应范围窄,对某些躯体状况有相对或绝对的禁忌证;③有致暂时记忆受损、胸椎骨折等副作用;④改良电休克治疗会带来额外的麻醉风险。

(1) 适应证和禁忌证:

1) 适应证:①严重抑郁,有强烈自伤、自杀企图及行为者,以及明显自责自罪者;②极度兴奋躁动冲动伤人者;③拒食、违拗和紧张性木僵者;④精神药物治疗无效或对药物治疗不能耐受者。

2) 禁忌证:①脑器质性疾病:颅内占位性病变、脑血管疾病、中枢神经系统炎症和外伤;②心血管疾病:冠心病、心肌梗死、高血压、心律失常、主动脉瘤及心功能不全者;③骨关节疾病,尤其新近发生者;④出血或不稳定的动脉瘤畸形;⑤有视网膜脱落潜在危险的疾病,如青光眼;⑥急性的全身感染、发热;⑦严重的呼吸系统和肝肾疾病;⑧接受利血平治疗者;⑨老年人、儿童及孕妇。

(2) 治疗方法:

1) 治疗前准备:①详细的体格检查,包括神经系统检查,必要时进行实验室检查和辅助检查(如血常规、血生化、心电图、脑电图、胸部和脊柱摄片)。②获取知情同意。③治疗前 8 小时停服抗癫痫药和抗焦虑药或治疗期间避免应用这些药物,禁食、禁水 4 小时以上。治疗期间应用的抗精神病药或抗抑郁药或锂盐,应采用较低剂量。④准备好各种急救药品和器械。⑤治疗前测体温、脉搏、血压。如体温在 37.5℃以上,脉搏 120 次/min 以上或低于 50 次/min,血压超过 150/100mmHg 或低于 90/50mmHg,应禁用。⑥通常于治疗前 15~30 分钟皮下注射阿托品 0.5~1.0mg,防止迷走神经过度兴奋,减少分泌物。如第一次治疗呼吸恢复不好,可以在以后每次治疗前 15~30 分钟皮下注射洛贝林 3.0~60mg,⑦排空大小便,取出活动假牙,解开衣带、领扣,取下发卡等。

2) 操作方法:患者仰卧治疗台上,四肢保持自然伸直姿势在两肩胛间相当于胸椎中段处垫一沙枕,使脊柱前突。为防咬伤应用缠有纱布的压舌板或橡胶制作的牙垫放置在患者上下臼齿间。用手紧托下颌,防止下颌脱位。另由助手保护患者的肩肘、髋膝关节及四肢。

电极的安置:将涂有导电冻胶或生理盐水的电极紧密置于患者头的顶部和非优势侧颞部或双侧颞部。非优势侧者副作用较小,双侧者抽搐效果较好。

电量的调节:原则上以引起痉挛发作的最小量为准。根据不同电休克机类型选择电量,一般用 80~120mA,通电时间 2~3 秒。抽搐发作类似癫痫大发作,可分为潜伏期、强直期、痉挛期和恢复期等四期。如未出现抽搐发作或发作不完全,多为电极接触不好或通电时间不够,应尽快在正确操作下重复治疗一次,否则,应在增加电量 10mA 或酌情增加通电时间情况下进行治疗。

抽搐后处理:抽搐停止、呼吸恢复后,应将患者安置在安静的室内侧卧。如呼吸恢复不好,应及时行人工呼吸。至少休息 30 分钟,要专人护理,观察生命体征和意识恢复情况,躁动者则要防止跌伤。待患者意识清醒后,酌情起床活动进食。

治疗次数:一般每日 1 次过渡到隔日 1 次或者一开始就隔日 1 次,一个疗程 6~12 次。一般躁狂状态 6 次左右即可;幻觉妄想状态多需要 8~12 次;抑郁状态介于两者之间。

(3) 并发症及其处理:治疗后常见头痛、恶心、呕吐、焦虑、可逆性的记忆减退、全身肌肉酸痛等症状,无须处理。由于肌肉的突然剧烈收缩,关节脱位和骨折是较常见的并发症。脱位以下颌关节脱位为多,发生后应立即复位。骨折以 4~8 胸椎压缩性骨折多见,应立即处理。年龄大、治疗期间应用具有抗胆碱能作用药物的患者,较易出现意识障碍(程度较轻,昼轻夜重,持续的定向障碍,可有视幻觉)和认知功能受损(思维及反应迟钝、记忆和理解力下降)。此时,应停用电休克治疗。死亡极为罕见,多与潜在躯体疾病有关。

4. 改良电休克治疗 又称无抽搐电休克治疗。为减轻肌肉强直、抽搐,避免骨折、关节脱位等并发症的发生,目前已推广使用无抽搐电休克治疗。适应范围较广,禁忌证较少。除包括前述传统 ECT 适应证的患者外,MECT 的适应证在抑郁障碍患者中还可有:①患有明确躯体疾病又不适于应用抗抑郁药的患者;②有骨折史,骨质疏松者;③年老体弱患者;④甚至部分心血管疾病者也可适用。治疗并发症发生率较传统电休克治疗低，而且程度较轻。但可出现麻醉意外、延迟性窒息、严重心律不齐，应立即给予心肺复苏。

具体方法为：在麻醉师参与下施行，治疗前肌注阿托品0.5mg。按患者年龄、体重给予1%硫喷妥钠1.0～2.5mg/kg诱导患者入睡，待患者出现哈欠、角膜反射迟钝时，给予0.2%氯化琥珀酰胆碱0.5～1.5mg/kg静脉注射，观察肌肉松弛程度。当腱反射消失或减弱，面部、全身出现肌纤维震颤，呼吸变浅，全身肌肉放松（一般约为给药后2分钟）时，即可通电2～3秒。观察口角、眼周、手指、足趾的轻微抽动，持续30～40秒，为一次有效的治疗。

5. 心理治疗　心理治疗优势在于：①适合一些不愿意接受药物或电休克治疗者；②对解决问题方面疗效较好；③不会产生躯体副作用；④不同种类的心理治疗（如认知、行为、人际关系、婚姻及动力学）适于不同的治疗对象，可供选择；⑤可体现人文关怀，易于建立医患关系。不适之处在于：①疗效不确切，对轻、中、重度发作的控制，迄今缺乏随机对照研究的验证；②对合格心理治疗师的要求较高；③治疗耗时较长，治疗费用较为昂贵；④有资料显示，有10%～40%的患者会中途退出治疗。

对抑郁障碍患者的心理治疗可有下述效能：①减轻和缓解心理社会应激源相关的抑郁症状；②改善正在接受抗抑郁药物治疗患者的服药依从性；③矫正抑郁障碍继发的各种不良心理社会性后果，如婚姻不睦、自卑绝望、退缩回避等；④最大限度地使患者达到心理社会功能和职业功能的康复；⑤协同抗抑郁药物维持治疗，预防抑郁障碍的复发。

对抑郁障碍患者施行心理治疗，主要考虑患者抑郁的严重程度，如果患者的抑郁程度较为严重（重度和中度抑郁），特别是有自杀观念和行为时，马上要考虑住院及药物治疗。在药物治疗的同时常合并心理治疗，如支持性的心理治疗。目的主要是提供基本的安全感，弥补创伤的自尊心与自信心，培植信心与生活的动机，并且帮助自我能力的恢复，以便能有精神上的精力去面对困难。假如挫折的来源属于外在性质时，可帮患者去排除或减少这些外在性的困难，并协助患者利用各种外来的支持资源，包括家人、朋友或社会可供给的帮助。待患者抑郁减轻，心情较稳定之后，心理治疗可推进到另一层次，帮患者分析及了解自己的心理状态，包括促成心情抑郁的可能心理因素。譬如，现实境界的自我与“理想化的自我”有明显差距时，如何求其协调，以免自卑等。

对轻度抑郁障碍患者，可选择单一心理治疗，但应遵循下述原则：①心理治疗应注重当前问题，以消除当前症状为主要目标；②制定治疗计划时，不以改变和重塑人格为首选目标；③一般应该限时；④如果治疗效果不理想，应对症状进一步评估，有助于制定下一步治疗措施；⑤如果治疗6周抑郁症状无改善或治疗12周症状缓解不彻底，则需重新评价和换用或联用药物治疗。

在药物治疗的同时常合并心理治疗，尤其是对有明显心理社会因素作用的抑郁障碍及轻度抑郁或恢复期患者。可采用的心理治疗种类较多，常用的主要有：支持性心理治疗、认知治疗、行为治疗、人际心理治疗、婚姻和家庭治疗、动力学心理治疗等，一般而言，支持性心理治疗适用于所有就诊对象，各类抑郁障碍患者均可采用或联用，通过倾听、解释、指导、鼓励和安慰等帮助患者正确认识和对待自身疾病，主动配合治疗。认知行为治疗可帮助患者识别和改变认知歪曲，矫正适应不良行为，改善行为应对能力，减轻情感症状，减少抑郁障碍的复发；人际心理治疗主要处理抑郁障碍患者的人际问题、提高社会适应能力；婚姻或家庭治疗可改善康复期抑郁障碍患者的夫妻关系和家庭关系，减少不良家庭环境对疾病复发的影响。精神动力学的短程心理治疗可用于治疗抑郁障碍的某些亚类，适应对象应有所选择。

6. 难治性抑郁症的药物治疗

（1）概念：难治性抑郁症（treatment-resistant depression，TRD）是对抗抑郁治疗有阻抗的抑郁症，并非不能耐受抗抑郁治疗的抑郁症。如何界定TRD尚无统一的标准。目前较严谨的标准是：首先应符合ICD-10抑郁发作的诊断标准；并且用现有的两种或两种以上不同化学结构的抗抑郁药，经足够剂量（治疗量上限，必要时测血药浓度）、足够疗程治疗（6周以上），无效或收效甚微者。

难治性抑郁症约占抑郁症患者的10%～20%。难治性抑郁症是较为复杂且处理颇为棘手的难题之一。在诊断难治性抑郁症时应注意以下几个问题：①诊断是否准确；②患者是否伴有精神病性症状；③患者是否得到适当治疗（剂量及疗程）；④不良反应是否影响达到有效治疗剂量；⑤患者依从性是否好；⑥药物使用方式是否合适；⑦治疗结果是如何评价的；⑧是否存在影响疗效的躯体疾病及精神病性障碍；⑨是否存在其他干扰治疗的因素。只有全面考虑以上这些问题后，才能对难治性抑郁症作出正确的诊断。

（2）难治性抑郁症的治疗策略：对难治性抑郁症应采取以下治疗策略。

1）增加抗抑郁药物的剂量：增加原用的抗抑郁药物的剂量，至最大治疗剂量的上限。在加药过程中应注意药物的不良反应，有条件的应监测血药浓度。对TCAs的加量，应持慎重态度，严密观察心血管的不良反应，避免过量中毒。

2）换用另一种抗抑郁药物：当一种抗抑郁药物充分治疗后无效，可考虑更换药物。更换药物应基于对药物作用机制的把握，可在同类药物间转换，如SSRIs之间或TCAs之间；也可在不同类药物间转换，如SSRIs换用其他新型抗抑郁药物，或转换成TCAs或MAOIS。有关换药或合并治疗的抉择问题，若目前使用的抗郁药物治疗部分有效，则应尝试合并治疗；若目前使用的抗抑郁物治疗完全无效，则应尝试更换药物。

3）抗抑郁药物合并增效剂：根据具体情况可选择与锂盐、甲状腺素、丁螺环酮、苯二氮䓬类药物、第二代抗精神病药物、抗癫痫药等合用方案。合用锂盐时，锂盐的剂量不宜太大，通常在750～1 000g/d；一般在合用治疗后的7～14天见效，抑郁症状可获缓解。三环类抗抑郁药合用甲状腺素时，加服三碘甲状

5

腺素(T3)25pg/d,1 周后加至 37.5~50g/d;可在 1~2 周显效,疗程 1~2 个月,有效率约 20%~50%。合用丁螺环酮(buspiron)时,剂量逐渐增加至 20~40mg/d,分 3 次口服。合用苯二氮䓬类药物时,可缓解焦虑,改善睡眠,有利于疾病康复。合用第二代抗精神病药物(新型抗精神病药物),如利培酮(1~2mg/d)、奥氮平(5~10mg/d),可有效用于伴有精神病性症状的难治性抑郁。抗抑郁药与抗癫痫药合用,如卡马西平(0.2~0.6g/d)、丙戊酸钠(0.4~0.8g/d),可达到增加疗效的目的。

4) 抗抑郁药物的联用:一般不推荐两种以上的抗抑郁药联用,但对难治性病例在足量、足疗程、同类型和不同类型抗抑郁药治疗无效或部分有效时才考虑联合用药,以增强疗效,弥补某些单药治疗的不足和减少不良反应。

根据具体情况选择两种不同类型或不同药理机制的抗抑药联用。①TCAs 与 SSRIs 联用:如白天用 SSRIs,晚上服多塞平或阿米替林;SSRIs 和 TCAs 联用因药代学的相互作用,可引起 TCAs 血药浓度升高,可能会诱发中毒,联用时 TCAs 的剂量应适当减小。②TCAs 和 MAOIs 联用:一般不主张将两药联用,因为有发生严重并发症的可能;但有报道两药联用对部分难治性抑郁症患者有效,剂量都应比常用剂量小,加量速度应较慢,通常在治疗无效的基础上加用 MAOIs,同时严密观察药物的不良反应。③TCAs 和安非他酮联用等。

5) 联合使用电休克或改良电休克治疗:当 TRD 经一系列药物治疗失败后,联合使用电休克或改良电休克治疗,会取得一定的疗效。一般有效率为 50%~70%。对于严重的抑郁障碍患者,如精神病性抑郁,在第一阶段抗抑郁药物治疗失败后,应优先选择电休克或改良电休克治疗,而不是再使用第二阶段的抗抑郁药物治疗电休克或改良电休克治疗获得成功后,TRD 仍有较高的复发风险。有研究认为,即使 TRD 患者对电休克治疗无效,也能改善随后对抗抑郁药物的反应,这可能源于电休克治疗引起的受体敏感性改变。

附:双相情感障碍抑郁发作的治疗原则

在临床精神病学中,双相情感障碍抑郁发作(简称双相抑郁)的治疗尚未达到足够的重视。区分抑郁是单相还是双相具有重要的实践意义。如果诊断为单相,患者将从抗抑郁剂治疗中获益;但如确定为双相,则标准治疗应是心境稳定剂,不恰当地使用抗抑郁容易导致转躁而恶化病情。

抗抑郁剂治疗双相抑郁时易于引起躁狂发作,且其预防复发的作用不如心境稳定剂,对预防自杀和降低死亡率缺乏肯定的证据(碳酸锂则有)。较为一致的观点认为,以抗抑郁剂作为主要手段治疗双相抑郁利少弊多,应该慎用。但在下列情况,可谨慎使用抗抑郁剂:过去以抑郁发作为主要临床相;抑郁发作持续时间较长(如超过 1 个月);急性抑郁发作,病情十分严重或有严重自杀倾向者;非快速循环发作或混合发作患者等。

双相抑郁的治疗原则:对于双相抑郁轻症患者,可单用心境稳定剂;对于重度患者,则往往采用以心境稳定剂为基础的联合用药,如联合抗精神病药或抗抑郁药;而对于有自杀倾向或木僵症状的患者,可首选电休克治疗;难治性病例应注意是否存在临床或亚临床甲状腺功能减退及慢性心理应激等生物社会心理因素。心境稳定剂中,锂盐是双相抑郁的基本治疗药物,若无禁忌证,锂盐应列为双相抑郁的首选药物,新近有研究显示,拉莫三嗪具有与抗抑郁剂类似的抗抑郁效果,但几乎不导致躁狂发作,可试用于双相抑郁的治疗。抗精神病药中,喹硫平、奥氮平、利培酮、阿立哌唑等第二代抗精神病药对双相抑郁具有良好效果;与心境稳定剂相比,起效更快;与抗抑郁剂相比,转躁率更低。抗抑郁剂中,应避免选择环类抗抑郁剂,而以安非他酮、SSRIs 为宜;治疗过程中病情转躁应立即停用抗抑郁剂;抑郁缓解后一般应及时停用抗抑郁剂,维持治疗只能用于那些停药就复发的患者,后者在双相抑郁中约占 15%~20%。

二、神经系统疾病与抑郁障碍共病

神经系统疾病特别是脑部疾病可能发生精神障碍,而精神疾病究其本质就是脑的疾病,由此可见神经系统疾病与精神疾病密切相关。罹患神经系统疾病有可能形成相当强的应激反应,或治疗药物、手术等也可能损害脑功能,进而出现精神症状。临床上,在罹患神经系统疾病之后出现抑郁症状的患者常常就诊于神经科,常会遇见不少患者有抑郁障碍的表现,但并没有家族史,既往也无类似发作,如果称之为神经系统疾病的并发症或是继发于神经系统疾病又没有任何病理生理学的基础。因此,按照目前精神科的主流方法,只要临床表现既符合神经系统疾病,又符合抑郁的诊断,临床上就可称之为共病(comorbidity)。

(一) 临床常见类型

1. 卒中后抑郁障碍(post-stroke depression,PSD)

(1) 流行病学:由于所用的抑郁定义、研究人口与评估时间的不同,PSD 的发生率差别很大,从 20%~79% 不等,多为 40%~50%。患病率在第 1 年最高(约占 1/3),此后逐渐降低。对 486 例连续的卒中患者进行的队列研究发现,在卒中后的 3~4 个月内,任何程度的抑郁患病率为 40.1%,其中重度抑郁为 26.0%,轻度抑郁为 14.1%。英国牛津郡社区卒中调查项目结果显示,PSD 3~5 年患病率为 14%,而澳大利亚墨尔本地区 PSD 5 年的患病率为 17%。

(2) 病理生理学及预测因素:PSD 的病理生理学较为复杂,可能同时涉及生物学和心理学因素。PSD 的病理生理学需要进一步研究以更好地了解,从而发展有针对性的预防和治疗措施。大量研究评价了 PSD 的预测因素,但不同的纳入标准和排除标准、统计学方法,以及样本量不足以进行多变量分析导致普适性受限。PSD 最为一致的预测因素包括躯体残疾、卒中严重程度、既往抑郁病史和认知功能障碍。

(3) 功能转归:PSD 与卒中后功能转归不良及卒中后病死率增高相关,PSD 对卒中患者功能转归的影响及减少这些影响的最佳策略尚需进一步研究来评估。一些研究显示 PSD 对生活质量(QOL)具有负面影响,需要进行更多的研究来进一步阐明 PSD 对 QOL 的影响机制,并在患有 PSD 或有 PSD 风险的个体中确定改善 QOL 的方案。

（4）PSD 的筛查方法：24 项研究（$n=2\ 907$）表明，流行病学研究中心抑郁量表（CES-D）、汉密尔顿抑郁评分量表（HAMD）和患者健康问卷抑郁量表（PHQ-9）量表对于检测 PSD 具有高度敏感性；然而，这些研究存在一些局限性，包括普适性。如果给予准确的诊断、及时和有效的治疗，以及适当的随访，有可能改善转归。需要进一步研究来确定 PSD 筛查并结合协作医疗以确保及时干预、治疗和随访，能否改善不同卒中存活者群体的转归。

（5）药物干预：目前一线治疗为 SSRIs 药物，包括舍曲林、艾司西酞普兰、西酞普兰、氟西汀、氟伏沙明、帕罗西汀；此外 SNRIs 药物文拉法辛和度洛西汀也可用于 PSD 的治疗，且有较好的疗效，研究表明三环类抗抑郁药物以及一些中药制剂可以改善 PSD 的症状。

2. 癫痫与抑郁

（1）流行病学：癫痫患者中抑郁症的患病率明显高于正常人群或其他慢性疾病人群中的患病率，持续性癫痫发作的患者更易遭受抑郁困扰。据报道，社区调查显示癫痫合并抑郁的患病率为 9%～29%；以医院为基础的研究显示癫痫合并抑郁的患病率高达 27%～58%，轻型癫痫患者的抑郁患病率仅 6%～9%。多数研究发现癫痫控制不佳的患者抑郁的患病率高于控制良好者；颞叶癫痫患者比全身性癫痫患者更易发生抑郁；癫痫手术后的几个月内，不论手术是否成功，都是抑郁的高发时间。

（2）发病机制：

1）神经递质学说：至今大量临床和基础研究推测，抑郁和癫痫有共同的发病机制。事实上，最近 20 年来，人们发现这两种疾病有一个双向关系，不仅癫痫患者更容易发生抑郁，而且抑郁患者罹患癫痫的概率也很大。目前认为抑郁症发病的核心机制是由于中枢单胺类递质 5-羟色胺（5-HT）、去甲肾上腺素（NE）和多巴胺（DA）等特定的神经递质的含量及其受体功能异常所致，某些癫痫动物模型也证实单胺类神经递质功能低下对致痫灶的点燃有易化作用，可以增加癫痫发作的易感性及严重程度。近年来，许多学者利用功能磁共振成像联合 PET 技术对癫痫及癫痫伴抑郁患者大脑内 5-HT 受体结合力进行研究，结果发现癫痫患者致痫灶内的 5-HT_{1A} 受体结合力下降，而癫痫伴抑郁患者致痫灶内的 5-HT_{1A} 受体结合力下降更明显，并且致痫灶同侧的颞叶内侧结构、岛叶、颞叶外侧、对侧海马及中缝核的 5-HT_{1A} 受体结合力均下降，特别是同侧海马内的 5-HT_{1A} 受体的结合力下降可能是颞叶癫痫患者产生抑郁症状的主要因素。许多研究认为 5-HT 能神经递质传递异常是癫痫伴抑郁的核心致病机制。但也有研究发现，颞叶癫痫伴抑郁症患者的大脑内 5-HT 的再摄取减少，使得突触间隙 5-HT 浓度增高，这种现象可能是 5-HT_{1A} 受体结合力下降的一种代偿机制，可能提示 5-HT 致病机制在癫痫伴抑郁中并不那么重要。

2）神经内分泌学说：目前对癫痫患者下丘脑-垂体-肾上腺皮质（HPA）轴调节异常与抑郁症之间的关系已有较多深入研究。研究发现，癫痫患者海马中的 IL-1β 信号过度激活，导致了 HPA 轴异常兴奋，血清皮质类固醇浓度增加，皮质类固醇会降低 5-HT 受体的结合力，进而导致了抑郁症的发生。此外，研究发现皮质类固醇在高浓度时还具有神经毒性，会损伤海马 CA3 区的神经元；还会减少脑源性神经营养因子的释放，干扰海马齿状回颗粒细胞的神经发生，导致齿状回、海马锥体细胞层、杏仁核和颞叶皮质区域结构改变。

3）炎性反应：动物实验发现慢性癫痫诱导了一些炎性细胞因子的表达，如 IL-1β、IL-6 和 INF-γ，这些炎性细胞因子可刺激大鼠海马中吲哚胺 2,3-双加氧酶 1（IDO1）的激活，IDO1 是一种色氨酸代谢的限速酶，这种酶的增多干扰了色氨酸的正常代谢，进而影响了海马中 5-HT 与色氨酸的比值，最终导致大鼠的癫痫伴发抑郁样行为。

4）易感基因：研究发现，一种早期即刻基因（Immediate-early gene）*FOSB*，可以促进海马内神经干细胞的细胞增殖，缺乏 *Fosb* 基因的小鼠由于海马神经发生受损表现出较重的抑郁行为和自发性癫痫，因此，这种基因可能在癫痫伴发抑郁中扮演着重要的角色。此外，在巴西进行的一项研究发现，尽管生活在世界的不同地区，有共同祖先的不同种群中，癫痫伴抑郁的发病率十分接近，因此，这可能提示遗传易感基因在癫痫伴抑郁中的重要性。

5）精神心理因素：由于癫痫发作的不可预测、难以控制，以及患者对癫痫发作的恐惧，导致患者容易产生习得性无助，习得性无助也是抑郁症发病机制的经典理论，以及抑郁症心理治疗的理论依据。癫痫患者在反复经历不受控制的癫痫发作中获得无助感，不能从这种经历中摆脱，认为未来的癫痫发作会失去控制，进而产生绝望、抑郁和意志消沉等情绪。此外，癫痫发作会给患者带来一系列的负担，如严重的自卑、失眠、耻辱感、自尊心降低、低收入、就业和婚姻受限等，这些负担都会产生抑郁心境。相比其他的神经系统疾病，耻辱感和公众的忽视是癫痫患者额外的负担。

（3）病灶部位：神经影像学在脑部结构上进一步揭示了癫痫和抑郁的密切关系，多项研究表明癫痫和抑郁患者的边缘系统具有相似的改变，包括额叶前部、颞叶海马、杏仁核等部位。磁共振波谱分析（MRS）等功能影像学在抑郁患者中的研究发现，大多数抑郁患者存在海马功能或结构改变，相关的病理表现为海马的神经发生减少、细胞凋亡及海马萎缩等，在对癫痫患者的海马功能进行研究时，也发现了相似的结论。癫痫和抑郁均可累及海马，所以目前癫痫伴抑郁的研究热点之一是海马的神经发生及其相关机制。许多学者认为，海马功能改变可能是导致癫痫持续发作与严重抑郁最重要的机制。但也有持不同观点的学者，利用 PET 技术对颞叶癫痫并发抑郁患者的大脑结构与代谢进行研究时发现，癫痫伴发抑郁的严重程度与海马的体积及代谢并无明显关系，而与左侧或右侧杏仁核的体积改变有关。

研究证实，前额叶皮质和边缘系统等多部位脑血流异常及葡萄糖代谢下降可明显影响情感表达，复杂部分性发作、颞叶癫痫等患者反复的癫痫发作会导致前额叶功能紊乱，进而更容易罹患抑郁症。另有学者发现在颞叶癫痫患者中存在额叶下新陈代谢减少和额叶结构的功能改变，特别是在伴有抑郁症状的癫痫患者中，这种功能改变尤其明显。有研究发现，相比海马功能异常，额叶与边缘系统的功能改变可能是颞叶癫痫患者产生抑郁症状的主要原因，而右侧杏仁核功能改变也促进了癫痫患者抑郁症状的产生。

（4）治疗：相当一部分的癫痫伴抑郁患者未得到治疗，原因包括临床医师及患者对抑郁症认识不足，以及担心抗抑郁药物可能会加重癫痫的发作等。有学者经过大规模的临床研究得出结论：及时有效的治疗癫痫伴发的抑郁症，不仅可以提高癫痫患者的生活质量，而且可以减少癫痫的复发。

1）抗癫痫治疗：癫痫伴抑郁的治疗，由于无太多的临床对照试验，所以临床医师大多还是经验用药。一些抗癫痫药可以导致心境障碍，而一些抗抑郁药物又会降低癫痫发作阈值，这就使得癫痫伴抑郁患者的药物选择十分困难。抗癫痫药物种类多，而且药代动力学十分复杂，因此许多抗癫痫药物存在药物相互作用，如苯妥英钠、卡马西平、苯巴比妥和去氧巴比妥均为某些肝药酶强有力的诱导剂，肝药酶可经这些药物的诱导而活性增加，进而影响其他药物，如抗抑郁药的作用，因此当癫痫伴抑郁时建议使用对肝药酶作用微弱的抗癫痫药，如加巴喷丁、氨己烯酸、拉莫三嗪、托吡酯和左乙拉西坦。卡马西平、拉莫三嗪、丙戊酸等药物具有心境稳定作用，突然停用这些药物可能会导致抑郁心境。一些抗癫痫药，特别是γ-氨基丁酸类药物，会随着剂量的增大而产生抑郁心境，如氨己烯酸、噻加宾、托吡酯、巴比妥类，因此在使用这些抗癫痫药物时需要注意控制剂量。

2）抗抑郁治疗：抗抑郁物导致癫痫恶化是临床医师最需要关注的问题，针对癫痫患者中抑郁症的治疗，由于缺少在癫痫患者中使用抗抑郁药的相关循证数据，因此推荐临床医师从小剂量开始使用抗抑郁药，可把导致或加重癫痫的危险降到最低限度。总的来说，只要抗抑郁药的处方剂量在治疗范围以内，癫痫的发病率将<0.5%。但需要注意的是，不宜选择三环类药物，因为这类药物可以抑制肝药酶活性，使抗癫痫药的代谢减慢，血药浓度增加，而且三环类药物可以降低癫痫发作阈值，因此应谨慎使用。目前，大部分文献都将 SSRIs 作为癫痫伴抑郁的一线药物。人们普遍认为，SSRIs 安全性较高且耐受性良好，值得注意的是，西酞普兰是唯一不抑制肝药酶的 SSRIs，因此西酞普兰应该是治疗癫痫伴发抑郁症的首选药。此外，文献报道，SSRIs 联合认知行为疗法可以更有效治疗癫痫伴抑郁。

总之，大量临床及基础实验研究已证实癫痫和抑郁有共同的神经生物学致病机制。癫痫伴抑郁已越来越引起人们的重视，临床医师不仅要控制癫痫患者的癫痫发作，还要关注其抑郁心境等问题，及早识别出癫痫患者的抑郁症状，并进行积极的干预，可以提高癫痫患者的生活质量及改善癫痫预后。

3. 阿尔茨海默病与抑郁 阿尔茨海默病（Alzheimer disease，AD）是一种主要表现为进行性认知功能损害的神经退行性疾病。临床上有多达 50% 的 AD 患者伴发有抑郁，抑郁多见于 AD 的前期或早期，有学者认为抑郁是 AD 的前驱症状或危险因素之一，AD 伴发抑郁的患病率可达 75%，一般为 30%~50%。越来越多的学者开始研究 AD 与抑郁之间的关系。

（1）AD 与抑郁的关系：抑郁和 AD 的关系可以总结为六种假设：①抑郁是发展为 AD 的独立危险因素；②抑郁影响 AD 临床表现的阈值；③AD 是抑郁的特征表现；④抑郁是 AD 的前驱临床表现；⑤抑郁是 AD 认知下降的一种回应；⑥AD 和抑郁是两种相互独立的疾病，但是共享许多发病危险因素，因此常共病。众多 AD 和抑郁的关系假设中，有两种假设被学者广泛认同和研究：抑郁是 AD 的发病危险因素和抑郁是 AD 的前驱临床表现。荟萃分析也证实抑郁是 AD 发病的主要危险因素。也有研究显示晚发性抑郁（late-onset depression，LOD）虽然可以增加 AD 发病风险，但是 LOD 更容易增加 VD 的发病风险。有学者的观点则与此相反，认为对大部分人来说，LOD 是包括 AD 在内的痴呆的前驱临床表现而不是危险因素。基于这些争议的结论，有学者因此提出抑郁既是 AD 的发病危险因素，同时也是前驱临床症状，但是无法给出进一步的解释。一项超过 13 000 人参与的长期临床研究结果显示，生活中的慢性抑郁可能是导致增加 AD 发病风险的病因，而生命晚期首发的抑郁可能是 AD 的前驱临床表现。

（2）抑郁对 AD 的预测：基于抑郁可以增加 AD 发病风险的理论假设，有研究者将抑郁患者分为严重抑郁和非严重抑郁进行跟踪随访研究，发现严重抑郁能够增加 AD 的发病风险。还有研究将抑郁分为不同的亚型，然后进行 5 年的跟踪研究，结果提示只有 LOD 的患者并发抑郁执行障碍功能综合征才增加 AD 的发病风险，而与严重的抑郁无关。在影像学领域，有研究者对抑郁患者进行 PET 扫描，结果发现在抑郁患者中 AD 易感区域有 β 淀粉样蛋白的增加，推测抑郁患者脑内 β 淀粉蛋白增加能预测 AD 的发生。

（3）AD 与抑郁关系机制：

1）解剖机制：LOD 患者大脑结构的改变包括内侧颞叶、海马和额叶体积的减少，以及大脑白质的改变。这些大脑的改变会导致认知功能的损害：海马体积的减少与记忆力衰退相关，白质损害与记忆力损害、执行功能障碍和认知反应速度减退相关。因此，AD 与抑郁在解剖机制上密切相关。

2）血管因素理论：越来越多的证据支持血管疾病是联系 AD 和抑郁的基本因素。血管因素被证实在 AD 的发病过程中起到重要作用，有研究特别指出其影响 AD 的神经精神症状，比如抑郁。有学者通过研究血管因素在抑郁中的作用机制，发现局灶性血管损伤和脑白质病变起到关键性作用，其影响神经间连接而导致临床症状的发生，故而提出血管性抑郁的假设。然而到底是血管因素引发抑郁还是抑郁发生之后引起血管病变尚存在争议，但是血管因素在联系 AD 和抑郁中发挥的作用被认可。甚至有学者提出“血管性抑郁-痴呆假设”理论，认为 LOD 患者出现执行功能损害、精神运动迟缓、认知损害等均可以用血管性因素解释。

3）炎症机制理论：慢性炎症已经被认为是抑郁发病机制的核心，抑郁患者可检测到炎症细胞因子、急性时相蛋白、趋化因子和黏附分子的升高或增加。有研究认为，抑郁进展为AD的机制可能是由于患者脑胶质细胞和脑血液中的巨噬细胞介导的慢性炎症，从而导致神经细胞凋亡和神经元丢失，继而发展为神经退行性改变。

4）神经炎性斑（neuritic plaques，NP）和神经原纤维缠结（neurofibrillary tangle，NFT）机制理论：为了探究NP和NFT在抑郁和AD关系的机制中发挥的作用，研究者将102例患者分为有抑郁病史的AD患者（$n=52$）和无抑郁病史的AD患者（$n=50$），测定海马区脑组织的NP和NFT，发现有抑郁病史的AD患者海马区NP和NFT明显增加，因此推测抑郁发展为AD的过程中NP和NFT发挥重要的作用。

5）肾上腺糖皮质激素理论：抑郁能激活下丘脑-垂体-肾上腺（HPA）轴促进糖皮质激素分泌的增加，引起海马组织的受损及糖皮质激素受体的下调，而海马组织的损伤增加认知下降的风险和痴呆的发生，提示皮质醇-海马通路在AD和抑郁的关系中具有重要作用。虽然抑郁和海马萎缩的关系已经被证实，但是其是否由于皮质醇水平升高的介导尚存在一定的争议。

6）神经营养因子受损理论：神经营养因子，特别是脑源性神经营养因子（brain-derived neurtrophic factor，BDNF）在AD和抑郁患者脑中均被发现有受损。报道称BDNF在AD患者的血液中有改变，脑脊液中低水平的BDNF可以作为认知下降的预测因子。抑郁患者可以观察到血小板源性BDNF水平的下降，进而有研究发现BDNF基因的表达在抑郁患者的外周细胞中也下降。BDNF系统的受损会影响海马功能的损害，这些改变均可以在AD和抑郁患者中出现，有理由相信BDNF至少通过影响海马功能联系AD和抑郁。

（4）AD与抑郁的治疗相关性：AD尚无有效的治疗方法，而AD与抑郁关系的研究有可能给AD的治疗带来新思路。抗抑郁药物可以很好地治疗抑郁的话，那么是否对AD具有同样的治疗效果呢？

1）基于解剖学机制的治疗研究：在解剖学机制上，海马的改变将AD和抑郁联系起来，因此很多实验研究抗抑郁药物对海马区域的影响，从而进一步研究其改变认知功能的效果。目前关于海马组织对抗抑郁药物的反应尚存在争议。有研究显示，抑郁患者已经较小的海马组织对抗抑郁药的反应性差，这种结果在为期3年的前瞻性研究中通过磁共振检测也得到验证。与此相反的是，有研究却证实抗抑郁药能够增加海马组织的神经再生。因此，有学者推测受损较为严重的萎缩海马对于抗抑郁药物的反应差，而相对受损较轻的海马组织对于抗抑郁药物反应较好，从而有希望改善认知功能。

2）基于神经营养因子受损理论的治疗：丙咪嗪、阿米替林、氟西汀、帕罗西汀、舍曲林、西酞普兰、瑞波西汀、地昔帕明和艾司西酞普兰等抗抑郁药已经被熟知可以诱导BDNF表达的增加，进而对海马区神经发生有所影响，从而有可能改善AD患者的认知。

3）基于肾上腺糖皮质激素理论的治疗：研究发现舍曲林能够增加海马祖细胞神经发生，而糖皮质激素受体拮抗剂RU486可以阻断这种效应。有学者强调抗抑郁药物的治疗效应可能通过靶向HPA或者糖皮质激素受体。

4）基于神经炎性斑和NFT理论的治疗：研究者将阿米替林用于认知损害的转基因AD小鼠，通过短期和长期的检测均发现记忆力得到改善，其中Aβ和tau蛋白的改变起到重要作用。类似的研究将选择性5-HT再摄取抑制剂应用于AD的模型鼠和健康志愿者，结果显示，实验组的脑中Aβ水平和神经炎性斑较对照组减少，从而提示抗抑郁药物抗Aβ治疗效应有可能对AD具有应用价值。

4. 帕金森病与抑郁　抑郁是帕金森病（Parkinson disease，PD）患者突出的非运动症状之一，严重影响患者的生活质量，增加致残率及社会负担，因此，PD抑郁越来越受到重视。

（1）流行病学特征：

1）发病率：PD患者抑郁的主要特征是快乐/享受的自我感受丧失，包括不满和食欲缺乏等，但内疚感、自我憎恨和性欲减退的感觉较少，抑郁症的患病率范围较大，约2.7%～90%，其患病率取决于评估和诊断标准、患者的临床症状和并发症以及疾病阶段。总体而言，尽管严重程度不同，门诊PD患者诊断为抑郁的高达40.4%，住院PD患者则高达54.3%。其中发现约20%PD患者诊断为重度抑郁症。

2）危险因素：由于抽样误差、所用抑郁量表或诊断标准的不同，PD抑郁危险因素研究的结论不一。多数研究显示，早发型PD（年龄在55岁之前发病）、病程更长、PD统一评分量表Ⅱ及Ⅲ部分评分更高、H&Y分期更高、左旋多巴剂量更大、跌倒次数更多、共病焦虑、记忆问题等因素与PD患者抑郁呈正相关。其他因素如女性、受教育程度低、有吸烟史和规律服用非阿司匹林类的非甾体抗炎药物和镇痛药物等，也被认为与PD抑郁相关。当然早期也有研究认为，PD病情严重程度与PD抑郁之间并无相关性；目前观点认为，即便两者存在相关性，但对于PD抑郁与PD病情更重、生活质量更差之间孰因孰果仍然不清楚。

（2）临床特征：

1）临床表现：研究发现，大多数PD抑郁患者的抑郁症状不完全符合原发抑郁发作的诊断。但抑郁与PD均可以出现精神运动性阻滞、睡眠障碍、食欲缺乏、丧失兴趣、易疲劳、注意力不集中等症状。两者临床表现的重叠使PD患者的抑郁症状易被掩盖，导致临床上有较高的误诊率和漏诊率及较低的治疗率。与PD不伴抑郁者比较，PD抑郁患者认知受损更明显，并且通常以额叶功能检测下降最为严重。另外，纵向研究显示，PD早期基线时出现抑郁者50%，在6个月后抑郁症状减轻；但是抑郁常持续存在甚至随病程增加而加重，基线水平轻度抑郁者发展为中、重度抑郁的风险，是基线水平无抑郁的PD患者的6倍。

2）诊断与评估：目前，对于PD抑郁的诊断仍以美国精神

疾病诊断与统计手册第5版(DSM-5)为金标准。其中,抑郁症的诊断标准为:

A. 连续2周内有5项或以上下述症状,且为原有功能的改变,其中至少包括1项为①或②,不包括明显因一般躯体症状或者与心境协调的妄想或幻觉所致症状。①几乎每天大部分时间心境抑郁,主观感到悲伤或空虚或他人观察到流泪,儿童和青少年可以表现为易激惹;②几乎每天大部分时间对所有或几乎所有活动的兴趣或愉快感明显降低(主观体验或他人观察);③未节食但体重明显下降或体重明显增加(1个月内体重变化>5%),或者几乎每天有食欲减退或增加,儿童应考虑体重未达到预期的增加;④几乎每天有失眠或睡眠增多;⑤几乎每天有精神运动性激越或者迟滞(主观感到并他人观察到坐立不安或迟滞);⑥几乎每天感到疲倦乏力;⑦几乎每天自感无用,或者有不恰当或过分的内疚(可达罪恶妄想程度,不仅仅是因患病而自责或内疚);⑧几乎每天有思维能力或注意集中能力减退,或者犹豫不决(主观体验或他人观察);⑨反复有死亡想法(不仅仅是怕死),反复出现自杀意念但无特定计划或自杀未遂或有特定的自杀计划。

B. 症状不符合双相情感障碍标准。

C. 症状可以引起有临床意义的苦恼或者社交、职业或其他重要功能障碍。

D. 症状并非由物质(如成瘾药物、处方药物)或躯体疾病(如甲状腺功能减退症)的直接生理效应所致。

E. 症状不可以丧恸反应(失去亲人的反应)进行解释,症状持续>2个月,或症状特征为明显的功能障碍、病态沉浸于自身无用感、自杀意念、精神病症状或精神运动性迟滞。

上述,条目A为症状标准,条目B和D为排除标准,条目C为痛苦或功能障碍标准,条目E为严重程度标准。符合条目A的9项中至少5项(须包括①或②)且同时符合条目B~E诊断为重度抑郁;符合条目A的9项中2项(须包括①或②)且同时符合B~E诊断为轻度抑郁。

抑郁的评估量表较多,应根据研究目的不同而采用不同量表。2007年运动障碍协会通过评估一系列PD抑郁量表后推荐:筛查时,蒙哥马利-艾森贝格抑郁量表、汉密尔顿抑郁量表、贝克抑郁量表、医院焦虑和抑郁量表、老年抑郁量表都有效,流行病学研究中心抑郁量表及康奈尔痴呆抑郁量表也可以选择,而测量抑郁的严重程度及监测抗抑郁治疗效果时,蒙哥马利-艾森贝格抑郁量表、汉密尔顿抑郁量表、贝克抑郁量表和抑郁自评量表均为有效工具。近期也有研究比较了不同量表的信效度,结果显示,老年抑郁量表因简便和心理测量学特性良好,被认为是最适用于PD患者的自评筛查量表。衡量伴有痴呆的PD患者抑郁程度时,康奈尔痴呆抑郁量表可能尤其有效,但是,为了避免运动障碍对抑郁评分的影响,评估运动症状严重性的量表如PD统一评分量表也应该同时检测以调整混淆因素。老年抑郁量表、医院焦虑和抑郁量表因不包括运动症状的评估条目,因而适合于PD患者不同病期时抑郁严重性的检测。

(3) 发病机制:PD抑郁的发病机制目前尚无公认的结论,主要存在2种假说:一种认为PD患者出现抑郁是对于疾病的一种心理反应,PD本身是一个慢性残疾性疾病,可以导致这些患者抑郁。另一种学说认为,PD的严重程度及病程长短与PD抑郁无相关性,而且部分患者在诊断为PD的2~5年前被诊断患有抑郁,服用抗抑郁药物者比无抑郁者更容易在随后2年内出现PD。因此,大多数的学者倾向于PD抑郁是PD本身的一部分,为运动症状之前的前驱非运动症状,PD抑郁的发生存在其神经遗传、神经解剖和神经生化基础。

1) 神经遗传:携带富亮氨酸重复激酶2G2019S突变的PD患者较非携带该突变的PD患者,更容易出现抑郁,以及PD患者一级亲属抑郁的发病风险增高,两者均提示,抑郁与PD可能存在共同的遗传易感性因素。但是,尚无研究发现PD抑郁的特定遗传因素。2009年的一项研究显示,5-HT和多巴胺转运体基因的常见遗传变异与PD抑郁无相关性。近期的一项荟萃分析也显示,抑郁似乎不与任何遗传形式的PD相关。然而,PD抑郁是否与散发PD的遗传易感基因相关,目前尚不清楚。

2) 神经解剖:1995年有学者提出了PD抑郁神经变性的一个模型。该模型提示,从中脑腹侧被盖区投射到额叶眶面和前额叶皮质的多巴胺能神经元的原发变性,继发性影响了从额叶投射到脑干中缝背核的5-HT能神经冲动。他们认为这一通路上任何一点的破坏都可能导致PD抑郁。随后有研究发现,PD抑郁患者较PD非抑郁患者额叶灌注减低部分支持这一模型。但若该模型成立,仍需解释为何中脑腹侧被盖区额叶多巴胺通路破坏导致PD抑郁,而单独应用多巴胺替代治疗却不能缓解抑郁症状。近年来应用影像和超声等辅助检查技术,可以发现PD抑郁患者脑部相关的结构和功能改变。研究者发现,PD之前有抑郁史及PD伴抑郁患者经颅超声检查显示,黑质回声显著性增强和脑干脊核回声减低,这点与Braak病理分期中抑郁为Ⅱ期脑干改变相一致。脑代谢显像发现,与PD不伴抑郁患者及正常对照者比较,PD抑郁患者尾状核头部和额叶下部眼眶区糖代谢降低。应用MRI体积测定研究显示,皮质—边缘网络白质的减少与抑郁有关。此外,深部脑刺激研究显示,刺激下丘脑可加重PD患者的抑郁或使PD抑郁的发病率增加,而刺激苍白球则可改善PD患者的抑郁。

3) 神经生化:目前神经生化的观点也很受关注,较公认的一点是中脑腹侧被盖区多巴胺能神经元的丢失与PD抑郁有关,但是,多巴胺以外的神经递质在PD抑郁中也起着重要作用。尸体解剖研究显示,PD抑郁患者较PD不伴抑郁患者死亡时,脊背核的5-HT能神经元丢失明显。脑脊液研究也显示,PD抑郁患者较PD非抑郁患者中枢神经系统内,5-HT代谢产物——5-羟基吲哚乙酸水平下降。然而,随后研究发现,脑脊液中生物源性胺类的水平与PD抑郁的严重性并无相关性,PD非抑郁患者心境也不受急性色氨酸消耗影响,提示5-HT活性下降不能轻易影响PD抑郁。近年来分子影像学的研究显示,PD患者较健康对照者脑组织样本中,纹状体5-HT和其转运体分别下降了30%和66%,其中尾状核较壳核这些分子的利用度下降更明显。有研究显示,PD抑郁患者较PD非抑郁患者脊核及边缘区的5-HT利用度更高，但是这一结果并未被所有研究证实。也有研究显示，NE集中区蓝斑在PD抑郁患者中变性更显著。PET研究显示，PD患者放射性核素"C-RTI 32"在边缘区和纹状体腹侧结合下降（提示这些区域多巴胺和NE转运体水平下降）与抑郁相关。

（4）治疗：

1）药物治疗：5-HT再摄取抑制剂是PD患者最常使用的抗抑郁药物，也是临床医师进行抗抑郁药物治疗的第一选择，但是，临床对照试验、系统回顾和荟萃分析均提示，这些药物在治疗PD抑郁时未显示出比安慰剂更有效。早期的研究显示，去甲替林（三环类抗抑郁药物，阻断5-HT和NE再摄取）能显著降低PD患者抑郁。随后的研究中，52例采用DSM-Ⅳ标准诊断的PD抑郁患者，使用去甲替林而非帕罗西汀比安慰剂能显著降低抑郁也证实了这一结果。同样，另一个比较地昔帕明和西酞普兰的研究也显示，在治疗14日时，地昔帕明显示出抗抑郁效果。患者抑郁评分改善也伴随着生活质量和社会功能的改善，但是，三环类抑郁药物通常因α阻断作用可出现低血压和因抗胆碱能作用出现认知恶化的副作用。抗抑郁药物文拉法辛（5-HT和NE摄取抑制剂）与帕罗西汀及安慰剂在115例PD抑郁中观察12周后显示，2种药物均显示了很好的耐受性，均比安慰剂有效。有多巴胺和NE再摄取抑制作用的抗抑郁药物——丁氨苯丙酮也显示在治疗PD抑郁中有效。不过，似乎有证据显示，双重作用的抗抑郁药物，如这些能同时作用于5-HT能和NE能系统的药物，治疗PD抑郁更有效，但还需要更多随机、双盲、安慰剂对照的研究进一步验证。

多巴胺受体激动剂普拉克索在一个较大的安慰剂对照临床试验中证实对PD抑郁有效。虽然对抑郁的实际改善作用很小，但是这种改善独立于运动症状。普拉克索具有很好的耐受性，而且在改善运动功能的同时改善抑郁，使其成为了PD抑郁患者抗抑郁治疗的一线药物。

2）其他治疗：社会心理和精神疗法是一种很有效的辅助治疗。认知行为治疗可以帮助患者适应新的慢性疾病从而改善PD抑郁，其他社会心理治疗如人际关系的心理治疗，对于PD抑郁后期生活可能有效，但是，目前尚缺乏系统性的证据。电休克治疗对于原发性严重抑郁是最有效的治疗方法，被认为通过刺激了多巴胺、NE和5-HT系统而产生效果。有些研究报道了电休克对于治疗PD抑郁有效，但这些研究未设立对照，有对照的系统性证据尚缺乏。电休克治疗应该仅用于对于药物治疗无反应的中重度抑郁患者。重复经颅磁刺激（rTMS）是一种使大脑皮质神经元去极化或超极化的无创性方法，对于一些对药物治疗无反应的原发抑郁患者有抗抑郁作用。轻中度抑郁的PD患者接受rTMS治疗与接受假性rTMS治疗者（仅在颅骨上放置电极而不进行磁刺激）比较，抑郁评分有所改善。这种改善在治疗后立即表现出来，经过连续10日的治疗，30日后效果仍存在，但停止治疗30日后，这种效果是否还能持续尚不清楚。总之，在临床实践中PD抑郁患者的治疗应有据可循，并按照一定的程序，可参照2011年运动障碍协会对PD抑郁治疗的循证医学证据。需要先诊断并评价抑郁程度，是否合并焦虑、淡漠等其他症状；去除或治疗外在的抑郁因素（例如生理疾病、环境压力、导致抑郁的药物）；使用多巴胺受体激动剂；提供心理支持和指导；仍未改善者使用抗抑郁药物治疗（去甲替林、文拉法辛等）；如果患者抑郁较重并且对于药物治疗无反应，可以考虑采用电惊厥或rTMS进行治疗。

总之，抑郁是PD的常见症状，并可在PD患者中持续存在，加重认知障碍和残疾，严重影响患者的生活质量和预后。虽然，目前对于PD抑郁的具体病因仍不清楚，但有研究显示，脑内多部位、多通路、多种神经递质及多因素都参与了PD抑郁的发病。现有的评测量表和诊断标准有待进一步完善，以便更加准确而客观地评价PD抑郁。对于PD抑郁的治疗，需足够有力的试验证实抗抑郁药物的效果，并进一步研究其他的治疗策略。

5. 多发性硬化与抑郁　多发性硬化（multiple sclerosis, MS）是一种中枢神经系统自身免疫性疾病。好发年龄为20~40岁，该年龄段患者不仅承受病痛及维持生计的压力，而且社会交往能力也有所下降。心理社会因素和疾病本身造成与情绪调节相关的脑组织损伤使患者并发抑郁的风险明显增加。抑郁不仅导致患者治疗的依从性下降，增加自杀风险，而且加重认知障碍，降低生活质量。目前人们对MS患者抑郁的识别和干预率均低，应该引起广大医务工作者的重视。

（1）MS所致抑郁与焦虑的患病情况：目前MS患者抑郁障碍的终身患病率可达50%，18~45岁患者年患病率在20%左右。由于抑郁障碍等原因导致MS患者自杀死亡率是健康人的7.5倍，存在自杀企图者比例可达28.6%，而6.4%的患者最终自杀。自杀的高危人群多为青年男性、独居及存在酒精和药物滥用的患者。2/3存在自杀意念的MS患者并未得到抗抑郁药物治疗，1/3的患者未得到心理社会干预。虽然焦虑与抑郁的共病率极高，且焦虑在MS患者中也相当普遍，但对焦虑障碍的研究远没有对抑郁障碍深入。据报道MS并发焦虑障碍的发生率在19%~90%之间，各地研究报道的发生率差异较大，可能与诊断标准不一、评估工具及样本量大小不同等因素有关。MS并发焦虑障碍者高于并发抑郁障碍者，初诊的MS患者与其配偶均可出现焦虑障碍，其并发率常于首次诊断的第1年内即维持在较高水平，以后逐渐降低。在排除抑郁症后，MS并发焦虑障碍的比例占30%左右，如果MS患者既满足焦虑障碍又满足抑郁症的标准，则自杀死亡率更高。

（2）MS并发抑郁障碍的临床表现：抑郁障碍是MS常见的精神障碍并发症，严重影响患者的日常行为能力。MS患者并发的抑郁是导致其生活质量下降的第一位原因，可增加自杀风险，同时与认知损害相互作用，使疾病处于恶性循环中。在首次诊断MS后的1年内是并发抑郁障碍的高危期，年龄小于35岁的MS患者并发抑郁的机会更高。与原发性抑郁症的临床表现相似，MS患者并发抑郁障碍也表现为情绪低落、忧虑、易激惹、挫败感、气馁感、自罪感、自我评价低、淡漠和社会性退缩等，可出现失眠、食欲减退、疲劳感等生理症状，也有部分患者出现嗜睡、贪食、体质量增加等所谓反向症状。尽管MS患者有很高的抑郁障碍发生率但临床并未得到重视，常存在漏诊且未得到合理有效治疗，这可能与MS所致的症状与原发性抑郁的症状重叠有一定关系。

（3）MS并发抑郁障碍的机制：

1）炎症因子的作用：MS是免疫机制介导的中枢神经系统脱髓鞘病，MS伴随抑郁问题与炎症标志物相关。MS活动期巨噬细胞与小胶质细胞活化，分泌各种炎症因子，促发炎症级联反应，并升高血皮质激素浓度，抑制蛋白质表达，脑源性神经营养因子（BDNF）合成减少；同时，色氨酸-犬尿素通路激活，神经毒性产物增加而5-HT合成减少，导致神经退行性改变与心境障碍。神经营养因子与免疫炎症介质的交互作用参与神经可塑性改变，MS患者需要大量BDNF参与组织损伤修复，必然减少血BDNF水平，在与白细胞介素-1的作用过程中，机体对应激的敏感性增加。致炎因子激活HPA轴，减少神经营养因子合成，促成了抑郁的发生，而心境障碍反过来影响中枢神经系统神经免疫反应，对MS的组织修复产生不利影响并导致疾病反复迁延不愈。

5

2）脑组织萎缩：近年神经影像学的发展不仅证实了MS的颅内病变，也为研究其伴发的心理精神障碍存在器质性因素提供了手段。头颅CT扫描检查发现存在脑损害者较单纯脊髓损害者抑郁障碍的发生率高，且严重程度与神经缺损症状相关。有关磁共振研究发现MS并发抑郁的患者存在额叶和顶叶皮质萎缩，采用贝克抑郁量表与磁共振扫描结合的研究表明抑郁障碍与总的脑损伤体积虽无明显相关性，但与左侧弓状束损伤的体积显著相关。此外，伴重度抑郁的MS患者出现额下回信号异常且优势半球颞叶前部萎缩。颞叶损伤程度与重度抑郁的出现相关，更严重的是容易导致躁狂发作、妄想及其他思维障碍等精神症状。由于额、颞叶与高级精神活动有关，故MS患者如累及相应皮质或皮质下白质就会导致精神障碍。有研究表明MS患者的神经功能缺损程度与抑郁呈正相关，提示中枢神经系统损害越重，患者致残可能越重，抑郁程度也越重。但也有研究认为，抑郁症状出现与特定脑组织受损的关系不明显而与疲劳及认知障碍有较强的相关性，免疫调节治疗对抑郁症状效果差而心理治疗与抗抑郁药物有效也支持上述结论。总之，多数研究支持MS并发抑郁障碍与脑左前颞顶叶受损有关，由于涉及神经病理、神经心理与神经影像的交叉领域，不同的研究方法可能得出不同的结论，这对进一步研究MS脑组织损伤与抑郁障碍具有重要指导意义。

3）认知障碍：MS患者认知障碍出现的概率高且危害重，这已引起诸多学者重视。认知缺陷可影响注意、记忆、执行功能、信息处理效率和操作速度等多个领域，这些认知缺损不仅降低MS患者日常行为能力和生活质量，而且对疾病预后也具有不利影响。虽然早期的研究并未发现认知障碍在抑郁发生中的作用，但最近研究表明MS患者认知障碍与抑郁症状有一定关系，信息处理速度、工作记忆及执行功能障碍与患者的负性情绪及自我评价降低明显相关。

4）心理社会因素：除免疫炎症、继发的脑萎缩、认知障碍等原因外，应对方式、自我意识及生活事件均与MS并发抑郁有关。抑郁所致的负性情绪与MS患者不良生活事件、家庭问题、低社会支持程度及神经敏感的个性显著相关。如患者应对方式不良，一旦出现认知障碍会明显加重抑郁症状，而提高社会支持度可改善MS患者的应对方式，有利于缓解抑郁症状。75%的MS患者可出现疲劳症状，慢性疲劳应激常与MS伴随的抑郁症状相关并成为抑郁的部分症状。75%的MS患者主诉近1个月内曾出现肢端疼痛、三叉神经痛、莱尔米特征（Lhermitte sign）、痛性强直性痉挛、头痛和背痛等疼痛症状，疼痛可诱发或加重抑郁症状。另外，MS病情的不稳定性和致残性、无助感、工作和生活能力下降、社会经济地位改变、维持生计困难、社会及家庭支持系统的不完善等均会影响患者的心理状态。

5）药物的影响：治疗MS的药物包括糖皮质激素、β干扰素和免疫抑制剂等。临床发现部分患者在药物治疗中易出现心理精神方面的异常。大剂量糖皮质激素冲击治疗是MS急性加重期的常规治疗，失眠、兴奋、情绪不稳、欣快、躁狂、抑郁和谵妄等一系列的神经心理学异常改变都有可能在治疗的过程中出现，推测在激素治疗中出现神经精神不良反应的发生率为5%~8%，尚不能预测哪些患者在糖皮质激素治疗中会出现精神症状，一般于使用大剂量激素后4~7日出现情绪不稳等神经精神不良反应，但停药10日后基本消失。β干扰素及肿瘤坏死因子是常规治疗的免疫调节剂，使用这些药物治疗疾病的早期易促发或加重自杀意念和自杀行为，患者在使用3~6个月期间易出现心境障碍，但进一步研究却发现在β干扰素治疗过程中仅增加具有潜在素质基础或既往有抑郁发作患者的风险。另外，少数研究证实抑郁障碍的出现与使用β干扰素治疗无关。鉴于目前的研究现状，使用β干扰素治疗是否会导致抑郁的不良反应尚无定论。因此，应用上述药物治疗的同时应对患者进行有关抑郁防治知识的健康宣教，并定期进行抑郁评估。

（4）MS并发抑郁障碍的识别：目前，对MS并发抑郁障碍的识别率仍较低，治疗率更低。来自国外初级卫生保健门诊的资料显示，经35位神经科医师治疗的260例MS患者中，26%的患者符合抑郁障碍诊断，66%未接受任何抗抑郁治疗，4.7%的病例接受了不合理治疗剂量的抗抑郁药物治疗。可见，作为专业神经科医师对MS并发抑郁的识别率与合理治疗率都比较低，其他科医师的识别和干预率可能更低，这种状况应该引起重视。依据美国《精神疾病诊断与统计手册》第5版的诊断标准，如果MS患者出现以下所列症状的5项且持续时间超过2周即可诊断存在抑郁障碍：①大部分时间存在悲伤的情绪；②愉快感缺乏或兴趣减少；③睡眠障碍；④疲乏；⑤精神运动性迟滞或激越；⑥食欲下降及体质量减轻或其反向症状；⑦自我评价降低；⑧自责自罪；⑨注意力不集中；⑩自杀观念。

（5）MS并发抑郁障碍的治疗：MS并发的抑郁治疗方法包括抗抑郁药物治疗、心理治疗和体育锻炼等行为治疗。目前临床常用的抗抑郁药物包括三环类抗抑郁药、选择性5-HT再摄取抑制剂（SSRIs）、5-HT和NE再摄取抑制剂（SNRIs）及其他抗抑郁药物。三环类抗抑郁药物如去甲丙咪嗪、阿米替林等能改善MS患者并发的抑郁症状，但大剂量可产生抗胆碱能、抗组胺不良反应和对心脏、肝脏的毒性，以及治疗的依从性低，患者常难耐受，故已不作为临床一线的抗抑郁药物。SSRIs包括氟西汀、帕罗西汀、舍曲林、西酞普兰及氟伏沙明，可有效治疗MS并发抑郁症状且不良反应少。治疗过程中应注意患者对药物的反应性，遵循剂量个体化的原则。SNRIs抗抑郁药物文拉法辛可抑制多种炎症介质的表达，增加BDNF的合成而改善MS患者的抑郁症状。

适当的心理治疗及体育锻炼对MS患者并发抑郁也有一定效果。一项临床研究观察了舍曲林、认知行为治疗（cognitive behavior therapy，CBT）和支持性集体心理治疗（supportive-expressive group therapy，SET）对MS并发抑郁的疗效，结果显示24%的患者对舍曲林治疗有效，CBT组和SET组的有效率分别为50%和14%。多数学者认为CBT尤适用于依从性高、能定期进行门诊随访的患者，对不能门诊随访的患者通过电话进行综合干预也可改善抑郁症状。体育锻炼虽然未作为一种正式的治疗方法用于MS并发抑郁的治疗，但已广泛被患者接受，提示这种方法在一定程度上可改善患者的情绪、疲劳感、生活质量和社会功能。其他的一些行为治疗如音乐治疗尚在研究阶段。

6. 原发性头痛与抑郁　头痛是最常见的临床表现之一，可占神经科或全科门诊就诊患者的1/4。头痛分为原发性头痛和继发性头痛，病因多样。头痛与抑郁等精神障碍存在复杂的相互关系和相互影响，既可以是单纯的原发性头痛的表现，也可以是纯粹精神精神障碍的一个躯体症状，而原发性头痛又常与抑郁障碍等存在高发的共病，使得对之诊断和处理变得困难。

（1）头痛与抑郁共病：

1）流行病学研究和对门诊患者的研究均表明偏头痛患者的抑郁障碍患病率高于普通人群。偏头痛患者终身抑郁症患病率为34%，心境恶劣为9%。大样本群体研究发现与普通人群相比，偏头痛患者发生抑郁的 OR 为2.2~4。

抑郁和头痛存在性别差异，女性易感。横断面研究观察发现，在>18岁女性患者中，发作性头痛中有96%为偏头痛，而在慢性头痛中偏头痛占87%，慢性头痛者伴发抑郁症的 OR 为25.1。偏头痛者比非偏头痛者抑郁症发病率更高。纵向随访研究发现女性发生偏头痛和抑郁的风险分别是男性的4倍和2倍。青少年头痛患者伴发抑郁障碍也是个重要问题。一项研究发现在7 900例青少年中，有慢性每日头痛（CDH）患者121例，由偏头痛转化者81例；应用简明国际神经精神障碍交谈检查表-青少年版（MINI-kid）检查，发现47%患者有至少1个精神异常，抑郁占21%，20%患者有高的自杀风险。另一项对1 135例小学6年级学生的筛选研究显示，有偏头痛154例、紧张性头痛（TTH）138例，随机选取偏头痛59例、TTH 60例和健康对照59例，发现偏头痛者有显著高的躯体症状和家庭社会问题。此外，有研究针对头痛门诊的患者展开了调查，结果显示712例新诊患者利用Becker抑郁问卷（BDI）评估发现，27%患者有中-重度抑郁，抑郁诊断与年龄<50岁、转化型偏头痛、头痛影响［头痛影响测试问卷（HIT-6）评估］严重等因素有关。

TTH也易与抑郁共病。一项研究显示在109例慢性TTH和108例发作性TTH患者中，精神共病或有应激事件分别达84%和70%，36.4%有抑郁。

2）头痛是抑郁障碍的常见表现：在非精神专科就诊的情感障碍患者中，绝大多数患者以躯体不适为主诉，头痛是最多见的症状。一项来自欧洲、涉及18 980人的流行病学调查显示，慢性疼痛的检出率为17%，抑郁症的检出率为4%，其中43%的抑郁症患者有慢性疼痛，头痛与背痛最常见。国内有报道在260例以头痛就诊的门诊患者中，205例用抑郁自评量表（SDS）自评有抑郁状态，汉密尔顿抑郁量表评分均>16分，40%的患者>24分。在177例以头痛为主诉到全科门诊就医的患者中，抑郁占25.4%，头痛病程超过半年及有多个躯体不适（疲乏、胸闷、失眠、头晕、腹痛、背痛、食欲下降等）是抑郁的重要提示因素。

国际头痛分类单独列出归因于精神疾病（躯体化障碍、精神障碍）的头痛，即头痛发生于精神疾病过程中或因之有明显变化，精神疾病控制后头痛明显改善，是精神疾病的一个表现，并排除其他可能。

（2）如何区分原发性头痛与归因于精神疾病的头痛：头痛是一种主观感受，没有任何客观检查方法能够识别，因而对于原发性头痛，主要通过对病史的详细询问，了解头痛特征是否符合原发性头痛的诊断标准，体检和辅助检查主要是用于排除其他情况。医师对那些表现为悲哀、语言及运动迟缓、对周围事物缺乏兴趣的典型抑郁患者不难认识，但对多数不典型的患者则需要一定的识别技巧。要详细了解患者的病史，其中个人或家族抑郁史、症状发生时间和诱发因素很重要。患者的主诉可以涉及躯体、情感和精神多个方面，其中躯体诉说包括慢性头痛、失眠、早醒、厌食、体重下降、性欲减退和性生活减少等。抑郁所表现的头痛特点是慢性病程、早上或下午易发，多在周末或假期前后发生，为持续、束带样、非搏动性头痛，无固定位置，对阿司匹林等止痛剂无效。严重头痛、长病程、反复就医和多个躯体症状是相关因素。

（3）头痛与抑郁共病的机制：头痛与抑郁共病的关系复杂。虽然慢性头痛或疼痛会导致抑郁等精神症状，但抑郁不是反复头痛所带来的后果，也不是头痛的元凶。多个前瞻性纵向研究结果证明偏头痛与抑郁相关。一项研究对1 343例人群展开了10余年的随访，结果显示发生偏头痛118例，年龄、性别、抑郁和惊恐障碍是发病危险因素，后两者的 OR 分别为3.1和5.1。另一项为期2年的随访研究发现抑郁患者发生偏头痛 OR 为3.4，其他头痛则为0.6；偏头痛患者发生抑郁 OR 为5.8，其他头痛患者发生抑郁的 OR 为2.5。

目前认为头痛与抑郁存在共同的神经病理学机制，两者间的关系是相互的。研究认为头痛患者的感觉与情感成分共敏感化（cosensitization），皮质边缘系统结构神经重塑，皮质边缘系统有更大范围可被伤害性刺激或情感刺激所激活。5-HT 和 NE 能神经元会影响疼痛调节通路，如杏仁、导水管周围灰质（PAG）、脑桥被盖背外侧及延髓尾腹侧（RVM）等，来自 PAG 的神经元首先投射到 RVM，再下行到脊髓后角，激活的 RVM 抑制后角的疼痛传入过程。慢性疼痛以疼痛敏感性增高、痛刺激阈下降和自发疼痛为特征，机制是发生周围和中枢性敏感化，涉及多个复杂的机制。

（4）抑郁共病对原发性头痛的影响：有抑郁共病的头痛患者比无共病者占用更多的医疗资源，其 6 个月内就医率是无共病者的 2 倍多。抑郁共病使得对头痛的诊断复杂和困难。抑郁共病明显增加原发性头痛的频率和严重程度，增加药物过多应用的危险。抑郁共病会促进头痛的慢性化，并且精神因素对头痛的慢性转化影响远大于过度使用止痛药的影响。此外，抑郁共病也会影响对头痛治疗的反应。一项针对慢性 TTH 的随机安慰剂对照试验，38% 患者接受行为治疗，35% 患者接受三环抗抑郁剂（TCAs）治疗，29% 患者接受安慰剂治疗，结果示 64% 的接受 TCAs 或行为治疗者 TTH 有改善；事后分析提示结局与治疗前抑郁状态相关，治疗前有严重头痛伴抑郁者，行为治疗或 TCAs 治疗的疗效优于安慰剂，而头痛程度轻且无抑郁共病者对 TCAs 和安慰剂的反应无差异。抑郁共病会影响对原发性头痛的治疗，如曲坦类药物与 5-HT 药物合用会增加 5-HT 综合征的危险。抑郁共病的患者最易从同时具备神经和精神专业知识的医师处获益。

（5）原发性头痛与抑郁共病的处理：

1）处理技巧：①由于高共病率，故应对头痛患者特别是慢性者进行抑郁的筛查，识别和治疗抑郁共病是任何一个治疗头痛的医师所必须具备的能力；②要预计并有效处理患者对抑郁共病的病耻感，应在问完头痛等躯体症状后再问精神、情感情况，不要在患者还缺乏医学知识的前提下，强迫患者接受精神疾患的诊断；③治疗顺应性很重要，要加强对患者教育；④治疗头痛伴抑郁共病应选择有多重作用药物，达到“一石二鸟”的效果。

2）药物治疗：①三环抗抑郁剂（TCAs）：依据现有的主要临床证据，TCAs 仍然是预防偏头痛及 TTH 的重要措施，但治疗抑郁障碍的剂量需要在 100~150mg/d 以上，不良反应大。②5-HT 和 NE 再摄取抑制剂（SNRIs）：临床研究证据提示，具有双重机制的抗抑郁剂特别适合伴有慢性疼痛等躯体症状的抑郁障碍。2 项试验在偏头痛患者中对比文拉法辛与安慰剂或阿米替林的预防疗效，结果显示文拉法辛疗效优于安慰剂，安全性优于阿米替林。③选择性 5-HT 再摄取抑制剂在几个双盲对照试验中证明对预防偏头痛无明显效果。奈法唑酮和单胺氧化酶抑制剂无治疗头痛的证据。④注意药物相互作用：普萘洛尔、氟桂利嗪和托吡酯会加重抑郁；抗抑郁剂快速停药易致头痛加重。

（二）神经系统疾病与抑郁共病的治疗注意要点

由上述六类神经系统疾病与抑郁共病的流行病学资料来看，非常值得神经科医师的重视，因为这种共病的存在，使相关疾病的治疗更加复杂和困难，病程也因之延长，增加了疾病的负担，因此，有必要对神经系统疾病与抑郁共病进行积极诊治。神经系统疾病与抑郁共病治疗时注意要点如下：

1. 神经系统疾病恶化　有些抗抑郁药物会使神经系统疾病恶化，如麦普替林、氯米帕明等药可引起抽搐，因而禁用于癫痫患者；SSRIs、TCAs 影响神经递质 DA，会加重 PD 症状，宜慎用。

2. 药物的相互作用　有些抗抑郁药通过肝酶 CYP450 代谢，要特别注意与其他药物的相互作用。氟西汀和舍曲林会抑制 CYP2D6、CYP3A3 和 3A4、CYP2C19，帕罗西汀会抑制 CYP2D6，氟伏沙明会抑制 CYP2D6 和 CYP2C19 等，在使用时一定要了解其他药物是否经肝酶 CYP450 代谢，在和抗抑郁药共用时会不会导致剂量过大或过小，特别是心内科在使用华法林抗凝时一定要查明对肝酶 CYP450 的作用，以免剂量过大时发生不必要的出血。

3. 性功能障碍　抗抑郁药 SSRIs 会导致性功能障碍，以帕罗西汀较为常见。有人报告可高达 20%~30%，但经常被患者和医师所忽视，因为神经系统疾病也常有性功能障碍。如果发现这一症状，可换用另一种药物。

4. 血压变化　促使 NE 释放的药物可能对血压产生影响，如文拉法辛，因此在用药时宜经常监测血压与心率的变化。

5. 体重　体重增加也是患者关心的问题。帕罗西汀、米氮平等药物可增加体重，而氟西汀可减轻体重，不过治疗神经系统疾病的药物也会增加体重，如用糖皮质激素治疗多发性硬化（MS），会导致库欣综合征，体重增加明显。所以要经常监测体重。

6. 停药　抗抑郁药物如果要停服不能立即停止，一定要逐步、缓慢减量，直到完全停服，否则有可能出现停药综合征，表现为躯体不适、睡眠障碍、肌阵挛、行为异常、运动不平衡，以及感觉异常等。

此外，如果发生下述情况一定要请精神科医师会诊或转诊：①任何抑郁发作伴发自杀行为者；②任何抑郁发作伴发精神病性症状者。通常约有 25% 抑郁患者可出现精神病性症状，这些患者易出现自杀行为；③在常规用药后效果不佳的任何抑郁患者。

参考文献

［1］吕传真，周良辅. 实用神经病学［M］. 4 版. 上海：上海科学技术出版社，2014.

［2］胡品津，谢灿茂. 内科疾病鉴别诊断学［M］. 6 版. 北京：人民卫生出版社，2014.

［3］Headache Classification Committee of the International Headache Society（IHS）. The International Classification of Headache Disorders, 3rd edition［J］. Cephalalgia, 2018, 38（1）: 1-211.

［4］徐勇. 偏头痛治疗进展［J］. 医学理论与实践，2016，29（13）：1704-1705.

[5] 中华医学会疼痛分会头面痛学组,中国医师协会神经内科医师分会疼痛和感觉障碍专委会.中国偏头痛防治指南[J].中国疼痛医学杂志,2016,22(10):721-727.

[6] 龚帆,王骏,潘卫东,等.我国紧张型头痛的治疗研究进展[J].神经病学与神经康复学杂志,2012,9(2):86-88.

[7] 紧张型头痛诊疗专家共识组.紧张型头痛诊疗专家共识[J].中华神经科杂志,2007,40(7):496-497.

[8] 张文波,王宇卉.丛集性头痛及其药物治疗进展[J].世界临床药物,2013,34(7):394-397.

[9] 罗静,吴剑涓.丛集性头痛的研究进展[J].天津药学,2012,24(5):63-66.

[10] 段艳.低颅压头痛现代治疗新进展[J].世界最新医学信息文摘,2018(28):98-100.

[11] 张斌,李蔚,陈伟.颈源性头痛的诊治相关研究进展[J].颈腰痛杂志,2014(1):59-61.

[12] 乌欣蔚,杨晓苏.慢性每日头痛的研究进展[J].中国全科医学,2014(34):4133-4136.

[13] 李雪莲,周冀英.慢性每日头痛研究进展[J].重庆医学,2012(10):1021-1024.

[14] 朱秋汶,谭戈.药物过度使用性头痛的临床研究进展[J].医学综述,2017,23(5):957-961.

[15] 李丽,于生元.药物过量性头痛的研究进展[J].中华临床医师杂志(电子版),2015(7):1233-1237.

[16] 袁弘,李海艳,梁建平.前庭性偏头痛的研究进展[J].中国临床新医学,2018,11(5):518-521.

[17] 中国医师协会神经内科医师分会疼痛和感觉障碍学组,中国医药教育协会眩晕专业委员会,中国研究型医院学会头痛与感觉障碍专业委员会.前庭性偏头痛诊治专家共识(2018)[J].中国疼痛医学杂志,2018,24(7):481-488.

[18] 黄如训.神经病学[M].北京:高等教育出版社,2010.

[19] 粟秀初,黄如训.眩晕[M].2版.西安:第四军医大学出版社,2008.

[20] 张素珍,吴子明.眩晕症的诊断与治疗[M].5版.郑州:河南科学技术出版社,2017.

[21] 中华医学会神经病学分会,中华神经科杂志编辑委员会.眩晕诊治多学科专家共识[J].中华神经科杂志,2017,50(11):805-812.

[22] 中国医药教育协会眩晕专业委员会,中国医师协会急诊医师分会.眩晕急诊诊断与治疗专家共识[J].中华急诊医学杂志,2018,27(3):248-253.

[23] STACHLER R J,CHANDRASEKHAR S S,ARCHER S M,et al. Clinical practice guideline:Sudden hearing loss[J]. Otolaryngol Head Neck Surg,2012,146(3 Suppl):S1-S35.

[24] 田军茹,赵性泉.前庭疾病国际分类方向下眩晕疾病的临床诊疗思维及治疗原则[J].中华内科杂志,2016,55(10):746-749.

[25] 中华耳鼻咽喉头颈外科杂志编辑委员会,中华医学会耳鼻咽喉头颈外科学分会.良性阵发性位置性眩晕诊断和治疗指南(2017)[J].中华耳鼻咽喉头颈外科杂志.2017,52(3):173-177.

[26] STAAB J P,ECKHARDT-HENN A,HORII A,et al. Diagnostic criteria for persistent postural-perceptual dizziness(PPPD):Consensus document of the committee for the Classification of Vestibular Disorders of the Bárány Society[J]. J Vestib Res,2017,27(4):191-208.

[27] 杨旭.国内神经科眩晕诊断现况和对策[J].中国卒中杂志,2015,10(5):373-381.

[28] 桑文文,洪渊,杨旭.眩晕患者床旁检查[J].中国卒中杂志,2015,10(5):414-422.

[29] TOMSON T T,PASSMAN R. Current and emerging uses of insertable cardiac monitors:Evaluation of syncope and monitoring for atrial fibrillation[J]. Cardiol Rev,2017,25(1):22-29.

[30] MOYA A,SUTTON R,AMMIRATI F,et al. Guidelines for the diagnosis and management of syncope(version 2009)[J]. Eur Heart J,2009,30(21):2631-2671.

[31] GANZEBOOM K S,MAIRUHU G,REITSMA J B,et al. Lifetime cumulative incidence of syncope in the general population:A study of 549 Dutch subjects aged 35-60 years[J]. J Cardiovasc Electrophysiol,2006,17(11):1172-1176.

[32] SOTERIADES E S,EVANS J C,LARSON M G,et al. Incidence and prognosis of syncope[J]. N Engl J Med,2002,347(12):878-885.

[33] VAN DIJK N,BOER K R,COLMAN N,et al. High diagnostic yield and accuracy of history,physical examination,and ECG in patients with transient loss of consciousness in FAST:The Fainting Assessment study[J]. J Cardiovasc Electrophysiol,2008,19(1):48-55.

[34] ABUBAKR A,WAMBACQ I. The diagnostic value of EEGs in patients with syncope[J]. Epilepsy Behav,2005,6(3):433-434.

[35] BRIGNOLE M,MOYA A,DE LANGE F J,et al. 2018 ESC Guidelines for the diagnosis and management of syncope[J]. Eur Heart J,2018,39(21):1883-1948.

[36] SHEN W K,SHELDON R S,BENDITT D G,et al. 2017 ACC/AHA/HRS guideline for the evaluation and management of patients with syncope:A report of the American College of Cardiology/American Heart Association Task Force on Clinical Practice Guidelines and the Heart Rhythm Society[J]. Heart Rhythm,2017,14(8):e155-e217.

[37] BRIGNOLE M,MENOZZI C,MOYA A,et al. Pacemaker therapy in patients with neurally mediated syncope and documented asystole:Third International Study on Syncope of Uncertain Etiology(ISSUE-3):A randomized trial[J]. Circulation,2012,125(21):2566-2571.

[38] CONNOLLY S J,SHELDON R,THORPE K E,et al. Pacemaker therapy for prevention of syncope in patients with recurrent severe vasovagal syncope:Second Vasovagal Pacemaker Study(VPS Ⅱ):A randomized trial[J]. JAMA,2003,289(17):2224-2229.

[39] GIBBONS C H,FREEMAN R. Clinical implications of delayed orthostatic hypotension:A 10-year follow-up study[J]. Neurology,2015,85(16):1362-1367.

[40] ROSE M S,KOSHMAN M L,RITCHIES D,et al. The development and preliminary validation of a scale measuring the impact of syncope on quality of life[J]. Europace,2009,11(10):1369-1374.

[41] SANTHOUSE J,CARRIER C,ARYA S,et al. A comparison of self-reported quality of life between patients with epilepsy and neurocardiogenic syncope[J]. Epilepsia,2007,48(5):1019-1022.

[42] JONS C,MOSS A J,GOLDENBERG I,et al. Risk of fatal arrhythmic events in long QT syndrome patients after syncope[J]. J Am Coll Car-

diol,2010,55(8):783-788.

[43] SCHWARTZ P J,PRIORI S G,CERRONE M,et al. Left cardiac sympathetic denervation in the management of high-risk patients affected by the long-QT syndrome[J]. Circulation,2004,109(15):1826-1833.

[44] 赵忠新. 睡眠医学[M]. 北京:人民卫生出版社,2016.

[45] 中华医学会神经病学分会,中华医学会神经病学分会睡眠障碍学组. 中国成人失眠诊断与治疗指南(2017)[J]. 中华神经科杂志,2018,51(5):324-335.

[46] 中华医学会神经病学分会,中华医学会神经病学分会睡眠障碍学组,解放军医学科学技术委员会神经内科专业委员会睡眠障碍学组. 中国发作性睡病诊断与治疗指南[J]. 中华神经科杂志,2015,48(6):445-452.

[47] American Academy of Sleep Medicine. International classification of sleep disorders[M]. 3rd ed. Westchester,IL:American Academy of Sleep Medicine,2014.

[48] MORGENTHALER T,KRAMER M,ALESSI C,et al. Practice parameters for the psychological and behavioral treatment of insomnia:An update. An American Academy of Sleep Medicine report[J]. Sleep,2006,29(11):1415-1419.

[49] ARNARDOTTIR E S,MACKIEWICZ M,GISLASON T,et al. Molecular signatures of obstructive sleep apnea in adults:A review and perspective[J]. Sleep 2009,32(4):447-470.

[50] QASEEM A,KANSAGARA D,FORCIEA M A,et al. Management of chronic insomnia disorder in adults:A clinical practice guideline from the American College of Physicians[J]. Ann Intern Med,2016,165(2):125-133.

[51] BABY B S,ARONOW W S,CHANDY D,et al. Therapeutic options for obstructive sleep apnea[J]. Am J Ther,2013,20(2):534-542.

[52] VENNELLE M,WHITE S,RIHA R L,et al. Randomized controlled trial of variable pressure versus fixed pressure continuous positive airway pressure(CPAP) treatment for patients with obstructive sleepapnea/hypopnea syndrome(OSAHS)[J]. Sleep,2010,33(2):267-227.

[53] CANALES M T,PAUDEL M L,TAYLOR B C,et al. Sleep-disordered breathing and urinary album in excretion in older men[J]. Sleep Breath,2011,15(1):137-144.

[54] HAN F. Sleepiness that cannot be overcome:narcolepsy and cataplexy[J]. Respirology,2012,17(8):1157-1165.

[55] WILLIAMS J,ROTH A,VATTHAUER K,et al. Cognitive behavioral treatment of insomnia[J]. Chest,2013,143(2):554-565.

[56] MORIN C M,BENCA R. Chronic insomnia[J]. Lancet,2012,379(9821):1129-1141.

[57] TORO B E. New treatment options for the management of restless leg syndrome[J]. J Neurosci Nurs,2014,46(4):227-231.

[58] GARCIA-BORREGUERO D,WILLIAMS A M. An update on restless legs syndrome(Willis-Ekbom disease):Clinical features,pathogenesis and treatment[J]. Curr Opin Neurol,2014,27(4):492-501.

[59] SATIJA P,ONDO W G. Restless legs syndrome pathophysiology,diagnosis and treatment[J]. CNS Drugs,2008,22(6):497-518.

[60] GARCIA-BORREGUERO D,KOHNEN R,SILBER M H,et al. The long-term treatment of restless legs syndrome/Willis-Ekbom disease:Evidence-based guidelines and clinical consensus best practice guidance:A report from the International Restless Legs Syndrome Study Group[J]. Sleep Med,2013,14(7):675-684.

[61] 郝伟. 精神病学[M]. 7 版,北京:人民卫生出版社,2013.

[62] 郝伟. 精神科疾病临床诊疗规范教程[M]. 北京:北京大学医学出版社,2009.

[63] 计仁杰,张劲,俞娅美,等. 卒中后抑郁美国心脏协会/美国卒中协会对医疗卫生专业人员发布的科学声明[J]. 国际脑血管疾病杂志,2017,25(2):97-109.

[64] 王玮,李云. 癫痫伴抑郁研究进展[J]. 中国实用神经疾病杂志,2015,18(9):122-123.

[65] 胡竞扬,刘中霖,刘云云. 阿尔茨海默病与抑郁关系的研究进展[J]. 中华脑科疾病与康复杂志(电子版),2015,5(2):113-116.

[66] 但小娟,陈彪. 帕金森病抑郁研究进展[J]. 中华老年心脑血管病杂志,2012,14(8):889-891.

[67] 李德强,罗本燕. 多发性硬化并发的焦虑抑郁障碍[J]. 中国神经免疫和神经病学杂志,2010,17(1):16-18.

[68] 李焰生. 头痛与抑郁焦虑障碍共病[J]. 中华内科杂志,2008,47(5):436-437.

5

第六章 脑神经疾病

（解龙昌 黄如训）

脑神经(cranial nerves)又称颅神经，是与脑相连的周围神经，共有 12 对，以进出脑的部位前后来排列次序，并用罗马数字冠名(图 6-0-1)。其中第Ⅰ、Ⅱ对脑神经分别传入大脑和间脑，第Ⅲ~Ⅻ对脑神经则与脑干相连，有与其相应的脑神经核，一般运动核的位置靠近中线，而感觉核在其外侧。同属于周围神经的脊神经，其支配范围甚广，大多为混合性神经纤维，其中更特别的是分布广泛的交感神经纤维；另外，脊神经除了与脊髓灰质(尤其前角)较为紧密联系外，相对独立于其他中枢神经结构，受损时临床征象的相关性较少，可以单一叙述并容易理解。脑神经支配区域相对较小，混合性神经(第Ⅴ、Ⅶ、Ⅸ、Ⅹ对)比例低；而单一成分较多，有运动性神经(第Ⅲ、Ⅳ、Ⅵ、Ⅺ、Ⅻ对)和感觉性神经(第Ⅰ、Ⅱ、Ⅷ对)；尤其特殊的是缺乏交感神经纤维，仅有些脑神经(第Ⅲ、Ⅶ、Ⅸ、Ⅹ对)含有副交感神经纤维。脑神经与中枢神经结构的关系密切，加上每对脑神经有其特点的分布区，因此损害时出现不同的临床征象，除面神经核下部及舌下神经核只受对侧皮质脑干束支配外，其余脑神经的运动核均受双侧支配，故脑神经损害的运动障碍(瘫痪)，仅面神经瘫和舌下神经瘫有中枢性和周围性的区别。由此可见，要全面、准确判断脑神经损害，不仅要认识核下性损害的表现，还要了解中枢性结构的核性和核上性病变的特征。

6

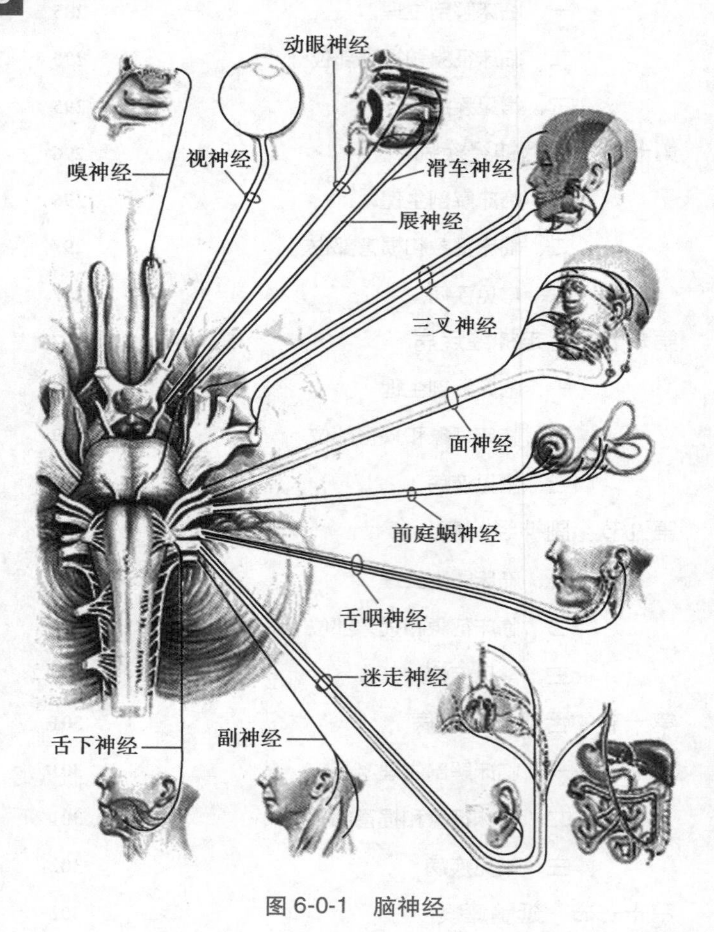

图 6-0-1　脑神经

脑神经的损害可能是单独的(如单脑神经炎)，也可以是数个脑神经同时受损(如多数性脑神经炎)。损害部位可在周围或神经干(核下性病变)、神经核(核性病变)或其与中枢的联系路径上(核上性病变)，其临床表现为各自的生理功能障碍，可在固定区域的运动、特殊或一般感觉、自主神经等出现单一、不同组合的损害，呈现出许多差异，某些特殊性征象甚至是诊断的唯一证据，也是相互区别的重要依据。因此，本章核心是从损害的临床征象和病变部位判断，而治疗大多数可参考其他疾病的疗法。

第一节　嗅神经疾病

一、临床解剖生理

嗅神经为特殊的内脏感觉神经，传导气味刺激所产生的嗅觉冲动。起于鼻腔后上方(上鼻甲及鼻中隔上部)黏膜内的嗅觉上皮即嗅细胞(第Ⅰ级神经元)，其中枢突集合成约 20 条嗅丝(嗅神经)，穿过筛板的筛孔达前颅窝，终止于嗅球(第Ⅱ级神经元)(图 6-1-1)。嗅球神经元发出的无髓鞘纤维形成嗅束，沿额叶底面近中线处向后，至前穿质处扩大而成为嗅三角，并分成外侧嗅纹和内侧嗅纹，表面复有薄层灰质称为外侧嗅回和内侧嗅回。内外嗅纹之间有一条较不明确的中间嗅纹。内侧嗅回向后内移行于半球内侧面的隔区，即前方的胼胝下区(旁嗅区)和后方的胼胝下区(终板旁回)。外侧嗅回沿前穿质的外侧后进，移行于梨状叶(包括海马沟回、海马旁回前部)即初级皮质中枢，其后投射纤维到嗅觉的次级皮质中心(新皮质、眶额皮质、丘脑背内侧核、下丘脑、杏仁基底外侧核等)。中间嗅纹则终止于前穿质，再由胼胝下回及前穿质发出纤维与面神经核、缰核、灰结节、乳头体等发生联系，形成嗅觉与食欲有关的反射弧(图 6-1-2)。

二、临床征象和损害部位

严格地讲，嗅神经仅是由嗅觉上皮穿过筛板至嗅球的神经纤维；其后的解剖结构为嗅觉通路部分和嗅觉皮质部分。其损害的部位及临床表现如下：

(一) 嗅细胞及嗅丝

在上呼吸道感染、感冒、鼻炎、鼻部肿物等疾病时，可引起鼻部黏膜发炎、鼻腔阻塞，损害嗅细胞及嗅丝而产生嗅觉减退或缺失(炎性病变呈双侧性)。少毒性物质或药物，如有机溶剂(苯)、金属、可卡因、皮质类固醇、甲氨蝶呤、氨基糖苷类抗生素、四环素、鸦片制剂、左旋多巴等，可损伤嗅觉上皮而引起嗅觉减退或缺失。少见的是先天性嗅觉缺失，可成为卡尔曼综合征(Kallman syndrome，又称嗅觉生殖器发育不良综合征)以及特纳综合征(Turner syndrome，又称先天性卵巢发育不良综合征)的一种症状。

(二) 嗅神经干(嗅球和嗅束)

前颅窝颅底骨折、脑膜炎、嗅沟或蝶骨嵴脑膜瘤、垂体瘤、额叶胶质瘤等，均可压迫嗅神经干而引起该侧嗅觉缺失。蝶骨嵴脑膜瘤的典型表现为病灶侧的视神经萎缩或视乳头水肿、突

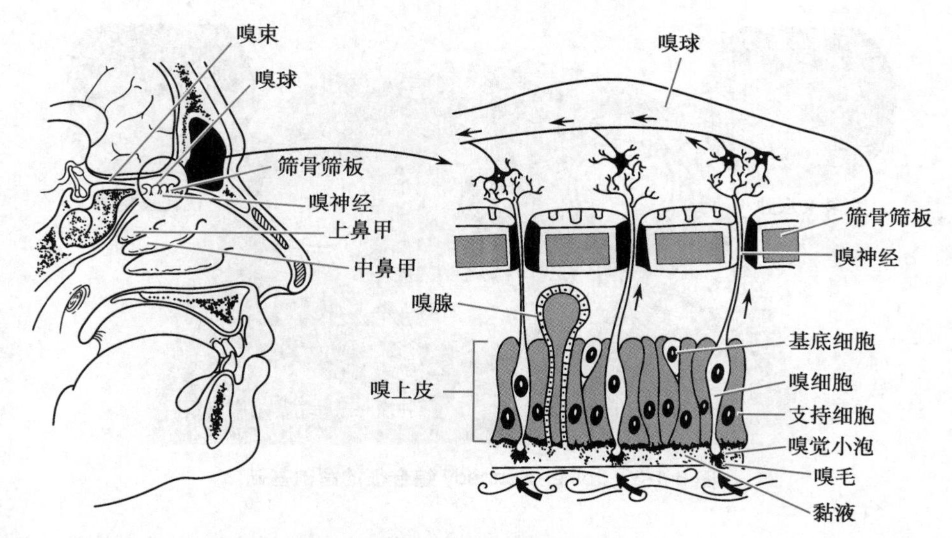

图 6-1-1　嗅神经的组成

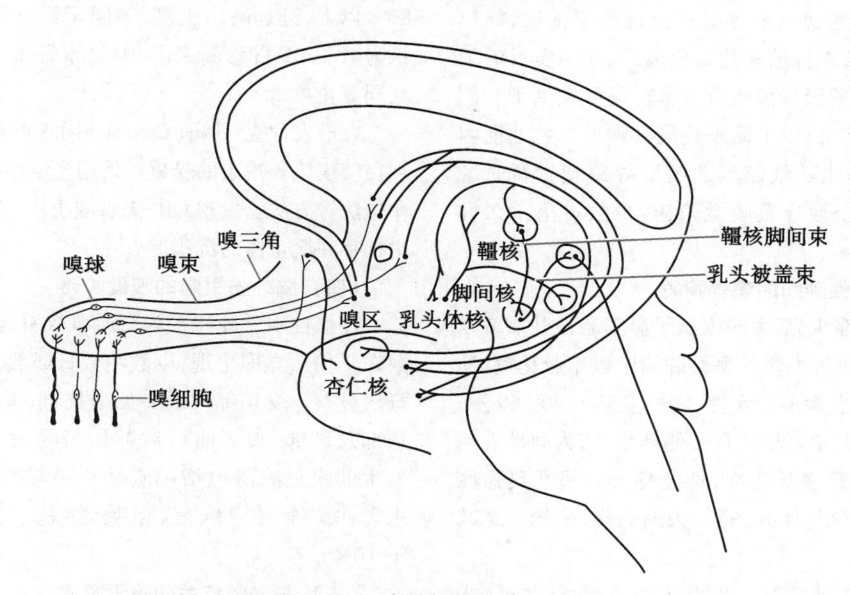

图 6-1-2　嗅觉纤维的传入径路

眼、嗅觉缺失;嗅沟或筛板区脑膜瘤首先出现病灶侧的嗅觉缺失、球后视神经炎或视神经萎缩,以后可发展为双侧嗅觉缺失;额叶肿瘤也可引起同侧嗅觉缺失及视神经萎缩。嗅沟脑膜瘤及额叶肿瘤常出现病灶侧的嗅觉缺失、视神经萎缩及对侧视乳头水肿,后两者合称为福-肯综合征(Foster-Kennedy syndrome),因肿瘤直接压迫病侧视神经周围的蛛网膜下腔并使之闭塞,可引起视神经萎缩,而由于颅内压增高,妨碍对侧视网膜中心静脉的血液回流,故视乳头发生水肿(图 6-1-3)。鞍旁及垂体肿瘤早期即可出现一侧或双侧嗅觉缺失。

(三) 嗅觉皮质

钩回、海马、杏仁核和颞叶内侧部等的刺激性病变(如炎症、肿瘤、外伤等)可引发嗅幻觉,呈发作性地嗅到特殊的气味,如臭鸡蛋、烧胶皮的气味。尚可引起钩回发作,以难闻气味的幻嗅为先兆表现,继而意识丧失,伴有咂嘴、咀嚼或尝味等动作。嗅觉异常及嗅幻觉也可见于精神分裂症及癔症等。

一侧嗅放射或嗅觉皮质的破坏性病变,一般不引起嗅觉丧失,除非是双侧病变,这是因为嗅神经和两侧大脑皮质嗅觉中枢均有联系之故,但可引起嗅觉减退。近几年有报告帕金森病、阿尔茨海默病也可出现嗅觉减退。

由于影响嗅觉的因素较多,所以在临床上不能单凭嗅觉障碍来诊断疾病。

三、常见疾病

(一) 鼻腔/鼻窦炎症性疾病的嗅觉障碍

鼻腔炎症性疾病是指病毒、细菌、变应原、各种理化因子及某些全身性疾病引起的鼻腔黏膜的炎症。当病程持续数月以上或反复发作,炎症累及黏膜下层可出现鼻甲(特别是下鼻甲)的肥大或息肉样变,临床有鼻塞鼻涕、嗅觉减退或闭塞性鼻音。萎缩性鼻炎患者,因嗅区黏膜萎缩而出现嗅觉丧失,伴随鼻出血、鼻塞、恶臭、鼻咽干燥感和头痛头昏。

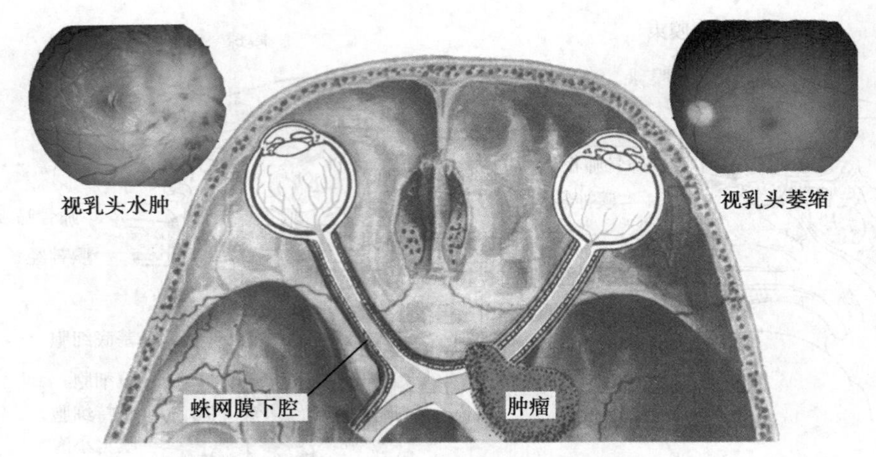

图 6-1-3 Foster-Kennedy 综合征的解剖基础

鼻窦炎是由病毒、细菌和真菌感染或过敏反应引起的鼻窦的炎症。急性鼻窦炎通常由上呼吸道急性感染促发，病原菌多见于链球菌、流感嗜血杆菌和葡萄球菌；慢性鼻窦炎的加剧可由革兰氏阴性杆菌或厌氧菌所致。鼻窦炎可发生于一侧或双侧，可限于一窦或多窦，以上颌窦炎最为常见。急性期因鼻塞、黏膜肿胀，嗅素不能随气流到达嗅区导致嗅觉暂时减退，慢性期则因嗅细胞变性导致嗅觉障碍，少数可呈永久性缺失。

6

（二）鼻腔/鼻窦恶性肿瘤的嗅觉障碍

原发性鼻腔恶性肿瘤少见，大多继发于鼻窦恶性肿瘤或来自眼眶等邻近器官。在原发性鼻腔恶性肿瘤中以未分化癌、鳞状细胞癌为多见。男性发病多于女性，癌肿多见于 40~60 岁；肉瘤约在 20 岁，也见于儿童。早期自一侧鼻窦，初为间歇性后为持续性的涕中带血或反复鼻出血，坏死感染时呈恶臭血脓涕，有时排出腐烂坏死组织，伴有头胀、头闷头痛，一侧嗅觉减退或完全失嗅。

在原发性鼻窦恶性肿瘤中，以鳞状细胞癌为多见，占 70%~80%，多位于上颌窦；肉瘤以恶性淋巴瘤为最多，超过 60%；软组织肉瘤以纤维肉瘤常见，多源于鼻腔及上颌窦。单侧进行性脓血涕和鼻塞，单侧面颊部肿胀、疼痛或麻木及张口受限，单侧上磨牙疼痛或松动，应警惕上颌窦恶性肿瘤。前、后鼻镜及鼻窦 CT 或 MRI 检查对诊断极为重要，肿瘤组织活检及鼻窦穿刺细胞涂片的病理学检查是最终诊断依据。

（三）痴呆相关性嗅觉障碍

有研究对阿尔茨海默病（AD）、多梗死性痴呆（MID）和健康老人进行嗅觉检查，结果发现 AD 患者 93.8% 有嗅觉减退或消失，MID 患者或健康老人 50% 有嗅觉减退。由此推测，嗅觉障碍有可能是 AD 最早出现的临床体征，嗅黏膜活检对 AD 早期诊断有重要意义。

帕金森病（PD）与 AD 可能具有共同的病理解剖学特征，在嗅球、嗅前核、扣带回前部、海马旁回等可见大量的神经原纤维缠结及路易体。70% 的 PD 患者对某些气味的嗅觉选择性丧失，其中仅 28% 的患者能自我意识到存在某种程度的嗅觉障碍。与嗅觉诱发电位联合检测，PD 的嗅觉异常率在 80% 以上，远远高于震颤，等同于强直和少动。因此，有学者认为对于 PD 的诊断来说，嗅觉障碍作为一种体征，与运动体征同等重要。

在散发性克-雅病（Creutzfeld-Jakob disease，CJD）中也发现存在嗅皮质和嗅束的受累。采用光学显微镜、免疫组化和免疫印迹法等方法已发现 CJD 患者嗅上皮、嗅纤毛和中枢性嗅通路中都存在朊蛋白的沉积。

（四）脑外伤引起的嗅觉障碍

外伤性嗅觉障碍多为交通事故引起的头部外伤所致。多数在受伤后立即出现，少数在数日或数月后发现，部分伴有脑脊液鼻漏。受伤部位最多见于枕部，其次是额部、颜面部、头顶部及颞部，头部前后对冲伤最易发生嗅觉障碍。脑外伤发生的嗅觉障碍包括嗅觉缺失及嗅觉减退，70% 嗅觉减退患者在 2 个月内恢复，但嗅觉缺失患者嗅功能恢复率低于 10%。

（五）与老龄相关的嗅觉障碍

老年人嗅觉减退呈年龄相关性，在 50~80 岁的人群中嗅觉减退约占 25%，80 岁以上则达到半数，部分伴有认知功能障碍。标准嗅觉检查显示，随着年龄的增加，人群中嗅觉感觉阈和识别阈有升高趋势。老年人嗅黏膜上嗅细胞减少会导致嗅上皮萎缩及嗅上皮的面积减少、嗅束萎缩及变性、嗅腺萎缩等。

（六）药物或放射治疗引起的嗅觉障碍

所有以抑制肿瘤细胞 DNA 和 RNA 合成为主要作用机制的抗癌药物都能引起嗅细胞的损伤，在用药后的 9~36 个月逐渐出现嗅觉缺失。鼻腔鼻窦恶性肿瘤、鼻咽癌及垂体瘤放射治疗后也常出现嗅觉的明显减退，3~6 个月后有不同程度的恢复，但也有部分患者表现为嗅神经、嗅上皮甚至嗅球的迟发性损害，在放疗后嗅觉减退进一步加重，这可能是营养神经的小血管狭窄血液循环不良致微血栓形成和周围组织纤维瘢痕化所致，同时放疗也会严重损伤嗅上皮的基底细胞，引起不可逆的呼吸上皮化生。

第二节　视神经疾病

一、临床解剖生理

视神经是特殊的躯体感觉神经，由视网膜节细胞的轴突聚集而成，外界光线入眼内刺激视网膜感光细胞，引发系列生化改变并转为神经冲动，经传导径路到达视中枢，产生视觉。由此基本分为感光的视网膜、传导冲动的视觉径路和视觉中枢。

（一）视网膜

主要由三层神经细胞组成，外层的视杆细胞（弱光）和视锥细胞（强光、辨色）（第Ⅰ级神经元）为光觉感受器，由此产生的光觉冲动经中层的双极细胞传导至内层的节细胞（图 6-2-1）。节细胞（第Ⅱ级神经元）的轴突向视乳头集中形成球后视神经。视乳头处没有视杆细胞及视锥细胞，所以在视野中形成生理盲点。在视网膜后极只有视锥细胞、对视觉刺激高度敏感的黄斑（直径约为 1～3mm），位于视乳头的颞侧约 3.5mm（约为两个视乳头直径）处。中央部有一小凹陷，称为中心凹陷（直径约为 0.44mm）。

当眼球固定向前平视时，所能看到的整个空间范围称为视野，光线投射到黄斑所感受的空间范围为中心视野，除此之外的视网膜所感受范围则是周边视野。眼球屈光装置对光线的折射作用，使半侧视野的光线投射到相对应的一半，如鼻侧视野的光线投到颞侧视网膜、上半视野的光线投至下半视网膜。每眼视野分为四等份，1/4 视野称象限视野。

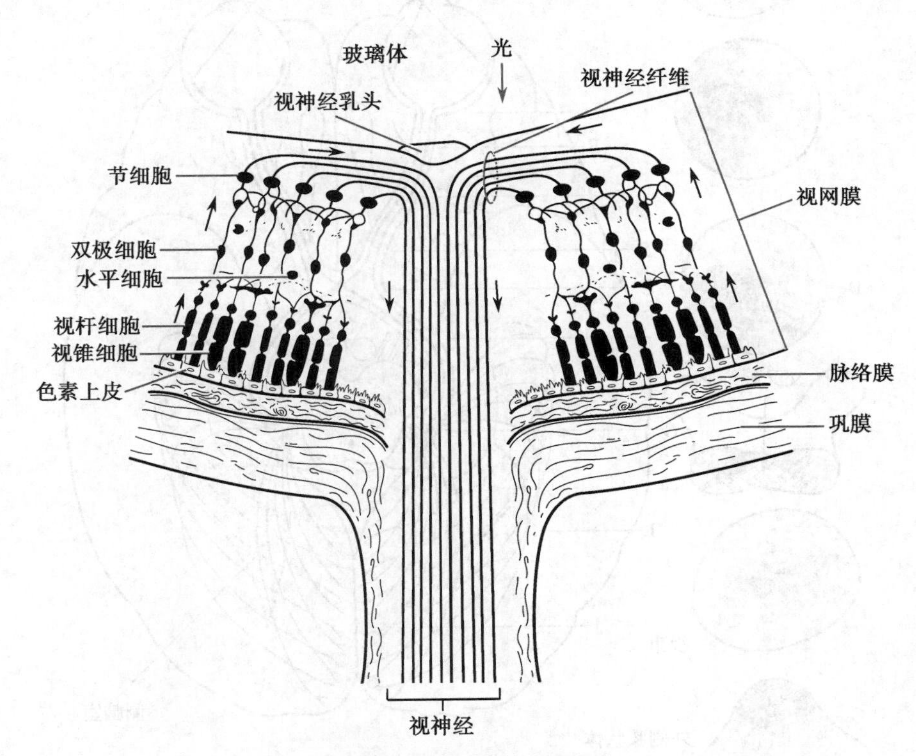

图 6-2-1　视网膜的主要细胞

（二）视神经

即视觉径路。视网膜节细胞（第Ⅱ级神经元）的轴突向视乳头集中形成视神经，依次分为球后视神经、视交叉、视束、外侧膝状体、视放射至枕叶视皮质中枢（图 6-2-2）。视神经从胚胎发生上是间脑前凸的一部分，在组织学上与中枢神经系统的白质相似，纤维表面仅有髓鞘而无神经膜，神经纤维间有神经胶质细胞，不属于周围神经。因此，视神经可发生神经胶质瘤，也常受脱髓鞘病变累及，损伤后难再生。

1. 球后视神经　为视乳头至视交叉的神经纤维，全长 50mm（图 6-2-2B～D）。可分为球内段，即神经纤维穿眼球壁一小段（约 0.7mm）；眶内段，即巩膜筛板至视神经孔（约 30mm），由三层脑膜所包裹；神经管内段，即通过视神经孔的一段（约 6mm），有眼动脉伴行（图 6-2-3）；颅内段，即神经视孔至视交叉（约 10mm），无脑膜包被（图 6-2-4）。

2. 视交叉　两侧球后视神经向后至蝶鞍上方的脑基底池处合并组成视交叉，来自双鼻侧视网膜的视神经纤维互相交叉至对侧视束，而两颞侧视网膜的视神经纤维则不交叉而至同侧视束（图 6-2-2E）。视交叉后上方为第三脑室底部，下方为蝶鞍，两侧为基底动脉环（Willis artery circle）所包围，前方为视交叉沟，后方是漏斗。

3. 视束　视交叉向后方延伸形成视束，为一扁圆形白质带，一侧视束内含有同侧眼颞侧半视网膜的纤维和对侧眼鼻侧视网膜的纤维（图 6-2-2F）。两侧视束愈向后方愈分开，并绕过大脑脚，至丘脑枕下面止于外侧膝状体。

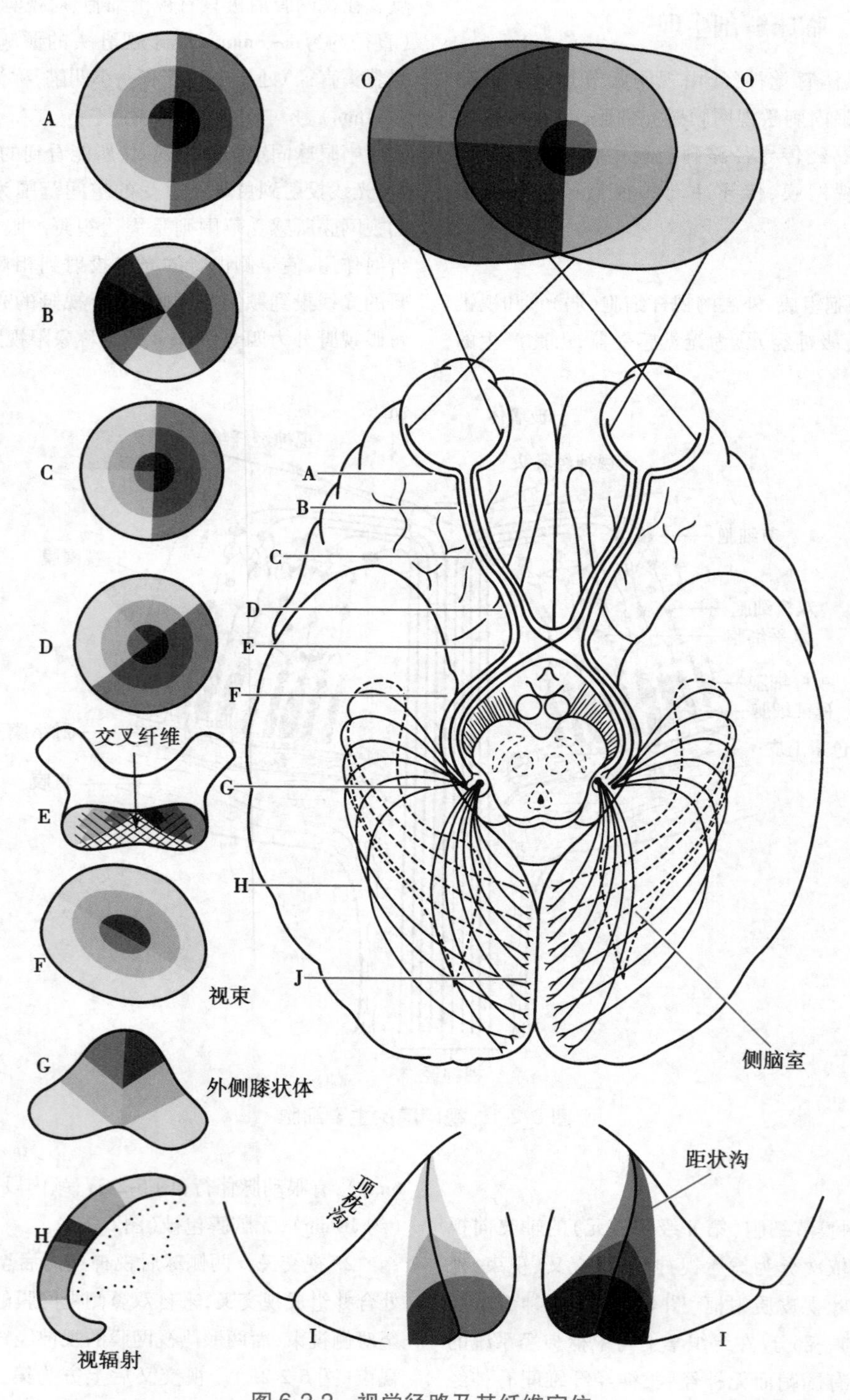

图 6-2-2　视觉径路及其纤维定位

O. 视野；A. 视网膜；B. 视神经前段；C. 视神经中段；D. 视神经后段；E. 视交叉；F. 视束；G. 外侧膝状体；H. 视放射；I. 视觉中枢。

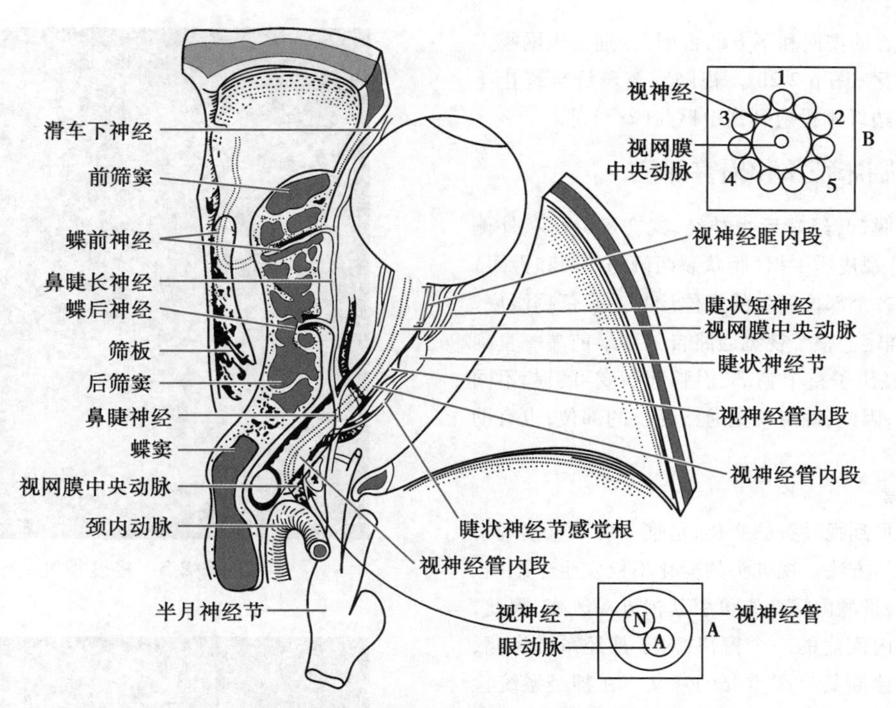

图 6-2-3　视神经管内段(A)和眶内段(B)的毗邻结构
1~5 为睫状动脉。

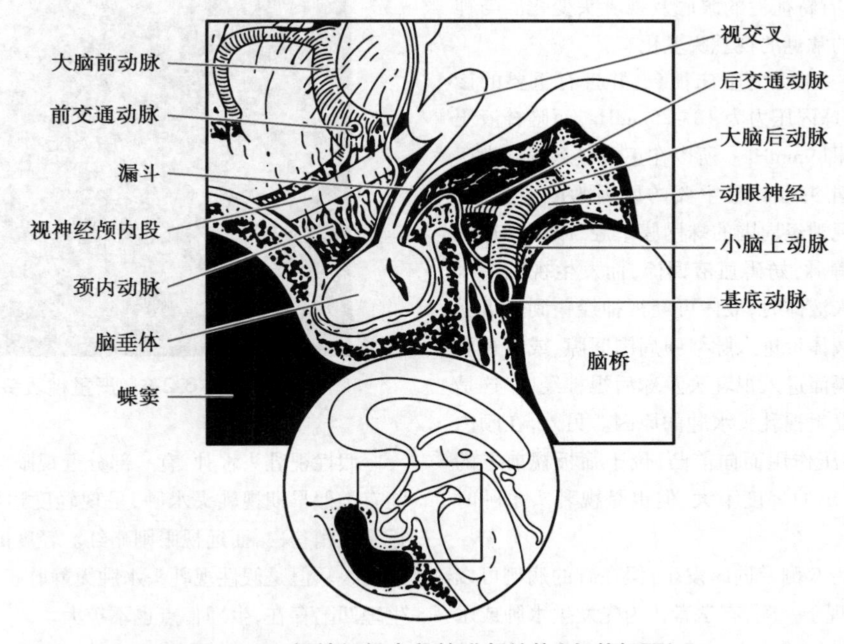

图 6-2-4　视神经颅内段的毗邻结构(矢状切面)

4. 外侧膝状体　为视束后端的卵圆形隆起,位于大脑脚的外侧及丘脑枕的外下侧。外侧膝状体为第Ⅰ级视觉中枢,视觉通路的周围神经元在此处终止,中枢神经元则由此开始(图 6-2-2G)。视束到达丘脑的后外侧时,分为内、外侧两个大小不等的根,较大的外侧根大部为视觉纤维,进入外侧膝状体(第Ⅲ级神经元);小部分含瞳孔反射的向心纤维,经上丘臂至上丘及顶盖前区,同调节瞳孔反射有关。

5. 视辐射　由外侧膝状体的细胞发出的纤维所组成(图 6-2-2H),沿听辐射内侧,通过内囊后肢呈扇形散开,向上的(来自视网膜下半)纤维先朝向前外侧进入颞叶,沿侧脑室外侧走行;向下的(来自视网膜上半)纤维直接在顶叶的髓质中向后走行,两者最终均抵达枕叶视皮质中枢(距状裂两侧的楔回和舌回),即纹状区。在视辐射中黄斑纤维有一部分在胼胝体压部交叉,使每侧黄斑纤维至双侧视中枢。

(三)视觉中枢

位于两侧大脑枕叶内侧面的纹状区(17 区),此区由一水平位的距状裂分为上方的楔回和下方的舌回，分别是视网膜上象和下象纤维的投射区（图 6-2-2I）。视网膜黄斑纤维终止于视中枢后（1/3）部，周边纤维投射到视中枢前（2/3）部。

二、临床征象和损害部位

视觉冲动自视网膜起，经球后视神经、视交叉、视束、外侧膝状体、视放射至枕叶视皮质中枢（距状裂两侧的楔回和舌回）即纹状区。视觉通路各个部位病变的定位诊断主要依据眼底、视力、视野等改变来确定。整个视觉通路自脑部最前端一直到最后端（枕叶），几乎经历了整个脑部，而脑部病变可引起不同部位视觉通路的损害，因此，确定视觉通路受损的部位，也有助于脑部病变的定位。

（一）视乳头异常

利用检眼镜可以见到视乳头的变化，是唯一可以直接观察到反映神经受损表现的方法。视乳头的变化不仅发生于眼内、眼眶内和颅骨的病变，且颅内病变亦可引起视乳头改变，因此，眼底改变犹如反映颅内疾病的一个窗户，对于神经系统疾病，特别是对颅内病变的诊断具有很重要的意义。在神经系统检查中，忽略眼底检查（特别是颅内疾病），常可导致漏诊或误诊。此外，某些血液病、代谢性疾病、传染病、中毒等，都可引起有临床意义的、有时甚至是具有特征性的眼底及视乳头变化。与神经系统疾病有密切关系的常见的视乳头变化有：

6

1. 视乳头水肿　为一常见的临床征象，并且有重要的诊断意义。正常状态下，眼球内压力为 18~25mmHg，而脑脊液压力平均约为 120mmH$_2$O，即 9mmHg。所以在正常状态下颅内压力低于眼球内压力。视乳头水肿最主要的原因为颅内高压。当增高的颅内压力传至视神经周围的蛛网膜下腔，因而压迫在其中通过的视网膜中心静脉，妨碍血液回流，而发生视乳头水肿。在颅内各被膜腔注入液体时，液体可经视神经鞘到达巩膜处；如适当增加压力，则液体可进入脉络膜周围间隙，或沿视乳头的淋巴间隙及纤维间隔而进入视乳头及球后视神经中，这是一部分颅内压增高患者发生视乳头水肿的原因。另外，在颅内压增高时，巩膜筛板受高压作用而向前凸，位于筛板视前方的乳头也随之凸出，虽然凸出的程度不大，但也是视乳头水肿时视乳头隆起的原因之一。

一般视乳头水肿多为双侧及同时发生，但在有的病例可以一侧特别明显，甚至仅出现于一侧，有学者认为先发生水肿或水肿较明显的一侧常提示脓肿，但对脑瘤则一般无定位价值。轻度的视乳头水肿可在数小时内发生，高度的水肿需要数天的时间。当增高的颅内压力解除之后，视乳头水肿即较快消退，在一周至十日内通过检眼镜可看到显著改善。如果颅内压增高长期存在，则可发生继发性视神经萎缩。临床常区分为轻度视乳头水肿（见文末彩图 6-2-5）和严重视乳头水肿（见文末彩图 6-2-6）。

视乳头水肿主要见于颅内原发性或继发性肿瘤、脑脓肿、颅内出血或血肿、颅脑损伤、颅内静脉窦血栓形成、脑膜炎、蛛网膜炎、脑炎、脑积水、脑水肿等，因此，对于发现视乳头水肿的患者都应高度重视，必须做进一步检查。

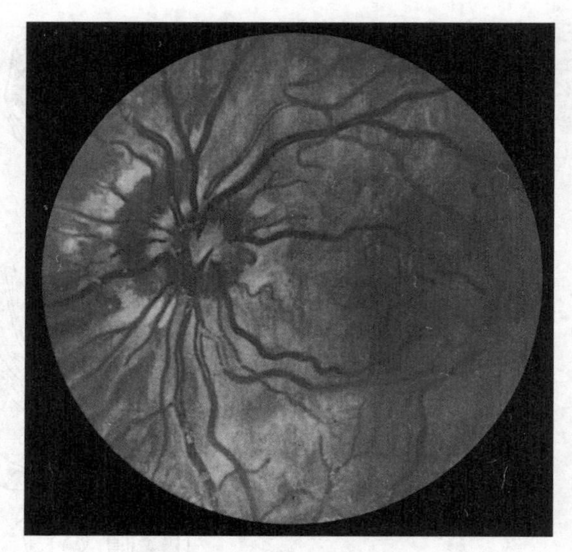

图 6-2-5　轻度视乳头水肿

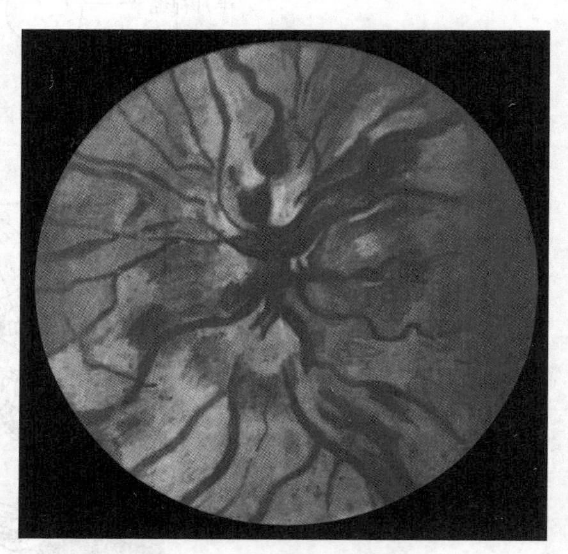

图 6-2-6　严重视乳头水肿

假性视乳头水肿：有一部分近视眼和很多远视眼患者都可能有类似早期视乳头水肿，呈现轻度边缘模糊，视乳头颜色在近视眼稍苍白，而远视眼则略红。轻度的视乳头隆起也可见于远视眼。但是假性视乳头水肿无静脉扩张及充血，静脉搏动及生理凹陷存在，生理盲点也不扩大。

视乳头水肿时眼底、视力及视野的改变如下：

（1）眼底改变：

1）视乳头充血：有充血、颜色变红视为乳头水肿的早期征象，但须注意正常视乳头的颜色也有一定差别，在远视眼有充血趋势，而在近视眼则可稍苍白。当水肿的视乳头开始发生继发性萎缩时，也逐渐呈现苍白。

2）视乳头边缘模糊：也是一个早期征象，一般先见于鼻侧及上、下极边缘，随后为颞侧边缘。

3）视乳头隆起和生理凹陷消失：视乳头水肿使生理凹陷消失；视乳头隆起的高度可用检眼镜测量：先以凹镜或凸镜清

晰地观察视网膜上的一条血管，再逐渐加强凸镜，一直到能清晰地观察视乳头顶部的一条血管，两个镜片之间的差数即视乳头隆起的度数。例如，视网膜处血管用一度（折亮度）凸镜观察清楚，而视乳头顶部血管需要用四度凸镜才能观察清楚，则视乳头隆起为三度。每隆起三度约为 1mm 高度。视乳头水肿时隆起的高度一般为二度或更高，最重者可达八度。

4）静脉改变：静脉充盈为早期视乳头水肿的最重要征象，正常眼底在坐位或站位时可见到静脉搏动，如无搏动，则以手指稍压眼球即可引起之。如静脉充盈的同时无静脉搏动，甚至轻压眼球仍不见搏动者，则视乳头水肿的可能性大为增加。当视乳头水肿加重时，静脉充盈更加明显，变为静脉怒张、迂曲，静脉与动脉管径的比例较正常增大（正常为 3∶2），可为 4∶2，甚至 5∶2。由于视乳头隆起，视网膜血管犹如"爬上"视乳头一般。在视乳头内或其附近可见到出血，一般呈放射状且与血管平行，似火焰状；在视乳头上或其周围也可出现渗出的斑点。

（2）视力障碍：在视乳头水肿明显的患者，往往出现阵发性短暂的视力模糊或黑矇，特别是在突然起立、转头及其他急速动作时。此种现象的产生可能系视神经在视神经孔处突然受压或视网膜动脉痉挛所致。视力在早期一般保持正常，视乳头水肿持久存在引起继发性萎缩时视力缓慢减退，但有时视乳头水肿存在数月或数年，可仍无显著的视力障碍；而在一部分病例中，可于视力开始发生障碍后就可迅速失明。

（3）视野改变：盲点扩大是视乳头水肿的主要早期表现。周围视野向心性缩小也为常见的视野改变。

2. 视乳头炎　大多数无明确的病因，可由于感染或中毒引起。一般仅影响一侧视神经，表现为突然起病的视力减退，可于 1~2 天内完全失明；急性期时可有畏光，眼内或眼周围疼痛和眼球转动时疼痛增剧，眼底改变与视乳头水肿类似。大多数视乳头炎患者在 8~12 天内开始好转，6~8 周内基本恢复，可能遗留视乳头苍白。

视乳头炎的眼底变化与视乳头水肿极为相似，有时很难区别，主要鉴别点是：视乳头炎时视力丧失迅速且严重，可发生在一侧或双侧，且在眼底变化之前即可发生；视野缺损为中心性，瞳孔随视力减退而扩大，有眼痛、眼球转动时痛加剧和按压痛。视乳头水肿的视力障碍发生较晚，并逐渐加重，往往水肿程度虽严重而视力及瞳孔仍正常，视野正常或仅呈向心性缩小，生理盲点扩大，一般为两侧性，无眼痛和眼球按压痛；视乳头水肿还有颅内压增高症状及脑部损害的其他体征，如头痛、呕吐、脑脊液压力增高等。

3. 视神经萎缩　主要表现是视乳头颜色变为苍白。可分为原发性及继发性视神经萎缩，前者视乳头颜色苍白而边缘清楚，筛板清晰（见文末彩图 6-2-7），后者则因有早期水肿或炎症病变遗留而边缘模糊，不能窥见筛板（见文末彩图 6-2-8）。就病因而论，继发性视神经萎缩系由视乳头水肿或视乳头炎演变而成，原发性视神经萎缩则由于球后视神经炎症（多种病毒、细菌、梅毒等）、中毒（甲醇、砷、奎宁等）、神经系统遗传性变性疾病，以及肿瘤或其他病变压迫视神经和视交叉所致。

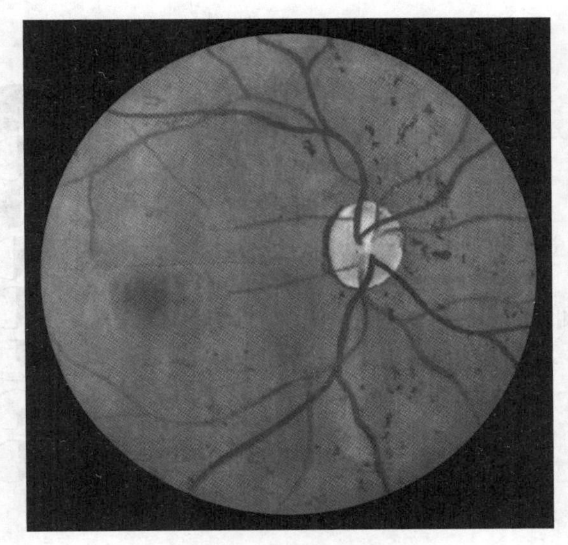

图 6-2-7　原发性视神经萎缩

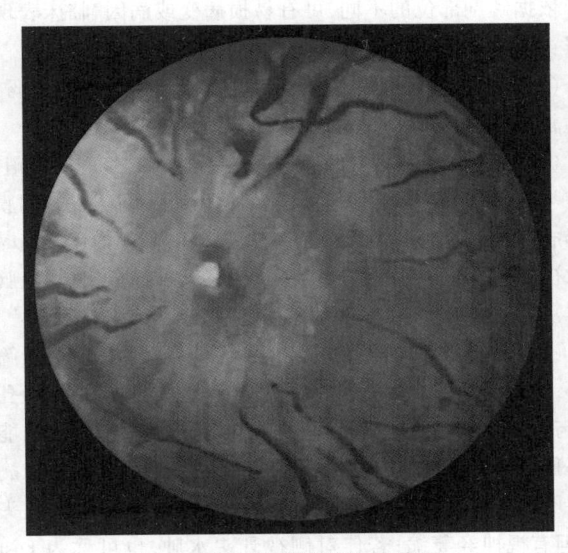

图 6-2-8　继发性视神经萎缩

继发性视神经萎缩时，水肿及渗出也可逐渐完全消失，最后变为一个边缘清楚的苍白视乳头，称为假性原发性视神经萎缩。有时原发性和继发性视神经萎缩可以同时存在或两者不易区分，无论是原发性或继发性视神经萎缩，都有视力减退甚至丧失，视野向心性缩小；继发性视神经萎缩时，可有其先前视乳头水肿或炎症的残留表现，以及颅内病变引起的视野改变。

（二）视神经损害

即视觉径路的病变，可呈现视野（图 6-2-9）、视力等的改变。

1. 球后视神经　主要有炎症、脱髓鞘、压迫和外伤等所致的病变。临床上早期症状主要为视力障碍，可自轻度视力减退直至失明，常在数周后出现原发性视神经萎缩。但也可因视神经的损害不重，以后得到了恢复而不出现原发性视神经萎缩的表现。一侧视神经完全受损，患侧眼视野全部缺损，出现单眼全盲（图 6-2-9A）；极少数仅部分神经纤维损害，可能呈现象限

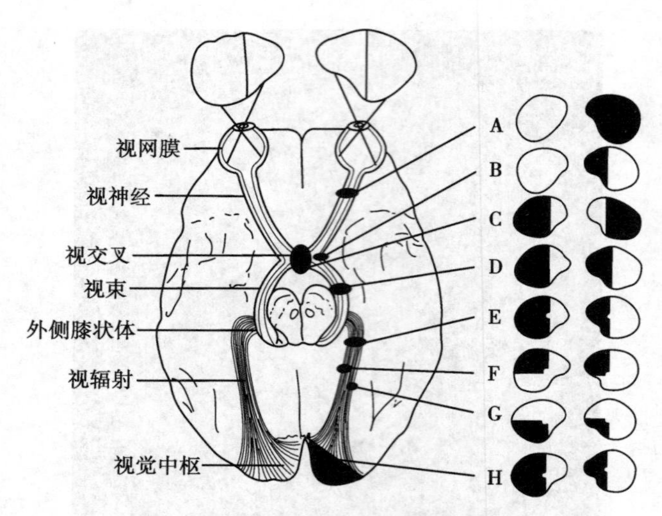

图 6-2-9　视觉通路各部位损害的视野缺损

盲，临床甚为罕见。

依据解剖部位的不同，可有易损病变或病因、临床表现的差异：

（1）视神经球内段：其穿经的巩膜筛板是眼球的薄弱处、弹性较小，神经纤维易受炎症、水肿等损害。

（2）视神经眶内段：硬脑膜有一层成为视神经的硬膜鞘，并向前与巩膜的外层纤维相连接，此处的硬膜下间隙及蛛网膜下腔形成盲管，其近端则与颅内相应的腔隙相通，颅内压增高时易引致视乳头水肿。视神经周围有不少三叉神经分支，加上脑膜的丰富神经分布，球后或眶内炎症刺激神经，可有眼部疼痛。

（3）视神经管内段：视神经内侧有薄层骨质的蝶窦及筛窦后部，所以鼻窦病变可引起球后视神经炎。硬膜在视神经孔增厚，与骨质及其他两层脑膜紧贴（在上部更紧），脑脊液只能经下部狭窄区域流入眶内段神经周围间隙；一旦颅前窝占位病变直接压迫视神经眶内段而阻断脑脊液进入，不发生视乳头水肿，但有视神经萎缩；若伴对侧视乳头水肿，也可称为 Foster-Kennedy 综合征。此段神经紧贴神经孔而无活动余地，眶尖病变尤其骨折极易损伤视神经和眼动脉而出现眶尖综合征。

（4）视神经颅内段：其上方为额叶及大脑前动脉，下外方有颈内动脉和眼动脉，下方毗邻蝶窦，故上述血管的动脉瘤及蝶窦病变可损害此段视神经。

球后视神经炎的原因与视乳头炎一样，两者合称视神经炎。主要区别是：病变在视神经前部时称视乳头炎，在后部时称球后视神经炎。球后视神经炎可无视乳头改变，视神经可于视神经管和额叶底部被肿瘤或炎症等压迫而受损，视神经外伤有明确的外伤史。

视神经萎缩发生于外侧膝状体以前的视路损害，其中继发性视神经萎缩系由视乳头水肿或视乳头炎演变而成，原发性萎缩则可由球后视神经、视交叉及视束的各种损害所引起。视神经萎缩形成的快慢，决定于病变与视乳头的距离，病变离视网膜愈远则愈晚。视辐射及视觉皮质损害时除个别情况外，一般无视神经萎缩。视交叉以前的病变可以严重影响视力，视交叉病变至晚期时，比较广泛地损害到交叉的和不交叉的神经纤维，也可严重地影响视力，视交叉后的视路损害一般不引起视力的改变，但两侧视觉皮质广泛损害所引起的皮质盲，双眼视力也丧失。

2. 视交叉　原位的病变如视交叉神经炎、蛛网膜炎或外伤等很少见，常由附近结构的肿瘤、视交叉蛛网膜炎及其他原因压迫所致。由于两鼻侧的视觉纤维在视交叉中间发生交叉，两颞侧的不发生交叉，因此视交叉损害可发生特征性的视野缺损，称为视交叉综合征，典型的表现为侵犯视交叉体部所引起的双颞侧盲（图 6-2-9C），首先出现对红、绿视野的缺损。最常见的是压迫性病变，来自下方的（如垂体肿瘤）最先损害颞上视野（可先单眼后双眼）；而来自上方的（主要有脑膜瘤、颅咽管瘤、脑积水时扩大的第三脑室及动脉瘤等）则先影响颞下视野，如前交通动脉瘤可由上向下压迫视交叉而引致双颞侧下象限盲。累及视交叉外侧部（不交叉的纤维）的单眼鼻侧盲（图 6-2-9B）甚少见（如颈内动脉瘤），而双眼鼻侧盲更罕见，主要见于两侧颈内动脉硬化、脑积水时漏斗部扩大等。如果病变在一侧球后视神经与视交叉的交界处，呈现患侧眼全盲和对侧颞上象限盲。

视交叉损害的临床表现主要是视野缺损，一般在末期才有视力减退，所以很多病例的视野缺损已相当严重，而中心视力仍可相当良好。视交叉疾患迟早会发生视神经萎缩，有些病例在损害 6~7 周内尚可无视乳头的改变。

垂体肿瘤引起视交叉综合征的临床表现，可因视交叉、蝶鞍及垂体的解剖关系而有所不同。视交叉下方为鞍隔（覆盖于蝶鞍上面的硬脑膜），其间的距离为 0~10mm，所以距离大的病例，肿瘤可相当大而不出现视交叉综合征；鞍隔的坚厚程度可影响垂体肿瘤的扩展方向，鞍隔坚厚，肿瘤易向前方或侧方扩展，如鞍隔较薄，肿瘤易将其突破而向上方扩展。肿瘤压迫视交叉的视野变化取决于视交叉与蝶鞍位置的相关性，其中视交叉后缘位于鞍背上方者称正常位（占 75%），呈现典型的视交叉综合征，即双颞侧盲；视交叉前移至交叉沟或整个视交叉位于蝶鞍的上方为前置位（占 20%），肿瘤不但压迫视交叉，并可累及视束（图 6-2-10）；视交叉的一部分位于鞍背的上方，一部分在其后方者称后置位（占 5%），则肿瘤在两侧视神经之间生长而可不侵犯视交叉或仅损及其前缘。

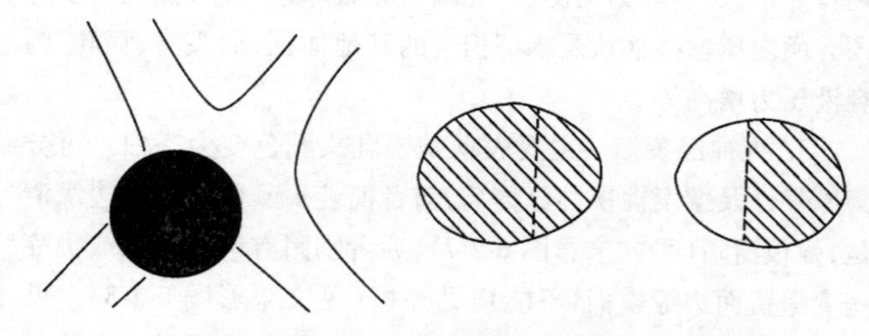

图 6-2-10　视交叉前置位受损（肿瘤）的视野缺损

3. 视束　很少发生原发性损害，主要是邻近病变的压迫等所致，如颞叶和丘脑的肿瘤、脑底动脉瘤等，少见的血管性病变，如脉络膜动脉闭塞等。视束损害的典型表现是病损对侧的同向偏盲（图 6-2-9D），系来自对侧视网膜鼻侧的交叉纤维和同侧视网膜颞侧的不交叉纤维同时受损之故，并且具有以下特点：

（1）偏盲性瞳孔：偏盲半侧瞳孔对光反射消失，因瞳孔对光反射的传入纤维是视束的组成部分之一，故同时受损。

（2）中心视野缺损：偏盲呈完全性，且多有黄斑分裂，即中心（黄斑）视野于受损半侧呈垂直性分开的缺损，因在视束处纤维很集中，发生病变时总是视网膜周围纤维及黄斑部纤维一起受损害。

（3）自觉视野缺损：比中枢性偏盲（central hemianopia）（包括外侧膝状体、视辐射及皮质中枢损害引起的偏盲）者易于发觉自己的视野有缺损，即患者常常能自动诉述有某一边视野缺失，此乃由于中心视觉早期受到损害之故。

视束损害虽然也可出现视神经萎缩，但一般较轻，且形成所需要的时间较视交叉综合征者长，一般为 3~4 个月。

4. 外侧膝状体　在临床上，外侧膝状体原发性损害罕见，多数是受邻近组织病变的侵犯，引起对侧同向偏盲（图 6-2-9E）；因为瞳孔对光反射的传入纤维在外侧膝状体前方离开视束，经上丘臂进入中脑，瞳孔对光反射的反射弧不受影响，故不出现偏盲性瞳孔。

5. 视辐射　视辐射在大脑半球中占有相当大的范围，视觉纤维离开外侧膝状体后向上和下方呈扇形散开，分别在颞叶和顶叶中向后行进，最终均抵达枕叶纹状区。因此，颞叶病变可引起对侧同向性上象限盲，顶叶损害则引致对侧同向性下象限盲（图 6-2-9F~G）。视辐射损害除引起同向偏盲外，大多数伴有其他神经症状，如偏瘫、偏身感觉障碍等，同时其偏盲先自周围开始再向中心扩展，白色视野障碍发生较早。视辐射损害，多由于肿瘤、血管性病变或外伤等所致。

6. 视觉皮质中枢　视觉皮质损害除了可引起视幻觉和同向偏盲（图 6-2-9H）或象限性盲外，一般不伴其他神经症状（偏瘫、偏身感觉障碍等）；视觉皮质的刺激性病灶，可产生对侧视野中的视幻觉，距状裂皮质的刺激性病灶，产生单纯性视幻觉，例如看见闪光、发亮等；枕叶外侧面皮质受到刺激时，可产生复杂的视幻觉，如看到人影、物体及景象等；视觉皮质的一侧损害，常见于肿瘤、外伤、血管性病变等。两侧性视觉皮质损害，可引起两眼视觉丧失而瞳孔对光反射及调节反应存在，无视神经萎缩，称为皮质盲，可见于变性病、脑炎、缺氧及血管性疾患等。

外侧膝状体、视辐射及皮质中枢的病变：这三个部位的病变，如为一侧的纤维全部受损，则皆产生对侧同向偏盲，称为中枢性同向偏盲，与视束损害引起的同向偏盲不同，其特点是：①偏盲侧瞳孔对光反射存在；②因其中心视觉一般仍保存，患者常不自觉有视野缺损，只在检查视野时才发现；③由于是视觉的中枢神经元损害，通常不发生视神经萎缩。

视辐射和皮质中枢损害，还有：①因视辐射及视觉皮质的分布范围较广，不易同时全部损害，故常为对侧视野的象限性盲，较少呈完全偏盲；②有黄斑回避现象，因黄斑纤维终止于距离状裂的深部，而且分布于相当大的地区，多数学者认为中心视觉（黄斑视觉）同两侧皮质有关，也有指出主要是黄斑纤维的皮质投射区受双重血管（大脑中动脉及大脑后动脉）供血，因此视辐射和视觉皮质的损害所引起的同向偏盲，中心视力仍保存，称为黄斑回避现象。

视觉通路损害时，在视力、视野、眼底改变这三个主要表现中，视野改变对定位诊断最有价值。一侧全盲为视交叉以前的视神经病变；异向偏盲（两颞侧或两鼻侧偏盲）为视交叉损害；同向偏盲为视交叉以后的视束、视辐射、视觉皮质的损害，后两者多为象限性盲，且有黄斑回避。

三、常见疾病

临床上涉及视神经损害的视觉障碍，主要的有：

（一）福格特-小柳-原田综合征

福格特-小柳-原田综合征（Vogt-Koyanagi-Harada syndrome）亦称葡萄膜大脑炎，是一种选择性侵犯全身黑色素细胞、以伴随皮肤和神经病学异常的急性弥漫性葡萄膜炎为特征的系统性疾病。由于病变早期常有明显的脑膜脑炎症状，伴有视力、听力障碍及皮肤白化和白发，又称为眼-脑-耳-皮综合征。

6

本病发病年龄以 20~50 岁居多。病程大致可分为 4 期。

1. 前驱期　多为非特异性症状，急性起病，头昏、头痛、发热、眼眶痛，轻重不一。重症者出现脑膜刺激症状，脑脊液压力增高，约 6% 的重症者为 150~400mmH_2O，约 80% 的重症者蛋白增高，约 60% 的重症者细胞数增多达（20~190）×10^9。

2. 葡萄膜炎期　双眼同时或先后（1~3 日内）发生视力下降或视物变形。表现为弥漫性渗出性葡萄膜炎，睫状体充血，房水闪光阳性，角膜后有沉着物，视乳头周围和黄斑部明显水肿，甚至可见火焰状出血；严重者迅速发生视网膜脱离。亦可伴有偏瘫、失语、横贯性脊髓炎，约 70% 的病例伴有耳鸣、重听。

3. 迁延期　由急性期逐渐转为慢性期，其特征为皮肤和脉络膜的脱色素化，表现为“晚霞”样眼底；视网膜色素紊乱；角膜缘周围白斑；皮肤毛发白化（眼眉、睫毛和头发变白，眼睑、腋窝、背部、臀沟两侧对称性白癜风）。

4. 复发期　劳累、感冒、精神刺激、过敏因素等可诱发反复发作，特征为慢性肉芽肿性葡萄膜炎急性发作，常伴有虹膜后粘连和虹膜萎缩，对糖皮质激素治疗反应差，继发青光眼、白内障、视神经萎缩、脉络膜新生血管、眼球萎缩等。

（二）视网膜中央动脉闭塞

视网膜中央动脉属于眼动脉的终末支，其分支彼此之间无吻合，一旦由于动脉痉挛、血栓形成或栓塞，即可迅速导致视网膜神经上皮质的溃变，瞬间发生失明，故发病后应立即抢救。视网膜中央动脉闭塞的原因有栓塞、血管壁病变伴有血栓形成、血管痉挛、血管受压、高黏滞状态等。

本病多发生在老年患者，60~70 岁者占 73%，男女之比为 2∶1。患者视力突然丧失，瞳孔散大，直接对光反射消失；或表现为视力减退，视野缺损。多为单眼发病，双眼发病者常伴有心瓣膜病或血管炎。眼底检查有相应变化，当视网膜中央动脉完全闭塞时视网膜动脉纤细如线，血流呈串珠状，迟滞不动；压迫眼球不能引起视网膜动脉搏动。视网膜呈急性贫血状态，后极部视网膜呈乳白色混浊，黄斑部见樱桃红点是本病的典型征象。视网膜偶有少数出血点、小片状出血或棉絮状斑，提示血管急性闭塞前存在动脉或静脉慢性灌注不良的过程。视网膜混浊一般在2周左右消退，出现视网膜和视乳头萎缩。若为动脉分支闭塞，则在其供血区出现灰白色水肿，并有相应视野缺损。若有颞侧视网膜睫状动脉维持视乳头与黄斑之间的血供，则该区视网膜仍透明，仍保留中心视力及管状视野。约1%继发新生血管性青光眼。

（三）糖尿病性视神经病变

糖尿病性眼病包括糖尿病性白内障、虹膜睫状体炎、青光眼、视神经病变、眼肌瘫痪及糖尿病性视网膜病变，以后者最为常见。约85%患者最终发展为某种程度的视网膜病变，且危害性较大，黄斑水肿或增生性视网膜病变伴视网膜脱离、出血，常导致失明。糖尿病性视网膜病变表现形式有微血管瘤、出血、软性渗出物、硬性渗出物、视网膜内微血管异常、新生血管、玻璃体积血、牵引性视网膜脱离、视网膜水肿等，将这些变化可归为非增殖性（又称背景性或单纯性）和增殖性两大类。黄斑区病变，出现中央暗点、视物变形和中心视力下降；眼前黑影飘动，提示视网膜小血管破裂，少量出血进入玻璃体；视野缺损，见于视网膜血管闭塞或视网膜脱离。

（四）球后视神经炎

球后视神经炎是视神经眶内段、管内段或颅内段发生炎症而不引起视神经乳头改变的视神经炎。根据病程的急缓，临床上可分为急性球后视神经炎和慢性球后视神经炎。主要病因有多发性硬化、代谢与营养缺乏性疾病（糖尿病、甲状腺功能障碍或哺乳期）、慢性中毒长期吸用旱烟或烟斗、病毒感染、肿瘤相关性疾病（白血病及恶性淋巴瘤）、血管性疾病各种炎症性血管病等。

急性球后视神经炎双眼或单眼的视力迅速减退，常在数小时或1~2日内达高峰，重者光感消失。由于视神经炎性肿胀，视神经鞘张力增高，患者常感到眼球后部胀痛，特别是在向上及向内侧注视时更为明显，触压眼球可诱发疼痛。单眼全盲时，该眼瞳孔直接对光反射消失、间接对光反射存在，对侧眼直接对光反射存在。单眼视力减退时，瞳孔 Marcus-Gumn 征阳性，即遮盖患眼，健眼瞳孔无变化；遮盖健眼，患眼瞳孔散大。

慢性球后视神经炎双眼视力逐渐减退，视物模糊，通常为中等度视力障碍，很少完全失明，无眼球胀痛，转动眼球无疼痛，大多数患者瞳孔对光反射正常存在。可能发现视乳头颞侧（乳头黄斑束分布区）略显苍白。周围视野正常，中央视野相对性或绝对性中心暗点，有时为旁中心暗点或中心暗点与生理盲点相连的哑铃状暗点，色觉无明显障碍。

（五）缺血性脑卒中

缺血性脑卒中是指脑血液供应缺乏引起的组织（包括神经细胞、胶质细胞和血管）坏死，占急性脑血管疾病的70%~80%。视神经的血供来自眼动脉，视交叉的血供来自颈内动脉、大脑前动脉及前、后交通动脉，视束的血供来自脉络膜前动脉、大脑中动脉、大脑后动脉，视放射的血供来自脉络膜前动脉、大脑中动脉和大脑后动脉，视觉皮质的血供来自大脑后动脉、大脑中动脉。因此，颈内动脉闭塞、脉络膜前动脉闭塞、大脑中动脉闭塞、大脑后动脉闭塞均可导致不同特点的视觉障碍。

第三节　眼球运动神经疾病

支配眼球运动的眼外肌由动眼神经、滑车神经、展神经共同支配，在生理功能及损害后临床表现的关系极其密切，将此三对神经合称眼球运动神经，一起叙述，利于全面理解，更好掌握。

一、临床解剖生理

眼球的正常位置需由各运动眼球的肌肉（上直肌、下直肌、上斜肌、下斜肌、内直肌、外直肌）共同平衡维持（图6-3-1）。眼外肌的动作甚为复杂，在每次眼球运动的过程中都需要在不同程度上共同发挥相互配合或制约的作用。眼球在向前平视的原位条件下，各眼肌的作用（图6-3-2）。同向运动的协同肌收

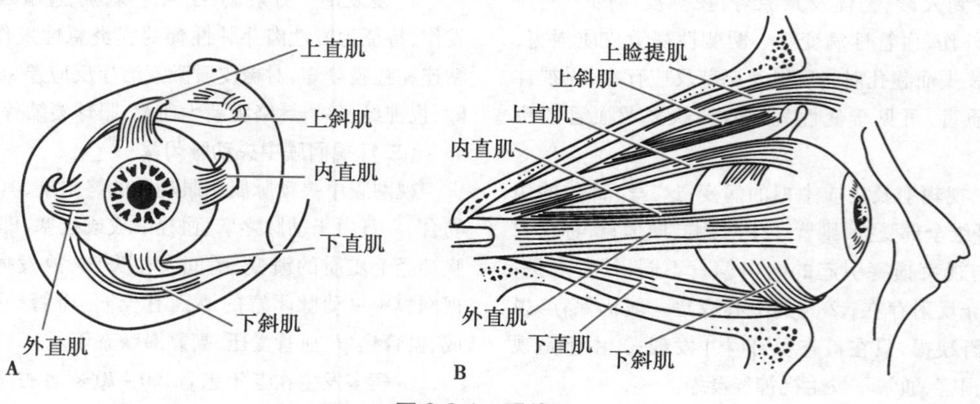

图6-3-1　眼外肌
A. 前面观；B. 侧面观。

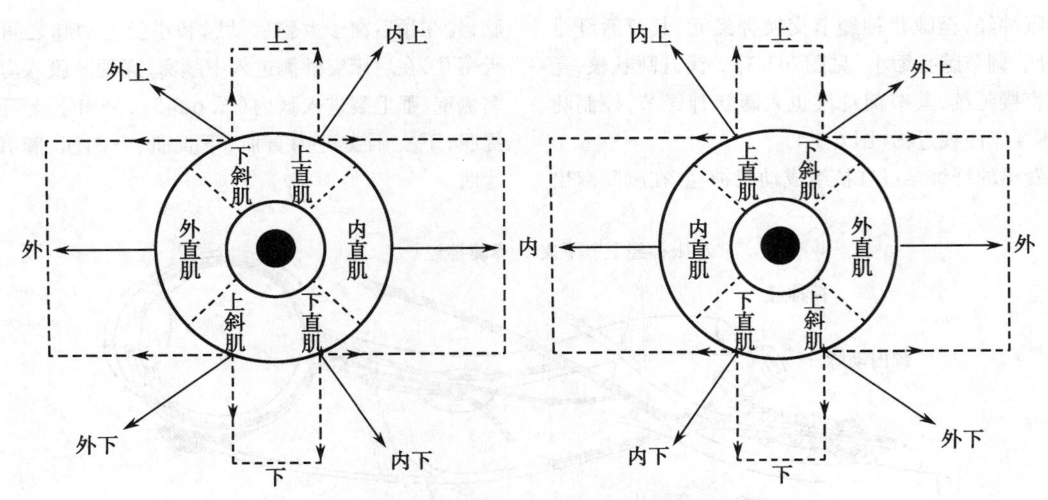

图 6-3-2　双眼向前平视时各眼肌的作用

缩使眼球朝一个方向运动，各向运动的协同肌：仰视是上直肌与下斜肌，俯视为下直肌和上斜肌，外展是外直肌与上、下斜肌，内收为内直肌和上、下直肌。当个别眼外肌无力或瘫痪时，眼球各运动肌之间失去平衡，使眼球位置异常，引起斜视及复视（两侧视网膜上物象投影不对称）。根据各种斜视与复视的不同表现，可判断出某一肌肉的功能障碍，并进一步推测哪条眼球运动神经受损。例如，当右侧外直肌无力或瘫痪时，由于同侧内直肌失去拮抗，致右眼球向内侧偏斜（内斜视）；复视的假象在右侧，常为右侧展神经损害所致。单眼复视多发生于角膜、晶体疾病，复视图像常为交叠而非离散。

眼肌还包括眼内肌，如瞳孔括约肌（缩小瞳孔）、瞳孔扩大肌（开大瞳孔）及睫状肌（变更晶体的凸度，起调节作用）。

要正确了解和诊断各眼球运动神经的损害，必须熟悉其神经核的位置、神经纤维的行径、所支配的肌肉及功能，以及核上的调控中枢。

（一）眼球运动神经的核及纤维

第Ⅲ、Ⅳ、Ⅵ脑神经的神经核位于脑干内，其中以动眼神经的核最大而且复杂。神经核及其神经支配的眼肌如图 6-3-3。

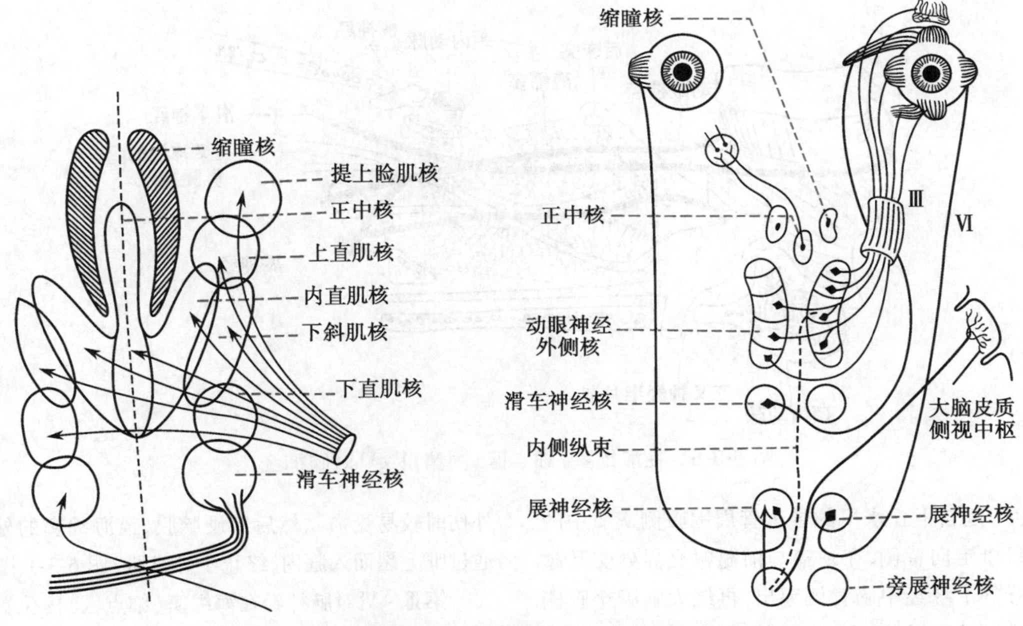

图 6-3-3　第Ⅲ、Ⅳ、Ⅵ对脑神经核及其神经所支配的眼肌

1. 动眼神经　起自中脑上丘水平的动眼神经核由一簇神经核组成，外侧核为运动核且是主核，位于上丘水平的导水管周围腹侧灰质中，左右各一。此核自背至腹依次发出神经纤维支配上睑提肌和上直肌、内直肌及下斜肌、下直肌，尚有神经纤维至同侧眼轮匝肌。单一的正中核（又称 Perlia 核），位于中线上，发出的纤维到达两眼内直肌，主管两眼的辐辏（集合）运动。成对的缩瞳核［又称埃丁格-韦斯特法尔核（Edinger-Westphal nucleus），E-W 核］，位于正中核的背外侧，发出的副交感神经

节前纤维入动眼神经，至睫状神经节交换神经元，其节后纤维支配瞳孔括约肌，调节瞳孔缩小（见图 6-3-3）。尚有睫状核，是缩瞳核上端的直接延续，其节前纤维也入睫状神经节，控制睫状肌，调节晶体变厚而视近物（图 6-3-4）。

上述核群发出的纤维穿过红核组成动眼神经，在脚间窝出脑，先在颅后窝于大脑后动脉和小脑上动脉之间向前行，经过天幕孔，在后床突外侧进入中颅窝，穿硬脑膜入海绵窦；经海绵窦侧壁、眶上裂进入眶内（图 6-3-5），分出上支至上直肌、上睑提肌，下支则支配内直肌、下直肌、下斜肌、瞳孔括约肌和睫状肌。

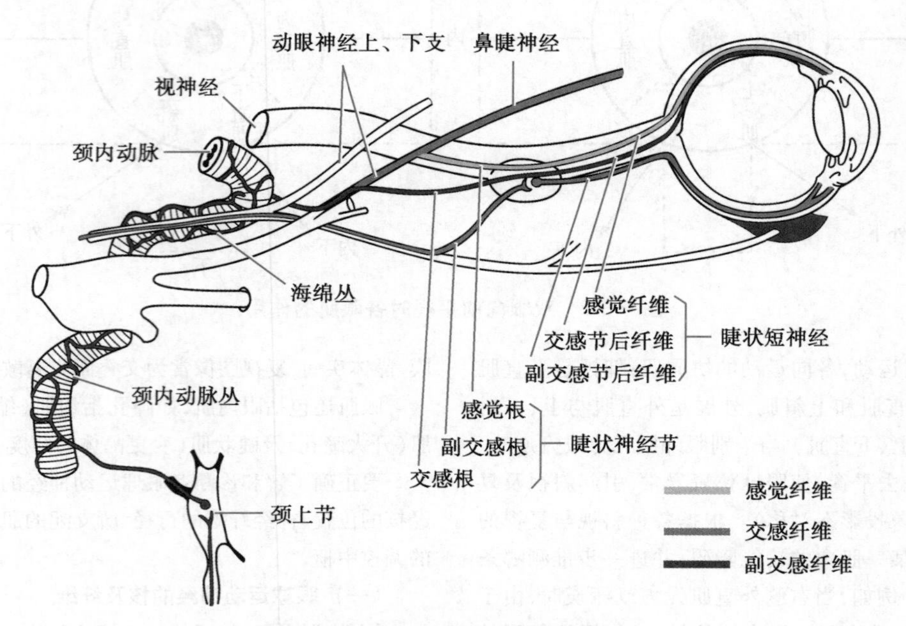

图 6-3-4　睫状神经节的纤维联系

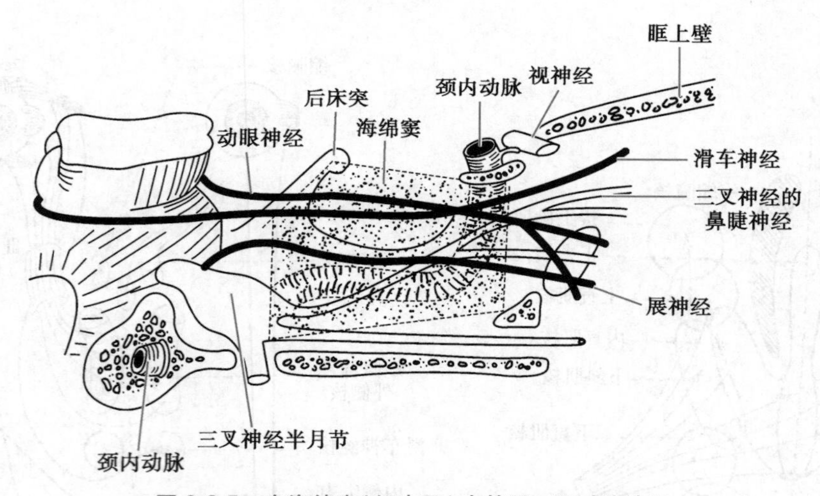

图 6-3-5　在海绵窦（细点区）内第Ⅲ～Ⅵ对脑神经

2. 滑车神经　起自下丘水平的导水管周围腹侧灰质中的滑车神经核，其纤维走向背侧，在顶盖与前髓帆交界处交叉越过中线后，在下丘的下缘经中脑背侧穿出，再绕大脑脚至腹侧脚底，通过中脑和颞叶之间，然后穿硬脑膜入海绵窦外侧壁，经眶上裂入眶内，支配上斜肌。是唯一的自神经核发出纤维后再交叉到对侧的脑神经（图 6-3-3、图 6-3-5）。

3. 展神经　神经核位于脑桥下部被盖中线旁的面丘内，其纤维向腹侧行进，从桥延沟内侧部出脑后，向前外方在脑桥与颞骨岩部锥体间走行（该段行程较长，因此在颅内压增高和外伤时较易受损），然后穿硬脑膜，经海绵窦的外侧壁前行，再通过眶上裂而入眶内，终止于外直肌（图 6-3-3、图 6-3-5）。

第Ⅲ～Ⅵ对脑神经在海绵窦（细点区）内位置、走向见图 6-3-5。

（二）调控眼球运动的神经结构

正常的眼球运动均是双眼协同进行的，如向左侧视，系左外直肌与右内直肌的共同收缩；向上方仰视，是两眼的上睑提肌、上直肌和下斜肌一起收缩的结果。此种眼球的协同运动并非个别神经所能完成，是由位于脑干背侧近中线处的内侧纵束,将眼外肌的有关各个神经核互相联系起来的,而且接受来自前庭神经核的纤维,实现双眼的精细协同运动(图6-3-6)。双眼协同运动包括同向运动和异向运动,前者可分侧视及垂直运动、随意性与反射性同向运动,后者有集合和分散运动。这些协同运动有其相应的皮质下中枢和大脑皮质中枢。

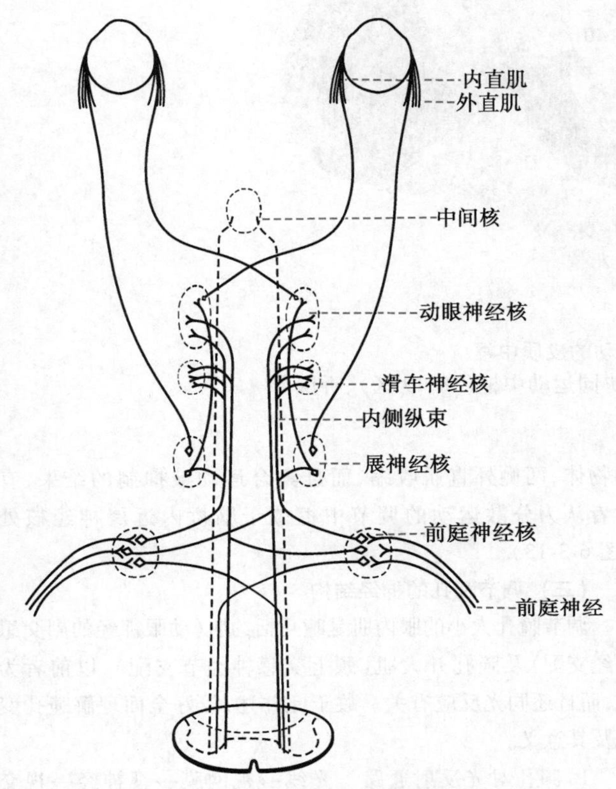

图 6-3-6　内侧纵束及其联系

1. 皮质下双眼协同运动中枢　分为侧视中枢和垂直运动中枢。

(1) 脑桥侧视中枢:位于展神经核附近的脑桥旁中线网状结构(又称副展神经核),发出的纤维至同侧展神经核,并经内侧纵束至对侧的动眼神经内直肌核,支配双眼向同侧注视(图6-3-7)。

(2) 上丘垂直运动中枢:仰视中枢在上丘上部,发出的纤维经内侧纵束至两侧的动眼神经核,使两侧的上直肌和下斜肌共同收缩,产生两眼的仰视运动;俯视中枢在上丘下部,其纤维也经内侧纵束至同侧的动眼神经核和对侧的滑车神经核,使两侧的下直肌和上斜肌同时收缩,从而完成俯视运动(图6-3-8)。

2. 大脑皮质双眼协同运动中枢　调节两眼协调运动的最高中枢在大脑皮质(图6-3-9)。

随意性协同运动注视中枢:位于额中回的后部(Brodmann 8区),发出的纤维可能随皮质核束经内囊膝部,沿上丘臂至对侧上丘垂直运动中枢,支配随意性仰视或俯视运动;而抵达大脑脚底的纤维,在脑桥上部交叉至对侧,终于脑桥反射性中枢,支配随意性侧视运动(图6-3-10)。

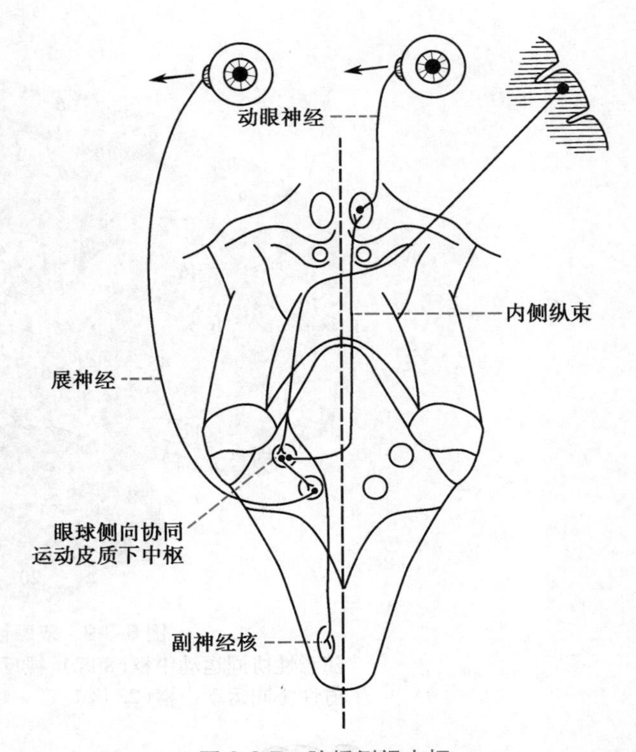

图 6-3-7　脑桥侧视中枢

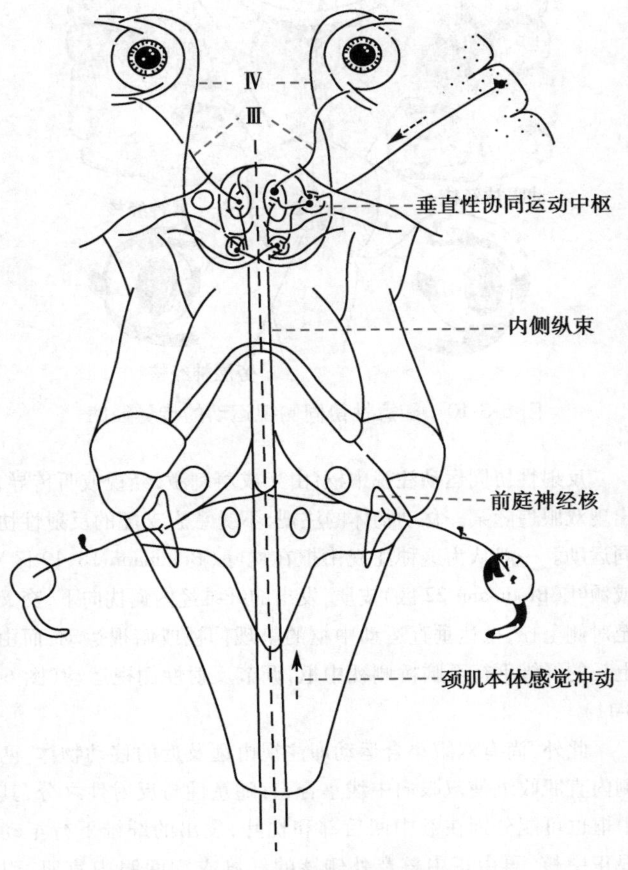

图 6-3-8　上丘垂直性协同运动中枢

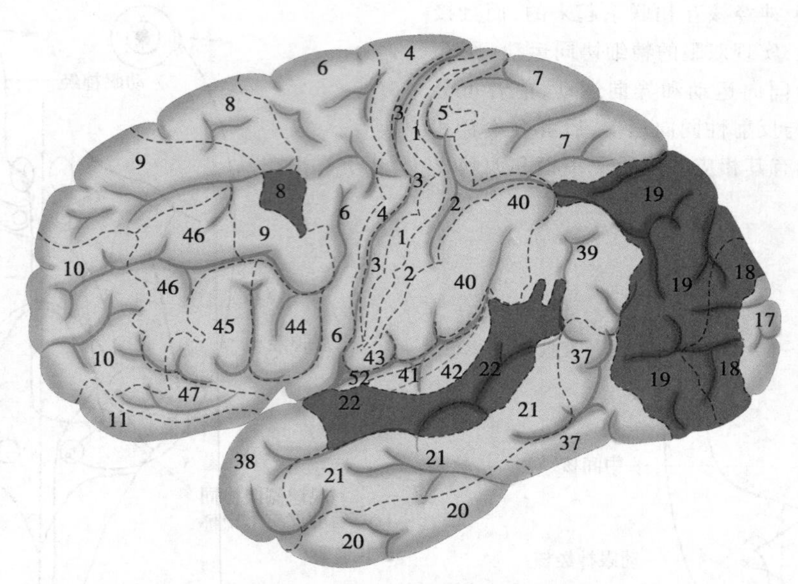

图 6-3-9　双眼协同运动的皮质中枢
随意性协同运动中枢（8 区）、视反射性协同运动中枢（18、19 区）、听反射性协同运动中枢（22 区）。

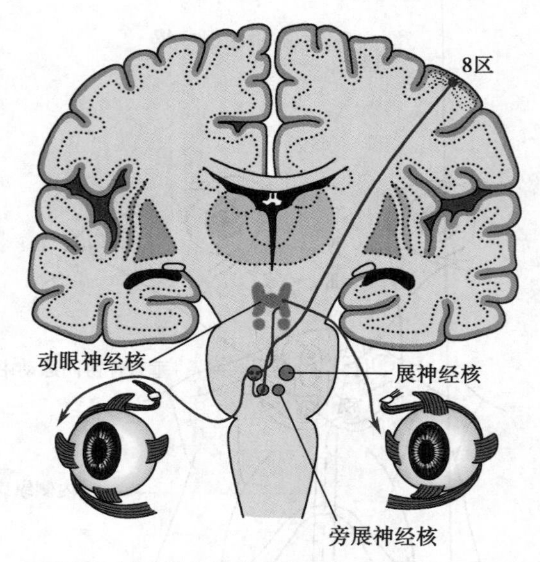

图 6-3-10　随意性协同侧视运动的传导径路

反射性协同运动注视中枢：由光或声刺激，经视或听传导，出现双眼追随某一移动物体的注视，不受意志支配的反射性协同运动。一般认为这种注视中枢在枕叶（Brodmann 18、19 区）或颞叶（Brodmann 22 区）皮质，发出的纤维经内囊枕向下，交叉至对侧上丘，抵达垂直运动中枢的呈现仰视或俯视运动；而由上丘的纤维下行至脑桥侧视中枢，调节反射性侧视运动（图 6-3-11）。

此外，尚有双眼集合运动即注视由远及近的移动物体，两侧内直肌收缩使双眼向中线集合，有随意性与反射性之分，其中枢也可能分别在额中回后部和枕叶，发出的纤维下行至动眼正中核，再由正中核及外侧核的纤维支配两眼内直肌，引起集合运动（图 6-3-12）。双眼分散运动是注视由近而远移的物体，两侧外直肌收缩，而且集合运动被抑制的结果，有学者认为分散运动的调节中枢位于脑桥内近展神经核处（图 6-3-13）。

（三）调节瞳孔的神经结构

调节瞳孔大小的眼内肌是瞳孔括约肌（动眼神经的副交感神经支配）及瞳孔开大肌（颈上交感神经节支配），以前者为主，而且还同光反应有关。故于此并述，较好全面理解瞳孔变化及其意义。

1. 瞳孔对光反射通路　光线→视网膜→视神经→视交叉→视束→中脑顶盖前区→两侧 E-W 核即缩瞳核，E-W 核发出的副交感神纤维入动眼神经→睫状神经节→节后纤维→瞳孔括约肌，使瞳孔缩小（图 6-3-14）。

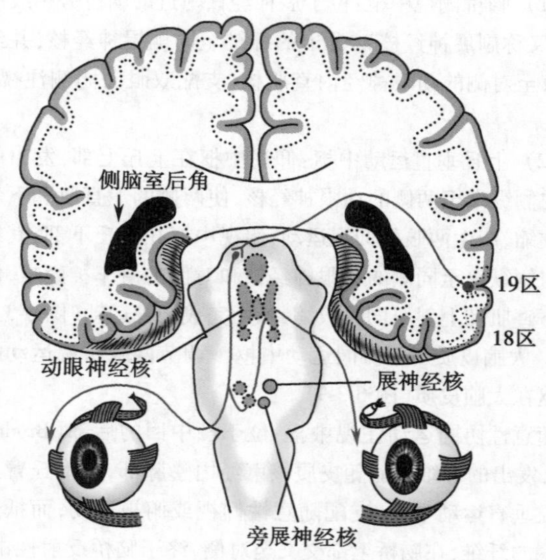

图 6-3-11　反射性协同侧视运动的传导径路

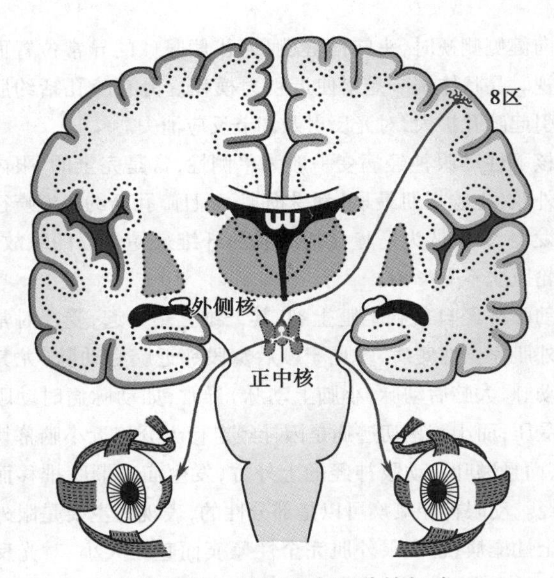

图 6-3-12　双眼集合运动的径路

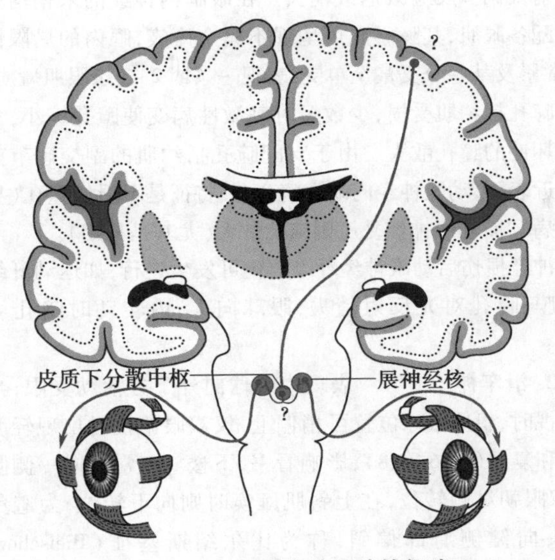

图 6-3-13　双眼分散运动的径路

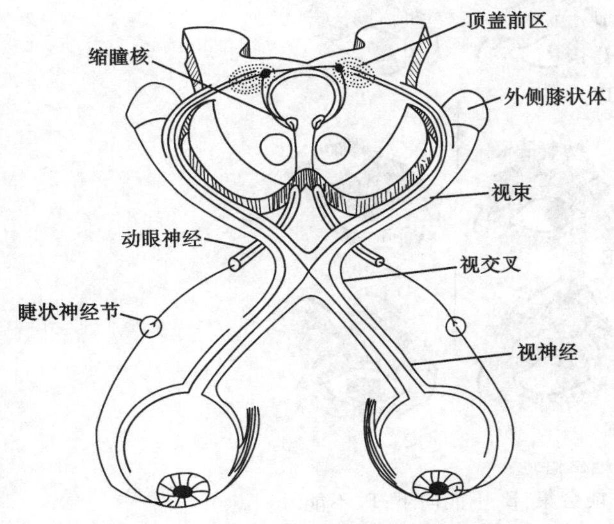

图 6-3-14　瞳孔光反射通路

2. 调节反射及会聚反应传导通路　是指注视近物时瞳孔缩小(调节反射)和双眼会聚(辐辏)。视刺激视网膜→视神经→视交叉→视束→外侧膝状体→枕叶距状裂皮质,经枕叶中脑束(直接)和额叶锥体束(间接)→动眼神经 E-W 核和正中核→动眼神经→至瞳孔括约肌(缩瞳)、睫状肌(晶状体变厚),至两眼内直肌(双眼会聚)(图 6-3-15)。可见调节反射及会聚反应的中枢均在大脑皮质枕叶(反射性)和额叶(随意性),传导径路基本相同,因此常易同时受损而发生障碍,但实际上并不完全一致的,个别病变可以引起瞳孔调节反应与眼球会聚运动的分离性丧失。

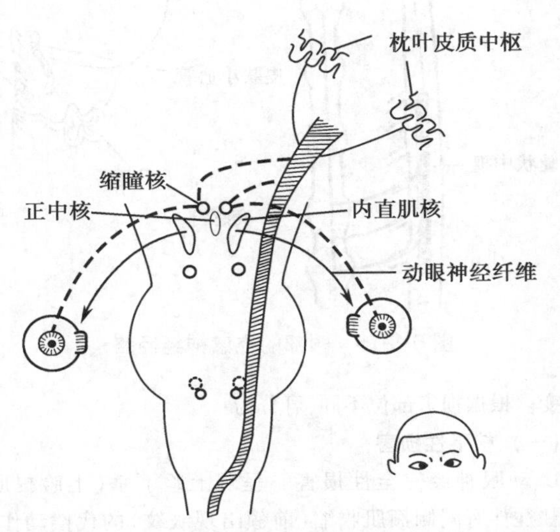

图 6-3-15　调节反射(虚线)与会聚反应(实线)通路

3. 瞳孔的交感神经径路　下丘脑自主神经中枢→脊髓 C_8 ~ T_1/T_2 侧角细胞→C_8 ~ T_1/T_2 脊神经根→白交通支→交感神经干(颈上神经节)→节后纤维经颈内动脉丛→海绵窦丛→睫状神经节→睫状短神经→瞳孔开大肌(瞳孔扩大)(图 6-3-16)。另外,交感神经节后纤维沿颈外动脉到达颜面,分布于面部血管,使血管收缩和泌汗。

二、临床征象和损害部位

眼球运动神经病变的基本特征是眼肌运动的障碍,其损害部位在神经核及其神经纤维呈现眼内外肌瘫痪,而核上性结构(大脑皮质、内囊、脑干)受损则引起双眼协同运动障碍。眼球震颤也是眼球运动障碍的一种,因其与前庭神经的关系较为密切,将在本章第六节中叙述。

临床上将核及其神经纤维(即核下)合称周围性,其损害基本特征是眼肌瘫痪,在眼外肌主要表现为:①眼球位置改变(斜视);②眼球运动障碍(向某一方向运动时,眼肌瘫痪侧的运动受限或活动较健侧运动幅度为小);③出现复视(轻度眼肌力弱时不显现);④患者不自觉地轻度改变头部位置以减轻复视。其中前三点对眼肌瘫痪的诊断有较确切的临床意义。在较轻的眼肌瘫痪患者,如无明显的斜视及眼球运动障碍,则复视为唯一表现,对这种病例复视检查特别重要。眼内肌受损则为瞳

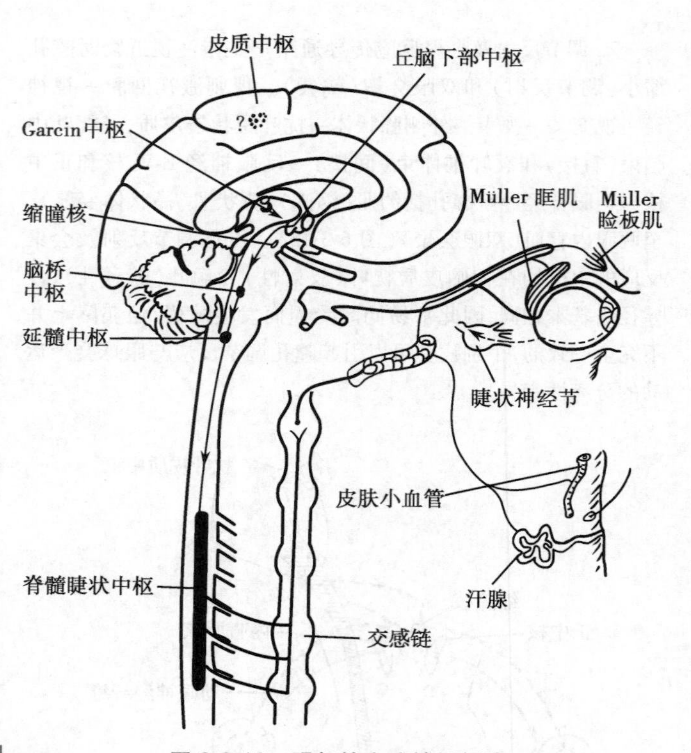

图 6-3-16 眼部的交感神经径路

孔改变。根据损害部位不同,可分为:

（一）核下性损害

1. 动眼神经完全性损害　呈现上睑下垂(上睑提肌受累),往往伴有同侧额肌收缩(前额出现皱纹)的代偿动作;上直肌、内直肌、下斜肌及下直肌等的瘫痪,使眼球处于外下斜(由于外直肌及上斜肌之作用)的位置,眼球不能向上(仰视)、向下(俯视)、向内收及集合运动,只能作外展运动(外直肌作用),向下看时产生旋转运动(滑车神经支配的上斜肌作用)(图 6-3-17)。在眼球向该神经所支配各肌肉运动的方向注视时均现复视,且眼球愈向麻痹肌运动的方向转动,则复视愈明显。向健侧侧视时,头转向健侧,以代偿眼球的异常位置而减轻复视。晶状体调节受累使近视力模糊。另有瞳孔括约肌瘫痪而引起瞳孔扩大,对光反射及调节反应消失。

核下性动眼神经病变一般为单侧性,常是完全的、眼内肌和眼外肌(上睑提肌最早)都受损害,而且瞳孔括约肌瘫痪往往可先发生,一般认为是瞳孔括约肌的纤维最易受损的缘故;另外眼轮匝肌不受影响。

动眼神经自出脑至眶上裂,其纤维紧聚一起,受损时常为眼内外肌完全性瘫痪,多见于颅后窝段邻近脑底动脉(尤其后交通动脉、大脑后动脉、小脑上动脉)异常,如动脉瘤时动眼神经易受压;而小脑幕切迹疝是因神经走行十分接近小脑幕切迹边缘,而且颞叶在动眼神经的上外方,发生疝时颞叶推移而压迫神经。动眼神经瘫痪可以是部分性的,表现为主要是眼外肌不完全性瘫痪;也可眼外肌完全性瘫痪而瞳孔大小、对光反射及调节反应保持正常;或只有眼内肌障碍而仅为瞳孔散大、对光反射及调节反应减退或消失。在眼眶内神经的末梢均是分散支配各眼肌,其障碍则可呈现不完全瘫痪,眶内的局限性病变,常累及某些分支甚至单支,表现一条或 2~3 条眼肌瘫痪,有时仅瞳孔括约肌受损,少数短时刺激性病变使瞳孔缩小,大多是破坏性的瞳孔散大。由于支配瞳孔括约肌的副交感节前纤维靠近表面,动眼神经内缺血病变,其特征是不损伤瞳孔(见于糖尿病),而动眼神经受压则瞳孔散大(尤其是早期)。

神经损伤后动眼神经纤维再生可发生迷行,如运动纤维伸向虹膜,瞳孔对光反射消失,眼球向上、内转动时瞳孔可能缩小。

2. 滑车神经损害　表现为眼球向外下方活动受限,当向前直视时,患侧眼球位置可稍偏上,仅双眼俯视时出现轻度内斜视和复视(图 6-3-18),影响看书、下楼。正常头向一侧倾斜时,双眼朝对侧转位,在上斜肌瘫痪时则向下转位,为避免复视,头向健侧肩部偏斜,称为比尔绍斯基征(Bielschowsky

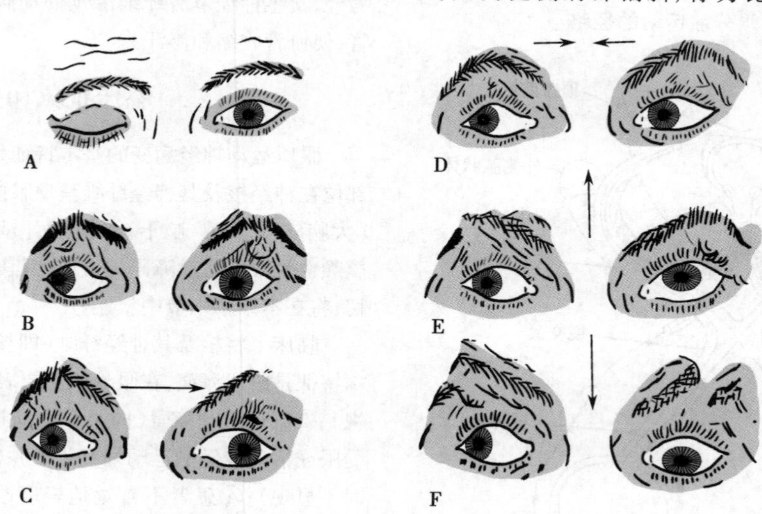

图 6-3-17 右动眼神经瘫痪

A. 睑下垂;B. 外下斜;C. 不能内收;D. 不能会集;E. 不能向下;F. 不能向上。

sign)。滑车神经很细，在出脑处左右两侧神经相距甚近，此处多易出现双侧性受损；单独的核下瘫罕见，大多与附近脑神经（主要是动眼神经、展神经、三叉神经）相伴一起受损，其临床征象在病灶同侧。罕见的 Brown 综合征是上斜肌腱压迫滑车神经，引起患侧眼向外下方活动受限、复视，眶周疼痛，可见于红斑狼疮及干燥综合征。

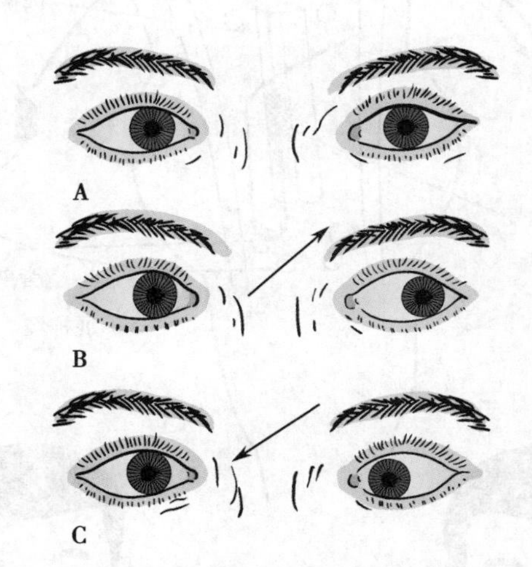

图 6-3-18 右滑车神经瘫痪

A. 向外下方受限；B. 稍偏上；C. 轻度内斜视不能外展。

3. 展神经损害 表现为患侧眼球内斜视，外展运动受限或不能，并有复视，常使头部转向患侧（图 6-3-19）。展神经在后颅窝沿枕骨斜坡行向上外方，与邻近血管的关系极为密切，若有动脉瘤可压迫神经，可能引起单一展神经瘫。海绵窦综合征中的展神经受损，在窦外侧壁病变时发生较晚或较轻，而于窦内血栓则最早及最重。在颅内高压时，脑干下移而牵拉神经，或在岩蝶韧带下方受牵拉过紧并被挤压于岩尖上，尚有认为神经在斜坡处也可受邻近动脉挤压，而出现两侧展神经轻度麻痹，常无定位诊断意义。

单一的眼球运动神经或肌肉瘫痪可出现斜视和复视，如果

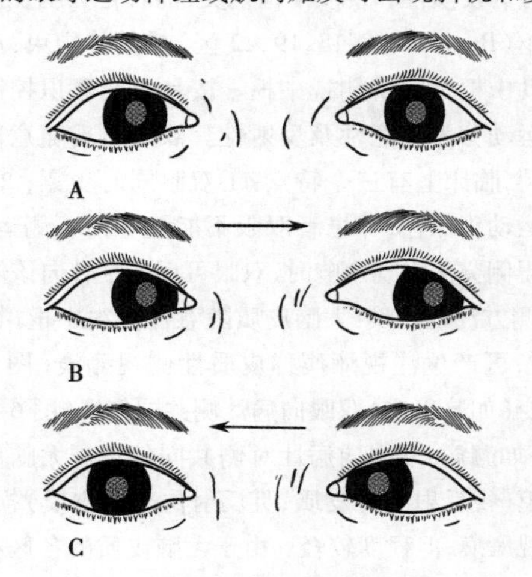

图 6-3-19 右展神经瘫痪

A. 轻度内斜视；B. 左侧视正常；C. 右侧视不能外展。

三条运动神经都受损，眼肌全部瘫痪，眼球只能直视前方，不能向任何方向转动，瞳孔散大，对光反射消失。常见于海绵窦血栓、眶尖或眶上裂综合征。

眼球运动神经的核下性损害可由外伤（最常是骨折）、感染、肿瘤、血管性病变、中毒及代谢障碍等累及邻近的单一或多条神经。

（二）核性损害

脑干的各种病变，如肿瘤、血管性疾病（出血或软化）、炎症、外伤、代谢障碍、脱髓鞘（多发性硬化）、变性（如延髓空洞症）、发育异常等，都可发生眼球运动神经的核性损害，各个眼球运动神经的核性损害，一般都伴有脑干受损的其他临床表现，特别是动眼神经及展神经常易受累，一般都伴有脑干受损的其他征象，主要是传导束障碍，常呈现交叉性瘫痪或感觉障碍（眼球运动障碍的对侧偏身感觉缺失或减退）。区别各眼球运动神经损害是核性或核下性（尤其脑内段）在临床上具有重要的意义，通常依据有无脑干内结构功能障碍的征象，但在判断时有时不易作出比较明确的鉴别，尤其要分清受侵犯的是神经核或脑干内神经纤维是更加困难的。

1. 动眼神经核 在脑神经的运动核中，动眼神经核较为分散、呈长柱状位于中脑相当大的区域，因此当一侧较小范围的核性损害时眼肌瘫痪常不完全（主要是上睑提肌及上直肌瘫），瞳孔括约肌往往不受累。但须排除眶段核下性损害，后者系眼眶病变所致，除了动眼神经支配的眼内外肌不同程度或组合的损害外，尚可有外直肌或上斜肌的瘫痪，有时伴眼眶痛或压痛。动眼神经核有一小部分纤维在脑干内下降，经面神经背核及面神经至眼轮匝肌，所以核性病变可以发生眼轮匝肌（下半部）轻度麻痹。由于两侧的动眼神经核比较接近，故核性损害可以是双侧的。

2. 滑车神经核 是唯一的自同侧神经核发出纤维支配对侧眼肌运动的脑神经（图 6-3-20），故一侧核性损害，临床征象在对侧眼。单独的滑车神经病变在临床上相当少见，如果出现，常不易确定是核性或核下性损害。若是核性损害，由于其神经核发出的纤维交叉到对侧，引起的上斜肌瘫痪与其他脑神经不同，是在病灶对侧。因此，如伴有脑干受损所致的其他感觉、运动障碍时，滑车神经所致的眼肌瘫痪与偏身感觉或运动障碍都在同一侧（非交叉性体征）；若与动眼神经核同时受损，则还会出现动眼神经瘫，形成动眼-滑车神经交叉瘫。对一侧核性受损较有价值的提示是，滑车神经核性瘫在病变的对侧（核下性是同侧）。

3. 展神经核 由于展神经核位于脑桥的面丘内且邻近侧视中枢，故核性损害一般伴有向病侧的眼球协同运动（侧向注视）麻痹和周围性面瘫。

（三）核上性损害

基本可分为脑干内侧纵束障碍的核间性眼肌瘫痪（内侧纵束综合征）和调节眼球同向运动的中枢受损所致中枢性眼肌瘫痪（即核上性眼肌瘫痪），后者又可分为皮质性和皮质下性两类。

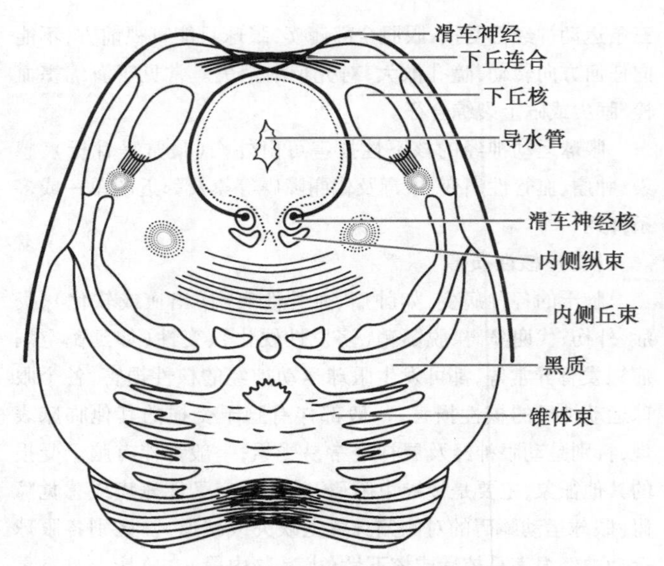

图 6-3-20 滑车神经核及纤维交叉

1. 核间性眼肌瘫痪（internuclear ophthalmoplegia） 主要损害脑干的内侧纵束，故又称内侧纵束综合征（图 6-3-21）。内侧纵束连接动眼神经的内直肌核与展神经核，同时还与脑桥的侧视中枢相连，而实现眼球的同向水平运动。损伤时可出现下列临床表现：

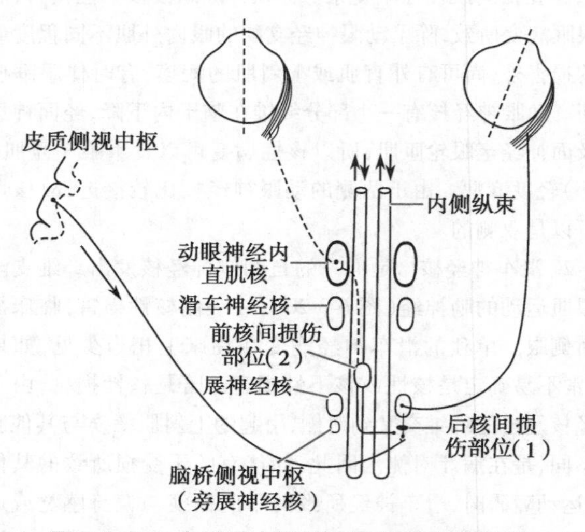

图 6-3-21 内侧纵束损伤的核间性眼肌瘫痪

（1）前核间性眼肌瘫痪：脑桥侧视中枢与动眼神经核之间的内侧纵束上行纤维受损。表现为患侧眼球不能内收，对侧眼球外展时伴有眼震；辐辏反射正常（图 6-3-22）。由于双侧内侧纵束位置接近，同一病变也可使双侧内侧纵束受损，出现双眼均不能内收。

（2）后核间性眼肌瘫痪：脑桥侧视中枢与展神经核之间的内侧纵束下行纤维损害。表现为两眼同向侧视时，患侧眼球不能外展，对侧眼球内收正常；刺激患侧前庭可出现正常外展动作；辐辏反射正常。

（3）一个半综合征（one and a half syndrome）：脑桥侧视中

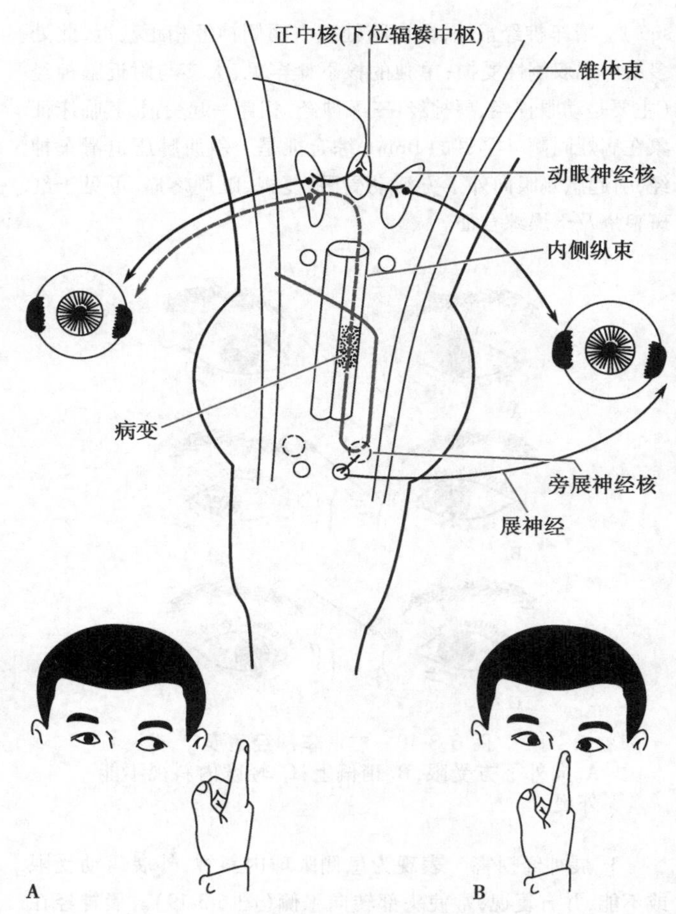

图 6-3-22 前核间性眼肌瘫痪
A. 侧视运动时，右内直肌瘫痪；B. 集合运动正常。

枢和对侧已交叉过来的联络同侧动眼神经内直肌核的内侧纵束同时受累，表现为患侧眼球不能内收和外展；对侧眼球不能内收，对侧眼球外展时有水平眼震。

2. 核上性眼肌瘫痪（supranuclear ophthalmoplegia） 又称中枢性眼肌瘫痪，是调节眼球同向运动的中枢受损所致，依损害部位可分为皮质性和皮质下性两类，前者是大脑皮质眼球同向运动中枢（Brodmann 8、18、19、22 区）或其传导束；后者有上丘垂直运动中枢及脑桥侧视中枢。按是否受意识控制又将皮质性同向运动分为随意性及反射性。双眼出现随意性同向注视运动障碍，临床上有三个特点：①双眼同时受累；②无复视；③反射性运动仍保存，即患者双眼不能随意向一侧运动，但注视运动障碍侧突然出现声响时，双眼可反射性转向该侧。

（1）侧方注视瘫痪：大脑皮质随意性侧视中枢（额中回后部）损害时，可产生注视瘫痪称皮质性侧视瘫痪（图 6-3-23）。破坏性病变（如脑出血）双眼向病灶侧共同偏视（图 6-3-24）；刺激性病变（如癫痫）双眼向病灶对侧共同偏视。大脑皮质反射性侧视中枢（视反射在枕皮质、听反射位于颞皮质）损害时，也可发生侧视瘫痪，但程度较轻。由于大脑皮质的各区在功能上可互相代偿，其受损所致的侧视瘫痪，在急性病变（以脑卒中最多见）时出现，是暂时的，经一定时间（数小时或数天）后则消失。

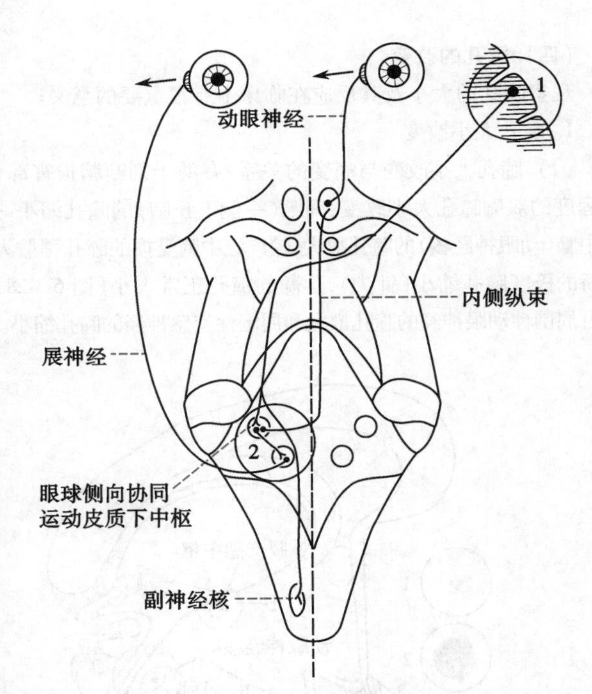

图 6-3-23 侧方注视瘫痪

1 皮质性(左半球病变);2 脑桥性(右脑桥病变)。

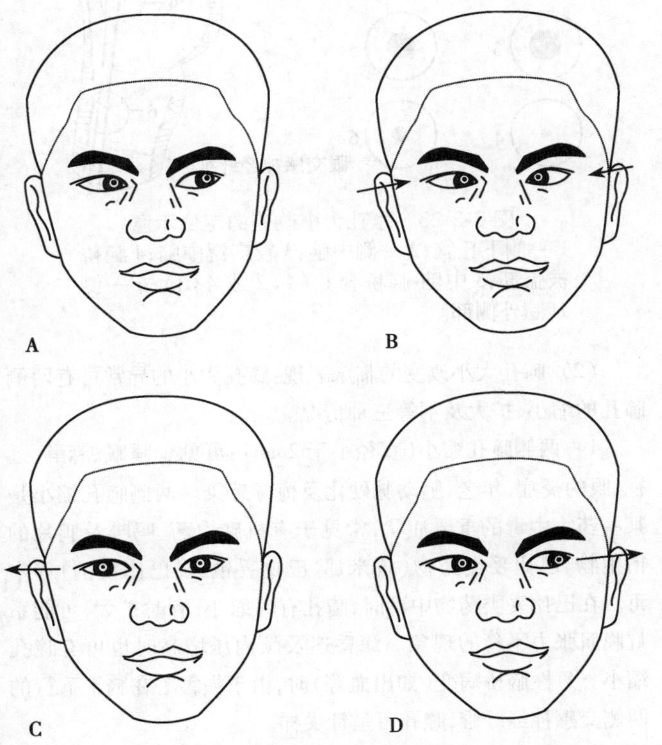

图 6-3-24 皮质性右侧视瘫痪

A. 向前平视双眼向左凝视;B. 集合运动正常;C. 向右侧视双眼向右转动轻微(表明右侧视瘫痪);D. 向左侧视正常。

脑桥的破坏性病变累及侧视中枢可造成双眼向病灶对侧共同偏视,其方向与皮质或皮质下行传导纤维受损时相反,为两眼向病灶侧侧视的功能丧失,称脑桥性侧视瘫痪(图 6-3-25)。此型侧视瘫痪因脑桥没有代偿的作用,多呈持久性。如单纯由侧视协同运动中枢损害引起者,头及眼常处于中间位或偶稍偏向病灶对侧,而主要表现为不能随意地向病灶侧侧视,与皮质型者两眼偏向一侧不同。脑桥型侧视瘫痪大多伴有同侧展神经瘫痪,此时除侧视瘫痪外,患侧眼球呈内斜视,也可同时损害锥体束而发生对侧偏瘫。侧视协同运动瘫痪有时可为两侧性,即向左、向右均不能侧视,此种情况系因两侧皮质至脑桥侧视中枢之传导束一起受损所引起,偶可见于假性延髓瘫痪患者。

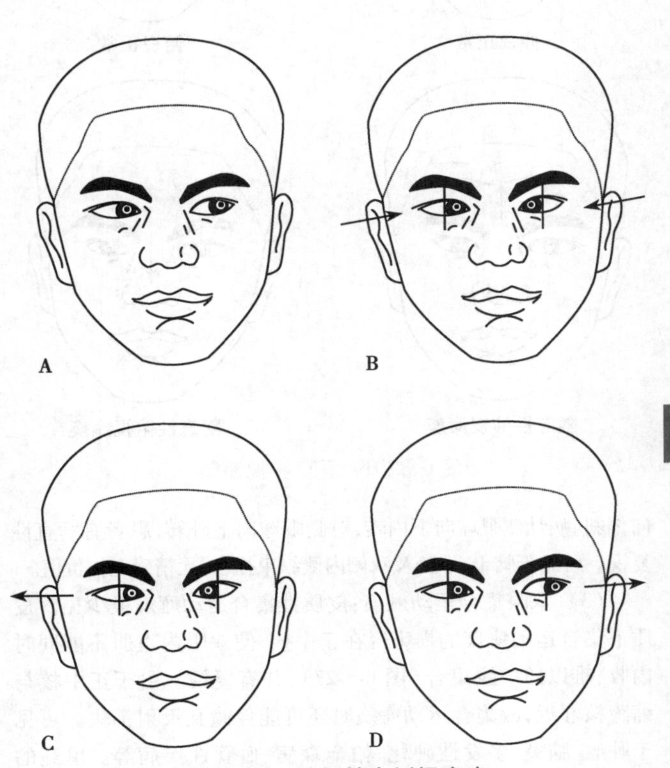

图 6-3-25 脑桥性右侧视瘫痪

A. 向前平视双眼向左凝视;B. 集合运动正常;C. 向右侧视时,右眼不能外展,左眼内收不明显(内直肌力弱);D. 向左侧视正常。

(2) 垂直凝视瘫痪:可以表现为两眼不能协同向上仰视或不能协同向下俯视(图 6-3-26),也可发生仰视、俯视与举睑运动全部缺失。如垂直性协同运动瘫痪的表现比较明显,病变多位于或接近上丘。垂直性协同运动瘫痪常伴有瞳孔障碍(散大、对光反射及调节反射消失)、两眼会聚也消失,即典型的Parinaud 综合征。

上丘上部病变,双眼向上同向运动(仰视)不能,常见于松果体区肿瘤。当上丘上部刺激性损害时,可出现发作性双眼仰视肌痉挛,即两眼阵挛性地向上仰视,持续数秒以至数小时,称为动眼危象,见于脑炎后帕金森综合征或服用吩噻嗪类药物。当上丘下部损害时,呈现两眼向下同向注视(俯视)障碍。当额中回后部有病变时,多出现皮质性侧视瘫痪,而皮质性仰视和俯视瘫痪极为少见。

眼球反侧偏斜又称眼球歪扭斜视、分离性斜视、跷跷板斜视、Hertwig-Magendie 综合征,表现为一眼高于另一眼的垂直反

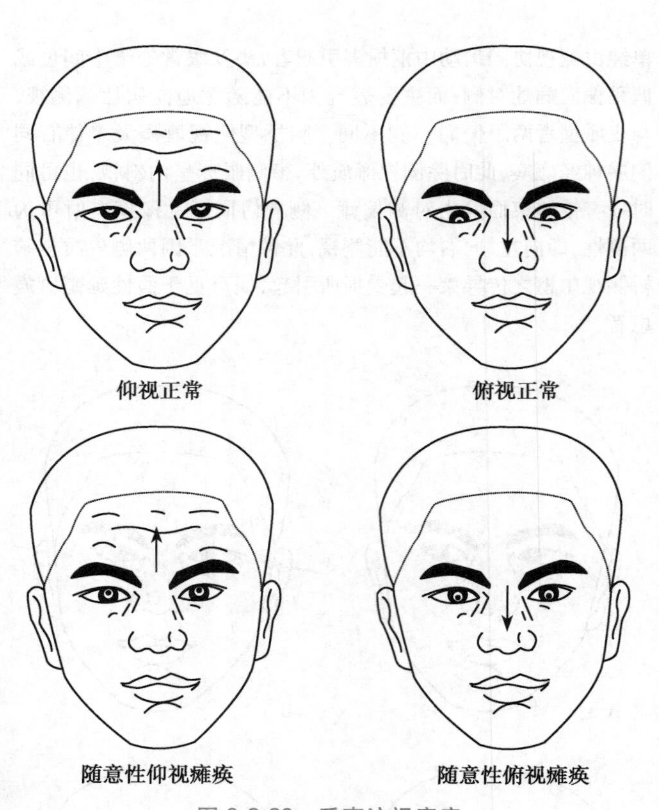

图 6-3-26　垂直注视瘫痪

向偏斜，病灶侧眼球向下内转，对侧眼球向上外转，患者有垂直性复视。可见于脑干、小脑及双侧内侧纵束损害，无精确定位价值。

（3）双眼集合运动瘫痪：皮质性集合运动瘫痪极少见。皮质下集合运动瘫痪的损害区在正中核，使双眼内直肌不能同时内收，难以向中线集合（图 6-3-27），并有复视。由于正中核与缩瞳核邻近，故集合运动瘫痪时还可能伴瞳孔反射消失。可见于肿瘤、脑炎、多发性硬化、帕金森病、血管性疾病等。单纯的会聚运动障碍（瞳孔调节反应存在）非常少见，临床意义也很有限，多见于一眼的视力障碍（缺乏强迫两眼物象合一的要求）、严重近视、疲劳，甚至某些神经症。

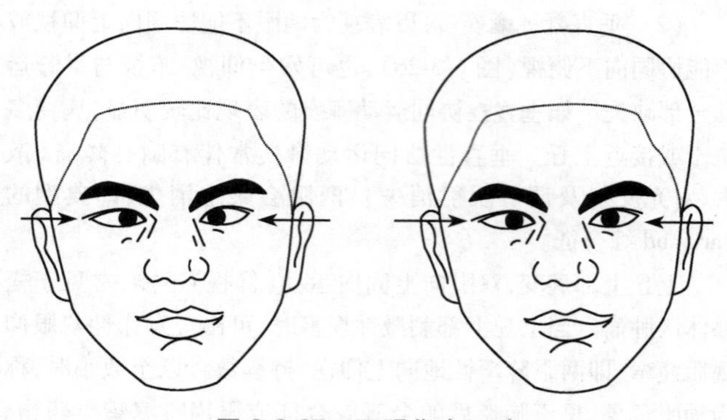

图 6-3-27　双眼集合运动
正常（左）、集合运动不全瘫痪（右）。

（4）双眼分散运动瘫痪：两眼由近及远地看物体时不能作分散运动，但侧视时并无外直肌瘫痪。多为突然发生，临床罕见，可由脑炎、多发性硬化等引起。

（四）瞳孔的改变

观察瞳孔的大小及其反应在临床上有很重要的意义。

1. 瞳孔大小改变

（1）瞳孔大小改变与病变的关系：有助于判断脑损害部位和程度的双侧瞳孔大小改变：间脑（一侧下丘脑）的瞳孔缩小，一侧中脑（动眼神经核）的瞳孔散大，较广泛中脑受损的瞳孔稍散大，脑桥的极度瞳孔缩小（针尖），延髓的瞳孔正常大小（图 6-3-28）。尚有周围性动眼神经的瞳孔散大和周围性交感神经的瞳孔缩小。

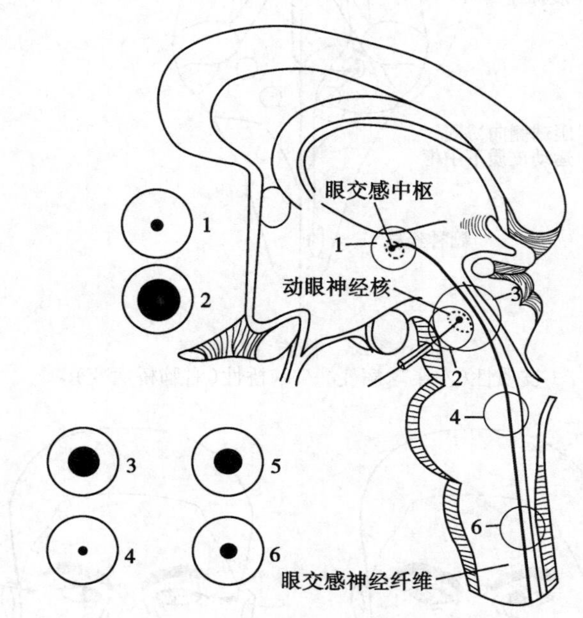

图 6-3-28　瞳孔大小改变的定位示意
1 一侧下丘脑；2 一侧中脑；3 较广泛中脑；4 脑桥被盖部；5 中脑-脑桥合并（4+2 或 4+3）；6 一侧延髓外侧部。

（2）瞳孔大小改变的临床表现：瞳孔大小的异常可有两侧瞳孔的缩小、扩大及不等三种情况。

1）两侧瞳孔缩小（直径小于 2mm）：可见于睡眠、麻醉、远视、眼的炎症、年老、脑动脉硬化及梅毒感染。两侧瞳孔缩小是某些药物中毒的重要症状，常见于有机磷农药、吗啡及鸦片的衍生物、巴比妥类药物（鲁米那、巴比妥钠、戊巴比妥钠）等中毒。在巴比妥类药物中毒时，瞳孔有时缩小，有时扩大，可能系虹膜肌张力不稳的现象。深昏迷及颅内压增高时也可有瞳孔缩小。急性脑桥病变（如出血等）时，由于损害了在脑干下行的两侧交感神经纤维，瞳孔可呈针尖样。

2）两侧瞳孔扩大（直径大于 5mm）：见于焦虑、惊慌、疼痛、甲状腺功能亢进、近视、某些药物（阿托品、可卡因）及肉毒毒素中毒等，深昏迷患者的瞳孔常扩大。双侧球后视损害引起瞳孔散大，且伴对光反射消失。Pour four du petit 综合征或反 Horner 综合征：因颈交感神经的刺激性病变所致，表现为瞳孔扩大、眼裂增宽、颜面多汗等，常见于甲状腺功能亢进或颈交感神经的部分损害的患者。

3）两侧瞳孔不等：两侧瞳孔轻度大小不等，且在正常直径范围内，而无其他病理症状与体征者，可能系先天性不对称，根据观察，在正常人中，约占 15%～20%。若两侧瞳孔明显不等，凡一侧扩大或缩小超过正常直径者，即使仅为孤立的瞳孔症状也应予重视，须进行必要的详细检查及分析，以弄清病因。

从理论上讲，两侧瞳孔不等（一侧扩大或缩小），系由于支配瞳孔括约肌的副交感神经和支配瞳孔扩大肌的交感神经的刺激或破坏所致；刺激副交感神经瞳孔缩小（可见于早期天幕疝），破坏则扩大；刺激交感神经瞳孔扩大（如颈深部淋巴结肿大、肺尖部肿物等颈交感神经干的压迫性病变），破坏则缩小。在临床实践中，瞳孔大小不等主要是破坏所引起，而由刺激性病变引起者甚为少见。由于副交感神经被刺激引起的瞳孔缩小及交感神经刺激引起的瞳孔扩大，极为少见。视神经受损时，接受光感的能力降低，也可引起瞳孔扩大，即使是一侧视神经受损，也由于有间接光反应的作用而对于两侧瞳孔有相等的影响，因此一般不引起两侧瞳孔不等表现。

支配瞳孔括约肌的副交感神经纤维大部分与动眼神经的运动纤维并行，于是病变侧瞳孔扩大常与动眼神经支配的眼肌瘫痪同时出现。瞳孔扩大有时可为动眼神经瘫痪的早期表现，或其恢复后的遗留残迹。单独的瞳孔扩大还可由于中脑内 E-W 核与眼眶内睫状神经节的损害（如三叉神经眼支的带状疱疹时），以及瞳孔括约肌本身的病变（如外伤）所致。

交感神经破坏的核心征象是瞳孔扩大肌瘫痪而呈现的瞳孔缩小。自丘脑下部至瞳孔扩大肌的整个交感神经通路，可以分为三级神经元（图 6-3-29），其损害的临床征象和对点眼药的反应均存在差异，有助于病变部位的判断（表 6-3-1、图 6-3-30）。第Ⅰ级神经元自丘脑下部到睫状脊髓中枢，受损时主要是瞳孔缩小，但间或可为暂时性瞳孔扩大所代替，且丘脑下部病变时代偿结构较多，因此极少出现典型表现。上睑下垂常不明显，一般无眼球内陷，对疼痛刺激有强烈的瞳孔反应（睫状脊髓反射），瞳孔对可卡因的反应也很敏感，但对肾上腺素无任何反应。有学者将此称为中枢性霍纳综合征，可见于丘脑下部、脑干及上颈髓的肿瘤、炎症、血管病变、外伤等单侧病变。第Ⅱ级神经元自睫状脊髓中枢到交感神经颈上节，损害时出现颈交感神经麻痹综合征也称完全性霍纳综合征（图 6-3-29），典型表现为瞳孔缩小（瞳孔开大肌麻痹）、上睑轻度下垂及眼裂变小（睑板肌瘫痪）、眼球下陷（Muller 肌瘫痪）、颜面潮红（血管扩张）和面部无汗（汗腺分泌障碍）。瞳孔对可卡因及肾上腺素均无反应，疼痛刺激时也几乎没有瞳孔扩大的反应。可见于颈髓的髓内病变，特别是下颈髓的肿瘤、出血及脊髓空洞症；或髓外病变，如影响单侧颈交感神经干的甲状腺肿瘤、转移性肿瘤所致的淋巴结肿大、淋巴肉瘤、肺尖肿瘤、咽后部肿瘤和颈肋、外伤、动脉瘤及炎症等。第Ⅲ级神经元起自交感神经颈上节，其交感节后纤维围绕颈动脉上行至瞳孔扩大肌，受损时也发生完全性霍纳综合征，由于支配汗腺纤维离开交感神经颈上节后，即随颈外动脉至头、面部，并未进入颅内，故颅内交感纤维受累则无出汗障碍。此外，其瞳孔对肾上腺素有强烈的扩大反应（图 6-3-30）。这种“周围性”霍纳综合征，虽然可见于颈内动脉瘤、眶上裂和眶内病变，但较罕见。

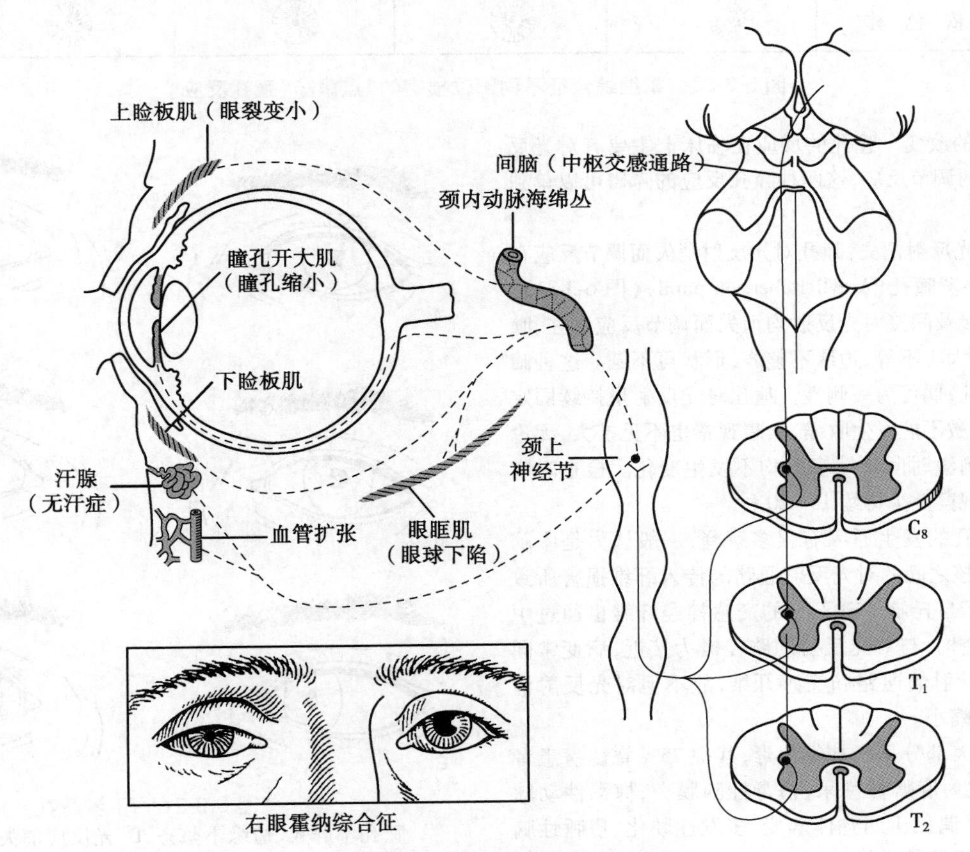

图 6-3-29　眼交感神经通路与霍纳综合征

表 6-3-1　霍纳综合征不同损害部位的区别

部位	临床表现				瞳孔反应（扩大）		
	瞳孔	上睑下垂	眼球内陷	无汗症	疼痛刺激	可卡因	肾上腺素
下丘脑至脊髓睫状中枢	一般均缩小	不很明显	无	偏身	强烈	强烈	无反应
脊髓睫状中枢至交感神经颈上节	明显缩小	明显	有	面及上肢	几乎无反应	无反应	无反应
颈动脉交感节后纤维至瞳孔开大肌	缩小	有	有	面部	轻度或无	无反应	强烈

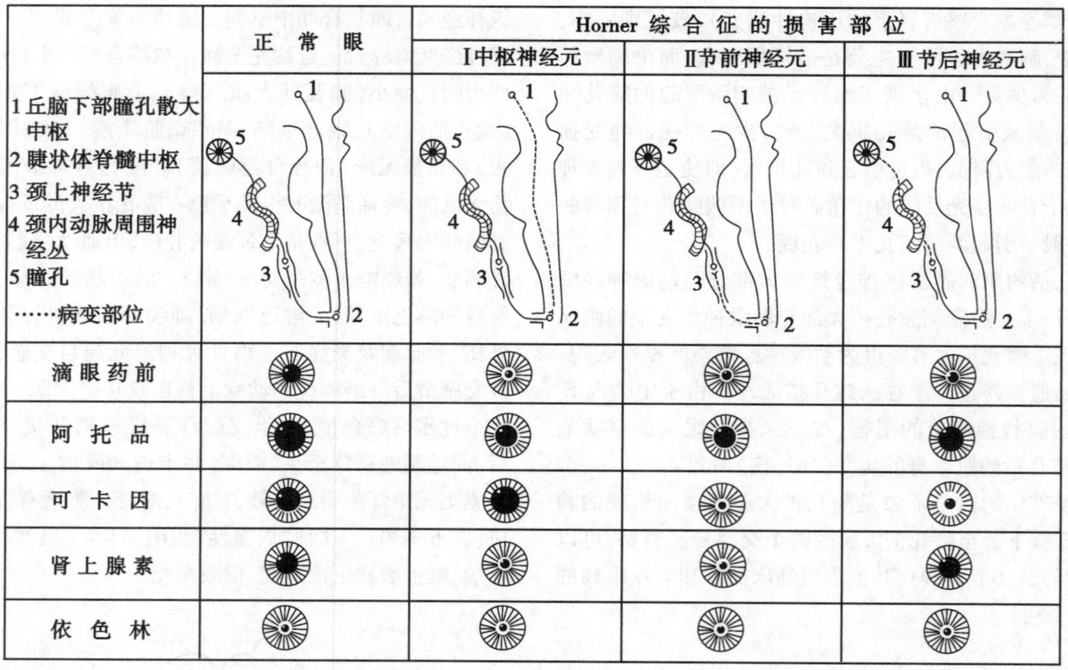

	正常眼	Horner综合征的损害部位		
		Ⅰ中枢神经元	Ⅱ节前神经元	Ⅲ节后神经元
1 丘脑下部瞳孔散大中枢 2 睫状体脊髓中枢 3 颈上神经节 4 颈内动脉周围神经丛 5 瞳孔 ……病变部位	1 2 3 4 5	1 2 3 4 5	1 2 3 4 5	1 2 3 4 5
滴眼药前				
阿托品				
可卡因				
肾上腺素				
依色林				

图 6-3-30　霍纳综合征不同部位损害的“点眼药”瞳孔反应

2. 瞳孔反应的改变　瞳孔的反应在临床上主要有对光反射及两眼会聚时的调节反应，这两种瞳孔反应的障碍可以单独或合并发生。

（1）瞳孔对光反射消失：瞳孔对光反射消失而调节反应存在，临床典型是阿-罗瞳孔（Argyll Robertson pupil）（图 6-3-31）。其特点为瞳孔直接及间接对光反射均消失而调节反应存在，瞳孔一般较小、双眼大小不等、边缘不整齐，形状可不圆。这种瞳孔改变多为双侧性，偶可为一侧性。瞳孔对光反射呈持续固定消失，不仅光亮刺激不能发生收缩，黑暗观察也不见扩大，无论在光亮与黑暗处刺激时间延续多久均不发生变化。检查时应在光亮或黑暗处观察至少持续 15~20 秒。

关于阿-罗瞳孔的发生原因有很多解释，一般认为是中脑顶盖前区与 E-W 核之间的对光反射通路的传入纤维损害所致（图 6-3-32）。由于自丘脑下部下行的交感神经纤维也通过中脑被盖部的网状结构，与对光反射的路径极为接近，病变常同时损害瞳孔对光反射的通路和交感纤维，故不但对光反射消失，同时瞳孔也常缩小。

阿-罗瞳孔绝大部分见于神经梅毒，其中 75% 脊髓痨患者有阿-罗瞳孔，其次为麻痹性痴呆、梅毒性脑膜炎、梅毒性动脉内膜炎等。但也可偶见于四叠体病变、多发性硬化、嗜睡性脑炎、眼带状疱疹和颅脑外伤等。

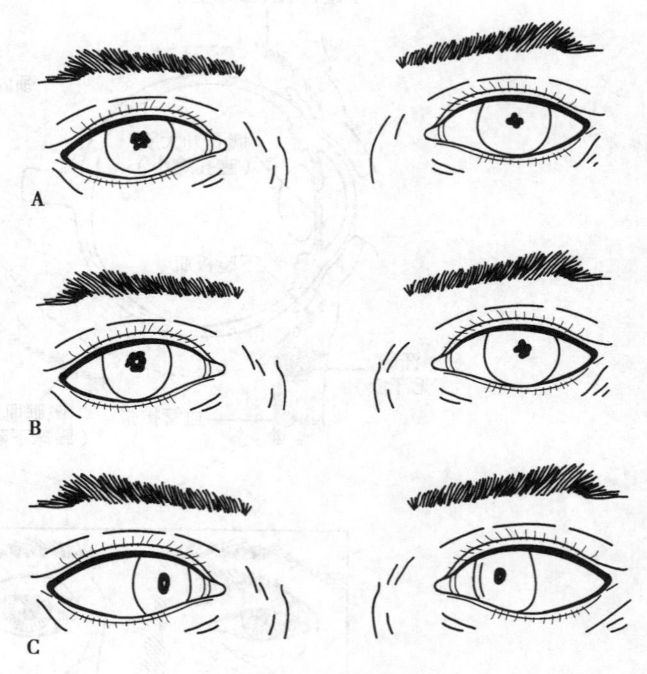

图 6-3-31　阿-罗瞳孔
A. 瞳孔不等大、边缘不整齐；B. 光反应消失；C. 调节反应存在。

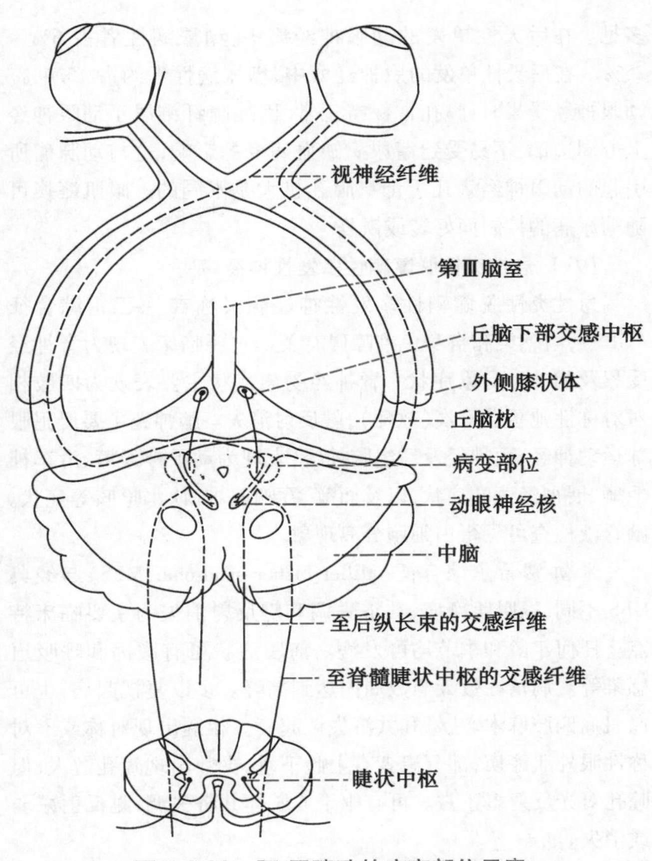

图 6-3-32　阿-罗瞳孔的病变部位示意

(2) 瞳孔调节反应消失：瞳孔调节反应消失而对光反射存在，与阿-罗瞳孔的表现相反，故又称"反阿-罗瞳孔"，在临床上非常少见。此种情况的确定必须慎重，只有当对光反射正常，眼球会聚运动能满意完成而并无瞳孔缩小时才考虑。反阿-罗瞳孔是由正中核或枕叶等病变所致，偶见于脑炎、帕金森病及神经梅毒等。

(3) 瞳孔对光反射及调节反应均消失：也称完全性瞳孔麻痹。可见于阿-罗瞳孔的后期，而主要的原因为 E-W 核、动眼神经、睫状神经节、睫状短神经等受损所致，以核性及动眼神经的损害为常见，它一般为单侧性，病因可由于基底动脉瘤、中脑肿瘤、脑炎、白喉、结核性脑膜炎、眼带状疱疹及中毒（阿托品、肉毒毒素）；在这些病例往往伴有瞳孔扩大。此外，也可因睫状神经节及瞳孔括约肌的外伤所引起，其瞳孔常呈极度扩大。

(4) 特殊的瞳孔反应异常：

1) 阿迪综合征（Adie syndrome）：又称强直性瞳孔。表现为一侧瞳孔散大，直接、间接对光反射及调节反射异常，伴有腱反射（特别是膝、跟腱反射）减弱或消失。所谓瞳孔反射异常，是指在普通光线下检查病变瞳孔对光反射消失，但在暗处强光持续（30 秒以上）照射，瞳孔可出现缓慢收缩，光照停止后又缓慢散大。调节反射也同样，以一般方法检查瞳孔不缩小，但患者较长时间（5 分钟）注视一近物后，瞳孔可缓慢收缩，停止注视后可缓慢恢复（图 6-3-33）。阿迪综合征的病因和发病机制尚未明，由于滴乙酰胆碱类药物（如乙酰甲胆碱）后，瞳孔明显收缩（正常瞳孔无反应），即瞳孔括约肌对乙酰胆碱特别敏感，故被认为可能是副交感神经节后纤维或睫状神经节病变所致。

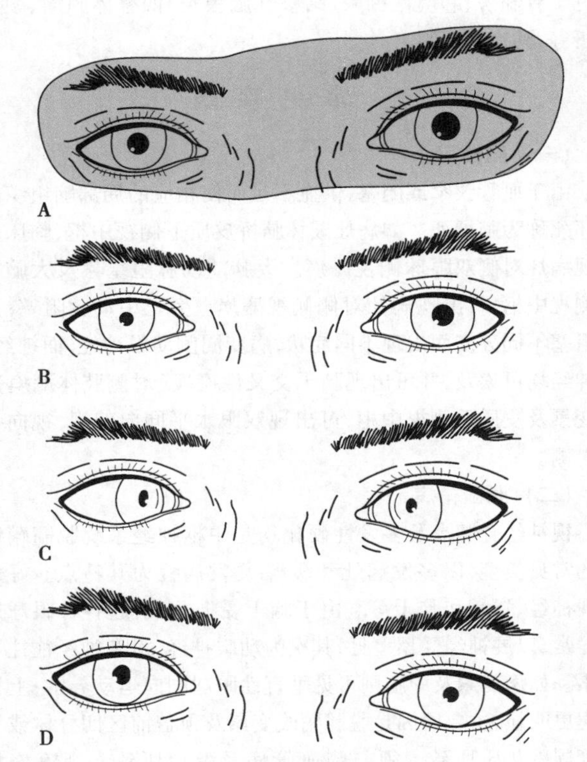

图 6-3-33　强直性瞳孔

A. 左侧瞳孔较右侧大（在暗处）；B. 左侧对光反应较右侧差；C. 调节反应时，左瞳孔强直性缩小；D. 滴 5% 乙酰甲胆碱后左侧瞳孔缩小较右侧显著。

2) Marcus-Gunn 瞳孔：当一侧弥漫性视网膜病变或视神经损害时，瞳孔对光反射明显减低，此时遮患眼，用光线刺激健眼，双瞳孔收缩；遮健眼，用光线刺激患眼，双瞳孔迅速散大（图 6-3-34）。对器质性疾病（如球后视神经炎）与功能（癔症）性视

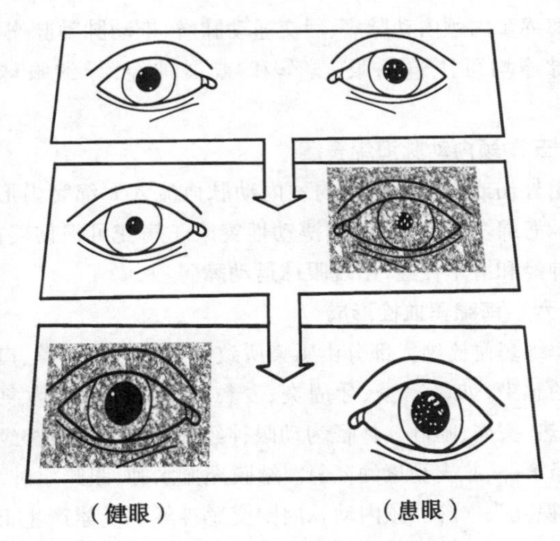

图 6-3-34　Marcus-Gunn 瞳孔

光照双眼瞳孔正常大小（上），遮患眼双瞳孔缩小（中），遮健眼双瞳孔扩大（下）。

力低下的鉴别，有重要价值。

3）光照射性瞳孔散大（奇异性散瞳）：临床极少见，有时可见于脊髓痨、麻痹性痴呆、结核性脑膜炎、四叠体肿瘤、颅骨骨折等，其机制不明。

三、常见疾病

（一）脑梗死

由于血管狭窄或闭塞、供血不足而使相应的局部脑组织缺血坏死称为脑梗死。如病灶破坏脑桥皮质下侧视中枢，临床可出现病灶对侧双眼球侧视瘫痪。大脑前动脉阻塞累及大脑额叶侧视中枢，可出现病灶对侧侧视瘫痪。旁正中动脉阻塞：可因阻塞不同分支而出现不同症状，病变同侧动眼神经、面神经、展神经均可累及，并可出现脑干交叉性瘫痪（对侧肢体瘫痪），病变累及皮质下侧视中枢，可出现双眼水平同向偏视，视向病灶对侧。

（二）脱髓鞘病

视神经脊髓炎及多发性硬化均是中枢神经系统脱髓鞘疾病的常见类型，以多发病灶和缓解-复发病程为其特点。好发于视神经、脊髓和脑干等。由于脑干受损，可引起各种眼球运动异常，以展神经受累多见，其次为动眼神经，滑车神经往往不受累。如病变累及中脑则可见垂直性眼球同向运动异常，上视瘫痪更明显，主要原因是脱髓鞘改变累及顶盖前区四叠体或导水管周围灰质所致。须与脑血管病及炎症所致上视瘫痪相鉴别。

（三）痛性眼肌瘫痪

痛性眼肌瘫痪又称 Tolosa-Hunt 综合征，是由海绵窦或眶上裂中的非特异性炎症所引起。临床表现为持续性较明显的眶后疼痛；动眼神经、滑车神经、展神经及三叉神经麻痹症状。临床病变偶可自行缓解，也可复发，症状持续数天或数周，类固醇激素治疗可以迅速好转。

（四）颅内动脉瘤

海绵窦内颈内动脉瘤、后交通动脉瘤、椎动脉动脉瘤、小脑上动脉瘤均可压迫动眼、滑车和/或展神经，导致眼球运动障碍。

（五）颈内动脉海绵窦瘘

由外伤或自发性引起的颈内动脉血流入海绵窦内形成颈内动脉海绵窦瘘，引起患侧搏动性突眼。病变可损伤展神经、动眼神经和滑车神经，出现眼球运动障碍。

（六）海绵窦血栓形成

海绵窦血栓绝大部分由感染所致，常继发于眼、鼻、口腔及面部的感染，如鼻窦炎、牙周炎、麦粒肿等。临床常为急性起病，高热、头痛、呕吐。体征为动眼神经、滑车神经、展神经及三叉神经第一、二支受累的征象。结膜充血水肿，眼睑水肿，眼球突出，视乳头水肿。颈内动脉周围交感神经丛受累产生 Horner 综合征。

（七）糖尿病性眼肌瘫痪

糖尿病并发的脑神经损害以动眼神经和展神经受累最为多见。在后天性单发的动眼神经瘫中，糖尿病性者占 6%～25%。在后天性单发的展神经瘫中，糖尿病性者约占 15.4%。动眼神经受累时，瞳孔常保持正常，因缩瞳纤维居于动眼神经上方周边部，不易受到糖尿病缺血病变的影响，这与动脉瘤所引起的动眼神经瘫几乎都有瞳孔扩大是不同的。眼肌瘫痪可随糖尿病的控制而好转或恢复。

（八）急性炎性脱髓鞘性多发性神经病

急性炎性脱髓鞘性多发性神经病又称吉兰-巴雷综合征（GBS），与感染和自身免疫障碍有关。主要临床表现为脊神经受累及脑神经受累症状。脊神经受累症状主要表现为四肢相对对称性弛缓性瘫痪（软瘫），腱反射消失。脑神经主要侵犯眼球运动神经、面神经及后组脑神经，表现为动眼神经瘫、滑车神经瘫、展神经瘫的症状，以及面瘫、吞咽困难、饮水呛咳等症状。脑脊液检查可见蛋白细胞分离现象。

米勒-费希尔综合征（Miller-Fisher syndrome，MFS）与经典 GBS 不同，以眼肌瘫痪、共济失调和腱反射消失为主要临床特点。任何年龄和季节均可发病。前驱症状可有腹泻和呼吸道感染等。病情在数天至数周内达到高峰。多以复视起病，也可以肌痛四肢麻木、眩晕和共济失调起病。相继出现对称或不对称性眼外肌瘫痪，部分患者有上睑下垂，少数出现瞳孔散大，但瞳孔对光反射多正常。可有躯干或肢体共济失调，腱反射减弱或消失。

第四节 三叉神经疾病

一、临床解剖生理

三叉神经（第Ⅴ对脑神经）是最大的脑神经，由感觉与运动纤维混合组成，其神经核在脑干中最长，周围支分布于面部皮肤及咀嚼肌，感觉核发出纤维交叉后上升至丘脑，最终止于中央后回的下部；运动核受皮质脑干束的双侧性支配（图 6-4-1）。三叉神经与第Ⅲ、Ⅳ、Ⅵ、Ⅶ、Ⅸ、Ⅹ对脑神经及自主神经有着很

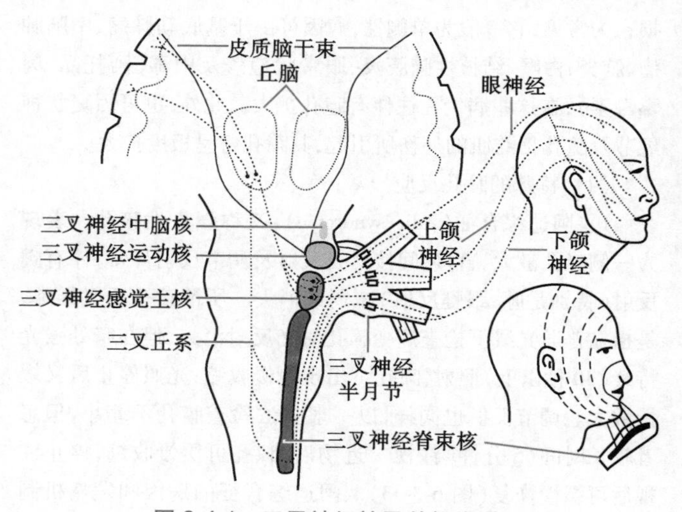

图 6-4-1 三叉神经核及其纤维联系

复杂的联系，如与面神经组成角膜反射和泪液分泌的反射弧，与迷走神经构成喷嚏反射与眼心反射的反射弧等，其本身感觉与运动之间也存在反射性相连。

（一）感觉通路

三叉神经的感觉通路与身体其他部位一样，系由三级神经元组成。三叉神经主要是接受颜面皮肤、角膜、泪腺、牙齿、口鼻黏膜（包括额窦及上颌窦）、舌前2/3、硬脑膜等的感觉，其神经元胞体位于第2颈髓至中脑，控制痛觉、温度觉（三叉神经脊束核）、触觉（脑桥被盖的感觉主核）及面部肌肉的本体感觉（中脑核）。

1. 第Ⅰ级感觉神经元　即周围感觉神经元，其细胞体位于半月神经节内，它的周围突组成三叉神经的三个大支（图6-4-2）。

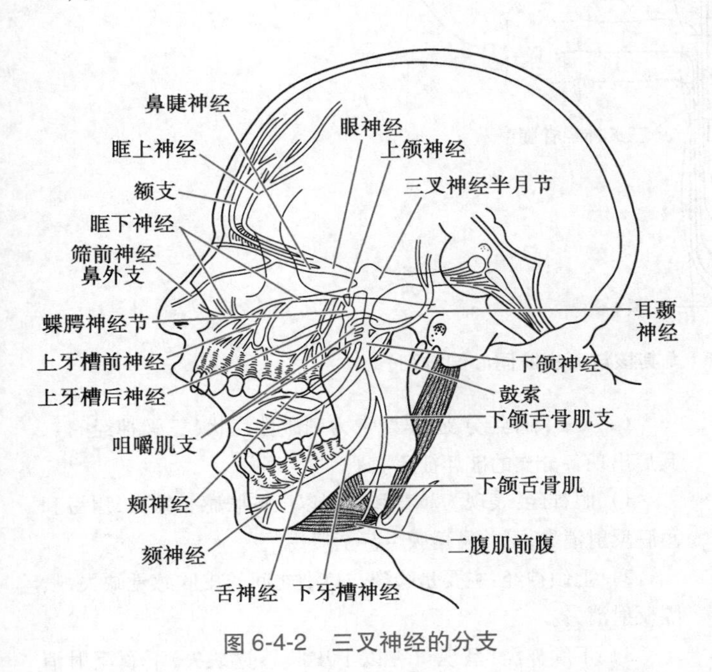

图6-4-2　三叉神经的分支

（1）第一支（眼神经）：通过海绵窦外侧壁，位于颈内动脉外侧，动眼神经及滑车神经下方，在窦壁前部分为三支（额、鼻睫状、泪腺神经），均经眶上裂进入眼眶内，其分布区域：鼻背和睑裂以上皮肤，眼球及泪腺，鼻中隔上、前部和鼻腔外侧壁黏膜，额、蝶、筛窦黏膜，颅前窝硬脑膜及小脑幕。

（2）第二支（上颌神经）：紧靠海绵窦下方，向前经圆孔离开颅腔，进入翼腭窝（此处常易被鼻咽癌所侵犯），分为若干支（眶下、蝶腭、颧、牙槽神经），其分布区：睑裂与口裂之间皮肤，鼻中隔后部和鼻腔下壁黏膜，腭黏膜、上牙及齿龈、扁桃体，颅中窝硬脑膜。

（3）第三支（下颌神经）：与运动纤维一起经卵圆孔出颅，分布于颞区、下颌面部、耳廓前部和外耳道上外壁的皮肤，下牙及齿龈，颊、舌和口底黏膜，颅中窝硬脑膜。还有咀嚼肌的本体感觉。

2. 第Ⅱ级感觉神经元　包括中脑核、感觉主核及脊束核。中脑核由单极细胞构成，接受咀嚼肌、牙齿、硬腭的本体感觉，可能也接受其他脑神经所支配肌肉的本体感觉。半月神经节中的感觉细胞的中枢突（轴突）组成感觉根从腹外侧进入脑桥，在脑桥内感觉纤维重行排列，分别至相关的核。部分触觉（主要是有意识的）纤维终止于感觉主核；痛觉、温度觉及部分触觉（口腔、鼻腔、角膜）纤维下降，第一支至脊束腹侧部（颈髓），第三支到脊束背侧部，第二支则在两者之间，分别进入脊束核（类似脊髓的胶状质），部分触觉主要在脊束核的上中段（首侧核、中极核），痛觉、温度觉仅位于脊束核的下段（尾侧核），其中属于眼神经的纤维终于尾侧核的中部，上及下颌神经的纤维止于尾侧核的最下部；而且在颜面的皮肤分布区呈同心圆排列，即最下段在周边部，上段则是最内侧部（图6-4-3）。

3. 第Ⅲ级感觉神经元　位于丘脑内，自感觉主核发出的纤维一部分交叉对侧，一部分在同侧，在靠近内侧丘系处上升到丘脑；由脊束核发出的纤维在中缝处交叉至对侧后，在靠近脊髓丘脑束处上升至丘脑；从中脑核发出的纤维交叉至对侧后加入内侧丘系上升，进入丘脑。丘脑腹后内侧核发出的纤维经内囊而终止于中央后回的下部。

（二）运动通路

三叉神经的运动纤维起自脑桥中部的三叉神经运动核（下运动神经元），位于感觉主核的腹内侧，近第四脑室底部，其纤维加入下颌支，支配包括咬肌、颞肌、翼外肌及翼内肌等。三叉神经运动核接受两侧中央前回下部来的皮质延髓束（上运动神经元）的支配。

6

二、临床征象和损害部位

（一）临床征象

依据病理生理机制，三叉神经损害的功能障碍，可以表现为刺激和破坏的两大类症状。

1. 刺激症状　主要是感觉部分的刺激症状，包括疼痛和感觉异常。最常见的是原发性三叉神经痛（trigeminal neuralgia），在三叉神经分布区的阵发性剧痛，其特点为突发的（发作前无先兆），如闪电式、短暂的（历时数秒钟，最多不超过2分钟）、剧烈的（如电击样、针刺样、刀割样、撕裂样、烧灼样）疼痛，发作间歇期完全正常。疼痛可以长期固定在三叉神经的某一支，以第二、三支的发生率最高。大多为单侧，在面颊、上颌、下颌及舌部最明显，尤以上唇外侧、鼻翼、颊部、口角、犬齿、舌等处最敏感，稍触动即可诱发，所以称为“触发点”或“扳机点”；严重者刷牙、洗脸、讲话、咀嚼、吞咽均可诱发，给生活带来严重的困难。通常没有阳性体征，但由于患者常以手紧按或摩擦面部以期减轻疼痛而致局部皮肤粗糙变厚，痛触觉可有轻度减退，外侧眉毛、胡须亦常擦落。

少见的有运动的刺激征象，出现咀嚼肌紧张性痉挛（牙关紧闭）及阵挛性痉挛（咀嚼痉挛）。疼痛发作时少数患者可有反射性面肌抽搐，口角牵向患侧，故又称痛性抽搐。尚可并有面部发红，结合膜和鼻黏膜充血、流涕、流泪和流涎，近年有认为属于自主神经刺激征象。

2. 破坏症状　三叉神经受损的功能丧失，呈现面部皮肤、眼、鼻、口腔（包括软腭、硬腭、扁桃体、齿龈、舌前2/3）等黏膜的

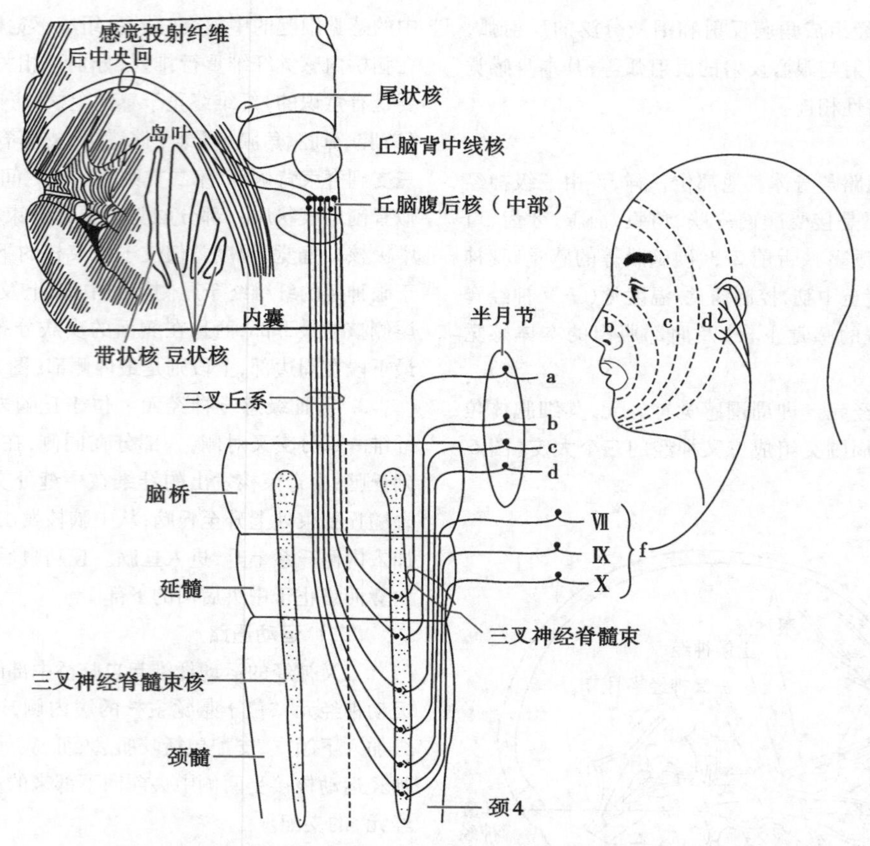

图 6-4-3　三叉神经脊核的联系（尤其核与面皮肤同心圆排列）

感觉缺失或减退，角膜、眉弓、下颌等反射消失；颞肌及咬肌瘫痪，时间稍长，可出现肌肉萎缩。由于翼内、外肌瘫痪，故张口时下颌偏向病变侧，这主要是由于健侧翼肌肤收缩的作用所致。

（二）损害部位

根据损害部位不同，可分为核下性、核性、核上性三部分，可由多种疾病所致。

1. 核下性损害　即三叉神经根、神经节及其分支的受损，呈现三叉神经外周型障碍的特征（图 6-4-4）。

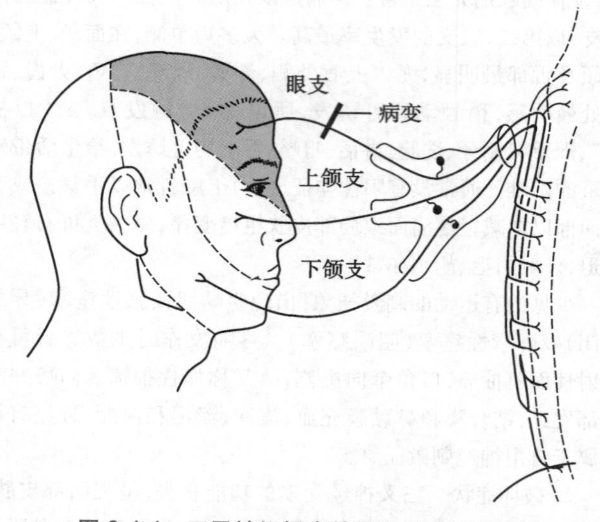

图 6-4-4　三叉神经损害的周围型感觉障碍

（1）三叉神经分支：早期常为刺激性症状（三叉神经痛），其后出现各分支的破坏征象。

1）眼神经：表现为鼻背和睑裂以上皮肤感觉缺失，眉弓和角膜反射消失，可并发角膜炎甚至溃疡。

2）上颌神经：主要是睑裂与口裂之间的皮肤感觉缺失，喷嚏反射消失。

3）下颌神经：呈现口裂以下皮肤感觉缺失，下颌反射消失。运动障碍是受累肌肉瘫痪、萎缩所致，临床突出的表现为咬合力弱（咀嚼肌）、张口时下颌歪向患侧（翼内外肌），尚有不太显著的下颌舌骨肌和二腹肌前腹的张力较低（口底触诊）、鼓膜张肌力弱的听力减退或听感过敏现象、腭帆张肌（紧张作用降低）的软腭偏向健侧。

（2）三叉神经根及神经节：由粗大感觉根和较细运动根组成的神经根，邻近脑桥小脑角，其损害出现感觉及运动的破坏症状或刺激症状。神经节紧贴位于颞骨岩尖前面的三叉神经压迹，受损的主要特征是神经分布区的全部或部分呈现非阵发性、不可缓解、难忍的疼痛，病期长的可有感觉减退或缺失，常伴发带状疱疹。

三叉神经周围（根、节、各分支）部分易受多种病变侵犯，较多位于脑底或颅底，常见的有：①压迫或浸润性病变：多为肿瘤，如鼻咽癌颅底转移，脑桥小脑角及颅中窝的神经纤维瘤、脑膜瘤、胆脂瘤、动脉瘤等；②炎症性病变：各种原因的脑膜炎、岩骨尖炎、半月节炎（常为带状疱疹病毒感染）。

2. 核性损害　三叉神经核为神经功能不同的细胞组成核群。位于脑桥中段被盖外侧部的运动核，受损时主要是咀嚼肌瘫痪。自中脑至颈髓的感觉核，损害的临床表现随部位而异，有明确的定位意义，中脑核是本体感觉障碍，基本见于咀嚼肌、牙齿、硬腭，尚有认为面肌、眼肌、舌肌等也有关；脑桥核（感觉主核）呈现面部（主要是有意识的）触觉减退或缺失；脊束核有痛觉、温度觉及部分触觉障碍，脊束核与面部感觉的解剖分布关系如"洋葱头样"，即口唇周围的感觉传至脊束核的最上端，口唇以后的面部感觉则以同心圆的方式分层自上而下地与三叉神经脊束核相联系，即核型皮肤分布特点，受损时呈现同心圆式或"剥洋葱"样分离性感觉障碍（图 6-4-5）。

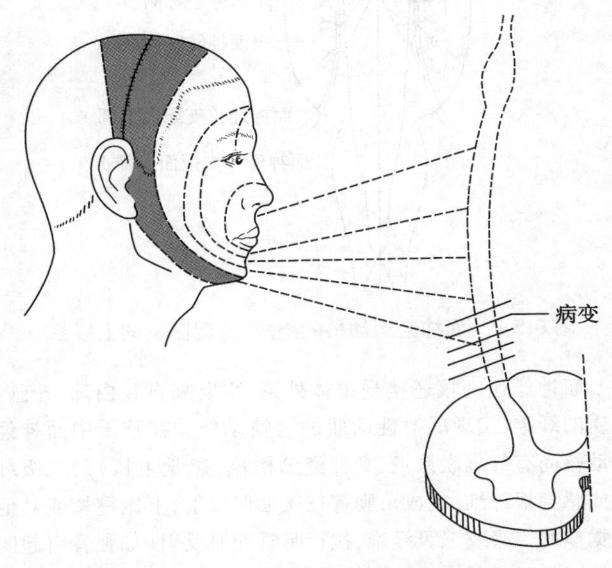

图 6-4-5　三叉神经损害的核型感觉障碍

在临床上，应注意三叉神经核性与核下性损害的鉴别，当三叉神经的周围支或神经根受损时的感觉障碍范围，与各受损分支或根的分布一致，且痛觉、温度觉、触觉同时受损。三叉神经脊束核受损时，呈核型皮肤分布特点（同心圆式或"剥洋葱"样），主要是痛觉、温度觉障碍而触觉存在的感觉分离（图 6-4-5），以及几乎都伴有延髓外侧部或颈髓上部（脊束核邻近结构）损害的表现。

3. 核上损害　核上联系主要是传导面部痛觉、温度、触觉的三叉丘系，一侧受损引起对侧面部感觉（痛觉、温度觉为主）障碍，可同时有累及其他结构的征象。三叉神经运动核受两侧皮质延髓束支配，一侧病变无临床表现，只有双侧损害时，则有两侧咀嚼瘫痪（核上瘫），下颌反射亢进，并可出现角膜下颌反射。此外，三叉神经感觉核（脑桥核、脊束核）发出纤维至面神经核、三叉神经运动核、疑核、迷走神经背核、舌下神经核和上、下泌涎核等，形成某些脑干反射弧（角膜、鼻、咽、流泪、泌涎、眼心等反射），一旦损害可能出现相应的反射改变。

三叉神经的核性和核上性损害，基本上是脑干病变，多见于脑桥及延髓的血管性病变、炎症、肿瘤等。

三、常见疾病

（一）三叉神经痛

三叉神经痛（trigeminal neuralgia）是指原因不明、表现为颜面部阵发性剧痛的特定疾病，反复发作常查不到病因，通常称为原发性三叉神经痛。但表现为颜面疼痛的疾病很多，如桥小脑角肿瘤、三叉神经瘤、延髓肿瘤、脑桥肿瘤、多发性硬化、鼻咽癌、转移癌、格拉代尼戈综合征（Gradenigo syndrome）、基底动脉瘤等，这些均称为继发性三叉神经痛或症状性三叉神经痛。三叉神经痛多见于中老年人，50 岁以上者居多，男与女之比为 1∶3。常为一侧全面部疼痛或眼支或第二、三支区同时疼痛，以第二、三支分布区的疼痛最多见，双侧三叉神经痛极其少见。疼痛性质如刀割、火烧。疼痛最常见的起始部位是鼻翼旁的面颊，立即向面其他部位扩散，甚至口唇及牙齿等均发生疼痛。因此患者不敢刷牙，进食困难，甚至风吹也可引起发作。疼痛突发突止，持续数十秒钟至 1~2 分钟不等。重者发作时伴有面部痉挛、面红、流涎、流泪，自捂其面（揉搓面部可缓解疼痛）并发出极度痛苦的呻吟，称之为痛性抽搐（tic douloureux）。常反复发作，一日可数十次。患者可指出面部某点或口腔内某处最为敏感点，如鼻翼旁、唇、齿龈等，包括咀嚼肌的运动、牙齿的触磨。触及该点立即发作，称之为"扳机点（tigger point）"。三叉神经痛初期，可有一段间歇期，数月数年不等，随着病情进展间歇期愈来愈短。本病很少自然痊愈。有极少数不典型三叉神经痛患者无疼痛发作，出现面部发作性难受不适、痒和面部过敏表现，应提起注意。

（二）三叉神经瘤

三叉神经瘤是起源于髓鞘施万细胞增生的良性肿瘤，有包膜，可囊性变。生长缓慢，可达十几年。三叉神经瘤也是常见的颅内肿瘤，占脑肿瘤的 0.2%~1%（有的报道是 2%~5%），多为成人患病，女多于男，有人统计女性是男性的 2 倍。三叉神经瘤的早期症状表现为患侧面部疼痛或麻木感，随着肿瘤生长压迫和损伤周围组织，出现不同的症状。起源于三叉神经感觉根的肿瘤，可侵犯听神经、面神经、展神经，出现听力障碍、复视、周围性面瘫，也可有小脑症状，如眼震、小脑性共济失调。三叉神经运动根受累，病侧颞肌、咬肌萎缩，咀嚼无力。肿瘤增大引起颅内压增高，头疼、呕吐。这些症状与听神经瘤很相似。肿瘤向下生长也可累及第Ⅸ、Ⅹ、Ⅺ对颅神经出现延髓瘫痪征象。生长于中颅窝的肿瘤可向内侵及海绵窦，同侧眼球前突、眼球固定，向前累及视神经则视力下降。向上压迫颞叶内侧皮质出现颞叶癫痫、幻嗅。还可出现颅内压增高，头疼、呕吐。

第五节　面神经疾病

一、临床解剖生理

面神经为混合神经，主要成分是支配面部表情肌的运动纤维，还有包含副交感纤维和感觉纤维的中间神经。在临床上面神经是最常受损的脑神经。面神经核群包括面神经核、脑桥泌涎核(上涎核)、孤束核,尚有与三叉神经脊束核的联系。

(一)运动系统

运动是面神经的基本功能,其相应结构有面神经的运动纤维和运动核,以及大脑的调控纤维束。

1. 面神经运动纤维 属于特殊内脏运动纤维。面神经核发出纤维向背内侧行走,向上弯绕展神经核形成面丘,随后向前、下、外侧伸延,于脑桥和延髓交界处的外侧部穿出脑桥,在小脑脑桥角处,与位听神经一起进入内听道;于内听道的底部与听神经分开而入面神经管,经鼓室后壁时发出一极短细的镫骨肌神经,在管内循前外→后外→下的迂曲径道,出茎乳孔,分出三小支至茎突舌骨肌、二腹肌的后腹、耳后肌及枕肌,主干入腮腺又分若干支,再互相吻合形成腮腺丛,最后组成五大终支,自上而下支配表情肌,可基本分为:①颞支:耳前肌、耳上肌、额肌、皱眉肌、眼轮匝肌上半部;②颧支:眼轮匝肌下半部、颧肌、鼻肌;③颊支:颊部和上下唇的肌肉,如笑肌、颧肌、上唇方肌、犬齿肌、颊肌、口轮匝肌、三角肌、下唇方肌等;④下颌缘支:颏肌、下唇方肌等;⑤颈支:颈阔肌等(图 6-5-1)。

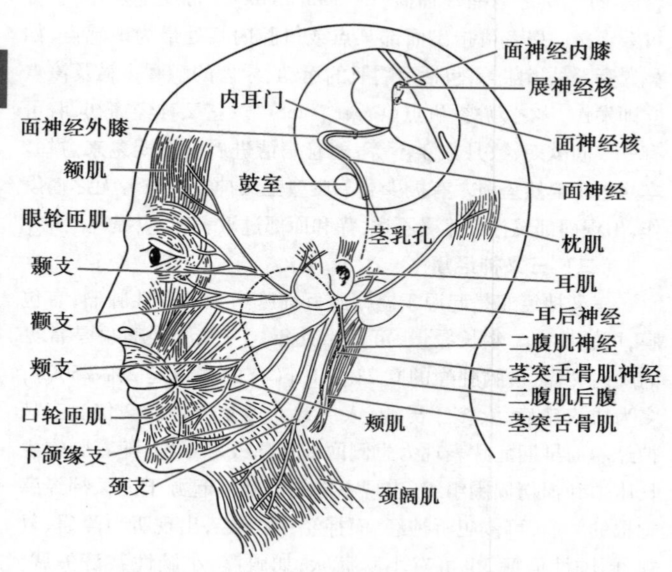

图 6-5-1 面神经运动纤维支配的肌肉

2. 面神经运动核 位于脑桥下部的网状结构深部,在三叉神经脊髓束核内侧,展神经核的前外方。神经核可以分为:背侧核支配额肌、皱眉肌、眼轮匝肌的上半部、耳后肌及枕肌;腹侧核至眼轮匝肌的下半部、下部面肌及颈阔肌;面神经副核则支配镫骨肌、茎突舌骨肌、二腹肌的后腹。

3. 核上联系 脑桥泌涎核及孤束核的核上联系尚未清楚。面神经运动核接受起于大脑中央前回下 1/3 的锥体束,其纤维经放射冠、内囊膝部、大脑脚内侧部分而到达脑桥,大部分交叉到对侧面神经背侧核和腹侧核,也有一小部分不交叉而至同侧面神经背侧核(图 6-5-2)。所以,形成面神经腹侧核只受对侧交叉过来的纤维即对侧单侧皮质支配,而背侧核则属于双侧皮质支配,导致随意运动时面上部肌肉常是双侧联合运动(如皱额、闭目),面下部肌肉则可单侧活动。

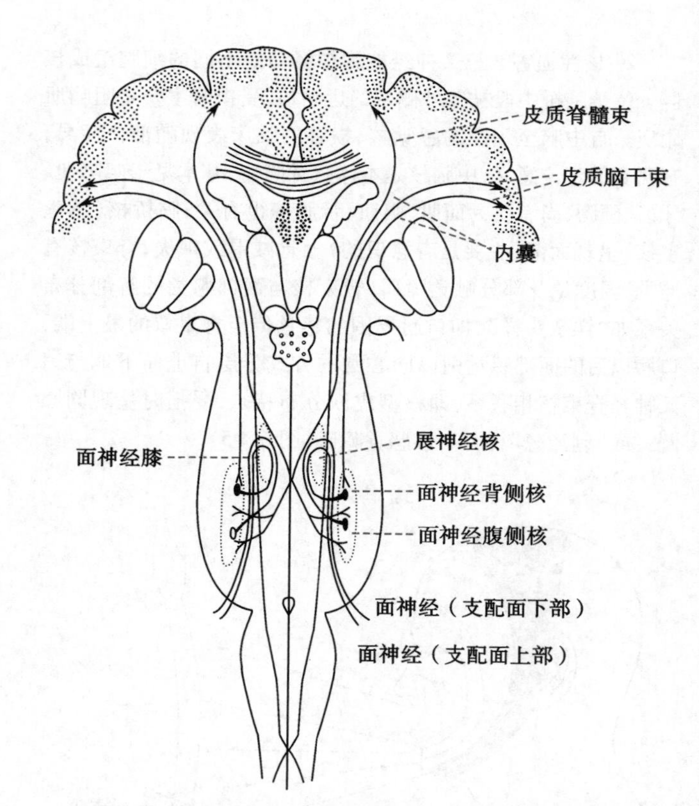

图 6-5-2 面神经运动核的组成、支配区及核上联系

面神经运动核还接受锥体外系,主要来自苍白球、丘脑、黑质的纤维,实现反射性面肌的表情动作。在脑干中面神经运动核尚有纤维联系:三叉神经脑桥核(感觉主核)的二级纤维或感觉根纤维,完成角膜等三叉面肌反射;上橄榄核或其他听觉核的二级或三级纤维,执行听觉面肌反射(如强音引起闭目及镫骨肌反射);上丘的纤维,进行视觉面肌反射,如强光引致闭眼。

(二)感觉系统

有特殊内脏感觉和一般躯体感觉,前者是舌前 2/3 味觉,后者有鼻腔、软腭、扁桃体和耳一小部分的浅感觉,以及面肌的深感觉。(附:在解剖上面神经中的感觉纤维和副交感纤维组成中间神经,进入内听道后与面神经的运动纤维合成一个神经,才将中间神经归属于面神经)

1. 味觉 舌前 2/3 味觉的第一级神经元的细胞体位于面神经管中的膝状神经节内,其周围突先在面神经中行走,然后进入面神经出茎乳孔以前分出的鼓索支;鼓索支在颅底下方与舌神经(三叉神经下颌支的分支)结合,传导舌前 2/3 的味觉。其中枢突经中间神经进入脑桥,终止于孤束核上部(第Ⅱ级神经元)。孤束核的纤维至上、下泌涎核,由此发出副交感神经纤维至涎腺,这是味觉引起涎腺分泌的反射通路。意识性的味觉通路则自孤束核发出的纤维交叉至对侧,沿内侧丘系上行至丘脑腹后内侧核(第Ⅲ级神经元),发出的纤维加入丘脑皮质束,投射到中央后回最下端的部的味觉中枢(43 区)(图 6-5-3)。

2. 躯体感觉 所有面神经支配的肌肉的深感觉,均通过中间神经传入三叉神经的中脑核;来自外耳道、鼓膜、耳廓的外

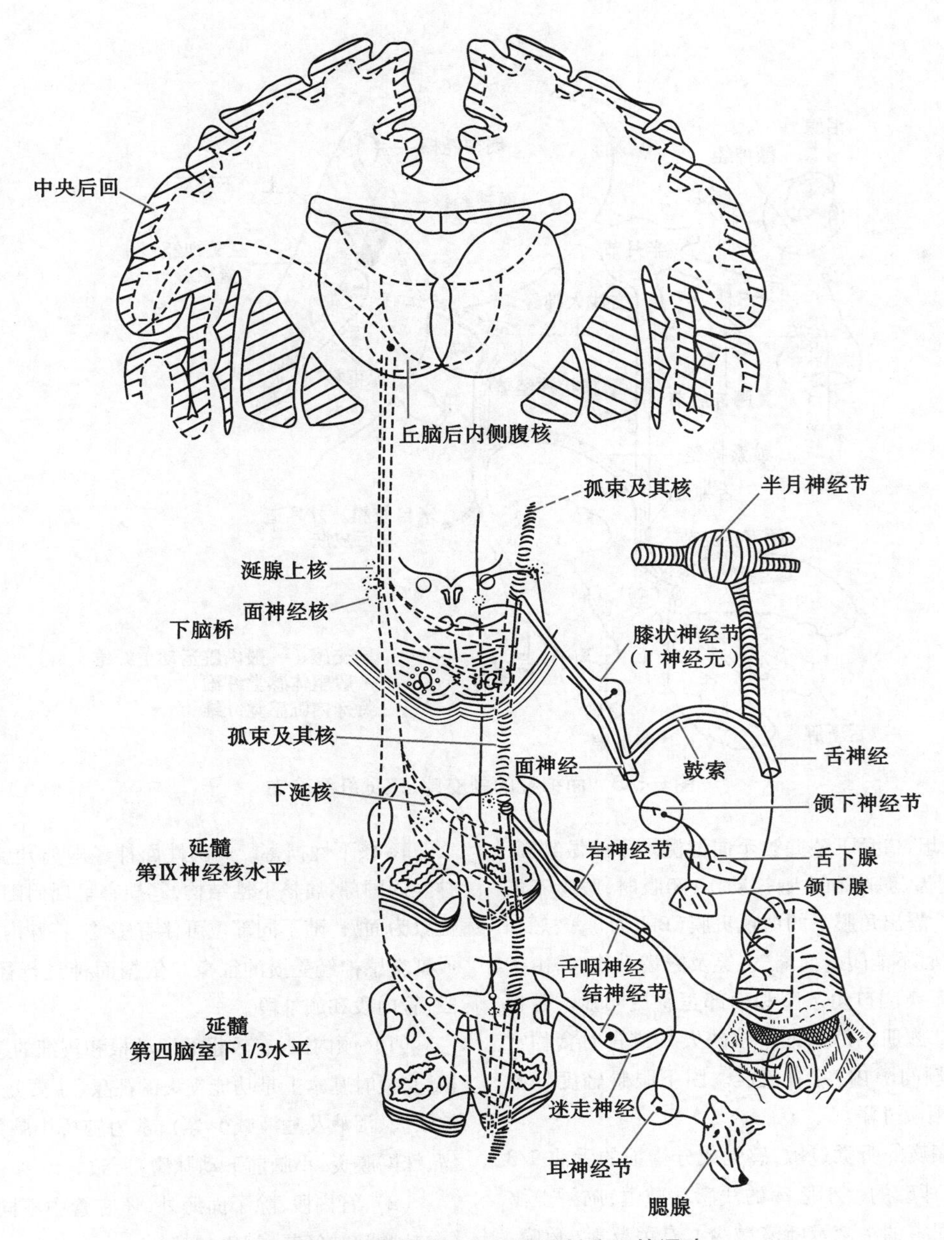

图 6-5-3　味觉传导和涎腺反射分泌的通路

侧面，以及耳后一个小区域的痛觉、温度觉和触觉（图 6-5-4），也由中间神经传导，止于三叉神经脊束核。

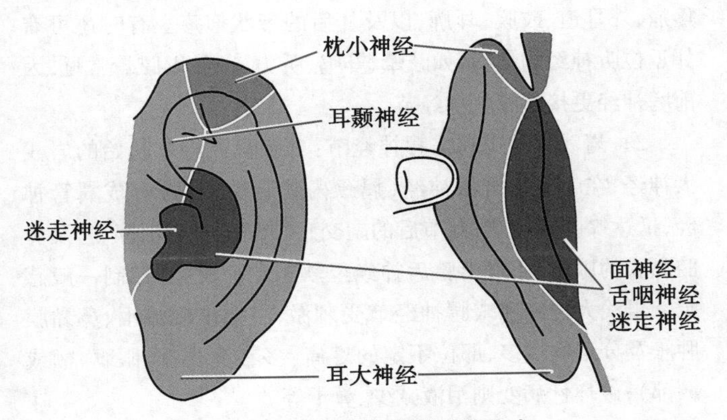

图 6-5-4　外耳的感觉神经分布

（三）副交感神经

为调控相关腺体分泌的内脏运动神经即副交感神经。脑桥上泌涎核发出的纤维，经中间神经、膝状神经节：①进入岩浅大神经、翼管神经至蝶腭神经节，其节后纤维经颧神经、泪腺神经分布于泪腺；②通过鼓索、舌神经而止于颌下神经节，其节后纤维到达颌下腺及舌下腺（图 6-5-5）。

二、临床征象和损害部位

（一）临床征象

面神经损害的功能障碍，按发生机制，基本上可分为两大类，即表现为刺激和破坏（功能丧失）的症状，临床上以后者常见。

1. 破坏症状　主要是面肌运动功能的障碍，临床呈现以表情肌为主的面肌瘫痪（简称面瘫），表情动作丧失，额纹消失，

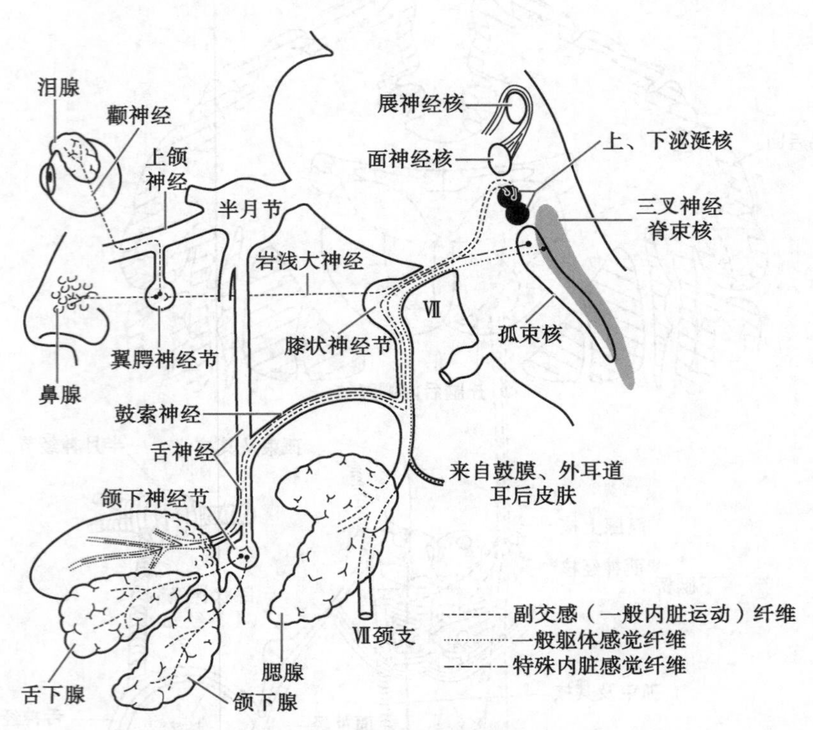

图 6-5-5　面神经的副交感、感觉纤维分布

眼裂扩大，鼻唇沟平坦，口角下坠并被牵向健侧。不能做皱额、蹙眉、闭眼、鼓腮、露齿、噘嘴和吹哨等动作；闭眼时，眼睑不能闭合，眼球转向上方，露出角膜下的白色巩膜（Bell 征）；鼓颊和吹哨时，因麻痹侧口唇不能闭合而漏气；笑及露齿动作时，由于健侧面肌收缩而使瘫痪侧口角下坠和面部歪斜更明显。舌根较低（茎突舌骨肌、二腹肌的后腹的牵拉缺失），进食时食物常滞留于麻痹侧的齿颊间隙内，并有流涎。因下眼睑轻度外翻（眼轮匝肌瘫痪）致泪液外溢。

尚可有镫骨肌瘫痪的听觉过敏；感觉成分受损的舌前 2/3 味觉缺失，外耳道和耳廓的一小区等的浅感觉减退；脑桥上泌涎核或副交感神经损害的泪液及唾液减少。有关反射（角膜、眉弓、噘嘴等）消失。

2. 刺激症状　面神经的中枢及周围通路受刺激时，均可引起面肌不自主运动。临床上最常见的是周围神经所致面肌痉挛，为阵发性不规则的半侧面部肌肉颤搐。严重者甚至可累及同侧颈阔肌。中央前回皮质的刺激性病灶所致局限性癫痫发作，表现为对侧面肌的强直性或阵挛性痉挛；基底节或锥体外系的病变，可以引起面肌的各种不规则运动过多（如见于舞蹈症）。还可有激惹感觉神经的外耳道或耳甲疼痛，脑桥上泌涎核或副交感神经兴奋性过强的唾液及泪液增加，以及鼻黏膜肿胀和分泌物增多。

（二）损害部位

面神经损害基本可分为中枢性和周围性（神经核、神经根、神经节及其各分支）两大部分，由多种疾病引起。根据损害部位不同，可分为：

1. 核下性损害　周围性面神经即离开脑桥的纤维组成面神经周围部，属核下性结构，其损害呈现周围性障碍，最核心的征象为面瘫，随不同部位可伴有感觉（特殊内脏、躯体感觉）和/或副交感神经受损的征象。依据面神经行径大致可分为颅内段、管内段和颅外段。

（1）颅内段：有较粗的运动根和较细的感觉及副交感混合根，受损时基本上是功能丧失的征象（主要是面瘫、舌前 2/3 味觉缺失、泪液及唾液减少等），常为脑桥小脑角病变（如听神经瘤、蛛网膜炎、小脑前下动脉瘤）所致。

（2）管内段：除了面瘫外，还有管中不同水平的几个分支（包括膝状神经节）损害的特征。

1）膝状神经节：破坏性病变的临床表现与颅内段的相似，当此处受带状疱疹病毒侵犯时，还可引起膝状神经节综合征（又称 Hunt 综合征）的特有征象，如耳甲部（中间神经分布区）疼痛，外耳道、鼓膜、耳廓，以及耳后的带状疱疹。有时还可有邻近位听神经的症状，如眩晕、耳鸣、听力障碍，以眩晕常见，因前庭神经更接近膝状神经节。

2）岩浅大神经和蝶腭神经节：自膝状神经节起始的岩浅大神经，在颅底与岩深神经（属颈内动脉交感丛）合成翼管神经，抵达蝶腭神经节；其节后的副交感纤维分布于泪腺、腭及鼻腔黏膜的腺体，还发出腭后神经至软腭和扁桃体，控制一般感觉。岩浅大神经和蝶腭神经节受刺激，主要出现流泪、鼻黏膜肿胀及分泌物增多、部位不定的疼痛（多在鼻根部、眼眶、额或颞部）；破坏性病变则泪液减少、鼻干等。

3）镫骨肌神经：镫骨肌可牵引镫骨向后，防止镫骨底板过度向前庭推进，缩小听小骨的振幅。当镫骨肌瘫痪时，听小骨的振幅增大，导致听觉过敏。

4）鼓索：含有味觉和副交感纤维，受损时舌前2/3味觉缺失，唾液（颌下腺及舌下腺）分泌量减少。

在面神经管内，除了嗜神经病毒（疱疹病毒多见）感染外，尚有很多感染性病变（如腮腺炎、猩红热、疟疾、多发性脑神经炎、局部感染等）、中毒和代谢障碍（如糖尿病、酒精中毒及维生素缺乏等），以及血管功能不全等都可损害面神经。由于面神经管与中耳及乳突等密切相邻，因此面神经瘫常是中耳炎、迷路炎、乳突炎及颞骨化脓性炎症的并发症，统称为耳源性面神经瘫。

（3）颅外段：为出茎乳孔的面神经，受损时仅单纯表现其支配肌肉瘫痪，以表情肌瘫痪最显著。极罕见单一终支受损，多为外伤引致，如颞支、下颌缘支所支配的肌肉瘫痪。

出茎乳孔后的面神经分支损害，可由腮腺的疾病或肿瘤，以及面部外伤等所引起。

一般而论，凡是面神经单独受损，几乎总是核下性周围性面神经瘫痪，最常见的是面神经炎，其次为耳源性、外伤性、耳部带状疱疹所致的面神经瘫痪。脊髓灰质炎（核性）偶可单独侵害面神经。

在疾病过程中尤其修复时，可出现在进食中反射性流泪（鳄鱼泪征）和/或颞部发红及出汗（耳颞综合征），可能是口腔腺的分泌纤维于病损后，再生方向紊乱，误入泪腺或耳颞神经所致。面神经损害不完全恢复时，可发生面肌痉挛和异常联带运动，后者常表现为闭眼时伴上唇颤动或额肌收缩、露齿时伴闭眼；其原因一般认为是再生神经纤维“错误地”长到正常时不支配的肌肉。

2. 核性损害　面神经核损害相关的临床征象包括：

（1）运动核：核性面瘫，临床表现：表情肌瘫痪（额纹消失、不能闭眼及鼓颊、鼻唇沟平坦、口角歪斜等），Bell征，泪液外溢，听觉过敏，舌根较低，角膜、眉弓等反射消失。

（2）上泌涎核：唾液分泌减少，泪液缺失。

（3）孤束核：舌前2/3味觉缺失。

（4）三叉神经脊束核：也接受经中间神经入脑的一般躯体感觉（鼻腔、软腭、扁桃体和耳一小部分），其受损的临床表现不太突出，可仅呈外耳的小区域浅感觉障碍。

脑桥内的病变最常见为血管性、肿瘤及炎症，其次为多发性硬化、延髓空洞症、进行性延髓麻痹、先天性面神经核发育不全等。

3. 核上性损害　基本是与运动核相关联的障碍。

（1）核上性面瘫：由于此核的背侧核是受双侧性支配，大脑皮质或锥体束损害时，面瘫主要发生在面下部（特别是口周围）的肌肉；而面上部的肌肉仍能皱额及闭眼，或较健侧减弱，有时可出现Rivilliod睑征即双侧闭眼可随意进行，健侧能单独闭眼，面瘫侧则不能，必须与健侧共同实行，才可闭合。

（2）反射性表情动作丧失：苍白球、丘脑、黑质的锥体外系下行纤维受损时，面肌可随意运动，但反射性的表情动作丧失，出现表情呆板、面具脸。此外在哭、笑等反射性情感动作时，尚可伴呼吸暂停或加速现象。

（3）其他：主要是脑干内联系的障碍，如三叉-面肌（角膜）、听觉-面肌（强音闭目）、视觉-面肌（强光致闭眼）等反射的消失。

4. 核上性、核性、核下性损害的区分　在临床上快速区别出面神经的核上性、核性、核下性损害，有重大的实用价值。通常主要依据面肌瘫来划分：

（1）核上性瘫：也称为中枢性面瘫，最大特征是病灶对侧面下部肌肉随意运动丧失即瘫痪，伴偏瘫。锥体外系受损的情感（笑或哭）性面瘫，也属中枢性面瘫。

（2）核性瘫：脑桥内病变累及面神经核的附近结构（展神经、锥体束、内侧丘系）损害，常伴同侧展神经瘫痪、对侧的偏瘫及偏身感觉障碍。在面神经核变性的相关疾病如进行性延髓麻痹及延髓空洞症时，面神经支配的肌肉可出现肌束颤动。

（3）核下性瘫：面神经穿出脑桥后的纤维损害所致，主要是全部面肌瘫痪，而不同水平的几个分支受损的特征（如听觉障碍、唾液及泪液分泌减少、舌前2/3味觉缺失），具有定位意义。面神经核下性各段的纤维组成（图6-5-6）和其受损的临床征象（表6-5-1、图6-5-7）。

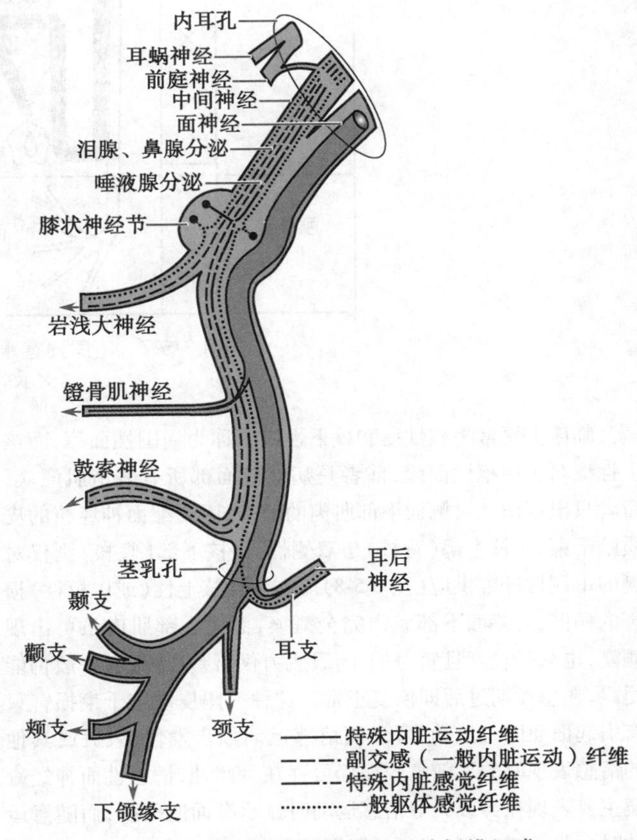

图6-5-6　面神经核下性各段的纤维组成

表 6-5-1　核下性面神经各段受损的临床征象

病变部位	常见病变原因	病变症状
鼓索起点以后	面神经炎	同侧面瘫
鼓索与镫骨肌神经起点之间	颅底骨折、中耳手术损伤、中耳炎	同侧面瘫，同侧舌前 2/3 味觉缺失，唾液分泌减少
镫骨肌神经与岩浅大神经之间	颅底骨折、中耳手术损伤、中耳炎	同侧面瘫，同侧舌前 2/3 味觉缺失，唾液分泌减少，听觉过敏
内耳门与岩浅大神经之间	颅底骨折、听神经瘤、带状疱疹	同侧面瘫，同侧舌前 2/3 味觉缺失，唾液分泌减少，同侧泪液分泌缺失，眩晕，耳痛和耳甲部带状疱疹，神经性耳聋
脑桥小脑角与内耳门之间	听神经瘤、脑底脑膜炎	除上述症状外，伴有其他脑神经（第Ⅵ、Ⅸ、Ⅹ、Ⅻ对脑神经）症状，颅内高压症

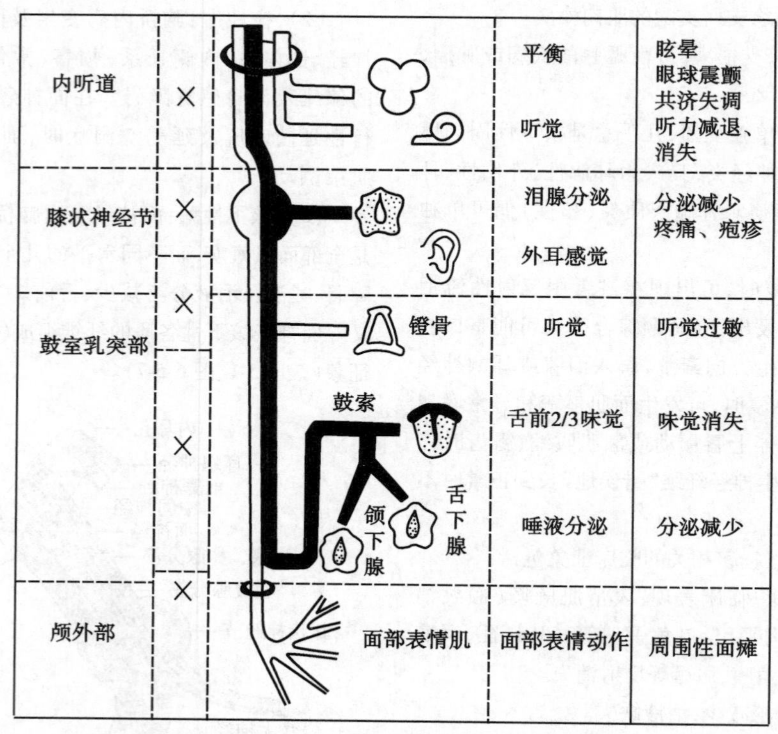

图 6-5-7　不同损害水平的周围性瘫的临床表现
×示病变部位。

临床上更常将核性瘫和核下性瘫合称为周围性面瘫，而核上性瘫名为中枢性面瘫，前者是病灶侧面部所有表情肌瘫痪，后者只出现病灶对侧面下部肌肉的瘫痪，因支配面神经核的皮质脑干束，对核上部（背核）是双侧性，而核下部（腹核）则仅对侧的单侧性纤维供应（图 6-5-8）。在急性核上性（或中枢性）损害的病例，对侧面下部肌肉完全瘫痪，而面上部肌肉虽可出现瘫痪，也只是轻度且暂时的，闭眼肌力仅略差，故患者一般仍能闭眼，在急性期过后即恢复正常。这种一侧皮质脑干束损害只有引起面肌随意运动瘫痪，而情感运动如自发性笑、哭或其他的情感表现时的不随意收缩仍可存在。此外，情感性面神经瘫痪主要表现在笑或哭等情感运动时显示有面肌瘫痪，而随意运动时面肌仍能收缩。此种情感性面神经瘫痪也有谓属于中枢性面神经瘫痪，是锥体外系的基底节、丘脑或丘脑下部损害所引起。

三、常见疾病

（一）面神经瘫

面神经瘫是原因不明的面神经病，过去一直称之为特发性面神经病，也称面神经炎。临床特点是急性发病，一侧面部表情肌瘫痪，闭眼不严，眼球上翻并露出白色巩膜，称 Bell 征，故将此病称为 Bell 瘫痪。急性发病，约一半患者在 48 小时内全部面瘫，几乎所有患者在 5 日内达到全面瘫。相当部分患者在面瘫前 1~2 日患侧耳后疼痛，有的相当强烈。发病后患者常不注意，被别人发现嘴歪，或晨起刷牙发现患侧口角漏水。鼓腮

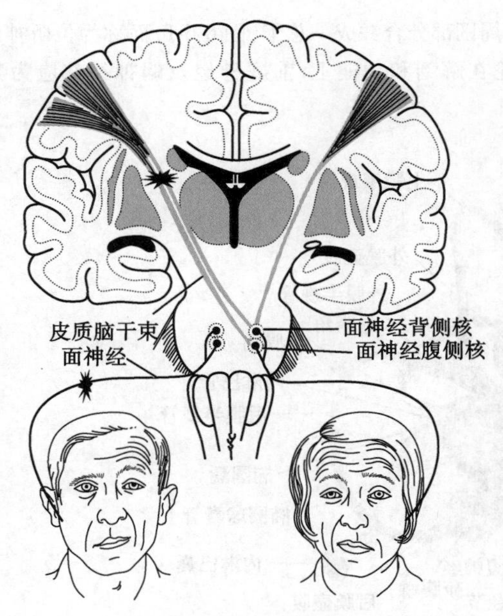

图 6-5-8 面神经瘫

患侧漏气,示齿口角偏向健侧。几乎所有患者都有定程度的味觉障碍,舌前 2/3 味觉丧失说明病变已达面神经分出鼓索神经交点水平。如有听觉过敏,即听声音失真,不能听大声,说明病变已累及镫骨肌神经支(镫骨肌神经支病变鼓膜不能松弛,鼓膜被三叉神经支配的鼓膜张肌牵张过紧之故)。急性周围性面瘫伴外耳道疱疹是膝状神经节病毒感染,称 Hunt 综合征。在面瘫极期有可能出现眩晕、患侧耳鸣及耳聋(尤其病毒感染,易同时累及前庭蜗神经)。Bell 瘫痪患者的恢复是味觉在先,运动在后。如果味觉在 1 周内恢复,这预示面神经瘫的恢复良好。如果运动功能在病后 5~7 日开始恢复,也是预后良好的标志。多数患者在 2 个月内恢复,少数患者恢复不全,主要是病变在面神经管内型,恢复不好的原因是面神经管狭小坚硬,肿胀的髓鞘使轴索的受压无法缓解最终导致神经变性。膝状神经节病变(Hunt 综合征)的恢复也不完全。恢复不完全的面神经瘫,常伴面肌痉挛和联带运动。面瘫侧的面肌痉挛,表现为口角、颊部、眼睑的肌肉出现小的较缓慢的抽动,使口角偏向病侧,眼裂变小,可误为正常侧,做露齿动作时口角仍然偏向健侧,做闭眼动作面肌痉挛侧(患侧)闭眼不严。联带动作有几种,瞬目时患侧上唇微动,露齿时病侧眼不自主地闭合,最引人注意的是鳄泪征(syndrom of crocodile tears),咀嚼时患侧眼流泪。

(二)急性炎性脱髓鞘性多发性神经病

急性炎性脱髓鞘性多发性神经病又称吉兰-巴雷综合征(GBS),可累及脑神经,其中包括面神经,详见第七章第六节。

(三)莱姆病

莱姆病(Lyme disease)是蜱叮咬人体传染的一种螺旋体病,病初皮肤出现红斑,曾命名为慢性游走性红斑(erythema chronicum migrans),后来确定是伯氏疏螺旋体(*Borrelia burgdorferi*,BB)感染所致。本病为多系统受累,包括皮肤、关节、脑膜、脑、脑神经、脊神经、心脏。脑神经受累以单侧或双侧面瘫常见。本病比较少见,既不像钩端螺旋体病那样急,也不像梅毒那样慢。病程大致可分 3 期。

第一期是皮肤感染期,蜱叮咬螺旋体入侵后数周或 1 个月左右,皮肤出现环形红斑,并围以环状卫星病变(annular satellite lesions),同时有疲乏无力、肌痛、头痛、关节痛,可伴有发热。此期持续数周到 1 个月,红斑自行消退。

第二期是脑膜脑炎、心脏病变期,皮肤病变消退后数周或数月出现,可有心脏症状。神经症状以无菌性脑膜炎表现为主,头痛、疲劳、恶心、呕吐、慢性乏力,检查可见颈强直。无菌性脑膜炎常并发颅神经瘫和周围神经根炎,这三者是 Lyme 病特征性的三联征,对本病有重要的诊断意义。此三联征可在本病播散的早期,蜱叮咬后或皮肤出现典型皮疹后 1~3 周出现。本病未经治疗,数月或数年可出现嗜睡、易怒、记忆错乱、情感抑郁等脑实质受累症状,即脑炎,所以本病为脑膜脑炎型。个别病例出现抽搐、舞蹈样运动,小脑共济失调、痴呆等,但不常见。心脏症状以心肌受累多见,其次是心肌炎、房室传导阻滞。神经和心脏病变可同时存在或各自单独出现。

第三期是脑神经、脊神经病和关节炎期,脑神经病最常见的是一侧或双侧面神经瘫,在脑膜炎时就可出现面神经瘫,其他脑神经也可受累,包括视神经、动眼神经、滑车神经、展神经、听神经、舌咽神经、迷走神经等。1/3~1/2 的脑膜炎患者有多发性神经根炎或周围神经病,可有下述几种类型:多发单神经病综合征(syndrome of multiple mononeuropathies)、腰丛或臂丛神经病、以感觉为主的多神经病、轴索性多发神经病。在疾病的后期单个或多个关节受累,膝关节病最常见,主要是滑囊炎。第二和第三期的临床表现可混杂存在,而且时间上也前后不一。

(四)Bickerstaff 型脑干脑炎

研究发现 Bickerstaff 型脑干脑炎与吉兰-巴雷综合征(GBS)及 Fisher 型 GBS 有共同的 IgG 抗神经节苷脂抗体(GQ_{1b})阳性,故认为是原因不明的自身免疫性疾病。病变侵犯脑干(包括脑桥、延髓和中脑),上达丘脑。临床前驱症状为发热、头痛、呕吐、咳嗽、全身疲乏无力、肌痛等类似上呼吸道感染症状。有的患者前驱症状是胃肠道感染症状,如腹痛、腹泻。初期睡眠多,逐渐出现意识障碍,重者昏迷。脑神经症状以眼外肌麻痹常见,上睑下垂,复视,侧视和上视受限,下视瘫痪少见。面瘫多见,周围性且为双侧受累。听力下降、构音障碍、吞咽困难等多组颅神经病表现。运动障碍表现为小脑性共济失调明显,肢体运动障碍轻,初期肌力低下,腱反射消失。半数病例病理反射 Babinski 征阳性。无脑膜刺激征。病程 1~8 周达高峰,3~18 个月恢复,预后良好。

第六节 前庭蜗神经疾病

一、临床解剖生理

前庭蜗神经又称位听神经,为第Ⅷ对脑神经,由内耳膜迷路神经细胞及其神经纤维即前庭神经和蜗神经组成（图 6-6-1），前者传导听觉，后者传导空间的定向冲动，控制平衡。这两神经各有其不同的末梢感受器、脑干神经核、中枢径路及中枢，只因其周围部分合并成一总干（图 6-6-1）而称为位听神经。因此，不论在解剖和功能上，前庭神经及蜗神经都应为独立的神经。

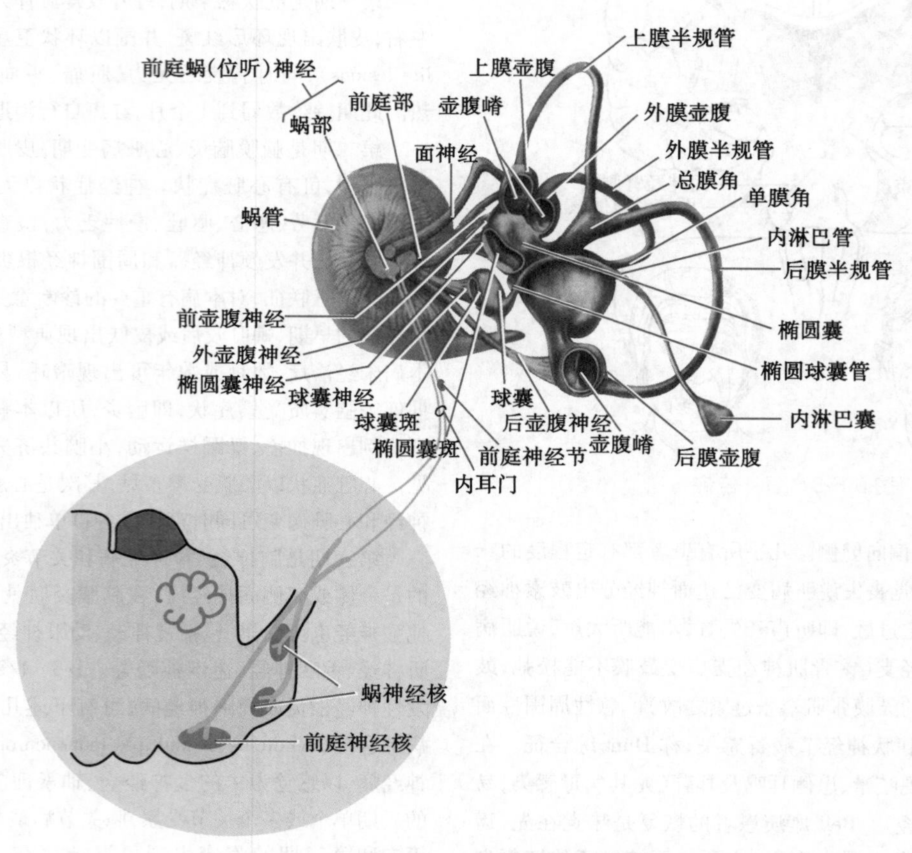

图 6-6-1 内耳迷路及其神经联系

6

（一）前庭神经

前庭神经是传导位置觉和平衡觉的感觉神经，与前庭器、前庭神经核及核上联系组成前庭神经系统（简称前庭系统）（图 6-6-2）。

1. 前庭器 依据形态及功能分为前庭（椭圆囊、球囊）和三个半规管，前者的囊斑及后者的壶腹嵴均由毛细胞和支持细胞组成，细胞表面有一层胶质膜（在囊斑上是耳石膜，壶腹嵴上的是终帽）。囊斑感受头部运动时的位置觉，椭圆囊是前后、左右向，球囊为上下方运动，于是头部作各方向直线运动或倾斜时，均能刺激毛细胞而产生兴奋、冲动。头部旋转运动时，膜性半规管内淋巴流动，使终帽变位而刺激毛细胞，引发神经冲动。

2. 前庭神经及其核群 由双极神经元胞体组成的前庭神经节位于内耳道底，其周围突与前庭器相连，末梢分布于毛细胞周围。前庭神经节的中枢突组成前庭神经，并与蜗神经一起组成前庭蜗神经，经内耳道入颅后窝，于脑桥延髓交界处进入脑干，前庭神经纤维除了一部分直接至小脑外，其余均终止于四个前庭神经核：上核（Bechterew 核）、外侧核（Deiters 核）、内侧核（Schwalbe 核，即主核）和下核（脊核）（图 6-6-3）。

3. 核上联系 前庭神经核群发出的纤维分别至相关结构，执行一定生理功能。

（1）内侧纵束：大部分纤维来自前庭神经核群（内侧核、上核、脊核），可至脑神经运动核（第Ⅲ、Ⅳ、Ⅵ、Ⅸ、Ⅺ对脑神经）及颈髓前角（图 6-6-4）。当头部突然改变位置时，囊斑受刺激引起姿势性两眼同向偏视；头部旋转时，半规管内淋巴流动而刺激壶腹嵴，则诱发眼球震颤。

（2）小脑：前庭神经核群（内侧核、上核、脊核）与小脑（皮质、顶核）有往返的纤维联系，包括前庭小脑束和小脑前庭（主要为外侧核）束，前者将人体（主要为头部）在空间的位置觉传入小脑，后者调节眼外肌及颈肌的协调运动，维持身体平衡（图 6-6-5）。

（3）脊髓：大部分是前庭外侧核和小量为前庭脊核的纤维组成前庭脊髓束，至脊髓前角，维持肢体肌肉的紧张度（特别是伸肌的张力），以调整姿势、保持平衡（图 6-6-4、图 6-6-5）。

（4）网状结构：前庭内侧核的纤维可到脑干两侧网状结构及脑神经运动核（如迷走神经背核、泌涎核等），协助调节内脏活动。

（5）丘脑、大脑皮质：前庭神经核与丘脑及大脑皮质之间有纤维联系，确切径路尚不十分清楚。有观点认为前庭神经核

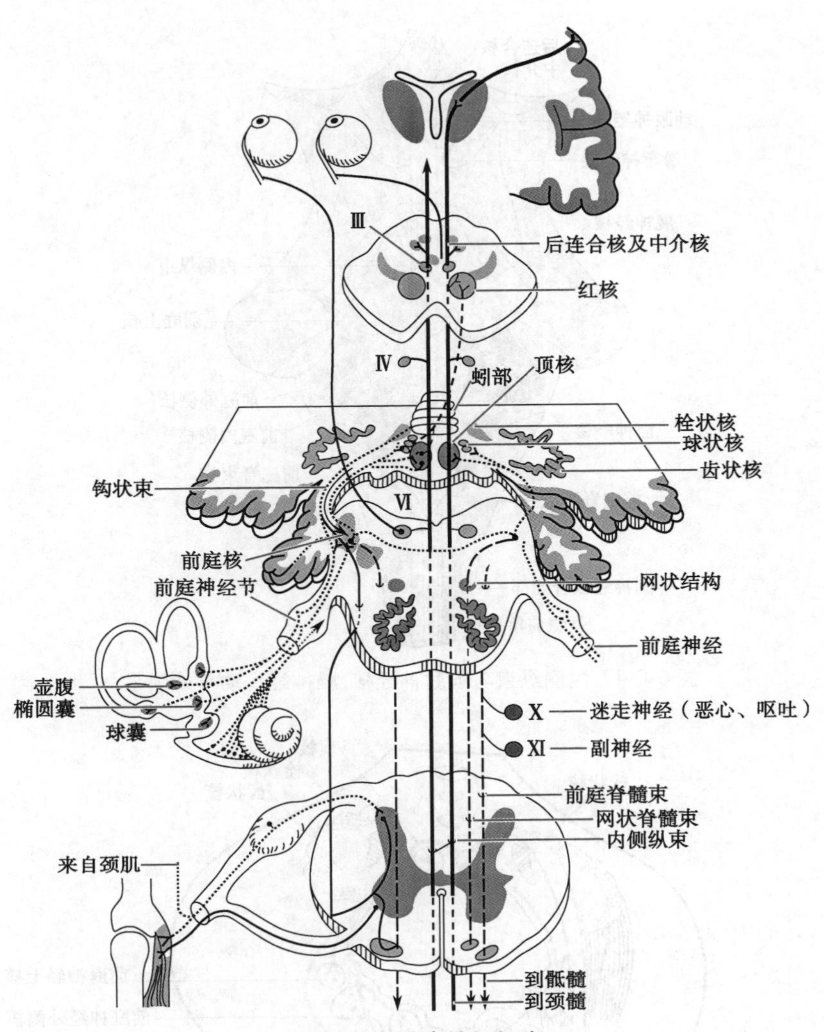

图 6-6-2　前庭神经径路

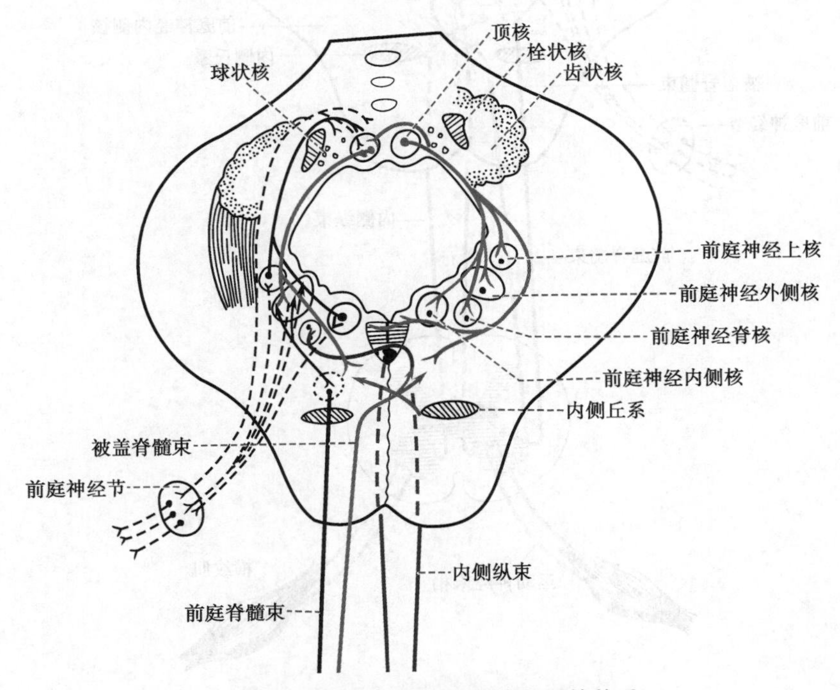

图 6-6-3　前庭神经核与前庭神经的关系

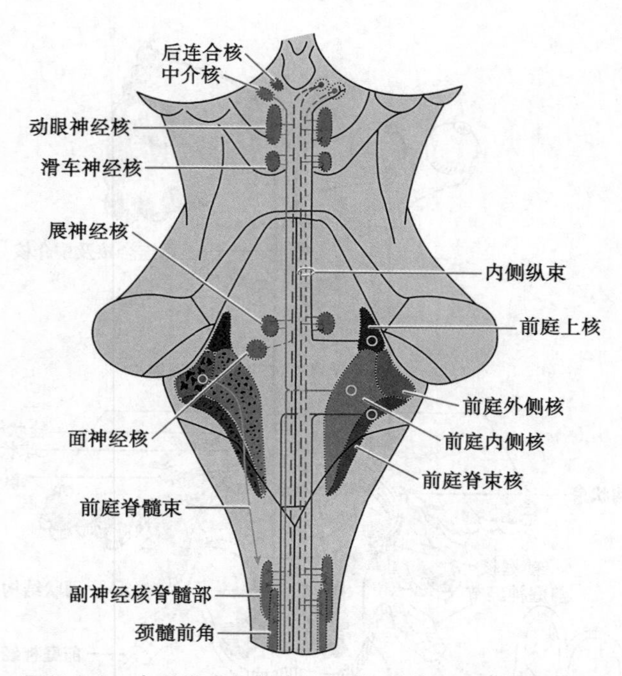

图 6-6-4　内侧纵束与前庭神经核、脑神经运动核的联系

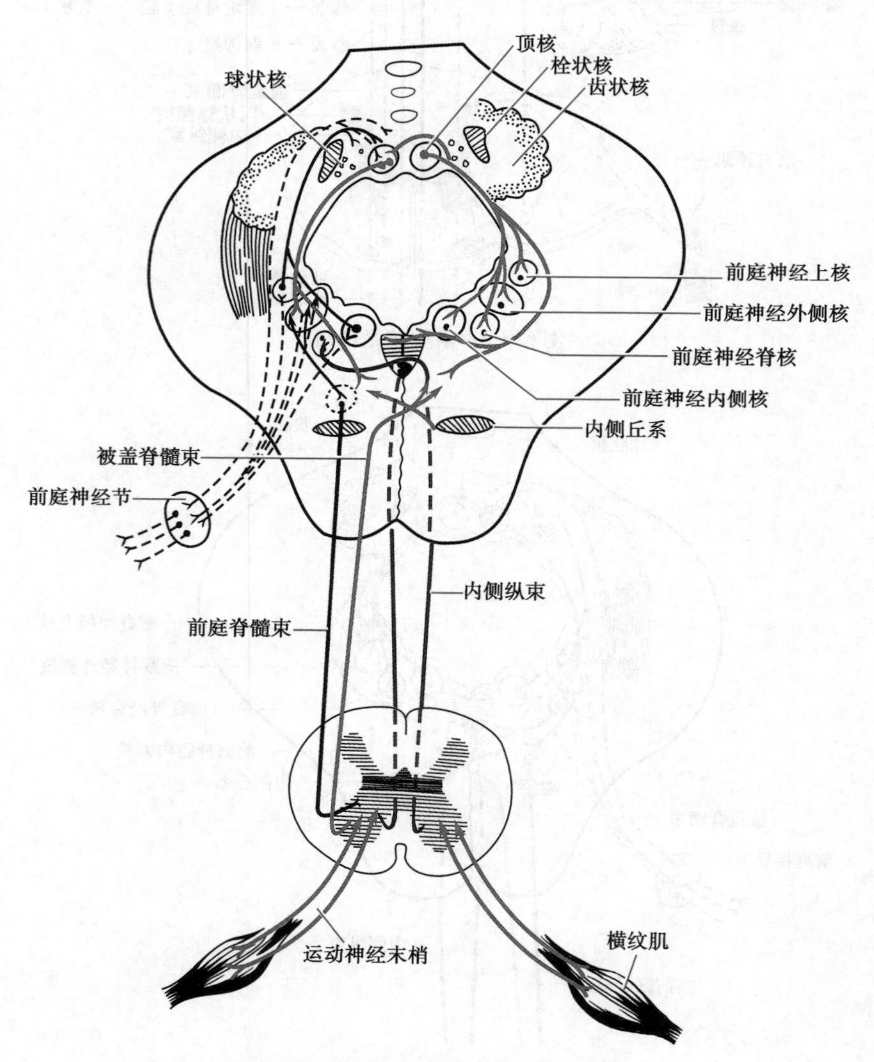

图 6-6-5　前庭神经核与小脑、脊髓的联系

的纤维在脑干两侧上行至丘脑，也有不同观点指出前庭神经的纤维，有交叉和不交叉的均上行至下丘，其后再发出纤维直接或间接（经内侧膝状体）抵达大脑颞叶皮质前庭区。

通过这些联系，前庭系统提供有关躯体在空间和运动位置的信号，可影响躯干、肢体及眼球的位置、活动，调节机体对于加速度的反应和躯体（包括头部、眼球、躯干及肢体）平衡。

（二）蜗神经

蜗神经为传导听觉的感觉神经。耳蜗为内耳迷路的前部，由螺旋形骨管卷曲而成，形似蜗牛；在骨性蜗管中套有膜性蜗管，分别充满内外淋巴液。膜性蜗管的基底膜上有含毛细胞的螺旋器（Cortis 器），毛细胞被螺旋神经节内双极细胞（第Ⅰ级神经元）的周围突所包绕，而双极细胞的中枢突组成蜗神经。每一螺旋器与基底膜上的若干纤维相连，基底膜纤维近蜗底部的较短，主要感受高音，近蜗顶部的则较长，主要感受低音。

声波经外耳、中耳传至内耳，引起外淋巴及内淋巴震动，刺激毛细胞，冲动沿蜗神经至前庭蜗神经，经内耳道入颅后窝，于脑桥小脑角处入脑。在脑桥和延髓交界处的蜗神经核（第Ⅱ级神经元），分成耳蜗腹核（位于绳状体的腹外侧）和耳蜗背核（绳状体的背外侧），前者的纤维越过中线上行，成为外侧丘系，后者的纤维在第四脑室底部交叉至对侧，加入外侧丘系，两者（主要是背核）均有少量纤维入同侧外侧丘系。所有纤维从外侧丘系到达下丘，并经下丘臂而至内侧膝状体，其后经内囊豆状核下部，终止于颞上回的 Heschl 颞横回前部的皮质听觉中枢。有少量纤维经（主要是背核）同侧外侧丘系上行传导至皮质听觉中枢。由内侧膝状体及下丘还发出反射性的联络纤维，经顶盖延髓束至眼球运动神经核及其他脑神经运动核，使听觉与眼肌、头部运动发生联系（图 6-6-6）。

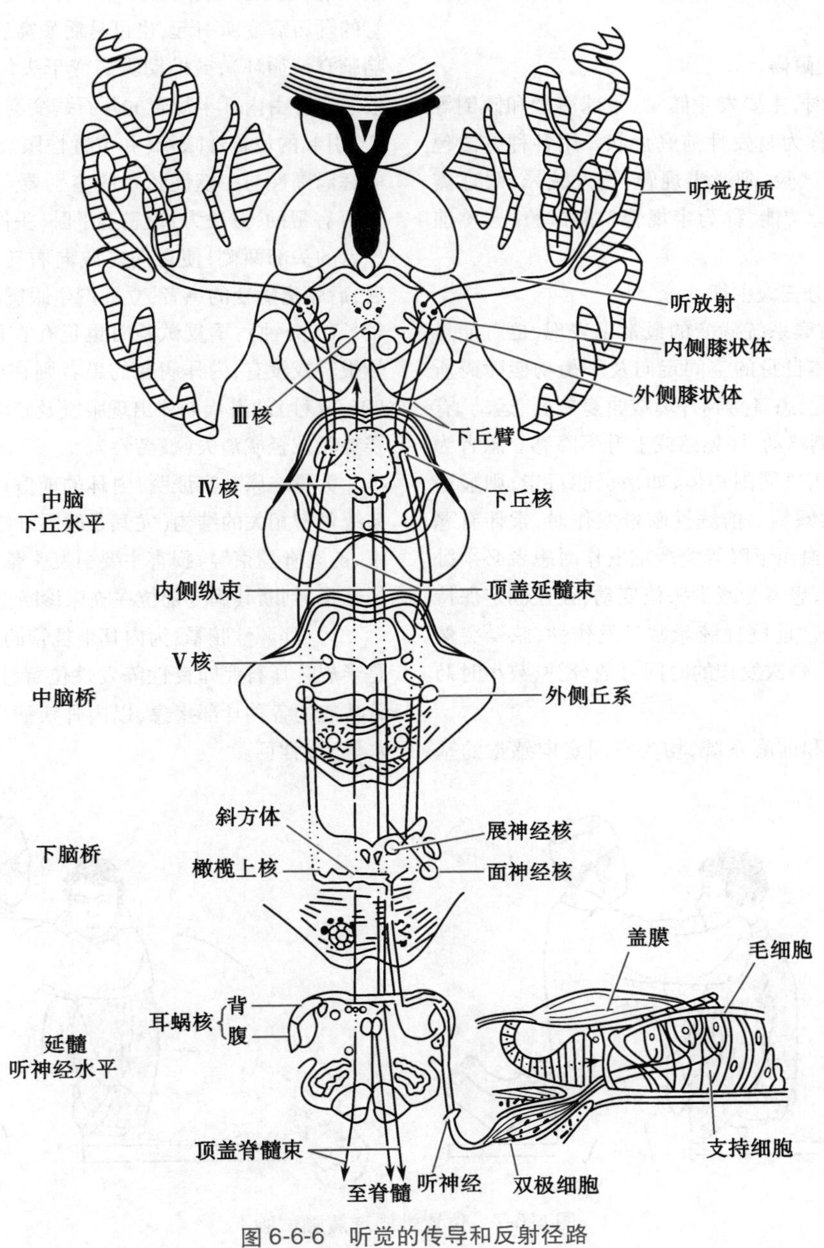

图 6-6-6　听觉的传导和反射径路

外侧丘系有部分纤维到邻近的灰质核团如上橄榄核、下丘核等，其后发出一部分纤维至其他脑神经运动核或脊髓前角，形成听觉反射径路，如上橄榄核分出纤维，抵达展神经核构成声刺激而引起侧视反射；至面神经核的强刺激形成闭眼；到达副神经核和颈髓前角，使头部反射性转向声源方向。

二、临床征象和损害部位

前庭神经和耳蜗神经可视为两个互相独立的系统，其结构及生理功能较复杂，损害的临床表现却相对单一，不少仅是功能障碍，但受累区域、机制、原因等可有显著差异。因此，按两个系统以症状或体征为核心，分述各自的特点，可能更符合临床实际。由于有些中枢通路不像其他脑神经清晰，受损的征象欠典型，故较少用核上性，常以中枢性概括。在核性和核下性损害的分析中，尽管多用疾病术语，但实质上依然是以解剖结构为主的定位诊断。

（一）前庭系统功能障碍

前庭系统受到刺激时，主要发生眩晕、眼球震颤和倾倒等征象，因病变而发生的，称为自发性前庭症状。用各种方法包括变温、旋转、直流电等试验，刺激半规管，诱发眩晕、眼球震颤、倾倒等，以确定半规管功能，称为半规管功能试验（曾称前庭试验）。

6

1. 临床征象基本可分三大主征。

（1）眩晕：眩晕是前庭系统病变的最常见表现，也可能是患者的唯一主诉。为人体自身的空间定向及平衡功能障碍所引发的运动性错觉或幻觉，患者感到外境或自身旋转、运动，有时也可感外周景物向一侧移动、摇晃感或上升下降感。患者为稳定自己避免跌倒常需抓住周围物体，如果仍能行走，则显著地偏向一侧，有时可突然倾倒。前庭性眩晕发作时，常伴有恶心、呕吐，甚至面色苍白、血压下降等。严重发作时患者必须卧床，而且常受头位所影响，患者为减少头位变动，往往固定保持一个姿势，直到发作消失。前庭性眩晕常呈发作性，眩晕突然发生，有时在耳鸣后开始，每次发作的时间可数分钟、数小时乃至数天不等。

视觉、触觉、深感觉和前庭系统，均为空间定向感觉的基本结构，但在功能上有所不同，视觉感受周围物体与躯体的相互距离及位置关系，触觉和深感觉传导肢体关节及体轴姿势，前庭系统受理躯体位向和运动方向，三者最后统一成为躯体在空间的定向感觉。视觉、深感觉及触觉仅为辅助作用，病变时出现头晕，而前庭系统则处于主导地位，是产生眩晕的主要原因。

既往临床上按解剖结构，将眩晕分为前庭周围性与前庭中枢性，前者由内耳及前庭神经的病变所引起，后者系前庭神经核及其中枢径路的病变所致。前庭神经核在解剖中属于中枢结构，但受损时的临床表现更像前庭周围性眩晕（中枢性眩晕与周围性眩晕详见第五章第二节）。

有的病例其眩晕的发生与头部位置有密切关系，在某一特殊位置，例如向左、右侧卧，或头向左、右或前后转动时产生眩晕，或使眩晕加重，此种眩晕又称为位置性眩晕，可由内耳半规管的耳石病变所引起，也可是后颅窝病变（如肿瘤、蛛网膜炎影响脑脊液循环），或椎动脉病变于头位改变时影响血液循环所致。这种由内耳半规管的耳石病变与后颅窝病变（如占位性病变）引起的位置性眩晕（和位置性眼震）的鉴别，除了可以参考前庭周围性与中枢性眩晕的鉴别要点外，做位置试验（图 6-6-7）可有帮助，方法为：让患者平卧，头仰 45°，检查者用双手抱住患者的头部两侧，使之向左或向右转动 45°，在这种激发姿势后，后颅窝病变的患者，立即产生眼震而无潜伏期，且持续时间较长（1 分钟），重复试验时也仍存在而无疲劳性，但主要的眩晕很轻或没有；内耳病变的患者则在姿势激发后，需有数秒钟（0~20 秒）的潜伏期才出现眼震及眩晕，短时间后适应，重复该姿势时减轻或消失（疲劳性）。

大量临床观察证明，内耳的前庭（椭圆囊、球囊）及与前庭系统紧密相关的结构（尤其是联系纤维，如内侧纵束、前庭小脑束、前庭脊髓束等）损害主要引发头晕。因此，对前庭系统受损的眩晕，判断其病变部位在临床诊断上十分重要。

1）耳源性眩晕：为内耳半规管的功能障碍所致，最典型的是半规管耳石症即良性阵发性位置性眩晕。主要是损害半规管功能的各种耳部疾患，以内耳疾病（如迷路的炎症、外伤、积水等）最常见。

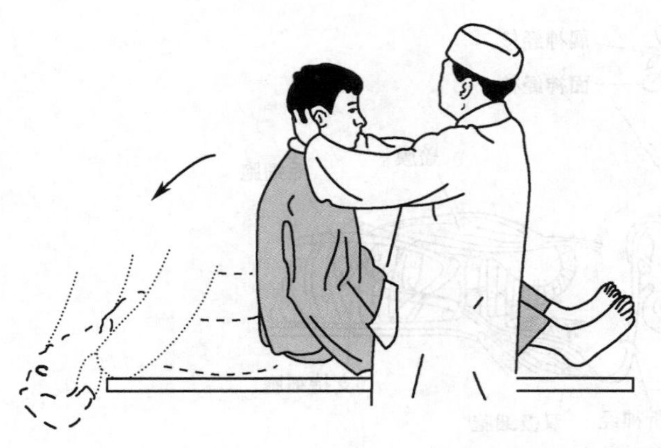

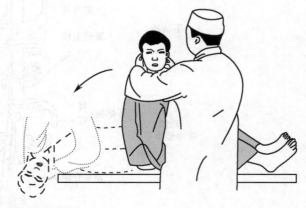

图 6-6-7　位置性眼球震颤试验

2）前庭神经性眩晕：系前庭神经病变引起，以脑桥小脑角的肿瘤、炎症、外伤等较多见。

3）脑性眩晕：脑内疾患（血管性、感染、肿瘤、变性或外伤等）损及前庭结构所导致，主要有：①前庭神经核（延髓中的前庭神经核）；②小脑的绒球小结叶（属古小脑）；③大脑皮质颞上回前庭区，多为短暂性，常是癫痫发作的一种表现形式。

（2）眼球震颤：为双眼的一种不随意、节律的同向往返运动，属于皮质下的反射活动，也是眼肌共济失调的表现。正常时两侧前庭系统处于平衡状态，当一侧前庭系统（半规管、前庭神经或前庭神经核）受到刺激或破坏时，这种平衡状态即丧失而产生眼震，但刺激性和破坏性病变产生的眼震方向相反。

眼球震颤可分为慢相和快相，前者呈现两侧眼球缓慢移向某一方向的动作，系前庭系统病损的一种自发性眼球运动；后者则为慢相之后双眼迅速恢复原位的动作，是大脑皮质调节的一种继发性反射性眼球运动。头位由左向右旋转，当旋转停止时右水平半规管的内淋巴为离壶腹运动，左水平半规管的内淋巴则是向壶腹运动，因此，左侧所受刺激较右侧强，眼球震颤快相及主观眩晕觉向左，眼球震颤慢相和肢体偏斜向右（图 6-6-8）。

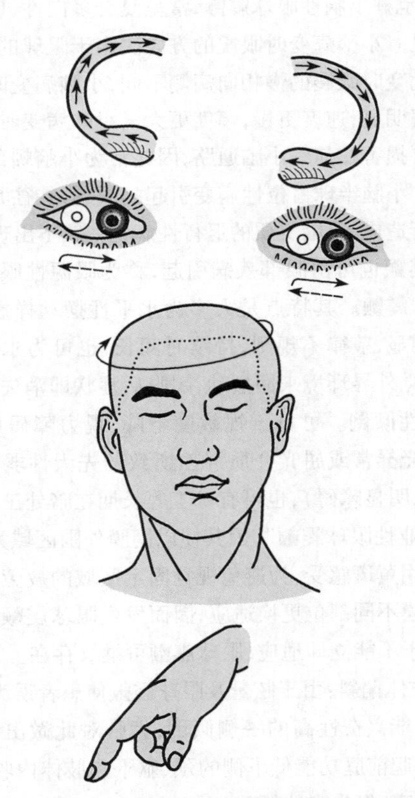

图 6-6-8　眼球震颤和肢体偏斜与半规管内淋巴流动方向的关系

由左向右旋转停止时，因惯性作用水平半规管的向壶腹刺激强于离壶腹刺激，所以眼球震颤慢相（虚线箭头）和肢体偏斜向右，眼球震颤快相（线箭头）及主观眩晕觉向左。

半规管内淋巴流动的刺激，冲动经前庭神经主要传入前庭内侧核及上核，再由核发出二级纤维即内侧纵束至第Ⅲ、Ⅳ、Ⅵ对脑神经核，引起相应眼外肌收缩，产生眼球震颤的慢相运动；有观点认为慢相运动牵拉相应拮抗肌而刺激本体感受器，冲动传至大脑皮质感觉区，再转到运动区，由此区发出下行传导束至眼运动神经核，使拮抗肌收缩而形成快相运动（图 6-6-9）。

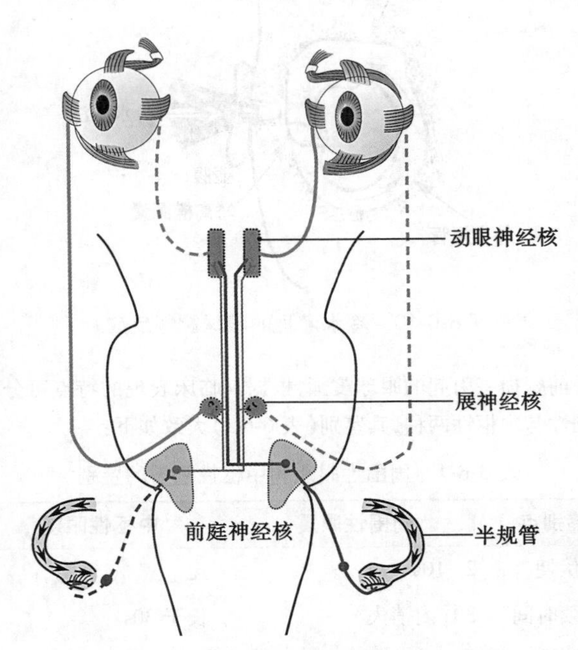

图 6-6-9　眼球震颤慢/快相的神经径路

眼震的方向，特别是结合诱发性眼震的方向对病变的定位有一定帮助。一侧前庭系统破坏时产生的自发性眼震方向是慢相向病侧，可以伴有眼、头偏向病侧；刺激性病变的眼震方向则相反。因此，一个慢相向左的眼震，可以是左侧前庭系统的破坏性病变引起，也可由于右侧的刺激性病变所致，但是一般刺激性病变的眼震持续较短而常被忽视。临床上较常见的是破坏性病变引起的眼震。变温试验是使迷路半规管的内淋巴因温度不同而改变其流动，灌注冷水相当于破坏性病变，灌注热水则相当于刺激性病变。因此，在正常者左耳灌注冷水（约30℃），眼震慢相向左（图 6-6-10），左耳灌注热水（约 44℃）时，眼震之快相向左；灌注时不发生眼震，则表示该侧水平半规管功能丧失；若在检查前已有自发性眼震，慢相向左的眼震表示左侧前庭破坏性病变或右侧前庭的刺激性病变。如于左耳灌注冷水，正常应为慢相向左的眼震，若患者原有的自发性慢相向左的眼震更加强烈，则为右耳刺激性病变；若原有眼震为左侧前庭破坏性病变所致，则左耳灌注冷水刺激对于原有眼震并无影响，但右耳灌注冷水时使原有眼震消失。故变温试验不但可以决定水平半规管功能丧失与否，并可鉴别是刺激性还是破坏性病变。

由前庭系统或其中枢径路的病变引起的眼球震颤，称为真性眼球震颤，其特点为具有快、慢相的节律性，可有水平、垂直、旋转及斜向性等不同方向，伴有自发性倾倒、听力障碍或脑干等中枢神经系统损害的症状。

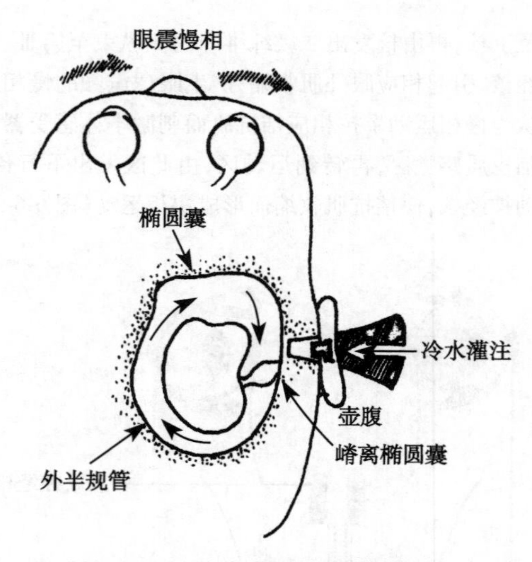

图 6-6-10 冷水灌耳的眼球震颤反应

前庭损害引起的眼球震颤，根据其临床表现的特点可分为周围性与中枢性两种，其鉴别（表 6-6-1）大致如下：

表 6-6-1 周围性眼震和中枢性眼震的鉴别

鉴别点	周围性眼震	中枢性眼震
潜伏期	2～10s	无
持续时间	30s 内消失	长于 30s
疲劳性	有疲劳现象	不疲劳
头位	常只在一个头位引出眼震	可于多个头位引出眼震
眼震平面	水平旋转性或旋转性	垂直性、斜性或不定
伴随症状	多伴剧烈眩晕	偶有眩晕，程度轻
构成比	占位置性眼震的 85%～90%	占位置性眼震的 10%～15%

周围性前庭性眼球震颤：系内耳半规管、前庭神经、前庭神经核受损所致的眼球震颤，多为水平性、旋转性，存在固视抑制，慢相向病侧，持续时间较短（一般不超过 3 周），多呈发作性；伴有明显的眩晕，且与眼球震颤程度一致，闭目后并不减轻。躯体常向眼震的慢相的方向倾倒，常伴有听力障碍。见于膜迷路积水、迷路炎、急性前庭神经损伤等。

中枢性前庭性眼球震颤：指前庭神经核以上尤其中枢通路病变引起的眼球震颤，方向不一，可为水平、旋转、垂直、斜向，但垂直性眼震多为前庭中枢性病变，固视抑制阴性；持续时间较长，不一定伴有明显眩晕，且眩晕与眼震程度不一致，倾倒方向与眼震的方向无肯定关系，多无听力障碍。病变多数累及脑干（尤其脑桥的中枢通路）或小脑，中脑以上病变直接引起眼震者罕见。

前庭系统的刺激性和破坏性病变均可引发眼球震颤，按受损部位可基本包括前庭器和前庭神经、脑干、小脑，具体如下：

前庭器和前庭神经受损：前庭器和前庭神经属于前庭系统的外周结构，又将其受损的眼球震颤称为周围性眼球震颤。前庭器、内耳半规管或前庭神经刺激性病变引起的眼球震颤，多为水平性，也可为旋转性，快相向病灶侧，持续时间较短，多呈发作性；头及肢体向病灶侧倾斜。当病变由刺激性转为破坏性时，眼球震颤、头及肢体倾斜方向相反（健侧），一般经 3～6 周眼球震颤可消失，这是对侧前庭神经纤维功能代偿的结果。由于病变可波及耳蜗或蜗神经、面神经，临床上往往同时伴有听力障碍或面神经瘫。常见于耳部（尤其内耳）疾病损及半规管，侵犯前庭神经的听神经瘤、后颅窝蛛网膜炎等。

脑干受损：眼球震颤由前庭神经核群和内侧纵束损害引起（又称为脑干性眼球震颤），前者的核较分散，而后者则纵贯脑干全长，于是受损程度不一，眼球震颤及肢体倾斜的临床表现有较大差异，也不一致。眼球震颤方向：在延髓（前庭神经核群）常见旋转性（损害左侧呈逆时针、右侧则顺时针旋转）；脑桥以水平性多见，因常伴展神经受损，眼球震颤可不典型；中脑常为垂直性，也可呈搏动性眼球震颤（眼球前突及后缩的前后向移动）。多见于脑干的肿瘤、血管病、炎症、多发性硬化、中毒、延髓空洞症、遗传变性等疾病。

小脑受损：一般认为小脑病变影响了邻近的前庭神经核群或其联系，也称小脑性眼球震颤，常呈复合多向性，以水平性或旋转性多见。小脑病变时眼震的方向决定于眼球的位置，而与前庭系统病变时眼震的慢相向病侧不同，小脑病变时向病侧侧视时眼震更明显，速度更慢，幅度更大。小脑病变时的眼震，仅仅提示主要损害在前庭小脑通路，因此常为小脑蚓部或小脑下脚的损害。小脑半球占位性病变引起的眼震，往往是由于压迫周围结构所造成，小脑实质的退行性病变一般不出现眼震。

眼球震颤也可由眼部疾病引起，称为眼源性眼球震颤，又名假性眼球震颤。其特点是大多为水平性摆动样震颤，快、慢相区别不明显，节律不规则，持续时间长，也可为永久性，不伴眩晕，但可觉外界环境来回摆动，闭眼后症状即消失，也无听力障碍、自发性倾倒。可见于视敏度下降、视力障碍（如黄斑疾病、严重屈光异常或屈光介质混浊所致的先天性弱视，或幼年时视力即已明显障碍），也可有矿工等长期在暗处工作的人员，即所谓“职业性眼球震颤”，因其惯以网膜外围区域为视觉适应部位，而不用黄斑感受，为避免视觉固定区域的疲劳，眼球经常摆动，以网膜不同部位更换适应，因而发生眼球震颤，当进入光亮处时，由于不能立即适应，眼球震颤可继续存在。

（3）肢体偏斜：由于眩晕及眼球震颤使患者误为自身或外物向前庭功能兴奋性高的一侧倾倒，大脑对此做出错误矫正，即反射性引起前庭功能低下侧的颈、躯干和肢体内收肌及屈肌的肌张力增高，发生身体倾斜。

临床检查包括：

1）自发性姿位偏斜：两足跟、足尖靠拢直立，观察有无站立不稳及倾倒，并注意倾倒方向与头位的关系。也可行倾倒试验即闭目、双足靠拢直立，依次向左或右转体 90°、180°、270°、360°各不少于 15 秒，身体向前庭功能低下侧倾斜为阳性。

2）错定物位：将示指伸直的握拳手，举起抬高过肩，向下垂直移动使示指触及其身前物体（如检查者的示指）至少 3 次，闭目重复，指物偏向前庭功能低下侧。还有指误试验，即示指伸至患者前面，嘱患者用同样姿势举起上肢，向下垂直移动使示指与检查者的示指相遇。检查时病者的上肢应伸直而以肩关节活动，如向下移动时有偏斜而不能碰到检查者示指时，提示前庭功能障碍，偏斜的程度可因重复施行上述动作而增加。两侧上肢都应检查。自发性姿位偏斜和指误都应先在睁眼时进行，而后闭眼施行。

前庭系统损害时引起躯体平衡障碍而发生肢体偏斜，其方向是向前庭功能破坏的一侧，与眼震慢相的方向为同一方向，称为调和性或一致性偏斜；与肢体偏斜方向不同，称为分离性偏斜（图 6-6-11）。一致性偏斜为内耳迷路或前庭神经单纯性病变（在内听道骨管内的部分）的特有表现。前庭系统的颅内部分（包括前庭神经颅内段与前庭神经核）损害时，可能出现分离性偏斜。因前庭神经的颅内段病变（如小脑脑桥角肿瘤或蛛网膜炎）时，其病变一方面可以阻隔前庭神经的传导，引起前庭功能缺失性或破坏性症状，又可刺激前庭系统而产生刺激症状，因而同时有刺激与破坏性双重复杂症状。病变影响前庭神经核时，因前庭神经核为多个神经核，每一个神经核与其他结构又有其特殊的联系，例如，外侧核主要联系脊髓前角细胞，损害时主要表现为肢体偏斜；内侧核与眼球运动神经核有密切联系，则主要表现为眼球震颤；同一病变对某核是破坏性病变，对

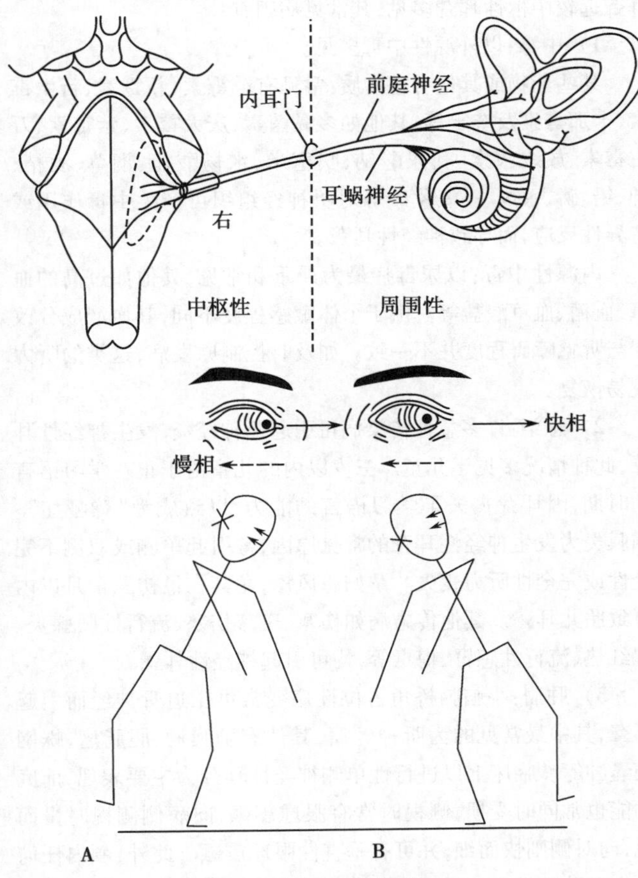

图 6-6-11　肢体偏斜
A. 分离性偏斜；B. 一致性偏斜。

其邻近结构则可为刺激性病灶，故病损侵及前庭神经核时，其症状与体征很不一致，变化多样。

2. 前庭系统疾病　可由各种原因引起，现将常见的周围性和中枢性前庭疾患介绍如下。

（1）前庭周围性疾病：包括内耳迷路和前庭神经的各种病变，临床上主要表现为眩晕、眼震及肢体偏斜。眩晕程度较强烈，持续时间较短，常伴有迷走神经兴奋症状（恶心、呕吐），发作时都伴有眼震，这种眼震必有快相、慢相之分，眼震与眩晕的程度一致。姿位偏斜常向眼震的慢相侧，且随头位的改变而不同，半规管试验有前庭功能障碍，因其与控制听觉的耳蜗及耳蜗神经有着密切关系，因此无论内耳迷路或前庭神经病变都常伴有听觉障碍，且属神经性耳聋。

1）全身性疾病时的前庭障碍：包括循环障碍（动脉硬化、贫血、高血压、低血压）、中毒（酒精、烟硷、奎宁、硫酸链霉素、卡那霉素、新霉素、水杨酸钠等）、代谢性疾病（尿毒症、糖尿病、甲状腺功能减退、低血糖）、感染性疾病及颈椎异常（颈椎病可引起椎动脉供血不足）等。

2）梅尼埃病：详见第五章第二节。

3）迷路炎：多为急性或慢性化脓性中耳炎的并发症。根据迷路受侵害的范围和病理改变的不同，可分为：

A. 迷路周围炎：是骨迷路周围小房的炎症，多与骨颞岩部炎并发。膜迷路仅受刺激而无病理变化，症状为轻度眩晕、眼球震颤、颞深部或眼后部疼痛。迷路功能正常。

B. 局限性迷路炎：多由慢性化脓性中耳炎和乳突炎侵犯骨迷路形成瘘管，多见于水平半规管。主要症状是阵发性眩晕、恶心、呕吐，并有向患侧或健侧的眼球震颤。半规管功能检查（变温试验）正常或稍减低，但瘘管试验阳性。

C. 弥漫性浆液性迷路炎：多见于急性化脓性中耳炎和乳突炎。由感染或细菌毒素经前庭窗、圆窗或鼓岬侵入迷路所致。主要表现为较重的眩晕、恶心、呕吐，向健侧的眼球震颤和偏向患侧的平衡失调，呈不完全性神经性耳聋，半规管功能也为不完全性损害；并有耳深部疼痛。

D. 弥漫性化脓性迷路炎：多见于溶血性链球菌或肺炎球菌所致急性化脓性中耳炎，感染经前庭窗、圆窗或鼓岬侵入迷路。临床表现为耳深部疼痛和严重头痛，听力完全丧失，并伴显著眩晕、恶心、呕吐、眼球震颤和平衡失调等。疾病初期眼球震颤向患侧，迷路完全破坏后向健侧；并向患侧倾倒。

4）良性阵发性位置性眩晕：详见第五章第二节。

（2）前庭中枢性疾病：脑干（延髓、脑桥的前庭神经核或其中枢径路）或小脑病变损害前庭系统及其通路时，其临床表现也为眩晕、眼震与肢体偏斜，但各有特点，与前庭周围性疾病不同。脑干的各种病变，无论是血管性、炎症、肿瘤或变性疾病，损害前庭神经核或其中枢径路时都可产生前庭功能障碍。小脑疾病也可产生前庭障碍症状。

（二）耳蜗神经功能障碍

耳蜗神经损害的主要临床表现为耳聋、耳鸣等听觉功能障碍。

1. 耳聋 是听力的减退或消失。

（1）分类：可分为传导性耳聋与感音性耳聋两大类。

1）传导性耳聋：其耳蜗及神经通路正常，系因外耳道、中耳腔的病变致音波传导发生障碍，产生听力减退，其主要特点为：常有耳病史（如有耳痛、耳流脓史）；外耳检查常有阳性发现（如耵聍阻塞、鼓膜穿孔、鼓膜内陷等）；听力障碍主要为低音，因此低沉、粗浊的声音不能听到，而对尖锐的声音尚能听到；Rinne 试验阴性（骨导>气导），Weber 试验则骨导偏向病灶侧；半规管功能常属正常。

2）感音性耳聋：是指听觉感音系统包括耳蜗、耳蜗神经及其中枢通路、皮质听觉中枢病变所引起的听力减退或丧失。其共同点特点是：听力减退以高音频率为主；Rinne 试验阳性（气导>骨导），Weber 试验则骨导偏向健侧；可发生完全性听力丧失（全聋）；外耳检查常属正常；半规管功能可有损害。根据病变部位不同，感音性耳聋又可分为周围性耳聋及中枢性耳聋两种。

A. 周围性耳聋：由内耳感受器耳蜗或耳蜗神经病变引起的听力减退，根据病变的部位不同，又可分为耳蜗性及神经性耳聋。

a. 耳蜗性（末梢性）耳聋：耳蜗病变引起的听力减退。由于耳蜗管内基底膜上不同区域接受不同频率的音调，耳蜗中局限性病变，其典型的听力曲线最初出现在频率为每秒 4 000Hz 的声音处陡峻形下降，常引起呈山谷状的听力缺损，一般高音频率的听力首先受障碍；其原因可能是高音的感受区位于耳蜗基底，神经纤维靠表面，加以此区局部血供也较薄弱，故易受损害。

b. 神经性耳聋：听神经（螺旋神经节及耳蜗神经）病变产生的听力障碍，有以下几个特点：高音频率听力首先受影响，然后渐向中、低音频率扩展；气导仍然大于骨导，但均缩短，Weber 试验偏向健侧；对语言的辨别率常低于正常，并常与听力不相符合，即纯音听力尚属正常或仅轻度减退时，语言识别率已显著下降，并可有明显的病理性听觉适应，即在持续性声音刺激时，其听阈显著提高。常见于听神经纤维瘤及老年性耳聋。

B. 中枢性耳聋：由脑干或大脑病变引起耳蜗神经核及其中枢径路或皮质听觉中枢损害所产生的听力减退，可分脑干性及皮质性两种。

a. 脑干性耳聋：脑桥及延髓的病变损害耳蜗神经核时可产生一侧耳聋，但并不严重，因耳蜗神经进入脑干后，其纤维较分散（图 6-6-12），故很少全部受损。两侧耳聋甚少出现，系病变损害双侧耳蜗神经核而又累及对侧交叉纤维，或两侧的交叉上行纤维，后者可见于脑干较高水平如被盖或顶盖、中脑间脑交界区及中脑下丘水平的病变（如胶质瘤、松果体瘤等）。脑干性耳聋一般多发生于病程的晚期，但由于病因不同也可呈卒中样发生。

b. 皮质性耳聋：由于每侧耳蜗神经核的纤维皆传导至两侧颞叶（主要为对侧）的皮质听觉中枢，因此，一侧皮质听觉中枢或传导通路的损害，有时可产生对侧的暂时性听觉减退。颞叶切除后可以发生不完全性耳聋，而且对声音的距离、性质难以辨别。

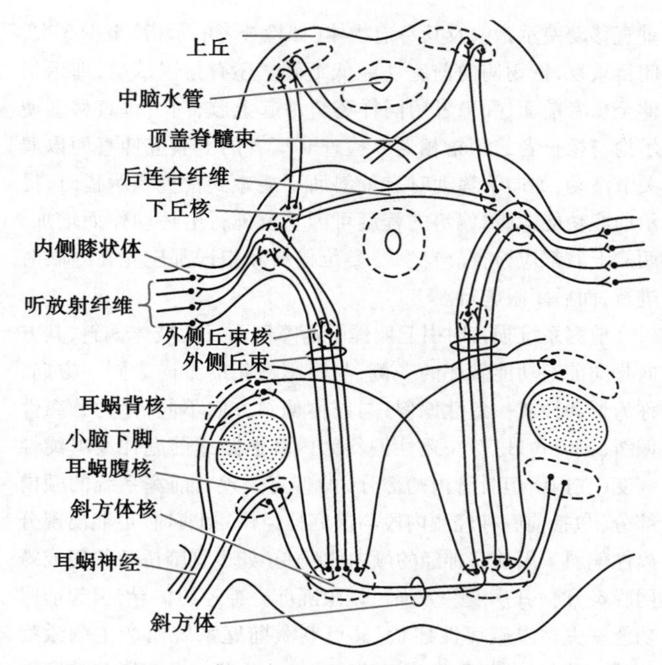

图 6-6-12 听觉纤维在脑干中传导径路

（2）病因：在临床上，由耳蜗及听神经损害引起的周围性耳聋远较中枢性耳聋多见，其常见病因有：

1）中毒：以外源性中毒多见。

某些药物或其他有害物质：常见有链霉素、新霉素、新生霉素、卡那霉素及奎宁等，其他如多黏菌素、庆大霉素、紫霉素、万古霉素、放线菌素、利尿酸钠、呋塞米、水杨酸盐、烟草、酒精、砷、铅、磷、汞剂、一氧化碳等对听神经组织可产生中毒作用或特异性反应，而导致神经性耳聋。

内源性中毒：以尿毒症最为严重和常见，其他如过高的血氨、血糖、血草酸盐等。由于个体敏感程度不同，其血液成分改变与听觉障碍程度并不一致。如及时控制原发病，这类的听力较易恢复。

2）感染：许多急性传染病可引起听神经炎，发生神经性耳聋，此种情况多见于儿童。三岁以内的儿童由于正在学习语言的时期，因耳聋丧失了学习语言的能力，以致成为“聋哑症”。脑膜炎为发生神经性耳聋的常见原因，常引起单侧或双侧不完全性或完全性听力丧失。孕妇患风疹，尤其在最初三个月以内可致胎儿耳聋。其他传染病如伤寒、斑疹伤寒、流行性腮腺炎、猩红热、流行性感冒、梅毒等，均可引起神经性耳聋。

3）肿瘤：小脑脑桥角占位性病变常可压迫听神经而引起耳聋，其中最常见的为听神经瘤，其他有脑膜瘤、胆脂瘤、蛛网膜囊肿等。临床上以进行性单侧神经性耳聋为主要表现，前庭功能也常同时受损，侧视时常有眼球震颤，向病侧侧视时慢而粗，向对侧则快而细，并可有垂直性眼球震颤。此外，颅内任何病变所致的颅内压增高，均可使内耳淋巴平衡失调，而发生听觉减退。

4）外伤：头颅外伤引起的颞骨岩部骨折，如为纵行骨折易伤及中耳，开始为传导性耳聋，以后感音系统如发生变性，则成混合性耳聋；横行骨折则易伤及内耳，引起神经性耳聋。在巨声和震荡所致的外伤性耳聋中，神经性耳聋和鼓膜破裂所致的传导性耳聋同时发生。大爆炸可破坏全部听器官，造成鼓膜震破、骨链震断、耳内肌撕裂、骨迷路骨折，产生严重耳聋和眩晕。过强的声波如由外耳道进入，则听器官可全部破坏。外伤性神经性耳聋主要的病理变化是听神经充血或出血。听神经病变缓解后，听力可完全恢复，如出血压迫听神经，且长时间不消失，可引起神经萎缩，导致永久性耳聋。

5）循环障碍：血压过高与过低均可影响内耳功能，导致听觉障碍，血管痉挛可使听觉突然丧失，数小时后血管舒张，听觉又可恢复。老年性耳聋多为血管硬化所产生的听觉障碍，主要病变为螺旋器（科蒂器）细胞、螺旋神经节变性。由于内耳只有一条内听动脉供应血液，在发生动脉硬化后，可使气导与骨导对各种频率的听力普遍减退，尤其是高频率首先受损，一般在60岁以前，低、中频率气导听力无明显减退，而4 000Hz以上的高频率气导听力在50岁左右即可出现减退。听谈话声音，尤其是快速语言感觉困难，听觉易疲劳，常可伴有低音调耳鸣。

6）其他：多属于耳科疾病。如噪音性耳聋见于长期噪音环境工作的铆工、电焊工、电话和无线电工作者等；中耳气压伤多发生于飞行员、航空旅客、潜水员、沉箱作业和隧道建筑工人等；耳硬化症（otosclerosis）多开始于青年期，女性较多，开始传导性耳聋，患病较久后，螺旋器因失用而萎缩，就形成混合性耳聋。

2. 耳鸣　为听觉感受器的刺激症状，呈现单纯噪音，如隆隆的机器声、尖锐的汽笛鸣叫声、蟋蟀样虫鸣或潺潺流水声等。由于同一的病变可以同时产生刺激与缺损症状，耳鸣与耳聋往往同时出现。耳鸣系指无音响刺激而患者却有音响的听觉，其与幻听不同，幻听有具体语句，为精神病的常见症状。

听觉感觉器的任何部位（螺旋器、螺旋神经节、耳蜗神经、耳蜗神经核）损害均可发生耳鸣，其病因和诊断与上述耳聋相同。除听觉感受器损害以外，耳鸣尚可由颅内动脉瘤或动静脉瘘引起，此种血管性耳鸣实际上是一种血管杂音，大多与血管搏动节律合拍，不但患者感到耳鸣，而且用钟型听诊器有时也能在患侧颅顶或眼球等处听到杂音，可由于压迫颈部动脉而暂时消失。身体虚弱、低血压、贫血等引起的耳鸣，可能为血管壁张力不足，局部血供差所致。自主神经系统功能障碍引起血管舒缩失调，也可发生耳鸣。

三、常见疾病

前庭蜗神经（位听神经）的结构及生理功能较复杂，损害的临床表现主要是眩晕和听力下降，多数是功能障碍，其病因及病理机制不少尚未完全明确。临床上较多是按解剖生理分析诊断疾病，基本可呈现前庭和蜗神经分别受损，各有独立疾病的临床征象，由此可分列前庭神经系统和蜗神经的疾病，以及少见混合损害的综合征（详见第五章第二节）。

（一）前庭神经系统

各种病变引致前庭神经系统功能障碍，均可出现眩晕。

1. 中枢性前庭神经　以脑干和小脑相关的前庭结构受损最为常见，按病因可基本分为下列几类（详见第五章第二节）：

（1）血管病性眩晕：颅内椎基底动脉系统的血管性病变（邻近前庭神经系统）如出血、梗死、缺血等均可引起眩晕，其中以脑梗死最多见。

（2）脱髓鞘性疾病的眩晕：以多发性硬化最为常见，尚有炎症性脱髓鞘。

（3）肿瘤性眩晕：颅内肿瘤直接压迫或浸润前庭神经、前庭神经核、小脑绒球小结叶等处或其有关的神经径路，或因颅内压增高使前庭神经核受压引起眩晕。

（4）感染疾病性眩晕：颅内感染如各种脑炎、脑膜炎等均可累及前庭通路而引发眩晕。

（5）外伤性眩晕：颅脑损伤累及脑干/小脑前庭系统亦可出现眩晕。

2. 周围性前庭神经　少数单独前庭神经干病变也可引发眩晕，如桥小脑池血管袢压迫前庭神经的前庭阵发症、可能与病毒感染有关的前庭神经炎。

内耳半规管的前庭神经末梢受损，引起严重眩晕。临床以良性阵发性位置性眩晕（benign positional vertigo）最常见，类似的可有：

（1）良性复发性眩晕（benign recurrent vertigo）：可有家族史。临床主要表现发作性眼震、眩晕和共济失调。患者急性起病眩晕、持续数分钟到数小时，以后可好转。间歇数天后再发，或每年发数次。不伴耳聋、耳鸣，电测听和前庭功能试验正常，电子眼震图上仅有十分轻微的前庭功能障碍。可伴有偏头痛。可用苯噻啶（pizotifen）和普萘洛尔（propranolol）长期口服预防其发作。

（2）儿童良性发作性眩晕（benign paroxysmal vertigo childhood）：在3岁以下的儿童发病，眩晕明显，走路摇晃，发作时可卧床不起，严重时恶心、呕吐等。一般在数小时至数天后症状减轻，自行缓解，在数年后发作缓解。病因不明。有认为是一个急性偏头痛性眩晕的变异：在学龄前以短暂的单一眩晕发作形式发病，几年中眩晕自行缓解。而数年发生后典型的偏头痛发作。

（二）耳蜗神经

听觉系统包括耳蜗、耳蜗神经及其中枢通路、皮质听觉中枢病变所引起的听力减退或丧失。损害的主要临床表现为耳聋、耳鸣等。由于局限的中枢性损害（中枢通路、皮质听觉中枢）甚少见，且是双侧性支配，临床不出现症状。因此，多见的是耳蜗神经损害的周围性耳聋，又可根据受损部位（耳蜗神经和其末梢）不同，区分为耳蜗性耳聋及神经性耳聋。

（三）前庭和耳蜗神经

在病理和临床均有可能出现前庭和耳蜗神经合并损害，基本表现是眩晕及听力减退，应是前庭和耳蜗神经纤维组合的听神经病变，如听神经瘤、脑挢角炎性疾病（如蛛网膜炎）等，而临床最多见的是前庭和耳蜗神经纤维起始处（末梢）受损的梅尼埃病。尚有 Lermoyez（耳鸣-耳聋-眩晕）综合征、小脑前下动脉综合征（眩晕、耳聋、面痛觉减退、小脑性共济失调等，若仅单纯内耳动脉或一条分支闭塞也可导致突发的明显耳聋和眩晕，不伴有脑干或小脑体征）、内淋巴管扩张综合征（耳聋、眩晕或头晕、呕吐、平衡功能降低）。

第七节　舌咽神经疾病

一、临床解剖生理

舌咽神经（第Ⅸ对脑神经）含有躯体运动、内脏运动、躯体感觉及内脏感觉成分。基本可分为舌咽神经的核、行径及分布和其核上联系。

（一）神经核群及其核上联系

1. 疑核　为躯体运动核，接受双侧皮质脑干束调控，发出的纤维（核上段为舌咽神经）主要支配咽喉（横纹）肌。此外，还接受三叉神经、舌咽神经的二级纤维，完成咳嗽、呕吐、咽及喉的反射。

2. 孤束核　是内脏感觉核，可分为上、中、下三段（依次有面、舌咽、迷走神经的传入纤维），其中的上、中段为味觉，下段属一般内脏感觉。此核发出纤维：①在网状结构或内侧丘系中上行，至丘脑及大脑皮质，接受相关的感觉；②直接或间接终止于舌下神经核及泌涎核，完成舌的运动和唾液分泌反射；③至迷走神经背核及脊髓前角（膈肌、肋间肌）完成咳嗽、呕吐和呼吸反射，止于疑核进行咽及喉的反射。

3. 下泌涎核　也称下涎核，其纤维进入舌咽神经，通过耳神经节发出的节后纤维至腮腺，控制腺体分泌。

4. 三叉神经脊核　接受舌咽神经中传导外耳皮肤和硬脑膜的躯体感觉纤维。

有观点认为尚有部分迷走神经背核。

（二）周围神经

舌咽神经由自延髓腹外侧穿出的约 4~6 条根丝组成，位于迷走神经及副神经的前方，经颈静脉孔穿出颅腔，在颈内动静脉之间下降，至茎突咽肌的后缘，分为两终支即舌支和咽支（图 6-7-1）。

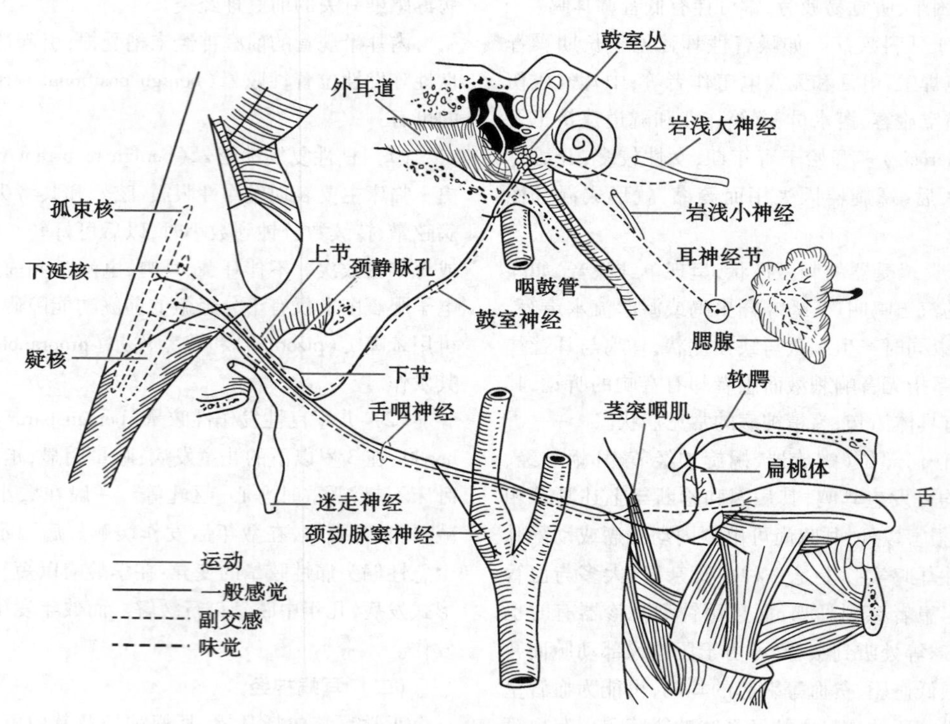

图 6-7-1　舌咽神经的核、行径及分布

1. 上神经节及岩神经节（下神经节）　前者为躯体感觉，周围支分布于外耳皮肤及硬脑膜，中枢支终止于三叉神经脊核；后者属内脏感觉，周围支至舌后 1/3、腭扁桃体、咽、中耳等黏膜及颈动脉窦，中枢支入孤束核。

2. 舌支　到达舌根，司舌后 1/3 的味觉及一般感觉；还发出扁桃体支分布于腭扁桃体、软腭、前后腭弓的黏膜，司一般感觉。

3. 咽支　与迷走神经及交感神经在咽壁内组成咽丛，分布于咽肌及咽黏膜，主要是感受咽部痛觉。

4. 肌支　支配茎突咽肌（提咽），也有可能至咽上缩肌（缩小咽腔）。

5. 鼓室神经　起自下神经节在鼓室内形成鼓室神经丛，其感觉纤维分布于鼓室及耳咽管。

6. 岩浅小神经　为鼓室神经终支，由下泌涎核的副交感性纤维组成，经卵圆孔出颅至耳神经节，此节后纤维随耳颞神经支配腮腺。

尚有颈动脉窦及颈动脉球的冲动经舌咽神经(即窦神经)传入中枢,实现对血压及呼吸的反射性调节。

二、临床征象和损害部位

(一) 核性和核上性损害

尽管解剖生理上可将神经核清楚区分,但结构细小且联系紧密,相关反射多,而有些通路(尤其核上联系)尚欠明确,因此受损时的临床表现不易辨别,其中有关病变部位的判断是相当困难。

1. 疑核损害　基本是躯体运动障碍,即支配咽喉(横纹)肌瘫痪,由于此核受双侧皮质脑干束调控,故只有双侧性损害才能出现中枢性瘫痪即假性延髓瘫痪的主要征象。

2. 孤束核损害　呈现感觉障碍,除了味觉减退或缺失外,仅在咽和舌后1/3的浅感觉较易发现和检出,而其他部位的感觉及核上联系的障碍是相当困难检查和判断的。

至于咽、喉、呕吐、咳嗽等反射,涉及多个核和通路,受损的临床征象复杂多样,较难判断并区分病变所累及的结构和范围。

(二) 核下性损害

即神经的周围性受累,比神经核群及其核上联系的损害,有较明确的定位征象。

舌咽神经刺激性损害引发原发性神经痛,呈现阵发性闪电样剧痛,局限于舌咽神经分布区,多见于一侧咽壁、腭扁桃体或舌根部,可向外耳道及颈部等处放射,咽和舌根部有触发疼痛的扳机点,吞咽食物更易诱发。舌咽神经痛可能为神经脱髓鞘变引起舌咽神经的传入冲动与迷走神经之间发生“短路”的结果。也可见于颈静脉孔区、颅底、鼻咽部、扁桃体等的肿瘤,局部蛛网膜炎或动脉瘤,这些称为继发性舌咽神经痛。破坏性病变可出现各分支受损的体征:

1. 上神经节周围支　耳甲一小片的浅感觉缺失或减退。

2. 舌支　舌后1/3的味觉,以及舌根,腭扁桃体、软腭、前后腭弓的浅感觉减退或缺失。

3. 咽支　主要是咽部痛觉的消失或减退。

4. 肌支　吞咽困难,以吞固体食物更难;茎突咽肌瘫痪不明显,因一侧咽上缩肌瘫,当发“啊”音时,咽后壁移向健侧(由于健侧咽上缩肌的作用)。

5. 岩浅小神经　腮腺分泌唾液减少。

6. 窦神经　受损可使血压暂时升高。

三、常见疾病

舌咽神经痛(glossopharyngeal neuralgia, GPN)是指舌咽神经感觉支分布区(咽喉、舌根、扁桃体、耳深部)短暂、反复发作性剧烈疼痛。

原发性舌咽神经痛多发生在中老年人,多数仅累及单侧,左侧较右侧多,双侧受累者不超过2%。疼痛位于咽喉部、舌根部、扁桃体区、耳深部、下颌角下方,有时可波及同侧面颈部。表现为发作性刺戳样、刀割样、撕裂状、触电样、烧灼样或针刺样疼痛。疼痛每次持续数秒至数分钟,间歇期无不适,间歇期相对较长,多数间歇期在0.5~9年。诱发疼痛的扳机点在舌根、咽喉、软腭、扁桃体窝,均位于病变同侧,吞咽和与食物及液体接触均可诱发,或使疼痛增剧,特别是凉的液体。有时谈话、哈欠、咳嗽、喷嚏亦可诱发,故患者多不敢咽下口水。疼痛发作时可伴有阵发性咳嗽、心律不齐,如心动过缓、停搏等,少数患者在发作时或发作后短暂时间内出现晕厥。疼痛发作期患者常拒绝检查,刺激咽喉、舌根、扁桃体窝可诱发疼痛,将可卡因涂于患侧的扁桃体及咽部,可暂时阻止疼痛发作。发作间歇期检查无阳性体征。

继发性舌咽神经痛指在舌咽神经通路上由任何刺激性因素所造成的舌咽神经痛,占舌咽神经痛的15%~25%。可继发于外伤、局部感染、肿瘤、过长的茎突或骨化的茎骨舌骨韧带。颅外肿瘤包括咽部、扁桃体肿瘤、转移癌、颈动脉瘤、舌根部、颈静脉体肿瘤等;颅内肿瘤刺激,多见于后颅凹底病变,如颈静脉孔处肿瘤、向咽部及颅底侵犯的鼻咽癌、桥小脑角肿瘤及罕见的舌咽神经纤维瘤。感染包括脑膜炎、神经梅毒、带状疱疹等。以上病变压迫与刺激舌咽神经均可引起舌咽神经痛。继发性舌咽神经痛除有上述疼痛特点外,还有以下特征:①疼痛持续时间长,无明显间歇期;②用可卡因涂于咽及扁桃体处不能减轻疼痛;③仔细查体可发现其他脑神经如迷走神经、舌下神经等损害的体征;④影像学检查常可发现舌咽神经附近病灶。

第八节　迷走神经疾病

迷走神经(第Ⅹ对脑神经)含有躯体运动、内脏运动、躯体感觉及内脏感觉成分,跟舌咽神经有共同的神经核、走行径路、分布特点。

一、临床解剖生理

基本可分为迷走神经的核、周围分支(图6-8-1)和其核上联系。

(一) 神经核群及其核上联系

1. 疑核　为躯体运动核,接受双侧皮质脑干束调控,发出的纤维(核下段是迷走神经)主要支配咽喉(横纹)肌。此外,还接受迷走神经的二级纤维,完成咳嗽、呕吐、咽及喉的反射。

2. 孤束核　是内脏感觉核,可分为上、中、下三段(依次有面、舌咽、迷走神经的传入纤维),其中的上、中段为味觉,下段属一般内脏感觉。此核发出纤维:①在网状结构或内侧丘系中上行,至丘脑及大脑皮质,接受相关的感觉;②直接或间接终止于舌下神经核及泌涎核,实行舌的运动和唾液分泌反射;③至迷走神经背核及脊髓前角(膈肌、肋间肌)完成咳嗽、呕吐和呼吸反射,止于疑核进行咽及喉的反射。

3. 迷走神经背核　为内脏运动核,其纤维组成迷走神经的大部分,主要支配胸、腹部的脏器。情绪冲动时出现恶心、呕吐及心跳等变化,显示迷走神经背核与大脑皮质和丘脑之间紧密相关,但联系径路尚不清。此核还接受迷走神经中的感觉纤

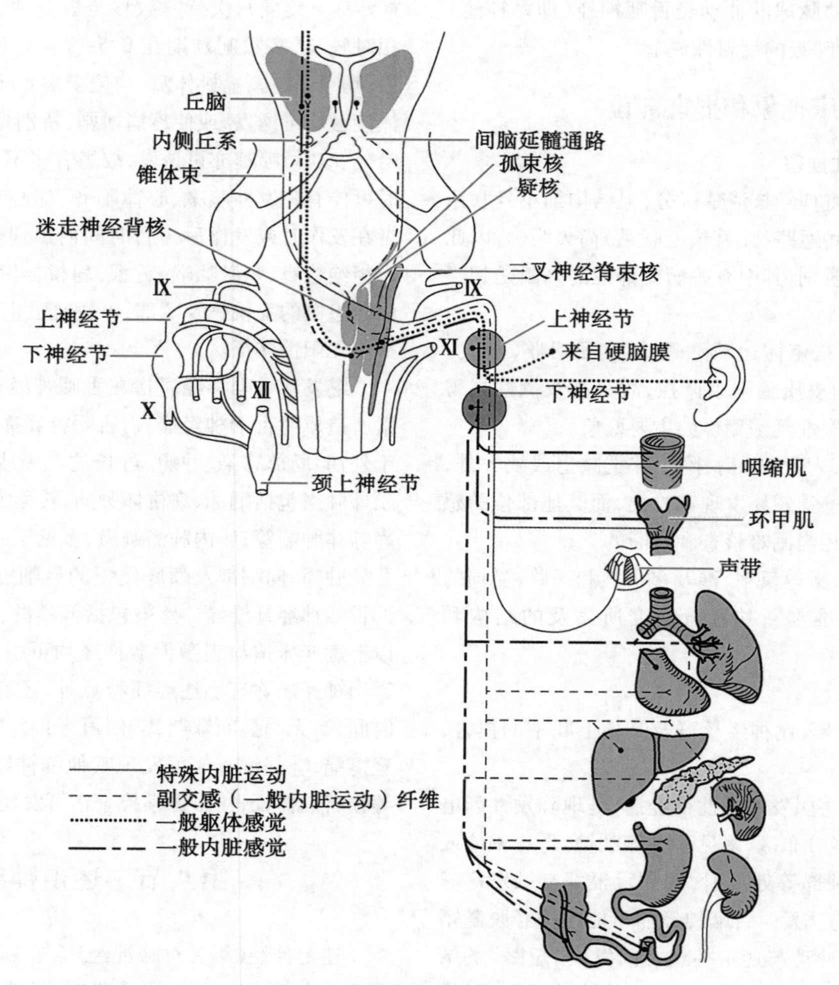

图 6-8-1　迷走神经的核及分支

维及前庭内侧核的二级纤维，反射性地引起呕吐等内脏活动。

4. 三叉神经脊核　接受舌咽、迷走神经中传导外耳皮肤和硬脑膜的躯体感觉纤维。

（二）周围神经

迷走神经在舌咽神经之下穿出延髓，由8~10条根丝组成，经颈静脉孔离颅腔，进入颈部后即与颈内动脉及颈内静脉伴行并降入胸腔，在食管周围形成食管丛，至食管下段合成前干及后干，经食管裂孔入腹腔。迷走神经在颈、胸、腹部均有分支至各脏器(图 6-8-1)。

1. 颈部分支

（1）颈静脉神经节（又称上神经节）：发出脑膜支经颈静脉孔返回后颅窝，分布于附近硬脑膜，司一般感觉；而穿出乳突小管的耳支则支配耳郭前面及外耳道底和后壁的皮肤感觉。

（2）结状神经节（又名下神经节）：属内脏感觉，周围支分布于迷走神经所支配的脏器，中枢支终止于孤束核。

（3）咽支：自下神经节分出，与舌咽神经和交感神经的咽支组成咽丛，其中感觉纤维分布于咽壁黏膜（主要是触觉、温度觉），运动纤维支配舌腭肌、咽腭肌、悬雍垂肌、腭帆提肌和咽肌（咽中缩肌，也有认为可能包括咽上缩肌）(图 6-8-2)。

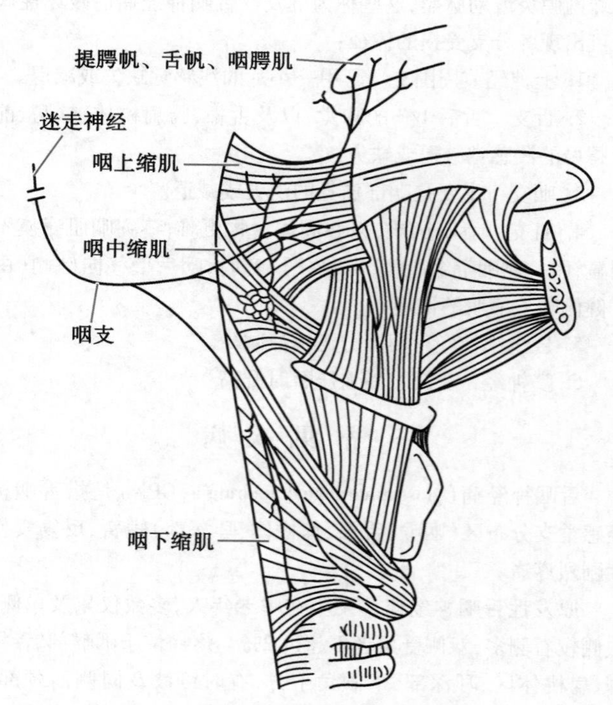

图 6-8-2　迷走神经咽支的分布

(4) 喉上神经:始于下神经节,分出较细的外支至咽下缩肌及环甲肌,后者是使声带紧张变长;稍粗的内支分布于舌根部、梨状隐窝和声门裂以上的喉黏膜。

(5) 心上支:起于喉上神经以下的迷走神经,下行至胸腔加入心丛,其中一支称为减压神经到主动脉弓,有降血压的作用。

2. 胸部分支

(1) 喉返神经:主要由副交感性纤维和感觉神经纤维组成,尚有躯体运动纤维参与。分布于声门裂以下的喉黏膜和除环甲肌以外的喉肌,后者主要司声带外展,在收缩时使声门裂扩张(主要为环杓后肌的作用),纯属呼吸功能。真正的发音是通过声带内收肌的收缩,使声门裂狭窄(主要是环杓侧肌的作用)和声带的松弛(主要是甲杓肌作用)。

(2) 心下支:起于喉返神经,与心上支及交感神经的心支组成心丛,当迷走神经兴奋时,心跳变慢弱、血压下降。

(3) 支气管支:在支气管周围形成肺丛,分布于支气管及肺,管理感觉和支气管平滑肌收缩。

(4) 食管支:在食管周围形成食管丛,发出细支入食管。

3. 腹部分支　主要有迷走神经背核的副交感性纤维和终于孤束核的内脏感觉纤维组成。

(1) 胃支:迷走神经前干及后干的若干分支在胃壁形成胃丛,入胃壁管理运动、分泌及感觉。

(2) 肝支:由前干分出,与腹腔丛的分支组成肝丛,分布于肝及胆囊。

(3) 腹腔支:起自后干,与交感神经组成腹腔丛,发出分支至胰、脾、肾、小肠及结肠右半。

总之,迷走神经支配心脏、气管、食管和胃肠等的内脏运动纤维,在刺激兴奋时发生心动过缓、气管平滑肌收缩、胃肠蠕动亢进,腺体分泌增加;抑制时则心动过速、气管舒张、胃肠蠕动减慢、腺体分泌减少。

二、临床征象和损害部位

(一) 核性和核上性损害

疑核和孤束核损害参见本章第十一节。舌咽神经、迷走神经背核损害大多属内脏的运动的障碍,由于支配范围广、核的定位分布尚未明确,其临床征象(主要是心脏、气管、食管和胃肠等的功能改变)不易分别,病变部位的判断更加困难。

(二) 核下性损害

即神经的周围性受累,比神经核群及其核上联系的损害,有较明确的定位征象。迷走神经基本可分为神经干和多级分支,在内脏都形成神经丛(内脏运动和内脏感觉纤维)大多是双侧性分布,只有迷走神经受刺激或兴奋时,才易出现内脏功能改变,如心跳减慢变弱,血压下降,呼吸缓慢或甚至陈-施呼吸(Cheyne-Stokes respiration)(多为中枢性)。若仅一侧迷走神经干受损可无内脏方面的临床表现,只能出现躯体运动和感觉纤维损害的征象,其病变部位的判断如下(图 6-8-3):

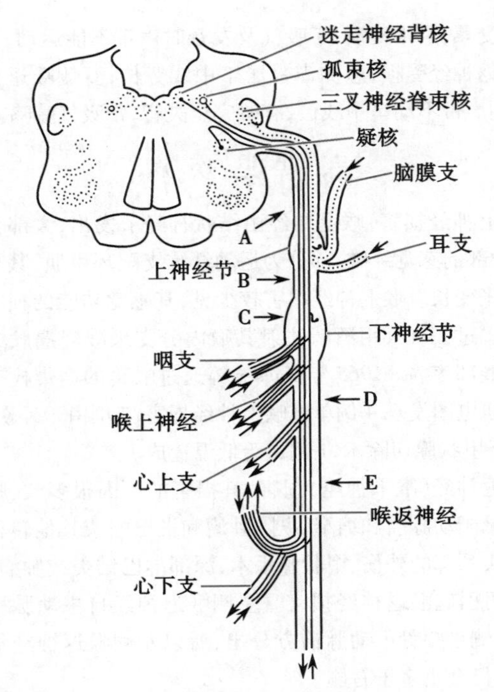

图 6-8-3　迷走神经各段(分支)病变(A~E 为受损部位)

1. 神经干损害

(1) 喉返神经起始部以上:声带瘫痪,声音略嘶哑。

(2) 心支根部以上:喉返神经瘫痪的表现,还有心动过速,但多数不出现心脏受损的症状。

(3) 下神经节处:除了上述(2)的征象外,尚有喉黏膜感觉障碍。

(4) 上、下神经节间:除了上述(3)的表现外,还有咽部感觉障碍及部分咽肌瘫痪。

(5) 上神经节以上:除了上述(4)的征象外,尚有外耳道感觉障碍。

2. 分支损害

(1) 耳支:起于颈静脉神经节,受刺激时外耳道发痒、常脱屑、分泌及耵聍增多,继发湿疹。有时可出现耳屏牵拉征阳性,即牵拉耳屏发生反射性咳嗽。破坏性病变引起耳甲、外耳道底及后壁的浅感觉缺失或减退。

(2) 咽支:受刺激引发迷走神经咽支痛,即咽痛并可向外耳及舌底放射,其特点为空咽痛,吞咽固体食物时疼痛反而减轻;也可出现耳屏牵拉征阳性。破坏性病变可发生吞咽困难、易呛咳,软腭提升差,悬雍垂偏向健侧,咽后壁浅感觉缺失或减退,咽反射消失。

(3) 喉上神经:受刺激时喉部疼痛,也是空咽痛,又称为喉上神经痛;在神经穿入甲状舌骨膜处压痛明显,于压痛点作阻滞麻醉,可使疼痛消失。损伤该神经内支,可由于感觉障碍而吞咽困难,进食流质,易反呛;外支受损,使声带稍松弛,声音略嘶哑。

(4) 喉返神经:损伤的主要表现为发音障碍,即声音嘶哑成耳语状;若是进行性病变,早期先声带不能外展,晚期声带内收肌也受累，声带瘫痪，于吸气及发音时声带不能运动。通常，一侧喉返神经受损，患侧声带居于中线旁位；双侧喉返神经损害，双侧声带不动呈中线位，有时完全失音，常吸气喘鸣。

三、常见疾病

喉上神经损害：喉上神经由结状神经节发出，大部分为接受咽、喉部的感觉纤维，部分为运动纤维支配环甲肌，其功能使声带紧张变长。喉上神经损害较少见，其感觉功能的损害不产生症状。过去有人用酒精注射其喉内分支来减轻癌肿或结核造成的喉部疼痛。1965 年 Kaeser 等通过喉镜的声带检查和环甲肌的肌电图发现 4 例单纯喉上神经损害，2 例由于外伤造成，1 例由于甲状腺切除术，1 例由于低温造成。

喉返神经（喉下神经）损害：其损害的原因很多，在胸腔内的病变见于动脉瘤和缩窄、纵隔肿瘤和淋巴瘤或其他转移性肿瘤。在头颈部的外伤、甲状腺手术、深部淋巴结炎或肿瘤、食管癌等均可引起喉返神经损害。左侧喉返神经自主动脉弓左侧分出，右侧自锁骨下动脉前方分出，所以左侧喉返神经长于右侧，受损机会也多于右侧。

第九节　副神经疾病

一、临床解剖生理

副神经为运动神经，副神经核属躯体运动核，包括延髓部和脊髓部，前者较小，位于疑核的下方，也有观点认为是疑核下段；后者较大，为脊髓上 4~5 个颈节的前角外侧部。神经核发出组成相应的神经根，延髓根由延髓部纤维形成 4~5 条根丝，于迷走神经下方出自橄榄后沟。脊髓根由脊髓部纤维构成 6~7 条根丝，在后根与齿状韧带之间出脊髓，其后在根动脉后方沿脊髓侧面上行，经枕大孔入颅腔。在颅内延髓根与脊髓根汇合，经颈静脉孔出颅，其后分为（图 6-9-1）：内支是延髓根的纤维，在结状神经节的上方并入迷走神经，支配咽、喉肌。外支为脊髓根的纤维，经二腹肌后腹深面，进入胸锁乳突肌分出若干支支配此肌（一侧收缩使头转向对侧，双侧收缩则低头），并从该肌后缘中点附近穿出，继续行向下外方，与颈 3、颈 4 神经吻合，支配斜方肌（抬肩）。此外，颈 2、颈 3 和颈 3、颈 4 神经的后根纤维，分别至胸锁乳突肌及斜方肌，司本体感觉。

副神经核的核上联系：可接受小脑、锥体外系、锥体系及某些脑神经感觉核的二级纤维，可能同有些反射活动相关。

二、临床征象和损害部位

（一）核下性损害

大部分副神经的周围性损害为单侧性，表现为同侧胸锁乳突肌和斜方肌瘫痪，因此头不能转向健侧，耸肩困难，当肩在静止位时，肩胛下垂和稍移向外侧，肩胛骨脊柱缘向外展开。两侧副神经损害时，头常后仰。其病变可见于颅后窝或颈静脉孔附近的炎症、肿瘤，以及颈部外伤（如颈淋巴结手术误伤）。

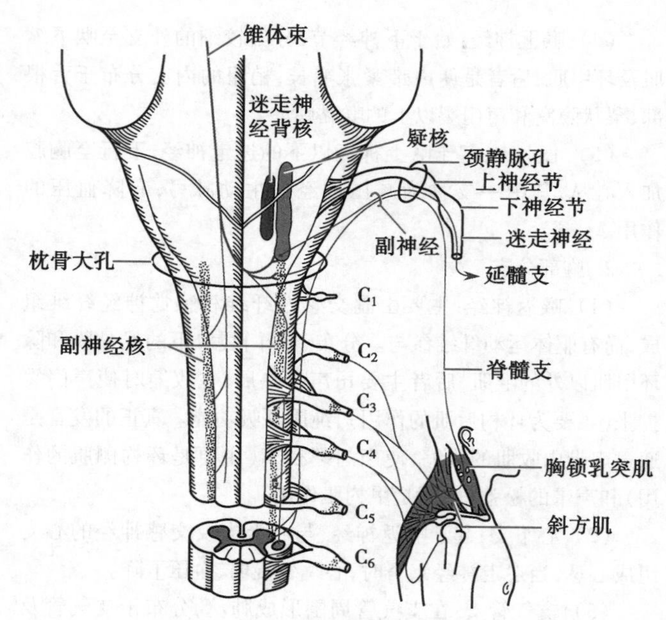

图 6-9-1　副神经的组成及分支

由于副神经内支加入迷走神经，单独受损不易出现咽、喉肌的功能障碍。因此，外支则可完全代表副神经周围性损害，呈现下运动神经元瘫痪的征象，并随分支而异：

1. 胸锁乳突肌支　一侧受损，同侧肌肉瘫痪、萎缩，由于其他颈肌的代偿，并不出现明显的转头运动障碍；只有头部向左、右旋转时，以手指按胸锁乳突肌的肌腹，才能发现患肌松弛、无力（正常侧可能则肌紧张）。

2. 斜方肌支　同时有颈 3、颈 4 神经支配（斜方肌下半部），因此，一侧斜方肌支受损，仅斜方肌上部功能障碍，表现垂肩、肩胛骨内侧缘离开脊柱，肌萎缩以上部明显，患侧上肢较健侧长（肩胛下垂和外移所致）。

（二）核性损害

由于副神经核延髓部参与支配咽、喉肌，其受损较难观察到典型临床表现，故仅副神经核脊髓部的孤立性病变，呈现下运动神经元瘫痪的征象，比核下性显著（完全性瘫痪），如整个胸锁乳突肌瘫痪、严重萎缩；而斜方肌只有一半受副神经核脊髓部支配，所以仅部分肌肉瘫痪、萎缩。多见于急性脊髓灰质炎。

（三）核上性损害

核上通路中与锥体束联系的有优势化支配，斜方肌主要是对侧大脑皮质控制，而胸锁乳突肌主要受同侧大脑皮质（特别是运动前区的头部转动中枢）控制，因此，一侧运动前区受刺激时（如癫痫），患者的脸转向对（健）侧，而破坏性病变可使头转向病灶侧。一侧胸锁乳突肌（及其他颈肌）痉挛见于痉挛性斜颈，由锥体外系病变引起。

三、常见疾病

运动系统疾病、脊髓灰质炎、脊髓空洞症和脊髓肿瘤等可累及发出副神经脊髓支的前角神经元。颅内段病变可为带状疱疹感染，颈静脉孔损伤（血管球瘤、神经纤维瘤、转移肉瘤）等；颈下三角区手术、损伤等也可累及副神经。Spillane 等描述一种良性副神经疾病，最初表现肌肉疼痛，数日内消退，之后出现副神经分布区肌无力和肌萎缩。Chalk 和 ISaacs 也曾报道复发型自发性副神经病，1/4～1/3 的副神经损伤属此型，大部分患者可自愈。

第十节　舌下神经疾病

一、临床解剖生理

舌下神经属躯体运动神经，其核位于延髓下 1/3 背侧近中线处，发出的纤维向腹侧经下橄榄核和锥体束之间穿出延髓，经舌下神经管离开颅腔。神经主干在颈内动、静脉之间下行，最后走向舌的底部，支配同侧的舌内诸肌，以及颏舌肌（genioglossusm）、舌骨舌肌与茎突舌肌（styloglossusm）。此外，舌下神经与第一、二、三颈神经之间有吻合支，形成舌下神经袢，主要支配舌骨下肌群（胸骨舌骨肌、胸骨甲状肌、肩胛舌骨肌等）。实现舌的伸缩、厚薄、上卷等。舌下神经的行径及分布见图 6-10-1。

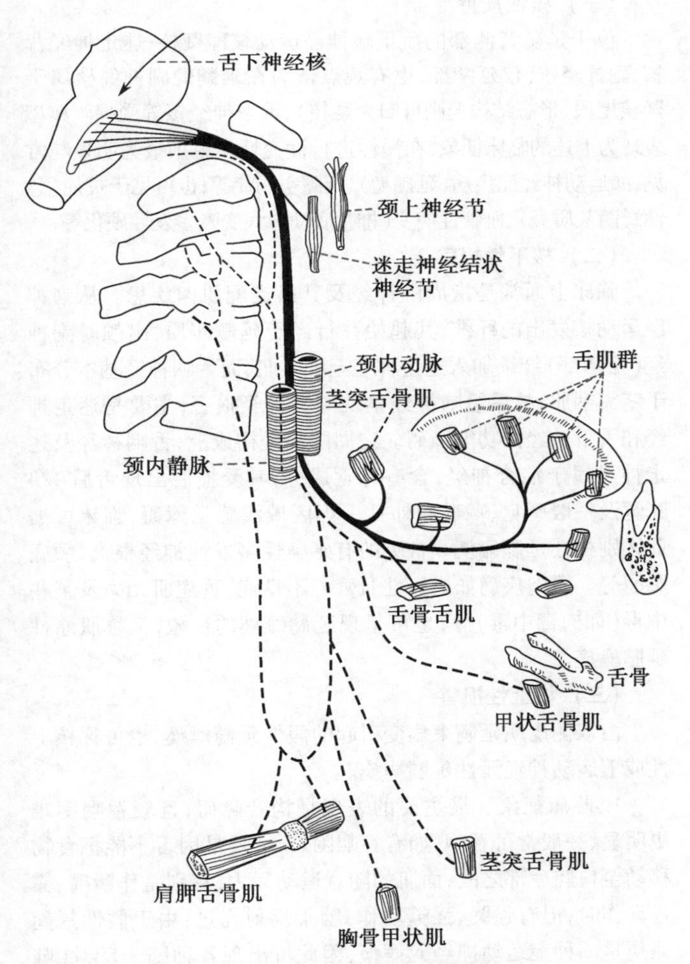

图 6-10-1　舌下神经的行径及分布

舌下神经的核上联系：舌下神经核受双侧（主要是对侧）锥体束支配，尚有接受舌咽、迷走、面及三叉神经的二级纤维，传入舌黏膜的味觉和浅感觉引起反射性舌肌运动。

二、临床征象和损害部位

（一）核下性损害

一侧舌下神经损伤出现核下性舌瘫，呈现同侧舌肌萎缩、舌面凹凸不平、口内舌尖偏对（健）侧（健侧张力强过瘫侧）、伸出口外舌尖偏同（瘫）侧（双侧颏舌肌收缩而使舌前伸，故歪向瘫侧），缩回口中舌尖偏对（健）侧（健侧舌肌，特别是茎突舌肌的作用）、舌尖顶推面颊肌力减弱。由于舌肌的纤维在中线上互相交织一起，故一侧舌下神经瘫，无明显的舌肌功能（如发音、吞咽）障碍。双侧舌下神经受损的核下性舌瘫，舌不能运动，舌根可后缩（颏舌肌向前牵拉力消失所致）而掩盖喉口使呼吸困难，还有发音、咀嚼、吞咽等功能障碍。在舌下神经纤维出脑处受损，还有延髓锥体损害的征象，即舌下神经交叉性偏瘫。

单独舌下神经受损极少见，常与邻近脑神经同时损害，多见于颅底肿瘤、颈部外伤。

（二）核性损害

其表现基本同核下性舌瘫，尚有瘫侧舌肌的肌束震颤和邻近结构（如锥体）受损的征象。舌下神经核发出纤维，上行至脑桥面神经核，再经面神经支配口轮匝肌（图 6-10-2），因此，核性病变还可有口轮匝肌的不完全性瘫痪。由于神经核近中线，若此处病变侵犯两侧舌下神经核，则发生核性损害特点的完全性舌瘫。

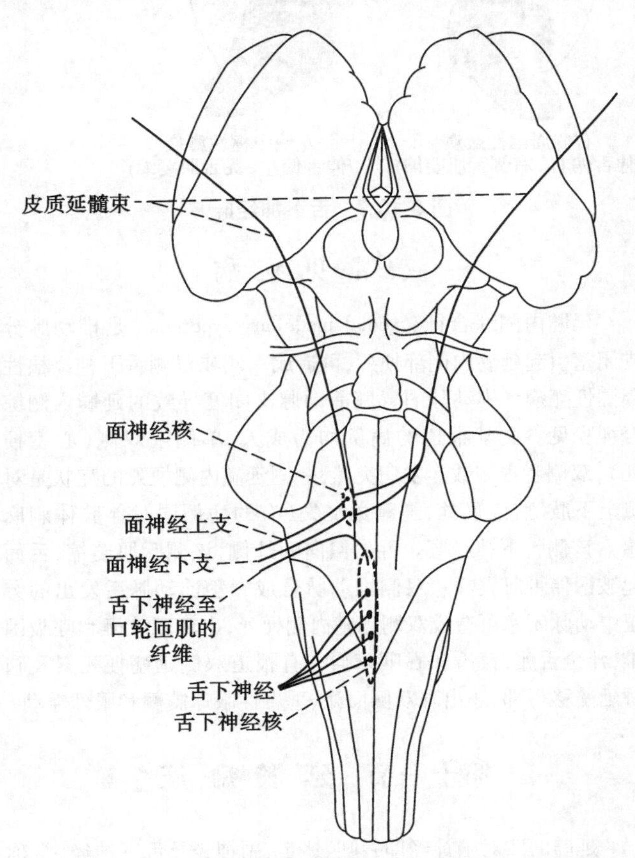

图 6-10-2　舌下神经支配口轮匝肌的纤维示意

6

（三）核上性损害

舌下神经核主要受对侧皮质延髓束支配，因而一侧皮质延髓束受损，发生病灶对侧的舌肌瘫痪，仅呈现伸舌时舌尖偏向病灶对侧，无舌肌萎缩和肌束震颤。两侧核上性舌瘫见于双侧皮质延髓束病变（假性延髓瘫痪），两侧舌瘫完全而均等，舌不能运动，若两侧舌瘫不完全而又不均等时，伸舌仍偏向一侧。

临床上更常将核性瘫和核下性瘫合称为周围性瘫痪，而核上性瘫名为中枢性瘫痪，舌肌萎缩和肌束震颤是两者鉴别的主要依据（图 6-10-3）。

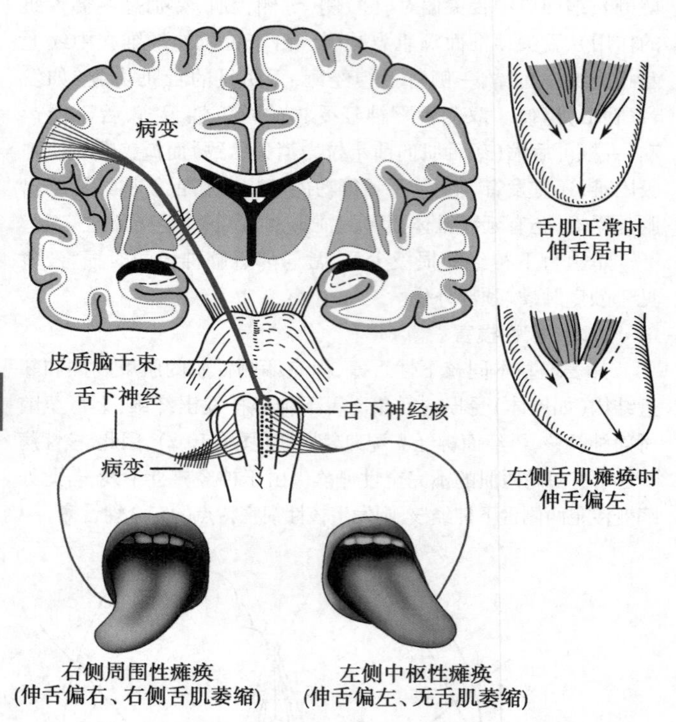

图 6-10-3　舌下神经麻痹

三、常见疾病

延髓内侧综合征（medial medullary syndrome）是椎动脉分支闭塞引起延髓内侧部梗死，可造成一侧或双侧舌下神经核性周围性瘫痪。椎动脉的脊髓前动脉支闭塞导致的延髓内侧综合征少见。文献报道的病例均为成人，单侧或双侧（心型梗死），双侧者占多数。发病突然，一侧延髓内侧梗死的症状是对侧上下肢瘫，位置觉、震颤觉丧失（有的病例同时伴肢体刺麻感），该侧舌下神经瘫。舌尖偏向病灶侧，该侧舌肌萎缩、舌面起皱褶伴舌肌震颤。双侧椎动脉合成脊髓前动脉后发出的旁正中动脉闭塞可造成双侧延髓内侧梗死，出现四肢瘫和呼吸困难，伴全舌瘫，言语和吞咽障碍。有报道双侧延髓梗死累及脑桥延髓移行部，还出现双侧面瘫、垂直性眼球震颤和眼球浮动。

第十一节　延髓瘫痪

延髓的四对脑神经即吞咽、迷走、副神经及舌下神经（常称后组脑神经）功能的双侧性损害，其主要临床征象为所支配横纹肌的随意运动障碍，基本表现为唇（口轮匝肌）、舌、咽、喉等肌肉的瘫痪，通常称为延髓瘫痪，又俗称球瘫痪。

延髓瘫痪最早的症状常为言语障碍，讲话容易疲劳，尤其是在需要提高声音和加重语调的情况下；逐渐讲话不清，首先发生困难的是舌音，然后为唇音，最后为喉音，并由这种构音障碍逐渐变为呐吃。由于腭弓瘫痪而伴有鼻音，累及声带而声音嘶哑，有时可完全失音。语言障碍后不久随即发生吞咽障碍，首先出现于快速进餐或喝饮，在进餐及喝饮时讲话、发笑引起呛咳，以后吞咽障碍逐渐加重，在安静与一般的情况下进餐也有困难。舌肌瘫痪使食物移向咽部发生障碍；腭弓瘫痪使吞咽时咽部入口不能充分关闭，而致食物特别是液体从鼻孔反流出来；食物在咽部及食管中的运送也较正常缓慢与困难，先是硬食，后软食与半流质食物，最终连流质也无法吞咽。常有食物及大量唾液滞留于口腔内，引起频繁的呛咳，然后咳嗽又往往无力。至病程的晚期显示衰惫的表现，口嘴张开，唾液流溢，不能讲话与吞咽，需赖鼻饲管维持进食，最后常因吸入性肺炎、窒息与衰竭而死亡。

检查时首先发现舌运动障碍，随之舌肌萎缩及肌束颤动；口唇常无力而不能鼓气，即使用手指压闭鼻孔常仍不能鼓腮，只能在压闭口唇时鼓腮。并可见腭弓瘫痪，咽反射消失。

依据解剖生理可将延髓瘫痪分为：

（一）核性损害

位于延髓背侧部的后组脑神经运动核即疑核、迷走神经背核、副神经核（仅延髓部，也有观点认为在延髓的副神经核属于疑核尾段，形态结构上则可归为疑核）、舌下神经核等受损。典型表现为上述的临床征象，在慢性进行性变性疾患中最为明显与常见，如运动神经元疾病（延髓型）、延髓空洞症等；也可见于炎症（急性脊髓灰质炎）、血管性病变（椎基底动脉病变）、多发性硬化等。

（二）核下性损害

临床上通常是指周围神经及其所支配肌肉疾患。从脑神经运动核发出的纤维，其起始并行经于延髓实质，出颅时副神经（延髓部）纤维加入迷走神经至咽喉肌，而舌咽神经基本分布于茎突咽肌，故后组脑神经呈现周围神经损害，主要是迷走神经和舌下神经的功能障碍。在周围神经构成上，舌咽神经及迷走神经属于混合神经，含有感觉成分，其受损后出现舌后 1/3 味觉及一般感觉、咽喉和外耳一小区域浅感觉障碍，临床可据此区别核性延髓瘫痪。常见的有感染性多发性神经根炎、颅底肿瘤等。肌肉疾病如进行性肌营养不良症、重症肌无力及某些中毒（如肉毒中毒）等，也可呈现延髓瘫痪的征象，又称肌原性延髓瘫痪。

（三）核上性损害

由双侧皮质延髓束病变引起的假性延髓瘫痪，也可称核上性或上运动神经元性延髓瘫痪。

1. 临床征象　最主要的表现是构音障碍，且较吞咽困难更明显，一般常可吞咽，如有吞咽困难，主要是因舌不能把食物移动至口腔后部之故；面肌的随意运动无力，特别是作噘嘴、露齿动作时，但有强哭、强笑动作；脑干反射亢进：由于假性延髓瘫痪是一种上运动神经元瘫痪，因此可出现各种脑干反射（脑桥以上的双侧皮质延髓束损害时）亢进，包括：

（1）下颌反射（见图 1-2-18）：极度的反射亢进，有时甚至呈现下颌阵挛或牙关紧闭。

（2）口轮匝肌反射（见图 2-4-11）：叩击上唇中部时，上下唇噘嘴伸出。

（3）仰头反射（见图 2-4-26）：患者头部略向前屈，叩击其鼻尖或上唇中部，引起颈后诸肌急促收缩，头突然后仰（其反射弧也包括上颈髓）。

（4）角膜下颌反射（corneomandibularre flex）：用棉花轻触一侧角膜，不但见眼轮匝肌收缩（角膜反射），而且由于翼外肌的收缩使下颌偏向对侧（角膜下颌反射）。角膜下颌反射的传入及传出均通过三叉神经，在正常时并不出现，如阳性提示双侧皮质延髓束损害。

（5）掌颏反射：刺激患者手掌大鱼际部皮肤引起同侧颏肌收缩（图见 2-4-19）。

与真性延髓瘫痪（下运动神经元瘫痪）的主要区别有：①无肌萎缩、肌束颤动及电变性反应，特别是有无舌肌萎缩，对鉴别诊断具有重要临床意义；②脑干反射在真性延髓瘫痪则减退或消失。

引起假性延髓瘫痪的原因以脑血管疾病（脑动脉硬化、脑软化）较多，其他有肌萎缩性侧束硬化，以及各种原因所致的脑炎、多发性硬化等。

2. 分型　根据病变部位，大致可分为：

（1）皮质型：系两侧皮质运动区及皮质下部的对称性局限性病灶所引起。如病灶非常局限，则可无上下肢瘫痪。脑干反射不明显。其病因除脑软化灶外，曾报道可由于枪弹伤引起的双侧皮质损所致。

（2）内囊型：由两侧内囊病变引起，常伴有不同程度的双侧锥体束损害征象，若纹状体同时受累，尚可有全身的强直性肌张力增高，有时伴有不自主运动。

（3）脑桥型：常由脑桥两侧旁正中区软化灶引起。如病灶较广泛，除假性延髓瘫痪外，尚可有四肢痉挛性瘫痪；如病灶较小，则无四肢瘫痪而可有双侧小脑性共济失调，此乃由于与小脑联系的脑桥核的细胞体及其纤维功能丧失的结果。

脑桥型者常无影响智力，但皮质型及内囊型者多有不同程度的智力障碍。

在临床上，要明确鉴别各型假性延髓瘫痪有时是很困难的。有的病例可有不同解剖部位的合并损害。

第十二节　多脑神经合并损害的综合征

脑神经主要是支配面部的运动和感觉功能（包括特殊感觉——嗅、视、听等），其自离开脑实质至所支配部位的神经纤维所经过的区域，同脑底和颅窝或颅底有密切关系，在某些部位常有几对脑神经比较集中或相靠近于一处，若在这些地方发生局部性病变（如肿瘤、局限蛛网膜炎等）时，常有多脑神经合并损害的综合征（图 6-12-1），在定位诊断中具有较重要的实际意义。由于多数脑神经与脑干密切相关，故在临床定位诊断

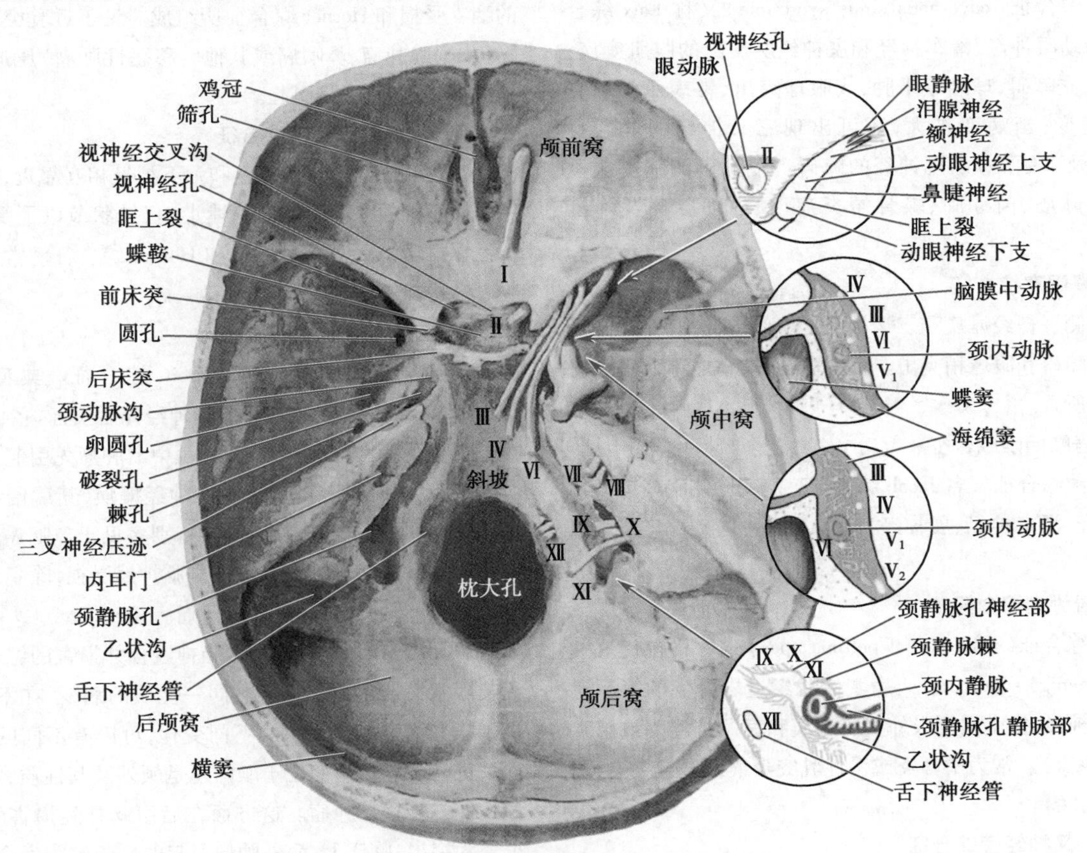

图 6-12-1　颅底内侧面的结构及相关综合征

中，必须首先注意区分脑干实质与颅窝或脑底的损害。通常脑干实质受损常有较明显的传导束（运动或感觉）的障碍，而脑底或颅窝的病变多为单纯的脑神经损害，即使压迫损及脑实质，其临床征象也较轻，且发生晚。现将临床上较为常见的综合征介绍于下：

（一）前颅窝或嗅沟综合征

前颅窝或嗅沟综合征又称福-肯综合征（Foster-Kennedy syndrome）。主要为前颅窝占位性病变引起，病变同侧原发性视神经萎缩（视力减退至失明、眼底视乳头苍白）及嗅觉障碍，对侧眼视乳头水肿。常见于前颅窝骨折、嗅沟脑膜瘤或额叶肿瘤。

（二）眶上裂综合征

眶上裂综合征（superior orbital fissure syndrome）又名 Rochon-Duvigneaud 综合征，呈现动眼神经、滑车神经和展神经瘫痪，轻度眼球突出，三叉神经眼支受损（疼痛、感觉障碍）。见于骨折、骨膜炎及附近肿瘤。

（三）眶尖综合征

眶尖综合征（orbital apex syndrome）也称 Rollet 综合征。眶尖病变除了有眶上裂综合征表现外，还有视神经的损害，这是由于眶尖和视神经相邻，极易同时受损之故。常见的有外伤、炎症及肿瘤。

（四）海绵窦综合征

海绵窦综合征（cavernous sinus syndrome）又称 Foix 综合征。表现为动眼神经、滑车神经和展神经所支配的眼肌瘫痪，三叉神经眼支障碍，球结膜水肿，或眼球突出，常表示海绵窦外侧壁之病变；当病变扩大，还可出现三叉神经的上颌支（有时亦波及下颌支）及视神经的障碍。多见于海绵窦血栓形成、动-静脉瘘、肉芽肿、蝶骨嵴炎症、颈内动脉瘤及附近肿瘤。

（五）翼腭窝综合征

病变同侧展神经瘫痪和三叉神经之上颌支受损，有时亦可有动眼神经障碍和眼球稍突出。多由鼻咽、蝶窦或上颌窦之恶性肿瘤转移所致。

（六）岩蝶间隙综合征

岩蝶间隙综合征又名 Jacob 综合征。病变同侧眼球运动神经（动眼神经、滑车神经、展神经）瘫痪、黑矇、三叉神经痛。以肿瘤多见。

（七）岩骨尖综合征

岩骨尖综合征（syndrome of petrous apex）也称格拉代尼戈综合征（Gradenigo syndrome）。病变侵犯经过岩骨尖的第Ⅴ对和第Ⅵ对脑神经，发生同侧眼外直肌瘫痪和三叉神经痛或感觉障碍（多在眼支）。常为中耳炎或慢性乳突炎继发岩骨尖炎、岩骨尖外伤或肿瘤。

（八）三叉神经旁综合征

三叉神经旁（paratrigeminal nerve）综合征又称 Raeder 综合征。病变同侧三叉神经受损（多为三叉神经痛）和 Horner 综合征。多见于肿瘤，少数为炎症。

（九）脑桥小脑角综合征

在病变同侧第Ⅷ、Ⅶ、Ⅴ对脑神经受损和小脑症状，当病变扩大时还可侵犯第Ⅵ、Ⅸ、Ⅹ以至Ⅺ和Ⅻ对脑神经。常见于听神经瘤或脑桥小脑角蛛网膜炎，尚有脑膜瘤、胆脂瘤、血管畸形。

（十）颈静脉孔综合征

颈静脉孔综合征（jugular foramen syndrome）也称 Vernet 综合征。侵犯颈静脉孔的病变，使通过其中的舌咽、迷走和副神经受损。见于肿瘤、外伤、炎症、颈静脉球瘤、颈内静脉上段血栓。

（十一）枕髁-颈静脉孔综合征

枕髁-颈静脉孔综合征又称科莱-西卡尔综合征（Collet-Sicard syndrome）。位于颈静脉孔及枕骨髁区的舌咽、迷走、副和舌下神经等损害，出现 Vernet 综合征和舌下神经瘫痪。

（十二）枕骨大孔区综合征

呈现后组脑神经（第Ⅸ、Ⅹ、Ⅺ、Ⅻ对脑神经）损害，共济失调和眼球震颤，四肢中枢性瘫痪和感觉障碍，强迫头位，枕颈痛，颈活动受限。可由枕骨大孔区的肿瘤或先天畸形引起。

（十三）腮腺后窝综合征

腮腺后窝综合征又名 Villaret 综合征。由舌下及迷走神经的咽支受损和 Horner 综合征所组成。见于近乳突或腮腺的肿物（如腮腺肿瘤、鼻咽癌或其他转移恶性肿瘤）压迫，也可由颈动脉瘤、创伤或感染引起。

（十四）咽旁间隙综合征

在颈侧深部，舌咽、迷走和舌下神经相互靠近，病变又易损害颈交感神经节，发生舌咽、迷走（仅结状节以下受损，故喉上神经无瘫痪）、舌下神经瘫痪和 Horner 综合征。常由咽周围肿物、扁桃体脓肿向深部扩展所致。

（十五）偏侧颅底综合征

偏侧颅底综合征又称 Carcin 综合征。典型或完全型 Carcin 综合征，表现一侧 12 支脑神经先后损害。颅底或脑底的病变主要是恶性肿瘤的侵害，如颅中窝肿瘤先引起三叉痛或感觉缺失，动眼神经、滑车神经、展神经瘫痪，其后侵犯颅后窝和颅前窝而累及一侧全部脑神经，特别多见于鼻咽癌的转移。非完全型 Carcin 综合征为一侧部分脑神经受损，除了恶性肿瘤之外，也见于斜坡软骨瘤及软骨肉瘤。

就临床诊断而言，这种多脑神经合并损害的综合征划分并无实际意义，因为同一部位、同一性质的病变，在不同的时期，由于病变损害范围大小的不同变化，可以有不同的合并损害，而关键在于确定病变位于颅内还是颅外及其性质，特别是鉴别原发性或转移性肿瘤。这方面在后组脑神经损害的多种综合征尤为突出，临床上，颅外肿瘤引起的后组脑神经合并损害，一般以恶性肿瘤多见，此时可有颈部淋巴结肿大、咽后部肿块，常有颈部交感神经损害的表现，影像检查大多显示骨质破坏。颅内肿瘤引起的合并损害则以良性肿瘤（神经纤维瘤、脑膜瘤）多见，无鼻咽部肿块及颈部交感神经损害的征象。因此在诊断上，对于后组脑神经的单侧合并损害，除了详细的病史和神经系统检查以外，需注意有无鼻咽部肿块、颈部淋巴结肿大及身体其他部位原发性肿瘤，如发现肿块，应做活组织检查以确定性质。

参考文献

[1] 黄如训. 神经系统疾病临床诊断基础[M]. 北京：人民卫生出版社，2015.

[2] 王耀山，王德生. 神经系统疾病鉴别诊断学[M]. 北京：军事医学科学出版社，2004.

[3] 王维治. 神经病学[M]. 3 版. 北京：人民卫生出版社，2021.

6

第七章　脊神经疾病

（廖松洁）

第一节　概　述

一、临床解剖生理

脊神经从每个脊髓节段发出，由前根和后根于相应椎孔附近汇合而成。脊神经共31对，其中颈神经8对、胸神经12对、腰神经5对、骶神经5对、尾神经1对。前根是脊髓前角运动神经元所发出的躯体运动纤维，终止于肌原纤维的运动终板、支配肌肉随意运动；在$T_1 \sim L_3$脊神经前根内还有来自脊髓侧角的交感纤维、在$S_2 \sim S_4$脊神经前根内有副交感纤维，支配内脏运动。在椎间孔处的后根上有由感觉神经元胞体积聚而成的背根神经节，其中枢突构成后根、连接脊髓后角，其周围突则加入脊神经、接受各种感觉传入。脊神经是混合神经，包括传出和传入纤维，其中传出纤维含躯体运动纤维（支配骨骼肌）和内脏运动纤维（支配平滑肌、心肌和腺体），传入纤维含躯体感觉纤维（分布于皮肤、横纹肌、肌腱和关节等）和内脏感觉纤维（分布于内脏、心血管和腺体）。脊神经离开椎管后分为前支和后支：前支$C_1 \sim C_4$构成颈丛，$C_5 \sim T_1$构成臂丛，$T_{12} \sim L_4$构成腰丛，$L_4 \sim S_5$及尾神经构成骶丛；后支一般较细而短，主要分布于相应节段的背部肌肉、韧带、筋膜和皮肤。

周围神经干由许多神经束构成，神经干外包裹着神经外膜，神经束外包裹着神经束膜，神经束膜进入束内分布于神经纤维间称为神经内膜。在这些结缔组织内走行着来自局部动脉的神经滋养血管。

神经纤维由中央的轴突和外周施万细胞所形成的髓鞘及神经膜构成。轴突外有髓鞘包裹者称为有髓鞘纤维，无髓鞘包裹者称无髓鞘纤维。在有髓鞘纤维中，一个施万细胞层层包绕一段神经纤维，两个相邻施万细胞之间的中断形成郎飞结，此处轴突裸露、仅被基膜覆盖；在无髓鞘纤维中，一个施万细胞包裹数条轴突，不形成髓鞘。神经冲动的传递在无髓鞘纤维是沿着神经纤维连续依次前进，而在有髓鞘纤维是沿各个郎飞结跳跃式前进，且传导速度与有髓鞘纤维的外径成正比。各类传入传出纤维的粗细和功能不同，分类见表7-1-1。

表7-1-1　周围神经各纤维分类

纤维分类	功能	直径/μm
有髓纤维		
Aα（传入、传出）	本体感觉，躯体运动（梭外肌）	10~20
Aβ（传入）	触压觉	5~12
Aγ（传出）	梭内肌	3~6
Aδ（传入）	痛觉、温度觉、触觉	2~5
B（交感）	交感节前纤维	1~3
无髓纤维		
C（传入）	痛觉、温度觉	0.4~1.2
C（交感）	交感节后纤维	0.3~1.3

二、病理及发病机制

周围神经的病理改变包括节段性脱髓鞘、沃勒变性和轴索变性，可单独存在或几种病理过程并存；如果病变在神经元，则称为神经元病。

（一）节段性脱髓鞘

节段性脱髓鞘（segmental demyelination）是髓鞘的局限变性，一般不影响轴索，以不同长度的髓鞘脱失而相邻节段髓鞘保留为特征。髓鞘再生过程中，施万细胞分裂增殖，轴系膜围绕轴突呈螺旋状延长融合形成髓鞘，最初新生的髓鞘较薄。由于轴索的保留，神经修复和功能恢复较快。

（二）沃勒变性

轴索损害以远端的轴索和髓鞘变性为特征，病变由近端向远端发展（dying forward）。前角细胞或前根病变也可导致周围神经运动纤维的变性，是沃勒变性（Wallerian degeneration）的一种形式。残留轴突末端芽生，以每日1~5mm的速度生长，并镶入施万细胞，后者在轴突表面形成髓鞘，通常从一个有髓鞘轴突生成的支芽中只有一条能髓鞘化。轴索损伤后的修复过程复杂，包括轴索再生以及肌肉、感受器、血管再支配等，往往需要数月至一年甚至更长时间。

（三）轴索变性

损害以近端的轴索和髓鞘变性为特征，病变由远端向近端发展（dying back），为长度依赖性神经病。这种特点与核周体的酶、结构蛋白质合成障碍，轴突运输障碍及局部能量代谢紊乱有关。同样，轴索损伤的修复过程较长。

（四）神经元病变

原发于神经元的病变，累及前角运动神经元者称为运动神经元病，累及背根神经节者称为感觉神经元病，伴随相应神经纤维变性。被破坏的神经元细胞不能再生，功能修复依赖于存留神经元的轴索芽生、建立新的联系。

三、临床表现

（一）运动障碍

1. 肌无力　运动功能受损，出现肌无力和肌肉萎缩，其严重程度取决于受损的运动神经元或轴索数目。如果大约1年以内神经再生，运动功能和肌容积有可能恢复。

2. 束颤、痉挛　可见于部分多发性神经病和慢性神经根压迫。在多发性神经病运动功能恢复时，偶可出现肌纤维颤搐，活动时加重，伴僵硬感。这些异常电活动与运动纤维分支的不稳定去极化有关。

（二）感觉障碍

1. 感觉减退或丧失　一般情况下，周围神经损害导致运动和感觉功能同时受损，但受损程度可不一致：如大多数中毒性或代谢性神经病的感觉障碍可重于运动损害，感觉性神经病无运动损害；而吉兰-巴雷综合征则运动损害更重。不同周围神经损害的感觉障碍分布不同：神经根病的感觉障碍符合皮节分布，感觉神经元病的感觉障碍同时分布于肢体近端和远端，以及头皮、面部和胸腹臀部，多发性神经病的感觉障碍对称分布于四肢远端尤其是下肢。

2. 疼痛　常为针刺样、闪电样、烧灼样等疼痛，多分布于四肢远端。疼痛尤其常见于部分疾病，包括糖尿病、酒精性、感染性（如梅毒、带状疱疹病毒）及淀粉样变周围神经病等。

3. 感觉性共济失调　本体感觉损害而运动功能一定程度保留，导致感觉性共济失调，表现为粗大、猛烈、莽撞的下肢动作，可伴随手指伸直时波浪样小动作（舞蹈样手指）。部分患者出现震颤，是由于大的感觉纤维受损、肌梭传入冲动中断所导致。

（三）腱反射改变

腱反射减弱或消失，常提示周围神经病变（除外脊髓休克）。但腱反射改变不一定与症状匹配。如小纤维神经病，由于未累及反射弧传入纤维（较大直径有髓鞘纤维），腱反射可能保留；当较大直径有髓纤维受累时，腱反射减弱可能较肌无力更严重；如深感觉障碍而腱反射保留，提示为背根神经节的中枢投射（脊髓后索）病变。

（四）自主神经功能障碍

常见的自主神经功能障碍为无汗症和直立性低血压，最多见于淀粉样变周围神经病、一些其他类型的遗传性小纤维多神经病，以及糖尿病。其他自主神经障碍的症状包括瞳孔改变、腺体分泌减少、尿潴留、性功能障碍等。

一般来讲，自主神经障碍分布区域与感觉障碍一致，但是神经根病变时可能较轻，因为自主神经纤维在相对远端加入到脊神经。

（五）营养障碍

麻木无力的肢体可出现皮肤菲薄紧绷、皮下组织增厚、指甲弯曲粗糙、毛发稀疏。丧失知觉的远端肢体容易受伤，愈合困难并易感染，严重者甚至出现无痛性溃疡和断指。这些营养障碍与感觉缺失有关，同时也与远端血管的神经支配异常有关。

四、分　类

（一）按受损神经分布

1. 神经元病　运动或感觉神经元病。

2. 神经根病　单神经根病变多见于脊柱疾病所致神经根受压，症状区域符合单神经根分布范围。多神经根病常不对称，分布不规则如一侧近端受累另一侧远端受累，感觉障碍分布符合神经根支配的皮节区域，或由于相邻皮节相互重叠而分布区域比较含糊甚至没有感觉障碍，伴相应区域的腱反射减弱或消失。

3. 神经丛病变　各种病因所致臂丛神经、腰丛神经、骶丛神经病变。

4. 单神经病　如正中、尺、桡、股、胫、腓总神经等单条神经损害，多见于外伤、卡压、医源性损害，尺神经损害也可见于麻风病。

5. 多数单神经病　多条单神经病变，往往累及两条以上神经、两个以上肢体。多见于血管炎性神经病，以及Lewis-Sumner综合征、多灶性运动神经病（运动纤维受累）等。

6. 多发性神经病　肢体无力相对对称，感觉障碍远端较重且下肢先受累，跟腱反射常消失。可表现为“长度依赖”的特点。

（二）按轴索或髓鞘病变

一些周围神经病以轴索病变为主，如部分中毒性周围神经病、血管炎性周围神经病、吉兰-巴雷综合征的亚型急性运动/感觉轴索型神经病、腓骨肌萎缩症2型等；一些周围神经病以脱髓鞘为主要病变，如急性或慢性炎性脱髓鞘性多发性神经根神经病、遗传压力易感性神经病、腓骨肌萎缩症1型等。

（三）按病因

周围神经病病因复杂，大致分为以下几大类（简称MIDNIGHT）：①代谢性（metabolic）；②缺血性（ischemic）；③变性（degenerated）；④营养（nutritious）；⑤免疫介导或感染性（immune-mediated or infectious）；⑥遗传性或先天性（geneticor hereditary）；⑦中毒（toxic）。除此以外，还包括肿瘤、外伤等病因。

（四）临床综合分类

根据起病方式和临床表现进行分类，如表7-1-2。也可分急性（数日内起病）、亚急性（数周内起病、进展）、慢性（进展数月至数年）。

表7-1-2　主要的周围神经病类型

分类	疾病类型
伴感觉及自主神经功能障碍的急性运动瘫痪综合征	1. 吉兰-巴雷综合征（Guillain-Barré syndrome，GBS） 2. 急性感觉神经病和神经元病综合征 3. 白喉性多发性神经病 4. 卟啉病性多发性神经病 5. 中毒性多发性神经病（铊、三磷羟甲苯基磷酸盐中毒） 6. 副肿瘤性周围神经病（罕见） 7. 急性全自主神经功能不全性神经病 8. 蜱咬性瘫痪 9. 危重症多发性神经病

续表

分类	疾病类型
亚急性感觉运动瘫痪综合征	1. 对称性多发性神经病 (1) 营养缺乏：酒精性、烟酸缺乏、维生素 B_{12} 缺乏、慢性胃肠道疾病 (2) 重金属活溶剂中毒：砷、铅、水银、铊、甲基-丁基酮、己烷、甲基溴化物、氧化乙烯、有机磷、丙烯酰胺等 (3) 药物不良反应：异烟肼、乙硫异酰胺、肼苯哒嗪、呋喃妥因/呋喃西林、双硫仑、二硫化碳、长春新碱、顺铂、紫杉醇、氯霉素、苯妥英、维生素 B_6、阿米替林、氨苯砜、三氯乙烯、反应停、氯碘羟喹、左旋色氨酸等 (4) 尿毒症多发性神经病 (5) 亚急性炎性多发性神经病 (6) 副肿瘤性多发性神经病 (7) HIV 性多发性神经病 2. 不对称性神经病（多数单神经病） (1) 糖尿病性周围神经病 (2) 结节性多动脉炎或其他血管炎性神经病：变应性肉芽肿性血管炎（Churg-Strauss vasculitis）、嗜酸性粒细胞增多症、类风湿关节炎、狼疮、Wegener 肉芽肿等，非系统性血管炎性周围神经病 (3) 混合性冷球蛋白血症 (4) 干燥综合征 (5) 结节病 (6) 伴周围血管病的缺血性周围神经病 (7) 莱姆病 (8) 多灶性运动神经病（multiple motor neuropathy，MMN） (9) 多灶性获得性脱髓鞘性感觉运动神经病（multifocal acquired demyelinating sensory and motor neuropathy，MADSAN） 3. 少见的感觉神经病 (1) Warterberg 游走性感觉神经病 (2) 感觉神经炎 4. 脊膜神经根病（多发性神经根病） (1) 肿瘤浸润性多发性神经根病 (2) 肉芽肿或感染性浸润：莱姆病、类肉瘤 (3) 脊柱病变：骨关节性脊柱炎 (4) 特发性多发性神经根病
慢性感觉运动性多发性神经病综合征（早期）	1. 副肿瘤：癌、淋巴瘤、骨髓瘤等 2. 慢性炎性脱髓鞘性多发性神经病 3. 副蛋白血症 4. 尿毒症（有时呈亚急性） 5. 维生素 B_1 缺乏症（又称脚气病；有时呈亚急性） 6. 糖尿病 7. 结缔组织病 8. 淀粉样变 9. 麻风病 10. 甲状腺功能减退 11. 老年良性感觉神经病

续表

分类	疾病类型
慢性感觉运动性多发性神经病综合征(晚期):遗传性	1. 遗传性多发性神经病(感觉为主) (1) 成人致残性显性遗传性感觉神经病 (2) 儿童致残性隐性遗传性感觉神经病 (3) 先天性痛觉不敏感 (4) 其他遗传性感觉神经病:脊髓小脑变性相关的神经病、Riley-Day 综合征、全身感觉缺失综合征 2. 遗传性感觉运动多发性神经病 (1) 腓骨肌萎缩症(Charcot-Marrie-Tooth):CMT1、CMT2 和 CMTX (2) Dejerine-Sottas 肥大性多发性神经病:CMT3,成人型和儿童型 (3) Roussy-Lévy 多发性神经病 (4) 伴视神经萎缩、痉挛性截瘫、脊髓小脑变性、智能迟滞、痴呆的多发性神经病 (5) 遗传性压力易感性神经病 3. 伴发已知的代谢异常的遗传性多发性神经病 (1) Refsum 病 (2) 异染性白质营养不良 (3) 球样体白质营养不良(Krabbe 病) (4) 肾上腺白质营养不良 (5) 淀粉样变多发性神经病 (6) 卟啉性多发性神经病 (7) 安德森-法布里综合征(Anderson-Fabry syndrome) (8) 无 β 脂蛋白血症 (9) 丹吉尔病(Tangier disease)
伴线粒体病的神经病	1. 周围神经病、共济失调、视网膜炎及色素变性综合征(neuropathy, ataxia, retinitis, pigmentosa syndrome, NARP) 2. 伴构音障碍、眼外肌麻痹的感觉性共济失调综合征(sensory ataxia neuropathy with dysarthria and ophthalmoparesis, SANDO)
复发性多发性神经病综合征	1. 卟啉病 2. 慢性炎性脱髓鞘性多发性神经病 3. 部分多数单神经病 4. 脚气病 5. Refsum 病 6. Tangier 病 7. 反复中毒
单神经病或神经丛病综合征	1. 臂丛神经病 2. 臂丛的单神经病 3. 灼性神经痛 4. 腰骶丛神经病 5. 下肢单神经病 6. 移行性感觉神经病 7. 卡压性神经病

五、辅助检查

(一) 肌电图

常规肌电图检查包括神经传导和针电极肌电图。神经传导检测帮助判断周围神经损害的分布,鉴别轴索损害和脱髓鞘,以及是否存在传导阻滞(多见于免疫介导的疾病)。针电极肌电图进一步明确是否存在轴索损害,并排除肌源性疾病。

(二) 脑脊液

如发现细胞数或蛋白增高,提示神经根或脑膜病变。

(三) 血液

代谢、营养、中毒、内分泌等指标检测,单克隆球蛋白检测,神经节苷脂抗体及肿瘤相关抗体检测。

(四) 基因检测

对遗传性周围神经病有诊断意义。

（五）影像学

近来发展的周围神经磁共振检查和神经彩超，为周围神经病的识别和诊断提供新的检查手段。

（六）神经、肌肉活检

是部分周围神经病确诊的必要手段，尤其对于炎性、血管炎、淀粉样变周围神经病有价值。

诊断与治疗将在各疾病中分述。

第二节　神经根病

神经根病可分为三大类：①脊柱疾病压迫邻近神经根；②脑膜的浸润性疾病累及神经根；③内源性疾病累及神经根，如糖尿病、炎症、感染。

一、外伤性神经根病

（一）颈椎间盘突出

由于下颈段的高度灵活性，促进了纤维环磨损及随后的椎间盘突出。颈椎间盘突出（cervical disc herniation）可出现于外伤后包括突然颈部后伸、跌倒、车祸等，也可无明确诱因。最常见为C_7神经根受压，其次依次为C_6、C_5、C_8神经根。C_7神经根位于C_6、C_7脊椎之间，椎间盘突出压迫C_7神经根，表现为肩胛、胸部、腋窝内侧、上臂后外侧、肘部、前臂后侧、示指及中指或5个手指疼痛，肩胛内侧、锁骨上窝和肱三角肌区域压痛最明显，感觉缺失主要分布于示指及中指或5个手指远端；前臂及手腕伸肌无力，偶可出现握力减弱；肱三头肌反射减弱或消失而肱二头肌反射及桡骨膜反射保存。C_6神经根位于C_5、C_6脊椎之间，C_6神经根病表现为斜方肌区域疼痛，向上臂前侧、前臂桡侧、拇指和示指外侧放射，肩胛冈、锁骨上及肱二头肌区域压痛，感觉缺失的分布与疼痛区域基本一致；肩外展和屈肘无力；肱二头肌反射和桡骨膜反射减弱或消失而肱三头肌反射保存。C_4、C_5脊椎之间椎间盘突出压迫C_5神经根，表现为肩、斜方肌区域疼痛，冈上、冈下肌无力致肩外展及外旋无力，可有轻度肱二头肌无力伴反射减弱。C_8神经根受压表现为前臂内侧疼痛，感觉缺失分布于前臂及手掌内侧、尺侧一个半手，无力累及手内肌肉（包括支配手指外展、内收及掌指关节屈曲的拇短展肌、拇收肌、小指展肌、蚓状肌、骨间肌等），部分前臂肌肉（包括支配示指背伸的示指伸肌、支配第4、5指末节屈曲的指深屈肌等），腱反射均保存。除了神经根症状，颈椎间盘突出的患者几乎均出现颈部活动受限及活动时疼痛加重（尤其是过伸时），咳嗽、喷嚏亦可加重疼痛。另外，颈椎间盘突出还可导致颈髓受压从而出现相应的上运动神经元瘫痪症状以及感觉障碍平面。

影像学检查有助于诊断，MRI可显示突出的椎间盘，同时有无神经根和脊髓的变化。CT扫描有助于判断骨性结构对椎间孔的影响，CT造影有助于评估颈神经根，适用于有MR禁忌的患者。电生理检测可表现为，神经传导正常或运动神经传导波幅下降，感觉神经传导正常，F波可异常；针电极肌电图可提示节段性肌肉神经源性损害。

颈椎间盘突出所致神经根病多为自限性，75%~90%患者经保守治疗症状可缓解。保守治疗指药物对症治疗、局部制动、颈椎牵引、硬膜外注射皮质类固醇激素。一线药物治疗包括非甾体抗炎药、短效阿片类药物、口服类固醇激素。硬膜外注射皮质类固醇激素有神经功能障碍、硬膜外血肿、梗死的风险，所以其应用必须谨慎，并且必须由有资质的专业人员操作。手术治疗包括前路颈椎解压术、颈椎间盘成形术、后路椎间孔切开术，适用于保守治疗后症状仍持续存在的患者，以及显著功能受损（疼痛、感觉障碍、无力）6周以上的患者，对于神经根病导致进行性运动功能障碍的患者，病程小于6周也可考虑手术。

（二）腰椎间盘突出

腰椎间盘突出症（lumbar disc herniation）常在30~40岁起病，最常见的是L_5~S_1脊椎之间的椎间盘突出，其他依次为L_4~L_5、L_3~L_4、L_2~L_3，L_1~L_2椎间盘突出罕见。椎间盘髓核、后纵韧带和髓核周围的纤维逐渐变性，外伤使纤维撕裂，发生椎间盘突出。但是作为诱因的外伤可以很轻微，如喷嚏、倾倒或其他很小的躯体动作，故很大一部分患者不能回忆外伤病史。髓核周围纤维环后部的加固主要通过后纵韧带，腰椎后纵韧带的外侧部较中央部薄弱，所以椎间盘易向后外侧突出，压迫位于侧隐窝的神经根。偶见严重椎间盘变性，在纤维环和后纵韧带之间形成大的裂隙，椎间盘结构脱落至椎管，压迫马尾神经根。临床表现为骶髂部疼痛并向臀部、大腿、小腿及足部放射，脊柱姿势僵硬或不自然，可合并麻木、无力和反射减退。不典型的疼痛仅累及下臀部、大腿或小腿上部分。咳嗽、喷嚏、腿拉伸等均加重疼痛，严重时只能卧床，避免微小活动。多数患者最能够缓解疼痛的体位是平卧、屈髋屈膝并且枕高肩部，也有部分患者侧卧较舒服。肌无力较疼痛少见。L_4~L_5椎间盘压迫L_5神经根，导致大腿、小腿后外侧疼痛，足内侧麻木，足和足趾背屈无力；L_5~S_1椎间盘压迫S_1神经根，导致大腿和小腿后分疼痛，足外侧麻木，足背屈无力，跟腱反射消失。查体相应椎体的棘突、横突处可有压痛，坐骨神经行径可有压痛（坐骨结节、臀点、大腿后部、腓骨小头）及放射痛，Lasegue征阳性。

神经传导检测常正常，H反射异常，针电极肌电图可见受累肌肉失神经改变或神经源性损害，脊旁肌可见纤颤或正锐波（提示神经根损害）；MRI或CT见椎间盘突出的影像学表现，MRI可见神经根是否受压。

保守治疗对90%以上病例有效。卧硬板床，背部牵引治疗，物理治疗可能有帮助；药物治疗包括非甾体抗炎止痛药物、针对神经病理性疼痛的药物、肌松剂等。静脉注射皮质类固醇是短时缓解急性坐骨神经痛的方法，但循证医学尚无推荐或不推荐的定论。在下列条件下推荐手术治疗：出现马尾综合征，运动功能缺损严重或进行性加重，保守治疗4~6周后仍存在严重的神经根痛。

二、感染性神经根病
(infective radiculopathy)

(一) 带状疱疹病毒感染

带状疱疹病毒(herpes zoster virus)感染后,潜伏于背根神经节,在机体免疫力下降时可再次激活。它引起皮疹,最常见于一侧 $T_3 \sim L_3$ 皮节,在皮疹出现前48~72小时即可发生疼痛。一般皮疹约2~4周可消退,但是神经病理性疼痛可持续更长时间。并发症包括相应皮肤区域感觉障碍、中枢神经系统感染、神经根病变。约7%患者皮疹后3~20天出现节段性肌无力、感觉减退或消失、腱反射减弱或消失,符合神经根病变特点,分布区域一般与皮疹区域一致。另有5%~30%患者可出现感觉运动性周围神经病,主要为颈丛、腰骶丛支配区域,并可见脑神经损害(面神经最易受累)。电生理检测中,运动神经传导波幅正常或下降,感觉神经传导正常,受累肌肉包括脊旁肌呈神经源性损害表现,约2周后可见纤颤电位及正锐波,神经再支配后见宽大的运动单位电位。

治疗可采用抗病毒药物,包括阿昔洛韦、万乃洛韦、伐昔洛韦,应在起病48小时内用药。同时对症治疗,尤其是针对神经病理性疼痛的治疗,使用抗癫痫药物、局部贴剂等。对于运动功能障碍患者还应康复治疗。

(二) 巨细胞病毒感染

巨细胞病毒(cytomegalovirus,CMV)感染一般为机会性感染,多见于HIV感染后。CMV感染神经系统可导致脑炎、脊髓炎、多发性神经根病、多数单神经病,但在应用有效抗逆转录病毒药物治疗后较少见,均为个案报道,发病率不清楚。CMV既直接感染神经细胞,又可通过免疫相似机制进行免疫攻击。典型的病理表现为受累区域的中性粒细胞浸润,伴坏死。临床表现为进行性无力、感觉缺失、尿失禁和/或大便失禁,报道较多的为腰骶神经根受累。如伴多数单神经病,则表现为多灶性感觉运动症状,尤其是脑神经。脑脊液细胞数增多、一般以多形核中性粒细胞为主,葡萄糖升高,多次脑脊液检测可能发现CMV DNA。MRI显示软脊膜强化。

治疗上采用抗病毒药物抑制病毒DNA合成,更昔洛韦是CMV感染的一线治疗,可联用粒细胞集落刺激因子或膦甲酸。需注意粒细胞减少、血小板减少等不良反应。经过及时的有效治疗,神经系统症状可改善。

三、糖尿病性神经根神经丛病

糖尿病性神经根神经丛病(diabetic radiculoplexus neuropathy)最早报道于19世纪末,曾被命名为糖尿病肌萎缩、Brun-Garland综合征、糖尿病多发单神经病、糖尿病多发性神经根病、糖尿病近端神经病、糖尿病多灶性神经病。最常见的类型为腰骶神经根神经丛病(diabetic lumbosacral radiculoplexus neuropathy,DLRPN),其次为颈神经根神经丛病(diabetic cervical radiculoplexus neuropathy,DCRPN)。病理可见神经的微血管炎性细胞浸润、局部血管壁破坏,继发的神经缺血性轴索损伤,包括多灶性纤维丢失、神经束膜增厚、血管新生等。

发生于糖尿病较早期或稳定期。一般为自限性病程,以急性或亚急性起病的局灶性疼痛无力为特征,半数患者伴体重下降,症状于1周至3年内逐渐进展(平均4个月)。DLRPN在2型糖尿病的发病率约1%,平均起病年龄60岁,亚急性起病;常见的首发症状为一侧大腿或臀部显著疼痛,向远端发展,接下来数日或数周内由近端向远端发展的同侧无力,多数逐渐进展为双侧。DCRPN常急性起病,上肢明显疼痛无力,半数以上患者1周内症状达高峰。个别病例可首先损害膈神经而表现为呼吸无力,或动眼神经瘫痪而表现为复视,之后数周内发展至颈或腰骶神经根神经丛支配区域。DCRPN和DLRPN可合并存在,以及膈神经、面神经、动眼神经或声带瘫痪;胸神经根受累时出现胸背部及腹部沿皮节分布的疼痛麻木,单侧起病,可进展至双侧。约20%病例出现复发,即病情稳定或改善1年后原有症状加重或出现新症状。

无痛性糖尿病神经根神经丛病也是微血管炎性病变。多数隐匿性起病,进展较缓慢,双侧起病较多,严重的下肢远端无力(L_5/S_1 支配区域多见),伴相应区域感觉障碍,可伴自主神经功能障碍如直立性低血压、尿便障碍、勃起功能障碍、出汗异常等。

实验室检查可见非特异性炎症指标增高,包括红细胞沉降率(血沉)、C反应蛋白,少数类风湿因子、抗核抗体水平增高。脑脊液蛋白水平,细胞数一般正常。电生理检测提示非长度依赖性感觉运动性轴索型神经病,见复合肌肉动作电位及感觉动作电位波幅下降,速度减慢、潜伏期延长等脱髓鞘特征较轻,受累区域肌肉(包括脊旁肌)神经源性损害;上、中、下臂丛神经均受损;自主神经功能检测常异常。DCRPN臂丛MRI的 T_2 像见神经干、索信号增高。

治疗包括对症处理和免疫治疗。针对神经病理性疼痛予加巴喷丁、普瑞巴林、卡马西平等抗癫痫药物,三环类抗抑郁药、5-羟色胺和去甲肾上腺素再摄取抑制剂,局部辣椒素贴片、短期阿片类药物等治疗。免疫治疗缺乏循证医学证据,但在病程较早期或症状较严重时,可予甲泼尼龙静脉滴注,每周1次,1g,共12周,能改善肌力和减轻疼痛。由于多为单相病程,不需要长期免疫治疗。治疗期间必须监测和控制血糖。

四、肿瘤性多发性神经根病

肿瘤性多发性神经根病(neoplastic polyradiculopathy)为肿瘤扩散至软脊膜,引起多发性神经根病变,可见于多种肿瘤如肺癌、乳腺癌、淋巴瘤、白血病、母细胞性浆细胞样树突细胞肿瘤、黑色素瘤等。一般发生于已经确诊的肿瘤患者,少数作为首发症状。病理见散在神经根瘤或局灶颗粒状肿瘤,神经根为肿瘤细胞包绕。

急性或亚急性起病,表现为肢体无力、感觉障碍,可伴根性疼痛,腰骶神经根受损时可伴尿便异常及性功能障碍。查体腱反射减弱,可有脑膜刺激征。一些病例伴精神症状、脑神经异常。腰穿脑脊液压力可增高、细胞数(单个核细胞为主)及蛋白

7

水平增高、葡萄糖降低,发现异形细胞尤其有助于诊断。电生理检查见 F 波出现率下降或潜伏期延长,受累神经根支配区域肌肉呈神经源性改变,包括脊旁肌。MRI 可见神经根增粗,软脊膜和神经根强化。

治疗主要是针对肿瘤的保守治疗,如鞘内或侧脑室注射化疗药物;同时对症处理,减轻疼痛,改善生活质量。该病为肿瘤扩散的结果,预后较差。

五、获得性背根神经节病

背根神经节病(sensory ganglionopathy,SG)是背根神经节内感觉神经元受损所致的单纯的感觉性神经病。病理见背根神经节神经元严重丢失,而后根无显著病理性改变,脊髓后索也可见纤维变性;腓肠神经活检见大纤维轴索丢失但无神经芽生,包括遗传性(如 Friedreich 共济失调)和获得性。

获得性背根神经节病(acquired sensory ganglionopathy)的病因主要有以下几类,另有部分病因尚不明确。①副肿瘤:血清抗-Hu 抗体阳性的小细胞肺癌是最常见病因,常出现于肿瘤诊断前,平均 5 个月(数周至 5 年,但 3 年以上少见)。另外有霍奇金淋巴瘤引致获得性 SG 的罕见报道。脑脊液可见细胞数和蛋白水平增高,背根神经节见淋巴细胞浸润。②炎性:在干燥综合征伴神经损害的患者中,约 1/3 患 SG,可出现于诊断干燥综合征之前。背根神经节见淋巴细胞浸润。③感染:HIV 感染可导致远端感觉神经病、多发性神经病、慢性炎性脱髓鞘性多发性神经病、多发性神经根病、神经丛病、单神经病及 SG 等多种神经损害。其他病毒包括 EB 病毒、水痘带状疱疹病毒、麻疹病毒、嗜人类 T 淋巴细胞病毒-1。④药物:一般为累积剂量依赖性。顺铂、卡铂、奥沙利铂等化疗药物可引起 SG,这种情况应与副肿瘤性 SG 鉴别,脑脊液一般正常;维生素 B_6 中毒,在日剂量超过推荐剂量的 50~100 倍、服用数月可能出现。

患者亚急性或慢性起病。由于肌梭和关节失神经支配,传入感觉纤维受损,常见严重的关节位置觉和振动觉缺失,较早出现步态异常和感觉性共济失调,假性手足徐动症也较常见。表现为斑片状、不对称的麻木或针刺样、烧灼样疼痛,非长度依赖性,可逐渐进展至双侧大致对称的感觉障碍。肌力基本正常,腱反射广泛缺失。

SG 临床诊断标准:①下肢或上肢共济失调;②起病时或病情充分发展后感觉缺失的分布不对称;③病情充分发展后感觉缺失不局限于下肢。电生理标准:①上肢至少 1 条神经感觉动作电位不能引出或 3 条神经感觉动作电位波幅<30% 正常值低限(不能以神经卡压解释);②下肢运动传导异常的神经少于 2 条。符合以上 5 条诊断(3 条临床诊断标准和 2 条电生理标准)为可能的 SG,如同时抗-神经元抗体阳性或脊髓后索 MRI 高信号,则可诊断为很可能的 SG。最新研究提出,SG 患者至少 2 对肢体神经感觉神经动作电位波幅侧间差/较低侧波幅>50%,特异度和灵敏度分别为 94.1% 和 97.1%。在确立存在 SG 后,还应寻找病因,包括血液检查 HIV、抗-Hu 抗体等,脑脊液检查,影像学检查排除各部位肿瘤,必要时进行组织活检。

治疗上根据不同病因予以相应处理。副肿瘤综合征患者治疗肿瘤,SG 可能获得一些改善;干燥综合征患者,激素及丙种球蛋白治疗对部分患者有效;感染性 SG,抗病毒治疗可缓解症状;化疗药物所致 SG,根据病情停药,但是 SG 症状仍可能加重;维生素 B_6 中毒,停药,症状可能缓解。

第三节 神经丛病

一、臂丛损害

临床呈现神经丛或束的感觉、运动障碍,病因包括肿瘤浸润、压迫、病毒感染、放射损伤、外伤等,特发性臂丛神经病暂未找到明确病因。

(一)损害部位和病因

臂丛不同区域和范围的病变有不同的临床表现和病因:

1. 全臂丛损害　整个上肢瘫痪及感觉减退或缺失,肱二头肌、肱三头肌、桡骨膜反射均减弱或消失。最常见于外伤。

2. 上臂丛损害　C_5、C_6 受损,影响冈上肌、冈下肌、旋后长肌、三角肌、肱二头肌,如果损伤在很近端则斜方肌也受累,导致上臂下垂、内旋,不能屈肘,但前臂和手部运动保留。最常见于产伤、麻醉中锁骨上区域受压、注射疫苗后免疫反应等,也见于特发性臂丛神经病。

3. 下臂丛损害　主要为 C_8、T_1 受损,表现为手部小肌肉无力,以“爪形手”为特征,感觉障碍局限在前臂和手的尺侧,如果神经根损伤可伴同侧 Horner 征。常见于肩外展牵拉(坠落伤、产伤)、腋部手术、肺尖肿瘤浸润或压迫、颈肋压迫等。

4. 锁骨下窝臂丛损害　累及臂丛的外侧索、内侧索或后索。外侧索病变导致肌皮神经和正中神经外侧支所支配的肌肉无力,出现前臂屈曲、旋前无力。内侧索病变导致正中神经内侧支和尺神经所支配肌肉无力,出现正中、尺神经受损。后侧索病变导致肩胛下、腋、桡神经所支配三角肌及肘、腕、手指的伸肌无力,上臂外侧感觉障碍。医源性损伤是一大类病因,如锁骨下或腋部血管穿刺所致假动脉瘤或血肿、臂丛阻滞等;其他常见病因包括肱骨头移位、腋部外伤、颈肋压迫等。

电生理检查如为急性损伤,在起病后 1 周以内,神经传导及针电极肌电图可能均正常,仅 F 波消失;随着沃勒变性进展;至少 7~10 天后,逐渐出现感觉动作电位和肌肉复合动作电位波幅下降,以及肌肉纤颤电位;数周后出现肌肉运动单位电位的神经源性损害改变。神经源性损害的肌肉分布可帮助鉴别根性、丛性损害或单神经、多发单神经损害,例如脊旁肌的自发电位常提示根性损害。

(二)临床类型

1. 臂丛神经炎(brachial plexus neuritis)　又称痛性肌萎缩或 Parsonage-Turner 综合征。病因和病理不清,病前可有感染、疫苗接种、抗生素注射、产伤、外科手术、海洛因吸食等。成人起病,年龄 20~65 岁,男性稍多,常急性起病。以一侧三角肌为中心的疼痛或深部烧灼样不适为首发症状,累及颈部近端或头颅底部,夜间起病者可痛醒,受累肌肉的活动常加重疼痛。其后10天内出现快速进展的肌无力,继而感觉障碍和腱反射减弱或消失。随着无力的加重,疼痛逐渐减轻或消失,少数病例仅有疼痛而无力不明显。一般症状仅为单侧,但少数双侧起病或迅速发展至对侧。肩部和上臂症状较严重,前锯肌、三角肌、肱二头肌或肱三头肌可完全瘫痪,肱二头肌或肱三头肌反射消失。少数出现桡、正中神经受损,或高度局限性神经损害如胸长神经损害致前锯肌瘫痪而出现轻度呼吸无力,腋神经受累致肩外展无力。一般在6~12周左右康复,但是老龄患者恢复较差。

神经传导检测在病后7~10天即可发现异常,以轴索损害为主,即感觉动作电位及复合肌肉动作电位波幅下降。腰穿脑脊液检查一般正常,少数病例见细胞数或蛋白水平轻度增高。

鉴别诊断:①压迫 C_5~C_6 神经根的颈椎病,病情严重程度相对轻,很少完全瘫痪;②肩周炎:仅有疼痛和肩关节疼痛受限,肘关节活动尚可,无感觉系统检查的客观体征,神经传导及针电极肌电图检查无异常;③遗传性臂丛神经病:常染色体显性遗传,基因可能位于染色体17q25,为反复的臂丛神经损害,每一次发作可自行缓解康复,但多次发作后可有后遗症;④其他原因导致的臂丛神经损害,包括肿瘤、放射性损害、肉芽肿浸润等,相应病史及臂丛以外的其他症状可帮助鉴别。

治疗主要是对症支持,可考虑短期皮质类固醇激素治疗,对病情在数周至数月仍继续进展者可试用免疫抑制剂。

2. 放射性臂丛神经病(radiation-induced brachial plexopathy)　最常见于乳腺癌腋部放疗,放疗后4~30个月出现,尤其是放疗12个月后。病理可见臂丛神经被致密纤维组织包裹,其远端髓鞘和轴索丢失。神经病变由纤维组织卡压所致,也可能有血管因素参与。放射性损伤与大剂量放射线(>6 000cGy)有关,最常导致无痛性上臂丛损伤。需与肿瘤浸润所致臂丛病变鉴别,后者痛性下臂丛损伤更多见,且常伴Horner征。肌电图检测到束颤、颤搐电位提示放射性损害的可能。

3. 胸廓出口综合征(thoracic outlet syndrome)　颈外侧区域的解剖异常导致臂丛神经、锁骨下动脉和静脉受压,出现上肢无力、萎缩、疼痛及血流异常。最常见的解剖异常是不完全性颈肋,起自 C_7 椎体,向外侧延伸至前、中斜角肌之间,末端由边缘锐利的筋膜带与第一肋骨相连,走行于臂丛和锁骨下动脉下方,同时一拉紧的纤维带将向下弯曲伸长的 C_7 横突与第一肋骨连接;少数情况下是完全性颈肋,直接连接第一肋骨;其他一些异常情况为前、中斜角肌的解剖位置及附着点异常或肥大,臂丛与锁骨下动静脉走行于前、中斜角肌之间。患者出现显著的肩部、前胸部、肩胛部和上肢疼痛,上肢外展可加重疼痛。不同部位受压出现不同的临床综合征,可独立或混合存在。

臂丛受压,主要是下臂丛受压,出现手的鱼际肌、骨间肌、拇收肌和第四、五指深屈肌轻度无力,间歇性上肢尺侧疼痛,可伴前臂和手的尺侧麻木。压迫锁骨上窝或牵拉上肢可诱发感觉症状。腱反射通常不受影响。

锁骨下动脉受压,导致上肢缺血,出现一侧雷诺现象、指甲易碎、指尖溃疡。锁骨上窝可闻及血管杂音。部分患者爱德生试验(Adson test)阳性,即患者坐位,双手置于大腿上,深吸气后屏气,头后仰,向患侧转头时桡动脉搏动消失或明显减弱。

锁骨下静脉受压,较少见,导致静脉充盈、上肢水肿。长时间运动可诱发静脉血栓。

X线片发现颈肋或延长的 C_7 横突,MRI可见胸廓出口处臂丛神经和血管扭曲、受压。不同体位的血管超声检查可帮助判断血管受压情况。神经传导示尺神经感觉动作电位波幅降低而正中神经感觉传导正常,正中、尺神经运动传导速度轻度减慢、波幅降低,F波潜伏期延长;针电极肌电图示手部小肌肉神经源性损害。

需与腕管综合征、尺神经病、颈神经根病、臂丛神经炎鉴别。肩部、上臂疼痛及正中、尺神经区域同时受累,可与单神经病鉴别;颈神经根病的感觉神经传导正常,与本病不同;臂丛神经炎的无力更多局限在上臂。并且这些疾病均不压迫血管。

一般以保守治疗为主,局部热敷、麻醉止痛、松弛肌肉,以及在物理治疗师指导下加强肩部肌肉力量的锻炼。在疼痛严重且难以控制的结构畸形严重的病例,可考虑外科手术切除纤维带及发育不良的肋骨。

二、腰骶丛损害

腰骶丛(lumbosacral plexus)由 T_{12}~S_3 脊神经的前支形成,支配下肢肌肉。上腰骶丛主要支配髋关节屈曲和内收、膝关节伸直,感觉分布于下肢前部;下腰骶丛主要支配大腿、小腿后部肌肉及足部肌肉,感觉分布于下肢后部。由于腰骶丛源自上腰段至下骶段脊神经,途径腹部和盆腔器官,各种损伤和疾病可导致其病变,继发性较多。

(一)继发性腰骶丛病变

继发性腰骶丛病变(secondary lumbosacral plexus lesion)的病因包括:

1. 外伤　较臂丛神经的外伤少见,骨盆骨折可导致坐骨神经损伤。

2. 医源性　腹部或盆腔手术可能导致腰骶丛部分性损伤。经腹子宫切除术,上腰骶神经丛或股神经向腰肌牵拉;经阴道子宫切除术及分娩时,大腿屈曲、外展、外旋,股神经受到腹股沟韧带压迫而出现功能障碍。腰交感神经切除术可并发不完全性上腰骶丛损伤,最突出的表现是大腿前部烧灼样痛及感觉过敏。阑尾切除术、盆腔探查、疝修补术均可损伤部分上腰骶丛(髂腹股沟、髂腹下、生殖股神经),出现相应区域的严重疼痛和轻度感觉缺失,疼痛可持续数月至一年。

3. 动脉瘤　主动脉瘤压迫腰丛。疼痛向髋部、大腿前部放射,轻度屈髋无力,大腿前部感觉障碍。

4. 肿瘤　子宫颈癌、前列腺癌延神经束膜的淋巴扩散,导致一侧腹股沟、大腿、膝部或背部疼痛,感觉缺失、无力和腱反射减弱均不明显。睾丸癌、子宫或卵巢肿瘤、直肠癌、腹膜后淋巴瘤延椎旁沟扩散,影响腰骶丛的不同部位,出现相应症状。

5. 放射性损害　放射性损害的首发症状主要是无力、少有疼痛，肿瘤的首发症状常为疼痛；肌电图上束颤和颤搐电位多见于放射性损害的神经丛病变。

6. 分娩　胎头压迫骶丛，甚至分娩时出现椎间盘突出。常为单侧，表现为大腿和小腿疼痛，以及臀上神经、坐骨神经受累的症状。阴道难产后可出现会阴部感觉障碍和括约肌功能障碍。

（二）特发性腰骶丛神经炎

与特发性臂丛神经炎相对应，特发性腰骶丛神经炎（idiopathic lumbosacral plexusitis）表现为一侧或双侧下肢广泛的感觉、运动障碍和腱反射改变，部分伴自主神经功能障碍如少汗、皮温低。红细胞沉降率（血沉）可增高。

腰骶丛神经病变的诊断，根据临床表现和电生理检查可明确受损神经范围，尚应进一步寻找病因。CT、MRI 及神经超声可帮助病因诊断。特发性腰骶丛神经炎的诊断需排除其他病因。治疗上对因和对症处理，特发性腰骶丛神经炎可试用糖皮质激素或免疫抑制剂治疗。

第四节　单神经疾病

一、肩胛上神经损害

7

肩胛上神经（suprascapular nerve）来自 C_5、C_6 神经根，以 C_5 为主，支配冈上肌和冈下肌。肩胛上神经受损导致肩关节外展 15°和外旋无力，可见冈上、冈下肌萎缩。肩外旋的检查为嘱患者肩内收、前臂屈曲，使前臂向后旋。肩胛上神经损害常为遗传性或散发性臂丛神经病的一部分，也可见于感染、肩负重后压迫。

二、腋神经损害

腋神经（axillary nerve）来自 C_5 神经根，少部分来自 C_6 神经根，支配三角肌和小圆肌。腋神经损伤时，上臂不能外展、三角肌可萎缩，肩部外侧区域轻度感觉障碍。见于肩关节脱臼、肱骨颈骨折、免疫反应诱导的神经病、臂丛神经炎等，部分病例找不到病因。

三、肌皮神经损害

肌皮神经（musculocutaneous nerve）源自 C_5、C_6 神经根，是臂丛外侧索的分支，支配肱二头肌、肱肌、喙肱肌。肌皮神经损伤导致前臂屈曲无力，前臂桡侧、掌侧感觉障碍。单独的肌皮神经损伤一般见于肱骨骨折。

四、桡神经损害

桡神经（radial nerve）来自 $C_6 \sim C_8$ 神经根，主要是 C_7，由臂丛后索的远端延伸而形成。桡神经在上臂发出分支支配肱三头肌、肱桡肌、旋后肌，在肘下成为后骨间神经支配腕部和手指的伸肌、拇展肌。腋下的完全性桡神经损害导致肘关节不能伸直、前臂半旋前位时不能屈肘、前臂不能旋前、腕部和手指不能背伸、拇指不能外展；在肱骨中 1/3 的桡神经损害，由于支配肱三头肌的分支已发出，故伸肘功能保存；前臂中 1/3 以下损害，伸腕的功能可保存；近腕部的损害，运动分支均已发出，不产生无力症状。感觉障碍分布于前臂后侧，手背桡侧第一、二掌骨间隙及拇指背侧区域。

腋下卡压见于长时间柱拐杖（拐杖麻痹）、醉酒、肱骨骨折。桡神经在肱骨中 1/3 处贴近骨干，此处切割伤、捆缚过久、骨折、过度外展、钢管固定不当等，均可使桡神经受损。铅中毒和酒精中毒也可选择性损害桡神经。

五、正中神经损害

正中神经（median nerve）源自 $C_5 \sim T_1$ 神经根，主要是 C_6，由臂丛神经的内侧索和外侧索联合构成。支配前臂旋前肌、指长屈肌、拇展肌、拇对掌肌，感觉神经支配桡侧手掌、桡侧 3 个半手指掌面和末节背面。正中神经完全性损害导致前臂不能旋前、腕部不能向桡侧屈曲、拇指末节和示指屈曲不能及其余手指屈曲力弱、拇指对掌和外展力弱，掌面桡侧 2/3 及背面示指、中指末节感觉障碍。不完全性损伤可出现灼性神经痛。肩关节脱位可致腋部正中神经损伤，其行径刺伤、枪伤及其他各种类型外伤均可致正中神经损伤。

腕管综合征（carpal tunnel syndrome，CTS）：腕部腕管内正中神经卡压是最常见的正中神经损伤，也是最常见的神经卡压综合征。腕管是由 8 块腕骨与横在其上方的腕横韧带共同构成的骨性纤维隧道，正中神经与 9 条肌腱通过腕管。任何原因导致腕管内压力升高均可使正中神经受压而出现功能障碍。常见原因是过度用手或姿势不当所致反复外伤，也可继发于妊娠、哺乳、糖尿病，另外多发性骨髓瘤的淀粉样物质浸润腕横韧带，以及风湿性关节炎、甲状腺功能减退等疾病中结缔组织增厚可为少见病因。患者感觉症状突出，拇指、示指、中指掌侧感觉迟钝、麻木，常伴针刺样疼痛，夜间症状加重；病程较长的严重患者才出现运动症状，即拇短展肌无力甚至萎缩。

神经干叩击试验（Tinel test）（在腕部的腕横韧带区域轻拍）以及腕掌屈试验（Phalen test）（腕部受屈 30~60 秒）可诱发正中神经所支配手指的疼痛或麻木，即为阳性。神经传导检测提示正中神经感觉传导速度减慢，可伴波幅降低，运动传导远端潜伏期可延长。

不严重病例保守治疗，减少手部动作、避免腕部过屈，也可腕管内注射氢化可的松。对严重病例手术分离腕管内韧带解压正中神经。对于继发于其他疾病的患者尚需治疗原发疾病。

旋前圆肌综合征（teretipronator syndrome）：较腕管综合征少见。正中神经在肘部走行于旋前圆肌两个头之间，受压时出现功能障碍。前臂旋前时疼痛，拇短展肌和拇对掌肌无力，桡侧手掌和桡侧 3 个手指感觉障碍，并且旋前圆肌压痛。

六、尺神经损害

尺神经（ulnar nerve）源自 C_8、T_1 神经根。支配尺侧腕屈肌、尺侧的指深屈肌、手指的收肌和展肌、拇收肌、第三和四蚓状肌、小鱼际肌。完全性尺神经损害表现为爪形手：手部小肌肉无力萎缩所致掌指关节过伸而指间关节屈曲，由于第二、三蚓状肌为正中神经支配，故第四、五指的屈曲畸形最严重。感觉障碍分布于手掌的尺侧缘及尺侧一个半手指。不完全性损害可伴灼性神经痛。最常见的尺神经卡压综合征为肘管综合征（cubital tunnel syndrome），病因包括骨折、移位等，可于受伤后数月甚至多年形成肘外翻畸形以后出现，尺神经在尺神经沟内受到牵拉；另外由于尺神经沟位置距离体表近，先天较浅的尺神经沟也易于出现此处的尺神经卡压。其他的易卡压部位包括腋部（拄拐杖），以及腕部尺侧 Guyon 管，后者导致手部小肌肉无力但无感觉障碍。

七、股神经损害

股神经（femoral nerve）源自 L_2～L_4 神经根，在盆腔内走行于腰肌外侧缘，在腹股沟韧带下方进入大腿，相邻于股动脉外侧。盆腔内分支支配腰肌和髂肌，在腹股沟韧带下方分出前支支配耻骨肌和缝匠肌以及大腿前内侧区域的皮肤感觉，后支支配股四头肌以及膝至踝内侧的皮肤感觉。股神经损伤导致伸膝无力，膝反射减弱或消失；如果病变位于盆腔内、发出支配髂腰肌的分支前，还导致屈髋无力。由闭孔神经支配的大腿内收肌不受影响，可与 L_3 神经根病变相鉴别。常见病因包括糖尿病、结节性多动脉炎等所致缺血性损伤，肿瘤浸润或压迫，也可见于盆腔手术后。血友病或服用抗凝剂的患者发生髂肌或腹膜后血肿可出现股神经损害，伴腹股沟疼痛、向腰部或大腿扩散，患者被动髋关节屈曲外旋位，髂窝可扪及包块。

八、股外侧皮神经损害

股外侧皮神经（lateral cutaneous nerve of the thigh）是纯的感觉神经，源自 L_2、L_3 神经根，支配大腿前外侧腹股沟至膝上区域的皮肤感觉。股外侧皮神经从腹股沟韧带外侧附着于髂前上棘的附着处穿行进入大腿，在此处容易发生卡压，出现所支配区域的感觉异常，伴不适感或麻木、感觉过敏、疼痛，查体可有感觉减退，不影响肌力或腱反射。大部分股外侧皮神经损害为单侧，长期站立或走路可加重症状，肥胖患者坐位可成为最不适的体位。

九、坐骨神经损害

坐骨神经（sciatic nerve）源自 L_4、L_5 及 S_1、S_2 神经根。支配腘绳肌（半腱肌、半膜肌、股二头肌长头）及膝下所有肌肉，感觉分布于大腿后分和小腿的后、外侧，以及整个足部。完全性坐骨神经损害导致膝关节不能屈曲，膝以下所有肌肉无力；骨盆内坐骨神经损伤还伴臀肌无力和臀部、大腿后分疼痛，盆腔以下、坐骨结节上方损伤不影响臀肌。压迫导致的不完全性损伤更常见，坐骨神经分支腓总神经较胫神经更易受损。

1. 根性损伤　最常见于椎间盘病变压迫神经根，导致骶髂区域疼痛，向臀部、大腿后侧、小腿后外侧放射，可伴僵硬或不自然的脊柱姿势。L_4～L_5 椎间盘压迫 L_5 神经根，导致大腿、小腿后外侧疼痛，足内侧麻木，足和足趾背屈无力；L_5～S_1 椎间盘压迫 S_1 神经根，导致大腿和小腿后分疼痛，足外侧麻木，足背屈无力，跟腱反射消失。咳嗽、打喷嚏及用力拉伸均可加重疼痛，躺卧屈髋屈膝并稍抬高肩部常可减轻脊柱前屈从而减轻疼痛。椎间盘突出相应锥体的棘突、横突处可有压痛，坐骨神经行径可有压痛（坐骨结节、臀点、大腿后部、腘窝、腓骨小头）及放射痛，Lasegue 征阳性。神经传导检测常正常，H 反射异常，针电极肌电图可见受累肌肉失神经改变或神经源性损害，脊旁肌可见纤颤或正锐波（提示神经根损害）；MRI 或 CT 见椎间盘突出的影像学表现，MRI 可见神经根是否受压。

2. 神经干损伤　病因包括：①骨盆或股骨骨折，髋关节骨折、脱位，臀部或大腿枪伤等，以及下臀部毒物注射；②髋关节成形术；③骨盆、臀部、盆腔肿瘤压迫坐骨神经；④姿势不当，如使用镇静剂后长时间盘腿坐，或昏睡状态下长时间仰卧在硬的平面；⑤妊娠子宫压迫神经；⑥神经纤维瘤，以及感染，糖尿病或结节性多动脉炎导致神经缺血等。也有隐源性坐骨神经病变。干性坐骨神经痛以臀部以下坐骨神经径路明显，一般无腰椎棘突、横突压痛。

急性期注意休息，睡硬板床，使用非甾体消炎镇痛药物及肌松剂。严重病例可短期使用小剂量激素。积极寻找病因，对因治疗。腰椎间盘突出经保守治疗多可缓解，疗效不佳时辅以骨盆牵引，少数压迫严重、反复发作的病例需手术治疗。

十、腓总神经损害

坐骨神经于腘窝上方分为胫神经和腓总神经（common peroneal nerve）。腓总神经绕行于腓骨小头，走行于小腿前方，发出腓浅神经支配腓骨肌，腓深神经支配胫前肌、趾长和趾短伸肌、长伸肌（足和足趾背屈），以及小腿下半外侧和足背感觉。腓总神经损害最突出的症状是垂足。常见病因：①腓骨小头区域压迫，手术、熟睡、醉酒、长时间交叉腿、靴子过紧等所致，另外肿瘤或 AIDS 消瘦的患者容易神经受压；②糖尿病；③外伤，如腓骨上段骨折；④腘窝囊肿。

十一、胫神经损害

坐骨神经于腘窝发出分支支配腓肠肌，之后称为胫后神经，在内踝走行于跗管内（骨纤维管，其内还有肌腱和血管通过），发出终末支足底内侧和外侧神经支配足部小肌肉。胫神经完全性损害导致足外翻畸形，足不能跖屈或内翻，足底感觉缺失。

跗管综合征（tarsal tunnel syndrome）：由于腱鞘、相邻结缔组织增厚或骨关节改变所导致的胫后神经卡压综合征。站立或行走后足底针刺样、烧灼样疼痛，部分病例疼痛扩散至踝部，一般没有运动症状。在内踝下部按压神经可诱发疼痛,并向远端扩散。

对于单神经病,电生理检查帮助判断是否存在神经损害、严重程度、病变位置,神经卡压时跨病变节段的神经传导检测可发现传导阻滞。X 线片检查帮助判断骨折;CT、MRI 和神经超声检查有可能显示病变的神经,并帮助发现相邻组织病变,对血肿、肿瘤等病因判断尤其有帮助。治疗上处理病因,针对神经痛予以卡马西平、普瑞巴林、加巴喷丁等对症处理,卡压综合征的严重病例需手术松解。

第五节　多发性周围神经病

一、概　　述

多发性周围神经病主要指长度依赖的对称性周围神经损害,是最常见的周围神经病类型,报道的发病率不等,大致为 3.4%~5.3%。

(一)病因分类

1. 代谢及内分泌疾病　糖尿病是最常见的病因,占 32%~53%多发性周围神经病病例;糖耐量异常也可出现多发性周围神经病;甲状腺功能减退;慢性肾功能不全,如继发于糖尿病,则神经受损的症状较重;慢性肝功能不全,神经损害相对轻。

2. 酒精　是仅次于糖尿病的导致多发性周围神经病的第二大病因。

3. 营养缺乏　维生素 B_{12} 缺乏可同时导致小脑性共济失调,维生素 E 水平过高或过低均可致周围神经病,维生素 B_6 缺乏还有共济失调、眼外肌瘫痪、谵妄,维生素 B_1 缺乏可同时引致脑病、脊髓神经病变。

4. 中毒　重金属(如铅、砷、汞、铊)及有机磷等中毒。

5. 药物　化疗药物(如顺铂、长春新碱、紫杉醇、硼替佐米),胺碘酮导致脱髓鞘性神经病,尚有苯妥英(服用多年后)、甲硝唑(一般在大剂量、长时程静脉用药后)、肼苯哒嗪(肼屈嗪)、异烟肼、秋水仙碱等。

6. 自身免疫　风湿性关节炎、红斑狼疮、干燥综合征等可导致多发性神经病,结节病、继发性淀粉样变也可引起多数单神经病。

7. 感染　人类免疫缺陷病毒(HIV)感染,乙型、丙型肝炎(引致多数单神经病),麻风病(单神经损害)等。

8. 肿瘤　POEMS 综合征、多发性骨髓瘤等。

9. 遗传　Charcot-Marie-Tooth 病(CMT)、家族性淀粉样变等。

10. 特发性　病因不明,占 24%~27%。

(二)临床表现

临床上常表现为肢体麻木、针刺样疼痛,多首发于足趾,向近端发展至膝,以后才出现指尖症状,典型的感觉障碍为手套袜套样分布。无力出现较迟,同样首发于足趾背屈无力,继而踝背屈无力,可伴肌肉萎缩(一般远端较近端显著)。腱反射减弱最早见于跟腱反射。可伴有皮肤、指甲的营养障碍,部分病因还可伴自主神经受损的症状。

(三)诊断

通常的诊断依据:

1. 病史询问和体格检查　提供最重要的诊断依据。病史包括首发症状、部位,进展方式,是否对称,上下肢受累的先后情况和程度,自主神经症状,其他疾病的合并情况,酒精滥用的既往史及其他毒物、药物接触史,家族史等。感觉系统查体须注意检查大的感觉纤维支配的振动觉和本体感觉,小纤维支配的痛觉(近端与远端对比);肌力检查重视远端不同肌群的肌力,如踝、趾背屈和跖屈,可让患者以足跟、足尖行走;反射系统必须检查跟腱反射。

2. 实验室检查　必要的实验室检查包括血常规、糖耐量筛查、肝肾功能、维生素 B_{12} 及甲基丙二酸水平,进一步的病因筛查手段包括血清蛋白免疫固定电泳、甲状腺功能、肝炎抗原抗体、风湿免疫指标等检测。

3. 电生理检查　电生理检查可帮助判断神经损害的分布模式、鉴别轴索损害和脱髓鞘,对于慢性远端对称性多发性神经病的病因诊断不一定是必须,但是对于急性或慢性起病的、不对称的、非长度依赖的或运动症状为主的非典型性多发性神经病,可能提示更多的病因。

4. 基因诊断　遗传性疾病需要进行基因诊断。

(四)治疗

1. 对症治疗　由于神经病理性疼痛的发病率较高,尤其在糖尿病周围神经病患者,且影响情绪状态及生活质量,应该适当处理。一般以药物治疗,主要包括三环类抗抑郁药如阿米替林,5-羟色胺和去甲肾上腺素再摄取抑制剂如度洛西汀,钙离子通道调节剂如加巴喷丁、普瑞巴林。首先选择单药治疗,从小剂量开始逐渐加至有效剂量,如果足量疗效差或副作用大,则换成另一类药物;如单药有效而疗效尚不满意,可加用另一种机制不同的药物;如果这三大类药物疗效均不好或者副作用大,选用低证据级别的药物如曲马多、利多卡因贴片,阿片类药物仅可短期使用。

2. 病因治疗　针对不同病因进行治疗。对于 1 型糖尿病,控制血糖能够降低神经损害,但是对于 2 型糖尿病,控制血糖并不能显著降低周围神经病的患病率,需进一步探索新的治疗靶点;对于糖耐量异常,控制饮食和锻炼可防止疾病进展成为糖尿病,可能抑制神经损害。对其他已知的营养缺乏或代谢疾病,给予补充维生素、改善内分泌情况等针对性措施。感染、风湿免疫性疾病需治疗原发病。药物引起的周围神经病,应避免长期用药或根据实际情况及时减停致病药物,部分药物在用药同时给予相应措施降低药物导致周围神经病的风险,如服用异烟肼时同时补充维生素 B_6。

二、酒精性周围神经病

长期大量饮酒可导致酒精性周围神经病(alcohol related polyneuropathy),在慢性酗酒者中发病率为 25%~66%。在过去的一个世纪，病因一直有争议，从最初的乙醇及代谢产物中毒理论到维生素 B_1 缺乏理论。但是近十余年的动物、临床研究均支持该病的病因包括多方面因素，以乙醇介导毒性反应为主，同时有基因易感性、维生素 B_1 缺乏和代谢异常等因素参与。病理上主要是原发性轴索损害，电镜下见有髓和无髓纤维轴索变性，原发性脱髓鞘表现不明显；也有报道发现节段性脱髓鞘和髓鞘再生。早期可见小的有髓纤维及无髓纤维密度严重下降。

起病隐匿、缓慢进展。最常见的症状为对称性无力、麻木及疼痛，从肢体远端向近端发展，足部受累最早。多数患者肌无力症状突出，一般远端较重，但也有近端更严重的个别病例；另外，小部分患者主诉麻木和疼痛，如刺痛、钝痛、烧灼样痛、紧绷感、发冷等，尤其足部症状突出，严重者完全不能触碰、即便肌力大致正常也不能行走。手掌和足部多汗是酒精性神经病的常见早期症状，部分病例出现直立性低血压、性功能不全。尤其在病程短的年轻患者，早期即可出现小纤维多发性神经病。查体可见足部及腓肠肌压痛，下肢腱反射消失，仅表现为麻木和疼痛的患者腱反射也可能保留；下肢远端皮肤水肿、色素沉着、菲薄是常见的营养性改变，严重者出现溃烂。大部分患者的症状仅累及四肢、不影响胸腹部，但也有胸腹部感觉缺失的个案报道。在严重病例，可因影响迷走神经而出现构音不清和吞咽困难。

不少患者没有症状，但查体可见下肢肌肉不饱满伴压痛，膝以下可有局部痛触觉减退，跟腱反射甚至膝跳反射减弱或消失。

脑脊液检查一般无异常。肌电图检查见复合肌肉动作电位波幅中度下降、感觉神经波幅中重度下降，而神经传导速度仅轻中度减慢、主要在下肢远端，为长度依赖的感觉运动性轴索型神经病伴继发性脱髓鞘。

治疗首先是戒酒，同时通过饮食、药物补充足量 B 族维生素，保证高热量、高维生素膳食。其次对症治疗，处理神经痛等。患者一般情况较好时，应积极康复锻炼。

三、药物诱发性神经病

很多药物可导致药物诱发性神经病（drug-induced neuropathies），为多发性神经病，感觉症状多突出，轴索损害较常见。与药物剂量相关，使用大剂量累积剂量药物或长期用药后风险增高。一般停药后神经症状可获得改善。

（一）抗肿瘤药物

在化疗患者中发生率可达 50%，多见于化疗结束后数周。本体感觉、振动觉严重受损，部分患者出现痛觉倒错、阵发性肢端皮肤颜色改变（提示自主神经功能障碍），严重病例出现感觉性共济失调和假性手足徐动症。紫杉醇导致感觉性多发性神经病，病理上为远端轴索型神经病。长春新碱导致感觉运动性神经病，感觉异常为最常见早期症状，远端无力出现较早，手指、腕部背伸无力或足下垂。降低药物用量可降低神经损害风险及严重程度。顺铂、卡铂导致感觉为主的多发性神经病。

（二）抗菌药

异烟肼导致的多发性神经病，在服药剂量 10mg/（kg·d）的患者发生率约 10%，用药 3~35 周后出现。临床表现为对称性足或足趾麻木、针刺感，如继续用药则发展至双膝，偶尔进展至双手，可伴明显疼痛。下肢远端可出现无力，腱反射消失。严重的肌无力或深感觉缺失少见。由于异烟肼对周围神经的损害源于其干扰维生素 B_6 代谢，抑制维生素 B_6 磷酸化，在使用异烟肼的同时补充维生素 $B_6$150~450mg/d 可防止神经毒性。麻风病的治疗药物氨苯砜，可导致运动为主的多发性神经病。泌尿系统感染的治疗药物呋喃妥因，可导致以肢体远端感觉异常为首发症状的感觉运动性多发性神经病，病理为轴索损害。

（三）心血管药物

用于治疗心律失常的胺碘酮，可致运动感觉性神经病，发生于约 5% 接受数月胺碘酮治疗的患者。

（四）双硫仑

用于戒酒，其代谢产物二硫化碳有神经毒性，导致感觉运动性神经病，与异烟肼所致周围神经病表现类似。病理上为轴索的沃勒变性，伴充满神经细丝的轴索肿胀。

（五）其他药物

苯妥英导致轻度远端对称性感觉障碍、膝跳反射和跟腱反射消失，下肢神经传导速度减慢，罕见肢体远端无力。他汀类药物，可出现痛性远端轴索型多发性神经病，反射常保留。秋水仙碱，少数情况下出现感觉为主的轴索型神经病。沙利度胺，致感觉性多发性神经病。肉毒毒素中毒也可致远端轴索型神经病，但罕见。

四、营养缺乏和代谢性周围神经病

营养缺乏和代谢性周围神经病（nutritional polyneuropathy and metabolic polyneuropathy）包括：

（一）维生素 B_1 缺乏

病理改变主要为轴索变性，大纤维轴索丢失，最远端的大直径纤维损害最显著，而近端神经损害相对轻。在严重病例，前后神经根甚至迷走神经、膈神经、椎旁交感神经干可受损。早期少见小纤维损害。临床表现与酒精性周围神经病类似，但是早期一般无自主神经症状。电生理检查可见运动、感觉神经传导速度下降，也可表现为复合肌肉动作电位波幅显著下降而感觉神经传导异常不明显，即运动轴索性神经病。

治疗首先是通过饮食、药物补充足量 B 族维生素，持续呕吐或胃肠功能障碍者肌内注射或静脉补充，此后应长期保证营养均衡的膳食。其次对症治疗及康复锻炼。总体而言，营养缺乏性神经病一般是可治性疾病，但是恢复过程缓慢，运动症状的改善可先于感觉症状。

（二）甲状腺功能减退伴发的多发性周围神经病

甲状腺功能减退伴发的多发性周围神经病（polyneuropathy with hypothyroidism）发病率不高，但是在老龄黏液性水肿患者并不少见。表现为双下肢麻木无力，也可累及双手，神经病理性疼痛不显著。查体可见肢体远端无力，振动觉、关节位置觉减退，腱反射消失。神经传导速度减慢。脑脊液蛋白水平可增高至 1 000mg/L 以上。神经活检见神经内膜、束膜中蛋白浸润及出现异染的黏液样物质，神经节段性脱髓鞘；电镜下见轻度糖原和酸性黏多糖增加，施万细胞中糖原和胞浆层状体聚集。甲状腺素治疗有效。

五、麻风性多发性神经炎

麻风分枝杆菌直接侵犯神经，可引起麻风性多发性神经炎（leprous polyneuritis），是感染性神经炎的典型代表。麻风是一种传染病，主要侵犯皮肤和周围神经。首发症状常为皮肤低色素斑疹或丘疹，局部感觉缺失，此时病原体已侵犯皮神经。继续进展则形成局限性上皮状肉芽肿，局部的皮神经及皮下神经均受累致表皮麻木和感觉缺失。皮下神经可扪及粗大，最常受损的神经为尺、正中、腓、耳后、面神经。在对麻风分枝杆菌缺乏抵抗力的个体，病菌增殖并血行扩散至全身皮肤、淋巴结、神经、睾丸等组织，出现全身对称性多神经损害。以痛觉、温度觉缺失为主，呈特征性温度相关的分布特点，即主要分布于耳、鼻、肘，手、前臂和足背侧及腿前外侧皮温相对较低的区域。病情缓慢进展，最终可发展至所有皮肤区域。随后才出现运动症状，越表浅的神经越早受累，最易受损的神经为尺神经。自主神经功能受损仅表现为感觉缺失区域的少汗或无汗。由于多数大的感觉纤维和运动纤维不易受损，腱反射一般保留。继发于广泛的痛觉、温度觉缺失，可出现感染和皮肤的营养改变。皮肤刮片、活检可帮助诊断。

治疗上需要长期砜类、利福平、氨苯吩嗪等药物治疗。需注意的是，在机体免疫力降低时，疾病可能复发。

六、淀粉样变性多发性神经病

淀粉样变性是临床表现各不相同的一组高异质性疾病，以不可溶性原纤维蛋白在组织沉积为特征，最终破坏组织结构和功能。目前已发现 30 种淀粉样原纤维的主要蛋白成分。不同病因的淀粉样沉积影响不同器官，最常受累的是肾脏、肝脏和心脏，也可影响周围神经运动、感觉纤维和自主神经纤维。神经系统损害的起病时间和程度各不相同，偶可作为该疾病的首发症状。现将可引起周围神经病的淀粉样变性介绍如下。

（一）家族性淀粉样变性神经病

家族性淀粉样变性神经病（familial amyloid polyneuropathy，FAP）是一组累及周围神经感觉运动纤维和/或自主神经系统的遗传性淀粉样变性疾病。淀粉样蛋白的种类包括甲状腺素转运蛋白（transthyretin，TTR）、载脂蛋白 A1（apoprotein A1）、凝溶胶蛋白（gelsolin）。TTR 淀粉样变性最常见，*TTR* 基因 30 位点的缬氨酸被甲硫氨酸（蛋氨酸）取代（Val30Met），也有其他少见的 *TTR* 基因变异类型。淀粉样原纤维沉积于神经内膜、束膜、外膜和血管，机械性受压、侵犯血管，以及直接毒性作用均可导致神经损伤；电镜下见与淀粉样原纤维接触的施万细胞胞浆变性、基底膜破坏。

周围神经损害可表现为不同模式，包括局限性神经病、感觉运动性多发性神经病、自主神经病，或三者混合存在。局限性神经病是神经内膜淀粉样沉积使神经卡压，早期常见腕部正中神经损害，导致严重的腕管综合征。感觉运动性多发性神经病为长度依赖性，并首先侵犯小的有髓纤维和无髓纤维，导致足部不适、针刺样或烧灼样疼痛，夜间症状加重，可伴痛觉倒错。查体见足部痛觉、温度觉减退，而深感觉、肌力及反射保存。数月或数年后，随着疾病发展，大纤维受侵犯，出现肌无力和更严重的感觉缺失；查体见肢体远端无力和深浅感觉减弱或消失，跟腱反射消失。随后症状发展至下肢近端、躯干，无力和感觉性共济失调导致行走困难。后期部分患者出现危及生命的自主神经功能障碍。自主神经病常见于早发型 FAP，迟发型患者相对少见，心血管、泌尿系统、胃肠道常受累。表现为直立性低血压、交替的餐后腹泻与便秘、尿潴留或失禁，男性可早期出现勃起功能障碍。

凝溶胶蛋白淀粉样变性表现为脑神经病、角膜格状萎缩和皮肤松弛症三联征。最常受累的脑神经为面神经上干，双侧多见，其次为舌下、舌咽、迷走神经。40~50 岁以后起病患者可出现轻度感觉性神经病，影响下肢远端。

神经传导在典型病例提示轴索型多发性神经病，感觉纤维损害更严重、动作电位显著下降甚至消失，运动神经传导波幅正常或下降、速度正常或轻度减慢；针电极肌电图可见神经源性损害。定量感觉检测和自主神经检测可发现小纤维损害。皮肤活检见皮肤神经纤维密度降低、有时见淀粉样沉积；神经活检示内膜和束膜结缔组织及血管内淀粉样沉积，各型纤维密度降低尤其是小的有髓纤维和无髓纤维；肌肉、腹部脂肪或唾液腺也可发现淀粉样沉积。基因检测可明确基因类型。

治疗分为对症处理和病因治疗。针对神经痛应用加巴喷丁、普瑞巴林等抗癫痫药，三环类、5-羟色胺和去甲肾上腺素再摄取抑制剂等抗抑郁药，辣椒素、利多卡因表面贴剂，严重者可在严密监控下短期应用阿片类药物。严重自主神经病患者使用三环类抗抑郁药需谨慎，可加重直立性低血压和尿潴留。病因治疗上，Val30Met FAP 的一线治疗为肝移植，应早期进行。

（二）获得性淀粉样变性神经病

获得性淀粉样变性神经病（acquired amyloid polyneuropathy）包括：

1. 原发性系统性淀粉样变性（primary systemic amyloidosis） 浆细胞或 B 淋巴细胞增生性疾病中，异常细胞产生由重链或轻链免疫球蛋白成分形成的淀粉样原纤维，在各器官中沉积。是最常见的获得性淀粉样变性神经病类型。多数患者表现为感觉运动性轴索型神经病伴腕管综合征，同时自主神经功能异常；少数患者可表现为多数单神经病、腰骶神经根神经丛病及慢性炎性脱髓鞘性多发性神经病。首发症状常为小纤维受损所致足部疼痛、不适，继而因大纤维受损出现麻木、无力，自主神经症状包括恶心、呕吐、便秘、腹泻、直立性低血压、勃起功能障碍等。且常伴舒张性心功能不全。血清中发现游离轻链蛋白是重要的诊断依据，基因检测排除家族性淀粉样变性，确诊有赖于组织活检发现淀粉样沉积或λ、κ轻链。治疗包括化疗和自体外周血干细胞移植。但是,在正规治疗的患者,即便电生理检查和活检结果提示病情好转,周围神经病的表现常持续存在。

2. 老年系统性淀粉样变性(age-related senile systemic amyloidosis)　在80岁以上高龄人群中发病率达25%。野生型甲状腺素转运蛋白沉积,与家族性淀粉样变性不同,此型淀粉样原纤维保持其基本结构。淀粉样沉积主要见于心脏,引起心肌病和心房纤颤,有时也可见于肝脏、肾脏、胃肠道、主动脉和结缔组织。最常受损的周围神经为正中神经,腕管综合征可比心脏病症状出现更早,部分病例可出现感觉运动性多发性周围神经病。

七、老龄慢性轻度感觉性多发性神经病

老龄慢性轻度感觉性多发性神经病(chronic mild sensory polyneuropathy of the elderly/burning feet syndrome)发生于老年患者,几乎不进展或进展很缓慢,无明确病因。表现为双足和小腿刺痛、麻木,手部无症状或症状轻微,一般不影响肌力和平衡,查体见感觉缺失和跟腱反射消失。在一些老年女性患者中,可表现为慢性发展的足部烧灼样疼痛和麻木,逐渐累及踝部和小腿下段,查体仅见轻度痛觉、温度觉减退,跟腱反射保留或减弱。实验室检查正常或见轻度感觉传导速度减慢。诊断为排他性诊断,需排除其他各种可能病因,如糖尿病、糖耐量异常、营养缺乏、甲状腺功能减退、酒精、药物、免疫性疾病(干燥综合征等)等。治疗主要是对症处理,针对疼痛等不适可使用加巴喷丁、普瑞巴林、三环类抗抑郁药等。

第六节　免疫介导性周围神经病

一、吉兰-巴雷综合征

吉兰-巴雷综合征(Guillain-Barré syndrome,GBS)最早由Landry在1859年报道,1916年由Guillain、Barre和Strohl描述了这组疾病的主要临床特点,即瘫痪、反射消失、轻度感觉障碍、脑脊液细胞蛋白分离,因此而命名。它是最常见的感染后急性弛缓性周围神经病,年发病率约(0.8~1.9)/10万,在全球范围内每年约10万人发病。

【病因与发病机制】

病因尚未阐明,2/3成年患者在出现无力症状前的4周内可追溯到上呼吸道或消化道感染。空肠弯曲菌感染是最常见的,尤其在亚洲,可导致GBS爆发;其他包括巨细胞病毒、EB病毒、A型流感病毒、嗜血流感病毒、肺炎支原体等感染。另外也有接种狂犬病疫苗和不同类型流感疫苗后出现GBS的报道。

GBS是免疫介导的周围神经病,由"分子相似"机制参与,即感染的微生物与神经表面分子抗原相似,产生抗体后错误识别抗原,对神经进行攻击。GBS包括不同类型,以脱髓鞘或轴索损害为主要病理生理改变。急性炎性脱髓鞘性神经根神经病(acute inflammatory demyelinating polyradiculoneuropathy,AIDP)的免疫攻击发生于施万细胞的髓鞘,而急性运动轴索性神经病(acute motor axon neuropathy,AMAN)的免疫攻击发生于轴索。在AIDP,可能由T细胞和B细胞共同参与免疫过程,产生的抗体与包裹轴索的施万细胞表面的糖脂结合,尤其在郎飞结及结旁区域。在AMAN,由体液免疫介导,产生针对多聚糖的抗体,与轴索表面神经节苷脂结合,继而激活补体、募集巨噬细胞、形成免疫复合物,攻击神经末端及郎飞结的轴索,最终导致神经变性。在GBS不同亚型中,参与的神经节苷脂也不同,如在AMAN,抗体主要识别神经节苷脂GM1和GD1a;在Miller-Fisher综合征,抗体主要结合神经节苷脂GQ1b。

由于GBS的免疫反应主要集中在神经的郎飞结、结旁区域,近来有学者提出它是"郎飞结-结旁病"。郎飞结区域在结构上富含蛋白、糖脂等抗原成分,在功能上对于抗体沉积、补体激活、巨噬细胞募集等病理改变敏感,最终导致神经冲动被阻断。如果病变局限在郎飞结,可能修复较快,如果伴随沃勒变性,则修复较慢甚至成为不可逆损害。

【临床表现】

男性略多于女性,各年龄段可发病。依据临床征象,主要分型为:

1. AIDP　经典型GBS,以快速进展的双侧弛缓性瘫痪为主要表现,常首发于下肢。部分病例可见脑神经损害,包括眼外肌、面肌和咽喉肌瘫痪。感觉障碍相对轻,常影响肢体远端,可伴随肌肉痛及根性疼痛。受累肢体腱反射减弱或消失。自主神经功能障碍症状不一,包括Horner征、直立性低血压、高血压、心率改变、尿潴留等。临床症状在4周内停止进展,绝大多数病例2周内达高峰,极少数病例进展至6周(亚急性GBS)。

2. AMAN　亚洲人群多见,儿童和青少年好发,76%患者有前驱空肠弯曲杆菌感染病史。以四肢的急性弛缓性瘫痪为特点,无感觉障碍。电生理检查提示运动轴索损害,病理证实为运动神经末梢广泛轴索变性。急性运动感觉轴索性神经病(acute motor and sensory axon neuropathy,AMSAN)伴感觉障碍。

3. Miller-Fisher综合征(MFS)　约占GBS的5%。眼外肌瘫痪、共济失调和腱反射消失三联征,可累及其他脑神经,也可仅为眼外肌瘫痪,肢体肌力多保留。Miller-Fisher和Guillain-Barré重叠综合征的病例同时出现肢体无力。

在疾病进展期,25%~30%病例出现呼吸肌瘫痪,需要人工通气,病情进展快(7天内达高峰)、延髓肌瘫痪、双侧面瘫、自主神经功能紊乱是机械通气的预测因素。GBS的临床严重程度有很高异质性,从可自发缓解的轻微无力到严重的四肢瘫痪伴呼吸肌无力。总体而言,所有病例症状逐渐改善,但严重病例可遗留残疾。

【辅助检查】

1. CSF检查　对于GBS的诊断和鉴别诊断非常重要。患者起病后2~3周出现脑脊液细胞蛋白分离,即细胞数正常、蛋白水平增高,15%病例细胞数轻度增高($<50\times10^6$/L)。

2. 电生理检查　神经传导检测可辅助诊断,帮助鉴别脱

髓鞘和轴索损害,并判断预后。早期可正常,2~4周左右异常率较高。在AIDP,可见远端潜伏期延长、传导速度减慢、F波潜伏期延长或消失,以及波形离散或传导阻滞。在AMAN,远端复合肌肉动作电位波幅降低;部分伴早期一过性传导阻滞,其中短期内神经传导恢复正常者病情缓解迅速,而发展至远端复合肌肉动作电位显著下降者预后较差。在AMSAN,远端复合肌肉动作电位及感觉神经动作电位波幅均下降。

3. 血清学抗体检测 在GBS的部分类型病例中可检测到神经节苷脂IgG抗体,如AMAN可有GM1、GD1a神经节苷脂抗体;MFS可有GQ1b神经节苷脂抗体,部分病例可检测到GT1a抗体。抗体名称中的M、D、T、Q分别代表神经节苷脂的单、双、三、四唾液酸成分。

【诊断】

根据前驱病史、急性对称性四肢弛缓性瘫痪、脑脊液蛋白分离或电生理改变,常可明确诊断。

1. 根据1990年Asbury等提出的诊断标准及2019年《中国吉兰-巴雷综合征诊治指南》进行诊断:

(1) 必须具备的临床特征:进展的四肢无力,腱反射减弱或消失。

(2) 伴随症状:进展期持续数日至4周(多为2周),为大致对称的,感觉症状和体征较轻(不存在于AMAN);脑神经受累,尤其常见双侧面瘫;自主神经功能障碍;疼痛(常见)。

(3) 不支持诊断的表现:CSF细胞数增高>$50×10^6$/L;起病时严重肺功能障碍而肢体无力轻微或无;起病时感觉症状严重而肢体无力轻微或无;起病时大小便障碍;起病时发热;明显的感觉平面;明显且持续存在的无力不对称;持续的大小便障碍;无力进展缓慢,不伴呼吸无力(亚急性炎性脱髓鞘性多发性神经病或急性起病的慢性炎性脱髓鞘性多发性神经病)。

(4) 神经传导检测:用于辅助诊断,一般不作为诊断GBS所必备;须满足Brighton标准,对于AIDP和AMAN分型是必需的。

1) AIDP:AIDP至少2条神经满足以下1项,或大部分神经远端复合肌肉动作电位波幅小于正常值低限的10%时至少1条神经满足以下2项:①运动传导速度<80%正常值低限;②运动远端潜伏期>125%正常值高限;③传导阻滞;④F波潜伏期>120%正常值高限或出现率下降,往往是最早出现的电生理改变。

2) AMAN:不具备脱髓鞘特征(除非远端肌肉复合动作电位波幅小于正常值低限的10%,可见一个脱髓鞘特征);至少2条神经远端肌肉复合动作电位波幅低于正常值低限的80%;可见短暂性传导阻滞;感觉传导正常。

3) AMSAN:同AMAN,感觉动作电位波幅<10%正常值低限。

【鉴别诊断】

需与引起急性肌无力的其他疾病鉴别。

1. 中枢神经系统疾病 如急性播散性脑脊髓炎、横贯性脊髓炎、脑干病变等疾病锥体束征出现之前,早期尿潴留、感觉平面及CSF、电生理检查可帮助鉴别。

2. 其他急性周围神经病 如中毒性周围神经病、危重症周围神经病、感染性周围神经病等,可通过病史、系统性伴随症状及CSF检查帮助鉴别。

3. 肌病 如危重症肌病、线粒体肌病、肌炎等,常伴随肌酶增高,线粒体肌病血乳酸增高,电生理检查见肌源性损害。

4. 神经肌肉接头疾病 重症肌无力,肉毒毒素中毒。重症肌无力症状具有波动性、晨轻暮重,电生理检查重复电刺激低频波幅递减;肉毒毒素中毒可追溯到病史,且脑神经症状突出,神经传导见复合肌肉动作电位波幅下降、重复电刺激低频波幅递减、高频波幅递增。

【治疗】

1. 一般治疗 警惕呼吸肌瘫痪,必要时人工通气。对于心律不齐、血压不稳定的患者,需要持续心电、血压检测。重症患者需要ICU治疗。

2. 针对性治疗 应在严重的不可逆神经损伤出现之前尽早给予大剂量静脉免疫球蛋白(intravenous immunoglobulin, IVIg)或血浆置换,主要对于不能独立行走的患者有效。IVIg治疗应于起病2周内开始,每天0.4g/kg,共5天。血浆置换于起病4周内(2周内更好)进行,在2周的治疗期内置换5次,每次2~3L血浆。IVIg治疗相对血浆置换更方便、不良反应小,但是价格昂贵。大约10%接受了IVIg或血浆置换的患者,在病情改善或稳定后出现加重,称为治疗相关波动(treatment related fluctuation, TRF),一般在治疗开始后8周内。可再次给予足量足疗程IVIg治疗或血浆置换。

皮质类固醇单用或与IVIg联用均无更好疗效,故不推荐使用。血浆置换后联合IVIg治疗并不比单独血浆置换或IVIg治疗有效,故不推荐联合治疗。人源型抗C5单克隆抗体依库珠单抗(eculizumab)的临床研究正在进行中。

3. 防治并发症及康复 对于卧床患者,肺部感染、深静脉血栓、压疮是常见的并发症,须注意防治。推荐在病情允许情况下,早期康复治疗。

【预后】

文献报道的死亡率3%~7%,死于呼吸衰竭、严重的心律失常或并发症。约20%患者起病6个月后尚不能独立行走。多数病例神经功能逐渐恢复,主要的康复期为病后第1年,此后3年甚至更长时间内仍可有不同程度恢复。预后不良的特征包括年龄≥40岁、前驱腹泻(或病前4周内空肠弯曲杆菌感染)、症状达高峰时严重残疾。

二、慢性炎症性脱髓鞘性多发神经根神经病

慢性炎症性脱髓鞘性多发神经根神经病(chronic inflammatory demyelinating polyneuropathy, CIDP)是一种炎性周围神经病,年发病率(1.2~8.9)/10万,是65岁以上人群慢性残疾的一大病因(约14%)。

【病理与发病机制】

免疫反应主要攻击周围神经的施万细胞及其形成的髓鞘，但机制尚不清楚，在多数CIDP患者，暂未发现明确的致病性抗体。病理上见周围神经和神经根的神经内膜由单核细胞和巨噬细胞浸润或成簇聚集，T淋巴细胞较少，同时见髓鞘变薄或脱失，在病程较长的病例可见反复脱髓鞘和髓鞘再生所形成的洋葱球样改变，也可见继发的沃勒变性；血管周围炎性细胞浸润。

【临床表现】

各年龄段可发病，50~60岁达高峰。

前驱感染少见。经典的CIDP病程呈缓解复发、缓慢进展或阶梯样进展。慢性或隐匿性起病，进展至高峰时间超过8周。临床表现不一，但多数有对称性感觉运动障碍，下肢症状常更严重，疼痛少见。由于以脱髓鞘损害为主，肌肉萎缩相对少见。腱反射减退或消失。脑神经损害、呼吸肌瘫痪、自主神经功能损害不常见。少数病例（约5%）出现感觉性共济失调。

CIDP的特殊类型包括：

1. 感觉型CIDP（sensory CIDP） 占约5%~15%，临床表现为纯感觉障碍、肌力正常，但是多数病例见运动神经传导异常，在随访过程中部分病例逐渐出现无力症状。仅极少数病例临床表现和神经传导检测均为感觉神经病。

2. 运动型CIDP（motor CIDP） 占约4%。以运动症状为主或表现为纯运动症状，感觉神经传导大致正常。静脉免疫球蛋白（intravenous immunoglobulin，IVIg）治疗效果好，而皮质类固醇激素可能加重病情。该类型一般认为是CIDP的变异型，但是也有争议提出它是否代表多灶运动神经病的特殊类型。

3. Lewis-Summer综合征（LSS） 也称为多灶性获得性脱髓鞘性感觉运动神经病（multifocal acquired demyelinating sensory and motor neuropathy，MADSAN），被认为是CIDP的变异型，同样是感觉、运动神经脱髓鞘，但是受损神经呈多灶性分布、不对称。

4. 远端获得性脱髓鞘性对称性神经病（distal acquired demyelinating symmetric neuropathy，DADS） 远端为主的对称性感觉性共济失调，多数病例运动传导速度显著减慢、远端潜伏期显著延长。应与IgM单克隆丙种球蛋白病及髓鞘相关糖蛋白（myelin-associated glycoprotein，MAG）相关的神经病鉴别，DADS不能检测到相关抗体。

5. 急性起病的CIDP 与GBS类似的急性起病，但是4周后仍然进展，病程中多次恶化（3次或以上）或起病8周后再次恶化。

【辅助检查】

1. CSF检查 脑脊液细胞蛋白分离，80%患者CSF蛋白水平增高，典型者0.75~2g/L。

2. 电生理检查 神经传导检测（Nerve conduction study，NCS）示明确脱髓鞘损害，包括神经传导速度减慢、远端潜伏期延长、F波潜伏期延长或消失、传导阻滞、波形离散等。应满足以下至少3条：至少1条神经传导阻滞或波形离散，至少2条神经运动传导速度减慢，至少2条神经远端潜伏期延长，至少2条神经F波潜伏期延长，符合脱髓鞘改变。

3. 神经超声及影像学检查 周围神经超声或磁共振证实存在周围神经增粗，可为电生理检测的补充，作为支持CIDP诊断的条件之一，但是所提供的形态学信息并无特异性。

4. 神经活检 轴索损害和脱髓鞘混合存在，髓鞘层松散。该表现不具有特异性，不足以鉴别CIDP，但可排除血管炎、淀粉样变、浸润性疾病等。

【诊断】

根据周围神经病协会2021年诊断标准和《中国慢性炎性脱髓鞘性多发性神经根神经病诊治指南2022》进行诊断：

1. 临床表现

（1）典型CIDP：慢性病程（>2个月），进行性加重、阶梯样进展或反复发生，所有肢体对称性近端、远端无力和感觉障碍，腱反射减弱或消失，可累及脑神经。

（2）非典型CIDP：远端受累为主（DADS），不对称性（LSS或MADSAN），局灶性（如一侧臂丛或腰骶神经丛，或一个肢体的一条或多条神经），运动性或感觉性CIDP。

2. 电生理诊断标准

（1）肯定脱髓鞘：至少满足以下1项：至少2条神经运动传导远端潜伏期≥50%正常值高限（除外腕管综合征所致腕部正中神经损害）；至少2条神经运动传导速度降至≤70%正常值低限；至少2条神经F波潜伏期延长至≥120%正常值高限，如远端CMAP负向波波幅在正常值下限的80%以下时则要求F波潜伏期延长50%以上或消失；至少2条神经存在节段性传导阻滞（CMAP的负向波波幅近端较远端下降≥50%）或1条神经节段性传导阻滞另1条神经具备脱髓鞘特征；至少2条神经存在时间离散（CMAP的负向波时限近端较远端增加>30%）；至少1条神经远端CMAP时限（第一个负向波起点至最后一个负向波终点的时间差）增加，正中神经>6.6毫秒，腓总神经>7.6毫秒，胫神经>8.8毫秒，并且至少另1条神经具备脱髓鞘特征。

（2）很可能脱髓鞘：如远端CMAP负向波波幅≥20%正常值低限，CMAP的负向波波幅近端较远端下降≥30%（除外胫神经），见于至少2条神经，或见于1条神经并且另外至少1条神经具备脱髓鞘特征。

（3）可能脱髓鞘：同上述（1），但仅见于1条神经。

3. 其他支持条件

（1）脑脊液蛋白增高，白细胞数$<10\times10^6$/L。

（2）神经超声示周围神经增粗，可表现为神经横截面积增大，神经束信号异常。MRI示马尾、腰骶神经根或腰骶丛、颈神经根或臂丛粗大或强化。

（3）至少1条神经感觉传导异常：正中神经（除外腕管综合征）或桡神经波幅低，或传导速度<80%正常低限（当波幅<80%正常低限时，则传导速度应<70%正常低限），或远端潜伏期延长。

（4）免疫治疗后临床改善。

（5）神经活检提示脱髓鞘和/或髓鞘再生。

4. 排除标准 突出的括约肌功能障碍；其他原因所致周围神经病，详见鉴别诊断。

【鉴别诊断】

1. 继发于系统性疾病的慢性获得性脱髓鞘性多发神经病 包括POEMS综合征、副蛋白血症、单克隆γ蛋白血症、系统性红斑狼疮等，均有系统性受累证据。其中POEMS综合征易于误诊为CIDP，所以表现为炎性脱髓鞘性多发性神经病的患者必须进行血清、尿液免疫电泳和免疫固定，检查γ轻链副蛋白。

2. 伴发于肿瘤的周围神经病 如霍奇金淋巴瘤伴发的周围神经病，由免疫反应介导。

3. GBS 急性起病的CIDP与GBS鉴别，前者进展时间较长，超过8周，后者一般不超过4周。

4. IgG4抗体阳性的郎飞结病 近年来在少部分病例中检测到不同类型IgG4抗体，分别结合位于郎飞结旁区域的接触蛋白1（contactin-1，CNTN1）、接触蛋白相关蛋白-1（contactin-associated protein-1，CASPR1）、神经束蛋白-155（neurofascin-155，NF155），以及位于郎飞结的NF186/140。神经活检可见郎飞结旁区域髓鞘与轴索膜松解。以往将这组疾病归于CIDP，但目前倾向于将其从CIDP分离出来，作为相对独立的一组疾病。CNTN1抗体阳性者，约占2.4%~7.5%，进行性发展的严重运动神经病为主，可伴感觉性共济失调，伴早期轴索损害。NF155抗体阳性者，约占7%~18%，起病年龄较轻，远端无力为主，伴共济失调、低频率震颤（3~5Hz），为脱髓鞘损害，MRI示颈、腰神经根/神经丛对称性肥大。CASPR1抗体阳性者，约占3%，远端无力、感觉过敏和显著的神经病理性疼痛。NF186/140抗体阳性者，约占2%，感觉性共济失调，无震颤。均为脱髓鞘损害，对IVIg反应不好，而血浆置换和利妥昔单抗治疗有效，皮质类固醇对部分病例有效。

【治疗】

IVIg、血浆置换、皮质类固醇激素为一线治疗，短期疗效类似，其中IVIg和皮质类固醇激素的疗效更持久，IVIg的有效性和耐受性较好但是昂贵，皮质类固醇激素的副作用较多但价格低且治疗结束后症状加重的概率更小。不同患者的治疗反应不同，部分患者可能只有一种治疗有效。应根据有效性、耐受性和经济因素制定首选方案。

1. IVIg或血浆置换 IVIg疗程4~5天，总剂量2g/kg，短期疗效肯定，持续数周至数月；皮下免疫球蛋白治疗具有类似效果和安全性。但是上述IgG4抗体阳性的病例对IVIg反应不佳。约50%病例血浆置换有效，1周2次，共3周，可改善神经功能和神经传导速度，但一般2~3周后疗效减弱，并且作为有创治疗不良反应较IVIg更多。这两种治疗由于效果持续时间不长，常需重复治疗以巩固疗效；据报道，在接受了重复治疗1年以上的患者，约1/3对治疗反应变差。

2. 皮质类固醇激素 口服泼尼松60~80mg/d，一般1~2个月可见疗效，在数月内逐渐缓慢减量至25~40mg/d；或甲泼尼龙静脉冲击治疗后改为口服。如果治疗有效，可在6个月左右减量至每日20mg或以下维持；病情稳定者，早期每半年或1年评估是否可进一步减量或停药，长期维持者可1~2年评估1次。少数对激素无反应的患者，延长疗程并不能增加疗效，需更改治疗方案。

3. 免疫抑制剂 激素治疗无效或难以耐受时，可选用硫唑嘌呤、环孢素、吗替麦考酚酯或环磷酰胺、利妥昔单抗等。硫唑嘌呤2~3mg/（kg·d）；吗替麦考酚酯2~3g/d；环孢素，3~6mg/（kg·d），分2~3次口服。至少3~6个月，如果疗效欠佳，可考虑更换为环磷酰胺，500~750mg/m²，每月1次静脉滴注，持续3~6个月，或200~400mg，每周1~2次静脉滴注；或利妥昔单抗个体化治疗。治疗过程中密切监测，注意药物的骨髓抑制、肝肾功能损害等副作用。

4. 神经营养及对症处理 B族维生素是常用的神经营养治疗。有神经痛的患者，给予普瑞巴林、加巴喷丁、卡马西平等。

5. 康复治疗 早期进行正规康复治疗，预防失用性萎缩及关节挛缩。

【预后】

少有自发缓解，易复发及遗留残疾，其中病程呈进行性发展的病例预后较差。

三、多灶性运动神经病

多灶性运动神经病（multifocal motor neuropathy，MMN）最早于1985年报道，年发病率约为0.6/10万。MMN是纯运动神经病，以进行性、不对称的肢体远端无力为特点，电生理检查可见神经传导阻滞。

【发病机制】

目前倾向认为是B细胞免疫介导的疾病，但B细胞激活的机制尚不清楚。B细胞产生IgM抗体，特异性结合单唾液酸神经节苷脂GM1。GM1广泛存在于在周围神经，尤其在运动神经郎飞结的轴索及结旁髓鞘，起着维持郎飞结旁区域轴索-髓鞘紧密联结、稳定钾离子通道和簇集化钠离子通道的作用，从而保障神经信号的顺利传递。GM1 IgM抗体与GM1结合后，郎飞结旁区域轴索-髓鞘的紧密联结被破坏，钠离子通道松散、钾离子通道移位；同时激活补体后形成膜攻击复合物，破坏膜稳定性并分散钠离子通道。在GM1 IgM阴性的病例中，可能存在尚未明确的抗原-抗体，有研究发现MMN患者血清IgM能够与包含GM1、半乳糖脑苷脂、胆固醇的脂质复合物结合，进而启动免疫过程。

【临床表现】

MMN平均发病年龄40岁，男性较多。呈慢性进行性发展的病程，表现为不对称性肢体远端无力。最常损伤的神经包括尺、正中、桡、胫神经。80%病例的首发症状出现在50岁之前，多始于前臂或手部肌肉，所以最常见的首发症状为垂腕或握力下降，但是20%~30%病例可始于下肢远端肌肉无力而表现为垂足。随着疾病进展，无论首发症状在何部位，上肢无力均成为最突出的表现。肌萎缩在起病1年内比较轻，随病程延长而加重。50%以上病例伴痛性痉挛、肌跳。感觉障碍一般不明显，偶有轻度振动觉减退。受累肢体的腱反射可减弱或消失。

MMN罕有累及呼吸肌，不侵犯脑神经。

【辅助检查】

1. 神经电生理检查　神经传导检测中，运动神经传导远端复合肌肉动作电位波幅下降、速度减慢或波形离散，至少2条神经出现传导阻滞（非卡压部位），持续数月至数年，感觉神经传导无明显异常。少数病例传导阻滞阴性，是由于病变位置难以检测或严重沃勒变性。针电极肌电图可见远端肌肉神经源性损害，一般脊旁肌无自发电位、胸锁乳突肌无神经源性损害，可与运动神经元病鉴别。

2. 血清抗体检测　约50%患者可于血清中检测到高滴度的GM1 IgM抗体。具有高滴度抗体的患者，肢体无力、残疾及轴索丢失更严重。

3. CSF检测　多数病例正常，约30%病例蛋白轻度增高（<1g/L）。

4. 影像学检查　40%~50%患者可见臂丛神经MRI异常，为臂丛及神经根前根T_2高信号。神经超声可见臂丛神经或正中、尺、桡神经多部位增粗。

【诊断】

根据Van den Burg等2012年诊断标准进行诊断：

1. 临床标准　慢性或阶梯样进行性肢体无力。

（1）不对称肢体无力。

（2）少于7个受累肢体区域。

（3）受累肢体腱反射减弱或消失。

（4）上肢症状体征重于下肢。

（5）起病年龄20~65岁。

（6）无客观感觉异常，或仅有轻度振动觉减退。

（7）无球部症状。

（8）无上运动神经元损害表现。

（9）排除其他周围神经病、肌病。

2. 实验室标准

（1）CSF蛋白<1g/L。

（2）血清GM1 IgM滴度增高。

（3）臂丛MR示T_2高信号。

3. 电生理标准

（1）肯定的运动神经传导阻滞。

（2）可能的运动神经传导阻滞。

（3）符合脱髓鞘改变的神经传导速度减慢。

（4）伴运动神经传导阻滞的上肢感觉神经传导正常，远端感觉神经传导波幅均正常。

4. 诊断标准

（1）肯定MMN：满足临床标准1~9，实验室标准1，电生理标准1、4。

（2）很可能MMN：满足临床标准1~3、6~9，实验室标准1，电生理标准2、4。

（3）可能MMN：满足临床标准1、7~9，实验室标准2、3，电生理标准3、4。

【鉴别诊断】

需与其他可导致不对称肢体无力的疾病鉴别。

1. 运动神经元病　同为纯运动症状，需加以鉴别。但运动神经元病的球部症状、呼吸肌无力、锥体束征，可与MMN鉴别。肌电图检查提示广泛神经源性损害，无传导阻滞。静脉免疫球蛋白对MMN治疗有效，而对运动神经元病无效。

2. Lewis-Sumner综合征　同为灶性损害，不对称肢体无力。一般同时有运动和感觉症状，但以运动症状突出时需要与MMN鉴别。与MMN不同，Lewis-Sumner综合征常呈复发-缓解病程，早期可表现为下肢近端无力，神经传导显示运动、感觉神经传导速度减慢，无高滴度的GM1 IgM抗体。激素治疗对Lewis-Sumner综合征有效，而对MMN无效甚至有可能加重病情。

3. 遗传压力易感性神经病　可致不对称的肢体无力。但作为遗传性疾病，起病年龄较早，常于肢体受压后出现症状，部分情况可自发缓解，神经传导示广泛存在的运动、感觉传导速度减慢，传导阻滞发生于易卡压部位。

【治疗】

MMN虽为免疫介导的疾病，但泼尼松、血浆置换无效，甚至可能加重病情。目前的有效治疗主要是静脉免疫球蛋白（IVIg），以及免疫抑制剂。

1. IVIg治疗　是MMN的标准治疗，70%~90%患者的初始反应好。1个疗程为2~5天，总剂量2g/kg。因疗效持续仅数周，绝大部分患者需要多疗程维持治疗。当首次治疗后出现肌力下降时，可予第2个疗程IVIg，此后每4周1次0.4/kg。事实上，维持治疗的剂量和间隔时间并未确立，也可根据患者的症状严重程度、初始治疗反应、疗效减退后肌力下降情况制定个体化策略。在整个治疗期间必须密切监测肌力、运动功能。

2. 免疫抑制剂　非对照研究显示环磷酰胺、β干扰素、环孢素、甲氨蝶呤、硫唑嘌呤有效。另有小规模的利妥昔单抗临床研究及病例报道，结果不一致。

【预后】

进展缓慢，合理治疗可改善运动功能，但是由于存在进行性轴索损害，神经功能随病程延长仍然逐渐受损。一般可有正常寿命。

四、POEMS综合征

POEMS综合征最初于1980年由Bardwick报道，是少见的致残性自身炎症反应性周围神经病，伴浆细胞单克隆异常。其中，“P”代表多发性神经病（polyneuropathy），“O”代表脏器肿大（organomegaly），“E”代表内分泌紊乱（endocrinopathy），“M”代表浆细胞单克隆异常（monoclonalplasmacelldisorder），“S”代表皮肤病变（skin disease）。

7

【发病机制】

发病机制尚不清楚，可能与浆细胞单克隆增生后诱导细胞因子触发的炎症反应有关。患者的血清血管内皮细胞生长因子（vascular endothelial growth factor，VEGF）显著增高，是疾病诊断和监测的重要生物学标志物，但是它在发病机制中的作用尚不清楚，临床试验中采用贝伐珠单抗阻断VEGF加重神经损害和增加死亡。

【临床表现】

长度依赖的运动感觉性神经病，运动为主，明显的肢体远端无力伴早期肌肉萎缩，且上肢屈肌和下肢背屈肌群无力更明显，疼痛常见。视乳头水肿一般少见于炎性神经病，但可见于约40% POEMS综合征患者，对诊断有提示价值，严重时可见出血。

约半数患者出现肝、脾或淋巴结肿大。50%以上患者出现内分泌紊乱，常见性腺和垂体功能低下，在男性表现为勃起功能障碍、乳房发育，在女性表现为更年期症状。躯干或肢体近端皮肤上可能发现圆顶状红褐色丘疹样或有蒂的结节，是VEGF过度表达所致，也对诊断有提示价值。毛细血管渗漏导致外周水肿、皮肤改变，严重时可致肺部换气功能不全、心包积液和腹水。

【辅助检查】

1. 电生理检查　神经传导检测示周围神经轴索损害和脱髓鞘，下肢更严重，包括神经传导速度减慢、F波潜伏期延长等，传导阻滞和时间离散较少见。

7

2. 脑脊液检测　蛋白细胞分离。

3. 实验室指标　①轻链蛋白：血清和尿液均进行免疫电泳和免疫固定，检测到单克隆IgA或IgG的γ轻链副蛋白。如果仅行免疫电泳，假阴性率达到约30%，而免疫固定和血清游离轻链分析可将检查敏感性提高。一旦发现浆细胞单克隆异常，需进一步进行骨髓穿刺活检以作出进一步诊断和分型。②VEGF：POEMS综合征诊断和疾病活跃性判断的准确的生物学指标，水平增高可达正常值的10~50倍。③54%病例伴血小板增多。④内分泌指标异常肾上腺（皮质醇水平降低较常见），甲状腺（TSH、T4，甲状腺功能减退或亢进），垂体［黄体生成素（LH）、卵泡刺激素（FSH）、胰岛素样生长因子-1（IGF-1）、促肾上腺皮质激素（ACTH）、催乳素，功能低下较常见］，性腺（睾酮、雌二醇功能低下较常见），甲状旁腺（甲状旁腺素水平改变），胰腺（糖化血红蛋白、血糖水平常增高）。

4. 影像学检查　X线光片、CT扫描、PET/CT可发现硬化性或溶骨性病变，孤立性病灶可为浆细胞瘤（需活检确定）。超声检查有助于发现肝、脾、淋巴结等脏器肿大，心脏彩超帮助检测心脏功能及肺动脉压。

5. 神经活检　轴索损害和脱髓鞘混合存在，髓鞘的板层结构松解，神经外膜血管增加。神经活检结果的特异性不高，不足以与CIDP清晰鉴别，但可用于排除血管炎、浸润性疾病等。

【诊断】

根据Dispenzieri等2003年诊断标准进行诊断，但很少患者完全体现POEMS综合征五个方面所有症状，诊断参考标准如下：

1. 必备条件　多发性神经病，浆细胞单克隆增生。

2. 以下条件具备至少1条　Castleman病，硬化性骨病，血管内皮细胞生长因子水平增高。

3. 次要条件　脏器肿大（肝/脾/淋巴结），血管外体液增加，内分泌障碍（肾上腺、甲状腺、垂体、性腺、甲状旁腺、胰腺），皮肤改变，视乳头水肿，血小板增多症。

4. 其他提示性特征　杵状指、体重下降、多汗、肺动脉高压/限制性肺病、血栓体质、腹泻、血清维生素B_{12}水平低下。

【鉴别诊断】

1. CIDP　约60% POEMS最初诊为CIDP，同为亚急性、进行性的运动为主的多发性神经根神经病，但一般CIDP疼痛少见，近端、远端均受损，且无相关的其他脏器或系统受累证据。血液和尿液中一般无单克隆IgA或IgG的γ轻链副蛋白，脑脊液细胞蛋白分离，电生理检查示脱髓鞘。多数CIDP对激素、免疫球蛋白及血浆置换疗效较好，而POEMS综合征对激素反应较弱、对免疫球蛋白及血浆置换治疗无反应。

2. 其他　多发性神经病感染、营养缺乏、代谢障碍、肿瘤等病因导致的多发性神经病。病因可供鉴别，无多系统损害或受累情况不同于POEMS综合征，一般脑脊液检查正常，血液和尿液中一般无单克隆IgA或IgG的γ轻链副蛋白。

【治疗】

治疗目标是抑制单克隆浆细胞增生，根据疾病严重程度、并发症和患者的全身情况拟定治疗方案。在治疗和随访过程中，密切监测临床症状变化、VEGF水平（与疾病的活跃性相关），有条件者复查PET/CT进行病灶对比。

1. 局灶性病变的治疗　骨髓中无单克隆浆细胞浸润，且浆细胞瘤<3个。一线治疗为放射治疗，目标是完全缓解、同时副作用尽可能小。疗效较好，但需严密随访，注意部分病例可发展成为全身性病变。

2. 全身性病变的治疗　单克隆浆细胞骨髓浸润，或3个或以上浆细胞瘤。对于能够耐受的患者，进行美法仑化学疗法联合自体干细胞移植，1年、2年、5年的生存率分别达98%、94%、75%，并且均可实现不同程度的神经功能恢复。

对于不能耐受的患者予以化学疗法，采用烷基化药物如美法仑、环磷酰胺，或地塞米松。反应停、雷利度胺、白介素-6抑制剂、肿瘤坏死因子抑制剂、VEGF抑制剂等逐渐成为POEMS的治疗药物。雷利度胺治疗POEMS，1年的神经症状改善率为90%、无疾病进展的生存率为93%；雷利度胺联合地塞米松治疗，可有显著的临床症状改善，尤其是水肿和积液。但是治疗中，需密切监测药物导致的周围神经病（反应停）和血栓状态（反应停、雷利度胺），可酌情预防性使用低分子肝素。近来有小样本临床研究报道，蛋白酶抑制剂硼替佐米联合环磷酰胺治疗25例POEMS综合征取得良好疗效，但是可能有周围神经损害的不良反应。

第七节　血管炎性神经病

血管炎性神经病指周围神经的滋养血管发生炎症性闭塞，致一条或多条神经的缺血性或梗死病变。可原发于周围神经，也可继发于系统性疾病，是导致周围神经出现类似病理特征的一大组疾病的总称。

【分类】

根据有无系统性受累，血管炎性神经病可分为系统性血管炎性周围神经病和非系统性血管炎性周围神经病，如表7-7-1。

表7-7-1　血管炎性神经病分类

分类	疾病名称
Ⅰ.原发性系统性血管炎	1. 以小血管炎为主 a. 显微多动脉炎 b. Churg-Strauss综合征(变应性肉芽肿性血管炎) c. Wegener肉芽肿(肉芽肿性血管炎) d. 原发性混合型冷球蛋白血症(非HCV) e. Henoch-Schonlein紫癜(Ig A血管炎) f. 低补体血症-荨麻疹-血管炎综合征 2. 以中血管炎为主 结节性多动脉炎 3. 以大血管炎为主 巨细胞动脉炎
Ⅱ.伴系统性疾病的血管炎	1. 结缔组织病 a. 风湿性关节炎 b. 系统性红斑狼疮 c. 干燥综合征 d. 系统性硬化 e. 混合型结缔组织病 2. 皮肌炎 3. 结节病 4. 白塞病 5. 炎性肠病
Ⅲ.已知病因的血管炎	1. 感染(如HBV、HCV、HIV、巨细胞病毒、麻风、莱姆病、嗜人类T淋巴细胞病毒、人类小DNA病毒B19) 2. 药物 3. 恶性肿瘤 4. 疫苗
Ⅳ.周围神经单器官血管炎	1. 非系统性血管炎(包括部分Wartenberg游走性感觉神经炎、术后炎性神经病) 2. 痛性糖尿病神经根神经丛病 a. 腰骶神经根神经丛病 b. 颈神经根神经丛病 c. 胸神经根病 3. 无痛性糖尿病神经根神经丛病 4. 局限性皮肤/神经血管炎(结节性皮肤多动脉炎及其他) a. 皮肤结节性多动脉炎 b. 其他

第Ⅱ和Ⅲ类以往称为继发性系统性血管炎。在已知病因的血管炎中，常见的致病药物包括前列腺素合成抑制剂如萘普生、四环素类抗生素如米诺环素、抗甲状腺药物如丙硫氧嘧啶等；可致血管炎的肿瘤主要是小细胞肺癌、妇科肿瘤及淋巴瘤。

【病理】

神经的滋养血管走行于神经外膜、束膜、内膜，均为小血管。其中神经外膜和束膜的血管直径75~300μm，为大直径的小动脉；神经内膜的血管直径更小，为微血管。发生血管炎的神经滋养血管，早期仅血管周围炎性细胞浸润；逐渐出现跨壁炎性细胞浸润和血管壁结构破坏，包括纤维素性坏死、内膜和平滑肌层崩解，以及管腔内狭窄、闭塞、出血。缺血导致轴索变性，神经束中心的有髓神经纤维丢失，或选择性神经束变性(部分神经束纤维丢失50%以上而其他神经束保存完好)。系统性血管炎主要损害滋养周围神经的大直径的小血管，并同时有其他脏器血管炎的病理表现；非系统性血管炎主要损害微血管。两者可有部分重叠。

【临床表现】

神经系统的典型表现为急性或亚急性起病的感觉运动神经病，下肢远端较重，10%~15%病例以感觉神经受累为主，而纯运动神经病罕见。常以单神经区域的疼痛、无力为首发症状。易出现缺血性损伤的神经依次为腓总神经、胫神经、尺神经、股神经、臀上神经、正中神经、桡神经、腋神经、肌皮神经。病程呈阶梯样进展，数日至数周内出现其他神经受累，表现为多数单神经损害；随着受损神经增多，单神经损害互相重叠，也可表现为不对称的多神经病。约30%病例呈慢性起病、进行性发展。少数病例伴颅神经受累，一般见于Wegener肉芽肿，其次是干燥综合征。

系统性血管炎性周围神经病的症状往往较重，而且有其他脏器受累，同时伴全身症状如体重下降、发热、皮疹、盗汗等。不同疾病具有各自特征，其周围神经血管炎的发生率5%~70%。非系统性血管炎性神经病的症状局限于周围神经，少数患者伴体重下降或发热。平均发病年龄为60岁，无明显性别差异。仅<10%的病例局限于下肢近端无力，伴体重下降，以往称为非糖尿病性腰骶神经根神经丛病。糖尿病性神经根神经丛病可认为是非系统性血管炎性神经病的变异型，发生于病程较早期或稳定期。一般为自限性病程，以急性起病的近端、远端疼痛无力为特征，半数患者伴体重下降，症状于1周至3年内逐渐进展(平均4个月)。腰骶神经根神经丛较易受累，在2型糖尿病的发病率约1%，平均起病年龄60岁，常见的首发症状为一侧大腿或臀部显著疼痛，向远端发展，接下来数日或数周内由近端向远端发展的同侧无力，多数逐渐进展为双侧。20%患者红细胞沉降率(血沉)增高，85%患者CSF蛋白增高。颈神经根神经丛受累时出现上肢无力疼痛，胸神经根受损出现胸背部及腹部沿皮节分布的疼痛麻木，单侧起病，可进展至双侧。

7

【辅助检查】

1. 血液检查 包括血糖、肝肾功能,红细胞沉降率(血沉)、C反应蛋白,免疫学指标(HBV、HCV、HIV等,以及冷球蛋白,ANCA、类风湿因子、补体等),副肿瘤抗体。系统性血管炎可见红细胞沉降率(血沉)、C反应蛋白增高,ANCA阳性血管炎(Wegener肉芽肿、显微多动脉炎、Churg-Strauss综合征)可见不同类型ANCA水平增高。非系统性血管炎各项指标可均正常,少数见非特异性指标增高如红细胞沉降率(血沉)、C反应蛋白。

2. CSF检测 一般正常,但在非糖尿病性及糖尿病性神经根神经丛病可有蛋白增高。

3. 神经电生理 神经传导检测发现周围神经轴索损害,即运动、感觉传导波幅降低,为多数单神经损害或不对称的多发性神经损害,少数病例为对称的多发性神经损害。针电极肌电图见受累肌肉神经源性损害,神经根受累时相应节段的脊旁肌可见自发电位如正锐波、纤颤电位。

4. 活检 是确诊血管炎的手段。非系统性血管炎性神经病取材于神经,选取神经传导异常的神经如腓肠神经、腓浅神经、桡浅神经,可判断是否存在血管炎,并可进一步区分受累血管大小;神经、肌肉联合活检提高阳性率,美国周围神经病协会推荐腓浅神经与腓短肌,我国学者报道推荐腓肠神经与胫前肌联合活检。系统性血管炎可取材于其他有病变的组织。

【诊断】

一般情况下,具备以下典型临床及电生理特征则提示血管炎性神经病:多数单神经病或不对称的多发性神经病,感觉-运动神经病或感觉神经病,下肢受累为重,伴疼痛,一次或多次急性发病。但血管炎性神经病是一大类疾病,还需排除各种继发性因素如药物、感染、肿瘤、结缔组织病,再进一步寻找是否存在系统性受累的证据。周围神经、肌肉活检可明确神经血管炎的诊断,原发性或继发性系统性血管炎的其他脏器组织活检还有其他可明确诊断的特异性发现。

临床上需与可引起多灶性或不对称的多发性神经损害的其他疾病,以及引起轴索损害的疾病鉴别。

1. Lewis-Sumner综合征 同为多灶性分布,具备感觉运动症状,慢性病程,但是疼痛较少见。电生理检查提示为脱髓鞘损害,CSF蛋白可轻度增高。

2. 多灶性运动神经病 同为多灶性分布,慢性病程,但是少有感觉症状和体征。电生理检查示纯运动神经损害,伴传导阻滞,血GM1 IgM抗体滴度增高。

3. 遗传性压力易感性神经病 可反复急性起病,常不对称,具备感觉运动症状。但是疼痛少见,有自发缓解,可有家族史,电生理检查提示广泛脱髓鞘损害,基因检查可发现PMP-22异常。

4. 中毒性神经病 可为轴索损害为主的周围神经病,但是有接触毒物的病史及系统性中毒表现,神经损害往往为对称性。

【治疗】

1. 病因治疗 对于有病因的血管炎首先针对病因,如药物所致者去除药物的影响,感染所致者最重要的是针对原发疾病的抗病毒治疗。

2. 免疫治疗

(1) 非感染性系统性血管炎性神经病的治疗:有效治疗可显著改善症状和提高生存率。主要应用皮质类固醇激素和免疫抑制剂。

1) 诱导缓解:

A. 皮质类固醇激素:是诱导缓解的一线治疗。起始治疗采取泼尼松每日1mg/kg,1~2个月后开始逐渐减量,至3个月时减至每日25mg/kg,4个月时每日15~20mg/kg,6个月时每日10mg/kg。对于重症及快速进展的患者,可甲泼尼龙冲击治疗,每日1g静脉滴注,3~5日为1个疗程,之后改为口服泼尼松。

疗效评估由于轴索损害后生长缓慢,故临床症状改善较治疗延迟,一般患者在治疗3~6个月后出现临床缓解。治疗有效的评判:原有病情改善且无新的神经损害出现,神经系统查体见运动感觉系统体征好转,电生理检查可见神经传导各项指标改善(如波幅增高速度增快),血沉及C反应蛋白下降。

B. 免疫抑制剂:对于起病快速进展者或一线治疗仍然进展者,以及ANCA相关性血管炎患者联用免疫抑制剂。首选环磷酰胺,口服每日2mg/kg,或每2周一次0.6g/m^2静脉注射3次,之后0.7g/m^2静脉注射3~6次,静脉给药副作用较小但是在长期随访中复发增多。老年患者及肾功能损害患者酌情调整剂量。环磷酰胺的副作用包括,骨髓抑制、出血性膀胱炎、生殖毒性、感染、肾功能损害、恶性肿瘤(淋巴瘤、白血病、皮肤癌、膀胱移行细胞癌等),需定期检查血常规(每1~2周)和尿液(3~6个月,检测非肾小球性血尿),联用巯乙磺酸钠防治出血性膀胱炎。甲氨蝶呤,可用于症状相对轻的患者的诱导缓解,但是比环磷酰胺更易复发。利妥昔单抗,替代环磷酰胺适用于ANCA相关性血管炎,以及对传统治疗耐药的病例,每周1次375mg/m^2,4周。

C. 免疫球蛋白:传统治疗效果不好的患者及复发患者可以考虑静脉滴注丙种球蛋白,总量2g/kg,分5天治疗。

2) 维持治疗:

A. 皮质类固醇激素:泼尼松每日5~10mg维持6~18个月。

B. 免疫抑制剂:皮质类固醇激素联合环磷酰胺诱导缓解后,换成硫唑嘌呤每日1~2mg/kg,维持18~24个月。副作用包括过敏、骨髓抑制、肝毒性、胰腺炎、感染、恶性肿瘤等,需监测血常规、肝酶(每周检查,1个月后每月检查,6个月后每3个月复查)。或以甲氨蝶呤维持治疗,每周7.5~15mg,1~2个月加至每周 20~25mg，同时补充叶酸可降低肝脏和胃肠道毒性。利妥昔单抗诱导缓解的患者，375mg/m^2 治疗 4 周后，以每 6 个月 1 次 500mg 维持 18~24 个月。

（2）感染性系统性血管炎性神经病的治疗：对于严重和复发病例，可短期联合激素、利妥昔单抗治疗，对于生命垂危病例可试行血浆置换联合环磷酰胺。需感染专科治疗。

（3）非系统性血管炎性神经病的治疗：对于病情有进展或活检可见活动性血管炎表现的病例，均应治疗；对于病情稳定、活检未发现活动性血管炎的病例，可治疗也可观察。循证医学证据不多，在很大程度上借鉴以上系统性血管炎的治疗。由于约 50% 单用皮质类固醇激素治疗的患者复发，而激素+免疫抑制剂联合治疗可将复发率降至 30% 以下，有学者提出将激素+环磷酰胺/甲氨蝶呤/利妥昔单抗联合用药作为初始治疗，以降低复发和减少残疾。

（4）糖尿病神经根神经丛病变的治疗：缺乏循证医学证据。在病程较早期或症状较严重时，可予甲泼尼龙静脉滴注，每周 1 次 1g，共 12 周，能改善肌力和减轻疼痛。由于多为单相病程，不需要长期免疫治疗。治疗期间必须监测和控制血糖。

3. 对症治疗　较大比例患者有神经病理性疼痛，可选用加巴喷丁、普瑞巴林、卡马西平、阿米替林等药物减轻症状。

4. 康复治疗　早期开始，首先维持和扩大关节活动范围，根据瘫痪肌肉的肌力情况决定增强肌力训练的模式，在此基础上进行日常生活活动训练；为了避免发生关节挛缩变形，应将关节保持在功能位，必要时使用支具及夹板、矫形器等。另外可适当选择物理疗法、生物反馈等方法促进血液循环、减轻炎症反应、促进神经再生等。

【预后】

系统性血管炎由于系统性损害，症状较重，如果不经正规治疗，预后差，病死率高达 85%~90%，正规治疗可显著改善预后。非系统性血管炎预后相对好，经正规治疗的患者 5 年生存率为 87%，小部分患者（17%）生活不能自理。

参考文献

[1] ROPPER A H, SAMUELS M A, KLEIN J P, et al. Adams and Victor's Principles of Neurology[M]. 11th ed. New York: McGraw-Hill Education, 2019.

[2] WOODS B I, HILIBRAND A S. Cervical radiculopathy: Epidemiology, etiology, diagnosis and treatment[J]. J Spinal Disord Tech, 2015, 28(5): E251-E259.

[3] MASSIE R, MAUERMANN M L, STAFF N P, et al. Diabetic cervical radiculoplexus neuropathy: A distinct syndrome expanding the spectrum of diabetic radiculoplexus neuropathies[J]. Brain, 2012, 135(10): 3074-3088.

[4] GARCES-SANCHEZ M, LAUGHLIN R S, DYCK P J, et al. Painless diabetic motor neuropathy: A variant of DLRPN?[J]. Ann Neurol, 2011, 69(6): 1043-1054.

[5] KAMEDA K, SHIRANO M, HADANO Y, et al. Cytomegalovirus polyradiculopathy in three Japanese patients with AIDS[J]. Intern Med, 2015, 54(5): 513-518.

[6] SHEIKEH S I, AMATO A A. The dorsal root ganglion under attack: The acquired sensory ganglionopathies[J]. Pract Neurol, 2010, 10(6): 326-334.

[7] ZIS P, HADJIVASSILIOU M, SARRIGIANNIS P G, et al. Rapid neurophysiological screening for sensory ganglionopathy: A novel approach[J]. Brain Behav, 2017, 7(12): e00880.

[8] CALLAGHAN B C, PRICE R S, FELDMAN E L. Diagnostic and therapeutic advances: Distal symmetric polyneuropathy[J]. JAMA, 2015, 314(20): 2172-2181.

[9] MELLION M, GILCHRIST J M, DE LA MONTE S. Alcohol-related peripheral neuropathy: Nutritional, toxic, or both?[J]. Muscle Nerve, 2011, 43(3): 309-316.

[10] SHIN S C, ROBINSON-PAPP J. Amyloid neuropathies[J]. Mt Sinai J Med, 2012, 79(6): 733-748.

[11] WILLISON H J, JACOBS B S, VAN DOORN P A. Guillain-Barre syndrome[J]. Lancet, 2016, 388(10045): 717-727.

[12] 中华医学会神经病学分会，中华医学会神经病学分会周围神经病协作组，中华医学会神经病学分会肌电图与临床神经电生理学组，等. 中国吉兰-巴雷综合征诊治指南 2019[J]. 中华神经科杂志，2019，52(11)：877-882.

[13] 中华医学会神经病学分会，中华医学会神经病学分会周围神经病协作组，中华医学会神经病学分会肌电图与临床神经电生理学组，等. 中国慢性炎性脱髓鞘性多发性神经根神经病诊治指南 2019[J]. 中华神经科杂志，2019，52(11)：883-888.

[14] UNCINI A, SUSUKI K, YUKI N. Nodo-paranodopathy: Beyond the demyelinating and axonal classification in anti-ganglioside antibody-mediated neuropathies[J]. Clin Neurophysiol, 2013; 124(10): 1928-1934.

[15] CALLAGHAN B C, PRICE R S, CHEN K S, et al. Peripheral neuropathy: The importance of rare subtypes[J]. JAMA Neurol, 2015, 72(12): 1510-1518.

[16] ILLA I. Chronic inflammatory demyelinating polyradiculoneuropathy: Clinical aspects and new animal models of auto-immunity to nodal component[J]. J Peripher Nerv Syst, 2017, 22(4): 418-424.

[17] Joint Task Force of the EFNS and the PNS. European Federation of Neurological Societies/Peripheral Nerve Society Guideline on management of chronic inflammatory demyelinating polyradiculopathy: report of a joint task force of the European Federation of Neurological Societies and the Peripheral Nerve Society-First Revision[J]. J Peripher Nerv Syst, 2010, 15(1): 1-9.

[18] UBOGU E E. Inflammatory neuropathies: Pathology, molecular markers and targets for specific therapeutic intervention[J]. Acta Neuropathol, 2015, 130(4): 445-468.

[19] VLAM L, VAN DER POL L, CATS EA, et al. Multifocal motor neuropathy: Diagnosis, pathogenesis and treatment strategies[J]. Rev Neurol, 2012, 8(1): 48-58.

[20] KEDDIE S, D'SA S, FOLDES D, et al. POEMS neuropathy: Optimizing diagnosis and management[J]. Pract Neurol. 2018, 18(4): 278-290.

[21] NADDAF E, DYCK P J. Vasculitic neuropathies[J]. Curr Treat Options Neurol, 2015, 17(10): 44.

[22] GWATHMEY K G, BURNS T M, COLLINS M P, et al. Vasculitic neuropathies[J]. Lancet Neurol, 2014, 13(1): 67-82.

[23] COLLINS M P, D. HADDEN R. The nonsystemic vasculitic neuropathies[J]. Nat Rev Neurol, 2017, 13(5): 302-316.

7

第八章　脊 髓 疾 病

（谭　盛）

第一节 概 述

脊髓(spinal cord)是中枢神经系统的低级部分,沟通周围神经与脑的联系,通过脊神经及大部分的内脏神经支配四肢、躯干和内脏的功能。

一、临床解剖生理

(一)外部结构

脊髓起源于胚胎时期神经管的尾部,位于椎管内,上端平枕骨大孔处与延髓相连,下端在成人平于第1腰椎体下缘(新生儿可达第3腰椎平面下端),全长约42~45cm。与脑相比是分化较低级部分。有两个梭形的膨大即颈膨大(C_4~T_1)和腰骶膨大(L_2~S_3)。这两个膨大因四肢活动增多而使内部的神经元的数量相对增多。脊髓末端变细,称为脊髓圆锥,自此处向下延伸为细长的无神经组织的终丝,长约20cm,称为马尾,向上与软脊膜相连,向下在第2骶椎水平以下由硬脊膜包裹,止于骶骨的背面。

脊髓共有31节,与脊神经一致,即8个颈节(C),12个胸节(T),5个腰节(L),5个骶节(S)和1个尾节(Co)。

脊柱的生长速度比脊髓快,到成年时,脊椎的长度与脊髓的节段并不完全对应。在成人,一般的推算方法为:上颈髓节(C_1~C_4)与同序数椎骨基本对应,下颈髓节(C_5~C_8)和上胸髓节(T_1~T_4)比椎骨高一节,中胸脊髓节(T_5~T_8)比椎骨高二节,下胸部的脊髓节(T_9~T_{12})比椎骨高三节,全部腰髓约平第10~12胸椎,全部骶、尾髓节约平第1腰椎。了解这些解剖特点的临床意义在于:①在进行腰穿时,一般临床上选择L_3、L_4或L_4、L_5棘突之间进针,以免损伤脊髓;②在进行影像学检查时,以脊柱为骨性标志,对应脊椎序数与相对应的脊髓节段进行检查。

脊髓外部还有沟裂和被膜,表面可见6条纵行的浅沟,脊髓腹侧有明显的前正中裂,其左右有前外侧沟,前根由此走出;脊髓背侧中部有后正中沟,两旁有后外侧沟,后根经此进入脊髓。被膜分为三层即硬脊膜、蛛网膜和软脊膜,后两者之间为蛛网膜下腔,内充满脑脊液。硬脊膜与脊柱内面的骨膜之间有一管腔,即硬膜外腔,内有淋巴管、静脉丛、脂肪和脊神经等。

(二)内部结构

在脊髓横切面上,可见围绕中央管周围的"H"形灰质和灰质外围的白质结构,灰质呈灰红色,主要由神经细胞核团和部分胶质细胞组成;白质主要由上至下行传导束及大量胶质细胞组成,包绕在灰质的外周。

1. 灰质 脊髓灰质是神经元胞体和树突、神经胶质和血管等的复合体,内有各种不同大小、形态和功能的神经元。灰质包括前角、后角及侧角,后者仅存在于C_8~L_2、S_2~S_4。围绕中央管前后横行的部分叫灰质连合,灰质连合借中央管分为灰质前连合和灰质后连合。

(1)前角:主要由前角运动神经元组成,发出神经纤维组成前根,将来自大脑运动皮层的神经冲动传达到效应器,支配肌肉收缩。前角细胞受损产生下运动神经元瘫痪,即弛缓性瘫痪。

除一些中间神经元外,脊髓前角细胞的运动神经元中,有大型多极运动神经元称为A类α运动神经元,其轴突较粗,终于梭外肌纤维,执行骨骼肌的随意运动;另一类是A类γ运动神经元,胞体较小,轴突较细,分布于梭内肌纤维,与维持肌张力的功能有关。

1)前角细胞内侧群:其纤维至颈肌和躯干肌,其中后内侧亚群(主要在胸段)支配深层短小肌肉;前内侧亚群(几乎位于脊髓全长)支配浅层的肌肉。

2)前角细胞外侧群:主要位于颈(C_4~C_8)、腰(L_2~S_2)膨大处,支配四肢肌,其中前外侧亚群的纤维至四肢近侧段和中间段的伸肌和展肌;后外侧亚群的纤维分布于四肢近侧段和中间段的屈肌和收肌;后外侧亚群只存在于颈、腰膨大的下端第一、二个节段(C_8~T_1、S_1~S_2),支配四肢远侧段运动手指和脚趾的小肌肉;中央亚群见于颈髓(C_3~C_5)和腰骶髓(L_2~S_2),其纤维至膈肌和会阴肌(盆底肌)。

关于脊髓前角运动神经元各群的功能定位的意见并不完全一致。一般来说,靠外侧的细胞群支配肢体远侧段的肌肉;在前角最内侧的细胞群则至近脊柱的肌肉。因此,前角的细胞群由内向外,依次支配躯干肌、肩带肌或髋肌、臂肌或大腿肌、前臂肌或小腿肌以及手肌或足肌。前角细胞群的前群支配伸肌和展肌,后群则为屈肌和收肌。

(2)后角:主要由具有感觉传导功能的后角细胞组成,其神经元属中间神经元,为痛、温度及部分触觉的二级神经元,接受来自后根神经节发出的后根纤维的神经冲动,是感觉神经元。每一脊髓节段后角细胞接受相应皮节感觉神经纤维构成的后根神经节细胞轴突。后角神经元的分群较多,由后向前依次分为:

1)后角边缘核(角外巨胞核):位于后角周边部,见于脊髓全长,腰骶节段最多。胞体呈大梭形或星形,接受来自后根的痛、温觉和粗略触觉的纤维。

2)Rolando胶状质:在角外巨胞核的前方,似倒V字状,覆盖于后角尖部,存在于脊髓全长,在腰骶节和第一颈节最大。胞体呈小卵圆形或多角形,轴突短,多至本节段内,接受后根痛、温觉和粗略触觉的纤维。有观点认为胶状质对痛觉的产生起着闸门控制系统的作用。

3)后角固有核(中央巨胞核):在胶状质前方,后角的头和颈部,贯穿脊髓全长。由中型的梭形细胞或大星形细胞组成,接受后根的痛、温觉和粗略触觉纤维以及胶状质的纤维。后角固有核和缘核的轴突主要组成脊髓丘脑前束和脊髓丘脑侧束。

4)背核(基底巨胞核):又名胸核,位于后角底内侧部。

在脊髓胸段和上腰段最明显，于上颈段和骶段也能见到。由大型多极细胞组成，接受后索的终支和侧支，其轴突组成本侧的脊髓小脑后束。

5）中间内侧核：在背核的前方，存在于脊髓全长，但以上段明显，由中、小型细胞组成，也接受后索的侧支和终支，其轴突则形成两侧的脊髓小脑前束。

后角的功能定位与前角相反，肢体近侧端的皮肤感觉抵后角外侧部，而远侧端的皮肤感觉则达后角内侧部。

（3）侧角：前、后角之间尚有向侧方的突出部称侧角，为自主神经细胞所在。位于胸腰段（$T_1 \sim L_2$ 或 $C_8 \sim L_3$）侧角顶端的细胞群，称上中间外侧核（交感核），为交感神经低级中枢；发出的纤维经前根、交感神经细胞径路支配、调节内脏及腺体功能；C_8、T_1 侧角发出的交感纤维一部分沿颈内动脉壁进入颅内，支配同侧瞳孔扩大肌、睑板肌及眼眶肌，另一部分支配同侧面部血管和汗腺。$S_2 \sim S_4$ 侧角为脊髓副交感中枢，发出纤维支配膀胱、直肠和性腺。

此外，尚有连接左、右两侧灰质的中间部分，称为灰质连合，其中心有中央管通过。在前、后角之间（颈段）或侧角与后角之间（胸段）的凹陷部，灰、白质混杂相交成网状结构，称为脊髓网状核，主要存在于脊髓上段（颈、胸段）。

2. 白质　由上行纤维传导束（感觉，如脊髓丘脑束、脊髓小脑束、薄束、楔束等）和下行传导束（运动，如皮质脊髓束、红核脊髓束、顶盖脊髓束等）。皮质脊髓束传导对侧大脑皮质的运动冲动至同侧前角细胞，支配随意运动；脊髓丘脑束传递对侧躯体痛觉、温度觉和粗触觉至大脑皮质；薄束传递同侧下半身的深感觉和精细触觉；楔束在 T_4 以上才出现，传递同侧上半身深感觉和精细触觉；脊髓小脑前后束传递本体感觉至小脑，参与维持同侧躯干和肢体的平衡和协调。白质以前正中裂、后正中沟及外侧沟为界分为前索、侧索和后索三部分。

（1）前索：位于前正中沟与前外侧沟之间，前角与前根内侧，主要传递感觉的脊髓丘脑前束上行纤维，起源于对侧后索的中央细胞柱，经白质前联合交叉后上行达丘脑。还有下行皮质脊髓前束（不交叉的锥体束）、顶盖脊髓束及网状脊髓束等。

（2）侧索：位于前、后角之间。在此索中上行纤维有脊髓小脑前束、脊髓小脑后束、脊髓丘脑侧束。脊髓丘脑侧束内的纤维是按躯体部位呈层状排列的，自内向外依次为颈、胸、腰、骶，传导痛觉、温度觉、轻触觉及压觉。侧索内下行的纤维有皮质脊髓束，其纤维来源于大脑半球的第 4 区、第 6 区及一部分顶叶的大锥体细胞，小部分来源于同侧大脑半球的相应区。此外，皮质下各核，如红核、基底核及中脑、脑桥内的网状结构，也发出少量纤维进入此束。皮质脊髓侧束内的纤维也按躯体部位呈层状排列，在颈段水平的次序由内向外是骶、腰、胸、颈。侧索内的其他下行纤维有红核脊髓束，位于皮质脊髓侧束的前方；网状脊髓侧束，位于侧索的中部；顶盖脊髓侧束，位于侧索与前索交界处。

（3）后索：后正中沟与后外侧沟（或后角及后根）之间，主要由传导深感觉的上行传导束（薄束和楔束）神经纤维组成。后索受损可导致后索损伤综合征，出现病变水平以下同侧深感觉障碍，如振动觉、两点辨别觉缺失、姿势及运动觉丧失，Romberg 征阳性等。

（三）脊髓血管

1. 脊髓的动脉　脊髓的动脉有两个来源，即椎动脉和节段性动脉。椎动脉发出脊髓前动脉和脊髓后动脉。它们在下行的过程中，不断得到节段性动脉（如肋间后动脉、腰动脉等）分支的增补，以保障脊髓有足够的血液供应。

左、右脊髓前动脉在延髓腹侧合并成一支，沿脊髓前正中裂下行至脊髓末端。脊髓后动脉自椎动脉发出后，绕延髓两侧向后行走，沿脊神经后根基部内侧下行，直至脊髓末端。

脊髓前、后动脉之间借环绕脊髓面表的吻合支互相交通，形成动脉冠，由动脉冠再发分支进入脊髓内部。脊髓前动脉的分支主要供血于脊髓前角、侧角、灰质连合、后角基部、前索和外侧索，脊髓后动脉的分支则供血于脊髓后角的其余部分和后索。

脊髓血液循环有着完全不同的特点，在两根动脉供血区域之间存在一个血供的“分水岭”（如 T_4 和 L_1 水平），这一区域血供相对较少，因而更易受到缺血性的损害。

2. 脊髓的静脉　脊髓静脉较脊髓动脉多而粗。脊髓前、后静脉由脊髓内的小静脉汇集而成，通过前、后根静脉注入硬膜外隙的椎内静脉丛。椎内静脉丛内压力很低，没有静脉瓣，血流方向常随胸、腹腔压力变化（如举重、咳嗽、排便等）而改变，是感染及恶性肿瘤转移入颅的可能途径。

二、损害的临床征象

脊髓是脑和脊神经之间各种运动、感觉、自主神经传导连接枢纽，也是各种脊髓反射的中枢，脊髓的损害将引起病变水平以下的各种运动、感觉、自主神经的功能障碍及各种脊髓反射改变。

（一）感觉障碍

临床可有下列表现：

1. 疼痛　常为脊髓压迫症的早期症状，根据其症状发生的解剖部位，可分根性、传导束性及脊柱性等。其中以根性疼痛最重要，是由后根受刺激所引起，可以是钝性的、尖锐的或撕裂样的疼痛或钻痛，一般局限于该神经根所支配的皮节区域，有时可仅为其一小部分，或者持续一个时期后变为弥漫性而失去根性痛的定位特征。疼痛易在夜间加重而痛醒，起坐多可减轻，有时半卧位可以缓解。根痛也可放射至肢体远端，类似局部皮肤、肌肉、骨骼、关节或韧带的刺激症状。咳嗽、喷嚏、用力等可使病变区的疼痛加剧，常可提示出病变神经根的部位。传导束性疼痛较少见，系由脊髓丘脑束受刺激所引起，为弥漫性烧灼痛或钻痛，大多在病灶水平以下而并不局限于某神经根或神经干的分布区。病变损及脊柱时可发生脊柱性疼痛，常为背部深部肌肉的钝痛，往往与躯干的姿势有关，可伴有局部肌肉痉挛，相应棘突的压痛、叩痛或变形，多有定位意义，但脊髓病变的节段高出脊椎1~3个节段。

2. 感觉异常　也为脊髓病变时引起患者注意的早期症状，可出现于病变部位神经根。单侧的感觉异常可因髓外肿瘤压迫脊髓丘脑束引起，也可由髓内病变或背侧的病变影响同侧后索所致。感觉异常虽然是主观的感受，但可能提示存在客观的感觉障碍体征，仔细检查，常可发现某种感觉减退或消失。极少数也可有感觉过敏。

3. 感觉减退或丧失　某一区域一种或一种以上的感觉丧失，并不一定为患者所发现，累及手或面部较易引起注意，躯干背部难以察觉。痛觉、温度觉的选择性丧失最容易被忽视，即使是最敏感的手受影响时也如此，故常在皮肤被划破或烧伤而不出现疼痛时，才引起患者的注意。触觉丧失常发现较早，一般主诉为麻木。深感觉障碍常因在黑暗中行走困难或踩地如履棉花样感才被发觉。

感觉减退或丧失的水平是确定脊髓损害节段的重要依据，为了确定感觉改变的界线，必须检查有关各部位的各种感觉，常是最下端的感觉减退或消失最明显，在减退或消失的水平上方，可有一条感觉减退较轻的带，最上方为狭窄的感觉过敏带。感觉过敏与感觉减退之间的界线，代表接近病变脊髓节段的上缘。

由于邻近的两个感觉神经根所支配的皮节间有重叠，故神经根损害引起的节段性感觉障碍以部分性的较常见，完全性感觉丧失则罕见，如出现则提示损害两条以上的神经根。

8

4. 分离性感觉障碍　系脊髓内的损害所引起，痛觉、温度觉受损较其他感觉常见，是由于脊髓中央的病变损害了交叉的脊髓丘脑束的纤维，但不影响一部分未交叉的触觉及深感觉纤维所致，主要表现为痛觉、温度觉减退或缺失而深感觉正常，这种体征多见于脊髓空洞症、髓内肿瘤等。出现单侧局限性感觉障碍而其上、下段的皮节感觉正常者，常是脊神经后根损害，也可见于脊髓中央管及后角病变。

（二）运动障碍

脊髓病变可损害前角细胞、前根，更重要的是损害运动传导束（主要是锥体束），引起无力或瘫痪。初期可无明显的客观体征，因此，对于无力的主诉必须予以应有的重视。

1. 下运动神经元损害　前角细胞或前根受损时，则出现下运动神经元性瘫痪，以肌张力减低、腱反射消失或伴有肌束颤动、肌萎缩为特点。引起的肌张力减低、无力，主诉常为不能完成某些动作，上肢无力时不能牢固握物、扣衣困难及举臂乏力等，下肢无力时常诉脚趾拖地，上下楼梯及起坐困难等。

2. 上运动神经元损害　引起的痉挛性无力，常主诉容易疲乏、行走时两下肢僵硬或行动笨拙。脊髓压迫症虽然早期即可出现肌力减退，但一般发生较迟。脊髓前方的占位性病变可较早发生肌力减退，为痉挛性瘫痪，具有腱反射亢进、病理反射阳性等特点，其部位常在压迫以下的数个节段开始。当病变高于支配腹肌的节段时，可引起腹壁反射减退或消失，高于骶髓的皮质脊髓束损害，则出现下肢病理反射。当前角细胞及锥体束同时受损时，则出现节段性的下运动神经元瘫痪和病变水平以下的上运动神经元瘫痪。

（三）反射的改变

深、浅反射的改变常有助于脊髓病变的定位，深反射的反射弧所通过的相应节段的神经根和脊髓受损时，该深反射减退或消失，两侧不对称时更具有意义。在病变水平以下的深反射亢进而浅反射减退或消失。出现锥体束征时，提示病变在骶髓以上的上运动神经元损害，并且对定侧有帮助。腰髓以上的严重脊髓损害，特别是完全性或近于完全的横贯性脊髓病变，可以发生屈曲性脊髓防御反射，能够引起这种反射的刺激部位，其上界往往相当于脊髓病变节段的下缘。

（四）自主神经功能障碍

临床表现可有下列几种：

1. 排尿功能障碍　膀胱受三种神经控制：①副交感神经：其纤维起自骶2~3的节前神经元，经盆神经支配膀胱的逼尿肌，其作用是使逼尿肌收缩及内括约肌开放；损害时膀胱不能收缩，张力减低称为无张力性膀胱。②交感神经：其节前神经元位于脊髓的下胸段及上腰段，纤维起自胸11~腰3侧角，经腹下神经丛（骶前神经）后，通过腹下神经主要是支配膀胱三角部肌肉及膀胱血管，兴奋时使逼尿肌松弛，三角部及内括约肌收缩，但其功能主要与射精有关，对排尿的影响不大。③排尿随意控制的纤维：来自大脑皮质的旁中央小叶前分，尿急的感觉中枢在旁中央小叶后分；这两种功能的上行和下行通路大概在脊髓侧索的后缘，与皮质脊髓束同行；脊髓两侧损害时，尿急感和排尿的随意起始均丧失，出现尿潴留。

脊髓圆锥或马尾病变时，由于膀胱排尿的脊髓反射弧受损而发生无张力性膀胱，临床上表现为尿潴留、肛门反射及球海绵体反射消失。高于骶髓的脊髓急性横贯性损害，早期可因脊髓休克抑制了排尿反射，也表现为尿潴留及肛门反射消失，但经数周或数月后，随着脊髓休克的逐渐消失，排尿反射逐渐形成，因此当膀胱内尿量积聚到一定量时或其他刺激，可发生不受随意控制的反射性排尿，称为反射性膀胱。排尿反射的建立往往与肛门反射的出现一致。骶髓以上的脊髓压迫性病变，膀胱括约肌控制障碍一般发生于后期，其早期表现常为尿急、尿频和随意控制障碍；一般与皮质脊髓束损害有关，单侧病变时较轻或无症状，两侧病变更为严重，可有尿失禁而无残余尿；当病变进展至脊髓完全横贯性损害时，膀胱症状也进行性加重，患者感排尿起始困难，最后可成为无意识流尿，但仍有约250~400ml的残余尿。

2. 便秘　较尿潴留稍少见，大便失禁可见于骶髓及马尾损害。

3. 其他　脊髓病变节段水平以下早期可以发生出汗增

多，后期则出汗减少或无汗，由于交感神经支配解剖排列的变异，单凭出汗的水平作为脊髓病变的定位，并不完全可靠。支配瞳孔扩大肌、上睑平滑肌及眼眶平滑肌的交感神经通路，自丘脑下部发出后，经脑干而至颈髓，终止于颈髓的颈内动脉交感丛（位于 $C_8 \sim T_1$ 的侧角），从这里发出的纤维经前根而至颈部交感神经干，然后发出纤维至眼眶，因此 $C_8 \sim T_1$ 的病变可以发生霍纳征（Horner sign）。

三、脊髓病变部位判断

脊髓损害主要表现为运动障碍、感觉障碍、括约肌运动障碍及自主神经功能障碍等，前两者对脊髓病变的定位很有帮助。

（一）脊髓横贯性损害

脊髓横贯性损害表现为受损平面以下完全性运动障碍、感觉障碍及自主神经功能主要是尿便障碍等。脊髓严重横贯性损伤急性期呈现脊髓休克，表现为损伤平面以下呈弛缓性瘫痪，肌张力低下、腱反射消失、病理征不能引出和尿潴留等，一般持续 2~6 周后逐渐转变为中枢性瘫痪，出现肌张力增高、腱反射亢进、病理征阳性和反射性排尿等。判断脊髓横贯性损害水平主要依据节段性症状，如腱反射消失、根痛或根性分布感觉障碍、节段性肌萎缩等，感觉障碍平面及反射改变对病变节段定位也有很大帮助。

脊髓主要五个节段损害的表现是：

1. 高颈段（$C_1 \sim C_4$） 损害平面以下各种感觉缺失，四肢呈上运动神经元瘫痪，括约肌功能障碍，四肢和躯干无汗，常伴高热，可伴枕或后颈部疼痛，咳嗽，转颈时加重，可有该区感觉缺失。$C_3 \sim C_5$ 节段损害出现膈肌瘫痪、腹式呼吸减弱或消失。如三叉神经脊束核受损出现同侧面部外侧痛觉、温度觉丧失，副神经核受累影响同侧胸锁乳突肌及斜方肌，引起转颈和耸肩无力和肌萎缩。如病变从枕骨大孔波及后颅凹，可引起延髓和小脑症状，如吞咽困难、饮水呛咳、共济失调、眩晕和眼球震颤等，甚至导致呼吸循环衰竭死亡。如占位性病变阻塞小脑延髓池可引起颅内压增高。

2. 颈膨大（$C_5 \sim T_2$） 双上肢呈下运动神经元瘫，双下肢呈上运动神经元瘫，病变平面以下各种感觉丧失，肩部及上肢可有放射性根痛，括约肌障碍。$C_8 \sim T_1$ 侧角受损可见 Horner 征，表现为瞳孔小，眼球内陷，眼裂小和面部汗少等。上肢腱反射改变有助于病变节段的定位，例如，肱二头肌反射减弱或消失而肱三头肌反射亢进提示 C_5 或 C_6 病变，肱二头肌反射正常而肱三头肌减弱或消失提示 C_7 病变。

3. 胸髓（$T_3 \sim T_{12}$） 双上肢正常，双下肢呈上运动神经元瘫痪，病变平面以下各种感觉缺失、尿便障碍、出汗异常，常伴有相应胸腹部束带感（根痛）。T_4、T_5 节段是血压供应薄弱区和易发病部位。感觉障碍平面有助于判断病损部位，可根据体表标志判定受损的节段。上、中、下腹壁反射对应脊髓反射中枢分别位于 $T_7 \sim T_8$、$T_9 \sim T_{10}$、$T_{11} \sim T_{12}$ 节段，腹壁反射消失也可定位。$T_{10} \sim T_{11}$ 病变时下半部腹直肌无力，当患者仰卧位用力抬头时，可见脐孔被腹直肌上半部牵拉向上移动，称为比弗征（Beevor sign）。

4. 腰膨大（$L_1 \sim S_2$） 受损出现双下肢下运动神经元性瘫，双下肢及会阴部各种感觉缺失，尿便障碍。损害平面在 $L_2 \sim L_4$ 膝反射消失，在 $S_1 \sim S_2$ 踝反射消失，$S_1 \sim S_3$ 受损出现阳痿。可伴神经疼痛，腰膨大的上段受损在腹股沟或下背部，下段受损则为坐骨神经痛。

5. 脊髓圆锥（$S_3 \sim S_5$）和尾节 在腰膨大以下，不出现下肢瘫痪及锥体束征，肛门周围和会阴部皮肤感觉缺失呈鞍状分布；髓内病变可出现分离性感觉障碍，肛门反射消失，性功能障碍和真性尿失禁。

附：马尾损伤与脊髓圆锥病变的临床表现类似，但症状和体征可为单侧或不对称性，多见明显的根痛和感觉障碍，位于会阴部、股部或小腿，下肢可有下运动神经元性瘫痪、尿便障碍常不明显或较晚出现。

（二）脊髓不完全性损害

临床常见，各种不完全脊髓损害的临床特点是：

1. 脊髓半侧损害 主要特点是病变节段以下同侧上运动神经元瘫、深感觉障碍及血管舒缩功能障碍，对侧痛温度觉障碍，触觉保留。由于后角细胞发出纤维在同侧上升 2~3 个节段后再经灰质前连合交叉至对侧组成脊髓丘脑束，故产生对侧传导束型感觉障碍平面较脊髓受损节段水平低。

2. 灰质前连合损害 由于来自后角的痛觉、温度觉纤维在灰质前连合处交叉，该处病变产生双侧对称的节段性分离性感觉障碍，痛觉、温度觉较弱或消失，触觉保留。

3. 前索损害 脊髓丘脑前束受损造成病灶对侧水平以下粗触觉障碍，刺激性病变出现病灶对侧水平以下难以形容的弥散性疼痛，常伴感觉过敏。

4. 后索损害 薄束楔束损害时出现振动觉、位置觉障碍，感觉性共济失调，由于识别性触觉障碍不能辨别在皮肤上书写的字或几何图形。后索刺激性病变在相应支配区可出现电击样剧痛。

5. 侧索损害 皮质脊髓侧束损害导致病变同侧肢体上运动神经元瘫痪，脊髓丘脑侧束损害导致病变对侧肢体受损水平以下痛觉、温度觉缺失。

6. 前角损害 常导致支配肌肉瘫痪、萎缩，肌张力显著减低或丧失，腱反射消失。

7. 后角损害 支配的相应皮节出现节段性痛觉、温度觉缺失、触觉保留的分离性感觉障碍。

8. 侧角损害 $C_8 \sim L_2$ 受损出现血管舒缩障碍，泌汗障碍和营养障碍，$C_8 \sim T_1$ 病变可见 Horner 征；$S_2 \sim S_4$ 受损发生膀胱直肠功能障碍和性功能障碍。

然而，临床所见往往是上述部位病变的不同组合，了解这些综合征的临床特点对于脊髓病变的病因诊断很有帮助（表 8-1-1）。

表 8-1-1　常见的脊髓病变部位与代表性疾病及主要征象

病变部位	代表性疾病	病变区体征
A. 脊髓横贯性损害	急性脊髓炎	病变水平以下截瘫、传导束型感觉障碍、尿便障碍
B. 脊髓半切综合征	慢性脊髓压迫症	病变水平以下同侧深感觉障碍及运动障碍，对侧痛觉、温度觉障碍
C. 后索+侧索损害	亚急性联合变性	病变水平以下深感觉障碍、痉挛性轻截瘫、感觉性共济失调
D. 中央管周围（灰质前连合）损伤	脊髓空洞症	节段性分离性感觉障碍（痛觉、温度觉消失、触觉保留）
E. 后索+锥体束+脊髓小脑束	Friedrich 共济失调	双下肢深感觉障碍、双下肢（及双上肢）共济失调、锥体束征、常伴脊柱侧突、弓形足
F. 后索+后角损伤	脊髓痨	双下肢深感觉障碍、感觉性共济失调、感觉过敏
G. 锥体束+前角损伤	肌萎缩侧索硬化	四肢先后出现痉挛性瘫、锥体束征伴四肢萎缩
H. 前角损伤	脊髓灰质炎	脊髓病变相应节段肌群弛缓性瘫、伴肌萎缩
I. 锥体束损伤	遗传性痉挛性截瘫	痉挛性截瘫、锥体束征伴痉挛性步态
J. 前索+侧索损伤	脊髓前动脉综合征	痉挛性截瘫伴尿潴留
K. 脊髓后 1/3 损伤	脊髓后动脉综合征	深感觉减退或消失、感觉性共济失调

第二节　炎性脊髓病

一、急性脊髓炎

急性脊髓炎，又称急性非特异性脊髓炎，是一组原因尚不十分明确的脊髓急性横贯瘫痪，传导束性感觉缺失和以膀胱、直肠功能障碍为主的自主神经功能损害。

【病因与病理】

8

至今病因尚不完全明确，常继发于病毒感染或疫苗接种后介导的自身免疫反应。病变可累及脊髓的任何节段，但以胸髓（$T_3 \sim T_5$）最为常见，其原因为该处的血液供应不如他处丰富，易于受累；其次为颈髓和腰髓。急性横贯性脊髓炎通常局限于 1 个节段，多灶融合或多个节段散在病灶中较少见；脊髓内如有 2 个以上散在病灶称为播散性脊髓炎。部分患者起病后，瘫痪和感觉障碍的平面不断上升，最终甚至波及上颈髓而引起四肢瘫痪和呼吸肌瘫痪，危及生命安全，称为上升性脊髓炎。

病理以软脊膜、脊髓周边的白质炎症和变性为主，软脊膜和脊髓内血管扩张、充血，并以淋巴细胞和浆细胞浸润为主。有的以中央灰质部受累为严重。受累脊髓肿胀、质地变软，灰质与白质界限不清。灰质内神经细胞肿胀、尼氏体溶解、细胞破碎、溶解、消失；白质内髓鞘脱失和轴索变性，病灶中可见胶质细胞增生。脊髓严重损害时可软化形成空腔。

【临床表现】

可见于任何年龄，但以青壮年多见。男女发病率无明显差异。发病前 1~2 周常有呼吸道感染、消化道感染症状，或有预防接种史。外伤、劳累、受凉等为发病诱因。起病较急，常先有背部疼痛或胸部束带感，其后出现双下肢麻木、乏力和大小便障碍。多数患者在数小时或 1~2 天之内病情发展至高峰，呈现脊髓完全性横贯性损害征象；少数有不典型的脊髓半切损害表现。临床表现取决于受累脊髓的节段和病变范围，典型的有：

（一）运动障碍

起病初期为双下肢无力，行走困难，迅速发展成完全性截瘫，双下肢弛缓性瘫痪，肌张力降低，腱反射减弱或消失，腹壁反射、提睾反射、跖反射消失，病理反射阴性。此现象称为脊髓休克反射。脊髓休克的发生机制尚不清楚。脊髓休克期的长短取决于脊髓损害的程度、速度和是否有并发症。尿路感染和肺部感染、压疮以及营养不良等并发症可使脊髓休克期延长。休克期一般持续 3~4 周，休克期过后，逐步出现锥体束征，瘫痪肢体的腱反射增高，肌张力增高和部分肌力恢复。在脊髓完全性横贯性损害时，由于维持伸肌肌张力的网状脊髓束和前庭脊髓束也遭破坏，在休克期过后往往出现痉挛性屈曲性截瘫。这种截瘫患者下肢任何部位受到刺激（足底、大腿内侧、小腿等）均可引起肢体强烈的屈曲反射和阵挛，伴有出汗、竖毛、大小便自动排出等症状，称为总体反射。脊髓损害不完全者，常呈伸性肌张力增高，两腿内收，足内旋。

（二）感觉障碍

常是首发症状，表现为病变水平以下所有深、浅感觉减退或消失，以痛觉障碍最为明显，部分患者在感觉缺失区上缘 1~2 个节段皮肤有感觉过敏区，在病变节段皮肤有束带样感觉异常。少数脊髓损害较轻者，感觉障碍水平可不明显。脊髓损害限于半侧者可表现为脊髓半切综合征，即病灶水平以下同侧深感觉障碍和锥体束征以及对侧浅感觉障碍。

（三）自主神经功能障碍

1. 膀胱功能障碍　在脊髓休克期，一切反射均消失，膀胱无充盈感，逼尿肌松弛，表现为无张力性膀胱和尿潴留，此时膀胱充盈可达 1 000ml 以上仍无尿意，但当膀胱过度充盈，将出现充盈性尿失禁，又称为假性尿失禁。随着脊髓休克期消失，逐渐出现反射性膀胱，其膀胱容量小和膀胱张力亢进，表现为反射性和周期性排尿，但无尿意，尿急但残余尿少。

2. 肠道功能障碍　脊髓休克期常出现便秘或大便潴留，也可因肛门括约肌松弛而出现大便失禁；此外，肠道蠕动功能减弱或消失还可出现腹胀等现象。恢复期患者排便功能可逐渐恢复正常，但病情严重的痉挛性屈曲性截瘫患者还常有便秘；长期松弛性瘫痪患者括约肌松弛，肠蠕动减少而无排便反射和排便能力。

3. 其他　脊髓自主神经系统受损，可引起病变平面以下皮肤干燥、菲薄、无汗，热天可因无汗影响散热而出现体温升高，瘫痪肢体还可出现浮肿、水疱形成、趾甲脆裂，以及性功能障碍。

急性上升性脊髓炎，起病急骤，病变在数小时或1~2天之内病情发展至高峰，呈现脊髓完全性横贯性损害征象，瘫痪由下肢迅速波及上肢或延髓支配肌群，出现吞咽困难、构音障碍、呼吸肌瘫痪，甚至导致死亡。

常见并发症有压疮、泌尿道感染、长期卧床易产生坠积性肺炎，甚至可以并发败血症以及营养不良。病变累及脊膜和脊神经根者，出现根痛和脑膜刺激症状，称脊膜脊髓炎和脊膜脊神经根脊髓炎。

【辅助检查】

1. 血液及脑脊液　急性期外周血白细胞计数可稍增高。脑脊液压力正常，脑脊液细胞数，特别是白细胞可正常或轻度增高，以淋巴细胞为主。蛋白含量可轻度增高，糖和氯化物含量正常。

2. 神经电生理　下肢体感诱发电位（SEP）波幅可明显降低；运动诱发电位（MEP）中枢段损伤的严重程度为判断疗效和预后的指标；肌电图呈失神经改变。

3. 神经影像学　脊髓MRI显示正常或病变脊髓节段水肿、略增粗，脊髓内显示斑片状长T_1、长T_2异常信号，T_1加权像呈不太清晰的长T_1（低）信号，T_2加权像呈清晰的长T_2信号（高），信号比较均匀，并且延伸超过两个节段，好发于胸颈髓。病变平面蛛网膜下腔变窄。GD-DTPA增强扫描呈斑片状强化。MRI矢状位和横断位T_2WI显示C_2~C_6脊髓节段高信号病变，脊髓轻度增粗（图8-2-1）。

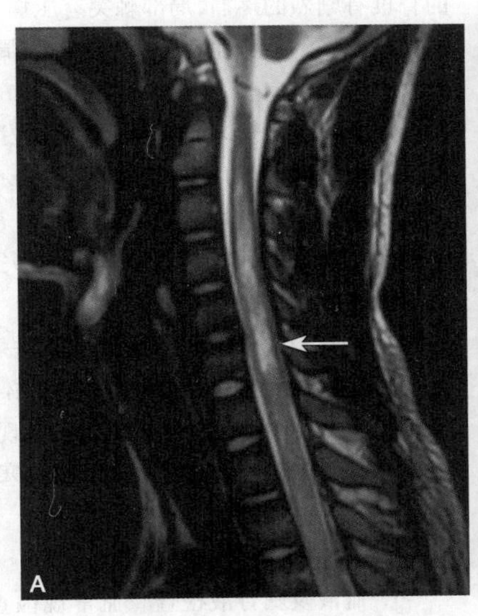

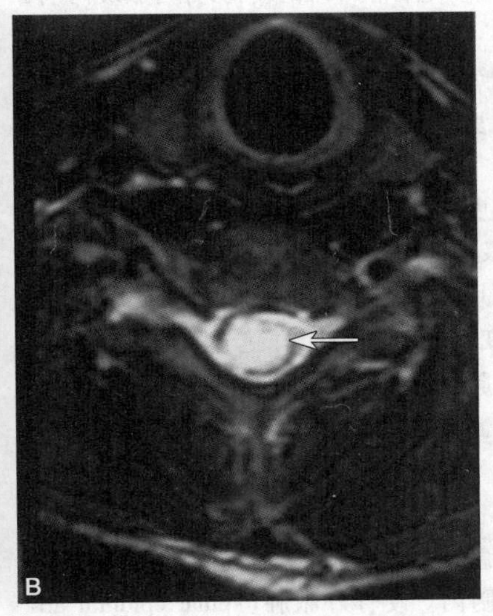

图8-2-1　MRI矢状位（A）、横断位（B）T_2WI显示C_2~C_6脊髓节段高信号病变（箭头），脊髓轻度增粗

【诊断】

诊断依据：①在发病前1~2周有腹泻、上呼吸道感染的非特异性感染后出现急性起病的脊髓运动、感觉和自主神经功能障碍；发病后病情进展在4~21小时达到顶峰。②脊髓横贯性损伤的临床征象，但不一定对称。③脑脊液白细胞、白蛋白轻度增高。④MRI的脊髓信号异常，钆增强扫描可见强化影像。⑤若发病早期无炎性证据，必要时可于病后2~7天内复查腰椎穿刺和MRI。

本病应与急性脊髓血管病、视神经脊髓炎、急性感染性多发性神经炎以及各种原因所致的急性脊髓压迫症等病鉴别。

【治疗】

治疗原则为减轻脊髓损害，防治继发感染和并发症，早期康复训练。

1. 药物治疗

（1）皮质类固醇激素：针对可能与自身免疫机制有关的非特异性炎症，急性期可应用甲泼尼龙短程疗法，静脉滴注，1g/d，连续5日；地塞米松10~20mg，静脉滴注，每日1次，10~20日为1个疗程；以后改为口服泼尼松40~60mg，每日1次。病情缓解后逐渐减量。

（2）免疫球蛋白：成人用量0.4g/(kg·d)，静脉滴注，连用3~5日为1个疗程。

（3）抗生素：并发感染者，合理应用抗菌药物，如有泌尿道或呼吸道感染可根据药敏结果选择使用抗生素。

（4）脱水剂：脊髓炎早期脊髓水肿肿胀，可适量应用脱水剂,如甘露醇或甘油果糖。

(5) 改善神经营养代谢功能:维生素B族,维生素C、ATP、辅酶A、胞磷胆碱、辅酶Q_{10}等药物口服、肌内注射或静脉滴注,低分子右旋糖酐、尼莫地平等药。

(6) 其他:对于复发的脊髓炎患者,可考虑应用环磷酰胺、硫唑嘌呤和甲氨蝶呤治疗。α-甲基酪氨酸可对抗酪氨酸羟化酶,减少去甲肾上腺素合成,预防出血性坏死的发生。

早期可考虑抗病毒治疗,可选用阿昔洛韦或更昔洛韦等。

2. 防治并发症

(1) 呼吸道管理:保持呼吸道通畅,按时翻身、变换体位、协助排痰,必要时行气管切开,如有呼吸功能不全,可酌情使用呼吸机辅助呼吸。吞咽困难患者应及时留置胃管,以免吸入性肺炎或坠积性肺炎。

(2) 压疮:避免局部受压。每2小时翻身一次,同时按摩受压部位。在骨骼突起处及易受压部位用气圈、棉圈、海绵等垫起保护;经常按摩皮肤和活动瘫痪肢体。保持皮肤清洁干燥,对大小便失禁和出汗过多者,要经常用温水擦洗背部和臀部,在洗净后敷以滑石粉。

(3) 便秘:鼓励患者多吃含粗纤维的食物,并可服缓泻剂,必要时灌肠。

(4) 其他:定时变换体位,进行肢体的被动活动,并积极配合按摩、理疗、体疗及康复锻炼等,促进患者功能恢复。

【预后】

预后与病情严重程度有关。无合并症者通常3~6个月可基本恢复,生活自理。及早使用激素治疗及脊髓损害轻者预后较好。完全性截瘫6个月后肌电图仍为失神经改变、MRI显示髓内广泛信号改变、病变范围多于10个脊髓节段者预后不良。合并泌尿系感染、压疮、肺炎常影响恢复,遗留后遗症。急性上升性脊髓炎和高颈段脊髓炎预后差,常死于呼吸循环衰竭。

二、硬脊膜外脓肿

椎管内脓肿是一种急性化脓性感染,可发生于硬脊膜外间隙、硬脊膜下间隙或脊髓内。硬脊外脓肿(spinal epidural abscess,SEA)为椎管内硬脊膜外间隙的局限性脂肪组织和静脉丛的化脓性感染引起硬脊膜外间隙内有脓液积聚或大量肉芽组织增生,造成脊髓受压。

【病因与病理】

大多数继发于其他部位的感染,以皮肤疮疖或蜂窝织炎,尤其是脊髓,为最常见。脊椎化脓性骨髓炎等感染直接蔓延。其他脏器化脓性感染如肾周脓肿、肺脓肿、乳突炎、卵巢脓肿及细菌性心内膜炎等,或全身败血症引起。偶见于开放性损伤或经腰椎穿刺直接植入病菌。亦有难以查得原发病灶者。

致病菌以金黄色葡萄球菌为最多见,亦可为肺炎双球菌、链球菌等。由血行或淋巴转移,椎管附近病灶直接播散或沿脊神经鞘进入椎管。另一甚少见的途径为脊髓腔穿刺时误将致病菌带入而致感染。胸段的硬脊膜外间隙较宽大,有丰富的血管。故血行性硬脊膜外脓肿多发生于胸椎的中下段。

病理可分三期:①急性期为组织充血,渗出,大量白细胞浸润,脂肪组织坏死,在硬脊膜外腔有大量脓液积存。常形成大小不同的袋状脓腔,有时病变可累及软膜、蛛网膜,使其血管充血增多。②亚急性期为硬脊膜外腔可有脓液与肉芽组织同存。③慢性期仅见肉芽组织。

由于硬脊膜外腔压力增高,脓液可以纵行扩散,病变可累及数个节段。由于炎性病理变化可引起蛛网膜及脊髓实质不同程度的炎症反应。脓肿可压迫脊髓,阻碍了脊髓静脉的回流。脊髓根动脉发生感染血栓形成,使脊髓实质血液循环障碍加剧,从而出现脊髓水肿、软化。

【临床表现】

可发生于任何年龄,以20~40岁,男性多于女性。临床基本可分为两种类型:

1. 急性脊髓硬脊膜外脓肿　起病骤急,临床特点为根痛出现后病情发展迅速,很快出现瘫痪。典型的临床表现可分为三期:

(1) 脊椎痛及神经根痛期:初期仅表现出发热、乏力、胸背部疼痛,临床表现不典型。在全身感染后数日,即可出现感染的脊椎有剧烈的疼痛,局部棘突有压痛、叩击痛,同时可有相应的神经根痛。全身症状有寒战、高热,周围血象中白细胞增多,有时出现败血症。

(2) 早期脊髓功能障碍期:很快发生下肢无力,病变水平以下感觉减退,括约肌功能障碍。

(3) 完全瘫痪期:很快出现瘫痪,常在数小时或一两天内出现两下肢完全瘫痪,反射及感觉丧失、尿潴留等急性横贯性脊髓损害征象。

2. 慢性脊髓硬脊膜外脓肿　脓肿病程较长,常超过数月,甚至可达数年患者常不能记得急性感染史,有时可忆及发病前曾有高热史,可能有腰疼痛史,以后出现束带状疼痛,下肢肌力减退。常因脊髓根动脉受压或静脉栓塞,引起脊髓病变其表现与髓外肿瘤相似。

【辅助检查】

1. 血液及脑脊液检查　血常规检查多数有白细胞总数明显升高,中性核升高,但也有少数为正常表现。脑脊液动力测定有椎管腔阻塞现象。脑脊液中白细胞数可正常或轻度增高,蛋白定量显著增高。而糖定量大多数正常。如腰椎压痛明显,感觉平面低,估计病变在腰椎部时,则腰椎穿刺时尤须注意。穿刺针达椎板后,应拔出针芯,然后将穿刺针缓慢推入,如有脓液以便流出,防止将病原菌误带入脊膜腔。

2. 病原菌检查　脓液细菌培养结果是确诊的主要依据。部分病例无细菌生长,可能与术前使用抗生素有关。

3. 神经影像检查　脊柱X线平片多无改变,但也可显示脊柱骨髓炎或椎旁的脓肿。脊髓CT检查可显示硬膜外脓肿,MRI扫描出现环状增强是特征性表现,成像应包括整个脊柱,以评估不连续的跳跃病变,以确定脓肿的范围和位置,T_1WI像呈低信号,T_2WI像呈高信号。必要时可行脊髓造影,脊髓造影可见椎管内梗阻,并有充盈缺损。

【诊断】

由于有些病例无法找到原感染灶，临床表现多样并缺乏特异性，且该病在临床上相对少见故误诊率非常高，而及时的诊断和治疗可大大降低病残率及病死率。目前除了提高对该病的警惕性外采取有效特异的检查方法变得非常重要。特异性的早期诊断有赖于对全部病史的了解，包括易感因素、实验室数据、影像学检查等。怀疑该病时多不主张行腰穿脑脊液检查。有研究发现几乎所有患者的红细胞沉降率（血沉）都明显升高且血沉的升高程度常与患者的临床表现、影像学检查结果一致，可作为评价治疗效果、指导进一步治疗的指标。

本病的好发部位位于上、中胸段硬脊膜外腔的后方及侧方，这与胸段较长及其解剖结构特殊有关。病灶累及范围可达数个脊髓节段，在个别情况下可累及椎管全长，甚至向颅内扩展。

凡临床表现有急性全身性感染症状，在数小时或短期内出现根痛及脊髓横断损害的症状，有明显脊椎压痛，又能找到感染病灶者，应考虑脊髓硬脊膜外脓肿可能。立即查血沉、血培养。血培养出病原菌可最后确诊。影像尤其是MRI平扫及增强扫描可对SEA诊断提供可靠的依据，并可以了解到脊柱椎体及周围软组织情况，脓肿的范围、成分及脊髓受压情况，为手术提供依据。

主要应与急性脊髓炎、脊柱转移癌、椎管内肿瘤、蛛网膜炎等病症相鉴别。

【治疗】

对诊断明确的急性硬脊膜外脓肿，应做急诊手术处理。手术目的在于清除脓液和肉芽组织，解除对脊髓的压迫，并作充分的引流。常用的手术方法为：①椎板切除术，是治疗的首选方法；②椎板切开术，主要适用于儿童患者，以防儿童在多个椎板切除后出现脊柱后凸、半脱拉、脊柱不稳定等并发症；③在X线引导下经皮穿刺脓肿引流也是一种治疗方法，主要应用于腰椎硬脊膜外脓肿的治疗。其疗效与手术早晚有密切关系，如在脊髓功能障碍的早期进行治疗，预后较好；如在完全瘫痪期进行手术，瘫痪往往不能恢复。

药物治疗应于诊断明确后立即进行。根据引起硬脊膜外脓肿的常见病原体为金黄色葡萄球菌，在血培养结果尚未出来时，常选用耐青霉素酶的青霉素类抗生素与氨基苷类抗生素联用。若患者对青霉素过敏，可以试用万古霉素。然后根据血培养或脓液培养+药敏结果，适当更换有效的抗生素。抗生素一般应用4~6周，最长可用12周，首先应该静脉用药，病情平稳后改为口服用药。对于未合并脊柱感染的SEA患者，药物治疗应持续4周左右，若合并脊柱感染，抗生素至少应用6周。但在临床上，药物治疗的持续时间应根据患者的临床表现、血沉及MR检查结果而定。

术前瘫痪的时间和脓肿的范围可影响预后。一般认为术前瘫痪时间超过48小时者，术后很难完全恢复。所以，早期诊断和治疗是提高SEA疗效和预后的关键。

三、脊髓梅毒

梅毒是由梅毒螺旋体（苍白密螺旋体）感染引起的传染性疾病，脊髓梅毒包括脊髓痨、梅毒性脑膜脊膜炎、脊髓脑膜血管性梅毒等类型。

【病因与病理】

梅毒的中枢感染均开始于梅毒性脑膜炎，通常无症状。如果不进行治疗或治疗不彻底，部分无症状性神经梅毒可以发展为多种类型的症状性神经梅毒，如脑膜血管梅毒、麻痹性痴呆、脊髓痨等。

病理主要是脊髓的后根与后索的退行性变，大多在腰骶区，脊髓后根变薄、变灰，后柱退行性变、后根神经节显示神经元轻度减少，炎症可以沿着后根发展。

【临床表现】

1. 脊髓痨　通常在患者最初感染梅毒后15~30年出现。男性多于女性。常先出现病变神经根支配区域的疼痛异常，表现为闪电样疼痛，或呈撕裂样、敲击样，尖锐而短暂。也可出现其他感觉异常，如发冷、麻木、刺痛等。随着病情发展，患者出现感觉性共济失调，夜间行走困难。

阳性体征有不同程度的触觉、痛觉、温度觉障碍；深感觉障碍，共济失调；跟膝胫试验不准、不稳，Romberg征（+）；有的患者行走时，会出现腿部猛然上抬，行走用力，撞击在地板上称为"拍打性脚步"。瞳孔异常十分常见，表现为瞳孔不规则、不等大。部分呈现阿-罗瞳孔（Argyll Robertson pupil，即对光反射消失，但调节反射存在），也可有视神经萎缩、动眼神经瘫痪。

大约20%的病例出现内脏危象，以胃危象最为突出，出现上腹部突然疼痛，随后向全身扩散或上达胸部。另外有咽喉危象、肠危象、泌尿道危象等。

足部穿透性溃疡和Charcot关节是脊髓痨的特征性并发症。主要以膝、髋、踝和腰椎受累为主。有观点认为正常关节的保护性反射消失，使关节反复受损造成。支配关节的感觉神经，尤其是痛觉、温度觉、位置觉丧失，病损由骨关节炎开始，逐渐出现脱臼、骨折、骨质破坏等。

2. 梅毒性脊膜炎　少见，病变主要以双侧皮质脊髓束为主，称为Erb痉挛性截瘫。特征为进行性肌无力和痉挛，运动症状明显重于感觉症状。

3. 脊髓膜血管性梅毒　以血管受累为主，常因动脉内膜炎而发生脊髓血管血栓形成，起病迅速，临床征象视受累血管支配范围而定，偶有脊前动脉血栓造成的脊前动脉综合征，深感觉可保持完好。

【辅助检查】

1. 梅毒血清学检查　阳性，包括：①非特异性抗体试验：快速血浆反应素试验（rapid plasma regain test，RPR test）、性病研究试验（venereal disease research laboratory，VDRL）；②特异性抗体试验：荧光密螺旋体抗体吸收试验（fluorescent treponemal antibody absorption test，FTA-ABS）、免疫定位试验（treponemal pallidum immobilization，TPI）等。VDRL假阴性比例较高，在晚期梅

毒及部分特殊梅毒可为阴性。FTA-ABS 和 TPI 阳性率高，其中又以 TPI 更可靠。脑脊液 VDRL 和 FTA-ABS 阳性有诊断意义。

2. 脑脊液检查　活动性病变患者脑脊液异常。脑脊液的压力增高大约 10%；脑脊液淋巴细胞增多的(5~165 个/ml)约 50%；脑脊液蛋白轻度升高的(0.45~1.0g/L，但很少到达 2.5g/L)超过 50%。脑脊液 VDRL 阳性具有特异性，但脊髓痨相对其他神经梅毒敏感性较低，腰穿时如发生损伤，血液流入脑脊液中可造成假阳性。

3. 脊髓 MRI 检查　梅毒性脊髓炎多为长脊髓节段病变，甚至累及脊髓全长，MRI T_2 像多表现为弥漫性高信号，但少数可有低信号病灶，增强 T_1 像上有烛泪征和反转征这两个典型的影像学表现。前者表现为脊膜下脊髓表浅部分局灶性强化，提示梅毒螺旋体由脊髓表面向脊髓中心侵犯的病理过程。后者是指 T_1 像脊髓实质的强化部分在 T_2 像表现为等或低信号，可能的机制为血脊髓屏障破坏后的脊髓实质炎性反应。

【诊断】

临床上出现脊髓后根后索病变，特异性的阿-罗瞳孔，有梅毒感染史，结合特异性的血清及脑脊液梅毒试验阳性，诊断并不困难。需鉴别糖尿病、脊柱脊髓损伤、脊髓空洞症、脊髓肿瘤等疾病。2010 年美国疾病控制预防中心(CDC)梅毒诊治指南中神经梅毒的诊断标准：非螺旋体抗原血清试验(RPR 或 VDRL)阳性，脑脊液检查发现细胞数(白细胞>5×10^6/ml)或蛋白测定异常或 VDRL 阳性或伴有神经系统相关症状和体征。

【治疗】

首选治疗为大剂量青霉素，水溶青霉素 200 万~400 万 U，静脉用药，每 4 小时 1 次，持续 10~14 日。也可以使用普鲁卡因青霉素，240 万 U 肌内注射(合并丙磺舒 500mg 口服，每日 4 次)，每日 1 次，持续 10~14 日。青霉素过敏者使用多西环素 200mg，每日 2 次，共 4 周。

大剂量青霉素治疗可出现赫氏反应(Herxheimer reaction)，常发生在青霉素治疗 1~2 小时，脊髓痨患者较其他神经梅毒患者易见此反应，皮质类固醇可以预防。

脊髓痨患者在脑脊液正常后还会有残留症状，需要对症治疗。如出现关节畸形时需行矫正手术，内脏危象时应用阿托品，疼痛时应用阿米替林等。

疾病治疗期间需要随访检查，一般每隔 3 个月复诊 1 次，每隔 6 个月复查脑脊液，治疗需至脑脊液细胞数、蛋白质含量、VDRL 等恢复正常。

四、脊髓结核

脊髓结核是由于结核分枝杆菌引发的脊髓非化脓性炎症，发病较少，临床包括结核性脊髓炎和脊髓结核瘤。由于炎症可以波及脊髓、脊膜、脊髓神经根，前者又称为结核性脊髓脊膜炎。

【病因与病理】

最常见的发病原因是邻近器官结核的直接蔓延或远处病灶的血行播散。如结核性脑膜炎向下扩散或肺结核的血行播散，前者更多见。

病变在胸段最常见，其次是颈、腰段。炎症包绕在脊髓周围，也可侵入脊髓实质，或引起动脉炎症、阻塞动脉造成脊髓梗死。后期可形成结核性肉芽肿，如为粟粒样结节，则外观呈小而分散的白色。由类上皮细胞和某些巨细胞、淋巴细胞、浆细胞及结缔组织包绕的中心干酪样坏死区构成。严重者形成空洞。

【临床表现】

多见于青壮年。病前可有结核接触史或结核史。通常缓慢起病，在出现脊髓症状的同时有低热、纳差、消瘦、盗汗等。在结核感染的过程中，脊髓可以通过几种方式受累，如压迫脊神经和脊膜，出现根痛。炎性渗出物可侵袭脊髓实质，引起脊髓横断性损伤，常为不完全性，表现为病变以下肢体无力，感觉障碍及括约肌功能障碍。累及动脉发生脊髓梗死者，则出现血管支配区域的缺血性损伤表现。

脊髓结核瘤孤立性出现较为少见，常与脊柱结核性骨炎(Pott 病)一起发生。如出现椎体破坏和脊柱畸形等典型症状，脓性或干酪样肉芽组织从受感染的椎体突出，经硬膜外压迫脊髓所引起的截瘫称 Pott 截瘫。

【辅助检查】

1. 血液　白细胞数正常或轻微增加，血沉加快，结核菌素试验多呈阳性。

2. 脑脊液　压力稍高，但若脊髓蛛网膜下腔狭窄或梗阻，压力会降低。脑脊液中白细胞增多，早期可有多形核白细胞、淋巴细胞，以后主要是淋巴细胞。脑脊液蛋白含量增加，如果脑脊液通路出现梗阻，蛋白含量增高更为明显，脑脊液的糖含量、钠、氯水平均降低。患者若是粟粒状结核或结核瘤，腰穿的结果可以是正常的。

脑脊液抗酸染色可发现结核菌，但阳性率很低。细胞培养，需 1 个月才有结果，现在临床上可以采用 PCR 的方式，使用 DNA 扩增，对结核核菌进行检测，速度快，而且阳性率大大提升。

血液和脑脊液的 T-SPOT 检查，是结核菌感染 T 细胞斑点试验，用于检测结核菌感染后特异性 T 细胞分泌的 γ 干扰素，并根据此结果判断是否感染结核菌。此检测影响因素较多，如近 1 个月接受过 X 线或 CT 检查则可出现假阴性结果，影响临床判断。

3. 影像学　脊髓内结核的 MRI 信号变化与结核瘤病理变化的不同时期有关。早期炎性反应重、胶原包膜形成不良，结核瘤在 T_1WI 和 T_2WI 序列上均表现为等信号，增强后呈均匀强化；后期结核瘤包膜中胶原含量增加，T_1WI 为等信号，T_2WI 为等或低信号，增强后呈环形强化而中央呈低信号。增强扫描结核瘤中心的干酪样坏死物质不强化，周围的炎性肉芽组织出现明显强化，因此表现为环形强化。随着干酪样变的发展，T_2WI 表现为典型的“靶征”即病变由中心到外周依次为低信号靶心(干酪样物质)、高信号环(炎性肉芽组织)、低信号环(成纤维细胞产生的胶原纤维)构成。脊膜、脊蛛网膜受累时，MRI 表现为腰段神经根增厚，蛛网膜下腔消失，注射 Gd-DTPA 后神经根及脊髓表面呈线条状信号增强；硬膜、蛛网膜斑块状信号增强。胸椎结核 MRI 矢状位及横断位 T_2WI 显示 T_{10} 椎体混杂信号，T_{12} 椎体骨质破坏（图 8-2-2）。

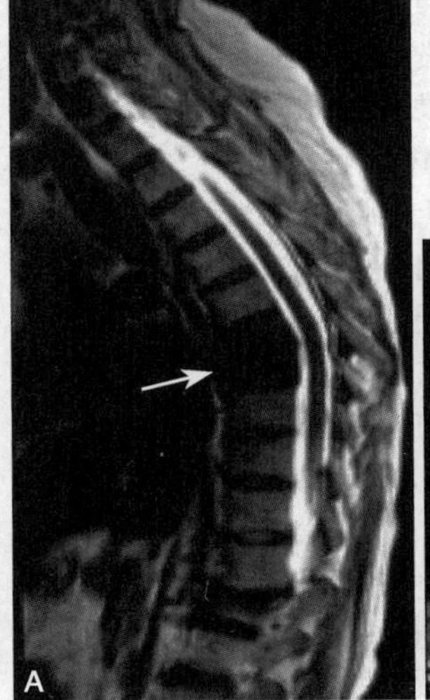

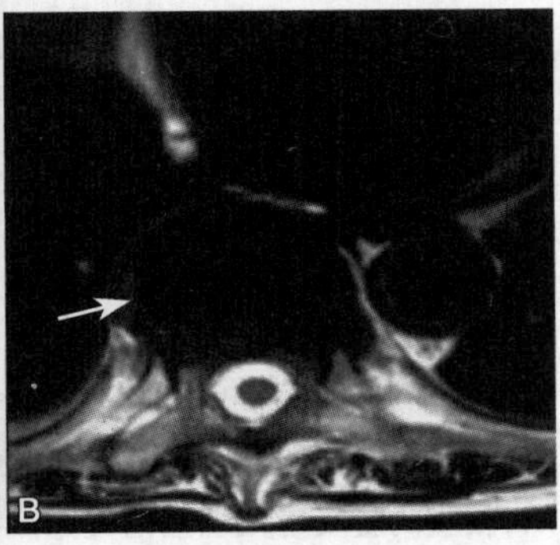

图 8-2-2 胸椎结核 MRI 的表现

矢状位（A）及横断位（B）T_2WI 显示 T_{10} 椎体混杂信号，T_{12} 椎体骨质破坏。

伴有脊柱结核的患者 X 线片显示脊柱后凸畸形、椎体破坏，常因伴有脓肿而出现椎旁软组织影。

【诊断】

患者出现亚急性或慢性脊髓受累表现，既往一般有结核病史，结合相应 MRI 及脑脊液检查，诊断并不困难。需与脊髓蛛网膜炎和其他原因的亚急性、慢性脊髓炎相区别，主要依靠病史及临床征象，并结合 MRI 及脑脊液的检查。

【治疗】

基本是联合应用多种药物。目前推荐的方案为异烟肼、利福平、吡嗪酰胺联合乙胺丁醇或链霉素。利福平、链霉素和异烟肼均能很好地穿透血脑屏障。若 2 个月后症状改善较好，3 联或 4 联用药可以减至 2 个药物联用，一般是异烟肼加利福平，维持 10 个月。在抗药性流行区域或 HIV 感染患者中，抗结核治疗起始即联合使用 5~7 个药物直至药物开始出现效果。异烟肼剂量 5~10mg/(kg·d) 口服，不良反应主要是中毒性视神经炎和皮疹，所以需要每月检查视力及红-绿颜色识别能力。链霉素的用法为肌内注射，儿童 30mg/(kg·d)；成人 5mg/(kg·d)，最大 1g/d，可导致听力下降、内耳平衡功能受损。应每月检查听力及内耳功能，当出现前庭功能受损表现时立即停药。利福平口服儿童 15mg/(kg·d)，成人 10mg/(kg·d)，此药诱导细胞色素酶 P450，影响许多药物代谢。异烟肼、利福平、吡嗪酰胺均有肝脏毒性，所以需要随访肝功能。

治疗中需监测脑脊液指标来判断治疗的效果。并在开始治疗后 2~3 个月检查一次神经影像，随后 3~6 个月复查一次。结核瘤的治疗至少需要 2 年。

对于没有出现脊髓压迫症状的脊髓结核患者，单纯的药物治疗是有效的，但若出现受压症状，则应该在药物治疗一段时间以后开始手术探查，尽量切除局部结核灶。

第三节 脊髓压迫症

一、概 述

脊髓压迫症（compressive myelopathy）是由不同原因引起的具有占位性、进展性的脊髓受压的一组疾病。随着病情发展，脊髓、脊神经根及其供应血管遭受压迫并日趋严重，最终导致脊髓水肿、坏死、变性，使脊髓功能丧失，受压平面以下出现感觉、运动、反射、括约肌功能以及皮肤营养障碍。

【病因与病理】

1. 按解剖部位区分

(1) 脊柱疾病：以脊柱外伤和结核最常见，次为脊椎增生、中央型椎间盘突出。其他有转移瘤、脊椎原发性肿瘤等。较少见的是脊椎畸形，如椎管狭窄症、寰枕畸形、青年性骨软骨炎等。

(2) 椎管内脊髓外疾病：是脊髓压迫症最常见的病因。位于硬膜外的有神经纤维瘤、转移性肿瘤、肉瘤、淋巴瘤、脓肿、肉芽肿、寄生虫性囊肿、血肿、血管畸形等。纵隔肿瘤或椎旁肿瘤长入椎管内在硬膜内的最常见是原发性良性肿瘤（神经纤维瘤及脊膜瘤）。脊髓蛛网膜炎发生粘连、增厚，形成囊肿也会压迫脊髓。

(3) 脊髓内疾病：以神经胶质瘤，特别是室管瘤最常见，其他如脂肪瘤、结核瘤、空洞、出血等。 8

2. 以病理性质区分

(1) 肿瘤：肿瘤占 1/3 以上以原发性肿瘤占绝大多数，其中近半数为神经鞘膜瘤，少数为神经纤维瘤。其他有脊膜瘤、恶性胶质瘤以及脂肪瘤。另外，如先天性的皮样囊肿、上皮样囊肿、畸胎瘤等。肿瘤的多发部位为神经鞘膜瘤常长于胸段脊髓，而先天性肿瘤多在腰骶髓。转移性肿瘤多来自肺部、乳腺、胃肠道、前列腺、肾脏、甲状腺等器官，或鼻咽癌转移。尚有白血病、淋巴瘤在脊髓硬膜外浸润造成脊髓受压。

(2) 炎症：脊髓炎症的病原体常见的有细菌、病毒及结核、寄生虫，其他原因有损伤、出血、化学性（如碘剂造影或药物鞘内注射等）和某些不明原因所致的蛛网膜炎。感染途径可为其他部位的细菌性感染病灶经血行扩散，脊柱邻近组织的化脓性病灶直接蔓延等，可造成椎管内脓肿或慢性肉芽肿、血肿及脊髓肿胀而压迫脊髓。

(3) 损伤：脊柱损伤多可导致脊髓损伤，可因椎体、椎弓和椎板的骨折、脱位，小关节交错，椎间盘突出，椎管内血肿形成等压迫脊髓。

(4) 椎间盘突出：又称髓核突出。出于髓核膨出而引起脊髓压迫。常见原因有过度用力或脊柱过伸、过屈运动引起。也可由于髓核本身老化脱水所致。

(5) 先天性疾病:先天性疾病导致脊髓压迫的常见疾病有寰椎枕化畸形、颈椎融合畸形(即 Klippel-Feil 综合征)、扁平颅底、椎管狭窄、脊膜膨出、先天性血管畸形等。

机械压迫、血供障碍、肿瘤浸润,加上静脉回流受阻的充血、肿胀均可引起脊髓压迫症。病理除了原发性病(如肿瘤、炎症)之外,可见受压部位的脊髓充血、肿大,有的向一侧推移变形,神经根破坏,蛛网膜肥厚、粘连。显微镜下见脊髓内神经细胞和纤维,变性、坏死,甚至断裂或消失,尚有髓鞘脱失。

慢性脊髓压迫症,其脊髓逐渐受压,因脊髓有一定代偿能力,并可建立侧支循环,故脊髓无明显水肿,但脊髓可被压向另一侧而凹陷变形。有些慢性病变可使脊髓与神经根直接遭受浸润和破坏。脊髓表面可与蛛网膜发生不同程度的粘连,脑脊液循环障碍,加上脊髓表面静脉曲张,血浆中蛋白渗出,脑脊液蛋白升高。

病灶可直接压迫脊髓及神经根,或将脊髓推移,使其受压于对侧骨壁,这些改变导致神经根痛或脊髓半切或横贯性损害的体征。

【临床表现】

依起病缓急、症状出现的顺序和轻重、病程、疾病性质、部位、发展速度等而有所差异。

1. 基本临床征象

(1) 神经根损害:后根损害时最常症状是神经根痛(后根受刺激),为髓外压迫性疾病的首发症状。表现为刺痛、烧灼、电击或刀割样疼痛。用力、咳嗽、打喷嚏、变换体位、负重时,因脑脊液压力一时性增高,神经根被牵拉,可加剧疼痛。改变体位可使疼痛加剧或减轻。后根受损时,相应节段皮肤区域初期因刺激而表现过敏,后期破坏呈现麻木或感觉缺失;前根受累时则出现节段性肌萎缩及相应的深浅反射消失。如病变位于脊髓腹侧或腹外侧者可无根痛,可产生前根受刺激症状表现为所支配肌肉肌束颤动。

(2) 感觉障碍:髓内压迫性症状上行纤维受压以深感觉及触觉纤维受损较早,表现为受损部位近端向远端进展。髓外病变若累及感觉传导束,则病灶水平以下的对侧肢体浅感觉传导束型障碍,同侧肢体深感觉传导束型障碍。感觉障碍常自下肢远端开始,逐渐向上发展至受压节段。病灶上界可有感觉过敏带。脊髓蛛网膜炎的感觉障碍为不规则斑块状,感觉平面不固定。感觉障碍的首发部位及发展过程对判断是髓内还是髓外压迫,特别是定位诊断有重要的价值。

(3) 运动和反射障碍:病变累及脊髓前根、前角及皮质脊髓束时,产生肌力、肌张力、肌容积和反射改变。髓外病变,早期病灶侧肢体出现锥体束征,随病情进展,可出现痉挛性截瘫或四肢瘫。前根、前角受损时可产生肌肉萎缩。病变节段以下浅反射消失,深反射亢进,出现病理反射。

(4) 自主神经功能障碍:早期表现为排尿急迫、排尿困难,后期可表现为尿潴留和顽固性便秘。髓内病变的大小便障碍常早期出现,髓外病变的则见于晚期。病变节段平面以下的皮肤干燥脱屑、苍白或发绀、无汗或少汗,肢体水肿,趾甲变脆。此外,病灶处椎体可有叩痛、压痛、变形、活动受限。极易发生压疮、泌尿道感染。

2. 临床类型 根据发病过程,可分为:

(1) 急性脊髓压迫症:多因损伤后骨折、脱位,脊髓出血,外伤性血肿及转移性肿瘤等,起病急骤进展迅速,立即或几小时内出现脊髓功能完全丧失,常呈脊髓休克的征象。

(2) 亚急性脊髓压迫症:如硬脊膜外脓肿或血肿,发病较急,多在数小时至数天内发生脊髓横贯性损害。

(3) 慢性脊髓压迫症:临床上以慢性起病、缓慢进展的硬脊膜内脊髓外病变多见,起病初期有一定的代偿性、波动性和节段性。故临床表现不典型。自然病程大致分三个阶段,即早期(根痛期)、脊髓部分受压期及完全受压期。

1) 根性神经痛期:脊髓外受压,病变较小时仅出现脊神经刺激症状,表现为神经根痛或局部运动障碍。疼痛局限于受累神经根分布的皮节区域,为电击样,刀割样痛。用力、咳嗽时可诱发或加剧。有时呈束带感。检查可发现感觉过敏带或感觉减退区。前根受压时引起所支配的节段的肌束颤动、肌肉萎缩,相应的腱反射减弱或消失。

2) 脊髓部分受压期:主要表现为肢体发麻、无力,有时疼痛,检查可发现典型或不典型半切损害征象,如为髓外病变引起者,感觉障碍常自肢体远端开始,向上发展(向心性);如为髓内病变所致者,则由躯体向下肢远端延伸(离心性),早期还有受损节段分离性感觉障碍。

3) 脊髓完全受压期:表现为脊髓横贯性损害,病灶水平以下传导束型感觉障碍;痉挛性瘫痪,腱反射亢进,病理征阳性;自主神经障碍,无汗或少汗、皮肤干燥脱屑等比较明显。

应当指出,上述三个阶段的表现有时并不截然分开,也有交叉重叠者。

【辅助检查】

1. 脑脊液检查 脑脊液动力改变与压迫造成蛛网膜下腔阻塞的程度有关。一般而言,脑脊液常规多正常,但炎性疾病白细胞增高,肿瘤有出血坏死者也可见红细胞和白细胞。蛋白含量多少与脊髓蛛网膜下腔的阻塞程度、时间及水平的高低有密切关系,一般而言,阻塞越完全、阻塞位置越低、阻塞时间越长的脑脊液蛋白含量越高。脑脊液颜色与蛋白、红细胞含量有关。

2. 神经影像学检查

(1) 脊柱 X 线片:常规拍正、侧位照片、必要时加斜位。重点观察脊柱有无骨折、脱位、错位及椎间隙狭窄。良性肿瘤者近 50% 有阳性所见,如椎弓根间距增宽、椎弓根变形或模糊、椎间孔扩大、椎体后缘凹陷或骨质疏松和破坏。转移性肿瘤和脊柱结核常见骨质破坏。

(2) 脊髓 CT:分辨率较高的 CT 可检出小于 5mm 的肿瘤,图像较清晰,能确切显示肿瘤位置、肿瘤与脊髓的关系,特别适宜于显示椎骨和椎管骨性结构改变。CT 椎管造影(CTM)能清楚显示椎体、椎管和脊髓形态特别是在胸腰段,明确脊髓受压部位。

(3) 脊髓磁共振成像:为目前诊断脊髓压迫症最好的检查手段,显示清晰的解剖结构层次,对脊髓病变的部位、上下缘界线、位置及性质均能提供最有价值的信息。增强扫描对肿瘤的分辨率更高。

(4) 放射性核素扫描:应用^{99m}Tc 或^{131}I 做脊髓全长扫描,判断阻塞部位。

【诊断】

根据病史、体格检查和辅助检查,判断脊髓病变和压迫程度并不困难。首先必须明确脊髓损害是压迫性的还是非压迫性的,通过检查确定压迫部位和平面,进而明确病变在脊髓内还是脊髓外,最后诊断疾病性质。诊断一般分为四个步骤:

1. 确定脊髓压迫性(慢性)病变　其依据为:①病灶常从脊髓一侧开始,早期有神经根痛,逐渐出现脊髓部分受压迫症状,随病情进展,出现脊髓横贯性损害的症状及体征;②病情进行性发展;③腰穿可见脑脊液蛋白增高、椎管阻塞;④椎管造影、CT、MRI 或核素扫描等可证实脊髓受压。

2. 确定脊髓受压的节段　根据神经根刺激症状的部位、感觉障碍平面、肢体瘫痪类型、反射改变及 CT 椎管造影或脊髓 MRI 检查,常能准确定位。

3. 确定病变在髓内或髓外　通过病史、症状及体征往往可鉴别(表 8-3-1),最终通过 MRI 检查便能确定。

表 8-3-1　髓内和外病变的鉴别

鉴别点	髓外	髓内
起病和病程	起病缓慢,病程长	较慢,病程长
神经根痛	早期常见	少见
感觉和运动障碍	多自肢体下部开始,向心发展	自病灶开始,离心发展
脊髓半切表现	无感觉分离	有感觉分离
受压节段的肌萎缩	少见	多见,且明显
括约肌功能障碍	较晚出现	早期出现
椎管腔阻塞	较早,较完全	较晚,程度较轻
脑脊液蛋白质增高	明显	不明显
磁共振成像	髓外肿块,脊髓移位	脊髓呈梭形膨大
预后	良好	差

4. 确定病因和病变性质　急性起病者以血肿压迫、转移性肿瘤、硬膜外脓肿等多见。血肿常有外伤史;转移瘤多有病灶处的剧痛,常可发现原发病灶;硬膜外脓肿常有发热、败血症或别处感染灶;脊椎结核多有结核病史,为椎骨塌陷引起脊髓受压。放射影像学检查可以明确诊断。病程缓慢进展的髓外或髓内压迫均以肿瘤为常见。椎间盘突出多发生于下颈段或下腰段,常有外伤史。亚急性起病,病变范围广泛,感觉缺失呈斑块状,病情时轻时重波动者应考虑蛛网膜炎粘连或囊肿。近年来,对血液和脑脊液的抗原抗体复合物的检测对一些疾病的定性非常有帮助。

临床上应注意脊髓蛛网膜炎、脊髓空洞症等的鉴别可结合各疾病的临床特点、脑脊液(常规、生化、动力学)及影像学检查来明确。尚应注意髓外硬膜内占位病变(多为肿瘤)引起的神经根痛易与心绞痛、胸膜炎、胃或十二指肠球部溃疡、胆石症、胆囊炎、肾或输尿管结石等相混淆,须加以鉴别。有运动障碍和肌肉萎缩者还应与肌萎缩侧索硬化症鉴别,后者是一种神经系统变性疾病。

【治疗】

主要针对病因治疗。应早期诊断,及早手术。对不能手术切除的髓内肿瘤和恶性肿瘤则可在减压术后进行放疗、化疗。癌肿可行放射治疗以缓解剧烈疼痛。脊柱结核手术治疗后必须予足量足疗程的抗结核药物治疗。脊髓蛛网膜炎应针对病因进行抗感染和肾上腺皮质激素治疗,晚期可予离子导入等理疗。瘫痪肢体应做按摩、针灸、理疗、功能锻炼。

预后取决于以下几个因素:①压迫的病因。硬膜下髓外肿瘤一般为良性,病灶能全部切除减压,效果较佳。脊椎结核,由于手术治疗合并抗结核,疗效常满意。转移性肿瘤因不能手术而只能放射治疗减痛,预后最差。②脊髓功能损害的程度,其与预后呈正相关。③与压迫病因解除的早晚也密切相关。④脊髓慢性受压,由于脊髓的代偿功能,一般较急性脊髓压迫预后好。⑤受压迫的脊髓节段位置高比低的预后差。⑥手术后 1 个月内仍未见丝毫进步者提示预后不良。

二、椎管内肿瘤

脊髓肿瘤,包括发生于椎管内各种组织如神经根、硬脊膜、血管、脊髓的原发性和转移性肿瘤,为脊髓压迫症的常见病因。

【病因与病理】

以原发性肿瘤占绝大多数,人群每年发病率为(0.9~2.5)/10 万,以中年为多,其中近半数为神经鞘瘤,少数为神经纤维瘤。其他肿瘤有脊膜瘤、恶性胶质瘤以及脂肪瘤。另外,有先天性的皮样囊肿、上皮样囊肿、畸胎瘤等。肿瘤的多发部位为神经鞘膜瘤常长于胸段脊髓,而先天性肿瘤多在腰骶髓。

转移性肿瘤以老年居多,多来自肺部、乳腺、胃肠道、前列腺、肾脏、甲状腺等器官,或鼻咽癌转移。尚有白血病、淋巴瘤在脊髓硬膜外浸润造成脊髓受压。

脊髓肿瘤可起源于脊髓外胚叶室管膜和胶质细胞,如神经胶质瘤、神经纤维瘤;或起源于脊髓的中胚叶间质,如脊膜瘤;亦可由椎管周围组织直接侵入椎管,如淋巴肉瘤;或来自身体其他部位恶性肿瘤的转移,如肺癌、鼻咽癌、乳腺癌、甲状腺癌等。其他病理类型少见。

1. 神经鞘瘤　少数患者有多发肿瘤,即同时期有两个以上椎管内神经鞘瘤。瘤的大小通常长 1~3cm,有光滑完整的包膜,或肿瘤沿神经根生长,穿过硬脊膜,胸椎管内多发性到达硬膜外,或穿过椎间孔长到椎管外,形成葫芦状或哑铃状,造成椎间孔的扩大及破坏。

2. 脊膜瘤 好发于胸段，其次颈段，腰骶段甚少。肿瘤表面光滑，亦可呈结节状，包膜完整。肿瘤接受脊膜的血液供应，常见肿瘤附近的脊膜血管增生粗大。

3. 胶质瘤 多位于髓内，以室管膜瘤、星形胶质细胞瘤为多，少突胶质瘤、混合性胶质瘤、多形性胶质母细胞瘤偶亦可见。

(1) 室管膜瘤：多见于颈胸段，其次为腰骶段，自脊髓中央管发生，或自终丝长出。有时肿瘤可累及脊髓几个节段。

(2) 星形细胞瘤：多位于脊髓颈胸上段，有时连绵数节，呈梭形肿胀，质地较软，可有出血，与脊髓无明显的界限。

4. 血管母细胞瘤 以软脊膜为基底，属真性血管源性肿瘤，与脊髓组织分界清楚。

5. 先天性肿瘤

(1) 畸胎瘤：肿瘤可生长在硬膜外、硬膜下或髓内，其部位以脊髓的背侧及背外侧较多。肿瘤表面不规则或分叶状，与周围组织粘连，常伴有并发囊变、自发性出血及中央坏死。

(2) 上皮样及皮样囊肿：好发于腰骶部，可见于髓外或髓内。在中枢神经系统中，上皮样囊肿较皮样囊肿为多。

(3) 脂肪瘤：好发于胸段，可位于硬脊膜外，亦可位于蛛网膜下，后者多为髓内。约有 1/3 的患者伴有先天性畸形，如脊柱裂等，位于髓内者常部分露出表面。

(4) 脊索瘤：起源于胚胎的脊索残余，好发于男性的骶尾部，少数可见于脊柱的其他部位。起于骶骨的脊索瘤常将骶骨大部分破坏，并向前侵入盆腔，向后压迫马尾神经根。肿瘤四周有纤维组织包围，质地较脆软，有时呈胶冻状。

6. 转移性肿瘤 好发于硬脊膜外，多见于中老年人。原发病灶肺癌多见，其次为乳腺癌、前列腺癌、鼻咽癌、肉瘤、甲状腺癌、子宫颈癌及直肠癌等。

【临床表现】

脊髓肿瘤的病程长，进展缓慢。它的主要表现为进行性的脊髓压迫，包括病变节段以下的感觉障碍、运动障碍、自主神经系统症状。分别叙述于下。

1. 髓内肿瘤 好发于中年人，以胸段及颈段多见。缓慢进行性发展，首先出现的症状为感觉障碍。如侵犯脊髓白质前连合，有感觉分离现象。肿瘤沿脊髓的纵轴发展，如肿瘤逐渐扩大侵及前角及皮质脊髓束时即出现运动障碍，且由病变节段逐步向远侧扩展。括约肌功能障碍的出现常较髓外肿瘤为早。脑脊液检查，蛋白定量变化不大，常在正常范围内。

2. 硬脊膜下脊髓外肿瘤 好发于胸段，次为颈段及腰段。除少数恶性肿瘤外，起病及病程皆极缓慢。根痛为早期较突出的症状，神经鞘瘤患者尤为显著。因肿瘤发生的部位不同，而脊髓损害的首发症状不同。如肿瘤侵犯脊髓背外侧，刺激脊神经根后根，引起沿神经根分布区的放射性疼痛。开始时限于一侧逐渐可扩大到两侧或两侧交替出现。当神经根逐渐破坏，疼痛区出现感觉障碍。肿瘤如位于脊髓背侧，压迫或侵入后索后角，出现病变以下的位置觉丧失及感觉性共济失调。若肿瘤位于腹侧，锥体束征常较明显，并有相应节段的局限性肌肉萎缩。若肿瘤偏于一侧，压迫一侧脊髓，可出现脊髓半切综合征。病程的后期出现脊髓完全横贯性损害。亦有少数患者长期不产生症状或仅有轻微的感觉障碍。如肿瘤在蛛网膜下腔内生长，阻塞现象发生较早。脑脊液中蛋白定量增高，尤其为神经纤维瘤病例，大多在 1.2g/L 以上。损伤、腰椎穿刺及妊娠可使症状突然加重。

3. 硬脊膜外肿瘤 以中、老年人居多，亦有儿童。如系恶性肿瘤或转移性肿瘤，病程较短。发病初期有明显根痛，常伴有局部棘突的剧痛。患者可清楚地指出背部放射性疼痛所属皮肤区域，随即很快出现瘫痪。病变部位棘突有明显叩击痛。脊柱平片常有明显的骨质破坏，尤为椎体。由于骨质破坏，脑脊液病理检查常可找到肿瘤细胞。

4. 马尾肿瘤 表现为后根受损症状。根痛为其典型症状，常表现为坐骨神经痛，下肢肌力减退、肌肉萎缩。但由于疼痛，可影响患者行走及睡眠，脊柱弯向病灶侧，以减轻疼痛。

【诊断】

椎管内肿瘤可根据进行性加重的病史、神经系统受损体征，结合相应的辅助检查，大多数可作出诊断，病理查出肿瘤后可确诊。

进行腰椎穿刺时有一定危险性，放脑脊液后可使病情突然加重，应慎重行之。脑脊液生化改变呈蛋白细胞分离现象，即蛋白含量增高，而细胞数正常。

影像学检查可见脊椎骨质破坏消失，斜位片可见椎间孔扩大，椎板被压薄。如 CT 增强扫描可显示椎体压缩，病灶血运丰富。脊髓血管造影主要用于血供丰富的椎管内肿瘤，如髓内血管母细胞瘤的诊断。MRI 可提供各个层面的清楚解剖图像，在显示脊髓及椎管内肿瘤方面最为有利，是目前最具诊断价值的方法。它能显示瘤的大小、数目、位置，并可将瘤与脊髓的关系显示清楚(图 8-3-1)。做增强扫描，能看见强化的肿瘤信号。

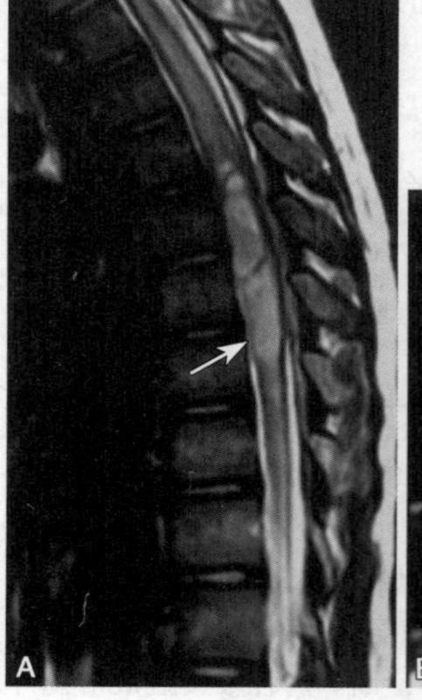

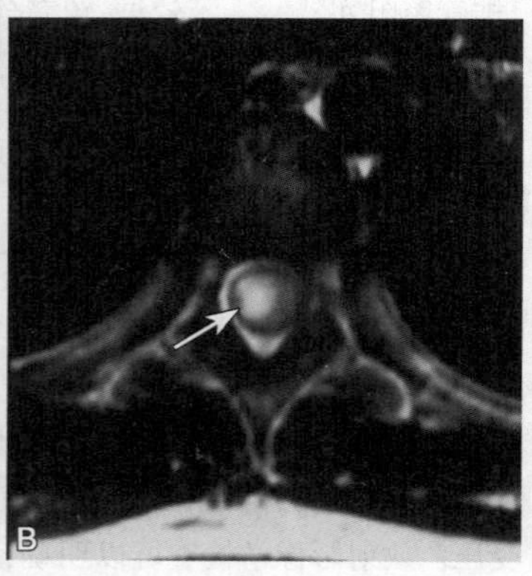

图 8-3-1 椎管内肿瘤 MRI 表现

矢状位(A)示 $T_5 \sim T_7$ 节段脊髓梭形膨大，呈 T_2WI 高信号，横断面(B)T_2WI 肿瘤呈均匀高信号。

星形细胞瘤形态多不规则，T_2 像多呈高信号或混杂信号，增强扫描后，呈现轻、中度强化，且不均匀的状态，部分病灶出现延时强化。神经鞘瘤形态多规则呈椭圆形，T_2 像多呈高信号，增强扫描有显著强化的特点。硬膜外肿瘤以转移性肿瘤常见，多处于胸腰段位置，常累及椎体、椎弓根等，而椎间盘较少受累。室管膜瘤可出现明显戴帽征及特异性囊变，有助于诊断。脊膜瘤可见沿硬脊膜明显强化脊膜尾征。

椎管内肿瘤常需与椎间盘突出症、脊髓蛛网膜炎、脊椎结核、运动神经元疾病、脊髓空洞症、脊柱肥大性骨关节炎、脊髓血管性疾病、多发性硬化及亚急性联合变性症等鉴别。

【治疗】

治疗效果与神经症状出现的时间、范围、程度，肿瘤性质、部位及手术早晚有关。髓内肿瘤的手术时机最好选择在患者神经系统功能中度障碍时，将会取得良好的效果。髓内室管膜瘤的手术全切除率可达 90%～100%，术后神经功能障碍得到满意恢复，大部分患者留有不同程度的感觉障碍。全切除后极少复发，术后不必放疗，而未能全切者应常规放疗。髓内星形细胞瘤全切除率低，仅 35%～40%。预后主要与肿瘤的恶性程度有关，术后应常规放疗。髓内脂肪瘤全部切除几乎是不可能的，勉强切除肿瘤会造成严重后果。大部分切除肿瘤即可达到有效减压并长期控制肿瘤生长和病情恶化的目的。髓内血管母细胞瘤需做整块肿瘤全切除，远期疗效满意。

对于椎管内的恶性肿瘤，包括转移瘤，应采用综合治疗方法。可手术后加放射治疗和化学治疗。

髓外硬膜下肿瘤多属良性，有利于全摘除，疗效较佳。与肿瘤紧密粘连的神经根应电凝切断后连同肿瘤一并切除。但在颈膨大和腰膨大部位需注意，过多切断神经根将导致上肢或下肢的部分功能障碍。极少数巨大马尾肿瘤，因与多数神经根粘连甚紧，只能做部分或大部摘除，尽量避免马尾神经损伤，以免造成严重的括约肌障碍。哑铃形肿瘤可分为椎管内部分和椎管外部分，手术可一期或二期切除。但无论是一期或分期手术，均应先切除椎管内部分，否则从椎管外向椎间孔内分离可伤及脊髓。

截瘫患者应加强术后护理，预防压疮、呼吸道及尿路感染，并加强肢体被动活动，防止挛缩及关节畸形，并辅以康复疗法。

第四节 脊髓损伤

脊髓损伤（spinal cord injury，SCI）是一种脊髓严重损害，在全身损伤中约占 0.3%。在脊柱骨折中脊髓损伤约占 20%。在椎管原有病变，如发育性椎管狭窄、脊椎骨质增生、椎间盘病变等患者中，脊髓损伤的发病率比正常人群高，且轻微的脊柱损伤即可造成比较严重的脊髓损害。

【病因与病理】

车祸是常见的原因，其次是坠跌伤。其他尚有意外事故（体育、杂技、工矿等），战时火器（枪弹）伤，刀戳伤等。

损伤机制有：①直接损伤，任何导致脊椎骨折或脱位的原因，无骨折或脱位的直接脊髓损伤可出现在挥鞭样运动，为颅颈交界处强烈的过度伸屈。损伤部位以颈段最多，胸、腰段次之、骶段最少。损伤程度与外力的大小成正比。②间接损伤，由于远隔部位的外力沿脊柱传导而发生的脊髓损伤，称间接损伤。脊柱发生过度伸展、屈曲、扭转等原因，如高处坠落伤、头部扭伤、扑打伤或过重的挤压伤等，都可造成脊柱骨折、脱位或脊椎附件的损伤或韧带及脊髓供血血管的损伤等，进而造成脊髓损伤。

病理上大体可分为闭合性损伤（脊髓蛛网膜下腔与外界无相互交通）和开放性损伤（脊髓蛛网膜下腔与外界相互交通）为外伤致脊髓或蛛网膜下腔与外界相通者，称为开放性脊髓损伤，这种损伤主要发生在战争时期，多由枪、炮弹片和刀刃器损伤及爆炸伤所致。开放性脊髓损伤的特点是：脊髓损伤较重但脊柱和椎体的损伤相对较轻，其损伤多不影响脊柱的稳定性。脊髓损伤大多伴有身体其他脏器的损伤，如胸、腹腔脏器损伤，失血性休克，脊柱损伤和感染等。

按不同病理性质分：

1. 脊髓震荡（concussion of spinal cord） 是脊髓受到暴力后，迅速出现的暂时性，可逆性的功能障碍，而脊髓无器质性的改变，脊髓神经元和传导束均完整无损，在损伤后数分钟、数小时后，脊髓的功能即完全恢复正常。

2. 脊髓休克（spinal shock） 脊髓损伤后，在损伤平面以下，立即出现肢体的弛缓性瘫痪，肌张力减低，各种反射消失，各种感觉功能消失，病理反射阴性，膀胱无张力，尿潴留，大便失禁。称脊髓休克。

脊髓休克与脊髓震荡不同，脊髓震荡是指脊髓本身在受到外力的作用后，所发生的脊髓功能改变。脊髓休克是指在损伤脊髓节段的平面以下，脊髓失去高级中枢的调节后，所发生的病理生理变化。

3. 脊髓挫裂伤（contusion and laceration of the spinal cord）是脊髓最常见的实质性损害，可以造成轴索，神经元、脊膜和血管及血液循环方面的改变。在肉眼或显微镜下能够见到明显的病理改变，如点状、片状出血、水肿、软化坏死、渗出等。

4. 脊髓中心性出血坏死 是脊髓实质损伤后的一种继发性的病理改变，大多发生在损伤后 4～6 小时之内，病变从脊髓的中央部分开始，迅速向四周扩延，在短期内脊髓中央部位形成大片的出血坏死，使脊髓组织发生不可逆的损害。损伤的局部迅速释放出的某种神经介质（儿茶酚胺类）和局部产生的自由基等，作用于脊髓的微循环，引起局部微血管的闭塞，小静脉破裂，而加重脊髓的损害。

5. 脊髓受压 突入椎管内的碎骨片、移位的椎骨、脱出或破碎的椎间盘、撕脱卷曲的韧带、异物、脊髓内、外的血肿等，皆可造成脊髓的急性压迫性损害。

另外，尚可有脊髓血肿、脊髓蛛网膜下腔出血。脊髓损伤的后期，由于脊髓及软脊膜损伤后，形成瘢痕收缩，蛛网膜粘连囊肿形成等，亦可使脊髓受压或加重原有的损伤。

【临床表现】

依据损害部位和程度的不同，可呈现多种类型的临床征象。

1. 脊髓休克 各种原因造成脊髓直接或间接性损伤，损伤后立即在损伤平面以下，出现各种感觉、运动和括约肌的功能障碍，呈现类似周围性瘫痪表现。

2. 脊髓震荡 各种感觉、运动及括约肌功能出现短暂性的功能障碍，症状短者数分钟，最长数小时，便可完全恢复正常。

3. 完全性脊髓损害 表现为损伤脊髓节段平面以下各种感觉、运动和括约肌功能呈完全丧失。

4. 不完全性脊髓损伤 如为脊髓不完全性损害，脊髓休克期过后，可见有部分感觉、运动和括约肌功能的恢复，并表现出各自损伤的特点。

（1）脊髓中央性损伤：可产生脊髓损伤节段的分离性感觉障碍，即痛觉、温度觉消失而触觉基本存在。损伤以下的肢体呈痉挛性瘫痪，因脊髓运动纤维的排列方式为上肢位于脊髓的内侧，下肢靠外侧，所以在颈段脊髓中央损伤时，一般上肢瘫痪比下肢重，且恢复慢。

（2）脊髓前部损伤：表现为损伤平面以下完全性瘫痪，痛觉、温度觉迟钝或消失，而深感觉存在。

（3）脊髓半切综合征：也称为 Brown-Sequard 综合征，表现为损伤侧平面以下肢体痉挛性瘫痪及深感觉丧失，损伤平面以下对侧的痛觉、温度觉丧失。

（4）脊髓后部损伤：因损伤在脊髓后索及部分后根，而前索和侧索尚完整，表现为部位的肢体疼痛，神经根刺激征阳性，损伤平面以下的深感觉障碍，而浅感觉迟钝或完整，肌力正常。

8

脊髓各节段损伤的特点：参见本章第一节的定位诊断。

【诊断】

有外伤病史，伤后立即出现脊髓损伤的临床征象。

神经影像学检查 X 线平片和 CT 检查可对各椎体的排列、骨折和软组织肿胀进行快速评估，MRI 能更直观显示脊椎、管腔、脊髓等改变，早期主要是水肿、出血、受压等征象，晚期是信号不均匀、空洞形成等。

【治疗】

原发性脊髓损伤早期治疗是脊柱骨折脱位的复位、固定。防止继发性脊髓损害，防治并发症，促进脊髓神经功能恢复。治疗分非手术疗法和手术疗法。

1. 闭合性损伤的治疗

（1）一般治疗：在急救和搬运时，正确的搬运患者，应当是三个人或四个人，同时蹲于患者的一侧，将手伸于患者的身体下，同时托起置于硬板担架上运输。

颈段脊髓损伤时，大部分患者有较明显的呼吸困难，宜早做气管切开，或行气管插管，人工辅助呼吸，有心搏停止者，应行心外按压，以挽救患者的生命。

常于损伤后出现腹胀，尿潴留等，加重呼吸困难，应视病情，放置持续胃肠减压和持续导尿以缓解症状。

（2）非手术疗法：

1）姿势性复位和定时翻身：主要适合于胸、腰椎脊柱骨折、脱位伴脊髓损伤者。要每 2 小时翻身一次，姿势法复位时，不增加患者新的损伤，患者痛苦少，复位安全，配合定时翻身可防止发生并发症，有利于病情恢复。

2）手法复位：常用于颈椎骨折脱位时，亦可用于胸腰椎的骨折脱位。复位后石膏固定 6 个月。

3）颅骨牵引复位：适用于颈椎骨折脱位的患者。治疗应争取在患者入院后 2~3 小时完成。治疗过程中增加重量时，一次不得大于 2kg，应避免头颅的过度旋转。应准备气管插管器械，以防突然呼吸停止。

4）高压氧和局部低温疗法：高压氧可提高患者血氧饱和度，改善脊髓的缺血症状，早期应用效果良好。局部低温治疗法，可使脊髓局部的代谢率下降，减少耗氧量，有助于脊髓功能恢复。

（3）手术治疗：脊髓前路和前侧入路减压或椎板切除减压治疗和稳定脊柱的目的。

近几十年来，国内外对脊髓损伤并完全性或不完全性截瘫的治疗提出了带蒂大网膜移植术、神经节段移植术、神经架桥术、胚胎脑-脊髓移植术等方法，是一种可行而有发展前途的治疗方法。

2. 开放性脊髓损伤的治疗 首先处理合并伤，对合并有胸、腹腔脏器损伤，失血性休克或感染等，应积极治疗。必要时应多学科联合治疗，以挽救患者的生命，待患者合并伤稳定后，应尽早行清创术。

（1）椎板切除术：切除椎板予以减压，清除椎管内的异物，血肿，碎骨片等压迫物，防止感染，减轻脊髓损伤。

（2）抗生素的应用：对开放性脊髓损伤患者，考虑到感染机会大应早期应用易透过血脑屏障的广谱抗生素。常规应用破伤风抗毒素预防破伤风。

（3）对开放性脊柱损伤的处理：大多数的开放性损伤，脊柱骨折和脱位均较轻多不影响脊柱的稳定性，故一般无须行复位和内固定，但患者应适当地减少活动或制动。

3. 药物治疗 目的是对抗脊髓损伤早期局部所释放的神经介质，清除自由基等。可减轻和抑制脊髓继发性损害的发生和发展。应用脱水剂、糖皮质激素治疗、神经节苷酯、促进神经修复和再生药物、抗氧化剂及自由基清除剂。

（1）糖皮质激素治疗：可促使病情好转，改善预后。大剂量皮质激素冲击疗法——甲泼尼龙 30~60mg/(kg·d) 或甲泼尼龙第 1 小时冲击量 30mg/kg，然后维持量 5.4mg/(kg·h) 持续静脉滴注 23 小时能改善脊髓的血流量，保护细胞膜，改善神经功能，对预防和治疗脊髓继发性损害有一定的作用，但应注意增加骨质疏松、股骨头坏死和病死率的可能性。

（2）自由基清除剂：这类药物包括有维生素 E、维生素 C、依达拉奉、硒、辅酶 Q_{10}、糖皮质激素、甘露醇等。这些药物可清除创伤所释放的自由基，并阻止其诱发的炎症反应。

（3）其他药物：降低机体代谢的药物，如钙阻滞剂，苯巴比妥类，镇静止痛药，以及神经节苷、米诺环素、碱性成纤维细胞生长因子。

4. 并发症的防治

（1）泌尿系感染：患者尿潴留易出现泌尿系感染。张力性尿失禁是指当膀胱壁的伸展达到最大限度，或过度膨胀时，才迫使膀胱括约肌开放，而出现尿液自动流出。

对已有感染者应根据尿液细菌培养及药物敏感试验，合理使用抗生素。留置导尿管者可持续引流尿液，间断低压力冲洗膀胱。对能下床活动的患者，应鼓励其早下床活动。

（2）呼吸道感染：呼吸困难，咳嗽无力，对胸廓进行叩击，拍打，帮助患者排痰，对已行气管切开，或气管插管，吸痰时应注意无菌操作，手法轻巧，以防损伤呼吸道黏膜，增加感染机会，每次吸痰后，可于气管内滴入气管保护液，以预防感染和软化痰液。对已有肺部感染者，应尽早做痰的细菌培养和药敏试验，选择敏感的抗生素，同时应加强全身支持疗法。

（3）压疮：定时翻身，每小时 2 次。皮肤下放置海绵软垫或气垫床。如发生压疮，对疮面较大，较深或久治不愈者，可采取植皮术或转移皮瓣或带蒂皮瓣移植等手术治疗。

（4）恢复期的治疗

1）全身支持疗法：对脊髓损伤的患者应重视全身支持疗法的实施，首先要维持足够的营养，压疮或全身感染等均可使患者不思饮食，故应及时补充蛋白质、保持水电解质平衡。不完全脊髓损伤患者，应鼓励患者下床活动。

2）康复治疗：科学、有计划地进行康复训练，不但可减少各种并发症的发生，而且有利于脊髓功能代偿和重建。康复训练应因人而异，因病情而异。由简入繁、循序渐进、有步骤地进行。长期卧床不动，可先试用被动按摩、活动和物理治疗等方法。部分患者肢体的肌张力可逐渐降低，肢体痉挛性疼痛逐日好转。若患者症状不能缓解，并有肢体痉挛性疼痛者，可以药物治疗，如巴氯酚、氯氮平等药。严重者可考虑手术治疗。

脊髓损伤的预后主要与损伤程度有关。

第五节 脊髓血管病

脊髓血管性疾病（vascular disorders of the spinal cord）的发病率远比脑血管疾病为低，以往对其认识和研究也较少。近年来，脊髓 CTA、MRA，尤其是对选择性脊髓血管造影等技术的广泛开展，不断加深对脊髓血管疾病的了解，对脊髓血管疾病的诊疗水平有了明显提高。

随着对脊髓血管疾病的研究不断深入，其病因亦为缺血、出血和血管畸形。

一、脊髓缺血

【病因与病理】

全身性疾病对脊髓血管的影响是主要原因。例如主动脉粥样硬化、主动脉夹层、主动脉瘤，主动脉夹层动脉瘤，以及主动脉、胸腔或脊柱手术、心肌梗死、心脏停搏引起低血压和脊髓血管血栓形成，脊髓血管栓塞，椎动脉受压，动脉造影，恶性肿瘤，放射性脊髓病，糖尿病性动脉病变等。

医源性脊髓缺血也为常见。主动脉手术时临时阻断血流，造影剂对脊髓血管的阻塞和损害均可使脊髓缺血加重，甚至产生脊髓软化，造成永久性截瘫。

由于大量的侧支循环以及良好的耐受性，脊髓缺血相对罕见。轻度神经损害在供血恢复后可完全消失。严重缺血则造成永久性的脊髓梗死，在脊髓内部，白质对缺血的耐受性好于灰质，灰质血流是白质的 3~5 倍。缺血的敏感性在不同节段也有变化，在 T_4、L_1 相对血流分布不足，因而容易出现低灌注性缺血。

【临床表现】

脊髓短暂性缺血发作下肢远端无力和间歇性跛行为其特点。主要临床征象是患者行走之后出现下肢无力疼痛，沉重感，甚至瘫痪，休息数秒、数分钟后或使用扩血管药物后即可缓解。部分病例伴有锥体束征可出现“跌倒发作”。病情继续进展则造成永久性损害，出现肌肉萎缩、共济失调和感觉障碍，晚期出现括约肌功能障碍。

【诊断】

详细询问病史，了解发病过程非常重要，如有跌倒发作或间歇性跛行等体征对诊断有重要价值。

发生率比其他脊髓疾病低。当出现脊髓功能损害时，应首先考虑其他常见的脊髓疾病，以免延误诊断。间歇性跛行应与椎管狭窄症相鉴别，后者常有局部疼痛，行走后症状加重，休息症状减轻。弯腰可使症状减轻，后仰症状加重，故患者常骑单车代步。

根据足背动脉搏动的存在可以与周围血管疾病所造成的间歇性跛行相鉴别。

【治疗】

对症处理，卧床休息，对重症患者要加强护理。

病因治疗要针对全身性疾病及动脉硬化治疗。轻病例早期增强心脏输出功能和服用扩血管药物都有助于症状的缓解；血压较低的患者可使用腹部束紧的办法，以改善脊髓的血液循环状况。任何原因造成的短暂性低血压均可能使症状加重，应尽量避免。

二、脊髓动脉血栓形成

【病因与病理】

动脉硬化是老年人动脉血栓形成的主要原因。结节性动脉周围炎、糖尿病、大动脉夹层动脉瘤等也可能成为致病原因。梅毒及结核性动脉炎都是动脉血栓形成的主要原因。外伤所致的脊髓血管内膜损害引起的血栓形成也有报道。

病理上见脊髓动脉呈节段性或区域性闭塞，动脉颜色变浅。病变的早期有脊髓充血水肿，可以发生脊髓前部或后部的大片梗死，这要依脊髓前或是脊髓后动脉受累而定。脊髓梗死的范围可达数个乃至十数个节段。组织学改变取决于发病时间的长短和侧支循环建立的情况。

【临床表现】

脊髓动脉血栓形成(arterial thrombosis of spinal cord)大多突然起病,在2~3日内到高峰,临床表现因脊髓梗死的部位不同,而出现多种临床综合征。

1. 脊髓前动脉综合征(spinal anterior artery syndrome) 脊髓前动脉血流受阻导致其供应的脊髓腹侧2/3区域缺血。以脊髓中胸段或下颈段多见。导致脊髓前索、大部分侧索功能结构损害。急性起病,症状在几小时内达到高峰。表现为病灶水平剧烈疼痛,截瘫或四肢瘫痪,病灶水平以下分离性感觉障碍,上颈髓受累可出现呼吸困难。早期常伴大小便功能障碍。

在超急性期(6小时以内)MRI多无异常。在急性期(6~24小时)缺血的脊髓T_1WI呈等信号,DWI可以发现病灶呈高信号。在发病24小时后的亚急性期,开始出现广泛水肿,脊髓增粗,脊髓缺血节段前2/3呈T_1WI低信号、T_2WI高信号,横断面扫描部分患者出现典型的脊髓前角圆形病灶,呈"鹰眼征"。Gd-DTPA增强MRI,对脊髓前动脉综合征有很高的诊断价值,发病第1周病灶部位就可出现条索状明显强化或斑片状轻度强化,一般持续6~7周。

2. 中央动脉综合征 可以选择性地累及脊髓中央结构,主要表现与病变水平相一致的下运动神经元瘫痪,肌力减退,肌张力减低,肌肉萎缩,多无感觉障碍和锥体束损害,深反射消失,共济失调,但括约肌功能常不受影响。

3. 脊髓后动脉综合征(posterior spinal artery syndrome) 临床表现为急性神经根痛,排尿障碍。病变水平以下同侧肢体深感觉缺失,感觉性共济失调,痛觉、温度觉及肌力一般正常。因侧支循环丰富,而有较好的耐受性,损害常较轻而恢复较快。

【诊断】

详细了解发病过程,结合症状体征及MRI改变可以做出诊断。

能够造成脊髓损害或部分性脊髓损害的疾病很多。临床上应与急性脊髓炎鉴别,急性脊髓炎的感觉丧失是完全的,没有感觉分离现象,同时伴发热及脑脊液中炎性细胞增加等感染征象。如果怀疑有脊髓肿瘤或出血,可借助于腰椎穿刺、脊髓造影、CT或MRI加以鉴别。脊髓静脉梗死罕见,其临床表现与动脉梗死相似。静脉梗死的部位是可变的,表现为亚急性的临床过程,容易发生出血。

【治疗】

脊髓动脉血栓形成与脑血栓形成的治疗原则相同,抗栓治疗主要包括抗凝治疗、降纤治疗及抗血小板治疗,重视对症和支持治疗。对截瘫患者应注意防止发生压疮和尿路感染。

三、脊髓动脉栓塞

【病因与病理】

脊髓动脉栓塞的病因常见于血栓、气栓、脂肪栓子、癌栓、炎性组织碎块和寄生虫等。发病率较低。

【临床表现】

骨折后出现的气栓或脂肪栓子有外伤史。减压病是高空飞行和潜水作业的常见病,气栓栓塞偶尔成为胸腔手术或气胸的并发症。在游离气泡刺激脊髓神经根时,可发生奇痒、剧痛等不愉快的感觉,进而产生感觉障碍,下肢单瘫或截瘫。

感染后菌栓所造成的脊髓血管栓塞,除因动脉梗阻产生的局灶坏死外,还可能因病原菌的侵蚀造成脊髓炎或多发性脊髓脓肿,临床表现为严重的截瘫和括约肌功能障碍。

转移性肿瘤所致的脊髓血管栓塞,常伴有脊柱和椎管内的广泛转移、根痛和迅速发生的瘫痪为其特点。

【治疗】

主要治疗措施是针对血管栓塞病因进行。对截瘫患者的处理要加强护理,预防并发症发生。

四、自发性椎管内出血

非外伤引起的椎管内出血,可见于脊髓血管畸形或动脉瘤、椎管内肿瘤和血液系统疾病。医源性因素可为使用抗凝剂。

(一)硬脊膜外或内血肿

椎管内血肿大部分为硬脊膜外血肿,背侧多见。早期症状为活动中突然发生的背痛,数分钟到数小时之内出现神经根刺激症状,并迅速出现脊髓损害症状。

腰穿和脑脊液检查,尤其是高分辨率MRI的检查对诊断意义最大,有条件时可作为首选检查。

所有能引起急性背痛和根性损害的疾病,包括硬脊膜外脓肿及急性椎间盘突出,虽然症状类似,但其感染和外伤史是重要鉴别点。预后常与脊髓损害的程度、患者的年龄及处理是否及时有关。椎管内血肿多采用尽早椎板减压清除血肿的办法。术后近半数病例可望部分或完全恢复。

(二)脊髓蛛网膜下腔出血

自发性脊髓型蛛网膜下腔出血常见于活动中或用力时突然剧烈的背痛并迅速出现截瘫。腰穿可获得均匀血性脑脊液。脊髓选择性血管造影和MRI有助于明确病因。

早期应镇静、止痛、抗纤溶治疗,如有血肿存在应考虑椎板减压术和针对病因治疗。

(三)脊髓内出血

脊髓内出血以剧烈的背痛为首发症状,之后出现瘫痪和分离性感觉障碍、大小便失控。上颈段受累严重时可发生呼吸肌无力,重症者需呼吸机辅助呼吸,否则可于数小时之内死亡。渡过脊髓休克期后出现痉挛性截瘫,轻者可于发病后数日或数周后恢复。但多半会遗留下或轻或重的神经损害。

急性期主要是对症处理,保持呼吸道通畅防止并发症。注意病因学检查,以确定进一步的诊治方案。

五、脊髓血管畸形

【病因与病理】

椎管内血管畸形一般分为动脉性、静脉性和动静脉性血管畸形三类,临床上动静脉性血管畸形多见。1992年Anson和Spetzler提出4型分类及2006年首都医科大学宣武医院提出7

型分类，但因相对繁杂，临床实用性不强。

畸形血管可以侵犯硬膜外、硬膜下或髓内，少数病例可以同时累及几个的节段。最多见于胸腰段，其次为中胸段，颈段少见。一般认为引起症状和体征的原因是：①动脉血不经毛细血管网直接进入静脉，导致静脉压增高，远端静脉血液瘀滞，扩张迂曲，直接压迫脊髓；②畸形血管侵入髓内，使脊髓产生不同程度的坏死与萎缩，伴胶质增生与血管反应；③血液通过畸形血管被大量分流，产生盗血作用使脊髓缺血，导致脊髓软化；④畸形血管破裂出血。

【临床表现】

绝大部分在 45 岁（约半数在 14 岁）以前起病，临床特点是突然起病与症状反复出现。约 3/5 以急性疼痛发病，疼痛部位与畸形所在节段相吻合。80% 以上患者有不同程度的四肢无力或瘫痪。各种类型的感觉障碍，可呈根性或传导束型分布。多数患者有括约肌功能障碍。20% 的患者以脊髓蛛网膜下腔出血为首发症状。脊髓血管畸形临床征象的周期性加剧与妊娠有关，可能是妊娠期内分泌改变或静脉压增高所致。

以静脉畸形为主导致下段脊髓（近圆锥）坏死称为亚急性坏死性脊髓炎。成年以后发病，临床进行性发展，可表现为较完全的脊髓横贯性损害，或短暂的无力及感觉障碍，早期常有脊髓性间歇性跛行。

脊髓血管畸形常伴发同节段的其他组织的畸形如血管痣、皮肤血管瘤、椎体血管畸形、下肢静脉曲张或动静脉瘘等。还可合并颅内或内脏血管畸形。

1. 脊髓海绵状血管畸形　约占脊髓血管性疾病的 3%～16%。急性起病，发病后症状迅速加重，严重者可出现偏瘫或截瘫，可能与出血造成髓内血肿有关。反复发作者有一定的代偿能力，症状有一定缓解。可以反复微小出血或畸形血管内血栓形成，出现间断，反复发作性神经功能障碍，发作间期神经功能有不同程度的恢复，这是海绵状血管瘤的一个主要特点。

2. 脊髓动静脉畸形（spinal arteriovenous malformation，SAVM）　约占中枢神经系统动静脉畸形的 10%，临床表现根据不同供血动脉而异。可以单纯脊髓前动脉、单纯脊髓后动脉，以及前动脉和后动脉及软脊膜动脉同时供血。病变可位于颈段、胸段或胸腰段，圆锥部少见。常出现在年幼儿童，>50% 的患者首发症状出现在 16 岁以下。症状及体征的出现是由于出血（蛛网膜下腔出血或脊髓本身出血）、盗血或静脉占位，因此症状及体征是急性发作或进行性加重。大约 1/3 的患者是以出血为其首发体征，一半的患者在诊断前有出血。由异常血管团、畸形团内动脉瘤和静脉曲张压迫所引起的损害相对要轻。

3. 髓周动静脉瘘（perimedullary arteriovenous fistula，PMAVF）　脊髓动静脉畸形的一种特殊类型，是根髓动脉与脊髓引流静脉之间的直接交通，由脊髓前动脉或/和脊髓后动脉供血，向髓周静脉引流，其瘘口位于硬脊膜内脊髓表面，不侵犯脊髓实质。在年轻或中年起病，以脊髓损伤为主要临床表现，可表现不同节段的上升性运动、感觉功能障碍，并有括约肌功能障碍，且呈现为非对称性，部分表现为多节段的脊髓神经障碍。有三种发病形式：①出血，急性起病，表现为髓内或髓外硬膜下血肿。由于瘘管位于硬脊膜下，脊髓蛛网膜下腔出血也是其偶然出现的体征之一。②缺血表现。③髓外硬膜内占位。

4. 脊髓动脉瘤（spinal cord aneurysms）　脊髓动脉瘤多位于脊髓前动脉上，血管壁上常有先天缺陷，有时可与脑动脉瘤或身体其他部位动脉瘤共存。在伴有脊髓血管畸形的动脉瘤常见于供应血管上，多为囊状的动脉瘤，破裂出血的危险性很大。

5. 硬脊膜动静脉瘘（spinal dural arteriovenous fistula，SDAVF）　一种临床最常见的脊髓血管畸形，指供应硬脊膜或神经根的小动脉在椎间孔处穿过硬脊膜时，与脊髓引流静脉直接交通。

任何产生脊髓静脉高压的因素都可能引起 SDAVF，如感染、脊髓空洞症、外伤和手术等。这种血管内压力的变化，向邻近的脊髓实质传递。Foix-Alajouanine 综合征是脊髓的引流周静脉压力增高致使髓内静脉压力增高造成脊髓正常上行或静脉回流障碍，脊髓充血，毛细血管内血液瘀滞，小动脉缺血，脊髓水肿。严重者造成脊髓脱髓鞘或静脉性脊髓缺血坏死，症状突然恶化，逐渐发展成为不可逆损害。

SDAVF 没有特异性的症状，临床过程为隐匿起病，进展缓慢。10% 的患者呈急性、亚急性起病。部分病例在病程中病情突然加重。首发症状是典型的背痛、下肢麻木及肌无力，可出现神经性跛行。大、小便功能障碍常见。检查可有运动、深浅感觉障碍和周围神经损害。感觉障碍平面常与实际病变水平不一致，因为感觉障碍平面为静脉回流障碍所致的脊髓水肿平面，而非病灶部位本身。

【辅助检查】

1. 脑脊液检查　椎管内出血的腰穿脑脊液压力增高，血肿形成使椎管不同程度阻塞，蛛网膜下腔出血则有均匀血性脑脊液。

2. 神经影像学　CT 和 MRI 增强扫描、脊髓血管选择性造影等可显示病灶的部位及范围，有的呈现血管团块。

【诊断】

某些脊髓血管畸形起病缓慢压迫脊髓故诊断比较困难，但大多数的临床特点是急性起病，常有剧烈背痛，出血者多有外伤史，脊髓血管闭塞可找到主动脉及其分支血管的病变，或血压骤降而发病。病情时轻时重，与血压波动有密切关系。CT 扫描或增强、MRI、脑脊液等检查均对出血性疾病以及脊髓或蛛网膜下腔血管畸形能明确诊断。

临床上呈现间歇性跛行症应鉴别：①马尾性间歇跛行症：是由于腰椎管狭窄所致，常有腰骶区疼痛，行走后症状加重，休息后减轻或消失，腰前屈或骑自行车时症状减轻，后仰时加重。感觉症状重于运动症状，有间歇性垂足的特征。②血管性间歇跛行症：是因下肢供血动脉发生缺血，或微小栓子反复栓塞所致，表现为下肢间歇性疼痛、无力、苍白、冰冷等。

其他尚需与脊髓炎、脊髓肿瘤、多发性硬化等鉴别。

【治疗】

1. 一般性治疗　主要是对症处理，卧床休息，对重症者应特别注意护理，防止发生压疮和尿路感染；上颈髓受累出现呼吸困难者，应行气管切开，呼吸机辅助呼吸，以保证氧供应。可用神经营养代谢药，瘫痪肢体主要行运动康复治疗。

2. 缺血性脊髓血管病　治疗原则与缺血性脑血管病相同，应注意防止低血压，尽快给予病因治疗。

3. 椎管内出血　硬膜外血肿应尽快手术清除血肿。其他类型的椎管内出血的治疗主要针对病因，使用各种止血剂(同蛛网膜下腔出血)。除损伤性血肿外，需要做椎板减压术的机会是很少的。但在个别脊髓蛛网膜下腔大量血块积聚的病例，行急诊椎板减压，彻底清除血块，有时可使神经功能迅速恢复。

4. 血管畸形　某些血管畸形也可手术治疗，包括：①供应血管结扎术；②人工栓塞术：③畸形血管显微切除术。外科治疗可使70%的患者改善症状，部分患者可恢复工作。

第六节　脊髓亚急性联合变性

脊髓亚急性联合变性(subacute combined degeneration of the spinal cord，SCD)是由于维生素 B_{12} 缺乏所致的全身病变的一部分，以脊髓后索、侧索及周围神经病变为主的变性疾病，部分患者视神经和大脑白质亦有受累。现在临床上通常直接诊断维生素 B_{12} 缺乏症。

【病因与病理】

一般认为疾病的发生与体内维生素 B_{12} 的缺乏或代谢障碍密切相关，其原因有摄入不足、吸收不良或吸收障碍、遗传或先天性因素。

8

食物中维生素 B_{12} 只有在内因子的作用下，移行到回肠才能顺利吸收。胃液中内因子不足影响肠道对维生素 B_{12} 吸收，胃、肠手术如胃全部或大部切除后、回肠切除后，某些肠道疾病如原发性或继发性小肠吸收不良综合征、节段性回肠炎、脂肪性腹泻，胃黏膜萎缩或其他能引起胃黏膜腺萎缩的疾病，恶性病变的恶病质等，均可引起内因子缺乏，从而使人体维生素 B_{12} 缺乏。当其缺乏时影响神经系统代谢和造血功能，前者核糖核酸合成障碍，影响神经系统(尤其轴索)代谢及髓鞘合成；还可使 DNA 合成不足导致轴突变性；尚有类脂质代谢障碍引致髓鞘肿胀、断裂，轴突变性。近有认为叶酸的代谢作用与维生素 B_{12} 代谢之间有密切关系，叶酸缺乏也引起核糖核酸代谢障碍而损害神经。最近有报道称，氧化亚氮滥用也可通过使维生素 B_{12} 失活，导致亚急性联合变性的发生。

病变主要累及脊髓及周围神经。脊髓的上胸段最易受累，下颈段次之。白质的脱髓鞘、变性与坏死，最明显的变性区在后索、锥体束与脊髓小脑束。髓鞘肿胀、断裂，轴突变性及巨噬细胞吞食碎屑。周围神经的髓鞘断裂、轴突变性，可伴有脊髓前角细胞的继发性改变。部分患者视神经及脑内白质也可发现局限性病变。

【临床表现】

多数于40~60岁起病，男女发病无明显差异。亚急性或慢性起病。早期特征性症状常为双足趾的感觉异常，如麻木、针刺或烧灼感，多为对称性。感觉障碍在末端呈手套袜套样分布。足趾部位的振动觉与关节位置觉消失较早出现，以后扩展到踝、膝关节及手部。下肢肌肉可有压痛。逐渐出现下肢无力，行走不稳，如踩棉花感，呈现感觉性共济失调，于黑暗处或闭目时明显。临床体征依病变累及周围神经、后索及锥体束程度的不同而异。后索病变为主时，双下肢振动觉、位置觉减退或消失、感觉性共济失调，Romberg 征阳性；锥体束受损时，出现双下肢力弱、腱反射亢进，Babinski 征阳性。合并明显周围神经损害时，常是多发性周围神经病变的表现如末梢型分布的浅感觉障碍、腓肠肌压痛、轻度肌萎缩及腱反射降低。有些患者可出现精神症状，如易激惹、遗忘、抑郁、轻度痴呆、幻觉、类偏执狂倾向等。认为是继发于大脑白质的变性。自主神经系统很少受累及，括约肌障碍出现较晚。少数患者因视神经变性萎缩而视力下降，或双侧中央性暗点、视野缩小等。

严重贫血时还有头晕、面色苍白、活动后气促以及消化系统症状。

【辅助检查】

1. 胃液分析　多数患者有胃酸缺乏，注射5肽胃泌素，可发现完全没有游离酸。

2. 血清检测　血清中维生素 B_{12} 含量降低，正常值为103.6~664pmol/L(140~900ng/L)，若低于100ng/L有诊断意义。测定血清中抗胃壁细胞抗体、抗内因子抗体有助于诊断。

3. Schilling 试验　口服放射性核素钴-57标记的维生素 B_{12}，正常人吸收量为62%~82%，尿排出量为7%~10%。患者的粪便中放射性核素标记的 B_{12} 排泄量明显增多，而尿中明显减少。对确定维生素 B_{12} 缺乏的原因有意义。

4. 尿甲基丙二酸测定　如患者尿甲基丙二酸含量增高，可进一步支持该病诊断，但目前尚缺乏简便及准确的定量测定方法。

5. 其他　血常规及骨髓中大多较严重的大细胞正色素性贫血。腰穿脑脊液检查一般正常。视觉诱发电位的异常，可于明显的视力下降前出现。MRI 表现为局限于单个束或背柱的对称病变模式表明脊髓亚急性联合变性可能。

【诊断】

根据中年发病，亚急性或慢性起病，有典型的脊髓后索、锥体束、周围神经受损的症状和体征，伴有贫血、胃酸缺乏，结合血清中维生素 B_{12} 含量降低等实验室检查结果，或之前有氧化亚氮应用史，一般不难诊断。

应与营养不良或肿瘤合并的多发性周围神经病、脊髓压迫症、多发性硬化、脊髓痨及甲基丙二酸血症(由于酶的缺乏，造成维生素 B_{12} 利用障碍，出现类似 B_{12} 缺乏症状。多见于儿童，血清甲基丙二酸增高)等鉴别。

【治疗】

应尽早治疗。如不治疗者神经系统损害会持续加重，甚至死亡。充分治疗后，贫血症状一般在数天或数周内明显改善，神经系统功能的改善较为缓慢。

维生素 B_{12} 肌内注射 500~1 000μg，每天或隔天 1 次，连续 2 周。症状明显改善后，维持剂量为 100~200μg，每周 2~3 次。3 个月后小剂量维持，部分患者需终身用药。

维生素 B_1 肌内注射，100mg，每天 1~2 次。对有周围神经炎的患者，具有显著效果。症状改善后可改为口服，10mg，每天 3 次。

叶酸会加重神经症状，不宜单独使用。但也有认为叶酸参与氨基酸及核酸合成，与维生素 B_{12} 合用能共同促进红细胞的生成和成熟，对有恶性贫血者应无限期与维生素 B_{12} 共用。剂量为 5~10mg，每天 3 次。

可使用肝制剂及辅以各种铁剂，如硫酸亚铁，每次 0.3~0.6g，每天 3 次。胃酸缺乏可酌情用胃蛋白酶合剂或稀盐酸。

对受累肢体应加强功能锻炼，进行理疗和康复治疗。

恶性贫血患者发生胃肠道恶性肿瘤的风险似乎会增大，故为慎重起见应行肿瘤监测，仍需要定期检查这类患者的大便是否存在潜血。

第七节　脊髓空洞症

脊髓空洞症（syringomyelia）是脊髓慢性进行性变性，在脊髓中央区形成空洞性病变。1546 年，Esteinne 描述了脊髓内空洞的病理现象，1827 年 Ollivier 首先提出了脊髓空洞症这一术语。病变累及脑干者称为延髓空洞症，可单独发病或与脊髓空洞症并发。

【病因与病理】

确切的病因尚未阐明，目前认为有以下几个方面。

1. 先天发育异常　过去多认为由于胚胎早期神经管闭合不全或脊髓中央管闭合不良，从而形成脊髓空洞症。其依据是患者常伴有某些先天畸形，如脊柱裂、颈肋、脊柱后侧突、脑积水、寰枕畸形、上颈椎融合、颅底凹陷、小脑扁桃体下疝畸形（Arnold-Chiari malformation）等。

2. 先天性血管疾患　脊髓由于受脑脊液的灌注或冲击，胶质纤维增生，影响脊髓的血液供应；脊髓内血管异常或血液循环异常亦使脊髓供血不足，逐渐出现脊髓缺血、坏死，最终液化而形成脊髓空洞。

3. 脑脊液向实质渗透　当各种原因使颅内压瞬时增高时，静脉压、蛛网膜下腔和脊髓硬膜周围静脉丛压力便明显升高。如 Arnold-Chiari 畸形及其他发育异常使枕骨大孔区梗阻，因此脑脊液不能向颅腔流动，而是经 Virochow-Robin 隙进入脊髓逐渐形成空洞。可不与第四脑室或中央管相通。

4. 脑脊液动力学异常　1965 年 Gardner 提出颅颈接合处的骨质畸形，阻塞第四脑室脑脊液的出口；或是第四脑室出口处被一层渗透膜闭锁或先天小脑扁桃体下疝等，加上继发基底蛛网膜炎而受到堵塞引起压力升高，压力不断向下冲击脊髓中央管，而逐渐扩大形成空洞，称为交通型脊髓空洞症。此说颇受重视，但不能解释空洞与中央管并无联系的病例，且并不少见。

5. 其他　如脊髓的外伤、感染、出血、肿瘤、蛛网膜炎等，均可导致脊髓空洞症，称为继发性。常在外伤与感染后的 2~3 年发生脊髓空洞。

目前多数学者认为脊髓空洞症并非由于单独一种病因所造成，而是由多种致病因素造成的一种综合征。

病理上脊髓多呈梭形肿大，基本病变是空洞形成和胶质增生，其内充满液体，呈白色或黄色。脊髓空洞最好发部位在下颈部脊髓，尤其是颈膨大后角基底部，其次为上胸部脊髓，少数在腰骶部脊髓。最常先是一侧后角，其后为对侧后角，再向前角，最后脊髓的整个平面均累及。空洞呈不规则，不对称的纵长形或念珠状，空洞在脊髓内上下延伸多个节段，洞壁由环形排列的胶质细胞及纤维组成，空洞向四周及上下伸展挤压，造成神经细胞萎缩，神经纤维变性。空洞还可波及延髓。

【临床表现】

男性多于女性，比例约为 3∶1。年龄以 20~30 岁为多见。隐袭起病，临床表现与病情进展缓慢，与空洞大小、部位及脊髓受累结构有关，常见有：

1. 感觉障碍　由于脊髓空洞的好发部位是颈膨大后角基底部，首发症状往往是患侧支配区的痛觉、温度觉障碍。患者手部或上肢刺伤后没有疼痛感，体征为节段性痛觉、温度觉减退而触觉和深感觉相对保存，表现为分离性感觉障碍，呈“短大褂”（颈部后角受累或颈段及上胸段的灰质连合受累）。有的早期可出现自发疼痛。因痛觉缺失，患者常被烫伤，手或上肢可见烫伤瘢痕。

2. 运动和反射障碍　因空洞侵犯脊髓前角细胞，病变相应节段肌无力，肌肉出现萎缩，可有肌束震颤，相应的节段腱反射减弱或消失。手部肌肉常因早期受累，骨间肌、蚓状肌和鱼际肌萎缩明显而呈“爪形手”。若累及锥体束，则病变水平以下呈上运动神经元瘫痪。

3. 自主神经功能障碍　侧角损害时，出现皮肤增厚、干燥、少汗或无汗、手指肿胀、发绀、指甲脆裂脱落。神经源性关节病也是特征之一，可影响肩、肘、腕等关节。关节的痛觉缺失引起关节磨损、萎缩和畸形；关节肿大，活动度增加，运动时有摩擦音而无痛觉，称为夏科特关节（Charcot joint）。颈胸段病变损害交感神经纤维时，可产生同侧 Horner 征。在节段性痛觉缺失部位的肢端可见外伤瘢痕及顽固性溃疡，皮肤表皮过度角化、增厚。手指末节或全部手指发生无痛性坏死脱落，称为 Morvan 综合征。疾病晚期可出现神经源性膀胱及大小便失禁。

4. 其他　常伴有脊柱侧凸、先天性寰枕部畸形颈肋、脊柱裂、弓形足。延髓空洞症发病相对少见，可由脊髓空洞症延伸而来，也可单独发病。其主要表现为眩晕、步态不稳、眼球震颤、面部感觉障碍呈洋葱样分布、面瘫、软腭和声带瘫痪、饮水呛咳、吞咽困难、构音障碍、舌肌萎缩、纤颤和伸舌偏斜等。

【辅助检查】

1. 脑脊液检查　压力多正常，细胞、蛋白一般正常，个别患者蛋白质可轻度升高。空洞较大，导致脊髓增粗，阻塞蛛网膜下腔时，蛋白明显升高。

2. 神经电生理　脊髓受累节段支配区肌电图示神经源性损害。神经传导检查多正常，体感诱发电位潜伏期可延长。

3. 影像学　X 线平片可发现头颅或脊柱畸形，如脊柱侧凸、先天性寰枕部畸形颈肋、隐性脊柱裂 Charcot 关节等。延迟性 CT 扫描（DMCT）对于显示脊髓内空洞是比较可靠的，可大致估计病变范围，比脊髓 CT 平扫阳性率高。MRI 是目前诊断脊髓空洞症的最为可靠的影像检查技术。能在纵横断面上准确地显示空洞的形态、位置、累及范围（图 8-7-1），是否合并 Arnold-Chiari 畸形。利于区别是原发性还是继发性空洞症，有助于手术适应证的选择及手术方案的设计。

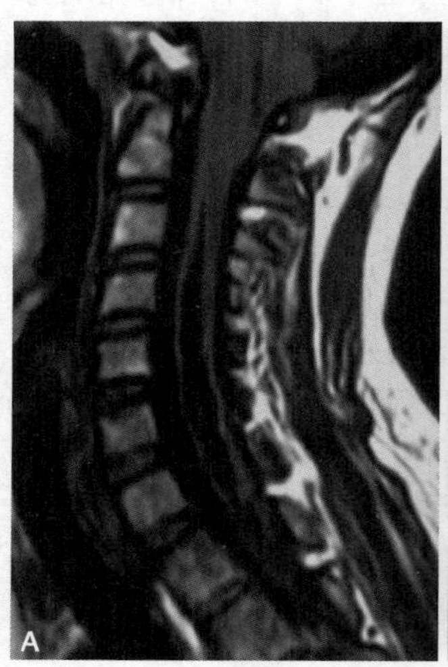

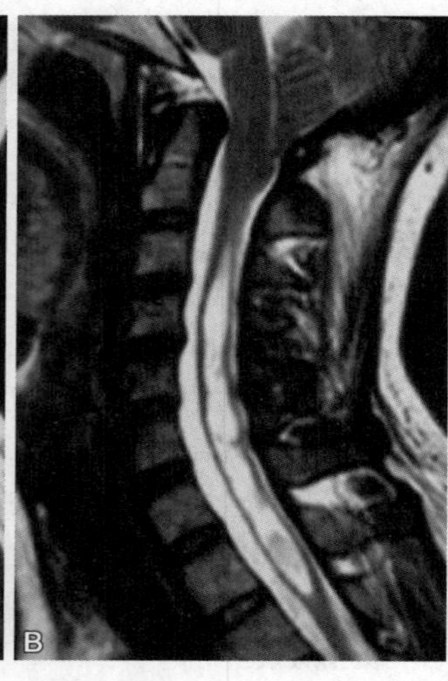

图 8-7-1　脊髓空洞脊髓 MRI 表现
矢状位显示髓内串珠状异常信号病灶，T_1WI 呈低信号（A）、T_2WI 呈高信号（B）。

【诊断】

根据青年发病、隐袭起病、缓慢进展的病程；查体可见节段性分离性感觉障碍、局部肌肉无力及萎缩（以手及上肢为主）、自主神经及关节营养障碍、多种畸形等。结合脊髓 CT 或 MRI 的改变有助于诊断。

须与脊髓内肿瘤、颈椎病（脊髓型）、肌萎缩侧索硬化及脑干肿瘤相鉴别。

【治疗】

目前尚无特效治疗，主要是对症处理。

1. 一般性治疗　保护受累关节和肌肉，药物可选用神经营养药、维生素类、血管扩张药物等。应防止烫伤、冻伤、切割伤。对无痛性溃疡者应做清创与抗炎治疗。对受累关节和肌肉做物理治疗，防止关节畸形。

2. 手术治疗　外科手术虽然有一定疗效，但大部分病例仍可能会有复发。包括空洞体腔引流术、后颅凹减压术、空洞切开及空洞蛛网膜下腔引流术、终丝末端切开术等，有人尝试将带蒂大网膜移位置入脊髓空洞中，可改善紊乱的脊髓血液循环，吸收液体，并起引流作用。

3. 其他　既往在脊髓空洞症早期尚采用深部 X 线照射和放射性同位素 ^{131}I 治疗，以阻止空洞扩大，但疗效均不肯定。有研究将胚胎脊髓组织移植到创伤后脊髓空洞症患者中，在短期的观察中提示是可行的和安全的，但是此研究缺乏对长期影响的观察。

第八节　椎管狭窄症与椎间盘突出症

椎管狭窄症（spinal canal stenosis，SCS）是指脊椎管先天特发性骨性狭窄及后天继发性相对狭窄，导致椎管管腔的有效直径尤其是前后径变小，从而引起脊神经和脊髓慢性受压的临床综合征。椎间盘突出症（intervertebral disk hernia）是指椎间盘的髓核或部分软骨通过纤维环的薄弱点向外突出，造成神经根或脊髓的不同程度受压的疾病。

一、颈椎管狭窄症

颈椎管狭窄症（cervical spinal stenosis）是由颈椎发育性狭窄、骨赘、椎间盘突出或韧带钙化等致颈椎椎管狭窄所造成的颈髓和颈神经损害性疾病。近 20 年来国内外学者均发现本病并不少见。尤其是椎管狭窄与脊髓型颈椎病、颈椎间盘突出的因果关系逐渐为大家所公认。而颈椎管狭窄时对颈椎的损害远比腰椎管对马尾神经的损害要严重得多。其发病机制及临床表现可参考第八章第九节。诊断：X 线检查当椎管前后径仅 10mm 时，为颈椎管绝对狭窄；10～12mm 时，为相对狭窄；12～14mm 时，为临界椎管狭窄。颈椎管狭窄的非手术治疗同颈椎病。

二、腰椎管狭窄症

腰椎管狭窄症（lumbar spinal stenosis，LSS）又称腰椎管狭窄综合征、马尾性间歇性跛行症。

【病因与病理】

腰椎管正常矢径为 22～25mm，由于先天性狭小，加上腰骶椎骨关节的肥大性改变，使马尾神经受压及血供障碍。腰椎管狭窄症可分三种：①先天性（发育性）合并椎间盘突出或椎骨关节退行性变时可出现症状。②后天性即退行性狭窄，其狭窄程度与椎骨退行性变成正比。中央部狭窄由于椎板增生、黄韧带肥厚、椎间盘变性或脱出所致；周围部狭窄是关节突增生、韧带增厚、髓核突出引致。③混合型，由先天性、退行性狭窄和髓核突出联合形成。

常累及几个腰椎，椎管腔变窄，矢径小于 15mm。主要改变是椎板增厚，关节黄韧带肥厚内突，椎间盘后突等。

【临床表现】

多见于 40 岁以上的中老年。隐袭起病，逐渐发展。多数患者有长期的下背、腰、臀部及大腿疼痛，增加腹压的动作如咳嗽、打喷嚏、负重会加剧疼痛，变换体位可减痛。疼痛可逐渐向下延及双小腿外侧。继续发展可出现间歇性跛行，成为本病最具特征的征象:患者行走一段时间(或长时间站立不动)感到下肢疼痛,不能再走,须蹲下,身体前屈,休息片刻疼痛消失可继续行走。这是由于弯腰时黄韧带突入椎管减轻,马尾的截面积减少,从而减轻对马尾的压迫。此种跛行占大多数。

未造成持续性压迫前,神经系统检查无阳性体征。持续性压迫后,可有腰、臀、下肢的感觉减退,肌力轻度减弱,腱反射减低或消失等。出现腰痛时,宽基步态和/或 Romberg 征阳性对诊断腰椎管狭窄症的特异性大于90%。

【辅助检查】

腰穿脑脊液一般正常,有的可显示椎管欠通畅。腰骶椎 X 线平片,横径小于18mm,矢径小于13mm 者可考虑椎管狭窄,其中矢径意义更大,若矢径小于10mm,则为椎管绝对狭窄。腰椎 CT 扫描、MR 检查对椎管狭窄有较大诊断价值。对于骨性解剖结构,CT 可能优于 MRI,且与脊髓造影联合时可提供神经成分的影像。研究表明,对于腰椎管狭窄症的诊断,MRI 和 CT 脊髓造影之间有良好的相关性。因为脊髓造影是一种侵入性操作,有并发症的风险,所以通常优选 MRI。

【诊断】

主要根据间歇性跛行和慢性腰腿痛,发作时症状重,体征少,结合腰骶椎的 X 线片、CT、MRI 影像学检查通常可确诊。

主要应与由于血管疾病所致的间歇性跛行鉴别。髂总动脉闭塞也可引起腰、臀、下肢疼痛及间歇性跛行,但经变换体位疼痛不能缓解,下肢常见苍白、发凉,股动脉、腘动脉的搏动消失;腰椎 X 线照片未见椎管狭窄,超声多普勒血管检查可证实诊断。下肢闭塞性脉管炎所致的间歇性跛行与位置无关,足背及胫后动脉搏动消失,下肢皮肤发凉、苍白;超声多普勒血管检查可助诊断。

应与腰椎间盘突出鉴别,腰椎 X 线片及 MRI 检查有较大价值。

【治疗】

通常先采用非手术治疗,方法与颈椎病治疗相似,可借助护腰或支架以防止腰部过伸。药物治疗包括阿司匹林、非甾体抗炎药和阿片类药物对腰痛可有缓解。非手术治疗无效者可做腰骶椎椎板切除术以减少马尾神经受压,症状可改善。

三、腰椎间盘突出症

在椎间盘突出中,以腰椎最多见,颈椎次之,胸椎较少见。腰椎间盘突出症(lumbar disc lumbar)是引起坐骨神经痛最常见的原因,也是临床常见病之一。

【病因与病理】

腰部损伤或突然负重(如弯腰抬取重物、或扛抬重物)往往是腰椎间盘突出的最常见原因,可以是一次急性损伤,也可以是多次损伤或慢性腰部劳损,外伤导致髓核突出或部分纤维环突出。髓核突出的病理基础是髓核的退行性变性以及纤维环的减弱或破裂。由于纤维环前宽后窄,后部中间有后纵韧带,故髓核多向侧后方突出,压迫神经根。

腰椎间盘突出以 $L_5 \sim S_1$ 椎间盘最多见,次为 $L_4 \sim L_5$ 椎间盘,$L_3 \sim L_4$ 椎间盘再次之。髓核突出不伴有纤维环破裂者称为部分突出,髓核突出伴有纤维环破裂且游离于椎管内者称为完全突出。向后外侧突出的椎间盘可压迫该侧的神经根。由于腰段神经根垂直走向,椎间孔的位置高于椎间隙位置,故椎间盘突出常压迫下一节段的神经根,如 $L_4 \sim L_5$ 椎间盘突出压迫 L_5 神经根,$L_5 \sim S_1$ 椎间盘突出压迫 S_1 神经根。

【临床表现】

可有长期下背痛或腰痛,半数患者在一次急性损伤或突然负重后腰部剧痛且不能活动,疼痛可向一侧臀部或大腿后面、小腿甚至足底放射,咳嗽、打喷嚏、用力排便均使疼痛加剧,卧床可使疼痛减轻。某些患者既往有类似发作。少数患者感到一侧小腿外侧或足背发麻。检查可发现腰部笔直或稍向后弯曲,不少的脊柱弯向患侧。腰椎旁肌肉发硬或痉挛,难以弯腰。病变部位的棘突可有压痛或叩击痛。直腿抬高试验(straight leg raising test,即 Lasegue 征)多在30°以下,$L_4 \sim L_5$ 椎间盘突出压迫 S_1 神经根者可引起伸踇肌力减弱,同侧膝及跟腱反射无明显改变,$L_5 \sim S_1$ 椎间盘突出引起同侧踝反射消失而膝反射正常,$L_3 \sim L_4$ 椎间盘突出引起同侧膝反射减弱或消失。部分患者一侧小腿外侧或足背外侧轻度感觉减退。

【辅助检查】

腰穿脑脊液常规检查大多正常,有的可有蛋白增高和椎管不同程度的阻塞,CT 或 MR 检查显示椎间盘突出的部位和程度,对于影像学检查阴性或模棱两可者则随后行肌电图检查,可有神经性损害。

【诊断】

诊断依据急性腰部外伤史或慢性腰部疼痛发作病史,出现腰部症状,主要是腰痛及腰部不能活动,腰椎旁肌肉痉挛,弯腰困难,常合并一侧根性坐骨神经痛的症状及体征,结合 CT 或 MR 检查可确诊。

主要与腰椎管狭窄症、其他原因所致的坐骨神经痛等鉴别。

【治疗】

急性期应卧硬板床休息,给予止痛药、肌松剂及维生素类药物。局部可行理疗或封闭治疗。也可行牵引治疗。经非手术治疗无效者可行椎间盘摘除术。

第九节 颈 椎 病

颈椎病(cervical spondylosis,CS)又名颈椎肥大综合征,以椎间盘退行性变为主要病理改变常累及颈椎骨、周围韧带及纤维结构,导致附近神经、血管、脊髓的压迫,而产生各种症状和体征。

【病因与病理】

1. 颈椎病变

(1) 椎间孔变窄:椎间孔为一骨性管道,颈神经根由椎间孔穿出。骨性管道内软组织的水肿、充血、炎性渗出及骨赘形成等均可使管道变狭窄,从而刺激或压迫颈脊神经根。

(2) 颈椎间盘变性:椎间盘为富有弹性的软垫,能缓冲压力，使各椎体均匀地承受压力使脊柱有一定的活动范围。椎间盘退行性变容易导致髓核脱出，压迫神经根或脊髓。长时间坐位或负重也可影响椎间盘的吸液能力而促使椎间盘变性。

（3）颈椎韧带变性：颈椎的主要韧带包括前纵韧带、后纵韧带、黄韧带（弓间韧带）、项韧带及椎间关节韧带。颈椎病者的关节囊韧带过于松弛或断裂，以致椎间关节稳定性下降，发生关节半脱位或脱位，压迫神经、脊髓及血管。

（4）横突孔变窄：颈椎的横突孔是椎动脉、椎静脉和颈交感丛通过之处，颈椎横突孔的内侧是钩突，钩突肥大或钩突关节增生骨赘向外侧生长，可刺激或压迫椎动脉引起供血不足。

2. 损伤

（1）慢性劳损：长时间低头伏案工作或保持一定头颈位者易出现颈椎劳损。由于项韧带、颈后肌群、后小关节、黄韧带以及后纵韧带长时间处于紧张状态中，易发生损伤，弹性下降、组织变性，甚至断裂、出血、机化和钙化等。高枕及不良睡眠姿势可使颈椎生理弯曲变浅、平直或后屈，也是导致颈椎病的常见因素。

（2）急性外伤：如头颈外伤、鞭击样损伤、颈部打击、扭伤等都能成为日后发生颈椎病的病理基础。

（3）颈椎先天畸形：如齿突先天畸形、椎体发育不全、寰枕融合或上段颈椎融合、先天骨性斜颈等均为颈椎病的先天因素。

基本病理变化过程是椎间盘的进行性退变、颈椎骨及关节的进行性增生、韧带的改变等，这些病理改变导致：①椎间孔变窄，神经根及其根袖受压，初期根袖有渗出、水肿、无菌性炎症改变，后期根袖纤维化，加剧神经根的压迫，神经根缺血、变性。②椎管狭窄，使脊髓受压，通常是脊髓丘脑侧束、皮质脊髓束先受压，出现下肢感觉障碍、无力。脊前动脉或沟连合动脉受压，或交感神经激惹而发生血管痉挛，都可造成脊髓缺血、变性。③椎动脉受累，各种病理改变刺激或压迫通行于横突孔的椎动脉，引致椎动脉痉挛迂曲、塌陷、管腔狭窄，发生椎动脉供血不足。

8

【临床表现】

多见于成年人，好发于40~60岁，近年有年轻化的趋势，女性多于男性。根据临床征象不同，基本上可分为五个类型：

1. 颈型　是颈椎病的最常见类型。表现为颈椎局部、头后部、肩部、上臂等的疼痛不适、感觉异常，有时可伴有头枕部牵扯痛，颈部灵活性下降或活动受限，无肌肉萎缩，颈椎旁软组织常有压痛。少数患者可因病变椎体不稳，一侧颈肌痉挛引起剧痛。牵引头颈时可减轻疼痛或局部按摩、物理治疗有效。

2. 神经根型　可累及单神经或多神经，多为单侧。根痛最突出，为尖锐性痛，如刀割烧灼、放电感；疼痛部位都在受累神经根的分布区内，可放射至肩、上臂、前臂、手指，偶尔波及前胸。根据疼痛部位和放射区域，对病变部位可大致定位。疼痛的程度可因头颈及上肢活动、咳嗽而加剧，卧床休息（但常不能向患侧卧）、提肩活动等可使疼痛减轻。部分病例伴有椎旁肌群痉挛，疼痛部位的肌肉如冈上肌、冈下肌、斜方肌、三角肌等常有不同程度的压痛。相应区域的皮肤出现感觉障碍如麻木、痛触觉过敏或减退。还可能出现肌萎缩、腱反射减弱或消失。

3. 脊髓型　锥体束障碍最为明显，因脊髓受压或缺血所致。主要表现为双下肢麻木或异样感、沉重、肌张力增高、肌力减退、病理反射阳性，有时可引起踝阵挛，严重者可产生不完全性痉挛性截瘫。部分病例上肢亦可受累，但程度多不及下肢显著，一侧或双侧上肢麻木、腱反射减弱或亢进，Hoffmann征阳性。有时可见典型或不典型的脊髓半切征。感觉障碍一般不及锥体束障碍突出。后索受累时可出现深感觉障碍，但少见。括约肌功能障碍常不显著，若脊髓双侧受压严重，则可出现严重括约肌功能障碍。

4. 椎动脉型　椎动脉通过颈椎横突孔时可因椎体侧方骨刺、横突孔内骨质增生、小关节脱位、椎动脉滑移等受到刺激或压迫；或因椎动脉本身硬化；或患者头颈过度伸屈或侧旋时，都可产生椎基底动脉缺血。有椎动脉硬化者更易发生。出现突然的眩晕、猝倒、眼肌瘫痪、复视、构音不良、声音嘶哑、吞咽困难或呛咳、Horner征、轻偏瘫等，常呈发作性。猝倒发作是本型特征性的表现，但少见。

5. 交感神经型　可能系颈交感神经丛受到颈椎及其韧带病变的刺激或压迫所引起的一系列症状，如头痛、头晕或眩晕、颈枕部痛、眼花、耳鸣、脸红、流泪、畏光、流涕、咽喉不适、心悸、心前区痛、多汗或少汗、肢体发麻及发凉等。

尚可有罕见的食管型。临床上常出现两型或两型以上的颈椎病表现，最常见是神经根合并其他型，或椎动脉型合并交感神经型。

【辅助检查】

1. 颈椎X线片　应包括正位、侧位、左右斜位X线片，如疑高颈段病变应拍张口位片。正位观察椎间隙变窄、钩椎关节增生、寰枢关节脱位或半脱位、寰枢椎融合等；侧位可见颈椎的生理前凸消失甚至向后畸形、椎间隙钙化；斜位片最主要是椎间孔有否变形及狭窄。但须注意临床表现与X线片的改变可不一致，有时症状很重而X线片改变很轻，或相反。这是由于有些颈椎病的软骨和软组织病变不易在X线片上显示出来，另外也可因颈椎管腔大小有很大的个体差异。

2. CT和MRI　CT对椎体骨质增生和项韧带钙化最有诊断价值，且可清楚显示横突孔的改变。CTA可以观察椎动脉的改变。MR能从各个断面显示颈椎病变的部位、范围，尤其是对脊髓及脊膜囊受压椎间盘突出等具有诊断价值。神经根型颈椎病多因椎间孔缩小，神经根受刺激或压迫所导致。MRI除了可清晰显示椎体、韧带、椎间盘等的病理改变外，还可以在脂肪的衬托下可以清晰显示椎间孔形态、大小改变以及侧隐窝的狭窄等，也可以直接显示神经根受压表现以及受压程度等。在脊髓型颈椎病MRI可测量椎管是否狭窄，可清楚显示椎间盘突出、骨赘、变性的黄韧带、后纵韧带骨化等对硬膜囊和脊髓的压迫程度，当脊髓发生水肿、白质脱髓鞘甚至软化、囊性变等病理变化时，T_2WI抑脂像非常敏感，可以较准确地反映上述病理变化，且T_2WI与神经功能的预后相关。椎动脉型颈椎病常用磁共振血管造影（MRA）显示椎动脉改变。

3. 腰穿及脑脊液检查　脊髓型颈椎病可发现椎管有阻塞，脑脊液蛋白有不同程度增高。其他类型颈椎病的脑脊液一般无明显改变，椎管通畅。

【诊断】

中老年人经常颈肩痛，并向一侧或双侧上臂、前臂、手指放射，或者一侧（有时双侧）手指发麻或麻痛、无力者，提示有颈椎病的可能。检查若发现下列征象：颈椎旁软组织或肩部有压痛，颈肩部或手指感觉减退，上肢肌力减弱、肌张力减退、轻度肌萎缩、腱反射减低或增高、有病理反射，或下肢出现锥体束征，都需考虑颈椎病的诊断，可行颈椎 X 线片检查，必要时进行颈椎 CT、MRI 等检查以明确诊断。

根据《颈椎病的分型、诊断及非手术治疗专家共识（2018）》进行诊断：

1. 必须同时具备下列条件方可确立颈椎病的诊断

（1）具有颈椎病的临床表现。

（2）影像学检查显示颈椎椎间盘或椎间关节有退行性改变。

（3）有相应的影像学依据，即影像学所见能够解释临床表现。

各种影像学征象对于颈椎病的诊断具有重要参考价值，但仅有影像学检查所见的颈椎退行性改变而无颈椎病临床症状者，不应诊断为颈椎病。具有典型颈椎病临床表现，而影像学所见正常者，应注意排除其他疾患。

2. 各分型的诊断标准

（1）颈型颈椎病：

1）患者主诉枕部、颈部、肩部疼痛等异常感觉，可伴有相应的压痛点。

2）影像学检查结果显示颈椎退行性改变。

3）除外其他颈部疾患或其他疾病引起的颈部症状。

（2）神经根型颈椎病：

1）具有较典型的神经根症状（手臂麻木、疼痛），其范围与颈脊神经所支配的区域一致，体检示压颈试验或臂丛牵拉试验阳性。

2）影像学检查所见与临床表现相符合。

3）除外颈椎以外病变（胸廓出口综合征、网球肘、腕管综合征、肩周炎、肱二头肌腱鞘炎及肺尖部肿瘤等）所致以上肢疼痛为主的疾患。

（3）脊髓型颈椎病：

1）临床上出现典型的颈脊髓损害的表现，以四肢运动障碍、感觉及反射异常为主。

2）影像学检查所见有明确的脊髓受压征象，并与临床症状相应。

3）除外肌萎缩侧索硬化症、椎管内占位、急性脊髓损伤、脊髓亚急性联合变性、脊髓空洞症、慢性多发性周围神经病等。

（4）其他型颈椎病：该分型涵盖既往分型中的椎动脉型、交感型颈椎病。

1）临床表现为眩晕、视物模糊、耳鸣、手部麻木、听力障碍、心动过速、心前区疼痛等一系列交感神经症状。体检可出现旋颈试验阳性。

2）影像学表现：X 线片可显示颈椎节段性不稳定；MRI 可表现为颈椎间盘退变。

3）除外眼源性、心源性、脑源性及耳源性眩晕等其他系统疾病。

3. 须注意的鉴别诊断

（1）颈椎间盘突出症好发部位依次在 $C_5 \sim C_6$、$C_6 \sim C_7$、$C_4 \sim C_5$，常有急性外伤史，临床表现与颈椎病相似，但多累及单个节段。CT、MRI 检查或椎管造影可明确诊断。

（2）肩关节周围炎易与颈椎病混淆，其疼痛主要在肩部及上臂，肩关节周围压痛明显。

（3）其他很多神经系统疾病可以引起四肢无力，同时存在颈椎病。注意颈椎病是否能解释临床全貌，不要忽略寻找颈部脊髓肿瘤、枕大孔区肿瘤、颅底畸形颈椎转移瘤、椎体结核、颈椎后纵韧带骨化症、肌萎缩性侧索硬化等潜在疾病。

【治疗】

基本可分为非手术治疗及手术治疗两种方法。大多数患者经非手术治疗后病情常可缓解或改善，故为首选。

1. 非手术疗法　非手术治疗应视为颈型、神经根以及其他型颈椎病的首选和基本疗法。合乎生理要求的生活和工作体位是防治颈椎病的前提，应避免高枕、长时间低头等不良习惯。基本方法及应用原则：

（1）头颈牵引：以安全、有效为前提，强调小重量、长时间、缓慢、持续的原则。牵引重量为患者体重的 1/14～1/12。可在牵引下进行颈背部肌肉锻炼。

（2）物理治疗：颈托制动、热疗、电疗等治疗方法，可能有助于改善症状。

（3）运动疗法：适度运动有利于颈椎康复，但不提倡颈椎过度活动的高强度运动。

（4）药物疗法：非甾体抗炎药物、神经营养药物及骨骼肌松弛类药物有助于缓解症状。

（5）可以适度按摩，但应慎重操作。手法治疗颈椎病（特别是旋转手法）有造成脊髓损伤的风险，应谨慎应用。

2. 手术治疗　如经非手术疗法一段时间仍无好转甚至恶化者，可考虑手术治疗。

（1）适应证：①经系统的非手术治疗无效；②神经根或脊髓症状逐渐加重或反复发作影响生活及工作；③椎动脉型经常猝倒发作者；④食管型症状严重，吞咽困难。

（2）禁忌证：①年老体弱或有严重内脏疾病；②病程过长或病情严重，如脊髓受压时间、估计手术后难以恢复；③严重神经衰弱、焦虑抑郁或其他精神病。

参考文献

[1] 黄如训. 神经系统疾病临床诊断基础[M]. 北京：人民卫生出版社，2015.

[2] 黄如训. 神经病学[M]. 北京:高等教育出版社,2010.
[3] 吕传真,周良辅. 实用神经病学[M]. 4 版. 上海:上海科学技术出版社,2014.
[4] 王维治. 神经病学[M]. 3 版. 北京:人民卫生出版社,2021.
[5] SUPPIAH S, MENG Y, FEHLINGS M G, et al. How best to manage the spinal epidural abscess? A current systematic review[J]. World Neurosurg, 2016, 93:20-28.
[6] BRESLIN K, AGRAWAL D. The use of methylprednisolone in acute spinal cord injury: A review of the evidence, controversies, and recommendations[J]. Pediatric Emergency Care, 2012, 28(11):1238-1245, 1246-1248.
[7] MURALIDHARAN R, SALADINO A, LANZINO G, et al. The clinical and radiological presentation of spinal dural arteriovenous fistula[J]. Spine(Phila Pa 1976), 2011, 36(25):E1641-E1647.
[8] 杨子明,李放,陈华江. 颈椎病的分型、诊断及非手术治疗专家共识(2018)[J]. 中华外科杂志,2018(6):401-402.

8

第九章　脑血管疾病

9

脑血管疾病是指供应脑的血管病变或血流障碍,引起脑的结构和功能受损的疾病。按发病急慢,可分为急性和慢性脑血管病。前者又以临床征象持续时间及有无遗留脑组织损害,分为短暂性脑缺血发作和脑卒中。但无论何种划分或命名,各个术语均显示脑血管病是极为复杂的疾病。

第一节 概 述

(高庆春)

一、临床解剖

(一) 动脉系统

脑血液循环起自主动脉弓,包括前循环和后循环两个系统。主动脉弓的重要分支包括头臂动脉、左侧颈总动脉、左侧锁骨下动脉,头臂动脉再分出右侧锁骨下动脉和右侧颈总动脉。由颈总动脉、颈内动脉及重要分支脉络膜前动脉、大脑中动脉、大脑前动脉构成前循环系统,即颈动脉系统,供应大脑半球前3/5部分的血液;由椎动脉、基底动脉、大脑后动脉及分支构成后循环系统,即椎基底动脉系统,供应大脑半球后2/5部分、间脑、脑干、小脑的血液。前后循环系统间,双侧的大脑前动脉由前交通动脉互相结合,颈内动脉和大脑后动脉由后交通动脉互相结合,在颅底部形成动脉环,称为Willis环。脑血液循环系统近端动脉变异较多,比如25%~30%左侧颈总动脉和头臂干共同开口,7%左侧颈总动脉发自头臂干,0.5%左侧椎动脉直接起源于主动脉弓。

1. 颈内动脉 颈总动脉在颈部甲状软骨上缘延续为颈内动脉和颈外动脉。颈外动脉主要供血给头颈部脑和眼睛以外的大部分结构。颈内动脉起始段在颈外动脉的后外方,到达颅底时在颈外动脉的内侧。根据颈内动脉毗邻的结构和经过的解剖部位,可将颈内动脉分为颈段(C1段)、岩段(C2段)、破裂孔段(C3段)、海绵窦段(C4段)、床突段(C5段)、眼段(C6段)和交通段(C7段)。从颈段到床突段通常无可看到的分支。眼段包括眼动脉和垂体脑膜干2个重要分支。眼动脉包括眼支、眶支和眶外支,供血视网膜、脉络膜、眼外肌、泪腺及结膜等。垂体脑膜干供血垂体前叶、垂体柄、视神经及视交叉。交通段包括后交通动脉、脉络膜前动脉、大脑前动脉及大脑中动脉等重要分支。

(1) 脉络膜前动脉(anterior choroid artery,AChA):在后交通动脉(posterior communicating artery,PCoA)远端3~2mm处自颈内动脉后侧壁发出,在蛛网膜下腔中沿视束腹侧后行,至大脑脚的前缘转向后外,行于大脑脚和海马旁回钩之间,在海马沟附近经脉络膜裂进入侧脑室下角,参与形成脉络丛。AChA进入脉络膜裂因行于环池内,称池部,进入脉络膜裂后称为脑室部。AChA近端发出分支供应视交叉下面、视束后2/3、灰结节、乳头体、大脑脚中1/3处,其中有两支较大者,称为纹状体内囊动脉,分布至内囊后肢下2/5、苍白球内侧部、丘脑腹前核外侧部和腹外侧核群、底丘脑以及中脑黑质、红核等。AChA在进入侧脑室下角前后,发出供应海马旁回、钩、杏仁核、海马及齿状回前部、尾状核尾。

AChA细小、弯曲多、行程较长,极易发生闭塞。闭塞后可能产生下列症状:对侧偏瘫、对侧偏身感觉障碍及偏盲,尽管AChA和大脑中动脉、后交通动脉、脉络膜后动脉有吻合,但分支到内囊后肢的穿支动脉缺乏侧支循环,因而,一旦闭塞出现将累及内囊,出现上述三偏尤其是偏瘫症状。

(2) 大脑前动脉(anterior cerebral artery,ACA):在视神经或视交叉外侧,正对嗅三角处,呈直角或几乎直角方向由颈内动脉发出,最初呈水平位行向前内,在半球间裂内向上、向内后上行,绕过胼胝体膝部沿胼胝体沟直达胼胝体压部的后方,与大脑后动脉末梢吻合。大脑前动脉分为A1段(水平段或交通前段)、A2段(垂直或交通后段)、A3段(远侧ACA及脑皮质支)。每侧A1段发出8支(2~15支)穿支,有时还发出较长的Heubner回返动脉。这些穿支多由A1段上壁及后壁发出,主要供血给尾状核头、壳核和苍白球的前内部,内囊前肢的下内面、胼胝体嘴及部分前连合。A2段一般分出2~3支眼眶支、额支(额极动脉)。ACA最大的两个分支为胼周动脉和胼缘动脉。胼周动脉位于胼胝体上部,而胼缘动脉与胼周动脉平行,走行于扣带回上方、扣带沟内及其附近。ACA供血大脑内侧面的前2/3及向大脑凸面延伸一小片皮质带。

ACA主干闭塞常导致对侧中枢性面舌瘫、上肢轻瘫、下肢瘫痪严重;皮质支闭塞引起对侧中枢性下肢瘫,累及胼周和胼缘动脉闭可伴感觉障碍;眶动脉及额极动脉闭塞可引起对侧肢体短暂性共济失调、强握反射及精神症状。深穿支闭塞损害内囊膝部及部分前肢可表现为对侧中枢性面舌瘫、上肢近端轻瘫,侵犯旁中央小叶出现尿潴留或尿急,累及额极与胼胝体表现淡漠、反应迟钝、欣快和缄默等。少部分双侧大脑前动脉由一条主干发出,若闭塞时可引起两侧大脑前动脉供血区梗死,表现为双下肢瘫,尿失禁,有强握等原始反射及精神症状。少部分前交通动脉开放,前交通动脉前闭塞可无症状。部分大脑前动脉闭塞,因对侧大脑前动脉、同侧大脑后动脉软脑膜动脉代偿,临床症状不完全。

(3) 大脑中动脉(middle cerebral artery,MCA):是颈内动脉两个终支中较大的血管,大脑半球80%血量来自大脑中动脉。MCA是颈内动脉的直接延续,在视交叉外下方向外横过前穿质进入大脑外侧裂,经颞叶前部至岛叶,沿岛叶表面向后上行走,至岛叶上部,再沿岛盖下行,至大脑皮质表面分支。

大脑中动脉根据走行特点分为M1段(水平段)、M2段(脑岛段)、M3段(岛盖段)、M4段(皮质支)。M1段:自起点延伸至外侧裂,包含分叉前段及分叉后段,分叉前段为单一主干,行于前穿质之下。MCA距其起点约10~12mm处分叉,到达膝部之前几乎水平行走,双分叉占78%,三分叉占12%,仅10%的病例分成多干。MCA近岛处转向上,形成膝部。M2段:始于膝部,包括6~8支位于脑岛上方,终于环状沟顶端的大的主支动脉。M3段起自环状沟的顶部,终于侧裂表面。M4段始于侧裂表面,行向前、后、下。

豆纹动脉：发自 M1 段，分为较小的内侧组及较大的外侧组。内侧组供血豆状核、尾状核及内囊；外侧组供血尾状核。内侧组动脉较细小且管壁薄，其起始部与主干多呈直角，因此当其受到血压变化所致的冲击力时容易导致血管发生玻璃样变性，进而导致管腔狭窄，最终导致脑梗死；由于内侧组动脉主要供应内囊区，因此内囊区更易发生脑梗死。大脑中动脉皮质分支包括前皮质分支：眶额动脉及额前动脉；中央皮质分支：中央前沟动脉、中央沟动脉及中央后沟动脉（顶前动脉）；后皮质分支：顶后动脉、角回动脉、颞枕动脉及颞动脉（颞后、颞内、颞前及颞极）。

大脑中动脉在脑动脉中直径最粗，血流量最大，供应大脑半球的范围最广，出现硬化、梗塞的可能性更高。大脑中动脉主干急性闭塞，可引起意识不清，对侧明显的三偏征，优势半球损伤时，有混合性失语，非优势半球时，有失用、失认和体象障碍。若慢性闭塞，因代偿程度不同而症状不同。大脑中动脉穿支闭塞，损害豆状核和内囊，表现为对侧面部、上下肢完全瘫痪，伴偏身感觉障碍。如累及新纹状体，可出现半身舞蹈症。大脑中动脉皮质支闭塞，不同分支表现不同。如侵犯眶额动脉，易有精神症状，可伴运动性失语；若闭塞中央前沟动脉，表现为运动性失语（优势侧）、对侧中枢性面舌瘫、对侧上肢近端轻瘫；累及中央沟动脉，表现为对侧轻瘫，上肢重于下肢，对侧中枢性面舌瘫。中央后沟动脉受累，则表现为对侧半身感觉障碍，深感觉为主。角回动脉闭塞，优势半球表现为格斯特曼综合征（Gerstmann syndrome），感觉性失语、失写、失读、计算不能、定位辨认不能。

2. 椎基底动脉系统

（1）椎动脉：由两侧锁骨下动脉发出，直行上升，穿第 6 至第 1 颈椎横突孔内，经枕骨大孔穿硬脑膜入颅。椎动脉分为四段：V1（骨外）段，起自锁骨下动脉的上方，向上进入 C_6 横突孔。V2（椎间孔）段，通过 C_6 至 C_3 的横突孔，呈倒 L 形通过 C_2，上行再转向外出枢椎，再转而上行通过 C_1 横突孔。V3（脊椎外）段，自走出 C_1 并止于穿硬脑膜处。V4（硬膜内）段，先向前内走穿过枕骨大孔，然后在斜坡下部后方走向内上，在脑桥及延髓交界处与对侧椎动脉合并形成基底动脉。椎动脉走行过程中发出各椎间隙肌支和脊髓支、供血给颅后窝部分硬膜分支、小脑膜动脉、脊髓后动脉、脊髓前动脉、穿动脉及小脑下后动脉。小脑下后动脉（posterior inferior cerebellar artery，PICA）起自椎动脉，走行曲折多变，是椎基底动脉分支最长的血管。主干可分成 4 段 2 个袢。第 1 段（延髓前段）在延髓池内向后外走行，并从橄榄体下端绕过。第 2 段（延髓外段）在小脑延髓裂内继续后行，并在延髓尾侧卷曲，形成第 1 袢，称外侧袢。第 3 段（延髓后段）到达延髓后缘，并在后髓帆内上升。第 4 段（小脑扁桃体上段）在扁桃体上方行走，并形成第 2 袢，称尾袢。在袢顶部分成扁桃体半球支及小脑蚓部支。

临床上椎动脉变异性大，左右常粗细不一，部分椎动脉直接延续为小脑下后动脉。小脑下后动脉闭塞，常表现为以下症状群：前庭神经核损害症状，眩晕、恶心、呕吐及眼震；疑核及舌咽、迷走神经损害症状，病灶侧软腭、咽喉肌瘫痪，吞咽困难、构音障碍、同侧软腭低垂及咽反射消失；绳状体损害症状：病灶侧共济失调；霍纳综合征；交叉性偏身感觉障碍，即同侧面部痛、温觉缺失，对侧偏身痛、温觉减退或丧失。

（2）基底动脉：由左右椎动脉在桥脑下缘汇合而成，向上行走于脑桥前的正中沟内，至脑桥大脑脚沟中点分为左右大脑后动脉，即为基底动脉终点。基底动脉直径约 3～4mm，长约 30mm。主要分支：

1）脑桥动脉：发自基底动脉的一些细小分支，供应脑桥基底部，包括旁正中动脉、长旋动脉、短旋动脉。旁正中动脉约 7～10 支，每支长 3mm，主要供应外展、滑车神经核和动眼神经核的尾部，内侧丘系、锥体束和脑桥小脑束。短旋动脉发自基底动脉外侧壁，约 5～7 支，长约 2cm，主要供应小脑中脚和三叉神经核。长旋动脉发自基底动脉外侧壁，长约 2cm 以上，主要供应展神经核、内侧纵束和面神经核以及脑桥网状结构。

2）小脑下前动脉（anterior inferior cerebellar artery）：是三支小脑动脉中最小的一支，多发自基底动脉起始段，偶有发自椎动脉颅内段，向后下外跨过脑桥，在小脑脑桥角池，位于面神经及前庭蜗神经腹侧及内侧，供血小脑前外侧。

3）小脑上动脉（superior cerebellar artery，SCA）：最为恒定，SCA 起于基底动脉分叉前方，距大脑后动脉约 5mm，在动眼神经下向后外走，再在滑车神经下方及三叉神经上方绕过大脑脚后行。SCA 有两个主要终支，即外侧支，供血小脑半球、小脑上脚、部分脑桥臂；内侧支供血小脑半球的上内面及上蚓部。

4）迷路（内耳道）动脉：迷路动脉细长，直接起自基底动脉下段或小脑上动脉或小脑下前动脉，细长，伴随面神经及前庭蜗神经进入内耳道，分布于内耳迷路。

（3）大脑后动脉（posterior cerebral artery，PCA）：是基底动脉的直接延续，解剖上分 4 段。P1 段：交通前段，自基底动脉分叉部至与后交通动脉连接处；P2 段：环池段，自与后交通动脉连接处至中脑后方；P3 段：四叠体段，此段相当短，自四叠板至距状裂；P4 段：距裂段，是大脑后动脉的皮质分支。P1 与 P2 交界处有一支后交通动脉，借后者与颈内动脉相通。从胚胎发生来看，在胚胎发育早期，PCA 是由颈内动脉发出的后交通动脉（PCoA）的直接延续；在胚胎发育后期，PCoA 逐渐变细小，PCA 在胎儿时的血流就主要来源于基底动脉，但少数情况下，当 P1 段缺如或发育不全很细小，增粗的 PCoA 一直保留下来，向后直接延续形成 PCA 的交通后段，称之为胚胎型 PCA。有 20% 的人存在胚胎型大脑后动脉。其他变异包括双 P1 段、小脑上动脉起自 P1 段以及小脑上动脉与 P1 段共干等。大脑后动脉的分支可分为大脑支、中央支和脑室脉络丛支。大脑支包括海马动脉，颞下前、颞下中、颞下后动脉，颞总动脉，距状动脉、顶枕动脉和胼胝体压部动脉；中央支包括乳头体支、丘脑穿动脉、大脑脚穿动脉、丘脑膝状体支及长旋、短旋动脉；脑室脉络丛支包括脉络膜后内侧、后外侧动脉。

大脑后动脉及分支闭塞致脑梗死占缺血性卒中 5%～15%。大脑后动脉皮质支供应枕叶、颞叶底部，深穿支供应脑干、丘脑、海马、膝状体。大脑后动脉主干闭塞累及枕叶内侧面、颞叶内侧面、丘脑、内囊后肢及中脑多部位，表现为引起对侧同向性偏盲或象限盲，伴黄斑回避现象，偏身感觉障碍或感觉过度、丘脑手、感觉性共济失调、记忆障碍、虚构、动眼神经瘫、核间性眼肌麻痹、眼球垂直性歪扭斜视。若累及穿支闭塞，如丘脑穿通动脉产生红核丘脑综合征：病侧小脑性共济失调、意向性震颤、舞蹈样不自主运动，对侧感觉障碍；丘脑膝状体动脉出现丘脑综合征：对侧深感觉障碍、自发性疼痛、感觉过度、轻偏瘫、共济失调和舞蹈-手足徐动症等。

3. 脑动脉系统的侧支循环　脑动脉闭塞后侧支循环开放共分三级：首先开放的是前交通动脉（ACoA）和后交通动脉（PCoA），即第一级侧支循环，也叫初级侧支循环。当血流压力足够时，二级侧支不会开放。当血流压力不足以满足远端供血时，二级侧支开放，主要是眼动脉逆流和一系列软脑膜侧支形成。此时如果远端供血仍不能得到满足，机体会动用三级侧支，即新生血管。

（1）大脑动脉环（Willis circle）：大脑动脉环由双侧颈内动脉终末段、大脑前动脉 A1 段、前交通动脉以及大脑后动脉和后交通动脉组成，是脑部血液循环最重要的交通枢纽，为两侧颈内动脉系统和前后循环建立良好的侧支循环。当构成动脉环的某一侧动脉血流减少或闭塞情况下，对侧血流即可通过动脉环进行血流重新分配，以维持脑的血液供应。也有学者归纳了颅内的侧支循环特点，认为前交通动脉在侧支代偿中最为重要，后交通动脉次之。

（2）颈动脉-基底动脉吻合：在人类胚胎期，颈内动脉和基底动脉之间有 4 支暂时的吻合，即原始三叉动脉、舌下动脉、内听动脉和第一颈节动脉。胚胎期吻合血管在后交通动脉发育后即退化，而持续存在至成人，即为颈动脉-基底动脉吻合。4 支吻合支中永存三叉动脉最常见，次之为永存舌下动脉及永存内听动脉。三叉动脉起自颈内动脉海绵窦部的近端，擦过鞍背外缘或穿过鞍背向后行、穿透斜坡附近的硬脑膜后向内变为横向走行，通常在小脑上动脉和小脑下前动脉起始部之间连接于基底动脉的远侧 1/3。永存的舌下动脉（persistent hypoglossal artery，PHA）为第二个常见的颈动脉-基底动脉吻合，一般在 C_1～C_2 起源于颈内动脉，向后内弯曲走向扩大的舌下神经管。寰前节间动脉（proatlantal intersegmental artery，PIA）起源于 C_2～C_3 水平的颈内动脉背侧，Ⅰ型走向上后外侧，上升至枕寰间隙并通过枕大孔入颅，发出同侧的椎动脉。

（3）各软脑膜动脉的吻合：大脑前、中、后动脉在大脑半球表面形成一个软脑膜动脉网，相互之间吻合构成侧支循环。若一侧血管分支发生闭塞，软脑膜动脉将发挥一定的代偿作用。

（4）颈外动脉-颈内动脉吻合：当颈内动脉闭塞或严重狭窄时，眼动脉血流方向可能逆流，形成颈外动脉-眼动脉-颈内动脉侧支循环。此外，尚有枕动脉脑膜支与大脑后动脉分支吻合，颈外上颌、脑膜中动脉与大脑中动脉分支吻合等。

（5）中央支之间的吻合：中央支在微动脉间、微静脉间存有吻合，但管腔细，代偿左右不强。

（二）静脉系统

脑静脉系统的血液循环在保障脑血液流通、血供稳定上具有重要作用。脑静脉和硬膜静脉窦共同组成脑静脉系统。

1. 脑静脉　脑内毛细血管逐渐过渡到管径 0.2～1mm 的小静脉，穿脑实质浅出，在软脑膜上形成静脉丛，再集合成较大的静脉，在软脑膜内续行一段后进入蛛网膜下腔，穿过蛛网膜和硬脑膜内层，进入静脉窦。脑静脉腔大壁薄，管壁无平滑肌，无瓣膜，不与动脉伴行。脑静脉包括大脑浅静脉、大脑深静脉、后颅窝静脉 3 组。

（1）大脑浅静脉：位于半球表面，在软膜内自由吻合，形成软静脉丛，最后由细小静脉汇成大静脉，主要收集大脑皮质及邻近髓质的静脉血，数量多，个体差异大。根据走行分为 5 段：起始段，位于灰、白质内，起自毛细血管；软膜段，位于软脑膜内，相邻静脉间借助静脉网构成软膜静脉丛；蛛网膜下腔段，穿出软脑膜进入蛛网膜下腔，行走于脑脊液中，此段没有属支注入；硬脑膜下腔段，位于硬膜窦附近的硬脑膜下腔中，又称桥静脉，可以保障脑在颅内有适当的位移，而不至于撕裂静脉；硬脑膜段，位于硬膜窦旁，附属于硬脑膜上，最后注入硬膜窦，此段外科手术中易损伤。根据浅静脉在大脑表面的位置，可分为：背外侧面浅静脉、内侧面浅静脉和底面浅静脉。其中，大脑背外侧面浅静脉，分布于大脑外侧面的广阔区域，收集皮质和邻近白质的静脉血，以大脑外侧沟为界分为大脑上静脉、大脑中静脉、大脑下静脉 3 组。

1）大脑上静脉：由若干条静脉组成，是一组静脉的总称。大多位于外侧沟以上，主要收集大脑半球上外侧面和内侧面的静脉血。大脑上静脉中最主要的静脉为中央静脉（central vein），收集中央沟两侧中央前后回的血液。额部静脉数最多，顶部次之，枕部最少，均向上注入上矢状窦。额部静脉以垂直方向汇入静脉窦，顶、枕部静脉则斜角向前，入窦角度与窦内血流方向相反，有防止静脉壁塌陷、维持正常颅内压的作用。

2）大脑中静脉：是大脑静脉中唯一与动脉伴行的静脉，与大脑中深静脉相对应，又称为大脑中浅静脉，或 Sylvius 静脉。由岛盖和岛叶的浅静脉网汇合而成，沿外侧沟向前下走行，至颞极附近绕过外侧沟窝至大脑底面，汇入海绵窦。大脑中浅静脉与其他浅深静脉有广泛吻合。大脑中浅静脉通过上吻合静脉，即 Troland 静脉和大脑上静脉吻合，连接上矢状窦；通过下吻合静脉，即 Labbe 静脉与大脑下静脉吻合，连接横窦。与大脑中深静脉相吻合，连接基底静脉。

3）大脑下静脉：位于大脑外侧裂以下，颞叶表面，收集颞叶外侧面以及颞、枕叶底面的大部分血液，汇入横窦、海绵窦和大脑大静脉。

（2）大脑深静脉：为导出大脑半球实质深部静脉血的一组静脉血管，主要收集脑室周围白质、基底核、内囊、间脑及脑室脉络丛等处的静脉血。可分为大脑大静脉系和基底静脉系两部分。

1）大脑大静脉系（Galen 静脉系）：大脑大静脉是一条短粗、脆弱的静脉主干，由前向后经过胼胝体压部急转向上，在大脑镰与小脑幕结合处与下矢状窦共同注入直窦前部。收集两侧大脑内静脉、基底静脉、大脑后静脉、枕静脉、小脑上静脉,以及松果体和中脑顶盖的静脉血。

大脑内静脉,位于第三脑室顶上方,为膈静脉和丘脑纹状体静脉在室间孔上缘汇合而成。自前向后行走,至第三脑室后方汇合成大脑大静脉。收集豆状核、尾状核、胼胝体、第三脑室和侧脑室脉络丛及丘脑等处的血液。大脑内静脉的属支有膈静脉、丘脑纹状体静脉和脑络膜静脉。①膈静脉:在透明隔两侧、侧脑室前角的内侧壁上,收集透明隔、胼胝体嘴和额叶深部的静脉血;②丘脑纹状体静脉:由前终静脉和后终静脉汇合而成,接受尾状核横静脉和尾状核纵静脉的回流,后者又接受来自纹状体上静脉的回流,而纹状体下静脉则汇流至大脑中深静脉。③脉络膜静脉:可分为上、下两条静脉,收集侧脑室脉络丛和邻近海马等部位的血液。其中脉络膜上静脉,位于侧脑室中央部,是大脑内静脉的属支,而脉络膜下静脉位于侧脑室下角,向下汇入侧脑室下静脉或直接进入基底静脉。大脑大静脉还有枕内侧静脉、丘脑上静脉和侧脑室静脉等属支。其中,丘脑上静脉收集丘脑背侧血液,汇入大脑内静脉或大脑大静脉,而丘脑腹侧面和下丘脑的血液流向脚间窝软膜静脉丛,回流至基底静脉系;侧脑室静脉位于丘脑枕部的背面和尾状核尾的表面,回流至大脑内静脉的近端,或大脑大静脉的起始处。

静脉角:由后向前的丘脑纹状体静脉,在室间孔后缘处急剧转弯,注入由前向后行的大脑内静脉(膈静脉的移行支),在两静脉衔接处形成一个向后开放的锐角,造影上称为静脉角,对深部中线结构占位性病变的判断有一定意义。

2) 基底静脉系:基底静脉是深静脉系中重要的主干静脉。主要由大脑前静脉、大脑中深静脉合成,并接受丘脑纹状体下静脉、侧脑室下静脉、大脑脚静脉、中脑外侧静脉和其他属支。由前穿质附近开始,行向后内,经脚间窝外侧,在环池内绕大脑脚向后上方行,汇入大脑内静脉。接受岛叶附近、嗅区、眶回、基底核、上下丘脑和脑干上部的静脉血。可分为三段:①起始点,通常以大脑中深静脉和大脑前静脉汇合处作为起始点。②腹侧段,沿行脑底至大脑脚外侧面,由侧脑室下静脉注入处作为划分腹侧段和背外侧段的标志,呈"S"形弯曲,接受颞浅静脉和脚间静脉的回流。③背外侧段,向后延续直至注入大脑大静脉,属支为膝状体支(上组)和大脑脚间外侧静脉、中脑外侧静脉(下组)。进入大脑大静脉前走行平直时可有细小伴行静脉支,称中脑后静脉(或副基底静脉),收集来自四叠体和内外侧膝状体的血液。

左右基底静脉与其属支之间借助细小静脉相互吻合,在脑底组成静脉环:由前交通静脉、大脑前静脉、基底静脉和大脑大静脉构成,环绕在中脑头端和间脑尾端之间、此处为脑静脉瘤的好发部位。

(3) 颅后窝静脉:共3组静脉。上组静脉(Galen组):包括小脑中央前静脉、蚓上静脉和脑桥中脑前静脉,汇入大脑大静脉。前组静脉(岩组):主要为岩静脉在小脑脑桥角汇合,在内耳道上进入岩上窦。后组静脉(小脑幕组):唯一重要的是蚓下静脉,终于小脑幕窦。

2. 静脉窦　结构上与脑静脉不同,是硬脑膜某些特定部位的隧道空隙,位于硬脑膜的骨膜层和脑膜层之间,窦壁为坚实的纤维性硬膜构成,不具有弹性,没有瓣膜及肌组织。但在脑静脉汇入静脉窦的入口处,有半月瓣等类似装置,调节入窦血流。静脉窦收集脑、脑膜、颅骨板障静脉和眼眶等处的血液;同时,还通过蛛网膜颗粒等结构回收脑脊液汇入静脉血。静脉窦是一个连续的管道系统,主要由上矢状窦、下矢状窦、直窦、窦汇、横窦、乙状窦、海绵窦等组成,最后穿过颈静脉孔延续为颈内静脉。

(1) 上矢状窦:位于颅顶中线稍偏右侧,在颅骨矢状沟和大脑镰的附着缘处。前端细小,起自盲孔,后至枕内隆突附近的窦汇,管腔呈倒三角形,自前向后逐渐增宽。窦的侧壁上有数个静脉陷窝,每个静脉陷窝接受1~3个大脑上静脉的开口,以及突入的蛛网膜粒。上矢状窦具有神经分布,起于三叉神经半月节,刺激或结扎上矢状窦可引起动、静脉压和脑脊液压力的改变,甚至引起呼吸和心跳变化。上矢状窦主要接受大脑背外侧面上部和内侧面上部的血液,以及通过蛛网膜绒毛吸收脑脊液。窦的血流方向向后,血栓形成可影响大脑外侧面静脉的回流,产生较严重的临床症状。

(2) 下矢状窦:位于胼胝体背方大脑镰游离缘上方几毫米左右,呈弓形向后走行,至小脑幕前缘处与大脑大静脉汇合延续为直窦。主要接受大脑内侧面、大脑镰、胼胝体以及扣带回的静脉血。

(3) 直窦:始于胼胝体压部后方大脑大静脉与下矢状窦汇合的膨大处,位于大脑镰与小脑幕的附着处,直行向后,在枕内隆突附近和上矢状窦汇合,并向两侧延伸为左右横窦。直窦仅次于上矢状窦,是颅内第二重要的引流静脉,其管径粗细取决于大脑大静脉和下矢状窦主干的管径。主要收集下矢状窦和大脑大静脉的血液。直窦栓塞可引起类似大脑大静脉的临床症状。

(4) 横窦:位于小脑幕后缘和外侧缘,枕骨的横窦沟中。左、右横窦口径常不对称,一般右侧明显大于左侧。横窦起于窦汇,向外、向前走行至岩枕裂处急转向下,延为乙状窦。除接受上矢状窦和直窦的血液外,行程中横窦还可接受岩上窦、小脑下静脉、大脑枕静脉、枕窦、小脑幕窦、板障静脉以及导静脉的注入。

(5) 乙状窦:位于颞骨乳突部和枕骨内侧面的乙状窦沟内,上续横窦,向下经颈静脉孔延续为颈内静脉。通常岩上窦注入乙状窦近侧段,岩下窦注入远侧段。此外,还接收小脑静脉、脑桥外静脉和延髓静脉的注入。乙状窦沟底部骨壁很薄,仅以骨薄片与鼓室和乳突小房相隔,并借助乳突导血管与颅外浅静脉相交通。因此,耳及其周围的感染可以引起血栓性乙状窦炎,表现为全身感染和颅内压增高的症状。如果发生在管径较粗的一侧(一般为右侧),可出现静脉回流障碍,出现脑淤血、蛛网膜下腔出血的症状;如病变延及岩上窦、岩下窦和海绵窦,可以出现面部麻木、眼球运动障碍、眼球突出,甚至失明。

(6) 窦汇:是上矢状窦、直窦和左右横窦汇合之处。实际上,四个窦真正直接结合在一起的很少,变异情况极为复杂,大致可分为四种类型:简单型(22%)、双分支型(26%)、上矢状窦偏侧型(32%,偏右型多见)和直窦偏侧型(20%,偏左型多见)。其形态和吻合特征有一定的临床意义。

(7) 枕窦:位于小脑镰的附着缘、枕内嵴附近。起于枕骨大孔的外侧缘,与乙状窦交通,汇入横窦。收集脑膜静脉血,又称为脑膜静脉。18%的患者枕窦粗大,临床手术误伤可造成致命性大出血。

(8) 海绵窦:是成对的静脉丛结构,位于颅中窝、蝶鞍的两侧,是一不规则的宽大腔隙。内衬一层内皮,并有结缔组织小梁分为多数相互交通的小腔、呈海绵状。在垂体窝的前、后方,各有一横行支连接两侧海绵窦,分别称为海绵间前窦和海绵间后窦。海绵窦外侧壁与颞叶相隔;内侧壁上部与垂体相邻,下部与蝶窦相邻;上壁与额叶相隔;下壁为蝶骨。窦的前缘有视神经、颈内动脉(床突上段和虹吸部)、眼静脉和蝶顶窦;后缘有岩上窦、岩下窦和基底丛。

出入海绵窦的神经血管很多、很复杂。海绵窦中部在窦外侧壁的内面,自下向上排列有动眼神经、滑车神经、三叉神经的眼神经和上颌神经;颈内动脉在窦内自后向前通过,展神经在眼神经的内侧或颈内动脉的外下方。窦前部,大致与中部相同,但没有上颌神经,且滑车神经在此自上经动眼神经外侧绕至其上方;颈内动脉在前床突内侧稍向前转为向上,称为虹吸弯。窦后部外侧壁的内面,上方有滑车神经、下方是眼神经;颈内动脉自颈内动脉管内口向上继续前行,移行为海绵窦段,展神经贴在颈内动脉外侧通过窦腔。

海绵窦与颅内外静脉有着广泛的交通:海绵间前窦和海绵间后窦将左右海绵窦相连,向前借助眼上静脉与面部内眦静脉沟通;向后借岩上窦与横窦或乙状窦沟通,借岩下窦与乙状窦或颈内静脉沟通,借基底静脉丛与椎内静脉丛交通;向下借卵圆孔处导血管与翼肌静脉丛交通;向上借基底静脉、大脑大静脉与直窦交通,并借大脑中静脉、Trolard 静脉、Labbe 静脉与上矢状窦、横窦沟通。

(9) 颅底其他静脉窦:除上面述及的静脉窦外,颅底还有:①岩上窦,位于颞骨岩部上缘的岩上沟和小脑幕前缘的附着处,前起海绵窦后端,终止于横窦,接收枕后静脉、小脑上静脉的血液;②岩下窦,位于颞骨岩部后缘的岩下沟中,前段起自海绵窦后缘,向后下斜行,至颈静脉孔前注入颈内静脉起始部,接收脑桥和小脑底面的血液;③蝶顶窦,位于蝶骨小翼后缘,向内行汇入海绵窦前缘;④基底静脉窦,是位于斜坡处两层硬膜之间的丛状静脉通道,上端连接海绵窦和岩上窦、岩下窦,下端连接椎内静脉丛;⑤边缘窦,又称寰枕窦,将枕窦和基底-椎内静脉丛连成一体,是颅内静脉和椎静脉间的吻合支;⑥眼岩窦,始于岩上窦,前行在颞骨岩部前面的蝶骨大翼面达眶上裂,与眼静脉吻合。

二、临床生理

脑循环的主要功能是给脑组织供给营养、排出代谢产物,维持脑正常功能。脑是高级神经中枢,是人体最重要器官,血液供应十分丰富,脑重量只占体重的 2%~3%,安静时心脏每搏排出量的 1/5 进入脑。人脑组织利用了全身氧耗量的 20%~25%,葡萄糖的 25%。脑组织的氧、葡萄糖和糖原贮备甚微,一旦完全阻断血流,6 秒钟内神经元代谢受影响,10~15 秒内意识丧失,2 分钟脑电活动停止,几分钟内能量代谢和离子平衡紊乱,如持续 5~10 分钟以上,细胞就发生不可逆损害。可见,脑血流供应正常是脑功能正常和结构完整的首要条件。

(一) 正常脑血流量

正常每分钟约有 750ml 血液通过脑,其中 220~225ml 由基底动脉流入,其余流经颈内动脉。成年人平均脑血流量为 55ml/(100g 脑组织 · min)。实际上脑血流分布并不均匀,白质脑血流量为 14~25ml/(100g · min);灰质为 77~138ml/(100g · min)。脑血流量还随体位、活动、年龄而变化。

(二) 脑血流影响因素

脑血流量(CBF)由脑的有效灌注压和脑血管阻力(R)共同决定。脑有效灌注压为平均动脉压(MAP)和颅内压(ICP)之差。正常情况下,颅内压约等于颈内静脉压,基本为 0。脑血管阻力主要受血管半径调控,与血管半径四次方成正比。因此,脑血流量最主要的影响因素是血管口径,其次是平均动脉压和颅内压,次要影响因素为血液黏度等。平均动脉压主要取决于心脏功能和体循环血压;血管口径则主要取决于神经体液因素调控下的血管壁本身的舒缩功能。

(三) 脑血流量的调控

脑组织在多数时间内处于高代谢状态,并缺乏无氧代谢机制而仅能依赖于葡萄糖供能,且葡萄糖储备很低,所以脑的血液供给系统必须具备快速、精确的调控能力,按照功能需要分区域递送能源及营养物质,带走代谢产物,高精度地控制液体、离子成分和温度等内环境,有效地传送神经信息。

1. 代谢产物对脑血流量的调控循环 血液中 CO_2 分压升高或 O_2 分压降低会引起脑血管普遍舒张,全脑血流量增加,但其作用远不如脑内局部组织中 CO_2 或 O_2 变化的影响。脑血管对脑组织自身代谢产物最为敏感,其中 CO_2 和 H^+ 舒张血管作用最为强烈。CO_2 本身无舒张血管作用,是通过与水结合后产生 H^+ 舒张血管的。其他酸性代谢产物,如乳酸、丙酮酸等也能产生 H^+ 使脑血管扩张。O_2 分压降低引起的血管舒张,可能与腺苷、前列腺素或血管内皮产生的舒血管物质(如一氧化氮)等有关。另外,细胞外 K^+ 及血管平滑肌上的 ATP 敏感性 K^+ 通道,也可能参与了缺 O_2 使脑血管舒张的调节作用。上述代谢产物的产生随脑组织代谢程度而改变,反馈性地调节脑微小血管的舒张状态,调控局部脑血流量供应,满足脑组织功能需要。与机体其他器官不同,脑组织有很多不同的功能区,各区的活动随机体功能状态而不同,因此同一时间内对血流量的需要也不尽相同。脑内某一区域活动加强时,这一区域脑组织所产生的代谢产物增加,进而这一部位脑微小血管扩张,脑血流量增加。例如,强光照射猫眼半分钟,枕区血流量迅速增加,停止光照后此区血流量下降;清醒人体中也有类似观察,如各种运动或情绪刺激时脑部相应区域血流量增加。

2. 灌注压对脑血流量的调控　脑循环灌注压为动脉血压和脑静脉压(或颅内压)之差。正常情况下脑静脉压很低,可以忽略。但在某些病理情况下,如呼吸道内压力升高、体位变化、脑损伤、脑缺血等,可引起脑静脉压(或颅内压)升高,计算脑循环灌注压时则须将脑静脉压(颅内压)考虑在内。

(1)脑血流自动调节:正常情况下,灌注压在一定范围内(60~150mmHg)改变时,可以通过改变血管口径(舒张或收缩)来代偿;平均动脉压升高,脑微小血管收缩,阻力变大;反之,平均动脉压下降,脑微小血管则舒张,阻力变小,从而保持正常血压波动范围内脑血流量相对稳定,该功能被称为脑血管对脑血流的自动调节。当平均动脉压下降至60mmHg时,血管舒张达最大限度,血压继续降低,血管系统无法代偿,脑血流量减少,这个血压临界值称为自动调节下限;同样,平均动脉压升至150mmHg时,血管收缩达最大限度,血压继续升高,血管无法收缩代偿,脑血流量增加,这个血压临界值称为自动调节上限。尽管日常生活中动脉血压有较大波动,但脑血管系统有自动调节功能,脑血流相对稳定,保证了正常的脑功能。并且,脑血流自动调节主要发生在较大的阻力血管,使得微循环处的灌注压及灌流量无大幅度波动,脑组织内环境保持稳定。脑血流自动调节的强度,不同脑区有很大差异,半球白质自动调节能力强于灰质,脑干强于小脑。急性高血压时,小脑灌流量增加及血脑屏障破坏往往早于脑干。

自动调节功能受损或血压变化超出自身调节范围时,可能会产生严重后果。如动脉血压大幅下降,超过了自动调节下限,脑血流量开始减少,影响正常的脑功能,严重时造成脑缺血,甚至脑组织局部坏死。相反,如果动脉血压剧升,超过了自动调节上限,后果更加严重,脑血流量增加引起过度灌注,产生大量氧自由基,使脑血管过度扩张,并严重损害血脑屏障,形成脑水肿。如存在动脉瘤,血压急剧升高,会引起血管瘤的薄弱血管壁破裂,导致脑出血或蛛网膜下腔出血。

(2)脑血流自动调节的机制:脑血流自动调节机制有三种学说:肌源性(myogenic)、神经源性(neurogenic)、代谢性(metabolic),三者作用的权重,目前仍未一致。一般认为代谢物质在脑血流自动调节中可能起主要作用,尤其是在灌注压下降时,缺氧引起脑组织释放腺苷,使血管强烈舒张。肌源性机制相对较为次要,神经性因素往往在某些病理情况下才会起作用。近年来发现,血管内皮在脑血流自动调节中有重要作用。动脉血压升高,脑血管跨壁压升高牵张血管壁,内皮细胞受到的切应力发生改变,通过机械化学机制,血管内皮产生、释放的舒张因子(NO)减少,使血管收缩、脑血管阻力增加,从而维持血压升高状态下的脑血流量相对稳定。

同时,脑血管的基础张力对脑血流调节也有一定影响:当动脉血 CO_2 分压升高或 O_2 分压降低时,脑血管发生强烈舒张,此时脑血流自动调节舒张血管、对抗低血压功能就会受到抑制甚至丧失;刺激交感神经使脑内血管收缩,自动调节曲线会向右平移,动脉血压中度或严重降低时,脑血管扩张增加脑血流量的能力也会受到影响。

此外,动脉血压长期升高,脑血管结构发生一系列病理变化,如血管壁变厚,使脑血管对缩血管物质的敏感性增高,导致自动调节曲线右移,维持脑血流量在较高血压范围内保持相对稳定。这一系列变化尽管是脑血管的适应性保护作用,但也导致对舒血管物质的反应能力降低。在脑活动增强,代谢产物增多时,或者血压急剧下降时,脑血管不能最大限度地舒张,不能满足脑血流量的正常供应而产生脑缺血。

3. 神经系统对脑血流的调控　虽然脑血管系统分布有交感、副交感和感觉神经纤维,但在生理状态下,这些神经纤维对脑血流量的调节不起主要作用。而在某些病理情况下,这些神经末梢可能对脑血管及血流量有一定的整合作用。例如,在激烈运动或其他因素使循环系统活动剧增时,控制脑血管的交感神经系统能使大血管或中血管收缩,防止小血管内血压过高而引起脑出血。

4. 血液流变学因素对脑血流的调控　在大血管端,血液流变学特性近乎线性,脑血流量与血液黏度的关系符合Hagen-Poiseuille公式;而在微循环端,由于多种因素的影响,血液流变学特性变为非线性,血流量与血液黏度的关系非常复杂,无法一概而论。一般来说,血液黏度增高可使脑血管阻力增加,脑血流量减少。

5. 颅内压对脑血流的调控　临床和实验观察显示,颅内压在一定范围内($100 \sim 450mmH_2O$)升高时,动脉血压也相应升高,二者关系呈线性正相关。这是因为颅内压升高压迫延髓心血管中枢,交感神经兴奋,引起外周血管收缩,动脉血压升高,从而维持脑血流量相对稳定。但颅内压由于各种原因(如脑内肿瘤等)急剧升高超过 $450mmH_2O$ 时,脑血流量则随颅内压的继续升高而降低,二者关系呈负相关。

三、病因与危险因素

(一)病因

广义上病因就是导致疾病发生的原因,但这一概念过于模糊,难以应用于临床实践。按照广义因果观,病因可理解为能引起或促使疾病发生的某种事件、情况、特征或多种要素的组合。病因可以来自疾病宿主体内,如遗传、年龄、性别、心理等,也可来自宿主赖以生存的自然和社会环境,如生物、物理、化学因素,以及经济、婚姻、风俗等。根据与发病的关联强度,病因可分为充分病因(sufficient cause)和必要(需)病因(necessary cause)。充分病因是该病因的存在必定(概率为100%)导致某疾病发生,而必要病因则是该疾病发生前必定(概率为100%)存在的因素。必要病因在传染性疾病中随处可见,如患结核病前必定感染结核分枝杆菌。后来又提出了复合病因的概念,即多个既不属于必要病因又不属于充分病因的因素,可以构成能引起某个疾病的复合病因,因而认为疾病是多种因素共同作用的结果。即便是有必要病因的传染性疾病,也需要多种因素共同致病,就是说单纯接触结核分枝杆菌尚不足以引发宿主罹患结核病,还必须辅以免疫力下降等因素才可发病。多种因素与疾病之间有一张复杂的因果关系网，各因素与疾病之间可以是间接关联或直接关联，可以是必要病因或充分病因，或者是复合病因。而危险因素（risk factor）则是指那些与疾病的发生有正联系，但其本身又不是充分病因的，或非直接病因的相关因素。以结核病为例，结核分枝杆菌是直接的必要病因，免疫力下降、居住环境通风不畅、疲劳等非直接因素则为危险因素。

具体到脑血管的发病原因，也是具有多层次、多种致病因素共同形成的因果网络，有些因素属于脑血管病发生的直接原因，有些则距离较远，属于非直接原因。例如糖尿病、高胆固醇、高血压等，并非直接导致卒中的发生，而是引起慢性大中动脉粥样硬化和高血压小动脉硬化等基础血管病变，属于脑血管病发生的非直接原因。因而，在此将与脑血管病发生直接关联的、导致脑血管病发生的直接原因，归类为脑血管病的病因；将距离较远的、与脑血管病发生非直接关联的因素，归类为危险因素。根据解剖结构和发病机制，脑血管疾病的病因可分为以下几类：

1. 血管壁病变　高血压性动脉硬化和动脉粥样硬化所致的血管损害最为常见。有资料表明，脑出血患者93%有高血压病史，脑血栓形成的患者86%有高血压病史；70%脑血管疾病患者有动脉粥样硬化病史。其次是各种感染和非感染性动脉炎，如结核、梅毒、钩端螺旋体及结缔组织病等侵犯脑血管引起的脑动脉炎。再次为先天发育异常，主要是指颅内动脉瘤、血管畸形和先天性血管狭窄、扩张或迂曲等。另外还有各种损伤（外伤、颅脑手术、插入导管、穿刺等）所致的血管损伤和中毒、药物、肿瘤等所致的血管损害。

2. 血液成分改变　循环于血管内的血液本身成分的异常，也是引起脑血管病的重要原因。包括各种原因所致的血液黏稠度增高，如高脂血症、高血糖症、高蛋白血症、脱水、红细胞增多症、白血病、血小板增多症、骨髓瘤等，另外还有凝血机制异常和严重的贫血，特别是应用抗凝剂，服用避孕药，弥漫性血管内凝血和各种血液性疾病等。

3. 心脏病和血流动力学改变　风湿性心瓣膜病、先天性心脏病、细菌性心内膜炎、心房纤颤等引起的心内栓子脱落是心源性栓塞的主要病因；高血压、低血压和心脏功能障碍（冠心病、心力衰竭、心房纤颤和传导阻滞等）常引起血流动力学改变，是脑血管病发生的重要诱因。

4. 其他　包括空气、脂肪、癌细胞和寄生虫等栓子，脑血管受压、外伤等。妊娠和各种原因导致的缺氧如溺水、窒息、麻醉意外、肺不张、呼吸衰竭、大出血和休克等。

（二）危险因素

危险因素（risk factor）的概念，最早见于 Kannel 等著《冠心病形成的危险因素》（1961），是用以表示任何可测定的伴冠心病、脑卒中等较高发作的因素，是通过对人群中个人特征与心血管疾病发病率的关系进行前瞻性流行病学研究后，推论出来的结果。因此，Kannel 指出，危险因素是流行病学研究证实的发病率与个人特征的某种联系，其中的相关因素可能是疾病发病的直接病因，也可能是原有代谢异常的继发表现，或疾病的早期症状，不能简单地看作为发病的病因。对危险因素认识的最大价值，在于对病因及以后的有效治疗提出假设。并且，对于危险因素的识别，可以尽早采取措施进行清除或减少，从而减少疾病的发生，降低发病率和死亡率。

脑血管疾病属于复杂疾病，是由多层次、多种致病因素共同形成的因果网络导致的，单一危险因素与脑血管疾病的发病并不一定有必然的因果关系，但一个或多个危险因素的存在将增加脑血管病发病的概率。脑血管疾病危险因素通常可分为不可干预性危险因素和可干预性危险因素两大类，前者是指不能控制和治疗的危险因素，后者为可控制和治疗的危险因素。

1. 不可干预的危险因素

（1）年龄：最重要的独立危险因素。55岁以后每增加10岁患脑血管病发病率增加1倍以上。

（2）性别：男性脑血管病的发病率比女性高30%，且男性脑血管病的病死率也比女性高。

（3）遗传：家族中有脑血管病的子女发生脑血管病的可能性明显升高。

（4）种族：黑种人脑血管病的发生率明显高于白种人。中国和日本等亚洲人群的脑血管病发病率也明显较高。

2. 可干预的危险因素

（1）高血压：是公认的脑血管病最重要的独立危险因素。血压越高，卒中发生的风险就越大，二者呈正相关线性关系。高血压患者群的脑卒中危险性是正常人群的3~6倍。

（2）吸烟：吸烟导致脑血管疾病的危险性与吸烟的量成正比，最高可达不吸烟人群的6倍。戒烟可以降低脑血管病的危险性。

（3）糖尿病：也是脑血管病最常见的独立危险因素。糖尿病患者发生缺血性脑血管病的危险性是普通人群的2~3倍。适量运动对血糖的控制有重要意义。

（4）心脏疾病：各种心脏病，如心房纤颤、急性心肌梗死、心肌病和先天性心脏异常（如卵圆孔未闭、房间隔缺损）等均可增加脑血管病的风险。及时治疗心脏病可减少脑血管病的发生率。

（5）血脂异常：血脂过高是导致动脉硬化和脑血管病的重要危险因素。注意饮食和使用药物控制血脂水平，可降低动脉硬化程度，并可减缓脑血管病的进展。

（6）无症状性颈动脉狭窄：为脑血管病潜在性危险因素。当狭窄程度加重或发生血流动力学改变时，可发生缺血性脑血管病。

（7）短暂性脑缺血发作（TIA）：既是一种脑血管病，也是一种危险因素。30%脑梗死患者在发病前曾有过TIA的病史，33%的TIA患者迟早要发展或再发生完全性卒中。

（8）镰状细胞病：20岁镰状细胞病患者卒中的发生率至少为11%，其中相当一部分是通过大脑磁共振发现的“无症状性”卒中。

（9）雌激素：绝经后如果大量使用雌激素替代治疗，卒中发生的风险可升高40%。

（10）饮食和营养：钠的摄入量过多伴随卒中风险的增高，钾的摄入量增加伴随卒中风险的降低，可能与降低血压有关。增加水果和蔬菜的摄入量与降低卒中的风险之间存在着剂量效应。

（11）体育锻炼缺乏：增加体育锻炼，被证实对卒中的预防能够起到有益的作用。

（12）肥胖：也是导致心脑血管疾病发生的重要因素，同样也是病死率比正常人群明显增加的重要因素之一。

（13）酗酒：长期大量饮酒可引起脑动脉硬化或颈动脉粥样硬化，最终可导致脑血管病。

（14）其他：包括代谢综合征、口服避孕药、药物滥用、睡眠呼吸障碍病、偏头痛、高同型半胱氨酸血症、高脂蛋白血症、高凝、炎症、感染等。

四、血管事件发病机制

缺血性卒中和出血性卒中是急性脑血管疾病主要的两大类型。缺血性卒中是脑循环系统病变引起某血管闭塞，导致脑组织局灶性缺血坏死、功能障碍等连续动态复杂的疾病过程。而出血性卒中，则为脑血管系统病变，无论何种原因，最终导致血管破裂形成血肿，或者流入脑室或蛛网膜下腔。血肿或血液周围的组织，发生一系列病理生理变化，表现为序列复杂功能障碍的疾病过程。因此，无论缺血性还是出血性脑卒中，都涉及循环和神经两大系统，分为脑血管事件和其导致的神经病理过程。

（一）基础因素

脑血管事件形成非常复杂，是众多因果链相互作用最后的血管结局。根据德国病理学家 Rudolph Virchow 的观点，血管事件发生以前具备了三大基础因素：血管壁、血流动力学和血液构成的改变。这些因素相互作用，积累到一定临界点，在促发因素的作用下，引爆脑血管事件。

1. 基础血管病变 在脑血管事件形成中居于重要位置，但其形成错综复杂，是多层次、多种致病因素的因果网络共同导致的结果。先天遗传、年龄、性别等不可改变因素，以及社会因素、不良生活方式等危险因素，引发一系列基础心血管病变，例如高血压、糖尿病、高脂血症等。进而该基础心血管病导致动脉粥样硬化、高血压小动脉硬化、心房颤动等心血管系统自身病变，形成脑血管事件发生的最重要的血管基础病变。这一系列危险因素和病因，因果关系错综复杂，是立体的因果网络。但从对脑血管事件作用的间接或直接的关系程度，可粗略地分为三个层面（图 9-1-1）。第一层次是遗传与社会环境因素，包括遗传基因、年龄、性别等不可改变的危险因素，以及教育程度、经济收入的高低等社会因素。它们是所有疾病的危险因素，并非脑卒中特异的。这些关系程度小的危险因素与脑卒中的发生有较少的因果确定性。但改变这些背景原因，有可能起到某种放大效应。因此，这种改变有可能对健康带来基本和持续的改善。其次是不良的生活方式，如烟草使用、缺乏运动、有害使用酒精以及不健康饮食。这些行为危险因素是非传染性疾病共同的危险因素，可使个体发生四个代谢和生理方面的变化：高血压、高血糖、高血脂、超重和肥胖。因此，这些导致代谢性/生理性改变的危险因素，又被称作“中间危险因素”。第三个层面，则指代谢/生理变化危险因素——糖尿病、高脂血症、高血压三大心脑血管病“相对直接病因”的危险因素。其本身

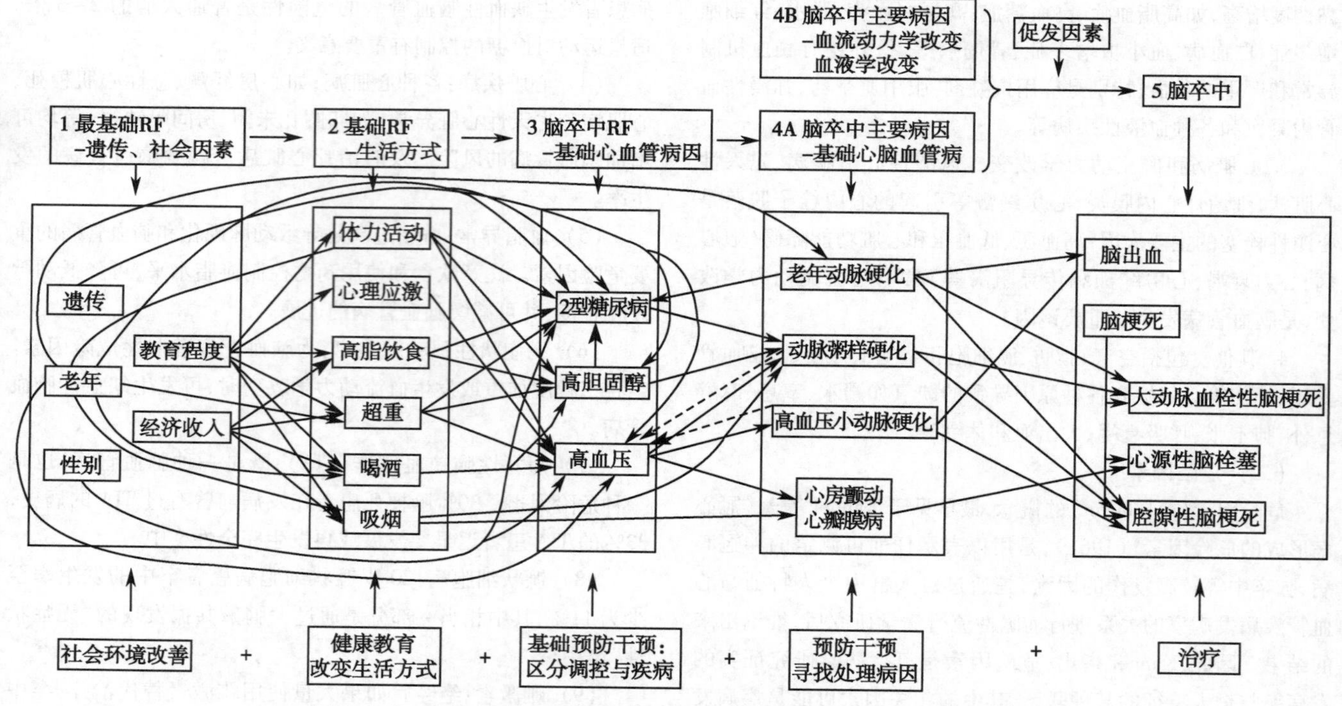

图 9-1-1 脑卒中病因、危险因素（RF）构成因果网络及防治策略示意

既是常见的代谢、血管系统的常见病症，又是导致血管系统本身病变，构成心脑血管病变的基础血管病变：高血压小动脉硬化和脑动脉粥样硬化。

（1）高血压脑小动脉硬化：动脉血压升高，会导致脑灌注压升高和血管壁张力加大。通过多种机制启动脑血流自动调节功能，小动脉平滑肌收缩，以维持脑血流稳定和小动脉血管口径。如动脉血压过高，超过了脑血流自动调节范围，超出了小动脉平滑肌收缩的最大能力，小动脉被动扩张，血管壁所受张力加大，血管内皮、基底膜的通透性增加，血浆成分渗入，导致小动脉纤维素性坏死，进入急性失代偿。但是，如动脉血压缓慢逐渐升高，小动脉壁则发生结构性代偿：平滑肌细胞转化为合成型，除本身肥大、增生外，还合成分泌胶原等血管壁结缔组织，使血管壁重构增厚，坚固性增加。同时血管的舒缩性降低，自动调节上下限均升高；管腔狭窄，通畅性降低。长期高血压状态，还导致管壁平滑肌玻璃样变、纤维素样坏死；小动脉壁变薄部分可在高张力下膨出成为微动脉瘤。以上病理改变可先后或同时存在。管腔狭窄的细小动脉和微动脉瘤内血栓形成，作为主要原因导致腔隙性脑梗死；皮质下广泛的小动脉玻璃样变、管腔狭窄，引发皮质下白质灌流不足、脑室周围白质脱髓鞘，最终发生脑小血管病的血管性认知障碍或痴呆；而小动脉壁局部严重的纤维素性坏死、变薄，和微动脉瘤破裂则是导致脑出血的主要原因；高血压还可使较大动脉分叉处形成袋状动脉瘤，合并动脉粥样硬化易形成梭形动脉瘤，是蛛网膜下腔出血的常见原因。

（2）脑动脉粥样硬化：主要侵犯管径 500μm 以上的供应脑的颅内外大、中动脉。长期高血压是动脉粥样硬化形成的重要的促进因素。高血压同样影响大、中动脉的中膜平滑肌，发生平滑肌和管壁的功能代偿和结构代偿，致使管壁增厚、管腔变窄。除血压对血管壁的直接损害，管腔内的血流速度增快，血流对内膜的切应力增大，共同损伤血管内皮细胞。内皮通透性增大，结合血脂增高，血液脂蛋白渗入内膜，导致内膜增厚，粥样硬化斑块形成，血管腔更加狭窄。其中的易损斑块，在血流动力学作用下，可发生破裂、溃疡、出血，诱发原位血栓形成，引起动脉闭塞及其供血区脑梗死；脱落的粥样硬化斑块或血栓碎片可成为动脉-动脉栓塞的栓子，栓塞更远端的动脉；严重的管腔狭窄，可明显增加血流阻力，导致该血管灌注区血流量下降、灌注不足，特别是在动脉血压波动性降低时则更加明显，发生血流动力学性脑梗死。

（3）发育异常和遗传：血管的先天发育异常以及遗传性疾病，包括动脉瘤、动静脉畸形以及各级血管的发育不全、狭窄、扩张、迂曲等，这些血管病变可以引起脑出血、蛛网膜下腔出血，也可导致脑梗死。其中，大脑动脉环先天发育缺陷，严重影响侧支循环血流的形成，是脑梗死是否发生及严重程度的重要影响因素。

（4）炎症：各种致炎因子和炎症过程，均可损害血管壁功能和结构，破坏脑血管的完整性和畅通性，形成脑卒中发生的血管基础病变，是缺血性卒中发生的较常见原因之一。

（5）心脏病变：心脏虽然不是血管，但也是心血管管道的组成部分，是特异化、可收缩、提供血流动力的特异性管道。因此，风湿性心瓣膜病、先天性心脏病、细菌性心内膜炎、心房颤动等引起的心内栓子脱落，随血流飘动，栓塞远端的脑血管，形成心源性脑栓塞。

（6）其他：中毒、代谢及全身性疾病导致的血管壁病变如血液病、肿瘤、糖尿病、结缔组织疾病、淀粉样变等，也可引起出血性或缺血性卒中。

2. 血流动力学改变　血流动力学因素对脑卒中血管事件的全过程都有重要作用，既参与了基础血管病变形成，也是血管事件发生的重要促发因素（详见后述）。

3. 血液成分异常　血液中的任何一种成分异常，包括血细胞和蛋白成分，都可以是脑卒中发生的原因，特别是青年卒中。例如镰状细胞贫血，可由高凝状态导致大动脉早期发生动脉硬化，引起分水岭性缺血和梗死。真性红细胞增多症时红细胞压积增高可促发脑血栓形成，白血病也可并发脑出血。血小板减少或功能异常常引起脑出血或蛛网膜下腔出血。先天性凝血酶Ⅲ缺乏症、蛋白 C、蛋白 S 和补体 C2 缺乏是儿童期卒中常见病因；然而有些凝血异常则是系统性疾病中急性期的反应性表现，如纤维蛋白原、凝血因子Ⅶ和凝血因子Ⅷ刺激性反应，程度较重时也可引发卒中。

（二）促发因素

血管事件发生前，上述的三大基础因素：血管壁、血流动力学和血液构成的改变，相互作用、逐渐积累，达到临界状态，处于血管事件发生与否的危险平衡中。此时，如气象因素、心理应激、疲劳、脱水等非严重的“平常事件”，可能引起动脉血压、心率/律、凝血状态等功能性指标上下波动或改变，打破血管事件发生与否的危险平衡，血管事件发生。这些功能性指标的波动或改变的幅度，如无血管、血流动力学和血液学改变的长期积累，则完全在机体的有效代偿范围内，不会导致血管事件的发生。

促发因素的具体指标以及改变到何种强度，才能引发血管事件的发生，目前尚处于研究的起步阶段。但脑卒中防治的这一方向至关重要，如能及时发现患者的具体促发指标，并及时有效干预，则能有效预防该次血管事件的发生，极大地改善防治效果，提高患者的生活质量，节约大量有效医疗资源。现认为可能与促发因素有关的生理指标，或本身就是促发因素的指标如下：

1. 血流动力学因素

（1）高血压或低血压：瞬时高血压是出血性卒中重要诱发因素，一过性低血压可诱发缺血性脑血管病。

（2）侧支循环：代偿不全。

（3）心脏病：心功能不全、心律失常可诱发脑梗死。

（4）血容量改变：血容量不足，血液浓缩可诱发缺血性卒中。

2. 血液成分异常

(1) 高血黏度：异常的高血黏度，可诱发脑梗死。

(2) 血小板减少或功能异常：常引起脑出血或蛛网膜下腔出血。

(3) 凝血或纤溶系统功能障碍：可引起出血或缺血性卒中。

五、血压或血液流变学机制

血流是血管内血液的流动，血流动力学关系是血流和血管壁的基本关系，所有的循环生理调控和病理过程，都是以血流动力学规律为基础的，为循环系统最基本的工作原理。动脉系统不是简单的刚性管道，是具有黏弹性的复杂、不对称、多分枝、几何形态多样的复杂管道系统；期间的血流又是脉动流，血管壁所受张力在局部多不对称，且周期性变动。因此，血流动力学在血管事件的发生中具有复杂的因果关系。基本的血流动力学公式如下：

泊肃叶(Poiseuille)定律 $Q=\pi r^4\Delta p/(8\eta L)$，其中 Q 为体积流量，Δp 为管子两端压强差，r 为血管半径，L 为管长度，η 为黏滞系数。

拉普拉斯(Laplace)定律 $T=Pr/h$，其中 P 为血流压力，T 为血流对动脉壁的作用力，r 为管半径，h 为厚度。

伯努利(Bernoulli)方程 $P_1V_1=P_2V_2$，其中 P 为血流压力，V 为血流速度。

管壁切应力(τ_w) $=\eta dv/dr$，其中 η 为黏滞系数，v 为血流速度，r 为血管半径，d 为求导符号，dv 和 dr 分别是对血流速度和血管半径进行求导。

雷诺数(Re) $=\rho vr/\eta$，其中 ρ 为血液密度，v 为平均流速，r 为血管半径，η 为黏度。

泊肃叶定律可用于说明动脉血压在一定范围内变动时，机体通过调控血管半径稳定器官血流量；或者通过血管半径的改变，在器官间重新分配血流量以适应新的功能。拉普拉斯定律，主要用于解释血管壁向外扩张的张力与动脉血压和血管半径以及血管壁厚度之间的关系。血压升高或者血管半径变大，血管壁承受的向外扩张的张力随之加大，为保持血管口径的稳定，或者短期增加平滑肌的收缩程度，或者长期管壁重塑，增加管壁的强度，适应新的血压数值。伯努利方程主要解释血管狭窄时，狭窄段与非狭窄段相比，血流速度增快、压强降低。管壁切应力公式说明，血管内膜所受切应力和血黏度与流速成正比，与血管半径成反比，即血黏度越大、流速越快、血管半径越大，血管内膜受到的切应力越大。而内膜受切应力的改变，是动脉粥样硬化形成和易损斑块破裂的重要因素。雷诺数公式则说明随流速增快、血管半径变大、血液黏度降低雷诺数增大，超过临界值后，特别是在心脏射血的减速阶段，血流由层流变为湍流，从而导致血管内膜损伤。

(一) 影响高血压病的形成和恶化

正常生理状态下，动脉血压保持相对稳定，但在体力、脑力活动和应激状态、睡眠时，各器官对血流量需求不同，则需要机体通过各种机制和途径按照泊肃叶定律基本规律进行重新分配。但在某些生理或病理状态下，该重新分配仍无法满足某重要器官血流量的需要，机体则动用更广泛的全系统调控，如增加心排血量、增加外周阻力等，升高动脉血压，满足该器官的新血流量需求，从而开启了高血压的大门。但对全身其他不需要增加血流量的多数器官，升高的动脉血压则会导致供血过多，因而必然通过收缩小动脉半径来维持原有的血流量。该类器官阻力血管如长期收缩，将引起动脉壁的结构代偿，小动脉中膜增厚，平滑肌减少，胶原纤维增多，管腔变窄，管壁坚固性增加，舒缩性减少，从而适应了较高的血压水平，而不耐受原来较低的血压(因动脉壁结构性舒张能力降低)。这意味着全身供血动脉结构都发生了改变，以适应较高的血压数值，成为持续的慢性高血压。同时，这一过程中，心脏为适应外周阻力的增加，也经历类似的结构性改变，心肌向心性肥大。动脉血压的升高，除增加器官灌注压外，也导致小动脉壁向外扩张的张力明显增大，成为引起小动脉结构性代偿的因素之一。因为小动脉壁血管半径(r)/血管厚度(h)比值缩小的适应性改变，有利于血管口径相对稳定地保持和避免血管破裂。这一小动脉壁的结构代偿，逐渐进展为高血压小动脉硬化，引起一个或多个靶器官的血流量进一步减少，进而要求继续调控血压升高，形成高血压与小动脉硬化的恶性循环。

(二) 参与动脉粥样硬化全过程

血流动力学改变，不仅参与了动脉粥样硬化斑块的发生和演变过程，也是易损斑块破裂或出血的重要因素。近年来研究表明，动脉粥样硬化病变的发生和进展是由全动脉系统、局部血流动力学因素和管壁重塑反应性共同决定的。各种动脉粥样硬化病理改变都是血管壁对血流动力学作用产生血管壁重塑的结果。在系统性危险因素血流环境下，低壁切应力通过多因子影响动脉壁，经内皮细胞将生物力学刺激转换为病理生理反应，启动复杂的细胞内信号转导网络，导致动脉粥样硬化斑块形成。同时部分血管平滑细胞也由收缩表型转化为合成表型和促进斑块增长。在动脉粥样硬化的更高级阶段，低壁切应力还能加剧重要区域易损划块的进展和演变。血流动力学的改变不仅产生和加速动脉粥样硬化，也可导致斑块突然断裂或出血，血流作用力有可能诱发斑块结构的突然变化。血流流过狭窄节段时，流速增加、压强降低，在斑块顶端形成压力梯度，产生一个“去顶力(unroofing force)”，引起斑块溃疡、断裂和出血，继发血栓形成和栓塞，导致管腔严重狭窄或闭塞。

六、病　　理

(一) 缺血性病变

无论原位血栓形成或栓塞引起的脑血管闭塞，结局都是该血管灌注区域局部脑血流障碍，使脑组织缺血、缺氧。急性脑血管病的早期，局部神经组织的血流并未完全中断，留有少许残余灌流。缺血脑组织的突触传递丧失,离子泵和能量代谢衰竭的程度,以及缺血灶的大小都与残余血流量多少和持续时间密切相关。

局部脑组织血流下降时,受累脑组织能否存活取决于缺血的程度和持续时间,以及侧支循环的代偿能力。动物实验提供了脑缺血阈值的大概数值:脑血流降至大约每分钟 20ml/100g 脑组织时,脑电活动即会受到影响,诱发电位丧失、脑电变平;随着脑血流继续下降,脑氧代谢率也会随之下降;脑血流降至每分钟 10ml/100g 脑组织以下时,细胞膜与细胞正常功能会受到严重的影响,导致不可逆的损害,在该阶段缺氧抑制线粒体代谢、细胞内酸中毒,细胞内外离子平衡无法维持,细胞膜功能衰竭;脑血流降至每分钟 5ml/100g 脑组织以下时,神经元会在短时间内死亡。脑血流膜功能衰竭阈值以上时,短期内恢复灌流,神经元仍可能存活并恢复功能。与电活动阈值共同构成了缺血半暗带或半影区(ischaemicpenumbra)血流的上下限。一般梗死灶中心区血流处于膜衰竭阈值以下,发生了不可逆性损害。但在中心区的周围还存在一缺血边缘区,血流量处于两阈值之间,可以向两个结局方向发展:如血流快速恢复,功能则可恢复正常;如血流继续下降至膜衰竭阈值以下或持续超过一定时间,则可能成为梗死灶的扩大部分。因此,半暗带可定义为:有潜在可救活脑细胞的缺血边缘区。但半暗带并不完全是一单纯的解剖学区域,而更倾向是一血流动力学过程。但近来研究表明,缺血性卒中后某些患者有相当容积的、潜在存活的脑组织,且持续一段时间,是目前临床和影像诊断的靶标,成为血管内治疗、血管再通恢复灌流,适宜患者选择的生物标志物。半暗带也可变为局部充血带,可能与局部血管功能缺血受损,自动调节功能消失、CO_2 和乳酸等代谢产物堆积等有关。充血带内血流量虽然增加,但平均耗气量减少、脑损害继续,称为“过度灌注”。增加的血流量会加重充血、脑水肿甚至转化为“出血性梗死”。

神经元缺血时,可启动一些生化机制变化加速细胞的死亡,称为缺血性级联反应(图 9-1-2)。该反应是时间和空间上系列演变的复杂事件,可持续几个小时、几天,甚至持续到血液循环恢复(图 9-1-3)。中间因果关系非常复杂,一个事件可能由一个或多个其他事件引起,不同程度缺血的脑细胞可以通过不同生化过程导致相同或不同的事件,具有高度异质性。一般可概括为:局灶性脑灌注不足,导致细胞能量代谢衰竭、兴奋性氨基酸毒性、氧化应激、血脑屏障障碍、微血管损伤、止血功能激活、缺血后炎症,最后神经元、胶质细胞和内皮细胞死亡等多个相互关联的不同层级和阶段。

缺血导致细胞能量代谢失常、细胞膜离子平衡障碍:钾离子穿过细胞膜到达细胞外,钙离子进入细胞内;胞内钙超载会极大降低细胞膜控制离子跨膜转运的能力,导致线粒体功能衰竭(正常情况下,细胞内外的钙离子浓度相差 10 倍)。缺氧还导致自由基的生成,进而氧化细胞器内或细胞膜中的脂肪酸,发生过氧化。同时,缺氧使葡萄糖发生无氧代谢,导致乳酸堆积而引起酸中毒,进一步损伤细胞的代谢功能。

神经递质的活性,主要是兴奋性神经递质(谷氨酸、门冬氨酸、红藻氨酸等)的活性,在缺血脑组织中明显提高。由于缺血、缺氧引起能量耗竭,使细胞外 K^+ 浓度升高,神经元去极化,引起神经末梢内谷氨酸大量释放,以及神经末梢和胶质细胞摄取活动逆转,导致胞外谷氨酸浓度迅速升高,持续过度刺激兴奋性氨基酸受体,大量 Ca^{2+} 内流和胞内钙库释放 Ca^{2+},导致胞内 Ca^{2+} 超载,引发一系列毒性反应,使神经元坏死。

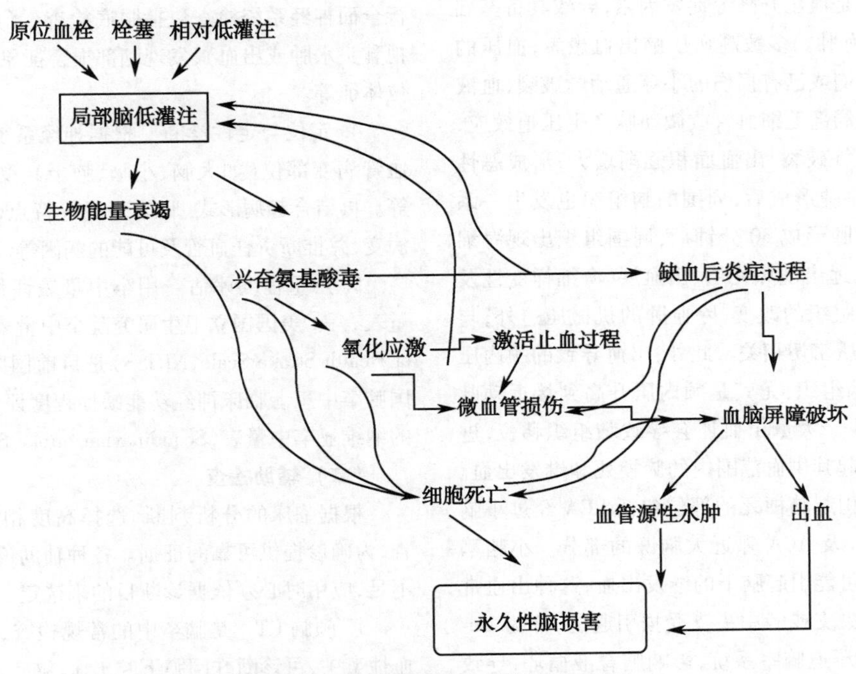

图 9-1-2 脑缺血病理级联(缺血瀑布)

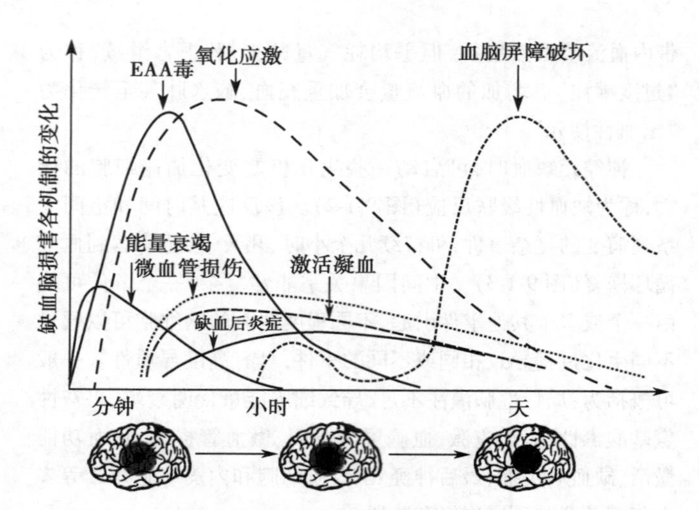

图 9-1-3　脑缺血病理级联各机制及缺血半暗带随时间的进展过程

EAA,兴奋性氨基酸。

脑缺血组织局灶性代谢性改变的缺血性级联反应是一种恶性循环,导致神经元损伤程度不断加重直至死亡。钠、钾、钙离子的浓度改变、氧自由基的释放、酸中毒、兴奋性神经递质的释放加重了细胞的损伤,而损伤的脑细胞又引起更多的生化改变,加重或致使更多神经元的损伤,形成恶性循环。缺血程度较重者,即使缺血脑组织恢复灌注,其损伤也不可逆转;缺血程度较轻时,虽不足以引起神经元坏死,但可通过启动细胞凋亡损伤脑组织。因此可以看出,脑血管事件导致的脑缺血过程因果关系复杂,缺血低灌注这一主要矛盾不能及时打断,缺血性病理级联一旦启动,再应用针对微观病理生理机制的干预措施,很难有效阻断缺血级联的恶性循环,显示临床疗效。

（二）出血性病变

脑出血最基本机制是血压升高等促发因素,导致具备基础病变的血管破裂,形成血肿。多数高血压脑出血患者,血压的突然升高可以引起动脉瘤或已有损伤的小穿通动脉破裂,血液渗出。渗出的血液可对局部毛细血管或微动脉产生压迫效应,进一步引起更多的小血管破裂,出血面积逐渐增大,形成恶性循环,直到血肿稳定。血肿形成后,周围的脑组织也发生一系列的病理生理变化。血肿形成 30 分钟后,周围组织出现海绵样变性,6 小时后由近及远出现坏死层、出血层、海绵样变性及水肿等变化。这些周围组织的改变,除血肿的机械压迫外,与血红蛋白和血管活性物质密切相关。此外,出血导致的颅内压增高,可以影响到其他脑组织,尤其是颅内压升高到接近动脉血压水平时,脑供血减少。大量出血还会导致脑组织移位,进而压迫或牵拉动脉而引起其供血范围内的脑梗死和继发出血。最常见的继发血管改变引起脑梗死的部位包括 PCA 经过小脑幕和颞叶内侧之间时,以及 ACA 邻近大脑镰的部分。小脑幕裂孔处脑干上部的变形可能引起脑干的继发出血,这种出血常是由脑干穿通动脉的中央支或旁中央支受损引起的,称为 Duret 出血。脑组织移位如压迫脑室系统,影响脑脊液循环,导致严重颅内高压,甚至形成脑疝。出血导致的周围组织缺血、缺氧、脑水肿、颅内压升高,又阻碍静脉回流,增加脑循环阻力,更加重脑缺血、脑水肿和颅内高压,形成恶性循环,甚至危及生命,尤其是小脑和脑干出血,更加凶险。

综上所述,急性脑血管病是血管事件发生导致系列神经病理生理变化的临床表现。血管事件本身就是众多因果链相互作用到血管的结果,特别是血管的基础病变,在血管事件发生中具有重要价值,是目前脑血管病防治的主要靶标;促发因素的防控也具有巨大的临床意义,如能干预促发因素终止血管事件的发生,则避免了后续的神经组织损害;神经病理生理变化机制复杂,包含众多复杂的因果关系,一旦启动,目前尚无肯定有效的干预措施,最大限度地减轻神经损害,因此急性脑血管的防控还是应该聚集于血管事件的防控。

七、诊　断

脑血管疾病的诊断过程,通常是依据临床资料的深入综合分析,从临床特点排除类似病,作出初步诊断,其后结合辅助检查进一步查明神经功能缺失的病变部位、性质及类型,判断受损的血管及其可能原因。

（一）诊断程序

必须遵循神经系统疾病诊断的基本原则,对临床资料进行分析判断时,应特别注意的有:

1. 病史　重点询问起病方式、主要表现及演变、达到高峰时间、伴随症状等。既往有关心脑血管疾病的病史、危险因素等。

2. 内科检查　重视提示心血管疾病和颅内血管异常的征象,如锁骨上窝、颈部、头颅或眼部听诊发现血管杂音对动脉狭窄、动静脉瘘或动静脉畸形等有较大诊断价值。

3. 神经系统检查　评估气道、呼吸和循环功能后,立即进行全面神经系统检查包括眼底检查(了解动脉硬化程度,有无视乳头水肿或出血),发现脑部损害征象,尤其是局部病灶的定位体征等。

4. 定位与定性诊断　根据神经系统的症状、体征,确定脑血管病变部位(如大脑、小脑、脑干),受累的神经结构及范围等。再结合起病形式、临床表现等特点,区分出血性或缺血性病变,并推断责任血管及可能的病因等。

5. 严重程度评估　用卒中量表评估病情严重程度,常用量表有:①美国国立卫生研究院卒中量表(the National Institutes of Health Stroke Scale,NIHSS)是目前国际上最常用量表;②中国脑卒中患者临床神经功能缺损程度评分量表(1995);③斯堪的纳维亚卒中量表(Scandinavian Stroke Scale,SSS)。

（二）辅助检查

根据临床的分析判断,选择高度相关的实验室和仪器检查,为确诊提供可靠的证据。各种辅助诊断检查均有其优势和不足,应用时必须依据诊断目的来选定。

1. 颅脑 CT　是脑卒中的常规检查,立即鉴别出血性与缺血性卒中,可诊断蛛网膜下腔出血、脑室出血、硬膜下或硬膜外血肿等,并估计出血量,显示巨大血肿或大面积脑梗死周边的脑水肿及占位效应，是疑似脑卒中患者首选的影像学检查方法。

2. 颅脑 MRI 可早期（数小时）显示梗死灶，在识别急性小梗死灶及后循环缺血性卒中方面优于平扫 CT。可识别亚临床缺血灶，无电离辐射，不需要碘造影剂，但有费用较高、检查时间稍长及患者本身的禁忌证（如有心脏起搏器、金属植入物或幽闭恐怖症）等局限。

3. 经颅多普勒超声（TCD） 可检测颅内血流、微栓子及监测治疗效果，但其局限性是受操作技术水平和骨窗影响较大。

4. 血管影像 包括 CT 和 MRI 的血管成像（CTA 及 MRA，后者不需造影剂）以及数字减影血管造影（DSA），可显示脑血管，是脑血管疾病手术或血管介入治疗前必备的检查。MRV 较好显影脑静脉系统，DSA 是目前确定责任血管的金标准。

5. 电生理检查 脑卒中急性期脑电图（EEG）异常可达 90%，在脑梗死早期，CT 未显示梗死灶前即可见病灶区 α 节律变慢，波幅减低，出现低波幅慢活动。视觉诱发电位（VEP）、脑干听觉诱发电位（BAEP）和体感诱发电位（SEP）对脑卒中病灶定位有参考价值。

6. 腰穿及脑脊液检查 曾是鉴别出血与缺血性卒中的关键方法，但 CT 应用后发现，约 20% 的脑出血患者腰穿为非血性脑脊液，可能出血少或未破入蛛网膜下腔。小量蛛网膜下腔出血 CT 可呈假阴性，腰穿可发现压力增高和血性脑脊液，有助于确诊。颅内静脉血栓形成，颅内压力升高；一侧乙状窦血栓形成时，病变侧压颈试验可提示闭塞或不完全闭塞。

7. 其他常规检查 包括血脂、血糖、内脏功能检查等，以及检测血小板、凝血和纤溶功能（包括出凝血时间、凝血酶原时间、凝血酶原活动度、凝血酶时间、部分凝血酶时间、纤维蛋白原等），可能有助于了解某些危险因素或病因。

（三）脑卒中类型诊断

1. 缺血性脑卒中

（1）诊断标准：①急性起病；②局灶神经功能缺损（一侧面部或肢体无力或麻木，语言障碍等），少数为全面神经功能缺损；③影像学出现责任病灶或症状体征持续 24 小时以上；④排除非血管性病因；⑤脑 CT/MRI 排除脑出血。

（2）病因分型：对急性缺血性脑卒中患者进行病因/发病机制分型有助于判断预后、指导治疗和选择二级预防措施。当前国际上广泛使用急性卒中 TOAST 病因/发病机制分型，将缺血性脑卒中分为：大动脉粥样硬化型、心源性栓塞型、小动脉闭塞型、其他明确病因型和不明原因型。

（3）诊断流程：急性缺血性脑卒中诊断流程应包括如下 5 个步骤：

第一步，是否为脑卒中？排除非血管性疾病。

第二步，是否为缺血性脑卒中？进行脑 CT/MRI 检查排除出血性脑卒中。

第三步，卒中严重程度？采用神经功能评价量表评估神经功能缺损程度。

第四步，能否进行溶栓治疗？是否进行血管内机械取栓治疗？核对适应证和禁忌证。

第五步，结合病史、实验室、脑病变和血管病变等资料进行病因分型（多采用 TOAST 分型）。

2. 脑出血

（1）诊断标准：①急性起病；②局灶神经功能缺损症状（少数为全面神经功能缺损），常伴有头痛、呕吐、血压升高及不同程度意识障碍；③颅脑 CT 或 MRI 显示出血灶；④排除非血管性脑部病因。

（2）分型：目前常用的脑出血分型包括按出血部位分型及按病因分型，前者使用很广，后者尚未得到足够重视。

1）部位分型：①基底节区出血，又分为壳核出血和尾状核头出血；②丘脑出血；③脑叶出血，又分为额叶出血、顶叶出血、颞叶出血和枕叶出血；④脑干出血，又分为脑桥出血、中脑出血和延髓出血；⑤垂体出血；⑥小脑出血；⑦脑室出血。

2）病因分型：①原发性脑出血，主要是指高血压性脑出血（占 80% 以上），少数为脑淀粉样变性及不明原因的脑出血；②继发性脑出血，是指继发于以下原因的脑出血，如血管畸形、动脉瘤、凝血功能障碍、抗凝或抗血小板药物治疗后、溶栓治疗后、梗死后出血转化、血液病、烟雾病、原发性或转移性肿瘤、静脉窦血栓形成、血管炎、妊娠及其他明确的病因。

（3）诊断流程：脑出血诊断流程应包括如下步骤：

第一步，是否为脑卒中？

第二步，是否为脑出血？行脑 CT 或 MRI 以明确诊断。

第三步，脑出血的严重程度？根据 GCS、NIHSS 量表，或脑出血评分量表评估。

第四步，脑出血的分型：应结合病史、体征、实验室检查、影像学检查等确定。

3. 蛛网膜下腔出血

（1）诊断标准：①突发剧烈头痛伴呕吐，伴或不伴意识障碍、局灶神经功能损害，在活动中以及情绪激动时突然发病，症状于数分钟内达到高峰；②颅脑 CT 扫描阳性；③若颅脑 CT 阴性，腰穿脑脊液检查阳性。

（2）诊断流程：

第一步，急性发病的严重头痛时，要高度怀疑蛛网膜下腔出血。

第二步，怀疑蛛网膜下腔出血时，应当进行颅脑 CT 扫描，如果 CT 扫描结果阴性，强烈建议行腰穿脑脊液检查。

第三步，在有蛛网膜下腔出血的患者中，应当进行选择性脑血管造影，以明确动脉瘤的存在和解剖学特点。

第四步，当传统的血管造影不能及时进行时，可以考虑磁共振成像和 CT 造影。

八、基础治疗

脑卒中治疗包括一般性支持治疗和针对性强的特异性治疗。特异性治疗，包括静脉溶栓和血管内治疗等，详见相关章节，在此只讨论一般性治疗和并发症的处理。

（一）支持和对症治疗

1. 呼吸与吸氧　必要时吸氧，应维持氧饱和度>94%。气道功能严重障碍者应给予气道支持（气管插管或切开）及辅助呼吸。无低氧血症者不需常规吸氧。

2. 心脏监测与心脏病变处理　脑梗死后24小时内应常规进行心电图检查，根据病情，有条件时进行持续心电监护24小时或以上，以便早期发现阵发性心房纤颤或严重心律失常等心脏病变；避免或慎用增加心脏负担的药物。

3. 体温控制　对体温升高的患者应寻找和处理发热原因，如存在感染应给予抗感染治疗。体温>38℃的患者应给予退热措施。

4. 血压控制　约70%缺血性卒中患者急性期血压升高，原因包括病前存在高血压、疼痛、恶心呕吐、焦虑、躁动等。多数患者可在24小时内自发降低。病情稳定无颅内高压或其他严重并发症患者，24小时后血压水平基本可反映其病前水平。目前针对卒中后早期是否应该立即降压、降压目标值、卒中后何时开始恢复原用降压药及降压药物的选择等问题的研究进展不多，缺乏充分可靠研究证据。发病后48小时或72小时内启动降压治疗的获益尚不明确，AHA/ASA推荐对收缩压≥200mmHg或舒张压≥110mmHg、未接受静脉溶栓及血管内治疗、无需要紧急降压处理严重合并症的患者，可在发病后24小时内将血压降低15%。对接受静脉溶栓治疗的患者，血压控制目标较为一致，但对于接受血管内治疗患者血压管理，尚无高水平临床研究。AHA/ASA推荐对未接受静脉溶栓而计划进行动脉内治疗的患者，手术前应控制血压水平≤180/110mmHg。血管开通后对于高血压患者控制血压低于基础血压20～30mmHg，但不应低于90/60mmHg。我国推荐接受血管内取栓治疗患者术前血压控制在180/105mmHg。

卒中后低血压很少见，原因有主动脉夹层、血容量减少以及心排血量减少等。如发生应积极寻找和处理原因，必要时可采用扩容升压措施，可静脉输注0.9%氯化钠溶液纠正低血容量，处理可能引起心排血量减少的心脏问题。

5. 血糖控制　约40%的患者存在卒中后高血糖，对预后不利。目前公认应对卒中后高血糖进行控制，但对采用何种降血糖措施及目标血糖值仅有少数随机对照试验，目前还无最后结论。卒中后低血糖发生率较低，尽管缺乏对其处理的临床试验，但因低血糖直接导致脑缺血损伤和水肿加重而对预后不利，故应尽快纠正。因此《中国急性缺血性脑卒中诊治指南2018》推荐，血糖超过10mmol/L时可给予胰岛素治疗，并加强血糖监测，将高血糖患者血糖控制在7.8～10mmol/L；血糖低于3.3mmol/L时，可给予10%～20%葡萄糖口服或注射治疗，目标是达到正常血糖。

（二）脑部并发症的防治

多是卒中病灶体积较大、部位特殊，直接引起周围正常脑组织结构或功能改变，表现相关临床症状。

1. 脑水肿与颅内压增高　是急性重症脑卒中的常见并发症，是死亡的主要原因之一。应结合年龄、临床症状、病灶部位、病变范围、颅内压增高的程度及系统性疾病等多种因素综合分析，并征得患者或家属的意愿，确定脑水肿与颅内压增高的处理原则。《中国急性缺血性脑卒中诊治指南2018》推荐的处理措施为：①避免和处理引起颅内压增高的因素，如头颈部过度扭曲、激动、用力、发热、癫痫、呼吸道不通畅、咳嗽、便秘等。②采用抬高头位的方式，通常抬高床头>30°。③可根据患者的具体情况选择甘露醇或高张盐水，减轻脑水肿、降低颅内压。必要时也可选用甘油果糖静脉滴注或呋塞米静脉推注。④恶性大脑中动脉梗死伴严重颅内压增高的患者，发病48小时内、年龄60岁以下，积极药物治疗病情仍加重，尤其是意识水平降低的患者，可考虑行开颅减压术。手术治疗可降低病死率，减少残疾率，提高生活自理率。但60岁以上患者，虽然手术减压可降低死亡和严重残疾，但独立生活能力并未显著改善，因此应更加慎重。⑤压迫脑干的大面积小脑梗死患者，可请脑外科会诊行手术治疗。⑥不推荐糖皮质激素（常规或大剂量），因为缺乏有效的证据，并存在增加感染性并发症的潜在风险。⑦不推荐巴比妥类药物和低温治疗。

2. 梗死后出血性转化　发生率约为8.5%～30%，症状性者约为1.5%～5%。心源性脑栓塞、大面积脑梗死、影像学显示占位效应、早期低密度征、年龄大于70岁、应用抗栓药物（尤其是抗凝药物）或溶栓药物等均会增加出血转化的风险。无症状性出血转化的预后与无出血转化相比并无差异，目前无特殊治疗建议。对于症状性出血转化应如何处理，目前缺乏高质量研究证据。为此指南推荐：①症状性出血转化者，停用抗栓（抗血小板、抗凝）治疗等致出血药物。②对需要抗栓治疗的患者，可于症状性出血转化病情稳定后10日至数周后开始抗栓治疗，并权衡利弊；对于再发血栓风险相对较低或全身情况较差者，可用抗血小板药物代替华法林。

3. 卒中后情感障碍　应评估患者心理状态，注意卒中后焦虑与抑郁症状，必要时请心理专科医师协助诊治。对有卒中后焦虑、抑郁症状的患者应该行相应干预治疗。

（三）全身和内脏并发症的防治

脑卒中发生后，由自主神经中枢受损引起神经体液调节功能紊乱等原因，可导致多种临床并发症。加之脑卒中患者往往年龄大，多数有高血压、糖尿病、冠心病等慢性病史，治疗上一些药物使用不当也可能产生一定的副作用，因而容易合并心、肺、肝、肾等脏器功能障碍。这些并发症若不能及时处理，可导致患者病情加重甚至死亡，也会影响患者日后神经功能的康复。

1. 发热　是临床最常见的症状之一。

（1）原因：主要有以下四方面。

1）感染性发热：感染是脑卒中患者发热的最常见原因，主要发生在呼吸道，其次是泌尿道和压疮等。①呼吸道感染：主要为肺部感染，其原因是多方面的。首先脑卒中病者多为老年人，发病前即可能存在慢性支气管炎、肺气肿等肺部基础疾患，发病后机体抵抗力降低，脑损害导致内脏自主神经功能紊乱，可产生肺水肿和肺淤血，肺部分泌物淤积，细菌易繁殖引起肺炎。其次，伴有意识障碍、吞咽困难、言语障碍以及异常咳嗽的患者，口腔和/或气管内的分泌物和食物残渣若不能及时充分清除，误吸入气管，将大大增加吸入肺炎的发生率。再者，不正确的鼻饲（如平卧体位、快速和/或大量灌注流质），引起胃内容物的反流也是引起感染和反复感染不易控制的重要原因。此外，肺部感染还可源于机械辅助呼吸使用不当引致的医源性感染，使用糖皮质激素导致的二重感染，以及长时间住院引发的交叉感染等。肺部感染的诊断不难，可行血常规、床边胸X线片检查及痰细菌培养以明确诊断。②尿路感染：多见于女性患者，不适当的导尿可使尿路感染增加。临床上除发热外，还表现为尿频、尿急、尿痛等，尿常规白细胞增多，尿细菌培养可呈阳性。尿管留置是尿路感染的重要原因，在住院患者中95%的尿路感染者留置有导尿管，由于尿管作为异物影响了膀胱对细菌正常的冲刷作用，从而导致感染的发生，称留置尿管伴随尿路感染（catheter associated urinary tract infection，CAUTI），近年来备受关注。③压疮：压疮的形成主要与护理不当有关，昏迷伴瘫痪的患者以及合并糖尿病和营养状态差的最易发生，好发于骶尾部、外踝、股骨粗隆等易受压处。局部表皮持续发红是皮肤损害的最早期的体征，一旦疏忽，即可能导致皮肤溃烂感染，引起发热。

2）中枢热：系丘脑下部体温调节中枢受损所致，常见于严重的脑出血破入脑室、原发性脑室出血、脑干出血或重型脑干梗死。临床表现为持续性高热，体温多在39℃以上，患者无汗，躯干皮温高而肢端发凉，不伴寒战，没有与体温改变相应的心率改变，用解热药无效。有时，脑卒中患者体温不升，表现为长时间的中枢性低温，与中枢性高热一样，均是病情危重的征象，提示预后不良。

3）脱水热：由于脱水过度，水分补充不足，导致血液浓缩，颅内体温调节中枢受累而引起发热。对于治疗过程中患者出现不明原因的发热，皮肤干燥，尿量减少而血细胞比容增大，应考虑到脱水热的可能。

4）吸收热：主要见于出血性脑卒中，以蛛网膜下腔出血多见，是由于血液吸收过程中，红细胞溶解释放出各种炎性因子而引起发热，常见于发病后的第1~2周内，以低至中度热居多，不伴有感染中毒征象和下丘脑受损表现。

（2）防治：体温与卒中的预后有明显的相关性，高体温为卒中院内病死率的独立预测因素，临床上必须采取积极的防治措施。患者发热情况不尽相同，可以由一种原因所致，也可以是几种因素混杂，需视不同情况采取相应措施，大致有下列几方面。

1）加强护理：恰当的护理可降低导致感染性发热三大常见并发症的发生率。

A. 预防肺部感染：①做好口腔清洁工作，及时清除口腔中异物；②定时翻身拍背，勤咳痰、吸痰，若气管切开，应注意严格的无菌操作；③鼻饲时应抬高床头30°以上，防止过量快速注入，注食后1~2小时才能平卧；④室内勤开窗通风，调节室内温度和湿度在适宜范围。

B. 预防尿路感染：①鼓励患者自己排尿，尽可能避免导尿，对于已经留置尿管的患者应间歇性夹管早期锻炼膀胱功能，尽量减少留置尿管的时间；②注重无菌操作，尿液引流过程中引流管和集尿袋位置应低于膀胱高度，保持引流系统的密闭性；③加强会阴和尿道口清洁；④0.02%呋喃西林溶液或碘伏冲洗膀胱；⑤定期观察患者尿量、颜色及性状。

C. 防治压疮：定时翻身，使用柔软床垫、干洁被单及气垫床，按摩保护身体易受压部位，压疮按摩油等有一定的预防作用。对于已经形成的压疮，应定时换药，室温适宜时可暴露患处，以及红外灯热疗、防压疮水胶敷料等。

2）使用抗感染药物：感染一旦确定，应及时使用足量有效的抗生素，可依据痰培养或尿培养的致病菌药敏结果选用药物。对于某些重症脑卒中患者，也可考虑预防性用药。伴明显毒血症时可在使用足量有效抗生素的前提下酌情使用糖皮质激素以减轻症状。

3）合理使用脱水剂：对有脑水肿合并颅内高压的患者使用脱水剂是必需的。积极有效的脱水治疗，对中枢热的防治尤其有效。需注意的是，脱水剂使用要得当，脱水过度不仅使患者因体液不足致排痰困难而增高肺部感染的发生率，也增加了脱水热的产生。在脱水治疗过程中，应注意液体的出入量，定时复查生化指标。

4）降温退热的处理：以物理降温为主，包括酒精擦浴、温水擦浴、冰垫、冰帽、冰毯降温和冰水灌肠等。使用解热药需慎重，尤其对于体质虚弱的老年患者，防止虚脱。条件许可又有适应证时，可选用亚低温疗法。有报道，中枢性高热与脑内多巴胺受体功能失调有关，故使用该受体的激动剂溴隐亭可能有效。

2. 上消化道出血

（1）原因：上消化道出血是脑卒中的一个严重并发症，常与脑卒中的严重程度相关，即病情越严重，消化道出血发生率越高，且合并有消化道出血患者预后亦差。引起上消化道出血的病变包括急性溃疡、出血性糜烂、出血性胃炎、慢性溃疡急性发作、应激性溃疡等。出血部位主要在胃、十二指肠，少数可累及食管下段或空回肠。发生时间以卒中后第1~2周居多。据统计出血性脑卒中并发消化道出血远较缺血性卒中多见，前者的并发率可为后者的3~4倍，尤其是脑干出血的发生率最高。卒中后上消化道出血的原因，认为主要是与下丘脑及脑干功能受损有关，当脑部病变累及下丘脑自主神经中枢及其脑干下行通路，使迷走神经功能亢进，胃液分泌增加，胃肠蠕动加快，内脏血管舒缩障碍，胃肠黏膜缺血，胃黏液碳酸氢盐屏障功能降低和胃黏膜前列腺素 E_2（PCE_2）含量下降，从而出现应激性溃疡，导致出血。此外，药物因素也是一个值得注意的问题，如阿司匹林、氯吡格雷、华法林或肝素、糖皮质激素等的使用，此外溶栓治疗的药物也可导致消化道出血的发生率增高。在鼻饲患者，少数可因插胃管损伤所致。

临床上，消化道出血最直接的表现是呕血、便血。当卒中患者出现腹痛、腹胀、频繁呃逆、血压下降、烦躁、意识障碍加重及血红蛋白进行性下降等，应考虑合并消化道出血的可能。血压的下降和血容量不足，使内脏器官缺血受损和脑缺血加重，若伴有频繁呃逆，可使颅内压增高，脑水肿加剧。消化道出血若不能及时控制，常成为脑卒中致死的原因之一。

（2）防治：消化道出血的处理强调早期预防，综合治疗。对于重症脑卒中，既往有溃疡病史，以及需要使用抗血小板、抗凝及糖皮质激素等药物的患者，可考虑给予预防性用药。消化道出血发生后，治疗则需兼顾以下几方面：①减轻脑损害积极治疗原发病，防治脑水肿，减轻下丘脑和脑干的损害。②一般处理：监测生命体征，观察呕血和黑便情况，定期复查血红蛋白浓度、红细胞计数、血细胞比容、尿素氮，观察有无活动性出血。必要时禁食。③防止药物副作用：及时停用可能诱发或加重消化道出血的药物。④制酸护胃：原发病较重及出血量较大者应先静脉注射制酸药，首选质子泵抑制剂类（埃索美拉唑、奥美拉唑、兰索拉唑、雷贝拉唑等），难以止血者可考虑加用生长抑素、奥曲肽。轻症者可口服质子泵抑制剂或者组织胺 H_2 受体拮抗剂如法莫替丁、雷尼替丁等。同时也可加用胃黏膜保护剂铝碳酸镁、替普瑞酮、硫糖铝及枸橼酸铋等。⑤止血药物：可用冰水 100～200ml 加去甲肾上腺素 4～8mg 分次口服或胃内灌注，也可使用酚磺乙胺（止血敏）等药物。⑥内镜止血：上述止血措施无效时，应及早内镜检查，可在胃镜下进行高频电凝止血。⑦手术：对于胃镜下止血仍无效时，因过多过久的大量出血危及生命时，可考虑手术止血。⑧防治休克：及时补充血容量，保持水电解质和酸碱平衡，必要时输血。

3. 心血管并发症　常见的心血管的并发症有着较高的发生率和死亡率，严重的并发症常成为脑卒中的直接致死原因，心律失常可引起患者猝死，临床上要积极防治。

（1）脑心综合征：脑卒中累及下丘脑、脑干及边缘系统（如岛叶等）所引起的类似急性心肌缺血、心肌梗死、心律失常或心力衰竭，称为脑心综合征。当脑部病变好转后异常心电图亦随之恢复。其发病机制是由于下丘脑等自主神经中枢受损，导致神经-体液调节紊乱，交感神经过度紧张，儿茶酚胺分泌过多，内源性类固醇障碍，干扰心脏的传导系统和心肌复极化，产生心肌营养不良性坏死，继而引起心脏功能和形态的改变。脑心综合征与脑损害的部位有一定关系，如脑干上部受损的窦性心动过速，脑干下部损害的窦性心动过缓；大脑右半球卒中者室上性心动过速较左半球卒中者多见，而左半球卒中者室性心律失常较严重。较广泛的脑卒中，脑心综合征发生率可达 80%，而小范围的局灶性脑卒中有 50% 左右。脑部损害越重，心脏的并发症越重。脑心综合征的临床表现有心电图波形异常，如 ST 段下移、QT 间期延长、T 波倒置、P 波增高、显著 U 波等，其中 U 波被认为是脑卒中特征性改变，早期出现，发生率为 30%，它的出现和消失与低钾血症无关。心电图波形异常大多于卒中 2 天内出现，可持续 1～2 周。心律失常可分为窦性心动过速或过缓、心房颤动、期前收缩等。由于脱水或禁食易引起钾、钙、镁等电解质紊乱，常成为心律失常的诱发因素。中枢性心律失常多在卒中一周内消失，否则应考虑为心源性。严重病例可出现急性心肌梗死、急性心力衰竭。脑心综合征的确诊必须排除既往的心脏瓣膜和心肌的器质性病变，无心律失常病史。

积极治疗脑部原发病外，脑心综合征方面应注意：①心电检查或监护患者入院时常规查心电图。对病情较重的患者持续心电监护，条件允许，监护对象可包括所有急性期的患者，发现问题及时处理。②加强心肌保护治疗，可给予一定的心肌营养剂。对有心肌损害或心功能不全者，尽量少用或不用甘露醇脱水，以减轻心脏负担，可用利尿剂。注意纠正电解质紊乱，适当补充钾镁离子对心脏功能有利。

（2）深静脉血栓形成（deep venous thrombosis，DVT）：DVT 的危险因素包括静脉血流淤滞、静脉系统内皮损伤和血液高凝状态。瘫痪重、高龄及心房颤动者发生 DVT 的比例更高。患者可出现单侧下肢水肿、疼痛以及色素沉着等表现，而部分深静脉血栓形成者可无明显症状。症状性 DVT 发生率为 2%。DVT 最重要的并发症为肺栓塞。因此，临床上需多加警惕无症状的深静脉血栓形成。临床诊断主要依靠非有创性的检查手段，常采用彩超检测，结果阳性即可确诊，非闭塞性的近端静脉血栓往往容易被漏诊。

《中国急性缺血性脑卒中诊治指南 2018》推荐：①鼓励患者尽早活动、抬高下肢；尽量避免下肢（尤其是瘫痪侧）静脉输液。②抗凝治疗未显著改善神经功能及降低病死率，且增加出血风险，不推荐在卧床患者中常规使用预防性抗凝治疗（皮下注射低分子肝素或普通肝素）。③对于已发生 DVT 及肺栓塞高风险且无禁忌者，可给予低分子肝素或普通肝素，有抗凝禁忌者给予阿司匹林治疗。④可联合加压治疗（交替式压迫装置）和药物预防 DVT，不推荐常规单独使用加压治疗；但对有抗栓禁忌的缺血性卒中患者，推荐单独应用加压治疗预防 DVT 和肺栓塞。⑤对于无抗凝和溶栓禁忌的 DVT 或肺栓塞患者，首先建议肝素抗凝治疗，症状无缓解的近端 DVT 或肺栓塞患者可给予溶栓治疗。关于弹力袜，鉴于其不良作用，《2018 美国卒中协会/美国心脏协会急性缺血性卒中患者早期管理指南》推荐，对缺血性卒中患者不应使用弹力袜。

4. 内分泌并发症

（1）高血糖高渗状态：以严重血糖升高、高血浆渗透压、脱水为特点，一般无明显酮症，常伴不同程度意识障碍或昏迷。不论是缺血性卒中还是出血性卒中，严重患者可出现应激性血糖增高，这是由于脑损害导致血皮质醇、儿茶酚胺和生长激素等明显升高，它们的释放量与脑卒中损坏程度直接相关，这些调节激素含量的升高，促进糖异生，降低了糖原的利用。对于原有糖耐量降低或已有糖尿病的患者，其血糖进一步升高。当血糖≥33.3mmol/L（一般为 33.3～66.8mmol/L），有效血浆渗透浓度≥320mmol/L（一般为 320～430mmol/L），可诊断高血糖高渗状态。血钠正常或增高，尿酮体阴性或弱阳性。患者早期表现为多尿、多饮，常被忽略，后出现神经精神症状如情感淡漠、反应迟钝、渐进嗜睡，最后进入昏迷状态。本症失水显著，可达体重 10%～15%，病情危重，有效渗透压与意识障碍程度呈正相关，血糖越高，脑卒中的死亡机会越大。

治疗：迅速纠正水电解质失衡，补充血容量，多主张输注0.9%氯化钠，一方面等渗液对于高渗透状态仍为相对低渗，另一方面不容易引起溶血，病情允许也可同时口服补液，需要注意的是补液早期不宜迅速降低血糖。小剂量胰岛素法：静脉予首次负荷量10~20U后，继续予每小时每千克体重0.05~0.1U持续滴注，一般本症患者对胰岛素敏感，胰岛素用量宜少。当血糖下降至16.7mmo/L时开始输入5%葡萄糖（2~4g葡萄糖+1U胰岛素）。静脉或者口服补钾，一般不补碱。补液过程应及时复查血糖及生化指标。

（2）抗利尿激素分泌失调综合征（syndrome of inappropriate secretion of antidiuretic hormone，SIADH）：SIADH是脑卒中另一个重要的内分泌系统并发症，近年来日益引起重视，大约有10%的卒中患者可发生，尤易见于下丘脑损害的患者。SIADH突出特征是低钠血症伴低血浆渗透压，即血钠<130mmol/L，血浆渗透压<270mmol/L，尿钠排出>30mmol/L。对于大多数患者，SIADH是一种良性的水电解质紊乱，轻症情况下，患者可无不适反应，血钠低于120mmo/L时，可出现恶心、呕吐、无力感、精神行为异常，血钠低于110mmo/L，可出现肌力明显减退、肌痉挛、腱反射消失、昏迷、谵妄、癫痫乃至死亡，应及时处理。SIADH须与其他原因引起的低钠血症鉴别，如脑性盐耗综合征（cerebral salt-wasting syndrome，CSWS），CSWS多见于脑外伤后一周左右，多认为是由于下丘脑内分泌功能紊乱致使肾失钠失水过多从而导致低钠血症和细胞外液量减少，低血容量是与SIADH最本质的区别，SIADH患者的血容量通常偏高。CSWS需要积极补充血容量，SIADH则可以通过限制摄水缓解病情，如果对患者限制液体摄入时血钠有升高的趋势，通常考虑是SIADH。

治疗：①减轻脑损害，积极治疗原发病；②限制水摄入，重症患者可输注3%氯化钠溶液，速度1~2ml/kg，血钠每小时升高速度不超过1~2mmol/L，一般恢复至125mmol/L可暂停。水中毒明显者，可同时使用呋塞米，减轻心脏负荷。同时静脉或口服补钾。

5. 泌尿系统并发症　脑卒中患者的泌尿系统障碍常见的有：

（1）急性肾衰竭：脑血管病患者多合并有慢性高血压病史。长期高血压作用，不仅使脑血管功能发生障碍，而且也可引致肾脏小动脉硬化，一定程度上使其功能逐渐受损。脑卒中急性期，脱水剂频繁使用造成血容量不足可加剧肾脏缺血。部分肾毒性抗生素的应用可进一步损害肾功能。这些因素的共同作用，容易导致急性肾衰竭。急性肾功能损害可以是一过性的，随着血容量的补足和肾毒性药物的撤换，肾功能逐渐恢复正常，但若处理不及时，急性肾损害难以逆转，将引起一系列病理生理紊乱而加重病情，如水钠潴留诱发急性心功能不全、严重高钾血症和代谢性酸中毒等，使临床治疗更加棘手，甚至危及生命。急性肾衰竭的防治重点是强调预防为主，首先是防止脱水过度，注意补足血容量；其次是慎用或禁用对肾脏有毒性的药物。及时纠正水电解质紊乱和酸碱失衡。少尿期，患者尿量减少，可尝试使用利尿合剂，严格控制液体入量；多尿期应特别注意水及电解质平衡，适当增加蛋白质摄入量，积极防治感染。当一般处理不能控制病情，则需及时进行透析疗法，透析是治疗急性肾衰竭最有效的手段。

（2）尿失禁：脑卒中患者常出现尿失禁，其中急性期尿失禁的发生率为40%~60%，出院时为25%，1年后仍有约15%患者存在不同程度尿失禁。排尿过程涉及多个神经反射中枢，高级皮质中枢（额叶、顶叶及岛叶）启动排尿，而皮质下、边缘系统以及脑桥的排尿、贮尿中枢等对膀胱排空起调节作用。脑卒中患者常出现尿失禁，临床上主要有三种表现，因其发病机制不同，处理亦各异。

1）高张力性膀胱尿失禁：为旁中央小叶等排尿中枢受损所致。排尿反射弧失去皮质中枢抑制，逼尿肌张力增高，膀胱容量减少，表现为尿频尿急而出现尿失禁。处理上主要是加强护理，男性患者适宜使用阴茎套接尿。

2）低张力性膀胱尿失禁：临床上较多见，主要见于意识障碍患者，因排尿反射弧受抑制，逼尿肌张力降低而收缩无力，膀胱容量增大，尿潴留至相当大量才外溢。处理上需予留置导尿管。部分非意识障碍患者，有时因情绪紧张或不习惯于卧床排尿所产生的暂时性尿潴留，则可予适当镇静和局部按摩热敷等处理，往往见效，尽量不轻易留置尿管。

3）正常张力性膀胱尿失禁：患者由于言语障碍无法表达或精神障碍导致尿失禁，其膀胱功能正常。处理上应定时提醒患者，协助其排尿。

6. 吞咽困难　吞咽困难是急性卒中一种常见（37%~78%）的并发症，是吸入性肺炎的危险因素，与患者更高的死亡率和更差的预后相关。卒中患者病情越严重，吞咽困难越常见。43%~54%有吞咽困难的卒中患者出现误吸，48%有吞咽困难的急性卒中患者发生营养不良。为防治脑卒中后肺炎与营养不良，应重视吞咽困难的评估与处理（这里主要是早期的原则，具体实施参见相关章节）。

（1）原因：生理上吞咽可分4个阶段：口准备、口自主、咽和食管阶段。与卒中相关的是口咽阶段，即前3个阶段。目前认为，皮质吞咽中枢部位是前外侧皮质或运动区皮质外侧，或初级运动区皮质面部代表区前尾侧区域，或中央前回最下部和额下回后部。双侧大脑半球卒中所致的假性延髓瘫痪、脑干卒中所致的真性延髓瘫痪，可损伤双侧皮质、皮质下通路，延髓吞咽中枢损伤或吞咽有关的脑神经，从而导致吞咽困难。但现发现单侧半球卒中亦可影响吞咽功能，导致吞咽困难，推测其原因可能有：双侧半球吞咽中枢代表区不对称，存在“优势”吞咽半球，损伤优势中枢即不能维持正常吞咽；单侧损伤中央前回最下部和额下回后部可导致严重吞咽困难；一侧岛盖损伤导致岛盖综合征，出现单侧腭肌、咽肌瘫痪和吞咽不能。有学者报道，卒中后单侧内囊局灶性损伤也可出现同样症状。无论是哪个部位损伤，往往表现为吞咽反射延迟、咽蠕动减弱和舌控制能力下降。

（2）治疗：吞咽困难治疗的目的是预防吸入性肺炎，避免因饮食摄取不足导致的液体缺失和营养不良，以及重建吞咽功能。

1）吞咽困难的评估：所有卒中患者在给予饮食前均应确定有无吞咽困难或误吸的危险。吞咽功能应由经适当培训的医护专业人员，在入院24小时内用一种有效的临床方法进行评估。常用的、简单有效的床旁试验为吞咽水试验，但不采用咽反射，因咽反射不能很好地预测误吸。吞咽水试验能检查出大部分吞咽困难患者，但可漏诊20%～40%。电视透视检查可以发现更多的吞咽问题，并可了解吞咽的特性和误吸程度，帮助病因诊断。其他辅助检查方法包括食管X线片，各种纤维内镜等。

2）处理：每一个存在营养障碍的卒中患者，包括发生吞咽困难的患者，都需要求助于营养学专家，制订一份修正过的食谱。任何营养不良的患者都应考虑进行营养支持治疗。一般尽可能采用经口给予饮食。对口服不能维持合适营养状态的患者，应考虑采用经皮胃管（胃造瘘术）或鼻胃管。如果患者没有营养障碍的危险，发病最初3～5天之内不必采用鼻饲，若不能经口满足营养需求，应该考虑在发病后1周内尽早开始鼻饲饮食，这种决定应该由多学科小组在征求患者及其亲属或照看者意见后做出，并应权衡营养改善与插胃管带来不适度的利弊。轻度和中度的吞咽困难一般可用鼻饲过渡。如系长期不能吞咽者，应选用经皮内镜下胃造瘘术（PEG）进食。由于卒中患者的吞咽困难有较高的恢复率，故采用PEG多在发病2～4周以后进行。

要注意食物结构改变及代偿性方法的应用，前者是指改变食物或流体的结构或者黏度（水、茶等稀薄液体最易导致误吸），后者是指姿势（头或身体姿势的调整）和手法（调整吞咽机制中的某个方面）。任何存在吞咽异常的患者，应进一步进行评估（建议由语言治疗师检查），包括不同稠度的食物试验、不同姿势技巧的效果、吞咽技巧和感觉增强刺激，并为患者提供安全吞咽和适当饮食配方的建议。吞咽困难的患者需要维持良好的口腔卫生，尤其是那些PEG或者鼻饲的患者，以便促进口腔健康和患者舒适度。

7. 卒中后癫痫　以卒中造成脑部持久性的损害作为主要原因引起的2次或以上癫痫发作称为卒中后癫痫，卒中后仅出现1次癫痫样发作称之为卒中后癫痫发作，若仅有脑电图异常放电而无临床症状者不能称为卒中后癫痫发作或卒中后癫痫。一般认为在卒中2周内发生的癫痫，称为早发性癫痫，与脑部局灶组织缺血缺氧有关；卒中发生2周后出现的癫痫称为迟发性癫痫，可能与局部瘢痕组织形成有关；卒中2年后出现的癫痫发作称非常迟发性癫痫。也有研究认为以7天为界来区分早发性癫痫和迟发性癫痫更为合适。

卒中后癫痫的发生率约为5%～15%。一般地说，出血性卒中，尤其是蛛网膜下腔出血易发生癫痫；脑栓塞较其他类型脑梗死的发病率高；位于皮质的病灶或较大面积的病灶都为致痫的高危因素。卒中后的癫痫发作类型以单纯部分性发作多见，约1/3继发为全身大发作，少数是癫痫持续状态。癫痫导致过量兴奋性氨基酸释放，造成神经元继发性缺氧缺血，使患者神经功能障碍加重，死亡率增加。

卒中后癫痫，通过积极的综合治疗，包括降颅内压抗脑水肿，改善脑循环和供氧，纠正电解质紊乱等，早发性癫痫发作多随着原发病的好转而控制，有自动缓解倾向；对于发作频繁者应早期给予足量有效的抗癫痫药，常选用卡马西平、丙戊酸钠等，强直性发作或肌阵挛发作可首选氯硝西泮。当一种药物足量应用仍控制不佳时，可考虑联合用药。如为癫痫持续状态，必须尽快控制发作，可首选地西泮（安定）10～20mg静脉推注，速度<2mg/min，若有效再将60～100mg地西泮溶于5%葡萄糖生理盐水中，于12小时内缓慢静脉滴注；亦可予丙戊酸钠0.5～1mg/（kg·h）持续静脉滴注；对于肝功能不全或者不宜使用地西泮者，可选用10%水合氯醛20～30ml加等量植物油保留灌肠，8～12小时1次。早发性癫痫用药不一定维持较长时间，而迟发性癫痫往往需长时间用药。抗癫痫药物副作用多且影响精神功能，一般在控制发作2～3个月后复查脑电图，无异常可逐渐停药，对于停药后再发者，应行正规的抗癫痫治疗。

8. 肩-手综合征（shoulder-hands syndrome，SHS）　SHS是指发生于脑卒中后3个月内，偏瘫侧上肢肿胀，肩、腕关节及手指疼痛，肩关节脱位、关节活动功能受限等临床症候群，它是影响瘫痪上肢康复的主要原因。SHS不仅常见于脑卒中，也可并发于心肌梗死或脑外伤等，其发病机制尚不明确，可能与患肢反射性神经血管功能障碍有关，有学者认为额、颞、顶叶病灶易诱发此病。SHS多见于瘫痪严重的上肢，以患侧肩胛区持续性疼痛和运动受限为首发症状，患侧上肢外展、外旋明显受限，继之出现手部疼痛和肿胀，手指屈曲受限；晚期局部肌肉可明显萎缩，手部关节挛缩畸形。

SHS治疗最有效的手段是早期预防，处理上采取的综合性措施包括：①保持患肢适应位置，防止肩部下坠，使手指处于伸展的功能位。②鼓励患者多做肩部和手部的被动与主动活动，在运动初期，患者常有疼痛等不适感尤应坚持。③适当选用止痛药。④物理疗法。⑤交感神经封闭和切除术：交感神经阻滞方法包括星状神经节阻滞和外周交感神经阻滞，常选0.2%利多卡因和布比卡因混合液。交感神经切除术，包括药物性切除和手术切除，药物主要用50%乙醇，促使神经变性，阻断异常神经冲动。

9. 电解质紊乱　脑卒中常易合并电解质紊乱，其原因包括：不恰当的补液或禁食；脱水剂及糖皮质激素的应用；病变本身累及下丘脑，使抗利尿激素（ADH）等分泌异常。临床上需依据不同的情况，进行及时的处理，否则电解质紊乱可使心、脑、肾等器官功能受损，病情进一步加重，严重可致死。除了前述的低钠血症（见于SIADH），临床常见的几种电解质紊乱及其处理如下。

（1）高钠血症：多与水分摄入不足或失水过多有关，常见于脑卒中合并肾功能不全、高热及行气管切开术后的患者。早期出现口渴、尿少，常面色潮红，易发生脱水热，严重的表现为幻觉、躁狂、谵妄等。处理上可予5%葡萄糖或温开水口服，有酸中毒可酌情补碱。

(2) 低钾血症:因脱水剂的使用导致钾排出过多,大量胰岛素及葡萄糖静脉滴注,使血清钾进一步降低。临床上可出现心律失常、肠麻痹、全身性肌无力、嗜睡直至昏迷。处理主要是及时补钾,对于禁食患者除补充每日生理需要量外,还需额外补足因脱水剂应用所丢失的钾,简单而言,每使用甘露醇250ml,需补钾1g。

(3) 高钾血症:主要见于肾功能不全伴少尿的脑卒中患者,临床上最突出表现是对心肌的毒性作用,轻则心率缓慢,重至心搏骤停。处理上可予限钾饮食,合并使用胰岛素和葡萄糖,利用钙剂拮抗,必要时行透析疗法。

10. 多器官功能障碍综合征(multiple organ dysfunction syndrome,MODS)　MODS是指同时或相继并发一个以上系统或/和器官的急性功能障碍或衰竭,多见于重症的老年脑卒中患者,死亡率可高达70%以上。对于合并有冠心病、糖尿病、慢性肺气肿等疾病的老年患者,一旦出现脑卒中,除了脑部受损严重,心、肺、肾等器官都极易发生功能衰竭。此外,脑卒中易并发感染,而严重的感染是导致MODS的主要原因。因此,脑卒中并发MODS需引起临床上足够重视。笔者曾分别总结报道了脑出血、脑梗死的MODS,多数为老年人,有高血压、心脏病、糖尿病等基础疾病,可能是MODS的重要发病基础,近50%病例同脑血肿和约20%患者同脑梗死密切相关,主要是下丘脑和/或脑干功能障碍所致。药物诱发MODS,大多数是甘露醇及糖皮质激素,其中脑出血超过1/3病例,脑梗死者达到1/5。

MODS早期临床表现隐匿,给诊断带来困难,若能及早诊断并予必要的防治措施,病情可能逆转,否则MODS的病死率相当高。据统计若仅一个脏器发生衰竭,死亡率为30%,二个脏器发生衰竭,死亡率则为60%,三个脏器发生衰竭,死亡率可达80%,四个脏器发生衰竭,死亡率近乎100%。MODS的处理主要从以下方面实施:①积极加强护理对重点器官功能实行监护,仔细观察病情,及时处理;②积极抗感染和抗休克治疗,防止因感染的扩散或休克导致器官功能进一步受损;③营养支持,合理的营养支持是防治各脏器功能受损的基础保障;④治疗脑部原发病尽量防止因脑损害而继发的其他脏器功能受损,如脑心综合征、脑肾综合征和神经源性肺水肿等。

总之,应依据脑卒中的临床和病理实际情况,积极治疗卒中病变,防治下丘脑及脑干功能障碍,严格掌握脱水剂、降血压药、糖皮质激素等的使用,避免用对肾有毒性的药物,维持水、电解质平衡,对防止MODS的发生是非常重要的。

九、营养支持

脑卒中患者由于呕吐、吞咽困难及继发的代谢改变,可能导致不同程度的营养不良,进而影响患者的临床结局。据报道,卒中后营养不良的发生率在6.1%~62%,尽管营养评估标准不同,卒中后营养不良普遍发生,临床医师应该高度重视。多中心研究也表明,卒中患者存在发生营养不良的风险,与患者的不良结局密切相关。目前的卒中单元内配有专门的吞咽评估和营养治疗专家,为脑卒中患者及时提供合理的营养支持,使营养支持正成为脑卒中综合治疗的一个重要组成部分,从而取得较好的疗效。

(一) 营养不良的原因

卒中后导致营养不良的原因有多方面,其中最主要的是进食障碍。病情严重时,意识障碍、颅内高压导致的频繁呕吐等,直接影响患者的进食;咽喉肌运动障碍导致吞咽困难、心理因素也会引起食欲缺乏,肢体或面部瘫痪或感觉异常、视力视野受损、共济失调等都不同程度地影响患者进食,严重者必须别人帮助或借助管饲才能进食。许多研究发现营养状况的恶化常发生于吞咽困难和需要别人喂食的患者。其次,脑卒中与其他急性重症疾病一样,起病后能量消耗增多,处于负氮平衡态,随住院时间的延长,营养不良的发生率逐渐增加。尽管接受了营养支持,但各种营养学参数仍呈下降趋势。临床观察发现,104例脑卒中患者在入院时营养不良占16.3%,住院1周后增至26.4%,2周后达35%。此外,脑卒中多发生于老年人,病前就可能存在的营养不良、牙齿脱落、胃肠功能减退或其他慢性疾病也影响脑卒中后的营养状况。因此,随住院时间越长,营养障碍的发生率就越高,在老年患者中更为明显。

(二) 营养不良的评估

脑卒中后营养不良最简便有效的评估方法是测量有关躯体营养参数。临床上常用的有体重指数、三头肌皮褶厚度、上臂中部肌肉周径等。由于患者意识障碍、失语或长期不与家人生活在一起,要获取既往体重资料比较困难,而且瘫痪患者也难以完成体重测量;三头肌皮褶厚度、中臂肌肉周径的测量可能受瘫痪肢体、肌肉萎缩等因素的影响,因而在脑卒中患者中获取这些参数较为困难。但入院后动态观察这些指标对判断患者的营养状况演变仍有重要价值。

实验室指标如血红蛋白、淋巴细胞计数、血清白蛋白、转铁蛋白容易获得,但是在许多情况下蛋白水平并不能完全反映营养状况,分解代谢的加强及C反应蛋白合成增加都会影响蛋白水平。临床上,有时顽固性的电解质紊乱也提示为营养不良。一些特殊的检查或试验,如血维生素、视黄醇蛋白、甲状腺素结合前蛋白、3-甲基组氨酸、血清氨基酸比值、皮肤迟发性超敏反应及生物电阻抗(后者用以估计人体脂肪、瘦素、细胞及水含量)等,目前只能用在研究中,在临床实践中难以普及。

临床上将体重指数、三头肌皮褶厚度和上臂中部肌肉周径正常,但血浆蛋白低的营养不良称为蛋白质营养不良,一般见于严重疾病早期;而血浆蛋白正常,但体重、三头肌皮褶厚度和上臂中部肌肉周径降低的营养不良称为蛋白质热量营养不良,多见于住院较长时间的患者;如果测量的营养参数和血浆蛋白水平均低于正常,则为混合性营养不良。脑卒中患者起病早期多为蛋白质营养不良,住院一段时间后出现蛋白质热量营养不良或混合性营养不良。

(三) 对预后的影响

脑卒中急性期患者机体本身就处于高分解代谢状态,蛋白质大量消耗,造成负氮平衡;加上饮食障碍又使细胞能量代谢和高磷酸物代谢紊乱,营养不良造成机体可动用的能量和物质储备减少甚至耗竭，致使肌肉无力、恢复慢、抵抗力下降。吞咽困难还导致吸入性肺炎发生率增加。临床观察发现，入院时有营养不良的脑卒中患者住院期间继发感染（尿路或呼吸道）和压疮的发生率分别为50%和17%，而营养正常者仅为24%和4%；入院1个月时，营养不良组格拉斯哥昏迷量表评分≤5分者和Barthel指数≥95者各66.7%和16.7%，而营养正常组各为22.4%和41.8%；营养不良组41例中死亡5例，营养正常组63例中死亡仅1例；营养不良组住院时间为9~86天（平均28天），而营养正常6~49天（平均17天）。FOOD试验协作组进行的前瞻性、多中心、队列研究结果显示，在2 995例卒中急性期的患者中，营养不良组并发症的发生率（肺部感染、压疮、胃肠道出血、深静脉血栓及其他并发症）显著高于营养正常组。Logistic回归分析显示，与营养正常组相比，营养不良组6个月病死率或严重残疾率明显较高。可见，脑卒后营养不良者，继发感染、压疮的发生率增加，住院时间延长，病死率增加。甚至有研究认为低白蛋白血症就是脑卒中预后不良的先兆。

同时有证据表明，营养不良纠正后能明显逆转营养不良的负面影响。18个国家131家医院完成的喂养或常规饮食（feed or ordinary diet；phases Ⅰ~Ⅲ，FOOD）RCTs表明，补充饮食降低了0.7%的绝对死亡率；早期胃管管饲饮食（入院7日内）降低了5.8%的死亡风险，降低了1.2%的死亡或不良预后率。与鼻胃管管饲相比，经皮内镜胃造瘘喂养增加了1.0%的绝对死亡率，增加了7.8%的死亡或不良预后发生率。结论是，在入院的最初7日内，应开始对患者进行肠内营养。

（四）营养支持的方法

1. 肠外营养　指营养物质不经胃肠道消化吸收直接经静脉进入人体的一种营养支持方法。脑卒中后意识障碍或伴有颅内高压者，由于频繁呕吐、胃肠道功能减弱或严重的应激性溃疡，可考虑给予肠外营养，但应严密注意水电解质平衡，防止出现血糖代谢紊乱。临床实践证实，脑卒中早期肠外营养是安全的，通过控制液体量可改善脑水肿症状。但是肠外营养技术要求较高，长时间使用很难保证各种营养成分齐全，发生感染的可能性大。因此，一旦胃肠功能恢复，就应立即启用肠内营养。

2. 肠内营养　指营养物质经胃肠道吸收后进入人体的一种营养支持方法。这种途径更加符合人体生理要求，适用于绝大多数脑卒中患者。最理想的营养支持途径是主动经口进食，但脑卒中入院时高达51%的患者有吞咽困难难以完成，而且早期经口进食可能造成液体摄入量不足。因此，管饲成为肠内营养支持的重要途径，可通过鼻胃管、咽造瘘、食管造瘘、胃造瘘或空肠造瘘等途径进行。

（1）常用的管饲途径：相对于操作复杂的咽、食管或空肠等造瘘，管饲的主要途径是鼻胃管和经皮内镜胃造瘘术（percutaneous endoscopic gastrostomy，PEG）。鼻饲管置管方便，临床上对于不能主动经口进食的脑卒中患者，常采用这种方法。但部分患者尤其神志不清或不合作者，置管困难，也有认为鼻胃管增加食物反流的可能性，导致吸入性肺炎的发生率增高。目前主张，脑卒中急性期可以先行鼻胃管营养支持，但短期内不能恢复经口进食者2周后应改为PEG。这种造瘘术操作简便，病情危重者也能耐受在内镜引导下，新型胃造瘘管可延伸到幽门远端达十二指肠，既可以经肠管饲又保留了胃肠减压功能，减少了鼻窦炎及与放置鼻饲管有关的并发症，尤其是吸入性肺炎的发生率。在欧美发达国家已经将PEG作为脑卒中患者的主要管饲方法。新近有观察发现，重症患者行鼻腔肠管也较少发生并发症。

（2）常用膳食和投给方法：肠内膳食很多，不下百余种，不少已经商品化。根据成分可分为完全膳食、不完全膳食和特殊应用膳食。脑卒中患者一般应选用完全膳食，其中的非要素膳以整蛋白为氮源，患者须有正常的消化功能才能被利用，特点为营养完全、口味好、渗透压不高、不易引起胃肠道反应，能口服，又能管饲。加有膳食纤维的膳食在维持肠道的正常功能方面有重要作用。

以往常用一次性投给法，即用注射器将营养液经鼻饲管缓慢注入胃内，每次200ml，6~8次/d。由于工作量大，易污染，患者易腹胀、呕吐和反流，现基本淘汰，不再采用。目前普遍应用的是连续输注，通过重力或输液泵连续12~24小时输注营养液。尤其适用于有意识障碍的患者，且并发症较少。输入的量、浓度和速率必须由低到高逐渐调节到患者能耐受的程度，一般需3~4日的适应期。

（3）并发症和监测：和其他任何治疗方法一样，营养支持也有发生并发症的危险，有的甚至是致死性的。常见的有机械性并发症（喂养管放置不当、局部损伤、鼻窦炎、吸入性肺炎、造口周围感染、膳食固化、喂养管脱出、阻塞和拔管困难等）、胃肠道并发症（恶心、呕吐、腹泻、腹胀和便秘等）和代谢性并发症（高血糖症、高渗昏迷、低血糖症、高碳酸血症、电解质紊乱、再进食综合征和药物吸收代谢异常）等。因此，从喂养管放置开始，整个营养支持过程都必须严密监测。通过X线、胃内容物pH和喂养管的刻度来监测喂养管位置；检查患者胃残液量和有无腹胀、腹泻来了解胃肠道的耐受情况；记录出入液体量、定期检测肝功能、血生化和血常规来观察代谢方面的状况；通过营养参数的动态监测来判断营养支持的有效性。

（五）指南推荐

1.《2018美国卒中协会/美国心脏协会急性缺血性卒中患者早期管理指南》推荐：①急性卒中入院7日内应该开始肠内营养；②对于吞咽困难的患者，卒中早期（最初的7日内）给予鼻胃管管饲饮食，当预期不能安全吞咽会持续较长时间（>2~3周）时，可以放置经皮胃造瘘导管；③对于营养不良或有营养不良风险的患者，可以使用营养补充剂；④实施口腔卫生方案，以降低卒中后肺炎的风险。

2.《中国急性缺血性脑卒中诊疗指南2018》推荐：①患者开始进食前，采用饮水试验进行吞咽功能评估；②发病后注意营养支持，急性期伴吞咽困难者，应在发病7日内接受肠内营养支持；③吞咽困难短期内不能恢复者，可早期放置鼻胃管进食，吞咽困难长期不能恢复者可行胃造口进食。

第二节 脑血管疾病分类

（高庆春）

脑血管疾病（cerebrovascular disease，CVD）是指供应脑的血管病变或血流障碍的基础上发生的缺血和/或出血，及其引起的短暂或持久、局部或弥漫的脑损害。其发生涉及血管事件和由此导致的神经组织损害，而血管事件又是血管基础病变、血流动力学和血液构成改变的积累和相互作用，达到一定阈值后由促发因素引发。该过程涉及众多复杂的因果网络，决定疾病的发生、演变、临床表现、预后，以及相应的治疗和预防措施。因此，脑血管是一大类疾病，构成繁多，过程复杂。为更好地观察、研究疾病规律，提高临床诊断、治疗及预防的效果和效率，必须分门别类，把复杂问题简单化。

关于分类学，有广义和狭义的概念。广义概念表示，分类学就是系统学，指分门别类的科学，包括许多细分学科，例如信息分类学、数值分类学、农业生态分类学、经典分类学、现代分类学、土壤分类学、化学分类学、分子分类学、教育目标分类学、犯罪分类学等，包含了信息、自然、社会等众多范畴。其中，疾病分类学是应用疾病统计学原理将疾病进行统一分类的一门学科。一般根据发病原因、病变性质和主要病变部位，把疾病分成若干类组并加以编列。重要的是，疾病分类和命名反映了对疾病规律的认识水平，以及研究手段和诊疗措施的进步。最早的疾病分类法是十八世纪意大利病理学家莫尔迦尼按器官病理解剖定位原则划分的。十九世纪中叶以后，由于细菌学的成就，疾病开始按病因学原则分类。世界卫生组织订有“国际疾病分类（ICD）”，我国卫生健康委员会订有全国统一的“医院住院患者疾病分类”。

脑血管疾病分类，是疾病分类学的组成部分，同样随着科技进步和对其认识的深化而修订。近年来，疾病研究、诊断和治疗技术进步巨大，特别是分子生物学和影像学的飞速发展，极大地促进了脑血管疾病的发展，提高了临床诊断治疗水平。同时，对病因、发病机制认识的进步，也导致与原来的概念、表述等产生了某些矛盾，给临床诊断、治疗带来某些混乱。如缺血性卒中是血管闭塞或狭窄事件急性发作，导致神经系统一系列临床症候群；而无症状性脑梗死虽然归入缺血性卒中，但又没有可见的临床症状，导致了概念上的逻辑混乱。因此，脑血管疾病分类，与疾病分类学一道，需要及时进行修订。

一、我国脑血管疾病分类

国内传统上，脑血管疾病归类入神经病学科，由神经内、外科医师诊治。好似脑血管疾病应该归类入神经系统疾病。但从发病的根本机制上看，正如国际疾病分类（ICD）一样，脑血管疾病属于循环系统疾病类别。通常临床上常将脑血管疾病分为急性脑血管病和慢性脑血管病。脑动脉硬化症、脑血管性痴呆等属于慢性脑血管病。急性脑血管病按临床症状的短暂或持久，以及有无遗留脑组织损害，又分为短暂性脑缺血发作（TIA）和脑卒中（stroke）两大类。脑卒中又称中风、脑血管意外，通常指包括脑出血、脑梗死、蛛网膜下腔出血为主的一大组急性疾病。这些传统分类，虽能解决不少临床问题，但规范性不足，严重制约了疾病的研究、交流和防治。

1995年，中华神经科学会和中华神经外科学会，参照《脑血管疾病分类草案（1986年）》《脑血管疾病分类（中山医科大学一医院建议稿，1993年）》《脑血管疾病分类大纲（上海医科大学华山医院建议稿，1993年）》和全国第四次脑血管病会议（成都）代表讨论意见，王新德教授执笔整理完成了脑血管疾病分类初稿。1996年6月，中华神经外科学会全体委员讨论补充，并经全国脑血管病防治办公室组织部分脑血管病防治研究领导组专家讨论，提出修改意见，最后综合形成《脑血管疾病分类（1995年）》。该脑血管病分类方案，在临床和科研中应用20余年，对规范和统一脑血管病分类和分型，促进脑血管病诊断、鉴别诊断和临床研究发挥了极大的推动和促进作用。然而随着脑血管病研究的深入以及诊断与治疗技术的迅速发展，既往诸多概念已经过时甚至有明显错误，原来的分类和分型方法已无法满足目前临床和科研工作的需求。鉴于此，中华医学会神经病学分会和中华医学会神经病学分会脑血管病学组进行了脑血管病分类的修订工作，于2017年发布了《中国脑血管疾病分类2015》（表9-2-1），并受到广泛关注。新版分类综合考虑了脑血管病的病因、病变血管、病变部位及临床表现等，努力为临床医师提供一种清晰、全面、实用的脑血管病分类方法。发表的方案中，对修订进行了详细说明：

1. 将脑卒中分类改为缺血性脑血管病和出血性脑血管病两类分别撰写。

2. 对脑梗死分类修订较大，这次修订主要参照了脑梗死的TOAST病因分型和牛津郡社区卒中项目临床分型，把病因分型、临床分型和病变血管的分类结合起来，希望这样的分类能对患者的个体化治疗、二级预防及今后进行临床研究有所帮助。主要有4点说明：①将大动脉粥样硬化性脑梗死进一步按照病变血管进行了分类；②小动脉闭塞性脑梗死主要表现为脑部小动脉玻璃样变等所致的腔隙性脑梗死；③因脑分水岭梗死病因、影像学和治疗均有其特点，故单独列出；④继发于脑梗死的脑出血因其属特殊类型，处理与一般脑梗死有所不同，故单独列为出血性脑梗死。

3. 将脑动脉盗血综合征列入缺血性脑血管病中。

4. 增加了慢性脑缺血（chronic cerebral hypoperfusion，CCH）：CCH是指脑整体水平血液供应减少状态［脑血流量25～45ml/（100g·min）］而非局灶性的脑缺血。患者多为老年人，常感觉头重、头晕、头痛，除有动脉硬化或脑动脉狭窄外，无局灶性神经系统缺损的症状和体征，也无颅脑影像学异常（即无结构性改变）。这些患者以往曾被诊断为“脑动脉硬化症”。但脑动脉硬化症的概念和临床诊断标准长期存在分歧，是否应作为疾病单元争论较大，WHO（1989）、美国（1990）、中国（1995）相继在脑血管病分类中取消了脑动脉硬化症这一诊断类型。1991年日本第16次卒中学会及2007年ICD-10分类中增加了CCH这一诊断类型。为了正确诊治这类疾病，有必要在这次分类中增加CCH这一疾病单元。

表 9-2-1　中国脑血管疾病分类(2015)

一、缺血性脑血管病

(一) 短暂性脑缺血发作

1. 颈动脉系统
2. 椎基底动脉系统

(二) 脑梗死(急性缺血性脑卒中)

包括:脑动脉和入脑前动脉闭塞或狭窄引起的脑梗死

1. 大动脉粥样硬化性脑梗死:①颈内动脉闭塞综合征;②大脑前动脉闭塞综合征;③大脑中动脉闭塞综合征;④大脑后动脉闭塞综合征;⑤基底动脉闭塞综合征;⑥小脑下后动脉闭塞综合征;⑦其他
2. 脑栓塞:①心源性栓塞;②动脉源性栓塞;③其他(反常栓塞、脂肪栓塞、空气栓塞等)
3. 小动脉闭塞性脑梗死
4. 脑分水岭梗死
5. 出血性脑梗死
6. 其他原因(真性红细胞增多症、高凝状态、烟雾病,动脉夹层等)所致脑梗死
7. 原因未明脑梗死

(三) 脑动脉盗血综合征

1. 锁骨下动脉盗血综合征
2. 颈动脉盗血综合征
3. 椎基底动脉盗血综合征

(四) 慢性脑缺血

二、出血性脑血管病

不包括:外伤性颅内出血

(一) 蛛网膜下腔出血

1. 动脉瘤破裂:①先天性动脉瘤;②动脉硬化性动脉瘤;③感染性动脉瘤;④其他
2. 脑血管畸形
3. 中脑周围非动脉瘤性蛛网膜下腔出血
4. 其他原因:烟雾病、夹层动脉瘤、颅内静脉系统血栓形成、血液病、抗凝治疗并发症等
5. 原因未明

(二) 脑出血

1. 高血压脑出血:①壳核出血;②丘脑出血;③尾状核出血;④脑叶出血;⑤脑干出血;⑥小脑出血;⑦脑室出血(无脑实质出血);⑧多发性脑出血;⑨其他
2. 脑血管畸形或动脉瘤脑出血
3. 淀粉样脑血管病脑出血
4. 药物性脑出血(溶栓、抗栓治疗及应用可卡因等)
5. 瘤卒中
6. 脑动脉炎脑出血
7. 其他原因脑出血(烟雾病、夹层动脉瘤、颅内静脉系统血栓形成、血液病等)
8. 原因未明脑出血

(三) 其他颅内出血

1. 硬膜下出血
2. 硬膜外出血

三、头颈部动脉粥样硬化、狭窄或闭塞(未导致脑梗死)

(一) 头颈部动脉粥样硬化

(二) 颈总动脉狭窄或闭塞

(三) 颈内动脉狭窄或闭塞

(四) 大脑前动脉狭窄或闭塞

(五) 大脑中动脉狭窄或闭塞

(六) 大脑后动脉狭窄或闭塞

(七) 椎动脉狭窄或闭塞

(八) 基底动脉狭窄或闭塞

(九) 多发性脑动脉狭窄或闭塞

其他头颈部动脉狭窄或闭塞

四、高血压脑病

五、颅内动脉瘤

(一) 先天性动脉瘤

(二) 动脉粥样硬化性动脉瘤

(三) 感染性动脉瘤

(四) 假性动脉瘤

(五) 其他(夹层动脉瘤等)

六、颅内血管畸形

(一) 脑动静脉畸形

(二) 海绵状血管瘤

(三) 静脉性血管畸形

(四) 颈内动脉海绵窦瘘

(五) 毛细血管扩张症

(六) 脑-面血管瘤病

(七) 颅内-颅外血管交通性动静脉畸形

(八) 硬脑膜动静脉瘘

(九) 其他

七、脑血管炎

(一) 原发性中枢神经系统血管炎

(二) 继发性中枢神经系统血管炎

1. 感染性疾病导致的脑血管炎:梅毒、结核、钩端螺旋体病、获得性免疫缺陷综合征、莱姆病等
2. 免疫相关性脑血管炎:①大动脉炎;②巨细胞动脉炎(颞动脉炎);③结节性多动脉炎;④系统性红斑狼疮性脑血管炎;⑤其他(抗磷脂抗体综合征、干燥综合征、白塞病、Sneddon 综合征等)
3. 其他(药物、肿瘤、放射性损伤等)

八、其他脑血管疾病

(一) 脑底异常血管网症(烟雾病)

(二) 肌纤维发育不良

(三) 脑淀粉样血管病

(四) 伴皮质下梗死和白质脑病的常染色体显性遗传性脑动脉病和伴皮质下梗死和白质脑病的常染色体隐性遗传性脑动脉病

续表

（五）头颈部动脉夹层
（六）可逆性脑血管收缩综合征
（七）其他
九、颅内静脉系统血栓形成
（一）脑静脉窦血栓形成
1. 上矢状窦血栓形成
2. 横窦、乙状窦血栓形成
3. 直窦血栓形成
4. 海绵窦血栓形成
（二）脑静脉血栓形成
1. 脑浅静脉血栓形成
2. 脑深静脉血栓形成
（三）其他
十、无急性局灶性神经功能缺损症状的脑血管病
（一）无症状性脑梗死
（二）脑微出血
十一、脑卒中后遗症
（一）脑梗死后遗症
（二）蛛网膜下腔出血后遗症
（三）脑出血后遗症
十二、血管性认知障碍
（一）非痴呆性血管性认知障碍
（二）血管性痴呆
1. 多发梗死性痴呆
2. 关键部位的单个梗死痴呆（如丘脑梗死）
3. 脑小血管病性痴呆
4. 低灌注性痴呆
5. 出血性痴呆
6. 其他
十三、脑卒中后情感障碍

5. 增加了中脑周围非动脉瘤性蛛网膜下腔出血，因为其病因、临床表现、影像学特征、治疗和预后都与动脉瘤和脑血管畸形引起的蛛网膜下腔出血不同。

6. 对高血压脑出血按照出血部位进行了分类。

7. 增加了非创伤性硬膜下出血和硬膜外出血。

8. 增加了头颈部动脉粥样硬化、狭窄或闭塞。因为目前临床上有许多脑血管检查手段，如经颅多普勒超声、颈动脉超声、磁共振血管造影、CT 血管造影、数字减影血管造影等，临床可以根据辅助检查诊断，而且有助于针对性地进行预防和治疗，如进行血管内支架治疗和颈动脉内膜剥脱术等，所以增加了这一类。

9. 增加了无急性局灶性神经功能缺损症状的脑血管病，这对以后的防治均有益。

10. 增加了可逆性脑血管收缩综合征、伴有皮质下梗死及白质脑病的常染色体显性遗传性脑动脉病、伴有皮质下梗死及白质脑病的常染色体隐性遗传性脑动脉病、脑卒中后遗症、血管性认知障碍、脑卒中后情感障碍。

11. 综合国内外最新文献，将脑血管炎做了重新分类。

12. 弃用了 1995 年分类中椎基底动脉供血不足。

13. 弃用了 1995 年分类中颅外段动静脉疾病。

二、国际脑血管疾病分类

国际脑血管疾病分类，隶属于国际疾病分类（International Classification of Diseases，ICD）近来也进行了修订。ICD 是由世界卫生组织主持编写并发布的一种疾病分类方法，是卫生信息标准体系的重要组成部分，供世界范围内的临床研究、医疗监测、卫生事业管理部门应用。ICD 是 WHO 国际分类家族最核心的知识库，也是众多医疗领域的标准。完整的 ICD 的统计范畴涵盖了死因、疾病、伤害、症状、就诊原因、疾病的外部原因等方面，提供了世界范围内通用的医疗信息语言，通过 ICD 代码，不同地区、医院之间、医院和保险公司之间，可以进行对等的数据分享和比较，这对医疗信息和费用的管理起到了积极的推动作用。第 1 版 ICD 分类诞生于 1893 年，至今已有 120 多年的历时。此后它不断更新，以反映健康和医学的发展，目前采用的是第 10 版。随着近年医学迅猛发展，不论是电子病历、数字化医疗系统、卫生信息交互，国际疾病分类编码 ICD-10 日渐难以满足不断变化的需求。因此，从 2000 年起，WHO 开始筹备 ICD-11 的修订工作，并于 2012 年在官网上公开了 ICD-11 Beta Draft 版（修订版）。经过十余年的修订，2018 年 6 月 18 日，WHO 发布了 ICD-11 草案，并将于 2019 年 1 月提交给第 144 届 WHO 执行委员会，2019 年 5 月提交给第 72 届世界卫生大会，正式发布最终版本。2022 年 2 月 11 日，WHO 官方网站发布信息，ICD-11 正式生效。

ICD-11 将全部疾病分为 26 大类（26 章），其中 11 章为循环系统疾病（disease of the circulatory system），在循环系统疾病中又分出了脑血管疾病（cerebrovascular disease）（表 9-2-2）。脑血管疾病主要分为颅内出血和脑缺血两大类，以及有编码的 10 类，共 12 个类别。颅内出血又分为脑出血、蛛网膜下腔出血、非外伤性硬膜下出血、非外伤性硬膜外出血和非特指的颅内出血五类；脑缺血又分为 TIA、缺血性脑卒中、其他原因脑缺血和非特指的脑缺血四类。缺血性脑卒中根据发病原因，再分为颅外大动脉粥样硬化性缺血性脑卒中、颅内大动脉粥样硬化性缺血性脑卒中、栓塞性缺血性脑卒中、小动脉闭塞性缺血性脑卒中、其他原因缺血性脑卒中和不明原因的缺血性脑卒中六类。

表 9-2-2　脑血管疾病分类(ICD-11)

颅内出血
8B00 脑出血:
8B00.0 深的半球出血;
8B00.1 大叶性出血;
8B00.2 脑干出血;
8B00.3 小脑出血;
8B00.4 脑室出血无实质出血;
8B00.5 多处出血;
8B00.Z 颅内出血部位不详
8B01 蛛网膜下腔出血:
8B01.0 动脉瘤蛛网膜下腔出血;
8B01.1 非动脉瘤性蛛网膜下腔出血;
8B01.2 蛛网膜下腔出血是动脉瘤性出血还是非动脉瘤性出血尚不清楚
8B02 非创伤性硬膜下出血
8B03 非创伤性硬膜外出血
8B0Z 不明原因的颅内出血
缺血性脑血管病
8B10 短暂性脑缺血发作:
8B10.0 一时性黑矇;
8B10.Y 其他指定的暂时性缺血发作;
8B10.Z 短暂的缺血发作,未特指
8B11 脑缺血性卒中:
8B11.0 颅外大动脉粥样硬化所致脑缺血性卒中;
8B11.1 颅内大动脉粥样硬化所致脑缺血性卒中;
8B11.2 栓塞所致的脑缺血性卒中;
8B11.20 因心脏栓塞引起的脑缺血性卒中
8B11.21 主动脉弓栓塞所致脑缺血性卒中
8B11.22 因反常栓塞引起的脑缺血性卒中
8B11.2Y 因其他特殊栓塞所致的脑缺血性卒中
8B11.3 小动脉闭塞导致的脑缺血性卒中;
8B11.4 其他已知原因导致的脑缺血性卒中;
8B11.40 分水岭梗死全脑灌注不足所致的脑缺血性卒中
8B11.41 因其他非动脉粥样硬化性动脉病变引起的脑缺血性卒中
8B11.42 因高凝状态引起的脑缺血性卒中
8B11.43 脑缺血卒中伴蛛网膜下腔出血
8B11.44 脑缺血性卒中解剖
8B11.5 未知原因的脑缺血性卒中
8B11.50 大脑缺血性卒中,原因为颅外大动脉未明确的闭塞或狭窄
8B11.51 因颅内大动脉闭塞或狭窄所致的脑缺血性卒中
8B11.5Z 脑缺血性卒中,未特指
8B1Y 其他特指的脑缺血
8B1Z 未特指的脑缺血
8B20 缺血或出血未确定的卒中
8B21 无急性症状的脑血管疾病
8B21.0 无症状性脑梗死
8B21.1 无症状性脑微出血
8B21.Y 其他特定的无症状的脑血管疾病
8B21.Z 非特定的无症状的脑血管疾病
8B22 某些特定的脑血管疾病:
8B22.0 脑动脉夹层
8B22.1 脑静脉血栓形成
8B22.2 脑血管收缩综合征
8B22.3 孤立性脑淀粉样血管病变
8B22.4 脑血管畸形:脑血管动静脉畸形;脑海绵状畸形;硬脑膜动静脉瘘;颈动脉海绵窦瘘;其他特定的颅内血管畸形;颅内血管畸形,未特指
8B22.5 脑动脉瘤,未破裂
8B22.6 家族性脑囊状动脉瘤
8B22.7 脑动脉炎,其他未分类
8B22.70 原发性脑动脉炎
8B22.7Y 其他指定的脑动脉炎,未分类
8B22.7Z 大脑动脉炎,其他部位未分类,未特指
8B22.8 高血压脑病
8B22.9 偏头痛导致的中风
8B22.A 锁骨下盗血综合征
8B22.B 烟雾综合征
8B22.C 遗传性脑血管疾病
8B22.C0 脑常染色体显性遗传脑动脉病变伴皮质下梗死和白质脑病(CADASIL)
8B22.C1 脑常染色体隐性遗传脑动脉病及动脉硬化伴皮质下梗死及白质脑病(CARASIL)
8B22.CY 其他遗传性脑血管疾病
8B22.CZ 遗传性脑血管疾病,未特指
8B22.Y 其他特定的脑血管疾病
8B23 脑血管畸形
LA90.20 Galen 静脉动脉瘤
8B24 缺氧缺血性脑病:新生儿缺氧缺血性脑病
8B25 脑血管疾病后遗症
8B25.0 缺血性脑卒中的晚期影响
8B25.1 颅内出血的晚期效应
8B25.2 蛛网膜下腔出血的晚期效应
8B25.3 其他非外伤性颅内出血的晚期效应
8B25.4 卒中晚期的影响尚不清楚是缺血性还是出血热
8B25.Y 其他脑血管疾病的晚期效应
8B25.Z 脑血管疾病的晚期影响,未特指
8B26 脑血管病的大脑血管综合征
8B26.0 脑干卒中综合征
8B26.1 小脑卒中综合征
8B26.2 大脑中动脉综合征
8B26.3 大脑前动脉综合征
8B26.4 大脑后动脉综合征
8B26.5 腔隙综合征:
8B26.50 纯运动腔隙综合征;
8B26.51 纯感觉腔隙综合征;
8B26.5Y 其他指定的腔隙综合征;
8B26.5Z 腔隙综合征,未特指
8B26.Y 脑血管疾病中脑的其他特定血管综合征
8B26.Z 脑血管病的脑血管综合征,未特指
BD55 无症状颅内或颅外动脉狭窄
BD56 无症状的颅内或颅外动脉闭塞
8B2Z 脑血管疾病,未特指

9

第三节　脑卒中治疗的基本观点

（黄如训）

神经科学的迅猛发展，特别是脑血管疾病的成像（CT、MRI、DSA、SPECT、TCD等）以及分子生物学等的应用，使脑血管病的基础及临床研究获得巨大进展。然而脑卒中的病死率、致残率及再发（或复发）率仍很高，其治疗十分复杂和困难，尤其是临床上最常见的缺血性脑卒中（脑梗死），虽已有很多治疗措施，且不断有新治疗方法问世，但在临床治疗中仍存在许多疑难问题，对各种治疗措施的也是褒贬不一，至今尚无一种公认普遍适用的治疗方法。深入分析，究其原因，除了有实验动物、临床试验、设计方法、判断标准、观察指标和统计学处理等研究方法方面的问题，尚有不少是思维逻辑的失当。自20世纪80年代以来，笔者在独创的易卒中型肾血管性高血压大鼠（RHRSP）模型上进行高血压性脑微小血管病变、脑梗死的缺血性损害微循环障碍、相关药物作用等系列研究，在临床上注意不同类型的改变及相关试验，结合文献总结经验，反复思考，不断论述，提出脑卒中治疗的基本观点，为临床上脑血管病的诊治提供了新的思路，具有较大的指导意义和实用价值。

一、脑卒中是一大类疾病，需行个体化治疗原则

（一）脑卒中是一大类疾病的总称

长期以来，所有疾病分类均明确将脑卒中单列一类，包括脑出血、脑梗死、蛛网膜下腔出血的急性脑血管病。至今时有文章甚至专著仍认为脑卒中是临床综合征，笔者认为实属不当。综合征应有其严格的定义，主要是指由多种病因引起相同的症状和体征，即一组特定临床征象的总和；强调不是单一、独立的疾病。流行病学、病理、临床等大量客观资料说明，无论脑出血、脑梗死、或蛛网膜下腔出血，不但存在责任血管、病灶部位、大小等的不同，侧支循环代偿能力也有个体差异，其临床征象复杂多样。例如脑梗死的病灶可位大脑、脑干、小脑的不同区域，显示各部位的症状和体征是不一样的，有较大差别，显然将脑梗死归类为一种综合征是缺乏充分依据的；然而某一动脉损害引起的脑梗死，则可出现相对恒定的临床表现，如小脑下后动脉供血的延髓背外侧梗死，称为小脑下后动脉综合征或延髓背外侧综合征是合理的。于是将脑梗死视为一组疾病的构成命名，可能较正确反映客观实际。在脑出血和蛛网膜下腔出血也存在相似情况，也分别是一组疾病的名称。此三种急性脑血管病各自均有不同的病因、病理损害、临床表现严重程度及转归，故脑卒中是具有非常复杂的一大类疾病总称，而脑梗死、脑出血、蛛网膜下腔出血则各为一组疾病的综合名称。在治疗上必须据此理念，才能制定出正确的有效方案。

（二）脑卒中有多种不同的临床病理类型

由于受累血管大小、部位及侧支循环功能等决定了病变的范围、位置及严重程度，因此可组成多种临床病理类型，是影响病情轻重和预后的主要因素。

1. 临床征象分型　长期以来，脑卒中与大多数疾病一样，最常用依据临床表现的程度，分为轻、中、重、极重（危重）等型。脑解剖部位和其供血动脉的不同，卒中时受累血管及脑组织结构损害的临床征象复杂多样，即呈现多种临床类型。

（1）脑梗死：经典的有牛津郡社区卒中计划（oxfordshire community stroke project，OCSP）分型，是以原发的脑血管疾病所引起的最大功能缺损时的临床表现为依据，将脑梗死分为四个临床亚型：①完全前循环梗死（TACI）；②部分前循环梗死（PACI）；③后循环梗死（POCI）；④腔隙性梗死（LACI）。

（2）脑出血：在CT应用之前，基本按临床的症状和体征，将脑出血区分为基底节、大脑皮质下、丘脑、脑桥、小脑、脑室等出血。

（3）蛛网膜下腔出血：大多依据头痛、脑膜刺激征、意识状态和神经功能损害等来划分，其中广泛应用的有：

1）Hunt和Hess分级：①0级，未破动脉瘤；②Ⅰ级，无症状或轻微头痛，轻度颈强直；③Ⅱ级，中至重度头痛，脑膜刺激征，脑神经损害；④Ⅲ级，轻度局灶神经功能缺失，嗜睡，意识混浊；⑤Ⅳ级，昏迷，中至重度偏瘫，去大脑强直早期或自主神经功能紊乱；⑥Ⅴ级，深昏迷，去大脑强直，濒死状态。

2）世界神经外科联盟分型：以格拉斯哥昏迷评分（GCS）和运动功能障碍为基础，分为：①一型：GCS为15分，无运动功能障碍；②二型：GCS在13～14分，无运动功能障碍；③三型：GCS在13～14分，存在运动功能障碍；④四型：GCS在7～12分，存在或无运动功能障碍；⑤五型：GCS在3～6分，存在或无运动功能障碍。

仅靠临床征象多数无法区分脑卒中的性质（出血与缺血），美国国立卫生研究院卒中量表（the National Institutes of Health Stroke Scale，NIHSS）主要用于评估病情严重程度，不能准确区分病变部位和大小。OCSP分型有助于区分梗死部位和大小，但比较粗略不够精确。为此笔者将NIHSS和OCSP的优点结合，曾设计出快速OCSP分型法，可供无CT、MRI检查时，参考选用。

2. 结构性影像分型　在CT、MRI等结构性影像广泛应用于临床，可比较直观显示病变的位置、范围，以及伴发水肿、占位效应、脑室系统情况等，据此进行分型。

（1）脑梗死：按解剖部位和体积，可区分：①部位：大脑各叶皮质、半卵圆中心、放射冠、基底节区（丘脑、壳核、苍状核）、脑干（中脑、脑桥、延脑的腹、外、背侧）、小脑（半球、蚓部）等；②体积：大、中、小、腔隙及多发性梗死等。

（2）脑出血：基本依据解剖部位和体积，加上脑室受累情况，划分为大脑（基底节区、脑叶）、脑干（中脑、脑桥、延脑）、小脑（半球、蚓部）、脑室等部位的出血，进一步再分出亚型，如壳核出血的Ⅰ、Ⅱ、Ⅲ、Ⅳ、Ⅴ型，丘脑出血的Ⅰ、Ⅱ、Ⅲ型。

(3) 蛛网膜下腔出血:主要根据 CT 表现(Fisher)分为:

1) Ⅰ型:未显示出血。

2) Ⅱ型:发现弥漫出血,尚未形成血肿。

3) Ⅲ型:较厚积血,垂直面上厚度>1mm(大脑纵裂、岛池、环池)或者水平面上(侧裂池、脚间池)长×宽>5mm×3mm。

4) Ⅳ型:脑内血肿或脑室内积血,但基底池内无或少量弥散出血。

3. 临床征象结合辅助检查分型 必须进行临床征象、脑 CT 或 MRI、心脏影像学、颅外动脉多普勒超声、动脉造影和凝血功能等检查。具有代表性的有瑞士洛桑卒中(Lausanne stroke registry,LSR)分型和急性脑卒中 ORG 10172 治疗试验(trial of org 10172 in acute stroke treatment,TOAST)分型。

(1) LSR 分型:

1) 大动脉粥样硬化型:①动脉腔狭窄>50%或闭塞,指相应的颅外动脉或颅内大动脉(MCA、PCA、BA),而无其他病因。②上述动脉的粥样硬化没有狭窄或<50%,而无其他病因;至少有以下 5 个危险因素中的 2 个:≥50 岁、高血压、糖尿病、吸烟或高胆固醇血症。

2) 心源性栓塞:有心内血栓形成或肿瘤,风湿性二尖瓣狭窄,换瓣术后,心内膜炎,心房纤颤,病窦综合征,左室壁瘤或心梗后运动功能不全,急性(<3 个月)心肌梗死,全心运动功能减退或障碍。而无其他病因。

3) 脑小动脉病:高血压患者脑的深穿通支梗死,而无其他病因。

4) 其他病因:动脉夹层分离,纤维肌性发育不良,囊状动脉瘤,动静脉畸形,脑静脉血栓形成,脉管炎(动脉造影示多节段动脉狭窄、脑脊液细胞增多),血液病(如红细胞增多症,血小板增多症),偏头痛(有偏头痛史,当偏头痛发作时卒中发生),以及其他病因。

5) 病因未能确定:未能确定为上述病因之一。

(2) TOAST 分型:为一种与 LSR 相似的缺血性脑卒中分型,目前已为国际上广泛应用,并出现多个改良版本,其基本分型:①大动脉粥样硬化;②心源性脑栓塞;③小动脉闭塞(腔隙);④其他病因;⑤未能确定病因。

近年来 TOAST 病因分型备受重视,但要注意不能把 TOAST 病因分型的 5 种类型等同于缺血性卒中的病因。与严格的病因概念不同,TOAST 病因分型方法的制定原是为临床研究服务的,目的在于将脑梗死的病例,按病因进行分类,为制定相应的治疗用药及二级预防决策提供临床依据。

大量临床资料证实,脑卒中实施治疗时必须首先考虑分型。临床最多见的缺血性卒中,有多种差异甚大的临床病理类型,要求相应有效的治疗方案和措施。如大脑中动脉主干近端闭塞所致的恶性大脑中动脉分布区梗死,其梗死灶范围广、水肿严重,占位效应明显,临床征象严重,进展迅速,须紧急采用针对性强的处理(主要是再通复流);而穿通支闭塞引起的腔隙性梗死,临床表现轻者可不需特殊治疗,大多数的临床预后也较好。脑出血和蛛网膜下腔出血也各有不同类型的类似情况。必须按临床病理类型,来选择治疗方法才是较合理的。卒中病灶是治疗的主要目标,在各种类型中卒中病灶的部位及大小成为决定治疗方案的重要依据。

脑卒中必须紧急处理,基于目前 CT 检查应用较为普及,大多数情况下,依据临床征象和 CT 证据,对脑出血和蛛网膜下腔出血,较易及时分型,并实施治疗。然而在脑缺血至脑梗死前,常规 CT、MRI 在早期治疗时间窗(尤其溶栓)内尚不能显示梗死的情况下,迅速准确分型较为困难,影响治疗。这也是目前大组病例的随机对照时间窗内静脉溶栓研究不进行分型的原因。由此可见,脑梗死的及早紧急分型,对于指导实施针对性强的治疗方案十分重要。在疾病早期,进行紧急分型基本依靠:①能提示闭塞血管及脑损害大小、部位的主要临床信息,如意识、语言、凝视、鼻唇沟、上下肢肌力、感觉等的临床症状、体征;②CT 可确定无出血,可能呈现早期缺血、梗死征;③TCD 可测大动脉的血流指标,即主干闭塞表现为无血流或血流极慢,根据 MCA、BA 血流也能评估血管闭塞部位及侧支循环状态;④24 小时后的 CT 或 MRI 可准确确定梗死灶部位、大小,是评估侧支循环状态、脑水肿颅内高压严重程度的决定性指标(金标准)。脑梗死须紧急治疗(主要是再通复流)的时间窗很窄,目前条件只能极力争取实施。

(三) 疾病的动态演变过程

所有突发的疾病,其病理损害都会经历起动、进展、稳定、修复或恶化的过程,成为临床不同阶段即疾病分期的基础。通常脑卒中的病程可分为急性期、恢复期及后遗症期,其间的治疗差别是不言而喻的。大量的实验研究和临床观察显示脑卒中的治疗,必须尽早实行,才能取得较好的效果,并被循证医学所反复证实。最典型的实例是脑梗死的早期溶栓,其治疗时间窗为发病的最初 3~4.5 小时内,也提示超早期治疗才是安全有效的。脑出血和蛛网膜下腔出血也相类似,越早实行针对性强的治疗,可取得更好效果。对于整个疾病全过程来说,仅关注早期时间窗是不够,必须分期即急性期、恢复期及后遗症期,才是疾病的完整全面治疗。

临床病理不断证明,脑卒中从开始至病变的形成、演变,有一个动态发展过程,不同阶段的主要损害及病理生理改变也有差异,这是分期治疗的基础。以脑梗死的急性期为典型,缺血引发的病理损害,以及病灶经历一系列变动过程:

1. 脑组织病理变化 主要是卒中灶的半暗带微小血管和脑细胞的损害。

(1) 微小血管改变:按缺血时间的顺序,2 小时出现血管扩张充血,或内皮细胞核肿大;6 小时的管腔狭窄,管周组织轻度水肿;12 小时的管腔变形,线粒体空泡化;1 日的血栓阻塞管腔,内皮细胞核大深染;2 日的血管完全闭塞或狭窄,管周高度水肿;3 日的血管扩张并伴有基膜断裂,线粒体肿大,嵴结构消失;5 日的内皮粗糙肿大,线粒体肿大,扩张的微血管基底膜断裂;7 日的管腔狭窄,内皮细胞肿大变形,管周水肿减轻。

(2) 脑细胞病变:依据缺血时间,主要病变出现的顺序为,3 小时发生线粒体肿胀、星形细胞足突水肿;6~12 小时出现细胞结构的破坏；1～2 日出现局部水肿；3 日出现点状出血；1 周出现中心坏死；3 周出现中央液化。

脑组织病理损害的程度受多种因素影响，主要有缺血阈、速度、耐受性等，是导致不同类型尤其是个体差异的重要原因。

2. 病理生理改变　基本呈现脑缺血病理级联（缺血瀑布），缺血半暗带与病理级联在疾病进展过程的关系密切。缺血瀑布与再灌注损伤见图 9-3-1。

尽管缺血性卒中的病因、发病机制极其复杂，但局部脑血管

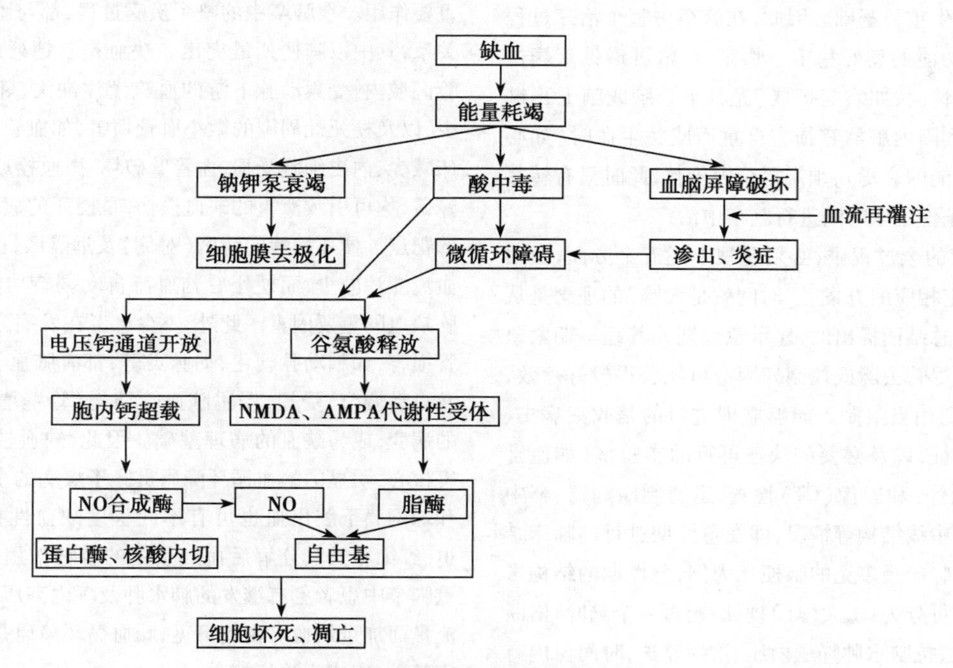

图 9-3-1　缺血瀑布再灌注损伤

事件引起动脉闭塞，导致脑血液低灌注是决定性原因，一旦成为不可逆性缺血，脑细胞内必然发生能量衰竭、兴奋性氨基酸毒与钙内流、氧化应激与自由基、炎症细胞因子生成等一系列的微观病理生理过程。同时，脑微循环内必然有止血功能激活和微血管损害过程，它们反过来又进一步加重脑组织的损害，最终引起血脑屏障破坏、脑细胞死亡、脑水肿。所以，要挽救脑梗死，必须在时间窗内通过复流或开放侧支循环改善和中止低灌注。故脑组织病理和病理生理的动态演变是脑梗死急性期的早期治疗重心。

按病理生理观点，缺血性脑卒中是一个复杂的动态变化过程，基本可分为超早期（溶栓时间窗，3～6 小时）、脑水肿颅内高压期（6 小时～14 天）、恢复期、后遗症期等。每一期都有重要或关键的病理生理环节和相应的最合适的治疗处理方法或药物。也即是说每种治疗方法或药物都只适合的某病程分期或时间窗，并不一定适合缺血性卒中的全过程。这也同时说明要取得最好疗效，必须在每一期都采用最适合的疗法或药物，否则某一期错误治疗将导致前功尽弃，治疗失败。因此，应制订分期诊断的时间标准、临床症状体征标准和影像学标准。这对重症缺血性卒中的治疗处理非常重要。目前各国指南对治疗干预的方法和措施都是单独评估，没有依据分型、分期选用不同治疗方法获得更好治疗效果和预后的系统治疗方法的评估。

缺血性卒中极其复杂的不同结局是由一系列因果链连锁构成的因果网络决定的。脑缺血低灌注这一病因网络主链早期不能迅速打断，缺血病理级联一旦启动，此时再单独或联合应用针对其微观病理生理机制的兴奋性氨基酸阻断剂、钙拮抗剂、抗自由基制剂、消炎药、促进微循环和脑保护药等，都不能阻断这一正反馈的恶性病理过程，就不可能显示临床疗效。

系统工程（system engineering）的核心就要把组成系统内部相互制约的诸多环节之间的因果关系搞清楚，包括：单、双向和多向因果关系。这也是我们学习、理解、诊治和预防缺血性卒中的理论基础。

（四）有多种病因和不同的发病机制

9

实验与临床病理研究反复证明，大多数脑卒中存在脑血管基础病变，主要是高血压小动脉硬化（国人更多见）和动脉粥样硬化，其他有动脉瘤、动脉炎（各种感染和非感染）、血管畸形、先天发育异常，以及代谢、中毒等全身性疾病导致血管病变。多种心脏病和血液成分异常也可引起脑卒中。疾病发作涉及血管破裂、闭塞、狭窄、血流动力学（如灌注压）异常等不同机制。在治疗上也须注意针对病因及发病机制的方法，然而这对于大多数脑卒中患者难有快速的明显效果，反而在预防复发中可以起到更大的作用。针对疾病原因明确的患者，去除或控制病因是十分重要的，如及时清除动脉瘤、畸形血管及其破裂的出血灶，可能是较为有效的重要措施；针对病原体感染，应用强的抗感染治疗是最合理的根治方法，如青霉素对钩端螺旋体或梅毒螺旋体动脉炎能够去除或控制病因，具有良好效果的治疗效果。

（五）全身状态的影响

人体是十分复杂的系统，各器官间密切相关，从解剖结构

上，脑血管是循环系统的一部分，在功能上循环系统对脑的血供有十分精细的调节。在病理状态下，如血压的过高或过低、血容量改变等，这种调节就会受到损害，可能加重脑病变，在治疗上要十分重视。全身各系统尤其是内脏功能的完整，可以为保持正常脑功能提供重要基础。因此，在脑卒中整个治疗过程中，必须注意内脏功能的良好稳定。临床上，常可遇见疾病过程发生激烈变化的情况，如病变扩展（尤其下丘脑或脑干）、继发合并症，如果遇到因内脏器官损害严重而威胁生命时（如心脏、呼吸、肾脏等功能的衰竭），须竭尽全力抢救，此时只有转移治疗重心，才能有条件争取时间进行脑卒中治疗。

在脑卒中治疗的全过程中，必须重视上述五个方面，全面评估主次轻重，制定相应的方案。“时间就是大脑”的理念是从治疗时间窗的经验总结而提出的，显示急性期尤其超早期紧急处理的关键作用。尽管去除或控制病因有可能获得较好疗效，但须待以时日，受到相当限制。能够立即进行的是收集病史、分析临床症状和体征，以及必要的快速可行的实验室（如血常规、出血、凝血功能等）和影像（CT）检查，迅速判断病情、卒中病灶的部位、范围、中线结构等情况，即在急性期进行的临床结合影像的分型。以临床最多见的脑梗死为例，急性期的结构影像分型及治疗原则可分为：①大（灶）梗死：超过一个脑叶，横断面最大径 5cm 以上，抗脑水肿降颅内压、重症监护，时间窗内有适应证的紧急复流再通（溶栓、支架、取栓）。②中（灶）梗死：小于一个脑叶，横断面最大径 3.1～5cm，时间窗内的溶栓，有脑水肿征象者须抗脑水肿、降颅内压；很少需要手术处理。③小（灶）梗死：横断面最大径在 1.6～3cm，缓和地改善脑血循环；合并大血管病变者降压时要慎重、缓和，必要时扩容升压。④腔隙梗死：横断面最大径 1.5cm 以下，应改善脑血循环；合并大血管病变者注意降压要慎重、缓和。⑤多发梗死：基本同小梗死，有脑水肿征象者须抗脑水肿、降颅内压。在缺乏血管内手术条件的医院且不能转诊时，其急性期的治疗原则：在 3～6 小时内符合条件者可用尿激酶、tPA 等溶栓；24～48 小时以内则以抗脑水肿降低颅内压为主、酌情选用降纤、抗凝以改善血循等治疗；3～14 天时主要是抗脑水肿降低颅内压、改善脑血循环及营养代谢；15～30 天时以改善脑血循环及营养代谢为主。

大量临床实践反复说明企图应用单一模式的治疗，无法达到预期的效果，只有综合临床表现、病因、病理等资料，进行仔细分析，选择适应证强的疗法，才能有较好的效果；时间窗内溶栓及卒中单元得到循证医学的肯定，实际上显示出的主要是分类型、分期治疗的结果。这些事实充分说明，脑卒中的治疗必须采用以分型、分期为核心的个体化治疗原则，才能制定合理方案，采取针对性强的有力措施，获得更好疗效。在一般理论指导下，应着眼于机体和疾病的特点，对于个体的差异性和发病情况做具体分析，充分考虑患者在机体反应性方面的差异及其表现的特殊性，针对其特点进行诊断，拟定相应的个体化治疗方案，并善于总结特殊的有发展前景的新发现。

二、良好脑血循环是治疗的根本

脑的正常生理功能有赖于良好的血液循环，在脑部病变尤其是脑血管病的发生、诊断与治疗中，脑血液循环的改变具有重要作用。在脑卒中的整个疾病过程，都与脑血液循环有密切关系，其中以脑梗死最突出。缺血是脑梗死的始因，在责任血管区域内，受累动脉下游的血流灌注缺失，邻近的侧支循环减少，以及梗死灶周围的微小血管损害，如血管通透性增加、血管床减少、内皮细胞受损、血管壁破坏、微血栓或栓子等的微循环障碍，均可引致严重的缺血损伤，是梗死的病理重心，成为治疗的靶点。梗死病灶的镜区（对侧）及远隔区，也常有相应的局部血流灌注减少，而梗死后脑血流自动调节功能障碍，更是加剧脑缺血的重要因素。此外，不少患者在发病之前已存在的脑血管损害，如脑动脉硬化、动脉炎等，都有脑血管功能（血脑屏障及自动调节）受损，侵犯脑血管结构（管壁增厚、管腔狭窄等）的病变，成为缺血的病理基础。因此，缺血性损伤成为病理损害核心，明显的脑血循环障碍贯穿于疾病的全过程。在脑出血和蛛网膜下腔出血也可有不同程度缺血性损害，如病灶的压迫、红细胞及其分解后血红蛋白的各种作用、血管痉挛等。严重脑卒中患者更有继发的脑水肿及颅内高压，也可因减低脑血流量而加重缺血。由此可见，脑血循环障碍是脑卒中的病理损害基础，应成为治疗核心。

在众多评价不一的脑卒中治疗措施中，脑保护治疗备受人们关注，因为理论上其可延长脑细胞耐受缺血的时间，也可提高脑细胞在血供改善（尤其是溶栓复流）之后的生存能力。脑细胞尤其是神经元缺血性损伤成为脑保护治疗的重心，然而脑保护剂的应用却处于“动物实验有效，临床试验未证实”的尴尬局面，其原因甚多，基本上都是从临床试验方法学或分析上寻找缺陷，极少关注脑血循环障碍的影响。客观上脑保护与脑血循环存在密切关系，任何治疗脑损伤的物质均需有可靠的输送途径，故良好的血供通道对所有治疗（尤其是药物治疗）是极其重要的根基。由此可见，缺乏有效的血液循环，脑保护剂的作用根本无法实现，而且也不可能得以维持，改善脑血循环是脑保护的前提和基础。脑卒中的脑血循环障碍主要是血管损害，因此修复血管的治疗是首要的，能够为脑细胞保护提供基础。改善脑血循环与脑保护的紧密关联成为了治疗的关键，因此，广义的脑保护应是包括脑细胞（尤其是神经元）及脑血循环（主要是血管）的保护。此外，脑卒中患者进入恢复期后，由于原有的脑血管基础病变（如脑动脉硬化）未能完全修复，甚至病因或病理损害因素也不能彻底消除或控制，脑血循环功能尚未恢复正常，故在治疗（包括康复）的全过程中，应保持良好的脑血循环。总之，改善脑的血供是最重要的根本性治疗，必须贯穿全程。

改善缺血，争取最大限度减轻脑组织的损伤、修复结构和恢复功能是最重要的。为了有效改善脑血循环，在治疗的实施过程中，必须注意几个相关的问题。

（一）血压的调控

脑血流量与灌注压联系紧密，良好的脑血流灌注压是维持正常脑血循环的前提和基础，因此，合适的脑灌注压在脑卒中的治疗中是极其重要的。脑卒中患者常存在不同程度的脑血流自动调节功能障碍，应重视用有效措施使脑血流灌注压稳定。然而目前对灌注压检测手段非常有限，临床大多通过血压来推测，故血压调控成为维持脑血循环的重要措施。适宜的脑灌注压是良好脑血循环的基础，临床应将血压调控至适宜的脑灌注压所需水平，即与良好的脑血流灌注压相适应的血压。在脑卒中的治疗中，非常强调血压的调控，已经成为临床的共识，可以说调控血压是最重要且有效的治疗。所以，包括改善脑血循环的一切治疗脑卒中措施，都应勿影响血压及脑灌注压的稳定。

（二）适宜的颅内压

严重脑卒中及其继发的脑水肿和/或脑积水会导致颅内压增高，甚至脑疝形成。当颅内病变出现脑水肿颅内高压时，为保持颅内容积的稳定，首先应以减少脑脊液及血液来代偿。随着颅内压的升高而脑血流量显著减少，可加重脑损害。脑卒中伴发明显脑水肿颅内高压时，积极的抗脑水肿降颅内压也是重要的治疗措施，只有适宜的颅内压，才能有较好的脑血流灌注。临床上主要是脱水疗法，应据病灶的大小、脑水肿程度和患者的全身状态来选择及动态调整。颅内高压危象需紧急积极脱水，治疗无效或病情恶化进展者有的还要手术减压以挽救生命。

（三）制定治疗方案、选用药物的原则

由于脑卒中的病因、发病机制、病理、临床征象的复杂性，在改善脑血循环治疗上有众多的方法，然而，实际使用时必须根据患者的临床病理情况，深入分析，制定针对性强的治疗方案，才能取得良好效果。现今临床上应用于改善脑血循环的方法甚多，有针对不同的病因、病理、发病机制、促发因素等，在药物方面基本上可归为溶栓、降纤、抗凝、抗血小板、血管扩张剂、中药、修复血管（特别是重构微循环）等，但疗效评价不一，究其原因主要是这些措施对侧支循环（尤其是卒中灶的微循环）的作用，以及在不同临床病理类型（分型）、阶段（分期）中的疗效等缺乏可靠、正确的判断。我们应加强这些方面的观察和研究，以便科学地评价这些治疗措施，使临床治疗更具针对性和主动性，其中十分重视治疗（尤其是药物）的作用靶点、机制、时窗等，成为取得良好疗效的关键。

1. 靶点　首先注意治疗的作用是全身性的，还是选择局限的结构或者某一特殊部位。应了解治疗的主要作用是在受累的责任血管、侧支循环或是卒中灶的微循环（微血管壁、血管内微栓子、炎症反应等）。

2. 机制　发挥疗效作用的主要机制是针对疾病启动或病理损害核心环节，如溶解血栓、降低纤维蛋白原、对抗凝血级联反应的因子、降低血小板活性或聚集反应、扩张血管、改善血液流变、修复血管等。除了上述的基本效应外，还需注意其下游反应，包括代谢分解产物的作用。

3. 治疗时窗　明确每个药物的特性尤其是药代动力学，如药物在体内停留时间、达峰及维持疗效时间；还有作用于病理级联反应的哪个环节上，药物能否在此相应的时点上发挥作用。只有掌握好使用时机，在最重要的时段上准确应用，才能取得良好效果，又能减少不良反应。溶栓时间窗是最典型的代表，事实上其他方法也均存在治疗的最佳时点，因而，用治疗时窗（治疗窗）可能更为确切。

脑的结构十分复杂，代谢极活跃，又缺乏能量储备，要维持正常生理功能，要求有稳定的血循环。良好的脑血循环是脑部疾患时所有治疗的基础，对脑血管疾病尤为突出，在脑卒中则成为根本性治疗，必须贯彻全程。

第四节　脑卒中紧急处理

（王艺东）

脑卒中发生后需要尽早救治，特别是对适合溶栓取栓的急性缺血性脑卒中患者需要在时间窗内进行溶栓取栓治疗，对适合手术的出血性脑卒中的患者尽早进行手术。所以应积极开展针对大众的科普宣传和对医师进行脑卒中规范化诊治的相关培训，加强全社会脑卒中应尽早救治的意识，减少脑卒中就医的时间延误。2016 年国内学者参照院前卒中筛查工具 FAST 提出适合中国人群卒中快速识别工具“中风 1-2-0”，即 1 看——1 张脸不对称，口角歪斜；2 查——2 只手臂，平行举起，单侧无力；0（聆）听语言——言语不清，表达困难。如果有以上任何突发症状，立刻拨打急救电话“120”。紧急救治的主要措施包括完善院外医疗急救转运网络，组建院内卒中快速抢救小组，开通脑卒中救治绿色通道，建立多学科协作的卒中中心等。

一、院前处理

院前处理范围包括 120 等急救电话系统的启动与派遣、急救医疗应答、现场分诊，安置以及转运。院前处理的关键是迅速识别疑似脑卒中患者并尽快送到医院，目的是避免脑卒中患者在到达医院前不必要的时间延误。

（一）院前卒中的识别

迅速识别疑似脑卒中患者，并将患者就近转运至有条件处理急性卒中的医疗机构。若患者突然出现以下任一症状时应考虑脑卒中的可能：①一侧肢体（伴或不伴面部）无力或麻木；②一侧面部麻木或口角歪斜；③说话不清或理解语言困难；④双眼向一侧凝视；⑤单眼或双眼视力丧失或模糊；⑥眩晕伴呕吐；⑦既往少见的严重头痛、呕吐；⑧意识障碍或抽搐。

有多个院前卒中筛查工具有助于紧急医疗服务（EMS）人员现场准确快速地识别卒中患者，常用的有：洛杉矶院前卒中筛查（LAPSS；表 9-4-1）、辛辛那提卒中量表（CPSS；表 9-4-2）、面-臂-语言测试（FAST；表 9-4-3）。由于我国卒中患者的年轻化趋势，2017 年中国《脑卒中院前急救专家共识》建议使用 LAPSS 时去掉年龄>45 岁的筛检项，以免漏诊年轻脑卒中患者。

表 9-4-1　洛杉矶院前卒中筛查量表(LAPSS)

病情评估 1		病情评估 2			
年龄大于 45 岁	是(　)否(　)不详(　)	面瘫检查	对称(　)	左侧下垂(　)	右侧下垂(　)
痫性发作或癫痫病史	是(　)否(　)不详(　)	握力检查	相等(　)	左侧减弱(　)	右侧减弱(　)
症状持续时间<24h	是(　)否(　)不详(　)	上肢臂力检查	相等(　)	左侧减弱(　)	右侧减弱(　)
过去无卧床不起或依赖轮椅活动	是(　)否(　)不详(　)				
血糖为 3.3~22.2mmol/L	是(　)否(　)不详(　)				

注:如果筛查内容选项全部为"是"和/或"不详",加神经系统检查中的任何一项或以上异常,即判断为"目标脑卒中";如果筛查内容选项中任一项是"否",排除脑卒中,提示为脑卒中类似症。"目标脑卒中"指病程<24h、无昏迷、非外伤的缺血性脑卒中、脑出血和筛查人员接诊时有临床症状的 TIA 患者。即便未符合 LAPSS 标准者仍有可能是卒中患者。

表 9-4-2　辛辛那提卒中量表(CPSS)

面部下垂	上肢漂移	言语
正常:两侧面部运动对称	正常:两上肢运动一致或完全不能活动	正常:用词正确,发音不含糊
异常:一侧面部运动不如另一侧	异常:一侧上肢不能活动,或与另一侧肢体相比有向下漂移	异常:用词错误,发音含糊或不能讲

注:三项中任何一项异常,卒中的可能性为 72%。

表 9-4-3　面-臂-语言测试(FAST)

笑一笑	动一动	说一说
让患者微笑一下;如果患者微笑的时候面部不对称,一侧不能微笑,提示患者脑卒中,是面瘫的标志	让患者双手平举保持 10 秒;如果 10 秒内一侧肢体下落,提示肢体瘫痪	让患者说一句较长的话;如果说时有困难或者找不着词,提示有语言障碍

注:F 代表面瘫/口角歪斜(face is uneven),A 代表肢体无力(arm is weak);S 代表言语不清(speech is strange);T 代表迅速求助(time to call "120")。

(二)现场处理及运送

院前处理最主要的任务是气道管理及循环支持。

1. 现场急救应尽快进行简要评估和必要的急救处理,主要包括:①处理气道、呼吸和循环问题;②心脏监护;③建立静脉通道;④保持呼吸通道,给予吸氧。

2. 应避免的措施,包括①非低血糖患者输含糖液体;②过度降低血压;③大量静脉输液。

3. 迅速获取简要病史,包括:①症状开始时间,若于睡眠中起病,应以最后表现正常的时间作为起病时间;②近期患病史;③既往病史;④近期用药史。

4. 尽快运送　通过初步评估,应尽快将患者送至附近有条件救治脑卒中的医院(这些医院应能 24 小时进行急诊 CT 检查,具备卒中溶栓和/或血管内取栓条件以及动脉瘤介入和手术夹闭条件)。有条件的区域可考虑发展移动卒中单元,实现院前静脉溶栓,并且减少血管内治疗前的延误。

为了使患者在到达接诊医院后能尽快进行检查诊治,院前急救人员预先通知接诊医院,并将患者信息预先传递给接诊医院;接诊医院提前启动卒中预案流程;将患者转运至指定地点,最好直接转运至 CT 室;与院内人员做好交接工作。

二、急诊处理

由于缺血性脑卒中治疗时间窗窄,及时评估病情和快速诊断至关重要,医院应建立脑卒中诊治快速通道(绿色通道),尽可能优先处理和收治脑卒中患者。国内外指南均建议从急诊就诊到开始缺血性卒中静脉溶栓应争取在 60 分钟内完成,有条件应尽量缩短进院至溶栓治疗时间(door-to-needle time,DNT),美国心脏协会/美国卒中协会(American Heart Association/American Stroke Association,AHA/ASA)则提出应将超过 50% 的静脉溶栓患者的 DNT 缩短至 60 分钟以内。出血性脑卒中的治疗时间窗虽然没有缺血性脑卒中短,但两者的处理有很大的不同,所以尽早地明确诊断,同样对出血性脑卒中的救治有重要意义。建议的脑卒中诊治绿色通道流程见图 9-4-1。

(一)明确是否为卒中

简单询问病史和查体。询问症状出现的时间最为重要,若于睡眠中起病,应以最后表现正常的时间作为起病时间。其他包括神经症状发生及进展特征;血管及心脏病危险因素;用药史、药物滥用、偏头痛、痫性发作、感染、创伤及妊娠史等。

(二)明确卒中类型

完善影像学、实验室等检查。电话通知卒中小组和 CT 室(在到院 25 分钟内送至 CT 室,45 分钟内出报告结果),同时监测生命征和血氧饱和度,完善血糖、血常规、凝血常规、肝肾功能、电解质、心肌缺血标志物、心电图等检查。

1. 脑梗死诊断标准　①急性起病;②局灶神经功能缺损(一侧面部或肢体无力或麻木,语言障碍等),少数为全面神经功能缺损;③影像学出现责任病灶或症状/体征持续 24 小时以上;④排除非血管性病因;⑤颅脑 CT/MRI 排除脑出血。

2. 脑出血诊断标准　①急性起病;②局灶神经功能缺损症状(少数为全面神经功能缺损),常伴有头痛、呕吐、血压升高及不同程度意识障碍;③颅脑 CT 或 MRI 显示出血灶;④排除非血管性脑部病因。

3. 蛛网膜下腔出血诊断标准　①突发剧烈头痛;②恶心、呕吐、意识障碍、癫痫、脑膜刺激征阳性;③颅脑 CT 提示蛛网膜下腔呈高密度影;④当 CT 结果阴性时,进行腰椎穿刺,提示蛛网膜下腔出血。

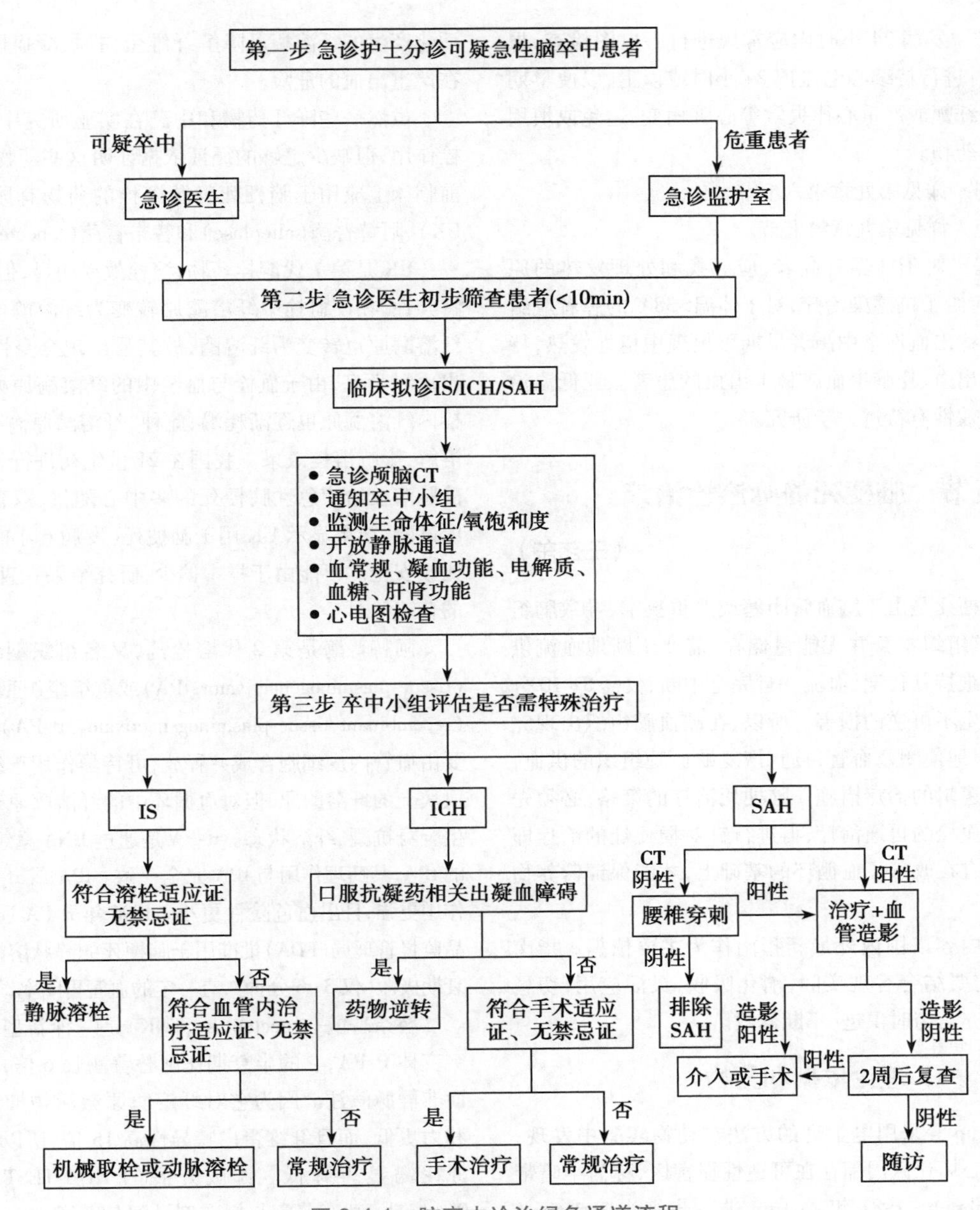

图 9-4-1 脑卒中诊治绿色通道流程

IS,缺血性脑卒中;ICH,脑出血;SAH,蛛网膜下腔出血。

(三)判断卒中严重程度

量表进行病情评估和临床分级。

1. 脑梗死常用量表 美国国立卫生研究院卒中量表(the National Institutes of Health Stroke Scale,NIHSS),是目前国际上最常用量表;中国脑卒中患者临床神经功能缺损程度评分量表(1995);斯堪的纳维亚卒中量表(ScandInavIan Stroke Scale,SSS)。

2. 脑出血常用量表 格拉斯哥昏迷量表(GCS);美国国立卫生研究院卒中量表(NIHSS);脑出血评分量表。

3. 蛛网膜下腔出血(SAH)常用量表 SAH患者的临床分级评分标准有多个版本,早期应使用格拉斯哥昏迷量表(GCS)、改良Fisher量表评估严重程度;Hunt-Hess量表方便简单,临床常用于选择手术时的参考;在预后评估方面,可采用PAASH量表和WFNS量表,前者为动脉瘤性SAH入院时预后分级量表,后者由世界神经外科医师联盟提出的5级分级量表,其本质上是以GCS量表为基础,对于GCS评分13~14分的患者再结合局灶性神经功能缺损,PAASH量表比WFNS量表的效能更好。尽管如何选择量表仍存争议,但仍推荐急诊时使用至少一种上述量表对患者进行评分并记录在案。

(四)一般处理

1. 呼吸管理 ①脑梗死和脑出血:无低氧血症的患者不需常规吸氧;必要时吸氧,应维持血氧饱和度在94%以上;气道功能障碍严重者应给予气道支持(气管插管或切开)及辅助呼吸。②蛛网膜下腔出血:保持呼吸道通畅,给予吸氧;虽然多数SAH患者不表现出气道受阻症状,但潜在的神经损伤可继发相关疾病,因此呼吸监护仍为第一要务;如果出现呼吸功能障碍,有必要气管插管,以维持气道通畅,保持正常血氧饱和度。

2. 心电监护 发病24小时内应常规进行心电图检查，根据病情，有条件时进行持续心电监护24小时或以上，以便早期发现阵发性心房纤颤或严重心律失常等心脏病变；避免或慎用增加心脏负担的药物。

3. 血压控制 详见第九章第六节。

4. 血糖管理 详见第九章第七节。

5. 体温管理 对于体温升高者，应寻找和处理发热的原因，如存在感染应给予抗感染治疗，对于体温>38℃的患者应给予退热治疗。某些出血性卒中患者早期可出现中枢性发热，特别是存在大量脑出血、丘脑出血或脑干出血的患者。亚低温治疗的安全性和有效性有待进一步研究。

第五节 脑梗死静脉溶栓治疗

（王艺东）

绝大多数脑梗死是由于脑血管闭塞或严重狭窄，导致脑组织缺血、坏死。脑组织本身并无能量储存，需要不断地血流供应葡萄糖和氧来维持其代谢，血流一旦完全中断，仅需8~10分钟脑细胞即可发生不可逆的损害。所以，在缺血脑组织出现完全坏死之前，及早地使闭塞血管再通，恢复缺血脑组织的供血，是一种非常符合逻辑的治疗措施。脑梗死治疗的策略，必须先解决供血即针对血栓的再通治疗，再进行针对梗死灶的治疗即脑保护治疗。只有在改善了血循环的基础上，才能保证营养物质发挥作用。

本节的主要内容以国内外最新指南作为主要依据。指南是基本原则，一定要结合客观实际，消化吸收，灵活应用，切忌盲目照搬。指南亦需与时俱进，不断修改。

一、理论依据和药物

9

1977年，Astrup等采用电生理的方法在动物实验中发现，局灶性脑缺血中心坏死区周围存在可逆性损害区，称为半暗带或半影区（penumbra）。1981年，Astrup进一步把半暗带定义为：围绕着梗死中心的缺血性脑组织，这部分脑组织电活动停止，但保持正常的离子平衡和结构上完整；假如适当增加局部脑血流，至少在急性阶段突触传递能完全恢复，该部分脑组织的功能可以恢复。采用PET、MR等技术可直接检测到脑梗死患者梗死灶中心区周围存在半暗带。据测定，半暗带脑组织的局部血流量相当于正常脑组织的20%~40%，显示急性脑梗死早期血流并未完全中断。如果血流供应进一步减少，半暗带则进一步发展成为坏死区；若能及早地恢复血流供应（再灌注），可减轻缺血损害，半暗带可恢复正常，但是超出一定时间（即时间窗）的再灌注，也可能造成再灌注损害。半暗带理论为脑梗死早期的溶栓治疗提供了理论基础。

血栓主要由纤维蛋白交联而成，其间网罗了许多红细胞、血小板和纤溶酶原等。溶栓药物为纤溶酶原激活物，能激活纤溶酶原转化为纤溶酶，后者使纤维蛋白降解而溶解血栓。纤溶酶原激活物在凝血块上的作用可使血栓溶解，但在血液中，被活化产生的纤溶酶可降解纤维蛋白原、凝血因子Ⅴ和Ⅷ等，存在严重出血的危险。

虽然一些降纤药物和中药在实验研究中显示有一定的溶栓作用，但缺少足够的循证依据证明这些药物的临床效果。目前临床上应用于脑梗死静脉溶栓的药物有尿激酶（urokinase，UK）、阿替普酶（alteplase）和替奈普酶（tenecteplase）。

UK是第1代溶栓药物，溶栓效果明显，但不具有纤维蛋白特异性，在使血栓中纤溶酶原转变为纤溶酶的同时，循环中的纤溶酶原也转变为纤溶酶，故其易出现全身性出血（包括颅内出血）；而且，由于血栓与血浆中的纤溶酶原处于平衡状态，血栓内纤溶酶原也逐渐耗竭，此种"纤溶酶原偷窃"可减弱血凝块溶解，影响溶栓效果。我国在21世纪初进行了一项UK（国产）静脉溶栓治疗急性脑梗死的多中心随机、双盲、安慰剂对照临床试验，结果显示UK用于脑梗死（发病6小时内）有效且相对比较安全。可能由于样本偏少，研究结果一直没有得到国际上的普遍认可。

阿替普酶是第2代溶栓药，又名组织型纤溶酶原激活剂（tissue-plasminogenactivator，tPA）或重组组织型纤溶酶原激活剂（recombinant tissue-plasminogenactivator，rt-PA）。tPA在体内主要由血管内皮细胞合成并释放，可特异作用于纤溶酶原，激活凝血块上的纤溶酶原，但对血循环中的纤溶酶原亲和力小，很少产生全身抗凝、纤溶状态。rt-PA是通过DNA重组技术在体外获得的tPA，其药理作用与tPA完全一致。tPA或rt-PA比UK的溶栓作用更强，且出血危险性更小。1996年rt-PA通过了美国食品药品监督管理局（FDA）批准用于脑梗死的静脉溶栓治疗。tPA的半衰期极短（仅3~6分钟），有一定的血管再闭率，须持续给药。

替奈普酶（tenecteplase，TNK）是一种新型的基因生物工程突变体rt-PA，它的半衰期比阿替普酶长6倍，可以一次性输注而非静脉滴注。因为它对纤溶酶原激活物抑制剂-1的结合亲和力更低，而且纤维蛋白特异性高15倍，所以系统性纤维蛋白原耗竭显著降低。挪威开展的NOR-TEST系列研究比较0.4mg/kg替奈普酶与标准剂量阿替普酶在急性缺血性脑卒中静脉溶栓中的安全性和有效性，结果显示，在轻型患者中未能证明替奈普酶的疗效优于阿替普酶，两者安全性相似；在中重度患者中替奈普酶比阿替普酶的安全性和功能结局都更差。而2022年和2023年发表在*Lancet*的两项大样本随机对照研究（加拿大AcT和中国TRACE-2）采用0.25mg/kg替奈普酶与标准剂量阿替普酶比较在急性缺血性脑卒中静脉溶栓中的安全性和有效性，发现符合阿替普酶静脉溶栓标准（不论有无进行血管内治疗）的急性缺血性卒中患者，替奈普酶不劣于阿替普酶，两者安全性相似，静脉注射替奈普酶（0.25mg/kg）可作为阿替普酶的替代治疗方案。

二、适应证与禁忌证

（一）2018年美国心脏协会/美国卒中协会（AHA/ASA）《急性缺血性卒中患者早期管理指南》中关于静脉溶栓的推荐意见（表9-5-1）

表 9-5-1　2018 年 AHA/ASA 提出的急性缺血性卒中(AIS)患者阿替普酶静脉溶栓治疗资格标准的推荐意见

适应证(Ⅰ级推荐)	
3h 内[a]	推荐对能在发病 3h 内接受治疗且经过选择的 AIS 患者进行阿替普酶静脉溶栓(0.9mg/kg,最大剂量 90mg,最初 10% 剂量在 1min 内静脉注射,剩余剂量 60min 内静脉滴注)。临床医师应按照本表所述标准来确定患者的资格[b](Ⅰ级推荐;A 级证据)
年龄	当在其他方面符合标准并且年龄≥18 岁时,对 80 岁以下和 80 岁以上的患者都推荐在发病 3h 内进行静脉阿替普酶治疗[b](Ⅰ级推荐;A 级证据)
严重程度	对于严重卒中患者,有必要在缺血性卒中发病 3h 内进行静脉阿替普酶治疗。虽然这些患者发生出血性转化的风险增高,但仍然证明治疗具有临床效益[b](Ⅰ级推荐;A 级证据)。 对于具有致残性卒中症状的轻度患者,有必要在缺血性卒中发病 3h 内进行静脉阿替普酶治疗。不应将这些患者排除在静脉阿替普酶治疗之外,因为其临床效益已得到证实[b](Ⅰ级推荐;B-R 级证据)[c]
3~4.5h[a]	同样推荐对能在发病 3~4.5h 内接受治疗且经过选择的 AIS 患者进行阿替普酶静脉溶栓(0.9mg/kg,最大剂量 90mg,最初 10% 剂量在 1min 内静脉注射,剩余剂量 60min 内静脉滴注)。临床医师应按照本表所述标准来确定患者的资格[b](Ⅰ级推荐;B-R 级证据)[c]
年龄 糖尿病 既往卒中病史 严重程度 OAC 影像学表现	对于年龄<80 岁、无糖尿病和既往卒中史、美国国立卫生研究院卒中量表(NIHSS 评分)≤25 分、未服用口服抗凝药(OAC)且影像学证据表明缺血性损伤累及不超过大脑中动脉(MCA)供血区 1/3 的患者,推荐在 3~4.5h 时间窗内进行静脉阿替普酶治疗[b](Ⅰ级推荐;B-R 级证据)[c]
紧迫性	在上述时间窗内,治疗应尽快开始,因为从发病到开始治疗的时间与临床转归密切相关[b](Ⅰ级推荐;A 级证据)
血压	对于能使用抗高血压药将血压安全降至<185/110mmHg 的患者(1mmHg=0.133kPa),在医师评估血压的稳定性之后,推荐进行静脉阿替普酶治疗[b](Ⅰ级推荐;B-NR 级证据)[c]
血糖	推荐对初始血糖水平>50mg/dl(2.7mmol/L)且在其他方面符合标准的患者进行静脉阿替普酶治疗[b](Ⅰ级推荐;A 级证据)
CT	当 CT 平扫显示存在轻到中度范围的早期缺血性改变时(明显低密度灶除外),推荐给予静脉阿替普酶治疗[b](Ⅰ级推荐;A 级证据)
既往抗血小板治疗	推荐对卒中发病前正在接受抗血小板单药治疗的患者进行静脉阿替普酶治疗,因为有证据显示阿替普酶的获益超过了症状性颅内出血(sICH)风险的潜在轻度增高[b](Ⅰ级推荐;A 级证据)。 推荐对卒中发病前正在接受抗血小板联合治疗(如阿司匹林和氯吡格雷)的患者进行静脉阿替普酶治疗,因为有证据显示阿替普酶的获益超过了 sICH 风险的潜在轻度增高[b](Ⅰ级推荐;B-NR 级证据)[c]
终末期肾脏疾病	对于正在接受血液透析且活化部分凝血活酶时间(APTT)正常的终末期肾病患者,推荐给予静脉阿替普酶治疗[b](Ⅰ级推荐;C-LD 级证据)[c]。但是,APTT 升高患者的出血性并发症风险可能会增高
禁忌证(Ⅲ级推荐)	
发病时间	不推荐对发病时间不明和/或未被目击到症状发生的患者以及距离看起来正常的最后时间>3 或 4.5h 的缺血性卒中患者进行静脉阿替普酶治疗[b](Ⅲ级推荐:无益;B-NR 级证据)[c,d] 不推荐对距离看起来正常的最后时间>3 或 4.5h 的醒后型缺血性卒中患者进行静脉阿替普酶治疗[b](Ⅲ级推荐:无益;B-NR 级证据)[c,d]
CT	CT 显示存在急性颅内出血的患者不应给予静脉阿替普酶治疗[b](Ⅲ级推荐:有害;C-EO 级证据)[cd]。没有足够的证据确定能影响阿替普酶治疗反应的低密度灶严重程度或范围的阈值。然而,对于颅脑 CT 扫描显示存在大面积明显低密度灶的患者,不推荐静脉阿替普酶治疗。这些患者在接受静脉阿替普酶治疗后仍然预后不良,而且严重低密度灶通常代表不可逆性损伤[b](Ⅲ级推荐:无益;A 级证据)[d]

续表

既往3个月内发生过缺血性卒中	对最近3个月内有过缺血性卒中史的AIS患者进行静脉阿替普酶治疗可能是有害的[b]（Ⅲ级推荐：有害；B-NR级证据）[c,d]
既往3个月内发生过严重颅脑外伤	近期（3个月内）有过严重颅脑外伤的AIS患者禁用静脉阿替普酶治疗[b]（Ⅲ级推荐：有害；C-EO级证据）[c,d] 鉴于严重颅脑外伤可能会发生出血性并发症，因此不推荐对急性住院期间发生创伤后脑梗死的患者进行静脉阿替普酶治疗[b]（Ⅲ级推荐：有害；C-EO级证据）[c,d]
既往3个月内进行过颅内/椎管内手术	对最近3个月内有过颅内/脊髓手术史的AIS患者进行静脉阿替普酶治疗可能是有害的[b]（Ⅲ级推荐：有害；C-EO级证据）[c,d]
颅内出血史	对既往有颅内出血史的患者进行静脉阿替普酶治疗可能是有害的[b]（Ⅲ级推荐：有害；C-EO级证据）[c,d]
SAH	在症状和体征符合SAH表现的患者中禁用静脉阿替普酶[b]（Ⅲ级推荐：有害；C-EO级证据）[c,d]
胃肠道恶性肿瘤或既往21d内发生过胃肠道出血	患有结构性胃肠道恶性肿瘤以及卒中发病前21d内有过近期胃肠道出血事件的患者应被认为风险较高，静脉阿替普酶治疗可能是有害的[b]（Ⅲ级推荐：有害；C-EO级证据）[c,d]
凝血功能障碍	对血小板计数<100×10^9/L、国际标准化比率（INR）>1.7、APTT>40s或凝血酶原时间（PT）>15s的急性卒中患者进行静脉阿替普酶治疗的安全性和有效性未知，不应给予静脉阿替普酶治疗[b]（Ⅲ级推荐：有害；C-EO级证据）[c,d]（如果患者无血小板减少病史，可在获得血小板计数结果之前启动阿替普酶静脉溶栓治疗，但一旦发现血小板计数<100×10^9/L则应停止使用。如果患者近期未使用OAC或肝素，可在获得凝血功能检测结果之前启动阿替普酶静脉溶栓，但一旦发现INR>1.7或PT高于当地实验室标准，则应立即停止使用）
低分子肝素（LMWH）	不应对最近24h内接受过治疗剂量LMWH的患者进行静脉阿替普酶治疗[b]（Ⅲ级推荐：有害；B-NR级证据）[e]
凝血酶抑制药或Ⅹa因子抑制药	对于正在服用直接凝血酶抑制药或直接Ⅹa因子抑制药的患者，静脉阿替普酶治疗的效果尚不完全确定，但可能是有害的[b]（Ⅲ级推荐：有害；C-EO级证据）[c,d]。除非实验室检查指标，例如APTT、INR、血小板计数、蛇毒静脉酶凝血时间、凝血酶时间或适用的直接Ⅹa因子活性化验结果正常，或者最后一次服用这些药物的时间已超过48h（假定患者的肾脏代谢功能正常），否则不推荐对正在服用直接凝血酶抑制药或直接Ⅹa因子抑制药的患者进行静脉阿替普酶治疗（当APTT、INR、蛇毒静脉酶凝血时间、凝血酶时间或直接Ⅹa因子活性测定等适当的实验室检查结果正常，或患者已48h以上未服用上述抗凝药且肾功能正常时，可考虑进行阿替普酶静脉溶栓）
糖蛋白Ⅱb/Ⅲa受体抑制药	不应在临床试验之外的情况下在静脉阿替普酶溶栓的同时给予抑制糖蛋白Ⅱb/Ⅲa受体的抗血小板药[b]（Ⅲ级推荐：有害；B-R级证据）[c,d]。
感染性心内膜炎	不应对伴有感染性心内膜炎症状的AIS患者进行静脉阿替普酶治疗，因为其颅内出血风险增高[b]（Ⅲ级推荐：有害；C-LD级证据）[c,d]
主动脉弓夹层分离	静脉阿替普酶治疗在已知或怀疑与主动脉弓夹层分离相关的AIS患者中可能是有害的，因此不应使用[b]（Ⅲ级推荐：有害；C-EO级证据）[c,d]。
轴内颅内肿瘤	对于伴有轴内颅内肿瘤的AIS患者，静脉阿替普酶治疗可能是有害的[b]（Ⅲ级推荐：有害；C-EO级证据）[c,d]
AIS患者静脉阿替普酶治疗的其他推荐意见（Ⅱ级推荐）	
3~4.5h扩展时间窗	对于年龄>80岁的患者，在3~4.5h时间窗内静脉阿替普酶治疗是安全的，并且与较年轻的患者同样有效[b]（Ⅱa级推荐；B-NR级证据）[e] 对于服用华法林且基线INR≤1.7的患者，在3~4.5h时间窗内静脉阿替普酶治疗似乎是安全的，可能会使患者获益[b]（Ⅱb级推荐；B-NR级证据）[e] 对于既往同时有卒中和糖尿病史的AIS患者，在3~4.5h时间窗内静脉阿替普酶治疗可能与0~3h时间窗同样有效，因此可能是一个合理的选择[b]（Ⅱb级推荐；B-NR级证据）[e]

9

续表

0~3h 时间窗	对于症状较轻且被判定为非致残性的 AIS 患者，在发病 3h 内可考虑进行静脉阿替普酶治疗。然而，应权衡治疗的风险与可能的获益，并且需要进一步研究来明确其风险效益比[b]（Ⅱb 级推荐；C-LD 级证据）[c]
3~4.5h 时间窗	对于其他方面均符合标准的发病 3~4.5h 时间窗内的轻型卒中患者，静脉阿替普酶治疗可能与 0~3h 时间窗同样有效，因此可能是一个合理的选择。应权衡治疗的风险与可能的获益（Ⅱb 级推荐；B-NR 级证据）[c] 对于极重度卒中患者（NIHSS 评分>25 分），在发病 3~4.5h 内进行阿替普酶静脉溶栓的获益尚不确定[b]（Ⅱb 级推荐；C-LD 级证据）
先前存在残疾	先前存在残疾似乎不会独立增高静脉阿替普酶治疗后的 sICH 风险，但它可能与较差的神经功能改善和更高的病死率相关。对先前存在残疾的急性卒中患者（改良 Rankin 量表评分≥2 分）进行静脉阿替普酶溶栓治疗可能是合理的，但在临床决策时应该考虑到相关因素，包括生活质量、社会支持、居住地、对看护者的需求、患者和家属的偏好以及治疗目标[b]（Ⅱb 级推荐；B-NR 级证据）[c] 先前存在痴呆的患者有可能从静脉阿替普酶治疗中获益。个体因素例如预期寿命以及发病前功能水平对于判断阿替普酶治疗能否提供具有临床意义的获益很重要[b]（Ⅱb 级推荐；B-NR 级证据）[c]
早期改善	对于虽然出现早期临床好转但根据检查者的判断仍遗留中等程度功能缺损并且有潜在残疾可能的中到重度缺血性卒中患者，进行静脉阿替普酶治疗是合理的[b]（Ⅱa 级推荐；A 级证据）
发病时癫痫发作	如果证据表明遗留的神经功能缺损是继发于卒中而非发作后现象，则在急性卒中发病时伴有癫痫发作的患者中进行静脉阿替普酶治疗是合理的[b]（Ⅱa 级推荐；C-LD 级证据）[c]
血糖	对初始血糖水平<50mg/dl（2.7mmol/L）或>400mg/dl（22.2mmol/L）但随后恢复正常且在其他方面符合标准的 AIS 患者进行静脉阿替普酶治疗可能是合理的（Ⅱb 级推荐；C-LD 级证据）[c]
凝血功能障碍	在具有潜在出血素质或凝血功能障碍临床病史的急性卒中患者中进行静脉阿替普酶治疗的安全性和有效性尚不清楚，可在个体化基础上考虑静脉阿替普酶治疗[b]（Ⅱb 级推荐；C-EO 级证据）[c] 对于既往服用过华法林且 INR≤1.7 和/或 PT<15s 的患者，静脉阿替普酶治疗可能是合理的[b]（Ⅱb 级推荐；B-NR 级证据）[c]
硬膜穿刺	即使最近 7d 内进行过腰椎硬膜穿刺的 AIS 患者也可考虑进行静脉阿替普酶治疗[b]（Ⅱb 级推荐；C-EO 级证据）[c]
动脉穿刺	对于在卒中发病前 7d 内有过不可压迫部位动脉穿刺的急性卒中患者，静脉阿替普酶治疗的安全性和有效性尚不确定[b]（Ⅱb 级推荐；C-LD 级证据）[c]
近期重大外伤	近期（14d 内）有过非颅脑重大外伤的 AIS 患者可考虑谨慎地进行静脉阿替普酶治疗，但必须对外伤相关性损伤导致出血的风险与缺血性卒中的严重程度及潜在致残性进行权衡（Ⅱb 级推荐；C-LD 级证据）[c]
近期重大手术	对于过去 14d 内有过重大手术的 AIS 患者，可考虑在经过谨慎选择后进行静脉阿替普酶治疗，但必须对手术部位出血的风险增加与减轻卒中相关性神经功能缺损的潜在获益进行权衡[b]（Ⅱb 级推荐；C-LD 级证据）[c]
消化道和泌尿生殖道出血	目前的文献显示，既往有过胃肠道/泌尿生殖道出血的患者进行静脉阿替普酶治疗的出血风险较低。在这类患者中进行静脉阿替普酶治疗可能是合理的[b]（Ⅱb 级推荐；C-LD 级证据）[c]（注意：不推荐在胃肠道出血事件后 21d 内使用阿替普酶；参见禁忌证）
月经	在月经期发生 AIS 但既往无月经量过多病史的女性患者很可能有必要进行静脉阿替普酶治疗，但应告知患者阿替普酶治疗可能会引起月经量增多[b]（Ⅱa 级推荐；C-EO 级证据） 对于既往或最近有月经量过多病史但没有临床显著贫血或低血压的女性患者，因为静脉阿替普酶治疗的潜在获益很可能超过严重出血的风险，所以可考虑进行静脉阿替普酶治疗[b]（Ⅱb 级推荐；C-LD 级证据）[c] 对于既往或最近有活动性阴道出血史并导致临床显著贫血的女性患者，在做出静脉阿替普酶治疗的决策之前很可能需要紧急请妇科医师会诊[b]（Ⅱa 级推荐；C-EO 级证据）

9

续表

颅外段颈部动脉夹层分离	对于已知或怀疑与颅外段颈部动脉夹层分离相关的 AIS 患者，在发病 4.5h 内进行静脉阿替普酶是安全和合理的，很可能可以给予推荐[b]（Ⅱa 级推荐；C-LD 级证据）[c]
颅内动脉夹层分离	对于已知或怀疑与颅内动脉夹层分离相关的 AIS 患者，静脉阿替普酶治疗的有效性和出血风险尚不确定[b]（Ⅱb 级推荐；C-LD 级证据）
未破裂颅内动脉瘤	对于已知存在未经处理的小型或中型（直径<10mm）未破裂颅内动脉瘤的 AIS 患者，进行静脉阿替普酶治疗是合理的，很可能可以给予推荐[b]（Ⅱb 级推荐；C-LD 级证据）[c] 对于已知存在未经处理的巨大型未破裂颅内动脉瘤的 AIS 患者，静脉阿替普酶治疗的有效性和风险尚不完全确定[b]（Ⅱb 级推荐；C-LD 级证据）[c]
颅内血管畸形	对于已知存在未破裂并且未经过处理的颅内血管畸形的 AIS 患者，静脉阿替普酶治疗的有效性和风险尚不完全确定[b]（Ⅱb 级推荐；C-LD 级证据）[c] 因为这类患者的脑出血（ICH）风险增高，所以当患者存在严重神经功能缺损、死亡和残疾风险很高并且超过溶栓治疗继发性 ICH 的预期风险时，可考虑静脉阿替普酶治疗[b]（Ⅱb 级推荐；C-LD 级证据）[c]
脑微出血（CMBs）	对于既往 MRI 显示存在少量（1~10 个）CMBs 而其他方面符合标准的患者，进行静脉阿替普酶治疗是合理的[b]（Ⅱa 级推荐；B-NR 级证据）[c] 对于既往 MRI 显示存在大量（>10 个）CMBs 而其他方面符合标准的患者，静脉阿替普酶治疗可能与 sICH 风险增高相关，且临床获益不明确。如果有显著获益的可能，则静脉溶栓可能是合理的[b]（Ⅱb 级推荐；B-NR 级证据）[c]
轴外颅内肿瘤	对于伴有轴外颅内肿瘤的 AIS 患者，很可能可以推荐静脉阿替普酶治疗[b]（Ⅱa 级推荐；C-EO 级证据）[c]
急性心肌梗死（AMI）	对于同时发生 AIS 和 AMI 的患者，合理的做法是首先静脉使用卒中治疗剂量的阿替普酶，随后进行经皮冠状动脉血管成形和支架置入术（如有适应证）[b]（Ⅱa 级推荐；C-EO 级证据）[c]
心肌梗死（MI）	对于最近 3 个月内有近期 MI 史的 AIS 患者，如果近期 MI 为非 ST 段抬高型心肌梗死（NSTEMI），则使用静脉阿替普酶治疗缺血性卒中是合理的[b]（Ⅱa 级推荐；C-LD 级证据）[c] 对于最近 3 个月内有近期 MI 史的 AIS 患者，如果近期 MI 为累及右壁或下壁心肌的 ST 段抬高型心肌梗死（STEMI），则使用静脉阿替普酶治疗缺血性卒中是合理的[b]（Ⅱa 级推荐；C-LD 级证据）[c] 对于最近 3 个月内有近期 MI 史的 AIS 患者，如果近期 MI 为累及左前壁心肌的 STEMI，则使用静脉阿替普酶治疗缺血性卒中可能是合理的[b]（Ⅱb 级推荐；C-LD 级证据）[c]
其他心脏疾病	对于伴有急性心包炎且可能导致严重残疾的严重 AIS 患者，进行静脉阿替普酶治疗可能是合理的[b]（Ⅱb 级推荐；C-EO 级证据）[c]；在这种情况下，推荐紧急请心脏科医师会诊。 对于伴有急性心包炎且可能导致轻度残疾的中度 AIS 患者，静脉阿替普酶治疗的净获益尚不确定[b]（Ⅱb 级推荐；C-EO 级证据）[c] 对于已知存在左心房或左心室血栓且可能导致严重残疾的严重 AIS 患者，进行静脉阿替普酶治疗可能是合理的[b]（Ⅱb 级推荐；C-LD 级证据）[c] 对于已知存在左心房或左心室血栓且可能导致轻度残疾的中度 AIS 患者，静脉阿替普酶治疗的净获益尚不确定[b]（Ⅱb 级推荐；C-LD 级证据）[c] 对于合并心脏黏液瘤的患者，如果发生可能导致严重残疾的重度 AIS，进行静脉阿替普酶治疗可能是合理的[b]（Ⅱb 级推荐；C-LD 级证据）[c] 对于合并心脏乳头状弹力纤维瘤的患者，如果发生可能导致严重残疾的重度 AIS，进行静脉阿替普酶治疗可能是合理的[b]（Ⅱb 级推荐；C-LD 级证据）[c]
手术操作并发的卒中	对于在接受心脏或脑血管造影时出现 AIS 并发症的患者，根据常规资格标准进行静脉阿替普酶治疗是合理的[b]（Ⅱa 级推荐；A 级证据）[c]
全身性恶性肿瘤	阿替普酶在患有恶性肿瘤的患者中的安全性和有效性尚不完全确定[b]（Ⅱb 级推荐；C-LD 级证据）[c]。如果不存在其他禁忌证，如凝血功能异常、近期手术史或系统性出血，那么具有合理预期寿命（>6 个月）的全身性恶性肿瘤患者有可能从静脉阿替普酶治疗中获益

续表

妊娠	对于妊娠期发生中到重度卒中的患者，当预期的获益超过子宫出血风险增高时，可考虑静脉给予阿替普酶治疗[b]（Ⅱb级推荐；C-LD级证据）[e] 在产后早期（分娩后14d内）进行静脉阿替普酶治疗的安全性和有效性尚未得到明确证实[b]（Ⅱb级推荐；C-LD级证据）[e]
眼科疾病	在有糖尿病性出血性视网膜病变或其他出血性眼部疾病史的AIS患者中推荐进行静脉阿替普酶治疗是合理的，但应对视力丧失风险的潜在增高与减轻卒中相关神经功能缺损方面的预期获益进行权衡[b]（Ⅱa级推荐；B-NR级证据）[e]
镰状细胞病	对合并镰状细胞病的AIS患者进行静脉阿替普酶治疗能够获益（Ⅱa级推荐；B-NR级证据）[e]
违禁药的使用	临床医师应意识到违禁药的使用可能是偶发性卒中的一个促发因素。对不存在其他排除标准的违禁药相关缺血性卒中患者进行静脉阿替普酶治疗是合理的[b]（Ⅱa级推荐；C-LD级证据）[e]
假性卒中	假性卒中患者的sICH风险相当低，因此推荐尽早开始静脉阿替普酶治疗而不是推迟治疗来追求更多的诊断性检查[b]（Ⅱa级推荐；B-NR级证据）

注：
[a]当不确定时，发病时间应认为是已知患者最后正常或处于基线神经系统功能状态的时间；
[b]推荐意见保持不变或改写自2015年静脉阿替普酶溶栓指南。
[c]修订证据等级以符合2015年ACC/AHA推荐意见分类系统；
[d]修订推荐强度以符合2015年ACC/AHA推荐意见分类系统；
[e]另请参阅这些指南的文本以获取更多信息。

（二）中华医学会神经病学分会《中国急性缺血性脑卒中诊治指南2018》中关于静脉溶栓的推荐意见

1. 3小时内阿替普酶（rt-PA）静脉溶栓的适应证、禁忌证及相对禁忌证

（1）适应证：

1）有缺血性脑卒中导致的神经功能缺损症状。

2）症状出现<3小时。

3）年龄≥18岁。

4）患者或家属签署知情同意书。

（2）禁忌证：

1）颅内出血（包括脑实质出血、脑室内出血、蛛网膜下腔出血、硬膜下/外血肿等）。

2）既往颅内出血史。

3）近3个月有严重头颅外伤史或卒中史。

4）颅内肿瘤、巨大颅内动脉瘤。

5）近期（3个月）有颅内或椎管内手术。

6）近2周内有大型外科手术。

7）近3周内有胃肠或泌尿系统出血。

8）活动性内脏出血。

9）主动脉弓夹层。

10）近1周内有在不易压迫止血部位的动脉穿刺。

11）血压升高：收缩压≥180mmHg，或舒张压≥100mmHg。

12）急性出血倾向，包括血小板计数低于100×10^9/L或其他情况。

13）24小时内接受过低分子肝素治疗。

14）口服抗凝剂且INR>1.7或PT>15秒。

15）48小时内使用凝血酶抑制剂或Ⅹa因子抑制剂，或各种实验室检查异常（如APTT，INR，血小板计数，ECT，TT或Ⅹa因子活性测定等）。

16）血糖<2.8mmoL/L或>22.22mmo/L。

17）头颅CT或MRI提示大面积梗死（梗死面积>1/3大脑中动脉供血区）。

（3）相对禁忌证：下列情况需谨慎考虑和权衡溶栓的风险与获益（即虽然存在一项或多项相对禁忌证，但并非绝对不能溶栓）。

1）轻型非致残性卒中。

2）症状迅速改善的卒中。

3）惊厥发作后出现的神经功能损害（与此次卒中发生相关）。

4）颅外段颈部动脉夹层。

5）近2周内严重外伤（未伤及头颅）。

6）近3个月内有心肌梗死史。

7）孕产妇。

8）痴呆。

9）既往疾病遗留较重神经功能残疾。

10）未破裂且未经治疗的动静脉畸形、颅内小动脉瘤（<10mm）。

11）少量脑内微出血（1~10个）。

12）使用违禁药物。

13）类卒中。

2. 3~4.5h内阿替普酶（rt-PA）静脉溶栓的适应证、禁忌证和相对禁忌证

（1）适应证：

1）缺血性卒中导致的神经功能缺损。

2）症状持续3~4.5小时。

3）年龄≥18岁。

4）患者或家属签署知情同意书。

（2）禁忌证：同上述3小时内阿替普酶（rt-PA）静脉溶栓的禁忌证。

（3）相对禁忌证：在上述3小时内阿替普酶（rt-PA）静脉溶栓相对禁忌证基础上补充如下：

1）使用抗凝药物，INR≤1.7，PT≤15秒。

2）严重卒中（NIHSS评分>25分）。

3. 6小时内尿激酶静脉溶栓的适应证及禁忌证

（1）适应证：

1）有缺血性卒中导致的神经功能缺损症状。

2）症状出现<6小时。

3）年龄18~80岁。

4）意识清楚或嗜睡。

5）脑CT无明显早期脑梗死低密度改变。

6）患者或家属签署知情同意书。

（2）禁忌证：同上述3小时内阿替普酶（rt-PA）静脉溶栓的禁忌证。

（三）2021年《欧洲卒中组织急性缺血性卒中静脉溶栓指南》推荐意见

2021年2月19日发布于*European Stroke Journal*的《欧洲卒中组织急性缺血性卒中静脉溶栓指南》分为14大类，提供证据质量（高、中、低、极低）和推荐强度（强、弱、缺乏相关证据），其中无足够循证依据的建议，专家组给出了共识作为参考。

1. 发病后4.5小时内治疗　发病4.5小时以内的急性缺血性卒中建议阿替普酶溶栓治疗（强推荐，高质量证据）。

2. 在发病后4.5~9小时治疗，未做高级成像（仅CT平扫）　对于持续时间为4.5~9小时（已知发病时间）的急性缺血性卒中患者，且平扫CT之外没有其他高级脑成像，建议不要静脉溶栓（强推荐，中质量证据）。

3. 发病后4.5~9小时治疗，有高级成像　对于持续时间为4.5~9小时（发病时间明确）且CT或MRI核心/灌注不匹配的缺血性卒中患者，以及不适合或未计划机械取栓的患者，建议阿替普酶静脉溶栓（强推荐，低质量证据）。其中，核心/灌注不匹配（core/perfusion mismatch）为使用自动化处理软件评估，定义如下：梗死核心体积<70ml；严重低灌注体积/梗死核心体积>1.2；不匹配体积>10ml。其中梗死核心为rCBF<30%（CT灌注）或ADC<620μm^2/s（弥散MRI）区域；严重低灌注为Tmax>6s（CT灌注或MR灌注）。

专家共识：①对于持续时间为4.5~9小时（发病时间明确）且无CT或MRI核心/灌注不匹配的缺血性卒中患者，9名专家都建议不溶栓。②对于持续时间为4.5~9小时（发病时间明确）且CT或MRI核心/灌注不匹配的缺血性卒中患者，如果直接就诊于取栓中心且符合机械取栓适应证，专家组无法就机械取栓前是否应静脉溶栓达成共识。③对于持续时间为4.5~9小时（发病时间明确）且CT或MRI核心/灌注不匹配的缺血性卒中患者，如果就诊于非取栓中心且符合机械取栓适应证，9名专家中有6名建议在机械取栓前静脉溶栓。

4. 醒后卒中/发病时间不明

（1）对于醒后卒中患者，如果最后被见到正常的时间>4.5小时，MRI DWI-FLAIR不匹配，并且不适合或未计划机械取栓，建议用阿替普酶静脉溶栓（强推荐，高质量证据）。

（2）对于醒后卒中的急性缺血性卒中患者，如果从睡眠中点开始的9小时内CT或MRI核心/灌注不匹配（定义同上），并且不适合或未计划机械取栓，建议阿替普酶静脉溶栓（强推荐，中质量证据）。

专家共识：①对于醒后卒中直接就诊于取栓中心的急性缺血性卒中患者，如果有适应证同时接受静脉溶栓和机械取栓，9名专家中有6名建议在机械取栓前静脉溶栓。②对于醒后卒中到非取栓中心就诊的急性缺血性卒中的患者，如果有适应证同时接受静脉溶栓和机械取栓，9名专家中有7名建议在机械取栓前静脉溶栓。

5. 替奈普酶

（1）对于发病时间<4.5小时且不符合取栓条件的患者，建议使用阿替普酶而不是替奈普酶进行静脉溶栓（弱推荐，低质量证据）。

（2）对于发病时间<4.5小时伴大血管闭塞且符合取栓条件的患者，在取栓前考虑静脉溶栓，建议使用0.25mg/kg的替奈普酶，而不是使用0.9mg/kg的阿替普酶（弱推荐，低质量证据）。

6. 低剂量阿替普酶　对于发病时间<4.5小时的急性缺血性卒中患者，建议标准剂量的阿替普酶（0.9mg/kg）优于低剂量的阿替普酶（强推荐，高质量证据）。

7. 辅助疗法

（1）对于发病时间<4.5小时的急性缺血性卒中患者，建议在静脉溶栓24小时内不使用抗血栓药物，并且不把抗血栓药物作为阿替普酶静脉溶栓的辅助治疗（强推荐，低质量证据）。

（2）对发病时间<4.5小时的急性缺血性卒中患者，建议在接受静脉溶栓的患者中不要进行超声增强溶栓（强推荐，低质量证据）。

8. 高龄、多病、衰弱或既往残疾

（1）对发病时间<4.5小时，年龄>80岁的急性缺血性卒中患者，建议使用阿替普酶静脉溶栓（强推荐，高质量证据）。

（2）对发病时间<4.5小时，伴多种疾病、虚弱或既往残疾的急性缺血性卒中患者，建议使用阿替普酶静脉溶栓（弱推荐，极低质量证据）。

专家共识：9名专家共同建议，年龄本身不应成为静脉溶栓的限制因素，即使在本指南涵盖的其他情况下，例如，醒后卒中；持续时间为4.5~9小时的缺血性卒中（发病时间明确），CT或MRI核心/灌注失配；轻型卒中伴致残症状等。

9. 轻型卒中和神经症状迅速改善的卒中

（1）对发病时间<4.5小时的急性轻型致残性缺血性卒中患者，建议使用阿替普酶静脉溶栓（强推荐，中质量证据）。

（2）发病时间<4.5小时的急性轻型非致残性缺血性卒中患者，建议不进行静脉溶栓（弱推荐，中质量证据）。

（3）发病时间<4.5小时的急性轻型非致残性缺血性卒中患者，并且已证实存在大血管闭塞，没有足够的证据提出循证建议（相关证据不足）。

专家共识：对于发病时间<4.5小时的急性轻型非致残性缺血性卒中且大血管闭塞的患者，8名专家中有6名建议进行阿替普酶静脉溶栓。

（4）对发病时间<4.5小时且神经症状迅速改善的急性缺血性卒中患者，没有足够的证据提出建议。请参见下面的专家共识声明（相关证据不足）。

专家共识：①发病时间<4.5小时的急性缺血性卒中患者，如果神经症状迅速改善，但仍有致残可能的患者，9名专家中有8名建议阿替普酶静脉溶栓。②专家组一致认为，治疗决策应以就诊时临床表现为基础，不能等待症状的缓解。

10. 重症卒中

（1）发病时间<4.5小时的严重急性缺血性卒中患者中，建议使用阿替普酶静脉溶栓（强推荐，中质量证据）。

（2）对发病时间<4.5小时的急性缺血性卒中，由CT上早期缺血变化的程度定义的重症卒中患者，建议在特定的病例中考虑使用阿替普酶静脉溶栓（见以下专家共识声明）（弱推荐，极低质量证据）。

专家共识：①影像学梗死大的严重卒中患者（如，超过大脑中动脉区域1/3的早期缺血性改变或平扫CT上ASPECTS<7），9名专家有7名建议给符合一定条件的患者进行阿替普酶静脉溶栓。②患者的选择标准可能包括：替代性再灌注治疗（机械取栓）的适应证、高级成像的结果（尤其是核心/灌注失配）、症状持续时间、白质病变的范围、静脉溶栓的其他禁忌证以及既往残疾。

11. 高血压和高血糖

（1）入院时高血压

1）发病时间<4.5小时的急性缺血性卒中患者，若持续收缩压>185mmHg或舒张压>110mmHg（即使在降压治疗后）的患者，不建议进行静脉溶栓（强推荐，极低质量证据）。

2）发病时间<4.5小时的急性缺血性卒中患者，血压超过185/110mmHg（随后降到185/110mmHg以下）的患者，建议使用阿替普酶静脉溶栓（强推荐，低质量证据）。

（2）卒中前高血压：发病时间<4.5小时急性缺血性卒中患者，且已知卒中前高血压病史，建议阿替普酶静脉溶栓治疗（强推荐，中质量证据）。

（3）入院时高血糖：发病时间<4.5小时急性缺血性卒中患者，血糖>22.2mmol/L（400mg/dl），建议阿替普酶溶栓治疗（弱推荐，极低质量证据）。静脉溶栓不应阻碍高血糖的急性缺血性卒中患者接受胰岛素治疗。

（4）糖尿病：发病时间<4.5小时的急性缺血性卒中伴已知既往糖尿病病史的患者，建议使用阿替普酶进行静脉溶栓（强推荐，中质量证据）。

12. 卒中前抗血栓药物的应用

（1）卒中前使用抗血小板药物：发病时间<4.5小时的急性缺血性卒中患者，如果在卒中前使用了单一或双重抗血小板药物，建议阿替普酶静脉溶栓（强推荐，低质量证据）。

（2）卒中前使用维生素K拮抗剂

1）发病时间<4.5小时的急性缺血性卒中患者，使用过维生素k拮抗剂且国际标准化比值（INR）≤1.7，建议阿替普酶静脉溶栓（强推荐，低质量证据）。

2）发病时间<4.5小时的急性缺血性卒中患者，使用过维生素K拮抗剂且INR>1.7，建议不溶栓（强推荐，极低质量证据）。

3）发病时间<4.5小时的急性缺血性卒中患者，使用过维生素K拮抗剂且凝血检验结果未知，建议不溶栓（强推荐，极低质量证据）。

（3）卒中前使用新型口服抗凝药（NOACs）

1）发病时间<4.5小时的急性缺血性卒中患者，如果在卒中发病前的48小时内使用了NOACs，并且没有可用的特定凝血检验（即Ⅹa因子抑制剂的抗Ⅹa活性、达比加群的凝血酶时间或NOACs血药浓度），建议不溶栓（强推荐，极低质量证据）。

2）发病时间<4.5小时的急性缺血性卒中患者，如果在卒中发病前48小时内使用了NOACs，并且抗Ⅹa活性<0.5U/ml（Ⅹa因子抑制剂）或凝血酶时间<60秒（直接凝血酶抑制剂）的患者，没有足够的证据提出循证建议（相关证据不足，见下方专家共识）。

3）发病时间<4.5小时的急性缺血性卒中患者，如果在卒中发病前48小时内使用了达比加群，没有足够的证据来推荐或反对使用依达赛珠单抗（达比加群特异性逆转剂）和阿替普酶静脉溶栓联合治疗，而不是不溶栓（相关证据不足，见下方专家共识）。

专家共识：①发病时间<4.5小时的急性缺血性卒中患者，如果在卒中发病48小时内使用NOACs，并且抗Ⅹa活性<0.5U/ml（因子Ⅹa抑制剂）或凝血酶时间<60秒（直接凝血酶抑制剂）的患者，9名专家中有7专家建议阿替普酶静脉溶栓。②发病时间<4.5小时的急性缺血性卒中患者，如果在卒中发病前48小时内使用了达比加群，9名专家中有8名专家建议联用依达赛珠单抗和阿替普酶静脉溶栓，而不是不溶栓。③发病时间<4.5小时的急性缺血性卒中患者，在卒中发病前48小时内使用因子Ⅹa抑制剂，所有专家都建议不溶栓，而不是联用安德沙特（andexanet，Ⅹa因子抑制剂的特异性逆转药）和阿替普酶静脉溶栓。

13. 出血的潜在危险因素

（1）血小板计数低

1）发病时间<4.5小时的急性缺血性卒中患者，若血小板计数<100×10^9/L的患者，建议不溶栓（弱推荐，极低质量证据）。

2）发病时间<4.5小时的急性缺血性卒中患者，在开始静脉溶栓前血小板计数未知，且没有理由期望出现异常值，建议

9

在等待实验室检查结果同时开始阿替普酶静脉溶栓(强推荐,极低质量证据)。

(2) 近期外伤或手术:发病时间<4.5 小时的急性缺血性卒中患者,如果14日内接受了不可压迫部位(如腹、胸、颅内、血管化良好的组织或大动脉)大手术,后续内出血可能导致严重出血,建议不溶栓(强推荐,极低质量证据)。

(3) 颅内出血史:发病时间<4.5 小时的急性缺血性卒中患者,既往颅内出血史,没有足够的证据提出循证建议(相关证据不足,见下方专家共识)。

专家共识:发病时间<4.5 小时的急性缺血性卒中患者,既往颅内出血史,9名专家中有8名建议在特定的病例中使用阿替普酶静脉溶栓。如出血已经过了很长一段时间,或者出血是非复发性的(如创伤)或出血的根本原因已去除(如蛛网膜下腔出血经过血管内动脉瘤栓塞或外科动脉瘤夹闭,或引起出血的特定抗血栓药物已停用),则可以考虑静脉溶栓。

(4) 脑微出血

1) 发病时间<4.5 小时的急性缺血性卒中患者,有脑微出血表现,如果脑微出血负荷未知或已知较低(如<10个),建议阿替普酶静脉溶栓(弱推荐,低质量证据)。

2) 发病时间<4.5 小时的急性缺血性卒中患者,有脑微出血表现,如果脑微出血负荷已知较高(如>10个),建议不溶栓(弱推荐,低质量证据)。

专家共识:对于持续时间<4.5 小时的急性缺血性卒中患者,所有专家都建议在作静脉溶栓决定之前,不要使用 MRI 系统筛查以评估脑微出血负荷。

(5) 脑白质病变

1) 发病时间<4.5 小时的急性缺血性卒中患者,如果有轻到中度白质病变,建议阿替普酶静脉溶栓(强推荐,中质量证据)。

2) 发病时间<4.5 小时的急性缺血性卒中患者,如果有重度白质病变,建议阿替普酶静脉溶栓(弱推荐,低质量证据)。

(6) 脑动脉瘤:对于持续时间<4.5 小时的急性缺血性卒中患者,如果有未破裂脑动脉瘤,建议阿替普酶静脉溶栓(弱推荐,极低质量证据)。

14. 其他共存疾病

(1) 缺血性卒中病史:对于持续时间<4.5 小时的急性缺血性卒中患者,以及在过去3个月内有缺血性卒中病史的患者,没有足够的证据循证推荐,请参阅专家共识(相关证据不足)。

专家共识:发病时间<4.5 小时的急性缺血性卒中患者,过去3个月内有缺血性卒中发作病史,9名专家都建议在符合一定条件的患者中使用阿替普酶进行静脉溶栓,如在小梗死、卒中发生大于1个月或临床恢复良好的情况下。

(2) 癫痫:发病时间<4.5 小时的急性缺血性卒中患者,在发病时伴有癫痫发作,并且不怀疑卒中模拟病、没发现严重头外伤,建议阿替普酶静脉溶栓(弱推荐,极低质量证据)。

(3) 动脉夹层

1) 对发病时间<4.5 小时的急性缺血性卒中合并主动脉弓夹层的患者,建议不溶栓(强推荐,极低质量证据)。

2) 对发病时间<4.5 小时的急性缺血性卒中合并孤立性颈动脉夹层的患者,建议阿替普酶静脉溶栓(弱推荐,低质量证据)。

3) 对发病时间<4.5 小时的急性缺血性卒中合并颅内动脉夹层的患者,没有足够的证据提出建议。请参阅下述专家共识(相关证据不足)。

专家共识:对发病持续时间<4.5 小时的急性缺血性卒中合并颅内动脉夹层的患者,9名专家中有6名建议不溶栓。

(4) 心肌梗死

1) 对发病时间<4.5 小时的急性缺血性卒中患者,如果在最近7日内有亚急性(>6小时)ST段抬高心肌梗死,建议不溶栓(弱推荐,极低质量证据)。

2) 对发病时间<4.5 小时的急性缺血性卒中患者,如果在最近3个月内有非ST段抬高心肌梗死,建议阿替普酶静脉溶栓(弱推荐,极低质量证据)。

3) 对发病时间<4.5 小时的急性缺血性卒中患者,如果在最近1周至3个月之间有ST段抬高心肌梗死,没有足够的证据提出建议。请参阅下述专家共识(相关证据不足)。

专家共识:所有小组成员都建议在特定情况下使用阿替普酶。要考虑的变量是心肌梗死的大小、是否对心肌梗死进行再通治疗以及超声心动图结果。

(5) 感染性心内膜炎:对发病时间<4.5 小时的急性缺血性卒中患者,如果确诊或疑诊感染性心内膜炎,建议不溶栓(强推荐,弱质量证据)。

三、静脉溶栓方法

(一) 溶栓药物的剂量与用法

1. 阿替普酶(rt-PA) 0.9mg/kg,最大量90mg,首先10%剂量在1分钟内静脉推注,剩余剂量60分钟内持续静脉滴注。多中心强化高血压管理和溶栓治疗研究(Enhanced Control of Hypertension and Thrombolysis Stroke Study,ENCHANTED)发现rt-PA低剂量组(0.6mg/kg)3个月死亡或残疾与标准剂量组(0.9mg/kg)相比未达到非劣效性检验标准,但次要结果中症状性颅内出血(sICH)和7日内致死性事件发生率低剂量组显著低于标准剂量组,两组90日死亡率无显著差异。该研究表明与标准剂量相比,低剂量 rt-PA 在安全性方面虽然更优,可显著降低 sICH,但有效性方面仍不如标准剂量。ENCHANTED研究提示标准剂量 rt-PA 仍然是急性脑梗死患者静脉溶栓首选剂量,而低剂量 rt-PA 可用于出血风险高的人群。但最新的中国和美国指南没有把0.6mg/kg的剂量作为一个选项。

2. 尿激酶(UK) 用量为100万~150万U,加入100~200ml生理盐水中,静脉滴注30分钟。

3. 替奈普酶(TNK) 0.25mg/kg在5~10秒内完成静脉注射,最大剂量为25mg。

（二）溶栓治疗时的注意事项

1. 将患者收到重症监护室或者卒中单元进行监护。

2. 定期进行血压测量和神经功能评估（NIHSS 评分），在静脉溶栓治疗中及结束后 2 小时内，每 15 分钟进行 1 次；然后每 30 分钟 1 次，持续 6 小时；以后每小时 1 次，直至治疗后 24 小时。

3. 患者出现严重的头痛、急性血压增高、恶心或呕吐，或神经症状体征恶化，应立即停用溶栓药物，紧急进行颅脑 CT 检查，排除颅内出血。

4. 如果收缩压≥180mmHg 或者舒张压≥100mmHg（美国指南为 105mmHg），增加测量血压的频率，并给予降压药使血压维持在或低于这一水平。美国指南建议：如果收缩压为 180~230mmHg 或舒张压为 105~140mmHg，给予拉贝洛尔 10mg，静脉注射，1~2 分钟注完，之后按 2~8mg/min 的速度持续静脉滴注；或者给予尼卡地平 5mg/h，静脉滴注，每隔 5~15 分钟增加 2.5mg/h，最大剂量为 15mg/h；或者给予氯维地平 1~2mg/h，静脉滴注，每隔 2~5 分钟剂量加倍直到达到目标血压值，最大剂量为 21mg/h。若高血压得不到控制或舒张压>140mmHg，按 0.5mg/（kg·min）的速度开始静脉滴注硝普钠。

5. 用药后 45 分钟时检查舌和唇以判定有无血管源性水肿，如果出现，立即停药，如服用血管紧张素转换酶抑制剂（ACEI）类降压药者同时停用，并给予抗组胺药物和糖皮质激素，高流量吸氧，严重低血压时予肾上腺素。

6. 溶栓治疗后 24 小时内忌用抗凝药和抗血小板药。溶栓 24 小时后给予抗凝药或抗血小板药之前，应复查颅脑 CT 或 MRI 排除出血。

7. 在病情许可的情况下延期放置鼻胃管、导尿管或动脉内测压导管。

四、并发症

（一）出血

不论使用何种溶栓药物，都有可能导致脑及其他脏器出血。

1. 颅内出血　是溶栓治疗最主要的并发症，可分为无症状性颅内出血和症状性颅内出血（symptomatic intracranial hemorrhage，sICH）。无症状性颅内出血几乎不影响临床预后，在 CT 扫描时才被发现。sICH 常导致病情恶化甚至死亡，影响生存率及致残率，是溶栓治疗最严重的并发症。不同研究中 sICH 的定义、发生率、死亡率有所不同（表 9-5-2）。

表 9-5-2　不同临床研究的基本信息、sICH 发生率、死亡率

研究名称	阿替普酶组例数	平均年龄	基线 NIHSS 评分	发病至给药时间/min	sICH 发病率/%	死亡率/%
NINDS	312	68	14	NA	6.4[a]	17.0[i]
ECASS Ⅱ	409	68	11	NA	8.8[b]	22.4[i]
ATLANTIS	547	66	11	276	7.0[c]	11.0[i]
DEFUSE	74	71	11	328	9.5[d]	NA
STARS	389	69	13	164	3.3[e]	13.0[j]
CASES	4 468	73	14	155	4.6[f]	22.3[i]
EPTTHET	51	60	14	297	7.7[g]	25.0[i]
SITS-MOST	6 483	68	12	136	SITS-MOST 方案标准 1.7 ECASS Ⅱ标准 8.8 NINDS 标准 7.3	11.2[i]
SITS-ISTR	23 942	68	12	146	SITS-MOST 标准 1.75 ECASS Ⅱ标准 4.85 NINDS 标准 7.13	12.3[i]
GWTC	25 504	70	12	129	5.4[h]	9.9[k]

注：
[a]NINDS 中 sICH 的诊断标准，即 36 小时内的伴有临床上任何可疑的脑出血症状或任何程度的神经功能减退的 CT 提示的脑出血；
[b]ECASS Ⅱ中 sICH 的诊断标准，即静脉溶栓 7 日内出现的伴有 NIHSS 评分增加≥4 分的 CT 显示的颅内出血；
[c]ATLANTIS 中 sICH 的诊断标准未明确给出；
[d]DEFUSE 中 sICH 的诊断标准，即静脉溶栓 36 小时内出现的且同时 NIHSS 评分增加≥2 分的 CT/MR 显示的颅内出血；
[e]STARS 中 sICH 的诊断标准未明确给出；
[f]CASES 中 sICH 的诊断标准，即 24 小时之内出现的伴有任何程度神经功能减退的颅内出血；
[g]EPTTHET 中 sICH 采用 SITS-MOST 的诊断标准，即 36h 内出现的且同时 NIHSS 评分增加≥4 分的 PH2 型颅内出血；
[h]GWTG 中 sICH 的诊断标准未明确给出；
[i]90d 后的死亡率；
[j]30d 后的死亡率；
[k]住院期间的死亡率。

9

（1）导致颅内出血的可能机制有：

1）自然病程发展所致。即使不使用溶栓或抗凝剂，也会遇到梗死后出血这种情况。在一项溶栓性临床试验的 meta 分析中，24.2%的安慰剂治疗患者和 32.5%的阿替普酶治疗患者出现了出血的影像学证据，大多数出血被认为是无症状的。由此可见，梗死性出血是缺血性卒中自然病程的一部分。与梗死性出血的现象常见不同，实质血肿并不常见，但在溶栓时发生得更频繁。有研究表明，梗死性出血是多灶性红细胞外溢所致，而实质血肿则是血管内单个出血部位缺血再灌注损伤所致。

2）消耗性凝血病。尽管阿替普酶的半衰期很短，但它影响凝血系统的持续时间要长很多。阿替普酶的纤溶活性与消耗性凝血病有关，导致纤维蛋白原水平降低、凝血酶原时间和部分凝血活酶时间延长。这些异常可能在阿替普酶灌注完成后持续 24 小时。

3）再灌注损伤。再灌注损伤可导致血压升高，再灌注损伤又因血压升高而加重。

4）血脑屏障的破坏。人体影像学研究进一步证明，血脑屏障的破坏是出血性转化的一个关键因素。通过脑脊液钆增强剂测量，血脑屏障的破坏平均发生在发病后 13 小时，这种破坏与出血转化率的增加有关。血脑屏障破坏的血清生物标志物，包括紧密连接蛋白和神经生化标志物（S100β 蛋白），也与 sICH 的风险有关。

（2）并发颅内出血的危险因素：Whiteley 等分析了 55 个研究，共计 65 264 例急性脑梗死患者的 43 个变量，结果表明：①高龄；②卒中严重程度（NIHSS 评分）；③高血糖；④高血压；⑤心房纤颤病、心力衰竭病史；⑥肾功能不全病史；⑦既往服用抗血小板药物；⑧脑白质疏松；⑨溶栓前 CT 显示早期梗死征象；⑩溶栓前 MR 显示微出血。这些因素都与 sICH 的发生相关，然而目前正在吸烟却与 sICH 风险降低有关。在这项 meta 分析中，他汀类使用也与 sICH 有关，但这只基于小数据，在随后大于 20 000 人的研究中并没有被证实。从出现症状到溶栓的时间间隔与 sICH 无关，这个结论与其他研究一致。

（3）颅内出血的预防：掌握好溶栓治疗的时机、适应证、禁忌证及用药剂量至关重要。Strbian D 等的研究表明大部分 sICH 发生在静脉溶栓后 24 小时之内，10%～15%的 sICH 可发生于 24 小时之后。因此，静脉溶栓后，特别是 24 小时内应密切监测患者神经功能及生命体征的变化。随着卒中严重程度增加，sICH 早期神经系统功能恶化可能不明显，因此，对于 NIHSS 评分较高的患者（如 NIHSS 评分≥12），可以考虑降低紧急重复影像学检查的门槛。

（4）颅内出血的治疗：治疗缺血性卒中后出血的基本原则与自发性脑出血大致相同，包括心肺支持、血压管理、神经功能恶化监测、防止血肿扩大、治疗颅内压升高和出血引起的其他并发症，包括癫痫。

1）逆转凝血障碍：在阿替普酶治疗或低纤维蛋白原血症的 24 小时内 sICH 可能是一个合理的治疗适应证。虽然支持无症状性出血治疗的数据非常有限，但对于任何无症状性实质血肿在阿替普酶输注 24 小时内发生的情况，可以考虑使用逆转剂，特别是正在出现的凝血功能障碍的情况下。逆转凝血障碍的措施：

A. 输注含有凝血因子Ⅷ的冷沉淀物：一旦诊断出 sICH，治疗医师可以考虑立即检测纤维蛋白原水平，并经验性地给予 10U 或根据需要更多的冷沉淀物输注，使纤维蛋白原水平达到 150mg/dl。此外，可以优先考虑冷沉淀物输注而不是其他逆转药物。

B. 输注血小板：对所有的 sICH 患者都使用血小板输注是有争议的，除了患者有血小板减少症（血小板计数<100 000/μl），应考虑血小板输注。

C. 凝血酶原复合物浓缩液（PCCs）：在使用阿替普酶之前使用华法林治疗的患者中，PCCs 被认为是冷沉淀治疗的一种辅助疗法。

D. 新鲜冷冻血浆（FFP）：在阿替普酶之前使用华法林治疗的患者中，在 PCCs 不容易获得的情况下，FFP 被认为是冷沉淀疗法的一种辅助方法。

E. 维生素 K：在华法林治疗的患者中被认为是一种可能的辅助治疗。

F. 纤维蛋白溶解酶抑制剂：氨基己酸和氨甲环酸：关于其安全性和有效性的数据有限，然而，这些药物可用于所有 sICH 患者，特别是那些不耐受血液制品的患者。

G. 激活的凝血因子Ⅶ：在更多的研究证实其在这种情况下的安全性之前，可以保守考虑使用它。

2）预防血肿扩大：应该权衡缺血恶化的风险和出血严重程度及血肿扩大的风险来决定血压的目标。一方面，对于不完全再通的患者，可能需要更高的目标血压，以维持缺血部位足够的血流量，降低梗死扩大的风险。另一方面，对于完全再通的患者，更严格的血压控制措施是合理的。

3）外科治疗：尽管有缺血性损伤，对于手术可以改善预后的患者，可以考虑外科治疗，考虑到阿替普酶治疗后患者的凝血与纤溶状态，应仔细权衡可能的受益是否大于出血并发症的风险。对于脑干受压或神经系统恶化的小脑出血患者，建议采用神经外科治疗；在幕上型脑出血患者中，如果出现神经系统恶化、昏迷、中线明显移位或颅内压升高等难以治疗的情况，也可考虑。小脑、丘脑出血量>10ml 或血肿直径>3cm 者，壳核出血量>50ml 者，或颅内压明显增高者，保守治疗无效，应果断手术。

4）2018 年美国心脏协会/美国卒中协会（AHA/ASA）发布的“急性缺血性卒中患者早期管理指南”对阿替普酶静脉溶栓后 sICH 处理的推荐意见见表 9-5-3。

2. 其他脏器出血　除颅内出血外，溶栓治疗还可能并发胃肠道、泌尿道等脏器出血，特别是在消化性溃疡患者或合用肝素抗凝者中，但并不多见，且很少出现于给药过程中，一般于溶栓后 1～5 天出现。Harold 等建议，应用 rt-PA 后 30 分钟内禁行鼻插管，24 小时内禁行膀胱导尿以防止出血。

表 9-5-3 急性缺血性卒中静脉阿替普酶溶栓治疗后 24 小时内 sICH 的管理

Ⅱb 级推荐，C-EO 级证据
• 停止阿替普酶输液
• 全血细胞计数、凝血酶原时间（国际标准化比率）、活化部分凝血活酶时间、纤维蛋白原、血型和交叉配血试验
• 急诊颅脑 CT 平扫
• 冷沉淀（含凝血因子Ⅷ）：10～30min 内输注 10U（1h 起效，12h 达高峰）；纤维蛋白原水平<200mg/dl（2g/L）时可再次给药
• 氨甲环酸 1 000mg 在 10min 内静脉注射，或氨基己酸 4～5g 在 1h 内静脉滴注，随后 1g 静脉滴注，直到出血得到控制（3h 达高峰）
• 血液科和神经外科会诊
• 支持治疗，包括血压管理，颅内压、脑灌注压、平均动脉压、体温和血糖控制

（二）过敏反应

口、唇及舌咽部血管源性水肿是 rt-PA 治疗后罕见并发症，占 rt-PA 溶栓患者的 1.3%～5.9%，其中症状严重需麻醉科紧急干预的占 0.3%～0.8%。临床通常首先表现为半侧舌体水肿，然后波及对侧，甚至造成急性上呼吸道梗阻，通常 24 小时内水肿可消退。诱发危险因素包括应用血管紧张素转换酶抑制剂（ACEI）类降压药或 CT 显示岛叶和额叶受累。

表 9-5-4 急性缺血性卒中静脉阿替普酶治疗相关性口舌血管源性水肿的管理

Ⅱb 级推荐，C-EO 级证据
• 气道维持： 如果水肿仅限于前舌和唇，可能不需要气管插管； 快速进展（30min 内）的喉部、腭部、口底或口咽部水肿需要气管插管的可能性较高
• 清醒状态下纤维内镜插管最佳。可能需要经鼻气管插管，但有可能带来阿替普酶静脉溶栓治疗后鼻出血的风险。环甲膜切开术很少采用，并且在阿替普酶静脉溶栓后进行切开术也存在出血风险
• 停止阿替普酶静脉输液并停用 ACEI 类降压药
• 静脉注射甲泼尼龙 125mg
• 静脉注射苯海拉明 50mg
• 静脉注射雷尼替丁 50mg 或法莫替丁 20mg
• 如果血管源性水肿进一步加重，给予 0.1% 肾上腺素 0.3ml 皮下注射或 0.5ml 雾化吸入
• 选择性缓激肽 β_2 受体拮抗剂艾替班特 3ml（30mg）腹部皮下注射，可间隔 6h 重复给药，24h 内注射不得超过 3 次
• 血浆来源 CI 酯酶抑制剂（20IU/kg）已成功用于治疗遗传性血管性水肿和血管紧张素转换酶抑制剂相关血管性水肿
• 支持治疗

过敏反应的处理：治疗可采用类固醇激素和抗组胺药物，症状严重者需紧急气管插管或切开，人工呼吸机辅助通气等抢救。2018 年美国心脏协会/美国卒中协会（AHA/ASA）发布的“急性缺血性卒中患者早期管理指南”对 rt-PA 静脉溶栓相关性过敏反应的处理建议见表 9-5-4。

（三）再灌注脑损伤

血管再通后有可能出现再灌注损伤，对缺血脑组织产生恶化效应，中和甚至逆转血管再通的有益作用。再灌注损伤的病理生理机制包括：兴奋性神经递质释放、细胞内 Ca^{2+} 累积、自由基损伤、神经元凋亡、神经炎症和脂类分解等。再灌注损伤可导致血脑屏障破坏，出现脑水肿和/或出血转化。溶栓后 24～48 小时内出现烦躁、意识模糊、痫性发作、神经功能恶化，复查 CT 排除脑出血后需考虑再灌注脑水肿，予降颅内压，床头提高 30°，纠正高热、低氧、高血糖、高血压，避免使用扩管降压药，必要时去骨瓣减压。在溶栓同时使用自由基清除剂（如依达拉奉）有助于防止再灌注损伤的发生。

（四）癫痫

有个案报道静脉溶栓后发生癫痫，与阿替普酶的关系尚不明确。卒中静脉溶栓后癫痫的可能机制有：①再灌注癫痫；②阿替普酶的某些特性所致；③溶栓过程中继发皮质梗死；④卒中后癫痫，正巧发生在溶栓之后。

（五）血管再闭塞

急性心肌梗死溶栓后血管再闭塞率为 8.0%～13.5%，有资料显示急性脑梗死溶栓后血管再闭塞率为 10%～20%。

1. 血管再闭塞的机制　目前血管再闭塞的机制并不十分清楚，可能与以下几点有关：①溶栓时，纤溶酶不但降解纤维蛋白和纤维蛋白原，而且通过激活因子Ⅴ加速凝血酶的形成，并直接激活血小板，导致血浆和溶栓局部呈高凝状态，尤其是在溶栓后短期内更为明显；②血栓溶解的同时，原有斑块仍然存在，是血栓再次形成的发源地，残留血栓具有高度致栓性，是血栓扩大和再形成的根源。

2. 血管再闭塞的判断　溶栓后患者症状改善，但之后症状又加重。亦有通过 NIHSS 评分来判断：最初改善 2 分后，再恶化 2 分。需要排除脑出血。最终依靠血管影像证实。

3. 血管再闭塞的防治　由于再闭塞与溶栓后凝血酶和血小板的活性有关，那么溶栓前后的抗栓治疗成为解决再闭塞的主要措施。溶栓 24 小时后服用抗血小板药是预防血管再闭塞的措施之一。在怀疑血管再闭塞时，排除脑出血后，给予低分子肝素 4 000～5 000IU，每日 2 次，7～10 日。如血小板计数小于 80 000/mm^3，则停用。禁用普通肝素。目前尚未证实抗凝治疗的安全性，溶栓后的抗凝一般应在停用溶栓药物 24 小时后进行。静脉溶栓后取栓或支架手术能更好地减少或防止血管再闭塞，但要把握严格的适应证。

此外，目前有研究发现，阻断血小板膜蛋白受体的作用可以完全阻断血小板聚集，抑制血栓形成。替罗非班（tirofiban）是一种起效快、高选择性的低分子量非肽类血小板膜糖蛋白Ⅱb/Ⅲa 受体抑制剂，通过与该受体结合，竞争性阻断纤维蛋白原及血管性血友病因子（vWF）与血小板受体的结合，阻止血小板聚集、黏附等活化反应，有效地抑制血小板介导的血栓形成并延长出血时间，半衰期短，停药后约 3 小时内可使出血时间恢复正常。2023 年 6 月发表于 *New England Journal of Medicine* 的中国 RESCUE BT2 研究发现，无大或中等血管闭塞、NIHSS≥5 分、至少一个肢体中重度乏力（NIHSS 运动项目评分为 2 分、3 分或 4 分）的急性缺血性卒中患者静脉溶栓后 24 小时内出现早期神经功能恶化（NIHSS 评分增加≥4 分）或症状无改善（NIHSS 评分下降<2 分）以及起病 24 小时内无溶取栓或者发病 24~96 小时症状进展（NIHSS 评分增加≥2 分），静脉注射替罗非班比口服低剂量阿司匹林在 90 日获得良好结局的可能性更大，替罗非班的颅内出血发生率较低，但略高于阿司匹林。该研究替罗非班治疗方案是：静脉输注 0.4μg/（kg·min）共 30 分钟，随后按照 0.1μg/（kg·min）持续输注，共 48 小时。注射替罗非班第 44 小时开始口服阿司匹林 100mg，每日 1 次。

第六节　急性脑血管病血压调控

（高庆春）

脑卒中血压调控的重要性已众所周知，高血压是脑卒中的主要原因及独立的危险因素，其造成的脑血管损害是脑卒中发生的主要病理基础。此外，高血压在脑卒中发病过程中也起着重要作用，在较大程度上可直接影响脑卒中患者的转归和预后，同时良好控制血压又可有效地降低脑卒中的发病和复发。由此可见，高血压与脑卒中有着非常密切的关系。

尽管脑卒中治疗的药物和手段随着科技的发展不断更新，但长期的临床实践已经证明，抗脑水肿降低颅内压、调控血压和对症处理仍是脑卒中治疗中行之有效的基本原则。目前临床对脑卒中患者的高血压问题比较重视，然而却往往忽视了低血压对脑卒中的影响，在降压时也未能恰当地把握好尺度。因血压处理不当而致患者病情加重，乃至死亡的事例时有发生。究其原因甚多，但相当重要的是对血压改变严重影响着脑卒中的发生、发展及预后的重要性缺乏全面认识，没有及时正确处理脑卒中时的血压变化。因此，在脑卒中的预防和治疗中，血压调控是非常重要的有效手段，应引起足够的重视。

一、动脉血压影响脑血流量

脑作为机体重要的器官，几乎没有能量储备，完全依赖于脑循环连续不断地供应氧和葡萄糖。因此，脑血流量的相对稳定，是保证脑功能稳定的重要前提。脑血流量由脑灌注压和脑血管阻力决定，而灌注压为平均动脉压与颅内压之差，血管阻力主要决定于血管口径。正常情况下，脑有足够的血流调控储备，如脑血流自动调节功能、脑血管 CO_2 反应等，尤其是脑干，血流调控能力特别精确。内外环境的各种刺激，通过阻力血管口径的收缩和舒张，改变血管阻力，以适应不同的灌注压和脑组织功能需要。正常脑血流自动调节的下限为平均动脉压 60mmHg，上限为平均动脉压 150mmHg，在这个范围内血压变化，脑血流量相对恒定，不随血压变化而改变。血压升高，脑小动脉管腔内压力增高，直接或间接导致小动脉收缩；反之，血压下降小动脉扩张。当动脉血压低于自动调节下限，脑部血管床已扩张到最大程度，不能继续随血压降低而扩张，无法代偿脑灌注压的降低，结果脑血流量减少，出现缺血、缺氧的早期症状，如头痛、精神错乱、视力模糊等；如果平均动脉压继续降低至 35~40mmHg，可出现嗜睡甚至意识丧失。反之当血压上升超过自动调节上限，脑血管被强制扩张，脑血流量随血压升高而急剧增加，可导致脑水肿等改变。

慢性高血压患者，由于血管壁适应性重构，小动脉收缩功能增强，舒张功能减弱，导致脑血流的自动调节曲线右移，脑血流自动调节范围上移，保证在较高血压状态下脑血流量的恒定。因此，慢性高血压患者的脑血管能耐受较高的血压，而不能耐受低血压。这一适应性改变，随高血压程度的加重和持续时间的延长，更加明显。慢性高血压患者的自动调节下限一般多在平均动脉压 80~100mmHg 之间，上限可达平均动脉压 180~200mmHg，有时甚至达 250mmHg。自动调节范围上移的机制为血管平滑肌增生、肥大和血管重构。在高血压患者中，血压只要较平时降低 30% 或快速降至正常，就会低于自动调节下限、超过脑血流自动调节范围，以至于引起脑血流量减少，甚至导致脑梗死。然而经过数周或数月逐渐降低血压，这种上移的自动调节范围有时能逐渐恢复正常。

此外，年龄也是影响脑血流量调节的因素之一。一般而言，脑血管自动调节功能随年龄增长而逐步减弱，因此年老患者较年轻者更易受血压下降的影响而产生脑供血不足的征象。

广义地讲，局部器官血流的调节可分为两种情况：快速调节和长期调节。快速调节是指小动脉、毛细血管前括约肌的功能状态在数秒到数分钟内快速改变，代偿内外环境的变化，恢复和稳定血流。机制主要是通过氢离子、钾离子、二氧化碳、二磷酸腺苷（ADP）、内皮源性血管舒张因子（EDRF）等各种代谢化学因素使血管平滑肌收缩或舒张，从而改变循环阻力，调节血流量。长期调节则指经过数天、数周或数月的慢性调节过程；主要是通过微血管床形态学重构——微血管口径的改变和微血管数量的增减，来调节循环阻力，达到调节血流量的目的。实验表明慢性高血压时，小动脉和毛细血管直径减小、数量变少。这种微血管重构，多数情况下是由于高血压使组织灌注压升高，组织富氧刺激，导致血管生长因子、内皮细胞生长因子（ECGF）、成纤维细胞生长因子等产生、分泌减少，刺激血管增生不足的结果。

脑卒中急性期，由于脑组织缺血水肿或出血灶的占位效应，造成颅内压增高。为克服颅内压对脑供血的负面影响，机体代偿性地升高血压来保证足够的脑血流量，否则可能因脑灌流不足致脑缺血进一步加重。对于重症脑卒中患者，尤其是脑干功能障碍者，其脑血管自动调节机制严重受损甚至不复存在，脑血流量与血压的关系几乎变成线性关系，脑血流量直接受制于血压的变化，即所谓的“血压依赖性（pressure passive）”。此时，血压的任何波动都直接对脑血流量产生明显的影响。由此可见，脑卒中急性期血压的处理既要防止过高血压导致的严重后果，也要注意低血压对脑血流量的影响，应尽快改善缺血区域的血流灌注。

二、脑血流自动调节变化

众所周知，血压调控在脑血管病的防治中具有重要作用，有效降低动脉血压，可明显降低脑卒中的发病率。但一级预防和二级预防中降低血压的理想目标值，不同个体不尽相同，应进行“个体化”的血压管理。并且，卒中急性期血压如何管理，目前尚无统一的标准。因为对脑血管病患者的抗高血压治疗，有正反两方面作用。好的方面是降低动脉血压，可延缓或缓解血管本身的损害，减少脑卒中的发生或减轻脑卒中的临床症状。相反，过度降低血压可导致脑灌注不足，尤其是脑动脉狭窄较为严重者。因此，如何调控动脉血压，既能保证脑循环的有效灌注，又能有效地降低脑卒中的发生或复发，是目前脑血管病防治的关键。在针对具体患者制定血压调控方案时，除根据指南给出的血压调控原则，参考年龄、高血压的分期分型、合并症等情况的同时，关键是参考脑血管的储备功能。在脑血管储备功能的检测中，除侧支循环、脑血管 CO_2 反应外，对血压调控来讲，动态获得脑血流自动调节功能状态，尤其是脑血流自动调节下限（lower limit of cerebral autoregualtion，LLCA）的具体数值至关重要。因为动脉血压低于该数值后，脑血流开始随动脉血压的降低而下降，无法保证脑循环的有效灌注。

目前脑血流自动调节功能的评价方法分为两大类：静态法和动态法。其中静态法需要借助于药物或各种操作，人为地分级降低或升高动脉血压，甚至降低动脉血压到 LLCA 以下，然后绘制自动调节曲线，测定脑血流自动调节上、下限。动脉血压大幅升降，会导致自动调节功能濒临边缘状态的脑血管患者发生严重的并发症，甚至死亡。因此到目前为止，这种改变动脉血压的经典的脑血流自动调节功能的评价方法，仅适用于动物实验，无法应用于临床患者。在动态法中，有些不需要人为地改变动脉血压，但测定结果多以各种指数表示，也难以应用于临床。

近年来发现，临界关闭压（critical closing pressure，CCP）是动脉血压降低过程中血流停止时的平均动脉压，是脑循环的有效下游压。脑血流自动调节过程中血管平滑肌的收缩或舒张，可通过动态调节脑血管的紧张度，升高或降低 CCP，改变动脉部分的有效灌注压而稳定脑血流，是对传统经典理论（即通过改变血管口径、进而改变循环阻力调控脑血流）的修正及补充。笔者发现，只要测定到基线状态下的 CCP 和平均动脉压，无需人为干预动脉血压，就可计算出 LLCA。

根据这一假说，笔者检测了正常 SD 大鼠和肾血管性高血压大鼠的 LLCA，以及正常健康志愿者和高血压患者的 LLCA。结果发现，正常大鼠和高血压大鼠 LLCA 的测定数值，与放血降低动脉血压利用血流速度和血流量绘制自动调节曲线的经典测定方法的测定数值高度一致。正常健康志愿者的 LLCA 为 58.42mmHg ± 10.40mmHg，与目前公认的平均动脉压 60mmHg 数值非常接近。并且，利用 CCP 测定 LLCA 的数值比较稳定，同一个体不同生理状态下的测定结果差异非常小，屏气升高 CO_2 分压和过度通气降低 CO_2 分压与正常呼吸下相比 LLCA 测定差异分别为 2.70mmHg 和 2.18mmHg。因此可以看出，利用 CCP 测定 LLCA 准确可靠、切实可行，在群体意义上和传统的经典方法没有区别。

同时，利用 CCP 测定的 LLCA 可以准确反映脑血管的病理改变。动物实验观察到，在假手术正常血压对照组术后各时间点的 LLCA 没有明显变化，易卒中型自发性高血压大鼠（SHRSP）组的 LLCA 从第 6 周开始升高，于第 10 周后明显高于对照组（$P<0.05$），以后基本稳定在 110mmHg 左右。LLCA 的升高与平均动脉压高度相关（$r=0.967541$，$P<0.05$），和脑内微动脉中膜厚度高度相关（$r=0.923956$，$P<0.05$）。此外，曲线拟合还表明两者都在血压升高的中间过程改变较明显，在血压升高的开始阶段和血压较高之后变动相对较慢，呈现为典型的“S”形。在给高血压大鼠进行降压治疗中，随动脉血压的降低脑血流自动调节功能也明显改善。SHRSP 术后即刻和第 2、4、6 周开始氟桂嗪治疗者，开始治疗 4~6 周后 LLCA 上升缓慢，或轻微降低，明显低于同期未用药的高血压对照组，但这种 LLCA 的降低作用只能持续 2~4 周，之后 LLCA 明显上升，和未用药对照组相同时间点的测定结果类似。因此表明，利用 CCP 测定 LLCA 的结果不但在数值上准确可靠，也能正确反映脑血管的病理状态以及治疗效果。

测定 CCP 和 LLCA 还能反映 $PaCO_2$ 改变时的血管平滑肌功能，有利于正确调控血压。尽管脑血流自动调节和脑血管 CO_2 反应的生理机制有许多不同，但本质上都是血管平滑肌收缩舒张功能的改变，理论上 $PaCO_2$ 改变时 LLCA 也有相应改变。笔者的研究发现，屏气升高 CO_2 分压时 LLCA 较正常呼吸情况下明显上升（分别为 69.40mmHg ± 15.01mmHg 和 58.42mmHg±10.40mmHg，$P<0.05$），过度通气降低 CO_2 时明显下降（44.04mmHg±10.83mmHg，$P<0.05$），并且降低 CO_2 时 LLCA 的变化率和呼气末 CO_2（$ETco_2$）的变化率呈典型的“S”形曲线关系。因此提示，临床上当患者有呼吸性酸中毒或呼吸性碱中毒时，调控血压要格外谨慎，否则容易发生脑灌注不足或过度灌注。

此外，由于经典自动调节功能评价方法缺乏临床实用性，目前多借助脑血管 CO_2 反应评价脑血管储备功能指导动脉血压调控。这一做法方法学上存在不足。研究发现，在脑血管 CO_2 反应的测定中，脑血流变化的影响因素有三方面，分别为平均动脉压、CCP 和循环阻力，其影响程度在屏气和过度换气中分别为 29.1%、26.6%、44.3% 和 42.8%、33.4%、23.8%。其中脑循环 CCP 和循环阻力的改变部分属于脑血管反应，动血压改变导致的血流改变与脑血管 CO_2 反应无关。因此，在应用脑血管 CO_2 反应测定结果指导临床时，要正确解释测定数值，不能把其中脑血流的变化简单地归结为脑血管 CO_2 反应能力。

总之，利用 CCP 测定 LLCA，不但简便易行，不用改变动脉血压,测定结果与经典方法高度一致,能够准确反映脑血管的生理、病理改变,有利于指导脑血管病患者动脉血压调控的个体化实施,改善防治效果。

三、高血压性脑血管损害

长期持续性的高血压可引起颅内脑小动脉发生功能和结构的改变,最后出现血管壁透明变性、纤维素样坏死、微动脉瘤形成或内外膜增生性改变,成为脑卒中的病理基础。

(一) 脑血管通透性增高

高血压脑血管损害的最早期改变是血管通透性增高,血浆蛋白沉积于血管壁及神经细胞周围。随高血压的发展,这种沉积加重,使血管壁发生玻璃样变和纤维素样坏死,血管周围的神经细胞变性。实验证明,易卒中型自发性高血压大鼠(SHR-SP)有血脑屏障破坏者,脑血管损害严重,并发生脑卒中;无血脑屏障破坏者,脑血管损害轻微,未见脑卒中。因此可以看出,血管通透性增高是脑血管结构损害的先兆,也是导致脑卒中发病的首发环节之一。

高血压时,脑血管通透性增高的机制尚未完全阐明。既往认为是脑血管痉挛性收缩使血管壁缺血、坏死。随后研究证实,血管通透性增高发生于扩张阶段,而不是血管收缩阶段。有学者用免疫组化法和电子显微镜观察到,高血压早期,血浆纤维蛋白出现于血管壁和管周间隙,而内皮细胞的紧密连接完整,仅见内皮细胞吞饮泡异常增多。说明高血压早期血管通透性增高,可能是内皮细胞吞饮功能异常活跃的结果。随着高血压的发展,血管内高压使内皮细胞适应性增生、肥大,新形成的细胞紧密连接在结构上不完整。过高的血压和切应力也可引起脑血管扩张阶段内皮细胞紧密连接的损害。此外,血管紧张素、内皮素等血管活性物质增加,使内皮细胞收缩,引起细胞间隙扩大,紧密连接受损。因此,内皮细胞紧密连接损害也是脑血管通透性增高的重要原因。

(二) 脑血管壁增厚

血管壁改变主要是脑动脉中膜平滑肌细胞增生、肥大和胶原纤维增生,以及血管重构(remodeling)。血流动力学改变是脑血管壁增厚的直接原因。高血压使管腔内压超过正常负荷,主要由中膜平滑肌细胞承受。为适应压力负荷的增加,平滑肌细胞逐渐由收缩型转变为合成型,从而细胞肥大,数量增多,随之管壁增厚。在另一些情况下,中膜的绝对面积保持不变,通过平滑肌细胞的重新排列(血管重构),血管的内、外径同时缩小。此外,神经体液因素也起重要作用:阻断交感神经可阻止SHRSP脑动脉肥厚的发展;血管紧张素、洋地黄样物质、生长因子等都可引起平滑肌细胞及胶原纤维增生,导致血管壁增厚。近年来研究也注意到了遗传因素的作用。在SHRSP出生后15日内并未发生高血压,直径>80μm的脑动脉管壁与管腔比例增加,明显大于正常血压Wistar-Kyoto(Wky)鼠,提示直径>80μm的脑动脉壁增厚主要是由遗传因素决定的。最近还发现血管壁增厚与原癌基因有密切关系,当原癌基因表达增高或被激活时,细胞处于“合成状态”,可迅速增生和分化。自发性高血压大鼠(spontaneously hypertensive rat,SHR)血管平滑肌细胞的原癌基因表达较正常血压Wky鼠高50%~100%,用限制性内切酶发现SHR的原癌基因不同于Wky鼠,可能是SHR原癌基因发生了突变。因此,有学者认为高血压的血管壁增厚可能同原癌基因激活或异常表达有关。

脑动脉壁增厚使血管阻力增加,血压进一步升高,又反过来加重血管壁肥厚,形成恶性循环,直至引起严重的脑血管损害,乃至发生脑卒中。也有观点认为增厚的血管壁由于存在增生的胶原纤维,影响其扩张性,脑血管自动调节功能减弱,容易发生脑缺血。另外,增生的平滑肌细胞对缺血、缺氧更为敏感,增厚的血管壁更易进一步受损。

(三) 细小动脉透明变性和纤维素样坏死

细小动脉透明变性和纤维样坏死是长期高血压较严重的脑血管病变。在光镜下,HE染色,透明变性的动脉壁原有结构消失,代之以均质嗜伊红的玻璃样物质。目前认为这种玻璃样物质是由于血管通透性增高,血浆蛋白沉积在细小动脉壁层,并与修复增生的基底膜物质(主要为Ⅳ型胶原)混合而成。也有观点认为是脂质沉积的结果,所以又称“脂质透明变性”。细小动脉纤维样坏死的形态特征为内膜增厚,玻璃样物质及纤维素样物质沉积,中膜肌层坏死,管壁疏松,有白细胞、红细胞浸润。其发生机制意见仍未一致,有学者认为是由于血管通透性急骤增高,大量血浆蛋白进入管壁形成纤维素样及玻璃样物质,同时刺激平滑肌细胞释放溶酶体酶,导致中层平滑肌局部坏死从而形成纤维素样坏死。高血压时,脑血流下降,细小动脉中层平滑肌细胞因缺氧缺血首先坏死,在坏死物的趋化下,吞噬细胞进入管壁、释放一系列水解酶引起管壁进一步破坏,加剧血管通透性增高,血浆蛋白进入管壁与坏死的平滑肌形成纤维素样坏死。

细小动脉的透明变性和纤维素样坏死是高血压动脉硬化性脑出血及脑梗死的共同基础。细小动脉管壁结构紊乱或中膜肌层坏死可使管壁局部抵抗力减弱,在高压力血流冲击下,管壁膨出,形成微动脉瘤。当血压骤升时,微动脉瘤或纤维素样坏死的细小动脉直接破裂,引起出血性脑卒中。玻璃样变、纤维素样坏死并有内膜损害的血管,当存在有利血栓形成的因素时,血小板、纤维蛋白凝集于管壁,导致血栓形成。微动脉瘤内血流缓慢,产生涡流也可形成血栓。细小动脉的管壁增厚,管腔狭窄,以及血栓形成,可引起血管闭塞,形成小梗死或腔隙梗死。笔者的研究表明,多条细小动脉同时或先后闭塞也可形成大梗死灶。

(四) 脑血管立体结构改变

在对SHR脑及其他重要器官的微循环研究中,发现高血压致使细小动脉狭窄、短暂及持久闭塞、血管分布稀疏。尽管大鼠脑血管的吻合侧支比人更丰富,然而在一侧大脑中动脉阻断之后,SHR和SHRSP比正常血压鼠,大脑中动脉供血区血流量减少,脑水肿及脑梗死更严重,侧支循环血流量更少。笔者用血管铸型方法观察血压>180mmHg持续4个月以上的RHR,发现大脑中动脉和大脑前动脉各自小分支内、两者之间在大脑半球旁正中区皮质表面的吻合血管数明显减少，说明高血压是导致脑有效侧支循环减少的原因。高血压所致脑血管立体结构改变机制仍未完全阐明，有推测微血管减少、分布稀疏是微循环结构对高血压时微循环压力升高和血流增加的一种功能性代偿改变，在长期高血压作用下，成为固定的结构改变。更有认为高血压时管腔内压力升高，通过自动调节作用，使血管收缩或闭塞，这样处于开放状态的血管减少，即血管稀疏，称为功能性稀疏。当高血压引起管壁肥厚、变性、坏死，其后血栓形成，使管腔狭窄或闭塞，造成血管数减少（血管稀疏），称之结构稀疏。

（五）脑动脉粥样硬化

动脉粥样硬化性脑梗死为最多见的缺血性脑卒中，约占脑卒中的30%~50%。动脉粥样硬化是血浆脂质进入动脉内膜，在内膜下沉积，血管平滑肌细胞增殖，迁移到内膜下，并吞噬脂质转化为泡沫细胞，动脉壁变厚并发生纤维化，形成粥样硬化斑块。普遍公认高血压是动脉粥样硬化的主要促进因素。Arnett应用B型超声评价15 587例患者高血压和亚临床颈动脉粥样硬化的关系，结果表明高血压与各种族、性别组的颈动脉内膜-中膜厚度（IMT）均呈正相关。Bots等发现，收缩压（SBP）每增加10mmHg颈总动脉IMT增加0.02mm。研究还表明颈总动脉IMT与舒张压（DBP）之间呈"J"形相关，DBP在60~69mmHg时IMT最低，DBP低于60mmHg和超过70mmHg，IMT都明显增加。粥样硬化的理论表明，高血压与粥样硬化的两个机制：内皮损伤与内皮下巨噬细胞的低密度脂蛋白（LDL）摄取相关。高血压可直接损伤内皮，或通过血管危险因素间接内皮受损，导致LDL摄取和平滑肌增殖。大量研究表明，颅内脑动脉粥样硬化以大脑中动脉最严重，其严重程度与高血压密切相关，与血脂水平无关，而颅外颈内动脉粥样硬化与高血压和血脂都相关。脑血栓形成以大脑中动脉发生最多，因此动脉粥样硬化性脑卒中与高血压有着紧密联系。

四、血压变动与脑卒中

（一）脑卒中发生的直接促发因素

虽然高血压造成了各种基础血管病理改变，但是否发生脑卒中或何种类型的卒中取决于各种促发因素，其中最主要的是血压的升高、降低或波动。临床观察发现，各种类型卒中的发病规律与卒中发生时血压的状态紧密联系。Kamei等观察了700例卒中发生时血压的情况，发现高血压脑出血和蛛网膜下腔出血最常发生于6：00—9：00、15：00—18：00和18：00—21：00三段时间内，夜间0：00—3：00发生率最低，与脑力或体力活动密切相关。出血性卒中发生的昼夜节律与血压的昼夜波动完全平行，表明血压的短暂升高是出血性脑卒中的直接诱因。出血性卒中的复发也与血压增高密切相关，有报道表明，脑出血和蛛网膜下腔出血的血压增高者，复发率明显高于血压正常者。关于脑梗死，Sugimori回顾分析了有或无高血压病和有或无卒中史的脑梗死患者发病前的血压改变，结果为高血压病患者脑梗死发病前的血压人为地用药降低了平均22mmHg（14%），无高血压病者发病前血压稳定；有卒中史者，发病前的血压人为地用药降低了平均17mmHg，无卒中史者血压改变很少。因此可看出，过度降低血压是高血压患者发生脑梗死及卒中复发的直接诱因。至于某一患者最终发生哪一种卒中，除取决于基础血管病变外，还与血压变动有关。

近年来，血压变异性（blood pressure variability）作为观察血压变化的一个重要指标而被应用于临床和科研工作中。血压变异是指一定时间内血压波动的程度，是体内神经内分泌动态调节综合平衡的结果。血压变异性增大是老年高血压的重要特征之一，且与靶器官损害息息相关。研究表明，血压变异性增大是老年高血压患者发生脑卒中的一项独立预测指标。血压变异性增大导致脑卒中的机制为：血管内皮受损，激活肾素-血管紧张素-醛固酮系统（RAAS），启动炎症反应，导致靶器官功能细胞的凋亡。老年高血压患者多表现昼夜节律消失。夜间收缩压每增加5mmHg，脑卒中危险增加80%，因此，夜间收缩压变异性增大是脑卒中发生的一个主要的危险因素。80岁以上的老年人有83.3%丧失了"勺型"的正常血压节律。老年高血压患者动脉壁结构变化，血管反射及弹性减弱，血压自动调节功能降低，血压节律发生变化，形成非勺型血压节律改变，清晨起床后交感神经兴奋，垂体-下丘脑-肾上腺轴反馈功能异常，清晨血压升高，脑内小动脉收缩，引起小动脉肌肉层玻璃样变和管腔硬化，微循环的灌注过度增高导致脑组织充血、水肿或出血，引发出血性脑卒中。老年人多存在动脉硬化，长期高血压使脉压增大，脑血管分布较正常稀疏，侧支循环代偿能力减弱，清晨血压升高有可能导致脑血管痉挛，进而脑血流量下降，脑组织灌注不足，从而导致缺血性脑卒中发生。

（二）脑卒中急性期血压改变

1. 脑卒中后血压多有升高或波动　脑卒中后血压短时升高，持续不同时间后血压可有不同程度的下降。有研究发现卒中一旦发生血压立即升高，约2周逐渐降低，降低的量是血压升高值的90%。脑卒中后的血压升高有卒中类型和种族特异性，Lip等用动态血压监护急性脑卒中患者，发现脑出血组SBP明显高于脑梗死组，急性卒中患者中黑种人SBP较高，但无性别差异；这种血压升高无夜间降低的血压昼夜节律，甚至在颅内出血中有白天增高的"反向节律"趋势。卒中后血压升高持续的时间各家报道不一致，可能与卒中的类型和血压测量的方式有关。Broderick等在卒中发生后极早期（卒中后平均19分钟）开始测量血压，发现69例缺血性卒中患者有24例在极早期SBP超过160mmHg，但其中的23例于90分钟内SBP和DBP明显下降，分别下降了29mmHg±22mmHg和10mmHg±14mmHg。这些患者的血压下降均是自发的，不是降压治疗的结果。但是也有报道显示，大脑半球的急性卒中患者，卒中后1周内SBP降低7mmHg，DBP降低3mmHg。关于血压回落与卒中类型的关系，有研究报道蛛网膜下腔出血2天血压降到最低值，脑梗死和脑出血则4天。但是也有患者由于卒中影响调控血压的脑区或临床处理不甚恰当，致使血压降低或剧烈波动。

2. 卒中后血压变动的机制　卒中后血压升高的病例中约

9

半数有高血压病史，常伴有其他器官的高血压性损害，如眼底动脉硬化、左心室肥大、肾衰竭等。非高血压病患者卒中后出现的血压升高，部分是由于颅内压增高引起的代偿性血压升高，即 Cushing 反应；部分是由于各种刺激导致的短暂性、反应性升高，如焦虑、紧张、“白大衣效应”、缺氧、疼痛、睡眠障碍、使用激素或非甾体类抗炎药等。卒中如果损害自主神经中枢，尤其是累及间脑，可导致自主神经功能紊乱，血压剧烈波动。卒中病灶可以是破坏性的，引起血压降低；也可以为刺激性的，引起血压升高；还可以刺激性和破坏性共存，则可能产生血压剧烈波动。

3. 脑卒中后血压对预后的影响　卒中后血压高低对卒中的预后有一定的影响研究。表明，脑卒中 14 天内的早期死亡率以及远期预后与患者的血压呈“U”形曲线关系。即当 SBP 在 140～180mmHg 期间死亡率最低，预后最佳；而血压太低(SBP<140mmHg)或血压太高(SBP>180mmHg)，患者的预后较差，死亡率增加。还有研究发现，脑卒中的死亡率与入院时的血压水平也呈“U”形关系，SBP 在 160～199mmHg 期间死亡率最低，低于 160mmHg 和高于 200mmHg 死亡率都较高。从理论上讲，脑卒中后降低血压可以减少再出血的发生，减轻脑水肿，以及减少梗死的出血性转化等，但降压不当有可能导致脑灌流不足，使脑缺血加重，神经功能缺损症状恶化甚至死亡。因此，如何调控好血压是脑卒中急性期一个敏感而关键的问题。

五、脑卒中急性期血压调控

脑卒中急性期的血压调控目前已取得了很大进展。脑卒中后病情趋于稳定的患者，严格的血压管理可显著降低其再发脑卒中的风险。因此，应尽可能将血压控制在 140/90mmHg 以下的达标水平，并根据患者情况，个体化地考虑是否应将血压降至 130/80mmHg 甚至更低水平。对于急性期脑卒中患者，不同卒中类型(出血或缺血)的血压应控制在何水平目前尚无统一的标准。

9

(一) 缺血性脑卒中的血压调控

目前对缺血性脑卒中急性期的最佳血压目标值存在较大争议。Stead 等分析 357 例 24 小时内入急诊室的缺血性脑卒中，发现血压过低，即 SBP<155mmHg、DBP<70mmHg 或平均动脉压(MAP)<100mmHg，90 天内死亡明显高于血压合适范围(SBP 155～200mmHg，DBP 70～105mmHg，或 MAP 100～140mmHg)者，SBP、DBP、MAP 过高与 90 天死亡率增高也相关。多项卒中临床试验已经显示急性卒中血压与死亡率呈“U”形曲线关系。研究发现在 SBP 为 150mmHg 基础上每升高 10mmHg，早期死亡率增加 3.8%，而每降低 10mmHg，死亡率增加 17.9%。以医院为基础的卒中登记也有类似发现。这些发现与急性卒中早期血压管理指南一致，提示缺血性脑卒中早期降压需要慎重。脑血流自动调节理论也提示卒中急性期应避免血压过快下降。缺血半暗带的存在进一步提供了缺血性脑卒中急性期应谨慎调控血压的依据，因为血压过快下降可使半暗带区低灌注而致脑梗死范围扩大。临床研究报道已证实使用降压药物和血压过快下降能导致卒中患者神经功能的恶化，但是目前评价急性卒中期间血压下降对脑血流(CBF)和临床预后影响的研究仍十分有限。为此，2017 年“美国成人高血压防治指南”和 2018 年美国心脏协会/美国卒中协会(AHA/ASA)“急性缺血性卒中患者早期管理指南”进行了分类推荐：血压升高的急性缺血性卒中患者(发病 72 小时以内)，如采用静脉溶栓，则溶栓前控制血压 SBP<185mmHg、DBP<110mmHg，溶栓后 24 小时内血压维持<180/105mmHg；非溶栓、非动脉取栓患者，血压≤220/110，48～72 小时内启动降压治疗不能预防死亡或改善功能预后，建议神经功能稳定后再启动降压治疗；非溶栓血压>220/110mmHg 的患者，建议启动降压治疗，初始血压可降低 15%。起病>72 小时神经功能稳定后血压升高的患者，如 SBP≥140mmHg 或 DBP≥90mmHg，可作为长期的血压控制的一部分，住院期间启动或重新启动降压治疗，目标值 BP<130/80mmHg；如 SBP<140mmHg 和 DBP<90mmHg，不建议降压治疗。但 2018 年欧洲心脏病学会和欧洲“高血压学会高血压管理指南”提出了不同年龄的“靶目标血压范围”，细化了降压目标分类：年龄<65 岁的高血压患者，收缩压应控制在 120～129mmHg(需密切监测不良反应)；65～80 岁的高血压患者，收缩压应控制在 130～139mmHg；80 岁以上的高龄患者，若耐受良好，收缩压控制目标为 130～139mmHg；无论心血管疾病危险因素如何，舒张压均应<80mmHg。此外，该指南还设置了血压控制的低限，即一般患者血压不低于 120/70mmHg，慢性肾病、年龄>65 岁高血压患者血压不低于 130/70mmHg。强调将收缩压降至 120mmHg 以下不增加高血压患者的获益，反而可能增加风险。

(二) 脑出血的血压调控

脑出血(ICH)早期高血压发生率约为 46%～56%，Qureshi 报告为 75%。既往研究已证实 ICH 急性期血压值与预后亦呈“U”形曲线关系，过低或过高血压水平预示预后较差，同时，ICH 的预后也与血肿大小和扩展程度密切相关。Spengos 认为 ICH 急性期血压水平与随后脑水肿、血肿扩大危险、复发性出血性卒中死亡率有关，因此应考虑降压治疗。Powers、Ohwaki 等均认为 ICH 最初 24 小时血压下降是相对安全的，Oureshi 治疗 27 例 ICH，SBP 下降到≤160mmHg，DBP<110mmHg，仅 2 例神经功能恶化，9.1% 血肿扩展(增长>33%)。Witty 总结近年资料后认为小量或中等量 ICH 急性期降压是安全的。

近来针对早期强化降压的大型随机对照研究(INTERACT 2)，纳入了 2 839 例发病 6 小时内且收缩压在 150～220mmHg 的脑出血患者，其中 2 794 例患者可判断主要观察终点，试验组 1382 例接受了早期强化降压(1 小时内将血压降至 140mmHg 以下并维持 7 日)，对照组 1 412 例接受标准治疗(血压维持在 180mmHg 以下)。结果表明，试验组中 719 例(52.0%)患者死亡或残障[改良 Rankin 量表(mRS)评分≥3 分]，而对照组中则为 785 例(55.6%)(OR=0.87，95% CI：0.75～1.01；P=0.06)。次要终点事件分析发现，早期强化降压组功能预后显著优于对照组(OR=0.87，95% CI：0.77～1.00；P=0.04)。因此可以看出，尽管 INTERACT 2 研究多亚组分析表明早期强化降压治疗的有效性,但未直接证明降压治疗开始时间与预后的关系,亦未证明强化降压是否对血肿增大有预防效果。总之,早期强化降压治疗安全可行,存活患者神经功能预后略优于传统治疗。对类似 INTERACT2 研究中纳入标准的脑出血患者进行早期降压,使收缩压降至 140mmHg 以下,可能改善存活患者的功能预后。因此,2015 年 AHA/ASA 指南血压控制的推荐意见为:对于收缩压在 150~220mmHg、无急性降压治疗禁忌证的脑出血患者,将收缩压紧急降至 140mmHg 是安全的,且可能改善患者的功能预后;对于起病时收缩压>220mmHg 时,在持续血压监测下积极予以持续静脉降压可能是合理的。但最近研究显示,收缩压在 150~220mmHg 的患者发病 6 小时内降低到 110~139mmHg 之间,与降低到 140~179 之间相比,没有得到更低的死亡率和致残率,反而带来更多的肾脏副作用。因此 2017 年版"美国成人高血压防治指南"对该部分推荐修改为:对于收缩压在 150~220mmHg、无急性降压治疗禁忌证的脑出血患者,将收缩压紧急降至 140mmHg 是有害的。

(三) 蛛网膜下腔出血的血压调控

目前尚无蛛网膜下腔出血(SAH)早期血压管理的随机对照研究,观察性资料提示避免过高血压能够获益。根据经验和专家观点,动脉瘤破裂引起者,需积极降压治疗,维持血压<160mmHg 是合理的。但应避免血压过低诱发或加重血管痉挛;对已行动脉瘤夹闭手术者可维持较高血压,以防止血管痉挛发生;对无高血压史、非动脉瘤破裂的 SAH 患者,血压升高常与脑膜刺激引起的头痛、烦躁不安、失眠等情况有关,可给予适当对症处理,血压即可恢复正常。

六、降血压注意事项

脑卒中患者进行降血压治疗时,必须注意以下事项:

(一) 降压宜缓慢进行

由于脑卒中患者以高血压病和老年患者多见,脑血管自动调节功能差,对于血压的急骤变化难以适应,需缓慢使其血压降至合理水平。急速大幅度的降压必然产生脑缺血损害的后果。

(二) 降压要个体化

尽管指南对各类脑血管疾病给出了较详尽的防治原则及降压目标,每位患者的基础血压水平不尽相同、合并症亦有差异,因而需在指南原则的基础上依据患者的具体情况选用药物和控制降压程度。可参考患者病前血压水平及原有药物反应情况选择药物。一般可将患者血压逐渐调控至患者平时的基础水平或临界高血压水平。同时,也可以利用临界关闭压监测脑血流自动调节功能,以及结合脑血管 CO_2 反应,动态观察患者的脑血管储备功能,作为个体化血压调控的参考指标,改善防治效果。

(三) 维持降压效果平稳

使血压在 24 小时内维持稳定,尽量避免血压波动。对于缓解脑卒中症状及防止复发均有重要意义。目前抗高血压治疗已逐渐淘汰短效药物而代之以长效药物。

(四) 靶器官保护

在降压治疗中,靶器官的保护性治疗尤其重要,重点是心、脑、肾等器官。它们的功能好坏直接影响患者的预后。

总之,脑卒中治疗中的血压调控是一比较复杂的问题,必须认真对待。对血压严密的监测,适度、慎重的调控,合理的个体化治疗,对于降低脑卒中患者的死亡率,减轻致残和防止复发均具有十分重要的意义。

第七节　脑卒中急性期血糖调控

（王艺东　黄如训）

脑细胞中几乎无葡萄糖储存,作为脑的主要营养物质(能量来源)的葡萄糖只能靠血浆中不断运送提供。葡萄糖是脑组织三磷酸腺苷(ATP)产生的主要来源。依靠葡萄糖分解提供的 ATP,脑细胞得以进行大分子、复合磷脂的生物合成,合成、转运、分泌神经递质,维持离子的跨膜转运和细胞内外不同离子的浓度梯度,以及保持正常的信息传递等。所以,过低的血糖难以维持正常的脑功能活动。而脑卒中前后过高的血糖又会加重乳酸性酸中毒、损伤线粒体、破坏血脑屏障、影响 Na^+、Ca^{2+} 等离子平衡、促进兴奋性氨基酸释放、减少局部脑血流量、加重氧化应激和炎症反应等,造成直接的脑组织损害、脑梗死后出血转化、缺血区灌注减少、再灌注损伤加重以及溶栓再通率降低、脑出血后血肿扩大、蛛网膜下腔出血后发生迟发性脑缺血甚至脑梗死。

一、高血糖分类与诊断标准

高血糖是指空腹血糖≥6. 1mmol/L 或/和糖负荷后 2 小时血糖≥7. 8mmol/L,包括糖尿病(diabetes mellitus,DM)(其中 95%为 2 型糖尿病)、空腹血糖受损(impaired fasting glucose,IFG)和糖耐量异常(impaired glucose tolerance,IGT)三种类型。有一些学者认为"糖代谢异常"的提法较合适,但不少学者认为用"高血糖"表述更准确。1999 年世界卫生组织(World Health Organization,WHO)糖尿病专家委员会提出糖代谢状态的分类标准(表 9-7-1)和糖尿病诊断标准。75g 葡萄糖口服糖耐量试验(oral glucose tolerance test,OGTT)是 WHO 推荐的诊断成人高血糖的标准检验方法。

表 9-7-1　糖代谢状态分类(WHO,1999)

糖代谢分类	静脉血浆葡萄糖/($mmol \cdot L^{-1}$)	
	空腹血糖	糖负荷后 2h 血糖
正常血糖	<6. 1	<7. 8
空腹血糖受损(IFG)	≥6. 1,且<7. 0	<7. 8
糖耐量异常(IGT)	<7. 0	≥7. 8,且<11. 1
糖尿病	≥7. 0	≥11. 1

注:IFG 和 IGT 统称为糖调节受损,也称糖尿病前期。

9

2011 年 WHO 建议在条件具备的国家和地区采用糖化血红蛋白(HbA1c)诊断糖尿病,诊断切点为 HbA1c≥6.5%。近年来,我国的 HbA1c 检测标准化程度逐步提高,但各地区差别仍较大。因此,《中国 2 型糖尿病防治指南(2017 年版)》推荐,对于采用标准化检测方法并有严格质量控制的医院,可以开展用 HbA1c 作为糖尿病诊断及诊断标准的探索研究。2020 年更新的《中国 2 型糖尿病防治指南》将 HbA1c≥6.5% 作为糖尿病的诊断标准之一(表 9-7-2)。

表 9-7-2 糖尿病的诊断标准(中国 2 型糖尿病防治指南,2020)

诊断标准	静脉血浆葡萄糖或 HbA1c 水平
典型糖尿病症状	
加上随机血糖	≥11.1mmol/L
或加上空腹血糖	≥7.0mmol/L
或加上 OGTT 2h 血糖	≥11.1mmol/L
或加上 HbA1c	≥6.5%
无糖尿病典型症状者,应改日复查确认	

注:OGTT,口服葡萄糖耐量试验;HbA1c,糖化血红蛋白。典型糖尿病症状包括烦渴多饮、多尿、多食、不明原因体重下降;随机血糖指不考虑上次用餐时间,一天中任意时间的血糖,不能用来诊断空腹血糖受损或糖耐量受损;空腹状态指至少 8h 没有进食热量。

二、脑卒中与高血糖发生

脑卒中患者糖代谢异常发生率明显升高。由于采用的研究方法和糖代谢异常的定义不一致,所以不同研究得出的结果存在差异。有学者总结了多项临床研究的结果,发现既往没有糖尿病史的脑卒中(主要是缺血性脑卒中)和 TIA 的患者,在发病 3 个月内(多数为 14 天内)检测发现糖尿病前期(包括空腹血糖受损和糖耐量异常)的发生率为 29%~53%(平均 37%),新诊断为糖尿病的患者有 15%~46%(平均 28%),在发病 3 个月后检测发现糖尿病前期的发生率为 23%~46%(平均 32%),新诊断为糖尿病的患者有 14%~38%(平均 24%)。

Samiullah 等观察了首次发病的自发性脑出血患者高血糖的发生率。在排除了继发于脑肿瘤、外伤、脑梗死的出血转化的脑出血和既往有出血性卒中病史以及 HbA1C>8.5% 的患者后,399 例在发病 24 小时内入院的患者纳入观察。2 次或 2 次以上检测入院时或住院期间空腹血糖在 7mmol/L 以上或随机血糖在 11.1mmol/L 以上确定为高血糖。结果发现 109 例(27.3%)患者存在应激性高血糖。

Kruyt 等对 2008 年 4 月前文献报道的有入院时血糖水平或高血糖发生率记录并在发病 72 小时内入院的动脉瘤性蛛网膜下腔出血(aSAH)队列研究或临床试验进行系统综述,包括 17 项研究 4 095 名患者。平均入院时血糖水平为 9.3mmol/L(范围 7.4~10.9mmol/L,涉及 14 个研究 3 373 名患者),高血糖患者的中位百分比为 69%(范围 29%~100%,涉及 16 个研究 3 995 名患者;高血糖的临界值为 5.7~12.0mmol/L)。该 meta 分析结果表明,aSAH 患者入院时血糖水平常常升高。

三、脑卒中急性期高血糖的原因

脑卒中急性期通常可见患者血糖增高,多年来的研究认为存在如下几方面原因:

(一)卒中前已存在高血糖

糖尿病是缺血性脑卒中的独立危险因素。一部分脑卒中患者发病前已确诊糖尿病,而还有一部分患者虽亦患有糖尿病,但在脑卒中前并无糖尿病的表现,脑卒中治疗期间才得以确诊。IFG 和 IGT 同样常见于脑卒中患者。IGT 需靠测定餐后(服糖后)血糖来确诊,仅测定空腹血糖,将漏诊全部 IGT 患者。所以,对既往无糖尿病病史且空腹血糖<7mmol/L 的卒中患者进行 OGTT 检查是合理的。HbA1c 能够反映过去 2~3 个月的血糖水平,升高的 HbA1c 有助于证实既往存在的糖尿病。有观点认为糖尿病前期患者 1/3 将发展为 2 型糖尿病。

(二)应激性高血糖

目前尚无统一的应激性高血糖的定义。2003 年美国糖尿病协会专家委员会提出用“医院相关性高血糖”来描述与需要住院治疗的急性疾病相关的应激性高血糖状态:在住院期间空腹血糖≥7.0mmol/L 或随机血糖≥11.1mmol/L,但出院后血糖恢复正常。除住院期间血糖外,测量 HbA1C 有助于对患者的血糖状况进行分层。2009 年 Dungan 等提出了应激性高血糖的两种类型。第一类,医院相关性高糖血症,定义为在急性患病期间血浆葡萄糖水平的暂时性升高,空腹血糖>6.9mmol/L 或随机血糖≥11.1mmol/L,但之前没有糖尿病的证据,HbA1C<7%。第二类,包含了之前罹患糖尿病的患者,由于并发疾病而血糖控制情况恶化。对这类患者,最恰当的应激性高血糖临界点的划定尚未明确。之前血糖控制良好且 HbA1C<7% 的糖尿病患者如果血糖浓度高于医院相关性高血糖阈值的话,可判定为应激性高血糖。

应激性高血糖的可能发生机制:①机体的急性应激反应活化下丘脑-垂体-肾上腺(hypothalamic-pituitary-adrenal,HPA)轴和交感神经系统,导致调节激素——糖皮质激素(皮质醇)、胰高血糖素、生长激素、儿茶酚胺(肾上腺素和去甲肾上腺素)水平的升高。这些激素增强了肝糖原代谢、糖异生作用、蛋白质分解和脂肪分解,导致过多的葡萄糖产生。而且,儿茶酚胺能通过抑制胰岛素与受体结合而抑制了葡萄糖转运进入细胞,因而增高的循环中儿茶酚胺造成伴高胰岛素血症的胰岛素抵抗的出现。尽管处于高血糖状态,但胰岛素却不抑制肝脏的糖原异生。而且在应激状态下,由胰岛素介导的骨骼肌对葡萄糖的摄取减弱,也促使血糖增高。同时,卒中后出现炎症反应,伴随多个细胞因子的增加。一些细胞因子(如肿瘤坏死因子)能活化 HPA 轴,加强应激反应。此外,这些细胞因子的活性与胰岛素抵抗的发生相关。因此,一种假设提出,应激性高血糖是机体对缺血性脑损伤的大小及严重性做出急性应激的反应。

②负责血糖水平调节的脑区直接受损,可导致急性高血糖,可能是应激性高血糖发病机制中的一个重要因素。下丘脑是葡萄糖代谢调节的中枢部位。下丘脑在肝糖异生和增加胰岛素敏感性方面起着重要作用。岛叶皮质也被认为是自主神经传出系统的一部分,与皮质下的自主神经中枢包括下丘脑互相联系,影响着交感神经系统的兴奋程度。

(三)医源性因素

尽管医源性因素导致血糖增高的可能性较小,但在临床工作中需注意避免过多地输入含糖液或输注高浓度葡萄糖液(10%甚至50%)而没有相应的预防血糖增高的措施(如加用胰岛素)、不合理地使用糖皮质激素等。

四、脑卒中患者高血糖的处理

不论是否存在糖尿病,卒中患者入院时高血糖水平与增加的死亡率、更差的临床结局、卒中的复发密切相关。因此,维持脑卒中患者的血糖水平在正常范围是脑卒中治疗的重要措施之一。

(一)干预时机与目标

虽然多数研究认为高血糖对脑卒中的预后有不良影响,但严格控制血糖是否能够逆转高血糖引起的卒中后脑损害并改善神经功能仍无充分的循证医学证据。Cochrane 数据库最新的一项包括 11 个 RCT、1583 个患者的 meta 分析表明,缺血性脑卒中发生 24 小时内将血糖严格控制在 70~135mg/dl(4.0~7.5mmol/L),与传统的血糖控制方法比较,两者在发病 30 天或 90 天的临床结局(生活依赖、神经功能缺损、死亡)没有差异,而且糖尿病患者与非糖尿病患者之间的亚组分析也是类似的结果。但是,严格控制血糖增加了严重低血糖的发生。正在进行的 SHINE(Stroke Hyperglycemia Insulin Network Effort)研究是一项多中心 RCT,募集 1 400 例发病 12 小时的缺血性脑卒中患者,比较标准治疗(皮下注射胰岛素,血糖控制在 80~179mg/dl)与严格血糖控制(连续静脉输注胰岛素,血糖控制在 80~130mg/dl,最长持续 72 小时)的疗效与安全性。这项研究有望明确脑卒中急性期严格血糖控制的获益与风险。尽管目前有关脑卒中血糖调控的临床研究还没有获得明确的结论,但国际上已基本形成较为一致的意见,即不论何种类型脑卒中发生后血糖高于 10mmol/L,都需要采用措施使血糖控制在 7.8~10mmol/L。下表为近五年部分国家或区域学术组织指南中关于血糖干预的具体时机和控制目标(表 9-7-3)。

表 9-7-3 高血糖干预的具体时机和控制目标

年份	学术组织	指南	干预时机/(mmol·L^{-1})	血糖控制目标/(mmol·L^{-1})
2019	中华医学会神经病学分会	中国脑出血诊治指南	>10.0	7.8~10.0
2019	中华医学会神经病学分会	中国蛛网膜下腔出血诊治指南	没有提及	空腹≤10.0
2018	中华医学会神经病学分会	中国急性缺血性脑卒中诊治指南	>10.0	7.8~10.0
2022	美国心脏协会/美国卒中协会	自发性脑出血管理指南	>10.0~11.1	具体未提及
2018	美国心脏协会/美国卒中协会	急性缺血性卒中患者早期管理指南	>10.0	7.8~10.0
2018	美国糖尿病协会	糖尿病的分类与诊断:糖尿病治疗护理标准 2018	>10.0	7.8~10.0
2023	美国心脏协会/美国卒中协会	动脉瘤性蛛网膜下腔出血管理指南	严格控制高血糖(具体未提及)	具体未提及
2018	欧洲卒中组织	急性卒中血糖管理指南	不建议强化降糖(具体未提及)	具体未提及

(二)降糖方法

尽管发生脑卒中的糖尿病患者多为非胰岛素依赖型,但脑卒中急性期使用胰岛素控制高血糖是必要的。胰岛素除能迅速有效地降低血糖且剂量容易掌握外,实验研究还显示胰岛素具有神经保护作用,改善脑缺血性损害。静脉注射胰岛素或餐前皮下注射胰岛素的方法似乎最适合应用于脑卒中急性期的血糖调控。

对于病情重的患者建议静脉注射胰岛素治疗。可给予 0.05~0.1U/(kg·h)普通胰岛素静脉泵入或静脉滴注,如 50U 普通胰岛素加入生理盐水至 50ml 配制成浓度为 1U/ml 的胰岛素溶液进行静脉推注,或 50U 普通胰岛素加入 500ml 生理盐水配制成浓度为 0.1U/ml 的胰岛素溶液进行静脉滴注,根据体重拟定初始的静脉注射速度,每小时监测血糖,根据血糖调整静脉注射胰岛素溶液的速度,维持血糖在 7.8~10.0mmol/L(140~180mg/dl)之间。降血糖速度不能过快,一般认为应控制在每小时下降 3.3~5.6mmol/L(60~100mg/dl)为宜。高血糖患者,特别是存在高渗状态的脑卒中患者,血糖下降太快,加上输液过多、过快,会使血浆渗透压骤然下降,水分向细胞内转移,加重脑水肿。在降血糖过程中,应密切观察血糖的变化和电解质有无异常,过低的血糖和电解质的紊乱会加重脑损害,这种损害并不依赖于缺血。

对于病情轻的患者,如意识清醒、心肺功能稳定、能进食,可给予皮下注射胰岛素的方法来控制血糖。可供选择的方案有:三餐餐前普通胰岛素或速效胰岛素类似物(赖脯胰岛素、门冬胰岛素)及睡前中效胰岛素或长效胰岛素类似物(甘精胰岛素、地特胰岛素),每天 2~3 次预混胰岛素等。每天监测血糖 4~7 次,或进行动态血糖监测,根据血糖结果调整胰岛素用量。

(三) 积极寻找高血糖的原因,有针对性地进行治疗

前已述及,脑卒中急性期出现高血糖可有不同的原因,所以,应注意询问病史和完善实验室检查,弄清高血糖产生的原因,针对不同的病因,作相应处理。

五、脑卒中急性期低血糖的识别与处理

脑卒中急性期出现低血糖的情况较少,且多见于糖尿病患者中,产生的原因主要有:胰岛素使用过量、磺脲类降糖药使用过量、碳水化合物摄入不足等。实际工作中尤其要注意因患者不能进食或进食少而又使用了胰岛素、降糖药致低血糖出现的情况。对脑卒中患者进行严格血糖控制或强化胰岛素治疗(intensive insulin therapy,IIT)增加了发生严重低血糖的风险。目前普遍认为脑卒中合并高血糖患者维持血糖在 7.8~10mmol/L 之间较为安全。

葡萄糖几乎是脑组织的唯一能量来源,故当血糖急速下降时,脑功能将受到抑制。轻度低血糖时常出现自主神经症状,如出汗、震颤、心悸、饥饿感等,以及一些非特异性症状,如头痛、头晕、全身疲劳、感觉异常等。严重低血糖状态下,患者可表现出智能障碍、偏瘫、共济失调、舞蹈样动作、手足徐动、闭锁综合征、去大脑皮质状态、严重昏迷甚至死亡。非致死性低血糖病例中,50% 是短暂出现神经功能障碍,低血糖纠正后症状渐消失。血糖<2.8mmol/L 的临床表现可能酷似脑卒中。实验研究已经提示,缺血同时伴发的低血糖大大地加重缺血性脑损害,低血糖水平与梗死灶的增大和短期死亡率风险的增加相关,而且当血糖水平降至 2~3mmol/L 时降血糖的益处丧失。

当出现低血糖时,应鼓励患者进食,并静脉补充葡萄糖或肌内注射胰高血糖素,减少甚至停止胰岛素或磺脲类降糖药的使用,使血糖恢复正常。血糖<2.8mmol/L 时,应该静脉推注 50% 葡萄糖或滴注 10%~20% 葡萄糖进行治疗。使用长效磺脲类降糖药(如格列本脲)出现低血糖者,静注葡萄糖后还要观察血糖 1~2 天。服用α-葡萄糖苷酶抑制剂者出现低血糖,只能通过口服或静注葡萄糖来处理。低血糖导致的急性神经症状通常在低血糖纠正后数分钟内开始改善。

第八节 改善脑血循环药物

(余 剑)

脑的血液供应十分丰富,正常成人脑质量仅占体重的 2%~3%,全脑血流量却达 800~1 000ml/min,占每分心搏出量的 15%~20%。脑内无糖原和氧储备,所需葡萄糖和氧均须由血液持续供应,良好的血液循环是脑正常生理功能的基础,病理情况下若脑血流完全中断,2 分钟后脑电活动即停止,5 分钟后可出现不可逆损害。正常脑血流量的有赖于脑血管的自动调节,受脑灌注压、脑血管阻力、神经体液等因素影响,在一定范围内(平均动脉压 8.0~21.3kPa)保持稳定。大脑动脉环和颈内、外动脉侧支吻合的存在也使得在脑血液循环障碍时脑血流得到一定的调节。在脑动脉硬化、动脉炎等疾病状态时,脑血管的结构和功能受损,自动调节和侧支循环减弱,对脑血液循环障碍的耐受能力降低,易出现脑卒中事件。

缺血性损害是脑梗死发生和发展的核心环节,改善脑血循环和保护脑组织是临床治疗的主要目的。当血管闭塞使支配区域血流灌注减少时,若侧支循环代偿不足,就可出现内皮细胞损害、血管通透性增高、微血栓或微栓子等微循环障碍,引起局灶性梗死,严重者在梗死灶周围区域、健侧镜像区或远隔部位亦可出现血流灌注减少,同时继发的脑水肿和颅内高压等因素可进一步降低脑血流量而加重脑缺血。在缺乏有效的血液循环下,包括自由基清除剂、钙通道阻滞剂等在内的脑保护剂不能到达病灶局部,无法发挥其应有作用,因此,改善脑血循环障碍是脑梗死治疗的根本,也是其他各种脑卒中治疗方案的基石。

改善脑血循环的治疗药物种类众多,从作用机制上大体可分为溶栓、抗血小板、抗凝、降纤、血管扩张或改善血液黏度等几大类。由于脑卒中的病因、发病机制和病理过程等不尽相同,改善脑循环治疗也应该根据疾病的分型、分期进行有选择性地应用,例如,尽管血管扩张剂可以扩张血管、减轻脑血管痉挛,使脑缺血区增加血流灌注,但在脑梗死急性期,病灶区域血管通透性增加,且乳酸等酸性代谢产物在局部聚集,血管已处于高度扩张状态,此时不适当地使用血管扩张剂可能造成血液成分经受损的血管渗漏至血管外,加重水肿或出现梗死区出血,增加颅内压,亦可能引起脑内盗血综合征,反而使脑灌注减少。又例如,溶栓药物(rt-PA 或尿激酶)可直接溶解血栓,恢复脑血流,但必须在发病 4.5 小时或 6 小时内使用,否则易致出血事件增多;抗血小板、抗凝等治疗目前已在脑卒中临床中普遍应用,但其并无直接溶解血栓的作用,血栓减小或消失是其在抑制新的血栓形成的同时,机体纤溶系统活化清除血栓的结果,更多的是在脑卒中一级或二级预防中预防疾病发生或复发。因此,在脑卒中进行改善脑血循环治疗时,应特别重视药物作用的靶点、机制、治疗时间窗等,这样才能取得良好的治疗效果。

一、抗凝药

(一) 凝血过程

血液凝固是凝血因子顺序激活,最终使纤维蛋白原转变为纤维蛋白的过程,其中,凝血活酶、凝血酶和纤维蛋白形成是其中三个主要的阶段。按始动途径和参与因子的不同,凝血过程可分为外源性和内源性两条途径。在外源性途径中,损伤组织局部暴露的组织因子(因子Ⅲ),与血浆中的因子Ⅶ、Ca^{2+} 共同激活因子Ⅹ;而在内源性途径中,受损血管激活因子Ⅻ,与因子Ⅺ、Ⅸ、Ⅷ、Ca^{2+} 等共同作用于因子Ⅹ,从而形成凝血活酶(Ⅹa-Ⅴ-磷脂-Ca^{2+} 复合物)。在凝血活酶作用下,凝血酶原转变为凝血酶,并进而促使纤维蛋白原转变为纤维蛋白单体,后者相互

交联最终形成纤维蛋白，完成凝血过程。两条途径既相互区别又紧密联系，在凝血过程中共同发挥作用。

（二）抗凝血药物及其在缺血性卒中的应用

按药物作用机制不同，可大致分为以下五大类：①直接凝血酶抑制剂，如阿加曲班、达比加群等；②间接凝血酶抑制剂，如低分子肝素、肝素等；③维生素 K 依赖性抗凝剂，如双香豆素类等；④凝血酶生成抑制剂，如因子Ⅹ抑制剂（利伐沙班、阿哌沙班等）、因子Ⅷ抗体等；⑤其他，如抗凝血酶Ⅲ、凝血酶受体拮抗剂等。

缺血性脑卒中急性期抗凝治疗的效果一直存在争议，但目前观点倾向于不能从治疗中获益。2015 年的一项 Cochrane 分析纳入了 24 个随机对照试验共 23 748 例患者，系统评价了各类抗凝药物在缺血性脑卒中急性期（发病 14 天内）治疗中的有效性和安全性，结果发现抗凝治疗虽然可以降低脑卒中复发率、减少肺栓塞和深静脉血栓的形成，但症状性出血事件也明显增加，总体上抗凝治疗不能降低随访期间的死亡率和致残率，亦不宜替代超早期溶栓治疗。在临床使用中，可参照《中国急性缺血性脑卒中诊治指南 2018》对抗凝治疗的推荐意见：①对大多数急性缺血性脑卒中患者，不推荐无选择地早期进行抗凝治疗（Ⅰ级推荐，A 级证据）；②对少数特殊急性缺血性脑卒中患者（如放置心脏机械瓣膜）是否进行抗凝治疗，需综合评估（如病灶大小、血压控制、肝肾功能等），如出血风险较小，致残性脑栓塞风险高，可在充分沟通后谨慎选择使用（Ⅲ级推荐，C 级证据）；③特殊情况下溶栓后还需要抗凝治疗患者，应在 24 小时后使用抗凝剂（Ⅰ级推荐，B 级证据）；④对存在同侧颈内动脉严重狭窄的缺血性卒中患者，使用抗凝剂的疗效尚待进一步研究证实（Ⅲ级推荐，B 级证据）；⑤凝血酶抑制剂治疗急性缺血性卒中的有效性尚待更多研究证实。目前这些药物只在临床研究环境中或根据具体情况个体化使用（Ⅲ级推荐，B 级证据）。

此外，以华法林、新型口服抗凝药物为代表的抗凝治疗在预防心源性脑栓塞或大动脉血栓性脑栓塞，特别是对具有高度早期复发风险的心源性脑栓塞，如二尖瓣狭窄伴心房颤动、急性心肌梗死、瓣膜性心脏病、超声心动图显示心房或心室有附壁血栓等疾病状态时具有肯定的预防效果，可使脑卒中发生风险降低 60% 以上，对于此类患者若病因未除且无抗凝禁忌，一般需要口服抗凝药物治疗，并根据卒中严重程度、复发和出血风险制定个体化的剂量和疗程，可参照《中国缺血性脑卒中和短暂性脑缺血发作二级预防指南 2014》的推荐意见，对于伴有心房颤动的缺血性脑卒中或 TIA 患者，建议在出现神经功能症状 14 天内给予抗凝治疗预防脑卒中复发，对于出血风险高的患者，可适当延长抗凝时机至 14 天后。

常用抗凝药物包括：

1. 肝素和低分子肝素　普通肝素（unfractioned heparin，UFH）由各种分子量不同（4 000～30 000Da，平均 15 000Da）的成分所组成，口服不吸收，直接静脉注射可立即发挥最大抗凝效应，3～4 小时后凝血恢复正常。皮下注射一般在 20～60 分钟内起效，其原形和代谢产物主要经肾脏排泄。其抗凝作用与抗凝血酶Ⅲ密切相关。抗凝血酶Ⅲ属于丝氨酸蛋白酶抑制剂家族成员，可共价结合凝血酶和凝血活酶而使其失活，在没有 UFH 存在时，该过程较为缓慢，而在 UFH 存在时，该过程可增快达 1 000 余倍，并且，抗凝血酶Ⅲ一旦与凝血酶结合后，UFH 即可解离并再次参与催化过程。UFH 常用 5 000～10 000U 首次静脉或皮下注射，后依据病情分次或持续给药以达到治疗效果，一般每日总量 20 000～40 000U，需定期监测血小板和凝血指标，APTT 控制在 1～1.5 倍左右。主要不良反应有自发性出血、过敏、血管痉挛样反应等，长期使用可出现骨质疏松、自发性骨折。可通过部分凝血活酶时间或血浆药物浓度测定进行监测，出血倾向明显时可按 1mg 鱼精蛋白中和 100U 肝素比例给予治疗，或输注新鲜血浆/凝血因子等。少数可出现肝素诱导的血小板减少症，以血小板减少伴血栓形成为表现，与骨髓抑制、抗血小板抗体形成等有关，严重者应停用肝素或行血浆置换等处理。

低分子肝素（low molecular weight heparin，LMWH）是由普通肝素经酶降解或化学降解得来的分子量较小的肝素片段（1 000～10 000Da，平均为 4 000～5 000Da），与普通肝素相比，LMWH 抗凝作用具有以下特点：①分子量较小，其抗凝血活酶与抗凝血酶活性的效价比为普通肝素的 2～4 倍，在有效抗凝的同时出血并发症少；②与血浆肝素结合蛋白亲和力较低，作用时间较长，每日只需给药 1～2 次；③血小板减少和骨质疏松发生率较少；④皮下注射吸收较好，生物利用度较高；⑤一般不需要监测凝血活性，个体差异较小；⑥现用于临床的 LMWH 有多种，包括那屈肝素（nadroparin）、依诺肝素（enoxaparin）和达肝素（dalteparin）等多种制剂，除分子量和抗Ⅹa/Ⅱa 活性等方面略有不同，其化学结构和临床应用基本类似。LMWH 常用 4 000～5 000IU，每日 1～2 次，腹壁皮下注射，连用 10～14 日，出血副作用较少，一般不影响 APTT。

2. 华法林　华法林（warfarin）又称酮苄香豆素、苯丙酮香豆素，为临床最常用的口服抗凝药物。华法林是维生素 K 环氧化物还原酶的竞争性抑制剂，主要在肝脏微粒体内抑制维生素 K 依赖性凝血因子Ⅱ、Ⅶ、Ⅸ、Ⅹ的合成，显著延长血浆凝血酶原时间，但对已有的凝血因子Ⅱ、Ⅶ、Ⅸ、Ⅹ并无作用。华法林口服生物利用度高，在血浆中主要与白蛋白结合，在肝脏经细胞色素 P450 代谢清除，其抗凝作用需要在活性凝血因子消耗后才出现，一般发生在给药后 2～3 天后，停止用药后尚可维持 2～5 天，直至活性凝血因子恢复。此外，华法林尚可诱导肝脏产生维生素 K 依赖性凝血因子前体物质，具有抗凝和降低凝血酶诱导血小板聚集反应的作用。

华法林剂量效应关系受多种因素影响，个体差异很大，肝酶的基因多态性已被认为与出血并发症相关。初始剂量可从每日 1～3mg 开始，应严密监测出凝血功能，保持 INR 在 2～3 之间。并不推荐初始冲击剂量，因高剂量的华法林可能使蛋白 C 和蛋白 S 快速减少而造成早期一过性高凝状态。主要不良反应为自发性出血，在剂量过大时尤易出现，过量时可给予拮抗剂维生素K治疗，或输注新鲜血浆、凝血酶原复合物等。

3. 阿加曲班 是一种化学合成的L-精氨酸衍生物，相对分子量为527Da，可与凝血酶催化位点（丝氨酸-组氨酸-精氨酸结构）直接可逆性结合，起到抑制凝血酶的作用，这个过程不需要抗凝血酶Ⅲ的参与，也不抑制其他丝氨酸蛋白酶如胰蛋白酶、因子Ⅹa、纤溶酶和激肽释放酶等。由于分子量较小，该药不但能抑制循环中凝血酶，而且也可穿过陈旧性血栓的纤维蛋白屏障抑制局部结合的凝血酶。阿加曲班持续静脉给药1~3小时后达血药浓度达稳态，主要经肝脏代谢，治疗剂量对血小板功能无影响，与肝素诱导的抗体也没有相互作用，因而也适用于肝素诱导血小板减少患者的抗凝治疗。对阿加曲班治疗急性缺血性卒中的随机、双盲对照研究发现，其在显著延长部分凝血活酶时间的同时不伴有症状性颅内出血的增多，且rt-PA联合阿加曲班治疗可显著改善急性缺血性卒中的神经功能，提示该药治疗急性缺血性卒中安全有效。

阿加曲班成人常用量为初始2日内每日使用60mg，稀释后经24小时持续静脉滴注，其后的5日内每次10mg，每日2次，稀释后每次以3小时静脉滴注，根据年龄、症状适当增减。用药过程中，需严密监测出凝血功能，有出血倾向或过敏反应时，应立即终止给药并给予相应处理。在与其他抗凝剂、血小板聚集抑制剂、溶栓剂等合用时，出血风险增加，需十分谨慎。

4. 新型口服抗凝药物 与华法林和UFH等传统抗凝药物相比，新型口服抗凝药物抗凝过程不需要抗凝血酶Ⅲ参与，半衰期短，起效快，且与其他药物和食物相互作用少，出血风险较小，无需常规监测凝血功能。包括ROCKET AF、RE-LY和ARISTOTLE等在内的大样本随机对照临床试验发现，在非瓣膜性房颤患者使用新型口服抗凝药物可有效降低包括卒中在内的全身栓塞事件，且不增加颅内出血、重要器官出血以及出血相关死亡率，总体效果不劣于华法林，有望成为华法林的替代药物，但对于机械瓣膜、风湿性二尖瓣狭窄、肾小球滤过功能明显降低的患者仍应首选华法林而非新型口服抗凝药物。常用药物：

(1) 直接Ⅹa因子抑制剂：包括利伐沙班（rivaroxaban）、阿哌沙班（apixaban）和依度沙班（edoxaban）等，无需在体内转化即可选择性地阻断Ⅹa因子的活性位点，生物利用度和血浆蛋白结合率较高，经肝脏和肾脏代谢。常用剂量：利伐沙班10~20mg，每日1次口服；阿哌沙班2.5~5mg，每日2次口服；依度沙班30~60mg，每日1次口服，根据年龄、症状、复发风险等调整剂量。虽然无需常规监测凝血功能，但评估凝血功能可以反映严重出血风险和指导药物剂量调整。可通过凝血酶原时间、抗Ⅹa因子试验和血浆药物浓度等方法监测沙班类药物的抗凝活性。严重出血时可使用特异性拮抗剂Andexanetα或输注凝血酶原复合物和活化凝血酶原复合物。

(2) 直接凝血酶抑制剂：包括达比加群酯（dabigatranetexilate）等，为前体药物，在体内代谢为达比加群，竞争性、可逆性抑制凝血酶，从而阻止纤维蛋白原裂解为纤维蛋白。生物利用度和血浆蛋白结合率较低，主要经肾脏代谢。常用剂量：110mg或150mg，每日2次口服。出血风险较小，但仍需注意危及生命的大出血事件，可通过稀释凝血酶时间、蛇毒静脉酶凝结时间和活化部分凝血活酶时间等方法监测抗凝活性。严重出血时可使用特异性拮抗剂依达赛珠单抗（idarucizumab），或输注凝血酶原复合物和活化凝血酶原复合物。

二、抗血小板药

（一）血小板功能

血小板在生理性止血和病理性血栓形成中起重要作用，在血管损伤后，内皮下胶原纤维暴露，血小板及其膜糖蛋白GPⅠb黏附受体或内皮黏附受体在受损局部黏附、聚集和激活，活化的血小板可释放其内的α颗粒和δ颗粒，包括血管性血友病因子(vWF)、凝血因子Ⅴ、血小板源性生长因子、血小板4因子、腺苷二磷酸（ADP）、血栓素A2、5-羟色胺、肾上腺素等多种活性物质，促使血小板之间通过血小板膜糖蛋白GPⅡb/Ⅲa受体与纤维蛋白原相互连接，形成可逆性血小板白色血栓；同时，血小板因子3可加速经凝血活酶加速凝血酶原转变为凝血酶，后者进而促使纤维蛋白原转化为纤维蛋白，最终与血小板、红细胞等一起形成不可逆性血栓。

（二）抗血小板药物及其在缺血性卒中的应用

根据作用机制不同可大致分为五大类：①抑制花生四烯酸代谢药物，包括环氧化酶抑制剂，如阿司匹林（aspirin）；血栓素A2合成酶抑制剂，如达美格雷（dazmegrel）；磷酸二酯酶抑制剂，如西洛他唑（cilostazol）、双嘧达莫（dipyridamole）；TP受体拮抗剂等。②血小板膜糖蛋白Ⅰb受体拮抗剂，如血小板膜糖蛋白Ⅰb受体单克隆抗体。③血小板膜糖蛋白Ⅱb/Ⅲa受体拮抗剂，如阿昔单抗（abciximab）、替罗非班（tirofiban）、艾替巴肽（eptifibatide）等；④ADP受体拮抗剂：如氯吡格雷（clopidogrel）、噻氯匹定（ticlopidine）、普拉格雷（prasugrel）、替格瑞洛（ticagrelor）等。⑤其他药物还包括前列腺素、苯磺唑酮、沙格雷酯，以及具有抗血小板作用的中成药等。目前在脑卒中临床应用中常用且有效的抗血小板药物为阿司匹林、氯吡格雷和西洛他唑，其他药物仍有待于进一步研究。

大样本的临床随机对照试验表明，在脑卒中后48小时内口服阿司匹林可降低发病4周后的致死致残率，而仅轻度增加症状性颅内出血的风险，总体上患者可从阿司匹林治疗中获益。从药理机制来看，阿司匹林等抗血小板药物是血小板聚集和活化抑制剂，具有阻止血栓扩大或新血栓形成的药理作用，但对已形成的血栓并无直接溶解作用，不能作为溶栓药物的替代治疗，在脑卒中后使用抗血小板药物更重要的意义在于降低既往伴有缺血性脑卒中或TIA患者严重血管事件（非致命性心肌梗死和脑卒中、血管源性死亡）的复发风险，包括阿司匹林、氯吡格雷、阿司匹林/双嘧达莫复方制剂等在内的抗血小板药物已经被多项临床研究证实有效，因此，对于非心源性栓塞性缺血性脑卒中或TIA患者，如不符合静脉溶栓或血管内取栓适应证且无禁忌证，应在发病后尽早给予抗血小板药物治疗，一般阿司匹林或氯吡格雷可作为首选药物，阿司匹林/双嘧达莫复方制剂或西洛他唑可作为替代药物。

抗血小板联合应用在脑卒中的治疗仍存在争议。一项荟萃分析纳入了7个随机对照试验，共39 574例患者，系统评价了阿司匹林联用氯吡格雷治疗脑卒中的有效性和安全性，结果发现超过1年的双联抗血小板治疗并不能降低卒中复发风险，而颅内出血事件显著增高，因而不建议长期双联抗血小板治疗，但随后两项大样本随机对照研究（CHANCE和POINT研究）显示，对于轻型缺血性脑卒中（NIHSS≤3分）或脑卒中高复发风险的急性非心源性TIA（ABCD2评分≥4分），发病12~24小时内短程使用阿司匹林联合氯吡格雷治疗（分别为21天和90天）可降低90天时的卒中复发风险，但仍有增加出血的风险。

常用抗血小板药物包括：

1. 阿司匹林　又称乙酰水杨酸（acetylsalicylicacid），为相对选择性的环氧化酶1（COX-1）抑制剂，COXs有COX-1和COX-2两种形式，是花生四烯酸生成血栓素A2和前列环素过程中的关键限速酶，血栓素A2具有诱导血小板聚集和血管收缩的作用，而前列环素则具有抑制血小板聚集和血管扩张的作用。阿司匹林通过乙酰化COX多肽链上丝氨酸残基而使COX失活，阻断血栓素A2合成从而抑制血小板聚集。虽然阿司匹林也可抑制前列环素的合成，但由于血管内皮细胞为有核细胞，失活前列环素的可在短时间内重新合成，因此，总体上小剂量阿司匹林主要发挥抗血小板聚集作用。

近期发生的脑卒中或TIA可使用阿司匹林预防复发。2014年的一项Cochrane分析纳入了8个随机对照研究共41 483例患者，系统评价了阿司匹林在脑卒中急性期（发病14天内）治疗中的有效性和安全性，结果发现在治疗期间阿司匹林每天160~300mg可显著降低卒中患者的致死致残率（*OR*=0.95，95% *CI*：0.91~0.99），并减少各类卒中的复发（*OR*=0.77，95% *CI*：0.69~0.87），虽然也增加症状性颅内出血（*OR*=1.23，95% *CI*：1.00~1.50），但总体上为净获益。阿司匹林的最佳有效剂量仍有争议，一般认为，阿司匹林75~325mg每天一次给药即可有效抑制血小板COX-1，对血小板产生持久且不可逆的抑制作用，增大剂量或增加服药次数并不能增加抗血小板聚集作用，反而增加不良反应。阿司匹林可早晨或夜间服用，但有研究发现，与夜间给药相比，早晨给药后前列环素在夜间水平较高，可能更有助于预防血栓性事件的发生。阿司匹林在常用剂量下无需监测血小板功能，主要不良反应有与剂量相关的胃肠道出血，长期使用较低剂量阿司匹林（每天小于325mg）的患者每年严重胃肠道出血的发生率约为0.4%，其他不良反应尚有过敏、水杨酸反应等。部分患者存在阿司匹林抵抗现象，表现为规律服用治疗剂量阿司匹林仍不能充分抑制血小板，反复发生血栓事件。阿司匹林抵抗可能在服药初期出现，也可能在服药有效后才出现，发生率约为8%~45%，原因不明，可能与COX-1多态性、血小板膜糖蛋白Ⅱb/Ⅲa受体多态性、药物相互作用、年龄或药物剂量不足有关，可考虑换用其他抗血小板药物。

2. 氯吡格雷　为血小板ADP受体拮抗剂，是一种前体药物，通过肝脏微粒体CYP2C19等代谢酶生成的活性产物可直接抑制ADP与血小板受体结合，以及ADP介导的血小板膜糖蛋白Ⅱb/Ⅲa活化和血小板聚集，对血小板呈现剂量依赖性的抑制作用。与阿司匹林相比，氯吡格雷耐受性较好，不需要COX的参与，但起效较慢，每天75mg重复给药在3~7天后达到稳态，治疗中止后5天内血小板聚集功能逐渐恢复正常。氯吡格雷在常用剂量下无需监测血小板功能，主要不良反应有消化道出血、中性粒细胞减少、腹泻、皮疹等，在长期服用氯吡格雷如出现发热或其他感染征象时，应注意监测血中性白细胞水平。

在氯吡格雷与阿司匹林预防缺血性事件（CAPRIE）的研究中，随机纳入了19 185例心肌梗死、缺血性卒中或周围血管疾病的患者，比较氯吡格雷（75mg/d）或阿司匹林（325mg/d）治疗后新的缺血性事件的发生和死亡情况，在平均1.91年的随访中，发现氯吡格雷使总体缺血性事件的相对危险率降低了8.7%（95% *CI*：0.3%~16.5%），较阿司匹林为优，但在既往有缺血性卒中病史患者的亚组分析中，氯吡格雷并不优于阿司匹林。另一项氯吡格雷与阿司匹林/双嘧达莫预防卒中（Pro-FESS）的研究中，随机纳入了20 332例非心源性缺血性卒中患者，比较氯吡格雷（75mg/d），与阿司匹林（25mg，2次/d）联合缓释双嘧达莫（200mg，2次/d）治疗后脑卒中的复发情况，在2.5年的随访中，发现氯吡格雷与阿司匹林/缓释双嘧达莫对脑卒中预防复发的效果相当。

氯吡格雷抗血小板的疗效和副作用存在个体差异，部分患者（4%~30%）可在氯吡格雷治疗期间出现疗效下降或抵抗，主要与*CYP2C19*基因多态性有关。根据CYP2C19对药物代谢能力的差异可将人群分为超快代谢、快代谢（正常）、中等代谢和慢代谢等四种类型，超快代谢型与出血风险相关，可考虑减少剂量；中等或慢代谢型与药物疗效下降或抵抗相关，可考虑增加剂量或换用其他抗血小板药物。此外，质子泵抑制剂，如奥美拉唑、埃美索拉唑等，与氯吡格雷合用可能会增加主要心血管事件的发生风险，因此，当服用氯吡格雷的患者需要接受抗酸治疗时，可选用H_2受体阻滞剂或泮托拉唑等质子泵抑制剂。

9

3. 其他抗血小板药物　2011年一项Cochrane分析纳入了2个随机对照研究共3 477例亚洲患者，系统评价了西洛他唑在缺血性卒中/TIA中预防脑卒中和其他缺血性血管事件的作用，结果发现与阿司匹林相比较，西洛他唑显著降低复合缺血性血管事件的发生（6.77% vs. 9.39%，*RR*=0.72，95% *CI*：0.57~0.91）而无明显出血风险增加。另一项替格瑞洛在缺血性卒中/TIA患者中预防复发的研究中，纳入13 199例患者，观察90天后复合终点事件（缺血性卒中、心肌梗死和死亡）的发生情况，结果显示替格瑞洛并不优于阿司匹林，但在亚洲患者则显示有较好疗效的趋势（9.6% vs. 11.6%，*RR*=0.81，95% *CI*：0.67~0.99）。目前认为，西洛他唑和替格瑞洛对卒中二级预防的作用仍需要进一步研究评估，在阿司匹林或氯吡格雷不能耐受或有禁忌时可作为替代治疗药物。

三、降 纤 药

（一）纤维蛋白原功能

纤维蛋白原（凝血因子Ⅰ），是血浆中一种肝脏合成、由α（A）链、β（B）链和γ链三种多肽链所组成的二聚体，正常血浆浓度为2.0~4.0g/L。纤维蛋白是凝血过程的最终产物，在凝血酶作用下，纤维蛋白原中的纤维蛋白肽A和B被解离出来，使可溶性纤维蛋白原聚合、交联而转变成不溶性纤维蛋白，完成血液凝固过程。纤维蛋白原具有促进血小板和红细胞在局部黏附和聚集、增加血液黏滞性和血管外周阻力以及趋化炎性细胞向内膜下迁移等作用，从而引起内皮细胞损伤和血栓形成。

（二）降纤药物及其在缺血性卒中的应用

降纤药物（fibrinogen depleting agents）是一类可直接降解纤维蛋白原的药物，临床上常用的降纤药物主要为蛇毒类凝血酶，包括：①降纤酶（defibrase），从尖吻蝮蛇和长白山白眉蝮蛇蛇毒提取；②巴曲酶（batroxobin），又称凝血酶样酶、去纤维蛋白酶，从南美矛头蛇蛇毒提取；③安克洛酶（ancrod），又称蛇毒抗凝酶，从马来亚红口蝮蛇蛇毒中提取。此外，尚有蚓激酶、蕲蛇酶等。

蛇毒类凝血酶是从蛇毒中提取的一种丝氨酸蛋白酶，不同种属来源在分子量和作用机制上略有差异，但均具有类似凝血酶的活性，可使纤维蛋白原释放纤维蛋白肽A和/或纤维蛋白肽B，引起纤维蛋白单体凝聚，但蛇毒类凝血酶在体内并不能激活凝血因子ⅩⅢ，由其水解形成的纤维蛋白不产生侧链交联，极易被纤溶酶降解，纤维蛋白降解产物（FDP）很快被体内网状内皮系统所清除，最终血浆纤维蛋白原浓度降低而表现为良性的去纤维蛋白状态。蛇毒类凝血酶一般不影响血小板功能，但可在一定程度上激活纤溶系统，促使内皮细胞释放纤溶酶原激活物，有轻度溶栓和阻止血栓形成作用。降纤药物和溶栓药物均有抗血栓形成的治疗作用，但作用靶点不同，一般而言，降纤药物主要降解血浆可溶性纤维蛋白原，而溶栓药物主要降解血栓内已形成的交联纤维蛋白，因此，降纤药物并不能替代溶栓药物。使用降纤药物应注意定期监测血浆纤维蛋白原水平，以此调整降纤药物用量，此外，亦需定期监测红细胞和血红蛋白水平，有出血倾向及时处理。

1. 安克洛酶　在北美进行的安克洛酶治疗急性脑梗死（STAT）的研究中，共纳入500例患者，发病3小时内给予72小时的持续静脉用药，96小时和120小时后重复给药1小时，控制纤维蛋白原水平在0.4~0.69g/L，结果发现虽然90天后神经功能改善较对照组为优（42.2% vs. 34.4%），但症状性颅内出血增高（5.2% vs. 2%），而同期欧洲进行的发病6小时内安克洛酶治疗急性脑梗死（ESTAT）的研究中，纳入1 222例患者，90天后神经功能并无改善，且症状性颅内出血和死亡率增高（7% vs. 2%），总体上出血风险大于获益，出血可能与目标纤维蛋白原水平（小于0.7g/L）较低相关。

2. 降纤酶　一项国内进行的降纤酶治疗急性脑梗死的临床研究中，纳入2 244例患者，发病24小时内隔日给药3次（10U，5U×2天），结果发现与对照组相比较，治疗后2周和3个月的神经功能无改善，1年后的卒中复发风险则较低，出血差异不明显，随后进一步的研究中，纳入1 053例患者，发病12小时内隔日给药5次（15U，5U×4天），结果发现与对照组相比较，治疗后2周和3个月的神经功能明显改善，1年后的卒中复发风险亦较低，但颅内外出血风险增加。亚组分析中，发病6小时内使用可获益而无明显出血事件，但由于没有设定目标纤维蛋白原的水平，尚不能确定最佳的药物剂量和疗程。

3. 巴曲酶　一项国内研究共纳入141例脑梗死患者，观察发病72小时内给予巴曲酶隔日静脉注射3次（10BU，5BU×2天）与对照组的神经功能改善情况，结果发现巴曲酶可改善神经功能且不增加出血风险；但另一项国内研究纳入74例脑梗死患者，发病6小时内给予巴曲酶隔日静脉注射（10BU，5BU×2天，或10BU×3天，5BU×2天），均未发现可改善3个月和6个月的神经功能。由于这两项研究例数较少，结论尚不能推广，巴曲酶治疗脑卒中的效果仍有待于进一步证实。

（三）评价和展望

脑梗死急性期常出现血浆纤维蛋白原和血液黏滞度增高，使用降纤药物可显著降低血浆蛋白原和血液黏滞度，但降纤药物治疗急性脑梗死的作用仍有争议。2012年一项Cochrane分析纳入了8个随机对照研究共5 701例患者，系统评价了降纤药物治疗急性缺血性卒中的作用，结果发现虽然降纤药物可在一定程度上降低随访期的死亡和致残率（RR=0.95，95% CI：0.90~0.99），减少卒中复发（RR=0.67，95% CI：0.49~0.92），但同时症状性颅内出血也明显增高（RR=2.42，95% CI：1.65~3.56），尚不能广泛应用。对不适合溶栓并经过严格筛选的脑梗死患者，特别是高纤维蛋白血症者可在发病早期酌情选用降纤治疗。

四、其他改善脑血循环药

除上述溶栓、抗血小板、抗凝和降纤治疗外，扩容升压、血液稀释和血管扩张等方法也已被尝试用于脑卒中的治疗，虽然寄希望于其改善缺血区脑血流的作用，但目前仍没有确切依据支持其临床疗效，尚不能作为脑卒中的常规疗法，如为低血压、低血容量、脑血流低灌注或血液黏度过高所致的脑卒中可考虑扩容升压和血液稀释治疗，但可能加重脑水肿和心功能不全。类似地，血管扩张治疗虽可改善脑血管痉挛，但同时亦可能引起脑内盗血、增高颅内压以及降低全身血压，因而一般并不主张用于脑卒中急性期或者仅使用相对缓和的血管扩张药物。

目前国内在脑卒中急性期使用的改善脑循环药物主要有：

1. 丁基苯酞（dl-3-n-Butylphthalide）　是国家一类化学新药，化学结构与芹菜籽中提取的左旋芹菜甲素相似，为其人工合成的消旋体，作用机制广泛，具有降低兴奋性氨基酸毒性、抑制自由基形成和钙离子内流及抗血小板聚集等药理作用。临床和实验研究表明，丁基苯酞可促进脑缺血区新生血管形成，改善微循环,增加局部脑血流灌注,多中心的随机双盲对照研究亦发现其可改善缺血性脑卒中患者的神经功能缺损而无明显的不良反应,目前已在轻中度急性缺血性脑卒中开展应用。本药可口服或静脉给药,餐前服用可增加药物吸收,主要经肝脏迅速代谢,代谢产物主要经肾脏或肠道排出。副作用一般较轻,多为肝酶增高、皮疹和精神症状等,停药后可恢复,出血性脑卒中慎用。

2. 尤瑞克林(urinary kallindinogenase) 即人尿激肽原酶,亦为国家一类新药,为人尿液中提取的由 238 个氨基酸组成的蛋白水解酶,可将激肽原裂解为激肽和血管舒张素,具有改善脑缺血区微循环,增加局部脑血流灌注和抑制神经细胞凋亡的药理作用,同时,亦具有抗血小板聚集和纤溶活性增强等作用。多中心的随机双盲对照研究显示尤瑞克林可改善缺血性脑卒中患者的神经功能缺损而无明显的不良反应,主要应用于轻中度脑卒中患者。本药为静脉给药,主要由肝脏代谢,代谢产物经肾脏排出。副作用一般较轻,多为消化道症状和颜面潮红等,但少数患者可能发生急剧血压降低,尤其是在与血管紧张素转换酶抑制剂药物合用时,因而使用本品需注意观察血压,出血性脑卒中禁忌使用。

3. 其他药物 其他改善脑循环药物,如桂哌齐特、血栓通、丹参等亦有在缺血性脑卒中治疗的临床应用,效果有待于进一步评估,可根据脑卒中的分型和分期个体化治疗。

第九节 缺血性脑损伤的神经保护及神经营养治疗

(彭 英)

脑卒中的神经保护研究已经进行了半个多世纪。脑梗死组织周围存在的缺血半暗带是神经保护治疗的病理基础,若能及时恢复血流和改善组织代谢,就能抢救脑梗死周围仅有功能改变的损伤组织,避免形成缺血坏死,故缺血性脑卒中急性期治疗目的为限制梗死灶扩大和保护半暗带。因此,迅速改善血供如溶栓复流、促进侧支循环是脑梗死超早期的神经保护治疗,也是救治成功的前提和基础。促进血管再通的药物已经获得良好的临床效果,主要代表是重组组织型纤溶酶原激活剂(recombinant tissue plasminogen activator,rt-PA)、尿激酶和第三代溶栓药(rhTNK-tPA)。但由于溶栓治疗要求在起病 4.5 小时内进行,少于 5% 的患者能够在有效时间窗内接受溶栓治疗促血管复流再通。然而更多的患者因种种原因无法进行溶栓治疗,再者,如脑缺血后所引起的病理生理变化持续存在,即使重新建立起足够的血液循环,仍可能产生延迟性病变。神经保护治疗是针对缺血性脑卒中的主要病理机制,对缺血性脑损伤的生化和代谢紊乱通过药物或其他手段阻断细胞坏死不同环节,增加细胞存活能力,促进神经功能恢复的方法,所使用的药物统称为神经保护剂或脑保护剂。一些神经营养药物在恢复期也有促进神经功能恢复的作用,也可以看作是脑卒中恢复期的脑保护治疗。神经保护剂的作用在于减轻缺血后的细胞损害,从而延长脑灌注治疗时间窗,达到延迟神经细胞死亡,减轻脑功能障碍。

国内外对缺血性脑损伤病理生理机制如细胞内钙超载、兴奋性氨基酸毒性、氧自由基、脂质过氧化等缺血后级联反应过程的许多环节进行了大量研究,给神经保护的发展奠定了坚实的基础。自 20 世纪以来,发现的神经保护药物种类繁多,包括钙离子拮抗剂、抗兴奋性氨基酸毒性、γ-氨基丁酸(gamma-aminobutyric acid,GABA)受体激动剂、自由基清除剂、抗细胞间黏附分子抗体、线粒体保护剂、神经营养药物(如神经生长因子、神经节苷脂)等,至少有超过 50 种药物在临床前研究即动物实验中被证实具有神经保护作用,进而被推荐进入临床试验研究阶段。尽管动物实验有效,但临床研究往往效果不尽如人意,而有些药物因严重副作用,限制了临床应用。进一步研究产生这一现象的原因,寻求解决方法成为目前神经保护剂研究的重点。另外,由于脑缺血后损伤机制复杂,单一神经保护剂应用的疗效受到限制,越来越多的学者将目光投向联合应用方向。神经保护剂的联合应用,作用于缺血后级联反应不同环节,共同阻断脑缺血的发病机制,此方法可以协同神经保护作用,减少用药剂量而降低不良反应的发生,从而达到脑保护的目的。至今不同种类神经保护剂的联合应用疗法已在动物实验中取得了一定效果,可能成为目前最有希望的治疗方案之一。

一、神经保护及营养治疗的病理生理基础

脑缺血的病理生理机制与损伤级联反应有关,后者在缺血的数秒内发生,并可持续数周,主要包括神经递质变化、兴奋性氨基酸释放增加、细胞内钙失稳态、自由基生成、炎症反应、细胞酸中毒、凋亡基因激活等缺血性损害级联反应(图 9-9-1)。这些环节互为因果,相互影响,在时间上有重叠和相互联系,形成恶性循环,最终导致细胞不可逆性损伤。针对上述各环节,施以不同的药物加以阻断,从而阻止脑细胞死亡,增加脑细胞的存活能力,这是脑神经保护剂治疗的理论基础。

二、神经保护及神经营养药物

神经保护药物种类繁多,大致分为以下 10 类神经保护剂:兴奋性氨基酸拮抗剂、钙通道拮抗剂、抗氧化剂及自由基清除剂、γ-氨基丁酸(GABA)受体激动剂、细胞膜稳定剂、NO 相关毒性调节剂、炎症反应抑制剂、钙离子浓度调节剂、线粒体保护剂,以及其他类型。

(一)兴奋性氨基酸拮抗剂

脑缺血后,兴奋性氨基酸(主要为谷氨酸)过度释放,谷氨酸盐释放后激活一系列突触后受体,使钙离子内流,继发钙介导的细胞酶的活化,引起神经毒性作用和自由基生成造成对脑组织的损伤。因此,理论上阻断这一兴奋毒性的途径可以起到神经保护作用。现已知兴奋性氨基酸由突触后受体调节,其中 N-甲基-D-天冬氨酸(NMDA)、α 氨基羧甲基噁唑丙酸(AMPA)受体与脑缺血关系最密切。人们研制出很多作用于上述受体不同靶点的拮抗剂,已有十余种药物投入临床试验。

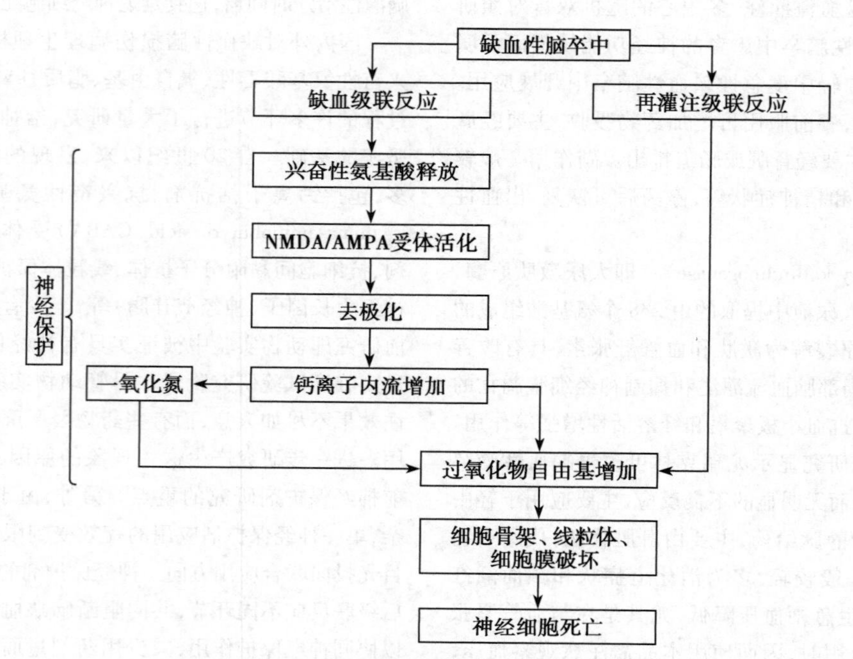

图 9-9-1 脑缺血性损害级联反应

1. NMDA 受体拮抗剂

（1）非竞争性 NMDA 受体拮抗剂：包括右美沙芬（dextromethorphan）、美金刚（memantine）、阿替加奈（aptiganel）、氯胺酮（ketamine）等。右美沙芬为高亲和力的非竞争性 NMDA 受体拮抗剂，在局灶脑缺血实验中显示出神经保护作用，但临床试验方面因为严重的副作用而终止。美金刚由于可与 NMDA 受体的两个位点结合，并可抑制脂质过氧化、细胞凋亡，在神经元缺血发生时的细胞损伤重要环节上阻止神经细胞损害，发挥神经保护作用。目前对美金刚的神经保护作用缺乏大规模多中心的临床研究。临床上用于中重度老年期痴呆、帕金森病等疾病的治疗。研究发现美金刚和亚硝酸盐联用可加强脑保护的效果。阿替加奈在健康受试者中由于增加剂量则会出现高血压、过度镇定及神经兴奋等副作用，因而不能达到在动物实验上起神经保护作用的有效剂量。一项大样本多中心随机双盲Ⅱ/Ⅲ期临床试验显示主要终点上不同剂量的阿替加奈未观察到确切疗效，但相对安慰剂组，大剂量的阿替加奈增加了 4 个月的死亡率。

（2）竞争性 NMDA 受体拮抗剂：主要有赛福太（selfotel）、美托洛尔（metoprolol）、五氯酚钠（PCP）、MK-801（dizocilpine）等，它们直接作用于 NMDA 结合位点，从而抑制兴奋性氨基酸释放。赛福太在动物实验显示有明确的神经保护作用，但在一项Ⅲ期临床试验中，缺血性脑卒中患者发病 6 小时内静脉使用赛福太并无益处，并出现明显副作用，最终因小剂量的赛福太有增加死亡率的趋势而被终止。最为广泛研究的 NMDA 受体拮抗剂为 MK-801，其对 NMDA 受体具有高亲和力及持续的阻断作用。在动物实验方面能够明显减小梗死的面积，卒中前或卒中后 1~2 小时给药，效果更为显著。而临床试验方面，MK-801 因为严重的副作用而终止。

上述 NMDA 受体拮抗剂在动物实验均有不同程度的神经保护作用，但临床试验均未得到认可，其原因为：①几乎所有的临床前实验认为 NMDA 受体拮抗剂对脑卒中在早期具有保护作用，用药时间在梗死前或梗死几小时内，而临床试验患者很难在几小时内用药，其有效的治疗时间窗多长目前不明；②由于明显的副作用，临床很难达到在动物实验中有效的相应剂量；③尽管对脑卒中有保护作用，NMDA 受体拮抗剂可能通过内源性 NMDA 受体介导的作用产生明显的副作用。

2. 突触后受体拮抗剂 AMPA 突触后受体拮抗剂对多种动物局灶性及全脑性脑缺血有神经保护作用，且毒性较小，包括 NBQX、ZK200755 和 YM872 等，但目前大规模证明其有效的临床试验尚未见报道。一项多中心双盲Ⅱ期临床试验显示予稍大剂量 ZK200755 可出现短暂显著的 NIHSS 评分下降。评估 YM872 临床疗效的 ARTISTMRI 试验及 ARTIST+试验（联用 rt-PA）正在进行中，结果目前尚未公布。近年来，国际上在神经保护剂的研究上也有新的突破，ESCAPE-NA1 研究则提示新型神经保护剂 nerinetide（NA1）可有效改善患者预后，该研究也发表在 2020 年的 *Lancet* 上。NA1 可干扰突触后密度蛋白 95（PSD-95），通过降低细胞内 NO 自由基的产生及其介导的细胞死亡来发挥作用，在临床前缺血性脑卒中模型中可减少动物实验性（猕猴）脑缺血再灌注的梗死面积，并改善其功能预后。突触后膜密 95 蛋白（palmitoylated postsynaptic density protein，PSD-95）将 NMDA 受体兴奋性毒性与细胞内下游信号转导通路连接，而 NA1 破坏这些链接并抑制 NMDA 受体/PSD-95/神经元型一氧化氮合酶（neuronal nitricoxide synthase，nNOS）复合物形成，降低有害一氧化氮的产生。在临床研究方面，ESCAPE-NA1研究是一项多中心、随机、双盲、安慰剂对照、平行组、单剂量设计研究，收集了8个国家、48家中心的1 105例发病12小时内的缺血性卒中患者，于血管内治疗时随机接受单剂静脉nerinetide或安慰剂治疗，并根据是否接受tPA治疗及血管内治疗对患者进行分层。结果显示，未接受tPA治疗的患者中，nerinetide组患者良好功能预后的比例达到59.3%，显著高于对照组患者（49.8%）。次要终点方面，nerinetide组90天死亡的绝对风险较对照组降低7.5%，梗死体积亦显著低于对照组。随着大量后续的基础及临床研究，显示NA1是一个很有希望的神经保护剂。

（二）钙通道拮抗剂

钙通道拮抗剂是第一个被用于缺血性脑卒中研究的神经保护剂。当脑缺血、缺氧时，钙通道开放，细胞外钙大量内流，而钠外流，造成细胞内钙超载，继而诱发一系列病理反应，加剧继发性脑缺血损害，阻断钙通道可阻止这一病理通路。目前常用的钙通道拮抗剂有尼莫地平、尼卡地平、达罗地平、伊拉地平等，这些钙离子拮抗剂被认为对缺血后12~24小时内有效。

尼莫地平为一种二氢吡啶类药物，可阻断L型电压依赖性钙离子通道，并且优先扩张颅内血管，而外周血管扩张作用不显著。在20个随机对照缺血性脑卒中的动物实验中仅有10个显示为阳性结果，其中部分为卒中发生后15分钟内给药，亚组分析显示卒中后1小时给药总体来说无明显疗效。

在临床试验方面，一项纳入186人的双盲随机试验显示在卒中后24小时内给予尼莫地平，4周后可降低卒中的死亡率，但仅仅对男性起效。一项Cochrane系统综述回顾了28个临床试验，共计纳入7 521名患者，未能证实其有效性，甚至发现在卒中发生后12小时内给药会使病情恶化。分析临床试验与动物实验结果不一致的原因为试验未进行严格完整的试验设计，并且存在巨大的漏洞，其中包括在卒中后24小时甚至48小时给药，已超过了治疗有效的时间窗，部分试验样本量较小以至于不能得到令人信服的结果，另外纳入标准及结果衡量方法不一致。因此，最终临床试验得到阴性结果并不意外。

（三）抗氧化剂及自由基清除剂

脑缺血、缺氧后，由氧自由基介导的自由基大量增加，促进神经细胞损伤，是引起迟发性神经损害的主要原因。抗自由基治疗药物可改善脑神经细胞功能，是一种可行的治疗脑梗死的方案。已有4种自由基清除剂——NXY-059、依达拉奉（edaravone）、依布硒啉（ebselen）及替拉扎特（tirilazad）投入临床研究。

1. NXY-059　是一种硝酮类化合物，具有较强的捕获自由基的能力，在脑缺血及创伤的动物实验中均有神经保护作用。动物实验显示NXY-059对啮齿类及灵长类动物的短暂或持续脑缺血，均有积极有效的神经保护作用，可减少皮质梗死体积。在狨猴大脑中动脉完全闭塞后4小时后予NXY-059，仍能明显改善运动功能和空间忽视现象。NXY-059在小血栓栓塞的动物模型中有效，对大血栓栓塞的兔子联合使用tPA，可减少tPA引起的出血。但NXY-059为水溶性大分子，穿透血脑屏障能力较差，因此需要大剂量使用。

SAINTⅠ是一项NXY-059治疗缺血性脑中的临床试验，纳入1 722例受试者，而后扩大SAINTⅡ纳入3 306例受试者。在这两项大型随机双盲试验中，在缺血性卒中症状出现6小时内给予NXY-059。SAINTⅠ显示NXY-059能明显改善主要结局（90天的致残率下降），但NIHSS评价没有得到明显改善。SAINTⅡ研究结果证实NXY-059对于发病6小时之内的缺血性卒中是无效的。之后的对SAINTⅠ/Ⅱ进行荟萃分析结果表明，对于缺血性卒中发病6小时内的患者，NXY-059并没有改善卒中患者的预后。SAINTⅠ与SAINTⅡ出现相反结果的原因在于：①NXY-059临床作用事实上相当微弱，SAINTⅠ得到阳性结果是偶然的。②NXY-059通过血脑屏障能力较差；SAINTⅠ临床试验存在设计及统计漏洞，纳入tPA治疗及非治疗组，但并未进行亚组分析。③SAINTⅠ/Ⅱ治疗时间窗6小时超过动物实验证实有效的时间窗。

2. 依达拉奉（edaravone，MC1-186）　在Ⅲ期临床试验中取得良好的结果，是目前临床试验证明唯一有效的自由基清除剂。该药通过清除自由基而抑制脂质过氧化作用，减少血管内皮细胞损伤，减少经羟自由基产生和缺血半暗带的面积，抑制迟发性神经细胞坏死，减轻神经功能障碍，对缺血后脑水肿亦有抑制作用。大鼠急性脑缺血后应用依达拉奉可延长溶栓治疗时间窗，联合溶栓治疗可提高神经保护作用。除此之外，依达拉奉还可降低出血转化的风险，在局灶及全脑缺血动物实验中均有效。一项用来评估依达拉奉对发病72小时内的缺血性脑卒中患者的治疗作用的Ⅲ期临床试验显示，在治疗组中神经功能有显著改善，并且对起病后24小时内用药的患者所进行的亚组分析显示两组之间的差异更明显。在亚洲人群中得到了阳性结果，但遗憾的是依达拉奉在西方国家的临床试验报道甚少，因此，还需要进行大样本、严格设计的随机临床试验。我国某企业在依达拉奉的基础上加上右莰醇，制造出依达拉奉右莰醇注射液，利用依达拉奉的清除自由基和右莰醇抑制促炎性介质TNF-α、iNOS、IL-1β和COX-2等炎症相关蛋白的表达，起到双效协同的作用。2021年，我国首都医科大学附属北京天坛医院牵头的一项多中心、随机、双盲、平行组、阳性对照的Ⅲ期临床研究（Ten Treatment of Acute Ischemic Stroke with Edaravone Dexborneol Trial，TASTE研究）结果发表于*Stroke*杂志，结果显示治疗第90天依达拉奉右莰醇组mRS评分0~1分的受试者比例显著高于依达拉奉组，分别为67.18%和58.97%，两组差异8.2%。各级mRS的患者分布的序数对比表明功能结局良好，依达拉奉右莰醇组更优。

3. 依布硒啉（ebselen）　与谷胱甘肽过氧化物酶有相似的酶活性，具有抗炎、抗氧化特性。动物实验显示在缺血前或早期给予可减少脑损伤；一项纳入302名缺血性脑卒中患者的临床试验显示其可改善1个月的预后，但在3个月时与对照组无差异。

4. 替拉扎特（tirilazad）　能够抑制脂质过氧化，动物模型上有效，临床试验却发现会使病情恶化。

9

（四）γ-氨基丁酸（GABA）受体激动剂

GABA是中枢神经系统中主要的抑制性氨基酸神经递质，通过激活GABA受体复合物来增加GABA，对兴奋性氨基酸递质谷氨酸起平衡作用。临床上常作为镇静剂使用，主要包括氯美噻唑（clomethiazole）、地西泮（diazepam）、异丙酚（propofol）和咪达唑仑（midazolam）。氯美噻唑可以使跨过突触后膜的氯离子的流动增加及对抗兴奋性氨基酸毒性，减轻脑缺血产生的损伤作用。在动物模型中梗死后1小时内给药能减小梗死面积，而3小时给药无明显效果。在一项纳入1 360名大脑半球脑卒中患者的临床试验，于卒中12小时内给药，对完全前循环卒中的患者可能有效。随后所进行的一项纳入1 198例完全前循环卒中患者参加的临床试验却未能证实氯美噻唑能改善此类患者的预后。动物实验证明氯美噻唑早期给药才能产生神经保护作用，而临床试验却在12小时给药，因此得到阴性的临床试验结果并不意外。

（五）细胞膜稳定剂

胞磷胆碱是合成磷脂酰胆碱的前体，可增加磷脂合成、抑制磷脂降解及减少自由脂肪酸释放。脑缺血时磷脂酰胆碱受损能使游离脂肪酸进入细胞产生自由基，胞磷胆碱可能通过稳定细胞膜和减少自由基产生来减轻缺血性损伤，促进细胞膜的合成，增强细胞的胆碱储备。另外，胞磷胆碱可增加谷氨酸摄取及细胞膜谷氨酸受体的表达，抑制谷氨酸介导的神经元凋亡。胞磷胆碱治疗在几种缺血缺氧的动物模型中有效，在缺血早期给予可减小梗死面积，长期给予可改善功能预后并增加神经可塑性。在临床试验中，其安全性是被反复肯定的。目前有4项重要的临床试验，其中3项显示其存在神经保护作用。基于这4项临床试验的荟萃分析表明，胞磷胆碱有增加总体恢复率的可能性，获得最大疗效的是2 000mg剂量组。

（六）NO相关毒性调节剂

芦贝鲁唑（lubeluzole）为苯并噻唑化合物，可抑制谷氨酸诱导的NO神经毒性。在动物实验中早期给予可减少梗死面积，促进神经功能恢复。临床试验发现10mg/d的剂量是安全的。一项纳入721名患者的随机双盲双中心临床试验中，芦贝鲁唑治疗组与安慰剂组在主要终点12周死亡率无明显差别，但治疗组改善了NIHSS评分及Barthel指数。基于5项临床试验、共纳入3 510名患者的荟萃分析表明，芦贝鲁唑对死亡率无明显作用，但心脏传导阻滞却明显增加。

（七）炎症反应抑制剂

脑缺血损伤后产生组织炎症反应，毒性氧化反应产物可激活多核白细胞及血管内皮细胞，引起细胞凋亡。由局部缺血性损伤所致的炎性级联反应可导致脑损伤，抗感染治疗可抑制缺血瀑布而起到神经保护作用。恩莫单抗（enlimomab）是鼠源性抗人细胞间黏附分子（ICAM）受体单克隆抗体，通过阻断这一受体抑制嗜中性粒细胞在血管内皮的黏附和迁移，在动物实验中能减少白细胞黏附和梗死体积。在一项纳入625名患者的多中心临床试验中，在缺血性脑卒中发生6小时内给予该药治疗，第90天治疗组患者较对照组患者的改良Rankin量表得分更低，因此研究推测使用恩莫单抗治疗对缺血性脑卒中患者无效反而可能使病情恶化。

（八）钙离子浓度调节剂

镁离子（Mg^{2+}）作为细胞钙内流的天然拮抗剂，通过阻断NMDA受体、抑制兴奋性神经递质释放、阻滞钙离子通道及舒张血管平滑肌等多种机制对缺血性损伤的脑组织有很好的保护作用。多个动物实验显示直接给予镁剂如硫酸镁（magnesium sulfate）和氯化镁（magnesium chloride）治疗脑梗死，可明显减小梗死面积，改善神经功能。对既往动物实验结果的综合分析显示，在报道阳性结果的实验中不能排除低体温所造成的混杂影响。一项纳入2 589名脑卒中患者的多中心临床试验（IMAGES）显示，在卒中后12小时内给予硫酸镁，患者预后并无明显改善，甚至第90天治疗组患者较对照组患者的死亡率更高。

Jeffrey Saver提出超早期镁治疗（hyper acute magnesium therapy），即脑卒中患者在未入院时就给予镁治疗，且无需行头颅CT检查。FAST-MAG Ⅲ期临床试验，纳入1 700例患者，评估了急性缺血性卒中患者在被送往医院前（发病1小时内）给予镁治疗是否具有神经保护作用，结果显示早期给予镁治疗安全，但并不改善患者90天功能结局。

（九）线粒体保护剂

辅酶Q_{10}是人体内唯一的内源性脂溶性抗氧化剂，存在于所有细胞膜以及血液内。在线粒体膜内充当电子载体，还能保护膜和脂蛋白免受氧化和脂质过氧化损伤，但是外源性的辅酶Q_{10}透过不了血脑屏障，无法保护缺血缺氧的神经细胞。于是，有学者研发在辅酶Q_{10}的分子结构中去掉异戊二烯单元，在侧链末端增加了一个醇羟基，不仅没有减少其抗氧化活性（反而抗氧化作用比辅酶Q_{10}强100倍），而且使得它比辅酶Q_{10}更易通过生物膜。合成的辅酶Q_{10}类似物，即目前临床应用的艾地苯醌（idebenone）。艾地苯醌是一种强效自由基清除剂和促代谢剂发挥神经保护作用，最初被用于改善脑梗死后遗症和脑出血后遗症相关的慢性脑血管病引起的意志力减弱和情感障碍。之后，艾地苯醌在意大利被批准用于治疗血管性或变性病变引起的脑功能不全，在瑞士、法国和加拿大被批准用于弗里德赖希共济失调的治疗。艾地苯醌也是线粒体电子传递链（electron transport chain，ETC）的关键成分，是一种重要的细胞膜抗氧化剂。在各种涉及线粒体功能障碍和氧化应激损伤的神经系统疾病，如线粒体脑肌病伴高乳酸血症和卒中样发作（mitochondrial encephalomyopathy with lactic acidosis and stroke-like episode，MELAS）、阿尔茨海默病（Alzheimer disease，AD）、莱伯遗传性视神经病变（Leber hereditary optic neuropathy，LHON）和Duchenne肌营养不良（Duchcxme muscular dystrophy，DMD）中均具有一定的治疗作用。艾地苯醌临床常用剂量是30mg，每日3次。

（十）其他药物

1. 单唾液酸四己糖神经节苷脂（monosialoganglioside，GM_1）　GM_1参与神经系统的发育过程，通过拮抗兴奋性神经毒性、抑制细胞凋亡及活化各种神经营养因子受体等各个环节发挥神经保护作用。但多项临床试验尚不能提供足够的证据说明 GM_1 治疗卒中患者的有效性。在 Cachrane 上发表的一项系统综述，对既往临床试验行荟萃分析表明，GM_1 对缺血性脑卒中患者无效，反而 GM_1 治疗后可出现散发的吉兰-巴雷综合征。

2. 神经生长因子（nerve growth factor，NGF）　是神经营养因子大家族中的一种。也是研究历史最久、研究最为透彻一种抑制神经损伤，促进神经再生修复的已经应用于临床的一种药物。它是通过靶向 TrkA 受体激活下游信号通路从而产生抑制毒性氨基酸释放、钙离子超载、超氧自由基释放、细胞凋亡等作用。NGF 还能促进髓鞘的修复再生，加速轴突的定向生长。通过以上机制发挥对受损神经的保护、修复，再生的治疗作用。现临床上使用的注射用鼠神经生长因子的首个适应证是正已烷中毒性周围神经病。已上市的产品适应证还有治疗视神经损伤。目前国内外也有许多神经生长因子用于治疗糖尿病周围神经病变、缺血缺氧性脑损伤、放射性脑损伤、中毒性脑损伤以及 HIV 引起的神经病变等的相关动物实验研究和相关临床病例报道。这些动物实验研究和相关临床病例报道说明鼠神经生长因子是有确切疗效且安全的治疗中枢和周围神经病变的治疗性药物，可以用于治疗多种原因导致的神经损伤。

3. 雌激素　主要是通过抗氧化、减低神经兴奋毒性损伤、激活某些蛋白酶及上调 *BCL2* 基因的表达等发挥神经保护作用。发生短暂性脑缺血的雌性大鼠脑损伤比同龄雄性大鼠轻，这种缺血后脑损伤发生率和程度的差异主要与雌激素有关。目前在临床上还没有将雌激素直接用于脑梗死的治疗，主要是由于雌激素副作用较大。一项对 10 739 名 50~79 岁绝经期妇女进行的多中心双盲随机试验发现，健康的绝经期妇女服用雌激素替代疗法会增加患缺血性卒中的危险。基础研究显示雌激素多数对缺血性脑损伤有肯定性保护作用，而临床研究仍然存在一些争议。当前正在寻找雌激素的衍生物或有效成分的替代物，ZYC3、ZYC26 等雌激素类似物均有神经保护作用，并且无明显雌激素的副作用。该类药物在临床上有应用前景，但是还需要进行更多的临床前试验。

4. 5-羟色胺受体激动剂　可以激活突触后膜 5-羟色胺受体引起继发的钾外流，抑制缺血后细胞的兴奋性，保护神经元免于谷氨酸介导的神经元死亡，因此可能有神经保护作用。repinotan（BAY X3702）是对 5-羟色胺具有高亲和力的激动剂，在大鼠局灶脑缺血模型中可以减轻兴奋性神经元死亡，具有神经保护作用。一项纳入 240 例脑卒中患者的Ⅱ期临床试验显示，在发病 6 小时内开始给药，4 周后和 3 个月后神经功能评分有改善。

5. 中药　近年来，以活血化瘀为主的中药在脑梗死治疗中有着广泛的应用。试验证明黄芪可通过减轻线粒体损伤达到脑保护作用，川芎嗪、当归、人参、绞股蓝、银杏叶等也都被证实有一定的脑保护作用。但由于配伍不合理、超剂量使用、选用溶酶不当等原因造成中药注射剂在临床使用时存在大量的不良反应，且尚无有效的预防措施。中药是中华民族的瑰宝，其有效性得到数千年的临床验证，但很多药物缺乏多中心、双盲、对照临床试验的证据。中药是一个值得深入研究的领域，应用前景十分广阔，但其有效性、安全性、制备工艺、质量标准缺乏客观的科学评估，有待于进一步完善。

三、亚低温

过去 20 年的试验研究显示亚低温（therapeutic hypothermia）可抑制缺血后炎症反应，通过拮抗有毒代谢产物释放，对局灶性及全脑缺血有一定的神经保护作用。另外在实验及临床研究中都发现发热可加重卒中及其他形式脑损伤的病变。在临床上，严重的神经内科及神经外科患者常出现发热，因此预防和处理发热在 ICU 病房是重要的。2002 年公布的 2 项标志性的临床试验均显示轻度治疗性亚低温（32~34℃，持续 12 小时或 24 小时）可降低心肺复苏后死亡率，并改善神经系统功能。尽管如此，适度治疗性亚低温在缺血性脑卒中应用进展缓慢，原因在于管理患者的困难和复杂性，如 ICU 监护、镇静、控制寒战及降温技术、并发症（肺炎，心律失常及血液黏滞度改变）。近年来控制寒战技术的提高以及血管内导管降温技术的发展，使得亚低温治疗成为可行的治疗措施之一。

四、神经保护及营养治疗研究的思考

近年来，脑卒中的早期治疗有了长足的进展，然而神经保护药物的研发却屡屡受挫，许多神经保护药物动物实验的结果证明有效，而临床结果却与人们的期望相差甚远，动物模型上的成功难以移植到临床实践中，总结其原因可能如下。

（一）实验研究

1. 种属因素　由于人与啮齿类动物的脑组织构成存在不同，基于动物研制的药物对人类不一定有效。

2. 靶点机制不吻合　细胞或动物实验往往治疗靶点单一，作用机制简单明确，或是脑血管，或是神经元，或是过氧化物-自由基损伤，或是钙离子内流，或是兴奋性氨基酸等。而临床患者的缺血性脑损伤是包括血管、神经元、神经胶质细胞、神经传导纤维的神经组织损伤。

损伤机制包括钙离子内流、兴奋性氨基酸毒性作用以及过氧化物-自由基损伤等的一系列瀑布式级联反应。所以，任何单一靶点或单一作用机制的药物在临床应用时疗效就很受限。

3. 结果衡量方法　在大多数临床前试验中，神经保护药物的功效是通过组织学上梗死体积的大小来评价，而在临床试验中，其保护效能是通过神经系统功能评价标准来评定的。事实上梗死体积与功能缺失可能无必然的联系。

4. 年龄及相关因素　临床前研究常选择健康年轻的动物，在严格控制的实验室条件下进行的。而多数脑卒中患者年龄较大，具有多种危险因素，同时患有多种慢性病如动脉硬化、高血压、糖尿病。这些可能影响患者的功能恢复，并能影响对药物的有效性和安全性的分析。

5. 治疗时间窗　在许多动物实验中，缺血前或缺血发生后立即给予神经保护药物，而大多数临床试验选择的治疗时间窗通常延长至6小时或更长时间，由于治疗时间窗被拉长很可能导致未能观察到有意义的保护作用。

6. 给药方案　为避免毒性，很多临床试验使用的剂量远低于动物实验中的有效剂量，不能产生足够的保护作用。

7. 其他因素　很多神经保护剂主要作用于神经细胞，对白质作用很小。实验中常把两者混在一起分析，故得出阴性结果。动物实验常用海马细胞来评价治疗效果，但人类卒中累及海马的很少，对海马细胞有用的药物对其他部位的神经元死亡可能无效。另外，神经保护药物必须到达缺血脑组织才能起作用，如果主要供血动脉闭塞，药物难以达到缺血组织以起作用。

（二）临床试验

既往的神经保护剂临床试验研究也存在不少问题，主要有以下几点：

1. 样本量太小　不足以全面反映总体的真实治疗情况。

2. 病情轻重　研究纳入太多轻度或严重的卒中患者，而检测这些患者的疗效非常难。

3. 病变部位　研究中纳入了大量的腔隙性卒中患者，而这类药物没有保护脑白质的临床前证据。

4. 影像学数据的缺乏　在卒中发生后较晚纳入的患者缺乏缺血半暗带的影像数据。

5. 治疗药物　许多临床试验纳入了大量的接受静脉 tPA 治疗的患者，而这些患者很难检测出额外的疗效，或者药物联合使用 tPA 产生了不利后果。

6. 试验规模　存在用“小试验”回答“大规模试验”的问题。

（三）实验研究规范

为了更好地对神经保护剂进行评价，为临床试验提供科学、可靠的临床前期数据。卒中治疗学术性专题研究圆桌会议（Stroke Therapy Academic Industry Roundtable，STAIR）提出了新的神经保护剂实验研究规范，主要包括：

9

1. 动物模型的建立，建议采用多种脑卒中模型，在合适血清浓度下有合适的剂量反应曲线，包括最大耐受剂量和最小有效剂量。

2. 动物试验建议从卒中发生后开始给药；从动物卒中模型到病人的临床研究，需判断药物的有效性及可观察的时间窗，人类试验中需考虑用药时间窗的问题。

3. 采用随机双盲研究设计，并使用合适的生理监测指标。

4. 采用组织学指标与行为学指标相结合评定疗效。

5. 开始在小型动物进行实验，多脑回的灵长类动物应纳入临床前实验计划内。

6. 研究结果应发表或被高级别的综述引用。

从这些研究中，深刻认识到模拟临床卒中发病的病理模型是确定药物在临床有无疗效的关键，也是研究的基础。

五、神经保护及营养治疗的展望

近年来联合应用作用于缺血级联反应不同环节的神经保护剂，或将神经保护剂与溶栓治疗联用等治疗方法已成为研究的热点，未来的神经保护治疗的研究方法，应该着眼于以下几个方面：

（一）联合用药

由于缺血性脑损害是一个多因素、多机制、多环节的级联反应，因此阻断单一途径似乎不能阻断病理生理过程，在理论上可能需要多种药物联合使用才能到达治疗作用。另外某种药物单独使用时的有效剂量，对人的有害作用可能超过在动物实验中观察到的脑保护作用，因此可以联合应用不同作用机制的神经保护剂，以减少药物的有效剂量及减轻毒副作用，增强保护效果。脑保护剂联合应用的组成、应用时机，以及早期如何恰当联合应用脑保护药物将是未来脑保护剂的研究发展方向。

（二）脑保护剂的多种作用

脑保护剂除了单纯的神经保护作用外，还存在多种潜在的作用：①扩大缺血半暗带的存活，以利于再灌注治疗对更多的缺血半暗带有效，延长再灌注治疗时间窗；②减少成功再灌注后的再灌注损伤；③在神经保护的同时，增强神经可塑性、改善神经康复作用；④能在缺血瀑布的几个不同水平发挥作用的药物比单一作用机制的药物更有效。

（三）在血管再通治疗基础上的神经保护

神经保护剂是通过血流进入病灶，因此没有再灌注治疗的神经保护是无效的，应该在评价血管再通基础上考虑神经保护作用。神经保护剂与溶栓治疗联用可能是脑卒中治疗的一种重要方法。

总之，目前有关脑保护领域的研究非常活跃，但真正能应用于临床的脑保护剂为数甚少。脑保护治疗是广大神经科学工作者面临的巨大任务，而有切实疗效的脑保护剂也是广大卒中患者的殷切期盼。但是由于单一应用神经保护剂疗效的有限性，以及脑缺血后病理机制的复杂性，确定了其治疗的难度，虽然动物实验已证实多种药物可减轻脑缺血损伤并延缓细胞凋亡的发生，但在临床上趋于成熟的药物还不多。因此，深入研究脑保护剂的联合应用方案，从多个环节阻断级联反应，是脑保护剂研究发展的方向。展望未来，我们有理由相信，将会有一种或数种成功的神经保护剂能够应用于临床。

第十节　缺血性脑血管病的血管内治疗

（朱良付）

脑血管病的血管内治疗是在数字减影血管造影（DSA）系统的支持下，经动脉或静脉血管内途径对脑和脊髓血管病变所引起的疾病进行诊疗。脑血管病的血管内治疗主体分为两个方向：①将缺血性血管病的血管狭窄减轻、解除或使闭塞血管（包括急性闭塞或非急性闭塞）再通；②将出血性血管病的病变血管闭塞或使载体血管实现血流导向、腔内隔绝。

当前，缺血性脑血管病血管内治疗的范围主要包括六个方面：①大血管急性闭塞缺血性卒中的血管内再通治疗；②颈动脉狭窄支架成形术；③颅内动脉非急性闭塞的再通治疗（神经介入临床诊疗工作也包括颈内动脉长节段非急性闭塞、锁骨下动脉非急性闭塞和椎动脉颅外段非急性闭塞）；④症状性颅内动脉粥样硬化狭窄支架成形术；⑤颅外段椎动脉狭窄支架成形术；⑥锁骨下动脉支架成形术。本节重点介绍血管内治疗技术在前四种缺血性脑血管病中的应用，并对其基础、评估（适应证、禁忌证）、血管内开通治疗和并发症进行系统阐述。

一、大血管急性闭塞缺血性卒中的血管内再通治疗

（一）治疗基础

治疗的目的是最大限度地挽救半暗带，核心措施包括两个方面：改善循环和脑保护。使闭塞血管及时再通复流是最有效的改善循环措施。大血管急性闭塞所致的缺血性卒中病灶大，症状重、保守治疗预后差。虽然静脉溶栓是首选的治疗方法，但其受严格时间窗限制，且对大血管急性闭塞再通率低。血管内再通治疗（临床通常称取栓）可显著提高大血管急性闭塞开通率和改善患者预后，是近年来急性缺血性卒中（acute ischemic stroke，AIS）抢救的焦点和热点。

血管内再通治疗是高度个体化的。AIS 是一组疾病的总称。其分型按血循环分布可分为前、后两个循环；按闭塞血管大小可以分为主干、边支、穿支三种模型；按 OCSP（Oxfordshire Community Stroke Project）临床分型可分为完全前循环梗死、部分前循环梗死、后循环梗死和腔隙性梗死四个类型；按梗死病灶大小可以分为大、中、小、腔隙性梗死；按改良 TOAST 分型可以分为：大动脉粥样硬化型、心源性栓塞型、小动脉闭塞型、其他明确病因型和不明原因型。按发病机制包括栓塞、原位血栓形成、低灌注和或血栓清除率下降等诸多因素。上述分型是 AIS 血管内再通治疗的病理生理基础，也是及时识别有大血管急性闭塞的依据。

（二）适应证和禁忌证

参考《中国急性缺血性脑卒中血管内治疗中国指南 2023》，对主要的适应证和禁忌证解读如下：

1. 适应证

（1）年龄：年龄是相对的，需结合病因和患者的全身状态。年龄低于 18 岁者经筛选同样可获益于血管内治疗（尤其是心源性栓塞）。

（2）时间窗：应尽早接受血管内介入治疗。前循环闭塞发病 6 小时内，推荐血管内治疗；前循环发病 6~24 小时，经过严格的影像筛选，推荐血管内治疗。后循环发病在 24 小时以内，可行血管内介入治疗。时间窗概念固然重要，但是脑窗观念更重要，上述前循环开通时间推荐 6~24 小时是基于 DEFUSE-3 和 DAWN 的研究结果。据 Deyond DAWN 等研究报道，对发病超过 24 小时患者严格筛选进行血管内介入治疗，患者仍可获益。

（3）大血管闭塞：影像检查证实大血管闭塞。临床表现为 OCSP 的完全前循环梗死（TACI）者多为前循环大血管闭塞。其中 TACI 的常见的闭塞类型为：MCA1 闭塞、较粗大的 M2 闭塞、多个 M2 血管同时闭塞、颈内动脉颅外段或颅内段闭塞（尤其是前交通没有开放者、侧支不足者）、颈内动脉串联闭塞者，少数既往 MCA 慢性闭塞或重度狭窄的患者若同侧 ACA 急性闭塞临床表现也可为 TACI。PACI 常见的闭塞类型为：M2 或以远大血管闭塞、M1 主干闭塞但侧支循环比较好、ACA 主干闭塞、分水岭梗死等。大血管闭塞所致的后循环梗死（POCI）常见闭塞类型为：基底动脉闭塞、椎动脉颅内闭塞、椎基底动脉串联闭塞、椎动脉颅内外串联闭塞等。

（4）临床严重性：通常对大血管闭塞所致中重度 AIS 行血管内开通治疗。多数临床试验和中心选择 NIHSS 评分 8 分以上作为筛选患者。其中，前循环 NIHSS 评分 30 分以上患者通常不入选。后循环通常不设 NIHSS 评分严重性上限。

前循环 Alberta 卒中项目早期 CT 评分（Alberta Stroke Program Early CT Score，ASPECTS）评分需>6 分。术前 MRI DWI 示前循环深部白质的大病灶及术前 DWI 示体积大于 72ml 以上者无效复流发生率高。近来发表的有关大核心病灶血管内开通治疗的系列研究结果均显示，经过筛选的大核心病灶患者可获益于血管内开通治疗，已写入了 2023 年的新指南。在临床工作中，笔者建议对具有下列特点的前循环大血管急性闭塞患者进行血管内开通治疗，更易获益：年龄较小、发病时间较早、MRI 上的 DWI 信号混杂而不是均质高亮、基底节区为非缺血受累范围或受累不明显、侧支循环显示比较好等；但应获得家属的充分知情同意。

对后循环大血管急性闭塞患者严重性不设上限的原因是，此类患者意识障碍后通常评分高、保守治疗预后极差，而且通常后循环大血管闭塞患者开通后症状性出血率明显低于前循环大血管闭塞患者。但需注意后循环患者脑干指数>4 分者要慎重开通（尤其是术前脑桥和/或中脑有横贯性缺血病灶形成者），以降低或避免开通后无效复流，减少和避免闭锁综合征、植物状态等的发生。

近来，有关 NIHSS 低评分的大血管急性闭塞患者血管内开通的研究显示，多数患者可获益于开通治疗，但现实工作中，临床中对此类患者开通需考虑开通的利弊，需结合所在中心的血管内开通治疗的安全性谨慎开通。对预期有致残性的轻型卒中和有波动、进展趋势的患者血管内开通干预可更积极些。

近来，颅内急性远端中等血管闭塞（medium vessel occlusions，MeVOs），包括远端 M2/M3、A2/A3、P2/P3 等部位血管，这些血管的口径更小、位置更远、走行更长、更迂曲，使血管内开通治疗更具挑战性。目前指南对该领域的开通推荐级别有限，各国或不同医疗中心医师之间关于 MeVOs 血管内开通治疗的决策、开通策略和措施也存在较大差异。

（5）颅脑影像排除颅内出血、蛛网膜下腔出血（CT 应用为多）。

（6）患者或法定代理人签署知情同意书。

2. 禁忌证

（1）活动性出血或已知有明确出血倾向者。

（2）严重心、肝、肾等脏器功能不全者。

(3) 结合患者的病情资料及检查结果,预期生存时间小于90天。

(三) 影响治疗因素

影响治疗的因素包括:就诊时是否还在静脉溶栓时间窗内、所在医疗中心的卒中诊疗流程是否通畅、开通血管的路径、闭塞的部位和数量、血栓的负荷量和特性、病因、合并症、梗死病灶大小(包括梗死核心、半暗带和良性低灌注区)、医疗中心具有的开通工具和技术、患者的经济承担能力等。

导致AIS血管内开通困难的主要因素有:路径困难、血栓负荷量大、血栓质硬、合并有颅内动脉粥样硬化性疾病(intracranial atherosclerotic disease,ICAD)、夹层等。其中,ICAD所致大血管急性闭塞在亚裔人群高发(几个回顾性研究报道发生率为15.2%~30.3%),男性、后循环合并脑血管高危因素者更多发,术前准确诊断ICAD有助于开通策略的制定,ICAD所致大血管急性闭塞AIS的发病机制有原位血栓形成、动脉到动脉栓塞、低灌注和ICAD所致夹层等,并且有些是串联闭塞或串联狭窄,面临此类患者时,需要综合患者的路径、血栓负荷量、闭塞血管管径、闭塞长度、原位狭窄的程度、斑块的质地、有无重要边支和穿支、侧支循环分级、既往抗栓治疗及救治中心的诊疗工具等因素制定个体化的开通方案。目前,该领域是AIS血管内开通研究的热点和焦点之一。

(四) 开通步骤

开通步骤包括三步:

1. 明确血栓分布和侧支循环　通过复习无创影像学检查(尤其是带头颈的血管结构),结合简要的脑血管造影多可以明确血栓分布。对术前未行覆盖主动脉弓结构的无创影像检查者均要做主动脉弓造影,以排除少数主动脉弓夹层患者(尤其是升主动脉夹层)导致的AIS,升主动脉夹层所致AIS可因意识障碍、语言障碍不能表述疼痛,更有极少数患者是无痛夹层,若未行主动脉弓造影而直接超选弓上血管可诱发和造成夹层破裂导致患者即刻死亡。为缩短开通时间,通常对AIS患者仅行必要的侧支循环评估造影,而不是详尽地进行全脑血管造影。普通造影管造影结合微导管造影多可明确血栓闭塞的数量、部位和长度等。

2. 建立路径　对孤立闭塞多不需建立路径;对闭塞血管合并有颅外段中重度串联狭窄或闭塞的患者需建立开通路径。既往有股动脉重度狭窄或闭塞的患者可考虑经桡动脉途径进行开通。前循环急性闭塞患者若为右侧责任病灶合并Ⅲ型弓或任何一侧颈总动脉严重迂曲导致指引导管超选困难者可行颈总动脉穿刺置鞘建立路径,也有少数病例被直接行颈总动脉急诊切开置鞘建立路径。

3. 应用血管内开通技术　对闭塞血管逐步开通。其中,国内对球囊指引导管的使用率逐步在增加。

(五) 主要开通技术

主要开通技术包括支架取栓、导管抽栓、急性球囊和/或支架血管成形、动脉溶栓及多模式复流等。虽然血管内介入治疗是急性大血管闭塞开通的主流,但动脉溶栓在暂时不能获得开通装置的中心、在没有经济条件接受装置开通的患者、在开通装置不易到达的闭塞血管患者(尤其是血栓负荷量比较小的患者)等可行动脉溶栓。有些患者为困难开通病例,虽然目前对困难取栓患者尚无公认的定义,但路径困难、大负荷血栓、质硬血栓、动脉粥样硬化、特殊病因等是业内公认的因素。

1. 支架取栓　是目前血管内开通最常使用的方法。优点是容易上行到位,释放后多可即刻临时恢复血流,有助于明确闭塞病因和闭塞局部情况。不足包括:对负荷量大的血栓、质地较硬的血栓和串联闭塞开通效果差;单独支架取栓时血栓或血栓碎片向远处血管和异位血管脱落逃逸的发生率较高,目前多联合中间导管,采用抽取结合的方法取栓。目前支架取栓装置使用方法为:先使支架经穿越血栓的微导管到达血栓尾端以远,再回撤微导管使支架自行释放,多数闭塞血管可即刻获开通复流,数分钟后(通常3~5分钟)血栓可逐渐被压到支架壁和/或支架内,将微导管和支架一起撤出时血栓可被取出。

双支架技术,是指将两个取栓支架同时并列、"Y"形或部分重叠串联放置于取栓部位,作为一个血栓捕获装置行血管内取栓的技术。该技术可应用于颈内动脉末端、大脑中动脉分叉处、基底动脉,甚至管径较大孤立血管闭塞处,常是单支架取栓失败的难取血栓的补救措施。

2. 导管抽栓　是目前血管内开通的另一个主流开通方法。经典抽栓治疗为直接抽吸技术(a Direct aspiration first pass technique,ADAPT),是指通过导管外接负压抽吸装置直接由闭塞处血栓近端抽吸血栓,达到血管再通的目的。优点是对血栓负荷量大、串联闭塞(尤其是串联栓塞)开通效率高。不足之处:是此类管道的上行性较支架型取栓装置差,尤其早年应用的抽栓管道,其质地较硬、上行性较差,一定程度上限制该技术的使用。近年来,外径小、管壁薄、内腔大、系统柔顺性好、上行性好、对负压抽吸抗崩塌好的革新抽吸导管不断涌现。这些新型的管道克服了颅内动脉走行迂曲的上行困难,多能顺利到达颅内大动脉闭塞部位,外接负压抽吸装置后能迅速抽吸血栓,使得血管再通。

3. 取栓和抽栓联合治疗　主要包括Solumbra技术和SWIM技术。抽栓和取栓联合治疗可以提高开通率和开通速度,降低血栓逃逸发生率,但开通费用也有升高。

(1) Solumbra技术:是指应用取栓支架和抽吸管道联合对闭塞血管进行开通。具体Solumbra技术操作过程为:将长鞘或指引导管置于颈总动脉远端。将0.014英寸(1英寸=2.54cm)微导丝携带0.025英寸微导管置入大管径可抽吸导管,并将整个系统导入血管内。将0.025英寸微导管通过0.014英寸微导丝穿过血栓,将大管径可抽吸导管在支架释放之前尽可能贴近血栓的末端。可回收支架通过0.025英寸微导管穿过血栓后,微导管完全撤出患者体外。等待3分钟后,将大管径可抽吸导管连接持续抽吸的泵并给予可回收支架输送导丝力量将可回收支架拉入抽吸导管中(若血栓负荷量大、质硬有阻力则不能拉入抽吸管中)。如果血栓的位置在支架与抽吸导管顶端的中间,应在对长鞘或指引导管进行手动抽吸的同时,将支架与抽吸导管这个系统作为一个整体单元在持续的泵抽吸下撤出。整个过程可以重复操作，直至血流灌注改善。

(2) SWIM 技术：其原理上和 Solumbra 技术相同，只是所用的导管不是 Penumbra 导管，而是别的品牌的中间导管。

4. 急诊球囊和支架血管成形技术　大血管急性闭塞 AIS 血管内开通治疗原则为多取出，少植入，但对一部分患者（尤其是大动脉粥样硬化所致急性闭塞）常需急诊球囊和/或支架血管成形技术。通常建议要先行球囊扩张，必要时联合支架植入，通常推荐自膨式支架，但对少数血管狭窄明显或斑块质地较硬的患者需植入球扩支架。支架植入后要结合患者血流开通情况和是否有出血并发症等因素决策是否急诊个体化应用替罗非班等抗血小板制剂。

5. 其他技术　关注取栓某些细节而冠名的技术还有很多，不胜枚举。

（六）围手术期管理

1. 桥接治疗　原则上若大血管急性闭塞 AIS 就诊时还在静脉溶栓时间窗内且没有溶栓禁忌证则推荐直接桥接治疗（direct bridging therapy），传统的拯救性桥接治疗（rescue bridging therapy）不仅不推荐而且有可能有害。直接桥接治疗对血栓负荷量相对较小的 AIS 患者尤为适宜（如多数的 PACI 患者）。对有静脉溶栓禁忌证者、血栓负荷量大者（尤其是血栓长度>8mm）、串联闭塞者和 CT、MRI、DSA 机相互装载距离非常近的医疗中心（甚或是三机一体的“一站式手术室”，我国河南省人民医院安装了中国首台此类装置）则可直接血管内开通治疗。一站式手术室是院内超级绿色通道，可最大限度地减少桥接治疗或改进桥接治疗（如应该使用团注和起效更快的新型溶栓制剂替奈普酶等）。

2. 麻醉方式　主要有全麻、镇静麻醉和局麻。多数文献显示镇静麻醉患者的预后优于全麻患者，但也有文献显示两种麻醉的预后无区别，甚至有文献报道全麻预后优于镇静麻醉的。有关此领域的 RCT 研究是热点。对能够配合血管内开通操作的患者可局麻或镇静麻醉进行，但需要有麻醉专家在手术室随时根据患者需要改为全麻。不论采用何种麻醉方式，重要的是对患者的血压波动要有预见性和较合理的管理，麻醉方式选择不当或管理欠佳可能会致血压波动影响患者围手术期的脑灌注压，也可能会导致呼吸系统并发症的增加，从而影响了卒中患者的预后。

3. 肝素化　虽然文献显示急性血管内开通治疗应用普通肝素并不增加 AIS 患者的症状性出血率，但世界越来越多的中心趋向急性血管内开通治疗不应用肝素化。笔者所在中心的建议是尽量不用肝素，若基于 AIS 闭塞情况术者判断能短时间内迅速开通的患者不需应用肝素。对下列患者考虑应用普通肝素：预计开通时间较长者、路径迂曲者、串联闭塞、合并有开通流域或非开通流域血管明显狭窄者、同轴使用长鞘或多层抽栓管道者；另外，后循环闭塞应用肝素的安全性高于前循环闭塞。方法是完成动脉鞘成功植入后经静脉途径弹丸式注射普通肝素剂量为 50~70U/Kg，推荐为 3 000U。虽然手术开始后原则上每小时静脉推注追加 1 000U 肝素，但 AIS 的患者需要尽量缩短动脉穿刺到成功开通时间，因为随开通时间的延迟，梗死核心不断扩大，应用肝素引发脑出血的风险也相应增加。所以，对 AIS 开通术中在静脉追加肝素要个体化把握，随手术时间的延伸追加肝素要慎重。

（七）常见并发症

AIS 血管内开通治疗的并发症包括：神经介入的一般并发症（如动脉穿刺处的假性动脉瘤等）、与病理生理评估相关的并发症（如无效复流和开通后症状性脑出血等）、与血管内开通操作相关的并发症（包括出血性和缺血性）和其他并发症（如装置断裂等）。

1. 股动脉穿刺局部的血肿或假性动脉瘤　AIS 桥接治疗的应用有可能导致该并发症发生率增高。重在预防和早期发现该并发症。预防需要熟练掌握穿刺技术，推荐使用改良的 Seldinger 穿刺技术。术者需熟练掌握压迫止血技术或器械缝合、封堵技术。该并发症可在四个时间点发现：第一种是在穿刺困难或反复穿刺后即刻出现，表现为穿刺局部软组织迅速肿胀凸起，这种多为局部血肿，血肿不大时可妥善压迫止血后由经验更丰富的术者再试行穿刺置鞘；若仍穿刺困难或局部血肿过大可考虑穿刺对侧股动脉或桡动脉途径置鞘。第二种是术后即刻发现或在术后压迫止血、器械缝合或封堵不佳后发现，这种仍多为局部血肿，主要通过妥善压迫止血、确定无活动出血后加压包扎自动处理。第三种是术后床旁移除加压包扎物后发现，多为假性动脉瘤，用听诊器对局部听诊可有效检出该并发症，若闻及血管杂音多可临床证实，进一步可用彩超检查确证。假性动脉瘤较大者可由有经验的超声医师在超声定向引导下直接局部注射凝血酶，多可即刻闭合。估计局部注射凝血酶不能闭合者可由血管外科腔内隔绝治疗或开刀缝合处理。假性动脉瘤较小者继续加压包扎止血，仍不能自闭者可在超声定向指导下对局部注射凝血酶。第四种是患者在院外才发现或发生，甚至发展到局部血肿巨大、下肢缺血甚或合并局部或全身感染，则多需血管外科手术干预。

2. 栓子逃逸　闭塞血管血栓或栓子的特性、开通工具、开通策略和术者的操作手法和经验均与该并发症的发生有关。逃逸的栓子多栓塞在闭塞血管以远的血管床，也可栓塞在与闭塞血管共干的血管床。理论上单纯支架取栓发生栓子逃逸的概率高，抽栓发生栓子逃逸的概率低于单纯支架取栓。SWIM 技术、Solumbra 技术和联合应用球囊指引导管，可有效降低取栓过程中的血栓逃逸。若逃逸血栓栓塞在重要的血管且血管内开通的安全性有把握，可个体化开通被栓塞血管。若所栓塞的血管较小、预计无严重致残可能和血管内开通困难，则不需强行开通被栓塞血管。

3. 蛛网膜下腔出血　多为操作损伤所致。常见原因有：微导丝穿破穿支和闭塞血管；取栓装置头端结构刺破或划破血管；迂曲血管取栓是引力牵拉血管导致边支或穿支血管断裂。预防的策略是提高技能，轻柔操作，将微导丝头端塑形为“改良 Pigtail”形或“J”形可有效降低微导丝导致血管夹层甚或穿破血管的并发症。SWIM 技术、Solumbra 技术可有效改变和降低迂曲血管的取栓过程中的牵拉引力。少数 AIS 患者合并颅内未处理的动脉瘤;动脉瘤若在闭塞血管同一流域内则有可能被取栓工具和取栓操作直接引发破裂,严重者可致颅内压迅速升高、脑有效灌注压中断而脑疝形成甚或死亡。通常 AIS 开通急性期不对合并的未破裂动脉瘤行一期处理。

4. 症状性脑出血　是导致 AIS 血管内开通手术成功而症状加重的一个重要因素,前后循环发生率不同,在高容量中心,前循环发生率为 5%~10%左右,后循环常在 3%以下。前循环大血管急性闭塞 AIS 若血管不开通预后多为“不易死,多残”,但若筛选不当开通后出现症状性脑出血则“易死,易残”。在初步开展 AIS 开通治疗的中心,由于筛查患者和围手术期管理的经验在训练曲线阶段,尤需注意降低该并发症。其常见原因有:血管损伤(与 AIS 开通所致蛛网膜下腔出血的病因相似);梗死病灶核心的血脑屏障破坏,血管再通复流后高灌注损伤至症状性出血;少数症状性脑出血患者为远隔部位出血,与取栓操作相关性不大。预防需操作轻柔;需加强患者术前筛选,应用多模态影像筛选有助降低该并发症;术后管理好围手术期抗凝、抗血小板治疗、血压等,甚或在重症监护的条件下对患者行短期的镇静镇痛和/或亚低温等治疗。近来,循证医学证据和指南支持对符合开通条件的前循环大核心病灶患者行血管内开通,笔者建议在真实世界中对大核心病灶开通要遵照指南严格筛选,高效开通后尚需加强重症监护,以切实降低此类患者发生症状性脑出血和无效复流的概率。

5. 无效灌注(futile recanalization)　指患者急性闭塞血管虽然获得了成功开通(TICI 2b+3),但患者没有获得相应良好的临床预后。临床可通过加强 AIS 围手术期的筛选、提高开通效率、加强术后管理等措施,降低无效复流发生率。

6. 取栓支架脱载　即取栓支架在取栓手术过程意外脱载,与所选取栓支架过长、血栓负荷量过大和取栓操作欠轻柔等有关。需相应改进操作以降低和避免该并发症的发生。该并发症发生后可个体化考虑应用神经介入技术试行将断裂装置取出体外,若不具备条件或装置试行取出时阻力巨大,则可考虑终止手术。

二、颈动脉狭窄支架成形术

(一) 治疗基础

颈动脉狭窄是 AIS 的最常见发病原因之一。颈动脉狭窄的主要病因是动脉粥样硬化(占 90%以上),其他还有慢性炎症性动脉炎(如 Takayasu 动脉炎等)、夹层(外伤性或自发性)、放疗后纤维化、动脉或动脉周围炎、肿瘤、纤维肌性发育不良、先天性动脉闭锁、动脉扭转等较少见原因。动脉粥样硬化性颈动脉狭窄所致缺血事件的机制有:①狭窄斑块破裂导致急性血栓形成。②动脉-动脉栓塞,示栓子大小栓塞可导致不同大小的血管闭塞;栓子可以是血栓、胆固醇结晶或其他动脉粥样物质碎屑。③狭窄或闭塞引起的低灌注。④夹层。颈动脉狭窄所导致多项随机试验已证实颈动脉内膜切除术(carotid endarterectomy,CEA)能降低颈动脉狭的卒中风险。近来,伴随血内治疗器械和技术的进步,颈动脉狭窄支架成形术(carotid artery stenting,CAS)已成为一种微创、安全和有效的颈动脉狭窄血流重建手段。CAS 的主要作用:①通过支架贴敷和后继的内膜化稳定斑块或治疗夹层等;②通过球囊和/或支架成形减轻或解除颈动脉狭窄,以提升脑灌注。

颈动脉狭窄的分型:按症状相关性分型,可分为症状性狭窄和无症状性狭窄。其中无症状性颈动脉狭窄患者临床上可以无任何症状和体征,有时可发现患者颈动脉波动减弱和消失。1991 年北美症状性颈动脉狭窄内膜切除术临床试验结果显示在内科药物治疗基础上,狭窄程度 70%~79%、80%~89%、90%~99%的卒中风险分别为 19%、28%、33%,对于近全闭塞的患者风险则下降。但对于无症状患者卒中风险与狭窄严重程度间的关系在其他研究中尚不明确。早期的研究显示≥75%无症状狭窄患者累积的年卒中风险超过 5%,无症状颈动脉狭窄外科临床试验显示狭窄程度≥70%药物治疗的患者中 5 年同侧卒中或死亡率仅为 4.7%。目前无症状颈动脉狭窄的最佳治疗方案仍无定论,多项国际大型临床试验仍在进行中。

按狭窄部位分型,则最常见的部位是颈动脉窦部,窦部的狭窄常向颈总动脉和/或颈内动脉不同程度延伸;也有狭窄部位单纯发生于颈内动脉颅外段或颈总动脉的患者;串联狭窄病例有几种组合:单纯在颈动脉颅外段,颈动脉颅外段和颈内动脉颅内段,颈动脉颅外段和大脑中动脉及以远血管。按狭窄程度可分为:颈动脉狭窄率在 0~50%为轻度狭窄、达到 50%~70%为中度狭窄、超过 70%则为重度狭窄。重度狭窄中有少数患者狭窄为次全闭塞,次全闭塞须通过造影与非急性闭塞鉴别。按侧别可为单侧(左侧或右侧)和双侧狭窄。

除上述分型外,还要注意影响 CAS 的主动脉弓类型、颈总动脉路径的迂曲程度、颈动脉窦部的走向和角度、狭窄以远血管情况(尤其是计划放置保护装置的局部血管)及患者心脏节律和心脏功能等。

对疑诊颈动脉狭窄的症状性患者和无症状筛查患者,建议首选无创影像检查。常用的有超声检查、磁共振血管成像(MRA)和 CT 血管成像(CTA)等。当多种无创性影像检查结果不一致时,可行经导管血管造影术进行确诊,经导管血管造影术是评估颈动脉狭窄的金标准。有很多种方法用来测量颈动脉的狭窄程度,但是不同的方法间存在明显的差异,目前多采用 NASCET 和 ECST 试验中的测量方法(图 9-10-1)。DSA 因其相对有创性难成为筛选方法。当因为患者不能做 MRA 和 CTA 时,或者当无创性成像产生不一致结果时,应优先使用经导管选择性血管造影术来评估颈动脉狭窄。

(二) 适应证和禁忌证

1. 适应证

(1) 症状性颈动脉狭窄:通常是指在 6 个月内有过非致残性缺血性卒中或 TIA 者。患侧颈内动脉狭窄≥50%,预期围手术期卒中或死亡率小于 6%。CAS 时机:对于 TIA 或轻型卒中,

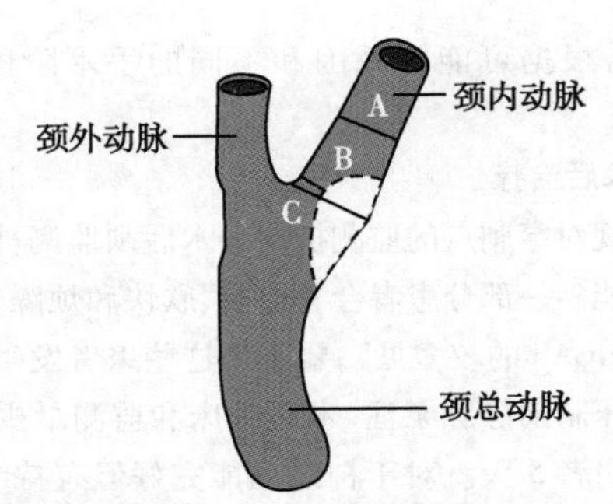

颈动脉狭窄程度(NASCET)法=(1-B/A)×100%
颈动脉狭窄程度(ECST)法=(1-B/C)×100%

图 9-10-1 经导管血管造影术确定颈动脉狭窄程度的方法

ECST,欧洲颈动脉外科试验;NASCET,北美症状性颈动脉内膜切除术试验。

A. 颈动脉窦部以远正常颈内动脉的内径;B. 颈内动脉最窄处内径;C. 颈内动脉窦部内径。

若无早期血管重建术的禁忌证,可在发病后出现 2 周内行 CAS。对颈动脉狭窄侧梗死病灶较大者,应据梗死部位和幸存正常脑组织的多少等因素个体化决定是否行 CAS,应在急性梗死后至少 2 周再行 CAS 治疗。

(2) 无症状患者,同侧颈动脉狭窄超过 70%,预期围手术期卒中或死亡率小于 3%。

(3) 颈部解剖结构不利于行 CEA 者。

(4) CEA 后再狭窄,症状性或无症状性狭窄大于 70%。

(5) 高危 CEA 患者:年龄大于 80 岁;心排血量低(EF<30%);未治疗或控制不良的心律失常;心功能不全;近期心肌梗死病史;不稳定心绞痛;严重慢性阻塞性肺疾病(COPD);对侧颈动脉闭塞;串联病变;颈动脉夹层;假性动脉瘤等。

(6) 需急诊血管内处理的颈动脉夹层、假性动脉瘤等。

2. 禁忌证 随着器械材料和技术的进步,既往的绝对禁忌证多已变为相对禁忌证,但已有严重残疾的大灶脑梗死患者是绝对禁忌证。具体的相对禁忌证如下:

(1) 3 个月内未经治疗的不明原因颅内出血。

(2) 2 周内曾发生心肌梗死或大面积脑梗死。

(3) 伴有颅内动脉瘤,不能提前、同期或限期处理。

(4) 胃肠道疾病伴有活动性出血。

(5) 难以控制的高血压。

(6) 对肝素以及抗血小板类药物有禁忌证。

(7) 对造影剂过敏者。

(8) 重要脏器如心、肺、肝和肾等严重功能不全。

(三) 围手术期准备

术前口服阿司匹林(100~300mg/d)和氯吡格雷(75mg/d)行双抗血小板治疗至少 3~5 天。对于阿司匹林和/或氯吡格雷抵抗的患者,应去除外在因素,加用其他抗血小板制剂(如替格瑞洛)。少数患者不能耐受双抗,甚至出现有明显的皮下或其他部位出血,若 CAS 必要性明确,也可在充分告知的前提下单抗行 CAS(此种情况下若能监测血小板聚集性则更佳)。

围手术期个体化血压管理很重要,对高血压患者术前要慎降血压,以免诱发低灌注等。术前心率低于 50 次/min 或有重度房室传导阻滞者,术前要评估心脏传导功能,必要时植入临时起搏器。

器械选择:单纯诊断性血管造影时动脉鞘多选用 5~6F。若造影和治疗一次完成,则多用 8F 动脉鞘,有的患者需要长动脉鞘提供较大的支撑。引入 8F 指引导管时,最好采用同轴导管技术。

大量的研究已证实保护装置能有效降低栓子脱落所导致的栓塞并发症,推荐常规使用。保护装置有三类:远端保护球囊,远端保护伞和近端保护装置,目前最常用的远端保护装置是保护伞。远端保护球囊的缺点是有的患者不能耐受保护球囊暂时阻断血流。远端保护伞具有不阻断血流的优点,但保护伞要求狭窄以远的血管条件较好,若狭窄远端血管迂曲或成角,选择保护伞释放的位置就有困难,且有可能发生保护伞回收困难。近端保护装置主要是利用球囊暂时阻断颈总动脉和颈外动脉的血流,颈内动脉的逆向血流压力可使操作造成的栓子不易进入颅内,在支架植入操作结束后回抽可能含碎屑的血液,之后再恢复正常血流。球囊多用于狭窄的预扩张和减少残余狭窄的后扩张。对于重度狭窄,侧支循环差,颅内缺血严重的患者,选择球囊直径不宜过大,以预防高灌注。

颈动脉支架由编织或激光切割制成,均为自膨胀式,有开环、闭环及杂环三种类型。支架的选择应根据病变的解剖和病理形态特征确定。一般根据颈总动脉的直径选择支架大小,支架直径应等于或略大于颈总动脉直径,长度应覆盖病变两端,对于颈内动脉与颈总动脉管腔直径差距显著者(直径相差>4mm),可考虑选择锥形支架。对于迂曲、钙化严重的病变,建议选择开环支架,以增加支架的贴壁性及径向支撑力;对于伴有较大溃疡、斑块不稳定时建议选择低孔率或闭环支架。已有规格支架长度不够时,可以多支架套叠连接使用。

(四) CAS 流程

1. 麻醉方式 常规局麻。但下列情况应全麻:患者不能很好配合;术前评估手术难度大、操作时间长;双侧颈内动脉起始部重度狭窄、一侧狭窄合并另一侧非急性闭塞、单侧狭窄但同侧颅内为孤立系统的患者因侧支循环代偿较差,球囊扩张时不能耐受而诱发脑缺血发作。

2. 入路选择 常规股动脉入路完成手术,也有选上肢动脉入路行 CAS 的。当双侧股动脉闭塞或入路条件均差时,则可上肢动脉入路,选上肢入路时需选择能通过 6F 指引导管颈动脉支架。

3. 标准的操作流程(以使用远端保护装置为例)

(1) 术前基本工作:术前再次确认术前准备,检查围手术期可能需要用的制剂,包括阿托品、降压或升压药、罂粟碱等。安抚患者并与其交流术中需配合的注意事项,建立静脉通道,摆好体位,完成消毒铺巾,置入动脉鞘,全身肝素化,备好灌注水。

(2) 造影和测量:对术前未行脑血管造影的患者要先行造

影，对术前已行造影的患者可简要造影复核病变，少数患者的狭窄病变需行3D成像。造影可了解狭窄病变的特性和完成测量，可明确狭窄以远血管形态结构、颅内血管的代偿情况和颅内有无合并血管病变、可为治疗选好最佳工作位，便于操作工具较好地通过病变和精准地定位支架。测量病变长度和远近端血管直径，据之选择保护伞、球囊和支架等介入器材，术中球囊的标记有助于进一步确定测量的结果。

（3）指导导管引入：确定完成全身肝素化后引入指引导管，在路图导引下将导管停留颈总动脉相对平直、光滑和应力较平稳的部位，距离病变下缘2~3cm。操作过程中指引导管随应力变化有可能移动，术者需注意导管头端保持在视野中。

（4）保护装置到位：通常在工作位路图透视下将保护装置谨慎、轻柔地通过狭窄病变处，最好将保护伞释放于距狭窄以远4cm以上的血管平直部位，术中要注意保护装置在工作视野内，对次全闭塞者需先用微导管协同微导丝通过狭窄处，小球囊再沿铺设的微导丝到位对狭窄处行预扩张，之后再引入保护装置。选用独立导丝的远端保护伞有利于通过重度狭窄或次全闭塞病变，有的甚至不需小球囊预扩张就可直接通过狭窄段。

（5）球囊扩张：保护伞预置好后，将据测量结果选好的球囊沿保护伞输送轴送达狭窄处，定位准确后于透视下用加压泵缓慢加压扩张球囊，通常加压到球囊的标准命名压。加压过程中观测患者心率和血压，护理则将预准备好的阿托品注射器预连接与静脉三通通道，以备患者心率下降明显时随时遵术者口头医嘱推注。对心率本身就缓慢的患者，也可先静脉推注阿托品，观察心率在阿托品作用下明显增快后再加压扩张球囊。若患者全身可耐受，通常球囊完全膨胀后保持压力30秒后再释放压力，后撤球囊并造影确认扩张效果，观察扩张局部内膜有无损伤、有无血栓形成或夹层、狭窄以远血管和保护伞内有无血栓，前向血流流速是否改善等。

（6）植入支架：球囊撤出后，将据测量结果预选好的支架沿保护伞输送轴送达狭窄处，支架释放前需提醒局麻患者配合操作，避免转颈等动作。

据路图和骨性标志将支架精准定位以覆盖病变全程，之后在路图状态下或透视监视下释放支架。

（7）支架释放后的操作：撤出支架输送系统后造影观测残余狭窄度、支架释放的位置、保护伞血流通畅情况、有无血栓和斑块、血管痉挛等，残余狭窄明显者可另择一球囊行后扩张，也要造影观察颅内血管床情况。若确认无异常则透视下引入保护伞回收鞘管，将回收鞘管谨慎小心通过支架，成功回收保护伞后将保护伞及回收鞘管一起撤出体外。经指引导管再次行血管造影，无异常发现时撤出导管，妥善缝合或加压包扎穿刺点，成功止血后结束手术。

（8）术中监测：动脉鞘成功置入后均需静脉给予普通肝素达到适当的抗凝，有条件建议监测凝血功能。术中需持续的心电图和血压监测。局麻状态下行CAS，术者和护理需监测患者的神经功能状态，尤其是意识水平、语言和运动，若出现神经功能障碍时，需根据可能的原因和不同的手术阶段抉择处理方法。

（五）术后治疗

术后常规对穿刺点的监测护理。术后须监测神经功能、血流动力学功能。一部分患者会有谵妄、欣快和烦躁等精神症状（全麻下接受CAS的较多见），要警惕这些患者发生高灌注，选用平稳的降压制剂静脉泵注，术后卧床和监测最少3天，通常术后稳定的患者5天。对于神经功能完好但有持续低血压的患者，需要更多的时间留院观察，有缺血症状可个体化升压治疗。术后阿司匹林（100~300mg/d）、氯吡格雷（75mg/d）至少4周，并加用他汀类制剂。术后应在1个月、6个月和12个月和每年进行监测以评估再狭窄。超声是最常用的随访措施，CTA也可，但费用高，需应用对比剂。

（六）并发症

包括穿刺点并发症和缺血性、出血性神经系统并发症，病变处血管、操作路径血管及远端血管的损伤，心血管事件及死亡，支架内再狭窄等。术中发生的并发症有短暂性脑缺血发作或缺血性脑卒中、心动过缓、血管损伤和支架内血栓形成；术后围手术期并发症有低血压、短暂性脑缺血发作、缺血性脑卒中、高灌注综合征、颅内出血、支架内血栓形成和死亡；远期并发症有支架再狭窄和闭塞等。

1. 心血管并发症　颈动脉窦压力反射包括心动过缓、低血压和血管迷走神经反应，一般发生率为5%~10%，大多数是一过性的。CAS围手术期心肌梗死的发生率约为1%。

在球扩或支架植入前预防性静脉给予0.5~1mg阿托品以避免或减少心动过缓。持续性心动过缓者可植入临时起搏器。CAS后可发生低血压，要注意患者血容量和围手术期的降压制剂管理。对持续低血压者，必要时静脉内给予苯肾上腺素［1~10μg/(kg·min)］或多巴胺［5~15μg/(kg·min)］。对高血压患者，为降低颅内出血或高灌注综合征发生，可用平稳降压制剂在监测下降压处理，通常将收缩压维持在基础血压的2/3。若患者颅内外还伴有其他血管狭窄，则降压需谨慎，对血压的管理不宜过低。

2. 神经系统并发症

（1）急性缺血性脑血管病：TIA发生率为1%~2%。在ARCHeR试验中，所有的卒中发生率为5.5%，致残性卒中发生率为1.5%，而小卒中发生率为4.0%。在CREST试验中，卒中发生率为4.1%，致残性卒中发生率为0.9%。缺血性卒中多由栓子脱落栓塞导致，也可由血栓形成等引起，症状严重者需及时处理。亚临床缺血性损伤可以通过MRI发现，据推测可能由微栓子所致。术中发生大血管栓塞事件时，应尽快行血管内开通治疗，术中发生非非大血管的栓塞事件，若无禁忌，可酌情静脉给予抗血小板制剂。血管痉挛，多为一过性，多为导丝、导管或保护装置在血管内中的操作刺激有关，一般不需要做特殊处理，常在撤出导丝和保护装置后，痉挛会渐自行解除，若有严重痉挛时，可局部给予解除痉挛的药制剂，常用的有罂粟碱。

（2）颅内出血：颅内出血并发症的原因包括脑高灌注综合

征、支架植入后的抗凝及抗血小板治疗过量、高血压脑出血（主要位于基底节部位）、梗塞后出血转化以及合并颅内出血性疾患等。

（3）脑高灌注综合征：是CAS围手术期最应重视的并发症。其发生率为1%～5%。患者表现为单侧头痛、呕吐、面部和眼痛、痫性发作、血压急剧升高、脑水肿或脑出血导致的局部体征等。发生的危险因素有长期高血压、管腔重度狭窄、侧支循环较差等，这些因素损害脑血流动力学储备能力和脑血管自动调节机制导致了过度灌注。为降低或避免脑高灌注综合征的发生，在围手术期应严格监测和控制好患者血压。围手术期用TCD监测大脑中动脉的流速变化有助预测高灌注的发生，若发现血流速度过度增加可通过降低血压等措施进行干预。预后不一，可痊愈，也可导致死亡。

3. 支架再狭窄　再狭窄的发生率在3%～5%。对因内膜过度增生或动脉粥样硬化而出现颈动脉再狭窄的患者，可据CAS的适宜证和患者知情同意行单纯球囊扩张术（药物球囊更好）、CAS或CEA。对再狭窄程度长期保持稳定<70%的无症状患者，不再行CEA或CAS是合理的。

4. 其他　动脉夹层、血管穿孔、支架释放失败、变形和释放后移位等的发生率不足1%，颈外动脉狭窄或闭塞的发生率为5%～10%，但是通常不需要进一步干预。

附：颈动脉内膜斑块切除术

长期以来，颈动脉内膜斑块切除术被称为颈动脉内膜切除术（carotid endarterectomy，CEA），而实际上手术需要切除的是斑块而非内膜，因斑块存在于内膜下因此手术切除了部分的内膜。从这个意义上讲，将CEA称之为颈动脉内膜斑块切除术更为合适。迄今，CEA仍是治疗颈动脉狭窄的金标准。

1. 手术指征　与颈动脉支架成形术基本相同。而CEA的优势在于对于环形钙化的颈动脉狭窄可以解除，能克服CAS支架在此类患者不能充分膨胀展开的弊端；对于颈动脉分叉扭曲的患者更适合外翻式颈动脉内膜斑块切除，手术同时可以剪除多余的颈动脉纠正扭曲。而此类患者CAS常会遇到保护装置难以通过狭窄、难以回收、支架较难定位等问题。

2. 禁忌证　除CAS禁忌证之外，不能耐受全麻也是CEA相对禁忌证，对于合并颅内串联病变，或者颈动脉狭窄累及到第一颈椎为相对禁忌。

3. 手术

（1）麻醉：包括局部麻醉与全身麻醉，近年的研究比较二者在CEA中的区别，显示不同麻醉方式对预后差异无统计学意义。对于无专门培训局部颈丛麻醉的医院，推荐常规采用全麻方式。手术时机选择同CAS。

（2）手术方式的选择：现行CEA主要有4种术式：传统式、补片式、外翻式和颈动脉局段切除+血管间置式。传统式CEA经纵行颈动脉切口清除斑块，原位连续缝合，由于在原有动脉纵行切口上进行直接缝合，难以避免造成管腔丢失，术后中远期发生再狭窄的风险明显高于其他3种手术方式。颈动脉局段切除+血管间置式CEA仅适用于约5%的特殊病例。补片式CEA是在传统CEA手术方式的基础上加用血管补片成形，优点是可扩大血管吻合口并有效防止术后吻合口狭窄，但该术式增加了手术难度及术后移植物感染、出血、补片动脉瘤、远端动脉折叠等风险。外翻式CEA是对传统CEA的进一步改进，将颈内动脉从颈总动脉上完全斜行切断，先对颈内动脉进行外翻式的斑块剥离，后行颈总动脉及颈外动脉的斑块剥离，吻合口经过成形后，原位吻合颈内及颈总动脉，优点是手术简洁，术后再狭窄风险较低，可避免植入补片带来的相关并发症，缺点是技术操作要求相对较高。

4. 常见并发症

（1）卒中与死亡：卒中与斑块脱落和阻断时缺血相关，有出血性卒中和缺血性卒中，一般要求围手术期严格的个体化血压管理，术中密切监测以降低血流动力学障碍的卒中，有条件医院可进行术中经颅多普勒超声监测；术中轻柔操作，选择性应用转流管。死亡的其他相关因素还包括急诊CEA、同侧卒中、对侧颈动脉闭塞、年龄大于70岁等。

（2）颅神经损伤：最常见舌下神经、迷走神经、副神经等，多为暂时性，永久性损伤相对少见。皮神经损伤一般很难避免，一般在术后6个月左右会有不同程度改善。

（3）过度灌注综合征：同CAS。

（4）颈部血肿：大多与局部止血不彻底、动脉缝合不严密有关。

（5）血栓形成和再狭窄：相关的原因包括术中处理不当、术后药物治疗不充分、平滑肌和内膜过度增生等。注意肝素抵抗情况，围手术期口服抗血小板聚集、抑制内膜增生等药物。对于CEA后再狭窄的患者，优先推荐CAS治疗，避免二次手术困难。

三、颅内动脉非急性闭塞开通治疗

（一）治疗基础

近年来，基于外周血管和冠状动脉慢性闭塞血管内开通的经验，颅内动脉非急性闭塞血管内开通治疗（endovascular recanalization for nonacute intracranial artery occlusion）也逐渐增多，成为了当前缺血神经介入诊疗的一个热点。但颅内动脉非急性闭塞开通治疗并发症风险高于颅内狭窄的血管内治疗，对术者血管内操作技术要求远高于颅内狭窄病变，故此类手术多限于高容量神经介入中心，病例的筛选和开通操作均需严格、谨慎。目前高容量中心也限于对症状性非急性闭塞，尤其是积极内科治疗无效的患者才开展该治疗。

迄今，对非急性闭塞的时间界定尚不统一，多把非急性闭塞的时间界定为大血管闭塞时间≥24小时，以区别于对AIS在发病后24小时内的急性闭塞血管的开通。但这个界定和“脑梗死非急性期”时间界定不一致，因为通常脑梗死急性期的划分是基于缺血脑组织、血脑屏障通透性和脑血管流自动调节功能等界定的。颅内非急性闭塞性的原因：动脉粥样硬化性闭塞是最常见的原因，其他有炎症、免疫性和动脉夹层等。非急性期闭塞多见于中、老年有动脉粥样硬化高危因素患者，可既往有一次或多次卒中史，对无明确高危因素的中青年患者要谨慎筛查其闭塞原因。

非急性颅内闭塞患者临床表现多种多样，失代偿者在缺血事件发病急性期（早期）的内科治疗过程中常有症状波动或进展。亚急性期（中期）受累区域代偿耗竭潜在有严重缺血；慢性期脑组织因灌注不足可致不同程度的认知障碍；长期灌注不足脑组织会退行性变，影像常有偏侧脑萎缩、缺血性白质脱髓鞘、偏侧陈旧性或新旧不等分水岭性脑梗死病灶等。急性过后患者也易复发。发病时神经缺损症状比较重或急性期进展加重的患者往往神经功能受损严重，后循环患者可进展到持续卧床、闭锁或甚或植物状态。若患者侧支循环较好、缺血受累区小或不重要，患者可仅有较轻的症状，或者无任何症状，仅在体检时意外检出。

颅内动脉非急性闭塞患者侧支循环失代偿后会有缺血事件发生，接受积极的内科治疗的患者仍有卒中风险。外科措施虽然可解决一些非急性期闭塞，如 CEA、动脉搭桥、颞肌贴敷等。但 CEA 对解剖结构不好暴露的患者应用受限，单纯 CEA 对颈动脉长节段非急性闭塞，尤其是延伸至颅底或更深颅内血管的闭塞解决不了；动脉搭桥手术建立旁路途径可改善脑部供血，但其血流动力学方向和流速并不适合人体生理要求，手术适应证和方式有待规范，手术的并发症、疗效在不同的中心有差异。

（二）临床分型

目前，颅内动脉非急性闭塞血管内开通治疗患者术前评估尚无统一的标准，需高度个体化，慎重。筛选分三步。第一是确定非急性闭塞病因。如前述，非急性闭塞开通限于动脉粥样硬化性闭塞，要综合各方面因素排除炎症、免疫性和动脉夹层等。第二是确定开通的必要性。这需要结合临床症状、内科治疗疗效、多模态影像和造影等资料完成对脑组织、闭塞血管、侧支循环等全面评估及个体化综合分析。第三，是要评估开通手术的安全性。颅内动脉非急性闭塞一般不是血管全程闭塞，闭塞部位随闭塞时间推进可发生不同程度的血栓形成、机化、纤维化甚或钙化。

依据患者脑组织缺血的责任血管和缺血病灶可将颅内动脉非急性闭塞分型如下：

1. 责任血管　依据受累血管引起的缺血范围，分为 3 种类型：Ⅰ型，闭塞血管供血区域缺血，出现相关区域缺血的临床表现。Ⅱ型，侧支代偿血管本身的供血区域发生缺血事件（盗血现象），但闭塞血管供血区因得到侧支所代偿血流而无症状。Ⅲ型为混合型。

2. 缺血病灶　依据缺血病灶分为 3 个类型：

（1）A 型：相应供血区域无病灶或缺血病灶轻微，患者常无神经缺损后遗症，缺血储备虽已失代偿，但处于发病早期或侧支循环较好，则安全开通后患者能获益。

（2）B 型：闭塞血管供血区有中、小梗死或合并远端血管串联性狭窄或主干闭塞，但闭塞血管开通后可支持其他血管或侧支血供，则安全开通后患者能部分获益。

（3）C 型：相应区域有大灶梗死，后遗症症状重，或远端主干闭塞，非急性闭塞血管不能支持其他血管或侧支血供，则开通后患者不能获益。

若无禁忌，对所有非急性闭塞开通患者均应行包括灌注在内的多模态影像评估，其中灌注可以行 CT 灌注和 MRI 灌注，典型患者可以出现闭塞血管流域的 MTT、TTP、CBV 和 CBF 参数的失代偿影像。但不少患者的 CBF 在静态状态下并没有下降。灌注对前循环易左右对比，但在后循环左右对比性差。

（三）开通影响因素

颅内非动脉急性闭塞开通的影响因素有路径、闭塞血管直径、闭塞病因等外，应特别重视的影响因素包括：

1. 闭塞时间　是影响开通成功的关键因素之一。虽然非急性闭塞的时间越长越难开通，但并不主张对所有非急性闭塞都要尽早开通。因为，临床观察到一些非急性闭塞急性起病的、闭塞时间较短的患者在规范的内科治疗（尤需关注抗血小板和/或抗凝治疗）后血管可以部分甚或完全再通，这些患者病情稳定可在严密监护下积极内科治疗，若无禁忌，往往提升灌注、静脉应用抗血小板制剂有效。但必须强调的是，这些患者需在有经验的、有条件做急诊血管内开通治疗的中心观察，因为观察过程中有的患者会病在情稳定甚或好转过程中突发加重，或发生进展、波动，当这些患者病情变化时需判断是否需要急诊手术开通。若决策不当、上台时间过晚或因没有条件做血管内开通而转诊延迟，常会导致患者丧失最后的开通机会，导致严重残疾或死亡，即使有些患者仍做开通，术后发生无效复流率和再灌注症状性出血的概率都有可能增高。若观察内科治疗过程中病情稳定，则 2~3 周再复查影像（MRA、CTA、DSA，特别是 DSA），复查影像可发现有些患者可由闭塞转变为不同程度的复流再通，狭窄程度轻的可以不需血管内治疗，狭窄程度重或次全闭塞者第二次复查后手术风险可明显下降，因为其可能由非急性闭塞转变为了狭窄，或者非急性闭塞的长度有所缩短，并且闭塞局部附壁血栓也可以不同程度减少，降低了早期开通血栓移动和血栓导致支架内血栓形成的概率。另外，特别重要的是，非急性闭塞患者，多合并闭塞支配流域内缺血病灶，这些病灶的血脑屏障有不同程度的损伤，患者若病情问题，则可 2~3 周后再行开通治疗，这样脑组织缺血病灶的血脑屏障和自动调节功能会有相应恢复，开通血管后高灌注损伤会有所下降（尤其是在颈内动脉系统）。事实上，多数非急性闭塞患者其闭塞局部的血栓会随时间的延长而质地变硬，开通难度也就越来越大。推测在非急性闭塞早期，闭塞部位血栓松软，开通操作过程中局部栓子有碎裂、移动致栓塞的可能；若支架植入后血栓通过支架网孔疝入支架腔内，或新开通暴露的血管内腔受外力损伤易致血栓形成。闭塞时间在 2 周到 3 个月之间的非急性闭塞，由于血栓因部分机化而具有一定弹性、韧性，开通过程中不容易碎裂，血栓也相对易于被支架贴敷。闭塞时间 2 月以上，闭塞段血栓有可能完全机化，甚或钙化，开通难度增高。非急性闭塞时间的确定主要是结合病史和患者的既往已有的血管影像及本次发病的血管、脑组织进行综合分析界定。

2. 闭塞段长度　测量需结合无创检查和血管造影结果综合分析，通常影像学上所显示的闭塞段长度不等于解剖闭塞，影像学上显示的闭塞段在病理生理上是由血流缓滞区、潜在间隙、解剖闭塞三段组成的，颅内动脉非急性闭塞血管内开通的真正需要开通的部分是解剖闭塞段，有些病例只有微导丝在局部探索开通时才能真正测出其准确的长度。临床体会闭塞节段越短开通率越高，闭塞节段长比较短者开通困难，更易形成夹层，球囊成形、支架成形后弹性回缩、血栓向支架内塌陷、新生血栓形成及远期再狭窄等。

3. 闭塞部位　目前，颅内非急性闭塞开通部位主要有4个。其中，椎动脉颅内段非急性闭塞开通治疗因并发症低、开通着力方向好，是当前和未来非急性闭塞开通诊疗最主要的疾病组。但基底动脉非急性闭塞开通不同于椎动脉颅内段，基底动脉非急性闭塞开通风险高，易并发夹层，因基底动脉穿支丰富且重要，夹层又易向上剥离到达基底动脉顶端，故基底动脉非急性闭塞开通易并发穿支梗死、闭锁甚至昏迷，临床对基底动脉非急性开通需非常谨慎。颈内动脉床突上段的非急性闭塞开通成功率高，但易发生再狭窄、再闭塞率高（在年龄≤55岁者发生率更高）。大脑中动脉非急性闭塞开通成功率较高，但开通过程中或术后出血并发症发生率高，因大脑中动脉闭塞局部穿支丰富、部分尚有烟雾状血管、开通方向有角度、再灌注损伤等。

非急性闭塞开通的近心端形态对开通很关键。闭塞近端在影像上的形态对预判能否开通成功有重要参考价值，闭塞近端形态的界定基于超选择造影最佳，最好是应用中间指引导管接近闭塞段近心端延长造影时相获得全程动态图像，因为CTA、MRA的血管影像、血管造影超选血管不够深入、图像收集时间不足够长的影像均影响显示闭塞近端真正的形态。据非急性闭塞近端血管形态可分为笔尖型、圆钝头型、平头型和不规则型。笔尖型的开通率成功率非常高，因为笔尖型结构给了微导丝明确的开通方向，并且微导管随微导丝沿笔尖型结构靠近闭塞近端可以给微导丝较有力的前向开通支撑。圆钝头型开通困难，因为微导丝在圆钝头的残端不易找到开通着力点，尤其是闭塞圆钝头侧壁若紧邻有粗大的代偿边支时，则更难开通，因为导丝易滑入粗大边支内。闭塞近端形态为平头的患者少，此类患者开通时导丝易沿闭塞近端与侧壁的90°角进入血管壁而形成夹层。不规则型可能有同程度的机化再通，此类型需要仔细研究不规则的残端哪一点是真正的残腔方向，如果判断错误，常致开通失败或夹层。

近心端的质地对开通影响也大，因为血管内开通治疗中最难通过的地方在于闭塞起始处，这里也易进入血管壁内形成夹层，甚或极少数患者的血管被导丝穿透而致出血，通常微导丝和微导管顺利通过闭塞起始部后中部节段导丝通过就变得比较容易。基于临床开通体会，感闭塞段的闭塞起始部分质地最硬，闭塞中间部分相对松软，推测可能与闭塞近端接触血液可形成纤维帽样结构，易于钙质沉积有关。

4. 侧支循环　较好的侧支循环可显示闭塞以远的血管结构，开通时易获得路图显示下的帮助。据侧支代偿及影像表现可分为下列3种类型：

（1）Ⅰ型：闭塞远端的代偿为一级侧支代偿，即由Willis环组成的血管向闭塞远端以远的血管供血。例如颈内动脉床突段闭塞，同侧后交通动脉后向前代偿供血。因Willis代偿血管为一级代偿，代偿常较好，可清楚显示闭塞段的长度，通常脑组织病灶较小或轻，存活脑组织较多，开通后神经功能恢复好。术中易于判断和观察微导丝、微导管的轨迹方向，开通术成功率高、并发症相对少。

（2）Ⅱ型：闭塞远端为二级侧支代偿。例如大脑中动脉M1闭塞，闭塞以远大脑中动脉分支与大脑前动脉、大脑后动脉的软脑膜分支形成吻合，血管通过侧支逆向显影。该型虽可显示闭塞段以远长度，但因侧支灌注压力不足而血流缓慢、迟滞，造影图像有时难以判断血流返流准确位置，闭塞段长度测量可能不准确，较长的这种非急性闭塞术中微导丝轨迹和前进方向的判断有些困难。该类型病例有较多的可逆转的缺血脑组织，开通后患者仍可获益，但前循环此型患者开通后需警惕高灌注综合征。将血管造影结果结合CTA的最大密度投影成像和/或高分辨磁共振的血管长轴剖面成像进行综合分析，有利于判断此型患者的闭塞长度。

（3）Ⅲ型：闭塞以远因侧支代偿不足而不显影。该型病变无法从影像学方面了解闭塞段情况，往往梗塞面积较大，存活脑组织数量较少，手术成功率降低，开通尤需谨慎。

Ⅰ型和Ⅱ型均需警惕患者闭塞血管相邻远近端是否有造影影像上的烟雾代偿血管，对有烟雾血管者需排除烟雾病。对烟雾病患者不能行非急性闭塞开通手术；对不是烟雾病但有烟雾血管生成的非急性闭塞患者行开通手术尤需严格适应证，尤需谨慎开通。

（四）开通术

1. 术前准备　手术团队要做好充分的术前准备，确定闭塞病因、开通的必要性、开通的安全性和具体的手术预案，要设计好手术路径，准备好手术相关器材，预设好术后监护的环境等。对颈动脉长节段闭塞开通部分患者需要复合手术开通，术前准需要准备颈部支架、外周血管使用的长球囊及CEA所用的工具和材料。

现以颅内动脉非急性闭塞开通为例，介绍非急性闭塞开通方法。尤其需要注意的对路径迂曲的患者要准备好中间指引导管，有助靠近闭塞近端，可以更好地造影显示闭塞近端的形态，也可以给予开通微导丝、微导管更好地支撑。要注意对闭塞段比较长的患者准好较长的球囊和支架。尽量减少术中反复多次的球囊扩张和支架的套接，如准备好Enterprise1的4.5mm×28mm（E2则为4.0mm×30mm）甚或4.5mm×37mm（E2则为4.0mm×39mm）的支架。也要准备好术者应用比较有经验的、结构性能适宜做非急性闭塞开通的微导丝。

因为非急性闭塞目前为非常规手术，故需和家属充分交流，详细说明手术目的、操作流程及风险，获得知情同意书。术前抗血小板治疗同颅内狭窄血管成形的要求。

2. 手术流程

（1）麻醉：建议手术均在全麻下进行。

（2）路径：入路选择多为股动脉途径，对后循环非急性闭塞开通，若术前造影明确桡动脉更有利于开通，则也可选桡动脉途径。少数患者可以双路径，一路用于闭塞开通操作，另一路用于其他非闭塞病变血管的 DSA 造影和做双路图。

（3）开通操作流程：

1）术前基本工作：术前再次确认术前准备，检查围手术期可能需要用的制剂，包括降压或升压药、静脉用的抗血小板制剂和溶栓制剂等。建立静脉通道，摆好体位，完成消毒铺巾，置入动脉鞘，6F 动脉鞘最常用，之后 6F 常规指引导管。若需加强支撑可直接置入应用长鞘，也可先置入 8F 短动脉鞘，在 8F 短动脉鞘中走 6F 长鞘（多为 90cm 或 70cm，视具体开通的病变血管而定），之后在长鞘中走 5F 的 115cm 的中间指引导管。常规全身肝素化和备好灌注压力水。

2）造影行血管评价：有条件的情况下，最好使用具有 3D 成像功能的 DSA，多角度动态显示，以最大限度地明确闭塞血管的全部信息，选好最佳工作位，预计好最佳的微导丝探索开通点和通道，切忌无计划地盲目用微导丝在闭塞段钻探。

3）通过闭塞段和判别真腔：这是开通的关键操作。在路图的指引下，按预定构想的开通点和开通方向用微导管和微导丝（200cm）相互协调轻柔进行“钻探”，安全的“钻探”操作是用操控子捻动微导丝，不给或仅给轻微的向前推送力量，要尽量靠导丝本身沿预推测和构想的真腔方向通过闭塞段，而轻易不要用强力推送微导丝强行通过闭塞段。导丝头端的多塑形为“小 S”，因直头导丝对血管损伤大，易进入夹层或穿破血管或边支，如果塑形的“S”大了，会导致微导丝向前“钻”的力度受限。当然，有些闭塞前段迂曲明显的血管若“小 S”塑形微导丝不易精准到达闭塞段预想的开通点，可酌情个体化对微导丝头端塑形。时间较短的闭塞常血栓比较松软，微导丝所遇阻力低，易轻松自行通过闭塞的头端。若闭塞段头端质地较硬，则微导丝突破时阻力较大，在安全的前提下有时需给予较强的推送力，突破质地较硬的头端时可有突发落空感，此时可继续捻送微导丝，体会微导丝其前进阻力和观察其走行的轨迹和方向，适度跟进微导管。若为双 C 臂血管机则有利于观察，若为单臂血管机则一定要多角度透视，推测和确认微导丝和/或微导管走行的方向在血管走行的长轴范围内，而没有进入夹层甚或穿出血管壁外，这需要术者对血管走形、分支以及比邻结构解剖非常熟悉，尤其是在开通闭塞段及闭塞以远血管迂曲明显的病例时，需要术前知道患者闭塞血管以远的血管走向。需要注意导丝导管能够平行于血管中轴方向，闭塞远端可有路图显示，非平行中轴方向的探试容易导致血管损伤，甚至出血风险。微导丝前行过程中，术者要体会微导丝的阻力，观察微导丝前进途中是否自由顺滑，若前行不顺，特别是推送微导丝时前行过程中反复有成袢回折，则微导丝多在夹层内而非在真腔。若前行自由、顺滑且符合血管走向则多在真腔，若与路图所示的远端血管床成功对接则进一步支持在真腔，但有些患者远端血管床本身路图并不显示。最终确定微导丝和微导管在真腔需要做微导管造影，但必须是在高度确定在真腔内方可做微导管造影，因为若微导管在夹层里造影时造影剂会进一步使血管壁剥离，导致夹层扩展、在穿支密集血管段则会导致大量穿支闭塞，尤其是在基底动脉患者，可以导致闭锁综合征、植物状态甚或死亡；甚或极罕见地引发血管破裂，导致患者灾难性预后。推荐在微导管造影前，先用 1ml 注射器对微导管进行轻柔的负压抽吸，观察是否有全血返流，若顺利有全血返流，则可确定微导管是在真腔；若无全血返流，可在保持注射器负压抽吸的状态下轻微短距离回撤微导管，以排除微导管头端贴敷在闭塞以远血管壁导致不能返流的可能，若回撤微导管始终无全血返流，则不在真腔，不能行微导管造影，多需谨慎撤回微导管微导丝重新探测真腔。需强调，对闭塞段不能开通或反复进入夹层者，要及时中断手术，因反复尝试强行开通往往导致不良并发症。周围血管和心内科在慢性闭塞病变开通中出现夹层时使用的平行导丝技术可以借鉴，但这些科室用的破膜技术目前在颅内非急性闭塞开通中尚有待探究。

4）铺设工作导丝：当确定微导管在闭塞以远血管真腔后，做微导管造影进一步明确闭塞以远真腔的结构和远端分支情况，结合闭塞近端的造影图可测量闭塞节段长度；进一步在路图引导下将微导丝和微导管协同超选到闭塞以远的主干血管的适当部位，在此位置可再做微导管造影或路图确定微导管在主干血管内，进一步在路图指引下，交换导入 300cm 微导丝，微导丝头端塑形为非常小的“猪尾状”，将 300cm 的工作微导丝铺设到能给予足够支持的部位。

5）球囊预扩张：原则上球囊的规格最大径不超过闭塞远端血管直径，即尽量选择正常血管直径 80% 以下的球囊进行预扩张，扩张过程加压要缓慢，全程透视，观察球囊轮廓不要超过血管直径轮廓，最大限度回避球囊扩破血管的可能。球囊的长度选择需据闭塞段长度、闭塞局部及相邻血管的迂曲度、是否有闭塞段毗邻的较重的串联狭窄等来选择，在球囊能顺利到位和扩张安全的情况下，选择球囊的长度应尽量减少扩张次数。若在较平直段则尽量选一次扩张能覆盖全闭塞段长度的球囊，若为迂曲段减少扩张牵拉力量可选较短球囊分次扩张，若闭塞段较长、或闭塞段毗邻部位有较重的串联狭窄则可个体化选较长球囊一次完成扩张，也可个体化选较短的球囊分次扩张。部分病例，为了减少球囊扩张后短时间内形成血栓，可在确定无出血并发症的情况下给予静脉抗血小板制剂应用。通常患者一个规格的球囊多能完成手术，若观察第一个直径规格的球囊扩张后局部弹性回缩明显，预测支架植入后残余狭窄过重，则可在安全的前提下，选择比第一个球囊直径稍大的球囊进行进一步扩张。

6）植入支架：除少数颅内非急性闭塞患者单纯球囊扩张血流就可保持稳定外（常需静脉应用抗血小板制剂，如替罗非班），大多数患者球囊扩张后尚需一期植入支架。

建议首选植入自膨式支架。Wingspan 支架较好的选择，其径向支撑力强，是专业用于缺血治疗的支架。支架释放后微导丝仍保留在血管腔内，便于必要时进行下一步的后继操作，但Wingspan支架输送入颅内要求稍高，支架最长的规格为20mm，对较长的非急性闭塞常需套接支架，该支架为开环式，有时后继操作时工具通过支架时可受开环结构阻绊。若植入经导管输送的自膨式支架则具有易上行到位的优点，但缺点是在支架释放后没有同轴微导丝保留，故若用导管输送的自膨式支架做非急性闭塞开通最好选用闭环式支架（笔者倾向应用Enterprise支架），以便于后继操作时工具易于通过。若球扩后感血管壁受损不光滑，存在血栓，担心支架植入后血栓形成，可选用Solitaire支架，释放该支架后可动态观察血流，若发现支架释放后残余狭窄明显、甚或血栓形成则可复取出支架，应用更大直径球囊进行扩张、换用别的种类或规格的支架植入、应用溶栓、抗血小板制剂等，甚至必要时行支架取栓操作等。但Solitaire支架若最终解脱了也是无导丝保留，最大的缺点是该支架尾端为半支架设计，支架解脱后常不贴壁，若想让微导丝等工具后继通过支架具有一定的挑战性，有时非常困难。

若球囊预扩张时已感觉闭塞段局部质地较硬者、预测自膨支架对闭塞段支撑力不足、闭塞段较短、前后径较一致、无重要边支和穿支者可考虑球扩式支架。球扩式支架的优点是支撑力强，操作简易，但是缺点是其上行性和通过性差，若闭塞血管远近端管径差距大，则支架直径不好选择，支架成形过程中出血风险偏高。

支架长度的选择原则是尽量1枚支架能完全覆盖闭塞开通节段及其相邻的两端锚定区。这样可尽量减少术中支架的套接，因为套接支架会导致操作增多、手术时间延迟，且支架在套接处张开易受限、易导致血栓形成等并发症，还会增加费用。必要时可应用Enterprise1的4.5mm×28mm（E2则为4.0mm×30mm）甚或4.5mm×37mm（E2则为4.0×39mm）的支架，常可减少支架套接的操作。

若必须套接支架，要构想好套接策略，是自膨式和自膨式支架套接，还是自膨式支架和球扩式支架套接，以及支架具体套接的顺序，通常是在远心端释放自膨式支架，后用球扩式支架套接于自膨式支架。闭塞血管预扩完毕后血管壁往往不是管径均匀一致、内壁光滑的情况，实际上，预扩张后的情况往往不理想，最常见的情况是血管弹性回缩，少见可出现血栓、夹层等情况，复杂的血管情况不是哪一种“万金油”支架能够完全处理的，建议根据扩张后血管具体情况选择合适的支架。

7）球囊后扩张：原则上后扩张要尽量不做。因后扩张球囊通过支架过程往往是困难的，易导致支架的移位，损伤血管壁诱发血栓。球囊扩张过程中使支架挤压斑块、血栓物质，可导致血栓增加或引起栓塞。但若支架植入后残余狭窄明显，或支架张开欠理想，已经形成血栓或形成血栓的可能性很大则需后扩张。后扩张要谨慎操作，对有工作导丝保留的患者多好操作，但也需注意有些患者球囊通过支架时受阻，若受阻明显不可强行推送，强行推送会导致支架移动、血管壁受损而诱发血栓。扩张球囊若能到位则注意球囊尽量限制在支架范围以内（扩张头端张开不理想的支架除外），球囊的直径可等于或稍大于预扩球囊直径，但不可超过正常血管直径，扩张速度要慢、球囊压力尽量不要超过命名压，后扩张的次数要尽量少。

8）评估开通结果：术后对开通复流的血管进行工作位、正位、侧位造影，记录血流开通后的分级、开通段的残余狭窄程度，开通段以远的血管床有无栓塞征象。若血管机有平板CT功能就行即刻CT扫描以排除脑部出血。若开通血管观察平稳达10分钟以上，则可撤出导管、动脉鞘，局部止血，可用缝合器止血或加压包扎穿刺点，成功止血后结束手术。

（五）术后管理

术后常规对穿刺点的监测护理。术后须监测神经功能、血流动力学功能。一部分患者会有谵妄、欣快和烦躁等精神症状，要警惕这些患者发生高灌注，选用平稳的降压制剂静脉泵注，术后卧床和监测最少3天，通常术后稳定的患者须5天。术后阿司匹林（100~300mg/d）、氯吡格雷（75mg/d）长期服用，无禁忌者加用他汀类制剂，待3~6个月复查影像显示血管无明显狭窄者可用单抗血小板、并加用他汀类制剂。术后应在3个月、6个月和1年及之后逐年进行随访。

（六）并发症

颅内动脉非急性闭塞血管内开通治疗具有较高的并发症，即使在高容量中心急性期的并发症也常在10%左右。

1. 夹层　是非急性闭塞开通最常见的并发症。夹层常发生两个部位：闭塞近心端的正常血管和闭塞段。因为非急性闭塞后闭塞近心端的正常血管常发生废用性萎缩，管径变细、内膜易被6F指引导管或0.035的泥鳅导丝损伤，这种并发症的预防要轻柔操作，进入颅内血管时改用微导管、微导丝内衬同轴上5F指引导管或5F中间指引导管上行可有效避免夹层的发生；这种夹层若发生后多较轻不影响下一步的操作，但也有夹层引发血管闭塞导致下一步开通无法进行的。闭塞段夹层是更应重视的并发症，这种夹层通常是在闭塞段开通过程中发生，常是微导丝、微导管等进入血管壁间所致，微导丝进入颅内血管夹层后很难破壁回到真腔，故导丝进入夹层后反复推送导丝往往只会加重夹层，若在夹层内行微导管造影则会致夹层迅速扩展、壁间血肿扩大、穿支及边支闭塞，导致患者术后出现不同程度的神经缺损症状，甚或重度致残或死亡。预防该并发症需术前仔细研究闭塞近端的形态和结构，预计好最佳的微导丝探索开通点和通道，无计划地盲目用微导丝在闭塞段钻探易导致夹层。降低该并发症的关键是术中及时判别微导丝、微导管进入夹层（判别方法详见手术流程），若及时发现和撤回微导丝、微导管常损害不大。但也有把夹层误判为真腔，后继的球囊成形和支架成形都在夹层内进行而导致严重不良预后的。识别夹层后应将微导丝退回到闭塞近端重新调整钻探方向，当然也有微导丝开通闭塞段初始在真腔，进一步前行过程中进入夹层的，这种情况下微导丝只需退到进入夹层前的腔内。再次钻探过程中微导丝常较易滑入原来的夹层通道，也有可能探出另外一个夹层通道。微导丝若有幸找到真腔，后继的球囊扩张和支架植入常可将夹层有效贴敷，多可直接消失，少数病例夹层仍可有对比剂滞留显影，可个体化选择是否叠加别的血管内治疗措施或密切随访观察。

2. 闭塞段开通后血栓形成　是非急性闭塞开通常见的并发症。非急性闭塞段的病理结构个体化差异很大，球囊扩张和/或支架植入后有较高的血栓形成概率。原因有内膜损伤、局部夹层、局部原有血栓、残余狭窄过重、血管弹性回缩、支架异物致栓、支架张开不良、附壁血栓疝入支架内、支架覆盖病变不全、围手术期抗栓不足、闭塞不是动脉粥样硬化等多种因素。造影图像表现为前向血流不畅、迟滞、局部血管腔内或支架内有白色血栓样结构等。该并发症处理不当，会使开通失败。处理的关键是个体化改善、保持血流通畅性和合理抗栓治疗。

3. 闭塞段开通以远栓塞　开通操作可导致闭塞段血栓或开通新形成的局部附壁血栓移动导致远处血管床栓塞。在开通过程中要注意远处血管床的血管显影情况，及时发现手术视野内或视野外的血管床情况。栓塞的处理据栓塞部位血管的功能，以及发生在球囊预扩张后、支架植入后还是球囊后扩张后不同时段定，原则上大血管闭塞要考虑血管内取栓和或抽栓开通，较远处血管床若非重要功能血管，可以不处理，较远处重要血管可以机械碎栓。若在支架植入前发生的大血管栓塞取栓抽栓相对较好处理，但要注意这些开通装置是否能通过和损伤经球囊扩张过的非急性闭塞段。若在支架植入或球囊后扩之后发生大血管栓塞，则要注意这些装置能够顺利进出支架、是否会引发支架移位、局部血栓形成甚至取栓支架和植入的支架发生缠结。

4. 血管穿孔　非急性闭塞开通时，尤其是微导丝和微导管在开通闭塞头端时，可穿破血管壁进入血管外，据微导丝和/或微导管走行方向可发现，推注对比剂造影时可发现对比剂在蛛网膜下腔显影。患者生命体征可监测到血压升高、心率加快等，出血量多和快时，患者颅内压可急剧升高。需迅速中和肝素，首选对出血局部血管应用球囊局部压迫，必要在局部填塞弹簧圈彻底止血，确定终止出血后中止手术，密切观察病情，复查头颅影像，观察之后出血有无增加。若颅内出血血肿占位效应明显，必要时需急诊外科干预，对蛛网膜下腔出血明显患者，在颅内压允许的情况下可腰大池置管引流。

5. 血管破裂　球囊或球扩支架选择直径较大是发生的高危因素、支架植入后若球囊后扩张时也可能发生，球囊扩张压力过高、速度过快也易发生。血管破裂后出血量常大且快，是致命性的。应预防为主。

6. 高灌注综合征　非急性闭塞开通高灌注综合征的发生率应高于颅内外血管狭窄血管成形术。患者表现为单侧头痛、呕吐、面部和眼痛、痫性发作、血压急剧升高、脑水肿甚或脑出血等。为降低或避免脑高灌注综合征的发生，在围手术期应严格监测和控制好患者血压。围手术期用 TCD 监测大脑中动脉的流速变化有助预测高灌注的发生，若发现血流速度过度增加可通过降低血压等措施进行干预。

7. 支架内再狭窄或闭塞　非急性闭塞一期支架成形后随访支架再狭窄或闭塞的发生率较颅内狭窄支架成形术高。在不同部位再狭窄或再闭塞的发生率不同，如本节前述，颈内动脉床突上段非急性闭塞开通后再狭窄和再闭塞发生率最高。有再狭窄的患者若不规范服用甚至停服抗血小板制剂等易诱发缺血事件。患者术后双抗血小板要坚持，最好能检测抗血小板效果，并据此个体化调整。支架内再狭窄重在规律复查、及时发现。对症状性、再狭窄程度≥70% 的患者，建议在安全性有把握和获知情同意后行支架内球囊扩张，必要时套叠支架植入。对无症状的再狭窄≥70% 的患者可据手术安全性和知情同意决定是否治疗。对随访支架再闭塞者，可个体化选择外科搭桥、药物治疗，多不宜再行支架内闭塞开通。

四、症状性颅内动脉粥样硬化狭窄支架成形术

（一）治疗基础

颅内动脉狭窄原因诸多，其中，最常见的病因是动脉粥样硬化。颅内动脉粥样硬化狭窄是我国缺血性卒中的重要病因。其发生率在不同种族之间存在差异，亚裔和非洲裔明显高于高加索人群，其种族的差异性推测与不同种族间基因易感性、生活方式和危险因素的差异有关。我国一项基于尸检的研究结果显示 30% 的 60~70 岁人群和 50% 的 80~90 岁人群至少有一条颅内动脉存在重度狭窄，另一项基于 TCD 的研究发现在罹患高血压、糖尿病和高脂血症的我国人群中无症状颅内动脉粥样硬化性狭窄发生率为 20%~30%。

颅内动脉粥样硬化狭窄有孤立颅内动脉狭窄或串联狭窄。颅内常见狭窄发生的部位为颈内动脉虹吸段、交通段，大脑中动脉 MCA1 段，其中，MCA1 可延伸到相邻的分叉处，颈内动脉交通段病变可累计 MCA1 和/或 ACA1。椎基底动脉颅内常见的部位为：椎动脉颅内段、基底动脉，也有狭窄由椎动脉颅内段延伸到基底动脉中下段。位于 MCA2、ACA2、PCA1、PCA2 的也常可见到。颅外常见的串联部位为颈动脉窦部、椎动脉开口等，也有串联狭窄发生在颈总动脉和锁骨下动脉的。

颅内动脉粥样硬化狭窄发病机制有：低灌注；原位血栓形成（指狭窄处不稳定斑块破裂、内出血或斑块增大而造成血栓形成等），导致血管闭塞；血栓脱落至动脉导致动脉栓塞；低灌注区域对微栓子的清除率下降；狭窄部位的穿支血管闭塞或低灌注，甚或发生穿支微栓塞；尚有其他。在原有动脉粥样硬化狭窄的基础上，血液成分的改变也可造成脑动脉内的栓塞事件发或原位脑动脉血栓形成，这也是缺血性卒中的发病机制之一。如真性红细胞增多症、高黏血症、高纤维蛋白原血症、血小板增多症、口服避孕药等均可致血栓形成。少数患者可有高水平的抗磷脂抗体、蛋白 C、蛋白 S 或抗凝血酶Ⅲ缺乏伴发的高凝状态等。

颅内动脉粥样硬化狭窄据临床表现可以分症状性和无症状性，其中症状性除了运动、感觉障碍外，认知障碍也越来越受到重视。另外，除临床症状外，还要看影像检查（尤其是功能磁共振）是否合并有静止性梗死（特别是与低灌注和/或血栓清除率下降相关的病灶）、脑萎缩、白质病变等，影像上有无这些改

变可作为判断患者是否缺血失代偿的相关参考依据。MRI 灌注扫描和 CT 灌注扫描也能收集到患者静态的缺血灌注证据。MRA、CTA、DSA 也可以收集到有关侧支循环的根据。高分辨 MRI 可对狭窄局部进行扫描分析，有助于对狭窄原因进行诊断鉴别。

迄今，症状性颅内动脉粥样硬化狭窄的最佳治疗方案尚未确立。目前的干预手段包括内科药物治疗、血管内治疗和外科治疗。其中血管内治疗包括经皮血管内成形术和经皮血管内支架植入术。此领域相关的大型研究主要有：WASID 研究、SAMMPRIS、VISSIT 研究、WEAVE 试验、CASSISS 研究等。虽然 SAMMPRIS 试验因血管内介入治疗组 30 天终点事件的发生率 14.7% 而提前终止，学界对该试验设计也有诸多诟病，但该研究确使我们认识到积极药物治疗是颅内动脉粥样硬化性狭窄的治疗基础，提醒严格手术适应证、提高围手术期安全性患者才能获益于血管内治疗。临床工作中需要结合患者的发病机制、血管病变的特点个体化制定手术方案，并推荐患者在高容量中心接受治疗、加强对患者围手术期的监护和中远期的随访管理等。新发表的 WEAVE 试验结论认为对于经验丰富的医师合理把握患者适应证能够有效降低 Wingspan 支架的相关并发症，相较于药物治疗支架治疗同样安全。这对颅内动脉狭窄的血管内治疗是一个有力的支持证据。

血管内支架成形术治疗颅内动脉粥样硬化狭窄预防脑卒中的机制可能包括：①解除血管狭窄，增加脑灌注，研究结果显示，血管狭窄程度和患者低灌注比例呈正相关，即血管狭窄越重，其远端供血区灌注越差，继而发生脑梗死和 TIA 的风险就越大。支架成形术后有效解除了血管狭窄，能够明显增加脑灌注情况，使脑组织灌注参数发生明显的变化，有效降低卒中风险。②改变局部不稳定血流动力学，减少血栓形成。血管狭窄发生后，局部血流发生变化，由正常的层流改变为涡流，血流状态的改变有利于血栓形成。正常血流中由于比重关系，红细胞和白细胞在血流的中轴流动构成轴流，其外是血小板，最外是一层血浆带构成边流。当血流减慢或产生漩涡时血小板可进入边流，增加了血小板与内膜的接触机会和黏附于内膜的可能性。由于血流减慢和产生漩涡时，被激活的凝血因子和凝血酶在局部易达到凝血所需的浓度，因此各种原因引起内皮细胞的损伤使内皮下的胶原被暴露于血流，均可激发内源性和外源性的凝血系统。通过支架的压迫作用，改变局部不稳定血流动力学，减少血栓形成。③稳定局部斑块，减少动脉-动脉栓塞。不稳定斑块是引起颅内动脉硬化性狭窄性脑卒中的重要因素之一。颅内支架是激光雕刻或编织形成的金属网状结构，一般在 7%～10% 金属覆盖率。支架植入就像对局部斑块加了一层防护网，能够有效起到稳定局部斑块，减少动脉-动脉栓塞的概率。

（二）综合临床评估

颅内动脉粥样硬化狭窄术前评估涉及诸多方面，神经介入专科医师评估决策也常常遇到困难，而非专业医师更由于职业背景不同而做出差异显著的治疗建议，导致患者和家属在知情同意方面颇受困惑。笔者在临床工作中制定了一个"731-Plus"评估法（表 9-10-1），该方法由繁入简、递进式综合考虑下列因素：狭窄是否为症状性、原因、程度、缺血事件机制、最佳药物治疗（best medical treatment，BMT）是否有效、血管内治疗的安全性和风险、知情同意、远期再狭窄、费用及术者的良知和医德等因素，该评估方法经试用，呈现出较高的临床可操作性，符合患方思维方式，易于医患双方达成共识。其中，"7"代表逐条评估狭窄血管内治疗的科学性，严格把握适应证。"3"代表用简约的方法对血管内治疗做出决策。理论上，若患者血管内围手术期安全有保证、支架植入后不再狭窄、经济费用能承受，那患者均会获益于血管内治疗，但在真实世界中正是由于手术安全尚不能做到 100%，支架植入后远期再狭窄率尚不能降低到 0 而限制了血管内治疗。"1"是强调以术者良知医德为基础严把适应证，评估方法加用这一条后也易于获得患者及家属共情，易于获得知情同意。"Plus"是指若患者血管内治疗适应证明确，但风险也显见时，诊疗团队需获患者和/或家属的明确知情同意、授权。譬如，症状性重度基底动脉狭窄合并有重要边支或穿支开口重度狭窄，术中极有可能导致边支或穿支闭塞，但保守治疗患者发生闭塞预后的风险非常高，若患者和/或家属充分理解手术利弊，能接受预知的较高边支或穿支的并发症可能，明确授权手术，则医患可以协调一致，争取最佳手术结果。

表 9-10-1　"731-Plus"评估表

	评估内容
"7"	症状性
	动脉粥样硬化性
	狭窄度≥70%
	发病机制上能获益
	最佳药物治疗无效
	个体化安全性可控
	获得知情同意
"3"	围手术期安全性
	远期再狭窄风险低
	费用能承受
"1"	若患者为术者直系亲属，术者也推荐手术
"Plus"	虽手术风险大，但获益更大；患者和或家属能充分理解，要求手术

临床工作中对狭窄度、病因、发病机制、手术安全性的相应评估分如下：TCD、彩超、MRA、CTA 或者 DSA 均可用于测量狭窄，其中 DSA 是金标准。对血管狭窄率≤70% 的患者，首先推荐内科药物治疗。对狭窄患者需明确是否为动脉粥样硬化，排除烟雾病、少见的炎性血管病、纤维肌性发育不良等病因。其中高危因素、既往史、家族史、系统性动脉粥样硬化证据的检出支持动脉粥样硬化狭窄病因。DSA 可清楚地显示动脉管腔狭窄、闭塞、侧支循环建立情况等，在明确狭窄程度的同时，能够

明确狭窄长度、狭窄部位局部情况、斑块所在位置等，其对于风险评估起至关重要。颅内动脉粥样硬化血管狭窄导致缺血发作的发病机制在本章第一节已详细描述，包括载体动脉斑块堵塞穿支、动脉-动脉栓塞、低灌注/栓子清除率下降及混合机制。其中，对狭窄动脉斑块堵塞穿支卒中，原则上建议药物治疗。对基底动脉等发病后预后极差的重度狭窄，血管内成形术相对可较积极（但需保证手术安全）；单纯低灌注/栓子清除率下降推荐支架成形治疗，其中对于 PWI 或者 CTP 证实缺血半暗带的存在的更建议行血管成形术；对于发病机制为动脉-动脉栓塞或者混合机制的，其中 PWI 或者 CTP 证实灌注失代偿者需在强化药物治疗的基础上，择期选择血管内成形术，未失代偿者在强化药物治疗的基础上，若症状再发可行血管内成形术。

有关手术的安全性评估：需注意路径，对于特殊的颈内动脉迂曲严重可采用复合手术拉直血管来建立路径，对于起始部重度狭窄的情况可通过球囊扩张或 CAS（最好用闭环支架）甚至 CEA 以建立路径，对于路径极度迂曲、边远血管或分叉处血管可考虑应用动脉瘤栓塞辅助支架。颅内病变局部评估包括病变性状、穿支血管受累情况、病变长度及血管发育情况，首先若病变高度怀疑炎症应作为血管内成形的排除指标，对于病变局部影像提示严重的环形钙化需谨慎，应该渐进扩张。穿支受累包括 3 种情况：穿支明显受累，应该慎重，权衡利弊；斑块偏向穿支开口区域，可采用小球囊进行适度成形；于穿支受累可能极低，可行充分的血管内成形术。由于颅内支架再狭窄率较高，对于病变长度<10mm 成形手术较为积极，对于病变长度>15mm 成形手术一般不推荐，当病变位于两者之间成形需慎重。血管发育良好的易成形治疗，血管发育纤细应权衡利弊。脑组织评估主要评估术后高灌注、出血风险和数周缺血风险，在发病 3 周后血脑屏障和自动调节功能获较好恢复后手术较为安全，病灶较大者手术时机需要进一步延迟。既往出血病史，脑磁敏感加权成像（SWI）显示微出血灶常常可以提供帮助；严重低灌注术后应注意控制血压以预防高灌注脑出血，对于脑组织脱髓鞘、萎缩明显的应注意术后脑出血。术后缺血主要为急性血栓形成或者穿支卒中。

有关支架植入后再狭窄风险，一直是颅内支架成形术需要攻克的难点。临床需据患者年龄、狭窄原因（是否完全确定是动脉粥样硬化狭窄）、有无糖尿病、支架植入的部位、病变血管管径大小、患者有无合并升高的炎性指标（如 CRP）及术后高危因素的控制和药物服用情况等进行综合分析。

（三）支架成形术

1. 围手术期的准备　术前口服阿司匹林（100mg/d）和氯吡格雷（75mg/d）行双抗血小板治疗至少 3~5 天。对于阿司匹林和/或氯吡格雷抵抗的患者，应去除外在因素，加用其他抗血小板制剂（如替格瑞洛）。少数患者不能耐受双抗，甚至出现有明显的皮下或其他部位出血，若支架成形必要性明确，也可在充分告知的前提下单抗行支架成形（此种情况下若能监测血小板聚集性则更佳）。

术前要详细复习患者资料，再次确定手术指征和手术策略。

2. 手术流程

（1）麻醉：笔者推荐行全身麻醉手术，但也有一些医学中心采用局麻的方式。

（2）入路选择：常规股动脉入路完成手术，也有选桡动脉入路的，尤其是椎基底动脉系统的支架成形术。

（3）术中监测：动脉鞘成功置入后均需静脉给予普通肝素达到适当的抗凝，在条件允许下，建议监测凝血功能。术中需持续的心电图和血压监测。围手术期个体化血压管理很重要，对高血压患者术前要慎降血压，以免诱发低灌注等。

（4）标准的操作流程（以大脑中动脉 M1 段重度狭窄为例）：

1）术前基本工作：术前再次确认术前准备，检查围手术期可能需要用的制剂。建立静脉通道，摆好体位，完成消毒铺巾，置入动脉鞘，全身肝素化，备好灌注水。

2）造影和测量造影复核病变，明确病变特性，行 3D 成像，对图像进行后处理选好最佳工作位，便于操作工具较好地通过病变和精准地定位支架。测量病变长度和远近端血管直径，据之预选球囊和支架等介入器材。若复核病变时发现病变已经发生变化而不再具有手术适应证，则应及时终止手术；若病变特性变化后手术风险增加，也宜术中再次谈话。

3）指导导管引入：确定完成全身肝素化后引入指引导管，注意导管头端保持在视野中。如路径迂曲或支架释放需有较好的支撑，就需用中间指引导管者，可用长鞘（推荐 6F 90cm COOK 长鞘）替代指引导管，在长鞘内走中间指引导管（多为 5F 规格等）。

4）铺设微导丝：在微导管和 0.014 英寸 200cm 长微导丝协同下，通过 M1 狭窄段（对次全闭塞者尤需小心通过，勿进入夹层或穿支），将微导管在微导丝协同下送至较粗大的 M2 和 M3 交界处甚或 M3，并微导管造影或路图确定，之后在路图下撤出 200cm 微导丝，交换为 0.014 英寸 300cm 的微导丝，300cm 的微导丝头端要预塑为非常小的“猪尾”形状，这样可有效回避微导丝损伤边支血管。一些不规范的操作是有风险的，要尽量避免：如有的术者单独应用微导丝而不协同应用微导管通过狭窄段；也有术者直接用 200cm 或 300cm 微导丝协同球囊到狭窄处治疗。

5）球囊扩张：将据测量结果选好的球囊沿微导丝输送至狭窄处，定位准确后于全程透视下用加压泵缓慢加压扩张球囊，通常加压到球囊的标准命名压，通常球囊完全膨胀后保持压力 30 秒后再释放压力，后撤球囊并造影确认扩张效果，观察扩张局部内膜有无损伤、有无血栓形成或夹层、狭窄以远血管有无血栓，前向血流流速是否改善等。

6）植入支架：球囊撤出后，将据测量选好的支架（wingspan）同轴送达狭窄处，将支架精准定位释放支架。若为 Enterprise1、Enterprise2 等支架导管输送的支架，则在球囊撤出后，先沿微导丝上行支架导管，之后再经支架导管上行支架，调整好支架位置，最后回撤支架导管，释放支架，在释放过程中需根据系统张力酌情调整支架位置，以有效覆盖病变。笔者不建议植入 Solitaire 支架，因其半支架结构在远期患者若发生再狭窄后易阻碍介入工具通过支架。

7）支架释放后的操作：撤出支架输送系统后造影观测残余狭窄度、支架释放的位置、血流通畅情况、有无血栓、夹层、血管痉挛等，除非残余狭窄明显，一般不建议球囊行后扩张。动态观察手术区血流 15 分钟，若血流持续稳定，则行颅内造影和平板 CT，若无异常发现时撤出导管，妥善缝合或加压包扎穿刺点，成功止血后结束手术。

3. 术后治疗　常规对穿刺点的监测护理。术后须监测神经功能、血流动力学功能。一部分患者会有谵妄、欣快和烦躁等精神症状，要警惕这些患者可能会发生高灌注，选用平稳的降压制剂静脉泵注，术后卧床和监测最少 3 天，通常术后需稳定 5 天。术后阿司匹林（100～300mg/d）、氯吡格雷（75mg/d），并加用他汀类制剂。术后 6 个月评估再狭窄。

4. 并发症

（1）血管破裂：常见的具体原因为血管穿孔、破裂、穿支撕裂等，多由于微导丝或其他介入工具损伤血管穿支和边支所致，球囊、支架选择过大，工具上行牵张力过强等，球囊扩张和支架释放时系统移动等所致，预防需要严格适应证、规范操作、轻柔操作、选择好手术器械、微导丝塑形等。发现时要及时中和肝素，应用球囊、弹簧圈、Onyx 胶等栓塞；有条件者必要时外科会诊手术。

（2）高灌注综合征：是颅内支架植入后围手术期最应重视的并发症。其发生率从 1%～5% 不等。患者表现为单侧头痛、呕吐、面部和眼痛、痫性发作、血压急剧升高、脑水肿或脑出血导致的局部症状等。发生的危险因素有长期高血压、管腔重度狭窄、侧支循环较差等，这些因素损害脑血流动力学储备能力和脑血管自动调节机制导致了过度灌注。为降低或避免脑高灌注综合征的发生，在围手术期应严格监测和控制好患者血压。围手术期用 TCD 监测大脑中动脉的流速变化有助于预测高灌注的发生，若发现血流速度过度增加可通过降低血压等措施进行干预。预后不一，可痊愈，也可导致死亡。

（3）穿支动脉闭塞：常在大脑中动脉和基底动脉等穿支血管比较密集的部位发生。机制多为“雪犁效应”，即支架释放后斑块被挤压移位，导致穿支部分受堵或闭塞。可通过术前分析和研究斑块的位置和毗邻穿支的解剖进行预判，术中可选用较小直径球囊，通过“亚满意”技术降低“雪犁效应”，自膨式支架也较球扩式支架发生穿支闭塞率低。

（4）血管痉挛：常为一过性，多与导丝、导管等在血管内中的操作刺激有关，一般不需要做特殊处理，常在撤出工具后痉挛会渐自行解除，若有严重痉挛时，可局部给予解除痉挛的药制剂，常用的有罂粟碱。

（5）远期支架再狭窄：一直是颅内支架成形术需要攻克的难点，多由于支架术后内膜过度增生所致。患者可有缺血事件，也可无症状，已有较重再狭窄患者意外停用抗血小板制剂后常会诱发急性缺血事件。术前需据患者年龄、狭窄原因（是否完全确定动脉粥样硬化狭窄）、有无糖尿病、支架植入的部位、病变血管管径大小、患者有无合并升高的炎性指标（如 CRP）及术后高危因素的控制和服药依从性等因素综合预判再狭窄风险，术后规律随访患者，及时发现再狭窄，无临床症状的患者可继续随访观察，症状性再狭窄综合评估后可行球囊扩张甚或支架再植入等处理。

第十一节　脑血管病的三级预防

（盛文利　黄如训）

据 WHO 网站公布的中国脑卒中的最新数据，脑卒中为我国国民十大死亡原因之首。《中国卒中报告 2020》数据显示，2019 年卒中的伤残调整生命年（disability-adjusted life years，DALYs）达到 4 590 万，跟 1990 年相比上升了 36.7%。脑卒中作为主要的慢性非传染性疾病之一，具有高发病率、死亡率、致残率和复发率的特点，且我国人口基数巨大，脑卒中相关的治疗和护理费用巨大，因此，脑卒中的预防具有紧迫性和长期性。针对全球脑卒中的流行趋势，世界卫生组织（WHO）提出“卒中是可以预防的疾病”，预防大有作为，效益更大。

脑卒中一旦发生，除少数的在严格的时间窗内就诊的缺血性脑卒中患者，静脉溶栓和血管内治疗公认有效外；大多数超时间窗就诊的患者，目前尚缺乏特别有效的治疗方法，多数存活患者遗留不同程度的残疾，少数重症患者需终生护理。在我国，随着人口老龄化，以及作为脑卒中主要病因和危险因素的动脉粥样硬化和高血压、糖尿病、血脂异常、房颤的发病率还在上升，脑卒中的发病率也在上升，对社会、家庭及个人都造成越来越沉重的负担。因此，脑卒中的预防更加重要。至今，大多数的指南和共识是控制危险因素的一级预防和防止再发的二级预防。对不存在危险因素的人群，如何防止脑卒中还强调得不够，而对控制脑卒中促发因素在预防中的作用还缺乏认识及重视。

因此，针对不同的人群，我们将预防相应分为零级、一级、二级，分别实施有关方案，可能更有效降低发病率、患病率和致残率。

一、零级预防

零级预防是在健康人群中防止发生脑卒中的策略，最重要是防止、减少或延后出现危险因素。零级预防是一级、二级预防的基础，是脑卒中系统防治工程不可或缺的部分，应该“从娃娃抓起，纵贯一生”。

国外的资料显示，年龄分别为 45 岁、55 岁、65 岁、75 岁的黑种人和白种人“理想”（即无危险因素，总胆固醇<4.7mmol/L，血压<120/80mmHg，不吸烟，血糖在正常范围）人群，当年龄增长至 80 岁时，其终生患心脑血管疾病死亡的风险较有两个或两个以上危险因素的人群低，说明零级预防的有效性和长期性。

（一）心脑血管健康评估指标

2010 年美国心脏协会总结了 7 项评估心脑血管健康（cardio vascular health，CVH）的重要指标，包括 4 项健康行为指标和 3 种生理生化指标，具体如下。

1. 健康行为指标

（1）吸烟：不吸烟或戒烟超过 12 个月。

（2）体重指数：<25kg/m²。

（3）体力活动：≥150min/周的中等强度体力活动；或者≥75min/周的强体力活动；或二者兼有。

（4）健康膳食：评分≥2 分；以下 5 条，每条记 1 分：①鱼类≥200g/周；②蔬菜水果≥500g/d；③豆制品≥125g/d；④红肉<75g/d；⑤茶≥50g/月。

2. 生理生化指标

（1）总胆固醇：非药物治疗情况下<200mg/dl。

（2）血压：非药物治疗情况下<120/80mmHg。

（3）空腹血糖：非药物治疗情况下<100mg/dl。

随着满足 CVH 评估指标数目的增加，发生动脉粥样硬化性心（脑）血管疾病（athero sclerosis cardio vascular disease，ASCVD）的相对风险逐渐降低。在多因素调整后，与仅满足 0~2 个 CHV 评估指标的个体相比，满足 3、4、5、6、7 个 CHV 评估指标的个体发生 ASCVD 的风险分别降低 17%、34%、45%、56% 和 76%。总体上，如果达到 7 个 CHV 评估指标，能够减少 62.1% 的 ASCV 发病（减少 38.7% 的冠心病、减少 66.4% 的脑卒中）和 60.5% 的 ASCVD 死亡。同时，研究还发现，这 7 个 CHV 评估指标中，保持理想血压（<120/80mmHg）带来的心血管健康获益最大，可以避免 33.0%~47.2% 的 ASCVD 发病。另外，在 7 个 CHV 评估指标中，我国人群健康膳食评分≥4 分的比例仅有 4.2%。该研究结果强调，在心（脑）血管疾病发生之前保持理想心血管健康状态的科学意义，同时突出了血压控制和合理膳食对我国 ASCVD 防治的重要性。

（二）零级预防的主要措施

9

1. 知晓自己和家人 了解自己的出生史和出生体重；动态知晓自己的身体指数（体重、腹围）、心电图、血压、血糖、血脂以及个人和直系家族成员病史，每年至少有一次记录，并建立个人的健康档案，发现异常及时就医咨询。

2. 健康生活 不吸烟、酗酒、过饥饱、过重口味（咸、油、辣、麻、生冷）、过度疲劳、熬夜和情绪波动，多进食鱼类、杂粮、牛奶、蔬菜、水果等，荤素合理搭配。

3. 强壮体格 适度的有氧锻炼；防治各种感染；天气突变时适时加减衣服。

4. 健康宣教 积极参加由脑卒中专业人员主讲的脑卒中防治常识，掌握正确的、更新的健康知识，等等。

二、一级预防

一级预防是指脑卒中发病前的预防。其关键是改变不健康的生活方式，核心是控制危险因素，从而达到使脑卒中不发生或延迟发生的目的。关于一级预防，最新《中国脑血管病一级预防指南 2015》和美国 AHA/ASA 指南强调重点在于控制证据充分的危险因素和改变生活方式。本文中的一、二级预防的证据推荐强度和等级亦参照 AHA/ASA 的标准，且侧重Ⅰa 级证据和推荐。

（一）易患脑卒中的风险评估

在一级预防中，首先需识别脑卒中的高危或易患个体（high-risk or stroke-prone individual），然后针对可干预的危险因素进行干预，从而减少首次脑卒中（first stroke）的发生，这是目前最有效的降低脑卒中发病的方法。

对每个个体应用卒中风险评估工具（Stroke Risk Assessment Tool）评价卒中的风险（Ⅰ级推荐，A 级证据），有助于判定哪些个体可从治疗干预中获益，也有助于判断哪些个体因仅有单一危险因素而不需治疗（Ⅱa 级推荐，B 级证据）。

目前，在预测心脑血管疾病方面，研究最广泛的是基于弗莱明翰的脑卒中预测模型（Framingham-based Models）。其中，改良的弗明汉卒中量表（Framingham Stroke Profile，FSP）应用最为广泛。因人种和各国危险因素的构成的差异，部分发达国家根据 FSP 开发和制定了各自的预测模型。2003 年我国“十五”攻关课题组发布了中国人的缺血性心脑血管病发病风险的评估和简易评估工具，包括以下变量：年龄、体重指数、吸烟、收缩压、总胆固醇、糖尿病。利用该工具计算出患者危险因素分值，再根据分值获得到患者 10 年卒中危险，并在此后的研究得到了验证，强调应针对危险因素的构成以及是否可以干预进行个体化的一级预防。

2016 年，中国医学科学院阜外医院顾东风院士团队，开发出针对国人的新的风险预测工具——China-PAR 模型，该模型包括以下变量：性别（男/女）、年龄、现居住地区（南方/北方、城市/农村）、腰围（cm）、总胆固醇（mg/dl 或 mmol/L）、高密度脂蛋白胆固醇（mg/dl 或 mmol/L）、当前血压水平（mmHg）、服用降压药物（是/否）、患糖尿病（是/否）、现在是否吸烟（是/否）、心血管病家族史（是/否）。China-PAR 模型用于评估 10 年内发生 ASCVD 的风险，依据发病风险分别为低危、中危和高危人群，进行有针对性的预防。10 年 ASCVD 发病风险<5%，可视为低危人群，需要采取恰当的生活方式以保持健康状态；如果 10 年 ASCVD 发病风险≥5%且<10%，则需要纠正危险因素（如戒烟、控制体重），必要时接受药物治疗。而对于 10 年 ASCVD 发病风险≥10% 的高危人群，需要在生活方式干预的同时，根据自身危险因素状况在医师指导下进行降压、调脂、降糖等药物治疗，以降低未来心（脑）血管病风险。

卒中风险计算器由新西兰奥克兰理工大学（AUT）的学者于 2014 年提出，可利用手机软件进行操作，用于预测 20 岁以上人群的 5 年及 10 年卒中发生风险，同时兼具卒中教育功能。该模型的预测因子包括年龄、性别、收缩压、降压治疗、糖尿病、心血管病史、吸烟史、心房纤颤、左心室肥大、卒中或心脏病家族史、饮酒史、压力、低体力活动、腰臀比、非白种人、饮食、认知障碍或痴呆、记忆力下降、脑外伤史、体重指数、腰围等。该模型在 9 501 名社区健康人群（来自新西兰、俄罗斯、荷兰三国）

中进行验证，累计随访 80 308 人年，共有 752 例卒中事件发生，结果显示卒中风险计算器能较好预测未来 5 年卒中发病风险（AUC：男性 0.74；女性 0.715）。目前基于智能手机 APP 的针对该评估工具的验证正在全球范围内进行。

（二）控制证据充分的危险因素

各国一级预防指南尽管有些差异但核心内容相同，均建议首先控制证据充分的脑卒中危险因素。由于高血压、糖尿病、血脂异常、心房颤动和心脏病等危险因素其损害的主要系统是循环系统，尤其是动脉和心脏；在长期不良生活方式作用下，这种损害呈持续性和不可逆性，因此，一级预防的关键是控制血管和心脏病变相关的危险因素与改变生活方式两方面。

1. 高血压　无论是缺血性还是出血性脑卒中，高血压都是主要的危险因素。研究显示，血压越高，卒中发生的风险越大。在控制了其他危险因素后，收缩压每升高 10mmHg，卒中发病的相对危险增加 49%；舒张压每增加 5mmHg，卒中发病的相对危险增加 46%。

治疗高血压，既可以预防卒中发生，也可以保护其他靶器官。常规的血压监测（成年人首诊测量血压制度、积极推荐家庭自测血压、30 岁以上者每年应至少测量血压 1 次、高血压患者应严格监测血压）及适当的治疗（包括改变生活方式和药物治疗）是必须的（Ⅰ级推荐，A 级证据）。对于早期或轻度高血压患者，首先改变不良生活方式，3 个月效果仍不佳者，应加用抗高血压药物治疗；对于中度以上高血压患者除应改变不良生活方式外，还应进行持续性的、合理的药物治疗（Ⅰ级推荐，A 级证据）。

单纯高血压患者应将血压降至<140/90mmHg；伴糖尿病或肾病的高血压患者依据其危险分层及耐受性还可进一步降低（Ⅰ级推荐，A 级证据）。对于单纯收缩压升高的老年人（年龄≥65 岁，收缩压>160mmHg，而舒张压<90mmHg），如能耐受，收缩压可降至<150mmHg（Ⅰ级推荐，A 级证据）。对于正常高值血压（120～139/80～89mmHg）如伴有充血性心力衰竭、心肌梗死、糖尿病或慢性肾衰者，应给予抗高血压药物治疗（Ⅰ级推荐，A 级证据）。若能有效降压，各类抗高血压药物均应推荐以降低脑卒中风险。具体药物选择应基于患者特点和药物耐受性进行个体化治疗（Ⅰ级推荐，A 级证据）。

必须指出的是，血压并非越低越好，血压的下限值应在保持心、脑、肾等重要脏器有效灌注的基础上个体化，但这方面的临床研究甚少并无指南可以参考。

2. 糖尿病　是缺血性和出血性脑卒中的独立危险因素，糖尿病患者发生脑卒中的风险是非糖尿病患者的 1.8～6 倍。应定期监测血糖（Ⅰ级推荐），必要时测定糖化血红蛋白（HbA1c）和糖化血浆白蛋白或做糖耐量试验。糖尿病患者应首先改变不良生活方式；2～3 个月后血糖控制仍不满意者，应选用口服降糖药或使用胰岛素治疗。糖尿病合并高血压应严格控制血压在 140/90mmHg 以下，可依据其危险分层及耐受性进一步降低（Ⅰ级推荐，A 级证据）。选择血管紧张素转化酶抑制剂（ACEI）或血管紧张素Ⅱ受体阻滞剂（ARB）类降压药物在降低心脑血管事件方面可能效果更明显（Ⅰ级推荐，A 级证据）。糖尿病患者，尤其合并其他卒中危险因素时，联合他汀类调脂药可降低卒中的风险（Ⅰ级推荐，A 级证据）。

3. 血脂异常　总胆固醇大于 7mmol/L 时，发生缺血性脑卒中的风险增加，胆固醇每增加 1mmol/L，卒中发生率就会增加 25%。血浆总胆固醇水平低于 4.14mmol/L 时，发生颅内出血的风险增加 3 倍。HDL-C 和卒中呈负相关。甘油三酯和脑卒中之间关系的流行病学研究结果并不一致。

40 岁以上男性和绝经期后女性应每年进行血脂检查；缺血性脑血管病的高危人群，有条件者建议定期（每 6 个月）监测血脂（Ⅰ级推荐）。血脂异常的患者依据其危险分层确定血脂的目标值。首先应改变不良生活方式，并定期复查血脂；改变生活方式无效者采用药物治疗（Ⅰ级推荐）。药物选择应根据患者的血脂水平以及血脂异常的类型决定。糖尿病伴心血管病患者为脑血管病高危/极高危状态，此类患者不论基线 LDL-C 水平如何，均提倡采用他汀类药物治疗，将 LDL-C 降至 2.07mmol/L 以下或使 LDL-C 水平比基线时下降 30%～40%（Ⅰ级推荐）。冠心病及高血压高危患者即使 LDL-C 水平正常，也应改变生活方式和给予他汀类药物治疗（Ⅰ级推荐，A 级证据）。

必须指出的是，他汀降脂治疗是把双刃剑，LDL-C 过低导致颅内出血的风险增加，因此，服药期间的定期监测和适时调整药物剂量是规范化治疗的重要部分。

4. 心房颤动（atrial fibrillation，AF）　在调整其他血管危险因素后，单独心房颤动可以使卒中的风险增加 4～5 倍，是缺血性卒中的独立危险因素。心房颤动患者依据其年龄及相关的血管疾病，脑卒中的绝对风险有 20 倍的波动。

心房颤动患者应采用脑卒中危险分层和出血危险分层作为抗栓策略的依据。相比于 $CHADS_2$ 量表，更为复杂的 CHA_2DS_2-VAS_c 量表改善了应用 $CHADS_2$ 量表评价为低至中等风险（0～1 分）患者的脑卒中危险分层。HAS-BLED 评分有助于评估华法林治疗心房颤动相关出血的危险分层，评分为 0～2 分属于出血低危人群，评分≥3 分属于出血高危人群。

应根据房颤患者绝对危险因素分层、出血风险评估、患者意愿以及当地医院是否可以进行必要的抗凝监测，决定进行何种抗栓治疗（Ⅰ级推荐，A 级证据）。瓣膜性心房颤动患者，如 CHA_2DS_2-VAS_c 评分≥2 分且出血性并发症风险较低的人群，建议长期口服华法林抗凝治疗，国际标准化比值（international normalized ratio，INR）目标值范围在 2～3（Ⅰ级推荐，A 级证据）。非瓣膜性心房颤动患者，CHA_2DS_2-VAS_c 评分≥2 分且出血性并发症风险较低的患者，建议口服抗凝治疗（Ⅰ级推荐），可选择华法林（INR 目标范围 2～3；A 级证据）；在有条件的情况下，也可选择新型抗凝剂，如达比加群、阿哌沙班及利伐沙班（B 级证据）。非瓣膜性心房颤动患者，CHA_2DS_2-VAS_c 评分为 1 分且出血性并发症风险较低的患者，可不选择抗栓治疗，也可选择抗凝或阿司匹林治疗（Ⅲ级推荐，C 级证据）；对于 CHA_2DS_2-VAS_c 评分为 0 分的非瓣膜性房颤患者，不需要抗血栓治疗(Ⅱ级推荐,B级证据)。

5. 其他心血管疾病　除心房颤动外,其他心脏病也可增加脑卒中的风险,40%病因不明的卒中与潜在的心源性栓塞有关。成年人应定期体检,早期发现心脏病(Ⅰ级推荐)。确诊为心脏病的患者,应积极找专科医师治疗。

6. 无症状的颈动脉狭窄　①建议无症状颈动脉狭窄患者每日服用阿司匹林和他汀类药物,筛查其他可治疗的脑卒中风险因素,进行合理的治疗并改变生活方式(Ⅰ级推荐,C级证据)。②脑卒中高危患者(狭窄>70%),在有条件的医院(围手术期脑卒中和死亡发生率<3%的医院)可以考虑行CEA(Ⅱ级推荐,A级证据)。行CEA的患者,如无禁忌证,围手术期与手术后均建议服用阿司匹林(Ⅰ级推荐,C级证据)。③对慎重选择的无症状颈动脉狭窄患者(狭窄>70%),在有条件的医院可以考虑行预防性CAS(Ⅲ级推荐,B级证据),但CAS与单纯药物治疗相比的有效性尚未得到充分证实。④对无症状颈动脉狭窄>50%的患者,建议在有条件的医院定期进行超声随访,评估疾病的进展(Ⅱ级推荐,C级证据)。

(三) 改变生活方式

1. 戒烟　吸烟增加缺血性和出血性脑卒中(尤其是蛛网膜下腔出血)发生的风险,故吸烟者应戒烟;不吸烟者也应避免被动吸烟(Ⅰ级推荐,B级证据)。在社区人群中采用综合性控烟措施对吸烟者进行干预,包括:心理辅导、尼古丁替代疗法、口服戒烟药物等(Ⅰ级推荐,B级证据)。

2. 合理膳食　每日饮食种类应多样化,混搭包括水果、蔬菜和低脂奶制品以及总脂肪和饱和脂肪含量较低的均衡食谱(Ⅰ级推荐,A级证据)。推荐的食盐摄入量≤6g/d,钾摄入量≥4.7g/d(Ⅰ级推荐,A级证据)。每日总脂肪摄入量应低于总热量的30%,饱和脂肪<10%;每日摄入新鲜蔬菜400~500g、水果100g、肉类50~100g、鱼虾类50g;蛋类每周3~4个;奶类每日250g;食油每日20~25g;少吃糖类和甜食。

3. 适宜的体力活动　应采用适合自己的体力活动来降低卒中发生的风险(Ⅰ级推荐,B级证据)。中老年人和高血压患者在进行体力活动之前,应考虑进行心脏应激检查,全方位考虑患者的运动限度,个体化制订运动方案。健康成人每周应至少有3~4次、每次至少持续40分钟中等或中等以上强度的有氧运动(如快走、慢跑、骑自行车或其他有氧代谢运动等)(Ⅰ级推荐,B级证据)。

4. 控制体重　肥胖和超重者应减轻体重,有利于降低血压,减少卒中风险(Ⅰ级推荐,A级证据)。肥胖和超重者可通过健康的生活方式、良好的饮食习惯、增加体力活动等措施减轻体重(Ⅰ级推荐)。

(四) 个体化控制证据尚不充分的脑卒中危险因素

偏头痛、代谢综合征、酒精及药物滥用、睡眠呼吸紊乱、高同型半胱氨酸血症、高凝状态、炎症和感染、高纤维蛋白原血症等在一些临床研究中被证实可能是脑卒中的危险因素,需评估个体情况后适当给予干预。

(五) 阿司匹林在脑卒中一级预防中的作用

根据不同的情况,分为不推荐、可以使用和可以考虑用3种情况。

1. 不推荐　不推荐用于脑血管病低危人群的脑卒中一级预防(A级证据)。对于无其他明确的脑血管病危险因素证据的糖尿病或糖尿病伴无症状周围动脉性疾病(定义为踝肱指数≤0.99)的患者,也不用于脑卒中一级预防(B级证据)。

2. 可以使用　在脑卒中风险足够高(10年心脑血管事件风险为6%~10%)的个体中,可以使用阿司匹林进行脑血管病预防。对更高风险的患者(10年心脑血管事件风险>10%),使用阿司匹林预防脑血管疾病是合理的,其获益远超过风险(Ⅱ级推荐,A级证据)。

3. 可以考虑用　为预防慢性肾病患者[肾小球滤过率<45ml/(min·1.73m^2)]首次脑卒中的发生,可以考虑用(Ⅲ级推荐,C级证据)。但这一建议并不适用于严重肾病患者[4或5期,肾小球滤过率<30ml/(min·1.73m^2)]。

三、二级预防

二级预防是针对发生过一次或多次脑卒中的患者,通过寻找脑卒中事件发生的原因,针对所有可干预的危险因素进行治疗,达到降低卒中复发危险性的目的。脑卒中二级预防应该从急性期就开始实施,关键在于对脑卒中病因的诊断及危险因素的认识,制定出具有针对性的个体化治疗方案。

荟萃资料显示,在过去的50年,在发达国家和地区,因标准化地使用降压和抗血小板治疗,缺血性脑卒中和其他主要血管事件的复发率在逐年下降,由20世纪60年代的8.71%,下降到20世纪70年代、80年代、90年代和21世纪初的6.10%、5.41%、4.04%和4.98%,说明二级预防的有效性和必要性。

(一) 缺血性脑卒中二级预防风险评估量表

缺血性脑卒中后,卒中复发风险高,早期识别高危患者有助于尽早开展卒中二级预防。常用的复发风险评估工具包括Essen卒中风险评分量表(Essen Stroke Risk Score)和卒中预测工具-Ⅱ(Stroke Prognostic Instrument Ⅱ,SPI-Ⅱ)(表9-11-1)。推荐临床应用这两量表评估缺血性卒中患者长期复发风险,但二者的预测作用有限。

(二) 危险因素控制

1. 高血压　①既往未接受降压治疗的缺血性脑卒中患者,发病数天后如果收缩压≥140mmHg或舒张压≥90mmHg,应启动降压治疗(Ⅰ级推荐,A级证据);对于血压<140/90mmHg的患者,其降压获益并不明确(Ⅱ级推荐,B级证据)。②既往有高血压病史且长期接受降压药物治疗的缺血性脑卒中患者,如果没有绝对禁忌,发病后数天应重新启动降压治疗(Ⅰ级推荐,A级证据)。③由于颅内大动脉粥样硬化性狭窄(狭窄率70%~99%)导致的缺血性脑卒中患者,推荐收缩压降至140mmHg以下,舒张压降至90mmHg以下(Ⅱ级推荐,B级证据)。④目标血压水平及血压降低幅度还不确定,应该个体化对待,血压平均降低大约10/5mmHg是有益的(Ⅱa级推荐,

表 9-11-1　Essen 卒中风险评分量表和卒中预测工具-Ⅱ

Essen 卒中风险评分量表		卒中预测工具-Ⅱ	
危险因素	分值	危险因素	分值
年龄 65~75 岁	1	年龄>75 岁	2
年龄>75 岁	2	重度高血压（收缩压≥180mmHg 和/或舒张压≥100mmHg）	1
高血压	1	糖尿病	3
糖尿病	1	冠心病	1
既往心肌梗死	1	充血性心力衰竭	3
其他心血管疾病（除外心肌梗死和心房颤动）	1	既往卒中	3
周围动脉疾病	1	本次事件为卒中而非 TIA	2
吸烟	1	总分	最高为 15
既往短暂性脑缺血发作或缺血性卒中	1	评价：总分为 0~3 分为低危，4~7 分为中危，8~15 分为高危	
总分	最高为 9		
评价：总分为 0~2 分为卒中复发低风险患者，3~6 分为卒中复发高风险患者			

B 级证据）。⑤降压药物种类和剂量的选择以及降压目标值应个体化，应全面考虑药物、脑卒中的特点和患者 3 方面因素（Ⅱ级推荐，B 级证据）。研究表明利尿剂或利尿剂联合 ACEI 类降压是有益的（Ⅰ级推荐，A 级证据），但具体的药物选择应该结合药物药理学特性、作用机制、患者具体情况（如肾功能不全、心脏病及糖尿病）等个体化确定（Ⅱ级推荐，B 级证据）。⑥改变不良生活方式是降压治疗的一部分（Ⅱa 级推荐，C 级证据），包括限制钠盐摄入、减肥、多进食水果及蔬菜、低脂奶饮食、规律地有氧运动及限制饮酒。

需要特别指出的是，脑卒中/TIA 后的理想血压目前仍然不清楚，但并非越低越好，须进一步的临床试验后确定。一项有关急性冠脉综合征（ACS）的降压试验对此有重要的参考价值，即 ACS 后的 18~36（均值 24）个月其理想的血压为 130~140/80~90mmHg，在此血压下，其再发心血管事件最低；而过低的血压（<110/70mmHg）或许是危险的。

2. 糖代谢异常和糖尿病　①缺血性脑卒中患者糖代谢异常的患病率高，糖尿病和糖尿病前期是缺血性脑卒中患者脑卒中复发或死亡的独立危险因素，临床医师应提高对缺血性脑卒中或 TIA 患者血糖管理的重视（Ⅱ级推荐，B 级证据）。②缺血性脑卒中患者发病后均应接受空腹血糖、HbA1c 监测，无明确糖尿病病史的患者在急性期后应常规接受口服葡萄糖耐量试验来筛查糖代谢异常和糖尿病（Ⅱ级推荐，B 级证据）。③对糖尿病或糖尿病前期患者进行生活方式和/或药物干预能减少缺血性脑卒中或 TIA 事件，推荐 HbA1c 治疗目标为<7%（Ⅰ级推荐，B 级证据）。降糖方案应充分考虑患者的临床特点和药物的安全性，制订个体化的血糖控制目标，要警惕低血糖事件带来的危害（Ⅱ级推荐，B 级证据）。④缺血性脑卒中或 TIA 患者在控制血糖水平的同时，还应对患者的其他危险因素进行综合全面管理（Ⅱ级推荐，B 级证据）。⑤糖尿病合并高血压患者应严格控制血压在不超过 135/85mmHg，糖尿病合并高血压时，ACEI 类、ARB 类降压药物在降低心脑血管事件方面获益明显（Ⅰ级推荐，A 级证据）。⑥在严格控制血糖、血压的基础上联合他汀类药物可进一步降低脑卒中的风险（Ⅰ级推荐，A 级证据）。

3. 脂代谢异常　①对于非心源性缺血性脑卒中患者，无论是否伴有其他动脉粥样硬化证据，推荐予高强度他汀类药物长期治疗以减少脑卒中和心血管事件的风险（Ⅰ级推荐，A 级证据）。有证据表明，当 LDL-C 下降≥50% 或 LDL-C≤1.8mmol/L（70mg/dl）时，二级预防更为有效（Ⅱ级推荐，B 级证据）。②对于 LDL-C≥2.6mmol/L（100mg/dl）的非心源性缺血性脑卒中患者，推荐强化他汀类药物治疗以降低脑卒中和心血管事件风险（Ⅰ级推荐，A 级证据）；对于 LDL-C<2.6mmol/L（100mg/dl）的缺血性脑卒中患者，目前尚缺乏证据，推荐强化他汀类药物治疗（Ⅱ级推荐，C 级证据）。③由颅内大动脉粥样硬化性狭窄（狭窄率 70%~99%）导致的缺血性脑卒中患者，推荐高强度他汀类药物长期治疗以减少脑卒中和心血管事件风险，推荐目标值为 LDL-C≤1.8mmol/L（70mg/dl；Ⅰ级推荐，B 级证据）。颅外大动脉狭窄导致的缺血性脑卒中患者，推荐高强度他汀类药物长期治疗以减少脑卒中和心血管事件（Ⅰ级推荐，B 级证据）。④长期使用他汀类药物治疗总体上是安全的。有脑出血病史的非心源性缺血性脑卒中患者应权衡风险和获益合理使用（Ⅱ级推荐，B 级证据）。⑤在接受他汀类药物治疗期间，如果监测指标持续异常并排除其他影响因素，或出现指标异常相应的临床表现，应及时减药或停药观察（参考：肝酶超过 3 倍正常值上限，肌酶超过 5 倍正常值上限，应停药观察）；老年人或合并严重脏器功能不全的患者，初始剂量不宜过大（Ⅱ级推荐，

B级证据）。由于SPARCL临床试验中使用的阿托伐他汀的剂量为80mg，对其他人种尤其是亚洲人种是否适宜目前尚不清楚。⑥对于有高胆固醇血症或伴有冠心病的缺血性脑卒中患者，应改变不良生活方式、健康饮食及药物干预（Ⅰ级推荐，A级证据）。

4. 促发因素的控制　躯体内、外环境发生骤然改变时，极易启动体内的凝血或出血的病理生理过程，促发血栓形成或血管破裂出血导致脑卒中发生，当机体罹患高血压时，受内外环境突变的影响更大。已知的促发因素包括：气温骤降、过量饮酒、过度疲劳、情绪波动、感染，等等，应在气温明显变化时适时保温，在日常生活中避免上述不良促发因素。

5. 其他　针对吸烟、酗酒、肥胖、体力活动少等危险因素应改变生活方式，方法可参阅一级预防。

（三）大动脉粥样硬化病变的血管介入或手术

1. 症状性颈动脉颅外段病变（symptomatic extracranial carotid disease）　①症状性颈动脉狭窄70%～99%的患者（过去6个月内发生缺血性脑卒中或TIA），推荐在围手术期并发症（脑卒中及死亡）发生率<6%的医院实施CEA（Ⅰ级推荐，A级证据）。②症状性颈动脉狭窄50%～69%的患者，根据年龄、性别、伴发疾病及首发症状严重程度等在围手术期并发症（脑卒中及死亡）发生率<6%的医院实施CEA（Ⅰ级推荐，A级证据）；对于症状性颈动脉狭窄（非侵入性检查狭窄>70%或血管造影狭窄>50%）的患者，无条件做CEA时，可考虑行CAS（Ⅰ级推荐，B级证据）。③对于症状性颈动脉高度狭窄（>70%）的患者，如果有CEA手术不能到达狭窄、CEA后早期再狭窄、放疗后狭窄，可以考虑行CAS（Ⅱb级推荐，B级证据）；建议在围手术期并发症（脑卒中及死亡）发生率为4%～6%的医院施行CAS（Ⅱa级推荐，B级证据）。④对于颈动脉狭窄导致的脑卒中或TIA患者的治疗还包括使用抗血小板药物、他汀类药物及控制卒中危险因素等（Ⅰ级推荐，B级证据）。建议CEA术后继续抗血小板治疗（Ⅰ级推荐，A级证据）。

2. 椎基底动脉颅外段病变（extracranial vertebrobasilar disease）对椎动脉狭窄导致的脑卒中或TIA，最理想的治疗是抗血小板治疗、他汀类治疗及控制卒中危险因素（Ⅰ级推荐，B级证据）。内科药物治疗无效时，可选择支架置入术作为内科药物治疗辅助技术手段（Ⅱ级推荐，C级证据）。

3. 颅内动脉粥样硬化（intracranial atherosclerosis）　①对伴有颅内大动脉狭窄（50%～99%）的脑卒中或TIA患者，推荐口服阿司匹林（50～325mg/d）（Ⅰ级推荐，B级证据）；血压应<140/90mmHg，总胆固醇应<5.17mmol/L（<200mg/dl）（Ⅱb级推荐，B级证据）。②血管成形术和/或支架植入术的有效性还不确定（Ⅱb级推荐，C级证据）。在标准内科药物治疗无效的情况下，可选择血管内介入治疗作为内科药物治疗的辅助技术手段，但患者的选择应严格和慎重（Ⅲ级推荐，C级证据）。

（四）心源性脑栓塞的抗栓治疗

1. 心房颤动　①对伴有心房颤动（包括阵发性）的缺血性脑卒中患者，推荐使用适当剂量的华法林口服抗凝治疗，预防再发的血栓栓塞事件。华法林的目标剂量是维持INR在2.0～3.0（Ⅰ级推荐，A级证据）。②新型口服抗凝剂可作为华法林的替代药物，新型口服抗凝剂包括达比加群、利伐沙班、阿哌沙班以及依度沙班（Ⅰ级推荐，A级证据），选择何种药物应考虑个体化因素。③伴有心房颤动的缺血性脑卒中患者，若不能接受口服抗凝药物治疗，推荐应用阿司匹林单药治疗（Ⅰ级推荐，A级证据）；也可以选择阿司匹林联合氯吡格雷抗血小板治疗（Ⅱ级推荐，B级证据）。④伴有心房颤动的缺血性脑卒中患者，应根据缺血的严重程度和出血转化的风险，选择抗凝时机。建议出现神经功能症状14天内给予抗凝治疗预防脑卒中复发，对于出血风险高的患者，应适当延长抗凝时机（Ⅱ级推荐，B级证据）。⑤缺血性脑卒中患者，尽可能接受24小时的动态心电图检查。对于原因不明的患者，建议延长心电监测时间，以确定有无抗凝治疗指征（Ⅱ级推荐，B级证据）。

2. 急性心肌梗死和左心室血栓　急性心肌梗死并发缺血性脑卒中或TIA的患者应使用阿司匹林，剂量推荐为75～325mg/d（Ⅰ级推荐，A级证据）；对于发现有左心室血栓的急性心肌梗死并发缺血性脑卒中或TIA的患者，推荐使用华法林抗凝治疗至少3个月，最长1年，目标INR为2.0～3.0（Ⅰ级推荐，B级证据）。

3. 心肌病　对于有心肌病的缺血性脑卒中或TIA患者可考虑华法林（目标INR为2.0～3.0）、阿司匹林（81mg/d）、氯吡格雷（75mg/d）或者阿司匹林（25mg，每天2次）联合双嘧达莫（200mg，每天2次）预防卒中再发（Ⅱb级推荐，B级证据）。

4. 瓣膜性心脏病

（1）自体心脏瓣膜病（native valvular heart disease）：对于有风湿性二尖瓣病变的缺血性脑卒中和TIA患者，无论是否合并房颤，推荐长期使用华法林抗凝治疗，目标INR为2.0～3.0（Ⅱa级推荐，C级证据）；不建议在抗凝的基础上加用抗血小板药物以避免增加出血性并发症的风险（Ⅲ级推荐，C级证据）；对于其他瓣膜病变不合并心房颤动时，可考虑抗血小板治疗。

（2）人工心脏瓣膜（prosthetic heart valves）：对于有人工机械瓣膜的缺血性脑卒中和TIA患者，采用华法林抗凝治疗，目标INR为2.5～3.5（Ⅰ级推荐，B级证据）；对于有缺血性脑卒中或系统性栓塞的人工机械瓣膜患者，如果无高危出血风险（如出血史、静脉曲张或凝血障碍），在抗凝基础上，可加用阿司匹林（75～100mg/d），目标INR为2.5～3.5（Ⅱa级推荐，B级证据）。

（五）非心源性缺血性脑卒中和TIA的抗栓治疗

是指由于动脉粥样硬化、小动脉闭塞或病因不明所导致的缺血性脑卒中和TIA。分为急性期和急性期后/慢性期抗栓治疗。

1. 急性期抗血小板　CHANCE研究表明，早期（发病后24小时内）联合使用氯吡格雷和阿司匹林21天，可减少轻型卒中（NIHSS评分≤3分）患者90天内缺血性卒中复发率，近期完成的POINT研究也显示早期（发病后12小时内）使用联合氯

9

吡格雷和阿司匹林并维持90天，也可降低缺血性卒中复发风险，但增加出血的风险。

缺血性脑卒中急性期的推荐意见：①对于不符合静脉溶栓或血管内取栓适应证且无禁忌证的缺血性脑卒中患者应在发病后尽早给予口服阿司匹林160～300mg/d治疗（Ⅰ级推荐，A级证据）。急性期后可改为预防剂量（50～300mg/d）。②溶栓治疗者，阿司匹林等抗血小板药物应在溶栓24小时后开始使用（Ⅰ级推荐，B级证据）。③对于未接受静脉溶栓治疗的轻型卒中患者（NIHSS评分≤3分），在发病24小时内应尽早启动双重抗血小板治疗（阿司匹林和氯吡格雷）并维持21天，有益于降低发病90天内的卒中复发风险，但应密切观察出血风险（Ⅰ级推荐，A级证据）。

2. 急性期抗凝治疗　①对大多数缺血性脑卒中患者，不推荐无选择地早期进行抗凝治疗（Ⅰ级推荐，A级证据）。②对少数特殊的缺血性脑卒中患者（如放置心脏机械瓣膜）是否进行抗凝治疗，需综合评估（如病灶大小、血压控制、肝肾功能等），如出血风险较小，致残性脑栓塞风险高，可在充分沟通后谨慎选择使用（Ⅲ级推荐，C级证据）。③特殊情况下溶栓后还需抗凝治疗的患者，应在24小时后使用抗凝剂（Ⅰ级推荐，B级证据）。④对缺血性卒中同侧颈内动脉有严重狭窄者，使用急性抗凝的疗效尚待进一步研究证实（Ⅱ级推荐，B级证据）。⑤凝血酶抑制剂治疗急性缺血性卒中的有效性尚待更多研究进一步证实。目前这些药物只在临床研究环境中或根据具体情况个体化使用（Ⅱ级推荐，B级证据）。

3. 急性期后/慢性期抗血小板　①建议给予抗血小板药物预防脑卒中和其他心血管事件复发（Ⅰ级推荐，A级证据）；单用阿司匹林（50～325mg/d）（Ⅰ级推荐，A级证据）、阿司匹林（25mg/d）联合双嘧达莫（200mg，每日2次）（Ⅰ级推荐，B级证据）或单用氯吡格雷（75mg/d）（Ⅱa级推荐，B级证据）都可以作为首选药物，有证据表明氯吡格雷优于阿司匹林，尤其对于高危患者获益更显著（Ⅰ级推荐，A级证据）。②除了轻症卒中或高危TIA患者，其他缺血性脑卒中患者，不推荐长期常规应用阿司匹林联合氯吡格雷，这样会增加出血风险（Ⅲ级推荐，A级证据），但对于有急性冠状动脉疾病（如不稳定型心绞痛、无Q波心肌梗死）或近期有支架成形术的患者，推荐联合应用氯吡格雷和阿司匹林（Ⅰ级推荐，A级证据）。

（六）特殊情况的处理

1. 动脉夹层　对颈动脉颅外段或椎动脉颅内外段夹层的缺血性脑卒中或TIA患者进行至少3～6个月的抗栓治疗（Ⅱa级推荐，B级证据），抗血小板治疗与抗凝治疗相比，其相对有效性还不确定（Ⅱb级推荐，B级证据）；若接受药物治疗后再发缺血性脑卒中，可以考虑血管内治疗（支架植入术）（Ⅱb级推荐，C级证据），不适合做血管内治疗时，可考虑外科治疗（Ⅱb级推荐，C级证据）。

2. 卵圆孔未闭（patent foramen ovale，PFO）　不明原因的缺血性脑卒中和TIA合并卵圆孔未闭的患者，使用抗血小板治疗（Ⅱa级推荐，B级证据），还没有证据表明PFO患者在卒中二级预防时抗凝治疗等同或优于阿司匹林（Ⅱa级推荐，B级证据）。

3. 高同型半胱氨酸血症　对伴有高同型半胱氨酸血症的缺血性脑卒中患者，补充叶酸可以降低同型半胱氨酸水平（Ⅱb级推荐，B级证据），但目前还没有证据表明降低同型半胱氨酸水平能预防卒中再发。

4. 高凝状态

（1）遗传性易栓症（inherited thrombophilia）：对有明确遗传性易栓症的缺血性脑卒中或TIA患者，需评价有无深静脉血栓形成，它能够提示是否需要短期或长期的抗凝治疗（Ⅰ级推荐，A级证据）；无静脉血栓形成的遗传性易栓症患者，发生缺血性脑卒中或TIA后，抗凝或抗血小板治疗均可（Ⅱa级推荐，C级证据）。

（2）抗磷脂抗体综合征：对于原因未明的缺血性脑卒中或TIA患者，若抗磷脂抗体阳性，推荐抗血小板治疗（Ⅱa级推荐，B级证据）；对于诊断为抗磷脂抗体综合征的缺血性脑卒中或TIA患者，推荐抗凝治疗，目标INR为2.0～3.0（Ⅱa级推荐，B级证据）。

5. 镰状细胞病　伴镰状细胞病的缺血性脑卒中或TIA的成年患者，推荐使用抗血小板治疗，同时要控制卒中其他危险因素（Ⅱa级推荐，B级证据）；其他治疗还包括常规的输血治疗（血红蛋白S降至总血红蛋白的30%～50%）、羟基脲或手术治疗（Ⅱb级推荐，C级证据）。

6. 颅内静脉窦血栓形成　对急性颅内静脉窦血栓形成的患者抗凝治疗很可能有效（Ⅱa级推荐，B级证据）；建议抗凝治疗至少3个月，然后改为抗血小板治疗（Ⅱa级推荐，C级证据）。

7. 法布里病（Fabry disease）　伴Fabry病的缺血性脑卒中或TIA患者，推荐α半乳糖苷酶替代治疗（Ⅰ级推荐，B级证据），同时对其他卒中危险因素进行相应的二级预防（Ⅰ级推荐，C级证据）。

8. 女性卒中患者（stroke in women）

（1）妊娠期：缺血性脑卒中或TIA的妊娠期女性患者，伴高危血栓栓塞（如高凝状态或人工机械性心脏瓣膜）因素时，可在妊娠期给予适当剂量普通肝素（UFH，每隔12小时皮下注射，监测APTT），或低分子肝素（LMWH，妊娠期全程监测抗Ⅹa因子），或前13周给予UFH或LMWH，之后给予华法林直至妊娠的晚期，最后再恢复UFH或LMWH直至分娩（Ⅱb级推荐，C级证据）；不伴高危血栓栓塞因素时，在早期妊娠时可给予UFH或LMWH治疗，后期可给予低剂量阿司匹林（Ⅱb级推荐，C级证据）。

（2）绝经后：激素治疗不推荐绝经后的缺血性脑卒中或TIA女性患者激素治疗（雌激素伴或不伴孕激素）用于卒中的二级预防（Ⅲ级推荐，A级证据）。

附：颅内出血的预防和脑出血复发的预防

1. 颅内出血的预防　对于脑出血、蛛网膜下腔出血或硬膜下血肿的患者，需停用抗凝及抗血小板药物至少1~2周，同时立即用新鲜冰冻血浆或凝血酶原复合物及维生素K对抗华法林（Ⅱa级推荐，B级证据）；硫酸鱼精蛋白可用来对抗肝素（Ⅰ级推荐，B级证据）；抗栓药物相关性脑出血患者何时开始抗栓治疗取决于血栓栓塞的风险、再发脑出血的风险及患者整体情况。

动脉瘤性蛛网膜下腔出血（SAH）的处理只要条件允许，就应对动脉瘤行夹闭手术或者血管内治疗。每例SAH患者最合适的治疗方案均应该由经验丰富的神经外科和血管内治疗医师共同商议决定。高血压与动脉瘤性SAH之间的关系尚不明确，但还是建议对高血压患者行降压治疗，以预防缺血性卒中、脑出血以及心脏、肾脏等器官损害（Ⅰ级推荐，A级证据）；戒烟可以降低SAH风险，但目前仅有间接证据支持此观点（Ⅱa级推荐，B级证据）。

2. 预防脑出血复发　基于人群的调查显示，在首次脑出血后患者复发的风险为2.1%~3.7%。脑出血复发密切相关的危险因素包括：高血压、脑叶出血（提示脑淀粉样血管病可能性大）、高龄、饮酒、接受抗凝治疗、载脂蛋白Eε2或ε4等位基因携带者及MRI上多发出血灶等。其中，高血压为最重要的可控危险因素，积极控制高血压可有效降低脑出血复发。关于急性期后的血压控制遵循国际最新高血压管理方面的研究结论，建议伴有糖尿病或慢性肾病的高血压患者的血压控制目标值为<140/90mmHg。推荐意见：①应对脑出血患者进行复发风险评估，并针对病因控制危险因素（Ⅱ级推荐，B级证据）；②积极治疗高血压病是预防脑出血复发的有效手段（Ⅰ级推荐，B级证据），推荐血压控制目标为<140/90mmHg（Ⅱ级推荐，B级证据）。

第十二节　短暂性缺血发作

（盛文利　黄如训）

9

短暂性缺血发作（transient ischaemic attacks，TIA）的研究进展迅速，观念更新甚快，但争议亦颇多。其核心是24小时最长缺血时间的科学性和组织学损害的界定。

经典TIA的定义是指由于颈内动脉或椎基底动脉系统突然缺血发作导致的相应供血区域的组织（主要为脑组织和视网膜）发生短暂的、可逆的、局灶性或全面性的中枢神经系统或视网膜功能障碍，持续时间典型者5~10分钟，大多数不超过1小时，偶尔有最长不超过24小时，症状和相关的责任体征在该最长限定时间内完全性消退，常多次发作。排除非血管源性病因，强调常见和最长缺血持续时间以及临床征象在24小时内消失。

2009年美国AHA/ASA发表了最新的TIA定义和评价，指出TIA的研究已经取得重要进展，需要更新：①明确提出缺血部位应包括脑、脊髓或视网膜；②TIA的名称是短暂性缺血发作而非短暂性脑缺血（对应的英文中并无“脑”）发作，后者作为一个临床上惯用的诊断术语存在局限；③缺血尚未达到梗死程度是新概念的核心。现代TIA定义强调使用客观检查手段排除中枢神经（脑和脊髓）或视网膜梗死的必要性，不能仅依赖临床表现持续时间最长无超过24小时来界定。

【病因与发病机制】

目前认为大多数TIA患者与颅内外动脉粥样硬化有关。关于发病机制的学说主要有：

1. 微栓塞　主要源于心脏和颅内外大动脉动脉粥样硬化斑块脱落形成的微栓子。当微栓子崩解或向血管远端移动后，局部血流恢复，症状便消失。

2. 脑血管痉挛　可引起可逆性动脉狭窄，使受累血管远端缺血。

3. 血流动力学改变　在动脉狭窄基础上，突然血压降低或血压波动时，导致脑局部血灌流量一过性减少，当血压回升后，局部脑血流恢复正常，TIA的症状消失。

4. 其他　血液学改变，如真性红细胞增多症、贫血、白血病、血小板增多症、异常蛋白血症、血纤维蛋白原含量增高等所致的高凝状态。动脉受压（如椎动脉异常受压）、脑盗血综合征、脑动脉炎等，也可能引起一过性缺血发作。

【临床表现】

我国TIA的人群患病率为180/10万。TIA好发于50~70岁，男∶女约为3∶1。患者多伴有高血压病、高脂血症、糖尿病、冠心病等脑血管病常见危险因素。

1. 临床特点

（1）发病迅速：大多数局灶性中枢神经系统或视网膜功能缺损症状达高峰不超过5分钟，通常少于2分钟。

（2）持续时间短：症状、体征一般持续10~15分钟，大多数在1小时内消退，不遗留任何中枢神经系统或视网膜功能缺损的症状和体征。

（3）反复发作：多可达每日数次，少则数月或数年一次。

（4）临床征象：短暂缺血可以累及任何脑部供血动脉（颈总、颈内、大脑前、大脑中、大脑后、眼动脉、椎动脉、基底动脉、小脑动脉、穿支动脉等），临床表现为各种受累血管综合征。可于脑卒中之前发生，也可以跟脑卒中伴随，还可以罕见于发生脑卒中之后。

（5）颅脑MRI或CT：排除脑梗死。

2. 临床类型　TIA的症状多种多样，取决于受累血管的分布，可依受累血管不同而出现多种症状和体征的组合，总体上可分为：

（1）颈内动脉系统：据文献报道，颈内动脉颅外段病变的患者在卒中前约50%~70%的患者有TIA发作。然而，尚缺乏颅内段病变导致TIA发作的统计资料。

1）基本征象：病变对侧中枢性的面舌瘫、肢体单瘫或偏瘫，可伴有感觉障碍。优势半球受损的失语和失用，非优势半球受累的空间定向障碍（大脑中动脉供血区）；人格和情感障碍（大脑前动脉供血区）。

2）特征性表现：病变侧单眼一过性、无痛性的黑矇或失明，对侧偏瘫及感觉障碍（眼动脉交叉瘫）；同侧Horner征，对侧偏瘫(Horner 交叉瘫)。

3）可能出现的征象:病灶对侧同向性偏盲(大脑中、后动脉皮质支分水岭区缺血,颞枕交界区受累所致),半侧舞蹈样发作或偏身投掷。

（2）椎基底动脉系统

1）基本征象:最常见的症状是眩晕、恶心、呕吐,可以伴有或不伴有复视、眼震、单侧或双侧面部和口周及舌尖麻木、耳鸣、构音不清、走路不稳、共济失调和肢体无力等。因缺血的位置及范围不同,更常见多种组合征象。仅有<1%的患者表现为单一症状。

2）特征性表现:①跌倒发作(drop attack),表现为突发双下肢无力倒地,但意识清楚,大多数发生在站立或行走时,多在转头或转颈后出现,是由于脑干网状结构下部一过性缺血引起。②短暂性全面遗忘症(transient global amnesia,TGA),呈现突发的一过性记忆丧失,伴时间、空间定向力障碍,但较复杂的高级皮质活动如书写、计算和对话等功能保留完整。多在数分钟或数小时后缓解,较少超过 12 小时,不超过 24 小时,遗留有完全的或部分的对发作期间事件的遗忘(颞叶、海马等部位缺血所致)。③旋转性椎动脉闭塞综合征(rotational vertebral artery occlusion,RVAO;或称为 bow hunter syndrome),特征表现头旋转性眩晕、眼球震颤,头回复至正中位时眩晕和眼震消失,少数患者尚伴有耳鸣。TCD 可用于该病的筛查,可提示转头时小脑下后动脉的流速显著下降。血管造影可显示椎动脉受压的位置和受压程度。手术治疗有效且持久。

3）可能出现的征象:交叉性感觉障碍(延髓背外侧综合征)、脑神经交叉性瘫痪(Weber 综合征、Millard-Gubler 综合征、Foville 综合征和 Dejerine 综合征)、吞咽困难和构音障碍(真性或假性延髓瘫痪)、共济失调及平衡障碍(小脑或小脑-脑干联系纤维损害)、意识障碍(脑干网状结构中上部受损等)。小脑下后动脉(posteriorinferior cerebellar artery,PICA)和小脑下前动脉(anterior inferior cerebellar artery,AICA)狭窄性病变和/或远端分支闭塞可以导致单纯性眩晕反复发作。

4）脊髓 TIA 的临床征象:胸 4 节段最常缺血受累。多数为脊前动脉的缺血发作致脊髓前 2/3 受累的症状,可有发作性双下肢无力和麻木,活动时加剧,多持续数分钟后消失。偶有根动脉缺血发作致脊髓半切损害的症状,可有发作性一侧下肢无力,另一侧下肢麻木。但脊髓 TIA 的系统临床研究甚少。

【辅助检查】

1. 责任病灶的检查　常规颅脑 CT 和 MRI 检查无责任梗死病灶。MRI 弥散加权成像(DWI)和灌注加权成像(PWI)是鉴别有无组织缺血的主要手段,此外,SPECT 和 PET 检查亦有助于鉴别组织缺血。必须强调的是,疾病发作时,可查出责任缺血灶,是区分 TIA 和脑梗死的重要依据。

2. 责任血管评价　颈部血管彩超可以观察颈部血管颅外段是否有狭窄、动脉粥样斑块;TCD 可发现颅内大动脉狭窄、痉挛,评估侧支循环情况、进行微栓子监测;DSA 检查是评估颅内外血管病变最为准确的诊断方法,但属于有创检查;无创性血管成像技术 MRA 和 CTA 可以显示颅内和颈部大血管狭窄或闭塞等情况。

【诊断与鉴别诊断】

1. 诊断要点　①多见于中老年人,多合并有脑血管病的常见危险因素;②表现为突发的局灶性脑、视网膜或脊髓功能缺损,症状持续多于 1 小时内缓解,反复发作,症状具有刻板性;③颅脑 CT 和 MRI 正常或未显示责任梗死病灶;④排除其他疾病。

由于多数患者就诊时症状和体征已消失,诊断主要依靠病史,特别注意上述的临床特点中突发性、可逆性、短暂性、反复性及相对刻板性等,应可作出明确的定位诊断及受累的责任血管,临床上至少应确定在颈内动脉系统和椎基底动脉系统,有的可能细分出哪条分支动脉如眼动脉、大脑中动脉、大脑后动脉、内听动脉、小脑下前动脉等。

2. 鉴别诊断

（1）淀粉样发作(amyloid spells):又称短暂性局灶性神经系统发作(transient focal neurological events/episodes,TFNE)。特征性的表现为:短暂性(通常小于 30 分钟)、反复发作的、刻板的神经系统症状,包括麻木、无力、语言障碍等,其中最具特征性的表现为播散性(spreading)的感觉异常,通常从手指向上肢近端蔓延,符合感觉皮质分布特征,上述症状可短时间内完全缓解。这种特征性的感觉异常临床上高度提示脑淀粉样血管病(cerebral amyloid angiopathy,CAA)相关急性孤立皮质蛛网膜下腔出血。应及时行颅脑 CT、SWI、脑电图和脑血管检查,一旦确诊,应避免抗栓(抗凝和抗血小板)治疗,以免增加脑叶出血的风险,可使用抗惊厥药物。

（2）可疑的 TIA(possible TIA):美国国立神经疾病和卒中研究院(NINDS)的脑血管病分类Ⅲ中指出,缺血性局灶脑功能障碍见于 TIA、脑卒中。TIA 又分为颈内动脉系统、椎基底动脉系统、颈内动脉及椎基底动脉系统、未明确定位/血管系统和可疑的 TIA。可疑的 TIA 是指某些症状可见于 TIA,但又非典型的 TIA 症状(如孤立性的眩晕或头晕、构音障碍、吞咽障碍、意识模糊等)。而诊断 TIA,最重要的是发作时的病史(由患者描述,且就诊时大多已消失,检查者无法获得客观体征)以及医师的问诊技巧,某些常见症状(如头晕和麻木)并非都指向 TIA,当证据不够充分,不足以诊断为 TIA,应诊断为可疑的 TIA。近年来,基于对可疑的 TIA 的进一步临床研究,对“短暂性神经发作”“短暂性孤立性脑干症状/发作”“急性短暂性前庭综合征”等进行了临床探讨。

（3）短暂性神经发作(transient neurological attack,TNA):是指突然出现的神经缺损症状,在 24 小时内完全缓解,可以是缺血或非缺血性的。这些症状可为局灶性(包括偏瘫、偏身麻木、失语、构音不清、一过性黑矇、偏盲、偏侧共济失调、复视、眩晕)、非局灶性(意识模糊或不清、健忘、不稳感、头晕、感觉异常、双侧性的无力、不适感)或混合性。需排除偏头痛、癫痫、梅尼埃病、过度换气综合征、心源性晕厥、低血糖和直立性低血压等疾病。据临床研究,局灶性 TNA 的患者,发生卒中的风险高于无 TNA 的患者，但缺血性心脏病和痴呆的风险相等。非局灶性 TNA 患者卒中和痴呆的风险高于无 TNA 的患者，混合性 TNA 患者卒中、缺血性心脏病、血管性死亡和痴呆的风险高于无 TNA 的患者。说明短暂性神经发作的症状，有较高风险（局灶性 TNA 高 2.14 倍）最终发展为脑卒中，而且动态 MRI 的 DWI 研究亦发现新发梗死，应积极识别和干预 TNA。

（4）短暂性孤立性脑干症状/发作（transient isolated brainstem symptoms/attack）：随着 TNA 临床研究的继续和深入，短暂性孤立性脑干症状/发作指未能归类于确诊的椎基底动脉系统 TIA 的孤立性眩晕、无局灶症状的眩晕、孤立性复视、短暂性全身性无力、双侧性的视觉障碍等症状，尤其是指发生于确诊的椎基底动脉系统卒中前的症状。在确诊的椎基底动脉系统 TIA 前，这些短暂性孤立性脑干症状比较常见。包括眩晕在内的脑干孤立症状，在更多的研究后，或许可以拓宽或重新定义 TIA。

（5）急性短暂性前庭综合征（acute transient vestibular syndrome，ATVS）：指急骤发病的眩晕/头晕、恶心/呕吐、头部运动不能耐受、步态不稳、眼震等一组症状/体征，症状体征持续时间小于 24 小时，为前庭中枢部或/和周围部受累导致，病因包括缺血性的和非缺血性的。据临床研究，约 27% 的 ATVS 患者最终形成了脑卒中，其中 15% 为小脑梗死，12% 为小脑低灌注，多因素分析后发现，局灶性的神经症状或体征、椎动脉狭窄或发育不良、颅颈交界处的疼痛是发生脑卒中独立的危险因素。

（6）急性椎基底动脉脑缺血发作：核心症状为急骤发生的、血管源性的严重眩晕，分为椎基底动脉 TIA（在 24 小时内，大多数在 1 小时内完全缓解）、椎基底动脉可逆性缺血发作（临床症状可超过 24 小时，甚至长达数日）、小脑下前动脉综合征（伴有病变同侧的耳聋是其特征之一）和小脑下后动脉综合征（延髓背外侧受损后出现的单一或组合症状）。MRI 的 DWI 及 PWI、SPECT、PET、TCD、颅内及颈部的血管影像学等检查，有助于本病的早期诊断或病因的确定。

（7）癫痫的部分性发作：通常表现为局灶肢体抽动，多起自一侧口角，然后扩展到面部或一侧肢体，或表现为肢体麻木感和针刺感，一般持续时间更短。EEG 可有异常。部分性癫痫大多由脑部局灶性病变引起，颅脑 CT 和 MRI 可能发现病灶。

（8）梅尼埃病：好发于 50 岁以内的中年患者，表现为反复发作性眩晕伴恶心、呕吐、一侧耳鸣、耳内胀满感，每次发作往往超过 20 分钟，少数可持续数小时至数天，随着发作次数的增多，逐渐出现听力减退。电测听可发现异常，冷热水试验可显示前庭功能减退或消失。

（9）偏头痛：首次发病在青年或成人早期，多有家族史。头痛前可有视觉先兆，表现为亮点、闪光等，先兆消退后出现头痛。神经系统无阳性体征。麦角胺制剂止痛有效。

（10）DWI 阴性脑梗死：目前的指南和共识均推荐，弥散加权成像（DWI）是鉴定有无组织学损害的重要工具。在发病 24 小时内，如 DWI 未发现急性期脑梗死证据，诊断为影像学确诊 TIA；如 DWI 有明确的急性期脑梗死证据，则无论发作时间长短均不再诊断为 TIA，而应诊断为急性期脑梗死，未发现病灶者诊断为临床确诊 TIA。不论影像学确诊 TIA 或临床确诊 TIA，均存在 DWI 阴性脑梗死的可能性。据公开发表的临床研究论文显示，初始 DWI 阴性（起病 24 小时内完成 DWI）的脑缺血（包括 TIA 和脑梗死）患者占 3.5%～25.6%，在随访的第 30 天再行 DWI 时，在 23.1% DWI 阴性的脑梗死患者中发现了腔梗或后循环梗死病灶；在 6.3% 和 3.2% 的 DWI 阴性的 TIA 患者发现了相对对比剂平均通过时间（relative mean transit time：rMTT）下降及梗死病灶。荟萃分析显示，导致 DWI 阴性脑梗死的主要原因是梗死灶位于后循环或者病灶比较小，动态 MRI 检查是区别 DWI 阴性脑梗死和 TIA 的重要手段。

（11）腔隙性短暂性缺血发作（lacunar transient ischemic attacks，lacunar TIA）：一直存在争议。由细小的穿支动脉间隙性、短暂性闭塞后导致的临床症状，这种小血管的短暂闭塞与大血管的短暂闭塞鉴别相当困难，且往往有这种倾向性，即神经功能恢复完全，间歇性出现症状，症状持续数小时，偶有持续数天，常见的临床征象为“内囊预警综合征（capsular warning syndrome）”，表现有面部、手和腿的扩展性发作性的无力（escalating episodes of weakness），最终可以发展为内囊梗死，其本质是疾病发展过程中的不同阶段自限（仅有 TIA）或非自限（形成腔梗）的临床表现。

（12）其他：多发性硬化的发作性症状、皮质或皮质下的占位性病变，低血糖、低血压、慢性硬膜下血肿可引起类似 TIA 的表现，要注意鉴别。

【治疗】

TIA 是脑卒中的高危因素，进行治疗时，必须首先明确，TIA 是急症，需要紧急积极治疗。主要目标是控制发作和预防脑卒中。

1. 抗血小板聚集药物　对于高危非心源性 TIA 患者（ABCD2≥4 分），推荐常规应用双联（氯吡格雷联合阿司匹林）抗血小板药物。此推荐基于以下两项 RCT 研究，CHANCE（发病 12 小时内，氯吡格雷负荷剂量 300mg，之后 75mg/d 至 90 天，同时，阿司匹林第 1 天 75～300mg，之后 75mg/d 至 21 天）和 POINT 研究（发病 24 小时内，氯吡格雷负荷剂量 600mg，之后 75mg/d 至 90 天，同时，阿司匹林 50～325mg/d 至 90 天）均证实，其主要终点事件[CHANCE 研究的终点时间为 90 天主要复合缺血事件，包括缺血性卒中、心肌梗死和缺血性血管源性死亡；POINT 研究为 90 天新发卒中（缺血性和出血性卒中）]均优于对照组，且大出血等安全性事件无显著差异，提示双抗治疗能获益。尤其是 CHANCE 研究其入组患者均为中国患者，对国人的指导意义更大。此外，对合并有急性冠状动脉疾病或近期有支架成形术的 TIA 患者，推荐联合应用氯吡格雷和阿司匹林。

非高危 TIA 患者，推荐单一抗血小板药物，阿司匹林，50～300mg，每天 1 次，通过环氧化酶而抑制血小板聚集。氯吡格雷，75mg，每天 1 次，是 ADP 诱导的血小板聚集抑制剂，与阿司匹林相比，氯吡格雷致上消化道出血的发生率显著减少，在预

9

防血管性事件方面优于阿司匹林。

2. 抗凝治疗 不作为TIA患者的常规治疗，对于伴发心房颤动（包括阵发性）、风湿性二尖瓣病变、二尖瓣关闭不全、有人工机械瓣膜的TIA患者（感染性心内膜炎除外），建议使用华法林口服抗凝治疗，目标剂量是维持INR在2.0~3.0或凝血酶原时间（PT）为正常值的1.5倍。不能接受抗凝治疗的患者，推荐使用抗血小板治疗。有出血倾向、溃疡病、严重高血压及肝肾疾病的患者禁忌抗凝治疗。一般选用华法林6~12mg，每天1次，口服，3~5天后改为2~6mg维持。必要时可用静脉肝素或低分子肝素皮下注射。

3. 其他 主要针对危险因素及可能病因。针对可能存在的脑血管病危险因素如高血压病、糖尿病、血脂异常等要进行积极有效的治疗。高血压病患者降压目标一般应达到≤140/90mmHg；低密度脂蛋白胆固醇水平降至2.59mmol/L以下，或下降幅度达到30%~40%，伴有大动脉易损斑块、冠心病、糖尿病等多种危险因素的应控制在2.07mmol/L以下。如患者血纤维蛋白原明显增高，可以考虑应用降纤药物如巴曲酶、降纤酶、蚓激酶。对存在供血动脉狭窄引致TIA，常用手术和介入治疗方法包括颈动脉内膜切除术（CEA）和动脉血管成形术（PTA）。如有或无症状，单侧的重度颈动脉狭窄>70%，或经药物治疗无效者可考虑行CEA或PTA治疗。

【预后】

1. 评估脑卒中的风险 ABCD2评分是目前临床预测TIA进展为脑梗死的一种简便、有效的方法，具体评分见表9-12-1。在ABCD2基础上，ABCD3增加TIA的发作次数评分（至少2次TIA发作，其中一次为本次TIA发作前的7天内有一次TIA发作，为2分）。ABCD3-I增加影像评价［血管超声或CTA/MRA提示有同侧的颈内动脉狭窄50%，为2分；急性期（本次TIA发作的7天内）DWI有高信号改变，为2分］，可以进一步提高卒中风险预测率12.7%，而且ABCD3-I优于ABCD3。

表9-12-1 ABCD2评分

临床因素	评分标准	计分
年龄（A）	≥60岁	1
血压（B）	TIA发生后的第一次血压，收缩压≥140mmHg或舒张压≥90mmHg	1
临床症状（C）	单侧肢体无力伴言语障碍	2
	言语障碍但不伴肢体无力	1
症状持续（D）	≥60分钟	2
	10~59分钟	1
糖尿病史（D）	有	1

注：总分最高为7分。其中1~3分为低危，4~5分为中危，>5分为高危；分值越高，发生脑梗死的风险越高。这些变量中，单侧肢体无力和症状持续时间超过1小时是预测脑卒中的最重要的变量。

2. TIA发展为脑卒中的概率 TIA患者发生卒中的概率明显高于一般人群。大型的队列研究和基于人群的研究均表明，约有10%~15%的TIA患者在3个月内发展为脑卒中，而且这部分脑卒中患者有一半的患者是在TIA后48小时内发展为脑卒中。一次TIA后1个月内发生卒中的概率为4%~8%，一年内12%~13%，5年内则达24%~29%。TIA患者发生卒中在第1年内较一般人群高13~16倍，5年内可达7倍之多。不同病因的TIA患者预后不同。表现为大脑半球症状的TIA和伴有颈动脉狭窄的患者有70%的人预后不佳，2年内发生卒中的概率是40%。最新的一项TIA登记项目（TIA registry. org project）发现，发生TIA或小卒中后，第1年发生心脑血管事件发生率为6.4%，第2~5年的发生率亦为6.4%，其中第2~5年的复合主要临床结局事件占全部事件的50.1%，说明TIA发生后，存在长期风险。

由于TIA的争论仍然在继续，因此，TIA的临床和影像研究更需深入。如何进一步鉴别DWI无异常的TIA患者有无再发或形成脑梗死的风险？早期有DWI异常的患者，后期随访并无脑梗死证据，说明部分患者缺血持续时间超过24小时后仍然是可逆的，因此，临床和影像学研究应努力区别TIA和脑梗死之间的缺血阈值。

第十三节 脑 梗 死

（范玉华）

脑梗死（cerebral inarction）又称缺血性脑卒中（cerebral ischemic stroke）是指由于血液供应缺乏导致局部脑组织缺血、缺氧而发生的坏死或软化。脑梗死是脑卒中中最常见的一种类型，约占全部脑卒中的70%。脑梗死具有发病率高、致残率高、死亡率高的特点，目前是引起痴呆、老年癫痫和老年抑郁的常见原因。

脑梗死的分型方法有多种。根据临床表现，牛津郡社区卒中计划（oxfordshire community stroke project，OCSP）将脑梗死分为四型：完全前循环梗死、部分前循环梗死、后循环梗死和腔隙性梗死。根据病因分型，目前国际上应用比较广泛的是TOAST分型，将脑梗死分为五型：大动脉粥样硬化型、心源性栓塞型、小动脉闭塞型、其他明确病因型和不明原因型。由于明确病因对判断预后、指导治疗以及二级预防方案的选择都非常重要，也有助于对未知领域开展相关的临床研究。中国学者提出了中国缺血性卒中亚型（CISS分型），结合了病因及发病机制一起对脑梗死进行分型。虽然各个分型标准不尽相同，但是都一致认为大动脉硬化、心源性栓塞和小动脉闭塞等为最主要，其他原因包括动脉夹层、卵圆孔未闭、动脉炎、先天性肌纤维发育不良等。

一、大动脉粥样硬化性脑梗死

【病因与发病机制】

主要是各种原因导致的颅内外大、中动脉及其主要分支的动脉粥样硬化。动脉粥样硬化形成过程比较复杂，高血压、糖尿病及血脂异常等在动脉粥样硬化的过程中起着重要作用。

动脉粥样硬化容易发生在动脉分支附近，如颈动脉窦部及虹吸部、大脑中动脉近端及椎动脉近端等部位，与这些部位血液容易发生湍流有关系。大动脉粥样硬化导致脑梗死的机制包括血栓形成、动脉-动脉栓塞、载体动脉病变堵塞穿支动脉、低灌注及血液成分异常。

1. 动脉血栓形成　动脉粥样硬化斑块、溃疡、出血都可以促进血小板的黏附、聚集和释放，进而导致血栓形成，引起急性管腔狭窄、闭塞，血流停止，供血区脑组织缺血坏死。西方国家人群多见于颅外颈内动脉起始部，而我国人群更多见于颅内颈内动脉虹吸段、大脑中动脉、前动脉、后动脉及其主要分支。

2. 动脉-动脉栓塞　动脉粥样硬化斑块碎裂或者血栓脱落成为栓子，栓塞远端直径较小的动脉，形成脑梗死，被称为"动脉-动脉栓塞"。

3. 载体动脉病变堵塞穿支　动脉粥样硬化斑块或者血栓形成覆盖了穿支动脉的开口，导致穿支动脉的闭塞，形成脑梗死。

4. 血流动力学与血液成分异常　动脉粥样硬化病变导致管腔狭窄后，血流动力学改变包括低血压或血压波动时，可引起病变血管的血流较少，病变血管远端的脑组织发生低灌注，严重时可以导致脑梗死。血液成分异常，可导致狭窄部位血栓形成或者栓子形成阻塞狭窄血管，导致脑梗死的发生。

5. 混合机制　动脉-动脉栓塞、血流动力学因素可以合并同时存在于同一患者，血流动力学的因素导致栓子清除能力的下降常发生于动脉粥样硬化性颈内动脉严重狭窄的患者。

【临床表现】

多见于有高血压、糖尿病、冠心病及血脂异常的中老年人。常常在安静或睡眠中起病。部分病例发病前有 TIA 病史。临床表现取决于梗死灶的大小和部位，可在数小时至 3 天内逐渐加重。多无头痛、呕吐、昏迷等全脑症状，起病即有昏迷的多为脑干梗死；大面积大脑半球梗死多在局灶症状出现后意识障碍逐渐加深。

1. 前循环脑梗死

（1）颈内动脉：颈内动脉闭塞的临床表现复杂多样。颅外段闭塞时，如果侧支循环代偿良好，可以不产生任何症状或体征，侧支循环不良可引起同侧半球从 TIA 到大片脑梗死的临床表现，出现同侧 Horner 征、对侧轻单瘫或轻偏瘫、同向偏盲、失语、失认、完全性偏瘫和偏身感觉障碍，呈现不同类型的大脑中动脉综合征。影响眼动脉时可出现一过性单眼视朦，但持续性单眼失明较为少见。听诊可以在颈内动脉起始部听到高调血管杂音，触诊可发现颈内动脉搏动减弱或消失。

（2）大脑中动脉（MCA）：

1）完全 MCA 综合征：MCA 起始段（M1）阻塞，引起神经系统功能缺损，因为此处阻断位于 Willis 环远端，对侧前循环经前交通动脉和后循环经后交通动脉的侧支血流均无法到达，所以获得侧支循环血液供应的机会仅限于大脑表面的皮质支。完全 MCA 综合征的临床表现包括：既有深部 MCA 综合征的对侧偏瘫、偏身感觉障碍，又有浅部 MCA 综合征的对侧同向偏盲和向对侧注视障碍，在优势半球可有完全性失语，因广泛脑水肿常有昏迷，严重者颅内高压可致脑疝而死亡。

2）深部 MCA 综合征：由单条至数条 MCA 深穿支闭塞时引起。另外当 MCA 近端主干闭塞时，如果皮质吻合支的血流很有效，可以只表现中央支闭塞症状即整个对侧偏瘫（头面、上肢、下肢）和/或偏身感觉障碍、构音障碍，而没有皮质功能缺损征象。

3）浅部 MCA 综合征：上部皮质支闭塞可出现中枢性面瘫及舌瘫，上肢重于下肢的偏瘫，优势半球可有运动性失语；下部皮质支闭塞可有感觉性失语，头和双眼转向病灶侧（向对侧注视瘫痪），对侧同向偏盲或上象限盲，或空间忽视。当 MCA 发出中央支后的主干闭塞时，就可同时出现上、下皮质支闭塞的征象。

（3）大脑前动脉（ACA）：ACA 主干闭塞引起对侧下肢重于上肢的偏瘫、偏身感觉障碍，一般无面瘫，可有小便控制障碍。通常单侧 ACA 闭塞，由于前交通动脉的侧支循环代偿，症状可以不出现。部分患者双侧大脑前动脉由一条主干发出，主干闭塞时可引起双侧大脑半球内侧面梗死，表现为双下肢瘫痪、尿失禁、强握等原始反射及精神症状。

（4）脉络膜前动脉：脉络膜前动脉闭塞常引起三偏症状群，特点为偏身感觉障碍重于偏瘫，同向偏盲又重于偏身感觉障碍，部分患者会出现感觉过度、丘脑手、患肢水肿等。

2. 后循环脑梗死

（1）椎动脉：若两侧椎动脉的粗细差别不大，当一侧闭塞时，通过对侧椎动脉的代偿作用，可以无明显症状。约 10% 的患者一侧椎动脉细小，脑干仅由一侧椎动脉供血，此时供血动脉的闭塞可以引起病变范围等同于基底动脉或双侧椎动脉阻塞后的梗死区域，症状较为严重。

1）延髓背外侧综合征（Wallenberg syndrome）：由小脑下后动脉或椎动脉供应延髓外侧的分支闭塞所致。目前证实大约 10% 是小脑下后动脉病变引起，75% 同侧椎动脉闭塞，余下为基底动脉闭塞。临床表现为突发眩晕、恶心、呕吐和眼球震颤（前庭神经核及内侧纵束受损）；构音障碍、吞咽困难及饮水呛咳（疑核及舌咽、迷走神经受损）；同侧小脑性共济失调（绳状体损伤）；交叉性感觉障碍包括同侧面部痛觉、温度觉丧失（三叉神经脊髓束及核受累）和对侧躯体痛觉、温度觉丧失（脊髓丘脑侧束受累）；同侧 Horner 综合征（交感神经下行纤维受损）。

2）延髓内侧综合征（Dejerine syndrome）：又称脊髓前动脉综合征，表现为对侧肢体痉挛性瘫痪，对侧上下肢及躯干感觉（深感觉和触觉）障碍，同侧舌下神经的核性或核下性瘫痪。

（2）基底动脉：基底动脉主干闭塞，表现为眩晕、恶心及呕吐、眼球震颤、复视、构音障碍、吞咽困难及共济失调等，病情进展可以出现延髓瘫痪、四肢瘫、昏迷、中枢性高热、应激性溃疡，常导致死亡。

1）中脑腹侧综合征（大脑脚综合征、Weber 综合征）：多为供应中脑的基底动脉穿通支闭塞引起，表现为病侧动眼神经瘫痪；对侧偏瘫。

2）红核下部综合征（Claude syndrome）：临床少见，是由供应红核前部的旁中央动脉终末支梗死导致的中脑内侧被盖部病变所致，表现为同侧动眼神经瘫痪引起的复视、上睑下垂、眼球外斜固定以及红核损伤引起的对侧肢体共济失调，步态不稳，轮替动作不良。

3）Wernekink 联合综合征：基底动脉旁正中支闭塞时，可引起 Wernekink 联合损害，表现为双侧小脑性共济失调，包括肢体共济失调、躯干共济失调以及共济失调性构音障碍，偶可伴有眼球运动障碍和腭肌痉挛。

4）脑桥腹外侧综合征（Millard-Gubler syndrome）：多是供应脑桥的旁中央支闭塞所致，表现为病侧展神经和面神经周围性瘫痪，对侧偏瘫。

5）脑桥腹内侧综合征（Foville syndrome）：表现为病灶侧眼球不能外展、周围性面神经瘫痪和双眼向对侧凝视，对侧中枢性偏瘫。

6）脑桥被盖综合征（Raymond-Cestan syndrome）：为基底动脉长旋支受损，出现病灶侧肢体不自主运动及小脑征、对侧轻偏瘫及感觉障碍、不能向病灶侧凝视。

7）一个半综合征：一侧桥脑侧视中枢（外展旁核）及对侧已交叉过来的内侧纵束（联系动眼内直肌核）同时受到破坏，即病变侧的侧视中枢（一个）和联系动眼内直肌核的内侧纵束（半个）受损，出现患侧眼不能内收和外展，对侧眼不能内收，外展时水平眼震，两眼内聚运动仍正常。

累及脑桥侧视中枢和内侧纵束的损害，在一个半综合征的基础上还有比较多具有定位价值的综合征，一个半综合征家族见表 9-13-1。

表 9-13-1　一个半综合征家族

综合征名称	临床表现	损伤部位
一个半综合征	同侧凝视瘫痪（一个）+对侧核间性眼肌瘫痪（半个）	脑桥一侧侧视中枢（外展旁核）及内侧纵束
八个半综合征	一个半综合征+同侧面神经瘫痪	侧视中枢、内侧纵束、同侧面神经束
九个半综合征	八个半综合征+对侧偏身感觉障碍和/或对侧偏瘫	侧视中枢、内侧纵束、同侧面神经束、同侧内侧丘系和/或皮质脊髓束
十三个半综合征	八个半综合征+同侧面部麻木	侧视中枢、内侧纵束、同侧面神经束、同侧三叉神经脊束核
十五个半综合征	一个半综合征+双侧面神经瘫痪	侧视中枢、内侧纵束、双侧面神经束（面神经膝）
十六个半综合征	一个半综合征+同侧面神经瘫痪及听神经损害	侧视中枢、内侧纵束、同侧面神经束、同侧听神经核

注：综合征的命名是在一个半综合征的基础上，叠加受累的脑神经的序号。以八个半综合征为例，其命名是在“一个半”的基础上，叠加“七”（即面神经序号），而得名。

8）基底动脉尖综合征：由基底动脉顶端为中心直径 2cm 范围内的左、右大脑后动脉，左、右小脑上动脉和基底动脉顶端及供应丘脑下部、间脑和中脑的许多穿通支闭塞引起，临床表现为视觉障碍、动眼神经瘫痪、意识障碍、行为异常、意向性震颤、小脑性共济失调、偏侧投掷及异常运动、四肢不同程度的瘫痪或锥体束征等。

9）闭锁综合征（locked-in syndrome）：是指患者四肢瘫痪，意识清楚，但不能说话，仅保存睁闭眼和眼球垂直运动功能，并能以此来示意。主要病灶位于脑桥腹侧。大部分由于基底动脉脑桥旁中央支闭塞引起。

（3）大脑后动脉：闭塞时引起枕叶视皮质梗死，可有对侧偏盲（黄斑回避）；也可出现无视野缺损或不能用视野缺损解释的其他视觉障碍（识别物体、图片、颜色或图形符号的能力丧失）。中央支闭塞可导致丘脑梗死，表现为丘脑综合征，出现对侧偏身感觉减退、感觉异常、丘脑性疼痛和锥体外系症状。

【辅助检查】

1. 血液　包括血常规、凝血功能、血糖、血脂、肾功能及血电解质等。这些化验有助于发现脑梗死的危险因素。

2. 脑脊液　曾经是鉴别出血性与缺血性卒中的方法，但 CT 应用后已经基本不再使用。在少数小量蛛网膜下腔出血的患者 CT 可呈假阴性，腰穿可以发现压力增高和血性脑脊液，有助于确诊蛛网膜下腔出血。

3. 影像学　包括病灶性质的确定（颅脑 CT 扫描、MRI 尤其是 DWI 的检查），血管及血流状态的检查（颈动脉超声、TCD、CTA、MRA 和 DSA），其他病因学检查（心脏超声及经食管心脏超声）等。影像学检查可以发现脑梗死的大小、部位、血管分布，也可以发现梗死后出血。脑部影像学检查有助于治疗决策和临床预后的判断。

（1）CT：在发病早期对脑梗死和脑出血的鉴别很重要。在脑梗死的超早期阶段（发病 3 小时内），CT 可发现 MCA 高密度征、灰白质界限不清、脑沟消失等早期梗死征象，且提示梗死灶较大，预后较差，选择静脉溶栓治疗应慎重。但是 CT 对急性期的小梗死灶不敏感，特别是脑干和小脑的小梗死灶更难检出。CTA 可以显示颅内、外大血管的状况，包括有无狭窄、斑块形成和侧支循环情况。灌注 CT（CTP）可以显示 CBF、CBV、MTT 和 TTP（达峰时间），有助于半暗带区域的判断；在目前判断静脉溶栓和机械取栓的时间窗方面可发挥重要作用。

（2）MRI：脑梗死发病数小时后，即可显示 T_1 低信号，T_2 高信号的病变区域，与 CT 相比 MRI 可以发现脑干、小脑梗死和小灶梗死。而弥散加权成像（DWI）和灌注成像（PWI）可以在发病后的数分钟内检测到缺血性改变。DWI 与 PWI 显示的病变范围相同的区域，代表着核心梗死区域，是不可逆损伤部位，而不一致的区域，是可以挽救的缺血半暗带。DWI 可以早期显示缺血组织的大小、部位，甚至可以显示皮质下、小脑和脑干的小梗死灶，较常规 MRI 序列（T_1、T_2、质子相）对发病几小时内的梗死更为敏感。超急性期、急性期脑梗死在 DWI 上表现为高信号，其表观弥散系数（apparent dispersion coefficient，ADC）图表现为低信号，随时间延长，ADC 逐渐由低到高，至慢性期高于正常水平，DWI 和 ADC 结合可确认急性期病灶。MRI

9

最大的缺陷是诊断急性脑出血不如 CT 灵敏,需要梯度回波技术和平面回波磁敏感技术观察急性脑实质出血。MRA 可以显示颅内、外大血管的血流状况,作为无创性检查,MRA 的应用非常广泛,但对于小血管显影不清,不能替代 DSA 或 CTA。

(3) 颈部血管超声和 TCD:颈部血管超声可对颈内动脉和椎基底动脉颅外段进行检查,可显示动脉硬化斑块、血管狭窄及闭塞。TCD 可通过血流速度检查发现颅内大动脉狭窄、闭塞,同时评估侧支循环情况。还可进行微栓子监测,在血管造影前评估脑血液循环状况。

(4) DSA(数字减影血管造影):DSA 可以显示脑部大动脉的狭窄、闭塞和其他血管病变,如血管炎、纤维肌发育不良、颈动脉或椎动脉夹层及 moyamoya 综合征等。DSA 能实时观察脑血管的结构状况和脑血流供应情况,是评估侧支循环的最佳选择,也是进行血管内介入治疗前的必需选择。

4. 心电图及心脏超声 心电图有助于发现包括心房纤颤、传导阻滞等与脑梗死发生相关的心律失常,特别在发病早期的阵发性房颤需要引起高度重视。心脏超声可以显示心脏结构性改变,以协助明确脑梗死的病因分型。

5. 脑电图 在 CT 未显示梗死灶前即可出现 α 节律变慢,波幅减低等,急性期脑电图异常率可高达 90%。

【诊断】

诊断可依据:①中、老年患者;②有动脉粥样硬化的证据;③有高血压、糖尿病等脑卒中的危险因素;④安静状态下或活动中起病,常在晨间睡醒后发现症状;⑤病前可有反复的 TIA;⑥症状常在数小时或数天内达到高峰,出现局灶的神经功能缺损,梗死范围与某一动脉供血区域一致;⑦颅脑 CT 在早期多正常,24~48 小时内出现低密度病灶。DWI、ADC 和 PWI 有助于早期诊断,血管造影可以发现狭窄或闭塞的动脉。

临床需鉴别的主要有脑出血、颅内占位性病变、颅脑外伤。

【治疗】

缺血性脑卒中的治疗根据不同的病因、发病机制、临床表现、发病时间等确定治疗方案,实施以分型、分期为核心的个体化治疗原则。经过多年的实践已经形成了“时间就是大脑”的紧急救治观念。在时间窗内进行溶栓治疗和手术及介入治疗,同时在一般内科支持治疗的基础上,酌情选用改善脑循环、脑保护、减轻脑水肿降低颅内压等措施。有条件的医院,应建设卒中单元,卒中患者应收入卒中单元治疗。

1. 特异性治疗

(1) 超急性期血管再通治疗:梗死组织周边存在半暗带是脑梗死现代治疗的基础。梗死早期病变中心已经是不可逆性损害,但是及时恢复血流和改善组织代谢可以抢救梗死周围的半暗带组织,避免形成坏死。

1) 静脉溶栓治疗:详见本章第五节。目前国内公认的溶栓治疗包括发病 4.5 小时内使用 rt-PA 和发病 6 小时内使用尿激酶。越早进行溶栓治疗,患者的结局越好。参照《中国急性缺血性脑卒中诊治指南 2018》,不同时间窗,静脉溶栓的适应证和禁忌证有所不同,详见表 9-13-2、表 9-13-3、表 9-13-4。静脉溶栓药物的使用方法:①rt-PA,剂量为 0.9mg/kg(最大剂量 90mg)静脉滴注,其中 10% 在最初 1 分钟内静脉推注,其余持续静脉滴注 1 小时内完成,用药期间及用药 24 小时内应严密监护。②尿激酶,剂量为 100~150 万单位,溶于生理盐水 100~200ml 中,持续静脉滴注 30 分钟,用药期间严密监护患者。

表 9-13-2 3 小时内 rt-PA 静脉溶栓的适应证、禁忌证及相对禁忌证

适应证	15. 48h 内使用凝血酶抑制剂或Ⅹa 因子抑制剂,或各种实验室检查异常(如 APTT, INR, 血小板计数, ECT, TT 或者Ⅹa 因子活性测定等)
1. 有脑梗死导致的神经功能缺损症状	16. 血糖<2.8mmol/L 或 22.22mmol/L
2. 症状出现<3 小时	17. 头 CT 或 MRI 提示大面积梗死(梗死面积>1/3 大脑中动脉供血区)
3. 年龄≥18 岁	**相对禁忌证**
4. 患者或家属签署知情同意书	下列情况需谨慎考虑和权衡溶栓的风险与获益(即虽然存在一项或多项相对禁忌证,但并非绝对不能溶栓)
禁忌证	1. 轻型非致残性卒中
1. 颅内出血包括脑实质出血、脑室内出血、蛛网膜下腔出血、硬膜下/外血肿等	2. 症状迅速改善的卒中
2. 既往颅内出血史	3. 惊厥发作后出现的神经功能损害(与此次卒中发生相关)
3. 近 3 个月有严重头颅外伤史或卒中史	4. 颅外段颈部动脉夹层
4. 颅内肿瘤,巨大颅内动脉瘤	5. 近 2 周内严重外伤(未伤及头颅)
5. 近期(3 个月内)有颅内或椎管内手术	6. 近 3 个月内有心肌梗死病史
6. 近两周内有大型外科手术	7. 孕产妇
7. 近 3 周内有胃肠道或泌尿系统出血	8. 痴呆
8. 活动性内脏出血	9. 既往疾病遗留较重神经功能残疾
9. 主动脉弓夹层	10. 未破裂且未经治疗的动静脉畸形、颅内小动脉瘤(<10mm)
10. 近 1 周有不易压迫止血部位的动脉穿刺	11. 少量脑内微出血(1~10 个)
11. 血压升高:收缩压≥180mmHg,或舒张压≥100mmHg	12. 使用违禁药物
12. 急性出血倾向,包括血小板计数低于 100×10^9/L 或其他情况	13. 类卒中
13. 24h 内接受过低分子肝素治疗	
14. 口服抗凝剂且 INR>1.7 或 PT>15s	

表 9-13-3 3~4.5 小时内 rt-PA 静脉溶栓的适应证、禁忌证和相对禁忌证

适应证
1. 脑梗死导致的神经功能缺损
2. 症状持续 3~4.5h
3. 年龄≥18 岁
4. 患者或家属签署知情同意书
禁忌证
同表 9-13-2
相对禁忌证
(在表 9-13-2 的基础上补充如下)
1. 使用抗凝药物,INR≤1.7,PT≤15s
2. 严重卒中(NIHSS>25 分)

表 9-13-4 6 小时内尿激酶静脉溶栓的适应证及禁忌证

适应证
1. 脑梗死导致的神经功能缺损症状
2. 症状出现<6 小时
3. 年龄 18~80 岁
4. 意识清醒或嗜睡
5. 脑 CT 无明显早期脑梗死低密度改变
6. 患者或家属签署知情同意书
禁忌证
同表 9-13-2

2) 动脉溶栓治疗:对于严重的神经功能缺损(NIHSS≥10),症状出现在 3~6 小时之间,近期有大手术及主要的颈部和/或颅内血管闭塞这些不能进行静脉溶栓的患者可进行动脉 rt-PA 溶栓治疗。但不能作为常规治疗的首选,更不能妨碍静脉溶栓治疗,而且必须在有经验的卒中中心进行。

3) 血管内机械取栓治疗:血管内机械取栓是近年脑梗死治疗最重要的进展,可显著改善急性大动脉闭塞导致的脑梗死患者的预后。在有条件的医疗机构,由经过规范培训的临床医疗团队执行,严格掌握血管内机械取栓治疗的适应证(详见本章第十节)。缺血性脑卒中早期血管内机械取栓治疗适应证和禁忌证,见表 9-13-5。

(2) 抗血小板聚集治疗:不符合溶栓适应证且无禁忌证的脑梗死患者应在发病后尽早(24~48 小时内)给予口服抗血小板药物。对于发病 24 小时内且无禁忌证的非心源性轻型脑梗死患者(NIHSS≤3 分),可尽早给予阿司匹林联合氯吡格雷的双重抗血小板治疗,双联抗血小板治疗持续时间不超过 3 周。对于存在颅内大动脉粥样硬化性严重狭窄(70%~99%)的非心源性脑梗死患者,如果无出血风险高等禁忌,可考虑给予双联抗血小板药物,时间不超过 3 个月。对于静脉溶栓治疗的患者,抗血小板药物应在溶栓后 24 小时后开始使用,药物选择需要依据患者情况,进行个体化原则选用阿司匹林、氯吡格雷、西洛他唑等。

表 9-13-5 缺血性脑卒中早期血管内机械取栓治疗适应证和禁忌证

适应证
1. 急性缺血性卒中,影像学检查证实为大动脉闭塞
2. CT 排除颅内出血
3. 前循环闭塞发病 6h 以内;前循环闭塞发病在 6~24 小时之间,经过严格的影像学筛选,推荐血管内介入治疗;后循环大血管闭塞发病在 24 小时内,血管内介入治疗是可行的
4. 患者或法定代理人签署知情同意书
禁忌证
1. 严重活动性出血或已知有明显出血倾向者
2. 严重心、肝、肾等脏器功能不全
3. 结合患者病情资料及检查结果,预期生存期小于 90 天

阿司匹林的用法:初始剂量为 300mg,维持剂量 50~300mg/d,大剂量(>150mg)长期使用不良反应增加。如果既往有因为阿司匹林导致的胃部疾患,可以考虑同时使用质子泵抑制剂。

氯吡格雷的用法:初始剂量为 300mg,维持剂量为 75mg/d。与阿司匹林相比,氯吡格雷在预防血管事件发生方面略优,对于高危患者(如既往有卒中、外周动脉疾病病史,症状性冠脉疾病或糖尿病患者),其效果可能更加明显。

西洛他唑的用法:每日 2 次,每次 100mg。对于阿司匹林不耐受的患者,和脑小血管病服用抗血小板药物出血风险高的患者,可考虑使用西洛他唑。需注意部分患者有服药后头痛。

氯吡格雷和阿司匹林联用:目前证据显示,在轻型卒中(NIHSS≤3 分)或高危 TIA 患者,发病 12~24 小时内尽快启动双联抗血小板药物(阿司匹林+氯吡格雷)可以更进一步降低 90 天卒中复发,但需注意双抗时间不宜超过 3 周,因过长使用增加出血风险。

(3) 抗凝治疗:研究表明,卒中后早期应用普通肝素或低分子肝素并不能降低脑梗死患者早期的神经功能恶化或卒中再发风险,反而增加出血风险。因此,在脑梗死急性期抗凝药物的使用,指南推荐级别比较低。对于少数特殊情况,如存在心脏内附壁血栓或动脉夹层等,可在进行评估风险和获益后慎重选择抗凝治疗。对于发生深静脉血栓和肺动脉栓塞风险高且无禁忌者,可给予皮下注射低分子肝素治疗。溶栓后 24 小时内禁止使用抗凝药物。使用抗凝药物过程中应该密切监测凝血功能。

(4) 改善脑血液循环:脑梗死的治疗除了恢复大血管的再通外,脑侧支循环代偿程度与预后密切相关。目前国内改善脑血循环的药物包括丁基苯酞和人尿激肽原酶。在临床实践中,可以个体化选择应用。

(5) 神经保护治疗:针对急性缺血或再灌注后细胞损伤上的药物,可保护脑细胞,提高对缺血缺氧的耐受性,但缺乏有说服力的大样本临床观察资料。目前有一定循证医学证据且较

9

为安全的药物包括依达拉奉、胞磷胆碱、脑活素。其他药物包括钙拮抗剂、兴奋性氨基酸拮抗剂、NXY-059、镁剂、吡拉西坦等在动物实验中的疗效都未得到临床试验证实。

(6) 扩容治疗:对于未能区分病因的脑梗死患者,目前尚无充分随机对照试验支持扩容升压可改善预后。对于血流动力学因素引起的低灌注所致的TIA或分水岭梗死可考虑使用扩容治疗,同时停止应用降压药物及血管扩张剂,但应注意扩容治疗有可能加重或引发脑水肿、心力衰竭等。

(7) 中医中药治疗:中成药和针刺治疗脑梗死的疗效上需要更多研究和临床试验的证实,可根据具体情况结合患者及家属意愿决定是否使用。国内常有应用的中药包括:三七、丹参、红花、水蛭、地龙、银杏叶等制剂。

(8) 康复治疗:康复对于脑血管病整体治疗的效果和重要性已经被国际公认。生命体征稳定后应尽早进行,康复的目标是减轻脑梗死引起的功能缺损,提高患者的生活质量。在急性期,康复运动主要是抑制异常的原始反射活动,重建正常运动模式,其次才是加强肌肉力量的训练。除运动康复治疗外,还应注意语言、智能、心理、职业与社会康复等。

(9) 外科治疗:对于引起颅内压升高、脑干受压的大脑半球大面积脑梗死和小脑梗死,除了常规的降低颅内压治疗外,可以施行去骨瓣减压术、部分脑组织切除术等。伴有脑积水或具有脑积水危险的患者可进行脑室引流术。上述减压手术的时机和指征仍然不明确,应根据临床及时进行评估和判断,尽力挽救这部分患者的生命并减少残疾。

(10) 其他疗法:高压氧和亚低温的疗效和安全性还需要开展高质量的随机对照试验证实。

2. 一般治疗

(1) 保持呼吸道通畅及吸氧:呼吸功能严重障碍者应给予气管插管或气管切开并辅助呼吸,合并低氧血症的患者应给予吸氧。

9

(2) 调控血压:大约70%的脑梗死患者急性期血压会升高,主要原因包括病前存在高血压病,发病时疼痛、恶心、呕吐、颅内压增高、躁动、焦虑、梗死后的应激状态,等等。目前关于脑梗死发病后早期是否立即启动降压治疗、降压目标值、起病后何时恢复原有降压药以及降压药物的选择等问题尚无定论。对于拟采取静脉溶栓治疗和/或血管内取栓的患者,血压应控制在收缩压<180mmHg,舒张压<100mmHg。发病后24小时内血压升高者,注意谨慎处理,应先处理患者的紧张焦虑、疼痛、恶心呕吐以及颅内高压等情况。血压持续升高且收缩压≥200mmHg,或者舒张压≥110mmHg,或伴有严重心功能不全、主动脉夹层、高血压脑病等情况者,可予以缓慢降压治疗,并严密观察血压变化;有高血压病史且发病时尚在服用降压药者,若血压持续≥140/90mmHg,且病情平稳,可在发病数天后开始恢复降压药物或启动降压治疗。

部分脑梗死患者出现低血压,可能的原因需要注意有主动脉夹层、血容量减少、心排血量减少等,应积极查明原因,给予相应处理,必要时可适当采用扩容升压处理。

(3) 控制血糖:目前公认应该对梗死后高血糖进行控制,但采取何种降血糖措施及目标血糖值目前还无最后定论。当患者血糖增高升高并超过10mmol/L时,可给予胰岛素治疗,将血糖控制在7.8~10.0mmol/L;当发生低血糖时,可给予葡萄糖口服或注射治疗,严重低血糖时应首先给予50%葡萄糖20~40ml静脉注射。

(4) 降低颅内压:严重脑水肿和颅内压增高是脑梗死的常见继发性损害,导致死亡的主要原因之一。应综合分析患者情况,结合患者及家属治疗意愿,确定处理方法。对于卧床患者,可以采用抬高床头的方式,通常抬高床头大于30°。常用的降低颅内压的药物包括甘露醇、呋塞米和甘油果糖。其他可用白蛋白增高胶体渗透压,但价格昂贵。部分患者可以考虑行手术减压。不推荐常规使用大剂量糖皮质激素。

(5) 吞咽困难和营养支持:卒中后吞咽困难发生比率较高,50%的脑梗死患者入院时存在吞咽困难。吞咽困难治疗的目的是预防吸入性肺炎,避免因饮食摄入不足导致液体缺失和营养不良,以及重建吞咽功能。应重视卒中后液体及营养状况的评估,可应用营养风险筛查量表(如NRS2002)进行营养风险筛查,必要时给予补液和营养支持。提倡肠内营养,吞咽困难短期内不能恢复者,可通过鼻饲管进食,持续时间长者经本人或家属同意可行胃造瘘补充营养。

(6) 感染:脑梗死患者急性期容易发生呼吸道、泌尿系统感染,是导致病情加重的重要原因。约5.6%合并肺炎,早期识别和处理吞咽问题和误吸,对预防吸入性肺炎作用显著。尿路感染主要继发于因尿失禁或尿潴留而留置导尿管的患者,其中5%出现败血症,与预后不良有关。怀疑有肺炎、泌尿系统感染的发热患者应给予抗生素治疗,但不推荐预防使用抗生素。

(7) 上消化道出血:是由于胃、十二指肠黏膜出血性糜烂和急性溃疡所致。上消化道出血的处理包括胃内灌洗,静脉应用生长抑素及质子泵抑制剂,防治休克等。上述多种治疗无效情况下,仍有顽固性大量出血,可在胃镜下进行高频电凝止血或考虑手术止血。

(8) 水电解质紊乱:脑梗死患者应常规进行水电解质检测,对有意识障碍和进行脱水治疗的,尤其应注意水盐平衡,出现水电解质紊乱时应积极纠正。对低钠血症的患者应根据病因分别治疗,注意纠正低钠血症的速度不宜过快,以免引起脑桥中央髓鞘溶解症。对高钠血症的患者应限制钠的摄入,严重的可给予5%的葡萄糖溶液静脉滴注,纠正高钠血症不宜过快,以免引起脑水肿。

(9) 癫痫:卒中后癫痫可发生于早期或晚期。有癫痫发作时可给予抗癫痫治疗,不推荐预防应用抗癫痫药物。孤立发作一次或急性期痫性发作控制后,不建议长期使用抗癫痫药物。梗死后2~3个月再发的癫痫,建议按照癫痫进行长期药物治疗。

(10) 深静脉血栓及肺栓塞:深静脉血栓形成(deep venous thrombosis,DVT)的危险因素包括静脉血流瘀滞、静脉系统内皮损伤和血液高凝状态。瘫痪重、高龄及心房颤动者发生DVT

的比例更高，症状性 DVT 发生率为 2%。DVT 最重要的并发症为肺栓塞（pulmonary embolism，PE）。为减少 DVT 和 PE 发生，卒中后应鼓励患者尽早活动、抬高下肢；尽量避免瘫痪侧下肢静脉输液。对于已经发生 DVT 及 PE 高风险且无禁忌者，可给予低分子肝素或普通肝素，有抗凝禁忌者可用阿司匹林治疗。不推荐在卧床患者中常规使用预防性抗凝治疗。可联合加压治疗（交替式压迫装置）预防 DVT。

【预防】

脑梗死二级预防应该从急性期就开始实施，关键在于明确脑梗死病因和危险因素，制订出具有针对性的个体化方案。

1. 危险因素控制

（1）控制血压：正常血压在 120/80mmHg 以下，糖尿病患者血压维持在 130mmHg 以下，长期高血压患者的血压控制在 140/90mmHg 以下。对伴有严重的颈内动脉狭窄，特别是双侧狭窄超过 70% 的患者，收缩压维持在 150~170mmHg，解除血管狭窄之后，逐渐降血压至正常。

（2）控制血糖：糖尿病血糖控制的靶目标为 HbA1c<7%；空腹血糖 6.0mmol/L，餐后血糖控制在 10.0mmol/L 以下。

（3）调节血脂：对于有动脉粥样硬化证据的缺血性脑卒中患者，强化他汀治疗能够降低卒中及心血管事件的复发。LDL-c 的目标值<1.8mmol/L，或者降低幅度达到 50% 以上。对于伴有高胆固醇血症的缺血性卒中的患者，应改变不良生活方式、健康饮食及药物干预。

（4）改善生活方式：合理饮食包括控制摄盐量，每日不超过 6g，减少饱和脂肪酸的摄入。控制体重，男性腰臀比小于 0.9，女性小于 0.8。每天不少于 30 分钟的运动。戒烟，限制饮酒。

（5）其他：女性患者避免使用口服避孕药和绝经后的雌激素替代治疗。高同型半胱氨酸血症患者口服 B 族维生素和叶酸。心理干预减轻抑郁。

2. 抗栓药物　对于非心源性缺血性脑卒中患者，建议给予抗血小板药物预防脑卒中和其他血管事件的发生；单用阿司匹林、单用氯吡格雷、联合使用阿司匹林和双嘧达莫都可以作为首选药物治疗。对于轻型卒中（NIHSS≤3 分）可以短时间（21 天）联合使用阿司匹林和氯吡格雷。合并有症状性颅内大动脉粥样硬化的患者，可以考虑联合使用阿司匹林和氯吡格雷 3 个月。

3. 大动脉粥样硬化病变的血管内干预或手术干预

症状性颈动脉颅外段狭窄 70%~99% 的患者，可以进行颈动脉内膜剥脱术或支架植入术。要求实施手术和血管内治疗的医院围手术期并发症发生率控制在 4%~6% 以下。手术后应继续使用抗血小板药物，他汀类药物以及危险因素控制的药物。对于颅内大动脉狭窄患者，血管成形术和/或支架植入术的有效性还不确定。

二、心源性脑栓塞

脑栓塞是指血液中的各种栓子随血流进入脑动脉并阻塞脑动脉，当侧支循环不能代偿时，引起该动脉供血区脑组织缺血性坏死，出现局灶性神经功能缺损。心源性脑栓塞（cardiogenic brain embolism，CE）最为常见，是指上述栓子来源于心脏，为脑梗死的常见病因，但是在临床上容易被漏诊。目前国际上的研究认为 15%~20% 的脑梗死是心源性脑栓塞，在青年人中可高达 30%。但是长期以来，我国心源性脑栓塞的诊断比率却比较低，很多报道不足 10%。

【病因与发病机制】

心脏栓子可来自有病变的或者缺损的心脏瓣膜、心腔壁及其隐窝处的附壁血栓。引起脑栓塞的各种心脏疾病可归纳为三类：

1. 心脏瓣膜病和心内膜病　病变瓣膜和心内膜上有赘生物或附壁血栓，脱落的碎片随血流进入脑循环，造成脑栓塞。

（1）风湿性心脏病：随着风湿病防治工作的成效，风湿性心脏病的发病率已经有降低，但在青年人中，风湿性心脏病仍然是心源性脑栓塞的重要原因，20% 的风湿性心脏病患者并发全身性栓塞，其中 50% 是脑栓塞。瓣膜病并发心房颤动者，脑栓塞的发病率为无心房颤动者的 14~16 倍。二尖瓣狭窄伴心房颤动者，心房壁特别是心耳处心肌收缩无力，血流迟缓，容易发生附壁血栓，血栓性栓子是造成脑栓塞的原因。

（2）细菌性心内膜炎：感染性心内膜炎患者中，约 20% 证实有栓塞性脑梗死。此类梗死有明显出血倾向，超声心动图见到赘生物者，栓塞风险较无赘生物者高得多，前者为 34%，后者为 7%。

（3）二尖瓣脱垂：正常的青年中发生率可达 6%。二尖瓣和腱索黏液样变，二尖瓣和腱索松弛和伸长，心脏收缩时伸长和松弛的二尖瓣呈囊状突入左心房，引起严重的二尖瓣逆流，心房壁和囊状二尖瓣的心房侧之间血流停滞易形成血栓。同时脱垂的瓣尖可以出现黏液瘤样变性，并促使血小板聚集而共同形成栓子，故常导致脑梗死或身体其他部位的栓塞。

（4）心肌梗死后左室附壁血栓：急性心肌梗死累及心室壁和心内膜，病变部位形成附壁血栓，脱落的栓子造成脑栓塞。但心肌梗死引起的脑栓塞少见，多发生于前壁受累的患者，此时做超声心动图常可发现室壁有血栓形成。少数心肌梗死后并发心房颤动者也可导致脑栓塞。

（5）卵圆孔未闭：卵圆孔未闭作为胎儿时期的一个残留物，25% 的成人是处于开放状态的。在右房压力增高的情况下，可出现自发或诱发心房间右向左分流。研究显示在青年隐源性卒中患者中，卵圆孔未闭的检出率 50% 以上，而在一般人群中只有 25%。卵圆孔未闭合并房间隔瘤的患者，发生脑卒中的机会更高。卵圆孔未闭发生心源性脑栓塞的机制可能与反常栓塞有关，也有研究显示卵圆孔未闭的患者可发生一过性房性心律失常，并且由于可能发生阵发性心房颤动的潜在危险，引起的栓塞危险性进一步增高。

（6）充血性心肌病：出现心室附壁血栓，也可以是脑栓塞的栓子来源。

（7）非细菌性血栓性心内膜炎：也称消耗性心内膜炎。尸检时瓣膜赘生物常可见于癌症及其他非传染性消耗性疾病患者，心源性脑栓塞也可作为潜在癌肿的一种特征性表现。因长期消耗，心脏瓣膜周围形成无菌性赘生物或内膜上血小板黏附、聚集和附壁血栓形成。赘生物和血栓性栓子可造成脑栓塞。因此，有长期消耗性疾病患者发生血栓性栓塞疾病，应考虑本病的可能。

2. 心律失常

（1）心房颤动：60岁以上的人群中至少2%～3%有心房颤动，而70岁以上人群中约9%。房颤患者心房壁尤其是心耳壁处几乎无活动，血流停滞形成附壁血栓，脱落成栓子导致脑栓塞。高血压病、心脏功能失代偿和凝血功能亢进是心房颤动患者发生脑卒中的危险因素。当心房颤动一段时间后重新转为窦性心律时脑栓塞危险最大。

（2）病态窦房结综合征：是一种由于窦房结或其周围组织器质性病变导致窦房结冲动形成障碍，或窦房结至心房冲动传导障碍所致的多种心律失常和临床症状的综合征。可表现为窦性心律缓慢，并可间有心动过速。血流停滞一段时间后，心耳内产生血栓，当窦性节律回复，心房协同收缩时，血栓进入体循环，导致脑栓塞。

3. 心脏手术　心脏外科手术的患者可由于以下几种情况而并发心源性脑栓塞。

（1）体外循环：过程中产生微栓子，激发微血栓栓塞。手术过程中发生空气栓塞或脂肪栓塞。

（2）人工瓣膜：尤其是合成材料制作的，是脑栓塞增加的重要原因。人工二尖瓣较主动脉瓣有更高的危险。不论是机械瓣膜还是生物瓣膜的附近均有可能有血栓形成，血小板-纤维蛋白原构成的附壁血栓脱落碎片可以造成脑栓塞。金属瓣膜置换术后需要长期服用抗凝药物。这类病例近年有增加趋势，超声心动图可以检出瓣膜上的血凝块，显示瓣膜血流改变的特征。

【病理】

心源性脑栓塞可以发生于脑的任何部位，由于左侧颈总动脉直接起源于主动脉弓，故栓塞部位以左侧大脑中动脉的供血区较多，左侧大脑中动脉主干是最常见的发病部位。由于脑栓塞常突然阻塞动脉，容易引起脑血管痉挛，且心源性栓子通常相对较大，易于阻塞较大血管，再加上起病迅速，无足够时间建立侧支循环，所以心源性脑栓塞与大动脉粥样硬化性脑梗死比较，病变范围较大，临床症状较重。

心源性栓子引起的脑梗死病理变化类似于大动脉粥样硬化性脑梗死。在急性期，缺血区脑组织坏死并发脑水肿，严重时可导致脑疝形成。陈旧性病灶中心可见神经元死亡、胶质细胞增生或囊腔形成。心源性脑栓塞引起的脑组织缺血性坏死可以是贫血性、出血性或混合性梗死，出血性更为常见，占30%～50%。主要由于栓子分解碎裂，进入更小的血管，最初栓塞动脉的血管壁已受损，血流恢复后易于从破损的血管壁漏出，从而形成梗死区域的出血。

【临床表现】

典型的心源性脑栓塞有以下临床特点：①任何年龄均可发病，多数较年轻；②多有心脏病史或者可确定的心脏栓子来源；③急骤起病，通常数秒或数分钟内出现偏瘫、偏身感觉障碍等相应局灶体征；④发病时常伴癫痫发作或意识改变，但一般持续时间较短暂。

心源性栓塞多发生于活动时，但也可发生于安静时或睡眠中。脑栓塞引起的神经系统功能障碍，取决于栓子的数目、范围和阻塞血管的部位。多数在数秒至数分钟达到最高峰，头痛约15%，可出现于病侧，呕吐较多见。约50%～60%的患者起病时有意识障碍，但持续时间可较短暂，大血管或者椎基底动脉被阻塞时可迅速出现昏迷，可有广泛性脑水肿及颅内压升高。脑栓塞还可导致局灶性癫痫、轻偏瘫、视野缺损、失语等。大约30%的脑栓塞为出血性梗死，出血转化发生时可出现意识障碍突然加重或肢体瘫痪加重，应注意识别。临床上，还会用一些评分表格来协助判断心源性栓塞的可能性，包括心房颤动鉴别评分（score for the targeting of atrial fibrillation，STAF）（表9-13-6），评分≥5分，90%可能是心源性，若<5分，动脉源性可能性大。

表9-13-6　心房颤动鉴别评分

鉴别内容		分值
年龄/岁	>62	2
	≤62	0
基线NIHSS	≥8	1
	<8	0
左房扩大	是	2
	否	0
血管原因（大血管、小血管、症状性夹层等）	是	0
	否	3
总分		

除了神经系统定位症状和体征，还有栓子来源的原发病表现，如风湿性心瓣膜病、心房颤动、心内膜炎、先天性心脏病、心肌梗死等临床表现。

【辅助检查】

1. 颅脑MRI和CT检查　可显示脑梗死的部位和范围。近年来的研究发现心源性脑栓塞的影像学表现有其特点：①非穿通部位多发性梗死，特别是前后循环，左右前循环同时存在的梗死灶；②完全前循环梗死或皮质单一相对较大的梗死，或分水岭区梗死，但血管检查未见相应血管狭窄的依据；③梗死灶内渗血的存在。

2. 血管检查　全面的神经血管学辅助检查应包括颅内外脑血管、主动脉弓、下肢静脉。检查方法包括MRA、CTA、TCD、颈部动脉及下肢静脉血管超声、经胸壁心脏超声、经食管心脏超声、DSA等。鉴于MRA联合TCD或者CTA联合TCD，加上颈部血管超声，对于血管狭窄的诊断敏感性和准确性已经和DSA非常接近，因此，并不强调仅靠DSA检查。TCD栓子监测若发现双侧前循环或者前后循环均可发现的微栓子信号，可以帮助判断为心源性脑栓塞。

3. 心脏检查　包括胸部X线、心电图、超声心动图特别是经食管超声心动图检查（TEE）能发现心房颤动患者的左房血栓，而TEE在MRI/MRA提示栓塞而无血管狭窄的患者使用价值最大，但是TEE有一定的检查痛苦甚至风险。多排CT和高磁场MR无创、分辨率高、患者依从性好，可以直接清晰显示心脏和主动脉弓的多种病变，同时研究显示与TEE相比，还可发现更多的心内血栓和主动脉斑块病变。

心房纤颤的检查是心源性脑栓塞中的重要一环。持续性心房颤动容易诊断，但阵发性心房颤动不易被发现。24小时Holter心电监护对心房颤动的诊断价值高于常规心电图。另外，对于STAF评分较高（≥5分）的患者应进一步筛查，包括Holter心电监测。

【诊断】

虽然近年诊断率有了一定程度的提高，但是心源性脑栓塞的诊断率还远低于实际发病率，在诊断上应该全面了解缺血性脑卒中的所有病因，当发现所谓隐源性卒中时，更要高度注意潜在心源性栓塞的可能，此外，还要注意多种病因混合存在的情况。

根据近年来的研究，众多学者认为，具备以下任一项时，应首先考虑心源性脑栓塞的可能，进一步寻找确诊或可能协助诊断的证据。①临床发病突然，发病后病情立刻达到高峰，病情较重，缺乏大血管病变的证据。②病灶位于颅内动脉主干或主要皮质分支区域，即皮质及皮质-皮质下交接区域（非穿通支部位），而血管检查缺乏大血管病变证据；或者位于多个血管分布区域，或者灰白质交界区域，特别是双侧前循环，或前后循环同时受累。③TCD在双侧前循环或者前后循环同时发现微栓子信号。④未能发现明确的病因。

脑CT扫描有助于出血性与缺血性脑血管病的鉴别，在排除出血性脑血管病后，主要是与动脉粥样硬化性脑梗死鉴别。

1. 动脉粥样硬化　脑梗死多发生在中年以后，是由于脑血管自身粥样硬化导致的狭窄或闭塞引起相应血管供应区脑组织缺血、坏死、软化而产生偏瘫、失语等神经功能缺损症状，多起病缓慢，常在安静或睡眠状态下发病，发病前可有先兆，如短暂性脑缺血发作等，多伴有高血压、糖尿病、冠心病和动脉硬化等，脑CT扫描不易与脑栓塞区别，但脑栓塞者在影像上的表现更易伴有出血。

2. 脑出血　多有高血压、动脉瘤、动静脉畸形的病史，一般在情绪激动或剧烈活动中起病，病情进展快，可出现头痛、呕吐等颅内高压的症状及脑膜刺激征等。脑CT扫描可见高密度出血灶，据此可与缺血性脑血管病鉴别。

【治疗】

心源性脑栓塞与大动脉粥样硬化性脑梗死的治疗原则相似，包括急性期的综合治疗，时间窗内尽快恢复脑血流（包括单独静脉溶栓，静脉溶栓桥接血管内取栓治疗，部分有静脉溶栓禁忌的患者可进行直接血管内取栓），早期康复。

【预防】

心源性脑栓塞的预防非常重要，且与其他原因的缺血性脑卒中的预防方案有不同之处。主要是进行抗凝和抗血小板治疗。同时要治疗原发病，纠正心律失常，针对心脏瓣膜病变和引起心内膜病变的相关疾病，进行有效防治，根除栓子来源，防止复发。对于心房纤颤并发缺血性卒中的患者，最主要的是口服抗凝药物，包括双香豆素类抗凝药物和新型口服抗凝药物。华法令作为双香豆素类抗凝药物的代表，二级预防效果明确，但治疗期间必须强调凝血功能的监测，注意并发出血的风险，出血风险的评估可以采用HAS-BLED评分进行预测（表9-13-7），评分越高，出血风险越大。新型口服抗凝药包括利伐沙班、达比加群酯、阿哌沙班、依度沙班等，较华法林出血并发症发生风险低，无需常规监测凝血功能，近年来逐渐得到了广泛的关注。

表9-13-7　HAS-BLED评分

	风险标准	评分
H	高血压	1
A	肾功能或肝功能异常（每项为1分）	1或2
S	卒中	1
B	出血史	1
L	INR不稳定	1
E	高龄（年龄>65岁）	1
D	合并使用药物或摄入酒精（每项1分）	1或2

三、腔隙性脑梗死

腔隙性脑梗死为小动脉闭塞型脑梗死，是指大脑半球深部或者脑干深部的小穿支动脉在高血压等疾病的基础上，血管壁发生病变，导致管腔闭塞，形成小的梗死灶。常见的发病部位有壳核、尾状核、内囊、丘脑和脑桥。是脑梗死中最常见的类型。

【病因与发病机制】

主要为高血压引起的脑部小动脉玻璃样变、动脉硬化性病变及纤维素样坏死等。部分患者有糖尿病史，进而发生小血管病变。还有部分的血管炎及遗传性疾病也可导致小动脉闭塞。病变血管直径100~200μm的深穿支，多为终末动脉。血管壁的病变导致管腔狭窄，当有血栓形成或微栓子脱落阻塞血管时，由于这部分穿支动脉的侧支循环差，故发生梗死。梗死灶的直径多数在0.2~15mm，病理上表现为囊性病灶，可呈多发性，小梗死灶仅稍大于血管的管径。坏死组织被吸收后，可残留小囊腔。

【临床表现】

主要临床特点：①多见于有长期高血压的中老年人；②急性起病，无头痛、意识障碍等全脑症状；③可表现为腔隙综合征之一；④症状多可恢复良好；⑤反复发作。可表现为假性延髓瘫痪综合征和腔隙状态，前者症状包括强哭强笑、构音障碍、吞咽困难、原始反射和咽反射增强。有时有尿失禁的表现，可伴随从轻微到严重的血管性认知障碍表现。

Fisher 将腔隙性脑梗死的症状归纳为 21 种综合征。临床较为常见的有 4 种。

1. 纯运动性轻偏瘫　为最典型的、最常见的一种类型，占60%。中枢性偏瘫常为不完全性瘫痪，且不伴有感觉障碍、视野缺损、言语困难或失用等。在脑干的损害，偏瘫往往不伴有眩晕、耳聋、抽搐、复视、小脑性共济失调和眼震，也没有其他脑干功能缺损，在脑卒中的任何时间都没有嗜睡。这一型的腔隙综合征强调在面部、臂部和腿部三个部位之中必须具备两处受累，特别是臂，而不单单是手，而是整个肢体。一个患者有满足上述条件的症状体征时，极可能是病变在锥体束密集的地方。而这些纤维集中的解剖结构（内囊、脑桥）都是由深部穿通支供血的。

2. 纯感觉性卒中　约占 10%，表现为偏侧躯体出现感觉障碍，通常是一过性或先为一过性再转为持续性，大多数呈现感觉减退和/或感觉异常，有时为不舒服或烧灼感。病灶在丘脑腹后外侧核。一般来讲在腔隙性梗死中导致纯感觉卒中的病灶是最小的。

3. 感觉运动性卒中　以偏身感觉障碍起病，继而出现轻偏瘫，病灶在丘脑腹后核及邻近内囊后肢，是丘脑膝状体动脉分支或脉络膜后动脉丘脑支闭塞。

4. 构音障碍-手笨拙综合征　表现为构音障碍、吞咽困难、病变对侧面瘫、手轻度无力及精细运动障碍。病变位于脑桥基底部或内囊，约占 20%。

5. 共济失调轻偏瘫　表现为轻偏瘫，合并有瘫痪侧肢体共济失调，常下肢重于上肢。病变多位于脑桥基底部、内囊或皮质下白质。

【辅助检查】

常规颅脑 CT 可以发现大脑皮质下直径 5mm 以上的腔隙梗死，由于层厚及容积效应，对于 5mm 以下的小腔隙灶，不容易显示或模糊不清，通过薄层扫描可得以相应程度地解决。另外，由于受伪影干扰，CT 不易发现脑干的腔隙灶。MRI 能清楚显示腔隙性梗死，影像特点为 T_1 上小的边界清晰的低信号、T_2 高信号、FLAIR 急性期为高信号而慢性期中心囊变低信号伴周围高信号、DWI 急性期/亚急性期高信号、急性晚期或亚急性早期可强化。

【诊断】

一般根据多年高血压病史，突然出现局灶性神经定位体征，影像检查在相应脑区有或无腔隙灶可作出腔隙性脑梗死的临床诊断。须鉴别的有小量脑出血、小的脱髓鞘病灶、不明原因的小软化灶、部分脑囊虫病及转移瘤也可引起“腔隙综合征”的临床表现，需要等待影像学检查结果才可排除。

【治疗】

患者是否能从时间窗内的溶栓治疗获益，研究结果尚存在争议。可给予抗血小板药物如阿司匹林，可给予改善脑血循环的药物如丁苯酞、血栓通等。虽然腔隙性梗死的患者肢体功能恢复多数良好，但易于反复发作，且可能出现因腔隙综合征导致的日常生活能力的下降，故预防复发尤为重要。应针对各种危险因素，特别是高血压进行规范化的二级预防。

四、分水岭脑梗死

分水岭脑梗死（cerebral watershed infarction，CWSI）是指相邻血管供血区之间分水岭区的局部缺血。它可以发生在单侧，也可以发生在双侧，约占全部脑梗死的 10%。

【病因与发病机制】

分水岭区的供血动脉是终末血管，在体循环低血压或有效循环血量减少的时候，分水岭区最先发生缺血性改变。常见病因有各种原因引起的休克、麻醉药过量、降压药使用不当、心脏手术合并低血压、严重脱水等。

1. 脑血管病变　颈动脉狭窄与 CWSI 密切相关，当颈内动脉颅外段狭窄 50% 以上，同时有血压下降时易出现分水岭区域低灌注，形成 CWSI。侧支循环与 Willis 环的发育对分水岭区域的灌注有重大影响，当颈内动脉严重狭窄或闭塞时，由侧支及 Willis 环提供主要的血流灌注，当侧支循环与 Willis 环发育不良时，会导致尤其是分水岭区域易发生梗死。

2. 低血压或心排血量减少　各种原因引起的体循环低血压及心排血量减少均可引起 CWSI，且常为多发常见原因，包括：心脏外科手术或其他外科手术中失血过多、各种药物引起的血管扩张、各种原因的休克晕厥、心脏骤停、严重的心律失常、自发性波动性低血压症等，使血压降低血流变慢，导致远端血管血流减少，引起脑组织梗死。

3. 微栓子学说　微栓子可随血流到达动脉分支末端，常在大脑前动脉与大脑中动脉供血交界区域的血管分支，微栓子不易被淤滞的血流清除，易导致 CWSI 形成。

常见的部位是大脑中动脉与大脑前动脉之间的边缘带、大脑中动脉与后动脉或大脑前中后动脉间的边缘带、大脑中动脉皮质支及深穿支间的边缘带。

【临床表现】

发病年龄多数在 50 岁以上，病前可有高血压、糖尿病、血脂异常及冠心病等，部分患者有 TIA。患者发病前多有颈动脉狭窄、血压降低及心排出量减少等情况。分水岭梗死的临床表现因梗死的部位而有相应的临床表现。

根据脑内血液循环分布特点，CWSI 可以分为皮质型（外分水岭型）和皮质下型（内分水岭型），前者又可以分为皮质前型、皮质后型和皮质上型，后者有皮质下前型，皮质下后型和皮质下上型。还可有后循环的分水岭区梗死。

1. 皮质前型　大脑前动脉与大脑中动脉皮质支之间的分水岭区，梗死位于额顶叶，呈带状或楔形。临床表现为以上肢为主的中枢性偏瘫及偏身感觉障碍，一般无舌面瘫，可有情感障碍、强握反射和局灶性癫痫。主侧病变可出现经皮质性运动性失语，双侧病变出现四肢瘫及智能障碍或痴呆等。

2. 皮质后型　大脑中动脉与大脑后动脉皮质支之间的分水岭区。梗死位于顶枕颞交界区，以偏盲最常见，多以下象限盲为主。皮质性感觉障碍偏瘫轻微或无。约 1/2 病例有情感淡漠，可有记忆力减退和格斯特曼综合征（Gerstmann syndrome）（角回受损）。主侧病变出现认字困难和经皮质感觉性失语，非主侧偶见体象障碍。此类型最常见。

3. 皮质上型　大脑中动脉、大脑前动脉、大脑后动脉皮质供血区之间的分水岭区，位于额中回，中央前、后回上部，顶上小叶和枕叶上部。

4. 皮质下前型　大脑前动脉 Heubner 回返支与豆纹动脉之间的分水岭区。梗死位于侧脑室前角外侧、尾状核头部、内囊前肢及壳核前部。可表现为帕金森综合征。

5. 皮质下后型　脉络膜前动脉、豆纹动脉及丘脑膝状体动脉供血的交界区。梗死位于内囊后肢附近，表现为不同程度的偏身感觉和运动障碍。

6. 皮质下上型　大脑中动脉皮质支与豆纹动脉之间的分水岭区。梗死位于侧脑室体旁的放射冠脑组织，表现为轻偏瘫和构音障碍。

7. 小脑脑干分水岭区　后循环分水岭梗死主要发生在小脑交界区，多在小脑上和小脑下后动脉之间，表现为轻度小脑性共济失调。而脑干的分水岭梗死常见于脑桥被盖部和基底部连接处的内侧区，可表现为意识障碍、瞳孔缩小及双眼向病灶对侧凝视等。

【辅助检查】

常规实验室检查包括血糖、血脂、血同型半胱氨酸、血浆纤维蛋白原、抗核抗体、C 反应蛋白、心电图、心脏彩超等。影像学检查包括 CT/CTA、MRI/MRA 等，参见大动脉粥样硬化性脑梗死。在 CT 和 MRI 上，其影像学改变因其梗死的部位不同而表现不同。①皮质型：若为大脑前、中或中、后间的梗死，影像学表现为基底朝外，尖朝脑室的楔形低密度灶；若大脑前、中、后的分水岭区梗死，其表现为 C 形分布的低密度区。②皮质下型：表现为条束状低密度灶。

【诊断】

根据发病年龄、病史、临床表现和头部 CT 或 MRI 显示在相应分水岭区存在楔形或带状梗死灶，可以明确诊断。

【治疗】

首先要积极应对各种原因，包括纠正患者的低血压，补足血容量，改善患者的血液高凝状态，适当扩容治疗，维持血压稳定等。对于心脏本身疾患和颅内外大动脉病变的治疗可以有助于降低 CWSI 的发生率。

其余治疗原则参考大动脉粥样硬化性脑梗死。

第十四节　脑　出　血

（朱良付）

脑出血（intracerebral hemorrhage，ICH）是指非外伤性脑实质内的自发性出血。发病率为每年（60～80）/10 万，脑出血占我国脑卒中的 20%～30%，急性期死亡率为 30%～40%，是我国脑卒中死亡率最高的临床类型。原发性脑出血的病理机制复杂，病因多样，可由颅内或全身疾病引起，以高血压性脑出血最常见，占总数的 50%。高血压脑出血也相应成为临床诊疗重点。

【病因与发病机制】

脑出血的病因很多，最常见、最主要的是高血压所致动脉硬化。其他病因还有脑动静脉畸形（AVM）、淀粉样脑血管病、硬膜动静脉瘘、颈内动脉海绵窦瘘、颅内静脉窦血栓形成、特异性动脉炎和霉菌性动脉炎、烟雾病等。血液因素有抗凝、抗血小板或溶栓治疗和血液病（如白血病、再生障碍性贫血、血小板减少性紫癜、血友病、红细胞增多症和镰形红细胞性贫血）等。其他罕见的有颅内肿瘤、酒精、苯异丙胺、可卡因等兴奋药。尚有原因不明（特发性）脑出血。

基于人口学的研究发现酗酒、吸烟、年龄、遗传、胆固醇水平过低者脑出血易发生。但他汀类制剂治疗并未增加出血风险。

脑出血的发生机制上，多不是单一因素引起，常是几个综合因素所致。高血压脑出血的主要发病机制是脑内细小动脉在长期高血压作用下发生慢性病变破裂所致。长期高血压可使脑细小动脉发生玻璃样变性、纤维素样坏死。甚至形成微动脉瘤或夹层动脉瘤，在此基础上血压骤然升高以导致血管破裂。高血压脑出血多发生在脑内大动脉直接发出的穿支动脉处，如大脑中动脉的豆纹动脉和基底动脉的脑桥穿支等，这些动脉由脑底部的动脉直接发出，承受压力较高的血流冲击，易导致血管破裂出血。非高血压性脑出血，因病因不同而机制有所差异。

【病理】

高血压脑出血 70% 发生在大脑半球深部的基底节区的壳核及内囊区，脑叶、脑干及小脑齿状核出血各占约 10%。出血离中线和脑干远的，如大脑皮质下和壳核出血，患者能耐受较大的出血量，而丘脑、小脑、脑干等部位在较少量出血早期就可导致较严重的神经功能障碍。脑实质内出血量大时，出血可沿着神经纤维走向向四周扩散，可致脑室受压和移位，可破入脑室甚或形成脑室铸型，也可突破脑组织进入蛛网膜下腔。出血引起的占位效应、梗阻性脑积水等可致颅内压增高和脑疝形成。非高血压性脑出血病灶多位于皮质下，如淀粉样变性血管病出血多位于脑叶，且多发，顶叶多见，血肿边缘不规则，与脑组织犬牙交错。

脑出血后早期血肿可扩大，其与患者神经缺损功能加重直接相关。早期的血肿扩大是持续性的，对于血肿扩大的判定，目前尚无统一标准。根据 Brott 标准，复查 CT 与首次时的 CT 比较，血肿体积扩大超过 33%，即定义为早期血肿扩大；Kazui 标准为血肿体积差≥12.5ml，或血肿体积比值≥1.4 时。早期血肿扩大常见，根据 Brott 等研究的 103 例患者中，26% 的患者在发病 4 小时内血肿扩大，还有 12% 在发病 20h 内血肿扩大。

脑出血后影响血肿扩大的因素较多，包括发病到首次 CT 扫描时间、血压、凝血功能、肝功能异常、出血部位、初次 CT 的血肿形态和体积等。一项分析了 391 例患者血肿的研究显示，血肿扩大 39% 出现在 3 小时以内，11% 发生在 3~6 小时。因此，患者发病后首次 CT 扫描时间越短，复查 CT 时越容易发现血肿扩大。研究多认为高血压可引发血肿扩大，强化降压可以减少血肿体积和血肿扩大风险。酗酒和慢性肝病的人易表现为出血后的继续出血。一项纳入 124 例肝功能异常的患者研究显示 23% 患者有血肿扩大，严重肝功能损害者的血肿扩大率约为正常者的 3 倍。纤维蛋白原水平降低可以损害原发和继发的止血过程，从而引起血肿扩大。出血部位对血肿扩大影响明显，靠近外囊部的出血不易扩大，而丘脑出血有较高的活动性出血发生率。类圆形的血肿更稳定，预后更好，而不规则血肿常常提示是动脉的活动性出血，CT 显示不规则血肿扩大的发生率为 24%，不规则分隔型血肿的扩大率是类圆形血肿的两倍以上。另外，血肿扩大组首次 CT 血肿体积明显高于非扩大组。

脑出血患者的血管病理常见有微动脉瘤或者微血管瘤，可见血管破裂形成的血肿。血肿形成后，可观察到血肿周围组织随着病程进展而发生一系列的病理生理变化。实验显示在血肿形成 30 分钟后出现海绵样变性，6 小时后邻近的脑实质随时间发生变化，由近及远为坏死层、出血层、海绵样变性及水肿等。血肿周围脑组织的这些变化，除了机械压迫外，主要是血浆、血球成分，如血红蛋白及其他血管活性物质等起着重要作用。出血后颅内容积增大，破坏颅内内环境的稳定。除了脑出血本身对脑组织的破坏外，颅内压增高可以威胁到其他脑组织，特别是当颅内压水平与动脉压水平相当时，血肿对周围脑组织的直接机械性压迫达到某种程度时，脑供血减少。基底节大量出血可致中线移位，同侧脑室受压变形而使对侧扩大，第三脑室受压闭塞，出现严重颅内高压，甚至脑疝。缺血、缺氧、水肿、颅内压升高后，又阻碍静脉回流，增大脑灌流阻力，更加重脑缺血、脑水肿、颅内高压，形成恶性循环甚至导致脑疝和继发脑干衰竭而危及生命。尤其是小脑部位出血距脑干较近，更为凶险。

【临床表现】

脑出血多发生在没有规范治疗或血压控制不好的高血压患者，常在情绪激动或运动或劳动中突发起病，在发病时多有血压明显升高。脑出血临床表现差别很大，主要决定于出血部位和出血量大小，也同全身整体状况等多种因素有关。意识障碍是判断病情轻重的主要指标。按出血部位可分为以下类型：

1. 壳核出血　是最常见类型，约占脑出血的 60%，又称为内囊出血。多由外侧豆纹动脉破裂引起。出血常侵入内囊、丘脑，并可破入侧脑室而使血液流入脑室系统和蛛网膜下腔。壳核出血的临床表现除具有脑出血的一般症状外。常出现病灶对侧的“三偏综合征”，即偏瘫、偏身感觉障碍与偏盲。临床上由于出血所累及的范围不同，“三偏”可不完全，即常见的是偏瘫及偏身感觉障碍。血肿向内囊压迫可导致典型的对侧偏瘫和偏身感觉障碍和同向性偏盲，患者双眼向病灶侧凝视，可有局灶性抽搐和失语（若病灶位于优势半球）。若扩展至额颞叶或破入脑室可导致颅内高压症、昏迷甚或脑疝，终至呼吸、循环衰竭死亡。

据血肿部位和是否破入脑室壳核出血可分为 3 种类型：

（1）壳核局限型：血肿局限于壳核范围或外囊附近，血肿量一般不大于 10ml。

（2）壳核内侧型：血液向上、向下、向前、向后扩展而累及内囊，以向上后方扩展而累及内囊后肢最多见。血肿量一般为 10~30ml，临床上表现为典型的内囊型偏瘫。部分病例血肿虽然较大，但因扩展到额叶、颞叶、顶叶甚至枕叶的白质，常不累及内囊后肢，不产生典型内囊型偏瘫。

（3）壳核脑室型：血肿较大，已经通过内囊后肢破入侧脑室体部和三角部，血肿量往往大于 30ml，甚至超过 60ml。如果血肿向前方扩展，可经前角破入侧脑室，此类型的内囊型偏瘫也不典型。

2. 丘脑出血　发病率仅次于壳核出血，约占脑出血的 20%~25%，又称内囊内侧型出血。病因与壳核出血的类似。其临床表现与出血的部位有密切关系。发病形式有两种：一种发展较快，发病半小时内出现偏瘫；另一种发展较慢，先有头痛、呕吐、头晕、麻木等前驱症状，再逐渐出现偏瘫，最后多发展为昏迷。患者几乎均眼球运动障碍（如下视瘫痪、瞳孔缩小等）。少量而局限性出血，意识障碍较轻，预后较好。临床上常有丘脑症候群，即病灶对侧躯干及肢体的深感觉比浅感觉障碍较重，且多有主观感觉异常或自发痛（丘脑痛），少数人还可能有丘脑手或多动，只有波及内囊者才有偏瘫，一般为轻偏瘫，而以感觉障碍较重为特点。在优势半球可有严重语言障碍，包括语调低沉，语言缓慢，讲话不流畅，还可以出现错语、重复语言等。精神症状也可见于丘脑出血，主要表现为情感淡漠，还有欣快感和视听幻觉等。此外还可出现定向、计算和记忆功能减退。丘脑出血常出现自主神经功能紊乱，如胃肠道出血、心律失常和呼吸障碍等，还可引起严重的尿频、尿急或尿失禁，而大便失禁相对少见。常可见睡眠障碍，表现为嗜睡、睡眠周期紊乱及睡眠减少。虽然丘脑出血有特殊的症状与体征，但常因不典型、多变、多样而易被忽视。Fisher（1959）提出丘脑出血有三大征象：①Parinaud 综合征，即垂直注视瘫痪，主要是上视不能，瞳孔缩小，对光反射迟钝或消失；②感觉运动障碍，感觉重于运动；③意识障碍，常是大量出血继发严重脑干功能障碍。此外可见：①眼球浮动；②霍纳综合征；③眼球向病灶侧凝视；④同向偏盲；⑤丘脑出血若破入第三脑室，双眼可向瘫痪侧凝视，瞳孔缩小，光反射消失，双侧瞳孔不等大；⑥血肿若压迫第三脑室，累及丘脑下部或脑干，可出现高热、脉搏增速及血压升高等生命体征改变，并有应激性溃疡、针尖样瞳孔；⑦偏身舞蹈样不自主运动、小脑性共济失调和意向性肢体震颤等。

根据出血部位丘脑出血可分为 3 型：①丘脑内侧核出血，是大脑后动脉的后丘脑穿通动脉破裂所致；②丘脑外侧核出血；③全丘脑出血。后两型均系大脑后动脉的丘脑膝状体动脉破裂引起。丘脑内侧核出血易破入第三脑室，向丘脑下部和中脑延伸，或发展成全丘脑出血。丘脑外侧核出血往往向外波及豆状核和内囊后肢，尤其是向内囊之上、下发展，沿内囊在尾状核底部之间向侧脑室三角区穿破。

根据出血扩展方向和出血量可分成3型：①丘脑局限型：血肿限于丘脑本身，血肿量一般小于5ml。部分患者可扩展至内囊或前肢，血肿量往往超过15ml。这些患者多引起典型的内囊型偏瘫。②丘脑内囊型：血肿扩展至内囊后肢，血肿量为5~15ml。③丘脑脑室型：血肿从第三脑室侧壁或侧脑室下方破入脑室系统。

3. 脑叶出血　占脑出血的13%~18%，又称皮质下白质出血。发生于额、颞、顶、枕各叶，脑叶出血以非高血压病因为多见，是皮质下动脉破裂所致。老年人常为高血压动脉硬化或淀粉样变血管病引起，青壮年多由先天性脑血管畸形（动静脉畸形最常见）所致。其他病因有海绵状血管瘤、隐匿性血管畸形、动脉瘤、脑瘤内出血、凝血障碍、脑底异常血管网症、颅内静脉窦血栓形成、颅内感染等。

脑叶出血的临床表现多种多样，程度轻重不等，主要取决于出血的部位和血肿的大小。脑叶出血绝大多数急性起病，多先有头痛、呕吐。其特征为：①意识障碍较少见而轻微。②偏瘫与同向凝视瘫痪较少，程度较轻。③脑膜刺激征多见。④血肿常同时侵犯2~3个脑叶。脑叶出血量小时似脑梗死，大量出血表现为各种脑叶功能受损的症状，如额叶出血以剧烈头痛、呕吐、抽搐、尿失禁、轻偏瘫及精神症状（包括欣快、情感淡漠、行为障碍、智力障碍和幻觉）为主要表现。顶叶血肿主要是轻偏瘫（面、上肢瘫痪轻或无，下肢瘫痪重）、偏身感觉障碍、失用及格斯特曼综合征。颞叶以偏瘫（上肢、面部重于下肢）、偏身感觉障碍、感觉性和健忘性失语为基本表现。枕叶出血以一过性黑矇与皮质盲为主。额顶叶出血主要有偏瘫、偏身感觉障碍、抽搐及混合性失语等。

脑叶出血好发于顶叶、颞叶和枕叶即大脑后半部。左、右侧无明显差别。血肿常侵犯2~3个脑叶，也可两侧同时发生，亦可合并基底节区出血。多叶出血的平均出血量明显多于单个脑叶出血。大脑外侧裂区域的血管破裂易形成大的血肿。

4. 脑干出血　约占脑出血的10%。脑桥出血是最常见的类型，中脑出血（midbrain hemorrhage）和延髓出血少见。脑干出血血肿量在1~16ml，10ml以上为巨大血肿。按血肿横径来分，小于1cm为小血肿，1~2cm为中等血肿，大于2cm为大血肿。依据出血部位和范围，可有下列三种类型（但也有血肿大波及2个脑干部位的）：

（1）中脑出血：多突然发病，昏迷或晕倒，双侧锥体束征，四肢瘫痪，一侧或双侧眼肌瘫痪，瞳孔散大，对光反射减弱或消失，去脑强直，急性颅内压增高，呼吸障碍，终因脑干功能衰竭而死。可分为两种类型：①一侧中脑出血，多表现为Weber综合征，即病灶同侧的动眼神经瘫痪（上睑下垂，瞳孔散大，眼球向内、上、下方运动障碍而处于外斜位），对侧中枢性偏瘫；②双侧中脑出血，如一侧出血扩展至对侧，则出现双侧动眼神经瘫痪，双侧中枢性偏瘫，因导水管梗阻而有意识丧失和颅内高压症状，常病情危重。

（2）脑桥出血：多由高血压致基底动脉的旁中央支破裂引起。常突然起病，先有剧烈头痛、呕吐、头晕、复视、构音障碍、面部麻木、偏身麻木。意识于起病时可部分保留，常在数分钟内进入昏迷。出血量少时，意识可清楚，出现脑桥一侧受损体征，表现脑干损害典型的交叉性瘫痪。小量局限性一侧脑桥出血，临床表现颇似梗塞，常需颅脑影像确诊。脑桥出血常迅速波及对侧，出现双侧面部及肢体均瘫痪，患肢大多数呈弛缓性，少数为痉挛性或呈去脑强直，双侧病理反射阳性。临床上脑桥出血的眼部体征最多见，亦较复杂。双侧瞳孔极度缩小，这种针尖样瞳孔见于1/3的脑桥出血患者，为脑桥病变的特征性症状，系由于脑桥内交感神经纤维受损所致。尚可见核间性眼肌瘫痪、一个半综合征、靠边眼、分离性斜视。此外，尚可有Horner综合征、眼球震颤、单眼外展不能、双眼部分垂直性注视障碍等。意识清醒者可有偏身感觉障碍、单侧面部感觉障碍、视幻觉或味觉障碍等。脑桥出血常阻断丘脑下部对体温的正常调节，而使体温急剧上升，呈持续高温状态。由于脑干呼吸中枢受影响，常出现不规则呼吸，可于早期就出现呼吸困难。脑桥基底部出血可呈现闭锁综合征。脑桥出血后，如两侧瞳孔散大、对光反射消失、呼吸不规则、脉搏和血压失调、体温不断上升或不断下降则表示病情严重。

（3）延髓出血：很少见。临床上常急骤发病，突然昏迷和偏瘫而急死。若为小灶性出血，患者意识清楚时可出现延髓定位症状，如第Ⅸ、Ⅹ、Ⅺ、Ⅻ脑神经损害，对侧偏瘫，痛觉、温度觉障碍，声嘶，呛咳，呃逆，眩晕等。延髓出血较延髓梗塞更易发生血压、呼吸、心脏等的明显变化和颅内高压症状。

5. 小脑出血　病因以高血压动脉硬化最多见，占50%~80%，40岁以下者主要是血管异常（动静脉畸形、海绵状血管瘤、动脉瘤、硬脑膜动静脉瘘等）。中老年人非高血压性小脑出血可能为淀粉样血管病引起。其他少见的病因有血液病，使用抗凝剂。

小脑出血多发生于一侧半球，蚓部次之，半球波及蚓部者较少。半球出血大多数发生于齿状核区域，双侧半球同时出血罕见。小的血肿仅局限于小脑实质内，大块血肿向前可破入第四脑室和脑干，积血量大时可逆行上升进入第三脑室、侧脑室，甚至形成全脑室系统铸型。血肿向后可破入后颅窝致蛛网膜下腔出血。血肿压迫第四脑室、中脑水管以及脑室积血的阻塞，可造成阻塞性脑积水。小脑肿胀时可使小脑扁桃体进入枕骨大孔压迫脑干，亦可向上发生小脑幕裂孔上疝压迫中脑。小脑出血时可以发生脑干缺血和坏死，导致不可逆的脑干功能损害。

小脑出血的临床表现复杂多样，出血量小者可无小脑定位症状，若无颅脑影像常易误诊或漏诊。小的血肿症状轻，恢复快。典型小脑出血常突然站立和行走不稳、肢体共济失调、构音障碍（吟诗状）、眼球震颤，伴头痛、头晕或眩晕、恶心、呕吐。

有的可以并存脑桥体征。血肿压迫脑干可昏迷、死亡。

小脑出血 CT 分型:国内马景鉴等将其分为外侧型(小脑半球)、中间型(蚓部)和混合型(半球累及蚓部),每型再分为3个亚型:A型血肿量<15ml,B型≥15ml,C型破入脑室。小脑出血的临床分型可分为:①爆发型,约占20%,突然起病,呈闪电样经过,1~2小时内迅速死亡;②进展型,约占50%,逐渐进展,常有明显头痛、呕吐、眩晕、共济失调等,数小时内意识丧失;③良性型,约占20%,病灶较小,限于一侧半球,不影响脑室和脑干,或缓慢进展,可自行恢复。

6. 脑室出血　分为继发性和原发性两类。其中,继发性占所有脑室出血的93%,是脑实质血肿破入或蛛网膜下腔出血逆流入脑室。脑实质内血肿可沿着阻力最少的方向扩展,因而穿破脑室壁进入脑室系统,其穿通部位依次为侧脑室体部或三角区、侧脑室前角、第三脑室、侧脑室后角、胼胝体等。多由基底节出血后破入侧脑室,以致血液充满整个脑室,有的还流入蛛网膜下腔。小脑出血和脑桥出血也可破入到第四室。蛛网膜下腔出血则多经第四脑室的侧孔及正中逆流入内,但也可直接穿破或形成血肿再穿破脑室壁进入脑室系统。继发性常见的病因有高血压、动脉瘤、动静脉畸形、烟雾病。其他少见或罕见的有颅内肿瘤、凝血功能异常等。

原发性较少见(占脑室出血的7.4%~18.9%),其出血来源于脑室内、脑室壁及脑室旁的血管。最常见的病因是脉络丛的动脉瘤及动静脉畸形,其他常见的原因有高血压、颈动脉闭塞、烟雾病,少见或罕见的有脑室内脉络丛乳头状瘤或错构瘤、囊肿、出血性素质、脑室旁肿瘤、静脉曲张破裂、室管膜下腔隙梗死性出血、白血病、垂体卒中及外科术后(脑室穿刺、引流术、分流术)等。病因不明者,须注意影像或大体病理未能发现的"隐匿性血管瘤"。

脑室出血的临床表现轻重不一。在颅脑影像应用之前,大多数靠手术或尸解明确诊断。患者常突然发病,出现意识障碍、急性颅内高压、脑局部定位体征、脑膜刺激征等。有些轻型患者仅有头痛、头晕、恶心、呕吐等症状,无意识障碍或脑局部定位体征,易漏诊。继发性脑室出血,由于先有脑实质血肿或蛛网膜下腔出血,临床症状较多,体征较明显,病情较重,进展也较迅速。而原发性脑室出血的意识障碍相对较轻或甚至缺如,定位体征不明显,如运动障碍轻或无,脑神经受累和瞳孔异常也较少,而认知功能障碍及精神症状则较常见,若无急性梗阻性脑积水,整个临床过程较缓慢。

脑室出血的分型分级如下:1977年Little据临床表现和CT将之分为3型:①Ⅰ型,大量出血,通常充满整个脑室系统或脑桥出血破入第三、四脑室,突然发病、深昏迷、脑干受损,多于24小时内死亡;②Ⅱ型,脑实质大血肿破入脑室、积血范围较Ⅰ型小,起病突然,意识障碍及脑局部定位体征也较Ⅰ型轻;③Ⅲ型,脑实质水肿、积血较局限,急性起病,有脑局部定位体征或仅突然头痛、昏睡。1980年Fenichel按CT及病理解剖所见,将脑室出血分为4级:Ⅰ级,单纯室管膜下出血;Ⅱ级,单纯脑室出血;Ⅲ级,脑室出血伴脑室扩张;Ⅳ级,脑室出血伴脑室扩张及脑实质出血。

1982年Graeb及1987年Verma根据CT的脑室内血液量及脑室大小进行分级评分,其具体标准见表9-14-1。

表9-14-1　脑室出血的Graeb分级与Verma分级

指标	Graeb分级 CT表现	评分	Verma分级 CT表现	评分
侧脑室(左右分别计分)	微量或少量血液	1	血液占脑室一半或小于一半	1
	血液小于脑室一半	2	血液占脑室一半以上	2
	血液大于脑室	3	血液充满并扩大	3
	充满血液并扩大	4		
第三脑室	积血、大小正常	1	积血但无扩大	1
	充满血液并扩大	2	积血并扩大	2
第四脑室	积血、大小正常	1	积血但无扩大	1
	充满血液并扩大	2	积血并扩大	2
总分				

注:Graeb评分,1~4分为轻度;5~8分为中度;9~12分为重度。Verma评分,少于3分为轻度;4~10分为中度至重度。

【辅助检查】

1. 颅脑CT　为首选检查,简便、迅速、能显示血肿部位、大小和对脑脊液系统的影响,但CT易受后颅窝伪影干扰,倾斜扫描角度和/或薄层扫描可增加阳性率。临床疑诊脑出血应即行CT检查。

(1) 出血灶在CT上变化:血肿的密度随病期不同而有差异,动态复查可观察病情和判断预后。

1) 急性期(<1周):新鲜血肿平扫呈边界清楚,均匀一致的高密度影,CT值多为70~80Hu。圆形或卵圆形,周围常有一低密度环。脑实质内的较大血肿均可产生占位效应,一般3~7天达到高峰,可压迫和推挤相邻脑室和脑部组织,甚至导致脑疝。血肿破入脑室者,若少量积血,CT显示脑室内局限高密度

影;若出血量大,可发生脑室铸型时,则全脑室呈均匀一致的高密度影。伴发脑积水时,则脑室系统扩大。出血进入蛛网膜下腔时则显示相应的蛛网膜下腔出血高密度影。

2）血肿吸收期(2周~2个月):约2周(或更早一些),血肿周边溶解,血肿变小,密度变低,边缘较模糊,第四脑室受压者,脑室形态可有恢复。约3~4周后,血肿可完全溶解,病灶呈低密度。

3）囊肿形成期(>2个月):约6~8周后,低密度灶明显缩小,无占位表现,最后呈低密度囊腔,边缘较清楚,CT值近于脑脊液。小病灶形成瘢痕。

(2) 其他作用:

1）计算脑出血量:①多田公式计算法:血肿体积(ml)=π/6×长(cm)×宽(cm)×层数(cm)。简易计算法:血肿体积(ml)=1/2×长(cm)×宽(cm)×层数(cm)。其中,CT的扫描层厚是10mm。若CT的扫描层厚不是10mm,则据实际扫描厚度和层数累计为高度(单位为cm)。②ABC/2法测定:选出最大出血面积的CT层面,测出该层面出血的最大直径(A),再测该层与A呈90°的最大直径(B),然后算出脑出血10mm一层的层数(C),但每一个C面的出血面积要与最大出血面积比较后得出,若比值为75%,算作1;为25%~75%算作1/2;<25%则不计,各层相加得出C值,所有数值均按cm计。最后A、B、C值相乘除以2计算出出血量,该法测定的血肿量精确。

2）观察和预测血肿扩大:早期CT可能预测血肿扩大征象。如影像学方面,如"点状征(spot sign)",其是CTA/CT增强上的一种征象,表现为CTA原始图像血肿里小的增强点。点状征定义为在增强CT扫描的特定窗宽窗位下,血肿边缘与血管不相连的高密度灶。其他早期血肿内的"混杂密度征(blend sign)""黑洞征(black hole sign)"对血肿扩大预测正在研究中。

2. 颅脑MRI　在1.5~3.0T MRI扫描机条件下,SWI和T_2*W梯度回波成像对脑出血的诊断十分敏感,可显示脑出血部位、范围,脑水肿及脑室情况。MRI的优点是无骨质伪影,能多断面扫描,清晰显示后颅窝病灶和<1cm的病灶。但普通MRI的一般扫描序列对早期(1~3天)较小血肿信号显示不如CT特异,且扫描时间长,费用较贵,因此临床若CT不能确诊脑出血,则可选用MRI或者MRI与CT联合使用。MRI磁场强度不同信号显示有差异,下列中、高场强的MRI信号规律:

(1) MRI分层:血肿在MRI上由内向外分4层,即核内层、核心外层、边缘层和周围脑组织反应带。

(2) MRI表现:分为五期:

1）急性早期(≤24小时):T_1加权像上血肿呈略高或等信号,T_2加权像为高信号。此期核心层和核外层表现相仿,但无边缘层的信号减低带,早期阶段可无水肿带,但数小时出现轻度水肿。

2）急性期(2~3日):T_1加权像呈等信号,T_2加权像为略高信号。此期血肿周围有较明显的血管源水肿,表现T_1加权像低信号,T_2加权像高信号。

3）亚急性期(4~21日):核心层T_1加权像呈等信号,T_2加权像为低信号,核外层T_1加权像为高信号,T_2加权像呈低信号。典型表现是:T_1加权像上高信号核外层围绕一等信号核心层,而周围水肿带可不甚明显或为一低信号带,在T_2加权像上为低信号核外层和连成一片的低信号核心层,绕一高信号的周围水肿带。

4）慢性早期(14~21日):核心层、核外层信号一致,均为高信号,周围水肿带消失,出现低信号边缘层。

5）慢性期(>3周):与上一期大致相仿,核心层、核外层、T_1加权像为均匀一致的高信号,不显示边缘层。无周围带;T_2加权像上核心层、核外层亦为均匀一致的高信号,边缘层显示低信号,组织水肿不明显或无水肿。此种情况可持续数周或更长,此后形成囊腔,T_1加权像和T_2加权像均为低信号。

3. 脑血管成像(DSA、MRA或CTA)　脑血管造影对检出动静脉畸形、动脉瘤、硬脑膜动静脉瘘等所致的脑出血很有价值。尤其是年龄偏小、无高血压病史的非常见出血部位要推荐进行脑血管造影。其中,颅脑MRA无需造影剂;CTA需要静脉穿刺注入对比剂;DSA需要动脉穿刺具有微创性,但价值最大。对需要排查颅内静脉窦血栓形成所致脑出血者可行MRV、CTV和DSA。

4. 经颅多普勒(TCD)　有助于判断颅内高压和脑死亡。超声波可显示中线波移向对侧。当血肿≥25ml,TCD显示颅内血液动力学不对称改变,表示颅内压力不对称,搏动指数(PI)较平均血流速度(FV)更能反映颅内压力的不对称性。

5. 脑脊液检查　脑出血患者多有颅内压增高,若影像诊断明确,一般不应以腰穿和脑脊液检查用以诊断。若诊断不明确或在无条件做CT或MRI时,应审慎做腰穿。腰穿有一定危险性,使用不当,可诱发枕骨大孔疝致患者迅速死亡,术前应给脱水剂降低颅内压,有颅内高压或早期脑疝症状时禁忌。一般脑出血起病早期脑脊液中可无红细胞,但数小时后脑脊液多呈血性,特别是出血破入侧脑室或蛛网膜下腔者,脑脊液可呈血性、蛋白增高,脑脊液压力增高,但无血不能排除小量出血。

【诊断】

典型者为中老年患者,较长期的高血压病病史,在活动中或激动时突然发病,有不同程度的头痛、呕吐、偏瘫、偏身感觉障碍、失语、意识障碍等症状,病程发展迅速,通常可作出临床诊断。确诊以颅脑以影像(CT或MRI)见到出血病灶为准。无颅脑影像(CT或MRI)结果时应与蛛网膜下腔出血、脑外伤后硬膜下出血和内科疾病所致昏迷的全身疾病(如低血糖、肝性脑病、肺性脑病、中毒)等鉴别。颅脑影像确诊出血后,重在进一步鉴别出高血压以外的脑出血病因,如脑血管畸形、烟雾病、颅内动脉瘤、血液系统疾病及颅内肿瘤继发出血等。

【治疗】

脑出血的治疗包括内科治疗、手术治疗和康复治疗。治疗的目标是控制颅内压、防止血肿扩大、保证脑灌注、治疗各种合并症和并发症,尽早康复,降低残死率。

1. 内科治疗

(1) 一般性支持治疗:避免扰动,尽量安静卧床1~2周,

9

尤其是高血压患者,符合重症监护入住标准者入住重症监护室。

1) 保持呼吸道通畅:注意保持良好的体位,昏迷者可取头侧位,不宜仰卧位,以防舌后坠而堵塞气道。做好翻身拍背吸痰,有呼吸道阻塞的征象时应及时气管插管和气管切开,必要时应用纤维支气管镜吸痰,以免缺氧而加重脑水肿。以混合5%二氧化碳的氧并间歇吸入为宜。

2) 营养支持和水电解质平衡:昏迷或不能进食者,需行胃管鼻饲,需注意监测胃肠蠕动和排空功能。适当限制液体入量,一般每日不宜超过 2 500ml,如有高热、呕吐、多汗、利尿过多等可酌情增加。避免使用高糖液体,必要时给脂肪乳、白蛋白、氨基酸或能量合剂等。

3) 降温:体温降低后,脑代谢降低,耗氧量减少,有利于脑细胞恢复和减轻脑水肿。但对脑出血,应用药物作冬眠降温时副作用很多,如冬眠合剂中的哌替啶可抑制呼吸,氯丙嗪可有血压降低等副作用。临床多用冰毯或冰帽的物理降温,但对脑组织降温差。近来全身亚低温为临床应用探索,需在监护室实行,通过系统管理减少和处理亚低温治疗相关的并发症。血管内超选择降温治疗也在临床探索阶段。

4) 护理:患者有昏迷或肢体瘫痪,勤翻身,早期行床上肢体功能活动,按摩,以防压疮或下肢静脉血栓形成。注意口腔清洁,保持大小便通畅等。对可交流的患者加强心理护理。

(2) 血压管理:脑出血急性期个体化降压非常重要。脑血压脑出血急性期血压升高原因有多种因素,不同患者还有不同的合并症和并发症,对血压耐受和要求不同。研究已证实脑出血急性期血压越高,越增加患者神经功能恶化和残死率,因持续性显著升高的血压能导致血肿扩大、脑水肿和颅内压增加。但基于病理生理,脑出血常伴有颅内高压,此时高血压是维持有效脑灌流所必需的,快速过分降血压可能会减少脑灌流量,进一步加重脑组织的缺血损害加重脑水肿。故应先着重降颅内压,随着颅内压的降低血压也会跟着下降。

首先应消除影响血压波动的因素。通常应参照患者发生脑出血前的基础血压水平,对原血压正常者,使血压逐渐下降至发病前的水平或稍高于原有水平数。一般将血压维持在150~160mmHg/90~100mmHg 即可。降血压不宜过速、过低、以防止引起脑供血不足,加重脑损害。舒张压较低,脉压差过大者通常不应用降压药物。INTERACT-2 研究示脑出血急性期强力降压到 140mmHg,可以降低发病 90 天的严重残疾。降 SBP 到 130~139mmHg,亚组分析可能获益更大。而低于130mmHg 发生神经功能缺损的风险呈增加趋势。ATACH-2 提示急性脑出血强力降压组和普通降压组,3 个月 mRS 比较没有差异,并提示强力降压组 7 天内的肾脏损害增高。

在降压制剂选用方面,拉贝洛尔和尼卡地平在 2007 年被AHA/ASA 作为一线用药进行了推荐,其他推荐药物尚有艾司洛尔、依那普利、肼苯达嗪、硝普钠、硝酸甘油。

对比拉贝洛尔和尼卡地平,研究显示两者耐受性基本相似,尼卡地平能更好地在 1 小时内达到目标血压,较少需合用其他降压药物,血压控制更平稳,降压作用更持久。其中,拉贝洛尔是选择性 α_1 肾上腺素受体和非选择性 β 肾上腺素受体阻滞剂,其阻断 α 受体和 β 受体的相对强度,口服时为 1:3,静脉注射时为 1:7。其一般不降低心排血量或每次心搏出量。与单纯 β 受体阻滞剂不同,能降低卧位血压和周围血管阻力,一般不降低心排血量或每次心搏出量。对卧位患者心律无明显变化,对立位及运动时心率则减慢。其降压效果比单纯 β 阻滞剂为优。原理是阻断肾上腺素受体,放缓窦性心律,减少外周血管阻力。静脉用拉贝洛尔 2~5 分钟即起效,效果可持续 2~4 小时,可口服或静脉用药,用药后无需有创性血压监测。其是诸多 RCT 试验的主要用药,这些研究已证实了其降压的安全性和有效性。尼卡地平是第二代新型二氢吡啶类钙离子拮抗剂,通过抑制钙离子内流,抑制 cAMP 磷酸二酯酶使细胞 cAMP 水平上升,血管扩张,产生明显的血管扩张作用,特别是选择性地作用于脑血管和冠状动脉。主要扩张动脉血管,显著降低心室后负荷,而静脉扩张作用甚微。因该药可扩张脑动脉,故可增加脑灌注。该药在降低血压变异性方面优于其他降压药物。尼卡地平可口服或静脉用药,用药后 5~10 分钟即可起效,1 小时后血药浓度达峰,效果可持续 3 小时左右。对肝肾功能受损的者可选用艾司洛尔,但降压时需密切监测血压变化。临床工作中,需谨慎使用舌下含服钙离子通道阻滞剂,避免血压下降过快,诱发不良后果。

此外,脑出血患者若血压持续过低,应选用升压药(如多巴胺、去甲肾上腺素等)以维持所需的血压水平,防止脑损害的进一步加重。

(3) 抗脑水肿降颅内压:较大血肿压迫脑组织引起脑水肿,多在 3~4 天内达高峰,使颅内压增高,甚至导致脑疝。因此,抗脑水肿和降颅内高压是降低脑出血患者残死率的关键。面临脱水治疗难以纠正的严重脑水肿,则需手术处理。颅内压若有监测则可精准显示,有条件时对重症脑出血患者可考虑应用,但为创伤性。临床上通常可凭意识障碍、血压、脉搏、呼吸等变化以及影像学表现来判断。

对小血肿应控制出入水量,控制性过度换气,使血二氧化碳分压控制在 3.3~4.0kPa(25~30mmHg),可降低脑脊液的二氧化碳分压,pH 上升,引起血管收缩,达到降低颅内压之目的。但停止过快又易引起颅内高压反跳,应在 4~24 小时内渐渐停止过度换气。

一般经静脉途径给予脱水制剂,须据颅内压和心、肾功能等全身情况选用脱水剂及其剂量。在昏迷较深或出现脑疝早期征象时,须用强脱水剂。通常应选 2~3 种交替使用,如 20%甘露醇、速尿、甘油果糖类制剂。有心或肾功能不全者,常须先使用呋喃苯胺酸或利尿酸钠。使用等渗盐水可防止血液浓缩,3%盐水可补充液体和控制颅内压。也可用胶性液体(20%或25%的白蛋白)来防止血容量减少,避免低血压。脱水时要注意血浆渗透压的改变,以 310~320mmol/L 为佳,若临床脱水效果不好,可适当增加,一旦收效,应维持高渗透状态。为避免脑细胞肿胀和颅内压反跳性增高,使用脱水剂时要逐渐减量。

对肾上腺皮质激素不主张常规使用,可在严重颅内高压甚至脑疝时,同强脱水剂合用,可地塞米松10mg或甲泼尼龙40~80mg静脉推注。由于脑出血的昏迷者多易合并消化道出血和肺部感染,可能因用肾上腺皮质激素而加重或掩盖病情,对有糖尿病者更要慎用或禁用,因易诱发应激性胃出血,应同时用胃黏膜保护药。

(4) 止血制剂应用:未常规应用于临床。因为重组Ⅶ因子临床试验未证实有效;近期*Lancet*发表的TICH-2试验结果显示输注氨甲环酸降低了早期死亡和严重不良事件,但和安慰剂组90天的预后无显著性差异。

(5) 合并症处理:

1) 消化道出血:重症自发性脑出血常合并胃肠道出血,病死率明显升高,其原因多归于胃肠道应激性糜烂、溃疡。

治疗上主要采用:控制胃内PH,保护胃黏膜可口服或胃管注入氢氧化铝凝胶或镁乳、雷尼替丁、奥美拉唑等;胃内降温及血管收缩药,可使用冰盐水或去甲肾上腺素加冰盐水;止血剂可用云南白药、三七粉、白及粉等。严重出血者需输血以改善凝血机制。用内窥镜技术,如电热、激光对局部溃疡出血有效。近十年来由于内科治疗水平的提高,应激性胃肠道出血需介入治疗或外科手术已罕见,内科治疗无效者多是病程晚期。

2) 肺部感染:重症脑出血,尤其是意识障碍、吞咽困难等患者,口腔或气管内分泌物不易及时清除,易导致吸入性肺炎。另一常见的原因是胃内容物的反流,尤其是平卧位鼻饲灌注流质饮食时,严重大量反流,甚至造成窒息。此外,原先患有慢性支气管炎、肺气肿等的老年人,脑出血后更易继发肺部感染。除了用敏感的抗生素,应勤转身拍背,及时清除口腔及气管内分泌物,防止返流误吸等。

3) 控制痫性发作:脑叶出血有痫性发作者须排查血肿扩大可能,对症可用静脉泵注丙戊酸钠,负荷量15mg/kg,继续泵注1mg/(kg·h),必要时静脉泵注应用咪达唑仑,注意对意识、气道和排痰的影响。同步或痫性发作得以控制后可联合经胃肠道途径予以口服抗癫痫制剂,逐步停用静脉抗癫痫制剂。注意水电解质酸碱失衡和发热的处理。

4) 其他:有些脑出血患者可出现心功能损害(大多数为心电图改变)、肺栓塞或水肿、深部(尤其下肢)血栓形成等,应注意及时相应的治疗。

2. 手术治疗　脑出血手术首先是通过手术拯救出血严重、不适内科治疗和内科无效危及生命的患者;另外,微创技术使手术不仅限于挽救生命,尚有选择性应用于非危及生命患者,通过手术减少或清除血肿,降低颅内压更好地保留和恢复患者的神经功能,改善生存质量。

手术时机是个体化的,如对小量出血不必冒手术风险,可在影像复查和临床观察下行内科治疗。少数病情不断恶化,影像证实血肿继续扩大者,必要时手术处理,对出血量大,保守治疗显然无效的重症患者,应及时手术。应用抗血小板和/或抗凝制剂所致的脑出血患者或脑出血患者应用这些制剂,以及血管淀粉样所致脑出血患者,手术有可能诱发别处脑组织再出血或难以止血,需谨慎手术。临床上已经出现了不可逆的变化时效果不佳。

手术方法的选择应根据经验和具体情况决定。目前用于临床的有开颅血肿清除术、钻颅穿刺吸除术、脑室引流术和分流术等。

(1) 血肿清除术:手术取决于血肿的大小和位置。需要考虑手术的患者:半球血肿大于50ml,临床治疗效果不佳或原血肿增大1倍以上可考虑手术;基底节区中等量以上出血(壳核出血≥30ml,丘脑出血≥15ml);小脑半球出血≥15ml或直径≥3cm。或合并有明显脑积水;合并有血管畸形、动脉瘤等血管病变(这些患者有时复合手术或综合治疗效果更佳)。

(2) 钻颅穿刺吸除术:可立体定向穿刺引流血肿,也可CT或MRI引导定位穿刺,采用血肿单纯穿刺吸引、血肿破碎吸引及注药溶解血肿等方法。CT或MRI引导下的钻颅血肿吸引术有简单易行、创伤小、不需全麻醉等优点。手术注意事项:①利用头颅影像定位,选择距血肿较近且能避开功能区的穿刺点;②首次引流血肿应从血肿中心开始,引流血肿量尽量低于血肿的体积的1/2,引流过多易引发再出血;③应用特殊血肿清除器械有利于清除未液化血块,但仍需注意引流量不能过多诱发再出血;④合理应用溶栓剂有助于溶解血块和血肿引流。

(3) 脑室引流术:适用于:①重症脑出血(脑室铸型);②脑室出血已经引发或预期引发脑积水的患者;③小脑出血或脑干出血已经引发或预期引发脑积水患者。脑室引流治疗目的在于:①迅速清除脑室内的积血,减少占位效应;②分流脑脊液恢复正常循环;③降低颅内压;④减轻脑损害。单纯脑室外引流的管容易被血凝块堵塞,目前多用尿激酶脑室内注射溶解血块。脑室引流需注意引流管的高度和引流量,并注意并发中枢系统感染。近来尚有结合腰穿脑脊液置换法,有的获得相当的效果。

(4) 脑室分流术:应用于脑出血后期合并症状性脑积水的患者。

3. 康复治疗　脑出血后,只要患者的生命体征平稳,病情不再进展,就宜尽早康复治疗。早期分阶段康复治疗有助患者神经功能恢复,改善预后。

【预后】

出血量、血压、血脂、血糖、眼底出血和再出血均是高血压脑出血预后的影响因素。脑出血量是决定脑出血预后的重要因素,据此可有效进行预测脑出血30天的死亡率。血肿急速增大的患者,其预后极差。脑出血急性期血压越高,越增加患者神经功能恶化和残死率。研究示高胆固醇脑出血患者死亡率低于低胆固醇者。出血后有应激性高血糖者,预后不好。眼底出血提示有急剧且严重的颅内压增高,提示预后不良。再出血是影响远期预后的重要因素。波动性高血压是引起再出血的一个重要因素,随访和管理好幸存患者的血压对二级预防至关重要。

第十五节　蛛网膜下腔出血

（朱良付）

颅内血管破裂致血液流入蛛网膜下腔为蛛网膜下腔出血（subarachnoid hemorrhage，SAH）。分为自发性和创伤性，前者有两种发病方式，最常见的是脑底和脑表面的血管病变破裂后血液直接流入蛛网膜下腔；其次是血液在脑内形成血肿后再突破脑组织流入蛛网膜下腔。自发性蛛网膜下腔出血临床最常见，成为诊疗的重点。

【病因】

引致SAH的病因可归纳为下列：

1. 颅内动脉瘤破裂　最常见（约占75%～80%）。其可能是在遗传和先天性发育缺陷的基础上，在血流动力学（包括机械学）对血管壁的作用下形成的。80%的SAH患者被尸检时发现有大脑动脉环血管壁弹力层及中膜发育异常和受损，这些薄弱区随年龄的增长损坏增加，逐步动脉壁弹性减弱，管壁薄弱处逐渐向外膨胀突出，最终形成动脉瘤。颅内动脉瘤可发生于颅内任何血管处，但主要发生于大脑动脉环及其主要分支血管，尤其是动脉分叉等血流动力学改变明显的部位。其中，颈内动脉系统动脉瘤占到80%～90%。颅内动脉瘤多为单发，约20%为多发，两侧相同血管的相同部位均发生动脉瘤则为“镜像动脉瘤”。颅内动脉瘤据形态上分类可分为囊性、梭形、夹层、不规则形和血泡样等；原因上可分为先天性、外伤性、动脉硬化性和感染性；据动脉瘤直径大小可分为微小型（≤3mm）小型（<5mm）、中型（5～15mm）、大型（15～25mm）、巨大型（>25mm）。感染性动脉瘤则是由炎症引起的颅内血管壁病变。

2. 血管畸形　占SAH病因的10%左右，其中颅内动静脉畸形占到血管畸形的80%，脑动静脉畸形是发育异常的血管交通形成的血管团。是发育异常的脑血管团，不经过毛细血管床，直接向静脉引流，形成动静脉之间的短路，多由一支或者几支动脉供血，引流静脉也可一支或者几支，导致血流动力学紊乱，在情绪激动或其他不明诱因下可致处于临界破裂状态的血管壁破裂。此病因所致的SAH易合并有颅内血肿。

3. 烟雾病和烟雾综合征　此类病因所致的SAH临床检出日益增多。

4. 其他　血管炎、颅内静脉系统疾病、血液系统疾病（如白血病、淋巴瘤、血友病、骨髓瘤、各种原因引起的贫血等）、抗凝治疗并发症、颅内肿瘤原发肿瘤和转移瘤、颅内感染、副鼻窦炎症、中毒、维生素K缺乏、电解质失衡、中暑等。

还有约10%的SAH病因不明。尚须注意吸烟、酗酒、拟交感类制剂使用与自发性SAH相关，高血压、糖尿病、高脂血症可使SAH的发生率增高。口服避孕药的影响作用目前认识不一致。

【病理】

1. 脑膜和脑反应　SAH发后生脑脊液红染，脑表面呈紫红色。血液沉积在蛛网膜下腔内，如鞍上池、外侧裂池、环池、脑桥小脑脚池、小脑延髓池和终池等。出血量大时可形成薄层血凝块黏附于颅底表面，蛛网膜呈无菌性炎症反应及软脑膜增厚，导致脑组织和血管、神经不同程度粘连。脑实质内可见广泛白质水肿，皮质内可见多发斑片状缺血灶。少数情况下，血液可破出蛛网膜下腔，形成硬膜下血肿。随时间延伸，红细胞溶解，释放出含铁血黄素，使脑皮质黄染。部分血红蛋白和含铁血黄素沉积于蛛网膜颗粒形成阻塞，产生交通性脑积水。多核白细胞、淋巴细胞在出血后数小时即可出现在蛛网膜下腔，3天后巨噬细胞也参与反应，10天后蛛网膜下腔出现纤维化。严重蛛网膜下腔出血者下视丘可出血和缺血。

2. 动脉管壁变化　SAH发生后血管壁的病理：典型血管收缩变化（管壁增厚、内弹力折叠、内皮细胞空泡变、平滑肌细胞缩短和折叠）以及内皮细胞消失、血小板黏附、平滑肌细胞坏死、空泡变、纤维化、动脉外膜纤维化、炎症反应等引起的动脉管腔狭窄。目前有关血管痉挛的病理变化尚不一致，但多认为是出血后3～7天（血管痉挛初期）可能是由于异常平滑肌收缩导致。随时间延长，则动脉壁的结构性变化在管壁狭窄中起主要作用。

3. 其他　除心肌梗死或心内膜出血外，可有肺水肿、胃肠道出血、眼底出血等。

【病理生理】

1. 颅内压　SAH发生后颅内压会急速升高，导致头痛、恶心，由于有效脑灌注压迅速下降尚可致短时或持续意识丧失。颅内动脉瘤血管内诊疗过程中若患者颅内压高可发现脑血流灌注缓慢，术中颅内动脉瘤并发破裂、颅内压迅捷增高甚至可发现脑血流无法灌注颅内。颅内压升高可导致玻璃体下视网膜出血，甚或脑疝、脑死亡。蛛网膜下腔出血和脑室系统的出血可导致脑脊液循环受阻，部分患者可出现急性梗阻性脑积水；而血红蛋白和含铁血黄素沉积于蛛网膜颗粒及无菌性炎症导致的颅底、脑膜、脑组织的粘连均影响脑脊液的代谢、循环，导致交通性脑积水和脑室系统的扩张和脑组织的受压变薄。血细胞的崩解释放各种炎性物质可引起化学性脑膜炎，脑脊液增多使颅内压增高。

2. 脑血循环　由于血管痉挛、颅内高压和脑水肿等因素的影响，SAH发生后患者脑血流供应减少，脑氧代谢率降低，而局部脑血容量因脑血管特别是小血管扩张而增加。伴有脑血管痉挛和神经功能受损者，上述变化尤为显著。SAH发生后脑血流自动调节功能受损，脑灌注压受平均动脉压变化而波动，可引起脑组织进一步损伤。血液释放的血管活性物质可刺激血管和脑膜，导致血管痉挛，引起急性缺血事件，目前血管痉挛的确切病理机制尚未明确。

3. 生化改变　SAH发生后由于脑缺血和能量代谢障碍，脑内可发生乳酸性酸中毒、氧自由基生成、激活细胞凋亡路径、胶质细胞功能改变、离子平衡失调、细胞内能量产生和运行障碍等。由于进食障碍、脱水治疗和下视丘功能紊乱等，患者易有电解质异常，其中最常见的是低钠血症。低血钠可加重意识障碍、痫性发作、脑水肿、颅内高压等。鉴别引起低钠血症的原因很重要。脑耗盐综合征(cerebral salt-wasting syndrome, CSWS)是因尿钠排出过多而导致低钠和低血容量;抗利尿激素分泌失调综合征(syndrome of inappropriate secretion of antidiuretic hormone, SIADH)是因ADH分泌增多引起的稀释性低钠血症和水负荷增加。二者最主要的区别在于CSWS患者的血容量通常是减低的,而SIADH患者的血容量通常偏高。尿钠低于100mmol/L的情况SIADH较CSWS更常见;若对患者限制液体摄入时血钠有升高的趋势时,通常考虑是SIADH。

4. 自主神经功能受损 SAH发生后可导致自主神经过度兴奋,从而引起机体一系列的病理生理变化。包括血压升高,这可能是机体的一种代偿反应,以增加脑灌注压。疼痛、烦躁和缺氧等因素也可促使全身血压升高,动脉瘤未处理前血压升高有可能诱发再出血,因此要控制血压。自主神经受损尚可引发表现为发热、应激性溃疡、神经源性肺水肿、血糖升高、脑心综合征等。

【临床表现】

SAH在任何年龄均可发病,但以青壮年居多,女性多于男性。最常见的起病形式为突发起病(以数秒钟或数分钟速度发生)。患者常能清楚地描述起病的时间和情景。

1. 诱发因素 约1/3的自发性SAH发生于前有明显诱因,如剧烈运动、情绪激动、排便、咳嗽、饮酒、房事等;少数可在安静情况下发病。

2. 先兆 发生于真正SAH之前。约1/3患者动脉瘤破裂前数日或数周有不同程度的预警性头痛,此是先兆渗漏性头痛,通常由少量蛛网膜下腔渗血引起,也可因夹层扩展、动脉瘤瘤壁急性扩张和缺血所致。单侧眼眶或球后疼痛伴有动眼神经瘫痪是常见的先兆,头痛的性质改变(如频率、持续时间或强度)也是动脉瘤破裂的先兆。有时伴恶心、呕吐和头晕症状,但脑膜刺激征等少见。

3. 典型表现 多急骤起病,包括SAH的一般症状和常见并发症的症状。

(1) 一般症状:主要包括

1) 头痛:是最常出现的症状,经典的头痛是突然、剧烈、持续性的全头痛,患者常描述为"爆炸样头痛、一生中最剧烈的头痛"。常伴有恶心、呕吐、一过性意识丧失,出血量多患者可因剧烈头痛喊叫后出现持续意识丧失甚或死亡。SAH的头痛持续数日不变,2周后逐渐减轻,如头痛再次突发加重,常提示动脉瘤再次出血。

2) 脑功能障碍:约1/4的患者可出现不同程度精神症状,如谵妄、欣快和幻觉等,常于发病后2~3周自行消失。不同部位的动脉瘤出现不同的定位症状,如后交通动脉瘤主要表现为不同程度的动眼神经瘫痪。此类患者尤要与痛性眼肌麻痹患者相鉴别。前交通动脉瘤患者可出现精神症状、单侧或双侧的以下肢为主的肢体瘫痪、意识障碍等症状。大脑中动脉瘤可表现为部分前循环或完全前循环综合征,表现为侧向凝视、病灶对侧肢体的瘫痪和或感觉障碍,优势半球侧可出现不同程度失语,患者也可有痫性发作等。后循环系统动脉瘤,患者出现不同程度脑神经和脑组织受压的症状和体征。

3) 脑膜刺激征:主要表现为颈强直、布鲁津斯基征(Brudzinski sign,布氏征)和克尼格征(Kernig sign,克氏征)。有时脑膜刺激征是SAH的唯一临床表现。脑膜刺激征出现的强度及消失决定于出血的部位与出血量的多少和患者的年龄。脑膜刺激征一般在发病后数小时后出现,在3~4周后消失。老年患者或出血量少者,对疼痛耐受性强者或重症昏迷者,可以没有脑膜刺激征。

4) 眼部症状:SAH发生当日或次日,由于急性颅内高压,眼静脉回流受阻,有部分的患者可出现玻璃体下片状出血。是临床诊断SAH的证据之一。在脑脊液恢复正常后,仍有出血的痕迹可见。长时间的颅内压高也可导致视力障碍。

5) 其他:部分患者尚可出现痫性发作、应激性消化道出血、脑心综合征、急性肺水肿、肺部感染和局灶性的神经功能缺损症状等。

(2) 常见并发症:

1) 再出血:是SAH的急性期危害严重的并发症,再出血原因多为动脉瘤破裂。每次再出血会导致死亡率上升30%,3次出血仍存活的患者极少。动脉瘤所致的SAH若保守治疗在发病后24小时内再出血危险性和概率最大,发病1个月内再出血的风险也较高,其中2周内再出血发生率为20%~30%,1个月为30%。入院时昏迷、高龄、女性、收缩压超过170mmHg的患者再出血的风险较大。再出血的诱因有:剧烈头痛,休息不好,焦虑症状,血压波动;过早下床活动;用力排便及咳嗽等。再出血的临床表现为:在病情稳定或好转的情况下,突然发生剧烈头痛、恶心、呕吐、意识障碍加深、抽搐、原有症状及体征加重或重新出现等。确诊主要依据上述表现、急诊CT复查示原有出血增加或腰椎穿刺脑脊液含血量增加等,在维持生命体征情况下做急诊CT复查是首选。

2) 脑血管痉挛:约20%~30%的SAH发生脑血管痉挛。分早发性和迟发性两种:早发性脑血管痉挛出现于出血后;迟发性脑血管痉挛始发于出血后3~5天,5~14天为高峰,2~4周逐渐减少。动脉瘤附近脑组织损害的症状通常最严重。

3) 脑积水:分急性和迟发性两种:约15%~20%的SAH会发生急性梗阻性脑积水。是因血液进入脑室系统和蛛网膜下腔阻碍脑脊液循环通路所致;轻者为嗜睡、精神运动迟缓和记忆损害,重者为头痛、呕吐、意识障碍等。部分急性梗阻性脑积水患者需急诊外科干预引流。迟发性脑积水多发生于SAH后2~3周,为交通性脑积水。表现为进行性认知障碍、步态异常及尿便障碍,颅脑CT或MRI显示脑室扩大。

4) 其他:5%~10%的SAH可有痫性发作,不少患者可发生低钠血症。

【辅助检查】

对SAH诊断有较高价值。

1. 脑脊液 CT检查已确诊者,通常不需行腰穿检查。但若因出血量少或出血时间已较长,CT检查结果阴性而临床疑诊SAH则需腰穿检查。均匀一致的血性脑脊液是SAH急性期

9

特征性的表现,且提示为新鲜出血,腰穿损伤所致的血性脑脊液不是均匀一致的,三管试验可见脑脊液颜色会逐步变淡。血性脑脊液离心后若上清液黄变或发现有吞噬红细胞、含铁血黄素或胆红素结晶的吞噬细胞等,则提示 SAH 已经发生有一段时间。血性脑脊液中每 1 000 个红细胞约导致脑脊液中蛋白增高 1mg/dl,最初白细胞和红细胞的比例约为 1∶700,与外周血的比例类似;数天后,因无菌性化学性脑膜炎可导致脑脊液反应性白细胞增多。

2. 颅脑 CT 及 CTA

(1) CT　是诊断 SAH 的首选方法,CT 显示蛛网膜下腔内高密度影可以确诊 SAH。CT 对 SAH 诊断的灵敏度在 24 小时内为 90%~95%,3 天为 80%,1 周为 50%。表现为鞍上池、外侧裂池、前后纵裂池、环池、脑桥小脑脚池、小脑延髓池等部位的高密度出血征象。根据 CT 所示的出血分布有助判断出血的病因和颅内动脉瘤的位置:如位于颈内动脉段常是鞍上池不对称积血;大脑中动脉段多见外侧裂积血;前交通动脉段则是前纵裂池积血,小脑幕下的蛛网膜下腔积血要警惕后循环动脉瘤,出血在脚间池和环池则可无动脉瘤;接近枕骨大孔处的积血要警惕上颈髓血管病变破裂致脊膜下腔出血反流入颅内。动态 CT 复查尚有助于了解出血的吸收情况,有无再出血、继发脑梗死、脑积水及其程度等。

(2) CT 血管成像(CTA):CTA 是无创性的脑血管显影方法,推荐在有条件的医院内对能配合检查者在颅脑 CT 平扫后即行 CTA 检查(最好为头颈 CTA),CTA 的结果非常有利于快速排查出血原因和做出分流和诊疗决策。其灵敏度为 85%~98%,具有微侵袭性。但做 CTA 需静脉增强,需注意对比剂过敏、肾功能不全和糖尿病等。

3. 颅脑 MRI 及 MRA

(1) MRI:不是 SAH 急性期的首选影像检查。常规 MRI 的 T_1 加权成像和 T_2 加权成像对 SAH 的诊断价值甚微。随着 MRI 技术的发展和新型 MRI 序列的研究和应用,MRI 在 SAH 诊断中的价值逐渐得到认识和肯定,并显示出其优越性。MRI 对急性 SAH 的诊断并不逊于 CT,对亚急性、慢性和不典型 SAH 诊断的敏感性明显优于 CT,对 SAH 并发症的诊断优于 CT,且在颅内动脉瘤的筛查和术后随访中具有一定的价值。如出血 4 天后 T_1 加权像能清楚地显示外渗的血液,血液高信号可持续至少 2 周,在 FLAIR 像则持续更长时间。因此,当病后 1~2 周,CT 不能提供 SAH 证据时,MRI 可作为诊断 SAH 和了解破裂动脉瘤部位的一种重要方法。近来,高分辨 MRI 和特殊对比剂也用于对动脉瘤瘤壁的研究和预判动脉瘤的破裂风险。

(2) MRA:对颅内动脉瘤的筛查和术后随访中具有一定的价值。对直径 3~15mm 的动脉瘤检出率可达 84%~100%,但显示瘤颈和局部穿通支动脉和较细边支不如脑血管造影;对发现血管畸形很有帮助,但因其空间分辨率较差,远不能取代脑血管造影。MRA 检查禁忌证:装有心脏起搏器、颅内有强磁性银夹、严重的幽闭恐怖症患者等。

4. 脑血管造影(DSA)　是排查 SAH 出血原因和确诊颅内动脉瘤最有价值的方法,有无血管痉挛等,血管畸形和烟雾病也能清楚显示。对 SAH 患者应争取尽早行全脑血管造影,3D 成像造影和图像后处理可以清楚显示动脉瘤的位置、大小、形态、瘤颈和载瘤动脉粗细、迂曲程度,非常有助于确定出血病因、制定治疗策略和判断预后,对下列情况要做动脉瘤同侧的压颈试验甚或载瘤动脉近心端的球囊闭塞试验:①前交通动脉瘤患者一侧前交通动脉不显影;②可疑为血流动力学平衡导致动脉瘤未显影,如少数位于后交通动脉和大脑后动脉汇合处附近的动脉瘤,少数位于一侧 A1 的动脉瘤;③有可能在治疗时需闭塞载瘤动脉。

5. TCD　可以无创监测 SAH 后的脑血管痉挛,也可在一定程度上助于反映颅内压。

6. 其他　血常规、凝血功能、肝功能及免疫学检查有助于寻找出血的其他原因。心电图等常规检查也需要完成。有条件的医疗中心,可应用相应软件对载瘤动脉和动脉瘤进行血流动力学方面的测量和评估,有助于判断再出血风险、制定治疗策略、评估治疗后血流动力学的修正程度和对预测复发的概率。对多发动脉瘤患者和特殊类型的动脉瘤患者可对易感基因位点进行检测,便于对患者的家属进行动脉瘤风险的咨询和随访,但对直接治疗暂无助。

【诊断】

1. 诊断　突发持续、剧烈的头痛、恶心、呕吐和脑膜刺激征阳性,伴或不伴意识障碍,常无局灶性神经缺损体征,应高度怀疑本病,结合 CT 证实脑池与蛛网膜下腔内有高密度征象可诊断为 SAH。如果 CT 检查未发现异常或暂无条件行 CT 检查时,可根据临床表现结合腰穿 CSF 呈均匀一致血性、压力增高等特点作出 SAH 的诊断。

确诊自发性 SAH 后,应进一步明确病因,主要以 CTA 或脑血管造影进行筛选。对脑血管造影阴性的 SAH 患者应在 2 周左右重复脑血管造影。初筛假阴性率和复查阳性率因检查中心的经验和设备不同等因素有差异。

自发性 SAH 据出血量和部位可分为大量出血(广泛)、孤立出血(少量),其中有一特殊类型的 SAH 称为"非动脉瘤性中脑周围 SAH",其多发生于 20 岁以上患者,常在 60~70 岁时发病。1/3 的患者症状出现前有大强度的活动。临床表现:头痛发作较动脉瘤性出血更常呈渐进性(数分而不是数秒),意识丧失和局灶性症状少见,但仅是短暂性的。约 1/3 的患者有短暂性遗忘。CT 表现:漏出的血液局限于中脑周围的脑池内,出血的中心紧邻中脑前方。出血不会蔓延到大脑外侧裂或大脑纵裂前部。侧脑室后角也可沉积一些血液,但明显的脑室内出血或出血蔓延至脑实质内则提示动脉瘤性出血,应排除这种特殊情况。预后良好,恢复期短。目前该类型 SAH 原因不明,可能由静脉出血引起。因椎基底动脉系统动脉瘤破裂出血可有与"非动脉瘤性中脑周围 SAH"相似的头颅 CT 表现,故不能轻易诊断为"中脑周围 SAH"。

临床分级,临床较实用的是进行 Hunt-Hess 分级(表 9-15-1)

表 9-15-1　Hunt-Hess 分级法

级别	标准
0 级	未破裂动脉瘤
Ⅰ级	无症状或轻微头痛
Ⅱ级	中~重度头痛、脑膜刺激征、脑神经损害
Ⅲ级	嗜睡、意识混沌、轻度局灶性神经体征
Ⅳ级	昏迷、中或重度偏瘫、有早期去脑强直或自主神经功能紊乱
Ⅴ级	昏迷、去脑强直、濒死状态

2. 鉴别诊断

（1）脑出血：多有偏瘫、失语等局灶性神经功能缺失症状和体征。原发性脑室出血与重症 SAH 临床难以鉴别，脑出血深昏迷患者单靠临床表现与 SAH 不易鉴别，非运动功能部位的出血（如尾状核头、小脑等）因无明显肢体瘫痪易与 SAH 混淆，神经查体，尤其颅脑 CT 和 DSA 检查非常有助鉴别。

（2）颅内感染：各种类型的脑膜炎有头痛、呕吐和脑膜刺激征等模拟 SAH 的症状和体征，但常有发热，发病不如 SAH 急骤，脑脊液检查结果提示感染而非出血，颅脑 CT 无蛛网膜下腔出血表现等特点。

（3）颅内肿瘤：约 1.5% 脑肿瘤可发生瘤卒中，形成瘤内或瘤旁血肿合并 SAH，癌瘤颅内转移、脑膜癌病或累及中枢系统的部分血液系统疾病可有血性脑脊液，但根据详细的病史、脑脊液检出瘤/癌细胞及颅脑 CT 可以鉴别。

（4）低颅压性头痛：伴随血管内诊疗的广泛开展，忽视病史追问导致低颅压性头痛被误诊为 SAH 有增多。低颅压性头痛患者的头痛症状可持续存在，严重低颅压患者颅脑 CT 检查可有弥漫脑肿胀、脑室系统变小、脑膜增厚所表现高密度（易误诊为 SAH），甚或可检出单侧或双侧的硬膜下积液和出血，加强脱水而导致头痛或病情进一步加重等。详细问病史，尤其是体位性头痛、脱水降颅内压或抬高床头后可减轻或加重，腰穿颅内压低和无均匀血性脑脊液、血管检查排除动脉瘤等有助于鉴别诊断。

（5）其他：有些老年人 SAH 起病较缓，以精神症状为主而头痛、颈强直等不明显，或表现意识障碍和脑实质损害症状较重，容易漏诊或误诊，应注意详细询问病史及查体，并行颅脑 CT 或脑脊液检查以明确诊断。

【治疗】

SAH 患者均应急诊住院。治疗目的：尽早明确病因和治疗动脉瘤，防治并发症和合并症。治疗策略的制定和预后判断主要依据是 SAH 的临床病情分级（常用 Hunt-Hess 分级），通常对≤Ⅲ级的患者早期进行血管内治疗或动脉瘤夹闭治疗，对Ⅳ级甚或Ⅴ级患者需结合患者家属求治愿望酌情进行抢救性手术治疗。

1. 一般处理　①绝对卧床；②监护生命体征和神经功能；③个体化降颅内压处理；④避免用力和情绪波动，保持大便通畅，烦躁和头痛予以对症治疗；⑤其他对症支持治疗，如内环境的平衡、营养支持、肺部、泌尿系统感染防治等。

2. 预防再出血　需特别强调的是：找到出血病因，处理以动脉瘤为代表的病因是预防再出血的基础和根本，不能仅靠绝对卧床和抗纤溶药物防治再出血。具体措施如下：

（1）绝对卧床：在没有条件检查和处理动脉瘤的情况下建议绝对卧床 4~6 周；但有条件向可以筛查和处理动脉瘤医院转诊则不受限于绝对卧床；颅内破裂动脉瘤经血管内或外科夹闭等妥善处理后也可酌情考虑不受限于绝对卧床。

（2）血压管理：既要防止血压过高诱发再出血，又要注意维持灌注压，避免低灌注。若收缩压>180mmHg 或平均动脉压>125mmHg，可在监测下静脉泵注短效的降压制剂，推荐应用尼卡地平、拉贝洛尔和艾司洛尔等降压制剂，通常建议将收缩压控制在 160mmHg 以下。

（3）抗纤溶制剂：早期短程应用，结合早期治疗动脉瘤，随后停用抗纤溶药，并预防低血容量和血管痉挛，是较好的抗纤溶制剂应用策略。在外科手术前 6~8 小时停药。如果手术在 SAH 后 24~48 小时进行，不必使用抗纤溶药物。如果手术在 2 天以后进行，则有理由使用之，但要警惕患者若接受血管内治疗血栓风险有可能增加。已延期诊断患者（7~14 天后），已渡过再出血的最危险期，可不应用。非动脉瘤性出血几乎没有适应证。通常应用治疗 10~14 天。

1）6-氨基已酸（EACA）：初次剂量 4~6g 溶于 100ml 生理盐水或 5%~10% 葡萄糖液，15~30 分钟静脉滴注完。以后维持剂量为 1g/h，维持 12~24 小时。可根据病情用 2~3 周。

2）对氨甲基苯甲酸（PAMBA，止血芳酸）：0.2~0.4g 入液静脉滴注，每日 2 次，维持 2~3 周。

3）氨甲环酸（止血环酸）：每次 250~500mg 入液静脉滴注，每日 1~2 次。

抗纤溶制剂有增加缺血性卒中、加重脑积水、增加深静脉血栓形成或肺栓塞的可能。对肾功能不全者应慎用。禁忌证有妊娠、心肌病、有深静脉血栓或肺栓塞史、凝血功能障碍等。

（4）血管内治疗和外科治疗：对动脉瘤行血管内治疗和/或外科治疗是预防再出血的基础和根本。血管内治疗和手术治疗方法的选择应根据动脉瘤的特点、患者的病情、经济和知情同意，以及所在医院的诊疗条件等因素制定。原则上若判断动脉瘤既能被血管内治疗也能被外科治疗，则血管内治疗是首选。血管内诊疗时机应尽早（不受限于发病 3 天内或 3 周外）。位于后循环的动脉瘤更倾向应用血管内治疗为主。对多发动脉瘤要依据出血分布范围和动脉的形态等鉴别出责任动脉瘤对其首先处理，二期再处理其他并发的动脉瘤。临床工作中多能鉴别出责任动脉瘤，确难认定责任动脉瘤的可在治疗安全的前提下一期处理多发动脉瘤。需警惕少数患者术中检出的动脉瘤并不是其 SAH 真正的病因，此类患者若血管内诊疗需支架植入则要谨慎，因真正病因未检出、处理非病因动脉瘤植入支架后抗血小板治疗有诱发再出血可能。

动脉瘤外科手术主要为动脉瘤夹闭，少数复杂动脉瘤需要合并应用血管旁路移植术（搭桥术）。血管内治疗措施包括：弹簧圈栓塞、支架辅助弹簧圈栓塞、球囊辅助弹簧圈栓塞、血流导向装置（密网支架）植入（破裂动脉瘤相对应用受限，需辅助弹簧圈栓塞）、带膜支架植入、瘤腔内扰流装置WEB植入、载瘤动脉闭塞等措施，个别中心对较大动脉瘤尚尝试开展了弹簧圈加液体栓塞剂（Onxy胶）栓塞动脉瘤。对分叉部宽颈的动脉瘤，可个体化应用Y型支架、对吻支架、T型支架、“冰激凌技术”等辅助弹簧圈栓塞完成栓塞，Pulse Rider是最近被批准的一种用于辅助弹簧圈栓塞分叉部动脉瘤的支架，它是复杂支架辅助栓塞的一种替代方法。

血泡样动脉瘤（blood blister-like aneurysms，BBLA）是急性期再出血率高、死亡率高的动脉瘤，血管内治疗和外科夹闭均有挑战性。应用带膜支架行血管内治疗是个不错的选择，但路径迂曲明显的患者带膜支架上行到位困难，动脉瘤相邻的重要边支若被带膜支架覆盖有时会导致相应供血区的缺血损害，而单支架或多支架辅助弹簧圈栓塞对部分患者也可治愈，但需注意早复查，需警惕短期内复发和再次破裂，也有单中心应用密网支架辅助弹簧圈栓塞此类动脉瘤的报道和尝试。神经外科应用动脉瘤包裹和/或夹闭术等治疗BBLA，但手术风险和术后再出血风险均高。有个别中心对此类动脉瘤进行了缝扎治疗尝试，但临床推广应用缝扎技术具有一定难度。

复合手术治疗：少数复杂动脉瘤的患者可获益于将外科手术和血管内治疗有机整合于一体的复合手术治疗。

3. 脑血管痉挛的防治　目前对症状性血管痉挛治疗效果不佳，应重在预防。应用尼莫地平可预防和治疗血管痉挛，建议口服，不能口服者鼻饲，可选择静脉给药。维持有效血容量可预防迟发性缺血，但不推荐应用容量扩张和血管内球囊成形术预防脑血管痉挛。动脉瘤治疗后，若有症状性脑血管痉挛，可酌情提高血压治疗，痉挛若对升压治疗没有反应，可酌情行血管内诊疗技术。尼卡地平、法舒地尔、内皮素受体拮抗剂、硫酸镁、他汀类等可能有一定防治脑血管痉挛作用，但缺少高质量循证医学证据。

4. 脑脊液引流术　急性症状性脑积水应进行脑脊液引流术，对迟发性症状性脑积水可推荐性脑脊液分流术。脑脊液释放疗法对SAH出血量比较大且动脉瘤已获得有效血管内或外科治疗者（动脉瘤若未获有效治疗而释放脑脊液有诱发再出血风险），可用腰大池置管引流的方法释放血性脑脊液（每天可匀速引流100~200ml血性脑脊液）；可明显促进血液的减少和有效缓解头痛，也能降低脑血管痉挛和脑积水的发生，但需警惕引流流速过快或过量诱发低颅内压、少数患者可并发颅内感染。一般建议引流7~11天左右，最好能将引流脑脊液的蛋白降至正常水平。传统的脑脊液置换方法疗效没有腰大池置管引流疗效明显，因脑脊液置换释放的脑脊液量太少。

5. 其他　治疗在SAH早期，可对患者预防性应用抗惊厥药，但通常不推荐长期使用。对低钠血症和低血容量要进行监测、早预防、早发现和科学补液。

【预后】

取决于SAH病因、病情、血压情况、年龄及神经系统体征、治疗早晚和方法等诸多因素。动脉瘤破裂引起的SAH通常较脑血管畸形所致的SAH预后差，血液系统疾病引起的SAH效果最差，原因不明的SAH预后较好，复发机会较少。高龄体弱，Hunt-Hess分级Ⅳ级、Ⅴ级，颅内压明显增高、抽搐、神经缺损定位症状明显的患者预后较差。近年来，伴随诊疗的理念和策略的日新月异，尤其是血管内诊疗技术的不断提高和推广，我国SAH患者的预后在不断改善，原有的与预后相关的统计数据有待进一步刷新。

第十六节　颅内静脉系统血栓形成

（余　剑）

颅内静脉系统血栓形成（cerebral venous thrombosis，CVT）是多种病因引起的以脑静脉回流受阻、脑脊液吸收障碍并常伴颅内高压为特征的特殊类型脑血管病。血栓可原发于脑内各浅、深静脉或静脉窦，由于病因不同、颅内静脉和静脉窦解剖变异大等因素，除海绵窦血栓形成外，临床表现多样而缺乏特异性，确诊不易，不少被漏诊和误诊。

【临床解剖】

颅内静脉系统由脑静脉、硬脑膜静脉窦和颈内静脉等组成，脑静脉血液引流至静脉窦，再经颈内静脉汇入右心房（见文末彩图9-16-1）。脑静脉通常无相应伴行动脉，走行变异较大，且管壁薄、无静脉瓣膜、缺乏肌肉和弹力纤维，血流方向和速度易受颅内压影响。

1. 脑静脉　包括大脑静脉、间脑静脉、脑干静脉和小脑静脉。其中，大脑静脉又分为大脑浅静脉（收集大脑皮质和皮质下等浅层静脉血）和大脑深静脉（收集脑室旁、基底节和髓质等深层静脉血）两组，两组间存在吻合，无明显分水界区域。

（1）大脑浅静脉：包括大脑上静脉、大脑中静脉和大脑下静脉，其收集的静脉血向后汇入上矢状窦、海绵窦和大脑深静脉。大脑中静脉可与大脑上静脉形成吻合（Trolard吻合），也可与大脑下静脉形成吻合（Labbe吻合）。

（2）大脑深静脉：包括大脑内静脉、大脑大静脉（Galen静脉）和基底静脉（Rosenthal静脉）。左右两条大脑内静脉合并为大脑大静脉、大脑大静脉接受基底静脉血液注入后，向后经直窦汇入窦汇。

2. 硬脑膜静脉窦　位于两层硬脑膜之间，窦壁外层由坚韧无弹性的致密胶原纤维组成，内层由疏松细胶原纤维组成，窦腔衬有内皮，与静脉内皮相续。分为后上群和前下群，前者包括上矢状窦、下矢状窦、横窦、直窦、乙状窦、窦汇等；后者包括海绵窦、岩上窦和岩下窦等，汇集各脑静脉血液至颈内静脉。

【病因与病理】

大多数患者存在一种或多种危险因素，部分患者原因不明。

1. 感染性　儿童多见，常继发于头面部或其他部位的化

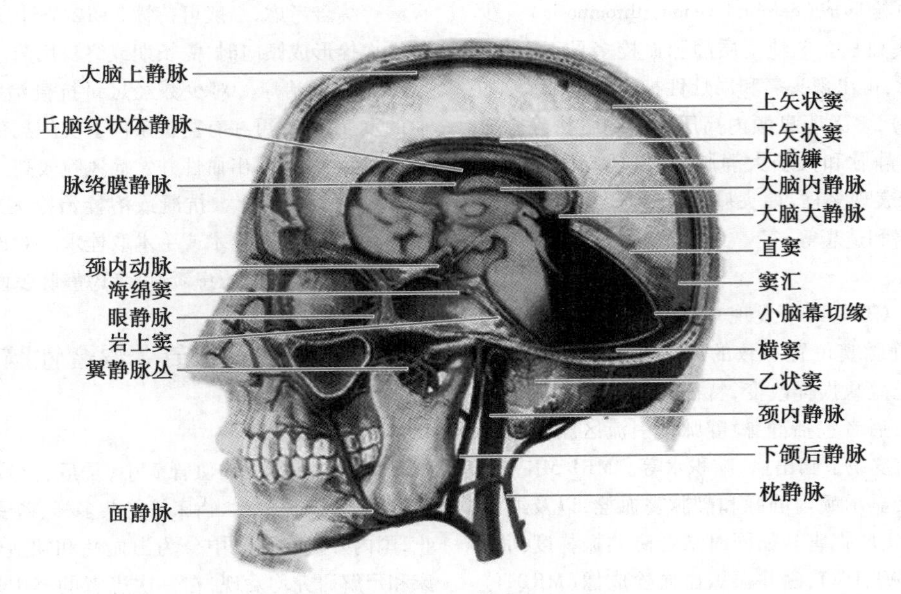

图 9-16-1　颅内静脉系统

脓性感染或炎症性疾病，如面部危险三角皮肤感染、急/慢性中耳炎、乳突炎、鼻窦炎、骨髓炎、颅内感染、败血症等。

2. 非感染性　常见于各种遗传性或继发性的血栓形成倾向，即易栓状态（thrombophilia），包括Ⅴ因子 *Leiden* 突变、凝血酶原基因 *G20210A* 突变、高同型半胱氨酸血症、蛋白 C、蛋白 S 或抗凝血酶Ⅲ缺乏等，其他原因尚有妊娠、围产期、口服避孕药物、各种血液系统疾病、抗磷脂抗体综合征、肿瘤、外伤等。

病理上常出现血管壁损伤、血流动力学异常和血液高凝状态。受累静脉和静脉窦可见红色血栓，血脑屏障破坏，管壁可有坏死、出血或增厚呈纤维化改变。由于小静脉和毛细血管压力增高和脑脊液吸收减少，可引起脑动脉灌注减少、所属引流区血管淤血和扩张，出现脑组织水肿、颅内压增高、缺血性损害或脑实质出血。感染性血栓可见局限性或弥漫性脑膜炎、脑脓肿。部分患者伴有硬脑膜动静脉瘘，多由于静脉（窦）高压促使病理性动静脉短路及局部血管新生所致。

【临床表现】

在各年龄组均可发病，成年人发病高峰年龄多在 20～30 岁，又以女性多见。CVT 可呈急性、亚急性或慢性起病，以后两者多见。症状体征取决于静脉（窦）血栓形成的部位、性质、范围、病因、血栓形成速度以及继发性脑损害的程度等因素，主要由两方面组成：①静脉系统引流障碍所致的颅内高压，如头痛、呕吐、视力障碍、视乳头水肿、意识障碍等；②静脉性梗死或继发性出血所致的局灶性脑损害，如中枢性瘫痪、感觉障碍、失语、偏盲、认知功能损害、癫痫等。不同部位的 CVT 表现如下：

1. 上矢状窦血栓形成（superior sagittal sinus thrombosis）多为非感染性，以婴幼儿、产褥期妇女和老年患者居多。常为急性或亚急性起病，颅内高压较为突出，如头痛、呕吐、视乳头水肿等，也可有癫痫、肢体瘫痪、感觉障碍、膀胱功能障碍、失语等局灶脑损害表现。婴幼儿可见喷射状呕吐、颅骨缝分离、囟门隆起、头部浅静脉怒张。当血栓延至上矢状窦后 1/3 时，颅内高压更为明显，易出现意识模糊、嗜睡，甚至昏迷等。

2. 海绵窦血栓形成（cavernous sinus thrombosis）　常继发于眶部、鼻窦、上面部皮肤的化脓性感染。可累及一侧或双侧海绵窦。急性起病，有发热、白细胞增多等全身感染中毒的一般表现，常表现为前海绵窦综合征，具有一定特异性：眶内静脉回流受阻可出现眶周、眼睑、球结膜、前额部皮肤水肿，眼球突出；行走于海绵窦内的动眼神经、滑车神经、展神经和三叉神经眼支受累可出现患侧上睑下垂、眼球各向活动受限或固定、复视、瞳孔散大、对光反射消失、三叉神经眼支分布区感觉减退、角膜反射消失等。视神经也可受累而引起视力障碍，眼底可见淤血、水肿、出血等改变。若血栓累及岩下窦，则可表现为后海绵窦综合征，出现展神经、舌咽神经、迷走神经、副神经等损害。常见并发症有脑膜炎、脑脓肿、颈内动脉病变、垂体和下丘脑功能损害等。

3. 横窦和乙状窦血栓形成（transverse and sigmoid sinus thrombosis）　可为感染性或非感染性，前者多继发于化脓性中耳炎、乳突炎等，后者则常见于血液高凝状态。除原发疾病表现外，易出现颅内高压和精神症状，如头痛、呕吐、视乳头水肿、烦躁、呆滞和谵妄等，也可有癫痫、肢体瘫痪、感觉障碍、失语等局灶脑损害表现。血栓可向上矢状窦、直窦、岩窦或颈静脉延伸而使病情更加危重。部分患者起病隐袭，仅表现为“良性颅内高压症”。常见并发症有脑膜炎、脑脓肿、硬膜下或硬膜外脓肿等。

4. 直窦血栓形成（straight sinus thrombosis）　多为非感染性，起病急，病情进展快，主要表现为高热、意识障碍、颅内高压症、癫痫发作、脑疝等，常很快进入深昏迷、去大脑皮质状态、去大脑强直甚至死亡，部分以烦躁、谵妄等精神行为异常为首发症状。存活者多遗留有手足徐动、舞蹈样动作等锥体外症状。

9

5. 单纯脑静脉血栓形成（cerebral venous thrombosis） 少见，常合并存在静脉窦血栓。单纯皮质静脉血栓多见于 Labbe 和 Trolard 等吻合静脉，可出现头痛和局灶性神经功能障碍（如癫痫、轻偏瘫、偏盲等），多无明显颅内高压。单纯脑深静脉血栓形成多见于大脑内静脉和大脑大静脉，常出现双侧丘脑水肿、梗死或出血，临床表现多样，如头痛、意识障碍、痫性发作、注意力缺失、空间忽略和遗忘等。

【辅助检查】

1. 颅脑 CT/MR CT/CTV 可发现 CVT 的各种直接征象和间接征象，前者如与静脉窦位置一致的高密度条带征或三角征，增强扫描血栓呈充盈缺损样改变，特征性的空三角征可见于上矢状窦血栓形成；后者包括静脉/静脉窦引流区脑组织肿胀、静脉性梗死、皮质/皮质下脑出血、脑积水等。MRI/MRV 更为敏感和准确，可直接显示颅内静脉和静脉窦血栓，以及继发于血栓形成的各种脑实质损害。如同时结合磁共振梯度回波 T_2 成像（T_2* GRE）、SWI、DWI、磁共振黑血血栓成像（MRBTI）等技术更有助于提高诊断率，特别是单纯皮质静脉血栓形成。

2. 数字减影血管造影（DSA） 是 CVT 诊断的最可靠依据，可直接显示静脉窦血栓的部位、范围、程度和侧支代偿循环状况，窦内狭窄远近端压力差达 12mmHg 以上时有助于诊断。

3. 其他 血 D-二聚体多大于 500μg/L，但 D-二聚体正常并不能除外 CVT。脑脊液压力大多增高，可伴不同程度的细胞数和蛋白量增高，压颈试验有助于判断一侧横窦和乙状窦是否受累。可行Ⅴ因子 *Leiden* 突变、凝血酶原基因 *G20210A* 突变、蛋白 C、蛋白 S 或抗凝血酶Ⅲ缺乏等检测，有助于发现易感因素或病因。

【诊断】

依据头痛、视乳头水肿、明确的颅内压增高，伴或不伴局灶脑损害、意识障碍、精神障碍，考虑 CVT 时，应及早进行影像学等检查以明确诊断，影像学如能发现静脉/静脉窦内栓子、造影无血流即可确立诊断。本病应与颅内占位病变如脑肿瘤、脑脓肿等相鉴别，以视力障碍、眼球运动受限为表现时应与眼眶病变，如眼眶内感染、肿瘤等相鉴别。

【治疗】

1. 病因治疗 针对病因给予积极治疗。如及早、足量、足疗程使用敏感抗生素或联合抗生素治疗感染性血栓，彻底清除原发部位化脓性病灶，并对合并疾病，如肿瘤、血液系统疾病进行相应处理。

2. 对症治疗 使用抗癫痫药物控制痫性发作，但不主张预防性用药。颅内高压可给予头高脚低位、过度换气、甘露醇、速尿、乙酰唑胺等降颅内压措施，严重颅内高压或伴视力进行性降低时，可考虑行微创视神经鞘减压术、去骨瓣减压术等手术治疗。除非治疗原发疾病，不建议常规使用糖皮质激素。

3. 抗凝治疗 抗凝治疗可防止血栓扩展和促进血栓溶解，同时并不增加颅内外出血风险。急性期常用低分子肝素或肝素，急性期过后常选用华法林继续抗凝，调节 INR 值在 2~3 之间，疗程应根据个体遗传因素、诱发因素、复发、可能的出血风险等综合考虑，一般可持续 3~12 个月，多次发作或有严重遗传性血栓形成倾向时，需长期或终身用药。

4. 溶栓治疗 对少数经足量抗凝治疗无效，且无颅内出血的重症患者，可在有监护条件下实施局部溶栓。溶栓能迅速实现血管再通，但出血性并发症风险较高。

5. 血管内治疗 抗凝或溶栓治疗无效，或有严重颅内出血时，可行机械取栓术或手术取栓术。对伴有一侧或双侧横窦狭窄的良性颅内高压患者，可考虑静脉窦血管内支架术。

第十七节 混合性脑卒中

（黄如训）

脑卒中在急性脑血管病中，是危害最严重的疾患，由于病因、发病及病理机制、临床等复杂多样，备受各方关注。迄今为止，国内外仍将脑卒中分为出血性和缺血性两大类。然而，临床和尸解研究均发现，在一次患者的卒中期间，脑部可同时或短时间内相继发生出血和梗死，而形成两种病变共存的状态，并在高血压大鼠中获得动物实验的依据，客观上证实了混合性脑卒中的存在。这类脑卒中的发病机制、临床表现、防治措施，势必与单纯出血或缺血性脑卒中有所不同，因而有必要将其单列一类，予以重视和研究。

【概念的形成】

长期的临床、病理、实验研究，均将脑卒中分为出血性和缺血性两大类。此两种不同性质的血管病变，可在一定时间内相继发生。例如，蛛网膜下腔出血（SAH）并发脑血管痉挛而致脑梗死、烟雾病时脑血管闭塞伴 SAH 等。这些早已有不少报告，均是以一种病变在先，其后继发另一种病变来看待，在既往的临床诊断中常是按先发生的主要病变进行诊断。但脑出血合并脑梗死的病例，过去由于缺乏可靠的影像学诊断方法，较难确诊，故临床上未见专门观察分析报告。尸检时，对脑部的病变，往往只罗列描述病灶部位、性质，作出相应的病理结论；而最后总结时，尽管有些患者脑内不同部位上存在出血和梗死灶，但仍依照传统格式，按死因来确定一种主要病变，而作出单一的病理诊断（脑出血或脑梗死）。因此，不论是临床，还是病理学，对于并存的脑出血和脑梗死，一直未予重视，更没有单列出一类混合性脑卒中来加以研究。

自从 CT 和 MRI 等脑影像技术推广应用以来，不仅颅内出血或脑梗死都能确诊，而且同时伴发的另一种性质的病变容易及早发现。1988 年，笔者报告了 4 例长期高血压的老年患者，既往无脑卒中史，突发偏瘫、失语等脑损害征象，3~5 天内第一次做颅脑 CT 扫描，显示大脑半球同时出现新鲜的血肿和边缘欠清的梗死灶，而且两种病灶各自独立存在，互不延续，如分别位于两侧大脑半球或同一半球的不同脑叶。随后，又在死于脑卒中的尸解病例中证实了这一结果。在有神经症状的易卒中型肾血管性高血压大鼠脑内，经病理证实，也存在脑出血合并脑梗死。这类脑卒中难归类于单一的出血性或缺血性，更不属于出血性梗死或 SAH 继发的脑梗死，也不同于间隔较长时间

9

先后2次发生的不同性质的脑卒中。为此，笔者团队率先在国内外提出了混合性脑卒中的概念，把同一患者脑内不同血管供血区同时或极短时间(48~72小时)内先后发生的出血和梗死，称为混合性脑卒中(图9-17-1)。

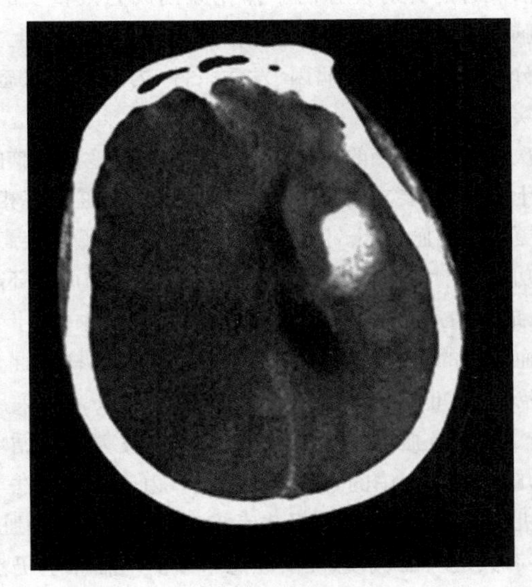

图9-17-1　混合性脑卒中的CT表现
CT示大脑半球右大面积梗死、左出血。

在临床病理观察中，两种性质并存的脑卒中并非少见，但是一向以来，无论临床还是病理诊断，均按传统的脑卒中分类，仅作出一种主要的诊断，对共存的另一种性质的病变忽略不计。查阅文献有SAH并发脑梗死、脑动脉闭塞伴SAH等报道，但无脑出血和梗死合并存在的文章，然而却从尸解病理总结以脑梗死为题目的论文中找到出血和梗死共存的证据，其中有些病例是远离梗死灶的血肿，仍未予重视，如Fisher等的研究报道的114例腔隙性脑梗死中有24例伴血肿，朱克等的研究报道81例脑梗死并存血肿8例。由于混合性脑卒中的病因、发病机制、临床表现等方面均有特殊性，因此，极有必要把它作为一种单独的脑卒中类型加以研究。

【病因与发病机制】

已经证实，无论出血性还是缺血性脑卒中，高血压都是极重要病因。笔者团队报告的4例脑出血与梗死并存的患者，均有15~30年的高血压病史，眼底有明显的高血压硬化征象，提示混合性脑卒中的病因很可能是高血压所致的脑动脉硬化。随后，从155例脑卒中死亡的尸解材料中，发现18例混合性脑卒中病例，其心、肾均有典型的高血压改变，脑内细小动脉呈高血压性动脉硬化，即透明变性和纤维性坏死，并有微动脉瘤形成。进一步的临床研究发现，经影像学证实为混合性脑卒中的14例患者均有高血压病史。表明高血压是混合性脑卒中的主要病因。

在笔者团队首创的易卒中型肾血管性高血压大鼠中，将其自发出现神经症状后24小时内处死，经病理检查发现部分大鼠(35.5%)脑内不同部位有新鲜的出血和梗死灶，表明这两种不同性质的病灶是同时或极短时间内先后发生的混合性脑卒中。这些大鼠无遗传缺陷，且无老年因素的影响，其脑血管病变主要由高血压单因素引起。进一步明确了高血压性脑血管损害是混合性脑卒中的发病基础。

高血压所致的脑细小动脉损害主要表现为血管壁透明变性、纤维性坏死、微动脉瘤形成或内外膜增生性改变。同一个体脑内不同部位的血管或同一血管的不同节段，可同时存在上述程度不同的病变，这些病变均可造成血管腔狭窄或血流缓慢而使血管闭塞，其中纤维素样坏死的血管和微动脉瘤又可直接破裂出血。高血压性脑毛细血管损害主要表现为血管通透性增加、管壁结构破坏、管周水肿、管腔狭窄、管内血细胞漏出，在此基础上，出血性和缺血性脑卒中均可发生。表明同一高血压个体脑内同时存在着发生出血性和缺血性脑卒中的病理基础。

通常，临床上大多数病例呈现一种性质的病变，即出血或缺血性损害。至于在某一患者最终发生哪一种脑卒中，除取决于基本血管病变(如微动脉瘤易破、增生性病变易闭塞)外，还同其他发病条件(如血压水平、血流速度及黏度改变)有关。动物实验的结果也表明即使脑血管的基本病变相同，也可能因发病条件的差异而发生不同性质的脑卒中。临床上有不少脑卒中复发的病例，就有先后2次不同性质的脑血管病变，这已为日益增多的CT、MRI检查所证实。在脑卒中病发生后，不论何种性质的病变，都有可能通过压迫、牵拉、血管痉挛、代谢障碍和全身性血压急剧波动等因素，在极短时间内继发另一种相反性质的病变。临床上观察到，用降压药物急速降低脑出血患者的血压后，继而发生脑梗死，充分说明血压波动作为发病条件之一，在决定发生何种性质的脑卒中时起着重要作用。

混合性脑卒中依卒中灶大小不同可有4种不同的组合：①大梗死-小出血型的小出血灶，多发生于大梗死灶邻近部位，且未见血管破裂征象，故可能是大梗死灶外周水肿而压迫周围血管，使循环阻断，远端血管因缺氧、酸中毒和水肿而通透性增加；当血流恢复时，红细胞则漏出而形成小灶性出血。②大出血灶-小梗死型的大出血灶，可直接牵拉、挤压周围小血管，则可引起小梗死灶。在该类小梗死灶内或外周均未见细小动脉闭塞征象，也支持这种观点。脑出血不仅血肿周围缺血，而且对侧半球相应区域以至全脑血流量均下降。已有高血压损害的脑细小动脉侧支循环代偿能力差，缺血时易发生梗死。因此，脑出血后远离血肿的部位也可发生小梗死。③大梗死-大出血的大出血灶，可导致全脑血流量下降，可能诱发大梗死灶；或者先有大梗死灶，因前述机制导致多个小出血灶，后者再融合成大出血灶；此外，两者还可能是同时发生的。④小出血-小梗死型的两种小病灶间相互影响小，如不发生相邻部位，则同时发生的可能性大，表明即使脑血管的基本病变相同，也可能因发病条件的不同而发生性质相异的脑卒中。

【临床特征】

混合性脑卒中患者多有长期高血压病史，起病突然，急速出现局灶性脑损害征象，多呈完全性卒中。临床表现多种多样，主要取决于卒中灶的部位、大小等，也可像动物实验有大梗死-小出血、大出血-小梗死、大梗死-大出血、小出血-小梗死等类型。由于同一病例有2个以上的脑卒中病灶，且分布于脑内不同区域，脑损害较严重，可有意识障碍，如昏迷，也可仅表现为腔隙综合征。但临床上有明显的多灶性脑损害症状者并不多见，双侧偏瘫仅占少数，大多数表现为偏瘫等单侧局灶性脑损害症状。可能因另一病灶较小，引起的症状轻微，而被主要病变所掩盖，或两种病灶位于同侧半球有关。然而，经仔细的神经系统检查，发现有双侧病理征者可超过一半。混合性脑卒中患者早期出现脑疝征象和脑膜刺激征者较多见。此外，老年混合性脑卒中患者并发内脏功能衰竭并不少见，病死率可高达60%。可以认为，混合性脑卒中是一种较为严重的脑卒中类型。由于该类脑卒中患者多有意识障碍，部分小病灶引起的神经功能缺失又往往被掩盖，因此，当经详细的神经系统检查发现有双侧或多灶性脑损害表现，又不能用一种性质的病变来解释时，应尽早做颅脑CT或MRI检查，以及时确诊和治疗。

【诊断】

由于混合性卒中的概念提出时间尚短，临床经验和资料积累相当有限，故目前临床诊断仍以脑卒中的共有特征为主，如突然发病，迅速出现脑局灶性损害的征象等。当临床检查中发现双侧病理征或多灶性神经损害表现时，对本病诊断有较大的提示价值。但必须排除多发性脑梗死或多灶性脑出血的可能性。

CT或MRI检查是诊断混合性脑卒中的重要手段，应争取在起病后1~5天内进行，笔者团队在此期间做颅脑CT扫描发现：混合性脑卒中的脑内出血多为30~60ml，周围有水肿带。血肿多位于基底节区。梗死灶最大直径0.5~2.0cm，边缘不清；多位于血肿对侧大脑半球的各脑叶或基底节区，其余少数分布于血肿同侧大脑半球的各脑叶。依病灶大小，影像学上可分为两个亚型：①出血-梗死型：出血量大，占位效应明显，而梗死灶小；②梗死-出血型：以梗死为主，占位效应较轻或不明显，血肿相对较小。影像的CT检查对出血较易确诊，而梗死可因超早期（6小时内尤其是3小时内）检查、病灶位于脑干或小脑，或者梗死灶很小而未能检出，常须短期内复查或用较敏感的MRI（如SWI）方法，才能减少漏诊，提高混合性脑卒中的发现率。

在鉴别诊断中，应注意排除继发有脑梗死的脑蛛网膜下腔出血。相隔多日以上尤其是数周后发生的脑出血和脑梗死，则不属混合性脑卒中。

【防治】

随着科技的进步，尤其是神经科学的迅猛发展，脑卒中的治疗有相当明显的进步。病死率和致残率有所下降，但仍未达到人们的期望。纵观脑卒中治疗的研究和临床实际，深入分析存在的问题，寻求解决方法，是十分重要的。至今的现状是在认识的理念上未能完全一致，而治疗方法的选择和疗效评价存在较大差异。因此，在临床上必须树立符合客观实际的基本观点，来指导临床制订治疗方案和具体实施方法，才能取得较确切的效果。

首先必须牢固树立的一个基本观点，脑卒中是多种病因、不同发病机制、病理类型多种、临床表现复杂多样的一大类疾病的总称。企图用一种治疗模式或方法来治疗所有的脑梗死或出血，是不合客观实际的，治疗上必须要求有多种不同的方案，因此，及时的针对性强的个体化原则成为最重要的依据。混合性脑卒中也必须遵循个体化治疗原则。在临床上主要是以分型分期为核心，结合病因、发病条件、内脏功能状态，来制订具体实施方案。

其次，重视改善脑的循环在治疗中的重要地位。脑的结构和功能十分复杂，要求有充足营养代谢。同内脏器官相比，脑必须有更丰富的血循环。脑卒中是重症的脑血循环疾患，血管结构和功能（尤其是自动调节）存在明显受损，脑血循环障碍十分突出，成为治疗的重心。因此，在脑卒中治疗中，应十分重视改善脑血循环的重要作用，且必须全程贯彻。同样在混合性脑卒中的治疗上，也要求明确此观点。目前临床上所采用的溶栓、降纤、抗凝、抗血小板等的疗法，均是以改善脑血循环为目标，成为缺血性脑卒中的重要治疗措施。由于各种疗法或药物的作用机制、靶点、时间窗以及患者疾病状态（脑部、内脏）等的不同，各有其适应证、禁忌证及注意事项。但临床上仍然存在不少疑难问题，影响准确使用。因此，通过血压调控来维持良好的脑血流灌注压，保证适宜的脑血循环，也是治疗混合性脑卒中的最重要的方法。临床特别强调注意降血压的指征、缓慢降压、严防低血压等。

在临床治疗方案确定之后，具体实施时必须注意辨证施治。无论是出血性或缺血性脑卒中，均有一系列病理生理变化，并可加剧脑损害，治疗时必须及时纠正。在混合性脑卒中，治疗就变得更复杂，所采取的措施要求更加积极稳妥，特别注意防止加剧病理损害的因素。因此，临床上怀疑混合性脑卒中存在时，尤其是重症、年老患者，以调控血压、抗脑水肿脱水降颅内压、防治合并症等为主的中性治疗方案是可取的。由于部分病例是先有一种性质的病变，随后诱发另一种性质的病变，故积极治疗主要病变也是合理的。临床观察发现：以出血为主且破入脑室的病例，多在发病后数日内死亡，有先呼吸后心跳停止的脑干功能衰竭征象，故及早清除血肿、防治脑干功能衰竭是有益的。此外，混合性脑卒中病例多有长期高血压病史，心肾等代偿能力和下丘脑调节功能均较差，卧床时间长，用药量大，易合并多脏器功能衰竭，治疗时应保持内环境稳定，预防下丘脑功能障碍，合理选择药物，积极治疗感染，防治多脏器功能衰竭是减少混合性脑卒中死亡的重要措施。

脑卒中发生后，不适当的血压水平可能促使单一性脑卒中（脑出血或梗死）向混合性脑卒中转化。动物实验提示：一种性质的脑卒中病变可在极短时间内继发另一种性质的病变。脑出血时过度降低血压可继发脑梗死，脑梗死时血压过高也可能继发脑出血。因此，在脑卒中早期控制血压于适当水平是防止单一性脑卒中转化为混合性脑卒中的关键之一。

由于高血压是混合性脑卒中的主要病因，高血压所致的脑小动脉病变是混合性脑卒中的发病基础，因此，积极防治高血压是预防混合性脑卒中的主要手段。

【展望】

脑血管疾病尤其是脑卒中受到各方的广泛关注，经过长期研究探索，取得显著进展，其中以影像学最突出，使诊断直观、快速，然而仍存在许多问题，特别是治疗方面有不少难点。

脑出血和梗死属于两种不同性质的病理过程，但常有相同或密切相关的病因、病理基础等，多数患者在1次卒中时只发生单一的出血或梗死，有多种临床病理类型；而在复发性卒中则可2次或甚至多次相同或不同性质的病变；影像、病理等确诊的微出血，可在高血压患者中与脑出血、腔隙性脑梗死、白质脑病等共存，近年日益重视的脑小血管病（cerebral small vessel disease，CSVD）即微出血、腔隙梗死或腔隙灶、微梗死、皮质小梗死、白质病变（以疏松多见）等，甚至可有2或3种的并存，临床上在脑梗死患者中可发现大脑共存微出血、白质病变；临床观察及社区调查显示"亚临床卒中"或"无症状卒中"在老年较多见，更易发展为脑梗死。这些客观现实凸显脑卒中的复杂多样，充分证实混合性病变并非少见。混合性脑卒中的发现，在脑血管疾病中极为特异，更加证明脑卒中是十分复杂的。由此可见，重视混合性脑卒中的存在，与单纯的出血或梗死比较分析，有何异同？其病因、病理、发病机制、临床表现及影像等的规律性和特殊性，如何制定合理的治疗方案和判断预后，这些对整个脑卒中的各方面深入研究都有重要意义。然而，至今混合性脑卒中的认识相当有限，原因很多，在临床及实验研究都存在不少困难，必须努力创造条件，加强混合性脑卒中的研究。临床上应动态观察，及时发现症状和体征的变化，并行相应的影像检查，以查出更多病例，收集积累资料，总结经验，为诊断提供依据。实验研究应注意选用模拟临床疾病的模型，经过多年的摸索，笔者团队在易卒中型肾血管性高血压鼠，能较好地模拟临床脑卒中过程，在同一次卒中发作期间，病理证实梗死和出血灶分别位于左右半球或不同脑叶，而且复制成功率极高，是个良好的混合性脑卒中动物模型。相信经过临床与实验研究的不断深入、互为转化，尤其MRI等先进影像技术的广泛应用，加上分子生物学标志物特异性的研究，有可能较全面认识混合性脑卒中，增强视野及思维，扩大探索领域，进一步提高整个脑卒中的研究水平，开创脑卒中诊断、治疗、预防等的新局面。

第十八节　颅内动脉瘤

（朱良付）

颅内动脉瘤（intracranial aneurysm，IA）是颅内动脉在遗传、先天异常或后天损伤等因素的基础上，在血流动力学（包括机械学）和其他因素对血管壁的局部作用下逐渐扩张形成的异常膨出。颅内动脉各部位均可发生动脉瘤，但主要发生于大脑动脉环及其主要分支血管，尤其是血流动力学改变明显的部位，在优势供血动脉或代偿供血动脉的分叉和血管转折受冲击明显处尤为多见。女性较男性罹患率高。颈内动脉系统占到80%~90%。颅内动脉瘤多为单发，约20%为多发。伴随我国体检无创颅内血管影像应用的日益增多，未破裂颅内动脉瘤的检出日益增多。人群中颅内动脉瘤的患病率为1%~7%，回顾性研究报道发生率低，前瞻性研究报道率高，动脉瘤可见任何年龄，其中以40~60岁多见，其发生有明显的地域和种族差异。据我国上海两个社区人群的横断面调查研究流行病数据显示动脉瘤在35~75岁健康成人中的发病率高达7.0%。颅内动脉瘤是蛛网膜下腔出血的最常见病因（约占75%~80%）。

【分类】

可按动脉瘤发生的部位、大小、病因、病理及形态等分类，见表9-18-1。

表9-18-1　颅内动脉瘤分类

分类因素	分类
部位	1. 颈内动脉系统 （1）颈内动脉：最常见的是后交通动脉瘤，其他在颅外段、岩骨段、海绵窦段、眼动脉段、后交通、脉络膜前、颈内动脉分叉部等均可发生 （2）大脑前动脉：最常见的是前交通动脉瘤，其他在A1、A2~A3、胼周、胼缘等均可发生 （3）大脑中动脉：该动脉各段均可发生动脉瘤，最常发生的部位是该动脉的分叉部 2. 椎基底动脉系统 椎动脉、基底动脉、大脑后动脉及后循环的相应分支血管（小脑后下、小脑前下、小脑上）均可发生，其中分支血管的动脉瘤可以分为中央型和周边型。基底动脉顶端的动脉瘤可以累积相邻的多条血管
大小（多指囊性动脉瘤据其直径）	微小（直径≤3mm） 小（3mm<直径<5mm） 中型（5≤直径<15mm） 大型（15≤直径<25mm） 巨型（直径≥25mm）
病因	先天性、外伤性、动脉硬化性、感染性、血管炎性（如系统性红斑狼疮、Takayasu动脉炎等）、药物滥用等
病理及形态	真性、夹层性、假性动脉瘤。其中，真性动脉瘤形态上多呈囊性、梭形，少数形态不规则；临床常据影像对"血泡样动脉瘤"作出诊断，但仅据影像对此类动脉瘤进行诊断欠精准和规范

其中，最常见的颅内动脉瘤是囊性动脉瘤。影像或外科术中可见已破裂的囊性动脉瘤常外形不规则，瘤壁厚薄不均，可有一个或多个子瘤；未破裂的囊性动脉瘤也需注意其形态是否规则。颅内夹层动脉瘤很少自行愈合，颈内和椎基底动脉系统

均可发生,但以椎基底动脉系统多见。夹层动脉瘤多沿血管长轴异常扩张,血管外形可呈梭形、不规则、狭窄和扩张,在血管造影上可见"线征""线珠征"和对比剂滞留等。血管壁高分辨影像若检出血管腔内内膜片、双腔征和壁间的血肿等则有助于诊断。血泡样动脉瘤(blood blister-like aneurysms,BBLA)是急性期再出血率高,死亡率高的一种动脉瘤,血管内治疗和外科夹闭均有挑战性。应用带膜支架行血管内治疗是个不错的选择,但路径迂曲明显者支架上行到位困难,动脉瘤相邻的重要边支若被带膜支架覆盖有时会导致相应供血区的缺血损害;而单支架或多支架辅助弹簧圈栓塞对部分患者也可治愈,但需注意早复查,需警惕短期内复发和再次破裂,也有单中心应用密网支架辅助弹簧圈栓塞此类动脉瘤的报道和尝试。神经外科尝试应用动脉瘤包裹和/或夹闭术等治疗该类动脉瘤的手术风险和术后再出血风险均高。有个别中心对此类动脉瘤进行了外科缝扎治疗尝试。

动脉瘤的自然病程是制定诊疗决策的重要参考依据,其预后受诸多因素影响,如是否破裂、有无症状、部位、大小、形态、数量、有无合并其他血管疾病等。未破裂动脉瘤可分为无症状性和症状性。无症状未破裂动脉瘤的破裂危险每年增加1%~2%,确诊为动脉瘤后10年累计出血率为20%,15年为35%。无症状未破裂动脉瘤在破裂前可出现症状,从出现症状到破裂出血的时间间隔不等,可发生于任何时间(从数日到10年以上)。未破裂动脉瘤的症状和/或体征是其对相邻解剖结构的压迫、瘤内血栓脱落或少量渗出性蛛网膜下腔出血等导致的。一般未破裂动脉瘤有症状者预后较无症状者差,有症状的颅内动脉瘤的年破裂率是6%。

动脉瘤部位是影响破裂的重要因素,位于基底动脉顶端、后交通动脉和较大载瘤动脉的动脉瘤破裂危险较大。巨型动脉瘤采取保守治疗者,数年内的病残和病死率为80%。动脉瘤形态不规则,甚或可见子囊者破裂风险高,随访过程中动脉瘤形态发生变化或体积增大者破裂风险高。动脉瘤的数量与年破裂率相关,多发动脉瘤者的出血率和再出血率都较单发动脉瘤者高。多发性动脉瘤的发生率约为20%,以同时有2~3个动脉瘤为多见。

动脉瘤破裂后10%~15%的患者来不及入院救治就会死亡,幸存者残疾率高达30%以上。动脉瘤破裂后短期内极易再出血,文献报道24小时内再出血率大于3%~4%,以后每日1%~2%(1个月之内)累计第1个月内再出血率为20%~30%,以后出血率趋于下降,年出血率为3.5%。再出血的患者病死率明显增高,第2次和第3次出血的病死率分别为65%和85%。所以,破裂动脉瘤在具备诊疗条件、治疗安全的情况下推荐尽早治疗。

【临床表现】

未破裂动脉瘤多无症状,常在涉及颅脑影像的体检中被发现。有症状的未破裂动脉瘤和已经破裂动脉瘤临床表现主要包括两组症状:动脉瘤的压迫占位症状和蛛网膜下腔出血的症状,少数出血迅速的者尚可有颅内血肿和/或硬膜下出血等,并有相应的占位症状和颅内高压症状。动脉瘤对周围解剖结构压迫不明显或周围受压结构功能不突出时可无症状及体征。少数颅内巨大动脉瘤由于瘤内形成血栓、钙化等可被误诊为其他疾病,极少数患者甚至因被误诊为其他疾病在手术过中出现严重的出血并发症。动脉瘤发生的部位决定定位症状,如导致动眼神经不同程度瘫痪的动脉瘤常为同侧后交通动脉瘤(少数患者可由同侧的大脑后动脉瘤或小脑上动脉瘤引起)。椎基底动脉系统的动脉瘤,患者可出现不同程度缓慢进行性的脑神经和脑干受压的症状及体征。急性破裂时,动脉瘤的占位症状、体征可突发加重;如前交通动脉瘤患者可出现精神症状、单侧或双侧的以下肢为主的肢体瘫痪等症状。大脑中动脉瘤破裂者可表现为部分前循环或完全前循环综合征,表现为侧向凝视、病灶对侧肢体的瘫痪和或感觉障碍,优势半球侧可出现不同程度失语,也可有痫性发作等,出血量大、颅内压增高明显者可快速出现不同程度的意识障碍(有关蛛网膜下腔出血的症状和体征参见本章第十五节)。

【辅助检查】

1. 脑脊液检查　见本章第十五节"蛛网膜下腔出血"。

2. 颅脑CT及CTA　CT是首选检查,除少数出血量少、出血位置特殊(如近枕骨大孔处)的患者CT检出不敏感外,CT能检出绝大多数颅内动脉瘤是否破裂出血、出血分布和有无合并血肿、硬膜下出血、脑积水、继发脑梗死等,较大的动脉瘤CT平扫尚可检出其轮廓(尤其是瘤壁较厚、有钙化或附壁血栓者),常表现为边界清楚的等密度或稍高密度实质性病变,位于相邻的脑池内,"靶环征"(密度不同的同心环图像)是巨大动脉瘤的征象。CTA扫描非常有助确定动脉瘤的基本特征,建议对能配合检查的患者在CT平扫后即行CTA检查。对MRA检查疑诊或确诊动脉瘤的有些患者也可根据需要进一步行CTA检查而获得更多信息。CTA也可用于无创随访。高速CT机可行颅颈CTA检查,非常有助于制定治疗方案(尤其是血管内治疗方案)。

3. 颅脑MRI及MRA　随着MRI技术的发展和新型MRI序列的应用,MRA已成为颅内动脉瘤术前诊断和术后随访的重要手段。颅内动脉瘤的MRI表现取决于动脉瘤特性,如腔内流速、有附壁血栓、钙化和含铁血黄素等。

4. 脑血管造影(DSA)　是诊断颅内动脉瘤的金标准。若条件允许,非外伤性的SAH需尽早行DSA排查颅内动脉瘤,其目的是排查动脉瘤或进一步明确动脉瘤特性及其与载瘤动脉和毗邻边支的关系、侧支循环等。3D成像造影和图像后处理可以清楚显示动脉瘤的位置、大小、形态、瘤颈和载瘤动脉粗细、迂曲程度,非常有助于制定治疗策略、判断预后和血管内治疗中寻找最佳工作位。动脉瘤的随访也常需DSA。

对下列情况要做载瘤动脉同侧的压颈试验(颈内动脉系统)甚或载瘤动脉近心端的球囊闭塞试验:①前交通动脉瘤患者一侧前交通动脉不显影;②可疑为血流动力学平衡导致动脉瘤未显影,如少数位于后交通动脉和大脑后动脉汇合处附近的动脉瘤,少数位于一侧A1的动脉瘤等;③需通过闭塞载瘤动脉治疗动脉瘤。

对颅内检出有多发动脉瘤的SAH患者需明确责任动脉瘤。DSA下列征象有助确定出血动脉瘤：①形态不规则、有分叶状或有子囊的动脉瘤提示为出血动脉瘤；而形态光整者多为未出血性动脉瘤；若有多个动脉瘤形态欠规则，或多个动脉瘤有子囊，则需结合最初CT出血的分布和患者可能有的定位症状等进行鉴别。若实难鉴别（尤其是血管内治疗需要辅助支架急诊抗血小板治疗的患者），则可考虑在安全性和条件允许的情况下对多个动脉瘤同步处理。②静脉期动脉瘤子瘤内仍有对比剂滞留。③相邻流域内的脑血管痉挛。④造影时对比剂直接外溢到动脉瘤轮廓外，常是术中动脉瘤破裂的表现。⑤动脉瘤深度/瘤颈比，这一点可供参考，破裂者常大于1.6，未破裂者常小于1.6。

首次DSA未检出动脉瘤的患者可能有下列原因：①中脑周围非动脉瘤性蛛网膜下腔出血。②动脉瘤太小或动脉瘤所在的位置DSA显示角度欠佳。③动脉瘤的载瘤动脉由于侧支代偿、血流动力学平衡而在造影时不易显影。如处于后交通动脉和大脑后动脉汇合点的动脉瘤、处于A1的动脉瘤和前交通动脉瘤、少数位于椎动脉颅内段的动脉瘤因术者仅对一侧椎动脉进行了超选造影而漏诊。3D-DSA成像、交叉压迫试验、清晰的DSA设备、规范的造影技术和有经验的术者等均可提高检出率。④载瘤动脉痉挛致动脉瘤不显影或显影不满意。⑤动脉瘤腔内血栓形成致造影剂无法充盈显影，因而出现假阴性。

此外，有些SAH为血管畸形破裂所致。急性期畸形团受血肿压迫，血流阻力增加，致使静脉引流延迟，导致造影时动静脉畸形不显示。另外颈髓血管畸形破裂时出血可逆流回颅内，CT平扫时常发现SAH由枕骨大孔水平逆向向幕上扩展、延伸。但仅行头部DSA而未灌注脊髓血供而漏诊，应行选择性脊髓血管造影和/或脊髓MRI等检查。对于首次DSA阴性的SAH患者，需要密切观察患者病情变化，及时复查CT，并建议在2周左右行DSA复查（必要时到高容量医学中心行DSA复查）。

【治疗】

颅内动脉瘤极少自愈。颅内动脉瘤如需处理则应手术治疗。决定是否手术治疗主要有三个要素：风险性、疗效和费用。若动脉瘤手术安全、术后不复发、费用能接受，那理论上发现动脉瘤都应该手术处理。动脉瘤手术最好能达到四个要求：安全、有效、低费、快捷。对未破裂动脉瘤和Hunt-Hess分级≤Ⅲ级的破裂动脉瘤患者，成功的手术多预后良好，而若发生严重并发症则常致死、致残，故对这些患者需提高手术的安全性，建议未破裂动脉瘤到高容量中心接受治疗。

对破裂动脉瘤及时处理不存在争议，因为对破裂动脉瘤及时处理是预防再出血的基础和根本。患者若入住在能安全、有效处理动脉瘤的中心则均需急诊手术，若入住在无条件治疗破裂动脉瘤的中心应尽量克服困难转诊至有条件诊疗的中心（特别是高容量中心）。对未破裂动脉瘤是否处理长期以来存在争议，但较明确的是，对症状性动脉瘤（短期内体积增大、造成神经功能损害等）应积极手术治疗，而对破裂高危病例（体积较大、多发、形态不规则、高血压病、家族史等）也应早期干预，以有效降低破裂风险，改善预后。

治疗动脉瘤的手术方式具体包括血管内、外科和复合手术三种。应据动脉瘤的特点、患者病情、经济条件、知情同意及所在医院的诊疗条件等综合因素确定首选的手术方式。

1. 血管内治疗　具有创伤小、并发症率低、适应证广、疗效确切等优点，选择血管内治疗处理动脉瘤的医患日益增多。动脉瘤患者需被充分告知血管内治疗和外科夹闭手术各自的利弊。对外科夹闭残疾率高的动脉瘤患者（如基底动脉顶端和老年患者），有理由先推荐血管内治疗。对破裂动脉瘤血管内诊疗时机应尽早（不受限于发病3天内或3天外）。位于后循环的动脉瘤更倾向应用血管内治疗为主。

对SAH检出多发动脉瘤者要首先处理责任动脉瘤，是否同期处理其他合并动脉瘤需综合考虑。临床工作中多能鉴别出责任动脉瘤（详见辅助检查脑血管造影对的相关内容），确难认定责任动脉瘤的可在治疗安全的前提下一次处理多枚动脉瘤。需警惕少数患者术中检出的动脉瘤并不是责任动脉瘤，此类患者若血管内治疗需支架植入则要谨慎，因真正病因未检出或处理非责任动脉瘤植入支架后抗血小板治疗有诱发责任病因再出血的风险。

血管内治疗目标是用各种微创的血管内治疗技术实现动脉瘤瘤颈口的内膜覆盖，具体的措施包括单纯弹簧圈栓塞、支架辅助下弹簧圈栓塞、球囊辅助弹簧圈栓塞、血流导向装置（密网支架）植入（破裂动脉瘤应用受相对限，需辅助弹簧圈栓塞）、带膜支架植入、瘤腔内扰流装置WEB植入、载瘤动脉闭塞等措施，个别中心对较大动脉瘤尚尝试开展了弹簧圈加液体栓塞剂（Onxy胶）栓塞动脉瘤的工作。对分叉部宽颈的动脉瘤，可个体化应用Y型支架、对吻支架、T型支架、“冰激凌技术”等辅助弹簧圈栓塞完成栓塞，Pulse Rider是最近被批准的一种用于辅助弹簧圈栓塞分叉部动脉瘤的支架，它是复杂支架辅助栓塞的替代支架。现将血管内治疗围手术期准备和具体治疗措施分述如下：

（1）围手术期准备：

1）制定手术预案：术者团队术前要研究患者的影像结果（无创血管和/或DSA），结合所在中心的条件和术者经验制定最佳的手术预案，并准备好相关的介入材料，对术中可能遇到的并发症也要准备好处理预案和可能需要的制剂和材料。

2）抗血小板准备：主要对需要支架辅助栓塞、应用带膜支架或密网支架者应用。破裂和未破裂动脉瘤不同。对未破裂动脉瘤术前3~5天开始服用双抗治疗（阿司匹林100mg+氯吡格雷75mg每日1次），服药后检查抗聚效果（血栓弹力图监测是目前临床常用的方式之一），若抗聚效果不达标，结合*CYP2C19*基因代谢类型个体化进行增量药物或换一种抗血小板制剂，目前临床在此领域尚无统一方案。对破裂动脉瘤术中需要应用支架的，一些医学中心在血管内治疗前通过口服、胃管、肛塞等途径给予负荷抗血小板制剂，但经上述途径给予抗血小板制剂的药效常受上述器官在病态下的具体吸收程度的大小影响；在血管内治疗术中经静脉途径给予抗血小板制剂（如替罗非班）是目前很多医疗中心使用的措施，常在支架释放或半释放后给予负荷量并继之给予泵注，经静脉途径给予抗血小板制剂对瘤颈填塞致密的动脉瘤患者是安全的。

3）宣教：极少数破裂动脉瘤患者在手术室准备过程中由于紧张、血压波动等可诱再次破裂，故对神志清楚的患者术前要进行宣教，予以心理疏导。

4）麻醉：若确定有动脉瘤且预案应用血管内技术治疗的患者均采用全身麻醉；若患者尚有待 DSA 排查动脉瘤和据动脉瘤特性确定是否可行血管内治疗，且局部麻醉下患者能配合完成造影，则可先局麻行脑血管造影，确定行血管内治疗时再转为全身麻醉；若患者不能局麻配合造影，则直接全身麻醉。

5）监测：术中均需持续的心电图和血压监测（最好为有创动脉压监测）。

6）手术路径：多选择股动脉置入动脉鞘，少数患者可经桡动脉等途径。

7）术中肝素化：血管内治疗动脉瘤（包括破裂和未破裂动脉瘤）均应用普通肝素行全身肝素化（目前仅有极少数中心不行肝素化，但这对术者手术熟练程度要求高，需快捷完成手术，以减少缺血并发症）。肝素化时机：应在成功置入动脉鞘准备上指引导管前实施。有术者倾向于指引导管到位后和或微导管进入瘤腔后，甚至认为在栓塞导管部分填塞第一枚弹簧圈后再行肝素化，笔者认为这种延迟肝素化的方式不应推荐，有增加围手术期缺血并发症可能。肝素化的方式：多为静脉途径弹丸式注射予以负荷量（建议 70~80U/kg），之后每间隔 1 小时追加 1 000U 肝素，有条件建议监测凝血功能。有的术者不进行全身肝素化，仅在灌注水中添加肝素（500ml+500U）；有的术者不仅全身肝素化还在灌注水中添加肝素。笔者认为有效的全身肝素化就够了，不需联合灌注水中加肝素，因多组灌注水在术中同步灌注，不利于计算肝素应用的量。

（2）具体治疗措施：

1）弹簧圈栓塞：治疗原理是通过对动脉瘤瘤腔进行弹簧圈栓塞以减少腔内血流灌注，降低血流对动脉瘤壁的压力，降低动脉瘤破裂的风险，最终使动脉瘤瘤颈口实现内膜覆盖。该类技术适用于大多数颅内动脉瘤，但对有严重出凝血功能障碍者、工具不能到达治疗靶点的者和不能承受全身麻醉者不能应用。

对窄颈动脉瘤可行单纯弹簧圈栓塞，但少数窄颈动脉瘤也需要行支架辅助弹簧圈栓塞或球囊辅助弹簧圈栓塞。对瘤颈较宽的动脉瘤通常行支架辅助弹簧圈栓塞或球囊辅助弹簧圈栓塞，但对一些瘤颈较宽的患者选择性应用双微导技术或单纯弹簧圈大圈栓塞技术也可获得较好的栓塞效果。具体操作如下：

A. 脑血管造影：全面掌握动脉瘤相关特性及与手术相关的脑血管信息，尤其是要对载瘤动脉所在血管近心端超选后行脑血管造影和 3D 成像造影，选择最佳工作角度。明确动脉瘤大小、形态和瘤颈，是否有子囊、有重要动脉分支从瘤颈或瘤体发出、合并有狭窄、合并有串联动脉瘤、血管畸形等，手术路径是否迂曲，若准备支架辅助的则需预计好支架头尾的锚定区的位置。若破裂动脉瘤患者造影检出有多发动脉瘤，则需判断责任病灶（详见辅助检查脑血管造影的相关内容）。

B. 单纯弹簧圈栓塞：若经股动脉入路导入已经连接灌注水的指引导管，建议指引导管上升至降主动脉时，用注射器先推注生理盐水在体内冲洗下指引导管内腔，之后再将指引导管导入主动脉弓并超选弓上血管（因为临床工作中发现，SAH 患者高凝状态或使用了止血制剂，有可能在股动脉鞘内形成有血栓，在指引导管上行时指引导管可带有股动脉鞘内形成的血栓或导管内新形成有血栓，在降主动脉推注生理盐水若有血栓冲出，也不至于栓塞至脑血管）；对路径迂曲的患者可用长鞘代替指引导管，在长鞘内再用中间导管。指引导管或中间导管到位后选好工作位。再根据动脉瘤的形态、大小及其与载瘤动脉的关系，需选择合适的微导管，有些动脉瘤应用直头微导管或预塑形的微导管（如预塑形 45°）就可成功进入动脉瘤腔，更多的动脉瘤则需要术者对微导管头端进行相应的预塑形（正确的塑形常是动脉瘤成功栓塞的关键）。微导管预塑形后，在工作位做好路图，术者在微导丝协同下把微导管谨慎上送至动脉瘤附近，尽量不要用微导丝直接带微导管进入动脉瘤腔，最好是通过调整微导管张力，让微导管以无张力的状态自行进入动脉瘤腔，以防止微导管头端把动脉瘤壁戳破。即使需要用微导丝导引微导管进入动脉瘤腔，也要调整好微导丝和微导管的相互张力，术者需尽量避免微导丝进入瘤腔直接戳破动脉瘤或微导管进入瘤腔时带动微导丝前行而使微导丝戳破动脉瘤（初学者若无有经验术者指导，极易戳破动脉瘤）。通常微导管头端的位置宜放置于动脉瘤内 1/3 和外 2/3 交接点为佳（指囊性动脉瘤，若不规则形或为填塞子囊则微导管头端位置另行处理）。微导管头端在瘤腔放置平稳后，小心后撤微导丝至体外（后撤过程中需全程透视工作区，以及时发现微导管是否有移动倾向），之后选择合适直径及长度的弹簧圈栓塞动脉瘤。原则上第一个弹簧圈选择 3D 弹簧圈进行栓塞，对囊性动脉瘤通常第一枚弹簧圈选择的直径（mm）是［动脉瘤高（mm）+动脉瘤宽（mm）］/2，长度通常是其直径的 2~3 倍，第一枚弹簧圈要谨慎填塞预期有良好的成篮，防止后续的弹簧圈突入载瘤动脉。然后再选择合适的弹簧圈进行栓塞，致密栓塞动脉瘤后拔出微导管，手术结束。填塞动脉瘤过程要“举轻若重”，要结合路图和透视图行轻柔操作，防止弹簧圈、微导管戳破动脉瘤导致术中出血。

C. 球囊辅助弹簧圈栓塞：对于宽颈动脉瘤，为避免弹簧圈突入载瘤动脉，可采用球囊辅助弹簧圈栓塞。对于瘤颈位于基底动脉顶端和大脑中动脉分叉处的较宽颈的动脉瘤，球囊辅助栓塞可以避免使用 Y 型支架或对吻支架技术。该技术较安全的做法是先将球囊指引导管送到位（即先将未扩张的球囊送达跨越动脉瘤瘤颈的位置），再将栓塞微导管送入动脉瘤腔合适的位置，之后轻柔充盈球囊，覆盖瘤颈，通过栓塞微导管送入弹簧圈，解脱弹簧圈后，松开球囊，球囊阻塞时间不应当超过 2~4

分钟,防止引发缺血事件;重复以上的步骤,直到动脉瘤致密栓塞。上述方法是先铺设的球囊,再送栓塞微导管,有时先铺设的球囊导管会给栓塞微导管进入动脉瘤造成一定的阻碍,但该方法可避免后铺设球囊时摩擦力带动已在动脉瘤腔的栓塞微导管而戳破动脉瘤。对载瘤动脉瘤颈区血管管径较细的患者,可换用一个折中的办法,先将微导丝在微导管协同下预置于载瘤动脉瘤以远的血管床(位置以获得平稳支撑为准),再用另一根微导丝协同栓塞微导管置入动脉瘤瘤腔合适的位置,并将微导管适度调整释放其张力,之后将球囊导管沿预设的微导丝谨慎推送到跨越瘤颈的位置(需全程透视工作路图,警惕瘤腔内栓塞微导管移动),之后操作同上,直到动脉瘤致密栓塞。球囊辅助栓塞的优点是不需植入支架和后继抗血小板治疗;但有诱发血栓形成等缺点。

D. 支架辅助弹簧圈栓塞:随着技术和材料学的发展,这项技术的应用越来越广泛。辅助使用的支架为自膨式,现多用微导管输送式的自膨式支架,术者需掌握每个支架的特性,支架辅助弹簧圈栓塞据栓塞微导管是否由支架内钻网孔进入动脉瘤腔可分为两大类方法:

第一类是栓塞微导管直接进动脉瘤腔(stent-jailing technique),栓塞微导管不需由支架内钻网孔。此类方法按栓塞微导管和支架微导管铺设的顺序和方式又可分为3个方式:

a. 先铺设支架微导管,再将栓塞微导管谨慎送达动脉瘤腔合适位置,该操作方式的优点是可回避后铺设支架导管时摩擦力带动栓塞微导管的缺点,但缺点是先铺设的支架导管有时会给栓塞微导管进入动脉瘤瘤颈造成一定的阻碍,另一个缺点是支架释放时由于栓塞微导管在支架外,栓塞微导管有时会影响支架的贴壁。该方法是目前临床用得最多的方法。当栓塞微导管和支架微导管都到位后,选择合适大小的第一枚弹簧圈谨慎输送至动脉瘤腔,据术者经验将弹簧圈填塞半个或多个环,甚或全部填塞进去(取决于填塞多长弹簧圈会发生弹簧圈突入载瘤动脉管腔内或有突入的趋势),在弹簧圈不解脱的状态下将支架上行到位。按预定的锚定区释放支架,分半释放和完全释放两种方式,以达到支架覆盖动脉瘤瘤颈的目的,支架释放过程中要全程透视,警惕栓塞微导管受支架释放过程影响发生大幅度的移动而导致动脉瘤被戳破或栓塞微导管脱出动脉瘤瘤颈。确定支架放置达预期要求后解脱第一枚弹簧圈,据造影结果,选择后继的弹簧圈继续填塞,直至动脉瘤填塞完全,造影确定栓塞满意后谨慎撤出相应的栓塞微导管。特别需要指出的是,术者要个体化在术中应用抗血小板制剂,目前多在支架释放后予以静脉推注负荷量抗血小板制剂(常用的有替罗非班等),继之静脉泵注抗血小板制剂。

b. 先送栓塞微导达动脉瘤腔合适位置,再铺设支架微导管。优点是:栓塞微导管向动脉瘤腔输送时无其他工具干扰,但缺点是后铺设支架微导管有时带动栓塞微导管移动,甚或戳破动脉瘤。之后操作同上。

c. 对较细的载瘤动脉可用折中方式,先将微导丝在微导管协同下预置于载瘤动脉瘤以远的血管床,微导丝远心端放置的位置以获得平稳支撑并满足支架导管上行和铺设支架需要为准,再用另一根微导丝协同栓塞微导管置入动脉瘤瘤腔合适的位置,并将微导管适度调整释放其张力,之后将支架导管沿预设的微导丝谨慎推送到跨越瘤颈的位置(全程透视动脉瘤工作路图,警惕瘤腔内栓塞微导管移动),其后的操作同前。

第二类方法是栓塞微导管需钻支架的网孔进入动脉瘤腔(stent-jacket technique)。具体操作是先用微导丝协同支架微导管,完成支架微导管铺设,经支架微导管释放支架覆盖动脉瘤瘤颈,再用微导丝导引栓塞微导管由支架腔内钻支架网孔进入动脉瘤腔内,之后逐次填塞弹簧圈使动脉瘤完全栓塞。该类方法的缺点就是栓塞微导管需要钻支架的网孔进入动脉瘤腔。

E. 双微导管技术栓塞:对有些动脉瘤瘤颈较宽的患者,球囊或支架辅助栓塞比较困难或者患者不愿植入支架,术者可用双微导管技术进行动脉瘤栓塞,具体方法是在动脉瘤腔内先后放置2根栓塞微导管,2根栓塞微导管的塑形多有不同,便于使经2根开口方向不同的微导管填塞弹簧圈时弹簧圈内互相交织、补充,而不突入载瘤动脉。

F. 弹簧圈+Onyx胶或在球囊辅助下向动脉瘤内注射Onyx胶栓塞,这些技术仅限于极少数医学中心尝试。主要针对一些大型动脉瘤,优点是节省治疗费用。对动脉瘤先部分填塞弹簧圈,之后用动脉瘤专用辅助球囊闭塞瘤颈,经微导管缓慢注入Onyx胶,使Onyx和弹簧圈交织在一起充满动脉瘤内(如钢筋混凝土),之后撤出球囊和相应微导管。也有单用球囊辅助直接打Onyx胶栓塞动脉瘤的尝试。栓塞胶外溢和穿支血管闭塞是其严重并发症。

2) 覆膜支架植入:覆膜支架是金属支架上涂覆特殊膜性材料的支架。该支架植入后支架涂覆的膜将动脉瘤瘤颈覆盖,使动脉瘤和载瘤动脉隔绝。Saatci等2004年率先报道用Jostent外周覆膜支架成功治愈25例颅内动脉瘤,且超过6个月随访无动脉瘤再通,表明覆膜支架治疗颈内动脉瘤切实有效。我国自主研发的颅内球扩式覆膜支架为Willis,应用该支架治疗动脉瘤的关键技术包括:需选择好病例;建立有效的上行支持系统,把支架上行到位;选择合适长度和直径的支架,准确定位,以有效隔离瘤颈;要尽量避免支架植入时覆盖载瘤动脉发出的重要边支和穿支。

3) 血流导向装置植入:该类装置是一种自膨式、编织支架,通过支架植入后密致的网状结构对血流形成导向作用,其植入后对动脉瘤颈有较高的金属覆盖率,对局部血流形成导向作用,从而使血流对动脉瘤的冲击明显减少,促进瘤内血栓形成,最终使血管内膜覆盖瘤颈而治愈动脉瘤,是动脉瘤血管内治疗重要的突破。目前国内应用较多的血流导向装置主要有进口的pipeline embolization device(PED)和国产的tubrige等。密网支架可治疗用常规血管内治疗技术有挑战性的动脉瘤,如载瘤动脉发出边支比较少的大动脉瘤、巨大动脉瘤、夹层动脉瘤等,也可治疗一些常规技术可治的病例。当前无涂层的密网支架对抗栓治疗要求高,故不能用于有抗凝、抗血小板禁忌证的患者,也不能用于规范使用抗血小板药物后仍不能达到抗聚要求的患者。可喜的是,第三代血流导向装置 pipeline shield,在支架网丝上使用磷酰胆碱生物相容聚合物涂层,从而达到降低血栓形成的效果。其他品牌的血流导向装置尚有多种,逐步会被应用。该支架的缺点是费用较昂贵,支架的释放的操作技能要求相对较高。

4) 瘤腔内扰流装置植入:是一类基于瘤内扰流理论设计的瘤腔内栓塞装置,该类装置由瘤颈水平中断动脉瘤内血流,促进瘤囊内血栓形成,最终使血管内膜覆盖瘤颈而治愈动脉瘤。近几年使用逐步增多的此类装置是 WEB(woven endobridge),WEB 是镍制金属线编制而成,尤适用于宽颈和分叉部动脉瘤血管内治疗,从中期随访临床证据表明其对宽颈动脉瘤和分叉部动脉瘤栓塞率优于支架辅助弹簧圈(尤其是破裂宽颈动脉瘤),但仍需更长期的临床证据。目前 WEB 的输送微导管直径已由 0.033 英寸(1 英寸=2.54cm)逐步降至 0.017 英寸,使该装置能用于更远部位、更复杂和更小的动脉瘤治疗,也有效降低了围手术期并发症。德国研究者回顾性分析了应用 WEB 17 系统对 117 名患者的 127 个颅内动脉瘤(29 个为破裂动脉瘤)进行了治疗。其中,127 例中有 124 例(97.6%)成功使用了 WEB 17,迄今,该研究总的致残率和死亡率分别为 1.7%和 0。3 个月和 12 个月的随访显示 76.1%(70/92)和 78.0%(32/41)完全闭塞。其他在研的瘤腔内栓塞装置还有 LUNA(LUNA aneurysm embolization system,是一种由镍钛合金丝编织而成的一种新型的椭圆形球状瘤腔内扰流装置)、Medina(medina embolization device)等。

5) 载瘤动脉闭塞术:少数位于颈内动脉颅内段及椎动脉颅内段、基底动脉等部位的巨大、不规则动脉瘤(椎基底动脉系统内不少为夹层动脉瘤)采用一般血管内治疗技术治疗困难,或操作复杂且易复发,可考虑行载瘤动脉闭塞术。

常用的方法有:可脱球囊闭塞载瘤动脉、弹簧圈栓塞闭塞载瘤动脉等,也可在弹簧圈栓塞基础上加用神经介入栓塞胶闭塞载瘤动脉(常用的是 Onyx 胶)。

闭塞载瘤动脉通常术前需做球囊闭塞试验(ballon occlusion test,BOT)。尽管 BOT 可基本提供动脉闭塞后脑组织耐受性和侧支循环情况,但仍有患者 BOT 显示能耐受和侧支循环良好,但闭塞血管后仍有症状。球囊闭塞试验做法:先行 DSA 了解全脑血管结构和变异情况。造影结束后撤出造影导管,将指引导管上行至预闭塞载瘤动脉的近心端合适部位,进一步将不可脱球囊导管置于合适的位置,充盈球囊以完全阻断血流,若患者可耐受,则闭塞时间持续至 30 分钟,期间观察患者是缺血所致的明显不适和神经缺损症状出现(如言语、运动、感觉、意识等障碍),若出现这些症状,则立即排空球囊终止 BOT。BOT 30 分钟后临床耐受但侧支循环代偿不良或虽代偿好却处于临界状态的患者可继续行降压加强试验。常静脉滴注盐酸尼卡地平维持(浓度为 10mg/250ml),据血压调整给予药速度,将收缩压降低 20%~30%(平均动脉压降低 10%),观察 20 分钟,对神经功能动态评定。BOT 判断标准:常规方法和降压加强试验判断都是据临床表现。若患者出现相应的缺血症状,说明患者不能耐受 BOT,若患者没有特殊不适也没有神经功能障碍和认知功能下降,说明患者可耐受 BOT。交叉充盈试验:闭塞血管若是颈内动脉,则行对侧颈内动脉正位和椎动脉侧位造影;闭塞动脉若是椎动脉,则行同侧颈内动脉侧位和对侧椎动脉正位造影;闭塞动脉若是基底动脉,则行双侧颈内动脉侧位造影。观察受阻断区毛细血管充盈情况和延迟情况。若阻断血管供血区毛细血管充盈良好,且毛细血管期和静脉期显影较未阻断区延时不超过 1.2 秒,可判断为"交叉充盈代偿良好",若受阻断区毛细血管充盈不良或毛细血管期和静脉显影期较未阻断区延迟超过 1.2 秒,可判断为"交叉充盈代偿不良"。

6) 其他血管内治疗技术。

2. 显微外科治疗　主要为动脉瘤夹闭,少数复杂动脉瘤需要行动脉瘤孤立+血管重建术,有的动脉瘤需要合并应用血管搭桥术,也有对血泡样动脉瘤行包裹和/或夹闭术,甚或缝扎术的治疗。随着手术工具改进和显微外科技术的进步,颅内动脉瘤手术夹闭的疗效有很大的提高。破裂动脉瘤的最佳手术时机:目前认为对多数患者早期治疗是合理的(尤其是对 Hunt-Hess 分级≤Ⅲ级的患者),虽然脑肿胀和神经功能不稳定可增加早期手术的困难,但可降低动脉瘤再破裂等并发症的致残率和致死率。

3. 复合手术　少数复杂动脉瘤患者可获益于将外科手术和血管内治疗有机整合于一体的复合手术治疗,该手术在复合手术室内完成,常能化繁为简、提高手术的安全性和有效性。

4. 并发症　在高容量中心,动脉瘤血管内治疗并发症是低的,临床常需防治的并发症如下:

(1) 动脉瘤术中破裂:是最危险的并发症。在术中微导管、微导丝可刺破动脉瘤壁,弹簧圈在填塞过程中也可突破动脉瘤壁,极少见的情况是动脉瘤在填塞过程中由动脉瘤瘤颈处撕裂。术者多能及时发现该并发症,动脉瘤破裂后监护设备可显示患者血压迅速升高,心率明显加快。并发症发生后术者首先要保持镇静,但需快速判断出血动脉瘤术中破裂原因并实施拯救策略,高容量中心必要时可调集邻近的专家协同抢救。若是微导管戳破动脉瘤壁切勿急于把微导管回退入瘤腔内,应先保持微导管头端在瘤壁外,经微导管用弹簧圈对瘤壁破口外的空间进行填塞,并逐步后退微导管进入动脉瘤腔内,弹簧圈逐步随后退的微导管进入动脉瘤腔,并继续对破裂的动脉瘤进行栓塞,多可做到有效止血。若栓塞不能止血,出血量不大的患者,尚有机会对载瘤动脉进行球囊压迫止血,看是否能做到有效止血,必要时闭塞载瘤动脉。动脉瘤破裂时在进行补救治疗的同时,要迅速中和肝素,降低血压,脱水降颅内压,条件允许和必要时行急诊外科手术。动脉瘤破裂并发症的预防重在精准操作和轻柔操作。正确的手术预案、经验丰富术者的精准的操作、合适弹簧圈规格的选择等均有助于减少破裂的发生。

(2) 血栓形成或栓塞:是动脉瘤血管内治疗围手术期常见并发症,尤其是支架辅助栓塞时更易发生。全身肝素化、持续的压力水灌注和科学合理地应用抗血小板制剂等可降低血栓栓塞的风险。熟悉所用辅助支架的特性，使支架充分释放展开并避免支架头尾端的盖帽等是降低该并发症的操作关键因素之一。支架辅助栓塞动脉瘤尚可发生支架移位、支架受压变形等。发生后要根据具体的形成原因和血栓形成的部位进行个体化决策处理。

（3）弹簧圈移位：指弹簧圈从动脉瘤腔内突出，到达载瘤动脉管腔或随载瘤动脉血流栓塞到载瘤动脉以远，该并发症会导致不同程度的缺血事件。栓塞时应当选择合适弹簧圈，对于宽颈动脉瘤应当采用球囊辅助弹簧圈栓塞或支架辅助弹簧圈栓塞，术中调整弹簧圈和微导管，以防止弹簧圈移位。如果发生弹簧圈移位，可应用特殊装置取回移位的弹簧圈。如果无法取出移位的弹簧圈，应当避免弹簧圈堵塞主要血管，术后抗凝治疗。

（4）弹簧圈解旋：随弹簧圈制作工艺的改进，此并发症已罕见，有些品牌的弹簧圈甚至解旋率近乎为零。此并发症发生后有导致载瘤动脉流域形成血栓、动脉瘤栓塞不致密、额外植入支架贴敷解旋弹簧圈等风险。该并发症预防是尽量选用抗解旋较好的弹簧圈，对弹簧圈长度的选择要适度，尽量减少弹簧圈填塞过程中反复多次的调整，轻柔操作等。术者在填塞弹簧圈过程中要通过透视及时发现弹簧圈解旋的早期征象，若早期征象发现及时，通过合理操作尚可将弹簧圈尽最大可能填塞入动脉瘤瘤腔，甚或整体将解旋弹簧圈取出体外。若解旋已经发生明显，则要防止无目的地牵拉解旋的弹簧圈，这会导致解旋弹簧圈进一步延伸拉长，必要时可把解旋的弹簧圈的主体部分控制在载瘤动脉的合适节段，然后在局部植入支架将解旋的弹簧圈进行贴敷固定。

第十九节　脑动静脉畸形

（朱良付）

脑动静脉畸形（cerebral arteriovenous malformation，CAVM）是脑血管在发育过程中的变异，脑动静脉在胚胎第45~60天时发生。此时为脑血管的原始血管网期，血管分化出动脉、毛细血管及静脉，如果发育出现障碍则形成CAVM。病变部位的脑动脉与脑静脉之间没有毛细血管，致使动脉与静脉直接沟通，形成脑动、静脉的短路。由此产生一系列脑血流动力学的紊乱，临床上表现为头痛、颅内出血、全身性或局部性抽搐、短暂性脑缺血发作及进行性神经功能障碍等。

【发病率与危险因素】

AVM发病率文献报道各有不同。大宗尸检显示，AVM发生率为1.4%~4.3%，但有症状的患者不到10%。美国报道AVM发病率为0.14%；在脑出血病例中，38%为AVM所引起；发病率低于脑动脉瘤，为1∶5.3。男性患者略多于女性，平均发病年龄为33岁。国内资料显示，AVM与脑动脉瘤发病率比例接近1∶1，男性2倍于女性；常见于20~40岁，平均25岁。发病在20岁前约20%、40岁前为64%、50岁前达81%、60岁前为95%、超过60岁的不到5%。因此，60岁以上出现的脑出血及蛛网膜下腔出血多半不是AVM引起，应首先考虑高血压动脉粥样硬化等病因。

多个以住院患者为研究对象的回顾性研究对AVM出血风险因素进行了报道，但前瞻性研究人群研究尚未证实这些风险因素。迄今，被较多研究支持的增加AVM出血风险的因素包括：深静脉引流、单一静脉引流、引流静脉狭窄和较高的供血动脉平均压力等。相对被较少研究支持的出血相关风险因素是小型AVM、供血动脉和/或畸形团内动脉瘤、深部或后颅窝部位的AVM。可能与AVM出血风险有关的血管构筑特征包括大型AVM、供血动脉狭窄或扩张、存在来自硬脑膜的血供、引流静脉较多和有新生的血管。性别、妊娠与增加出血的风险没有明显关系。

最近，一项基于AVM数据库的前瞻性研究，通过观察622例患者发现：年龄增长、脑出血为首发临床表现、深部AVM、单独深静脉引流是AVM出血的独立危险因素。年出血率从无上述危险因素的0.9%到有全部上述危险因素的34.5%不等。

AVM出血以脑内血肿多见。其第一次出血的患者80%~90%存活。未破裂的AVM每年出血发生率为2%~4%，而破裂出血的AVM存活者第一年的再出血风险是6%，第二年的再出血风险为2%~4%。AVM出血可以多次反复，终至残死。继发与出血的年病死率为1%，总病死率为10%~15%。永久性重残率每年病死率为2%~3%，其中20%~30%为出血所致。因此，对AVM的诊疗，临床应予以重视。

【病理】

AVM有三个组成部分，即畸形血管团、供血动脉和引流静脉。畸形血管团大小不等，可发生在脑的任何部位，是由形如互相缠绕并沟通、管径不同的异常血管构成的团块状结构，团内有变性的神经组织，血管团周围通常有异常的增生血管和变性的神经组织；常有1支或多支增粗的动脉供血，供血动脉往往明显地比同一区域正常动脉粗而且搏动有力；引流静脉扩张而扭曲，可膨大成瘤样，内含动脉血。AVM病灶表面的软脑膜及蛛网膜增厚发白，或有含铁血黄素沉着。

1. 分布　90%以上的AVM位于幕上脑组织内：65%分布于大脑皮质与白质交界处，在皮质表面即可见浅表的供血动脉、引流静脉及部分血管团，于顶叶、额叶、颞叶和枕叶都可形成；15%左右分布在大脑纵裂内即额、顶、枕叶内侧面；8%在外侧裂区；6%累及深部结构，如纹状体、内囊、丘脑区等部位；剩余6%位于胼胝体及其他中线结构。10%左右的AVM位于幕下，主要分布于小脑半球、小脑蚓部、小脑脚及脑干等部位，病变于左、右侧分布基本相同，多位于一侧。

2. 畸形血管团的形态　大脑浅表典型的AVM团常呈锥体形，其基底部位于大脑皮质，锥尖深入白质，往往达脑室壁，或与脉络丛相连，而各个血管团的形态有很大的不同。史玉泉等基于对完整切除的AVM灌注塑料制成的血管团立体形态模型，将之分为四类：①曲张型，动脉与静脉均明显扩张、扭曲，襻结成团，动静脉之间相互沟通，中间没有毛细血管，微血管也很少；此类型最多见，约占 64.6%。②分支型，动脉比较细直，从动脉发出很多细小分支，常较挺直，不太扭曲，与静脉的细小分支直接沟通。引流静脉一般亦不很扩张，扭曲亦不太多，约占 11.0%。③动静脉瘤型，动脉和静脉都很粗大，呈不规则球状膨大，似由多个动脉瘤及静脉瘤合并组成，占 12.2%。④混合型，由上述三种不同类型混合组成，占 12.2%。

3. 病灶大小　AVM 病灶小的可肉眼看不到，需用放大镜或显微镜探求；病灶大的可以布满半球的大部分。常用 Drake 标准划分 AVM 大小：①小型，最大径小于 2.5cm；②中型，最大径在 2.5~5cm；③大型，最大径超过 5cm。但在这三型之外，应再增加巨型，其最大径超过 7.5cm。

自 CT 和 MRI 应用于临床以来，亦有学者提出应以 AVM 的实际体积来表达其大小。如直径小于 2cm 的圆球体积（4.2ml）为小型，介于直径 2~4cm 圆球体积（4.2~33.5ml）为中型，超过直径 4cm 圆球体积（33.5ml）为大型。

4. AVM 周围脑组织的病理改变　AVM 周围脑组织由于脑盗血而缺血、缺氧，常见血管扩张、脑白质水肿、胶质增生，在 AVM 病灶边缘形成胶质样假包膜。长期缺血、缺氧，可导致脑萎缩，脑回缩小，脑沟增宽变深。多数 AVM 发生的出血即使临床上没有颅内出血症状，血管团内或其周缘的变性脑组织常有出血的痕迹。发生 SAH 后，出血部位的脑皮质和蛛网膜明显黄染，软脑膜和蛛网膜增厚并可与硬脑膜粘连。如脑内出血，在 AVM 附近形成血肿，内含不同时期的凝血块，脑内血肿吸收消失后可遗留空腔及质地坚韧的胶质瘢痕。

5. 显微镜所见　可见病灶由大小不等的血管组成。血管壁大多成熟，但厚薄不均，动脉壁中层平滑肌菲薄或缺如，弹力纤维减少或缺如，并有玻璃样变性、粥样硬化或钙化斑块；有的部位血管壁甚至仅有单层或增生的内皮细胞和胶原纤维组成；而有的部位血管内膜增生肥厚，突向管腔，使其狭窄或阻塞。静脉壁更薄，局部管壁内侧可附有血栓。

6. 伴发病变　最常见的伴发病变是颅内动脉瘤，其检出率随着脑血管造影技术的应用增多而增加，AVM 伴发动脉瘤的发生率为 7.5%~58%。好发于与 AVM 供血动脉有关的血管，包括主要供血动脉、供血动脉起始端和 AVM 团内动脉，称为血流相关性动脉瘤，占 80% 左右；其余位于与供血动脉无关的血管。合并动脉瘤的 AVM，其出血发生率比单纯 AVM 高。其他常见的伴发病变还有颅内海绵状血管瘤、毛细血管扩张症或静脉型畸形、颅外血管畸形、三叉动脉等胚胎动脉未闭及颈内动脉纤维肌肉发育不良等。

7. AVM 的扩大　AVM 可逐渐迁移扩大，儿童患者尤明显，而成人患者自然状态下 AVM 扩大常不显著。常见的可能原因：①高流量血液的长期冲击可使畸形团内发育不正常的血管壁受损、管腔扩大和 AVM 体积增加；②畸形团内局部血栓形成，血流的重新分布导致团内其他部位血管腔扩大；③AVM 造成的盗血致使邻近脑组织的血管长期扩张并加入 AVM 团；④畸形团附近脑组织释放血管内皮生长因子，可促成血管增生，AVM 增大。

【病理机制】

AVM 的主要缺陷是病变区的动静脉之间缺乏毛细血管，血流阻力减小，动脉血直接进入静脉。于是局部脑动脉压降低、静脉压增高，脑血供紊乱。

1. 脑动脉压降低　邻近区的动脉血流向低压区，形成“脑盗血”现象。动脉的灌注范围缩小，病变周围的脑组织得不到应有的灌注而缺血。脑缺血程度较重时诱发痫性发作，可形成癫痫病，由于 AVM 供血动脉流量大，使动脉扩张扭曲，血流动力学冲击，甚至形成动脉瘤。邻近区的小动脉，因动脉内压力降低亦处于扩张状态。原来已经闭合或应该闭合的动脉管道因此而开放或不闭，相邻循环的动脉通过侧支循环向脑缺血区供血，导致其相应脑动脉的负荷增加，亦可相应导致形成动脉瘤及动脉扩张迂曲。

由于病变及其周围区脑动脉长期处于扩张状态，管壁上的平滑肌失去舒缩反应，血管自动调节功能失调。AVM 切除以后，脑动脉的自动调节不会马上恢复，随着动脉压突然上升，脑灌注压大幅度增高。脑灌注压超越脑血管自动调节功能阈值的上限，脑血流量呈线性递增，引起急性脑血管扩张、脑肿胀、脑水肿、颅内压增高、血管渗血及不同程度出血等，导致脑过度灌注，1978 年 Spetzler 将这种病理生理改变命名为“正常灌注压突破现象”。中、大型 AVM 术后，脑过度灌注的发生率为 1%~3%，巨大型高流量 AVM 切除后的发生率则高达 12%~21%，一旦发生，致残率和病死率可高达 54%。

2. 脑静脉压升高　动脉血通过瘘管直接进入脑静脉大幅度地提高了脑静脉压，致使正常区域的静脉回流受阻，脑组织长期处于淤血状态而有脑水肿。因此，尽管 AVM 本身并没有占位性，不少患者可表现为颅内高压。在颅内高压及脑静脉压增高的同时，脑脊液的吸收减少，分泌增加，可导致不同程度的交通性脑积水。另外，扩张成球状的脑深静脉可堵塞脑脊液的循环通路导致阻塞性脑积水。AVM 栓塞和/或切除后亦可造成引流静脉的残端狭窄、血栓形成或栓塞，致使周围脑组织的静脉回流障碍加重，这种静脉闭塞性充血认为是术后出现脑水肿和残腔出血的原因。

3. 颅内出血　是 AVM 的最大危害，引起血管破裂的因素有以下几种：①大量血流冲击畸形血管团的静脉部分和引流静脉，管壁较薄的静脉局部容易扩张呈瘤状，容易破裂出血；②大流量的血液使管壁结构异常的动脉局部扩张，血管壁进一步损伤，一旦不能忍受血流压力时即破裂出血；③AVM 伴发的动脉瘤破裂出血；④病灶周围脑组织的长期缺血造成该区域的小动脉处于持续扩张状态，管壁结构随之发生改变亦有破裂出血的可能。

AVM 的出血危险性与其大小有关，小型 AVM 的出血率相对较高。AVM 的出血危险性与其部位亦有一定关系，位于脑室、脑室旁、基底节和丘脑等深部结构的 AVM 出血率是位于大脑半球浅表部位的 1.5 倍，其中脑室和脑室旁的病灶出血率最高。

AVM 出血以脑内血肿多见，通常不伴有严重的脑血管痉挛。AVM第一次出血的患者存活率80%～90%。未破裂的AVM每年出血的发生率为2%～4%，破裂出血的AVM存活者第一年的再出血危险是6%，第二年起每年亦有2%～4%的出血可能。AVM出血可反复发生，随着出血次数的增多，症状、体征持续加重。继发于出血的年病死率为1%，总病死率10%～15%。AVM永久性重残率每年2%～3%，其中20%～30%为出血所致。因此对出血后的AVM应足够重视。

4. 脑缺血　由大量"脑盗血"所引起。巨大型AVM的"盗血"量大，脑缺血的发生机会和程度也大，更容易发生癫痫及短暂性脑缺血发作。小型AVM"盗血"量少，发生脑缺血也相对少。

5. 颅内压增高　除了上述的静脉压增高、脑脊液吸收与分泌的失衡及通路的受阻等因素致脑积水外，AVM出血引起的脑内血肿和或蛛网膜下腔出血所引起一系列病理生理变化都可能成为颅内压增高的因素。

【分级】

AVM解剖学和生物学行为的差异性较大，许多学者据AVM与治疗结果有关的特征，制定其分级标准，以指导临床决策。

Spetzler-Martin分级目前使用最广的分级方法，对所有AVM都适用，可为手术并发症的发生率和死亡率提供合理的评估参考。Spetzler-Martin分级主要依据三条标准：畸形团大小、引流静脉的引流方式、畸形团是否毗邻功能区。AVM按畸形团的大小被分为三型：小型(<3cm)，中型(3～6cm)，大型(>6cm)。如果所有的引流静脉引流入皮质静脉系统，定义为浅静脉引流。如果所有的引流静脉引流入深静脉(大脑内静脉、基底静脉、小脑中央前静脉)，则称为深静脉引流。若畸形团紧靠感觉运动皮质区、语言中枢、视觉中枢、下丘脑、丘脑、内囊、脑干、小脑脚或深部小脑核团，则考虑该畸形团毗邻功能区。如表9-19-1，每一个参数的分值相加得出总得分(1～5分)，三项分值相加的总和(1～5分)即为相应的级别。对应于Spetzler-Martin分级相应的级别(Ⅰ～Ⅳ)。例如，一个2cm的位于前额叶、皮质静脉引流的AVM(大小为1分，静脉引流方式为0分，毗邻功能区为0分)定为Spetzler-Martin分级Ⅰ级；而一个4cm位于丘脑、深静脉引流的AVM(大小为2分，静脉引流方式为1分，位于功能区为1分)定为Spetzler-Martin分级Ⅳ级，外科手术无法切除的AVM(如累及脑干或涉及整个大脑半球)则评为Ⅵ级。

基于Spetzler和Martin回顾性研究的随访，Spetzler-Martin分级为Ⅰ～Ⅱ级的患者手术切除后有较低级别的小的神经功能缺失发生率(Ⅰ级和Ⅱ级的发生率分别是0和5%)，未出现主要的神经功能障碍；而Ⅳ～Ⅴ级的AVM切除后，无论是小的神经功能缺失(Ⅳ和Ⅴ级的发生率分别是20%和19%)，还是主要神经功能障碍(Ⅳ及Ⅴ级的发生率分别是7%和12%)，都有较高的发生率。随后的一份前瞻性评估证实了该分级的预测价值。虽然神经放射医师和神经外科医师行Spetzler-Martin分级可有观察差异，但并不降低该分级的预测价值。

表9-19-1　Spetzler-Martin分级

AVM的特征	分数
畸形团的大小	
<3cm(小型)	1
3～6cm(中型)	2
>6cm(大型)	3
毗邻脑功能区	
非功能区	0
功能区	1
静脉引流方式	
浅部引流	0
深部引流	1

【临床表现】

AVM的临床表现多种多样，绝大多数AVM患者均有不同程度的临床表现，但较小的AVM、少数隐性AVM及后颅窝小脑表面浅表的AVM可无明显的症状和体征。

1. 出血　一般多发生在较小的AVM病例，可表现为SAH、脑内血肿或硬膜下出血。常在体力活动或情绪波动时突然发病，出现剧烈头痛、呕吐，甚至意识丧失，且出血可反复发作。

2. 癫痫发作　多见于较大的AVM患者，40%～50%的病例有癫痫发作，可为全面或部分性发作，尤以额、顶叶AVM发病最多。癫痫发作亦可发生于出血时。

3. 头痛　60%以上的患者有长期头痛史，常局限于一侧，类似偏头痛，可能与脑血管扩张有关。AVM出血时头痛可剧烈，多伴有呕吐等症状。

4. 进行性神经功能障碍　主要表现为运动或感觉障碍，引起神经功能障碍的主要原因为：①"脑盗血"引起的脑缺血。②伴同的脑水肿或脑萎缩。③由出血所引起的脑损害或压迫。当出血逐渐吸收，瘫痪可逐步减轻甚至完全恢复正常。

5. 智力减退　见于巨大型AVM患者，由于"脑盗血"的程度严重，导致脑的弥漫性缺血及脑发育障碍。癫痫的频繁发作和抗痫药物的副作用，亦可致不同程度智力衰退。

6. 颅内杂音　患者自己感受到颅内及头皮上有颤动及杂音，但旁人多不易听到，AVM涉及颅外软组织或硬脑膜时，则杂音可较明显。压迫颈总动脉可使杂音消失。

7. 眼球突出　较少见，一般见于颞叶前端的AVM；由于较大引流静脉导入海绵窦，引起该窦区静脉压增高，影响眼静脉的血液回流所致。

幕下AVM的临床表现较幕上者为隐蔽，除了有自发性SAH以外，较少有其他症状。有的可完全无症状，而突然出血引起呼吸骤停。也有以双眼视力进行性减退为唯一症状。少数可表现出颅后窝的症状，如后组脑神经损害或小脑性共济失调等。

【辅助检查】

1. 颅脑CT 平扫时未出血的AVM表现为不规则的低、等或高密度混杂病灶，周围无明显的脑水肿带。对于AVM的诊断中，非增强CT敏感性、特异性均低，其意义主要是在发现蛛网膜下腔出血或脑实质出血后提示AVM的存在，若检出发现团块样钙化结合临床症状也可提示脑血管畸形的存在。增强扫描是检出脑血管畸形的重要手段，血管内对比剂的充盈使得非正常形态的血管得以被识别，这对于AVM以及静脉畸形是非常必要的。对高速CT收集的容积数据进行图像后处理，非常有利于提高AVM的检出率。

首先，影像可提供重组的冠状、矢状以及任意角度斜位断层图像，利用这些图像作为横轴图像的补充，可以明显提高脑血管畸形的检出和特点的显示。

MIP（最大密度投影）可以获得不同角度整个脑血管的投影，近似脑血管造影，不仅可以得到动脉投影，而且可以得到静脉投影。缺点是平面图像，无法三维观察。VR（容积演示）可以单独立体显示脑血管树，也可以和颅骨同时显示，由于是三维图像，可以从各个角度观察病灶的形态，可以观察AVM供血动脉的来源和引流静脉的去向。

AVM由于扫描速度的缩短，应用多层螺旋CT可以分别在动脉和静脉充盈最佳时段进行扫描，分别获得动脉期和静脉期的数据。再通过图像后处理技术获得动脉期三维血管像和静脉像，这样可以分别观察供血动脉、畸形血管团和引流静脉。不仅可以确诊AVM的存在，而且可以显示供血动脉的来源、畸形血管团的大小、形态和确切位置、引流静脉的归属。

2. 颅脑MRI 对于AVM的诊断中，常规MRI扫描中，由于通过“流空现象”这一特征性表现，在T_2加权图像中辨认是否是血管比较有把握，这样为检出血管畸形提供了非常便利的条件。但是由于空间分辨力的不足，对于很小的动脉瘤难以显示，断层图像也较难确认供血动脉的来源和引流静脉的去向。

MRI血管成像技术发展非常之快。早期是无须对比剂的血管成像，分为TOF（时间飞跃法）和小PC（相位对比法）两种，前者方便操作，成为常规磁共振血管成像（MRA）的方法。由于这些方法的信号来源是血流速度和方向，所以有些地方如血流与切面方向平行时、血流速度较慢时会出现假象或漏诊。因此，增强MRA应运而生，由于信号的强弱不再依靠血流速度和方向，而是依靠对比剂对血管的充盈，可以弥补非增强MRA的这些缺陷，改善了MRA的成像质量，从而可以大大提高诊断脑血管畸形的敏感性和特异性。

近年来还有一种不用对比剂的MR血管成像技术在应用，它是应用特殊扫描序列对动脉血进行标记，然后追踪动脉血流，达到对比剂的效果，称为自选标记磁共振血管成像技术。

随着快速扫描技术的发展，目前一种四维动态增强扫描MRA技术开始应用于临床检查，由于可以在一秒钟内完成全脑扫描，通过连续采集数据，就可以获得与常规DSA近似的动态血管成像。可以从显示动脉开始充盈到完全充盈，一直到静脉完全充盈。但是，空间分辨力的不足仍然是目前MRA的最大缺陷。

AVM由于“流空现象”是血管独有的信号改变，常规MR扫描就可以检出AVM的存在。但是同样由于是断层图像，难以显示供血动脉的来源和引流静脉的去向。MRA可以弥补这个缺陷。动脉MRA可以清晰显示供血动脉的来源，走向；静脉MRV则可以显示引流静脉到静脉窦的走向和终点。

3. 数字减影血管造影（DSA） 是诊断AVM的金标准，能更清楚地显示出AVM的供血及引流静脉，为治疗提供有参考价值的征象和特征。CTA和MRA技术近来不断地发展，但仍然不足以精确显示AVM的解剖及血流动力学，因此选择性血管造影仍然是治疗前必需的检查手段。总之，AVM的诊断目前可基于CT和MR；但精确的治疗、相关的解剖和功能信息还只能通过导管造影来获取。

技术上来讲，选择性血管造影应严格按照规程来进行。为了尽量全面准确地评估AVM，血管造影应包括颈内动脉、颈外动脉和椎动脉。通过不同投射角度（前位、后位、侧位、斜位）获得供应动脉畸形团和引流静脉的信息。三维血管造影也非常有帮助。然而，即使有最好的血管造影影像，也经常难以制订出正确的治疗方案。大的供血动脉的精确解剖在选择性血管造影时也不能清晰显示，而小的供血动脉有时根本看不出来；选择性血管造影可以很好地显示畸形团的大小，但畸形团内的动脉瘤或直接动静脉瘘可能被漏诊；选择性血管造影可以很好地分辨AVM引流静脉，但AVM是整体一起造影的，因此AVM不同构筑的引流静脉则无法同时显示和区分。超选择性造影则可给出更多AVM细节以进行诊断和治疗。通常在栓塞治疗时第一步先对每一供血动脉谨慎行手推造影。

4. 影像学检查的策略 选择何种影像检查需要紧密结合患者的临床表现和状态（AVM有无出血）。对于破裂的AVM，患者因脑实质内血肿或蛛网膜下腔出血或两者兼有而出现临床症状，此时，首选CT检查，因为其对急性期颅内出血具有高度的敏感性和特异性。强化CT和CTA也逐渐被用于检查AVM。CTA可能会漏诊小的AVM，且CTA得到的解剖资料不足以提供全面的治疗依据。当患者因大血肿的占位效应，需急症手术时，CTA可以在术前有助判断出血是否是由AVM造成的。

除了特殊情况下，判定出血原因的下一步检查是脑血管造影。尤其是单纯性蛛网膜下腔出血或可能与破裂动脉瘤相关的颅内出血，应急诊造影。而在通常情况下，造影检查的时机仍存争议。脑实质内出血存在时可以压迫AVM，使部分造影出现假阴性。同样的原因也使急性期造影很难对AVM的血管解剖作出正确的评价。故应延期做血管造影检查。然而，出血后急性期造影也经常被大家认可，因为它可以明确诊断并可以提供全面的AVM信息，以便万一病情加重可以随时急症手术。另外，当出血原因不明时（AVM或合并动脉瘤），造影可以判断有无合并动脉瘤的存在。在这种情况下，血管造影结合CT或MRI有助于判断出血的部位。出血急性期过后，根据MRI和选择性血管造影结果可以决策AVM具体的治疗方法。

对于未破裂的AVM,CT检查没有指征,第一步应首选MRI和MRA检查来决策治疗。对于大多数病例,综合临床资料,MRI和MRA足以制订治疗方案。在一些病例采取内科治疗是最明智的选择,而不必行选择性造影检查;而在另一些病例中,AVM确实需要治疗,而下一步措施则要根据治疗策略制定。如果采用栓塞治疗作为第一步,则不可以行选择性造影然后行超选择性造影,然后再栓塞。这种情况下,要向患者提供已知的所有信息,然后将超选择造影和第一次栓塞治疗同时进行。如果选择手术治疗AVM,则术前先行选择性血管造影。若放射外科是唯一可行的治疗方法,则在立体定位AVM前行选择性血管造影。

有些病例MRI和MRA检查后不能形成治疗决策,则需行选择性造影来帮助制订治疗方案。

【诊断】

1. 诊断　青年人有自发SAH或脑内出血时应排查本病,若有全面或部分痫性发作病史则更应考虑之。颅脑CT扫描是重要的诊断依据,MRI检查基本可确诊。DSA是不可缺少的诊断手段。在出血急性期,尤其是出现脑疝危象,来不及做DSA而又急需手术者,CTA检查有很大的帮助。

2. 鉴别诊断　与其他常见的出血性脑血管病鉴别,如海绵状血管瘤、颅内动脉瘤及高血压脑出血、烟雾病等,也要与血供丰富的颅内肿瘤鉴别。

【治疗】

CAVM治疗措施包括非手术治疗、手术治疗、血管内栓塞治疗和放射外科治疗等。

1. 非手术治疗　目的是防止或制止出血,控制癫痫发作及缓解已经存在的神经症状。一般适用于:①Ⅳ~Ⅵ级AVM;②未出血的其他病例;③因故暂时不适合作手术者。具体治疗措施:

(1) 调节日常生活:合理作息,建议轻工作和适度体力活动,避免剧烈情绪波动等。

(2) 控制癫痫:根据发作类型选择药物,规范服药。

(3) 对症治疗:据症状相应给予药物以缓解或减轻其症状。

2. 手术治疗　AVM的主要危害是出血和"盗血",理论上最合理的治疗是手术全切除,其可根除AVM,并纠正血流动力学的紊乱,改善血供,使原有的神经功能障碍可逐渐好转,减少、减轻或终止癫痫发作等。但不是每一例AVM均可做全切除,级别高的AVM由于病变范围过于广泛或部位险要,彻底切除技术上有困难,还具有较高的病死率和病残率,因此对AVM须个体化制定诊疗策略。不少患者虽然AVM病变很广泛,但可长期正常生活和工作,对这些患者不应把单纯抽搐或轻度的局灶性神经功能障碍列为手术指征,只有病变的反复出血才应作为手术指征。对手术风险很小的分级级别低的AVM病例,若获知情同意可考虑积极手术。通常,手术治疗适合于Spetzler-Martin分级Ⅰ~Ⅱ级的AVM;部分Ⅲ级与Ⅳ级的病例则据具体情况考虑;Ⅳ~Ⅴ级AVM由于切除的危险性太大,不宜采用。

AVM手术切除适应证:①AVM有大量出血,伴有血肿,神经功能障碍日趋严重者;②病变位于表浅的非功能区病变,不适用于深部功能区、结构复杂的血管畸形;③顽固性癫痫,栓塞或规范药物治疗控制欠佳者。

开颅手术时间选择:如有蛛网膜下腔出血,则待其恢复及CT显示蛛网膜下腔出血消失再手术。如为脑内出血不威胁生命,也可待出血所致继发性损伤恢复后再手术。如血肿威胁生命,应立即手术清除,若可能切除则将AVM一并切除;若不能切除则择期手术。

标准的手术是显微镜下切除病变,通常手术阻断供血动脉,接着切除异常血管团,最后切除引流静脉。术中注意主要引流静脉的保护,术后提防正常灌注压突破,可采用控制性低血压4~7天,以避免术后严重脑水肿或脑出血。如果术后术野出血,一般提示仍有畸形血管残留。术后1~2周应常规复查脑血管造影。如需再次手术,应在CT证实脑水肿已消失或临床症状缓解后再施行。

3. 血管内栓塞治疗　AVM复杂者血管内栓塞常不能完全根治,血管内栓塞治疗常作为综合治疗措施之一。近年来,AVM的血管内栓塞治疗理念和治疗材料的革新在不断进步,高容量中心对有些AVM患者选择性地行血管内治疗也可获得较好的预后,不少患者单纯血管内栓塞也可获得根治,也有患者分期多次进行血管内栓塞治疗最终临床治愈。血管内栓塞尚可对AVM供血动脉进行"去血管化栓塞",之后再对患者行外科手术切除,以减少外科切除手术术中出血和手术难度。在有复合手术室的医疗中心,血管内栓塞治疗和外科手术一起治疗经过选择的AVM,可明显提高一些手术安全性和预后。

AVM栓塞目前最常用的液体栓塞材料是Onyx,Onyx的优点是能避免微导管与血管的粘连,使病灶栓塞结束后撤回微导管相对容易;Onyx对病灶渗透力强,注入病灶后变成海绵状膨胀并闭塞之;此外,Onyx不会迅速凝固堵住导管,可一次性注入更多的栓塞物质。据统计,使用Onyx治疗AVM的一次完全栓塞率可高达44%,分次治疗完全栓塞率将更高。临床也有用Glubran胶对AVM进行栓塞治疗,Glubran胶使用时需与专用碘油配制成治疗需要的浓度,术者需据AVM血管构筑、血流动力学等配制合适浓度的栓塞剂,并结合推注速率等控制该胶的弥散速度,达到预期的栓塞目标和范围。

AVM栓塞适应证:①病变广泛存在,不适宜直接手术者;②病变位于重要的解剖功能区、语言功能区、脑干等手术后将产生严重并发症或后遗症者;③高血流病变盗血严重,病灶巨大,术后可能发生脑过度灌注综合征者,可分别栓塞使病变缩小后再行手术或放射治疗;④不可控制的癫痫;⑤反复的蛛网膜下腔出血或脑内出血;⑥出血后神经功能障碍;⑦深部AVM,单一静脉引流的病例,可考虑通过静脉入路栓塞治疗。国内河南省人民医院团队最早对静脉入路栓塞AVM进行了探索,采用静脉入路结合"高压锅"技术逆向注胶常可获得较好疗效。

血管内介入栓塞治疗 AVM 可发生以下并发症：①颅内出血，原因可能有：操作时导管或导丝损伤血管；术中推注栓塞剂速度、压力或量过大；栓塞治疗改变 AVM 血流动力学；栓塞治疗导致引流静脉受阻等。一旦怀疑出血，应即刻明确诊断，并采取相应的治疗措施。②脑过度灌注现象，巨大型高流量的 AVM 栓塞后尤需防治该并发症。③脑血管痉挛，术中发现患者神志不清、偏瘫等，在排除颅内出血后，应考虑到脑血管痉挛，即刻注入罂粟碱等解除血管痉挛后拔除导管。④误栓正常脑血管，立即停止栓塞，应用扩血管药物、神经营养药物等改善脑供血和神经功能。若栓塞剂意外栓塞了较重要的粗大血管，条件若允许尚可进行取栓补救。⑤微导管断裂或微导管前端黏着在血管内。术者需要根据所有栓塞剂的种类、栓塞剂返流的情况判断栓塞微导管撤离的时机，对 Glubran 胶尤需警惕微导管被黏附。新型的前端可脱性栓塞微导管可有效解决该并发症的危害。

4. 放射外科治疗　常作为 AVM 综合治疗措施之一。放射外科治疗对畸形血管壁结构形成不同程度损害，使其被胶原性物质取代，血管腔变窄，腔内血栓形成而最后闭塞。放射外科治疗后 AVM 在未完全闭塞前仍有出血可能。该治疗措施常见的并发症：早期有恶心呕吐、癫痫发作，一般对症处理后能控制；晚期有脑白质放射性水肿和放射性坏死。水肿常发生于治疗后的 1~1.5 年，以后逐渐消退，3 年后完全消失。并发症的发生与畸形血管团的大小及照射剂量有关。一般认为，AVM 团的最大径≤3cm、位于脑深部结构或经过血管内栓塞或开颅手术后残留的最大径不大于 3cm 的 AVM 是放射外科治疗的合适病例。照射剂量以一次性 25Gy 作为中心剂量。治疗后，应每隔 6 个月至 1 年复查 CT 或 MRI 或 DSA，直至 DSA 证实病灶完全消失。

【预后】

AVM 自发血栓形成极为罕见。小型或微型的 AVM 出血可致局部组织破坏或坏死，AVM 自身亦被出血所破坏。一些 AVM 的血管团可在一段时间内保持相对稳定，临床上无特殊表现，但可以在若干年后，因破裂出血而致残或死亡。一些 AVM 随着脑盗血量的增加而血管团逐渐增大，可致出血次数增多，发病日益加重，患者智力逐渐衰退，甚至出现痴呆。

第二十节　颅内动静脉瘘

（朱良付）

一、硬脑膜动静脉瘘

硬脑膜动静脉瘘（dural arteriovenous fistula，DAVF），本质上是基于硬脑膜的一处或多处的动静脉瘘供血动脉（硬脑膜动脉或颅内动脉的硬脑膜支）的血流通过位于硬脑膜的瘘口，引流至脑膜静脉窦，造成静脉窦内涡流和高压后向邻近的桥静脉反流，或者血流不经过静脉窦，由瘘口直接向皮质或深部静脉反流；由于动脉血液直接流入静脉窦而导致静脉窦内血液动脉化及静脉窦内压力增高，从而使得脑静脉回流障碍甚至逆流，出现脑膜静脉动脉化、脑水肿、颅内压增高、脑代谢障碍、血管破裂出血等病理改变。DAVF 是一类较少见的血管性病变，多见于成年人，但也有新生儿罹患的报道。DAVF 绝大部分属于获得性病变，也有人称之为"硬脑膜动静脉畸形"，以体现一些 DAVF 是先天性的。DAVF 占颅内动静脉畸形的 10%~15%。伴随临床对 DAVF 认识和诊断技术的提高，近年来 DAVF 检出日益增多，血管内治疗是其主要治疗方式。

【病因与发病机制】

迄今，DAVF 的病因与发病机制一直有争议，主要有下述：

1. 先天性学说　婴儿硬脑膜动静脉瘘及硬脑膜动静脉瘘与脑动静脉畸形或囊性动脉瘤并存等证据支持 DAVF 的发病有先天性因素。超微结构研究发现：硬脑膜存在着极其丰富的血管网，动脉吻合尤为发达，主要来源于颈内、外动脉及椎基底动脉系统的脑膜分支，甚至某些脑实质动脉，如大脑前后动脉、小脑上和小脑下后动脉也参与供血。静脉系统常与动脉并列行进，而且常常存在着 50~90μm 直径的正常"动静脉交通"的特殊结构，尤其在静脉窦附近特别多，在胚胎发育过程中脑血管发育异常可致硬脑膜内的生理性动静脉交通增加，或是静脉窦附近的血管异常增生，从而导致硬脑膜动静脉瘘发生。

2. 后天性学说　多数学者支持后天性学说，认为 DAVF 是获得性疾病。在头部外伤、手术或血液高凝性疾病诱发下静脉窦内血栓形成，或者由于占位性疾病压迫、静脉窦发育障碍导致静脉窦狭窄、分隔、扭曲，致使静脉窦内压力增高，最终导致 DAVF 形成。Terada 等于 1994 年首次通过动物实验证实，静脉窦压力增高可以导致 DAVF 形成。其中，硬脑膜血栓性静脉炎被认为可能是导致该病的重要原因，因硬脑膜存在"正常的动静脉交通"，加上上述各种因素等导致硬脑膜窦及硬脑膜静脉炎、血栓形成，从而导致硬脑膜窦或硬脑膜静脉阻塞，区域性静脉高压，静脉回流受阻，致使正常的动静脉交通病理性扩张，发展成为硬脑膜动静脉瘘。

【自然史】

本病自然病程差异较大，起病有急有缓，有些患者为偶然发现或有轻度耳鸣等症状，大多数患者可维持多年不变，少数可自行闭塞，但也有可能逐步进展，出现颅内出血和进行性神经功能障碍。

如何判断轻症患者的自然病程尚有难度，但是静脉窦或瘘口压力的下降有可能促使疾病自愈。例如有些脑膜瘤合并 DAVF 的患者，在解除脑膜瘤对静脉窦的压迫后，DAVF 自愈可能性较大。未能彻底治疗的大静脉窦旁的 DAVF，若是瘘口血流明显下降，静脉反流消失，也有自愈可能；海绵窦 DAVF 血流量低、症状轻者，通过压迫供血动脉降低瘘口血流，有可能促使瘘口血栓形成而自愈。

DAVF 的最主要危害是导致颅内出血，约占首发症状的 25%~40%，男性、高龄、有既往出血史、有神经功能障碍、出现皮质静脉或深部静脉反流是出血的高危因素。据统计，无出血史者年出血率约 1.5%，既往有出血史者年再出血率高达 7.4%；出现皮质静脉反流且合并神经功能障碍者年出血率也在 7.4%～7.6%。

【分类与分型】

许多分类方案基于 DAVF 不同特征的研究而提出。

1. 根据解剖结构　Aminoff 将硬脑膜动静脉畸形为两组：①前下组，静脉引流至基底窦，如海绵窦、岩窦、蝶顶窦；②后上组，静脉引流至硬膜窦如矢状横塞或乙状窦。

2. 根据瘘口部位　Herber 将 DAVF 分为 4 类：①后颅窝 DAVF，供血动脉主要为枕动脉；②中颅窝 DAVF，供血动脉主要为脑膜中动脉后支；③颅前窝 DAVF，供血动脉主要为脑膜中动脉前支；④海绵窦旁 DAVF，供血动脉主要为脑膜中动脉和颌内动脉分支。

3. 根据病变范围　Djindjian 和 Merland 将 DAVF 分为 2 类：①单纯性 DAVF，病变范围仅限于硬脑膜。②混合性 DAVF，包括头皮、颅骨、硬脑膜复合动静脉瘘，病变范围相当广泛，累及头皮、颅骨和硬脑膜，瘘口一般较大，血流量大，供血动脉明显扩张，主要由颈外动脉分支和椎动脉肌支供血，引流静脉多为表浅静脉、板障静脉和皮质的回流静脉。这些改变常引起颅内压增高，视乳头水肿，眶部静脉常出现逆流现象。硬脑膜脑动静脉瘘：病变部位在硬脑膜静脉窦或硬脑膜静脉，皮质动脉参与供血，静脉引流主要向硬脑膜静脉窦，由于窦内压增高，故皮质静脉逆行充盈、迂曲、扩张。

4. 根据引流静脉的类型　Djindjian 将 DAVF 分为 4 型：①引流到硬脑膜静脉窦或硬脑膜静脉，临床症状最轻，常因颅内杂音而被发现；②引流到硬脑膜静脉窦，逆行充盈皮质静脉，该型脑白质深部的髓静脉多扩张，可引起颅内压力长期增高及其他症状；③直接引流到蛛网膜下腔或皮质静脉，使这些静脉扩张，甚至呈瘤样改变，是蛛网膜下腔出血的主要原因；④硬脑膜动静脉瘘伴有硬脑膜或硬脑膜下静脉湖，血流直接引流到静脉湖中，病情严重，常出现占位效应。

Borden 和 Cognard 根据 DAVF 静脉引流方式对上述 Djindjian 的分类方法进行了改良。Borden 的三步法分类非常简单（表 9-20-1）：Ⅰ型，向硬膜静脉或静脉窦引流，无皮质反流静脉；Ⅱ型，向静脉窦引流，造成静脉窦高压，再从静脉窦向皮质静脉反流；Ⅲ型，仅向质层静脉反流而无静脉窦回流。Ⅲ型又分 4 种情况：①瘘口位于静脉窦壁，但不与静脉窦腔沟通；②直接在脑膜供血动脉和桥静脉之间形成瘘口；③硬膜动脉与静脉窦沟通，但该静脉窦的远近端均闭塞；④在脑膜供血动脉和脑膜静脉之间形成瘘口，该脑膜静脉只通过桥静脉引流；研究显示Ⅰ型预后较好，极少出现颅内出血或神经功能障碍（2%），Ⅱ型 38%～40% 患者有颅内出血或神经功能障碍，Ⅲ型出血机会极大（79%～100%），预后不良。

Cognard 将 DAVF 分作 5 型（表 9-20-1）：Ⅰ型，血流通过瘘口直接引流到静脉窦，静脉窦内血流无逆流；Ⅱ型，引流到静脉窦后造成静脉窦高压，出现静脉窦内逆向血流，其中Ⅱa 尚无皮质或深部桥静脉反流，Ⅱb 出现皮质或深部桥静脉反流；Ⅲ型，直接引流到皮质或深部桥静脉，不伴静脉扩张；Ⅳ型，直接引流到皮质或深部桥静脉，伴静脉扩张；Ⅴ型，向脊髓表面引流。其中前颅底、小脑幕和颅颈交界区以 Borden Ⅲ型为主；上矢状窦，横窦、乙状窦或窦汇附近以Ⅱ型较多，也有Ⅰ型或Ⅲ型，合并远端静脉窦狭窄或闭塞最为常见；海绵窦 DAVF 多为Ⅰ型。Borden 分型和 Cognard 分型有相通之处，均得到广泛认可，不仅用于疾病严重程度的评估，也可以指导治疗方式的选择。Cognard 分类理论上有优越性，因为它包含了硬脑膜窦血液流动方向的影响，但它的多个分类步骤，需要对 DAVF 有更全面的理解。判断窦血液流动方向的重要性是显而易见的：静脉反流能阻止皮质静脉回流入相关静脉窦，从而导致在没有发生皮质静脉反流（CVR）的情况下，出现脑静脉阻塞。这两种分类的优越性已被验证。

表 9-20-1　硬脑膜动静脉瘘的 Borden 分型和 Cognard 分型

分型	静脉血流
Borden 分型	
Ⅰ型	静脉引流直接进入静脉窦或脑膜静脉
Ⅱ型	静脉引流进入静脉窦，伴皮质静脉反流
Ⅲ型	静脉引流直接进入皮质静脉（仅有皮质静脉反流）
	A. 瘘口位于静脉窦壁，但不与静脉窦腔沟通
	B. 直接在脑膜供血动脉和桥静脉之间形成瘘口
	C. 膜动脉与静脉窦沟通，但该静脉窦的远近端均闭塞
	D. 在脑膜供血动脉和脑膜静脉之间形成瘘口，该脑膜静脉只通过桥静脉引流
Cognard 分型	
Ⅰ型	静脉引流进入静脉窦，血流在窦内为顺流
Ⅱa 型	静脉引流进入静脉窦，血液在窦内有逆流
Ⅱb 型	静脉引流进入静脉窦，血流在窦内为顺流，伴皮质静脉反流
Ⅱa+Ⅱb 型	静脉引流进入静脉窦，血液在窦内有逆流，伴皮质静脉反流
Ⅲ型	静脉引流直接进入皮质静脉（仅有皮质静脉反流）
Ⅳ型	静脉引流直接进入皮质静脉伴皮质引流静脉扩张
Ⅴ型	静脉引流进入脊髓的髓周静脉

5. 根据临床特征　近年来，也有据 DAVF 临床特征将之分为“良性”和“侵袭性”两类的。如下表，临床有非出血性神经

功能缺失、出血、死亡等，认为属“侵袭性”；而有慢性头痛、搏动性耳鸣的主诉和海绵窦瘘引起的眼部症状及颅神经功能缺失，即使这些是患者较难忍受的，也被认为是属“良性”。两型的临床特征见表 9-20-2。

表 9-20-2　良性和侵袭性 DAVF 的临床特征

良性特征	侵袭性特征
搏动性颅内杂音	颅内出血
眼眶充血	非出血性局灶性神经功能缺失
脑神经损害	痴呆
慢性头痛	视乳头水肿
无症状	死亡

事实上，在静脉引流方式上未出现 CVR，与所谓的良性症状明显相关。因此，Borden Ⅰ型和 Cognard Ⅰ型、Ⅱa 型都被认为属良性 DAVF。大部分研究人员认为良性 DAVF 不会出现严重的病理表现，但良性 DAVF 是一个动态性病变，静脉血栓形成很可能导致静脉引流方式的变化，良性 DAVF 发生继发性 CVR 的概率约为 2%～4%，对任何突发的或意外的症状变化，都须重新行影像学评估。在血管造影中可见伴 CVR 的颅内 DAVF，一般都伴随严重的病理改变，因此在分型中 Border Ⅱ/Ⅲ型和 Cognard Ⅱb/Ⅱa+Ⅱb/Ⅲ/Ⅳ/Ⅴ型 DAVF 被标示为侵袭性。DAVF 出血可能位于硬膜下、蛛网膜下腔、脑内，因为反流的皮质静脉流经上述部位。虽然初期“侵袭性”临床特征包括颅内出血、非缺血性神经功能缺失，甚至死亡，但列为“良性”临床特征的搏动性耳鸣或眼部充血状，也有可能被称为“侵袭性”。有关侵袭性 DAVF 自然病程的争论由来已久，研究报道有症状后每年的出血率差异也很大。其中，Van Dijk 发现 DAVF 伴 CVR 者年死亡率 10.4%，年出血率 8.1%，每年有 6.9%的患者出现非缺血性神经功能缺失。支持对侵袭性 DAVF 应尽早治疗。

9

【临床表现】

DAVF 临床表现复杂多样，主要与静脉引流的方向、流速、流量有关，静脉高压是引起 DAVF 严重症状的主要原因，可以源自瘘口附近，也可以发生于远隔部位或多处，常见症状有：

1. 搏动性耳鸣和颅内杂音　搏动性耳鸣最为常见，与脉搏同步，在夜间尤甚。病灶接近岩骨时最易出现，故横窦-乙状窦和海绵窦区病变最常见，分别占 70%和 42%。约 40%的患者可听到连续性收缩-舒张期杂音，收缩期最强，与心跳同步，常在同侧，有时对侧也能听到，压迫同侧颈动脉可使杂音减弱。杂音严重时给患者带来极大的困扰，夜间及安静时尤为严重，以致失眠及抑郁等。

2. 头痛　约有 50%的患者主诉头痛，多为钝痛或偏头痛，主要原因为：①硬脑膜静脉窦内压力增高，颅内血液回流不畅而导致颅内压增高；②扩张的硬脑膜动静脉对脑膜的刺激；③少量硬膜下或蛛网膜下腔出血对脑膜的刺激。

3. 蛛网膜下腔出血　约有 20%以上的患者以蛛网膜下腔出血为首发症状，主要原因是硬脑膜动静脉瘘向蛛网膜下腔及皮质静脉引流，而这些静脉周围无组织支撑，静脉在病理扩张的情况下，血管内压力增高极易破裂出血。

4. 颅内压增高　原因为：①由于动静脉瘘存在，动脉血直接灌注入硬脑膜静脉窦内，将未衰减的动脉压传递到静脉窦，造成静脉窦压力升高，影响颅内静脉回流和脑脊液的吸收；②继发性静脉窦血栓形成，导致颅内静脉回流和脑脊液吸收的障碍；③巨大的硬膜下静脉湖产生的占位效应。

5. 脑功能障碍　主要因动静脉瘘向皮质静脉引流或硬脑膜窦压力增高，正常脑静脉回流受阻，局部充血水肿，或扩张静脉及静脉湖占位压迫、刺激脑组织，而导致癫痫发作（占 15%）、语言障碍（占 3%）、运动障碍（占 5%）及视野缺损等。

6. 脊髓功能障碍　脊髓静脉与后颅窝静脉有正常吻合血管，当后颅窝硬脑膜动静脉瘘向脊髓静脉引流时，可影响脊髓静脉回流，导致椎管内静脉压增高，进而使脊髓缺血，出现脊髓功能障碍的症状和体征。

7. 其他　因 DAVF 静脉引流方向不同而导致不同区域内的缺血、水肿，进而出现不同症状，如复视、听力下降、眩晕、视力障碍、耳鸣、眼球突出、眼球胀痛、头皮静脉扩张等。高血流型 DAVF，若长期得不到有效的治疗，可因心脏负荷增加而出现心功能不全。

【辅助检查】

概括来讲，头颅 X 线平片对 DAVF 的诊断价值是有限，虽然有时在 X 线平片可显示 DAVF 患者颅骨上突出的血管压迹。脊髓的影像学通过对比可显示扩张的硬膜内血管，但是采用这种技术诊断脊髓 DAVF 并不恰当。横断影像技术如 CT 及 MRI 可以显示出脑及脑脊液腔的硬膜动静脉畸形。CTA 或 MRA 能够显示血管病变。脑血管造影技术则可确定瘘口位置、数量及 DAVF 的筑型结构及血流动力学情况。

1. 颅脑 CT　CT 可显示出 DAVF 的继发性改变。若无 CVR 伴脑组织充血的情况下，良性 DAVF 在 CT 影像上几乎不显影；而对于侵袭性 DAVF，CT 有助发现脑积水、脑萎缩及出血位置（可在蛛网膜下腔、硬膜下腔、脑实质内或脑室内）。平扫 CT 可发现受累静脉窦内呈高密度的窦内血栓。可有以下几种异常改变：①蠕虫状或斑片状的对比增强；②局部占位效应；③大静脉窦的扩张；④脑室扩大，主要为脑脊液吸收不良或颅后窝硬脑膜动静脉畸形引起脑积水所致；⑤脑白质密度明显减低，主要为静脉回流障碍所致脑实质静脉性梗死、水肿等原因；⑥颅骨内板出现血管压迹扩大；⑦有颅内出血者可见蛛网膜下腔或脑内高密度影。3D-CTA 能清楚显示畸形血管的三维空间结构，对制定治疗方案和选择手术入路有重要参考价值。

2. 颅脑 MRI　MRI 很难检测出良性 DAVF。MRA 的敏感性虽较 MRI 增高，但在 DAVF 的显影上仍是很局限的。侵袭性 DAVF 常能在 MRI 上直接显影，表现为在扩张的软脑膜血管对应的皮质中出现特征性的血管流空影。脑组织静脉性充血，使相应的脑白质显示为 T_2 高信号，尤其在深部白质。特征性的

T_2 高信号可见于静脉窦血栓形成(伴静脉梗死或静脉性充血)、脱髓鞘病变。但脑实质 T_2 高信号合并软脑膜血管紊乱增生,则高度提示 DAVF 的存在。治疗后 T_2 高信号消失。

实时自动触发椭圆中心序列 3D 钆增强 MRA 是有可能取代常规血管造影的一种新技术,能有效诊断出 DAVF,尤其是伴有 CVR 的 DAVF。3T 场强的时间相关性 MRA,显著提高了诊断 DAVF 的敏感性,这一技术更适合 DAVF 的随访。磁共振 GRE 梯度回波序列和 SWI 磁敏感加权序列,是诊断静脉血充血性脑病的敏感手段。

3. 数字减影血管造影(DSA) DSA 对 DAVF 的诊断和治疗至关重要。颈外动脉各分支血管的选择性造影,将快速的血流通过瘘进入颅内静脉系统。颈内动脉或椎动脉的选择性造影,可能显示脑循环时间延迟,与静脉充血性脑病相关。造影的静脉期,脑表面可见到迂曲扩张的侧支静脉,表示长期存在静脉高压;提示发生出血的风险高。故制定治疗方案时,颅内 DAVF 影像学检查,最主要的目标是确定有无 CVR 的存在。为防止错过细微的 CVR,应行全脑选择性造影,另一个目的是,确定有无静脉窦流出道梗阻,后者能通过眼静脉系统等的侧支循环形成颅外引流。有皮质静脉和小脑静脉反流的患者,常可见静脉狭窄或静脉闭塞。仔细分析血管造影的静脉期影像,能区分引流瘘和引流脑组织的不同引流静脉。所涉及硬脑膜窦的间隔化,能允许闭塞瘘口而保留引流脑组织的瘘间隔。需警惕的是,同一个患者可能存在多发性 DAVF(发生率为 7%~8%)。

【治疗】

不同分型的 DAVF 自然病程不同,有的 DAVF 经过内科治疗可自愈,而侵袭性 DAVF 发展下去预后差,故 DAVF 分型治疗是关键。DAVF 的治疗目标包括:①治愈病变;②将高危瘘变为低危瘘;③缓解低危病变引起的症状。目前 DAVF 的治疗措施包括内科治疗、血管内介入治疗、手术治疗、血管内和手术联合治疗、放射治疗。DAVF 首选血管内治疗,外科手术可能为血管内治疗提供入口通路,也可应用于血管内治疗失败后或用来直接切除病窦或切断 CVR。尽管 DAVF 仍是脑血管病中最具有挑战性的疾病,但随着影像技术的发展和对 DAVF 病理学的深入了解,绝大多数患者在有经验的高容量中心是可以获得成功治疗的。

1. DAVF 的治疗指征 尚未完全统一。由于静脉引流方式是影响预后的最相关因素,对于静脉窦高压,尤其是出现皮质或深部静脉反流者(CVR)须及时行有效的干预。对于侵袭性 DAVF,包括 Borden Ⅱ/Ⅲ型、CognardⅡb/Ⅱa+Ⅱb/Ⅲ/Ⅳ/Ⅴ型的患者,在其自然病程中有可能引起严重的并发症,需要积极治疗,特别是出现引流静脉迂曲、瘤样扩张者,需尽早治疗以防破裂出血。对于良性 DAVF 的处理,即 Borden Ⅰ型、Cognard Ⅰ/Ⅱa 型病例,自然病程是良好的,因此增强 MRA 评估随访观察是较好的措施。对于固定临床症状和体征的患者,可每 3 年进行一次脑血管造影随访。如果临床表现突然意外变化、恶化、改善(甚至消失),都应进行脑血管造影复查,以排除出现 CVR 或伴静脉窦反流导致的进展性血栓形成。国内专家考虑有下列情况者,可给予治疗:①对临床症状明显者,应该积极治疗。包括:颅内压增高、视乳头水肿、影响视力者;有局灶性神经功能障碍,进行性加重者;严重影响生活的头痛和颅内杂音者。②症状不明显,但为单瘘口,由单支供血和单支引流,手术或介入又易于到达,为防疾病进展也可治疗。③是否存在慢性低灌注,可以列为 Borden Ⅰ型患者是否需要治疗的判断依据之一。根据动物模型研究的结果,可利用 CT 或 MR 灌注成像技术,将 Borden Ⅰ型病例分成两类,一类无低灌注状态;另一类虽然尚未出现静脉反流,但静脉窦压力较高,导致局部血流淤滞,小血管扩张,出现血容量升高和血流量下降,后者瘘口进展的可能性更大,而且血流淤滞和低灌注作为一种病理状态,也需要治疗。

2. 治疗策略 为阻断瘘口或瘘口的静脉端,而不是阻断供血动脉。因为 DAVF 相关的硬脑膜动脉呈网状分布,单纯阻断影像学上可见的供血动脉并不能完全阻断所有供血动脉,瘘口可继续通过细小的硬膜血管网获得血供,并促使形成硬膜上新的粗大的供血动脉。相反,DAVF 的引流静脉结构相对简单,阻断后形成的逆行血栓可以迅速封闭瘘口,由于瘘口位于硬膜夹层内,静脉近端阻断后导致的一过性瘘口内压力升高也不致引起破裂出血。虽然 DAVF 的治疗策略为阻断瘘口或靠近瘘口的静脉端,但远端静脉必须保留。处理 Borden Ⅱ型 DAVF 需明确瘘口位于静脉窦的确切部位,一旦误将远端静脉窦堵塞,将显著增加瘘口和反流静脉的压力,导致静脉性脑水肿,甚至出血;同时,动脉压下降而静脉压升高,会导致脑灌注压下降。一旦低于脑血管流自动调节下限,将迅速出现脑灌注下足,引起皮质血管源性脑水肿和血脑屏障破坏的可能,严重者将致静脉性脑梗死。

3. 治疗方式 治疗方式的选择与 DAVF 的发生部位有关:通常海绵窦 DAVF 主要采取血管内治疗,颅前窝病变则多数采取手术治疗了。脊髓 DAVF 可以采取血管内栓塞治疗,但供血动脉过小无法安全到达瘘口或与根髓动脉共干,则要考虑手术治疗。一项包括 258 个病例的荟萃分析研究结果显示:对于横窦、乙状窦 DAVF,血管内治疗联合手术比其他方法更加有效,成功率为 68%。单独栓塞的有效率仅为 41%。小脑幕切迹 DAVF 联合治疗的完全闭塞率接近 89%,单纯手术闭塞率为 78%,单纯血管内栓塞成功率为 31%。颅前窝 DAVF 均手术治疗,成功率为 95%。而位于上矢状窦或大脑凸面的病变数量过少,无法得出统计学结论。

具体治疗方式如下:

(1) 血管内治疗:DAVF 病变似乎只累及硬膜窦内静脉和软膜静脉,但是分流的病理生理改变严重影响了静脉系统。只有闭塞病变动静脉间所有联系才可能完全和永久地治愈病变。理论上,为获得上述目标需要:①通过供血动脉进入到分流部位,使用栓塞材料堵塞之;②栓塞材料填充封闭动静脉瘘的引流静脉(瘘位于其壁内)。血管内治疗可以经静脉途径、动脉途径、或联用静脉和动脉途径。血管内介入栓塞有经动脉和静脉两种途径。

1）动脉途径：动脉途径治疗 DAVF 不是首选，因为想通过动脉入路完全闭塞 DAVF 病变通常比较困难，原因是 DAVF 的供血动脉引流入单一静脉方式的多样性，静脉壁内的微动脉与小静脉间微瘘口众多，经动脉注入的栓塞剂常堵塞瘘口的动脉近端，导致经动脉栓塞难以完全治愈 DAVF。故经动脉途径治疗多限于下列情况：经动脉途径容易接近瘘口的患者；无法通过静脉入路的病例；低危 DAVF 症状的缓解的姑息治疗；外科手术前辅助治疗。

需注意动脉栓塞前的危险吻合情况。例如颌内动脉和眼动脉，脑膜中动脉、眼动脉和颈内动脉，咽升动脉前支和颈内动脉，咽升动脉后支和椎动脉，枕动脉和椎动脉之间潜在的危险吻合。从脑膜中动脉和咽升动脉栓塞时须考虑其向脑神经供血的情况。若疏忽而通过危险吻合将栓塞物质注入脑内动脉将导致栓塞事件。

技术过程：将微导管超选择置于尽量靠近瘘口的供血动脉末端，当前绝大部分医学中心首选注入液体栓塞剂；近年来，非黏附性液体栓塞剂（Onyx 等）应用较多，选择相对粗且较易到位的硬膜血管，肝素化后微导丝引导下 Marathoson 微导管超选插管，尽量接近瘘口或静脉起始端，超选造影确认工作角度，以利于观察栓塞过程可能涉及的危险吻合位点、瘘口周围的静脉引流以及病灶。然后生理盐水冲管，DMSO 充满微导管，在空白路图下开始缓慢推注 Onyx。栓塞过程按需要变换角度观察，必要时行各供血系统血管造影。硬膜血管允许更长的 Onyx 反流，以不涉及危险吻合为限；注意观察动脉到动脉的逆行栓塞，通过暂停注射控制其栓塞长度和方位。闭塞目标包括瘘口、瘘口近端的静脉结构及各供血动脉。单根血管栓塞未能达到目的时则选择多根或分次栓塞。个别供血动脉粗大，瘘口流量很高，可在动脉端先用弹簧圈栓塞降低血流速度后再注入 Onyx。拔管采用慢拔方式。栓塞后复查 DSA，评价即时栓塞效果。

若栓塞目标是为外科手术前去血管化，则少数医学中心也用弹簧圈或聚乙烯醇颗粒等固体栓塞剂进行栓塞。这些材料栓塞供血动脉后，可引起侧支循环向瘘口供血。

动脉途径栓塞注意事项：将导管超选插入瘘的供血动脉并接近瘘口，避免危险吻合穿支；术后严密观察患者病情变化，尤其注意意识状态、语言功能、肢体运动，有无误栓塞后出现相应神经功能缺失症状等；颈外动脉系统栓塞后可出现局部疼痛，张口困难等，术后给予糖皮质激素治疗可减轻症状；对合并颈内、椎基底动脉分支供血的 DAVF，供血动脉无法栓塞时，可配合压迫颈动脉治疗等。

2）静脉途径：现绝大多数 DAVF 的治疗首选经静脉途径，因经静脉途径闭塞瘘口及消除 CVR 方面效果更好。很多 DAVF 若经动脉路径微导管难近瘘口处而无法行栓塞治疗，或供血动脉极为复杂，难以将所有供血动脉都闭塞；而 DAVF 瘘口单一或较局限集中，且此时静脉窦因压力甚高，已完全失去正常生理功能，故可直接选择静脉入路栓塞。

静脉途径栓塞 DAVF 的存在的问题：①患者常合并静脉窦狭窄和血栓形成，微导管难以通过；②对 Borden Ⅱ 型患者，如瘘口未闭全而将静脉窦堵塞，正常回流进一步受阻，反而加重皮质反流；③对 Borden Ⅲ 型小脑幕 DAVF，常需经深静脉途径才能达到瘘口，而深静脉壁薄，易出血，且容易引起静脉性脑梗死。

静脉入路目前适用于：①累及的静脉窦已丧失正常的静脉回流功能；②累及海绵窦、横窦、乙状窦区的 DAVF。治疗时也可开颅后直接穿刺病灶邻近静脉窦或通过扩张引流静脉逆向进入，采用金属丝、弹簧圈、明胶或球囊栓塞瘘口，更适用于远端静脉窦已经闭塞者。

3）静脉窦再通：对 Borden Ⅱ 型合并该段静脉窦狭窄的患者，可尝试用支架支撑和扩张狭窄的静脉窦壁，治疗后随访发现瘘口可能会自行闭塞。该方法的理论依据在于支架对静脉窦壁的支撑造成瘘口压迫利于自闭并且静脉窦增粗后使得窦内压力下降，反流减少，出血或血流瘀滞的危险下降。

（2）外科手术：目的是孤立、电凝、切除 DAVF 累及的硬膜和邻近静脉窦，切断动脉化的皮质引流静脉的通路。

对位于静脉窦壁的复杂性瘘口，静脉窦孤立术可阻断供血动脉，控制出血，并为进一步寻找瘘口和回流静脉提供操作空间。对 Borden Ⅲ 型瘘口，在靠近瘘口部位夹闭引流静脉是迅速彻底的治疗方法，关键点有：术前应明确回流静脉的位置并据此选择合适的手术入路；硬膜上广泛的迂曲血管易出血和阻挡视野，应尽量选择硬膜外接近瘘口和早期控制动脉端血供；术中准确辨认异常引流血管并在其离开硬膜处阻断。该血管为逆行引流，可以安全阻断，但其远端汇入的引流代偿静脉，因为静脉高压，也可迂曲扩张，须加以保护。

手术入路的选择：对 Borden Ⅱ 型瘘口，应充分显露受累段静脉窦，以备该段静脉窦骨骼化后切除。对Ⅲ型瘘口，根据引流静脉的位置，选取合适的手术入路。如从岩上窦引流者，如为岩上窦内侧段受累，可用岩骨前或扩大中颅底硬膜外入路。如为岩上窦外侧段受累，可用乙状窦前入路，沿岩上窦上下切开硬膜，在小脑幕上下表面均可直视的情况下，从瘘口后方切开小脑幕，扩大显露。对岩静脉引流而岩上窦未受累者（Ⅲ型），也可采用幕下小脑上外侧入路或颞下入路，前者缺点在于术野狭小，迂曲的静脉团易阻挡瘘口，后者面临颞叶的过多牵拉以及从幕上切开小脑幕时有损伤幕下静脉的危险。另外，向岩下窦引流者，可取远外侧入路。对位于直窦者，在行后方入路的同时，若发现有多处瘘口，可行静脉窦骨骼化。对直接向 Galen 静脉引流者可采用幕下小脑上正中入路。对多支供血，多向引流的复杂型病例，术前先栓塞阻断部分或大部分供血，使引流静脉张力下降，有利于开颅出血的控制和瘘口的探查。术中应用吲哚菁绿荧光造影，有助于发现并确定瘘口，和明确瘘口是否被完全切除。

（3）放射外科治疗：DAVF 此方面的报道少，文献报道对选择性病例也可获益，目前临床应用有限。

【预后】

治疗后影像学痊愈的 DAVF 预后较好；分级高、侵袭性

DAVF有残留者易于复发,术后应长期随访。Borden Ⅱ型患者治疗后血流量下降,有可能长期缓解,特别是海绵窦区的DAVF,血流下降后配合压颈甚至可能治愈,但也有部分患者复发,尤其是瘘口处理不当者,患者复发后血流结构则更为复杂。症状不重的良性DAVF可内科治疗随访。

二、颈内动脉海绵窦瘘

颈内动脉海绵窦瘘(carotid-cavernous fistula,CCF)是指海绵窦段的颈内动脉或其分支破裂后与海绵窦形成的异常动静脉交通,导致海绵窦内的压力增高,继而引起眶部、中枢神经系统的相应症状。自Cushing 1907年最先提出CCF的概念以来,伴随血管内诊疗等技术的进步,临床对该疾病的认识也日渐深入。

【临床解剖】

海绵窦(cavemoussinus)是位于蝶鞍两侧硬脑膜两层间不规则的腔隙,左右各一。由于海绵窦内有许多包有内皮的纤维小梁,将其腔隙分隔成许多相互交通的小腔,状如海绵。每侧海绵窦前起眶上裂的内侧端,向后达颞骨岩部尖端,长约2cm,内外宽1cm。在横切面上,海绵窦略呈尖端向下的三角形。上壁向内与鞍膈相移行;内侧壁在上部与垂体囊相融合,下部以薄骨板与蝶窦相隔;外侧壁较厚,又分为内外两层,内层疏松,外层厚韧。

两侧海绵窦在前床突的前方借海绵间前窦相通,在后床突之后借海绵间后窦相沟通。因而在蝶鞍周围形成了一个完整的环状静脉窦,称为环窦。

海绵窦内有颈内动脉和一些脑神经通过,其外侧壁与第Ⅲ~Ⅵ对脑神经的走行关系密切,在临床上颇为重要。在前床突以前的海绵窦外侧壁中通过的结构,自上而下有滑车神经、动眼神经、三叉神经眼支和展神经,颈内动脉在海绵窦内折转向上。在前床突和后床突之间的海绵窦外侧壁的内层中,由上而下依次排列着动眼神经、滑车神经、三叉神经眼支和上颌支,展神经位于颈内动脉和眼神经之间,或在窦的外侧壁内。在后床突之后,外侧壁内有动眼神经、滑车神经(居上)和三叉神经眼支(居下),颈内动脉在窦内上升并折转向前,展神经在颈内动脉外侧。

海绵窦内的动脉侧支循环非常丰富,不仅与同侧的颈内动脉系统分支间有较多吻合,而且与同侧的颈外动脉系统包括脑膜中动脉、咽升动脉也有交通吻合,甚至与对侧颈内外动脉、椎动脉系统吻合,构成窦内复杂的动脉血管网,故发生CCF可出现复杂的血液动力学的改变。海绵窦的静脉联系也相当丰富。左、右海绵窦之间有静脉连接,称为海绵间窦。较常见的有前间窦与后间窦两个。前间窦可包括整个蝶鞍的前壁,后间窦位于鞍背后方,除连接两侧海绵窦外,还可接受来自岩上窦与岩下窦的血液。展神经常先穿过海绵间窦进入海绵窦。海绵间窦还可与脑膜背动脉相沟通而形成类似CCF的症状。左、右海绵窦与许多周围静脉相连。在前方通过眼上静脉、眼下静脉与面静脉相连,与颈外静脉交通;经过大脑中、下静脉与大脑半球的皮质静脉相连,最后汇入上矢状窦;通过中央视网膜静脉与眼底静脉相连;经过硬脑膜中静脉分支、蝶顶窦分支与硬脑膜静脉相连。在后方通过岩上窦与横窦相连,通过岩下窦与颈内静脉相连。在外侧通过颅骨导静脉与翼窝静脉丛相连。海绵窦上述广泛、复杂的静脉沟通,使CCF临床复杂多样,导致一些硬脑膜动静脉瘘也可有类似CCF的临床表现。

【病因与病理机制】

1. 病因　引致CCF的病因基本分为:

(1) 外伤性CCF:头颅直接或间接创伤均可致CCF,多发生于年轻男性,男女比例约为2∶1。外伤性CCF最多发生于头部损伤,尤其是颅底骨折之后引起颈内动脉窦内段及其分支的撕裂或横断。但亦有少数患者可发生于眼眶部刺伤或弹片伤后。外伤后受损动脉不一定立即破裂,所以伤后眼部及其他症状出现的时间可不尽相同。

外伤引起的动脉破裂可发生于颈内动脉主干,严重者可使颈内动脉完全横断。动脉的远、近两断端均可出血,产生高流量CCF,患者的症状严重,在颈动脉造影中看不到颈内动脉远侧各分支的充盈。若损伤是在颈内动脉的分支上,由于这些分支都与对侧的动脉分支有侧支吻合,故破裂动脉远、近两端均可出血,但其流量比颈内动脉本身撕裂所引起者要低。表现于颈内动脉造影中,颅内的周围动脉仍可部分显示。

此外,一些手术创伤可以导致医源性CCF,如经皮穿刺三叉神经半月节行射频治疗三叉神经痛、慢性鼻窦炎做蝶窦切开术、经蝶窦行垂体瘤切除术、经颞行三叉神经后根切断术、非急性长节段颈内动脉闭塞开通术等。

(2) 自发性CCF:多有颈内动脉血管壁病变,包括海绵窦段颈内动脉瘤、纤维肌肉发育不良、Ehlers-Danlos综合征血管型、马方综合征、神经纤维瘤病、迟发性成骨不良、假黄色瘤病、病毒性动脉炎和原始三叉动脉残留等。这些自发性CCF无外伤史,多由颈内动脉瘤或薄弱的动脉壁破裂后导致的,这种类型的CCF多为高流量瘘。

2. 病理机制　主要有以下:

(1) 盗血:指颈内动脉血经海绵窦流失而不能有效灌注。盗血量的多少决定着CCF的病程缓急及症状的轻重。高流量CCF由于颈内动脉被盗血严重,可引起脑供血不足的症状。同时由于眼动脉灌注压的不足可引起视网膜缺血,加之患侧眼球外突,眼外肌瘫痪,眼静脉压增高导致的透明体出血,继发性青光眼等因素,患眼视力严重障碍。低流量CCF则因盗血量少,其症状可相对轻些,病程亦较缓慢,且有自愈可能。

(2) 血流方向改变:如解剖基础所述,海绵窦与周围静脉有广泛交通,CCF的主要血流方向可各不相同。最常见的血流方向是流向前方经眼上静脉流入眶内与额、面部静脉相连,引起患侧搏动性突眼,眶周静脉怒张,眼结膜充血水肿,眼外肌不全瘫痪等。瘘口越靠前方,血流向前流动也越明显,相应眼部症状也越重。如血流向后,则可经岩下窦流向横窦及乙状窦,这时杂音很明显而眼部症状却较轻微。血流若向上,可经蝶顶窦流入外侧裂静脉,并分流至大脑表面静脉而流入上矢状窦,可使颅内静脉扩张而致颅内压增高。血液向下可经颅底及颅骨上的导静脉流向翼窝，引起鼻咽部静脉的扩张，容易导致鼻出血。如血流向内侧可经海绵间窦而流入对侧海绵窦产生对侧的眼症状，容易误认为对侧的CCF。

（3）出血：CCF本身的破裂出血是少见的。但若CCF伴有硬脑膜上的血管畸形及过度扩张的引流静脉则出血是有可能的；如眼底静脉持续淤血可引起视网膜静脉破裂出血而严重影响视力，鼻腔内及颅内的静脉压增高可引起鼻腔或颅内出血。

【分类与分型】

1. 分类　CCF按病因可分为外伤性和自发性，其中外伤性CCF约占全部病例的80%以上；按解剖可分为颈内动脉海绵窦瘘和颈外动脉海绵窦瘘；按瘘口多少可分为单纯性CCF和复杂性CCF。各类型的临床表现主要取决于它所引起的血流动力学变化的程度。CCF的盗血量大者称为高流量CCF，其特点是在脑血管造影中海绵窦的充盈早而快，颈内动脉的远端分支充盈不佳或不充盈，此类型CCF症状严重，发展迅速，多见于外伤性者。盗血量小者称为低流量CCF，其特点是在脑血管造影中海绵窦的充盈较迟且慢，颈内动脉远端分支充盈良好。此种CCF症状较轻，多见于自发性者。

2. 分型　依据引流或结构沟通方式分型：

（1）按动脉血的静脉引流方式：

Ⅰ型：动脉血由海绵窦经眼上静脉及内眦静脉流入面静脉。

Ⅱ型：动脉血由海绵窦经外侧裂静脉，再经Trolard吻合静脉引入上矢状窦。

Ⅲ型：动脉血由海绵窦经岩上窦或岩下窦及基底静脉丛，到横窦、乙状窦引流入颈内静脉。

Ⅳ型：动脉血由海绵窦经吻合静脉流入基底静脉，并与大脑大静脉汇合引流入直窦。

混合型：以上四种引流方式的任何两种或两种以上同时存在。

（2）按脑血管造影所示颈内动脉与海绵窦之间相沟通的情况：CCF则分为A、B、C、D四型，其中A型又称直接型，盗血量大，通常由外伤或医源性损伤造成；B、C、D三型又称间接型，盗血量相对较小，由颈内动脉、颈外动脉的脑膜支参与供血。外伤性CCF几乎都是A型，自愈机会很少，必须做适当治疗。自发性CCF可为A、B、C、D四型中的任一型，自愈机会较多。

A型：颈内动脉与海绵窦直接相通。

B型：颈内动脉通过它的脑膜支与海绵窦相沟通。

C型：外动脉的脑膜支与海绵窦相沟通。

D型：颈内动脉与颈外动脉都通过各自的脑膜支与海绵窦相通。

【临床表现】

CCF临床表现与静脉的引流方向和动静脉瘘的流量有关。CCF发生后，动脉血便直接流入静脉窦内，使窦内压升高，逆流入眼上静脉，回流受限有关，表现出搏动性突眼、眼肌瘫痪、球结膜充血以及与动脉搏动一致的血管性杂音等症状，如为外伤引起的，还多伴头痛和眼眶痛。很多患者因明显的眼部不适而首诊于眼科。但突眼不一定都是搏动性，也不一定都伴有血管性杂音。因杂音可能与瘘口的大小、海绵窦内的压力和血流的速度有关。若瘘口小，海绵窦压力高，高速的血流才容易形成涡流，出现杂音。低流量瘘一般不出现杂音，此时的突眼一般也不伴有搏动性。皮质静脉引流者会出现局灶性神经功能缺失，甚至有颅内出血的危险，需急症处理。

1. 搏动性突眼　患侧眼球常向前突出（少数患者无突眼），突出度为4～24mm，平均8～10mm，常为波动性。眼球突出是由眼眶内组织水肿、充血的结果。触摸眼球可感到搏动和“猫喘”样震颤，上述眼征多发生于CCF的同侧，有时为双侧，极少数仅见于对侧。

2. 颅内杂音　为最常见的首发症状。杂音犹如机器的轰鸣，连续不断。夜晚及安静时尤明显，随心脏收缩期而增强，常使患者难以忍受、烦躁不安，严重影响休息和睡眠。听诊检查时可在眼眶、额部、外耳乳突部、颞部甚至整个头部听到与心率一致的节律性杂音，压迫患侧颈总动脉杂音可明显减轻或消失，而压迫对侧颈总动脉则杂音不消失甚至更响。

3. 眼结膜充血与水肿　海绵窦内静脉压增高可致眼眶内、眼眦部、眼结膜、视网膜等部位的静脉怒张充血，并出现水肿，严重者眼结膜可翻出眼睑之外，引起眼闭合困难，最终导致暴露性角膜炎甚或角膜穿孔。

4. 眼球运动障碍　由于第Ⅲ、Ⅳ、Ⅵ对脑神经受到扩张的海绵窦的影响而出现眼球运动的不全瘫痪，伴有复视，其中以展神经受累最常见。

5. 感觉障碍　CCF尚可压迫三叉神经第一、二支受压而出现角膜和面部感觉障碍。

6. 进行性视力障碍　80%的CCF患者有视力减退，约一半有视力严重受损甚至失明，主要原因为眼球缺血；如果眼压超过40mmHg应考虑紧急手术闭塞瘘口以防止永久性失明，如不能急诊手术则应采取外眦切开术、口服β受体阻滞剂（乙酰唑胺）或静脉滴注甘露醇等辅助措施以保护视力。

7. 头痛　常见于疾病的早期，部位局限于眼眶部，与局部及脑膜血管的极度扩张有关，三叉神经的眼支受到扩张的海绵窦壁牵拉亦是头痛的一个原因。随着病程的迁移，头痛可逐步减轻。

8. 颅内出血和鼻出血　少量鼻出血多为鼻腔黏膜的血管扩张破裂所致，大量鼻出血多为蝶窦壁骨折、海绵窦段颈内动脉形成假性动脉瘤突入窦内造成破裂所致，需紧急手术闭塞瘘口；5%的CCF可能发生由于颅内静脉压过高者可导致硬膜下、蛛网膜下腔和/或脑实质内出血，需急症手术。

9. 中枢神经功能障碍　当CCF瘘口流量过大或侧支循环不良时，瘘口盗血可致缺血事件；颅内静脉淤血可引起颅内压增高、精神障碍、癫痫、偏瘫、失语等，少数向椎管内静脉引流者还可导致脊髓功能障碍。

【辅助检查】

常用的辅助检查有:全脑血管造影是诊断CCF最重要的检查,可明确诊断和治疗要素,如瘘口的位置、大小,供血动脉,盗血现象,瘘口远端颈内动脉分支是否正常显影,引流静脉的走向、流量,侧支循环状况等。DSA检查除常规双侧颈内动脉造影外,须同时做颈外动脉造影,必要时加做双侧椎动脉造影,以利于全面收集诊疗信息。DSA可以清晰地显示瘘口和瘘口后的静脉引流途径,但其缺点是需动脉穿刺,有微创。

1. 颅脑CT或磁共振 对大多数CCF来说CT和MRI的诊断价值是非特异性的。CT和MRI常可见一侧突眼伴有粗大扩张的眼上静脉,增强扫描显示眼外肌充血增厚,眼睑肿胀,球结膜水肿,鞍旁海绵窦结构明显增强。少数高流量CCF中出现扩张的颅内回流静脉,周围脑组织相对缺血而形成水肿区,少数患者还可见颅脑外伤性改变如颅骨及颅底骨折、脑挫裂伤、颅内血肿或由此形成的脑软化灶等。磁共振血管造影可发现某些CCF的引流静脉,但对低流量CCF的诊断帮助不大。

2. 经颅多普勒超声(TCD) 可作为CCF的早期诊断、选择治疗方案和评价疗效的方法之一。TCD可无创、实时获取CCF的下列血流动力学参数:

(1) 颈内动脉的流速:包括收缩期血流速度(VS)、舒张期血流速度(VD)、搏动指数(PI)。直接型瘘的供血动脉血流速度,尤其是舒张期流速增高明显,可达200cm/s以上;搏动指数降低到0.5以下。间接型瘘血流速度和阻力指数可正常或变化不明显。

(2) 眶周静脉的异常频谱:因眼静脉及眶周静脉是颈动脉海绵窦瘘最常见的引流静脉,经眼眶测定检测可发现眼上静脉呈高流速、低阻力的动脉化血流征象,血流速度几乎比正常侧高1倍,而搏动指数则减少一半左右,当治疗有效时恢复正常。

(3) 经颞窗探测颅内血流:可发现大脑中动脉、大脑前动脉及对侧的大脑前动脉的平均血流速度增快而且同侧的大脑前动脉血流方向逆转,前后交通动脉开放。

(4) 其他:TCD尚可提示血流方向的改变,有助判断侧支循环情况及引流静脉的血流状况。

3. 单光子发射计算机体层摄影(SPECT) 应用^{99}mTc-HMPAO等同位素,可测定CCF血管内治疗前后脑灌注量的改善,评价疗效。用于Matas试验时,可反映侧支循环功能,若大脑前动脉及大脑中动脉供血区的放射性核素的下降不足15%时,闭塞颈动脉不会产生神经功能缺失症状。

【诊断】

CCF的诊断主要是靠其典型的临床表现及典型的眼征,尤其是加上有颅脑外伤史即可确定诊断。CT、MRI可作为初步检查,较为直观地反映出病变的主要病理变化,如海绵窦扩张,眼上、下静脉扩张,以及眼球突出,眼外肌增粗,眼球后软组织肿胀。部分创伤性CCF在CT平扫上可以显示颅底骨折、脑组织挫伤甚至脑内血肿或蛛网膜下腔出血。但CT和MRI不能准确观察供血动脉的来源和瘘口的情况。DSA是颈内动脉海绵窦瘘诊断的金标准,也是行手术治疗前最重要的疾病评估手段。

应与以下疾病进行鉴别诊断:

1. 颈外动脉系统的动静脉瘘 如颈外动脉可以通过颌内动脉与咽升动脉的分支间接与海绵窦沟通;颈外动脉的枕动脉与横窦、乙状窦形成动静脉瘘;硬脑膜中动脉与蝶顶窦及硬脑膜中窦形成动静脉瘘等。这些动静脉瘘可通过广泛的静脉联系表现出与CCF相似的临床征象。这时单凭临床表现常难以作出鉴别,必须依靠DSA行鉴别诊断。

2. 眶内及眶后肿瘤或假性肿瘤、突眼性甲状腺肿和眶壁骨纤维结构不良 据突眼多无搏动,也无血管杂音,覆盖眼眶的CT和MRI扫描可明确鉴别。

3. 眶内血管性病变 如海绵状血管瘤、动脉瘤、动静脉畸形等,亦可引起眼球运动障碍、突眼,但没有眼球搏动,也不致结膜充血及水肿。鉴别困难者,需行DSA。

4. 海绵窦血栓性静脉炎或血栓形成 虽可引起眼结膜的充血与水肿,眼球突出,但没有眼球搏动,更不会有杂音,患者既往可有颜面局部、甚或全身炎症、感染等病史。

5. 眶壁缺损 可以是先天性、外伤性或肿瘤性,脑组织向缺损处膨出,引起突眼,并可因脑搏动传至眼球而出现眼球搏动,但一般无血管杂音,在头颅摄片中可见有眶板部分缺失、蝶嵴及颞线消失、患侧眼眶扩大、甚或可见额叶底部脑组织疝入眼眶等征象。

【治疗】

外伤性CCF很少有自然愈合的机会,如任其自然发展,将有5%~10%可发生颅内出血或大量鼻出血。动静脉瘘引起的颅内杂音可使患者难以忍受。大量的脑盗血可使脑及视网膜缺血而引起脑功能及视力的障碍,甚至继发性青光眼或视神经萎缩而完全失明,故须积极治疗。只有少数症状轻微、发展缓慢的CCF可考虑内科疗法和颈部压迫疗法。

治疗目的:保护视力、消除杂音、使突眼回缩、防止脑出血和脑缺血。治疗原则:闭塞瘘口、争取一次手术达到最佳的治疗效果和保护颈内动脉通畅。具体的治疗方法如下:

1. 内科治疗和颈动脉压迫法 少部分CCF的患者症状较轻微,瘘口流量低,可以在医师指导下采用压迫颈内动脉的方法可治愈该病。压迫患侧颈内动脉,通常每日按压数次,持续4~6周。对颈动脉有明显粥样斑块及高凝状态者,不宜行颈动脉压迫,以防斑块脱落。

2. 应用可脱性球囊栓塞 以动脉途径应用可脱球囊(治愈率89%~98%)栓塞治疗效果最好;一般球囊到位后颅内杂音立即消失,数小时后结膜充血和水肿明显好转,一周左右突眼可恢复正常。该方法创伤小、费用低,可以使约75%~88%的患者治愈并成功保留患侧颈内动脉,复发率约为8%~10%。

3. 覆膜支架栓塞法 是在血管内置入一种带生物-物理屏障的支架,在保持病变动脉通畅的同时隔离病变使其内部形成血栓。2002年Kocer等应用血管内覆膜支架安全有效治疗颈内动脉破裂所致CCF。

4. 经动脉途径弹簧圈栓塞 由颈内动脉海绵窦段动脉瘤

或原始三叉动脉破裂造成的CCF,其瘘口可能较小或球囊难以进入,可用导丝和导管送入瘘口,以弹簧圈栓塞。

5. 经静脉途径栓塞 当动脉途径治疗有困难、有危险或治疗失败时可考虑用静脉入路栓塞治疗。具体适应证为:以眼上静脉为主要引流静脉,眼上静脉有明显的扩张;经动脉途径治疗困难、风险高、治疗失败或颈内动脉闭塞而CCF复发者;动脉供应复杂,供血动脉细,采用动脉入路闭塞海绵窦瘘成功机会少者。常通过复合手术,切开暴露眼上静脉对其穿刺置鞘,之后经该途径进行血管内治疗。少数病例可经注入颈内静脉的岩下窦行弹簧圈栓塞(有的需联合Onyx胶)治疗。

6. 手术治疗 由于CCF病例通过血管内介入多能达到治愈或缓解症状,直接手术修补瘘口越来越罕见。

7. 其他 当以上所有方法都无法成功手术的时候,只能采用透视下经眶直接穿刺海绵窦的方法治疗。术中将颅骨重建后影像与透视影像重叠,在透视下经眶上裂将穿刺针直接刺入海绵窦内,术后患者眼眶下缘仅遗留一个微小的穿刺点。该方法手术成功率虽较高,但开展中心有限,治疗病例数不多。另外,也有把放射治疗作为补救措施应用在CCF患者的报道;也有将血流导向装置用于治疗CCF的报道。

第二十一节 烟雾病

(盛文利)

1957年,日本学者Takeuchi和Shimizu,首次报道一种“双侧性的颈内动脉发育不良(hypoplasia)”的新疾病,这种疾病跟后来发现的烟雾病(moyamoya disease,MMD)有高度相似的血管病变。1969年,Suzuki和Takaku将这种脑底具有特征性烟雾状血管(moyamoya vessels,moyamoya血管)和脑底Willis环的主干动脉狭窄或闭塞两大特征的脑血管病命名为“moyamoya病”,中文译名“烟雾病”或“脑底异常血管网病”。moyamoya这一日语的英文对应意思是“a puff of cigarette smoke”,中文意思为“抽烟时吐出的烟雾”,意指异常增生的血管,在脑血管造影显像时,似抽烟时吐出的烟雾,说明异常增生的血管是其最重要特征。moyamoya英中文的外延性的描述是,抽烟时吐入空气中的烟雾由浓到淡直至消失的过程,形象地契合了MMD的烟雾状血管由茂盛至减少直至消失的病理生理过程。

流行病学研究显示,MMD在日本和其他东亚国家(韩国和中国)人群中最常见。日本的患病率为10.54/10万。我国尚缺乏全国性患(发)病数据,区域性调查显示,我国台湾地区发病率为0.048/10万;南京地区发病率为:0.43/10万;香港地区的一项针对儿童脑卒中患病率的流行病学研究显示,儿童的脑卒中年发病率为(1.9~2.1)/10万,MMD患者占全部卒中患者的6%。

【病因与病理机制】

病因尚不明确。尸体解剖、手术后动脉病理、MMD患者体液(血液和脑脊液)检测均发现炎症相关因子,包括碱性成纤维细胞生长因子(basic fibroblast growth factor)、可溶性血管细胞黏附分子1型(soluble vascular-celladhesion molecule type 1)、细胞间黏附分子1型(intercellular adhesion moleculetype 1)、E-选择素(E-selectin)、维甲酸结合蛋白Ⅰ(retinoic-acid-bindingprotein Ⅰ)、肝细胞生长因子(hepatocyte growth factor)等,且并无病原体感染的直接证据,提示非病原体性/非感染性、自身免疫性、炎症性机制在受累血管病变中起关键核心作用。由于该病主要见于东亚国家,以日本人群发病率最高,其次是韩国和中国人群,提示遗传易感亦是其重要病因,新近研究证实*RNF213*是MMD的主要易感基因。

此外,具有MMD的部分特征性血管病变(有血管狭窄/闭塞,伴或不伴异常烟雾状血管形成),并发某些关联疾病或为共病(co-morbidity)的称为烟雾综合征(moyamoya syndrome,MMS)。常见的并发疾病有:动脉粥样硬化、脑动脉炎、自身免疫性疾病(如系统性红斑狼疮、抗磷脂抗体综合征、结节性周围动脉炎、干燥综合征等)、脑膜炎、脑肿瘤、镰状细胞病(sickle cell disease)、神经纤维瘤病Ⅰ型(neurofibromatosis type Ⅰ)、唐氏综合征(Down syndrome)及头颅放疗后(cranial therapeutic irradiation);罕见的单基因遗传病(如*ACTA2*、*BRCC3*、*GUCY1A3*等单基因)。

【病理】

MMD的Willis环主干动脉狭窄或闭塞及其烟雾血管有特征性的病理改变。Willis环主干动脉狭窄或闭塞的病理改变包括:①以内膜增厚为主要标志,是以血管平滑肌细胞增殖和弹力纤维为主的内膜增生,免疫组化α-SMA、S100A4、IgG等主要抗体在内膜的染色为阳性,提示为血管平滑肌细胞的异常增殖和迁移;②显著扭曲和成倍增加的内弹性膜(internal elastic lamina);③动脉的中层(平滑肌层)变薄;④缺乏炎症和动脉粥样硬化性病理改变:炎症细胞浸润、脂质沉积和含脂质的吞噬细胞(泡沫细胞)罕见。

烟雾血管的特征性病理改变包括:有代偿性的(compensatory)、异常增生的、细小的、脆弱的、烟雾状的(侧支网络样的)、位于脑深部的血管网。烟雾状血管既可破裂出血(导致脑出血),也可狭窄或闭塞(引致脑梗死)。对烟雾状血管网的形态学观察发现,穿支动脉呈极度的狭窄或扩张。扩张的血管更多见于年轻患者,而狭窄的血管却少见于年轻患者,多见于年龄较大者。破裂的血管其直径在50~530μm(平均250μm),呈扩张状,动脉的中层有中至重度的纤维化,部分动脉壁有纤维素沉积,碎片化的内弹性膜和中层变薄;非破裂的血管其直径在200~550μm,有微动脉瘤形成,以及局灶性的纤维素沉积,显著的动脉壁的厚度变薄伴有内弹性层变薄。

MMD的病理解剖研究发现,内膜增厚导致的管腔狭窄,不仅见于颅内动脉,也可以见于颅外动脉,包括颅外的颈动脉、肾动脉、肺动脉和冠状动脉。因此,MMD的颅内动脉病变可以仅是全身性动脉病变的一部分。

【临床表现】

MMD并无特征性的临床表现,临床症状具有多样性,大多数是在发生脑血管事件后,行脑血管检查后发现特征性脑血管病变影像而确诊。MMD导致的脑血管事件包括:急性缺血性脑血管病(如TIA、脑梗死)和出血性脑血管病(如脑出血、蛛网膜下腔出血）。发生脑血管事件后的临床表现，依据责任血管（主要是颈内动脉末端和大脑中动脉近端）或烟雾血管闭塞或出血后导致的责任病灶的部位、大小、多寡和代偿的不同而表现出不同的症状。据统计，大多数儿童 MMD 患者的脑血管事件为 TIA 和脑梗死；成人患者中，50% 是脑出血，另 50% 是 TIA 或脑梗死，或两者兼有。此外，其他症状还包括头痛（大多数是硬脑膜血管扩张的烟雾血管导致）、癫痫、不自主运动、认知变化和精神症状等。

我国人群的大宗（802 例）MMD 临床资料显示，男女比率接近 1∶1；有两个发病高峰年龄，分别是年龄小于 10 岁者占 26.9%，年龄超过 18 岁者占 61.6%；5.2% 的患者有 MMD 家族史。首发症状以 TIA 最常见（占 48%），其他分别是脑梗死（占 22%）、脑出血（占 14%）、头痛（占 12%）、癫痫（占 1.5%）、无症状（占 1.1%）、晕厥（占 0.9%）。经脑血管造影发现双侧性脑血管病变者占 91.1%，单侧性脑血管病变者占 9.8%，大脑后动脉有狭窄/闭塞性病变者占 31.4%。

【辅助检查】

MMD 有特征性的影像学改变。

1. DSA　DSA 是诊断金标准。典型的 MMD 患者，其 DSA 特征包括：①双侧性的颈内动脉（ICA）终末段和/或大脑中动脉（MCA）以及大脑前动脉（ACA）近端狭窄或闭塞，25% 的 MMD 患者亦有后循环主干动脉狭窄或闭塞。②烟雾状血管，最具特征性，是穿支动脉对 Willis 环的主干动脉狭窄或闭塞的代偿性异常扩张导致，烟雾状血管围绕在狭窄或闭塞的主干动脉周围（图 9-21-1）。在 Suzuki 和 Takaku 的脑血管造影表现 6 级分期中的第三期最明显，最常见于脑底部。

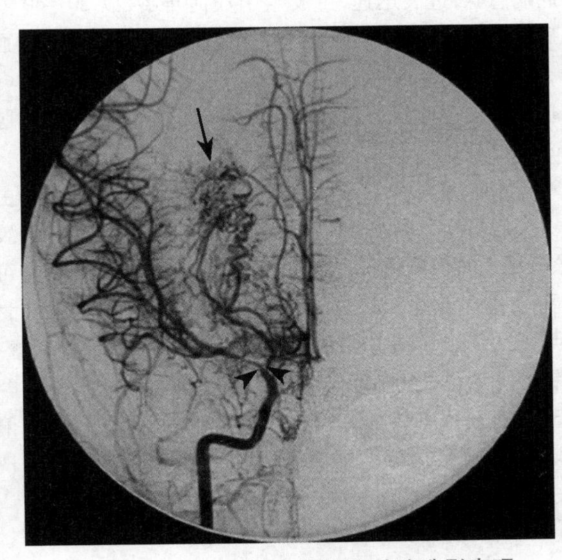

图 9-21-1　MMD 的右侧颈内动脉造影表现
短箭头示大脑中动脉 M1 段、大脑前动脉 A1 段、颈内动脉终末段狭窄，长箭头示穿支动脉扩张导致的烟雾状血管。

2. 颅脑 MRI 和 MRA　是无创性检查，推荐≥1.5T 的 MR 检查，不推荐 1.0T 或 0.5T 的 MR 检查。MRI 和 MRA 的表现：①ICA 末端和/或 MCA 和/或 ACA 起始段狭窄或闭塞；②基底节区出现异常血管网（在 1 个扫描层面上发现基底节区有 2 个以上明显的血管流空影时，提示存在异常血管网）；③上述表现为双侧性，但双侧的病变分期可能不同。

在 1995 年前，除尸体解剖之外，指南推荐脑血管造影是诊断 MMD 病患者必不可少的检查。但随着 MRI 及 MRA 图像质量的改进，在比较了 MMD 患者的常规脑血管造影和 MRI 及 MRA 后，该推荐已经修订。如高质量的 MRI 及 MRA 清晰地显示了烟雾病的影像学特点，MRI 和 MRA 这种非侵入性的检查可以替代常规的脑血管造影，尤其适用于儿童患者。

3. 血液和脑脊液检验　除发现前述的炎症相关因子显著增加外，并无其他特征性改变。

【诊断与鉴别诊断】

1. 诊断标准　1997 年，日本学者制定了 MMD 诊断指南（第 1 版），并于 2012 年对该指南进行了更新（第 2 版）。2017 年，中华神经外科杂志发表了《烟雾病和烟雾综合征诊断与治疗中国专家共识（2017）》。根据日本指南和我国专家共识综合的诊断标准和脑血管造影表现见表 9-21-1。在确定诊断后，需对烟雾病/烟雾综合征（MMS）脑血管造影进行分期，见表 9-21-2。

表 9-21-1　烟雾病的诊断标准

	诊断标准
A. 脑血管造影	1. 颈内动脉的终末段和/或大脑前动脉或者大脑中动脉的近端部分有狭窄或者闭塞 2. 在脑血管造影的动脉期，在邻近闭塞或狭窄的部位有异常的血管网 3. 上述 1、2 的改变是双侧性的
B. 头颅 MRI 及 MRA	1. 在 MRA 上，颈内动脉的终末段和/或大脑前动脉和/或大脑中动脉的近端部分有狭窄或者闭塞 2. 基底节有异常的血管网。注意，MRI 上，一侧的基底节区有超过两处的血管流空征（flow voids）即可诊断为异常血管网 3. 上述 1、2 的改变是双侧性的
C. 需要排除的疾病	1. 动脉硬化 2. 自身免疫性疾病 3. 脑膜炎 4. 脑肿瘤 5. 唐氏综合征（Down syndrome） 6. 神经纤维瘤病Ⅰ型（neurofibromatosis type 1） 7. 头颅外伤 8. 放射性颅脑损伤 9. 其他

注：肯定的诊断标准，成人：符合 A 或者 B，且符合 C。对于儿童患者：一侧的动脉病损符合 A 中 1 及 2；或者 B 中 1 及 2；并且对侧的颈内动脉的终末端也有显著狭窄。

表 9-21-2　烟雾病或烟雾综合征患者的脑血管造影表现分期

分期	脑血管造影表现
Ⅰ	颈内动脉末端狭窄，通常累及双侧
Ⅱ	脑内主要动脉扩张，脑底产生特征性异常血管网（烟雾状血管）
Ⅲ	颈内动脉进一步狭窄或闭塞，逐步累及大脑中动脉及大脑前动脉；烟雾状血管更加明显
Ⅳ	整个 Willis 环甚至大脑后动脉闭塞，颅外侧支循环开始出现；烟雾状血管开始减少
Ⅴ	Ⅳ期的进一步发展
Ⅵ	颈内动脉及其分支完全闭塞，烟雾状血管消失；脑的血供完全依赖于颈外动脉和椎基底动脉系统的侧支循环

2. 鉴别诊断　MMD 须与下列类似疾病进行鉴别：

（1）单侧性 MMD：符合可能的 MMD 诊断标准。仅为单侧性的 ICA 终末段和/或 MCA、ACA 近端的狭窄或闭塞并有烟雾状血管，可合并有一些疾病（如甲状腺功能亢进、颅内动静脉畸形、唐氏综合征等），部分（10%～33%）单侧性 MMD 患者可进展为双侧性。

（2）烟雾综合征：动脉粥样硬化、脑动脉炎、自身免疫性疾病（如系统性红斑狼疮、抗磷脂抗体综合征、结节性周围动脉炎、干燥综合征等）、脑膜炎、脑肿瘤、镰状细胞病（sickle cell disease）、神经纤维瘤病Ⅰ型（neurofibromatosis type Ⅰ）、唐氏综合征（Down syndrome）及头颅放疗后（cranial therapeutic irradiation）等疾病，具有 MMD 的部分特征性血管病变（有血管狭窄/闭塞，伴或不伴异常烟雾状血管形成），需通过病史、体征和相应的辅助检查加以鉴别和排除。例如，广东是鼻咽癌高发区，鼻咽癌放射治疗后可以导致 MMS，放射治疗后发生 MMS 的时间一般是数月至数年后，但是，放射治疗的剂量与最终导致血管病变之间的关系并不清楚。基于此，有鼻咽癌放疗病史的患者，如发现 DSA 或 MRA 有特征性的类 MMD 的改变，应诊断为 MMS 而非 MMD。

【治疗】

1. 药物治疗　对 MMD 目前尚无确切有效的药物。对于外科手术风险大和病情轻微的患者宜对症治疗。钙通道阻滞剂可以减少难治性 TIA 发作的频率和程度，但又可加重头痛和偏头痛，甚至导致低血压，使用时应权衡风险和获益。2012 年日本 MMD 新指南推荐口服抗血小板聚集药物治疗缺血型 MMD，但缺乏充分的临床依据，长期服用阿司匹林等抗血小板聚集药物可能导致缺血型向出血型转化，由于烟雾血管的特殊性，一旦出血后不易止血，对患者预后不利。暂无抗凝治疗的循证依据。

2. 外科治疗　颅内外血管重建手术是 MMD 的主要治疗方法。可有效防治缺血性卒中。近年来，其降低 MMD 出血风险的疗效也逐渐得到证实。血管重建术式主要包括 3 类：直接血管重建手术、间接血管重建手术及联合手术。

第二十二节　其他脑血管疾病

（余　剑）

一、高血压脑病

高血压脑病（hypertensive encephalopathy）是指短时间内血压急剧增高引起的暂时性急性脑功能障碍综合征，是一种以脑部急性损害为表现的高血压急症，如能及时处理则预后良好，处理不当则致广泛脑损害，甚至死亡。

【病因与病理】

可见于各种原发性或继发性原因所致高血压者，在各种应激状态，如情绪紧张、过劳、气候改变等，以及神经内分泌失调、突然停用降压药物等因素诱发下，由于血管收缩物质释放增加和交感神经张力亢进，促使血压短时间内急剧增高，突破脑血流自动调节机制，引起脑小动脉被动扩张而过度灌注，出现脑水肿和颅内高压。同时，血压急剧增高也可引起脑小动脉持续性痉挛，由于脑血流量减少和血脑屏障受损，可出现脑水肿、点状出血和梗死。

病理上主要为弥漫性脑水肿、脑回变平，脑沟变浅、脑室变小以及脑浅表小血管扩张，可见点状或裂隙状出血，以及腔隙性梗死病灶等。长期高血压可致小动脉玻璃样变性、纤维素样坏死，管腔微血栓闭塞或微动脉瘤形成。

【临床表现】

起病急骤，进展迅速，可发生于任何年龄，以 20～40 岁多见。病情严重程度取决于血压增高的速率、幅度以及基础血压水平，多在 12～48 小时达高峰，常出现：

1. 血压显著增高　可达 180/120mmHg 以上或平均动脉压 150mmHg 以上。

2. 全脑损害征象　以头痛、痫性发作和意识障碍为主要表现。头痛多为急性弥漫性全头痛或局限性后枕痛，清晨明显，咳嗽用力时加重，常伴恶心、呕吐、视力障碍，眼底检查可发现视乳头水肿、出血、渗出或视网膜动脉痉挛。痫性发作为全身或局限性发作，或呈持续状态。常伴不同程度的昏睡、谵妄、精神错落等意识或精神障碍，甚至昏迷。

3. 局灶脑损害体征　可出现短暂性的偏瘫或单瘫、偏身感觉障碍、偏盲等局灶神经功能缺损，优势半球受累可出现失语、失用等。

【辅助检查】

1. 脑脊液　应谨慎进行腰椎穿刺。脑脊液压力常增高、细胞数正常或可见少量红细胞、蛋白可轻度增高。严重者压力、细胞和蛋白均可明显增高。

2. 脑电图　弥漫性慢波活动为主，见散在痫性放电。

3. 颅脑 CT/MRI　可显示脑回变平、脑沟变浅、脑室变小、弥漫性白质密度降低，以顶枕叶为显著，少数可能发现微小灶性出血灶或梗死灶。

【诊断】

诊断主要依据有原发性或继发性高血压病史，血压急剧增高（>180/120mmHg 或平均动脉压>150mmHg），出现头痛、痫性发作和意识障碍，或伴有局灶脑损害表现。CT/MRI 显示顶枕叶为主的弥漫性水肿，及时有效降压后症状和体征可迅速缓解，不遗留有后遗症。应注意与高血压合并脑出血、脑梗死、蛛网膜下腔出血、尿毒症性脑病等相鉴别。

【治疗】

高血压脑病一经确诊，应给予有效措施迅速降低血压，减轻脑部和其他脏器损害，同时去除血压急性增高的诱因，治疗高血压的原发疾病。

1. 控制血压　应遵循迅速和平稳的控制性降压原则，制定个体化的降压目标。合理选用作用迅速、易调整剂量的降压药物，如拉贝洛尔、乌拉地尔、尼卡地平等，硝普钠、硝酸甘油可引起颅内压增高，应谨慎使用。初期应静脉给药，在 1~2 小时内将血压降低到安全水平，一般可使平均动脉压迅速降低 20%~25%，随后 2~6 小时血压可控制在 160/100mmHg，此后可根据高血压的原发疾病制定合适的目标降压值。降压时应注意防止脑和心脏等脏器灌注不足。

2. 降低颅内压　减轻脑水肿，防止脑疝形成。可选用甘露醇、速尿、白蛋白等。

3. 控制抽搐　癫痫频繁发作或持续状态首选地西泮静脉注射，亦可选用苯巴比妥、苯妥英钠等药物，癫痫控制后改口服抗癫痫药物，维持数月。

二、脑动脉硬化症

脑动脉硬化症（cerebral arteriosclerosis）是全身动脉硬化的一部分，病理学上 50 岁以上几乎都有不同程度的动脉硬化，主要包括动脉粥样硬化、微小动脉硬化和老年性动脉硬化三大类。脑动脉硬化症随着年龄增长而加重，是脑血管病事件的主要发病基础。

【病因与病理】

脑动脉粥样硬化主要侵犯管径 500μm 以上的脑部大中动脉，而脑小动脉硬化主要发生在直径小于 200μm 的脑小穿通动脉。脑动脉硬化症与高血压、高血脂、炎性损伤反应和血流动力学改变等因素有关。

在长期高血压作用下，动脉中膜平滑肌增生肥厚、玻璃样变或纤维素样坏死、管壁硬化和狭窄，同时，内膜受损使血浆脂质成分渗入、聚集，内膜增厚致粥样硬化斑块形成，损害脑血管自动调节功能，这样，当血压或血流动力学改变时，脑部有效灌注不能得到保证，粥样硬化斑块易发生破裂、溃疡和出血改变，出现脑部缺血、梗死或出血等临床征象。

【临床表现】

症状大多轻微，呈缓慢波动性发展，常合并有高血压、高血脂或糖尿病。初期多表现为神经衰弱综合征，如头痛、头晕、疲乏、记忆力降低、注意力不集中、情绪不稳、睡眠障碍等，后期随病情发展可出现短暂性脑缺血和脑卒中等脑血管病事件。检查可发现眼底动脉硬化、腱反射不对称、掌颏反射和吸吮反射阳性等，如有脑卒中病史可遗留脑神经损害、偏瘫和偏身感觉障碍等。

【辅助检查】

颈部彩超、CTA/MRA 或 DSA 可提供颅内外血管硬化狭窄的客观依据，也可能发现脑部缺血和腔隙灶，经颅彩超可发现血流动力学异常。血液学检查可能发现基础疾病相关的异常。

【诊断】

缺乏严格的诊断标准，一般认为，50 岁以上隐袭起病，有高血压、高血脂或糖尿病史，逐渐出现的脑功能不全综合征，无严重的局灶脑损害体征，结合彩超、CT/MR 或 DSA 等辅助检查发现有明显的眼底或全身动脉硬化表现，可考虑脑动脉硬化症的诊断，如有过脑血管病事件则更为支持。应注意与颅内肿瘤、慢性感染、血管性痴呆、脑部变性疾病、精神异常等相鉴别。

【治疗】

养成健康生活习惯，如戒烟、减肥、均衡饮食、适度锻炼等。控制危险因素，积极治疗高血压、高脂血症和糖尿病等基础疾病。根据临床表现酌情选用改善脑循环、促进脑营养代谢、镇静安眠或抗焦虑抑郁等药物。

三、原发性中枢神经系统血管炎

中枢神经系统血管炎是一类以颅内血管炎性反应为主要病理改变的疾病，按病因可分为 4 类：①原发性中枢神经系统血管炎（primary angiitis of the central nervous system，PACNS），病变只累及中枢神经系统；②原发性系统性血管炎累及神经系统，包括巨细胞动脉炎（包括颞动脉炎）、Takayasu 动脉炎、ANCA 相关动脉炎、韦格纳肉芽肿、变应性肉芽肿性血管炎（Churg-Strauss 综合征）、显微镜下多血管炎等；③继发性中枢神经系统血管炎，包括感染性中枢神经系统血管炎（梅毒、结核、其他细菌感染和病毒性血管炎等）、结缔组织病合并的血管炎（系统性红斑狼疮、风湿性关节炎、硬皮病、重叠性胶原病和干燥综合征等）、药物性血管炎；④未分类的中枢神经系统血管炎（血栓闭塞性血管炎、Sneddon 综合征、Cogan 综合征等）。

PACNS 是一种局限于中枢神经系统，而没有其他系统性疾病所致的血管炎，又称颅内肉芽肿性动脉炎、中枢神经系统肉芽肿性血管炎、孤立性中枢神经系统血管炎。

【病因与病理】

病因尚未明确，可能与自身免疫功能异常、感染等因素有关。

病理改变缺乏特异性，颅内的中小动脉多受累，特别是软脑膜动脉，受累血管狭窄、闭塞或出血，常出现不同时期、不同组织学类别的血管炎改变：急性期见中性粒细胞和单核吞噬细胞等炎性细胞浸润，慢性期见淋巴细胞和多核巨细胞浸润，多伴有血管壁局灶纤维素样坏死，典型的肉芽肿病变可见朗格汉斯细胞，或出现坏死性淋巴细胞性血管炎，后期常见血管腔狭窄、闭塞和瘢痕增生。血管壁受累常导致脑部局灶性或弥漫性的缺血性或出血性损害。

【临床表现】

各年龄段均可发病,50岁左右更常见,男性多于女性。发病可为急性、亚急性或慢性,临床表现多样,可类似急性卒中样或慢性脑膜炎表现,常见头痛、偏瘫、精神症状、意识障碍、痫性发作、痴呆等。头痛并伴多灶性神经功能缺损和弥漫性脑损害等为相对特征性。

【辅助检查】

1. 血液 缺乏特异性血清学试验,白细胞、血沉等炎性指标多为正常。

2. 脑脊液 蛋白可轻度增高,伴淋巴细胞反应,寡克隆区带阳性,但缺乏特异性。

3. 颅脑CT/MRI 显示广泛皮质和皮质下白质损害,CTA/MRA/DSA可发现多发血管节段性狭窄和扩张,呈串珠样或糖葫芦样改变。

4. 组织活检 是PACNS确诊的金标准,脑组织或软脑膜活检可发现节段性肉芽肿样血管炎,部分可呈坏死性血管炎改变。但其为创性检查,限制了其广泛应用,且活检结果受病变部位和疾病发展阶段的影响,选取影像异常区活检可提高阳性率。

【诊断】

可参照以下标准:①获得性或难以解释的头痛、多灶性神经功能缺损或精神障碍;②脑血管造影或脑活检发现脑动脉多发节段性狭窄,证实为中枢神经系统血管炎;③排除系统性血管炎和其他可引起继发性中枢神经系统血管炎的疾病。尚需与多发性硬化、中枢神经系统淋巴瘤、CADASIL、可逆性血管收缩综合征等鉴别。

【治疗】

以对症支持治疗为主,明确为感染性原因者应给予相应的抗病原体药物,与自身免疫性原因相关者使用糖皮质激素和免疫抑制剂可能有益。

四、脑淀粉样血管病

脑淀粉样血管病(cerebral amyloid angiopathy,CAA)是淀粉样物质沉积在脑血管而导致的一种老年脑血管疾病,以反复和多灶的自发性颅内出血为特征,亦称嗜刚果红性血管病。

【病因与病理】

病因未明,可能与遗传、感染、免疫有关。高龄、载脂蛋白Eε2或ε4、阿尔茨海默病等为常见危险因素,而颅内出血家族史、经常饮酒、缺血性卒中史和血清低胆固醇等则与脑出血风险相关。小动脉和毛细血管通透性的改变可促使以β淀粉样肽为主的血清淀粉样物质在血管壁上沉积,可致血管壁破裂而发生脑出血。β淀粉样肽随年龄增长而增多,可沉积于脑血管、软脑膜、脑皮质和皮质下白质等脑组织,但未见于脑外组织,故该病不是全身系统性淀粉样变在脑部的表现。

病理上可见大脑皮质、脑膜的小动脉和毛细血管管壁内有纤维淀粉样物质沉积,在偏振光显微镜下刚果红染色呈特殊的黄绿色双折光。血管内膜增厚、管腔狭窄或闭塞,可伴有微动脉瘤形成和纤维素样坏死。出血多位于脑叶灰白质交界区,呈多发或单发表现。

【临床表现】

多见于55岁以上老年患者,发病随年龄增长而增多,多无高血压病史,仅部分有临床表现。

1. 颅内出血 脆弱的血管壁在轻微外伤或剧烈活动时均可能导致脑出血,以复发性和多发性脑叶出血为特征,多见于枕叶、顶叶、额叶或额叶皮质及皮质下白质,而脑干和大脑深部结构很少受累。出血可同时或相继发生于不同脑叶和小脑等非脑叶区,亦可出现自发性蛛网膜下腔出血。临床多表现为头痛、呕吐、肢体瘫痪、痫性发作、意识障碍等。

2. 脑梗死 血管壁狭窄或闭塞可致脑血流灌注减少,出现脑梗死,依受累血管(颈内动脉系统和椎基底动脉系统)和脑叶不同而出现相应的临床症状和体征,如肢体偏瘫、偏身感觉障碍、失语、眩晕、共济失调、构音障碍等。

3. 暂时性局灶性神经症状发作 通常为持续数分钟至数十分钟的反复短暂性刻板发作,可表现为肢体、面部的先兆样感觉异常或视觉刺激,也可类似于短暂性脑缺血发作,多与相应皮质区域某些出血类型有关。

4. 精神障碍 后期部分患者出现不同程度的智能减退和精神异常,如记忆力、定向力和计算力减退、与外界接触不良、偏执等。

【辅助检查】

颅脑CT/MRI可发现点状、片状或大块状多灶性脑叶出血,也可伴有缺血/梗死病灶。MRI更为敏感,结合MRI梯度回波序列或磁敏感加权成像等技术,更易发现脑内微出血、脑白质疏松、皮质凸面蛛网膜下腔出血或含铁血黄素沉积、血管周围间隙扩大等的相对特征性改变。脑组织病理检查可见动脉壁内广泛淀粉样物质沉积。

【诊断】

老年患者,无高血压病史,结合CT/MRI证实反复多灶性脑叶出血,排除其他原因后,可临床拟诊CAA,确诊需病理活检。应与脑外伤、脑血管畸形、颅内静脉系统血栓形成、脑血管炎、凝血功能异常、血液病等相鉴别。

【治疗】

CAA治疗可参照其他原因脑出血的治疗,以对症支持治疗为主,继发癫痫给予抗癫痫药物。因出血风险较高,脑缺血/梗死时应避免应用抗凝药物,慎用抗血小板药物。

五、脑盗血综合征

脑盗血综合征(intracerebral steal syndrome)是指当某一血管闭塞或严重狭窄致其远端供血不足时,由于虹吸作用,邻近血管的血液逆流至该闭塞血管,引起正常血管原供血区缺血,而产生供血不足的临床表现。常见病因有动脉粥样硬化、非特异性动脉炎、Takayasu病、感染和外伤等。

【临床表现】

1. 锁骨下动脉盗血综合征（subclavian steal syndrome）　为无名动脉或左锁骨下动脉在发出椎动脉之前的近心端发生闭塞或严重狭窄，引起患侧椎动脉血液逆流至闭塞血管的远心端，甚至对侧椎动脉血液也可被盗取，出现椎基底动脉和患肢缺血症状。多在50岁以上男性发病，又以左侧多见。

（1）椎基底动脉缺血：常见有眩晕、共济失调、视力模糊、复视、构音障碍、吞咽困难、听力障碍等，也可出现跌倒发作、记忆障碍等，患肢用力活动后可诱发或加重。

（2）上肢缺血：患侧上肢出现乏力、感觉异常、疼痛、皮肤苍白或肌肉萎缩，桡动脉搏动明显减弱或消失，脉搏迟至，血压低于健侧20mmHg以上。

（3）其他：锁骨上窝可闻及收缩期血管杂音，并随患肢运动而变化。上臂束带加压试验可诱发盗血症状。

2. 颈动脉盗血综合征（carotid steal syndrome）　为一侧颈内动脉闭塞或严重狭窄，健侧颈内动脉血液通过前交通动脉逆流至患侧，引起健侧颈内动脉供血区缺血，甚至椎基底动脉系统血液也可被盗取，出现后循环缺血。颈内动脉系统盗血可表现为运动、感觉、言语和精神的异常；椎基底动脉系统盗血可表现为眩晕、共济失调、复视、听力障碍等。其他尚可闻及颈内动脉血管杂音，颈内动脉搏动减弱或消失。

3. 椎基底动脉盗血综合征（vertebrobasilar steal syndrome）为椎基底动脉闭塞或严重狭窄时，颈内动脉血液经后交通动脉逆流至椎基底动脉，引起颈内动脉供血区缺血而出现运动、感觉、言语和精神的异常。此型较少见。

此外，尚有卒中后盗血综合征之说，是指由于病灶局部酸性代谢产物堆积而致血管舒缩能力丧失，此时若使用血管扩张药物，病灶周围血管扩张而病灶内血管无反应，可出现血液由病灶内向病灶外灌流的"盗血"情况。因此，在卒中急性期不应盲目使用血管扩张剂。

【诊断】

根据典型临床表现，结合经颅彩色多普勒（TCD）、颈动脉超声等检查有助于判断狭窄血管和盗血血流状态，血管造影可明确血管闭塞或狭窄部位。

【治疗】

针对动脉粥样硬化、动脉炎等病因进行治疗，对反复发作症状影响日常生活者可考虑搭桥手术，以改善供血。避免使用血管扩张剂和降压药物，因常可使病情加重。

六、主动脉弓综合征

主动脉弓综合征（aortic arch syndrome）为主动脉弓及其分支大动脉的慢性进行性闭塞性血管炎，常累及血管全层，又称Takayasu病、闭塞性头臂动脉炎、无脉病、主动脉分支病等。

【病因与病理】

原因未明，可能与营养缺乏、病原体感染、免疫异常和遗传等因素有关。

主要侵犯主动脉弓、头臂动脉、颈总动脉、锁骨下动脉、胸主动脉、腹主动脉和肾动脉等处，多为全层性血管炎，血管内膜和外膜增厚，管腔狭窄及血栓形成，亦可见动脉瘤样扩张，管壁水肿、弹力层断裂和慢性炎性细胞浸润。通常不累及颅内血管、小动脉和微动脉。

【临床表现】

常缓慢进展、年轻女性多见，可伴有发热、乏力、肌肉关节疼痛、食欲缺乏、贫血、体重减轻等非特异性表现，根据受累血管不同可出现以下一种或多种综合征：

1. 主动脉弓综合征　损害主动脉弓及其主要分支，包括颈总动脉、锁骨下动脉、头臂动脉。可出现颈动脉或椎基底动脉供血不足或脑梗死的临床症状，如头晕、黑朦、晕厥、偏瘫、偏身麻木、视力模糊等。眼底检查可见视乳头苍白、视乳头周围新生血管形成或视网膜动静脉节段性改变、扩张并相互吻合。患侧颈动脉、桡动脉或颞浅动脉搏动减弱或消失、上臂血压降低或不能测出、头颈胸部可闻及血管杂音等。

2. 主动脉中段综合征　损害降主动脉、腹主动脉及其分支，如肠系膜动脉、肾动脉等，可出现心绞痛或心肌梗死、腹痛、便血、高血压、消化不良等。

3. 主动脉下段综合征　损害主动脉下段分支及两侧髂动脉，可出现下肢间歇性跛行等。

【辅助检查】

1. 血液　活动期多有血沉增快、白细胞增多或贫血，亦可见IgG或IgM增高。

2. 血管彩超　可发现主动脉及其分支的狭窄、闭塞或血栓形成。

3. 颅脑CTA/MRA/DSA　可明确大血管狭窄或闭塞的部位、程度，以及侧支代偿情况。

【诊断】

青年女性，两臂血压不相等，或有脑缺血/梗死、下肢间歇性跛行或不明原因高血压，应考虑本病，结合血管彩超、血管造影可明确诊断。应注意与其他慢性闭塞性动脉疾病，如血栓闭塞性脉管炎等相鉴别。

【治疗】

疾病活动期可给予糖皮质激素或免疫抑制剂治疗，对于闭塞血管可行血管搭桥术以缓解缺血症状，血管扩张剂、抗凝药物和抗血小板药物疗效不确定。

七、椎基底动脉延长扩张症

椎基底动脉延长扩张症（vertebrobasilar dolichoectasia，VBD）是主要以颅内椎动脉和基底动脉显著延长、扩张和移位为特征的一种少见脑血管病，又称扩张性动脉病。

【病因与病理】

病因未明，一般认为与先天性动脉弹力层发育不良和后天获得因素有关。先天因素如Fabry病、马方综合征、镰状细胞病、皮肤弹性过度综合征（Ehlers-Danlos综合征）、PHACES综合征、Pomep病、多囊肾病等与VBD相关，相关危险因素则包括老年、男性、高血压、糖尿病、高血脂、吸烟、酗酒、感染、代谢和免疫性疾病、基质金属蛋白酶异常和心脑血管疾病家族史等。

主要病理特征为血管基质受累、管壁变薄和内弹力膜变性。受累血管外径扩大、网状纤维缺乏导致基质变薄、平滑肌萎缩，甚至出现血管内血栓或梭形动脉瘤，也可同时合并有主动脉、髂动脉和冠状动脉等全身动脉的扩张。

【临床表现】

起病多隐袭，临床表现与血管扩张、移位和组织受压程度，以及是否继发血栓等因素有关。多数无临床症状。有症状者则以后循环缺血/梗死、脑干和脑神经受压，以及颅内出血为常见。

1. 后循环缺血/梗死 最常见为脑干梗死，其次为丘脑、小脑等部位。可表现为腔隙性梗死或大面积梗死，亦常见合并小血管病变（白质疏松、腔隙状态等）。

2. 脑干和脑神经直接受压 最常见面神经和三叉神经受累，可出现偏侧面肌痉挛和三叉神经痛，其他脑神经亦可受累。延髓受压时出现血压、运动、前庭、小脑发作性或持续性的功能异常，第三脑室底部或中脑导水管受压时则可出现梗阻性脑积水。

3. 颅内出血 可为脑实质出血或蛛网膜下腔出血，与动脉延长、扩张程度相关。此外，高血压、使用抗血小板或抗凝药物等均可加重出血风险。

【辅助检查】

颅脑 CT、MRI 可显示脑干病变，以及是否继发脑积水等，CTA/DSA 可直观评价椎基底动脉延长和扩张的程度，以及是否继发动脉瘤等。

【诊断】

可参照 Smoker 标准（表 9-22-1）对基底动脉延长和扩张的程度进行评估和诊断。

表 9-22-1 Smoker 诊断标准

评分	标准
基底动脉直径（1 分为异常）	
0 分	1.9~4.5mm
1 分	≥4.6mm
基底动脉偏侧性（2 分以上为异常）	
0 分	居中
1 分	内侧至斜坡或鞍背外侧缘
2 分	外侧至斜坡或鞍背外侧缘
3 分	位于桥小脑角
基底动脉分叉位置（2 分以上为异常）	
0 分	鞍背水平或以下
1 分	鞍上池内
2 分	第三脑室水平
3 分	第三脑室水平抬高

【治疗】

血管直接外科手术治疗较为困难且风险较高，血管内支架植入术的疗效仍在评估当中。其他对症治疗包括后颅窝神经血管减压术减轻脑干和脑神经受压、脑室-腹腔分流术改善脑积水等。应用抗凝药物或抗血小板药物预防缺血性卒中仍存在争议。

八、伴皮质下梗死和白质脑病的常染色体显性遗传性脑动脉病

伴皮质下梗死和白质脑病的常染色体显性遗传性脑动脉病（cerebral autosomal dominant arteriopathy with subcortical infarcts and leukoencephalopathy，CADASIL）是一种与遗传因素相关的脑血管疾病，其病因为位于 19 号染色体上 *NOTCH3* 基因突变而导致的血管平滑肌细胞退行性病变。

【病因与病理】

NOTCH3 基因编码一种 2321-氨基酸蛋白的跨膜受体，只在血管平滑肌细胞表达，由于基因突变所致的半胱氨酸残基数量改变使受体功能异常而发病。该病的外显率随年龄增加而趋于明显，一般到 35 岁时 MRI 影像检查均有异常，而到 50 岁时则均会出现临床表现。

病理上可见脑萎缩、脑室扩大、脑白质内广泛髓鞘脱失和多发小梗死灶，以脑室周围和半卵圆中心多见，受累血管透明样变性或纤维素样坏死、管壁向心性增厚和管腔狭窄。脑内小动脉，尤其在深穿动脉中层内有特异性电子密度颗粒状嗜锇物质沉积，在脑外的皮肤、肌肉、内脏等小血管中亦可出现类似改变。

【临床表现】

病情多呈阶梯样进展或进行性加重，无明确高血压、动脉硬化以及血管淀粉样变等脑血管病的危险因素，临床特点是中青年发病，反复发作的偏头痛、急性缺血性脑血管病和血管性痴呆，主要表现为：

1. 偏头痛 部分青年期起病者（平均年龄 28 岁），可以反复发作的先兆偏头痛为首发表现，多同时伴有本病的其他症状。

2. 急性缺血性脑血管病 最常见，一般在中年发病，平均年龄 41 岁，多以反复发作的缺血性卒中为主，如纯运动性卒中、共济失调性轻偏瘫、纯感觉性卒中、感觉运动性卒中等腔隙性梗死症状，也可发生 TIA 或完全性卒中。

3. 精神异常和智能减退 可出现注意力不集中、情感淡漠、反应迟钝、记忆力减退等，病程后期出现发展至皮质下痴呆。

4. 其他 少数可有癫痫发作，病程晚期可出现假性延髓瘫痪等表现。

【辅助检查】

1. 颅脑 CT/MRI 可发现皮质下白质，特别是脑室旁和半卵圆中心、脑干等处多发点状、片状或融合病灶，大脑皮质和小脑一般不受累。MRI 更为敏感，常在临床症状之前

发现异常。

2. 基因检查 可发现 *NOTCH3* 基因突变。

3. 病理活检 皮肤、肌肉或神经血管可见嗜锇颗粒，具有诊断价值。

【诊断】

主要依据：①中年起病、常染色体显性遗传，无脑血管病传统危险因素；②反复出现急性缺血性脑血管病，伴或不伴偏头痛，不同程度的精神异常和智能减退；③MRI 可发现脑白质广泛对称性病变和多发腔隙梗死灶，以颞极和外囊受累更明显；④血管平滑肌细胞有颗粒状嗜锇物质沉积；⑤*NOTCH3* 基因突变等确立诊断。

CADASIL 量表（表 9-22-2）可作为病理活检和基因检查前的筛查工具，如总分在 15 分以上，提示本病可能，可进一步行神经、皮肤、肌肉小血管活检及基因诊断。须与其他遗传性脑血管病，如常染色体显性遗传的家族性皮质下血管性脑病、伴皮质下梗死和白质脑病的常染色体隐性遗传性脑动脉病、遗传性内皮细胞病伴随视网膜病、肾病和卒中、Fabry 病、显性遗传性颗粒型正染性脑白质营养不良等相鉴别。散发病例还需要和多发性硬化、中枢系统原发性血管炎、皮质下动脉硬化性脑病等相鉴别。

表 9-22-2 CADASIL 量表

临床表现	得分
偏头痛	1
先兆性偏头痛	3
TIA/脑卒中	1
TIA/脑卒中发生年龄 50 岁以下	2
精神症状	1
认知功能降低/阿尔茨海默病	3
脑白质病变	3
颞叶脑白质病变	1
外囊脑白质病变	5
皮质下脑梗死	2
至少一代家族史	1
至少两代家族史	2

注：总分为 25 分。

【治疗】

无特效治疗，可针对卒中、偏头痛、癫痫发作和痴呆等进行相应对症支持治疗。

九、可逆性脑血管收缩综合征

可逆性脑血管收缩综合征（reversible cerebral vasoconstriction syndrome，RCVS）是一类少见的病因未明，以脑动脉弥漫节段性、可逆性收缩和反复发作雷击样头痛为主要特征、伴或不伴局灶神经功能缺损的临床和放射学综合征。

【病因与病理】

病因未明，常合并某些基础疾病或药物使用史，如产后、偏头痛、肾功能不全、贫血、肿瘤、免疫性疾病、低镁、使用血管活性药物、化疗药物、抗抑郁药物等，劳累、情绪激动、性活动、Valsava 动作、运动、咳嗽等可能为其诱因。患者存在广泛脑动脉可逆性内皮功能损害，以 Willis 动脉环周围 1、2 级血管多见，前、后循环均可受累，可能在自主神经功能异常、内分泌代谢障碍、氧化应激、血管等因素作用下，脑血管张力突然改变，引起远端血管节段性和可逆性收缩而发病。

【临床表现】

主要发生于 20~50 岁的中青年，女性多见。临床以反复急骤发作的爆炸样、压榨样或撕裂样头痛为特征，即雷击样头痛，见于几乎所有患者，头痛有时可能是唯一症状或是出血性或缺血性卒中发生前的警示症状。头痛程度剧烈，多在数秒至 1 分钟达到高峰，持续数分钟至数天缓解，在 1~2 周内反复发作，可伴有畏光、畏声、恶心、呕吐、血压升高等，严重的持续时间较长的脑动脉收缩可出现局灶神经功能障碍，如偏瘫、偏身感觉障碍、偏盲、失语、共济失调等，常提示脑出血（多在 1 周内）或脑梗死（多在 2 周）的发生，部分患者出现痫性发作，以全面强直阵挛发作较多，但复发少见。也可并发大脑半球凸面蛛网膜下腔出血，以及与可逆性后部白质脑病类似的脑水肿。

【辅助检查】

1. 血液 大多正常，或可发现合并疾病和药物毒理相关的异常。

2. 脑脊液 多无明显改变，或白细胞、蛋白轻度增高，伴有蛛网膜下腔出血和脑出血时脑脊液中红细胞可增多。

3. 颅脑 CT/MRI CT 早期多无异常发现，MRI 在头痛发作数小时后可能发现血管源性水肿和血管高信号征，也可发现继发的脑出血、脑梗死或大脑半球凸面蛛网膜下腔出血等改变。MRA/CTA/DSA 可发现受累血管呈弥漫节段性收缩狭窄，呈“串珠样”表现，尤以 DSA 更为敏感和准确，为诊断该病的金标准。通常在 3 个月内血管可恢复正常。

4. TCD 可对血管收缩所引起的血流速度改变进行动态监测，预测脑梗死等并发症的出现。

5. 病理活检 不作为常规检查。可正常或发现有弥漫性节段性脑血管狭窄，但无血管炎症或粥样硬化等改变。

【诊断】

主要依据典型的雷击样头痛，1~2 周内反复发作，常由性活动、劳累、Valsalva 动作、情绪、紧张等因素诱发，可伴有局灶性神经功能障碍、非动脉瘤性的蛛网膜下腔出血或痫性发作等。脑血管造影可发现弥漫节段性脑动脉收缩狭窄，在 1~3 个月内可恢复正常。

在 2018 年国际头痛协会的指南中，起源于可逆性脑血管收缩综合征的急性头痛诊断标准见表 9-22-3。

表 9-22-3 起源于可逆性脑血管收缩综合征的急性头痛诊断标准

诊断标准
A. 任何新发头痛符合下述标准 C
B. 已经诊断为可逆性脑血管收缩综合征
C. 存在下面 2 项因果关系中的 1 项或 2 项：
（1）头痛，伴或不伴局灶神经系统缺损和/或癫痫，在此基础上血管造影呈串珠样改变，并诊断可逆性脑血管收缩综合征
（2）头痛有下述 1 种或多种特征：
a. 雷击样发作
b. 由性行为、用力、Valsalva 动作、紧张、盆浴和/或淋浴诱发
c. 发病 1 个月内持续或反复发作，1 个月后无新发明显头痛
D. 有下列 2 项表现之一：
（1）头痛在 3 个月内缓解
（2）头痛无缓解但病程在 3 个月内
E. 不能用 ICHD-3 的其他诊断进行更好地解释

需与原发性中枢神经系统血管炎、原发性蛛网膜下腔出血、可逆性后部白质脑病、偏头痛、颅内静脉系统血栓形成和癫痫等疾病相鉴别。

【治疗】

尚无统一标准。通常应避免诱发本病的各种危险因素，酌情使用钙离子通道阻滞剂，如尼莫地平、维拉帕米、尼卡地平等缓解脑动脉收缩，降低头痛发作的频率和程度，但应注意可能引起的低血压和脑缺血加重。常用剂量为尼莫地平每 4 小时 30～60mg，持续 4～8 周，症状严重者也可考虑静脉输注，1～2mg/h。低镁所致者补充镁剂可能有效，皮质类固醇激素可能加重病情。头痛剧烈时可给予对乙酰氨基酚或阿片类药物，避免使用吲哚美辛、曲普坦类药物，其他对症治疗包括抗癫痫、调控血压、积极治疗脑梗死和脑出血等。

总体预后较好，症状通常在 3 个月内消失，少数病情逐渐恶化，遗留有神经功能障碍，严重者可致死亡。

参考文献

[1] 黄如训，苏镇培. 脑卒中[M]. 2 版. 北京：人民卫生出版社，2012.

[2] 罗祖明，丁新生. 缺血性脑血管病学[M]. 北京：人民卫生出版社，2011.

[3] 陆再英，钟南山. 内科学[M]. 7 版. 北京：人民卫生出版社，2010.

[4] 中华医学会神经病学分会，中华医学会神经病学分会脑血管病学组. 中国急性缺血性脑卒中诊治指南 2018[J]. 中华神经科杂志，2018，51(9)：666-682.

[5] KHEALANI B A，ALI S，BAIG S M. Post stroke seizures：Descriptive study from a tertiary care centre in Pakistan[J]. J Pak Med Assoc，2008，58(7)：365-368.

[6] CORRIGAN M L，ESCURO A A，CELESTIN J，et al. Nutrition in the stroke patient[J]. Nutr Clin Pract，2011，26(3)：242-252.

[7] 中华医学会神经病学分会，中华医学会神经病学分会脑血管病学组. 中国脑血管疾病分类 2015[J]. 中华神经科杂志，2017，50(3)：168-171.

[8] PETERSON E C，WANG Z，BRITZ G. Regulation of cerebral blood flow[J]. Int Vasc Med，2011，2011：1-8.

[9] QURESHI A I，PALESCH Y Y，BARSAN W G，et al. Intensive blood-pressure lowering in patients withacute cerebral hemorrhage[J]. N Engl J Med，2016，375(11)：1033-1043.

[10] 中华医学会神经病学分会，中华医学会神经病学分会脑血管病学组. 中国脑出血诊治指南(2014)[J]. 中华神经科杂志，2015，48(6)：435-444.

[11] 中华医学会神经病学分会，中华医学会神经病学分会脑血管病学组. 中国蛛网膜下腔出血诊治指南 2015[J]. 中华神经科杂志. 2016，49(3)：182-191.

[12] 中国卒中学会急救医学分会. 脑卒中院前急救专家共识[J]. 中华急诊医学杂志，2017，26(10)：1107-1114.

[13] HEMPHILL J C，GREENBERG S M，ANDERSON C S，et al. American Heart Association Stroke Council. Guidelines for the Management of Spontaneous Intracerebral Hemorrhage：A Guideline for Healthcare Professionals From the American Heart Association/American Stroke Association[J]. Stroke，2015，46(7)：2032-2060.

[14] 中国老年医学学会急诊医学分会，中华医学会急诊医学分会卒中学组，中国卒中学会急救医学分会. 急性缺血性脑卒中急诊急救中国专家共识(2018 版)[J]. 中华急诊医学杂志，2018，27(7)：721-728.

[15] AIMEN M，ANDREW M D，MICHAEL D H，et al. Thrombolytic therapies for ischemic stroke：Triumphs and future challenges[J]. Neuropharmacology，2018，134(Pt B)：272-279.

[16] HUANG X，CHERIPELLI B K，LLOYD S M，et al. Alteplase versus tenecteplase for thrombolysis after ischaemic stroke (ATTEST)：A phase 2，randomised，open-label，blinded endpoint study[J]. Lancet Neurol，2015，14(4)，368-376.

[17] LOGALLO N，NOVOTNY V，ASSMUS J，et al. Tenecteplase versus alteplase for management of acute ischaemic stroke (NOR-TEST)：A phase 3，randomised，open-label，blinded endpoint trial[J]. Lancet Neurol，2017，16(10)，781-788.

[18] DEMAERSEHALK B M，KLEINDORFER D O，ADEOYE O M，et al. On behalf of the American Heart Association Stroke Council and Council on Epidemiolom and Prevention. Scientific rationale for the inclusion and exclusion criteria for intravenous alteplase in acute ischemic stroke：A statement for heahheare professionals from the American Heart Association/American Stroke Association[J]. Stroke，2016，47(2)：581-641.

[19] THOMALLA G，SIMONSEN C Z，BOUTITIE F，et al. MRI-guided thrombolysis for stroke with unknown time of onset[J]. N Engl J Med，

9

2018,379(7):611-622.

[20] MORIHARA R,KONO S,SATO K,et al. Thrombolysis with low-dose tissue plasminogen activator 3-4. 5h after acute ischemic stroke in five hospital groups in Japan[J]. Transl Stroke Res, 2016, 7(2): 111-119.

[21] WHITELEY W N,EMBERSON J,LEES K R,et al. Stroke Thrombolysis Trialists' Collaboration. Risk of intracerebral haemorrhage with alteplase after acute ischaemic stroke: A secondary analysis of an individual patient data meta-analysis[J]. Lancet Neurol, 2016, 15(9): 925-933.

[22] YAGHI S,WILLEY J Z,CUCCHIARA B,et al. A Scientific Statement for Healthcare Professionals From the American Heart Association/American Stroke Association: Treatment and outcome of hemorrhagic transformation after intravenous alteplase in acute ischemic stroke[J]. Stroke,2017,48(12):e343-e361.

[23] YAGHI S,HAGGIAGI A,SHERZAI A,et al. Use of recombinant factor Ⅶa in symptomatic intracerebral hemorrhage following intravenous thrombolysis[J]. Clin Pract,2015,5(2):756.

[24] YAGHI S,BOEHME A K,DIBU J,et al. Treatment and outcome of thrombolysis-related hemorrhage: A multicenter retrospective study [J]. JAMA Neurol,2015,72(12):1451-1457.

[25] STONE J A,WILLEY J Z,KEYROUZ S,et al. Therapies for hemorrhagic transformation in acute ischemic stroke[J]. Curr Treat Options Neurol,2017,19(1):1.

[26] FRONTERA J A,LEWIN J J,RABINSTEIN A A,et al. Guideline for reversal of antithrombotics in intracranial hemorrhage: A statement for healthcare professionals from the Neurocritical Care Society and Society of Critical Care Medicine[J]. Neurocrit Care,2016,24(1):6-46.

[27] MYSLIMI F, CAPARROS F, DEQUATRE-PONCHELLE N, et al. Orolingual angioedema during or after thrombolysis for cerebral ischemia[J]. Stroke,2016,47(7):1825-1830.

[28] 中华医学会糖尿病学分会. 中国2型糖尿病防治指南(2017年版)[J]. 中华糖尿病杂志,2018,10(1):4-67.

[29] OSEI E,FONVILLE S,ZANDBERGEN A A,et al. Glucose in prediabetic and diabetic range and outcome after stroke[J]. Acta Neurol Scand,2017,135(2):170-175.

[30] SAXENA A, ANDERSON C S, WANG X, et al. Prognostic significance of hyperglycemia in acute intracerebral hemorrhage: The INTERACT2 Study[J]. Stroke,2016,47(3):682-688.

[31] BESEOGLU K,STEIGER H J. Elevated glycated hemoglobin level and hyperglycemia after neurysmal subarachnoid hemorrhage[J]. Clin Neurol Neurosurg,2017,163:128-132.

[32] American Diabetes Association. Classification and diagnosis of diabetes: standards of medical care in diabetes—2018[J]. Diabetes Care, 2018,41(suppl1):S13-S27.

[33] FUENTES B,NTAIOS G,PUTAALA J,et al. European Stroke Organisation(ESO) guidelines on glycemia management in acute stroke[J]. Eur Stroke J,2018,3(1):5-21.

[34] 黄如训. 良好的脑血循环是脑梗死治疗的根本[J]. 中国卒中杂志,2008,3(8):547-550.

[35] 中国医师协会神经内科分会脑与脊髓损害专业委员会. 慢性酒精中毒性脑病诊治中国专家共识[J]. 中华神经医学杂志,2018,17(1):2-9.

[36] CAO J Y,LIN Y,HAN Y F,et al. Expression of nerve growth factor carried by pseudotyped lentivirus improves neuron survival and cognitive functional recovery of post-ischemia in rats[J]. CNS Neurosci Ther,2018,24(6):508-518.

[37] MOROTTI A,BOULOUIS G,DOWLATSHAHI D,et al. Standards for detecting,interpreting,and reporting noncontrast computed tomographic markers of intracerebral hemorrhage expansion[J]. Ann Neurol, 2019,86(4):480-492.

[38] KAN S,SUN R,CHAI S,et al. A clinical study on the association of clinical outcome and acute systolic blood pressure in cerebral hemorrhage patients[J]. Int J Clin Pharmacol Ther,2020,58(3):146-154.

[39] MOULLAALI T J,WANG X,MARTIN R H,et al. Blood pressure control and clinical outcomes in acute intracerebral haemorrhage: A preplanned pooled analysis of individual participant data[J]. Lancet Neurol,2019,18(9):857-864.

[40] MOULLAALI T J,WANG X,WOODHOUSE L I,et al. Lowering blood pressure after acute intracerebral haemorrhage: Protocol for a systematic review and meta-analysis using individual patient data from randomised controlled trials participating in the Blood Pressure in Acute Stroke Collaboration(BASC)[J]. BMJ Open,2019,9(7):e030121.

[41] DONG Y,GUO Z N,LI Q,et al. Chinese Stroke Association guidelines for clinical management of cerebrovascular disorders: Executive summary and 2019 update of clinical management of spontaneous subarachnoid haemorrhage[J]. Stroke Vasc Neurol, 2019, 4(4): 176-181.

[42] TRIVELATO F P,WAJNBERG E,REZENDE M T S,et al. Safety and effectiveness of the pipeline flex embolization device with shield technology for the treatment of intracranial aneurysms: Midterm results from a multicenter study[J]. Neurosurgery,2020,87(1):104-111.

[43] MAURER C,KONIG I,BERLIS A,et al. Two-center experience in the endovascular treatment of intracranial aneurysms using the Woven EndoBridge 17 device including midterm follow-up results: A retrospective analysis[J]. AJNR Am J Neuroradiol,2019,40(9):1517-1522.

[44] VAN ROOIJ S,SPRENGERS M E,PELUSO J P,et al. A systematic review and meta-analysis of Woven EndoBridge single layer for treatment of intracranial aneurysms[J]. Interv Neuroradiol,2020,26(4): 455-460.

[45] SUR S,MENAKER S A,ALVAREZ C,et al. Multimodal management of carotid-cavernous fistulas[J]. World Neurosurg, 2020, 133: e796-e803.

[46] ALXANDER M D,HALBACH V V,HALLAM D K,et al. Long-term outcomes of endovascular treatment of indirect carotid cavernous fistulae: Superior efficacy,safety,and durability of transvenous coiling over other techniques[J]. Neurosurgery,2019,85(1):E94-E100.

[47] WANG W,LI M H,LI Y D,et al. Reconstruction of the internal carot-

9

id artery after treatment of complex traumatic direct carotid-cavernous fistulas with the willis covered stent: A retrospective study with long-term follow-up[J]. Neurosurgery, 2016, 79(6): 794-805.

[48] BARANOSHI J F, DUCRUET A F, PRZBYLOWSKI C J, et al. Flow diverters as a scaffold for treating direct carotid cavernous fistulas[J]. J Neurointerv Surg, 2019, 11(11): 1129-1134.

[49] 马廉亭. 脑血管疾病血管内治疗学及图谱[M]. 河南科学技术出版社, 2002.

[50] 赵继宗. 血管神经外科学[M]. 北京: 人民卫生出版社, 2013.

[51] BIRNBAUM L A, STRAIGHT M, HEGDE S, et al. Microsurgery for unruptured cerebral arteriovenous malformations in the national inpatient sample is more common Post-ARUBA[J]. World Neurosurg, 2020, 137: e343-e364.

[52] MAGRO E, GENTRIC J C, DARSAUT T E, et al. Responses to ARUBA: A systematic review and critical analysis for the design of future arteriovenous malformation trials[J]. J Neurosurg, 2017, 126(2): 486-494.

[53] SUGIYAMA T, NAKAYAMA N, USHIKOSHI S, et al. Complication rate, cure rate, and long-term outcomes of microsurgery for intracranialduralarteriovenous fistulae: A multicenter series and systematic review[J]. Neurosurg Rev, 2021, 44(1): 435-450.

[54] FAHED R, DARSAUT T E, MOUNAYER C, et al. Transvenous approach for the treatment of cerebral arteriovenous malformations (TATAM): Study protocol of a randomised controlled trial[J]. Interv Neuroradiol, 2019, 25(3): 305-309.

[55] XU K, JI T, LI C, et al. Current status of endovascular treatment for duralarteriovenous fistulae in the anterior cranial fossa: A systematic literature review[J]. Int J Med Sci, 2019, 16(2): 203-211.

[56] POWERS W J, RABINSTEIN A A, ACKERSON T, et al. Guidelines for the Early Management of Patients With Acute Ischemic Stroke: 2019 Update to the 2018 Guidelines for the Early Management of Acute Ischemic Stroke: A Guideline for Healthcare Professionals From the American Heart Association/American Stroke Association[J]. Stroke, 2019, 50(12): e344-e418.

[57] PIEROT L, JAYARAMAN M V, SZIKORA I, et al. Standards of Practice in Acute Ischemic Stroke Intervention: International Recommendations[J]. AJNR Am J Neuroradiol, 2018, 39(11): E112-E117.

[58] NOGUEIRA R G, JADHAV A P, HAUSSEN D C, et al. Thrombectomy 6 to 24 hours after stroke with a mismatch between deficit and infarct[J]. N Engl J Med, 2018, 378(1): 11-21.

[59] ALBERS G W, MARKS M P, KEMP S, et al. Thrombectomy for stroke at 6 to 16 hours with selection by perfusion imaging[J]. N Engl J Med, 2018, 378(8): 708-718.

[60] DESAI S M, HAUSSEN D C, AGHAEBRAHIM A, et al. Thrombectomy 24 hours after stroke: Beyond DAWN[J]. J Neurointerv Surg, 2018, 10(11): 1039-1042.

[61] OSPEL J M, KIM B, HEO J H, et al. Endovascular treatment decision-making in acute ischemic stroke patients with large vessel occlusion and low National Institutes of Health Stroke Scale: Insights from UNMASK EVT, an international multidisciplinary survey[J]. Neuroradiology, 2020, 62(6): 715-721.

[62] SONG K, GUAN M, LI W, et al. Acute ischemic stroke patients with diffusion-weighted imaging-Alberta Stroke Program Early Computed Tomography Score≤5 can benefit from endovascular treatment: A single-center experience and literature review[J]. Neuroradiology, 2019, 61(4): 451-459.

[63] KANG D H, YOON W. Current opinion on endovascular therapy for emergent large vessel occlusion due to underlying intracranial atherosclerotic stenosis[J]. Korean J Radiol, 2019, 20(5): 739-748.

[64] ZHANG Y, JIA L, FANG F, et al. General anesthesia versus conscious sedation for intracranial mechanical thrombectomy: A systematic review and meta-analysis of randomized clinical trials[J]. J Am Heart Assoc, 2019, 8(12): e011754.

[65] NAYLOR A R, RICCO J B, DE BORST G J, et al. Management of atherosclerotic carotid and vertebral artery disease: 2017 clinical practice guidelines of the European Society for Vascular Surgery (ESVS)[J]. Eur J Vasc Endovasc Surg, 2018, 55(1): 3-81.

[66] ZAIDAT O O, FITZSIMMONS B F, WOODWARD B K, et al. Effect of a balloon-expandable intracranial stent vs medical therapy on risk of stroke in patients with symptomatic intracranial stenosis: The VISSIT randomized clinical trial[J]. JAMA, 2015, 313(12): 1240-1248.

[67] ALEXANDER M J, ZAUNER A, CHALOUPKA J C, et al. WEAVE Trial: Final Results in 152 On-Label Patients[J]. Stroke, 2019, 50(4): 889-894.

[68] 中华医学会神经病学分会脑血管病学组. 中国急性缺血性脑卒中诊治指南[J]. 中华神经科杂志, 2018, 51(9): 657-659.

[69] 中华医学会神经病学分会神经血管介入协作组. 急性缺血性脑卒中早期血管内介入治疗流程与规范专家共识[J]. 中华神经科杂志, 2017, 50(3): 172-177.

[70] WANG W Z, JIANG B, SUN H X, et al. Prevalence, incidence, and mortality of stroke in China: Results from a nationwide population-based survey of 480 687 adults[J]. Circulation, 2017, 135(8): 759-771.

[71] 中华医学会神经病学分会脑血管病学组. 中国缺血性脑卒中和短暂性脑缺血发作二级预防指南 2014[J]. 中华神经科杂志, 2015, 48(4): 258-273.

[72] HAN C, LIU F, YANG X, et al. Ideal cardiovascular health and incidence of atherosclerotic cardiovascular disease among Chinese adults: The China-PAR project[J]. Sci China Life Sci, 2018, 61(5): 504-514.

[73] 国家"十五"攻关"冠心病、脑卒中综合危险度评估及干预方案的研究"课题组. 国人缺血性心血管病发病危险的评估方法及简易评估工具的开发研究[J]. 中华心血管病杂志, 2003, 31(12): 893-901.

[74] 中华医学会神经病学分会脑血管病学组. 中国缺血性脑卒中风险评估量表使用专家共识[J]. 中华神经科杂志, 2016, 49(7): 519-525.

[75] WANG Y, WANG Y, ZHAO X, et al. Clopidogrel with aspirin in acute

minor stroke or transient ischemicattack[J]. N Engl J Med,2013,369(1):11-19.

[76] JOHNSTON S C,EASTON J D,FARRANT M,et al. Clopidogrel and aspirin in acute ischemic stroke and high-risk TIA[J]. N Engl J Med,2018,379(3):215-225.

[77] CORDONNIER C,DEMCHUK A,ZIAI W,et al. Intracerebral haemorrhage:Current approaches to acute management[J]. Lancet,2018,392(10154):1257-1268.

[78] 倪俊,崔丽英. 临床医生应重视脑淀粉样发作[J]. 中华神经科杂志,2017,50(3):161-162.

[79] CHOI J H,PARK M G,CHOI S Y,et al. Acute transient vestibular syndrome prevalence of stroke and efficacy of bedside evaluation[J]. Stroke,2017,48(3):556-562.

[80] EDLOW B L,HURWITZ S,EDLOW J A. Diagnosis of DWI-negative acute ischemic stroke:A meta-analysis[J]. Neurology,2017,89(3):256-262.

[81] 中华医学会神经病学分会,中华医学会神经病学分会脑血管病学组. 中国缺血性脑卒中和 TIA 二级预防指南 2014[J]. 中华神经科杂志,2015,48(4):258-273.

[82] 中华医学会神经病学分会,中华医学会神经病学分会脑血管病学组,中华医学会神经病学分会神经血管介入协作组. 中国急性缺血性脑卒中早期血管内介入诊疗指南 2018[J]. 中华神经科杂志,2018,51(9):683-691.

[83] POWERS W J,RABINSTEIN A A,ACKERSON T,et al. 2018 Guidelines for the Early Management of Patients With Acute Ischemic Stroke:A Guideline for Healthcare Professionals From the American Heart Association/American Stroke Association[J]. Stroke,2018,49(3):e46-e110.

[84] KIRCHHOF P,BENUSSI S,KOTECHA D,et al. 2016 ESC Guidelines for the management of atrial fibrillation developed in collaboration with EACTS[J]. Europace,2016,18(11):1609 - 1678.

[85] 中华医学会神经病学分会脑血管学组卒中诊治指南编写组. 中国颅内静脉系统血栓形成诊断和治疗指南[J]. 中华神经科杂志,2015,48(10):819-829.

[86] 中华医学会神经病学分会,中华医学会神经病学分会脑血管病学组. 中国脑血管病一级预防指南 2019[J]. 中华神经科杂志,2019,52(9):684-709.

[87] KIMURA H,TAKAO M,SUZUKI N,et al. Pathologic study of intracranial large artery atherosclerosis in 7260 autopsy cases[J]. J Stroke Cerebrovasc Dis,2017,26(12):2821-2827.

[88] CHANG Y,CHOI G S,LIM S M,et al. Interarm systolic and diastolic blood pressure difference is diversely associated with cerebral atherosclerosis in noncardioembolic stroke patients[J]. Am J Hypertens,2017,31(1):35-42.

[89] STRUNK D,SCHULTE-MECKLENBECK A,GOLOMBECK K S,et al. Immune cell profiling in the cerebrospinal fluid of patients with primary angiitis of the central nervous system reflects the heterogeneity of the disease[J]. J Neuroimmunol,2018,321:109-116.

[90] GREENBERG S M,CHARIDIMOU A. Diagnosis of cerebral amyloid angiopathy:Evolution of the Boston Criteria[J]. Stroke,2018,49(2):491-497.

[91] SAKAI K,YAMADA M. Cerebral amyloid angiopathy[J]. Brain Nerve,2014,66(7):827-835.

[92] KIM E S H,BECKMAN J. Takayasu arteritis:Challenges in diagnosis and management[J]. Heart,2018,104(7):558-565.

[93] STEFFEL J,VERHAMME P,POTPARA T S,et al. The 2018 European Heart Rhythm Association Practical Guide on the use of non-vitamin K antagonist oral anticoagulants in patients with atrial fibrillation[J]. Eur Heart J,2018,39(16):1330-1393.

[94] MACLE L,CAIRNS J,LEBLANC K,et al. 2016 Focused Update of the Canadian Cardiovascular Society Guidelines for the Management of Atrial Fibrillation[J]. Can J Cardiol,2016,32(10):1170-1185.

[95] JING J,MENG X,ZHAO X,et al. Dual antiplatelet therapy in transient ischemic attack and minor stroke with different infarction patterns:Subgroup analysis of the CHANCE randomized clinical trial[J]. JAMA Neurol,2018,75(6):711-719.

[96] WANG Y,MINEMATSU K,WONG K S,et al. Ticagrelor in acute stroke or transient ischemic attack in Asian patients:From the SOCRATES Trial(Acute Stroke or Transient Ischemic Attack Treated With Aspirin or Ticagrelor and Patient Outcomes)[J]. Stroke,2017,48(1):167-173.

[97] JOHNSTON S C,AMARENCO P,ALBERS G W,et al. Ticagrelor versus aspirin in acute stroke or transient ischemic attack[J]. N Engl J Med,2016,375(1):35-43.

[98] XIONG Z,LU W,ZHU L,et al. Dl-3-n-Butylphthalide treatment enhances hemodynamics and ameliorates memory deficits in rats with chronic cerebral hypoperfusion[J]. Front Aging Neurosci,2017,9:238.

[99] CAPPELEN-SMITH C,CALIC Z,CORDATO D. Reversible cerebral vasoconstriction syndrome:Recognition and treatment[J]. Curr Treat Options Neurol,2017,19(6):21.

[100] 烟雾病和烟雾综合征诊断与治疗中国专家共识编写组,国家卫生计生委脑卒中防治专家委员会缺血性卒中外科专业委员会. 烟雾病和烟雾综合征诊断与治疗中国专家共识(2017)[J]. 中华神经外科杂志,2017,33(6):541-547.

[101] MICHAEL D H,MAYANK G,BIJOY K M et al. Efficacy and safety of nerinetide for the treatment of acute ischaemic stroke(ESCAPE-NA1):A multicentre,double-blind,randomised controlled trial[J]. Lancet,2020,395(10227):878-887.

[102] XU J,WANG A,MENG X,et al. Edaravone dexborneol versus edaravone alone for the treatment of acute ischemic stroke:A phase Ⅲ,randomized,double-Blind,comparative trial[J]. Stroke,2021,52(3):772-780.

[103] KVISTAD C E,NæSS H,HELLEBERG B H,et al. Tenecteplase versus alteplase for the management of acute ischaemic stroke in Norway(NOR-TEST 2,part A):A phase 3,randomised,open-label,blinded endpoint,non-inferiority trial[J]. Lancet Neurol,2022,21(6):511-519.

[104] MENON B K, BUCK B H, SINGH N, et al. Intravenous tenecteplase compared with alteplase for acute ischaemic stroke in Canada (AcT): A pragmatic, multicentre, open-label, registry-linked, randomised, controlled, non-inferiority trial [J]. Lancet, 2022, 400 (10347): 161-169.

[105] WANG Y, LI S, PAN Y, et al. Tenecteplase versus alteplase in acute ischaemic cerebrovascular events (TRACE-2): A phase 3, multicentre, open-label, randomised controlled, non-inferiority trial [J]. Lancet, 2023, 401 (10377): 645-654.

[106] ZI W, SONG J, KONG W, et al. Tirofiban for stroke without large or nedium-sized vessel occlusion [J]. N Engl J Med, 2023, 388 (22): 2025-2036.

9

第十章　颅内肿瘤

（彭　英　容小明）

第一节 概 述

颅内肿瘤(intracranial tumor)又称颅脑肿瘤,是指发生于颅腔内的各种组织的原发性肿瘤(包括发生于神经上皮、脑膜和生殖细胞的肿瘤,淋巴和造血组织肿瘤,蝶鞍区的颅咽管瘤等),以及由全身其他部位转移到颅内的继发性肿瘤。本章节仅介绍临床常见的几种颅内肿瘤。

一、分 类

1. 按其起源部位 可分为原发性颅内肿瘤(起源于颅内组织的肿瘤)和继发性颅内肿瘤(由身体远隔部位转移或由邻近部位延伸至颅内的肿瘤)。

2. 按其生物学行为 可分为良性颅内肿瘤和恶性颅内肿瘤。

世界卫生组织(WHO)中枢神经系统(CNS)肿瘤分类(又称蓝皮书)于 2021 年 6 月发布的第 5 版(修订)更新了中枢神经系统肿瘤的分类(表 10-1-1)。

二、病因与病理

(一) 病因

1. 环境因素 包括物理、化学和生物因素,如离子射线

表 10-1-1 肿瘤分类

肿瘤分类
胶质瘤、胶质神经元肿瘤和神经元肿瘤(gliomas, glioneuronal tumors, and neuronal tumors)
成人型弥漫性胶质瘤(adult-type diffuse gliomas)
星形细胞瘤,IDH 突变型(astrocytoma, IDH-mutant)
少突胶质细胞瘤,IDH 突变和 1p/19q 共缺失型(oligodendroglioma, IDH-mutant, and 1p/19q-codeleted)
胶质母细胞瘤,IDH 野生型(glioblastoma, IDH-wildtype)
儿童型弥漫性低级别胶质瘤(pediatric-type diffuse low-grade gliomas)
弥漫性星形细胞瘤,*MYB* 或 *MYBL1* 变异型(diffuse astrocytoma, *MYB*-or *MYBL1*-altered)
血管中心型胶质瘤(angiocentric glioma)
青年人多形性低级别神经上皮肿瘤(polymorphous low-grade neuroepithelial tumor of the young)
弥漫性低级别胶质瘤,MAPK 通路变异型(diffuse low-grade glioma, MAPK pathway altered)
儿童型弥漫性高级别胶质瘤(pediatric-type diffuse high-grade gliomas)
弥漫性中线胶质瘤,H3 K27 变异型(diffuse midline glioma, H3 K27-altered)
弥漫性半球胶质瘤,H3 G34 突变型(diffuse hemispheric glioma, H3 G34-mutant)
弥漫性儿童型高级别胶质瘤,H3 野生型和 IDH 野生型(diffuse pediatric-type high-grade glioma, H3-wildtype and IDH-wildtype)
婴儿型半球胶质瘤(infant-type hemispheric glioma)
局限性星形细胞胶质瘤(circumscribed astrocytic gliomas)
毛细胞型星形细胞瘤(pilocytic astrocytoma)
有毛细胞样特征的高级别星形细胞瘤(high-grade astrocytoma with piloid features)
多形性黄色瘤型星形细胞瘤(pleomorphic xanthoastrocytoma)
室管膜下巨细胞型星形细胞瘤(subependymal giant cell astrocytoma)
脊索样胶质瘤(chordoid glioma)
星形母细胞瘤,*MN1* 变异型(astroblastoma, *MN1*-altered)
胶质神经元和神经元肿瘤(glioneuronal and neuronal tumors)
神经节细胞胶质瘤(ganglioglioma)
婴儿促纤维增生性神经节细胞胶质瘤/婴儿促纤维增生性星形细胞瘤(desmoplastic infantile ganglioglioma/desmoplastic infantile astrocytoma)
胚胎发育不良性神经上皮肿瘤(dysembryoplastic neuroepithelial tumor)
有少突胶质细胞瘤样特征和核簇的弥漫性胶质神经元肿瘤(diffuse glioneuronal tumor with oligodendroglioma-like features and nuclear clusters)*
乳头状胶质神经元肿瘤(papillary glioneuronal tumor)
形成菊形团的胶质神经元肿瘤(rosette-forming glioneuronal tumor)
黏液样胶质神经元肿瘤(myxoid glioneuronal tumor)
弥漫性软脑膜胶质神经元肿瘤(diffuse leptomeningeal glioneuronal tumor)
神经节细胞瘤(gangliocytoma)
多结节和空泡状神经元肿瘤(multinodular and vacuolating neuronal tumor)
小脑发育不良性神经节细胞瘤(Lhermitte-Duclos 病)[dysplastic cerebellar gangliocytoma(Lhermitte-Duclos disease)]
中枢神经细胞瘤(central neurocytoma)
脑室外神经细胞瘤(extraventricular neurocytoma)
小脑脂肪神经细胞瘤(cerebellar liponeurocytoma)
室管膜肿瘤(ependymal tumors)
幕上室管膜瘤(supratentorial ependymoma)
幕上室管膜瘤,*ZFTA* 融合阳性型(supratentorial ependymoma, *ZFTA* fusion-positive)
幕上室管膜瘤,*YAP1* 融合阳性型(supratentorial ependymoma, *YAP1* fusion-positive)
后颅窝室管膜瘤(posterior fossa ependymoma)
后颅窝室管膜瘤,PFA 组(posterior fossa ependymoma, group PFA)
后颅窝室管膜瘤,PFB 组(posterior fossa ependymoma, group PFB)
脊髓室管膜瘤(spinal ependymoma)
脊髓室管膜瘤,*MYCN* 扩增型(spinal ependymoma, *MYCN*-amplified)

续表

黏液乳头状型室管膜瘤(myxopapillary ependymoma)
室管膜下室管膜瘤(subependymoma)
脉络丛肿瘤(choroid plexus tumors)
脉络丛乳头状瘤(choroid plexus papilloma)
非典型性脉络丛乳头状瘤(atypical choroid plexus papilloma)
脉络丛癌(choroid plexus carcinoma)
胚胎性肿瘤(embryonal tumors)
髓母细胞瘤(medulloblastoma)
髓母细胞瘤分子分型(medulloblastomas, molecularly defined)
髓母细胞瘤,WNT 活化型(medulloblastoma, WNT-activated)
髓母细胞瘤,SHH 活化和 *TP53* 野生型(medulloblastoma, SHH-activated and *TP53*-wildtype)
髓母细胞瘤,SHH 活化和 *TP53* 突变型(medulloblastoma, SHH-activated and *TP53*-mutant)
髓母细胞瘤,非 WNT/非 SHH 活化型(medulloblastoma, non-WNT/non-SHH)
髓母细胞瘤组织学分型(medulloblastomas, histologically defined)
其他中枢神经系统胚胎性肿瘤(other CNS embryonal tumors)
非典型性畸胎样/横纹肌样肿瘤(atypical teratoid/rhabdoid tumor)
筛状神经上皮肿瘤(cribriform neuroepithelial tumor)*
有多层菊形团的胚胎性肿瘤(embryonal tumor with multilayered rosettes)
中枢神经系统神经母细胞瘤,*FOXR2* 活化型(CNS neuroblastoma, *FOXR2*-activated)
有 *BCOR* 内部串联重复的中枢神经系统肿瘤(CNS tumor with *BCOR* internal tandem duplication)
中枢神经系统胚胎性肿瘤(CNS embryonal tumor)
松果体肿瘤(pineal tumors)
松果体细胞瘤(pineocytoma)
中分化的松果体实质性肿瘤(pineal parenchymal tumor of intermediate differentiation)
松果体母细胞瘤(pineoblastoma)
松果体区促纤维增生性黏液样肿瘤,*SMARCB1* 突变型(desmoplastic myxoid tumor of the pineal region, *SMARCB1*-mutant)
脑神经和椎旁神经肿瘤(cranial and paraspinal nerve tumors)
神经鞘瘤(schwannoma)
神经纤维瘤(neurofibroma)
神经束膜瘤(perineurioma)
杂合性神经鞘膜瘤(hybrid nerve sheath tumor)
恶性黑色素性神经鞘膜瘤(malignant melanotic nerve sheath tumor)
恶性周围神经鞘膜瘤(malignant peripheralnerve sheath tumor)
副神经节瘤(paraganglioma)
脑膜瘤(meningiomas)
脑膜瘤(meningioma)
间叶性非脑膜上皮来源的肿瘤(mesenchymal, non-meningothelial tumors)
软组织肿瘤(softtissue tumors)
纤维母细胞及肌纤维母细胞肿瘤(fibroblastic and myofibroblastic tumors)
孤立性纤维性肿瘤(solitary fibrous tumor)
血管性肿瘤(vascular tumors)
血管瘤和血管畸形(hemangiomas and vascular malformations)
血管母细胞瘤(hemangioblastoma)
骨骼肌肿瘤(skeletal muscle tumors)
横纹肌肉瘤(rhabdomyosarcoma)
未确定分化的肿瘤(uncertain differentiation)
颅内间叶性肿瘤,*FET-CREB* 融合阳性型(intracranial mesenchymal tumor, *FET-CREB* fusion-positive)*
CIC 重排肉瘤(*CIC*-rearranged sarcoma)
原发性颅内肉瘤,*DICER1* 突变型(primary intracranial sarcoma, *DICER1*-mutant)
尤文肉瘤(Ewing sarcoma)
软骨及骨肿瘤(chondro-osseous tumors)
软骨源性肿瘤(chondrogenic tumors)
间叶性软骨肉瘤(mesenchymal chondrosarcoma)
软骨肉瘤(chondrosarcoma)
脊索肿瘤(notochordaltumors)
脊索瘤(包括低分化脊索瘤)[Chordoma(including poorly differentiated chordoma)]
黑色素细胞肿瘤(melanocytic tumors)
弥漫性脑膜黑色素细胞肿瘤(diffuse meningeal melanocytic neoplasms)
脑膜黑色素细胞增生症和脑膜黑色素瘤病(meningeal melanocytosis and meningeal melanomatosis)
局限性脑膜黑色素细胞肿瘤(circumscribed meningeal melanocytic neoplasms)
脑膜黑色素细胞瘤和脑膜黑色素瘤(meningeal melanocytoma and meningeal melanoma)
血液和淋巴肿瘤(hematolymphoid tumors)
淋巴瘤(lymphomas)
中枢神经系统淋巴瘤(CNS lymphomas)
原发性弥漫性大 B 细胞淋瘤(primary diffuse large B-cell lymphoma of the CNS)
免疫缺陷相关的中枢神经系统淋巴瘤(immunodeficiency-associated CNS lymphoma)
淋巴瘤样肉芽肿(lymphomatoid granulomatosis)
血管内大 B 细胞淋巴瘤(intravascular large B-cell lymphoma)
其他中枢神经系统罕见淋巴瘤(miscellaneous rare lymphomas in the CNS)

续表

　　硬膜 MALT 淋巴瘤（MALT lymphoma of the dura）
　　其他中枢神经系统低级别 B 细胞淋巴瘤（other low-grade B-cell lymphomas of the CNS）
　　间变性大细胞淋巴瘤（*ALK*+/*ALK*−）[anaplastic large cell lymphoma（*ALK*+/*ALK*−）]
　　T 细胞和 NK/T 细胞淋巴瘤（T-celland NK/T-cell lymphomas）
　组织细胞肿瘤（histiocytic tumors）
　　Erdheim-Chester 病（Erdheim-Chester disease）
　　Rosai-Dorfman 病（Rosai-Dorfman disease）
　　幼年性黄色肉芽肿（juvenile xanthogranuloma）
　　朗格汉斯细胞组织细胞增生症（Langerhans cell histiocytosis）
　　组织细胞肉瘤（histiocytic sarcoma）
生殖细胞肿瘤（germ cell tumors）
　　成熟型畸胎瘤（mature teratoma）
　　未成熟型畸胎瘤（immature teratoma）
　　有体细胞型恶变的畸胎瘤（teratoma with somatic-type malignancy）
　　生殖细胞瘤（germinoma）
　　胚胎性癌（embryonal carcinoma）
　　卵黄囊瘤（yolk sac tumor）
　　绒毛膜癌（choriocarcinoma）
　　混合性生殖细胞肿瘤（mixed germ cell tumor）
鞍区肿瘤（tumors of the seuar region）
　　牙釉质细胞瘤型颅咽管瘤（adamantinomatous craniopharyngioma）
　　乳头状型颅咽管瘤（papillary craniopharygioma）
　　垂体细胞瘤，鞍区颗粒细胞瘤和梭形细胞嗜酸细胞瘤（pituicytoma，granular cell tumor of sellar region and spindle cell oncocytoma）
　　垂体腺瘤/垂体神经内分泌肿瘤（pituitary adenoma/PitNET）
　　垂体母细胞瘤（pituitary blastoma）
中枢神经系统转移性肿瘤（metastases to the CNS）
　　脑和脊髓实质转移性肿瘤（metastases to the brain and spinal cord parenchyma）
　　脑膜转移性肿瘤（metastases to the meninges）

注：* 示暂定的实体。IDH，isocitrate dehydrogenase，异柠檬酸脱氢酶；MAPK，mitogen-activated protein kinase，丝裂原激活蛋白激酶；SHH，sonic hedgehog，音猬因子；CNS，central nervous system，中枢神经系统；NK，natural killer，自然杀伤细胞；PitNET，pituitary neuroendocrine tumor，垂体神经内分泌肿瘤。

（如 X 线）与非离子射线（如射频波和低频电磁场）、杀虫剂、苯及其他有机溶剂、亚硝胺化合物、致肿瘤病毒和其他感染因素等，其中部分因素尚无定论。已基本明确的致瘤病毒主要有人类乳头多瘤空泡病毒 JC 型（高级别星形细胞瘤、小脑髓母细胞瘤）、EB 病毒（中枢神经系统淋巴瘤）、人类腺病毒（胚胎性肿瘤，如神经母细胞瘤、髓母细胞瘤、髓上皮瘤或视神经母细胞瘤）、SV40 病毒（颅内肉瘤性肿瘤）。

2. 宿主因素　包括宿主的患病史、个人史、家族史等。如头外伤者脑膜瘤危险性增加，结核病可与胶质瘤共患病，鼠弓形虫感染同星形细胞瘤和脑膜瘤的发病有关，中枢神经系统恶性淋巴瘤患者中有 60%～85% 是艾滋病或器官移植的患者，女性激素可能与某些肿瘤（如脑膜瘤）的发生和发展有关，某些脑肿瘤的发生具有家族背景或遗传因素[如神经纤维瘤病Ⅰ和Ⅱ型、结节性硬化、利-弗劳梅尼综合征（Li-Fraumeni syndrome）、多发性错构瘤综合征（Cowden syndrome）、vonHippel-Lindau 病、特科特综合征（Turcot syndrome）和痣样基底细胞癌综合征（Gorlin syndrome）]。

（二）病理

中枢神经系统原发性肿瘤有一些共同的生物学特征：①与癌相比，肿瘤没有类似癌前病变和原位癌的阶段。②无论级别高低，肿瘤都可在脑内广泛浸润，引起严重临床后果，故肿瘤的良恶性具有相对性。胶质瘤的浸润性生长主要累及血管周围间隙、软脑膜、室管膜和神经纤维束间。③任何组织学类型的肿瘤，患者预后都受其解剖学部位的影响。④脑脊液转移是恶性胶质瘤最常见的转移方式，特别是位于脑室旁和脑池旁的肿瘤发生该转移的机会更多。肿瘤也可沿蛛网膜下腔播散。但即使在形态学上分化很差的肿瘤也很少转移至中枢神经系统以外。

三、扩散及转移

（一）局部浸润

是胶质瘤的主要生长方式，常以单个瘤细胞的侵袭和局部侵袭为主，其途径是沿血管基底膜和有髓神经纤维侵袭，向周围脑组织扩展，侵及皮质或向深部扩展。并可沿着脑内不同的神经结构如神经纤维、血管、软脑膜或室管膜扩展延伸。肿瘤从神经纤维束、神经纤维生长者，多排列成串珠状；由胼胝体生长可累及对侧大脑半球；从内囊神经纤维扩展可达中脑和桥脑，可能是形成弥漫性脑胶质瘤的重要途径。肿瘤由软脑膜或室管膜下生长者，形成相应部位的瘤细胞（如室管膜瘤），成为肿瘤沿脑室系统和蛛网膜下腔播散的主要途径。

（二）脑脊液播散和转移

多见于恶性程度较高的肿瘤如多形胶质母细胞瘤、髓母细胞瘤、室管膜瘤及脉络丛乳头状瘤，少数可见于少突胶质细胞瘤，位于脑室系统或蛛网膜下腔附近的肿瘤，尤其是因多次复发而进行手术的肿瘤，如少突胶质细胞瘤，较易发生播散和转移。播散种植于脑室壁或蛛网膜下腔的肿瘤，肉眼形态呈蜡滴状，大小不一，以颅底各脑池、外侧裂和脊髓背侧等处为明显。

（三）远处转移

颅内胶质瘤发生远处转移者少见，以多形性胶质母细胞瘤最多见，其次为髓母细胞瘤、室管膜母细胞瘤、恶性脉络丛乳头状瘤和少突胶质细胞瘤等。远处转移多发生在手术后，与手术操作、创伤破坏硬脑膜，增加人为种植和播散的机会有关。少数远处转移发生在手术前，可能是肿瘤侵入颅内静脉窦所致。经血行转移者多至肺、肝、心、肾、肌肉、骨和胸膜等。淋巴道转移多累及颈部淋巴结。癌症的发生和转移都与遗传因素有关，并已发现与转移有关的基因。当这种基因表达时，瘤细胞就会发生转移。

四、临床表现

（一）颅内高压症

脑肿瘤本身的占位效应及脑水肿时颅内容物的体积超出了生理调节限度，或肿瘤靠近脑脊液循环造成梗阻性脑积水，或压迫静脉窦致静脉回流受阻所致。主要可有：①头痛，多为发作性、进行性加重的头痛，清晨或睡眠为重，常因用力、喷嚏、咳嗽、低头或大便而加重，坐位、站立姿势或呕吐后可暂时缓解或消失；②呕吐，常出现于剧烈头痛时，易在早上发生；③视力障碍，主要为视乳头水肿和视力减退；④头昏头晕，头昏为体位失去平衡的感觉、头晕为天旋地转的感觉，以颅后窝肿瘤最常见；⑤癫痫发作，约 30% 的脑肿瘤可出现癫痫，颅内压增高引起的癫痫常为大发作，局灶性癫痫发作常具有定位意义；⑥复视；⑦精神及意识障碍，表现为淡漠、反应迟钝、思维迟缓、对外界事物漠不关心、活动减少、记忆力减退、定向力障碍等，少数有强迫症、精神分裂症或精神运动性发作，晚期有昏睡、昏迷等意识障碍；⑧头颅增大，幼儿的前囟膨隆、头尾增大和颅缝分离，叩诊破罐音（MacEwen 征）；⑨生命体征改变如血压上升、脉搏减慢及呼吸不规律（Chyne-Stroke 呼吸）。

（二）局灶征象

一般认为最先出现的体征尤其有定位意义，非优势半球的颞叶和额叶前部为“沉默区”或“静区”，可无明显体征。

1. 额叶肿瘤　常有精神症状，表现为思维、情感、智能、意识、人格和记忆力的改变，常有欣快感、对病情不关心、淡漠、孤僻、定向力差、记忆力减退、不拘外表、不爱清洁、行为减少等；中央前回受累出现对侧肢体不同程度的偏瘫、中枢性面瘫及锥体束征；Broca 区受累出现运动性失语；额中回后部受累出现书写不能和双眼向对侧同向注视不能，对侧有强握反射及摸索反射；接近中央前回的肿瘤可产生局限性癫痫；额叶-脑桥束受累可出现额叶性共济失调，表现为直立和行走障碍；额叶底面压迫嗅神经可致单侧或双侧嗅觉障碍，压迫视神经可造成同侧视神经萎缩、对侧视乳头水肿（Foster-Kennedy 综合征）；旁中央小叶损害可发生双下肢痉挛性瘫痪、大小便障碍。

2. 顶叶肿瘤　可有对侧深浅感觉和皮质感觉障碍，或局限性感觉性癫痫；左侧角回和缘上回受损可出现失读、失算、失用、左右不分、手指失认（Gerstmann 综合征）；顶叶深部肿瘤累及视放射可引发对侧（同向）下 1/4 象限盲。

3. 颞叶肿瘤　颞后部肿瘤可引起两眼对侧同向偏盲或上 1/4 象限盲、中心视野受累、幻视；颞叶内侧肿瘤可产生颞叶癫痫，常伴精神症状，如急躁、好笑及攻击性；受累岛叶可产生胸部、上腹部和内脏疼痛，可为癫痫先兆，也可伴流涎、出汗和呼吸困难、心搏改变等自主神经症状；左侧颞上回后部受累可发生感觉性失语。

4. 枕叶肿瘤　对侧同向性偏盲但中心视野保留（黄斑回避），可有闪光、颜色等幻视。

5. 半卵圆中心、基底节、丘脑和胼胝体肿瘤　损害半卵圆中心前部，可出现对侧肢体痉挛性瘫痪，损害内囊，可出现偏瘫，损害锥体外系，可有对侧肢体肌肉强直和运动徐缓、震颤或各种形式的运动过度，损害胼胝体，表现为淡漠、嗜睡、记忆力减退和左手失用症（右利者）；损害丘脑，可有对侧感觉障碍、持续性剧痛（丘脑性疼痛）。

6. 蝶鞍部肿瘤　主要表现为内分泌紊乱和视神经、视交叉受压的症状；分泌性垂体瘤表现为相应激素分泌过多引起的而致的临床综合征（闭经-溢乳-不育、巨人症或肢端肥大症、库欣病）；非分泌性垂体腺瘤或其他蝶鞍部肿瘤引起垂体功能低下，以性功能障碍和发育迟缓最为突出；肿瘤较大者可有视力减退，原发性视神经萎缩和不同类型的视野缺损，尤以双颞侧偏盲最多见。

7. 第三脑室肿瘤　前部者可有视神经、视交叉受压所致的视力、视野和眼底改变，下丘脑功能不全的尿崩症、肥胖、性功能减退和嗜睡；后部者因四叠体受压而出现帕里诺综合征（Parinaud syndrome）、双耳听力下降；小脑受累可出现共济失调。

8. 第四脑室肿瘤　变换体位时因肿瘤在第四脑室内漂移而阻塞第四脑室出口引起剧烈头痛、眩晕和呕吐（Bruns 征）。

9. 小脑肿瘤　可产生强迫头位、眼球震颤、患侧肢体共济失调（蚓部者以躯干为主，尤以下肢明显）和肌张力减低等；晚期出现小脑性抽搐（即强直发作），表现为阵发性头后仰、四肢强直呈角弓反张状。

10. 脑桥小脑角肿瘤　常有听力和前庭功能受损，早期出现耳鸣、眩晕，逐渐出现听力进行性下降、面部感觉障碍、周围性面瘫、小脑性共济失调，晚期出现声音嘶哑、吞咽困难、对侧锥体束征和肢体感觉障碍。

11. 脑干肿瘤　一侧脑干髓内肿瘤引起交叉性瘫痪（同侧脑神经瘫痪及对侧肢体感觉和运动长传导束损害）；中脑肿瘤引起两眼运动障碍、发作性意识障碍等；脑桥肿瘤引起单侧或双侧展神经瘫痪、周围性面瘫、面部感觉障碍和对侧或双侧长束征；延髓肿瘤出现声音嘶哑、饮水呛咳、咽反射消失和双侧长束征；脑桥和中脑肿瘤还可引起不自主发笑、排尿困难和易出汗等。

（三）假定位体征

假定位体征是指肿瘤的压迫、脑水肿、脑血液循环障碍等导致肿瘤邻近和远隔部位（如第三脑室扩大压迫视交叉引起双颞侧偏盲）脑组织和脑神经损害的体征。

五、辅助检查

（一）血液检查

1. 甲胎蛋白（AFP） 血浆正常值<40ng/ml，在颅内的生殖细胞瘤、内胚窦瘤、胚胎性癌和混合性生殖细胞瘤时可升高。

2. β-绒毛膜促性腺激素（β-HCG） 血浆正常值<2ng/ml，脑脊液正常值<0.2ng/ml，在绒毛膜上皮癌、肝癌、肺腺癌、恶性黑色素瘤和转移瘤时可升高。

3. 垂体功能的内分泌学检查和试验 也有助于垂体瘤的诊断。

（二）脑脊液检查

1. 脑脊液的常规 脑肿瘤有时显示蛋白含量增加而细胞数正常的分离现象，而脑膜炎急性期常是蛋白与细胞数同时增加，慢性炎症时，细胞数已减少或已正常，而蛋白含量增高，易于混淆。可参考病史进行分析。

2. 乳酸脱氢酶（LDH）同工酶比率 脑脊液中乳酸脱氢酶（LDH）同工酶比率（LDH1/LDH2）<1提示颅外肿瘤的脑转移或脑膜转移，在脑膜转移时尤其低。

3. 胚抗原（CEA） 脑脊液中CEA水平升高（正常<4ng/ml）可见于消化道、乳腺、肝、卵巢、胰腺等肿瘤的脑膜种植。

4. 神经节苷酯（GM） GM在高度恶性胶质瘤中明显升高，但尚不能作为常规的胶质瘤标志物。

5. 转化生长因子-α（TGF-α） 原发性胶质瘤患者体液（如尿液）中TGF-α水平升高，且与恶性程度相关。

6. 神经外胚层抗原 对诊断神经外胚叶肿瘤具有特异性，单克隆抗体G22的酶联免疫吸附试验（ELISA）发现胶质瘤患者抗原水平在光密度为450nm时大于0.5，但G22与黑色素瘤和肺癌有交叉反应。

需要注意，已有显著颅内压增高，或疑为脑室内或幕下肿瘤时，腰穿应特别谨慎或禁忌，以免发生脑疝危象。

（三）电生理检查

大脑半球肿瘤多表现为局限性慢波、局限性低电压或平坦波、懒慢波位相倒置。广泛的慢波可能由位于深部或中线部位的肿瘤，或代谢性病因所致。脑电图可用于术中监测以保护功能区和神经、术中皮质癫痫灶的处理。诱发电位用于肿瘤诊断（前庭神经施万细胞瘤的脑干诱发电位表现为Ⅰ～Ⅲ和Ⅰ～Ⅴ波的波间潜伏期延长）及术中神经功能监测。

（四）影像学检查

1. 头颅X线片 ①颅内压增高：表现为脑回压迹增多、鞍背及后床突萎缩和脱钙、颅腔轻度扩大、骨缝分离等；松果体钙化移位。②肿瘤钙化：如脑膜瘤、颅咽管瘤、脊索瘤、少突胶质细胞瘤、部分星形细胞瘤。③其他：如脑膜瘤所致的骨破坏或骨增生，转移瘤引起的骨破坏，前庭神经施万细胞瘤的内听道扩大，垂体腺瘤的蝶鞍扩大或局限性鞍底破坏等。

2. 脑血管造影 ①术前评估肿瘤同重要血管的关系；②判定髓外肿瘤（如脑膜瘤）对静脉窦的压迫程度和静脉窦的开放情况；③血管性病变或血供丰富的肿瘤可显示和/或栓塞供血动脉；④合并出血者除外血管畸形和动脉瘤。脑血管造影中尤以数字减影血管造影术（DSA）显像更清晰。

3. 颅脑CT ①一般可发现直径3mm以上的肿瘤，CT显示钙化、骨骼、脂肪和液体效果好，因此有助于了解肿瘤同脑室、脑池、硬膜和颅骨的关系，增强后可了解肿瘤对血-脑脊液屏障的破坏情况和肿瘤的血供。②螺旋CT的冠状位和矢状位重建、三维成像、分割成像和CT血管造影效果更佳。③直接征象，包括肿瘤密度、位置、大小、形状、数目及边缘，有无坏死、囊变、出血、钙化及强化。④间接征象，包括肿瘤周围水肿、占位表现（脑室、脑池、脑沟的狭窄、变形和移位）、骨质改变（脑膜瘤的骨质增生和破坏，垂体瘤的蝶鞍扩大和破坏，前庭神经施万细胞瘤的内听道扩大）和软组织肿块等。

4. 颅脑MRA 一般需先平扫再增强扫描。①肿瘤的部位：脑实质外肿瘤以广基与颅骨内面紧贴，邻近脑组织受压且与肿瘤界限清楚，邻近的蛛网膜下腔或脑池增宽，可有邻近骨质改变。②肿瘤的信号：多数肿瘤为长T_1低信号和长T_2高信号，脂肪瘤、颅咽管瘤、胶样囊肿可为T_1WI高信号，畸胎瘤T_1WI为高、低混杂信号；信号强度均匀者多为良性肿瘤，不均匀者多为恶性肿瘤。③肿瘤的形态：凸面脑膜瘤呈球形、颅底脑膜瘤呈盘状、施万细胞瘤呈哑铃状、脂肪瘤呈条状。④肿瘤的边缘。⑤肿瘤的结构：结构均匀多为良性病变，信号混杂多为恶性病变；钙化、出血（MRI对亚急性后期的小出血极其敏感，T_1WI为高信号）、坏死、囊变（液面性囊变多见于恶性肿瘤）也可使信号不均匀。⑥肿瘤的数目：多发性脑膜瘤、双侧听神经瘤等常与遗传性神经肿瘤综合征相关，不同部位、不同大小的实质内病灶常提示转移性肿瘤。⑦肿瘤的增强：增强的有无及强弱表示血脑屏障是否被破坏及其破坏程度，以及肿瘤的血供情况；增强的范围不一定表示肿瘤的实际大小，特别是脑实质内浸润性生长的肿瘤；脑实质外的脑膜瘤、施万细胞瘤常显著增强。⑧肿瘤周围水肿：MRI对水肿的显示优于CT；T_1WI为低信号，T_2WI为高信号；恶性胶质瘤水肿常明显，可通过胼胝体累及对侧半球；转移瘤也常引起明显水肿。

5. 神经核医学检查 ①正电子发射计算机断层扫描（PET）：可用于诊断脑肿瘤，并区分良性（低代谢）或恶性（高代谢）肿瘤、残余肿瘤（高代谢）或瘢痕（低代谢），判断肿瘤边界；②单光子发射计算机断层成像（SPECT）：判断肿瘤的生长是否活跃、肿瘤的恶性程度，区分肿瘤为脑膜瘤、施万细胞瘤抑或脑实质肿瘤，区分肿瘤复发与放射性坏死。

（五）活检

通过颅骨钻孔而获得活检标本称为闭合性活检术，与CT、MRI、PET、SPECT和fMRI相结合的立体定向活检术是标准的活检技术，应注意不同部位留取多个标本，以尽量避免肿瘤的异质性造成的诊断误差。

六、诊断与鉴别诊断

（一）诊断

根据病史、临床表现有颅内压增高症状及体征；中枢神经系统局部定位体征，以及辅助检查进行诊断。

（二）鉴别诊断

1. 颅内炎症 慢性脑膜炎可引起广泛颅底粘连可引起明显的颅内压增高和脑神经麻痹。蛛网膜炎可呈急性或亚急性发病，慢性者可形成局限性囊肿。化脓性脑炎（慢性中耳炎病史）急性期类似低级别星形细胞瘤表现（但有片状或脑回样强化，病变不限于白质），脓肿形成期类似高级别星形细胞瘤表现（但壁薄、均匀、有张力感、无壁结节、一般较规则）；二者可通过^{131}I 或^{201}TcHMPAO 标记的白细胞进行 SPECT（阳性者为脓肿，但肺转移瘤常合并细菌感染者可为阳性，阴性者为肿瘤）、磁共振波谱分析（脓肿为无胆碱、乳酸和脂质的炎症波谱）、MRI 扩散加权像（囊肿或肿瘤为低信号、高扩散系数，脓液为高信号、低扩散系数）进行鉴别。此外，脑脓肿 90% 血沉加快、77% C 反应蛋白增加。

2. 慢性硬膜下血肿 可有颅内高压、精神和意识障碍，但局限性体征常不明显，影像检查可明确。

3. 脑寄生虫病 常见的有脑囊虫病、脑包虫病、血吸虫病及肺吸虫病等，可出现与脑肿瘤相似的颅内压增高和神经系统症状。但患者多有疫区居住史或寄生虫接触感染史。血清及脑脊液寄生虫病补体结合试验、酶联免疫测定或皮肤试验等，对诊断有重要的意义。CT、MRI 检查可以发现脑内单发或多发病灶，且可有其特征性的表现。立体定向活组织检查，可以帮助确诊。

4. 癫痫 原发性癫痫多在 20 岁以前发病，无局限性体征；成人的局限性癫痫伴有进行性加重的局限体征和颅内压增高应考虑脑肿瘤。

5. 脑血管病 少数颅内肿瘤的瘤内出血或坏死需与脑血管病相鉴别，但脑血管意外多有高血压病、动脉硬化史，多突发起病，视乳头水肿少见，梗死者多有基底直达皮质的与血管分布一致的三角形低密度区，2~3 周后可于梗死边缘出现脑回状或环状强化。

6. 脑挫伤 有外伤史、头皮瘢痕、颅骨骨折线、2~3 周时 CT 可见额叶或颞叶的低密度、可有斑片状及脑回强化，MRI 提示脑皮质发生过点灶的挫伤出血。

7. 假脑瘤 患者可表现为良性颅内压增高症状和体征，但无局限性神经定位症状。多因头部外伤、颅内感染、静脉窦血栓或蛛网膜下腔出血等所致。可反复发作出现或缓慢进展。依据 CT、MRI 可以作出鉴别。

8. 结核瘤 脑内最常见的肉芽肿性病变是由结核杆菌感染引起的结核瘤。幕上结核瘤的首发症状为头痛、呕吐等颅内压增高症状和癫痫发作等；幕下结核瘤除有颅内压增高还可出现小脑受累症状。伴有结核型脑膜炎或病灶多发者，一般情况较差，可出现低热、盗汗、消瘦和咯血等症状。脑脊液检查表现为脑脊液压力增高、蛋白质含量增高、糖含量减少。CT 显示结核瘤内钙化较 MRI 敏感。而 MRI 的 T_2 加权像显示病灶中心低信号，有助于结核瘤定性诊断。

9. 副肿瘤综合征 颅外肿瘤的非转移性远隔效应会导致中枢神经系统的副肿瘤综合征，可见于乳腺癌、卵巢癌等肿瘤。①副肿瘤小脑变性：最初的经典表现为轻度共济失调，经数周或数月后可能逐渐进展到行走不能；早期脑脊液淋巴细胞增多、蛋白含量增高、IgG 及寡克隆带阳性，CT 及 MRI 正常；晚期表现为广泛的小脑萎缩及第四脑室扩大，因乳腺癌而出现者血浆含 Yo 抗体，病理检查发现小脑颗粒层的 Purkinje 细胞丧失。②抗 Ri 综合征：表现为波动性的视性眼阵挛、肌阵挛和躯体共济失调，部分可自发缓解；早期脑脊液淋巴细胞升高、蛋白增高，CT 及 MRI 阴性，血浆中存在神经元抗体（Hi 抗体），可与神经元的胞核反应。③僵人综合征（stiff-man syndrome），表现为波动性的肌肉强直阵挛，多数患者存在抗谷氨酸脱羧酶抗体。

七、治　　疗

基本的治疗原则以手术为主的综合治疗，根据病情辅以对症治疗，如控制颅内高压、应用皮质类固醇激素和抗癫痫药物、纠正代谢异常和支持治疗等。

（一）手术治疗

1. 手术方法分类 分为直接手术切除肿瘤和姑息性手术（内减压术、外减压术和脑脊液分流术）。

2. 手术治疗原则 尽可能地切除肿瘤，同时保护周围脑组织结构与功能的完整。

3. 切除方式 良性颅内肿瘤手术切除几乎是唯一有效的治疗方法，恶性肿瘤也应强化切除，但由于其浸润性或位于重要功能区及其他手术难以到达的部位仅能次全切除、部分切除或活检。

4. 备用方法和技术 有助于明显提高颅内肿瘤的手术切除水平和治疗效果的方法和技术：①双极电凝、超声吸引、激光和神经内镜等辅助下的显微神经外科手术；②在以立体定向技术及实时 CT/MRI 为基础的神经导航系统辅助下的肿瘤精确定位；③脑皮质的电生理图和诱发电位技术使局麻下切除语言或运动皮质区的肿瘤成为可能；④耳鼻喉科、颌面外科、整形外科等多学科协同处理颅底肿瘤。

（二）放射治疗

完善的放射治疗计划必须由神经外科、神经影像、放射肿瘤治疗和放射物理等多学科合作完成。

1. 放射治疗的应用范围 包括肿瘤切除术后防止肿瘤复发或中枢神经系统内播散及未完全切除的肿瘤，但对 3 岁以下儿童禁忌，对不宜放疗的 3~6 岁儿童可通过化疗控制病情来推迟放疗；适合放疗的肿瘤包括间变性星形细胞瘤、胶质母细胞瘤、室管膜瘤、胚胎性肿瘤、松果体实质性肿瘤、血管母细胞瘤、恶性淋巴瘤及肉瘤，以及未完全切除的良性肿瘤及亚恶性肿瘤（如垂体腺瘤、脑膜瘤、脊索瘤、弥漫性星形细胞瘤和少突胶质细胞瘤）；髓母细胞瘤、间变性室管膜瘤、生殖细胞瘤等还应考虑实施全脑脊髓轴放疗；脑深部或累及丘脑、基底节、脑干等重要结构的肿瘤可单独采取放射治疗；对放疗高度敏感的肿瘤（如生殖细胞瘤、髓母细胞瘤、恶性淋巴瘤或神经母细胞瘤）可考虑单独放疗；视神经胶质瘤也可单独放疗并获得较长时间缓

10

解;颅内多发转移瘤可考虑全脑照射+病灶局部照射。

2. 常用的放疗方法

(1)常规分割放疗:传统多采用钴-60 全或直线加速器进行全脑加局部缩野补充照射。

(2)非常规分割放疗:仅用于年龄>70 岁、预后差的胶质母细胞瘤的快速放疗,可分为超分割放疗、加速分割治疗和少分割放疗 3 种。

(3)间质内近距放疗:一般适用于幕上原发或转移性肿瘤,CT 检查显示病灶较局限、边界明显、直径不超过 6cm 者。

(4)立体定向放射:适用于颅内病变直径小于 3.0~3.5cm、常规手术难以达到或常规放疗不能很好控制的肿瘤,剂量范围为 15~20Gy。

(三)化学治疗

目前化学治疗概念的外延已扩展到细胞毒性制剂、抗血管生成药物、促细胞分化类药物、抗侵袭药物和细胞信号转导调节剂等。化疗宜在术后尽早开始,多采用术后放疗前先行化疗或二者并用。高脂溶性、小分子量、非离子化、作用时间短、能通过血-脑脊液屏障且对正常脑组织毒性小的药物适用于颅内肿瘤的治疗。

目前脑肿瘤的代表性新型化疗药物替莫唑胺(temozolomide,TMZ),连续治疗 5 天,28 天为 1 个周期,主要用于治疗恶性胶质母细胞瘤(客观有效率为 22%~29%)和晚期恶性黑色素瘤,优点为较宽的抗肿瘤谱、可口服、吸收快速完全、易于透过血脑屏障、与其他药物没有叠加毒性、可用于对亚硝基脲耐药的患者,常见副作用为恶性、呕吐,口服剂量大于 1 200mg/m^2 时会出现骨髓抑制。

(四)其他辅助治疗

1. 免疫治疗 ①单抗导向治疗;②应用自体淋巴细胞激活的杀伤细胞(LAK)及白细胞介素-2(IL-2),或肿瘤浸润淋巴细胞(TIL)刺激抗肿瘤免疫;③应用干扰素;④各种抗瘤疫苗。

2. 光动力学疗法 采用光敏剂血卟啉衍生物(HPD)可选择性地被肿瘤摄取并潴留的特点,于术前 4~24 小时内静脉注射 HPD,保持避光,在开颅切除肿瘤后用激光照射瘤腔。

3. 基因治疗 ①抑制胶质细胞的恶性增殖;②促进胶质细胞的分化;③诱导瘤细胞凋亡;④促进抗肿瘤免疫;⑤降低胶质瘤的微侵袭性;⑥抑制肿瘤的血管形成与增殖;⑦抑制抗耐药基因的表达;⑧增加放射治疗敏感性和化疗的耐受性。

4. 热能治疗 采用局部微波或射频加热治疗

八、疗效评价

在肿瘤切除术后 48 小时内行强化 MRI 或 CT 检查,以判断肿瘤的切除程度。接受放疗或化疗等辅助治疗 1 个月也应行强化 MRI 或 CT 检查,随访期间内每 3 个月进行 1 次规范的神经系统检查和神经影像。

(一)疗效评价及判断

1. 完全缓解 为所有可见病变完全消失,并至少维持 4 周。

2. 部分缓解 为肿瘤病灶的最大径及其最大垂直径的乘积减少 50%以上,并维持 4 周以上。

3. 稳定 指肿瘤病灶的两径乘积减少<50%,或增大<25%,无新病灶出现。

4. 进展 指肿瘤病灶的两径的乘积减少>50%,或出现新病灶。

(二)患者生活质量评价

可通过卡氏(Karnofsky)评分标准来衡量患者生活质量。

1. 改善 与治疗前相比,疗程结束后 Karnofsky 评分增加≥10 分者为生活质量改善。

2. 下降 与治疗前相比,疗程结束后 Karnofsky 评分减少≥10 分者为生活质量下降。

3. 稳定 与治疗前相比,疗程结束后 Karnofsky 评分不变者为稳定。

与预后可能相关的因素包括患者年龄、病情进展速度、术前神经科症状表现和 Karnofsky 评分、肿瘤部位、手术切除是否彻底、肿瘤的病理类别和组织学表现、肿瘤的增殖指数。

第二节 神经胶质细胞瘤

神经胶质细胞瘤(neurogliocytoma)亦称胶质细胞瘤(gliocytoma),简称胶质瘤(glioma),既可以发生在脑内,也可以发生在脊髓内,是发生于神经外胚叶的肿瘤,主要来源于神经间质细胞,即神经胶质、室管膜、脉络丛上皮细胞,极少数来源于神经元,是人体十大恶性肿瘤之一。文献报道年发病率约为 3.5/10 万,占颅内肿瘤的 40%~50%,居各种颅内肿瘤的首位。在胶质瘤中,居第一位的是星形细胞瘤,其次为多形性胶质母细胞瘤、室管膜瘤、髓母细胞瘤、少突胶质细胞瘤、脉络丛乳头状瘤等。胶质瘤以男性较多见,男女之比为 1.84:1,胶质瘤可发生于任何年龄。大多见于 20~50 岁,以 30~40 岁为最高峰。

一、星形细胞瘤

星形细胞瘤是最常见的胶质瘤,约占原发性肿瘤的 30%,占胶质瘤的 78%以上。男性较多见,高峰发病年龄为 30~40 岁。肿瘤可发生在中枢神经系统的任何部位,以大脑额叶和颞叶最多。

(一)弥漫性星形细胞瘤

弥漫性星形细胞瘤(diffuseastrocytoma)在神经上皮性肿瘤中最常见,占胶质瘤的 21.2%~51.6%。男多于女,任何年龄均可发生,发病高峰在 20~40 岁。可发生在中枢神经系统的任何部位,一般成人多见于大脑,常见于额叶、顶叶、颞叶,较少发生于枕叶,小脑星形细胞瘤占儿童脑肿瘤的 30%。弥漫性星形细胞瘤的预后与患者的年龄密切相关,年轻人的生存期较长。

【病理】

弥漫性星形细胞瘤是一种分化良好的肿瘤,组织学上,肿瘤细胞排列疏松,与正常脑组织比较,肿瘤细胞密度呈中等程度增加,核异形型偶见,一般不见核分裂象,无坏死和微血管增生。分为*IDH*突变型、*IDH*野生型和NOS三类，其中*IDH*突变性占绝大多数。*IDH*野生型诊断需要满足下列条件之一：①R32HIDH1蛋白免疫组化检测阴性，测序未发现*IDH1*基因132密码子和*IDH2*基因172密码子突变；②单纯测序未发现*IDH1*基因132密码子和*IDH2*基因172密码子突变。如果*IDH*未检测或未完全检测，则诊断为NOS型。肥胖型星形细胞瘤（gemistocytic astrocytoma）是一种较为罕见弥漫性星形细胞细胞，*IDH*突变型的亚型，WHO分级属Ⅱ级，肥胖型星形细胞瘤细胞体积较大，胞浆丰富，半透明，核偏位。电镜下在瘤细胞胞浆中可见成束排列的中间丝。

【临床表现】

多为年轻患者，2/3发生癫痫，且多呈精神运动性发作。其他表现为渐进性头痛、呕吐、肌力下降、视力和感觉丧失、语言障碍、性格改变，症状常在诊断确诊前数月或数年出现，有癫痫症状者常伴有较好的生存期，而有功能丧失者常提示较差的预后，年老的患者多有占位症状。

【辅助检查】

1. 颅脑CT ①平扫多为均匀低或等密度病灶，少数为低等混杂密度病灶；②多呈圆形或椭圆形，大小不一，边缘清楚或部分清楚，瘤周水肿轻或无，少数为中度，占位效应多较轻；③近1/5的肿瘤可见钙化，坏死及出血较少见；④增强后大多数肿瘤无或轻度强化，少数可呈均匀或不均匀强化。

2. 颅脑MRI ①肿瘤呈圆形或椭圆形；②T_1WI多呈等或略低信号，少数T_1WI呈低等混杂信号，以囊性成分为主的星形细胞瘤T_1WI呈均匀高信号，以实质性成分为主的T_2WI呈不均匀高信号，T_2WI水肿较T_1WI清楚，多数边缘轮廓不清，少数轮廓较清楚，无明显包膜，瘤周水肿多无或为轻度，占位效应较轻，瘤内可见囊性变，增强后扫描多数无或轻度强化；③少量可见中度强化，多为均匀强化，病灶较大时，可有沿脑白质束蔓延增强的征象；④若肿瘤信号强化不均，增强较明显，应考虑有恶变的可能。

3. 数字减影血管造影术（DSA） 可表现为局限性无血管区，动脉期可见肿瘤血管呈簇状或分散数处的小动脉网，至微血管和静脉期转为小堆或分散数处的均匀致密阴影，轮廓不齐，边缘模糊，肿瘤血管数量不多，与占位范围比较，显得不成比例的稀少，很少出现静脉早现和动脉包裹征象。

【诊断】

主要根据脑CT和脑MRI检查，并结合临床表现作出诊断。

（二）间变性星形细胞瘤

间变性星形细胞瘤（anaplastic astroctroma）是生物学行为、病理分级及影像表现介于弥漫性星形细胞瘤与多形性胶质母细胞瘤之间的一种星形细胞起源的肿瘤，约占胶质瘤的25%。约有3/4病例为弥漫性星形细胞瘤进展所致，且可向多形性胶质母细胞肿瘤转化。发病年龄略大于弥漫性星形细胞瘤，高峰年龄为40~50岁，预后较差，平均生存期仅为2~3年。WHO分级属Ⅲ级，ICD-O属“/3”。

【病理】

肿瘤界限不清，易向周围健康组织浸润，但无明显结构破坏，瘤内较常见囊变与出血，肿瘤细胞异形性较弥漫性星形细胞瘤明显，但血管增生及坏死较少见。免疫组化学胶质纤维酸性蛋白（GFAP）（+），IDH-1及Olig-2染色（+），Ki增高。可分为*IDH*突变型、*IDH*野生型和NOS三类，其中*IDH*突变性占绝大多数。

【临床表现】

常常随病变部位不同可表现为不同的症状，最常表现为癫痫或局灶性神经功能缺失，及头痛，其他颅内压升高症状。

【辅助检查】

1. 颅脑CT ①界限不清的不均匀低密度病变，可有钙化，瘤周有低密度水肿。②增强扫面无强化或病变局部出现不均匀强化。

2. 颅脑MRI ①表现为圆形或椭圆形、边界不清的肿块，T_2WI呈高信号，信号混杂不均匀，T_1WI呈稍低或低信号，病灶周围存在明显水肿，邻近蛛网膜下腔变窄，增强后扫描病变小部分区域有中等强化（图10-2-1）；②同胶质母细胞瘤一样，间变性星形细胞瘤也可沿白质通道传播及沿室管膜、软脑膜和脑脊液种植，增强后可见这些沿白质通道或室管膜、软脑膜种植播散的异常强化区；③少数肿瘤可表现为囊性无强化肿块或累及皮质的肿块，后者与脑梗死或脑炎不易鉴别（图10-2-1）。

3. 数字减影血管造影术（DSA） 典型的间变性星形细胞瘤全脑血管造影可见不规则的新生肿瘤血管伴肿瘤染色，前者呈短小螺旋状、斑点状或毛刷状阴影。有时可见动静脉分流及不同程度的引流静脉出现。可见肿瘤包裹动脉征及脑外动脉参与供血，但不及胶质母细胞瘤明显。

【诊断】

主要根据脑CT和脑MRI检查，并结合临床表现作出诊断。

（三）胶质母细胞瘤

胶质母细胞瘤（glioblastoma，GBM）在临床上常被称为“恶性胶质瘤（malignant glioma）”。据国外报道，很少发生在20岁以前，而在40岁以后显著性增加，尤其是在60岁后老年人中发病率增加2倍。胶质母细胞瘤占原发性中枢神经系统肿瘤30%，发病率3/10万。可以发生时即为胶质母细胞瘤，也可从良性的星形细胞瘤恶变而来，WHO分级属Ⅳ级，ICD-O属“/3”。

【病理】

好发于大脑半球白质内，呈浸润性生长，可侵及2个叶，甚至经胼胝体侵及对侧半球，边界不清，周围水肿明显，核分裂多见，血管多，供血丰富，有出血、坏死、囊性变，胶质母细胞瘤还具有肿瘤细胞多形性，故又称多形性胶质母细胞瘤。少数的肿瘤细胞经水肿向周围浸润至距肿瘤较远的区域，据报道10%在晚期经脑脊髓播散，个别出现中枢神经系统外转移。胶质母细胞瘤的亚型：

1. 巨细胞型胶质母细胞瘤（giant cell glioblastoma）：属于胶

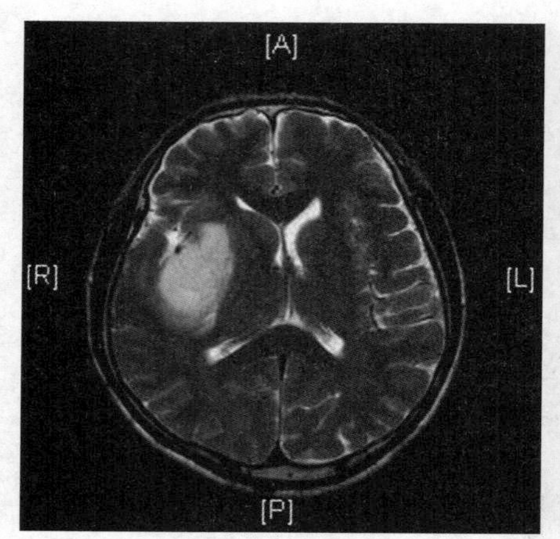

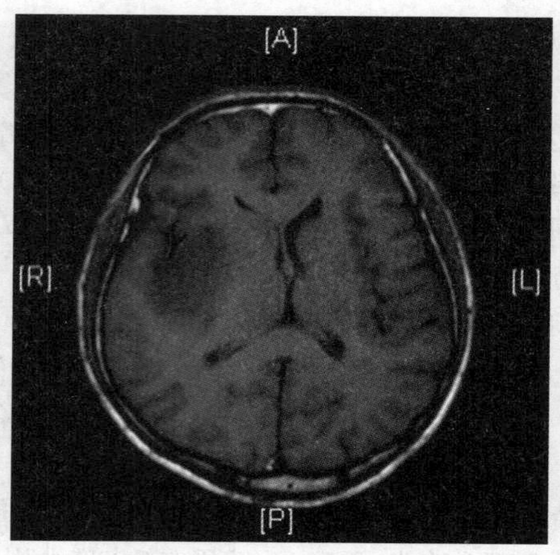

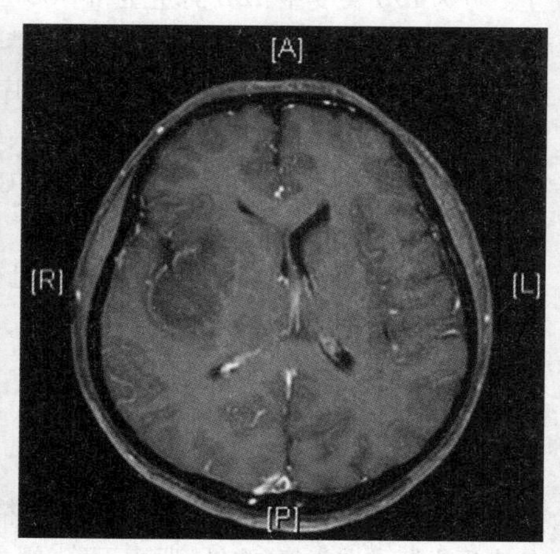

图 10-2-1 右颞叶间变性星形胶质细胞瘤

质母细胞瘤，*IDH* 野生型，极为罕见，为起源不明的恶性肿瘤，又称巨细胞或多形性胶母细胞瘤、恶性多形性纤维组织细胞瘤。①好发于中老年人，平均发病年龄为 42 岁。肿瘤常见于大脑半球皮质下的白质，最好发的部位是颞叶和顶叶皮质下，也可累及基底核和对侧大脑半球；②临床表现常为非特异性神经功能障碍；③病理学特征为光镜下肿瘤由巨大奇异的巨细胞，小圆细胞和梭形细胞构成，其中巨怪形多核瘤巨细胞数>50%；④CT 扫描多为低密度病灶伴周边环形强化；⑤CT 上也可表现类似囊性间变性星形细胞瘤或星形细胞瘤，也可呈胶质母细胞瘤或脓肿样表现；⑥MRI 上 T_1WI 呈低信号，T_2WI 呈高信号，增强后病灶可呈环形强化。

2. 胶质肉瘤（gliosarcoma）：属于 GBM，*IDH* 野生型，2% 的胶质母细胞瘤可以发生肉瘤样变，形成胶质肉瘤。①好发于中老年人，平均发病年龄为 53 岁，常见于大脑外周，并可侵犯硬膜。②临床表现与 GBM 相似，多为非特异性神经功能障碍。③病理学特征为光镜下见质硬、边界清楚的肉瘤成为位于较软的、边界欠清的高级别胶质瘤成分内。胶质瘤成分呈典型的胶质母细胞瘤样，肉瘤区填充有肿瘤间质细胞。④血管造影可见边界清楚的肿瘤血管染色区，可见早期皮质静脉引流，供血动脉来自软脑膜或软硬脑膜。⑤CT 平扫多为不规则混杂密度肿块，瘤周水肿明显，常伴坏死灶；增强后呈边缘不均匀结节状强化，亦可表现为位于脑表面的高密度均匀强化肿块，可有小囊变，邻近脑组织水肿轻微。⑥MRI 上 T_1WI 表现为形态不规则的低信号影，T_2WI 为等、高信号为主的混杂信号，多为不规则环形强化、不均匀实质性强化，有时呈花圈样强化。可发生脑外转移、常以播散性血源转移为主，可转移到内脏。有学者将肿瘤不同的表现形式分为团块状和结节状两类，前者病灶较大，分叶状，形态不规则，T_1WI 低信号、T_2WI 高信号，多合并坏死和囊变，占位效应明显，呈环形明显强化，可见大小不一的壁结节；后者结节状，病灶较小，边界清楚，呈浅分叶，T_1WI 低信号，T_2WI 高信号，邻近脑组织水肿明显，增强明显。

3. 上皮样胶质母细胞瘤（epithelioid glioblastoma） 是 WHO（2016）分类中新定义的罕见胶质母细胞瘤变体，属于胶质母细胞瘤，*IDH* 野生型，同时具有巨细胞胶质母细胞瘤和神经胶质肉瘤的特点。多见于儿童和青年，典型者位于大脑表面或间脑实质内，常常包含有 *BRAF* V600F 突变。主要病理特点为大的上皮样细胞为主，伴有大小不等的经典胶质母细胞瘤。肿瘤细胞异型性明显，嗜酸性胞质，似横纹肌样细胞。肿瘤周围可见微血管增生，并形成假乳头样结构，可伴有地图样或加栅栏样坏死。MRI 上表现为不规则囊实性占位，T_1WI 高信号，T_2WI 高信号。增强后实质及囊壁呈现不规则斑片及环状强化。

【临床表现】

1. 占位效应　此类肿瘤恶性程度高，生长快，占位效应明显并可引起颅内压增高，头痛为最常见症状，如肿瘤伴有坏死、出血或囊变则症状加剧，出现呕吐和视神经盘水肿等。

2. 局部功能障碍　根据肿瘤所在部位不同而引起相应局部神经功能障碍表现，如不同程度的偏瘫、偏身感觉障碍、失语和偏盲等。

3. 癫痫　20%～60% 的小脑幕上的恶性胶质瘤出现癫痫，肿瘤位于脑表面者易发生。1/3 患者癫痫为首发症状。额叶病变多为大发作，中央区及顶叶多为局灶性发作，颞叶病变则为精神运动性发作。

【辅助检查】

1. 颅脑 CT　①当 CT 平扫显示肿瘤呈现以低密度为主或以等密度为主的低等混杂密度时，CT 平扫并不能区分肿瘤和水肿的边界；若以肿瘤为实质性等密度为主，则可以区分肿瘤区和水肿区，然而，低密度水肿区常常会有肿瘤细胞的浸润。②若肿瘤有较大的囊变和/或坏死区，则可出现三重密度表现，即肿瘤中央为坏死、囊变的低密度区；中间为肿瘤未坏死、囊变的实质部分，呈等、略低或略高密度带状影；周边部分为水肿的低密度带。③若肿瘤多累及额叶，常较大，为 3.2～6.8cm，平均 5.2cm，多为不规则形，少数呈圆形或椭圆形。边缘不规则，轮廓欠清晰，伴有瘤周水肿，多为中重度。④肿瘤区出血并不少见，表现为局限性的片状高密度区。⑤少见钙化，但放射治疗后，胶质母细胞瘤出现钙化者较为多见，钙化出现率可高达

50%。⑥因肿瘤明显的占位效应,阻塞脑脊液通路后,可出现不同程度的脑积水,甚至脑疝,增强扫描实质部分常明显强化,表现为花圈状、环状或结节状强化及坏死的无强化区并存。偶尔无或轻微强化,广泛侵犯半球不形成明显肿块。

2. 颅脑 MRI ①多为不规则形,少数为圆形或椭圆形,边界不清,无明显包膜。②T_1WI 多呈不均匀低信号,以低等混杂信号为主,也可表现为低和高混杂信号,少数为均匀低等信号。③肿瘤内囊变、坏死、出血多见,钙化少见。有研究总结 105 例胶质母细胞瘤病例,其中囊变及坏死发生率高达 75%。坏死和囊变的发生主要与肿瘤生长速度快、肿瘤组织相对供血不足有关,T_1WI 表现为低信号,其信号强度常低于肿瘤实质部分所造成的信号区。出血常见,肿瘤内出血与肿瘤对血管的侵犯、肿瘤血管多、肿瘤生长快和坏死等因素有关。④瘤周水肿多为中重度,占位效应明显。T_1WI 肿瘤的实质部分与其周围瘤周水肿所造成的低信号往往不易区分,瘤周水肿的低信号区与正常脑组织的等信号区之间往往呈逐渐过渡。⑤T_2WI 的实质部分呈现为高或等信号区,或高等混杂信号区,瘤周水肿呈高信号。肿瘤具有沿胼胝体膝部生长的特性,呈特征性"蝴蝶征",亦可在脑内形成多发病灶,部分邻近脑室系统的胶质母细胞瘤可沿室管膜下转移,强化表现为邻近脑室壁线状强化。可黏附于硬膜结构但很少穿透硬膜。⑥增强后病灶多呈不均匀强化,其强化形式多样,可呈斑片状、不规则环形和环伴结节形。

3. 数字减影血管造影术(DSA) ①动脉期可见弥漫性脑血管移位,管腔变形、管壁僵硬和形态不规则,30% 可见肿瘤包裹脑动脉征象;②实质期可在移位血管之间见到短小的螺旋状或不规则窦状或网状的肿瘤血管影,形成较大模糊的血管染色区占 67%;③静脉期 25% 可显示肿瘤的引流静脉早现。

(四)其他星形细胞瘤

1. 多形性黄色瘤星形细胞瘤(pleomorphic xanthoastrocytoma)与间变性多形性黄色瘤型星形细胞瘤(anaplastic pleomorphic xanthoastrocytoma) 起源于软脑膜下的星形细胞,因此肿瘤常位于脑的表浅部位,主要发生于大脑皮质的浅表部位,以颞叶为主,少数可发生于小脑、脊髓和视网膜,近年来尚有发生于松果体区的报道。约占星形细胞瘤的 1%。好发于儿童及青年人,国内报道平均发病年龄为 27 岁。WHO 分级属Ⅰ~Ⅲ级,ICD-O 属"/3"。与多形性黄色瘤型星形细胞瘤(WHO 分级属Ⅱ级相比),间变性多形性黄色瘤型星形细胞瘤其生存期更短,预后更差。

(1)病理:光镜下肿瘤细胞具有明显的多形性,单核或多核巨怪瘤细胞、梭形细胞及泡沫样瘤细胞混杂,可见丰富的网状纤维和淋巴细胞浸润。肿瘤细胞可紧密排列成上皮样,或由纤维组织包绕形成巢状结构。典型的多形性黄色瘤星形细胞瘤坏死少见,核分裂象无或少,细胞增殖指数常低于 1%,无血管和血管内皮细胞的增生。间变性多形性黄色瘤星形细胞瘤具有较多的核分裂象和较高的细胞增殖指数,可出现灶性坏死,并有血管和血管内皮细胞的增生,同时肿瘤细胞可浸润脑实质和血管周围间隙。

(2)临床表现:由于肿瘤多位于大脑半球的浅表部位,患者常常出现长期顽固性癫痫。肿瘤生长缓慢,病程较长,当肿瘤体积较大时也引起颅内高压相关症状。

(3)诊断:依据 CT 及 MRI 影像学表现结合临床做出诊断。CT 典型的影像学特征为边界清楚的囊实性肿块,常为大囊伴壁结节,壁结节紧邻软脑膜,瘤周水肿轻或无,占位效应轻,平扫呈低密度或低等混杂密度,囊性区呈圆形或椭圆形,边界清晰,因含有蛋白或出血,略高于脑脊液的密度。MRI 上 T_1WI 实性部分呈低或等信号,囊性部分呈略低于脑脊液信号,部分可因钙质沉着而在 T_1WI 呈稍高信号;T_2WI 实性部分呈略高信号,囊性部分呈略高于脑脊液信号。强化扫描可见实性部分及附壁结节的明显强化,囊性部分位于肿瘤的边缘由于位置表浅,与肿瘤相邻的软脑膜亦可呈脑回样强化。全脑血管造影可显示为无血管或少血管的病灶,常呈结节状,可见丰富的肿瘤新生血管染色。

2. 毛细胞型星形胶质瘤(pilocytic astrocytoma) 来源于神经上皮组织肿瘤,生长缓慢,肿瘤好发于中线结构的脑白质部位和小脑半球,以发生在漏斗部位者最为典型,有时称漏斗瘤。

(1)病理:肿瘤通常为双向性的,双极、纤维样长(毛样)细胞与具短突起的星芒状细胞混在一起,毛样细胞倾向于密集成束,在血管周围尤其明显且密度也较大。星芒状细胞呈花边状排列,常伴有微囊变。Rosenthal 纤维、颗粒状透明小滴和胞浆内嗜酸小体均为独有的特征,并表明有变性。肾小球样毛细血管和内皮增生是常见的,也可见核异型性细胞、多形性细胞及多核细胞形成。活跃的核分裂活性也许是间变最可靠的特征。

(2)临床表现:可能出现局灶性神经功能障碍,巨颅症、头痛、颅内高压等肿瘤占位征象,若肿瘤发生在脑干部分则常见交叉性损脑(脑神经损伤及对侧锥体束征)及小脑体征。最常见的脑神经损害为展神经,其次为面神经及舌咽、迷走神经,故表现为口眼歪斜及吞咽发呛;锥体束征多为双侧性,脑神经损害则对侧多较同侧严重;小脑损害征,表现为走路蹒跚及肢体共济运动障碍,少数患者有智力减退(学习成绩下降)及精神症状(强笑或强哭等)。

(3)诊断:典型临床表现有中脑的眼球运动障碍,脑桥的眼球外展受限,面神经及三叉神经受累,延髓的吞咽障碍及生命体征改变。若学龄期儿童会出现眼球内斜(复视),哭时嘴歪(面神经周围性瘫痪)、谈话含糊不清和吞咽发呛(迷走及舌咽神经麻痹)、走路不稳(小脑体征)等首先要想到脑干胶质瘤的可能性,应做 CT 及 MRI 检查,MRI 的 T_1 增强可见延髓至脑桥体呈高信号影;T_2 见延髓下方至高位颈髓高信号影。

二、少突胶质细胞瘤

少突胶质细胞瘤(oligodendroglioma)是一种较少见的神经上皮性肿瘤,来源于中央白质,绝大多数发生在幕上,其中额叶最多见,约占脑胶质瘤的 2%~12%。该肿瘤主要发生于成年人,发病高峰为 30~40 岁。

【病理】

因福尔马林固定其细胞核周形成光晕，使镜下见细胞如“煎鸡蛋”状，细胞密集。丰富的血管网被形容为“鸡丝血管”，钙化为其主要特征之一。通常使用二级分类评判：即低度恶性少突胶质细胞瘤和间变性少突胶质细胞瘤。少突胶质细胞瘤具有 *IDH* 基因突变以及 1p 和 19 全臂的联合缺失（1p/19q 同缺失）。当免疫组化未检测到 R132 *IDH1* 突变时，推荐进行 *IDH1* 基因 132 密码子和 *IDH2* 基因 172 密码子的测序。在不具上述检测能力或者没有得到确切基因检测结果，同时组织学又为典型的少突胶质细胞瘤时，则为 NOS。

【临床表现】

与幕上星形细胞瘤相似如头痛、精神状态改变、视乳头水肿、局灶脑功能障碍等。但它有明显不同的特点是长期慢性病史，一般长达 7~8 年，70%~90% 患者以癫痫为最常见的症状。

【辅助检查与诊断】

由于绝大多数病例以钙化为其特征，因而选择 CT 检查优于 MRI，在 CT 上表现边界清楚的低密度区，周围水肿及占位表现均不明显。肿瘤内常可见多发高密度钙化灶。如无临床表现提示脊髓转移，一般不必做脊髓 MRI。MRI 影像上多为长 T_1 和长 T_2 异常信号影，边缘不规则，信号不均匀。

（一）少突胶质瘤

WHO 分级属于Ⅱ级。分为 *IDH* 基因突变以及 1p 和 19 全臂的联合缺失（1p/19q 同缺失），以及 NOS 型。

1. 颅脑 CT　平扫多呈略低或等密度、大部分钙化。有学者统计其钙化出现率高达 70%，表现为瘤体内弯曲条带状或斑片状钙化，而囊变、出血少见。肿瘤多为圆形或卵圆形，边界清楚，瘤周水肿轻，占位效应轻微。增强表现多种多样，从无增强到明显强化。

2. 颅脑 MRI　T_1WI 呈低或等信号，特征性的条带状或斑片状钙化呈低信号，T_2WI 呈高信号，信号不均匀，钙化亦呈低信号。多数强化不明显，少数有不均匀强化。发生于脑室内者通常有较为明显强化。

3. 数字减影血管造影术（DSA）　可见典型的无血管或少血管病灶，病变周围的正常脑组织可见延伸、包绕征象。肿瘤区未见肿瘤染色和新生肿瘤血管。

（二）间变性少突胶质瘤（anaplastic oligodendroglioma）

WHO 分级属Ⅲ级。同少突胶质细胞瘤相似也具有 *IDH* 基因突变以及 1p 和 19 全臂的联合缺失（1p/19q 同缺失），以及 NOS 型。

1. 颅脑 CT　类似于少突胶质瘤，但无明显钙化，可有囊变、出血，肿瘤周围水肿明显，有明显的占位征象。平扫表现为类圆形等或略低密度，少部分为不规则形。增强后多呈明显强化。

2. 颅脑 MRI　T_1WI 呈低或等信号，T_2WI 呈高信号，信号不均匀。肿瘤形态可呈类圆形或不规则形，轮廓不清，无明显钙化，瘤周水肿较重，水肿带与肿瘤组织之间边界不清，常有明显占位征象。由于肿瘤血管较丰富，血脑屏障破坏较严重，增强后多呈明显均匀或不均匀强化。

3. 数字减影血管造影术（DSA）　可见瘤周正常血管扭曲、变形，有时可见管腔变窄等肿瘤浸润血管征象，可见肿瘤染色。

三、室管膜瘤

室管膜瘤（ependymoma）是来源于蛛网膜内皮细胞的肿瘤。占神经上皮肿瘤的 2%~9%，患者以儿童和青少年居多，其发病率占儿童脑瘤的 6%~12%，占椎管内肿瘤的 30%~50%，近半数患儿年龄在 5 岁以下。近年来，5 年生存率由原 30%~40% 提高至 60%~70%。椎管内乳头状室管膜瘤 5 年生存率高达 90%~100%。

【病理】

1/3 发生在幕上，2/3 发生在幕下。其中室管膜瘤，RELA 融合阳性型，占儿童幕上肿瘤中的大多数。发病部位依次为第四脑室、侧脑室、第三脑室、导水管、椎管内腰骶部多见，颈部次之。80% 为良性，称室管膜瘤。20% 为恶性，包括间变性室管膜瘤、室管膜母细胞瘤。有报道，低度恶性（相当于 WHO 分级Ⅱ级）。间变性室管膜瘤相当于 WHO 分级Ⅲ级。恶性室管膜瘤多见于侧脑室，肿瘤大，中央可出现坏死、出血。镜下：细胞小、致密、核深染、核分裂多见，经 CSF 播散率不到 10%，按部位统计的结果提示：幕下恶性病变发生脊髓转移占 15.7%，而幕下分化好的病变仅为 5.5%。

【临床表现】

较常见于儿童及青年人，其症状因肿瘤所在部位不同而异，以头痛、呕吐、视力减退及视乳头水肿等颅内压增高症状最为多见。侧脑室及第三脑室位于幕上，多数以头痛为首发症状，主要是额、颞部头痛，也可是全头痛。患儿可有视力下降、肢体运动及感觉障碍等。因梗阻性脑积水患者常表现为剧烈的发作性头痛，并可出现突然的意识丧失，精神障碍，记忆力减退等。第四脑室室管膜瘤可以累及周围的小脑或脑干部位，出现小脑症状和脑神经瘫痪。

【诊断】

根据临床表现有局部定位体征，颅内高压症状，结合影像学检查，可发现占位病变脑积水，作出初步诊断并不困难。

四、髓母细胞瘤

髓母细胞瘤（medulloblastoma，MB）来源于后髓帆的原始神经上皮细胞的残余，占颅内肿瘤的 2%~6%，好发于小儿。髓母细胞瘤是儿童中最常见的实体瘤。发病中位年龄 5~7 岁，其中 2 岁以下 20%。15 岁以下 85%。男性略多于女性，男女比为 1.3∶1。对放疗颇敏感，早期易经脑脊液在脑室和蛛网膜下腔转移，20%~50% 的病例在手术时即发现播散性肿瘤灶。可发生弥漫性和结节样转移，也可通过血管周围菲-罗间隙（Virchow-Robin space）转移。

【病理】

髓母细胞瘤属于原始神经上皮性肿瘤（primitive neurendocrine tumor，PNET）的一种类型。在镜下的特点是为小细胞，圆形，深蓝色，核分裂象多，胞质少。高度恶性，瘤细胞可经脑脊液在脑室系统播散，并能由原发灶转移至大脑，脊髓等。但较少转移至中枢神经系统外。按照其组织学可分为经典型、促纤维增生/结节型、广泛结节型、大细胞型/间变性髓母细胞瘤，同时其分子分型为：WNT 激活型，SHH 激活型，但目前尚无统一的分类方式将髓母细胞瘤的组织学分型及分子分型相结合。

【分组】

加利福尼亚大学旧金山系统（The University of California, San Francisco System, UCSF）将髓母细胞瘤分为低危和高危两组。

1. 低危组 ①无扩散的原发病灶；②肉眼全切；③年龄大于 3 岁。

2. 高危组 ①超出原发部位的扩散；②或未能肉眼全切；③年龄小于 3 岁。

【临床表现】

临床特点为常迅速出现小脑受累的症状与体征，出现动作不协调，走路时呈醉酒后的步态，或者向一侧偏斜，协调动作及精细动作差。常表现为颅内高压症状及步态不稳、共济失调、复视及视力减退等。检查可发现视乳头水肿、眼球震颤、闭目难立、展神经瘫痪、脑脊液蛋白增高。早期即出现头痛、呕吐、视力减退、视乳头水肿等颅内压增高症状，病程短。

【辅助检查】

1. 颅脑 CT ①CT 平扫肿瘤位于第四脑室及小脑蚓部，圆形或类圆形，边缘清晰，呈等密度或稍高密度，偶见囊性变，极少出现钙化。颅骨很少出现改变。②增强扫描多呈中等度以上的均匀强化。可侵犯周围脑组织，引起脑水肿。③可出现四脑室扩大，幕上脑积水。④易发生沿室管膜或蛛网膜下腔种植播散，并可扩散至鞍区。

2. 颅脑 MRI 肿瘤在 T_1WI 上呈等或略低信号，T_2WI 上呈等或高信号，信号较均匀。多为圆形或卵圆形实质性肿瘤，少数为分叶状，表面光滑，囊变、坏死少见，若 T_1WI、T_2WI 示点片状高信号灶，提示瘤体内出血。增强后扫描可见肿瘤实质部分明显强化，强化较均匀。发生于小脑半球的髓母细胞瘤，由于肿瘤靠小脑表面常伴脑膜浸润，强化时可见脑膜强化，一般不形成“脑膜尾征”，肿瘤内侧小脑深部多见低信号坏死、囊变和瘤周水肿，强化扫描易于发现位于蛛网膜下腔的转移灶，多为粟粒状或结节状散在分布，影像表现上转移灶与原发灶增强程度一致。

3. 数字减影血管造影术（DSA） 可见肿瘤血管和肿瘤染色，偶可见无血管和少血管病灶，还可见小脑下后动脉下移，小脑前中央静脉前移。

【诊断】

根据临床表现和疾病好发年龄，结合增强 CT，或增强 MRI 检查，诊断易于成立。但在明确诊断后应常规行脊髓增强 MRI 和脑脊液的细胞学检查，以便了解脊髓、蛛网膜下腔有无受侵，作出正确的分期诊断。

五、脑胶质瘤治疗

脑胶质瘤由于呈浸润性生长，仍是目前神经内外科，肿瘤科治疗中的一个难题，专家们多主张综合治疗，即以手术治疗为主，术后配合应用放射、化学、免疫、中医中药等。手术可以缓解临床症状，延长生存期，并获得足够标本用以明确病理学诊断和进行分析生物学研究。放疗可杀灭或抑制残余肿瘤细胞，延长患者生存期，分割外放射治疗已经成为高级别胶质瘤的标准疗法。脑胶质瘤具有原位复发的特点，且 90% 发生在距原发灶 2cm 范围之内，故优化局部放疗方案是治疗的焦点。脑胶质瘤的化疗采用单药和多种药物联合应用的方案。欧洲癌症研究治疗组织（EORTC）和加拿大国立癌症研究院（NCIC）的大规模Ⅲ期临床试验证实，替莫唑胺（TMZ）联合同步放疗，继以 6 周期 TMZ 辅助化疗可延长患者生存期。分子靶向药物治疗、免疫治疗、基因治疗等新疗法也在胶质瘤治疗中得到尝试，但疗效尚需大样本、随机和对照研究加以验证。

（一）手术治疗

脑胶质瘤是否实施手术需要考虑到患者年龄、身体状态、肿瘤数目和部位、新发还是复发肿瘤、复发距离前次手术时间、是否存在其他非肿瘤疾患、手术与非手术的利弊以及预计生存期等。

1. 手术的目的 ①明确组织病理学和分子病理学诊断；②降低肿瘤细胞负荷，为辅助放化疗创造有利条件；③降低颅内压，缓解神经功能障碍，维持可接受的生活质量，延长患者生存期。

2. 手术活检术 适应证包括：①老年患者或患有严重合并疾病的患者；②术前神经功能状况较差（Karnofsky 评分<70 分）；③肿瘤位于功能区皮质、白质或脑干部位，临床无法满意切除的病灶；④优势半球浸润性生长广泛或侵及双侧半球。

活检主要包括立体定位（或导航下）活检和开颅手术活检术。前者适用于位置更加深在的病灶，后者适用于位置浅表或接近功能区皮质的病灶。

（二）手术加放射治疗

放射治疗多作为手术治疗的辅助疗法，具有肯定的效果。资料已证明，无论肿瘤的恶性程度如何，凡能在术后行放疗者，其生存时间均高于单纯手术者。在放疗期间或放疗之后，患者的症状和体征都会有不同程度的改善，特别是脑干或其他重要部位恶性肿瘤，放射窗治疗更具有优越性。放射治疗的方法很多，有内、外照射之分。外照射治疗现已普遍采用高能辐射，如 ^{60}Co 和高能电子束等。高能辐射比普通 X 线穿透力强，皮肤剂量低，骨吸收量少。由于星形细胞呈浸润性生长，所以照射野应较大，照射总量一般为 40~60Gy，可根据全身情况和肿瘤部位酌情增减。

对位于小脑的肿瘤，放射治疗有损伤脑干的可能，因此，术后照射应慎重。凡肿瘤已全切除者，术后未必常规放射治疗；未能全切除而术后患者全身情况良好时，也可不立即进行放疗。复发患者在二次手术后应加放疗，照射野的设计应尽量避开脑干。

（三）立体定向放疗

脑胶质瘤因术后容易复发，多次开颅，风险和创伤极大。采用脑CT扫描引导的立体定向内放疗技术治疗脑肿瘤，是近年开展的新技术，操作容易，并发症少，适应证广，病死率低，特别适合于开颅手术难以切除的恶性肿瘤及位于脑中线结构、运动区、语言区的肿瘤。立体定向内放疗与外照射放疗相比，肿瘤中心区域放射剂量集中，克服了既往外照射时肿瘤中心区域剂量不足和乏氧细胞对放射不敏感而影响治疗效果的缺点。而且时间短，对正常脑组织损伤小，无头皮损伤、脱发及周围白细胞降低等优点。常选用放射性核素^{198}Au、^{32}P、^{192}Ir、^{125}I等，其治疗效果良好。

（四）伽马射线治疗仪

伽马射线治疗仪又称伽马刀（γ刀），它的发展实现了有些脑部肿瘤“不用开刀”的理想。其主要优点是：①无痛、不出血；②治疗精确、对周围组织创伤小；③简便省时，整个治疗一次完成。星形细胞由于边界不清，照射范围难以确定，其治疗效果不如听神经瘤、脑膜瘤等，而且价格昂贵，难以普及应用。

结合肿瘤的生物学特性，调整照射剂量或合并手术及一般放疗，将进一步提高疗效。有学者建议γ刀治疗胶质瘤应注意以下几点：①γ刀照射的范围应超出CT或MRI所显示肿瘤外1.5~2cm；②胶质瘤分化不一，对伽马射线的敏感性不同，多为局部复发，应提高局部照射剂量；③为了克服胶质瘤的厌氧性，必要时可进行分次照射，以彻底杀灭残存瘤细胞防止复发；④肿瘤较大者（直径>4cm），治疗后因肿瘤发生坏死、水肿，易致颅内压增高，甚至出现脑疝而危及生命，有时需要被迫行开颅手术减压，挽救生命，应特别注意。

（五）硼中子俘获治疗

硼（B）中子俘获治疗可选择性地杀伤肿瘤细胞，而不损伤正常细胞，被认为是一种理想的治瘤方法。其原理是当“硼”受到热中子的辐射后，可发生核反应，即所谓的俘获效应，从而产生巨大的能量。所合成的硼化合物对肿瘤细胞有亲和性，在肿瘤细胞中的浓度大大超过在正常组织中或血液中的浓度，所以在治疗时对正常组织产生较小的破坏作用。目前，这种疗法仍处于实验阶段。

（六）化学治疗

化学治疗（化疗）主要是通过诱发肿瘤细胞的凋亡而达到杀伤肿瘤细胞的作用。由于手术和放疗造成血脑屏障的破坏，致使一些原来不能通过血脑屏障的药物也能部分通过而增加化疗效果。目前认为在手术和放疗后再辅以化疗，能够很好地抑制肿瘤生长和血行扩散，比任何一种单项疗法都好。

1. 基本原则 ①绝大多数化疗药物作用域为增殖活跃的肿瘤细胞，且遵循一级药代动力学原则，即每次化疗药物只能杀灭一定数量的细胞。当肿瘤体积较小时，增殖细胞的比例最大，化疗效果最好。因此，在化疗前，应在保留脑功能的前提下，尽量切除肿瘤，以减轻肿瘤负荷。②术后尽早开始化疗，并可与放疗同步进行化疗，以取得较好的肿瘤控制结果。③联合化疗。因为胶质瘤的瘤内异质性，使得一个实体病灶中含有药物敏感性不同的亚克隆。因此。选择作用机制不同及毒性不重复的药物行联合化疗，可以提高抗肿瘤的效果。④充分化疗，采用最大耐受化疗剂量并以尽可能短的间歇期以获得最佳的治疗效果。⑤合理的化疗疗程，并注意保护患者的免疫力。⑥根据病理学诊断和分子标志物检查结果，选择化疗药物。⑦某些抗肿瘤药物[如卡莫司汀（BCNU）、顺铂]可能会导致抗癫痫药物的血清浓度低，而诱发癫痫发作。因此要注意化疗药物与抗癫痫药物的相互影响。⑧由于抗癫痫药物诱导肝酶活性增强，降低了某些经肝代谢的抗肿瘤药物的血清浓度，所以在应用这类抗癫痫药物时，应酌情调整化疗药物的剂量。

2. 方法 根据胶质瘤主要是呈局灶恶性变化及90%以上是原位复发的特点，经肿瘤供血动脉或区域供血动脉持续灌注脂溶性化疗药物可使肿瘤间质产生和维持较高的药物浓度，从而对肿瘤起到直接的杀灭或抑制作用。而对周围的脑组织及全身其他脏器没有毒性反应，颈内动脉灌注和超选择性颈内动脉灌注可将有效浓度的化疗药物输注到瘤变组织，以较低的组织灌注率在脑组织中达到较高的浓度峰值，而且其持续灌注将以足够浓度的药物维持较长时间，不仅提高了效果，同时还减轻药物对全身的毒性反应。血脑屏障和细胞膜的通透性，经手术和放疗后遭到破坏，原来不能透过的药物也可透过，因此，经颈内动脉灌注一些代谢排泄迅速的药物，优于经静脉途径。

近年来超选择性颈动脉插管，可将药物输注到肿瘤的供血动脉，直接到达肿瘤组织，其优点是疗效优于颈内动脉化疗、无眼及眶部并发症，此方法虽然操作复杂，但它是治疗恶性脑胶质瘤的一个有前途的方法。术中术后局部化疗是治疗恶性脑肿瘤的有效方法之一。

3. 不良反应 ①骨髓抑制：白细胞和血小板减少较多见，化疗前注意检查血象；②胃肠道症状：常见恶性、呕吐、食欲缺乏；③肺毒性：易出现肺间质炎及肺纤维化；④生殖毒性：闭经、精子缺乏，有致畸可能；⑤肝肾毒性：肝肾功能损害；⑥色素沉着；⑦药液外渗：静脉滴注化疗药物外渗可引起皮肤坏死；⑧周围神经毒性：表现为肢体麻木，感觉异常，肌肉酸痛，腱反射减弱或消失

4. 化疗方案 分为单药化疗和联合化疗。卡莫司汀（BCNU）单药方案：BCNU为亚硝基脲类烷化剂，具有高脂溶性和良好的血脑屏障穿透力。在TMZ作为一线标准化疗方案之前，卡莫司汀作为一线药使用，有效率为30%~50%。卡莫司汀单药方案常用于高度恶性星形细胞瘤、少突神经胶质瘤、多形性成胶质细胞瘤等高度恶性神经胶质瘤，亦用于转移性脑瘤和脑膜性白血病。

（七）免疫治疗

从理论及试验资料来看，脑胶质瘤的免疫治疗能起到一定的治疗作用，但正常机体的免疫功能只能消灭10^3~10^6的肿瘤细胞，故在免疫治疗之前，必须依靠常规治疗方法，最大限度地减少残留肿瘤细胞数量，免疫疗法才能发挥作用。大部分患者的免疫功能在用药后均有不同程度的提高，并显示出随着用药

时间的延长有逐渐增高的趋势。

胶质瘤的免疫治疗是一门很有发展前途的科学，也是治疗脑胶质瘤的未来希望。但现有的非特异性免疫治疗只能起到辅助治疗的作用，更应寄希望于特异性免疫治疗的开发。

（八）放射治疗

1. 弥漫性星形细胞瘤　多数资料显示术后放疗对未完全切除的低度恶性胶质瘤是有利的。放疗前为确定靶体积应行MRI检查，对于术后的患者以明确切除范围。成人低度恶性星形细胞瘤全切术后，多数学者主张放疗。儿童毛细胞型星形细胞瘤完全切除可不放疗。对低度恶性星形细胞瘤应行小野照射。

（1）靶区设定：以术前MRI片确定肿瘤靶区（GTV），计划靶区（PTV）则包含肿瘤并外放2cm的正常脑组织。

（2）射线选择：选用6~8MV X射线或γ射线照射。

（3）放射治疗剂量：常规剂量54~59.4Gy，每日照射1.8~2.0Gy，5次/周。若采用三维适形放疗计划，则减轻晚期放射性脑损伤。

2. 胶质母细胞瘤

（1）标准放疗靶区设定CTV：GTV+（2.5~3cm），即在GTV（即增强病灶）的边缘外放2.5~3cm，PTV为CTV+0.5cm。有资料证实，以水肿的边缘定为PTV则太局限，肿瘤复发一般在GTV+2cm的照射野内。采用术前增强MRI片定靶为宜，给予肿瘤的吸收剂量（absorbed dose of tumor，DT）50Gy后将PTV缩小为宜。缩小至GTV+1cm。过早缩野常导致肿瘤复发。

（2）照射野设计能量选择：选用6~8MV X线照射。除病变广泛，累及两侧大脑可选用左右平行对穿照射野外，一般主张保护一侧正常结构。采用一侧野+顶野，加用楔形板技术治疗一侧脑部病变，而三野照射技术常用于中线部位肿瘤。

（3）放射治疗剂量：常规分割DT 60Gy/30次/6周，超分割DT 72Gy/60次/6周。国外学者报道术后放射治疗剂量低于50Gy组与术后放疗剂量达60Gy组相比，后者生存期长。

（4）三维适形调强放射治疗：与体外放疗相比，该方法可使30%~50%的正常脑组织避免受到照射，从而可达到减轻正常组织损伤的目的。若能常规分割，每日放疗，则对照射区的正常脑组织无不良影响，但从始至终采用这一技术费时、费力、医疗费用负担重，且结果不一定满意。并且恶性胶质瘤的CTV较大，在肿瘤增强病灶边缘外放2.5~3cm，则在外放范围内绝大部分为正常脑组织，若采用隔日1次，DT 4Gy/次，靶区内正常脑组织位于较高的剂量线区域内，因而这部分正常脑组织的受照射量也是高于常规放疗的，因此日后发生放射性损伤的概率和程度高，范围大。

（5）立体定向放射治疗：作为标准放疗后的补量照射，能够提高疗效，特别是X刀治疗。

3. 少突胶质细胞瘤　对于病灶大、未完全切除或症状未缓解的需作术后放疗。对于恶性少突胶质瘤和混合恶性少突胶质瘤应常规术后放疗。放疗技术同前低度恶性星形细胞瘤相同。对于低度恶性少突胶质瘤，MRI片上确定GTV，并外放2~2.5cm，以此界确定PTV，剂量54Gy/30次/5周，1.8Gy/d。对于恶性（间变性）少突胶质瘤和混合性恶性（间变性）少突胶质瘤，靶区设定同恶性胶质瘤。剂量59.4~60Gy/30次/6周，1.8~2Gy/次。

4. 室管膜瘤　对于间变性室管膜瘤或不全切除，则术后给予局部野放疗DT 50~60Gy。

（1）靶区设定CTV：采用术前增强MRI片定靶为宜。GTV+（2.5~3cm），即在GTV（即增强病灶）的边缘外放2.5~3cm，PTV为CTV+0.5cm。

（2）照射野设计能量选择：选用6—8MV X线照射。除病变广泛，累及两侧大脑可选用左右平行对穿照射野外，一般主张保护一侧正常结构，采用一侧野+顶野，加用楔形板技术治疗一侧脑部病变，而三野照射技术常用于中线部位肿瘤。

（3）治疗剂量：常规分割DT 2Gy/次，1次/d，一周5次，DT 50~60Gy/25~30次/5~6周，超分割DT 72Gy/60次/6周，DT 1.2Gy/次，2次/d，间隔6小时。一般认为提高局部剂量能提高局部控制率，对于明显残存，消退不理想者，可采用立体定向技术局部照射。

（4）放射范围：对于室管膜母细胞瘤或有中枢轴转移者应行全脑全脊髓放疗，一般为全中枢轴36Gy，对可见脊髓病变局部剂量4~9Gy。对脑内原发部位或残留病灶，剂量增至50~60Gy。一般不主张全中枢神经轴的预防照射。全脑全脊髓照射仅适用于后颅窝病变和恶性室管膜瘤这类具有脊髓播散高危倾向者。

5. 髓母细胞瘤　近30%的患者在诊断时已有中枢神经系统转移的证据，因而一致主张行全中枢轴（全脑全脊髓）的放射治疗。对于年龄小于2~3岁儿童，全中枢轴放射剂量难以推至30Gy，这也是年龄小于2~3岁的患儿预后差的主要原因之一。

全脑全脊髓放疗：尽管常规剂量的全中枢神经系统放疗会导致内分泌功能不足，影响身材增高，思维能力下降，但目前仍为标准的术后辅助治疗。针对存在的上述不足，有学者作了下列治疗研究：①降低全中枢的放疗剂量；②超分割治疗；③降低全中枢放疗剂量辅以全身化疗。临床研究表明，单纯降低全中枢放疗剂量肿瘤控制率（原发灶，新转移灶）肯定降低，而全中枢超分割治疗也未显示出优越性，因其导致脊髓损伤和对全身化疗耐受性降低。

（1）放射体位：俯卧。

（2）放射定位：①全脑野，采用两侧平行相对野水平照射，一般采用6~8MV X线等中心技术。照射野包含整个头颅。上界为头顶，下界为第4颈椎下缘。②全脊髓照射野，从颈部至尾骨处（或骶4~5下缘）。

（3）放射剂量：①低危组：全脑全脊髓放疗至36Gy，每次DT 1.8Gy，常规分割，后颅窝推量至54~60Gy。还可选用其他方案：全脑全脊髓放疗DT 23.4Gy，每次剂量1.8Gy，常规分割而后辅以化疗。②高危组：全脑全脊髓放疗DT 36Gy，常规分割，后颅窝推量至54Gy。放疗后辅以化疗［顺铂（cioplatin）、长春新碱（vincristint）和洛莫司汀（CCNU）或环磷酰胺（cytoxan)]。残存病灶适当可提高剂量,有条件者可用X刀推量。

（九）基因治疗

基因治疗是指将一种或几种基因递送给患者特定的靶细胞,从而达到治疗疾病的目的。其基本内容包括:细胞内基因递送和表达的方法,以载体的研究为主;治疗基因或转基因的制备和鉴定;载体和转基因的引入途径。基因治疗研究的基本过程:①目的基因的获取;②基因转运载体的选择;③靶细胞或组织的选择;④目的基因和载体的结合;⑤含有目的基因的载体转染细胞,并进行相关的细胞实验研究;⑥含有目的基因的载体应用于相应疾病的动物模型进行动物实验研究;⑦临床试验研究。

基因治疗最初是用于纠正和替代遗传性疾病的变异基因,控制病理学紊乱。随着重组DNA技术的进步和研究的不断深入,人们发现基因治疗同样适用于那些非单一基因缺陷的疾病,如中枢神经系统肿瘤。1992年美国国立卫生研究院(NIH)批准了第1个运用逆转录病毒介导HSV-tk/GCV系统治疗脑胶质瘤的临床方案,从此全球掀起了肿瘤基因治疗的热潮。

实现基因治疗的关键在于目的基因的高效转移和表达,这就对基因载体提出了一定的要求,理想的载体有以下特点:①具有对靶细胞的易穿透性;②保护目的基因,防止目的基因被细胞外基质中的核酸酶降解;③携带目的基因穿过细胞膜并进入细胞核;④能够使目的基因整合入基因组的活性区域或自我复制区域;⑤能够使目的基因在特定的细胞或组织内获得稳定、高效和持久的表达;⑥确保基因治疗的安全性、高效性和选择性;⑦具备大量商业生产的可行性。目前基因治疗常用的转移方法有病毒方法和非病毒方法。

第三节 脑 膜 瘤

脑膜瘤(meningioma)来源于脉络丛的蛛网膜上皮细胞和蛛网膜绒毛以及颗粒血管周围腔隙的间质,这些细胞集中于蛛网膜颗粒处,呈葱皮样漩涡状,有的具有砂粒体结构,是一种生长缓慢的肿瘤。发病率仅次于星形胶质细胞瘤,占颅内肿瘤的15%~18%,中年患者多见,男女比例为1∶2,生长慢,病程长。以幕上肿瘤多见,占85%,幕下肿瘤占5%。

【病因与病理】

脑膜瘤发病与22号染色体上*NF2*(神经纤维瘤病2型基因)基因突变和等位缺失密切相关,表明*NF2*是染色体22上主要的脑膜瘤抑癌基因。可能与女性激素有关,脑膜瘤患者女性多于男性。

脑膜瘤呈球形生长,与脑组织边界清楚。瘤体剖面呈致密的灰色或暗红色的组织,有时瘤内含砂粒体。瘤内坏死可见于恶性脑膜瘤。脑膜瘤有时可使其邻近的颅骨受侵而增厚或变薄。肿瘤直径大小为1~10cm,瘤体多为球形、锥形、扁平形或哑铃形。常见的病理类型:

1. 纤维型(fibroblastic) 由成纤维细胞和胶原纤维组成,瘤细胞呈纵行排列,偶呈栅栏状。细胞间有大量粗大的胶原纤维,常见砂粒小体。

2. 血管瘤型(angiomatous) 瘤内有丰富的血管及许多血窦,血管外壁或间质中的蛛网膜上皮细胞呈条索状排列,胶原纤维很少。肿瘤生长快时,血管内皮细胞较多,分化不成熟,常可导致血管管腔变小闭塞。血管周围常有类似血管内皮的多角形细胞。

3. 脑膜皮型(meningothelial) 最常见的类型,多见于大脑镰、蝶骨嵴和嗅沟。肿瘤由蛛网膜上皮细胞组成。细胞的大小、形状变异很大,有的细胞很小呈梭形,排列紧密;有的细胞则很大,胞核圆形,染色质细而少,可有1~2个核仁,胞浆丰富均匀。瘤细胞呈向心性排列成团状或呈条索状,瘤细胞之间血管很少,无胶原纤维。

4. 砂粒体型(psammomatous) 瘤内含有大量砂粒体,细胞排列成漩涡状,血管内皮肿胀,玻璃样变厚钙化。

5. 过渡型(transitional) 脑膜瘤中含上述四型成分,但不能肯定以哪种为主时,可称为混合四型脑膜瘤。

6. 恶性脑膜瘤(malignant meningioma) 有些脑膜瘤的生长特性、细胞形态具有恶性肿瘤的特点,而且可以发生转移。这类肿瘤开始可能属良性,以后出现恶性特点,特别是对一些多次复发的脑膜瘤应想到恶性变的可能。恶性脑膜瘤生长较快,向周围组织内生长,瘤细胞常有核分裂相,易恶变为肉瘤。在上述的良性脑膜瘤中,以血管型脑膜瘤最常发生恶变。另外,恶性脑膜瘤可发生颅外转移,多向肺转移,也可以经脑脊液在颅内种植。

【临床表现】

脑膜瘤属良性肿瘤,生长慢,多数病程较长。从肿瘤发生到出现早期症状,平均时间可达2~3年。临床症状一般比较轻微,患者往往以头痛和癫痫为首发症状,颅内压增高多不明显。许多患者常常是在CT扫描时偶然发现脑膜瘤。

1. 首发症状 因肿瘤呈膨胀性生长,患者往往以头痛和癫痫为首发症状。一般认为,肿瘤的部位与患者的首发症状密切相关;但约70%的患者表现为不明原因的癫痫发作。

2. 局灶性症状 根据肿瘤部位不同,还可以出现相应的脑受损表现,如偏瘫、失语、视力、视野、嗅觉或听觉障碍及肢体运动障碍等。在老年患者,尤以癫痫发作为首发症状多见。

3. 颅内压增高症状 多不明显,尤其在高龄患者。在CT检查日益普及的情况下,许多患者仅有轻微的头痛,甚至经CT扫描偶然发现为脑膜瘤。因肿瘤生长缓慢,所以肿瘤往往长得很大,而临床症状还不严重。有时患者眼底视乳头水肿已很严重,甚至出现继发视神经萎缩,而头痛并不剧烈,没有呕吐。值得注意的是哑区的肿瘤长得很大,而脑组织已无法代偿时,患者才出现颅内压增高的表现,病情会突然恶化,甚至会在短期内出现脑疝。

4. 脑膜瘤对颅骨的影响 邻近颅骨的脑膜瘤常可造成骨质的变化。可表现为骨板受压变薄,或骨板被破坏,甚至穿破骨板侵蚀至帽状腱膜下,头皮局部可见隆起。也可使骨内板增厚。增厚的颅骨内可含肿瘤组织。

【辅助检查】

1. 头颅X线片 由于脑膜瘤解剖上与颅骨的密切关系，以及共同的供血途径，极易引起颅骨的各种改变，头颅平片的定位征出现率可达30%~60%。主要表现有：

（1）局限性骨质改变：可出现内板增厚，骨板弥漫增生，外板骨质增生呈针状放射。一般认为，肿瘤细胞到达硬膜后，通过血管途径进入颅骨，引起周围或骨细胞的增生反应。无论有无肿瘤细胞侵入，颅骨增生部位都提示为肿瘤的中心位置。脑膜瘤引起局部骨板变薄和破坏的发生率为10%左右。

（2）颅板的血管压迹增多：可见脑膜动脉沟增粗扭曲，最常见于脑膜中动脉沟。局部颅板板障静脉异常增多。

2. 脑血管造影 脑血管造影是诊断脑膜瘤传统的重要手段。特别是近年来开展的数字减影技术和超选择血管造影，对证实肿瘤的血管结构、肿瘤富于血管程度、主要脑血管的移位、肿瘤与大的硬膜窦的关系以及窦的开放程度（决定术中是否可以结扎）都提供了必不可少的详细资料。同时造影技术也为术前栓塞提供了条件。

3. 颅脑CT 典型的脑膜瘤，平扫表现为一边缘清楚的肿块，圆形或卵圆形，少数为不规则形。多数为高密度，有时为等密度。肿瘤边缘弧形或瘤内斑点状钙化。增强后可见肿瘤明显增强，CT值常达60Hu以上，少数轻微强化。约15%脑膜瘤伴有不典型的坏死、囊变或瘤内出血。

4. 颅脑MRI 对脑膜瘤位定性诊断明显优于CT。通常，脑膜瘤在T_1WI和T_2WI上大多数信号强度均匀，T_1WI为等信号或略低信号。T_2WI为等或略高信号。少数则表现为不甚均匀，T_1WI上呈等信号、高信号、低信号。增强扫描显示的脑膜尾征对脑膜瘤的诊断特异度高达81%以上。MRI可以非常清楚地显示脑脊液/血管间隙、白质塌陷征、骨质增生或受压变薄膨隆、邻近脑池、脑沟扩大、静脉窦阻塞等脑外占位征象，尤其静脉窦阻塞显示更佳。脑脊液/血管间隙显示为肿瘤与脑组织之间连续或断续T_1WI低信号，T_2WI高信号环。

5. PET

（1）脑平面显像：静态显像时，脑膜瘤病灶呈圆形或椭圆形的放射性高浓聚区，边缘清晰、境界分明，扁平型脑膜瘤病灶部位呈扁平地毯状沿硬膜蔓延；动态显像时，脑膜瘤表现为在动脉相早期病灶放射性浓聚，并持续不退，即毛细血管相和静脉相仍能见到浓聚区（但静脉相的放射性较动脉相和毛细血管相稍有减少）。

（2）SPECT：脑膜瘤血运极为丰富，因而在不同断面的脑膜瘤病损部位因高度摄取示踪剂^{99m}Tc-HMPAO而表现为局灶性均匀的放射性浓聚区。若中间缺血坏死，则呈中间放射性稀疏与缺损，周边放射性浓聚的“月晕征”。

【诊断与鉴别诊断】

1. 诊断 依据：①形态学，即肿瘤的外形、部位以及其占位效应；②肿瘤在CT的密度及MRI的信号强度，以及其增强后的表现；③其他发现，如颅骨受累、钙化，血管扩张受压，确认供血动脉和引流静脉。在颅底、鞍区和蝶骨嵴脑膜瘤，或与外沟通的脑膜瘤MRI的图像较CT清晰。另外在显示肿瘤与重要血管的毗邻关系方面MRI也优于CT。

2. 鉴别诊断

（1）脑血管外皮细胞瘤：是来源于非脑膜上皮细胞的间叶组织肿瘤。好发于脑膜和脉络丛。临床症状与脑膜瘤相似。但CT扫描常见颅骨侵蚀性破坏，无骨质增生和钙化改变。增强后瘤体不均匀强化。MRI T_1加权像和T_2加权像均为不均匀的等信号。约1/3的瘤体以窄基底与脑膜相连。属恶性肿瘤，易复发和颅外转移。

（2）嗅神经母细胞瘤：常见于鼻腔顶部或副鼻窦，可累及眼眶、筛板、前颅底。源于筛板或嗅沟的前颅底脑膜瘤，虽然CT、MRI影像特点上较难与嗅神经母细胞瘤鉴别，但脑膜瘤瘤体主要在颅腔内，有自上而下的特点。血管造影可发现脑膜瘤的供血血管，帮助鉴别。

（3）脑外海绵状血管瘤：体积较大，常位于中颅凹海绵窦区，偶见于岩窦或窦汇。影像上较难与脑膜瘤鉴别。

（4）颅神经鞘瘤脑膜瘤：位于颅底时，应注意和颅神经鞘瘤鉴别。可注意临床症状、瘤体的位置与颅神经的分布和走行关系，瘤体的基底附着和有无脑膜尾征等加以鉴别。

（5）脑膜转移瘤：脑膜瘤的脑膜尾征，需要和脑转移瘤的脑膜转移加以鉴别。

【治疗】

1. 手术切除 手术切除是最有效的治疗手段。随着显微手术技术的发展，手术器械如双极电凝、超声吸引器以及激光的不断改进和普及，脑膜瘤的手术治疗效果不断提高，使大多数患者得以治愈。

2. 放射治疗 良性脑膜瘤全切效果极佳，但因其生长位置，有17%~50%的脑膜瘤做不到全切。另外，还有少数恶性脑膜瘤也无法全部切除，上述两种情况需在手术切除后放疗。恶性脑膜瘤和血管外皮型脑膜瘤对放疗敏感，效果是肯定的。而一般良性肿瘤是否有效仍有不同意见。

恶性脑膜瘤术后复发率高达71%。因而对恶性脑膜瘤或间变性脑膜瘤次全切患者，需行术后放疗。若有条件采用三维适形调强治疗技术可降低并发症，提高局部控制。既往未接受放疗的复发患者在二次切除后应立即开始放疗。脑膜瘤在次全切除术后也应行术后放疗。

根据患者情况选择单纯放疗或术后放疗，最好在采用面罩头位固定条件下做增强MRI或CT定位确定靶区。靶区包含肿瘤及瘤周蛛网膜间隙、供瘤血管、硬膜尾征及局部骨质异常信号（骨质增生或破坏）。

3. 伽马刀治疗 脑膜瘤为良性肿瘤，大多位置表浅，显微外科手术是主要治疗手段。但对于一些生长范围较广，特别是位于颅底或已累及重要神经血管的肿瘤，必须权衡外科手术的利弊。伽马刀具有较高肿瘤控制率，较低的颅神经损伤率，已渐成为微侵袭治疗的重要手段。

（1）适应证：①肿瘤直径<3cm，无明显的神经系统体征及

颅内压增高，患者无意手术；②年龄偏大、体质较弱，全身情况较差，不能耐受手术者；③病变位于颅底、矢状窦旁或松果体区，累及动脉、神经或长入静脉窦，手术风险较大；④手术后残留肿瘤、复发肿瘤，多发性脑膜瘤。

（2）剂量选择：Ganz 等根据剂量分组对比的脑膜瘤伽马刀治疗结果指出：周边剂量 12～18Gy，即可获得满意的临床效果。较高的剂量并不能显著提高肿瘤控制率，反而容易引起术后瘤周反应性水肿和脑神经损伤。剂量大小取决于肿瘤的部位、肿瘤的大小，以及邻近的敏感组织。应以能控制肿瘤的生长又避免并发症的发生为宜。脑膜瘤伽马刀治疗后瘤周水肿的发生率为 8.5%～20%，多发生在大脑凸面，矢状窦旁和大脑镰旁，且常发生于治疗后 5~6 个月后，由此可见，伽马刀对脑膜患者是一种安全、有效的治疗方法，是外科手术的有益补充。

（3）并发症：最常见的并发症为脑水肿，其具体机制尚未清楚，可能与肿瘤坏死降解物吸收及血脑屏障破坏有关。位于大脑凸面如矢状窦旁和大脑镰旁的脑膜瘤容易发生脑水肿，周边剂量>18Gy 者发生严重脑水肿病例明显增多。脑水肿常发生于治疗后 5~6 个月。脑神经功能的损害，尤以视神经的损害最为常见，临床上重点在于预防。

第四节 垂体腺瘤

垂体腺瘤是来源于垂体前叶细胞的肿瘤，是一种常见的良性肿瘤，发病率在（1~7）/10 万，20~50 岁的人群多见。男女发病率没有显著差异，占颅内肿瘤的 10%，仅次于胶质瘤和脑膜瘤。但在尸检的病例中，亚临床的垂体瘤发现率为 20%～25%。垂体瘤的主要危害有以下 3 个方面：①垂体激素水平的上升，会造成代谢的紊乱和其他脏器的损害；②肿瘤的压迫，使垂体激素水平下降，从而造成靶腺功能的降低；③肿瘤压迫蝶鞍区，有可能损伤视交叉、视束、海绵窦、基底动脉、下丘脑、第三脑室，甚至额叶、颞叶和脑干。近 20 年来，垂体腺瘤的临床病例明显增多，原因可能与内分泌诊断技术的发展、神经放射检查设备的进步、电镜的应用、显微手术（尤其是经蝶骨入路手术）的开展等有关，使对垂体腺瘤的诊治达到了新的水平。

10

【病因与病理】

垂体腺瘤起源于垂体前叶细胞，病因不明，可能与垂体本身的缺陷或下丘脑刺激分泌功能紊乱有关。病理分类：①按肿瘤大小分，小于 10mm 者为微腺瘤；②按细胞染色及形态可分为嗜酸性、嗜碱性、嫌色性及混合性腺瘤；③按分泌激素的功能和种类，可分为功能性或无功能性腺瘤，以及某种激素分泌瘤；④按性质可分为良性或恶性，以良性者为多见。

【临床表现】

脑垂体为重要的内分泌器官，内含数种内分泌细胞，分泌多种内分泌激素，如果某一内分泌细胞生长腺瘤，则可发生特殊的临床表现。其详细情况分别叙述如下。

1. 内分泌改变　不同种类的垂体腺瘤引起的内分泌改变如下：

（1）生长激素（GH）细胞腺瘤：主要是分泌生长激素过多，引起未成年患者的生长过速，甚至发育成巨人；成人以后为肢端肥大的表现，如面容改变、额头变大、下颌突出、鼻大唇厚、手指变粗、穿鞋戴帽觉紧，数次更换成人的尺寸，甚至必须特地制作。有的患者伴有饭量增多、毛发皮肤粗糙、色素沉着、手指麻木等。重者感全身乏力、头痛、关节痛、性功能减退、闭经不育，甚至并发糖尿病。

（2）催乳素（PRL）细胞腺瘤：女性出现闭经、溢乳、不育，重者腋毛脱落、皮肤苍白细腻、皮下脂肪增多。还有乏力、易倦、嗜睡、头痛、性功能减退等，男性则表现为性欲减退、阳痿、乳腺增生、胡须稀少，重者生殖器官萎缩、精子数目减少、不育等，男性女性变者不多。

（3）促肾上腺皮质激素（ACTH）细胞腺瘤：表现为身体向心性肥胖、满月脸、水牛背、多血质、腹部大腿部皮肤有紫纹、毳毛（汗毛）增多等。重者闭经、性欲减退、全身乏力，甚至卧床不起。有的患者并有高血压、糖尿病等。

（4）甲状腺刺激激素（TSH）细胞瘤：少见，由于垂体甲状腺刺激激素分泌过盛，引起甲亢症状。在垂体瘤摘除后甲亢症状即消失。

（5）滤泡刺激素细胞腺瘤：非常少见，只有个别报道临床有性功能减退、闭经、不育、精子数目减少等。

（6）黑色素刺激素细胞腺瘤：非常少见，个别报道患者皮肤黑色素沉着，不伴皮质醇增多。

2. 视力视野障碍　早期垂体腺瘤常无视力视野障碍。肿瘤长大，向上伸展，压迫视交叉，则出现视野缺损，外上象限首先受影响，红视野最先表现出来。以后病变增大，压迫较重，则白视野也受影响，渐渐缺损可扩大至双颞侧偏盲。未及时治疗，视野缺损可再扩大，并且视力也有减退，以致全盲。因为垂体瘤多为良性。初期病变可持续相当时间，待病情严重时，视力视野障碍可突然加剧，如果肿瘤偏于一侧，可致单眼偏盲或失明。

3. 其他神经系统症状和体征　垂体瘤向后上压迫垂体柄或下丘脑，可致多饮多尿；肿瘤向侧方向侵犯海绵窦壁，可出现动眼神经或展神经瘫痪；肿瘤穿过鞍隔再向上生长累及额叶腹侧部，有时出现精神症状；肿瘤向后上阻塞第三脑室前部和室间孔，可出现头痛呕吐等颅内压增高症状；肿瘤向后生长压迫脑干，可致昏迷、瘫痪或去大脑强直等。

【辅助检查】

1. 内分泌学检查　应用内分泌放射免疫超微量法直接测定脑垂体的生长激素、催乳素、促肾上腺皮质激素、甲状腺刺激激素、黑色素刺激素、滤泡刺激素、黄体生成激素等，对垂体腺瘤的早期诊断有很大帮助。

2. 影像学检查

（1）头颅 X 线片：为基本检查之一。在垂体瘤很小时蝶鞍可以没有变化，由于肿瘤日渐长大，可致蝶鞍扩大、骨质破坏，鞍背侵蚀等。

（2）颅脑 CT：垂体大腺瘤可大部或全部充盈鞍上池内，密度多变，通常和灰质呈等密度，常见坏死、囊变，出血占10%，钙化占1%～2%。肿瘤向上生长时，可使鞍隔抬高而压迫视交叉，向鞍旁生长时，可推移颈内动脉或将其包裹在内，较大的腺瘤可使蝶鞍扩大、可侵蚀鞍底，侵袭性腺瘤可向下生长，侵及蝶窦；增强后多呈明显均匀强化。垂体微腺瘤小于1.0cm，如果肿瘤未合并出血、囊肿，一般中等密度，不易显示。增强后瘤体强化较慢，在动态扫描时，近2/3的微腺瘤相对正常垂体表现为低密度。

（3）颅脑MRI：大腺瘤T_1WI呈等或低信号，少数为低、等、高混杂信号，T_2WI呈等、高混杂信号；肿瘤呈圆形、椭圆形或不规则形，边缘可光滑或略呈分叶状，当肿瘤向上生长时，由于鞍隔的限制而在肿瘤两侧形成对称的切迹样影，呈"8"字征；增强后多呈明显强化，边界非常清楚，多数强化不均匀。肿瘤内囊变、坏死、出血可显示出各自的信号特征。微腺瘤T_1WI多呈低信号，少数为等或高信号，T_2WI呈高或等信号，伴有出血时，T_1WI均和T_2WI呈高信号。此外，一些间接征象如垂体柄移位和鞍底下陷等，也有助于微腺瘤的诊断。增强时，垂体和微腺瘤的强化并不同步，一般垂体的强化峰较微腺瘤早出现，即微腺瘤早期为相对低信号。动态扫描显示垂体微腺瘤早期呈相对低信号者，增强后期病灶信号强化可高于正常垂体，这主要是由于微腺瘤几乎全为门脉供血，而正常垂体则主要由动脉供血。

（4）PET：由于垂体瘤的解剖结构及生理病理变化特点，常规核医学肿瘤显像技术对诊断灵敏度及特异度并不十分理想，而PET技术对垂体瘤的诊断有明显优势。

1）葡萄糖代谢显像：^{18}F-FDG PET显像对垂体瘤的显示较CT为佳，与MRI相近，而PET与CT或MRI相结合，可提高15%～20%的阳性率。MRI和CT无法明确地区分是存活肿瘤组织还是与肿瘤相关性水肿、手术后改变或放射性坏死，而^{18}F-FDG PET显像可以探测肿瘤的生理、生化过程，定量测定肿瘤的葡萄糖代谢率，从而鉴别肿瘤复发和放射性坏死。

2）氨基酸代谢：应用^{11}C-MET（^{11}C-蛋氨酸）PET显像时，垂体腺瘤表现为较高程度的^{11}C-MET摄取。^{11}C-MET PET显像可以区分肿瘤存活组织与纤维化、囊肿及坏死。^{11}C-MET PET显像可以鉴别垂体腺瘤是否为分泌型肿瘤，通常无分泌功能的腺瘤T/N（肿瘤/健侧正常脑组织）比值约为2.5，而分泌活跃的腺瘤的T/N比值可以明显增高，分泌旺盛的垂体泌乳素瘤的T/N比值可以高达9以上。^{11}C-MET PET可用于垂体瘤疗效的评价。

【诊断】

主要根据患者的临床表现、视力视野障碍及其他神经系统所见，以及内分泌学检查和放射学检查等，典型的垂体瘤诊断不难。但在早期的垂体瘤，症状不太明显时，诊断并不容易，甚至很难发现。应用内分泌放射免疫超微测量法，可以直接测定垂体和下丘脑多种内分泌激素，以及垂体的功能试验，有助于了解垂体、靶腺功能亢进、低下或正常等情况，对垂体瘤的早期诊断、治疗效果及预后的判定均有重要意义。

【治疗】

垂体瘤的治疗主要有手术治疗、放射治疗和药物治疗3种，但由于垂体肿瘤的大小不同，各种垂体瘤对以上治疗方法的效果不同以及患者年龄和一般情况不同，所以，在针对每一个患者制定治疗方案时。必须考虑各种因素的影响，以求得最佳效果。一般来说，手术适用于各种类型较大垂体瘤、ACTH微腺瘤、GH微腺瘤，以及药物治疗不能耐受或治疗不敏感的PRL腺瘤；药物治疗适用于PRL微腺瘤、TSH微腺瘤以及部分分泌性大腺瘤术后的患者；放射治疗适用于术后肿瘤残留的患者或不愿意手术的ACTH微腺瘤或GH微腺瘤患者。高龄患者、身体情况差者可选择药物治疗或放射治疗。

1. 手术治疗　目前多数肿瘤可安全在显微镜下切除，但对于向鞍旁发展的或累及中颅窝的垂体瘤依然需要开颅手术。手术的目的是消除肿瘤，视神经减压和恢复垂体功能。许多肿瘤通过经颅或经蝶窦入路手术都被有效治疗，但手术也受到了包括肿瘤特征如肿瘤大小、形态、生长方向、组织类型、鞍外扩展程度，以及患者的特征如年龄、健康状况、视路和内分泌损害程度、蝶鞍、蝶窦的解剖情况的影响。

2. 药物治疗　目的是试图减少分泌性肿瘤过高的激素水平、改善临床症状，以及缩小肿瘤体积。虽然目前尚无一种药物能治愈各类垂体瘤，但有些药物在临床实践中确实取得了较好的疗效。药物治疗主要包括溴隐亭治疗PRL腺瘤、GH腺瘤和ACTH腺瘤；生长抑素治疗GH腺瘤；赛庚啶治疗ACTH腺瘤等；对于无分泌性腺瘤，主要是针对垂体功能低下的症状选用肾上腺皮质激素、甲状腺激素及性激素予以替代治疗。

（1）溴隐亭（bromocriptine）：是一种半合成的麦角生物碱溴化物，为多巴胺促效剂，可以兴奋下丘脑分泌催乳素释放抑制因子，阻止PRL的释放，或刺激多巴胺受体有效抑制PRL的分泌，并能部分抑制GH的分泌。应用溴隐亭治疗PRL腺瘤可使PRL水平降低，甚至可降至正常水平；同时可以使60%的肿瘤体积缩小，使患者头痛减轻，视野改善，抑制泌乳。常规治疗方法是：开始口服1.25mg，每晚餐间服1次，5～7天后逐渐加量至2.5mg，2～3次/d，连续服用半年，一般可使血清PRL水平降至正常，并使血清睾酮水平增高，改善性功能和生精功能，提高配偶受孕率。溴隐亭的缺点是停药后肿瘤又复增大，PRL再度升高，症状复发，故单纯使用溴隐亭治疗侵袭性垂体腺瘤（invasive pituitary adenoma，IPA）的疗效不理想，但可作为术后辅助治疗的手段之一，尤其适宜于术后仍存在高泌乳素血症者。

（2）卡麦角林（cameron）：是目前针对泌乳素腺瘤最有效且最易耐受的药物。在欧美国家，卡麦角林是泌乳素瘤的首选药物。在绝大多数泌乳素瘤患者中，一般2mg/周的剂量即可获得良好的疗效。即使疗效不佳，也可通过提高剂量至3.5mg/周来增加疗效，提高剂量后仅有10%～15%患者出现耐药。

（3）奥曲肽（octreotide）：是生长抑素的衍生物，能较特异性地抑制GH，通过抑制GH的分泌和合成，能使2/3的肢端肥大症患者的GH水平降至正常；抑制肿瘤的生长，使肿瘤体积减小，同时对TSH分泌腺瘤和促性腺激素也有治疗作用。初始剂量一般为50~100μg/8h，以后用量可根据血中GH和胰岛素样生长因子1(IGF-1)的抑制水平增加，最大剂量可达1 500μg/d，最小有效剂量为150μg/d。约50%以上的患者经6个月治疗后，GH及IGF-1的水平可降至正常范围。给药方式通常采用间歇皮下注射，3次/d，其优点是简便，患者易于接受。缺点是血清GH波动明显、在下次给药前GH有上升趋势，还存在GH下降缓慢、所需药量大的问题。应用持续皮下输注可减少GH水平的波动，且在疗效相似的前提下比间歇皮下注射方式给药量减少，不良反应也少，缺点是患者活动受限。脉冲给药方式不仅具有GH水平波动小、不良反应小的优点，而且对GH和IGF-1的控制更好，剂量为25μg/h。此药不良反应较小，主要是局部注射疼痛，腹部痉挛性痛，对GH患者的糖代谢呈双重影响。术前使用奥曲肽可使肿瘤变软变小，有助于手术切除，也可用于术后辅助治疗，控制术后GH高分泌状态。

（4）赛庚啶(cyproheptadine)：是5-羟色胺受体拮抗剂，可抑制血清素刺激ACTH释放激素(CRH)，对库欣病及Nelson病有效。一般每日24~32mg，有嗜睡、多食等不良反应。

（5）帕瑞肽(parylene)：是一种新型的生长抑素受体激动剂，是目前唯一美国FDA批准用于治疗库欣病的药物。

3. 放射治疗(放疗) 垂体腺瘤的放疗是一种辅助治疗。无分泌功能的大腺瘤术后辅以放疗对巩固疗效、延缓复发、改善视力视野具有很好的疗效，特别是对肿瘤未能全切的大腺瘤、侵袭性肿瘤均应术后放疗。但是放疗也可产生许多并发症，如放射性脑坏死、肿瘤坏死囊变、出血致视力障碍加重、视神经损害、空蝶鞍综合征等也应当引起重视。肿瘤全切除者、术后有严重视力视野障碍者，可在术后6个月待视力视野恢复到最佳水平时再考虑是否放疗。单纯放疗可达到肿瘤控制率为71%，手术后放疗的控制率可达75%。内分泌功能低下症状大多不能改善。有分泌功能性腺瘤的放疗疗效不如无分泌功能性腺瘤。

4. 伽马刀(γ刀)治疗 具有不开刀便可“切除”颅内病变、对周围组织损伤小、安全可靠、简便省时、减轻患者痛苦等优点，获得了医患双方广泛欢迎。

（1）适应证：①术后残留，如海绵窦残留，为伽马刀理想适应证。此种肿瘤常位于鞍隔以下，视觉通路相对远离照射野，视路损伤的危险性较小。②术后肿瘤复发，临床上常见手术后MRI证实肿瘤全切，以后复发。此时再次手术一般不会比第一次更成功，因此选择放射外科摧毁肿瘤是合理的。③患者高龄、一般情况很差，不能耐受手术。而肿瘤与视交叉之间有足够的距离。如果视路与肿瘤分界不清。应先考虑常规放疗。④微腺瘤。⑤患者拒绝手术或不具备经蝶手术条件者。垂体功能低下是立体定向放射外科治疗后的一个并发症，其发生率在10%~33%，一般认为与定位不精确和剂量过大有关。

（2）注意事项：①体积较大的垂体瘤，由于剂量所限，伽马刀不宜作为主要治疗手段；②伽马刀治疗后肿瘤体积不会迅速缩小，因此，如果肿瘤已经造成视野缺损、视觉通路减压成为治疗的主要目的时，伽马刀不能作为治疗首选；③要精确定位，选择合适的照射剂量。学者们认为无论采用何种技术，统一标准下内分泌正常是衡量治疗是否成功的唯一指标。

第五节 颅咽管瘤

颅咽管瘤(craniopharyngioma)是由外胚叶形成的颅咽管残余的上皮细胞所发展起来的一种常见的胚胎残余组织肿瘤，是颅内最常见的先天性肿瘤之一，占先天性肿瘤的60%左右，占成人颅内肿瘤的4.7%~6.5%，占儿童鞍区肿瘤的60%。好发于鞍区，根据其与鞍隔的关系，可分为鞍内、鞍上、鞍内鞍上和脑室内肿瘤。由于颅咽管瘤毗邻非常重要的神经结构，如下丘脑、垂体柄、视神经及第三脑室底部等，在治疗中可能加重上述结构的功能损害，给治疗带来很大难度，病死率、致残率、复发率均高，因此称其为恶性效果的良性肿瘤。

【病因与病理】

1. 病因 关于颅咽管瘤的病因及发病机制目前还有争议，主要为两种理论：①胚胎起源理论，认为颅咽管瘤起源于最初链接拉特克囊(Rathke pouch)与口腔颅咽管的胚胎釉质原基。Rathke囊残余部分能形成肿瘤，所以颅咽管瘤能发生于该囊中移行的任何部位，范围从梨骨、中线碟骨至蝶鞍底部。②组织化生理论，认为颅咽管瘤是腺垂体结节部垂体细胞鳞状上皮化生的结果。

2. 病理 肿瘤与周围组织的界限清楚，最大者似鹅卵石样，最小者如花生米大；有球形、不规则形及结节形，多数呈囊性，实质性者不多见。其囊壁有非薄如窗纸，透过薄壁即可见囊内液体的颜色，多呈黄褐色；有囊壁较厚呈灰白色并有多数钙化点，这是颅咽管瘤特征的表现。囊壁一般较游离，不与周围组织粘连。假如系实质性瘤或有部分实质性者，有时常与颅底的重要结构发生粘连，造成压迫，肿瘤生长可累及第三脑室、中脑、脑桥、额叶、颞叶底部、垂体柄、丘脑下部、海绵窦、视交叉及颈内动脉等。一般情况下实质性肿瘤与周围组织多发生紧密的粘连，其质地硬，多钙化，有的可发生恶变并发生转移。

在显微镜下可见肿瘤囊壁的内侧由复层鳞状上皮样瘤细胞组成，可呈团块状分布，中心有星芒状细胞。外周由纤维组织包绕，在纤维组织内可见角化物质及伊红染的退变组织，内可见有钙化，甚至骨化，呈不规则形。同时囊内液也可见有吞噬细胞和胆固醇结晶，以及异物巨细胞。肿瘤周围还可有胶质细胞增生。

【临床表现】

根据肿瘤所在部位、生长快慢、发展方向及患者年龄的不同，其临床表现也不同。常见的可出现：

1. 视力、视野改变 以视力视野障碍为首发症状者并不少见，约占颅咽管瘤的18%。出现视力视野的改变是由于鞍内或鞍上肿瘤向上发展，直接压迫视觉纤维所造成。特别是视交叉部位的受压更为多见，造成原发性视神经萎缩，导致视力减退甚至完全失明。由于肿瘤对视觉通路压迫部位的不同，临床上表现为不同的视野缺损，多为不规则性，呈单眼性或双眼性。如一眼正常或失明，另一眼表现为颞侧偏盲、双颞侧偏盲、同向偏盲、双眼视野向心性缩小、颞上象限的偏盲等。小儿患者有时由于不能叙述视野情况或检查时不合作，常难以测定其视野改变的情况。

2. 颅内压增高　多见于儿童，可为首发症状。临床上表现为头痛、恶心、呕吐、视乳头水肿（日久会产生神经萎缩）、复视和颈痛等。在儿童和青年发病者可有颅缝裂开，头颅增大，叩之呈“破壶”音。

3. 内分泌紊乱　2/3 患者出现内分泌紊乱症状。①性功能减退在男性表现为性欲低下、阳痿。患者皮肤细薄、基础代谢降低、乏力、声音尖细，成人胡须稀少。男性青少年发病者，性器官可不发育，第二性征缺乏等。女性表现为从未有过月经或停经。②因丘脑下部及垂体前叶与脂肪代谢有关，当受到肿瘤压迫或被破坏时，患者出现异常的脂肪分布，产生向心性肥胖。③生长发育迟缓，表现为侏儒症，患者骨骼发育缓慢，身材矮小，但身体各部的发育尚成比例，虽年龄较长，但貌似小儿，而智力尚好。④约有 1/3 的患者出现尿崩症，每日尿量达 3 000~4 000ml，比重低。

4. 意识变化　部分患者出现意识障碍，表现为淡漠或嗜睡，少数可出现昏迷。这可能是由于丘脑下部受损及由于脑疝的发生致使中脑受压所造成。

【辅助检查】

1. 激素及代谢率测定　垂体功能减低者，促性腺激素与生长激素明显下降，甲状腺激素及 TSH 均减低；基础代谢率降低；糖耐量常减低。

2. 脑脊液检查　压力增高，白细胞数及蛋白量可轻度增高。

3. 颅骨 X 线片　颅咽管瘤 X 线颅骨平片的变化分为两个方面：①颅内压增高所致的颅骨改变；②由于肿瘤的压迫所造成的颅骨局部变化及肿瘤本身的钙化，可为单个也可为多个，可散在，也可互相融合而呈囊性分布，甚至表现为蛋壳状。肿瘤的钙化以儿童为多见，可分布于鞍上或鞍内。有时钙化形成骨性隆起紧贴于颅底。

4. 脑血管造影　由于肿瘤对脑血管的压迫而显示血管不同方向的移位。鞍上或由鞍内向鞍上生长的肿瘤脑血管造影的主要征象是大脑前动脉向上、向后移位。向后生长的肿瘤可压迫基底动脉使其向后移位。当肿瘤长入第三脑室时可出现脑积水样的血管改变，即侧裂动脉向外上移位，大脑前动脉垂直上移。

5. 气脑和脑室造影　鞍上肿瘤气脑造影常显示视交叉池抬高或消失，第一脑室前部充盈缺损。如肿瘤长入第三脑室并阻塞室间孔，造影时显示第三脑室不充盈及侧脑室扩大。

6. 颅脑 CT 检查　CT 可显示肿瘤所在的部位、大小及形状，对颅咽管瘤的诊断提供可靠的依据。

7. 其他　脑电图及脑同位素检查对颅咽管瘤的诊断皆有帮助。

【诊断】

颅咽管瘤的诊断主要依据以下几点：①头痛、呕吐、视力减退、视野缺损、视神经萎缩；②体温调节失常、尿崩、发育迟缓、性功能障碍；③内分泌学检查异常：血清 GH、LH、FSH、ACTH 均减低；④头颅 X 线片蝶鞍相示蝶鞍扩大或破坏，鞍内可有钙化斑。MRI 呈多种不同信号强度，实质性者 T_1 加权图像为等信号而 T_2 加权图像为高信号。需与以下肿瘤相鉴别：嫌色性垂体腺瘤、嗜酸性垂体腺瘤、视交叉部神经胶质瘤、鞍结节脑膜瘤、第三脑室肿瘤、侧脑室脉络膜乳头状瘤。

【治疗】

目前治疗方法主要有手术治疗、放射治疗、肿瘤内放疗或化疗、药物治疗等，但每种方法都有其局限性和缺点。

1. 手术治疗　手术切除为主要方法，由于颅咽管瘤多数呈膨胀性生长，肿瘤的绝大部分与周围脑组织结构有蛛网膜分隔；即使某些类型的肿瘤呈侵袭性生长，受侵袭的脑组织的胶质增生也会在正常脑组织和肿瘤间形成一种安全带。颅咽管瘤的这种生长方式为手术全切提供了条件。

2. 放射治疗　较大的囊性、多囊性及复发性颅咽管瘤根治手术较为困难，而且相当部分肿瘤不能彻底切除，仍要复发。近年来许多学者倾向于应用放射治疗颅咽管瘤。放射治疗分为外放射、囊内放疗、立体定向内放疗，以及伽马刀和 X 刀治疗，目前采用较多的仍是对残余肿块行常规放射治疗。

伽马刀治疗肿瘤简便省事，无痛苦，深受患者欢迎，可有效地阻止肿瘤复发。对多囊性肿瘤可行分次治疗，对部分实质性肿瘤，以伽马刀治疗肿瘤的实质部分，同时行内放射治疗肿瘤的囊性部分，从而大大提高存活率。

（1）普通放射治疗：适用于颅咽管癌术后（次全切除或部分切除）、复发性肿瘤和不能耐受手术者。它已成为颅咽管癌术后的常规治疗方法，普通放射治疗也被作为一种独立的治疗手段用于颅咽管瘤的治疗，但其效果差，复发率高，一般很少采用。

（2）立体定向放射治疗：适用于实质性和部分实质性肿瘤，尤其是手术切除困难或不能耐受手术者，也可用于复发性肿瘤的治疗，但其前提是肿瘤的直径不能超过 3cm。它作为一种独立治疗颅咽管瘤的手术，效果比普通放疗好，并发症少，随着立体定向放射外科技术的发展，目前已越来越多地被使用。此种方法主要包括伽马刀和 X 刀。所给剂量应根据肿瘤的大小及其周围结构来确定。

（3）囊内放疗：方法简便易行，对脑组织损伤小，不用开颅，理论上可根治肿瘤并减少囊液分泌。目前多采用立体定向穿刺囊肿，包括 198Au、90Y、186Rh 和 32P。其中，32P 和 90Y 为纯 β 射线，198Au 则有 β、γ 两种射线。平均释放能量低，对组织穿透距离短，因而对周围脑组织损伤很小。此法可用于双目失明、周身情况较差，难以耐受手术治疗者或肿瘤主要为囊性且囊液较多者，儿童囊性肿瘤不宜手术和外放射治疗者，复发性囊性肿瘤可行颅骨钻孔或经增宽的颅缝直接穿刺囊肿。抽吸囊内容物，并注入放射性核素。32P 或 198Au 可破坏囊壁的上皮细胞，据报道取得了较好的疗效。

3. 化学治疗（化疗）

（1）化疗药物：目前选用的主要有长春新碱、丙卡巴肼、BCNU、博来霉素等，可以单独使用，也可联合使用。其作用主要是抑制肿瘤细胞的生长，但远期疗效尚不肯定，并且可能产生发热、头痛、呕吐、耳聋等副反应。

（2）囊内化疗：是采用向囊内注入博来霉素等化疗药物。以达到抑制肿瘤细胞生长的目的。尤其适合于下列情况：①囊性肿瘤复发患者；②儿童患者；③巨大囊性肿瘤伴有颅底侵犯者。但由于这种方法可引起发热、头痛、呕吐、耳聋和卒中等，限制了它的使用。最近，联合放化疗在肿瘤中的应用日益受到重视，如采用博来霉素和 32P 联合囊内应用，据报道疗效优于二者单独应用。但缺点是副反应较重，应慎重使用。

总之，颅咽管瘤的每种治疗手段都有其局限性，目前首选的治疗方法仍然是手术全切，对于手术全切困难的肿瘤，可以选择次全切除加普通放疗。药物治疗目前尚处于探索阶段。其远期疗效尚待进一步观察。无论采用何种治疗方法，首要的是应根据肿瘤的性质、部位、大小以及患者的年龄、身体状况等进行选择，以期获得最佳疗效。

第六节 生殖细胞肿瘤

生殖细胞肿瘤（germ cell tumor）是指来源于胚胎生殖细胞的肿瘤。依照世界卫生组织（WHO，2021 年）所提出的颅内肿瘤分类方案，生殖细胞肿瘤包括成熟/未成熟型畸胎瘤、畸胎瘤伴体细胞恶变、生殖细胞瘤、胚胎性癌、卵黄囊癌、绒毛膜癌、混合性生殖细胞肿瘤等。其中，以生殖细胞瘤最为多见，其次为畸胎瘤（包括恶性畸胎瘤），而其他类型十分少见。

【病理】

1. 生殖细胞瘤（germinoma） 生殖细胞瘤是最多见的生殖细胞肿瘤，亦为松果体区最为多见的肿瘤。约占松果体区肿瘤的 50% 以上，肿瘤为高度恶性，浸润性生长，并可沿脑脊液循环播散种植，亦有发生神经系统外转移及沿分流管种植至腹腔。

肿瘤外观呈粉红或灰红色，呈浸润性生长，与周围脑组织分界不清，肿瘤质地多软而脆，呈细颗粒状，亦可呈胶冻状外观，肿瘤组织易于脱落，少数可发生出血、坏死及囊性变，肿瘤钙化比较少见。光镜下：肿瘤细胞有大小两种，大型细胞似上皮细胞。胞浆丰富呈圆形，大小一致，细胞核圆形、常可见有一突出的核小体，可见到核分裂象。小细胞为淋巴细胞，多认为是机体对肿瘤的免疫反应。两种细胞呈散在的或巢状相互交叉分布。电镜下：肿瘤细胞含有一个或多个大而圆的轻度嗜酸颗粒的核仁，胞质含有少量颗粒状内质网。大量核蛋白体、糖原颗粒及少量高尔基体，可见少量线粒体、中心粒及微管结构。

2. 畸胎瘤及畸胎瘤伴有恶性转化（teratoma and teratoma with malignant transformation） 松果体区为畸胎瘤的好发部位。构成肿瘤的内容十分广泛，包括从胚外结构到未成熟及成熟的胚胎组织结构，通常由两个胚层甚至所有三个胚层来源的组织构成。

肿瘤有完整包膜，界清，表面光滑，可呈圆形、卵圆形或分叶状，可部分与脑组织粘连。多数对邻近脑组织造成压迫而产生临床症状。肿瘤切面可见大小不等的囊腔及实质性肿瘤团块，实质性部分的色泽与硬度依不同的组成而异，囊内成分可能为水样、黏液样或脂样物，骨性、软骨性或毛发混杂期间，少数可见牙齿样结构。肿瘤的镜下结构因不同组织成分而异，可能包括有两个甚至三个胚层的成熟或未成熟结构。内胚层结构可包含有消化道和呼吸道组织及各种黏液分泌腺体，中胚层结构如骨、软骨及肌肉组织均与难以分辨的未成熟成分相混杂，外胚层则常见鳞状上皮及神经组织结构。神经上皮样组织为颅内畸胎瘤最为常见的组成成分，神经组织的形态学表现可以从幼稚到成熟各异，后者包括神经胶质细胞、各种分化的神经元、神经管及胶质细胞团甚至脉络丛组织。

3. 卵黄囊瘤（yolk sac tumour） 为胚外结构中多能干细胞分化的产物，以胚胎中胚层及卵黄囊内胚层异常发育为主要特征，故称卵黄囊瘤。

显微镜下内皮窦瘤有比较明显的特征，散在分布许多小囊腔。有扁平细胞或柱状细胞形成通路相交通，可见黏蛋白分泌上皮及黏液纤维细胞原基质，亦可找到一种由微细血管形成的小球样结构，上覆一层单层立方细胞，凸入扁平细胞构成的腔内肿瘤可混有其他如生殖细胞瘤、畸胎瘤等生殖细胞肿瘤的成分。

超微结构观察，肿瘤细胞核较大、呈卵圆形或有切迹、核仁突出，细染色质，细胞呈长方形或不规则形，表面具有大丛微绒毛，胞质内粗面内质网突出，线粒体较大，可见溶酶体，但高尔基复合体不明显，扩大的粗面内质网及胞外基质中可见大量高电子密度物质。细胞间以紧密或胞浆交锁连接。

4. 绒毛膜癌（choriocarcinoma） 典型绒毛膜上皮癌呈细颗粒状、红棕色，并几乎皆伴有出血坏死。肿瘤可局限生长，亦可侵入邻近脑组织。显微镜下观察绒毛膜上皮癌含有两种细胞类型。滋养层细胞形态中等大小，均匀一致，细胞边界清楚，胞质丰富。合胞体滋养层细胞胞体较大并有多个细胞核，细胞核形态不规则且染色质深染，常呈嗜伊红染色并有多个空泡。由滋养层细胞及合胞体滋养层细胞形成绒毛状形态。

【临床表现】

生殖细胞肿瘤多位于松果体区及鞍上。患者的病程取决于肿瘤的发生部位、体积大小及组织学类型，但一般自然病程较短。

1. 颅内压增高 肿瘤使得导水管狭窄及闭锁，早期发生梗阻性脑积水而出现颅内压增高。患者可表现头痛、呕吐及视乳头水肿，亦可出现视力减退、展神经瘫痪等症状。在儿童亦可表现头颅增大、前囟张力增高等。

2. 邻近结构受压征

（1）帕里诺综合征（Parinaud syndrome）：肿瘤压迫四叠体上丘可致眼球上下运动障碍、瞳孔散大或不等大。

（2）听力障碍：肿瘤生长较大时可压迫下丘及内侧膝状体

而产生耳鸣及听力减退，儿童的症状表述较差以及临床检查的合作程度的影响，听力障碍的阳性率不高。

（3）共济障碍：肿瘤可影响小脑上蚓部和上脚，因而出现躯干性共济障碍及眼球震颤，可表现步态不稳。协调动作迟缓。

（4）尿崩症：丘脑下部损害

3. 内分泌紊乱症状　主要表现是第二性征发育紊乱，主要为性早熟。起源于松果体实质细胞的肿瘤则可表现为第二性征发育迟缓。

4. 其他　因颅内压增高及中脑受压而出现锥体束征和意识障碍、嗜睡等症状。

【辅助检查】

1. 脑脊液细胞学　采取脑脊液标本离心检查瘤细胞，找到脱落的肿瘤细胞。

2. 肿瘤标志物检测　免疫组织化学技术可检测出某些生殖细胞肿瘤患者的血清及脑脊液中的甲胎蛋白（AFP），绒毛膜促性腺激素（HCG）及癌胚抗原（CFA）升高。

3. 神经影像学检查

（1）头颅X线片：主要有颅内压增高征象及松果体区异常钙化。正常人的松果体钙化在10岁以下的儿童极为少见，若此时出现松果体区钙化斑或10岁以下且直径超过1cm者，应高度怀疑松果体区肿瘤的可能性。

（2）颅脑CT：因不同的病理组织类型而异，可表现为类圆形、圆形或分叶状。可呈等密度、混杂密度或均匀稍高密度。生殖细胞瘤多有钙化，边界不甚规则，有时是蝴蝶状。畸胎瘤因含脂肪、牙齿及骨骼而呈混杂密度，低密度区CT值可低于脑脊液而高密度区可接近骨质。混合型肿瘤的表现可为多囊性病灶，生殖细胞瘤多表现均匀一致的明显强化，而畸胎瘤多非均匀强化。

（3）颅脑MRI：生殖细胞瘤可呈长T_1与长T_2，T_2加权像上瘤体呈等高信号，钙化为低信号，室管膜下种植者可见层片状种植的高信号影。畸胎瘤一般呈短T_1及等T_2信号，但因不同的组成成分而表现不同的信号强度。恶性畸胎瘤边缘不清楚。有时有出血倾向，可含有脂肪组织，异常对比增强一般比较明显。

【诊断】

对于出现颅内压增高、眼部症状、性早熟的小儿与青少年应高度疑诊为本病。辅以上述检查，多能及时诊断。尤其是上视不能、第二性征发育障碍和瞳孔对光反应异常。

【治疗】

颅内生殖细胞肿瘤多数位置深，且邻近重要脑组织及深部血管，手术切除病死率较高，故传统上多数学者主张行保守治疗。

为了克服保守治疗的缺点，近年来许多学者采用的治疗是首先行分流手术控制颅内压增高，随之应用临床肿瘤标志物检测及神经影像学检测将肿瘤加以筛选，然后鉴别肿瘤的病理性质而采用不同的治疗措施，具体方法包括：①脑脊液细胞学检查；②肿瘤立体定向活检；③试验性放疗。应用20Gy的小剂量射线作为诊断性治疗。近年来生殖细胞肿瘤的药物化疗的研究增多，并取得了较为满意的近期疗效。

1. 手术治疗　多年来颅内生殖细胞瘤的手术方式及其治疗作用也一直存在争议。目前认为颅内生殖细胞瘤的手术作用是缩减肿瘤体积、获取病理和分流脑积水，但因肿瘤多位于脑中线深部，与重要功能区和大血管毗邻，手术病死率和致残率相对较高，且手术有增加肿瘤细胞在蛛网膜下腔播散的机会，单纯手术不能治愈。

2. 放射治疗

（1）全脑全脊髓放疗：生殖细胞瘤最常见于脑中线的松果体区、鞍区、脑室旁等部位，肿瘤细胞间结合松散，易脱落到脑脊液中，引起蛛网膜下腔种植、转移；肿瘤细胞向周围脑组织浸润性生长、与正常脑组织无明确的界限。因此，传统放疗方法是全脑全脊髓预防照射加病变局部追加剂量。

（2）局部放射治疗：在全脑全脊髓及全脑预防放疗后，经长期随访发现，中晚期并发症较多，主要是未成年人放疗后智力、生长发育和生殖功能障碍。

3. 化学治疗　单纯化疗结果表明短期治疗效果尚可，长期观察复发率高。化疗方案主要以铂类（P）为基础，联合长春新碱（V）、足叶乙甙（E）、环磷酰胺（C）、博来霉素（B）、甲氨蝶呤（M）等，目前，国内多将化疗作为术后的一种辅助治疗。常采用EP方案，具体是顺铂20mg、足叶乙甙100mg静脉点滴，连用5天，28天为1个疗程，一般应用4~6个疗程。

第七节　血管母细胞瘤

血管母细胞瘤（hemangioblastoma，HB）是中枢神经系统少见的良性血管性肿瘤，约占颅内肿瘤的1.5%~2%，最多见于小脑、脊髓和脑干，大多数血管母细胞瘤的发病属于散发性质，本瘤为良性病变，实质性者生长缓慢，可长达数年处于静止状态。

【病理】

肿瘤可呈囊性或实质性两种形态。囊性占总数的2/3~3/4，呈脑内生长，与周围组织边界清楚。囊肿壁光滑，囊液为透明，淡黄色、高蛋白含量液体。囊壁可见一个或多个肿瘤结节，呈樱桃红色，血供丰富，质地柔软。实质性肿瘤由丰富的血管和血窦构成，切面可见孤立或成簇的较粗血管及网状分布的薄壁血管。Lonser等推测肿瘤在发生时为实性结节，由于肿瘤血管壁通透性增高，血浆成分渗透至瘤周组织间隙，当超过周围组织的吸收能力时即在瘤周形成囊肿，从而在疾病的不同阶段表现为不同形态。

镜下表现：肿瘤主要由两种成分构成，一种是不同成熟阶段的毛细血管网样的结构；另一种是血管网之间的间质细胞，间质细胞胞浆丰富透明，部分呈泡沫细胞样，大小及形态不一，核分裂象不明显。

【临床表现】

好发于青壮年,男性多于女性。囊性者病史较短也可急性起病。女性患者因妊娠或口服避孕药可引起囊肿短期内增大而加重病情,可能与激素介导的肿瘤生长有关。囊肿形成的占位效应为引起症状的主要原因,而且表现为"生长期"和"休眠期"两个生长周期。①小脑 HB,常出现颅内压增高和小脑损害表现;②HB 位于颅颈交界和脑干时,可引起颈项僵硬、眩晕和呕吐等症状;③脊髓 HB 表现为相应节段的感觉、运动和括约肌障碍,发生于脊神经时,还可有神经根性疼痛;④不到 25% 的患者可伴发红细胞增多症,少数情况下,由于肿瘤出血,可使病情突然恶化,但直径小于 1.5cm 者出血危险较小。作为希佩尔-林道综合征(Von Hippel Lindau syndrome, VHL 综合征)的临床表现之一,中枢神经系统 HB 常伴发视网膜血管瘤、肾透明细胞癌或囊肿、嗜铬细胞瘤及胰腺囊肿等内脏肿瘤。脑干、脊髓、多发性 HB 及有家族史患者发生 VHL 病的可能性较大。

【辅助检查】

1. 血管造影 典型表现为瘤结节的致密染色,可见粗大的供血动脉和引流静脉,囊性部分为无血管区。

2. 颅脑 MRI 囊性病灶边界光滑,瘤结节位于囊肿的一侧,实质性者表现为圆形或卵圆形占位,T_1 加权像为低到等信号,T_2 加权像呈高信号。增强扫描时,囊壁略强化,瘤结节及实质性病灶多明显增强。实质性肿瘤中央可有坏死或伴囊变而呈等、低混合信号。有时在病灶中心或周围可见到蛇形、迂曲的血管流空影,提示大的供血动脉和引流静脉。

3. 基因检测 目前,由于 *VHL* 基因的克隆,对 *VHL* 基因的检测逐渐应用于临床。

【诊断与鉴别诊断】

根据肿瘤好发部位及影像学特征一般不难作出术前诊断。如伴有视网膜血管瘤、内脏肿瘤或 VHL 病家族史者,则本病可能性更大。对于 VHL 病,现一般按照 Glasker 等提出的诊断标准:存在中枢神经系统 HB 及视网膜血管瘤、肾细胞瘤、嗜铬细胞瘤或附睾囊腺瘤,任何一级亲属有 VHL 病史或基因检测结果阳性。

10

小脑囊性 HB 需与囊性胶质瘤和蛛网膜囊肿鉴别。囊性胶质瘤的囊壁厚薄不均,瘤结节较大、基底宽、可伴钙化,增强后强化程度不如 HB 明显;蛛网膜囊肿为脑外占位,增强扫描无强化瘤结节。

【治疗】

1. 外科治疗 外科手术为本病首选治疗,肿瘤全切可获根治。囊性病变一般易于切除,效果满意,但瘤结节较小或多个时,术中应仔细寻找,遗漏会导致肿瘤复发。瘤结节嵌入囊壁或直径<1cm 会增加辨别和切除的困难,术中多普勒超声有助于探查瘤结节。

2. 药物治疗 至今尚无治疗该病的有效药物,但通过抗血管生成药阻断血管内皮生长因子(VEGF)的作用来控制肿瘤生长的临床研究正在进行中。

3. 放射治疗 此瘤对放射线中度敏感,手术不全切除或多发病变可考虑行放射治疗。当肿瘤单发、体积较小时远期疗效较好。对于多发性病例,建议使用小直径准直器,针对不同病灶制定精确放射剂量,以减少因叠加效应而引起的严重并发症。目前认为 γ 刀治疗此瘤的周边剂量应以 16~20Gy 为宜。然而,对于 VHL 病,放射治疗仍面临肿瘤复发和新发问题。

第八节 原发性脑淋巴瘤

原发性脑淋巴瘤(primary brain lymphoma)占原发性脑瘤的 1%,随着与获得性免疫缺陷综合征(AIDS)有关的淋巴瘤的增加,脑淋巴瘤的病例数也明显增加。

【病因与病理】

原因尚不清楚,除 HIV 之外,还有其他病毒,特别是 EB 病毒和环境污染可能与该病的发病有关。

可发生于全脑,经常位于脑室周围,常局限于一个或两个部位,但也可能是多病灶发作,特别是 AIDS 淋巴瘤。肉眼观其切面呈灰色,质地软,斑点状,其他方面与高级别星形细胞瘤很难区分,肿瘤界限常常较模糊,形态不规则;光镜下主要特征是其多倾向于围绕血管周围生长(血管中心性),肿瘤细胞包围并浸润小的和中等大小的血管管壁,网硬蛋白染色可显示血管周围的肿瘤细胞呈层状排列,网硬蛋白层内的肿瘤细胞排列成特征性的洋葱皮样或蓝网状,被浸润的血管可被完全破坏,引起出血或梗死。

【临床表现】

可发生于任何年龄,但大多见于老年人。其临床表现为颅内压增高及相应脑损害区的定位体征,而无特异性征象,但有如下特征:①病程短、症状发展迅速,颅内淋巴瘤很快发展至恶性颅内高压,自然病程大多在半年以内。②颅内压增高症状出现早,进展快,脑水肿明显。③多发性颅内病变相关的症状有头痛、癫痫、运动感觉功能减退、大脑功能缺陷、视野缺损、人格和记忆的改变等。④侵犯脑脊膜假性脑膜炎、外展神经受损、颈或胸神经根疼痛。位于脊髓内首发症状为不对称的下肢无力,很快出现完全的感觉平面障碍。脑脊液淋巴细胞增多的情况并不常见。

【辅助检查】

1. 血液检查 末梢白细胞分类中淋巴细胞可增高。

2. 脑脊液检查 几乎所有患者脑脊液的蛋白含量增高明显,细胞计数也增高,而糖含量常降低。半数患者的脑脊液能检出肿瘤细胞和淋巴细胞计数增高。

3. 影像学检查

(1) 全脑血管造影:病变区血管受压移位,有时可见局部不规则血管变细现象,无肿瘤染色及早期静脉引流,表明该肿瘤为乏血供肿瘤。

(2) 颅脑 CT:大多为等或略高密度结节状病灶,以略高密度多见。密度可均匀或不均匀,呈类圆形或分叶状,少数形态不规则,大多轮廓尚清,病灶周可见轻度水肿及占位效应。增强后病灶多数均匀一致地增强,也可呈不规则增强,极少数无强化。

(3) 颅脑 MRI:与灰质相比,T_1WI 为略低或等信号,T_2WI 为等或稍低信号。单发或多发,边界清楚,圆形、椭圆形,少数为不规则形,多位于幕上、周围可见轻至中度瘤周水肿,并可见"火焰样"特征性水肿,中度占位效应,病灶信号多均匀。弥漫浸润性淋巴瘤可累及深部灰质核团和白质通道,T_2WI 呈边界不清的广泛高信号。增强后免疫正常者多为均匀明显强化,免疫缺陷者多为不均匀环形强化。强化图像上,"缺口征"和"尖角征"的出现具有特异性,"缺口征"表现为在一个强化的断面像上,圆形、类圆形或团块状实质病灶的边缘有 1~2 个脐样、勒痕状或啃噬状缺损;而"尖角征"则是指在一个强化的断面像上,不规则形病灶向某一方向呈尖角状突出,形如手枪状。

MRS:该肿瘤具备脑恶性肿瘤的波谱特征,胆碱(Cho)升高,肌酸(Cr)降低,N-乙酰天门冬氨酸(NAA)缺失,并出现高耸的有脂质(Lip)峰。

4. 立体定向活检术 可明确病变性质,而且损伤小,现已被广泛应用,对患者的诊断和治疗起决定性作用。立体定向活检术前激素的使用对病理诊断影响很大,激素可使病变在影像上缩小,强化减弱,如那些已使用激素后,怀疑为淋巴瘤的患者,如考虑行立体定向活检术则越快越好,即使这样,也常在病理上作出错误的诊断,如脱髓壳、病毒性脑炎、肉芽肿等。

【诊断】

原发性脑淋巴瘤缺乏特异性临床表现,本病如无细胞学和组织学的资料,诊断十分困难。当检查发现颅内性质不明的占位性病变,患者属于原发性脑淋巴瘤的好发人群(艾滋病等免疫缺陷患者)时,应高度怀疑本病。毫无疑问外科活检对确立原发性脑淋巴瘤的诊断是必要的。这可以通过开颅暴露肿瘤或是 CT、超声导向的立体定向活检办到。

临床上应考虑以下几点:①特定的好发人群,当然本病也可发生于免疫功能正常的人群;②可有颅内压增高表现及神经功能缺失症状;③缓慢起病;④病程波动大,糖皮质激素对淋巴细胞凋亡有影响,可使瘤体一过性明显萎缩甚至消失,但复发后迅速恶化是本病的特征性表现;⑤影像检查较少有特征性改变;⑥脑脊液检查可见蛋白升高,淋巴细胞增高少见,不易找到瘤细胞;⑦全身检查未发现其他部位淋巴瘤;⑧确诊靠手术或定向活检后的病理诊断。

【治疗】

治疗原则为综合性治疗。一般治疗选择:①单发或大型包块型,采用手术治疗+放疗+化疗;②小于 3cm 单发或 4 个病灶以内者,采用立体定向放射外科治疗;③多发结节型,定向活检确诊后立体定向放射外科治疗或放疗+化疗;④脑室或硬膜下匍匐生长者,采用化疗。对欲行立体定向诊断的患者慎用激素,激素可使病理诊断困难。

1. 手术治疗 与其他颅内恶性实体性肿瘤,如胶质瘤和转移瘤相比,手术获益不大,除非患者出现脑疝或单发病变位于脑叶静区,可考虑手术切除,否则,通常在明确诊断后行放化疗。

2. 放射治疗 放射治疗对其效果虽不像对周身淋巴瘤那样有效,但也一直是其主要治疗方法。

3. 化学治疗 由于手术和放射治疗的效果均不十分明显,近年来化疗药物则越来越多,特别是甲氨蝶呤可根据患者具体病情采取静脉、脑室内和鞘内给药,治疗效果明显提高,患者的生存期延长至 3 年以上。

4. 皮质激素治疗 原发性脑淋巴瘤化疗常选择糖皮质激素和影响细胞增殖的抗肿瘤药。糖皮质激素可选择泼尼松或地塞米松,皮质激素治疗可取得戏剧性效果。

无 AIDS 患者通过皮质类固醇治疗后,CT 异常可以部分或是完全地缓解。即使在术前的当晚使用地塞米松也可以使 CT 增强减弱,以及术中的活检准确性降低。

5. 放疗与化疗联合治疗 为了提高生存率,许多研究中心采用了放疗与化疗联合的治疗手段。

【预后】

原发性脑淋巴瘤通常进展迅速,治疗效果不佳,预后较差。如果未经治疗,非 AIDS 患者出现临床表现后的平均生存期是 4.6 个月,AIDS 患者活检后的平均生存期只有 6 周。影响预后的因素包括:①就诊时间的早晚:早期确诊后及时综合治疗者预后较好。②病理类型:小细胞型最好,大细胞型最差。③生长类型:单发肿瘤预后好于多发或弥漫性生长型。④治疗方法:综合治疗组预后明显优于单一治疗组。⑤免疫系统功能:具有免疫抑制状态的患者预后明显差于免疫功能正常患者。

第九节 脊索瘤

脊索瘤(chordoma)是来源于胚胎残留脊索组织的肿瘤,其生长缓慢,呈低度恶性,颅骨脊索瘤多发生在斜坡处,占整个脊索瘤总数的 35%~40%,占颅内肿瘤的 0.13%~0.67%。也可发生于颅内及骶尾部、脊柱等处。见于任何年龄,以中老年多见,男性多于女性。肿瘤发生于斜坡中线部,位于硬脑膜外,可向颅内、外各方向浸润性生长,但不侵入脑组织,可压迫脑干及导水管产生脑积水。少数可长入蝶窦及鼻咽部。多为单发性,个别有远处转移者。

【病理】

肿瘤呈不规则结节状,无包膜,边界尚清,质软。切面可见肿瘤由纤维组织分隔成小叶状,灰白色或红褐色,部分为半透明胶冻状或黏液状。瘤内有时可有出血、囊变、钙化及骨组织。肿瘤含黏液较多者,质软且倾向于良性。含钙化多者质硬且较恶性。镜下检查:瘤细胞体积较大,呈多角形、梭形、立方形、圆形或椭圆形,呈片状或不规则条索状排列。核较小,核仁明显,胞质内含有乳液、蛋白及胶原,故细胞呈泡沫状为其特征。约10%肿瘤有恶变,瘤细胞大小不一,核大或多形,染色深,分裂象多见,有侵蚀性,可沿蛛网膜下腔播散至脊髓及马尾部,少数经血循环转移至其他脏器(如肝、肾、心脏等)。

【临床表现】

根据肿瘤生长部位及X线片改变可分为5型:

1. 上斜坡型肿瘤 位于鞍背后方,有一侧或双侧第Ⅲ~Ⅵ对脑神经麻痹,脑干受压有偏瘫或四肢瘫痪、一侧或双侧锥体束征以及小脑征等。有时因第三脑室后部及导水管受压移位可产生脑积水及颅内压增高症状。X线片可见斜坡上中部骨质破坏为主,鞍背及后床突轮廓可保留,蝶鞍正常。

2. 枕大孔型(或下斜坡型)肿瘤 位于斜坡尾端及枕大孔处。有枕颈部疼痛及压痛、后组颅神经麻痹、吞咽困难、言语不清等。少数可长入椎管内,引起高顶位脊髓半切征。X线片示斜坡中下部骨质破坏,可涉及枕骨髁突,上颈椎或舌下神经孔等处。

3. 鞍区型肿瘤 主要向前长入鞍内及向鞍上生长,临床有视神经压迫及下丘脑、垂体轴功能障碍症状,如视力减退、视野缺损、肥胖、嗜睡、女性闭经、男性阳痿等。X线片见蝶鞍扩大及鞍背、后床突及斜坡上部骨质破坏等主要改变。

4. 中颅凹型肿瘤 多向一侧中颅凹生长,影响海绵窦、眶后壁、三叉神经等。临床可产生第Ⅲ~Ⅵ对脑神经受累症状(其中以展神经及动眼神经麻痹最多见),如复视、海绵窦综合征、偏瘫、视乳头水肿等。X线片可见蝶鞍正常,鞍背及后床突、斜坡上部骨质破坏,常伴有一侧岩骨尖吸收破坏。

5. 桥小脑角型肿瘤 位于一侧桥小脑角,产生该侧桥小脑角综合征。X线片可见斜坡一侧累及岩骨骨质破坏等改变。

【辅助检查】

1. X线片 根据病变的解剖部位不同而异。脊柱脊索瘤能累及数个椎节,常见于骸骨,很少呈偏心性生长。在早期,骨膨胀明显,骨内正常结构改变,呈磨砂玻璃样阴影。但由于肠腔内气体存在,有时在X线正位片上很难判别。晚期时,表现为广泛性溶骨性破坏,在骨病灶周围可见大而边缘清楚的软组织肿块阴影,肿块内可见残存的骨片或钙化斑,如果仅见溶骨性破坏而未见到肿块内骨片或钙化斑,很难肯定是脊索瘤,为获得清晰度较好的X线平片,在摄片前应做清洁灌肠,有助于确定肿瘤的范围、部位及与脏器的关系。

2. CT 平扫呈以斜坡和岩尖为中心的略高密度影,形态不规则,边界较清楚,常伴发邻近骨质破坏,半数可见其间散在点片状高密度影,为钙化灶或破坏的骨质残余碎片,可见囊变。特征性表现为较大的软组织肿块与骨质破坏不成比例。增强后可见肿瘤不均匀强化,囊变区无强化。

3. MRI 平扫呈分叶状团块,信号不均,T_1WI等或略低信号,为陈旧性出血或含高蛋白的黏液所致;T_2WI呈不均匀明显高信号,高信号内常可见点、片状低信号,这主要与肿瘤内钙化、肿瘤血管流空、出血及骨质破坏的残留碎片有关。矢状位成像对显示斜坡区的脊索瘤最为理想。典型特征为T_1WI上斜坡髓质高信号消失,代之以不均匀的软组织肿块影,增强后呈中等程度至明显不均质"蜂房样""颗粒样"强化,随时间延长,强化程度有所增强,提示肿瘤血供并不丰富。

4. 脑血管造影 可见肿瘤血管染色,以及颅底血管移位包绕征象。

【诊断与鉴别诊断】

依据临床表现、体征及辅助检查尤其是影像学检查进行诊断。且需要与以下病变相鉴别:斜坡型应与斜坡脑膜瘤及软骨瘤鉴别;鞍区型应与颅咽管瘤、垂体瘤鉴别;中颅凹型脊索瘤应与脑膜瘤鉴别;桥小脑角型脊索瘤应与听神经瘤鉴别。

【治疗】

应根据患者的年龄,肿瘤的大小和既往治疗与否而定,对于未经治疗的初发患者,只要一般条件允许,都选择合适的入路力争全切肿瘤,对于复发或既往手术或放疗的患者,应根据肿瘤的大小和部位,选择相对保守的治疗策略。但不要放弃全切的机会。术后质子束放疗或质子+光子放疗有助于控制或延缓复发,延长患者生存期。

1. 手术治疗 脊索瘤部位深在手术难度和风险很大,但肿瘤生长侵犯仅在局部,且复发也是局限于原位,手术全切可以取得较好的疗效。

目前有多种入路,可分别通过前下方、前上方、侧方或后外侧方显露颅底斜坡区。由于肿瘤生长方向不一,很难通过一种入路解决全部问题,应根据肿瘤侵袭生长的方向选择手术入路。

2. 放射治疗 因为脊索瘤只能分块切除,所以严格说,很难完全切除。所以主张即便是镜下全切也要放疗。高能粒子如质子(H)、氦、氖及碳原子的特殊物理特性即布拉格峰,射线能量在一定范围内迅速衰减,使得通过这种方法可以将更高的剂量施加给肿瘤而避免周边正常组织承受更多放射剂量。该方法通过三维定位系统完成,剂量一般在70Gy左右,并可根据肿瘤形状制定治疗计划。尽量避开脑干、视神经等重要结构。

3. 伽马刀治疗 伽马刀治疗脊索瘤的剂量,目前较为一致的意见认为周边剂量以16~20Gy为宜。

参考文献

[1] 杨学军,尹洪芳,李智,等. 2021年世界卫生组织中枢神经系统肿瘤分类(第五版)简表中译版及说明[J]. 中国现代神经疾病杂志,2021,21(9),746-750.

[2] 花玮,毛颖. 从分子分型看胶质瘤的精准治疗[J]. 中华外科杂志,2017,55(1):63-66.

[3] 中国中枢神经系统胶质瘤诊断和治疗指南编写组. 中国中枢神经系统胶质瘤诊断与治疗指南[J]. 中华医学杂志,2016(7):485-509.

[4] 中华医学会放射肿瘤治疗学分会. 胶质瘤放疗中国专家共识[J]. 中华放射肿瘤学杂志,2018(2):123-131.

[5] 中华医学会神经外科学分会肿瘤学组. 脑干胶质瘤综合诊疗中国专家共识[J]. 中华医学杂志,2017,33(13):217-229.

[6] 李青. 中枢神经系统肿瘤病理学[M]. 北京:人民卫生出版社,2011.

[7] 魏秀芝. 中枢神经系统胶质瘤的磁共振与CT表现分析[J]. 世界最新医学信息文摘,2015(31):162-162.

[8] 吴哲褒. 解读垂体肿瘤新分类,规范垂体腺瘤诊治[J]. 国际神经病学神经外科学杂志,2017,44(6):569-571.

[9] 何晓蓉,周晋星,王陆华,等. 髓母细胞瘤的分子分型及预后进展[J]. 临床与实验病理学杂志,2018,34(2):191-193.

[10] 李小煜,沈庆煜,彭英. 胶质母细胞瘤非手术治疗研究进展[J]. 国际神经病学神经外科杂志,2018,45(5):515-519.

[11] NABORS L B,PORTNOW J,AMMIRATI M,et al. NCCN guidelines Insights:central nervous system cancers,version 1[J]. J Nat Compr Canc Netw,2017,15(11):1331-1345.

[12] LOUREIRO L V M,PONTES L B,CALLEGARO-FILHO D,et al. Waiting time to radiotherapy as a prognostic factor for glioblastoma patients in a scenario of medical disparities[J]. Arq Neuropsiquiatr,2015,73(2):104-110.

[13] WANG T J C,JANI A,ESTRADA J P,et al. Timing of adjuvant radiotherapy in glioblastoma patients:A single-institution experience with more than 400 patients[J]. Neurosurgery,2015,78(5):676-682.

[14] KUSUMAWIDJAJA G,GAN P Z H,ONG W S,et al. Dose-escalated-intensity-modulated radiotherapy and irradiation of subventricular zones in relation to tumor control outcomes of patients with glioblastoma multiforme[J]. Onco Targets ther,2016,9:1115-1122.

[15] BADIYAN S N,MARKOVINA S,SIMPSON J R,et al. Radiation therapy dose escalation for glioblastoma multiforme in the era of temozolomide[J]. Int J Radiat Oncol Biol Phys,2014,90(4):877-885.

[16] STUPP R,MASON W P,VAN DEN BENT M J,et al. Radiotherapy plus concomitant and adjuvant temozolomide for glioblastoma[J]. Clin Med Oncol,2017,2(10):421-422.

[17] WANG Z,YANG G,ZHANG Y Y,et al. A comparison between oral chemotherapy combined with radiotherapy and radiotherapy for newly diagnosed glioblastoma:A systematic review and meta-analysis[J]. Medicine,2017,96(44):e8444.

[18] DIAZ-MIQUELI A,MARTINEZ G S. Nimotuzumab as a radiosensitizing agent in the treatment of high grade glioma:challenges and opportunities[J]. Onco Targets Ther,2013,6:931-942.

[19] KIM Y,KANG H K,LEE J,et al. Wnt activation is implicated in glioblastoma radioresistance[J]. Lab Invest,2012,92(3):466-473.

[20] DONG Z,ZHOU L,HAN N,et al. Wnt/β-catenin pathway involvement in ionizing radiation-induced invasion of U87 glioblastoma cells[J]. Strahlentherapie Und Onkologie,2015,191(8):672-680.

[21] ZHENG H,YING H,WIEDEMEYER R,et al. PLAGL2 regulates Wnt signaling to impede differentiation in neural stem cells and gliomas[J]. Cancer Cell,2010,17(5):497-509.

[22] JIN X,JEON H Y,JOO K M,et al. Frizzled 4 regulates stemness and invasiveness of migrating glioma cells established by serial intracranial transplantation.[J]. Cancer Res,2011,71(8):3066-3075.

[23] STEWART L A. Chemotherapy in adult high-grade glioma:A systematic review and meta-analysis of individual patient data from 12 randomised trials[J]. Lancet,2002,359(9311):1011-1018.

[24] STUPP R,HEGI M E,GILBERT M R,et al. Chemoradiotherapy in malignant glioma:Standard of care and future directions[J]. J Clin Oncol,2007,25(26):4127-4136.

[25] HEGI M E,DISCERENS A C,GORLIA T,et al. MGMT gene silencing and benefit from temozolomide in glioblastoma[J]. N Eng J Med,2005,352(10):997-1003.

[26] BREGY A,WONG T M,SHAH A H,et al. Active immunotherapy using dendritic cells in the treatment of glioblastoma multiforme[J]. Cancer Treat Rev,2013,39(8):891-907.

[27] ANTONIOS J P,SOTO H,EVERSON R G,et al. Immunosuppressive tumor-infiltrating myeloid cells mediate adaptive immune resistance via a PD-1/PD-L1 mechanism in glioblastoma[J]. Neuro Oncol,2017,19(6):796-807.

[28] JIN L,GE H,LONG Y,et al. CD70,a novel target of CAR T-cell therapy for gliomas[J]. Neuro Oncol,2018,20(1):55-65.

[29] O'ROURKE D M,NASRALLAH M L P,DESAI A,et al. A single dose of peripherally infused EGFRvIII-directed CAR T cells mediates antigen loss and induces adaptive resistance in patients with recurrent glioblastoma[J]. Sci Transl Med,2017,9(399):eaaa0984.

[30] PELLEGATTA S,SAVOLDO B,DI IANNI N,et al. Constitutive and TNFα-inducible expression of chondroitin sulfate proteoglycan 4 in glioblastoma and neurospheres:Implications for CAR-T cell therapy[J]. Sci Transl Med,2018,10(430):eaao2731.

[31] DESJARDINS A,GROMEIER M,HERNDON J E,et al. Recurrent glioblastoma treated with recombinant poliovirus[J]. N Engl J Med,2018,379(2):150-161.

[32] RAJESH Y,PAL I,BANIK P,et al. Insights into molecular therapy of glioma:Current challenges and next generation blueprint[J]. Acta Pharmacologica Sinica,2017,38(5):591-613.

[33] UHM J H,PORTER A B. Treatment of glioma in the 21st century:An exciting decade of postsurgical treatment advances in the molecular era[J]. Mayo Clinic Proc,2017,92(6):995.

[34] YUE P J,HE L,QIU S W,et al. OX26/CTX-conjugated PEGylated liposome as adual-targeting gene delivery system for brain glioma[J]. Mol Cancer,2014,13(1):191.

[35] YIN Y. Functional roles of enhancer of zeste homolog 2 in gliomas[J]. Gene,2015,576(1):189-194.

[36] QIU S,LIN S,HU D,et al. Interactions of miR-323/miR-326/miR-329 and miR-130a/miR-155/miR-210 as prognostic indicators for clinical outcome of glioblastoma patients[J]. J Transl Med,2013,11:10.

[37] QIU S,HUANG D,YIN D,et al. Suppression of tumorigenicity by Mi-

croRNA-138. through inhibition of EZH2-CDK4/6-pRb-E2F1 signal loop in glioblastoma multiforme[J]. Biochim Biophys Acta, 2013, 1832(10):1697-1707.

[38] RONG X, HUANG B, QIU S, et al. Tumor-associated macrophages induce. vasculogenic mimicry of glioblastoma multiforme through cyclooxygenase-2 activation. [J]. Oncotarget, 2016, 7(51):83976.

[39] YIN Y, FU C, LI M, et al. A pH-sensitive hyaluronic acid prodrug modified with. lactoferrin for glioma dual-targeted treatment[J]. Mater Sci Eng C Mater Biol Appl, 2016, 67:159-169.

[40] DAVID N L, ARIE P, PIETER W, et al. Classification of tumors of the central nervous system: A summary[J]. Neuro Oncol, 2021, 23(8): 1231-1251.

10

第十一章　颅脑损伤

（刘佰运　张　斌）

第一节 概 述

颅脑损伤(traumatic brain injury,TBI)是一种常见的创伤类型,发生率仅次于四肢骨折,占全身损伤的20%左右,但致残致死率却高居全身创伤的首位。近年来,随着社会经济水平的不断提高,中低收入国家机动车使用的不断增加,建筑业高速发展以及各类高危体育运动的出现,使得世界范围内颅脑损伤的发生率呈持续升高的态势。近半个世纪来,虽然人们对颅脑创伤的基础理论、流行病学、现场抢救和临床救治的认识逐渐加深,预防及救治水平不断提高,但颅脑创伤的死亡率仍处于居高不下的态势,而且伤残人数也在不断增加,对人类的健康和生命安全构成巨大威胁,对社会劳动力和人口质量造成相当严重的影响,已被公认为“第一社会公害”。因此,深入探索其发生规律、提高救治水平是21世纪神经外科工作者的重大历史使命,也已经引起创伤学界的极大关注。

【流行病学】

TBI主要发生于年轻的成年男性,男女比例约为3∶1。发病年龄有三个高峰,分别为幼年期、青壮年期及老年期。不同的国家和地区在不同的时间段提供的数据相差很大,这与各地的经济发展水平、法律约束、社会稳定及医疗状况等密切相关;另外,研究方法、病例来源、入选标准的不同,也造成较大的偏倚。北京市神经外科研究所根据WHO流行病学调查标准分别于1982年及1985年对城市及农村调查结果显示TBI的发生率分别为55.4/10万及64.02/10万,发生率偏低;而发达国家报道的年发生率高达(150~250)/10万。

颅脑损伤的致死率在全身损伤中居首位,占全部外伤死亡人数的30%~50%。每项调查所采用的统计方法、纳入标准、评价指标等的不同,得到的结果自然产生偏倚。目前认为,颅脑损伤总体年死亡率约为(22~35)/10万。该数字随国家、地区、种族、性别、年龄组等的不同而有一定的差异。总的规律是发达国家救治水平明显高于发展中国家,城市高于农村。经济发展、文明进步极大程度影响着医疗水平的进步。

颅脑损伤的主要原因包括交通事故、高处坠落、职业事故及运动娱乐损伤等。美国及世界其他国家流行病调查发现:交通意外伤害是TBI的最主要原因,其次是坠落伤,也有文献显示火器、暴力/斗殴是一个非常常见的致伤原因。2019年在*Lancet Neurology*杂志上发表的关于中国颅脑创伤的综述显示,我国颅脑创伤第一位原因是交通事故(53.0%),其次是摔伤或坠落伤(28.6%)和暴力(6.8%)。某些发达国家交通事故伤已经从第一位降到第二位,而摔伤及运动损伤的比例加大。推测其原因可能为机动车保有量在早期呈上升趋势,交通事故随之增加,近年来机动车保有量逐渐趋于饱和,加之相关法律法规的完善和约束力加大、人们安全意识的提升等,所以交通事故伤害的发生率也基本稳定。但是随着物质文明的快速增长,参与休闲运动的人数激增,尤其是西方国家新近兴起的极限运动越来越普及,导致创伤的疾病谱发生变化。

【损伤机制】

在创伤性脑损伤中,原发性机械损伤是指外力作用于脑部后导致组织变形引起神经元、胶质细胞、轴突和脑内血管直接受损,发生于损伤当时,并立即产生临床效应,多数是不可逆的。随后细胞内外的生物学途径介导的一系列继发性损伤,可以发生在原发损伤后的数分钟、数小时、数天甚至数周,而且多数是可以预防的。多数患者会经历一系列的继发性损害,如低氧、低血压、脑肿胀和颅内压(intracranial pressure,ICP)增高、灌注压降低等。这些继发性损害会进一步恶化脑损伤,并影响患者预后。因此,目前所有的神经外科治疗和神经重症监护学干预均是为了减少脑组织的继发性损伤。

重点从颅脑损伤的生物力学机制、颅脑损伤后的继发性脑损害的病理改变及分子生物学机制等几方面来探讨颅脑损伤后的病理生理,颅脑损伤机制见图11-1-1。

1. 原发性颅脑损伤的生物力学机制 原发性颅脑损伤的类型及程度取决于损伤的物理机制,包括外力的性质、类型、大小及作用时间。根据致脑损伤外力作用分为:

(1) 直接暴力伤:指暴力直接作用于头部,引发颅脑损伤。它进一步可分为:

1) 加速性损伤:头部静止时突然受到外力打击,头部由静止状态变为沿作用力方向加速运动所造成的脑损伤,损伤主要发生在着力部位,对冲伤较少见。

2) 减速性损伤:运动时头部撞击于静态物体,使头部突然停止运动,造成着力点处头皮、颅骨和脑的接触力伤(冲击伤)与脑(特别是脑底面)和颅骨内表面(特别是颅底)发生惯性力的摩擦伤(对冲伤)。常见于机动车碰撞或坠落时头着地伤。

3) 挤压伤:两个或两个以上方向不同的外力同时作用于头部,使头部在相对固定的情况下发生变形而引起的损伤,依暴力大小可造成颅盖骨和颅底骨的骨折(轻者),重者可因脑受压而昏迷、死亡。见于地震、工伤、产钳伤、交通伤。

4) 旋转性损伤:加速或减速性损伤时,暴力形成旋转或剪力,导致颅脑旋转,损伤神经血管,如弥漫性轴索损伤。

(2) 间接暴力伤:暴力作用于头部以外的身体其他部位,通过传递入颅,引起脑损伤。头部无着力点。因此,头部一般无损伤痕迹。依作用部位可分:

1) 挥鞭样损伤:暴力作用于躯干产生加速度或减速度运动,由于头部运动相对落后于躯干,造成颈部过伸或过屈,引起颅颈交界处软组织、关节、骨、颈髓和脑干的损伤。见于机动车急刹车或婴幼儿挥鞭伤。

2) 颅颈联合伤:高处坠落时足或臀部着地,暴力经足、臀、脊柱传递到颅底,造成寰枕关节及颅底骨折,导致颈髓、延髓及小脑损伤。

3) 胸部挤压伤:又称创伤性窒息,由于胸腔压力突然升高,压力波经上腔静脉血传到颅内血管,造成颅内广泛出血。见于地震、建筑物倒塌或工伤事故等。

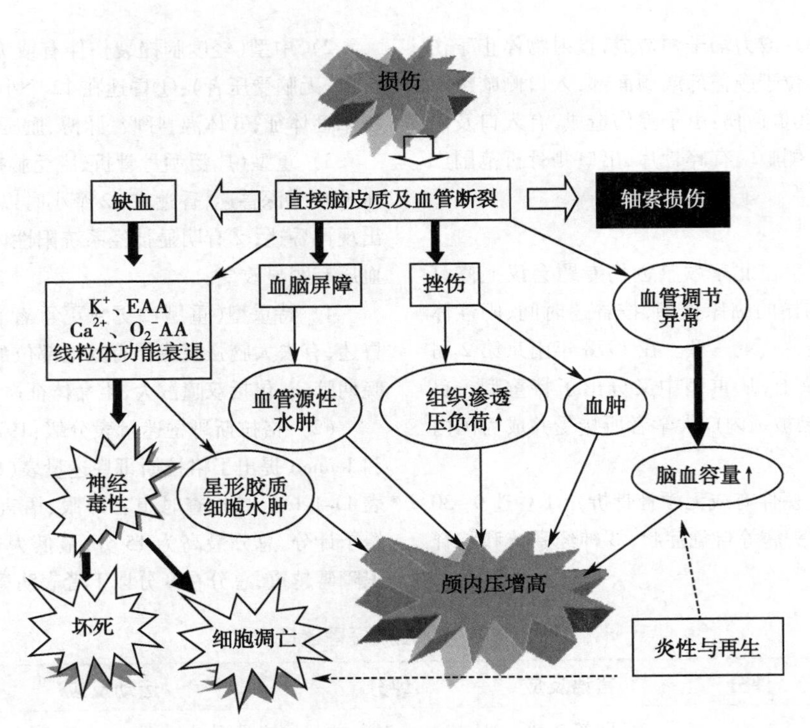

图 11-1-1 颅脑损伤机制

2. 继发性颅脑损伤的分子生物学机制 继发性颅脑损伤发生在伤后数小时至数天后，是由原发性颅脑创伤引发的一系列分子、细胞及组织层面的改变引起，主要包括脑组织缺血缺氧、脑水肿、神经递质兴奋性毒性作用、钙离子通道失调、凋亡、细胞骨架蛋白水解、代谢及线粒体功能损害、氧化应激以及炎症反应等因素。这些复杂的损伤机制最终会导致细胞死亡。

【分类与分级】

1. 颅脑创伤的分类

（1）分类法：颅脑损伤的分类方法较多，主要包以下几种：

1）按脑膜是否完整：开放性颅脑损伤，闭合性颅脑损伤。

2）按损伤机制：原发性颅脑损伤，继发性颅脑损伤。

3）按损伤时间及病程：急性颅脑损伤（<72 小时），亚急性颅脑损伤（3 天~3 周），慢性颅脑损伤（>3 周）。

4）按损伤性质：火器伤，非火器伤。

5）按解剖部位：头皮损伤，颅骨骨折，脑损伤。

6）按伤情程度：轻型颅脑损伤，中型颅脑损伤，重型颅脑损伤。

（2）临床类型：根据不同的分类原则，可以有不同的分类方法，长期以来应用于临床中的分类方法繁多，有的过于复杂、有的偏重研究而缺乏实用性。临床上需要简洁明了、实用的分类方法。目前，以颅脑创伤部位为基础、结合损伤病理而制定的分类方法被国内外绝大多数临床医师所采用，具体如下：

1）头皮伤：①挫伤；②裂伤；③头皮血肿（皮下血肿、帽状腱膜下血肿、骨膜下血肿）；④头皮撕脱伤。

2）颅骨骨折：由于处理原则不同，按骨折是否与外界沟通，可分为开放性及闭合性两种；由于临床特点不同，按骨折部位又可分为颅盖骨折和颅底骨折。

A. 颅盖骨折：临床常见以下几种形态特点的骨折：①线性骨折；②凹陷骨折；③粉碎性骨折；④洞形骨折

B. 颅底骨折：颅底骨折可分为：①颅前窝骨折；②颅中窝骨折；③颅后窝骨折。

3）脑损伤：根据原发性脑损伤和继发性脑损伤的病理性质。

A. 原发性脑损伤：可分为：①脑震荡；②脑挫裂伤，常伴发蛛网膜下腔出血；③脑干损伤；④丘脑下部损伤。

B. 继发性脑损伤：包括伤后脑水肿和颅内血肿。

根据解剖部位，颅内血肿可分为：①硬膜外血肿；②硬膜下血肿；③脑内血肿；④多发性血肿等。

按外伤后出现相关症状时间的长短即血肿形成的速度，可分为：①特急性血肿（伤后 3 小时内）；②急性血肿（伤后 3 小时~3 天）；③亚急性血肿（伤后 3 天~3 周）；④慢性血肿（伤后 3 周以上）。

在临床应用时，通常将两种分类方法合并使用，如急性硬膜外血肿，慢性硬膜下血肿等。

4）火器性颅脑创伤：多见于战时。由于致伤原因的特殊性，火器性颅脑创伤有其自身的特点。

A. 非穿透伤：①头皮软组织伤：损伤局限于头皮软组织，但因投射物的冲击作用，少数可致脑震荡或脑挫伤；②开放性颅脑损伤：虽脑膜尚保持完整，感染机会少，但可合并脑挫伤或颅内血肿，故须提高警惕。

B. 穿透伤：颅脑各层均受到创伤，伤情严重。按伤情和伤道的形态，可再分为：①切线伤：投射物与颅骨呈切线，颅骨与脑形成沟槽状伤道，颅内无金属异物，但有较多碎骨片，散布于脑实质内;②盲管伤:由弹片或力竭子弹造成,投射物停止于伤道最末端,只有一个入口,位于颅盖部或颜面部,入口侧脑组织内有数目不等的碎骨片;③贯通伤:由子弹伤造成,有入口及出口,颅内无金属异物,入口侧脑内有碎骨片,出口侧骨折范围广泛,骨片常位于皮下。

2. 颅脑创伤的分级

(1) 国内分级:1965 年在北京颅脑创伤专题会议上修订了我国急性闭合性颅脑创伤的临床分型,按昏迷时间、阳性体征及生命体征表现分为轻、中、重三型。在 1978 年南京第 2 届中华神经精神科学术会议上,从重型中又分出了特重型。目前,上述颅脑创伤的分级已被国内广大学者所接受并成为国内公认的标准。

1) 轻型(单纯性脑震荡伴有或无颅骨骨折):①昏迷 0~30 分钟;②仅有轻度的头昏、头痛等自觉症状;③神经系统和脑脊液检查无明显改变。

2) 中型(轻度脑挫裂伤伴有或无颅骨骨折及蛛网膜下腔出血,无脑受压者):①昏迷在 12 个小时以内;②有轻度神经系统阳性体征;③体温、呼吸、脉搏、血压有轻度改变。

3) 重型(广泛颅骨骨折、广泛脑挫裂伤及脑干损伤或颅内血肿):①深昏迷,昏迷在 12 个小时以上,意识障碍逐渐加重或出现再昏迷;②有明显神经系统阳性体征;③体温、呼吸、脉搏、血压有明显改变。

4) 特重型(重型中更急更重者):①脑原发伤重,伤后深昏迷,有去大脑强直或伴有其他部位的脏器伤、休克等;②已有晚期脑疝,包括双瞳散大,生命体征严重紊乱或呼吸已近停止。

(2) 格拉斯哥昏迷量表分级:1974—1976 年英国 Teasdale 和 Jennett 提出了格拉斯哥昏迷量表(Glasgow Coma Scale,GCS,表 11-1-1)。按检查时患者睁眼、语言和运动三项反应的情况给予计分,总分最高为 15 分,最低为 3 分。总分越低,表明意识障碍越重,总分在 8 分以下者表明昏迷。

表 11-1-1 格拉斯哥昏迷量表

睁眼反应	评分	言语反应	评分	运动反应	评分
自动睁眼	4	回答正确	5	按吩咐动作	6
呼唤睁眼	3	回答错乱	4	刺痛时能定位	5
刺痛时睁眼	2	词句不清	3	刺痛时肢体回缩	4
无反应	1	只能发音	2	刺痛时肢体屈曲(去皮质强直)	3
		无反应	1	刺痛时肢体伸直(去脑强直)	2
				无反应	1

鉴于国内外学者对 GCS 评分的认可,根据颅脑创伤后患者的 GCS 评分和伤后原发昏迷的时间长短,可将颅脑创伤患者的病情分为轻、中、重、特重型四型:①轻型:GCS 评分为 13~15 分,伤后昏迷在 30 分钟以内;②中型:GCS 评分为 9~12 分,伤后昏迷时间为 30 分钟至 6 小时;③重型:GCS 评分为 6~8 分,伤后昏迷在 6 小时以上,或在伤后 24 小时内意识恶化再次昏迷 6 小时以上者;④特重型:GCS 评分为 3~5 分,伤后持续昏迷。

(3) 格拉斯哥-莱吉昏迷量表分级:鉴于 GCS 缺少患者生命体征、瞳孔变化及神经系统检查等重要内容,故不能全面反映患者情况。Born 于 1985 年又在 GCS 的基础上,又增加了脑干的反射计分法,称为格拉斯哥-莱吉昏迷量表(Glasgow Liege Coma Scale,GLCS),含 5 种脑干反射,共 6 级计分,即 0~5 分。根据脑干反射的检查结果,可以反映脑干损伤的平面,按受损平面计分,分数愈小伤情愈重。

1) 额眼轮匝肌反射:代表间脑-中脑交接处功能。用拇指将患者眉尖部皮肤向外上牵拉,用叩诊锤打击拇指,若引起该侧闭目反射时评为 5 分,提示脑干以上平面损伤。

2) 垂直性眼前庭反射:代表间脑-中脑交接处功能。将患者头部快速伸屈作俯仰动作时,若出现双眼球上下垂直运动者评为 4 分。

3) 瞳孔对光反射:代表中脑功能。用光线照射瞳孔,可引起瞳孔缩小反射时评为 3 分。

4) 水平性眼前庭反射:代表脑桥功能。将患者颈部快速左右转动,患者出现水平眼球震颤或偏侧凝视时评为 2 分。

5) 眼心反射即迷走反射:代表延髓功能。压迫患者眼球可引起心率减慢者评为 1 分。

6) 无反射:表明患者脑干功能已丧失评为 0 分,即脑干损伤、伤情危重。

【诊断】

颅脑损伤病情紧急,需通过病史、体格检查和必要的辅助检查,迅速明确诊断。

1. 病史 包括:①受伤时间、原因、头部外力作用的情况。②伤后意识障碍变化情况。③伤后表现:有无头痛、呕吐、抽搐、瘫痪,有无耳鼻溢液等。④伤后做过何种处理。⑤伤前有无饮酒,吸毒等影响意识及判断力的行为;伤前健康情况,主要了解心血管、肾脏与肝脏重要疾患等。

2. 体格检查 伤情危重者,只做扼要检查,包括:①意识障碍的程度和变化;②头皮损伤,耳鼻出血及渗液情况;③生命体征(呼吸、脉搏、血压和体温)检查;④瞳孔大小、形状和对光反射情况;⑤运动和反射改变。

3. 伤情判断原则

(1) 掌握伤情基线:对患者伤后情况做系统了解,初步判断患者损伤程度，指导进一步检查及治疗。包括 10 个方面：①意识状态（GCS 评分）；②生命体征；③眼部征象；④运动障碍；⑤感觉障碍；⑥小脑体征；⑦头部检查；⑧脑脊液漏；⑨眼底情况；⑩合并损伤。

（2）损伤机制判断：①加速性或减速性损伤：加速性损伤多位于着力点，减速性损伤多为对冲伤；②着力点：根据头皮损伤位置，局部骨折及对冲伤位置判断着力点；③骨折线：有无跨越静脉窦或脑膜中动脉沟。

（3）影响病情判断的因素：①醉酒；②服用镇静剂；③其他影响判断的疾病；④脑脊液漏自行减压；⑤强力脱水剂的应用；⑥休克。当遇到上述情况时，应严密监测生命体征并结合影像学及其他检查结果慎重分析。

4. 辅助检查

（1）颅骨 X 线片：病情允许的情况下应常规行正、侧位或特殊位摄片，以了解颅骨骨折部位、类型及颅内异物等情况。

（2）腰椎穿刺：了解脑脊液压力和成分改变，但对已有脑疝表现或怀疑有颅后窝血肿者应视为禁忌。

（3）颅脑 CT 和 MRI：是目前诊断颅脑损伤的常规检查技术，可明确颅脑损伤部位、严重程度、出血量等。

（4）脑血管造影：可发现外伤性的血管损伤或动静脉瘘。

【监护】

颅脑损伤患者病情复杂多变，需实行严密的监护，及时准确地掌握病情，以指导治疗和处理，是患者度过危险期重要环节，也是神经外科的重要组成部分。

1. 神经功能　主要指对患者意识状态、瞳孔以及肢体运动、感觉和深浅反射、病理反射等的观察和判断。

（1）意识：意识障碍及其程度是反映脑功能状态的可靠指标之一。临床上主要根据患者对语言或疼痛刺激所产生的觉醒反应程度和维持觉醒的时间来判断意识状态，常用 Glasgow 昏迷量表（GCS）评分反映颅脑损伤患者的昏迷程度。

（2）瞳孔：观察瞳孔大小和对光反射是判定脑疝以及脑干功能损害程度的主要指标之一。对于颅脑损伤患者应定期观察和对比双侧瞳孔的大小、形状以及直接和间接对光反射等。当瞳孔轻度增大，对光反射迟钝，可能是颅内压增高、一侧颞叶钩回疝的早期体征。如一侧瞳孔明显或完全散大，直接或间接对光反射均消失，表明同侧动眼神经明显受压，说明已有脑疝形成。虽然动眼神经直接损伤也可造成瞳孔散大，但必须经 CT 可 MRI 除外颅内血肿。双侧瞳孔散大固定于中位，是严重脑干损伤的体征。

（3）躯体功能：对肢体运动、感觉、反射以及对脑神经的密切观察。如发现患者出现较为明确的神经系统功能障碍，如单瘫、偏瘫等，或原有的神经功能障碍加重，都要考虑病情加重或发生继发性损害的可能。

（4）生命体征：是颅脑损伤患者的重要观察内容之一。如动脉收缩压增高或波动常提示颅内压增高或脑干功能障碍；出现陈-施呼吸多见于弥漫性脑功能障碍；快而深的呼吸是脑干上部缺血的早期表现；不规则的呼吸类型，如长吸气性呼吸或抽泣样呼吸，则提示脑干下部功能受损。

2. 颅内压　颅脑损伤的患者颅内压监测是极为重要的监护内容，可根据颅内压的变化及时判断病情，指导治疗，评估预后。颅内压监护的方法包括：脑室内插管法、蛛网膜下腔插管法、硬脑膜下、硬脑膜外及脑组织内颅内压监测 5 种方法，均属有创检查（图 11-1-2），以脑室内插管法较可靠，且可通过脑脊液引流降低颅内压，但应防止继发性感染。

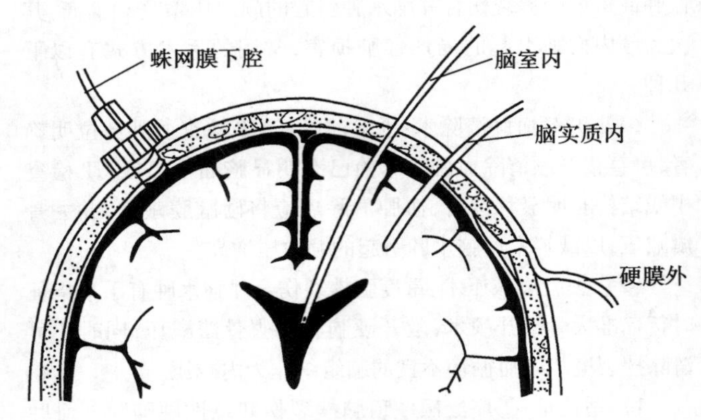

图 11-1-2　有创颅内压检测类型

3. 血流动力学　血流动力学监测主要包括：心率、心律、动脉血压以及中心静脉压等，这些监测可反映心脏动力及身体血流的动态变化，中心静脉压监测对颅脑损伤后脱水及补液治疗有重要指导意义。

4. 呼吸功能　颅脑损伤患者行呼吸功能监测十分必要，监测的主要内容包括：呼吸频率、潮气量及血气分析等。

5. 其他监测

（1）脑组织氧分压（brain tissue oxygen tension，$PtiO_2$）：是一种直接测量局部脑组织中氧分压的有创监测方法，可直接反映脑组织的代谢与供氧水平。

（2）脑血流量（cerebral blood flow，CBF）：是一种将激光多普勒探头置入脑组织中测量局部脑组织血流量的有创监测方法，可直接反映局部循环的改变。

（3）经颅多普勒（transcranial Doppler，TCD）：利用多普勒超声无创测量动脉血流的方法，可反映颅内大血管的流速。

（4）脑温（brain temperature）：将探头置入脑组织内测量温度，在脑血流量下降或脑死亡时，脑温会低于躯体温度。

（5）脑组织微透析（microdialysis）：是将微透析导管分别置入脑创伤病灶相邻的半暗带区、相对正常区和腹部皮下组织，收集微透析液，用生化分析仪测定谷氨酸、葡萄糖、乳酸、丙酮酸、甘油等的浓度，是一种微创、连续的研究细胞间液、生化和神经递质等活性物质变化的动态监测方法。

（6）脑电图（electroencephalogram，EEG）和诱发电位（evoked potential）：脑损伤患者脑电波的幅度和分化与预后密切相关。而诱发电位包括脑干听觉反应、视觉诱发电位、运动诱发电位、体感诱发电位等，可提示神经系统受损的部位与程度。

【治疗】

颅脑损伤患者的预后除了取决于损伤严重程度及年龄等客观因素外，手术时机的掌握、伤后早期呼吸循环紊乱、高血糖、高热以及合并症、并发症的防治均不容忽视。另外，还需要根据伤后不同时期导致患者死亡的不同原因和颅脑损伤的发展趋势，对伤者进行有针对性、有重点的救治。

1. 手术治疗　闭合性脑损伤的手术治疗主要是针对颅内血肿或重度脑挫裂伤合并脑水肿引起的颅内压增高和脑疝，其次为颅内血肿引起的局灶性脑损害，常用的手术方式有以下几种：

（1）开颅血肿清除术：手术前已经CT检查血肿部位明确者，可直接开颅清除血肿。术前已有明显脑疝征象或CT检查中线结构有明显移位者，血肿清除后应将硬脑膜敞开，并去骨瓣减压，以减轻术后脑水肿引起的颅内压增高。

（2）去骨瓣减压术：重度脑挫裂伤合并脑水肿有手术指征时行标准大骨瓣开颅术，敞开硬脑膜并去骨瓣减压，同时还可清除挫裂糜烂及血循环不良的脑组织作为内减压。

1）适应证：①广泛额颞顶脑挫裂伤和急性硬脑膜下血肿患者。广泛额颞顶脑挫裂伤往往合并急性颅内血肿，继发严重的脑水肿和颅内高压，急性硬脑膜下血肿常合并较严重的脑挫裂伤，死亡率较高。标准外伤大骨瓣减压手术能彻底清除坏死组织和颅内血肿，降低颅内压，减少继发性脑损伤。②难以控制的恶性颅内高压的颅脑损伤，创伤后脑水肿继发恶性颅内高压（ICP>40mmHg）是影响患者预后的重要因素。保守治疗措施如脱水、过度通气、巴比妥昏迷、亚低温等治疗不能控制的颅内高压，单侧或双侧去大骨瓣减压能安全有效地降低颅内压。

2）禁忌证：患者全身情况差，不能耐受手术，如严重心、肺、肝、肾功能障碍；严重休克、水电解质紊乱、严重贫血或营养不良等；有出血性倾向，出血不易控制者；晚期脑疝，脑干功能衰竭等患者，则不再考虑手术治疗。

3）手术时机：应选择在未出现不可逆性脑干损害之前进行。无脑疝者较出现脑疝者手术效果好，脑疝时间越短，手术效果越好，青年人的手术效果好于老年人，大于60岁患者效果较差。病情缓慢进展的患者减压效果好于快速进展的患者。

4）手术方法：患者全麻，仰卧，头偏向对侧约45°～60°。切口起自耳屏前1.0cm，于耳屏上方向后延伸至顶骨正中线，然后沿正中线向前至前额发际内。沿切口线切开皮肤和帽状腱膜层，翻开皮瓣，沿切口内缘0.5～1.0cm，按骨瓣形状切开骨膜，以骨膜剥离器向两侧推开骨膜和颞肌约2.0～3.0cm，用电刀向下剥离颞肌，切开颞线处颞肌附着点，紧贴颅骨剥离颞肌。颅骨钻孔，通常第一孔在额骨角突后0.5～1.0cm，第二孔在颞骨鳞部，即可用铣刀直接骨瓣成形；用咬骨钳修平骨窗及骨瓣折断处骨缘，用气钻或咬骨钳尽可能地磨平或咬除颞骨和蝶骨嵴，此点对于减压尤为重要。大骨瓣减压时硬脑膜通常做放射状或星形切开。硬脑膜切开后，采用生理盐水冲洗、吸引器轻柔吸除的方法清除硬脑膜下血块、挫裂伤脑组织和脑内血肿。反复冲洗证实无出血，挫裂伤脑组织表面用止血纱布或明胶海绵贴敷。观察脑组织压力、搏动情况，如脑压不高，可将硬脑膜用细线间断缝合；如脑压仍较高，脑水肿或肿胀严重，硬脑膜难以缝合的，可取手术区颞筋膜或骨膜修补间断减张缝合；也可用制备的异体冻干硬脑膜、羊膜或其他人工薄膜修补。硬脑膜外止血冲洗后，放回骨瓣或弃骨瓣减压。图11-1-3A为标准大骨瓣减压术示意图。去骨瓣减压术若减压窗不够大，则可能导致术后静脉嵌顿、脑水肿和静脉破裂出血（图11-1-3B）。

（3）钻孔探查术：伤后意识障碍进行性加重或再昏迷等颅脑外伤患者，因条件限制术前未能做CT检查，或就诊时脑疝已十分明显，无时间做CT检查，钻孔探查术是有效的诊断和抢救措施。钻孔在瞳孔首先扩大的一侧开始，通常先在颞前部（翼点）钻孔，如未发现血肿或怀疑其他部位还有血肿，则依次在额顶部、眉弓上方、颞后部以及枕下部分别钻孔。发现血肿后即

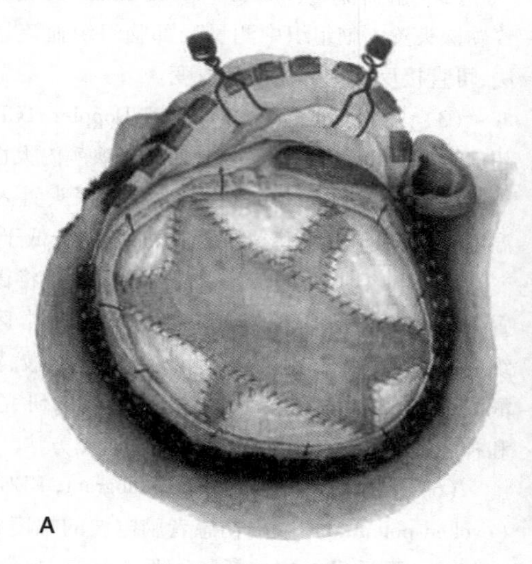

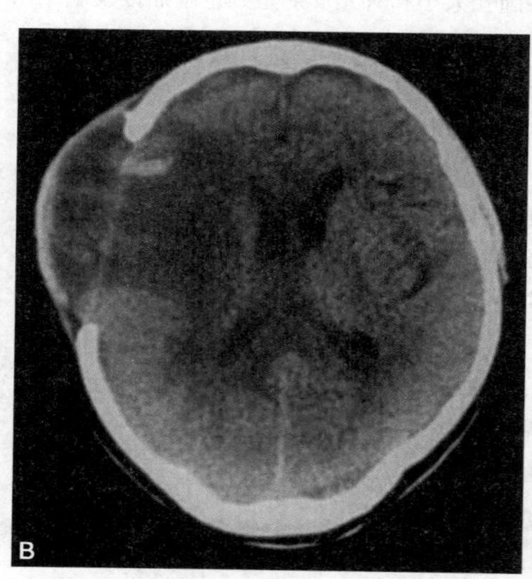

图11-1-3　去骨瓣减压术

A. 标准大骨瓣减压术示意；B. 急性硬脑膜下血肿清除并去骨瓣减压术后，因减压窗不够大，导致术后静脉嵌顿、脑水肿和静脉破裂出血。

11

做较大的骨瓣或扩大骨孔，以便清除血肿和止血。

(4) 脑室外引流术：脑室内出血或血肿合并脑室扩大，应行脑室外引流术。

(5) 钻孔引流术：慢性硬脑膜下血肿主要采取颅骨钻孔，切开硬脑膜达到血肿腔，置管冲洗清除血肿液，术后引流 2~3 天。

2. 非手术治疗

(1) 严密观察病情：伤后 72 小时内每半小时或 1 小时测呼吸、脉搏、血压一次，随时检查意识，瞳孔变化，注意有无新症状和体征出现。治疗期间应监测电解质及肝肾功能，失血较多者还应监测凝血机制。

(2) 保持呼吸道通畅与维持生命体征稳定：由于患者深昏迷，舌后坠、咳嗽和吞咽功能障碍，以及频繁呕吐等因素极易引起呼吸道机械阻塞，应及时清除呼吸道分泌物，对预计昏迷时间较长或合并严重颌面伤以及胸部伤者应及时行气管切开，以确保呼吸道通畅。

(3) 防治脑水肿，降颅内压：

1) 控制液体入量：每 24 小时输液量为 1 500~2 000ml，保持 24 小时内尿量至少 600ml，具体可根据中心静脉压监测结果决定入量。

2) 脱水治疗：目前常用的脱水药有渗透性脱水药和利尿药两类。口服药物有：氢氯噻嗪、乙酰唑胺、氨苯蝶啶、呋塞米、50% 甘油盐水溶液等。静脉注射的制剂有：20% 甘露醇、30% 尿素转化糖或尿素山梨醇溶液、呋塞米等。此外，浓缩 2 倍的血浆、20% 人血清白蛋白也对消除脑水肿，降低颅内压有利。

3) 持续脑室外引流：对进行颅内压监护的患者间断地放出一定量的脑脊液，或待病情稳定后，腰椎穿刺放出适量脑脊液。

4) 冬眠低温疗法：体表降温有利于降低脑的新陈代谢，减少脑组织耗氧量，防止脑水肿的发生和发展，对降低颅内压亦有一定作用。

5) 巴比妥治疗：大剂量戊巴比妥或硫喷妥钠可降低脑的代谢，减少氧耗及增加脑对缺氧的耐受力，降低颅内压。

6) 辅助过度换气：目的是使体内 CO_2 排出，据估计动脉血 CO_2 分压每下降 0.13kPa(1mmHg)，可使脑血流递减 2%，从而使颅内压相应下降，但不能长时间应用。

(4) 神经营养药物：这类药物有醒脑静、纳洛酮、马来酸桂哌齐特、神经节苷脂、谷氨酸、三磷腺苷(ATP)、细胞色素 C、辅酶 A、胞磷胆碱等。可按病情选用或联合应用。

(5) 防治并发症：加强营养支持，康复治疗，早期应以预防治肺部和尿路感染、消化道出血为主，晚期则需保证营养供给、防治压疮和加强功能训练等。

第二节 头皮损伤与颅骨骨折

一、头皮损伤

头皮具有较强的弹性及韧性，对压力及牵张力均有较强的耐受性，是保护颅骨及脑组织免受外力损伤的第一道屏障。头皮血运极其丰富，愈合能力强，感染概率低，但损伤后出血较多甚至会导致休克。头皮是一种特殊的皮肤，含有大量的毛发、毛囊、汗腺、皮屑，容易藏污纳垢，如果出现颅脑开放性损伤，若头皮损伤(scalp injury)处理不当，容易导致颅内感染。因此，对头皮损伤要妥善处理，给予足够的重视。一般单纯头皮损伤不易引起严重后果，但往往都合并有不同程度的颅骨及脑组织损伤，根据头皮损伤判断外力作用的着力点，推测脑损伤部位与机制。头皮损伤可分为头皮擦伤、头皮挫伤、头皮裂伤、头皮血肿、头皮撕脱伤、头皮缺损及头皮压疮。相比于其他部位的重建手术，头皮重建术的重要性在于它可对其下覆盖的颅脑组织提供完整严密的保护，以及满足现代生活对美观的要求。

【病因与发病机制】

当近于垂直的暴力作用在头皮上，由于有颅骨的抵御，常致头皮挫伤或头皮血肿，严重时可引起头皮挫裂伤。斜向或近于切线的外力，因为头皮的滑动常导致头皮的裂伤、撕裂伤，但在一定程度上又能缓冲暴力作用在颅骨上的强度。常见的暴力作用方式为：

1. 打击与冲撞　打击是运动着的外物击伤头部。因致伤物的速度与大小不同，可造成不同的损伤。如致伤物体积大，速度慢，常造成头皮挫伤和血肿；体积大，速度快则造成头皮挫裂伤；体积小，速度快常致头皮小裂伤，同时常伴有穿透性颅脑损伤。冲撞是运动着的头部撞击于外物，常见于车祸、跌伤、坠落伤。当冲撞于面积宽阔而平坦的外物时，若速度慢，常致头皮挫伤和血肿；如冲撞速度快，则常造成头皮裂伤且伴相邻头皮挫伤及颅骨骨折。而冲撞于面积狭窄、形状尖锐的外物时，易造成头皮裂伤。

2. 切割与穿戳　切割是由于锋利的物体作用于头皮所致，往往造成边缘整齐的头皮裂伤。穿戳是由于尖锐的外物作用于头部所致，往往造成规则或不规则的头皮裂伤，且常伴开放性颅脑外伤。

3. 摩擦和牵扯　摩擦是由于暴力呈切线方向作用于头部所致，常造成头皮擦伤及挫伤，重者可引起部分头皮撕脱伤。牵扯是由于头皮受到强大的牵拉力作用所致，主要见于女工发辫卷入转动的机轮中，常呈大片头皮或全头皮的严重撕脱伤。

4. 挤压　由相对方向的暴力同时作用于头部所致，常见于楼板挤压和产伤。除造成着力部位的头皮挫伤及血肿外，常合并颅骨骨折或脑外伤。

【临床表现】

1. 头皮裂伤(scalp laceration)　可由锐器或钝性致伤物所造成，头皮组织断裂，损伤深浅不一，形态也可不同，出血较多，可致休克，是颅脑损伤中较常见的一种。在头皮各层中，帽状腱膜是一层坚韧的腱膜，它不仅是维持头皮张力的重要结构，也是防御浅表感染侵入颅内的主要屏障。当头皮裂伤较浅，未伤及帽状腱膜时，裂口不易张开，血管断端难以退缩止血，出血反而较多。若帽状腱膜断裂，则伤口明显裂开，损伤的血管断端随伤口退缩、自凝，故而较少出血。

11

（1）头皮单纯裂伤：常因锐器的刺伤或切割伤，裂口较平直，创缘整齐无缺损，伤口的深浅多随致伤因素而异，除少数锐器直接穿戳或劈砍进入颅内，造成开放性颅脑损伤者外，大多数单纯裂伤仅限于头皮，有时可深达骨膜，但颅骨常完整无损，也不伴有脑损伤。

（2）头皮复杂裂伤：常为钝器损伤或因头部碰撞在外物上所致，裂口多不规则，创缘有挫伤痕迹，创内裂口间尚有纤维相连，没有完全断离，即无"组织挫灭"现象，在法医鉴定中，头皮挫裂伤创口若出现"组织挫灭"，常暗示系金属类或有棱角的凶器所致。伤口的形态常能反映致伤物的大小和形状。这类创伤往往伴有颅骨骨折或脑损伤，严重时亦可引起粉碎性凹陷骨折或孔洞性骨折穿入颅内，故常有毛发、布屑或泥沙等异物嵌入，易致感染。检查伤口时慎勿移除嵌入颅内的异物，以免引起突发出血。

（3）头皮撕裂伤：大多为斜向或切线方向的暴力作用在头皮上所致，撕裂的头皮往往是舌状或瓣状，常有一蒂部与头部相连。头皮撕裂伤一般不伴有颅骨和脑损伤，但并不尽然，偶尔亦有颅骨骨折或颅内出血。这类患者失血较多，但较少达到休克的程度。

2. 头皮撕脱伤（scalpavulsion） 头皮大片自帽状腱膜下撕脱称为头皮撕脱伤，多因头发被机器卷入所致，高速运转的钝物切线打击亦可造成。患者有大量出血，常伴有休克。撕脱处常在帽状腱膜与颅骨骨膜之间，有时整个头皮甚至连额肌、颞肌或骨膜一起撕脱。此类损伤特点是失血多，易感染。治疗不及时可危及生命或致颅骨感染坏死。

3. 头皮血肿（scalp hematoma） 头皮富含血管，遭受钝性打击或碰撞后，可使组织内血管破裂出血，而头皮仍属完整。头皮出血常在皮下组织中、帽状腱膜下或骨膜下形成血肿，其所在部位和类型有助于分析致伤机制，并能对颅骨和脑的损伤作出估计。头皮血肿类型示意见文末彩图 11-2-1。

（1）皮下血肿：头皮的皮下组织层是头皮的血管、神经和淋巴汇集的部位，伤后易于出血、水肿。由于血肿位于表层和

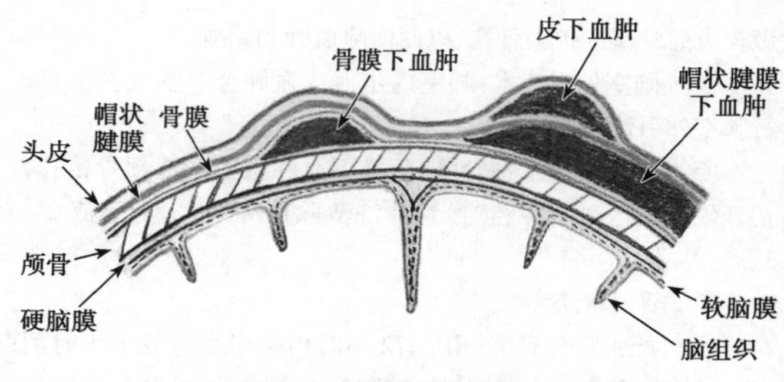

图 11-2-1 不同类型头皮血肿示意

帽状腱膜之间，受皮下纤维组织限制而有其特殊表现：体积小、张力高；疼痛十分显著；扪诊时中心稍软，周边隆起较硬，往往误为凹陷骨折。

（2）帽状腱膜下血肿：帽状腱膜下层是一疏松的蜂窝组织层，其间有连接头皮静脉和颅骨板障静脉以及颅内静脉窦的导血管。当头部遭受斜向暴力时，头皮发生剧烈的滑动，引起层间的导血管撕裂，出血较易扩散，常致巨大血肿。故其临床特点是：血肿范围宽广，严重时血肿边界与帽状腱膜附着缘一致，前至眉弓，后至枕外粗隆与上项线，两侧达颧弓部，恰似一顶帽子顶在患者头上。血肿张力低，波动明显，疼痛较轻，有贫血外貌。婴幼儿巨大帽状腱膜下血肿，可引起休克。

（3）骨膜下血肿：颅骨骨膜下血肿，除婴儿因产伤或胎头吸引助产所致者外，一般都伴有颅骨线形骨折。出血来源多为板障出血或因骨膜剥离而致，血液集积在骨膜与颅骨表面之间，其临床特征是：血肿周界止于骨缝，这是因为颅骨在发育过程中，将骨膜夹嵌在骨缝之内，故鲜有骨膜下血肿超过骨缝者，除非骨折线跨越两块颅骨时，但血肿仍将止于另一块颅骨的骨缝。

【诊断】

结合病史，症状体征及颅脑 CT 检查，各类头皮损伤不难诊断及鉴别。要注意有无合并颅骨及脑组织损伤。CT 显示血肿征象见图 11-2-2。诊断上必须明确血肿的类型及临床特点（表 11-2-1）。还应注意头皮损伤与脑损伤的关系（表 11-2-2）。

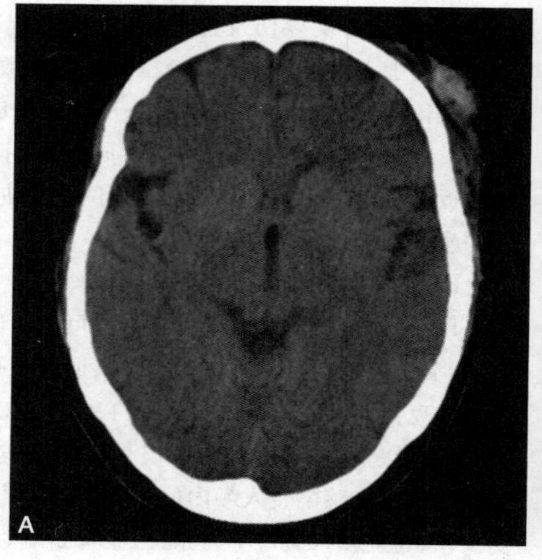

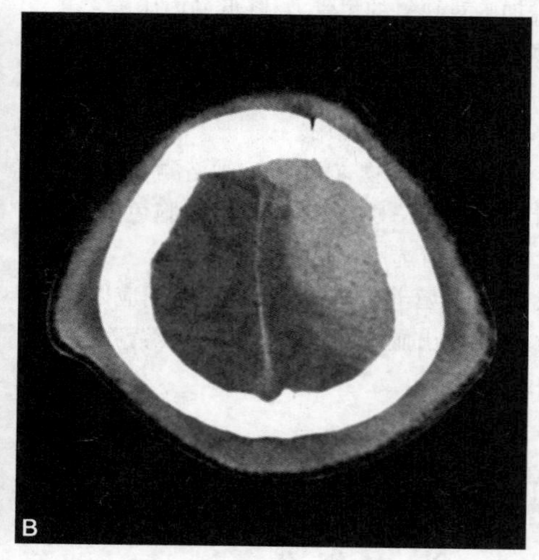

图 11-2-2 CT 示血肿
A. 头皮下血肿；B. 帽状腱膜下血肿。

11

表 11-2-1 头皮血肿的类型及临床特点

血肿类型	临床特点
皮下血肿	血肿体积小,位于头皮损伤中央,中心硬,周围软,无波动感
帽状腱膜下血肿	血肿范围广,可蔓延至全头,张力低,波动感明显
骨膜下血肿	血肿范围不超过颅缝,张力高,大者可有波动感,常伴颅骨骨折

表 11-2-2 不同部位头皮损伤与脑损伤的关系

头皮损伤部位	可能发生脑损伤的特点
枕部	着力侧脑挫裂伤,有时伴有硬脑膜外、硬脑膜下血肿额颞部对冲伤严重,出现双侧额颞部及脑底部脑挫裂伤,常伴有该部位的复合血肿
额部	额部的冲击伤多见,出现额部脑挫裂伤,有时伴有血肿对冲伤少见
颞部	颞部着力处脑挫裂伤,常合并硬脑膜外、硬脑膜下或颅内血肿对冲伤常见,出现对侧额颞叶脑挫裂伤,可伴发血肿
顶部	着力部位可出现颅骨骨折、局部脑损伤或颅内血肿额叶与颞叶底部对冲性脑挫裂伤

【治疗】

1. 头皮裂伤 处理原则:尽快止血,保护创面防止进一步污染,尽早清创缝合。

(1) 头皮单纯裂伤:尽早施行清创缝合,即使伤后逾 24 小时,只要没有明显的感染征象,仍可进行彻底清创并一期缝合,同时应给予抗菌药物及破伤风抗毒素(TAT)注射。清创缝合方法:剃光裂口周围至少 8cm 以内的头皮,在局麻或全麻下,用灭菌清水冲洗伤口,然后用消毒软毛刷蘸肥皂水刷净创部和周围头皮,彻底清除可见的毛发、泥沙及异物等,再用生理盐水至少 500ml,冲净肥皂泡沫。继而用灭菌干纱布拭干创面,以碘酒、酒精消毒伤口周围皮肤,对活跃的出血点可用压迫或钳夹的方法暂时控制,待清创时再一一彻底止血。常规铺巾后由外及里分层清创,创缘修剪不可过多,以免增加缝合时的张力。残存的异物和失去活力的组织均应清除,术毕缝合帽状腱膜和皮肤。若直接缝合有困难时可将帽状腱膜下疏松层向周围行分离,施行松解术之后缝合。必要时亦可将裂口做 S 形、三叉形或瓣形延长切口,以利缝合,一般不放皮下引流条。伤口较大且污染明显者,缝合后应做低位戳口置引流条,并于 24 小时后拔除。伤后 2~3 天也可一起清创缝合或部分缝合加引流。术后抗菌治疗并预防性肌内注射破伤风抗毒素(TAT)。

(2) 头皮复杂裂伤:应及早施行清创缝合,并常规用抗生素及 TAT。清创缝合方法:术前准备和创口的冲洗清创方法如上所述。由于头皮挫裂伤清创后常伴有不同程度的头皮残缺,应注意头皮小残缺的修补方法。对复杂的头皮裂伤进行清创时应做好输血的准备。机械性清洁冲洗应在麻醉后进行,以免因剧烈疼痛刺激引起心血管的不良反应。对头皮裂口应按清创需要有计划地适当延长,或做附加切口,以便创口能够一期缝合或经修补后缝合。创缘修剪不可过多,但必须将已失去血供的挫裂皮缘切除,以确保伤口的愈合能力。对残缺的部分,可采用转移皮瓣的方法,将清创创面闭合,供皮区保留骨膜,以中厚断层皮片植皮覆盖之。

(3) 头皮撕裂伤:由于撕裂的皮瓣并未完全撕脱,常能维持一定的血液供应,清创时切勿将相连的蒂部扯下或剪断。有时看来十分窄小的残蒂,难以提供足够的血供,但却出乎意料地使整个皮瓣存活。清创缝合方法已如前述,原则上除小心保护残蒂之外,应尽量减少缝合时的张力,可采用帽状腱膜下层分离,松解裂口周围头皮,然后予以分层缝合。若张力过大,应首先保证皮瓣基部的缝合,而将皮瓣前端部分另行松弛切口或转移皮瓣加以修补。

2. 头皮血肿

(1) 皮下血肿:多在数天后自行吸收,无须特殊治疗,早期给予冷敷以减少出血和疼痛,24~48 小时之后改为热敷以促进血肿吸收。

(2) 帽状腱膜下血肿:对较小的血肿可采用早期冷敷、加压包扎,24~48 小时后改为热敷,待其自行吸收。若血肿巨大,则应在严格皮肤准备和消毒下,分次穿刺抽吸后加压包扎,尤其对婴幼儿患者,须间隔 1~2 天穿刺 1 次,并根据情况给予抗生素。血肿不消失或继续增大者,在排除颅骨骨折及颅内损伤后,可经套管针置入引流管引流数天,也可切开清除血肿并止血,严密缝合伤口,加压包扎,并应用抗生素预防感染。血肿合并感染者应切开引流。婴幼儿的帽状腱膜下血肿可导致全身有效循环血量不足,必要时尚需补充血容量的不足。

(3) 骨膜下血肿:早期仍以冷敷为宜,但忌用强力加压包扎,以防血液经骨折缝流向颅内,引起硬脑膜外血肿。血肿较大者应在严格备皮和消毒情况下施行穿刺,抽吸积血 1~2 次即可恢复。若反复积血则应及时行 CT 扫描或其他辅助检查。对较小的骨膜下血肿,亦可采用先冷敷、后热敷、待其自行吸收的方法。但对婴幼儿骨膜下血肿,往往为时较久,即有钙盐沉着,形成骨性包壳,难以消散。对这种血肿宜及时穿刺抽吸,在密切观察下小心加压包扎。

3. 头皮撕脱伤

(1) 处理原则:①防止失血性休克,立即用大块无菌棉垫、纱布压迫创面,加压包扎;②防止疼痛性休克,使用强镇痛剂;③注射破伤风抗毒素;④保护撕脱头皮,在无菌、无水和低温密封下保护撕脱头皮,并随同伤者一起送往有治疗条件的医院;⑤根据创面条件和头皮撕脱的程度,选择相应手术方法,达到消灭创面、恢复和重建头皮血运的目的,最大限度地提高头皮存活率。

（2）手术方式：

1）清创缝合术：撕脱头皮未完全离体，撕脱时间较短，有良好血液供应，可行彻底清创、消毒后，将撕脱头皮直接与周围正常皮肤缝合。

2）头皮瓣复位再植：将撕脱的头皮经过清创后行血管吻合，原位再植。此仅适于伤后2~3小时，最长不超过6小时，头皮瓣完整、无明显污染和血管断端整齐的病例。分组行头部创面和撕脱头皮冲洗、清创，然后将主要头皮供应血管、颞浅动静脉或枕动静脉剥离出来，行小血管吻合术。若能将其中一对动静脉吻合成功，头皮瓣即能成活。由于头皮静脉菲薄，断端不整，吻合术常有一定困难。

3）清创后自体植皮：适于头皮撕脱后不超过6~8小时、创面尚无明显感染、骨膜亦较完整的病例。将头部创面冲洗清创后，切取患者腹部或腿部中厚断层皮片进行植皮。也可将没有严重挫裂和污染的撕脱皮瓣仔细冲洗，清创，剃去头发，剔除皮下组织，包括毛囊在内，留下表皮层，作为皮片回植到头部创面上，也常能成活。

4）晚期创面植皮：头皮撕脱伤为时过久，头皮创面已有感染存在，则只能行创面清洁及更换敷料，待肉芽组织生长后再行晚期邮票状植皮。若颅骨有裸露区域，还需行外板多处钻孔，间距约1cm，使板障血管暴露，以便肉芽生长。覆盖裸露的颅骨后再行种子式植皮，消灭创面。

近年来推广应用皮肤扩张技术，将硅胶制皮肤在扩张囊时期埋藏在伤口邻近的正常头皮，间隔几天向囊内注入水，使囊逐渐扩大，头皮随之缓缓扩张。一般经1~2个月，利用扩张的皮肤覆盖修复缺损。采用这种方法修复大的头皮缺损效果较好。

二、颅骨骨折

颅骨骨折（cranial fracture）是指暴力作用于头颅导致颅骨结构发生改变。颅骨骨折在颅脑损伤中较为常见，在闭合性颅脑损伤中，其发生率为15%~40%，在重型颅脑损伤中可达70%。其中约3/4为颅盖骨折，1/4为颅底骨折。

颅骨的抗牵张强度小于抗压缩强度，因此当暴力作用于颅骨时总是承受牵张力的部分先破裂。如果着力强度大，面积小，多以颅骨的局部变形为主，常致凹陷性骨折，伴发的脑损伤也较局限。当着力的面积大而强度较小时则易引起颅骨的整体变形，而发生多发线性骨折或粉碎性骨折，伴发的脑损伤亦较广泛。

颅骨骨折的分类：①按骨折是否与外界相通，分为闭合性骨折和开放性骨折；②按骨折形态分为线形骨折、凹陷性骨折、粉碎性骨折、穿入性（洞形）骨折；③按骨折部位分为颅盖骨折和颅底骨折。颅底骨折若伴有硬脑膜破裂而引起的脑脊液漏或颅内积气，一般视为内开放性骨折。

（一）颅盖骨折

颅盖骨折（fracture of skull vault）主要分为线形骨折、凹陷性骨折、粉碎性骨折及穿入性（洞形）骨折，以顶骨及额骨骨折最多见，枕骨及颞骨次之。

1. 线形骨折（liner fracture） 约占颅骨骨折的2/3以上，主要发生在致伤物运行速度慢，且与头颅接触面积较大，致伤力的方向呈斜行或切线方向，而不与颅骨平面垂直的情况，以及对冲性骨折。外伤性颅缝分离也属于线形骨折范畴，包括人字缝、矢状缝及冠状缝等分离。线形骨折几乎均为颅骨全层骨折，个别仅为内板断裂。骨折线多为单一，也可多发，呈线条状或放射状，宽度一般为数毫米，偶尔可达1厘米以上。

（1）临床表现：①患者多有明确的头部外伤史，骨折局部头皮有挫伤或血肿，儿童常伴发局部骨膜下血肿；②颞骨骨折，由于其横跨脑膜中动脉或静脉，可使该血管发生出血，导致硬膜外血肿而有相应的表现，严重时发生脑疝；③若骨折延续到颅底，伤及视神经、乳突、鼻窦及蝶鞍，引起相应症状及体征；④如骨折线通过上矢状窦、横窦及脑膜血管沟时，可导致硬膜外血肿而有相应的表现；⑤骨缝分离也属于线性骨折；⑥儿童颅骨线形骨折伴脑膜破裂的开放性线形骨折，可能会逐渐增宽，造成“生长性骨折”，脑膨出。

（2）诊断：①有明确的颅脑外伤病史；②伤后有相应的临床表现；③颅骨X线片上骨折线呈线状或星形放射状，骨折线走行多与外力的方向一致；④颅脑CT常规扫描多可清晰显示骨折线，但不易显示水平的线形骨折，而CT颅骨三维重建扫描可以直观、准确地显示骨折线的走行方向及骨折范围；⑤骨缝分离也属于线形骨折，以人字缝为多见。

骨折线通过副鼻窦或岩骨时，应注意是否发生脑脊液鼻漏或脑脊液耳漏。

骨折线要与颅骨血管沟、板障静脉及颅缝加以鉴别，区别点应注意骨折发生的部位、影像边缘是否光滑、形态特点及透光情况等。

（3）治疗：①单纯的线形骨折不需特殊处理，除非合并需要手术处理的占位性病变，颅骨骨折很难骨性愈合，通常要经1~2年，但并不会因此发生不良后果；②骨折线通过硬脑膜血管沟、上矢状窦、横窦时，应密切观察病情变化，须警惕硬膜外血肿，及时复查头CT。

2. 凹陷性骨折（depressed fracture） 当颅骨外板的塌陷程度超过了颅骨内板的平面时称为凹陷骨折。致伤物速度快，与头部接触面积小或暴力直接打击头颅时，易发生凹陷性骨折。其多发生于额骨、颞骨及顶骨，常为内外板全层凹陷，内板凹陷范围多大于外板，少数仅为内板凹陷。骨折周围为环形骨折线，中央碎骨片凹入颅腔内，凹入深度不等。成人凹陷性骨折多为粉碎性、以着力点为中心的放射状骨折；婴幼儿可呈乒乓球凹陷性骨折，一般为闭合性。

（1）临床表现：①头部外伤史，骨折局部有明显的软组织损伤；②着力点常可触及颅骨下陷，但应注意与某些头皮血肿相鉴别；③大范围的凹陷性骨折可引起头痛、恶心呕吐甚至意识障碍等颅内高压症状；④骨折凹陷范围大、凹陷深度深，局部脑组织受压，骨折穿破硬膜，可导致脑挫裂伤、脑内血肿，引起相应神经损害症状，如偏瘫、失语、癫痫等；⑤凹陷骨折刺破静

11

脉窦可引起致命的大出血。

（2）诊断：①有明确的颅脑外伤病史。②伤后有相应的临床表现。③颅骨X线片可显示陷入骨折片的边缘呈环形、锥形或放射形的内陷。伤部切线位可清晰显示骨折凹陷深度。骨折片可完全或部分与颅盖骨脱离、错位，陷于硬脑膜与颅骨之间。广泛、大片的颅骨凹陷可提示脑受压、中线结构移位等影像学改变。④颅脑CT检查不仅可了解骨折情况，还可了解有无合并脑损伤，CT颅骨三维重建可清晰显示凹陷骨折的范围和深度。

（3）治疗：

1）非手术治疗：①非功能区的轻度凹陷骨折，成年人单纯凹陷骨折，直径小于5cm，深度不超过1cm，未伴有神经缺损症状和体征者；②静脉窦区凹陷骨折，但无脑受压症状及回流障碍者；③婴幼儿无明显局灶症状者。

2）手术治疗：大多数的凹陷骨折应采取积极的态度早期治疗，需要通过手术清创，清除骨片对脑组织的压迫，改善局部血液循环，修补破损硬膜，减少感染及癫痫的发生。

一般认为有以下情形者应考虑手术治疗：①骨折凹陷深度超过1cm或凹陷程度大于邻近颅骨厚度，范围超过3cm²；②骨折片刺入脑内；③骨折片压迫脑重要结构（如中央前后回、语言中枢等）引起偏瘫、失语、癫痫等；④合并脑组织损伤或较大面积的凹陷骨折引起颅内压升高；⑤开放性凹陷性骨折；⑥骨折影响容貌，如额面部骨折；⑦静脉窦上的凹陷骨折，手术应极慎重，若骨折未引起颅内压升高或神经体征，即使陷入较深，也不宜手术，若骨折片压迫静脉窦，使其回流受阻，引起持续的颅内压升高或神经功能障碍者，应在充分做好各项准备的条件下及时实施手术；⑧在非功能部位的小面积凹陷骨折，无颅内压增高，深度超过1cm，也应考虑择期手术。

术后应常规预防性应用抗癫痫药物，药量要达到治疗剂量，必要时行血药浓度监测。

3. 粉碎性骨折（comminuted fracture） 多因头颅受钝性物体打击，引起颅骨游离的、不规则的碎片，由于颅骨整体变形较大，造成多数为以着力点为中心的放射状骨折。硬脑膜常常被碎骨片刺破，即使硬脑膜完整者，脑损伤也较严重，常有对冲性脑挫裂伤或脑内血肿。儿童颅骨富有弹性，故其粉碎性骨折多呈爆裂状，但无骨片移位和凹陷。

（1）临床表现：①骨折局部头皮有明显挫伤、血肿或挫裂伤；②骨折引起脑组织损伤者，出现相应的临床症状。

（2）诊断：①有明确的颅脑外伤病史；②伤后有相应的临床症状和体征；③颅骨正位、侧位X线片，必要时切位片可了解骨折的范围，颅内是否有碎骨片等；④头颅CT检查可了解骨折及脑损伤情况，CT颅骨三维成像可显示粉碎骨折的范围、深度和碎裂情况。

（3）治疗：①如骨折片无凹陷，且没刺破硬脑膜，对脑组织未造成压迫和损伤，无颅内压升高及脑损伤表现，按线形骨折处理。②如骨折片凹陷明显或刺入脑内，则按凹陷性骨折处理，并修补硬膜。③如粉碎骨折片无污染，可以将其取出、塑形，行颅骨一期整复成形术。④如骨折范围大、骨折粉碎严重，但不伴有严重的脑挫裂伤、脑水肿和脑内血肿的闭合性损伤，可去除碎骨片，一期行颅骨修补术。⑤如开放性颅脑损伤，为预防颅内感染，应争取在6~8小时内实施清创术，清除异物、挫灭脑组织及血肿，修复硬脑膜及头皮创口，将开放伤变为闭合伤。若创面污染不重、脑组织损伤不严重，且在应用抗生素的前提下，早期清创的时限可延长到72小时，去除碎骨片，修补硬膜。若创面污染较重，则不宜早期修复，应预防性应用抗生素2周，待伤口愈合、水肿消退后，再去除碎骨片，并行颅骨修补术；对于骨折范围大、凹陷明显、脑组织受压明显应尽早清创去除碎骨片减压，待颅内压降低至正常范围后再择期行颅骨修补术，而不必等待伤后3个月再行修补。

粉碎性骨折术后应常规预防性应用抗癫痫药物，药量要达到治疗剂量，必要时行血药浓度监测。

（二）颅底骨折

颅底骨折（fracture of skull base）多数为颅盖的线形骨折延伸而来。少数单纯性颅底骨折为头部挤压伤或着力部位于颅底水平的外伤所致。颅底部可分为颅前窝、颅中窝和颅后窝。颅前窝骨折可由眶顶达到筛板甚至伸延至对侧。颅中窝骨折可沿岩骨前缘走行甚至将蝶鞍横断。

1. 临床表现 三个主要体征：①迟发性瘀斑、淤血；②脑脊液鼻、耳漏；③脑神经损伤。

（1）颅前窝骨折（fracture of anterior fossa）：血液可向下浸入眼眶，引起球结膜下出血，以及迟发性眼睑皮下淤血，多在骨折数小时后开始逐渐出现，呈紫蓝色，俗称“熊猫眼”。当骨折累及筛窝或筛板时，可撕破该处硬脑膜及鼻腔顶黏膜，使颅腔与外界相通造成开放性损伤，引起脑脊液鼻漏和/或气颅，易导致颅内感染。还可以伴有单侧或双侧的嗅觉障碍、眶内出血导致眼球突出、视神经管骨折的视力障碍。

（2）颅中窝骨折（fracture of middle fossa）：常有脑脊液耳漏，可伴有听力障碍和周围性面瘫，耳后迟发性瘀斑，称为“Babttle征”。若骨折伤及海绵窦则可致动眼、滑车、三叉或展神经损害，并可能引起颈总动脉假性动脉瘤或海绵窦动静脉瘘，甚至大量鼻出血。若骨折累及蝶鞍，可造成蝶窦破裂，血液和脑脊液可经窦腔至鼻咽部，引起脑脊液鼻漏或咽后壁淤血肿胀。少数患者并发尿崩症，则与鞍区骨折波及下丘脑或垂体柄有关。

（3）颅后窝骨折（fracture of posterior fossa）：出现颈部肌肉肿胀、乳突区皮下迟发性瘀斑及咽后壁黏膜淤血水肿、Battle征等征象。伤及后组脑神经可发生吞咽困难、声音嘶哑以及舌肌瘫痪等。骨折累及枕骨大孔，可出现延髓损伤的症状，严重时深昏迷，四肢弛缓，呼吸困难，甚至死亡。

2. 诊断 颅前窝、颅中窝、颅后窝骨折的特殊、典型，又各不相同的上述临床表现，是诊断颅底骨折的主要依据。如颅前窝骨折出现的“熊猫眼”征、脑脊液鼻漏，颅中窝骨折出现脑脊液耳漏，耳后迟发性瘀斑（Battle征），颅后窝骨折出现的吞咽困难、声音嘶哑等。此外，颅前窝骨折如果并发海绵窦动静脉瘘或假性动脉瘤时,患者常有颅内血管杂音及患侧眼球突出、结膜淤血、水肿等特征性表现。由于颅底骨质结构复杂,凹凸不平,又有许多裂孔,故X线检查难以显示骨折线。头部CT扫描可利用窗宽和窗距调节,清楚显示骨折的部位,汤氏位常能显示枕骨骨折。颅底CT三维重建可直观地显示颅底骨折在三维立体空间的实际大小、形态、位置及周围结构的解剖关系。MRI扫描对颅后窝骨折尤其是对颅颈交界区的损伤有价值。但影像学检查也可为阴性,诊断时需结合临床表现,避免漏诊。

颅前窝骨折引起的"熊猫眼"征有时容易与眼眶局部擦挫伤互相混淆,后者呈紫红色并常伴有皮肤擦伤及结膜内出血,可资鉴别。脑脊液鼻漏早期多呈血性,需与鼻出血区别,将漏出液中红细胞计数与周围血液相比,或以尿糖试纸测定是否含糖,即不难确诊。

3. 治疗　多数颅底骨折本身无需特殊处理,然而由骨折引起的并发症和后遗症需要针对性地治疗。原则:不堵流,头高患侧卧,防感染,忌腰穿。颅底骨折常为开放性颅脑损伤,易发生颅内感染,需早期应用抗生素预防治疗至少2周。同时保持五官的清洁。切忌填塞鼻腔。多数脑脊液鼻漏、耳漏可在2周内自行封闭愈合。对漏液超过4周,或反复引发脑膜炎以及有大量溢液经久不愈的患者,则应考虑手术治疗。可选择在内镜辅助下或开颅行硬脑膜修补手术。

颅底骨折并发口鼻大出血,多合并休克或意识障碍,早期救治非常重要,首选介入栓塞术。

视神经损伤的治疗较困难,已经断离的视神经尚无良策;部分性损伤或属继发性损伤患者可给予神经营养性药物及血管扩张剂等药物治疗;伤后早期(<12小时)视力进行性障碍,并伴有视神经管骨折变形、狭窄或有骨刺的患者,可考虑视神经管减压手术。而对于伤后视力立即丧失且有恢复趋势的伤员,手术应视为禁忌。

第三节　原发性颅脑损伤

一、脑 震 荡

脑震荡(cerebral concussion)是原发性脑损伤中损伤最轻的一种,表现为头部损伤后立即发生的、一过性的脑功能障碍,经过短暂的时间后可自行恢复。神经系统检查无器质性体征,形态学上无肉眼可见的神经病理改变,显微镜下可见神经组织结构紊乱。

文献报道儿童和成年人脑震荡占颅脑损伤的49%~90%。美国疾病预防控制中心估计全美每年发生脑震荡160万~380万人。鉴于大多数脑震荡未到医院诊治,上述数据仅来源于来院就诊或留观者,因此难免会低估实际患病率。

【病因与损伤机制】

常见的致伤原因:交通事故、跌倒、运动或娱乐有关外伤、暴力伤等。传统观点认为,脑震荡仅仅是中枢神经系统的暂时性功能障碍,并无可见的器质性损害,在人体解剖和病理组织学上均未发现病变。目前有研究表明,脑震荡时大脑皮质、脑干内的神经元发生广泛的、细小的、可逆的改变。虽然脑组织被脑脊液包围,可以防止轻度的损伤对脑组织的破坏,但是当受到严重暴力或快速的旋转力时,脑脊液的缓冲作用不再有效。外界的暴力按其作用方向可分为直线性、旋转或成角度的暴力,其中旋转性的暴力被认为是导致脑震荡的最主要原因,也是决定脑震荡严重程度的重要因素。旋转力主要影响中脑和间脑,损伤其中的网状结构,从而导致意识丧失。大脑的其他区域,如脑干的上部、穹窿、胼胝体、颞叶和额叶也可能受到旋转力的影响。目前对脑震荡有关病理生理:有观点认为与损伤当时颅内压升高和脑干直接移位相关,另有观点则强调主要来自因脑组织移位和旋转加速所致的剪切伤,按照剪切力的强弱和方向不同,可以造成程度不等的损伤。有时损伤仅限于某些神经纤维,导致暂时的神经传导紊乱。不同程度的突触或轴突损伤就可表现为临床上不同程度的可逆性脑震荡。最近有学者提出脑震荡、原发性脑干损伤、弥漫性轴索损伤的致伤机制相似,只是损伤程度不同,是病理程度不同的连续体,还有学者将脑震荡归类于弥漫性轴索损伤的最轻类型,只不过病变局限,损害更趋于功能性而易于自行修复,因此意识障碍呈一过性。

【临床表现】

1. 意识障碍　颅脑外伤后立即出现短暂的意识丧失,历时数分钟至十多分钟,一般不超过半小时;部分患者表现为瞬间意识混乱或恍惚。

2. 记忆障碍　常伴有明显近事遗忘(逆行性和顺行性遗忘)现象,即对受伤前后的经过不能回忆。脑震荡程度越重,原发性昏迷时间越长,其近事遗忘现象越显著,但远事记忆多无损害。

3. 自主神经功能紊乱　由于外伤后患者可出现大脑、脑干及颈髓功能的抑制,不仅会出现意识障碍,也可发生血管神经中枢和自主神经调节功能的紊乱,出现心率减慢、血压下降、呼吸暂停或浅慢、面色苍白、出冷汗及四肢松软等一系列反应,但在患者就诊时往往观察不到。

4. 恢复期症状　常出现头昏、头疼、恶心、呕吐、耳鸣、失眠等症状,一般数周至数月后逐渐消失。但仍有部分患者存在长期头昏、头疼、失眠、烦躁、注意力不集中和记忆力下降等。

【辅助检查】

在影像学上,颅骨X线查平片未见骨折,CT检平扫及增强扫描均应为阴性,但临床上发现有少数患者首次CT扫描阴性,而于连续动态观察中出现迟发性颅内继发病变,应予注意。此外,有报道用放射性核素^{131}I-IMP和^{99m}Tc-HM-PAO行单光子发射CT扫描,检查青少年脑震荡患者,发现70%有小脑和枕叶血流降低。有文献报告,PET显示脑震荡后脑代谢降低(见文末彩图11-3-1)。

近年许多研究资料证实在很多脑震荡患者中脑脊液和血液神经元特异性烯醇化酶和S100B出现异常升高。

脑电图仅见低至高波幅快波,偶尔有弥散性δ波和θ波,

11

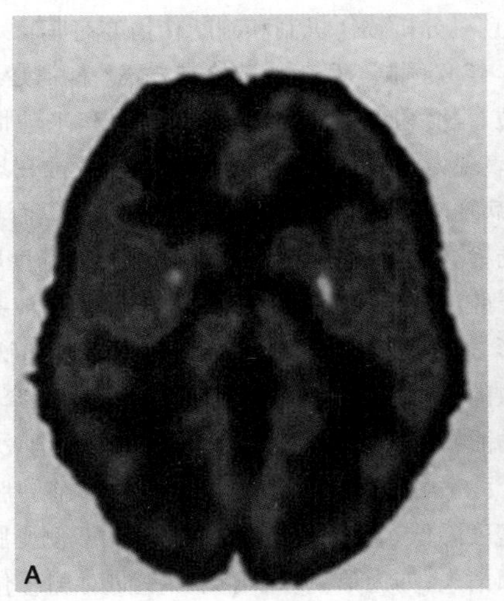

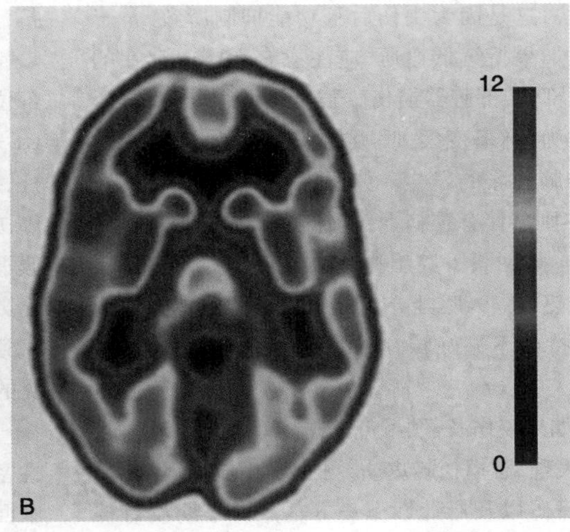

图 11-3-1 PET 显示脑震荡后脑代谢
A. 正常;B. 明显降低。

1~2 天内恢复,或少数患者有散在慢波于 1~2 周内恢复正常。脑干听觉诱发电位可有 Ⅰ~Ⅴ波波间期延长,Ⅴ波潜伏期延长或有波幅降低或波形消失。腰穿脑脊液可无异常。

【诊断】

诊断要点:①有明确的头部外伤史。②轻度意识障碍,昏迷不超过 30 分钟。③有的患者出现近事遗忘(又称逆行性遗忘)。④不同程度的头痛、头晕、疲劳等,有时可合并呕吐。还可表现为一定程度的精神状态改变,如情绪不稳定,易激动、欣快等,部分患者表现为忧郁、淡漠。⑤神经系统查体多无阳性表现。⑥颅内压在正常范围,少数可偏高或偏低,脑脊液化验正常。⑦头颅 X 线平片、CT/MRI 检查无阳性发现,脑电图仅见低至高波幅快波,脑干诱发电位可有潜伏期延长,单光子发射断层扫描可见局部脑血流减少,呈放射性稀疏改变。

常需要与轻度脑挫裂伤鉴别,后者因有脑器质性损害,故可出现神经系统局灶性症状和血性脑脊液,在 CT 上常有阳性征象。

【治疗】

一般无须特殊治疗,伤后密切观察。伤后早期卧床休息,静养 1~2 周,可给予镇静、止痛、改善微循环等治疗,自觉症状明显者可早期试行高压氧治疗。

二、脑挫裂伤

脑挫裂伤(cerebral contusion and laceration)是脑挫伤和脑裂伤的统称,从脑损伤的病理看,挫伤和裂伤常常同时存在,临床影像学又不容易将两者截然分开,故常一并诊断脑挫裂伤。它们的区别只在于何者为主的问题。脑挫伤是指包括脑实质皮质或深层散在小出血点、静脉淤血、脑水肿及脑肿胀,脑组织遭受破坏相对较轻,软脑膜尚完整者;脑裂伤指软脑膜、血管和脑组织同时有破裂,伴有外伤性蛛网膜下隙出血;二者常同时存在,临床影像学又不容易将两者截然分开,故常一并诊断脑挫裂伤。

【损伤机制与病理】

多为着力点或对冲部位损伤,前者发生于颅骨内板在外力作用下内陷,而当颅骨复位时,脑组织受到伸展应力的作用发生损伤,血管结构最易受损;后者出现于着力点对侧,其发生原因是脑组织在外力作用下向着力点移位,从而在着力点对侧颅骨与脑组织间产生负压,脑组织和血管在伸展应力作用下发生损伤。颅骨骨折所致脑挫裂伤通常位于骨折处,尤其与凹陷性骨折有关。

原发病理改变依据损伤轻重而异,轻者仅见局部软脑膜下皮质散在点、片状出血,重者可见广泛的软脑膜撕裂及血管的断裂,脑皮质及其深部的白质挫碎、出血,造成灶性出血及蛛网膜下腔出血。继发性病理改变有脑水肿、脑肿胀、血肿等。脑挫裂伤早期显微镜下可见神经元胞质空泡形成、尼氏体消失、核固缩、碎裂、溶解,神经轴突肿大、断裂,脑皮质分层结构消失,灰白质界限不清,胶质细胞肿胀,毛细血管充血,细胞外间隙水肿明显。数日至数周后,挫裂伤脑组织液化,局部出现泡沫细胞,胶质细胞增生和纤维细胞长入,最终与脑膜纤维细胞增生融合形成脑膜脑瘢痕。严重的继发性病理改变会导致颅内压增高,甚至发展为脑疝。

【临床表现】

临床表现因致伤因素、损伤的严重程度和损伤部位不同而有差异。

1. 意识障碍　伤后可立即昏迷,时间由数分钟至数小时、数日、数月乃至迁延性昏迷不等。长期昏迷者多有广泛脑皮质损害或脑干损伤存在。一般常以伤后昏迷时间超过 30 分钟为判定脑挫裂伤的参考时限。对伤后昏迷进行性加重或由清醒变昏迷者,应警惕颅内有进行性病变(血肿或水肿)。

2. 颅内高压症状　只有在患者清醒之后才能陈述,如果伤后持续剧烈头痛、频繁呕吐;或一度好转后又加重,应究其原因,以明确颅内有无血肿。

3. 生命体征改变　多有明显改变,早期表现为血压下降、脉搏细弱及呼吸浅快，这是因为头伤后脑功能抑制所致，常于伤后不久逐渐恢复；如果持续低血压，应注意有无同时存在的复合损伤，特别是胸部、腹部脏器损伤。若血压继续升高、脉压差加大、脉搏洪大有力、脉率变缓、呼吸加深变慢，则应警惕颅内血肿以及脑水肿、脑肿胀的发生。体温亦可轻度升高，一般约38℃，若持续高热则多伴有丘脑下部损伤。

4. 脑膜激惹征　蛛网膜下腔出血所致，表现为闭目畏光、卷曲而卧，早期的低热、恶心、呕吐亦与此有关。颈项抗力约于1周逐渐消失，如果持久不见好转，应注意有无颅颈交界处损伤或颅内继发感染。

5. 局灶征象　如果仅伤及额、颞叶前端等所谓"哑区"，可无神经系统受损的表现；若损伤脑皮质，可出现相应的瘫痪、失语、视野缺损、感觉障碍以及局灶性癫痫等征象。早期没有神经系统阳性体征者，若在观察过程中出现新的定位体征时，即应考虑到颅内继发性损害的可能。

【辅助检查】

1. 影像检查

（1）头颅X线片：仍有其重要价值，不仅能了解有无骨折，且对分析致伤机制和判断伤情亦有其特殊意义。

（2）颅脑CT：为首选检查方式。能清楚地显示脑挫裂伤的部位、程度和有无继发损害，如出血和水肿情况（图11-3-2A）。CT表现为低密度脑水肿区中出现多发散在斑点状高密度出血灶，病变较广泛也可表现为脑室受压移位而具有占位效应。在随访检查时如出血灶吸收，CT表现为低密度区。常伴随有蛛网膜下腔出血，呈现广泛的蛛网膜下腔和脑池甚至脑室出现高密度影，这种高密度影的分布与蛛网膜下腔和脑池、脑室的分布是一致的，其中大脑纵裂池出血形成的条索状窄带高密度影是最常见的征象，伤后1周左右密度开始减低，完全吸收后最终消失。

弥散性脑损伤常表现为脑水肿与脑肿胀，CT表现为普遍性密度降低，CT值为8~20Hu。如为双侧则脑室普遍小，脑沟、脑回消失；如为单侧，则可见脑室向对侧移位。部分小儿由于血管系统自身调节功能丧失，可以形成脑充血，CT值可轻度升高。

（3）颅脑MRI：对脑干、胼胝体、脑神经的显示，对微小脑挫伤灶、轴索损伤及早期脑梗死，以及对血肿的显示具有优势（图11-3-2 B~C）。

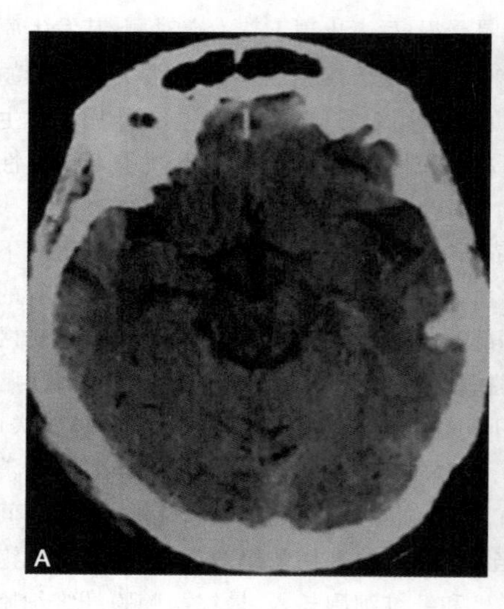

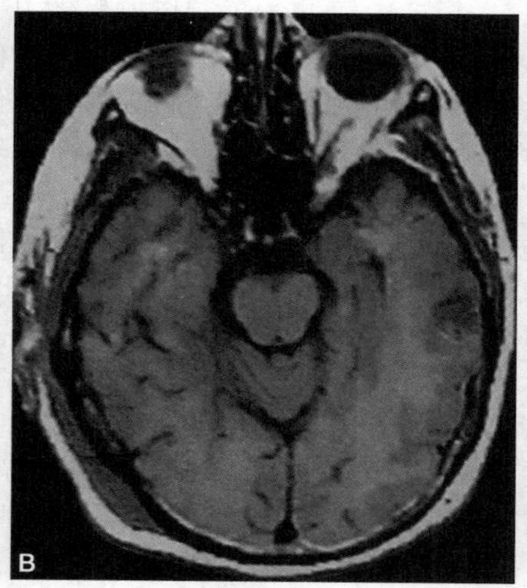

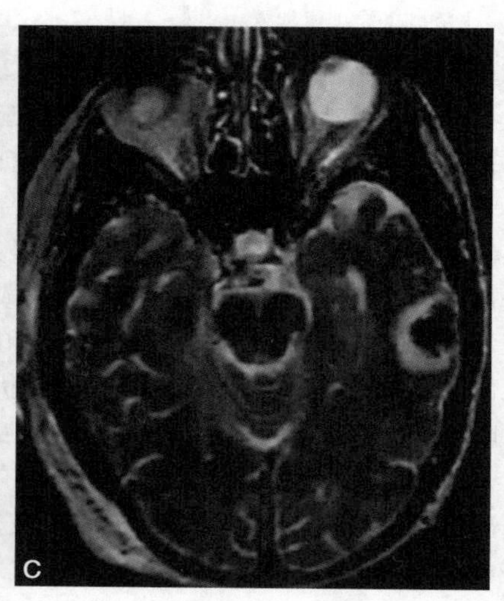

图11-3-2　脑挫裂伤头颅磁共振表现

CT示左颞脑挫裂伤（A）；MRI T_1 像示左颞急性血肿及周边低信号水肿带（B）；MRI T_2 像示左颞急性血肿及周边高信号水肿带（C）。

（4）其他：如脑血管造影检查，现在已较少用，但在无CT设施的医院，脑血管造影仍可作为辅助诊断的措施；放射性核素检查对脑挫裂伤后期并发症，如血管栓塞、动静脉瘘、脑脊液漏以及脑积水等病变的诊断，具有重要价值。

2. 电生理检查　脑电图主要用于对颈后的判断或对癫痫的监测；脑干听觉诱发电位对于分析脑功能受损程度特别是对脑干损伤平面的判定，有重要参考价值。

3. 腰椎穿刺　脑脊液压升高，呈血性，含血量与损伤程度有关。

【诊断】

诊断要点：①详细的头部受伤经过，特别注意受伤机制和严重程度。②意识障碍严重程度是衡量伤情轻重指标。轻者伤后立即昏迷的时间可为数十分钟或数小时，重者可持续数日、数周或更长时间，有的甚至长期昏迷。③伤后早期恶心呕吐可能与第四脑室底部呕吐中枢受脑脊液冲击、蛛网膜下腔出血脑膜刺激或前庭系统受刺激有关；若未伤及脑功能区可无明显神经系统功能障碍；功能区受损时可出现瘫痪、失语、视野障碍、感觉障碍、局灶性癫痫、脑神经损伤以及脑膜刺激征等阳性体征。④腰椎穿刺脑脊液呈血性，含血量与损伤程度有关。⑤头颅X线平片可发现有无骨折及部位、类型。CT扫描脑挫裂伤表现为低密度和高、低密度混杂影像，挫裂伤区呈点片状高密度区，严重者可伴有脑水肿和脑肿胀。MRI扫描对诊断脑挫裂伤敏感性优于CT，表现为脑挫裂伤灶长 T_1，长 T_2 的水肿信号以及不同时期出血信号。

【治疗】

脑挫裂伤的治疗以非手术治疗为主，应尽量减少脑损伤后的一系列病理生理反应，严密观察颅内有无继发血肿，维持机体内外环境的生理平衡及预防各种并发症的发生。若出现颅内继发性血肿、难以遏制颅内高压时需进行手术治疗。

1. 非手术治疗　①密切观察病情变化，动态复查CT；②保持呼吸道通畅；③减轻脑水肿，降低颅内压：脱水、止血、亚低温治疗等。④高热、躁动、癫痫等对症处理，脑功能恢复治疗。

2. 手术治疗

(1) 手术指征：①意识障碍逐渐加深，保守治疗无效；②CT提示脑水肿严重，中线移位明显；③脑挫裂伤合并颅内血肿容量超过30ml；④颅内压监测压力持续升高，超过25mmHg且药物难以控制。

(2) 手术方式：开颅探查、去骨瓣减压、碎化坏死脑组织清除等。

三、原发性脑干损伤

原发性脑干损伤(primary brain stem injury)是指伤后立即出现脑干症状，一般伴有严重的脑挫裂伤。单纯的原发性脑干损伤较少见，约占颅脑损伤2%～5%，占重型颅脑损伤的10%～20%。由于其病情复杂、发展快，患者预后极差，死亡率高达50%～70%，约占全部颅脑损伤患者死亡率的1/3。

【损伤机制与病理】

原发性脑干损伤的发生机制比较复杂，目前一般认为有下列几种：①头部运动时突然受到重物的冲击，引起脑干牵拉、扭转和撞击，造成脑干实质挫伤、水肿和出血；②加速或减速性损伤导致的剪切力可引起包括脑干在内的弥漫性轴索损伤；③脑干直接被颅底骨折片或外来异物损伤；④颈椎过伸或过屈导致下脑干或上颈髓的部分或完全撕裂伤；⑤外力直接或间接对脑血管的损害；⑥外力作用于头颅的瞬间由于颅内压力急剧升高，脑脊液通过第四脑室对脑干造成冲击。

原发性脑干损伤的病理变化有脑干震荡、脑干挫伤、脑干出血、软化和水肿。常为挫伤伴灶性出血，多见于中脑被盖区，脑桥及延髓被盖区次之，脑干受压移位、变形使血管断裂引起出血和软化等继发病变。

【临床表现】

伤后立即出现深昏迷，持续时间长，恢复慢，很少出现中间好转期或中间清醒期。脑干损伤患者早期即出现去大脑强直或交叉性瘫痪、锥体束征阳性、脑神经功能障碍、高热等。

因为中脑前庭核(促进伸肌收缩的中枢)水平与中脑红核及其周围网状结构(抑制伸肌收缩的中枢)之间切断时，出现去皮质强直，呈现伸肌张力增高，两上肢过伸并内旋，下肢亦过度伸直，头部后仰呈角弓反张状。损伤较轻者可为阵发性，重者则持续发作。

在脑干损伤早期，由于多种因素的影响，锥体束征的出现常不恒定。急性休克期时，脑干全部反射可消失，病情稳定后才可出现。

【辅助检查】

颅骨X线平片显示颅骨骨折。颅脑CT、MRI扫描为脑干肿大，有点片状密度增高区，脚间池、桥池、四叠体池及第四脑室受压或闭塞。MRI可显示脑干内小出血灶与挫裂伤，较CT扫描清楚。

脑干听觉诱发电位表现为损伤平面下各波正常，而损伤水平及其上各波则异常或消失。脑干损伤脑挫裂伤或颅内出血不严重时，腰椎穿刺颅内压力不增高，脑脊液红细胞数可偏多或者正常。

【诊断】

诊断要点：①严重颅脑损伤病史；②伤后立即出现深昏迷，持续时间长，恢复慢，很少出现中间好转期或中间清醒期；③早期即出现性脑干受损征象，如去大脑强直或交叉性瘫痪、锥体束征阳性、脑神经损害、生命功能(呼吸、循环)紊乱、高热等；④CT和MRI扫描显示脑干呈点状出血区、脑干肿胀，周围脑池受压或闭塞；⑤脑干听觉诱发电位表现为损伤平面下各波正常，而损伤水平及其上各波则异常或消失。

【治疗】

合并脑挫裂伤或颅内出血不严重时治疗与脑挫裂伤相同(包括药物)，合并脑挫裂伤继发脑水肿出现脑疝者，可行开颅手术，清除破碎脑组织，行脑内外减压术。

进入恢复期，尽早行高压氧治疗，加强肢体被动、主动锻炼，给予言语、音乐刺激，促进语言功能恢复，加强营养使患者达到正氮平衡，增强体质并积极配合中药、促神经康复药物、针灸、物理治疗，以利患者苏醒、语言功能、肢体功能恢复。

四、下丘脑损伤

颅脑损伤过程中，由于颅底骨折或头部受外力打击，直接伤及丘脑下部或因脑外伤后颅内血肿、水肿、颅内压增高等使丘脑下部血供受到影响，产生继发性缺血及损害而出现的特殊临床综合征。单纯下丘脑损伤较少，大多与严重脑挫裂伤和/或脑干损伤伴发。

【损伤机制与病理】

下丘脑深埋在颅底蝶鞍的上方，距离脑表面较远，兼之前方有视神经固定，下方有垂体柄与垂体相连，故单纯原发性下丘脑损伤临床上极为少见，多数情况下合并有广泛而严重的脑挫裂伤、脑干伤。临床常见：①颅底骨折线穿过蝶鞍或其附近时，移位的骨折片可致下丘脑直接损伤；②重度冲击伤或对冲性脑损伤致脑底部延纵轴猛烈前后滑动时，由于视神经和垂体柄对下丘脑的相对固定，而产生了牵长或是剪切的作用力，可能导致下丘脑的直接损伤；③广泛而严重的脑挫裂伤、脑水肿和颅内压增高，水肿、缺血等继发性损伤累及下丘脑。

下丘脑损伤的病理改变多为灶性出血、水肿、缺血、坏死、软化，常常伴有垂体柄和垂体的损伤。

【临床表现】

由于下丘脑是交感(后区)和副交感的中枢(前区)，具有广泛而复杂的生理功能，下丘脑受损后，其临床表现多样。

1. 意识与睡眠障碍 丘脑下部后外侧区与中脑被盖属于上行网状激活系统，具有维持觉醒的生理功能。下丘脑受损，影响上行网状激活系统功能，患者可表现为不同程度的嗜睡症状，严重者，可导致昏迷。

2. 呼吸循环功能紊乱 下丘脑受损后自主神经功能紊乱可以直接表现为心血管功能的变化，血压可高可低，脉搏或快或慢。丘脑前部受损以低血压、脉速为多见。后部受损则以呼吸节律紊乱为主，常表现为呼吸减慢，甚至呼吸停止。视前区损伤时可能发生急性中枢性肺水肿。

3. 体温调节紊乱 一般认为下丘脑前部存在散热中枢，后外侧存在产热和保温中枢。损伤时，机体自身体温调节功能丧失，可导致中枢性高热：体温常骤然升起，高达41～42℃，但四肢温度较低，使用散热剂常常无效。除了表现为高热外，有的患者还可以表现为体温不升，这种患者通常预后较差。

4. 水、电解质紊乱 生理状态下，机体水电解质代谢受促肾上腺皮质激素（ACTH）和抗利尿激素（ADH）的双重调节，共同维持平衡。ACTH的释放受下丘脑释放因子的调节，ADH直接由下丘脑的视上核和视旁核分泌，故下丘脑损伤时对于各个因子造成的损伤不同，而表现为不同类型的水电解质代谢紊乱。

（1）尿崩症：ADH的分泌或是运输障碍，可导致肾小管对游离水的重吸收发生障碍，患者烦渴、多饮、多尿，每日尿量达4 000～10 000ml以上，尿比重低于1.005，肾功能和血浆渗透压常常没有明显的变化。

（2）低钠血症：ACTH/ADH失衡，ADH相对过多，肾小管对游离水的重吸收过度，水潴留，引起血液稀释性低血钠，低血浆渗透压和高血容量，常称这种低血钠、低血渗、高尿钠、高尿渗的表现为抗利尿激素分泌失衡综合征（SIADH）。

（3）高钠血症：尤其是与严重脑损伤同时存在时，患者昏迷无法进食，合并高热、多汗、大剂量脱水等因素，机体水分丧失，血钠增高，导致血液浓缩性高钠血症。血钠可高达145～180mmol/L以上。表现烦躁、易激惹、四肢腱反射亢进、肌张力增高、抽搐，甚至昏迷。

5. 糖代谢紊乱 常常与水电解质紊乱同时存在，表现为多饮多尿，呕吐、定向力障碍、意识模糊，直至昏迷。查血糖可高达33mmol/L以上，血渗透压>350mmol/L，尿酮体阴性或者弱阳性，尿素氮与肌苷的比例大于30∶1。如无及时处理，患者很快陷入休克，最终死亡。临床常称这种表现为“高渗高糖非酮性昏迷”。

11

6. 急性上消化道出血 下丘脑前区至延髓迷走神经背核的神经束管理消化道自主神经，重症颅脑损伤合并下丘脑损伤时，常发生急性胃、十二指肠黏膜糜烂、坏死，导致溃疡出血。严重程度差异较大，可仅表现为大便隐血及淡咖啡色胃液，也可能因消化道大出血，休克死亡。严重的溃疡还可能导致胃、十二指肠穿孔。

7. 其他 下丘脑的损伤还可能导致食欲障碍，表现为厌食或是贪食的症状。部分下丘脑-垂体轴损伤的患者，可能遗留性功能障碍。另有一种阵发的面颈部潮红、出汗、心悸、流泪、流涎、颤抖及胃肠不适感，发作时历时1～2小时，称间脑或下丘脑发作。

【辅助检查】

血化验可见电解质紊乱，血糖升高。在重型颅脑损伤中CT扫描观察第三脑室或环池的减小或消失，均要考虑到下丘脑损伤。MRI显示下丘脑损伤较佳，急性期T_1加权像上为低信号、T_2加权像则呈等信号，亚急性和慢性期T_1加权像上出血灶为清晰的高信号。

【诊断】

诊断要点：①严重颅脑损伤病史。②伤后出现自主神经功能紊乱、电解质和代谢障碍、内脏功能受损、间脑发作等临床征象。深昏迷，持续时间长，恢复慢，很少出现中间好转期或中间清醒期。③CT、MRI呈现第三脑室或环池的减小或消失等提示下丘脑损伤。

【治疗】

下丘脑损伤的治疗和原发性脑干损伤基本相同，只因下丘脑损伤所引起的神经-内分泌紊乱和机体代谢障碍较多，故在治疗上更为困难和复杂，必须在严密地观察患者生命体征、颅内压监护、血液生化检测和水电解质平衡的前提下，对其继发的高热、水盐代谢障碍、消化道出血、急性肺水肿、高渗性非酮症糖尿病昏迷则采用综合性治疗。综合治疗的原则有：①通过亚低温治疗来降低脑的耗氧量以及代谢率，减轻脑水肿，提高中枢神经系统的耐受性；②严格管理呼吸道的治疗；③及时进行手术治疗，下丘脑损伤的患者经常合并大量的颅内血肿，所以需要开颅来减压；④要纠正水电解质的紊乱；⑤急性上消化道出血的治疗，重点在于预防和早发现早治疗。

五、弥漫性轴索损伤

弥漫性轴索损伤（diffuse axonal injury，DAI）被认为是导致颅脑损伤患者神经功能障碍、植物生存状态和死亡的主要原因，诊断和治疗困难。

【损伤机制与病理】

受伤时头部产生旋转加速度和/或角加速度，脑组织内部发生剪应力作用，脑组织受压及回位过程中，损伤神经轴索和小血管，甚至撕裂或断裂。多发生于额颞白质、灰白质交界区、胼胝体及脑干等处。多见于车祸颅脑伤患者，也可见于坠落伤，锐器伤则较少见。

弥漫性轴索损伤的基本病变包括神经轴索的弥漫性损伤、胼胝体及脑干背侧局灶性损伤，称之为DAI三联征。广泛的轴索损害，累及大脑、脑干和小脑的白质和大脑深部核质，包括中线旁皮质下白质、胼胝体、穹窿柱、内囊、基底节及丘脑、齿状核背侧小脑叶、皮质脊髓束、内侧丘脑系、内侧纵束等。组织学检查可见大量轴索收缩球。

按损伤程度分级：①轻度：肉眼观察呈正常状态。光镜下仅见大脑白质区轴索走行弯曲，轴索无明显肿胀及断裂，无间质水肿。②中度：肉眼观察在大脑皮质下及白质区有散在少量针尖样出血点，可见蛛网膜下腔出血。光镜下可见上述损伤部位轴扭曲、肿胀,偶可见部分轴索断裂及轴索缩球出现。可见轻度的间质水肿。③重度:肉眼可见大脑皮质下及白质区均可见散在或成簇状针尖样出血灶,部分可融合;在小脑皮质下、基底节及内囊区、海马区、脑干均可见针尖样出血灶,部分可融合。光镜下见在上述损伤部位轴索扭曲、肿胀、断裂,可见重度间质水肿。

病理分期:①早期(数日),为轴索球形成期;②中期(2~3周),以轴索球被具有吞噬性的、成串的、大量微胶质细胞簇(microglial clusters-stars)所替代为特点;③慢性期(2~3个月及以上),是以白质的沃勒变性为特点,特别引人注目的是内侧丘系和锥体束的变性。

病理分级:①Ⅰ级,病变仅见于显微镜下,轴索损伤主要在大脑半球的白质,包括胼胝体、脑干、偶见于小脑。②Ⅱ级,胼胝体有局灶性病变,部分肉眼可见出血、坏死,加上述镜下病变。③Ⅲ级,胼胝体及脑干头端背侧的局灶性病变(常肉眼可见),加上述镜下病变。更重者病变扩大。

【临床表现】

1. 主要征象 ①伤后立即陷入持续性昏迷,昏迷较深,呈持续性、时间长;②四肢肌力增高,有单侧或双侧锥体束征,去大脑强直或去皮质强直;③瞳孔大小发生改变,可能为一侧或双侧瞳孔散大,也可为两侧瞳孔时大时小,眼球位置歪斜或凝视,对光反射常常消失;④生命体征紊乱,如高血压、多汗、高热,呼吸心率增快;⑤无明显的神经定位体征;⑥持续植物生存状态。

近年来的临床研究显示,存在伤情较轻、预后较好的DAI病例,伤后有清醒期,并能言语,甚至可以不产生意识丧失。

2. 分型 按意识障碍程度,改良DAI分型:

(1) 轻型(DAI Ⅰ型):昏迷6~24小时,入院时GCS评分在6分左右,但通常3天可按吩咐动作。近80%患者3个月内恢复良好,但遗忘、呆滞或烦躁将持续较久。

(2) 中型(DAI Ⅱ型):昏迷超过24小时,没有去脑强直和去皮质等明显的脑干症状。入院时GCS评分在4~5分者约占60%,且往往10天左右才转醒,能睁眼,但按吩咐动作大约需要2~3周时间,约35%可有强直性抽搐,恢复较慢,数周数月后甚至可能会有永久性智力缺陷、个性变化、工作能力降低和思维简单。

(3) 重型(DAI Ⅲ型):昏迷超过72小时,有明显的脑干症状、深昏迷、去皮质强直持续状态或发作频繁。此型约占DAI的1/3,病死率高达34%~63%。

(4) 特重型(DAI Ⅳ型):以深昏迷和持续去脑强直为表现特征。GCS评分常在3~5分,患者复苏后常双瞳固定、对光反射消失,且无脑干反射或弛缓性瘫痪(软瘫)。

【辅助检查】

CT、MRI不能直接显示轴索损伤,CT只能显示部分DAI的出血灶,MRI对非出血灶的敏感性优于CT。弥漫性轴索损伤的CT影像表现为,大脑灰白质交界区、胼胝体、基底节、脑干或小脑有1个或多个无占位小出血灶。MRI影像上主要表现为,T_1WI点状高或低信号影(分别提示小出血灶和间质水肿);T_2WI高信号影。T_2梯度回波(GRE)序列提高了小出血灶的阳性检出率,液体抑制反转恢复序列(FLAIR)可更为清晰地显示水肿,使非出血灶的阳性检出率明显升高(图11-3-3)。

神经电生理学检查可反映弥漫性轴索损伤神经功能的改变,以脑干听觉诱发电位(BAEP)和体感诱发电位(SEP)最常用。经颅磁刺激(TMS)技术具有评估连接运动皮质的抑制性和/或兴奋性神经网络的作用,有诊断弥漫性轴索损伤的潜力,利于研究其胆碱能神经功能的变化。

【诊断】

弥漫性轴索损伤患者临床表现和影像学表现多样,目前尚无统一的诊断标准,比较得到推崇的诊断依据为:①有头部加速和/或减速外伤史,尤其是车祸伤。②伤后即刻昏迷且持续

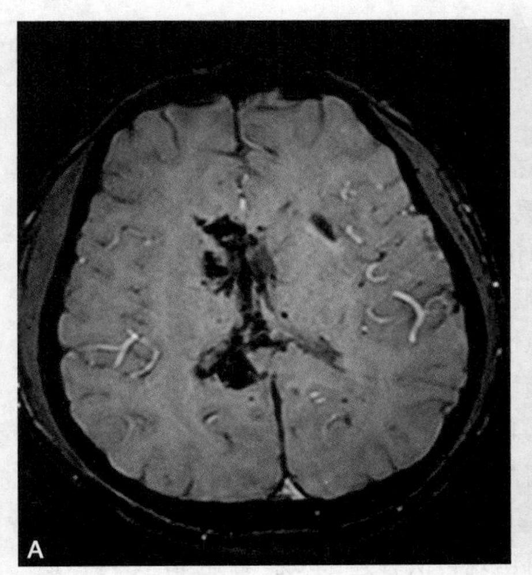

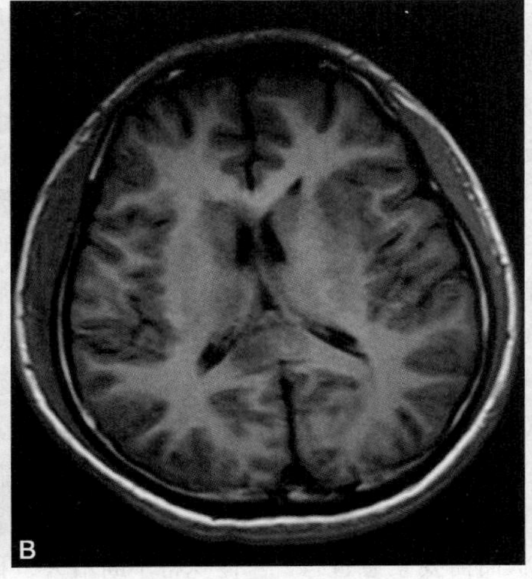

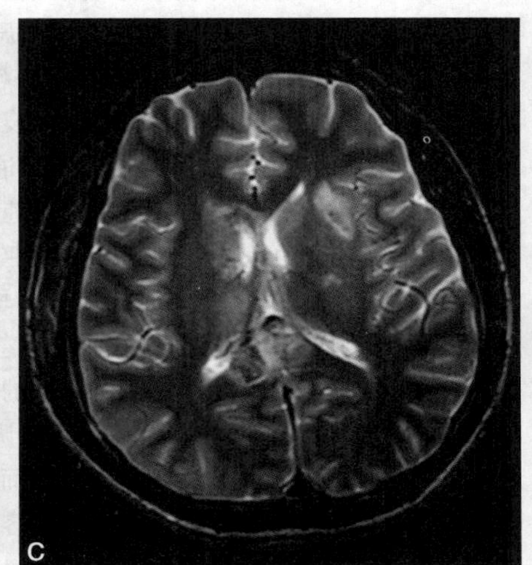

图11-3-3 弥漫性轴索损伤

A. MRI磁敏感加权成像(SWI),轴位。B. MRI平扫T_1WI,轴位。C. MRI T_2WI轴位。MRI平扫示双侧基底节、右侧丘脑、胼胝体见多发斑片状T_1稍低信号和T_2稍高信号,其内见斑片状T_2稍低信号,SWI上呈低信号提示DAI。

时间>6 小时；③头颅 CT、MRI 有 DAI 的影像学依据；④病情严重但颅内压不高或影像学检查未发现阳性征象；⑤无明显的神经系统定位体征；⑥伤后晚期有较明显的神经功能障碍后遗症或持续性植物状态生存；⑦尸检发现弥漫性轴索损伤的病理征象。

【治疗】

目前无特殊的治疗方法。主要采取防止或减少延迟性轴索断裂，促进神经功能恢复的综合性治疗措施。主要包括以下几点：①加强监护，密切观察病情，对呼吸、颅内压、血气，电解质、出入水量及生命体征等进行监护和动态观察。②保持呼吸道通畅，一旦出现呼吸困难及低氧血症，应立即行气管切开，早期应用呼吸机，定期监测血气分析。③控制脑水肿，根据颅内压增高程度给予脱水药，伤后早期可应用大剂量激素。出现一侧瞳孔散大、昏迷加深，CT 提示一侧大脑半球肿胀或水肿，中线结构明显移位的患者采取去骨瓣减压术。④常规应用止血剂、抗菌素，注意防止水和电解质紊乱，适当选用神经细胞代谢药物。⑤积极防治并发症，如肺部、尿路、颅内及全身感染等。

第四节 颅内血肿

一、概　述

在颅脑损伤中，颅内血肿（intracranial hematoma）作为严重创伤性病变之一，其发生率占 10% 左右；在重型颅脑损伤中占 45%～50%。自 CT 和 MRI 应用之后，明显地提高了医师对颅内血肿的早期诊断水平。在病程中动态地进行头颅 CT 或 MRI 扫描，常能及时地发现各种类型的颅内血肿。强调早期清除血肿进行颅内减压，能明显地提高手术疗效。

【损伤机制】

颅腔是一个圆形的骨质硬壳，除婴幼儿外它缺乏扩张性，而脑组织又不可压缩，故在维持正常颅内压时，只有颅内血容量和脑脊液量的增减能起到代偿作用。头颅遭受外伤后，颅内血肿形成的初期，机体可借助于脑血管的反射性收缩而使颅内血容量减少；同时将颅腔内的一部分脑脊液挤压到脊椎管内，或通过减少脑脊液的分泌，或增加其吸收速度来进行颅内压的代偿性调节。颅内可代偿的容积仅占颅腔总容量的 4.5%～8.0%（相当于 60～110ml）。当血肿进一步增大，超过代偿限度时，即可引起颅内压增高。若颅内血肿为急性发生，且有脑挫裂伤并伴有较严重的脑组织水肿等，颅腔的可代偿作用会明显地减退，常会发生急性颅内压增高。一般认为，小脑幕上的急性血肿>60ml，便可产生明显的临床症状；而对于小脑幕下的急性血肿，由于颅后窝的容积小，可代偿的容量亦少，因此，15～20ml 的血肿也可产生明显的颅内压增高症状而需要紧急进行手术处理。

1. 病理生理变化

（1）脑血液循环障碍与脑水肿：血肿除产生局部循环障碍外，主要是引起颅内压增高，而导致脑静脉回流受阻、脑血流郁滞、脑缺氧和毛细血管通透性增加，形成创伤性弥漫脑水肿。并且，当颅内压继续升高之后，又使脑静脉郁滞加重，脑血流量更进一步减少，亦可产生严重的脑缺氧而加重脑组织的水肿。

（2）脑脊液循环障碍：随着血肿体积的增大，一部分脑脊液被挤压到颅腔之外，在颅内的蛛网膜下腔、脑室和脑池均出现缩小甚或闭塞。当脑疝形成时，中脑导水管受压变狭窄或闭塞，引起脑脊液循环障碍，导致颅内压明显增高。另外，由于脑血液循环淤滞可致脑脊液吸收量减少，从而更进一步促使颅内压不断增高。

（3）脑疝形成：颅内血肿体积不断增大后，压迫同侧大脑半球，致使颞叶钩回经小脑幕切迹向下疝出，挤压中脑，使导水管狭窄，脑脊液循环出现受阻。若幕上颅内压急剧增高，其压力也可向下传递至颅后窝，使小脑扁桃体经枕骨大孔下疝，引起延髓受压而致生命中枢衰竭。如不能及时手术清除颅内血肿，上述病理生理改变常互为因果，形成恶性循环，将使脑干功能产生严重损害而迅速导致伤员死亡。当脑疝发生后，常因脑干发生继发性缺血、缺氧而致严重脑损害，使救治困难；有的产生了不可逆的大脑与脑干的损害，长期处于昏迷或植物生存状态，最终亦多死于并发症。临床常见脑疝（见文末彩图 11-4-1）。

2. 血肿分类

（1）血肿形成时间：在伤后 3 小时内为特急性颅内血肿，3 小时～3 天的急性颅内血肿，3 天～3 周的亚急性颅内血肿，3 周以上慢性硬脑膜下血肿。

（2）血肿部位：硬脑膜外血（颅骨和硬脑膜之间），硬脑膜下血肿（硬脑膜和蛛网膜之间），脑内血肿（脑实质内）。

（3）血肿数目：单发性血肿，多发性血肿。

（4）合并脑挫裂伤：单纯性血肿，复合性血肿（伴有脑挫裂伤）。

（5）特殊类型的血肿：无明显神经系统症状，CT 发现了颅内血肿；首次检查未见血肿，复查发现血肿（迟发性颅内血肿）。

【临床表现】

1. 颅内高压　主要表现为血压（收缩压）代偿性增高，脉压差增大，脉搏徐缓、呼吸减慢、加深，即所谓“一高两慢”的 Cushing 综合征。但仅见于一部分特急性或急性型颅内血肿。此外，须注意：①伤后早期的头痛、恶心和呕吐，可由血液对脑膜的刺激所致；②急性血肿的头痛常较剧烈，且恶心和呕吐较频繁；③亚急性或慢性血肿，眼底检查多有视乳头水肿。

2. 意识变化　①原发性昏迷：伤后立即出现，时间为数分钟至数日以上，后清醒，或好转。昏迷时间的长短取决于原发性脑损伤的轻重。②继发性昏迷：若颅内出血仍在继续，血肿体积将不断增大，可出现再次昏迷，呈现“昏迷-清醒-再昏迷”的意识变化过程，其清醒阶段称为“中间清醒期”，昏迷的迟早主要取决于血肿形成的速度。

3. 瞳孔改变　①血肿同侧瞳孔散大：早期小脑幕切迹疝

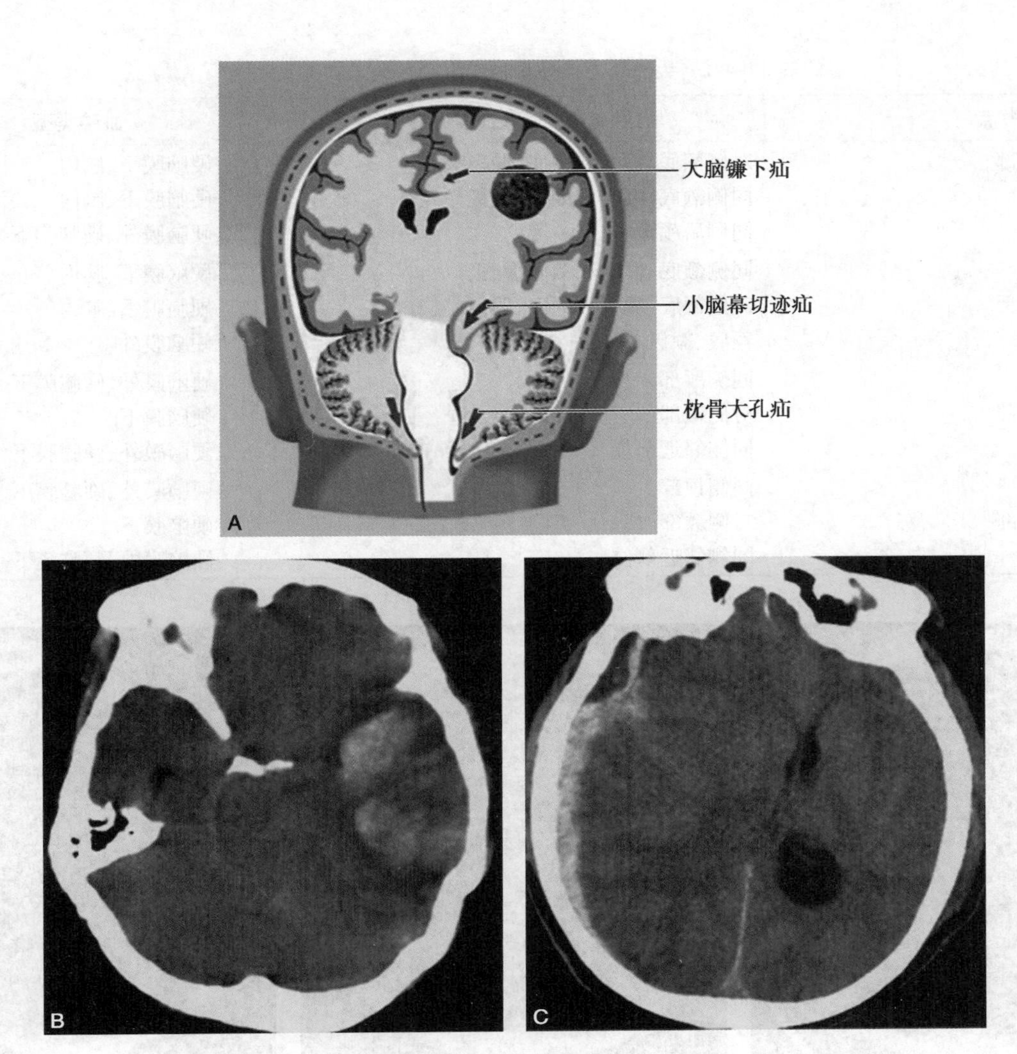

图 11-4-1 常见脑疝种类

A. 脑疝示意；B. 颞叶钩回疝，颞叶钩回疝入小脑膜裂孔，环池消失，中脑受压变形；C. 大脑镰下疝。

的主要征象是一侧瞳孔进行性散大，光反应消失，并伴有明显的意识障碍。一般来说，伤员在一侧瞳孔散大之前，常有瞳孔缩小的动眼神经受刺激的表现，但时间很短暂。②血肿对侧瞳孔散大：又称“反体征”（约为 10%），由于血肿造成脑干被推向对侧，致使对侧的大脑脚与小脑幕游离缘相挤压，瞳孔散大在血肿的对侧，而偏瘫却在血肿的同侧。

4. 生命体征变化　除了上述颅内高压的征象，颅后窝血肿者，呼吸减慢较多见。随着颅内压力的不断增高，脑干的延髓代偿功能出现衰竭，发生潮式呼吸乃至呼吸停止，血压随之亦逐渐下降。并且在呼吸停止后，经过一段时间心跳亦停止。如经复苏措施处理，心跳多可恢复，但若血肿未能很快清除，则呼吸很难恢复。

如能及时识别，并立即进行 CT 扫描等影像学检查，可争取在脑疝发生之前便获得确诊。

5. 局灶症状　颅内血肿的局灶症状常在伤后逐渐出现，这与脑挫裂伤后立即发生的局灶性症状有所不同。

6. 其他　躁动不安为颅内压急剧增高或脑疝发生之前的一个常见症状，多发生在中间清醒期的后一阶段。慢性颅内血肿可有精神症状，婴幼儿颅内血肿常出现前囟突出。由于有效循环血量减少，当颅内出血量达 100ml 左右，即可出现休克或贫血。

【辅助检查】

1. 颅骨 X 线片　了解有无颅骨骨折、骨折线的走行和其与脑膜血管的关系，对判断头部着力部位、出血来源和血肿的位置、类型等有重要参考价值（表 11-4-1）。

2. 颅脑 CT　可以准确地判断血肿的类型、大小、位置、数目和毗邻关系，并同时发现合并的颅骨、脑组织等损伤情况。常显示高密度（急性血肿）、等密度、低密度或混合密度影，是由于血肿在发生和逐渐溶解过程中不同阶段的表现。血肿类型的 CT 征象见图 11-4-2。

3. 颅脑 MRI　可对颅内血肿的诊断更为细腻。但血肿的 MRI 表现往往受时间、部位、邻近脑组织的不同反应、所用射频脉冲成像序列（T_1 加权或 T_2 加权）及扫描仪的磁场强度等诸因素影响。

表 11-4-1 头部着力点颅内血肿发生部位与类型的关系

头部着力点	血肿部位	血肿类型
一侧枕部	对侧额底、额极和颞底、颞极	硬脑膜下、脑内
	同侧额底、额极和颞底、颞极	硬脑膜下、脑内
	同侧后颅窝、枕极	硬脑膜外、硬脑膜下
	同侧额底、额极和颞底、颞极	硬脑膜下、脑内
一侧额部	对侧额底、额极和颞底、颞极	硬脑膜下、脑内
	额底、额极	硬脑膜外
	同侧颞部	硬脑膜外、硬脑膜下、脑内
一侧颞部	对侧颞部	硬脑膜下
	同侧邻近部位	硬脑膜外、硬脑膜下
	同侧顶部	硬脑膜外、硬脑膜下、脑内
一侧顶部	对侧颞部	硬脑膜下
	同侧邻近部位	硬脑膜外、硬脑膜下

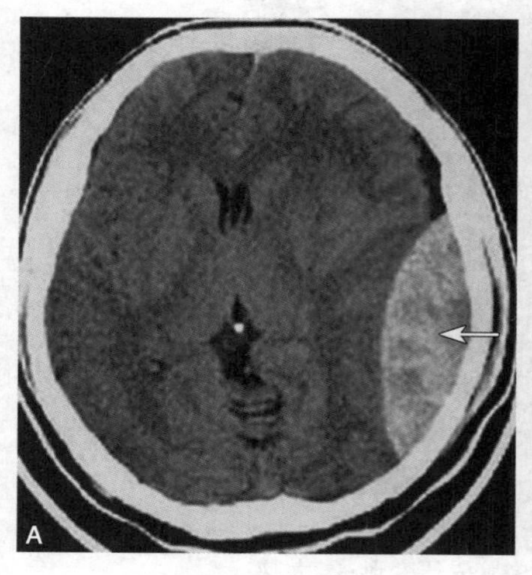

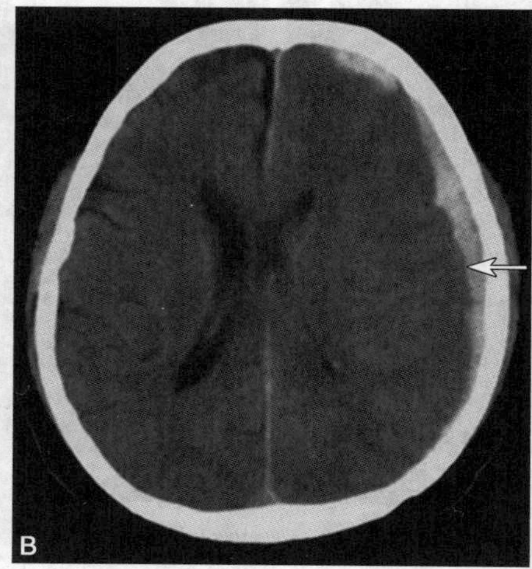

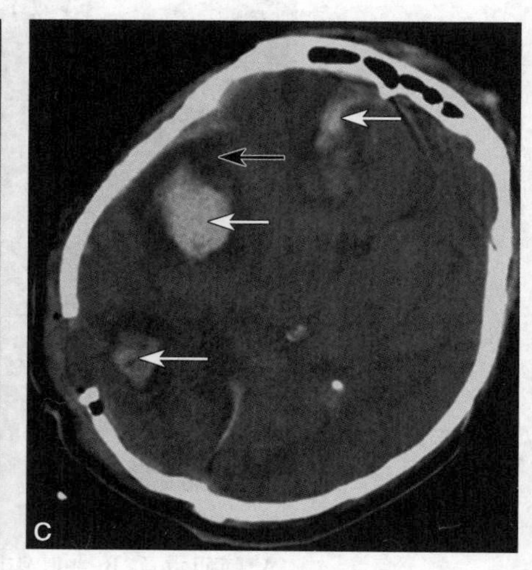

图 11-4-2 不同类型颅内血肿 CT 表现

A. 硬膜外血肿，左颞枕部高密度影，呈双凸面形状（白色箭头）；B. 硬膜下血肿，左额颞顶高密度影，呈新月形（白色箭头）；C. 脑内血肿，由额颞枕叶脑内高密度影（白色箭头），周围脑组织水肿（黑色箭头）。

血肿时间对 MRI 信号的强度有较密切的关系，在血肿的急性期，血肿内的红细胞膜完整，所含的仍然是氧合血红蛋白和去氧血红蛋白，在 T_1 加权像上为等或高信号，在 T_2 加权像上为低信号；在亚急性期与慢性期，由于大吞噬细胞的吞噬作用，将高铁血红蛋白转变为含铁血黄素，沉积于血肿周围，T_1、T_2 加权像上均为高信号。慢性期血肿随着时间的推移，T_1 加权像显示其血肿的明亮度逐渐下降（高铁血红蛋白减少），周边可有一环形低 MRI 信号影。T_2 加权像则无多大变化，也可见低 MRI 信号的含铁血黄素环。

图 11-4-3 为双额超急性期硬膜外血肿在 CT 和 MRI 的征象。

【诊断】

根据头部外伤史，伤后意识及瞳孔变化情况，生命体征及局部症状，结合 CT、MRI 扫描（或脑血管造影）以确定诊断。不同类型颅内血肿的诊断要点及鉴别见表 11-4-2。

【治疗】

伤后无意识障碍及颅内压增高，临床状况稳定、颅内压在 20mmHg 以下、CT 示血肿量小（<30ml）、中线结构移位不明显、脑室系统亦无明显受压，无局灶性神经系统体征者，可行保守治疗。

对已经昏迷或逐渐昏迷及神经功能障碍的伤员，由于其存活的机会逐渐减少，所以必须立即进行手术治疗。是为了使脑组织得到充分的减压，以促使神经功能尽快恢复。

根据临床实践总结出来的下述手术指征，可供参考：①幕上血肿量>30ml、颞部血肿量>20ml、颅后窝血肿量>10ml、中线移位超过 5mm；②意识障碍进行性加重或出现再昏迷；③神经系统症状进行性加重或出现新的阳性体征；④颅内压>40mmHg 或进行性升高。

手术治疗方式：①骨瓣开颅血肿清除术，适用于血肿定位明确、可经钻孔抽吸后的危重症患者，或钻孔探查血肿呈凝块状，难以冲洗抽出血肿者。②去骨瓣减压术及内减压术，对于临床最常见的额颞顶急性硬膜下血肿，特别是合并脑挫裂伤颅内高压的患者，提倡采用标准外伤大骨瓣开颅术。去骨瓣减压骨窗的大小和部位应达到减压的要求，去骨瓣减压术应减张缝合硬脑膜。

表 11-4-2 硬脑膜外血肿、硬脑膜下血肿及脑内血肿、脑水肿的鉴别要点

鉴别点	硬脑膜外血肿	硬脑膜下及脑内血肿	脑水肿
原发脑损伤	无或较轻	较重	严重
意识改变	多有中间清醒期	进行性意识障碍	相对稳定，脱水治疗好转
脑受压症状	多在伤后 24 小时之内	多在 24~48 小时之内	多在 48~72 小时之内
病变部位	着力点或骨折线附近	对冲部位	着力部位轻、对冲部位重
CT 征象	内板下透镜状高密度影	硬脑膜下及脑内高密度影	低密度影

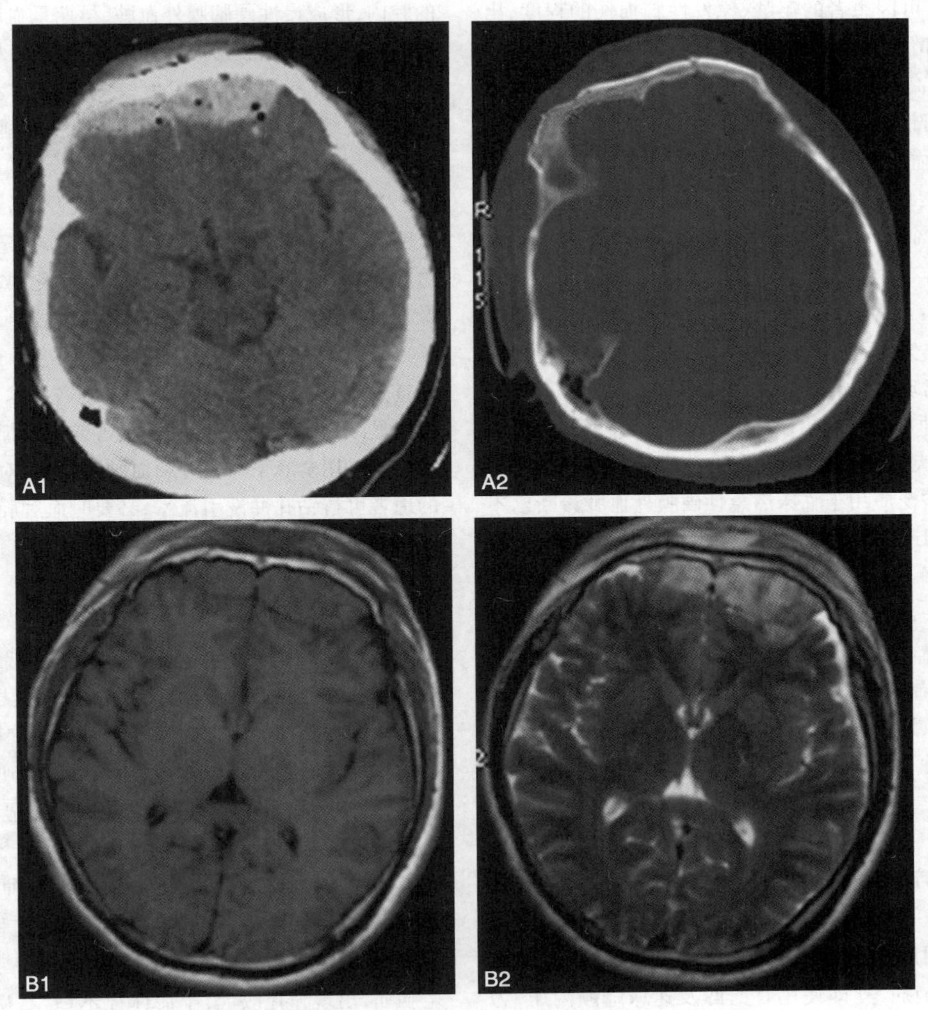

图 11-4-3 双额超急性期硬膜外血肿

颅脑 CT 平扫（A1）及骨窗（A2）可见双额部硬膜外高密度影，可见额骨骨折。颅脑 MRI 平扫可见双额硬膜外血肿呈 T_1 等信号（B1），T_2 略高信号（B2），提示超急性期血肿。

二、硬膜外血肿

硬膜外血肿（epidural hematoma，EDH）是指外伤致脑膜血管、板障静脉、导血管、静脉窦等破裂出血聚集在硬脑膜外和颅骨内板之间的血肿，约占全部颅脑损伤患者的 2.5%~4.2%，占颅内血肿的 30%~55%，好发于青壮年，老年人、新生儿和婴幼儿较少发生。硬膜外血肿多为单发，少数可以多发，血肿为急性的约占 85%，亚急性占 11%，慢性约占 4%。

（一）急性硬膜外血肿

当颅骨受外力打击后，硬脑膜从颅骨内板剥离，并伴有颅骨骨折和硬脑膜血管的撕裂。硬膜外血肿多源于脑膜中动脉、脑膜前动脉和筛动脉、脑膜中静脉、板障静脉与导静脉或静脉窦破裂出血。如为动脉撕裂出血，特别是脑膜中动脉破裂，出血迅速，并短时间内扩大成巨大血肿很快发展为脑疝危及生命。如果是硬膜静脉、板障静脉、静脉窦等静脉性出血，出血缓慢，随血肿增加，局部压力增大，出血逐渐停止，不易形成巨大血肿。

临床上,硬脑膜外血肿最多见于颞部、额顶部和颞顶部。从发生率来看,依次为颞顶区、额顶部、顶枕区、中线矢状窦旁及颅后窝。一般来说,发生于脑膜中动脉主干的出血,血肿多位于额区,可向额部或顶部扩展;脑膜中动脉前支损伤性出血,血肿多在额顶部;脑膜中动脉后支的出血,则多在颞顶部;上矢状窦损伤性出血所形成的血肿,则在它的一侧或两侧;由横窦损伤性出血所形成的血肿,多位于枕部或颅后窝,也可同时发生在枕部与颅后窝。脑膜前动脉或筛动脉损伤所形成的血肿,则在额极区或额叶底部。

1. 临床表现 可因患者的年龄、原发性脑损伤的程度、出血的速度、血肿的部位、大小等的不同有所差异。

(1) 颅内压增高症状:伤后出现头痛、恶心、呕吐等,随血肿扩大,颅内压进行性增高,患者出现剧烈的头痛、频繁的喷射性呕吐、脉搏徐缓、血压增高、脉压差增大等。

(2) 意识障碍:可无意识障碍、短暂昏迷或长时间意识不清。大约20%~50%患者出现典型"昏迷-清醒-再昏迷",即中间清醒期。

(3) 局灶征象:可因血肿部位而不同,在运动区或其他功能区可能出现偏瘫、失语、中枢性面瘫等,在额叶可出现精神症状,在颅后窝则可出现眼球震颤、共济失调等。

(4) 脑疝:血肿短时间内明显扩大,颅内压力急剧增高,患者出现伤侧瞳孔散大,甚至双侧瞳孔散大,对光反射消失。

2. 诊断 CT广泛应用于临床后急性硬膜外血肿诊断已不困难,而在小脑幕切迹疝发生之前的早期诊断非常重要,直接影响患者的预后。

诊断要点:①头部外伤后出现头痛、呕吐并进行性加重;②脉搏徐缓、血压增高、脉压差增大、躁动不安、意识障碍加重等;③肢体偏瘫、失语、眼球震颤或其他神经功能障碍等;④有昏迷-清醒-昏迷的典型表现;⑤CT示颅骨内板下的梭形高密度影,MRI示颅骨内板下梭形的等或稍短 T_1、等或稍长 T_2 信号影,内侧面光滑。

3. 治疗

(1) 非手术治疗:小的急性硬膜外血肿行非手术治疗,常规使用止血药,做好手术前准备,包括备头皮,查血常规、凝血功能等,不常规使用脱水药,以免颅内压力降低,导致血肿扩大。如果患者已经脑疝,立即使用甘露醇及速尿降颅内压,为手术争取时间。

严密观察监测生命体征、血氧饱和度,密切观察意识、瞳孔变化、精神状态、肢体肌力变化、头痛、呕吐、大小便是否失禁、GCS评分变化等。如生命体征平稳,意识无变化,常规伤后4~6小时、24小时及72小时左右再分别复查CT。

但有以下情况随时复查头颅CT:①意识障碍无明显好转甚至逐渐加重,或局限性神经系统体征加重或出现癫痫者;②多发伤患者休克纠正后,神志仍未好转;③一侧瞳孔散大出现脑疝征象者;④患者神志一度意识好转后又加重;⑤有典型的颅内压增高,出现剧烈的头痛、频繁呕吐者;⑥监测颅内压进行性增高者。

(2) 手术治疗:手术方式有全麻下骨瓣开颅血肿清除术和钻孔引流术,开颅血肿清除术术中能较彻底清除血肿,并能及时发现出血源,彻底止血,解除出血原因,降低术后再出血,而单纯钻孔引流术仅用于不具备开颅手术条件的基层医院或不能耐受手术的危重患者的抢救。

手术指征参见本章第一节概述。

(二) 慢性硬膜外血肿

慢性硬膜外血肿(chronic epidural hematoma)多为静脉损伤,由于硬脑膜与颅骨内板分离,损伤的静脉血缓慢流入分离的腔内,形成慢性硬脑膜外血肿,早期呈血凝块状,之后逐渐液化,并在周边硬脑膜形成肉芽组织,少数可机化、钙化。

1. 临床表现 由于发展较慢、颅腔容积代偿等原因,临床表现进展缓慢。以头痛、呕吐及视乳头水肿等慢性颅内高压症为主。

2. 诊断 根据患者的临床表现及时行头颅CT或MRI检查明确诊断,CT示颅骨内板下的梭形高密度影或混杂密度影,边界光滑,增强后周边可强化,偶有钙化,MRI在 T_1 及 T_2 加权像上可见颅骨内板下高信号或混杂信号影,边界清楚。

3. 治疗 血肿量小,症状轻微的患者行非手术治疗,定期复查头颅CT或MRI,如病情加重则需手术。对血肿量较大,有较明显颅内高压症、神经功能损害或病情加重的患者要及时手术。多采用全麻下骨瓣开颅血肿清除术,对少数血肿已经液化的患者可行钻孔冲洗引流术,必要时血肿腔注入尿激酶溶解未液化的血凝块。

三、硬膜下血肿

硬脑膜下血肿(subdural hematoma)指颅脑损伤后发生于蛛网膜和硬脑膜之间的血肿,占颅内血肿发生的40%左右。在所有颅脑损伤伤员中,约5%于伤后发生硬脑膜下血肿。

单纯型硬脑膜下血肿多系桥静脉损伤所致,一般外伤的暴力较轻,常合并轻微脑损伤,少数可无明显原发性脑损伤。复合型硬脑膜下血肿:常因减速性损伤所致,头部在运动中受伤,尤其是对冲性脑损伤所致的硬脑膜下血肿。一般原发性脑损伤较重,伤后多表现为持续性昏迷,且昏迷程度逐渐加深,部分有中间清醒期或好转期。当血肿增大到一定体积时,伤员常发生脑疝,出现瞳孔散大,生命体征不稳定,病情迅速恶化,死亡率较高。临床上根据血肿出现症状的时间,将硬脑膜下血肿分为急性、亚急性和慢性三种类型。

(一) 急性硬膜下血肿

1. 临床表现 多有明显的外伤病史,主要临床表现与血肿范围、形成速度、合并脑挫裂伤的程度相关。

(1) 意识障碍:急性复合型血肿多表现为持续昏迷或意识状态进行性加重,亚急性或单纯型血肿则多有中间清醒期。

(2) 颅内高压症:头痛、恶心、呕吐及生命体征改变。

(3) 瞳孔改变:复合型血肿病情进展迅速,容易较早引发脑疝而出现瞳孔改变,单纯型或亚急性血肿瞳孔变化出现较晚。

（4）神经系统体征：血肿发生后常伴随脑挫裂伤累及功能区出现神经系统症状，如偏瘫、失语、癫痫发作。

2. 诊断 主要依据：

（1）外伤史：一侧枕部着力，可能于对侧额、颞部发生脑挫裂伤和硬脑膜下血肿；后枕中线部着力易导致双侧额、颞底部脑挫裂伤和硬脑膜下血肿；前额部受力时，脑挫裂伤和血肿往往都发生于前额部，极少发生于枕部。

（2）临床征象：伤情比较严重，病情发展较快，意识障碍较为突出，常表现为持续昏迷，并呈进行性恶化，较少出现中间清醒期，即使意识障碍程度可能一度好转，也较短暂。生命体征变化突出。早期即可出现相应的神经系统阳性体征，如偏瘫、失语、癫痫发作等。脑膜刺激征常较明显。

（3）颅脑影像：X线平片约半数可见颅骨骨折，可有线性骨折或凹陷性骨折。CT显示新月形高密度影，覆盖于脑表面，还可发现脑挫裂伤部位、范围和程度以及是否合并脑内血肿。MRI检查为等信号，但能更清晰地显示脑损伤的范围、程度以及血肿部位、血肿量。

3. 治疗 由于病情发展快、伤情重，一经诊断，应刻不容缓，争分夺秒地尽早手术治疗，以便迅速缓解颅内高压，减轻脑缺氧，解除脑干受压，提高手术治愈率和患者生存质量。手术目的是清除血肿及任何潜在的相关损伤，减轻占位效应，改善神经功能缺损。酌情选用：①颅锥钻孔、血肿穿刺抽吸术；②骨窗或骨瓣开颅血肿清除术；③内减压术；④颞肌下减压术；⑤去骨瓣减压术。如果患者无脑干反射及肌肉张力低下，无自主反应，手术治疗可能没有意义。

如果原发脑损伤较轻，病情发展迟缓，始可采用非手术治疗。Mathew提出硬膜下血肿患者进行保守治疗的指征：①GCS评分>13分的损伤；②CT扫描显示无其他的颅内血肿或水肿；③中线偏移<10mm；④未出现基底池消失。

（二）慢性硬膜下血肿

慢性硬膜下血肿（chronic subdural hematoma）为创伤后3周以后出现有包膜的血肿。好发于中老年人，平均年龄约63岁。可因轻微颅脑创伤引起，甚至不能记忆有创伤史，起病隐匿，临床表现无明显特征，容易误诊。从受伤到发病时间，一般为1~3个月。

1. 损伤机制 多数认为绝大多数系头部外伤引起，但是外伤的程度较轻。老年患者由于脑组织体积减小，硬膜下间隙增多，脑的活动范围亦增加。当外力作用于头颅后，脑与颅骨产生相对运动，使进入上矢状窦的桥静脉撕裂出血。血液引起硬脑膜内层炎性反应于伤后7~10天开始出现包膜，2~3周后形成。新生包膜产生组织活化剂进入血肿腔，使局部纤维蛋白溶解过多，纤维蛋白降解产物升高，后者的抗血凝作用，使血肿腔内失去凝血功能，导致包膜新生的毛细血管不断出血及血浆渗出，增加渗透压，以致血肿的体积不断增大。

早期包膜较薄，久后包膜可增厚、钙化或骨化。

2. 临床表现

（1）慢性颅内高压症状：如头痛、恶心、呕吐、视力下降、视乳头水肿等。

（2）神经与精神症状：表现为头晕、耳鸣、失眠、多梦、记忆力减退、理解力差，或有智力障碍与精神失常等。常有失语、轻偏瘫与肢体麻木、同向偏盲、局灶性癫痫发作等。病情发展到晚期，可出现嗜睡或昏迷、肢体瘫痪、去大脑强直及癫痫发作等。婴幼儿常表现为呕吐、嗜睡、头颅增大，囟门突出和抽搐等。

3. 诊断 通常依据伤后的上述临床表现，并有影像学的特征性改变，即可诊断。需要与以下几种疾病相鉴别：①创伤性硬膜下积液，亦可称创伤性硬膜下水瘤。②脑蛛网膜囊肿。③颅内肿瘤：脑脓肿及肉芽肿等占位病变。④正常压力脑积水。

（1）颅脑CT：多表现为颅骨内板下的新月形、半月形或双凸镜形低密度区，体积大、吸收慢或有再出血者，可为高、混杂或低密度影。单侧等密度血肿应注意侧脑室、第三脑室的受压变形与移位，以及同侧脑沟消失等间接征象。增强扫描后可显示出血肿包膜。慢性硬膜下血肿CT征象见图11-4-4。

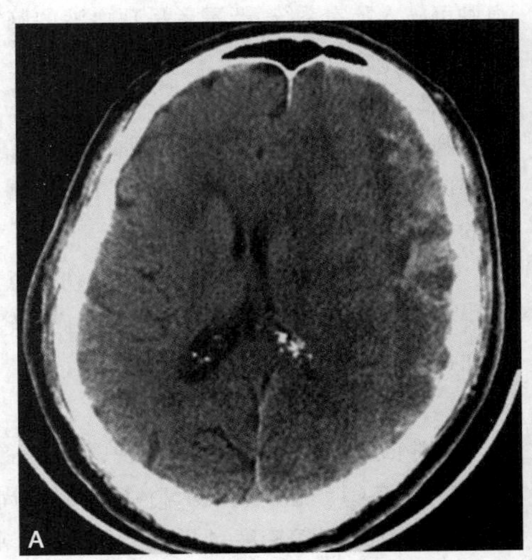

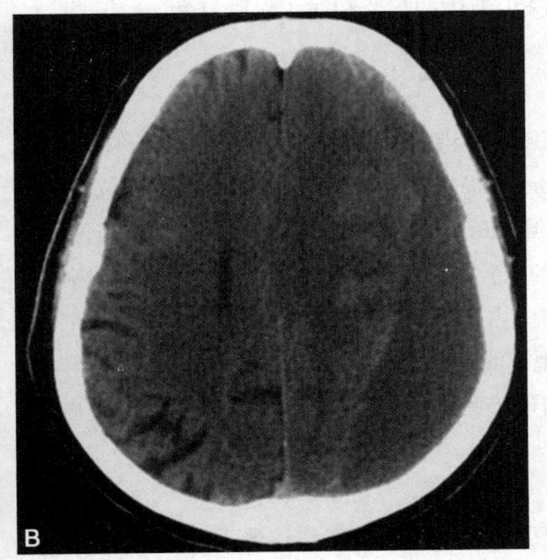

图11-4-4 慢性硬膜下血肿的CT征象

A. 左额颞顶枕硬膜下血肿，混杂密度，提示陈旧出血伴新鲜出血；B. 左额颞顶枕硬膜下血肿，低密度，提示慢性出血。

11

（2）颅脑 MRI：较 CT 更具优势，呈长 T_1、长 T_2 异常信号，为单侧或双侧性，钙化组织则为无信号。侧脑室受压向中线移位，皮质表面的脑沟受压消失，血肿内膜由增厚的脑膜组成。于冠状面在显示占位效应方面更有意义。慢性硬膜下血肿头颅 MRI 征象见图 11-4-5。

4. 治疗　对于无临床症状和体征、CT 扫描或 MRI 检查显示单侧或双侧硬膜下血肿厚度<10mm 中线移位<10mm 患者可采取动态临床观察。

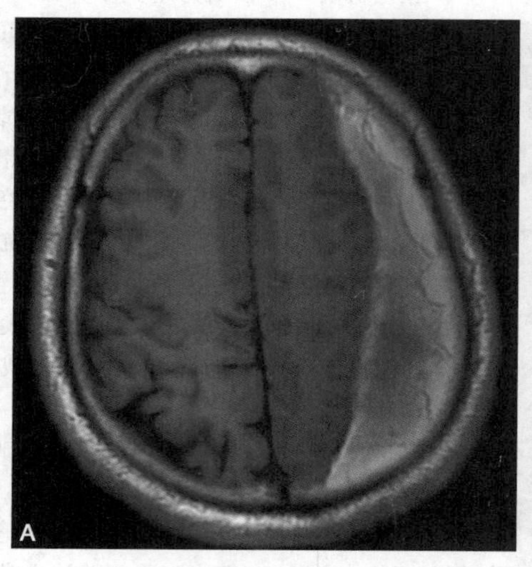

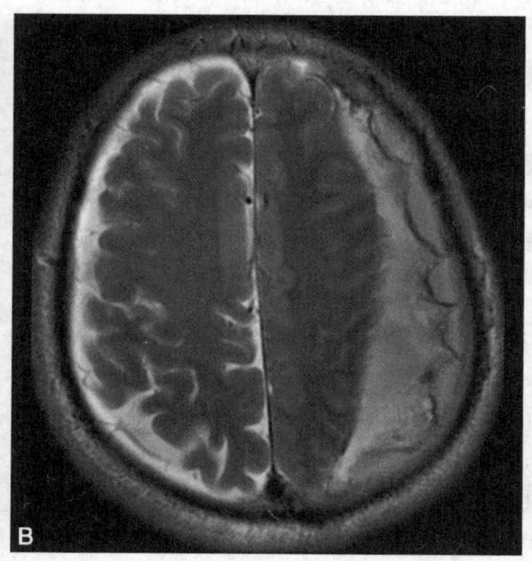

图 11-4-5　慢性硬膜下血肿的 MRI 征象

T_1 及 T_2 像均呈混杂高信号影，提示慢性硬膜下血肿伴新鲜出血。

手术指征：①临床出现颅内高压症状和体征，伴有或不伴有意识改变和大脑半球受压体征；②CT 扫描或 MRI 检查显示单侧或双侧硬膜下血肿厚度>10mm 单侧血肿导致中线移位>10mm。

常用的手术方案：①首选颅骨钻孔冲洗引流术：1 孔或 2 孔；②包膜肥厚或有钙化的血肿，采取骨瓣开颅术；③包膜肥厚或有钙化的血肿，采取骨瓣开颅术；④分隔型血肿，可用神经内镜手术。

清除血肿后，患者保持平卧或头低脚高位，术后轻度增高水负荷，24~48 小时拔除引流管，有助于使脑组织膨胀，排出残存的硬膜下液体，减少液体的存留和防止血肿复发。

四、脑内血肿

头部外伤后在脑实质内（包括脑室内）形成的血肿称为脑内血肿（intracerebral hematoma），可发生于脑组织的任何部位，其直径多以>3cm、血肿量>20ml 作为标准。常见于闭合性颅脑损伤中的枕部着力性对冲伤，部分发生于开放性或火器性颅脑伤者。在闭合性颅脑损伤中占 0.5%～1.2%，约占颅内血肿的 5.4%。CT 应用以后其发现率明显提高，可高达 1.5%～8.3%。

脑内血肿多与硬脑膜下血肿伴发，极少数与硬脑膜外血肿并存。

【损伤机制】

与病理脑内血肿多发生在脑挫裂伤较严重的部位，一般系脑浅部、少数为脑深部的小血管损伤所形成。常见于：①颅骨凹陷或粉碎性骨折：骨折刺伤脑组织及其小血管；②对冲性脑损伤：外力使脑组织在颅腔内快速移动，致额叶底部和颞极部与眶顶的骨嵴或蝶骨嵴摩擦，常造成脑挫裂伤；③脑深部血管破裂：外力引起脑深部血管破裂性出血，在脑内形成一较大的血肿。

在血肿形成的初期为一团粉红色血液，其内夹杂有部分黑色的血凝块，形状多为不规则，常与挫裂伤、坏死的脑组织混杂。随着时间的延长，至血肿的中、后期，由于 CSF 的渗入，血凝块开始出现液化，血肿逐渐变为酱油样或棕褐色液体，表面有包膜形成。周围脑组织水肿较明显，胶质增生，并有含铁血黄素沉着的黄染带。在慢性期，血肿变为黄褐色囊性液体，血肿包膜为纤维与肉芽组织成分，少数其内可出现钙化。脑深部血肿可破入脑室系统，严重者呈现血液的脑室铸型，使临床症状加重。

【临床表现】

脑部重要功能区受损征象，如偏瘫、失语、偏盲、偏身感觉障碍以及局灶性癫痫。常有头痛、呕吐、视乳水肿等颅内高压症。

对冲性脑挫裂伤所致脑内血肿，伤后意识障碍多较持久，且进行性加重，多无中间意识好转期，病情转变较快容易引起脑疝。

【诊断】

通常依据伤后的上述临床表现，并有影像学改变的证据。

1. 颅脑 CT　急性期显示高密度团块，周围有低密度水肿带，2~3 周血肿呈等密度，4 周以上可显示低密度影。

2. 颅脑 MRI　位于脑实质内的异常信号病灶，在 T_1 加权像上为高信号，T_2 加权像上为短 T_2 低信号。

应与单纯脑挫裂伤、局限性脑水肿、脑肿胀、硬脑膜下血肿等相鉴别。

【治疗】

若伤员意识清楚、病情进展缓慢、症状较轻、无合并伤、颅内压监测：压力<20mmHg，且位于非重要功能区的血肿量：幕上<30ml，幕下<15ml 者；或为高龄、体质较差、或患有多脏器严重疾病者，可采用非手术疗法。如同硬脑膜下等血肿那样，应用利尿、脱水、激素、止血、活血化瘀及神经营养等药物，能有较满意的疗效。

手术治疗与急性硬脑膜下血肿相同，多采用骨窗或骨瓣开颅术，清除硬脑膜下血肿及挫伤糜烂脑组织后，随即探查额、颞叶脑内血肿予以清除。

五、颅后窝血肿

外伤引起的颅后窝血肿（hematoma of posterior fossa）较为少见，在闭合性颅脑损伤中约占 0.5%，于颅内血肿中约占 1%。部位为小脑幕以下的硬脑膜外、硬脑膜下和脑内三种血肿；按其出现症状的时间亦分为急性、亚急性和慢性三种类型。

【损伤机制】

颅后窝血肿主要见于枕部着力伤及其带来的一系列变化，其出血来源主要为：①静脉窦损伤：枕骨骨折线常跨越横窦或窦汇，可对横窦、窦汇、枕窦或乙状窦造成损伤而引起出血。多为硬脑膜外血肿，部分为骑跨型血肿。②导血管损伤：外力作用于颅枕区，可引起贯通于颅骨与脑膜之间的导血管损伤。多为硬脑膜外血肿。③小脑表面血管损伤：如枕骨凹陷性骨折可引起小脑表面的血管损伤，或伤及引入横窦的静脉。多为硬脑膜下血肿。④小脑组织内血管损伤：如枕部的穿入性骨折，可引起小脑半球内动、静脉的损伤。脑内血肿常位于单侧小脑半球。

由于血肿直接影响脑脊液循环通路而致颅内压急骤升高，迅速发生小脑扁桃体下疝，又间接地压迫脑干延髓，从而使伤员在很短时间内便发生病情恶化，严重者出现中枢性呼吸、循环衰竭而危及生命。

【临床表现】

1. 枕区头皮损伤　枕部着力点处有皮肤挫裂伤，或局部头皮形成血肿，并可见枕下区或乳突部的皮下瘀血（Battle 征）。

2. 颅内高压症　头痛多较剧烈，呈喷射性呕吐，严重者出现烦躁不安、呼吸深慢、脉搏徐缓和血压升高。亚急性及慢性者，多有眼底视乳头水肿。

3. 意识障碍　血肿发生较快或体积较大时，意识障碍时间较长，程度可逐渐加重，部分有中间清醒期。合并严重脑挫裂伤或脑干损伤时，则可出现持续性昏迷。亚急性或慢性血肿者，中间清醒期较常见。

4. 局灶性神经体征　小脑受累可出现眼球震颤、共济失调、伤侧肌张力减低等；脑干一侧受损可出现同侧后组颅神经损害（如吞咽困难、声音嘶哑、眼球分离或同向偏斜），展神经及面神经瘫痪等，对侧偏瘫的交叉性瘫痪。全脑干受累时表现为深度昏迷，双侧锥体束征或去大脑强直等。

5. 颈项强直　颈肌伸张与强迫头位，为其特征性表现。此与脑膜刺激征不同之处是克氏征阴性。

6. 脑疝征象　生命体征紊乱，可较早发生呼吸骤停。瞳孔多为两侧不等大，伴有小脑幕切迹疝时瞳孔可散大、对光反射消失等。合并小脑幕切迹上疝时，出现两眼垂直运动障碍和对光反射消失。

【辅助检查】

1. 头颅 X 线片　颞侧位和额枕位片显示枕骨骨折和人字缝分离者约占 80%。

2. 颅脑 CT　为诊断颅后窝血肿的首选方式。急性或亚急性血肿为高密度影（图 11-4-6A），骨窗位可显示骨折。

3. 颅脑 MRI　对血肿的观察更为细致，通过 T_1、T_2 加权像，能清楚地显示各型血肿的特征（图 11-4-6 B~C）。

【诊断】

诊断主要依据：

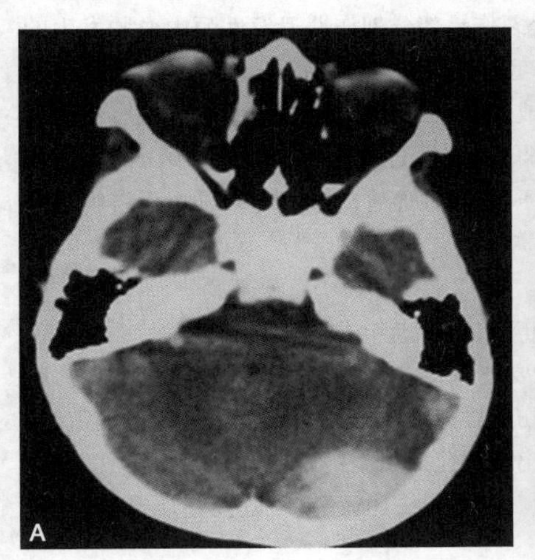

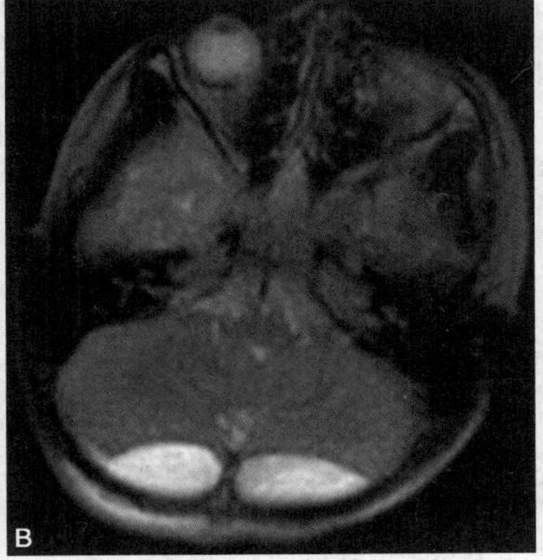

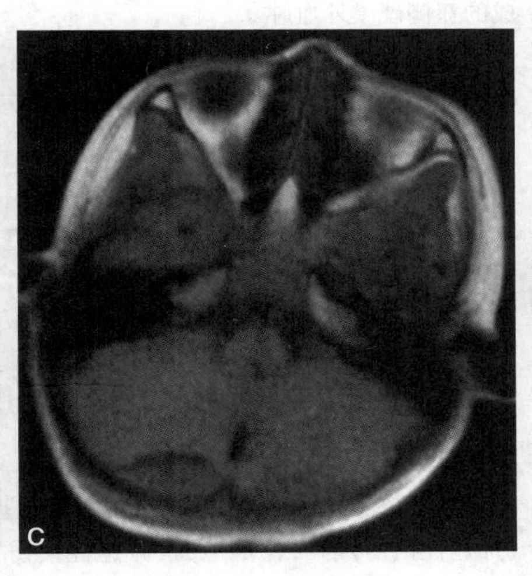

图 11-4-6　后颅窝硬膜外血肿 CT 及 MRI 征象

A. CT 的左侧后颅窝高密度影；B. MRI T_2 加权像的双侧后颅窝高信号影，提示超级性期出血；C. T_1 加权像的等信号影。

1. 头颅枕部外伤的临床表现　伤后意识障碍加重,或有中间清醒期,颈项强直、强迫头位与Battle征。若骨折线经过横窦或乙状窦,伴躁动、严重头痛、呕吐等颅内压增高症状和小脑体征。

2. 幕上、下症状　枕部着力伤者,于幕上血肿清除后症状不见缓解或减轻而又加重。

3. 各型血肿特征:

(1) 急性血肿:意识障碍迅速恶化,可有脑干延髓受压征象。

(2) 亚急性血肿:除颅内压增高症状外,伴脑干及小脑受累征。

(3) 慢性血肿:多表现与该区域肿瘤相似的症状。

颅后窝血肿者病情变化快,可突然发生呼吸停止与循环衰竭。对可疑病例应积极进行检查,有条件时需行CT或MRI扫描,以明确诊断。

【治疗】

一般均主张采取手术方法清除血肿,可根据情况合理掌握:钻孔探查术,凹陷、粉碎骨折整复与探查术,颅后窝切开血肿清除术,幕上、下同时开颅术。

六、多发性颅内血肿

多发颅内血肿(multiple intracranial hematomas,MTIH)是指头部外伤以后颅内同时或者短时间内先后发生多个血肿,约占全部颅内血肿的14.4%~21.4%。

【损伤机制】

根据发生部位的不同,多发颅内血肿分为三种情况:同一部位不同类型颅内血肿(约占多发颅内血肿的40%)、不同部位同一类型和不同部位不同类型(约占颅内多发血肿的60%),如顶枕部暴力作用点附近因颅骨骨折造成的硬膜外血肿和因对冲伤造成的对侧额颞部位的硬膜下脑内血肿、后枕部着力造成的双侧额颞部硬膜下脑内血肿、头部两侧挤压受力造成的双侧硬膜外血肿。

根据发生时间的早晚,可分为特急性、急性、亚急性和慢性,其中特急性和急性多发颅内血肿多数病情重、发展快。

【临床表现】

同一部位不同类型颅内血肿的临床表现与相应部位的单发颅内血肿类似,但常常发病更急、病情更重。最常发生于幕上,易于表现为一般幕上血肿发生脑疝的一侧化征象(同侧瞳孔散大、对侧肢体瘫痪)。

不同部位同一类型和不同部位不同类型多发颅内血肿的临床表现比较复杂,不仅取决于原发脑伤的性质和程度,也取决于每一个血肿的具体部位和大小。

对于受伤机制复杂的多次受力的颅脑损伤,如被撞击头部(加速性损伤)后又摔落地面(减速性损伤)、高处滚落等致伤原因造成的颅脑外伤,表现更为复杂,需要根据具体情况分析判断。

【诊断】

主要依据上述的复杂临床表现,结合影像显示的特征,进行诊断。

1. 颅脑CT　是确诊多发颅内血肿最主要的手段。如骨折的有无,骨折的具体类型,线性骨折具体的部位、长度、宽度、是否经过脑膜中动脉沟、是否跨越硬膜窦,粉碎性骨折具体的范围、程度、凹陷深度、是否刺入脑内等。

2. 颅脑MRI　对于亚急性及慢性多发颅内血肿,特别是等密度血肿、后颅窝血肿诊断价值大。对后枕部受力的头部外伤特别是枕骨骨折的患者,即使是意识清醒、病情稳定,也应尽量进行MRI检查。

【治疗】

多发颅内血肿往往与脑挫裂伤、弥漫性轴索损伤、原发性脑干损伤等原发性脑损伤和继发性脑水肿同时存在,对于没有形成脑疝危险、颅内压增高并未危及脑组织血液灌注的患者,可以采取严密观察。一旦有可能形成小脑幕切迹疝、中心疝、枕大孔疝,或者颅内压增高有可能危及到脑组织正常灌注,就应该采用手术治疗,清除血肿、纠正脑组织移位、缓解颅内高压、恢复脑组织灌注。根据不同类型血肿,酌情选用手术方法。

七、迟发性外伤性脑内血肿

迟发性外伤性脑内血肿(delayed traumatic intracranial hematoma,DTICH)是一个影像学上的概念,是指头部外伤后首次头颅CT检查未发现脑内血肿,经过一段时间后重复CT扫描,开始出现脑内血肿者;或于清除颅内血肿后又在脑内不同部位发现血肿者。创伤性迟发性颅内血肿包括脑内血肿、硬膜外血肿、硬膜下血肿和多发性颅内血肿。

【损伤机制】

创伤性迟发性颅内血肿占颅脑创伤患者的3.37%~7.4%。头部创伤着力部位多见于顶枕部,血肿发生部位则以额颞部为主,此与颅中窝、颅前窝的生理解剖特点以及头部减速性损伤易引起对冲性颅脑创伤有关,颅内血肿以单发多见。

发生机制:脑挫裂伤是部分创伤性迟发性颅内血肿发生的基础,脑挫裂伤后,毛细血管、小静脉扩张、充血、停滞直至淤阻,血细胞外渗,形成点状出血,融合形成血肿。其他有关因素是血管舒缩机制障碍;控制性过度换气;术后低颅压的填充作用;低氧血症、低血压、弥散性血管内凝血与纤维蛋白溶解等全身因素

【临床表现】

可发生于任何年龄,以中老年人较多见。

1. 昏迷　为主要临床特点,大多数患者有原发昏迷史,脑损伤不一定很重。伤后昏迷无改善或意识障碍进行性加重,或意识障碍好转后又出现恶化。

2. 颅内高压症　如剧烈头痛、频繁呕吐及血压升高、脉搏缓慢等。

3. 局限性症状　可出现局限性癫痫及逐渐发生的局限性神经体征。

【辅助检查】

1. 颅脑CT 早期CT征象:①最常见的表现是脑挫裂伤伴或不伴有片状出血处;②外侧裂池积血,表现为外侧裂池处高密度积血影,局部脑沟变浅或消失;③脑沟积血症,表现为脑沟内高密度积血影,脑沟间隙消失;④脑挫裂伤伴有前纵裂池积血征,表现为额叶脑挫裂伤、前纵隔池内高密度积血影。

2. 颅脑MRI 自旋回波(SE)序列 T_2 加权上显示脑内高信号区,可早期发现CT未能见到的脑挫裂伤灶与迟发性脑内小量出血,对CT扫描无阳性发现而临床有明显神经系统功能障碍者尤为重要。

【诊断】

主要依据临床表现,结合影像显示的特征,进行诊断。有确切的头部外伤史,临床征象各不相同,取决于血肿的部位、容量及发展速度。确诊应依靠CT扫描复查证实原来无脑内血肿的部位出现血肿。出现以下情况时应及时行CT复查:①意识障碍加重或持续无好转;②清除血肿后一度好转又复加重;③出现新的神经系统阳性体征;④颅内压监护或生命体征有典型颅内压增高趋势;⑤对冲性脑挫裂伤姑息治疗无进步;⑥曾采用强力脱水、控制性过度换气、大骨瓣减压或曾有过低血压。

【治疗】

迟发性外伤性颅内血肿在幕上<20ml、幕下<10ml,占位效应不显著,无明显神经系统症状或体征,患者意识清醒(GCS评分≥13分)时,可先行非手术治疗,严密观察。一旦病情恶化或血肿增大、占位效应明显者,应考虑行颅内压(ICP)监测及定时复查CT。

当患者出现以下症状应及时行开颅血肿清除术:①致意识障碍;②颅内高压症;③CT显示占位效应如血肿致脑中线移位或脑室受压;④出现神经系统定位体征;⑤局限性癫痫。

钻孔冲洗引流术仅适用于迟发性慢性硬膜下血肿。

第五节 开放性颅脑损伤

开放性颅脑损伤(open craniocerebral injury)是指头皮、颅骨、硬脑膜同时破裂,脑组织直接与外界沟通的一型颅脑穿透性创伤。颅底骨折伴硬脑膜破损,并发脑脊液漏或颅内积气时,颅腔已和外界沟通,虽无可见外伤,严格讲亦属开放性伤,由于不需要清创,又有自愈机会,而称为内开放伤(即闭合性颅脑创伤)。

开放性颅脑伤分为非火器性和火器性开放伤两类。前者主要发生在平时,如头部锐器击伤,或坠跌伤、交通伤;后者则主要见于战争时期,约80%~85%由弹片所致,其余是枪弹或刺刀等。非火器性和火器性开放伤具有以下共同特点:①伤口出血多,休克发生率高;②颅内血肿发生率高;③伤口污染、感染率高;④颅内有不同性质非金属或金属异物滞留;⑤创伤愈合后,可形成脑膜与脑或与头皮的瘢痕粘连,癫痫发生率较高。

火器性颅脑开放伤主要由高速飞射物所致,脑组织常遭受广泛损伤,大多数伤情严重,尤其是颅脑枪伤,死亡率高达93%以上。另外,致残率和多部位伤发生率高。在处理上也较非火器性开放伤更为复杂。

一、非火器性颅脑开放伤

据国内资料,开放性颅脑伤的发病率远较闭合性颅脑伤为低,约为16.8%~27%,大多数为非火器性伤。重型颅脑损伤中,非火器性颅脑开放伤(non-firearm opon craniocerebral injury)约占18.48%。

【损伤机制】

1. 锐器伤 锥、钉和其他尖锐物体致伤。特点:头皮伤口较小,伤道的深浅不一,颅骨和脑的损伤范围相对局限,脑水肿轻微。伤及血管时可合并颅内出血,颅内异物多为小骨片,有时不易找到。

2. 钝器伤 刀、斧、钢钎、飞石或动物角蹄致伤。特点:头皮和硬脑膜损伤范围较大,甚至有多处伤口。颅骨呈粉碎、凹陷状,且较严重。脑组织挫裂明显,有较明显脑水肿;出血多,常伴有休克。

3. 坠跌或交通事故伤 头部撞击在较坚硬物体上,头皮损伤轻重不一。颅骨粉碎、凹陷,骨折片常刺入颅内。脑组织有不同程度损伤,或兼有加速和减速两种机制造成的脑挫裂伤,脑干损伤和弥漫性轴索伤。颅内异物滞留不多,但可并发严重脑水肿和颅内血肿。

【临床表现】

1. 伤口表现 视致伤物不同而差异较大。由锐器所致者,伤口呈洞状,多半位于额、顶、颞部,伤口如在发际内,或伤口已被血痂封闭,不仔细检查可被遗漏。刀、斧、飞石等致伤者,头部伤口单发或多发,有的伤口边缘整齐,有的则挫裂严重,甚至头皮缺损或撕脱。可见骨质、硬脑膜和脑组织外露,伤口出血多,伤口内可有头发、泥土或脑组织碎屑。有的致伤物部分刺入颅内,部分留在颅外。

2. 意识改变 与脑组织损害的范围和程度密切相关,意识障碍程度以格拉斯哥昏迷量表(Glasgow Coma Score,GCS)评估。尖锐物体造成的开放性颅脑伤,因打击力小,脑组织损伤局限,未并发颅内出血或脑水肿不重,可不伴意识障碍或仅有轻度意识损害,GCS评分多在12~15分。钝器伤如棍棒、砖块、坠落和交通事故所致的开放性颅脑损伤,因脑损伤较严重,伤者昏迷程度多在GCS评分8~11分,少数可在7分以下。伤及脑干或丘脑下部者,可持续昏迷,或伴有中枢性高温和去脑强直等表现。

3. 生命体征变化 严重开放性颅脑伤因有头皮广泛损伤、颅骨骨折、静脉窦或血管损伤,常有大量出血,甚至出现休克。尤其是儿童和老年人更要引起特别注意。伤者常表现烦躁、出冷汗、面色苍白、血压下降等休克表现。在检查中如伤口不大,病情又非垂危,休克症状不易用伤口出血解释时,应想到有内脏出血可能。

意识障碍不重的伤者,一般呼吸次数正常或略有增快,昏迷严重者可因呕吐、误吸而致呼吸道阻塞,出现呼吸困难、缺氧、脉搏氧饱和度与血氧分压下降。如胸部皮肤擦伤，同时有呼吸动度异常，尚应警惕可能合并有胸部外伤。

4. 颅内压增高和脑疝　头皮伤口较大，颅骨哆开或缺损，伴有硬脑膜撕裂时，因血液、脑脊液、碎裂脑组织等从伤口外溢，起到一定减压作用，可不出现颅内压增高表现。但伤口不大，脑水肿严重或颅内出血和感染时，则可以出现颅内压增高和脑疝，表现意识障碍进行性加重，伤侧瞳孔散大，对侧出现锥体束征或偏瘫等。

5. 脑部受损体征　伤物直接损伤脑的功能区，伤后立即出现脑部受损体征，如肢体瘫痪、失语、偏盲、感觉障碍等。伤后出现迟发性定位体征，则要考虑有颅内继发性损害，尤其是颅内血肿。

【辅助检查】

所有颅脑开放伤均应查血常规、血型，伤情严重者必要时定期进行血气分析，心、肺、肾功能检查。怀疑颅内感染时，应进行腰椎穿刺取脑脊液化验。

伤者生命体征稳定者，均应及时进行影像学检查。摄颅骨X线平片正、侧位和额枕位片，观察骨折的部位、范围和类型，有无颅内积气及异物。有条件者应做颅脑CT平扫检查，观察脑损伤部位、程度和有无颅内出血。

【诊断】

对于尖锐致伤物刺入颅内者，应仔细检查伤口，必要时应剃光头发，或借助特殊检查以明确颅内有无损伤。入院时即用GCS评定意识水平，进行神经系统和全身重点检查，及时判断脑损伤轻重、有无颅内继发病变，以及其他脏器是否损伤。根据头部受伤机制、发现颅骨骨折片嵌入颅内，伤者有脑脊液和脑组织外溢，开放性颅脑伤的诊断并不困难。

【治疗】

1. 现场急救　①昏迷伤者首先应保持呼吸道通畅，及时清除呼吸道异物，呼吸障碍明显者，置入口咽通气道，必要时进行气管插管或气管切开。②如伤口有活动性出血，应立即用血管钳、头皮夹或加压包扎止血。及时建立输液通道，纠正低血压和休克。③一旦血压平稳和呼吸功能改善，又无脑疝体征，即应迅速后送到有条件的医院进行颅脑清创。后送时，应取侧俯卧位。④交通事故伤和坠落伤，尚应注意伤者有无脊柱骨折和脊髓损伤，尤应注意颅颈交界区骨折和高位颈髓损伤。在后送搬运时应用平板，取仰卧位、垫软枕，并用沙袋固定头颈部，避免颈部过屈或过伸。

2. 院内处理　①立即建立良好的输液、输血通道，注射破伤风抗毒血清，验血型和备血。处理伤口活动性出血，剃光头发，做好术前的各项准备工作。②对神经系统和全身进行重点检查，确定昏迷程度和其他重要脏器有否损伤。凡昏迷严重的伤者，有条件者应收入重症监护病房（ICU）严密观察。③有呼吸、循环不稳定者，应立即吸氧、输液、输血，补充血容量、纠正缺氧和休克。待病情稳定，立即进行颅脑CT平扫检查，了解颅内损伤情况，结合损伤部位，制定出手术方案，争取尽快进行颅脑清创术。④存在其他内脏损伤，合并出血性休克危及生命时，视具体伤情，先行手术，或与颅脑清创手术同时进行。

3. 手术治疗　应力争在伤后尽早进行颅脑清创术，将污染的开放伤口，变为清洁的闭合性伤口。清创术应争取在伤后24小时内进行手术，由于种种原因，伤者入院早晚不一，在广谱抗生素应用下，伤口如污染不重，早期清创也可延迟到72小时内进行，包括头皮清创、颅骨处理、硬脑膜清创、脑伤道的处理、关闭颅腔等。

4. 特殊类型颅脑损伤的治疗　颅面联合型开放性颅脑伤、异物嵌顿在颅骨、静脉窦损伤、头皮颅骨和硬脑膜同时缺损等，常需要与有关学科协同处理。

二、火器性颅脑开放伤

火器性颅脑损伤（missile craniocerebral injury）是指由火药、炸药等作为动力发射或爆炸产生的投射物如枪弹弹丸、各种碎片等所致的严重的颅脑损伤，主要发生于战时，发生率仅次于四肢居第二位，但死亡率和致残率却居各部位创伤首位。

【损伤机制与病理】

主要致伤机制为：①挤压和撕裂；②空腔形成；③震波效应。低速度的损伤机制为直接的挤压和撕裂，而高速的损伤机制主要是空腔形成和震波效应。火器对脑直接接触性和非接触性损伤，包括穿过和大量能量的急剧破坏脑组织和主要的脑血管、挤压脑干，引起心跳呼吸骤停，导致超过70%的伤者即刻死亡。火器弹道直接导致脑叶、多脑叶、皮质下白质、基底节、中脑、脑干和通道血管的损伤，并由此产生蛛网膜下腔出血、颅内血肿、创伤性颅内动脉瘤和动静脉瘘；高频和低频冲击波在极短的时间内破坏血脑屏障并产生大范围的脑肿胀。低能的火器伤，其冲击波也会使细胞骨架和弥漫性轴索损伤，而导致神经退行性变。

依据飞射物穿越头颅时形成的伤道类型，一般分为切线伤、盲管伤、反跳伤（颅内反跳伤和颅外反跳伤）与贯通伤四种（图11-5-1）。

按照飞射物损伤颅内重要结构和部位，又可分为静脉窦穿透伤，脑室穿透伤，颅面复合穿透伤，后颅窝穿透伤及其他类型损伤，如近颅底伤、颈颅伤、霰弹伤等。

病理上大致可分为3个区域：①原发性伤道区，指伤道中心，内含坏死和损毁的脑组织，以及碎骨片、血块、弹片、毛发等异物。损伤的脑膜、脑血管和脑组织出血，易在伤道形成硬膜外，硬膜下，脑内或脑室血肿。②挫伤区，指高速投射物穿入颅腔后的瞬间，形成暂时性空腔，产生超压现象，冲击波向周围脑组织传递，使脑组织承受高压及随后的负压作用而引起脑挫裂伤。病理征象表现为点状出血和脑水肿带。③震荡区，位于脑挫伤区周围，神经元和传导纤维遭受震荡性损伤，出现暂时性功能障碍。在脑伤后尚可迅速出现脑血循环和脑脊液循环障碍、脑不肿和血肿。并可合并颅内感染，引起颅内压增高等，使病理改变复杂化。

【临床表现】

取决于飞射物的性质、创伤类型、脑损伤的结构和范围，以

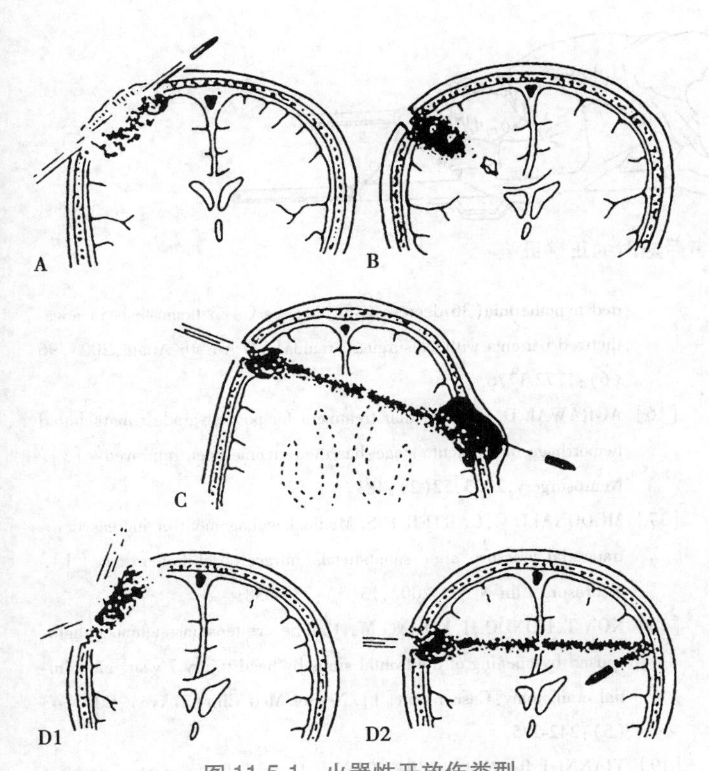

图 11-5-1 火器性开放伤类型

A. 切线伤；B. 盲管伤；C. 贯通伤；D. 反跳伤。

及有否感染等因素而定。

1. 意识障碍 意识障碍程度与脑损伤范围和部位有直接关系，大多有不同程度意识障碍。力竭弹丸或小碎片损伤脑的非重要结构，意识障碍可以不重，甚或保持清醒。但如飞射物穿透脑干、脑室，或在脑内造成广泛损害，则有比较严重的意识障碍。

2. 生命体征改变 高速飞射物的强大冲击波与压力波在脑内形成瞬时空腔效应，对循环、呼吸产生强力干扰，伤者伤后立即出现呼吸暂停、脉搏细微、血压下降等脑休克表现，有些立即出现心跳、呼吸停止而死亡。火器性颅脑开放伤时常因大量出血而发生休克，经过复苏后的伤者仍有明显的休克症状，应注意血容量、颅内血肿、颅内压增高。如出现病理性呼吸、脉搏快而微弱和血压下降，则提示脑干功能处于衰竭状态。

3. 脑受损体征 主要表现有瘫痪、感觉障碍、失语、视野缺损等，尚可有脑神经损害。

4. 颅内压增高 并发颅内压增高十分常见。主要原因为急性颅内血肿，尤其以脑内血肿最常见，伤后 8 小时内高达 46.2%；其次为急性脑水肿和颅内感染。晚期，则多为交通性脑积水、脑脓肿引起。

5. 癫痫发作 有局限性或全身性发作。早期多由于颅内出血或挫伤引起；晚期与脑膜脑瘢痕、脑胶质瘢痕或脑穿通畸形有关，国内一组晚期癫痫发生率为 15.96%。

6. 脑膜刺激症状 早期见于伴有蛛网膜下腔出血者，晚期则多系颅内感染。主要表现为中度发热，头痛，恶心呕吐，颈项强直，克氏征（Kernig sign）和布氏征（Brudzinski sign）阳性等。

【辅助检查】

火器性颅脑伤常合并多部位伤，重点对胸、腹、脊柱等，选用有关检查，如腹腔穿刺、二维超声检查（B 超）、CT 等。主要是脑部影像检查：

1. 头颅 X 线片 所有火器性颅脑伤均须进行头颅 X 线照片检查，一般要摄正、侧位片，有时须加摄切线位、额枕位片和其他特殊体位片，以确定是否颅脑穿透伤。阅片时注意子弹或弹片入口和出口位置、形状和数量，骨折的范围、骨折片分布情况与数目，飞射物穿越的路线、区域等。

2. 颅脑 CT 应列为常规检查，了解伤道入口位置，走向和深浅；异物的数量、性质；脑损伤程度，复杂伤道的辨认；颅内血肿部位，脑室损伤及出血，以及蛛网膜下腔出血等。

3. 颅脑 MRI 主要用于晚期颅脑火器伤，如脑室穿通畸形、外伤性癫痫、脑脓肿、交通性脑积水等。

4. 经颅多普勒超声（TCD） 为无创性检查，适用于外伤性脑血管痉挛、动静脉瘘，外伤性脑动脉梗塞的初步定性。

5. 脑血管造影 疑有外伤性颅内血管病变，如外伤性动静脉瘘、外伤性动脉瘤或外伤性脑血管梗塞时，脑血管造影是最有价值的。

【诊断】

对伤者仔细观察伤口，GCS 评定意识水平、神经系统和全身重点检查，可及时判断脑损伤轻重、有无颅内继发病变，以及其他脏器是否损伤，脑脊液和脑组织外溢，即可明确开放性颅脑伤。脑部影像检查有助了解各种继发性脑损害。

【治疗】

1. 急救与护送原则 ①控制伤口出血和防止感染；②消除呼吸道阻塞、保持呼吸道通畅；③迅速救离现场，安全、快速后送到有条件进行早期彻底清创的医疗机构。

在战地有较多伤者的情况下，伤情较轻者提倡自救和互救，重点应处理伤情严重者。尽快将伤者转移到比较安全的地带，对伤口进行包扎，以防止伤口再污染和减少出血。伤口内如有脑组织突出，或有较大浮动骨折片，在伤口扣盖小搪瓷碗或周围垫以绷带卷再加压包扎，以防止直接压迫加重脑组织损伤。后送时，昏迷伤者取侧俯卧位（图 11-5-2），将舌牵出口外，或置入口咽通气道，以保持呼吸道通畅。应用一切可用工具包括担架、汽车，将伤者安全送达救护所。在平时，则直接从事故现场后送到有条件进行颅脑清创手术的医院。

2. 手术原则 与非火器性颅脑开放伤相同。依据伤情分类，决定手术先后次序：①需要复苏和紧急手术，如呼吸和循环严重障碍，伤道内有活动性出血，大静脉窦出血，胸、腹内脏出血伴有明显休克；②需要优先手术，如颅内血肿已有脑疝征象，脑室穿透伤，大量脑脊液漏，颅脑穿透伤，颅底伤和静脉窦伤等；③伤情相同的颅脑伤，受伤早者先手术。

3. 术后处理 有条件者应入重症监护病房。①严密观察意识、瞳孔、生命体征变化。有继发伤道出血时，意识障碍加深、术侧瞳孔散大、血压升高、呕吐等，应及时行 CT 检查或直接

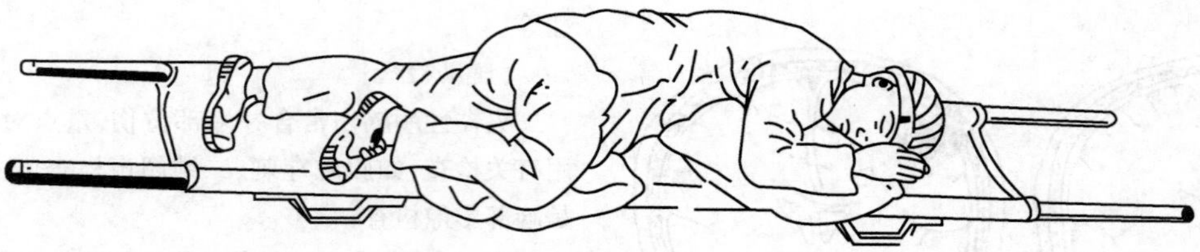

图 11-5-2 昏迷伤者后送时的正确卧姿

手术探查;②给予头孢菌素类抗生素(如头孢三嗪)1~2g/d,静脉滴注,3~5天;③脑水肿严重者(如枪伤)常规应用脱水治疗,或给予亚低温治疗;④肾上腺皮质激素,有人认为清创彻底者可不应用,亦有实验提示大剂量皮质激素对火器伤有一定帮助,有改善脑毛细血管通透性,保护血脑屏障和影响胞饮过程,稳定溶酶体膜,防止电解质异常分布等功效;⑤注意支持治疗,给予高热量饮食,预防各种并发症发生;⑥鼓励较轻伤者早期活动,有神经功能缺失和肢体活动障碍者,进行康复治疗和积极主动锻炼。

参考文献

[1] 王忠诚. 神经外科学[M]. 2 版. 武汉:湖北科学技术出版社,2015.

[2] 刘佰运. 实用颅脑创伤学[M]. 北京:人民卫生出版社,2017.

[3] 周良辅. 现代神经外科学[M]. 2 版. 上海:复旦大学出版,2015.

[4] 刘佰运,江基尧,张赛. 急性颅脑创伤手术指南[M]. 北京:科学技术出版社,2007.

[5] 何永生,黄光富,章翔. 新编神经外科学[M]. 北京:人民卫生出版社,2014.

[6] 尤曼斯. 神经外科学[M]. 王任直,译. 北京:人民卫生出版社,2009.

[7] 只达石,刘睽. 颅脑创伤外科学[M]. 北京:人民卫生出版社,2009.

[8] 赵继宗,周良辅,周定标,等. 神经外科学[M]. 2 版. 北京:人民卫生出版社,2007.

[9] 涂通今. 医学文集:关于战伤救治和分级治疗问题的讨论[M]. 北京:人民军医出版社,2001.

[10] MAAS A I R, MENON D K, ADELSON P D, et al., Traumatic brain injury: Integrated approaches to improve prevention, clinical care, and research[J]. Lancet Neurol, 2017, 16(12): 987-1048.

[11] GABRIEL E J, GHAJAR J, JAGODA A, et al. Guidelines for prehospital management of traumatic brain injury[J]. J Neurotrauma, 2002, 19(1): 111-174.

[12] PATEL H C, BOUAMR A, WOODFORD M, et al. Trends in head injuty outcome from 1989 to 2003 and the effect of neurosurgical care: An observational study[J]. Lancet, 2005, 361(9496): 1538-1544.

[13] DAVIS D P, IDRIS A H, SISE M J, et al. Early ventilation and outcome in patients with moderate to severe traumatic brain injury[J]. Crit Care Med, 2006, 34(4): 1202-1208.

[14] HOFFMAN S W, RZIGALINSKI B A, WILLOUGHBY K A, et al. Astrocytes generate isoprostanes in response to trauma or oxygen radicals[J]. J Neurotrauma. 2000, 17(5): 415-420.

[15] KETTNER S C, SITZWOHL C, ZIMPFER M, et al. The effect of graded hypothermia(36 degrees C-32 degrees C) on hemostasis in anesthetized patients without surgical trauma[J]. Anesth Analg, 2003, 96(6): 1772-1776.

[16] AGRAWAL D. Endovascular treatment for poorest-grade subarachnoid hemorrhage in the acute stage: has the outcome been improved? [J]. Neurosurgery, 2003, 52(2): 481.

[17] MCDONALD C, CARTER B S. Medical management of increased intracranial pressure after spontaneous intracerebral hemorrhage[J]. Neurosurg Clin N Am, 2002, 13(3): 335-338.

[18] KON T, HONDO H, KOHNO M, et al. Severe tension pneumocephalus caused by opening of the frontal sinus by head injury 7 years after initial craniotomy: Case report[J]. Neurol Med Chir(Tokyo), 2003, 43(5): 242-245.

[19] YIANNI J, BAIN P G, GREGORY R P, et al. Post-operative progress of dystonia patients following globus pallidus internus deep brain stimulation[J]. Eur J Neurol, 2003, 10(3): 239-247.

[20] SINGLA N, GUPTA S K. The natural history of an untreated growing skull fracture: An unusual case[J]. Pediatr Neurosurg, 2010, 46(1): 76-79.

[21] BAUGNON K L, HUDGINS P A. Skull base fractures and their complications[J]. Neuroimaging Clin N Am, 2014, 24(3): 439-465.

[22] WANG H F, LI W C, XU N, et al. Transoral penetrating craniocerebral injury by a bamboo chopstick in a child[J]. J Clin Neurosci, 2013, 20(5): 746-748.

[23] ARFANAKIS K, HAUGHTON V M, CAREW J D, et al. Diffusion tensor MR imaging in diffuse axonal injury[J]. AJNR Am J Neuroradiol, 2002, 23(5): 794-802.

[24] BAZARIAN J J, BLYTH B, CIMPELLO L. Bench to bedside: Evidence for brain injury after concussion: Looking beyond the computed tomography scan[J]. Acad Emerg Med, 2006, 13(2): 199-214.

[25] THOMPSON H J, TKACS N C, SAATMAN K E, et al. Hyperthermia following traumatic brain injury: A critical evaluation[J]. Neurobiol Dis, 2003, 12(3): 163-173.

[26] GUSKIEWICZ K M, MCCREA M, MARSHALL S W, et al. Cumulative effects associated with recurrent concussion in collegiate football players: The NCAA Concussion Study[J]. JAMA, 2003, 290(19): 2549-2555.

[27] INGLESE M, MAKANI S, JOHNSON G, et al. Diffuse axonal injury in mild traumatic brain injury: A diffusion tensor imaging study[J]. J Neurosurg, 2005, 103(2): 298-303.

[28] ZAFONTE R D, WOOD D L, HARRISON-FELIX C L, et al. Penetrating head injury: A prospective study of outcome[J]. Neurol Res. 2001, 23(2-3): 219-226.

[29] AARABI B. Management and prognosis of penetrating brain injury [J]. J Trauma, 2001, 51(suppl): S1-S85.
[30] AARABI B. Predictors of outcome in civilian gunshot wounds to the head[J]. J Neurosurg, 2014, 120(5): 1138-1146.
[31] BELL R S, MOSSOP C M, DIRKS M S, et al. Early decompressive craniectomy for severe penetrating and closed head injury during wartime[J]. Neurosurg Focus, 2010, 28(5): 1-6.
[32] BODANAPALLY U K, SHANMUGANATHAN K, BOSCAK A R, et al. Vascular complications of penetrating brain injury: Comparison of helical CT angiography and conventional angiography[J]. J Neurosurg, 2014, 121(5): 1275-1283.
[33] CAREY M E. The treatment of wartime brain wounds: Traditional versus minimal debridement[J]. Surg Neurol, 2003, 60(2): 112-119.
[34] ROSENFELD J V, MCFARLANE A C, BRAGGE P, et al. Blast-related traumatic brain injury[J]. Lancet Neurol, 2013, 12(9): 882-893.

11

第十二章　中枢神经系统感染性疾病

（冯国栋　赵　钢）

第一节　概　　述

中枢神经系统感染（central nervous system infection）系指各种生物性感染源包括病毒、细菌、螺旋体、寄生虫、立克次体和朊蛋白等侵犯中枢神经系统（CNS）实质、被膜及血管等引起的急性或慢性炎症性（或非炎症性）疾病。病原体可通过多种途径感染中枢神经，常见的有：①血行感染：病原体通过昆虫叮咬、动物咬伤、使用不洁注射器静脉或肌内注射、静脉输血等进入血流，或者侵入呼吸道、消化道以及泌尿道的黏膜进入血流，面部感染时病原体也可经静脉逆行入颅，或孕妇感染的病原体经胎盘传给胎儿；②直接感染：穿透性颅外伤或邻近组织感染后病原体蔓延进入颅内；③神经干逆行感染：嗜神经病毒（neurotropic virus）如单纯疱疹病毒、狂犬病毒等首先感染皮肤、呼吸道或胃肠道黏膜，然后经神经末梢进入神经干至 CNS。

CNS 感染性疾病种类繁多。按病原体分为病毒性、细菌性、真菌性、寄生虫性等；根据感染的部位可分为脑（脊）膜炎、脑（脊）髓）炎、脑膜脑炎；根据发病情况及病程可分为急性、亚急性和慢性感染；按病理特点分为包涵体性、出血性、坏死性、脱髓鞘性等；尚有按病变位置分为大脑炎、小脑炎、间脑炎、脑干炎等。

一、流行病学

2019 年全球疾病负担研究组（global burden of disease，GBD 2019）的调查结果显示：2019 年，全球范围内有大约 251 万新发的脑膜炎和 144 万新发的脑炎患者；年死亡率分别为 3.3/10 万和 1.19/10 万；脑膜炎和脑炎在所有神经科疾病导致的死亡中的占比分别为 4%（排第 3 位）和 1.6%（排第 5 位）。

全球范围内引起严重中枢神经系统疾病感染的病原包括病毒（如人类免疫缺陷病毒、狂犬病毒、流行性乙型脑炎病毒、单纯疱疹病毒、水痘带状疱疹病毒、巨细胞病毒、登革病毒和基孔肯亚病毒等），细菌（如结核分枝杆菌、链球菌、葡萄球菌等），真菌（如隐球菌、念珠菌、曲霉菌等）、螺旋体（如梅毒螺旋体、钩端螺旋体等）、支原体、立克次体和寄生虫（如疟原虫、脑囊虫和土壤传播的蠕虫）。由感染引起的神经、精神或心理健康问题影响到数以百万计中低收入国家的儿童和成人。然而，大多数感染的发病率缺乏精确统计，对这些中枢神经系统感染损伤的发病机制的理解也有限。

（一）病毒感染

世界范围内，狂犬病和流行性乙型脑炎（epidemic encephalitis type B，乙脑）每年的发病数为 60 000 和 17 000 例左右。乙脑主要分布在东南亚和东北亚地区，世界其他地区发病较少。狂犬病和单纯疱疹病毒（herpes simplex virus，HSV）脑炎呈现世界性，在未治疗的情况下死亡率很高。乙脑死亡率变化较大，与患者年龄有部分相关性。70% 单纯疱疹病毒性脑炎幸存者和 30%～50% 乙脑幸存者会出现长期精神和神经系统残障。大多数并未发展为脑炎乙脑病毒感染者多无症状或仅出现轻微的症状无须治疗。

水痘-带状疱疹病毒（varicella zoster virus，VZV）可引起水痘，与其他疱疹病毒一样，存在感染的潜伏期。病毒再活化常源于细胞免疫被抑制，多数情况是由于年龄相关性免疫衰老。中枢神经系统病毒再活化相对少见，但是背根神经节的再激活可导致带状疱疹伴随慢性疼痛。带状疱疹病毒多数情况下可以单独感染神经系统。美国每年大约有一百万新增病例，中低收入国家 VZV 感染神经系统的资料尚很少。

先天性巨细胞病毒（cytomegalovirus，CMV）感染是美国最熟知的导致儿童听力丧失的原因。CMV 的阳性检出率在中低收入国家要高于高收入国家，但中低收入国家先天性 CMV 感染的发病率、出现症状性中枢神经系统疾病的发病率和听力丧失的发病率的资料尚很少。

在未来的十年中，登革病毒和基孔肯亚病毒（程度略轻）在世界范围内将成为虫媒病毒性脑炎的主要原因。尽管脑炎只占登革病毒感染的一小部分，但在世界范围内大量的登革病毒感染引起的脑炎病例也有数十万。

HIV 合并机会性感染：据 WHO 统计，截至 2017 年，世界范围内已有 3 690 万人感染 HIV。尽管抗逆转录病毒治疗方案得到推广，但在 2017 年，仍有 94 万人死于获得性免疫缺陷综合征（AIDS）相关性疾病。HIV 相关性神经综合征分为原发 HIV 感染、继发或机会感染以及治疗相关神经性疾病。通常来说，原发 HIV 感染可引起急性无菌性脑膜炎或脑膜脑炎（MEC）。HIV 相关性神经认知功能紊乱（HAND）是以精神、感知和行为的异常为特点的神经变性状态，多发于 50 岁以上 HIV 感染者。在中低收入国家中，仅有 1/3 的抗逆转录病毒患者接收了治疗，并且合并机会性感染，如隐球菌性脑炎、结核性脑膜炎、脑弓形体病、进行性多灶性白质脑病和中枢神经系统巨细胞病毒感染仍很普遍。

（二）细菌感染

最常见的细菌性中枢神经系统感染疾病为新生儿败血症和脑膜炎，在儿童和成人中细菌性脑膜炎主要原因为肺炎链球菌、流感嗜血杆菌 b 型和脑膜炎奈瑟菌，此外，儿童和成人均可罹患结核性脑膜炎。

新生儿脑膜炎和败血症常伴有长期神经系统和认知功能损伤，损伤主要为听力、视力或运动功能障碍，可引起大脑性瘫痪（脑瘫）和癫痫。在中低收入国家中，大约 23% 的新生儿脑膜炎存活者有中至重度的神经系统发育迟滞。葡萄球菌、革兰氏阴性菌（包括大肠埃希菌、克雷伯菌、不动杆菌、非伤寒沙门菌等）是引起新生儿脑炎和败血症的主要致病菌。据报道在印度和非洲国家中，感染新生儿耐药的革兰氏阴性菌越来越多。

在高收入国家，由于肺炎链球菌结合疫苗的应用，由肺炎链球菌、流感嗜血杆菌 b 型和脑膜炎奈瑟菌引起的细菌性脑膜炎发病率明显下降。但在低收入国家，该疫苗应用状况差别较大，每年仍有 120 万人感染细菌性脑膜炎。在高收入国家，治疗中添加类固醇类药物可有效降低（尤其是成年人）神经系统后遗症的发生，但在中低收入国家这一方案似乎无效，这可能与高收入和中低收入国家在病原菌类型、合并感染、添加和支持治疗及营养不良等方面的差别有关,这些因素可能会影响免疫系统反应,从而导致了在不同地区临床试验结果不同。

结核性脑膜炎约占所有结核病例的1%,但却是肺外结核的最严重形式,死亡率和致残率高达50%。细菌性脑膜炎,尤其是结核性脑膜炎可引起脑积水,这种情况在中低收入国家很难进行治疗,因为这些地区缺乏能够开展脑室-腹腔分流手术的有经验的神经外科医师和相关检查操作器械。

(三) 寄生虫感染

五种疟原虫均可引起人类疟疾,但神经系统残障最常见于恶性疟原虫(plasmodium falciparum)感染。尽管恶性疟原虫并不直接感染脑部组织,但是严重感染者可产生昏迷。四分之一的儿童脑型疟可发展为长期认知损伤,儿童患有严重的疟疾性贫血同样也可导致长期认知功能损伤。长期患有脑型疟还可出现行为异常和癫痫。儿童复发的单纯性疟疾可产生运动和认知功能障碍。

脑囊虫病是猪带绦虫幼虫感染脑组织所致,是一种地方性疾病,好发于猪饲养管理环境较差地区。在一些中低收入国家,脑囊虫病是地方常见病,甚至是癫痫的主要病因。幼虫感染移行至脑部的比例未知,但是有一些个体患有脑囊虫病却未表现出神经系统症状。脑囊虫病可以致命,多见于脑室内或蛛网膜下腔囊虫病引起的脑积水,但总体死亡率很难估算。

中枢神经系统血吸虫病是血吸虫卵或幼虫移行至大脑或脊髓所致,也可能是感染日本血吸虫、曼氏血吸虫等所致。脑部病变可能发生于急性期(即急性血吸虫脑病),也可发生于慢性期(即脑血吸虫病或膀胱放线菌脑血吸虫病)。脊髓感染可能引起截瘫。日本血吸虫感染引起中枢神经系统症状和癫痫的比例分别为2.6%和2.1%。中枢神经系统血吸虫病可以致命,特别是其形成肿块累及小脑时,但是确切的死亡率不清楚。

据报道,土壤传播的蠕虫(soil-transmitted worms,STH)感染数百万人,且绝大多数为儿童。STH引起儿童认知功能损伤的原因很复杂,因其感染伴随诸多因素,研究表明婴儿或5岁以下儿童贫血是主要的原因,可使其情绪和行为产生变化。另一研究表明对学龄儿童进行抗寄生虫药物和补铁治疗可以改善其注意力、记忆力和处理事情速率。

二、分类和临床表现

中枢神经系统感染最常见的临床分类方式是以部位进行分类,可分为弥漫性感染和局灶性感染,前者包括常见的脑炎、脑膜炎;后者则主要是脑脓肿、脑肉芽肿及围脑膜感染。

中枢神经系统感染的临床表现可以分为感染的症状和中枢神经系统损伤的症状。感染的症状既包括前驱感染或者合并感染的症状,也可表现为感染的全身症状。中枢神经系统感染性疾病的前驱症状可以表现为发热、全身不适、头痛、肌痛、嗜睡、腹痛和腹泻等感染的全身症状,也可根据原发感染的不同表现为口唇疱疹、皮疹、听力下降(中耳炎)、咳嗽(肺部感染)等局灶性感染特有的症状。中枢神经系统损伤的症状则主要表现为感染引起的颅内压增高症状,如头痛、恶心、呕吐、视乳头水肿、瞳孔对光反射迟钝、展神经瘫痪和库欣反应(即心动过缓,血压升高和呼吸不规律),以及感染引起的神经系统局灶性症状,如偏瘫、偏盲、局灶性癫痫。

(一) 脑炎

脑炎(encephalitis)是指与神经功能障碍相关的脑实质炎症。脑炎的病因可分为感染性(直接或间接)因素和非感染性(如自身免疫性)因素。国际上脑炎定义为持续精神状态改变(如精神行为异常、意识水平下降、性格改变)超过24小时,并排除由其他原因引起的脑病;同时符合其他至少3条标准:①出现临床表现前或后72小时发热≥38℃;②癫痫发作不完全归因于已存在的癫痫;③新发的局灶性神经系统表现;④脑脊液白细胞计数≥5个/μl;⑤神经影像学提示新出现的脑实质异常;⑥与脑炎一致的脑电图异常。

值得注意的是,个别情况下头痛、发热、脑脊液细胞增多等脑炎的预期表现可能会不存在。此外,本定义中脑脊液白细胞≥5个/μl是成人标准,不同年龄段标准不同,如新生儿的标准为脑脊液白细胞≥20个/μl,婴幼儿的标准为≥10个/μl。

根据病情轻重,可分为轻度脑炎和重度脑炎。重度脑炎需要符合以下条件之一:①频繁惊厥或持续状态;②意识障碍,格拉斯哥昏迷量表(Glasgow coma scale)评分<8分;③肢体瘫痪,精神行为异常;④脑干症状;⑤严重或持续颅内压增高;⑥多器官功能受损至衰竭。重度脑炎多遗留后遗症。

(二) 脑膜炎

脑膜炎(meningitis)系指软脑膜的弥漫性炎症性改变,由细菌、病毒、真菌、螺旋体、原虫、立克次体、肿瘤与白血病等各种生物性致病因子侵犯软脑膜和脊髓膜引起。脑膜炎的临床表现主要与炎症反应的解剖位置及炎症反应严重程度相关,可以出现伴或不伴有颈项强直的持续头痛、脑积水、脑神经损害、脊神经根病变以及认知或性格改变。这些症状可以单独发生或成组发生。当这些症状成组出现时,意味着炎症反应已随脑脊液广泛播散。当炎症累及脊膜时,还可以表现为脊膜炎。

根据病程的区别,脑膜炎可以分为急性脑膜炎、慢性脑膜炎和复发性脑膜炎。急性脑膜炎(acute meningitis)的主要病因是细菌或病毒感染,可以在24小时之内达到症状的高峰。细菌性脑膜炎是最常见的化脓性中枢神经系统感染,每年发病率大于2.5/10万。最常见的引起社区获得性细菌性脑膜炎的病原体包括肺炎链球菌、脑膜炎奈瑟菌、B组链球菌和单核细胞性李斯特菌。如果细菌性脑膜炎得不到及时的治疗,患者病情会快速发展,甚至致残或致死。因此,在来不及得到病原学证据的情况下,就必须开始经验性抗菌治疗。

脑膜炎临床多表现为急性暴发性起病,在数小时内迅速恶化,也可以表现为亚急性起病,经过数天进展,逐渐恶化。脑膜炎典型三联征为发热、头痛和颈项强直,但典型三联征并不总是存在。病情严重的患者可以出现意识水平下降,从嗜睡到昏迷程度不等。

12

而当临床症状和/或脑脊液改变持续超过1个月的时候,称为慢性脑膜炎(chronic meningitis);如果初始治疗好转后

3周，患者症状复发，则称为复发性脑膜炎（recurrent meningitis）。其常见的致病微生物包括结核分枝杆菌、新型球菌、荚膜组织胞浆菌、粗球孢子菌、梅毒螺旋体及各种寄生虫等。对于急性起病的细菌性脑膜炎，如果得不到充分的治疗，也可以表现为慢性脑膜炎。除此之外，转移性肿瘤、化学物、自身免疫疾病等非感染原因也可以引起慢性脑膜炎的临床表现。慢性脑膜炎的治疗主要是病因学治疗，因此系统的病因学检查是慢性脑膜炎诊断和治疗的关键。但是如果常规病因学检查阴性，而临床高度怀疑结核性脑膜炎时，无需充足的实验室检查支持，即可开始经验性抗结核治疗。

（三）围脑膜感染

脑炎和脑膜炎在临床上比较常见，但是这两者都是中枢神经系统弥漫性感染，与之相对应的是相对少见的中枢神经系统局灶性围脑膜感染。围脑膜感染（parameningeal infection）根据其解剖位置分为四大类：脑脓肿（brain abscess）、感染性化脓性静脉炎（infectious purulent phlebitis）、硬膜外脓肿（epidural abscess）和硬膜下积脓（subdural empyema）。上述四类局灶性感染除部分是由菌血症的血行播散所致外，多是由于鼻窦炎、中耳炎、头颅骨髓炎等邻近感染的直接传播，或者神经外科手术或颅脑穿透性损伤导致。围脑膜感染的临床表现因感染部位而异。脑脓肿和硬膜下积脓的症状和体征包括发热、头痛、呕吐、癫痫发作和精神状态改变。硬膜外脓肿表现为发热、背痛和局灶性神经功能缺损。虽然围脑膜感染的症状差别很大，但由于其感染的病原菌多来自颅周感染，因此病原谱上有相似性，诊断和治疗均不同于脑炎脑膜炎患者，因此临床上经常将其归在一起进行分析。

在免疫功能正常的个体中，围脑膜感染最主要的病原体是链球菌属、肠杆菌科（变形杆菌属、埃希菌属、克雷伯菌属）、厌氧菌（如拟杆菌属、梭菌属）和葡萄球菌属，结核和囊虫引起的脑脓肿改变也不少见。而诺卡菌属、弓形体、曲霉菌属、念珠菌属和新型隐球菌引起的脑脓肿多见于HIV感染、器官移植、癌症或免疫抑制治疗的免疫缺陷患者。

围脑膜感染通常由局灶感染发展而来，其感染途径可能包括：①来自邻近感染病灶（如鼻旁窦炎、中耳炎、乳突炎或牙周感染）的直接扩散；②头部外伤或神经外科手术后；③来自远处感染部位的血行播散。

不同病原、途径，以及宿主的免疫状态的差别导致患者的临床表现差异很大。但是总体上围脑膜感染的症状可以分为原发病灶症状、颅内高压症状和局部症状。对于引起严重颅内高压或者体积较大的脓肿，内科治疗效果不佳时，需考虑紧急行手术治疗。

三、诊　断

由于中枢神经感染性疾病在临床表现上极为相似，而且主要表现为脑炎和脑膜炎两大类症候群，而脑炎和脑膜炎在临床表现相互交叉重合，因此2009年世界卫生组织（WHO）专家Touch等推荐对于临床出现脑炎和脑膜炎症候群的患者均需排除中枢神经系统感染。急性脑炎脑膜炎症候群症状监测的特征：①发热>37℃；②头痛、惊厥、抽搐；③喷射性呕吐；④易激惹、意识模糊等。在临床上一旦发现患者具备急性脑炎脑膜炎症候群的特点，即要考虑中枢神经系统感染的可能，需尽快完善相关检查，明确诊断和病原。临床上的血清学、影像学及常规脑脊液检查虽然不能直接明确病原，但是因为检查快，所以可以作为初筛，为临床抗生素的选择提供经验性证据。在此基础上，尽快完善直接病原学检查，从而达到感染性疾病的精准治疗。

（一）血清学

血清的病原学标志物虽然不能作为确诊中枢神经系统感染的依据，但是却可以帮助医师对中枢神经系统的感染病原进行判断。例如降钙素原（PCT）是细菌感染的标志物，急性细菌性脑膜炎PCT>5μg/L，而在病毒性脑膜炎中PCT不升高或仅轻微升高，浓度<2μg/L。类似地，1，3-β-D葡聚糖可以作为真菌性感染的标志物，脑炎脑膜炎症候群患者合并显著增高的1，3-β-D葡聚糖需要高度考虑真菌性脑膜炎的可能。

（二）影像学

中枢神经感染性疾病往往有特征性的颅内改变，对于典型的颅内改变，颅脑CT和MRI可以对其进行明确诊断，如肺吸虫感染大脑可以出现特异的隧道征；囊虫感染可以出现头节等表现；乙型脑炎具有特征性的双侧基底节病变，仅使用颅脑MRI就可以明确其病原。而对于脑膜炎或者脑脓肿等疾病，虽然颅脑MRI经常不能分辨其病原，但是增强扫描的颅脑MRI可以判断感染的性质，辅助病原的判断。因此，当怀疑脑炎或脑膜炎时，应尽快对患者进行影像学检查（颅脑CT或MRI）。

（三）腰椎穿刺脑脊液检查

腰椎穿刺和脑脊液检查是判断中枢神经感染最有效和最敏感的检查，尤其是对细菌、真菌和结核感染，脑脊液细胞学、糖、蛋白等指标会出现显著异常。而除了常规检查以外，脑脊液病原学检查对中枢神经系统感染具有决定性的诊断价值。

细菌性脑膜炎患者的脑脊液外观混浊或呈脓性，压力常升高，细胞数明显升高，细胞分类以中性粒细胞升高为主，蛋白质有不同程度增高，糖和氯化物降低。特殊细菌感染者（如结核分枝杆菌）白细胞可中度增加，脑脊液动力试验多为完全性或不完全性梗阻，可伴有蛋白的增高和糖氯的降低。常见脑膜炎的脑脊液改变见表12-1-1。

（四）直接病原学检查

对于不同的病原菌，还可应用特殊的检测手段提高阳性检出率，如抗酸染色、墨汁染色（隐球菌）等染色剂显微镜检查对于细菌、真菌和结核分枝杆菌的感染意义较大；快速血浆反应素试验（rapid plasma regain test，RPR test）、甲苯胺红不加热血清试验（tolulized red unheated serum test，TRUST）及梅毒螺旋体明胶凝集试验（treponema pallidum particle agglutination test，TPPA）对梅毒螺旋体的诊断需常规进行；脑脊液的聚合酶连接反应（PCR）对病毒感染更为敏感；而脑脊液培养则不仅可以明确病原，甚至通过药敏试验还可以进一步辅助用药。

表 12-1-1　常见脑膜炎的脑脊液改变

分类	压力/kPa	外观	潘氏试验	白细胞数/($\times10^6$/L)	蛋白质/($g \cdot L^{-1}$)	糖/($mmol \cdot L^{-1}$)	氯化物/($mmol \cdot L^{-1}$)	其他
正常	0.69~1.96；新生儿 0.29~0.78	清	-	0~10；新生儿 0~20	0.2~0.4；新生儿 0.2~1.2	2.8~4.5；婴儿 3.9~5.0	117~127；婴儿 110~122	
化脓性脑膜炎	升高	混浊	++~+++	数百~数万，多核为主	明显增加	减低	正常或减低	涂片、培养可发现致病菌
结核性脑膜炎	升高阻塞时减低	不太清毛玻璃样	+~+++	数十~数百；淋巴为主	增高，阻塞时明显增高	降低	降低	涂片或培养可见抗酸杆菌
病毒性脑膜炎	正常或升高	多数清	±~++	正常~数百；淋巴为主	正常或稍增高	正常	正常	病毒培养有时阳性
真菌性脑膜炎	高	不太清	+~+++	数十~数百；单核为主	增高	降低	降低	墨汁染色
脑脓肿	常升高	清或不太清	-~++	正常~数百	正常或稍高	正常	正常	
中毒性脑病	升高	清	-~+	正常	正常或稍高	正常	正常	

四、治　疗

中枢神经系统感染性疾病的治疗主要分为三个方面：针对病原体的抗感染治疗、机体免疫力的添加治疗以及全身和神经系统并发症的对症治疗。

（一）抗感染治疗

抗感染治疗是中枢神经系统感染性疾病治疗的基础，其关键是根据引起感染的病原微生物的种属及药物敏感性差异选择合适的抗生素或抗病毒药物。但与其他部位感染性疾病的药物使用不同，由于血脑屏障的存在，中枢神经系统感染性疾病抗生素类药物的使用必须关注其对血脑屏障的穿透能力。同时，对于结核性脑膜炎或者隐球菌性脑膜炎的重症感染，还可以选择以鞘内给药的方式减少其全身用量和规避不良反应。因此，中枢神经系统感染性疾病和其他部位感染相比，其抗生素的使用既有共性，又有其特殊性。

中枢神经系统感染性疾病由于病原诊断困难、费时费力，而延误治疗又会致残致死，因此往往需要在无法获得明确病原学诊断前开始经验性治疗。经验性治疗的选择要综合考虑到患者的一般状况、病史、感染接触史等情况。通常根据起病的快慢来选择初始抗感染经验治疗的策略。

由于急性病毒性脑炎和细菌性脑膜炎两者在临床上难以区分，均表现为急性脑炎脑膜炎症候群，因此对于疑似细菌性脑膜炎的患者，应立即进行血培养，同时启动经验性抗生素治疗和地塞米松治疗，在没有得到明确的病原学证据时，应该广覆盖，在治疗上涵盖细菌（化脓性）和病毒（单纯疱疹病毒）的治疗。最好在患者到达急诊室后 60 分钟内根据患者的情况开始经验性抗生素（抗病毒）治疗。由于社区获得性细菌性脑膜炎最常见的致病菌是肺炎链球菌（革兰氏阳性菌）和脑膜炎奈瑟菌（革兰氏阴性菌），通常首选万古霉素联合第三代或第四代头孢菌素（如头孢曲松、头孢噻肟或头孢吡肟）以达到对革兰氏阳性菌和革兰氏阴性菌广覆盖的目标。而单纯疱疹性脑炎急性起病时，仅从临床表现难以和细菌性脑膜炎区分，因此对符合急性脑炎脑膜炎症候群的患者，应同时使用抗病毒药物（阿昔洛韦、更昔洛韦）。如果经验性治疗有效，且可以排除真菌或结核感染，可酌情使用地塞米松抗炎治疗。

对于免疫缺陷人群，单核细胞性李斯特菌感染极为常见，因此对于年龄小于 3 个月的患儿、大于 55 岁的人群或因慢性疾病、器官移植、妊娠、恶性肿瘤或免疫抑制治疗等造成的免疫力低下患者，经验性治疗方案通常包含氨苄西林，以便覆盖单核细胞性李斯特菌。对于合并有中耳炎、鼻窦炎或乳突炎的患者要考虑革兰氏阴性厌氧菌感染可能，可使用甲硝唑治疗。对于医院获得性脑膜炎，特别是神经外科手术后的脑膜炎中，葡萄球菌和包括铜绿假单胞菌在内的革兰氏阴性菌是最常见的病原体。在这些患者中，经验性治疗方案应包括万古霉素和头孢他啶、头孢吡肟或美罗培南。在神经外科患者和中性粒细胞减少患者中，头孢他啶、头孢吡肟或美罗培南应替代头孢曲松或头孢噻肟，因为头孢曲松和头孢噻肟尚不足以治疗铜绿假单胞菌引起的中枢神经系统感染。

美罗培南是一种碳青霉烯类抗生素，在体外对单核细胞性李斯特菌具有高度活性，同时对铜绿假单胞菌引起的脑膜炎有效，并且对耐青霉素的肺炎链球菌具有良好的作用。

对于亚急性或慢性脑膜炎的患者，在传统经验治疗无效且详细的病原学筛查（包括隐球菌、布鲁氏菌、梅毒螺旋体、囊虫等常见的病原微生物）仍然不能获取病原信息时，即使没有结核分枝杆菌的病原学证据,也可经验性给予抗结核治疗。并进一步详细地询问病史,寻找可能的病原证据,排除少见的感染性病原,如在蜱虫感染高发季节时应包括用于治疗蜱虫叮咬感染的多西环素。在有明确病原的诊断时,应采用有针对性的抗感染治疗,相关方案见各种病原体相关感染的章节。

（二）添加治疗

糖皮质激素是中枢神经系统感染最常使用的添加药物,但是其应用的指征和方式存在着较大争议。尤其是对于非病毒性中枢神经系统感染,在未使用有效抗生素将疾病控制前使用激素,往往会带来患者病情的恶化,因此添加治疗的关键是对机体免疫功能的评估,其原则是“强则抑之,弱则补之”,使机体的炎症反应足以清除病原菌,又不引起自身严重的损害。除此之外,糖皮质激素还可以降低血脑屏障对部分抗生素,如万古霉素的通透性,从而降低其抗菌效果,影响疗效。因此,在使用糖皮质激素添加治疗时,用药的时机、剂量、方式及药物相互作用应进行考量。

（三）对症治疗

中枢神经系统感染性疾病多发病急骤,病情危重,可以引起颅内高压、静脉窦血栓、癫痫发作及水电解质平衡紊乱等临床重症表现,而且抗生素和激素的使用还可引起肝肾损害、骨髓抑制、骨质疏松等副作用,因此在中枢神经系统感染性疾病的治疗过程需要高度重视并发症的预防和治疗。应该尽量避免并发症的产生,如对于癫痫发作的患者尽量少用具有致痫作用的抗生素,如青霉素 G 和异烟肼;对于难以避免的副作用,如药物性肝损害和水电解质紊乱,则应在预防处理的基础上,加强筛查。

中枢神经感染性疾病的临床表现多样化,从轻微精神障碍到瘫痪、昏迷,在治疗过程中,除了需要考虑引起感染的病原菌,从而给予针对性抗病原治疗以外,还需考虑患者的免疫状况、基础病以及相关并发症。因此,在治疗过程中必须全面权衡,并且要对疾病发展具有预见性,从而提前给予预防措施。而在治疗手段上,应包括药物治疗、康复护理和手术等多种手段,往往综合多种手段才能得到良好的预后。

第二节　脑　　炎

从定义上看,脑炎(encephalitis)是指由于脑实质炎症引起的神经功能障碍,可分为感染性因素(直接或间接)和非感染性(如自身免疫性)因素。狭义上,脑炎特指脑实质受病原体侵袭导致的炎症性病变,通常采用狭义概念。脑炎绝大多数是由病毒感染引起的,也可由细菌、霉菌、螺旋体、立克次体、寄生虫等感染引起,有的可能是变态反应性疾病,如昏睡性脑炎、急性播散性脑脊髓炎,以及最近发现的继发于单纯疱疹病毒和乙型脑炎病毒(日本脑炎病毒)感染后出现的自身免疫性脑炎。

一、病毒性脑炎

病毒性脑炎(viral encephalitis,VE)是指各种病毒感染所引起的脑实质的炎症,有 100 多种病毒可引起脑炎,各种病毒引起病毒性脑炎的临床表现差异较大,取决于:①病毒致病的毒力;②感染的途径和神经系统受累的部位;③宿主的免疫反应等。即使是同一病毒引起的感染,临床表现亦可不一。

病毒性脑炎可分为原发性或感染后。原发性感染的特征是病毒直接侵入 CNS。组织学检查时可发现神经元受累,光学显微镜检查可发现包涵体,或电子显微镜检查可发现病毒颗粒。通常可从脑组织中培养出病毒。

【病因与流行病学】

常见的脑炎病毒主要分布在 10 个科:①疱疹病毒科的单纯疱疹病毒、人类疱疹病毒 6 型(HHV-6)、巨细胞病毒、EB 病毒、水痘-带状疱疹病毒等;②披膜病毒科的东方马脑炎病毒、西方马脑炎病毒等;③小 RNA 病毒科肠道病毒属的脊髓灰质炎病毒、柯萨奇病毒、埃可病毒(ECHO 病毒)、肠道病毒 71 型等;④黄病毒科黄病毒属的乙型脑炎病毒、西尼罗病毒、风疹病毒、圣路易斯脑炎病毒等;⑤副黏病毒科的腮腺炎病毒、麻疹病毒、尼帕病毒等;⑥正黏病毒科流感病毒;⑦腺病毒科腺病毒;⑧弹状病毒科狂犬病毒等;⑨沙粒病毒科的淋巴细胞性脉络丛脑膜炎病毒;⑩呼肠弧病毒科的轮状病毒等。

在国外,单纯疱疹病毒 1 型(HSV-1)占病毒脑炎的 10%～20%,是最常见的病原;其次是肠道病毒;而各种虫媒病毒则是危害最大、传播最广的病原,如西尼罗病毒、各种马脑炎病毒和加利福尼亚病毒等。

感染中枢神经系统的病毒还可根据核酸成分的不同分为两类:一类为脱氧核糖核酸病毒(DNA 病毒):包括微小病毒、乳头多瘤空泡病毒(引起进行性多灶性白质脑病)、腺病毒、疱疹病毒、水痘-带状疱疹病毒。另一类为核糖核酸病毒(RNA 病毒):包括微小核糖核酸病毒(脊髓灰质炎病毒、柯萨奇病毒、ECHO 病毒)、虫媒病毒、正黏病毒(流行性感冒病毒)、副黏病毒(麻疹病毒和腮腺炎病毒)、沙粒病毒(淋巴细胞脉络丛脑膜炎病毒)、弹状病毒(狂犬病病毒)。

1. 疱疹病毒(herpes virus)　是一群有包膜的 DNA 病毒,生物学特性相似,归类为疱疹病毒科(herpes viridae)。目前总共发现了 100 多种,可以分为 α、β、γ 三大类(亚科)。α 疱疹病毒(如单纯疱疹病毒、水痘-带状疱疹病毒)增殖速度快,引起细胞病变。β 疱疹病毒(如巨细胞病毒),生长周期长,感染细胞形成巨细胞。γ 疱疹病毒(如 EB 病毒),感染的靶细胞是淋巴样细胞,可引起淋巴增生。

HSV-1 感染是致命性散发性脑炎的最常见原因,在每年 20 000 例病毒性脑炎病例中约占 10%～20%。感染可发生于各年龄段人群,1/3 的病例见于儿童和青少年。非新生儿期疱疹性脑炎病例的病原体几乎都是 HSV-1,新生儿期疱疹性脑炎可由 HSV-1 或 HSV-2 引起。

2. 肠道病毒　肠道病毒引起的中枢神经系统感染主要是脑膜炎,但也有 10%～20% 的脑炎是由肠道病毒引起的,主要是柯萨奇病毒 A 组。近年来发现,肠道病毒 71 型的某些特殊临床类型可以引起严重的脑干脑炎(菱脑炎),其中有部分患者可出现神经系统症状，并很快出现神经源性肺水肿、心肺功能衰竭而致死亡，幸存者则遗留有严重的神经系统后遗症。

3. 虫媒病毒　虫媒病毒是由一组属于不同科的病毒组成，这些病毒的共同点是它们的传播方式：昆虫或节肢动物的叮咬。这些病毒属于黄病毒科（flaviviridae）、披膜病毒科（togaviridae）、布尼亚病毒科（bunyaviridae）或呼肠孤病毒科（reoviridae），通常高度适应特定的储存宿主，通过被感染节肢动物（常为特定蚊子和蜱虫）叮咬在动物之间传播。目前在北美有17种虫媒病毒（如加利福尼亚血清组病毒、西尼罗河病毒、圣路易斯脑炎病毒、西方马脑炎病毒、东方马脑炎病毒、波瓦生病毒、科罗拉多蜱传热病毒等）可引起人类的中枢神经系统感染。大部分是由于蚊虫的叮咬传播。

在亚洲引起脑炎的虫媒病毒有日本脑炎病毒（Japanese encephalitis virus，JEV），在我国称为乙型脑炎病毒（encephalitis B virus）。乙型脑炎病毒是一种由蚊子传播的黄病毒，从发病频率和严重性来看，这是亚洲病毒性脑炎的最主要原因。随着脊髓灰质炎的几近根除，目前在亚洲，乙型脑炎病毒是儿童病毒性神经系统感染和致残的首要原因。乙型脑炎病毒与西尼罗河病毒、圣路易脑炎病毒及墨累山谷脑炎（Murray valley encephalitis）病毒密切相关。

【临床表现】

1. 前驱期症状　病前1~3周多有上呼吸道或胃肠道感染病病史，接触动物或昆虫叮咬史。患者急性或亚急性起病，主要表现为发热、头痛、咽痛、呕吐、腹泻、食欲减退等症状。

2. 神经精神症状　主要表现为局限性和弥漫性脑损伤。

（1）意识障碍：轻者对外界反应淡漠、迟钝或烦躁、嗜睡；重者出现谵妄、昏迷。

（2）颅内压增高：头痛、呕吐、头晕，甚至出现脑疝，婴儿的前囟饱满。

（3）癫痫：可以为局限性、全身性或为持续状态。

（4）运动功能障碍：根据受损的部位可以表现为中枢性或周围性的一侧或单肢的瘫痪；亦可表现为锥体外系的运动障碍如舞蹈样动作，肌强直；亦可因脑神经瘫痪而有斜视、面瘫或吞咽障碍等。

（5）精神障碍：如记忆力减退，定向障碍，幻听、幻视；情绪改变、易怒，有时出现猜疑，常因此而误为精神病或额叶肿瘤。

3. 伴随症状　病毒感染为全身性疾病，但各种病毒有其独特的临床表现。腮腺炎病毒脑炎伴有腮腺肿大；柯萨奇病毒和埃可病毒脑炎可有皮疹、心肌炎、手足口病等；疱疹病毒性脑炎时皮肤有疱疹，但是不同疱疹病毒引起的皮疹类型各不相同。

【实验室检查】

1. 脑脊液检查　约50%的患者脑脊液（cerebrospinal fluid，CSF）显示颅内压升高。脑脊液检查表现通常为轻度到中度的细胞增多（每立方毫米10到数百个白细胞，以淋巴细胞为主）、蛋白轻度升高，脑脊液葡萄糖与血浆葡萄糖比值正常。在疾病早期，可能没有脑脊液细胞增多，或者可能以中性粒细胞为主。

2. 影像学检查

（1）脑颅CT：在疾病早期的灵敏度仅为50%，该检查发现异常通常与严重损伤和较差预后有关。相比而言，MRI灵敏度更高且更特异。

（2）颅脑MRI：病毒性脑炎表现为脑内多发性或单发性病灶，多见于双侧大脑半球额、颞、顶、枕叶及基底节-丘脑区，多为不对称性分布，但病灶位于基底节区则多为对称性分布，主要位于皮质、皮质下。病灶形态多为斑片状、脑回状、斑点状改变。病灶信号在T_1呈较低信号，部分不均匀，少数稍低或等信号，合并出血者则有高信号；T_2为高信号。强化多为斑片状、脑回样强化，少数为斑点状、环形强化。

3. 脑电图　80%以上的病例会出现局灶性脑电图检查异常，通常显示受累区域显著的间歇性高振幅慢波（δ和θ减慢），偶尔显示为连续的周期性单侧癫痫样放电。但是，许多脑电图检查结果不具特异性。

4. 核酸检测　疱疹病毒性脑炎确诊的金标准是通过PCR检测到脑脊液中有单纯疱疹病毒（HSV）DNA。该检测具有极高的灵敏度（98%）和特异度（94%~100%），且在病程早期就可呈阳性。在等待PCR检查结果的同时，应开始治疗单纯疱疹病毒性脑炎。如果存在单纯疱疹病毒性脑炎，则在临床发病后至少2周期间脑脊液PCR分析可检测到HSV DNA，有时长达1个月都可检测到。

5. 脑脊液中的抗原和抗体测定　对于虫媒病毒，血清和脑脊液的抗体检测仍是诊断的主要依据。如乙型脑炎通过血清学诊断，依据为酶联免疫吸附试验（enzyme-linked immunosorbent assay，ELISA）检测到脑脊液或血清中有乙型脑炎病毒特异性IgM抗体。如脑脊液中检测出乙型脑炎病毒特异性IgM抗体，可证实为近期中枢神经系统感染。血清中有IgM抗体提示为乙型脑炎，但可能是无症状性感染或近期接种了乙型脑炎病毒疫苗。

但是对于在人群中普遍有过感染经过的疱疹病毒、肠道病毒，抗原和抗体对早期诊断没有帮助。

【诊断】

诊断依据：

1. 急性或亚急性起病，病前1~3周有/无病毒感染史。

2. 主要表现为发热、头痛、癫痫发作、精神改变、意识障碍和/或神经系统定位体征等脑实质受损征象。

3. 脑电图（EEG）显示局灶性或弥散性异常。

4. 颅脑CT/MRI检查可显示脑水肿、局灶性或弥漫性病变。

5. 腰穿检查脑脊液压力正常或升高，白细胞和蛋白质正常或轻度增高，糖和氯化物正常；无细菌、结核菌和真菌感染依据。

【治疗】

本病缺乏特异性治疗。但由于病程自限性，急性期正确的支持与对症治疗，是保证病情顺利恢复、降低病死率和致残率的关键。主要治疗原则包括：

1. 一般处理　维持生命体征平稳，水、电解质平衡与合理营养供给。呼吸道和心血管功能的监护与支持。有效退热控制体温在正常范围，以降低脑耗氧量和脑代谢。对营养状况不良者给予静脉营养剂或白蛋白。

2. 控制脑水肿和颅内高压　可酌情采用以下方法：①严格限制液体入量；②过度通气，将 $PaCO_2$ 控制于 20～25kPa；③静脉注射脱水剂，如甘露醇、呋塞米等。

3. 控制惊厥发作　可给予止惊剂如地西泮、苯妥英钠等。如止惊剂无效，可在控制性机械通气下给予肌肉松弛剂。

4. 抗病毒药物　阿昔洛韦（aciclovir）是治疗单纯疱疹病毒、水痘-带状疱疹病毒的首选药物。每次 5～10mg/kg，每 8 小时 1 次；其衍生物更昔洛韦（ganciclovir）治疗巨细胞病毒有效，每次 5mg/kg，每 12 小时 1 次。利巴韦林（ribavirin）可能对 RNA 病毒感染有效，10mg/（kg·d），每天 1 次。上述三种药物均需连用 10～14 天，静脉滴注给药。

特别地，由于疱疹病毒性脑炎即使在发病后早期给予治疗，仍有近 2/3 的幸存者会出现显著神经功能障碍。因此，一旦考虑为该诊断，就应尽快开始经验性治疗，即静脉给予阿昔洛韦（10mg/kg 静脉给药，每 8 小时 1 次）。

5. 激素　糖皮质激素能减轻脑水肿，抑制过度炎症反应，因此在病毒性脑炎的治疗中能起到积极的作用，但其免疫抑制的作用利于病毒的复制，也可能影响疾病的治愈。因此，建议轻中度病毒性脑炎慎用糖皮质激素。对于重症病毒性脑炎应用糖皮质激素应及时且合理。

【预后】

若未能及时治疗，病毒性脑炎死亡率很高，其中疱疹性脑炎患者的死亡率可接近 70%；即使及时治疗，部分幸存者也有严重的神经功能障碍。最常见的后遗症为上和下运动神经元支配肌肉的肌无力以及小脑体征和锥体外系体征。还可出现严重的认知或语言障碍、精神问题及反复癫痫发作。在似乎恢复良好的患者中，可观察到约有 50% 的患者存在细微的后遗症，如学习或行为问题。

【预防】

对于前往流行地区的旅行者，应做好个人防护措施，预防蚊子叮咬是降低乙型脑炎风险的重要措施。此外，对于前往高风险环境的旅行者（风险基于地点、停留时间、季节、膳宿和活动而定），乙型脑炎疫苗可明显增加保护效应。

在我国，用流行性乙型脑炎减毒株病毒经过培养后增加保护剂冻干制成的减毒活疫苗是预防乙型脑炎的主要手段，属于一类疫苗，免费接种。新生儿出生满 8 月龄时接种第 1 剂次作为基础免疫，2 周岁时加强注射第 2 剂次。通常认为，乙型脑炎疫苗可以终生免疫。

二、免疫性脑炎

（一）流行性甲型脑炎

流行性甲型脑炎（epidemic encephalitis type A）又称昏睡性脑炎。1917 年 4 月康斯坦丁·冯·艾克诺默医生描述了对本病的临床和病理的发现，并提出应作为一种独立的疾病，故又称 Von Economo 脑炎。临床表现为睡眠障碍（嗜睡、睡眠颠倒或失眠）、昏睡、帕金森综合征、运动障碍、神经精神症状等。

【病因与流行病学】

本病的发病机制不详，患者通常继发于流感病毒感染，但是脑内并不能检测到流感病毒的颗粒。而近年来的研究发现部分患者脑脊液寡克隆区带阳性，并对类固醇激素治疗有效，提出该病可能为流行性甲型脑炎感染后的中枢神经系统自身免疫病。

【临床表现】

流行性甲型脑炎的临床表现分为三种临床综合征，即：嗜睡性眼肌瘫痪综合征、运动功能亢进综合征和肌张力障碍运动失调综合征。临床症状首先是嗜睡表现，有些患者在工作和进餐时表现为昏昏欲睡，有些患者表现为行为异常。这些异常的行为有时会被误诊为精神异常。

1. 嗜睡性眼肌瘫痪综合征　可出现发热、头昏、嗜睡、昏睡、神志恍惚、昏迷、抽搐、癫痫，肢体或脑神经损害，常见有双侧眼外肌引起的眼球运动障碍，其他脑神经受累时还可以出现复视、斜视、上睑下垂、瞳孔扩大或缩小等症状。

2. 运动功能亢进综合征　可出现面部肌肉僵硬、表情淡漠、兴奋躁动、阵挛或舞蹈症、肌张力障碍、手足徐动等症状。

3. 肌张力障碍运动失调综合征　可出现全身肌肉僵硬、乏力、倦怠、软弱无力、震颤、肌张力障碍、共济失调、行走困难等症状。大多数患者在急性期因为严重并发症而死亡，仅极少数患者能够存活下来，但留有严重的帕金森综合征、吞咽困难、复视等后遗症。

【辅助检查】

1. 血和脑脊液　外周血白细胞的计数轻度增高，中性粒细胞增加。脑脊液细胞数轻度增加，分类以淋巴细胞为主，蛋白质轻度增加，糖、氯化物定量正常，可有寡克隆区带阳性。

2. 其他　严重者可见脑电图异常。约 40% 患者颅脑 MRI 检查可有深部灰质的炎性改变。

【诊断】

根据临床表现（如嗜睡、不自主运动、动眼神经损害和帕金森综合征等），结合流行病学资料及实验室检查可作出诊断。本病应与癫痫和癔症等疾病相鉴别。

【治疗】

目前尚无有效的治疗方法。发病初期，主要对症处理，精心护理和身体功能的维护，需要进入重症监护治疗。随着病情的稳定，除维护身体功能外，还要依靠物理疗法、语言障碍纠正疗法，以及营养支持疗法来改善身体功能。部分患者应用糖皮质激素、血浆置换或其他免疫治疗有效。除此之外，心理疗法和情感疗法也很重要。

【预后】

约有 30% 患者可完全康复；30% 转为慢性、留有后遗症；病死率为 30%。

（二）自身免疫性脑炎

自身免疫性脑炎（autoimmune encephalitis，AE）泛指一类由自身免疫机制介导的脑炎。临床以精神行为异常、癫痫发作、近事记忆障碍等多灶性或弥漫性脑损害为主要表现，免疫治疗总体效果良好。

【病因与流行病学】

多数自身免疫性脑炎的发病机制与抗神经抗体相关，抗神经抗体包括抗神经元表面蛋白抗体与抗神经元细胞内蛋白抗体，前者一般属于致病性抗体，通过体液免疫机制导致可逆性神经元细胞表面蛋白或受体减少。根据不同的抗神经元抗体和相应的临床综合征，分为抗 N-甲基-D-天冬氨酸受体（NMDAR）脑炎、抗体相关的边缘性脑炎、其他自身免疫性脑炎综合征 3 种主要类型。

肿瘤和感染均可诱发自身免疫性脑炎。青年女性抗 NMDAR 脑炎患者合并卵巢畸胎瘤的比例较高，部分老年男性可出现抗 GABAbR 抗体相关边缘性脑炎患者合并小细胞肺癌等。27%的单纯疱疹病毒性脑炎患者继发自身免疫性脑炎，通常在单纯疱疹病毒性脑炎治疗后 2 个月内出现，症状主要与年龄有关，且低龄患儿的神经功能预后较差。尽早诊断非常重要，患者（主要>4 岁人群）对免疫治疗反应较好。

【临床表现】

1. 主要症状　包括精神行为异常、认知障碍、近事记忆力下降、癫痫发作、言语障碍、运动障碍、不自主运动、意识水平下降（甚至昏迷）、自主神经功能障碍等。临床一般呈急性或亚急性起病，迅速进展出现多种症状。部分患者以单一的神经或精神症状起病，并在起病数周甚至数月之后才进展出现其他症状。不自主运动在抗 NMDAR 脑炎中比较常见，表现为面部的不自主运动、肢体震颤、舞蹈样动作，甚至角弓反张。自主神经功能障碍包括窦性心动过速、泌涎增多、窦性心动过缓、低血压、中枢性发热、体温过低和中枢性低通气等。

2. 其他症状

（1）睡眠障碍：患者可有各种形式的睡眠障碍，包括失眠、快速眼动睡眠行为异常、日间过度睡眠、嗜睡、睡眠觉醒周期紊乱等。

（2）中枢神经系统局灶性损害：较少见，抗 NMDAR 脑炎可累及脑干、小脑等，引起复视、共济失调和肢体瘫痪等。

【辅助检查】

1. 脑脊液检查　腰椎穿刺压力正常或升高，脑脊液白细胞数轻度升高或正常，少数超过 100×10^6/L，脑脊液细胞学多呈淋巴细胞性炎症，偶见中性粒细胞、浆细胞。脑脊液蛋白轻度升高，寡克隆区带可呈阳性。

2. 磁共振（MRI）　抗 NMDAR 脑炎的颅脑 MRI 可无明显异常，或仅有散在的皮质、皮质下点片状 FLAIR 和 T_2 高信号；部分患者可见边缘系统病灶，病灶分布也可超出边缘系统的范围。抗 LGI1、GAD、AMPAR、GABAbR 抗体相关的边缘性脑炎病灶主要位于海马区。

3. 正电子发射断层成像（PET）　抗 NMDAR 脑炎的 PET 可见双侧枕叶代谢明显减低，伴额叶与基底核代谢升高。自身免疫性边缘性脑炎可见双侧或单侧海马区代谢增高。

4. 脑电图　脑电图呈弥漫或多灶的慢波，偶见癫痫波，异常 δ 刷为较特异性的脑电图改变，多见于重症者。颞叶起源的癫痫波提示边缘系统受累。

5. 抗神经抗体检测　血清和/或脑脊液抗神经抗体检测是主要的确诊实验，常见抗体包括 NMDAR、LGI1、GAD、AMPAR、GABAbR、Caspr2、IgLON5 等抗体。抗 NMDAR 抗体与抗 GAD 抗体阳性一般以脑脊液检测为准。

【诊断】

根据《中国自身免疫性脑炎诊治专家共识》的建议，诊断条件包括临床表现、辅助检查、确诊实验、合理地排除其他病因 4 条，具体如下：

1. 临床表现　急性或亚急性起病，具备以下 1 个或多个神经与精神症状或临床综合征。

（1）边缘系统症状：近事记忆减退、癫痫发作、精神行为异常，3 个症状中的 1 个或多个。

（2）脑炎综合征：弥漫性或多灶性脑损害的临床表现。

（3）基底核和/或间脑/下丘脑受累的临床表现。

（4）精神障碍，且精神心理专科认为不符合非器质疾病。

2. 辅助检查　具有以下 1 个或多个的辅助检查发现，或者合并相关肿瘤。

（1）脑脊液异常：脑脊液白细胞增多；或者脑脊液细胞学呈淋巴细胞性炎症；或者脑脊液寡克隆区带阳性。

（2）神经影像学或电生理异常：MRI 边缘系统 T_2 或者 FLAIR 异常信号，单侧或双侧，或者其他区域的 T_2 或 FLAIR 异常信号（除外非特异性白质改变和卒中）；或者 PET 边缘系统高代谢改变，或者多发的皮质和/或基底核高代谢；或者脑电图异常：局灶性癫痫或癫痫样放电（位于颞叶或颞叶以外），或者弥漫或多灶分布的慢波节律。

（3）与自身免疫性脑炎相关的特定类型的肿瘤：如边缘性脑炎合并小细胞肺癌，抗 NMDAR 脑炎合并畸胎瘤。

3. 确诊实验　抗神经元表面抗原的自身抗体阳性，其中抗 NMDAR 抗体检测主要以脑脊液阳性为准。

4. 合理地排除其他病因

自身免疫性脑炎确诊标准：同时满足以上临床表现、辅助检查、确诊实验、合理地排除其他病因 4 个条件可以确诊自身免疫性脑炎。如果仅符合临床表现、辅助检查与合理地排除其他病因，则诊断为可能的自身免疫性脑炎。

【治疗】

自身免疫脑炎的治疗包括免疫治疗、对症治疗（癫痫发作和精神症状治疗）、支持治疗、康复治疗。合并肿瘤者进行切除肿瘤等抗肿瘤治疗。

1. 免疫治疗　分为一线免疫治疗、二线免疫治疗和长程免疫治疗。

一线免疫治疗包括糖皮质激素、静脉注射免疫球蛋白和血浆交换。多数抗 NMDAR 脑炎患者在急性期需要接受糖皮质激素联合静脉注射免疫球蛋白的治疗。糖皮质激素以冲击剂量为主，之后减量序贯。

二线免疫治疗包括利妥昔单抗与静脉用环磷酰胺，主要用于一线免疫治疗效果不佳的患者。

长程免疫治疗药物包括吗替麦考酚酯与硫唑嘌呤等，主要用于复发病例，也可以用于一线免疫治疗效果不佳的患者和肿瘤阴性的抗 NMDAR 脑炎患者。对可能的病例，也可酌情试用一线免疫治疗药物。

2. 抗肿瘤治疗　抗 NMDAR 脑炎患者一经发现卵巢畸胎瘤应尽快予以切除。对于未发现肿瘤且年龄≥12 岁的女性抗 NMDAR 脑炎患者，建议病后 4 年内每 6~12 个月进行一次盆腔超声检查。如果合并恶性肿瘤，应由相关专科进行手术、化疗与放疗等综合抗肿瘤治疗；在抗肿瘤治疗期间一般需要维持免疫治疗，以一线免疫治疗为主。

3. 控制癫痫　抗癫痫药物对本病癫痫发作的效果差。可选用广谱抗癫痫药物，如苯二氮䓬类、丙戊酸钠、左乙拉西坦、拉莫三嗪和托吡酯等。终止癫痫持续状态的一线抗癫痫药物包括地西泮静脉推注或咪达唑仑肌内注射；二线药物包括静脉用丙戊酸钠；三线药物包括丙泊酚与咪达唑仑。丙泊酚可用于终止抗 NMDAR 脑炎患者难治性癫痫持续状态。恢复期患者一般不需要长期维持抗癫痫药物治疗。

4. 控制精神症状　可以选用奥氮平、氯硝西泮、丙戊酸钠、氟哌啶醇和喹硫平等药物。免疫治疗起效后应及时减停抗精神病药物。

【预后】

本病总体预后良好。大约 80% 的抗 NMDAR 脑炎患者功能恢复良好。抗 GABAbR 抗体相关脑炎合并小细胞肺癌者，预后较差。

第三节　脑　膜　炎

脑膜炎(meningitis)是指软脑膜弥漫性炎症性改变。可以由感染性病原，如细菌、病毒、真菌、螺旋体、原虫、立克次体引起，亦可由肿瘤、白血病，甚至化学物质等非感染性因子所致。从解剖上分类，脑膜炎可累及硬脑膜、蛛网膜和软脑膜。

脑膜炎有 3 种基本类型：无菌性脑膜炎(aseptic meningitis, AM)，又称淋巴细胞性脑膜炎，多由病毒引起；细菌性脑膜炎(bacterial meningitis, BM)，又称作化脓性脑膜炎；慢性脑膜炎(chronic meningitis, CM)，多由结核杆菌、梅毒螺旋体、布鲁氏菌及真菌引起。

一、病毒性脑膜炎

12

【概述】

病毒性脑膜炎(viral meningitis, VM)是一组由各种病毒感染软脑膜(软膜和蛛网膜)引起的弥漫性炎症综合征，主要表现发热、头痛、呕吐和脑膜刺激征，是临床最常见的无菌性脑膜炎(aseptic meningitis, AM)，又称浆液性脑膜炎、淋巴细胞性脑膜炎。

【病因与流行病学】

引起无菌性脑膜炎的病毒中，肠道病毒最常见，包括脊髓灰质炎病毒、柯萨奇病毒 A 组和 B 组、埃可病毒等，呈流行或散在发病，主要经粪-口途径传播，少数通过呼吸道分泌物传播。其次为流行性腮腺炎病毒，腮腺炎病毒多发于冬春季节，常为自限性。

疱疹性病毒和虫媒病毒除引起脑炎外，也可表现为单纯的脑膜炎表现，或以脑膜炎为首发的脑膜脑炎。

引起无菌性脑膜炎的其他因素包括：①感染性疾病，如肺炎支原体；②自身免疫性疾病，如系统性红斑狼疮、幼年类风湿病、川崎病等；③全身性用药，如硫唑嘌呤、非甾体抗炎药和卡马西平；④鞘内注射药物，如脊髓造影剂、化疗药物及某些抗菌药物；⑤脑肿瘤与白血病；⑥重金属中毒等。

【临床表现】

免疫功能正常的病毒性脑膜炎成年患者常表现为头痛、恶心、呕吐、发热和脑膜刺激征，部分患者可有前驱或伴随症状如咽痛、肌肉酸痛、皮疹、畏光、腹泻、淋巴结肿大等。患者常有轻度精神萎靡或嗜睡；但不出现显著的意识改变，如昏睡，昏迷或显著意识模糊，如出现上述改变则表明存在脑炎或其他诊断。同样，癫痫发作、局灶性神经系统体征或症状，以及神经影像学异常表明脑实质受累，而非典型的病毒性脑膜炎，并表明存在脑炎或其他 CNS 感染或炎症。

所有症状中，头痛最为常见，通常为额部或眶后痛，常伴畏光及眼球活动时疼痛。颈项强直发生的比例也很高，但可能程度较轻，且仅在颈部过前屈时出现。全身症状可表现为乏力、肌痛、食欲下降、恶心和呕吐、腹痛和/或腹泻。根据病原的不同，病毒性脑膜炎还可出现特异的体征，如腮腺炎病毒脑膜炎常伴发唾液腺肿痛；肠道病毒感染可伴有皮疹；如病情较重，伴淋巴结肿大或轻度肝区触痛及皮疹，应注意 EB 病毒感染；年长儿伴生殖器炎症则提示 HSV-2 感染。

【辅助检查】

1. 血常规检查　白细胞正常或轻度增加，或淋巴细胞增多。EB 病毒感染有单核细胞增高。

2. 脑脊液检查　诊断病毒性脑膜炎最重要的实验室检查是脑脊液检查。典型特征是细胞数增多，蛋白质正常或轻度升高(0.2~0.8g/L)，葡萄糖正常，CSF 压力正常或轻度升高(100~350mmH_2O)。CSF 革兰氏染色阴性。病毒性脑膜炎的 CSF 细胞总数通常为 25~500 个/μl，但偶尔也会出现超过 1 000 个/μl 的细胞计数，尤其是淋巴细胞性脉络丛脑膜炎病毒(LCMV)和流行性腮腺炎病毒引起的感染。CSF 细胞以淋巴细胞增多为主。极少数情况下，在发病的前 48 小时内，可以多个核细胞增多为主。

3. 病毒分离　取早期患者的咽漱液、血液、大便或脑脊液接种进行组织培养，可分离出病毒。

4. 血清学试验　对于包括乙型脑炎病毒在内的许多虫媒病毒，如登革病毒、西尼罗河病毒等，血清学检测仍然是重要的诊断工具。对于在一般人群中具有高血清阳性率的病毒(主要是疱疹病毒属),如单纯疱疹病毒(HSV)、水痘-带状疱疹病毒(VZV)、巨细胞病毒(CMV)和EB病毒,血清抗体检测则不太有用。

【诊断】

病毒性脑膜炎的病因诊断,主要依靠血清学试验和病毒分离,单以临床症状很难加以区别。诊断应根据下列数点:

1. 流行病学资料　肠道病毒的感染,多见于夏秋季节。腮腺炎脑膜炎、淋巴细胞脑膜炎多见于冬春发病。以儿童为多见,青少年次之,成人亦可发病,无性别差异。

2. 临床表现　多数病例突然发病,有发热、头痛、恶心、呕吐及颈强直等症状,少数病例伴有皮疹、腹泻、腹痛、淋巴结肿大及心肌炎、肝炎等症状。

【治疗】

病毒性脑膜炎的治疗应视病因而定,如为单纯疱疹病毒感染,可采用阿昔洛韦等抗病毒药物治疗,剂量可参照单纯疱疹性脑炎的治疗方法。

【预后】

本病病程长短不一,多数病例在数天或数周内恢复健康,一般无后遗症。部分患者恢复较慢或退热后仍有较长时间虚弱,易疲劳,甚至复发。由柯萨奇或埃柯病毒引起的脑膜炎预后良好,多在发病后5~14天主要症状消失,仅遗有轻度倦怠无力等。腮腺炎并发脑膜炎轻者一般预后良好,但近年有人报道儿童流行性腮腺炎引起的脑膜炎和脑炎可遗有脑积水。

【预防】

病毒性脑膜炎病因繁多,在肠道病毒组中,因型别甚多尚无有效的预防措施。流行性腮腺炎的预防国内已可进行预防接种,其他如淋巴细胞脑膜炎、单纯疱疹性脑膜炎等,尚缺乏有效的预防措施。一般在预防方面应注意:

1. 早期隔离患者,其排泄物要注意消毒,防止污染。
2. 注意饮食及个人卫生。
3. 搞好环境卫生,防治水污染。

二、细菌性脑膜炎

【定义】

细菌性脑膜炎(bacterial meningitis,BM)是发生在蛛网膜下腔的中枢神经系统细菌性感染,成人常见,儿童患者尤多,是急性脑膜炎的主要原因。结核分枝杆菌虽然也是细菌的一种,但是其临床特点、实验室检查和治疗与多数细菌性脑膜炎不同,主要表现为慢性或复发性脑膜炎,因此单独进行介绍。

【病因与流行病学】

许多细菌均可引起本病,其中肺炎链球菌最为常见,其次为流感嗜血杆菌、脑膜炎球菌、大肠埃希菌及其他革兰氏阳性菌如葡萄球菌、李斯特菌、厌氧菌等。在19世纪,最常见的细菌性脑膜炎往往由流感嗜血杆菌、肺炎链球菌及脑膜炎奈瑟菌引起,通常伴随有脑脊液化脓性改变,因此曾经将细菌性脑膜炎等同于化脓性脑膜炎(purulent meningitis),但是随着卫生条件的改善,以及脑膜炎奈瑟菌疫苗的广泛使用,细菌性脑膜炎的发生比例明显下降,也使得细菌性脑膜炎的病原谱变化很大。

脑膜炎球菌(meningococcus),又称脑膜炎奈瑟菌(Neisseria meningitis),是流行性脑脊髓膜炎(流脑)的病原菌,曾经是最常见的细菌性脑膜炎。由于在儿童期广泛接种脑膜球菌疫苗,因此脑膜炎奈瑟菌引起的脑膜炎发病率明显下降。早期出血瘀斑或紫癜性皮肤病变可为脑膜炎球菌感染的诊断提供重要线索。在一些患者中,该疾病呈暴发性,症状在出现的数小时内可进展至死亡。

肺炎链球菌是20岁以上成人脑膜炎的最常见病原,占化脓性脑膜炎的近一半。肺炎链球菌肺炎是最常见的危险因素,也常发生于急性或慢性肺炎链球菌性鼻窦炎或中耳炎、酗酒、糖尿病、脾切除术、低丙种球蛋白血症、补体缺乏、头部外伤伴颅底骨折和脑脊液鼻漏患者。即使给予抗生素治疗,肺炎链球菌脑膜炎的死亡率仍约有20%。

单核细胞性李斯特菌是新生儿(小于1个月)、孕妇、60岁以上人群和所有年龄段的免疫功能低下人群脑膜炎的重要致病因素,主要通过摄取李斯特菌污染的冰箱食物而感染。据报道,受污染的凉拌卷心菜、牛奶、软奶酪和一些"即食"食品,包括熟食肉和未煮熟的热狗,都会导致食源性李斯特菌的感染。

革兰氏阴性杆菌常见于患有慢性疾病(如糖尿病、肝硬化或酒精中毒)和慢性肠道、泌尿道感染的脑膜炎患者,也常见于神经外科手术患者。

金黄色葡萄球菌和凝固酶阴性葡萄球菌是侵入性神经外科手术后发生脑膜炎的重要病因,常为脑积水的分流手术或使用皮下Ommaya囊进行鞘内注射治疗的并发症。

链球菌、革兰氏阴性厌氧菌、金黄色葡萄球菌、嗜血杆菌和肠杆菌还是继发于中耳炎、乳突炎和鼻窦炎等颅周感染患者常见的致病病原。继发于心内膜炎的脑膜炎患者则可能是由链球菌、金黄色葡萄球菌、牛链球菌、HACEK组(嗜血杆菌属、聚集放线菌属、人源性心脏杆菌、腐蚀艾克氏杆菌、金氏杆菌)或肠球菌引起的。

【临床表现】

细菌性脑膜炎患者多表现为数小时内迅速恶化的急性暴发性起病,也可以表现为亚急性起病,经过数天进展,逐渐恶化。脑膜炎的典型三联征为发热、头痛和颈强(颈项僵硬),但典型三联征并不总是存在。多数患者出现从嗜睡到昏迷程度不等的意识水平下降,并伴有发热、头痛、颈部僵硬等临床表现。恶心、呕吐和畏光也是常见的症状。

20%~40%的患者可在细菌性脑膜炎病程早期或病程中出现痫样发作。部分性痫样发作通常是由于局灶性动脉缺血或梗阻、皮质静脉血栓形成伴出血或局灶性水肿。全面性痫样发作和癫痫持续状态可能是由于低钠血症、脑部缺氧,或者较少见的抗菌药物的毒性作用引起。颅内压升高是细菌性脑膜炎的常见并发症,并且是造成反应迟钝和昏迷的主要原因。超过90%的患者的脑脊液压力升高大于180mmH_2O,20%的患者脑脊液压力可大于400mmH_2O。颅内压增高的表现包括意识水平降低、视乳头水肿、瞳孔对光反射迟钝、第六对脑神经瘫痪、去大脑强直和库欣反应（心动过缓，血压升高和呼吸不规律）。颅内压增高最严重的并发症是脑疝形成。

目前细菌性脑膜炎患者的脑疝发生率为1%~8%。典型的临床特征可能为疾病的诊断提供线索，将在特定章节中进行更详细的介绍。在这些线索中最重要的是脑膜炎球菌菌血症的皮疹，它起初表现为弥漫性红色斑丘疹，类似病毒性出血，然而脑膜炎球菌血症的皮疹可早期迅速发展为瘀斑，主要出现在躯干和下肢，黏膜和结膜，有时也会出现在手掌和足底。

【诊断】

细菌性脑膜炎的诊断依据典型的临床表现、实验室检查以及影像学检查。

1. 典型的临床表现　患者有全身或者局部感染，有肺部感染、皮肤化脓性感染，耳、鼻子、口感染，或者头部外伤，手术或者腰穿等相关病史，患者有畏寒发热、精神萎靡、食欲减退、咽痛等感染症状；神经系统症状，主要是出现头痛、呕吐，甚至意识障碍，意识障碍可出现意识模糊、昏睡、昏迷，腰椎脑脊液压力明显升高，有些病人出现精神行为异常，体格检查有颈项强直，克氏征、布氏征阳性等脑膜刺激征。

2. 实验室检查　脑脊液检查是确诊细菌性脑膜炎的关键。脑脊液检查应包括以下项目：外观、压力、细胞计数、糖和氯化物含量、蛋白质含量、涂片和培养。涂片和培养是确诊细菌性脑膜炎的最可靠方法。

3. 影像学检查　头颅CT或MRI可以发现脑水肿和颅内脓肿等并发症。

【治疗】

细菌性脑膜炎的治疗包括病因治疗（抗菌治疗）、辅助（添加）治疗和并发症治疗三个方面。其中抗菌治疗是化脓性脑膜炎治疗的关键，应避免延误治疗时机。

1. 抗菌治疗　细菌性脑膜炎的病因治疗主要包括去除感染源和抗生素治疗。对于不能明确病原学的患者，根据经验选择抗生素，并尽快完善病原学检查；对于能够明确病原学的患者，则可以根据其特性及药敏结果选择针对性的抗生素。在细菌性脑膜炎急性期，由于血脑屏障的破坏，因此多数抗生素可以自由地进入脑脊液内，但是随着病情的好转，应选择能够穿透血脑屏障并保持脑脊液中足够浓度、在酸性环境（脑脊液）内仍具有抗菌活性的抗生素。

除此之外，由于细菌性脑膜炎患者起病较急，病情危重，难以在第一时间获得病原学依据，因此通常采用两阶段的降阶梯治疗方案。第一阶段：结合患者年龄、易患因素、基础疾病及可能的病原菌经验性使用高效广谱的抗生素治疗以改善患者预后（降低病死率，防止器官功能障碍，并缩短住院时间）；第二阶段，在获得脑脊液细菌培养和药敏结果的基础上，换用相对窄谱的抗菌方案以减少耐药性发生，并优化成本效益比。

12

（1）病源未明者抗生素选用标准：

1）新生儿：最常见的病原体是无乳链球菌、大肠埃希菌、单核细胞性李斯特菌、克雷伯菌属。通常选用头孢噻肟加氨苄西林。由于第三代头孢菌素对李斯特菌无效，因此不推荐头孢类单药使用。注意，由于头孢曲松可能干扰清蛋白和胆红素的结合，因此新生儿慎用。

2）婴儿（1~23个月）和儿童及成人（2~50岁）：婴儿期化脓性脑膜炎最常见的病原体是肺炎链球菌、脑膜炎奈瑟菌、无乳链球菌、流感嗜血杆菌、大肠埃希菌；儿童及成人常见的病原体是脑膜炎奈瑟菌、肺炎链球菌，其起始治疗均为万古霉素联合第三代头孢菌素（头孢曲松或头孢噻肟）。

3）老年及老年前期（>50岁）：多考虑社区获得性感染，最常见的病原体为肺炎链球菌、脑膜炎奈瑟菌、单核细胞性李斯特菌、需氧革兰氏阴性杆菌，其初始治疗推荐万古霉素联合氨苄西林和第三代头孢菌素。

4）颅底骨折：对于合并颅底骨折的化脓性脑膜炎患者，其病原菌主要为肺炎链球菌、流感嗜血杆菌、A群乙型溶血性链球菌，多为菌血症继发颅内感染，病情发展迅速，因此通常选用万古霉素联合抗菌谱较广的第三代头孢菌素。

5）脑外伤及神经外科手术（含脑脊液分流术）后：常见病原菌为需氧革兰氏阴性杆菌（包括铜绿假单胞菌）、金黄色葡萄球菌、凝固酶阴性葡萄球菌等，需考虑院内感染的可能，院内致病菌常具有耐药性，因此起始治疗通常选用高效抗生素，如万古霉素联合使用第四代头孢菌素（头孢吡肟）和/或美罗培南。

（2）病原菌已明确者可参考药敏试验选用抗生素：

1）脑膜炎球菌性脑膜炎：又称流行性脑脊膜炎，我国流行的为A群菌株，多对磺胺药敏感，因此首选磺胺嘧啶。首次剂量50~100mg/kg，静脉缓慢注入；以后每日80~160mg/kg，分4次口服或静脉注入，同时给予等量碳酸氢钠和充足的水分。随着国内流脑疫苗（A群脑膜炎多糖菌苗）的广泛使用，近年来B群和C群菌株引起的化脓性脑膜炎屡有报道，因此应在发病之初及时使用第三代头孢菌素，也可使用青霉素、氨苄西林、氯霉素、氟喹诺酮类、氨曲南素。由于脑膜炎球菌具有传染性，因此一旦诊断应及时消毒隔离，必要时需对密切接触者（成人）使用利福平、头孢曲松或环丙沙星等药物预防感染。

2）肺炎链球菌性脑膜炎：多发生于急性大叶性肺炎恢复期，因此通常已经接受过抗生素的治疗，更容易产生耐药性。对成年患者，首选万古霉素联合第三代头孢菌素（头孢曲松或头孢噻肟），并及时进行脑脊液细菌培养加药敏。根据药敏结果，对于青霉素敏感的患者，换用青霉素G，2 000万U/d，分次静脉滴注，至少使用2周；对于青霉素耐药的患者[最低抑菌浓度（MIC）为0.1~1.0μg/ml]，继续使用头孢曲松2.0~4.0g/d或头孢噻肟2.0g/d，分两次静脉注射；对于青霉素抵抗的患者（MIC>1.0μg/ml），需在万古霉素联合第三代头孢菌素的基础上，加入利福平联合用药。

3）金黄色葡萄球菌性脑膜炎：金黄色葡萄球菌都有耐药性，应尽力培养出细菌，作药敏试验，以指导合理用药。如金黄色葡萄球菌对甲氧西林敏感，可选用耐酶青霉素（奈夫西林或苯唑西林）；如对青霉素过敏或对甲氧西林耐药，则选择万古霉素。通常在体温下降、病情好转后仍需坚持用药 2~3 周。

4）流感嗜血杆菌性脑膜炎：国内长期使用氨苄西林联合氯霉素静脉滴注，但近年来广泛使用第三代头孢菌素作为首选。

5）革兰氏阴性杆菌性脑膜炎：该组脑膜炎多由大肠埃希菌、铜绿假单胞菌或肺炎克雷伯菌等引起，首选氨苄西林、氯霉素和第三代头孢菌素。

化脓性脑膜炎常用抗生素推荐剂量见表 12-3-1。

表 12-3-1　化脓性脑膜炎患者抗菌治疗推荐剂量

抗菌药物	一日总量（给药间隔）			
	新生儿，按天计算		婴幼儿	成人
	0~7 天[1]	8~28 天[1]		
阿米卡星[2]	15~20mg/kg(12h)	30mg/kg(8h)	20~30mg/kg(8h)	15mg/kg(8h)
氨苄西林	150mg/kg(8h)	200mg/kg(6~8h)	300mg/kg(6h)	12g(4h)
氨曲南	—	—	—	6~8g(6~8h)
头孢吡肟	—	—	150mg/kg(8h)	6g(8h)
头孢噻肟	100~150mg/kg(8~12h)	150~200mg/kg(6~8h)	225~300mg/kg(6~8h)	8~12g(4~6h)
头孢他啶	100~150mg/kg(8~12h)	150mg/kg(6~8h)	150mg/kg(8h)	6g(8h)
头孢曲松	—	—	80~100mg/kg(12~24h)	4g(12~24h)
氯霉素	25mg/kg(24h)	50mg/kg(12~24h)	75~100mg/kg(6h)	4~6g(6h)[3]
环丙沙星	—	—	—	800~1 200mg(8~12h)
加替沙星	—	—	—	400mg(24h)[4]
庆大霉素[2]	5mg/kg(12h)	7.5mg/kg(8h)	7.5mg/kg(8h)	5mg/kg(8h)
美洛培南	—	—	120mg/kg(8h)	6g(8h)
莫西沙星	—	—	—	400mg(24h)[4]
奈夫西林	75mg/kg(8~12h)	100~150mg/kg(6~8h)	200mg/kg(6h)	9~12g(4h)
苯唑西林	75mg/kg(8~12h)	100~150mg/kg(6~8h)	200mg/kg(6h)	9~12g(4h)
青霉素	0.15mU/kg(8~12h)	0.2mU/kg(6~8h)	0.3mU/kg(4~6h)	24mU(4h)
利福平	—	10~20mg/kg(12h)	10~20mg/kg(12~24h)	600mg(24h)
妥布霉素[2]	5mg/kg(12h)	7.5mg/kg(8h)	7.5mg/kg(8h)	5mg/kg(8h)
复方新诺明[6]	—	—	10~20mg/kg(6~12h)	10~20mg/kg(6~12h)
万古霉素[7]	20~30mg/kg(8~12h)	30~45mg/kg(6~8h)	60mg/kg(6h)	30~45mg/kg(8~12h)

注：
[1]极低体重（<2 000g）新生儿建议给药方法为小剂量、长间隔；
[2]需监测血清药物峰浓度、谷浓度；
[3]肺炎链球菌脑膜炎推荐用更大剂量；
[4]治疗细菌性脑膜炎的最佳剂量尚无资料；
[5]每日最高剂量 600mg；
[6]剂量按甲氧苄啶计算；
[7]维持血清药物谷浓度为 15~20μg/ml。

2. 添加治疗　通常认为糖皮质激素，如地塞米松，具有抗炎、抗休克和抗脑水肿作用。急性期可减少炎性渗出物，恢复期可有抗蛛网膜粘连作用。目前为止，地塞米松在细菌性脑膜炎治疗中的作用尚存在争议。个别研究报道，对于 b 型流感嗜血杆菌性脑膜炎患者，在使用抗生素前应用地塞米松，可以减少其耳聋的发生。类似的效果也见于肺炎链球菌性脑膜炎患者。其中地塞米松均为短期使用，如 5~10mg，1~2/d，连续使用 2~4 天。激素的使用仍需坚持个体化治疗原则，只有对于有严重全身反应、颅内高压、脑积水等情况下，在强力抗生素应用的基础上才能使用，必要时需联合使用利福平。

而对于万古霉素等药物，地塞米松治疗减少了万古霉素进入脑脊液的量，有可能减轻其效果，此时需慎重使用地塞米松，或将万古霉素换用其他抗生素。

3. 对症治疗　对明显颅内压力增高者，可加用强力脱水剂（如20%甘露醇125ml、每6~8小时1次），还可配合应用呋塞米40~100mg、每12小时1次以降低颅内压。高热者可应用物理降温或解热剂治疗。反复惊厥者，可选用苯巴比妥钠（0.2g肌内注射）、地西泮（10~20mg静脉注射）或10%水合氯醛（20~30ml灌肠）等镇静药。出现败血症者应注意加强抗休克和纠正酸中毒等方面的治疗。出现弥散性血管内凝血（DIC）者须及时给予肝素等治疗。

颅内并发症的治疗：脑室炎病例除全身应用抗生素外，应行脑室引流、冲洗，并向脑室内注入抗生素。脑脓肿患者需加大抗生素用量，必要时可手术清除脓肿。硬膜下积液、积脓者可行硬膜下穿刺抽液。对严重梗阻性脑积水患者可行脑室引流或分流术。

4. 其他　①治疗原发病：如中耳炎、乳突炎、筛窦炎及脑脊液鼻漏等均须采取相应治疗；②神经细胞代谢活化剂，可选用ATP、辅酶A、辅酶Q_{10}、脑活素以及B族维生素等；③补液治疗；④康复治疗：对瘫痪、失语者尤其需要早期进行。

三、结核性脑膜炎

【概述】

结核性脑膜炎（tuberculous meningitis，TBM），是由结核分枝杆菌（Mycobacterium tuberculosis，Mtb）引起的一种弥漫性非化脓性软脑膜和脑蛛网膜炎性疾病，也可侵及脑实质和脑血管。常继发于肺、泌尿系、消化道或其他脏器结核病，也可为患者的唯一表现。是由原发性肺结核或之后伴随的菌血症，引起结核分枝杆菌在脑膜、软脑膜或室管膜的定植，形成结核结节（rich foci）；在适当条件下，结节破溃，大量结核菌进入蛛网膜下腔，引起结核性脑膜炎。

【临床表现】

1. 全身症状　早期表现为结核中毒症状，低热、盗汗、乏力、纳差等。全身血行结核并发结核性脑膜炎的患者起病急，常有高热，表现为稽留热或弛张热。少数患者无发热。

2. 颅内高压症候群和脑膜刺激征　脑膜的广泛炎症和渗出，使几乎所有患者早期均有明显的脑膜刺激征和颅内高压症状。表现为头痛、呕吐、颈强、视乳头水肿、布鲁津斯基征（Brudzinski sign）阳性、克尼格征（Kernig sign）征阳性。疾病后期因交通性或梗阻性脑积水，颅内高压症状明显，甚至出现脑疝。

3. 脑实质损害　因脑组织水肿、脑膜和脑实质内结核灶、脑底的渗出粘连、脑血管炎，可表现为精神症状、癫痫、卒中样瘫痪、多脑神经损害、意识障碍等。晚期因广泛皮质受累、网状结构损害、严重颅内高压、内环境紊乱等原因出现昏迷、去脑强直、脑疝，甚至死亡。

4. 脊髓及脊神经根受损　因炎性渗出、干酪样坏死、肉芽肿等波及脊髓和脊髓蛛网膜下腔，表现出脊神经根刺激症状、感觉障碍、尿便障碍、截瘫等。

5. 其他临床表现　TBM也可以出现代谢紊乱，最常见为低钠血症，超过50%患者可出现。其机制考虑与“脑性耗盐综合征”有关。由于TBM治疗过程中患者进食差、脱水治疗等因素，低钠血症的出现常被误认为是出入量不平衡所致，需高度重视TBM治疗中血钠检测和钠摄入量。

【辅助检查】

1. 常规脑脊液检查　虽然不能像脑脊液病原学检查一样对结核性脑膜炎进行确诊，且结核性脑膜炎患者脑脊液常规与生化改变约有1/3不典型，但是脑脊液外观、生化、细胞学对结核性脑膜炎的诊断具有极为重要的价值。

（1）外观：多为无色透明，蛋白增高明显则呈微混浊的磨玻璃样或呈黄色，变态反应过高，血脑屏障通透性增高时，可呈血性脑脊液。静置12~24小时后可出现薄膜（纤维膜或蜘蛛膜），但应注意薄膜的形成不是TBM的特异性表现。

（2）压力：多数结核性脑膜炎患者腰穿脑脊液压力增高，一般在200~400mmH_2O（1.96~3.92kPa）。但应注意的是，如果患者存在频繁呕吐、液体入量过少、应用脱水剂、椎管梗阻等因素，压力不但不高，甚至可能无法检测到。

（3）脑脊液细胞学：结核性脑膜炎患者脑脊液细胞数主要在50~500/μl，但也有报道脑脊液细胞数正常（小于10/μl）或显著增高（大于1 000/μl）的患者检测到抗酸杆菌的存在。结核性脑膜炎的早期脑脊液主要表现为混合细胞反应，其典型特征是中性粒细胞明显增高；而恢复期的主要变化为以淋巴细胞为主；而如果患者脑脊液持续存在大量中性粒细胞，往往提示预后不良。因此，脑脊液细胞学不仅是诊断的依据，也是观察患者病情、评估预后的主要手段。

（4）蛋白：结核性脑膜炎患者脑脊液蛋白多在1~3g/L，椎管梗阻时，蛋白可升高达20g/L。

（5）糖：正常人脑脊液中的糖量约为空腹血糖的一半，60%以上的结核性脑膜炎患者脑脊液糖低于正常。但应注意其他影响脑脊液中糖量的因素，如当结核性脑膜炎患者合并糖尿病时，或输注葡萄糖后，脑脊液糖可升高；不进饮食，呕吐，脑脊液在空气中暴露时间过长、葡萄糖分解时，脑脊液中糖量可降低，判断时应注意除外这些影响因素。

（6）腺苷脱氨酶（adenosine deaminase，ADA）：腺苷脱氨酶是一种巯基酶，可催化腺苷脱氨过程，在这个过程中产生肌苷，它与淋巴细胞增殖分化有关，与机体细胞免疫系统有紧密联系。检测患者脑脊液发现ADA活性水平明显升高，可与神经系统其他疾病相区别。即使临床表现不典型，在结核性脑膜炎早期诊断中ADA检测也能起一定的作用。

2. 影像学检查　结核性脑膜炎影像学的异常可表现为脑积水、脑梗死、脑膜增厚以及脑结核瘤等多种形式，与CT相比，颅脑MRI在判断结核性脑膜炎的损伤范围和程度方面更为敏感，尤其是当病变仅累及脑干或者脑膜时。当常规颅脑MRI检查未见明显异常时，仍应该根据患者的临床体征选择更为特殊的磁共振序列进行检查，如对于脑膜刺激征明显的患者，可以考虑颅脑MRI增强扫描；对于神经系统局灶体征明显的患者行

DWI检查。而且虽然一般认为结核性脑膜炎的影像学不具有特异性，但一些特征有助于与其他疾病进行鉴别，如结核性脑膜炎患者合并的脑梗死多见于尾状核头部、丘脑、丘脑前外侧，且往往呈多发表现，这些区域被称为结核区（TB zone），应与因粥样斑块引起的常见于内囊后肢、豆状核、丘脑后外侧等缺血区（ischemia zone）进行鉴别。

结核性脑膜炎患者合并颅外结核的比例高达30%～60%，而且发现颅外结核可以成为结核性脑膜炎的佐证，因此对疑似结核性脑膜炎的患者应常规进行颅外结核的筛查，胸部X线片或CT应成为结核性脑膜炎诊断的常规检查。但是最有意义的颅外结核诊断为，在中枢神经系统以外的标本内检测到结核分枝杆菌（Mtb）的存在。最常选择的标本包括痰、胃液、血、尿液以及骨髓等，其检测方法与脑脊液检测方法基本相同，而颅外结核诊断的阳性率往往更高，因此成为结核性脑膜炎诊断的重要补充。

3. 病原学直接检查　结核性脑膜炎的确诊依赖于对Mtb的病原学检查，根据检测Mtb本身还是其组成成分可以分为直接病原学检查和间接病原学检测。根据2009年制定的国际统一临床诊断结核性脑膜炎标准，满足A：脑脊液中镜检到抗酸杆菌；脑脊液中分离培养到Mtb；PCR法检测到Mtb。或者B：有疑似症状或体征及脑脊液改变同时在其与结核病组织学改变一致的脑或脊髓中镜检到抗酸杆菌，或肉眼可见的脑膜炎（尸检时）方可确诊为结核性脑膜炎。考虑到中枢神经系统组织活检和尸检对结核性脑膜炎诊断不具有临床意义，因此，通常将A条件作为临床确诊结核性脑膜炎的依据。而其中，镜检抗酸杆菌和培养Mtb阳性均是直接病原学检查方法，在TBM诊断中起着无可替代的作用。尽管与颅外结核，尤其是肺结核病原学检查方法大致相同，但是由于结核性脑膜炎患者脑脊液Mtb载量较低，因此病原学方法在结核性脑膜炎诊断中的灵敏度明显低于颅外结核尤其是肺结核，探索提高病原学诊断效率的研究对结核性脑膜炎的诊断最有意义。

（1）镜检抗酸杆菌：

1）传统抗酸染色：抗酸染色是诊断结核分枝杆菌的主要方法，可以分为齐-内染色（Ziehl-Neelsen stain）和金胺-罗丹明荧光染色（auramine-rhodamine fluorescent staining）。由于金胺-罗丹明荧光染色需要荧光显微镜观察，目前尚未在临床实验室普及，因此齐-内染色应用最为普遍。但是因结核性脑膜炎患者脑脊液中Mtb浓度低，且为胞内寄生菌，传统齐-内染色不易检出，通常认为只有脑脊液Mtb超过1 000/ml含量时，才能检测到，因此其诊断结核性脑膜炎灵敏度较低，各实验室报告从0%～87%不等。反复腰穿脑脊液检查、增加脑脊液标本量（10～20ml）、延长离心时间（30min）以及增加镜检时间虽然可以提高齐-内染色的灵敏度，但是上述条件对于多数实验室过于苛刻，因此不能普及。此外，抗酸染色是通过识别分枝杆菌酸来鉴定细菌的，因此对分枝杆菌属内的细菌难以分类，无法区分结核和非结核分枝杆菌。且细胞壁部分或完全缺失的L型结核分枝杆菌在进行抗酸染色时，因其形态多变或无法着色，也常对结核性脑膜炎确诊产生影响。

2）发光二极管荧光显微镜（light emitting diodes fluorescence microscopy，LED-FM）的应用：与齐-内染色相比较，金胺-罗丹明荧光染色对结核性脑膜炎的灵敏度更高。但是因为传统荧光显微镜使用汞灯作为照明光源，价格昂贵且使用时间短暂，因此未能成为常规临床检验。目前，使用LED-FM观察金胺-罗丹明荧光染色阳性的抗酸杆菌成为快速诊断结核病的方法之一，由于LED-FM观片时，视野较普通显微镜大2～4倍，且不需要油镜观察，因此可以显著提高检查涂片的时间，从而节约人力时间，与齐-内染色比较，灵敏度更高，是抗酸杆菌镜检研究的发展方向。

3）改良抗酸染色：针对Mtb为胞内寄生菌，改良抗酸染色通过脑脊液玻片离心法保留细胞的完整性并在齐-内染色同时使用去垢剂Triton提高细胞膜通透性从而显著提高脑脊液细胞内、外Mtb的检出率，与传统齐-内染色和培养法比较，改良齐-内染色法灵敏度更高，尤其是可以检测到脑脊液细胞内部的Mtb，因此对判断患者的疾病严重程度、预后更有帮助。而且该方法仅需0.5ml脑脊液，操作简便可行，因此更适合普通临床实验室开展。

（2）结核分枝杆菌培养：结核分枝杆菌培养不仅是结核病诊断的金标准，而且由于可以在鉴别结核和非结核分枝杆菌、结核分枝杆菌分型、药敏试验、药物研究等方面发挥作用，因此有着其他方法不能比拟的优点。根据培养基的性质（固体培养基和液体培养基），可分为罗氏培养法和MGIT960培养法，是目前临床常用的结核性脑膜炎脑脊液的培养方法。

1）罗氏培养法（Lownstein-Jensen培养法）：是一种经典的结核培养方法，在临床应用最为普遍，长期以来一直作为结核性脑膜炎诊断的“金标准”，其阳性率大约20%。但由于结核分枝杆菌罗氏培养法通常需4～8周，不利于临床及时诊断。

2）MGIT960（mycobacteria growth indicator tube，MGIT）培养法：是近年研制的专门用于结核快速培养的方法，主要是通过连续检测接种标本培养基所显示的荧光强度变化来判断是否有分枝杆菌生长。MGIT960诊断结核性脑膜炎的灵敏度在50%左右，且结核分枝杆菌平均检出时间明显缩短，平均为14.4天，最快10天。由于MGIT960操作简单、灵敏，全封闭非侵袭性检测系统可防止交叉污染和核素污染，因此是目前临床结核培养的主要方法。

4. 病原学间接检查　通过检测Mtb特异核酸片段或抗原成分诊断结核病称为间接病原学检查，与直接病原学检查相比，虽然核酸和抗原检测未直接观察到Mtb的存在，但通过其成分可以间接进行推测；而且如果选择的靶片段足够特异，则核酸和抗原检查不仅有助于结核的诊断，且可以对Mtb进行分型。核酸扩增和抗原检查均可以发展成为完全自动化的检测手段，具有检查快速、高效、高通量，无需专门技术人才，方便大规模检测的优点，因此成为目前结核性脑膜炎诊断领域发展最快的方向。制约该类方法的主要因素在于成本和特异性，尤其对于未直接检测到Mtb的患者，核酸和抗原检查阳性的诊断价值有限。

(1) 核酸检测(nucleic acid amplification):聚合酶链反应(polymerase chain reaction,PCR)是肺结核核酸检测诊断的主要手段之一,但是由于TBM患者脑脊液内Mtb滴度较低,不同实验室报道的PCR对结核性脑膜炎诊断的灵敏度和特异度差别较大,因此PCR检查多用于实验研究,而非临床诊断。通过对PCR治疗标准的控制,已有一些商业化的PCR试剂盒在临床得到应用,并认为其灵敏度和特异度高于镜检和培养,在2009年制定的结核性脑膜炎临床诊断标准中将商业化的PCR检测试剂盒作为TBM诊断的金标准,但是由于这些试剂盒成本高而灵敏度低,因此目前尚未能成为TBM的常规检查。

(2) GeneXpert:是一种能完成Mtb检测和利福平耐药性检测的新的快速诊断方法。通过诊断试剂盒Xpert MTB/RIF来实现。该方法采用全自动实时荧光定量PCR原理,将样品处理、核酸扩增、目标序列的实时检测整合于一体,通过对Mtb特有的序列rpob基因和利福平耐药相关81bp的核心区域(RRDR)进行检查。该检查特异度高,但是对结核性脑膜炎的诊断灵敏度尚有待检查。在欧美国家已普遍受到认可。

(3) 环介导等温扩增法(loop-mediated isothermal amplification,LAMP):是一种新的DNA扩增法,对靶基因的6个特异部位设定4种引物,可准确检测到临床样本中的Mtb。具有操作简便,耗时短,耗材少,易于在基层实验室开展等优点。

【诊断】

结核性脑炎的临床诊断标准:

1. 必备条件

(1) 符合脑膜炎的临床症状,如发热、颅内高压和脑膜刺激征。

(2) 脑脊液呈非化脓性细菌性炎症改变,如细胞数升高($<1\,000/mm^3$),糖和氯化物降低,细胞学呈混合细胞反应。

(3) 脑脊液涂片或培养未发现真菌、细菌、寄生虫或其他病原体。

2. 确诊标准 必备条件+以下任何一条:

(1) 脑脊液抗酸染色(含改良抗酸)阳性。

(2) 脑脊液培养(传统培养或MGIT960培养)出结核杆菌。

(3) 血或者脑脊液商业化核酸检测:GeneXper、LAMP法检测发现结核分枝杆菌。

(4) 脑活检证实呈结核肉芽肿改变者。

3. 临床拟诊标准:必备条件+以下任何两条以上:

(1) 脑脊液结核抗体阳性或ESAT-6抗原检测阳性。

(2) 颅脑CT或MRI符合脑积水、弥漫脑水肿、颅底脑膜强化表现。

(3) 合并活动性肺结核或肺外结核,或与开放性肺结核患者密切接触史。

(4) 患有免疫缺陷疾病或服用免疫抑制药物。

注:服用免疫抑制药物或患有免疫缺陷疾病如AIDS的患者,如发热和细胞反应等必备条件不典型,结核抗体的滴度低时,需结合病史、影像、接触史、脑脊液涂片或培养未发现隐球菌、细菌、寄生虫和其他病原体,可认为临床拟诊结核性脑膜炎。

【治疗】

1. 抗结核治疗 目前结核性脑膜炎的常规抗结核治疗和肺结核类似,异烟肼、利福平、吡嗪酰胺、乙胺丁醇、链霉素、莫西沙星是目前治疗TBM最有效的药物;遵循早期给药、合理选药、联合用药及系统治疗的原则。包括初期的四联“强化”治疗(2~3个月)和随后的二联“维持”治疗(异烟肼和利福平再联合使用7~9个月)。连续2个月的异烟肼、利福平、吡嗪酰胺是强化治疗的基础。经典的四联用药还要加上链霉素(由于可引起第八对脑神经的不可逆损害,因此目前不作为首选治疗药物)或者乙胺丁醇,二者选一,构成四联抗结核治疗。对常规抗结核药物治疗效果不佳的结核性脑膜炎患者可以考虑增加异烟肼、利福平的用量或者联用喹诺酮类药物(尤其是莫西沙星)。主要的抗结核药物用法见表12-3-2。

表12-3-2 主要的抗结核药物用法

药物	儿童日用量	成人日常用量	用药途径	疗程/个月
异烟肼	10~20mg/kg	5mg/kg	静脉/口服	6~12
利福平	10~20mg/kg	600mg,每日1次(≥50kg) 450mg,每日1次(<50kg)	口服	6~12
吡嗪酰胺	20~30mg/kg	1 500mg,每日3次	口服	2~3
乙胺丁醇	15~20mg/kg	750mg,每日1次	口服	2~3
链霉素	20~30mg/kg	750mg,每日1次	肌内注射	3~6
莫西沙星	16岁以下儿童慎用	400~800mg	静脉/口服	2~3

(1) 异烟肼:是目前临床最常规使用的结核性脑膜炎治疗药物,由于异烟肼易于透过血脑屏障(90%~95%),且具有杀菌作用,因此是抗结核治疗的基础。通常使用的剂量是5~10mg/(kg·d),每日不超过300mg,但近年的研究也有尝试对于耐药性结核使用大剂量的异烟肼[16~20mg/(kg·d)]治疗。其副反应主要为周围神经炎、肝功能损害,偶尔可有癫痫发作,

一般情况下注意观察即可。若有四肢远端麻木或烧灼感等神经症状出现，应加服维生素 B_6 每日 30~60mg 以改善症状。服异烟肼期间应定期查肝功能，至少 3 个月 1 次，以了解肝功能状况。若有转氨酶升高，要在护肝治疗的同时给予降酶中成药如五味子制剂等，单纯转氨酶升高无需停药。

（2）利福平：早期研究认为，利福平不能透过血脑屏障（5%~25%），因此在结核性脑膜炎的治疗中不受重视。按照肺结核治疗的常规剂量 10mg/（kg·d）治疗结核性脑膜炎时，其脑脊液内的血药浓度达不到其治疗浓度。目前已有多个研究探讨“大剂量”利福平[13~15mg/（kg·d）]对结核性脑膜炎急性期治疗的效果，并且证实了其有效性。其常见副反应为消化道症状，可出现食欲减退、恶心、呕吐及腹泻等，遇此情况应认真分析：若为药物一般副作用可调整用药时间，避免空腹时用药；若为变态反应所致则应停药。少数患者可发生黄疸及转氨酶升高，常见于剂量过大或患有慢性肝炎者。因此，要严格控制用药剂量，有肝胆疾病史的患者禁用该药，在常规剂量下应用时亦应定期检查肝功能。另外利福平也有导致急性肾衰竭和急性溶血的报道。

（3）吡嗪酰胺：吡嗪酰胺易透过血脑屏障（95%~100%），可以显著缩短结核性脑膜炎的治疗时间，对于不能耐受吡嗪酰胺的患者，抗结核药物的维持时间往往需要长达 18 个月，而如果在急性期使用吡嗪酰胺治疗，可以将疗程缩短到 9~12 个月。其副反应较为少见，以肝脏损害为主，可见于个别用药量偏大，每日剂量超过 2g 或疗程过长者，且以老年人为多。为预防该药的毒性反应，每日剂量应在 2g 以下，疗程应在 3 个月以内，不可用药时间过长，老年人更应谨慎用药。少见的副反应还有血尿酸升高及诱发关节痛，故有痛风体质的人及痛风患者应禁用该药。另外，有极个别对日光敏感者，服药可使皮肤曝光部位呈鲜红棕色或古铜色，停药后可逐渐恢复。

（4）乙胺丁醇：乙胺丁醇在脑膜炎症时，脑脊液浓度可达同期血药浓度的 10%~50%，但是脑膜正常时，难以通过血脑屏障。因此，主要在急性期使用。其副反应很少，长时间服用可偶发神经炎，与剂量相关。联合使用维生素 B_6 可减少神经炎的发生。偶见球后视神经炎，一般于大剂量应用时发生，对此要每月检查视敏度，包括视力、色觉、视野及眼底，若有异常应及时减量并对症处理。

（5）喹诺酮类：目前结核性脑膜炎抗结核药物研究最为热点的是氟喹诺酮类药物，包括莫西沙星、左氧氟沙星、环丙沙星和加替沙星等。最新的两个临床研究都是证明了喹诺酮类药物的有效性，其中一个是对 61 名结核性脑膜炎患者在传统四联抗结核治疗的同时，使用环丙沙星（750mg/12h），左氧氟沙星（500mg/12h），或加替沙星（400mg/12h）。其中左氧氟沙星穿过血脑屏障的能力最强，因此更为推荐。而环丙沙星透过血脑屏障能力最弱，应避免使用。另外一个来自印度尼西亚的研究显示，在强化治疗期，使用莫西沙星对结核性脑膜炎预后的改善，也充分证实了氟喹诺酮类药物的有效性。

2. 耐多药结核性脑膜炎的治疗　耐多药结核性脑膜炎主要是指对异烟肼和利福平均耐药的患者，因此“标准”治疗效果不佳，需要在急性期选择对结核分枝杆菌敏感的药物。关于耐药结核性脑膜炎抗结核性药物的选择目前尚无定论，除了上述的喹诺酮类药物以外，二线抗结核药物以及正在研制的新型抗结核药物均可能对耐多药结核有效。

二线抗结核药物种类繁多，抗结核作用差异性较大。其中值得注意的是，多数二线抗结核药物是临床常用的抗生素，因此往往患者自诉未进行抗结核治疗，但可能已经使用了二线抗结核药物，如阿莫西林/克拉维酸（Amx/Clv）、克拉霉素（Clr）、利奈唑胺（Lzd）、亚胺培南（Lpm）。因此，患者临床表现可能不典型，也容易误认为患者未经抗结核治疗即可缓解，从而轻易排除结核性脑膜炎的诊断，导致患者病情迁延不愈，甚至顿挫发展。因此，对于既往使用过上述药物的患者，不能因为没有进行过规范化抗结核治疗好转就排除结核的诊断。

3. 鞘内注射　对于顽固颅内高压、椎管阻塞、脑脊液蛋白显著增高（>3g/L）、严重中毒症状、复发复治或不能耐受全身给药的患者可在全身药物治疗的同时辅以鞘内注射，提高疗效，用地塞米松 5~10mg、α-糜蛋白酶 4 000U、透明质酸酶 1 500U；每 2~3 日 1 次，注药宜缓慢。但脑脊液压力较高的患者慎用此法。

4. 添加治疗　对于重症结核性脑膜炎患者，在抗结核药物使用同时，通常需要使用免疫调节药物减轻炎症反应。糖皮质激素是最常用到的添加治疗药物，对出现意识障碍、颅内压增高或交通性脑积水、明显中毒症状、脑脊液蛋白明显增高（>1g/L）、椎管阻塞、抗结核治疗后病情加重及合并结核瘤等重症患者，均宜添加使用。通常对大于 14 岁重症患者使用地塞米松初始剂量 0.4mg/（kg·d），1 周后逐渐减量（每天减少 5mg/day），疗程 1~2 个月；小于 14 岁的患者一般使用泼尼松 2~4mg/（kg·d）（通常小于 45mg），1 个月后逐渐减量，疗程 2~3 个月。对于激素治疗后，上述症状改善不明显的患者，也可使用沙利度胺、抗 TNF-α 单抗英夫利昔单抗（infliximab）等药物。

脑内结核瘤除给予大量抗结核药物外，可行结核瘤切除术。

脑脊髓蛛网膜炎宜早期足量联合应用抗结核药物及地塞米松，以防止严重脑蛛网膜炎的发生，因一旦形成严重的蛛网膜粘连治疗则较困难。可试用地塞米松 5mg 鞘内注入，每周 2 次，10 次为 1 个疗程。

5. 并发症的治疗

（1）颅内压增高：可选用渗透性利尿剂，如 20% 甘露醇 125ml，每日 2~3 次；甘油果糖 125ml，每日 2~3 次；甘油盐水，每日 1~2 次；以及 3% 高渗盐水（需注意肾功能、电解质）。

（2）交通性脑积水：口服乙酰唑胺或醋甲唑胺 0.5g，每日 3 次。重症患者可采用脑室引流或分流术，腰大池引流。

（3）脑梗死：对于合并脑梗死的患者可使用阿司匹林，100mg/d。

四、隐球菌脑膜炎

【概述】

隐球菌属于真菌，分类学上归于半知菌亚门、芽孢菌纲、隐球酵母目、隐球酵母科，包括17个种类和8个变种，其中新型隐球菌和格特隐球菌是引起人类感染的主要致病株，前者较为常见，主要感染合并HIV或使用免疫抑制剂的免疫缺陷患者，而后者主要感染免疫功能近似正常的人群并以肺部感染为主。隐球菌广泛分布于自然界，如正常人皮肤、粪便、水果、蔬菜、土壤中，而鸽粪已被证实是新型隐球菌临床感染的重要来源之一，桉树则是格特隐球菌主要来源，但鲜有人与人之间传播的报告。隐球菌本身致病性较低，通常不感染免疫功能正常的人群，但正常人大量接触或本身免疫功能低下者则容易感染。因此，临床上应仔细询问患者是否有鸽子接触史，是否有糖尿病、红斑狼疮、结核病、血液病及恶性肿瘤等基础疾病，是否有HIV感染，是否长期应用糖皮质激素、免疫抑制剂、广谱抗生素等药物，以及是否长期接受放化疗或曾接受过器官移植等可能引起免疫功能异常的情况。

隐球菌属于条件致病菌，人群对该菌普遍易感，但有一定的自然免疫力，很多患者表现为无症状的自限性原发肺部病灶，无需抗真菌治疗即可自愈。感染途径包括：①吸入空气中的孢子，此为主要途径，隐球菌孢子经肺到达脑部；②创伤性皮肤接种；③摄入带菌食物，经肠道播散全身引起感染。

新型隐球菌主要是通过其毒力因子如荚膜多糖、黑色素、磷脂酶等发挥致病作用。其中荚膜多糖是新型隐球菌最主要的毒力因子，它具有很强的抗吞噬作用，能够通过多种途径逃避宿主免疫反应。此外，由于脑脊液中缺乏存在于正常人血清里的可溶性抗隐球菌因子等保护因子，因此更加有利于隐球菌的生长繁殖。

【病因与流行病学】

隐球菌大多由呼吸道传入，在肺部引起轻度炎症，引起隐性传染；亦可由破损皮肤及肠道传入。当机体免疫功能下降时向全身播散，主要侵犯中枢神经系统，引起脑膜炎、脑炎、脑肉芽肿、脑脓肿等，此外可侵入骨骼、肌肉、淋巴结、皮肤黏膜引起慢性炎症和脓肿。国外尤其是非洲国家，隐球菌病感染患者往往是HIV阳性，而我国隐球菌病患者则主要以非HIV感染为主，临床检查显示不伴有HIV感染占绝大部分，比例可高达50%~77%。近来，由于抗生素、激素及免疫抑制剂的广泛应用和器官移植等原因，使得我国中枢神经系统隐球菌感染的发病率逐年上升，且有较高的致残率和致死率。

【临床表现】

各年龄段均可发病，20~50岁最常见，男性多于女性，呈散发性分布，常见于使用免疫抑制剂或其他免疫功能低下患者。临床分为四型：脑膜炎型、脑膜脑炎型、肉芽肿型、囊肿型。首发症状常为间歇性头痛、恶心及呕吐，伴低热、周身不适、精神不振等非特异性症状。随病情发展，头痛渐加重转为持续性，精神异常，躁动不安，严重者出现不同程度意识障碍。

起病隐匿，进展缓慢，早期可有不规则低热或间歇性头痛，后持续并进行性加重；免疫功能低下的患者可呈急性发病，常以发热、头痛、恶心、呕吐为首发症状。晚期头痛剧烈，甚至出现抽搐、去大脑强直发作和脑疝等。

【辅助检查】

1. 脑脊液检查 腰椎穿刺脑脊液压力常显著升高，多高于350mmH_2O。脑脊液外观清亮透明，可轻微浑浊；90%以上患者脑脊液白细胞计数增高，多在10~200×10^6/L左右，蛋白升高（通常不超过2g/L）。脑脊液糖和氯化物降低。脑脊液细胞学特点：白细胞总数不同程度增高，可呈混合型细胞反应或以淋巴细胞为主型混合细胞反应，可见成堆、散在隐球菌或隐球菌吞噬细胞。

（1）墨汁染色：可观察到特征性的“星夜现象”：即黑色背景下可见透亮的隐球菌，如同星空。该方法简单易行，适合在基层医院推广。连续多次墨汁染色或离心后染色阳性率可提高。缺点是荚膜缺损时难以着色。

（2）迈-格-姬（May-Grunwald-Giemsa，MGG）染色：是一种在临床病理细胞学检测中常用的染色方法，能够有效地显示很多细胞的细胞质和细胞核微细结构变化以及细胞内外的某些化学物质。MGG染色菌体数量多时常成堆、成簇排列，菌体大小不等，易见到单芽生的无性繁殖，呈紫红色，无胞核，周边染色较深，荚膜不着色，其阳性检出率较高，首次阳性检出率为84%~100%。

（3）阿利新蓝染色：是对隐球菌的特殊染色，可使新型隐球菌荚膜呈深蓝色、菌体呈淡蓝色，周围炎性细胞不着色，染色对比清晰，故敏感性较高且易观察。

（4）真菌培养：脑脊液真菌培养是诊断隐球菌脑膜炎（cryptococcal meningitis，CM）的金标准。但由于受培养条件，培养时间长等限制，给早期诊断带来不便，但是对进一步的药敏试验及菌种分型有重要价值。

（5）免疫学检查：抗原检测方法包括①乳胶凝集试验（latex agglutination test，LAT）：隐球菌乳胶凝集试验对隐球菌性脑膜炎和隐球菌肺炎的早期快速诊断明显优于传统的培养法和镜检法，但不可避免地存在假阳性和假阴性。有文献报道，结节病、系统性红斑狼疮等均与新生隐球菌荚膜多糖抗原存在交叉抗原，从而会引起假阳性。而高浓度隐球菌抗原所致的钩状现象以及体内未知非特异性蛋白对隐球菌抗原的掩盖效应，能够引起假阴性。②胶体金免疫层析法（lateral flow assay，LFA）：隐球菌抗原检测试剂盒（胶体金免疫层析法）应用免疫层析方法对血清、血浆和脑脊液（CSF）中隐球菌多个种属（包括新型隐球菌和格特隐球菌）的荚膜多糖抗原进行定性或半定量检测，是隐球菌病辅助诊断的一种实验室分析方法。在隐球菌感染初期即能够实现诊断，大幅度降低病死率。同时可提供准确可靠的检测结果，指导临床医师正确合理用药。通过快速、半定量检测，及时反映病情，有助于药效评价及预后。但因为LAT结果的判断具有一定主观性，因此不能作为隐球菌性脑膜炎确诊的依据。

（6）脑脊液分子生物学检测：包括染色体脉冲电泳分型、核酸探针技术、DNA 指纹技术和聚合酶链式反应（PCR）等实验室检测方法。近年开展的宏基因组学二代测序技术（mNGS）为隐球菌脑膜炎的诊断提供有力证据，亦可用于鉴别菌种的分型。

2. 脑组织病理 脑组织病理切片中的隐球菌及其变种的形态：一般新生隐球菌呈圆形或椭圆形，直径 2~20μm，多数聚集成堆，少数分散在组织内。HE 染色标本，胞壁外常有 3~5μm 的空隙（系菌体胶样荚膜未着色之故），部分膜亦可染成淡红色。PAS 染色，菌体荚膜均呈红色。

3. 影像学 颅脑 MRI 检查隐球菌性脑膜炎可表现为脑膜强化、脑积水、颅内肉芽肿、囊肿和脓肿，但也可无明显特异性改变。有研究表明，新型隐球菌主要沿血管周围间隙（Virchow-Robin spaces，VRS）繁殖、蓄积并向脑深部侵入，从而使 VRS 扩大，在基底节、丘脑、中脑或小脑等部位形成肥皂泡样的胶状假囊。因此，VRS 增宽和胶状假囊形成被认为是新型隐球菌脑膜脑炎的影像学特征之一。

【诊断】

隐球菌性脑膜炎的确诊有赖于脑脊液、脑膜或脑实质活检或培养找到隐球菌。隐球菌抗原检测阳性率高，检测需要时间短，操作方便，有利于患者病情的早期诊断。宏基因组二代测序技术为隐球菌脑膜炎的诊断提供有力证据，亦可用于鉴别菌种的分型。因此，CM 的分层诊断是指在综合考虑患者的宿主因素、临床特征、分子生物学、微生物学及组织病理五个相关因素的基础上（表 12-3-3），根据患者所具备的临床依据，诊断为确诊、拟诊及疑诊 3 个层次。

表 12-3-3 隐球菌性脑膜炎的诊断依据

一、宿主因素
1. 有鸽子等家禽接触史
2. 体温>38℃或<36℃，并伴有下列情况之一
（1）此前 60d 内出现过持续的中性粒细胞减少（≥10d）；
（2）此前 30d 内曾接受或正在接受免疫抑制剂治疗；
（3）有其他部位真菌感染史；
（4）AIDS 患者；
（5）器官移植患者；
（6）持续应用糖皮质激素（简称激素）3 周以上；
（7）有慢性基础疾病，如肿瘤、糖尿病、慢性肾脏疾病；
（8）创伤、大手术、长期住 ICU、长时间机械通气、体内留置导管、血液或腹腔透析、全胃肠外营养和长期使用广谱抗生素等（任何 1 项）
二、临床特征
1. 症状和体征
（1）上呼吸道感染症状，如：畏寒、咽痛、鼻塞、喷嚏、全身不适等；
（2）头痛、恶心、呕吐；
（3）发热；
（4）脑膜刺激征和锥体束征阳性；
（5）眼部症状，如：弱视、复视、斜视、畏光、眼球震颤、眼球外展受限、瞳孔大小不等、视网膜炎、视乳头水肿、视神经萎缩等；
（6）神经精神症状，如抑郁、淡漠、易激动以至喊叫、谵妄、癫痫大发作、意识朦胧、昏迷等；
（7）失明、失聪等；
（8）大汗等
2. 脑脊液特征
（1）脑脊液常规检查外观澄清，有大量隐球菌时可混浊；
（2）脑脊液压力常明显增高，多大于 300mmH_2O；
（3）细胞学检查 90% 以上的患者脑脊液白细胞计数均有增高，数目主要在 50~500/cm^3，初期以中性粒细胞为主，后期以淋巴细胞为主；

续表

(4) 生化检查初期没有明显变化,后期会有糖和氯化物的降低,蛋白的升高
3. 影像学(颅脑 MRI)结果
(1) 肉芽肿、脑囊肿,以及脑水肿、脑积水等表现;
(2) 血管周围间隙(Virchow-Robin spaces,VRS)增宽和胶状假囊形成
三、微生物学检查
(1) 脑脊液墨汁染色、迈格姬染色(May-Grunewald-Giemsa,MGG)、阿利新兰染色等检测发现隐球菌;
(2) 隐球菌培养见隐球菌生长
四、分子生物学检查
(1) 隐球菌抗原检测阳性:乳胶凝集、胶体金法、ELISA 法定量检测;
(2) 隐球菌抗体检测阳性;
(3) DNA 检测,如 PCR、二代测序等检测到隐球菌 DNA
五、组织病理
PAS 染色检测到隐球菌

1. 确诊隐球菌性脑膜炎 至少符合 1 项宿主因素和/或 2 项临床特征及下列 1 项微生物学(脑脊液培养或涂片隐球菌阳性)或组织病理学检测到隐球菌阳性。

2. 拟诊隐球菌性脑膜炎 至少符合 1 项宿主因素,临床特征中的 2 项以及分子生物学中的 2 项(其中 1 项隐球菌抗原检测阳性)。

3. 疑诊隐球菌性脑膜炎 至少符合 1 项宿主因素,临床特征中的 2 项,抗结核治疗无效。

【治疗】

根据是否合并获得性免疫缺陷综合征(艾滋病),隐球菌性脑膜炎的治疗目标不完全相同,对于非艾滋病合并的隐球菌性脑膜炎患者,其抗真菌治疗通常分为诱导治疗和巩固治疗两个阶段。

1. 抗真菌药物

(1) 两性霉素 B:是目前药效最强的抗真菌药物,但因其不良反应多且严重,主张与 5-氟胞嘧啶或氟康唑联合治疗,以减少其用量。成人使用两性霉素 B,初始剂量为 1mg,加入 10% 葡萄糖液 250ml 内静脉缓慢滴注,滴注时间不少于 6~8 小时,第 2 和第 3 天各为 2mg 与 5mg,加入 10% 葡萄糖 500ml 缓慢滴注。若无严重反应,第 4 天可将剂量增至 10mg,并以后每日递增 5mg,至 25~40mg/d(最高剂量 50mg/d)疗程一般 3~4 个月,总剂量 3~4g。两性霉素 B 副作用较大,可引起高热、寒战、血栓性静脉炎、幻觉、头痛、恶心、呕吐、血压降低、低钾血症、氮质血症等,偶可出现心律失常、癫痫发作、白细胞或血小板减少等。两性霉素 B 静滴时通常使用深静脉置管或外周中心静脉导管(PICC),以减少血栓性静脉炎,并注意预防和治疗固性低血钾。

对于两性霉素 B 治疗效果不佳或不能耐受的患者,可使用鞘内注射。应从小剂量开始,首次为 0.05~0.1mg,逐渐增加至每次 0.5~1mg,每周给药 2~3 次,总量 15mg 左右。鞘内给药时宜与小剂量地塞米松同时使用,并需用脑脊液反复稀释药液,缓慢注射以减轻药物反应。

(2) 两性霉素 B 脂质体:是两性霉素 B 与脂质体的结合物。在保持了两性霉素 B 的治疗作用的同时,其副作用显著减低,因此可以作为两性霉素 B 的替代。起始剂量:0.1mg/(kg·d),用注射用水稀释溶解并振荡摇匀后加至 5% 葡萄糖 500ml 内静脉滴注,滴速不得超过 30 滴/min;如无毒副反应,第 2 日开始剂量增加 0.25~0.50mg/(kg·d),剂量逐日递增至 1~3mg/(kg·d)。输液浓度≤0.15mg/ml 为宜;总剂量为 1~5g。

(3) 氟康唑(fluconazole):为广谱抗真菌药,耐受性好,口服吸收良好,血及脑脊液中药浓度高,对隐球菌脑膜炎,氟康唑初始剂量 400mg 静脉滴注,病情好转后可改为口服。不良反应较少,主要为恶心、腹痛、腹泻、胃肠胀气、粒细胞减少、肝功损害及皮疹等。

(4) 5-氟胞嘧啶(flucytosine,5-FC):可干扰真菌细胞中嘧啶生物合成。单用疗效差,且易产生耐受性,与两性霉素 B 合用可增强疗效。成人为每日 100~150mg/kg,儿童每日 100~200mg/kg 静滴或口服。反应有恶心、厌食、白细胞及血小板减少、皮疹及肝肾功能损害。

2. 治疗方案 目前对中枢神经系统隐球菌感染的治疗方法已基本达成共识,均是在两性霉素 B(或其脂质体)的基础上联合使用其他抗真菌药(包括氟胞嘧啶或氟康唑等)。并将抗真菌药物的使用分为诱导期和维持期。

非 HIV 感染的患者诱导巩固期经典治疗方法为:两性霉素 B[0.7mg/(kg·d)],加 5-氟胞嘧啶[100mg/(kg·d)],经 2 周的诱导期治疗,再予氟康唑(400mg/d),至少维持 10 周的巩固期治疗。诱导治疗 2 周后行腰椎穿刺检查脑脊液中隐球菌是否被杀灭。对于 2 周后脑脊液培养仍未转阴者,则需延长诱导期治疗,然后继续以氟康唑巩固治疗 6~12 周。对于不能耐受氟康唑的患者,可予以伊曲康唑(200mg,每日 2 次)替代。免疫功能低下的患者,采用上述治疗仍有 15%~20%的病例无效,需要延长治疗时间,诱导期可用两性霉素 B[0.7~1mg/(kg·d)],加 5-氟胞嘧啶[100mg/(kg·d)],6~10 周,巩固期采用氟康唑(400~800mg/d),至少持续 8~10 周。由于鞘内注射或脑室内注射两性霉素 B 的毒性反应较大以及给药困难,国外仅用于经系统性抗真菌治疗失败的患者以及辅助治疗。然而,我国对于不能耐受大剂量静脉应用两性霉素 B[0.7~1mg/(kg·d)]的隐球菌性脑膜炎患者,同时采用两性霉素 B(0.5~1mg,2~3 次/周,最多 15mg)鞘内注射也是常用的辅助治疗方案。维持期给予氟康唑(200mg/d)治疗 6~12 个月。接受氟康唑治疗却反复发作或不能耐受氟康唑的患者可选择注射两性霉素 B[1mg/(kg·d),1~3 次/周]。

通常认为,除临床症状和体征消失外,每周做一次脑脊液涂片和培养,连续 4 次阴性,脑脊液糖含量正常,且抗原检测阴性者方可考虑停药。其中部分患者脑脊液涂片可持续监测到隐球菌,并不代表患者处于活动期。

在 HIV 患者中病原体清除往往是失败的,长期控制感染并改善临床表现成为主要目的。因此其治疗包括诱导治疗、巩固治疗和维持治疗三个阶段。在有些治疗方案中,诱导和巩固治疗使用的抗菌药物相同,从而对其一并进行介绍:HIV 感染的患者初期可给予两性霉素 B[0.7~1mg/(kg·d)]与 5-氟胞嘧啶[100mg/(kg·d),分 4 次口服]联合应用 2 周或以上,个别不能耐受 5-氟胞嘧啶患者可单独应用两性霉素 B[0.7~1mg/(kg·d)],经 2 周成功的诱导治疗,再予氟康唑(400mg/d,每日 1 次)巩固治疗 8 周或者到脑脊液培养隐球菌转阴。严重肾功能损害或伴有多脏器功能受损的患者诱导期可使用两性霉素 B 脂质体,因其毒性较小。

3. 对症及全身支持治疗　颅内高压是隐球菌性脑膜炎最为严重的一个并发症,是早期死亡及远期致残的主要原因,所以积极防治脑水肿和脑积水是提高隐球菌性脑膜炎治愈率和减少后遗症的关键。常用方法:①脱水疗法,临床可用高渗药物,如甘露醇、高渗葡萄糖、甘油、白蛋白等提高血浆渗透压,减少脑脊液的容量,从而降低颅内压。②侧脑室穿刺及引流术:对于颅内压急剧增高的患者,脱水疗法多不能及时奏效,而腰椎穿刺减压对于颅内高压患者相当危险,故可行侧脑室穿刺引流,以防止脑疝发生。国外报道腰椎穿刺术对缓解颅内高压没有明显效果。③脑室-腹腔分流术:脑室脑膜粘连梗阻导致发生梗阻性脑积水可行脑室-腹腔分流术,手术必须在炎症基本控制的情况下进行,术前脑脊液检查基本正常。

第四节　围脑(脊)膜感染

围脑(脊)膜感染(parameningeal infection)是以病灶的解剖定位为分类标准下产生的一类局灶性感染性疾病,是发生在脑或脊髓硬膜外或硬膜下间隙的感染性病变,包括脓肿、渗出和积脓。在结合临床的情况下,符合该定义的疾病实体主要包括硬膜外脓肿(epidural abscess,EA)、硬膜下积脓(subdural empyema,SEM)和硬膜下渗出(subdural effusion)。其中颅内硬膜外脓肿(intracranial epidural abscess,ICEA)占所有颅内感染的 2%,颅内硬膜下积脓(intracranial subdural empyema,ICSEM)占到颅内感染的 15%~25%,是发病率仅次于脑脓肿(brain abscess,BA)的颅内局灶性感染性疾病。虽然二者发病率异质性明显,但均具有明显的危害性,若不及时干预则均可造成局灶性神经功能缺损、颅内压升高并往往存留永久性神经系统后遗症,重症病例可导致脓毒症甚至死亡。

一、颅内硬膜外脓肿

【流行病学和病因】

硬膜外脓肿可分为脊髓硬膜外脓肿(SEA)和颅内硬膜外脓肿(ICEA),在抗生素时代 SEA 发病率较 ICEA 高,这可能与脊柱手术、腰穿、静脉使用药物等频率增加有关。ICEA 好发于儿童和青少年,7~20 岁年龄组发病率明显高于其他组别,且男性较为多见,这和 SEA 发病的分布情况是类似的。急性细菌性鼻窦炎(acute bacterial rhinosinusitis,ABRS)、乳突炎、中耳炎、颞颌关节炎、颅骨骨髓炎,甚至皮肤感染均可引起相应部位的 ICEA。其中额窦感染是最常见的邻近原发感染灶,也是最常见的引起 ICEA 的原因。开放性颅脑创伤后感染或近期颅内/经鼻/经乳突外科操作伴随的菌落定植也可引起 ICEA。

【病原学】

依据 ICEA 脓液的细菌培养结果,目前认为大部分 ICEA 病例为混合感染,病原菌主要为链球菌属、葡萄球菌属、厌氧革兰氏阳性球菌和厌氧革兰氏阴性杆菌等。其中链球菌所占比例较大,尤以咽峡炎链球菌群最为常见。在由 ABRS 引起的 ICEA 中,厌氧菌培养阳性概率仅次于链球菌属;在神经外科手术相关的 ICEA 中,金黄色葡萄球菌和表皮葡萄球菌则是主要致病菌。除了上述常见病原体外,消化链球菌属、沙门菌属、克雷伯菌属、大肠埃希菌、枸橼酸杆菌属、流感嗜血杆菌、拟杆菌属、痤疮丙酸杆菌、结核分枝杆菌、烟曲霉菌或毛霉菌属均有从 ICEA 脓液中分离并培养阳性的案例。这种病原菌谱的特征和 ABRS 的病原菌谱的演变是吻合的。在过去 ABRS 的主要致病菌为肺炎链球菌、流感嗜血杆菌和卡他莫拉菌等。但近年来 ABRS 的主要致病菌正在发生转化,据报道草绿色链球菌(咽峡炎链球菌群、血液链球菌和口腔链球菌等)和葡萄球菌已成为多数 ABRS 的致病菌,尤其是在儿童患者中,这可能与肺炎链球菌疫苗的使用有一定关联。厌氧菌仍被认为只出现在少部分案例中,但也有研究显示其所占比例在儿童患者中并不可忽视,在抗生素选用时需要加以考虑。需要注意的是,虽然 ABRS 和由 ABRS 引起的 ICEA 在致病菌上具有较高的相似性,但从两处病灶的细菌培养结果来看,二者并不是等价的,也不能由副鼻窦的微生物学结果直接替代 ICEA 的培养。如副鼻窦病灶处标本培养出梭菌属或普氏菌属细菌与硬膜外脓肿引流后脓液再积聚相关,但此时在颅内标本中往往不一定能培养出同样的微生物;同样,副鼻窦处标本若经培养后呈现混合感染也与引流后脓液再积聚有关,但颅内标本呈现混合感染则与脓液再积聚无明显相关性。这可能与引起 ABRS 众多微生物的穿透颅骨能力不同、在颅内硬膜外隙定植的能力不同以及标本例数较少等因素有关。

【临床表现】

虽然大多数可明确诊断的 ICEA 在影像学上可表现为明显的局限性硬膜外隙液体积聚,伴或不伴有周围脑膜和脑组织炎性反应,但由于 ICEA 的发展多较缓慢且隐匿,其临床表现往往并不明显,且多为非特异性症状如发热、钝性头痛、颈部疼痛、恶心、呕吐、精神状态改变等,持续数天。较 ICSEM 而言 ICEA 症状明显较轻,再加上此时医师多聚焦于副鼻窦、耳部或其他部位的原发感染,故 ICEA 早期多难以被诊断。随着疾病进展,患者可逐渐出现典型的神经系统表现,包括癫痫、脑膜刺激征、轻偏瘫、脑神经受累等。此外,由于 ICEA 紧邻颅骨,还可向外突破颅骨引起明显颅外局限性炎症反应如额部帽状腱膜下脓肿、眶周水肿和眶周蜂窝织炎等。在一项纳入了 82 例患者的临床研究中,统计了几种常见症状和体征出现的频率:其中发热(57%)、帽状腱膜下脓(46%)、眶周水肿(40%)、头痛(37%)、脑膜刺激征(35%)和癫痫(11%)等出现频率较高,而其他局灶性神经系统征象一共只有 4.9% 的发生率,且往往根据 ICEA 形成的部位仅表现出部分征象,如发生在岩尖部的 ICEA 可引起同侧第 5、6 脑神经受累,表现为同侧面部疼痛和眼外直肌瘫痪(Gradenigo 综合征);发生于幕下部位可引起枕部疼痛;压迫乙状窦还可引起颅内高压表现;发生于额顶叶附近的容积较大的 ICEA 甚至有引起抑郁样表现的报道。需要注意的是若 ICEA 继发于手术操作或外伤,其主要症状和体征的分布会发生变化,伤口/切口感染(95.7%)、脑病样表现(44.7%)、发热(34.8%)和头痛(17.4%)占发生率的前列。因此,神经外科术后或外伤清创术后,若伤口本身感染风险较小,术后处理得当,但仍发生伤口感染的情形时需要及时考虑感染邻近部位 ICEA 的可能。理论上脓肿始终局限在硬膜外隙是有可能的,这也是 ICEA 和 ICSEM 在影像学上鉴别的重要依据;但多数情况下若不加干预,脓肿会经引流静脉或直接侵蚀硬膜向内,引起硬膜下积脓、化脓性脑膜炎、脑脓肿,甚至化脓性静脉窦血栓形成等严重并发症。而由于 ICEA 本身症状大多不具有特异性,故已确诊或高度怀疑的 ICEA 患者若突然出现明显脑膜刺激征、癫痫发作、精神状态改变或昏迷时,应考虑病变突破硬膜引起其他并发症的可能。

【辅助检查】

围脑(脊)膜感染诊断的确立往往建立在特异的影像学表现之上。对于 ICEA,颅脑 CT 扫描上可见病灶为低衰减性的轴外占位性病变;增强扫描可见病灶内侧边缘明显增厚强化,这是由于病灶内侧边缘为处于炎症期且被脓液推挤移位的硬膜。ICEA 病例中的硬膜在 CT 上往往比 ICSEM 病例中更厚、增强更为明显且轮廓更不规则。ICEA 在 MRI T_1 上表现为等信号,在 MRI T_2 上表现为高信号的病灶;增强扫描可显示增厚的硬脑膜,由此可与无菌性包裹性积液如蛛网膜囊肿或慢性硬膜外血肿相鉴别。MRI 对副鼻窦或耳源性感染引起的 ICEA 较为敏感,早期即可精确地识别并描绘出少量脓液积聚,对在 CT 上无明显改变的小型囊腔形成也有一定的识别率。MRI 的高敏感性得益于脓液信号与周围颅骨、脑组织和脑脊液信号存在较高的对比度,如在 T_1 上脓液较脑脊液信号稍高,而在 T_2 上二者信号对比更为明显;而无菌性积液则多和脑脊液呈等信号。此外,MRI 也规避了颅骨在 CT 上可能造成条形伪影干扰读片的风险,使得紧邻颅骨的病灶得以清晰地显像。继发于神经外科手术或外伤后的 ICEA 不仅在临床表现上较由副鼻窦或耳源性感染引起者不典型,其影像学诊断也较为困难。由于手术或外伤为脓液积聚提供了空间,其周围组织的炎性反应不如其他病例显著。CT 上病灶呈低密度的轴外病灶,增强扫描时同样可见病灶内侧缘增厚和增强,同时病灶附近脑组织水肿及占位效应轻微。这类病例临床和影像学上表现较轻的原因可能与之前的手术或创伤在腔隙和脑实质之间形成了不连续的膜样结构,从而限制了感染向脑实质的蔓延有关。MRI 对此类病例与无菌性积液的鉴别同样优于 CT,其病灶在 T_1 和 T_2 上均呈等信号,和大多数慢性血肿有所区别。

与 SEA 不同,ICEA 的病原获得更依赖于手术或引流过程中病灶组织提取而非血培养,这使得前期抗生素经验性治疗开始的时机和药物选用变得更为重要。而腰穿对 ICEA 的诊断帮助较小,一方面是多数病例的 CSF 常无阳性发现或不具有特异性;另一方面腰穿可能使部分颅内压偏高的患者出现脑疝。因此,对于高度怀疑或已经确诊 ICEA 的患者不推荐常规行腰穿检查。

【抗生素治疗】

目前 ICEA 的抗生素治疗多建立在手术或引流的基础上,只有少数体积较小且不伴有明显神经系统症状或体征的患者可在密切监控下用抗生素治疗,且需定期复查影像学改变,一旦出现病情进展或脓肿无明显吸收迹象,仍需外科干预。但由于 ICEA 起病隐匿,大多数患者在明确诊断时已不具有单用抗生素治疗的指征。但在获取病原学证据前,经验性抗生素治疗的方案和时机仍是影响患者预后的关键因素。针对不同的前驱病理情况抗生素选择有所不同:若为继发于 ABRS 等副鼻窦感染的 ICEA,多选用头孢噻肟/头孢曲松+甲硝唑;若为继发于手术或创伤后则多选用万古霉素+美罗培南,酌情考虑使用抗铜绿假单胞菌的药物,可将头孢噻肟/头孢曲松更换为头孢他啶/头孢吡肟。一旦获得培养结果则迅速依据药敏结果更改用药方案,疗程一般为 4~8 周,前 2 周静脉应用,后 2~6 周可依据临床及影像学改变决定是否改为口服维持。若首次培养结果为阴性,不应中断经验性抗生素治疗,而应持续治疗至症状或影像学好转,并同时再次取标本培养。

二、颅内硬膜下积脓

【流行病学和病因】

颅内硬膜下积脓(ICSEM)是较 ICEA 更为常见的颅内感

染，其占颅内化脓性感染的15%～25%。若为独立发生，70%左右的患者发病年龄在20～30岁；在作为感染性疾病的颅内并发症时，其和大多数其他颅内并发症一样具有明显的性别偏好，男女比例为3∶1；若只考虑作为ABRS的并发症，男女比例约为8∶1。有研究指出ABRS也是ICSEM最重要的诱因，41%～67%的ICSEM由ABRS诱发；但另一些研究显示ICSEM的主要诱因与患者的年龄相关，对于年长儿和成年人而言耳源性感染为主要诱因，而对婴幼儿来说ICSEM主要与细菌性软脑膜炎相关。继发于耳源性感染的ICSEM发病平均年龄为26.9岁（范围6个月～79岁），男性比例稍高于女性（58% *vs.* 42%）。急性中耳炎（acuteotitis media，AOM）和慢性中耳炎（chronic otitis media，COM）是常见的耳源性感染，但事实上由AOM和COM引发的ICSEM并不多见；而继发于急性乳突炎的ICSEM则更为罕见，因此也常被临床工作者忽视。在并发于AOM或COM的ICSEM病例中有相当一部分伴有中耳胆脂瘤的存在（18% *vs.* 78%），这可能与胆脂瘤对岩骨骨质侵蚀作用有关。但即使不合并胆脂瘤，中耳鼓室和颅腔仅由一层菲薄的鼓室盖相隔，还有数量不等的穿支静脉引流鼓室内黏膜的静脉血穿过鼓室盖后汇入岩上窦，因此中耳内的感染灶可以直接通过破坏骨质或经穿支静脉进入硬膜下腔。而位于岩骨深部的乳突气房（air-cells）和颅后窝的硬膜也仅有很薄的骨质分隔，故而乳突感染可通过与AOM、COM类似的蔓延方式侵袭颅后窝的硬膜下腔。除此之外，头颅开放性创伤、神经外科手术、颅骨骨髓炎和血流感染的播散均是ICSEM的可能原因，随着神经外科手术的增加，有研究提示医源性感染（44%）已经超过ABRS（28%）和耳源性感染（14%）成为ICSEM的最主要诱因。

【病原学】

研究表明大部分ICSEM病例为单一菌种致病，但也有案例提示混合感染，且其中并无明显占优势的菌种，但咽峡炎链球菌群仍存在于大部分案例中。葡萄球菌属和革兰氏阴性厌氧杆菌也在多数标本中培养阳性。与其他原因引起的ICSEM相比，厌氧菌更多地存在于由副鼻窦感染引起的病例中。有学者认为由于多数培养结果以厌氧菌为主且无肺炎链球菌、卡他莫拉菌和流感嗜血杆菌等，提示有相当部分的ICSEM来源于急性或慢性细菌性鼻窦炎。但继发于神经外科手术或异物植入后的ICSEM主要致病菌则为葡萄球菌和革兰氏阴性杆菌，偶有革兰氏阳性杆菌（如痤疮丙酸杆菌）致病的报道，且起病时间在手术数周后，与多数病例的起病时间存在差异。在新生儿人群中软脑膜炎是ICSEM的重要诱发因素，因此在该人群中本病主要致病菌与引发软脑膜炎者类似，多为肺炎链球菌或流感嗜血杆菌。除此以外，沙门菌、沙雷菌属、脑膜炎奈瑟菌、多杀巴斯德菌、以色列放线菌等均有引起ICSEM的报道；在东南亚地区革兰氏阴性需氧杆菌引起ICSEM的比例较高，尤其是肺炎克雷伯菌，鉴于产超广谱β-内酰胺酶（ESBL）克雷伯菌的流行，在抗生素选用上需要引起重视。

AOM作为引发ICSEM的重要原因，其致病菌类型理应受到关注。有文献表明耳源性感染所致的ICSEM的主要病原体为链球菌和凝固酶阳性葡萄球菌，但这与当下AOM的病原学却不完全符合：在肺炎链球菌疫苗推广之前，肺炎链球菌的确是最常见的引发AOM的病原体，继之以流感嗜血杆菌和卡他莫拉菌；但在疫苗广泛应用之后，肺炎链球菌引起的AOM明显减少，同时流感嗜血杆菌所致病例增多，已成为目前最常导致AOM的病原体。COM的病原谱与AOM有所区别，金黄色葡萄球菌和铜绿假单胞菌常见于COM而少见于AOM，此外凝固酶阴性的葡萄球菌和变形杆菌属也有多个病例报道。而急性乳突炎虽为AOM最常见的岩骨内并发症，但当其向颅内播散引起ICSEM时，除常见的AOM病原体外尚需考虑铜绿假单胞菌、凝固酶阴性葡萄球菌和变形杆菌属致病的可能。

【临床表现】

虽然和ICEA在病因学、病原学及解剖位置上有诸多类似，但ICSEM的临床与ICEA差异较大。由于早期脓液积聚时症状不明显、原发感染灶临床表现较为突出或未发现明显的原发感染，多数ICSEM在初期难以被及时识别。多数情况下，患者在出现神经系统危重症状或体征前数周到数日有轻至中度非特异性表现，如头痛、发热、呕吐或乏力等。若ICSEM继发于手术或外伤，此类非特异性症状程度可能更轻微，并在一段时间内无明显进展。随病情进展，ICSEM患者逐渐表现出颅内压增高、脑膜激惹和脑炎三方面主征，可表现为剧烈头痛、视乳头水肿、喷射样呕吐、癫痫大发作、前囟隆起（新生儿）、脑膜刺激征阳性、意识水平改变等。需要注意的是ICSEM患者发生癫痫的概率高达25%～80%，尤其是在儿童患者（40%），是所有颅内局灶性感染性疾病中发病率最高者。上述症状一旦出现多进展迅速，并可伴有依病灶部位而异的定位性神经系统征象：发生于颅底的ICSEM可引起脑神经损害，额叶附近的病灶可引起情绪改变，大脑镰旁病变可致下肢无力或局灶性癫痫发作，枕叶附近的病变可有双侧同向偏盲，而共济失调和眼震多提示幕下病变等。对于脑脊液检查无明显或轻度异常，但临床表现却十分严重或伴有明显局灶性神经系统征象的患者，应仔细排查是否存在可能引起ICSEM的原发疾病，必要时行头部影像学检查。神经系统症状出现后的快速进展是本病的典型特征，因硬膜下隙并无解剖结构限制感染的扩散，故广泛累及一侧大脑半球外侧面的病例并不罕见，并有发展为脓毒症及感染性休克的风险，因此需要尽快明确诊断和及时干预。偶有慢性或亚急性ICSEM报道，这类情况多发生于慢性副鼻窦感染、颅脑外伤或手术后以及有ICSEM病史者，主要表现为脑积水、程度不同的偏瘫和反复发作的癫痫，这可能与慢性炎症造成的瘢痕压迫正常脑组织、阻碍脑脊液回流或形成胶质细胞性癫痫灶有关。

【辅助检查】

早期ICSEM病例在颅脑CT上通常不会发现液体积聚，因此往往需要多次CT复查。脓液积聚至一定量后，CT平扫上表现为大脑半球外侧面或半球交界处新月形等信号病灶，增强后可发现病灶外缘线性强化，邻近病灶的脑实质或软脑膜也可强化，提示脑膜炎、脑炎或静脉炎。与ICEA不同的是，ICSEM病灶附近的脑实质多有较明显的占位效应，主要表现为灰-白质交界处向内移动。但此类占位效应主要是由脑组织自身缺血和水肿所致，而并非受到硬膜下脓液的挤压，证据是同时可见脑沟变浅或脑池容积减小，以及同脓液体积不成正比的同侧脑实质受挤压程度甚至中线偏移。发生在大脑镰处的 ICSEM 在 CT 上表现为大脑镰增厚和不规则增强，伴有大脑镰旁梭形液体积聚。

颅脑 MRI 较 CT 在诊断 ICSEM 上有几大优势：首先 MRI 对大脑表面解剖和病灶具体位置呈现更为清晰，也有助于发现早期脑实质内水肿、缺血灶；其次 MRI 更易于鉴别 ICEA 和 ICSEM，病灶内缘的低信号带只见于 ICEA；最后如 ICEA 与无菌性积液鉴别类似，由于脓液的蛋白含量高于脑脊液或囊肿内液体，其在 T_1 和 T_2 上信号均高于脑脊液。此外，ICSEM 患者复查时多选用 MRI，因大脑镰旁或颅中窝附近的病变易出现脓液再积聚并往往需要再次引流或手术，而 MRI 检查可通过冠状面扫描更好地显示这些位置的病灶，且能避免颅骨造成的条形伪影。

腰穿在 ICSEM 诊断中的意义不甚明确。除了继发于细菌性脑膜炎的婴幼儿 ICSEM 患者，多数病例的脑脊液标本很难发现微生物的存在。多数情况下脑脊液白细胞计数可有不同程度升高，但也有研究提示其脑脊液标本中白细胞数目约在 $0\sim5/cm^3$；白细胞分型变异度也较大，虽然大部分病例以多形核细胞增多为主，但仍有 40% 的患者脑脊液中以单核细胞增多为主。需要注意的是，脑脊液蛋白含量正常往往提示 ICSEM 诊断有误，因硬膜下隙的脓液积聚几乎一定会导致蛛网膜炎症反应。另外，由于 ICSEM 中脑实质受挤压较 ICEA 更为严重，腰穿导致脑疝的风险也随之上升，已有数例腰穿后短期内死亡的报道，故对 ICSEM 患者亦不常规行腰穿。

血常规、颅脑 X 线片对诊断 ICSEM 意义均不大。大部分患者可有血白细胞数目增多，而头颅 X 线片除了提示副鼻窦炎、乳突炎或新生儿颅缝增宽外并无其他特征性表现。对新生儿而言，经颅超声可以诊断位于大脑半球外侧的 ICSEM，并对 ICSEM 和反应性积液有一定的鉴别能力。在 CT 广泛应用之前，脑动脉造影（cerebral arteriography）常被用于诊断 ICSEM，由于其对大脑镰旁 ICSEM 的高灵敏度，在 MRI 条件不允许的情况下，目前还可用于诊断，但因脑动脉造影对颅后窝的病变灵敏度欠佳，因此施行该操作前需要临床医师的仔细评估。

【抗生素治疗】

ICSEM 的经验性治疗方案与 ICEA 基本相同。由于其多为神经科急症，单用抗生素的可能性更小，目前推荐在外科引流后继续应用 3~4 周。有研究提出硬膜下隙抗生素灌洗的治疗方式，但对于该方法尚未达成一致看法，且疗效并不肯定。

三、化脓性硬膜窦血栓形成

【流行病学和病因】

大脑静脉窦血栓形成（cerebral venous sinus thrombosis，CVST）是卒中里相对少见的类型，所占比例不到所有卒中病例的 1%。在抗生素广泛应用后，化脓性硬膜窦血栓形成（SDST）更是 CVST 的少见类型，涉及全年龄段患者的临床研究显示，由感染引起的 CVST 仅占所有病例的 8.2%，且在不同年龄段的人群中 SDST 占 CVST 的比例表现出一定的差异性：在成年患者中 SDST 占 CVST 的比例在抗生素的广泛应用后已将下降至 6%~12%，但在儿童患者中这一比例却明显升高达到 27%，其中头面部感染导致 SDST 的患儿占 CVST 的 18%，全身性感染（败血症）导致 SDST 的患儿占 CVST 的 9%。有研究甚至报道儿童 CVST 病例中有 40% 与 SDST 相关。在儿童患者中，新生儿和非新生儿虽然 SDST 占 CVST 的比例差异不明显（26% *vs.* 27%），但两个群体的感染源差异较大，新生儿患者的感染源主要为全身性感染（61%），而非新生儿的感染来源主要为头面部感染（84%），这与头面部感染与败血症在儿童群体中的发病率的年龄差异性也基本吻合。需要注意的是，虽然整体而言 SDST 占 CVST 的比例偏低，但海绵窦血栓形成（cavernous sinus thrombosis，CST）却几乎全部为感染性因素（尤其是蝶窦和筛窦感染）造成的 SDST，耳源性、牙源性和咽源性感染也有不同程度的参与。CST 即使是在当下病死率仍高达 20%~30%，是需要即刻处理的神经科重症。同 ICEA 和 ICSEM 类似，副鼻窦的原发感染可通过直接侵犯和经引流静脉两种渠道进入海绵窦，其中后者是更为主要的扩散途径。病原菌可通过导致引流静脉的化脓性静脉炎而引起原位血栓形成，或最初就以脓栓的形式进入海绵窦并被窦中的小梁状结构拦截，而后在海绵窦中引起 SDST。耳源性感染如中耳炎、乳突炎等更倾向于引起耳源性横窦血栓形成（otogenic lateral sinus thrombosis，OLST），有研究表明 50% 的 OLST 患者有近期或合并 AOM 病史，另外 50% 的患者虽没有耳源性感染的症状或体征，但由于 OLST 起病后神经系统表现明显且进展迅速，多在进行影像学检查时发现中耳或乳突存在不同程度的病理改变。有文献报道 COM 或慢性乳突炎也可导致 OLST，且这部分患者多隐匿起病，进展缓慢，不会出现典型的急性颅内压升高的征象。

【病原学】

大多 SDST 案例由单一病原菌引起，最主要的为葡萄球菌属微生物，其中金黄色葡萄球菌最常见，在 60%~80% 的病例中均有参与，此外表皮葡萄球菌、路邓葡萄球菌等也常有报道；而链球菌属（尤其是咽峡炎链球菌群）、革兰氏阴性杆菌和厌氧菌等也在少数病例中成为主要致病菌。在患者存在免疫功能缺陷（如 2 型糖尿病、终末期肾病、移植术后患者等）或患有血液系统恶性肿瘤时，真菌性 SDST 发病率明显升高，诸如曲霉菌、毛霉菌、球孢子菌等都被报道在患者标本培养中呈阳性。另外，SDST 的致病菌种类和其发生的部位显著相关，由于横窦/乙状窦 SDST 多由耳源性感染引起，其致病菌与中耳炎（尤其是 COM）、乳突炎等原发疾病类似，主要为流感嗜血杆菌、铜绿假单胞菌、克雷伯菌属、肺炎链球菌等，葡萄球菌也有一定的阳性率，但并未占主导地位。CST 主要由副鼻窦感染和头面部皮肤感染引起，因此葡萄球菌属（70%）和链球菌属（20%）为主要病原菌，偶有革兰氏阴性杆菌、厌氧菌的报道。由于 CST

在 SDST 中占较大比例，因此 SDST 总体病原学分布于 CST 更加相近。

【临床表现】

SDST 作为血管内部的病变，与传统围脑膜疾病在病因学、病原学上有诸多类似的同时还拥有许多血流感染的特点。与 ICEA 和 ICSEM 相比，其起病急，进展迅速，从原发感染灶症状出现到发展成 SDST 往往只需 1 周左右。免疫功能抑制的患者可能由于自身免疫反应度偏弱、病原菌中真菌所占比例相对较高等原因，平均在头痛出现 17 天后才表现出典型的 SDST 症状。患者多表现为全身中毒症状，包括高热、虚弱、程度不同的头痛、心动过速和低血压等，这些症状在疾病早期即可出现且程度较重，反映出本病血流感染的特性。而神经系统特征性症状则依 SDST 形成部位的不同有极大的区别。CST 开始时多为单侧，表现为与原发感染灶同侧的眼球突出、上睑下垂、球结膜水肿、第三/四/六对脑神经（偶有第五对脑神经）受损和视力下降等，并可在 24~48 小时内波及对侧眼。横窦血栓形成（lateral sinus thrombosis，LST）表现不如 CST 急骤，主要表现为病变同侧头面部痛、耳部疼痛、颈项疼痛、复视、眩晕和第五/六对脑神经受损等，其中第六对脑神经尤为常见，而第五对脑神经功能障碍主要累及第一支和第二支。乙状窦血栓形成（sigmoid sinus thrombosis，SST）也可出现偏侧头痛、颈项痛和复视，若血栓蔓延至同侧颈内静脉，可表现为沿胸锁乳突肌前缘的疼痛和压痛。上矢状窦血栓形成（superior sagittal sinus thrombosis，SSST）的症状主要为癫痫和偏瘫。除了部位特异性症状外，SDST 的常见神经系统表现还有颅内压升高征象（如视乳头水肿、喷射性呕吐等）、意识状态改变、颈项强直等，癫痫可存在于各类 SDST 中，其中 SSST 发生率较高，而 CST 患者只有不到 1/4 出现癫痫。

【辅助检查】

高分辨率 CT（high-resolution CT，HRCT）被应用于诊断 SDST 时间已较长。在 CST 诊断中，HRCT 增强扫描可发现窦内充盈缺损或血窦向外侧膨出的征象；除此以外，HRCT 还可分析原发感染灶向周围的浸润情况，如判断蝶窦骨质完整度等，在观察骨性结构的破坏程度时，HRCT 优于 MRI。采用 3mm 层厚的 HRCT 行颅脑扫描以诊断 CST 时，除上述直接征象还可见海绵窦内不均匀强化、窦外侧壁明显强化、患侧球后脂肪密度增高及突眼、患侧眶下静脉增粗等间接征象，尤其是眶下静脉增粗高度提示同侧 CST。MRI 在 SDST 的诊断中的应用有普遍化的趋势，尤其是在 CST 的病例中，冠状位薄层 MRA 和 MRV 可提供 HRCT 中难以辨别的海绵窦周围软组织的病理状态。近期发表的比较 CT/CTV 和 MRA/MRV 在 CST 诊断中优劣的综述表明，CT/CTV 的灵敏度达到了 95% 的同时特异度也达到了 91%，但 MRA/MRV 的灵敏度和特异度甚至更优，其倾向于在条件允许的情况下使用后者进行诊断。磁共振 Ga 闪烁扫描可见感染性 CST 区域摄取明显增加。脑动/静脉血管造影在 CT 和 MRI 普遍应用前是诊断 SDST 的主要手段，但由于其为侵入性检查且可能造成二次血流感染，目前仅在 CT 和 MRI 均无法及时应用时才考虑用于 SDST 的诊断。

SDST 患者血培养阳性的概率（70%）一般高于脑脊液培养阳性（20%），后者多见于合并有细菌性脑膜炎者，并伴有脑脊液白细胞数增加和蛋白含量升高。糖含量下降见于 35% 的病例中。血常规多可见白细胞数升高，但缺乏特异性。

【抗生素治疗】

SDST 的经验治疗药物选用与传统围脑膜感染类似，但由于其多伴有血流感染的特征，疗程往往需要适当延长至 3~8 周。对于中毒症状严重者，推荐头孢曲松+万古霉素+甲硝唑的方案，其中头孢曲松 2g 静脉注射每 12 小时 1 次，万古霉素 750~1 000mg 静脉注射每 12 小时 1 次，甲硝唑 7.5mg/kg 静脉注射每 6 小时 1 次；三代头孢+萘夫西林+甲硝唑的方案可在 MRSA 感染性较小的前提下使用，但由于耐药肺炎链球菌、肠球菌等分离阳性率的升高，后一种方案的失败率正在升高。

无论是传统意义上还是纳入了 SDST 的围脑膜感染都是神经科急症，尤其是 ICSEM 和 SDST，若不及时处理都将引起极其严重的后果。三者在病因学、病原学和解剖位置上的相似性使人们将其列入一个疾病谱成为可能。目前，大部分围脑膜感染都需要外科介入才可以实现根除感染，但抗生素的治疗却是贯穿始终的，无论是经验治疗还是引流后的巩固治疗，其方案和疗程的调整都直接影响患者的预后。目前三者经验性治疗的抗生素选用比较雷同，并未考虑到 SDST 存在血流感染特征而其余二者不直接入血的特征；同时目前的指南仍建议抗生素选用具有一定透过血脑屏障能力的品种，这大大减少了可选药物种类，若患者存在对某类药物过敏的情况则容易陷入无药可用的窘境。但事实上围脑膜感染并不是发生在血脑屏障内，故在今后抗生素治疗方案有待改善。

第五节　脑　脓　肿

脑脓肿（brain abscess）是指化脓性细菌感染引起的化脓性脑炎、慢性肉芽肿及脑脓肿包膜形成，少部分也可是真菌及原虫侵入脑组织所致。脑脓肿患者以男性较多见，以儿童及年轻人多见。

【发病机制】

1. 邻近部位化脓性感染

（1）耳源性脑脓肿：最多见，约占脑脓肿的 50%。继发于慢性化脓性中耳炎、乳突炎。感染系经过两种途径：①炎症侵蚀鼓室盖、鼓室壁，通过硬脑膜血管、导血管扩延至脑内，常发生在颞叶，少数在顶叶或枕叶；②炎症经乳突小房顶部，岩骨后侧壁，穿过硬脑膜或侧窦血管侵入小脑。常见部位：颞叶（2/3）、小脑（1/3），顶叶、枕叶以及对侧少见；形态：多为单发，少数为单发及多房性；致病菌以变形杆菌和厌氧性链球菌为主。

（2）鼻源性脑脓肿：鼻源性脑脓肿由邻近副鼻窦化脓性感染侵入颅内所致。如额窦炎、筛窦炎、上颌窦炎或蝶窦炎，感染经颅底导血管蔓延颅内，脓肿多发生于额叶前部或底部。脓肿常见部位为额部、颞叶、垂体等；致病菌常为混合性细菌感染，以链球菌、肺炎球菌多见。

2. 血源性脑脓肿 约占脑脓肿的25%。多继发于身体其他部位感染，细菌栓子经动脉血行播散到脑内而形成，亦可逆行经胸腔、腹腔及盆腔的器官如肝、胆、膈下及泌尿生殖系统等的感染，由脊柱周围的无瓣静脉丛与椎管内相吻合的静脉进入椎管内静脉转移到颅内。面部三角区的感染灶由静脉回流至颅内也可能形成颅内感染。原发感染灶常见于肺化脓性炎症（如肺脓肿、支气管扩张症）、面部及头皮感染，牙周脓肿，颅骨骨髓炎，腹腔、胸腔感染，脓毒血症，细菌性心内膜炎，青紫型先天性心脏病等。血源性脑脓肿多分布于额、顶叶等大脑中动脉供血区，有的为多发性小脓肿。常见致病菌为金黄色葡萄球菌。

3. 外伤性脑脓肿 约占脑脓肿的15%。多继发于开放性脑损伤，尤其战时的脑穿透性伤或清创手术不彻底者。致病菌经创口直接侵入或异物、碎骨片进入颅内而形成脑脓肿。可伤后早期发病，也可因致病菌毒力低，伤后数月、数年才出现脑脓肿的症状。金黄色葡萄球菌较为多见。

4. 隐源性脑脓肿 原发感染灶不明显或隐蔽，机体抵抗力弱时，脑实质内隐伏的细菌逐渐发展为脑脓肿。常见致病菌为链球菌及葡萄球菌。经常见于免疫抑制状态的患者，如罹患慢性消耗性疾病、糖尿病、艾滋病、接受化疗、器官移植后行免疫抑制治疗、长期使用激素免疫抑制剂等。

【临床表现】

脑脓肿患者的临床表现多样，典型症状为头痛（69%）、发热（53%）和局灶性神经功能缺陷（48%），但只有20%的患者同时出现这三个症状。患者还可以表现为进行性的认知及行为功能障碍。其临床表现与炎症所处时期、脓肿部位、大小、单发或多发、病原菌毒力、病因、宿主免疫功能、脑水肿程度及颅内压等有关。

1. 颅内压增高症 颅内压增高原因：

（1）急性脑炎期严重的炎症性脑水肿。

（2）包膜形成期脑脓肿的占位效应及脑水肿。

临床以头痛（多为持续性的半侧疼痛）、呕吐、眼底视乳头水肿为主，其次有头晕、展神经瘫痪、缓脉等。

2. 局限性神经功能损害的症状及体征 与脑脓肿所在部位及所处时期有关；额、顶叶脓肿可见偏瘫、偏身感觉障碍，优势半球病变可出现失语；颞叶脓肿常见对侧视野缺损；小脑脓肿可见水平眼球震颤、患侧肢体共济失调等。

3. 原发感染灶的症状及体征 一般为低热，如为高热，需考虑合并脑膜炎存在。

4. 脑脓肿危象

（1）脑疝：颞叶钩回疝和小脑扁桃体下疝，常见于颞叶及小脑脑脓肿。

（2）脓肿破裂：脓肿一旦向皮质侧蛛网膜下腔或脑室破裂，可导致蛛网膜下腔积脓、脑膜炎及脑室炎辅助检查。患者呈昏迷、高热、抽搐或角弓反张，死亡率高。

【辅助检查】

1. 颅脑CT

（1）可以明确脑脓肿的部位、大小、所处时期等辅助检查。典型脑脓肿的CT征象包括：脓肿呈球形或椭圆形低密度区。

（2）邻近脑组织有不同范围的低密度区，是炎症性脑水肿。

（3）脑室系统因脓肿压迫产生变形及移位。

（4）增强扫描后可出现环形强化，明显增厚、变宽，脑室侧较薄弱，皮质侧较厚。环形影是包膜形成的征象。

（5）免疫抑制疾病患者因免疫力低下，所致的脑脓肿可无包膜形成。

2. 颅脑MRI 是诊断脑脓肿的主要手段，利用MRI的弥散加权成像（diffusion weighted image，DWI）和增强扫描可有效鉴别脑脓肿、囊肿、原发性或坏死性肿物。磁共振波谱分（MRS）和脑血容积测量也是重要诊断手段：①T_1加权像：脑脓肿坏死区表现为低信号强度，周围为等信号或高信号的薄环围绕，此为脓肿包膜，包膜外的低信号为水肿期；②T_2加权像：中心坏死区为高信号，包膜为低信号黑环，外周水肿为高信号；③增强MRI：能更清楚地分界脑脓肿的病理情况，明确脓肿部位，查清多房性、多发性脑脓肿，清楚显示中心脓肿坏死区，强化的环形包膜及区分围绕脓肿周围的脑水肿范围。

3. 其他 对脑脓肿诊断价值有限。血常规提示白细胞轻度升高，红细胞沉降率（血沉）增快，C反应蛋白（CRP）难以区分脑脓肿及占位；腰穿脑脊液蛋白轻度升高，腰穿有诱发脑疝的风险，故诊断明确的脑脓肿不宜行腰穿。

【诊断及鉴别诊断】

1. 诊断 根据原发性感染病灶、颅内压增高、局限性神经功能损害的体征以及CT、MRI表现等。病原体检查更有助于确诊，致病菌标本的获取：直接穿刺抽脓，耳源性、鼻源性从中耳炎、乳突炎的分泌物、脓汁，或原发感染灶获取标本，行需氧菌、厌氧菌培养及药敏试验。

2. 鉴别诊断

（1）脑肿瘤：肿瘤一般病程较长，无原发感染灶，必要时可行正电子发射体层成像（PET）进行鉴别。

（2）化脓性脑膜炎：主要是耳源性脑膜炎需要与耳源性脑脓肿相鉴别：脑膜炎表现为高热、脉速、脑膜刺激征阳性，神经影像学检查无占位性病变，腰穿脑脊液示三高一低，即压力、白细胞及蛋白高，糖低。

（3）化脓性迷路炎：与小脑脓肿相鉴别：化脓性迷路炎无头痛、眼球震颤、共济失调及强迫头位，眼底检查无水肿，CT、MRI检查无占位病变。

（4）硬脑膜下或外脓肿：病情急发展快，意识障碍及脑膜刺激征均明显，行CT、MRI能鉴别。

【治疗】

1. 抗生素治疗 应根据致病菌的种类，对细菌的敏感性和该药对血-脑脊液屏障通透性等选择抗生素，原则上应选用对致病菌敏感的，容易通过血-脑脊液屏障的药物，在细菌尚未检出之前，可按病情选用易于通过血-脑脊液屏障的广谱抗生素，待细菌培养和药敏试验出来结果后，予以适当的调整。

脑脓肿抗生素的使用与化脓性脑膜炎类似，一般静脉给药，但使用时间更长，且通常要考虑到混合感染，给予联合用药。脑脓肿摘除术后的抗生素使用应不少于2~4周。必要时根据病情亦可采用鞘内、脑室和脓腔内注射，常用鞘内注射抗生素：庆大霉素，1万~2万U，1~2次/d；阿米卡星，5~10mg，1次/d；多黏菌素，1万~5万U，1次/d。注射前应该明确该批次药物是否能够鞘内注射，并用生理盐水和脑脊液反复稀释，缓慢注射。

耳源性及鼻源性脑脓肿为需氧菌和厌氧菌混合感染，血源性脑脓肿为多种细菌感染，选用抗生素是应针对需氧菌和厌氧菌及革兰氏阴性菌有效的抗生素，故选用广谱抗生素，甲硝唑（杀灭厌氧菌）及第三代头孢菌素（头孢噻肟或头孢他啶或头孢曲松）（杀灭革兰氏阴性菌），革兰氏阳性菌使用半合成的青霉素或万古霉素。抗生素治疗应持续4~8周。

2. 激素治疗　在应用抗生素的同时，也可应用肾上腺皮质激素，以改善和调整血-脑脊液屏障的功能，降低毛细血管的通透性，减轻脑脓肿周围的脑水肿。但应注意，激素可抑制宿主的免疫功能，推迟脓肿包膜的形成，影响血脑屏障对抗生素的通透性，同时影响CT、MRI的成像，使脓肿环形影变淡、缩小，误认为脓肿好转。因此，激素仅用于严重的炎症性脑水肿及占位效应危及生命时。常用激素首选地塞米松，静脉滴入或肌内注射。视病情可加大剂量（5~10mg/d，2~3日），用药时注意检查血糖。

3. 脱水药物的应用　主要用来降低颅内压，缓解颅内压增高的症状，预防发生脑疝，常用脱水药物有高渗性脱水剂如甘露醇、甘油溶液，利尿药物如呋塞米、依他尼酸（利尿酸钠）等，用药同时应注意补钾，检测肾功能、酸碱和水电解质平衡。

4. 手术治疗　脑脓肿手术治疗的主要方法有：穿刺抽脓及脓肿切除等。对于有脑疝风险的脑脓肿、室周脓肿、直径≥2.5cm的脓肿，且患者状态可缓解机会较大，可考虑行神经外科手术治疗。若脓肿仅侵入脑皮质表浅，建议完整切除病灶。真菌、结核分枝杆菌、放线菌和诺卡菌感染的患者对抗感染药物反应性低，建议切除病灶。

（1）穿刺抽脓：此法简单易行，对脑组织损伤小。适用于脓肿较大，脓肿壁较薄，脓肿深在或位于脑重要功能区，婴儿、年老或体衰难以忍受手术，以及病情危急者，穿刺抽脓可作为紧急救治措施。

（2）导管持续引流术：为避免重复穿刺或炎症扩散，于首次穿刺脓肿时，脓腔内留置一内径为3~4mm软橡胶管，定时抽脓、冲洗、注入抗生素或造影剂，以了解脓腔缩小情况，一般留管7~10日。CT立体定向下穿刺抽脓或置导管引流技术更有其优越性。

（3）脓肿切除术：是最有效的手术方法。对脓肿包膜形成完好，位于非重要功能区者，多房或多发性脑脓肿，脓腔内有气的脑脓肿（细菌毒力强或与外界交通形成瘘），各种丝状真菌性脑脓肿，脑脓肿危象，外伤性脑脓肿含有异物或碎骨片者，均适于手术切除。脑脓肿切除术的操作方法与一般脑肿瘤切除术相似，术中要尽可能避免脓肿破溃，减少脓液污染。急性脑炎期脑脓肿，部位深或重要功能区脑脓肿不宜切除。

第六节　神经梅毒

梅毒（syphilis）是由梅毒螺旋体（Microspironema pallidum）感染所引起的一种慢性性传播性疾病，几乎可侵犯包括神经系统在内的全身各个器官，其临床症状和体征多样。当梅毒螺旋体入侵和累及神经系统时，称之为神经梅毒（neurosyphilis）。

【病因】

梅毒螺旋体，又称苍白密螺旋体（treponema pallidum），是一种小而纤细的螺旋状微生物（螺旋体），长度为5~20μm（平均为6~10μm），粗细<0.2μm，具有6~12个螺旋。苍白密螺旋体因其透明和不易被染色而得名，其主要特征为：①螺旋整齐，固定不变；②折光力强，较其他螺旋体更亮；③规律而缓慢地运动，通常围绕其长轴旋转并前后移动，或伸缩其螺旋间距而移动，或全身弯曲如蛇行。梅毒螺旋体在体外难以生存。煮沸、干燥、肥皂水以及升汞、石炭酸、酒精等一般消毒剂均可将其杀死。

本病传染源为梅毒的患者，其传播途径包括：

1. 性接触　为本病的主要传染途径。未经治疗的患者在感染后的1~2年内具有较强的传染性，随病期的延长其传染性会越来越小。

2. 垂直传播　梅毒的孕产妇可通过胎盘感染胎儿。一般认为感染多发生在妊娠4个月以后，孕妇所患梅毒的病程越短造成胎儿的损伤越重。病程越长传染性越小，病程超过2年而未经治疗的梅毒妇女，仍可传染胎儿，但8年或以上者的传染性很小。

3. 其他途径　如接吻、哺乳，接触有传染性的患者所污染的日常生活用品（如衣服、毛巾、剃刀、餐具及烟嘴等），甚至输血等也可导致感染，但其概率较低。

【临床表现】

1. 无临床症状性神经梅毒　患者通常无明显主诉，神经系统检查也无异常体征；但其脑脊液检查可有白细胞计数增多与蛋白含量增加，性病研究实验室（VDRL）试验呈阳性。

2. 脑膜血管性梅毒　多发病于梅毒感染后的5~12年。以脑膜、脊膜和局灶性脑、脊髓和/或脑神经、脊神经根受损症状为主要临床表现。

（1）脑膜梅毒：罕见。根据病情可见不同程度的脑膜和脑神经炎性症状和体征。

（2）脑血管梅毒：可表现为偏瘫及失语等局灶性脑受损症状和体征。

（3）脊膜血管梅毒：罕见。可见脊膜和局灶性脊髓和/或脊神经根受损症状和体征。

3. 麻痹性痴呆（general paresis of insane，GPI）　多发病于

梅毒感染后的15~20年内，主要是脑实质严重受损。可出现性格变化，注意力不集中，智力及记忆力逐渐减退甚至发展成为痴呆，情绪变化无常，常有夸大妄想、虚构和抑郁，以及震颤（多见于唇、舌及手部），阿-罗瞳孔（对光反射消失、调节反应存在），口吃及言语含糊，癫痫发作，肢体瘫痪及大小便失禁等症状。95%~100%患者的梅毒血清试验呈阳性，大部分患者的脑脊液VDRL试验呈阳性。

4. 脊髓痨 又称Abadie氏综合征，多发病于梅毒感染后的20~25年内。主要累及脊髓后索。在受损脊髓节段支配的体表或/和体内出现闪电样疼痛，病灶水平以下的躯干和肢体出现深感觉减退或消失（可出现典型的Romberg征阳性）、腱反射减弱或消失、感觉性共济失调和夏科氏关节病，同时还可出现内脏危象（胃、肠及直肠痉挛）、阿-罗瞳孔，低张力性膀胱排尿障碍（低张力性膀胱）以及性欲减退等症状。约70%患者的梅毒血清试验呈阳性。脑脊液检查可见白细胞计数及蛋白含量均增高，VDRL试验呈阳性。

5. 视神经萎缩 罕见。视力呈进行性下降甚至失明。常先从一侧开始，而后波及另一侧。眼底检查可见视神经乳头色泽苍白、边界清晰。

【诊断】

1. 病史 有婚外性交史或嫖娼史或配偶有感染史，以及早期梅毒病史。

2. 神经系统症状 典型的神经系统受损症状和体征，如阿-罗瞳孔和夏科氏关节病等。

3. 腰穿脑脊液检查 神经梅毒多表现为脑脊液检查可见细胞数和蛋白增高，亦可无脑脊液生化、细胞明显异常。脑脊液白细胞数增高，通常在5×10^6/L以上，最高可达$(100\sim300)\times10^6$/L，以淋巴细胞为主，可有少量浆细胞和单核细胞，蛋白含量增高（0.4~2.0g/L），葡萄糖含量减低或正常。

4. 梅毒血清学检查 在各种实验室检查中，血清学检查是首要的、最便捷的诊断梅毒的方法。临床检测常包括高效价血清VDRL（venereal disease research laboratory）反应，密螺旋体荧光抗体吸附试验（FTA-ABS），快速血浆反应素试验（rapid plasma regain test，RPR test）和梅毒螺旋体血凝试验（TPHA）。血清学实验阳性只表明以前接触过梅毒螺旋体，诊断神经梅毒需要进行脑脊液梅毒试验。

5. 影像学 神经梅毒影像学往往没有特异性，颅脑CT和MRI可见脑萎缩，以额叶和颞叶为主。部分病例MRI可见额叶、颞叶、海马等部位的高信号。合并脑膜血管梅毒的患者可见相应血管供应区的脑梗死病灶。部分病例可见脑膜强化。脑血管检查可见脑血管弥漫性不规则狭窄，狭窄动脉近端瘤样扩张，呈串珠或腊肠状，狭窄远端小动脉梗死。若颅内出现典型树胶样脓肿，则高度提示脑内梅毒肉芽肿的存在。

【治疗】

1. 驱梅治疗 一般均选用：

（1）水剂青霉素G，200万~400万U每4小时静脉滴注1次，连续10天。继以苄星青霉素G（长效青霉素）肌内注射240万U每周1次，共3次。

（2）普鲁卡因青霉素G，240万U肌内注射每日1次，同时给予丙磺舒0.5g口服每日4次，共10~14天。必要时继以苄星青霉素G240万U肌内注射每周1次，共3次。

在注射青霉素前一天开始口服泼尼松5mg，每日4次，连服3天，以避免一时杀死梅毒螺旋体的数量过多，而引发赫氏反应（Herxheimer reaction）（过敏性休克）。

（3）对青霉素过敏者，可口服四环素500mg每日4次，连服30天。

2. 对症处理 如加强抗癫痫、抗内脏危象发作和抗精神异常药物，以及神经营养代谢药物等方面的治疗。如有排尿障碍者，应注意防止尿路梗阻和感染等并发症。

3. 疗效的判断 梅毒经过治疗后是否痊愈，现在通常是用梅毒血清学的检测来加以判断，目前国内各大医院比较常用的是快速血浆反应素试验（RPR test）和梅毒螺旋体血凝试验（TPHA）。RPR试验是非特异性梅毒血清学试验，常用于诊断早期梅毒，但对潜伏期梅毒和神经梅毒却不敏感。TPHA检测血清中特异性梅毒螺旋体抗体，有较高的敏感性和特异性。检测结果一旦阳性，无论治疗与否或疾病是否活动，通常终生保持阳性不变，其滴度变化与梅毒是否活动无关，故不能作为评价疗效或判定复发与再感染的指标，只能够作为梅毒的确认试验。

凡确诊为梅毒者，治疗前最好做定量试验。两次定量试验滴度变化相差2个稀释度以上时，才可判定滴度下降。梅毒患者在经过正规治疗以后，前3个月应当每月复查一次RPR的滴度，以后可改为每3个月复查一次RPR，第二年每3个月或每半年复查一次RPR，以观察比较当次与前几次的RPR滴度变化的情况。因此，梅毒患者治疗后的随访观察应持续两年的时间。如果每次检测的RPR滴度呈现不断下降趋势，说明抗梅毒治疗是有效的。如果连续3~4次检测的结果都是阴性，则可以认为该患者的梅毒已经治愈。

梅毒患者在抗梅毒治疗后，其血清反应结果一般有3种可能性：①血清检查转阴；②血清滴度下降但不转阴，或血清抵抗；③血清反应表明复发。

各期梅毒接受不同药物的治疗，血清反应转阴率可有差别。早期梅毒接受任何抗梅毒药物治疗，血清阴转率都比较高，通常在一年内可达70%~95%，个别报告可达100%。当早期梅毒正规治疗后6个月，或晚期梅毒正规抗梅治疗后12个月，血清反应仍然维持阳性，在临床上称之为血清抵抗或血清固定，其发生原因可能与体内仍有潜在的活动性病变、患者免疫力差、抗梅毒药物治疗剂量不足或有耐药等因素有关。三期梅毒的实质性神经梅毒（如脊髓痨、麻痹性痴呆），即使经长期正规的抗梅毒药物治疗，仍然有50%~80%的患者会发生血清抵抗。因此，早诊断早治疗、足疗程是避免发生血清抵抗的最佳手段。

如果梅毒患者接受了不足量的抗梅药物治疗后，血清反应可以在暂时转阴后不久又重新转为阳性，或者滴度升高4倍

(如由1∶2升至1∶8),此即谓“血清复发”。由此可见,抗梅毒药物治疗的正规足量与否与血清复发存在着密切关系。

综上所述,梅毒的药物治疗宜早期正规足量,RPR滴度的前后对比可作为抗梅毒药物治疗疗效观察的可靠手段。

第七节 脑寄生虫病

脑寄生虫病(parasitic diseases of brian)是指由寄生虫入侵脑内,引起脑部相应症状的一组疾病。我国临床上较常见的有脑血吸虫病、脑囊虫病、脑肺吸虫病及脑棘球蚴病(又称脑包虫病),脑弓形体病近年来才引起人们的重视,脑旋毛虫病等其他脑寄生虫病则尚属少见。寄生虫侵入脑后除造成脑组织的直接损伤外,有些寄生虫还可通过虫栓或卵栓方式导致缺血性脑血管病。这些病理过程可同时并存或相互影响,而引发一系列脑损害的临床征象,表现为癫痫发作、肢体瘫痪、感觉减退或消失、意识障碍、失语和颅内压增高等,较为常见。

一、脑血吸虫病

【病因与病理】

脑血吸虫病(cerebral schistosomiasis)是由寄生于门静脉或肠系膜静脉及其分支中的血吸虫之虫卵沉积在脑组织内所引起的一种脑部寄生虫病,在我国是由日本血吸虫所致。多见于长江流域的河网湖沼地带。寄生于门静脉内的血吸虫成虫的虫卵以栓子形式(卵栓)随血流进入脑内,好在大脑皮质深处及灰、白质交界处发生卵积,形成与小结核结节相似的多发病灶,且以顶叶最常见。约有4.3%的血吸虫病患者伴发脑血吸虫病,临床上可分为急性和慢性两型,且多在感染后数周至数年后发病和好犯青壮年,男性较女性多见。

【临床表现】

1. 急性型 多在感染后数周内发病。临床表现犹如急性弥漫性脑炎,出现高热、意识障碍或精神异常、大小便失禁、瘫痪、锥体束征和脑膜刺激征,以及血中白细胞计数增高等。可能为门静脉系统内的血吸虫虫卵和成虫所分泌的毒素、代谢产物以及虫卵所引起的组织坏死等所致的全身性反应(毒血症),以及中枢神经系统的中毒反应(中毒性脑炎)的一种表现。此型脑血吸虫病的脑损害主要由反应性的血液循环功能障碍所致,故发病急剧,但多能自动恢复和少有后遗症。

2. 慢性型 多在感染后数年内发病。临床症状多以各类癫痫发作为主,且以局限性癫痫发作更多见,并可伴有瘫痪、失语、感觉缺失等局限性脑损害症状。可能是卵积和相随而来的结节形成所致。结节散在可引发脑膜脑炎,密集在一起可形成占位性肉芽肿。病程一般较缓慢,多无发热及血中白细胞计数增高。

【辅助检查】

脑脊液的压力、细胞(以中性粒细胞或/和嗜酸性粒细胞为主)和蛋白可有增高,并偶可找到虫卵。颅骨X线片有时可显示颅内压增高征象。颅脑CT或MRI检查可显示脑蛛网膜粘连、侧脑室受压、移位和扩大等。皮内试验和血清、脑脊液免疫抗体检查多呈阳性。

【诊断】

已确诊为血吸虫病患者一旦出现脑部症状,应疑有此病的可能性;如从脑脊液或脑组织(手术或活检)里找到血吸虫的虫卵即可确诊。皮内试验和血清、脑脊液免疫抗体检查有一定的助诊价值。注意与流行性乙型脑炎,以及由其他病因所致的癫痫、感染中毒性脑病等鉴别。对进行性颅内压增高患者应注意排除其他颅内占位性病变。

【治疗】

1. 治虫

(1) 吡喹酮:为目前治疗日本血吸虫病的首选药物,具有低毒、高效、毒副作用小,疗程短和口服方便等特点。慢性日本血吸虫病2日疗法,即吡喹酮总剂量成人60mg/kg,儿童体重不足30kg者总剂量可加至70mg/kg,分2日,每日2~3次,饭后口服,成人体重超过60kg者按60kg计算。慢性血吸虫病1日疗法,吡喹酮总剂量40mg/kg,一次顿服。急性日本血吸虫病的总剂量为120mg/kg,儿童140mg/kg,6日疗法,每日量分3次口服,其中1/2剂量在第1、2日分服完,另1/2在第3~6日分服完。

(2) 硝硫氰胺:亦为近年来合成的一种抗血吸虫病新药,可应用于各型血吸虫病的治疗。对成虫具有直接杀灭作用(可能因虫体三羧酸循环受到干扰,虫体缺乏能量供应而导致死亡)。此药对童虫的作用较对成虫的弱,较大剂量才能阻止其发育为成虫。对急性日本血吸虫病患者,具有退热较快,疗效明确;对慢性患者亦有较好疗效。总剂量为6~7mg/kg(以不超过350mg为宜),等分3次口服,每日1次。

(3) 锑制剂:

1) 酒石酸锑钾:能直接扰乱血吸虫虫体的代谢,促使其体肌及吸盘功能丧失,不能吸附在血管壁上,随血液流入肝脏而被炎性组织所包围、破坏和消灭。它还能促使虫体生殖系统变性。国内常采用20日疗法,疗效较好,病情较重者可据情延长疗程为30日,每次剂量不超过0.05克;3日疗法具有方法简便、疗程较短,但只适用于大规模治疗。

20日疗法的总剂量为25mg/kg,总量男性不超过1.5g,女性不超过1.3g。每日缓慢静脉注射一次,注射6日后休药1日。药物注射前可用葡萄糖液稀释。

3日疗法的总剂量为12mg/kg,最高不超过0.7g,每次原则上不超过0.1g。将总量等分为6次,每日上下午各缓慢(10分钟左右)静脉注射一次。两次注射的间隔时间在5小时以上。

2) 没食子酸锑钠(锑-273):其作用与酒石酸锑钾类似。国内多采用中速片(每片300mg,含锑-273为200mg)15日疗法,锑-273总剂量为0.4g/kg(体重超过50kg者不加量),每日剂量可分成2~3次于饭后2小时进服,原则上晚饭后的一顿可略多1~2片。本品对胃肠道刺激性较大,故在正式疗程开始前1日睡前及治疗当日早饭后,分别服适应片20mg(2片)及40mg(4片)(其药量不算在中速片的总量内)。适应片宜在饭后3小时基本空腹时服，并只用少量温开水送下，以使药物保持一定浓度刺激胃肠道。

（4）其他制剂：

1）六氯对二甲苯（血防-846）：是一种非锑剂口服药。适用于健康较好的慢性血吸虫病患者，以及有肝脾大而无明显压痛和肝功能较好的晚期血吸虫病患者。日剂量（片剂）为80mg/kg，每晚睡前顿服，10日为1个疗程，总剂量为50g。需要时可与锑-273联合用药，疗程为12日。

2）呋喃丙胺：其作用与锑制剂不同，它影响虫体活动较慢，对成虫生殖器官的破坏程度较轻，但对血吸虫的糖代谢有明显抑制作用，对童虫的杀灭作用优于成虫。现多用于急性血吸虫病，其退热作用和安全性均较锑剂为好。成人每日总剂量为60mg/kg（超过50kg者不加量），等分3次口服，连服10日为1个疗程。

上述所有药物对心、肝、肾功能均有不同程度的损害，用药前应进行全面检查和根据患者具体情况选好药物和剂量。对心、肾、肝功能不全患者，以及孕期和哺乳期女性宜缓用或慎用。

2. 支持疗法和对症处理　高热病重者，可适当应用肾上腺皮质激素及其他降温措施。对癫痫发作者，应给予足量的抗癫痫药，尽快控制癫痫发作。颅内压力增高者，可适当地限水、利尿、脱水，降低颅内压力和缓解临床症状。对贫血和低蛋白血症明显者，可给予生血药和高蛋白质饮食。同时给予有利于促进神经营养、血供、代谢和功能康复的药物。

3. 手术　经上述治疗疗效不佳，且经颅脑CT或MRI检查发现有可切除的颅内占位性病变者，可考虑开颅探查和切除病灶。

【预防】

本病的预防主要是早期发现和早期治疗血吸虫病患者和改进厕所，从源头上消灭病原；其次是彻底杀灭血吸虫的中间宿主钉螺，切断其生活链而无法发育成能感染人的血吸虫尾蚴。我国科学工作者从麻风树籽中提出了一种相关成分（防蚴灵），并已通过国家有关部门验收，表明防蚴灵不仅可以杀灭血吸虫尾蚴，涂抹于人体后还耐水冲或泥磨，可达到较好的预防效果。

二、脑囊虫病

【病因与病理】

脑囊虫病（cysticercosis of brain）多由猪带绦虫幼虫（猪囊虫）所引起的一种脑部寄生虫病，为国内脑部寄生虫病中最常见者。其发病率颇高，约占囊虫病患者的80%以上。多见于我国西北、华北、东北和华东北部等地区。常因个人卫生习惯不良，便后饭前不洗手，进食了被自身或其他猪带绦虫病患者由大便排出的猪带绦虫虫卵所污染了的食物或饮水；或因猪带绦虫病患者呕吐时，肠内脱落的成虫节片随胃肠的逆蠕动进入胃内，节片被消化后释放出的大量虫卵所致。虫卵中的幼虫在肠内孵出后钻入肠壁的血管和淋巴管内，经由血液循环而被带至全身各组织中发育成囊虫。尤以皮下组织、肌肉、口腔黏膜、眼和脑部等处最为常见，脊髓少见。囊虫在脑内多分布在脑灰质或灰、白质交界处，脑室和脑室的附近次之，脑底和脑膜处更次之。在脑灰质内的囊虫周围可见炎性及变性改变，而导致相应的脑功能损害。如囊虫位于第3、4脑室或大脑导水管之中或其附近，将对脑脊液循环产生梗阻，引起脑积水或颅内压增高；如囊虫位于脑膜处可引起脑膜炎。囊虫死亡后可被吸收或钙化。

【临床表现】

临床表现与囊虫所处的位置、数目、生物学状态及其周围脑组织受损的性质和强度密切相关。当幼虫大量进入血流时，可出现发热、荨麻疹和全身不适等过敏反应症状；儿童更有头痛、呕吐和抽搐，但持续时间一般较成人为短。囊虫长在眼内可引起视力减退或失明。长在皮下（约80%~100%的患者可摸得皮下囊虫结节）和肌肉里，偶可因囊虫压迫附近的感觉神经而导致由该神经所支配的体表部位出现疼痛或麻木感。

脑部症状多种多样，可多可少，甚至不出现任何症状（因囊虫数目过少或长在脑部功能静区）。

1. 癫痫发作　最为常见，几乎见于所有患者，如全身强直-阵挛性发作（大发作）、失神发作（小发作）、简单部分性发作（贾克森癫痫、局限型感觉或运动性癫痫）和复杂部分性发作（精神运动性癫痫）等。同一患者可在不同时期内出现不同类型的癫痫发作，但一般仍以大发作占绝大多数。癫痫发作是由于大脑皮质不同部位受到了囊虫的刺激所致。

2. 颅内压增高　较常见（约占23%），主要表现有头痛、呕吐、视力减退和视乳头水肿等症状。是因囊虫阻塞了侧脑室的室间孔、大脑导水管、第3~4脑室或脑底池等，或由于脑底囊虫所引起的局限性脑蛛网膜粘连影响了脑脊液的循环所致。如囊虫寄生于脑室系统内，头位改变时偶可突然出现剧烈眩晕、头痛、恶心、呕吐以及呼吸循环功能紊乱，甚至昏迷等临床症状（Brun综合征），是因囊虫引起脑脊液循环急性梗阻、颅内压急剧升高和迷走神经核受刺激所致。

3. 精神异常　较常见（约占29%），以意识障碍和智能减退最多见，可能与脑组织，尤其是大脑皮质受到严重而广泛的器质性损伤有关。

4. 脑底脑膜炎　少见（约占5%~6%），可表现为发热、头痛、呕吐、脑膜刺激征和多发性脑神经受损等症状。是因囊虫刺激了脑膜、压迫了脑神经，或因囊虫引起的脑蛛网膜粘连和牵扯了脑神经所致。

5. 感觉、运动障碍　如偏瘫（前中央回或锥体束受损）、偏盲（视束或视放射受损）、失语（主侧大脑半球皮质相应的语言中枢受损），以及小脑和锥体外系等症状，均是囊虫引起脑部局限性损伤的一种临床表现。

【辅助检查】

1. 大便检查　在同时伴有肠猪带绦虫病患者的大便中，常可发现猪带绦虫成虫节片，但找到其虫卵的可能性一般甚低。

2. 脑脊液　可有嗜酸性粒细胞计数、蛋白质含量和压力的升高。

3. 免疫学检查　皮内试验，以及脑脊液和血清免疫抗体、抗原检查可呈阳性。

4. 影像学检查　头颅X线片及四肢软组织透视（或照片）可见钙化点，颅内压增高较久者的颅骨X线片可显有颅内压增高征象。颅脑CT和MRI检查对囊虫的辨认，以及对脑蛛网膜粘连、脑皮质萎缩、脑室扩大与梗阻的诊断均有一定的帮助。

【诊断】

大便的绦虫史，皮下囊虫结节，头颅及四肢放射线检查发现囊虫及其钙化阴影（以小腿部位的阳性率较高），脑脊液嗜酸粒细胞计数升高，囊虫皮内试验或/和脑脊液免疫抗体、抗原检查阳性，以及相应的脑部症状和体征，均为本病的重要诊断依据。如皮下结节活检或颅脑CT、MRI检查证实为囊虫者，更具有确诊意义。但须注意与其他原因所致的癫痫、脑膜炎和颅内占位性病变等相鉴别。

【治疗】

1. 驱绦虫

（1）槟榔、南瓜子：槟榔对绦虫的头节及前段，南瓜子对其中、后段有麻痹作用，故二者合用可提高疗效（可达90%）。其方法为南瓜子60~90g略炒熟，去皮取仁研粉，早晨空腹时一次顿服，2小时后继服槟榔煎剂一次（将槟榔60~90g切成细片，加水500ml煎至250ml左右过滤，所得滤液即为成人的一次剂量），半小时后加服50%硫酸镁60ml，一般在3小时后可见虫体排出。

（2）氯硝柳胺（灭绦灵）：成人空腹口服2次，每次1g（间隔1小时）。2小时后再服50%硫酸镁60ml。服后偶见头晕、胸闷和胃部不适，多数可不久后自行消失。

（3）甲苯咪唑：成人200mg、儿童100mg口服，2次/d，共3日。

2. 阿苯达唑或吡喹酮　二者兼有驱绦虫功效，日剂量按15~20mg/kg体重计算，前者分2次饭后服用，连服10天；后者分3次饭后服用，连服6天为1个疗程，20天后再重复1个疗程，如有需要3~6个月和12个月后再分别重复1个疗程，以求彻底治愈。前者的毒副作用较轻；后者可引发颅内压增高等毒副反应，故现已很少使用。如患者对上述剂量不能耐受，可将剂量减量至1/2、1/3或1/4服用，必要时可加服适量泼尼松和利尿脱水剂等药物以减轻反应，同时还应加强其对症处理。孕妇忌用，严重肝、肾、心脏功能不全及活动性胃溃疡者慎用。

3. 手术治疗　对局限性癫痫发作严重而频繁，经系统的抗癫痫药物治疗无效者，可考虑开颅切除病灶。

4. 对症处理　如加强抗癫痫、抗脑底脑膜炎、抗精神症状和降颅内压等治疗。

三、脑棘球蚴病

【病因与病理】

脑棘球蚴病（cerebral echinococcosis），又称脑包虫病（brain hydatidosis）是由狗绦虫的幼虫所引起的一种脑部寄生虫病。约1%的棘球蚴病患者可累及脑部，多发于我国西北及北方牧区。当人们进食了由寄生于狗小肠内的狗绦虫的虫卵所污染的食物或饮水后，虫卵在十二指肠肠腔内孵出幼虫，随即进入肠壁末梢静脉血流，大多在肝和肺脏内沉积下来，发育成肝和肺棘球蚴。幼虫可经肝、肺至心脏，再由心脏向外传播至体内各处，如进至颅内则发育成脑棘球蚴。脑棘球蚴病可分为两型：①原发型，幼虫经肝、肺、心及颈内动脉至颅内者，多为一囊或偶有两囊；或一囊在脑，另一囊在肝。此型脑棘球蚴病以顶叶最多见，脑底少见，小脑偶见，亦可见于硬脑膜和颅骨之间。以小儿为多见。②继发型，原发性棘球蚴破裂至左心房或左心室，囊内内容物中的头节等约有60%~70%经颈内动脉进入颅内。此型脑棘球蚴为多发性，可见于两侧大脑、小脑各处。继发性脑棘球蚴病以青年和成年人为多见。棘球蚴的大小、性质和发育情况与脑外的肝棘球蚴等大致相同。

由于脑组织松软，血液丰富，棘球蚴在脑内发展较快，常在数年内即可出现颅内压增高和脑受压等症状。脑棘球蚴向内可长入脑室，向外可侵蚀颅骨而达颅外。棘球蚴周围的脑组织可产生胶质反应，因受压关系并可与脑膜产生粘连，故其临床症状与非浸润性脑瘤极为相似。棘球蚴亦可偶见于脊髓马尾部，如同良性肿瘤一样，可造成慢性多发性脊神经根损害。棘球蚴囊具有微白色半透明包膜，囊内充满无色透明的囊液，外观与脑脊液极为相似，容积可由百余至数百毫升不等。棘球蚴一旦破裂，囊液外溢常可引起过敏性反应或死亡。

【临床表现】

脑部症状与脑棘球蚴病的类型，棘球蚴的大小、位置、数目及生长的快慢等有关。但颅内压增高和癫痫发作常为其主要临床表现。

1. 原发型　常有头痛、恶心、视力减退和视乳头水肿等颅内压增高症状，是因棘球蚴囊的逐渐长大，造成对脑室系统的压迫和梗阻所致。癫痫发作亦属常见，是因棘球蚴对大脑皮质不同部位的直接刺激或颅内压过高所致。如局部脑组织受压严重和损坏时，可出现相应的神经功能缺失症状（肢体瘫痪、感觉缺失等）。颅骨局部可被侵蚀和破坏，该处头皮可有压痛和红肿。

2. 继发型　根据疾病进展情况，其临床相可分为下述三期：

（1）原发棘球蚴破入心内期：由于大量棘球蚴囊内的内容物突然进入血流，可出现虚脱、呼吸急迫、心血管功能障碍以及过敏反应等一系列症状，个别患者亦可因此而突然死亡。但绝大部分患者多很快恢复而进入第二期。如原发棘球蚴较小，破裂时亦可不出现上述症状，或症状轻微未被患者察觉。

（2）潜伏静止期：一般为时约1~5年。进入脑内的棘球蚴幼虫仍处在不断发育成长之中，症状一般轻微或缺如。

（3）颅内压增高期：因棘球蚴的不断长大而逐渐出现颅内压增高及其相应症状。此型脑棘球蚴多是多发，分布又较广泛，临床表现与转移瘤极为相似，临床定位有时亦极困难或不可能。这类患者可因颅内压的急剧增高或/和原发性棘球蚴的再次破入心内而死亡。

【辅助检查】

周围血液和脑脊液常有嗜酸性粒细胞增多。脑脊液压力可有升高，蛋白定量和细胞计数增多。血清和脑脊液的免疫学等检查常呈阳性。颅脑 CT 和磁共振检查可见囊性占位病变。棘球蚴死后囊壁有钙化时，X 线检查可见弧形阴影，脑血管造影在脑棘球蚴部位可见球型无血管区。

【诊断】

当棘球蚴病患者伴发颅内压增高、癫痫发作或其他脑部症状时，应疑有本病的可能性。血清和脑脊液免疫学检查，以及颅脑 CT 和磁共振检查常可协助确诊。本病尚需注意与其他原因所致的颅内压增高及癫痫等病相鉴别。

【治疗】

1. 手术治疗　凡经确诊，且病情允许者应早期进行手术摘除为宜。囊肿越小，完整摘除的机会越大，预后亦较好。

2. 治虫药物

（1）阿苯达唑或吡喹酮：日剂量为 10～15mg/kg，分 2 次饭后口服，30 日为 1 个疗程。间隔半个月后可据情重复治疗，一般需 3～4 个疗程。

（2）甲苯咪唑：具有杀死棘球蚴生发层细胞的作用。开始 3～4 日，0.2g/d，后逐渐增量至 3～4g/d，疗程 1 个月。

3. 对症处理　降颅内压和抗癫痫治疗。

四、脑肺吸虫病

【病因与病理】

脑肺吸虫病（cerebral paragonimiasis）是由肺吸虫成虫所引起的一种脑部寄生虫病。多见于我国东北三省，以及浙江、台湾、四川、云南、贵州和湖北诸省，近来在陕西、山西、河南等地亦有少数病例发现。约有 15.9% 的肺吸虫病患者可伴发脑肺吸虫病，是因进食被肺吸虫囊蚴污染了的石蟹或蝲蛄等食物所致。蚴虫在十二指肠内脱囊而出，穿过肠壁和进入腹腔，再经膈肌进入胸腔；在移行中逐渐长大，最后寄生于肺部和成熟。幼虫和成虫也可沿颈动脉和破裂孔进入中颅凹而寄生于脑部。因青年人的颈动脉周围组织较疏松，更有利于虫体的穿行和进入颅腔，故脑肺吸虫病以青年人为多见。

两侧大脑或大、小脑均可同时受损，以大脑颞叶最多见（占 80% 左右），枕叶及顶叶次之，额叶及小脑最少见；左侧大脑半球略多于右侧。其病理变化是由虫体在脑内移行和卵积所致，可分为浸润期、脓肿期和疤痕期三期。浸润期即为早期的脑膜炎期，疤痕期即为后期的脑萎缩期，脓肿期主要为囊肿样改变。这种囊肿样变常多个相连，有不规则的隧道相通，肉眼看来很像多房性脓肿，其中常可找到成虫，且有大量虫卵排列于病灶周围的肉芽组织内，其临床表现犹如脑瘤一样。

幼虫和成虫在移行过程中，亦可经椎间孔进入椎管内导致脊髓受压。此型肺吸虫病多单发，但常可与脑型者伴发，且远较脑型者少见，幼虫和成虫亦可移行到眼球、皮下、肌肉、阴囊、淋巴结等组织和器官中，造成各种异位寄生和相应的临床症状。

【临床表现】

患者可有全身、腹部、胸部及脑部症状。多数病例的肺部症状早于脑部症状，偶有胸、脑症状同时出现，或先有或仅有脑部症状者。

1. 全身症状　如短期的低热、纳差、倦怠、盗汗、消瘦和皮疹等。

2. 腹部症状　如腹痛、腹泻、恶心、呕吐和便血等。

3. 胸部症状　如咳嗽、咳痰（呈铁锈色）、胸痛和呼吸困难等。

4. 皮肤症状　如多在下腹部和大腿之间的皮下摸得大小不等（1cm×2cm、3cm×4cm 或以上）的皮下结节。是由虫体异位寄生所致，可引起局部性瘙痒或微痛。

5. 脑部症状　主要是因虫体在脑内移行时引起脑组织的直接受损，虫体的代谢产物引起的组织反应和虫卵大量沉积的异物刺激等因素所致。症状多种多样，轻重不一，常与病灶的部位及其病理过程的特性有关。常见的脑部症状如下：

（1）颅内压增高症状：如头痛、恶心、呕吐、视力减退、视乳头水肿及反应迟钝等。由炎性浸润、脑水肿和脓肿形成所致。

（2）脑组织毁坏症状：如瘫痪、感觉缺失、失语、偏盲、共济失调等。一般出现较迟，是因病灶大都先位于脑部静区，只有当这类病灶不断扩大到足以毁坏上述有关的脑部功能区时才出现。

（3）大脑皮质刺激症状：如癫痫性痉挛发作、各类幻觉和肢体的异样感觉等。是因大脑皮质的感觉-运动区受损所致。

（4）炎性症状：如畏寒、发热、头痛及脑膜刺激征。见于虫体侵及脑膜或在脑内移行之时。

【辅助检查】

1. 痰呈铁锈色，约 90% 的病例可在痰内找到肺吸虫虫卵，和伴有嗜酸性粒细胞的增多。

2. 脑脊液常随疾病的不同阶段而异。急性期可有以嗜酸性和中性粒细胞增多为主的类似脑膜炎的变化，病情稳定期可无异常。15% 的病例可有不同程度的颅内压增高，脑脓肿病例可有明显的蛋白增多。脑脊液中有时可查得虫卵。

3. 免疫学　血清检查多呈阳性，脑脊液检查可呈阳性。

4. 影像学　颅内压增高病例的颅骨 X 线片可有颅内压增高改变。颅脑 CT 和磁共振检查可显示有脑蛛网膜下腔粘连或闭塞、脑萎缩、脑室扩大或移位等异常。肺部影像可见浸润、囊肿结节的硬结阴影。

【诊断】

对伴有脑部症状的肺吸虫病患者应疑有本病的可能。肺部放射线检查发现有肺吸虫病灶，在痰或脑脊液中找到肺吸虫虫卵，或在皮下找到肺吸虫虫体时即可确诊。脑脊液常规、细胞学和免疫学检查，以及颅脑 CT 及磁共振检查均有助诊价值。但须注意与由其他原因所致的脑炎、脑膜炎、癫痫和颅内占位病变等相鉴别。

【治疗】

1. 治虫　阿苯达唑或吡喹酮为目前较理想的药物，且以前者更佳。其疗效高，疗程短，杀虫作用强且迅速。剂量为10mg/kg日服3次，共2日；或15～20mg/kg日服3次共1日。可有不同程度的头痛、头昏、恶心和乏力等，个别病例还可出现颅内压增高等毒副症状。需要时可加服适量泼尼松等药，以减免其毒副作用。

2. 治疗　继发性细菌感染可酌情选用适量的抗生素。

3. 对症处理　如降颅内压和抗癫痫治疗。对呕吐、腹泻患者，应注意水的供应和营养上的保证。对肢体瘫痪者，给予神经营养代谢药和早期康复治疗。

4. 手术治疗　可彻底切除脑内虫体及病灶。其指征为：①病变属扩张型者；②病灶局限且可完全切除者；③根据分析病灶内仍存在有活成虫者（如脑脊液中找到虫卵，临床症状还在继续进展，和伴有急性脑炎样症状者）。下述情况则不宜手术治疗：①病灶过于广泛或为多灶性，且难能全部切除者；②处于急性脑膜炎期者；③脑萎缩病变且定位有困难者。

五、脑疟原虫病

【病因与病理】

脑疟原虫病（cerebral malaria）又称脑型疟疾，是由恶性疟原虫所引起的一种脑部寄生虫病。我国南方和北方均可见到，然以云南和海南岛等我国热带地区较为多见。一年四季均可发病，但以7～11月间较为多发。为疟疾患者中病情最严重者的一种伴发病。病情多凶险，进展较迅速，病死率可高达73.7%。

本病是由传染性按蚊叮人吸血时，将恶性疟原虫注入人体，先在肝细胞内繁殖，随后在红细胞内不断大量繁殖。当红细胞破裂，大量疟原虫及其毒素同时涌入血循环中时，即可引起寒战、发热等全身过敏反应症状；被疟原虫所寄生的红细胞常黏集成团，阻塞脑部微血管，致使局部脑血流减慢或停滞，脑组织缺血、缺氧、水肿、点状出血和脑组织的灶性坏死，而导致严重脑损伤。本病的症状发作与恶性疟原虫在红细胞内的繁殖周期有密切关系。

脑疟原虫病以初发患者、儿童和新从低疟区进入高疟区人员，或感染疟疾又未能给予及时治疗者较为多见，且多在疟疾发作后的3～5天内发病；少数患者亦可开始即为脑型疟疾，可不发热或仅有低热。不发热或超高热者的病情多较凶险和危重。

【临床表现】

1. 一般症状　患者常以高热、寒战起病，伴有剧烈头痛、恶心和呕吐、随后出现谵妄、嗜睡、全身抽搐，逐渐进入昏迷；少数患者可于高热、嗜睡或抽搐后迅速进入昏迷，有些患者可在开始昏迷或昏迷后的1～2天内，出现脑水肿、呼吸或/和心力衰竭、休克、黑尿热、酸中毒或肝肾衰竭等并发症，常可导致病情的迅速恶化和危及患者生命。

2. 临床体征　可有颈项强直，克氏征、布氏征及巴宾斯基征阳性。全身抽搐严重者，可有双侧瞳孔不等大、散大，视乳头水肿或/和眼底静脉出血，以及肢体瘫痪等脑部受损症状。绝大多数患者有脾大，少数患者有肝大，多数患者有不同程度的贫血。

【辅助检查】

脑脊液检查仅有压力和嗜中性及嗜酸性粒细胞的计数增高。周围血液检查常有贫血；血液中的疟原虫数量一般不多，且常需经厚血片反复检查方能查得；需要时可行骨髓片检查，常可查得大量疟原虫。颅脑CT和MRI多数无异常改变，部分患者可显示不同程度的脑水肿、脑室变小或类似脑梗死病灶。

【诊断】

对疟疾流行地区，夏秋季节，出现发作性发冷发热、嗜睡或抽搐、昏迷，伴有剧烈头痛、恶吐及贫血的患者，应疑有本病。如厚血片查得疟原虫时即可确诊。但应注意与流行性乙型脑炎、细菌性化脓性脑膜脑炎、败血症、中毒性痢疾、中暑，以及由其他原因所致的急性感染中毒性脑病、昏迷和癫痫发作相鉴别。

【治疗】

1. 抗疟治疗　多采用静脉滴注或肌内注射抗疟药物，以利于尽快控制疟疾发作，一旦患者清醒应尽快改为口服。一般多选用下述快速抗疟药物。

（1）青蒿素：总剂量为0.8～2.0g肌内注射，3日内分用。也可从直肠给药。

（2）磷酸咯萘啶：0.4g肌内注射或静脉注射，连用3日。

（3）磷酸氯喹：0.2～0.3g，加入生理盐水或5%葡萄糖水250～500ml内静脉缓慢（<40滴/min）滴注，首日24小时内给药3次，第2、3日各给药1次。

（4）奎宁：二盐酸奎宁0.5g加入生理盐水或5%葡萄糖水250～500ml内静脉缓慢滴注。首日24小时内给药3次，第2日据情给药1～2次。复方奎宁3～4ml深部肌内注射，每6小时1次。

2. 防治脑水肿、降低颅内压　已进入昏迷或癫痫大发作较频繁的患者，一般会有不同程度的脑水肿，甚至有脑疝形成。如能及时而正确地防治脑水肿和降低颅内压，病情常可获得一定的改善。为此应定期给予高渗性利尿脱水剂，如每4～6小时静脉滴注20%甘露醇250ml一次，并根据病情的变化，适当调整以后用药剂量和间隔时间。如患者已有严重失水，应先纠正失水，以免加剧已有的循环功能障碍和病情。如患者已有心衰或/和肺水肿时，则不宜应用甘露醇等高渗性利尿脱水剂，而改用呋塞米等保钾利尿剂20～40mg/d为妥。

3. 防治并发症　如及时而又有效地处理高热、抽搐、贫血、肺水肿、心衰、肾衰和酸中毒等并发症，并随时注意循环、呼吸功能的维护，营养的保证，水和电解质方面的平衡。肾上腺皮质激素或地塞米松等具有良好的解毒、抗高热、抗脑水肿、抗休克和促糖代谢等作用，可每天静脉滴入氢化可的松300mg 1～2次，或每天肌内注射地塞米松5～10mg 1～2次。如出现休克者，应用莨菪类血管活性药物，并酌情应用低分子右旋糖酐、碱性药和强心药。如出现出血倾向，应立即检查有无 DIC，并及早采用肝素治疗。

4. 改善脑部微循环　由于脑水肿、颅内压增高和疟原虫的直接影响，常易引起脑部微循环障碍，可每天静脉滴注 706 代血浆 500~1 000ml(且以紧接在脱水利尿剂之后应用的疗效更好，但有肾衰竭者禁用)，和肝素 100~200U(1~2mg)/kg(加入 500m l10% 葡萄糖液中)或腹部皮下注射低分子量肝素 0.4~0.6ml 数日。

5. 促进神经营养代谢　在上述急症处理的同时，可同时给予大剂量的多种维生素，以及 ATP、辅酶 A、辅酶 Q_{10}、阿米三嗪萝巴新片和脑活素等药物，以加强对脑细胞功能的保护和康复。

六、脑管圆线虫病

【病因与病理】

脑管圆线虫病(cerebral angiostrongylosis)又名嗜酸性粒细胞增多性脑膜炎或脑膜脑炎病，是由管圆线虫幼虫侵入脑部所引起的一种人鼠共患性全球性脑寄生虫病。我国是由广州管圆线虫所致，螺类等多种软体动物为其中间宿主。临床表现以脑膜炎或脑膜脑炎为多见。

管圆线虫成虫寄生于鼠类的右心房和肺动脉内。雌虫所产之卵随血流进入肺部并在肺泡内孵出幼虫。幼虫穿出肺泡沿气管向上移行至咽部，被鼠咽下至其胃肠道随大便排出体外。幼虫在体外生活约两周，如遇合适的螺类或蛞蝓等其他软体动物，可侵入或被其吞食人体内，在螺体内的幼虫经两次蜕皮发育成第三期幼虫。当人进食了被这类幼虫污染了的生或半生螺肉等食物或水后，幼虫可经胃肠壁上的小血管或淋巴管进入血液，并随血液散布全身，但主要聚集在脑部、脑膜、肌肉和眼球。幼虫在脑内蜕皮两次发育成童虫(又称第五期幼虫)而致病。童虫在脑内不再继续发育。如鼠类吞食了第三期幼虫，在鼠脑内发育成童虫后移行和进入血管，随血液到达肺动脉及右心内，约经半个月而发育成成虫。

鼠、螺、蛞蝓、虾、鱼和蟹等动物均可成为其储存宿主，其中以鼠和螺最为重要。褐云玛瑙螺(又名非洲大蜗牛)早已被证明是管圆线虫最主要的中间宿主。目前世界上已查明有近 60 种软体动物可作为管圆线虫的中间宿主(我国主要为福寿螺)。本病经口传播，如进食了含有第三期幼虫的生或半生的螺等肉类，或被其污染了的蔬菜或饮水等。男女老少均可感染。饮食卫生条件差、好进食生的水产海鲜和生水者易受感染和发病。由于部分沿海地区居民有喜好生吃螺、鱼、虾和蟹等水产海鲜的习惯，故本病在该地区较为多见。

【临床表现】

脑管圆线虫病可表现为脑膜炎、脑炎、脑膜脑炎、脑神经炎、脊神经根炎、神经根脊髓炎、脊髓炎、周围神经炎和重症性肌痛等的临床征象。但以前三者最为常见。

患者可先有低热(或无热)和间歇性头痛。随病情进展头痛逐渐加重呈持续性跳痛、钝痛或炸裂痛，剧痛时可伴有恶心、呕吐等颅内压增高症状。颈项强直等脑膜刺激征阳性者占 15%，感觉异常者占 50%，抽搐、嗜睡、昏迷者仅见于少数严重病例。极少数颅内压增高严重者，偶可出现脑疝症状。肌肉受损广泛而严重者，可出现不同程度的肌痛、压痛和运动性痛，但临床上一般少见。病情轻重与食入幼虫的次数和数量有关。脑管圆线虫病导致严重中枢神经系统损伤的死亡率成年人要高于儿童。

【辅助检查】

脑脊液白细胞计数明显增高，大多数人可高达$(50\sim2\,000)\times10^6/L$或更高，其中嗜酸性粒细胞常可达 20%~70% 或更高。在脑脊液中偶可查得短而圆的线状虫体。脑脊液压力和蛋白含量可有不同程度的增高，糖含量偏低或正常。周围血象常有嗜酸性粒细胞增多。

【诊断】

根据近期曾有过进食生或半生不熟的螺肉等水产海鲜史，典型的脑膜炎或脑膜脑炎临床表现，周围血象和脑脊液细胞学检查均可见以嗜酸性粒细胞增多为主的白细胞计数升高等特点，常可作出诊断。如能在脑脊液中找到致病的管圆线虫童虫或经杀虫药治疗疗效确切者可予确诊。但应注意与其他脑寄生虫病、脑膜炎和脑膜脑炎等病进行鉴别。

【治疗】

1. 治虫　可选用下述一种或两种杀虫药。常用的有阿苯达唑(丙硫咪唑)、噻苯达唑、甲苯咪唑、氟苯咪唑、苯硫咪唑和左旋咪唑等药物。以阿苯达唑为首选药物，该药能不可逆性地抑制线虫对葡萄糖的摄取，使虫体内源性糖原耗竭，同时还能抑制延胡索酸还原酶，阻止三磷酸腺苷的产生而导致虫体死亡;此药还可引起虫体细胞胞质微管变性并与微管蛋白结合，造成细胞内的运输堵塞，致使高尔基器内分泌颗粒积累、胞质渐趋溶解和虫体死亡。其剂量为每日 400mg，连服 3 日，2 周后再重复 1 个疗程。具体疗程可根据病情酌情加减。

2. 对症治疗　可据病情给予抗过敏、降温退热、抗癫痫、降颅内压和抗精神病等药物治疗。

七、脑弓形体病

【病因与病理】

脑弓形体病(cerebral toxoplasmosis)系由刚地弓形体原虫的滋养体所引起的一种脑部寄生虫病，呈全球流行。特殊人群如肿瘤患者、长期使用免疫抑制剂、HIV 感染及其他免疫缺陷患者感染率较高。

弓形体具有双宿主生活周期，分为等孢球虫和弓形体两个发育相。前者在猫肠道内，后者在猪、狗和人体内进行。其关键阶段为卵囊，它只在终宿主猫体内寄生，随大便排出体外，如被同种宿主猫吞食，幼虫在胃内脱囊后进入小肠壁，随血液和淋巴液扩散至全身，最后在肠道内经有性繁殖发育成卵囊;如卵囊被猪、牛、羊和人等异种宿主吞食，或经皮肤、黏膜和呼吸道破口进入人体后，经血液和淋巴液传播全身，进入有核血细胞和网状内皮细胞胞质中形成“假包囊”，进入肌肉、眼和神经等细胞中形成包囊，经无性繁殖发育成滋养体。当包囊和“假包囊”破裂，滋养体逸出又可进入其他有核血细胞和组织细胞，形成新的急性感染，故包囊和“假包囊”均可成为异种宿主的内在感染源。再如经医疗器械、器官移植、胎盘血运或蚊虫叮咬将滋养体直接植入人体或胎儿后亦可造成新的感染。男女老少均可遭受感染。发病率随年龄增大而升高。卫生条件差者易受染。重病、肿瘤、恶病质、长期使用免疫抑制剂和艾滋病患者常易导致本病的并发和复发，可能与其免疫功能低下有关。

滋养体进入脑和脑膜细胞内后不断繁殖，导致细胞坏死和免疫活性细胞浸润；重病者还可见胶质细胞增生和小胶质细胞结节形成；包囊和“假包囊”破裂后所逸出的滋养体可引起过敏性反应，致脑、脑膜组织坏死和肉芽肿形成及其中央坏死灶，并伴有各类炎性免疫细胞浸润。滋养体还可导致脑血管内皮细胞增生、肿胀、肥大和血管周围炎，以及脑损害处的钙化、脑积水、发育障碍和多种先天性畸形等继发性病理改变。

【临床表现】

以癫痫发作、颅内压增高、瘫痪或意识障碍等为主要临床表现。

1. 获得性脑弓形体病　潜伏期为3天至2年不等，可为脑部的原发病，亦可为全身性弓形体病累及中枢神经系统，多见于免疫功能低下患者。其临床表现多样，可有脑膜炎、弥散性脑病、癫痫发作、颅内占位病变或精神异常等。其中以脑膜脑炎最常见。常突然或逐渐出现嗜睡、抽搐、瘫痪、感觉障碍、精神和行为异常，以及头痛、恶心、呕吐和视乳头水肿等颅内压增高症状，重症者甚至可陷入昏迷。脑膜刺激征和锥体束征常为阳性。

少数患者可以急性或进行性颅内压增高或/和占位病变等临床表现为主，或以精神行为失常或癫痫发作为其主要表现。病情急重者预后较差。

2. 先天性脑弓形体病　胎儿被感染后常可导致流产、早产或死产。存活婴儿于出生时或数天后发病，可表现为抽搐、青紫、呕吐、拒奶、发热、皮疹、黄疸、肢体强直、淋巴结肿大和肝脾大、头小畸形、无脑儿、眼球过小、白内障、肛门闭锁、兔唇、腭裂、脑和脑脊膜膨出、脑积水、肢体和两性畸形。后渐出现智能发育异常、意识和运动障碍、脑神经损害、对称性脑钙化（以基底节部位最常见）、脉络膜视网膜炎，甚至双目失明。脑脊液可呈黄色，伴有细胞、蛋白含量增高，偶可查得弓形体滋养体。当来自母体的抗体消失后，婴儿血清和脑脊液中的抗体依然存在和增高。如不积极治疗，症状常可不断加重，而于数天、数周内死亡。幸存者多遗留抽搐、智能低下、斜视、瘫痪、小脑性共济失调、脑神经损害和严重视力障碍等神经症状。

【辅助检查】

1. 脑脊液　可见以淋巴细胞为主的白细胞计数增高，伴有嗜酸性粒细胞和蛋白含量增高，糖含量降低，在细胞内外偶可找到滋养体。

2. 病原学　血清和脑脊液抗弓形体抗体检查可呈阳性。

3. 影像学　颅脑CT检查可见大脑半球、丘脑和小脑等处单个或多个等或低密度灶（可能与坏死灶周围的炎性反应水肿等有关），经强化后可见环形或结节状增强（占90%以上病例，可能与血管增生有关）；部分患者脑内可见片状高密度灶（由虫体和脑细胞死亡钙化所致）。

颅脑MRI特征为脑室周围白质与皮质区不规则长T_1、长T_2异常信号，并可伴脑积水。MRI增强扫描时，可出现环形强化，且中心区域出现偏心性强化灶，称为“偏心性靶征”，是诊断弓形体脑病的特异性MRI征象。

【诊断】

根据脑、脑膜受损的临床表现，密切接触过猫、狗等动物或食用过未煮熟的肉食史，应怀疑本病；血清或/和脑脊液抗弓形体抗体检查阳性，或在脑脊液、淋巴结、脑活检中查到弓形体滋养体时即可确诊。本病需与结核性、新型隐球菌性或其他真菌性脑膜脑炎、带状疱疹、单纯疱疹或巨细胞病毒性脑膜脑炎、脑膜癌病以及颅内肿瘤等病鉴别。精神症状明显者需注意排除其他精神病。

【治疗】

1. 治虫　可选用：

(1) 磺胺嘧啶：该药排泄较慢，在血中结合度较低(54%)，故血中浓度较高，渗入脑脊液中的浓度可达70%。其半衰期为17小时，成人剂量为1.0g口服，4次/d。疗程至少4周，一般应持续治疗半年，如有条件进行免疫抗体检查时可根据检查结果做适当调整。此药易在尿中出现晶体，故需多饮水和加服等量碳酸氢钠。

(2) 磺胺异噁唑：该药排泄较快，与血浆蛋白结合率较高(80%)，但渗入脑脊液的药浓度仍不低于30%~50%，如与磺胺增效剂(TMP)合用可增强其疗效。半衰期为6~7小时，尿中不易出现结晶，故不需加服碳酸氢钠。成人1.0~2.0g，口服4次/d。首剂量需要时还可适当加量。

(3) 螺旋霉素：0.2g，4次/d口服。疗程同上。

2. 对症治疗　对癫痫发作、颅内压增高、肢体瘫痪和免疫功能低下者可酌情对症处理。

第八节　HIV/AIDS相关神经系统并发症

人类免疫缺陷病毒（human immunodeficiency virus，HIV），是引起获得性免疫缺陷综合征（acquired immunodeficiency syndrome，AIDS，简称艾滋病）的主要病原。HIV是一种能攻击人体免疫系统的病毒，它把人体免疫系统中最重要的$CD4^+$T淋巴细胞作为主要攻击目标，使人体细胞免疫功能缺陷。由于艾滋病患者出现免疫缺陷症状后，容易合并中枢神经系统机会感染和淋巴瘤、卡波西肉瘤引起神经系统损伤，因此将继发于艾滋病的中枢神经系统感染和肿瘤性疾病统称为AIDS相关神经系统并发症（AIDS-associated neurological complication）。除此之外，HIV在人体内的潜伏期平均为8~9年，在出现免疫缺陷症状前，被感染者可以没有任何症状地生活和工作多年，也可以表现出多种原发性神经系统损害，如进行性认知功能障碍。因此，将 HIV 感染对患者神经系统的直接损伤称作 HIV 相关神经系统并发症（HIV-associated neurological complication）。通常不进行严格区分，总体上称作 HIV/AIDS 相关神经系统并发症。随着抗逆转录酶疗法（antiretroviral therapy，ART）在 AIDS 治疗中的广泛应用，免疫缺陷引起的神经系统继发感染的比例逐渐下降，但是 ART 引起的免疫重建综合征也可以表现出中枢神经系统损害；且部分 HIV 患者即使充分使用 ART 药物，仍然可出现严重的认知功能障碍、周围神经损伤等神经系统损害，这些均使得 HIV 相关神经系统并发症目前受到广泛的重视。

【病因与病理】

HIV 属于反转录病毒科慢病毒属中的人类慢病毒组，是具有包膜的 RNA 病毒，含 RNA 依赖的 DNA 聚合酶（逆转录酶）。有两种亚型，HIV-1 能引起免疫缺陷和 AIDS，呈世界性分布。HIV-2 仅在非洲西部和欧洲的非洲移民及其性伴侣中发生，很少引起免疫缺陷的 AIDS。本病高危因素包括同性恋、杂乱性交及异性性接触、药瘾、血友病、多次输血和 HIV 感染者的婴儿。

HIV 与细胞表面 CD4 受体结合，通过胞饮或融合作用进入细胞内，改变细胞膜通透性，引起 $CD4^+$T 淋巴细胞溶解坏死，使辅助性 T 细胞减少和细胞免疫功能受损，导致机体严重细胞免疫缺陷。细胞免疫功能缺陷可导致真菌、病毒、寄生虫等机会性感染增加，以及淋巴瘤和卡波西肉瘤等机会性肿瘤发病率增高。因此，艾滋病患者可以表现出以神经系统机会感染和罕见肿瘤类疾病为首发，如单纯疱疹病毒性脑炎、进行性多灶性白质脑病、新型隐球菌脑膜炎、弓形体病、中枢神经系统原发淋巴瘤和卡波西肉瘤等。

除此之外，HIV 感染人体后，通过感染单核细胞来跨越血脑屏障，进入脑内，但是 HIV 并不直接损伤神经元，而是感染其他类型的细胞（星形胶质细胞和小胶质细胞），然后通过持续性细胞内感染和免疫介导的间接损伤、受染单核细胞核释放细胞因子、兴奋毒性氨基酸、胞内钙超载、自由基、脂质炎性介质（花生四烯酸和血小板活化因子）、HIV 基因产物如膜糖蛋白 GP120 的间接细胞毒性等引起组织炎症损害。

由于大脑内与血液中的 HIV 是分开复制和突变的，因此如果对两个区域中的 HIV 进行基因分型，通常会得到不同的结果，且存在“CNS 逃逸”现象，即抗逆转录病毒疗法并不能完全阻止 HIV 引起的神经系统损害。也就是说在抗逆转录病毒药物治疗时，HIV 在血液中无法复制，却仍然能在大脑中进行复制。

【临床表现】

艾滋病可以神经综合损害为首发表现，临床根据起病快慢、病程长短、病毒侵及神经系统部位、是否伴其他病原体感染等，分为以下几类。

1. HIV 原发性神经系统感染　至少 60% HIV 感染患者有神经系统并发症，10%～20% 的 AIDS 患者首发表现可以是神经系统症状。神经系统疾病可发生在 HIV 初次感染至血清转化到 AIDS 间的任何阶段，甚至是 AIDS 的首发症状（痴呆和脊髓病）；神经系统任何部位皆可被侵犯，包括多系统损害。神经系统疾病在感染早期可表现为暂时性，但在慢性感染期多表现为慢性进行性。

（1）HIV 相关神经认知功能障碍：HIV 可以引起大脑皮质和皮质下结构进行性萎缩，导致 HIV 相关神经认知功能障碍（HIV-associated neurocognitive disorders，HAND）。HAND 根据临床表现可由轻到重分为 3 级，即无症状的神经认知损伤（在神经认知测试中表现出有一定程度的损伤但在日常生活中没有出现任何损伤症状）、轻微神经认知障碍和 HIV 相关脑痴呆。HAND 为皮质下痴呆，进展较为缓慢，见于约 20% 的 AIDS 患者。早期出现淡漠、社交回避、性欲减退、思维迟缓、注意力不集中和健忘等，也可出现抑郁或躁狂、运动迟缓、下肢无力、共济失调和帕金森综合征等，晚期出现严重痴呆、无动性缄默、运动不能、截瘫和尿失禁等；颅脑 CT 或 MRI 可见皮质萎缩、脑室扩张和白质改变等。

（2）HIV 相关脑膜炎（HIV-associated meningitis）：HIV 相关脑炎较为罕见，但部分 HIV 患者可出现无菌性脑膜炎，急性起病较少，多呈慢性或复发性表现。主要表现为头痛、恶心、呕吐、脑膜刺激征等临床症状。这些患者脑脊液炎性改变不明显，且无法检测到常见继发于免疫缺陷的中枢神经系统病毒、细菌、真菌病原。脑脊液内检测到 HIV 病毒核酸片段以明确诊断。

（3）HIV 相关脊髓病变：主要以脊髓后索、侧索病变明显，可见脊髓白质空泡样变性［空泡样脊髓病（vacuolar myelopathy）］，表现为进行性痉挛性截瘫，伴深感觉障碍、感觉性共济失调和痴呆，多在数周至数月进展为完全依赖轮椅，少数在数年内出现亚急性联合变性或运动神经元病样表现。

（4）HIV 相关周围神经疾病：较为常见，主要表现为远端对称性多发性神经病变（distal symmetric polyneuropathy，DSPN），典型的症状是脚趾或足底表面刺痛、麻木和灼痛，并随着时间的推移而逐渐向近端扩展。神经系统检查显示双侧踝腱反射减弱，足部深感觉障碍，痛温觉减退。

（5）HIV 相关肌病：较为少见，病理可表现为杆状体肌病、坏死性和非坏死性炎症性肌病，以及 HIV-1 相关肌肉萎缩综合征中的 2 型肌纤维萎缩。免疫因素可能在 HIV-1 相关的多发性肌炎样综合征中起重要作用。

2. 中枢神经系统机会性感染　自广泛应用抗逆转录病毒药物以来，AIDS 患者各种机会性感染发病率降低或病情减轻。

（1）脑弓形体病：曾经是 AIDS 最常见的机会性感染，广泛应用抗弓形体药如甲氧苄啶后已减少；病情缓慢进展，出现发热、意识模糊状态和局灶性或多灶性脑病症状体征，如脑神经受损或轻偏瘫、癫痫发作、头痛和脑膜刺激征等；MRI 可发现基底节大片状病灶，有环形增强；脑脊液 PCR 可检出弓形体 DNA，确诊有赖于脑活检。

（2）真菌感染：近年来，真菌感染在 HIV 感染者和 AIDS 患者中发病率明显上升，其中最常见的真菌分别为：念珠菌、隐球菌、肺孢子菌和马尔尼菲青霉菌，其中感染中枢神经系统的主要是隐球菌。在应用高效抗逆转录病毒治疗(HAART)以前,艾滋病患者中隐球菌脑膜炎发生率为5%~10%,HAART广泛应用后其发生率明显下降。但是一旦明确HIV感染合并中枢神经系统隐球菌性脑膜炎,需要终身使用抗真菌药物维持治疗。

(3) 病毒感染:最常见的机会性病毒感染是疱疹病毒和乳头多瘤空泡病毒(papovaviruses),腺病毒感染较为少见。

疱疹病毒属的单纯疱疹病毒1型和2型、巨细胞病毒(CMV)、带状疱疹病毒(VZV)等主要引起脑膜炎、脑炎和脊髓炎,其中合并巨细胞病毒感染症状较重,常在脑炎时合并视网膜炎和胃肠道感染。在出现头痛、发热、意识障碍等病毒性脑炎典型症状的同时,还可出现局灶性神经系统损伤、癫痫及脑神经受损等表现。多灶性感染和弓形体病较为相似,应仔细鉴别。

乳头多瘤空泡病毒引起的进行性多灶性白质脑病(progressive multifocal leukoencephalopathy,PML),主要表现为中枢神经系统多灶白质脱髓鞘表现,临床表现为进行性意识改变、共济失调、失语及感觉运动障碍,预后通常较差。

(4) 细菌感染:分枝杆菌、李斯特菌、金黄色葡萄球菌等均可引起中枢神经系统感染,结核分枝杆菌较为常见,可以表现为结核性脑膜炎、颅内多发脑脓肿或结核瘤,也可出现结核性脊髓炎。

3. 继发性中枢神经系统肿瘤　AIDS患者细胞免疫功能破坏使肿瘤易感性增加,常见原发性淋巴瘤,发生率为0.6%~3%;与弓形体病不易区分,表现为意识模糊、头痛、脑神经受损、轻偏瘫、失语和癫痫发作等;脑脊液蛋白增高,单个核细胞轻度增多,糖含量可降低。MRI可见单或多发增强病灶。卡波西肉瘤罕见。

4. 中枢神经系统免疫重建炎症综合征　对于$CD4^+T$淋巴细胞计数较低的HIV感染者,开始ART治疗之初的数月内,有可能由于$CD4^+T$淋巴细胞计数增高,引起机体对机会性感染病原体的免疫反应增强,可以表现为一种新的或更恶化的临床疾病,称作免疫重建炎症综合征(immune reconstitution inflammatory syndrome,IRIS),其中9%~47%的患者累及中枢神经系统,称作中枢神经系统免疫重建炎症综合征(central nervous system immune reconstitution inflammatory syndrome,CNS-IRIS)。

IRIS的发生和临床表现取决于机会感染的类型(结核分枝杆菌及非结核分枝杆菌感染、卡氏肺孢子虫感染、CMV感染、水痘-带状疱疹病毒感染、弓形体感染、新型隐球菌感染,其中结核分枝杆菌、隐球菌、CMV和JC病毒感染发生率最高)和治疗时的$CD4^+T$淋巴细胞计数(较低的$CD4^+T$淋巴细胞计数有较高的风险)。因此,对于机会性感染患者开始ART时,IRIS是主要的考虑因素。IRIS是由于免疫系统重建导致对已知的潜在感染治疗时出现临床症状恶化或发生新的机会性感染。IRIS分为治疗矛盾型IRIS(paradoxical IRIS)与暴露型IRIS(unmasking IRIS)。在治疗矛盾型IRIS中,尽管之前机会性感染已得到控制,但在ART治疗后机会性感染出现复发或恶化,故也称反常恶化型IRIS。暴露型IRIS是指之前未发现的机会性感染在ART之后出现,可能是之前隐匿的感染出现了活化。

CNS-IRIS通常可表现为脑膜炎、颅内高压或原有病灶加重。

【辅助检查】

1. 人类免疫缺陷病毒抗体检测　人类免疫缺陷病毒抗体(HIV-1/2抗体):人类免疫缺陷病毒侵入人体后,在血清中可出现特异性抗体,是艾滋病感染和监测的主要标志。分为筛查试验和补充试验。HIV-1/2抗体筛查方法包括酶联免疫吸附试验(ELISA)、化学发光或免疫荧光试验、快速检测(斑点ELISA和斑点免疫胶体金或胶体硒快速试验、明胶颗粒凝集试验、免疫层析试验)等。补充试验常用的方法是免疫印迹法(WB)。是HIV诊断的金标准。

2. 病毒载量测定　病毒载量:一般用血浆中每毫升HIV RNA的拷贝数或每毫升国际单位(IU/ml)来表示。测定病毒载量的常用方法有反转录PCR(RT-PCR)、核酸序列依赖性扩增(NASBA)技术、分支DNA信号放大系统(bDNA)和实时荧光定量PCR扩增技术(real-time PCR)。病毒载量测定的临床意义包括预测疾病进程、提供开始抗病毒治疗依据、评估治疗效果、指导治疗方案调整,也可作为HIV感染诊断的参考指标。小于18月龄的婴幼儿HIV感染诊断可以采用核酸检测方法,以两次核酸检测阳性结果作为诊断的参考依据,18月龄以后再经抗体检测确认。

3. $CD4^+T$淋巴细胞检测　$CD4^+T$淋巴细胞是HIV感染最主要的靶细胞,HIV感染人体后,出现$CD4^+T$淋巴细胞进行性减少,$CD4^+/CD8^+T$淋巴细胞比值倒置现象,细胞免疫功能受损。如果进行HAART,$CD4^+T$淋巴细胞在病程的不同阶段可有不同程度的增加。

目前常用的$CD4^+T$淋巴细胞亚群检测方法为流式细胞术,可以直接获得$CD4^+T$淋巴细胞数绝对值,或通过白细胞分类计数后换算为$CD4^+T$淋巴细胞绝对数。$CD4^+T$淋巴细胞计数的临床意义:了解机体的免疫状态和病程进展、确定疾病分期、判断治疗效果和HIV感染者的临床并发症。

4. 腰穿脑脊液检查　HIV/AIDS相关神经综合征脑脊液检查可正常,也可能属轻度异常,与HIV感染的严重程度不相匹配。脑脊液培养阳性有助于区分真菌、分枝杆菌或淋巴瘤性脑膜炎。寡克隆区带常呈阳性结果。脑脊液中特异性HIV抗体曾被放射免疫法检出,然而病毒培养常为阴性。CSF检查可辅助诊断脊髓及周围神经疾病。

5. 影像学检查　颅脑CT或MRI显示进行性脑萎缩有助于HAND诊断,钆-增强MRI可检查脊髓病,肌电图和神经传导速度可诊断周围神经病和肌病,必要时辅以肌肉和神经组织活检。

【诊断】

HIV相关神经系统并发症可根据患者流行病学资料、临床表现、免疫学和病毒学以及影像学检查综合判定,但大体上分为对HIV感染的诊断和神经系统病变的诊断。凡有低热、无力、不适、咽痛、关节痛、全身淋巴结肿大和腹泻等症状,且有不正常性交史、吸毒史或曾接受输血治疗者均应疑为HIV感染。神经系统病变的诊断取决于对神经系统症状和体征的评估。

目前IRIS的临床诊断缺乏统一标准。除结核病和隐球菌IRIS之外，其他类型众多的IRIS尚无标准化的临床定义。通常IRIS诊断包括如下指标：①晚期AIDS患者在ART治疗后血浆病毒载量下降，$CD4^+$T淋巴细胞数量回升；②患者出现潜伏感染或原有感染恶化，有局部或全身性的炎症反应；③排除其他原因导致的临床恶化，如ART治疗依从性差或药量不当、耐药、出现新的感染或其他原因导致的临床恶化等。

艾滋病患儿须与先天性免疫缺陷鉴别，前者常见腮腺炎及血清IgA增高，后者少见，病史和HIV抗体有助于鉴别。成人应与应用激素、血液或组织细胞恶性肿瘤等引起获得性免疫缺陷区别。

【治疗】

HIV相关神经系统并发症的治疗主要根据并发症的特点选择针对性治疗方案，主要包括：①抗逆转录病毒治疗；②神经感染性疾病病原靶向治疗；③神经系统综合征症状治疗。

HIV感染患者可存活10~20年。但在存活期的任何时间都可发生全身和神经系统的继发性疾病，HIV感染和多系统疾病共存，这就需要经常的多学科的观察、评价和协同治疗。

1. HIV感染的抗逆转录病毒药物治疗　抗逆转录病毒药物（anti-retroviral drug，ARD）强力联合治疗，已经使AIDS从致死性疾病变为慢性病。常见的机会感染的发病率也因采取预防感染治疗而下降。抗逆转录病毒药物现已有三类15种被批准使用，正在开发和研制的药物还很多。目前临床上常用的有：

（1）核苷逆转录酶抑制剂（nucleoside reverse transcriptase inhibitor，NRTI）：该类药物能结合RNA基因组的DNA转录，终止DNA的合成，从而阻断病毒复制。这类药包括齐多夫定（zidovudine，AZT）、去羟肌苷（didanosine）、扎西他（zalcitabine）、司坦夫定（stavudine）、拉米夫定（1amivudine）、阿巴卡韦（abacavirziagen）。其中，齐多夫定是常用的抗逆转录病毒药物，具有明显的阻断病毒复制作用，短程治疗即可以抑制病毒复制，增强免疫功能，使继发性感染自发好转，从而使患者得以接受别的治疗，但停药后AIDS症状又会复发。由于AZT易于通过血脑屏障，因此往往作为HIV相关神经系统并发症的首选。

（2）非核苷逆转录酶抑制剂（nonnucleoside reverse transcriptase inhibitor）：包括奈韦拉平（nevirapine）、地拉韦定（delavirdine）、依非韦伦（efavirenz）。

（3）核苷酸逆转录酶抑制剂（nucleotide reverse transcriptase inhibitor）：现只有类核苷逆转录酶抑制剂阿德福韦酯（adefovir dipivoxil）。

（4）蛋白酶抑制剂（protease inhibitor）：包括利托那韦（ritonavir，RTV）、沙奎拉韦（saquinavir）、硫酸茚地那韦（indinavir-crixivan）等。

其中齐多夫定、奈韦拉平、印地那韦、多替拉韦穿过血脑屏障的能力较强，可以在HIV相关神经系统并发症中选用。

2. 继发性机会感染和恶性肿瘤的治疗　在治疗HIV感染的同时，加用针对不同机会感染和肿瘤的治疗手段，如磺胺嘧啶（sulfadiazine）和乙胺嘧啶（pyrimethamine）用于弓形体病有效，但预防复发需长期治疗；阿昔洛韦（acyclovir）对单纯疱疹或带状疱疹有效。隐球菌感染可以用抗真菌药物治疗，但停药后易复发，往往需要终生使用。梅毒应用青霉素治疗。放射治疗能短暂缓解原发性脑淋巴瘤和软脑膜淋巴瘤。

3. 神经系统对症治疗

（1）HIV相关神经认知功能障碍：在使用ART治疗同时，可以使用钙通道阻滞剂尼莫地平、抗氧化剂司来吉兰、OPC14117和硫辛酸、PAF拮抗剂利克西帕芬特、美金刚、NMDA拮抗剂辅助治疗。目前认为司来吉兰效果较好。

（2）HIV合并轻度神经病理性疼痛：有时可以使用非甾体抗炎药（NSAIDs）如布洛芬治疗；中重度患者可使用三环类抗抑郁药（如阿米替林或诺替林），抗惊厥药（如苯妥英钠、拉莫三嗪、卡马西平、奥卡西平和加巴喷丁），或麻醉性镇痛药（如美沙酮或芬太尼贴剂）。但需要注意的是苯妥英钠、卡马西平和ART类药物会互相影响血药浓度。

4. 中枢神经系统免疫重建炎症综合征的治疗　IRIS出现后应继续进行抗病毒治疗。表现为原有感染恶化的IRIS通常为自限性，不用特殊处理而自愈；而表现为潜伏感染出现的IRIS，需要进行针对性的抗病原治疗；严重者可短期应用激素或非甾体抗炎药控制。激素避免用于卡波西肉瘤患者以及不确定的TB-IRIS患者（即不能排除治疗无效的情况）。CMV感染患者慎用激素，如需要使用，应当采取短程口服治疗。对于颅内高压的患者，应谨慎使用甘露醇脱水治疗。

【预防】

病程稳定进展或因伴发机会性感染急剧恶化，半数AIDS患者可在1~3年内死亡，因此积极有效地预防IRIS非常重要。IRIS发生的高危因素有：首次进行抗病毒治疗、基线病毒载量高及基线$CD4^+$T淋巴细胞数较低者、是否存在机会性感染、开始HAART与诊治机会性感染的间隔时间等因素都与IRIS发生的风险相关。鉴于患者进行HAART前的免疫状态水平，建议开始HAART的时机是：在患者出现严重的免疫缺陷前，并在已有机会性感染得到识别并治疗稳定后。对于正在发生的急性期机会性感染患者，应在控制机会感染后再进行抗病毒治疗。

第九节　人类朊病毒病

朊病毒病（prion disease）又称传染性海绵状脑病（transmissible spongiform encephalopathy，TSE），是一类由病原体朊病毒（prion）感染所引起的罕见的、亚急性进展的致死性神经系统变性病。目前已明确的人类朊病毒病有：克-雅病（Creutzfeldt-Jakob disease，CJD）、格斯特曼综合征（Gerstmann syndrome，GSS）、致死性家族型失眠症（fatal familial insomnia，FFI）及库鲁病

(Kuru disease)四种。已明确的动物朊病毒病为:疯牛病、羊瘙痒病等。动物朊病毒病和人朊病毒病在病原学、病理特点和症状表现及实验室检查等方面,均极为相似。

【病因】

人类朊粒蛋白基因(prion protein gene,*PRNP*)位于第20号染色体,由2个外显子和1个内含子构成。*PRNP*编码的蛋白称为细胞朊粒蛋白(cellular prion protein,PrP^C),是保持神经系统信息传递不可缺少的重要物质。当正常朊粒蛋白PrP^C构象异常变化时可形成致病性朊粒蛋白(PrP scrapie,PrP^{SC}),PrP^C与PrP^{SC}一级结构与共价修饰完全相同,但空间结构不同。PrP^C主要由α螺旋组成,表现蛋白酶消化敏感性和水溶性,而PrP^{SC}主要由β折叠组成,对蛋白酶消化具有显著的抵抗能力,并聚集成淀粉样的纤维杆状结构。散发性CJD患者体内PrP^C自发性地转变为PrP^{SC},PrP^{SC}一旦形成后,可诱导更多的PrP^C向PrP^{SC}构型转变,PrP^{SC}沉积在脑组织中,引起神经退行性改变,造成海绵状脑病。

Kuru病与医源型CJD属于获得性朊病毒病。Kuru病仅见于巴布亚新几内亚福雷族的高地居民。患者因在食葬仪式上食用死者的脑以示悼念而罹患Kuru病。这种习俗被制止后,Kuru病实际已经消失。医源型CJD可通过颅脑手术、角膜移植(CJD患者的角膜)、多次肌内注射生长激素(自CJD患者尸体提取)、接受输血和血液制品治疗等多种途径诱发。由于朊病毒病的传染性,因此临床防护至关重要。CJD患者脑组织的PrP^{SC}自体外经口、注射或外科手术途径进入人体,进入人体后的PrP^{SC}侵入脑组织的可能途径包括从感染部位直接经神经传递,先在单核吞噬细胞系统复制,然后经神经脊髓扩散以及血源性扩散等不同途径进入脑内,诱导脑组织内的PrP^C转化为PrP^{SC},使PrP^{SC}在中枢神经系统大量聚集,引起神经退行性改变。

朊病毒病约有10%~15%为遗传性,由*PRNP*突变所致,突变分两类:一类为点突变,造成相应氨基酸位点的替换;另一类为N端八肽重复区的插入或缺失突变部分。*PRNP*发生基因突变如果导致蛋白质折叠方式异常,则可使形成PrP^{SC}的机会明显增加,引起遗传性朊粒蛋白疾病,如家族性CJD、致死性家族型失眠症(fatal familial insomnia,FFI)、GSS综合征(Gerstman syndrome)。目前已经发现四十多种朊病毒病与*PRNP*基因变异相关,常见的点突变有P102L、A117V、F198S和Q217R四型。朊病毒病的发病机制尚不十分清楚,其中D178N/V129可引起人CJD,而D178N/M129能够引起人FFI。不同朊病毒病的基因变异和表型之间存在重叠。*PRNP*突变基因的检测是确诊遗传性朊病毒病的关键。

【临床表现】

1. 散发性朊病毒病　最常见的人类朊病毒病是克-雅病(CJD),首次报道于1922年,指由朊病毒感染而表现为精神障碍、痴呆、帕金森样表现、共济失调、肌痉挛、肌肉萎缩等的慢性、进展性疾病,又称为皮质-纹状体-脊髓变性(corticostriatal-spinal degeneration)、亚急性海绵状脑病(subacute spongiform encephalopathy)等。目前CJD可分为不明原因的散发性(占85%左右)、家族遗传性(5%~15%)、医源型(1%左右)和地方性Kuru病。1996年出现了与疯牛病发病相关的新变异型克-雅病(new variant Creutzfeldt-Jakob disease,nvCJD)。

本病好发于50~70岁人群,男女均可发病,感染后的潜伏期为4~30年。散发性CJD起病多为慢性或亚急性进展,最主要特点是进行性认知功能障碍。主要表现为皮质功能损害、小脑功能障碍、脊髓前角损害和锥体束损害等症状及体征。最常见的(经典)表现是亚急性痴呆、肌阵挛和运动障碍(锥体外系或小脑)的三联征,特征性脑电图三相波改变,以及脑脊液异常(脑脊液tau和/或14-3-3蛋白升高)。上述特征表现并不是所有都呈现出来,快速进展性痴呆患者都要考虑是否存在CJD的可能。依据临床表现大体分为三个阶段:

(1) 早期:主要为精神与智力障碍,如情绪低落、易疲劳、注意力涣散、记忆减退、失眠、易激惹等。一旦智能减退,会在数月进展到痴呆期。

(2) 中期:亦称痴呆-肌阵挛期。以进行性痴呆、肌阵挛、精神异常、锥体束征和锥体外系表现为常见,部分患者可以出现视觉症状且常常是首发症状。肌阵挛常被认为是此期特征性临床表现。

(3) 晚期:呈现尿失禁、无动性缄默或去皮质强直。往往因压疮或肺部感染而死亡。

2. 获得性朊病毒病

(1) 医源型克-雅病(iatrogenic Creutzfeldt-Jakob disease,iCJD):可通过组织器官移植(如硬脑膜移植或器官移植)或脑手术中使用的受污染的仪器(如脑内电极)发生。医源型CJD的发病率自20世纪90年代以来一直在下降。余下的病例多是由于长潜伏期(长达40年)造成的。最近发现的输血相关的变异型CJD感染引发了人们对手术程序、输血和组织捐赠可能进一步引起传播的新的担忧。

(2) 变异型克-雅病(variant Creutzfeldt-Jakob disease,vCJD):是一种与疯牛病相关的新型CJD,具有非常不同的表现形式和不同的组织病理学表现。临床表现为发病时突出的精神病学特征,随后很快出现痴呆,但缺乏小脑体征,发生时年纪较轻(中位年龄29岁),生存期较长。

(3) 库鲁病(Kuru disease):库鲁病是最早被发现的人类朊病毒病,潜伏期长,自4~30年不等,起病隐匿,前驱期患者仅感头痛及关节疼痛,继之出现共济失调、震颤、不自主运动,后者包括舞蹈症、肌阵挛等,在病程晚期出现进行性加重的痴呆和精神异常。先有震颤及共济失调后有痴呆是本病的临床特征。患者多在起病3~6个月内死亡。

3. 遗传性朊病毒病　占朊病毒病的10%~15%,点突变和插入(重复)突变很常见,发病年龄差异很大,疾病持续时间通常比散发性CJD更长。特别的表型还包括FFI和GSS病。

(1) 遗传性克-雅病(genetic Creutzfeldt-Jakob disease,gCJD):又称家族性克-雅病(family Creutzfeldt-Jakob disease,fCJD),是一种常染色体显性遗传病。临床表现上有明显的异

质性，与 sCJD 比较，gCJD 发病年龄更早，发病年龄从 20 岁至 80 岁不等。病程可从数月到数年（通常为 5～7 年；在极少数情况下，>10 年）。gCJD 在症状上和 sCJD 一样，以快速进行性痴呆为主，然后出现共济失调和肌阵挛。最终出现无动性缄默和肌阵挛性抽搐。

gCJD 的异质性源于其朊粒蛋白（PrP）基因（*PRNP*）变异的多样性，从高致病性到无义或错义突变、剪接位点突变，以及 N 端八肽重复区的插入或缺失突变导致患者临床表现变化较大。由于携带有致病性 *PRNP* 基因突变的个体几乎都会发病，而遗传性朊病毒病与其他成人发病的神经退行性疾病有相同的症状，因此它常常容易被漏诊。很多散发性 CJD 患者其实也具有致病性 *PRNP* 变异，因此目前建议对疑似 CJD 的患者可以考虑进行 *PNRP* 基因测序，有助于 CJD 的确诊。

（2）家族性致死性失眠症（FFI）：是一种罕见的常染色体显性遗传性朊病毒病，病因为 *PRNP* 基因 C178 和 C129 突变。临床失眠症状突出。目前无有效治疗。其病理改变为丘脑和下橄榄核神经元丢失及胶质细胞增生。其临床主要表现为睡眠-觉醒周期异常、自主神经损害及快速进展性痴呆等。临床症状主要有三种不同的表现：

1）躯体性睡眠障碍（organic sleep-related symptoms）：绝大多数患者表现为失眠，入睡和维持睡眠困难，通常患者自诉失眠，睡眠期间激动，多梦。失眠进行性加重，并出现似梦中状态和幻觉，病末期呈木僵和昏睡状态。部分患者由于失眠而在白天昏昏欲睡，从而主诉过度嗜睡。值得关注的是，患者睡眠中出现不伴低氧血症的吸气费力和喉鸣，这与延髓呼吸中枢网状核受损有关，是该病特征性的临床表现。

2）神经精神症状：快速进展性痴呆，伴或不伴有共济失调、锥体束征或锥体外系症状/体征以及精神症状。如构音障碍和共济失调，步态异常甚至发生在疾病早期。患者会逐渐出现步态异常、步态不稳、辨距不良、自发或诱发肌阵挛和锥体束受累表现（如深反射活跃或出现病理征）。疾病的后期则表现为日益明显肌阵挛、不能站立和走路、构音及吞咽困难、躯体运动障碍。其中构音障碍进行性增重，可至口齿不清，另呈现咽下困难。

3）进展性交感神经性症状：患者早期除失眠外还可出现高血压、多汗、流泪、流涎、夜间低热、性功能减退。在一些病程较长的患者中，自主神经功能障碍和睡眠障碍相对不突出，而更多地表现为括约肌功能障碍和癫痫发作。

除以上表现外，FFI 患者往往还会出现脑干症状，波动性复视是早期常见的临床表现之一，引起患者注意力和视运动功能受损。后期由于觉醒水平下降导致持续的木僵状态，最终出现植物状态，死于呼吸系统或其他系统感染。

4. 格斯特曼综合征　格斯特曼综合征（GSS）由 Gerstmann，Straussler 和 Scheinker 于 1936 年首先发现和描述，故以他们的名字命名，又称格-施综合征。其特征是小脑共济失调伴有痴呆和脑内淀粉样蛋白沉积，多为家族性。最多见的是 PrP 在 102 位点亮氨酸（Leu）替代了脯氨酸（Pro），该病平均发病年龄 43～48 岁，患者表现为中年发病，出现进行性小脑脊髓的退行性变合并痴呆，与 CJD 相反，肌阵挛罕见或没有。

（1）早期：主要表现为小腿麻木、疼痛、感觉异常和步态不稳，检查可见小脑共济失调，伴有下肢肌肉萎缩无力、远端感觉减退、腱反射减低等外周神经病表现。病情进一步发展，可出现认知和精神障碍，痴呆出现晚而且较轻，也可伴锥体束征或锥体外系征象。

（2）晚期：呈现严重的共济失调和痴呆，并可出现失明，耳聋，锥体束征和锥体外系征象，同时伴有肌阵挛样发作，尤以小腿肌肉阵挛发作为多。

【辅助检查】

1. 脑电图　脑电图检查是 CJD 诊断和病情随访的重要辅助指标。病程早期常在额叶出现慢波，逐步出现周期性波幅的同步放电（periodic sharp wave complex，PSW），在弥漫性慢波的背景上出现周期性的尖波、三相波或多相波，周期多为 1～2 次/s。

睡眠脑电图则是诊断 FFI 的重要依据，FFI 患者睡眠纺锤波、K 复合波和慢波睡眠进行性减少，导致总的睡眠时间缩短，并伴有异常快速眼动睡眠（REM）状态，周期性睡眠节律被打乱。而且使用苯巴比妥和地西泮不能诱导产生纺锤波。

2. 影像学

（1）CJD 影像学表现：颅脑 CT 早期无明显异常，中后期可出现脑萎缩性改变。颅脑 MRI：弥散加权像（DWI）对 CJD 的早期诊断有很高的敏感性和特异性。早期 CJD 患者即可在 DWI 上出现皮质和/或基底节区的异常高信号，皮质异常高信号被称为“花边征”，在疾病晚期可消失。研究发现，DWI 上异常高信号出现早于其他检查。因此，DWI 是诊断早期 CJD 最为敏感的检查。

（2）FFI 影像学表现：颅脑 CT 和 MRI 可以发现大脑小脑皮质萎缩等非特异性改变，这可能与 FFI 和 CJD 的病变部位相对选择性有关；此外 FFI 没有出现散发性 CJD 患者常见的 DWI 皮质高信号，说明 FFI 并未出现海绵状改变。

3. 脑脊液（CSF）检查　脑脊液常规和生化检查正常或有轻度蛋白增高。脑脊液 14-3-3 蛋白、神经特异烯醇化酶（NSE）、S100b 和微管相关蛋白（tau）的测定对早期诊断 CJD 有一定意义，其中 14-3-3 蛋白最常用，但其灵敏度及特异度较差，许多急性脑损伤也可升高。

4. 血液 *PRNP* 基因检测　对 *PRNP* 基因进行 129 位点多态性及基因突变分析可以鉴定出部分遗传性 CJD。检测出 *PRNP* 基因的 D178N 突变是 FFI 诊断的金标准。

5. PrP^{SC} 检测　检测脑组织或标本中的 PrP^{SC} 可以确诊 CJD，具体方法有免疫组化、免疫印迹法、酶联免疫吸附试验、构象免疫分析技术、PrP^{SC} 蛋白错误折叠循环扩增法（PMCA）等。

6. 组织活检　脑组织活检免疫组化染色可见到 PrP^{SC} 阳性斑的沉积，此方法曾经是 CJD 确诊的唯一手段。目前也有研究使用咽扁桃体淋巴结活检和皮肤活检取代脑组织活检。

【诊断】

1. 克-雅病诊断

（1）散发性 CJD：

1）确定诊断：具有典型/标准的神经病理学改变，和/或免疫细胞化学和/或 Western 印迹法确定存在蛋白酶耐受性 PrP，和/或存在瘙痒病相关纤维。

2）临床诊断：具有进行性痴呆，在病程中出现典型的脑电图改变，和/或脑脊液 14-3-3 蛋白阳性，以及至少具有以下 4 种临床表现中的 2 种：①肌阵挛；②视觉或小脑障碍；③锥体/锥体外系功能异常；④无动性缄默。以及临床病程短于 2 年。

3）疑似诊断：具有进行性痴呆，以及至少具有以下 4 种临床表现中的 2 种：①肌阵挛；②视觉或小脑障碍；③锥体/锥体外系功能异常；④无动性缄默。以及临床病程短于 2 年。

4）所有诊断应排除其他痴呆相关疾病。

（2）医源型 CJD：在散发性 CJD 诊断的基础上具有：①接受由人脑提取的垂体激素治疗的患者出现进行性小脑综合征；或②确定的暴露危险，如曾接受过硬脑膜移植、角膜移植等手术。

（3）家族遗传性 CJD　确定诊断或临床诊断 CJD 患者，具有一级亲属中的肯定或可疑的 CJD 患者，和/或本病特异的 *PRNP* 基因存在致病性突变。

2. 致死性家族性失眠症（FFI）的临床诊断标准　根据 FFI 患者的临床特征、家族史以及实验室检查结果，将临床诊断分为三种可能：可能的 FFI，很可能的 FFI 以及确诊的 FFI。三者的诊断标准如下：

（1）可能的 FFI：躯体睡眠相关障碍（A 组症状）+1 或 2 项其他核心特征（B/C 组症状）：

A. 躯体相关睡眠障碍：失眠、深睡眠丧失、片段睡眠以及 REM 睡眠减少或丧失，喉部喘鸣、睡眠呼吸紊乱以及不自主运动。

B. 快速进展性痴呆：伴或不伴有共济失调，锥体束征或锥体外系症状/体征以及精神症状。

C. 进展性交感神经性症状：高血压、出汗、心动过速、呼吸不规律。

（2）很可能的 FFI：对于具有上述超过 2 项核心特征（A/B/C 组症状）的患者如果出现以下提示性特征中 1 项或多项，即可诊断为很可能的 FFI。这些提示性特征包括：①RPD 以及失眠的阳性家族史；②躯体性失眠，睡眠相关呼吸困难，喉部喘鸣以及由多导睡眠图证实的不自主运动；③SPECT 或 PET 成像显示丘脑葡萄糖摄取减低。

（3）确诊的 FFI：如果 *RPNP* 检测存在致病性突变结果为阳性，则可确诊 FFI。FFI 的朊粒蛋白分子特征性突变为 D178N 合并 129M，即 178 位的门冬氨酸残基被门冬酰胺代替，且 129 位的氨基酸残基为甲硫氨酸。

【治疗】

散发性 CJD 病例进展较快，目前尚无有效治疗。主要以对症和支持治疗为主，可用巴氯芬（baclofen）治疗痉挛性张力增高，氯硝西泮治疗肌阵挛癫痫。

FFI 目前也无有效的治疗措施，主要是对症治疗，这类患者对常规的镇静剂和苯二氮䓬类药物反应差。有个案报道褪黑素类药物（agomelatine）能改善患者的睡眠。

【预防】

CJD 不通过常规感染传播途径传播，CJD 患者无须隔离。但是脑组织、脑脊液、硬脑膜、角膜、血液等组织和体液具有传染性，相应的神经外科手术器械及针刺电极具有传染性。医务人员应避免开放性伤口及结膜接触这类组织。朊病毒对常规理化消毒方法（如常规高压灭菌、紫外线及甲醛等）具有抵抗性，需采用特殊高压灭菌方法，患者体液等可用 2mol/L 氢氧化钠或次氯酸钠（84 消毒液）浸泡等方法灭活。

参考文献

[1] 丹尼斯·L·卡斯帕，安东尼·S·福奇. 哈里森感染病学[M]. 胡必杰，译. 上海：上海科学技术出版，2019.

[2] 穆克赫吉，沙赫. 中枢神经系统感染临床影像学[M]. 吴元魁，刘岘，译. 北京：人民军医出版，2015.

[3] 栗秀初，赵钢. 神经系统感染疾病[M]. 西安：第四军医大学出版，2019.

[4] BUSL K M, BLECK T P. Bacterial infections of the central nervous system[J]. Current Infectious Disease, 2013, 15(6): 612-630.

[5] BROUWER M C, BEEK D. Management of bacterial central nervous system infections[J]. Handb Clin Neurol, 2017, 140: 349-364.

[6] CARPIO A, ROMO M L, PARKHOUSE R M, et al. Parasitic diseases of the central nervous system: lessons for clinicians and policy makers[J]. Expert Rev Neurother, 2016, 16(4): 401-414.

[7] PANACKAL A A, WILLIAMSON P R. Fungal infections of the central nervous system[J]. Continuum (Minneap Minn), 2015, 21(6): 1662-1678.

[8] GOLDMAN L, SCHAFER A I. Goldman's Cecil medicine[M]. 24th ed. Philadephia: Elsevier, 2011.

[9] ASHER D M, GREGORI L. Human transmissible spongiform encephalopathies: Historic view[J]. Handb Clin Neurol, 2018, 153: 1-17.

[10] 中华医学会感染病学分会艾滋病学组. 中国艾滋病诊疗指南（2018 版）[J]. 新发传染病电子杂志，2019，4(2)：65-84.

[11] THEROUX N, PHIPPS M, ZIMMERMAN L, et al. Neurological complications associated with HIV and AIDS: Clinical implications for nursing[J]. J Neurosci Nurs, 2013, 45(1): 5-13.

第十三章　中枢神经系统脱髓鞘疾病

（邱　伟）

第一节　概　　述

中枢神经系统脱髓鞘疾病（demyelinative disease）是一组脑和脊髓，甚至可累及视神经的，以病理学上的髓鞘异常为主要特征的疾病。导致中枢神经系统髓鞘破坏的病因繁多，发病机制复杂。本章着重于介绍临床上最常见的特发性炎性脱髓鞘疾病（idiopathic inflammatory demyelination diseases，IIDDs）。

【解剖与生理】

髓鞘是包裹在有髓神经纤维轴突外面的脂质细胞膜，由成髓鞘的神经胶质细胞围绕神经元的轴突构成。周围神经系统的髓鞘形成细胞是施万细胞，中枢神经系统（central nervous system，CNS）的髓鞘形成细胞是少突胶质细胞。在 CNS，1 个少突胶质细胞包被数根不同节段的神经轴索，包被轴索数的多寡与少突胶质细胞类型有关。Ⅰ型和Ⅱ型少突胶质细胞，每个细胞可以包被 30 根轴索，Ⅲ型少突胶质细胞包被 5 根，Ⅳ型少突胶质细胞包被 1 根轴索，平均每个少突胶质细胞包被 10 多根轴索。CNS 内的髓鞘面积与轴索的直径成反比。Ⅰ型和Ⅱ型少突胶质细胞包绕数目众多的小面积轴索，髓鞘薄，平均面积 $500\mu m^2$；Ⅲ型和Ⅳ型则包绕数目较少，直径较粗的轴索，髓鞘较厚，达 $30\,000\mu m^2$。Par-3 蛋白将髓鞘形成所需的各种关键蛋白质特别是神经元分泌的一种分子特异受体聚集在一起。肌球蛋白Ⅱ（myosin Ⅱ）具有促进施万细胞和少突胶质细胞形成髓鞘的作用。髓鞘可以支持轴突与周围组织，并有电绝缘的作用，避免神经动作电位传导的相互干扰。同时，在髓鞘的包绕下，神经动作电位可以通过“跳跃式传导”的机制来加快动作电位传导速度。

【病因与发病机制】

中枢神经系统脱髓鞘疾病的病因目前尚未明确，可能的因素有病毒感染、自身免疫反应、遗传和环境因素。脱髓鞘是指神经纤维髓鞘破坏，而神经元胞体及轴索受累相对较轻的一种病理改变。发生这种病理改变的原因是多样的。从神经病理学的观点看，这种髓鞘异常可以来源于髓鞘形成障碍或在正常髓鞘的基础上发生破坏。因此，CNS 脱髓鞘疾病可分为遗传性（髓鞘形成障碍性疾病）和获得性（正常髓鞘为基础的脱髓鞘疾病）两大类，见表 13-1-1。

表 13-1-1　中枢神经系统脱髓鞘疾病病因分类

Ⅰ遗传性脱髓鞘疾病（髓鞘发育缺陷性脱髓鞘疾病）	Ⅱ获得性脱髓鞘疾病
1. X 连锁遗传	1. 原发性获得性脱髓鞘疾病（特发性炎性脱髓鞘疾病）
（1）肾上腺脑白质营养不良	（1）多发性硬化及其边缘疾病
（2）佩-梅病（Pelizaeus-Merzbacher disease）	多发性硬化
2. 常染色体隐性遗传	同心圆性硬化（Balo 病）
（1）球形细胞脑白质营养不良（Krabbe 病）	弥漫性硬化（Schilder 病）
（2）异染性脑白质营养不良	（2）视神经脊髓炎谱系疾病
（3）卡纳万病（Canavan disease）	（3）急性播散性脑脊髓炎
（4）科凯恩综合征（Cockayne syndrome）	（4）瘤样脱髓鞘病变
（5）Aicardi-Goutieres 综合征	2. 继发性获得性脱髓鞘疾病
3. 遗传方式不明	中毒、代谢、感染、缺血、射线、渗透压改变、营养缺乏等所致的脱髓鞘疾病
亚历山大病（Alexander disease）	

遗传性 CNS 脱髓鞘疾病主要是由于异常因素导致某些酶的缺乏引起的神经髓鞘磷脂代谢紊乱，多见于基因突变引起髓鞘发育、形成和磷脂代谢过程障碍，呈现脑白质营养不良，包括异染性脑白质营养不良、肾上腺脑白质营养不良、球形细胞脑白质营养不良和类纤维蛋白脑白质营养不良等。

获得性中枢神经系统脱髓鞘疾病分为继发于其他疾病的脱髓鞘疾病和原发性免疫介导的炎性脱髓鞘疾病。继发性获得性脱髓鞘疾病包括缺血缺氧性疾病、营养缺乏性疾病、脑桥中央髓鞘溶解症、病毒感染引起的疾病等。这些疾病发病机制各异，如缺血缺氧等多继发于水肿、弥漫性轴索病变而致髓鞘脱失；感染性炎性脱髓鞘疾病则是由于病原体的直接作用或免疫机制而致病。原发性获得性脱髓鞘疾病是临床上通常所指的 CNS 脱髓鞘疾病，其发病机制复杂，多种因素被认为参与这类疾病的发生和发展，如遗传、病毒感染和分子模拟、自身免疫异常等。这些疾病主要包括 CNS 特发性炎性脱髓鞘疾病（IIDDs）。IIDDs 各亚型之间在病因和发病机制、病理学、临床表现、生物学标志物、影像学、治疗和预后等方面都存在差异，构成了脱髓鞘病的一组疾病谱。除了多发性硬化（multiple sclerosis，MS）、视神经脊髓炎（neuromyelitis optica，NMO）及视神经脊髓炎谱系疾病（neuromyelitis optica spectrum disorders，NMOSD）、急性播散性脑脊髓炎（acute disseminated encephalomyelitis，ADEM）等外，还包括临床孤立综合征（clinically isolated syndrome，CIS）、少突胶质细胞糖蛋白（myelin oligodendrocyte glycoprotein，MOG）抗体相关脑脊髓炎、瘤样脱髓鞘病变等多种疾病。IIDDs 是本章节介绍的重点内容。

【病理】

基本病变是 CNS 内髓鞘缺失，主要分布于白质的静脉周围，呈现多发性、散发性、融合性和多中心性病灶，神经元胞体轴索相对完整。沿小静脉周围的炎症细胞浸润，无沃勒变性或继发纤维束变性。按病理可分两大类型：

1. 髓鞘破坏型　髓鞘形成正常，各种病因使髓鞘破坏。特点为血管周围炎性细胞浸润，多数在病毒感染后发病。为获得性脱髓鞘疾病，以多发性硬化最常见。

2. 髓鞘形成障碍型　主要为遗传因素引致的神经鞘脂代谢障碍，髓鞘的主要成分如硫酸酯和脑苷脂异常沉积，发生对称性弥漫性髓鞘脱失，主要见于脑白质营养不良。

【临床表现】

脑和脊髓的多部位受损，出现相应的多种临床症状和体征。获得性脱髓鞘疾病，常见视力障碍、肢体瘫痪、感觉障碍、共济失调等，反复多次发作。脑白质营养不良多有发育迟滞、智能进行性减退、惊厥、进行性瘫痪、肌张力变化、共济失调、视神经萎缩、眼球震颤、感音性耳聋。

【辅助检查】

神经影像学检查是脱髓鞘疾病最重要的辅助检查之一。MRI 可清晰显示脑、脊髓、视神经的病灶。MRI 上病灶的增减对患者疗效评估和预后判断也有重要作用。免疫相关的生物学标志物如寡克隆带、水通道蛋白 4 抗体（AQP4-IgG）等，以及可能有关的基因和代谢检查也具有一定价值。视觉诱发电位、脑干听觉诱发电位和体感诱发电位等检查有助于发现亚临床病灶，对疾病的诊断和预后判断有一定参考价值。

【诊断】

获得性脱髓鞘疾病根据不同病因需要不同诊断方法。最常见的获得性脱髓鞘疾病是 IIDDs，可通过一些免疫相关的生物学标志物进行临床诊断和分型。如寡克隆带提示 MS、AQP4-IgG 提示视神经脊髓炎谱系疾病等。而一些基因和代谢检查可以辅助脑白质营养不良的诊断。

【治疗】

获得性脱髓鞘疾病需要根据病因进行治疗。其中 IIDDs 常与免疫紊乱相关，急性期可根据病情给予激素、血浆置换、免疫球蛋白冲击治疗等。复发性的 IIDDs 可予疾病修正治疗和免疫抑制治疗等。脑白质营养不良一般是对症支持治疗，部分可给予饮食、维生素和酶替代治疗等调节代谢紊乱。

第二节　多发性硬化

多发性硬化（multiple sclerosis，MS）是最常见的中枢神经系统特发性炎症性脱髓鞘疾病。病因尚不明确，可能与遗传、环境等多种因素相关。病理学上以多发性炎症脱髓鞘、轴索变性和胶质瘢痕形成为主要特点。MS 多在中青年发病，大部分呈复发-缓解病程，每次发作常遗留神经系统症状体征，最终导致神经功能残障。MS 的诊断主要基于中枢神经系统病灶在空间多发性（dissemination of lesions in space，DIS）和时间多发性（dissemination of lesions in time，DIT）的临床证据，且需除外可能引起这些损害的其他疾病。近年来，MS 研究取得了快速进展，但其诊断和治疗仍面临着严峻的挑战。

【流行病学】

MS 系统性流行病学研究始于 20 世纪 20 年代。此后，MS 流行病学调查在世界各地逐渐开展。MS 流行病学特点在人群间、地域间存在差异，并随着时间出现动态变化。MS 流行病学的研究为进一步探讨 MS 的临床特点和发病机制提供线索。

1. 发病年龄　作为一种免疫相关疾病，MS 发病年龄一般在青中年，85% 患者首发年龄在 14～55 岁，且多在成年早期（20～40 岁）表现出最初的临床症状。但不同临床亚型的患者发病年龄存在差异，复发-缓解型 MS（relapsing remitting multiple sclerosis，RRMS）多在 30 岁左右发病，继发进展型（secondary progressive multiple sclerosis，SPMS）和原发进展型（primary progressive multiple sclerosis，PPMS）多在 40 岁左右发病。少部分在青春期以前发病，其中 15 岁之前发病患者约占所有患者 2.7%～5%，在婴儿期和幼年占 0.2%～0.7%。同时也存在发病年龄大于 50 岁的迟发型 MS（late-onset MS）患者。

2. 性别　女性罹患 MS 的比例更高。在西方国家以往的报道中女性发病率是男性的 2 倍。并且 MS 的性别比（女：男）随时间有增高趋势。既往加拿大的调查显示 1931—1980 年，MS 的性别比例（女：男）从 1.9 升高到 3.2。2012 年另一项来自意大利的研究也发现，过去 60 年中 MS 患者的性别比例（女：男）随着时间增大，这种变化趋势还存在一定的纬度梯度。

3. 种族差异　不同种族人群 MS 的患病率有显著差异。目前多数观点支持种族易感性很大程度上决定了 MS 的这种全球差异性分布特征。MS 在高加索人群的青壮年中是一种相对常见的疾病。美国的流行病学研究显示，在高加索裔移民的高密度区 MS 发病率也高，而在亚裔、非裔人群中则相对少见。

4. 地域分布　MS 是一个全球性的疾病，但不同地区的患病率存在显著的差异。不同地域 MS 患病率的高低很大程度上与其纬度高低呈现相关性，患病率较高的地区多位于高纬度的温带地区，而患病率较低的地区常接近赤道。这种患病率随纬度分布的差异即"纬度效应"。一些学者认为"纬度效应"可能与不同纬度地区日光照射和维生素 D 水平的差异有关。

根据患病率的差异，可划分出 MS 高发病地区、中发病地区和低发病地区。其中高发病（患病率>30/10 万）地区包括北欧、北美、加拿大、南澳大利亚和新西兰。中度发病［患病率（5～30）/10 万］地区有南欧、美国南部和北澳大利亚。低发病率（患病率<5/10 万）地区在亚洲和南美洲。

5. 流行病学的动态变化　研究表明 MS 的流行病学特点存在动态变化。例如 MS 患病率是否逐渐上升一直存在争议。一项研究分析了英国 1990—2010 年的人口学数据，指出随着医疗卫生条件改善 MS 患者更加长寿，存活的患者数量有所上升。但欧洲的另一项研究提示 MS 发病率的上升可能是可疑 MS 患者确诊比例增加以及以人群为基础的 MS 登记系统逐步完善所导致的假象。

面对 MS 流行病学的新变化，各国学者通过更大样本量的流行病学调查和荟萃分析来研究 MS 的流行病学现状。这些荟萃分析发现由于方法学和流行病学研究质量的不一致，无论在美洲的发达国家或发展中国家，MS 的流行病学资料仍相当缺乏。建议进行更大规模的流行病学调查来了解 MS 流行情况。

【病因】

目前倾向于认为MS是由于遗传因素和环境因素的复杂相互作用所导致的自身免疫性疾病。特定遗传背景的个体在一定环境因素的促发下，启动自身免疫而导致了MS发病。但疾病的遗传因素和环境因素并不是独立存在的，可能以交叉方式相互作用，引起疾病的发生和发展。

1. 遗传因素 遗传因素是MS发病的重要病因，流行病学研究已经证实了遗传易感性在MS发病中的重要作用。MS的发病存在家族聚集性，家系研究和双生子研究最能说明MS遗传易感性。先证者的亲属与一般人群相比MS发病风险增高10~20倍；近20%的MS患者至少有1个患病亲属。尽管与遗传因素相关，MS的发病并不符合孟德尔遗传方式，因此MS并非典型的单基因遗传性疾病，而可能是一种复杂的多基因遗传疾病。

(1) *HLA*基因：目前认为与MS易感性关系最为确切的基因是人类白细胞抗原(human leukocyte antigen，*HLA*)基因。近年的研究表明不同人群MS患者均与*HLA*相关联，而不同国家和地区MS患者的HLA亚型存在差异，这可能与种族和地域因素有关，如在北欧为*HLA* Ⅱ类基因DR2，地中海地区是DR3、DR4，亚洲人群为DPB1＊0501。

(2) 非*HLA*基因：其他可能与MS相关的基因，如白细胞介素-2受体α链(interleukin 2 receptor α chain，IL-2RA)、白细胞介素-7受体α链(interleukin 7 receptor α chain，IL-7RA)、载脂蛋白E、细胞毒性T淋巴细胞抗原4、肿瘤坏死因子、白细胞介素-1及其受体基因等。2013年，国际多发性硬化遗传协会(International Multiple Sclerosis Genetics Consortium，IMSGC)报道了新发现的48个与MS发病相关的基因多态性位点。目前，超过100种基因被发现可能增加MS的风险。

2. 环境因素 一些环境因素可能与MS的发生发展相关，这些因素包括众多感染和非感染因素。

(1) 感染因素：病原微生物感染导致MS发病的观点仍然存在争议。一些流行病学研究提示MS患者存在感染，但缺乏明确的病原学、感染与MS发生和发展直接因果关系的证据。目前认为，病原微生物并非通过直接感染的方式参与MS的发病，而是以更复杂的方式参与。研究最多的感染是EB病毒(Epstein-Barr virus，EBV)，最令人信服的证据是MS高发区与EBV感染地域分布一致，大部分的MS患者EBV血清阳性，且其抗体的滴度与MS的发生存在相关性。其次是人类疱疹病毒6型(human herpesvirus，HHV-6)，MS患者血清HHV-6抗体升高，脑脊液中可检测到HHV-6的DNA。其他病原微生物，包括麻疹病毒、犬瘟病毒、流行性感冒病毒C型、腮腺炎病毒、肺炎支原体等，都曾报道与MS的疾病发生和发展存在部分相关性。

(2) 非感染因素：与MS发病相关的非感染性环境因素众多，其中研究证据较为充分的有吸烟、维生素D水平、食盐摄入等。

1) 吸烟：研究表明，吸烟可增加MS发病风险，并影响MS病情和预后。有数据表明吸烟者MS发生率为不吸烟者的1.6倍，为既往吸烟者的1.2倍。并且随着吸烟量增加，MS风险度也增加。而且被动吸烟和主动吸烟一样都将增加MS的发病风险，并与吸烟的暴露时间存在相关性。有关吸烟增加MS发病危险性的假说包括血管效应、免疫机制、一氧化氮产生增加、呼吸道感染概率加大、香烟中氰化物以及其他成分的神经毒性作用等。

2) 维生素D水平：研究已证实低维生素D水平与MS复发相关，而高维生素D水平可以降低MS的复发率，以及在磁共振成像(magnetic resonance imaging，MRI)上发现病灶减少。此外，与母亲在妊娠期维生素D水平适量者相比，母亲妊娠期存在维生素D缺乏的儿童罹患MS风险显著增高；并且新生儿维生素D水平与未来患MS风险呈负相关。一些研究认为MS的分布与纬度有关，提示日照不足导致的维生素D缺乏可能会增加MS的易感性。

3) 食盐摄入：2013年，Wu和Kleinewietfeld两个独立的研究小组同时发现，增加氯化钠浓度可以通过诱导Th17细胞通路活化促进自身免疫性疾病。同时MS的动物模型实验也发现了接受高盐饮食的小鼠病情更严重，中枢神经系统炎症加剧。临床研究发现，MS患者的病灶、正常外观的脑白质、皮质和深部灰质中钠浓度会升高。钠浓度的增高可能与神经轴索炎症损伤的病理生理相关，可能会导致MS患者临床进展和残障程度增加。

【发病机制】

1. 免疫细胞反应 MS的发病机制尚未完全阐明，但目前绝大多数研究者认为MS是一种自身免疫性疾病，免疫相关机制在其发病过程中占主导地位。

(1) T细胞免疫：既往理论认为，MS的发病机制与Th1/Th2轴向Th1方向偏移，Th1细胞分泌肿瘤坏死因子α(tumor necrosis factor-α，TNF-α)和γ干扰素(interferon-γ，IFN-γ)等细胞因子，介导细胞免疫为主的免疫反应有关。目前更多相关证据提示，辅助性T细胞17(T helper cell 17，Th17)和白细胞介素-17(interleukin-17，IL-17)在MS的发病机制中有更重要的作用。此外，调节性T细胞(regulatory T cell，Treg)功能低下是MS发病的另一重要原因。根据这些研究基础，有学者提出在人类免疫系统中Th1/Th2轴和Th17/Treg轴的失衡共同参与自身免疫性脱髓鞘疾病的发生和发展，Th1和Th17可能在MS发病的不同阶段发挥了复杂的相互作用。

近年来，陆续发现了其他亚型的T淋巴细胞也可能在MS的发病机制中发挥作用。Th22细胞被发现在复发期MS患者外周血和脑脊液中升高，对β干扰素治疗抵抗。Th9细胞也被观察到在MS患者中对Th17有调节作用。分泌IL-17的$CD8^+$T细胞也被发现参与该病的病理过程，并且已观察到其在MS复发期的升高。

(2) B细胞免疫：早已发现B淋巴细胞作用于MS发病机制的证据。在MS患者脑膜发现了淋巴滤泡样结构。在CNS和CSF中存在克隆扩展的B淋巴细胞，提示CNS内抗原启动的B淋巴细胞应答，这些B淋巴细胞被认为与脑部IgG生成有关，导致寡克隆带(oligoclonal bands，OCBs)升高。一直以来，OCBs被认为是MS最特异性的生物学标志物。然而B淋巴细胞在MS发病机制中的地位没有得到足够重视。直到近年来，以B淋巴细胞为靶点的治疗对MS有显著疗效，提示需要重新审视B淋巴细胞在MS发病机制中的作用。基于此机制的治疗包括以CD20(rituximab、ocrelizumab和ofatumumab)、CD19(MEDI-551)、CD52(alemtuzumab)和各种B淋巴细胞因子为靶点的治疗策略。但这些治疗的作用通路尚未被完全阐明，B淋巴细胞在MS发病机制中的作用错综复杂，需要更深入的研究进一步探讨。

2. 神经变性　根据SPMS和PPMS独立于复发的病情进展以及免疫调节治疗无效，学界推测在MS的病程中还存在其他发病机制，如神经变性。神经变性可能导致了MS不可逆的神经功能残障。临床已经发现，MS疾病初期就可以观察到影像学上的脑萎缩和灰质病变，从而反映了存在神经变性；而与白质病变相比，脑萎缩和灰质病变与患者神经功能残障更显著相关。这些研究结果证实MS存在神经变性。

进一步探讨MS神经变性的机制，发现可能是炎症诱导的级联反应导致了最终的轴索损伤：慢性中枢神经炎症产生无活性氧化物系列、无活性氮化物系列、细胞因子、谷氨酸等有害物质，这将导致氧化应激、线粒体破坏和功能障碍、脱髓鞘、钙内流；随后离子通道的重新分配，能量缺乏；离子失衡、钙/钠超载；继发活化降解酶类、细胞肿胀；最终造成了细胞凋亡和坏死所致的神经轴索损伤。对炎症、神经损伤相关性的研究同样支持上述观点。目前已发现许多可以导致神经变性的炎症通路，研究较多的有TRAIL、Fas系统、细胞因子、穿孔素、线粒体功能障碍、轴突钠通道再分布、TASK1、BDNF、ASIC-1、TRPM4、谷氨酸等通路。这些研究提示可能是由于慢性炎症进程扰乱了神经轴索稳态，导致神经变性，因此应激负荷(炎症)和残余的神经自身保护能力的平衡可能决定MS的最终临床预后。

【病理】

活检和尸检的病理学研究显示，MS病灶局灶区域是由导致脱髓鞘的急性炎症构成的。随着临床病理学研究的进展，目前还发现了MS病灶的其他病理学变化，如轴索变性和灰质病变等。

1. 白质病变的病理分型　MS是一类异质性疾病，具有不同的病理学表现。根据组织病理特征，包括髓鞘脱失、少突胶质细胞病变、补体激活和浸润炎症细胞的类型等，可以把MS的脱髓鞘病灶划分为4种病理分型：

Ⅰ型：与巨噬细胞相关的脱髓鞘。

Ⅱ型：与巨噬细胞相关的脱髓鞘且伴有免疫球蛋白和激活的补体局部的沉积(抗体介导的脱髓鞘)。

Ⅲ型：脱髓鞘并伴有出现少突胶质细胞突触最末梢部分的原发性改变和少突胶质细胞凋亡(与末梢逆行性死亡性少突胶质细胞病相关的脱髓鞘)。

Ⅳ型：在斑块周围的白质中出现少突胶质细胞原发性变性并伴有继发的髓鞘破坏。

MS多样化的病理学表现证明了疾病的异质性，提示MS可能具有多元的发病机制。

2. 轴索损伤和灰质病变　19世纪初，即有文献提及MS的轴索病变。1936年，Putnam报告MS病灶轴索缺失达50%。但直至21世纪初早期轴索病理学改变和神经变性在MS发病机制中的作用才得到广泛关注。轴索变性的最重要特征是神经纤丝(neurofilaments，NF)脱磷酸化。在脱髓鞘病灶中，非磷酸化的神经纤丝数目显著增加，采用共焦显微镜和三维重建技术，可于急慢性病灶中检测出许多非磷酸化的神经纤丝表达阳性的卵圆体，提示轴索运输中断，此为轴索横断的标志物。据估计，MS患者早期就可以出现轴索损伤，而慢性病灶中的总轴索缺失程度可达70%，剩余的30%脱髓鞘轴索存在显著的分子和结构变化。

MS的皮质和深部灰质也存在病理学改变。对尸检患者脑组织病理学研究发现了三种主要的皮质灰质病理改变：Ⅰ型，累及皮质下部和白质的病变；Ⅱ型，皮质内病灶；Ⅲ型，软脑膜下的皮质病灶。临床上，皮质病灶已得到影像学证据的支持，一些研究还发现了皮质病灶与疾病的相关性，以及皮质容积变化与智能减退的相关性。

3. 髓鞘再生　MS髓鞘破坏的同时也触动了髓鞘的再生过程。髓鞘再生是MS患者临床缓解的病理基础，髓鞘再生的程度也决定着缓解的程度。Perier及Suzuki首次发现了MS病灶中存在髓鞘再生。慢性活动性MS病灶中髓鞘再生的发生与进行性的脱髓鞘、少突胶质细胞的存活及增生相关，急性MS病灶中的髓鞘再生散发存在于含有少突胶质细胞、巨噬细胞、星形细胞和炎症成分的组织中。

【临床表现】

有发病诱因的MS约占25%，而复发者则约占30%。诱因依次以感冒、发热、分娩以及疲劳等较为常见，此外情绪激动、手术、停用激素、月经前以及腹痛、腹泻等也可引起发病和复发。

MS患者大多数急性或亚急性起病，少数患者慢性起病。

没有临床表现和病程完全相同的MS患者。但患者都存在多发性的特点，即DIS和DIT。在DIS方面，不同MS患者脱髓鞘斑块的数目和先后累及的病变部位的不同导致MS患者的临床表现和病程差异很大，如病变常可先后累及视神经、侧脑室周围白质、小脑脚、脑干、脊髓等。在DIT方面，根据患者复发的特点可把MS分为不同临床亚型。

1. 可能转化为MS的临床综合征

(1) 临床孤立综合征(clinically isolated syndrome，CIS)：CIS定义为首次发生的CNS脱髓鞘病变。临床上既可表现为孤立的视神经炎、脑干脑炎、脊髓炎或某个解剖结构受累的症状体征，也可出现为多部位同时受累的复合临床表现。常见症状有视力下降、肢体麻木、肢体无力、大小便障碍等。病灶特点表现为时间上的孤立，且临床症状持续24小时以上。很大部分CIS最终将转化为MS，因此早期预测CIS的临床转归对患者的治疗和预后有重要临床意义。学者们试图总结高度提示将转化为MS的视神经、脑干、脊髓和脑部CIS的临床特点，据此有可能更早期诊断MS。

（2）放射孤立综合征（radiologically isolated syndrome，RIS）：随着MRI技术的进展和临床广泛应用，有时候可以在健康个体或出现非特异性症状的患者（头痛、眩晕）中看到符合MS诊断标准的典型脱髓鞘MRI特点。随访研究发现，30%～40%此类患者将出现一次或更多临床事件，导致CIS或MS的诊断。这种没有MS临床征象，但存在高度提示脱髓鞘疾病的异常MRI特征的临床前期被定义为RIS。目前的研究认为，RIS的MRI表现符合脱髓鞘的特征，如病灶数量（>9个T_2病灶）、病灶分布（脑室旁、近皮质、幕下）和病灶活动性（钆增强）。而对于脊髓RIS，Okuda在一项回顾性分析中观察到，有84%存在无症状颈髓病灶的RIS患者进展为CIS或MS，并认为颈髓RIS独立于脑部MRI病灶，提示高临床事件风险。但Dalton在一项前瞻性MRI研究中发现，几乎所有出现无症状脊髓病灶的患者也存在沉默的脑部病灶，因此颈髓病灶不能独立预测MS转化。将来需要进一步的研究，更深入探讨脑部RIS和脊髓RIS的特点，以及它们对MS转化的独立预测作用。

2. 典型征象　MS病灶的DIS导致了患者临床表现的多样性。患者的临床症状及体征与其病灶的累及部位密切相关。随着病程的进展，累及的病变范围不断扩大，还将产生一些弥漫性受损征象。

（1）视觉损害：常呈现视神经炎（optic neuritis，ON）的征象，是MS最常见的临床表现之一，也是最常见的首发症状之一。绝大多数患者急性或亚急性起病，几天内达到高峰。多表现为单侧视力减退，伴有眼眶内疼痛，眼球活动时加重，但视力完全丧失少见。也有少数患者双眼同时受累，但双眼受累程度可不一致。实际上，任何类型的视野缺损都可能出现在MS患者中，这取决于脱髓鞘炎症损伤累及视神经的具体部位，如有报道证实双侧同向视野缺损和急性象限盲的存在。检眼镜检查可显示视乳头水肿、边缘模糊，伴随出血及渗出物（视神经乳头炎）或正常的视神经乳头（球后视神经炎）。ON通常2周内开始逐渐缓解，可持续数月。ON可以反复发作，交替累及双眼，随着病程进展可出现视神经萎缩。即使不出现急性ON，多数患者也会出现视神经病变的亚临床表现，即无明显临床症状，但可通过视觉灵敏度、色觉检查、视野检测以及直接手电筒强光测试来证实轻微的视觉损伤。

（2）眼球活动异常：MS患者的眼球活动异常症状体征常与患者的脑干和小脑病变相关。眼球震颤和复视是主要临床表现，见于70%患者，以水平性眼球震颤最多见，亦有水平加垂直、水平加旋转及垂直加旋转性眼震等。明显的眼球震颤患者会选择性地出现影象的跳动或抖动，这是震动幻觉的一个表现。以复视而不伴客观可见的眼肌瘫痪为常见（约30%），可有单个眼肌无力，有时也可全眼肌瘫痪，以动眼神经及展神经瘫痪常见。核间性眼肌瘫痪是MS常见而重要的体征，其临床特点是当患者向一侧水平凝视时，病变对侧眼球内收不能，病变同侧眼球外展时出现单眼水平眼震，但双眼球内聚正常，为脑干内侧纵束受累所致。若患者同时存在眼球震颤和核间性眼肌瘫痪，则应高度怀疑患有MS的可能。其他眼外肌活动障碍包括水平凝视瘫痪和垂直凝视瘫痪、一个半综合征、眼外肌个别神经功能障碍，甚至可以出现偏离斜视。其他的一些较少见的眼球活动异常包括眼球对位（内斜视）、获得性会聚反射诱发的摆动性眼球震颤、不完全性偏斜。短暂性或永久性复视也是常见的症状。

（3）其他脑干损害：脑神经运动核以及传导束的损害可以出现脑神经瘫痪的表现（如眼球运动障碍、Bell瘫痪、构音障碍等），这些症状可以单独或与其他脑干症状同时存在。MS的面神经瘫痪通常是中枢性的，并通常和其他的运动体征合并。构音障碍也是MS的常见症状，特别在MS晚期更常见，常与核上传导通路上病变导致的假性延髓麻痹相关。鼻音可能是第九和十对脑神经受损引起的。双侧皮质延髓束的受损可能会导致暴发性的、以假性延髓麻痹为特征的难以控制性的语言（强哭、强笑）。

三叉神经根进入脑干区域段的脱髓鞘可导致三叉神经痛。MS患者常见前庭受累，但通常不会造成听觉障碍。对一些仅出现听力下降的患者进行MRI检查，却经常能意外地发现其患有MS。眩晕经常会在MS患者中出现，通常作为急性加重的一部分并伴随有其他脑干异常征象。

（4）运动障碍：锥体束的损害可以出现痉挛性瘫痪。32%～41%的MS患者运动障碍的首发症状是皮质脊髓束受累引起的，在反复发作的MS患者中皮质脊髓束受累高达62%。根据病变的部位和程度不同，可以出现偏瘫、截瘫和四肢瘫。具体表现为肢体的沉重感、僵直，甚至疼痛。下肢受累比上肢更常见，当上下肢同时受累时下肢受累出现得更早。症状经常从一侧下肢开始，多数患者最后双下肢均出现症状，但双下肢的严重程度不对称。运动症状往往伴随着肌张力增高、腱反射亢进和病理反射阳性。长期的痉挛可导致疲劳、肌萎缩和关节挛缩，严重影响患者的活动能力和生活质量。Babinski征是最常出现的病理反射，它有时是皮质脊髓束受损的唯一体征。阵挛也经常可见，可以是长期存在而且是严重的，较常累及踝关节。MS患者的双手精细协调运动异常也有报道，可能是胼胝体受累引起的。

（5）感觉障碍：是MS患者最早出现的症状之一。研究表明，43%的MS患者以感觉障碍为首发症状。感觉障碍可累及单肢、偏身或面部。患者自觉症状多样，包括麻刺感、烧灼感等，客观检查可以没有感觉减退的体征。

振动觉减退十分常见，在MS早期就可以观察到非常轻微的音叉振动觉减退。深感觉障碍可伴有步态不稳、步态异常、精细动作笨拙及感觉性共济失调等。

莱尔米特征（Lhermitte sign）：被动屈颈时诱发出刺痛感或闪电样感觉，自颈部沿脊柱放射至大腿或足部，是因屈颈时脊髓局部的牵拉力和压力升高、脱髓鞘的脊髓颈段后索受激惹引起的。

（6）小脑损害：除了上述眼球震颤和眼球活动异常外，临床上主要表现为步态不稳、眩晕、恶心、呕吐、言语异常。查体发现眼球震颤，指鼻和跟膝胫试验不准及并足站立困难。小脑蚓部及半球损伤引起的共济失调是MS的常见征象。小脑症状往往与脑干症状和脑神经症状伴发。

（7）脊髓损害：MS常见脊髓受累。RRMS病变累及脊髓常常表现为急性非特异性炎症，其脊髓炎往往病变范围较小、水肿程度轻，双侧不对称。患者出现感觉、运动以及括约肌功能障碍等表现，感觉症状明显，运动受累较轻，也可见尿潴留等。PPMS则表现为慢性进展性的脊髓病，患者呈现隐匿的肌力下降、进行性肌张力增高的痉挛性截瘫表现。

（8）疲乏：是指患者主观上感到缺乏体力和精神动力，客观上难以完成普通和必要的活动，影响正常的生理功能和生活质量。疲乏是MS最常见的症状之一，可以作为MS最早表现，并贯穿于疾病始终。根据调查，50%～90%的患者有疲乏体验，50%～60%的患者抱怨疲乏是最痛苦的症状之一。根据病因，疲乏可分为原发性和继发性，前者通常是MS本身（免疫失调、病变影响、神经内分泌和神经递质的异常）导致的患者在身体或精神上能量的匮乏；后者则是由于疾病影响、睡眠剥脱、疼痛、情感障碍、药物等原因造成。

（9）发作性症状：是指持续时间短暂、可被特殊因素诱发的感觉或运动异常。也是MS常见的临床特征之一。这种发作性的神经功能障碍每次持续数秒至数分钟不等，频繁、过度换气、焦虑或维持肢体某种姿势可诱发。强直痉挛、感觉异常、构音障碍、共济失调、癫痫和疼痛不适是较常见的MS发作性症状。

痛性痉挛：局限于肢体或面部的强制性痉挛、常伴放射性异常疼痛，一般无意识丧失和脑电图异常。

（10）自主神经功能障碍：膀胱、直肠功能和性功能障碍较常见，特别是膀胱功能障碍，常诉尿频、尿急、尿失禁，尿急可能是尿失禁的伴随症状。MS患者便秘的发生率在39%～53%。性功能障碍在MS患者中也很常见。男性患者最多见的是勃起功能障碍，同时也有射精问题的困扰。女性患者经常难以达到高潮、阴道分泌物不足。男性和女性患者都会主诉他们性欲下降，然而也有性欲不降反而增强的病例报道。导致自主神经功能障碍的病变可位于脑干、下丘脑、脊髓低位自主神经中枢等。

（11）高级神经活动障碍：神经心理研究提示45%～65%的患者存在不同程度的智能缺陷。严重的痴呆在MS中并不常见，更多见的是轻微智能障碍。最常遇到的是记忆力、注意力、概念、推理及解决问题能力的下降。虽然有报道语言障碍为其病情急性加重的唯一或主要症状的病例，但一般来说失语、失用、忽略症等在MS中并不常见。

MS患者的情感障碍包括抑郁、焦虑、双相情感障碍等。50%或更多的患者有过各种形式的情感障碍的经历，多为轻症，但严重的抑郁也可发生。自杀可能是构成MS患者死亡的重要原因，大约占成人MS患者死亡的15%。最近Feinstein总结了一些可能出现自杀行为的预警信号，包括独居、有精神病家族史和与世隔绝状态等，先前具有严重抑郁、焦虑障碍或酗酒的患者也极容易出现。在一些少见的情况下，类似精神分裂症或其他妄想综合征的情感障碍也可能在MS患者中出现。一些有限的数据表明，具有上述症状的患者可能在额叶室周区有明显的病灶。

（12）其他：其他表现还包括发作性嗜睡、直立性低血压、强迫性手淫以及饮食异常、热敏感等；罕见有周期性嗜睡与病理性饥饿综合征、巨手及巨足、部分性癫痫持续状态、帕金森综合征、单侧过度出汗等。

3. 临床分型　MS作为一种异质性疾病，其临床特点多样。在科研和临床工作中，需要统一的术语以描述不同亚型MS的临床特点。MS可分为以下亚型：

（1）复发-缓解型多发性硬化（relapsing-remitting multiple sclerosis，RRMS）：疾病表现为明显的复发和缓解过程，每次发作后均基本恢复，不留或仅留下轻微后遗症。80%～85% MS患者最初为本类型。

（2）继发进展型多发性硬化（secondary progressive multiple sclerosis，SPMS）：约50%的RRMS患者在患病10～15年后疾病不再有复发缓解，呈缓慢进行性加重过程。

（3）原发进展型多发性硬化（primary progressive multiple sclerosis，PPMS）：病程大于1年，疾病呈缓慢进行性加重，无缓解复发过程。约10%的MS患者。

根据MS的发病及预后情况，有以下2种少见临床类型作为补充，其与前面国际通用临床病程分型存在一定交叉：

（1）良性型多发性硬化（benign multiple sclerosis）：少部分MS患者在发病15年内几乎不留任何神经系统残留症状及体征，日常生活和工作无明显影响。目前对良性型无法做出早期预测。

（2）恶性型多发性硬化（malignant multiple sclerosis）：又名暴发型多发性硬化（fulminant multiple sclerosis）或Marburg变异型多发性硬化（Marburg variant multiple sclerosis），疾病呈暴发起病，短时间内迅速达到高峰，神经功能严重受损甚至死亡。

MS临床病程进展见图13-2-1。

【辅助检查】

1. 脑脊液　主要是常规和免疫学检查。

（1）脑脊液细胞和蛋白改变：根据国外报道，大多数MS患者CSF白细胞计数正常（$<5\times10^6$/L），34%的患者CSF白细胞轻度增高，但是如果该指标超过50×10^6/L，需要考虑其他诊断的可能。Zeman等学者报道有97.4%的MS患者出现CSF细胞定性的异常，其中最常见的细胞学反应是淋巴细胞反应（64.9%），其次为单核细胞反应（23.4%），混合细胞反应占9.1%，没有发现粒细胞反应。淋巴细胞和单核细胞之比为3.06±3.34。激活淋巴细胞大约占全部淋巴细胞的20.38%±9.26%；激活单核细胞占全部单核细胞的25.54%±13.71%。除淋巴细胞和单核细胞之外，浆细胞样细胞和泡沫细胞也经常可以见到。在正常CSF中不存在浆细胞样细胞（淋巴样浆细胞和成熟浆细胞），因此它的出现具有重要的诊断价值。但是需要排除感染的影响。

13

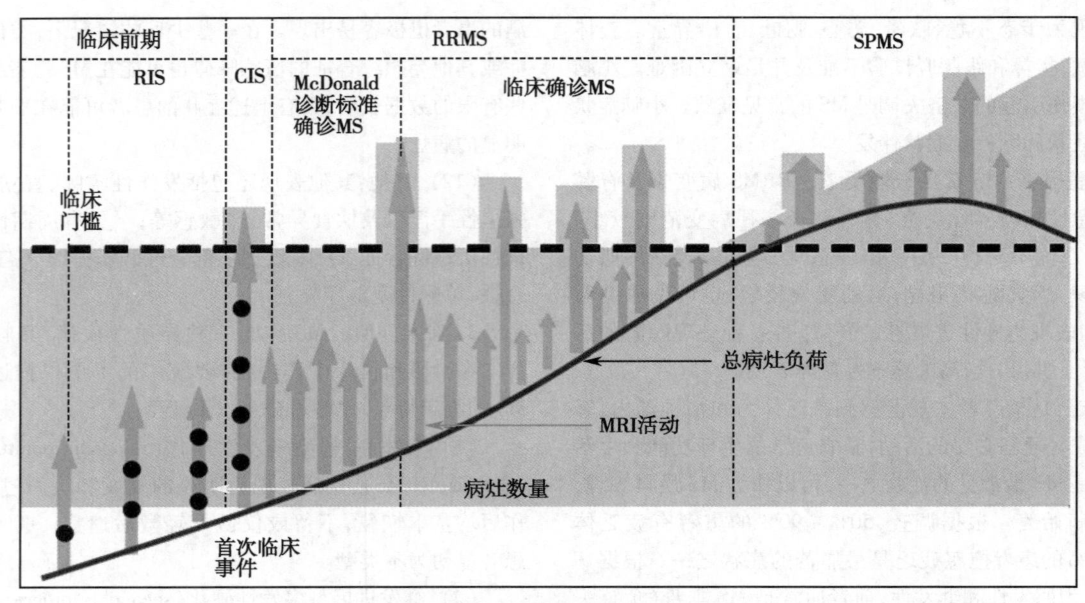

图 13-2-1　MS 临床病程进展示意

RIS,放射孤立综合征;CIS,临床孤立综合征;MS,多发性硬化;RRMS,复发-缓解型多发性硬化;SPMS,继发进展型多发性硬化。

多数 MS 患者的 CSF 总蛋白量正常或轻度增高,若超过 1g/L 应怀疑 MS 的诊断。

(2) 寡克隆带(OCBs):OCBs 是指在 CSF 标本中出现而在相应的血清中缺如的免疫球蛋白电泳区带,是 MS 重要的辅助诊断指标。在西方 MS 患者中,CSF OCBs 阳性率达 90%～95%,因此 OCBs 被作为诊断 MS 的一个重要实验室指标。相比之下,亚洲 MS 患者 OCBs 的阳性率远远低于西方,日本近期的报道为 54%,国内报道早期为 45%～71%,近期约为 30%。OCBs 检测结果可能随着 MS 病程发生变化。有些患者一旦出现临床症状,就有鞘内 IgG 合成增加。但是,有些患者在发病早期 CSF 中并没有检测出 OCBs,但随着疾病的进展和复发,出现越来越清晰的 OCBs,并能在多年内不变化。所以,对于临床高度疑诊 MS 而 OCBs 阴性的患者有必要随诊复查。有时慢性进展性病程或者发病比较晚的患者很可能表现 OCBs 阴性。

2. 神经影像学　MRI 是敏感性和特异性最高的 MS 辅助检查。复发患者常可在 MRI 上检出新的或扩大的钆增强病灶或 T_2 病灶。并且 MRI 监测病灶活动性较观察临床复发敏感,一些亚临床的复发可无明显临床症状体征,而仅仅表现为 MRI 上的病灶活动性表现。有时通过临床上的时间多发和空间多发就可以作出 MS 的诊断,并且在很多情况下,MRI 可提供客观的疾病证据,并可帮助鉴别诊断。此外,MRI 还可以进行 MS 的病程监测评估和随访。

MS 典型的颅脑 MRI 表现为多发的分布于大脑半球白质的病灶(图 13-2-2),也可见于内囊、皮质下、颞叶、脑桥与小脑等部位。病灶大小不等,多为数毫米到数厘米;病灶边缘整齐,多数呈斑点状、斑片状、圆形、卵圆形或不规则形;急性期病灶信号在 T_1 可为低信号(黑洞征,black holes)、稍低信号,在 T_2 多为高信号,可表现为内部病灶呈高信号,周围呈环状、半环状或片状中等程度高信号。幕上病灶中部分呈垂直侧脑室分布,即"指状征(Dawson fingers)"具有一定特征性,其病理基础为 MS 的髓鞘脱失发生在血管周围,而脑室周围白质内血管走行与侧脑室壁相垂直。弥漫性病灶者一般见于慢性 MS 病例,病灶弥漫分布于幕上脑白质内,脑室周围最常见,呈"脏白质征(dirty-appearing white matter,DAWM)",其病理特点为连续广泛的髓鞘磷脂脱失伴不同程度的轴索损伤,其病变程度介于脑内看似正常表现脑白质和 MS 斑块样病灶之间。MRI 增强扫描可见病灶增强,说明其局部血脑屏障破坏,为活动性病灶。95% 的病灶强化维持时间<8 周,强化最初呈均匀一致的结节状,数天至数周后变为环形边缘强化,再经数周强化消失。但 MS 患者 MRI 病灶的多少和大小与患者临床症状的严重程度不完全匹配,如 T_2 病灶很多的患者临床上可无明显症状,但一些病灶较少的患者也可以表现为较严重的神经功能残障。

研究显示,47%～100% 的 MS 患者 MRI 提示脑萎缩,此为 MS 慢性化的重要特点。脑萎缩在 SPMS 中较 RRMS 更为常见和明显。有推测脑萎缩提示不可逆性的组织损伤,是造成 MS 患者永久性临床功能缺失的主要原因。

亦有报道 MS 颅内病灶可累及皮质和深部灰质。皮质病灶常规 MRI 较难显示,其原因可能是病灶小,病灶与皮质缺乏对比,或与周围脑脊液产生部分容积效应,采用增强或 FLAIR 扫描有利于显示皮质小病灶。

MS 患者病灶内的"中央静脉征",即部分病灶中央可见小静脉穿行,是在体外病理研究和体内成像研究中公认的一项发现,它存在于所有的 MS 临床表型中,在脑室周围和深部白质病变中最常见。其临床价值主要在于对怀疑 MS 患者的鉴别诊断,如 CIS 患者或不典型的 MS 患者。MRI 相关研究的现有证据表明，与AQP4-IgG阳性的视神经脊髓炎谱系疾病（neuromyelitis optica spectrum disorders，NMOSD）患者相比，MS患者存在中央静脉征的比例显著更高。但这些早期结果尚需未来的大型前瞻性多中心试验研究来验证。

MRI脊髓病灶可见于50%～90%的临床确诊MS患者。病灶集中在颈髓和胸髓，以颈髓受累最多见（图13-2-2），颈髓、胸髓可单独受累，也可同时受累。脊髓病灶长度从单个到数个椎体不等，大多数单个病灶不超过2个椎体节段。病灶部位多位于脊髓后索及侧索，分布不对称，这与白质在脊髓内的位置有关。轴位上病变常为部分性损伤，小于脊髓横断面积的一半。形态为条片状、斑片状、斑点状。急性期可见脊髓肿胀或增粗，慢性期或病损严重者可出现脊髓萎缩或变细。

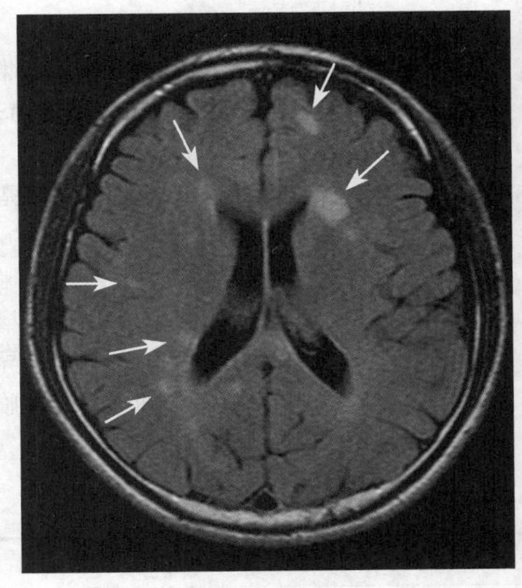

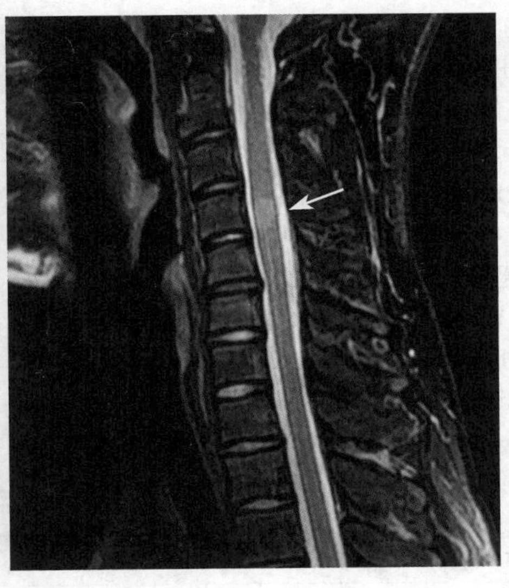

图13-2-2　MS颅脑和脊髓MRI表现
箭头示病灶。

3. 电生理检测　诱发电位是MS患者最重要的电生理检查，有助于发现MS患者的亚临床和隐匿病灶，也是诊断亚临床MS的证据。

（1）视觉诱发电位：在有明确ON病史的MS患者中，视觉诱发电位异常率常高于90%，个别文献报道异常率接近100%。MS患者ON的急性期视觉诱发电位异常可表现为P100潜伏期延长、波幅降低或波形缺失。其中最常见且最有诊断价值的是P100潜伏期绝对延长，而两眼间潜伏期差过大，这是视神经功能障碍最敏感的指标。通常单眼P100潜伏期延长或两眼间潜伏期差值增大提示该侧视交叉前视神经纤维传导障碍。此外，有视觉症状的MS患者视觉诱发电位波形可呈现“W”形畸变，多为交叉后病变，但波形完全缺失少见，通常只见于急性ON或有严重视力损害的患者。MS患者视觉通路损害可发生在视神经、视交叉、视束及视辐射（通常在脑室周围）等。视觉诱发电位检测除可发现视觉传导通路有无异常，通过两眼分别检测还可描述病灶的位置及区分视交叉前和视交叉后的病变。

随着患者病情好转，视觉诱发电位波幅逐渐恢复，但P100潜伏期延长持续数年不变。有报道在ON发作后，视敏度已恢复正常10～15年仍只有少于5%的患者P100潜伏期恢复正常。此可作为MS患者曾患ON的证据，因而对MS的诊断有重要价值。对于仅有孤立的脊髓或脑干损害的患者，视觉诱发电位也可提供既往是否有ON病史的证据，为MS的诊断提供亚临床证据。但需注意的是，有小部分患者的视觉诱发电位可随病情好转恢复正常，因此视觉诱发电位检查结果正常并不能完全排除既往的ON发作。

（2）脑干听觉诱发电位：MS患者的脑干听觉诱发电位异常表现以V波波幅降低或消失较常见，此外尚有表现为Ⅲ～Ⅴ波间潜伏期（IPL）延长或（Ⅲ～Ⅴ IPL）/（Ⅰ～Ⅲ IPL）>1。MS的脑干听觉诱发电位多种异常反应不能用单一的病理改变来解释，MS患者脑干听觉诱发电位异常率与多种因素有关。

（3）躯体感觉诱发电位：临床研究显示，确诊的MS患者无论有无主观感觉障碍，躯体感觉诱发电位异常率可达80%；若受刺激的肢体有感觉障碍异常率更高；当有锥体束征时异常也更常见；通常MS患者下肢躯体感觉诱发电位异常率较上肢高。总之，躯体感觉诱发电位可为病灶空间分布的定位提供证据，也是对脊髓通路进行评估的较敏感和客观的方法之一。

（4）运动诱发电位：MS患者的异常表现多为中枢运动传导时间（central motor conduction time，CMCT）显著延长、脊髓运动传导速度减慢和皮质刺激的反应波幅下降和弥散。上述异常表现与MS的CNS脱髓鞘病理改变相符。有研究表明运动诱发电位可较好地发现MS患者的静止病灶，从而肯定了运动诱发电位对于辅助诊断MS的可靠性。MS患者的运动诱发电位异常率较高，且与临床诊断的确定程度有关。研究发现下肢的异常率通常较上肢高，且运动可使异常率提高。研究还显示运动诱发电位异常与锥体束征、下肢力弱及反射亢进等密切相关。

（5）事件相关电位：事件相关电位可从电生理的角度评价MS患者的智能，可作为发现MS患者早期智能障碍的一项辅助检查。

4. 视功能检查 MS患者的视力检查可发现严重的视敏度下降，详细的视野检查常显示有中心暗点。轻微的视觉异常也可以采用对比视力表测定出来，甚至患者视敏度在20/20（89）的微弱视觉异常也能检测出来；检眼镜也可以看到视神经萎缩。MS病程中出现的一些视觉缺陷，均能联合MRI来发现解剖学上确切的部位。

最新研究表明，视网膜厚度是MS患者神经功能残障恶化的一个重要的独立预测指标。一项国际、多中心研究以临床扩展致残量表评分（expanded disability status scale，EDSS）评估879例伴有CIS、RRMS或进展型MS患者的残疾恶化程度，并测量患者基线时的视盘周围视网膜神经纤维层（pRNFL）厚度。发现pRNFL厚度<88μm的患者，其残疾恶化风险（不受视神经炎影响）是pRNFL较厚患者的2倍。有学者认为，光学相干层析成像（optical coherence tomography，OCT）可反映神经轴索损伤，是除MRI等参数外调整MS患者治疗方案的另一重要参考指标。OCT技术上的简单且便捷及无创性使其在临床应用中有优势。

【诊断与鉴别诊断】

MS因其临床表现复杂多样，并且缺乏特异性辅助检查指标，造成诊断尤其是早期诊断困难。目前MS的诊断主要基于其中枢神经系统病灶在时间和空间上多发性的临床证据，且需除外可引起这些损害的其他疾病。

1. 诊断标准 1983年发表的Poser诊断标准曾得到广泛应用。随着神经影像学的发展，MRI成为MS诊断进步的重要支柱，并据此出现了McDonald诊断标准。

（1）Poser诊断标准：1983年，Poser等提出了包括临床、亚临床（诱发电位、影像学）和CSF证据组成的MS诊断标准。根据诊断的确定性程度分类，MS的诊断包括：临床确诊MS、实验室支持确诊MS、临床拟诊MS以及实验室拟诊MS（表13-2-1）。Poser标准整合亚临床和辅助检查证据，特异性高而不易导致误诊；但其敏感性较低，并且要求在第2次临床发作出现才能确诊MS，造成诊断延误，影响患者的预后。

表 13-2-1 Poser 标准诊断（1983）

诊断	分类	诊断条件
临床确诊MS（CDMS）	CDMSA1	临床有2次发作，神经系统体检证实有2个或2个以上部位的损害
	CDMSA2	临床有2次或以上发作；神经系统体检有1个部位体征，颅脑MRI或神经生理证实还有另一部位的亚临床损害
实验室支持确诊MS（LSDMS）	LSDMSBl	临床2次发作，1个神经系统阳性体征，1个亚临床体征，脑脊液寡克隆lgG阳性
	LSDMSB2	临床1次发作，有2个神经系统阳性体征，脑脊液寡克隆IgG阳性
	LSDMSB3	临床1次发作，1个临床受累部位，1个亚临床病灶证据，脑脊液寡克隆IgG阳性
临床拟诊MS（CPMS）	CPMSC1	临床2次发作，仅1个部位神经损害，没有其他实验室支持
	CPMSC2	临床1次发作，有2个临床病灶体征，脑脊液阴性
	CPMSC3	临床1次发作，1个临床体征，1个亚临床证据，脑脊液阴性
实验室拟诊MS（LSPMS）		2次临床发作，没有临床定位体征，脑脊液寡克隆IgG阳性

注：2次发作须累及中枢神经系统不同部位，须间隔至少1个月，每次发作须持续24小时。

（2）McDonald诊断标准（2017）：2001年MRI首次纳入MS的诊断标准中，成为了最初的McDonald诊断标准，该标准在2005年、2010年作出了部分修正和完善，被广泛应用于科研和临床。2017年，国际MS诊断专家组回顾并修改了2010年的诊断标准，形成了最新的2017年MS McDonald诊断标准（表13-2-2、表13-2-3、表13-2-4）。2017年的MS McDonald诊断标准继续主要适用于典型CIS患者，定义了CIS患者如何符合CNS病灶的时间多发性和空间多发性，仍然强调需要没有其他更好的病因可以解释临床症状。另外，2017年的MS McDonald诊断标准主要进行了下列修改：在典型的CIS患者，和临床或MRI证实空间多发性的患者中，当出现CSF特异性寡克隆带，可以作出MS的诊断；在幕上、幕下和脊髓病变患者，症状性病灶可以用来证实空间多发性和时间多发性；皮质病灶可以用于证实空间多发性。新的诊断标准使CIS和可疑MS患者临床上得到更早期、更敏感、更特异性的诊断。MS诊断专家组还提出，研究者进一步完善诊断标准需要专注于视神经受累、诊断标准在不同人群中的验证、纳入先进的成像技术、神经生理学和体液标志物等研究方向。

2. 鉴别诊断 多种病因可导致CNS脱髓鞘疾病，MS只是其中一种，除MS外还有许多疾病可出现类似的脱髓鞘表现。而且MS无明显特征性症状体征，其他一些疾病也可能导致存在类似临床表现。此外，MS缺乏特异性的生物学标志物，常用的检验和检查方法也无法单独确诊MS。因此，MS的诊断是一种排除性诊断，需要在诊断前排除其他病因。与MS混淆的常见疾病按照疾病性质可归纳为脱髓鞘、系统性炎症、代谢、变性、肿瘤、感染、内分泌、遗传、血管病、中毒及其他等（表13-2-5）。

表 13-2-2 McDonald 诊断标准(2017)复发型 MS 诊断标准

临床发作次数	存在客观临床证据的病灶数量	诊断 MS 所需的附加数据
大于或等于 2 次	大于或等于 2 个	无
大于或等于 2 次	1 个(以及有明确证据的累及某一确切解剖部位病灶的既往发作史)	无
大于或等于 2 次	1 个	提示 CNS 不同部位的再次临床复发或 MRI 证实的空间多发性
1 次	大于或等于 2 个	再次临床复发或 MRI 证实的时间多发性,或 CSF 特异性寡克隆带
1 次	1 个	提示 CNS 不同部位的再次临床复发或 MRI 证实的空间多发性; 再次临床复发或 MRI 证实的时间多发性,或 CSF 特异性寡克隆带

注:如果符合 2017 年 McDonald 诊断标准并且没有更好的病因解释临床表现,诊断为 MS。如果临床孤立综合征怀疑为 MS,但不完全符合 2017 年 McDonald 诊断标准,诊断为可能 MS。如果在评估期间出现一个诊断能更好地解释临床表现,不诊断为 MS。

表 13-2-3 McDonald 诊断标准(2017)空间多发性和时间多发性定义

空间多发性	时间多发性
在 MS 特征性的 4 个中枢神经系统部位中的 2 个或更多部位,存在 1 个或更多的 T_2 高信号病灶:脑室旁、皮质或近皮质、幕下和脊髓	任何时候同时存在钆增强和非增强病灶;或参考基线 MRI,随访 MRI 上出现新的 T_2 高信号病灶或钆增强病灶,不考虑基线 MRI 的时间

表 13-2-4 McDonald 诊断标准(2017)原发进展型多发性硬化诊断标准

需要符合

- 1 年不依赖于临床复发的残疾进展(回顾性或前瞻性)

加上以下标准中至少 2 项:

- 在 1 个或更多的 MS 特征性脑部受累区域存在 1 个或更多 T_2 高信号病灶:脑室旁、皮质或近皮质、幕下
- 脊髓存在 2 个或更多的 T_2 高信号病灶
- CSF 存在特异性寡克隆带

表 13-2-5 MS 常见鉴别诊断

疾病	鉴别要点
脱髓鞘	
1. 同心圆性硬化(Balo 病)	MRI 扫描将显示典型同心圆白质损伤,可以作出诊断。这也有可能与典型 MS 特有的 MRI 异常信号相混淆
2. Schilder 病	通常儿童时期起病,包括一些很少出现在 MS 中的症状,例如失语、痴呆、癫痫发作和颅内压升高等
3. Marburg 病	该疾病被认为是 MS 的一种特殊形式,极具破坏性,伴坏死、轴索损伤以及死亡(通常 12 个月以内)
4. 视神经脊髓炎谱系疾病(NMOSD)	病灶累及视神经和脊髓,脊髓损伤常常≥3 个椎体节段。血清 AQP4-IgG 抗体阳性
5. 急性播散性脑脊髓炎(ADEM)	没有绝对准确的鉴别方法。ADEM 常常发生在感染后,更常见儿童时期发病,可能伴意识改变和其他异常症状。MRI 可能显示出血性损伤或灰质损伤(或者也有可能正常)
6. Bickerstaff 脑干脑炎	有些症状是 MS 很罕见的,比如耳聋,CSF 细胞数异常但是无 IgG 异常或寡克隆区带

续表

疾病	鉴别要点
系统性炎症	
1. 干燥综合征(Sjögren 综合征)	血清 SS-A、SS-B 自身抗体阳性。明显眼、口腔干燥。唾液腺活检可确诊
2. 系统性红斑狼疮(SLE)	血清 ANA、抗 ds-DNA 阳性。其他系统受累,尤其是肾脏、皮肤以及血液学改变
代谢	
脑桥中央髓鞘溶解症(CPM)	常常发生于严重疾病的状态下,包括低钠血症。具有单时相病程。CSF 正常
变性	
1. 肌萎缩侧索硬化(ALS)	MRI 和 CSF 正常。EMG 显示周围神经系统去神经异常表现
2. 原发性侧索硬化	MRI,CSF 通常正常
肿瘤	
1. CNS 淋巴瘤	CSF 无 IgG 异常,但是细胞学常常阳性。损伤对激素敏感。脑活检可能是必要的
2. 血管内淋巴瘤(恶性血管内皮瘤病)	常见于较年长的个体,进行性病程。痴呆明显。低体重新生儿发生率高。CSF 无 IgG 异常。皮肤或脑活检可能是必要的
感染	
人类嗜 T 细胞病毒-1(HTLV-1)脊髓病	临床表现常常为进行性脊髓病,常常发生在加勒比海区域或亚洲的人群中。HTLV-1 血清阳性将有助于诊断
内分泌	
桥本脑病	脑病伴意识错乱和肌阵挛通常很显著。EEG 示弥散性异常。血清检查显示抗甲状腺球蛋白以及抗微粒体抗体阳性
遗传	
1. 肾上腺脑白质营养不良伴肾上腺脊髓神经病	血清测试将显示极长链脂肪酸水平升高。ACTH 刺激试验常常显示肾上腺功能紊乱
2. Leber 遗传视神经病	CSF 常正常。线粒体遗传测试有助于诊断
3. 脊髓小脑性共济失调	明显家族史。CSF 正常。很多症状与 DNA 融合改变相关
4. 遗传痉挛性截瘫	MRI 和 CSF 通常正常
血管病	
1. 中枢神经系统血管炎(原发性 CNS 血管炎)	血清学异常以及血液学检查出自身抗体。如果没有,血管造影和脑组织活检可能是必要的
2. 皮层下动脉硬化性脑病(Binswanger 病)	患者通常年龄较大,并且可能伴有脑血管危险因素。可能有明显痴呆。CSF 通常正常
3. 大脑脊髓血管畸形	大脑 MRI、CSF 正常。无脊髓外部损伤
中毒以及其他	
1. 药物	药物暴露病史有时很难得到。CSF 常正常
2. 环境毒素	毒素暴露史常常明显。如果终止暴露症状将不是进行性或停止复发。CSF 正常

【治疗】

MS的临床分型繁多、自然病程复杂,疾病严重程度不一。因此,需要根据不同的疾病类型,患者所处的病程阶段以及严重程度综合评估最适合患者的个体化治疗方案。MS的治疗分为急性期治疗、疾病修正治疗(disease modifyting therapy,DMT)、对症治疗和康复治疗。同时,学者们开始探讨神经保护和神经修复药物在MS治疗中的应用。

1. 急性期治疗 MS的急性期治疗以减轻急性期症状、缩短病程、改善残疾程度和防治并发症为主要目标。有客观神经缺损证据的功能残疾症状需要治疗,如:视力下降、运动障碍和小脑/脑干受损征象等。轻微感觉症状无须治疗,一般休息或对症处理后可缓解。同时注意鉴别假复发:假复发是指在感染或其他导致体温升高、压力或疲劳的状态下出现的神经系统异常症状,但查体无新体征、影像学检查无客观病灶的现象。典型假复发症状一般持续时间<24小时,但个别情况下(如感染未控制、持续处于高温状态、长时间压力较大和长期睡眠剥夺等)也可持续超过24小时。治疗上除消除引起假复发的诱因外,无须其他治疗。

(1)糖皮质激素:大规模、多中心、双盲对照试验证实,MS急性复发期大剂量甲泼尼龙冲击治疗可以加速病情缓解。目前急性期大剂量激素短程脉冲式治疗已经成为MS的一线治疗方案。

大剂量激素治疗MS复发是通过多个水平的免疫调节起作用的,可能涉及抗炎、消肿、恢复血-脑脊液屏障的完整性、诱导淋巴细胞凋亡、免疫抑制效应和抑制抗体的合成等多个方面。

需要根据患者基本状况、MS的临床分型、病灶部位、病情严重程度等因素个体化选择激素的剂量、使用时长、疗程等。一般推荐短疗程的大剂量甲泼尼龙静脉冲击治疗(intravenous methylprednisolone,IVMP)。在既往的研究中,甲泼尼龙的治疗剂量从40mg/d至2 000mg/d不等,500~1 000mg/d是一个被广泛接受的首选剂量。其临床常用方案如下:病情较轻者从1g/d开始,静脉滴注3~4小时,共3~5日,如临床神经功能缺损明显恢复可直接停用,如疾病仍进展则转为阶梯减量方法;病情严重者从1g/d开始,静脉滴注3~4小时,共3~5日,此后剂量阶梯依次减半,每个剂量用2~3日,至120mg以下,可改为口服60~80mg,1次/d,每个剂量2~3日,继续阶梯依次减半,直至减停,原则上总疗程不超过3~4周。若在减量的过程中病情明确再次加重或出现新的体征和/或出现新的MRI病变,可再次甲泼尼龙冲击治疗或改用二线治疗。儿童20~30mg/(kg·d),静脉滴注3~4小时,每日1次,共5日,症状完全缓解者,可直接停用,否则可继续给予口服泼尼松,1mg/(kg·d),每2日减5mg,直至停用。口服激素减量过程中,若出现新发症状,可再次甲泼尼龙冲击治疗或给予1个疗程静脉大剂量免疫球蛋白治疗。

糖皮质激素治疗常常表现出一定的副作用。短期大剂量冲击治疗引起的不良反应包括焦虑、失眠、易激惹、亢奋等精神异常,以及异常金属味、水钠潴留、血压升高、头痛、体重增加、血糖升高、低钾血症和代谢改变等,在一些情况下还可导致心律失常和心脏传导障碍。长期激素治疗引起的不良反应主要包括高血压、高血糖、骨质疏松、无菌性骨坏死、青光眼、白内障、肥胖、痤疮、增加感染机会、动脉硬化、皮质腺功能减退、月经不调、加重或诱发消化性溃疡等。对于存在抑郁障碍、高血压、糖尿病、精神病史、心脏病史等合并症的MS患者,不良事件明显增加,须谨慎使用。

(2)丙种球蛋白:目前缺乏有效证据,仅作为一种可选择的治疗手段,用于妊娠或哺乳期妇女、不能应用糖皮质激素的成人患者或对激素治疗无效的儿童患者。其作用机制尚未完全明了,目前认为与其发挥抗原特异性活性和免疫调节作用有关。推荐用法为:静脉滴注免疫球蛋白冲击治疗(intravenous immunoglobulin,IVIG),剂量0.4g/(kg·d),连续用5日为1个疗程,5日后,如果没有疗效,则不建议患者再用,如果有效但疗效不是特别满意,可继续每周用1日,连用3~4周。

(3)血浆置换:是MS急性期的二线治疗方案。通过血浆置换去除致病性自身抗体是其主要目的和作用机制,补体成分、细胞因子等免疫激活物的清除也可能与其疗效有关。急性重症或对激素治疗无效者可于起病2~3周内应用5~7日的血浆置换。

2. 疾病修正治疗(DMT) MS为终身性疾病,其缓解期治疗目标是减少复发、减少脑和脊髓病灶数、延缓残疾累积及提高生存质量。国际上已经批准上市的DMT药物有13种(表13-2-6)。目前我国国家药品监督管理局已经批准上市的DMT药物有口服特立氟胺和注射用重组人β1b干扰素。

对于RRMS,其缓解期治疗目标在于抑制和调节免疫、控制炎症、减少复发。其一线DMT包括β干扰素和醋酸格拉默、富马酸二甲酯、特立氟胺;对疾病活动性较高或对一线DMT治疗效果不佳的患者,可选用二线DMT治疗,包括那他珠单抗、芬戈莫德;三线DMT有米托蒽醌等。富马酸二甲酯、特立氟胺和芬戈莫德是目前被美国食品药品监督管理局(Food and Drug Administration,FDA)批准用于复发性MS患者的三种口服药物。

SPMS代表MS自然病程的后期阶段,多数患者出现不可逆神经功能残障的进展,在进展的背景下仍可叠加疾病发作。糖皮质激素对SPMS患者治疗无益。米托蒽醌为目前被美国FDA批准用于SPMS的药物。干扰素和部分免疫抑制剂可能是SPMS治疗的备选方案。而不伴复发的SPMS目前治疗手段较少。

一些研究提示PPMS治疗无效可能部分归咎于独立于急性或慢性炎症的轴索损伤。既往的DMT药物对PPMS治疗不理想。奥瑞珠单抗的出现使我们看到PPMS治疗的希望。3项奥瑞珠单抗Ⅲ期临床试验的结果提示其对PPMS的良好临床疗效。奥瑞珠单抗是首个达到Ⅲ期试验主要和次要疗效终点的PPMS试验性治疗药物。基于试验的阳性结果,美国FDA批准奥瑞珠单抗成为首个治疗PPMS的药物。

表 13-2-6　MS 的疾病修正药物

药物	适应证	给药途径	推荐剂量和频率
DMT 注射剂			
β1b 干扰素	RRMS 有 MRI 证据提示 MS 的 CIS	皮下注射	250μg，隔日 1 次
β1a 干扰素	RRMS 有 MRI 证据提示 MS 的 CIS	肌内注射	30μg，每周 1 次
β1a 干扰素	RRMS	皮下注射	22μg 或 44μg，每周 3 次
聚乙二醇 β1a 干扰素	RRMS	皮下注射	125μg，每 2 周 1 次
醋酸格拉默	RRMS	皮下注射	20mg，每日 1 次； 40mg，每周 3 次
DMT 口服制剂			
芬戈莫德	RRMS	口服	0.5mg，每日 1 次
特立氟胺	RRMS/有复发的 SPMS	口服	7mg/14mg，每日 1 次
富马酸二甲酯	RRMS	口服	240mg，每日 2 次
单克隆抗体			
那他珠单抗	RRMS	静脉注射	300mg，每 4 周 1 次
阿仑单抗	RRMS 和有复发的 SPMS	静脉注射	第 1 周期：12mg，每日 1 次，连续 5 天； 第 2 周期：第 1 周期结束 1 年后，12mg，每日 1 次，连续 3 天；以后，150mg，每月 1 次
奥瑞珠单抗	RRMS PPMS	静脉注射	首剂：300mg（D1）+300mg（D15） 以后：600mg，每 6 个月 1 次
非特异性免疫抑制剂			
米托蒽醌	RRMS，恶化的 RRMS SPMS	静脉注射	12mg/m^2，每 3 个月 1 次

（1）干扰素（interferon，IFN）：1982 年 Jacobs 等首次报道应用 β 干扰素（IFN-β）治疗 MS 患者并取得良好效果的临床研究。1993 年 IFN-β1b 获得批准应用于 MS 治疗中。之后，另外两种 IFN-β 产品，肌内注射的 IFN-β1a 和皮下注射的 IFN-β1a 批准应用于 RRMS 患者的治疗。

IFN 是多效分子，有广泛的促增殖和抗增殖、促凋亡和抗凋亡、抗病毒和复杂的免疫调节作用。IFN 最初治疗 MS 的研究是基于其抗病毒作用，而最近的研究焦点集中于其免疫调节和抗增殖作用。IFN-β 治疗 MS 的有益作用认为主要与其抗炎作用相关，如减少 MHC Ⅱ型分子表达、促进细胞因子的产生由 Th1 型转向 Th2 型、间接作用保护血脑屏障的完整性。对免疫和中枢神经系统细胞的其他作用目前尚未完全阐明。

在开始 IFN-β 治疗时有近 70%～80% 的患者有流感样症状，如发热、肌痛、头痛、疲乏和寒战，注射后 3～4 小时出现，通常在 24 小时自发改善。严格按照注射说明书注射、经常更换注射部位、保持局部凉爽、避免阳光过度照射可能有助于减少这些副反应。

值得注意的是，与许多其他基因重组技术生产的蛋白一样，所有 IFN-β 制剂均有潜在的免疫源性。不同试验所报道的抗-IFN 抗体出现的频率和滴度变化较大，取决于 IFN-β 制剂、给药途径、试验的疗程以及所采用的分析类型等。有关抗 IFN-β 中和抗体（NAb）的临床意义目前存在争议，目前越来越多人认为 NAb 的出现与 IFN-β 疗效降低有关。

（2）抗原特异性免疫治疗：醋酸格拉默是由 L-丙氨酸、L-谷氨酸、L-络氨酸经人工合成的多聚肽乙酰盐化合物，是一种髓鞘碱性蛋白的类似物。它可竞争性地与 MHC 分子结合，封闭 T 淋巴细胞对髓鞘碱性蛋白（myelin basic protein，MBP）的反应，抑制 MBP 特异性 T 淋巴细胞克隆；它可促进 Th1 细胞转化为 Th2 细胞，减少 IL-2、IL-12、IFN-γ、TNF-α 等炎性因子的产生，促进 IL-4、IL-5、IL-6、IL-10 和转化生长因子-β 等保护性因子的生成。该药由 Sela 等在 1967 年首次合成。其后 Teitelbaum 等首次证明醋酸格拉默能抑制、缓解实验性自身免疫性脑脊髓炎的疾病进展。1977 年 Abramsky 首次将醋酸格拉默用于治疗 MS，且研究显示有效。1996 年获美国 FDA 批准用于治疗 MS，目前已获全世界 42 个国家批准，包括美国、加拿大、澳大利亚、以色列和所有欧洲国家。2009 年，英国药品和医疗产品管理中心与美国 FDA 相继批准扩大醋酸格拉默的治疗范围,用于减少 RRMS 的复发频率,并将首次临床发作但是影像学检查符合 MS 特征的患者纳入该药治疗范围之内,即包括了 CIS。

(3) 口服制剂:特立氟胺是来氟米特的活性代谢产物,它通过非竞争性抑制线粒体酶二氢乳清酸脱氢酶阻断嘧啶从头合成途径,抑制 DNA 合成,从而对 T 淋巴细胞、B 淋巴细胞和其他快速分裂细胞的增殖有抑制作用。特立氟胺具有改善 MS 患者生活质量以及提高患者持续治疗的可能性,是目前口服治疗 RRMS 的药物之一。过去的临床试验持续显示该药单药治疗的优良效果。口服给药能被患者高度接受,治疗依从性好。根据目前研究,该药具有良好的安全-效益比,是继 IFN-β、醋酸格拉默和那他珠单抗等之后可能的 MS 治疗的第三代药物。

(4) 单克隆抗体:那他珠单抗(natalizumab)是一种人源性单克隆抗体,特异性针对存在于粒细胞上的 α4 整联蛋白极迟抗原-4(VLA-4)的组成部分。是最早被成功应用于治疗 RRMS 的单克隆抗体,是目前广泛研究的热门治疗方法。但是那他珠单抗在带来良好的治疗效果的同时也存在着严重不良反应的风险,目前仅在限制条件下被用于治疗 MS。

其他单克隆抗体包括奥法木单抗(ofatumumab)、奥瑞珠单抗(ocrelizumab)、阿仑单抗(alemtuzumab)、利妥昔单抗、达克珠单抗(daclizumab)、托珠单抗(tocilizumab,TCZ)、依库珠单抗(eculizumab)和阿达木单抗(adalimumab)等。

(5) 非特异性免疫抑制剂:米托蒽醌为人工合成的蒽环类抗肿瘤药,能嵌入 DNA,使 DNA 单、双链断裂或者交联,也能干扰 RNA 合成和抑制参与 DNA 修复的拓扑异构酶Ⅱ,抑制核酸合成而引起细胞凋亡。2000 年美国 FDA 批准米托蒽醌用于治疗严重的 MS。2003 年米托蒽醌被美国 FDA 批准扩大使用于 SPMS 及侵袭性 RRMS。是目前 MS 治疗的一线药物之一。但该药的一些副作用包括心脏毒性以及白细胞减少等也限制了它的广泛应用,并且迫切需要长期随访研究来更好了解该药的治疗效果和安全性。

既往还有硫唑嘌呤、环磷酰胺、环孢霉素 A 用于 MS 治疗的相关报道。也有一些研究探索克拉屈滨、霉酚酸酯等药物的治疗效果。

3. 对症治疗 MS 患者可以出现各种各样的临床症状,影响患者躯体功能和社会功能。症状治疗是 MS 治疗中重要的一环,可以改善患者的生活质量,对增加特异性治疗的耐受性和依从性有重要意义。对症治疗不仅是药物治疗,还包括物理治疗、心理治疗等。

(1) 疲乏:非药物治疗方法包括心理辅导和运动都已被证实可以提高患者的生活质量,减轻疲乏感。目前尚无一种常规推荐用于治疗疲乏感的药物,每日 200mg 的金刚烷胺可能有轻微的症状改善作用。认真寻找患者产生疲劳感的原因,积极抗焦虑抑郁、改善睡眠、止痛、肢体康复锻炼等往往可以产生更好的疗效。

(2) 肌强直和痛性痉挛:在处理肌强直和痛性痉挛时,可以参照以下步骤:①查找并积极处理任何会引起或加重这一症状的因素。②坚持进行正确的肢体伸展及其他活动。③口服肌松药。巴氯芬是最常用的药物,其他肌松药(如丹曲林)、抗癫痫药(如加巴喷丁)、苯二氮䓬类药物(如地西泮)等也可改善肌强直和痛性痉挛。④对以上治疗反应差的患者,可以给予神经阻滞。肉毒毒素是最常用的药物。⑤最后的治疗手段是鞘内用药及手术。植入输液泵后可 24 小时持续鞘内滴入巴氯芬。其他的手术包括肌腱延长术、肌腱移植术、关节融合术等,主要是针对一些症状特别严重的患者,用于矫正畸形、增加睡姿和坐姿的舒适性。

(3) 疼痛:神经痛的治疗首选抗惊厥药物,如卡马西平、加巴喷丁;抗焦虑抑郁药物也是不错的选择;苯二氮䓬类药物的疗效较前两者要差,应用时注意剂量,较大的剂量有可能加重患者的疲劳感、头晕等症状。继发于姿势和肌张力异常的疼痛可予巴氯芬口服,甚至鞘内注射。其他的治疗方法包括经皮电刺激、中草药、针灸、超声波、低能量激光照射等,多因为试验样本小、缺乏对照疗效尚不确切,但可根据患者的情况尝试选用。

(4) 共济失调和震颤:共济失调和震颤的治疗手段包括药物、康复锻炼以及手术。常用的药物包括卡马西平、普萘洛尔、氯硝西泮、异烟肼等。适度的康复运动显示了一定的疗效。对于严重的病例可考虑实施丘脑毁损术和深部脑刺激术,鉴于手术的并发症,入选标准要严格把握,只在药物、康复锻炼无效且患者生活质量极差的情况下予以考虑。

(5) 吞咽障碍:一旦出现了吞咽障碍,护理工作非常重要,饮食上应根据患者的状况定制适合其下咽的食物,必要时使用流质、半流质,注意营养搭配。目前尚无治疗 MS 患者吞咽障碍的随机对照试验,只能借鉴其他疾病导致的吞咽困难的处理方法。

(6) 智能障碍:尚没有理想的药物治疗方案。当前使用神经心理康复训练来改善智能障碍的试验为数不多,其目的集中在提高患者的记忆力、交流能力、注意力等方面。一般认为患者应尽量保持交流,多参加与他人互动的活动,如跳交谊舞、与朋友交谈回忆旧事等。

(7) 抑郁:积极寻找病因并予以去除是非常重要的,如减轻疼痛、疲劳感,改善社会、生活环境。治疗上还可考虑使用抗抑郁药物,如 5-羟色胺再摄取抑制剂;也有少数研究者认为抗抑郁药物有可能加重疲劳、头晕等症状,因此不宜应用。

4. 康复治疗和生活指导 MS 的康复治疗同样重要。对伴有肢体、语言、吞咽等功能障碍的患者,应早期在专业医师的指导下进行相应的功能康复训练。

5. 神经保护和神经修复药物 目前的 DMT 药物主要作用于抑制 MS 的早期免疫应答,而对阻止和修复疾病后期的神经损伤作用有限。因此,逆转 MS 患者的神经功能残疾、改善患者的长期预后,更需要神经保护和神经修复药物的发展。目前,一些临床前期和初期临床试验已经对可能有神经保护作用的药物进行了研究,如:钠离子通道阻滞剂、钙离子通道阻滞剂、谷氨酸盐拮抗剂、他汀类药物等。

【预后】

不同临床类型的MS病程及预后迥异。大多数MS患者预后好，存活期可长达20~30年；少数于发病后数月或数年内死亡；极少数急性型MS病情进展迅猛，于发病后数周内死亡。急性、亚急性起病者进展慢，预后好；单一症状较多发症状易缓解，在单发症状中，复视、球后视神经炎和眩晕又比痉挛性瘫痪、共济失调等预后好。

根据流行病学调查发现MS起病年龄越大，其预后越差。且一些研究也发现与成年发作型MS（adult-onset MS，AOMS，年龄在16~65岁）相比，早发型MS患者（early-onset MS，EOMS，年龄<16岁）神经功能障碍进展率显著更低，但Liguori等研究却认为MS发作年龄早并不能提示有更好的预后。

MS致残的主要原因有严重疲劳、下肢运动障碍、尿急、尿失禁及尿潴留、疼痛、双手不灵活、注意力及记忆力障碍、抑郁、视觉改变、吞咽困难、下肢痛性痉挛、便秘等。

MS的并发症主要为抑郁、泌尿系感染、吸入性肺炎及支气管肺炎、肺栓塞、压疮、肢体挛缩、胃肠无力及假性肠梗阻等。这些并发症可能会导致MS患者预后不良。

第三节　视神经脊髓炎谱系疾病

视神经脊髓炎（neuromyelitis optica，NMO）和视神经脊髓炎谱系疾病（neuromyelitis optica spectrum disorders，NMOSD）是一类以视神经炎和/或急性横贯性脊髓炎为典型临床表现的自身免疫性炎性脱髓鞘疾病。19世纪早期就有临床医师观察到这种视神经炎与脊髓炎并存的疾病。1894年，法国神经学家Eugène Devic总结前人的病例，提出NMO的概念。该疾病在很长时间内被认为是MS的一个亚型。2004年发现水通道蛋白4抗体（AQP4-IgG）为其高度特异性的生物学标志物。随后学界逐渐认识到存在AQP4-IgG阳性、类似NMO的更广泛临床疾病谱，提出NMOSD概念，以定义一些抗AQP4-IgG阳性但尚未完全符合NMO诊断标准的疾病，才将NMOSD从MS中鉴别出来。

【流行病学】

目前为止，国际上尚无准确的NMOSD流行病学数据。已有的小样本流行病学资料显示，NMOSD的患病率在全球各地区均比较接近，约为（1~5）/10万。但在非白种人群中更为易感。在原发性炎症性脱髓鞘性疾病（idiopathic inflammatory demyelinating diseases，IIDDs）的构成比例上，非白种人NMOSD比例较白种人明显升高，有报道指NMOSD在日本的IIDDs中占有20%~30%，在新加坡占48%，印度占10%~20%，但在西方白种人中NMOSD占IIDDs的比例可能不足1%。

【病因与发病机制】

目前认为NMOSD的发病与特异性生物学标志物AQP4-IgG导致的针对AQP4的免疫应答相关。AQP4是位于星形胶质细胞质膜上的一种整合蛋白，集中分布于血脑屏障星形胶质细胞足突部位，在维持中枢神经系统内的水平衡过程中起重要作用，与水中毒或局部脑缺血后脑水肿形成有关。AQP4-IgG是针对AQP4的抗体，目前认为针对AQP4的抗体可能主要通过补体依赖的细胞毒性作用导致星形胶质细胞损伤。越来越多证据证实了这一观点。例如病理学研究发现在NMOSD病灶中，AQP4完全消失。而在临床上，血清AQP4-IgG的滴度与疾病的临床病情具有相关性。与MS不同，NMOSD的这一免疫应答以B淋巴细胞和抗体参与的体液免疫为主。

【病理】

NMOSD主要累及视神经、视交叉和脊髓（胸段与颈段），部分患者有脑部病灶。病理改变为脱髓鞘、急性轴突损伤、血管周围炎性细胞浸润，胶质细胞增生不显著。破坏性病变明显，脱髓鞘及急性轴索损伤程度较严重，甚至出现坏死甚至囊性变。浸润的炎症细胞包括巨噬细胞、淋巴细胞（以B淋巴细胞为主）、中性粒细胞及嗜酸性粒细胞。血管周围可见抗体和补体呈玫瑰花样沉积，可见病灶血管透明性变。

【临床表现】

发病年龄多分布于20~40岁，平均39岁。儿童和老年人少见，女性较男性多见，女∶男约为（5~10）∶1。部分患者存在疲劳、感染、妊娠等诱因。大多呈急性或亚急性起病，少数呈慢性进行性。多数NMOSD患者为复发性病程，早期复发率高。也有单病程患者。

根据新的Wingerchuk NMOSD诊断标准（2015），患者的常见临床表现可划分为6个核心临床症状，包括最常见的视神经炎、脊髓炎和极后区综合征，以及间脑、脑干和大脑症状。这些症状可以单独发生或同时出现，或在多次复发中先后陆续表现出来。

1. 视觉系统　NMOSD的视神经炎（optic neuritis，ON）典型表现为急性单侧或双侧视力下降伴眼球运动疼痛，尤其是双侧同时的急性ON导致显著视野缺损或严重的残余视力丧失高度提示NMOSD的诊断。另外，也可有视网膜病变、视辐射及视皮质病变等其他视觉通路部位受累征象。

2. 脊髓　NMOSD的脊髓损害的典型表现为完全性横贯性脊髓炎，可以在数小时、数天内逐渐进展，出现双侧的感觉、运动，以及自主神经功能障碍。感觉障碍在NMOSD患者非常常见，特别是伴随阵发性痛性强直性痉挛。也可有持续神经性疼痛和瘙痒。

痛性强直性痉挛（painful tonic spasm，PTS）是累及一个或多个肢体的阵发性强直性肌肉收缩，明显疼痛，常持续不到一分钟。受累肢体的运动通常会诱发痛性强直性痉挛发作。除了脊髓病灶，也可见于脑干。

NMOSD患者在疾病早期就可以出现严重的、顽固性的持续神经性疼痛，甚至可以表现为NMOSD的首发症状。神经性疼痛的位置常位于脊髓病灶相对应的胸段和腰段皮节，或沿整个下肢分布，感觉检查显示痛触觉缺失。

瘙痒症被描述为“令人不快的使人产生抓挠欲望的皮肤感觉”。NMOSD的神经病理性瘙痒最常见于颈部皮肤，其次是三叉神经分布区，多先于其他神经功能障碍出现，可以作为

NMOSD 的首发症状。

3. 极后区 可出现极后区综合征，典型表现为顽固性恶心、呕吐、呃逆，是 NMOSD 的特征性表现之一。病变累及背侧延髓（特别是极后区，含有呕吐中枢反射中心和孤束核等结构）。严重的极后区综合征可能导致厌食和体重下降等临床表现。极后区附近的损伤，还可以导致一些罕见的临床表现，如顽固性咳嗽、顽固性打喷嚏等。

4. 脑干 急性脑干受损在 NMOSD 患者中也比较常见。除了极后区综合征，较多见眼球运动功能障碍、面瘫、眩晕或前庭共济失调、三叉神经痛等。罕见的有病理性打哈欠、味觉障碍、舌运动障碍等。

5. 间脑 急性间脑症状也是 NMOSD 的核心症状之一，但其表现有较大异质性，既往常被忽视。最常见的有发作性嗜睡和抗利尿激素分泌异常，较罕见是体温异常、排汗异常、溢乳等。

6. 大脑 根据病变部位可以导致各种非特异性临床征象，如各种的运动、感觉和视力障碍等。既往认为典型的 NMOSD 脑部病灶多是无症状的，但越来越多证据提示存在可以导致明显临床症状的 NMOSD 脑部病灶。一些患者甚至是首发临床表现。

7. 其他 一些少见的表现有听觉系统、嗅觉系统功能障碍，脑积水、脑脊髓炎、瘤样脱髓鞘病灶等也可见于 NMOSD 患者。还可出现非神经系统受累，包括肌肉、皮肤征象等。

8. 合并自身免疫抗体和疾病 高达 20%～30% 的 NMOSD 患者伴发自身免疫性疾病，其脑脊液白细胞和蛋白，血清 C 反应蛋白，免疫球蛋白 G 均较高，提示合并的自身免疫疾病可能也导致 NMOSD。系统性红斑狼疮、干燥综合征或重症肌无力可能与 AQP4-IgG 血清阳性的 NMOSD 共存，其他尚有与 NMOSD 相关的器官特异性自身免疫疾病，如甲状腺功能减退、恶性贫血、溃疡性结肠炎、原发性硬化性胆管炎和特发性血小板减少性紫癜，而结节病、抗磷脂综合征等是与 NMOSD 相关的非器官特异性自身免疫性疾病。

【辅助检查】

1. 脑脊液 CSF 细胞数多显著升高，多数患者急性期 CSF 白细胞>10×10^6/L，约 30% 患者 CSF 白细胞可>50×10^6/L，但超过 500×10^6/L 少见。CSF 蛋白可增高。

2. AQP4-IgG 公认的标准检测方法有细胞转染免疫荧光法及流式细胞法，其特异度高达 90% 以上，灵敏度高达 70%。仍有 10%～25% NMOSD 患者 AQP4-IgG 阴性。遇到高度怀疑 NMOSD 的血清 AQP4-IgG 阴性患者，需要考虑检测技术的敏感性或检测过程是否存在技术性问题；此外患者的 AQP4-IgG 水平可能随着临床病情波动，一些在疾病初期或病情较轻时难以检测；同时，NMOSD 患者常用的免疫抑制治疗、B 细胞靶向治疗和血浆置换等抗体靶向治疗可能会降低 AQP4-IgG 水平。因此，在适当临床时期反复检测 AQP4-IgG 可能减少 NMOSD 患者的 AQP4-IgG 假阴性。

有报道在脑脊液检测到 AQP4-IgG 而在血清没有检测到，但这种情况是罕见的。考虑到 AQP4-IgG 的形成可能源于周围性免疫，不推荐对 AQP4-IgG 血清阴性患者进行常规脑脊液检测。但可以选择性地检测部分血清阴性病例，特别是那些存在混杂血清自身抗体可能导致无法解释检测结果的患者。

3. 其他自身免疫抗体 约近 50% 的 NMOSD 患者合并其他自身免疫抗体阳性，如血清抗核抗体 ANAs、抗 SSA 抗体、抗 SSB 抗体、抗甲状腺抗体等。

4. 影像学

（1）视神经：MRI 上 ON 呈单侧或双侧视神经后部或视交叉的 T_2 序列高信号或 T_1 钆增强序列强化，病灶常超过视神经长度的一半。

（2）脊髓：在 MRI 上的长节段脊髓炎（longitudinally extensive transverse myelitis，LETM）是 NMOSD 的急性期脊髓炎典型病变，在 T_2 序列上表现为超过 3 个脊柱椎体节段的高信号病灶（图 13-3-1），呈中央分布累及脊髓中央灰质，横断面上占据脊髓大部分。其他可能出现脊髓病灶延伸到脑干、脊髓的肿胀、T_2 序列高信号病灶在 T_1 序列上的低信号表现。慢性期在 MRI 上典型表现为超过 3 个脊柱椎体节段的长节段性脊髓萎缩，伴或不伴萎缩节段上的 T_2 序列高信号。线样征病灶也是 NMOSD 的特征性脊髓病变之一，常预示着 LETM 的形成和出现。对于其他脱髓鞘疾病有重要鉴别价值。

（3）颅脑：MRI 显示背侧延髓（特别是极后区）的病变（图 13-3-1），通常是双侧的，小或位置局限，或由上颈部脊髓病灶延续而来。下丘脑、丘脑或第三脑室室管膜附近 T_2 序列高信号病灶是 NMOSD 典型的间脑病灶。脑干/小脑病灶多位于四脑室室管膜附近。典型的大脑病灶分布在 AQP4 高表达部位，表现为大而融合的单侧或双侧皮质下或深部白质病灶；或弥漫、

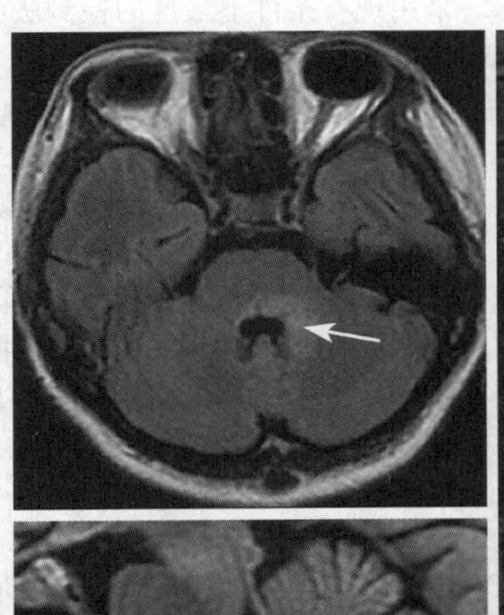
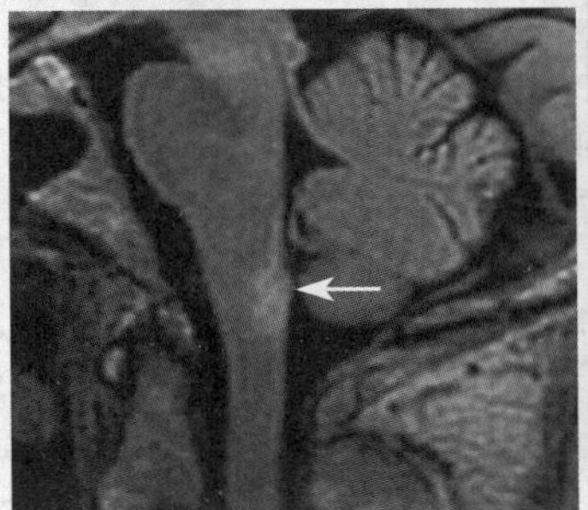
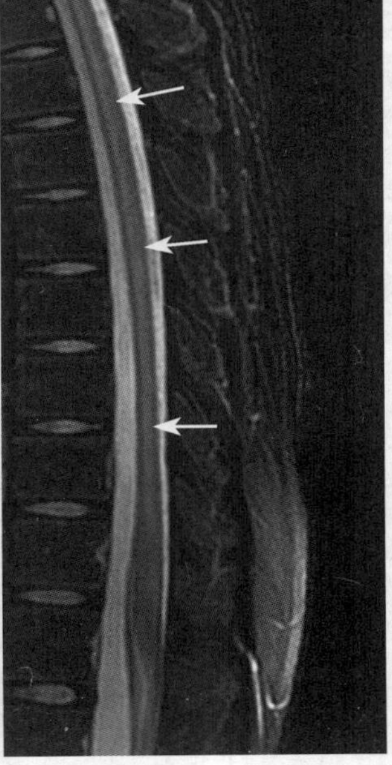

图 13-3-1 NMOSD 脑和脊髓 MRI 表现
箭头示病灶。

混杂信号或伴水肿的长度超过胼胝体一半的胼胝体病灶；或单侧或双侧从内囊延续到大脑脚的锥体束病灶；广泛的室管膜附近病灶，可伴 T_1 钆增强序列上的强化。

5. 诱发电位　多数患者有视觉诱发电位（VEP）及躯体感觉诱发电位（SEP）异常，少数患者有脑干听觉诱发电位（BAEP）异常。VEP 异常多表现为 P100 潜伏期延长，波幅降低等，严重者引不出反应。在少数无视力障碍的患者中也可见 P100 延长。

6. 视功能检查　视敏度：视力下降，严重者仅存在光感甚至全盲。视野：可表现为单眼或双眼受累，表现为各种形式的视野缺损。光学相干层析成像（optical coherence tomography，OCT）检查可发现较严重的视网膜神经纤维层变薄和黄斑损伤。

【诊断与鉴别诊断】

根据同时或相继发生的 6 大核心症状，尤其是视神经炎、急性横贯性脊髓炎和极后区综合征的临床表现，结合血清 AQP4-IgG 和影像学检查，可作出临床诊断。

1. 诊断标准　目前普遍采用 Wingerchuk 诊断标准。基于 AQP4-IgG 对 NMO 的高度敏感性和特异性，以及其与疾病活动性的高度相关，Wingerchuk 于 2006 年提出了第一个结合 AQP4-IgG 的 NMO 诊断标准（表 13-3-1），并沿用多年。

但一些研究发现 AQP4-IgG 并非 NMO/NMOSD 的通用生物学标志物，如以目前最敏感的检测技术，仍有 10%～25% NMO/NMOSD 患者 AQP4-IgG 阴性；而且血清 AQP4-IgG 阳性和阴性患者流行病学和临床表现存在差异，提示血清 AQP4-IgG 阴性的 NMO/NMOSD 患者可能是一个不同于 AQP4-IgG 阳性 NMO/NMOSD 的异质性群体。因此，NMO/NMOSD 诊断国际专家组于 2015 年在 *Neurology* 杂志上公布了最新的视神经脊髓炎谱系疾病（NMOSD）国际诊断共识（表 13-3-2）。该标准建议将 NMO 和 NMOSD 统称为 NMOSD，根据血清学 AQP4-IgG 结果把 NMOSD 分为 AQP4-IgG 阳性的 NMOSD 和 AQP4-IgG 阴性的 NMOSD。因此，AQP4-IgG 阴性的 NMO/NMOSD 患者被独立划分出来。

表 13-3-1　Wingerchuk NMO 诊断标准（2006）

必要标准	支持标准（至少具备 2 个）
1. 视神经损害	1. 脊髓 MRI 异常病灶累及 3 个椎体节段以上
2. 急性脊髓损害	2. 脑部 MRI 不满足 MS 诊断标准
	3. 血清 NMO-IgG 阳性

表 13-3-2　视神经脊髓炎谱系疾病（NMOSD）国际诊断共识（2015）

诊断标准	条件
AQP4 抗体阳性 NMOSD 诊断标准	1. 至少 1 项核心临床症状 2. 采用现有条件下最佳的检测法（推荐基于 AQP4 转染细胞检测法）显示 AQP4-IgG 阳性 3. 排除其他鉴别诊断
AQP4 抗体阴性 NMOSD 或未检测 AQP4 抗体的 NMOSD 诊断标准	1. 在一次或多次临床发作中，出现至少 2 项核心临床症状，且所出现的核心临床症状必须符合下述所有要求： a. 至少 1 项核心临床症状必须是视神经炎、急性脊髓炎［MRI 上应为长节段横贯性脊髓炎（LETM）］，或脑干背侧极后区综合征 b. 所出现的临床核心症状，应能提示病灶的空间多发性 c. 满足附加的 MRI 要求（视实际情况） 2. AQP4 抗体阴性，或无条件检测 AQP4 抗体 3. 除外其他可能的诊断
临床核心症状	1. 视神经炎 2. 急性脊髓炎 3. 极后区综合征：发作性呃逆，恶心或呕吐，无法用其他原因解释 4. 急性脑干综合征 5. 症状性发作性嗜睡，或急性间脑症状伴 MRI 上 NMOSD 典型的间脑病灶 6. 大脑综合征伴 NMOSD 典型的大脑病灶
附加的 MRI 要求（针对 AQP4 抗体阴性或无法检测 AQP4 抗体的 NMOSD 患者）	1. 急性视神经炎：要求头颅 MRI（a）正常或仅有非特异性白质病灶，或（b）视神经 MRI 有 T_2 高信号病灶或 T_1 增强病灶，视神经病灶的长度须≥视神经总长的 1/2，或者视神经病灶累及视交叉 2. 急性脊髓炎：相关的脊髓髓内病灶长度≥3 个椎体节段（LETM）或对于既往有脊髓炎病史者，存在长度≥3 个椎体节段的局灶性脊髓萎缩 3. 极后区综合征：需要有相应的延髓背侧/极后区病灶 4. 急性脑干综合征：需要有相关的室管膜周围的脑干病灶

2. 鉴别诊断　IIDDs 是一个广泛的疾病谱，MS 和 NMOSD 是其中两种经典疾病。NMOSD 曾经一度被划分为 MS 的视神经脊髓亚型。现在已经证实 MS 和 NMOSD 有不同的发病机制，需要不同的急性期治疗措施以恢复患者的神经功能缺损，在缓解期也需要不同的干预手段以预防复发和延缓患者的进行性神经功能丧失。因此，早期鉴别这两种疾病对改善患者的预后有重要临床意义，鉴别要点见表 13-3-3。

除了 MS 外，NMOSD 还需要与其他累及视神经、脊髓、极后区等部位的临床表现类似的疾病相鉴别，如 Leber 视神经病、亚急性坏死性脊髓病、亚急性联合变性、脊髓硬脊膜动静脉瘘、梅毒性视神经脊髓病、遗传性痉挛性截瘫、脊髓肿瘤、脊髓血管病、热带痉挛性截瘫及某些结缔组织病（如系统性红斑狼疮、白塞病、干燥综合征、系统性血管炎）伴发的脊髓损伤。

表 13-3-3　MS 和 NMOSD 的鉴别要点

鉴别要点	MS	NMOSD
流行病学		
发病年龄	20~40 岁	30~40 岁
男女比例	1:(2~3)	1:(5~10)
病程		
类型	复发-缓解型	复发型，早期复发率高
病情	较轻，恢复较好	严重，不完全恢复
永久性残疾	通常在进展期	和复发相关
症状体征		
受累部位	视神经、脊髓、小脑、脑干、大脑半球	视神经和脊髓
常见症状	视力障碍、复视和眼震 感觉和运动障碍	视神经炎和脊髓炎 顽固恶心、呃逆或呼吸衰竭 下丘脑功能障碍
影像学检查		
脊髓 MRI	少于 2 个脊髓节段	超过 3 个或更多脊髓节段
	非对称性偏心分布，累及脊髓后部	灰质中央或整个脊髓横断面
	没有或很少肿胀	伴肿胀和钆增强
脑部 MRI	脑室旁、近皮质、幕下	MRI 正常或不符合 MS 特征（环绕脑室管膜周围区域）
	长轴垂直于脑室壁的圆形结构	融合、线样病灶
脑脊液检查	细胞增多不常见（$<15\times10^6$/L） 蛋白升高不常见（<100mg/dl）	细胞增多（$>50\times10^6$/L） 蛋白升高常见（>150mg/dl）
生物学标志物		
OCB	OCB 阳性，IgG 指数升高	OCB 阴性，IgG 指数升高少见
血 NMO-IgG	罕见	常见
自身抗体	罕见	常见

【治疗】

目前 NMOSD 的治疗推荐主要是基于一些小样本临床试验回顾性研究以及专家共识并借助其他自身免疫性疾病治疗经验而得出。包括急性发作期治疗、缓解期治疗、对症治疗和康复治疗。应该遵循在循证医学证据的基础上结合患者的经济条件和意愿进行选择。

1. 急性发作期治疗　以减轻急性期症状缩短病程改善残疾程度和防治并发症为目标。适用于有客观神经功能缺损证据的发作或复发期患者。

（1）糖皮质激素：是 NMOSD 急性期的首选治疗药物。短期内能促进 NMOSD 急性期患者神经功能恢复，延长激素用药对预防 NMOSD 的神经功能障碍加重或复发有一定作用。使用原则为大剂量冲击缓慢阶梯减量小剂量长期维持。

甲泼尼龙 1g 静脉滴注，1 次/d，共 3 日；500mg 静脉滴注，

1 次/d,共 3 日;240mg 静脉滴注 1 次/d,共 3 日;120mg 静脉滴注,1 次/d,共 3 日;泼尼松 60mg 口服,1 次/d,共 7 日;50mg 口服,1 次/d,共 7 日;顺序递减至中等剂量 30~40mg/d 时,依据序贯治疗免疫抑制剂作用时效快慢与之相衔接,逐步放缓减量速度,如每 2 周递减 5mg,至 10~15mg 口服 1 次/d 长期维持。

（2）血浆置换:部分重症 NMOSD 患者尤其是 ON 或老年患者对大剂量甲泼尼龙冲击疗法反应差,用血浆置换治疗可能有效。对 AQP4-IgG 阳性或抗体阴性 NMOSD 患者均有一定疗效,特别是早期应用。建议置换 5~7 次。

（3）免疫球蛋白:对大剂量甲泼尼龙冲击疗法反应差的患者,可选用静脉免疫球蛋白冲击治疗。免疫球蛋白用量为 0.4g/(kg·d),静脉滴注,连续 5 日为 1 个疗程。定期大剂量免疫球蛋白治疗也可用于 NMOSD 的预防,特别适用于不宜应用免疫抑制剂者,如儿童及妊娠期患者。

（4）激素联合免疫抑制剂:在激素冲击治疗收效不佳时,或因经济情况不能行血浆置换或免疫球蛋白治疗的 NMOSD 患者,可在权衡利弊的情况下联用免疫抑制剂进行治疗,如环磷酰胺等。

2. 缓解期治疗　缓解期多采用免疫抑制治疗。其目的是预防复发减少神经功能障碍累积。目前推荐 AQP4-IgG 阳性的 NMOSD 以及 AQP4-IgG 阴性的复发型 NMOSD 患者使用。一线药物包括:硫唑嘌呤、吗替麦考酚酯、甲氨蝶呤、利妥昔单抗(rituximab)等。二线药物包括环磷酰胺、他克莫司、米托蒽醌。

硫唑嘌呤:按体重 2~3mg/(kg·d)单用或联合口服泼尼松[按体重 0.75mg/(kg·d)]。通常在硫唑嘌呤起效以后(4~5 个月)将泼尼松逐渐减量至小剂量长期维持。

吗替麦考酚酯:推荐用法为 1~1.5g/d 口服。

甲氨蝶呤:推荐 15mg/周单用或与小剂量泼尼松合用。

利妥昔单抗:按体表面积 375mg/m^2 静脉滴注,根据病程和疗效决定使用疗程和间隔时间。

3. 对症治疗　应重视对症治疗,改善患者生活质量。具体治疗方案可参考 MS 的对症治疗。

4. 康复治疗及生活指导　对伴有肢体吞咽等功能障碍的患者,应早期在专业医师的指导下进行相应的功能康复训练。在应用大剂量激素治疗时,避免过度活动以免加重骨质疏松及股骨头负重。当激素减量到小剂量口服时,可鼓励活动进行相应的康复训练。

【预后】

NMOSD 患者病情较重,复发时病情严重且不能完全恢复。其短期和长期预后较 MS 更差,主要与复发期不完全恢复的神经损伤症状残留相关。早期采取适当治疗策略,减少患者临床复发,有助于改善预后。

第四节　急性播散性脑脊髓炎

急性播散性脑脊髓炎(acute disseminated encephalomyelitis, ADEM)是急性或亚急性起病的伴有脑病(意识障碍、认知障碍或精神行为异常)表现的、影响中枢神经系统多个区域的特发性炎症性脱髓鞘疾病。常在感染、疫苗接种后诱发。

【病因与病理】

病因目前尚未明确。考虑到 70%~93% 的 ADEM 患者发病前数周有感染或疫苗接种史,有学者推测 ADEM 的发病可能涉及“分子模拟”机制。可能是在一些因素的诱发下,致病因子侵犯了中枢神经系统,改变了其抗原性,或是有某种诱发因素导致了隐蔽抗原的释放,机体不能识别这些抗原,造成了针对自身髓鞘的免疫攻击。

主要是静脉周围出现炎性脱髓鞘,病变散布于大脑、脑干、小脑和脊髓的灰质和白质,以白质为主,病灶多围绕在小和中等静脉周围,自 0.1mm 至数毫米(融合时)不等,脱髓鞘区域可见小神经胶质细胞,血管周围有炎性细胞浸润形成血管袖套。常见多灶性脑膜浸润,程度多不严重。

【临床表现】

据报道,ADEM 患病率及发病率低(年发病率<0.31/10 万)。80% 的患者为 10 岁以下儿童,成人可发病但相对少见。多为散发,无季节性。

1. 症状体征　通常在前驱感染或疫苗接种后的 2 天至 4 周出现全身系统性症状和神经系统表现。急性起病,临床病程进展迅速,通常数小时至数天出现症状达峰。前驱期全身性症状表现为发热、全身乏力、头痛、恶心和呕吐。迅速出现脑病,是 ADEM 的主要特征,可包括意识障碍、智能障碍、精神状态的改变和/或行为异常等表现。同时可伴随多灶性损害症状,如单侧或双侧锥体束征、急性偏瘫或截瘫、共济失调、视力下降、癫痫、语言障碍(言语缓慢、失语等)和偏身感觉障碍等。

需要注意的是,ADEM 病情严重程度跨度较大、患者可能出现脑干受累所致的呼吸衰竭,也可能仅有 1~2 天的非特异性应激或头痛。急性出血性白质脑炎(acute hemorrhagic leukoencephalitis, AHL),又称 Weston Hurst 病,被认为是 ADEM 最严重的亚型,典型表现是流行性感冒或上呼吸道感染后的超急性 CNS 白质炎症性出血性脱髓鞘疾病。临床上起病急骤、病情凶险,表现为高热、意识模糊或昏迷进行性加深、烦躁不安、痫性发作、偏瘫或四肢瘫。常见在出现脑病后 1 周内因脑水肿导致死亡。

2. 临床分型　既往认为 ADEM 呈单相病程,但随着研究的深入,逐渐发现了多相病程的 ADEM。2007 年国际儿童 MS 研究小组(International Pediatric MS Study Group, IPMSSG)诊断标准认为,首次临床事件后再次出现随后事件,以“复发性 ADEM”和“多相性 ADEM”这些术语来描述:“复发性 ADEM”和“多相性 ADEM”的新发临床事件都必须符合 ADEM 诊断标准,包括出现脑病;两者的鉴别依赖于第二次脱髓鞘事件是否累及新的部位——多相性,或是否重演先前的疾病——复发性。IPMSSG 根据文献回顾和临床经验,建议使用以下 3 个术语来定义 ADEM:

（1）ADEM(单病程):首次出现的伴随多发性症状性脑病

临床事件，急性或亚急性起病，局灶性或多灶性高信号病灶主要累及 CNS 白质；缺乏先前白质损害的证据；没有符合脱髓鞘事件特征的临床发作的先前病史。如果复发是在激素减量治疗的 4 周以内或首次事件的 3 个月以内，这种早期发作被认为暂时和同一次单病程相关，以术语"激素依赖 ADEM"或"假性复发 AEDM"描述。

（2）复发性 ADEM（recurrent ADEM）：新发的符合 ADEM 诊断标准的脱髓鞘事件，出现在首次 ADEM 事件后至少 3 个月和完成激素治疗后至少 4 周，出现与最初 ADEM 发作相同的临床症状和在 MRI 上累及相同的部位。

（3）多相性 ADEM（multiphasic ADEM）：1 次或更多 ADEM 发作，包括脑病和多灶性功能缺损，但在 MRI 和神经系统检查上累及新的 CNS 部位。复发出现在首次 ADEM 事件后至少 3 个月和完成激素治疗后至少 4 周。

但在新的 2012 诊断标准中，考虑到再发性 ADEM 事件的发病率很低，"复发性 ADEM"的概念被取消。"多时相 ADEM"的定义被重新修订，目前定义为：间隔 3 个月的两次符合 ADEM 的发作，但没有跟随其他进一步临床事件。第二次 ADEM 事件可以包括新的或重新出现的既往神经系统症状、体征和 MRI 表现。

【辅助检查】

1. 脑脊液检查　脑脊液压力正常或增高，可出现淋巴细胞升高和/或蛋白升高。

2. 生物学标志物　脑脊液寡克隆带（oligoclonal bands，OCB）很少出现。血清 AQP4-IgG 应该是阴性的。可能存在血清抗髓磷脂少突胶质细胞糖蛋白（myelin oligodendrocyte glycoprotein，MOG）IgG，但多数是短暂的；也有研究提示 MOG-IgG 的状态可以影响 ADEM 的临床表现。

3. 影像学检查　神经影像学对 ADEM 的诊断非常重要。其 MRI 病灶在 T_2 或 FLAIR 上表现为多发性斑片、边界不清的高信号较大病灶（直径 1~2cm）。典型累及皮质下、中央白质和灰白质交界，包括大脑半球、小脑、脑干和脊髓均可受累（图 13-4-1）。ADEM 患者脑室旁白质也常常受累，但病灶的数量、部位和大小多变。丘脑和基底节病灶在 ADEM 较多见。临床上观察的病例豆状核壳受累较常见；丘脑病灶的直径比 NMO 大、在轴位上脑干病灶多为双侧和对称的，病灶多数位于腹侧

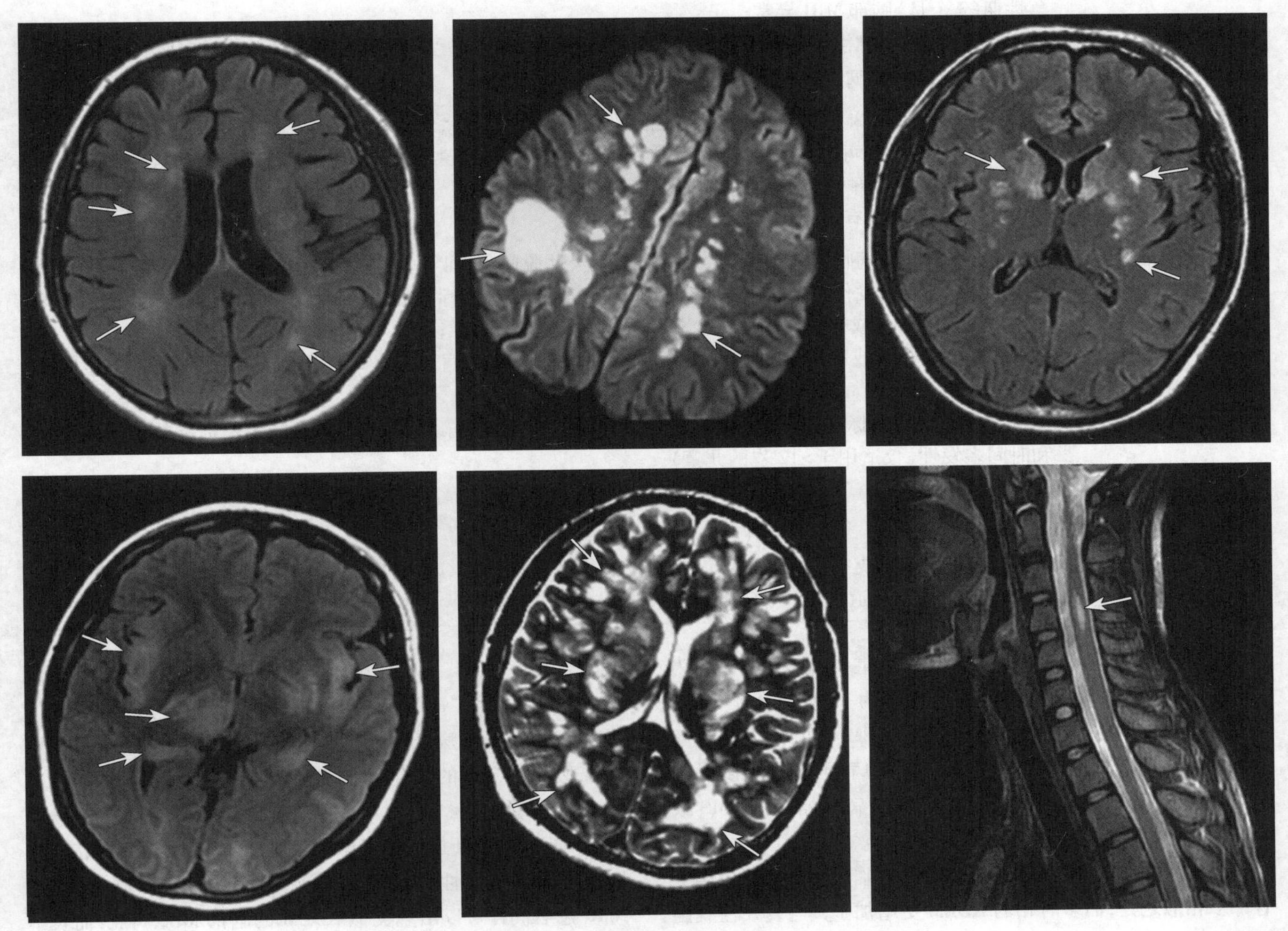

图 13-4-1　ADEM 的颅脑和脊髓 MRI 表现
箭头示病灶。

及中脑。ADEM 可以在脊髓 MRI 上出现广泛病灶。典型的脊髓病灶较大、肿胀，伴不同的强化，主要累及胸段。T_1 钆增强病灶的出现率变化较大，可能与疾病所处的炎症阶段相关。增强的模式也有多种多样，可以表现为完全或不完全环状强化、结节样或斑点样等模式。脑膜和脊膜增强少见。

ADEM 的脑部病灶 MRI 表现被分为 4 种模式来描述：①小病灶（<5mm）；②大病灶、融合病灶或瘤样病灶，常出现广泛的病灶周围水肿和占位效应；③双侧丘脑对称性病灶；④急性出血性脑脊髓炎（acute hemorrhagic encephalomyelitis，AHEM），在大的脱髓鞘病灶中有出血表现。在一项大型的儿童 ADEM 研究中观察到，该 MRI 分类模式与患者预后或神经系统残障没有显示出相关性，但该分类方式对 ADEM 的鉴别诊断很重要。

4. 脑电图　常见弥漫的 θ 和 δ 波，也可见棘波和棘慢复合波。

【诊断与鉴别诊断】

1. 诊断标准　长期以来，ADEM 没有公认的定义和诊断标准，使之容易与其他脱髓鞘疾病相混淆；缺乏统一的评估标准，也使大规模多中心研究难以实现。由成人和儿童神经病学家和擅长于遗传、流行病学、神经心理学、护理和免疫学方面的专家组成的 IPMSSG，在 2007 年提出了主要针对儿童的第一个公认的 ADEM 诊断标准。在 2012 年，经过对原有标准长时间的观察和验证，同时学习和借鉴了 2010 McDonald 诊断标准，IPMSSG 决定修订诊断标准（表 13-4-1）。虽然 ADEM 的一些症状和体征与年龄相关，但研究提示儿童和成人 ADEM 的临床表现总体上相似。因此，认为目前基于儿童群体（<10 岁）制定的诊断标准，可能也适用于成年人群。

表 13-4-1　IPMSSG 的 ADEM 及相关脱髓鞘疾病诊断标准（2012）

分类	诊断条件
儿童 ADEM（需要符合全部条件）	首次发作的多灶性临床 CNS 事件，病因可能是炎性脱髓鞘； 伴有不能用发热解释的脑病样症状； 发病 3 个月或更长时间没有新的临床和 MRI 发现； 急性期（3 个月）脑部 MRI 异常； 典型脑 MRI 表现：弥漫性边界不清的大病灶（直径>1～2cm），主要累及脑白质；T_1 低信号白质病灶罕见；可见灰质深部（如，丘脑或基底节）病灶
儿童 CIS（需要符合全部条件）	单病灶或多病灶临床 CNS 事件，病因可能是炎性脱髓鞘； 没有 CNS 脱髓鞘疾病的既往病史（如既往没有视神经炎、横贯性脊髓炎和半球或脑干相关综合征）； 没有不能用发热解释的脑病样症状（如没有意识或行为改变）； 基线的 MRI 特点没有达到 MS 的诊断
儿童 MS（满足任何一项）	2 次或更多的非脑病临床 CNS 事件，病因可能是炎性脱髓鞘，间隔多于 30 天并且累及 CNS 多于 1 个部位； 典型的 MS 非脑病发作，其 MRI 表现符合 2010 McDonald 诊断标准的空间多发性，并且在随访 MRI 中出现至少 1 个新的增强或非增强病灶符合 MS 时间多发性诊断标准； ADEM 发作 3 个月或以后出现非脑病临床事件，其新的 MRI 病灶符合 2010 McDonald 诊断标准的空间多发性； 不符合 ADEM 诊断标准的首发、独立、急性事件，其 MRI 表现符合 2010 McDonald 诊断标准的空间多发性和时间多发性（仅适用于>12 岁的儿童）
儿童 NMO（需要符合全部条件）	视神经炎； 急性脊髓炎； 至少符合以下 3 项支持标准的 2 项：a 超过 3 个椎体节段的连续性脊髓 MRI 病灶；b 脑部 MRI 不符合 MS 诊断标准；c 抗水通道蛋白-4 IgG 血清学阳性

2. 鉴别诊断　新诊断标准的一个重要改变在于，认为 ADEM 是一种异质性的疾病实体，应被视为一种“综合征”而不是一种特异性的疾病。尤其在复发性 ADEM 事件中，若出现超过第二次脑病事件的 ADEM 后复发性疾病，不再符合多时相 ADEM 的诊断，需要鉴别复发性脱髓鞘疾病（最常见是 MS 或 NMO）。

ADEM 及其亚型与首次发作的 MS 在临床和神经影像学上有许多相似之处，而多时相的 ADEM 更增加了其与复发性脱髓鞘疾病相鉴别的难度。临床症状有一些提示作用，但多是非特异性的。因此，ADEM 和 MS 常难以鉴别，有时在临床诊断上甚至可以相互转化。2012 年的 ADEM 诊断标准建议，当初次 ADEM 事件后第二次临床事件满足如下三项条件，符合 MS 的诊断标准：①非脑病表现；②在首发神经系统疾病 3 个月或以后出现；③出现新的符合新修订影像学空间多发性的诊断标准的 MRI 表现。

ADEM 的诊断还需要考虑排除视神经脊髓炎谱系疾病，特别是出现长节段性脊髓炎和/或严重视神经炎。既往报道，NMO 患者同样可以出现类似 ADEM 的脑部 MRI 病灶；而长节段性脊髓炎作为 NMO 的典型表现，在 ADEM 也有报道。因此，对怀疑 ADEM 的患者完善 NMO-IgG 抗体检测对鉴别 NMO 可能有重要意义。

一些临床表现可提示非ADEM。如慢性进展性病程，没有急性加重，提示脑白质营养不良症；卒中样事件需排除CNS血管炎，线粒体疾病；神经精神症状提示系统性红斑狼疮、桥本脑炎、抗N-甲基-D-天冬氨酸（NMDA）受体脑炎、原发性CNS血管炎；肌张力障碍、帕金森综合征常是抗NMDA受体脑炎的表现；持续性癫痫更多见于桥本脑炎、自身免疫性脑炎；脑膜刺激征、持续头痛需要排除脑膜脑炎；脑脊液白细胞计数和蛋白水平明显升高倾向于CNS感染性疾病的诊断。

【治疗】

ADEM的治疗尚没有明确的标准化策略，大部分治疗方式参考MS和其他自身免疫性疾病，数据多来源于病例报道和小型队列研究。其急性期治疗包括激素、静脉注射免疫球蛋白（IVIg），或血浆置换等。因既往认为ADEM为单病程疾病，对多时相ADEM的长期治疗研究较少。

1. 一般治疗　对症支持治疗是ADEM的重要基础，包括加强护理、维持液体和电解质平衡等。对长期卧床和呼吸功能受累患者，需要防治呼吸道感染，以及必要时的气管插管和通气支持。癫痫可以进一步加重病情，需要积极控制。

2. 药物治疗　考虑到可能的自身免疫发病机制，激素治疗是ADEM最广泛报道的治疗方式，但具体药物成分、用药途径、剂量和减量方式有很大的差别。有报道静脉甲泼尼龙［10~30mg/（kg·d），至最大剂量1g/d］或地塞米松（1mg/kg），3~5天；随后口服激素减量4~6周。有对照试验显示，使用甲泼尼龙治疗的患者预后比使用静脉地塞米松的患者显著改善。

静脉大剂量免疫球蛋白在ADEM治疗中通常用于激素抵抗患者。报道的IVIg剂量较为一致，总剂量1~2g/kg，一次输注或分3~5天。

血浆置换常常作为最后的治疗选择，用于对激素和/或免疫球蛋白抵抗，或出现严重暴发性疾病的患者。血浆置换在ADEM早期治疗的有效性尚需要进一步评估。

3. 手术治疗　对于严重脑水肿患者，有报道建议在药物治疗和对症治疗无效时考虑去骨瓣减压术，但需要注意手术适应证、禁忌证和并发症。

4. 康复治疗　康复治疗也有助于改善患者预后。如运动治疗可以锻炼步态、平衡、肌肉力量等；言语疗法改善言语的感知和表达、清晰度和流利程度。可在康复治疗师的指导下制定适合个人年龄和需求的康复计划。

【预后】

ADEM的长期预后与疾病的起病缓急、症状轻重和病程分型密切相关。通常突然发病、重症的患者预后不佳。

第五节　MOG抗体相关脑脊髓炎

近年来，针对少突胶质细胞糖蛋白（myelin oligodendrocyte glycoprotein，MOG）的抗原-抗体反应研究成为新热点。既往已发现MOG-IgG是脱髓鞘疾病相关抗体，主要与多发性硬化（MS）和急性播散性脑脊髓炎（ADEM）有关。后来的研究发现MOG-IgG可能与血清AQP4-IgG阴性的视神经脊髓炎谱系疾病（NMOSD）有更密切的相关性。新近的研究发现MOG-IgG阳性的患者还可以出现MS、NMOSD和ADEM常见症状以外的新临床症候，因此有学者推荐以“MOG抗体相关脑脊髓炎”的术语来定义这一系列疾病。现在，一些基础实验数据也支持MOG-IgG是一种参与脱髓鞘发病机制的抗体，而不是伴随出现的分子或继发免疫反应的产物。MOG-IgG阳性患者约占脱髓鞘疾病患者总数的5%~10%。

【病因与发病机制】

至今还不清楚MOG-IgG是否参与NMO/NMOSD的发病机制。目前推测识别MOG抗原的特异性B淋巴细胞可能存在于外周血中增殖，但由于机体缺乏表达致病性MOG抗原的细胞，这种B淋巴细胞并不会导致疾病。当嗜神经病毒感染时，血脑屏障破坏，MOG抗原进入外周，激活$CD4^+$T淋巴细胞，对MOG特异性B淋巴细胞募集和激活增加，产生大量MOG-IgG；同时促炎T淋巴细胞进入中枢神经系统，募集MOG特异性B淋巴细胞，这些B淋巴细胞产生MOG-IgG。一些基础研究证据提示MOG-IgG是有可能参与CNS病灶形成的，支持上述假说，如MOG-IgG也主要属于IgG1亚型，在高滴度时可以诱导补体依赖的细胞毒性作用。此外，来源于MOG-IgG阳性患者的IgG可以通过抗体依赖性细胞介导的细胞毒作用（antibody-dependent cell-mediated cytotoxicity，ADCC）杀伤表达MOG的细胞。

【临床表现】

基于西方人群的一些研究报道，MOG抗体相关脑脊髓炎女性稍多见，男∶女约为1∶2.8，发病年龄跨度较大，从4~60岁不等，儿童发病常见。

MOG抗体相关脑脊髓炎存在单病程和复发性病程，起病前可有感染、疫苗接种等诱发因素，多呈急性或亚急性起病。其临床症状多样，可以表现为视神经炎、脊髓炎、脑干脑炎、脑膜炎、癫痫、炎性假瘤等临床征象，或者是以上的一些组合表现。视神经炎发生比例很高，双侧同时受累或单侧反复发作较多见，急性期视力损害严重，伴明显眼痛，眼底检查常可有视乳头水肿、视乳头炎。常可出现横贯性脊髓炎，腰骶段受累多见，圆锥受累是较特异性的表现，括约肌功能障碍较多为尿潴留或排便困难，并可出现截瘫、四肢瘫等，感觉障碍可表现为疼痛或感觉异常等。脑干症状中顽固性呃逆较NMOSD少见，可表现为眼球运动障碍、眼震等，严重时可出现呼吸衰竭。可见共济失调等小脑受累表现。癫痫和脑病症状，如意识障碍、精神行为异常等可能是MOG抗体相关脑脊髓炎区别于MS、NMOSD等其他常为复发性病程的特发性炎症性脱髓鞘疾病的重要鉴别点。

【辅助检查】

1. 脑脊液检查　急性期脑脊液检查可见白细胞升高，中位数约33×10^6/L，甚至可$>50\times10^6$/L。偶可伴有脑脊液蛋白升高。

2. 生物学标志物　细胞转染技术（cell-based assay，CBA）

是目前检测 MOG-IgG 的标准方法。该方法使用编码人全长 MOG 抗原的 RNA 转染细胞，可在细胞表面表达出具有正确立体构型和糖基化的 MOG，仅结合致病性抗体。与早期使用 ELISA 法的研究对比发现，使用 CBA 法检测 MOG 特异性更高。

3. 影像学检查　视神经 MRI 上常见双侧和长节段视神经病灶（图 13-5-1），尤其在前视觉通路（如视乳头水肿，球后视神经受累常见），有眶内软组织强化。颅脑影像学异常表现有较大异质性，如符合典型急性播散性脑脊髓炎（ADEM）的大病灶和广泛皮质病灶，深部灰质病灶如双侧丘脑和基底节病灶，和不符合 MS 的小脑和脑干异常；但皮质和皮质下病灶较多见，可能有一定特征性（图 13-5-1）。MOG-IgG 阳性患者脊髓病灶更多为圆锥和胸腰髓受累，可表现为长节段性脊髓炎或节段较短的脊髓病灶（图 13-5-1）。

4. OCT 检查　光学相干层析成像（optical coherence tomography，OCT）提示其视网膜神经元缺失较轻。

【诊断与鉴别诊断】

对于出现可疑 MOG 抗体相关脑脊髓炎症状的患者应进行 MOG-IgG 检测，若 MOG-IgG 阳性需要考虑该诊断的可能。目前对该疾病认识有限，可参考国际专家组提出的 2018 年《MOG 脑脊髓炎诊断和抗体检测国际推荐意见》进行诊断和鉴别诊断。其中，尤其需要注意 MOG 抗体相关脑脊髓炎与 AQP4-IgG 阳性 NMOSD 的鉴别诊断（表 13-5-1）。

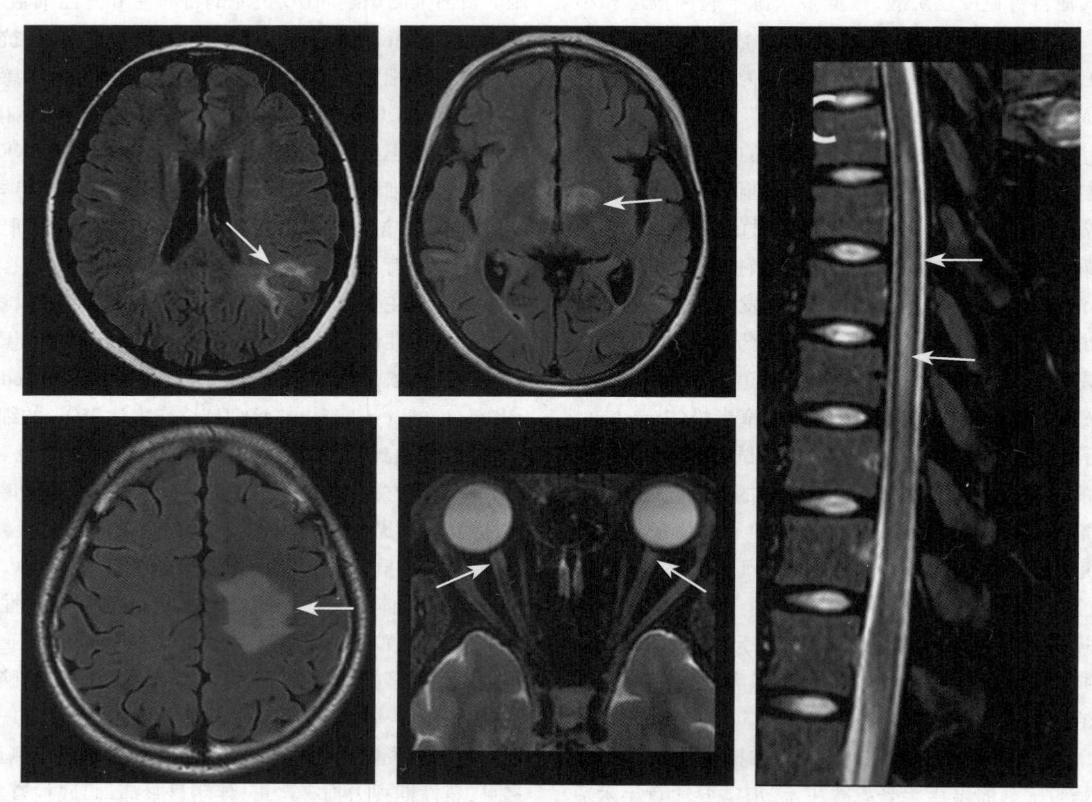

图 13-5-1　MOG 抗体相关脑脊髓炎 MRI 表现
箭头示病灶。

表 13-5-1　MOG 抗体相关脑脊髓炎与 AQP4-IgG 阳性 NMOSD 鉴别诊断

鉴别要点	MOG 抗体相关脑脊髓炎	AQP4-IgG 阳性 NMOSD
人口学特征	女性占 44%，儿童多见	女性占 90%，中青年多见
血清学特征	病情缓解时可转为阴性	趋于稳定
自身免疫异常	少见	常见（40%）
视乳头水肿	双眼，多见（80%）	约 1/3
视神经 MRI	长节段、前段强化明显（视盘、球后段）	长节段、后段强化明显（视交叉、视束）
脊髓受累	胸腰段多见	颈胸段多见
恢复与预后	恢复迅速、预后较好	恢复缓慢、预后差

【治疗】

MOG-IgG 阳性患者对激素和血浆置换反应迅速，虽然在激素减量或停用过程中容易复发。一些患者需要免疫抑制剂维持，并已经发现一些患者在治疗和临床缓解后，出现持续血清阳性。现在的治疗多参照其他自身免疫 CNS 疾病，尤其是 AQP4-IgG 阳性 NMO/NMOSD，但这些治疗方式对 MOG-IgG 阳性患者的疗效评估研究不多。此外，一些 MS 的治疗如干扰素、那他珠单抗等会导致 AQP4-IgG 相关疾病加重，它们在 MOG 抗体相关脑脊髓炎疗效不明。对于 MOG 抗体相关脑脊髓炎的治疗选择，需要进行前瞻性对照试验来进一步阐明。

【预后】

与 AQP4-IgG 阳性 NMO/NMOSD 相比，MOG 抗体相关脑脊髓炎患者通常预后比较理想，但如果没有及时诊断和治疗，也会导致严重和持续的神经系统残障。

第六节　其他特发性炎症性脱髓鞘疾病

特发性炎症性脱髓鞘疾病（IIDDs）除了包括 MS、NMOSD 和 ADEM 这几个亚型外，尚有一些更为罕见的 IIDDs 亚型。由于在临床上较少见，容易导致漏诊和误诊。这些 IIDDs 包括 MS 变异型，如同心圆性硬化（Balo 病）和弥漫性硬化（Schilder 病）。此外，瘤样脱髓鞘病变也是 IIDDs 的一种临床表现形式，可能与多种亚型的 IIDDs 存在交叉重叠。

一、同心圆性硬化

同心圆性硬化又称 Balo 病，是一种有特殊病理学改变的 IIDDs，常被认为是 MS 的一种变异型。1906 年 Marburg 以轴索周围硬化性脑脊髓炎的命名首次报道这一疾病。该病例是一名 30 岁男性，死前 1 个月出现剧烈头痛、呕吐、淡漠、嗜睡，尸检发现大脑白质多个脱髓鞘病灶，病灶呈不连续、板层样同心圆改变。Balo 在 1928 年较清晰地描述另一例 27 岁男性，发病后 3 个半月死亡，详细病理学发现其大脑半球白质内可见条状影，呈同心圆状病灶，镜检示髓鞘脱失区星形细胞和巨大星形细胞增生，周边有大量吞噬脂肪的泡沫细胞（格子细胞）聚集，称之为同心圆轴突周围性脑炎。此后，用同心圆性硬化（Balo 病）命名这种具有特殊病理学特征的脱髓鞘疾病。

目前研究发现，同心圆性硬化病灶主要位于额叶、颞叶和顶叶白质，偶见于小脑、脑干和脊髓。同心圆病灶仅仅累及深层白质、不累及灰质。大体标本可见多个散在、大小不一的圆形或不规则形浅灰或灰黄色软化灶，直径 2～5cm，呈灰白相间的多层同心圆排列。镜下可见髓鞘脱失区域与髓鞘相对正常区域呈同心圆性层状交互排列，髓鞘脱失区髓鞘崩解、脱失，轴突保存相对完好，胶质细胞增生、肥大，小静脉周围有较多淋巴细胞及少量浆细胞浸润，并可形成血管套。目前病因不明，尚未有任何解剖学、免疫组织化学、血管或免疫学可以解释这种同心圆样、脱髓鞘和白质保存的交替条带的形成。

临床上，同心圆性硬化发病年龄一般在 20～50 岁，平均 30 岁左右，男性略多。呈急性或亚急性起病，多为单时相病程，病程较短，进展迅速。缺乏特异性症状体征，多以精神障碍为首发症状，表现为沉默寡言、淡漠、反应迟钝、无故发笑和重复语言等；随着病情进程，可出现大脑多灶性损害表现，如轻偏瘫、失语、眼外肌瘫痪、眼球浮动和假性延髓麻痹等，严重者部分可出现意识障碍，甚至呈去皮质状态。查体可见锥体束征。脑脊液常规生化多正常，个别颅内压稍高，少数患者出现细胞数稍高和不典型的寡克隆带。颅脑 MRI 病灶常为多发，多累及双侧大脑半球白质，额叶、顶叶和半卵圆中心，其次为颞叶、枕叶和脑室周围；在视神经、视交叉、脑桥、延髓、小脑和脊髓也可看到不典型的同心圆性病灶。大脑白质病灶急性期 T_2 像可见病变中心类圆形高信号和周边较高信号，构成“煎鸡蛋”样病灶，T_1 像呈低和较低信号；亚急性期（发病后约 1 个月）中央区 T_2 像上高信号逐渐淡化，病灶内高低信号相互交叠，排列成层状，呈洋葱头样或树木年轮样黑白相间的同心圆样改变，通常同心圆性病灶层数为 3～5 层，直径为 1.5～3cm。患者脑电图可见中高波幅慢波。

目前尚无公认的特异性治疗。糖皮质激素目前仍作为一线治疗药物，通常数月后病情可获得改善。

二、弥漫性硬化

弥漫性硬化是亚急性或慢性广泛的脑白质脱髓鞘，也有学者认为属于 MS 的一种严重的变异型。Schilder 在 1912 年以弥漫性轴周脑炎首先报道了这一疾病，因此又被称作 Schilder 病。

目前弥漫性硬化病因不明，推测与自身免疫相关。病理上其脱髓鞘病灶常侵犯大脑半球或整个脑叶，病变常不对称，多以一侧枕叶为主，也可对称性受累。视神经、脑干和脊髓也可发现脱髓鞘病灶。新鲜的病灶可见血管周围淋巴细胞浸润和巨噬细胞反应，完全胶质细胞增生，也可见坏死和空洞。

幼儿或青少年期发病，男性较多。多呈亚急性、慢性进行性恶化病程，停顿或改善罕见，极少缓解-复发。视力障碍可早期出现视野缺失、同向性偏盲及皮质盲等；也常见痴呆或智能减退、精神障碍、皮质聋、不同程度偏瘫或四肢瘫和假性延髓麻痹等；可有癫痫发作、共济失调、锥体束征、视乳头水肿、眼肌瘫痪或核间性眼肌瘫痪、眼球震颤、面瘫、失语症和尿便失禁等。脑脊液检查可见细胞数正常或轻度增多，蛋白轻度增高。颅脑 MRI 可见脑白质 T_1 低信号、T_2 高信号的弥漫性病灶。脑电图显示高波幅慢波占优势的慢波出现。多见视觉诱发电位异常，与视野及视力障碍一致。

尚无特效治疗，主要采取对症支持治疗，加强护理。有研究显示采用糖皮质激素和环磷酰胺可使部分病例临床症状缓解。预后不良，发病后呈进行性恶化，多数患者在数月至数年内死亡。

三、瘤样脱髓鞘病变

瘤样脱髓鞘病变（tumefactive demylinating lesions，TDLs），既往也称瘤样炎性脱髓鞘病或脱髓鞘假瘤，是中枢神经系统的一类相对特殊类型的炎性脱髓鞘病变。影像学所见病变体积较大,多伴周边水肿,且具有占位效应,或/和 MRI 增强影像改变,易与脑肿瘤相混淆,因此得名。

近年研究认为 TDLs 与 MS、Balo 病等发病机制类似,在临床上部分有交叉,可能是一种相对独立的疾病实体。

病理上呈现瘤样脱髓鞘病变区域组织结构破坏、髓鞘脱失。髓鞘脱失区域轴索相对保留。病灶内有大量吞噬髓鞘碎片的格子细胞,胞质内充满蓝染的髓鞘碎片。病变区域及周围组织内可见血管周围"套袖样",淋巴细胞浸润,渗出细胞以 T 淋巴细胞为主。病变组织内不同程度反应性增生的星形胶质细胞。多数患者病变组织中可见散在分布的 Creutzfeuldt 细胞(怪异的肥胖型星形细胞)。

男女患者比例基本相当,各年龄段均可发病,以中青年为多,国内平均 35 岁。急性或亚急性起病居多,少数慢性起病,鲜有前驱感染症状,个别发病前有疫苗接种及感冒受凉史。大多数 TDLs 为单次病程,少数可向复发-缓解型 MS 转化,或再次以 TDLs 形式复发,极少数可与视神经脊髓炎谱系疾病(NMOSD)重叠。TDLs 的临床症状主要取决于病变累及的部位及范围,活动期症状可逐渐增多或加重。TDLs 绝大多数为颅内病变,脊髓病变较少报道。TDLs 以头痛、言语不清、肢体力弱起病多见。部分患者早期可仅表现为记忆力下降、反应迟钝、淡漠等症状,易被患者及家属忽视。随病情进展,症状可逐渐增多或加重,也可有视力下降。当 TDLs 病变较弥漫或多发时,可影响智能,部分出现尿便障碍。但很少仅表现癫痫发作(在脑胶质瘤中多见)。脑脊液检查颅内压多数正常,少数轻度增高,细胞数多为正常,多数蛋白水平正常,少数轻、中度增高。个别患者脑脊液的寡克隆区带(OCBs)呈弱阳性或阳性。部分患者的髓鞘碱性蛋白或 IgG 合成率不同程度增高。极少数 TDLs 与 NMOSD 重叠,其血清水通道蛋白 4(aquaporin-4, AQP4)抗体阳性。颅脑 MRI 显示的 TDLs 病灶 T_1、T_2 像多为高信号,边界较清楚,部分伴 T_2 低信号边缘。多有占位效应,病灶周围多可见水肿带。MRI 增强扫描:因血脑屏障的破坏,在急性期与亚急性期钆喷酸葡胺增强检查结果表现为结节样、闭合环样、开环样、火焰状等不同形式的强化。其中"开环样"强化最具特征性。另外,部分 TDLs 的 MRI 增强扫描可见垂直于脑室的扩张的静脉影,呈"梳齿样"结构,急性期与亚急性期多见。该特点对于 TDLs 的诊断具有一定特异性。尽管脑活检是诊断 TDLs 的金标准,但有其局限性,目前 TDLs 诊断仍主要依靠临床与影像特点。

激素治疗是急性期治疗的首选方案,推荐大剂量冲击,缓慢阶梯减量,逐步减停。激素无效或不合适激素治疗的特殊人群可使用大剂量静脉免疫球蛋白冲击治疗。对于复发型 TDLs,可参考 MS 使用疾病修饰治疗或免疫抑制剂控制疾病进展、预防复发。另外需要注意神经修复治疗和对症支持治疗。

国内外尚缺乏大样本量随访数据,一些研究提示 TDLs 一般预后良好。

第七节　髓鞘相关白质疾病

一、髓鞘发育不良性疾病

髓鞘发育不良性疾病,也称为脑白质营养不良,是一组主要累及脑部白质的遗传性疾病。是由于遗传缺陷导致生物化学异常,影响了髓鞘的形成所致。可在儿童期或成年期发病,患者常常有家族史,早期出现肌痉挛,疾病快速进展,往往预后不良。

脑白质营养不良种类繁多,临床上主要根据病理形态学、染色体分型和疾病累及的器官和部位等对其进行分类和命名。儿童期常见的包括:儿童 X 连锁肾上腺脑白质营养不良、异染性脑白质营养不良、球形细胞脑白质营养不良、卡纳万病(Canavan disease)、亚历山大病(Alexander disease)等;常在成年期起病的包括:成人 X 连锁肾上腺脑白质营养不良、女性杂合子型肾上腺脑白质营养不良、异染性脑白质营养不良、亚历山大病、伴有神经轴索卵圆体的脑白质营养不良等。

以下介绍一些常见的髓鞘发育不良性疾病。

(一)肾上腺脑白质营养不良

肾上腺脑白质营养不良(adrenoleukodystrophy, ALD)或称嗜苏丹染色脑白质营养不良伴青铜色皮肤和肾上腺萎缩,由 Blaw(1970)首先描述。

该疾病有 2 种遗传形式:X 连锁隐性遗传,儿童或青年期发病较常见,突变基因位于 Xq28,发病率为 1/2 万(男婴);常染色体隐性遗传,为新生儿型。发病机制为细胞内过氧化物酶体遗传缺陷,导致体内多种氧化酶活力缺乏,最基本的缺陷是过氧化物酶体氧化极长链脂肪酸(very long chain fatty acids, VLCFA)障碍,导致脑和肾上腺组织大量未经 β-氧化的长链和极长链脂肪酸蓄积。

病理特点为大脑皮质及白质萎缩,脑室扩大。脑白质可见对称的褐色、浅灰色斑块,顶、枕及颞后部明显。镜下可见白质髓鞘脱失和巨噬细胞增生,大脑皮质神经元缺失和胶质细胞增生,巨噬细胞可见吞噬的碎片。电镜下可见巨噬细胞和胶质细胞有特异的层状胞质包涵体。可有肾上腺皮质萎缩,睾丸出现明显间质性纤维化。

X 连锁隐性遗传 ADL 在男孩多见,4~10 岁发病。肾上腺功能减退可为首发,表现为无力、血压低和皮肤色素沉着,逐渐出现下肢活动不灵、痉挛性瘫痪、吞咽困难和构音障碍,视力、听力减退和去皮质强直等,痉挛性瘫痪通常发生于 30 岁前后,进展缓慢。部分患者以脑部症状首发,如一侧下肢无力、逐渐发展为双侧瘫痪、延髓麻痹、视力和听力减退,有的患者出现皮质盲,有的以发作性呕吐起病,学习成绩下降、人格改变伴傻笑哭闹,晕厥发作、步态不稳、上肢共济失调和意向性震颤等。患者多于 10~30 岁死于并发症。新生儿型 ALD 常在婴儿期起病,在 1 岁以内出现发育迟滞、肌张力增高以及视力、听力减退和痴呆等。症状严重且发展迅速,多于 3~5 年内死于并发症。

VLCFA增高可反映疾病最基本的生化缺陷，是本病的特征性实验室指标。血浆VLCFA普遍增高，血浆、红细胞、白细胞和培养的成纤维细胞中二十六己酸增高，有诊断意义。伴血清钠及氯水平降低，钾增高，反映肾上腺萎缩。血清皮质醇水平下降。脑脊液蛋白增高。颅脑MRI可见脑室周围白质T_1低信号、T_2高信号改变。

肾上腺皮质激素替代疗法可延长生命，部分缓解神经系统症状。使用含丰富不饱和脂肪酸的膳食和避免食用极长链脂肪酸的膳食，可使某些患者病程进展减慢。

（二）佩-梅病（Pelizaeus-Merzbacher disease）

佩-梅病也称皮质外中轴发育不良，最初由Pelizaeus（1885）和Merzbacher（1910）报告。为X连锁隐性遗传，致病基因位于Xq22，编码蛋白脂蛋白1（proteolipid protein 1，PLP1）。PLP1主要表达于中枢神经系统的少突胶质细胞，约组成髓鞘蛋白的50%，其功能主要包括维持并稳定髓鞘及髓鞘化的轴索，并对少突胶质细胞前体的发育起重要作用。

病理改变为虎斑样片状髓鞘脱失，轴索完整，累及大脑半球。

以眼球震颤为临床特点。临床上主要表现为眼球震颤、肌张力下降、共济失调及进行性运动功能障碍等。按起病年龄与病情的严重程度分为3型：先天型、中间型与经典型，以经典型最多见。先天型患者于出生时或生后数周内即出现症状，表现为钟摆样眼震、肌张力低、喉鸣、吞咽困难，存在严重的运动发育滞后，始终不能独立行走及获得有目的的上肢功能，语言表达严重受限。随病程进展肢体逐渐痉挛，多于婴儿或儿童期死亡，少数存活至30岁。经典型常于生后数月发现眼震、肌张力低、共济失调及运动发育滞后，随病程进展逐渐出现肢体痉挛，患儿常可获得上肢随意运动功能，可有语言发育，可伴锥体外系症状。10岁前运动功能可缓慢进步，之后逐渐倒退，可存活至30~70岁。中间型表现介于先天型与经典型之间。

MRI表现为灰白质对比反转，弥漫性白质T_2高信号，白质容量减少。

（三）球形细胞脑白质营养不良

球形细胞脑白质营养不良（globoid cell leukodystrophy），也称半乳糖神经酰胺酶缺陷、半乳糖神经酰胺脂质贮积症。由丹麦神经学家Krabbe（1916）首先发现，又称Krabbe病。

为常染色体隐性遗传，β-半乳糖神经酰胺酶基因位于14号染色体长臂（14q21-q31），在人类已发现多种不同的突变基因。突变使β-半乳糖神经酰胺酶缺乏导致脑内尤其是白质内半乳糖神经酰胺脂质聚集。

病理可见脑白质明显减少，质地变硬。光镜下显示广泛髓鞘丢失，小脑、脑干、脊髓和周围神经的神经胶质细胞增生。电镜下可见特异性球样细胞和有小管状或类晶体内含物的施万细胞（Schwann cell）。

本病的不同突变可引起很大的表型变异。根据发病早晚不同，可分为早发型和晚发型。早发型为出生后6个月内（多数在3个月内）发病，约10%患者在1岁后发病。早期症状是食欲减退，经常呕吐、易激惹和易哭啼，逐渐加重，出现发作性无原因的哭闹，肌张力增高，全身肌强直，头部不能控制，觉醒度低，外界（如声音）刺激可引起痉挛发作，随之颈、躯干出现角弓反张，锥体束征阳性，以后腱反射减弱或消失，但Babinski征仍然存在，是较特异性的表现。抽搐少见，头颅大小正常或略大。病后一至数月可出现失明、视神经萎缩、失聪和角弓反张，多数病孩不到1岁死亡，存活2年以上者少见。晚发型在2~6岁时出现神经症状。早期视力下降，伴视神经萎缩，但视网膜电图正常。后来出现共济失调、下肢痉挛性瘫痪、智能减退，最后出现去脑强直。少数病例可在成年发病，伴不对称性痉挛性四肢瘫和视神经萎缩。

确诊依靠检测白细胞或成纤维细胞β-半乳糖神经酰胺酶活性。脑脊液蛋白可升高。MRI可见基底节对称性损害，随病程进展，脑白质和脑干受累，呈脱髓鞘改变。EEG表现为无特异性慢波。EMG可提示神经源性损害，运动、感觉神经传导速度减慢。

无特异疗法，一般采取对症治疗。

（四）异染性脑白质营养不良

异染性脑白质营养不良（metachromatic leukodystrophy），又称芳香基硫酸酯酶A缺陷，是一种溶酶体贮积病。在1910年首先报道。

为常染色体隐性遗传病，遗传基因位于22号染色体。基因遗传导致芳香基硫酸酯酶A缺陷，硫酸脑苷脂不能转化为脑苷脂，后者为髓鞘的主要成分，导致硫酸脑苷脂在脑白质、周围神经及内脏贮积引起临床症状。

大脑、小脑、脊髓及周围神经有髓纤维发生广泛变性，胶质细胞异染色体颗粒和巨噬细胞增大是特征性病理表现。

临床主要表现为慢性感觉运动性多发性神经病、神经传导速度减慢及脑脊液蛋白增高。根据起病年龄可分为3个亚型：晚期婴儿型（1~2岁起病），少年型（4~15岁起病）和成年型（16岁以后起病），以晚期婴儿型最为常见。起病年龄不同，临床表现也存在差异。1~2岁发病的婴儿最初发育正常，常常走路较晚，逐步出现运动减少、肌张力降低、维持姿势困难、不能独自站和坐，甚至抬头困难。少年起病患者往往先出现步态蹒跚，继而出现共济失调、痉挛性四肢瘫痪、视神经萎缩以及周围神经病征象，最终多数患者进展到去皮质状态。成年起病患者约占20%，最初多出现神经心理的症状，甚至被误诊为精神分裂症，运动症状以及进行性智能减退在临床过程中逐渐加重，少数患者也可以有周围神经病和肌病的表现，其他表现还有视神经萎缩和肌张力障碍等。

尿硫酸脑苷脂明显增加。CSF蛋白升高。MRI可见脑白质非特异性病变，T_2可见整个半卵圆中心异常高信号，扩展至皮质下弓状纤维。周围神经活检可发现特异性组织学改变，有诊断意义。培养的成纤维细胞和羊水细胞芳香基硫酸酯酶A活性检测可以鉴别疾病携带者和用于产前诊断。

有研究尝试使用酶替代疗法，但疗效不肯定。

（五）卡纳万病

卡纳万病（Canavan disease），又称海绵状脑白质营养不良，是一种罕见的常染色体隐性遗传的脑白质营养不良。

天冬氨酸转氨酶基因突变是其主要致病原因，基因位于17p13。该突变使天冬氨酸转氨酶活性下降或失活，导致N-乙酰天冬氨酸水解为乙酸和天冬氨酸障碍，神经毒性物质N-乙酰天冬氨酸在脑内聚集，最终导致CNS功能障碍。

病理特征是脑体积和重量增加，大脑皮质和皮质下白质细胞海绵状变性，是由于线粒体异常及三磷酸腺苷水平低下导致星形细胞代谢障碍，使过多的液体聚集、空泡形成，使脑组织呈海绵状。镜下可见髓鞘广泛缺失，脑回受累较白质重，浦肯野（Purkinje）细胞消失，Ⅱ型Alzheimer星形细胞在脑皮质和基底节出现。

该疾病发病较早，出生后3～6个月出现症状。通常表现为巨脑畸形、发育迟缓和婴儿严重肌张力减低。进行性发育迟滞或停滞，精神运动功能衰退，先出现肌张力低，逐渐出现视神经萎缩和视力丧失等，可有嗜睡、吸吮困难、易激惹和活动减少等症状，可出现巨颅。肌张力减低逐渐变为肢体痉挛，并伴锥体束征，有些病例可有抽搐发作。通常不发生内脏及骨骼异常。病程1～3年。

尿中N-乙酰天冬氨酸升高是特征性生化异常。少数病例CSF蛋白轻度升高。MRI显示非特异性弥漫性白质异常。

尚无特效疗法。

（六）科凯恩综合征

科凯恩综合征（Cockayne syndrome）可能为常染色体隐性遗传，首先由Cockayne（1936）报告。

病因及发病机制不清，有关的基因定位也未阐明。

病理特点是中枢神经系统弥漫性损害，可见大脑、小脑、脑干和脊髓白质广泛性脱髓鞘及脑组织萎缩。可见脑容量小、纹状体及小脑钙化和白质萎缩，可有严重的小脑皮质萎缩，周围神经原发性节段性脱髓鞘。

在婴儿晚期发病，发病前发育正常，逐渐出现生长发育迟滞，常在发病后2～3年表现明显，可见头面部骨骼畸形，如头颅小、鼻突出、凸额、眼球深陷及口部突出，头面部外形怪异，颇似鸟头状，并有躯干矮小。患者可有早老现象、颜面皱缩、形容枯萎、牙齿脱落和脱发，似老人。神经系统症状可见钟摆样眼球震颤、神经性耳聋、精神运动衰退和言语发育迟滞，痉挛性肌无力、共济失调，偶有手足徐动，肌萎缩伴腱反射消失。眼部症状明显，如视网膜色素沉着、白内障、失明、少泪和落日眼等。可有光敏感性皮炎，皮肤暴露处红斑、色素沉着，其他部位皮肤也可弹性差、干燥、无汗及皮下脂肪少等，可有手足发凉、关节僵硬。

CSF缺乏诊断意义的生化指标。神经传导速度减慢。CT检查可显示基底节钙化。

（七）亚历山大病

亚历山大病（Alexander disease）又名巨脑型婴儿脑白质营养不良。

归类尚不确切，多为散发，也有表现为常染色体隐性遗传、无明确代谢异常的病例。

病理显示大脑白质严重损伤，多累及额叶，大脑皮质、脑干、脊髓，可见嗜酸性透明小体，软膜下和血管周围明显，部分胶质细胞发生胶团反应形成罗森塔纤维（Rosenthal fibers），可能是胶质细胞退变产物。

本病同时具有白质营养不良和灰质疾病的临床特征。婴幼儿患者常有巨脑畸形伴有进行性痉挛性瘫痪、智能减退；少年患者常常表现为癫痫、巨脑畸形、发育迟滞以及痉挛；成年患者真性或假性延髓麻痹的症状明显，常常伴有痉挛。

典型的影像学表现是主要累及脑前部白质广泛的异常信号。

疾病呈进展型，多数婴儿在发病10年内死亡。晚发患者可以有较长的病程。

二、马-比二氏病（Marchiafava-Bignami disease）

1903年，意大利病理学家Marchiafava和Bignami描述了这一疾病。

本病多发生在慢性酗酒者，常与韦尼克脑病（Wernicke encephalopathy）同时存在，推测可能是一种营养缺乏病。但也可见于非酗酒者。

病理变化主要集中在胼胝体中部。肉眼可见淡红色或灰黄色的软化塌陷区。矢状位切面上可见胼胝体前部的中线附近损害最显著，胼胝体压部外侧受损严重而体部较轻。慢性严重患者呈中央区的黄色裂纹或空腔，周围的组织变薄塌陷。显微镜下见胼胝体中有界限清楚的脱髓鞘区域，而轴索相对地完整，仅有大量脂肪和巨噬细胞而无任何炎症现象。有的病例累及前或后联合的中央部和桥臂等处，甚至大脑半球，从半卵圆中心到各脑回的白质纤维、小脑上脚，甚至脊髓后索的薄束等。脱髓鞘区域的周边常有一圈完整的白质纤维。

多见于中老年男性，有长期酗酒史。可急性、亚急性或慢性起病。临床症状和严重程度差异较大。意识呈昏睡或昏迷。可表现为慢性酒精中毒或戒断样症状，如震颤、惊厥、幻觉、谵妄等；进行性痴呆、步态障碍和痉挛，症状可持续多年。精神症状可有淡漠、攻击行为、道德观念错乱或出现性猥琐等行为。还可出现构音不清、动作迟缓不稳、尿失禁、偏瘫、失语或失用等其他症状。出现双侧额叶损害可表现出思维和动作迟钝、主动能力缺少、明显的抓握反射和吸吮反射、步态缓慢或慌张、宽基底步态或有对抗性的肌张力变化等。

MRI上T_2常显示胼胝体高信号病变，是标志性病灶，随病程进展，T_2病灶扩展，T_1也可出现囊性变。也可存在胼胝体外的白质病灶甚至皮质病灶，皮质损伤可见于额叶外侧和颞叶。脑电图可用于评估癫痫和意识障碍水平。神经心理测试可评估大脑的左右侧之间信息传输的困难和损害的功能区。

最常用治疗是补充维生素B_1和其他B族维生素（特别是维生素B_{12}）和叶酸。高剂量皮质类固醇也可暂时改善临床症状和MRI病灶。有报道显示硫胺素、金刚烷胺等可以改善症状。

三、脑桥中央髓鞘溶解症

脑桥中央髓鞘溶解症（central pontine myelinolysis，CPM）由 Adams 在 1958 年首次报道，该病例在慢性酒精中毒或营养不良的基础上，出现痉挛性四肢瘫痪、假性延髓麻痹，并出现昏迷，很快死亡。CPM 是一种以脑桥基底部出现对称性脱髓鞘为病理学特征的脱髓鞘疾病。脱髓鞘可累及脑桥外的其他部位，如基底节、丘脑、小脑、皮质下白质等，称脑桥外髓鞘溶解症（extrapontine myelinolysis，EPM）。

确切的病因和发病机制尚不清楚。绝大多数 CPM 患者存在严重的基础疾病。一般认为 CPM 的病理生理机制与脑内渗透压平衡失调有关，如果过快纠正慢性低钠血症，钾、钠以及有机溶质不能尽快进入脑细胞，可能引起脑细胞急剧缺水，导致髓鞘和少突胶质细胞脱失，且脑桥基底部可能是对代谢紊乱异常敏感的区域。

病理切面上可见脑桥基底部中央呈灰色，细颗粒状病灶。病灶可从直径数毫米到几乎占据整个脑桥基底部，但在病灶与脑桥表面之间总有一圈正常髓鞘存在。病灶可从背部至内侧丘系，非常严重时可延续至其他被盖部结构。极少见的情况下可扩展到中脑，但一般不涉及延髓。在严重病变患者中，有时可累及丘脑、下丘脑、纹状体、内囊、深层脑皮质及相近的脑白质，呈对称分布的脱髓鞘病灶。病灶中央部几乎所有髓鞘均被破坏，但轴突、神经细胞相对保留完整，血管未受累。周围可见吞噬细胞和星形胶质细胞反应，无少突胶质细胞反应和炎症现象。

青壮年多发，也可见于儿童患者，女性多见。患者常有严重的基础疾病，首位病因是各种原因导致水电解质平衡紊乱（特别是低钠血症）及快速纠正史，其次是慢性酒精肝中毒，其他病因包括肝移植术后、肾衰竭、肝衰竭、严重烧伤、败血症、癌症、糖尿病、获得性免疫缺陷综合征、妊娠呕吐、急性卟啉病、化疗后、放疗后、垂体危象、肾透析后、脑外伤后、神经性厌食、锂中毒等。常在各种慢性消耗性疾病的基础上突然出现假性延髓麻痹、中枢性四肢瘫和不同程度的意识障碍等。严重者可有四肢瘫痪、咀嚼吞咽和言语障碍，患者沉默不语，呈缄默症或完全/不完全性闭锁综合征，仅能通过眼球活动示意。还可能出现眼震、眼球协同运动障碍。EPM 占所有病例的 10% 左右，可表现为共济失调、行为异常、视野缺损、帕金森综合征、手足徐动或肌张力障碍等。病情进展迅速，多数在数周内死亡，少数存活患者可遗留痉挛性瘫痪等严重的神经功能障碍。

CSF 蛋白、髓鞘碱性蛋白可升高。脑电图可见弥漫性低波幅慢波。MRI 可发现脑桥基底部特征性的蝙蝠翅样（bat wing）病灶，对称分布，在 T_1 上低信号，T_2 上高信号，无强化。典型 MRI 表现常在病后 1~2 周才显示出来。弥散加权成像（DWI）对早期的脱髓鞘病变更为敏感。

本病缺乏特别有效的治疗方法，以预防为主，需要积极处理原发病和并发症，同时注意对症支持治疗。如临床上纠正低钠血症速度要缓慢，主张使用生理盐水逐渐纠正并限制液体入量，24 小时内血钠浓度升高不超过 25mmol/L，症状控制后应减少钠的输入。急性期可用甘露醇、呋塞米等脱水剂控制脑水肿，早期应用大剂量皮质激素冲击治疗可延缓病情的进展，也可试用高压氧或血浆置换等。

参考文献

[1] 胡学强. 多发性硬化[M]. 北京：人民卫生出版社，2012.

[2] EVANS C，BELAND S G，KULAGA S，et al. Incidence and prevalence of multiple sclerosis in the Americas：A systematic review[J]. Neuroepidemiology，2013，40(3)：195-210.

[3] International Multiple Sclerosis Genetics Consortium. Analysis of immune-related loci identifies 48 new susceptibility variants for multiple sclerosis[J]. Nat Genet，2013，45(11)：1353-1360.

[4] 胡学强. 神经免疫性疾病新进展[M]. 广州：中山大学出版社，2013.

[5] 胡学强. 神经免疫性疾病新进展（第二册）[M]. 广州：中山大学出版社，2016.

[6] 吕传真，周良辅. 实用神经病学[M]. 4 版. 上海：上海科学技术出版社，2014.

[7] 中国多发性硬化影像诊断协作组. 多发性硬化影像诊断标准：中国专家共识[J]. 中华放射学杂志，2017，51(2)：81-85.

[8] QIU W，RAVEN S，WU J S，et al. Hypothalamic lesions in multiple sclerosis[J]. J Neurol Neurosurg Psychiatry，2011，82(7)：819-822.

[9] QIU W，WU J S，ZHANG M N，et al. Longitudinally extensive myelopathy in Caucasians：A West Australian study of 26 cases from the Perth Demyelinating Diseases Database[J]. J Neurol Neurosurg Psychiatry，2010，81(2)：209-212.

[10] LUBLIN F D，REINGOLD S C，COHEN J A，et al. Defining the clinical course of multiple sclerosis：The 2013 revisions[J]. Neurology，2014，83(3)：278-286.

[11] THOMPSON A J，BANWELL B L，BARKHOF F，et al. Diagnosis of multiple sclerosis：2017 revisions of the McDonald criteria[J]. Lancet Neurol，2018，17(2)：162-173.

[12] 中国免疫学会神经免疫分会，中华医学会神经病学分会神经免疫学组. 多发性硬化诊断和治疗中国专家共识（2018 版）[J]. 中国神经免疫学和神经病学杂志，2018，25(6)：387-394.

[13] MONTALBAN X，GOLD R，THOMPSON A J，et al. ECTRIMS/EAN-guideline on the pharmacological treatment of people with multiple sclerosis[J]. Eur J Neurol，2018，25(2)：215-237.

[14] QIU W，HUANG D H，HOU S F，et al. Efficacy and safety of teriflunomide in Chinese patients with relapsing forms of multiple sclerosis：A subgroup analysis of the phase 3 TOWER study[J]. Chin Med J(Engl)，2018，131(23)：2776-2784.

[15] 中国免疫学会神经免疫分会，中华医学会神经病学分会神经免疫学组，中国医师协会神经内科分会神经免疫专业委员会. 中国视神经脊髓炎谱系疾病诊断与治疗指南[J]. 中国神经免疫学和神经病学杂志，2016，23(3)：155-166.

[16] ZHONG X，ZHOU Y，LU T，et al. Infections in neuromyelitis optica

spectrum disorder[J]. J Clin Neurosci,2018,47:14-19.

[17] ZHOU Y,ZHONG X,SHU Y,et al. Clinical course,treatment responses and outcomes in Chinese paediatric neuromyelitis optica spectrum disorder[J]. Mult Scler Relat Disord,2019,28:213-220.

[18] CHEN C,XIAOBO S,YUGE W,et al. Multiple autoantibodies and neuromyelitis optica spectrum disorders[J]. Neuroimmunomodulation,2016,23(3):151-156.

[19] HUANG Y,WANG Y,ZHOU Y,et al. Pregnancy in neuromyelitis optica spectrum disorder:A multicenter study from South China[J]. J Neurol Sci,2017,372:152-156.

[20] CHANG Y,SHU Y,SUN X,et al. Ectrodactyly in a Chinese patient born to a mother with neuromyelitis optica spectrum disorder[J]. Mult Scler Relat Disord,2018,19:70-72.

[21] WINGERCHUK D M,BANWELL B,BENNETT J L,et al. International Panel for NMO Diagnosis. International consensus diagnostic criteria for neuromyelitis optica spectrum disorders[J]. Neurology,2015,85(2):177-189.

[22] QIU W,KERMODE A G,LI R,et al. Azathioprine plus corticosteroid treatment in Chinese patients with neuromyelitis optica[J]. J Clin Neurosci,2015,22(7):1178-1782.

[23] HUNAG Q,WANG J,ZHOU Y,et al. Low-dose mycophenolate mofetil for treatment of neuromyelitis optica spectrum disorders:A prospective multicenter study in South China[J]. Front Immunol,2018,9:2066.

[24] 胡学强,陆正齐. 对急性播散性脑脊髓炎的再认识[J]. 中华神经科杂志,2010,43(1):7-10.

[25] XIONG C H,YAN Y,LIAO Z,et al. Epidemiological characteristics of acute disseminated encephalomyelitis in Nanchang,China:A retrospectivestudy[J]. BMC Public Health,2014,14:111.

[26] 陆正齐,张炳俊,胡学强,等. 急性播散性脑脊髓炎与经典多发性硬化的临床对比分析[J]. 中华神经科杂志,2011,44(7):451-455.

[27] 钟晓南,张炳俊,王玉鸽,等. 急性播散性脑脊髓炎 44 例临床分析[J]. 中华医学杂志,2016,96(39):3146-3150.

[28] TENEMBAUM S,CHITNIS T,NESS J,et al. Acute disseminated encephalomyelitis[J]. Neurology,2007,68(16 Suppl 2):S23-S36.

[29] KRUPP L B,TARDIEU M,AMATO M P,et al. International Pediatric Multiple Sclerosis Study Group. International Pediatric Multiple Sclerosis Study Group criteria for pediatric multiple sclerosis and immune-mediated central nervous system demyelinating disorders:Revisions to the 2007 definitions[J]. Mult Scler,2013,19(10):1261-1267.

[30] KETELSLEGERS I A,VISSER I E,NEUTEBOOM R F,et al. Disease course and outcome of acute disseminated encephalomyelitis is more severe in adults than in children[J]. Mult Scler,2011,17(4):441-448.

[31] SHU Y,LONG Y,WANG S,et al. Brain histopathological study and prognosis in MOG antibody-associated demyelinating pseudotumor[J]. Ann Clin Transl Neurol,2019,6(2):392-396.

[32] CHEN L,CHEN C,ZHONG X,et al. Different features between pediatric-onset and adult-onset patients who are seropositive for MOG-IgG:A multicenter study in South China[J]. J Neuroimmunol,2018,321:83-91.

[33] 李昕頔,王化冰,周衡,等. 脑脊液 MOG 抗体阳性的视神经脊髓炎谱系疾病患者的临床特征[J]. 中国神经免疫学和神经病学杂志,2017,(4):249-255.

[34] 董会卿. MOG 抗体介导的特发性炎性脱髓鞘疾病[J]. 中国神经免疫学和神经病学杂志,2017,(2):88-91.

[35] RAMANATHAN S,PRELOG K,BARNES E H,et al. Radiological differentiation of optic neuritis with myelin oligodendrocyte glycoprotein antibodies,aquaporin-4 antibodies,and multiple sclerosis[J]. Mult Scler,2016,22(4):470-482.

[36] AKAISHI T,SATO D K,NAKASHIMA I,et al. MRI and retinal abnormalities in isolate doptic neuritis with myelinoligo dendrocyteglyco protein and aquapor in-4 antibodies:A comparative study[J]. J Neurol Neurosurg Psychiatry,2016,87(4):446-448.

[37] JARIUS S,PAUL F,AKTAS O,et al. MOG encephalomyelitis:International recommendations on diagnosis and antibody testing[J]. J Neuroinflammation,2018,15(1):134.

[38] ZHOU Y,HUANG Q,LU T,et al. Azathioprine therapy in a case of pediatric multiple sclerosis that was seropositive for MOG-IgG[J]. J Clin Neurosci,2017,38:71-73.

[39] 中国免疫学会神经免疫分会,中华医学会神经病学分会神经免疫学组,中国人民解放军科委会神经内科学专业委员会神经免疫学组. 中枢神经系统瘤样脱髓鞘病变诊治指南[J]. 中国神经免疫学和神经病学杂志. 2017,24(5):305-317.

[40] KEMP S,HUFFNAGEL I C,LINTHORST G E,et al. Adrenoleukodystrophy-neuroendocrine pathogenesis and redefinition of natural history[J]. Nat Rev Endocrinol,2016,12(10):606-615.

[41] MARTEYN A,BARON-VAN EVERCOOREN A. Is involvement of inflammation underestimated in Pelizaeus-Merzbacher disease?[J]. J Neurosci Res,2016,94(12):1572-1578.

[42] SINGH T D,FUGATE J E,RABINSTEIN A A. Central pontine and extrapontine myelinolysis:A systematic review[J]. Eur J Neurol,2014,21(12):1443-1450.

第十四章　运动障碍性疾病

（陈　玲　裴　中）

第一节　概　　论

运动障碍性疾病(movement disorders),以往称为锥体外系疾病(extrapyramidal diseases),是一组以随意运动迟缓、不自主运动、肌张力异常、姿势步态障碍等运动症状为主要表现的神经系统疾病,大多与基底节病变有关。

【临床解剖生理】

基底节是大脑皮质下一组灰质核团,由尾状核、壳核、苍白球、丘脑底核和黑质组成。在人、猴等高等动物,基底节对运动功能的调节主要通过与大脑皮质-基底节-丘脑-大脑皮质环路的联系而实现。

在这一环路中,尾状核、壳核接受大脑感觉运动皮质的投射纤维(即传入纤维),其传出纤维经直接通路和间接通路抵达基底节传出纤维的发出单位——内侧苍白球/黑质网状部。直接通路是指新纹状体→内侧苍白球/黑质网状部;间接通路是指新纹状体→外侧苍白球→丘脑底核→内侧苍白球/黑质网状部。基底节传出纤维主要投射到丘脑腹外侧核、腹前核,再由此返回到大脑感觉运动皮质,对皮质的运动功能进行调节。尾状核、壳核还接受黑质致密部发出的多巴胺能纤维的投射,此通路对基底节输出具有重要调节作用。

【病因与发病机制】

运动障碍性疾病是一大组疾病的总称,病因及发病机制较为复杂,各种病也有所不同,可分为:①基本明确:如小舞蹈病主要是A群乙型溶血性链球菌感染引起的自身免疫反应;肝豆状核变性是由于*ATP7B*基因突变,P型铜转运ATP酶(ATP7B酶)活性部分或全部丧失,不能将多余的铜离子从肝细胞内转运出去,使过量铜离子在肝、脑、肾、角膜等组织沉积;多巴反应性肌张力障碍多是三磷酸鸟苷环水解酶-1(*GCH-1*)基因突变,造成纹状体多巴胺合成减少。②有所了解:如帕金森病是黑质-纹状体多巴胺能神经通路变性;亨廷顿病系第4号染色体4p16.3位上的*IT15*(interesting transcript 15)基因突变,在*IT15*基因5端编码区内的三核苷酸(CAG)重复序列拷贝数异常增多。③尚不了解:如原发性震颤,呈常染色体显性遗传,可能是小脑-丘脑-皮质通路传导的下橄榄核-小脑异常振荡;肌张力障碍被认为可能与额叶运动皮质的兴奋抑制通路异常有关。

基底节病变常引致大脑皮质-基底节-丘脑-大脑皮质环路活动异常而出现临床征象。例如,黑质-纹状体多巴胺能通路病变导致基底节输出增加,皮质运动功能受到过度抑制,发生以强直-少动为主要表现的帕金森综合征;纹状体、丘脑底核病变可引起基底节输出减少,皮质运动功能受到过度易化,出现以不自主运动为主要表现的舞蹈症、投掷症和肌张力障碍。在帕金森病的外科治疗上,损毁丘脑底核或内侧苍白球,或施加高频电刺激作用于这两个核团,均可使帕金森病的运动症状获得改善,其原理在于纠正异常的基底节输出。

【病理】

在运动障碍性疾病中,帕金森病的主要病理改变是黑质-纹状体多巴胺能神经元变性,残留的神经元胞质内形成路易小体;肝豆状核变性的病变主要累及肝、脑、肾、角膜等处;以亨廷顿病为代表的各种舞蹈症的主要病理改变在纹状体;投掷症的病变在丘脑底核。某些以运动障碍为主要表现的疾病,其病变部位尚未明确,如原发性震颤、肌张力障碍等。

【临床表现】

运动障碍性疾病所表现的姿势与运动异常被称作锥体外系症状,大致可分为三类,即肌张力异常(过高或过低)、运动迟缓、异常不自主运动(震颤、舞蹈症、投掷症、手足徐动症、肌张力障碍、抽动症)。一般没有瘫痪,感觉及共济运动也不受累。根据临床特点,运动障碍性疾病一般可分为:①少动性疾病(hypokinetic disorders):主要表现为肌张力增高-运动减少,常见于帕金森病;②多动性疾病(hyperkinetic disorders):基本表现为肌张力降低-运动过多,主要包括亨廷顿病、小舞蹈病、偏侧舞蹈症、偏侧投掷症、肌张力障碍、原发性震颤、抽动秽语综合征和迟发性运动障碍。

【辅助检查】

用于诊断的辅助检查必须针对不同疾病选用相关的检测指标。

1. 生化检测

(1) 肝豆状核变性:血清铜蓝蛋白、铜及铜氧化酶和尿铜。

(2) 小舞蹈病:红细胞沉降率、C反应蛋白、抗链球菌溶血素"O"滴度及A群溶血型链球菌。

(3) 帕金森病:脑脊液高香草酸,但一般不采用。

2. 神经影像学　双侧豆状核区CT或MRI主要针对性地用于肝豆状核变性;PET或SPECT ^{18}F-多巴摄取、^{125}I-β-CIT及^{99m}Tc-TRODAT-1多巴胺转运体(DAT)、^{123}I-IBZM多巴胺受体功能影像可用于帕金森病;^{18}F-脱氧葡萄糖影像可用于帕金森病与纹状体黑质变性的鉴别诊断,以及辅助诊断亨廷顿病。

3. 基因检测　利用常规手段不能确诊的病例,或对症状前期患者或基因携带者筛选时,可考虑基因检测。如针对亨廷顿病的*IT15*基因、肝豆状核变性的*ATP7B*基因、肌张力障碍的*DYT1*基因、发作性运动诱发性运动障碍(PKD)的*DYT9*基因、家族性帕金森病的*α-synuclein*、*Parkin*、*LRRK2*等基因。

【诊断】

运动障碍性疾病具有明显的运动症状,症状诊断大多不难,典型病例一望便知。例如,一个动作缓慢、面部表情缺乏、行走困难外加静止性震颤的患者便会想到帕金森病;扭转痉挛和其他肌张力障碍所表现的广泛性或局限性姿势异常会使人过目难忘;舞蹈、手足徐动症所表现的稀奇古怪的面部表情、手及头部不停地扭动、姿势变幻莫测,还有偏侧投掷症患者的粗大快速的投掷样动作均有显著特点。有些特异性检测指标、客观体征,甚至良好的治疗反应等可作为诊断的重要依据,如肝豆状核变性的角膜色素环(K-F环)及血清铜蓝蛋白测定,亨廷顿病的*IT15*突变基因检测,多巴反应性肌张力障碍应用左旋多巴治疗可获得戏剧性改善;运动障碍性疾病早期或轻症患者有时诊断并不容易,有的需要通过随访或诊断性治疗而明确。

有些疾病在症状明显时容易诊断，但在很早期或不典型时就不容易诊断，如帕金森病，需与原发性震颤、帕金森叠加综合征鉴别。多巴胺转运体及多巴摄取功能影像学检测可以提高临床诊断的正确性。病因诊断须依靠详细询问病史、体检和选择恰当的辅助检查，包括特殊的血生化、结构或功能影像学、电生理乃至基因检测。

【治疗】

主要治疗原则一般依据其肌张力增高-运动减少和肌张力降低-运动过多两大症候群采取两种不同的治疗方案，即对前者主要采用左旋多巴、多巴胺受体激动剂、单胺氧化酶B抑制剂、儿茶酚-O-甲基转移酶抑制剂、金刚烷胺、抗胆碱能药等；而对后者基本是用多巴胺受体拮抗剂、多巴胺耗竭剂等。在不同的疾病中还应视其具体病因予以特殊针对性的治疗，如肝豆状核变性应给予青霉胺，原发性震颤应用普萘洛尔或阿罗洛尔治疗，小舞蹈病给予青霉素抗链球菌治疗。

在运动障碍性疾病中很多疾病目前缺乏理想的有效治疗方法，因此细胞基因治疗成为临床前的主要探索方向，其中针对帕金森病开展的基因治疗、神经营养因子治疗及干细胞移植已取得了可喜的结果，但是其临床疗效及安全性尚有待研究和证实。

【预后】

不同的运动障碍性疾病预后不尽相同，有的尚好，甚至很好，但有的欠佳，甚至很差。属于可治愈的疾病有小舞蹈病、抽动秽语综合征等；不能治愈但可控制病情、缓解症状的疾病是帕金森病、原发性震颤、肝豆状核变性、肌张力障碍等，其中多巴反应性肌张力障碍的预后良好；尚无有效治疗的疾病有亨廷顿病、帕金森叠加综合征等。

【展望】

运动障碍性疾病中的许多疾病的病因与发病机制尚未阐明，临床诊断技术尚需提高，治疗方法和手段有待突破。相信随着现代分子生物学、分子遗传学、分子影像学、分子药理学、基因组学和蛋白质组学等科学技术的发展，在不远的将来会实现我们期望的目标。

第二节　帕金森病

2015年国际运动障碍协会（Movement Disorder Society，MDS）发表了帕金森病的临床诊断标准，必备动作迟缓且具备僵硬或静止性震颤两个表现中的任一条即可诊断为帕金森综合征。2016年我国结合国际诊断标准及本国国情，由中华医学会神经病学分会帕金森病与运动障碍学组和中国医师协会神经内科医师分会帕金森病及运动障碍病专委会的专家共同发表了《中国帕金森病的诊断标准（2016版）》。帕金森综合征包括帕金森病、继发性帕金森综合征及帕金森叠加综合征。帕金森病是典型的锥体外系疾病，有运动症状及非运动症状，对多巴胺能药物反应好，且长期有效，疗效维持十年以上。继发性帕金森综合征有明确病因，如颅脑外伤、某些药物、脑血管病、脑炎或脑肿瘤等。帕金森叠加综合征主要包括多系统变性（MSA）、进行性核上性麻痹（PSP）及皮质基底节变性（CBD），除了具有帕金森病的表现外，还有小脑症状、锥体束征、自主神经损害、脑干及大脑皮质功能障碍的表现，且各具特色。继发性帕金森综合征及帕金森叠加综合征对多巴胺能药物反应欠佳，有效时间仅数年。

帕金森病（Parkinson disease，PD）又名震颤麻痹（paralysis agitans），是一种常见于中老年的神经系统变性疾病，临床上以静止性震颤、运动迟缓、肌强直和姿势平衡障碍为主要特征。由英国医生詹姆士·帕金森（James Parkinson）于1817年首先报道及系统描述。我国65岁以上人群患病率为1 700/10万，与欧美国家相似，随年龄增加而升高，男性稍高于女性。

【病因与发病机制】

PD的主要化学病理为黑质多巴胺（DA）能神经元变性死亡，但为何会引起黑质多巴胺能神经元变性死亡尚未完全明晰。

1. 环境因素　20世纪80年代初发现一种嗜神经毒1-甲基-4-苯基-1，2，3，6-四氢吡啶（MPTP）在人和灵长类均可诱发典型的帕金森综合征，其临床、病理、生化及对多巴胺替代治疗的反应等特点均与人类原发性帕金森病相似。MPTP在脑内经单胺氧化酶B（MAO-B）催化转变为强毒性的1-甲基-4-苯基-吡啶离子（MPP^+），后者被多巴胺转运体（DAT）选择性地摄入黑质多巴胺能神经元内，抑制线粒体呼吸链复合物Ⅰ活性，使ATP生成减少，并促进自由基产生和氧化应激反应，导致多巴胺能神经元变性、丢失。MPTP在化学结构上与某些杀虫剂和除草剂相似，有学者认为环境中与该神经毒结构类似的化学物质可能是帕金森病的病因之一，并且通过类似的机制造成多巴胺能神经元变性死亡。机体内的物质包括多巴胺代谢也会产生某些氧自由基，而体内的抗氧化功能（如还原型谷胱甘肽、谷胱甘肽过氧化物酶等）可以有效地清除这些氧自由基等有害物质。可是在帕金森病患者的黑质中存在复合物Ⅰ活性和还原型谷胱甘肽含量明显降低，以及氧化应激增强，提示抗氧化功能障碍及氧化应激可能与帕金森病的发病和病情进展有关。

2. 遗传因素　20世纪90年代后期，研究者在意大利、希腊和德国的个别家族性帕金森病患者中，发现编码α-突触核蛋白（α-synuclein）的基因发生突变，呈常染色体显性遗传，其表达产物是路易小体的主要成分。到目前至少发现10个单基因（*Park1*～*Park10*）与家族性帕金森病连锁的基因位点有关，其中6个致病基因已被克隆，即*α-synuclein*（*Park1*，4q21～23）、*Parkin*（*Park2*，6q25.2～27）、*UCH-L1*（*Park5*，4p14）、*PINK1*（*Park6*，lp35-36）、*DJ-1*（*Park7*，lp36）和*LRRK2*（*Park8*，12p11.2～q13.1）基因。*α-synuclein*和*LRRK2*基因突变呈常染色体显性遗传，*Parkin*、*PINK1*、*Dj-1*基因突变呈常染色体隐性遗传。绝大多数上述基因突变未在散发性病例中发现，只有*LRRK2*基因突变见于少数（1.5%～6.1%）散发性帕金森病。基因易感性如*CYP2D6*基因等可能是帕金森病发病的易感因素之一。目前认为约10%的患者有家族史，绝大多数患者为散发性。

3. 神经系统老化　帕金森病主要发生于中老年人，40岁以前发病少见，提示神经系统老化与发病有关。有资料显示30岁以后，黑质多巴胺能神经元始呈退行性变，随年龄增长，多巴胺能神经元渐进性减少。尽管如此，但其程度并不足以导致发病，老年人群中患病者也只是少数，所以神经系统老化只是帕金森病的促发因素。

4. 多因素交互作用　目前认为帕金森病并非单因素所致，而是多因素交互作用下发病。除基因突变导致少数患者发病外，基因易感性可使患病概率增加，但并不一定发病，只有在环境因素、神经系统老化等因素的共同作用下，通过氧化应激、线粒体功能紊乱、蛋白酶体功能障碍、炎性/免疫反应、钙稳态失衡、兴奋性毒性、细胞凋亡等机制导致黑质多巴胺能神经元大量变性、丢失，才会导致发病。

【病理】

1. 基本病变　主要有两大病理特征，其一是黑质多巴胺能神经元及其他含色素的神经元大量变性丢失，尤其是黑质致密区多巴胺能神经元丢失最严重，出现临床症状时丢失至少达50%。其他部位含色素的神经元，如蓝斑、脑干的中缝核、迷走神经背核等也有较明显的丢失。其二是在残留的神经元胞质内出现嗜酸性包涵体，即路易小体（Lewy body），路易小体是由细胞质蛋白质所组成的玻璃样团块，其中央有致密的核心，周围有细丝状晕圈（filamentous halo）。α-突触核蛋白（α-synuclein）、泛素、热休克蛋白是形成路易小体的重要成分，阐明这些重要成分在帕金森病发病机制中的作用已成为目前的研究热点。近年来Braak提出了帕金森病发展的六个病理阶段，认为帕金森病的病理改变并非由中脑黑质开始，而是始于延髓Ⅸ、Ⅹ运动神经背核、前嗅核等结构，随疾病进展，逐累及脑桥→中脑→新皮质。这对于进一步认识帕金森病的早期病理改变，寻找到该病的早期生物学标志物，实现对疾病的早期诊断及有效的神经保护治疗具有重要意义。

2. 生化改变　黑质多巴胺能神经元通过黑质-纹状体通路将多巴胺输送到纹状体，参与基底节的运动调节。由于帕金森病患者的黑质多巴胺能神经元显著变性丢失，黑质-纹状体多巴胺能通路变性，纹状体多巴胺递质水平显著降低，降低80%以上时则出现临床症状。多巴胺递质降低的程度与患者的症状严重度呈正相关。

纹状体中多巴胺与乙酰胆碱（ACh）两大递质系统的功能相互拮抗，两者之间的平衡对基底节运动功能起着重要调节作用。纹状体多巴胺水平显著降低，造成乙酰胆碱系统功能相对亢进。这种递质失衡与皮质-基底节-丘脑-皮质环路活动紊乱和肌张力增高、动作减少等运动症状的产生密切有关。中脑-边缘系统和中脑-皮质系统的多巴胺水平的显著降低是智能减退、情感障碍等高级神经活动异常的生化基础。多巴胺替代治疗药物和抗胆碱能药物对帕金森病的治疗原理正是基于纠正这种递质失衡。

【临床表现】

发病年龄平均约55岁，多见于60岁以后，40岁以前则少见。男性略多于女性。隐匿起病，缓慢发展。

1. 运动症状　常始于一侧上肢，逐渐累及同侧下肢，再波及对侧上肢及下肢。

（1）静止性震颤（static tremor）：常为首发症状，多始于一侧上肢远端，静止位时出现或明显，随意运动时减轻或停止，紧张时加剧，入睡后消失。典型表现是拇指与屈曲的示指间呈“搓丸样震颤（pill-rolling tremor）”，频率为4～6Hz。令患者一侧肢体运动如握拳或松拳，可使另一侧肢体震颤更明显，该试验有助于发现早期轻微震颤。少数患者可不出现震颤，部分患者可合并轻度姿势性震颤。

（2）肌强直（myotonia）：被动运动关节时阻力增高，且呈一致性，类似弯曲软铅管的感觉，故称“铅管样强直（lead-pipe rigidity）”；在有静止性震颤的患者中可感到在均匀的阻力中出现断续停顿，如同转动齿轮感，称为“齿轮样强直（cogwheel rigidity）”。四肢、躯干、颈部肌强直可使患者出现特殊的屈曲体姿，表现为头部前倾、躯干俯屈、肘关节屈曲、腕关节伸直、前臂内收、髋及膝关节略为弯曲。

（3）运动迟缓（bradykinesia）：随意动作减少，动作缓慢、笨拙。早期表现为手指精细动作如解或扣纽扣、系鞋带等动作缓慢，逐渐发展成全面性随意运动减少、迟钝，晚期因合并肌张力增高致起床、翻身均有困难。体检见面容呆板、双眼凝视、瞬目减少，酷似“面具脸（masked face）”；口、咽、腭肌运动障碍时，表现为语速变慢，语音低调；书写字体越写越小，呈现“小字征（micrographia）”；做快速重复性动作如拇、示指对指时表现运动速度缓慢和幅度减小。

（4）姿势步态障碍：在疾病早期，表现为走路时患侧下肢拖曳，上肢摆臂幅度减小或消失。随着病情的进展，步伐逐渐变小变慢，启动、转弯或跨越障碍时步态障碍尤为明显，自坐位、卧位起立困难。有时行走中全身僵住，不能动弹，称为“冻结（freezing）”现象。有时迈步后，以极小的步伐越走越快，不能及时止步，称为前冲步态或慌张步态（festination）。

2. 非运动症状　也是常见和重要的临床征象。

（1）自主神经功能紊乱：临床常见，如便秘、多汗、性功能减退、溢脂性皮炎（油脂面）等。吞咽活动减少可导致流涎。也可出现排尿障碍。

（2）感觉障碍：疾病早期即可出现嗅觉障碍。中晚期常有肢体麻木、疼痛。有些患者可伴有不宁腿综合征（restless legs syndrome，RLS）。

（3）精神障碍：近半数患者伴有抑郁和/或睡眠障碍。发生抑郁的同时常伴有焦虑。15%～30%的患者在疾病晚期发生认知障碍乃至痴呆，以及幻觉，其中视幻觉为多见。

【辅助检查】

1. 血、脑脊液常规检查　均无异常，脑脊液中的高香草酸（HVA）含量降低，但临床少用。

2. 神经影像学　颅脑CT、MRI检查无特征性改变，PET或SPECT检查有辅助诊断价值。突触前有以^{18}F-多巴作示踪剂行多巴摄取功能PET显像可显示多巴胺递质合成减少；还有用^{125}I-β-CIT、^{99m}Tc-TRODAT-1作示踪剂行多巴胺转运体(DAT)功能显像可显示功能显著降低，在疾病早期至亚临床期即能显示；故更适合早期诊断。突触后以^{125}I-IBZM作示踪剂行多巴胺D2受体功能显像，其活性在早期呈失神经超敏而升高，后期低敏才降低。

3. 其他　嗅觉测试可发现早期患者的嗅觉减退；心脏间碘苄胍显像(metaiodobenzylguanidine scintigraphy, MIBG scintigraphy)可用于显示心脏交感神经元的功能，有研究提示早期PD患者总的MIBG摄取量减少；经颅超声(transcranial sonography, TCS)可通过耳前的听骨窗探测黑质回声，PD患者的黑质回声增强。

【诊断与鉴别诊断】

1. 诊断　2015年国际运动障碍协会(MDS)更新了英国脑库帕金森病诊断标准，推出了帕金森病临床诊断新标准。2016年我国帕金森病及运动障碍学组在此基础上并结合我国实际更新了中国帕金森病诊断标准。依据中老年发病，缓慢进展性病程，必备运动迟缓及至少具备静止性震颤、肌强直中的一项，构成帕金森综合征的诊断。有两条以上支持标准、没有绝对排除标准及警示征象可诊断为"临床确诊的帕金森病"；没有绝对排除标准、有警示征象可通过支持标准来抵消，且一个警示征象需要一个支持标准去抵消，两个警示征象需要两个以上支持标准来抵消，最多不超过两个警示征象，诊断为"临床很可能的帕金森病"。

2. 鉴别诊断　主要需与其他原因引起的帕金森综合征鉴别。

(1) 继发性帕金森综合征：有明确病因，如感染、药物、中毒、脑动脉硬化、外伤等，相关病史是鉴别诊断的关键。继发于甲型脑炎(即昏睡性脑炎)后的帕金森综合征，目前已罕见。多种药物均可引起药物性帕金森综合征，一般是可逆的。拳击手中偶见头部外伤引起的帕金森综合征。老年人基底节区多发性腔隙性梗死可引起血管性帕金森综合征，患者有高血压、动脉硬化及卒中史，步态障碍较明显，震颤少见，常伴锥体束征。

(2) 伴发于其他神经变性疾病的帕金森综合征：不少神经变性疾病具有帕金森综合征表现。这些神经变性疾病各有其特点，有些有遗传性，有些为散发，除程度不一的帕金森表现外，还有其他征象，如不自主运动、垂直性眼球凝视障碍(见于进行性核上性麻痹)、直立性低血压、小脑性共济失调(多系统萎缩-C型)、早期出现严重的痴呆(路易小体痴呆)、角膜色素环(肝豆状核变性)、皮质复合感觉缺失和锥体束征(皮质基底节变性)等。另外，这些疾病所伴发的帕金森症状，常以强直、少动为主，静止性震颤很少见，对左旋多巴治疗不敏感。

(3) 其他：帕金森病患者尚需鉴别下列疾病：临床较常见的特发性震颤，1/3有家族史，各年龄段均可发病，姿势性或动作性震颤为唯一表现，无肌强直和运动迟缓，饮酒或用普萘洛尔后震颤可显著减轻。抑郁症可伴有表情贫乏、言语单调、随意运动减少，但无肌强直和震颤，抗抑郁治疗有效。早期帕金森病症状限于一侧肢体，患者常主诉一侧肢体无力或不灵活，若无震颤，易误诊为脑血管病，仔细体检易于鉴别。

【治疗】

世界不同国家已有多个帕金森病治疗指南，在参照国外治疗指南的基础上，结合我国的实际，2014年我国帕金森病及运动障碍学组专家制定了《中国帕金森病治疗指南(第三版)》，具体如下：

1. 治疗原则

(1) 综合治疗：包括药物治疗、手术治疗、康复治疗、心理治疗等，药物治疗是首选且是主要的治疗手段。目前应用的治疗手段，无论药物或手术，只能改善症状，不能阻止病情的发展，更无法治愈。因此，治疗不能仅顾及眼前，而不考虑将来。

(2) 用药原则：药物治疗应从小剂量开始，缓慢递增，以较小剂量达到较满意疗效。治疗须遵循一般原则，也应重视个体化特点，不同患者的用药选择不仅要注意病情特点，而且要考虑患者的年龄、就业状况、经济承受能力等因素。药物治疗的目标是延缓疾病进展、控制症状，并尽可能延长症状控制的年限，同时尽量减少药物的不良反应和并发症。

2. 药物治疗

(1) 早期帕金森病治疗(Hoehn-Yahr分级为1～2.5级)：疾病一旦发生将随着时间的推移而渐进性加重，有证据提示在疾病早期阶段的病程进展较后期阶段要快。因此，一旦早期诊断，即应尽早开始治疗，争取掌握疾病的修饰时机，对今后帕金森病的整个治疗成败起关键性作用。药物治疗包括疾病修饰治疗药物和症状性治疗药物。疾病修饰治疗的目的是延缓疾病的进展。目前，临床上可能有疾病修饰作用的药物主要包括单胺氧化酶B(MAO-B)抑制剂和多巴胺受体(DR)激动剂等。相关临床试验显示，MAO-B抑制剂中的司来吉兰+维生素E(DTATOP)和雷沙吉兰可能具有延缓疾病进展的作用；DR激动剂中的普拉克索CALM-PD研究和罗匹尼罗REAL-PET研究提示其可能具有疾病修饰的作用。大剂量(1200mg/d)辅酶Q_{10}的临床试验也提示其可能具有疾病修饰的作用。

1) 首选药物原则：

A. 早发型患者且不伴智能减退：可有如下选择：①非麦角类DR激动剂；②MAO-B抑制剂；③金刚烷胺；④复方左旋多巴；⑤复方左旋多巴+儿茶酚-O-甲基转移酶(COMT)抑制剂。首选药物并非按照以上顺序，需根据不同患者的具体情况而选择不同方案。震颤明显而其他抗帕金森病药物效果不佳时，可选用抗胆碱能药，如苯海索。

B. 晚发型或伴智能减退的患者：首选复方左旋多巴，必要时可加用多巴胺受体激动剂、MAO-B抑制剂或COMT抑制剂。苯海索尽可能不用，尤其老年男性患者，因其具有较多的副作用。

2) 治疗药物：

A. 抗胆碱能药：主要有苯海索，用法1～2mg，3次/d。主要适用于伴有震颤的患者，而对无震颤的患者不推荐应用。对<60岁的患者，要告知长期应用本类药物可能会导致其认知功能下降，所以要定期复查认知功能，一旦发现患者的认知功能

下降则应立即停用；对≥60岁的患者最好不应用抗胆碱能药。闭角型青光眼及前列腺肥大患者禁用。

B. 金刚烷胺（amantadine）：用法50~100mg，2~3次/d，末次应在下午4时前服用。对少动、强直、震颤均有改善作用，对异动症有一定的治疗作用。肾功能不全、癫痫、严重胃溃疡、肝病患者慎用，哺乳期妇女禁用。

C. 复方左旋多巴（苄丝肼左旋多巴、卡比多巴-左旋多巴）：初始用量62.5~125mg，2~3次/d，根据病情而逐渐增加剂量至疗效满意和不出现副作用的适宜剂量维持，餐前1小时或餐后1.5小时服药。以往多主张尽可能推迟应用，因为早期应用会诱发异动症；现有证据提示早期应用小剂量（≤400mg/d）并不增加异动症的发生。复方左旋多巴常释剂具有起效快的特点，而控释剂具有维持时间相对长，但起效慢、生物利用度低，在使用时，尤其是2种不同剂型转换时需加以注意。活动性消化道溃疡者慎用，闭角型青光眼、精神病患者禁用。

D. 多巴胺受体（DR）激动剂：目前大多推崇非麦角类DR激动剂为首选药物，尤其适用于早发型患者的病程初期。因为这类长半衰期制剂能避免对纹状体突触后膜多巴胺受体产生“脉冲”样刺激，从而减少或推迟运动并发症的发生。激动剂均应从小剂量开始，逐渐增加剂量至获得满意疗效而不出现副作用为止。DR激动剂的副作用与复方左旋多巴相似，不同之处是它的症状波动和异动症发生率低，而直立性低血压、脚踝水肿和精神异常（如幻觉、食欲亢进、性欲亢进等）的发生率较高。DR激动剂有2种类型，其一是麦角类，药物包括溴隐亭（bromocriptine）、培高利特（pergolide）、α-二氢麦角隐亭（α-dihydroergocryptine）、卡麦角林（cabergoline）；其二是非麦角类，药物有普拉克索（pramipexole）、罗匹尼罗（ropinirole）、吡贝地尔（piribedil）、罗替戈汀（rotigotine）和阿扑吗啡（apomorphine）。麦角类多巴胺受体激动剂会导致心脏瓣膜病变和肺胸膜纤维化，现已不主张使用，其中培高利特已停用。目前国内主要的非麦角类多巴胺受体激动剂有：①吡贝地尔缓释片：初始剂量50mg/d，每周增加50mg，有效剂量150mg/d，分3次口服，最大不超过250 mg/d。②普拉克索：有常释剂和缓释剂两种剂型。常释剂的用法：开始0.125mg，每日3次，每周增加0.125mg，每日3次，一般有效剂量0.5~0.75mg，每日3次，最大剂量为4.5mg/d。缓释剂的用法：每日的剂量与常释剂相同，但为每日1次服用。③罗匹尼罗：常释剂和缓释剂两种剂型。常释剂的用法：开始0.125~0.25mg，每日3次，每周增加0.75mg至每日3mg，一般有效剂量3~9mg，分3次服用。缓释剂的用法：每日1次服用，2mg/d起始，最大剂量为24mg。④罗替戈汀透皮贴剂：初始剂量2mg，每日1次，每周增加2mg，一般有效剂量早期患者为每日6~8mg，中晚期患者为8~16mg；这种剂型对吞咽困难、病情重的患者尤其适用，注意出汗多粘贴不稳，粘贴部位皮肤过敏不能持续使用。上述4种药物之间的剂量转换为：吡贝地尔：普拉克索：罗匹尼罗：罗替戈汀=100：1：5：3.33，因存在个体差异仅作为参考。

E. 单胺氧化酶B抑制剂：主要有司来吉兰（selegiline）和雷沙吉兰（rasagiline）。司来吉兰的用法为2.5~5mg，每日2次，在早晨、中午服用，勿在傍晚或晚上应用，以免引起失眠，或与维生素E 2 000U合用（DATATOP方案）。雷沙吉兰的用量为1mg，每日1次，早晨服用。胃溃疡者慎用，禁与5-羟色胺再摄取抑制剂（SSRI）合用。

F. 儿茶酚-O-甲基转移酶（COMT）抑制剂：在疾病早期首选复方左旋多巴，有剂末现象可合用COMT抑制剂如恩他卡朋双多巴片。在疾病中晚期，应用复方左旋多巴疗效减退时可以添加恩托卡朋（entacapone），症状得到进一步改善。恩托卡朋用量为每次100~200mg，服用次数与复方左旋多巴相同，若每日服用复方左旋多巴次数较多，也可少于复方左旋多巴次数，需与复方左旋多巴同服，单用无效。其药物副作用有腹泻、头痛、多汗、口干、转氨酶升高、腹痛、尿色变黄等。

（2）中晚期帕金森病治疗（Hoehn-Yahr分级为3~5级）：中晚期帕金森病，尤其是晚期帕金森病的临床表现极其复杂，其中有疾病本身的进展，也有药物副作用或运动并发症的因素参与其中。对中晚期患者的治疗，一方面继续力求改善运动症状，另一方面要妥善处理一些运动并发症和非运动症状。

1）运动并发症的治疗：运动并发症（症状波动和异动症）是帕金森病中晚期常见的症状，调整药物种类、剂量及服药次数可以改善症状，手术治疗如脑深部电刺激（DBS）亦有疗效。

A. 症状波动的治疗：症状波动（motorfluctuation）主要包括剂末恶化（end of dose deterioration）、开-关现象（on-off phenomenon）。对剂末恶化的处理方法为：①不增加服用复方左旋多巴的每日总剂量，而适当增加每日服药次数，减少每次服药剂量（以仍能有效改善运动症状为前提），或适当增加每日总剂量（原有剂量不大的情况下），每次服药剂量不变，而增加服药次数；②由常释剂换用控释剂以延长左旋多巴的作用时间，更适宜在早期出现剂末恶化，尤其发生在夜间时为较佳选择，剂量需增加20%~30%；③加用长半衰期的DR激动剂，若已用DR激动剂而疗效减退可尝试换用另一种DR激动剂；④加用对纹状体产生持续性DA能刺激的COMT抑制剂；⑤加用MAO-B抑制剂；⑥避免饮食（含蛋白质）对左旋多巴吸收及通过血脑屏障的影响，宜在餐前1小时或餐后1.5小时服药，调整蛋白饮食可能有效；⑦手术治疗主要为丘脑底核（STN）行DBS可获裨益。对开-关现象的处理较为困难，可以选用口服DR激动剂，或可采用胃造瘘微泵持续输注左旋多巴或DR激动剂。

B. 异动症的治疗：异动症（abnormalinvoluntarymovements，AIMs）又称为运动异常（dyskinesia），包括剂峰异动症（peak-dose dyskinesia）、双相异动症（biphasic dyskinesia）和肌张力障碍（dystonia）。

剂峰异动症的处理方法为：①减少每次复方左旋多巴的剂量；②若患者是单用复方左旋多巴，可适当减少剂量，同时加用DR激动剂，或加用COMT抑制剂；③加用金刚烷胺；④加用非典型抗精神病药如氯氮平；⑤若使用复方左旋多巴控释剂，则应换用常释剂，避免控释剂的累积效应。

双相异动症（包括剂初异动症和剂末异动症）的处理方法

为:①若在使用复方左旋多巴控释剂时应换用常释剂,最好换用水溶剂,可以有效缓解剂初异动症;②加用长半衰期的 DR 激动剂或延长左旋多巴血浆清除半衰期的 COMT 抑制剂,可以缓解剂末异动症,也可能有助于改善剂初异动症。微泵持续输注 DR 激动剂或左旋多巴甲酯或乙酯可以同时改善异动症和症状波动。其他治疗异动症的药物如作用于基底节非 DA 能的腺苷 A2A 受体拮抗剂等治疗效果的相关临床试验正在开展。

晨起肌张力障碍的处理方法为:睡前加用复方左旋多巴控释片或长效 DR 激动剂,或在起床前服用复方左旋多巴常释剂或水溶剂;对"开"期肌张力障碍的处理方法同剂峰异动症。手术治疗方式主要为 DBS,可获裨益。

2) 姿势平衡障碍的治疗:姿势平衡障碍是帕金森病患者摔跤的最常见原因,易在变换体位如转身、起身和弯腰时发生,目前缺乏有效的治疗措施,调整药物剂量或添加药物偶尔奏效。主动调整身体重心、踏步走、大步走、听口令、听音乐或打拍子行走或跨越物体(真实的或假想的)等可能有益。必要时使用助行器甚至轮椅,做好防护。

3) 非运动症状的治疗:帕金森病的非运动症状包括精神障碍、感觉障碍、自主神经功能紊乱和睡眠障碍等,需给予积极、相应的治疗。

A. 精神障碍:最常见的精神障碍包括抑郁和/或焦虑、幻觉、认知障碍或痴呆等。首先需要区分患者的精神障碍是由抗帕金森病药物诱发,还是由疾病本身导致。若为前者则需根据易诱发患者精神障碍的概率而依次逐减或停用如下抗帕金森病药物:抗胆碱能药、金刚烷胺、MAO-B 抑制剂、DR 激动剂;若采取以上措施患者仍有症状,在不明显加重帕金森病的运动症状的前提下,可将复方左旋多巴逐步减量。如果药物调整效果不理想,则提示患者的精神障碍可能为疾病本身导致,就要考虑对症用药。针对幻觉和妄想的治疗,推荐选用氯氮平(clozapine)或喹硫平(quetiapine),前者的作用稍强于后者,但是氯氮平会有 1%~2% 的概率导致粒细胞缺乏症,故需监测血细胞计数。对于抑郁和/或焦虑的治疗,可应用选择性 SSRI,也可应用 DR 激动剂,尤其是普拉克索既可以改善运动症状,也可改善抑郁症状。劳拉西泮(lorazepam)和地西泮缓解易激惹状态十分有效。针对认知障碍和痴呆的治疗,可应用胆碱酯酶抑制剂[如利伐斯明(rivastigmine)、多奈哌齐(donepezil)等]及美金刚(mementine)。

B. 自主神经功能紊乱:最常见的自主神经功能紊乱包括便秘、泌尿障碍和直立性低血压等。对于便秘,摄入足够的液体、水果、蔬菜、纤维素和乳果糖或其他温和的导泻药物能改善便秘症状,如乳果糖、龙荟丸、大黄片、番泻叶等;也可加用胃蠕动药,如多潘立酮、莫沙必利等。需要停用抗胆碱能药并增加运动。对泌尿障碍中的尿频、尿急和急迫性尿失禁的治疗,可采用外周抗胆碱能药,如奥昔布宁、溴丙胺太林、托特罗定和莨菪碱等;而对逼尿肌无反射者则给予胆碱能制剂(但需慎用,因会加重帕金森病的运动症状),若出现尿潴留,应采取间歇性清洁导尿,若由前列腺增生肥大引起,严重者必要时可行手术治疗。直立性低血压患者应增加盐和水的摄入量;睡眠时抬高头位,不要平躺;可穿弹力裤;不要快速地从卧位或坐位起立;首选 α-肾上腺素能激动剂米多君治疗,且疗效最佳;也可使用选择性外周多巴胺受体拮抗剂多潘立酮。

C. 睡眠障碍的治疗:睡眠障碍主要包括失眠、快速眼动睡眠行为障碍(RBD)、白天过度嗜睡(EDS)。

失眠最常见的问题是睡眠维持困难(又称睡眠破碎)。频繁觉醒可能使得震颤在浅睡眠期再次出现,或者由于白天服用的多巴胺能药物浓度在夜间已耗尽,患者夜间运动不能而导致翻身困难,或者夜尿增多。如果与夜间的帕金森病症状相关,加用左旋多巴控释剂、DR 激动剂或 COMT 抑制剂则会有效。如果正在服用司来吉兰或金刚烷胺,尤其在傍晚服用者,首先需纠正服药时间,司来吉兰需在早晨、中午服用,金刚烷胺需在下午 4 点前服用;若无明显改善,则需减量甚至停药,或选用短效的镇静安眠药。

对 RBD 患者可睡前给予氯硝西泮,一般 0.5mg 就能起效。

EDS 可能与帕金森病的严重程度和认知功能减退有关,也可与抗帕金森病药物 DR 激动剂或左旋多巴应用有关。如果患者在每次服药后出现嗜睡,则提示药物过量,将用药减量会有助于改善 EDS;也可予左旋多巴控释剂代替常释剂,可能会有助于避免或减轻服药后嗜睡。

D. 感觉障碍的治疗:最常见的感觉障碍主要包括嗅觉减退、疼痛或麻木、不宁腿综合征(RLS)。

嗅觉减退在帕金森病患者中相当常见,且多发生在运动症状出现之前多年,但是目前尚无明确措施能够改善嗅觉障碍。

疼痛或麻木在帕金森病尤其在晚期帕金森病患者中比较常见,可以由其疾病引起,也可以是伴随骨关节病变所致,如果抗帕金森病药物治疗"开"期疼痛或麻木减轻或消失,"关"期复现,则提示由帕金森病所致,可以调整治疗以延长"开"期。反之,则由其他疾病或其他原因引起,可以选择相应的治疗措施。

对伴有 RLS 的帕金森病患者,在入睡前 2 小时内选用 DR 激动剂如普拉克索治疗十分有效,或给予复方左旋多巴也可奏效。

3. 手术治疗 早期药物治疗显效明显,而长期治疗效果明显减退,或出现严重的运动波动及异动症者可考虑手术治疗,详见 2012 年中国帕金森病脑深部电刺激疗法专家共识。需强调的是手术仅是改善症状,而不能根治疾病,术后仍需应用药物治疗,但可减少剂量。手术须严格掌握适应证,对非原发性帕金森病的帕金森叠加综合征患者是手术的禁忌证。手术对肢体震颤和/或肌强直有较好疗效,但对躯体性中轴症状如姿势平衡障碍无明显疗效。手术方法主要有神经核毁损术和脑深部电刺激(deep brain stimulation,DBS),DBS 因其相对无创、安全和可调控性而作为主要选择。手术靶点包括苍白球内侧部(GPi)、丘脑腹中间核(VIM)和丘脑底核(STN),其中在 STN 行 DBS 对改善震颤、强直、运动迟缓和异动症的疗效最为显著。

4. 中医、康复及心理治疗 中药或针灸和康复治疗作为辅助手段对改善症状也可起到一定作用。对患者进行肢体、语言、吞咽、步态、平衡及各种日常生活训练和指导，日常生活帮助如设在房间和卫生间的扶手、防滑橡胶桌垫、大把手餐具等，可改善生活质量。教育与心理疏导也是帕金森病治疗中不容忽视的辅助措施。

【预后】

帕金森病是一种慢性进展性疾病，无法治愈。在临床上常采用 Hoehn-Yahr 分级法（分 5 级）记录病情轻重。患者运动功能障碍的程度及对治疗的评判常采用统一帕金森病评分量表（UPDRS）。多数患者在疾病的前几年可继续工作，但数年后逐渐丧失工作能力。至疾病晚期，由于全身僵硬、活动困难，终至不能起床，最后常死于肺炎等各种并发症。

第三节 帕金森综合征

帕金森综合征是继发于已知病因且有类似帕金森病表现的一组症状，常见病因有脑血管病、中枢神经系统感染、药物、脑外伤、脑肿瘤、中毒等等。

一、血管性帕金森综合征

血管性帕金森综合征（vascular parkinsonism，VP）是继发性帕金森综合征的一种。VP 是指由于脑血管病变引起的，以步态障碍为主要表现的一种继发性帕金森综合征。在临床上与原发性帕金森病（PD）及其他帕金森综合征有很多相似之处，因而在鉴别诊断中容易混淆。临床表现以下肢步态障碍为主，伴锥体束征、假性延髓麻痹、尿失禁、认知障碍，对左旋多巴反应较差。

【病因与发病机制】

VP 的发病机制尚未明确，可能与皮质下脑缺血及神经代谢递质变化有关。目前认为与其发病相关的因素可能有脑血管病危险因素包括高血压、糖尿病、血脂异常、动脉粥样硬化以及衰老、脑白质病变、基底节缺血等。VP 的发生伴随脑腔隙状态或皮质下白质微血管的病理改变，与血管危险因素及脑白质疏松症高度相关。因为伴随高度的白质高信号与大量梗死灶的病理改变，脑小血管疾病被认为与帕金森综合征的发病有关。

【病理】

VP 病理学特征是存在血管因素所致的脑损害表现，主要为缺血，出血较为罕见；主要病变部位累及皮质下白质、基底核、丘脑以及脑干上部。血管病理改变主要为脂质玻璃样变性等小动脉硬化；脑组织病理改变主要为腔隙（lacune）及脑白质损害，伴严重的少突胶质细胞脱失。其他引起 VP 的少见病因，如伴皮质下梗死和白质脑病的常染色体显性遗传性脑动脉病（cerebral autosomal dominant arteriopathy with subcortical infarcts and leukoencephalopathy，CADASIL）、皮质下动脉硬化性脑病（subcortical arteriosclerotic encephalopathy）、炎性血管病和 Fabry 病等特殊类型脑小血管病则各有不同的病理特征。目前 VP 病理学诊断尚缺乏统一的标准，与帕金森病的区别是，VP 既没有严重的中脑黑质多巴胺能神经元脱失，也没有路易小体（Lewy body）形成。

【临床表现】

1. 运动症状 VP 临床特征是双下肢帕金森综合征，也有文献报道为“下半身帕金森综合征（lower body parkinsonism）”，突出表现为双侧对称性的步态障碍，表现为步伐变小、缓慢、不稳，冻结步态现象比较常见。肌强直、假性延髓麻痹、膝腱反射活跃、锥体束征等也较为常见。双上肢一般正常，行走时双上肢摆动无异常；少数患者双上肢也可受累，表现为腱反射活跃和姿势性震颤，但静止性震颤罕见。

2. 非运动症状 认知障碍尤其是痴呆和小便失禁是最常见的非运动症状，少数患者甚至需要留置尿管。此外，直立性低血压、便秘、疲劳、睡眠障碍及情感障碍也有报道。

3. 其他少见的症状和体征 可见 Myerson 征即眉间叩击征（glabellar tap sign）阳性，罕见嗅觉障碍及视幻觉。

4. 起病形式部分 VP 患者由于中脑黑质或基底节区的脑梗死或脑出血，急性起病，表现为偏侧帕金森综合征，有些可以自行好转，中脑黑质或基底节区病变所致 VP 有些对左旋多巴治疗部分改善。部分由于皮质下脑白质（脑室旁白质）病变所致 VP，隐匿性起病，阶梯样进展，表现为双下肢步态障碍，病情逐渐进展，伴随小便失禁和认知障碍逐渐加重，多巴胺能药物疗效欠佳。

【辅助检查】

1. 颅脑 CT 与 MRI CT 与 MRI 可显示广泛的脑室周围白质损害，或者苍白球、丘脑和黑质的血管性病变，为认识 VP 的具体病理特征与可能病因提供了影像学资料。有研究人员利用磁共振扩散张量成像技术明确了 VP 与神经退行性的帕金森综合征在大脑深部白质中存在各向异性分数降低的特征性改变。

2. SPECT 或 PET 显像 纹状体突触前多巴胺转运体（DAT）的 SPECT 或 PET 显像，帕金森病显示示踪剂摄取显著降低；而 VP 一般显示正常。但是，如果脑血管病变损害了纹状体突触前末梢，VP 也可显示示踪剂摄取下降。因此，对于临床诊断困难的病例，SPECT 或 PET 结合 MRI 可以有效鉴别帕金森病和 VP。间碘苄胍（metaiodobenzylguanidine，MIBG）作为示踪剂可显示心脏交感神经的功能。帕金森病患者总 MIBG 摄取量减少，而 VP 显示正常或轻度减少。以 ^{123}I 标记的碘苯甲酰胺（^{123}I-iodobenzamide，^{123}I-IBZM）为示踪剂行突触后多巴胺 D2 受体显像可用于帕金森病与多系统萎缩等帕金森叠加综合征的鉴别，在 VP 中的表现还缺乏相关研究。

【诊断与鉴别诊断】

1. VP 的诊断 目前 VP 还没有公认的临床诊断标准，Zijlmans 等在 2004 年提出的诊断标准较为常用，简述如下：

（1）有帕金森综合征的表现，即必须具有运动迟缓，并具有下列症状之一：静止性震颤、肌强直和姿势不稳，姿势不稳排除由原发性视觉、前庭、小脑及本体感觉异常引起。

（2）具有脑血管病的表现，可以为脑影像学的表现，也可以是由卒中引起的局灶性症状和体征。

（3）上述（1）和（2）之间必须有关联：卒中后急性发病或在1年内逐渐出现帕金森综合征的表现，卒中受累部位主要引起基底节区运动输出功能增强（苍白球外侧部或黑质致密部）或丘脑皮质通路功能减低（丘脑的腹后外侧核，额叶大面积梗死），导致对侧肢体以少动-强直为主要表现的帕金森综合征；隐匿性起病、由皮质下脑白质损害引起的早期双下肢步态障碍或认知功能障碍。

（4）排除标准：反复颅脑外伤；确诊脑炎；起病时有抗精神病药物治疗史；MRI或CT证实脑肿瘤或交通性脑积水；其他原因引起的帕金森综合征等。

简言之，VP有两种类型，诊断主要依据：①老年发病，卒中后急性发病或在1年内逐渐出现卒中部位对侧肢体以少动-强直为主要表现的偏侧帕金森综合征。②隐匿性起病，早期出现双下肢步态障碍、姿势不稳或痴呆，上肢症状较轻，无典型的4~6Hz搓丸样静止性震颤。颅脑CT或MRI可见广泛皮质下脑白质损害，多巴胺能药物疗效欠佳。

2017年《中国血管性帕金森综合征诊断与治疗专家共识》推荐意见：VP诊断需具备下列3个核心要素：①帕金森综合征，表现为双下肢步态障碍或偏侧肢体运动障碍；②脑血管病损害的证据，可以是影像学表现或由卒中引起的局灶性症状和体征；③帕金森综合征与脑血管病损害有因果关系，通过询问病史、体格检查、实验室和颅脑影像学检查确定帕金森综合征与脑血管病损害有因果关系，并能除外其他导致帕金森综合征的原因。

2. VP的鉴别诊断　VP需与其他可表现为帕金森综合征、步态异常及认知障碍的疾病相鉴别：

（1）帕金森病：帕金森病多为单侧起病，症状呈非对称性，可有典型的4~6Hz静止性震颤；病程早期少见痴呆、尿失禁、假性延髓麻痹。多巴胺能药物治疗有效。颅脑MRI或CT检查多无异常或皮质下脑白质损害较VP轻微。

（2）进行性核上性麻痹（PSP）：PSP患者与VP患者类似，早期即可出现姿势步态异常、锥体束征及认知障碍。但PSP患者可出现特征性眼球垂直运动障碍，颅脑MRI突出表现为中脑萎缩，矢状位中脑呈典型的“蜂鸟征”。

（3）额叶肿瘤：额叶肿瘤患者有时可出现与VP类似的步态异常，但患者往往可合并其他额叶受损的症状及体征，肌张力增高不明显，颅脑影像学检查可资鉴别。

（4）正常压力脑积水：患者可出现典型的步态异常、认知障碍、尿失禁的“三联征”表现，颅脑MRI表现为脑室扩张与弥漫白质病变，有时与VP鉴别十分困难；但正常压力脑积水患者帕金森综合征表现相对不突出，而认知障碍、尿失禁较VP更严重，行脑脊液引流术效果好可鉴别。

【治疗】

1. 帕金森综合征的治疗

（1）多巴胺能药物：针对VP患者的帕金森综合征表现，多采用巴胺能药物进行干预，然而VP患者对巴胺能药物总体反应较帕金森病差。研究认为脑血管病损伤黑质纹状体通路的VP患者在服用左旋多巴或多巴胺激动剂后运动症状具有明显改善，而对于脑白质受损引发的帕金森综合征无显著效果。

（2）其他方法：重复经颅磁刺激（repetitive transcranial magnetic stimulation，rTMS）是利用磁场脉冲穿过颅骨，通过刺激神经组织可改善多种临床症状，如睡眠障碍、焦虑、抑郁等。有研究发现重复经颅磁刺激能有效改善VP患者的冻结步态，提高生活质量。丘脑底核脑深部电刺激和康复治疗是否有效还缺乏系统的研究。

2. 脑血管病的治疗及血管性危险因素的控制　由脑梗死或脑出血引起的急性VP应按照我国急性缺血性脑卒中或脑出血诊治指南进行卒中的急性期处理，并进行相应的二级预防。对于由脑白质损害引起的慢性VP，抗血小板治疗还缺乏系统研究。他汀类药物对脑白质损害的作用尚有争议。控制各种血管性危险因素，是否可以有效地延缓VP的进展，尚有待研究。但是，严格控制各种血管性危险因素对防治卒中及认知障碍是有益的。

3. 非运动症状的治疗　VP患者的非运动症状中认知障碍尤为常见，其治疗主要参考血管性痴呆。研究发现胆碱酯酶抑制剂与美金刚有益于轻中度血管性痴呆。临床荟萃分析结果显示植物提取物银杏制剂对改善VP患者认知功能可能有效，但仍需要进一步研究。VP患者还存在其他许多非运动症状，如直立性低血压、快速眼动睡眠行为障碍等，影响患者的生活质量，参照帕金森病非运动症状的治疗。

二、炎症性帕金森综合征

炎症性帕金森综合征指感染性或脑炎后的帕金森综合征，其被报告与登革热、肺炎支原体和一些病毒（包括EB病毒、西方马脑炎病毒、圣路易斯脑炎病毒、流行性乙型脑炎病毒、水痘带状疱疹病毒和柯萨奇病毒）有关；同时可见于亚急性硬化性全脑炎（慢性感染和麻疹病毒引起的神经变性）。尽管迄今为止仅在成人中报告了与HIV相关的帕金森综合征，但对于高风险的儿童和青少年，HIV感染均应被考虑。随着免疫检测技术的发展，近期发现自身免疫性抗体（如NMDAR抗体、lgLON5等）或者副肿瘤综合征抗体（GAD65、VGKC等）可导致免疫介导的帕金森综合征。本部分将重点对脑炎后帕金森综合征进行阐述。

【病因与病理】

脑炎主要是病原体或炎症因子对脑实质（尤其是基底节区）的损害，包括大脑灰质、白质和周围血管的病理改变，表现为弥漫性或局灶性神经元变性、坏死，白质脱髓鞘改变，淋巴细胞和浆细胞浸润，周围血管炎性反应。Picard等对1例脑炎后帕金森综合征患者进行荧光标记多巴PET显像，发现该患者存在双侧壳核后部的示踪剂分布减少，从而推测患者发生帕金森综合征的机制是由于病毒感染所致的黑质、纹状体等处多巴胺能神经元的毁损。主要病变以脑干、中脑黑质损害为主,神经细胞坏死、胶质细胞增生,胶质结节。

【临床表现】

脑炎后帕金森综合征,可发生于任何年龄,主要先有脑炎病史,后出现运动不能——强直综合征。运动笨拙,肌强直、震颤,但静止性震颤少见。早在1920年,欧洲发生"昏睡性脑炎"以后世界各地均有发病。该病病因未明,仅从临床、流行病学和病理所见认为病毒性脑炎。临床表现为帕金森综合征伴有阵发性眼动危象,即发作性眼球固定任何方向,每次发作几分钟乃至几十分钟。对症治疗可用金刚烷胺和苯海索等。多巴胺制剂疗效不佳。

【辅助检查】

1. 神经影像学检查　颅脑MRI可发现脑炎相关的影像学证据,部分患者可发现基底节病变。但MRI正常也不能排除脑炎所致帕金森综合征的诊断。

2. 脑脊液和抗体检查　脑脊液相关检查可提示脑炎相关证据,脑脊液细胞学检查和二代测序有助于病原体的检测。自身免疫性抗体和副肿瘤综合征抗体可协助鉴别免疫炎症介导的帕金森综合征。

【诊断】

根据患者存在帕金森综合征症候群,急性或亚急性起病,相关的辅助检测提示中枢神经系统炎症的证据,可以做出相关诊断。

鉴别诊断需与原发性帕金森病,以及其他病因所致的帕金森综合征相鉴别。鉴别诊断疑难的患者,可行颅脑MRI或多巴胺转运体核素显像检查进一步明确,炎症性帕金森综合征MRI颅内尤其大脑半球有病灶,脑多巴胺转运体核素显像基本正常,累及基底节可轻微减少。

【治疗】

1. 针对病原体治疗　尽早查明病原体,采用相应的治疗方案(如抗病毒等药物),阻止病情的进展,随着病原体的清除,帕金森综合征的症状可以逐渐缓解。

2. 免疫相关治疗　如考虑感染后脱髓鞘,或检查存在免疫相关抗体,可采用血浆置换、糖皮质激素、丙种球蛋白等免疫相关治疗。

3. 多巴胺能药物　部分损伤黑质纹状体通路的患者在服用多巴制剂、多巴胺受体激动剂或抗胆碱能药物可能有部分改善,但总体来说效果并不显著。

4. 康复训练　药物疗效欠佳的患者可以加强康复训练。

三、药源性帕金森综合征

药源性帕金森综合征(drug-induced parkinsonism, DIP)是与服药有关出现的震颤、肌张力增强和运动减少为主要临床表现的综合征。

【病因与发病机制】

发病机制是由于药物阻断突触后多巴胺受体和/或消耗突触前多巴胺而引起的类似帕金森病的症状,目前还未完全确定。当纹状体内多巴胺含量减少或多巴胺受体被阻断时,则乙酰胆碱的兴奋就相对增强,出现帕金森综合征。

1. 抗精神病类药物　在使用抗精神病药物的患者中帕金森综合征发生率为20%~40%。其中主要是以氯丙嗪为代表的吩嗪类及以氟哌啶醇为代表的丁酰苯类,而过量或持续使用中枢多巴胺受体阻断剂舒必利、硫必利可使中枢多巴胺代谢加速,也可导致帕金森综合征。抗精神病类药物主要作用于突触后膜的受体,通过阻断多巴胺能纹状体黑质传导途径,使多巴胺和乙酰胆碱功能失衡,导致帕金森综合征。近年来由于服用抗精神病药物的同时并用抗胆碱药物,因而由此而来的帕金森综合征有所减少。此外,文献报道抗躁狂药物碳酸锂、三环类抗抑郁药、氟哌噻吨美利曲辛等药物也可导致药源性帕金森综合征。

2. 降血压药物　利血平、甲基多巴等萝芙木类降压药物可导致帕金森综合征。由于这些药物已不被作为常规降压药物,由此致病的帕金森综合征有所减少。利血平作用于轴突末端,将多巴胺由其神经元突触前膜内的储藏小泡内释放出来,阻碍多巴胺储存,使多巴胺耗竭。甲基多巴的化学结构与左旋多巴近似,在体内能与左旋多巴竞争,其代谢产物可作为假性递质竞争性结合多巴胺的受体而不起作用,降低多巴胺的浓度,导致该病发生。此外,抗高血压药二氯嗪等非利尿剂药物亦可引起帕金森综合征。

3. 钙通道阻滞剂　钙通道阻滞剂氟桂利嗪、桂利嗪广泛应用于缺血性脑血管病的老年患者,存在引起帕金森综合征的风险。维拉帕米亦属钙通道阻滞剂,也可引起药源性帕金森综合征。双环己哌啶为弱钙通道阻滞剂亦可引起帕金森综合征。钙通道阻滞剂具有阻断突触后多巴胺D2受体的作用,阻止多巴胺与受体结合,因而导致帕金森综合征。

4. 其他药物　甲氧氯普胺、H_2受体拮抗剂西咪替丁、米诺环素等药物也有帕金森综合征的文献报道。

【临床表现】

DIP与帕金森病一样通常表现流涎、震颤、肌强直、动作迟缓,以致生活不能自理。日本学者葛氏概括DIP临床特点如下:

1. 老年人多见,女性较多。

2. 从服药到发病平均为3~4个月,短者数天、数周,长者可达1~2年。

3. 发病后进展较迅速,症状左右对称,差别不明显。

4. 肢体以运动减少及肌张力增高为主要表现,震颤少,即使有也以运动及姿势性震颤多见,肌张力增高多呈铅管样强直。

5. 常伴呆滞、抑郁、焦躁等精神症状及不能静坐。

6. 症状常为可逆性改变,一旦终止服用有关药物,多数几周内减轻,3个月内消失。

7. 服用治疗帕金森病的药物很难奏效,特别是左旋多巴。

【诊断与鉴别诊断】

根据患者存在帕金森的症候群,曾使用多巴胺受体阻滞剂或多巴胺耗竭剂治疗，且剂量和时间过程与帕金森综合征一致，排除其他相关疾病，即可做出诊断。

需与原发性帕金森病，以及其他病因所致的帕金森综合征相鉴别。鉴别诊断疑难的患者，可行多巴胺转运体 SPECT 或 PET 显像检查进一步明确，帕金森病有明显减少，帕金森综合征正常或轻微减少。

【治疗】

1. 停用相关药物　药物引起的帕金森综合征与剂量大小有关，个别患者则可能对此类药物有易感性。对于这类患者，如怀疑药源性帕金森综合征，应立即停药。绝大部分患者在停止服用药物后，症状逐渐消失，完全终止服药有困难者要减量。使用钙通道阻滞剂氟桂利嗪时，疗程不宜太长，剂量宜偏小，且间歇用药较为合理。用药过程中应严密观察，一旦出现症状宜尽早停药。

2. 多巴胺能药物　使用抗精神病药物通常同时给予抗胆碱能药物，如阿托品、苯海索等，可使药物引起的帕金森综合征减轻或不发生。但有时不一定有效，则需要减少抗精神病药物的治疗剂量，或停药以及改用其他药物。因胃肠动力药及钙通道阻滞剂而引起运动或姿势性震颤严重时，可选用中枢胆碱受体阻断剂苯海索，缓解震颤，但在老年人注意易引起尿潴留。左旋多巴对药物引起的帕金森综合征效果不明显，因此不宜作用预防性药物。

3. 临床用药注意事项　尽可能避免使用易引发帕金森综合征的药物，必须使用时，应从小剂量开始，疗程不宜过长，并应严密观察服药过程中的表现。对于老年人和女性人群更容易出现 DIP，服用相关药物时更应谨慎。避免钙通道阻滞剂和胃肠动力药物及抗抑郁药同时使用。

四、中毒性帕金森综合征

毒素引起的帕金森综合征是较为罕见的原因，只有少数报道。一氧化碳、有机磷酸盐、氰化物、MPTP、二硫化碳、3，4-亚甲二氧基甲胺（MDMA）、甲苯、甲醇、正己烷以及锰中毒是帕金森综合征的潜在致病原因。其发病机制是有毒物质损害黑质-纹状体相关的多巴胺能环路，导致多巴胺能神经环路异常，引起一系列帕金森症候群。

锰中毒是导致帕金森综合征的一种病因，这里通过锰中毒性帕金森综合征阐述毒性物质所致帕金森综合征的特点。

【病因】

1. 毒物暴露　锰中毒性帕金森综合征患者有明显的职业暴露史，常见于采矿、冶炼、电池厂等的工人群体之中。近年来，焊工锰中毒也有不少报道。职业性锰暴露引起中毒的原因可能与暴露的持续时间、浓度、频率以及进入体内的途径有关。

2. 个体易感性　尽管职业性锰中毒的致病因素十分明确，但是在相同作业环境和暴露水平的工人中仅有部分人中毒，提示个体对锰敏感性或耐受性有差异。外源化学物代谢酶的基因多态性是决定个体对毒物易感性的重要原因，至今以细胞色素 *P450* 基因多态性研究较为深入。据研究，*CYP2D6* 基因多态性可能是帕金森病的遗传易感性因素。

【临床表现】

1. 一般性全身症状　早期主要表现为类神经症和自主神经功能障碍，出现嗜睡，对周围事物缺乏兴趣，还有疲劳、头痛等症状。部分患者有食欲减退或阳痿，还有四肢麻木，肌肉痛性痉挛等症状。

2. 精神症状　锰中毒的患者会在行为和认知上发生改变，例如不专心、思维能力减弱和情绪异常。认知功能障碍包括记忆力减退、反应慢。情绪异常表现为抑郁、易激惹、忧虑、好争斗、烦恼和情绪失常。

3. 帕金森综合征　①病因明确，发病年龄<60 岁；②动作性震颤常见；③疾病早期有体位不稳和步态障碍；④精神异常和语言障碍出现较早；⑤体征通常是双侧、对称的。还有言语不清、迟钝、“面具脸”“小写征”、震颤、强直、手灵敏度减弱和步态不稳、有向后倒的倾向及平衡障碍。震颤通常是运动性震颤，而非静止性震颤，震颤的频率往往较高。步态异常表现为转弯“僵住”，有分解动作，后退不能，极易摔倒。患者出现“公鸡步态”（跨步宽大、手臂曲起、挺胸阔步行走），而不是 PD 向前倾的小碎步。肌张力障碍是锰中毒性帕金森综合征较常见的症状，尤其是在严重的锰中毒病例中。四肢和躯干都能发生，也可见局部肌张力障碍，如睑痉挛、苦面容、脚底明显弯曲、斜颈和动眼危象。

【辅助检查】

1. 神经影像学检查　MRI 能评价脑锰蓄积，颅脑 MRI T_1 加权信号增强可反映出锰暴露，但不一定是锰中毒。颅脑 SPECT 或 PET 显像对锰中毒性帕金森综合征的诊断及鉴别诊断十分重要。SPECT 或 PET 显像可观察黑质纹状体 DA 系统的完整性。据相关文献报道，锰中毒患者^{18}F-多巴 PET 扫描未见异常，提示锰中毒患者黑质纹状体通路是完整的。而帕金森病患者^{18}F-多巴 PET 在纹状体摄取明显减少，特别是壳核背后部，且与运动损害的严重性呈负相关。

2. 毒物检测　体内锰主要经消化道排泄，所以血锰和尿锰很难反映出体内锰含量的真实情况，作为诊断指标意义不大。

【诊断与鉴别诊断】

根据患者有帕金森症候群，有职业暴露或毒物接触史，颅脑影像学提示脑部基底节区中毒性改变，可以做出中毒性帕金森综合征的诊断。

需与原发性帕金森病以及其他病因所致的帕金森综合征相鉴别，前者对左旋多巴等药物反应良好，后者存在相应病因以及相关的影像学表现。

【治疗】

1. 脱离毒物暴露　早期脱离暴露，做好防护措施，避免毒物接触，防止不可逆锥体外系损害的发生，是中毒性帕金森综合征需要解决的首要问题。

2. 清除体内有毒物质　$CaNa_2$-EDTA 仅适用于早期轻症锰中毒的治疗，主要用来增加锰从尿液排泄，但通常对慢性神经症状改善不大。

3. 抗帕金森病药物　左旋多巴制剂常用于治疗锰中毒患者的肌肉强直及肌张力障碍，但也有文献报道采用高剂量左旋多巴制剂治疗锰中毒性帕金森综合征并无显著疗效。

中毒性帕金森综合征更应该重视早期的预防。

第四节　帕金森叠加综合征

一、进行性核上性麻痹

进行性核上性麻痹（progressive supranuclear palsy，PSP）属神经变性病，是一种较为常见的非典型帕金森综合征，文献报道日本的患病率为（2~17）/10万，欧美国家的患病率为（3.1~6.5）/10万，而我国目前尚无确切的流行病学资料。PSP的发病年龄一般为50~70岁，平均病程为5~10年，特征性的临床表现为垂直性核上性眼肌麻痹伴姿势不稳、易跌倒。

【病因与发病机制】

PSP是病因不明的散发性tau蛋白异常聚集性疾病，在脑干有类似昏睡性脑炎样神经原纤维缠结，怀疑与慢病毒感染有关，在中毒、脑炎、种族及地理因素方面无病因线索。有研究报道，*MAPT*基因产生的H1型单倍体基因增加与PSP和皮质基底核变性有关。此外，PSP还可能与药物、脑萎缩、兴奋性氨基酸转运体、氧化应激反应、Smad泛素化调节因子2（Smurf2）等多种因素有关。

【病理】

肉眼可见广泛脑萎缩，包括苍白球、黑质等，侧脑室及第三脑室扩大。镜下可见黑质、苍白球-纹状体通路、四叠体上丘、导水管周围白质明显的病变，致密的神经元纤维缠结呈特征性分布，神经纤维网丝形成，后者是镶嵌在神经纤维网上丝状结构，不依赖于神经元纤维缠结单独出现，提示PSP是起源于细胞骨架的弥漫性疾病。此外，在基底核及脑干还发现tau蛋白阳性星形胶质细胞。其他非特异性病变包括神经元丧失及胶质细胞增生，大脑及小脑皮质可不受累。

【临床表现】

1. 运动障碍　早期出现步态不稳及平衡障碍，见于约63%的病例，可伴反复跌倒，行走呈大步态，双膝强直状，转身时双下肢交叉；震颤少见，程度较轻，可见少动。其他特征还包括轴性肌张力障碍，颈肌及上部躯干强直明显，躯干伸直及后倾，严重者肘、膝均呈伸直状，坐在椅子上时身体向后靠，双脚离地。

2. 眼球运动障碍　是本病特征性表现，两眼向上及向下凝视麻痹。一般先从两眼随意追随性下视麻痹开始，主诉看不到脚尖，步行困难，或看不到桌上食品，取食困难，渐损及上视功能成为完全性垂直性注视麻痹，眼球固定于正中位。晚期2/3以上的患者可有双眼侧视麻痹，1/3的患者有核间性眼肌瘫痪，部分患者出现两眼会聚不能，瞳孔缩小，对光反射及集合反射存在。存在头眼反射及Bell现象说明为核上性，晚期头眼反射消失为核性病变。

3. 假性延髓麻痹　常见构音不清、吞咽困难、舌肌僵硬及强哭强笑等假性延髓麻痹症状，可引起吸入性肺炎。可见腱反射亢进、Babinski征等锥体束征，少数患者由于强直、少动及面肌张力高，表现面部出现皱褶，呈现惊讶面容。

4. 大脑皮质功能障碍　表现认知功能减退、情感活动减少、空间定向记忆测试（spatial orientation memory test）较差等，约8%的患者以此为首发症状。可出现言语含糊、发声困难、语速变慢或加快、重复言语或模仿言语及共济失调性言语等。额叶症状表现言语流利性及形象思维能力减退、言语模仿或复述困难，性格改变等。令患者快速鼓掌3下后立即停止，PSP患者不能主动停止，称为“鼓掌征”，可与帕金森病和额颞叶痴呆鉴别。

【辅助检查】

颅脑MRI可见第三脑室和脚间池变宽，中脑萎缩、侧脑室扩大、外侧裂增宽，以及不同程度的脑皮质萎缩，额叶明显；矢状位可见中脑上端萎缩，T_1中脑上缘平坦或凹陷，呈蜂鸟征（hummingbird sign），是本病的特征性表现；轴位可见中脑前后径变小，导水管扩张，四叠体池增大，T_2中脑呈“鼠耳（mouse ears）”状改变。PET扫描显示额叶、纹状体、丘脑、小脑有糖代谢或葡萄糖利用率及氧代谢明显降低，额叶最明显；少数患者有弥散性糖代谢降低。

【诊断】

中华医学会神经病学分会帕金森病及运动障碍学组以国内外新近的临床研究及文献综述为依据，于2016年提出并建立了我国新的PSP诊断标准。

（一）诊断所需条件

1. 纳入条件

A. 隐匿起病，病程逐渐进展。

B. 发病年龄≥30岁。

C. 临床症状为并列条件，可以同时具有或单独存在。

a. 姿势不稳：①病程第1年出现明显的反复跌倒；②1年后出现反复跌倒。

b. 病程2年内出现：①垂直性核上性向下或向上扫视缓慢；②凝视麻痹。

c. 病程2年后出现：①垂直性核上性向下或向上扫视缓慢；②凝视麻痹。

2. 支持条件

A. 中轴性肌强直或多巴抵抗的帕金森样症状。

B. 早期的吞咽困难或构音障碍。

C. 存在额叶认知功能障碍、冻结步态、非流利性失语或假性延髓麻痹等无法用排除条件中所列疾病解释的临床表现。

D. 颅脑MRI正中矢状位：①表现为以中脑萎缩为主的特征性征象：中脑背盖上缘平坦及蜂鸟征；②磁共振帕金森综合征指数（magnetic resonance parkinsonism index，MRPI）>13.55（MRPI=脑桥面积/中脑面积×小脑中脚宽度/小脑上脚宽度）；③中脑和脑桥长轴的垂直线比值<0.52或中脑长轴垂直线

<9.35mm。

E. 嗅觉检查和心脏间碘苄胍闪烁显像正常。

3. 排除条件

A. 有其他帕金森综合征病史。

B. 与多巴胺能药物无关的幻觉和妄想。

C. 严重不对称性帕金森样症状。

D. 采用多巴胺受体阻滞剂或多巴胺耗竭剂治疗，且剂量和时间过程与药物诱导的帕金森综合征一致。

E. 神经影像学有结构损害的依据（如基底核或脑干梗死、占位性病变等）。

F. 阿尔茨海默型皮质性痴呆。

G. 局限性额叶或颞叶萎缩。

H. 早期出现明显小脑性共济失调。

I. 早期显著的自主神经功能障碍。

（二）诊断标准

1. 临床确诊的 PSP 理查森型　必备纳入条件 A、B、C-a-①和 C-b-②及上述支持条件 4 中的 2 项；无排除条件。

2. 很可能的 PSP 理查森型　必备纳入条件 A、B、C-a-①和 C-b-①及支持条件 D；无排除条件。

3. 很可能的 PSP 帕金森综合征型　必备纳入条件为 A、B、C-c-①或②和支持条件 A、D；无排除条件。

4. 可能的 PSP　必备纳入条件 A、B、C-a-②或 C-b-①或 C-c-①伴有支持条件 A、B、C 其中一项；无排除条件 A～F。

临床上，PSP 应注意与原发性帕金森病、血管性帕金森综合征、皮质基底节变性、多系统萎缩等鉴别。

【治疗】

无特效治疗。复方多巴、多巴胺受体激动剂、金刚烷胺对 PSP 早期的肌强直、动作迟缓、步态障碍有一定改善作用，但疗效短暂。局部注射肉毒毒素可改善眼睑痉挛及其他局灶性肌张力障碍，但对颈过伸无效。尚应采取一定措施以防止患者跌倒；早期有吞咽困难者，应予柔软或糊状饮食，晚期患者则应留置鼻胃管或胃造瘘，以防吸入性肺炎。

【预后】

本病存活期 1～20 年，平均约 5.6 年。早期出现跌倒、尿失禁、肌张力障碍者存活期短，以震颤为主要表现者存活期长。发病年龄、性别、早期出现痴呆、垂直性核上性凝视麻痹或躯干强直不影响预后。最常见的死亡原因是肺炎，其次是心血管疾病（如肺动脉栓塞、心肌梗死、充血性心力衰竭）及肾脏感染。

二、多系统萎缩

多系统萎缩（multiple system atrophy，MSA）于 1969 年被首次命名，是一种中老年起病，以进展性自主神经功能障碍，伴帕金森样症状、小脑性共济失调及锥体束征为主要临床特征的神经系统退行性疾病。最初，MSA 分为橄榄脑桥小脑萎缩、黑质纹状体变性和 Shy-Drager 综合征 3 种亚型。但 MSA 的自主神经症状多伴有帕金森症状和/或小脑性共济失调症状表型，因此，1998 年 Gilman 等将 MSA 改分为 MSA-P 亚型和 MSA-C 亚型，取消了 Shy-Drager 综合征的称谓。

MSA 目前被认为是一种少突胶质细胞 α-突触核蛋白病，其病理学特征是在少突胶质细胞胞浆内出现以 α-突触核蛋白（α-synuclein）为主要成分的包涵体即胶质细胞胞质包涵体（glial cytoplasmic inclusion，GCI）。GCI 主要位于在少突胶质细胞与神经元细胞中，因此，MSA 与帕金森病、路易体痴呆一起被归为“α-突触核蛋白病”。

关于 MSA 其他介绍详见第十七章第三节。

第五节　舞　蹈　病

一、小舞蹈病

小舞蹈病（chorea minor）又称 Sydenham 舞蹈病、风湿性舞蹈病、乙型溶血性链球菌感染性舞蹈病，1684 年由 Thomas Sydenham 首先描述，是风湿热在神经系统中的常见表现，在风湿热患者中小舞蹈病的发病率为 10%～30%。其临床特征为不自主舞蹈样动作、肌张力降低、肌力减弱、自主运动障碍和情绪改变。既往有小舞蹈病病史的患者可能于妊娠期或口服避孕药期间复发，称舞蹈病子痫，孕妇流产风险相应增加。

【病因与病理】

本病与 A 群乙型溶血性链球菌（group A streptococcus，GAS）感染明确相关。主要是抗 GAS 抗体（又称抗基底神经节抗体）与基底神经节组织发生免疫交叉反应。目前已发现两种 GAS 抗原：一是 M 蛋白，位于 GAS 菌毛外表面，针对 M 蛋白的免疫球蛋白与大脑抗原发生免疫交叉反应；二是 N-乙酰-β-D-氨基葡萄糖，其特异性抗体可与哺乳动物之神经节苷脂发生免疫交叉反应。

病理检查显示在黑质、纹状体、丘脑底部、小脑齿状核及大脑皮质可逆性炎性改变和神经细胞弥漫性变性。有的病例可见点状出血、栓塞性小梗死，软脑膜有轻度的炎性改变，血管周围有小量淋巴细胞浸润。

【临床表现】

小舞蹈病好发年龄为 5～15 岁，女性比男性更易患病，其比值为 2∶1。该病通常在 GAS 感染后的 1～8 个月出现，并可能是风湿热的唯一临床表现，而风湿性心脏病和关节炎通常在感染后的 21 日内出现。除少数患者因精神刺激而急骤起病外，小舞蹈病通常为亚急性或隐匿起病。早期表现有情绪不稳、注意力不集中、学习成绩下降、字迹歪斜、举止笨拙、持物不稳。面部和手指先有轻微不自主动作，逐渐加重并影响到身体其他部位。常可在 2～4 周内加重，3～6 个月内自行缓解。

1. 神经系统症状

（1）舞蹈样动作：表现为极快速、无规律、无目的、幅度不等的跳动式的不自主动作，可累及除眼肌外的任何骨骼肌，以面肌和四肢肌常见。大多数患者肢体均双侧受累，常起于单肢，逐渐扩及另一侧，再蔓延至对侧，但有 20%～35% 的患者可表现为偏身舞蹈病。舞蹈样动作的严重程度和频率因人而异，以肢体的近端最严重，且上肢重于下肢。上肢各关节交替发生屈伸、扭转，肘和肩关节的不自主运动重者出现严重的挥舞，以致常常发生撞伤。下肢的不自主运动表现为步态颠簸、行走困难、常常跌倒。躯干亦可绕脊柱卷曲或扭转。面肌的舞蹈样动作表现为装鬼脸，频繁皱额、努嘴、眨眼、吐舌、挤眉等。舌肌、咀嚼肌、口唇、软腭及其他咽肌的不自主运动则引起舌头咬破，构音困难，以及咀嚼和吞咽障碍。头部亦可左右扭转或摆动。可因躯干肌与腹肌的不自主运动而呼吸不规则。舞蹈样动作通常在觉醒状态下是持续存在的，可在情绪激动或做自主运动时加剧，平卧安静时减轻，睡眠时完全消失。

（2）肌张力低和肌力减退：检查时可发现肌张力降低、共济失调、肌无力。自主动作可因不自主运动的发生而突然中断，无法维持持续的肌肉收缩，动作不能协调。手臂前伸时因肌张力过低出现特殊的“舞蹈样手姿（choreic hand）”，腕关节屈曲，掌指关节过伸，可伴有手指弹钢琴样小幅舞动。举臂过头时可出现手掌和前臂过度内旋，称为“旋前肌征（pronator sign）”。令患者紧握检查者第2、3指时，可发现其握力不均匀，时大时小，变动不已，称为“挤奶女工捏力征（milkmaid grip）”或“盈亏征（wax-waning sign）”。嘱患者张嘴并伸舌时，患者不能恒定保持这一指令动作，舌体反复缩回又伸出，可能会利用牙齿来咬住舌头以试图保持舌伸出。肌张力普遍降低，各关节可过度伸直。少数患者可出现钟摆样的膝跳反射。极少数患者因锥体束损害而出现肌力减退或瘫痪，称瘫痪性舞蹈病（paralytic chorea）。全身深浅感觉均无异常。

2. 精神症状　常伴有精神症状，如失眠躁动、情绪不稳、易激动、焦虑不安、强迫症等，少数严重病例可有视幻觉，甚至谵妄状态或躁狂。

3. 全身症状　可较轻微或不出现全身症状，部分患者可在发病前或病程中出现发热、咽痛、扁桃体炎、关节疼痛、皮下结节、环形红斑等风湿热样表现，心脏受累时可伴心率加快、心脏扩大和杂音。

【辅助检查】

1. 链球菌感染指标　咽拭子培养的链球菌阳性率在20%～25%；抗链球菌溶血素“O”（anti-streptolysin O，ASO）阳性，在感染后2周左右出现，3～5周达峰值水平，此后数周内逐渐降低。以往急性风湿热患者ASO阳性率在75%以上，但由于近年来抗生素的广泛应用，ASO的阳性率已低至50%，抗DNA酶-B阳性率与ASO阳性率无明显差异，但两者联合阳性率可提高到90%。以上检查只能证实患者在近期内有GAS感染，不能提示体内是否存在其诱发的自身免疫反应。

2. 急性炎症反应指标　免疫学改变典型者可见外周血白细胞增加、红细胞沉降率加快、C反应蛋白升高。血清IgG、IgM、补体C3水平升高。脑脊液抗基底神经节抗体阳性，诊断灵敏度达92.5%、特异度达94.7%。

3. 神经影像学　颅脑CT可显示基底节区低密度改变，MRI显示尾状核和壳核体积扩大，呈长T_2信号，但无特异性。有研究表明，上述影像学异常可于发病后6～14周内恢复正常。与其他舞蹈性疾病相比，小舞蹈病患者的PET扫描可见纹状体区可逆性糖代谢升高而不是降低，SPECT可见该区域脑血流灌注减低。

4. 脑电图　有55%～75%的患者脑电图异常，表现为非特异性轻度弥漫性慢波，α节律减少，局限性痫样放电或偶尔出现的正相棘波放电。

【诊断与鉴别诊断】

根据起病年龄，典型的舞蹈样动作、肌张力降低、肌力减退等症状，小舞蹈病的诊断并不困难。如有急性风湿热的其他表现（如关节炎、扁桃体炎、心脏病、红细胞沉降率增快等）则诊断更肯定。有25%～30%的小舞蹈病患者，既无风湿热的其他证据，又无其他少见的可以引起舞蹈病的原因，这些患者实际上仍属风湿性舞蹈病，不过舞蹈样动作是风湿热的首现症状而已。

应注意与其他病因引起的舞蹈症及类似症状的疾病相鉴别：

1. 抽动秽语综合征　男性多见，发病年龄2～20岁。表现快速、刻板的反复多发性肌肉抽动，常累及头面部、颈肌群和咽喉肌，还有发怪声或秽语等表现。

2. 先天性舞蹈病　舞蹈样动作可作为脑瘫的一种表现形式，多在2岁前发病，较小舞蹈病早，常伴智能障碍、震颤和痉挛性瘫痪等。

3. 习惯性痉挛　也称习惯性动作，多见于儿童，无风湿病典型症状。特点是动作刻板式重复，局限于同一肌肉或肌群，无肌张力降低或共济失调等。

还需要与亨廷顿病和扭转痉挛相鉴别。

【治疗】

临床治疗主要包括三方面：治疗潜在感染、预防复发和对症治疗。

1. 治疗潜在感染　即使发病过程中无急性风湿热征象的患者也应卧床休息，并开始抗生素治疗。推荐应用的抗生素有口服青霉素V、阿莫西林、肌内注射苄星青霉素。对青霉素过敏者可口服窄谱头孢类抗生素如头孢氨苄、头孢羟氨苄或大环内酯类药物。推荐抗生素的用法见表14-5-1。

2. 预防复发　有风湿热病史者再次感染GAS的风险性较高，无症状的GAS感染也可导致风湿热复发。二级预防治疗可以有效减少风湿热和小舞蹈病的复发，预防发生严重的风湿性心脏病。二级预防常需持续10年，或至少至21岁。推荐每4周肌内注射一次苄星青霉素或口服青霉素V 250mg/次，2次/d，对青霉素过敏者可选用大环内酯类药物。

3. 对症治疗　药物纠正基底神经节神经生化的不平衡。舞蹈样动作可能与过量的多巴胺能神经递质传递增加、胆碱能及γ-氨基丁酸能递质在基底神经节传递减少有关。丙戊酸钠通过刺激γ-氨基丁酸分泌而能有效抑制患者的运动症状，而氟哌啶醇、匹莫齐特、苯巴比妥、卡马西平通过阻断多巴胺能受体而发挥药效，减少舞蹈症状。减轻脑组织炎症反应。糖皮质激素可以通过抑制自身免疫反应而有效减少运动异常，缩短症状

表 14-5-1 推荐抗生素的用法

药物	每日剂量	方式	疗程
青霉素不过敏			
青霉素 V	儿童:250mg,2~3 次/d 成人:500mg,2~3 次/d	口服	10d
阿莫西林	50mg/kg,1 次/d(最大日剂量不超过 1 000mg)	口服	10d
苄星青霉素	<27kg:60 万 U ≥27kg:120 万 U	肌内注射	一剂
青霉素过敏			
头孢氨苄	20mg/kg,2 次/d(每次不超过 500mg)	口服	10d
头孢羟氨苄	30mg/kg,1 次/d(每日不超过 1g)	口服	10d
克林霉素	7mg/kg,3 次/d(每次不超过 300mg)	口服	10d
阿奇霉素	12mg/kg,1 次/d(每日不超过 500g)	口服	5d
克拉霉素	7.5mg/kg,2 次/d(每次不超过 250mg)	口服	10 天

持续时间。可口服泼尼松每次 1~2mg/kg,每日 1 次,连用 2 周,然后在 2~3 周内逐渐减量至停药。对于精神症状明显者,苯二氮䓬类或苯巴比妥类镇静催眠药可能有效,选择性 5-羟色胺再摄取抑制剂可有效缓解强迫症,抗抑郁药对部分患者临床症状的改善也有帮助。静脉注射免疫球蛋白或血浆置换疗法可以清除体内异常自身抗体,可能具有一定疗效,但证据有限。

【预后】

大多数患者呈良性自限性病程,症状平均持续时间为 12~15 周,几乎所有患者的舞蹈样症状都能完全恢复,但偶尔会持续 2 年或更久。小舞蹈病的复发率为 15%~30%,大多数复发出现在初次发病后 2~3 年内,但也可晚至 10 年才复发。复发常由重复 GAS 感染造成,未接受持续抗生素二级预防治疗的患者复发风险高。

二、亨廷顿病

亨廷顿病(Huntington disease,HD)又称慢性进行性舞蹈病、大舞蹈病,是一种罕见的常染色体显性遗传病。由于亨廷顿病的典型症状是舞蹈症,长期以来这一疾病相应地被命名为亨廷顿舞蹈症(Huntington Chorea)。然而,舞蹈症并不是亨廷顿病患者身上出现的唯一运动障碍,在一些患者中非舞蹈症状会更加严重影响功能。因此,目前标准命名是亨廷顿病(Huntington disease),国内大部分文献及教材目前仍使用原译名,即亨廷顿舞蹈病。患者一般在中年发病,出现运动,认知和精神方面的症状。患者病情呈进行性恶化,通常在发病 15~20 年后死亡。亨廷顿病的病因是由于 *IT15* 基因上 CAG 重复序列异常扩展,从而影响不同的分子通路,最终导致神经功能失调和退化。现在通过基因检测可以确诊,不过在检测前,必须进行慎重的神经遗传咨询。由于亨廷顿病目前只能对症治疗,治疗须综合考虑患者及其家人的要求。

HD 的患病率在不同人群中变异很大,西方人口的患病率是(4~8)/10 万。最近一个荟萃分析显示中国和日本 HD 患病率约为 0.40/10 万,而欧洲、北美以及大洋洲国家患病率约为 5.7/10 万。在我国已发表文献中只有少数的个案报道。

【遗传学】

亨廷顿病是一种常染色体显性遗传病。患者子女的发病概率是 50%。父系遗传占优势者发病较早,而母系遗传占优势者发病较晚。病因是由于 *IT15* 基因上 CAG 重复序列异常扩展。这个基因编码 HTT 蛋白(Huntingtin protein)。在它的第一个外显子中,包含了重复的 CAG 三联密码子。在亨廷顿病中,这个三联密码子的重复次数会出现异常增加。拥有>36 次 CAG 重复三联子的个体就会患病。但如果重复次数为 36~39 个,则全外显性较低。三联子重复次数不稳定,和其他多谷酰胺重复病一样,亨廷顿病的遗传常呈现遗传早发现象,即一代比一代发病早,且一代比一代症状重。

【病理机制】

亨廷顿病由第 4 对染色体 *IT15* 基因外显子 1 发生 CAG 三核苷酸重复突变,引发其编码的亨廷顿蛋白多聚谷氨酰胺序列延长所致。患者的主要病变部位在尾状核和豆状核,然后是大脑皮质(主要是在前叶),以及内侧苍白球、丘脑、下丘脑。这些病变会导致严重的全脑萎缩。早在确诊发病的多年以前,就可以检测到尾状核的变化和脑体积的减少。神经退化主要是大脑皮质和纹状体细胞丢失,大脑皮质萎缩,脑后部区中等大小含 γ-氨基丁酸(GABA)及脑啡肽并投射到苍白球外侧部的多棘神经元最早受累,以尾状核及壳核严重,大量神经元变性丢失,伴胶质细胞增生,脑室普遍扩大。神经细胞的丢失造成神经递质的失衡,特别是多巴胺的相对增多,乙酰胆碱及 GABA 的减少,从而产生多动症状。亨廷顿蛋白的正常功能也没有完全明确。正常亨廷顿蛋白(HTT)可在全身广泛表达,但根据细胞类型不同表达水平不同,在细胞核和细胞质内均可存在。变异亨廷顿蛋白(mHTT)不仅能促使该蛋白的异常功能增加,而且能导致正常功能丧失。神经退变的机制尚不明确,变异亨廷顿蛋白可能累及许多不同的病理生理过程,包括神经营养因子缺乏、兴奋性氨基酸毒性、线粒体功能紊乱、自噬障碍、转录失调、蛋白聚集清除障碍等。虽然多年来就发现了变异亨廷顿蛋白会积聚产生包涵体,然而对有关蛋白积聚是否对神经元有害或者蛋白积聚仅是对变异蛋白毒性产生的保护作用目前尚未有定论。

【临床表型】

主要临床征象通常分为三大类,包括运动症状,认知功能障碍及精神障碍。此外,也会累及其他系统,可为原发性也可为继发性的并发症。发病一般在 40 岁左右,5%~10%的患者发病于儿童和青少年，男女均可患病。发病隐匿，呈缓慢进行性加重，平均生存期 10~20 年。也有非常年轻或非常年长发病的案例，这些患者通常出现不典型的临床症状，比如儿童患者多表现为严重发育迟缓，而老年患者的症状可能非常轻微。

1. 运动障碍　主要包括两大方面：不自主运动（最常见的为舞蹈症）以及自主运动障碍（包括运动不协调和动作迟缓）。成年型亨廷顿病典型的运动症状是舞蹈样不自主运动。其他运动症状包括肌张力异常、运动徐缓、步态障碍、体位不稳、肌阵挛、构音障碍、强直等。患者可出现装鬼脸、点头和手指屈伸运动。症状重的患者可出现四肢、面、躯干的突然、快速跳动或抽动。疾病进行性加重，由于全身不自主运动而不能站立和行走。坐不稳，身体扭动。晚期则可出现四肢不能活动的木僵状态。舞蹈样运动障碍常可累及舌和唇，破坏了发音的韵律和敏捷性，妨碍了言语的量、速度、节律和短语的长度，使口语呈现一种暴发性质，因此，构音和韵律障碍为本病的突出特征。查体可发现舞蹈样不自主运动和肌张力减低。青少年型患者以肌张力增高为主，表现为肌强直、肌阵挛，至晚期则呈角弓反张。此外与成人患者不同，约 50% 的少年型亨廷顿病患者有全身性癫痫发作。

运动症状可采用亨廷顿病统一评定量表（UHDRS）进行评估，评估内容包括眼球运动、语言、舞蹈症、肌张力障碍、快速轮替动作、运动迟缓和步态。

2. 认知功能障碍　可在运动症状发生之前数年就已出现。有研究发现，基因携带者中的 40% 有轻度认知功能障碍，且越接近发病越明显。这些早期变化严重影响患者功能。临床较为明显的是注意力、灵活性、计划性以及情绪再认方面的问题，以及认知迟缓。语言功能早期相对保留，晚期可能受损。认知功能障碍的类型与其他神经退化疾病，如帕金森病或阿尔茨海默病的类型不同。在疾病的早期，认知功能损害主要局限于单个脑功能域而不累及整个脑部。患者不仅加工速度和情节记忆会受到影响，患者也可能有情感认知，特别是厌恶认知方面的缺陷。这可能严重妨碍他们的社会交往能力。执行功能障碍也是一个主要问题。患者往往无法认识到症状的严重程度。患者由于仍保留词的识别记忆及对手的识别和对物的命名能力，能继续与人交流。随着病情的发展，患者痴呆症状常常恶化，不过即使是病情严重的案例，也仍可能保存部分认知功能。随病情发展，视空间能力下降，对结构的判断有困难。反映额叶的执行功能会出现障碍。

3. 精神症状　可以在运动症状出现前出现。抑郁很常见，有些报道显示发生率约为 50%。其他症状还包括易焦虑、紧张、兴奋易怒、强迫症状、淡漠、病感缺失以及兴趣减退等。性格变化常常出现在疾病早期，病感缺失及淡漠多出现在疾病晚期。亨廷顿病精神症状常常复杂多变，反映出复杂并相互作用的不同神经心理机制，与疾病过程中的脑功能损伤相关。焦虑由于诱发原因不同可出现在不同的疾病阶段。精神症状也可以是继发性，比如患者由于知悉家庭病史和疾病风险而产生焦虑，可出现抑郁症状。患者还可有人格行为改变，并发生攻击性和去抑制行为。部分患者伴精神分裂症、偏执和幻觉。自杀也是一种常见并发症，如能评估并早期发现，可进行及时干预从而预防自杀。

4. 其他症状　睡眠紊乱，如睡眠潜伏期延长，睡眠效率下降，夜间觉醒次数增加及深慢波睡眠减少。睡眠状况的改变与其他临床症状以及脑退行性变化的严重程度密切相关。还可出现自主神经系统障碍及由于舞蹈动作、吞咽困难和功能调节受损而引起体重减轻等。

根据国际运动障碍病协会 2019 年分期建议，亨廷顿病可以分为症状前期、前驱期及症状期。患者在症状前期并不表现任何症状，在前驱期则可以出现轻微的运动、认知改变，但这些改变不足以达到亨廷顿病的临床诊断。新的临床分期有助于亨廷顿病的早期治疗及药物治疗的研究设计。

儿童和青少年起病的亨廷顿病病情发展迅速，生存期常少于 15 年。临床表现亦不同于成人型舞蹈样动作，多以认知功能损害为主，基本表现为智能减退、肌张力增高、运动迟缓。肌强直突出，类似帕金森综合征，舞蹈症状少见，甚至不出现。可以出现共济失调。认知症状在青少年型明显。常伴行为障碍。癫痫和小脑性共济失调也是青少年型常见特点，伴痴呆和家族史可提示诊断。

【诊断与鉴别诊断】

典型疾病表现为三联征，包括运动障碍（主要表现为舞蹈症）、认知功能（比如注意力）以及神经精神症状（如淡漠）。虽然有些非运动症状出现可以在运动症状前出现，但目前确诊还是主要基于典型临床表现的三联征，以及家族史、临床评估以及对 CAG 重复扩增序列的基因学检测。神经影像学检查可用于支持诊断，主要是排除其他疾病。根据中华医学会亨廷顿病的诊治指南，特征性的运动及认知和精神障碍，结合阳性家族史即可做临床诊断。对于无明确家族史或症状不典型的患者，通过基因检测可确诊。

全面收集患者不同方面包括家族史在内的信息十分重要。特别需要准确了解家族几代人的病史，特别是有血缘关系的亲人。还需注意病患和亲属间的非亲子关系。病患还可能由于社会、心理或其他因素而对病情有所隐瞒。查体的目的是确定运动障碍的症状和特点，这也有助于发现其他方面的病症，包括感觉、锥体和神经肌肉的受累情况。

亨廷顿病为常染色体显性遗传病，隐匿起病，临床表现在同一家族的成员身上可能会有所不同。一旦确定有家族史，亨廷顿病的可能性就非常大，由于亨廷顿病不单只波及患者更会影响到其家人，进行基因检测前一定要慎重进行遗传咨询，咨询最好是能让病患家人一同参与，同时必须充分考虑到患者的接受程度。

医师不仅要做有关诊断的临床检查，而且必须在疾病过程中对病情进行精确的评估和记录。症状的评估分两阶段：第一阶段应在首次检查时进行，包括全身及神经系统的查体，重点检查相关的舞蹈、认知和精神改变，力求得出全面准确的疾病诊断及分析。第二阶段是在发病过程中进行，检查应着重于确认及了解患者及其家人的主诉,以便提供治疗缓解症状。亨廷顿病综合评估量表(Unified Huntington's Disease Rating Scale,UHDRS)中包括了对运动、行为和认知等的评定,其评定方法有准确的指引,包括原版影像和网络资源。采用这样一种对症论治的方法,就能及时了解病患的需求,从而根据患者的需要提供具体的治疗方法。

亨廷顿病的鉴别诊断较为广泛,包括遗传性和获得性病因的相关疾病,如常染色体显性遗传病,包括亨廷顿病样疾病-2(HDL2)、齿状核红核苍白球下部萎缩症、脊髓小脑性共济失调17型及神经棘红细胞增多症。此外,还需考虑一些非进展性锥体外系疾病,如良性遗传性舞蹈病。获得性病因的疾病包括小舞蹈病及药物引起的舞蹈症状及迟发性运动障碍等。

【辅助检查】

1. 基因检测　检测CAG重复序列可为诊断提供确切依据。致病基因*IT15*基因的CAG重复次数的阈值为36。小于36不致病,36~39不完全外显;大于等于40则完全外显。

如果患者出现典型症状,检测结果为阳性,应告知患者家属基因检测结果的临床意义及其影响。如果检测结果为阴性,患者应被转诊至运动障碍专家处进一步检查症状出现的原因。基因检测特别是对仍未发病的潜在基因携带者的检测必须慎重。需要按国际指南进行。主要以1994年发表的有关预测性检查国际指南为主。指南包括:遗传学咨询、心理学评估、神经科检查、患者考虑进行检测的时间以及结果告知等;并指出<18岁的儿童除非出现症状否则不应行遗传学检测。2013年指南进一步更新,增加了通过远程医疗进行遗传学咨询、对某些患者在遗传学检查之后再进行神经科检查、由家庭医师告知遗传咨询的结果,以及纳入生育专家的意见等。根据咨询者自身情况,提供高质量易懂的咨询信息,让患者能自己作出决定。基因检测的一个主要风险是可能出现自杀倾向。有精神病史的患者自杀风险会增加。

2. 神经影像学检查　最常用的结构磁共振成像,纹状体萎缩可在运动症状出现前发生。纹状体特别是尾状核萎缩是特征性的改变。由于对称性尾状核萎缩,侧脑室前脚尾状核区呈球形向外膨起,而呈"蝴蝶征"。随着病情进展,皮质和皮质下结构如额叶和颞叶、海马、脑干、小脑及全脑体积的萎缩都可以出现。另外,fMRI及MRS在观察亨廷顿进展上有一定参考价值。磷酸二酯酶10A(PDE10A)是亨廷顿的纹状体成像生物标志物,PDE10A正电子发射断层扫描(PET)可用于定量测定纹状体PDE10A的表达量,纹状体PDE10A减少与疾病的临床严重程度以及局灶性萎缩显著相关,可用于评估患者疾病程度。

3. 电生理检查　脑电图呈非异性的弥漫性改变。小样本临床研究发现,患者有视觉、运动和体感诱发电位改变,但尚需要大规模的临床观察证实。

4. 脑脊液检查　脑脊液常规检查无特殊,利用单分子计数(SMC)免疫分析技术定量检测可发现变异亨廷顿蛋白(mHTT)显著升高。脑脊液与血神经纤维丝蛋白轻链(NFL)在运动症状前即出现升高。NFL水平与运动功能评分及mHTT水平相关,有作为亨廷顿病神经损伤标志物的潜力。

【治疗】

在疾病的早期,治疗的重点在心理教育和社会支持,药物主要是针对睡眠、情绪及精神方面的改变。轻微的运动障碍无须治疗。当患者的运动症状影响到生活时,则需要服用药物治疗。随着病情的进展,需要注意减量,因为患者的舞蹈症状在晚期会逐渐消失,继续用药反而加重其他症状。当疾病进入晚期阶段,患者各方面的功能逐渐丧失,失去行走、交谈及进食的能力,需要全面照护。

1. 运动症状的治疗　亨廷顿病患者的神经递质产生紊乱,多巴胺活动过度,而脑内γ-氨酪酸(GABA)减少,胆碱能活动受抑制,选用针对递质紊乱的药物有助于改善运动症状。药物包括对抗多巴胺能药物或多巴胺受体抑制剂及提高γ-氨酪酸含量及胆碱含量的药物。单一药物为优先选择,无效时可调整剂量或更换药物。由于压力疲劳或合并其他疾病而加重,则应同时处理。

(1) 对抗多巴胺的药物多巴胺耗竭剂:丁苯那嗪(tetrabenazine)是第一个被美国FDA批准的治疗亨廷顿病的药物,丁苯那嗪是囊泡单胺转运体抑制剂,通过耗竭大脑的多巴胺来发挥作用,以控制运动功能障碍。由于其半衰期短,每日需要服2~3次。初始剂量为12.5mg,每日1次,一周后增加到每日2次,随后以每周12.5mg增加,调整至产生最小不良反应的最大剂量。最大剂量为100mg/d,由于随着病情的进展,需要注意减量,因为患者的舞蹈症状在晚期会逐渐消失。继续用药反而加重其他症状。停用丁苯那嗪时,必须以12.5mg的剂量重新一步一步向下调,预防戒断症状。使用本品最大剂量1周后如没有疗效出现,继续使用可能无益。丁苯那嗪可缓解舞蹈症,但不能治愈。目前还不清楚,长期用药之后,这些症状是否继续、好转或加重。应注意可能加重情绪、认知能力、肌肉活动度等变化,还需注意抑郁症。

氘代丁苯那嗪(deutetrabenazine)是第二个被美国FDA批准用于亨廷顿病,氘代丁苯那嗪通过氘原子替代丁苯那嗪的6个关键代谢位点的氢原子,减缓患者体内的药物代谢,从而延长药物的半衰期,同时抑制戒断反应的出现。推荐起始剂量6mg/d,每隔一周可增加6mg,剂量12mg/d以上时,分2次服用,最大剂量48mg/d。

(2) 提高γ-氨酪酸及胆碱的含量:γ-氨基丁酸转移酶抑制剂可能使中枢的γ-氨酪酸(GABA)含量升高;毒扁豆碱可抑制中枢胆碱酯酶的活性,阻止胆碱的降解,这两类药物可用于改善舞蹈样运动。

2. 精神障碍的治疗　亨廷顿病患者的精神障碍个体间变化很大,主要包括抑郁、强迫症状、易激惹、烦躁等人格改变。如果患者的精神症状比较明显,可以采用锥体外系副作用比较轻的抗精神病药物,如帕罗西汀、舍曲林或氟西汀等对焦虑或抗抑郁都有效果。可用抗抑郁剂改善患者的抑郁症状,抗精神病药物对人格改变具有一定疗效。对于强迫和易激惹症状,可以建议采取阶梯性治疗方法。在轻度认知障碍的患者中,可先采用选择性5-羟色胺再摄取抑制剂,并可同时结合行为治疗。如果同时出现抑郁、焦虑和强迫症行为,选择性5-羟色胺再摄取抑制剂也可为一线用药;对这些患者来说,也建议采用行为治疗,行为治疗也可减轻需要长期收容治疗的晚期患者的压力。

当患者合并出现精神病或攻击行为时则首选抗精神病药物。抗精神病药物还包括奥氮平(2.5~10mg),氟哌啶醇(1~4mg)利哌酮(0.5~2mg),或硫必利(50~200mg)。注意用药时需要根据患者反应调整剂量。这类药物的使用原则是小剂量逐渐加量。使用此类药物须注意其副作用,包括运动迟缓伴震颤。可给予苯海索2mg,每日3次对抗受体拮抗所致的锥体外系副作用。

3. 吞咽困难的治疗 吞咽困难一般出现在疾病的后期,是由于面部非自主运动障碍,运动控制能力下降,快速度进食倾向以及药物副作用,包括由抗胆碱能引起的口干而造成的。目前暂无研究可以指导治疗吞咽困难,但是已有指南对吞咽食物(应在认知障碍影响到学习能力前开始指导)提出指引,包括正确地准备食物以及在监控环境下提供食物等。医师需要提早与患者讨论胃管辅助进食,以便了解患者的选择,以及潜在并发症如窒息、呼吸道肺炎的风险。体重减轻在HD患者中很常见,这是由于吞咽困难、舞蹈症动作及新陈代谢失调所造成,所以用适当方法增加患者能量摄入非常重要。

4. 对因治疗 对因治疗则包括直接的基因疗法和其他间接的分子疗法,前者把变异基因和它的转录产物作为唯一的病因,直接进行治疗;后者的目的是更正导致疾病的复杂分子和神经相关通路。虽然对因治疗目前还无法实现,但针对上述不同的分子通路,正在开展大量的研究,以期减缓疾病。

亨廷顿病是由于基因突变所致的,所以最根本的治疗是基因疗法。针对亨廷顿病的基因治疗,科学家尝试了不同的策略,包括反义寡核苷酸(ASO)RNAi、小分子化合物、锌指蛋白以及CRISPR基因编辑技术。在2015年,ASO首次进入临床试验,初步结果发现ASO可显著降低患者脑脊液毒性蛋白mHTT,患者对ASO有良好的耐受性,试验也证实了其良好的安全性。但ASO是否能减缓疾病的进展,尚有待进一步大规模临床试验。而以CRISPR基因编辑技术为代表的一些新技术还处于实验室研究阶段。

5. 细胞移植 细胞移植又分为神经干细胞移植、胚胎干细胞移植和骨髓间充质干细胞移植,细胞移植治疗亨廷顿病尚处于还处于实验室研究阶段。

6. 脑深部电刺激(DBS) 靶点是位于双侧苍白球内侧部,小样本临床试验发现,对高级皮质功能受累较轻的患者,DBS可改善亨廷顿病患者运动症状,提高日常生活能力,延长独立生活的时间。

7. 其他症状的治疗 如果出现肌阵挛,可使用2-丙基戊酸钠。巴氯芬和苯二氮䓬可对疾病末期的运动障碍治疗有效。而化学神经阻滞剂如肉毒毒素注入高度兴奋的肌肉中则可治疗局灶肌痉挛和磨牙症。同时,物理治疗也很重要。近期研究显示,重点训练姿势和步态对亨廷顿病患者有很大帮助。

除此之外,还必须重视患者的护理以支持其家人。由于针对患者的需要进行症状治疗非常重要,最好能通过多学科合作来实施。在发病前和疾病第一阶段,多学科的团队应包括神经专科医师、精神科医师和遗传咨询师,随着患者病情的变化,则需要理疗师、语言和职业治疗师、护理人员及其他专业医疗人员的加入。而临终关怀和末期处理也越来越受到重视。

采用对症论治的方法,就能及时了解疾病的状态,从而根据患者的需要提供具体的治疗方法。

【预后】

目前尚无阻止或延迟亨廷顿病发展的方法。本病通常持续10~20年,女性患者一般病程较长。在疾病早期,自杀并不罕见。由于构音障碍,沟通越来越差,在工作和生活上日益困难。其后身体功能逐年减弱,如进食、括约肌的控制也都逐渐退化,到最后将需要重症监护。最终由于肌无力导致心力衰竭及肺部感染而死亡。

三、妊娠性舞蹈病

妊娠性舞蹈病(chorea gravidarum)是一种少见的妊娠并发症,为一种晚发型的小舞蹈病,由妊娠所激发。最多见于17~23岁间的初产妇,再次妊娠可能复发,初发于30岁以上的妇女极为少见。

【病因与病理】

病因尚不十分明确。有一部分患者过去有风湿热或猩红热的病史,约有40%的患者于幼年时曾有小舞蹈病病史,且本病并发风湿病的频率与小舞蹈病相似,因此较多的人认为本病的病因与风湿病有关。也有病例报道妊娠性舞蹈病与其他病因如抗磷脂综合征、系统性红斑狼疮等有关。总之,妊娠性舞蹈病的真正病因尚不清楚,妊娠可能只是诱发因素,而非舞蹈病的根本原因。

【临床表现】

往往在妊娠的前半期特别是头3个月发病,在妊娠的后半期发病者实为罕见。临床症状与较重的小舞蹈病类似,在舞蹈样动作出现前数周往往先有头痛和性格改变,全身衰弱症状可能比小舞蹈病更早出现。约30%的患者症状通常会在几周到几个月内自行消失,或者在分娩后1个月内停止,但约18%的患者在妊娠期中或分娩后死于心脏并发症或产褥感染。但足月出生的婴儿绝大多数都是正常的,仅有少数报告婴儿有畸形。

【治疗】

本病的治疗原则与小舞蹈病相同,以抗风湿及对症镇静为主,早期使用糖皮质激素。如出现下述情况者,应该考虑终止妊娠:①舞蹈动作太剧烈妨碍进食,休息和镇静剂也控制不住;②精神症状严重,有发生躁狂的趋势;③体温升高,脉搏增快,可能并发心内膜炎者。

四、老年性舞蹈病

老年性舞蹈病（senile chorea）是指发病年龄较晚（50岁以后）、无舞蹈病家族史的迟发性、散发性舞蹈病。脑病变部位与亨廷顿病相似，尾核及壳核的大、小神经元变性，大脑皮质多不受累。

【病因与病理】

病因多种多样，主要可分为：

1. 药物、毒物　长期应用左旋多巴等多巴胺能药物、止吐药如甲氧氯普胺、抗精神病药物、阿片类，或者CO、锰中毒可引起舞蹈病。

2. 基底节区脑血管病　是老年性舞蹈病最常见的病因之一，责任病灶通常是影响纹状体或壳核、丘脑底核和苍白球之间连接的腔隙性梗死灶。

3. 遗传性疾病　亨廷顿病、神经棘红细胞增多症、脊髓小脑性共济失调17型（SCA-17）等遗传病的少数病例可在50岁后发病。

4. 副肿瘤综合征　舞蹈病可以是副肿瘤综合征的一种不常见表现，在小细胞肺癌、肾癌和非霍奇金淋巴瘤中有过报道。

5. 代谢性因素　包括高血糖、低钠血症、甲状腺功能亢进和低钙血症等。

6. 其他　自身免疫性疾病，如Sydenham舞蹈病、抗磷脂综合征的少数病例在晚年发病或复发舞蹈病。HIV感染、弓形体感染被报道可引起舞蹈病。

【临床表现】

根据病因不同，临床表现（舞蹈症基本征象）不尽相同。由血管性疾病引起者最常见，起病急骤，舞蹈样动作较轻，舞蹈样动作有时只见于舌、面及颊肌区，不伴智能减退。

【治疗】

治疗参照亨廷顿舞蹈病，如为血管性疾病所致，可改善脑血液循环治疗。

五、半侧舞蹈病

半侧舞蹈病（hemichorea）是局限于一侧肢体的不自主舞蹈样动作，可为风湿性舞蹈病或亨廷顿舞蹈病的一部分，也可以是基底节血管性病变所致。

【临床表现】

多见于中老年，突然起病的偏瘫或不完全性偏瘫及瘫痪侧肢体的舞蹈样动作。舞蹈样动作可于发病后立即发生，亦可数周或数月之后出现。偏瘫较完全者，常在偏瘫开始恢复后才出现舞蹈样动作。通常以上肢最严重，下肢及面部较轻，情绪紧张时明显，睡眠时消失。多数患者舞蹈样动作随患肢肌力恢复逐渐缓解甚至消失。

【治疗】

可试用氟哌啶醇、利血平、氯丙嗪或安定类药物，对于药物治疗无效的患者，采用苍白球、丘脑腹外侧核的电凝或冷冻手术可有一定帮助。

第六节　肌张力障碍

肌张力障碍（dystonia，DYT）是一种由持续性或间歇性肌肉收缩引起异常运动和/或姿势的运动障碍综合征，常重复出现，其运动呈模式化、扭曲性，可伴有震颤，常由随意运动诱发或加重，且伴随泛化的肌肉激活。目前国内缺乏肌张力障碍的流行病学资料，但国外资料显示，肌张力障碍的患病率约为16.43/10万，因此肌张力障碍在临床中并不罕见。

肌张力障碍有许多种区分类型方法，可根据发病年龄、身体分布、伴随表现及病因等进行：

1. 根据发病年龄分型　婴儿型（出生至2岁），儿童型（3~12岁），青少年型（13~20岁），成年早期型（21~40岁），成年晚期型（>40岁）。

2. 根据症状分布分型

（1）局灶性肌张力障碍：单一部位肌群受累，如眼睑痉挛、口下颌肌张力障碍、痉挛性构音障碍、痉挛性斜颈、书写痉挛。

（2）节段性肌张力障碍：累及邻近数个部位，如颅颈肌张力障碍［梅格斯综合征（Meige syndrome）］。

（3）多灶性肌张力障碍：累及不相邻多个部位。

（4）广泛性肌张力障碍：影响广泛的躯体范围。

（5）偏侧肌张力障碍：半侧身体受累，一般都是继发性肌张力障碍，常为对侧半球，尤其是基底节损害所致。

3. 根据病因分型

（1）原发性或特发性肌张力障碍：肌张力障碍是临床上仅有的异常表现，没有已知病因或其他遗传变性病。

（2）肌张力障碍叠加综合征：肌张力障碍是主要的临床表现之一，但与其他的运动障碍疾病有关，没有神经变性病的证据，如肌张力障碍-肌阵挛综合征、快速起病的肌张力障碍-帕金森综合征、多巴反应性肌张力障碍。

（3）遗传变性病：肌张力障碍是主要的临床表现之一，伴有一种遗传变性病的其他特征，如肝豆状核变性、脊髓小脑性共济失调、亨廷顿舞蹈病、帕金森综合征等。

（4）发作性肌张力障碍：表现为突然出现且反复发作的运动障碍，发作间期表现正常。根据诱发因素的不同分为3种主要形式：发作性起动诱发的运动障碍、发作性过度运动诱发的运动障碍和发作性非运动诱发的运动障碍。

（5）继发性肌张力障碍：肌张力障碍是已知其他疾病或损伤的一种症状，病因多样，如脑外伤后、颅内感染后、基底节肿瘤、核黄疸、中毒、药源性等。

原发性肌张力障碍大多为散发，少数有家族史，目前病因尚不清楚。基底节-丘脑-皮质环路不同水平的功能失衡可能是引起肌张力障碍的主要环节，纹状体功能亢进导致了苍白球抑制功能的减低，进而导致丘脑皮质投射过度兴奋，使得皮质兴奋性增高，致使运动筹划紊乱和输出增加且不协调，最终引起肌肉的不自主过度收缩或运动的不协调。此外，也可能与感觉反馈功能的紊乱致使中枢神经系统不能及时调整异常运动相关。随着分子遗传学的发展，遗传因素在肌张力发病机制中的作用越来越受到关注，目前已发现多种定位基因（表 14-6-1）。

继发性肌张力障碍的病因病理机制随原发病的不同而异。病变部位多在纹状体、丘脑、蓝斑和脑干网状结构等处。

表 14-6-1　DYT 的定位基因

DYT 亚型	中文名称	遗传方式	位置	基因
DYT1	早发性全身性肌张力障碍	AD	9q34.11	*TOR1A*
DYT2	常染色体隐性遗传肌张力障碍	AR	1p35.1	*HPCA*
DYT3	Lubag 综合征（X 连锁肌张力障碍-帕金森综合征）	XLR	Xq13.1	*TAF1*
DYT4	低语性发声困难	AD	19p13.3	*TUBB4A*
DYT5a	多巴反应性肌张力障碍（Segawa 综合征）	AD	14q22.2	*GCH1*
DYT5b	多巴反应性肌张力障碍（Segawa 综合征）	AR	11p.15.5	*TH*
DYT5b	多巴反应性肌张力障碍	AR	2q13.2	*SPR*
DYT6	成人起病混合性肌张力障碍	AD	8p11.21	*THAP1*
DYT7	成人起病局灶性肌张力障碍	AD	18p	未知
DYT8	发作性非运动诱发性运动障碍	AD	2q35	*PNKD*
DYT9	发作性舞蹈病手足徐动/痉挛	AD	1p34.2	*SLC2A1*
DYT10	发作性运动诱发性运动障碍	AD	16p11.2	*PRRT2*
DYT11	肌阵挛-肌张力障碍综合征	AD	7q21.3	*SGCE*
DYT12	快速起病肌张力障碍-帕金森综合征	AD	19q13.2	*ATP1A3*
DYT13	原发性扭转性肌张力障碍	AD	1p36.32-p36.13	未知
DYT15	肌阵挛-肌张力障碍综合征	AD	18p11	未知
DYT16	年轻起病肌张力障碍-帕金森综合征	AR	2q31.2	*PRKRA*
DYT17	全身性肌张力障碍伴发生困难和构音障碍	AR	20p11.2-q13.12	未知
DYT18	发作性过度运动诱发性运动障碍	AR	1p34.2	*SLC2A1*
DYT19	发作性运动诱发性运动障碍	AD	16q13-q22.1	未知
DYT20	发作性非运动诱发性运动障碍	AD	2q31	未知
DYT21	成人起病混合性肌张力障碍	AD	2q14.3-q21.3	未知
DYT23	肌阵挛-肌张力障碍综合征	AD	9q34.3	*CACNA1B*
DYT24	成人起病颅颈段肌张力障碍	AD	11p14.3-11p14.2	*ANO3*
DYT25	成人起病颅颈段肌张力障碍	AD	18p11.21	*GNAL*
DYT26	肌阵挛-肌张力障碍	AD	22q12.3	*KCTD17*
DYT27	早发性孤立性肌张力障碍	AR	2q37.3	*COL6A3*
DYT28	儿童起病全身性肌张力障碍	AD	19q13.12	*KMT2B*
DYT29	儿童起病肌张力障碍伴视神经萎缩和基底节异常	AR	1p35.3	*MECR*

注：AD，常染色体显性遗传；AR，常染色体隐性遗传；XLR，X 连锁隐性遗传。

一、扭转痉挛

扭转痉挛（torsion spasm）又称扭转性肌张力障碍（torsion dysmyotonia），临床以四肢、躯干甚至全身的剧烈而不随意的扭转运动和姿势异常为特征。

【病因与病理】

扭转痉挛可分为原发性和继发性。约 85% 的扭转痉挛患者存在较低外显率的常染色体显性遗传基因，少部分有新的突变。病理改变主要为基底节的尾核、壳核、丘脑底核、黑质、小脑齿状核、下橄榄核等处神经细胞广泛变性消失，以基底节最为明显，并有脂质及脂色素增多。继发性扭转痉挛见于中枢神经系统感染、变性疾病、产伤、新生儿缺氧、核黄疸、基底节肿瘤、颅脑外伤、代谢障碍、中毒和药物反应。

【临床表现】

扭转痉挛各年龄均可发病，儿童期起病多有阳性家族史，预后不良。成年起病多为散发性，大约20%患者最终可发展为全身性肌张力障碍，预后较好。首发症状多为一侧或双侧下肢轻度运动障碍，足呈内翻跖屈，行走时足跟不能着地，随后躯干四肢发生不自主扭转运动，以近端为重，典型是以躯干为轴的扭转或螺旋样运动，常引起脊柱前凸、侧凸和骨盆倾斜。不自主运动可累及颈肌、面肌、咽喉部肌肉等。肌张力在扭转运动时增高，扭转运动停止后转为正常或者降低。自主运动或者精神紧张时扭转痉挛加重，睡眠时消失。

【辅助检查】

1. 基因检测　原发性扭转痉挛患者可检测出 *DYT1/TOR1A* 基因突变，30岁之前单侧肢体发病的原发性扭转痉挛患者应行 *DYT1/TOR1A* 基因检测和遗传咨询，对于30岁后发病但有早发型肌张力障碍亲属也推荐进行检测。

2. 神经电生理检查　肌电图检查不作为扭转痉挛常规检查，但可了解受累肌肉特征。

3. 神经影像学检查　颅脑结构性MRI及CT检查用于筛查出继发性扭转痉挛的改变，如脑组织铁质沉积，基底节铜离子沉积等。功能性影像检查，如多巴胺转运体检查、^{18}F-DOPA检查，用于鉴别肌张力障碍-帕金森叠加综合征。

【诊断】

扭转痉挛的诊断主要依靠临床，典型的患者诊断不难，但必须与继发性肌张力障碍相区别。

【治疗】

1. 药物治疗

（1）口服药物：多数口服药物作用轻微或短暂，加大剂量时运动症状可有改善，但出现患者不能耐受的全身毒副作用，如嗜睡、反应迟钝、口干、胃肠道不适、情绪异常等。一般而言，口服药物治疗常无确切、持久的疗效。

常用的口服药物有：抗胆碱类药物如苯海索、GABA受体激动剂如巴氯芬、苯二氮䓬类药物如氯硝西泮、抗多巴胺能药物及多巴胺能药物等。

（2）鞘内注射巴氯芬：可应用于严重的全身型肌张力障碍，特别是伴有严重痉挛状态的患者。但目前这种方法治疗原发性肌张力障碍证据不足，对于继发性肌张力障碍合并痉挛状态的患者可以试用。

2. 手术治疗

（1）脑深部电刺激（deep brain stimulation，DBS）：苍白球DBS特别适合使用药物治疗无效的原发性肌张力障碍患者（Ⅰ级证据）。

（2）毁损手术：临床上原发性肌张力障碍应用苍白球毁损术有一定的疗效，缺乏足够的循证医学证据支持。

3. 其他治疗：包括心理治疗、物理治疗及运动控制训练等，患者都可能从中受益，需与手术或者药物一起联合治疗。

二、痉挛性斜颈

痉挛性斜颈（spasmodic torticollis）是临床上最常见的局灶性肌张力障碍，主要是由于胸锁乳突肌、斜方肌等颈部肌群自发性不自主收缩导致异常的姿势或者运动。

【病因与病理】

痉挛性斜颈好发于30~50岁，男女比例为1∶2，可分为原发性和继发性。原发性痉挛性斜颈的病因尚不明确，目前认为可能与遗传、环境等多种因素有关。近年来研究发现，*DYT1*（*TOR1A*）、*DYT6*（*THAP1*）、*DYT23*（*CIZ1*）、*DYT24*（*AN03*）、*DYT25*（*GNAL*）基因的突变，可能与痉挛性斜颈有关。*DYT1*（*TOR1A*）基因突变多为全身型肌张力障碍，可出现斜颈。*DYT6*（*THAP1*）与成年人起病的局灶性肌张力障碍有关。*DYT23*（*CIZ1*）、*DYT24*（*AN03*）、*DYT25*（*GNAL*）基因均可在痉挛性斜颈患者中检出。基因突变主要发生在家族性痉挛性斜颈患者中。继发性痉挛性斜颈多有明确的病因，如脑炎、卒中后肌张力障碍和其他可导致基底神经节损伤的神经退行性疾病等。

【临床表现】

因颈部肌肉的不自主收缩而引起头颈部的运动增多及姿势异常，表现为头颈部不自主地扭转、侧倾、前屈和后仰，常为不同运动方向、不同程度的组合。前期患者多表现为阵发性颈部肌群感觉异常，多表现为"推、拉"感，亦可有疼痛感或不自主扭转，症状逐渐加重，感觉诡计（用来减轻或消除症状的方法即缓解技巧）能够缓解。后期则多表现为持续性头颈部不自主运动或明显姿势异常。临床特点有颈部的异常姿势和运动，受累肌肉常有痛感，亦可见肌肉肥大，因情绪激动、谈话、站立或行走时加重，手托下颌、面部或枕部时减轻，睡眠时消失。可伴震颤、脊柱侧弯、神经痛，也常伴焦虑、抑郁情绪，严重影响日常生活。痉挛性斜颈患者可同时累及其他部位，出现如痉挛性构音障碍、眼睑痉挛、下颌肌张力障碍及手或上肢肌张力障碍，或发展成为节段性肌张力障碍。根据头部主要的位置和运动方向可将痉挛性斜颈分为4型：

1. 旋转型斜颈（torticollis）　临床上最常见，表现为颈部肌肉不自主收缩导致头向躯体一侧旋转。累及肌群：面部旋向侧的头夹肌、颈夹肌及对侧胸锁乳突肌。

2. 侧倾型斜颈（laterocollis）　颈部肌肉不自主收缩导致头部向躯体左侧或右侧倾斜，重者耳部、颞部与肩膀靠近。多有同侧肩膀上抬现象。累及肌群：屈向侧的胸锁乳突肌、头夹肌、颈夹肌、肩胛提肌。

3. 后仰型斜颈（retrocollis）　颈部肌肉不自主收缩导致头部后仰，面部仰天。累及肌群：双侧头、颈夹肌、颈半棘肌及多裂肌。

4. 前驱型斜颈（anterocollis）　颈部肌肉不自主收缩导致头部向胸前屈曲。累及肌群：双侧胸锁乳突肌及前斜角肌。

5. 混合型上述两种及以上形式同时出现。

【辅助检查】

1. 基因检测　对于成年起病的痉挛性斜颈，尤其有发展至全身其他部位倾向者，推荐行 *DYT6*（*THAP1*）基因检测。

2. 神经电生理检查　肌电图检查不作为痉挛性斜颈诊断的常规，但可了解受累肌肉特征，为肉毒毒素注射和外科手术治疗提供参考依据。

3. 神经影像学检查　颅脑结构性 MRI 及 CT 检查可用于筛选继发性痉挛性斜颈。颈部 CT 薄层扫描或 MRI 检查可精确受累肌群，以便肉毒毒素注射及外科手术的准确定位。严重的痉挛性斜颈患者需行该检查，排除颈部器质性病变。功能性影像检查，如多巴胺转运体检查、^{18}F-DOPA 检查，可用于鉴别肌张力障碍-帕金森叠加综合征。

【诊断】

目前针对痉挛性斜颈尚无规范的诊断标准，主要依靠临床诊断，通过询问病史和体格检查明确颈部肌肉的异常运动和姿势。首先确定是否为痉挛性斜颈，再确定为原发性还是继发性。注意排除癔症性斜颈，癔症性斜颈常突发起病，不自主运动呈多变性，与感觉不适同时出现，无感觉诡计（即缓解技巧），心理治疗后可好转。还需与颈椎病、关节炎、先天性颈肌力量不对称、帕金森病及颞下颌关节综合征等进行鉴别。

【治疗】

1. 药物治疗

（1）A 型肉毒毒素（botulinum neurotoxin type A，BoNT-A）：痉挛性斜颈的首选治疗为局部 A 型肉毒毒素注射治疗（Ⅰ级证据）。A 型肉毒毒素治疗的目标是纠正颈部异常不自主运动与姿势，减轻疼痛及不适感，提高患者的生活质量。

局部 A 型肉毒毒素注射后 1 周左右起效，效果因人而异，一般可持续 3~6 个月。常见的副作用有邻近组织的疼痛、颈肌无力、张口受限、吞咽不适、口干和体重下降等。

初次注射无效时，需要明确诊断痉挛性斜颈是否正确。若诊断无误，需注意是否为未达最佳注射剂量，或者是注射肌肉选择不准确，此种情况可考虑肌电图引导下进行注射。再次注射疗效减退或无效时，需要注意是否有中和性抗体产生导致肉毒毒素抵抗，或是未达最佳注射剂量，或是注射肌肉选择不准确。大剂量、频繁注射是产生 A 型肉毒毒素抗体的主要危险因素，年轻患者也比较容易产生 A 型肉毒毒素抗体，原则上一般注射间隔不应短于 3 个月。

（2）口服药物：口服药物治疗效果有限，也缺乏足够的循证证据支持，且经常出现全身性的副作用。常用的药物有：抗胆碱类药物如苯海索、GABA 受体激动剂如巴氯芬、苯二氮䓬类药物如氯硝西泮、抗多巴胺能药物及多巴胺能药物等。

2. 手术治疗　在使用药物或者肉毒毒素治疗后不能获得足够改善的颈肌张力障碍患者，可选择苍白球（GPi）DBS（Ⅱ级证据）。选择性外周神经切断、肌肉切除或肌切开术等方法也有一定疗效，但缺乏足够的循证医学证据支持。

3. 其他治疗　包括心理治疗、物理治疗（生物反馈治疗、佩戴颈托等）及运动控制训练等，患者都可能从中受益，需与局部 BoNT-A 注射联合治疗。

三、Meige 综合征

Meige 综合征是 1910 年由法国神经病学家 Henry Meige 首先描述并以其名字命名的疾病，又称眼睑-口-下颌肌张力障碍，属于节段性肌张力障碍。

【病因与病理】

Meige 综合征确切的病因和发病机制尚不清楚，推测脑内神经递质的改变，尤其乙酰胆碱与多巴胺的平衡失调，可能与本病的发生有关。另外环境、心理、遗传等因素也起了一定作用。

原发性 Meige 综合征与 *p. Gly213Ser* 及 *p. Ala353thr* 基因的突变有关。*GNAL* 基因的突变也发现与头颈部的肌张力障碍有关。继发性 Meige 综合征则与药物（抗精神病药物、抗帕金森药物、抗组胺药物等）使用、颜面部外伤、卒中、脑干白质脱髓鞘、正常压力脑积水、核黄疸及口腔手术等因素有关。同时可并发于其他运动障碍疾病，如帕金森综合征、肝豆状核变性、橄榄体脑桥小脑萎缩及路易体痴呆等。

【临床表现】

Meige 综合征好发于 30~70 岁，平均发病年龄 55.7 岁，男女性别比例约为 1∶2。起病缓慢，发病前多有眼部不适，如眼干、眼涩、眼胀、畏光等。最常见的首发症状为眼睑痉挛，部分患者从单侧眼睑痉挛开始逐渐累及双侧。后累及口、下颌、舌部的肌肉，出现不自主张闭口、磨牙、下颌扭动、口唇各方向运动、咬舌、舌伸缩扭动等。累及咽喉肌和呼吸肌时可导致构音障碍、呼吸困难。少数患者伴有颈部、躯干或中线部位肌肉痉挛性肌张力异常。上述症状在疲劳、日光刺激、注视、紧张时加重，睡眠时消失。感觉诡计（即缓解技巧）是本病的临床特征之一。

根据累及部位，可分为以下类型：

1. 眼睑痉挛型　表现为眼睑阵发性不自主痉挛或强直性收缩或不自主眨眼。约 25% 患者以单侧眼睑痉挛起病，逐渐发展为双侧。

2. 眼睑痉挛-口-下颌肌张力障碍型　除眼睑痉挛外，还有口-下颌肌张力障碍，表现为噘嘴、缩唇、张口、伸舌、嘴角及面肌不自主抽动，患者呈怪异表情。

3. 口-下颌肌张力障碍型　仅有口-下颌肌张力障碍的表现。

4. 其他型　在上述 3 个类型的基础上合并颈、躯干、肢体肌张力障碍。

【辅助检查】

本病尚无特异性检查，可行颅脑 MRI 或 CT 排除颅内器质性病变，肌电图可确定痉挛的肌肉。

【诊断与鉴别诊断】

依据眼睑痉挛和/或口面部肌肉对称性、不规则收缩，感觉诡计以及睡眠时消失等临床特点，可诊断本病。需要与以下疾病鉴别：

1. 面肌痉挛　与 Meige 综合征不同，面肌痉挛表现为一侧面部肌肉不自主、无痛性、阵发性同步抽搐，常发于单侧眼轮匝肌，可伴有同侧头痛、耳鸣，严重可累及颈阔肌。双侧面肌痉挛更需要与 Meige 综合征鉴别，一般情况下面肌痉挛异常肌反应呈阳性。

2. 重症肌无力　Meige 综合征与重症肌无力均有睁眼困难症状，但后者更主要表现为上睑下垂，为提上睑肌肌力下降，常有晨轻暮重、病态疲劳的现象，新斯的明试验阳性；而前者为眼轮匝肌阵发性挛缩或强直性收缩导致的眼睑闭合，提上睑肌肌力正常。

3. 抽动秽语综合征　表现为眼和面肌迅速、反复不规则抽动，如眨眼、鼻子抽动、扮鬼脸，以后出现其他部位的运动性抽动，较易鉴别。

4. 干眼　表现为眼干涩、眼疲劳、眼痒、异物感、灼热感、分泌物黏稠、怕风、畏光、对外界刺激敏感，但不表现为眼部肌张力障碍。Meige 综合征早期症状不典型时需要与其鉴别。

【治疗】

1. 药物治疗

（1）A 型肉毒毒素（botulinum neurotoxin type A，BoNT-A）：局部注射 BoNT-A 对眼睛痉挛的疗效较口下颌肌张力障碍更明显，一般选择肌肉痉挛最明显的部位进行注射，每点注射剂量 2.5IU，注射点数及总量根据患者具体情况而定。注射后一般 1 周左右开始起效，疗效可持续 3~6 个月。

（2）口服药物：口服药物治疗效果有限，也缺乏足够的循证证据支持。常用的药物有：抗多巴胺能药物如氟哌啶醇、抗胆碱类药物如苯海索、GABA 类药物如丙戊酸钠、GABA 受体激动剂如巴氯芬、苯二氮䓬类药物如氯硝西泮、抗焦虑抑郁药物等。

2. 手术治疗　口服药物或者肉毒毒素治疗后疗效不满意或对药物不良反应不耐受，症状又较重影响日常生活的患者，苍白球（GPi）或丘脑底核（STN）DBS 也有较好的疗效。

3. 其他治疗　包括心理治疗、特殊生活技能训练、生物反馈治疗，佩戴墨镜、眼镜支架或颈托、使用口腔矫形器械等均有助于改善症状。

四、手足徐动症

手足徐动症（athetosis）又称指划运动，是一种相对缓慢的、连续的、扭动的、不规则的不自主运动临床综合征，并非一个独立的疾病单元，可为多种神经系统疾病的表现。常为四肢受累，特别是远端肢体，最常表现为手指的过伸，腕关节屈曲并内收，继之手指屈曲，腕关节剧烈屈曲并旋后，也可累及中轴的肌群如颈部、面部和舌肌。手足徐动症很像较慢的舞蹈症，运动的方向呈无规律的改变，而且动作是连贯的。部分患者，特别是儿童，舞蹈症和手足徐动症经常相互转化甚至共存，也就是舞蹈手足徐动症（choreoathetosis）。

【病因与病理】

常见的病因有：

1. 遗传性或家族性疾病　一些遗传性运动障碍疾病以舞蹈样手足徐动症为主要表现，如家族性发作性肌张力障碍性舞蹈手足徐动症（paroxysmal dystonic choreoathetosis，PDC），呈常染色体显性遗传，基因定位于 2q31-36，后又进一步定位于 D25164 与 D2S377 间，该区域编码 *PDC* 基因。其他少数遗传性神经疾病，如阵发性运动源性运动障碍（paroxysmal kinesigenic dyskinesia，PKD）、脑白质营养不良、脊髓小脑性共济失调、肝豆状核变性及家族性低蛋白血症等可伴发手足徐动症。

2. 脑血管疾病　先天性婴儿 Heubner 回返动脉闭塞可导致对侧肢体手足徐动样动作；成人急性丘脑、苍白球梗死可引起手足徐动样动作，尸检可见内囊后肢腔隙样状态。

3. 颅内感染　克-雅病可出现双侧手部指划运动；单纯疱疹性病毒、肺炎支原体、弓形体和艾滋病颅内感染等也可引起手足徐动症。

4. 药物可卡因、苯丙胺等成瘾者可出现舞蹈手足徐动症，长期使用抗精神病药如吩噻嗪、氟哌啶醇等引起急性肌张力障碍或迟发性运动障碍亦可表现手足徐动症。

5. 脑瘫　各种原因引起脑瘫可出现手足徐动症，如围产期缺氧性脑病、早产、产伤、核黄疸、大脑皮质发育不良、脑穿通畸形、胆红素脑病、成人心搏骤停、中毒导致缺氧性脑病等。

病理改变主要累及双侧尾状核、壳核及下丘脑，神经细胞变性、消失，神经胶质增生，有髓纤维束显著增加，分布不规则，呈束状或网状排列，髓鞘染色呈斑状，犹如大理石，称“大理石样病变”，可见尼氏体减少、消失，纹状体萎缩。丘脑、苍白球、黑质、内囊及大脑皮质亦可变性。

【临床表现】

先天性手足徐动症的临床特征通常为出生后即出现不自主运动，但亦可于生后数月症状才变明显。发育迟缓，开始起坐、行走或说话的时间均延迟，不自主运动其实早已开始，但起初皆不明显，直至患儿能作随意运动时才能显著被发现。症状性手足徐动症可发生于任何年龄，由肝性脑病、药物过量引起的手足徐动症常于成年以后或老年期发病。

本病所特有的手足徐动性运动是手足不断做出缓慢的、弯弯曲曲的或蚯蚓爬行样的奇形怪状的强制运动，此动作以四肢的远端较近端显著。下肢受累时，蹈趾常自发地背屈，造成假性 Babinski 征。有时面部亦可受累，患者常弄眉挤眼，扮成各种鬼脸。咽喉肌和舌肌受累时，则言语不清、构音困难，舌头时而伸出时而缩回，吞咽亦发生障碍。这种不自主运动可因情绪紧张或精神受刺激或在随意运动中加重，完全安静时减轻，入睡时停止。肌张力时高时低变化无常，约有半数患者因锥体束受累可出现双侧轻瘫，特别是下肢，半数以上有智力缺陷，全身感觉正常。一般为慢性，病程可长达数年或几十年之久，少数患者病情可长期停顿而不进展。手足徐动性运动严重，且伴有咽喉肌受累者，可早期死于并发症。

【辅助检查】

依病因不同可有不同的辅助检查结果。克-雅病 MRI 显示双侧尾状核壳核萎缩及 T_2 高信号。脑瘫患儿 MRI 检查，T_2 多可见双侧下丘脑、壳核对称性高信号，部分可见侧脑室周围高信号。家族性发作性肌张力障碍性舞蹈手足徐动症、阵发性运动源性运动障碍、脊髓小脑性共济失调、肝豆状核变性等遗传性手足徐动症基因检测可有阳性发现。

【诊断】

手足徐动症是一个症状学上的诊断，依据其典型的手足特殊的不自主运动即可诊断。

临床上主要应识别假性手足徐动症，即由非基底节病变引起的，如高位颈髓脱髓鞘病变除了能够引起深感觉丧失外，可出现假性手足徐动症。丘脑病变也可表现为对侧偏身感觉性共济失调，伴有对侧偏身自发性疼痛及浅感觉障碍，其共济失调上肢重于下肢，可见到手足徐动样动作，尤其是在手部明显，即所谓丘脑性不安手，在闭眼时手不能保持一定的姿势而出现手指呈指划运动，这是由于手的位置觉障碍所致，为假性手足徐动。

此外应注意与扭转痉挛和舞蹈病相鉴别。

【治疗】

手足徐动症通常对药物治疗反映不佳，非特发性患者应寻找病因治疗。早期诊断、早期治疗、加强临床护理，对改善手足徐动症患者的生活质量有重要意义。可尝试左旋多巴治疗，若治疗无效，可按治疗肌张力障碍的方法尝试选用可缓解肌张力障碍的药物：苯二氮䓬类药物如地西泮或氯硝西泮，抗乙酰胆碱药如苯海索，抗精神病药氟哌啶醇、氯丙嗪。

发作性运动源性舞蹈手足徐动症与家族性发作性舞蹈手足徐动症患者，可选用镇静、抗癫痫药物。

由于肌张力增高，许多未治疗的脑瘫患者进展到固定性挛缩，故应早期使用解痉药，必要时联合肉毒毒素治疗、巴氯芬鞘内注射及选择性背神经根切除术及积极的物理治疗。有报道发现，双侧苍白球内侧核脑深部电刺激能改善成年患者与脑瘫相关的肌张力障碍-舞蹈手足徐动症。

针对有遗传背景的手足徐动症，预防显得更为重要。预防措施包括避免近亲结婚、推行遗传咨询、携带者基因检测及产前诊断和选择性人工流产等，防止患儿出生。

五、多巴反应性肌张力障碍

多巴反应性肌张力障碍（dopa-responsive dystonia，DRD），于1976年由Segawa等最先报道，是一种好发于儿童或青少年，以进行性肌张力障碍或步态异常为主要表现的较为少见的遗传性锥体外系疾病。DRD具有症状日间波动、小剂量多巴制剂疗效显著的特点。

【病因与病理】

多巴反应性肌张力障碍可以呈常染色体显性遗传或者常染色体隐性遗传，数个基因突变可以导致DRD，其主要的发病机制是基因突变引起体内多巴胺合成通路上的酶缺乏。多巴胺在体内的合成从酪氨酸开始，酪氨酸羟化酶（tyrosine hydroxylase，TH）以四氢生物蝶呤（tetrahydrobiopterin，BH4）为辅因子催化这一反应。在体内，鸟苷三磷酸（guanosine triphosphate，GTP）经3步生成BH4，对应的3个催化酶分别为GTP环化水解酶Ⅰ（GTP cyclohydrolase Ⅰ，GCH Ⅰ）、6-丙酮酰四氢蝶呤合成酶（6 pyruvoyl tetrahydrobiopterin synthase，PTPS）和墨蝶呤还原酶（sepiapterin reductase，SR）。四氢生物蝶呤是细胞中的一种重要辅酶，其含量变化直接影响酪氨酸羟化酶、色氨酸羟化酶（tryptophan hydroxylase，TPH）和苯丙氨酸羟化酶（phenylalanine hydroxylase，PAH）的活性。BH4和单胺类神经递质合成途径见图14-6-1。因四氢生物蝶呤同酪氨酸羟化酶具有更高的亲和性，所以其缺乏对酪氨酸及其下游递质的合成影响尤其明显，导致多巴胺合成障碍，纹状体神经元内多巴胺水平降低，出现类似于帕金森病及肌张力障碍的临床表现，并可能伴有儿茶酚胺类递质（如5-羟色胺、肾上腺素和去甲肾上腺素等）的紊乱，出现精神症状。

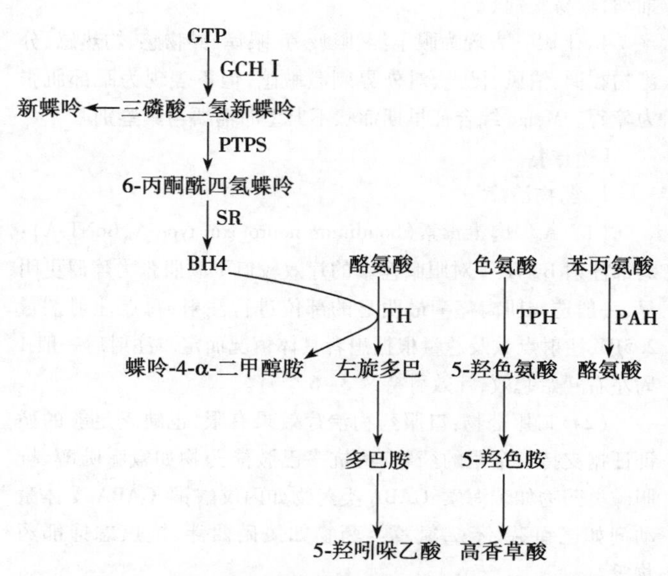

图14-6-1 四氢生物蝶呤（BH4）和单胺类神经递质合成途径

GTP，鸟苷三磷酸；GCH Ⅰ，GTP环化水解酶Ⅰ；PTPS，6-丙酮酰四氢蝶呤合成酶；SR，墨蝶呤还原酶；TH，酪氨酸羟化酶；TPH，色氨酸羟化酶；PAH，苯丙氨酸羟化酶。

DRD常见的4种突变类型如下：

1. *GCH Ⅰ*基因突变 经典的DRD由*GCH Ⅰ*基因突变引起。GCH Ⅰ是合成BH4所需要的第一个酶，同时也是关键酶。*GCH Ⅰ*基因突变导致多巴胺合成减少是DRD的主要病因，约半数患者存在该突变。*GCH Ⅰ*基因突变往往是常染色体显性遗传，基因定位于14q22.1-q22.2，外显率不全，存在散发病例，临床症状较轻。目前已发现*GCH Ⅰ*基因编码区的200多种突变，包括错义突变、无义突变、剪切点突变、缺失和插入突变，但仍有将近40%的常染色体显性遗传DRD患者未找到*GCH Ⅰ*基因编码区的突变，对于这些患者考虑可能是内含子区的缺失、大片段基因缺失、基因倒位或者调节基因突变引起。当体内GCH Ⅰ酶活性下降至正常活性的20%甚至更低时，脑内多巴胺合成量明显不足，临床上就会表现出肌张力障碍或帕金森样症状。患者体内GCH Ⅰ酶活性并未完全消失，而是保持在一个较低水平，但并不足以支持长时间的四氢生物蝶呤合成，四氢生物蝶呤半衰期相对较短，因此患者可出现症状昼夜波动性。研究还表明女性的 GCH Ⅰ活性比男性低，可解释女性患者多于男性的现象。

此外，有报道发现*GCH Ⅰ* 基因突变也可呈常染色体隐性遗传，其起病相对更早，症状更加严重。

2. *TH* 基因突变　TH 是合成多巴胺的限速酶，基因定位于 11p15.5，*TH* 基因突变导致常染色体隐性遗传的 DRD。TH 缺陷型 DRD 分 2 种类型：TH 严重缺陷型，亦称新生儿脑病，因酶活性低，发病早，病情重，危及生命；TH 轻中度缺陷型，多在婴儿期发病，以进行性运动功能减退——强直伴肌张力障碍综合征多见，症状呈昼夜波动性，一般无智力损害。与*GCH Ⅰ* 突变相比，*TH* 突变导致的 DRD 患者对左旋多巴的反应延迟，且不完全，而且可能产生左旋多巴诱导的异动。因此，治疗和诊断性治疗时的缓慢滴定是必要的。

3. *SR* 基因突变　墨蝶呤还原酶（SR）催化 6-丙酮酰四氢蝶呤还原为 BH4，*SR* 基因突变导致常染色体隐性遗传的 DRD，疾病表型更为严重，出生 6 个月内出现婴儿脑病伴发育障碍，*SR* 突变患儿仅部分对左旋多巴有效，且需持续补充 BH4 和 5-羟色氨酸。

4. *PTPS* 基因突变　*PTPS* 基因突变导致常染色体隐性遗传的 DRD。患者多于婴幼儿期起病，多表现为运动迟缓、肌张力障碍，可伴痫性发作、智能下降等。

病理检查证实 DRD 患者黑质-纹状体多巴胺能神经元数量和结构正常并无神经细胞退行性变性、缺失和胶质细胞增生，但脑内 TH 合成多巴胺的功能减低，导致多巴胺水平明显下降，患者尿液或脑脊液中蝶呤和单胺类神经递质水平异常，而 PET 检查发现纹状体 ^{18}F-dopa 摄取量正常，提示该病多巴脱羧酶及多巴胺受体是正常的。

【临床表现】

DRD 起病年龄从婴儿期至 12 岁不等，平均 6 岁，个别患者可延迟至 50~60 岁发病。DRD 的发病率为 0.5/100 万，占儿童肌张力障碍的 10%，以女性多见，女：男为（2~4）：1。

儿童起病者，多以单肢远端肌张力障碍为首发症状，累及足趾关节、踝关节时表现为步态异常，如足尖着地行走、马蹄内翻足等，侵犯上肢时可出现掌指关节、指间关节的过屈或过伸，并因关节挛缩而出现畸形，有时患儿仅表现学走路较迟，易摔倒。发病 10~15 年后，肌张力障碍逐渐进展，影响到其他肢体，甚至头颈部及身体中轴，出现头后伸的痉挛性斜颈、扭转痉挛。查体常发现肌张力增高，甚至齿轮样肌强直，腱反射活跃，偶有阳性病理征，语言及智能一般不受累。成人起病者罕见，多为肢体不自主震颤、强直-少动等帕金森样表现。许多患者，特别是家族史不明显者常被误诊为早发的帕金森病。75% 的患者症状有昼夜波动性或活动后加重现象。晨起症状轻微，下午或劳累后症状加重，稍事休息后症状减轻。这种波动现象随年龄增大会变得不明显。一般说来，起病越早，症状越重。发病后 20 年内病情进展明显，之后相对稳定。不同的基因突变类型患者之间临床表现具有差异性（表 14-6-2），在不同个体表现差异很大，在同一家系中不同患病成员之间也是如此。有报道在同一家系中儿童期发病者的主要表现为肌张力障碍，而年龄较大发病者却表现为帕金森病。

表 14-6-2　DRD 常见基因突变类型

突变基因	遗传方式	发病年龄	肌张力障碍范围	日间波动	左旋多巴反应性
GCH Ⅰ	AD，低外显率	平均 8.5 岁，2 个月~48 岁	全身性	是	疗效显著，小剂量长期有效，剂末现象和异动症少见
GCH Ⅰ	AR	<6 个月	全身性	是，但可能不显著	大剂量疗效显著
TH	AR	从出生后数周至 5 岁	节段性或全身性	是	延迟显效或疗效不完全，异动症常见
SR	AR	从出生至 6 岁	全身性	是	部分症状有效，可能异动
PTPS	AR	从出生至幼年	全身性	是	疗效显著，长期有效，异动症少见

注：AD，常染色体显性遗传；AR，常染色体隐性遗传。

【辅助检查】

1. 基因检测　针对*GCH Ⅰ*、*SR* 和 *TH* 的多基因面板测试（使用 DNA 微阵列）。由于已知的 DRD 致病基因突变位点数量太高，仅*GCH Ⅰ* 基因就有超过 200 种不同的突变形式，必要时应对患者进行全基因测序。

2. 苯丙氨酸负荷试验　口服苯丙氨酸 100mg/kg，服前及服后 1、2、3、4 小时分别测定血苯丙氨酸、酪氨酸浓度，计算苯丙氨酸与酪氨酸的比值。*GCH Ⅰ*（显性遗传）和 *SR* 突变患者服药前血浆苯丙氨酸水平正常，但口服苯丙氨酸后血苯丙氨酸浓度、苯丙氨酸/酪氨酸的比值明显下降，视为苯丙氨酸负荷试验阳性，提示苯丙氨酸代谢存在亚临床缺陷。*TH* 突变患者试验阴性。

3. 蝶呤和单胺类神经递质代谢产物　测定尿液和脑脊液中新蝶呤和生物蝶呤的检测有利于鉴别*GCH Ⅰ*、*SR* 和 *PTPS* 不同基因突变的患者。GCH Ⅰ缺乏时，新蝶呤和生物蝶呤的合成均受阻；PTPS 缺乏时，前质新蝶呤增加，而生物蝶呤合成障碍。此外，由于酪氨酸、色氨酸羟化酶活性降低，导致神经递质前质左旋多巴和 5-羟色氨酸生成受阻，从而影响了脑内神经递质多巴胺、5-羟色胺的生成,可用气相色谱法测定脑脊液中神经递质及其代谢产物(包括5-羟吲哚乙酸和高香草酸)是否降低,而*TH*突变患者脑脊液中5-羟吲哚乙酸含量多正常。不同基因突变类型的DRD患者体液中蝶呤和单胺类神经递质代谢产物的变化见表14-6-3。

4. 特异酶的测定　目前可采用红细胞或皮肤成纤维细胞作PTPS酶活性测定,PTPS缺乏者酶活性降低。肝活检或被刺激过的单核细胞作GCH Ⅰ酶活性测定。

表14-6-3　不同基因突变类型的DRD患者体液中蝶呤和单胺类神经递质代谢产物的变化

突变类型	新蝶呤	生物蝶呤	5-羟吲哚乙酸	高香草酸	血苯丙氨酸
GCH Ⅰ(AD)	↓	↓	↓	↓或N	N
GCH Ⅰ(AR)	↓	↓	↓	↓	N或↑
TH	N	N	N	↓	N
SR	N	↑	↓	↓	N
PTPS	↑	↓	↓	↓	↑

注:AD,常染色体显性遗传;AR,常染色体隐性遗传;↓下降;↑升高;N不变。

5. 神经电生理和影像学检查　脑电图、肌电图、诱发电位、颅脑CT及MRI检查多为阴性结果。PET检查示DRD患者的纹状体^{18}F-dopa或CFT摄取基本正常,据此可与少年型帕金森病相鉴别。

【诊断】

诊断主要依据临床表现及对小剂量多巴制剂的反应性,包括以下几点:①绝大多数患者在婴儿及儿童期(出生~12岁)起病,女性多见,可有家族遗传史;②表现为肢体的肌张力障碍,尤其常见于下肢,出现步态不稳,缓慢进展为四肢僵硬、活动困难,部分患者有肢体震颤、吞咽困难和言语不清,并可见日间症状波动的表现;③服用小剂量左旋多巴有显著疗效,且较少发生左旋多巴长期治疗的并发症;④排除脑瘫、少年型帕金森病等其他锥体外系疾病。

可疑患者给予口服小剂量多巴制剂[<6岁的患者,1~10mg/(kg·d)左旋多巴分次口服;>6岁的患者,多巴丝肼62.5mg,每日3次起始],多数在1~3日症状缓解;若1周后仍无效,可适当增加剂量,如果每日的左旋多巴剂量达到450~600mg。对于以肢体肌张力障碍起病的患者持续治疗6周,对于表现为全身性肌张力障碍、帕金森综合征或脑病的患者持续治疗2~3个月,若仍无效者,可基本排除DRD的诊断。

发病年龄、起病特点、受累部位、症状昼夜波动性、基因突变检测及小剂量多巴试验性治疗等均可作该病与脑性瘫痪、少年型帕金森病、扭转痉挛、肝豆状核变性、痉挛性截瘫等鉴别的重要依据。

【治疗】

DRD的首选治疗是左旋多巴制剂。目前推荐使用左旋多巴的起始剂量为1mg/(kg·d),逐渐加量直到症状完全缓解或达到出现最小不良反应的剂量。大多数的患者小剂量显效,50~200mg/d足以改善所有症状,罕有需要600mg/d以上者,而且随着治疗时间延长,患者对多巴持续有效。然而,约15%~20%的DRD患者在长期使用左旋多巴后会出现异动症。多巴受体激动剂和抗胆碱药物对DRD同样有效。对常染色体隐性遗传的*GCH Ⅰ*突变、*SR*突变患者来说,需要额外补充BH4和5-羟色氨酸。

六、僵人综合征

僵人综合征(stiff-person syndrome,SPS)是指青壮年发病的进行性、波动性肌肉僵直或强直综合征,主要累及躯体的轴性肌群,如脊旁肌、腹肌、髋关节和肩带的四肢近端肌群,可以有许多临床类型。

【病因与发病机制】

1. 自身免疫性　谷氨酸脱羧酶是合成抑制性神经递质γ-氨基丁酸(GABA)的限速酶,采用酶联免疫吸附测定法检测患者脑脊液发现其中有高滴度抗谷氨酸脱羧酶抗体(GADAb),在此环境GABA的生成及神经元功能受到抑制。副肿瘤亚型相关抗体两性蛋白抗体和叶啉抗体是神经元轴突末梢突触小体膜蛋白,与突触入胞作用和运输小泡有关,通过调节轴突膜上GABA相关受体表达,从而引起SPS临床表现。

2. 病毒感染和遗传　研究认为巨细胞病毒感染、HLA遗传易感性可能是SPS发生的原因。有研究报道70%僵人综合征患者存在*DRB1＊0301*和*DQB1＊0201*等位基因。

【病理】

患者小脑和脊髓病理组织GABA能神经元选择性丢失,炎性改变少。

【临床表现】

青壮年发病,发病年龄在13~60岁,平均年龄34岁,男性多见。起病隐匿缓慢,病程中常波动,大部分患者缓慢出现进行性躯干和近端肢体强直达数年。

常见表现为躯干过度前凸,脊旁肌和腹肌强直,类似肌张力障碍,但平卧休息不能减轻。一旦累及肢带,则行走时上肢不摆动,下肢呈僵直,拖行步态。僵直肌肉可有疼痛,消瘦者可看出肌肉外形。当受到声响、强光等刺激,情绪激动、焦虑、随意活动等各种刺激后症状可加重或引起疼痛和痉挛。入睡后僵硬消失。所以症状有轻有重是本病的临床特点。

受累肌群的部位：以躯干肌为主，约93%；80%累及双下肢肌群，仅50%累及双上肢肌群，76%累及咀嚼肌肌群，面表情肌群受累<50%，咽喉肌群受累出现说话不清楚、吞咽困难约40%，胸部肌群受累有呼吸困难者约30%。颈肌群和胸锁乳突肌也可受累，括约肌功能正常。

神经系统查体：感觉和反射大多正常，部分腱反射亢进（僵直发作间歇）。伴发其他疾病，如糖尿病，甲状腺病、恶性贫血、肿瘤、癫痫、小脑性共济失调等。

预后良好，据报道个别可死于心搏骤停、糖尿病酮症酸中毒。

【辅助检查】

肌电图检查发现肌静息时出现持续正常运动单位电位。若静脉注射地西泮10~20mg后数分钟内这种自发放电消失或明显减弱。僵人综合征患者脑脊液中蛋白可升高，出现寡克隆带。偶尔MRI中有脑白质异常信号。

60%SPS患者在血和脑脊液中存在抗GAD抗体，此抗体的滴度与疾病的严重度不成正比，不是僵人综合征的特异性抗体，与胰岛素细胞、胃肠道细胞和甲状腺抗原有交叉免疫反应。

【诊断】

诊断主要依据临床表现，青壮年患者急起或缓慢起病的躯干、下肢、面部等肌肉的肌僵硬、痛性肌痉挛，并且各种刺激使症状加重，入睡后肌僵硬和痉挛消失，以及肌电图有自发性持续性正常运动单位电位发放，用地西泮后可消失。排除其他神经系统疾病引起的肌肉僵硬：地西泮、巴氯芬等药物治疗有效。脑脊液生化常规正常，但蛋白略增，有寡克隆带则可诊断为本病。

需与帕金森综合征、先天性肌强直、破伤风、癔症等区别。

【治疗】

1. 对症治疗　肌肉松弛，氯硝西泮每日6~30mg可使症状缓解，其他苯二氮䓬类药地西泮、硝西泮等也可应用。巴氯芬口服或鞘内泵入也有作用；丙戊酸钠对控制症状也有一定帮助。

2. 其他治疗　少数患者应用激素、静脉人免疫球蛋白、血浆置换可改善症状。

七、不宁腿综合征

不宁腿综合征（restless legs syndrome，RLS），又称Willis-Ekbom综合征，是一种感觉运动障碍性疾病，表现为患者在夜间睡眠或安静状态时因难以名状的不适感觉而迫使双下肢或上肢不停活动。RLS分为原发性和继发性。

RLS已在第五章第七节睡眠障碍叙述。

第七节　其他不自主运动

一、特发性震颤

特发性震颤（essential tremor，ET）又称家族性或原发性震颤，是临床常见的运动障碍疾病。

【病因与病理】

ET是在多种遗传因素与环境因素共同作用下引起的一种复杂疾病。目前已知的与ET发病易感性和临床特点相关的基因主要有*DRD3*、*EMT1*、*EMT2*、*EMT3*等。*DRD3*基因功能变异与ET的发病易感性相关，*EMT2*基因编码运动神经元和浦肯野细胞连接蛋白，其变异导致ET的临床症状。与ET相关的环境因素包括含有的β-咔啉生物碱、重金属铅等。ET的发生可能与N-甲基-D-天冬氨酸（NMDA）受体调节异常有关，也与中枢神经系统内散在的网状结构或核团异常震荡有关，下橄榄核被认为是最可能的中枢起搏点。此外，基础研究还发现ET患者存在小脑神经元的损害，从而推测小脑及其神经联系通路的损害导致了ET的症状。

【临床表现】

ET的发病率随年龄增长而增高，家族性比散发性ET的发病较晚。震颤常是ET的唯一症状，频率在4~12Hz，表现为姿势性或动作性震颤，病情严重或老年患者可伴静止性震颤。多发生于手和前臂，也可累及头部、下肢、声带，偶尔累及舌、面部或躯干，也可同时累及多个部位。书写、倒水、进食等日常生活可加重震颤，饮酒有可能减轻震颤。随着病程的进展，震颤的频率会有所下降，但幅度会相应增加，严重影响日常生活功能。

【辅助检查】

1. 基因检测　*DRD3*、*EMT1*、*EMT2*、*EMT3*等基因的检测可帮助家族性震颤的诊断。

2. 神经电生理检查　肌电图检查可了解震颤的频率以帮助诊断，ET的震颤频率为4~12Hz。

【诊断与鉴别诊断】

1. 核心诊断标准　①双手及前臂明显且持续的姿势性和/或动作性震颤；②不伴有其他神经系统体征，齿轮现象和Froment征（拇示指夹纸试验，用示指与拇指捏夹一张纸，因拇内收肌瘫痪，无法捏紧，而拇长屈肌代偿出现拇指指间关节屈曲）除外；③可仅有头部震颤，但不伴有肌张力障碍。

2. 支持诊断标准　①病程超过3年；②有阳性家族史；③饮酒后震颤减轻。

3. 排除标准　①存在引起生理亢进性震颤的因素；②正在或近期使用过致震颤药物或处于撤药期；③起病前3个月内有神经系统外伤史；④有精神性（心理性）震颤的病史或临床证据；⑤突然起病或病情呈阶梯式进展恶化。

4. 鉴别诊断　主要与下列疾病相鉴别：生理性震颤、精神心理性震颤、帕金森病震颤、小脑性震颤、肌张力障碍性震颤、红核性震颤、原发性直立性震颤、肝豆状核变性性震颤、内科系统疾病（如甲状腺功能亢进、肝性脑病等）引起的震颤等。

【治疗】

ET的治疗原则为：轻度震颤无须治疗；轻至中度患者由于工作或社交需要，可选择事前半小时服药以间歇性减轻症状；影响日常生活和工作的中到重度震颤，需要药物治疗；药物难治性重症患者可考虑手术治疗；头部或声音震颤患者可选择A

型肉毒毒素注射治疗。手术治疗则适用于症状严重、药物难治性的患者。

1. 药物治疗 根据循证医学的A、B、C级推荐水平，结合我国的实际情况，将治疗ET的药物分为一线、二线和三线用药。其中一线药物有普萘洛尔、阿罗洛尔、扑米酮；二线药物有加巴喷丁、托吡酯、阿普唑仑、阿替洛尔、索他洛尔、氯硝西泮；三线用药有氯氮平、纳多洛尔、尼莫地平、A型肉毒毒素。普萘洛尔、阿罗洛尔和扑米酮是治疗ET的首选初始用药，当单药治疗无效时可联合应用；A型肉毒毒素多点肌内注射可能对头部或声音震颤患者有效。

（1）普萘洛尔（propranolol）：是非选择性肾上腺素β受体阻滞剂，为经典的一线治疗药物。从小剂量开始（10mg/次，每日2次），逐渐加量（5mg/次），至30~60mg/d即可有症状改善，一般不超过90mg/d。能有效减小50%的肢体震颤幅度（频率并不降低），但对轴性震颤（如头部、声音等）的疗效欠佳。大多数副作用是相应的肾上腺素β受体阻滞作用，常见的有脉率降低和血压下降，但60次/min以上的心率基本都能耐受，用药期间应密切观察心率和血压变化，如心率<60次/min可考虑减量，<55次/min则停药；其他少见副反应包括疲乏、恶心、腹泻、皮疹、阳痿和抑郁等。相对禁忌证包括不稳定性心功能不全、高度房室传导阻滞、哮喘、胰岛素依赖型糖尿病等。

（2）扑米酮（primidone）：是常用的抗癫痫药物。每晚25mg开始，逐渐加量25mg/次，有效剂量在50~500mg/d，一般250mg/d疗效佳且耐受性好。睡前服药可减少嗜睡副作用。对于手部震颤疗效显著，可减小50%的震颤幅度。在用药早期，急性副作用（包括眩晕、恶心、呕吐、步态不稳、嗜睡、急性毒性反应等）的发生率相对较高，大部分不良反应几天后会逐渐减弱或达到耐受。

（3）阿罗洛尔（arotinolol）：具有α及β受体阻断作用（其作用比大致为1∶8）。从10mg，每日1次开始，如疗效不充分，可加量至每日2次，10mg/次，最高剂量不超过30mg/d。可减少姿势性震颤和动作性震颤的幅度，疗效与普萘洛尔相似。与普萘洛尔相比，阿罗洛尔的β受体阻滞活性是其4~5倍，且不易通过血脑屏障，不会像普萘洛尔那样产生中枢神经系统副作用。因此，对于无法耐受普萘洛尔的患者可考虑给予该药治疗。不良反应包括心动过缓、眩晕、低血压等。用药期间应密切观察心率和血压变化，如心率<60次/min以下或有明显低血压应减量或停药。

（4）A型肉毒毒素：在治疗头部、声音震颤方面更具优势，且同样可用于肢体震颤的治疗。单剂量40~400IU可改善头部震颤；选择尺、桡侧腕伸屈肌多点注射50~100IU可减小上肢的震颤幅度，手指无力、肢体僵硬感是最常见的副作用；0.5~15IU的局部肌内注射可治疗声音震颤，但可能出现声音嘶哑和吞咽困难等副作用。A型肉毒毒素治疗难治性震颤属于对症治疗措施，通常1次注射疗效持续3~6个月，需重复注射以维持疗效。

2. 手术治疗 ET手术治疗方法主要包括立体定向丘脑毁损术和脑深部电刺激（DBS），两者都能较好地改善震颤。DBS具有低创伤性、可逆性、可调控性的特点，是药物难治性患者的首选手术治疗方法，副反应包括感觉异常、局部疼痛、构音障碍、平衡失调等，部分通过改变刺激参数可以使之得到纠正。

二、抽动秽语综合征

抽动秽语综合征（multiple tics-coprolalia syndrome）又称吉勒德拉图雷特综合征（Gilles de la Tourette syndrome）或图雷特综合征（Tourette syndrome，TS），是一种儿童期发生的慢性动作性和发声性抽动症，常伴有多种行为障碍，如强迫症和注意缺陷多动障碍。

【病因与病理】

1. 遗传因素 尽管有许多TS患者无明显家族史，且遗传机制不清，但一些遗传研究结果提示本病具有遗传因素。近几年发现了几个与TS相关的罕见基因突变：位于13q31.1染色体上的*SLITRK1*基因突变、位于15q21.1-15q21.3染色体区域内的*HDC*基因突变。尽管这些基因突变是重要发现，但在更多的TS患者中该突变并不常见，对大多数患者来说并不是主要病因。

2. 神经递质代谢障碍 神经系统兴奋物质多巴胺活动异常增加、多巴胺受体超敏、去甲肾上腺素功能失调等使皮质-纹状体-丘脑-皮质环路去抑制，从而引起TS症状，此外性激素的干扰可能通过影响纹状体腹侧-边缘系统的发育也参与了TS的发病。

3. 感染与免疫系统功能紊乱 TS主要与A组链球菌、伯氏疏螺旋体、肺炎支原体等感染密切相关，抗原可能引起5-羟色胺前体色氨酸的代谢异常而使神经系统递质间的平衡被打破。同时，在这些病原感染后使机体免疫反应异常活化而影响多巴胺、去甲肾上腺素等的功能，可能通过以上各种因素的共同作用最终出现抽动症状，甚至发生交叉免疫反应产生自身抗体使这些作用更加持久。

4. 社会及情感因素的影响 TS患儿与健康相关联的生活质量明显受到影响，特别是社会及自身的情感方面，而在不利的情绪波动下TS的病情可能进一步加重，其作用机制需进一步研究。

5. 其他 母亲在孕期有吸烟行为的患儿其抽动症状更为严重，也更易伴发行为障碍。TS发病还可能与血锌、铁、钙、镁、维生素缺乏有关，或是各元素代谢异常而使抽动发生。

【临床表现】

TS的发病率为（0.5~1）/10万，患病率为0.005‰~0.8‰，男女比例约（2~10）∶1，2~21岁均可发病，但多在学龄早期发病且在青春期有自愈倾向，极少迁延至成年甚至终身带有症状。主要表现为快速、重复、无节律的运动和/或无明显目的、突发性发声抽动，可按其表现分为运动性抽动（motor tic disorder）或发声性抽动（vocal tic disorder），也可按其复杂程度分为简单抽动或复杂抽动。临床表现可以是其中一种或是几种表现的联合。抽动难受意识控制（一般仅能控制数分钟），随时间波动，时轻时重。

1. 运动性抽动　简单运动性抽动指的是短暂的、局部肌群不随意的抽动,常见于头面部,大多从单侧眨眼、突然轻微甩头开始,往往被误诊为眼部疾患如结膜炎、倒睫等。进展后出现刻板、多变、难以自制的面部、颈部、肩胛部等处抽动,躯干的抽动十分轻微。复杂性抽动指的是涉及多组肌群连续性抽动或是带有目的的抽动,猥亵行为、模仿动作、自伤行为是3种典型的复杂性抽动。

2. 发声性抽动　不自主地清嗓子、吸鼻声、吭吭声、咳嗽是最常见的症状,不自主地叹气声、类动物叫声属于较罕见的症状。上述症状是由于胸腹部、横膈肌肉收缩,影响了正常的言语气流引起。儿童期发病的患者,这种发声抽动易被误诊为呼吸道疾病如咽炎、哮喘、呼吸道过敏等。如果在说话过程中发生发声性抽动,某些字词会突然变响或变音,吐音不清,可引起言语障碍。秽语、模仿语言(重复别人说话的最后词语)、重复语言(重复自己说话的最后词语)是较复杂的发声抽动。其中秽语症状只出现在19%~32%的TS患儿中,患儿有良好的自知力,但抑制不住地说粗话、脏话,是TS临床最典型的表现。

3. 行为障碍　最常见的是强迫症(obsessive-compulsive disorder,OCD)和注意力缺陷多动障碍(attention deficit hyperactivity disorder,ADHD)。OCD包括强迫的观念和强迫的行为,表现为不自主地反复出现或持续存在的不切实际的想法、冲动行为、重复行为,如不停洗手、计数、默诵等,或脑中不断出现一些曾经见过的影像,甚至有自伤行为。ADHD使得患儿注意力不集中、学习差、多动、心烦意乱、坐立不安。

【辅助检查】

实验室检查无特异性,电生理检查在少数病例可有非特异性脑电图异常;神经影像检查在某些患者的颅脑MRI可显示双侧尾状核、豆状核较正常对照组小,且双侧基底节不对称。

【诊断与鉴别诊断】

1. 诊断要点　①发病年龄;②临床表现的特征性,且有明显的共病性;③一般无神经系统阳性体征;④电生理以及神经影像学检查排除脑部其他器质性疾病。

2. 诊断标准　主要参考美国精神疾病诊断和统计手册第4版(DSM-Ⅳ)以及Tourette综合征分类研究小组的诊断标准。综合如下:①多数18岁前起病(2~21岁);②重复不自主快速无目的的动作,涉及多组肌肉,抽动在1天内发作多次(或间歇性发作),可受意志控制达数分钟至数小时;③病程中同时或先后存在多发性运动以及频率≥1次的声音抽动;④临床表现不能用其他直接的生理效应(如服用兴奋药)或其他疾病(Huntington舞蹈病或病毒感染后脑炎等)解释;⑤数周至数月内症状可有波动,间歇期连续<3个月,总病程超过1年。

3. 鉴别诊断　TS主要与Huntington病、肝豆状核变性、小舞蹈症、棘红细胞增多症、精神发育迟滞、头部外伤等鉴别。

【治疗】

1. 治疗原则　TS无特效治疗方法,只能做综合的对症治疗,包括健康教育、药物治疗、心理行为治疗、手术治疗等,其中健康教育是首选,药物治疗是主要的治疗手段。

2. 药物治疗　当症状明显影响患儿的学习和日常生活,通过健康教育及心理治疗无法控制时,才考虑使用药物治疗。

(1) 控制抽动

1) 抗精神病药:

A. 氟哌啶醇:是控制抽动症最经典的药物,从0.25~0.5mg/d开始,逐渐加量至1~4mg/d,分2~3次服用,不良反应较多,主要副作用是镇静和锥体外系反应,不作为首选用药。

B. 匹莫齐特:从0.5~1.0mg,1次/d开始,逐渐加量至2~8mg,1次/d,较少引起镇静和锥体外系反应,可引起心电图改变,尤其是导致QT间期延长。建议使用前查心电图,用药后定期复查。

C. 氟奋乃静:是运动障碍协会推荐的二线药物之一,从0.5~1.0mg/d开始,逐渐加量至1.5~10mg/d,分3~4次服用,副作用较轻微,包括锥体外系反应、白细胞减少、过敏性皮疹等。

D. 利培酮:是非典型抗精神病药,0.25~0.5mg,1次/d,逐渐加量至1.0~3.0mg,1次/d或2次/d,常见副反应有嗜睡、激动、焦虑、失眠、头痛等,较少引起锥体外系反应和体重增加,偶可引起社交恐怖症。

2) 中枢性α2肾上腺素能受体激动剂:是治疗轻至中度抽动的一线用药,推荐首选用药。

A. 可乐定:0.025~0.05mg口服,1次/d,逐渐加量至0.1~0.3mg/d,分2~3次口服,主要副作用包括镇静、口干、头痛、紧张及失眠等。由于可乐定有降血压作用,并可引起心律失常,建议用药时监测血压及心电图。对口服制剂耐受差者,可使用可乐定透皮贴剂治疗。

B. 胍法辛:作用与可乐定相似,半衰期较长,0.5~1.0mg口服,1次/d,可加量至0.5~1.0mg,3次/d,主要副作用类似于可乐定。

3) 肉毒毒素:肉毒毒素注射后通过与突触前神经表面受体结合,抑制乙酰胆碱的释放,从而减少注射部位的肌肉收缩。推荐用于局灶性运动性抽动(频繁眨眼、肌张力障碍性抽动、颈部抽动)或发声性抽动。一个部位或多个部位共30~300U肌内注射。主要副作用是注射部位酸痛、无力、失声等。

(2) 注意缺陷多动障碍的治疗:哌甲酯(又称利他林),是治疗ADHD的一线用药,但有引起或恶化抽动症状的不良反应,不推荐单独使用。选择性去甲肾上腺素再摄取抑制剂托莫西汀能有效控制ADHD,且不影响抽动症状。可乐定和胍法辛除可有效地控制抽动症状,对伴发的注意力缺陷多动症状也有效。

(3) 强迫症的治疗

1) 选择性5-羟色胺再摄取抑制剂(SSRI)类药物:是治疗强迫症的首选药物,各种SSRI疗效相当,推荐从小剂量起,缓慢增量。应注意的是儿童使用SSRI类药物可能出现行为过激,以及自杀观念、自杀行为。

2) 氯丙咪嗪:不推荐作为首选,仅当分别服用两种SSRI类药物无效时才考虑使用。氯丙咪嗪起始剂量25mg,每日1

次，每周逐渐加量直到疗效满意，通常维持剂量为75mg，每日1次。

3. 手术治疗　药物治疗效果欠佳的严重患者可尝试手术治疗，目前主要的手术方法为脑深部电刺激，但目前应用例数较少，最佳靶点未能确定。

【预后】

本病虽为慢性疾病，但预后良好，约3%的TS患者可自行缓解，大多数患者药物可控制发作。

三、迟发性运动障碍

迟发性运动障碍（tardive dyskinesia，TD），是一组长期应用多巴胺受体阻滞剂所引起的迟发性、持续性运动障碍疾病，除抗精神病药物外，其他药物包括止吐剂（如甲氧氯普胺）、钙离子拮抗剂（如氟桂利嗪）均可以阻断多巴胺受体，引起TD。

【病因与病理】

TD的发生与长期大剂量服用多巴胺受体阻滞剂有关，具体发病机制不详。长期使用多巴胺受体阻滞剂导致突触后膜多巴胺受体（尤其是D_2受体）敏感性增高和功能上调，可能是TD最主要的病理生理机制。另一发病机制可能为由氧化应激引起的纹状体神经元变性。除此之外，突触可塑性及遗传易感性均与TD的发病有关。尸体解剖显示了黑质及尾状核细胞退行性变和萎缩。

【临床表现】

TD多发生于老年患者，尤其女性，伴脑器质性病变者居多。大多在服用抗精神病药物1~2年以上（最短3~6个月、最长13年）出现。临床表现为节律性刻板重复的不自主运动，典临床表现为口-舌-颊不自主运动，包括不自主吐舌、咂嘴、吸吮和咀嚼动作等，累及肢体可表现为弹钢琴样或舞蹈样动作、不自主抓握、屈曲、伸展等。偶表现为胃肠道型，如胃部不适、恶心及呕吐。症状在紧张时加重，睡眠时消失。随着对TD认识的增多，该病的临床症状谱不断扩大，提出了迟发性综合征（tardive syndrome，TS）用来涵括更广谱的症状，包括经典的TD、迟发性刻板症状、迟发性肌张力障碍、迟发性震颤、迟发性静坐不能、迟发性肌阵挛以及迟发性抽动障碍等，这些亚型可同时出现于同一患者身上。

【诊断与鉴别诊断】

诊断依据患者服用抗精神病药物或长期服用抗抑郁药、抗帕金森病药物、抗癫痫药物或抗组胺药病史，服药过程中或停药后3个月内发生运动障碍，表现为节律性刻板重复持久的不自主运动。需要与以下疾病鉴别：药源性帕金森综合征、亨廷顿病、Meige综合征、扭转痉挛等

【治疗】

TD尚缺乏有效的治疗，重点在于预防。服用抗精神病药物应有明确的适应证，并在医师指导下严格合理用药。小量或短程用药、药物“假日”对预防TD有一定意义。一旦发生TD，患者病情允许的情况下可停用抗精神病药物，且应缓慢减停，否则会使患者异常运动症状加重。如患者需要继续应用抗精神病药物，则可考虑选用非典型抗精神病药物。

1. 药物治疗

（1）丁苯那嗪（tetrabenazine）：是一种单胺耗竭剂，抑制多巴胺能神经末梢的囊泡单胺转运蛋白2（VMAT2），降低突触间隙单胺浓度，从而改善异常运动症状。丁苯那嗪半衰期短，需要每日3次给药。由于经CYP2D6代谢，药物疗效及副作用有明显的个体差异性。

（2）戊苯那嗪（valbenazine）：是一种前体药物，可代谢转化为对VMAT2亲和力最高的二氢丁苯那嗪异构体，且其代谢缓慢，可每日1次给药，可有效改善TD症状，且耐受性良。该药已被美国FDA批准为第一个用于治疗成人TD的药物，推荐治疗剂量为80mg/d，副作用为可能引起心脏QT间期延长。

（3）氯硝西泮（clonazepam）：属于苯二氮䓬类药物，是GABA间接兴奋剂。可短期（约3个月）应用改善TD相关症状。

（4）金刚烷胺（amantadine）：是一种NMDA受体阻滞剂，可以多种机制作用于锥体外系，在小样本随机双盲安慰剂交叉对照研究中，金刚烷胺治疗组能使TD运动评分得到改善，但仍需要在大样本试验中进一步证实。

2. 其他治疗　除上述药物外，肉毒毒素也用于治疗TD。临床观察发现肉毒毒素治疗眼睑痉挛、口-下颌肌张力障碍和痉挛性斜颈等局灶型迟发性肌张力障碍时，可使患者受益。当TD症状严重、受累广泛、其他治疗效果不理想时，脑深部电刺激（DBS）也是一种治疗选择。

参考文献

[1] ALBANESE A，ASMUS F，BHATIA K P，et al. EFNS guidelines on diagnosis and treatment of primary dystonias[J]. Eur J Neurol，2011，18(1)：5-18.

[2] 中华医学会神经病学分会帕金森病及运动障碍学组. 肌张力障碍诊断与治疗指南[J]. 中华神经科杂志，2008，41(8)：570-573.

[3] LEDOUX M S，VEMULA S R，XIAO J，et al. Clinical and genetic features of cervical dystonia in a large multicenter cohort[J]. Neurol Genet，2016，2(3)：e69.

[4] ALBANESE A，ABBRUZZESE G，DRESSLER D，et al. Practical guidance for CD management involving treatment of botulinum toxin：A consensus statement[J]. J Neurol，2015，262(10)：2201-2213.

[5] 万新华，胡兴越，靳令经. 肉毒毒素注射手册[M]. 北京：人民卫生出版社，2013.

[6] 中华医学会神经病学分会帕金森病及运动障碍学组. 不宁腿综合征的诊断标准和治疗指南[J]. 中华神经科杂志，2009，42(10)：709-711.

[7] GARCIA-BORREGUERO D，FERINI-STRAMBI L，KOHNEN R，et al. European Guidelines on Management of Restless Legs Syndrome：Report of a joint task force by the European Federation of Neurological Societies，the European Neurological Society and the European Sleep Research Society[J]. Eur J Neurol，2012，19(11)：1385-1396.

[8] WINKELMANN J，ALLEN R P，HOGL B，et al. Treatment of restless

legs syndrome: Evidence-based review and implications for clinical practice[J]. Mov Disord, 2018, 33(7): 1077-1091.

[9] AURORA R N, KRISTO D A, BISTA S R, et al. The treatment of restless legs syndrome and periodic limb movement disorder in adults-an update for 2012: Practice parameters with an evidence-based systematic review and meta-analyses: An American Academy of Sleep Medicine Clinical Practice Guideline[J]. Sleep, 2012, 35(8): 1039-1062.

[10] TRENKWALDER C, CHAUDHURI K R, MARTINEZ-MARTIN P, et al. Prolonged release oxycodone-naloxone for treatment of severe restless legs syndrome after failure of previous treatment: A double-blind, randomised, placebo-controlled trial with an open-label extension[J]. Lancet Neurol, 2013, 12(12): 1141-1150.

[11] DAVIS B J, RAJPUT A, RAJPUT M L, et al. A randomized, double-blind placebo-controlled trial of iron in restless legs syndrome[J]. Eur Neurol, 2000, 43(2): 70-75.

[12] GIANNAKI C D, HADJIGEORGIOU G M, KARATZAFERI C, et al. A single-blind randomized controlled trial to evaluate the effect of 6 months of progressive aerobic exercise training in patients with uraemic restless legs syndrome[J]. Nephrol Dial Transplant, 2013, 28(11): 2834-2840.

[13] PANDEY S, SHARMA S. Meige's syndrome: History, epidemiology, clinical features, pathogenesis and treatment[J]. J Neurol Sci, 2017, 372(15): 162-170.

[14] 中华医学会神经病学分会帕金森病及运动障碍学组. 2011 年中华医学会亨廷顿病的诊断与治疗指南[J]. 中华神经科杂志, 2011, 44(9): 638-641.

[15] ROSS C A, REILMANN R, CARDOSO F, et al. Movement Disorder Society Task Force Viewpoint: Huntington's disease diagnostic categories[J]. Mov Disord Clin Pract, 2019, 6(7): 541-546.

[16] 中华医学会眼科学分会神经眼科学组. 我国 Meige 综合征诊断和治疗专家共识(2018 年)[J]. 中华眼科杂志, 2018, 54(2): 93-96.

[17] REESE R, GRUBER D, SCHOENECKER T, et al. Long-term clinical outcome inmeige syndrome treated with internal pallidum deep brain stimulation[J]. Mov Disord, 2011, 26(4): 691-698.

[18] 中华医学会神经病学分会帕金森病及运动障碍学组. 原发性震颤的诊断和治疗指南[J]. 中华神经科杂志, 2009, 42(8): 571-572.

[19] HAUBENBERGER D, HALLETT M. Essential tremor[J]. N Engl J Med, 2018, 379(6): 596-597.

[20] BHIDAYASIRI R, FAHN S, WEINER W J, et al. Evidence-based guideline: Treatment of tardive syndromes: Report of the Guideline Development Subcommittee of the American Academy of Neurology[J]. Neurology, 2013. 81(5): 463-469.

[21] BHATIA K P, BAIN P, BAJAJ N, et al. Consensus Statement on the classification of tremors. from the task force on tremor of the International Parkinson and Movement Disorder Society[J]. Mov Disord, 2018, 33(1): 75-87.

[22] 苏琴琴, 张媛媛. 僵人综合征相关研究进展[J]. 中西医结合心脑血管病杂志, 2018, 16(20): 2977-2979.

[23] EL-ABASSI R, SOLIMAN M Y, VILLEMARETTE-PITTMAN N, et al. SPS: Understanding the complexity[J]. J Neurol Sci, 2019, 404: 137-149.

第十五章　癫　痫

（王学峰）

15

15

癫痫(epilepsy)是一种以癫痫发作为突出表现的慢性脑部疾病。而癫痫发作则是一组由已知或未知病因所引起,脑部神经元高度同步化异常放电所导致,以反复、发作性、短暂性、通常为刻板性的中枢神经系统功能失常为特征的一种临床综合征。由于异常放电神经元的位置不同,放电扩布的范围不等,患者的发作可表现为感觉、运动、意识、精神、行为、自主神经功能障碍或兼有之。由特殊病因、特定发病机制,特殊临床表现及预后转归的特定癫痫现象称为癫痫综合征。

癫痫的发作性是指癫痫的发作都有一个明显的起止,在发作期才有中枢神经系统的功能异常,发作间期正常是癫痫发作的一个重要特征。癫痫发作的短暂性指癫痫发作都是短暂的,可持续数秒钟、数分钟,一般不超过5分钟,癫痫发作的刻板性指尽管癫痫发作的临床表现非常复杂,但对每个癫痫患者而言每次发作的临床表现几乎相同。反复发作是癫痫患者的一个重要特征,仅发作一次的癫痫,临床上极为少见。发作性、短暂性、刻板性、重复性构成了癫痫发作的共性,是每一个癫痫发作患者的共有临床征象。

第一节 癫痫的流行病学

国际上没有大规模癫痫流行病学调查的结果。目前的流行病学资料多数来自不同国家部分地区的调查。世界卫生组织2019年的报告显示,全球范围内目前约有5 000万癫痫患者。但不同国家调查的资料并不相同。我国学者通过随机抽样,对5个省/自治区(黑龙江、宁夏、山西、河南、江苏)55 616名农村居民进行的癫痫流行病学调查发现患病率为7‰(年龄调整后为6.8‰)。癫痫发病率为28.8/10万。在癫痫患者中,40.6%的患者未接受治疗,35.4%治疗不正规,显示我国农村癫痫的患病率比以往报道的要高。我国香港地区的流行病学调查显示,香港地区活动性癫痫发病率3.94‰,患病率为8.49‰,癫痫的患病率比以往认为的要高些。此外,还有学者对湖南省岳阳市城乡居民进行了逐户癫痫流行病学调查,该调查采用世界卫生组织标准筛查问卷改编而成的专业问卷,对32 059人完成了调查。结果显示,有143人被诊断患有癫痫,癫痫的终生患病率为4.5‰,1年活动性癫痫的患病率为2.8‰。男性患病率高于女性,农村地区的患病率高于城市地区,且有93.4%的活动性癫痫患者在调查前没有接受标准和常规的抗癫痫药物治疗。

研究显示,不同年龄间癫痫的发病率和患病率不同。阿根廷学者在对布宜诺斯艾利斯小学儿童进行的癫痫流行率调查中发现癫痫儿童的终生患病率为3.2‰,活动性癫痫的患病率为2.6‰,其中主要表现为全面性发作(57.1%),该调查结果与发达国家报告的情况相似。在法国西南部老年人群中进行的癫痫流行病学调查发现,老年人群中癫痫患病率为127.2/10万,其中60~69岁的患者为101.3/10万,70~79岁的人为150.4/10万,而80岁或以上为139.9/10万人。发作年龄在60岁或以上的癫痫占癫痫总数的28.0%,占急性症状性癫痫的52.6%。脑血管疾病和肿瘤是最常见的病因,分别为53.9%和32.9%。

此外,学者还发现癫痫的患病率有逐渐增加的趋势。Song P等人对我国1990—2015年癫痫的患病情况进行了系统分析,结果显示,在1990年,癫痫的患病率在0~4岁年龄组为1.31‰(95% *CI*:0.85‰~2.00‰),30~34岁年龄组的2.42‰(95% *CI*:1.60‰~3.65‰)。到2015年,癫痫患病率在0~4岁组提高到4.57‰,30~34岁组提高到8.43‰。该研究认为1990—2015年,癫痫患病率增加了一倍多,患者的数量增加了两倍多。

第二节 癫痫的病因与发病机制

癫痫都是有病因的,但限于对癫痫认识的局限性,有些病因已知,有些则在探索中。前者称为症状性或继发性癫痫,后者名为特发性癫痫。2017年国际抗癫痫联盟提出将癫痫的病因按治疗的需要分成六大类:基因异常、免疫功能障碍、结构性损伤、代谢障碍、中枢感染和不明原因。

一、癫痫的病因

(一) 结构性损伤

1. 皮质发育障碍 脑发育时期的任何异常都可能引起癫痫发作。我国学者对难治性癫痫手术后的病理标本进行了检测,发现其中最常见的原因是神经元移行障碍和局灶性皮质发育不良。前者是神经元迁移过程中由于多种原因受阻,使神经元不能到达正常部位,因而不能形成正常功能所必需的突触联系,反而在局部形成异常神经网络引起癫痫的发生。受阻神经元的形态是正常的,而皮质发育不良往往有细胞结构和形态的异常。无脑回、巨脑回、脑裂、多脑回等发育障碍都常引起癫痫发作。Chaturvedi J等对52例接受手术治疗的皮质发育不良患者进行分析,发现其中位于颞叶的有24例,额叶15例,边缘叶5例,枕叶1例和多灶性7例。47%患者系右半球皮质发育不良,53%病例的皮质发育不良在左半球,是耐药性癫痫最为常见的原因。但手术治疗疗效较好。Martinez-Lizana E等人对113例皮质发育不良患者进行了手术后的随访,发现术后停止发作两年者为56%,五年者52%。9岁或以下患者有42%的癫痫发作停止,而9岁以上的患者有56%的癫痫停止。

2. 肿瘤 在中年后起病的癫痫患者中,肿瘤是最常见的病因之一。引起癫痫发作的肿瘤有三种形式:原发于颅内的肿瘤、转移性肿瘤和副肿瘤综合征。文献报道,在癫痫患者中有4%以肿瘤为病因。脑瘤患者中癫痫的总发病率为35%,其中在少突神经胶质细胞瘤患者中癫痫的发生率为92%,在星形胶质细胞瘤和脑膜瘤患者中癫痫的发生率为70%,在成胶质细胞瘤患者中癫痫的发生率为35%。在慢性难治性癫痫行手术治疗的患者中,17%是肿瘤所致。

原发性中枢神经系统淋巴瘤(primary central nervous system lymphoma)是一种进展迅速的神经系统恶性肿瘤,属于结外非霍奇金淋巴瘤。占颅内肿瘤的0.3%~6.0%。认知和行为改变是最常见的首发症状。近年认识到部分患者有癫痫发作,且可以癫痫发作为首发症状。Lee KC等人报告2例中枢神经系统淋巴瘤患者出现了癫痫持续状态。

副肿瘤综合征的原发性肿瘤多数位于肺部，其次是腹腔，需要仔细寻找能引起长期癫痫发作的慢性脑部肿瘤，这些脑部肿瘤多数对头颅CT检查不敏感，其阳性率不到40%，所以，对临床上疑诊肿瘤引起癫痫发作的患者除非急诊，一般主张选用颅脑MRI检查而不是CT。

3. 脑外伤 头伤、产伤及头部手术都是引起癫痫发作的重要原因。脑外伤后癫痫的发生率一般为2%~5%。头伤后如有颅骨骨折、颅内血肿、脑挫伤、头伤后遗忘大于24小时者，癫痫的发生率可达90%，成为继发性癫痫最常见的原因之一。且这种类型的癫痫是耐药性癫痫发作，一旦发生，多数患者的发作往往持续十年以上。婴幼儿的癫痫发作常与产伤有关，旧法接生是常见的诱因。

4. 脑血管疾病 脑血管疾病患者在起病2周后出现的癫痫发作称为脑血管疾病引起的癫痫。脑血管疾病是癫痫发作的常见病因。Liu S等人对老年人新发癫痫的潜在病因进行了研究，发现脑血管疾病、原发性神经元退行性疾病、脑内肿瘤和外伤是其最常见的病因。Zelano J等人的研究发现在癫痫患者中有大约10%是由脑血管病变所致，而在老年性癫痫中，32%是由卒中引起。国内调查资料显示脑血管疾病后存活5年以上的患者中1/3患者有癫痫发作。随着脑血管疾病患者存活期延长，卒中后癫痫的患病率也逐渐增加。主要发生在中青年的脑血管畸形也可通过血液异常分流引起的缺血缺氧、离子沉积、出血、胶质增生和含铁血色素的沉积等因素诱发癫痫。Ferlazzo E等分析了脑血管疾病后癫痫发生的相关因素，结果发现皮质损伤、脑出血、早期出现癫痫发作是脑血管疾病后癫痫发作的主要危险因素。癫痫的产生在早期可能与局部离子转移和缺血损伤区域高水平兴奋毒性神经递质释放有关，后期则与持续性的结构损伤相关。抗癫痫药物对卒中后癫痫发作的疗效尚未在对照试验中得到严格评估，尽管大多数癫痫发作可通过单一药物控制。考虑到卒中后癫痫复发的发生率相对较低，且卒中后癫痫缺乏绝对预测因子，癫痫的治疗时机难以确定。

5. 中枢神经系统的感染 大部分病毒性脑炎患者会出现癫痫发作。Schmutzhard等的研究发现，有4%~20%病毒性脑炎存活者发展为癫痫。有效的抗病毒治疗可以显著减少病毒性脑炎中癫痫的发生率，尤其是疱疹病毒感染所致脑炎。病毒性脑炎所致癫痫发作类型多样，包括全面性发作、部分性发作、部分继发全身性发作及癫痫持续状态，甚至出现难治性癫痫，其中以全面性发作最为常见。

结核性脑膜炎是涉及脑实质的常见神经系统疾病，也可导致慢性癫痫。Anjum N等对40名结核性脑膜炎患儿进行研究，发现其中29例(76.3%)有癫痫发作。AlSemari A研究了93例中枢神经系统结核瘤的患者，发现其中有22例(23.6%)有癫痫发作，表明结核是癫痫的一个常见病因。Park S比较了20例结核性脑膜炎和55例单纯疱疹性脑炎相关性癫痫患者的临床发作特点和人口学资料。结果发现两组患者的性别、感染年龄、癫痫发病年龄、感染时癫痫发作情况、潜伏期、癫痫发作特点相似。其中海马硬化在结核性脑膜炎组和单纯疱疹性脑炎组分别为30%和52.7%。单纯疱疹性脑炎组有明显的脑软化灶，而结核组脑软化灶多为阴性，然而，脑软化者也可能有良好的预后。化脓性脑膜炎通常是由多种化脓性感染所引起，是一种以儿童为主的中枢神经系统传染病。He Z研究430例婴幼儿化脓性脑膜炎的临床资料，发现其中52.6%有癫痫发作，最终有12.0%形成慢性癫痫。研究者认为由于其多数患者表现没有特异性，抽搐就成为诊断要考虑的主要临床表现之一，寄生虫也是癫痫最常见的病因之一，其中长江上游主要为脑型肺吸虫引起的癫痫，长江中下游以血吸虫为主，北方以猪囊虫寄生引起癫痫多见。寄生在中枢神经系统的囊虫以皮质运动区为多，存活囊虫很少导致痫性发作，但在囊虫变性坏死或钙化后则可出现癫痫。

（二）基因病变

国际抗癫痫联盟提出的基因病变引起的癫痫发作不等于遗传因素引起的癫痫发作。遗传因素所致的癫痫最为突出的特征是家族史，而很多基因相关性疾病并没有家族史。基因性癫痫也不仅指先天性癫痫，有些基因相关性癫痫发作来自出生后的基因突变。

从理论上讲，癫痫的发生发展都有基因的功能改变。但许多基因突变可直接引起癫痫的发生。如常染色体显性遗传夜间发作性额叶癫痫(autosomal dominant nocturnal frontal lobe epilepsy，ADNFLE)的突变基因是20q上的*CHRNA4*基因；良性家族性新生儿惊厥(benign familial neonatal convulsion)的突变基因是20q13.3的*KCNQ2*和*KCNQ3*，在8q24上有其异质基因表达；良性家族性婴儿惊厥是常染色体显性遗传疾病，其突变基因位于19q；青少年肌阵挛性癫痫的遗传基因可能在15q；Unverricht-Lundborg进行性肌阵挛性癫痫是常染色体隐性遗传，其突变基因位于21q；全面性癫痫伴热性发作重叠综合征(generalized epilepsy with febrile seizures plus)系编码电压门控钠离子通道β亚单位基因突变所致。而有些癫痫基因的突变，不仅引起癫痫发作，而且还可引起脑的其他功能紊乱，成为伴有癫痫发作的癫痫综合征。如婴儿蜡样质脂褐质沉积症、Ⅱ型唾液酸苷酶累积病、溶酶体贮积病、黑矇性痴呆等都能引起癫痫发作。近年来报道与癫痫相关的基因已经有数千种，*SCA4Z*、*CACNA1G*、*CACNA1H*、*MAST4*、*SYNGAP1*、*NOV*、*DCAF13*、*SLC2A1*都是近年来报道会引起癫痫发作的基因突变。目前的研究还发现大多数与癫痫发作相关的基因异常都与离子通道有关，包括电压门控钠通道、钾通道、钙通道和氯离子通道，以及配体门控γ-氨基丁酸受体通道。

（三）代谢性疾病

代谢性疾病是癫痫最为常见的病因之一。能引起癫痫发作的代谢性疾病常与遗传有关，因此，临床上常将其统称为遗传代谢性疾病。

过氧化物酶病是临床上常见的代谢性疾病。其中80%以上有癫痫发作。癫痫常在新生儿期就出现，临床表现有多种癫痫发作类型，如部分运动性发作，全身强直阵挛性发作和肌阵挛性发作。其部分运动性发作易被传统抗癫痫药物所控制，其他发作类型常常耐药，但可能对生酮饮食敏感。

维生素B_6与癫痫发作密切相关。维生素B_6缺乏性脑病患者常有癫痫发作，也可出现癫痫持续状态。出生或新生儿期就可能出现癫痫发作或耐药性癫痫持续状态。对生理剂量的维生素 B_6 敏感，静脉或口服维生素 B_6 都能很快地终止癫痫发作。如果婴儿出生后就有癫痫发作且对维生素 B_6 敏感，排除缺血缺氧性脑病等因素后就需要考虑本病的发生。

婴儿早期伴有癫痫发作的代谢性疾病主要有溶酶体病、葡萄糖转运蛋白缺乏症、阿尔珀斯病（Alpers disease）等。在婴儿晚期或儿童早期引起癫痫发作的代谢性疾病除维生素 B_6 缺乏外，还有溶酶体病、生物素酶缺乏症、阿佩尔综合征（Apert syndrome）等。在儿童晚期和青少年早期引起癫痫发作的代谢性疾病主要有拉福拉病（Lafora disease）、青少年戈谢病（Gaucher disease）、线粒体脑肌病、急性间断性卟啉症、3型黏多糖贮积症（Mucopolysaccharidosis）。

糖尿病也可引起癫痫发作，其中相当部分患者以癫痫发作为早期唯一或突出的表现，因而对原因不明的癫痫，尤其是连续部分性癫痫状态，常规检查血糖是必要的。

（四）免疫性疾病

系统性红斑狼疮（SLE）可引起癫痫发作。Jung SM 等报道过48例SLE患者，其中癫痫发生率12%，合并可逆性脑后部白质综合征患者中癫痫发生率14%。González-Duarte A 等人对1 200例系统性红斑狼疮脑病患者的研究显示，其中142例（11.8%）患者出现癫痫发作。儿童癫痫发作发生率更高。Yu HH 等人研究了185例儿童SLE患者，发现64例（7.5%）有神经精神方面临床表现，其中癫痫发作是最常见表现，发生率84%（54例）。

在桥本脑病患者中有47%～80%患者出现癫痫发作，有10%～20%患者出现癫痫持续状态。Chong JY 等观察了85名桥本脑病患者，发现56例（66%）患者出现癫痫发作。Laurent C 等对251名桥本脑病患者进行研究，发现117例（47%）有癫痫，82%患者脑电图异常，14%患者脑电图出现癫痫样活动。

边缘叶脑炎患者多数具有不同类型的癫痫发作。Sarkis 等报道了16例自身免疫性边缘性脑炎，其中88%患者出现癫痫发作。Rudzinski LA 等观察了28名抗HU脑炎患者，发现其癫痫发病率为29%。Irani SR 等对26名LGI1抗体相关边缘叶脑炎患者进行研究，发现癫痫发作率为70%；Pandit AK 等观察了15名自身免疫性边缘性脑炎患者，癫痫发生率为100%，提示在自身免疫介导的边缘叶脑炎中的癫痫发病率为29%～100%。

抗中性粒细胞胞浆抗体相关血管炎（anti-neutrophil cytoplasmic antibodies-associatedsystemic vasculitis，AASV）是一类少见的自身免疫疾病，易累及肾脏、呼吸系统和神经系统等多个脏器。约20%患者可出现神经系统受损，其中部分患者可有癫痫发作。

除低钙血症引起的手足搐搦外，甲状旁腺功能低下出现癫痫发作的比例可达30%～50%，其中主要表现为全面强直-阵挛性发作、局灶性发作、失神发作，部分患者出现癫痫持续状态。

（五）其他

很多药物能引起癫痫发作，主要有青霉素类、喹诺酮类、胰岛素、利多卡因、吩噻嗪类、茶碱或氨茶碱、包括可卡因（cocaine）和苯丙胺（amphetamine）在内的兴奋剂、哌替啶（meperidine）、抗胆碱药如东莨菪碱或苯海拉明等。

有学者发现吸食大麻有可能引起癫痫发作。Desai R 等分析了465 959例（加权N=2 317 343）有吸食大麻史的住院病例，1.8%的患者有癫痫发作。

癫痫病因很多，一般说来，婴幼儿的癫痫主要有产伤、出血、代谢障碍或遗传因素；儿童和青少年期则主要是炎症、寄生虫、颅脑外伤、皮质发育障碍；成年期发病者多为肿瘤、血管畸形、系统性疾病、代谢异常或内分泌功能障碍；脑血管病、糖尿病则为老年人的常见病因。

二、癫痫的发病机制

癫痫的发病机制仍不完全清楚，但一些重要的发病环节已为人类所知。

（一）神经元异常放电

神经元高度同步化异常放电是癫痫发作的根本原因。而神经元异常放电的原因系离子异常跨膜运动所致，后者的发生则与离子通道结构和功能异常有关，主要通过化学门控，即通过神经递质或调质来调节离子通道开关。调控离子通道的神经递质或调质功能障碍又是引起离子通道功能异常的主要原因，离子通道蛋白和神经递质多数是以DNA为模板进行代谢的基因表型产物，因而，其异常往往与基因的表达异常有关。由于单个神经元的功能异常并不足以引起癫痫发作，要引起成千上万神经元高度同步化异常放电其前提是要将疾病的信息传递给这些神经元，因此，在癫痫的形成中还需有神经元突触的功能异常。可用下列示意图来表述各种因素与神经元异常放电和癫痫的关系（图15-2-1）。但每个环节中的具体细节，则仍在研究中。

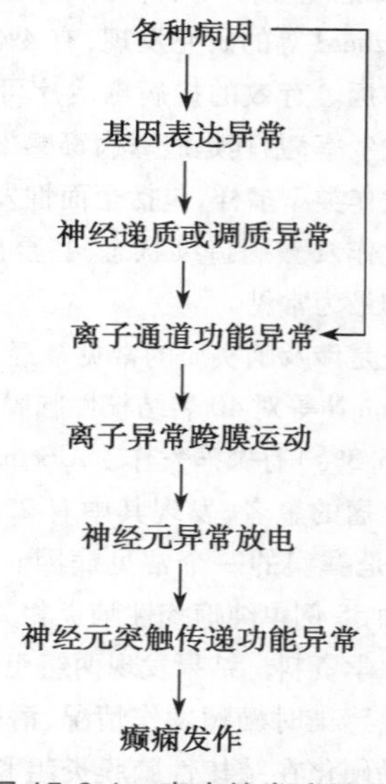

图15-2-1 癫痫的发病机制

15

（二）脑电图上痫性放电与临床发作

单个神经元的异常放电并不足以触发临床上的癫痫发作。但当这种异常的神经元放电进入到局部的神经网络，并在其中传播时，可受到该网络内兴奋或抑制神经元的增益或抑制，使这种异常电流增大或缩小，当这种异常电流增加到一定程度，并可通过脑电图记录到时，就表现为脑电图上的痫性放电。当电流增加到足以冲破脑部的抑制功能，或脑内对其抑制作用减弱时，就会沿固定的径路传播，引起癫痫发作。现有的研究资料支持脑电图上的痫性放电是以兴奋性谷氨酸为代表的脑内兴奋功能增强的结果，临床上的癫痫发作除兴奋功能增强外，还与 GABA 为代表的脑内抑制功能绝对或相对减弱有关。

（三）不同类型癫痫发作的可能机制

异常电流的传播被局限在某一脑区，临床上就表现为局灶性发作；痫性放电波及双侧脑部则出现全面性癫痫；异常放电在边缘系统扩散，可引起以自动症为突出表现，且常伴意识障碍的癫痫自动症；放电传到丘脑神经元被抑制，就出现失神发作。

第三节 癫痫的发作与癫痫综合征的分类

癫痫临床发作的表现非常复杂，临床医师要将其全部记住常感困难，而对癫痫发作进行分类有助于医务人员更好地掌握相关的癫痫知识，为此，对癫痫发作进行分类就成为国际抗癫痫联盟（International League Against Epilepsy ILAE）最为重要的工作之一。

有记录的癫痫分类开始于 1948 年。Penfiel 首次在 *Arch Neurol Psychiatry* 上发表了癫痫的分类；1953 年，Rollaeh 提出了癫痫的外科分类。比较成熟的分类源自 20 世纪 60 年代，有学者提出按病因不同将癫痫分为继发性和原发性的二分法，随后 ILAE 认同了这种癫痫的分类方法，但以后的临床实践发现这种分类方法存在一些问题，主要原因是当时人类认识癫痫的病因受到历史条件的限制，大多数癫痫患者即使存在病因也很难证实，从而给临床应用带来了问题。1975 年，ILAE 首次提出了自己的癫痫发作分类，成为行业组织癫痫分类的基础。1981 年，ILAE 经过广泛讨论提出了按癫痫发作起源、临床表现和脑电图表现来对癫痫发作进行分类的主张，并得到国际社会的广泛认同（表 15-3-1）。该分类参照两个标准来进行的：①发作起源于一侧或双侧脑部；②发作时有无意识丧失。其主要依据是发作时的临床表现及脑电图特征。脑电图或发作的最初表现提示发作起于一侧，没有意识丧失称为部分性发作；发作起于双侧，伴有意识丧失称为全面性发作。

表 15-3-1 1981 年 ILAE 癫痫发作和癫痫/癫痫综合征分类

癫痫发作分类	癫痫/癫痫综合征分类
1. 部分性发作	1. 与部位相关的癫痫和癫痫综合征
1.1 单纯部分性发作	1.1 特发性癫痫（与年龄有关）
运动性发作、感觉性发作、自主神经性发作、精神症状性发作	1.2 症状性癫痫
	1.3 隐源性癫痫（推测癫痫是症状性的，但病因尚未找到）
1.2 复杂部分性发作	2. 全面性癫痫和癫痫综合征
单纯部分性发作后伴有意识障碍	2.1 特发性癫痫（与年龄有关）
1.3 部分性发作继发全面性发作	2.2 隐源性和/或症状性癫痫
单纯部分性发作继发全面发作	2.3 症状性或继发性癫痫及癫痫综合征
复杂部分性发作继发全面发作	3. 不能确定为部分性或全面性的癫痫或癫痫综合征
单纯部分性发作继发复杂部分性发作再继发全面性发作	3.1 兼有部分性或全面性发作
2. 全面性发作	3.2 未能确定为全面性或部分性癫痫
2.1 失神发作	4. 特殊综合征
典型失神发作、不典型失神发作	4.1 热性惊厥、其他全面性特发性癫痫
2.2 强直性发作	4.2 孤立发作或孤立性癫痫状态、特殊活动诱发的癫痫
2.3 阵挛性发作	4.3 仅出现于急性代谢或中毒情况的发作
2.4 强直阵挛性发作	
2.5 肌阵挛发作	
2.6 失张力发作	
3. 不能分类的发作	

1985年，ILAE再次提出了癫痫和癫痫综合征分类的建议稿。1989年国际抗癫痫联盟总结了1985年癫痫分类的实践，正式提出了癫痫综合征的分类方法（表15-3-2）。

癫痫发作分类描述的是一次癫痫发作的全过程，而癫痫综合征的分类则是将癫痫的病因、发病机制、临床表现、疾病演变过程、治疗效果等放到一起进行综合分类。例如Lennox-Gastaut综合征就代表着这是一种难治性的癫痫发作，患者有多种癫痫发作类型，脑电图在白天表现为慢-棘慢波，睡眠中为阵发性快活动，患儿还同时伴有认知功能的损伤。这些分类为当时的临床和科研工作提供了一个良好的基础，推动了癫痫病学的研究。

进入21世纪以来，ILAE组织了5个工作小组，系统评价了过去20年癫痫研究所取得的进展和癫痫分类间的关系，他们发现要保持以前有关癫痫的知识框架，又要反映近20年来癫痫研究所取得的进步是不可能的，主张重新对癫痫进行分类。工作委员会在广泛征求意见的基础上，在阿根廷国际癫痫会上推出了按癫痫发作分类的方法。这种分类最大的特点是将以前癫痫发作分类中没有考虑到的癫痫持续状态纳入分类，主张将癫痫发作分成自限性和持续性，前者指以前的癫痫发作，后者主要指癫痫持续状态，同时提出了一些新的发作类型，但受到广泛的质疑（表15-3-3）。在2010年，ILAE对2001年癫痫发作的分类重新进行了修订。该分类保留了对发作的"两分法"，建议把部分性发作称为局灶性发作，而取消对局灶性发作的进一步分类（简单和复杂部分性发作），但提出可根据需要对局灶性发作进行具体描述；同时对于局灶性癫痫发作及全面性癫痫发作的定义进行了修订。指出局灶性癫痫发作指发作起源于脑的一侧、在局部网络中传播，可以累及对侧，每种发作类型的起始部位是恒定的；全面性癫痫发作指发作起源于双侧脑皮质及皮质下结构所构成的致痫网络中的某一点，并快速波及整个网络，每次发作起源点在网络中的位置均不固定，发作可不对称。2013年，ILAE再次成立癫痫分类工作委员会，探索新的分类方法。2017年发表他们的研究结果（图15-3-1），该分类的最大特点是按发作的起源将癫痫发作分成部分起源、全面起源、起源不清楚的。然后将癫痫发作的临床表现分成有明显运动的发作和没有明显运动的发作。新分类的另一个特点就是提出了几个新的名词意义，主张用"自限性"代替以前的"良性"，用"知觉障碍"代替"意识障碍"。由于发作类型的描述比较混乱，各型之间界限不清楚，给临床应用带来了很多的问题，受到了广泛的质疑，目前正在试用中。

不同的分类仅仅是人类以不同的方法认识和归纳疾病，以适应药物开发、临床和基础研究，其并没有改变癫痫发作或癫痫综合征的特点。

表15-3-2　1989年ILAE癫痫/癫痫综合征分类

分类	癫痫/癫痫综合征
Ⅰ　与部位有关（局灶性、部分性）	与发病年龄有关的特发性癫痫
	伴中央-颞部棘波的良性儿童癫痫
	伴有枕叶阵发性放电的儿童癫痫
	原发性阅读性癫痫
	症状性
	颞叶癫痫
	额叶癫痫
	顶叶癫痫
	枕叶癫痫
	持续性部分性癫痫
	有特殊诱导模式的症状性癫痫
	隐源性，要确定
	发作类型
	临床特征
	病因
	解剖部位
Ⅱ　全面性癫痫	与年龄有关的特发性全面性癫痫
	良性家族性新生儿惊厥
	良性新生儿惊厥
	良性婴儿肌阵挛癫痫
	儿童失神发作
	青少年失神发作
	青少年肌阵挛性癫痫
	唤醒时伴有全面强直-阵挛性发作的癫痫
	其他全面性特发性癫痫
	特殊活动诱导的癫痫
	隐源性或症状性癫痫
	婴儿痉挛症
	Lennox-Gastaut综合征
	肌阵挛-失张力癫痫（又称肌阵挛-站立不能性癫痫）
	肌阵挛失神发作性癫痫
	症状性全面性癫痫
	非特异性病因引起
	早发性肌阵挛性脑病
	伴有爆发抑制的早发性婴儿癫痫性脑病
	其他症状性全面性发作
	特殊综合征
	其他疾病状态下的癫痫发作
Ⅲ　不能确定为局灶性或全面性的癫痫或癫痫综合征	兼有全面性和局灶性发作的癫痫
	新生儿癫痫
	婴儿严重肌阵挛癫痫
	慢波睡眠中伴有连续性棘-慢波的癫痫
	获得性癫痫性失语（Landau-Kleffner综合征）
	其他不能确定的发作
	没有明确的全面或局灶特征的癫痫
Ⅳ　特殊的综合征	热性惊厥
	孤立的单次发作或孤立的单次癫痫状态
	由乙醇、药物、子痫、非酮症高血糖等因素引起急性代谢或中毒情况下出现的发作

15

表 15-3-3　2001 年 ILAE 癫痫发作和癫痫/癫痫综合征分类

癫痫发作分类	癫痫/癫痫综合征分类
1. 自限性发作	**1. 特发性癫痫和儿童局灶性癫痫**
1.1　全面性发作 强直阵挛性发作、强直性发作、阵挛性发作、典型失神发作、不典型失神发作、肌阵挛发作、肌阵挛失张力发作、失张力发作等	1.1　良性婴儿癫痫发作 1.2　伴中央颞区棘波的良性儿童癫痫 1.3　良性迟发性儿童枕叶癫痫 1.4　迟发性儿童枕叶癫痫
1.2　部分性发作 伴有初级感觉症状的发作、伴有经验性感觉症状的发作、局灶阵挛性发作、伴有典型自动症的发作、发笑性发作、偏侧肌阵挛发作等	**2. 家族性局灶性癫痫** 2.1　良性家族性新生儿癫痫 2.2　良性家族性婴儿癫痫 2.3　常染色体显性夜发性额叶癫痫 2.4　家族性颞叶癫痫
2. 持续性癫痫发作	2.5　不同病灶的家族性部分性癫痫
2.1　全面性癫痫持续状态 全面性强直-阵挛性持续状态、全面性强直发作持续状态、全面性阵挛发作持续状态、失神性癫痫持续状态等	**3. 症状性局灶性癫痫** 3.1　边缘叶癫痫 3.2　新皮质癫痫 **4. 特发性全面性癫痫**
2.2　部分性癫痫持续状态 持续性先兆、边缘系统性癫痫持续状态、伴有轻偏瘫的偏侧抽搐状态	**5. 癫痫性脑病** 早发性肌阵挛性脑病、大田原（Ohtahara）综合征、West 综合征、Dravt 综合征、Lennox-Gastaut 综合征、Landau-Kleffner 综合征等
3. 反射性癫痫	**6. 进行性肌阵挛癫痫**
3.1　视觉刺激诱发的反射性癫痫痉挛 闪光刺激诱发的反射性癫痫 其他视觉刺激诱发的反射性癫痫	**7. 反射性癫痫** **8. 可不诊断为癫痫的癫痫发作**
3.2　思考诱发的反射性癫痫部分性感觉发作	
3.3　音乐诱发的反射性癫痫部分性运动发作	
3.4　进食诱发的反射性癫痫部分性发作	
3.5　躯体感觉诱发的反射性癫痫痴笑发作	
3.6　本体感觉诱发的反射性癫痫偏侧阵挛发作	
3.7　阅读诱发的反射性癫痫部分性继发全面性发作	
3.8　热水刺激诱发的反射性癫痫	
3.9　惊吓诱发的反射性癫痫	

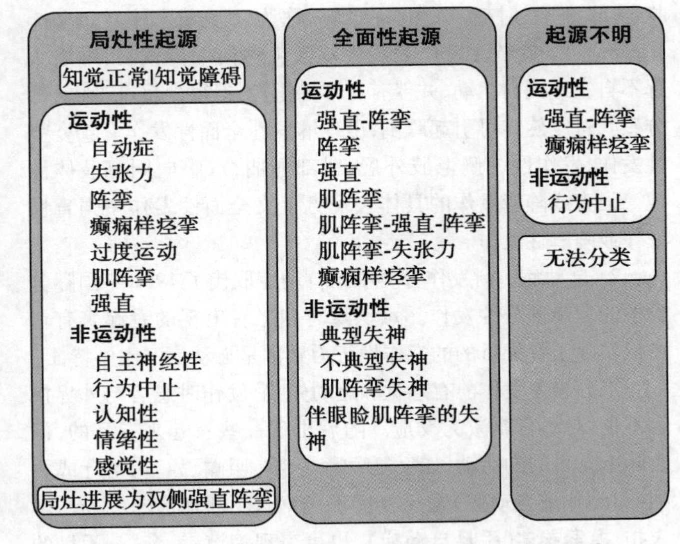

图 15-3-1　2017 年国际抗癫痫联盟癫痫发作分类

第四节　癫痫发作的临床表现

人类癫痫有两个特征：一个是癫痫的临床发作，另一个是癫痫患者脑电图上的痫样放电。按照 2001 年国际抗癫痫联盟的分类，癫痫发作可分成自限性发作和持续性发作，前者指普通的癫痫发作，主要特征是即使不治疗，患者的发作也会自行终止，后者则指临床上的癫痫持续状态。2017 年国际抗癫痫联盟提出了癫痫发作的操作性分类，主张将癫痫发作按起源不同分成全面性、局灶性及不知起源的癫痫发作。

一、全面性发作

最初的症状学和脑电图提示发作起源于双侧脑部者称为全面性发作。它包括运动性发作和非运动性发作。

（一）运动性发作

1. 全面强直-阵挛性发作　意识丧失、全面骨骼肌强直性收缩后紧跟有阵挛的序列活动是全面强直-阵挛性发作的主要临床特征。可由局灶性发作演变而来，也可一起病即表现为全面性强直-阵挛发作。按发作的表现不同，其临床发作可分成三个时期：①惊厥前期：主要表现为意识丧失，常有跌倒。②惊厥期：主要表现为强直后有阵挛的序列活动。在强直期，患者出现全身骨骼骨持续性收缩，表现为两眼上翻、双目凝视、牙关紧咬、尖叫一声，上肢先上举，随后内收前旋，下肢先曲，后伸直，持续 10~20 秒后进入阵挛期。此期患者由强直转变阵挛，每次阵挛后都有一短暂间歇，阵挛频率渐慢，间歇期延长，在最后一个较长时间的阵挛后,进入发作后期。以上两期均伴有呼吸停止、血压升高、瞳孔扩大及分泌物增多等症状。③惊厥后期:此期患者尚有短暂性阵挛,呼吸、血压、心率等渐渐恢复正常。此时的患者易激惹、困惑、烦躁。

2. 强直性发作 骨骼肌持续性收缩称为强直。癫痫的强直性发作表现为与强直-阵挛性发作中强直期相似的全面骨骼肌强直性收缩,常伴有明显的自主神经症状,如面色潮红等。

3. 阵挛性发作 骨骼肌间断性收缩称为阵挛。癫痫阵挛性发作类似全面强直-阵挛性发作中阵挛期的表现。

4. 癫痫性痉挛 这是一种新的癫痫发作类型。国际抗癫痫联盟在其分类中专门对此进行了注释,强调"痉挛"的含义在神经病学领域中使用很含糊,"癫痫性"则指明了其性质,强调其发作必须符合癫痫的共性。患者的肌阵挛可能来自局部,也可能来自全面,还有不明起源的,通常需要用视频脑电图才能发现。这种多部位起源的肌阵挛是其最为突出的特征。临床上最常见的是婴儿痉挛症的肌肉的阵挛。

5. 其他运动性发作 见下文局灶性发作。

(二)非运动发作

主要包括失神发作和非典型失神发作

1. 失神发作 突然发生和迅速终止的意识丧失是典型失神发作的特征。典型失神发作表现为活动突然停止,发呆、呼之不应,手中物体落地,部分患者可机械重复原来简单的动作,每次发作持续数秒钟,每天可发作数十、上百次。发作后立即清醒,无明显不适,可继续先前的活动。醒后不能回忆,甚至根本不知道刚才发了病。

2. 不典型失神发作 起始和终止均较典型失神缓慢,除意识丧失外,常伴肌张力降低,偶有肌阵挛。

3. 眼肌阵挛性发作 眼肌阵挛性发作在逻辑上归于局灶性发作的范畴,但临床上发现这种发作类型很少是局灶性的,且肌阵挛以眼肌为突出表现,常伴有失神发作,因此,新的分类中将其称为眼肌阵挛性发作。眼肌阵挛伴有失神是其主要表现。

二、局灶性发作

发作最初的症状学提示或初期的活动表明发作仅起源于一侧半球的部分区域者称为局灶性发作。按2017年国际抗癫痫联盟发作类型的分类,局灶性发作首先按有无知觉障碍分类,随后再分成运动性发作和非运动性发作两大类。

(一)非运动性发作

1. 局灶性感觉性发作 新发作分类中的局灶性感觉性发作涵盖了1981年国际分类中有关感觉性发作的所有内容,除具有癫痫发作的共性外,发作时意识始终存在,发作后能复述发作的生动细节是局灶性感觉性发作的主要特征。临床上可见到以下发作表现:①表现为一侧面部、肢体或躯干的麻木,刺痛或出现坠落感、漂浮感或水平/垂直运动感;偶尔可出现本体感觉或空间知觉障碍性发作,出现虚幻的肢体运动感。特殊感觉性发作则表现为味、嗅、听、视幻觉。②表现为上腹部不适、恶心、呕吐、面色苍白、出汗、竖毛、瞳孔散大等自主神经症状。③表现为各种类型的遗忘症(如似曾相识、似不相识、强迫思维、快速回顾往事)、错觉(视物变形、变大、变小,声音变强或变弱)等。

2. 认知性发作 这是一种新的发作类型,国际抗癫痫联盟用这个术语取代了以前的精神性发作。它指一种特定的认知障碍。当癫痫发作时出现失语、失用、忽略、各种幻觉等称为认知性发作。

3. 情感性发作 局灶性非运动性癫痫可有情绪表现,如恐惧、痴笑、哭泣、忧郁、欣快、愤怒等情感表现。典型的发作是痴笑性发作:缺乏诱因,没有适当情感因素,刻板地反复出现的暴发性痴笑是这种发作的主要特点。笑声与正常笑声相似,多数情况下持续不到30秒,发作期和发作间期脑电图上有痫样放电。有些患者可以哭泣为主要临床表现。

4. 行为中止 正在进行的活动的停止,局灶性负性肌阵挛和抑制性运动发作是其主要表现。前者表现为持续500毫秒以下肌强直的终止,而发作前无阵挛表现,后者表现为运动频率和幅度的减少或运动的终止。

(二)运动性发作

运动性发作中包括有知觉障碍和无知觉障碍两种类型。主要包括3种发作形式:表现为运动增多的强直或阵挛性发作、自动症和运动过度,其中前两种是最常见的。

1. 局灶性强直或阵挛性发作 与局灶性感觉性癫痫一样,除具有癫痫的共性外,发作时意识始终存在,发作后能复述发作的生动细节是本型癫痫发作的主要特征,临床上可见到以下发作表现:①表现为身体某一局部发生不自主强直或阵挛性活动。大多见于一侧眼睑、口角、手或足趾,也可涉及一侧面部或肢体。严重者发作后可留下短暂性肢体瘫痪,称为Todd麻痹。局部抽搐偶可持续数小时或更长,称为持续性部分性癫痫。②异常运动从局部开始,沿皮质功能区缓慢移动,如从手指-腕部-前臂-肘-肩-口角-面部等,称为杰克逊发作(Jackson seizure)。③旋转性发作表现为双眼突然向一侧偏斜,继之头部不自主地同向扭动,并伴有身体的扭转,但很少超过180°,部分患者过度旋转可引起跌倒,出现继发性全面性发作。④姿势性发作,发作性一侧上肢外展、肘部屈曲,双眼向同侧肢体注视。强直或阵挛发作的具体表现见上文全面性发作中强直性发作或阵挛性发作。

2. 自动症 新发作分类中用自动症取代了1981年国际分类中的复杂部分性发作。意识障碍和患者出现的看起来有目的但实际上并无目的的发作性行为异常是自动症的主要特征。

部分患者发作前有感觉和运动先兆,发作时患者与外界接触不良,对语言刺激无反应。随后出现一些看起来有目的,但实际上无目的的活动,如反复咂嘴、噘嘴、咀嚼、舔舌、磨牙或吞咽(口消化道自动症)或反复搓手、拂面,不断地穿衣、脱衣、解衣扣、摸索衣裳(手足自动症),也可表现为游走、奔跑、无目的地开门、关门、乘车上船;还可出现自言自语、叫喊、唱歌(语言性自动症)或机械重复原来的动作。发作后患者意识模糊,常有头昏,不能回忆发作中的情况。

自动症可见于运动和非运动局灶性发作,患者主要表现为运动症状者可归于前类,运动症状不明显者则归于后类。

3. 过度运动性发作(hypermotor seizure) 过度运动性癫

痫发作已被添加到局灶性运动性癫痫发作的分类中。这种过度活动包括剧烈的颠簸或腿踏板运动等。

4. 肌阵挛性发作 表现为快速、短暂、触电样的肌肉收缩，可遍及全身，也可限于某个肌群，常成簇发生。全身性的肌阵挛归于全面性发作中。

5. 失张力发作 表现为肌张力突然丧失，可致患者跌倒。局限性肌张力丧失可仅引起患者头或肢体下垂。失张力发生在双侧的可归于全面性发作中。

三、局灶性继发全面性发作

局灶性继发全面性发作表现为先出现上述局灶性发作，随之出现全面性癫痫。

四、癫痫持续状态

（一）癫痫持续状态定义

2015 年，ILAE 提出关于癫痫持续状态（status epilepticus，SE）的定义和分类。该分类认为 SE 是由于癫痫发作后的不应期消失或起动了能导致癫痫持续发作的机制而出现的一种癫痫发作状态；SE 可导致长期后果，包括神经元死亡、神经损伤以及神经网络改变，其程度取决于 SE 的类型和持续时间。为了利于临床操作，该定义包括两个时间点（t1 和 t2）：在全面性惊厥性（强直-阵挛性）发作中，t1 和 t2 分别被定义为 5 分钟和 30 分钟；在伴意识障碍的局灶性 SE 中，t1 和 t2 分别被定义为 10 分钟和 60 分钟；其他类型的 SE 中，还没有充分的证据来定义两个时间点。t1 和 t2 有着各自不同的临床意义和提示：如果发作的时间持续超过时间点 t1，则被认为是"持久的癫痫活动"，提示临床上应该启动 SE 的治疗；如果发作的持续时间超过 t2，则意味着 SE 有导致长期后果的风险，临床上应该采取更积极的治疗措施来防止长期后果的产生。

在我国的实践中一般主张将需要处理的癫痫持续状态定义在 3 个条件：①癫痫单次发作持续超过 5~15 分钟，其中全面性运动性发作超过 5 分钟，无意识丧失的部分性发作超过 5~10 分钟，失神发作超过 10~15 分钟；②全面性发作患者在两次发作期间中枢神经系统的功能没有恢复到正常；③在短时间内频繁发作，美国抗癫痫协会主张每小时 4 次，国内实践主张每 4 小时 4 次以上。

（二）癫痫持续状态的分类

癫痫持续状态患者的最大特点就是癫痫发作后不应期消失，出现连续不断的发作。癫痫持续状态患者的临床表现和脑电图波形都不是固定的。2015 年国际抗癫痫联盟将癫痫持续状态按有无明显运动表现分成惊厥和非惊厥性癫痫持续状态两大类，有明显运动表现者称为惊厥性癫痫持续状态，无明显运动表现者称为非惊厥性癫痫持续状态。

第五节 癫痫综合征的临床类型

癫痫发作的临床表现描述的是一次发作的全过程，而癫痫综合征则是将一组，包括疾病的病因、可能的发病机制、病变部位、好发年龄、临床表现、脑电图特征、治疗、预后转归等相关资料放在一起进行描述。

（一）良性家族性新生儿惊厥

良性家族性新生儿惊厥（benign familial neonatal convulsion）是一种罕见的常染色体显性遗传性癫痫综合征，其特点是在出生后的几天出现无诱导性的发作，表现为肌阵挛或呼吸暂停，脑电图通常是正常。患儿有正常的精神运动发育。90% 以上的患者有 *kcnq2* 基因突变，其编码钾电压门控通道亚型 q。*kcnq2* 的突变也与严重的新生儿脑病表现型相关。最近几年还发现其与 *SCN2A* 基因突变有关。钠通道阻滞钠剂和生酮饮食治疗可能有效。

（二）婴儿早期肌阵挛性脑病

出生后 3 个月内发病，主要表现为顽固而奇特的肌阵挛性发作，如面部或部分肢体肌阵挛，部位多变，混乱而不同步，脑电图表现为暴发抑制，半岁后转变为高幅失律或其他异常图形，药物治疗疗效差。

（三）大田原综合征

绝大多数发生在新生儿和 3 月龄以下小婴儿，男多于女。主要表现为频繁而难以控制的强直性发作，每次发作持续数秒至数分钟，间隔约为 9~15 秒，每日发作数次，甚至高达 100~300 次/d。此外，常伴有其他发作形式，包括躯体扭转、部分性或多灶性阵挛发作，以及游走性肌阵挛样抽动等。脑电图表现为暴发抑制，即持续 1 秒至数秒的不规则高幅慢波中混有尖波和棘波群，随后出现几乎平坦的脑波抑制，两者交替出现。

（四）婴儿痉挛

又称为 West 综合征。出生后一年内发病，男孩多见。波及头、颈、躯干或全面的频繁肌阵挛、精神发育迟滞和脑电图上高幅失律构成本病特征性的三联征，发作时患儿还可能出现垂直双眼震颤。LIAE 重新将其归类为全面性发作、局灶性发作或未知起源的发作中，强调了异质性的表形特征。然而，对婴儿痉挛的治疗策略在二十年来并没有多大改变。促肾上腺皮质激素（ACTH）治疗仍是第一、二线治疗，特别是对隐源性婴儿痉挛症。

（五）良性婴儿肌阵挛癫痫

良性婴儿肌阵挛癫痫（benign myoclonic epilepsy in infancy）通常 1~2 岁发病，有癫痫家族史。表现为发作性、短暂性、全面性肌阵挛。脑电图可见阵发性棘-慢波，多年来都强调其良好的预后。然而，近几年对神经心理进行的研究发现，这类患儿往往有不同程度的神经认知和行为异常，部分患儿还有注意力缺陷多动症，因而不主张用"良性"一词，而谨慎地用自限性代替。近年来的研究还发现良性婴儿肌阵挛癫痫发作的患儿有 *HCN4* 上的 p. arg 550cys（C. 1648c>t）杂合子突变。这个通道基因的功能改变可使相关的神经元兴奋性增加，从而参与人类的癫痫发作，将 *HCN4* 筛查作为寻找婴儿癫痫遗传因素，可能为新的治疗策略铺平道路。

（六）婴儿严重肌阵挛癫痫

婴儿严重肌阵挛癫痫也称为 Dravet 综合征，1978 年由 Dravet 首次报道。发病率为 1/（2 000~4 000），男女之比 2∶1，部分患者有癫痫或热性抽搐家族史。出生后一年内发病,初期的临床表现为在没有先兆的情况下出现全面或单侧的阵挛,常伴意识障碍,以后有从局部开始的,频繁的肌阵挛,部分患者有局灶性发作或非典型失神、受累儿童有精神运动发育迟缓和其他神经功能缺失。初期脑电图可以正常,随着疾病的发展逐渐出现弥漫性棘波或多棘波,单个或多个的阵发性活动也能见到,间歇性闪光刺激和思睡可诱导阵发性的脑电图活动。

(七)儿童良性癫痫伴中央颞区棘波

儿童良性癫痫伴中央颞区棘波(benign epilepsy of childhood with centro-temporal spike,BECT)好发于2~13岁,通常为局灶性发作。表现为发作性语言停顿、舌-口-面部麻木、局部颤搐、恶心、呕吐等,极少数可继发全面性发作。多在夜间发病,发作轻微、稀疏,可不经治疗于16岁前自愈。脑电图在中央颞区可见一侧或双侧的局灶性棘波。

(八)肌阵挛失神癫痫

肌阵挛失神癫痫(epilepsy with myoclonic absence)的特征性表现为失神伴双侧节律阵挛性肌跳动。脑电图上可见到双侧同步对称、节律性的3Hz棘-慢波,类似失神发作。

(九)肌阵挛-失张力癫痫

肌阵挛-失张力癫痫(myoclonic-atonic epilepsy,MAE),又称肌阵挛-站立不能性癫痫,通常2~5岁发病,74%为男性。起病前84%儿童发育正常,16%患者有中度精神运动发育迟滞,主要影响语言功能。首次发作多为全面强直-阵挛性发作,偶有肌阵挛、站立不能、肌阵挛站立不能或失神发作。半数以上病例以全面强直-阵挛性发作或阵挛性发作为主要表现,长时间存在,频繁发作,多出现在白天。持续数月的全面强直-阵挛性发作后,出现所谓的"小运动性发作",它由肌阵挛性发作、失神发作、每日发作数次的跌倒发作组成,持续1~3年。62%病例在肌阵挛和/或站立不能性发作时有意识障碍。100%受累儿童有肌阵挛、站立不能或肌阵挛性-站立不能发作。

脑电图早期表现为4~7Hz的慢波节律,以后出现规则或不规则,双侧同步的2~3Hz棘-慢波和/或多棘-慢波,睡眠可以诱导棘-慢波的出现。

(十)Lennox-Gastaut综合征

好发于1~8岁,少数出现在青春期。强直性发作、失张力发作、肌阵挛性发作、非典型失神发作和全面强直-阵挛性发作等多种发作类型并存、精神发育迟缓、脑电图上慢棘-慢波(1~2.5Hz)和睡眠中10Hz的快节律是本征的三大特征,多数患者对常用抗癫痫药耐药,易出现癫痫状态。

(十一)获得性癫痫性失语

也称为Landau-Kleffner综合征。发病年龄3~8岁,男多于女,隐袭起病,进行性发展,病程中可有自发缓解和加重。最常见的表现是语言听觉性失认,这也是首次就诊易误诊为听力丧失的原因。失认可以是熟悉的声音或其他语言,在不同时间,可有理解性或表达性失语。

70%~80%患者有其他癫痫发作,可出现在失语前或失语后。最常见的癫痫类型是眼睑肌阵挛、眨眼、非典型失神、低头和上肢失张力发作、自动症,偶可出现局灶运动性继发全面性发作。清醒时脑电图表现为短暂、暴发性颞区或颞-枕区的棘慢波,对称或不对称。

(十二)慢波睡眠中持续棘慢复合波癫痫

睡眠时有局灶性或全面性发作,觉醒时为不典型的失神发作。特征性脑电图表现为在慢波睡眠中有持续性、弥漫性棘慢复合波,多为良性过程,诊断靠通宵睡眠脑电图记录。

(十三)儿童失神癫痫

儿童失神癫痫(childhood absence epilepsy,CAE)通常6~7岁起病,女性为多,与遗传因素关系密切。表现为频繁的典型失神,一天多次。脑电图可见双侧同步对称3Hz棘-慢波,对闪光和过度换气敏感。50%患者至青春期出现全面强直-阵挛性发作。

(十四)青少年失神癫痫

青少年失神癫痫(juvenile absence epilepsy)于青春早期发病,男女间无明显差异。发作频率小于儿童期失神癫痫,80%以上出现全面强直-阵挛性发作,脑电图上可见广泛性棘-慢复合波。

(十五)青少年肌阵挛性癫痫

青少年肌阵挛性癫痫(juvenile myoclonic epilepsy)可能是特发性癫痫中最常见的类型,40%有家族史,有些家系的异常基因位于6号染色体。好发于8~18岁,高峰年龄15岁。肌阵挛和全面强直-阵挛性发作常出现在早上。表现为肢体的阵挛性抽动,多合并全面强直-阵挛性发作和失神发作。脑电图在正常背景活动中可见到广泛性棘-慢波或多棘-慢波,对常用抗癫痫药反应良好。

(十六)早发型儿童良性枕叶癫痫

好发年龄1~14岁,高峰为4~5岁。发作始以视觉症状,如黑矇、闪光、视幻觉或错觉为先,随之出现眼肌阵挛、偏侧阵挛,也可合并全面强直-阵挛性发作及自动症。常伴有偏头痛样头痛和恶心、呕吐。脑电图示一侧或双侧枕区或颞区有棘-慢波或尖波。

(十七)全面性癫痫伴热性惊厥附加症

1997年由Scheffer及其同事首先报道,是一种有多种表型的遗传性癫痫综合征。发病年龄3个月到6岁,早期出现发热,随后有全面强直-阵挛性发作,部分患者可出现失神发作、肌阵挛、失张力和局灶性发作,严重者有肌阵挛-失张力发作。与一般失神发作不同,失神发作频率低。少年期后发作逐渐停止与原发性全面强直-阵挛性发作不同。神经系统体格检查和智能检查都是正常,发作间期脑电图可以正常或出现广泛性棘波。

(十八)家族性颞叶癫痫

家族性颞叶癫痫(familial temporal lobe epilepsy,FTLE)是LIAE于2001年命名的一种新的癫痫综合征。颞叶癫痫中有家族史者少见,遗传因素所起的作用很小。但在对颞叶癫痫的研究中发现有些患者有家族史,对这部分患者进行随访,发现60%~70%可以缓解。在对孪生子的研究中发现这类癫痫发作都很轻微,发作频率低,药物治疗效果好,没有热性惊厥史,也无海马硬化,故认为其产生可能与遗传有关。

主要发生在青少年或成年早期,多数患者有热性惊厥或热性惊厥家族史,主要表现为颞叶起源的部分性发作。可为单纯部分性发作、复杂部分性发作、单纯部分性继发复杂部分性发作,60%以上患者有全面强直-阵挛性发作。少数表现为全身强直-阵挛性发作的患者脑电图上也有提示局灶性起源的痫性放电。

家族性颞叶癫痫患者预后良好,发作轻微,频率不高,抗癫痫药治疗有效。

(十九)不同病灶家族性部分性癫痫

不同病灶家族性部分性癫痫(familial partial epilepsy with variable foci)是 LIAE 确定的一种癫痫综合征。平均发病年龄 13 岁(2 个月~43 岁),患者几乎都表现为单纯或复杂部分性发作。部分性发作可有提示发作起源于颞叶的精神症状和口咽部幻觉,60%~86%的患者继发全身强直-阵挛性发作。

常规脑电图可发现无临床发作的家族成员中也有痫性放电是其重要的临床特征之一,可考虑作为主要的遗传标记。

本病属常染色体显性遗传。最初进行的遗传分析排除了与常染色体显性遗传夜间额叶癫痫同在 20 号染色体上的可能,以后研究发现致病基因连锁在 2 号染色体长臂和 22 号染色体 q11-q12 区域。

不同病灶家族性部分性癫痫是良性癫痫,85%~96%对传统抗癫痫药反应良好,广谱的抗癫痫药丙戊酸可能更为有效。

(二十)惊吓性癫痫

惊吓性癫痫在 1989 年的国际分类中将其作为一种有特殊诱因的癫痫症状,2001 年的国际分类中将其作为新的癫痫综合征,归于反射性癫痫中。惊吓性癫痫的报道来自 20 世纪 50 年代。

惊吓性癫痫常有局限性或弥漫性脑损伤,多数发作出现在出生后 2 年内或围产期前后,脑部 MRI 可以发现有局限或弥漫性损伤的表现,病灶多位于感觉运动皮质或运动前区皮质或白质,有些患者还可发现有中央前回或脑室周围的皮质发育不良,也有脑裂的报道。惊吓性发作还可出现在唐氏综合征(Down syndrome)中。

惊吓性癫痫的主要特征是由某种突然的、没有预料到的、通常是某种声音所引起的发作,表现为惊跳,随后有一短暂的,通常不对称的强直,很多人有跌倒,也可有阵挛,发作频繁,持续时间少于 30 秒。大多数患者仅对一种刺激敏感,但不能预计其性质,反复刺激可能有短时间的耐受,自发性发作少见。

发作初期脑电图可见额顶部痫样放电,随后是弥漫性的低电压、大约 10Hz 的节律波,深部电极可在运动皮质记录到诱发的高幅波、与头皮电极所记录到的顶部异常波相似的痫样放电,随后痫样放电从损伤区扩布到近中额叶、顶叶和对侧额叶。

惊吓性癫痫源于病前就有脑损伤的患者,发作是难治的。卡马西平对部分患者有效,拉莫三嗪也有帮助,氯硝西泮作为辅助剂治疗惊吓性癫痫也有部分疗效,然而,长期控制癫痫发作是困难的。有报道手术能控制伴有轻偏瘫的惊吓性发作。

(二十一)伴海马硬化的颞叶内侧癫痫

颞叶内侧癫痫(mesial temporal epilepsy)是指痫灶位于颞叶深部,靠近中线的癫痫,是 2001 年国际抗癫痫联盟认同的癫痫综合征。颞叶内侧癫痫仍具有颞叶癫痫的一般特征,即意识障碍、遗忘、无反应和自动症。患者出生时多有产伤,以后出现热性惊厥,反复热性惊厥后,逐渐出现无发热的典型颞叶内侧癫痫,表现为在意识障碍前常有持续数秒钟至 2 分钟的先兆。多表现为上腹部感觉异常,患者常描述为一种从腹部上升到胸和喉部的异样感觉,有时有似曾相识的精神症状或恐怖感,动作停止,嗅觉、味觉异常也能见到,紧随先兆后有口消化道自动症,表现为单侧面部或口的运动症状,头偏斜或双侧面部及躯干运动。有时可见到发作性肢体乏力,不伴有肌张力增高,继之出现对侧上肢自动症。先兆之后出现意识障碍,一般在发作时最重,发作后期部分恢复。从非优势半球颞叶发病者发作期有时可保留意识。

患者普遍对发作时的情况遗忘,但可能会回忆起先兆症状。部分患者表现为对发作前几分钟事件的逆行性遗忘。在发作后期,患者可以表现为自动症,如起床、走动或跑步,而自己对此没有记忆。发作期或发作后的暴力行为常常是间接的。

(二十二)原发性阅读性癫痫

原发性阅读性癫痫是由阅读所引起,没有自发性发作的癫痫综合征。多见于青春期,儿童和超过 30 岁的成人都非常少见。临床表现为阅读时出现下颌阵挛、牙齿嚓嚓响,常伴有手臂的痉挛,如继续阅读则会出现全面强直-阵挛性发作。发病时可能有短暂的认知功能障碍,阅读引起失读症、语言停止、双侧肌阵挛和失神都有报道。

(二十三)其他癫痫综合征

其他癫痫综合征及其临床表现见表 15-5-1。

表 15-5-1 其他癫痫综合征及其临床表现

癫痫综合征	主要表现
良性家族性婴儿惊厥	发作前精神运动发育正常。多数在 4~7 月龄发病,表现为频繁的局灶性发作,可伴有凝视和意识丧失,每日发作 8~10 次,每次持续 2~5 分钟,有家族史,没有明显的病因。发作期脑电图表现为局灶性棘波,可从一侧向双侧扩布
良性非家族性婴儿惊厥	多数在 3~20 月龄发病,表现为频繁的面、口或肢体的自动症,可以继发全面强直-阵挛性发作,每日发作 8~10 次,每次持续 2~5 分钟,无家族史,没有明显的病因
半侧惊厥-偏瘫-癫痫综合征(hemiconvulsion-hemiplegia-epilepsy syndrom,HHE)	85%患者 4 岁前首次发病,表现为持续时间不等的偏侧肢体阵挛,随之有偏瘫,平均 1~4 年的间歇期后出现局灶性发作,尤其是源自颞叶的自动症

15

续表

癫痫综合征	主要表现
进行性肌阵挛性癫痫	是一组包括拉福拉病（Lafora disease）、Unverricht-Lundborg 病在内的多种类型肌阵挛性癫痫组成的综合征，临床表现为不规则、不对称、不同步的肌阵挛，常伴有全面强直-阵挛性发作，偶可出现局灶性发作、失神发作，几乎所有的患者都有智能障碍
反射性癫痫	由视觉、图片、听觉、进食等诱导的发作
常染色体显性遗传夜间额叶癫痫	发病年龄从 2 月龄到 56 岁，平均 8～11.5 岁，表现为夜间反复的局灶性运动发作，部分患者有强直性发作和失张力性发作，丛集性，平均每晚 8 次，每次发作持续不足 1 分钟。基因研究发现系染色体 20q 上神经元烟碱样受体 A4 亚单位基因突变所致。但有遗传异质性，许多家族突变基因在 15 号染色体
拉斯马森综合征（Rasmussen syndrome）	好发于 14 月龄～14 岁，平均年龄 6.8 岁，高峰为早期学龄儿童，典型表现为以前发育正常的健康儿童突然出现癫痫发作。初期，癫痫发作有多种形式，稍高于 1/3 的患者是部分性发作，1/3 为全面强直-阵挛性发作，另有痫发作多局限于 1 侧，可扩散到受影响半球的其他部位。多数患者对所有抗癫痫药耐药，并伴有进行性神经系统变性、智能障碍、病变半球的萎缩，脑电图呈弥漫性 δ 活动，血中有抗谷氨酸受体 3 自身抗体形成

第六节　辅助检查

一、脑　电　图

脑电图（electroencephalogram，EEG）上的痫性放电是人类癫痫的一个重要特征，也是诊断癫痫的主要佐证。从理论上讲，任何一种癫痫发作都能用脑电图记录到发作或发作间期痫样放电，但实际工作中由于技术和操作上的局限性，常规头皮脑电图仅能记录到 40% 左右患者的痫性放电，重复 3 次可将阳性率提高到 52%，采用过度换气、闪光刺激等诱导方法还可进一步提高脑电图的阳性率，但仍有部分癫痫患者尽管多次进行脑电检查却始终正常。部分正常人中偶尔也可记录到痫样放电，因此，不能单纯依据脑电活动的异常或正常来确定或否定癫痫的诊断。

脑电图头皮电极记录到的是脑部综合电场反应。主要来自锥体细胞。一般认为 α 节律（8～13Hz）可能与丘脑非特异性上升性网状系统有关，慢活动（<7Hz）则主要代表皮质内多个细胞同时产生的突触后电位的总和，快活动（>13Hz）是网状冲动使丘脑核内的节律性放电消失，出现皮质电位去同步化的结果。突出于背景的脑电活动是癫痫的主要脑电图表现，其中最主要的有：

（一）棘波

棘波是癫痫放电最具特征性的表现。国际脑电图与临床神经生理联盟认为"棘波是指脑电图上出现短时、明显突出于背景活动，在规定低速下为尖峰状、持续 20～70ms，主要成分为负相、波幅不定的脑电波"。传统观点认为棘波是指时程在 20～70ms、波幅大小不等，但多在 50～150μV、明显突出于背景活动的一过性脑电图变化，其后常跟有一慢波。多数情况下棘波的电压很高，突出于背景活动主要指波幅。如果棘波的电压与背景活动的电压相差无几，突出于背景活动则主要指形态，尤其是频率。棘波在脑电图上可以多种方式出现。当棘波在全部导联中广泛性出现时称为弥漫性或广泛性棘波，常伴有背景活动的变慢。如棘波仅出现在某一区域或一侧，或一侧明显偏多，数量较少，称为散在性棘波。棘波与癫痫的预后并无明显关系。有棘波并不一定意味着有严重的癫痫存在，有些棘波所代表的癫痫可能是良性的。尽管棘波与癫痫高度相关，但并不一定代表其会出现癫痫发作。有 1% 非癫痫患者脑电图上也有棘波样改变，婴儿期开始就有视觉异常的非癫痫患者也可以有枕部棘波。代谢性脑病的非痫患者也可以有痫样放电。

（二）尖波

国际脑电图和临床神经生理联盟认为"尖波是短时、明显突出于背景活动，在固定低速时呈尖峰状，持续 70～200ms，负相波为主，并与其他部位有关的脑电活动"。目前临床上认为尖波是一过性尖峰状脑电波，也是痫样放电的特征性波形之一，与棘波的区别在于它的时限大于棘波，多为 70～200ms，波幅 100～200μV，部分患者可达 300μV，突出于背景活动，由急速上升支和缓慢下降支组成，负相波为多。多位于癫痫源灶的表面，但也可出现在双侧或广泛分布，孤立出现也能见到，可能引起虚假的定位。棘波和尖波在神经生理上高度相关，两者都是阵发性放电，虽然也可出现在其他没有癫痫发作的患者中，但都高度提示癫痫发作的存在。尖波是随机的局部放电，在全身性同步放电中很少出现，而棘波、多棘波在全身性同步放电中明显。有些尖波持续时间可以超过国际脑电图和临床神经生理联盟规定的 200ms。

（三）多棘波

由两个或两个以上棘波组成的复合波叫多棘波（polyspike）。国际脑电图和临床神经生理联盟则称其为多棘复合波，认为这种波形是"由两个或两个以上的棘波，以或多或少的节律性方式出现，有不同持续时间的阵发性脑电复合波"。一般波幅较大。

（四）棘-慢波

棘-慢复合波是国际脑电图和临床神经生理联盟的命名，它包括了所有由棘波和随后的慢波组成的复合波。慢波为主要成分，波幅在150~500μV，比较规则而有节律，棘波可出现在慢波前，或在慢波的升支、降支，波幅高低不一，一般不会超过慢波，通常双侧同时出现，以额区最明显。

（五）尖-慢复合波

尖-慢复合波（sharp and wave complex）是指在尖波后紧接着出现一个慢波，共同组成一个1.5~2.5Hz的复合波或4~6Hz的尖-慢综合波，表现形式多样，多不规则同步爆发，常见顽固性癫痫发作或颞叶癫痫。

（六）非典型的痫样放电

非典型的痫样放电还包括阵发性快节律、弥漫性阵发性快波、高幅失律症、间歇期颞叶阵发性δ节律、周期性单侧痫样放电等，需要根据患者的病史来决定其临床意义。

二、神经影像学

神经影像学检查对明确癫痫的病因有较大帮助，尤其是结构性损伤和部分炎症性疾病引起的癫痫发作有帮助诊断的作用。

（一）CT

颅脑CT检查对癫痫的病因学诊断帮助不大，其对脑部微小发育障碍几乎没有帮助。慢性肿瘤引起的癫痫发作头颅CT扫描帮助也不大，其阳性率不到30%，因此，除非是急诊，一般不主张让癫痫患者进行头颅CT检查。

（二）MRI

颅脑MRI对脑的结构性损伤，如脑血管疾病、肿瘤、头伤、发育不良、海马硬化等的诊断有帮助，对部分感染性疾病也有帮助。所以，除非有检查的禁忌证，癫痫患者都应该进行磁共振检查。

三、其他实验室检查

（一）脑脊液检查

脑脊液检查对明确癫痫的病因有较大的帮助。脑脊液检查发现蛋白增高而细胞数不高者可能是免疫反应性疾病，细胞数增多而蛋白不高则多数与感染有关。蛋白细胞数都很高的可能与颅内原发疾病有关。

（二）基因筛查

癫痫患者中5%有遗传家族史，因此进行基因的筛查是必要的。在没有家族史的患者中基因检测也可为发现某些代谢性疾病的提供线索，需要根据患者的具体情况选择基因检测。

第七节　癫痫的诊断与鉴别诊断

一、癫痫的诊断

人类癫痫有两个特征，即脑电图上的痫样放电和癫痫的临床发作。而癫痫的临床发作又有两个主要特征：①共性，是所有癫痫发作都有的共同特征，即发作性、短暂性、重复性、刻板性。发作性指癫痫突然发生，持续一段时间后迅速恢复，间歇期正常；短暂性指患者发作持续的时间都非常短，数秒、数分钟，除癫痫持续状态外，很少超过5分钟；重复性指癫痫都有反复发作的特征，仅发作一次不宜轻易地诊断为癫痫；刻板性指就某一患者而言，多次发作的临床表现几乎一致。②个性，即不同类型癫痫所具有的特征。是一种类型的癫痫发作区别于另一种类型的主要依据。如全身强直-阵挛性发作的特征是意识丧失、全身骨骼肌强直性收缩后有阵挛的序列活动，如仅有强直-阵挛而无意识丧失则需考虑假性发作或低钙性抽搐，不支持癫痫的诊断。失神发作的特征是突然发生、迅速终止的意识丧失，一般不出现跌倒，如意识丧失时伴有跌倒，则晕厥的可能性比失神发作的可能性大。自动症的特征是伴有意识障碍的，看似有目的，实际无目的的行动，发作后遗忘是自动症的重要特征，如发作后能复述发作的细节也不支持癫痫自动症的诊断。当患者的发作具有癫痫的共性和不同类型发作的特征时，则需进行脑电图检查以寻找诊断的佐证，同时尚需除外其他非癫痫性发作性疾病。

诊断程序国际抗癫痫联盟2017年提出了新的癫痫诊断路线图，主张将癫痫的诊断分成三步走：

1. 首先确定患者是否是发作性疾病　由于患者在发病的初期癫痫发作的特征并不明确，家属或患者提供的病历资料较少，临床上往往很难确定是否是癫痫发作，此阶段可诊断其为发作性疾病。

2. 确定患者是否是癫痫发作　当有足够的资料证明患者的发作符合癫痫发作特征时，可诊断为癫痫发作。

3. 明确是否是癫痫综合征　在肯定是癫痫后还需仔细区别癫痫发作是否是癫痫综合征。癫痫综合征是将癫痫的病因、病理、发病机制、临床特征、治疗方法、预后等因素综合起来考虑的特定癫痫现象，它的治疗与癫痫的治疗完全不同，药物的选择也有差异。

在上述诊断的每个阶段，要寻找癫痫的病因和共病。有些癫痫患者的病因非常明显，在疾病的早期就能发现，如遗传因素、代谢因素、产伤等，还有一些癫痫的病因在早期不明确，当疾病发展到一定阶段后才表现出现，如系统性红斑狼疮引起的癫痫发作、中枢神经系统淋巴瘤所致的癫痫等。尽管从理论上讲癫痫患者都有病因，但在目前医学发展情况下，仍然有相当多的癫痫患者找不到任何能解释疾病发生发展的病因。不少患者整个疾病过程中都寻找不到其病因所在。

癫痫的共病是近几年被国际抗癫痫联盟注意到并在诊断方案中要求同步完成的诊断。在临床上常常见到患者除癫痫外还有偏头痛等疾病同存，这些同存的疾病就是国际抗癫痫联盟称的癫痫的共病。他们同时存在表明这些疾病间可能有某种内在联系，但具体不清楚。癫痫的共病常常引起癫痫治疗的矛盾，如癫痫患者常有抑郁症，而抗抑郁症的药多数会引起癫痫发作，需要仔细权衡。

15

二、癫痫的鉴别诊断

癫痫的临床表现没有特异性，脑电图检查也仅能提供有限的帮助，所以需要进行临床鉴别。

（一）假性发作

假性发作（pseudo seizures）是一种非癫痫性的发作性疾病，惊厥是其最常见的表现。其本质是由心理机制而非脑电紊乱引起的脑部功能异常。假性发作极易误诊为癫痫的原因是其临床表现与癫痫相似，难以区分。发作时脑电图上无相应的痫性放电和抗癫痫药治疗无效，是与癫痫鉴别的关键，尤其是在下列情况下更要考虑假性发作的可能：①视频脑电图记录到在发作中有意识改变和双侧肢体运动或感觉表现，而脑电图无异常者；②阵发性和刻板性表现不明确，运动症状不典型、持续EEG记录在不同生理条件下都无异常；③发作没有真正的意识丧失。但应注意，10%假性发作的患者可同存有真正的癫痫，10%~20%癫痫患者中伴有假性发作。

（二）晕厥

晕厥（syncope）为弥漫性脑部短暂性缺血、缺氧所致。常有意识丧失、跌倒，部分患者可出现肢体的强直或阵挛，需与癫痫的全面性发作鉴别。下列几点支持晕厥的诊断：①由焦虑、疼痛、见血、过分寒冷、高热等诱导的发作；②站立或坐位时出现的发作；③伴有面色苍白、大汗者。

除此之外还需注意：①晕厥与癫痫强直-阵挛性发作的区别主要是前者系脑供血不足所引起的短暂性、弥漫性缺血，因而其“缺失”症状多于刺激症状，肢体的无力、肌张力低下较强直、阵挛多见。②晕厥与失神发作的鉴别，是前者常有跌倒，发生和恢复都较后者慢，有明显的发作后状态。③原发疾病的存在也有利于晕厥的诊断，心源性晕厥患者有心律失常和心脏病的体征；脑源性晕厥有动脉硬化的佐证；原发性直立性低血压除晕厥外还有阳萎、括约肌障碍、锥体束征及坐卧位血压相差50mmHg；排尿和咳嗽性晕厥有排尿和剧烈咳嗽的病史；低血糖引起的晕厥可查到低血糖的存在。④晕厥患者的脑电图多数正常或仅有慢波，而癫痫患者脑电图可见到棘波、尖波、棘-慢波或尖-慢波等。

（三）偏头痛

偏头痛（migraine）与癫痫的鉴别要点有：①癫痫头痛程度较轻，多在发作前后出现，偏头痛则以偏侧或双侧剧烈头痛为主要症状；②癫痫脑电图为阵发性棘波或棘-慢复合波，偏头痛主要为局灶性慢波；③简单视幻觉二者均有，但复杂视幻觉以癫痫常见；④癫痫的意识障碍发生突然、很快终止，程度重，基底动脉型偏头痛的意识障碍发生较缓慢，易唤醒。

（四）短暂性脑缺血发作

短暂性脑缺血发作（TIA）与癫痫的鉴别可从以下几个方面入手：①TIA多见于老年人，常有动脉硬化、冠心病、高血压、糖尿病等病史，持续时间从数分钟到数小时不等，而癫痫可见于任何年龄，以青少年为多，前述的危险因素不突出，发作的时间多为数分钟，极少超过半小时。②TIA的临床症状多为缺失而非刺激，因而感觉丧失或减退比感觉异常多，肢体的瘫痪比抽搐多。③TIA患者的肢体抽动从表面上看类似癫痫，但多数患者没有癫痫家族史，肢体的抽动不规则，也无头部和颈部的转动。④TIA的短暂性全面遗忘症是无先兆而突然发生的记忆障碍，多见于60岁以上的老年人，症状常持续15分钟到数小时，复发的可能性不到15%，脑电图上无明显的痫性放电。癫痫性健忘发作持续时间更短、常有反复发作，脑电图上多有痫性放电。癫痫的诊断还需考虑脑电图检查的结果。

第八节 癫痫的治疗

癫痫的治疗首先是病因治疗，有明确病因者需要根据疾病性质进行相应的处理，如颅内肿瘤常需手术切除，中枢系统感染用抗生素，维生素 B_6 缺乏症需要补充维生素 B_6 等。病因不明确或病因明确但无法进行病因治疗者，如产伤、遗传等则需用药物控制发作，在药物治疗失败后再考虑手术或其他的治疗方法。

癫痫的药物治疗包括控制癫痫发作及预防癫痫发作两部分。前者主要指癫痫持续状态的治疗，而传统意义上的癫痫治疗，主要指癫痫发作间期预防癫痫发作的治疗。

一、癫痫药物治疗的基本原则

总的来讲，癫痫是一个预后良好的疾病，用目前的治疗方法，人类有能力使80%患者的发作停下来，即使有部分患者停药或减量后复发，但大多数患者终生可以不再用药，也不会发作。要达到这样一个预期目标，需要遵守以下发作间期的药物治疗的基本原则。

（一）用药时机

原则上癫痫诊断成立后就应该进行抗癫痫治疗，但首次癫痫发作者由于事发突然，患者及其家属很难提供准确的病史，同时还有部分患者存在自发性缓解的倾向，而首次或再发后治疗并不影响患者的长期预后，因而并非每个癫痫患者首次癫痫发作后都需用药。除非患者有阳性家族史、脑电图有明确的痫样放电，还有肯定能导致癫痫反复发作的病因，如迟发性头伤后的癫痫发作、肿瘤引起的癫痫发作等，否则待出现第2次非诱导性发作后再用药可能更合理。如果患者数年才发一次，可在告知抗癫痫药可能的副作用和不治疗的可能后果情况下，根据患者及家属的意愿，酌情选用或不用抗癫痫药。

（二）抗癫痫药物的选择

抗癫痫药物的选择是根据综合因素来决定的，癫痫的发作类型、性别、年龄、体重、药物副作用的大小、药物来源、价格等都是药物选择需要考虑的因素。其中最主要的依据是癫痫发作的类型。一般情况下可参考表15-8-1选用传统抗癫痫药或按表15-8-2选用新型抗癫痫药，两者之间抗癫痫作用差别不明显，但总的来看，新型抗癫痫副作用稍少一些。选药不当，不仅治疗无效，而且可能加重癫痫的发作（表15-8-3），由于抗癫痫药往往需要较长时间用药，因而，所选择的药物需要有稳定的来源。

15

表 15-8-1 按发作类型选择传统抗癫痫药

发作类型	可选择的药物
局灶起源的强直或阵挛或强直-阵挛性发作	卡马西平、丙戊酸、苯妥英钠、苯巴比妥
全面起源的强直或阵挛或强直-阵挛性发作	丙戊酸、卡马西平、苯妥英钠、苯巴比妥
肌阵挛性发作	丙戊酸、氯硝西泮
典型失神发作	丙戊酸、乙琥胺、氯硝西泮
不典型失神	乙琥胺、丙戊酸、氯硝西泮
肌阵挛性失神	乙琥胺、丙戊酸
眼睑肌阵挛	乙琥胺加丙戊酸、氯硝西泮
失张力发作	丙戊酸、氯硝西泮
癫痫性痉挛*	促肾上腺皮质激素、泼尼松
痴笑发作	多种药物合用，肿瘤所致者需手术

注：* 指婴儿痉挛症的癫痫性痉挛发作。

表 15-8-2 按发作类型选择新型抗癫痫药

发作类型	可选择的药物
局灶起源的强直或阵挛或强直-阵挛性发作	奥马西平、左乙拉西坦、拉莫三嗪、托吡酯唑、尼沙胺
全面起源的强直或阵挛或强直-阵挛性发作	左乙拉西坦、拉莫三嗪、托吡酯、奥卡西平
典型失神发作	拉莫三嗪
不典型失神	拉莫三嗪、唑尼沙胺、非氨酯
肌阵挛性失神	拉莫三嗪、唑尼沙胺

表 15-8-3 增加痫性发作的抗癫痫药

抗癫痫药	增加的痫性发作类型
卡马西平、苯巴比妥、苯妥英钠、氨己烯酸、加巴喷丁	失神发作
卡马西平、氨己烯酸、加巴喷丁、拉莫三嗪	肌阵挛性发作
氨己烯酸	自动症
卡马西平	强直-无张力性发作

2018 年，美国抗癫痫协会建议：可将拉莫三嗪、左乙拉西坦和唑尼沙胺用于成人新发的全面强直-阵挛性癫痫发作、肌阵挛性癫痫发作及肌阵挛失神及成人新发的局灶性发作。拉莫三嗪和加巴喷丁可以考虑用于 60 岁以上老人新发的局灶性癫痫。

妊娠妇女一般主张选用拉莫三嗪、奥卡西品或卡马西平、左乙拉西坦，不宜用丙戊酸、托吡酯。

考虑到药物对智能的影响，学龄儿童、老年人及伴有智能损伤的患者不宜选用托吡酯。

有性功能减退的患者可选择不影响性功能的奥卡西平。

（三）药物的剂量

从小剂量开始，逐渐增加，达到既可以有效控制发作，又没有明显副作用时为止。如不能达此目的，宁可满足部分控制，不要出现副作用。在有条件的医院可根据药物特征进行血药浓度监测来指导用药，以减少用药过程中的盲目性。

（四）单用或联合用药

单一药物治疗是应遵守的基本原则，如治疗无效，可换用另一种单药，但换药期间应有 5~7 天的过渡期。通常情况下两种单药治疗无效后就需要考虑联合用药。尽管联合用药可能提高临床疗效，但还是可能增加药物的副作用和加重患者的经济负担。一旦出现副作用，也影响医师对副作用来源的判断，不利于进一步的治疗。

下列情况可考虑进行合理的多药治疗：①有多种类型的发作：如既有全面强直-阵挛性发作，又有失神发作时，可考虑用卡马西平治疗全面强直-阵挛性发作，合用乙琥胺治疗失神发作；②针对药物的副作用：如用苯妥英治疗局灶性发作时出现失神发作，除选用广谱抗癫痫药物外，也可合用氯硝西泮治疗苯妥英钠引起的失神发作；③针对患者的特殊情况：如月经性癫痫的患者在月经前后可加用乙酰唑胺（diamox），以提高临床疗效；④难治性癫痫的患者可考虑联合用药。

联合用药应注意：①不能将药理作用相同的药物合用，如扑米酮进入体内后可代谢成苯巴比妥，故不能将两药合用；②尽量避开有相同副作用药物的合用；如苯妥英可通过引起肝肾组织的坏死性脉管炎导致肝肾功能损伤，丙戊酸可引起特异性过敏性肝坏死，因而在对有肝功能损伤的患者联合用药时要注意这两种药物的副作用；③不能将多种药物联合作广谱抗癫痫药使用；④合并用药时要注意药物的相互作用，如一种药物的肝酶诱导作用可加速另一种药物的代谢，药物与蛋白的竞争性结合也会改变另一种药物起主要药理作用的血中游离浓度。

（五）用法

根据药物的性质可将每日的剂量分次服用。半衰期长的药物可每日 1~2 次，如苯妥英、苯巴比妥等；半衰期短的药物可每日服 3 次。由于多数抗癫痫药为碱性，因而饭后服药可减轻胃肠道反应。

（六）副作用

大多数抗癫痫药都有不同程度的副作用，有研究观察了 3 069 名癫痫门诊患者服用丙戊酸、左乙拉西坦、奥卡西平、卡马西平、拉莫三嗪、托吡酯的情况，平均每例患者服用 2.79 种抗癫痫药，总副作用率为 58.88% 主要表现为精神症状、神经系统损伤和胃肠道表现，还有过敏、胎儿畸形、肾结石和胰腺炎等。因而，除常规查体，用药前查肝肾功能、血尿常规外，用药后还需每月复查血尿常规，每季度复查肝肾功能，至少持续半年。苯妥英钠用药后引起的恶心、呕吐、厌食、齿龈和毛发增生、体重减少，对治疗无明显影响也可以不处理；眼震、呐吃、共济失调往往是中枢神经系统过量的表现，减量可好转。如出现严重的皮疹或肝肾功能、血液系统损伤，则需停药，换其他药物进行治疗。Golpayegani M 等人研究了 2 797 例服用新型抗癫痫药物的患者，他们发现服用托吡酯患者因副作用停药的为 7.10%、奥卡巴西平为 4.5%、唑尼沙胺为 1.8%、左乙拉西坦为 1.6%。皮疹和肢体麻木是最可能引起停药的原因。芳香族抗癫痫药物的皮疹与 HLA 相关抗原 1502B 有关，用药前检查此项目能有效减少抗癫痫药物皮疹的副作用值得推广。

（七）停药

除 39% 的癫痫患者有自发性缓解外，余下患者的 50% 经正规治疗后可终生不再发病，因而，多数患者不需长期服药。一般说来，全面强直-阵挛性发作、强直性发作、阵挛性发作完全控制 4~5 年后，失神发作停止半年后可考虑停药。但停药前应有一个缓慢减量的过程，这个时期一般不应少于 1~1.5 年。有自动症的患者可能需要长期服药。

二、新型抗癫痫药物的临床应用

新型抗癫痫药物是指丙戊酸上市后开始在临床上使用的药物，其是治疗难治性癫痫的主要药物。

（一）托吡酯

托吡酯（topiramate）于 1996 年在国外上市，1999 年开始在我国使用。与其他抗癫痫药物的结构迥然不同，它是一种单糖磺基衍生物。最近几年的研究发现托吡酯可使 60% 左右难治性癫痫患者的发作频率减少 50% 以上，2018 年美国抗癫痫协会推荐托吡酯可用于成人耐药性局灶性癫痫发作。

托吡酯有片剂和散剂，近几年缓释剂也开始用于临床。用药原则仍需遵循抗癫痫药物使用的基本准则，缓慢增加，达到既可以有效控制癫痫发作，又没有明显副作用为止。成人初始量为 25mg/d，每晚 1 次口服，以后按每周增加 25mg/d，分 2 次服，至发作停止或达到目标剂量 100~200mg/d，部分患者需 200~400mg/d 才有效。儿童初始剂量为 1mg/(kg·d)。

（二）氨己烯酸

氨己烯酸（vigabatrin）在 1974 年作为 GABA 转氨酶抑制剂被首次合成，经过十余年的临床观察发现其可使一半难治性癫痫患者的发作频率减少 50% 以上，对局灶性发作的疗效优于全面性发作，对于只有一种发作形式、发作次数较少、脑电图上只有一个局灶性异常部位和没有精神障碍者疗效最好。对婴儿痉挛症、Lennox-Gastaut 综合征等也有部分疗效。氨己烯酸不宜用于失神发作、肌阵挛性发作。

初始时 0.5g，每日 2 次，以后可酌情每 1~2 周增加 0.5g，至 1.5g/d 时即可显著减少发作频率，3g/d 效果更明显，但有些患者可能需增加至 4g/d 才能控制发作。撤药时应在 2~3 周逐步停药为妥，过快减量可能会导致复发及癫痫持续状态。

（三）加巴喷丁

加巴喷丁（gabapentin）是人工合成的能自由通过血脑屏障的拟 GABA 药物。主要用于难治性癫痫患者的添加治疗，对自动症及局灶性继发全面性发作有效，可使 25% 的难治性癫痫患者发作减少 50%，对强直阵挛性发作亦有效。但对失神发作无效，甚至可加重发作，对光敏性、肌阵挛性发作亦无效。

一般成人起始量为 300mg/d，5~10 日增至 900~1 200mg，分 3 次口服，儿童可按 100mg/(kg·d) 应用，肾功能低下者宜减量。推荐日剂量为 900~1 200mg，增加至 2 400mg 也能很好耐受。

（四）奥卡西平

在对难治性癫痫患者进行的多中心研究中发现奥卡西平可使 40% 患者发作频率减少，对部分性发作和全面性强直-阵挛性发作更有效。

（五）拉莫三嗪

国外对 4 500 例难治性癫痫患者进行的拉莫三嗪（lamotrigine）添加试验发现，拉莫三嗪可使 66% 患者发作频率减少 50% 以上，并有相当部分患者的发作消失，表明拉莫三嗪对难治性癫痫有明显的抑制作用。可用于难治性局灶性发作、全面强直-阵挛性发作，对 Lennox-Gastaut 综合征也有效，对肌阵挛性发作无效，部分重症患者尚可出现发作加剧。2018 年美国抗癫痫协会推荐用拉莫三嗪治疗成人耐药性全面强直-阵挛性发作。

（六）非氨酯

双盲、随机、安慰剂对照研究发现非氨酯（felbamate）可使部分难治性癫痫患者发作次数明显下降。多数情况下可作为添加剂用于难治性局灶性发作、全面强直-阵挛性发作和 Lennox-Gastaut 综合征。对失张力性发作、非典型失神发作也有效。

初始剂量成人为 600mg，2 次/d，儿童为 15mg/(kg·d)，分次服用，增量以每周 600~1 200mg/d。合并用药的维持量为 1 200~2 400mg/d，每日 1 次或 2 次均可。合并用药时需注意其他药物的血药浓度。

（七）唑尼沙胺

唑尼沙胺（zonisamide）对各种难治性局灶性发作和各种全面性发作均有效，还可治疗失张力性发作、不典型失神发作及婴儿痉挛症。2018 年美国抗癫痫协会推荐将唑尼沙胺用于儿童耐药性局灶性癫痫发作。维持量成人为 200~600mg/d，儿童为 2~4mg/(kg·d)，必要时可增加至 4~8mg/(kg·d)，最大不超过 12mg/(kg·d)。

（八）噻加宾

美国 FDA 于 1997 年 9 月批准噻加宾（tiagabine，TGB）作为添加剂可治疗成人局灶性发作，临床实践表明噻加宾作为添加剂治疗难治性癫痫可使 30% 患者的发作频率减少 50% 以上。主要适用于难治性自动症和继发性全面强直-阵挛性发作。

（九）左乙拉西坦

左乙拉西坦已在我国上市并得到广泛的临床应用，2018 年美国抗癫痫协会推荐将其用于成人和儿童耐药性全面强直-阵挛性发作、局灶性发作、耐药性肌阵挛性癫痫发作。左乙拉西坦有片剂、糖浆及针剂，国外还上市了缓释剂。成人通常剂量为 0.5g，每日 2 次，无效可逐渐增加剂量。最大量为 3g/d，分 2 次服用。

（十）普瑞巴林

普瑞巴林已在我国上市多年，临床上多用于神经痛的治疗。2018年美国抗癫痫协会推荐将其用于成人耐药性局灶性癫痫发作。

（十一）吡仑帕奈

吡仑帕奈（perampanel）是一种刚在我国上市的新型抗癫痫药，是一种口服非竞争性的NMDA受体拮抗剂，可降低啮齿动物癫痫模型中的癫痫发作。2012年发现其作为辅助治疗药物可减少耐药性局灶性癫痫发作的频率。近几年来发现其对12岁以下儿童耐药性癫痫、局灶性癫痫及局灶性继发双侧全面强直-阵挛性发作有效，但主要还是用于耐药性癫痫发作。2018年美国抗癫痫协会推荐将其用于成人耐药性局灶性癫痫发作的患者，也有用于癫痫持续状态的报道。

（十二）拉卡酰胺

拉卡酰胺（lacosamide）是一种新的化学药物，可选择性增强钠通道失活和调节重叠反应蛋白-2。口服后迅速完全吸收，线性动力学，消除半衰期约为13小时，药物间的相互作用低。一项随机对照试验将拉卡酰胺作为添加治疗，发现其与安慰剂相比，癫痫发作的中位频率显著减少。最常报告的不良事件包括头晕、头痛和恶心。另一项双盲随机试验采用30分钟和60分钟输液代替口服，结果表明，静脉注射和口服拉卡酰胺的安全性和耐受性均较好。相关临床试验结果表明拉卡酰胺具有较好的有效性、安全性，以及良好的药动学表现，是抗癫痫药物治疗的一个重要进展。目前主要用于新诊断的局灶性癫痫发作，特别是老年人的局灶性癫痫发作和颞叶癫痫。同时，拉卡酰胺对*SCN2A*突变相关的新生儿及婴儿耐药性癫痫发作也有效。

三、耐药性癫痫的治疗

癫痫是一种预后相对良好的疾病，大多数患者能用传统的药物有效控制癫痫的发作，但仍25%左右的患者对一般的药物治疗没有反应，这部分患者就是耐药性癫痫。对这部分患者的治疗主要采用新型抗癫痫药物和非药物治疗两种方法。

2010年，ILAE发布了耐药性癫痫的定义，即"服用两种合适的、可耐受的药物，在正确地使用抗癫痫药物（合理剂量和疗程）的情况下仍无法持续有效地控制癫痫发作"。"两种药物"指单药或联合应用抗癫痫药物；"合适"指需要根据癫痫发作类型正确选药；"可耐受"则指无明显副反应或可耐受的副反应；"正确使用抗癫痫药物"则代表合理的剂量和足够疗程。尽管有很多的争论，但临床医师仍然在广泛应用这种定义。

四、生酮饮食治疗

生酮饮食（ketogenic diet，KD）是指以高脂、足量蛋白、低碳水化合物为主的饮食。据记载，希波克拉底曾通过禁饮和禁食控制了一名癫痫患者的发作，并提出了禁食可能是治疗癫痫的重要方法。1921年，人类首次证实KD有抗癫痫发作的作用，随后被用于儿童难治性癫痫的治疗。2006年，由26位癫痫和营养学专家组成的专家组制定了KD治疗的专家共识。2012年英国国家卫生医疗质量标准署（National Institute for Health and Clinical Excellence，United Kingdom）制定了KD治疗癫痫的指南，设定了临床证据水平分级和推荐级别。近年来，尽管仍有些尚待解决的问题，但许多临床医师认为KD是治疗儿童及成人难治性癫痫的重要方法。大量的文献报道表明50%左右的患者对KD治疗有效，1/3患者发作减少>90%。成为儿童治疗难治性癫痫的一种重要方法。国际抗癫痫联盟饮食治疗工作小组在2015年拟定了KD治疗指南，促进了KD在全球的应用。

（一）生酮饮食的种类

根据临床上的不同需求，开发了多种生酮饮食来满足临床需求，其中最主要的有以下几种：

1. 经典生酮饮食（classic ketogenic diet） 目前应用最多。经典KD由长链饱和脂肪酸，适量蛋白质和低碳水化合物组成，脂肪与蛋白质、碳水化合物（克）的比例为4∶1。80%~90%的热量由黄油、植物油等富含脂肪的食物提供，其余热量由人体必需的蛋白质及碳水化合物含量低的蔬菜及水果等提供。治疗初期，一般先住院禁食1~2日，然后逐渐过渡至4∶1的全生酮饮食。治疗中需要营养医师全程指导调整饮食结构。

2. 中链甘油三酯饮食（medium chain triglyceride，MCT） MCT能产生更多的酮体，饮食中30%热量来自中链脂肪酸（葵酸、辛酸等），30%来自长链脂肪酸，它使饮食更加可口，易被患儿接受。

3. 阿特金斯饮食（modified Atkins diet，MAD） 这种饮食中脂肪与蛋白质、碳水化合物（克）的比例为1∶1，与经典KD比较，只限制摄入碳水化合物的量，对于水、热量或蛋白质的摄入没有限制。使用者能够更灵活地搭配饮食，且不需要住院进行饮食调节。

（二）生酮饮食在临床上的应用

Gerges M等人对2012年12月—2014年3月在开罗大学儿童医院接受生酮饮食治疗的28例难治性癫痫患者进行了研究，所有儿童都使用标准的经典生酮饮食，结果发现从饮食治疗开始的1个月后，16例（57%）仍继续生酮饮食的患者中有1例（6.3%）发作频率降低90%以上，另外6例（37.5%）发作频率降低50%~90%。16例患者继续饮食1个月后，43.8%的患者发作减少了50%以上。饮食治疗开始3个月后，在6例继续饮食的患者中有4例（66.7%）患者发作频率降低50%以上。该研究者认为生酮饮食在资源较差的国家中，应纳入难治性癫痫患儿的治疗。同时，还有研究人员发现生酮饮食不仅能减少难治性癫痫患者的癫痫发作，而且还对患者的认知能力有改善作用，这种改善主要集中在警觉性、注意力方面。有迹象表明，这些改善是由于癫痫发作减少和生酮饮食对认知的直接影响。Çubukçu等观察了62名儿童在治疗前和治疗后3个月、6个月和12个月大肌肉运动功能情况，结果发现在生酮饮食治疗的12个月期间，大肌肉运动功能总分显著改善，在3个月、6个月和12个月治疗时，分别有77.4%、72.6%和80.7%患者发作频率减少50%以上，该研究者认为生酮饮食治疗能改善癫痫患儿

12个月的运动功能和日常生活活动。

(三) 生酮饮食的不良反应

Guzel O 等研究了2012—2016年收治的389例服用生酮饮食的耐药癫痫患者。发现其主要副作用是高脂血症(50.8%)、硒缺乏(26.9%)、便秘(26.2%)、睡眠障碍(20.0%)、肾结石(3.0%)、高尿酸血症(3.0%)和肝脏副作用(2.6%)。

高脂血症是KD治疗最常见的副作用,发生率高达33%~38%。Zamani GR 等人于2016年做了一项开放实验,探讨KD对血脂水平的影响。结果发现33例难治性癫痫儿童在接受经典KD治疗6个月后,血中甘油三酯平均显著升高,总胆固醇也显著升高。Kwiterovich 等人在2003年对141例经典KD治疗的难治性癫痫患儿做了一项6个月的前瞻性队列研究,发现高脂生酮饮食显著增加总胆固醇、LDL、VLDL、非HDL、甘油三酯的代谢。

在KD治疗的前1周最易出现低血糖,当患者出现低血糖时,可立即予以15~30ml果汁,15~30分钟后再测血糖,若血糖仍低,再予以15ml果汁,直至血糖正常为止。

其他不良反应还有胃肠道反应(如腹痛,恶心、呕吐,便秘),19%~60%患者出现体重下降,在青少年的比率高达60%,体重下降是许多家长停止生酮饮食治疗的重要原因。45%女性易出现月经失调。

总之KD作为一种高效和反应轻微的饮食疗法,对各种癫痫发作类型都有效,显示了其在治疗儿童和成人难治性癫痫中起着重要作用。但是目前KD的作用机制仍然处于探索阶段,临床方案还需要大规模的随机对照试验来证实,所以在临床选用时仍需要谨慎,不仅需要临床营养师提供膳食指导,而且还需要专业神经科医师提供治疗后的随访及监管,治疗成功还需要患者及家属的配合。

五、其他疗法

(一) 物理疗法

药物治疗无效的癫痫患者可以考虑选择物理治疗。目前临床上应用最广泛的是迷走神经刺激术、皮质反应性刺激术(cortical responsive stimulation, CRS)以及脑深部电刺激(deep brain stimulation, DBS)等神经调控技术。

(二) 手术治疗

耐药性癫痫患者也可选用手术治疗。值得特别注意的是近年来癫痫病灶的定位技术有了长足的进展,比以往的任何时候都更有精确定位的把握,手术方式也有大幅进步,手术并发症明显减少,手术效果也有大幅的提高,但是,由于目前没有任何一种术前检查手段可以准确定位致痫区,因此手术是以终止、减轻或减少癫痫发作、改善生活质量为目的,术后通常需要继续用药。

六、终止癫痫发作的治疗

(一) 单次发作的治疗

癫痫发作有自限性,多数患者不需特殊处理。强直-阵挛性发作时可帮扶患者卧倒,防止跌伤或伤人。衣领、腰带需解开,以利呼吸通畅。抽搐发生时,在关节部位垫上软物可防止发作时的擦伤;不可强压患者的肢体,以免引起骨折和脱臼。发作停止后,可将患者头部转向一侧,让分泌物流出,防止窒息。多次发作者,可考虑肌内注射苯巴比妥0.2g。对自动症患者,在保证安全前提下,不要强行约束患者,以防伤人和自伤。

(二) 癫痫持续状态的治疗

首先是控制癫痫发作,其次是阻止癫痫持续发作中各种代谢毒性产物引起的脑损伤,最后是避免各种医源性损伤的出现。治疗的关键是终止癫痫发作,减轻脑水肿,防止神经元损害及严重的次生后果。

在治疗中患者可能从惊厥性癫痫持续状态转变成非惊厥性癫痫持续状态,因此,癫痫持续状态的治疗不仅要终止患者的临床发作,而且需要同时终止脑电图上的痫样放电。因此,在选用药物治疗时,需要尽可能地进行同步脑电图监测,以帮助判断药物治疗效果。

终止癫痫持续状态发作的传统方法是首先采用各种药物治疗,无效时则选用低温、电休克、生酮饮食等非药物的方法来处理(图15-8-1)。这种主张是为临床医务人员在面对癫痫持续状态时提供一种可供参考的治疗方法选择,但我们并不否定其他合理选择的存在。

地西泮或劳拉西泮 → 氯硝西泮 → 苯巴比妥、丙戊酸、左乙拉西泮 → 咪达唑伦 → 异丙酚 → 氯胺酮 → 联合用药 → 其他药物 → 生酮饮食 → 低温疗法 → 电休克 → 探索中的治疗方法

图15-8-1 治疗癫痫持续状态方法的选择

1. 药物治疗

(1) 单一药:

1) 地西泮:适用于癫痫持续状态的初期,且没有地西泮使用禁忌证的患者,在器官移植后、Lennox-Gastaut综合征和儿童重症肌阵挛-失张力发作中出现的癫痫持续状态选用地西泮需要慎重。

院前急救可采用经直肠或鼻腔给药。通常成人可首先静脉缓慢推注10~20mg(2~5mg/min),有效后用80~100mg持续静脉维持12小时。如果无效,还可重复推注1次,仍无效,需要停用选择其他药物。儿童:按0.1~0.2mg/kg静脉推注,最大剂量不超过10mg。

需要注意,地西泮推注过快或剂量过大时可能出现呼吸、循环的抑制,需要仔细观察,必要时使用呼吸兴奋剂或呼吸机维持内环境的稳定。

2) 氯硝西泮:作用强度是地西泮的10倍。尽管有许多学者主张将氯硝西泮作为癫痫持续状态的首选,但考虑到广泛的认同度和临床使用的经验还需要积累,所以,目前仍主张在地西泮使用失败后作为次选。成人可首先静脉缓慢推注1~2mg,

有效后按 1~2mg 静脉推注，12 小时 1 次，维持 1~2 日。如果无效，还可重复推注 1 次，仍无效，需要停用，选择其他药物。儿童的用量仍在探索中，可参考成人用法选择合适的剂量，最大剂量不超过 1mg。

需要注意，氯硝西泮的作用强度大、维持时间长，剂量过大或推注过快可能出现呼吸、循环的抑制，必要时可用呼吸兴奋剂对抗。

3）丙戊酸：主要适应于对苯二氮䓬类耐药的癫痫持续状态，由于其对患者的意识没有明显影响，因而特别适用于非惊厥性癫痫持续状态的患者。成人患者可考虑首先静脉推注 800~1 600mg，然后用 800~1 600mg 静脉滴注维持，连续 2~3 日，有效者待患者发作停止，神志恢复后可改为口服治疗（序贯疗法），无效则需停用，选择其他推荐的药物。需要注意：①治疗癫痫持续状态需要首剂加倍，小剂量长时间滴入难以取得预期效果；②使用时需要注意其特殊的禁忌证，如线粒体脑肌病中的癫痫发作等，一般情况下不主张用于遗传性疾病所致的癫痫持续状态、肝性脑病引起的癫痫发作，以及其他明显不适合应用的疾病。

4）苯巴比妥：主要适应于地西泮和氯硝西泮治疗失败的癫痫持续状态，尤其是儿童癫痫持续状态的患者可能更为有效。成人患者可考虑首先缓慢静脉推注 10mg/kg（<100mg/min），有效后选用 100~200mg 每日 2 次肌内注射维持，持续 1~2 日，无效则需停药，选择其他推荐的药物。需要注意：①尽管国内有供静脉使用的苯巴比妥针剂，但大多数厂商提供的剂型都是仅供肌内注射，因而在使用前需要仔细核查，避免超说明书用药；②尽管国外有大量使用苯巴比妥治疗癫痫持续状态的报道，并积累了丰富的临床经验，但国内受限于缺少静脉剂型，因而，几乎没有大样本研究的积累，在选用此药时需要慎重；③目前国内主要用于地西泮等治疗有效后的维持。

5）咪达唑仑：目前尚无证据表明首选咪达唑仑的疗效优于地西泮或氯硝西泮，且其呼吸抑制和对血压的影响明显强于地西泮，同时受使用时的条件限制，因而咪达唑仑的适应证主要还是地西泮或其他苯二氮䓬类药物治疗失败的难治性癫痫持续状态。成人患者可考虑按 0.1~0.2mg/kg 静脉缓慢推注（<4mg/min），如无效可重复 1 次，仍无效则需停药，选用其他推荐药物。如有效，则可按 0.1~0.2mg/（kg·h）静脉泵入，维持 12 小时，然后逐渐减量，突然停药可能诱发反跳。在维持中复发可重复推注 1 次。

儿童难治性癫痫持续状态（RSE）静脉用药量仍在探索中。Wilkes 等的一项系统评估共纳入 16 项研究，涉及 645 例耐药的 RSE 患儿，静脉使用首剂为 0.15~0.5mg/kg 静脉推注后，用 1~2μg/（kg·min）的速度持续静脉滴注，最大速度达 5~24μg/（kg·min），结果有效率为 76%。在另一项包含 27 例难治性癫痫持续状患儿（年龄 5.1 岁±3.5 岁）的研究中，首剂 0.2mg/kg 静脉推注，后持续 1~5μg/（kg·min）静脉滴注，其中 26 例（96%）发作得到控制，未出现低血压、心动过缓、呼吸抑制等不良事件。需要注意，咪达唑仑对呼吸有明显抑制，其降压作用也突出，因此，最好在神经重症病房，在严密监护下使用，必要时需要机械通气以维持呼吸功能。

6）异泊酚：咪达唑仑与异泊酚都是治疗难治性癫痫持续状态的首选药物，考虑到异泊酚有可能加剧癫痫持续状态的发生，因此，建议在咪达唑仑治疗失败后选用。成人患者可考虑按 1~2mg/kg 静脉缓慢推注，如无效可重复 1 次，仍无效则需停药，选用其他推荐药物。如有效，可按 1~2mg/（kg·h）静脉泵入维持 10~12 小时，然后逐渐减量。在维持中复发可再推注 1 次。

由于对儿童生理功能的抑制及不成熟脑的损伤，在临床上大多数专业人员不赞成将异丙酚用于儿童患者。需要注意：①与咪达唑仑一样，异泊酚的使用最好也在神经重症病房，在严密监护下使用，必要时需要机械通气以维持正常的呼吸功能；②小剂量异泊酚有引起癫痫持续状态的报道，因此，除非很特殊，一般在静脉应用时不宜低于推荐剂量；③大剂量异泊酚长时间使用可能引起横纹肌溶解症，需要加以关注，必要时定期检查磷酸肌酸激酶可能对诊断有所帮助。

（2）联合用药：癫痫持续状态是一种多因性、异质性疾病，不仅病因繁多，而且机制也非常复杂，多种不同机制抗癫痫持续状态药物联合应用可能比单一机制的药物更符合癫痫持续状态的临床实际，同时，研究者们还发现癫痫持续状态是一个连续的疾病过程，在发作的不同时间其发病机制可能不完全相同。Wasterlain 等发现随着癫痫反复发作及发作时间延长，突触后膜上 GABAA 受体活性降低，NMDA 受体的数量和活性增加，导致苯二氮䓬类药物耐药性癫痫持续状态发生率增加，针对多种神经递质的药物联合应用可能具有更明显的优势，尤其是新上市的一些抗癫痫药物作为添加剂合用更能改善患者的预后，持续的癫痫发作足以引起实质性脑部损害，包括神经元损失、脑水肿等，早期联合使用有多重机制的抗癫痫持续状态的药物有利于尽早终止发作，改善患者预后。

目前有关抗癫痫持续状态药物的联合应用主要涉及左乙拉西坦、氯胺酮、咪达唑仑、苯妥英、巴比妥类、司替戊醇、免疫调节药物等，但较为成功的是左乙拉西坦、氯胺酮，异丙酚。

1）左乙拉西坦：左乙拉西坦是一种广谱抗癫痫药，通过调节钙通道、谷氨酸受体和 GABA 转运发挥抗癫痫作用。主要适用于地西泮和氯硝西泮治疗失败后的癫痫持续状态和多种药物治疗无效患者的联合用药，有文献报道对儿童慢波睡眠期电持续状态（electrical status epilepticus during sleep，ESES）可能有效。成人患者可考虑 1 000~1 500mg 静脉推注，给药速度为 2~5mg/（kg·min），若癫痫发作仍未停止或 EEG 提示有持续性痫样放电，应考虑为难治性癫痫持续状态，可追加药量。有效后可持续输注 0.05~2mg/（kg·h），负荷量 1 500~3 000mg/d，无效则需停药，选择其他推荐的药物。

联合用药主要针对特别难治的癫痫持续状态，主要与苯二氮䓬类药物合用，推荐使用左乙拉西坦的剂量为 2 500mg 缓慢静脉注射（>5 分钟），使用的方法有两种，可在苯二氮䓬类药物治疗失败的基础上加用左乙拉西坦,或与苯二氮䓬类药物同时应用。需要注意,尽管国外有大量使用本药治疗癫痫持续状态的文献报道,并积累了丰富的临床经验,但国内针剂近期才能上市,因而几乎没有研究的积累,在选用此药时需要慎重。

2)氨胺酮:氯胺酮是一种非竞争性 NMDA 受体拮抗剂,具有阻断 NMDA 传递和神经保护作用,而且氯胺酮能稳定血流动力学,不易发生低血压。研究发现随着患者癫痫反复发作及发作时间延长,突触后膜 GABAA 受体数量和活性降低,NMDA 受体数量和活性增加,导致耐药性癫痫持续状态的产生。Wasterlain 等人用动物实验证明氯胺酮与苯二氮䓬类药物联合用药可以纠正癫痫持续状态进展中 GABA 抑制作用减弱和谷氨酸作用增强这两种变化,这种协同作用在治疗癫痫持续状态晚期的难治性癫痫持续状态时更具优势。主要适用于用咪达唑仑和异泊酚治疗失败后的难治性癫痫持续状态和多种药物治疗无效患者的联合用药。Gaspard 等人在统计氯胺酮成功控制难治性癫痫持续状态的数据时发现,在选用氯胺酮之前已治疗失败的抗癫痫持续状态药物的中位数为 6 种,Rosati 等的研究结果也与此相近(5 种),此时加用氯胺酮治疗的有效率可达到 66.7%(6/9),提示氯胺酮治疗难治性癫痫持续一般用于晚期,在 5~6 种抗癫痫持续状态药治疗无效后才开始选用。Borris 等人的动物实验结果也支持上述结论,他们发现:若在癫痫持续状态出现后 15 分钟即选用氯胺酮,所有动物癫痫持续状态均无法控制(0/4),但若在超级难治性癫痫持续状态出现后 1 小时才开始使用,癫痫持续状态的控制率为 100%(4/4)。患者可考虑按 1~2mg/kg 静脉缓慢推注,随后用 0.52mg/(kg·h)静脉泵入在癫痫发作终止后再维持 10~12 小时。Synowiec 等先以 1~2mg/kg 的剂量静脉推注氯胺酮,随后以 0.45~2.1mg/(kg·h)持续静脉滴注,平均使用时间为 9.8 日(4~27 日)来治疗难治性癫痫持续状态,最终所有患者(11/11)的发作均得到完全控制,且无副作用发生。Gosselin-Lefebvre 等人将平均剂量 5mg/(kg·h)[2~15mg/(kg·h)]的氯胺酮持续静脉滴注,结果 4 位(4/9)患者的癫痫持续状态得到完全控制,3 位(3/9)得到部分控制,仅 2 位(2/9)治疗失败。因此,氯胺酮通过静脉给时,既可先静脉推注,然后持续静脉滴注,也可仅通过持续静脉滴注的方式来进行治疗。

需要注意:①氯胺酮属麻醉剂,需要在麻醉师的指导下应用,其对呼吸有明显的抑制作用,因此,使用时最好在神经重症病房,在严密监护下进行,必要时需要机械通气以维持正常的呼吸功能;②由于明显的呼吸抑制作用,美国 FDA 建议氯胺酮的使用需从小剂量开始,缓慢加量;③由于氯胺酮可能存在中枢神经系统兴奋作用,尽管很少发生,但美国 FDA 仍然建议不用于严重高血压和对该药过敏者,有冠心病、心功能不全、青光眼、动脉硬化、肺心病、肺动脉高压、严重颅内压增高、孕妇、有精神病史、甲状腺功能亢进、快速型心律失常及肾上腺嗜咯细胞瘤的患者也应慎用,同时需先进行颅脑 CT 扫描,排除可引起颅内压升高的颅内病变;④酒精中毒引起癫痫持续状态谨慎给药;⑤氯胺酮导致的骨骼肌张力增高的症状需与癫痫强直-阵挛性发作鉴别。

联合用药适用于多种抗难治性癫痫持续状态的药物治疗后,癫痫持续状态的发作没有停止。推荐静脉用药方法:①同时应用,即先用一种药,不管疗效如何,随后添加另一种药。②顺序应用,即当前一种药物治疗最后被证实失败后,保持药物剂量不变,然后添加另一种药。

剂量:文献中报道药物的联合应用有三种不同的剂量情况:①两种联合使用的药物都用半量;②一种主要的药物用全量,另一种用半量;③两种联合使用的药物都用全量。

2. 非药物治疗

(1)生酮饮食:生酮饮食治疗难治性癫痫持续状态是最近几年才发展起来的新方法。Caraballo 等人总结了 2010—2014 年 10 名儿童 RSE 的患者,加用 KD 作为辅助治疗,最少维持 6 个月,结果发现 3 日左右所有患者均达到尿酮症状态,治疗 5 日左右,便开始产生疗效,2 名患者的痫性发作停止,5 名患者发作减少了 50%~75%。其中 3 名患者发作频率减少不足 50%,并且出现了严重的并发症故终止了 KD 的治疗。Thakur KT 等人于 2014 年报道了 10 例接受经典 KD 治疗的 RSE 成人患者,7 例为脑炎,1 例脑囊虫病,1 例缺血缺氧性脑病,1 例皮质发育不良。KD 治疗的中位时间为 17.5 日。其中 9 例(90%)KD 开始数天(中位时间为 3 天)后发作得以缓解。

用药方式可分为肠内给药和肠外给药,用法最多的为肠内给药,即放置胃管给药;肠外给药即为静脉系统给药,无论哪种给药方式,脂肪与非脂肪比例必须严格按照 4:1,并且控制摄入葡萄糖的量。通常给生酮前 24 小时需禁食,同时一定不要输入葡萄糖。一旦输入葡萄糖水,生酮抗癫痫持续状态的作用很快就会消失。启动 KD 后,一般 2~3 日即可形成酮症,5~8 日痫性发作就可得到改善。若 SE 患者症状有较好的改善,即可长期进行 KD 辅助治疗。若治疗过程中出现严重并发症或无治疗效果,可终止治疗。

由于目前 KD 治疗 SE 的报告还较少,还未进行充分的系统性分析,根据以往数据研究,KD 对于各种原因引起的 RSE 均有改善的治疗效果,如病毒性脑炎,自身免疫性脑炎,发热感染相关癫痫综合征(FIRES),Dravet 综合征等。

注意事项请参见第十五章第八节。

禁忌证:代谢环境紊乱(持续的低钠血症、高钠血症、低血糖、低血钙、酸中毒);血流动力学不稳定或心肺功能障碍;凝血障碍;胰腺炎;肝衰竭;严重高脂血症;肠内营养不耐受(包括肠梗阻);怀孕;24 小时内接受任何异丙酚注入;已知的脂肪酸氧化障碍或丙酮酸羧化酶缺乏症等。

(2)亚低温治疗:早在 50 多年前,人类就发现亚低温能使人类脑皮质电活动减弱,颞叶肿瘤患者出现癫痫发作时应用冷冻盐水能有效中止其发作。1984 年,Orlowski 等人在超级难治性癫痫持续状态患者为控制其高热并发症而进行的物理降温中发现在体温下降时,患者的癫痫发作也得到了控制,提示亚低温对超级难治性癫痫持续状态有辅助治疗作用。2008 年 Jesse J 等人首次报道了亚低温作为难治性超级难治性癫痫持续状态物理治疗手段的研究，他们发现在抗癫痫药物治疗的同时通过血管内冷却系统对4例患者进行亚低温诱导，尽管其中1例患者需要更低温度治疗，但其他患者的癫痫临床发作都得到了控制，在癫痫发作控制和脑电图爆发抑制状态24小时后停止使用咪达唑仑等抗癫痫药物，41小时未再发作，4名患者经复温后，其中2例好转出院予口服抗癫痫药物治疗。2013年，Kristin等通过对5例用苯巴比妥、咪达唑仑等药物注射治疗无效或控制后停药复发患者行亚低温治疗，发现其对癫痫患者的发作有明显的治疗作用，推动亚低温治疗超级难治性癫痫持续状态进入一个新阶段。

适应证：主要用于经上述推荐药物治疗仍不能控制发作的难治性癫痫持续状态或经上述药物治疗发作得到控制在撤药后复发的患者。在足量抗癫痫持续状态药物治疗同时采用血管内低温冷却系统进行亚低温诱导或使用低温治疗仪（冰毯冰帽）等进行低温诱导，将体温降至目标温度（31~35℃），癫痫停止发作或脑电波出现爆发抑制达24~48小时后开始复温至36.5℃，复温过程不能快于0.5~1℃/d。一般情况下，在达到目标体温后3~48小时开始起效，脑电图出现抑制状态。需要注意：①在亚低温诱导、治疗及复温过程中需进行脑电图监测，复温后未复发，需撤去抗癫痫持续状态的药物，必要时改为口服抗癫痫药物治疗；②在亚低温诱导过程中出现寒战时，需要停止亚低温治疗，同时予以复温；③在亚低温过程中继续使用抗癫痫持续状态的药物（苯巴比妥、咪达唑仑等）；④当温度小于30℃时易出现室颤、凝血功能障碍、静脉血栓形成等副作用，还有在难治性癫痫持续状态亚低温治疗中由于全身体温过低可发生急性肠缺血坏死、低钾血症。2013年，Guilliams等报道在亚低温治疗5例难治性癫痫发作患儿中，在其亚低温及复温过程中部分患儿出现了电解质紊乱（低钾血症、高钠血症），尽管这些不良反应在亚低温治疗结束后即可恢复正常，但仍然需要在亚低温和复温阶段监测血气、凝血功能、电解质及血常规，每6小时1次；每周进行1次下肢静脉超声检查（如使用血管内冷却系统）也是必要的。

（3）电休克治疗：在20世纪30年代就有电休克治疗癫痫的报道。2005年，英国电休克治疗指南中首次将其纳入临床上治疗难治性癫痫持续状态的行业规范中。2012年，Ferlisi等再次提出其是治疗癫痫持续状态的备选方法，推动着电休克治疗癫痫持续状态进入临床。

用于上述药物和非药物治疗方法均无效的超级难治性癫痫持续状态。美国精神病学会推荐采用滴定量进行治疗，即以可以引起惊厥发作的最小电量为初始电量，滴定量的优势在于剂量个体化——根据个体惊厥阈值给予相应的治疗剂量，既保证了治疗目的，又尽可能减少对脑功能的影响。

方法：①双侧放置电极；②采用连续3个单刺激组成一组连续刺激；③麻醉剂的选用可能影响电休克的效果。由于丙泊酚可以减弱电休克引起的血流动力学反应，减少电休克所引起的脑损伤，提供快速复苏，因而更适合与电休克配合使用，所以在英国，丙泊酚成为电休克治疗实施麻醉时最常用的麻醉药物。

在实施电休克治疗时需要进行：①病情评估并取得知情同意。②在进行电休克治疗时应有专业麻醉人员实施麻醉，麻醉可减少患者紧张，减少电休克可能带来的不良反应，如骨折、牙齿、肌腱和肌肉损伤。③惊厥阈值是治疗中给予电量多少的根据，在超级难治性癫痫持续状态过程中电量设定在每个人惊厥发作的阈值并在整个过程中不断调整。根据患者对电休克治疗反应及可能出现的并发症调整电量、时间及治疗频率是合理的。④患者合并心力衰竭、严重心瓣膜病及心律失常等疾病时，会增加电休克治疗的风险，引起心血管方面的并发症，因而需要在治疗全过程进行密切监测。监测内容包括癫痫发作持续时间，脑电图、气道是否通畅，生命体征和不良反应等。⑤由于电休克治疗可诱发惊厥和非惊厥性癫痫持续状态，因此，在电休克治疗后持续EEG监测是必要的。⑥电休克治疗癫痫持续状态在临床应用有限，尚未达成一致的治疗方案。

（4）探索中的治疗方法：神经调控治疗难治性癫痫持续状态也是近几年来逐渐发展起来的新技术，目前探索用于治疗癫痫持续状态的神经调控技术主要包括：迷走神经刺激术（vagus nerve stimulation，VNS）、皮质反应性刺激术（cortical responsive stimulation，CRS）以及脑深部电刺激（deep brain stimulation，DBS）。

处理并发症：长时间的癫痫发作会引起脑水肿，必要时需要加用脱水剂；昏迷患者还可能出现营养不良，需要及时补充。很多抗癫痫药物会引起电解质紊乱，也要特别加以关注。

参考文献

[1] 周东. 神经病学[M]. 3版. 北京：高等教育出版社，2017.

[2] PI X, CUI L, LIU A, et al. Investigation of prevalence, clinical characteristics and management of epilepsy in Yueyang city of China by a door-to-door survey[J]. Epilepsy Res, 2012, 101(1-2): 129-134.

[3] SONG P, LIU Y, YU X, et al. Prevalence of epilepsy in China between 1990 and 2015: A systematic review and meta-analysis[J]. J Glob Health, 2017, 7(2): 020706.

[4] SCHEFFER I E, BERKOVIC S, CAPOVILLA G, et al. ILAE classification of the epilepsies: Position paper of the ILAE Commission for Classification and Terminology[J]. Epilepsia, 2017, 58(4): 512-521.

[5] CHATURVEDI J, RAO M B, ARIVAZHAGAN A, et al. Epilepsy surgery for focal cortical dysplasia: Seizure and quality of life (QOLIE-89) outcomes[J]. NeurolIndia, 2018, 66(6): 1655-1666.

[6] MARTINEZ-LIZANA E, FAUSER S, BRANDT A, et al. A Long-term seizure outcome in pediatric patients with focal cortical dysplasia undergoing tailored and standard surgical resections[J]. Seizure, 2018, 62: 66-73.

[7] LIU S, YU W, LU Y. The causes of new-onset epilepsy and seizures in the elderly[J]. Neuropsychiatr Dis Treat, 2016, 17(12): 1425-1434.

[8] ZELANO J, LUNDBERG R G, BAARS L, et al. Clinical course of poststrokeepilepsy: A retrospective nested case-control study[J]. Brain Be-

hav,2015,5(9):e00366.

[9] FERLAZZO E,GASPARINI S,BEGHI E,et al. Epilepsy Study Group of the Italian Neurological Society. Epilepsy in cerebrovascular diseases:Review of experimental and clinical data with meta-analysis of risk factors[J]. Epilepsia,2016,57(8):1205-1214.

[10] SINGH T D,FUGATE J E,HOCKER S E,et al. Postencephalitic epilepsy:Clinical characteristics and predictors[J]. Epilepsia,2015,56(1):133-138.

[11] ANJUM N,NOUREEN N,IQBAL I. Clinical presentations and outcomes of the children with tuberculous meningitis:An experience at a tertiary care hospital[J]. J Pak Med Assoc,2018,68(1):10-15.

[12] ALSEMARI A,BAZ S,ALRABIAH F,et al. Natural course of epilepsy concomitant with CNS tuberculomas[J]. Epilepsy Res,2012,99(1/2):107-111.

[13] PARK S,HONG J Y,LEE M K,et al. Hippocampal sclerosis and encephalomalacia as prognostic factors of tuberculous meningitis-related and herpes simplex encephalitis-related epilepsy[J]. Seizure,2011,20(7):570-574.

[14] HE Z,LI Z,JIANG L. Clinical analysis on 430 cases of infantile purulent meningitis[J]. Springerplus,2016,5(1):1994.

[15] JUNG S M,MOON S J,KWOK S K,et al. Posterior reversible encephalopathy syndrome in Korean patients with systemic lupus erythematosus:Risk factors and clinical outcome[J]. Lupus,2013,22(9):885-891.

[16] AFSHRI M,AFSHRI Z S,SCHUELE S U,et al. Hashimoto encephalopathy[J]. Neurology,2012,78(22):e134-e137.

[17] LAURENT C,CAPRON J,QUILLEROU B,et al. Steroid-responsive encephalopathy associated with autoimmune thyroiditis(SREAT):Characteristics,treatment and outcome in 251 cases from the literature[J]. Autoimmun Rev,2016,15(12):1129-1133.

[18] SARKIS R A,NEHME R,CHEMALI Z N. Neuropsychiatric and seizure outcomes in nonparaneoplastic autoimmune LE[J]. Epilepsy Behav,2014,39:21-25.

[19] RUDZINSKI L A,PITTOCK S J,MCKEON A,et al. Extratemporal EEG and MRI findings in ANNA-1(anti-Hu)encephalitis[J]. Epilepsy Res,2011,95(3):255-262.

[20] IRANI S R,MICHELL A W,LANG B,et al. Faciobrachial dystonic seizures precede Lgi1 antibody LE[J]. Ann Neurol,2011,69(5):892-900.

[21] PANDIT A K,IHTISHAM K,GARG A,et al. Autoimmune encephalitis:A potentially reversible cause of status epilepticus,epilepsy,and cognitive decline[J]. Ann Indian AcadNeurol,2013,16(4):577-584.

[22] DESAI R,SHAMIM S,PATEL K,et al. Primary causes of hospitalizations and procedures,predictors of in-hospital mortality,and trends in cardiovascular and cerebrovascular events among recreational marijuana users:A five-year nationwide inpatient assessment in the United States[J]. Cureus,2018,10(8):e3195.

[23] SALAS-PUIG J. A new proposal for the classification of epileptic seizures and epilepsies by the International League Against Epilepsy(ILAE)[J]. Rev Neurol,2011,52(9):513-514.

[24] FISHER R S,CROSS J H,FRENCH J A,et al. Operational classification of seizure types by the International League Against Epilepsy:Position paper of the ILAE Commission for Classification and Terminology[J]. Epilepsia,2017,58(4):522-530.

[25] AL YAZIDI G,SHEVELL M I,SROUR M. Two novel *KCNQ2* mutations in 2 families with benign familial neonatal convulsions[J]. Child Neurol Open,2017,4:2329048X17691396.

[26] SCHEFFER I E,BERKOVIC S,et al. ILAE classification of the epilepsies:Position paper of the ILAE Commission for Classification and Terminology[J]. Epilepsia,2017,58(4):512-521.

[27] KANNER A M,ASHMAN E,GLOSS D,et al. Practice guideline update summary:Efficacy and tolerability of the new antiepileptic drugs Ⅱ:Treatment-resistant epilepsy:Report of the American Epilepsy Society and the Guideline Development,Dissemination,and Implementation Subcommittee of the American Academy of Neurology[J]. Epilepsy Curr,2018,18(4):269-278.

[28] DU Y,LIN J,SHEN J,et al. Adverse drug reactions associated with six commonly used antiepileptic drugs in southern China from 2003 to 2015[J]. BMC Pharmacol Toxicol,2019,14,20(1):7.

[29] GOLPAYEGANI M,SALARI F,GHARAGOZLI K. Newer antiepileptic drugs discontinuation due to adverse effects:An observational study[J]. Ann Indian Acad Neurol,2019,22(1):27-30.

[30] KWAN P,ARZIMANOGLOU A,BERG A T,et al. Definition of drug resistant epilepsy:Consensus proposal by the ad hoc Task Force of the ILAE Commission on Therapeutic Strategies[J]. Epilepsia,2010,51(6):1069-1077.

[31] BIALER M,JHANNESSEN S I,LEVY R H,et al. Progress report on new antiepileptic drugs:A summary of the Tenth Eilat Conference(EILAT X)[J]. Epilepsy Res,2010,92(2-3):89-124.

[32] TYRLIKOVA I,BRAZDIL M,REKTOR I,et al. Perampanel as monotherapy and adjunctive therapy for focal onset seizures,focal to bilateral tonic-clonic seizures and as adjunctive therapy of generalized onset tonic-clonicseizures[J]. Expert Rev Neurother,2018,18:1-12.

[33] KOSSOFF E H,AL-MACKI N,CERVENKA M C,et al. What are the minimum requirements for ketogenic diet services in resource-limited regions? Recommendations from the International League Against Epilepsy Task Force for Dietary Therapy[J]. Epilepsia,2015,56(9):1337-1342.

[34] GERGES M,SELIM L GIRGIS M,et al. Implementation of ketogenic diet in children with drug-resistant epilepsy in a medium resources setting:Egyptian experience[J]. Case Rep,2018,23(11):35-38.

[35] AAVB A,DMI B,JMV C. Cognitive benefits of the ketogenic diet in patients with epilepsy:A systematic overview[J]. Epilepsy Behav,2018,30(87):69-77.

[36] CUBUKCU D,GUZEL O,ARSLAN N. Effect of Ketogenic diet on motor functions and daily living activities of children with multidrug-resistant epilepsy:A prospective study[J]. J Child Neurol,2018,33(11):718-723.

[37] GUZEL O,UYSAL U,ARSLAN N. Efficacy and tolerability of olive

oil-based ketogenic diet in children with drug-resistant epilepsy: A single center experience from Turkey[J]. Eur J Paediatr Neurol, 2019, 23(1): 143-151.

[38] ZAMANI G R, MOHAMMADI M, ASHRAFI M R, et al. The effects of classic ketogenic diet on serum lipid profile in children with refractory seizures[J]. Acta Neurol Belg, 2016, 116(4): 529-534.

[39] Trinka E, Cock H, Hesdorffer D, RossettiA O, et al. A definition and classification of status epilepticus: Report of the ILAE Task Force on Classification of Status Epilepticus[J]. Epilepsia, 2015, 56(10): 1515-1523.

[40] WANG X, LI S. Refractory status epilepticus: Diagnosis and treatment [M]. [S. l.]: Springer, 2017: 275-290.

[41] KRAVLJANAC R, DJURIC M, JANKOVIC B, et al. Etiology, clinical course and response to the treatment of status epilepticus in children: A 16-year single-center experience based on 602 episodes of status epilepticus[J]. Eur J Paediatr Neurol, 2015, 19(5): 584-590.

[42] BROPHY G M, BELL R, CLAASSEN J, et al. Guidelines for the evaluation and management of status epilepticus[J]. Neurocrit Care, 2012, 17(1): 3-23.

[43] BYUN J I, CHU K, SUNWOO J S, et al. Mega-dose phenobarbital therapy for super-refractory status epilepticus[J]. Epileptic Disord, 2015, 17(4): 444-452.

[44] GASPARD N, FOREMAN B, JUDD L M, et al. Intravenous ketamine for the treatment of refractory status epilepticus: A retrospective multicenter study[J]. Epilepsia, 2013, 54(8): 1498-1503.

[45] ROSATI A, ERARIO L M, ILVENTO L, et al. Efficacy and safety of ketamine in refractory status epilepticus in children[J]. Neurology, 2012, 11(79): 2355-2358.

[46] SYNOWIEC A S, SINGH D S, YENUGADHATI V, et al. Ketamine use in the treatment of refractory status epilepticus[J]. Epilepsy Res, 2013, 105(1-2): 183-188.

[47] GOSSELIN-LEFEBVRE S, RABINSTEIN A, ROSSETTI A, et al. Ketamine usefulness in refractory status epilepticus: A retrospective multicenter study[J]. Can J Neurol Sci, 2013, 40(3): S31.

[48] WASTERLAIN C G, BALDWIN R, NAYLOR D E, et al. Rational polytherapy in the treatment of acute seizures and status epilepticus [J]. Epilepsia, 2011, 52(Suppl 8): 70-71.

[49] CHIUSOLO F M, DIAMANTI A, BIANCHI R, et al. From intravenous to enteral ketogenic diet in PICU: A potential treatment strategy for refractorystatusepilepticus[J]. Eur J Paediatr Neurol, 2016, 20(6): 843-847.

[50] FARIAS-MOELLER R, BARTOLINI L, PASUPULETI A, et al. A practical approach to ketogenic diet in the pediatric intensive care unit for super-refractory status epilepticus[J]. Neurocrit Care, 2017, 26(2): 267-272.

[51] APPAVU B, VANATTA L, CONDIE J, et al. Ketogenic diet treatment for pediatric super-refractory status epilepticus[J]. Seizure, 2016, 41: 62-65.

[52] GUILLIAMS K, ROSEN M, BUTTRAM S, et al. Hypothermia for pediatric refractory status epilepticus[J]. Epilepsia, 2013, 54(9): 1586-1594.

第十六章　神经系统遗传病

（李洵桦）

16

16

第一节 概 论

遗传病是由于遗传物质(染色体或基因)发生异常变异所导致的一类疾病,估计人类遗传病约有 7 000 多种。截至 2023 年 8 月,根据在线人类孟德尔遗传数据库(Online Mendelian Inheritance in Man,OMIM)的统计,目前世界上记录已确定基因的人类单基因遗传疾病或性状为 7 405 种,相关的基因 4 828 个。在这些遗传病中,约二分之一累及神经系统,从而导致神经系统遗传病。神经系统遗传病具有两大特点:其一,几乎都是罕见病,发病率低、病种繁多,各种疾病之间症状多有重叠,临床诊断相当困难;其二,发病后几乎都是终生患病,治疗困难,致残率和致死率高。因此,该类疾病对公众健康危害极大。近年来随着分子诊断技术的飞速发展,遗传病的诊断有了长足进步,但治疗之路仍然是充满未知和挑战。

【流行病学】

神经系统遗传病在人类中的发病率尚不清楚,据美国华盛顿大学统计,在儿童神经系统疾病中肯定或可能与遗传有关的疾病占 56.9%,而在成人神经系统疾病的住院患者中约有 38% 属于遗传病。中山大学附属第一医院神经科于 1982 年在广东省 5 个地区共 152 318 人口中进行了神经系统遗传病流行病学的初步调查,发现罹患神经系统遗传病(不包括绝大部分遗传代谢病以及多基因遗传病)158 例,患病率为 103.7/10 万,全国加权调整后患病率为 109.3/10 万。这 158 例分属 15 个病种,其中癫痫、遗传性共济失调、先天愚型以及遗传因素所致的脑发育不全等例数较多。

虽然神经系统遗传病几乎都是罕见病,发病率极低,但其中某类疾病或病种会相对多见,如中山大学附属第一医院神经科总结了神经遗传门诊的 957 例患者,这些患者以肌肉疾病最多(30.75%),脊髓-脑干-小脑疾病次之(20.48%),锥体外系疾病位列第三(16.41%)。在 54 个病种中,进行性假肥大性肌营养不良(Duchenne muscular dystrophy, DMD)居首位(14.52%),其后依次为肝豆状核变性(10.14%)、面肩肱型肌营养不良(5.64%)、婴儿型脊髓性肌萎缩(5.43%)。

不同的神经系统遗传病在世界各地区、各民族中发生频率不一样。由于遗传漂变的原因,在处于相对隔离的小群体中会产生基因频率的随机波动,可造成某些罕见等位基因消失,而另一些等位基因则固定下来,少数祖先所具有的基因由于遗传漂变的原因逐渐增加,造成异常基因频率在小隔离群体中特别高的现象,被称为奠基者效应。因此,某些疾病仅见于孤立的岛屿或小村落以及某些地区或某些民族。如黑矇性痴呆和原发性扭转痉挛好发于苏联和波兰的犹太人;家族性淀粉样变性周围神经病常见于葡萄牙的波尔图(Oporto)地区以及该地区在巴西、美国的移民;家族性自主神经功能障碍[又称赖利-戴综合征(Riley-Day syndrome)]发病基本限于阿什肯纳兹(Askenazi)犹太人(主要居住于东欧南部)。此外,通过家系调查溯源,可以发现某些遗传病在一些地区或家族中历史悠久,如美国东部的亨廷顿病,最早的患者多可追溯到 6 位 1630 年从英国来的移民;南非的变异型卟啉病,其致病基因可追溯到 1680 年的一对荷兰移民夫妇(两人之一);马查多-约瑟夫病(Machado-Joseph disease),则起源于葡萄牙的亚速尔群岛等。

神经系统遗传病可起病于任何年龄。出生后即表现异常,如唐氏综合征(先天愚型),家族性自主神经功能障碍;婴儿期发病,如婴儿型黑矇性痴呆、脊髓性肌萎缩Ⅰ型;儿童期起病,如进行性假肥大性肌营养不良、结节性硬化;少年期发病的有肝豆状核变性、腓骨肌萎缩症、强直性肌营养不良;成年后至中年发病的有脊髓小脑性共济失调、亨廷顿病等。此外,即使是同一疾病,起病年龄也有极大的差别,如肝豆状核变性、脊髓小脑性共济失调 1 型等,发病年龄均可以从儿童期到老年期。不过,大多数的神经系统遗传病均在 30 岁以前出现症状。

【遗传方式与分类】

神经系统遗传病也和其他遗传病一样,分为染色体病和基因病两大类,后者包括单基因病和多基因病。遗传病大多数属常染色体遗传(91.6%),其次为 X 连锁遗传(7.9%),余下有线粒体遗传和 Y 连锁遗传。

1. 染色体病 染色体病(chromosomal disease)是由于染色体数目或结构异常而引起的一系列疾病或综合征,往往导致严重的精神、运动发育迟缓和多种先天性发育异常,是高致残率的疾病之一。

人类的染色体有 46 条,23 对。其中 22 对为常染色体,其畸变引起常染色体病,以智力低下、发育迟缓和多发先天发育异常为特征;另外 1 对为性染色体,与性别分化有关,在女性为 XX,男性为 XY,其畸变引起性染色体病,以性腺发育不良和性畸形为主要特征。根据染色体畸变的类型可分为:数目畸变,包括整倍体和非整倍体畸变,在人类以后者较多见,此种畸变虽然基因正常,但其基因组的平衡被破坏而导致发育异常;结构畸变,此种类型最多,往往涉及染色体上的许多基因,因而常表现为复杂的综合征。

染色体病的诊断可依据智力障碍、多种发育异常和/或性发育异常等临床表现,而染色体核型分析则是确诊的依据。

2. 单基因遗传病 单基因遗传病(monogenic disease)由染色体上单一基因或两个等位基因的突变所致。人类染色体以及染色体上的基因都是成对排列的,一对形态和结构相同的染色体称为同源染色体,而在同源染色体上对应位点决定同一遗传性状的基因称为等位基因。单基因病严格按照孟德尔规律遗传,是种类最多的遗传病。

(1) 常染色体显性遗传(autosomal dominant inheritance, AD):致病基因位于一条常染色体上,杂合状态便可发病,称为常染色体显性遗传。AD 的特点是:①双亲中一方发病,可将致病基因传给下一代;②患者同胞中约 1/2 发病,男女机会均等;③连续各代中均有患者;④患者每生育一次,都有 1/2 机会出生患病后代;⑤双亲无病时,子女一般不会发病,除非偶然的突变。

进行系谱分析时,不一定从一个系谱中能完全反映出上述

5个特点，但只要不与这5个特点相矛盾，就可认为符合AD。还须注意在小家系中，患者同胞的发病比例可能与1/2相差较大，这是由于每个家系的子女数目较少，出现偶然偏差的机会较多。在常染色体遗传病中，显性遗传形式最为常见，影响神经系统的常见有面肩肱型肌营养不良、各型脊髓小脑性共济失调和亨廷顿病等。

（2）常染色体隐性遗传（autosomal recessive inheritance，AR）：致病基因位于一对同源染色体的等位基因上，即纯合状态（纯合子）才发病；如基因突变只发生在同源染色体的一条染色体，则为杂合子（或携带者），杂合状态并不发病，但能将致病基因传给后代，这种遗传方式称为常染色体隐性遗传。AR的特点：①患者双亲都无病，但都是致病基因的携带者；②患者双亲每次生育出生患病后代的概率是1/4，男女机会均等（由于实际观察值往往偏高，所以这一点在系谱识别中作用不大）；③患者子女一般不发病（故系谱中不见连续遗传，多为散发或隔代遗传）；④近亲婚配的后代发病风险增高。

以AR方式遗传的神经系统遗传病仅次于AD遗传，除较常见的肝豆状核变性和脊髓性肌萎缩外，绝大多数的遗传代谢病均以此方式传递。

（3）X连锁遗传（X-linked inheritance，XL）：致病基因位于X染色体上，这些基因随X染色体在上、下代之间传递，称X连锁遗传。由于女性的性染色体为XX，男性为XY，父亲的X染色体不能传给儿子，只能传给女儿。因此，男性的X连锁基因只能从母亲传来，而生育时只能传给女儿，称为交叉遗传。

1）X连锁隐性遗传（X-linked recessive inheritance，XR）：致病的基因位于X染色体上，由于Y染色体缺少同源节段，因而没有相应的等位基因，结果在男性只要一条X染色体有致病基因就可发病，而在女性则要两条X染色体都带有致病基因才能致病，这种遗传方式称为X连锁隐性遗传。XR的特点是：①男性患者远远多于女性，在一些致病基因频率低的病种中，极少女性患者；②患者的双亲都无该病，其致病基因从母亲传来，如果在一个家系中，这种病是散发的，那么，很可能是母亲生殖细胞突变的结果；③男性患者的女儿均为疾病基因携带者，而儿子幸免；④在XR的家系中，由于交叉遗传，患者的兄弟、舅父、姨表兄弟及患者姐妹所生的男孩中常可见到同样患者。

以XR方式遗传的神经系统遗传病最常见是进行性假肥大性肌营养不良（DMD），此外还有脊髓延髓性肌萎缩、脆性X综合征，较少见的是肾上腺脑白质营养不良、莱施-奈恩综合征（Lesch-Nyhan syndrome）。

2）X连锁显性遗传（X-linked dominant inheritance，XD）：致病的基因位于一条X染色体上就可致病，这种遗传方式称为X连锁显性遗传。由于女性的两条X染色体中任何一条有此基因，都会出现相应疾病，而男性只有一条X染色体，所以，在一个群体中，女性表现出该病的频率高于男性，但由于女性多为杂合子发病，所以病情一般较男患者轻。XD的特点是：①女性患者多于男性；②患者双亲必有一方是本病患者；③男性患者的女儿全部发病，儿子都正常；④女性患者的后代中，子女各有1/2的可能性发病；⑤可看到连续传递。以XD方式遗传的疾病很少，神经系统遗传病中目前只有个别类型的腓骨肌萎缩症等极少数疾病以此种方式传递。

（4）Y连锁遗传（Y-linked inheritance）：致病的基因位于Y染色体上，由父亲传给儿子，再传给孙子，女性中不会出现相应疾病，也不传递有关基因。由这种遗传方式遗传的疾病罕见，神经系统遗传病中还未发现有此种遗传方式。

3. 线粒体遗传病　线粒体病（mitochondrial disease）是由于线粒体功能异常所致的一组疾病，可以由核基因组DNA或线粒体基因组DNA（mtDNA）突变所导致，由于mtDNA突变所致的又称为线粒体遗传病（mitochondrial genetic disease）。线粒体遗传的特点是：通过母系遗传，即母亲将其mtDNA传递给儿子和女儿，而只有女儿可以将mtDNA传递给下一代；另外，mtDNA存在杂质性，即一个细胞或组织内既含有野生型又含有突变型mtDNA，且在不同组织中，两者比例不一样。在特定组织中，突变型mtDNA积累超过一定阈值时，线粒体不能提供所在组织器官所需的能量便会导致发病。因此，女性携带者可由于细胞内突变的mtDNA未达到阈值而不发病，但仍可将突变的mtDNA传给下一代。神经系统的mtDNA遗传病有Leber视神经萎缩、Leigh综合征（亚急性坏死性脑脊髓病）、线粒体脑肌病伴高乳酸血症和卒中样发作（MELAS）、肌阵挛癫痫伴破碎红纤维综合征（MERRF）等。

4. 多基因遗传病　由一个或多个基因与一种或数种环境因素共同作用而致病的遗传方式称为多基因遗传（polygenic inheritance），其导致的疾病为多基因遗传病。多基因遗传病的发病率大大高于单基因病。包括有两种情况：①由一个主基因和其他基因加上环境因素共同作用而致病；②由多个微效基因共同参与加上环境因素而致病。此类疾病没有严格的孟德尔遗传规律，由遗传基础决定个体患某种疾病的风险称为易感性，而由环境因素和遗传因素共同作用并决定一个个体是否易患某种疾病的可能性称为易患性。在多基因遗传病中，遗传因素所产生的影响程度称为遗传度或遗传力，凡遗传度高者，表明遗传基础在发病上有重要作用，反之，则表示环境因素有重要作用。

多基因遗传病的特征：①一些常见病和常见的先天畸形，每种病的发病率均高于0.1%；②有家族聚集倾向，系谱不符合任何一种单基因遗传方式，同胞中的发病率远低于1/2或1/4；③发病率有种族（或民族）差异，表明这类病有遗传基础；④随着亲属级别降低，患者亲属的发病风险迅速降低，发病率愈低；⑤患者的双亲与患者同胞、子女的亲缘系数相同，有相同的患病风险；⑥近亲婚配时，子女的发病风险也增高，但不如常染色体隐性遗传那样显著。

神经系统较常见的多基因遗传病有：癫痫、偏头痛、脊柱裂、脑血管病等。

【病因与发病机制】

人类遗传病的主要病因来自染色体畸变和基因突变。人体的每一性状都由其特定的DNA片段决定，这一DNA片段称为该性状的基因。目前估计人类基因组中编码蛋白质的基因约有2万多个。每一个基因编码产生特定的肽链或蛋白质,基因的突变将导致相应肽链或蛋白质(或酶)的缺失、结构异常或功能改变而产生各种遗传病。下面简述神经系统遗传病的发病机制。

1. 染色体畸变

(1) 染色体数目畸变:①整倍体畸变:指染色体数目以整组染色体数目的增减,形成超过二倍体的多倍体。②非整倍体畸变:染色体数目只有少数几条的增减。临床上最常见的常染色体三体性为21三体综合征(唐氏综合征、先天愚型),另外还偶见13、19和22三体性。性染色体数目异常可有X染色体单体,如特纳综合征(Turner syndrome),或性染色体增加如XYY综合征等。

(2) 染色体结构异常:物理、化学或生物学的因素均可引起染色体断裂,若断裂的染色体出现非正常的重接,会导致多种染色体结构异常,有缺失、环状染色体、等臂染色体、倒位、易位等,如猫叫综合征是因为5号染色体的短臂缺失。

在一般群体中,平衡易位发生率约2‰,这些个体由于没有遗传物质的增多或丢失,并不表现发育异常等症状,但生育染色体异常患者的概率高达50%~100%,是染色体结构畸变综合征产生的主要来源。

(3) 常染色体微小缺失综合征:在光镜下通常不能检出这类缺失,需要借助荧光原位杂交或染色体微阵列方法才能检出。常染色体微小缺失可导致智能障碍、生长发育迟缓和伴有其他系统畸形的临床综合征。

2. 基因突变 基因是产生一条多肽链或功能RNA所需的全部核苷酸序列,是带有遗传信息的DNA片段。基因可以通过自我复制将遗传信息传给后代,同时,也通过转录和翻译合成具有生物活性的蛋白质,使遗传信息得以表达。基因突变指基因组DNA碱基对的构成或排列顺序发生改变,在遗传信息复制传递的过程中,自发突变的频率约为10^{-9},另外,在某些因素诱导下也可发生突变,称为诱发突变。这些突变,一方面是生物进化的重要基础,另一方面也可以是产生疾病的原因,如遗传病和癌症。基因突变若发生在体细胞,突变的体细胞可将突变传递给细胞分裂形成的各个子细胞,在局部形成突变细胞群,导致良性或恶性的病变;基因突变若发生在生殖细胞,可通过有性繁殖传给下一代,从而使基因突变导致改变的性状遗传给子代,产生遗传病。

基因突变的形式主要有以下几种:

(1) 单个碱基替换:又称为点突变,是最多见的基因突变形式,其中包括:

1) 同义突变:点突变不引起多肽链氨基酸顺序的任何变化。

2) 错义突变:单个碱基替换后改变了氨基酸密码,导致一个氨基酸被另一个氨基酸代替,此种突变可产生活性降低、无活性或无功能的蛋白质。

3) 无义突变:一个碱基被替换后,该密码变成终止密码,从而导致多肽链的合成提前终止,形成截短的蛋白质或无活性的多肽片段,会导致突变的细胞或个体缺乏某种蛋白质或产生异常蛋白质。

4) 终止密码突变:一个碱基被替换后,原来的终止密码变为编码氨基酸的密码,导致合成的多肽链延长至下一个终止密码子为止,形成超长的多肽链,后者往往功能异常。

(2) 碱基的插入与缺失:在DNA的编码序列中插入或缺失一个或几个碱基对,可有两种形式:

1) 移码突变:当插入或缺失的碱基不是3的整倍数时,插入或缺失突变点下游的DNA阅读框架全部改变,合成的肽链氨基酸序列也全部改变,对所翻译蛋白质的功能影响很大。

2) 整码突变:当插入或缺失的是一个或数个密码子(3的整倍数的碱基),翻译的多肽只是增加或缺少了一个或几个氨基酸,而其前后的氨基酸顺序不变,因此,对蛋白质的功能影响较小。一些基因治疗利用分子方法,将移码突变变为整码突变,从而减轻或改善遗传病的症状,如进行性假肥大性肌营养不良。

(3) 错配联会和不等交换:可以造成大片段重复或缺失。如*PMP22*基因是由于染色体减数分裂不平等交换引起大片段的重复,从而导致腓骨肌萎缩症1A型。进行性假肥大型肌营养不良(Duchenne muscular dystrophy, DMD)约60%~70%患者是由于*Dystrophin*基因部分缺失或重复突变造成抗肌萎缩蛋白(dystrophin)缺乏而致病。

(4) 动态突变:在DNA的某些区域内存在三核苷酸(trinucleotide)重复序列,这种重复序列的拷贝数具有不稳定性,可随着世代的传递而进一步扩增,被称为动态突变(dynamic mutation)。由于重复序列(如CGG、CTG、CAG、GAA)拷贝数不稳定异常扩增,引起基因表达产物的功能异常而导致的疾病称为三核苷酸重复性疾病(trinucleotide repeat disease, TRD)。TRD的主要特点是存在遗传早现(anticipation)现象,即三核苷酸序列重复拷贝数目在一个家系的传递过程中逐代增加,发病年龄逐代提早,症状逐代加重,也就是三核苷酸的重复次数与发病年龄呈负相关,与疾病严重程度相关。从20世纪90年代至今,已发现20余种TRD,其中以蛋白编码区CAG重复突变最常见,包括有:亨廷顿病、脊髓小脑性共济失调(spinocerebellar ataxia, SCA)、脊髓延髓性肌萎缩等,由于其CAG的重复可翻译成一段多聚谷氨酰胺,所以这几个疾病也被称为多聚谷氨酰胺病(polyQ病)。SCA中属于此种突变的有8型:SCA1、SCA2、SCA3、SCA6、SCA7、SCA12、SCA17和齿状核红核苍白球丘脑下部萎缩(dentatorubral-pallidoluysian atrophy, DRPLA)。另外,非翻译区的三核苷酸重复突变见于脆性X综合征(*FMR-1*基因中的CGG重复突变)和强直性肌营养不良(CAMP依赖性蛋白激酶基因中的CTG重复突变);由于连续的GCN(N代表任何一种核苷酸)序列短扩增突变可造成眼咽型肌营养不良(*PABP2*基因的GCG异常扩增);内含子内三核苷酸的重复突变见于弗里德赖希共济失调,由于*frataxin*基因GAA重复突变所致。

3. 基因突变的致病性 基因突变后导致的致病性主要表

现在 3 个方面：产生遗传易感性，即通过遗传而获得易于罹患某种疾病的倾向性；致死性突变，可造成死胎、流产或出生后夭折；引起遗传病。基因突变后形成突变蛋白质，对蛋白质功能的影响包括：

（1）基因突变导致蛋白质功能降低或丢失：大多数功能丢失的突变是隐性遗传突变，可发生在编码区域或调控区域。在杂合子由于另一条同源染色体携带未发生突变的等位基因，可编码正常功能的蛋白质，补偿突变基因编码蛋白所失去的功能，故临床上一般不表现疾病的症状，但可表现某些蛋白质量的改变，如肝豆状核变性患者父母铜蓝蛋白往往有轻度的降低。

（2）基因突变导致蛋白质功能增强或称为获得性功能突变：此种突变常发生在调控区域而非编码区域，可使蛋白质合成的数量增加，一般是显性遗传。如导致 CMT1A 的 *PMP22* 基因发生重复突变后，PMP22 蛋白过度表达，使施旺细胞分化异常，髓鞘不稳和缺失，失去对轴索的支持，最终导致进行性轴索和神经元的丧失。

（3）基因突变导致蛋白质特征改变：不常见的突变形式，突变可导致蛋白质具有新的特性而致病。

【临床表现】

神经系统遗传病主要侵犯神经系统，也可累及全身各个系统的器官和组织，造成更广泛的损害。

1. 高级神经系统活动障碍

（1）精神发育迟滞（mental retardation）：也称精神发育不全，分为重度、中度、轻度。大多数染色体病都有精神发育不全，从轻度至重度不等；脆性 X 综合征是常见的精神发育不全的遗传病。绝大多数的遗传代谢病都有精神发育不全，其特点是程度较重，且多伴有抽搐。

（2）痴呆：神经系统遗传病所引起的痴呆，可见于亨廷顿病、肝豆状核变性、一些类型的脊髓小脑性共济失调、成人的脑白质营养不良等。

（3）行为异常：往往伴随精神发育不全，表现有发作性兴奋、冲动、易激惹、烦躁不安，不能分辨干净与肮脏等。如结节性硬化可有人格及行为异常而易被误诊为精神分裂症；Lesch-Nyhan 综合征则有独特的行为异常，患病儿童会咬烂并吃掉自己的指尖、嘴唇、颊黏膜，称自毁容貌综合征，甚至还因咬人、咬物而需约束。

（4）语言障碍：由于各种疾病造成发音器官的肌肉无力、肌张力障碍或协调障碍所致，可见于各种精神发育不全、肌张力障碍、小脑性共济失调、眼咽型肌营养不良等。

2. 运动障碍

（1）不自主运动：如震颤、舞蹈动作、手足徐动、扭转痉挛、肌束颤动等可见于各种累及锥体外系的遗传病。

（2）共济失调：包括小脑性和感觉性。

（3）瘫痪：包括上运动或下运动性瘫痪以及肌病性瘫痪。

（4）其他：抽搐、肌阵挛（muscle clonus）、步态异常（如痉挛性步态、共济失调步态、跨阈步态、摇摆步态）等。

3. 感觉异常　周围神经受损害的遗传病常见，共同特点是感觉异常主要出现在下肢远端，比较对称，呈袜套样分布，深浅感觉均可累及。影响自主神经系统的遗传病可表现全身或部分肢体痛觉缺失、自发性疼痛等。

4. 其他系统的异常

（1）肌肉异常：主要表现肌肉萎缩、假性肌肉肥大、肌强直、肌无力等，最常见于各种肌营养不良症。

（2）五官和面容：眼部异常最为常见，可见眼球震颤、视神经萎缩、视网膜色素变性、青光眼、白内障、角膜混浊、虹膜萎缩等。一些眼部的特殊表现可作为诊断某种遗传病的重要依据，如黑矇性痴呆的眼底樱桃红斑、肝豆状核变性的角膜 K-F 环、共济失调毛细血管扩张症的结膜毛细血管扩张，而虹膜错构瘤仅见神经纤维瘤病。也可以影响眼外肌导致眼肌瘫痪、上睑下垂等。各种特殊面容可由于颅骨面骨发育不全、面肌无力等导致。听力下降或耳聋多见于遗传性周围神经病或线粒体病。

（3）头颅、脊柱及四肢：可有颅狭窄症、小头及大头畸形、脊柱裂、脊柱后凸及侧凸（如 Friedreich 共济失调、神经纤维瘤病、进行性假肥大性肌营养不良）；四肢短小（如黏多糖贮积症）、指（趾）异常（如多种染色体病、口-面-指综合征）、弓形足（如 Friedreich 共济失调、腓骨肌萎缩症、遗传性痉挛性截瘫）、体格发育异常等。

（4）皮肤及毛发异常：如皮脂腺瘤，神经纤维瘤（神经纤维瘤病），皮肤血管瘤，咖啡牛奶斑，腋窝雀斑，叶状白斑，鱼鳞病，光敏感性皮炎，皮纹异常，皮肤及黏膜毛细血管扩张等。毛发的异常包括颜色淡、前额秃发、头发粗糙有沙粒、卷发及易断裂等。

（5）其他：一些神经系统遗传病还可合并内脏的损害包括心脏（如扩张型心肌病）、肝脏（如肝硬化）、肾脏、胃肠道等的异常。

【辅助检查】

1. 生化检查

（1）蛋白质或酶的检测：对遗传性肌病，可以通过肌肉活检免疫组化检测缺失或减少的蛋白，如 DMD 的 dystrophin 蛋白缺失；对遗传代谢病可直接检测酶的活性，如糖原贮积症Ⅱ型的酸性 α-葡萄糖苷酶、异染性脑白质营养不良的硫酸脂酶 A 活性的检测等。

（2）代谢产物的检测：遗传代谢病均存在体内代谢产物的增加或减少，因此代谢物的测定是诊断遗传代谢病的重要依据之一，如雷夫叙姆病（Refsum disease）的植烷酸、肾上腺脑白质营养不良的长链脂肪酸及其比率等。目前利用串联质谱法可以快速、灵敏地完成血和尿中氨基酸、有机酸、脂肪酸、酰基肉碱等的定量分析，有助代谢病的快速诊断。

（3）其他的生化改变：遗传性病变可导致各种生化异常，如进行性肌营养不良的肌膜破坏会导致血肌酸磷酸激酶（CK）、乳酸脱氨酶（LDH）增高；肝豆状核变性的铜代谢障碍出现铜蓝蛋白、血清铜、尿铜异常等，均对诊断有很大价值。

2. 病理、电生理、影像学　可根据不同的神经系统遗传病来选择，某些检查甚至是确诊疾病的关键。如进行性肌营养不良的肌肉活检；腓骨肌萎缩症和遗传性淀粉样变性神经病的神经活检；尼曼-皮克病（Niemann-Pick disease，鞘磷脂沉积病）可在骨髓涂片中找到“泡沫细胞”；疑诊戈谢病（葡糖基鞘氨醇累积病）的患儿内皮系统中出现戈谢细胞，即可确诊。对疑诊脑面血管瘤病的患者，头颅影像学检查如发现脑内病理钙化影呈脑回状、树枝状或平行的线条状，则可确诊。怀疑为脊髓小脑性共济失调患者可行CT和MRI检查以观察小脑和脑干有否萎缩。家族性基底节钙化和结节性硬化的头颅CT扫描可发现不同部位的钙化斑或钙化点。头颅MRI发现胼胝体变薄，是某些常染色体隐性遗传的遗传性痉挛性截瘫的特点，如SPG11。脑电图和肌电图检查对遗传性肌阵挛性癫痫有一定诊断价值。

3. 分子生物学检测　分子生物学技术的飞速发展极大地促进了遗传性疾病的分子遗传检测，使之更为方便、快捷、准确、经济。目前的分子生物学技术可以从各种不同的侧面完成分子遗传检测，如染色体病的染色体数目、染色体基因组的缺失或重复（拷贝数变异）、单亲二倍体的检测，又如单基因病的点突变、DNA的大片段重复或缺失、动态突变、线粒体DNA突变等。但是如何根据不同的遗传病选择合适的检测技术，是许多临床医师的困惑。对于临床医师来说，临床表型和基因型的异质性使致病基因的筛选变得复杂，因此详细、准确收集表型资料并加以分析，是选择分子遗传学检测技术的基本依据。对于一个已知遗传和突变方式的遗传病，一般可以选择一种合适的检测技术检查，但对于一个未知的遗传病，或许需要经过多种的检测技术才能确定。

（1）染色体检查

1）染色体显带技术和高分辨染色体显带技术：是传统的染色体核型分析技术，能准确识别每一条染色体及其染色体的每一条带，可以在染色体水平上找到一些遗传性疾病的染色体改变，发现一些染色体病。

2）荧光原位杂交（fluorescence in situ hybridization，FISH）：应用荧光标记的DNA片段与细胞、染色体或者间期核的DNA或RNA杂交来研究核酸片段的位置和相互关系。中期FISH可用于检测染色体微小缺失、插入、易位、倒位或扩增等结构异常，间期核FISH分析则可以检测非整倍体等，弥补了传统染色体核型分析的不足。

3）染色体微阵列（chromosomal microarray）：可以检出染色体核型分析检测不到的基因组微缺失或微重复变异，以及FISH不能检出的杂合性缺失和单亲二倍体。主要用于检测大片段DNA缺失和重复，适用于孤独症谱系疾病、儿童精神发育迟缓、先天性畸形等。

（2）基因检测：基因检测与分析的临床应用越来越普及，可以帮助解决的临床问题包括：①单基因病的确诊，并且可根据基因型分型，判断疾病预后和选择治疗方案；②症状前患者和携带者的检出，可使症状前患者获得早诊断和治疗，携带者获得婚育指导；③产前诊断或植入前诊断；④药物基因组检测，指导临床用药；⑤某些疾病易感基因的筛查。

1）Sanger测序：最经典的DNA测序技术和金标准。各种DNA检测技术检测到的未知突变都需由Sanger测序来确定突变的部位和性质。随着自动化序列分析技术的应用和改进，测序的效率大大提高，但花费仍然昂贵。因此，对较大的外显子、较多的基因以及大批量样本不宜直接采用DNA序列分析检测突变，一般应首先进行突变筛查，只有提示突变存在时，才进行Sanger测序，以确定突变的部位和性质。对于某些单基因遗传病，靶向单基因检测仍作为首选，而不需进行大规模基因筛查。这些疾病一般具有如下特征：临床特征明显，可以结合血液生化、影像学等辅助检查明确诊断；家族史明确；已确定为单基因致病性突变。临床明确诊断后，单基因检测阳性检出率较高，如*ATP7B*基因突变导致的肝豆状核变性和*Dystrophin*基因突变导致的Duchenne型肌营养不良。

2）二代测序（next generation sequencing，NGS）：二代测序是一种高通量测序技术，一次运行即可产生数以亿计的短片段序列，显著缩短大规模基因测序时间。通过一系列寡核苷酸探针与全基因组DNA杂交，将基因组特定区域富集，同时进行二代测序，是目前应用最广泛的靶向捕获测序技术。

通过检索数据库和文献，筛选出某个临床表型的所有相关致病基因，针对各目标基因外显子区域进行基因测序，可以涵盖与个体临床表型相关的大部分基因变异。与传统上根据临床表型特征，对候选基因逐个排查，检测成本高且耗时的基因检测技术相比，NGS可以同时检测一组众多的基因，不仅降低成本、节省时间、提高DNA诊断的敏感性，而且简化了临床医师选择基因检测的策略，是遗传病基因检测的一大进步。

目前各家基因检测机构都推出许多针对相近表型的基因检测组合（panel），将临床表型重叠但致病基因不同的一组疾病进行一组基因检测，可以一次检测数十到数百个基因，如肌营养不良或遗传性肌病组合、小脑性共济失调组合或痉挛性截瘫组合等，临床上可以根据相应的表型和疑诊的疾病进行选择。

3）其他基因检测技术：①多重连接探针扩增技术（multiplex ligation-dependent probe amplification，MLPA）：一个PCR反应可检测40～50个基因组序列，分析针对待检DNA序列进行定性和半定量分析，如果检测的靶序列发生点突变或缺失、扩增突变，那么相应探针的扩增峰便会缺失、降低或增加，因此，根据扩增峰的改变就可判断靶序列是否有拷贝数的异常或点突变存在。这一技术目前主要用于检测DNA大片段的缺失、插入或重复等，例如用于检测DMD或SMA的外显子缺失，*PMP22*基因的大片段重复或缺失等。②DNA片段分析技术（fragment analysis，FA）：将未知长度的待测DNA片段与已知长度的标准品混合在一起进行毛细管电泳，用于测定DNA片段的碱基个数，也是接近于测定这个片段的总长度，主要用于测定人类基因组中各种类型的重复序列，如串联重复序列以及多种核苷酸重复序列。动态突变引起的三核苷酸拷贝数增多可导致多种神经系统遗传病，如某些脊髓小脑性共济失调、亨廷顿病等，都需要用片段分析技术做基因检测。

4）线粒体DNA：由于线粒体病可因线粒体DNA突变或细胞核DNA突变所致，所以对怀疑有线粒体病的患者，要进行线粒体 DNA 以及可能影响线粒体功能的核 DNA 的检测。

（3）分子生物学检测方法的选择和结果的解读：分子生物学技术的迅速发展为遗传病的诊断提供了极大的方便，但对于临床医师来讲，检测方法选择和结果解读的认识仍需不断学习和进步，以下几点值得注意。

1）临床表型的确认和遗传病的初步诊断：对于临床医师来说，临床表型是首先获得的信息，诚然，临床表型和基因型的异质性使致病基因的筛选变得复杂，但正确的表型判断和初步诊断是选择基因检测方法和提高检测阳性率的重要先决条件。例如，首先要判断待检测的疾病是染色体病或是单基因病、是否为三核苷酸动态突变疾病、是否为线粒体遗传病等，切忌未经仔细的临床检查和评估而随意选择不合适的基因检测，如临床上是周围神经损害但误诊为肌肉损害而选择了遗传性肌病的基因组合，或给脊髓小脑性共济失调患者选择了痉挛性截瘫的基因组合，或临床上指向线粒体病的疾病只检测了核基因或线粒体基因而造成误诊或漏诊等。

2）基因检测方法的选择：①对于某些特异性症状，能够直接指向某一具体疾病和基因，不建议进行大范围基因筛查，可首先进行选择性单一基因检测，如肝豆状核变性。②患者的临床表型比较确定，通过症状、体征和辅助检查可以初步确定疾病的分类，但不能直接指向某一具体疾病和基因，涉及的基因可达数种、数十种；而已知的致病基因，其临床表型也可能有多种，亦可能存在未发现但与该基因相关的临床表型，一一鉴别确实比较困难，这时可选择靶向测序对相关基因进行筛查。如怀疑肢带型肌营养不良，可选择相应的疾病基因组合如遗传性肌病组合检测，且所选择的基因组合中应包含有拟诊断的疾病和相关鉴别诊断的疾病。③对于那些临床特征难以归类到各个基因组合的疾病；或有多个不同系统症状的疾病，如伴有共济失调的痉挛性截瘫（经过痉挛性截瘫基因组合的筛查为阴性）；或通过常规基因检测和与症状相关的基因组合检测未发现基因变异但临床高度提示单基因病的患者，可进一步选用医学全外显子（基本包括目前所有已知的遗传病）或全外显子测序等检测。

3）检测结果的解读：各家检测机构对基因检测结果解读方法不尽相同，目前多数检测机构采用 ACMG/AMP（the American College of Medical Genetics and Genomics and the Association for Molecular Pathology）遗传变异诊断指南（2015）对发现的基因变异位点进行评估，根据 28 项标准评估后，得出 5 种不同的判断结果：致病性，可疑致病性，临床意义未明，可疑良性和良性变异。临床医师在确定这些结果的临床意义时，必须对表型和基因型相关性具备一定的识别能力，才能准确判断基因变异的结果是否与临床表型一致。遇到可疑致病性或临床意义未明变异的结果，则更需要寻找表型上支持诊断的依据，如特征性的影像学表现、相应酶或蛋白的缺乏、特征性的病理改变等；同时要进一步做家系验证，看变异是否在家系中共分离；此外，人类基因组遗传多态性和致病性的数据库信息在不断丰富，但关于许多罕见病的遗传信息数据尚不完善，仍有许多变异位点的致病性不确定，因此，临床医师与检测方生物信息解读人员的沟通也十分重要。

【诊断】

神经系统遗传病的诊断方法主要包括临床诊断（表型的诊断）、遗传学诊断和基因诊断。虽然神经系统遗传病种类繁多，但每一种疾病发病相对较少甚至罕见，给诊断造成极大的困难。因此，在诊断过程中应综合多种方法，以提高诊断的准确性。

1. 临床诊断

（1）性别和年龄：以常染色体遗传方式传递的疾病，一般两性罹患的机会均等，但有些遗传病也可表现男性或女性患者偏多。而以 X 连锁隐性遗传方式传递的疾病，几乎全为男孩发病。发病年龄方面，虽然大多数的神经系统遗传病在 30 岁以前就出现症状，但某些遗传病直到中年甚至老年才出现症状，如中年发病的亨廷顿病以及一些可于老年发病的脊髓小脑性共济失调（SCA6）。

（2）特征性症状和体征：有些症状和体征是某些神经系统遗传病所特有的，成为诊断该病的重要依据。例如角膜有黄铜色色素环（K-F 环）可考虑肝豆状核变性；眼底樱桃红斑多为黑矇性痴呆；皮肤上有多发的神经纤维瘤与咖啡牛奶斑，极可能为神经纤维瘤病Ⅰ型；静止状态下突然动作诱发的短暂肌张力障碍，很可能是发作性运动诱发的运动障碍（PKD）。有些症状和体征虽然不是神经系统遗传病所特有，但某几个症状和体征共同发生在一个患者身上，则需考虑为遗传病。例如对表现双下肢肌萎缩、跨阈步态、腱反射消失以及弓形足的儿童或青少年，需考虑腓骨肌萎缩症；智力发育不全的患儿，伴有眼距增宽，小指指间折线只有 1 条（正常人 2 条），通贯掌（40%～50%），则需要注意唐氏综合征（21 三体综合征）；癫痫发作伴面部皮脂腺瘤的患者要考虑结节性硬化。

2. 辅助检查诊断　辅助检查对神经系统遗传病的诊断必不可少，甚至可以作为关键性的诊断依据。

（1）血液检测：如低钾性周期性瘫痪的血钾减低，肝豆状核变性的铜蓝蛋白减低和尿铜增高，糖原贮积症Ⅱ型的酸性 α-葡萄糖苷酶活性降低，线粒体病的血乳酸增高以及肾上腺脑白质营养不良的长链脂肪酸增加等。

（2）电生理检查：肌电图及神经传导速度检测对判断神经性或是肌性损害有关键作用。

（3）影像学：影像学的某些特征可作为诊断的关键依据，如头颅 CT 基底节区的钙化见于家族性基底节钙化，头颅 MRI 的“虎眼”征有助于泛酸激酶缺乏相关神经变性病的诊断，中脑的“熊猫”征有利于 Leigh 综合征的判断等。

（4）病理：肌肉病理中的一些特征性病理改变可作为某些遗传性肌病的诊断依据，如脂肪滴增多（脂质贮积性肌病）、糖原增多（糖原贮积症）、杆状体（杆状体肌病）、镶边包涵体（包涵体肌病）等，而免疫组化可以检测缺乏的蛋白，有助特定遗传性肌病的诊断。

3. 家系调查　了解有血缘关系的家族成员是否有与先证

者相似的症状体征，如两代以上出现相似病症者，或同胞中有两个以上在相近年龄发生相似症状应考虑为遗传病。详细询问家族发病情况后，需绘制家谱图（家谱图中常用符号见图16-1-1），通过家谱图分析疾病的遗传方式（3种常见遗传方式的家谱图见图16-1-2，图16-1-3，图16-1-4），有助于对疾病的诊断。诚然，不少遗传病在家族中只有先证者而没有同样病者，这可能有下列一些原因：①调查不够深入细致，以致家谱图的描绘欠精确；②隐性遗传病其父母及同胞是外表正常的杂合子；③由于外显不全使一些显性遗传病的家系成员症状不明显或不发病，未引起注意；④由于基因突变而表现为散发病例。此外，调查家族史还需注意某些家系成员共处同样环境下，可能同时遭受某种损害或食物中缺少某些成分而出现同样疾病（家族聚集现象），这时应除外遗传病。

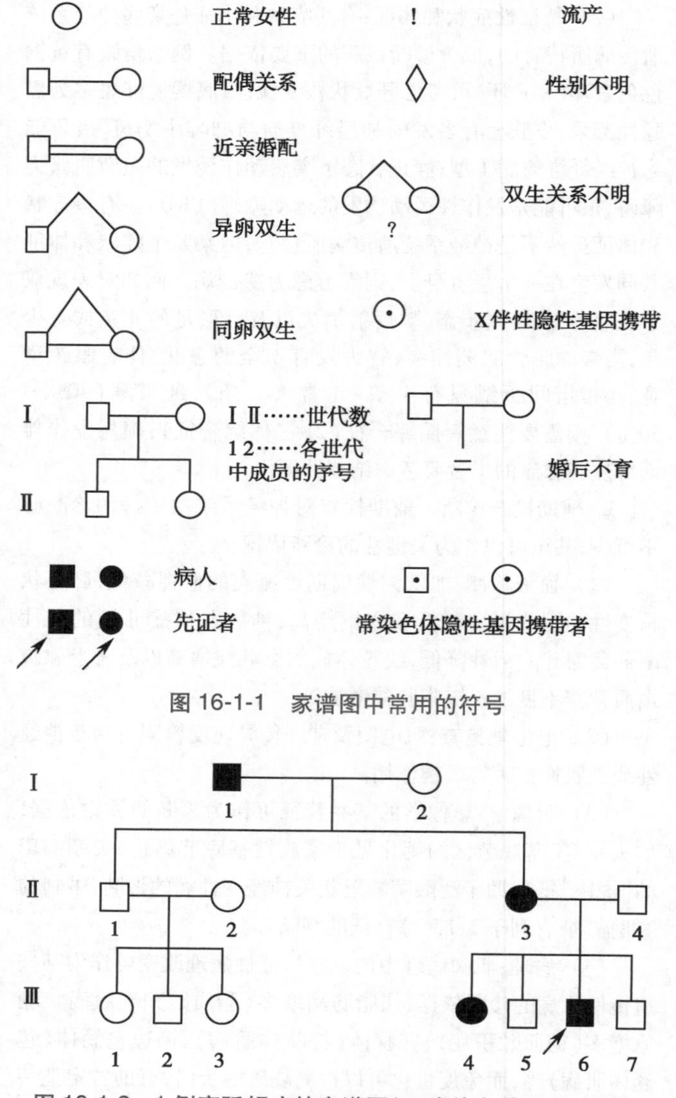

图16-1-1 家谱图中常用的符号

图16-1-2 1例亨廷顿病的家谱图（示常染色体显性遗传）
图示见图16-1-1。

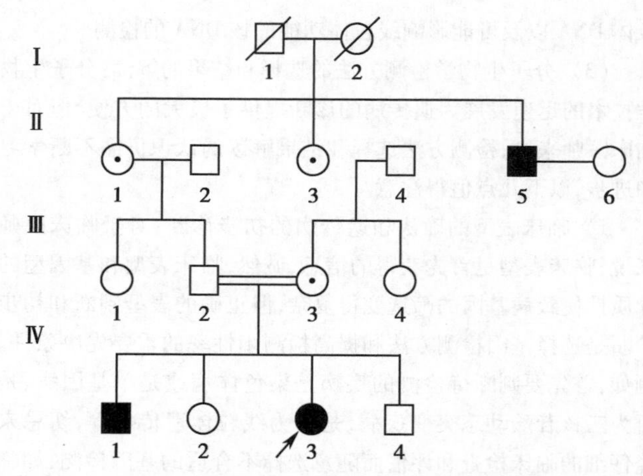

图16-1-3 1例肝豆状核变性的家谱图（示常染色体隐性遗传）
图示见图16-1-1。

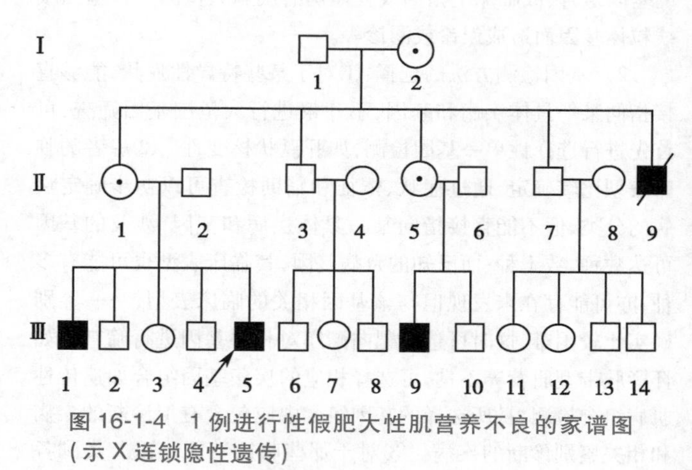

图16-1-4 1例进行性假肥大性肌营养不良的家谱图（示X连锁隐性遗传）
图示见图16-1-1。

4. 染色体和基因诊断 出现下列情况需做染色体检测：①家族成员中有先天性畸形的患者；②多次流产的妇女及其丈夫；③疑为唐氏综合征的患儿及其双亲；④精神发育不全伴先天畸形者。对于单基因遗传的神经系统遗传病，应进一步做基因检测。由于目前分子检测技术的飞速发展，基因检测的种类多而且进展快，因此在选择基因检测方法上，既需要明确患者的临床表型，有一些神经系统遗传病临床特征明显，可以结合血液生化、影像学等辅助检查明确诊断，临床明确诊断并有明确家族史，单基因检测阳性检出率较高；也需要对基因检测的原理有一定的认识，以便选择合适的基因检测

【预防】

目前对神经系统遗传病的治疗方法不多，治疗困难，致残致死率高，故预防工作显得特别重要。除了遗传因素外，一些外在的环境因素，如生物、物理、化学等，可引起基因突变或染色体畸变，导致多种神经系统遗传病，因此，从群体的角度讲，防止环境污染、净化环境有利于防止某些遗传病的发生，从个体方面预防措施主要包括下列几个方面：

1. 适龄结婚与生育 据统计，20岁以下产妇生出先天畸形儿的概率比25~34岁的产妇多50%。父母高龄也是胎儿畸

形的原因之一,高龄产妇由于卵母细胞在母体内时间长,受各种因素影响的机会多,在其减数分裂中较易产生染色体不分离,因而生出染色体数目异常的婴儿也相对较多。如对 35 岁以上的孕妇都进行产前诊断并对诊断为唐氏综合征的胎儿终止妊娠的话,则患儿可减少 30%~40%;如果 40 岁以上的妇女不再生育,那么唐氏综合征的发生率可降低至 10%。因此,适龄结婚与生育对预防某些遗传病尤其是染色体病有重要的意义。另外,还要注意妊娠期避免酗酒、大量吸烟、使用可能影响胎儿发育的药物以及严重的营养不良等可导致出生缺陷的不良因素。

2. 婚前检查和遗传咨询　未婚夫妇结婚前应去医疗机构进行体格检查,如一方有遗传病或亲属中有遗传病患者等情况,应到有条件的医院做进一步的遗传咨询。遗传咨询由专科医师和遗传咨询师对患者及其亲属提供指导,解答有关遗传病的诊断、治疗、预后、遗传方式的问题,并根据不同遗传病的遗传方式初步估计患者亲属发病、患者婚配后生育患病后代的风险,提出预防措施和生育指导。例如常染色体隐性遗传病是在具有相同致病基因的携带者婚配后的子女中出现的,近亲之间往往有较多相同基因,例如表兄妹间的基因就有 1/8 是相同的,因此要避免近亲结婚。据一般统计,表兄妹婚配时,所生子女患遗传病的可能性就比随机婚配者显著增高,如黑矇性痴呆在随机婚配的出生危险率为 1∶310 000,表兄妹婚配则为 1∶8 600,增加了 35.7 倍;而在肝豆状核变性则增加危险性为 19.4 倍。又如一个孕妇有两个兄弟均患有进行性假肥大性肌营养不良,提示她的母亲是本病的基因携带者,而她本人有 1/2 的概率是携带者,如果胎儿是男性,则有 1/4 的机会是患儿;如胎儿是女性,则不会发病,但也有可能是携带者。染色体数目异常大多由新发突变产生,一般情况下父母的核型正常,只有少部分的染色体数目异常患者或嵌合体以及罗伯逊易位携带者(Robertsonian translocation carrier)会遗传给后代;染色体结构异常则多数遗传自双亲之一,每次生育的再发风险较高,应该行产前诊断。而多基因遗传病患者一级亲属的发病率近于一般群体发病率的平方根。

3. 携带者的检测　致病基因的携带者主要指外表正常但携带有隐性致病基因的杂合子。一般群体中,症状明显的患者数量不多,但外表正常的致病基因携带者则多得多,如苯丙酮尿症在群体中的发病率为 1/10 000,而携带者的频率为 1/50;脊髓性肌萎缩在活产婴儿的发生率是 1/(6 000~10 000),而携带者频率是 1/(40~60)。由于携带者表型正常,但能够传递疾病给后代,故检测携带者对预防遗传病非常重要。神经系统遗传病都是罕见病,所以携带者的检测一般大多只对家系中已经确诊有遗传病的有血缘关系的成员,可以通过家系调查分析、相关的生化检查(一些遗传代谢病的携带者酶的活性也可介于正常人与患者之间)、电生理检查(如神经传导速度测定检测腓骨肌萎缩症的携带者)等进行初步的排查,而分子遗传学的检查可作出最终的诊断。

4. 产前诊断　产前诊断是对高风险胎儿在出生前就是否患有某种遗传病作出判断,以便选择适时终止妊娠,防止患儿出生。产前诊断的步骤主要包括遗传咨询、临床检查、细胞学和分子遗传学检查三方面。产前诊断的对象主要有:高龄孕妇、分娩过遗传病患儿的孕妇、多次不明原因的流产者、夫妻一方患有常染色体显性遗传病或夫妇一方有染色体平衡易位或倒位者。

(1) 临床检查:超声检查可鉴别胎儿性别、发现异常发育;胎儿镜可用摄影机观察胎儿,或是从胎儿身上采取血液或组织做进一步检查;母体外周血清标志物测定:如早期检测游离 β-HCG、妊娠相关蛋白(PAPP-A)可早期筛查染色体 21 三体、18 三体综合征。怀孕中期可检查血液中甲胎蛋白(AFP)、绒毛膜促性腺激素(HCG)和雌三醇(E3)浓度,早期发现神经管缺损和唐氏综合征(21 三体综合征)等发育异常胎儿。

(2) 细胞学检查:要采取绒毛膜或羊膜腔穿刺采集羊水,前者在怀孕 10~12 周进行,后者一般在怀孕 15~20 周进行。用羊水进行培养,对生长的胎儿脱落细胞进行核型分析,或采集孕早期绒毛检查,是胎儿染色体异常的传统诊断方法。

(3) 分子遗传学:检查近年发展起来的无创产前筛查(noninvasive prenatal testing,NIPT)技术,仅需采取孕妇的静脉血,利用二代测序(NGS)技术检测血液中的游离 DNA(包括胎儿和母体的游离 DNA),根据测序结果进行生物信息分析来诊断胎儿是否患有所检测的遗传病。NIPT 避免了羊水穿刺和绒毛膜取样的有创性检查,可检查多种染色体遗传病,尤其是对 21、18、和 13 号染色体三体检测具有高灵敏度和高特异性,可以取代绒毛膜和羊水检查。

对已有基因检测确诊的单基因遗传病,产前诊断可取绒毛细胞或羊水细胞,采用各种分子遗传学方法检查目标基因,当发现异常时及时终止妊娠,避免患儿出生。植入前诊断是近年发展起来的一项产前诊断技术,在体外受精过程中,对具有遗传风险的胚胎进行种植前的活检和遗传学分析,然后选择无遗传病的胚胎植入宫腔,可用于染色体病和单基因病的产前诊断。该方法可避免传统产前诊断的需终止妊娠给孕妇带来的痛苦和危险,是非常有应用前景的一项新技术。

5. 遗传病的普查　目前可以做到的普查是一些遗传代谢病,对新生儿或疑诊患儿的血液、尿液进行串联质谱、气相质谱等检查,可同时检查数十种氨基酸、有机酸和酰基肉碱,通过对这些物质的水平及其比值来判断是否患有某种遗传代谢病。该项检查简单、快捷、经济,能早期发现病患,及时采取治疗措施。

【治疗】

目前大多数神经系统遗传病的治疗仍然十分困难,但随着医学科学的发展,遗传病的治疗也在不断进步。总的来说,遗传病的治疗可以从临床水平、代谢水平及基因水平着手。

1. 对症治疗

(1) 药物:是目前大多数神经系统遗传病的主要治疗方法,其中一些治疗可以完全缓解症状,如小剂量左旋多巴治疗多巴反应性肌张力障碍,卡马西平治疗发作性运动诱发的运动障碍,维生素 B_2 治疗脂质贮积性肌病等;而更多的是对症治疗以控制症状,如抗癫痫药物治疗癫痫,偏头痛用麦角胺,苯海索或左旋多巴类药物治疗遗传性帕金森病或一些有类帕金森样症状的遗传病,原发性震颤服用普萘洛尔等;甚至是综合性的治疗,如用多种改善代谢、增加能量以及对症治疗来缓解线粒体病的症状。

(2)手术:某些畸形可考虑手术矫正,如遗传性痉挛性截瘫可行跟腱和腘绳肌延长以及内收肌松解手术。有压迫症状的神经纤维瘤病或结节性硬化的内脏肿瘤,可手术切除。脊柱裂合并脊膜膨出可进行手术修补。一些疾病合并的白内障可手术摘除。

(3)康复:主要对智能低下及某种运动功能缺陷的患者,加强教育和训练,并尽可能给予恰当的职业训练。

2. 改善代谢的治疗

(1)饮食治疗:在遗传性代谢异常时,机体可表现某些必需物质的缺乏和某些代谢物质的蓄积,治疗的原则是补其所缺,去其所余。如苯丙酮尿症患儿的饮食应去除苯丙氨酸,尽早断奶,最好采用特殊制备的低苯丙氨酸水解蛋白,另加糖、脂肪、含蛋白质低的蔬菜,以及维生素、无机盐等。肝豆状核变性患者应给予低铜饮食;Refsum 病的患者应采用低植烷酸或低植醇饮食,即减少进食含叶绿素的水果、蔬菜,严格控制肉类及乳类中的脂肪。同型胱氨酸尿症要严格限制膳食中甲硫氨酸的摄入量。

(2)减少有害代谢底物或蓄积物:如青霉胺等螯合剂帮助体内铜的排出以及锌剂减少铜的吸收以治疗肝豆状核变性。血浆置换法可用于暴发性肝衰竭的肝豆状核变性以及溶酶体贮积病的治疗。

(3)补充缺乏的物质:如生长激素用于生长激素缺乏性侏儒症,抗血友病球蛋白治疗血友病等。用正常酶替代患者所缺陷的酶,如对糖原贮积症Ⅱ型采用人重组酸性 α-葡萄糖苷酶(rhGAA)治疗有效;法布里病(Fabry 病)因体内 α-半乳糖苷酶活性低或缺乏,近年使用基因工程制出的 α-半乳糖苷酶 A 治疗有一定疗效。

3. 基因治疗 基因治疗是通过各种手段将外源性的基因导入人体的细胞或组织中,修复缺陷基因,以补充失去的基因功能,表达正常的基因产物,或关闭/降低异常基因的表达,最终实现减缓或者治愈疾病的目的。人类疾病的基因治疗研究始于 20 世纪 80 年代,1990 年美国 FDA 批准基因治疗正式应用于人类遗传病和癌症的临床试验,其中最为成功的例子是用逆转录病毒介导的基因转移纠正腺苷酸脱氨酶(ADA)缺乏以治疗儿童严重复合型免疫缺陷。近年以 CRISPR/Cas9(clustered regularly interspaced short palindromic repeats,CRISPR,成簇规律间隔的短回文重复序列)为代表的多种基因技术的迅速发展,基因治疗有了令人瞩目的进步。

在神经系统遗传病方面,对于进行性假肥大型肌营养不良(Duchenne muscular dystrophy,DMD),SGT-001 通过创新的 AAV9 载体,将截短的微型的抗肌萎缩蛋白(dystrophin)基因递送到患者肌肉细胞中,替代有缺陷的基因,可以从根源上治疗 DMD;对于 DMD 的移码突变,利用反义寡核苷酸的作用跳过特定外显子序列,恢复 *Dystrophin* 基因的阅读框,表达截短的 dystrophin 蛋白,可减轻患者症状,上述两种方法合成的药物都已经进入临床试验。2016 年由美国 FDA 批准的药物——Spinraza(nusinersen),利用反义寡核苷酸改变 *SMN2* 基因剪切,生成能替代 *SMN1* 基因功能的蛋白质,可注入脊髓性肌萎缩患儿的脑脊液中,使患儿的肢体活动有所改善。亨廷顿病是由于编码亨廷顿蛋白(HTT)的基因出现三核苷酸重复突变所致,使 HTT 蛋白产生毒性,RG6042 是第二代修饰反义寡核苷酸,通过靶向人的 HTTmRNA 降低 mHTT 蛋白的合成和表达,在临床试验研究中,发现接受治疗的患者的脑脊液 mHTT 水平下降。

此外,干细胞是人体及各种组织细胞的初始来源,由于其具有不断自我更新的能力,又有多向分化的潜能,因此对各种变性病变和器官损害,包括神经系统遗传病具有潜在的治疗价值。其中干细胞可作为细胞生物学的研究工具进行基因功能研究;也可以作为基因转染的载体,转导外源目的基因进入相应组织并有效表达,进行基因治疗。有研究者利用造血干细胞移植治疗异染性脑白质营养不良(metachromatic leukodystrophy,MLD)和肾上腺脑白质营养不良(adrenoleukodystrophy,ALD)患儿,结果显示在生化指标的检测和生存率方面有一定的改善。

第二节 遗传性共济失调

遗传性共济失调(hereditary ataxia,HA)是一组临床表现以共济失调为主的遗传性神经系统变性病,部分为先天性发育异常所致。以常染色体显性遗传(autosomal dominant inheritance,AD)多见,也有常染色体隐性遗传(autosomal recessive inheritance,AR)或 X 连锁隐性遗传(X-linked recessive inheritance,XR)。病变部位主要在脊髓、小脑和脑干,亦可累及脊神经、脑神经、交感神经、基底节、丘脑、丘脑下部、大脑皮质。可伴有其他系统/器官异常,如骨骼、眼、前庭、心脏、内分泌及皮肤等。临床表现复杂,组成各种不同的疾病或综合征,其间有众多交叉重叠的症状,分类复杂,随着分子遗传学的发展,新致病基因的不断发现,使病种和疾病的分类不断发生新变化,现主要根据新的分类讨论较常见的遗传性共济失调。

遗传性共济失调约占神经系统遗传病的 10%~15%,世界各地均有发生,但不同的疾病其患病率在不同的国家和民族有较大差异,例如马查多-约瑟夫病的患病率在葡属亚速尔群岛最高;弗里德赖希共济失调在欧洲患病率较高;齿状核红核苍白球丘脑下部萎缩在日本多见。马查多-约瑟夫病也是我国最常见的遗传性共济失调,约占脊髓小脑性共济失调(spinocerebellar ataxia,SCA)的 40%~60%。按遗传方式将遗传性共济失调(HA)分为 AD、AR、XR 以及线粒体遗传,各大类中均以基因分型为基本分型。其中 AD-HA 主要包括 SCA 和周期性共济失调;AR-HA 主要包括弗里德赖希共济失调、共济失调伴维生素 E 缺乏、毛细血管扩张性共济失调以及各种 AR 遗传的脊髓小脑性共济失调等。遗传性共济失调尚包括为数不少的遗传代谢病,如无 β 脂蛋白血症、舞蹈症-神经棘红细胞增多症、

Refsum 病、肉碱乙酰基转移酶缺乏症、脑腱黄瘤病、哈特纳普病(Hartnup disease)、Niemann-Pick 病 C 型及肝豆状核变性等,参见第十六章第五节。XR-HA 和线粒体遗传的共济失调均较罕见。

一、脊髓小脑性共济失调

脊髓小脑性共济失调(spinocerebellar ataxia,SCA)有常染色体显性遗传和隐性遗传(SCAR),其中大多数为显性遗传,这是一组具有高度临床异质性和遗传异质性的疾病,其核心症状为双下肢起病、缓慢进展的小脑性共济失调。以下主要描述显性遗传的 SCA。

早于 1893 年,Pierre Marie 首次报告了一组遗传性、成人发病、腱反射存在或增强的小脑性共济失调。后来发现这组疾病在病理上和临床上具有异质性,命名十分紊乱,如 Marie 共济失调、橄榄-脑桥-小脑萎缩、小脑-橄榄萎缩等,至 20 世纪末,才将此类疾病逐渐归类为常染色体显性遗传小脑性共济失调,但病因却迟迟未知。1993 年,Zoghbi 等在一个医学界追踪研究了 50 年的 SCA 大家系中首次发现 6 号染色体短臂可疑致病基因中 CAG 的异常重复扩增,并确定其为致病的原因,该基因被命名为 *ATXN1* 基因,相关的 SCA 分型为 SCA1。接着 Kawaguchi 等(1994 年)报告马查多-约瑟夫病也是 CAG 异常重复扩增所致,其致病基因为 *ATXN3*,因此该病被称为 SCA3。从此,不断有新的 SCA 致病基因被克隆,至 2018 年 10 月,已报道的 SCA 致病基因达到 47 种。SCA 发病率约为(1~5)/10 万,在我国,SCA3 是最常见的类型,其次是 SCA2,再次为 SCA1、SCA7、SCA6、SCA12 等。

【病因与病理】

由于 SCA 的致病基因众多,不同基因导致各 SCA 亚型有不同的发病机制,因此 SCA 的发病机制非常复杂。目前已证实多种 SCA 亚型的发病与其致病基因编码区的三核苷酸重复序列异常扩增有关。其中 SCA1、SCA2、SCA3、SCA6、SCA7、SCA12、SCA17、DRPLA 的发病与基因编码区 CAG 重复扩增有关,SCA8 与 3'端非翻译区(3'-UTR)CTG 重复扩增有关,SCA10 则与其基因 3'末端巨大的 9 号内含子存在无间断(ATTCT)n 五核苷酸重复扩增有关。这种三核苷酸的重复数目具有不稳定性,可随着世代的传递而进一步扩大,这一现象被称为动态突变(dynamic mutation),而这类由特定基因内一段不稳定的三核苷酸重复片段异常扩增而导致的疾病称为三核苷酸重复性疾病(trinucleotide repeat disease,TRD)。

TRD 都具有相似的特点:①重复次数与发病年龄呈负相关,与疾病严重程度有一定相关,即重复次数越多,发病越早,症状越严重,最为显著的是 SCA3 和 SCA7。②遗传早现:即在一个家系中发病年龄逐代提前,病情逐代加重。除了 SCA6,遗传早现可见于所有与 CAG 扩增有关的 SCA,并以 SCA7 及 DRPLA 最为明显。③遗传印迹:突变序列在传代过程中存在性别偏向现象,因此一些遗传病的表现度和外显率受突变基因的亲代来源影响而产生亲缘效应。多数报道认为 SCA1、SCA2、SCA3、SCA7 基因在通过父系遗传时 CAG 重复序列更易发生进一步扩增,而 SCA8 则在母系遗传时容易发生扩增。④染色体嵌合(somatic mosaicism,SM):指三核苷酸重复在有丝分裂和减数分裂中不稳定,致使个体中存在两种或两种以上的细胞系,即不同组织的 CAG 重复次数有差别,体细胞和染色体的 CAG 重复次数有差异。⑤代间的不稳定性:CAG 重复在细胞或个体的传代中存在进一步增加的倾向,因为 DNA 复制时,扩展突变的 CAG 重复序列形成发夹结构(hairpin structure),使 CAG 重复序列复制减慢并重复复制,以致 CAG 数目继续增加;正常人 CAG 数目少,不形成发夹结构,极少发生突变。所以,致 CAG 重复序列不稳定性的首要因素是 CAG 数目,数目越大,不稳定性越明显。

此外,编码区 CAG 重复扩增的基因产物是一个扩展的多聚谷氨酰胺链,它与其他蛋白质的协同作用对神经元细胞具有毒性,故又称为多聚谷氨酰胺疾病(polyglutamine disease,PolyQs)。谷氨酰胺是谷氨酸和 NH_3 在谷氨酸酶的催化并由 ATP 提供能量的条件下合成的,过长的多聚谷氨酰胺链需要更多的谷氨酸胺。为此,神经元需要消耗更多谷氨酸和 ATP,前者是重要的神经递质,过度消耗影响突触的正常功能;后者过度消耗导致细胞能量不足,两者都可能造成神经元结构和功能上的损害。在大多数 PolyQs 中,敏感神经元致病蛋白在核内聚集并过度沉积,形成细胞核内包涵体(intranuclear inclusions,INIs),是其重要的病理特征,而细胞凋亡也是 PolyQs 的病理生理特征之一。在整个发病过程中均有细胞内主要的蛋白降解系统——泛素-蛋白酶通路(ubiquitin-dependent pathway,UPP)的参与。此外,在 PolyQs 中,组蛋白乙酰化水平的失衡造成的基因转录异常在其致病机制中也起到重要作用。

另外还有许多 SCA 由于不同基因突变所致,致病机制不同,在此不一一叙述。

主要病理改变有:小脑、脑桥、下橄榄核萎缩,细胞脱失伴胶质增生;小脑浦肯野(Purkinje)神经元显著变性、丢失,颗粒层变厚;小脑上脚和齿状核变性。脊髓后索、橄榄脊髓束、皮质脊髓束及脊髓小脑束变性,Clarke 柱细胞和前角细胞脱失。黑质、苍白球外侧部、红核可有不同程度的变性。神经元内核内包涵体是 PolyQs 的病理特征,用抗多聚谷氨酰胺抗体染色,可见 SCA3 患者脑神经元核内包涵体,并可在相应蛋白酶体中可发现突变的 Ataxin3 蛋白。

【临床表现】

SCA 在任何年龄均可发病,平均发病年龄为 39 岁,在青年期发病的有 SCA1、SCA2、SCA3、SCA21,儿童期发病的有 SCA2、SCA7、SCA13、SCA25、SCA27、DRPLA,SCA6 多为老年发病。共同临床特点是小脑性共济失调和构音障碍,表现步态不稳,动作笨拙,小脑性构音障碍。不同分型及其主要临床表现见表 16-2-1。除小脑症状外,大部分亚型还表现神经系统其他部位的症状,其中一些成为不同亚型的特征,常见表现有:

表 16-2-1 脊髓小脑性共济失调的分型及其主要临床表现(已知基因的 SCA)

分型	基因/定位	比例*/三核苷酸重复**	发病年龄/病程*	临床表现		
				小脑	眼部	运动、感觉、精神
SCA1	*ATXN1*/6p22.3	6%~27%/CAG 41~83 次	20~50 岁/病程 10~30 年	共济失调以躯干明显,步态异常,逐渐出现构音障碍	凝视麻痹,快速扫视障碍(慢扫视),可见眼球震颤	下肢肌张力增高,腱反射亢进,可有病理征;延髓麻痹、吞咽困难;肌张力障碍和舞蹈样运动障碍(晚期);多发周围神经病(42%);轻度智能障碍(50%)
SCA2	*ATXN2*/12q24.1	13%~18%/CAG 33~77 次	6~71 岁/早发病(20 岁前)进展较快	姿位性和动作性震颤,步态异常,构音障碍	慢扫视(100%),晚期凝视麻痹。可有核上性眼肌麻痹、眼肌瘫痪等	腱反射降低;可有帕金森样症状、震颤、肌阵挛,舞蹈症;轴索性周围神经病(80%),偶有近端肌无力;膀胱功能障碍;肌束纤颤和肌肉萎缩,晚期可痴呆,吞咽困难
SCA3/MJD	*ATXN3*/14q32.1	20%~50%/CAG 51~86 次	5~38 岁/发病年龄越早进展越快	进行性共济失调、痉挛性构音障碍	假突眼,眼肌麻痹、快速扫视障碍、上视不能、水平性眼球震颤	下肢肌张力增高,腱反射活跃/亢进,晚期可消失;肌张力障碍、肌痉挛强直,帕金森样症状;轴索性神经病,肌萎缩;舌肌和面肌束颤;偶有直立性低血压
SCA5	*SPTBN2*/11q13.2		出生后~50 岁(平均 33)/症状轻,缓慢进展,通常不缩短寿命	行走困难缓慢进展,构音障碍、上肢运动协调障碍	眼球震颤,垂直凝视,瘫痪,平滑扫视障碍	面肌颤搐、振动觉减退
SCA6	*CACNA1A*/19p13	10%~30%/CAG 21~33 次	19~55 岁(多数>50)/遗传早现不显,进展慢	共济失调症状躯干早于四肢,早期转向不稳,晚期有构音障碍	视动性眼震,凝视诱发向下眼球震颤;平滑追踪	锥体束征不明显;偶有锥体外系症状(帕金森样症状、肌张力障碍);轻度的振动觉及本体感觉缺失;伸展过度,尤其是过度呼吸后;晚期有吞咽困难
SCA7	*ATXN7*/3p14.1	3%~5%/CAG 37~200 次,少数>200 次	出生后~76 岁(平均 20)/进展缓慢可达数 10 年,婴儿患者生存期 2~3 年	小脑性共济失调较眼部症状迟出现约 9~25 年,表现躯干不稳,辨距不良,构音障碍	视网膜变性,黄斑变性,早期辨色力下降,有少见的黄-蓝色盲,视力逐渐减退;可见眼球慢扫视和上睑下垂	肌强直,反射活跃,可有锥体束征;可有听力减退,吞咽困难;头-颈肌张力障碍;帕金森样症状。 >200 次重复的患者,可先天性发病,有肌张力降低,发育迟缓,眼球震颤,失明,动脉导管未闭,心衰,小头畸形,肝大,毛细血管渗漏等

续表

分型	基因/定位	比例*/三核苷酸重复**	发病年龄/病程	临床表现		
				小脑	眼部	运动、感觉、精神
SCA8	*ATXN8OS* & *ATXN8*/13q21.33 & 13q21	比例未知/CTA & CTG 100~150 次	出生~73 岁(40~50 岁多见)/进展缓慢,病程 20~60 年	早期出现构音障碍,言语缓慢;步态不稳,肢体共济失调(下肢明显),震颤	垂直眼震,平滑扫视障碍	肢体强直、腱反射增高和病理征;少见锥体外系症状;可有认知障碍。早发病者,婴儿期表现严重小脑症状,学步迟,伴肌阵挛癫痫和智能发育障碍
SCA10	*ATXN10*/22q13/	比例未知/ATTCT 800~4 500 次	10~40 岁/进展缓慢	小脑性共济失调,步态不稳,构音障碍	注视诱发眼球震颤,眼球追踪不连续	部分性发作或伴全面性发作的癫痫,可导致死亡
SCA11	*TTBK2*/15q15.2		17~33 岁/进展缓慢 寿命正常	步态不稳,肢体共济失调,构音障碍	眼球震颤(垂直明显)、眼球追踪障碍	反射增高,无锥体外系症状和感觉障碍
SCA12	*PPP2R2B*/5q32	7%/CAG 55~93 次	8~55 岁,多在 40 余岁/进展缓慢	先上肢末端震颤,后发展成头部震颤、步态异常、辨距不良、构音障碍	慢动眼,眼球追踪障碍,眼震	反射亢进;运动减少、轴性肌张力障碍;面肌纤颤(33%);亚临床轴索性周围神经病(80%);晚期出现痴呆
SCA13	KCNC3/19q13.33		儿童期发病/进展缓慢,女性多见	缓慢进展的小脑性共济失调步态、构音障碍	眼球颤震(垂直)	反射增高;运动及智能发育延迟,肌阵挛;超过 50 岁患者有吞咽困难、运动迟缓;40~60 岁后不能行走
SCA14	*PRKCG*/19q13.42	1.5%~7.5%/不适用	10~59 岁(多为 30~40 岁)/进展缓慢	头部不规则震颤,以后缓慢进展步态不稳,构音障碍	注视诱发的眼球震颤	踝反射增强;少见肌张力障碍,可有轴性肌阵挛;少见周围神经病;发病早者伴有肌阵挛而发病晚者不伴肌阵挛
SCA15/SCA16	*ITPR1*/3p26.1	比例未知/大片段缺失	10~66 岁(平均 40 岁)/进展缓慢	轻度共济失调,头部为主的震颤,构音障碍	注视诱发的眼球震颤,扫视过度,平滑追踪障碍	轻微的锥体道症状;轻微锥体外系症状;晚期有吞咽困难;少数有认知轻度障碍
SCA17	*TBP*/6q27	比例未知/CAG 43~66 次	1~70 岁(平均 30 岁)/可快速进展	躯干四肢共济失调,步态异常,构音障碍,吞咽困难	注视诱发的眼球震颤,快速扫视障碍,眼睑痉挛	腱反射增高,有锥体束征;斜颈,写字痉挛,足部肌张力障碍,舞蹈症和帕金森综合征;痴呆、精神症状和缄默症常出现在疾病早期
SCA19	*KCND3*/1p13.2		20~55 岁/进展缓慢	步态不稳,姿位性震颤,构音障碍	眼球扫视障碍,眼球震颤	腱反射大多降低,少数增高;可有肌阵挛、痉挛;轻度智能减退;关节位置觉和振动觉降低

续表

分型	基因/定位	比例*/三核苷酸重复**	发病年龄/病程	临床表现		
				小脑	眼部	运动、感觉、精神
SCA20	11q12	比例未知/有260kb重复	19~64岁/进展缓慢	步态不稳,指鼻不准	眼球扫视不完全	延髓性构音障碍和痉挛性咳嗽;软腭震颤;运动迟缓;CT见齿状核钙化
SCA21	*TMEM240*/1p36.33		1~61岁/多在儿童期	步态不稳,肢体共济失调,构音障碍		反射增高或降低;运动障碍,强直,震颤;多有智能障碍,运动和智能发育迟缓
SCA22	*KCND3*/1p13.2		10~51岁/进展缓慢	步态不稳,躯干、肢体共济失调	间歇性轻微追踪障碍,垂直性眼震	腱反射增高或降低;延髓性构音障碍、吞咽困难
SCA23	*PDYN*/20p13		43~73岁(平均50岁)/进展缓慢	步态不稳,肢体共济失调,言语障碍	慢扫视,眼球动幅障碍	腱反射活跃-亢进,病理征阳性;下肢远端浅感觉和振动觉减退
SCA25	*PNPT1*/2p16		17个月~39岁/进行性病程,外显不全	共济失调步态,构音障碍,小脑萎缩	眼球震颤,有慢扫视,视觉敏锐度下降	感觉性周围神经病,上肢不自主运动,面肌痉挛,可有听力下降,脊柱侧弯,弓形足等
SCA26	*EEF2*/19p13.3		26~60岁/进展缓慢	躯干和肢体共济失调,构音障碍	视追踪不流畅,眼球震颤	锥体道、锥体外系、感觉和认知均正常
SCA27	*FGF14*/13q33.1		儿童期/进展缓慢	早期头部和肢体姿位性震颤;20岁后步态异常	眼球震颤	共济失调症状在发热时加重;脑神经损害导致构音障碍;口-面运动障碍,可有振动觉减退;可有发作性精神障碍;认知障碍
SCA28	*AFG3L2*/18p11.21		12~36岁/进展缓慢	步态不稳,肢体共济失调,构音障碍	注视诱发的眼球震颤,眼肌瘫痪,上睑下垂,慢动眼	下肢反射增高,病理征阳性,肌张力增高;偶见肌阵挛性癫痫;认知正常
SCA29	*ITPR1*/3p26.1	先天或婴儿发病/进展缓慢	步态不稳,震颤,辨距不良,构音障碍	眼球失用症,眼球震颤,可有视力障碍	症状非进行性;肌张力降低;肌张力障碍;认知障碍;肌阵挛	
SCA31	*BEAN1*/16q12		45~72岁/进展缓慢	步态不稳,辨距不良,构音障碍	平滑追踪障碍	肌张力降低;听力障碍
SCA35	*TGM6*/20p13		50多岁/进展一般	肢体共济失调,构音障碍	眼球动幅障碍,无眼震,可有慢扫视	腱反射亢进;假性延髓麻痹;病理征阳性;位置觉减退;痉挛性斜颈
SCA36	*NOP56*/20p13		39~65岁/进展缓慢	步态不稳,躯干和肢体共济失调,构音障碍,姿位性震颤	可有眼球震颤,上睑下垂	舌肌和四肢肌束纤颤;舌肌和四肢近端肌肉萎缩;听力丧失;少数有认知障碍;无强直和痉挛性斜颈
SCA37	*DAB1*/1p32	比例未知/ATTTC 31~75次	18~64岁/缓慢进展	易跌倒,构音障碍	垂直追踪异常,扫视过度	无

续表

分型	基因/定位	比例*/三核苷酸重复**	发病年龄/病程	临床表现		
				小脑	眼部	运动、感觉、精神
SCA38	*ELOVL5*/6p12.1		40~60岁/进展缓慢	步态不稳，构音障碍	慢动眼，眼球震颤	周围神经病；可用二十二碳六烯酸(docosahexaenoic acid，DHA)治疗
SCA40	*CCDC88C*/14q32.11		50多岁/进展缓慢	步态不稳，严重躯干共济失调，构音障碍，意向性震颤	眼球动幅障碍，上视受限	腱反射亢进，踝阵挛阳性；以下肢明显的肢体痉挛
SCA41	*TRPC3*/4q27		40岁左右/进展缓慢	共济失调步态	无	无
SCA42	*CACNA1G*/17q21.33		9~78岁/进展缓慢	共济失调，构音障碍，吞咽困难	平滑追踪障碍	病理征阳性，痉挛步态；面肌颤搐；轻度振动觉减退，膀胱功能障碍
SCA43	*MME*/3q25.2		42~68岁/进展缓慢	步态及肢体共济失调，构音障碍，震颤，小脑萎缩	眼球震颤	轴索运动神经病，强直，上肢不自动运动，弓形足
SCA44	*GRM1*/6q24.3		20~50岁/进展缓慢	共济失调步态，构音障碍，轮替动作障碍，辨距不良，小脑萎缩	过视，漫游样和急促的眼动	可有运动发育迟缓和学习困难
SCA45	*FAT2*/5q33.1		40~50岁/进展缓慢	步态不稳，肢体共济失调，构音障碍	向下眼震	无
SCA46	*PLD3*/19q13.2		35~69岁/进展缓慢	步态及肢体共济失调，构音障碍，小脑萎缩	眼震，慢眼动，平滑扫视障碍	感觉轴索神经病
SCA47	*PUM1*/1p35.2		幼儿或成人(40~60岁)	构音障碍，辨距不良	无	儿童发病者有强直，舞蹈动作，颤搐；视力丧失；脊柱侧凸；面部变形；骨密度低；身材矮小
DRPLA	*ATN1*/12p13.31	比例未知/CAG 49~88次	1~61岁/平均生存年限12年	小脑性共济失调	无	<20岁发病者，常见肌阵挛癫痫；晚发者表现舞蹈样手足徐动症、痴呆、精神障碍

注：* 为该型SCA在AD小脑性共济失调所占的比例；** 为三核苷酸重复扩增突变，数字表示异常扩增的拷贝数；MJD，Machado-Joseph disease，马查多-约瑟夫病；SCA4已分型为感觉性共济失调性神经病2型(sensory ataxic neuropathy 2)；DRPLA，dentatorubral pallidoluysian atrophy，齿状核红核苍白球丘脑下部萎缩。

1. 眼部症状 是SCA最常见甚至是最早出现的症状。快速扫视障碍见于SCA2、SCA7(早期出现且明显),SCA1、SCA3(晚期),SCA6(罕见);向下性眼震见于SCA6;黄斑病变仅见于SCA7。

2. 锥体外系症状 运动不能、强直、肌张力障碍(SCA3、SCA21常见,SCA12仅有运动不能);舞蹈症(DRPLA常见,SCA2偶见);运动障碍(SCA27常见);肌阵挛(SCA2、SCA14常见,SCA1、SCA3、SCA6、SCA7、SCA19偶见);发音困难(SCA20常见)。

3. 震颤 头和手震颤(SCA12、SCA16、SCA19、SCA27常见);上颚震颤(SCA20常见)。

4. 多发性神经病 可表现为感觉或感觉运动神经病,常为轴索损害(SCA1、SCA2、SCA3、SCA4、SCA7、SCA8、SCA12、SCA18、SCA25、SCA27常见)。

5. 大脑症状 智能发育障碍(SCA13、SCA21、SCA27常见);认知功能障碍(SCA1、SCA2、SCA3、SCA12、SCA13、SCA19、SCA21常见);癫痫(成人期发生的有SCA10,儿童期发生的有DRPLA、SCA7);痴呆(DRPLA、SCA17常见,早发的SCA2、SCA7患者以及老年的SCA12患者也可见)。

6. 锥体束征 大部分SCA有锥体束损害征象,包括肌痉挛、腱反射增高和病理征阳性,腱反射降低或消失的可见于SCA2、SCA4、SCA19、SCA21。

7. 脑桥受损征象 见于SCA1、SCA2、SCA3。

【辅助检查】

颅脑MRI特征性表现为小脑和脑干(尤其是脑桥)萎缩,部分伴有大脑萎缩,晚期也可见脑桥"十字征"。诱发电位检查有助于发现脑干病损。伴有周围神经病时电生理检查可有感觉和运动传导异常,常为轴索性周围神经病。眼震电图检查可发现眼球快速扫视障碍、固定注视障碍和眼球震颤,眼震电图异常可见于小脑症状出现前,有助于SCA的早期诊断。基因检测不仅可以确诊,还有助于各亚型的诊断,要注意由于本组疾病有多个是由于核苷酸动态突变所致,因此,在二代测序的同时,还要做片段分析等以检测动态突变的SCA。由于动态突变占SCA患者的大多数,因此检测策略上可以先检测动态突变的SCA,在结果阴性时,再采用二代测序方法检测。

【诊断与鉴别诊断】

诊断主要根据临床表现,即隐袭发病、缓慢进行的小脑性共济失调,特点是下肢重于上肢,首发症状多为步态不稳,颅脑MRI显示小脑和脑干萎缩,加上阳性家族史可作临床诊断。各亚型的诊断除了根据不同亚型的特征性临床表现,基因诊断是确诊的重要依据。其中对SCA1、SCA2、SCA3、SCA6、SCA7、SCA8、SCA10、SCA12、SCA17等动态突变的SCA可通过片段分析方法检测突变基因重复序列的次数,而对其他类型的SCA可用二代测序一次性检测。基因诊断的选择必须以详细的临床资料(病史、症状及体征)以及辅助检查的结果为依据。

临床上应与多系统萎缩、扁平颅底、多发性硬化、慢性酒精中毒、慢性重金属中毒(如锰、汞等),慢性苯妥英钠中毒、副肿瘤综合征等可引起小脑性共济失调的疾病鉴别。对早期出现眼动障碍和眼球震颤的小脑性共济失调患者,要注意SCA,有明确家族史者即可诊断。

【治疗】

目前仍以对症治疗为主。对共济失调症状过去常用毒扁豆碱、胞磷胆碱等,但疗效不显著。近年有临床报告丁螺环酮(buspirone,一种5-HT_{1A}受体激动剂)对共济失调症状有一定疗效,用法为初始5mg,每日1次,1周后5mg,每日2次,以后每周增加5mg,可加量至10mg,每日3~4次,一般3个月左右为1个疗程。对有明显震颤的患者,少量氯硝西泮可减轻症状。对肌张力增高明显的患者,若为锥体外系症状,可给少量司来吉兰、多巴丝肼或苯海索以降低肌张力;若为锥体束损害所致,可予巴氯芬。对有情绪障碍的患者要注意给予心理上的帮助和适当的抗抑郁药物,适宜的功能锻炼和康复训练有助患者减轻共济失调症状和改善肢体功能。

近年有不少药物被用于小脑性共济失调的临床试验,如有报告用利鲁唑100mg/d治疗包括SCA在内的小脑性共济失调患者12个月,显示共济失调等级量表(scale for the assessment and rating of ataxia,SARA)评分有改善(1 Class Ⅰ study);丙戊酸1 200mg/d治疗SCA3患者,12周后SARA评分有改善(1 Class Ⅱ study)。对未分类的脊髓小脑变性患者,用促甲状腺释放激素(thyrotropin-releasing hormone,TRH)2mg,每日肌内注射1次,2周后共济失调症状有明显到中度的改善(1 Class Ⅱ study)。也有报道促甲状腺释放激素、D-环丝氨酸(D-cycloserine,一种结核分枝杆菌抑制药)和乙酰唑胺对SCA6有一定疗效。此外,应用经颅磁刺激(transcranial magnetic stimulation,TMS)刺激小脑,21天后小脑性共济失调患者的运动功能有所改善(1 Class Ⅱ study)。

对本病的预防目前仍无良策,主要措施是做好遗传咨询工作,植入前的基因诊断是预防患者出生的有效手段。

二、周期性共济失调

周期性共济失调(episodic ataxia,EA)又称为前庭小脑性共济失调(vestibulocerebellar ataxia),最早由Parker(1946)描述,并称之为急性短暂性小脑协调障碍(acute transient generalized cerebellar dyssynergia),是AD遗传性共济失调中少见类型。

诊断主要根据特征性临床表现、阳性家族史和基因检测。要注意与其他发作性疾病,如发作性运动诱发的运动障碍、癫痫、偏头痛和一些类型的SCA相鉴别。根据临床特征和致病基因可分为:①发作性共济失调Ⅰ型(EA1),为发作性共济失调伴肌纤维颤搐;②发作性共济失调Ⅱ型(EA2),为发作性共济失调伴眼球震颤;③阵发性舞蹈手足徐动症伴发作性共济失调。

【病因与病理】

EA1发病的原因为12p上的电压门控钾离子通道基因

(*KCNA1*)的点突变,该基因编码电压门控钾离子通道 KV1. 1α 亚单位,在中枢神经系统内广泛存在。因基因突变影响钾离子通道的激活,改变其活性和功能,从而产生临床症状。EA2 发病原因为 19p 上电压依赖性钙通道亚单位基因(*CACNA1A*)的突变,该基因编码 P/Q 型钙离子通道 Cav2. 1α 亚单位,主要在小脑、脑干神经元和神经肌肉接头的突触前膜。钙通道的功能障碍可使钙离子异常进入,导致线粒体内钙积聚,能量衰竭,神经元死亡。目前已发现 *CACNA1A* 基因有多种形式的突变,包括点突变、小缺失和 CAG 异常扩增等。*CACNA1A* 等位基因的不同突变还与 SCA6 和家族性偏瘫型偏头痛有关。

病理改变主要是脑干内的前庭神经核变性。EA1 肌活检可见肌纤维大小不一,Ⅰ型纤维占优势,PAS 染色呈糖原损耗。

【临床表现】

主要临床表现为发作性共济失调或眩晕,不同分型除发作症状有不同外,诱发的因素和持续时间也有差异,部分亚型在发作间歇期可有不同症状,详见表 16-2-2。

表 16-2-2　周期性共济失调临床表现

分型	基因	定位	发病年龄	诱发因素	发作症状	持续时间	间期症状
EA1*	*KCNA1*	12p13. 32	<20 岁	用力、紧张、姿势改变、惊吓	小脑性共济失调,视力模糊,可有肌肉痉挛	数秒~数分钟	惊厥,肌纤维颤搐;20 岁后症状逐渐减轻
EA2&	*CACNA1A*	19p13. 2	儿童早期,<20 岁	用力、紧张、酒精	眼震、眩晕、恶心、呕吐、全身无力、构音障碍	数小时~数天	共济失调,凝视诱发眼震(向下),平滑追踪障碍
EA3		1q42	1~42 岁	运动诱发	眩晕、耳鸣、头痛视力模糊、复视	1 分钟~数小时	肌纤维颤搐
EA4			20~50 岁		眩晕、复视、共济失调	数小时	眼震,平滑追踪障碍,缓慢进展共济失调
EA5	*CACNB4β4*	2q23. 3	20~60 岁		眩晕,共济失调	数小时~数周	眼震(向下),步态不稳,构音障碍,部分家系有癫痫
EA6#	*SLC1A3*	5p13. 2	婴儿期~3 岁	发热	偏头痛、交替性偏瘫、偏盲、肌张力降低、惊厥、昏迷、眩晕、畏光、畏声	数小时~数天	运动和智能发育迟缓,惊厥,轻度躯干共济失调,视动性眼震,复视,平滑追踪障碍
EA7		19q13	<20 岁	用力,兴奋	步态不稳、构音障碍、眩晕、乏力	数小时~数天	无;数年至数月发作一次,发作随年龄增大而减少
EA8		1p36. 13-p34. 3	1~2 岁	疲倦、紧张	共济失调、乏力	数分钟~数小时	震颤;发作随年龄增加而减少

注:* EA1 又称为周期性共济失调/肌纤动综合征(episodic ataxia/myokymia syndrome);
& EA2 又称为遗传性发作性小脑性共济失调(hereditary paroxysmal cerebellar ataxia);
# EA6 又称为周期性共济失调伴惊厥,偏头痛和交替型偏瘫(episodic ataxia, seizures, migraine and alternating hemiplegia)。

【辅助检查】

颅脑 MRI 在 EA2 可见小脑蚓部萎缩,在 EA6 见小脑萎缩。PET 可发现 EA2 发作间期小脑、颞叶前部及丘脑的糖代谢减低。肌电图显示 EA1 自发性重复放电,EA2 单纤 EMG 显示有突触前异常,阻滞随刺激的增加而改善。伴有癫痫或惊厥发作的可在 EEG 发现异常放电波形。

【诊断】

根据具有发作性眩晕、共济失调和眼球震颤表现,发作持续数秒或数周诊断,基因检测有助确诊。

【治疗】

苯妥英钠、卡马西平或其他抗癫痫药可控制 EA1 发作症状,尤以伴发癫痫者治疗效果更好,用法用量同抗癫痫治疗。乙酰唑胺可减少 EA2、EA3、EA5、EA8 的发作,一般剂量为 0. 25g,每日 2 次。也有报告钾通道阻滞剂 4-氨基吡啶(5mg,每日 3 次)对 EA2 治疗有效。

预后较好,患者多数有正常的寿命。

16

三、弗里德赖希共济失调

弗里德赖希共济失调(Friedreich ataxia,FRDA)为常染色体隐性遗传,由Friedreich(1863)首先报道。是西方国家最常见的AR遗传性共济失调,尤以瑞士多见,亚洲和非洲少见。多种先天性代谢障碍疾病都可伴有Friedreich综合征的表现。

【病因与病理】

FRDA是一种三核苷酸异常扩增导致的疾病,致病基因为*FXN*,根据基因定位的不同可将其分为:FRDA,定位于9q13-q21.1;FRDA2,定位在9p23-p11。*FXN*基因编码frataxin蛋白,在心脏、骨骼肌、肝、肾、胰腺大量表达,在CNS的表达以脊髓最丰富,之后依次为小脑、大脑皮质。该蛋白是维持线粒体基因组所必需的,与铁的动态平衡有关,参与铁离子转运到线粒体内和硫磺铁的转运和集合。基因突变后frataxin蛋白表达水平降低,增加了氧化应激,可导致神经细胞变性、肥厚型心肌病、葡萄糖耐量异常等。

大多数FRDA患者具有*FXN*基因1号内含子中不稳定的(GAA)n三核苷酸重复扩展,正常重复数是6~34次,而患者超过67次,可高达1 700次,常见为800~1 000次。长的GAA序列在减数分裂中不稳定,其中母系遗传重复序列增长和缩短的概率各半,而父系遗传则缩短。约4%~6%的患者是由于点突变引起,目前已发现的突变有10余种。

本病的主要病理改变在脊髓的后索、脊髓小脑束和锥体束,髓鞘和轴突断裂,导致脊髓萎缩变性、胶质增生。Clarke柱细胞变性,后根神经节细胞丧失,后根纤维萎缩。后根神经节中的大神经细胞及其离心和向心纤维中的大型有髓纤维受损最重,而小型无髓纤维弥散性变性和结缔组织增生,也有淋巴细胞和嗜伊红细胞浸润。脑干神经核和脑神经也有变性萎缩,小脑皮质、齿状核、小脑脚及大脑皮质受累较轻。

【临床表现】

发病年龄为2~25岁,平均13岁,多在青春期发病。男女患病率大致相等,无遗传早现现象。首发症状大多为缓慢的进行性共济失调,表现意向性震颤,步态不稳,站立摇晃,奔跑困难等。膝反射、踝反射消失。晚期逐渐出现构音障碍、振动觉和关节位置觉明显减退(80%)以及下肢为主的无力,锥体束征少见,为伸性跖反射和肢体痉挛(仅见于中间重复次数的患者);2/3患者出现脊柱侧凸和弓形足等骨骼畸形。少数患者出现远端肌萎缩、视神经萎缩、白内障、蓝巩膜、眼球震颤(20%)及眩晕。可有自主神经受损引起的吞咽困难、呼吸异常、唾液分泌、肢端出汗异常或括约肌功能障碍等。10%~19%患者可伴发糖尿病(一般发病10年后出现)。肥厚型心肌病几乎见于所有患者,但早期常不表现,症状有心慌、气短、心绞痛、充血性心功能不全、心脏杂音、心律不齐、房颤等,是引起未成年死亡的主要原因。

进展缓慢,发病至坐轮椅的平均时间是15年,发病越早,坐轮椅的时间也越早。死亡年龄在21~69岁(平均38岁),死因为心肌病。

【辅助检查】

脑脊液可有轻度的蛋白升高。40%~50%患者的糖耐量试验不正常。

65%可出现心电图异常,表现QT间期延长或T波倒置,心律不齐,左心室扩大,主动脉下肌性狭窄。肌电图显示感觉神经速度减慢,运动传导速度正常或轻度减慢。脊髓体感诱发电位引不出。神经肌肉活检可见大直径的神经纤维脱髓鞘及轴索断裂,以及非特异性的神经肌萎缩。MRI检查可见脊髓萎缩,而小脑和脑干正常。

【诊断与鉴别诊断】

诊断依据青少年起病,以下肢明显的进行性共济失调,下肢腱反射消失,Babinski征阳性,骨骼畸形多见,常伴有心脏损害等,基因检测可确诊。

FRAD临床表现复杂,早期表现不典型,尤其一些散发的病例,极易与遗传性运动感觉神经病混淆,临床确诊有一定困难,主要与其他不典型的Friedreich综合征鉴别,伴有肥厚型心肌病和基因检测有助鉴别。

临床上还要注意与共济失调伴选择性维生素E缺乏症(ataxia with isolated vitamin E deficiency,AVED)相鉴别。AVED为α-生育酚转运蛋白(α-tocopherol transfer protein,*ATTP*)基因突变所致,临床特点为共济失调、腱反射减弱或消失、深感觉障碍、构音障碍,与FRDA相似,极易被误诊为FRDA或其变异型。但AVED心肌病少见,且未发现糖尿病或糖耐量异常,另外部分病例有头颈运动缓慢、肌张力障碍和听力障碍,这些特点可与FRAD鉴别。AVED患者血清维生素E水平均低于5μg/ml,是有意义的确诊指标,且维生素E治疗有一定疗效,有助于与FRDA鉴别。

【治疗】

主要是针对心功能不全和代谢障碍的治疗。对心肌病可用艾地苯醌5~10mg/(kg·d),或一些亲脂性的抗氧化剂,有保护细胞的作用。有报告试用红细胞生成素可使部分患者淋巴细胞的frataxin蛋白表达轻度增加,氧化应激指标下降,但神经症状无改善。预防困难,加强遗传咨询,开展植入前诊断和产前诊断,是减少本病的策略。

四、共济失调毛细血管扩张症

共济失调毛细血管扩张症(ataxia telangiectasia,AT)又名Louis-Bar综合征,为常染色体隐性遗传,是最常见的儿童早期发病的AR遗传病。发病率约为1/(40 000~300 000)新生儿,因种族有不同的发病率,杂合子频率为0.35%~1%。AT累及神经、血管、皮肤、网状内皮和内分泌等多个系统,是一种原发性免疫缺陷病、染色体不稳定综合征和DNA修复缺陷病。

【病因与病理】

AT的致病基因为*ATM*(ataxia telangectasia mutant),定位于11q22-q23,编码ATM蛋白。ATM是一种主要分布于增殖细胞核内的蛋白激酶,放射性药物或暴露于电离辐射可增加其活性。ATM通过磷酸化不同细胞周期的不同靶蛋白以调控细胞周期检控点,参与促有丝分裂信号转导、染色体浓缩和减数分裂重排,对DNA损伤信号传导和修复、细胞凋亡、染色体稳定性有重要作用。*ATM*基因突变,ATM蛋白结构和功能改变,会引起DNA双链断裂损伤的修复障碍、不能激活正常的检控点、端粒维持的缺乏、细胞凋亡的敏感性增加等,导致染色体的不稳定性和对辐射的敏感性,从而增加了对肿瘤的易感性。

病理改变表现为小脑弥漫性萎缩,浦肯野细胞、星形和篮状细胞脱失,胶质增生,齿状核细胞消失,小脑白质轴突减少。脊髓后索和脊髓小脑束严重脱髓鞘,后柱细胞轴突消失。胸腺缺失,周围淋巴结异常等。

【临床表现】

以共济失调、眼和面部皮肤的毛细血管扩张、免疫缺陷、细胞对辐射敏感和易患肿瘤为特征,可累及神经、血管、皮肤、网状内皮和内分泌等多个系统。典型病例在1~2岁发病,某些突变可以迟至10岁发病,并且临床症状较轻。男女患病率相等。神经系统症状表现为进行性以躯干为明显的小脑性共济失调,步态不稳,构音障碍,眼球震颤。尚有肌张力障碍,舞蹈比划动作,面具脸,流涎,少数出现肌阵挛和震颤。可有眼球运动运用不能,腱反射减弱或消失,病理征阳性。晚期可有远端的肌肉萎缩。

其他系统的表现包括:4~6岁眼结膜、眼睑、面颊等处相继出现毛细血管扩张;鼻窦、支气管和肺部反复感染。大部分患儿发育迟缓,并有早老性改变(毛发及皮下脂肪少、皮肤色素沉着)。内分泌方面有多毛,生殖器官发育不全,糖耐量异常,约38%~50%患者伴发恶性肿瘤,常见有白血病,14q+T-慢性淋巴细胞白血病(T-CLL)和淋巴瘤(B-cell)。据统计AT患者的肿瘤发病率比正常人群高100多倍,杂合子患恶性肿瘤的危险性分别是正常男性和女性的3.8倍和3.5倍。另外,突变基因携带者(杂合子)患糖尿病和心血管病的风险也大于正常人。

【辅助检查】

甲胎蛋白(AFP)升高,90%的患者约为10ng/ml;常见血清IgA、IgE和IgG_2缺乏,T淋巴细胞功能降低。染色体检查可见多个染色体出现多种异常,如易位、倒位、断裂或裂隙等,以7和14号染色体最常受累。随年龄增大而端粒体加速缩短,细胞培养中有同样情况。血液中有淋巴细胞减少和贫血。对电离辐射敏感。MIR示小脑较小。

基因检测发现*ATM*基因突变已超过270多种,分布于整个基因的编码序列,无突变热点。大多数为缺失或与剪接有关的突变,导致转录的过早终止(>80%),造成*ATM*基因的截断和大片段缺失,从而引起ATM蛋白失活或减少。部分为插入和框架内缺失突变。大多数患者为杂合突变,即同时存在两个不同突变的等位基因。症状严重的AT患者无ATM,而症状较轻的患者可有正常水平1%~17%的ATM。

【诊断与鉴别诊断】

诊断主要依据早发的进行性小脑性共济失调及眼部、面部毛细血管扩张,实验室检查AFP升高,IgA和IgE缺乏和多种染色体异常有助诊断。基因检测可确诊并检出携带者。

未出现毛细血管扩张前,本病易误诊为其他类型的遗传性共济失调或舞蹈手足徐动症,有研究者认为AT的眼球运动运用不能有助于早期诊断。

尚要注意鉴别以下两种情况:①类共济失调毛细血管扩张障碍(ataxia-telangiectasia-like disorder, ATLD):临床表现与AT相似,但症状较轻,智力正常。与AT不同的是该病基因定位在11q21,编码MRE11蛋白,功能是修复在DNA正常复制过程中引起的双链DNA断裂,突变后对双链DNA断裂的敏感性增加。②共济失调伴眼球运动运用不能Ⅰ(AOA1):神经系统症状相似,均有周围神经病,但无其他系统症状。

【治疗】

无特异性治疗。为提高免疫功能可采用静脉注射免疫球蛋白、肌内注射胸腺肽等。避免接触或暴露于电离辐射、烷化剂、博来霉素等,以减少DNA链的断裂,降低肿瘤发生的风险。定期监测肿瘤,物理治疗,防止挛缩,抗氧化治疗均对患者有益。检出携带者很重要,因携带者具有患恶性肿瘤的易感性,除了需定期体检早期发现肿瘤外,伴恶性肿瘤的携带者接受放射线治疗时必须减少放射剂量,以免产生严重后果。一般在10岁左右需坐轮椅,寿命约20~50岁。

第三节 遗传性周围神经病

遗传性周围神经病包括一组由遗传因素所致的以周围神经损害为主的疾病,绝大部分起病潜隐、进展缓慢,症状和体征比较对称,下肢重于上肢,远端重于近端,可有运动和感觉障碍。最常用的辅助诊断是肌电图、神经传导速度测定,其次为肌肉活检和神经活检。近年随着分子遗传学和基因组学研究的进展,不断发现新的疾病基因定位和克隆疾病基因,不同致病基因所引起的周围神经病种类越来越多,分型颇为复杂。传统上仍以下面两种分型方法为主:

按其受累部位的不同可分为:①以累及脑神经为主的疾病,如Leber视神经萎缩、遗传性睑下垂、Mobius综合征(主要表现为先天性面瘫和眼球外展受累,基因未知)等。②以累及脊神经为主,其中按其重点损害的神经纤维又可分为:主要累及感觉纤维尤其是后根节者,如遗传性感觉神经根神经病;主要损害运动纤维者,如某些腓骨肌萎缩症;同时累及运动和感觉纤维,如遗传性淀粉样变神经病和某些腓骨肌萎缩症;主要侵犯自主神经纤维,表现自主神经功能不全,如赖利-戴综合征(Riley-Day syndrome);同时累及感觉和自主神经纤维,如遗传性感觉和自主神经病。

按遗传方式分型:①常染色体显性遗传,如遗传性睑下垂;②常染色体隐性遗传,如某些腓骨肌萎缩症、淀粉样变周围神经病等;③X连锁隐性遗传,如某些腓骨肌萎缩症;④线粒体遗传,如Leber视神经萎缩;⑤某些疾病可有两种或两种以上遗传方式,如腓骨肌萎缩症。

目前多以受累部位+遗传方式+基因定位(或基因)或伴随症状来分型,且逐渐取代了一些老的分型。

近年的研究阐明了部分遗传性周围神经病的病因和发病机制，如Leber视神经萎缩是由于线粒体DNA发生突变，使呼吸链电子传递障碍所致；遗传性共济失调多发性神经炎是由于遗传性酶缺陷；而遗传性睑下垂、Mobius综合征是发育障碍所致的畸形；腓骨肌萎缩症可能与周围神经的某种蛋白堆积有关。

历年来在我国报告较多的是Leber视神经萎缩，其次是腓骨肌萎缩症，其他疾病如遗传性感觉神经根神经病，遗传性淀粉样变神经病，肥大性间质性神经病，Refsum病等也可见报道。在中山医科大学附属第一医院神经科的遗传门诊中，十余年的总结发现遗传性周围神经病60例，约占总病例6%，其中腓骨肌萎缩症占2/3。下面将国内较多见且研究较活跃的遗传性周围神经病作一简单介绍。

一、腓骨肌萎缩症

腓骨肌萎缩症（peroneal muscular atrophy），夏科-马里-图思病（Charcot-Marie-Tooth disease，CMT），或遗传性运动感觉神经病（hereditary motor sensory neuropathies，HMSN），由法国的Charcot和Marie以及英国的Tooth分别于1886年首先报告，是最常见的遗传性周围神经病。本病临床特点是对称性四肢远端肌肉萎缩、无力，伴有感觉减退，有高度的遗传异质性和表型异质性，可见于所有国家及民族。中山医科大学附属第一医院神经科遗传门诊统计有阳性家族史的占60%，散发的占40%（包括父母有弓形足等改变而未有其他临床症状者）。据国内其他报告的病例总结，有遗传家族史的占88%，散发病例占12%，与国外报告的相近。

CMT为单基因遗传病，遗传方式有常染色体显性遗传、常染色体隐性遗传、X连锁隐性遗传和X连锁隐性半显性遗传，其中以常染色体显性遗传最多见，常染色体隐性遗传次之。根据正中神经或尺神经的运动传导速度（MCV）可将CMT分为髓鞘型和轴索型两大亚型，前者MCV<38m/s，后者MCV>38m/s，也有将MCV在25~45m/s的分为中间型。目前报道与CMT有关的基因有数十个之多，可根据不同的基因定位分成许多亚型（表16-3-1和表16-3-2，该表未包括伴有复杂症状的临床综合征、伴有代谢异常、线粒体基因突变和NCV中间速度的亚型）。西方国家多个大宗CMT病例的研究发现，90%以上的CMT由以下4个基因突变所致：*PMP22*（peripheral myelin protein 22），*MPZ*（myelin protein zero，P_0 protein），*GJB1*（gap junction β1-protein）和*MFN2*（mitofusin 2）。据调查，CMT的发病率约为1/2 500，但不同国家有所差异，如在挪威为1/1 214，在英国为1/6 500。总体来说，在CMT中约有19.6%~64.7%为*PMP22*基因突变所致，以CMT 1A最常见，发病率约为1/（3 800~12 500）。

表16-3-1 以髓鞘损害为主的CMT

遗传方式	分型	基因/定位	发病年龄	主要临床表现	平均NCV
AD	CMT 1A	*PMP-22*/17p12	10岁前	远端无力，腱反射消失	15~20m/s
	CMT 1B	*MPZ*/1q23.3	10岁前	远端无力，腱反射消失	<20m/s
	CMT 1C	*LITAF*/16p13	20岁前	远端无力，腱反射减弱	16~25m/s
	CMT 1D	*EGR2*/10q21	20岁前	远端无力，腱反射消失	26~42m/s
	CMT 1E	*PMP-22*/17p11	早发	伴听力障碍，少数由声带瘫痪	减慢
	CMT 1F	*NEFL*/8p21	儿童期~青年期	远端乏力为主，感觉缺失，反射减弱	15~38m/s
	GMT1G	*PMP2*/8q21.13	青少年期	远端肌萎缩，跨阈步态，远端感觉障碍	减慢
	CMT 1H	*FBLN5*/14q32	30~60岁	同上，伴腕管综合征	22~38m/s
	HNPP	*PMP-22*deletion/17p12	30岁前	发作性局部无力，腱反射正常	弥漫地减慢
	HMSN 3	*PMP-22*/17p12；P_0/8q23；*EGR2*/10q21.3	2岁左右	严重无力，腱反射消失	<10m/s
AR	CMT 4A	*GDAP1*/8q21	儿童期	远端无力，腱反射减弱	减慢
	CMT 4B1	*MTMR2*/11q23	2~4岁	远近端无力，腱反射消失	减慢
	CMT 4B2	*SBF2*/11p15	1~20岁	远端无力，感觉消失，腱反射消失	15~30m/s
	CMT 4B3	*SBF1*/22q13	婴儿期~11岁	同上	减慢
	CMT 4C	*SH3TC2*（*KIAA1985*）/5q32	10~15岁	学步延迟，腱反射减弱	14~32m/s
	CMT 4D	*NDRG1*/8q24	1~10岁	步态异常，腱反射消失	10~20m/s

续表

遗传方式	分型	基因/定位	发病年龄	主要临床表现	平均 NCV
AR	CMT 4E	*EGR2*/10q21	出生后	肌张力低,腱反射消失	9~20m/s
	CMT 4F	*Periaxin*/19q13	1~3 岁	运动迟缓	有髓鞘纤维缺失,NCV 未引出
	CMT 4G	*HKI*/10q22	8~16 岁	远端无力	中度减慢
	CMT 4H	*FGD4*/12q12	10~24 个月	学步延迟,腱反射消失	<15m/s
	CMT 4J	*FIG4*/6q21	儿童、成年	运动迟缓,远近端无力	20m/s
	CMT 4K	*SURF1*/9q34	儿童期	远端无力和感觉障碍,眼球震颤、共济失调 轻度听力障碍	15~22m/s
	HMSN3	*PMP-22*/17p12;P_0/1q22;*EGR2*/10q21.1-q22.1;*periaxin*/14q13	≤3 岁	严重无力。感觉缺失远端>近端,腱反射消失,骨骼畸形,偶见脑神经损害,瞳孔改变	< 15m/s,后期神经粗大
XR	CMTX1	*GJB1*/Xq13	20 岁前	远端无力,远端腱反射消失	25~40m/s
	CMTX3	Xq27	出生~13 岁	远端无力和感觉障碍,进展较快	<23m/s

注:AD,常染色体显性遗传;AR,常染色体隐性遗传;XR;X 连锁隐性遗传;HNPP,遗传性压迫易感性瘫痪(hereditary neuropathy with liability to pressure palsies);HMSN,hereditary motor-sensory neuropathy,遗传性运动感觉神经病;HMSN3,又称为德热里纳-索塔斯病(Dejerine-Sottas disease),或肥大性间质性多发性神经病;CMT 4G,又称 HMSN-Russe。

表 16-3-2 以轴索损害为主的 CMT

遗传方式	分型	基因/定位	发病年龄	主要临床表现	神经电生理表现
AD	CMT 2A2A	*MFN2*/1p36	10 余岁	远端乏力,远端腱反射消失	NCV>38m/s
	CMT 2A1	*KIF1B*/1p36	同上	同上	NCV>38m/s
	CMT 2B	*RAB7*/3q21.3	20 余岁	远端乏力,感觉缺失,远端腱反射消失	轴索损害
	CMT 2C	*TRPV4*/12q24.11	儿童期	声带及远端乏力,腱反射消失	NCV>50m/s
	CMT 2D	*GARS1*/7p14.3	16~30 岁	远端乏力,上肢重于下肢,腱反射减弱	轴索损害
	CMT 2E	*NEFL*/8p21	1~40 岁	远端乏力,腱反射减弱	轴索损害
	CMT 2F/Distal HMN	*HSPB1*/7q11-q21	6~54 岁	远端乏力,感觉障碍,步态困难	轴索损害
	CMT 2G	同 CMT 2P	20~50 岁	远端乏力,感觉减退,腱反射减弱,进展缓慢,CK 可达 1 000~2 000U/L	轴索丢失,EMG 失神经
	CMT 2I	P_0/1q22	37~61 岁	感觉缺失,耳聋,阿迪(Adie)瞳孔	轻度减慢,NCV 多>38m/s
	CMT 2J	P_0/1q22	同上	同上	同上
	CMT 2K	*GDAP1*/8q21	儿童发病	远端乏力,跟腱挛缩	轴索损害
	CMT 2L	*HSPB8*/12q24	15~33 岁	远端乏力,感觉减退,腱反射减弱,进展缓慢	轴索损害
	CMT 2M	*DNM2*/19p13	先天~40 岁	远端乏力,感觉减退,早发白内障,眼肌瘫痪,上睑下垂	轴索丢失 EMG 失神经
	CMT 2N	*AARS*/16q22	6~54 岁	远端乏力,感觉减退,腱反射减弱,感音性耳聋,进展缓慢	NCV 在 32~50m/s

16

续表

遗传方式	分型	基因/定位	发病年龄	主要临床表现	神经电生理表现
AD	CMT 2O	*DYNC1H1*/14q32	儿童早期	远端乏力,多发关节挛缩,运动发育迟缓,学习困难	轴索丢失,神经再生
	CMT 2P	*LRSAM1*/9q33	20~50岁	远端乏力,感觉减退,腱反射减弱,进展缓慢,CK可达1 000~2 000U/L	轴索丢失,EMG失神经
	CMT 2Q	*DHTKD1*/10p14	13~25岁	远端乏力,感觉减退,腱反射减弱	CMAP波幅小,NCV正常
	CMT 2U	*MARS*/12q13	45~67岁	远端乏力,感觉减退,腱反射减弱	轴索损害
	CMT 2V	*NAGLU*/17q21	12~61岁	下肢疼痛、痉挛、麻木,睡眠障碍 痛觉和振动觉减退	SNAP和CMAP随病情进展降低
	CMT 2W	*HARS*/5q31	儿童~62岁	远端乏力,疼痛、麻木,进展缓慢	CMAP降低
	CMT 2Y	*VCP*/9p13	儿童~60岁	远端乏力,感觉减退	SNAP和CMAP降低
	CMT 2Z	*MORC2*/22q12	先天~20余岁	早期类似于脊髓性肌萎缩症状,肌张力低;晚期无力、痉挛、感觉减退,可有视网膜色素变性和听力障碍	SNAP和CMAP降低
	CMT 2CC	*NEFH*/22q12	2~38岁	远端乏力,感觉减退,进展缓慢,CK正常或升高达1 200U/L	SNAP和CMAP降低 远端失神经
	CMT 2DD	*ATP1A1*/1p13	11~50岁	远端乏力,感觉减退	轴索损害
	CMT 2	*TFG*/3q12	28~40岁	远端乏力,感觉减退	NCV在44~61m/s
	CMT 2	*DGAT2*/11q13	10岁前	远端乏力,感觉减退以振动觉和为直觉为明显,步态不稳,双手震颤	下肢CMAP消失
	CMT 2	*MME*/3q25	30~80岁	远端乏力,感觉减退,进展缓慢	轴索损害
AR	CMT 2B1	*Lamin A/C*/1q22	20余岁	远端乏力,腱反射减弱	轴索损害
	CMT 2B2	*PNKP*/19q13.33	多在20余岁	远端萎缩,感觉障碍,跨阈步态	NCV>38m/s
	CMT 2F/Distal HMN	*HSPB1*/7q11-q21	6~54岁	远端乏力,感觉减退,进展缓慢,早发者更严重,老者可有肌束颤动	NCV在42~58m/s
	CMT 2H/Pyramidal Signs	基因未知/8q13-q23	4~8岁	远端乏力和感觉缺失,反射活跃(踝反射除外)	轴索损害
	CMT 2K/Hoarseness	*GDAP1*/8q21	出生~2岁	远端乏力,肌张力低,声带瘫痪,感觉缺失	NCV在40~50m/s
	CMT 2P	*LRSAM1*/9q33	20~50余岁	远端乏力,感觉减退,进展缓慢,CK 1 000~2 000U/L	NCV>38m/s,失神经
	CMT 2R	*TRIM2*/4q31	6~8个月	生长缓慢,肌张力低下,宽基步态,呼吸困难,关节挛缩,手足肌萎缩	SNAP和CMAP降低或消失,NCV在20~30m/s

续表

遗传方式	分型	基因/定位	发病年龄	主要临床表现	神经电生理表现
AR	CMT 2S	*IGHMBP2*/11q13	儿童期	远端乏力，感觉减退，舌肌窄长或萎缩	轴索损害
	CMT 2T	*MME*/3q25	36~56岁	远端乏力，感觉减退	NCV在37~48m/s
	CMT 2X	*SPG11*/15q21		远端乏力，感觉减退，症状可不对称，少数有强直，踝关节挛缩，脊柱侧弯	SNAP和CMAP降低；NCV >38m/s，失神经
	CMT 2A2B	*MFN2*/1p36	出生后~50多岁	远端乏力，感觉减退，严重者累及膈肌，可有视神经萎缩，脊柱侧弯，关节挛缩	SNAP和CMAP降低或消失
X-连锁显性	CMTX1	*GJB1*（*CX32*）/Xq13	20岁以前	远端乏力，感觉减退；可有本体感觉缺失，听力下降 位置性震颤，累及白质或胼胝体。可出现卒中样发作 进展缓慢	男性NCV在22~25m/s 女性NCV在30~54m/s 轴索损害
	CMTX6	*PDK3*/Xp22	7~13岁	远端乏力，感觉减退，双手震颤 进展缓慢，女性症状轻且不对称	轴索损害 CMAP降低 SNAP消失
X-连锁隐性	CMTX2	基因未知/Xp22.2	10余岁	远端乏力，智能障碍	轴索损害
	CMTX3	基因未知/Xq27	1~13岁	远端乏力	轴索损害
	CMTX4（Cowchock）	*AIFM1*/Xq26.1	出生后~5岁	远端乏力，感觉和反射消失	NCV在33~56m/s
	CMTX5	*PRPS1*/Xq22	8~13岁	下肢远端乏力，听力下降，视神经病	轴索损害

【病因与病理】

由于致病基因众多，不同的致病基因可有不同的发病机制，因此CMT的致病机制颇为复杂，涉及诸多方面，如离子通道和转运、髓鞘形成、施旺细胞功能、线粒体功能、蛋白酶体和伴侣蛋白、运动蛋白和轴索转运、RNA代谢、细胞骨架形成以及鞘脂的生物合成，等等。以最常见的CMT致病基因*PMP22*为例，该基因定位在17p11.2-p12，长度40kb，含6个外显子，表达周围髓鞘蛋白22（peripheral myelin protein 22，PMP22）。*PMP22*不同的突变形式可导致不同的临床表型，分为以下3种：①重复突变，最常见，可引起CMT1A。②缺失突变，可引起遗传性压迫易感性神经病（hereditary neuropathy with liability to pressure palsies，HNPP）。③点突变，可引起CMT1A（临床表现可以更严重）、CMY 1E和HNPP。PMP22蛋白有两个不同5'端的转录本，一个在周围神经施旺细胞中显著表达，在脑神经核和脊髓运动神经元少量表达，另一个调节成纤维细胞的生长。PMP22蛋白主要位于致密髓磷脂，其功能与髓鞘形成和调节细胞的生长和分化有关。由于染色体在减数分裂时不平等交换所致的重复或缺失突变，99%是由于非等位的同源重组所介导的染色体重排，导致*PMP22*基因1.5Mb的重复或丢失。这些突变导致疾病的机制尚不清楚，推测重复突变可引起PMP22蛋白过量表达，阻碍施旺细胞中高尔基体功能，髓鞘组成改变，髓鞘不稳和缺失施旺细胞分化异常；某些点突变可以造成蛋白的异常折叠，从而产生蛋白毒性作用。

在CMT2中，较常见的类型是CMT 2A2，该病是由于线粒体融合蛋白（mitofusin 2，*MFN2*）基因的突变所致。MFN2蛋白在脊髓、周围神经、肌肉和心脏广泛表达，与启动预凋亡蛋白（proapoptotic protein）一起位于线粒体的外膜，是线粒体融合所必需的，并通过此调控线粒体网络结构，还可以调节线粒体的氧化磷酸化。MFN2蛋白功能丧失后，可抑制丙酮酸盐、脂肪酸和葡萄糖的氧化，降低线粒体膜的跨膜电位，并可抑制OXPHOS复合物Ⅰ、Ⅱ、Ⅲ和Ⅴ亚单位的表达，最终导致线粒体的活性降低。*GJB1*基因突变，可导致最常见X连锁CMT，引起GJB1蛋白过早降解或被禁锢于细胞内，不能达到细胞膜形成间隙连接或功能性的通道，从而降低了施旺细胞的正常活性。

CMT1型的周围神经病理改变主要是节段性脱髓鞘，施旺细胞增生形成洋葱样改变，故此型也称遗传性运动感觉神经病（HMSN）肥大型，同时有髓鞘密度减少，轴索直径与神经纤维直径之比低于正常；CMT2型主要是轴索的改变，也称HMSN神经元型。病变可波及脊神经节、前后根、后索,也可见前角细胞消失,染色质溶解;电镜下见无髓纤维减少,轴索变性,施旺细胞增生,出现脱髓鞘、薄髓鞘及无髓鞘,神经鞘膜增厚,胶原纤维增多,血管壁通透性改变等。目前已发现 CMT1B 患者较其他 CMT1 型患者的病理改变更严重,神经传导速度减慢更明显。

【临床表现】

腓骨肌萎缩症以 CMT1 最为常见,其中又以 CMT1A 最为常见。CMT 主要临床特征为慢性、进行性四肢远端肌肉萎缩、无力,其各型的临床特点见表 16-3-1 和表 16-3-2。以 CMT1A 为例,该型表现典型的 CMT 症状。在儿童期或青春期发病,约 2/3 病例在 10 岁前,受累较轻,进展缓慢。个别可在婴儿期或 60 岁以后发病。同一家族的发病年龄相近,但逐代偏低,疾病程度逐代加重。男女比例约为 5∶1或 2∶1,症状大多从双下肢远端开始,患者常感双下肢乏力,走路及跑步困难,由于垂足,走路时双足要抬得较高而呈“公鸡步态”或称“跨阈步态”。肌肉萎缩常由腓骨肌及伸趾总肌开始,再到屈肌肌群,萎缩逐渐向上发展,一般不超过大腿下 1/3,界限较分明,故称“倒置酒瓶样”或“鹤腿样”改变。通常在数年后逐渐出现双手乏力,完成精细动作困难,手部小肌肉及前臂肌肉萎缩,一般不超过前臂 1/3,可有震颤。极少数为上下肢同时受累或先上肢后下肢。约 90% 患者有弓形足,锤状趾或爪状趾,是 CMT 的重要临床标志。踝反射最先消失,继而其他腱反射减弱或消失。常有肌束震颤,疾病停止发展时则消失。部分患者可有周围型感觉障碍,表现为四肢末端深、浅感觉障碍,其范围变化较大,即使是同一家族也不尽相同。肢端较冷,肤色发绀,遇寒冷时症状加重。

CMT2 发病年龄高峰为 20 余岁,可迟至 70 岁发病,临床症状与 CMT1 相似,表现对称性远端萎缩,可有远端感觉缺失,大部分患者踝反射消失,其他深反射常保留。不宁腿综合征的发生率增加。

部分 CMT 病例可伴其他症状,如合并突眼、视神经萎缩、开角性青光眼、神经性耳聋、锥体束征、声带瘫痪、关节挛缩等。某些重症患者可合并共济失调。

【辅助检查】

EMG 检查对诊断有重要意义,并可鉴别 CMT1 及 CMT2。两型的 EMG 均示神经性损害,但 CMT1 的神经传导速度显著减慢,尤以运动传导速度为著,而 CMT2 神经传导速度正常或接近正常,正中神经 MCV>38m/s,动作电位(CAMP)波幅减低。部分患者的视听诱发电位出现异常,并出现躯体感觉诱发电位的中枢传导速度减慢,说明部分患者中枢与周围神经传导通路同时受累。

肌活检为神经性肌萎缩。神经活检 CMT1 的周围神经改变主要是脱髓鞘和施旺氏细胞增生形成洋葱样,而 CMT2 的主要改变为轴索变性。

部分 CMT 可发现脑脊液蛋白增高及高脂蛋白血症。

【诊断与鉴别诊断】

主要的诊断依据:①儿童期或青春期开始出现双下肢无力,进展缓慢;②肌肉萎缩呈特征性分布,垂足,弓形足及腱反射减弱或消失,可伴有感觉障碍;③周围神经运动传导速度减慢伴阳性家族史可进一步支持诊断;④神经活检可确诊,基因诊断有助确诊及分型。

神经传导速度是鉴别 CMT1 和 CMT2 的重要指标,前者明显减慢而后者正常或接近正常。要注意与 Rossy-Levy 综合征鉴别,后者基因定位于 17p11.2-1q22,多在儿童期缓慢起病、站立不稳、步态蹒跚、腱反射减弱或消失、四肢远端肌萎缩,多有弓形足或脊柱侧凸、运动传导速度明显减慢。与 CMT 的不同在于有上肢静止性震颤和共济失调步态。CMT 的鹤腿、弓形足等特殊体征、阳性家族史、神经活检的病变特征等有助于区别其他慢性周围神经病及马尾肿瘤。另外,CMT 很少有眼球震颤、辨距不良及其他小脑征,讲话及智能多正常,可与遗传性共济失调鉴别。

【治疗】

目前尚无特殊治疗,可采用下列一些对症治疗:

1. 控制加重病情的因素　如积极治疗糖尿病,严格控制血糖。保暖防寒,寒冷可使症状加重,勿过度劳累,尤其是重体力劳动,以免加重病情。

2. 药物　适当选用 B 族维生素和神经营养药,对症用药,如减少麻木感觉、解除肌肉痉挛等。避免使用神经毒性的药物。

3. 其他　适当的康复练习和物理治疗,垂足、爪样趾者可穿矫形鞋,严重者可行矫形术或跟腱手术,以改善走路。

一些可能抑制或减少 PMP22 表达的药物仍在动物实验或临床试验中。

预后一般尚好,病程进展缓慢,大多数患者发病后仍能存活数十年。

预防主要是遗传咨询,但因遗传类型较多,故颇困难。首先要详细询问有否遗传家族史,对外表健康的患者家族成员(父母或子女等)进行体格检查,要注意有否弓形足,此外是神经传导速度的测定,有些患者可以在出现症状之前已有运动传导速度的减慢。对有明确基因定位或基因突变的亚型,可进行基因诊断,并可检出症状前患者。最有意义是进行产前诊断,即利用绒毛或羊水细胞作基因诊断,在婴儿出生前确诊,及时中止有病胎儿的妊娠,或进行植入前诊断,以防止新患者的产生。

二、遗传性压迫易感性神经病

遗传性压迫易感性神经病(hereditary neuropathy with liability to pressure palsies,HNPP)为常染色体显性遗传,男性的显性率较高,散发的病例多有父系来源的缺失,约 37% 的患者无家族史,20% 为新发突变。

【病因与病理】

由 *PMP22* 基因缺失突变所致(85%),少数为点突变,突变形式可有无义突变（终止密码突变）、框架移位突变、错义突变和剪接点突变等，突变后的 PMP22 蛋白表达减少，功能异常。

神经局灶性的脱髓鞘和髓鞘再生，由于髓鞘的脱失和再生使神经纤维呈厚薄不均的"腊肠样"改变，轴索减少。

【临床表现】

发病年龄大多为 20~30 岁（范围 7~62 岁），临床特点为出现反复发作性的无痛性麻木、无力或肌肉萎缩，常在神经干易受压迫的部位，以尺神经和腓神经最常见，其次是臂丛神经和桡神经，脑神经罕见受累。由于外伤、牵拉或压迫后，引起局灶性的、可恢复的神经损害，50% 在数日或数周症状完全恢复，只有 9% 可遗留长久的运动损害。体格检查除受累神经的局部感觉和运动障碍外，常有踝反射减弱，4%~47% 患者可有弓形足，少见痛性痉挛、脊柱侧弯、弓形足或脑神经受损等。

【辅助检查】

肌电图检查呈现远端运动潜伏期延长，尤其是正中神经和腓神经，F 波延长或消失；广泛的 SNCV 减慢，以上肢明显；CMAP 减低和 MNCV 减慢以损害侧明显。B 超可见神经粗大。约 85%~90% 的患者 *PMP22* 基因检测可检出大片段缺失，少数为点突变。

【诊断与鉴别诊断】

对反复出现发作性单神经或多神经损害，可自行缓解或自愈者，应警惕 HNPP。主要诊断依据是急性、反复发作的无痛性周围神经麻木或瘫痪，其他可有局灶性浅感觉尤其是痛温觉缺失，腱反射减弱至消失。注意对急性单神经损害的患者，进行神经传导速度尤其是感觉传导速度检查时，应多做几条神经甚至是对侧的神经，如发现不止一条神经传导异常，需考虑本病。要注意与其他原因，如肿瘤、出血、外伤、卡压等导致的单神经损害相鉴别，另外臂丛神经病一般伴有疼痛，而 HNPP 导致的臂丛神经损害一般无疼痛，加上阳性家族史更有助鉴别。但阳性家族史并非诊断的必要条件，因为该病约有 20% 是由于新发突变所致，家族史阴性。

【治疗】

避免使用神经毒性药物和表浅神经部位的长时间压迫和牵拉。急性神经症状出现时可适当使用神经营养药物、物理治疗和运动锻炼，以帮助神经功能的恢复。

注意了解家族成员中是否有类似症状的患者，有条件者可给予有血缘关系的直系亲属行基因诊断，查出症状前患者，提早预防。

预后尚可，少数患者反复发作可遗留部分神经症状，有类似 CMT 的改变，部分患者可出现脑白质的减少，一般不影响寿命。

16

三、遗传性感觉和自主神经病

遗传性感觉和自主神经病（hereditary sensory and autonomic neuropathy，HSAN），是一组由遗传缺陷引起的感觉和自主神经病变，临床上较为罕见，目前根据不同的基因主要分为 5 型（表 16-3-3）。HSAN 中还包括一些红斑性肢痛症和合并其他神经系统表现的类型（未列入表中）。HSAN1A 是其中最常见的类型，其突出症状是足底受压部位反复发生无痛性溃疡，现仅以 HSAN1A 为例描述。

表 16-3-3　遗传性感觉和自主神经病（HSAN）的分型

分型	基因	基因定位	遗传方式	发病年龄	临床特征
HSAN1A	*SPTLC1*	9q22	AD	>20 岁	广泛感觉缺失，肢端毁损
HSAN1C	*SPTLC2*	14q24			
HSAN1B		3p22-24	AD	20~40 岁	广泛感觉缺失，咳嗽，胃食管反流
HSAN1D	*ATL1*	14q11	AD	成人早期	感觉缺失，肢端毁损
HSAN1E	*DNMT1*	19p13	AD	16~35 岁	感觉缺失，耳聋、痴呆
HSAN1F	*ATL3*	11q13	AD	14~35 岁	感觉缺失
HSAN2A	*WNK1/HSN2*	12p13	AR	先天性或儿童早期	感觉缺失，肢端毁损
HSAN2B	*FAM134B*	5p15	AR	儿童期	感觉缺失，肢端毁损
HSAN2C	*ATSV*（*KIF1A*）	2q37	AR	6~15 岁	感觉缺失，肢端毁损，远端乏力
HSAN2D	*SCN9A*	2q24	AR	先天性	痛觉缺失，自主神经功能缺失
HSAN3	*IKBKAP*	9q31	AR	先天性	Riley-Day 综合征（又称家族性自主神经功能障碍）
HSAN4	*NTRK1*	1q21	AR	先天性或儿童早期	感觉神经病，无汗症
HSAN5	*NGF-β*	1q13	AR	先天性或儿童早期	痛觉缺失，不伴无汗症
HSAN6	*Dystonin*	6p12	AR	先天性	无泪
HSAN7	*SCN11A*	3p22	AR	先天性	痛觉缺失，多汗，腹泻、便秘
HSAN8	*PRDM12*	9q33	AR	先天性	痛、温觉缺失，少汗

【病因与病理】

HSAN1A 的致病基因 *SPTLC1* 表达丝氨酸棕榈酰转移酶长链亚基 1（serine palmitoyltransferase，long-chain base subunit 1，SPTLC1）。SPT 主要参与神经鞘脂类的生物合成，可依赖吡多-5-醛磷酸盐催化 L-丝氨酸和棕榈酰辅酶 A 变化为 3-氧代鞘氨醇。*SPTLC1* 基因突变后葡萄糖苷基（Glucosyl）神经酰胺的合成增加，可能导致细胞凋亡，并且减少丝氨酸棕榈酰转移酶的活性，影响蛋白的正常水平。最终导致后根节细胞损坏，引起神经血管营养障碍，下肢供血不良而造成难治性溃疡。

主要病理改变是脊髓后根神经节（尤其是腰段）的大的运动神经细胞丧失，后根及周围神经明显变细，明显的小的有髓纤维缺失及无髓纤维轴索的减少，无中枢神经系统的改变。

【临床表现】

多在 20 岁后发病，平均发病年龄 25 岁，男性较多见。疾病缓慢发展，主要影响痛温觉，以下肢远端为重，对称性，首发症状常为踇趾或足底受压部位反复发生无痛性溃疡，经年不愈。患处常合并骨髓炎，骨关节改变，最终两足缩小畸形，双手也可受累。四肢浅感觉减退或消失，末端明显，振动觉略减。跟及膝反射减退或消失。周围神经不粗大。下肢或肩部可有脊髓痨样闪电痛，也可有神经性耳聋，此两征虽不多见，却是本病的特征。还可伴发一些其他疾病或异常，如运动神经元病、腓骨肌萎缩症、Friedreich 共济失调、智能障碍、唇裂、腭裂、舌尖溃疡及无痛性角膜溃疡等。很少有自主神经功能受累、肌萎缩及无力。

【辅助检查】

患肢神经感觉传导速度减慢或引不出，部分患者血清免疫球蛋白测定显示 IgA 合成增加。X 线检查可见患肢骨质破坏，指、趾骨近端可见骨质吸收，伴局部软组织及趾甲的残缺畸形。

【诊断】

诊断要点：①20 岁后缓慢发病；②足底或足趾反复发生无痛性溃疡；③浅感觉尤其是痛温觉缺失，腱反射减弱至消失；④感觉传导速度减慢；⑤阳性家族史更支持诊断。必须鉴别的主要是麻风和脊髓空洞症，前者常有足底溃疡和感觉缺失，但有皮疹及周围神经增粗，神经活检可确诊；后者往往发生在下颈段及上胸段，有痛触觉分离的特征，无阳性家族史。

【治疗】

避免感染及手足损伤，穿厚底软鞋。局部损伤及时使用抗生素，慎防骨髓炎的发生。其他治疗参考腓骨肌萎缩症。做好遗传咨询，指导婚姻生育，避免近亲结婚，可做基因诊断和产前诊断。

四、遗传性淀粉样变性神经病

遗传性淀粉样变性神经病（hereditary amyloid neuropathy，HAN），又称为家族性淀粉样多发性神经病（familial amyloid polyneuropathy，FAP）是常染色显性遗传病，于 1952 年首次由 Andrade 报道出现在葡萄牙北部的患者，HAN 虽为染色显性遗传，但有外显不全，偶尔一代不发病，不同突变类型、不同地域或不同人种其外显率有所不同。

【病因与病理】

FAP 是由于基因突变导致血浆中不可溶的纤维状蛋白发生 β 折叠，进一步导致沉积形成淀粉样物。研究已发现该病可分别由 *TTR*、*ApoA1* 或 *Gelsolin* 基因的缺陷所引起。其中 *TTR* 基因突变最为多见，该基因位于 18q11. 2-12.1，表达含有 127 个氨基酸的甲状腺素运载蛋白（transthyretin），与甲状腺素（20%）和视黄醇蛋白结合存在于血浆中，正常构型是四聚体。*TTR* 基因突变后产生变异型甲状腺素运载蛋白，稳定的四聚体减少，蛋白单体异常折叠聚集形成淀粉样物，后者被异常降解、沉积而致病。目前发现该基因的突变有 100 多种，大多数为错义突变，不同的基因突变其临床症状可有不同的变化。与 *TTP* 突变相关的 FAP 又称为 TTR-FAP。载脂蛋白 A1 基因（*apolipoprotein A-1*）位于 11q23. 3，其点突变可致发病。凝溶胶蛋白（*gelsolin*）基因位于 9q23-34，是一种肌动蛋白结合蛋白，一般存在肌肉细胞、嗜菌细胞、纤维原细胞和血小板中。

主要的病理改变是淀粉样蛋白沉积于周围神经、脊神经节和交感神经节以及它们的营养血管。周围神经可见髓鞘脱失和轴索损害。

【临床表现】

男性患者比女性多，遗传异质性及表型异质性较大，不同基因突变或同一基因的不同突变都可有不同的临床表现。主要表现为多发性周围神经病，以感觉障碍为著，部分表现腕管综合征，多有自主神经功能障碍；可有多系统损害，包括胃肠道症状、心肌病、玻璃体混浊、肾衰竭等；部分突变可累及中枢神经系统，出现听觉丧失、偏头痛、痴呆、小脑性共济失调、抽搐、卒中、脊髓病等。晚期因为严重腹泻而导致吸收障碍，出现恶病质，四肢无力，严重的直立性低血压。一般病程为 5~15 年。上述症状可组成不同的综合征。

1. 家族性淀粉样多发性神经病Ⅰ型（familial amyloid polyneuropathy type Ⅰ，FAP Ⅰ）　为 *TTR* 基因突变所致，最常见的突变是 Val30Met。发病年龄在 20~80 岁，男性多于女性，缓慢发病。先出现下肢对称性痛温觉丧失，伴有闪电样或针刺样痛；随后出现小腿肌肉无力，逐渐萎缩，可有垂足；腱反射减弱或消失；自主神经功能紊乱包括膀胱及直肠括约肌功能障碍。在早发患者中较严重，迟发患者较轻。病情进展时出现营养障碍，如皮肤光滑、足底溃疡、肢端骨坏死等。可有遗传早现现象。预后较差，脑血管淀粉样变的风险增加，一般发病 7~10 年后死亡。

2. 家族性淀粉样多发性神经病Ⅱ型（familial amyloid polyneuropathy type，FAP Ⅱ）　*IITTR* 基因的 Ser77Tyr 突变最常见。发病年龄 5~70 岁，主要表现腕管综合征，此症状可维持 10~20 年。症状以上肢为主，有疼痛和感觉异常，对称性无力。有限制性心肌病，表现心律失常和心功能不全。较早出现玻璃体浑浊。自主神经障碍表现为肠吸收功能不好，低血压。预后变化较大，可以稳定不发展，也可迅速进展，严重丧失运动功能。

3. 家族性淀粉样多发性神经病Ⅲ型（familial amyloid polyneuropathy type Ⅲ，FAP Ⅲ）　由 *ApoA1* 基因突变所致，临床表

现与 FAP Ⅰ 相似，除周围神经病外，可有肾病和胃溃疡。一些突变尚可出现肝衰竭、心肌病和皮肤的损害。

4. 家族性淀粉样多发性神经病Ⅳ型（familial amyloid polyneuropathy type Ⅳ，FAP Ⅳ）　由 *Gelsolin* 基因突变所致，40 岁后发病，主要表现面神经瘫，也累及第Ⅴ、Ⅷ和Ⅻ对脑神经，晚期可有延髓麻痹和共济失调步态。感觉神经病较轻，表现远端感觉减退、音叉振动觉减退，角膜感觉减退，可有自主神经功能障碍。

5. *TTR* 基因其他突变　Val122Ile 突变主要表现心脏淀粉样变，同时伴有肺、肝、肾的损害，多见于黑种人，60 岁以上发病；Val30Met 纯合突变多于 45~68 岁发病，有迟发的玻璃体淀粉样变，远端无力较感觉障碍明显，有肌肉束颤，阳萎，排尿困难，少见直立性低血压。

【辅助检查与鉴别诊断】

脑脊液蛋白增多，肌电图检查显示神经性损害，以轴索损害为明显的神经传导异常。神经活检、肠黏膜、唇腺活检等在刚果红染色可见红染的淀粉样蛋白沉积，在偏振光显微镜下呈苹果绿颜色。也可通过免疫组化检测 TTR 蛋白的沉积。利用激光显微切割的质谱蛋白组学分析（laser microdissection mass spectrometric-based proteomic analysis，LMD/MS）可检测不同种类的淀粉样蛋白，具有高度的特异度和灵敏度。

【诊断与鉴别诊断】

对疑似有 HAN 症状和体征的患者，进一步进行组织血和基因检测，以达到确诊目的。主要诊断依据：①20~50 岁逐渐起病，男性多于女性；②双下肢感觉异常及疼痛，伴周围性瘫痪；③早期自主神经症状，如阳痿、膀胱和直肠括约肌功能障碍、皮肤营养改变、胃肠道及心血管症状，尤要注意直立性低血压；④脑脊液蛋白增高；⑤阳性家族史；⑥神经活检发现淀粉样蛋白沉积。

首先要与慢性炎性脱髓鞘性多发性神经病（CIDP）相鉴别，两者均表现为进行性感觉运动神经病，如合并以下症状任一项，要考虑 TTR-FAP 的诊断：早发自主神经症状，心脏受累、腹泻或腹泻与便秘交替、不明原因的体重减轻、双侧腕管综合征、肾损害、玻璃体浑浊；另外，TTR-FAP 进展较快，对免疫抑制治疗无效，此时需进一步进行组织学和基因检测以助鉴别。其次要鉴别获得性的淀粉样变性神经病，其可分为：①原发性淀粉样变性神经病：为免疫球蛋白轻链积聚所致，与良性或恶性浆细胞瘤、骨髓瘤有关，多见于中年男性，是由于免疫球蛋白轻链沉积所致，常继发于异常的蛋白血症（M-蛋白），表现有多发性神经病，肌病和多系统的损害，包括紫癜、下颌下水肿、心肌病、肾病综合征、腹泻、贫血等；②继发性淀粉样变周围神经病：与慢性炎症、风湿和肿瘤（如淋巴瘤）有关。此外，要排除慢性起病的周围神经病变，依据上述的自主神经症状尤其是神经活检所见可区别之。基因诊断是该病诊断和鉴别诊断的重要依据。

【治疗】

HAN 的治疗原则：一是减少或阻止淀粉样蛋白的形成，需要早期诊断、早期治疗效果较好；二是对症治疗，HAN 是累及多系统的疾病，常需要采用多学科、个体化的治疗方案。

1. 基因治疗　目前有两种药物正在进行Ⅲ期临床试验，一种是利用反义寡核苷酸抑制突变 *TTR* 基因的表达的药物，代号 ISIS420915，另一种是 siRNA 靶向沉默突变 *TTR* 基因表达的药物，代号 ALN-TTR02，临床试验发现两者均可使患者血清中 TTR 蛋白水平降低。

2. 肝移植　对 *ATTR* 基因突变的病例，肝移植可防止疾病的进展，但不能改变已有的症状，因此早期进行肝移植手术效果较好。

3. 阻止淀粉样蛋白形成的药物　氯苯唑酸（tafamidis）可以稳定转甲状腺素蛋白四聚体，阻止其分裂为单体从而阻止淀粉样蛋白纤维的形成，早期治疗可延缓患者的神经损害，2012 年欧盟批准其用于治疗 *TTR* 突变所致的淀粉样变心肌病患者。二氟尼柳（diflunisal）是一种非固醇的抗炎药，也有与氯苯唑酸相似的作用，但胃肠道反应较多。另外，有报道多西环素、牛黄熊去氧胆酸以及免疫抑制疗法可以防止 TTR 蛋白的折叠和淀粉样蛋白的沉积，也可用于 TTR 相关的 FAP。

4. 去除淀粉样蛋白　一些能够结合血清中淀粉样蛋白的单克隆抗体也在进行临床试验中。

5. 对症治疗　针对胃肠道和心血管症状，国内有人采用秋水仙碱加少量激素治疗，效果颇好，患者腹泻停止，肌力恢复。视网膜激光凝固和玻璃体切除可改善淀粉样变导致的眼部症状。根据个体需要采用肾透析及肾脏移植、心脏起搏器和心脏移植，以及腕管综合征和直立性低血压的治疗。

疾病呈进行性发展，预后不佳。患者于婚前及生育前应做遗传咨询及产前诊断。遗传咨询时要注意本病存在外显不全，其中与 *TTR* 基因相关的淀粉样变约 1/3 有家族史，2/3 为新发突变，所以不能单从是否有阳性家族史判断是否为遗传性，怀疑遗传性的患者需要进一步作基因检测。

第四节　神经皮肤综合征

神经皮肤综合征（neurocutaneous syndrome）是指一些源于外胚层的组织和器官发育异常的疾病。常可导致神经系统、皮肤和眼同时受累，也可引起中胚层和内胚层的组织，如心、肺、肾、骨和胃肠等不同程度损害。临床表现为多系统、多器官形态和功能异常。目前已报道有 40 余种疾病，多数属于遗传性疾病。本章主要介绍结节性硬化、多发性神经纤维瘤病、脑面血管瘤病。

一、结节性硬化

结节性硬化（tuberous sclerosis，TS），又名 Bourneville 病。主要临床特征为面部皮脂腺瘤［又称为血管纤维瘤（angiofibroma）］、癫痫发作和智能减退，还可合并其他器官和组织的损害，临床表现复杂多变，故又称为结节性硬化复合症（tuberous sclerosis complex，TSC）。TSC 在新生儿的发生率约为 1/（6 000~

10 000),人群中的发生率约 1/20 000。近年由于诊断方法的改进,无神经症状的 TSC 患者有所增加。

【病因与病理】

TS 为常染色体显性遗传,外显不全,不同家系外显率不同。由于自然突变率高,散发突变病例约占 2/3。目前发现相关的致病基因有 2 个:*TSC1* 基因定位在染色体 9q34,编码错构瘤蛋白(hamartin),其突变导致结节性硬化 1 型;*TSC2* 基因定位在 16p13,编码马铃薯球蛋白(tuberin),其突变导致结节性硬化 2 型。这两种基因均无突变热点,*TSC1* 突变多为小缺失,*TSC2* 为大片段缺失和重组。错构瘤蛋白和马铃薯球蛋白在组织中有广泛表达,包括脑、心、肾、肺、输精管等组织。这两种基因产物在体内形成错构瘤蛋白-马铃薯球蛋白复合体,对哺乳动物雷帕霉素靶蛋白复合体 1(mammalian target of rapamycin-complex 1,mTORC1)有下调作用,从而调控细胞的生长和增殖。*TSC1* 或 *TSC2* 突变后的蛋白功能异常可使 mTORC1 被持续激活,导致不正常的细胞增生,引起一系列与 TSC 相关的错构瘤,如血管平滑肌脂肪瘤、血管平滑肌淋巴瘤病、面部血管纤维瘤和室管膜下结节等。mTORC1 可直接激活缺氧诱导因子 1α(hypoxia-inducible factor-1α),后者可促进肿瘤的发生。mTORC1 还与启动自噬过程的 ULK1 复合体的调节有关,因此,mTORC1 的激活可引起自噬紊乱,与 TSC 的皮肤色素脱失和认知功能障碍有关,而这些发病机制可作为 TSC 的治疗靶点。

TSC 的病变范围广泛,除骨骼肌、周围神经及脊髓外,所有器官及组织均可受累,基本的病理改变为细胞移行、增殖及分化异常,主要病理改变包括:①大脑:散在的多发性结节,分布于大脑半球灰质和白质,额叶多见,也可见于丘脑、基底节、小脑、脑干。结节呈黄白色,质硬。数目和大小不一,直径超过 3cm 者可表现巨脑回畸形。脑室室管膜下的小结节白色闪亮、质地坚硬、状似烛泪,其与来自神经胶质细胞的室管膜下巨细胞型星形细胞,均可阻塞侧脑室孔、第三脑室等而引起脑积水。组织学检查示结节由非常致密的细胶原纤维所组成,内含形态奇异的胶质细胞和不典型的神经元。皮质内正常结构紊乱,白质内的异位细胞团由胶质细胞和变形的神经节细胞所组成,神经纤维则较少。②皮肤:皮脂腺瘤是特征性改变,由扩张的血管和结缔组织过度增生所致。真皮中有聚集成群的上皮细胞,皮下组织内可见毛囊和汗腺异位。其他改变有鲤鱼皮斑、甲周纤维瘤、叶状白斑,其中鲤鱼皮斑是因真皮中结缔组织增生、弹力纤维消失所致,而叶状白斑可能是一种错构瘤。③眼底:主要为眼底错构瘤,病理上为未分化的成胶质细胞过度增生。④骨骼:骨质硬化和囊性变,全身骨骼均可受累。颅骨主要为骨质增生和畸形,手掌骨、跖骨和趾骨则为骨质疏松。此外还有脊柱裂、多趾(指)畸形和髋关节先天性脱臼等。⑤内脏肿瘤:在心、肾、甲状腺、胸腺、乳腺、胃肠道、肝、脾、胰腺、肾上腺、卵巢、膀胱和子宫等器官发现错构瘤。

【临床表现】

在家族性 TSC 中,*TSC1* 和 *TSC2* 基因的突变约各占一半,但在散发性的病例中,*TSC2* 的突变占 75%~80%。*TSC2* 突变的患者具有较重的临床表现,更多地累及肾脏并伴有智能减退,有更明显的大脑和面部损害。

TSC 发病年龄为 0~15 岁,大多数病例在 3 岁前出现症状,男:女约为(2~3):1。典型症状为面部皮脂腺瘤、癫痫发作和智能减退,但临床多以不典型(顿挫型)居多。有的患者仅有三主征之一,有的患者完全无临床症状,仅在病理检查中偶尔发现;也有患者仅出现神经系统体征,在 CT 检查中发现。除三主征外,本病由于基因突变后 mTORC1 通路的激活,细胞异常增生而在不同的脏器出现错构瘤,常出现在脑、肾、皮肤、心、肺、肝等器官和组织,虽然为良性肿瘤,但发展成巨大肿瘤时,会对组织和器官造成不同程度的损害,出现相应症状。

1. 神经系统损害

(1) 癫痫:70%~100% 患者有癫痫发作,在皮损和颅内钙化之前即可出现。智能正常者 70% 有癫痫发作,而智能障碍者几乎达 100%。常在 2~3 岁内发病,初起多为婴儿痉挛,以后转变为全身性发作、简单部分性发作或复杂部分性发作等。频繁癫痫发作后,多数患者伴有人格改变,表现有违拗、固执、呆滞等。多数患者癫痫发作先于皮脂腺瘤或颅内钙化。少数可只有癫痫而无其他临床表现。脑电图伴有高电位节律失调的患者常有严重智能障碍。

(2) 智能减退和精神异常:约 55% 的患者有智能减退和精神异常。其中 88% 在 5 岁以前已有癫痫发作,仅少数无癫痫发作而有智能减退。常伴有行为异常、情绪不稳、易冲动,少数出现幻觉、思维紊乱和精神分裂症样症状。

(3) 神经系统阳性体征:9% 的患者可有神经系统阳性体征,如肌张力减退或增高,单瘫、偏瘫、截瘫、锥体外系症状(包括手足徐动、帕金森综合征)以及小脑性共济失调等。

(4) 颅内高压症:极少数患者因室管膜下小结节阻塞脑脊液通路,或并发脑室内星形细胞瘤而阻塞室间孔等引起颅内高压。

2. 皮肤损害　皮肤损害最具特征意义,约 88% 患者有面部皮脂腺瘤(血管纤维瘤),呈蝶形分布于面颊部和鼻翼两侧。为对称、散在、针头大小的粉红或淡棕色透亮的蜡状丘疹,按之不褪色,质地坚硬。多在 4~5 岁出现,随年龄增长而丘疹逐步增多。青春期后融合成片,色泽加深。约 90% 患者出现脱色素斑(或称叶状白斑),有时为最早出现的皮损。约 14% 患者有鲨鱼皮斑,多分布于躯干的背部、腰部,表现为局部皮肤增粗,略高出正常皮肤,呈灰褐色,每块直径可自几毫米至 5~6cm。有 13% 出现甲周纤维瘤(又称 Koenen 肿瘤),见于青春期,自甲沟处长出,趾甲更多见,有时为本病的唯一皮损。有的患者仅有此斑而无皮脂腺瘤。此斑在紫外线下观察尤为明显,被认为是诊断婴幼儿 TSC 的重要依据。偶见咖啡牛奶斑和神经纤维瘤。

3. 眼部损害　30%~60% 患者伴发视网膜晶体瘤,通常位于眼球后极,呈黄白色或灰黄色且略带闪光,圆形或椭圆形,表面稍隆起,大小约为视乳头的 0.5~2 倍。常于体检时发现,可误诊为视乳头水肿、真性或假性视乳头炎等。一般不引起眼的症状，少数可突然失明。此外，还可见到小眼球、突眼、青光眼、晶体混浊、白内障、玻璃体积血、色素性视网膜炎、视网膜出血和原发性视神经萎缩等。

4. 骨骼病变　主要是骨质硬化及囊性变，全身骨骼均可受累，好发于指（趾）骨。常无临床症状。少数合并脊柱裂、多指（趾）畸形和髋关节先天性脱臼。

5. 内脏损害　以肾肿瘤者最多见，约 70%～90%，常见肿瘤为血管平滑肌淋巴瘤，表现有无痛性血尿、蛋白尿、腹部肿块、肾性高血压等。其次可累及心脏，多为心脏横纹肌瘤，表现为发绀、呼吸困难、心律不齐，患者常因心衰而早年夭折。累及肺部（肺错构瘤）者可有呼吸困难、自发性气胸、慢性咳嗽、咯血、支气管哮喘等，并逐步加重。最后因肺部蜂窝状弥散性浸润、肺衰竭、肺源性心脏病、肺性脑病或自发性气胸而死亡。其他内脏器官损害，如甲状旁腺、甲状腺、胸腺、乳腺、胃肠、肝、脾、胰腺、肾上腺、卵巢、膀胱和子宫等。

【辅助检查】

1. X 线　①头颅平片可见脑内结节性钙化和因巨脑回畸形而导致的巨脑回压迹；②腹部平片可见肾血管平滑肌脂肪瘤示肾外形增大，以一侧或一极显著，也可呈分叶状；③胸片肺错构瘤可见肺内结节及小囊状病变，以中下肺野为多；④心脏损害时可见心影增大；⑤骨骼病变可见多发性结节状骨质硬化灶，以颅骨最易受累。

2. 颅脑 CT　主要表现为室管膜下钙化结节，侧脑室、第三脑室周围亦可有结节，随着时间的推移，数量可增加。约 50% 额、颞叶皮质有钙化。出现室管膜下巨细胞性星形细胞瘤时，CT 平扫示肿瘤基底部与室管膜相连，突入侧脑室则可堵塞室间孔造成脑积水；肿瘤可被强化。此外对内脏肿瘤也可行 CT 检查。

3. 颅脑 MR　可见脑回肿胀和皮质结节，发现白质损害比 CT 敏感，提示髓鞘形成不良和移行异常。可显示室管膜下巨细胞性星形细胞瘤。有助于临床不典型病例的诊断。

4. 脑电图　癫痫发作是 TSC 多见而突出的症状，故脑电图检查十分重要。可见高幅失律以及各种痫性放电。

5. 基因检测　可以进行 TSC 基因检测，但其表型变异性大，突变方式多种多样，故 TSC 的诊断目前仍主要依赖于临床。

【诊断】

根据典型的面部皮脂腺瘤、癫痫发作以及智能减退，诊断并不困难。如遇不典型病例可做 CT 检查，若有室管膜下钙化结节，即可确诊。主要依据典型临床表现及影像学改变与癫痫（症状性或原发性）相鉴别。对于家族性的 TSC，基因检测有助于产前诊断，预防患病胎儿的出生。另外，在诊断该病的同时要进行头颅 MR、肾脏 B 超、心电图及眼科等检查，并定期进行复查，以便早期发现相应器官的病变。

国际 TSC 协会（International Tuberous Sclerosis Complex Consensus Conference）于 2012 年修订的 TSC 临床诊断标准如下：

主要特征：①皮肤白斑（≥3 个，直径至少 5mm）；②面部血管纤维瘤或前额部纤维斑（≥3 个）；③甲周纤维瘤（≥2 个）；④鲨鱼皮样斑（结缔组织痣）；⑤多发性视网膜错构瘤；⑥皮质发育不良（脑皮质结节和脑白质放射状移行线）；⑦室管膜下结节；⑧室管膜下巨细胞星形细胞瘤；⑨心脏横纹肌瘤；⑩淋巴管肌瘤病（lymphangioleiomyomatosis，LAM）；⑪血管平滑肌脂肪瘤（≥2 个）（只有 LAM 和血管平滑肌脂肪瘤两种特征而无其他特征不能满足确诊标准）。

次要特征：①五彩状皮肤损害；②牙釉质凹陷（>3 个）；③口腔内纤维瘤；④视网膜色素脱失斑；⑤多发肾囊肿；⑥非肾性错构瘤。确定诊断（definite diagnosis）：两项主要特征或者一项主要特征伴有两项或两项以上的次要特征。可能诊断（possible diagnosis）：一项主要特征或两项以上次要特征。

TSC 的基因诊断标准：①从正常组织中检测 *TSC1* 或 *TSC2* 基因的病理性突变可以确诊 TSC；②病理性突变指可导致 TSC1 或 TSC2 蛋白失活（如框架移位突变或无义突变），或阻止蛋白合成（如大片段的基因缺失），或一个经功能评估确定可以影响蛋白功能的错义突变；③其他不确定是否影响 TSC1 或 TSC2 功能的基因变异，不能满足此标准，也不能以此确诊 TSC；④约 10%～20% 的 TSC 患者经常规的基因检测未能检出基因突变，因此，基因检测正常不能排除 TSC 的诊断，此时可按临床诊断标准诊断。

【治疗】

由于 TSC 是一种多系统损害的疾病，因此治疗需要多学科的合作。除了对症治疗之外，靶向药物治疗已经开始在临床上应用。

1. 控制癫痫发作　轻型癫痫给予抗痫治疗有效。伴有高幅失律的婴儿痉挛症，可试用 ACTH 和氯硝西泮治疗，部分患者可以减少发作。对药物治疗无效者可予手术治疗，切除皮质或皮质下结节可使部分病者发作暂时得到控制。也有报道用全脑 X 线照射治疗 2 例儿童患者，分别控制癫痫发作达 1 年和半年。

2. 手术切除　适于局灶性巨大脑回或阻塞脑室系统的皮质或脑室结节。

3. 面部整容　面部皮脂腺瘤可采用液氮冷冻或移动式接触冷冻法（即冷刀在皮肤表面反复移动不加压），分期分区治疗，也可用电灼方法。

4. 分子靶向治疗　mTORC1 信号通路抑制剂可与 FK506 结合蛋白（FKBP12）结合，抑制了 mTORC1 的磷酸化和激活，从而抑制 mTORC1 下游的信号系统，多个临床试验提示可以改善一些 TSC 多系统损害症状。目前常用的药物有西罗莫司（又名雷帕霉素）和伊维莫司（everolimus）。其中西罗莫司用量从 $0.25mg/m^2$ 开始，逐渐滴定到血药浓度 10～15ng/ml，一年后可使 TSC 相关的肾血管平滑肌淋巴瘤和淋巴管肌瘤体积减小 50% 左右；此外对肺纤维化和皮肤损害也有作用。伊维莫司有类似作用，且对室管膜下巨细胞星形细胞瘤也有疗效，并且可以减少 TSC 相关的癫痫发作频率。要防止肿瘤的复发，需要长期甚至终身服用这些抑制药物，因此也带来一些副作用，如感染、口腔溃疡、伤口难愈合等，因此也有研究者采用西罗莫司凝胶局部外用治疗面部血管纤维瘤,0.2%浓度,每日2次局部用药,可减少口服用药的副作用,尤其适用于患儿。

重型或晚期患者可死于严重精神失常、癫痫持续状态、大量血尿、肺源性心脏病及心力衰竭等。

二、神经纤维瘤病

神经纤维瘤病(neurofibromatosis,NF)是由于基因缺陷导致神经嵴细胞发育异常而造成多系统损害,属常染色体显性遗传病。主要累及外胚层发育形成的神经系统、皮肤和眼,也可引起中胚层和内胚层的组织,如心、肺、肾、骨和胃肠等不同程度损害,临床表现为多系统、多器官的形态和功能异常。目前根据临床表现和基因定位将其分为Ⅰ型神经纤维瘤病(neurofibromatosis type 1,NF1)和Ⅱ型神经纤维瘤病(neurofibromatosis type 2,NF2)。其中NF1最多见,约占96%,而NF2约为3%。

(一) Ⅰ型神经纤维瘤病

NF1由Von Recklinghausen于1882年首先报道,亦称Von Recklinghausen病。其主要临床特点为皮肤咖啡牛奶斑、多发性神经纤维瘤、腋窝雀斑及虹膜错构瘤(Lisch结节)。约50%~70%有家族遗传史,30%~50%为散发病例,新突变率高达1/10 000,是大多数单基因病的100倍。NF1在世界范围内的发生率约为1/(2 500~3 000)新生儿。

【病因与病理】

*NF1*基因定位在17q11.2,含有61个外显子,其cDNA长约8 454pb,编码2 818个氨基酸残基的神经纤维蛋白(neurofibromin,Nfn),分子量约250~280kDa。Nfn在神经元、星形胶质细胞、少突胶质细胞、施旺细胞、肾上腺细胞、白细胞和性腺组织中均有表达。

*NF1*基因是人类新发突变最多的基因,其突变种类超1 600种。突变的类型有无义突变、移码突变、错义突变、剪切突变、缺失突变、插入突变或大片段缺失等,所有突变最终都可导致编码蛋白的截短、功能异常。

*NF1*基因序列中有一GAP相关结构域(NF1 GAP-related domain,NF1 GRD),与Ras-GTP酶激活蛋白(Ras-GTPase activated protein,GAP)家族同源,可促进Ras GAP转化成Ras GDP,拮抗肥大细胞产生的多种细胞因子介导的Ras激活。Ras是人类最常见的癌基因家族,因此*NF1*基因具有肿瘤抑制作用,当*NF1*基因其中一个等位基因突变时,另一个正常的等位基因不足以产生足够多的Nfn来发挥抑癌效应(单倍体不足),可使Ras活性增加、细胞增生以及肿瘤形成,导致受累个体发生良性及恶性肿瘤的概率增加。此外,在不同的细胞类型中,Nfn的缺失还会影响不同的信号传导途径,后者多与肿瘤的发病有关。

主要病理特征为外胚层结构的神经组织过度增生和肿瘤形成,尚伴有中胚层结构的过度增生,由施旺细胞、成纤维细胞和肥大细胞组成。其典型病理改变由梭形细胞组成,细胞核似栅栏状。肿瘤大小不一,与神经鞘膜紧密联结,附有中胚层的神经束膜和外膜的细胞。皮肤或皮下神经纤维瘤大多数位于真皮和浸入皮下组织。病变界限不清,肿瘤无包膜,内有成熟的、新生胶原纤维,无髓鞘及有髓鞘的纤维轴索掺杂,并可见到成团的施旺细胞。肿瘤组织纤维丰富,排列成囊状及栅栏状或漩涡状,纤维之间有许多菱形或椭圆形的细胞核,病理上属Ⅰ型神经纤维瘤,椎管内的神经纤维瘤多属此型。

咖啡牛奶斑的组织学变化是表皮基底部的巨大黑色素体,因此导致皮肤色素过度沉着。

【临床表现】

男性多于女性(男女比值为1.17∶1)。多在幼年时发病,约30%的患者在1岁时已至少表现一项NF1的症状;97%的患者在8岁时有2项NF1的症状;20岁后,几乎所有的患者都具有了达到诊断标准的症状。患者多在幼年或出生时即可见到咖啡牛奶斑,但大多数在20岁左右因皮下肿瘤才来就诊。

1. 皮肤 NF1皮肤损害的三大特征包括咖啡牛奶斑、雀斑和皮肤神经纤维瘤。

(1) 皮肤咖啡牛奶斑(caféau lait spots):为最早期的临床表现,往往在出生时即已存在,约95%以上患者出现咖啡牛奶斑。通常好发于躯干的不暴露部位,斑点边缘规则,不突起,大小、形态、数目不一,随年龄增长有数量增多、面积扩大的趋势,特别是在青春期和怀孕期。偶尔呈大片状,相等于几个脊髓节段的范围。虽然约10%的正常个体和一些遗传性综合征也可有皮肤咖啡牛奶斑,但超过2个的仅占0.75%。而青春期前NF1患者至少有6个、直径超过5mm的咖啡牛奶斑,成人直径则超过15mm。

(2) 雀斑:为密集的褐色小斑点,多存在于腋窝、腹股沟等隐蔽的部位。婴儿期患者仅有40%出现雀斑,而7岁时雀斑出现率达到90%。

(3) 皮肤和皮下神经纤维瘤于儿童后期出现,约60%的患者有神经纤维瘤,数目可随年龄增长而增加,一般分为以下四种类型:

1) 浅表神经纤维瘤:形状大小不一,呈半球形或带蒂,质地柔软,颜色为紫罗兰色或与皮肤色相近,主要分布于躯干、面部,也可累及四肢。指压触及可有纽扣孔样变化(Buttoning征)。

2) 皮下神经纤维瘤:位于真皮邻近皮下的神经,其神经纤维瘤形成可移动的小结节,可有痒感、压痛或感觉异常。

3) 结节型丛状神经纤维瘤:常在儿童期出现,生长迅速,是神经膜细胞和成纤维细胞的过度增生,沿神经束、神经分支、神经丛弥漫性生长;常伴有邻近结构的大量增生而引起局部皮下组织的弥漫性肥大,称神经瘤性象皮病(neuromatous elephantiasis)。

4) 弥漫型丛状神经纤维瘤:累及皮肤各层,并深入到肌肉、骨骼甚至内脏,会导致疼痛和骨质破坏。丛状神经纤维瘤转变为恶性周围神经鞘瘤(malignant peripheral nerve sheath tumors,MPNST)的风险比皮肤神经纤维瘤高,MPNST是罕见的侵袭性的纺锤细胞肉瘤,约占软组织肉瘤的5%,NF1患者一生中患此种肿瘤的概率约为8%~13%,是导致死亡的重要原因,即使外科手术切除和放化疗后，仍然反复出现局部复发和肺或骨的转移，五年生存率极低。

2. 眼部　最具特征性的是虹膜错构瘤（Lisch 结节），是NF1独一无二的重要特征之一。裂隙灯下可见虹膜上粟粒状、黄色或棕色的圆形小结节，见于约93%的成年患者，常无症状。此外，约15%的患者有视神经胶质瘤，通常在7岁以前出现，常可导致视神经萎缩和视力丧失；可见上眼睑孤立生长的神经纤维瘤或丛状神经纤维瘤；少见眼底灰白色肿瘤，表现为视乳头呈灰白色半球形，向前凸出，边界不清，病灶周围的视网膜可有不规则渗出斑点，与结节性硬化的视网膜晶状体瘤相似；出现弥漫性视网膜结节者可导致视网膜脱离。

3. 神经系统　30%～46%的患者有神经系统症状，除少数是由胶质增生、血管增生或骨骼畸形所致外，绝大部分是中枢和周围神经的肿瘤所引起的，主要有以下表现：

（1）智能障碍：部分儿童表现智能发育迟缓，约有10%～60%患儿智力差、学习能力降低、多动和言语障碍，目前发现，*NF1* 微缺失与智能障碍有关。可合并各种癫痫发作。

（2）颅内肿瘤：

1）胶质细胞瘤：以视神经最为多见，其次是脑干。常为纤维性星形细胞瘤，世界卫生组织分型Ⅰ级。NF1患者患恶性胶质瘤的概率是正常人的5倍，尤其是胶质母细胞瘤，患病后平均存活时间只有1年左右。

2）脑神经纤维瘤：以一侧或双侧听神经瘤最为常见，其次可累及三叉神经、视神经、舌咽神经、迷走神经、副神经以及舌下神经。

3）脑膜瘤：约3.7%患者伴发脑膜瘤，常为多发性。

（3）椎管内肿瘤：有神经纤维瘤、脊膜瘤、室管膜瘤和胶质瘤等，可发生在脊髓的任何节段，但以胸段最多见。可以单发或多发，位于马尾神经根者常为多发。表现为神经根痛和脊髓压迫症状。以椎管内肿瘤为首发症状少见。

（4）其他神经症状：合并各种癫痫发作，伴发脊髓空洞、脊髓膨出、脊柱裂等。

4. 骨骼　包括先天发育异常和肿瘤直接压迫两类。先天性骨发育异常与骨质减少和骨密度降低有关，常表现为脊柱畸形和胫骨假关节形成（由于反复骨折所致），脊柱畸形可有脊柱侧凸（约半数患者出现）、后凸、前凸，其他畸形尚有脊柱裂、颈椎融合、漏斗胸、膝内翻或外翻等，患者身高常低于正常人群。长骨除了假关节形成外，也可因骨质增生过度呈肢端肥大现象。多数NF1患儿有巨头颅，其他的颅骨畸形包括头颅不对称、颅骨缺损、颅骨皮质变薄、蝶骨大翼发育不良、颅骨或面骨生长过度、颅底凹陷等。肿瘤直接压迫所致的骨骼改变，可因脊神经根纤维瘤引起椎间孔扩大、骨质破坏缺损等，生长在骨骼附近的神经纤维瘤可引起软组织和骨膜、骨质侵蚀，骨质缺损和囊性变等。

5. 其他

（1）肿瘤及肿瘤恶变趋势：儿童患者患横纹肌肉瘤的概率是正常儿童的20倍，常来源于膀胱和前列腺；患造血系统肿瘤的概率是一般儿童的7倍，尤其是粒细胞性白血病。成人可罹患各种恶性肿瘤，如食管癌、肺腺癌、胃平滑肌肉瘤等，女性患者患乳腺癌的风险增加了5倍，尤其是50岁以后。肾上腺嗜铬细胞瘤在NF1患者中也较常见。胃肠道的肿瘤包括神经纤维瘤、MPNST、胃肠间质瘤（相对较良性）和内分泌肿瘤，后者常见部位是十二指肠壶腹部，肿瘤性质常见生长抑素瘤，还有胃泌素瘤、胰岛瘤、副神经节瘤等。

（2）心血管：可有多种心血管异常，包括先天性心脏病和先天性血管畸形等，表现有高血压、肾动脉狭窄、脑动脉狭窄及主动脉狭窄等。

（3）胸腹部：纵隔内神经纤维瘤可压迫食管和肺，继发肺囊肿、胸膜纤维化。腹腔内神经纤维瘤可致肠梗阻或消化道出血，后腹膜神经纤维瘤可并发肾动脉内皮细胞增生和内膜纤维化而引起高血压。

【辅助检查】

X线片有助于发现各种骨骼畸形。椎管造影、CT扫描、MRI成像有助于发现中枢神经系统肿瘤。病理活检可用于诊断各种肿瘤。

由于NF1临床特点突出，依据临床表现足以帮助确诊，加之NF1基因突变类型和新发突变都很多，缺乏突变热点，所以，基因检测对疾病的确诊并不重要。但是对于临床症状不典型以及生育选择，基因检测则十分重要。虽然NF1基因无突变热点，但是缺失突变是 *NF1* 基因突变出现最多的类型，估计在NF1患者的发生率为4.7%～11%。通过一代测序法、多重连接探针扩增技术（multiplex ligation-dependent probe amplification，MLPA）及染色体微阵列分析（chromosomal microarray analysis，CMA）等基因检测技术，约95%以上的NF1患者可被检测出相关基因的突变位点及突变类型。*NF1* 基因检测的策略是首先进行二代测序，在没有发现致病性点突变时，再选择MLPA或染色体微阵列分析寻找大片段缺失。

【诊断与鉴别诊断】

主要根据NF1的四大临床特征（皮肤咖啡牛奶斑、多发性神经纤维瘤、腋窝雀斑及Lisch结节）诊断。至今仍沿用美国国立卫生研究院NIH（1987）制定的NF1诊断标准，凡符合下列2条或2条以上者可诊断：①至少6个咖啡牛奶斑，其中青春期前最大直径5mm以上，青春期后15mm以上；②腋窝及腹股沟区雀斑；③视神经胶质瘤；④至少2个Lisch结节；⑤至少2个任何类型神经纤维瘤或一个丛状神经纤维瘤；⑥特征性骨损害（蝶骨发育异常或胫骨假关节）；⑦一级亲属有确诊的NF1患者。

需与其他神经纤维瘤和咖啡牛奶斑或类似咖啡牛奶斑色素改变的疾病相鉴别，如：①结节性硬化：皮肤改变包括口鼻三角区对称性蝶形分布的皮脂腺瘤、叶状白斑、鲨鱼皮斑，也可见咖啡牛奶斑；颅内结节性钙化灶为特征性表现，临床上常见难治性癫痫和智能减退；眼科检查见视乳头附近虫卵样钙化结节或视网膜周边黄白色环状损害。②Watson综合征：有咖啡牛奶斑和精神发育不全，但仅有肺动脉狭窄而无其他NF1的表现。

③骨纤维结构不良综合征（Albright syndrome）：有早熟、多发性骨改变，如骨增生、增粗、弯曲畸形，有时皮肤亦有类似的褐色斑点和色素沉着，但无皮肤和皮下的神经纤维瘤改变。④局部软组织蔓状血管瘤：与神经瘤性象皮肿近似，但无咖啡牛奶斑和色素过度沉着，X 线平片可在局部肥大的软组织影内显示静脉石。

【治疗】

1. 肿瘤监测和治疗　NF1 实质上是一种肿瘤综合征，因此，对于确诊和疑诊的患者都需要早期甚至终身的肿瘤监测。定期体格检查，注意新的神经功能缺损的出现（可提示脑肿瘤或脑血管病），结合影像学、放射学的检查以早期发现肿瘤或肿瘤的恶变。

微缺失突变的 NF1 患者丛状神经纤维瘤转变为恶性周围神经鞘瘤的风险可达到 16%～26%，且内脏肿瘤的发生率也高于一般 NF1 患者，因此，对这部分患者，要从儿童期开始，严密监测肿瘤的发生和恶变。丛状神经纤维瘤的剧痛、突然增大及质地变硬要注意恶变的可能，定期 MRI 检查，必要时行 PET 检查。MRI 发现丛状纤维瘤突然变化和快速生长，或 PET 显示肿瘤 ^{18}F-FDG-PET 葡萄糖摄入量增加，均高度提示恶变的征象，治疗可以采取外科切除或激光切除，并结合病理活检，有助于明确性质。

13 岁以下的患儿必须每年做眼科检查，以监测视路胶质瘤。若患儿不能完成眼科检查或无法做视敏度测量，可进行 MRI 筛查。如发现视力急剧下降，可选择药物化疗（卡帕联合长春新碱化疗）。同样，对脑干肿瘤也主张进行化疗，因放疗有可能诱导肿瘤恶变。

广泛的皮肤及皮下肿瘤无特殊治疗，但当肿瘤生长迅速且有剧痛时应切除以防恶变。对于丛状神经纤维瘤，正在进行临床试验的药物聚乙二醇干扰素 α-2b（抗病毒细胞因子疗法）和伊马替尼（酪氨酸抑制剂）在部分患者可观察到肿瘤体积减小。目前一些研究正在验证生物靶向治疗的效果，包括哺乳动物雷帕霉素（mTOR）靶蛋白抑制剂和丝裂原活化蛋白激酶（MEK）抑制剂。

2. 其他症状的监测和对症治疗　儿童患者应行早期神经心理学筛查，早期发现儿童多动症和孤独症谱系障碍应予多学科治疗和药物干预，所有 NF1 儿童患者都应做心脏检查，有心脏杂音的患者应进一步到小儿心内科诊治。

定期血压的监测，发现高血压的患者要注意排除肾动脉狭窄和嗜铬细胞瘤。由于 NF1 患者常有骨密度减少和维生素 D 缺乏，容易出现骨折及骨骼畸形，需要改变生活方式，增加运动锻炼、补充钙或维生素 D 等。可以进行矫形手术或使用各种支具。

癫痫发作者应予抗癫痫药物，有神经痛者可予卡马西平止痛。神经纤维瘤内肥大细胞的数量与肿瘤的生长有关，因此用一些稳定和阻止肥大细胞脱粒作用的药物，可防止颗粒里的组织胺释放，从而抑制了肥大细胞的代谢和生长，这些药（如酮替芬）可减少瘙痒、疼痛并减缓肿瘤的生长。

对于皮肤色素斑，一般无须处理，如患者有要求，可进行美容治疗，可用皮肤激光治疗以脱色素，有较好效果。

本病为良性肿瘤，多数预后好，仅 2.67%～6% 患者恶变为神经纤维肉瘤，少数合并恶性肿瘤或伴发先天性心脏病等预后较差。目前对 NF1 无有效的治疗方法，预防具有基因突变患儿的出生是预防 NF1 发生的有效策略。对于已知 *NF1* 基因的突变的家族，可直接检测突变基因，对高风险胎儿进行产前诊断或植入前诊断，可有效防止患儿出生，降低发病率。

（二）Ⅱ型神经纤维瘤病

NF2 为常染色体显性遗传的肿瘤综合征，外显率大于 95%，但有一半以上的患者为新发突变所致，约 50% 的患者有明显的家族史。在英国 NF2 的发病率为 1/（33 000～40 000）。

【病因与病理】

NF2 基因位于 22q12.2，包含 17 个外显子，编码约 69kDa 大小的细胞骨架蛋白，被称为神经纤维蛋白-2（neurofibromin-2）或 Merlin 蛋白（moesin ezrin radixi-like protein）。Merlin 蛋白在成人的周围神经、施旺细胞、脑脊膜细胞和晶状体中高度表达，可与多种细胞骨架联系蛋白（ezrin-radixin-moesin，ERM）相互作用，通过细胞之间的接触和细胞内信号转导等途径调节细胞的生长速度和运动能力，Merlin 蛋白表达缺乏将导致抑制细胞生长的信号减弱，最终发生细胞迅速增殖、细胞恶变和肿瘤。

病理改变主要是中枢神经系统包被结构的肿瘤，以神经鞘瘤最为常见，好发于前庭神经，其次好发于三叉神经，其镜下特点是：瘤细胞排列松散，纤维无一定走向，细胞间有较多的液体，常有小腔形成。细胞一般不依栅栏或漩涡状排列。瘤细胞的形态比较多，常为多极性，且境界不清，常有巨核细胞，间质为嗜酸性，网状纤维很少。NF2 多数肿瘤生长缓慢，呈良性过程，仅有 2.67%～4% 发生恶变，还可发生脑膜瘤、脊膜瘤、室管膜瘤、胶质瘤和错构瘤等。皮肤肿瘤以神经鞘瘤为主，偶有皮肤神经纤维瘤，但极少出现弥漫丛状神经纤维瘤。

【临床表现】

临床主要表现为多种神经系统肿瘤、视力障碍和皮肤肿瘤，最常见的是双侧听神经瘤。一般在 20 岁左右发病，成人患者多有双侧听神经瘤，首发症状多为双侧听力下降，少部分表现为单侧严重的听力障碍、波动性听力丧失或突发性听力丧失。少数表现持续头痛，伴恶心、呕吐，视物不清等颅内高压症状。双侧听神经瘤主要表现渐进性听力下降，耳鸣和小脑性共济失调。

NF2 患者易患神经系统肿瘤，其中以神经鞘瘤最为常见，好发于前庭神经，也称为听神经瘤，在 NF2 患者中发生率约为 90%～95%，常从内听道第八对脑神经上分支发生。与散发性的神经鞘瘤不同，听神经瘤常是多灶性、分叶状、像葡萄串样的，肿瘤中含有不同的 *NF2* 基因突变，是多克隆的肿瘤。约 70% 的神经鞘瘤可发生于其他脑神经如三叉神经、椎旁神经根和皮肤的神经，导致神经支配部位的疼痛、麻木或乏力。

丛状神经鞘瘤的发生率约为 10%～50%，常出现在头颈部的皮肤或皮下，累及多个神经束，罕见发生恶变。脑膜瘤的发生率约为50%，常为多发的脑膜瘤，可引起头痛、癫痫，也可见脊膜瘤。室管膜瘤不常见。约80%的患者因为后囊下白内障而出现视力障碍。其他的眼部肿瘤有视网膜前或视网膜错构瘤、视神经胶质瘤、眼内的神经鞘瘤等。

皮肤色素斑可以是很淡的色素斑，也可以是典型的咖啡牛奶斑，这种色素斑常常比NF1患者大得多。雀斑不是NF2的特征，一般没有Lisch结节。与NF1比较，学习障碍、癫痫发作、骨发育不良等均罕见。

NF2的表现型有2种临床亚型：①轻型（Gardner型）：为25岁后发病，病程进展缓慢，通常仅为前庭神经鞘瘤，可生存达50岁以上；基因突变通常表现为错义突变、大片段缺失。②重型（Wishart型）：为25岁前发病，多发生3个以上肿瘤，预后差，很少生存到50岁，基因突变表现为无义突变、框架漂移和拼接点突变。

【辅助检查】

脑干听觉诱发电位（ABR）表现为Ⅲ、Ⅳ、Ⅴ波绝对潜伏期延长，Ⅰ～Ⅲ、Ⅰ～Ⅴ波间期延长，常作为双侧听神经瘤初筛方法；纯音测听（PTA）示感音神经性聋；X线片可见听神经瘤引起内听道扩大；CT可以发现内听道内肿瘤；增强MRI可分辨颅内直径不小于2mm的纤维瘤，在患者听力和ARB都正常的情况下，可作为NF2的确诊依据。

与NF1一样，根据临床表现可确诊NF2。在临床确诊和家族史阳性的NF2患者，*NF2*基因突变检测阳性率可达93%。但要注意无家族史的新发突变患者，其中30%～60%有体细胞镶嵌，基因突变往往存在于肿瘤组织中，只有一小部分循环的淋巴细胞可以在常规血液检查中发现，造成分子检测困难。镶嵌型的患者，其后代的外显率估计在8%～12%，而不是常染色体显性遗传的50%。因此在判断是否会遗传给后代时，不能单凭遗传方式或血液中基因检测的结果判断，即使在血液中测不到突变，也有可能将突变传递到下一代。同样，NF2可以根据临床表现确诊，基因检测对于诊断不是必需的，但是对于临床表现不典型患者和生育选择非常重要，另外，NF2儿童常无症状，基因检测有助于发现症状前患者。

【诊断与鉴别诊断】

主要依据临床表现、ABR、MRI成像等诊断，美国国立卫生研究院（NIH）1991年制定的NF2的诊断标准为：①CT或MRI显示双侧听神经瘤。或②一级亲属患NF2，加上单侧听神经瘤或至少有以下病变中的1个：神经纤维瘤；脑（脊）膜瘤；胶质瘤；神经鞘瘤或青少年晶状体后部浑浊。

另外要注意与一些引起听力损害和眩晕的疾病鉴别，如其他前庭和中枢神经系统病变引起的眩晕和发生于脑桥小脑角区的肿瘤等。

【治疗】

原则是根据肿瘤大小、生长类型、患者年龄以及听力状况选择治疗方式，首先要预防脑干受压或颅内压升高所致的生命危险，其次考虑至少保留一侧听力，保留面神经功能，避免压迫周围组织结构。立体定向手术或显微手术切除是目前最常用的。可先切除其中较大的肿瘤，而保留较小的一侧。也可两侧同时手术，选择较易切除的一侧争取全切除，保留面神经。如能做到这点则对侧的也可争取全切。如做不到保全面神经时，则对侧只做包膜下切除。同NF1一样，需要对肿瘤，尤其是听神经瘤进行定期监测，头颅MRI增强检查对发现较小的肿瘤最为敏感。多导听觉脑干植入装置已在美国进行临床试用，它可保留失聪患者的部分听力。有临床观察发现，应用贝伐单抗（一种血管内皮生长抑制剂）治疗NF2患者，约57%出现听力改善，53%肿瘤缩小，显示了治疗的前景。

16

三、脑面血管瘤病

脑面血管瘤病（encephalofacial angiomatosis），又称脑-三叉神经血管瘤病或斯特奇-韦伯综合征（Sturge-Weber syndrome，SWS）。

【病因与病理】

本病尚未有确切的遗传方式和遗传证据，但由于在出生前已发生，是一种先天性疾病。个别报道有父子同患病者，故认为本病可能与遗传有关。2013年Shirley等利用全基因组测序发现SWS患者受累组织中有*GNAQ*（鸟嘌呤核苷酸结合蛋白Q，guanine nucleotide-binding protein Q）基因突变，而正常组织中没有，提示SWS是由于体细胞中*GNAQ*基因嵌合突变所致，该基因定位于染色体9q21.2。

神经系统的病理改变主要是软脑膜血管瘤、静脉内皮细胞增生，病变部位脑膜增厚，最常见于枕叶，与皮肤血管痣同侧。血管瘤下的皮质退行性变，表现为萎缩及硬化、神经元和神经纤维减少、胶质增生，在脑皮质可有钙沉着。皮肤组织的改变只显示毛细血管扩张而非真正的血管瘤。因而，有学者认为本病似乎由毛细血管壁先天性薄弱，或神经组织发育缺陷所致。

【临床表现】

由于面部血管痣和脑膜血管瘤，临床可见局限性抽搐、偏瘫、颅内钙化、眼球突出或青光眼、智力低下以及脑部血管畸形。发病率约为1/（20 000～50 000）活产婴儿。男性患者稍多于女性，症状可于出生时存在或在成年时出现，主要累及神经系统、皮肤和眼部，基本症状和体征如下：

1. 皮肤病变　主要是面部血管痣，出生后即可发现，呈灰红或紫红色，压之不褪色，边缘清楚，扁平或略凹陷，又称为红酒样斑。多位于一侧面部，偶有两侧。常沿三叉神经第1、2支范围分布，也可波及第3支。有些病例并不按三叉神经范围分布。血管痣亦可见于口腔黏膜或颈部、躯干或四肢皮肤。皮肤病变的范围并不能反映神经系统损害的程度。

2. 神经系统病变　软脑膜的血管瘤常发生在枕叶或顶叶后部，可导致癫痫发作，约出现在90%患者。癫痫发生年龄从出生到20多岁。多表现为血管痣对侧肢体局限性抽搐，全身大发作少见，复杂部分性发作偶见，部分患者表现为难治性癫痫。约30%～50%的病例其血管痣对侧有中枢性瘫痪或反复的卒中样发作，表现为手持物不灵、跛行，以及偏侧肢体较正常侧发育为慢。智能障碍的程度各不一样，国内报道约占 38%，主要表现为注意力减退、记忆力下降、语言障碍、行为改变和智能低下。

3. 眼部病变　约 36%～70% 的患者有眼部疾患。其中 25% 出生后即有青光眼，也可在 40 岁后出现。此外，还可有眼球突出、同侧偏盲、角膜血管翳、视网膜血管瘤、视力减退、视神经萎缩、脉络膜血管痣或萎缩、视网膜血管怒张、晶体混浊或移位以及视网膜脱离等。这些改变可以是先天性的，也可以是血管瘤压迫的结果。

有些患者可伴有内脏血管瘤而引起胃肠道出血或血尿；也有合并其他先天性畸形，如隐睾、脊柱裂、下颌前突等。

【辅助检查】

头颅 X 线平片可显示颅内钙化影，呈脑回状、线状、树枝状、双轨状，其中与脑回外形一致的双轨状是特征性改变。颅内钙化影可见于大脑各叶皮质，20 岁以后的患者多见，发生率为 50%～87.2%，多位于一侧，也有双侧报道。CT 平扫可见团块状混杂密度病灶，边缘不清，可有钙化影，局部脑萎缩，增强扫描可见异常血管强化影。MRI 图像上，可见由于慢性缺血导致皮质层状坏死；对钙化的显示不如 CT 扫描，T_1 和 T_2 加权均显示低信号影；梯度回波序列（gradient echo sequenc）可显示由于软脑膜血管瘤引起的脑回钙化、萎缩和胶质增生，部分患者可见脉络膜丛扩大。数字减影血管造影（DSA）有助于脑部畸形血管的定性、定位。脑电图在部分患者可显示两侧波幅不对称，患侧 α 波减少或消失，弥散的慢波活动，爆发性慢波发放及尖-慢波灶等，据报道约 74.3% 患者为异常脑电图。

【诊断】

有典型面部皮肤改变、癫痫（或异常脑电图改变）、青光眼三主征者，易于作出诊断。如仅有皮肤和眼部改变，或仅有癫痫、智力低下等神经系统征象者，需做头颅 X 线平片检查，见到脑回状、树枝状或平行的双轨状等病理性钙化影，或颅脑 CT 见钙化影，亦有助于诊断。

【治疗】

主要是对症治疗，如控制癫痫发作、治疗青光眼以及预防蛛网膜下腔出血。如癫痫属难治性，或患者有反复出血者，可行脑血管造影，以明确出血原因后考虑手术治疗，以切除引起出血的脑部血管瘤。对于病变广泛者有人主张作大脑半球切除术，对控制癫痫有效。也可行放射治疗使颅内病变闭塞硬化。低剂量阿司匹林可以预防反复的卒中样发作。定期的眼科检查有助于早期发现青光眼，早期治疗，对眼部的光学治疗可改善患者的视力。本病预后差，有可能发生蛛网膜下腔出血和癫痫持续状态。

第五节 遗传代谢病

遗传代谢病是一组由基因突变导致某一代谢环节障碍所引起的终身疾病，目前已经明确病因的人类遗传代谢病已达 200 多种。大部分遗传代谢病累及神经系统，出现神经系统异常的表型，包括程度不同的精神和/或运动发育迟缓、惊厥、肢体瘫痪、肌张力障碍以及感觉运动神经病等，因此，在儿童期或少年期出现以上症状时，要注意遗传代谢病的可能。

神经系统遗传代谢病绝大多数是按常染色体隐性方式遗传，仅有极少数类型按性连锁隐性方式遗传。因此，往往表现散发，或在同胞兄弟姐妹中有同样病史者，家系调查中要详细询问每一代的可能发病情况，尤其注意是否有近亲婚配。

遗传代谢病常见的发病机制是：①基因突变致酶活性异常，可有酶活性增高，正常或降低，而绝大多数的遗传代谢病是由酶活性降低所引起。酶活性降低可通过代谢反应的底物堆积、终产物和/或中间代谢产物减少、中间产物堆积以及旁路产物增多等 4 个环节引起机体的代谢和功能紊乱。如半乳糖血症、糖原贮积症等主要是由于代谢过程中的酶缺乏而导致反应底物的堆积，而氨基酸代谢病和有机酸代谢病的发病可有以上 4 个环节的参与。基因突变致酶活性增高极少见。②存在于细胞内各种细胞器的酶异常也是遗传代谢病一个重要发病机制，包括溶酶体、过氧化小体和 Golgi 体内酶的缺陷。③基因突变也可致蛋白质异常，其中包括膜转运蛋白缺陷、受体蛋白缺陷、脂蛋白缺陷等。多数疾病的发生、发展与基因和环境因素的共同作用有关。

遗传代谢病的分类一般按代谢障碍的主要生化物质来区分，可分为：氨基酸和有机酸代谢病，神经鞘脂贮积症，黏多糖贮积症、黏脂贮积症和寡糖苷贮积症，过氧化体病，脂蛋白代谢病和蛋白脂代谢病，核酸代谢病，糖代谢病，重金属代谢病以及其他病因未明的代谢病。本节将参考此分类，简述部分与神经系统疾病关系密切且相对较多见的遗传代谢病，包括的疾病及其分类见表 16-5-1。

表 16-5-1　遗传代谢病的分类

分类	病名
氨基酸代谢病	苯丙酮尿症 同型胱氨酸尿症
鞘脂代谢病	Niemann-Pick 病（鞘磷脂沉积病） Gaucher 病（葡萄糖脑苷脂贮积症） 球形细胞脑白质营养不良（半乳糖神经酰胺脂质贮积症） 异染性脑白质营养不良 Fabry 病（弥漫性体表胶质瘤病） GM1 神经节苷脂贮积症 GM2 神经节苷脂贮积症
过氧化物酶体病	肾上腺脑白质营养不良 Refsum 病（植烷酸贮积症）
重金属代谢病	肝豆状核变性 铁代谢障碍疾病
未分类的代谢病	神经元蜡样质脂褐质沉积症 脑-肌腱型黄色瘤病

一、氨基酸代谢病

在人体有生理功能的20种氨基酸中,已发现10多种有遗传性代谢障碍,这类疾病约半数以上表现精神发育迟缓和其他神经系统功能缺损。按照其发病机制,氨基酸代谢病大体上可以区分为两大类:

第一类:某种代谢酶的活性完全或部分缺失。按缺陷方式可分为:①酶蛋白缺失,是最常见的类型,如苯丙酮尿症;②酶蛋白结构变化,如高苯丙氨酸血症;③以上两型的混合;④正常酶蛋白成熟期延迟;⑤辅因子缺乏,如二氢蝶啶还原酶缺乏;⑥酶对某些抑制因素的感受性增高。

第二类:氨基酸转运障碍。由于氨基酸在转运过程中的障碍,可有一种或多种氨基酸从尿中排出,其中某些类型还可以影响肠道对氨基酸的吸收过程(如Hartunp病)。如有广泛的转运缺陷,则除了氨基酸代谢障碍以外,还可能伴有其他多方面的生化代谢异常(如半乳糖血症、肝豆状核变性)。另有一些疾病虽存在氨基酸的广泛转运障碍,但不出现神经症状,如营养性佝偻病、维生素C缺乏病(坏血病)等。

(一)苯丙酮尿症

苯丙酮尿症(phenylketonuria,PKU),又称苯酮尿症、苯丙酮酸性精神迟滞或Folling病,为常染色体隐性遗传。是由于苯丙氨酸羟化酶(phenylalanine hydroxylase,PAH)缺陷所导致,为氨基酸代谢病中最常见的类型,主要表现为出生后智能发育障碍,是可治性的遗传代谢病,早期诊断十分重要。世界各地报告的发病率约为1/15 000活产婴儿,国内发病率约为1/16 500。

【病因与发病机制】

苯丙氨酸羟化酶(*PAH*)基因定位于染色体12q23.2,基因长90kb,有13个外显子。该酶主要在肝、肾和胰腺表达,正常人体内该酶在两种辅酶——四氢蝶啶(tetrahydro-pteridine,PtH_4)和氧化还原型的辅酶Ⅰ(NADP)辅助下,将苯丙氨酸(phenylalanine,Phe)催化为酪氨酸(tyrosine,Tyr),后者参与各种儿茶酚胺类物质(如多巴胺、去甲肾上腺素、肾上腺素等)、甲状腺素和黑色素合成。由于*PAH*基因突变,导致PAH酶活性缺乏或降低,一方面可以导致前述多种神经递质合成障碍;另一方面使苯丙氨酸失去正常代谢途径,因此从食物中摄入的苯丙氨酸在血和脑脊液中含量增高,从尿中大量排出。同时其旁路代谢产物苯丙酮酸以及其他中间代谢产物苯乳酸、苯乙酸、邻羟苯乙酸、苯乙基谷酰胺等在血中含量也增高,并从尿中大量排出。这些物质抑制了脑组织内L-谷氨酸脱羧酶活性,最终使γ-氨基丁酸减少而影响脑细胞的发育和功能,引起神经系统和全身的各种症状。

【病理】

脑重比同龄儿低,脑回小或有瘢痕,皮质分层不清,神经元向外移动迟缓或有灰质异位等,表明胚胎后期的脑发育受阻。由于白质髓鞘化过程障碍,髓鞘的着色较淡,在大脑或小脑的白质纤维之间可散在不规则的脱鞘斑块和海绵状改变。脑干黑质和蓝斑等区域色素减少或完全脱失。

【临床表现】

主要表现精神发育迟缓,未经早期控制膳食的患儿,其智商(IQ)多在20以下。患儿出生后2个月左右出现易激惹、躁动、喷射性呕吐等;4~9个月期间可被发现精神发育较同龄儿慢,且随年龄增长而越发明显。婴儿期内便开始出现各种惊厥,初为婴儿痉挛,随年龄增长逐渐转变为Lennox型发作或全身型大发作。体格检查可见全身皮肤和虹膜颜色较淡,头发呈枯草样褐黄色,皮肤粗糙、干燥,易生湿疹,体表常带有特殊的类似鼠尿的气味。神经系统方面除智能障碍外,偶见小头、多动、震颤、下肢肌张力轻度减低或增高,足趾出现中性跖反射或锥体束征等,可有姿势怪异、重复动作等行为异常。

【辅助检查】

尿三氯化铁试验、二硝基苯肼(DNPH)试验阳性。细菌抑制试验法也可估计苯丙氨酸的含量。串联质谱法可检出患儿血苯丙氨酸(Phe)浓度增高和酪氨酸(Tyr)浓度降低以及Phe/Tyr增大。

脑电图常出现高波幅失律状态,单个或多棘波病灶等。颅脑MRI可见双侧侧脑室后角及三角区白质T_2WI高信号改变,少数伴有髓鞘化发育和胼胝体发育不良、脑萎缩等异常改变。

【诊断与鉴别诊断】

出生后智能发育迟缓、皮肤和毛发浅色、汗和尿有特殊气味的患儿,尿液对三氯化铁或DNPH试验都出现阳性反应(黄色或灰黄色浑浊沉淀),可采用串联质谱法检测血中Phe浓度,若血Phe≥1 200nmol/L,诊断为经典型PKU,Phe在360~1 200nmol/L,诊断为轻型PKU。

目前已报告的*PAH*基因突变有800多种,大多数位于PAH的催化区(61.2%),基因突变分布于全部13个外显子,大多为错义突变(61.5%),其他突变有剪切位点突变、小缺失突变、无义突变及小片段插入等。不同种族和地域突变的特点不同,我国大陆常见突变热点为R243Q(24.11%),台湾地区突变热点为R241C(23.2%)。目前研究认为*PAH*基因型和表型之间有一定关系,因此,虽然PKU的确诊并不依赖于基因诊断,但基因诊断有助于疾病的分型、指导治疗和判断预后;有助于鉴别不典型的PKU,尤其是各种原因导致的高苯丙氨酸血症;基因诊断还可用于疾病携带者的检出和产前诊断。

鉴别诊断方面要注意由于四氢生物蝶呤(tetrahydrobiopterin,BH_4)缺乏导致的高苯丙氨酸血症,该症是由于BH_4合成代谢的相关酶缺陷所致,包括6-丙酮酰四氢蝶呤合成酶和二氢蝶啶还原酶缺乏,这部分患儿临床表现除与PKU相似外,还有躯干肌张力低下,四肢肌张力增高或低下,吞咽困难和唾液增多等。虽然使用膳食治疗,血中苯丙氨酸浓度已经下降到正常水平,而神经症状仍然继续发展。

【防治】

治疗原则是早诊断、早治疗。低Phe饮食仍然是治疗PKU的经典方法。一旦经新生儿筛查诊断为PKU,要立即开始饮食治疗。Phe在牛奶、肉类、鱼虾、贝类等动物蛋白中含量最高,

16

应严格限制以上食品的摄入量(每日不超过 2g/kg)。多摄入糖类、脂肪和植物蛋白等,以维持必要的营养成分。可选用 PKU 患儿食用的低苯丙氨酸水解蛋白制剂及特制的奶粉。早期进行饮食治疗,可极大降低患儿发生智能障碍的可能性。若已出现神经症状或智能发育迟缓,则治疗效果不理想。在治疗过程中,应定期复查血中 Phe 浓度并评估神经系统情况。

预防主要是大规模的新生儿筛查,以便及早发现本病,采取治疗措施,以防止出现神经症状和精神症状。对于携带致病基因的父母,应当进行遗传咨询,有生育意向的要行产前诊断或植入前诊断,以免患儿出生。

(二)同型胱氨酸尿症

同型胱氨酸尿症(homocystinuria)又名假性 Marfan 综合征,首先由 Carson、Neill 以及 Gerritsen 等人(1962)分别报告。属先天性甲硫氨酸(methionine,又称蛋氨酸)代谢紊乱疾病,为常染色体隐性遗传。发病率约为 1/(2 万~4 万)活产婴儿,但各地区差异很大。该病可累及多个系统,主要表现智能发育迟缓、心血管异常和骨骼畸形等。

【病因与发病机制】

同型胱氨酸尿症的致病基因为胱硫醚 β 合成酶(cystathionine β-synthetase,*CBS*)基因,位于染色体 21q22.3。CBS 的生理作用是参与甲硫氨酸的代谢,在辅酶磷酸吡哆醛(维生素 B_6)的参与下,将甲硫氨酸转化为胱硫醚(cystathionine),后者是脑中正常存在的氨基酸之一。*CBS* 基因突变可导致 CBS 缺乏或缺失,致使血浆中甲硫氨酸及其代谢物(同型胱氨酸、同型半胱氨酸)蓄积在体内,并且尿中有大量同型胱氨酸(或称高半胱氨酸)。由于磷酸吡哆醛是合成酶的辅酶,因此有些患儿用大量维生素 B_6 后有一定程度好转。

【病理】

病变主要累及眼球、骨骼、中枢神经系统和血管等。病理改变主要是全身血管内膜增厚或纤维化,弹力纤维破碎等,在脑的动脉或静脉中常见有微小血栓形成。

【临床表现】

同型胱氨酸尿症临床症状相当复杂,具有高度的临床异质性,发病年龄和疾病的严重程度都有很大的差异,典型病例表现为皮肤白、头发色浅、智能发育迟缓、晶体异位、心血管异常、骨骼畸形、关节挛缩和细长指(趾)等与 Marfan 综合征表现类似。约 25% 患者会出现血栓栓塞。临床上可分为 3 种亚型:高同型半胱氨酸血症(血栓形成);对维生素 B_6 有反应;对维生素 B_6 无反应。主要的临床表现见表 16-5-2。

表 16-5-2　同型胱氨酸尿症的临床表现

受累系统	临床表现
神经系统	智力发育迟缓,婴儿期抽搐,脑卒中,心理异常,人格障碍
皮肤和毛发	毛发色浅、稀疏变细、易脆,皮肤白,双颧部潮红,网状青斑
头面部	晶状体易位,近视,青光眼;高腭弓,牙齿拥挤不整
骨骼和肌肉	漏斗胸,鸡胸,骨质疏松,脊柱侧弯,弓形足,关节活动受限,肢体骨骼远端细长[蜘蛛状指(趾)症],“鳕鱼形”椎骨,下肢骨盆带肌无力
心血管	心肌梗死,二尖瓣脱垂
腹部	腹股沟疝,脂肪肝,胰腺炎

【辅助检查】

重要的是血中同型胱氨酸、同型半胱氨酸、甲硫氨酸增加,可用尿硝普钠试验或串联质谱法检查。胱硫醚 β 合成酶活性降低。血浆中抗凝血酶活性常减低,可伴发血管内血栓形成的趋向。

X 线检查可发现各种骨骼畸形和骨质疏松。伴发下肢肌无力患者肌电图检查可出现肌源性损害。心脏和眼科检查可发现相应病变。

【诊断】

对于精神发育迟缓的患儿,若伴有骨骼发育异常或有眼部异常,应排除同型胱氨酸尿症,可作尿硝普钠试验或血尿氨基酸检测,发现异常氨基酸含量增高有助诊断。*CBS* 基因突变以点突变多见,目前报告最常见的突变是 I278T,基因检测有助于确诊、携带者检出和产前诊断。

【治疗】

同型胱氨酸尿症一经诊断,原则上要严格限制膳食中甲硫氨酸摄入量,尤其是对维生素 B_6 无反应的患者。有报告从新生儿期即开始限制蛋白质的患儿,智能可达到与正常儿相近的水平。约 50% 的患者对维生素 B_6 有反应,对这部分患者应加用维生素 B_6,每日 250~500mg,可使患儿智能好转,抽搐减少或停止。膳食中增加甜菜碱(三甲基甘氨酸)或胱氨酸以代替由于代谢缺陷而不能合成的半胱氨酸和胱氨酸。联合使用维生素 B_6、叶酸、维生素 B_{12} 治疗,可减少血的同型半胱氨酸,还可减少冠脉手术后血管的再狭窄。死亡原因往往是血栓栓塞。

二、神经鞘脂贮积症

神经鞘脂贮积症(neuro-sphingolipidosis),又称鞘脂代谢病(sphingolipid metabolic disease),常常是全身遗传代谢病的一部分,以侵犯神经系统为其主要表现。神经鞘脂类是人体两大类复合脂类之一,另一类为甘油脂类。神经鞘脂类的共同成分是(神经)鞘氨醇(sphingosine),神经鞘氨醇长链碱基与脂肪酸结合组成神经酰胺(ceramide),后者再结合糖、磷酸、碱基等形成鞘脂类,是神经膜的主要成分。由于先天性某些细胞溶酶体中水解酶的活性缺陷,导致鞘脂类降解代谢的中间代谢物在细胞内沉积,影响全身多处细胞和组织的正常功能而引起神经鞘脂贮积症。

迄今报道本组代谢病已有 40 余种,除了 Hunter 病和 Fabry 病为 X 连锁遗传外,其他均为常染色体隐性遗传。发病率约为 1/8 000 活产婴儿。通常从婴儿或儿童期起病,临床表现以全身的网状内皮系统症状为特点,并伴有轻重不一的神经退行性变症状。本节介绍几种较为常见的神经鞘脂贮积症。

(一) 尼曼-皮克病

尼曼-皮克病(Niemann-Pick disease)又称鞘磷脂沉积病(sphingomyelinosis)。由Niemann(1914)和Pick(1933)先后描述。特点是网状内皮系细胞和脑细胞中有鞘磷脂的累积,临床表现为肝脾大,营养不良和进行性神经变性。主要病因是鞘磷脂酶活性缺乏,可分为4种亚型(表16-5-3),不同种族有不同的基因型及亚型。

【病因与发病机制】

本组疾病为常染色体隐性遗传,目前发现的相关基因有*SMPD1*、*NPC1*和*NPC2*(表16-5-3)。其中A型和B型是由于*SMPD1*基因突变引起溶酶体中鞘磷脂酶(sphingomyelinase)活性降低或缺乏,使神经鞘磷脂不能水解为神经酰胺和磷酸胆碱而在内脏器官和脑中累积。在经典的A型中(约占总数的85%),内脏器官中鞘磷脂的含量可比常人增高5~10倍,同时还有其他磷脂和胆固醇增多。大脑灰质中磷脂含量增多,而白质中全脂量则减少。B型仅有肝、脾中鞘磷脂酶活性缺乏,而脑中完全正常。C型和D型是由于细胞内胆固醇运输缺陷所致,鞘磷脂酶活性仅有部分缺乏或完全正常,因而在肝、脾中鞘磷脂含量增多,脑组织中不多。D型主要见于北美新英格兰家族,肝、脾中有轻度鞘磷脂沉积,脑组织中则有中度累积。鞘磷脂的累积加速神经细胞凋亡,从而导致神经系统症状。

【病理】

所有的内脏器官都出现广泛的病变,尤其以肝、脾、骨髓、淋巴结等最明显,以上组织(尤其在骨髓象中)镜检下均可见细胞质内有多数泡沫样含脂物质,细胞质有双折射颗粒。大脑萎缩,中枢和自主神经细胞内有大量空泡,并有程度不同的变性。皮质细胞有时可见中性脂颗粒累积。半卵圆中心、丘脑放射和小脑的白质有较明显斑片状脱髓鞘。

【临床表现】

不同亚型的主要临床表现见表16-5-4。

【辅助检查】

A型和B型血中转氨酶升高,高密度脂蛋白减少而低密度脂蛋白增加,有进行性贫血和血小板减少。可用酶法、高效液相色谱、气相色谱和质谱等方法检测鞘磷脂酶活性。

C型和D型鞘磷脂酶活性正常或偏低,在培养的成纤维细胞中可发现低密度脂蛋白胆固醇酯化作用延迟,细胞内有胆固醇堆积。

以上各型的特异表现为骨髓、肝、肺活检可见"泡沫细胞",是吞噬了大量溶酶体脂质的组织细胞,比一般红细胞大5~10倍,单核或多核,细胞质中含有粗糙的空泡,呈桑葚子状,称为"N-P"细胞。

表16-5-3 Niemann-Pick病的分型

分型	基因/定位	编码蛋白
A型(典型婴儿型)	*SMPD1*/11p15.4	鞘磷脂酶(sphingomyelinase,ASM)
B型(内脏型)	*SMPD1*/11p15.4	鞘磷脂酶(ASM)
C1型*	*NPC1*/18q11.2	1 278个氨基酸,与形态发生素受体(patched)相似
C2型*	*NPC2*/14q24.3	附睾分泌蛋白(epididymal secretory protein)
D型(Nova Scotian型)	*NPC1*/18q11.2	1 278个氨基酸,与形态发生素受体相似

注:*C型中95%为C1型,5%为C2型。

表16-5-4 Niemann-Pick病的临床表现

分型	发病年龄	主要临床表现	预后
A型	婴儿期(多在出生3个月内)	首发症状常为新生儿黄疸及肝大;智能、运动发育迟滞并退步;易激惹或虚弱,喂养困难,生长缓慢,低体重和低身高;局部或全身性抽搐;皮肤有棕黑色素沉着,面部粗糙;肌张力低下,晚期强直;可有角膜混浊、眼底樱红斑点,后期则视力减退;晚期由于全身消瘦,营养不良,肝衰竭或呼吸道感染而死亡	多于3岁前死亡,活过3岁者神经症状更明显,表现痴呆、耳聋、强直
B型	儿童期	以内脏(肝、脾、肺)症状为主,很少有神经系统损害症状	可活到成年
C型	儿童期或青年期	新生儿黄疸,肝脾大较A型和B型轻。智能逐渐减退,肌张力低,继而有抽搐或失神发作,再后发生肢体强直痉挛,共济失调,舞蹈样动作和失语等,最后出现角弓反张。可有垂直性核上性凝视麻痹	儿童期起病者一般5~15岁死亡;成年起病则进展缓慢
D型	10~20岁	先有肝脾大,后期有抽搐、智能减退等症状	进展极缓慢

超声检查可见肝脾大。X 线检查可发现肺部病变、长骨有脱钙现象和骨质疏松。

【诊断】

对有肝脾大和神经症状的婴儿,需检测白细胞中鞘磷脂酶的活性,A 型和 B 型患儿酶活性通常低于 5%,可进一步检测 *SMPD1* 基因以获确诊。从周围血或骨髓中如能发现泡沫细胞,或从直肠活检中发现海蓝色组织细胞,有助于本病各型的诊断。无论哪一型,一经基因确诊,患儿的双亲及同胞都需要检测基因,以便发现基因携带者和症状前患者。患儿双亲再次生育时需行产前诊断。

【治疗】

尚无特效疗法,一般予以定期检查患儿,支持和对症治疗。使用骨髓移植或人工合成的酶替代疗法仅对 B 型患儿有暂时的效果。葡萄糖神经酰胺合成酶抑制剂麦格司他可用于 C 型患儿,但有胃肠道症状和体重减轻,要注意儿童生长发育的监测。重组的人酸性鞘磷脂酶替代治疗正在临床试验中。

(二) 葡萄糖脑苷脂贮积症

葡萄糖脑苷脂贮积症(glucocerebrosidosis)又称为戈谢病(Gaucher disease),是一种全身性代谢障碍病。首先由 Gaucher(1882)描述。从发病年龄可分为婴儿型、少年型和成年型等。按临床表型来区别,目前分为Ⅰ型(非神经病变型)、Ⅱ型(急性神经病变型)和Ⅲ型(慢性或亚急性神经病变型)。按常染色体隐性方式遗传,发病率男女相似,Ⅰ型者多发生于阿什肯纳兹犹太人(Ashkenazi Jews)和瑞典北部地区。我国也有多次报告,首次为 1948 年钟惠澜等人的报告。

【病因与发病机理】

戈谢病为编码酸性 β-葡萄糖苷酶(acid β-glucosidase)的基因 *GBA* 突变所致,该基因位于染色体 1q22。由于基因突变后酸性 β-葡萄糖苷酶活性减低,导致葡萄脑苷脂(glucocerebroside)不能被水解而在肝、脾、骨骼、肺、脑的巨噬细胞溶酶体中贮积,形成具有特征性"Gaucher 细胞",细胞功能丧失,可累及全身多个组织和器官,并呈进行性加重。

【病理】

急性神经病变型有广泛神经元变性,大脑皮质的大锥体细胞层、基底节、小脑齿状核和脑干核团中可有神经元肿胀。脾淋巴组织、骨髓以及其他单核巨噬细胞系统可见大量 Gaucher 细胞,该细胞胞体大,呈卵圆形,核小偏位,细胞质呈网状条纹,部分胞质可见空泡。内脏器官中以脾大最为明显。肝中巨噬细胞可堵塞毛细血管和胆管,肝细胞大量消失。

【临床表现】

1. Ⅰ型(非神经病变型) 最常见的类型,可于各年龄段发病,约 2/3 在儿童期发病。发病越早,症状越重。无原发中枢神经系统表现,但一些病例随疾病进展可能出现继发性神经系统损害,如脊髓受压等。主要表现:①肝脾大,以脾大为明显,出现脾功能亢进,继而引起贫血和血小板减少,可有白细胞减少和凝血功能异常,出现出血甚至危及生命。②骨骼受累,早期主要在腰椎、长骨干骺端、骨干,中后期主要在骨骺和骨突。常有急性或慢性骨痛,严重者出现骨危象(严重骨痛急性发作,伴发热及白细胞增高、红细胞沉降率加快),病理性骨折可影响日常生活甚至致残。儿童可有生长发育迟缓。③肺部受累,可表现为间质性肺病、肺实变、肺动脉高压等。皮肤可见增厚的黄色斑点。

2. Ⅱ型(急性神经病变型) 发生于新生儿期~婴儿期,除上述的肝脾大、贫血和血小板减少外,主要表现急性神经系统受累,进展快,病死率高。有迅速进展的延髓麻痹、动眼障碍、眼球震颤、癫痫发作、角弓反张及智能障碍,精神运动发育落后,于 2~4 岁前死亡。

3. Ⅲ型(慢性或亚急性神经病变型) 常在儿童期发病,病情进展缓慢。早期表现与Ⅰ型相似,逐渐出现神经系统受累症状。表现眼球运动障碍(如动眼神经受累)、共济失调、角弓反张、癫痫、肌阵挛、肌张力障碍等,伴精神运动发育迟缓。本型又可分为 3 种亚型:Ⅲa 型——主要表现为较快进展的神经系统症状(眼球运动障碍、小脑性共济失调、痉挛、肌阵挛及痴呆)及肝脾大;Ⅲb 型——主要表现肝脾大及骨骼症状而中枢神经系统症状较少,其他症状较轻;Ⅲc——以心脏瓣膜钙化及角膜混浊为特殊表现,主要出现在德鲁兹人群。

【辅助检查】

患者外周血白细胞或皮肤成纤维细胞的酸性 β-葡萄糖苷酶活性降低,常为正常活性的 0~15%,低于正常值的 30% 可确诊戈谢病。血浆壳三糖酶(由活化的巨噬细胞在特殊环境下产生)活性显著升高,未经治疗的患者比正常人水平增加数百至上千倍,经适当治疗后壳三糖酶活性会下降并保持稳定。

B 超检查会发现肝脾大者,脾功能亢进者常有血常规常有贫血和血小板减少。发病较晚者常有 X 线显示普遍性骨质疏松,皮质变薄,局限性骨质破坏,并常出现股骨颈和椎体的压缩性骨折。CT 等影像显示大脑皮质普遍萎缩,以额区最显著。脑电图检查也可提示广泛皮质-皮质下混合异常。

目前已报告的 *GBA* 基因突变形式有 400 多种,基因型与临床表型关系不完全确定,两者均具有较大的异质性,仅少数突变型与临床分型有相关性,有助于分型和预后判断。目前已知中国人戈谢病的基因突变有 40 余种,以 *L4444P* 最为常见,各型患者均有,其他突变依次为 *F213I*、*N188S*、*V375L* 和 *M41V*。

【诊断与鉴别诊断】

对于脾大和血小板减少的患者,尤其是出现于婴儿或儿童期的患儿,无论是否伴有神经系统症状,都应在排除恶性肿瘤等疾病后,进行酸性 β-葡萄糖苷酶活性测定,对于酶活性低于正常值低限但又高于正常低限 30% 时,需参考患者血中壳三糖酶活性等,并进一步做 *GBA* 基因检测以获得确诊。

需要鉴别诊断的疾病包括白血病、淋巴瘤、多发性骨髓瘤、Niemann-Pick 病、地中海贫血等。

【防治】

对贫血患者补充维生素和铁剂,必要时行成分输血补充红细胞和血小板;骨骼病变者可予止痛、理疗、骨折处理、人工关节置换以及药物预防骨质疏松。

目前国内可用的酶替代治疗（enzyme replacement therapy，ERT）是伊米苷酶（imiglucerase），这是一种基因重组方法研制的酸性β-葡萄糖苷酶，可改善Ⅰ型患者的症状体征，提高生活质量。治疗越早，疗效越好。治疗开始需要风险评估、药量确定等，治疗后需要治疗目标评估和持续的临床监测。

对于患者的父母应进行*GBA*基因检测、遗传咨询，对均为携带者的夫妻再次生育时要行产前基因诊断，以防再次生育患病的后代。

（三）球形细胞脑白质营养不良

球形细胞脑白质营养不良（globoid cell leukodystrophy，GLD），首先由Krabbe（1918）描述，故又称为Krabbe病。由于半乳糖神经酰胺酶（又称半乳糖脑苷脂酶）缺乏所致，因此也称为半乳糖神经酰胺酶缺乏症（galactosylceramidase deficiency）。大多从婴儿或儿童期起病，但近年来陆续发现有在青年甚至在成年期发病的类型。本病按常染色体隐性方式遗传，欧美国家发病率是1/100 000，我国多为散发报告。

【病因与发病机制】

半乳糖神经酰胺酶（galactosylceramidase，GALC）存在于溶酶体中，*GALC*基因定位于染色体14q31，长度57kb，包含17个外显子，编码669个氨基酸。GALC的底物为半乳糖神经酰胺（半乳糖脑苷脂），由于*GALC*基因突变，半乳糖神经酰胺酶活性缺乏，导致其代谢底物半乳糖神经酰胺在脑和全身多处组织中贮积，继发产生鞘氨醇半乳糖苷（psychosine），后者对髓鞘生成有毒性作用，可造成脑白质和周围神经广泛髓鞘脱失，从而出现相应临床症状。

【病理】

广泛中枢和周围神经脱髓鞘改变，大脑脱髓鞘主要在白质中，灰质相对完好，皮质下的U形纤维有时仍保留。小脑和脊髓也有严重脱髓鞘，各纤维突之间的少突胶质细胞有明显的数量减少。在脱髓鞘区白质周围，可见大量直径20~50μm的大形多核组织细胞，内含PAS染色阳性的物质，被称为球形细胞（globoid cell）。周围神经的Schwann髓鞘细胞也可见类似的包涵体。在脾、肺和淋巴结等组织中也可发现类似的球形细胞。电镜下可见细胞质中的包涵体在纵切面中呈管状，横切面中呈不规则的结晶状。

【临床表现】

根据发病年龄，可以将本病分为以下4型：

1. 早发婴儿型　最常见，约占90%。出生3~6个月发病，初期表现易激惹，食欲差，易啼哭，肌张力低，腱反射弱；症状逐渐发展，可出现嗜睡，四肢肌张力增高呈伸展位，躯干向后仰或背部屈曲如弓形。晚期迅速发展为全身肌强直痉挛，全身肢体呈伸展位，而颈部和躯干肌肉松弛无力，从背部被托起时呈倒U字形。腱反射亢进，病理反射阳性，伴有全身肌阵挛或惊厥发作。往往在发病几个月内死于继发感染。

2. 晚发婴儿型　6个月~4岁发病。除与上述早发婴儿型相类似的临床表现外，视力障碍较突出，可出现斜视、视神经萎缩和皮质性盲等。偶有早期出现急性多发性神经病、下肢弛缓性瘫痪（软瘫）等症状。

3. 少年型　4~20岁发病，早期症状为轻度痉挛性截瘫、足畸形、视力障碍，症状体征可以不对称。逐渐进展为四肢瘫、延髓麻痹、反复癫痫发作、智能减退。病程较缓慢，存活时间也较长。

4. 成年型　发病年龄>20岁，多数在30岁前。主要表现为慢性进行性痉挛性截瘫，行走困难，有锥体束征。周围神经损害明显的可有下运动神经元损害的表现。并可伴有共济失调、震颤、视神经萎缩、弓形足、癫痫、延髓麻痹等。存活时间长，个别可存活到老年。

【辅助检查】

通过滤纸片干血斑或血白细胞GALC活性检测可发现酶活性明显降低。早发婴儿型和晚发婴儿型患儿的脑脊液蛋白含量较高（600~2 000mg/L），但少年型或成年型者不高。

脑电图早期正常或仅有轻度异常，晚期则出现大量慢波节律、阵发性尖波或高波幅失律状态。听觉诱发电位可显示各波成分进行性延长，峰间潜伏期延长及后期成分波幅下降等。视觉诱发电位（VEP）亦显示进行性异常，如P100波潜伏期延长等。肌电图可见神经性损害。

颅脑MRI主要表现脑白质病变并累及双侧锥体束。早期可见小脑白质和核团、内囊后肢等处异常长T_2信号。后逐渐扩散至大脑深部白质长T_2信号，少年和成人型GLD MRI的异常比较局限，多在顶、枕区白质、胼胝体压部、内囊后肢及侧脑室三角区周围，而婴儿型病变更为弥漫。可有脑室扩大和脑萎缩等。个别患者影像学表现很轻甚至正常。

【诊断】

单纯根据发病年龄和临床表现不足以诊断本病，当颅脑MRI发现明确脑白质异常病有双侧锥体道损害时，可行滤纸片干血斑或血白细胞GALC活性检测，酶活性低于正常值的5%即可确诊。但由于*GALC*基因存在多态性，正常人群中GALC活性的变化范围很大，且GALC活性的高低与患者临床分型和预后并不完全相关。目前广泛应用的二代测序（NGS）可快速、准确地检测*GALC*基因，不仅为GLD的诊断提供准确依据，而且，NGS的基因包可以同时检测所有出现脑白质异常的遗传性疾病，有助于GLD与其他导致脑白质异常疾病，如异染性脑白质营养不良、佩利措伊斯-梅茨巴赫病（Pelizaeus-Merzbacher disease）、肾上腺脑白质营养不良和中枢神经海绵样变性（Canavan病）等鉴别。同时，*GALC*基因检测也是检出基因携带者、遗传咨询和产前诊断必不可少的。

【防治】

目前无特效治疗，主要是一般对症治疗和支持治疗。有报告应用造血干细胞移植治疗少年和成人型患者，部分可显示临床症状进步，影像学病灶缩小。基因治疗和酶替代治疗仍在研究中。新生儿筛查、携带者检出以及产前诊断有助于早期诊断和预防新生患者。

（四）异染性脑白质营养不良

异染性脑白质营养不良（metachromatic leukodystrophy，

MLD)首先由 Einarson 和 van Neel(1938)命名,是一种常染色体隐性遗传的溶酶体病,国外报道发病率约为(1.4~1.8)/100 000,国内已报告数10例散发或家族性病例。

【病因与发病机制】

异染性脑白质营养不良的主要致病基因为 *ARSA*,有报道 *PSAP* 基因突变也可导致 MLD,但罕见。*ARSA* 基因定位于染色体 22q13.33,编码芳基硫酸酯酶 A(arylsulfatase A,ARSA),该基因突变导致芳基硫酸酯酶 A 活性缺乏;*PSAP* 基因定位于染色体 10q22,编码鞘脂激活蛋白原(prosaposin),其突变可导致鞘脂激活蛋白 B(sposin B)缺乏。ARSA 在溶酶体内,可使脑硫脂上的半乳糖 3-硫酸水解脱落,变成可溶性的小分子物质被再利用。ARSA 缺乏可使溶酶体内的脑硫脂水解障碍,导致大量硫脂沉积于大脑白质、周围神经以及某些内脏器官中(肝、胆囊、肾和尿中),抑制神经系统髓鞘形成并促进脱髓鞘过程,从而使疾病发生。

【病理】

病理特点与 GLD 相似,为大脑白质和周围神经广泛脱髓鞘病变。在少突胶质细胞、Schwann 细胞和噬细胞中,有大量红色异染性颗粒堆积,正常这些颗粒在甲苯胺蓝、硫堇或结晶紫等应染为蓝色,因此被称为异染性颗粒,可能是硫脂类物质在神经胶质和神经元内积聚的后果。脊髓、周围神经以及肝、胆囊、胰腺和肾中也可发现异染性颗粒。

【临床表现】

从发病年龄区分,MLD 可分为晚婴型、少年型和成年型:

1. 晚婴型 最常见且病情最重。多在出生 0~30 个月出现症状。早期偶有易激惹、易啼哭。随后逐渐出现躯干活动失调,抬头困难,肌张力低下,腱反射减弱;中期患儿智能发育停滞或倒退,反应迟钝,语言逐渐减少以致失语,肌张力增高表现为上下肢强直性伸直、躯干后仰,腱反射活跃,并可出现伸性跖反射;晚期患儿完全处于伸直性痉挛或角弓反张状态,吞咽困难,出现频繁抽搐和阵挛。可引出紧张性颈反射(Magnus 反射,即头部位置变化时,四肢肌张力和眼位也随之改变。可分为对称性,正常婴儿在出生 6 个月后消失;非对称性,出生 3 个月后消失),腱反射引不出,跖反射呈固定伸趾型。并可有视神经萎缩和周围神经病变等。病情进展迅速,一般在 5 岁前死亡。

2. 少年型 多在 2.5~16 岁发病,逐渐发生的痉挛和共济失调步态,伴智能衰退、情感淡漠、言语功能障碍,晚期出现去脑强直、痴呆、癫痫、视神经萎缩等,全身型抽搐。发病年龄小者周围神经受累较重,年龄较大的以脑部症状为重。进展较晚婴型慢,但一般仅能存活 5~10 年。

3. 成人型 于 16 岁以后,多数在 20~30 岁间发病,病情较轻,进展更慢。首发症状常为智能减退和行为异常,并逐渐出现进行性锥体束征和小脑症状,运动和姿势障碍出现较晚。病程长短不一,可存活多年。

【辅助检查】

脑脊液中蛋白可稍增高,晚期升高更明显,但一般不超过 1g/L。血白细胞或皮肤成纤维细胞培养可检测 ARSA 活性降低或缺乏。

神经传导速度减慢、潜伏期延长可出现于疾病早期。脑电图在疾病中期出现广泛慢波,晚期常在 2~3Hz 的基础上出现散在棘波或多棘波综合。颅脑 MRI 在晚婴型病变始于胼胝体和顶枕叶白质,成人型则始于额叶白质,逐渐发展为脑室周围及半卵圆中心广泛的、对称性的 T_1WI 低信号、T_2WI 高信号改变。中央白质区在症状早期即有很明显改变,但无 U 形纤维及小脑受累,后期可累及小脑、U 形纤维,并有脑室扩大、脑皮质萎缩和胼胝体受累。磁共振频谱(MRS)显示神经元的标志 N-乙酰天冬氨酸(NAA)峰减低,而乳酸和肌醇峰增高。

【诊断】

临床表现及一般辅助检查只能为 MLD 诊断提供线索,但不足以确诊。对怀疑 MLD 的患者,可行周围神经活检寻找异染性颗粒;末梢血白细胞或皮肤成纤维细胞培养检测 ARSA 活性缺乏或显著低于正常可确诊;应用高效液相色谱/串联质谱测定患者干血斑中的硫苷脂可快速确诊;*ARSA* 基因检测可对 MLD 作出精确诊断,不但可以与其他类型的脑白质营养不良相鉴别,还可以为携带者检出、遗传咨询和产前诊断提供依据。若患者血白细胞或皮肤成纤维细胞培养检测示 ARSA 活性正常,则要检测 *PSAP* 基因,以确定是否鞘脂激活蛋白 B(sposin B)缺乏导致的 MLD。

PSAP 基因突变的类型罕见,仅有个别家系报告,于婴儿期或儿童期起病,临床症状与经典 MLD 难以区别,但芳基硫酸酯酶 A 活性完全正常可资鉴别。

【防治】

目前仍以支持和对症治疗为主。有报道骨髓或脐带血移植可能对晚婴型的症状前、少年型和成人型早期患者有一定疗效,但长期疗效并不确定。重组 ARSA 难以通过血脑屏障,还处于临床研究中。以腺相关病毒(adeno-associated virus,AAV)载体介导的一些基因治疗也进入了临床试验阶段。

(五) 法布里病

法布里病(Fabry disease)又称弥漫性躯体性血管角化瘤(angiokeratoma corporis diffusum)或神经酰胺三已糖苷脂累积病(ceramide trihexosidosis),或α-半乳糖苷酶 A 缺乏症(α-galactosidase A deficiency),首先由 Fabry 和 Anderson(1898)分别发现和报告。Fabry 病呈 X 连锁隐性遗传,男性发病率高于女性,国外报道,男性新生儿发病率约为 1/(40 000~110 000)。各种族都有发现,国内已有众多病例报道。

【病因与发病机制】

Fabry 病的致病基因为 *GLA*,定位于染色体 Xq22.1,编码α-半乳糖苷酶 A。人体内的神经酰胺三已糖苷脂(globotriaosylceramide,Gb3)是由神经酰胺和两个半乳糖、一个葡萄糖分子所构成的复合糖脂,正常状态下通过α-半乳糖苷酶 A 降解为乳糖基神经酰胺和半乳糖。*GLA* 基因突变后,α-半乳糖苷酶 A 活性缺乏或减低,不能降解 Gb3,导致其在脑、心脏、肾脏、眼及皮肤的神经、血管等多种组织细胞溶酶体中堆积,造成组织和器官的缺血或梗死，并出现功能障碍。

【病理】

主要病理改变是大量糖脂累积于全身的血管内皮细胞和内脏平滑肌细胞中。Gb3 堆积于脊髓背根有髓神经纤维及皮肤的无髓鞘神经纤维，使神经纤维变性、轴索肿胀，神经纤维坏死、数目减少。肾脏在光镜下可见肾小球脏层上皮细胞增大，充满大量含脂质的空泡，肾小管及小动脉壁有类似改变；锇酸固定包埋组织切片用甲苯胺或亚甲蓝处理后，可在上述细胞内见到蓝染的颗粒状包涵体；电镜显示上述细胞含大量髓磷脂样小体及斑马小体。皮肤有多处血管瘤或血管扩张，汗腺和皮脂腺萎缩。并有全身弥散性血管角质瘤。

【临床表现】

绝大多数患者为男性，目前主要分为两型，Fabry 病和 Fabry 病心脏变异型，也有将 Fabry 病进一步分为经典型和迟发变异型。经典型只保留<1% 的酶活性，多于儿童时期发病；迟发变异型酶活性在 1%～30%，约 40 岁出现症状，表现为很少或几乎没有 Fabry 病典型症状，且仅表现为单一系统症状，女性杂合子多为该型。主要症状如下：

1. 神经系统

（1）周围神经：神经痛常为本病的首发症状，多于 5～10 岁发病，表现为足底和手掌发作性难以忍受的烧灼感或剧烈疼痛，并放射到四肢近端，偶尔至腹部，持续可仅数分钟也可数日（称 Fabry 危象），常随气温变化或体力劳动而加重。可伴有自主神经功能受累，表现皮肤干燥、无汗或少汗、泪液和涎液减少、雷诺现象等，严重者影响体温、血压和胃肠运动。少数可有听力损害。

（2）中枢神经系统：常见的是缺血性脑卒中和短暂性脑缺血发作，可表现偏瘫、偏盲、眩晕、共济失等。男性患者发生脑血管事件是普通人的 20 倍。部分患者可出现头痛、注意力不集中和智能障碍等。

2. 其他系统

（1）皮肤：常为首发症状，通常在下腹、臀部、脐周围或阴部多处皮肤出现血管扩张性丘疹、小型紫癜或黑点，中心区逐渐角化。皮肤常少汗及皮脂分泌减少。

（2）眼部：结膜血管扩张或角膜、晶体混浊。

（3）肾脏：肾脏损害是较常见的表现，从早期的蛋白尿、血尿、多尿直到晚期的肾衰竭都可以逐渐出现，还可表现为假性尿崩症，但对垂体抗利尿激素无反应。从儿童期起病者病情发展较快，多在中年以前死于慢性肾衰竭。

（4）心脏：也可出现心肌肥大，瓣膜缺损或传导功能异常，其中以二尖瓣狭窄或闭锁不全较常见。于中年以后发病者较为少见，临床表现以心脏症状为主，常出现心绞痛、左心肥大及心肌梗死，而肾脏症状极轻，几乎不出现皮肤和周围神经损害症状，诊断较困难，目前分类为心脏变异型。晚发的心脏变异型进展较慢，可存活到 60 岁以上。

【辅助检查】

一般检查有尿常规异常，包括尿蛋白和红细胞增多，出现管型尿，血中尿素氮增高等肾功能异常。

血白细胞、皮肤成纤维细胞培养和干纸片血斑检测 α-半乳糖苷酶 A 活性可发现酶活性的降低甚至缺乏。尿和血中的 Gb3 增高。

早期患者神经痛为小纤维神经病导致，神经传导和肌电图一般无特异性改变，皮肤活检可诊断。颅脑影像学检查可以发现相应的血管改变和诊断脑血管事件，约半数患者显示脑白质损害，表现为分散的多区域的增强信号。

心电图可见 P-R 间期缩短，室上性心动过速等。

【诊断与鉴别诊断】

临床诊断主要根据发作性肢端疼痛、皮肤特异性损害和肾功能不全，确诊常需 α-半乳糖苷酶 A 活性检测。对于酶活性降低不明显，尤其是酶活性正常的女性患者，要进一步作 *GLA* 基因检测，目前已报告的 *GLA* 基因突变已超过 630 种，包括基因重排、缺失、插入、点突变及剪接缺陷等。除了帮助确诊外，基因检测还有助于检出携带者和产前诊断。本病需鉴别诊断的疾病主要有：发育期疼痛、红斑性肢痛症、雷诺综合征、周期性关节疼痛、过敏性紫癜、系统性红斑狼疮、多发性硬化、周围神经病、原发性肾小球肾炎等。

【治疗】

1. 对症支持治疗　对神经疼痛可单独采用卡马西平或与普瑞巴林联用，或加上 5-HT 或去甲肾上腺素重摄取抑制剂，并且要避免诱发疼痛的诱因；出现肾功能不全者需定期进行血液透析，必要时可考虑肾移植治疗。

2. 特异性治疗　目前酶替代治疗用 α-半乳糖苷酶和 β-半乳糖苷酶，可减轻疼痛，提高生活质量，部分逆转 Gb3 在组织中的沉积，但存在输注反应、价格昂贵、部分患者出现抗半乳糖苷酶抗体等缺点。其他治疗有酶增强治疗、底物减少疗法和基因治疗等，都在研究之中。

（六）GM1 神经节苷脂贮积症

GM1 神经节苷脂贮积症（GM1 gangliosidosis）又名β-半乳糖苷酶-1 缺乏症，由 Norman 等（1959）首先描述，为常染色体隐性遗传的溶酶体贮积病，主要特征是 GM1 型神经节苷脂在全身累积，具有高度临床异质性。国外报道发病率为 1/（100 000～200 000）活产婴儿，国内仅有病例报告。

【病因与发病机制】

致病基因为 *GLB1*，定位于染色体 3p22.3，编码β-半乳糖苷酶-1（beta-galactosidase-1）。GM1 在正常脑组织中含有，是一种含单分子唾液酸（N-乙酰神经氨酸）的复合糖脂，也是 GM2 的前体，主要通过β-半乳糖苷酶-1 裂解其末端的半乳糖基团而生成 GM2。由于 *GLB1* 基因的纯合或杂合突变，导致β-半乳糖苷酶-1 活性缺乏，最终可造成 GM1 神经节苷脂及相关糖复合物在全身组织尤其是神经组织中沉积，引发神经元应激反应、凋亡及髓鞘病变。

【病理】

可见神经元和胶质细胞胞质肿胀，其中含有大量 PAS 染色阳性的 GM1 神经节苷脂。电子显微镜检查见胞质膜内有包涵体,形态与黑矇性痴呆(GM2 神经节苷脂贮积症)者相似,全身内脏细胞如肝细胞、Kupffer 细胞和脾细胞内同样也有鞘脂类累积,肾小球上皮细胞肿胀,其中充满水溶性物质。

【临床表现】

临床表现复杂,可根据发病年龄及病情不同分为以下3型:

1. Ⅰ型(婴儿型) 在出生后6个月内出现精神运动迅速恶化,广泛中枢神经系统受累,反应迟钝,运动功能倒退;面部畸形,表现为鼻梁下陷,上唇增宽,耳位较低,上颌肥大或齿龈增厚;眼底可见樱桃红斑;肢体浮肿;肝脾大;骨骼发育不良。喂养困难,多因极度衰弱和合并症于1~2岁死亡。

2. Ⅱ型(晚婴型/少年型) 于出生7个月至3岁发病,表现广泛中枢神经系统受累,伴有精神、运动功能倒退(反应迟钝、运动功能倒退)、癫痫发作、共济失调、多处骨骼畸形。通常没有肝脾大和樱桃红斑。可在儿童期存活。

3. Ⅲ型(慢性型/成人型) 3~30岁发病,以局部骨骼受累和局灶性中枢神经系统受累为特征,表现张力障碍、步态或语言障碍。疾病严重程度与残余酶活性呈负相关。

【辅助诊断】

可见外周血淋巴细胞空泡形成;血白细胞β-半乳糖苷酶-1活性明显降低;B超可显示肝脾大;X线检查可见各种骨骼畸形;颅脑MRI可见髓鞘形成不良、胼胝体发育不良、丘脑及基底核异常信号。*GLB1* 基因检测可发现杂合或纯合突变。

【诊断与鉴别诊断】

临床诊断主要根据患儿精神和运动发育倒退、面容异常、肝脾大和多处骨骼畸形,确诊需要血白细胞或皮肤成纤维细胞培养中检测β-半乳糖苷酶-1活性。*GLB1* 基因检测可进一步确诊,并为检出携带者、遗传咨询和产前诊断提供依据。本病从临床表现方面很难与黏多糖贮积症和GM2神经节苷脂贮积症鉴别,黏多糖贮积症面部怪异形态更为突出,尿中有大量的黏多糖类物质排出,而且酶的缺乏与本病不同。

【防治】

本病尚无特殊疗法,只有对症及支持治疗。生育患儿的夫妻应该接受 *GLB1* 基因携带者的检测和生育指导。

(七) GM2 神经节苷脂贮积症

GM2 神经节苷脂贮积症(GM2 gangliosidoses)是主要由神经细胞内溶酶体中神经节苷脂 GM2 和相关糖脂过度累积引起的一组疾病,目前根据不同基因突变可分为3个亚型(表16-5-5),均属于常染色体隐性遗传病。其中B型最早由英国学者Tay(1881)和美国学者Sachs(1886)描述,故称为泰-萨克斯病(Tay-Sachs disease),又称黑矇性痴呆(amauroticidiocy)。我国已有多个病例报道。

表 16-5-5 GM2 神经节苷脂贮积症的基因分型

分型	基因/定位	编码蛋白质	己糖胺酶 A(HEXA)	己糖胺酶 B(HEXB)	GM2 激活蛋白
B型(Tay-Sachs 病)	*HEXA*/15q23	己糖胺酶 A	缺乏	增加	
O型(Sandhoff 病)	*HEXB*/5q13.3	己糖胺酶 B	缺乏	缺乏	
AB 变异型	*GM2A*/5q3.1	GM2 激活蛋白	增加	增加	缺乏

【病因与发病机制】

不同的基因突变导致GM2神经节苷脂贮积症的不同亚型。己糖胺酶具有2种同工酶,即己糖胺酶A(HEXA)和己糖胺酶B(HEXB),二者均由2条多肽链组成,前者为1条α多肽链和1条β多肽链,后者则为2条β多肽链,因此α多肽链的缺陷只影响HEXA的活性,而β多肽链的缺陷对HEXA和HEXB都有影响。两种亚型的己糖胺酶均能水解糖蛋白和糖脂,但只有HEXA能水解GM2神经节苷脂,且必须依赖正常的GM2激活蛋白功能。

编码α多肽链的 *HEXA* 基因突变造成HEXA活性缺乏,而HEXB活性增加,故相应的临床亚型为B型(Tay-Sachs 病);编码β多肽链的 *HEXB* 基因突变造成HEXB和HEXA活性均缺乏,因此相应的临床亚型是O型(Sandhoff 病);*GM2A* 基因突变使GM2促活蛋白功能障碍,虽然HEXA和HEXB活性增加,但不能形成功能性GM2激活复合物,相应的临床亚型为AB变异型。上述3个基因突变最终均导致GM2神经节苷脂降解障碍而在脑组织和内脏器官中沉积。

【病理】

大脑切面上可见白质水肿和多处微小囊肿形成。显微镜下见广泛的神经元内脂质沉积,节细胞膨胀呈气球状。电镜检查可见沉积物质呈卵圆形的层状结构(膜状胞浆小体或"斑马样"小体),直径约0.5~2.0μm,内含脂质和蛋白的复合物,其中神经节苷脂约占30%~50%。严重病例可见额叶和枕叶广泛性髓鞘脱失,小脑浦肯野细胞和脊髓前角细胞也可见脂质沉积。

【临床表现】

典型临床表现以Tay-Sachs病为代表,而且是本病最多见的亚型。根据致病基因、HEXA活性和发病年龄的不同,GM2神经节苷脂贮积症可以分为以下五型,见表16-5-6。

【辅助检查】

血和脑脊液中的乳酸脱氢酶(LDH)和谷草转氨酶(GOT)活性可增高。脑电图可出现不同脑叶的阵发性高幅棘慢波,或伴有多相棘波的爆发,或明显的高幅失律状态。晚期则转变为低幅慢波活动。脑干听觉诱发电位可提示脑干损害。颅脑MRI可见双侧脑白质发育落后、双侧脑室后角脑白质脱髓鞘改变或内囊后肢 T_2WI 高信号,脑干、小脑一般无异常。

血白细胞或皮肤成纤维细胞培养检测己糖胺酶A和己糖胺酶B的活性,可发现A缺乏或A、B均缺乏或两者均不缺乏。

表 16-5-6　GM2 神经节苷脂贮积症临床分型及表现

分型	发病年龄	神经系统症状	其他症状	病程和预后
婴儿型（Tay-Sachs 病）	4 个月龄左右	开始对声、光刺激较敏感表现突发惊跳反应和四肢伸展性阵挛，约 2 个月后出现精神和运动发育倒退，肌张力降低，锥体束征阳性，晚期表现肌阵挛、癫痫、吞咽困难、痴呆	眼底樱桃红斑、失明、视乳头苍白	病程通常持续 6~8 个月，一般于 2~3 岁前死亡
急性早期婴儿型（Sandhoff 病）	出生后发病	表现与婴儿型相似	同上 可有肝脾大	病情进展快，多在 2 岁前死亡
AB 变异型	2~14 岁	表现与婴儿型相似	眼底樱桃红斑	发病早者病情进展较快
晚发婴儿型（部分 HEXA 缺乏）	出生第 2 年	表现与婴儿型相似	少见眼底樱桃红斑	病情进展较慢，多在儿童或少年期死亡
慢性晚发型（部分 HEXA 缺乏）	儿童期~成人期	早期出现失语、构音障碍、行走困难、共济失调；后期智能减退、癫痫、视力障碍，可有上、下运动神经元损害的表现	一般无眼底樱桃红斑	病情进展较慢

【诊断与鉴别诊断】

临床诊断主要根据婴儿期开始对声音刺激表现惊跳反应，进行性视力减退，精神运动发育倒退及眼底樱桃红斑，但在出现眼部特征和明显神经系统损害前，诊断不易。在儿童期或少年期发病，尤其是以运动神经元损害或小脑损害为主的患儿则更难以确诊，需要检测血白细胞、皮肤成纤维细胞 HEXA 和 HEXB 活性。*HEXA*、*HEXB* 和 *GM2A* 基因的检测可以获得确诊和精确的分型，并为检出基因携带者、遗传咨询和产前诊断提供依据。

婴儿期发病的需与多种类型的鞘脂贮积症鉴别，首先要与 GM1 神经节苷脂贮积症相鉴别，两者都有精神及运动发育倒退，视神经萎缩，樱桃红斑，声音刺激引起的惊跳反应，但 CM1 神经节苷脂贮积症有面容丑陋，多发性骨发育不良，肝、脾、淋巴结肿大以及β-半乳糖苷酶-1 活性缺乏可资鉴别。另外，Niemann-Pick 病和 Gaucher 病都可见有痴呆和肢体瘫痪，但严重影响视力者极少，而且有肝脾大和骨髓生血系统的异常。神经元蜡样质脂褐质沉积症也可从婴儿期或儿童期发病，出现视力、智能障碍，也可见眼底樱桃红斑，但通常表现进行性肌阵挛，皮肤或脑组织细胞在电镜下可发现特异的脂褐素体和指纹体样结构。与脑性瘫痪鉴别主要在于本病是出现精神和运动发育倒退，而脑瘫患儿随年龄增长智力和运动都会有所进步。

儿童期或更晚发病的需要与肾上腺脑白质营养不良鉴别，后者也有视力和智能障碍，但发病年龄较晚，血浆中极长链脂肪酸增加，有时还伴有肾上腺功能低下的表现。另外还需要与早发的多发性硬化、运动神经元病或脊髓小脑变性等神经变性病相鉴别。

【防治】

迄今尚无有效疗法，综合性的对症和支持治疗对延长婴儿型患儿的生存期有一定帮助，包括胃管鼻饲营养、肺部理疗预防肺感染等。有报告用米格鲁特（一种葡萄糖神经酰胺合酶抑制剂）联合生酮饮食，可延长婴儿型患儿的生存期。总的来讲综合性的照料对患儿有一定的益处。酶替代治疗还在研究中。携带者的检出和产前诊断是预防本病的主要措施。

三、过氧化物酶体病

过氧化物酶体（peroxisome）是一种细胞内的细胞器，含有丰富的酶类，主要是氧化酶，过氧化氢酶和过氧化物酶，对细胞有保护作用。其主要功能是催化脂肪酸的β氧化，可将极长链脂肪酸（very long chain fatty acid，VLCFA）分解为短链脂肪酸，同时也参与脂肪的合成。由于过氧化物酶体自身缺陷或其代谢功能缺陷，以致酶体内某种或多种酶的活性缺乏，可引起一组具有临床异质性的疾病称为过氧化物酶体病（peroxisomal disease），目前已报告的约有 20 种。下面仅介绍两种比较常见的过氧化物酶体病——肾上腺脑白质营养不良和 Refsum 病。

（一）肾上腺脑白质营养不良

肾上腺脑白质营养不良（adrenoleukodystrophy，ALD）最早的记载出自 Schilder（1912），1970 年被 Blaw 首次使用“肾上腺脑白质营养不良”的名称。本病为 X 连锁隐性遗传，具有明显的临床异质性。患者绝大多数为男性，女性多为无症状携带者。多在儿童期发病，也可成人发病，发病率约为 1/（30 00~20 000），致病基因携带率约为 1/14 000。

【病因与发病机制】

肾上腺脑白质营养不良的致病基因为 *ABCD1*（ATP-binding cassette subfamily D，member 1），位于染色体 Xq28，编码一种过氧化物酶体膜蛋白，即肾上腺脑白质营养不良蛋白（adrenoleukodystrophy protein，ALDP），后者是 ATP 结合盒蛋白（ATP-binding cassette protein，ABC 蛋白）转运家族成员之一。ALDP 和

ABC 的共同蛋白功能是将极长链饱和脂肪酸（VLCFA）从细胞质转运至溶酶体内进行β氧化，降解为短链脂肪酸。*ABCD1* 基因突变可引起过氧化物酶体膜功能异常，使 VLCFA 不能进入细胞溶酶体内进行β氧化，累积在组织和体液中，细胞和血浆中 VLCFA 水平增高，最终导致中枢神经系统脱髓鞘和肾上腺功能减退。

目前已报告 *ABCD1* 基因的 600 多种突变类型，包括错义突变、移码突变、无义突变、剪接突变和缺失突变等。虽然研究表明 *ABCD1* 基因突变是导致 ALD 的重要原因，但 ALD 的临床表现异质性很大，发病年龄跨度大，从儿童期到老年期均可；另外，即使同胞共患 ALD，其表型差异也非常大。有学者认为通过单核苷酸多态性（SNP）分析，可能会发现一个或多个 *ABCD1* 基因的调节基因，同时，环境因素（如饮食）也可能参与了 ALD 的病理过程。

16

【病理】

大脑白质、肾上腺皮质和睾丸中含有大量的 VLCFA。新生儿型 ALD 的病理特点有大脑白质广泛脱髓鞘，肾上腺皮质萎缩，肾上腺细胞呈气球状膨大，内含典型的层状包涵体。

【临床表现】

目前根据患者的发病年龄和是否有神经系统症状大致分以下为 7 型：

1. 儿童脑病型　约占 ALD 的 35%。通常在 4～8 岁起病，发病高峰年龄 7 岁。发病前生长发育过程正常。始发症状常表现为行为异常，如多动或畏缩等，伴学习能力下降，上述症状可持续数月或更久。随后出现智能和运动功能倒退，视力减退或视野缺损，失读、失写或失用，行走困难，偏瘫及锥体束征等。病情逐渐加重，可出现部分性或全身性癫痫发作，四肢痉挛不能行走。神经系统症状出现后，病变发展迅速，3～5 年后成为植物状态或死于并发症。多数患儿伴有肾上腺皮质功能低下的临床表现。

2. 青少年脑病型　10～21 岁起病，临床表现类似于儿童脑型，但进展缓慢。约占所有 ALD 病人的 4%～7%。

3. 成人脑病型　成年以后发病，症状类似儿童脑病型。表现步态不稳，记忆力下降，视力下降和/或视野缺损，检查可见共济失调和锥体束损害体征，常因颅脑 MRI 表现大片白质信号异常误诊为感染或其他脑白质病变。病情进展较 AMN 快，生存期较 AMN 短。

4. 肾上腺脊髓神经病（adrenomyeloneuropathy，AMN）　约占 40%～45%，是 ALD 的变异型。常起病于 20 岁后，也可中年起病。逐渐出现下肢无力，双下肢痉挛型截瘫，锥体束征阳性，上肢可有麻木、无力等周围神经损害症状。病情进展缓慢，或进展停滞。部分患者于后期出现脑病症状，但也有患者从无脑病症状。

5. 单纯肾上腺皮质功能减退型　即艾迪生病（Addison disease），约占 10%。可于 2 岁至成年期起病，最常见为 7 岁。表现肾上腺皮质功能不全症状，包括不明原因呕吐、乏力，可有皮肤暴露部位变黑或色素沉着，心界缩小，血压下降，严重者突发昏迷。神经系统不受累。

6. 无症状型　是指通过检查发现血 VLCFA 升高或 *ABCD1* 基因突变而没有临床症状者。

7. 杂合子型　女性杂合子中约 20%～30% 可有轻微的神经系统症状，多表现为类似 AMN 的痉挛型截瘫，但症状较轻，很少出现脑部症状、周围神经病及肾上腺皮质功能减退。

【辅助检查】

血浆中钠、氯离子浓度降低，血和尿中 ACTH 和皮质固酮类的降低都提示肾上腺皮质功能不全。

最具特异性的实验室发现是应用串联质谱法分析发现血浆中 C22 以上的 VLCFA 含量增高，尤其是 C26 增多，C26∶C20 的比值增大具有诊断价值。

颅脑 MRI 检查表现为脑白质弥散性 T_1 加权像低信号和 T_2 加权像高信号，大部分患者脑白质病变首发于胼胝体压部，逐渐依次向顶叶、枕叶、侧脑室周围、视放射、丘脑、内囊、脑干、小脑白质扩展，病变以后部大脑白质最为明显。少部分患者病变首发于内囊和脑干的锥体束。

对 *ABCD1* 基因测序可检出各种突变，如临床高度怀疑 ALD 而基因测序未检出突变，则需应用 MLPA 或微阵列分析以检出 *ABCD1* 基因的大片段缺失或重复。突变类型不能预测 ALD 的临床表型轻重。

【诊断与鉴别诊断】

对于具有以下临床表现者，临床上应进一步检查以排除 ALD：①男性儿童，表现为注意力缺陷、行为异常，合并进行性智力下降、视力障碍、语言能力和书写能力下降等神经系统异常者；②年轻及中年起病，进行性步态异常，呈痉挛性截瘫样表现，伴有或不伴有肾上腺功能不全者；③原发性肾上腺皮质功能低下的男性，无论有无神经系统异常者。对上述患者应经头颅 MRI、检测血浆中 VLCFA 水平和检测 *ABCD1* 基因以确诊是否为 ALD。诊断上需要与其他类型的脑白质营养不良，如异染性脑白质营养不良、球形细胞脑白质营养不良等相鉴别。

【防治】

目前尚未有特效疗法，主要还是支持和对症治疗。膳食中限制脂肪酸的摄入已被证明无效；应用三酰甘油、三芥子酸甘油或二者混合的 Lorenzo 油，可以降低 C26 脂肪酸的水平，但对已发生的神经系统症状无效，仅有可能对无神经系统症状的患者作预防性治疗。骨髓移植疗法是当前比较有希望的治疗，但条件要求高，费用昂贵，而且对严重的脑病型 ALD 者无任何疗效。免疫抑制疗法（如 thalidomide）和逆转录病毒介导的基因治疗正在探索之中。本病患者母亲一般是疾病基因的携带者，其生育的男孩有 50% 可能患病，女孩一般不患病，但约有 50% 为携带者。因此，在患者检出 *ABCD1* 基因突变后，其母亲和同胞姐妹都应该行同样位点的基因检测，以检出疾病基因携带者，并对其进行生育指导和产前诊断。

（二）植烷酸贮积症

植烷酸贮积症（phytanic acid storage disease）又名雷夫叙姆病（Refsum disease），由挪威神经病学家 Refsum（1946）首先报

告。根据其主要临床表现，本病又称为遗传性共济失调性多发神经炎样病（heredopathia atactica polyneuritiformis）。本病为常染色体遗传，男女发病均等。

【病因与发病机制】

Refsum 病为 *PHYH* 基因突变所致，该基因定位于染色体 10p13，编码植烷酰-CoA 羟化酶（phytanoyl-CoA hydroxylase），该酶是一种过氧化物酶蛋白，在多种脑细胞以及视网膜核层广泛表达，载有过氧化物酶体引导信号 2（peroxisome targeting signal 2，PTS2），可与 PTS2 受体相结合，催化植烷酸 α-氧化的第一步，即生成 α-羟基植烷酸。在人体内植烷酸主要来自绿色蔬菜中所含的植烷醇（phytol）经氧化作用生成。*PHYH* 基因突变可引起该酶活性缺陷，可导致植烷酸在中枢神经元和周围神经组织中累积，中枢和周围神经出现脱髓鞘性损害而出现相应的临床症状。

上述的 PTS2 由 *PEX7* 基因编码，基因位于染色体 6q23.3，是 *PEX* 基因家族的一员。*PEX* 基因编码一组过氧化物酶体装配蛋白（peroxins），在基质蛋白转变为过氧化物酶体过程中发挥重要作用。在自由多聚核糖体上转录的基质蛋白，可经由过氧化物酶体引导信号（peroxisome targeting signal，PTS）系统的顺式作用导向氧化物酶体。目前已发现 20 余种 *PEX* 基因突变导致的过氧化物酶体生物生成障碍（peroxisome biogenesis disorder，PBD），其中 *PEX7* 基因突变可引起 PBD9B 和骨骺软骨点状发育不良 1 型（rhizomelic chondrodysplasia punctatatype 1，RC1）。既往有认为 *PEX7* 基因是 Refsum 病的致病基因之一，目前已将上述两疾病与本病分开，但临床上仍需鉴别。

【病理】

周围神经病理多数发生在神经丛和马尾，可见肥大性间质性改变，髓鞘广泛脱失和再生，部分形成洋葱球样改变。早期电镜检查可以在非髓鞘形成的施万细胞中见到直径约 1μm 的类晶状体包涵体，但非特异性，许多疾病都可以见到此包涵体。

【临床表现】

发病多 10～50 岁（占 50%），也可于 10 岁前发病（占 10%）。首发症状常为手足麻木、无力和视网膜变性等，病情缓慢进展，症状逐渐增加，但在快速体重下降、发热或怀孕时可有急性和亚急性发病的表现。多发运动感觉神经病表现为末梢型感觉障碍、肢体对称性肌萎缩、无力、腱反射减弱或消失；眼部症状可表现色素性视网膜变性、视力减退、夜盲、畏光、管状视野以及白内障等；小脑性共济失调表现为步态不稳、意向性震颤和眼球震颤等；此外，患者还常伴有皮肤鱼鳞病、听觉或嗅觉丧失、多发骨骺发育异常（如双侧对称性跗骨缩短、拇指末节短小、弓形足等）和心脏异常（如心脏增大、传导功能障碍、心力衰竭等）。

【辅助检查】

血和脑脊液中植烷酸含量明显升高，血浆植烷酸＞200μmol/L（正常＜10μmol/L）。皮肤成纤维细胞培养中植烷酰-CoA 羟化酶活性降低。脑脊液蛋白质增高而细胞数正常。心肌受累者心电图中可出现 Q-T 段和 QRS 综合波延长等。周围神经传导速度明显减慢。周围神经 B 超可发现神经粗大。颅脑 MRI 检查可显示皮质脊髓束、小脑齿状核和胼胝体的对称性异常信号。

已报告 *PAHX* 基因有数十种突变，包括错义、缺失、插入和剪接位点突变。

【诊断与鉴别诊断】

临床诊断主要依据视网膜色素变性、多发性周围神经病和小脑性共济失调三主征。确诊有赖于血植烷酶含量增高、皮肤成纤维细胞培养中植烷酰-CoA 羟化酶活性降低或 *PAHX* 基因的检测。

鉴别诊断包括各种原因导致的多发周围神经病、腓骨肌萎缩症（Charcot-Marie-Tooth 病）、Friedreich 共济失调以及其他类型的过氧化体病，如脑肝肾综合征（Zellweger syndrome），多个亚型的过氧化物酶体生物生成障碍（PBD）均表现为本综合征，是严重的过氧化物酶体病，主要表现严重神经功能障碍、颅面异常和肝衰竭，严重者可于出生第 1 年死亡。PBD9B 为 *PEX7* 基因突变所致，症状较轻，生存期较长，神经系统少受累，生长发育接近正常，缺乏骨骺，但有些病例与 Refsum 病难以区别，因此对怀疑 Refsum 病，*PAHX* 基因检测阴性患者，需要进一步检测 *PEX7* 基因。

【防治】

治疗原则为一旦确诊，尽早限制膳食中绿色蔬菜和动物脂肪的摄入量。可食用家禽、猪肉、水果和其他蔬菜，饮食中应包含足够的热量（高碳水化合物），以防止体重下降。早期诊断并及时限制植烷醇类摄入，患者血中植烷酸含量可以逐渐下降，且临床症状也会有不同程度的改善。但晚期才获诊断及限制膳食者，则难以改善病情，预后不佳。血浆置换加上绿色蔬菜的限制摄入可以延缓疾病的进展，主要用于症状严重、病情迅速恶化或饮食限制无效的患者。对症治疗包括适当用抗心律失常药和心肌病药物。

检出 *PHYH* 基因突变携带者和产前诊断是预防本病的重要措施。

四、重金属代谢病

（一）肝豆状核变性

肝豆状核变性（hepatolenticular degeneration，HLD）又称威尔逊病（Wilson disease，WD），是一种常染色体隐性遗传的铜代谢障碍疾病，由 Wilson 于 1912 年首次描述。该病由 *ATP7B* 基因突变所致，引起胆道排铜障碍，铜在体内沉积，导致以锥体外系和肝脏损害为主的临床症状。WD 在世界范围内发病率为 1/（30 000～100 000），致病基因携带率约为 1/90。亚洲国家（如中国、日本、韩国、印度等）患者较多数欧美国家多。中山医科大学附属第一医院总结神经遗传专科门诊 957 例初诊神经系统遗传病的患者发现，其中 WD 患者共 97 例（10.14%），居全部单基因遗传患者数的第 2 位。WD 是至今少数几种药物治疗有效的神经系统单基因遗传病之一，早诊断、早治疗，患者可维持正常的生活功能和寿命，晚期治疗困难且无效。

【病因与发病机制】

肝豆状核变性的致病基因 *ATP7B* 位于染色体 13q14.3，表达一种铜转运 P 型-ATP 酶（P-type ATPase，ATP7B），该酶在肝、肾细胞表达较高。正常情况下 ATP7B 定位在高尔基体外侧网络上，主要功能是参与合成铜蓝蛋白，另外受细胞内铜离子浓度调控，在其他铜转运蛋白的协助下将细胞内多余的铜离子以囊泡形式自肝细胞分泌，经毛细胆管进入胆汁进而排出体外。*ATP7B* 基因突变造成 ATP7B 部分或全部功能丧失，一方面不能和脱铜蓝蛋白结合转化为铜蓝蛋白，导致血浆中铜蓝蛋白减少；另一方面不能将多余的铜离子从细胞内转运出去，导致铜离子在肝细胞内沉积产生铜毒性。过量的铜损害肝细胞的线粒体，产生过氧化损伤；另外，铜离子从肝细胞溢出进入血液，使体内其他器官如脑、肾、血细胞等的铜过度负荷并发生铜沉积，过量的铜沉积通过引起氧化应激造成细胞的损伤，而出现相应的临床症状。

WD 患者 *ATP7B* 基因突变以点突变为主，突变形式包括错义、无义、缺失、移码及剪切突变等，目前报道已超过 700 种不同的突变，其中大多是杂合突变，少数为纯合突变。在不同的民族和地区有不同的突变热点，其中 H1069Q 变异在欧洲起源的白种人中最常见，占 37%～70%。在我国，A778L 突变的发生率最高，其次为 P992L，再次之为 T935M，此 3 种突变占所有突变的 60% 左右。

WD 具有极大的遗传异质性和临床表型异质性，一方面是基因突变的形式众多，另一方面，在同一家系中，同一种突变，患者的发病年龄和病情的轻重也不尽相同。由于 *ATP7B* 基因突变种类多，绝大多数患者都为杂合突变，纯合突变少见，因此给基因型和临床表型之间关系的研究带来很大困难。目前国内学者以及笔者研究小组的观察结果，都提示 A778L 和 P992L 与 WD 发病年龄早有关，而 P992L 还可能与青霉胺治疗后神经症状加重有关。此外，年龄、性别、环境因素对 WD 发病的影响也不容忽视，尤其是饮食习惯，对 WD 的发病有重要的影响。

【病理】

光镜下可见肝细胞脂肪变性、坏死、胞核呈空泡状，但无特异性；病程进展快者可呈亚急性黄色肝萎缩；肝硬化期有不同程度的肝脏组织纤维化、结缔组织高度增生，假小叶形成，约有 25% 病例出现较有特征性的马洛里小体（Mallory body）。马洛里小体是受损肝细胞胞质内的一种嗜酸性透明蛋白小体，体积较大，圆形或不规则形，主要见于实质性结节的周缘或呈弥漫性分布。另外，光镜下有时可见肝脏假小叶外周肝细胞胞质内有铜样（褐色颗粒状）沉积物。虽然有几种组化染色可提高对铜颗粒的检出率，但由于铜颗粒在胞质内弥散分布且有高溶解性，早期 50% 以上患者的肝细胞内检测不到铜颗粒，因而铜组化染色阴性不能除外肝细胞内铜沉积，也不能排除 WD 的诊断。

脑部病变主要在基底节，以壳核最明显，次为苍白球及尾状核。其他如大脑皮质、丘脑、红核、黑质、齿状核、脑桥、小脑均可受累。光镜下见神经细胞变性坏死，胶质细胞反应性增生及胶质小结形成，可见阿尔茨海默（Alzheimer）Ⅱ型及Ⅰ型细胞，还有少见的奥帕尔斯基细胞（Opalski cell），提示星形胶质细胞高度增生。

【临床表现】

WD 患者多在儿童或青少年期发病，发病年龄以 5～35 岁居多，但跨度可从 1 岁～84 岁。其中以肝脏损害起病的平均发病年龄约为 8～12 岁，神经系统症状起病的平均发病年龄 15～21 岁。随着体检意识的提高，大部分 WD 患儿在尚未表现肝病症状时，可因体检发现转氨酶升高而获得诊断，这不仅降低了 WD 的平均发病年龄，还为 WD 的早期治疗提供良好时机。

主要临床征象是肝脏症状、锥体外系症状及角膜 K-F 环，还可伴有肾脏、血液系统、骨骼肌肉及内分泌系统等多系统症状。

1. 肝损害表现　肝损害常是儿童 WD 患者的首发症状，多由于偶尔发现的转氨酶增高而获得诊断，早期治疗可控制疾病进展，延误治疗最终可能发展为肝硬化甚至肝衰竭。

（1）亚临床型：除了肝转氨酶增高外，常没有明显临床症状，肝脏 B 超检查可以是正常或轻度异常（见辅助检查），是早期治疗的最好时机。

（2）急性或慢性肝炎型：部分患者急性起病，可有纳差、厌油腻、乏力，腹胀，肝区不适或疼痛，也可出现不同程度的黄疸，肝脏可有轻度至中度肿大，伴不同程度的转氨酶升高，可伴有血清胆红素升高、凝血功能异常等，症状类似急性肝炎。经过驱铜和适当护肝治疗数个月后临床症状可缓解。

（3）肝硬化型：由于早期患者肝功能无异常或者轻度异常，没有获得及时诊断，疾病缓慢进展至肝硬化期。此时可伴有乏力、纳差、腹胀等非特异性症状，也可发生黄疸，严重者出现肝功失代偿表现，如肝大或萎缩、腹水、脾大、脾功能亢进、门静脉高压、食管静脉曲张破裂出血、低蛋白血症、出血倾向（凝血功能障碍）、肝昏迷等。

（4）暴发性肝衰竭型：多数患者发病前并无明显诱因，但部分患者因短期内进食过量带壳海产品或豆制品，或突然停用驱铜药物而诱发。少数病例可由于感染而诱发。起病多急骤，可无前驱症状，进展快，预后差，病死率高。

临床主要表现黄疸、肝性脑病、出血、感染和急性肾功能不全。最初表现类似重型肝炎，出现乏力、疲倦、纳差、恶心、呕吐、腹胀、上腹肝区剧痛，伴全身进行性加深的黄染，发热。体格检查可见贫血貌，皮肤和黏膜黄染、出血点及瘀斑，腹部压痛，肝大或肝进行性缩小，脾大，腹部移动性浊音阳性，下肢水肿。除出现肝性脑病外，一般无神经系统症状。

患者可合并一种或多种并发症，包括急性溶血、原发性腹膜炎、肺部感染、肝性脑病、消化道出血、急性肾衰竭、继发性贫血、凝血功能障碍、低蛋白血症等。急性溶血性危象可导致相当高的病死率。终末期的患者可有多器官功能衰竭、多部位感染和出血。

2. 神经系统表现　WD 的神经系统症状多于 20 岁左右出

现,10岁前少有,特征症状是锥体外系表现,可伴有锥体外系以外及高级神经系统的表现。

(1) 不自主运动:以震颤最为常见,常较早出现,治疗效果较好。多表现为肢体、躯干或身体某一部分不自主的、有节律或无节律的抖动。多是单侧肢体,尤以上肢先出现,随病情进展,四肢、头颅、下颌甚至躯干等均可见震颤。可呈静止性、意向性或姿势性震颤,常以后两者多见,也可混合出现。震颤幅度可细小或粗大,细微的震颤不影响日常生活,但患者常有写字困难的主诉。当震颤以上肢近端明显时,可形成所谓"扑翼样震颤"。粗大震颤往往出现在随意运动时,如上肢震颤,患者在走路和说话时不得不把手背在背后以减轻症状;严重的震颤还可影响患者日常生活,以致生活不能自理。震颤在情绪激动及紧张时尤为明显,入睡时消失,安静状态下可明显减轻。

其他不自主运动有舞蹈动作、手足徐动等。舞蹈动作往往伴有肌张力低,表现为四肢尤其是上肢近端为主的无目的、无节律、幅度大小不一、较急速的动作,常不对称出现,在随意运动和情绪紧张时更为明显,睡眠时消失。手足徐动表现为肢体的远端出现徐缓的、蠕动的、变形的动作。症状严重时可影响日常生活和行走。

(2) 肌张力障碍:肌张力障碍常常伴随震颤出现,可表现为肌张力增高或低下,伴有不自主运动和动作不协调,症状最初常始于个别的手指甚至足趾,随病情的逐渐进展,几乎可累及全身的随意运动肌肉。具有肌张力障碍的患者常有青霉胺驱铜治疗效果不好,甚至症状加重,尤其是以肌张力增高、构音障碍明显的患者为甚。

1) 上肢:表现手部的姿势异常,手部动作不灵活,写字和持筷困难,双手轮替动作笨拙;上肢表现不自主地前伸或后伸,以走路时为甚;严重者手部及上肢表现严重的畸形、扭转痉挛,完全丧失运动能力。

2) 下肢:常表现为步态异常,如起步困难,步履僵硬、拖曳而行并伴有双上肢外展,或出现类似帕金森病的慌张步态。许多患者伴有足部的畸形,足趾过伸或过曲、足内翻、足跟不能着地等,严重者完全不能行走,下肢持续性伸直,呈"芭蕾"样足。

3) 头面及颈部:可表现面具样脸、苦笑貌、怪异表情或口面部不自主运动,常有构音障碍,表现讲话缓慢,声音低沉含糊不流利,严重时发声困难;也有表现讲话声音变低,但构音障碍相对不明显者;部分患者出现言语缓慢,爆发性语言,或吟诗样语言,主要是小脑损害所致。常同时伴有流涎和喝水呛咳,严重者可有吞咽困难。部分患者表现痉挛性斜颈。

4) 躯干:表现为躯干僵硬、扭曲、转身困难等。严重者呈头颈后仰,脊柱过伸,四肢伸直的"角弓反张"姿势,这种姿势往往出现在疾病的晚期,治疗困难。

(3) 神经系统的其他症状:神经功能紊乱症状较为多见,如头痛、头晕、记忆力下降、精神疲倦,四肢乏力、情绪烦躁、注意力不集中等,不少患者表现睡眠障碍,常见顽固性失眠。另外,可有除锥体外系以外的神经系统损害,如轻度锥体系损害出现腱反射亢进、病理反射阳性、假性延髓麻痹等;皮质功能损害引起癫痫发作;下丘脑损害可产生肥胖、高血压、持续高热、发作性昏迷等。

3. 精神症状　早期、进展期均可出现精神症状,但以青春期后的患者多见,约15%~25%患者以精神症状为首发。

(1) 情感障碍:如情绪不稳、易激惹、欣快、兴奋躁动、脾气暴躁、焦虑、恐惧等,部分为抑郁表现,少数患者有自杀行为。

(2) 行为和思维异常:往往在确诊WD前被作为精神病治疗。表现行为障碍,人格个性改变:如幼稚动作、怪异行为、生活懒散、冷漠自闭;或性格外向,性情暴躁,攻击、违拗等行为。还可表现视、听幻觉,思维破裂、妄想,社会功能下降,食欲或性欲亢进等。极少数表现为分裂样精神症状。

(3) 认知功能障碍:部分儿童患者以学习成绩下降、行为异常为早期症状。成年患者表现智力活动普遍低下、反应迟钝、思维缓慢、记忆障碍,学习、工作能力下降,晚期可有痴呆。

4. 其他系统表现

(1) 角膜色素环(K-F环):是WD主要特征之一。K-F环绝大多数见于双眼,环宽约1.3mm,多呈黄棕色或黄绿色。K-F环明显时用电筒或放大镜可窥见,但早期常需借助裂隙灯及有经验的眼科医师检查才能发现。出现率与WD的类型以及患者的年龄有关,脑型患者约99%出现,7岁以下的WD患儿K-F环少见。

(2) 肾脏:铜在肾脏沉积主要损害近端肾小管,由于肾小管重吸收功能障碍,出现肾性糖尿、氨基酸尿、磷酸盐尿、尿酸尿、高尿钙、蛋白尿和肾钙质沉积症。轻度血尿较常见。

(3) 血液系统:鼻出血、牙龈出血等较常见;脾功能亢进者常有白细胞和血小板减少;少数患者发生急性血管内溶血,表现溶血性贫血。

(4) 肌肉骨骼:极少数患者以肌肉和骨骼症状为主要表现,如肌无力、肌痛、肌萎缩;常表现为关节痛及关节僵硬,可有骨质疏松、骨及软骨变性、关节畸形、膝外翻(X形腿)、膝内翻(O形腿)、自发性骨折、肾性佝偻病等。

(5) 皮肤:部分患者皮肤色素沉着,皮肤较黑,尤以面部及双小腿外侧明显。少数患者有鱼鳞病。

(6) 内分泌系统:部分患者有葡萄糖耐量异常、甲状腺功能减退或亢进等表现。

5. 临床分型　根据上述表现,我国2008年《肝豆状核变性的诊断与治疗指南》提出了WD分型如下:

(1) 肝型:持续性血清转氨酶增高;急性或慢性肝炎;肝硬化(代偿或失代偿);暴发性肝衰竭(伴或不伴溶血性贫血)。

(2) 脑型:帕金森综合征;运动障碍;口-下颌肌张力障碍;精神症状。

(3) 其他类型:以肾损害、骨关节肌肉损害或溶血性贫血为主。

(4) 混合型:以上各型的组合。

【辅助检查】

1. 铜代谢相关的生化检查

(1) 血清铜蓝蛋白(ceruloplasmin,CP):正常为200~500mg/L,患者一般<150mg/L。某些情况下(出生后至2岁、20%的*WD*基因携带者、慢性肝炎、重症肝炎、慢性严重消耗性疾病、Menkes综合征)血清CP亦可<200mg/L,需注意鉴别。

(2) 24小时尿铜:正常<50μg,患者≥100μg。如>50μg提示有可能是WD,尤其是儿童,需进一步复查。

(3) 血清铜:正常人血清铜男性为0.98μg/ml,女性为1.05μg/ml,90%以上WD患者血清铜降低。

(4) 肝铜量:正常肝铜量<50μg/g(肝干重),患者>250μg/g(肝干重)。

2. 血、尿常规和生化检查 伴有肝硬化和脾功能亢进时其血常规可出现血小板、白细胞减少;伴溶血性贫血时血红细胞和血红蛋白减少;尿常规可见镜下血尿、微量蛋白尿;常有不同程度血清转氨酶升高;慢性或严重肝损时有胆红素增高、白蛋白降低、凝血功能异常等。

3. 肝脏B超 早期改变为肝实质光点增粗、增多;病情进展可出现结节状改变;晚期为肝硬化,伴有脾大和门脉系统改变;部分患者见胆囊炎、胆结石。

4. 颅脑影像学 MRI比CT特异性更高。MRI常为对称性改变,表现为豆状核(尤其壳核)、尾状核、中脑和脑桥、丘脑、小脑T_1加权像低信号和T_2加权像高信号;或壳核和尾状核在T_2加权像显示高低混杂信号;还可有不同程度的脑沟增宽、脑室扩大等;偶见皮质对称性长T_1、长T_2异常信号,呈坏死性改变,晚期表现脑萎缩。

【诊断与鉴别诊断】

1. 青少年和成人WD诊断依据

(1) 临床特征:青少年期或成人发病,表现肝症状和/或以锥体外系为主的神经、精神症状,肉眼或裂隙灯下见角膜K-F环。

(2) 既往史:可有肝病、肾病或溶血等病史。

(3) 家族史:同胞中有相同病史或患肝炎、腹水、黄疸、脾大、肾病等。

(4) 铜生化检查:低血清铜蓝蛋白、高尿铜、低血清铜。

(5) 确诊条件:以下情况可确诊WD:①具有锥体外系症状、K-F环阳性、血清CP低于正常下限、加上24小时尿铜>100μg;②具有肝病症状,K-F环阳性、血清CP低于正常下限、加上24小时尿铜>100μg。

2. 儿童肝型WD的诊断依据 患儿常常只有转氨酶增高,血清CP降低,无神经症状、无角膜K-F环、肝脏B超正常、24小时尿铜较正常小儿略高(常>40μg),此时,较低的CP值(<0.1g/L)和*ATP7B*基因检测结果阳性有助诊断。此外,对疑诊WD儿童也可予青霉胺负荷试验,方法是先服青霉胺500mg(体重不计,青霉素皮试阴性后才可服用),12小时后再服500mg,当日收集24小时尿量测铜,如尿铜>1 600μg对诊断WD有价值。

3. 基因诊断和症状前诊断 随着分子检测技术的发展,*ATP7B*基因全长测序方法用于WD患者的基因检测十分普遍,其阳性率达到90%以上。基因诊断除了可协助疑难WD的确诊外,还大大提高了杂合子的检出率,而既往利用常规生化检查手段对WD患者家系成员进行检测,其结果在患者、杂合子、正常人之间存在10%~25%的重叠。虽然目前的技术大大提高了*ATP7B*基因突变的检出率,但部分患者仍只能发现一个致病突变,这时的诊断应根据临床表现,不能单纯根据基因检测结果来否定WD的诊断。

4. 鉴别诊断 根据既往的误诊分析,WD主要与以下症状和疾病相鉴别,因此,对于不明原因出现以下症状或疾病的患者,均应进行WD的相关铜生化检查,以排除WD。

(1) 肝病:急/慢性肝炎、黄疸性或无黄疸性肝炎、病毒性肝炎、肝硬化、肝脾大待查、Banti综合征、脾功能亢进、非酒精性脂肪肝疾病、暴发性肝衰竭等。

(2) 神经系统疾病:各种锥体外系症状如肌张力障碍、帕金森综合征、舞蹈病,以及脑干病变、重症肌无力、肌炎等。

(3) 精神疾病:精神分裂症、躁狂症、抑郁症、神经症、癔症等。

(4) 其他:如急慢性肾炎、肝肾综合征、血小板减少性紫癜、溶血性贫血、甲状腺功能亢进;风湿性关节炎、类风湿关节炎、佝偻病等。

【治疗】

原则是早期治疗、终身治疗,一经诊断WD,即开始治疗并维持终身。

治疗方法包括低铜饮食、驱铜治疗、对症治疗、手术治疗、康复治疗等。

1. 促进铜的排出 主要用金属络合剂如青霉胺、二巯丙磺酸钠、二巯丁二酸钠、二巯丁二酸,这类药物尤其是青霉胺能强力促进体内铜离子排出。

(1) 右旋青霉胺(D-penicillamine,PCA):是一种强效的金属络合剂,络合铜自尿排出,尿铜排出量与青霉胺用量成正比。PCA对不同类型WD患者的疗效和副作用有很大差异,最好能个体化给药,即根据患者年龄、临床分型、病程及用药后尿排铜量等确定其服用剂量及服用持续时间。

用法及用量:青霉素皮试阴性才可服用。剂量为750~1 000mg/d,最大剂量可达2 000mg/d。应从小剂量(125~250mg/d)开始,每3~4日递增250mg,至尿铜量较用药前明显增高或PCA总量达1 000~2 000mg/d为止。小儿剂量为20~30mg/(kg·d)。维持量成人为750~1 000mg/d,儿童为500~800mg/d左右。应空腹服药,最好在餐前1小时或睡前服,勿与锌剂或其他药物混服。使用PCA过程中,建议每2~4周测24小时尿铜作为调整药量的指标,如多次测定24小时尿铜量均为200~500μg左右,且症状稳定者,表示用量足够,可减量或改为间歇用药,间歇用药的方法是成人患者多采用服2周停2周之法,小儿则多采用服7日停7日之法。

不良反应:①约50%患者在用药早期发生神经症状加重,

其中约半数患者其加重的神经症状不可逆。临床观察发现神经症状加重与神经症状严重程度尤其是锥体外系损害程度有关。因此，对表现构音障碍、吞咽困难、扭转痉挛等 WD 患者，要慎用青霉胺，如这些症状比较严重，不应选用青霉胺；需服用青霉胺者，应从小剂量开始，逐渐加量，以减少神经症状的加重，一旦出现神经症状加重，即减量或停药。②药物副作用：服药早期有恶心、纳差、呕吐、皮疹、发热等；长期服药可引起多种自身免疫疾病和血液疾病等。过敏反应（高热、皮疹）多在用药后数日发生，应即停药，偶可进展为剥脱性皮炎，应紧急处理。过敏症状较轻者经抗过敏治疗、症状消失后再从小剂量 PCA 开始，逐渐加量，同时口服小剂量泼尼松。此外，青霉胺是维生素 B_6 的抗代谢剂，长期服用会使维生素 B_6 从尿中大量排出，引起维生素 B_6 缺乏症，严重者出现视神经炎或诱发癫痫，因此服青霉胺应同时服用维生素 B_6，30~60mg/d，分 3 次服。

（2）曲恩汀（trientine）：又名三乙烯四胺，对铜的络合作用较青霉胺弱，不良反应则较青霉胺轻。可用于不能耐受青霉胺的 WD 患者。用法及用量：400~800mg，每日 3 次，每次饭前口服。用药时间 14~24 个月，临床好转与尿铜排出量平行。

（3）二巯丙磺酸钠（sodium dimercaptosulphonate，DMPS）：是含有双巯基的低毒高效重金属络合剂。用法及用量：DMPS 5mg/（kg·d）溶于 5% 葡萄糖溶液 500ml 中缓慢静滴，6 日为 1 个疗程，连续注射 6~10 个疗程，两个疗程之间休息 1~2 日。不良反应主要是食欲减退及恶心、呕吐、口臭、头痛、乏力、四肢酸痛、牙龈出血和鼻出血。少数有固定性药疹，皮肤紫癜，偶见溶血现象。推荐用于神经精神症状的 WD 患者、不能耐受或不能使用青霉胺的 WD 患者。

（4）二巯丁二酸（dimercaptosuccinic acid，DMSA）：DMSA 胶囊口服者可与青霉胺交替使用作为长期维持治疗。不良反应主要是胃肠道和过敏等，约 55% 患者于治疗早期发生短暂神经症状加重。推荐用于有轻-中度肝损害以及神经和精神症状的 WD 患者，以及不能耐受或不能使用青霉胺的 WD 患者。

2. 阻止肠道对外源性铜吸收药物有各种锌剂和四硫钼酸盐。

（1）锌剂（zinc preparations）：锌剂能促进肠黏膜细胞内金属巯蛋白（MT）的合成，这种蛋白对铜的亲和力大于锌。当其被锌诱导生成后，不仅可阻止外源铜的吸收，而且能与从组织进入肠黏膜的内源铜结合，然后随肠黏膜脱落排出体外，起到排铜作用。锌还能够竞争性地抑制铜在肠道的吸收，使粪铜排出增加。MT 又是一种羟自由基清除剂。锌剂还可以阻止脂质过氧化而增加体内的谷胱甘肽，逆转 WD 患者体内的氧化型与还原型谷胱甘肽的失衡。患者经长期服用锌剂后多能获得临床症状改善。目前常用的口服锌剂有硫酸锌（zinc sulfate）、醋酸锌（zincacetate）、甘草锌（licorzine）、葡萄糖酸锌（zinc gluconate）等。

锌的成人剂量为 150mg/d（以锌元素计），每日 3 次；5 岁以下 50mg/d，每日 3 次；5~15 岁 75mg/d，每日 3 次。在餐前或后 1 小时服药以避免食物影响其吸收，尽量少食粗纤维以及含多量植物酸的食物，如感到药物对胃有刺激作用的话，可与少量牛奶或酸奶同服。如单用锌剂治疗的 WD 患者，其 24 小时尿铜量少于 125μg 提示治疗量已满意。不良反应较轻，主要是消化系统症状如恶心、呕吐、腹泻、消化道出血等，也可引起唇部、四肢的麻木感和烧灼感。还可引起免疫功能降低、血清胆固醇代谢紊乱等。主要用于治疗症状前患者、儿童肝型（只有持续转氨酶增高）患者、妊娠患者、不能耐受青霉胺治疗者以及 WD 各型的维持治疗，严重病例不宜作为首选。锌剂的优点是对 WD 的疗效确切、副作用少，缺点是起效慢（4~6 个月）。

（2）四硫钼酸铵（tetrathiomolybdate，TM）：TM 作用机制有两种：一是在肠黏膜中形成铜与白蛋白的复合物（内源性的铜以及食物中的铜均能形成此种复合物），后者不能被肠黏膜吸收而随粪便排出。二是限制肠黏膜对铜的吸收。服用后很快建立铜的负平衡。用法与用量：每日服 6 次，3 次在就餐时服用，每次 20mg。另外 3 次是在两餐之间服用，剂量开始为每次 20mg，可增加至每次 60mg。TM 的作用非常快，用药 2 周可使铜的毒性损害停止，用药 8 周效果显著。对于有神经和/或精神症状的早期患者如使用锌剂治疗，由于锌剂起效较慢，约需 4~6 个月才能减轻铜的毒性作用，但此期间 WD 仍按其自然病程进展，所以对于这类患者可以先用 TM 8 周，其后转为锌剂治疗。Brewer 等所治疗的患者均在服用 TM 8 周后停用，改用锌剂维持治疗。因为过量的钼可能滞留在肝、脾及骨髓内，故不能用 TM 作维持治疗。推荐用于脑型患者的早期治疗。

3. 对症治疗

（1）震颤：静止性且幅度较小的震颤，首选苯海索（trihexyphenidyl），又称安坦，1mg，每日 3 次开始，渐加至 2~4mg，每日 3 次，如症状缓解不明显，可加用复方多巴类制剂。以意向性或姿势性震颤为主，尤其是粗大震颤者，首选氯硝西泮（clonazepam），0.5mg，每日 1 次或 2 次，逐渐加量，不超过 2mg，每日 3 次。对精神较紧张的患者可加用普萘洛尔（propranolol）30~40mg/d，分 3~4 次口服。

（2）肌张力障碍：轻者可单用苯海索，帕金森综合征者可用复方多巴制剂，从小剂量起，渐加至有效量。也可单用或合用多巴受体激动剂，如吡贝地尔（piribedil）50mg，每日 1 次或 2 次。以扭转痉挛、强直或痉挛性斜颈为主者，除上述药物外，还可选用苯二氮䓬类药物，如氯硝西泮、硝西泮（nitrazepam）等。也可选用巴氯芬（baclofen）5mg，每日 2 次开始，逐渐加至 10~20mg，每日 3 次；或乙哌立松（eperisone）50mg，每日 3 次，儿童酌减。经上述治疗无效的局限性肌张力障碍并造成肢体畸形者可试用局部注射 A 型肉毒毒素。

（3）舞蹈样动作和手足徐动症：可选用苯二氮䓬类药物；对无明显肌张力增高者也可用小剂量氟哌啶醇（haloperidol），逐渐增量，加用苯海索。

（4）精神症状：可选用奋乃静（trilafon）或利培酮（risperidone）等，配用苯海索。对精神症状伴有严重肌张力增高者可选用氯氮平（clozapine）或奥氮平（olanzapine）。对淡漠、抑郁的患者可用抗抑郁药物，如有抑郁与兴奋躁动交替者可加用丙戊酸钠或卡马西平。

(5) 肝脏损害：绝大多数患者需长期护肝治疗。

(6) 白细胞和血小板减少：给予升白细胞药物如维生素 B_4、利血生、鲨肝醇等，仍不能纠正时应减用或停用青霉胺，改用其他驱铜药物。如仍无效，可施行脾切除，或先行脾动脉栓塞，再行脾切除。

(7) 暴发性肝衰竭：迅速清除体内沉积的铜可用血液透析、新鲜冰冻血浆进行血浆置换等，尽快给予肝移植手术。

4. 手术治疗

(1) 脾切除：对严重脾功能亢进的患者因白细胞和血小板都显著减少，经常出血，易继发感染。又因青霉胺也有降低白细胞和血小板的副作用，故这些患者不能用青霉胺或仅能用低剂量，达不到疗效。对于此类患者，无论是肝型或脑型均应进行脾切除术。脾切后白细胞及血小板迅速恢复正常，出血症状得到控制，患者能继续进行驱铜治疗，神经系统症状得到改善。

(2) 肝移植：当 WD 进展到终末期或发生重症暴发性肝衰竭时，原位肝移植(orthotopic liver transplantation，OLT)是唯一有效的治疗手段。它可在表型上纠正患者的遗传缺陷，不仅为患者提供一个健康的肝脏，而且新肝功能恢复后可以不同程度地改善患者原有的铜代谢障碍，术后不需驱铜治疗，从某种意义上说，是从根本上治愈了 WD。对于药物治疗效果不理想的 WD 患者早期行 OLT 手术，可以避免不可逆的神经系统损害的出现。但是对于有严重神经精神症状且持续发展、用驱铜药无效的 WD 患者，不宜行肝移植，因为这些患者的器官损害比较重，希望通过移植能恢复体内铜稳定状态以期器官功能恢复已不可能。WD 患者肝移植治疗的适应证(根据国内 2008 年的《肝豆状核变性的诊断与治疗指南》)：①暴发性肝衰竭；②对络合剂治疗无效的严重肝病者(肝硬化失代偿期)。对有严重神经或精神症状的 WD 患者因其损害已不可逆，不宜行肝移植治疗。

另外，对于重症或终末期 WD 患者，白蛋白透析、血浆置换和血液透析等方法，可以在短时间内使体内游离铜的水平降低，还可清除体内其他毒性物质，为患者进行肝移植治疗赢得更多的机会和时间。

5. 低铜饮食　避免进食含铜量高的食物，主要为坚果类、豆类、带壳海产品、菌类、动物内脏以及中药中的龙骨、蜈蚣、全蝎等；尽量选择适宜的低铜食物，如精白米、精面、猪肉、牛肉、鸡鸭鹅肉、蛋类、牛奶、奶粉、炼奶、奶酪、新鲜青菜、萝卜、苹果、桃子、梨等；给予患者高氨基酸或高蛋白饮食，能促进尿铜排出并能帮助修复脏器功能；勿用铜制的餐具和用具。

6. 康复及心理治疗　对由于肌张力障碍造成的肢体变形或功能障碍的患者应予以康复治疗；对有抑郁、焦虑、精神症状的患者，除抗抑郁和抗精神病药物治疗外，同时要予以心理辅导和治疗。

WD 需要终身治疗，为保证患者有效的药物治疗，避免和防止药物的毒副作用，要对患者进行定期随访。用药前应检查肝肾功能、24 小时尿铜、血尿常规等，用药后的最初 3 个月每月复查 1 次这些项目，病情稳定后每 3~6 个月查 1 次。肝脾 B 超 6 个月~1 年检查 1 次。根据检查结果调整用药及药量，青霉胺用量的增减常需 24 小时尿铜量作为参考。

【预后】

WD 是目前少数药物治疗效果较好的遗传代谢病之一，如能早期诊断，早期治疗，尤其是症状前期即开始治疗，大多数患者预后良好，晚期治疗预后很差。因此，早期诊断，早期治疗是决定本病预后的关键。

WD 的预后取决于接受治疗时患者所处的病程和病情的轻重。一般来讲，在儿童早期确诊并开始治疗的患者，可终生享受正常的生活、学习和工作；较重肝炎表现和早期肝硬化患者，经过规范的治疗，病情也可以逐渐稳定，恢复正常生活。较轻神经症状的患者，经治疗可以得到症状缓解。神经症状较重或者在青霉胺治疗后症状加重的患者，虽经治疗，症状得到控制，但往往会遗留部分神经症状，造成残疾；神经症状严重如全身扭转痉挛患者及暴发性肝衰竭患者往往会危及生命，是 WD 死亡的重要原因。另外，必须强调终身治疗的重要性，一些肝型患者，在治疗症状好转后，自行停药，数年后会表现脑型的症状或出现肝硬化甚至是暴发性肝衰竭，因此，对每个 WD 患者，都必须做好宣教工作，积极提高其对长期治疗的依从性。

(二) 铁沉积性神经变性

脑铁沉积性神经变性(neurodegeneration with brain iron accumulation，NBIA)是一组具有明显遗传和表型异质性的遗传性铁代谢障碍疾病，病理上以脑基底节铁沉积为特征，临床上以锥体外系症状和智能损害为主要表现。从儿童到成年均可发病。目前根据基因的检测，可分出多种亚型，虽仍有部分病因未知，但随着新的疾病基因被鉴定，表型谱也在不断扩大(表 16-5-7)。这组疾病大多由于某种蛋白质缺陷所引起，这些蛋白质参与体内多种生理生化过程，如脂肪代谢、细胞自噬和线粒体自噬等，但并不直接作用于铁稳态。临床诊断主要依据颅脑 MRI 提示基底节区铁沉积和临床表现的特点，相关基因的检测提高了本组疾病诊断的精确性(表 16-5-8)。本组疾病极为罕见，据估计发病率约为 1/100 万，其中脑铁沉积性神经变性 1 型(NBIA1)约占 50%，为最常见的亚型，其次为 N 脑铁沉积性神经变性 2 型(NBIA2)，再次为脑铁沉积性神经变性 4 型(NBIA4)。各亚型的遗传学特点及主要临床表现见表 16-5-8。下面仅简单介绍 NBIA1。

脑铁沉积性神经变性 1 型(NBIA1)又称为泛酸酶缺乏相关神经变性病(pantothenate kinas-associated neurodegeneration，PKAN)，曾被称为苍白球黑质红核色素变性(pigment degeneration of pallidum and substantia nigra)由 Hallervorden 和 Spatz (1922)首先报告。是本组疾病中最多见的一个亚型，属常染色体隐性遗传。

表 16-5-7　脑铁沉积性神经变性(NBIA)各亚型的遗传学特点

分型	疾病名称	遗传方式	基因/位点	编码蛋白
NBIA1	泛酸酶缺乏相关神经变性病(pantothenate kinas-associated neurodegeneration, PKAN)	AR	*PANK2*/20p13	泛酸激酶 2(pantothenate kinase 2)
NBIA2A	婴儿神经轴索营养不良(infantile neuroaxonal dystrophy)	AR	*PLA2G6*/22q13.1	钙非依赖性磷脂酶 A2(calcium-independent phospholipase A2)
NBIA2B	磷脂酶 A2 相关神经变性病(phospholipase A2-associated neurodegeneration, PLAN)(Karak 综合征)	AR	*PLA2G6*/22q13.1	钙非依赖性磷脂酶 A2(calcium-independent phospholipase A2)
NBIA3	神经铁蛋白病(neuroferritinopathy)	AD	*FTL*/19q13.33	铁蛋白轻链(ferritin light chain)
NBIA4	线粒体蛋白相关神经变性病(mitochondrial protein-associated neurodegeneration, MPAN)	AR	*C19orf12*/19q12	C19orf12
NBIA5	β 螺旋桨蛋白相关神经变性病(Beta-propeller protein -associated neurodegeneration, BPAN)	XLD	*WDR45*/Xp11.23	WD40-repeat protein45
NBIA6	CoA 合酶蛋白相关神经变性病(CoA synthase protein-associated neurodegeneration, CoPAN)	AR	*COASY*/17q21.2	辅酶 A 合成酶(coenzyme A synthase)
NBIA7		AR	*REPS1*/6q24.1	
NBIA8		AR	*CRAT*/9q34.11	
ACP	无铜蓝蛋白血症(aceruloplasminemia)	AR	*CP*/3q24-q25	铜蓝蛋白(ceruloplasmin)
PARK9	Kufor-Rakeb 综合征	AR	*ATP13A2*/1p36.13	溶酶体 5 型 ATP 酶(lysosomal type 5 ATPase)

注:AD,常染色体显性遗传;AR,常染色体隐性遗传;XLD,X 连锁显性遗传。

表 16-5-8　各亚型脑铁沉积性神经变性的主要临床表现

分型	发病年龄	主要临床特点	颅脑 MRI
NBIA1	儿童~成年	肌张力障碍,痉挛状态,视网膜色素变性,精神症状	双侧苍白球 T_2 像显示高信号,呈"虎眼征"
NBIA2A	2 岁前	精神运动倒退,共济失调,帕金森样症状,肌张力障碍,视神经萎缩,孤独症	铁沉积发生在后期,影响苍白球、黑质,伴小脑萎缩和神经胶质增生
NBIA2B	儿童~青少年	小脑性共济失调,眼球震颤,平滑扫视障碍,视神经萎缩	铁沉积在苍白球、黑质,小脑萎缩,T_2 可见白质高信号
NBIA3	青少年~老年	舞蹈动作,肌张力障碍,帕金森样症状,伴轻度智能损害	苍白球、黑质、壳核、尾状核、丘脑或齿状核 T_2 可显示低信号,另外有多发空洞样病灶
NBIA4	4~30 岁	痉挛性截瘫,肌张力障碍,视神经萎缩,眼球活动障碍,痴呆,运动轴索神经病	铁沉积在苍白球和黑质,以内侧髓质层明显
NBIA5	婴儿期~儿童早期	智能障碍,语言减少甚至失语,多种抽搐形式,少年型帕金森病,孤独症	T_2 示黑质低信号较苍白球明显;可见围绕黑质低信号中心带的 T_1 高信号
NBIA6	儿童早期	智能障碍,肌张力障碍,痉挛状态,行为障碍	T_2 高信号以苍白球明显,黑质受累较轻
NBIA7	儿童早期	躯干肌张力低,小脑性共济失调,双下肢痉挛,锥体束征,弓形足	苍白球和小脑脚可显示铁沉积
NBIA8	儿童早期	小脑性共济失调,震颤,腱反射减低,感觉神经病	基底节、苍白球、黑质高信号,小脑萎缩
ACP	中年	眼肌痉挛,面部运动障碍,共济失调,视网膜变性,糖尿病,肝损害	基底节均匀的铁沉积,T_2 并可见侧脑室后部白质高信号
PKIN9	青少年	典型帕金森症状,肌张力障碍,易早期出现左旋多巴诱发的运动障碍	T_2 可见苍白球、尾状核和壳核低信号,大脑和小脑萎缩

16

【病因与发病机制】

本病致病基因是*PANK2*,定位于染色体20p13,编码泛酸激酶2蛋白。该酶位于线粒体内,可催化泛酸(维生素B_5)磷酸化,产生磷酸泛酸,这一过程是辅酶A生物合成的第一步。辅酶A是体内能量代谢、脂类代谢及神经递质传递的重要参与者。*PANK2*基因突变导致辅酶A合成障碍,其合成的中间产物半胱氨酸积聚,在铁离子存在的条件下,积聚的半胱氨酸快速进行自身氧化,导致氧自由基增加,同时,游离的半胱氨酸还可加剧铁离子诱导的脂质过氧化反应,使氧自由基大量生成,进一步促进细胞内的氧化应激反应,导致膜蛋白合成障碍,细胞死亡。但*PANK2*基因突变后为何选择性造成黑质、红核、苍白球大量铁沉积的机制尚未完全阐明。

【病理】

可见不同程度的脑萎缩、脑室扩大。基底节、苍白球和黑质可见含铁颗粒,在显微镜下可见含铁颗粒主要存在于大星形细胞、小胶质细胞和神经元内,有些可在细胞内和血管周围发现。神经元和有髓纤维有程度不等的缺失,而且可见弥散的圆形或卵圆形的无核结构[球形体(spheroids)],可能由肿胀的轴索生成,也集中在苍白球和黑质内。

【临床表现】

主要表现为锥体外系症状及智能障碍。多于儿童期起病。根据不同的发病年龄,可以分为两型。

1. 经典型　通常4~10岁发病,常见的首发症状为肌张力障碍、行走姿势及步态异常,患儿往往因肌张力障碍导致行走时脚尖着地("足趾"征),其他表现还有锥体束征、言语不清、吞咽困难、精神症状、智能减退、视网膜色素变性、视神经萎缩等;病程进展较快,晚期四肢呈痉挛状态,常在发病10~15年内或者更短时间内逐渐丧失运动功能。严重者可出现"肌张力障碍危象",强烈的肌肉强直甚至可造成长骨,如股骨骨折。

2. 非经典型　发病较晚,通常10岁以后,一般为10~30岁。首发症状常为口峡、舌异动征,构音障碍与精神症状较为明显,可有声音和运动的抽动(tics)、动作诱发的进食性肌张力障碍、帕金森综合征、舞蹈-手足徐动症等。偶有锥体束损害体征。精神方面有焦虑、抑郁、过度活动、强迫症状等。少有视网膜色素变性。病程进展较缓慢,多在起病15~40年间逐渐丧失运动功能。

也有学者将不能归于上述两型者称为中间型,该型患者往往表现起病早,但进展慢,或者是起病晚,但进展快,可能与不同的基因型有关。

【辅助检查】

周围血淋巴细胞内可发现空泡,红细胞形态异常(棘红细胞)、骨髓涂片中可见海蓝色组织细胞等。眼底检查可见视网膜色素变性或视神经萎缩。颅脑MRI的T_2加权像可见双侧苍白球内侧高信号,T_1可以是低信号,是本病的影像学特征,称为"虎眼"征,CT的相应部位可见高信号。要注意"虎眼"征的出现与病程有一定关联,在疾病早期或晚期可以不出现或消失。

【诊断与鉴别诊断】

对儿童及成人早期出现的进行性肌张力障碍,都要排除本病,颅脑MRI出现典型的"虎眼"征可以作出临床诊断,*PANK2*基因检测可以帮助确诊。鉴别诊断主要是对表现进行性锥体外系症状,如肌张力障碍的疾病,包括肝豆状核变性、蜡样质脂褐质沉积症、棘红细胞增多症、少年型Huntington舞蹈病、GM1或GM2神经节苷脂贮积症等,可根据各病的临床、血液生化、影像学特点以及基因检测加以鉴别。

【防治】

目前无特效疗法,曾有人试用铁螯合剂去铁胺(desferrioxamine)治疗,未能见效。目前主要包括支持和对症治疗,对肌强直性痉挛者可用苯海索、多巴制剂、多巴胺受体激动剂、单胺氧化酶抑制剂或巴氯芬等,药物控制不佳者,可用A型肉毒毒素局部注射。抽动和舞蹈样动作者可用氟哌啶醇或苯二氮䓬类药物。近年尝试用DBS治疗本病,可以有一定缓解,但病例数仍不够多。理疗和康复对提高患者生活质量有一定帮助。基因检测对携带者检出、遗传咨询、产前诊断以及疾病的预防有重要意义。

五、其他病因未明的代谢病

(一) 神经元蜡样质脂褐质沉积症

神经元蜡样质脂褐质沉积症(neuronal ceroid lipofuscinosis, NCL)是一组遗传性、进行性的神经退行性疾病。主要临床表现为癫痫、进行性智力下降和视力障碍,由德国医生Stengel(1826)最早描述。英国神经病学家Batten(1903)首次描述了本病的病理改变,Zeman和Dyken(1969)首次提出"neuronal ceroid lipofuscinosis"的命名。本组疾病具有很大的临床和遗传异质性,目前根据不同的致病基因和临床表现将本组疾病分为13种亚型(CLN1~CLN13),除CLN4为常染色体显性遗传外,其他亚型均属常染色体隐性遗传。虽然本组疾病罕见,但仍是儿童中比较常见的神经变性病,其发病率在不同的国家和地区有所差异,在美国约为(1.6~2.4)/100 000,在芬兰和挪威约为(3.9~4.8)/100 000。近年我国已有不少的病例报告。

【病因与发病机制】

本组疾病的致病机制非常复杂,近年的研究发现使疾病基因谱不断扩大,与本组疾病相关基因编码的蛋白质定位和功能也得到更多的阐述(表16-5-9),不同基因缺陷可能有不同的致病机制,但其共同的病理特征都是细胞溶酶体内颗粒状蜡样质和脂褐质的沉积,因此本组疾病属于一种溶酶体贮积病。目前在13个CLN亚型中,已经克隆确定的致病基因有11种,编码不同的蛋白质,如*PPT1*基因编码软酰蛋白硫脂酶(palmitoyl protein thioesterase, PPT1),其突变可导致PPT1酶活性缺乏,促使硫脂活化蛋白(saposin)等在脑内沉积;*TPP1*基因编码三肽酶1(tripeptidylpeptidase 1),该酶具有微弱的内切蛋白酶作用,可移除蛋白质末端的三肽;*CLN3*基因编码溶酶体的跨膜蛋白battenin,该蛋白存在于高尔基复合体、溶酶体、过渡型自噬小泡上,与自噬小泡的成熟有关,因此*CLN3*基因突变可导致细胞的自噬被破坏;*DNAJC5*基因编码半胱氨酸系列蛋白,为一种突触前J蛋白,在神经组织以及突触和网格蛋白包被的囊泡中表达。这些蛋白功能缺陷导致疾病发生的机制还在进一步研究中。

表 16-5-9　各型神经元蜡样质脂褐质沉积症的基因、蛋白和超微结构特征

亚型	病名	遗传方式	基因/定位	编码蛋白/定位	超微结构特征
CLN1	Haltia-Santavuori 病	AR	*PPT1*/1p34.2	棕榈酸酰基蛋白硫酯酶（palmitoyl proteinthioesterase）/溶酶体酶	颗粒状嗜锇沉积物
CLN2	Jansky-Bielschowsky 病	AR	*TPP1*/11p15.4	三肽基肽酶（tripeptidyl peptidase 1）/溶酶体酶	曲线状为明显，指纹状不多
CLN3	Spielmeyer-Vogt-Sjögen-Batten 病	AR	*CLN3*/16p12.1	Battenin/溶酶体膜蛋白	指纹状和曲线状
CLN4A	Kufs 病，成人型	AR	*CLN6*/15q23	CLN6/内质网膜蛋白	多样化，各种形态混合（直线、曲线、指纹状）
CLN4B	Parry 病	AD	*DNAJC5*/20q13.33	半胱氨酸串蛋白（cysteine string protein）/与晚期内体和溶酶体膜相关的细胞质蛋白	同上
CLN5	CLN5 病	AR	*CLN5*/13q22.3	CLN5/溶酶体酶	直线状和固缩的包涵体
CLN6	Kufs 病，A 型	AR	*CLN6*/15q23	CLN6/内质网膜蛋白	指纹状和曲线状
CLN7	CLN7 病	AR	*MFSD8*/4q28.2	促进调解蛋白超家族（major facilitator superfamily）/溶酶体膜蛋白	指纹状和直线状
CLN8	CLN8 病	AR	*CLN8*/8p23.3	CLN8/内质网膜蛋白	指纹状和曲线状
CLN8	北部癫痫变异型	AR	*CLN8*/8p23.3	CLN8/内质网膜蛋白	曲线状和颗粒状
CLN9	CLN9 病	AR	未知	未知	指纹状和曲线状
CLN10	先天性 NCLs	AR	*CTSD*/11p15.5	组织蛋白酶 D（cathepsin D）/溶酶体酶	颗粒状嗜锇沉积物
CLN11	CLN11 病	AR	*GRN*/17q21.31	granulins/溶酶体酶伴侣	指纹状
CLN13	Kufs 病，B 型	AR	*CTSF*/11q13.2	组织蛋白酶 F（cathepsin F）/溶酶体酶	指纹状

【病理】

由于神经元丢失，出现大脑灰质萎缩、小脑萎缩和继发性脑室扩大，显微镜下可见神经元丢失和星形胶质细胞增生。大量脂色素（lipochrome）贮积物沉积在巨噬细胞、神经元和部分躯体细胞，包括血管内皮细胞、肥大细胞、平滑肌细胞、汗腺细胞、直肠黏膜细胞等。主要病理特征为蜡样质和脂褐质沉积在细胞溶酶体中，是一种蜂蜡样的暗棕黄色素颗粒，在紫外线灯下可自发黄绿色荧光；在电子显微镜下蜡样质和脂褐质沉积物显示不同的超微形态，不同亚型可有不同形态表现，最常见的是嗜锇颗粒沉积，见于神经元蜡样质脂褐质沉积症 1 型和 10 型（表 16-5-10）。

【临床表现与辅助检查】

临床上共同表现是癫痫，肌阵挛癫痫，进行性视力障碍和精神运动发育倒退，但是在发病年龄、首发症状和进展速度上各型之间有差异，见表 16-5-10。

【诊断与鉴别诊断】

临床上表现癫痫发作、进行性智能和运动发育倒退、视力障碍要考虑到本组疾病，但单纯根据临床症状和影像学难以确诊，既往需要在白细胞或皮肤成纤维细胞培养的某些酶学检测或脑活检标本中发现自发荧光蜡样质颗粒的聚集才能确诊，近年由于生物学技术的发展，使用二代测序一次性检测所有 CLN 致病基因成为可能，大大提高了本组疾病的诊断效率和精确率，并为本组疾病的分型、预后和治疗策略选择提供了准确的依据。鉴别诊断方面，儿童患者需要与各种原因的智能和运动发育倒退、各种原因的癫痫鉴别；成人需要与各种原因导致的痴呆、精神行为异常、癫痫等相鉴别。

【防治】

目前尚无有效的治疗方法，主要是对症及支持治疗，尤其是针对癫痫的治疗。近年开展了许多药物临床试验，有报道显示巯乙胺（mercaptamine）治疗 CLN1 或麦考酚酸酯（mycophenolate mofetil）治疗 CLN3 有一定的临床疗效，但也有无效的报道。在酶替代疗法中，已获得美国 FDA 和欧洲 EMA 批准的 rhTPP1BWN190 用于治疗 CLN2 可获得症状改善或稳定病情的效果。此外，干细胞治疗和基因治疗的临床试验也在进行中。应给予患者遗传咨询，避免近亲结婚；患者生育前或患者父母选择再生育前，要做基因携带者检测和产前诊断，以预防新的患者出生。

16

表 16-5-10　各型神经元蜡样质脂褐质沉积症的主要临床表现

亚型	发病年龄	主要临床表现	辅助检查
CLN1	婴儿，晚婴期，少年，成年	早发病者症状较严重。婴儿和少年期表现精神运动发育倒退；成人发病表现智能下降和精神症状；有癫痫发作、肌阵挛、肌张力减低、痉挛状态、共济失调；有进行性视力下降、视神经萎缩、视网膜色素变性	异常 EEG；颅脑 MRI 示小脑萎缩，早期为丘脑低密度，晚期白质高密度；PPT1 酶活性降低
CLN2	2~4 岁	2 岁后出现发育倒退和言语困难，癫痫发作、肌阵挛、共济失调；视神经萎缩、视网膜色素变性；多于 10~15 岁死亡	异常 EEG；颅脑 MRI 见脑萎缩
CLN3	4~14 岁	精神运动退步，精神发育迟缓，癫痫发作、肌阵挛，锥体外系症状，帕金森样症状，进行性行走困难，共济失调，构音障碍；4~10 岁视力下降，6~14 岁失明，视神经萎缩、视网膜色素变性，白内障；肥厚型心肌病；一般于 20~40 岁死亡	异常 EEG；颅脑 MRI 示小脑萎缩；肌肉活检可见自噬泡；淋巴细胞空泡样改变
CLN4A Kufs 病	30~40 岁	特点为痴呆，运动障碍及面肌运动障碍；癫痫发作、肌阵挛；小脑性共济失调，锥体外系症状；精神行为异常	颅脑 MRI 示脑白质病变、小脑萎缩
CLN4B Parry 病	30~40 岁	病程进展迅速，特点为癫痫发作、进行性肌阵挛癫痫；可有痴呆，言语障碍，小脑性共济失调，锥体外系和帕金森样症状；精神行为异常；一般于 30~40 岁死亡	异常 EEG；颅脑 MRI 示脑萎缩
CLN5	4~7 岁	精神运动发育倒退；癫痫发作、肌阵挛癫痫，共济失调、动作笨拙；精神运动障碍；进行性视力下降和视网膜色素变性；一般于 13~30 岁死亡	EEG、VEP、SEP 异常
CLN6	5~7 岁	癫痫发作，精神和运动功能倒退，进行性视力下降和视网膜色素变性；一般于 20 多岁死亡	EEG、VEP、SEP 异常
CLN7	1.5~7 岁	精神运动发育迟缓，语言发育迟缓；发病后认知功能迅速下降，病情进展迅速；难治性癫痫；共济失调，睡眠障碍，常需坐轮椅；进行性视力下降至失明、视神经萎缩、视网膜色素变性	异常 EEG；颅脑 MRI 示大脑和小脑萎缩
CLN8	2~7 岁	发育倒退，言语障碍；共济失调，癫痫发作，肌阵挛；进行性视力下降；多数在发病后 2 年卧床不起	异常 EEG；颅脑 MRI 示大脑和小脑萎缩
CLN8 北部癫痫变异型	5~10 岁	全面性强直-阵挛性发作，复杂部分性发作，发病后 2~5 年后出现精神衰退和迟滞，笨拙，平衡障碍；伴有精神行为异常。进展缓慢，病程长，中年之后癫痫发作逐渐减少	异常 EEG；颅脑 MRI 示脑萎缩
CLN9	4~10 岁	精神运动发育退步；癫痫发作，共济失调，强直，行走困难，构音障碍，缄默，进行性视力下降、视神经萎缩、视网膜色素变性。可早年死亡	异常 EEG；颅脑 MRI 示脑萎缩；可见有空泡的淋巴细胞
CLN10	出生后~10 余岁	癫痫，癫痫持续状态；痉挛状态，共济失调，智能下降，运动功能丧失；进行性视力下降、视神经萎缩、视网膜色素变性；其他畸形：低耳位，宽鼻梁。无义突变者可于出生后数天死亡	异常 EEG；颅脑 MRI 示大脑和小脑萎缩；周围神经轴索损害；部分肌活检可见成角形纤维萎缩，并可见颗粒状空泡
CLN11	20 余岁	病情进展迅速；癫痫发作，肌阵挛，共济失调，个别有智能下降；进行性视力下降、视神经萎缩、视网膜色素变性	异常 EEG；颅脑 MRI 示脑萎缩
CLN13	成人	进行性智力下降，痴呆，震颤，共济失调，运动障碍，构音障碍，锥体外系症状，癫痫，肌阵挛，口周不自主运动，精神行为异常	异常 EEG；颅脑 MRI 示大脑和小脑萎缩

注：EEG，脑电图；VEP，视觉诱发电位；SEP，躯体感觉诱发电位。

（二）脑腱黄瘤病

脑腱黄瘤病（cerebrotendinous xanthomatosis，CTX）又名胆甾烷醇增多症（cholestanosis），由Schneider（1936）和Van Bogaert（1937）先后描述。为常染色体隐性遗传病，是由于脂质代谢障碍导致多个组织器官受累。据估计人群中的发病率约为（3~5）/100 000。

【病因与发病机制】

本病为*CYP27A1*基因突变所致，该基因定位于染色体2q35，编码固醇27-羟化酶。该酶位于线粒体内，催化胆固醇合成胆汁酸的初始氧化反应，主要作用于胆固醇侧链的羟化。*CYP27A1*基因突变使固醇27-羟化酶活性减低或缺失，体内胆固醇不能有效代谢为胆汁酸，致使胆固醇和胆甾烷醇在多处组织器官内异常沉积，从而导致黄瘤病发生。目前已报告该基因上百种突变，主要为错义突变和无义突变，其次为剪切位点突变以及小片段的插入和缺失。

【病理】

神经组织和肌腱可见肉芽肿样病损，肺部也可出现类似病变。小脑半球常为黄色肉芽肿所充填，镜检下可见神经组织有广泛性脱髓鞘和囊性变，囊内含大形空泡及“泡沫”细胞，用脂肪染色证实为大量中性脂肪沉积。血管周围常见有多处狭长形裂，内含双折光性结晶（可能为胆固醇类物质），肌腱中也有类似的结晶存在。跟腱内黄瘤为暗黄色赘生物，镜下可见大量胆固醇沉积，伴有吞噬细胞增多和多核巨细胞浸润。

【临床表现】

多起病于少年期，但由于隐匿起病，典型症状在成年后逐渐明显，因而获得诊断较迟。幼年时常有智力较同龄儿低，可出现双眼白内障，随年龄增大逐渐出现肌腱肿物，以跟腱为最常见，其他如肱三头肌、胫骨结节以及手指伸肌腱等也可生长。神经系统症状常在青少年期或成年期出现，可有小脑性共济失调、抽搐、软腭或舌肌阵挛、锥体束损害征象等，晚期可有肌萎缩及假性延髓麻痹。常可在40~60岁死于并发症。个别病例还有伴发早发性动脉硬化、冠心病、慢性腹泻、肾结石、骨质疏松、甲状腺功能减退等全身症状。

【辅助检查】

可见血清和红细胞中胆甾烷醇含量增高，胆固醇仅轻度增高或无改变。脑脊液中胆固醇和胆甾烷醇都增高。神经传导速度可减慢，提示周围神经脱髓鞘改变。脑电图可见癫痫样异常放电。颅脑MRI显示小脑齿状核对称性异常信号，T_2为高信号，T_1为低或等信号，可有钙化和软化灶，T_2也可见双侧基底节高信号和脊髓异常信号，可有脑萎缩。

【诊断与鉴别诊断】

对幼儿期顽固性腹泻、儿童期白内障、青春期和成年期不明原因的跟腱肿物、成年期进行性神经功能障碍，且从小伴有不同程度的智能障碍，要注意排除本病。除根据临床症状外，血中胆甾烷醇增高而胆固醇不高、脑脊液中胆固醇增多以及肌腱黄色瘤的病理活检有一定的诊断价值，*CYP27A1*基因检测发现致病性变异有助确诊。鉴别诊断上要与其他原因导致的白内障、小脑性共济失调等鉴别。

【防治】

口服鹅去氧胆酸（chenocholic acid）每日750mg后，可使生化指标明显下降，临床症状改善，延缓疾病进程，但黄瘤不能消失。有报道约一半患者服鹅去氧胆酸后神经症状仍进一步恶化，其存活率与诊断早晚有关，故早期诊断，早期治疗对延缓疾病有重要作用。应给予患者遗传咨询，避免近亲结婚；患者父母选择再生育时，要做基因携带者检测和产前诊断。

第六节　染色体病

染色体病（chromosomal disease）是由于先天性染色体数目或结构异常而导致的一组疾病，现今已发现人类染色体数目异常和结构畸变类型达数千种。由于染色体病可累及众多基因，发生多个器官和系统的异常，因此临床表现复杂，可有多发的先天性畸形、性征异常、智力低下、生长发育障碍和多系统的损害，同时对生育产生不良影响，如不孕、流产等。

调查显示染色体异常占妊娠首3个月流产胚胎的50%、死产婴的8‰、新生儿死亡的6‰、新生活婴的5‰~10‰、一般人群的5‰。不同的染色体病有不同的发生率，男女患病率也不同，如较常见的18三体综合征，在新生儿发病率约0.125‰~0.286‰，女性明显多于男性，两者之比为4∶1；13三体综合征多在胚胎或胎儿期死亡而致流产或死产，新生儿中的发病率约为0.167‰~0.2‰，女性较男性多见；猫叫综合征在活产婴中发病率约为0.02‰~0.05‰，以女性多见。而性染色体异常的先天性睾丸发育不全综合征在男性新生儿约为1‰~2‰，在男性不育患者中为10%。

染色体病的病因和发病机制极为复杂。在一般群体中，平衡易位发生率约1.9‰，这些个体由于没有遗传物质的增多或丢失，并不表现畸形等症状，但生育染色体异常患者的概率显著增高，是染色体结构畸变综合征的主要来源。生育年龄也是染色体病发生的重要原因之一，如已证实21三体综合征的发生与母亲高龄有关；单纯型18三体综合征多是由于母亲卵子形成过程中发生减数分裂不分离所致，常发生在年龄较大的父亲、母亲，52%超过35岁，母亲的平均年龄为32.5岁，以25~30岁和40~45岁为两个高峰，父亲平均年龄为34.9岁；又如13三体综合征发生的原因之一也可能与母亲高龄有关，平均母孕龄为31.6岁，且父亲平均年龄也偏高，为34.6岁；先天性睾丸发育不全综合征是由于亲代生殖细胞在减数分裂过程中或受精卵在卵裂过程中，性染色体发生不分离所致。X染色体上Xg血型的家系分析表明，先天性睾丸发育不全综合征60%是由于母亲性染色体不分离而致病的，40%是由于父亲，其发生似乎也与母亲年龄有关，患儿母孕龄平均32岁（正常男婴的平均母龄为28岁），尚未证明与父亲年龄有关。除了生育年龄之外，染色体病的发生还受到遗传、电离辐射、化学物质、生物因素如病毒感染等因素的影响。另外也有一些原因不明，如18三体综合征在某些地区或季节发病率明显增高；79%的13三体综合征病例妊娠于寒冷季节,其原因不明。

染色体病的诊断主要根据生长发育迟缓、智力低下、多发畸形、特殊容貌以及特殊皮纹,染色体核型分析和染色体微阵列分析有助确诊。对有羊水过多、宫内发育迟缓、过期妊娠、高龄产妇、习惯性流产以及曾生育过染色体异常的孕妇等应警惕染色体病的发生,超声检查可做初步排查,必要时应行产前诊断。

染色体病目前无有效的治疗,预后不佳,只能进行特殊的教育和对症处理。而产前诊断和有选择性流产是防止患者出生的重要手段。下面仅介绍几种常见且与神经科关系较密切的染色体病。

一、唐氏综合征

唐氏综合征(Down syndrome),又称先天愚型,21 三体综合征(trisomy 21 syndrome),由 Seguin(1846)首先描述,是第一个被认识并且是最常见的染色体病。群体发病率为 0.45‰~1.5‰。

【病因与发病机制】

21 三体综合征的病因和发病机制可能有下面几种:①单纯型:患者的细胞系均为 21 三体,是减数分裂不分离的结果,几乎都为新发。不分离可发生在第一次减数分裂,也可发生在第二次减数分裂时,形成具有两个 21 号染色体的配子。随着母龄的增长,出生 21 三体综合征患儿的风险明显增加,母孕龄为 40 岁时,其风险为 10.5‰,而 45 岁以上的孕妇可达 33.6‰。由于女性出生时所有的卵母细胞都已经过第一次减数分裂,处于休止期或核网期直到排卵,因此卵母细胞长期接受内外环境因素的影响以及自身老化,可能导致减数分裂不分离。②嵌合型:患者有两种或两种以上细胞系,它们是受精卵有丝分裂不分离的结果,且不分离多发生于第二次卵裂以后的某次有丝分裂,不分离发生的时间越长,正常细胞所占比例越大,症状越轻;嵌合体也可由 21 三体的受精卵发生染色体丢失形成,即一个细胞株丢失了一条 21 号染色体,另一细胞株仍为 21 三体。③易位型:患者细胞中有一条不平衡易位的染色体,Dq21q 易位中 55% 是新发生的,45% 是由于双亲之一有罗伯逊易位。而 21qGq 易位的 96% 是新发生的。

此外,研究发现 21 三体综合征患者多种酶或生物活性物质异常,其中超氧化物歧化酶 1(SOD-1)的含量为正常人的 150%。该酶基因定位于 21q22.1,符合基因剂量效应。增高的 SOD-1 可引起氧衍生物代谢障碍,破坏细胞膜结构和功能,特别是胆碱能系统,可能是导致临床症状的原因之一。

【临床表现】

主要表现智力障碍、特殊面容、发育迟缓和皮纹改变等。智力障碍多为中~重度、IQ 多在 25~49,嵌合型症状较轻。患儿出生时体重轻、肌张力低、生长发育迟缓、囟门迟闭、半数患者有第三囟门;特殊面容表现为头小而圆、枕骨扁平、睑裂小、内眦赘皮、眼距宽、外眼角上斜、鼻梁低平;上腭高尖、嘴小唇厚,常张口弄舌、流涎,故又名伸舌样痴呆。约 40% 患者伴有先天性心脏病,以房室间隔缺损多见。男性患者常有单侧睾丸未降,无生育力;女性患者性成熟较晚,月经初潮年龄延迟,少数可生育。

【辅助检查】

1. 染色体核型分析　根据患者核型不同可分为三种类型。

(1) 单纯型:核型为 47,XX(XY),+21,占先天愚型的 92.5%,所有体细胞多了一条 21 号染色体。

(2) 嵌合型:核型多数为 46,XX(XY)/47,XX(XY),+21,占 2.7%,患者的体细胞有两种染色体核型,一部分为正常核型细胞,另一部分细胞多了一条 21 号染色体,症状一般较单纯型轻,通常正常核型细胞越多,症状越轻。

(3) 易位型:核型为 46,XX(XY),t(Dq;21q)或 46,XX(XY),t(21q;Gq),占 4.8%,是由于 21 号染色体与 D 组或 G 组染色体发生易位,最常见的是 14q 和 21q 易位,其次为 13q 和 21q 易位或 21q 和 21q 易位。无论何种易位,患者虽然只有 46 条染色体,但由于一条 21 号染色体长臂接到了另一条(G 组或 D 组)染色体上,加上另外的两条 21 号染色体,其结果是 21 号染色体长臂部分存在三份,而决定临床表现的关键区域在 21q22,故临床上仍表现 21 三体的症状。

2. 影像学检查　可见骨盆狭窄,第 5 指的第 2 指骨短或缺如,第 12 肋骨缺失。其他有小头、无额窦、额缝闭合延迟等。部分患者可见内脏畸形,如十二指肠狭窄,巨结肠等。

3. 皮肤纹理分析　皮纹理特点为有尺侧箕形指纹比例高;约 50% 的患者有双侧通贯掌;82% 有 t 三叉点上移,atd 角增大;部分病例有第 5 指单一指间褶;72% 有足趾球区胫侧弓形纹。

4. 其他检查　21%~28% 患者有脑电图异常,多为弥漫性慢波增多;超声心动图可见心脏畸形;部分患者血液学检查可出现"白血病反应"。

【诊断】

临床诊断主要依据特殊面容、智能障碍和皮纹学特点,但最终确诊需要染色体核型分析结果。因遗传异质性现象,某些染色体异常或基因病也具有与本病相类似的症状和体征,且患者的症状和体征也会随生长发育而变化,要注意鉴别,需进一步做染色体核型分析以确诊。

【治疗与预防】

尚无治疗本病的有效药物。教育和训练对增强患儿的体力、生活能力以及延长生命有重要的作用。同时可补充维生素 B_1、维生素 B_6、叶酸、γ-氨基丁酸、甲状腺素、谷氨酸及苯丙酸诺龙等,对身体和神经系统营养及发育有一定作用。

本病预后差,患者平均寿命只有 16.2 岁,50% 患儿在 5 岁前死亡,其他年龄组的死亡率比一般人高 5~6 倍,只有 8% 的患者活过 40 岁,2.6% 活过 50 岁。患者的寿命长短通常取决于有无严重的先天性心脏病和消化道畸形以及抗感染能力降低的程度。此外,患者的白血病发生率为普通人群的 15 倍,也是死亡的主要原因。

由于无有效治疗方法,预防患儿出生十分重要。一般预防包括孕前开始就应避免接触致畸、致突变、致断裂的因素，预防病毒感染。约占80%的21三体综合征患儿来源于高龄产妇(35岁以上)，因此，应对她们常规进行产前染色体检查；对35岁以下孕妇，应在孕早期或中期做21三体综合征筛查，风险高的孕妇要抽取羊水或脐血进行产前染色体分析；对已有一个患儿的双亲，需进行染色体检查，以排除易位携带者或嵌合体；如已证明双亲之一为易位携带者或嵌合体的孕妇，也应做产前诊断，一旦证实为患者即终止妊娠。

二、脆性X综合征

脆性X综合征(fragile X syndrome，FXS)是X连锁智力发育迟缓(X-linked mental retardation，XLMR)中发病率最高的一种遗传病，由Lubs(1969)首次报道。因染色体Xq27存在脆性位点，故称为脆性X综合征，是一种低外显率的X连锁显性遗传病，表现出独特的遗传特征，男性患者多见且症状较重，女性约有1/3表现出智力低下或其他症状，但多数较轻。据统计，本病约占X连锁智力低下患者的40%，男性发病率约为1/4 000，女性约为1/6 000，在遗传性智力低下中其发病率仅次于21三体综合征。

【病因与发病机制】

1977年Harvey用G显带技术在4个X连锁智力低下家系中，观察到20名男性患者均带有“标记X染色体”，并证明由智力正常的母亲遗传。同年，Sutherland证明X染色体长臂末端的“细丝状缢痕”位于Xq27.3，将其命名为“脆性位点”，带有这个脆性位点的X染色体称脆性X染色体(fragile X，Fra X)，同时确认其与X连锁智力低下的关系。1991年，分属法国、澳大利亚和美国的三个研究小组克隆了FXS的基因，并命名为*FMR-1*基因，该基因定位于Xq27.3，编码FMRP(fragile mental retardation protein)蛋白。FMRP蛋白在神经元中高度表达，在胶质细胞中表达低，为一种选择性的RNA结合蛋白，它与多核糖体一起形成信使核蛋白复合体，参与转录水平的调控，作为mRNA调节大脑功能。在大脑发育过程中，FMRP控制包括突触素、髓磷脂蛋白、脂质蛋白等的表达，在受体信号表达、细胞骨架重构和蛋白质合成中发挥重要调节作用。FMRP缺乏失去上述多种调控能力，导致大脑发育异常。

*FMR-1*基因1号外显子5’非翻译端(5′-untranslation，5’-UTR)的CGG重复序列异常扩增以及启动子区CpG岛的异常甲基化是脆性X综合征的主要原因。由于(CGG)n的异常扩增，导致*FMR-1*基因上游的CpG岛发生异常甲基化，使*FMR-1*基因表达降低或完全抑制而出现一系列临床症状。*FMR-1*基因(CGG)n的正常范围为6~40，根据重复序列拷贝数及其与表型的关系可分为4种类型：①中间重复(n=41~54)；②前突变(n=55~200)：产生获得性毒性功能，可导致神经系统变性，临床上表现为脆性X连锁震颤/共济失调综合征(fragile X tremor/ataxia syndrome，FXTAS)，一般在50岁后发病；③全突变(n>200)：伴基因上游的CpG岛异常甲基化，可导致*FMR-1*基因功能完全丧失，引起神经系统发育异常，临床上表现为FXS。④嵌合型：12%~41%的FXS男性患者为此型。中间重复和前突变在女性可导致卵巢早衰1型(premature ovarian failure 1)。

(CGG)n的扩增由女性传递，携带前突变的母亲将突变传递给子代时，(CGG)n大多扩增为全突变，子代发病机会增加。(CGG)n的大小与Fra X的表达及表型之间有较为一致的相关性。大片段的CGG重复伴甲基化，则Fra X阳性并出现智力低下；若重复片段较小且无甲基化，则Fra X阴性并且表型正常。FXS的另一个特征是存在正常表型的男性携带者，约20%带有前突变而表型正常的男性，能将突变传给女儿，后者亦无症状，但可发生进一步突变及异常甲基化，而将Fra X传给下一代。一般情况下，正常表型男性携带者的外孙患智力低下的风险为40%，重外孙为50%，而男性携带者的兄弟患病概率仅9%。如果女性携带者有脆性X综合征的特征(如轻度智力低下、语言功能差或面容改变)，其儿子智力低下的风险为50%。

病理改变主要是神经元和星形胶质细胞可见FMR1mRNA阳性的包涵体。

【临床表现】

1. 脆性X综合征(FXS)

(1) 神经系统：自幼智力发育迟缓，大多数男性患者的智商(IQ)低于50，并有随年龄增长而下降的趋势；语言障碍表现为学话年龄迟，表达能力差，大部分患者有病理性模仿，重复言语，词汇缺乏；常有注意力不集中，多动或孤僻(如害羞、逃避目光接触、自闭行为等)等行为异常；可有癫痫(20%)；约50%的女性患者表现听力下降或轻度的智力低下。

(2) 容貌和其他异常体征：发育较快，身高和体重常超过正常儿童；表现大头，长脸，面中部发育差，前额突出，下颌前突；高腭弓；大耳外翻，招风耳，单耳轮；漏斗胸；过度伸展的关节、脊柱侧弯及扁平足等。

(3) 其他系统：青春期后多数男性患者有睾丸增大，少数在青春期前可表现大睾丸；可有二尖瓣脱垂。

2. 脆性X震颤/共济失调综合征(FXTAS)　是近年发现的一种综合征，50岁以后发病，男性患者明显多于女性患者，病情进行性发展。表现有帕金森样症状，如面具脸、多种类型震颤(动作、静止、位置、意向)、运动障碍等；共济失调步态，精细动作困难，辨距不良，构音障碍；进行性记忆力和认知功能下降，执行功能障碍；可伴有周围神经病；精神行为障碍，焦虑和抑郁等；伴有阳痿和卵巢早衰。大多数患者有FXS的家族史。

【辅助检查】

FXS超声心动图可见二尖瓣脱垂。FXTAS可有甲状腺功能减退和性腺功能异常，颅脑MRI可见全脑萎缩，小脑中脚T_2WI信号增高。

在外周血细胞中可检出脆性X位点(Xa27.3)表达。一般智力低下的男性患者有5%~30%的细胞表达脆性X染色体。中山医学院医学遗传教研室采用此法对127例原因不明智力低下患者进行脆性X染色体研究，发现52例(40.9%)阳性患者。

三引物PCR扩增产物通过毛细电泳方法进行片段分析可

精确检测 *FMR-1* 基因 1 号外显子（CGG）拷贝数，是确诊的重要指标，并且可以判断各种分型以及检出携带者。

【诊断】

对智力障碍、巨睾症、大耳、特殊面容等临床表现的男性，应进一步作脆性 X 染色体检查和 *FMR-1* 基因检测，由于染色体检查费时和准确度有限，目前多直接采用基因检测方法确诊。

鉴别诊断方面主要与其他疾病引起的精神运动发育迟缓和智力低下鉴别，包括：普拉德-威利综合征（Prader-Willi），该病表现为发育迟缓，面容异常，新生儿期吸吮困难、肥胖及生殖系统畸形；索托斯综合征（Sotos syndrome），表现为智力障碍，行为异常，大头畸形和癫痫；克兰费尔特综合征（Klinefelter syndrome），20%的患者出现智力低下，有生殖系统畸形等。对于 FXTAS 患者，还需要注意与可表现帕金森综合征和小脑性共济失调的神经变性病和遗传病相鉴别，通过家系调查和实验室检查可明确诊断。

据美国妇产科医师协会和美国医学遗传学学院指南，对 FXS 患者及其血缘亲属，以及有无法解释的智力缺陷或发育迟缓、独立的智能低下、孤独症、家族性卵巢早衰或 40 岁以下出现卵巢刺激素升高、独立的小脑震颤共济失调的患者，均应通过检测绒毛或羊水细胞进行产前诊断。

【治疗】

一方面是早期进行语言、行为及职业训练，以改善患者生活能力。另一方面是对症治疗，以改善患者的生活质量。对孤僻的症状可用中枢神经兴奋剂；焦虑、抑郁症状用 5-羟色胺再摄取抑制剂；易激惹及攻击行为可用抗精神病药；多动症状用 α 受体激动剂可获得一定改善；对儿童患者焦虑和情绪相关的异常行为，用米诺环素治疗可获显著改善；伴癫痫患者需用抗癫痫药物。近年开展了靶向治疗 FXS 的研究，如谷氨酸盐受体拮抗剂、γ-氨基丁酸受体激动剂等可能逆转 FMRP 的缺失，从而达到根治目的。

三、其他染色体病

其他较常见染色体病主要临床表现和辅助检查见表 16-6-1。

表 16-6-1　其他染色体病的主要临床表现

病名	染色体核型	主要临床表现和预后	辅助检查
18 三体综合征（Edwards 综合征）	47，XX（XY），+18（占 80%）；46/47，XX（XY）嵌合体（占 10%）；48，XXX（XXY），+18（占 2%～10%）	出生体重低，喂养困难，反应弱，肌张力增高；小头畸形，枕部突出；低位耳，耳廓扁平；眼距宽，内眦赘皮，眼球小，角膜浑浊；鼻梁细长，嘴小；颈短，皮肤松弛，胸骨短，骨盆狭窄；脐疝或腹股沟疝；特殊的握拳方式，"摇椅底"足、外生殖器发育不良等；95% 有先天性心脏病。90% 在 1 岁内死亡	妊娠早期羊水 γ-谷氨酸转肽酶活性明显降低；有 5 个以上弓形指纹，atd 角大于 70°；1/4 患者为通贯掌；超声心动图示心脏异常；X 线可见多发骨骼异常
13 三体综合征（Patau 综合征）	46，XX（XY），+13（占 80%）；46，XX（XY），−14，+t（13q；14q）（占 10%～15%）；嵌合体（占 5%）	出生体重低，生长发育迟缓，喂养困难；小头、小眼畸形，虹膜缺如及视网膜发育不良，眼距宽，内眦赘皮；前额倾斜，鼻大而扁平，耳位低和耳畸形；小下颌，常伴唇裂和/或腭裂。多指（趾），特殊握拳，"摇椅底"足。80% 伴有各种先天性心脏畸形，常有多囊肾、隐睾或双角子宫等异常。存活时间长者，有严重智力障碍，癫痫发作，肌张力低等。平均寿命为 130 天，90% 在 6 个月内死亡	患儿有胎儿血红蛋白（HbF）增高，出生时 Gower 血红蛋白仍存在，Porland 血红蛋白增高；有 5 个以上弓形指纹，atd 角大于 70°；1/4 患者为通贯掌；40% 患者为小指单一皱褶
猫叫综合征（5p-综合征）	46，XX（XY），del（5）（p15）	出生体重低，生长发育迟滞；由于喉软骨发育不全致哭声似猫叫；小头畸形，婴儿呈满月脸（少年为长脸）；眼距宽，内眦赘皮，外眦下降，白内障，非会聚性斜视；鼻梁低平，小颌，牙齿错位咬合，唇腭裂，面部不对称；常并发先天性心脏病，婴儿期肌张力降低，成年患者肌张力增高。极度智力障碍；约 20% 患者有先天性心脏病	常有通贯掌，弓形纹增多；CT 示肾畸形；颅脑 MRI 见大脑萎缩、脑室扩大、小脑萎缩和脑积水；IQ 常低于 20；心脏彩超可见室间隔缺损和动脉导管未闭等

续表

病名	染色体核型	主要临床表现和预后	辅助检查
先天性睾丸发育不全综合征(Klinefelter综合征)	47,XXY(占80%);47,XXY/46,XY嵌合体(占10%);多染色体核型(占10%)	青春期前部分患者可表现为学习成绩差,语言功能偏低,身高比同龄儿平均值偏高。青春期后第二性征不明显,无喉结,胡须,体毛少,阴毛分布呈女性,约25%表现男性乳房发育;睾丸小、质硬,阴茎细小,不育;身材瘦高,四肢长,双手平举时两中指间距超过身高;皮肤较细软。约1/4患者有轻度或中度智力减退,少数患者有精神异常和抵触社会行为	曲细精管萎缩,呈玻璃样变,无精子产生;皮纹改变为弓形纹增多,指嵴纹总数降低;血雄性激素分泌降低,雌激素水平增高,卵泡雌激素水平增高;尿17-酮类固醇增高;脑电图可有异常

16

参考文献

[1] YUAN X, ARUNKANTH A, WILLIAM R. et al. Solving the molecular diagnostic testing conundrum for Mendelian disorders in the era of next-generation sequencing: Single-gene, gene panel, or exome/genome sequencing[J]. Genet Med, 2015, 17(6): 444-451.

[2] 刘焯霖,梁秀龄,张成. 神经遗传病学[M]. 北京:人民卫生出版社,2011.

[3] GILISSEN C, HOISCHEN A, BRUNNER H G, et al. Disease gene identification strategies for exome sequencing[J]. Eur J Hum Genet, 2012, 20(5): 490-497.

[4] RICHARDS S, AZIZ N, BALE S, et al. Standards and guidelines for the interpretation of sequence variants: A joint consensus recommendation of the American College of Medical Genetics and Genomics and the Association for Molecular Pathology[J]. Genet Med, 2015, 17(5): 405-424.

[5] 袁海明,朱钧萍,邓小燕. 染色体微阵列技术在2 000例儿科患者中的应用[J]. 中华医学遗传学杂志,2016,23(2):247-251.

[6] KAWECKA K, THEODOULIDES M, HASOGLU Y, et al. Adeno-associated virus(AAV) mediated dystrophin gene transfer studies and exon skipping strategies for Duchenne muscular dystrophy(DMD)[J]. Curr Gene Ther, 2015, 15(4): 395-415.

[7] RODRIGUES M, YOKOTA T. An overview of recent advances and clinical applications of exon skipping and splice modulation for muscular dystrophy and various genetic diseases[J]. Methods Mol Biol, 2018, 1828: 31-55.

[8] CHIRIBOGA C A, SWOBODA K J, DARRAS B T, et al. Results from a phase 1 study of nusinersen[ISIS-SMN(Rx)] in children with spinal muscular atrophy[J]. Neurology, 2016, 86(10): 890-897.

[9] VAN ROON-MOM W M C, ROOS R A C, DE BOT S T. Dose-dependent lowering of mutant Huntingtin using antisense oligonucleotides in Huntington disease patients[J]. Nucleic Acid Ther, 2018, 28(2): 59-62.

[10] TANG B, LIU C, SHEN L, et al. Frequency of SCA1, SCA2, SCA3/MJD, SCA6, SCA7, and DRPLA CAG trinu-cleotide repeat expansion in patients with hereditary spinocerebellar ataxia from Chinese kindreds[J]. Arch Neurol, 2000, 57(4): 540-544.

[11] DENIER C, DUCROS A, DURR A, et al. Missense CACNA1A mutation causing episodic ataxia type 2[J]. Arch Neurol, 2001, 58(2): 292-295.

[12] SILVEIRA I, MIRANDA C, GUIMARAES L, et al. Trinucleotide repeats in 202 families with ataxia: A small expanded(CAG)n allele at the SCA17 locus[J]. Arch Neurol, 2002, 59(4): 623-629.

[13] TAKASHIMA H, BOREKOEL C F, JOHN J, et al. Mutation of TDP1, encoking a topoisomerase I-dipindint DNA damage repair enzyme, in spinocerebellar ataxia with axomal neuropathy[J]. Nature Genet, 2002, 32(2): 267-272.

[14] YABE I, SASAKI, H, CHEN D H, et al. Cerebellar ataxia type 14 caused by a mutation in protein kinase C gamma[J]. Arch Neurol, 2003, 60(12): 1749-1751.

[15] ROLFS A, KOEPPEN A H, BAUER I, et al. Clinical features and neuropathology of autosomal dominant spinocerebellar ataxia(SCA17)[J]. Ann Neurol, 2003, 54(3): 367-375.

[16] MATEO I, LLOREA J, VOLPINI V, et al. GAA expansion size and age at onset of Freidreich's ataxia[J]. Neurology, 2003, 61(2): 274-275.

[17] BUZUB C H, GATTI R A, NGUYEN V Q, et al. Comprehensive scanning of the ATM gene with DOVAM-S[J]. Hum Mutat, 2003, 21(2): 123-131.

[18] 谢秋幼,梁秀龄,李洵桦. 我国南方汉族人脊髓小脑性共济失调不同基因亚型的频率分布[J]. 中华检验医学杂志,2004,27(9):555-557.

[19] 谢秋幼,梁秀龄,李洵桦,等. 脊髓小脑性共济失调12型的分子遗传学诊断及临床分析[J]. 中山大学学报(医学科学),2004,25(2):138-140.

[20] WAN J, KHANNA R, SANDUSKY M, et al. CACNA1A mutations causing episodic and progressive ataxia alter channel trafficking and kinetics[J]. Neurology, 2005, 64(12): 2090-2097.

[21] CHEN D H, CIMINO P J, RANUM L P, et al. The clinical and genetic spectrum of spinocerebellar ataxia 14[J]. Neurology, 2005, 64(7): 1258-1260.

[22] YU G Y, HOWELL M J, ROLLER M J, et al. Spinocerebellar ataxia type 26 maps to chromosome 19p13.3 adjacent to SCA6[J]. Ann Neurol, 2005, 57(3): 349-354.

[23] DONG Y, SUN Y M, WU Z Y, et al. Chinese patients with spinocere-

bellar ataxia type 3 presenting with rare clinical symptoms[J]. J Neurol Sci,2013,324(1-2):167-171.

[24] ORR H T. Cell biology of spinocerebellar ataxia[J]. J Cell Biology, 2012,197(2):167-177.

[25] GAALEN J V,GIUNTI P,WARREMBURG B P V D. Movement disorders in spinocerebellar ataxias[J]. Mov Disord, 2011, 26(5): 792-800.

[26] ROTHBLUM-OVIATT C, WRIGHT J, LEFTON-FREIF M A, et al. Ataxia telangiectasia: A review[J]. Orphanet J Rare Dis, 2016, 11(1):159.

[27] WU C,CHEN D B,FENG L,et al. Oculomotor deficits in spinocerebellar ataxia type 3: Potential biomarkers of preclinical detection and disease progression[J]. CNS Neurosci Ther,2017,23(4):321-328.

[28] VISHWAKARMA P, MUTHUSWAMY S, AGARWAL S. Current molecular insight to reveal the dynamics of CAG repeating units in spinocerebellar ataxia[J]. Intractable Rare Dis Res,2018,7(2):79-86.

[29] MARTINS JUNITOR C R, BORBA F C, MARTINEZ A R M, et al. Twenty-five years since the identification of the first SCA gene: History, clinical features and perspectives for SCA1[J]. Arq Neuro-Psiquiatr,2018,76(8):555-562.

[30] VAN PAASSEN B W, VAN DER KOOI A J, VAN SPAENDONCK-ZWARTS K Y, et al. PMP22 related neuropathies: Charcot-Marie-Tooth disease type 1A and Hereditary Neuropathy with liability to Pressure Palsies[J]. Orphanet J Rare Dis,2014,9:38.

[31] GESS B, SCHIRMACHER A, BOENTERT M, et al. Charcot-Marie-Tooth disease: Frequency of genetic subtypes in a German neuromuscular center population[J]. Neuromuscul Disord, 2013, 23(8): 647-651.

[32] SAPORTA A S, SOTTILE S L, MILLER L J, et al. Charcot-Marie-Tooth disease subtypes and genetic testing strategies[J]. Ann Neurol, 2011,69(1):22-33.

[33] JUN L I, BRETT P, COLIN M, et al. The PMP22 gene and its related diseases[J]. Mol Neurobiol,2013,47(2):673-698.

[34] ADAMS D, SUHR O B, HUND E, et al. First European consensus for diagnosis, management, and treatment of transthyretin familial amyloid polyneuropathy[J]. Curr Opin Neurol,2016,29(Suppl 1):S14-S26.

[35] CONCEICAO I, GONZALEZ-DUARTE A, OBICI L, et al. "Red-flag" symptom clusters in transthyretin familial amyloid polyneuropathy[J]. J Peripher Nerv Syst,2016,21(1):5-9.

[36] SEKIJIMA Y, UEDA M, KOIKE H, et al. Diagnosis and management of transthyretin familial amyloid polyneuropathy in Japan: Red-flag symptom clusters and treatment algorithm[J]. Orphanet J Rare Dis, 2018,13(1):6.

[37] LARISSA K L P, KLICIA N, LUCIANA P S, et al. Tuberous sclerosis complex: Review based on new diagnostic criteria[J]. An Bras Dermatol,2018,93(3):323-331.

[38] MARI W K, MOTOHIDE U, KAZUTOSHI F, et al. Tuberous sclerosis complex: Recent advances in manifestations and therapy[J]. Int J Urol,2017,24(9):681-691.

[39] PALAVRA F, ROBALO C, REIS F. Recent advances and challenges of mTOR inhibitors use in the treatment of patients with tuberous sclerosis complex[J]. Oxid Med Cell Longev,2017,2017:9820181.

[40] JACQUELINE A F, JOHN, A L, ZUHAL Y, et al. Adjunctive everolimus therapy for treatment-resistant focal-onset seizures associated with tuberous sclerosis(EXIST-3): A phase 3, randomised, double-blind, placebo-controlled study[J]. Lancet,2016,388(10056):2153-2163.

[41] KRESAK J L, WALSH M. Neurofibromatosis: A review of NF1, NF2, and Schwannomatosis[J]. J Pediatr Genet,2016,5(2):98-104.

[42] TROVO-MARQUI A B, TARAJA E H. Neurofibromatosis: A general outlook[J]. Clin Genet,2006,70(1):1-13.

[43] BASER M E, FRIEDMAN J M, JOE H, et al. Empirical development of improved diagnostic criteria for neurofibromatosis 2[J]. Genet Med,2011,13(6):576-581.

[44] EVANC D G, HUSON S M, DONNAI D, et al. A genetic study of type 2 neurofibromatosis in the United Kingdom. I. Prevalence, mutation rate, fitness, and confirmation of maternal transmission effect on severity[J]. J Med Genet,1992,29(12):841-846.

[45] SHIRLEY M D, TANG H, GALLIONE C J, et al. Sturge-Weber syndrome and port-wine stains caused by somatic mutation in GNAQ[J]. New Eng J Med,2013,368(21):1971-1979.

[46] 卜姗姗,朱颖,肖江喜,等. 苯丙酮尿症颅脑 MRI 表现[J]. 中国医学影像技术,2017,33(12):1802-1805.

[47] 中华医学会儿科学分会内分泌遗传代谢学组,中华预防医学会出生缺陷预防与控制专业委员会新生儿筛查学组. 高苯丙氨酸血症的诊治共识[J]. 中华儿科学杂志,2014,52(6):430-432.

[48] WANG R Y, BODAMER O A, WATSON M S, et al. Lysosomal storage diseases: Diagnostic confirmation and management of presymptomatic individuals[J]. Genet Med,2011,13(5):457-484.

[49] 中华医学会儿科学分会遗传代谢内分泌组,等. 中国戈谢病诊治专家共识(2015)[J]. 中华儿科杂志,2015,53(4):256-261.

[50] 笪宇威,李韵,张新卿,等. 一例成年起病的 Krabbe 病的临床、影像学以及基因突变分析[J]. 中华医学遗传学杂志,2013,30(5): 585-588.

[51] 马秀伟,赵家艳,朱丽娜,等. 第二代测序技术诊断球形细胞脑白质营养不良 1 例报告[J]. 临床儿科杂志,2017,35(8):625-628.

[52] 杨坤芳,陈育才. 异染性脑白质营养不良[J]. 国际儿科学杂志, 2018,45(10):752-755.

[53] 雷梅芳,张玉琴. Fabry 病神经系统损害的研究进展[J]. 医学综述,2016,22(4):756-766.

[54] 赵飞,窦艳娜,赵占正. Fabry 病的诊疗新进展[J]. 医学理论与实践,2016,29(13):1709-1711.

[55] 马杰,田建军,文煜冰,等. 12 例 Fabry 病患者临床及病例分析[J]. 基础医学与临床,2015,35(1):90-94.

[56] JEANINE R. JARNES U T Z, SARAHKI M, et al. Infantile gangliosidoses: Mapping a timeline of clinical changes[J]. Mol Genet Metab,2017,121(2):170-179.

[57] 冀浩然,肖江喜,李东晓,等. GM1 神经节苷脂累积病 6 例患儿临床及遗传学研究[J]. 中华使用儿科临床杂志,2016,31(20): 1536-1540.

[58] 何玺玉. X-连锁肾上腺脑白质营养不良的诊断与治疗[J]. 中华实

用儿科临床杂志,2015,30(8):561-564.
[59] 崔玉环,张朝东,魏玉磊. Refsum 病研究进展[J]. 实用医学杂志,2010,26(1):4-6.
[60] 梁秀龄,李洵桦. 肝豆状核变性[M]. 北京:人民卫生出版社,2012.
[61] WALSHE J M. Wilson' Disease:1912-2000[J]. Mov Disord,2006,21(2):142-147.
[62] 周香雪,李洵桦,梁秀龄,等. 青霉胺治疗引起肝豆状核变性神经症状加重[J]. 中华神经科杂志,2008,35(4):674-677.
[63] CHEN D B,FENG L,LIN X P,et al. Penicillamine increases free copper and enhances oxidative stress in the brain of toxic milk mice[J]. PLoS one,2012,7(5):e37709(1-14).
[64] ZHANG J W,LIU J X,HOU H M,et al. Effects of tetrathiomolybdate and penicillamine on brain hydroxyl radical and free copper levels:A microdialysis study in vivo[J]. Biochem Biophys Res Commun,2015,458(1):82-85.
[65] XIE J J,WU Z Y. Wilson's disease in China[J]. Neurosci Bull,2017,33(3):323-330.
[66] ROBERTS E A. Update on the diagnosis and management of wilson disease[J]. Curr Gastroenterol Rep,2018,20(12):1-12.
[67] CZLONKOWSKA A,LITWIN T,DUSEK P,et al. Wilson disease[J]. Nat Rev Dis Primers,2018,4(1):1-20.
[68] KRUER M C,BODDAERT N,SCHNEIDER S A,et al. Neuromaging features of neurodegeneration with brain iron accumulation[J]. AJNR Am J Neuroadiol,2012,33(3):407-414.
[69] HOGARTH P. Neurodegeneration with brain iron accumulation:Diagnosis and management[J]. J Mov Disord,2015,8(1):1-13.
[70] 李小元,陈先文. 泛酸激酶相关神经变性疾病遗传学与临床研究进展[J]. 中国现代神经疾病杂志,2012,12(3):367-371.
[71] MOLE S E,ANDERSON G,BAND H A,et al. Clinical challenges and future therapeutic approaches for neuronal ceroid lipofuscinoses[J]. Lancet Neurol,2019,18(1):107-116.
[72] NITA D A,MOLE S E,MINASSIAN B A. Neuronal ceroid lipofuscinoses[J]. Epileptic Disord,2016,18(Suppl. 2):S73-S88.
[73] 魏博,毛善英,刘志蓉,等. 脑腱黄瘤病的临床与基因突变分析[J]. 中华神经科杂志,2012,45(9):646-647.
[74] 钟诚,赵强,邓佳,等. 一例脑腱黄瘤病患者的 CYP27A1 基因突变[J]. 中国神经精神疾病杂志,2014,40(1):2-6.
[75] XIAO H,YANG Y L,ZHANG C Y,et al. Karyotype analysis with amniotic fluid in 12365 pregnant women with indications for genetic amniocentesis and strategies of prenatal diagnosis[J]. J Obstet Gynaecol,2016,36(3):293-296.
[76] 吴英,阮燚,闫慧慧. 脆性 X 综合征的发病机制及诊治进展[J]. 国际综述,2018,24(18):3664-3668.
[77] STARK Z,FRANCIS D,GAFFNEY L,et al. Prenatal diagnosis of fragile X syndrome complicated by full mutation retraction[J]. Am J Med Genet A,2015,167A(10):2485-2487.

16

第十七章　神经系统变性疾病

（姚晓黎）

17

第一节 概 述

神经系统变性疾病(简称神经变性疾病)是指遗传性和内源性原因造成的神经元变性和继发性脱髓鞘变化的一组慢性进展性疾病,当中枢或周围神经系统中的神经细胞随时间失去功能并最终死亡时,临床就会表现为神经功能障碍或缺失。一般来说,神经变性疾病包括一大类常见慢性病,其中阿尔茨海默病和帕金森病是最常见的类型,这类疾病病因不清,疗效不佳,预后不良。多年来医学诊断技术不断提高,分子生物学、分子遗传学及神经影像学迅猛发展,人们对神经变性疾病的病因和发病机制有了一定的认识。神经变性疾病影响全世界数百万人,其发病风险随着年龄的增长而急剧增加,全民健康状况的改善延长了寿命,随着全球老龄化人口的增加,未来几十年可能会有更多的人受到神经变性疾病的影响。

神经系统变性的基本病理改变是神经元结构的破坏或功能的进行性丧失,最终导致神经元死亡。变性不仅损害神经元胞体,也累及包括细胞核、轴突、树突、神经末梢在内的整个神经细胞,甚至一系列细胞或整个脏器。神经变性疾病的病理表现在镜下主要为神经元缺失和胶质细胞增生,神经细胞死亡的形式至少有四种:凋亡、坏死、自噬和细胞胶质增生,这四种死亡形式各由其独特的分子机制调控。

变性疾病常常选择性地损害一定解剖部位和具有特定生理功能的一个系统的神经元,如肌萎缩侧索硬化主要累及皮质-脑干-脊髓的运动神经元;某些遗传性共济失调症主要侵犯小脑的浦肯野(Purkinje)细胞;Friedreich 共济失调及帕金森病亦仅损害特定部位而其他系统相对无受累。当系统性变性疾病发展到一定程度后,变性疾病可失去专一性选择损害某一系统的特性,变成多个系统的神经元损害,造成多系统萎缩或弥漫性神经元变性。但要注意的是,这种选择性损害一定神经元的特点并非变性疾病所有,在一些感染、中毒等疾病中也存在这一特性,需注意鉴别。

随着研究的进展,许多相似的发现将这些疾病在亚细胞水平上相互联系起来。不同的神经退行性疾病在分子机制上存在许多共性。神经退行性疾病的最大风险因素是衰老。线粒体 DNA 突变和氧化应激都会导致衰老,已有研究提出 DNA 损伤积累与老化和神经退行性疾病之间潜在的因果关系。从分子水平上来看,神经元变性过程与胚胎神经元分化为特定功能神经元所必需的凋亡不尽相同,后者在发育过程中在基因调控下进行,而前者发生于成熟神经元在一段较长时间里的一系列病理改变,最终导致细胞死亡并遗留胶质瘢痕。在一些神经变性疾病的模型中,细胞损伤需在特定基因的激活下完成。越来越多证据表明,分子机制改变比细胞死亡调控更能解释退行性疾病的发生,如干扰突触信号和胶质细胞的支持功能丧失与神经元形态学死亡具有等同的意义。细胞内蛋白[如 tau 蛋白、突触核蛋白、β 淀粉样蛋白(Aβ)、淀粉样物质等]聚集机制是近年来的研究热点,一方面普遍认为,蛋白的清除障碍导致异常堆积,但具体机制尚不清楚。另一方面,由于神经系统广泛突触连接的存在,蛋白聚集可以从一个区域向另一个区域扩散。神经元变性广泛存在于从分子到系统的不同水平,生物学和生理生化特点的共同作用导致了退行性变的发生,发现这些相似之处为同时改善许多疾病的治疗提供了希望。

临床上,神经变性疾病有着共同的临床特点:①发病隐匿,常不能回忆起发病的具体时间,患者本人及家属常在某一次外伤、感染、卒中或偶然机会下才得以察觉,家族史及遗传特点或可提供一定线索;②缓慢进展,病程较长,通常以年计算,外伤或应激反应是否会加速神经退行性变目前尚不明确,尽管少数退行性疾病在相当长时间内可保持相对稳定;③病灶常呈选择性,但又存在多样化,几个系统损害的临床症状常常相互重叠;④病灶常呈对称分布,据此可与其他许多神经系统疾病鉴别,但这一原则并非绝对,某些变性疾病在早期只累及单肢或一侧,但随着病程进展另一侧迟早会被累及;⑤实验室及影像学检查变化较少,通常缺乏具有临床诊断价值的特异性生物学标志;⑥缺乏有效治疗方法。神经变性疾病的分类见表 17-1-1。

表 17-1-1 神经变性疾病的分类

分类	疾病名称
Ⅰ. 进行性痴呆综合征,无神经系统体征或不明显	A. 阿尔茨海默病 B. 路易体痴呆 C. 前额叶痴呆——皮克病(Pick disease),包括行为学变异,原发性进展性共济失调等类型 D. 后皮质萎缩
Ⅱ. 进行性痴呆综合征伴其他神经系统异常	A. Huntington 病 B. 路易体病 C. 帕金森病叠加痴呆 D. 皮质基底节变性 E. 皮质-纹状体-脊髓变性(克-雅病) F. 痴呆-帕金森-肌萎缩侧索硬化综合征 G. 大脑小脑变性 H. 家族性痴呆伴痉挛性截瘫,肌萎缩或肌阵挛 I. 多聚葡糖体病 J. 前额叶痴呆伴帕金森综合征或肌萎缩侧索硬化

续表

分类	疾病名称
Ⅲ. 姿势及运动异常综合征	A. 帕金森病 B. 多系统萎缩,帕金森型多系统萎缩(纹状体-黑质变性,Shy-Drager 综合征) C. 进行性核上性麻痹 D. 变形性肌张力障碍 E. Huntington 病 F. 棘状细胞舞蹈病 G. 皮质基底节变性 H. 路易体病 I. 局限性失张力障碍,包括痉挛性斜颈和 Meige 综合征 J. 家族性震颤
Ⅳ. 进行性共济失调综合征	A. 脊髓小脑性共济失调 • Friedreich 共济失调; • 非 Friedreich 早发型共济失调(腱反射保留,震颤,性功能低下,肌阵挛及其他异常) B. 小脑皮质性共济失调 • Holems 型家族性单纯性小脑-橄榄萎缩 • 晚发型小脑萎缩 C. 复杂性遗传性散发性小脑性共济失调(晚发型共济失调伴脑干及其他神经功能异常) • 小脑型多系统萎缩(MSA-C) • 齿状核-红核变性(Ramsay Hunt 型) • 齿状核红核苍白球丘脑下部萎缩(DRPLA) • 马查多-约瑟夫病(Machado-Joseph disease) • 其他复杂晚发型、常染色体显性共济失调伴色素视网膜病、眼肌瘫痪、眼球慢运动、多发性神经病、视神经萎缩、耳聋、锥体外系表现及痴呆等
Ⅴ. 慢性进展性肌无力和肌萎缩综合征	A. 伴肌萎缩的运动障碍 • 肌萎缩侧索硬化 • 进行性肌萎缩 • 进行性延髓性麻痹 • 肯尼迪综合征和其他进行性肌萎缩及痉挛性截瘫的遗传型 • 伴额颞叶痴呆的运动神经元病 B. 不伴肌萎缩的痉挛性截瘫 • 原发性侧索硬化 • 遗传性痉挛性截瘫
Ⅵ. 感觉性及感觉运动性障碍(神经病)	A. 遗传性感觉运动性神经病——腓骨肌萎缩症(Charcot-Marie-Tooth disease);肥大性间质性多发性神经病 B. 纯感觉/运动神经病或感觉/运动为主神经病 C. Riley-Day 自主神经系统变性
Ⅶ. 进行性盲或眼肌瘫痪综合征,伴或不伴其他神经异常	A. 视网膜色素变性 B. 眼底黄色斑点症(Stargardt 病) C. 年龄相关黄斑变性
Ⅷ. 以感音神经性聋为特征的综合征	A. 单纯性感音神经性聋 B. 伴视网膜病的遗传性听力丧失 C. 伴神经系统的系统性萎缩的遗传性听力丧失

目前尚无有效办法可以阻止神经退行性疾病进展,所有治疗只是暂时缓解或减轻症状的对症治疗,由于大部分患者会出现情绪失落甚至极度悲观,因此,治疗过程中的精神安慰和心理治疗也是十分必要的。但随着对发病机制研究的不断深入,神经变性疾病在诊治上有了一些新突破。肌萎缩侧索硬化、阿尔茨海默病、帕金森病通常被称为"蛋白质病",由于存在错误折叠和聚集的蛋白质,这些蛋白质可失去其生理作用并产生神经毒性。神经毒性蛋白积累和扩散的一个原因是自噬-溶酶体网络的不充分清除。近年来,几种新的清除途径受损机制被陆续发现,包括:分子伴侣介导的自噬,泛素-蛋白酶体系统,蛋白酶的细胞外清除以及通过血脑屏障和淋巴系统进入循环。1889 年,Stephen Paget 提出肿瘤转移的"种子-土壤"学说,这一基本概念为转移性肿瘤向其他器官的选择性传播提供了有用的见解。近年来的大量研究表明,许多最常见的与年龄相关的神经退行性疾病,如阿尔茨海默病(AD)、帕金森病(PD)和肌萎缩侧索硬化症(ALS),都是由于特定蛋白质的转化和积累所致。这种疾病过程在概念上可以类比转移性肿瘤。研究推测,与癌细胞一样,异常蛋白质的传播和由此产生的疾病性质取决

于蛋白质（“种子”）和宿主环境（“土壤”），机制为“种子”沿着神经通路的细胞摄取、释放和运输。因此，致病蛋白质在神经系统内的传播由蛋白质病原体和宿主环境的相互作用决定。

近年来神经退行性疾病的治疗取得了重大进展，细胞疗法或成为新兴治疗方向。精确 RNA 干扰疗法可能成为潜在治疗 ALS 的方法；Nrf2 蛋白可以维持致病蛋白的正常结构，从而防止细胞死亡，是信号通路中重要的靶点蛋白；加强脑部烟酰胺单核苷酸腺苷酰转移酶 2（NMNAT2）的功能可能为认知功能保护提供有效的治疗方法。此外，动物实验已证明干细胞移植可在一定程度上补救神经功能损伤，移植到损伤大脑的外源性神经干细胞可以成功地生成新的有功能的神经链接。干细胞移植治疗神经退行性疾病是一项很有前景的治疗方案。总之，以上研究机制为变性病的治疗提供了新的靶点，这些发现可能为很多神经退行性疾病的治疗提供新的思路和方法。

第二节　运动神经元病

运动神经元病（motor neuron disease，MND）是一类主要累及大脑皮质、脑干、锥体束以及脊髓前角运动神经元的慢性进行性神经系统变性疾病，目前发病机制尚不明确。根据病变部位不同可将 MND 分为三种亚类：上、下运动神经元同时受损疾病；上运动神经元受损疾病；下运动神经元受损疾病。典型的上、下运动神经元同时受损的疾病包括肌萎缩侧索硬化（amyotrophic lateral sclerosis，ALS）和进行性延髓性麻痹（progressive bulbar palsy，PBP）。上运动神经元受损的疾病包括原发性侧索硬化（primary lateral sclerosis，PLS），遗传性痉挛性截瘫（hereditary spastic paraplegia，HSP），肾上腺脊髓神经病以及人类 T 淋巴细胞增殖性病毒相关脊髓病Ⅰ型。下运动神经元受损的疾病包括进行性脊髓性肌萎缩（progressive muscular atrophy，PMA），脊髓延髓性肌萎缩（spinal and bulbar muscular atrophy，SBMA）又称肯尼迪病（Kennedy disease），脊肌萎缩症，青少年上肢远端肌萎缩（juvenile muscular atrophy of distal upper extremity），脊髓灰质炎后综合征（postpolio syndrome，PPS），远端型脊髓性肌萎缩和法齐奥-隆德综合征（Fazio-Londe syndrome）。其他类型还包括，马德拉斯运动神经元病（Madras motor neuron disease，MMND）和 FOSMN 综合征（facial onset sensory motor neuronopathy syndrome）等。

一、肌萎缩侧索硬化

肌萎缩侧索硬化（amyotrophic lateral sclerosis，ALS）是一类以大脑皮质和锥体束的上运动神经元，以及脑干和脊髓前角下运动神经元进行性死亡为主要特点的慢性神经系统变性疾病，是 MND 最常见的类型。1869 年，法国的神经病学家 Charcot 首次详细报道了 1 例典型的 ALS 患者。因美国著名的棒球运动员 Lou Gehrig 罹患此病，本病也称为卢伽雷病（Lou Gehrig disease）。

【流行病学】

ALS 的发病率平均约为 2/10 万，患病率约为（4～6）/10 万。最近的一项针对全球 45 个国家地区的流行病学统计研究显示，ALS 的发病率为（1.50～1.85）/10 万（平均 1.68/10 万），根据国家或地区的不同发病率有较为明显的差异，如北欧地区为（1.46～2.32）/10 万（平均 1.89/10 万），东亚地区（如中国和日本）为（0.42～1.24）/10 万（平均 0.83/10 万），而欧洲、北美和新西兰等地区的数据则较为相近，约为（1.66～1.97）/10 万（平均 1.81/10 万）。西太平洋（如关岛）地区的 ALS 则有着较高的发病率。

ALS 患者的平均发病年龄 55～60 岁，男女比例约为（1.2～1.5）：1。我国学者的研究数据表明，中国汉族人群中 ALS 的平均发病年龄约为 49.8～58.8 岁，男女比例约为（1.45～1.95）：1，发病后中位数生存期约为 71 个月。大部分 ALS 患者为散发性，大约 5%～10% 的患者为家族性，在亚洲地区，研究表明少于 5% 的 ALS 患者呈家族遗传性。

【病因与发病机制】

目前 ALS 的发病机制尚不明确，研究认为多种细胞分子生物学机制均参与其中。目前较为认同的说法是，在遗传背景（家族史或基因突变）、环境和生活方式等因素的影响下，谷氨酸兴奋性毒性、氧化应激、异常蛋白聚集、线粒体功能异常、轴突转运异常、炎症机制、RNA 代谢异常等多种机制共同参与导致了运动神经元进行性的损害。最近的研究显示，ALS 较为确切的危险因素包括老年男性、基因突变、暴露于重金属或有机化学物质、外伤史、过度体力劳动等。

1. 遗传因素　统计显示大约 5%～10% 的 ALS 患者为家族性 ALS（fALS），而 60%～80% 的 fALS 患者可检测出明确的基因突变。目前发现超过 30 个致病基因与 fALS 相关，其中 *C9orf72* 突变占所有 fALS 患者的 40%，其次铜/锌超氧化物歧化酶Ⅰ基因（*SOD1*）约占 20%，*FUS* 和 *TARBDP* 则分别占 1% 和 5%。约 10% 散发性 ALS（sALS）患者可检测到与 fALS 相关的基因突变。已证实的与 ALS 相关的致病基因列举如下（表 17-2-1）：

SOD1 基因突变：*SOD1* 基因主要编码的是铜/锌超氧化物歧化酶Ⅰ（Cu/Zn SOD1）。研究表明，正常的 SOD1 蛋白分子间通过高度保守的二硫键相互链接，而 *SOD1* 基因突变通过影响蛋白分子的构象使其错误折叠，产生突变 SOD1 复合物的异常聚集。异常聚集的突变 SOD1 蛋白具有细胞毒性，可通过干扰细胞内 DNA/RNA 的代谢、线粒体功能、轴突运输、内质网以及高尔基体的功能、氧化应激、星形胶质细胞蛋白分泌等途径导致或加速运动神经元的变性死亡。

FUS 基因突变：*FUS* 基因编码一种 DNA/RNA 结合蛋白，具有多个结构域，其中 N 端的结构域在该基因的转录活化中具有重要的作用，而 *FUS* 的突变位点大多集中在 C 端的核定位序列结构域。*FUS* 的基因突变导致其编码的蛋白不能定位于细胞核内而是转移到细胞质内形成异常蛋白聚集，引起内质网应激增强和高尔基体的裂解。与 *TARDBP* 基因突变不同，*FUS* 突变引起异常聚集的蛋白不含有经典泛素化或 TDP-43 阳性包涵体。

表 17-2-1 ALS 相关的致病基因

ALS 亚型	染色体	基因	蛋白	发病年龄	遗传方式	临床特点
ALS1	21q22.1	*SOD1*	Cu/Zn SOD1	成人	AD/AR	经典 ALS
ALS2	2q33-2q35	*Alsin*	ALS2	青年	AR	进展较缓慢，以上运动神经元损害症状为主
ALS4	9q34	*SETX*	Senataxin	青年	AD	进展较缓慢，远端遗传性运动神经病伴锥体束征
ALS5	15q15-21	*SPG 11*	Spatacsin	青年	AR	进展较缓慢
ALS6	16p11.2	*FUS/TLS*	FUS	青年/成人	AD/AR	经典 ALS
ALS8	20q13.3	*VAPB*	VAPB	成人	AD	经典或非经典 ALS
ALS9	14q11.2	*ANG*	Angiogenin	成人	AD	经典 ALS，额颞叶痴呆（FTD）和帕金森综合征
ALS10	1p36.2	*TARDBP*	TDP-43	成人	AD	经典 ALS
ALS11	6q21	*FIG 4*	Phosphoinositide-5phosphatease	成人	AD	进展较缓快，皮质脊髓束损害症状突出
ALS12	10p13	*OPTN*	optineurin	成人	AD/AR	进展较缓慢，以上运动神经元损害症状为主
ALS13	12q24.12	*ATXN2*	ataxin-2	成人	AD	CAG 重复序列扩增 27~33 次与 ALS 相关
ALS14	9p13.3	*VCP*	VCP	成人	AD	成人起病，伴或不伴 FTD
ALS15/ALSX	Xp11	*UBQLN2*	ubiquilin 2	成人/青年	XLD	上运动神经元损害症状先于下运动神经元损害症状
ALS16	9p13.2-21.3	*SIGMAR1*	SIGMAR1	青年	AR	青年起病的经典 ALS
ALS17	3p11.2	*CHMP2B*	CHMP2B	成人	AD	ALS 伴 FTD
ALS18	17p13.2	*PFN1*	profilin-1	成人	AD	经典 ALS 伴 FTD
ALS19	2q34	*ERBB4*	ERBB4	成人	AD	发病较迟，进展较缓慢
FTD-ALS1	9p21	*C9orf72*	未知	成人	AD	经典 ALS 伴 FTD
FTD-ALS2	22q11.23	*CHCHD10*	CHCHD10	成人	AD	ALS 伴 FTD
FTD-ALS3	5q35.3	*SQSTM1*	SQSTM1	成人	AD	ALS 伴 FTD
FTD-ALS4	12q14.2	*TBK1*	TBK1	成人	AD	ALS 伴 FTD

注：AD，常染色显性遗传；AR，常染色体隐性遗传；XLD，X 连锁显性遗传。

TARDBP 基因突变：*TARDBP* 基因编码的 TAR DNA 结合蛋白 43（TDP-43）是高度保守的异构核糖核蛋白（heterogeneous nuclear ribonuclear protein，hnRNP）家族的成员之一。*TARDBP* 基因突变与 fALS 和 sALS 均有关系。研究表明，突变的 TDP-43 在神经元内异常聚集，并表现出细胞毒性，通过损害蛋白酶体的功能影响细胞内蛋白的降解过程导致神经元的死亡。动物实验结果还显示突变的 TDP-43 可损害神经肌肉接头的功能。有趣的是，ALS 的其他基因突变，如 *C9orf72*、*VAPB*、*OPTN*、*VCP* 的突变均能导致 TDP-43 的异常聚集。

C9orf72 基因突变：*C9orf72* 基因位于染色体 9p21，其编码的蛋白产物目前尚不明确，目前已证实 *C9orf72* 基因非编码区内含子 GGGGCC 六核苷酸重复序列异常扩增（可扩增达 800~4 400 个拷贝数，正常小于 25 个拷贝数）与 fALS、sALS 和家族性额颞叶痴呆的发病均相关，还与纪伊半岛上伴有帕金森病和痴呆特征的 ALS 患者的发病相关。

最新的研究还报道，*DCTN1*、*DAO*、*MATR3*、*TUBA4A*、*NEK1*、*ANXA11*、*KIF5A*、*C21ORF2* 和 *CCNF* 基因的突变也与 ALS 的发病相关。

2. 感染和免疫因素　许多病毒，如人类免疫缺陷病毒（HIV）、朊病毒的感染能导致运动神经元的功能障碍，可能与 ALS 的发病有关，但无直接病毒感染导致本病的证据。有研究发现，ALS 患者血清中可检测到逆转录酶的活动，可能与某些内源性逆转录病毒基因重新活化相关而并非新发感染。在部分 ALS 患者的大脑皮质和脊髓前角神经元中检测到人类内源性逆转录病毒 K(human endogenous retrovirus K,*HERV-K*)基因的表达。已知 *HERV-K* 基因受 TDP-43 的调节,因此有学者提出细胞内 TDP-43 蛋白浓度的变化(如异常聚集)可能导致体内原有的逆转录病毒重新活化,增加 HERV-K 的表达而导致运动神经元的变性死亡。有学者发现,*C9orf72* 基因突变的患者同时具有 ALS 和多发性硬化的表现,提示 ALS 可能与某些自身免疫性疾病具有生物学机制上的重叠。

3. 中毒因素　ALS 的发病还与某些化学物质或重金属中毒相关。ALS 患者的血清或者骨质中铅的浓度明显增高,推测 ALS 的发病还与铅中毒密切相关。暴露于 β-甲氨基-L-丙氨酸(β-methylamino-L-alanine,BMAA)被认为与西太平洋地区 ALS-帕金森病-痴呆综合征的高发病率有关。

4. 兴奋性氨基酸毒性　有证据表明兴奋性神经递质的异常增多在 ALS 疾病的进展中起着重要的作用。谷氨酸是中枢神经系统内主要的兴奋性递质,主要依靠星形胶质细胞和突触上的谷氨酸转运蛋白 EAAT2(excitatory amino acid transporter 2)进行转运,从而避免高浓度的谷氨酸对神经元的损伤作用。各种原因,如星形胶质细胞对谷氨酸的再摄取能力降低或者突触前神经元过度激活时释放谷氨酸增加,均能导致谷氨酸堆积及浓度增高,引起神经元突触上的 AMPA 谷氨酸受体过度活化,细胞外的钙离子持续内流引发钙超载从而导致神经元胞体裂解,还可引起内质网应激和线粒体超载。裂解的神经元可将谷氨酸释放到细胞外,作用于邻近的神经元进一步引起谷氨酸毒性的放大循环,加重运动神经元的变性坏死。

【病理】

大体上,ALS 的病理特征包括大脑皮质中央前回的萎缩以及皮质脊髓束的苍白,脊髓切面可见前角变小。还可观察到脊神经前根和舌下神经的变细。显微镜下典型表现包括大脑皮质运动区大锥体细胞、脊髓前角运动神经元以及脑干下部运动神经核的运动神经元大量丢失,伴胶质细胞增生。其中舌下神经核病变最为显著,三叉神经运动核、面神经核、疑核和迷走神经背核均受累。相反,支配眼外肌运动的动眼神经核和展神经核以及脊髓的 Onuf 核则一般不受累。可见皮质脊髓束和皮质脑干束弥漫变性,髓鞘脱失,轴索断裂和胶质细胞增生。萎缩的骨骼肌因持续性的失神经和神经再生,病理上呈现出多角形肌纤维群组化的神经源性肌萎缩表现。残存的神经元可见体积变小和皱缩,胞质深染固缩并可见脂褐质沉积,神经元内出现泛素化蛋白包涵体,研究发现 TDP-43 蛋白是这些包涵体最主要的组成成分。

【临床表现】

典型的 ALS 临床表现包括上运动神经元损害和下运动神经元损害症状并存,累及脑干和脊髓多个区域。累及肢体的上运动神经元损害将导致肢体痉挛性瘫痪,腱反射亢进和病理征阳性。相反,累及肢体的下运动神经元损害表现弛缓性瘫痪,肌肉萎缩及肌束颤动较显著。

研究表明大约 70% 的 ALS 患者由肢体受累起病,通常最先出现非对称性的上肢远端肌无力,可自一侧手部肌肉开始,数月后可波及对侧,逐渐出现手部小肌肉萎缩,其中大小鱼际肌、蚓状肌和骨间肌的萎缩最显著。肌肉无力和萎缩逐渐由肢体远端向近端的上臂及肩胛部发展,出现上肢的上抬无力,无法完成平举、梳头等动作。部分 ALS 患者以下肢受累起病,表现为上楼梯及下蹲起立困难,伴有下肢肌萎缩及肌束颤动。

随着病情逐渐进展加重,出现延髓支配肌受累。累及延髓的下运动神经元损害表现包括舌肌萎缩和纤颤,弛缓性的构音障碍以及吞咽困难,其中舌肌的萎缩和纤颤可在疾病早期就出现。当双侧皮质脑干束受累引起假性延髓麻痹时可导致痉挛性构音障碍,主要特点为缓慢吃力且鼻音明显的发音,还可出现下颌反射、掌颏反射等病理征。双侧胸锁乳突肌受累时表现为抬头困难、转颈障碍,呼吸肌受累出现呼吸困难。部分患者以延髓麻痹为首发症状。最新的数据表明,约 33% 的 ALS 患者以延髓受累为首发症状,其中构音障碍为最典型的表现,吞咽困难随后或同时出现,通常伴有明显的舌肌萎缩和纤颤。患者通常表现为真性和假性延髓麻痹共存。

本病很少有感觉障碍,客观感觉异常少见,有少数患者可有痛性痉挛。眼外肌一般不受累,绝大多数患者无括约肌障碍。

认知和行为改变可见于某些特殊类型的 ALS 患者。将近 50% 的 ALS 患者出现认知损害和行为异常的表现。约 12.5% 的行为变异型额颞叶痴呆患者将进展为 ALS,而且运动神经元损害表现也可见于 40% 的额颞叶痴呆患者。研究表明,大约 5%~15% 的肢体或延髓受累起病的 ALS 患者同时伴有额颞叶痴呆,通常有阿尔茨海默病、帕金森病、精神病、自杀或成瘾等家族史,可能与 *C9orf72* 基因 GGGGCC 六核苷酸重复序列异常扩增相关。

易疲劳和活动能力下降是 ALS 患者常见的表现,最终使大部分患者日常的生活无法自理。在疾病的晚期,多数患者出现吞咽困难,终因体重下降及营养不良导致不良预后。累及呼吸肌时将逐渐出现劳力性呼吸困难,端坐呼吸,肺通气不足出现二氧化碳潴留以及晨起后头痛,最终导致呼吸肌衰竭及吸入性肺炎。

【辅助检查】

1. 神经电生理检查　主要包括神经传导速度、针电极肌电图和重复神经电刺激等检查。

(1) 神经传导速度:对于排除临床表现与 ALS 相似的疾病具有重要的作用,尤其是脱髓鞘性的运动神经病。在疾病早期阶段,运动神经传导速度检测通常正常。然而随着病情进展,复合肌肉动作电位波幅可逐渐降低,提示失神经支配。

(2) 针电极肌电图:肌电图检查能提示肌萎缩为神经源性,提供下运动神经元损害的证据,包括静息状态下可见纤颤电位和正锐波,以及慢性失神经改变。纤颤电位和正锐波可见于临床上无明显无力和萎缩表现的肌肉,因此针电极肌电图检查有助于发现下运动神经元损害的亚临床证据。记录到舌肌的纤颤电位对于诊断 ALS 具有较高的特异性。诊断 ALS 时,应注意对延髓段、颈段、胸段和腰骶段4个神经节段所支配的肌肉均进行肌电图检查。

（3）重复神经电刺激：可用于鉴别颈椎病脊髓型患者和ALS患者。在ALS患者中，斜方肌高频刺激递减5%以上对诊断ALS的特异度可达100%，灵敏度约为51%。对于鉴别上肢起病的ALS或脊髓型颈椎病患者，三角肌高频刺激未见递减时可基本排除ALS。

2. 神经影像学检查　例如磁共振（MRI）检查有助于排除结构异常或损坏，将ALS与其他疾病进行鉴别。对于ALS患者，MRI的弥散张量成像（diffusion tensor imaging，DTI）可以发现皮质脊髓束和皮质脑干束的异常信号。MRI检查中基于体素的形态学分析可将大脑半球的灰质和白质进行量化从而有助于发现合并认知障碍的ALS患者大脑皮质萎缩。^{18}F-FDG-PET还有助于发现脑干和中央颞叶皮质的运动和非运动区域的代谢减退或代谢亢进，诊断ALS的准确性可达93%。

3. 病理学检查　ALS与其他具有相似表现的周围神经病或肌肉疾病进行鉴别，可行周围神经活检或肌肉活检，其中肌肉活检可见神经源性肌萎缩的典型病理表现。

4. 其他检查　少数ALS患者可出现脑脊液蛋白轻度增高。ALS患者脑脊液中神经丝蛋白轻链和磷酸化重链浓度可升高，具有较好的诊断灵敏度（分别为77%和83%）和特异度（分别为85%和77%）。血清肌酸激酶（CK）等多为正常，在进展的疾病中可有增高。检测血清中神经丝蛋白轻链的浓度在鉴别ALS患者和正常人上具有更好的灵敏度和特异度（高于90%）。尿中肌酸可轻度增高，肌酐排出减少。血清中免疫球蛋白及补体在正常范围。

【诊断与鉴别诊断】

1. 诊断　1994年，世界神经病学联盟在西班牙制定了ALS的EI Escorial诊断标准，2000年又提出了EI Escorial修订诊断标准。2008年，欧美日专家提出了基于神经电生理检查的Awaji-shima共识。2012年，我国专家在北京共同制定了中国ALS诊断和治疗指南。目前使用最多的仍然是2000年制定的EI Escorial修订诊断标准，具体内容总结如下（表17-2-2）。

根据修订版EI Escorial诊断标准（又称Airlie House诊断标准），基于ALS的临床表现和肌电图结果，可将ALS分为确诊、拟诊、实验室支持拟诊和可能四个等级，具体如下（表17-2-3）：

表17-2-2　2000年EI Escorial诊断标准

诊断ALS的必备条件	同时应排除以下2点
1. 临床、电生理或神经病理检查所示的下运动神经元病变的证据 2. 临床检查所示的上运动神经元病变的证据 3. 病史或检查证实上述症状或体征在一个部位内进行性发展，或从一个部位发展到其他部位	1. 电生理或病理检查提示患者可能存在导致上、下运动神经元病变的其他疾病 2. 神经影像学提示患者可能存在导致上述临床症状或电生理变化的其他疾病

表17-2-3　ALS的诊断标准

临床诊断	临床特点
确诊ALS	至少有3个部位的上、下运动神经元病变的体征
拟诊ALS	至少有2个部位的上、下运动神经元病变的体征，而且某些上运动神经元损害体征必须位于下运动神经元体征之上
实验室支持拟诊ALS	只有1个部位的上、下运动神经元病变的体征，或1个部位的上运动神经元体征，加上肌电图显示的至少2个肢体的下运动神经元损害证据
可能ALS	只有1个部位的上、下运动神经元病变的体征，或有2处或以上的上运动神经元体征，或者下运动神经元体征位于上运动神经元体征之上

2. 鉴别诊断　临床需要与ALS进行鉴别的疾病：

（1）累及运动神经元的疾病：脊髓延髓性肌萎缩（肯尼迪病）、脊肌萎缩症、脊髓灰质炎后综合征、青少年上肢远端肌萎缩（平山病）、氨基己糖苷酶A缺乏症等。

（2）累及周围运动神经的疾病：多灶性运动神经病、慢性炎性脱髓鞘性多发性神经病、副肿瘤性周围神经病、遗传性远端运动神经病、多发性单神经病、神经莱姆病等。

（3）神经肌肉接头或肌肉疾病：重症肌无力、Lambert-Eaton综合征、包涵体肌病、多发性肌炎/皮肌炎等。

（4）CNS其他疾病：脊髓空洞症、脊髓痨（神经梅毒）、颈椎病脊髓型、多发性硬化、人类免疫缺陷病毒1型（HIV-1）相关疾病等。

【治疗】

1. 药物治疗

（1）利鲁唑（riluzole）：是目前唯一经临床研究证实对ALS患者有治疗效果的药物。其化学名为2-氨基-6（三氟甲氧基）-苯并噻唑，是一种谷氨酸通道拮抗剂，通过降低突触间谷氨酸的浓度减轻谷氨酸的兴奋毒性作用，起到神经保护作用。1994

年一项随机、双盲、安慰剂对照的临床研究首次报道利鲁唑能减缓ALS病情的发展，使ALS患者的生存期大约延长3个月。另外两项临床试验显示，服用利鲁唑能延长ALS患者的中位生存期11.8~14.8个月。一般将利鲁唑推荐用于确诊或者拟诊的ALS患者，满足条件如下：年龄<75岁，病程≤5年，用力肺活量（FVC）>60%，无需气管切开。常见不良反应为疲乏和恶心以及肝功能异常，使用时需注意定期监测肝功能情况。

（2）依达拉奉（edaravone）：其化学名为3-甲基-1-苯基-2-吡唑啉-5-酮，是一种自由基清除剂，通过减轻自由基所致的氧化应激反应从而起到神经保护的作用。临床研究表明，依达拉奉对于符合特定条件的ALS患者能起到一定的治疗效果，改善ALS患者的生活能力，这些条件包括：年龄在20~75岁，肌萎缩侧索硬化功能评分（amyotrophic lateral sclerosis functional rating scale revised，ALSFRS-R）每单项评分≥2分，用力肺活量（FVC）≥80%且病程≤2年。

17

（3）其他：辅酶Q_{10}、肌酸、大剂量维生素E、碳酸锂、拉莫三嗪等在某些ALS动物实验中被证实有效，但针对ALS患者的临床研究中均未能证实治疗的有效性。奎尼丁被证实治疗假性延髓麻痹的症状有效（如强哭强笑）。

2. 对症治疗 对于ALS患者，目前尚缺乏十分有效的药物治疗手段。因此，缓解症状的措施和支持治疗仍然是ALS患者管理中极为重要的部分。对症治疗可延长部分ALS患者的生存期，还能提升患者的生存质量。多学科团队的照料被认为可有效延长ALS患者的生存时间并将贯穿ALS患者整个病程，其中包括神经内科医师、康复科医师、营养师、胃肠外科及消化科医师、呼吸科医师、语言治疗师等。呼吸管理、营养支持以及缓解症状治疗是对症治疗中最重要的部分。

（1）呼吸支持：呼吸肌衰竭可由于呼吸中枢受累以及支配膈神经的运动神经元变性坏死共同导致。目标是改善通气，扩大肺容量以及促进气道分泌物的排出。定期检查肺功能有助于早期发现膈肌无力，注意患者呼吸肌无力的早期表现如晨起头痛、易疲劳、白天过度嗜睡等。最大吸气压力（maximal inspiratory pressure，MIP）以及用力吸气鼻内压（sniff nasal pressure，SNP）的测定比肺活量的测定更能准确评估ALS患者的呼吸功能减退。无创呼吸支持可提高ALS患者的生活质量并延长生存期，推迟气管切开的时间。开始无创通气的指征包括：端坐呼吸，或SNP<40cmH_2O，或MIP<60cmH_2O，或夜间血氧饱和度降低，或FVC<70%，或血气分析$PaCO_2$>45mmHg。当患者出现延髓明显受累以及大量流涎时则可能不能耐受无创通气支持治疗，此时建议患者行气管切开并经气切口无创通气支持可能为更合适的选择。

（2）营养管理：营养不良是ALS患者不良预后的决定性因素。ALS患者高代谢及消耗状态，以及出现吞咽困难后继发的进食减少，就能导致营养不良。大约50%~60%的ALS患者具有高代谢的状态，异常增高的代谢率也被认为与生存率的下降有关。因此，避免营养不良能够提高ALS患者的存活率和生活质量。当患者存在明显体重下降，吞咽困难，以及呛咳误吸风险时，应尽早行经皮内镜胃造瘘术（percutaneous endoscopic gastrostomy，PEG），保证能量和液体量的摄入，且PEG应在FVC≥50%前尽早进行。

（3）其他：在疾病晚期，ALS患者将出现一系列影响生活质量的症状，此时多学科的照料以及缓解症状的治疗能有效提高生存质量。对于出现吞咽困难的患者，除了放置鼻胃管或鼻空肠管之外，还可请语言治疗师和营养师协助制定特殊的营养方案及吞咽方法训练。ALS患者可出现肢体远端的神经病理性疼痛或肌肉痉挛性疼痛，可采取物理治疗方法缓解疼痛，药物可使用非甾体抗炎药，肌松药如巴氯芬或乙哌立松，抗癫痫药如加巴喷丁，病情严重时还可使用阿片类药物。ALS患者极易出现抑郁或焦虑等情绪障碍，累及双侧皮质脑干束时可因假性延髓麻痹而出现强哭强笑等表现。可给予抗抑郁药缓解抑郁症状或给予苯二氮䓬类药物缓解焦虑症状。Nuedexta是氢溴酸右美沙芬和硫酸奎尼丁的复合制剂，2011年获美国FDA批准上市，成为第一个且唯一一个用于治疗假性延髓麻痹所致的情绪障碍。ALS患者的吞咽功能下降之后还可出现唾液增多，可使用抗抑郁药如阿米替林，抗胆碱能制剂如阿托品或东莨菪碱减少唾液分泌，肉毒毒素局部注射也可能有一定作用。

3. 精准治疗 研究表明，不同基因突变的ALS患者其临床表型也存在显著的异质性，强烈提示针对特定基因亚型的ALS患者的个体化精准治疗将成为未来重要的治疗手段。目前已成功进行的有针对*SOD1*基因突变ALS的反义寡核苷酸治疗的临床研究。还有不少研究针对突变的*C9orf72*基因，在ALS动物模型上利用反义寡核苷酸、病毒携带siRNA或者基因沉默技术将突变的*C9orf72*基因敲除或抑制其表达，以达到治疗效果。

【预后】

有多种因素将对ALS患者的预后产生影响，包括临床特点、基因特点、环境及生活方式因素和治疗手段的差别。有研究表明，单纯的上运动神经元或下运动神经元受累，发病至诊断的时间较长，发病年龄越早的患者预后较好。接受利鲁唑治疗、使用无创通气支持、多学科照料的患者预后相对较好。相反，延髓受累起病，早期累及呼吸肌，合并FTD的表现或出现执行能力下降，营养状况较差，发病年龄越晚的患者预后较差。某些基因突变类型与预后有关，*SOD1*中的Ala5Val突变，*C9orf72*或*ATXN2*重复扩增，*FUS*突变或*UNC13a*中rs12608932的C等位基因纯合的患者预后相对较差。

二、进行性延髓性麻痹

进行性延髓性麻痹（progressive bulbar palsy，PBP）被认为是ALS的变异型，主要累及脑干运动神经核导致相应运动神经元的变性坏死，出现面、舌、咽喉等肌肉的无力和萎缩，伴或不伴双侧皮质脑干束的受累的表现。1825年Robinson在一封信中偶然描述了1例特发性PBP患者的临床表现；1860年，Duchenne利用唇舌咽瘫痪（labioglossolaryngeal paralysis）这一命名来描述PBP；1864年，Wachsmuth正式将其命名为PBP；

1869年，Charcot明确了PBP的本质是运动神经元病的一种类型，并确定了PBP与ALS的关系。

孤立性延髓麻痹（isolated bulbar palsy，IBP）是PBP的一种亚型，无力和萎缩的症状在较长的一段时间内局限于延髓，多无上运动神经元受损表现，进展十分缓慢，相比PBP生存期较长且预后较好。

【临床表现】

通常以延髓麻痹的症状为主要表现，在发病数月或更久之后可进展为ALS。女性较男性患者更多见。患者多中年以后起病，首发症状通常为构音障碍，在疾病的早期可表现为发声和语言流利程度的改变，如声音嘶哑、低沉，说话时气息音加重或伴有不恰当的停顿，发音不清晰尤其在用舌部和腭部发辅音时更加含糊，鼻音明显加重等表现，随着舌肌、软腭、咽喉部肌肉无力和萎缩的加重构音不清晰的症状也逐渐加剧。喉肌和声带肌的弛缓性瘫痪可引起发音音调过低或音调单一，声音软弱无力。患者还可出现进食和饮水呛咳，吞咽困难，流涎等症状，吞咽困难主要由于三叉神经、面神经、舌咽迷走神经、舌下神经等脑神经所支配的肌肉弛缓性瘫痪所致，口面部和舌肌的无力使得食物的口腔准备、咀嚼和输送均发生障碍，食物可残留在口腔和咽喉部，严重吞咽无力时食物和水可误入气管反复发生吸入性肺炎或从鼻腔喷出。呼吸肌和喉部肌肉进行性的无力和萎缩还可出现咳嗽、咳痰无力。晚期部分患者构音不清还可能由于舌肌和咽喉肌的痉挛导致，喉肌和声带肌严重的痉挛性瘫痪还可导致发音尖锐和刺耳。

体格检查可见软腭上抬无力，咽反射减弱或消失，可见舌肌萎缩和肌束颤动。晚期双侧皮质脑干束受损时可出现假性延髓麻痹的症状，如强哭强笑，咽反射活跃或亢进，下颌反射、吸吮反射、掌颏反射亢进。真性和假性延髓麻痹共存也是PBP的典型特点。

【诊断与鉴别诊断】

根据中年以后起病，出现真性和假性延髓麻痹同时存在的症状和体征，如声音嘶哑、构音障碍、饮水呛咳、吞咽困难、舌肌萎缩及纤颤，以及晚期的强哭强笑、下颌反射阳性等表现，肌电图提示延髓支配的肌肉如舌肌、胸锁乳突肌、斜方肌等肌肉神经源性损害，病情进展较迅速，可作出诊断。

临床须鉴别的有重症肌无力、脊髓延髓性肌萎缩（肯尼迪病）、马德拉斯运动神经元病（Madras motor neuron disease，MMND）、脑桥延髓麻痹伴耳聋（又称Brown-Vialetto-Van Laere综合征）。Brown-Vialetto-Van Laere综合征呈常染色体隐性或显性遗传，婴儿至青年均可发病，通常最先出现双侧缓慢进展的神经性耳聋，少数为迅速耳聋，随后可出现其他脑神经受累的表现（常见第Ⅶ，Ⅸ，Ⅹ，Ⅻ对脑神经），如睁眼困难，构音障碍，吞咽困难，舌肌萎缩，咽反射减弱或消失。累及脊髓前角细胞出现双上肢的下运动神经元损害。

【治疗】

PBP的治疗原则与ALS相同。有研究表明，利鲁唑延长生存期的效果在PBP患者身上更加明显，应鼓励有条件的患者至少服用3个月的利鲁唑治疗。对于流涎较多的患者，使用抗胆碱能制剂如阿托品或东莨菪碱可减少唾液分泌，阿米替林可帮助患者改善流涎症状，还有助于情绪和睡眠的改善。对于吞咽困难，应给予流质或半流质饮食，必要时可放置鼻胃管或鼻肠管，避免经口进食引起呛咳而导致呼吸道感染，并保证营养的摄入。当患者存在明显吞咽困难、体重下降、脱水或呛咳误吸风险时，应尽早行PEG以保证营养和药物摄取。

相比其他类型的运动神经元病，PBP病情进展较迅速，预后较差。

三、原发性侧索硬化

原发性侧索硬化（primary lateral sclerosis，PLS）是一种进行性上运动神经元功能障碍疾病。PLS是罕见病，仅占运动神经元病的1%～4%。男性患者比例较女性稍多。常在中年以后发病，起病隐蔽，进展慢，预后较好。

【发病机制】

PLS的发病机制未明。PLS的主要病理改变为皮质脊髓束变性及中央前回灰质的大锥体细胞减少，皮质脊髓束下行通路损害。近期的研究通过经颅磁刺激检查发现，PLS患者的运动皮质诱发电位引不出，或运动中心传导时间延长，神经元活化阈值升高。这些发现有助于提示PLS的发病机制。

【临床表现】

尽管PLS存在临床异质性，多数患者均在50～60岁起病，病程可长达20年。患者的症状多起始于下肢，主诉包括肢体僵硬、动作笨拙及协调性下降，大部分患者出现平衡障碍，并随着疾病进展易引起跌倒。延髓症状包括构音障碍、吞咽困难及强哭强笑等。临床查体可发现上运动神经元受损体征，包括肌张力升高、肢体痉挛性瘫痪、腱反射亢进、病理反射阳性等，并缺乏下运动神经元受损的体征，如肌束颤动和肌萎缩，无感觉系统受累。与ALS患者相比，PLS患者中出现肌强直的比例较高（47%），而肢体肌肉萎缩罕见（<2%）。

大约1/3～1/2的PLS患者出现尿频、尿急症状。一般来说，认知功能不受影响。然而，有10%～20%的患者可发现额叶功能障碍。曾有报道这类存在认知改变的病例可定义为“PLS plus”，或与帕金森综合征存在重叠。

PLS进展缓慢，症状多从肢体一侧进展至另一侧，最终出现四肢痉挛性瘫痪并累及延髓，此疾病过程的进展时间可从7.2年至14.5年不等。有些患者的症状可在数年后停止进展，保留不同程度的肢体瘫痪。在发病4年后仍仅有上运动神经元损害，而无下运动神经元受累体征的PLS患者，通常预后较好，不影响正常寿命。然而，仍有报道小部分PLS患者在发病多年后可出现缓慢进展的下运动神经元损害症状和肌电图表现。

【诊断】

PLS的诊断标准包括，发现上运动神经元损害的体征，如肢体痉挛性瘫痪、病理反射阳性等；症状常出现于下肢，也可累及上肢及延髓；疾病进展缓慢（≥4年）。PLS是一类排除性的诊断,需注意排除以下因素:临床上可发现的肌肉震颤和肢体肌萎缩;感觉系统受损;家族中有类似疾病的遗传病史。颅脑MRI可发现中央前回灰质萎缩,无结构性异常。肌电图正常或仅有轻度失神经表现。临床上应注意与遗传性痉挛性截瘫、亚急性联合变性等鉴别。

【治疗】

PLS的治疗目前主要为对症支持治疗,减轻症状及改善运动功能,包括康复理疗、步态及平衡训练等。可口服巴氯芬、注射肉毒毒素等方法降低肌张力,改善运动功能,适当应用抗胆碱能药物减少唾液分泌。尚无证据表明利鲁唑对PLS患者有效。

四、进行性肌萎缩

进行性肌萎缩(progressive muscular atrophy,PMA)是一种散发的、罕见的、成年期发病的运动神经元病,临床特征为进行性的下运动神经元变性表现,包括肌肉无力、萎缩,肌束颤动,腱反射减弱或消失等,无上运动神经元受累。运动神经元的患者中约2.5%~11%诊断为PMA,发病率约0.02/10万。有一部分初诊为PMA的患者可随着病程的进展逐渐出现上运动神经元损害的临床症状和体征,或存在影像学及神经电生理学可发现的亚临床上运动神经元受累表现。目前,散发性的运动神经元病患者中仅发现下运动神经元损害的症状和体征的,可诊断为PMA,其中一部分患者可能随后出现上运动神经元受累的临床表现,此时应修正诊断为ALS。因此也有学者认为,PMA和ALS为相关的疾病实体。

【发病机制】

和其他散发性的运动神经元病一样,PMA的发病机制未明。在PMA患者的尸检中发现,在下运动神经元中存在泛素化包涵体,然而,尽管这些患者并无上运动神经元受累的临床表现,但在约50%~85%的PMA患者中还存在脊髓皮质束变性,这与ALS的病理变化相似。

【临床表现】

男女比例为(3~7.5):1。PMA患者表现为一系列的下运动神经元受损特征,包括进行性肌肉弛缓性无力、萎缩,肌束震颤,腱反射减弱或消失。典型的肌无力和萎缩表现通常起始于肢体远端肌肉,为非对称性起病,随后在数月至数年间蔓延累及其他部位肌肉。躯干肌及呼吸肌受累在起病初期不常见,随着病情进展,晚期患者可出现呼吸肌无力。对称性的肢体近端肌肉无力可见于20%的PMA患者。在发病初期,延髓肌肉通常不受累,随着病程进展,在以肢体肌肉无力起病后约平均19个月内,有40%的患者出现延髓症状,这部分患者很可能进展为ALS。

在最初诊断为PMA的患者中,约22%~35%会逐渐出现上运动神经元损害的症状。上运动神经元损害的表现大部分在确诊后2年内出现,出现时间也可从半个月到5年不等,甚至在起病后的十年才出现,实际上这部分的患者即是以下运动神经元变性症状起病的ALS患者,并且这部分ALS患者的发病年龄比无上运动神经元受累的PMA患者要早。此外,认知功能损害在PMA患者中表现不明显。

PMA疾病进程长短不一,从数月至数十年不等,中位生存期为48.3个月。其预后与病程相关,从发病起4年内仅有下运动神经元损害表现的患者相对预后更好。

【诊断与鉴别诊断】

PMA的诊断主要依靠临床表现和神经电生理检查。随着疾病的进展,临床表现及神经电生理检查发现2个或以上不同节段(延髓部、颈段、胸段、腰骶段)神经支配的下运动神经元病变的症状和体征,并排除其他下运动神经病变综合征,可诊断为PMA。肌电图可有助于显示临床查体未能发现的病变节段,表现为收缩时运动单位减少,呈单纯相或混合相,波幅增高,时限延长,可见巨大电位,有明显纤颤波,提示前角细胞损害。目前尚无诊断PMA的生物标志物。弥散张量磁共振成像、磁共振波谱和经颅磁刺激可能发现在PMA患者中存在的亚临床上运动神经元损害。

需要鉴别诊断的疾病包括:平山病、多灶性运动神经病、脊肌萎缩症、连枷臂综合征(flail arm syndrome,FAS)和连枷腿综合征(flail leg syndrome,FLS)等。FAS和FLS是在20世纪提出的ALS变异型,其特征性临床表现为在起病后较长的时间内(>12个月),临床症状仍局限于上肢或下肢,诊断标准如下:①临床上有明显的上肢下运动神经元损害体征,包括肌无力和肌肉萎缩,并且以上肢近端受累为特征,病变多为对称性,呈进行性发展;②在病程中可出现上肢或下肢的深反射活跃或病理征阳性,但无肌张力增高、肌阵挛表现;③在下运动神经元损害体征出现12个月以内,病变仍局限于上肢或下肢,无明显延髓的下运动神经元损害表现;④仅有上肢或下肢远端的肌无力或肌肉萎缩,而无近端受累者不能诊断为连枷臂或连枷腿综合征。

【治疗】

PMA目前尚无有效治疗方法,对症治疗包括针对吞咽、呼吸、营养障碍等并发症和伴随症状的治疗,改善患者生存质量。吞咽困难者应鼻饲饮食或行胃造瘘术,有呼吸衰竭者可行气管切开并机械通气。

五、脊髓延髓性肌萎缩

脊髓延髓性肌萎缩(spinal and bulbar muscular atrophy,SBMA)又称肯尼迪病(Kennedy disease,KD),是由特定基因编码区CAG重复序列扩增引起的神经系统疾病,在患者和女性携带者中*AR*基因1号外显子CAG重复数一般在38~68次。本病由Kennedy等于1968年首次报道。发病率为(1~2)/10万。由于奠基者效应的存在,本病在不同种族发病率不同。该病存在遗传早现现象。

【病因与发病机制】

本病为X连锁隐性遗传病,致病基因位于Xq11-12,编码雄激素受体(androgen receptor,AR),后者主要在胞质中表达,作为配体激活转录因子改变靶基因的表达,介导雄激素与靶细胞的相互作用。*AR* 基因外显子 1 中编码谷氨酰胺的 CAG 三核苷重复扩增产生的突变蛋白与雄激素结合可导致突变受体聚集形成核内涵体，对运动神经元和肌肉均有毒性作用，且其毒性具有雄激素依赖性。除转录失调外，线粒体功能障碍、氧化应激反应、轴突运输障碍、内质网应激等也被认为参与发病，但具体机制尚未明确。同时正常 AR 蛋白的缺失也可使运动神经元出现变性、坏死，并可引起男性乳房发育、生育能力下降等雄激素不敏感的内分泌异常症状。

【临床表现】

一般成年起病，主要表现为缓慢进展的近端肢体及球部肌无力、萎缩和束颤，可伴不完全性雄激素不敏感综合征和代谢异常。

男性发病，女性携带者一般无临床症状或仅有反复肌肉痉挛。起病年龄一般为 30~50 岁，个别病例于成年前起病。呈慢性进行性发展。

常见的首发症状包括近端肌无力、萎缩，肌肉痉挛，肌束颤动，手部震颤等。国内文献报道约 75% 的中国患者首发症状为双下肢近端无力。

肌无力为主要临床表现，以近端无力为主，下肢多见于上肢。震颤可于肌无力前出现，多为手部位置性震颤，也可见下肢位置性震颤。四肢肌肉有下运动神经元性瘫痪，可见肌萎缩，肌束颤动，四肢腱反射减弱或消失。罕见 Babinski 征。

病程初期即可见舌肌萎缩及肌束颤动，舌边广泛萎缩可呈扇贝状，舌中间部分萎缩可呈沟形，下颌口周肌肉颤动。有些患者偶有喉痉挛。病程后期出现吞咽困难及构音障碍。呼吸衰竭即使在病程晚期也不常见。

半数以上患者可出现肢体远端感觉症状，如麻木、刺痛等，晚期多见。少数病例可伴有自主神经功能亚临床受累。有报道患者存在认知功能损害。

男性患者可见乳房女性化、性功能减退、睾丸萎缩、精子减少。腹部肥胖亦比较常见。

阻塞性睡眠呼吸暂停（OSA）是 KD 患者最常见的睡眠障碍。部分患者在无前列腺增生的情况下出现下尿道阻塞症状。

临床以往常用 ALSFRS 量表对 KD 患者进行临床评估，近来有专门应用于本病的量表，包括脊髓延髓性肌萎缩功能评定量表（2015）（Spinal and Bulbar Muscular Atrophy Functional Rating Scale，SBMAFRS）和肯尼迪病 1234 量表（KD1234）量表等。

【辅助检查】

血肌酸激酶异常升高，可存在于临床症状出现前，80% 患者肌酸激酶水平为正常值 3~4 倍。肝酶常可升高。可有血糖升高，脂代谢紊乱，高胆固醇血症等代谢紊乱改变。血清肌红蛋白升高。血清性激素水平一般正常。

肌电图常见广泛神经源性损害。常见感觉神经病变，可见感觉神经动作电位（SNAP）波幅降低或正常，感觉神经传导速度减慢。感觉神经传导正常不能除外 Kennedy 病。伴肌肉痉挛或震颤等临床表现的女性携带者也可出现电生理检查异常。

肌肉活检显示失神经支配的病理改变，表现为小的簇状骨骼肌萎缩，也可见到成角的肌细胞。有研究指除神经源性损害外，还合并肌源性损害，包括肥大的肌纤维和肌纤维破裂，部分可见中央核，提示原发性肌肉损害存在。

基因检测示 Kennedy 病患者和女性携带者 *AR* 基因外显子 1 中的 CAG 重复数异常升高，可达 38~68 次，超过正常个体一般水平（11~35 次）。CAG 的异常拷贝数与 KD 患者发病年龄呈负相关，但其与疾病严重程度、进展速度的相关性尚不明确。有研究认为 CAG 拷贝数越多的患者表现出更明显的运动症状，而拷贝数较少的患者感觉症状更明显。

部分患者可见 Brugada 样心电图改变。代谢异常也有报道，包括血总胆固醇、LDL、甘油三酯升高等，糖尿病常可共病，有些患者见非酒精性脂肪肝。现有报道指 KD 存在中枢神经系统损害，可见灰质特别是额部灰质减少及白质萎缩的现象，部分患者见额部糖代谢降低，提示 KD 可能存在亚临床上运动神经元损害。

【诊断与鉴别诊断】

出现肢体近端肌肉及延髓支配肌肉的无力、萎缩和束颤，肌酸激酶升高及相应的电生理改变，男性患者雄激素不敏感综合征等支持 KD 诊断，但临床主要表现为上肢远端无力或未见明显舌肌萎缩者也不能完全排除本病可能。基因检测是诊断的金标准，欧洲神经科学协会联盟（EFNS）指南（2011）将 *AR* 基因外显子 1 中 CAG 重复数>35 次作为本病的诊断标准，CAG 重复数≥38 次时致病基因具有完全外显率，而 CAG 重复数在 35~37 次时不完全外显，此部分患者应根据家族史、神经检查结果和其他家族成员的基因型-表型相关性进行评估。

临床上需要与肌萎缩侧索硬化、脊髓性肌萎缩相鉴别；KD 近端肌无力萎缩、肌酸激酶升高等临床特点，需排除多发性肌炎、代谢性肌病和包涵体肌炎、肢带型肌营养不良（LGMD）、面肩肱型肌营养不良（FSHD）等；尚需区别重症肌无力、慢性炎性脱髓鞘性多发性神经病（CIDP）、远端型遗传性运动神经病（dHMNs）、甲状腺功能亢进或减退、甲状旁腺功能亢进等。

【预后与治疗】

Kennedy 病进展缓慢，肌力每年仅下降 2%，开始使用轮椅的中位年龄为 60 岁。预期寿命通常正常，但发生呛咳和肺炎的风险增高。

尚无可用于临床的有效治疗药物，主要为症状性治疗和预防跌倒、骨折、肺炎等并发症。雄激素剥夺治疗方案已应用到临床试验，有证据表明亮丙瑞林等药物的早期干预可能有益于患者的症状改善但效果不显著，其他药物如度他雄胺等效果也均有限。基因沉默疗法可抑制突变蛋白的产生，对本病治疗具有良好前景，但尚未应用于临床。其他的治疗策略包括增加蛋白质降解和控制蛋白质质量、调节雄激素受体功能等仍停留在动物模型实验阶段。

六、马德拉斯运动神经元病

马德拉斯运动神经元病（Madras motor neuron disease，MMND）因主要好发于印度南部的 Madras 地区而得名。如今在印度、泰国、中国、韩国、土耳其、巴基斯坦等地也有发现。

【发病机制与病理】

根据遗传背景分为散发性 MMND(sMMND)和家族性 MMND(fMMND)。大部分为散发性,家族性约 23%,多为常染色体隐性遗传,偶见常染色体显性遗传。发病机制尚不明确。炎症和环境因素可能在其发病中起作用。有观点认为线粒体基因突变可能间接参与 MMND 的发病。

尸检报道见脊髓前角细胞严重缺失,显著血管扩张和小胶质细胞及淋巴细胞散在分布,侧索脱髓鞘和硬化。蜗神经核和延髓其他运动神经核团细胞丢失和胶质细胞增生。蜗神经脱髓鞘和轴突丢失。三叉神经和前庭神经节可见神经节炎改变。亦可见视神经和小脑改变。

【临床表现】

男女均可发病,青少年起病。病程缓慢进展。

最常见的首发症状为感音神经性听力损害,其次为双上肢对称或不对称肌肉无力、萎缩,其他首发症状包括双侧面瘫、视力减退、吞咽困难。

双上肢呈不对称的下运动神经元损害,少数对称。多见远端肌无力、萎缩,少数呈近端无力、萎缩。少数患者累及下肢,足部肌萎缩、无力。有肌束颤动。大多数可见锥体束征。半数患者有 Babinski 征。有关节畸形。

多脑神经损害,以Ⅶ、Ⅸ～Ⅹ常见。大多数患者存在不同程度的感音神经性耳聋。可有耳鸣。半数患者见双侧周围性面瘫。可有吞咽困难和舌肌萎缩,但至疾病后期吞咽障碍也不严重。可出现口周及面部的肌束颤动。

可伴有认知障碍。可有精神异常症状,部分合并精神分裂症。

变异型 MMND 患者出现视神经萎缩,可出现小脑损害体征,主要表现为轻度步态共济失调。此部分患者起病年龄更早,多见家族史。

【辅助检查】

肌电图呈神经源性损害,神经传导速度正常。视觉诱发电位部分患者潜伏期延长。脑脊液检查无异常。

【诊断与鉴别诊断】

诊断标准尚无定论。青年起病,出现进行性的上肢为主的远端肢体无力、萎缩,脑神经受累导致的面部、延髓肌肉无力伴萎缩,进行性听力损害,锥体束征等表现时应考虑本病。

临床上应与其他 MND 如肌萎缩侧索硬化、Kennedy 病、Brown-Vialetto-van Laere 综合征、青少年上肢远端肌萎缩等相鉴别,变异型 MMND 还需与脊髓小脑性共济失调区别。Brown-Vialetto-van Laere 综合征(BVVL)以往称脑桥延髓麻痹伴耳聋,女性发病率较高,约 50% 患者具有明显家族史,主要表现为缓慢或迅速进展的双侧神经性耳聋,第Ⅶ～Ⅻ对脑神经损害,第Ⅲ、Ⅴ、Ⅵ对脑神经罕见受累,常见下运动神经元受累体征,锥体束征少见。

【治疗】

该病尚无特效治疗。有患者接受 IVIg 治疗后症状好转。一般呈良性病程,但个别患者生存期较短,家族性预后相对较差。

七、FOSMN 综合征

FOSMN 综合征(facial onset sensory motor neuronopathy syndrome)又称面部起病的感觉运动神经元病,是一种成人散发的罕见的临床综合征。

自 Vucic 等于 2006 年首先报道本病以来,共有 30 余例见报道,欧美人群多见,国内目前仅报道 3 例。

【发病机制与病理】

发病机制尚未阐明,可能由多因素共同参与。

有观点认为潜在的自身免疫机制参与发病,有患者周围神经及唾液腺活检病理见炎性细胞浸润,部分患者对免疫治疗有反应等。神经退行变性机制也被提出,有研究认为 *SOD1* 及 *OPMD* 基因参与 FOSMN 综合征的发病,提出 FOSMN 综合征与 ALS 等神经系统变性疾病存在联系。有患者尸检见脊髓前角细胞、背根神经节及脑干神经核团神经元丢失。有报道 TDP-43 阳性包涵体可见于 1 例患者神经元及胶质细胞中。

【临床表现】

男女均可发病,多见于男性,男女之比为 1.92∶1。平均发病年龄为 54 岁。病程一般相对较长,从数年到数十年不等,平均病程 8.9 年。

典型表现为慢性起病,症状多样,包括脑干、下运动神经元和神经节病变受累。最早出现感觉障碍,通常位于三叉神经支配区域,一侧起病后进展至对侧,并在 2～6 年内以头皮、颈部、躯干上部、上肢的顺序缓慢进展。感觉异常包括非对称性的面部、口周、鼻周麻木、感觉减退,口腔内烧灼感或类似三叉神经痛的发作性电击样疼痛等。查体可见面部三叉神经支配区域浅痛觉减退,角膜反射减退或缺失,部分下颌反射亦消失。角膜反射及瞬目反射减退或缺失为本病标志。头皮、颈部、上肢及上部躯干皮节浅感觉异常,四肢振动觉可轻度受损,但触觉及位置觉通常正常。

下运动神经元损害症状多于感觉障碍发生数年后出现,也可与之同时或数月后出现,自上而下缓慢进展。包括面、颈、延髓肌、上肢肌无力,少数病程长者进展至下肢。延髓肌瘫痪表现为构音障碍、声音嘶哑、吞咽困难。可见舌肌、颞肌、咀嚼肌萎缩,舌肌、颈部、上肢肌束颤动,肌痉挛等。上肢腱反射减退,下肢一般保留完好。少部分患者出现上运动神经元体征。少数患者急性起病,迅速出现延髓肌瘫痪。出现上运动神经元体征和急性延髓起病的患者病情进展相对较快。双侧病理征大多未引出。

一般无自主神经功能异常,国内 1 例伴自主神经功能障碍,表现为勃起困难,尿频、尿急、偶失禁,便秘,多汗,卧立试验阳性。

可同时合并其他自身免疫性疾病如干燥综合征。

【辅助检查】

常规实验室检查包括血细胞计数、血清电解质、肝肾功能、

C 反应蛋白、免疫学检查通常无异常改变。部分患者出现自身抗体阳性，包括抗髓鞘相关糖蛋白（MAG）IgG 抗体阳性（1例），抗硫脂抗体（anti-sulfatide IgG）阳性（3 例），抗硫酸葡萄醛酸副红细胞糖苷脂（SGPG）IgG 抗体阳性（1 例），抗核抗体阳性（2 例），抗 Ro 抗体阳性（1 例），抗 GD1b 抗体阳性（1 例），提示免疫病理机制的潜在可能性。

脑脊液检查多数患者正常，少数患者可出现蛋白轻度增高。

颅脑 MRI 通常无特异性改变，部分晚期病例可出现颈段脊髓的萎缩。

神经传导检查大多表现为严重程度呈头部至尾部逐渐下降的感觉运动神经病变，并以上肢感觉神经动作电位波幅降低为特征。上肢运动传导速度轻度下降、末端潜伏期延长，无传导阻滞。下肢感觉运动神经传导速度一般可正常，感觉神经动作电位波幅相对保留。肌电图可见进行性失神经和广泛轴突损失表现。瞬目反射异常为其标志性电生理检查特征，大多数患者可有瞬目反射单侧或双侧消失的表现，由三叉神经传导通路受损所致，面神经检查可见 CMAP 波幅及潜伏期正常。

肌肉活体组织检查仅表现为失神经支配的改变，提示神经源性损害。

【诊断与鉴别诊断】

诊断主要根据临床症状及体征，尚未有统一的诊断标准。出现面部感觉障碍数年后发生的球麻痹、肌无力、肌萎缩、肌束颤动等症状，角膜反射减退或缺失，电生理检查发现上肢 SNAPs 波幅降低、瞬目反射异常，并排除其他疾病，可考虑 FOSMN 综合征的诊断。目前尚无临床诊断标准能够鉴别早期仅表现为面部感觉症状及不典型的运动症状的 FOSMN 综合征与独立的三叉神经感觉性神经病。

感觉症状表现典型的患者，可根据特定抗体检测、神经电生理、影像学检查等排除相关疾病，如干燥综合征、脊髓（延髓）空洞症、Gelsolin 淀粉样变性、慢性感觉性共济失调综合征、自身免疫相关周围神经病等；出现上运动神经元体征时应鉴别排除 ALS，表现以下运动症状为主时需注意与遗传性脊髓性肌萎缩、遗传性脑桥延髓运动神经病（包括 Brown-Vialetto-Van Laere 综合征及 Fazio Londe 综合征）和其他散发下运动神经元病等鉴别。

【治疗】

尚无标准治疗方案。静脉注射免疫球蛋白（IVIg）、血浆置换及糖皮质激素等的经验性免疫调节治疗均不能有效阻止疾病进展。支持和对症治疗如胃造瘘及呼吸机辅助通气等对晚期重症患者有帮助。

预后较其他运动神经元病稍好，平均病程据统计为 8.7 年（1.2~36.0 年），病程大于 10 年的患者约占 1/3。少部分存在上运动神经元损害体征的患者预后欠佳。

八、脊髓灰质炎后综合征

脊髓灰质炎后综合征（postpolio syndrome，PPS）又称脊髓灰质炎后进行性肌萎缩（postpolio progressive muscular atrophy）。

脊髓灰质炎在 1950 年广泛应用疫苗后得到控制，但 20 世纪以来留下大量感染后患者，其中有 30%~80% 发生脊髓灰质炎后综合征。我国目前没有这个群体发生 PPS 的确切数据。此病与患者原发病造成肢体瘫痪关系不大，但有肢体瘫痪者更易发生。有观点认为急性期发病年龄大或病情重、功能恢复良好（可能与代偿功能已发挥到极限有关）、下肢瘫痪、女性和过多体力活动等均可能为该病的危险因素。

【发病机制与病理】

发病机制尚未阐明，现有假说包括：①残存运动神经元代谢负荷过重引起过早退化；②脊髓灰质炎后有大量新生神经末梢，但运动单位新生和退化的生理过程不平衡，可能与调节机制的改变有关；③脊髓灰质炎病毒遗传物质残留引起自身免疫而发病；④潜伏的脊髓灰质炎病毒再激活。

残存运动神经元远端轴突变性学说目前受多数学者支持，其推测脊髓灰质炎病毒于急性期损伤脊髓前角细胞后，恢复期残存的前角细胞通过对邻近失神经肌肉的再支配代偿性恢复肌力，但由于年龄增长或肌肉负荷过重等原因对扩大的运动单位带来了过重负担，逐渐造成远端轴突变性而失代偿，最终再次出现肌肉无力和萎缩的症状。

肌肉活检可见萎缩肌纤维孤立成角，提示局部而非全部运动单位丧失，与远端轴索变性所致的形态学改变相似。

【临床表现】

女性多于男性，成人发病。多发生于急性脊髓灰质炎后 20~30 年。

PPS 的临床表现多样，新发症状包括新发肌无力，疲劳，疼痛，出现肌萎缩或原有肌萎缩加重，出现日常活动困难或原有活动困难加重，怕冷，睡眠障碍，构音或吞咽障碍，呼吸功能不全等。其中以新发肌无力、疲劳、疼痛最为常见。

新发肌无力在急性脊髓灰质炎感染时受累与否的肌肉均可出现，多发于瘫痪肢体，约 1/3 患者出现于非受累肢体。肌无力分布不对称，常只累及一个或数个肢体的某几组肌群，以弛缓性瘫痪多见，可伴肌萎缩。多累及肢体近端，表现为上下楼梯困难，并随病情发展行走功能逐渐受影响。可有肉跳感或肌束震颤。查体可见受累肌群下运动神经元体征，少数患者伴腱反射增高、病理征阳性等上运动神经元体征。

疲劳可为流感样的全身性无力，体力活动后加重，也可为局部肌肉疲劳。疲劳症状变化较大，可偶有发作或持续到下午加重，甚至全天出现，大大影响日常工作和生活。患者因疲劳睡眠增加，且注意力不易集中，运动耐力下降。

绝大多数患者有肌肉和关节疼痛，疼痛平均持续 20 年，最常见部位有肩、腰、腿、臀。肌肉酸痛、烧灼痛或抽筋样疼痛均可出现。可对寒冷耐受降低。

少数患者累及延髓肌和呼吸肌群，出现吞咽困难、呛咳、构音障碍、呼吸困难、睡眠呼吸暂停综合征等。

【辅助检查】

可有血肌酸激酶升高。脑脊液中常见蛋白轻度升高，偶见有寡克隆带。MRS 检查可见在严重患者肌群中肌酸或胆碱成分减少。EMG 检查受累肌肉可见纤颤波，正尖波和巨大电位等下运动神经元损害的表现，有助于发现新的受累肌群。神经传导速度正常。

【诊断与鉴别诊断】

Halstead 等（1985）提出脊髓灰质炎后综合征的诊断标准，并获欧洲神经科学协会联盟（EFNS）认可：①可证实的既往脊髓灰质炎病史。②急性感染后完全或不完全的神经功能恢复。③病情稳定≥15 年。④新近出现进展的肌无力。⑤下列至少 2 条新发症状：a 过度疲劳；b 肌肉或关节疼痛；c 肌萎缩；d 怕冷；e 无其他疾病可解释其症状。

Dalakas 等（1986）提出 PPS 也可能发生于既往非瘫痪型脊髓灰质炎患者，若满足以上其他条件，查体和肌电图结果支持下运动神经元损害并始终未见上运动神经元受累证据且感觉正常者，也可诊断为 PPS。

目前 EFNS 工作组推荐使用的 PPS 诊断标准为 March of Dimes 标准：①既往瘫痪性脊髓灰质炎病史，有神经检查出的和 EMG 证实的下运动神经元损害表现。②急性感染后完全或不完全功能恢复，神经功能稳定期≥15 年。③急性或慢性进行性的新发持续性肌无力或异常肌肉疲劳（耐力下降），伴或不伴全身疲乏、肌萎缩、肌肉或关节疼痛；急性发作可于不活动、创伤或手术后出现；少数情况下 PPS 还可导致新发的呼吸和吞咽症状。④症状持续至少 1 年。⑤除外其他神经科、内科、骨科等引起相关症状的疾病。

由于各诊断标准均无特异性指标，临床上诊断 PPS 必须除外其他可引起这些非特异症状的疾病，鉴别诊断尤为重要。根据电生理学检查和其他实验室检查，可排除如甲状腺功能减退和其他内分泌疾病、呼吸系统疾病、心功能不全、关节炎、贫血、结缔组织病、副肿瘤综合征、腰椎病等疾病，也应排除多灶性运动神经病、成人型脊肌萎缩症、肌萎缩侧索硬化、马尾综合征、神经根病等。

【治疗与预后】

目前对患者主要采用药物治疗、运动疗法、认知行为疗法、作业治疗、理疗及水疗、中医治疗、支具和辅助治疗、心理和社会因素调整、跨学科康复综合治疗等。尚无有效治疗药物，溴吡斯的明、大剂量泼尼松、金刚烷胺、辅酶 Q_{10} 等对肌无力及疲劳的症状未见明显疗效。IVIg 治疗对年轻患者可能有效。康复治疗目的是改善日常生活能力和适应能力，是针对 PPS 患者最主要的治疗方法，首选运动疗法，但应保证活动不要超过疲劳阈值。理疗及水疗，矫形器和辅助器具等也有积极的帮助。

PPS 是一种缓慢进展的神经肌肉疾病，患者日常生活受影响，下肢受累致步行、上楼困难，累及上肢时穿衣、洗漱困难，严重时无法自理，需他人帮助。出现呼吸功能不全需用呼吸机帮助，延髓麻痹致吞咽困难，少数导致死亡。但总体预后良好。

九、青少年上肢远端肌萎缩

青少年上肢远端肌萎缩（juvenile muscular atrophy of distal upper extremity）又称平山病（Hirayama disease），是一类罕见的非家族性自限性上肢远端肌萎缩性疾病，日本学者平山惠造（Keizo Hirayama）于 1959 年首先报道本病。

亚洲人群多发，日本最常见，中国、马来西亚、印度、斯里兰卡等国均有报道，欧洲国家包括丹麦、荷兰及北美地区亦见少数案例。

【发病机制】

根据尸检研究和影像学发现，有两个发病学说被普遍认可。其中更广为接受的学说认为硬膜外韧带在 C_2 和 C_3 椎体以下较为松弛，尤其在 C_6 和 C_7 节段较稀疏，颈椎屈曲时脊髓活动增加，反复脊髓前移所受椎体后壁的冲击和压迫导致脊髓前角微循环缺血，最终导致显著的不对称下段颈髓变薄和退行性变。青少年时期椎管与脊髓特别是硬膜囊的生长发育不平衡被认为是其根本病因。另一种学说则认为固定硬膜的后纵韧带结构分布不均使脊髓部分前移。近年研究也证明平山病的发病与颈部的过度屈曲直接相关。

【临床表现】

青少年隐匿起病，常在 15～30 岁，平均 20.5 岁。男性居多，男女之比为 20∶1。发病后病情进行性加重，绝大多数 5 年内停止发展。

主要表现为无明显诱因的单侧上肢无力及远端肌萎缩。少数双侧上肢不对称受累，以一侧明显。C_7～T_1 神经根受累致腕、手指屈肌及伸肌无力，完成精细活动如进食、穿衣时表现明显，捏握困难，一般肘关节活动及其他近端肌群不受影响。遇冷时症状加重。少见症状在触发事件后出现。根据进展速度，肌萎缩也可为患者初诊主诉。萎缩始于手部，鱼际肌和骨间肌萎缩，以小鱼际为甚，逐渐进展可见患侧前臂呈斜坡样肌萎缩改变，尺侧和伸肌群萎缩明显。严重者可能存在肢体长度差异。可见伸指震颤。下肢一般不受累。罕见感觉障碍，严重病例肌萎缩累及上肢和肩带肌时可有疼痛。疲劳是最常见的症状之一。患者还可诉特应性反应或过敏反应加重。括约肌功能好，腱反射多数对称正常，少数可减弱或消失。病理征阴性。脉搏存在，肢端温暖，毛细血管充盈。

【辅助检查】

肌酶正常。血清 IgE 可见升高但临床意义未明。脑脊液检查无异常。

颈椎 X 线平片及 CT 无特异性改变，仅显示颈椎生理曲度变直，偶见 C_2 退行性变。脊髓造影可见大部分患者自然体位时下段颈髓轻至中度不对称萎缩，充分前屈位时可见硬膜囊后壁前移。但脊髓造影为有创检查，临床不常采用。

颈椎 MRI 检查对平山病的诊断具有重要意义，由常规体位到过屈位可见特征性的动态影像改变，包括下颈段硬膜外后间隙的新月形异常信号增强，轻度脊髓不对称变平（多见于 C_5～T_1）等。其他 MRI 发现包括下段颈髓萎缩，颈椎生理曲度变直或反弓，T_2 加权成像脊髓前角异常信号等。

肌电图示神经源性损害，C_7～T_1 所支配肌肉慢性失神经改变。神经传导检查见 CAMP 波幅下降，尺神经较正中神经明显。感觉神经传导速度正常。受累对侧手肌可有亚临床肌电图异常。

【诊断与鉴别诊断】

诊断主要根据临床特点和自限性病程，肌电图及颈椎 MRI 具有重要意义。青少年起病，主要表现为上肢远端肌无力伴手部及前臂肌萎缩，单侧受累或一侧明显，逐渐进展数年后病情稳定，无下肢受累、感觉障碍及腱反射异常，具有相应的肌电图及颈椎 MRI 动态改变并排除其他疾病可考虑本病诊断。

应与各种原因的远端型肌病综合征、肌萎缩侧索硬化、多灶性运动神经病、胸廓出口综合征、麻风、脊髓空洞症等相鉴别。

【治疗】

由于慢性进展及自限性病程，预后良好。早期诊断、及时佩戴颈托可帮助控制症状、延缓病情进展，减轻年轻患者的功能障碍，是目前治疗的主要手段。对于保守治疗 6 个月无效以及持续进展的患者可考虑采取手术治疗，主要包括关节融合术（前路融合及后路融合）、后路关节融合+硬脊膜成形术以及后路单纯硬脊膜成形术等。

第三节　多系统萎缩及其他变性疾病

多系统萎缩（multiple system atrophy，MSA）是一组散发的，主要累及自主神经系统、橄榄脑桥小脑系统和纹状体黑质系统等系统的神经变性疾病。学界对 MSA 的认识是从 Dejerine（1900）报告的第一例病理确诊的橄榄脑桥小脑萎缩病例开始的，后来 Shy 和 Drager（1960）报告了以直立性低血压等自主神经功能障碍症状为主，伴或不伴共济失调和锥体束征的病例；Adams（1961）描述了病理确诊的纹状体黑质变性的病例。直到由 Graham 和 Oppenheimer（1969）才正式提出了以“多系统萎缩”的概念概括表现为上述症状的散发性疾病，包括纹状体黑质变性（striatonigral degeneration，SND）、散发性橄榄脑桥小脑萎缩（sporadic olivopontocerebellar atrophy，sOPCA）和夏-德综合征（Shy-Drager syndrome，SDS）等 3 种类型。随后，Papp 等（1989）发现所有的散发性 MSA 患者都具有少突胶质细胞胞质内包涵体的病理特性，而 Spillantini（1998）发现该包涵体主要成分为 α-突触核蛋白，从而将其和帕金森病、路易体痴呆等疾病相关联，合称“α-突触核蛋白病”。

MSA 主要表现为自主神经功能障碍、帕金森综合征、小脑性共济失调等一组或多组临床症状。患者因起病时累及不同系统而症状不一致，而随着疾病进展，患者常出现多个系统损害的表现。自从 1998 年第一次 MSA 共识会议提出，根据患者主要的临床表现可将 MSA 分为两种亚型，以帕金森综合征相关症状为主的亚型为 MSA-P 型，以小脑性共济失调相关症状为主的亚型为 MSA-C 型，2008 年第二次 MSA 共识会议也继续沿用这一分型原则。直至目前，我国部分学者认为实际上存在单纯的纹状体黑质变性、散发性橄榄脑桥小脑萎缩和 Shy-Drager 综合征，因此于本节中一并叙述。

一、多系统萎缩

多系统萎缩（multiple system atrophy，MSA）是一种散发于成年期并缓慢进展的致死性神经系统变性疾病。疾病的发生与进展将不同程度地累及黑质纹状体区、橄榄脑桥小脑区、皮质脊髓束和各自主神经核群，出现相应的多系统受累症状。

MSA 是一种罕见病，据统计，其平均发病率为（1.9~4.9）/10 万人年，在 40 岁以上人群的患病率可高达 7.8/10 万，男性发病率稍高于女性。其中 MSA-P 型与 MSA-C 型发病率的比例约为（2~4）：1。有报道指出，MSA-P 型在欧美国家更常见，而在日本 MSA-C 型发病率更高。在中国尚无该病完整的流行病学资料。

17

【病因】

病因未明。目前暂未证实环境因素与 MSA 发病相关，而部分研究发现 MSA 患者可存在某些遗传因素。Scholz 等（2009）在对欧洲患者研究中发现，编码 α-突触核蛋白的 *SNCA* 基因的基因多态性与 MSA 的发病相关，然而未发现其他患者队列中有此相关性。Sasaki H 等（2011）在部分患者检测出不同程度的 *SHC2* 基因拷贝数丢失。日本多系统萎缩研究合作组（2013）在日本 MSA 患者中检测到编码辅酶 Q_{10} 合成酶的 *COQ2* 基因发生功能丧失突变，与 MSA 的发病风险升高有关，但是其他国家病例中并未检出该突变。此外，国外的几个对照研究报道，职业和生活习惯与发病有一定的关联，如接触化学溶剂、塑料、添加剂及农药等有毒物质，但另一些研究不支持这种观点。

【病理与发病机制】

MSA 目前被认为是一种少突胶质细胞 α-突触核蛋白病，其病理学特征是在少突胶质细胞胞质内出现以 α-突触核蛋白（α-synuclein）为主要成分的包涵体即胶质细胞胞质包涵体（glial cytoplasmic inclusion，GCI）。黑质、尾状核、壳核、下橄榄核、脑桥腹核、小脑皮质、胸腰髓中间外侧柱细胞及骶髓 Onuf 核等部位神经细胞脱失，胶质细胞增生。蓝斑、迷走神经背核、前庭核、锥体束和脊髓前角亦可受累。其他病理学改变包括小胶质细胞的激活、星形胶质细胞增生和神经元变性丢失等。GCI 主要位于在少突胶质细胞与神经元细胞中，因此，MSA 与帕金森病、路易体痴呆一起被归为“α-突触核蛋白病”。

目前认为，少突胶质细胞的病变是 MSA 发病的始发因素。p25α 是少突胶质细胞中的促微管聚合蛋白，有维持神经元髓鞘稳定性的作用，并在体外实验中可引起 α-突触核蛋白的聚集。其机制为，p25α 在少突胶质细胞的异位聚集引起细胞水肿，随后少突胶质细胞异常过多分泌或从胞外摄取 α-突触核蛋白，并使其磷酸化后聚合为寡聚体，形成细胞质包涵体。少突胶质细胞的功能异常削弱了对神经元的支持保护功能，引起髓鞘变性脱失，加上继发小胶质细胞的激活在局部释放大量炎症介质，诱发产生活性氧参与氧化应激，使得局部神经元变性死亡。此外，神经胶质细胞中释放的α-突触核蛋白可被邻近神经元内吞摄取形成包涵体，进一步通过氧化应激、线粒体功能异常、细胞凋亡等机制直接引起神经元变性死亡。有研究进一步指出，MSA患者黑质纹状体区和橄榄脑桥小脑区神经元胞质内包涵体的数量与该区域神经元变性丢失的程度呈正相关。

【临床表现】

患者平均起病于55~60岁，呈慢性病程，常隐匿起病后逐渐进展加重。非运动症状常常在先于运动症状数个月至数年出现，主要包括各种形式的自主神经功能障碍，运动症状则包括帕金森综合征和/或小脑性共济失调等症状。根据患者主要临床表现可分为两种亚型，以帕金森综合征表现为主的亚型为MSA-P型，以小脑性共济失调表现为主的亚型为MSA-C型。而存在自主神经功能障碍、帕金森综合征或小脑性共济失调等一系列临床症状并且最终由病理确诊的则为MSA。

1. 自主神经功能障碍(autonomic dysfunction) 这是MSA的最早也是最常见的症状之一。常先出现泌尿生殖系统症状，表现为尿频、尿急、尿失禁和夜尿增多，尿潴留少见，伴有男性患者的勃起功能障碍和女性患者生殖器不敏感。一半以上患者以直立性低血压起病，可伴有晕厥、眩晕、乏力等伴随症状。病情进展后呼吸功能亦受影响，包括喉喘鸣、睡眠呼吸暂停等。其他自主神经受累症状还包括：便秘或腹泻等胃肠功能紊乱；瞳孔运动障碍导致的瞳孔大小不等和Horner综合征；体温调节异常，出汗减少或无汗；皮肤划痕反应减弱或消失、四肢末端发凉等血管舒缩功能障碍等。

2. 帕金森综合征(Parkinsonism) 是MSA累及黑质纹状体的表现，也是MSA-P型的主要症状。临床表现包括肌强直、运动迟缓、姿势平衡障碍、震颤等帕金森综合征的典型症状，但是与帕金森病有以下区别：一般同时累及双侧肢体，但可有轻重不同；震颤以姿势性及动作性震颤为主，多伴有肌阵挛，而典型帕金森病的静止性"搓丸样"震颤罕见；除了典型帕金森病"面具脸"与"慌张步态"外，亦可出现口面部肌张力障碍、不协调的颈项前屈、脊柱前倾或侧弯以及手足的肌张力障碍；左旋多巴仅对40%患者有短暂疗效，大部分患者对其反应不佳，且容易出现异动症等药物不良反应，加重患者肌张力障碍的症状。

3. 小脑性共济失调(cerebellarataxia) 是MSA累及橄榄-脑桥-小脑的表现，也是MSA-C型的主要症状。临床表现主要是协调运动障碍，包括进行性的步态共济失调，即站立时不稳且行走时两腿间距增宽，和意向性震颤等肢体共济失调。常伴有典型的构音障碍与眼球震颤，多呈自发的凝视诱发性眼震或位置性下跳性眼震。

4. 其他症状 包括：①发声障碍、构音障碍、流涎、吞咽障碍等症状亦常见；②睡眠障碍，多表现为睡眠呼吸暂停与快速眼动睡眠行为障碍；③行为改变与精神障碍，表现为情感失禁(病理性哭笑)、抑郁、焦虑甚至自杀倾向等；④部分患者锥体束受累，表现为四肢肌张力增高、腱反射亢进、双侧病理征阳性等；⑤少数患者可出现轻度认知功能损害或视幻觉。

患者在诊断为MSA后，其运动及非运动症状将不断进展与恶化，最终累及多个神经系统区域。据统计，在运动症状出现后，约一半的患者在3年后需要协助行走，60%患者在5年后需要轮椅协助，大部分患者在6~8年后需要长期卧床。起病后患者平均存活时间为6~10年，极少数患者可存活15年以上。患者死亡原因常为肺部或泌尿系感染、双侧声带瘫痪引起窒息和心脏自主神经功能障碍导致的猝死等。MSA分型和患者性别与疾病预后不相关，而导致预后较差的因素包括发病年龄较大、起病后三年内发生姿势平衡障碍导致的跌倒、自主神经功能障碍进展较快等。

【辅助检查】

1. 影像学检查

(1) 颅脑MRI：高场强(1.5T以上)MR可见壳核、脑桥、小脑中脚和小脑萎缩。在T_2加权像(T_2WI)中，部分MSA-P型患者可见壳核背外侧缘出现条带状弧形高信号"裂隙征"，部分MSA-C型患者可有脑桥基底部高信号"十字征"，这两种特征征象对诊断MSA特异性较高而敏感性不强。而弥散加权成像(DWI)可见壳核和小脑中脚的高信号，壳核背外侧低信号，有较高的敏感性和特异性。

(2) SPECT/PET：对存在MRI禁忌证患者使用^{18}F-FDG-PET检查，可见壳核、脑干和小脑的低代谢。SPECT或PET亦可以发现黑质纹状体区突触前膜多巴胺能神经元的失神经改变。

(3) ^{123}I-间碘苄胍(^{123}I-MIBG)心肌显像：^{123}I-MIBG的心肌显像有助于显示心脏交感神经元功能，MSA患者心脏前壁感兴趣区MIBG摄取正常，体现了外周交感节后纤维相对完整，而PD患者摄取减少，有鉴别诊断的意义。

2. 自主神经功能检查

(1) 膀胱功能检查：尿动力学检查可发现逼尿肌过度活动、逼尿肌与括约肌功能协同失调和膀胱低顺应性等现象。膀胱B超可判断尿潴留严重程度，常见膀胱剩余尿量大于100ml。尿道外括约肌肌电图亦可发现异常。

(2) 心血管功能检查：直立倾斜试验有助于发现直立性低血压，即受试者安静平卧5分钟后迅速转换为直立位后的3分钟内，血压较平卧位时收缩压下降超过30mmHg和/或舒张压下降超过15mmHg，同时心率无明显变化，此为直立倾斜试验阳性。而若患者单独一次测量时未达诊断标准，则需要多次、反复、在不同地点测量。24小时动态血压监测有助于发现患者的卧位高血压以及无症状性的直立性低血压。

(3) 胃肠道功能检查：透视吞咽实验常可发现有吞咽困难症状的患者伴随吞咽动作出现的无症状性误吸。此外，由于

Onuf 核神经元病变，肛门括约肌肌电图常可出现失神经电位，若该检查正常则可大致排除 MSA。

3. 其他检查

（1）精神心理检测：精神心理检查可发现部分 MSA 患者伴随轻度认知功能损害，若出现明显痴呆的症状则应考虑排除 MSA。

（2）多导睡眠监测：针对伴有睡眠打鼾、白天嗜睡的患者，多导睡眠监测可显示患者不同程度的睡眠呼吸暂停，也可发现患者存在快速眼动睡眠行为障碍。

（3）基因检测：目前仅有少数与 MSA 致病基因相关报道，临床检测意义不大。基因检测主要是为了排除脊髓小脑性共济失调、脆性 X 连锁震颤/共济失调综合征等遗传性共济失调，有鉴别诊断的意义。

【诊断与鉴别诊断】

目前，临床上诊断 MSA 参考 Gilman 等（2008）提出的诊断标准。针对成年隐匿起病、无家族史、逐渐进展的自主神经功能障碍，伴左旋多巴疗效不佳的帕金森综合征和/或小脑性共济失调等症状或体征的患者，应考虑本病。

1. MSA 诊断标准

（1）确诊的（definite）MSA：尸体解剖符合以下神经病理学改变：①神经系统内广泛存在着 α-突触核蛋白阳性的神经胶质细胞包涵体；②黑质-纹状体系统和橄榄-脑桥-小脑系统的神经变性表现。

（2）很可能的（probable）MSA：成年起病（>30 岁），散发发病，呈进展性病程，表现为自主神经功能障碍，包括尿失禁（男性可伴勃起功能障碍），或者直立性低血压，即站立 3 分钟内血压较平卧位时收缩压下降至少 30mmHg 或舒张压下降至少 15mmHg，加上以下表现表现中的 1 条：①左旋多巴治疗效果不佳的帕金森综合征（运动迟缓、震颤、肌强直、姿势障碍）（MSA-P 型）；②小脑功能障碍（步态性共济失调、肢体性共济失调、小脑性构音障碍、小脑性眼球运动障碍）（MSA-C 型）。

（3）可能的（possible）MSA：成年起病（>30 岁），散发发病，呈进展性病程，伴有以下表现：

1）帕金森综合征（运动迟缓、震颤、肌强直、姿势障碍）或小脑功能障碍（步态性共济失调、肢体性共济失调、小脑性构音障碍、小脑性眼球运动障碍）。

2）至少一种提示自主神经功能障碍的症状：不能用其他原因解释的尿急、尿频、膀胱排空障碍、男性勃起功能障碍，一定程度的直立性低血压（暂未达到很可能的 MSA 诊断标准）。

3）有以下至少一种症状：

A. 可能的 MSA-P 或 MSA-C：①巴宾斯基征阳性，伴腱反射活跃；②喘鸣。

B. 可能的 MSA-P：①进展迅速的帕金森综合征；②对左旋多巴治疗反应不佳；③运动症状出现后 3 年内出现姿势障碍；④出现小脑功能障碍（步态性共济失调、肢体性共济失调、小脑性构音障碍、小脑性眼球运动障碍）；⑤运动症状出现后 5 年内出现吞咽困难或呛咳；⑥MRI 提示壳核、小脑中脚、脑桥与小脑萎缩；⑦FDG-PET 提示壳核、脑干和小脑低代谢。

C. 可能的 MSA-C：①帕金森综合征（运动迟缓、震颤、肌强直、姿势障碍）；②MRI 提示壳核、小脑中脚、脑桥与小脑萎缩；③FDG-PET 提示壳核低代谢；④SPECT 或 PET 提示黑质纹状体区突触前多巴胺能神经元发生失神经改变。

2. 诊断 MSA 支持点与不支持点

（1）支持点（红旗征）：包括：①口面部肌张力障碍；②不协调的颈项前屈；③严重的脊柱前屈或/和侧屈；④手足挛缩；⑤叹气样呼吸；⑥严重的发音障碍；⑦严重的构音障碍；⑧新发或加重的打鼾；⑨手足发冷；⑩情感失禁（病理性哭笑）；⑪肌阵挛样姿势性或动作性震颤。

（2）不支持点：包括：①经典的“搓丸样”静止性震颤；②临床符合周围神经病；③非药物导致的幻觉；④75 岁后发病；⑤家族史阳性的共济失调或帕金森综合征；⑥符合 DSM-Ⅳ诊断标准的痴呆；⑦提示多发性硬化的白质损害。

3. 鉴别诊断　在疾病早期，患者常表现出单一系统累及并出现相关症状，故需排除临床表现与各自亚型类似的疾病。

（1）MSA-P 需要区别帕金森病、帕金森综合征（感染、药物、中毒、外伤、脑血管疾病等）、进行性核上性麻痹、皮质基底核变性等。

（2）MSA-C 需要区别脊髓小脑性共济失调、脆性 X 连锁震颤/共济失调综合征（fragile X-associated tremor/ataxia syndrome，FXTAS）、非遗传性（获得性）共济失调：包括毒物（如酒精、化疗药等）、免疫性疾病（如多发性硬化）、血管性疾病、原发性或转移性肿瘤、副肿瘤综合征等导致的共济失调。

【治疗】

目前尚无针对 MSA 病因的特异性治疗方法，临床上以对症治疗为主。

1. 针对运动症状　在 MSA-P 型以帕金森综合征为主要表现的患者中，左旋多巴对约 40% 的患者有短暂疗效，并且数个月后疗效会逐渐减退。而多巴胺受体激动剂、选择性 N-甲基-D-天冬氨酸（NMDA）受体拮抗剂如金刚烷胺一般无效。针对伴有局部肢体肌张力障碍的患者可使用肉毒毒素局部注射。

据报道，针对主要表现为小脑性共济失调的 MSA-C 型患者，使用丁螺环酮或加巴喷丁可改善少数患者的症状。针对肌阵挛或动作性震颤等症状可尝试使用氯硝西泮。

适当的神经康复项目，以物理治疗为主，辅以言语治疗、职业治疗等，可改善患者的运动姿势障碍，防止窒息，在一定程度上提高患者生活质量。

2. 针对非运动症状

（1）膀胱功能障碍：针对患者逼尿肌痉挛导致的急迫性尿失禁，可使用抗胆碱药物，包括曲司氯铵、奥昔布宁、托特罗定等，但必须注意药物副作用如残余尿量增加、便秘及神经症状。针对尿潴留患者，可使用胆碱能药物促进膀胱逼尿肌收缩，或者使用α1肾上腺素能受体阻断剂坦索罗辛舒张尿道平滑肌。当膀胱残余尿量大于100ml时可行导尿术，严重者可行耻骨上膀胱造瘘术。

（2）直立性低血压治疗：目的主要是减少其发作次数，减轻症状，且在提高直立血压同时避免平卧位血压过高。首选非药物治疗，包括避免突然的体位改变，避免饱餐、咳嗽或排便时过度用力；适当增加水、钠摄入，高钾饮食，但针对老年患者要注意监测心肾功能，避免导致心力衰竭或水肿；适当使用弹力袜或腹带，提高血压。效果不佳时可选用药物治疗：血管α受体激动剂米多君、屈西多巴可收缩小动脉，提高直立血压；醋酸氟氢可的松可增加水钠潴留而起效；去氨加压素是强效抗利尿和弱效升压剂，但禁用于肾功能不全和心衰患者。要注意所有药物都有引起平卧位高血压的风险，因此平卧时应保持头高位，防止大脑动脉压力增高。可使用24小时动态血压监测疗效。

（3）其他：西地那非可有效改善男性勃起障碍的症状；氯硝西泮对严重的REM期睡眠障碍患者有效；针对患者的焦虑、抑郁等情绪症状可使用帕罗西汀、西酞普兰等选择性5-HT再摄取抑制剂；因吞咽困难出现营养不良的患者在加强静脉营养同时可行经皮内镜胃造瘘术，亦可有效防止吸入性肺炎；对出现严重喉喘鸣和呼吸困难的患者应及时行气管切开术或呼吸机辅助通气。

二、夏-德综合征

夏-德综合征（Shy-Drager syndrome，SDS），也称为原发性直立性低血压，以1960年首次发现它的两位医生的名字命名，该病发病率1/10 000。

【病因与病理】

该病病因不明，尸体解剖可见胸段脊髓中间外侧核、节前交感神经细胞及脑干迷走神经背核内细胞脱失。黑质、小脑、脑桥、下橄榄核亦有广泛细胞脱失。

【临床表现】

60岁以上的男性多见，男性比女性发病率高出2~3倍。主要症状包括自主神经系统损害、锥体外系症状、小脑症状、锥体系统损害表现。根据自主神经受累顺序不同，患者出现的症状可能存在差异。首发症状通常是直立性低血压，表现为起身后头晕，眼花甚至晕厥，头晕时血压过度下降，数分钟后消失，饭后或白天加重，甚至需要长期卧床。男性患者早期症状通常包括阳痿和尿失禁，小便淋漓，尿潴留等。大多数患者主诉严重便秘，后期可伴有直肠性尿失禁。另外，口干和皮肤干燥，出汗异常，手脚冰凉，甚至疾病后期出现睡眠呼吸暂停或心律不齐。非自主神经症状有帕金森综合征（运动缓慢，肌肉僵硬，震颤，慌张步态，肌张力增高等），小脑症状（如步态不稳，指鼻不准确，构音障碍等），锥体系症状（假性延髓麻痹，腱反射亢进，病理征阳性等）。在疾病的后期阶段，患者通常难以咀嚼，吞咽，说话和呼吸，可伴有痴呆、肌肉萎缩及周围神经损害等表现。

【诊断】

直立时与平卧时相比收缩压下降30mmHg以上，舒张压下降15mmHg以上，伴有起身后晕厥、乏力，性功能减退，泌尿系统症状，合并小脑、锥体外系、锥体系等多系统表现，诊断可明确。此外，需除外继发性直立性低血压病因，包括三环类抗抑郁药、利尿剂、降压药等药物反应，内分泌系统疾病，神经源性直立性低血压等。

【治疗】

至今无法治愈，治疗旨在控制低血压和帕金森病的运动症状。尽管如此，药物及支持治疗可使患者的症状得到有效的改善，需要注意个体化以达到最佳效果。

1. 抗帕金森病药物　如左旋多巴、苯海索可能会有助于改善运动症状。

2. 直立性低血压　包括：①夜间睡觉时抬高床头以减少清晨的直立性低血压，使用弹力袜，避免暴饮暴食，保持大便通畅，减少其发作次数及伴随症状。②增加饮食中盐和液体的摄入。高钠高钾饮食通常有助于稳定血压，但它们可能会引起水钠潴留的副作用，尤其对于老年患者应注意严密监测水平衡及电解质。③激素类药物氟氢可的松，血管α受体激动剂米多君、麻黄碱、去氨加压素等增加血压药物可能有益。

3. 其他　男性阳痿可以用阴茎植入物或药物治疗。尿失禁可予副交感神经药物奥昔布宁或导管辅助治疗。随着膳食纤维或泻药的增加，便秘可能会改善。

【预后】

该病预后较差，随着时间推移疾病逐渐进展加重。患者通常在症状出现后7至10年内死亡，肺炎是最常见的死亡原因。

三、橄榄脑桥小脑萎缩

橄榄脑桥小脑萎缩（olivopontocerebellar atrophy，OPCA）是一组原因不明的神经系统多部位进行性萎缩的变性疾病，以小脑性共济失调为主要临床表现，可伴有自主神经受累和/或锥体外系损害，于1900年Dejerine和Thomas首先报道并命名。OPCA存在于各种神经退行性综合征中，包括遗传性和散发性OPCA，前者目前已被重新分类为四种不同形式的脊髓小脑性共济失调；后者最常见于多系统萎缩，其他疾病如朊蛋白病毒感染和遗传代谢疾病。

【病因与病理】

OPCA病因尚不明确。散发性OPCA可能与退化的神经元中发现的α-突触核蛋白异常及环境接触有关。还有证据表明泛素结合蛋白p62/sequestosome-1参与OPCA的某些病例。遗传性或散发性橄榄桥小脑萎缩的病理表现相似，均为脑桥底，小脑，下橄榄核萎缩。神经元变性和丢失主要发生在下橄榄核，脑桥核及弓状核中，常可见浦肯野细胞丢失，但齿状核保存完好。中脑的黑质纹状体可显示出组织缺失的证据。在散发性 OPCA 中，经常看到 MSA 特征性的少突胶质细胞和神经元胞质内和核内包涵体。在常染色体显性遗传的 OPCA 中，脊髓病变（尤其是后柱）较小脑改变更为突出。

【临床表现】

在不同的分类中，发病的严重程度和年龄差异很大。因此，大多数患者主要表现为小脑性共济失调和构音障碍，可出现明显步态不稳、眼震，后期可出现肌张力增高、腱反射亢进、病理征阳性。其他症状可能包括肌肉痉挛、肌肉无力和僵硬，手抖、运动减少等锥体外系症状，尿失禁，手脚麻木或刺痛等。一般来说，OPCA 的症状始于成年中期，并且缓慢进展。

【诊断】

OPCA 主要根据特征性症状和神经系统检查来进行初步诊断。遗传性 OPCA 可以通过家族史或分子遗传学检测来诊断。如果排除遗传性 OPCA，则诊断为散发性 OPCA。颅脑 CT 扫描或 MRI 可以显示出小脑、脑桥及橄榄核等特征区域的脑组织改变。血生化、脑脊液及肌电图检查用于鉴别诊断。

【治疗】

无特效治疗方法，主要包括对症和支持治疗。药物可以改善疾病相关的共济失调、僵硬、痉挛、睡眠障碍、抑郁和震颤等症状，如多巴胺能药物、普萘洛尔、巴氯芬等。专业的物理和言语治疗可协助改善患者生活质量，辅助装置（如拐杖）可协助患者步行及日常活动。持续的医疗支持能够减少心肺、脊柱、骨骼和肌肉的潜在并发症。预防感染是晚期 OPCA 患者护理的重要环节。建议遗传性 OPCA 及其家庭成员进行遗传咨询。

四、纹状体黑质变性

纹状体黑质变性（striatonigral degeneration，SND）是一种以纹状体和黑质破坏为主要改变的神经退行性疾病。纹状体神经变性最早于 1961 年和 1964 年由 Adams 等人描述。纹状体黑质变性属于多系统萎缩的一种特殊类型。据估计，纹状体黑质变性的患病率大约为（1.9~4.9）/10 万。

【病因与病理】

SND 的特征性病理改变为少突神经胶质细胞中存在神经胶质细胞质包涵体（glial cytoplasmic inclusion，GCI）。这些包涵体广泛分布于受累个体的脑组织中，此外还可以发现神经元细胞质包涵体和神经细胞核包涵体，但远没有 GCI 突出。有学者提出，神经元和少突胶质细胞的参与协同地影响 MSA 中的神经变性过程。这些包涵体的存在是目前多系统萎缩分类的重要证据。除包涵体外，组织病理显示神经元丢失和神经胶质增生。黑质表现出色素沉着伴壳核萎缩，这种退变模式与临床发现一致。

【临床表现】

其发病年龄在 33~76 岁，平均诊断年龄为 53 岁。男女和种族之间发病率无明显差异。大多数患者，完整的临床表现于首发症状出现五年内逐渐发展。常见症状包括运动迟缓，通常不对称；震颤通常表现为不规则的姿势性震颤，静止性震颤少见。此外，患者通常表现出僵硬，可伴有姿势不稳以及特征性的构音障碍，甚至可出现口面部和颅颈部肌张力障碍。其他症状可包括抑郁，情绪不稳易波动，锥体束征，肌阵挛等。若合并自主神经系统功能障碍主要表现直立性低血压和泌尿生殖征象，如尿频、尿急、尿潴留、尿失禁、男性勃起功能障碍等。

【诊断】

SND 并无特异性检查。诊断主要结合病史，体格检查和家族史（遗传基因检测）。以小脑性共济失调为主要临床表现提示可能的 SND 诊断。高分辨神经影像可能反映大脑中存在神经元异常或萎缩。颅脑磁共振成像（MRI）可见纹状体和黑质相关区域存在体积减小，表明存在神经元丢失。神经功能成像提示神经元受体结合缺陷及组织低代谢。神经病理学检查是确诊的金标准。

【治疗】

目前仅限于保守及对症支持治疗。大约 30% 的患者使用多巴丝肼后症状得以暂时改善，然而，大约 90% 的患者长期应用左旋多巴并无明显收效，约有 50% 会出现副作用，包括面部和颈部肌肉运动障碍。对于合并肌张力障碍可以用肉毒毒素治疗。合并直立性低血压患者治疗同 Shy-drager 综合征。总的来说，MSA 的治疗效果很差。神经病学专家、物理治疗师、康复训练团队、家属护理人员的合作治疗有助于改善患者的预后和生活质量。

参考文献

[1] 中华医学会神经病学分会肌电图与临床神经电生理学组，中华医学会神经病学分会神经肌肉病学组. 中国肌萎缩侧索硬化诊断和治疗指南[J]. 中华神经科杂志，2012，45（7）：531-533.

[2] JUCKER M，WALKER L C. Propagation and spread of pathogenic protein assemblies in neurodegenerative diseases[J]. Nat Neurosci，2018，21（10）：1300-1309.

[3] BOLAND B，YU W H，CORTI O，et al. Promoting the clearance of neurotoxic proteins in neurodegenerative disorders of ageing[J]. Nat Rev Drug Discov，2018，17（9）：660-688.

[4] GITLER A D，DHILLON P，SHORTER J. Neurodegenerative disease：Models，mechanisms，and a new hope[J]. Dis Model Mech，2017，10（5）：499-502.

[5] CHIA R，CHIO A，TRAYNOR B J. Novel genes associated with amyotrophic lateral sclerosis：Diagnostic and clinical implications[J]. Lancet Neurol，2018，17（1）：94-102.

[6] GAN L，COOKSON M R，PETRUCELLI L，et al. Converging pathways in neurodegeneration，from genetics to mechanisms[J]. Nat Neurosci，2018，21（10）：1300-1309.

[7] VAN ES M A，HARDIMAN O，CHIO A，et al. Amyotrophic lateral scle-

17

rosis[J]. Lancet,2017,390(10107):2084-2098.

[8] AL-CHALABI,HARDIMAN O,KIERNAN M C,et al. Amyotrophic lateral sclerosis:Moving towards a new classification system[J]. Lancet Neurol,2016,15(11):1182-1194.

[9] WANG M D,LITTLE J,GOMES J,et al. Identification of risk factors associated with onset and progression of amyotrophic lateral sclerosis using systematic review and meta-analysis[J]. Neuro Toxicology,2017,61:101-130.

[10] MARIN B,FONTANA A,ARCUTI S,et al. Age-specific ALS incidence:A dose-response meta-analysis[J]. European Journal of Epidemiology,2018,33(7):621-634.

[11] SHAHRIZAILA N,SOBUE G,KUWABARA S,et al. Amyotrophic lateral sclerosis and motor neuron syndromes in Asia[J]. J Neurol Neurosurg Psychiatry,2016,87(8):821-830.

[12] ZHENG C,JIN X,ZHU Y,et al. Repetitive nerve stimulation as a diagnostic aid for distinguishing cervical spondylotic amyotrophy from amyotrophic lateral sclerosis[J]. Eur Spine J,2017,26(7):1929-1936.

[13] HATANAKA Y,HIGASHIHARA M,CHIBA T,et al. Utility of repetitive nerve stimulation test for ALS diagnosis[J]. Clin Neurophysiol,2017,128(5):823-829.

[14] ABE K,AOKI M,TSUJI S,et al. Safety and efficacy of edaravone in well defined patients with amyotrophic lateral sclerosis:A randomised,double-blind,placebo-controlled trial[J]. Lancet Neurol,2017,16(7):505-512.

[15] BUCCHIA M,RAMIREZ A,PARENTE V,et al. Therapeutic development in amyotrophic lateral sclerosis[J]. Clin Ther,2015,37(3):668-680.

[16] ZHANG H,CHEN L,TANG L,et al. Clinical features of isolated bulbar palsy of amyotrophic lateral sclerosis in Chinese population[J]. Chin Med J,2017,130(15):1768-1772.

[17] BOSCH A M,STROEK K,ABELING N G,et al. The Brown-Vialetto-Van Laere and Fazio Londe syndrome revisited:Natural history,genetics,treatment and future perspectives[J]. Orphanet J Rare Dis,2012,7:83.

[18] KARAM C,SCELSA S N,MACGOWAN D J L. The clinical course of progressive bulbar palsy[J]. Amyotroph Lateral Scler,2010,11(4):364-368.

[19] STATLAND J M,BAROHN R J,DIMACHKIE M M,et al. Primary lateral sclerosis[J]. Neurol Clin,2015,33(4):749-760.

[20] WAIS V,ROSENBOHM A,PETRI S,et al. The concept and diagnostic criteria of primary lateral sclerosis[J]. Acta Neurol Scand,2017,136(3):204-211.

[21] LIEWLUCK T,SAPERSTEIN D S. Progressive muscular atrophy[J]. Neurol Clin,2015,33(4):761-773.

[22] BREZA M,KOUTSIS G. Kennedy's disease(spinal and bulbar muscular atrophy):A clinically oriented review of a rare disease[J]. J Neurol,2019,266(3):565-573.

[23] ROMIGI A,LIGUORI C,PLACIDI F,et al. Sleep disorders in spinal and bulbar muscular atrophy(Kennedy's disease):A controlled polysomnographic and self-reported questionnaires study[J]. J Neurol,2014,261(5):889-893.

[24] ARIKI A,KATSUNO M,SUZUKI K,et al. Brugada syndrome in spinal and bulbar muscular atrophy[J]. Neurology,2014,82(20):1813-1821.

[25] ROSENBOHM A,HIRSCH S,VOLK A E,et al. The metabolic and endocrine characteristics in spinal and bulbar muscular atrophy[J]. J Neurol,2018,265(5):1026-1036.

[26] QUERIN G,BERTOLIN C,DA RE E,et al. Non-neural phenotype of spinal and bulbar muscular atrophy:Results from a large cohort of Italian patients[J]. J Neurol Neurosurg Psychiatry,2016,87(8):810-816.

[27] HASHIZUME A,KATSUNO M,SUZUKI K,et al. A functional scale for spinal and bulbar muscular atrophy:Cross-sectional and longitudinal study[J]. Neuromuscul Disord,2015,25(7):554-562.

[28] LU M,GUO H,FAN D. Kennedy's disease 1234 scale:Preliminary design and test[J]. J Clin Neurosci,2017,40:185-189.

[29] BURGUNDER J M,SCHOLS L,BAETS J,et al. EFNS guidelines for the molecular diagnosis of neurogenetic disorders:Motoneuron,peripheral nerve and muscle disorders[J]. Eur J Neurol,2011,18(2):207-217.

[30] YAMAMOTO T,YOKOTA K,AMAO R,et al. An open trial of long-term testosterone suppression in spinal and bulbar muscular atrophy[J]. Muscle Nerve,2013,47(6):816-822.

[31] GOVINDARAJ P,NALINI A,KRISHNA N,et al. Mitochondrial DNA variations in Madras motor neuron disease[J]. Mitochondrion,2013,13(6):721-728.

[32] GOURIE-DEVI M,MAHESHWARI S,PANDA A K,et al. Chin fasciculations in Madras motor neuron disease:A new clinical feature[J]. Neurol India,2013,61(6):653-655.

[33] 苗锐,赵耀,邓艳春. 伴有认知障碍的散发变异型 Madras 型运动神经元病 2 例报告[J]. 中风与神经疾病杂志,2015,32(4):366.

[34] SONODA K,SASAKI K,TATEISHI T,et al. TAR DNA-binding protein 43 pathology in a case clinically diagnosed with facial-onset sensory and motor neuronopathy syndrome:An autopsied case report and a review of the literature[J]. J Neurol Sci,2013,332(1-2):148-153.

[35] KARAKIS I,VUCIC S,SRINIVASAN J. Facial onset sensory and motor neuronopathy(FOSMN) of childhood onset[J]. Muscle Nerve,2014,50(4):614-615.

[36] FLUCHERE F,VERSCHUEREN A,CINTAS P,et al. Clinical features and follow-up of four new cases of facial-onset sensory and motor neuronopathy[J]. Muscle Nerve,2011,43(1):136-140.

[37] 杨骊鹏,刘晓鲁,孙庆利,等. 伴自主神经功能障碍的面部起病的感觉运动神经元病 1 例报告[J]. 北京医学,2016,38(5):496-498.

[38] KNOPP M,VAGHELA N N,SHANMUGAM S V,et al. Facial onset sensory motor neuronopathy:An immunoglobulin-responsive case[J]. J Clin Neuromuscul Dis,2013,14(4):176-179.

[39] ZHENG Q, CHU L, TAN L, et al. Facial onset sensory and motor neuronopathy[J]. Neurol Sci, 2016, 37(12): 1905-1909.

[40] FOSTER E, TSANG B K, KAM A, et al. Hirayama disease[J]. J Clin Neurosci, 2015, 22(6): 951-954.

[41] FANCIULLI A, WENNING G K. Multiple-system atrophy[J]. N Eng J Med, 2015, 372(3): 249-263.

[42] QUINN N. A short clinical history of multiple system atrophy[J]. Clin Auton Res, 2015, 25(1): 3-7.

[43] COON E A, SLETTEN D M, SUAREZ M D, et al. Clinical features and autonomic testing predict survival in multiple system atrophy[J]. Brain, 2015, 138(Pt 12): 3623-3631.

[44] JECMEICALUKIC M, POEWE W, TOLOSA E, et al. Premotor signs and symptoms of multiple system atrophy[J]. Lancet Neurol, 2012, 11(4): 361-368.

[45] KOGA S, DICKSON D W. Recent advances in neuropathology, biomarkers and therapeutic approach of multiple system atrophy[J]. J Neurol Neurosurg Psychiatry, 2018, 89(2): 175-184.

[46] BRETTSCHNEIDER J, SUH E, ROBINSON J L, et al. Converging patterns of alpha-synuclein pathology in multiple system atrophy[J]. J Neuropathol Exp Neurol, 2018, 77(11): 1005-1016.

第十八章　神经肌肉接头疾病

（刘卫彬）

18

第一节 概 述

神经肌肉接头疾病（neuromuscular junction disease）是一组神经肌肉接头（neuromuscular junction，NMJ）的传递功能障碍所引起的疾病，特征性表现是波动性肌无力或肌肉易疲劳，患者始终存在波动性肌无力，活动后可明显加重，电生理检查可证实 NMJ 传导的异常。重症肌无力是体内产生乙酰胆碱受体（acetylcholine receptors，AChR）自身抗体导致 AChR 受损或减少所致；有机磷中毒是由于胆碱酯酶活力受到强烈抑制，ACh 作用过度延长，产生去极化传递障碍；Lambert-Eaton 综合征及氨基糖苷类药物均由于 ACh 合成及释放减少；肉毒梭菌中毒和高镁血症阻碍钙离子吸收回神经末梢，均为突触前膜病变造成 ACh 合成和释放障碍；箭毒分子在突触间隙内与神经递质争夺突触后膜上的 N 型 AChR，箭毒分子与受体结合，使钠离子通道无法正常开启，也不引起突触后膜电位变化，从而阻断了神经传导。可见，NMJ 传递功能障碍的机制可以涉及不同的环节，但可产生相似的临床表现。

18

一、神经肌肉接头解剖生理

神经肌肉接头是运动神经元轴突末梢在骨骼肌肌纤维上的接触点。位于脊髓前角和脑干一些神经核内的运动神经元，向被它们支配的肌肉各发出一根很长的轴突，即神经纤维。这些神经纤维在接近肌细胞，即肌纤维处，各自分出数十或百根以上的分支。一根分支通常只终止于一条肌纤维上，形成 1 对 1 的神经肌肉接头。从神经纤维传来的信号即通过接头传给肌纤维。

神经肌肉接头由突触前膜（神经末梢）、突触间隙和突触后膜（肌膜的终板）组成。①突触前膜：由运动神经末梢突入肌纤维部分组成，内含许多储存乙酰胆碱（acetylcholine，ACh）的囊泡，通过载体介导的“胞饮作用”摄取细胞外液的胆碱合成 ACh，每个囊泡约含 1 万个 ACh 分子，直径约 45nm。②突触间隙：是突触前膜与后膜间 20~50nm 宽裂隙，突触间隙与细胞外间隙相通，其中充满细胞外液和散在一些纤维基质。在此纤维基质上附有乙酰胆碱酯酶（acetylcholine esterase，AChE）可降解 ACh。③突触后膜：也叫终板膜，是肌膜有规律地形成许多皱褶形凹陷，使终板膜面积扩大了约 4~5 倍。AChR 集中存在于皱褶隆起顶端，尽可能缩短 ACh 兴奋传递路程，每个 NMJ 有 3 000 万~4 000 万个 AChR 分子，AChR 是配体启动的钠通道，与 ACh 结合后开放，使钠离子进入肌细胞，导致突触后膜部分除极，产生兴奋性突触后电位，如开放的钠通道数目达到阈值，突触后膜产生一次自动传播的肌肉动作电位。神经肌肉接头突触结构示意图见文末彩图 18-1-1。

NMJ 传递是复杂的电化学过程，电冲动从神经轴突传到突触前膜，引起钙离子内流，突触囊泡按全或无方式将 ACh 释放入突触间隙，约 1/3 ACh 分子弥散到突触后膜与 AChR 结合，促使阳离子通道开放，引起细胞膜钠、钾离子通透性改变，Na^+

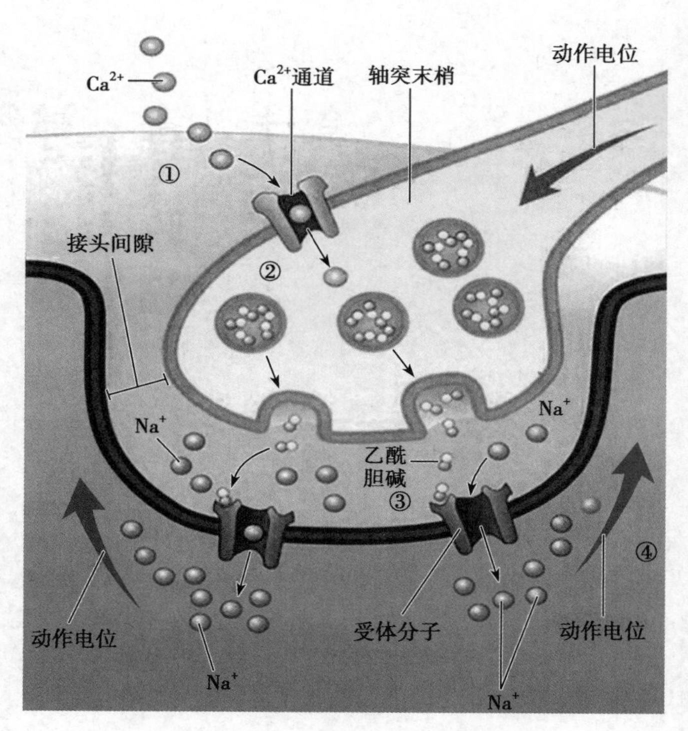

图 18-1-1 神经肌肉接头突触结构示意
①突触前膜；②突触囊泡；③突触间隙；④突触后膜

内流，K^+外溢，导致终板膜去极化产生终板电位，累积到一定强度产生肌纤维动作电位，沿突触后膜进入横管系统扩散至整个肌纤维引起肌肉收缩。另 1/3 ACh 分子被突触间隙中 AChE 破坏失活，生成乙酸和胆碱，后者可被突触前膜摄取重新合成 ACh。其余 1/3 的 ACh 分子释放后即被突触前膜重新摄取，准备下一次释放。肌纤维收缩后由肌质网释放到肌浆中的钙迅速被肌质网重吸收，肌浆中 Ca^{2+}浓度下降，粗细肌丝复位，引起肌肉舒张。与此同时，肌细胞 Na^+外流，K^+内流，静息电位恢复，一次肌肉收缩周期完成。

二、神经肌肉兴奋传递机制

神经动作电位通过郎飞结（Ranvier node）处开放的电压依从式钠通道而沿神经传导，当动作电位到达运动神经末梢，产生去极化，使突触前膜处的电压依从性钙离子通道开放，导致短暂且局限性的胞质内 Ca^{2+}的升高。这使得突触囊泡和突触前膜发生融合而破裂，然后通过胞吐作用将 ACh 释放入突触间隙。ACh 很快弥散到突触后膜与 AChR 结合，导致 AChR 相关性离子通道开放。阳离子，主要是钠离子，经通道沿浓度差内流，导致局部终板膜去极化称作终板电位（end-plate potential，EPP）。当终板电位超过肌细胞的阈值，出现肌细胞动作电位，通过肌细胞内的兴奋-收缩耦联机制，使得肌细胞收缩。当 ACh 与 AChR 分离后，这种作用就结束了，1~4 毫秒后 AChR 离子通道自然关闭，ACh 被 AChE 水解，或通过扩散离开突触间隙。于是 AChR 便为接受下次传递做好准备。ACh 被水解后所生成的胆碱大部为神经末梢吸收，用于 ACh 的再合成。这种合成在神经末梢的胞质内进行。另一方面，多数突触泡胞吐之后，接头前膜面积增加，随之出现前膜的微小内凹再闭合，在胞质中形成囊泡（此过程称胞吞）。在胞质中合成的ACh再充填到囊泡中，又形成了可以释放ACh的突触泡。随着钠通道的自然失活和几种不同类型钾通道的开放，神经和肌肉的动作电位消失，钾从细胞内流到细胞外，从而使膜电位恢复到静息值。

当没有神经冲动传来时，ACh就会发生单一囊泡式或称量子式自发性释放，引起小幅度的去极化，称为微终板电位（miniature end-plate potential，mEPP）。每次神经冲动释放的量子数即量子含量（quantal content，QC）可以通过计算得出，即等于EPP幅度除以mEPP幅度。QC对如下因素敏感：①细胞外Ca^{2+}浓度的变化；②药物的影响；③钙离子通道上某些其他的物质。mEPP的波幅对于以下物质敏感：①可以影响突触后膜上AChR功能的物质；②可以增加ACh浓度的物质；③可以增加ACh作用时间的物质。例如：对于重症肌无力（MG）患者，如果AChR数目减少则会导致mEPP和EPP的波幅变小，但是AChE抑制剂可以增加mEPP和EPP的波幅并延长它们的电位时程，所以使用AChE抑制剂可以提高MG患者EPP的波幅，使神经肌肉传递恢复正常。

NMJ处传递导致去极化波幅变化取决于ACh与AChR相互作用强弱。NMJ传递过程以毫秒计，正常情况下神经冲动导致终板电位波幅高于促发肌肉动作电位所需波幅，此超过部分称为NMJ传递的安全系数（safety margin）。任何导致ACh与AChR作用减弱的因素均使安全系数降低，增加NMJ传递障碍风险。MG是NMJ突触后膜AChR自身免疫性疾病，是AChR功能障碍或破坏使安全系数降低导致肌无力；Lambert-Eaton综合征是NMJ突触前膜钙离子通道或ACh释放部位自身免疫性疾病，是ACh释放过程障碍，安全系数降低表现肌无力。

总之，NMJ特殊结构保证神经冲动由神经末梢迅速有效地传递到骨骼肌纤维，且是单向传播，由轴突传来的神经冲动的微小电信号在突触前膜处转换成ACh释放（化学信号），ACh通过突触间隙与突触后膜上AChR结合，突触后膜去极化，引起沿肌纤维传递波幅较大的肌肉动作电位，转换成电信号引起肌肉收缩，这一过程实际上是一种放大机制。

第二节 重症肌无力

重症肌无力（myasthenia gravis，MG）是最常见的神经肌肉接头（NMJ）疾病，以部分或全身骨骼肌波动性肌无力和易疲劳为特点，活动症状加重，经休息和胆碱酯酶抑制剂治疗后症状减轻。MG病变主要累及NMJ突触后膜上AChR，是AChR抗体（AChR-Ab）介导的、细胞免疫依赖及补体参与的NMJ传递障碍的自身免疫性疾病。年发病率为（8~10）/100万，患病率约（150~250）/100万。估计我国有近百万MG患者，南方发病率较高。

【病因与发病机制】

MG的病因及发病机制目前尚未完全阐明。多数认为MG病因可分为两大类，一类是先天遗传性，儿童期起病，较少见，与遗传因素相关；另一类是后天获得性自身免疫性疾病，最常见，免疫异常认为与感染、药物、环境因素有关。同时MG患者中有70%左右合并胸腺增生，10%~20%伴发胸腺瘤。

1. 遗传易感性　MG患者*HLA-B8*、*DR3*和*DQB1*基因型频率较高，提示发病可能与遗传因素有关。近20年来世界各国相继有病例报道家族性重症肌无力（familial myasthenia gravis，FMG），其可累及一代或两代家庭成员，以兄弟姐妹居多。根据MG发病年龄、性别、伴发胸腺瘤、AChR-Ab阳性、人类白细胞抗原（HLA）相关性及治疗反应等综合评定，MG可分为两个亚型：第一类为具有HLA-A1、HLA-A8、HLA-B8、HLA-B12和HLA-DW3的MG，患者多为女性，20~30岁起病，合并胸腺增生，AChR-Ab检出率较低，服用抗胆碱酯酶药疗效差，早期胸腺摘除效果较好；第二类为具有HLA-A2、HLA-A3的MG，患者多为男性，40~50岁发病，多合并胸腺瘤，AChR-Ab检出率较高，并可检出MHC-Ⅱ类限制性$CD4^+$T细胞，类固醇皮质激素疗效好。此外，MG与非MHC抗原基因，如T细胞受体（TCR）、免疫球蛋白、细胞因子及凋亡等基因相关，*TCR*基因重排可能与MG和胸腺瘤均相关，确定MG患者*TCR*基因重排方式不仅可帮助胸腺瘤早期诊断，也是MG特异性治疗基础。

2. 免疫功能异常　85%~90%的MG患者血清可检出AChR-Ab，正常人群及其他肌无力患者阴性，AChR-Ab已成为诊断MG的敏感可靠的指标。MG患者血清AChR-Ab水平与肌无力程度相关，进行血浆交换后血清AChR-Ab水平降低，病情也随之好转，如血清中AChR-Ab水平回升，病情又出现加重。

自身抗体在MG的免疫病理过程中的致病性证据包括：①动物实验发现纯化的AChR主动免疫动物可诱导实验性自身免疫性重症肌无力（experimental autoimmune myasthenia gravis，EAMG）模型，其血清中可检测到AChR抗体，突触后膜可见AChR与AChR-Ab及补体C3免疫复合物沉积；②MG患者的突触后膜AChR数量减少；③80%~90% MG患者血清中可检测到AChR-Ab，30%~40%的血清阴性MG患者体内有肌肉特异性受体酪氨酸激酶抗体（MuSK-IgG），并且10%~20%的MG患者血清中可以检测到骨骼肌抗体；④MG患者的血清转移给实验动物可复制EAMG模型及其临床表现；⑤与其他抗体介导的疾病相似，MG患者的症状可以经血浆交换治疗得到改善，通常这种疗效可持续1~3个月；⑥MG患者常合并其他自身免疫性疾病，如系统性红斑狼疮、类风湿关节炎、干燥综合征、甲状腺功能亢进等，有些MG患者虽不合并自身免疫性疾病，但可检出自身抗体，如甲状腺球蛋白抗体、核抗体、胃壁细胞抗体等，提示免疫学异常的发病机制。

近年来的研究表明，自身免疫性MG具有针对NMJ突触前膜及后膜特异性蛋白的自身抗体，包括针对突触后膜抗AChR及突触前膜钙离子通道（VGCC）和钾离子通道（VGKC或Kv1.4）等抗体，肌肉特异性受体酪氨酸激酶（MuSK）抗体，以

18

及针对肌细胞内参与 AChR 聚集分子如细胞骨架蛋白 Rapsyn 抗体等。自身免疫性抗体通常是针对细胞内物质，MG 的细胞内免疫攻击包括肌细胞内兰尼定碱受体（Ryr）、连接素（titin）和 Rapsyn 等。不同的抗体与 MG 特定的临床表现相关，如 titin 抗体与老年人 MG 伴胸腺瘤有关；Ryr 抗体与 MG 伴心肌炎和/或肌炎有关；Kv1.4 抗体与严重的 MG 伴胸腺瘤相关；MuSK 抗体与 MG 伴典型面肌和延髓肌瘫痪相关；Rapsyn 抗体阳性的 MG 常合并系统性红斑狼疮。当然，如果免疫反应针对不同的分子靶点，患者就可能有多种自身抗体。

（1）AChR-Ab：是最早被发现导致 NMJ 突触传递障碍的分子，是导致 MG 的重要致病机制。肌肉烟碱样 AChR 是分子量 250～300kDa 的细胞膜嵌入性糖蛋白，由 4 类 5 个亚单位（α、β、γ、δ）组成，正常成人 AChR 由 2 个 α 亚单位和 β、γ、δ 亚单位组成，婴幼儿 NMJ 突触后膜上 AChR 的 γ 亚单位由 δ 亚单位取代。ACh 分子与 AChR 结合时 AChR 进行三维结构改变，开放钠通道，只有 α 亚单位才有与 ACh 结合部位，因此一个 AChR 分子上有 2 个 ACh 分子结合部位。α 亚单位约占 AChR 总蛋白的 40%，是实验性自身免疫性重症肌无力（EAMG）的主要免疫源区。AChR-Ab 是一种多克隆抗体，主要成分为 IgG，10% 为 IgM。其包括三种形式：结合抗体、封闭抗体及调节抗体。抗体使 AChR 交联，其 Fc 段介导补体 C1q 的结合和吞噬细胞激活。补体激活导致膜攻击复合物在 NMJ 沉积，是 EAMG 中 AChR 丢失的关键机制。AChR 抗体还可能通过封闭 AChR 离子通道功能发挥作用。

（2）MuSK-Ab：研究发现，10%～20% 的 MG 患者血清抗 AChR 抗体阴性，在这部分患者中约 30%～40% 体内有 MuSK-IgG，MuSK-IgG 并不与 AChR-IgG 共存，也不存在于正常人，但少数患者例外。与 AChR-IgG 一样，MuSK-IgG 也是 MG 的致病抗体。

（3）横纹肌抗原的抗体（anti-striational muscle antigen antibody，anti-SA antibody）：包括连接素（titin）抗体、RyR 抗体和 Kv1.4 抗体。连接素（titin）和 RyR，是继 AChR 后的又一重要发现。连接素与 AChR 一样，都存在于胸腺上皮细胞。titin 抗体阳性患者占全部 MG 的 20%～40%，晚发型 MG 较常见，在伴胸腺瘤的 MG 患者中阳性率为 49%～95%。RyR 抗体在伴胸腺瘤的 MG 患者中阳性率为 70%～80%，表示其与胸腺瘤或胸腺癌相关。Kv1.4 抗体在伴胸腺瘤 MG 患者阳性率为 40%～70%。MG 伴胸腺瘤患者除了血清 AChR 抗体阳性，几乎都存在高滴度血清 SA 抗体或有一种以上的抗体，是伴胸腺瘤 MG 的重要诊断特征。一般认为，SA 抗体与晚发型 MG 相关。在三种抗 SA 抗体中，titin 抗体阳性患者年龄最大，Kv1.4 抗体阳性患者年龄最小。自身免疫性 MG 患者约有半数伴 SA 抗体，不伴 MG 症状的胸腺瘤患者血清 SA 抗体阳性率仅 24%。

（4）低密度脂蛋白（LDL）受体相关蛋白 4（Lpr4）抗体：Lpr4 与 MuSK 的配体 agrin 三者构成了突触后膜受体复合体，Lrp4 抗体可能通过抑制 agrin 与 Lrp4：MuSK 信号传递影响 NMJ 突触传递。由于 Lpr4 抗体亚型主要是 IgG1，所以也具有补体激活作用，导致 NMJ 传递功能障碍。

（5）其他抗体：二氢吡啶受体（dihydropyridinereceptor，DHPR）抗体及瞬时受体电位通道蛋白（transient receptor potential canonical type-3，TRPC3）抗体功能上与 RyR 相关。在伴胸腺瘤的 MG 患者中，女性及全身型患者 DHPR 抗体阳性率较高。TRPC3 抗体阳性患者病情较重，有些合并胸腺瘤。MG 患者也可有其他抗体，如 IFN-α 抗体和 IL-12 抗体，热休克蛋白抗体、补体抗体及其他自身免疫性疾病抗体等，但其意义还不清楚。

MG 患者常伴其他自身免疫性疾病，如系统性红斑狼疮、类风湿关节炎、干燥综合征、甲状腺功能亢进、甲状腺炎及多发性肌炎等，其中甲状腺功能亢进最常见。

3. 胸腺异常　约 70% 的 MG 患者有胸腺异常，合并胸腺瘤者为 10%～15%，胸腺切除后 70% 患者病情获得改善。多见于 40～60 岁的中老年患者，男性居多，恶性淋巴瘤可向纵隔和局部淋巴结扩散，很少转移。

胸腺是诱导 T 细胞成熟和分化之所，T 细胞在胸腺发育过程中形成对自身抗原的耐受性以免机体发生自身免疫反应。若胸腺结构和功能发生异常，T 细胞受体基因重排不能消除或抑制对自身抗原的 T 细胞克隆，对自身抗原的免疫耐受发生障碍，则出现自身免疫反应。此外，在正常及增生的胸腺中含有肌样细胞，该细胞有类似横纹肌的 AChR。近年来研究表明，胸腺上皮细胞、胸腺细胞、肌样细胞及胸腺基质细胞均存在 AChR mRNA 表达，胸腺组织中可见骨骼肌 AChR 或 α 亚单位 mRNA 表达，推测在特定遗传素质的个体中，由于某种病毒感染后，肌样细胞 AChR 构型改变，其分子结构与 NMJ 突触后膜上 AChR 结构相似，刺激产生 AChR-Ab。MG 患者胸腺富含 AChR 特异性 $CD4^+$T 细胞，其激活周围淋巴器官、骨髓及胸腺中浆细胞产生 AChR IgG 抗体。但胸腺不是 AChR-Ab 的唯一来源，胸腺全部摘除后 AChR-Ab 仍长期存在，其可能通过 AChR 特异性 Th 细胞刺激外周淋巴细胞产生 AChR-Ab。总之，胸腺在 MG 的发病中起重要作用。

【病理】

MG 患者的肌肉病理是以突触后膜的简化和 AChR 密度减少为特征。突触间隙加宽，突触皱褶减少、变浅，表面破碎与皱缩，缺乏次级皱褶，突触间隙可见 IgG-C3-AChR 结合的免疫复合物聚积。MG 患者骨骼肌改变可分为凝血性坏死、淋巴溢及炎性纤维变性三个阶段。8%～20% 的 MG 患者发生肌萎缩，常见神经源性和肌源性损害，肌纤维直径大小不一，可见肌纤维断裂、增殖、玻璃样变及结缔组织增生等。

80% 的 MG 患者胸腺重量增加，淋巴滤泡增生，生发中心增多。10%～15% 的 MG 患者合并胸腺瘤，MG 合并的胸腺瘤病理组织学改变可分为三型：上皮细胞型、淋巴细胞型及混合细胞型（上皮与淋巴细胞）；胸腺瘤一般为良性，胸腺瘤病理分为四级：

Ⅰ级：有完整包膜，镜下见肿瘤细胞未侵犯包膜。

Ⅱ级：大体可见肿瘤侵入周围脂肪组织，镜下可见肿瘤侵犯包膜。

Ⅲ级：可见肿瘤侵入周围器官，如心包、胸腔大血管和肺等。

Ⅳ级：播散到胸膜、心包膜或血源性远处转移，约3/4的患者手术时肿瘤包膜完整，1/4的患者肿瘤向邻近组织侵犯。

Ⅱ~Ⅳ级患者术后应进行大剂量反复放疗。

【临床表现】

MG可见于任何年龄，通常在20~40岁常见，40岁前女性患病率为男性2~3倍，中年以上发病男性居多，胸腺瘤多见于50~60岁患者。少数患者有家族史。大多数MG患者病情加重无明显诱因，但某些患者在接种疫苗、月经期、暴露于过热或过冷环境、感染、过度疲劳、精神创伤、妊娠、分娩及应用麻醉药等情况都有可能使肌无力症状加重。多数育龄期女患者在妊娠期可见症状缓解或消失，其中部分患者可在产后3~12个月再次出现症状，也有少数患者在妊娠期间或分娩后3~6个月首次发病。

由于病因、发病机制、诱发因素、患病条件等的差异，呈现临床复杂多样，可组合多种类型。在疾病过程的不同阶段或多次发作也可能不一样表现，须注意基本临床征象和类型。

1. 临床征象　MG患者的临床表现，可综合为如下：

（1）骨骼肌随意运动受损：骨骼肌的病态性易疲劳，表现波动性肌无力，成为最重要的特征。患者受累肌肉连续收缩后出现肌无力甚至瘫痪，休息及应用胆碱酯酶抑制剂后症状减轻。肌无力常于下午或傍晚因劳累后加重，晨起或休息后减轻，呈晨轻暮重式。受累肌肉常局限于某组肌肉或肌群，但不属某一神经支配的区域。全身所有骨骼肌均可受累，肌无力常从一组肌群开始，范围逐步扩大。按受累肌肉的分布和表现，基本可分为：

1）脑干运动核支配肌：如眼外肌、咀嚼肌、面肌、咽喉肌和舌肌最易受累。首发症状以一侧或双侧眼外肌受累最为多见，通常表现上睑下垂、复视斜视，严重者甚至出现眼球固定，但眼内肌如瞳孔括约肌不受累。上睑下垂常自单眼开始，以后累及双眼，也可交替出现或双眼同时发病，双眼睑"拉锯样"交替下垂是本病的特征表现。咀嚼肌、面肌和口咽喉肌受累时出现表情差或反应缺失、哭笑面容、闭目和示齿无力、咀嚼无力、吞咽困难、饮水呛咳、说话带鼻音及发音困难等。舌肌受累表现伸舌困难、构音障碍，伸舌可见典型三道纵行沟，称为三叉舌（trident tongue），患者不能用舌搅拌口中食物，缩舌肌无力舌头垂出口腔外，不能缩回。

2）四肢肌和躯干肌：可累及四肢肌、躯干肌和颈肌。首发症状亦可见四肢肌无力，常以近端肌无力为重，表现为抬臂、梳头、上楼梯困难等。大多数患者在起病后第一年发生全身性无力，但某些肌肉较另一些肌肉更常受累，如颈屈肌通常较颈伸肌无力，三角肌、三头肌、腕与指伸肌和踝背屈肌常较其他肢体肌无力。累及胸锁乳突肌和斜方肌时表现为颈软、抬头困难，患者常需用手扶头，转颈、耸肩无力。呼吸肌受累早期表现活动后气短，病情加重时静坐也有气短、发绀及咳嗽无力，呼吸肌瘫痪或继发吸入性肺炎可表现重症肌无力危象，可危及生命。

（2）肌无力危象前状态：根据主治医师判断，主要是MG症状正快速恶化，可能在短期（数日至数周）发生危象，危及生命的状态。提醒临床医师警惕病情变化，在危象前及时干预，严密观察呼吸及球部功能，避免危象发生。

（3）重症肌无力危象：指MG患者肌无力症状急骤进展，累及呼吸肌和延髓支配肌，出现呼吸困难，不能维持换气功能，需用呼吸机辅助通气，不及时抢救可危及生命，是MG死亡的常见原因。口咽肌和呼吸肌无力者易发生危象，诱发因素包括呼吸道感染、手术（如胸腺摘除术、纤支镜）或者CT增强检查时注射碘剂、情绪波动和系统性疾病等。心肌偶可受累，可引起突然死亡。大约10%的MG患者会出现危象。危象可分为三类：

1）肌无力危象（myasthenic crisis）：临床最常见，疾病本身发展所致，多由于抗胆碱酯酶药量不足引起。诱发因素包括呼吸道及肺感染、手术（包括胸腺摘除术）、分娩、月经期、过劳、情绪抑郁、服用过量镇静剂、使用呼吸抑制剂如吗啡、神经肌肉传导阻断剂如链霉素、庆大霉素等。表现为全身肌无力迅速加重，数小时出现四肢瘫，咽喉肌无力不能吞咽和咳痰，口咽肌无力导致吸入性肺炎，呼吸肌无力尤其呼吸困难，如肺活量降低通常是早期呼吸衰竭的标志，常伴烦躁、不安、出汗及震颤等，膈肌受累出现胸腹式呼吸不协调。腾喜龙试验先静脉注射2mg（0.2ml）试验剂量，可耐受在30秒后再缓慢注射8mg，肌力改善约5分钟证明为肌无力危象，新斯的明肌内注射1mg后症状明显好转也可证实。

2）胆碱能危象（cholinergic crisis）：约占危象的4%，由于抗胆碱酯酶药过量引起。表现为肌无力迅速加重，并且出现胆碱酯酶抑制剂的不良反应如肌束震颤及毒蕈碱样反应，如恶心、呕吐、苍白、出汗、流涎、腹痛、腹泻、肠鸣音亢进、尿便失禁、瞳孔缩小、唾液增多、心动过缓和肌束颤动等。

3）反拗性危象（brittle crisis）：曾报道约占危象的1%，近10年来由于呼吸机的广泛使用，发生率几近于零。患者抗AChE药剂量未变，但突然失效，肌无力明显加重，无胆碱能副作用征象，腾喜龙试验无反应。多见于严重全身型患者，发生于胸腺瘤术后、感染、吞咽困难导致电解质紊乱等。可能因对抗胆碱酯酶不敏感所致。

（4）其他征象：MG进展性病例受累肌可出现轻度肌萎缩，感觉系统正常，肢体肌和颈后肌受累可有疼痛，也有腰背肌痛的主诉。平滑肌和膀胱括约肌通常较少受累，有报道MG患者伴麻痹性肠梗阻、动力梗阻性肾盂积水。腱反射通常不受影响，部分可腱反射亢进，无病理征。

极少数病例可有嗅觉及味觉丧失，味觉丧失部分伴有胸腺瘤，也应注意干燥综合征的可能。部分MG患者可能出现记忆障碍、精神障碍、自主神经及周围神经受累表现等，目前尚无证据表明与MG的因果关系。

MG患者起病隐匿，整个病程呈波动性，可有缓解、复发交替出现。晚期 MG 患者休息后多不能完成恢复，病情逐渐进展。多数病例迁延数年或数十年，靠药物维持。部分病例可见自然缓解。

2. 临床分型 重症肌无力的分类在临床上多采用改良的 Osserman 分型，其可用于临床治疗分期及判定预后，但在患者随访、联合受累、疾病进展及严重程度定量判定等方面仍存在不足。因此，近年来在美国和国际期刊的临床研究都是使用美国重症肌无力基金会（Myasthenia Gravis Foundation of America，MGFA）分型取代改良的 Osserman 分型。

（1）改良的 Osserman 分型：

Ⅰ型或眼肌型 MG：占 15%～20%，单纯眼外肌受累，如上睑下垂或复视等，无其他肌群受累的临床证据，糖皮质激素治疗疗效有效，预后好。

Ⅱ-A 型或轻度全身型 MG：约占 30%，常伴眼外肌受累，四肢肌群轻度受累，通常无咀嚼、吞咽及构音障碍，生活可自理，进展缓慢，不发生危象，药物治疗反应较好，预后较好。

Ⅱ-B 型或中度全身型 MG：约占 25%，四肢肌群中度受累，除伴有眼外肌受累外，还有较明显的咽喉肌严重受累症状，出现复视、上睑下垂、吞咽困难、饮水呛咳、言语不清及肢体无力，但呼吸肌受累不明显。生活尚可自理，未发生危象，药物治疗反应欠佳，预后一般。

Ⅲ型或急性暴发型：约占 15%，急性起病，症状危重，进展较快，常在数周至数月内累及延髓肌、肢带肌、躯干肌和呼吸肌，肌无力严重，生活不能自理，有重症肌无力危象，常需气管切开或辅助呼吸，药物治疗反应差，预后差，死亡率高。

Ⅳ型或迟发重症型 MG：约占 10%，症状与Ⅲ型相同，病程达 2 年以上，常由Ⅰ型发展为ⅡA、ⅡB 型，再逐渐进展而来，出现延髓麻痹或呼吸肌麻痹，常合并胸腺瘤，药物治疗反应及预后差。

Ⅴ型或伴肌萎缩型：起病半年内出现肌萎缩，生活不能自理，因长期肌无力而出现失用性、继发性肌萎缩不属此型。此型在最新的美国分类中已被删除。

改良的 Osserman 分型法可反映受累肌群病变对 MG 患者劳动能力的影响或威胁生命的严重程度，Ⅱ型仅给患者生活和工作带来不便，Ⅲ型、Ⅳ型随时可能出现生命危险，应高度重视。该分型临床严重程度由轻至重依次出现于眼肌、四肢肌、延髓肌和呼吸肌等，易被误解为 MG 肌群的受累顺序。事实上，临床可见四肢肌或延髓肌首先受累，眼外肌未受累，误诊周期性瘫痪或延髓麻痹。

（2）美国重症肌无力基金会（MGFA）分型：2000 年 MGFA 推出了基于定量测试的临床分型（MGFA clinical classification）（表 18-2-1）与定量重症肌无力评分（quantitative MG score，QMG）（表 18-2-2）。QMG 评分结合临床分型，能更准确地反映病情变化。

表 18-2-1 美国重症肌无力协会临床分型（MGFA 临床分型）

分型	临床表现
Ⅰ型	任何眼外肌无力，可有闭眼无力，所有其他肌力均正常
Ⅱ型	无论眼外肌无力的程度，其他肌肉轻度无力
Ⅱa	主要累及四肢肌或/和躯干肌，可有同等程度以下的咽喉肌受累
Ⅱb	主要累及咽喉肌或/和呼吸肌，可有同等程度以下的四肢及/或躯干肌受累
Ⅲ型	无论眼外肌无力的程度，其他肌肉中度无力
Ⅲa	主要累及四肢肌或/和躯干肌，可有同等程度以下的咽喉肌受累
Ⅲb	主要累及咽喉肌或/和呼吸肌，可有同等程度以下的四肢及/或躯干肌受累
Ⅳ型	无论眼外肌无力的程度，其他肌肉中度无力
Ⅳa	主要累及四肢肌或/和躯干肌，可有同等程度以下的咽喉肌受累
Ⅳb	主要累及咽喉肌或/和呼吸肌，可有同等程度以下的四肢及/或躯干肌受累
Ⅴ型	气管插管，伴或不伴机械通气者（除外术后常规使用）；无插管的鼻饲病例为Ⅳb 型

表 18-2-2 重症肌无力的定量评分（QMG）

检查项目	正常（0 分）	轻度（1 分）	中度（2 分）	重度（3 分）
复视：左、右侧凝视，出现复视时间/s	≥61	11～60	1～10	自发
上睑下垂：向上凝视，出现上睑下垂时间/s	≥61	11～60	1～10	自发
面肌：双唇闭合及其力量	正常闭合	可以闭合，有阻力	可以闭合，无阻力	不能闭合

续表

检查项目	正常(0分)	轻度(1分)	中度(2分)	重度(3分)
吞咽:快速吞服100ml水	正常	轻度咳嗽或清嗓音	重度咳嗽,经鼻反流	不能吞咽
发音:大声报数1~50,出现构音困难的时间/s	正常	30~49	10~29	0~9
右上肢:坐位,持续外展/s	≥240	90~239	10~89	0~9
左上肢:坐位,持续外展/s	≥240	90~239	10~89	0~9
肺活量:占预计值/%	≥80	65~79	50~64	<50
右手握力:男性/kg	≥45	15~44	5~14	0~4
女性/kg	≥30	10~29	5~9	0~4
左手握力:男性/kg	≥35	15~34	5~14	0~4
女性/kg	≥25	10~24	5~9	0~4
抬头:平卧,头持续前屈45°/s	≥120	30~119	1~29	0
右腿:平卧,持续外展45°/s	≥100	31~99	1~30	0
左腿:平卧,持续外展45°/s	≥100	31~99	1~30	0

MGFA分型主要依据受累肌肉部位和严重程度分类,分为5种类型,取消了病程和肌萎缩参与分型,临床上易于操作和判定。

(3) MG的其他类型

1) 新生儿MG:约12% MG母亲可将AChR-Ab经胎盘传给胎儿,新生儿出生48小时内出现吸吮困难、哭声无力、肢体瘫痪及呼吸功能不全等症状,母亲、患儿均可检出AChR-Ab,持续数日至数周,症状逐步改善直至消失,抗体滴度降低,不出现复发。严重呼吸功能不全患儿可用血浆交换疗法、呼吸机支持和营养治疗等。

2) 先天性MG:较少见,新生儿期通常无症状,婴儿期出现持续的眼肌麻痹和肢体无力,症状较严重,有家族史,但其母亲未患MG。此型为*AChR*基因突变导致的离子通道病,已知AChR亚单位的24种突变都是常染色体隐性遗传,引起终板AChR严重缺失,抗胆碱酯酶药可能有效。包括慢通道综合征,离子通道开放期异常延长,使对ACh反应增强,前臂伸肌肌力选择性减弱,奎尼丁有效。

3) 儿童型MG:这是亚洲乃至我国独有的特点,是指14岁之前发病的儿童重症肌无力,约占我国MG患者的20%,约90%为眼肌型,双眼上睑下垂可交替出现呈拉锯状。约5%病例可自行缓解,多数预后良好,少数可转为全身型。儿童型MG仅少数病例累及全身骨骼肌。

4) 药源性MG:多发生在青霉胺治疗肝豆状核变性、类风湿关节炎及硬皮病患者中,临床症状及AChR-Ab滴度与成人型MG相似,停药后多数症状消失。

5) 难治性MG:是指药物干预后患者状态无改变或甚至恶化而非临床分型,指应用足剂量、足疗程糖皮质激素和至少2种免疫抑制剂病情仍无改善或恶化,症状持续或伴药物不良反应导致功能受限。

【辅助检查】

常规的血、尿、脑脊液、肌电图、神经传导速度等检查基本正常。胸腺CT增强或MRI检查对胸腺瘤或胸腺增生有价值。主要的辅助检查有:

1. 低频重复神经电刺激(repeating nerve electric stimulation,RNES) 是常用的具有确诊价值的检查方法。检查方法为用低频(2~3Hz)和高频(10Hz以上)重复刺激尺神经、正中神经和副神经等运动神经。低频(2~3Hz)只耗竭即刻可用的乙酰胆碱(ACh)储备,故低频刺激在正常肌肉获得的第一个到最后一个成串反应是相同的,波幅递减一般不超过5%~8%。而MG患者低频刺激时可引起动作电位递减,可见动作单位波幅第5波比第1波递减10%以上或高频刺激时递减30%以上。MG患者对低频RNS递减现象阳性率为65%~85%,且病情轻重相关。肢体近端肌(通常为上肢)的阳性率较高,但检测中超强刺激易出现运动伪迹,给诊断带来困难。远端肌的检测结果较一致,但敏感性低,还可以在运动前后检测以增加阳性率。抗胆碱酯酶通过阻滞乙酰胆碱酯酶(AChE)增强ACh活性,当患者应用了抗AChE药物后,该反应会被部分或完全逆转,因此检查前应至少停药17小时。但是停药时间过长出现呼吸困难和全身无力,会给重症患者在肌电图检查过程中带来巨大风险,因此需要在检查前有预判,或者改变给药方式。

2. 单纤维肌电图(single fiber electromyography,SFEMG) 是检测神经肌肉传递异常最敏感的检查方法之一。单纤维针电极可记录在自主收缩过程中单一的肌纤维活动电位,因此临床上成为对传统肌电图的补充。主要包括：①确定肌纤维密度(FD)，即电极记录半径范围内的单纤维动作电位数量；②确定颤抖(jitter)，即同属一个运动单位的2个或数个单根肌纤维之间电位间隔的变异性。一般采用连续差异的平均值(MCD)表示肌电图颤抖。

根据研究表明，临床上MG患者肌无力程度与颤抖增宽的相关性更好，且检查前无须停用胆碱酯酶抑制剂。临床上较强壮的肌肉对低频重复电刺激反应不下降，但可见颤抖增宽。肢体肌肉单纤维肌电图颤抖增宽提示为全身型MG，常用肌肉为伸指总肌。而仅有眼肌症状的患者若SFEMG正常，今后可能不会发展为全身型MG。对眼轮匝肌及额肌行SFEMG有助于对眼肌型MG的诊断，是诊断眼肌型MG最灵敏的指标。但SFEMG操作技术要求高且费时，需患者很好配合，一般RNES阳性患者无须做此项检查。

3. MG相关抗体检查　对MG的诊断和治疗具有特征性意义。80%～90%全身型MG患者及约60%的眼肌型MG患者可检出血清AChR-Ab，且抗体滴度的高低与患者临床症状的严重程度并不完全一致。10%～20%的MG患者用放射免疫法无法检测到AChR-Ab，起初被称为阴性型MG，现在发现这部分患者中有40%左右为MuSK-Ab阳性的MG。此外，某些SNMG患者血清Rapsyn-Ab阳性。

不同类型MG患者检测的抗体及方法见表18-2-3。

表18-2-3　不同类型MG患者检测的抗体及方法

抗体	疾病亚型	发生率	检测方法	特殊治疗
AChR-Ab	全身型MG	80%左右	通常采用放射免疫沉淀法(RIA)；细胞试验可能进一步增加敏感性	
	眼肌型MG	46%左右		
MuSK-Ab	AChR-Ab阴性的全身型MG	0～60%，取决于地理位置	通常采用RIA	
	AChR-Ab阴性的眼肌型MG	很少见		
连接素及RyR抗体	全身型MG伴胸腺瘤	>90%	通常采用酶联免疫吸附试验(ELISA)	早期应用他克莫司有效
	发病年龄>60岁的全身型MG	>50%		
IFN-α和IL-12抗体	全身型MG伴胸腺瘤	50%～70%	ELISA或免疫沉淀法	
	发病年龄>60岁的全身型MG	20%～30%		
VGKC抗体	通常与胸腺瘤和肌炎有关	很少见	通常采用RIA	神经钙蛋白阻滞剂如环孢素和他克莫司有效

约5%～10%的MG患者虽经反复检测，AChR-Ab和MuSK-Ab均为阴性，被称为血清阴性的重症肌无力(seroponegative myasthenia gravis，SNMG)。大多数研究者认为，SNMG也是一种NMJ抗体介导的自身免疫性疾病，推测血清阴性的原因可能是抗体亲和力过低或同位素放射免疫法(radioimmunoassay with isotopes)灵敏度不足以检出。

4. 其他检查　MG患者常合并其他自身免疫性疾病，尤其是甲状腺功能亢进，因此，可疑MG可行甲状腺功能测定。部分患者抗核抗体及甲状腺抗体亦可阳性。

5. 病理学检查　诊断困难的患者可做肌肉活检，电镜下观察NMJ，根据突触后膜皱褶减少、平坦及AChR数目减少等可确诊。

【诊断与鉴别诊断】

1. 诊断　重症肌无力的诊断主要根据患者临床表现，如部分或全身性骨骼肌易疲劳，晨轻暮重，波动性肌无力，活动后加重、休息及胆碱酯酶抑制剂治疗后减轻，体检无其他神经系统体征；结合疲劳试验、药物试验、肌电图及相关抗体等检查的典型表现可作出诊断。此外，还应行胸腺CT增强或MRI检查以确定有无胸腺瘤或胸腺增生，并根据病史、体征和其他免疫学检查明确是否合并其他自身免疫性疾病。有诊断意义的试验：

(1) 疲劳试验(Jolly test)：嘱患者受累的随意肌快速重复收缩，如持续上视出现上睑下垂或连续眨眼50次，可见眼裂逐渐变小；或举臂动作持续2分钟，出现上臂下垂，休息后恢复为阳性。

(2) 抗胆碱酯酶药物试验：包括腾喜龙试验和新斯的明试验，用于MG诊断和各类危象鉴别。

1) 腾喜龙试验(tensilontest)：腾喜龙也称依酚氯铵。试验方法为腾喜龙10mg(用注射用水稀释至1ml)，先静脉注射腾喜龙2mg(0.2ml)试验剂量，观察20秒，如无出汗、唾液增多等不良反应，则将其余 8mg 在 1 分钟缓慢注入。通常肌无力明显改善，持续约 5 分钟为阳性，但主观观察改善可能不可靠，可选择一种特定的客观终点，如上睑下垂患者测量睑间距，也可根据患者症状重点观察肌无力受累最明显的肌群。副反应包括轻度毒蕈碱样反应（muscarinic effect），如恶心、呕吐、肠蠕动增强、多汗及多涎等，有人事先用阿托品 0.8mg 皮下注射对抗，但是由于个体差异很大，阿托品的剂量与抵消胆碱酯酶抑制剂副作用的程度未明。

应注意：此药有罕见的心室纤颤和停搏风险，故试验应在医院进行，必要时采取呼吸支持；有些患者注射后可发生呼吸困难，试验时应始终将抢救袋和装有阿托品的注射器放在手边。试验可增强胃肠蠕动，宜餐后 2 小时进行；因可引起支气管平滑肌痉挛和心律改变，支气管哮喘和心律失常者慎用；某些病例第一次或数次眼肌型肌无力发作后，腾喜龙试验、肌电图检查正常，后来可变成阳性；至少在服抗胆碱酯酶药 2~3 小时后试验；晚期重症病例 NMJ 突触后膜 AChR 破坏过重，可能出现假阴性，不能否定 MG 诊断。

2）新斯的明试验（neostigmine test）：用甲硫酸新斯的明 0.5~1mg 肌内注射，通常注射后 10~15 分钟肌无力症状改善，20 分钟达高峰，症状改善则为阳性。注意事项同腾喜龙试验。可提前数分钟或同时肌内注射阿托品 0.5mg 以拮抗新斯的明的毒蕈碱样副作用（阿托品的剂量与抵消胆碱酯酶抑制剂副作用的程度未明，个体差异很大）。目前通用的办法是，在患者出现毒蕈碱样副作用不能耐受时，再注射 0.3~0.5mg 的阿托品比较安全。

（3）红玻片试验（red-glass test）：MG 由于双眼眼外肌和眼轮匝肌同时受累，红玻片试验证实的复视不符合神经支配的眼外肌瘫痪。

2. 鉴别诊断　MG 以易疲劳、波动性和无其他神经系统体征为特点，这也是区别于引起骨骼肌无力或瘫痪的许多疾病的核心，依据 MG 的主要临床表现和类型，须注意鉴别：

（1）其他原因导致的眼外肌瘫痪：如动眼神经瘫痪、霍纳综合征、Ⅰ型线粒体脑肌病、睑痉挛和 Meige 综合征等。

（2）其他导致肢体无力的疾病：如 Lambert-Eaton 肌无力综合征、吉兰-巴雷综合征（GBS）的 Fisher 变异型、周期性瘫痪、多发性肌炎肉、肉毒杆菌中毒等。

尚有各种原因的延髓肌肌无力或瘫痪，有机磷杀虫剂中毒及蛇咬伤均可引起胆碱能危象。

【治疗】

1. 药物治疗

（1）胆碱酯酶抑制剂（ChEI）：可逆地抑制 AChE，使 NMJ 处有较多的 ACh 蓄积并延长其作用及改善肌力，是 MG 患者开始治疗时的首选，自小剂量开始，逐渐调整剂量至肌力改善明显而副作用最小。单独应用 ChEI 在某些眼肌型病例和轻症患者足以提供长期治疗，虽然很少能完全消除肌无力症状，如可改善眼肌型患者上睑下垂，但复视常持续存在，为缓解在看远处时出现的复视可合用小剂量糖皮质激素；全身型患者症状也可有所改善。Oosterhuis 主张先给予抗胆碱酯酶药治疗再做胸腺摘除，因首次 ChEI 治疗可自发缓解，10~50 岁的患者如用药 6~12 个月无改善可考虑胸腺摘除。溴吡斯的明和溴化新斯的明可单独治疗轻型 MG，或辅佐激素治疗中至重型 MG。

常见副作用包括：①毒蕈碱样作用，如腹部痉挛、恶心、呕吐、腹泻、流涎、支气管分泌物增多、流泪、瞳孔缩小和出汗等；②烟碱样作用，如肌肉痉挛、自发性收缩和无力。用药前给予阿托品 0.5mg 可缓解毒蕈碱症状，但不应常规使用，如出现副作用可提示用药过量，如被掩盖易导致胆碱能危象，也有患者利用 ChEI 副作用来寻找最适剂量。此药机械性肠梗阻及尿路梗阻患者禁用，支气管哮喘患者慎用。无证据表明两种抗胆碱酯酶药合用较单药疗效好。溴吡斯的明和新斯的明疗效肯定。

1）溴吡斯的明（pyridostigmine bromide）：是广泛应用的 ChEI。成人通常口服剂量 60mg，3~4 次/d；儿童剂量 7mg/(kg·d)。该药起效温和平稳、作用时间较长（2~8 小时），逐渐减效，对延髓肌效果较好。剂量可依据病情而定。根据药物反应调整剂量及间隔时间。主要的剂量相关性不良反应是肠绞痛和腹泻，若吞咽困难可饭前 30 分钟服药，晨起行走困难可在起床前服溴吡斯的明 60mg，病情一旦控制，作用可维持过夜。某些病例可试验白天和晚上用溴吡斯的明，早晨用溴化新斯的明。溴吡斯的明和新斯的明缓释剂型的服用剂量和服药间隔时间因个体不同有很大差异，只有夜间或清晨发生肌无力患者才采取睡前服药。由于药物吸收、代谢和排泄的个体差异，药物剂量可有很大变化，常凭经验掌握用药剂量和时机。认真记录药量及反应有助于调整剂量，合理用药。该药副作用缓和，一般无须加用阿托品，因可加强吗啡及其衍生物和巴比妥类作用，不应合用。

2）安贝氯铵（ambenonium chloride），又称酶抑宁（mytelase）、美斯的明，作用维持 4~6 小时，成人剂量 15mg，4 次/d 口服；儿童 0.3mg/(kg·d)，如需要可增至 1.5mg/(kg·d)，分次口服。对溴离子过敏不能用溴吡斯的明的患者可用此药。

3）烃磷酸盐（alkylphosphates）：这组胆碱酯酶抑制剂包括双异丙基氟硫酸盐、四乙基焦磷酸盐、六甲基四磷酸盐和八甲基焦磷酰胺，由于可通过血脑屏障，中枢突触作用较季胺类化合物强，常导致头痛、噩梦和人格改变等，临床已不用。

4）胸腺摘除术后 ChEI 用量：胸腺摘除后一段短时期内，个别患者对 ChEI 处于超敏状态，术后与术前用量相同或较小也可发生胆碱能危象。笔者观察胸腺摘除 MG 患者胆碱酯酶抑制剂用量分为与术前同量、术前半量和完全停药等三种情况，必要时再增量，发现术后半量、第 3~7 天改为全量效果好。

5）注意事项：①ChEI 呈剂量依赖性，须权衡较大剂量所获症状改善与过量导致风险孰轻孰重,有吞咽困难者宜饭前30分钟给药,夜间睡前应给予适当剂量,以免次日晨起时肌无力加重;②各种ChEI可使患者达到最大肌力几乎相同,对每例患者须根据经验确定最佳剂量和给药时机,注意肌力波动和病情变化时做必要调整,如用ChEI有损呼吸功能,宁可减少剂量,牺牲某些肌群的肌力;③患者发生感染、月经前和应激状态常需要增加剂量;④肌无力轻度加重可谨慎增加口服剂量调节,直至症状改善;⑤ChEI对危重患者常不起作用,有时可用呼吸机辅助呼吸,暂时减少药量或停药72小时可能恢复对该药敏感性;⑥轻至中度MG患者宜首选溴吡斯的明维持用药,不良反应较新斯的明和安贝氯铵少;⑦MG患者忌用神经肌肉传递阻滞药,如氨基糖苷类抗生素、奎宁、奎尼丁、普鲁卡因酰胺、普萘洛尔、氯丙嗪和肌松剂等。

ChEI只能对症治疗,不能改变免疫病理过程。有些患者开始用小量,而后逐渐增量,至大量时也无效,提示ChEI不宜单独长期使用,应配合其他免疫抑制剂等,发生肌无力危象可短期应用。有些首次起病眼肌型年幼患者可先单独用AChE抑制剂,2年内约1/4的病例自发缓解,3个月无效可加用皮质类固醇治疗。

常用的胆碱酯酶抑制剂用法见表18-2-4。

表18-2-4 常用的胆碱酯酶抑制剂

药名	常用量	作用持续时间	主要作用肌群	折算剂量/mg	用法
甲基硫酸新斯的明	1.0~1.5mg/次	30~60min	四肢肌	0.5	注射
溴吡斯的明	120~720mg/d	2~8h	球部肌	60	口服
溴化新斯的明	22.5~180mg/d	3~6h	四肢肌	15.0	口服
安贝氯铵	60mg/d	4~6h	四肢肌	5.0	口服

(2) 糖皮质激素(glucocorticoid):可抑制自身免疫反应,减少自身免疫抗体的合成,减少NMJ突触后膜AChR自身免疫攻击,改善神经肌肉接头的传递功能。大多数患者应用泼尼松治疗症状可明显改善或完全缓解,但由于用药早期肌无力可能加剧,开始时患者应住院治疗。适用于各种类型MG。

临床用法:①大剂量泼尼松递减疗法:0.5mg/(kg·d)开始,多在1周~1个月内症状改善,待症状消失可逐渐减量直至隔日5~15mg/d维持,选择维持量标准是不引起症状恶化的最小剂量;约80%的患者服药早期可病情加重,出现肌无力危象需呼吸管理,持续数日至十余日,多在2周以内,医师、护士、患者及家人对此须有所警惕。②小剂量递增疗法:起始剂量5mg/d,每日早餐后口服,然后每月递增5~10mg,直至取得满意疗效,需经数月时间缓慢减量,并用最小剂量维持疗效,减少药物副作用;此法改善病情速度较慢,最大疗效常见于用药后2个月左右,该法出现病情加重机会少,但加重时间可能推迟,使医师和患者警惕性减弱。泼尼松是短效皮质类固醇,对ACTH干扰较小,药物蓄积相对较少。③大剂量冲击疗法对没有感染的全身型,没有使用糖皮质激素的副作用的患者适用甲泼尼龙1 000mg/d,静脉滴注,连用3日;1个疗程常不能取得满意疗效,隔2周可再重复1个疗程或治疗3个疗程,剂量及疗程次数均根据患者具体情况作个体化处理。患者每日用药较隔日用药起作用快反应好。

长期应用糖皮质激素减量停药后的不良反应和防治:①反跳现象,激素减量乃至停药过程中出现原有疾病加重。②虚弱症候群,长期、连续服用激素而停用后会出现乏力、纳差、情绪消沉甚至发热、呕吐、关节肌肉酸痛等。患者对激素产生依赖性,对停用有恐惧感。主观感觉周身不适和疾病复发。此时须鉴别疾病复发还是虚弱症候群。③应激危象,长期用糖皮质激素后下丘脑-垂体-肾上腺轴(HPA)功能被抑制,停用后该轴功能需要9~12个月或更长时间恢复。因此,不能在这段时间内进行各种手术,包括胸腺切除术。同时在各种应激状态时不能加大糖皮质激素用量,而是小剂量维持。

(3) 非类固醇类免疫抑制剂(non-steroid immunosuppressive agents):为抗增殖和抗代谢药,最广泛应用的药物是硫唑嘌呤、环孢霉素A、甲氨蝶呤及他克莫司等。国内外指南和一些随机对照试验证据均推荐硫唑嘌呤为MG的一线药物,但是骨髓抑制常见;亦有RCT证据支持MG应用环孢霉素A,但有药物严重不良反应和药物相互作用。免疫抑制剂适用于对糖皮质激素疗效不佳或不能耐受,或因有高血压、糖尿病、溃疡病而不能用糖皮质激素者。

1) 硫唑嘌呤(azathioprine):也称依木兰,辅助激素治疗MG控制症状有效,不少患者两周起效,也有延迟至6个月后显效,1~2个月左右出现副作用,少数1周内出现骨髓抑制。成人初始剂量50mg/d口服,常用量50~100mg/d,患者如能耐受,数日后剂量可增至2~3mg/(kg·d)或150mg/d。临床常单独用于治疗不能耐受糖皮质激素或激素治疗半年症状无改善患者。重症MG患者常对单用硫唑嘌呤或糖皮质激素抵抗,两药合用疗效较好。多达20%的患者在2周内出现严重的变态反应性流感样综合征,寒战和高热,并需要停药。因此,可维持最初剂量50mg/d达到2周再增加剂量。因可能出现白细胞减少及全血细胞减少,需定期监测血细胞计数。硫唑嘌呤治疗有效率与泼尼松基本相同,但症状改善较慢,数月至1年才明显好转,开始用药前应周密考虑长期用药风险如骨髓抑制和感染，应定期检查血象，白细胞<3×10^9/L 应停用，应注意肝肾功能。

2）环孢素 A（cyclosporine A）：是具有免疫抑制活性的真菌多肽，疗效与硫唑嘌呤相似，起效较快（1~2 个月），可使部分患者在病情的某个阶段改善。用于不能耐受泼尼松和硫唑嘌呤的患者，5mg/（kg·d），2 次/d，间隔 12 小时给药。有效血药浓度是 100~200ng/ml，1 个月后将剂量调整至产生 75~150ng/ml 的环孢霉素 A 最低血清浓度。应每月测定血清肌酐，调整剂量维持肌酐水平低于治疗前值的 150%。主要不良反应是肾毒性和高血压。价格昂贵，临床很少作为一线药物。

3）他克莫司（tacrolimus，FK506）：选择性地抑制 T 细胞活化。笔者的研究发现该药主要是用于激素依赖型 MG、难治性 MG 其中 66.67% 有效。通常从 1mg/d 开始服用，逐渐加量至 3~4mg/d，以出现副作用为最大剂量。1 次或分 2 次于餐前 1 小时或者餐后 2 小时服用。他克莫司治疗窗窄，常在治疗浓度范围内出现毒性反应，且血药浓度个体差异较大。因此服用他克莫司患者必须定期监测其血药浓度。副作用是血糖的升高可以出现高渗性昏迷、骨髓抑制、头晕、耳鸣等。中山大学附第一医院 MG 团队与美国杜克大学的合作研究提示他克莫司对 MuSK-MG 患者 T 细胞有强力的抑制作用，致病性 Th17 细胞有可能是他克莫司作用起效的靶点，可以作为 MuSK-MG 合理应用该药的依据。国内多中心临床研究显示，他克莫司治疗 MG 的有效率超过 60%。

4）甲氨蝶呤（methotrexate，MTX）：10~20mg 静脉注射，每 7 日 1 次，连用 8~12 周。副作用是严重骨髓抑制、口腔炎、口腔溃疡、腹泻和脱发等。

2. 急性加重期治疗方法　降低血抗体水平：包括血浆交换与大剂量免疫球蛋白静脉滴注，适于 MG 危象和胆碱酯酶抑制剂、皮质类固醇及胸腺摘除术无效的严重病例，起效迅速，但疗效不持久。

（1）血浆交换（plasma exchange，PLEX）：适应证：①病情急骤恶化或肌无力危象患者应用 PLEX 可暂时改善，可同时采用辅助呼吸；抗 AChE 药不敏感时可少用或停用。②胸腺摘除术前准备，胸腺摘除术后及应用免疫抑制剂起始阶段辅助治疗，可减轻应用大剂量激素诱发肌无力。③严重 MG 患者，应用抗 AChE 药、皮质类固醇及胸腺摘除术均难改善病情，应注意 PE 后数小时患者可能对药物敏感性增强，应相应调整药物剂量。④不能耐受激素副作用、对血浆交换反应极佳的 MG 患者可根据病情进行血浆交换。

PLEX 起效迅速，不持久，疗效维持时间 1~2 天血浆交换体积和次数无严格限制，每次 2~3L 血浆（平均 2.5L），1 周内可连用 3~5 次（平均 4 次），使总交换量达到 125ml/kg 体重，用正常人血浆或血浆代用品的疗效差于用白蛋白。循环抗体滴度下降与临床症状改善仅有粗略相关性。要注意的是 PLEX 之后使用糖皮质激素仍然会发生病情加重。血浆交换安全、有效，但需在大医疗中心进行，费用昂贵。副作用是血浆代用品可使患者血免疫球蛋白下降继发感染。

（2）大剂量静脉注射免疫球蛋白（intravenous immunoglobulin，IVIg）：IVIg 与 PLEX 一样，是短期内控制肌无力症状的急性干预方法，主要用于肌无力突然恶化患者。常用于即将发生呼吸困难和始终需要合用激素长期治疗的患者。成人常用剂量 0.4g/（kg·d），静脉滴注，连续 5 日为 1 个疗程，用于各种类型危象。副作用有头痛、感冒样症状，儿童可以出现鼻出血，或在用药时或在用药后，出血多应暂停使用，1~2 日内即缓解。IVIg 在高凝状态、肾衰竭、免疫球蛋白过敏等患者忌用。该疗法较血浆交换简单易行，病情加重时两种疗法都可选用。但两种方法不可同时使用，尤其严禁上午注射免疫球蛋白，下午进行血浆置换。多数患者第 25 日左右回到病前水平，作用持续约 3~60 日。应指出，无论血浆交换疗法或 IVIg 均未经过系统对照研究评价，可以肯定的是，对病情迅速恶化及 MG 危象患者可稳定病情，但因仅有短期疗效，不能作为大多数患者常规疗法。

18

3. 胸腺摘除术（TE）　可去除患者自身免疫反应的始动抗原，减少参与自体免疫反应的 T 细胞、B 细胞和细胞因子，约胸腺切除术后 70% 的患者症状不同程度缓解，个别治愈，笔者科室诊疗的 5 000 例患者中适合胸腺手术者不足 30%。MuSK 抗体、低密度脂蛋白受体相关蛋白 4（LRP4）抗体或 agrin 抗体阳性患者不适合胸腺切除术。

（1）手术适应证：①全身型的非胸腺瘤 MG 患者，药物治疗效果不佳。②所有的胸腺瘤伴 MG 患者，无论眼肌型或全身型。③儿童患者 5 岁后可建议 AChR-Ab 阳性患儿行胸腺切除术，5 岁后胸腺已完成其功能，切除不影响免疫功能。④65 岁以上老年患者手术指征应个体化，需慎重；部分老年全身型患者胸腺摘除术后，经过正规治疗病情可好转或临床治愈。⑤症状局限于眼肌，药物治疗效果不佳者。

（2）手术常用方法：①经胸骨手术入路，可充分暴露并切除肿瘤组织，最常采用。②胸腔镜胸腺切除术（VATS），创伤小，可彻底切除肿瘤和所有胸腺组织，近几年在国内外较受欢迎。但是 VATS 由于视野较小容易导致胸腺残留，伤口小取出胸腺时易受挤压。③经胸骨上手术入路，可减轻术后疼痛和并发症，但视野较小不易充分切除胸腺，近年来较少采用。

（3）术前准备：手术前首先由神经内科的重症肌无力专科医师评估患者状态，依据病情和并发症进行相应处理，包括免疫治疗和控制危重病情。胸外科医师进行术前讨论，根据患者临床分型及病情合理评估，确定手术方案，与重症监护医师及麻醉医师团队密切配合。正规的术前准备是防止 MG 术后危象的发生，保证安全手术和术后的安全是关键。对患者及家属进行宣教，让其了解胸腺切除的原因、手术治疗的作用、术后恢复的可能及潜在的问题等。

（4）注意事项：①严格掌握手术适应证与时机，用药物治疗即可改善症状的患者可暂不手术；②胸腺在免疫系统发育中起重要作用，3 岁前不建议手术，严重全身型患儿先行药物治疗，至5岁后再酌情考虑手术；③胸腺摘除的疗效通常术后第一周最明显，之后逐渐回到术前状态；④症状严重患者不宜手术，手术疗效不佳，可增加死亡率，宜先行血浆交换或免疫球蛋白治疗，手术应在病情稳定时进行；⑤应将胸腺瘤与所有的胸腺组织一并切除，未完全切除的胸腺瘤术后应放疗和化疗；⑥对老年胸腺瘤患者可行姑息性放疗，小胸腺瘤可随访而不切除。

4. 胸腺放射治疗　深部钴-60放疗因疗效不肯定，易损伤胸腺邻近组织，仅适于年龄较大或其他原因不适于胸腺摘除者；胸腺瘤未能切除干净者术后3个月内亦需接受放疗。

5. 危象的处理　危象指患者在某种因素作用下突然发生严重呼吸困难，甚至危及生命，需紧急抢救。不论何种危象，均应尽快、有效地维护及保证患者呼吸道通畅，去除导致危象的诱因，当经早期处理病情无好转时，应立即行气管插管、辅助呼吸及适当的呼吸道管理；停用胆碱酯酶抑制剂以减少气管内的分泌物；当气管插管超过3日可因局部受压导致组织坏死，应气管切开和呼吸器辅助呼吸；选用静脉药物治疗如类固醇皮质激素或大剂量丙种球蛋白，必要时采用血浆置换。

MG患者合并妊娠，MG通常不影响妊娠，但必须提前周密计划妊娠，改善肌无力症状。口服溴吡斯的明是妊娠期一线用药，但绝对不能静脉应用胆碱酯酶抑制剂。免疫抑制剂泼尼松和硫唑嘌呤安全。硫唑嘌呤骨髓抑制发生率约5%，在国际MG管理指南(2016)中推荐在妊娠期使用，硫唑嘌呤可以通过胎盘屏障，但是由于胎儿肝脏缺少肌苷酸盐焦磷酸化酶，硫唑嘌呤不能活化，因此降低了对胎儿的致畸毒性。可以分泌至乳汁中，因而不适于哺乳期内服用；MG孕妇尽量争取阴道自然分娩。若要胸腺切除术宜在分娩后半年施行。

【疗效评价体系与预后】

1. 治疗目标　期望达到MGFA工作组对MG干预后状态(post-intervention status)的分级之最轻微状态(minimal manifestation status，MMS)或更好，伴可接受的药物副作用，药物副作用不良事件常见术语标准(Common Terminology Criteria for Adverse Events，CTCAE)<1级(无症状或仅有轻微症状，无须干预)。MMS是指患者无MG症状或功能受限，但检查时可发现某些肌肉轻度无力，患者若不是有轻度无力就达到了缓解标准。可见MG的治疗目标无须追求完全缓解，某些肌肉有轻度无力是允许的。缓解是指患者无MG症状或体征，可有眼睑闭合无力，但仔细检查无其他肌肉无力。如患者必须每天口服溴吡斯的明维持症状改善，则不属于缓解。

2. MG的预后　美国重症肌无力基金会(MGFA)与国际多中心合作(包括笔者团队)，共同研究制定了重症肌无力疗效评价体系定量重症肌无力评分(Quantitative MG Score，QMG)(见表18-2-2)。QMG评分结合临床分型，能更准确地反映病情变化。QMG、重症肌无力日常生活能力评价(MG-ADL)(表18-2-5)、肌无力肌肉评分(MG-MMS)(表18-2-6)，三者组成重症肌无力综合评分(MG Composite)，是目前国际通用的MG预后评价工具。

多数MG患者的病程迁延十余年至数十年，症状可从一组肌群迅速或缓慢扩展到另一组肌群，病情进展前可数月无变化，有时可出现不明原因的缓解。MG早期缓解可能性较大，如缓解1年或更长时间又复发提示疾病进展趋势，需药物治疗维持。

表18-2-5　重症肌无力日常生活能力评价(MG-ADL)

评估内容	评分标准				得分
	0分	1分	2分	3分	
说话	正常	间断的含糊不清或说话带鼻音	持续的含糊不清或带鼻音，但能听懂	难以听懂	
咀嚼	正常	咀嚼固体食物困难	咀嚼软食困难	进食需用胃管	
吞咽	正常	偶尔进食噎住	经常进食噎住，从而需改变饮食	进食需用胃管	
呼吸	正常	活动时呼吸短促	休息时呼吸短促	呼吸机辅助呼吸	
刷牙或梳头能力受损	未受损	费力，但无需休息	费力，并需休息	不能完成刷牙或梳头	
站起困难	无困难	轻度困难偶尔需用手扶	中度困难，均需手扶	重度困难需他人帮助	
复视	无	偶尔	每天出现但并不持续	持续存在	
上睑下垂	无	偶尔	每天出现但并不持续	持续存在	
总分					

表 18-2-6　肌无力肌肉评分(MG-MMS)

评估内容	评分/分
保持上肢水平伸直:每持续 10 秒计 1 分	0~15
平躺保持下肢抬离床面:每持续 5 秒计 1 分	0~15
平躺保持头部抬离床面	
能对抗阻力	10
不能对抗阻力,但头能抬离床面	5
不能抬离床面	0
仰卧起坐	
无需手的帮助	10
不能完成动作	0
眼外肌	
正常	10
上睑下垂	5
复视	0
闭眼	
完全闭合	10
轻度无力	7
上眼睑部分覆盖角膜	5
上眼睑不能覆盖角膜	0
咀嚼	
正常	10
咀嚼无力	5
不能咀嚼	0
吞咽	
正常	10
吞咽差,但无误吸	5
吞咽差,并有误吸	0
说话	
正常	10
带鼻音	5
含混不清	0
总分	

第三节　兰伯特-伊顿肌无力综合征

兰伯特-伊顿肌无力综合征(Lambert-Eaton myasthenic syndrome,LEMS)是一种累及神经肌肉接头突触前膜的自身免疫性疾病。患者血清中存在 P/Q 型电压门控钙通道(VGCC)抗体,使突触前膜 ACh 释放异常,从而导致了 LEMS 肌无力症状。半数 LEMS 患者与肿瘤相关,尤其是小细胞肺癌(SCLC)。该病特征是肢体近端肌群无力和易疲劳,患肌短暂用力收缩后肌力反而增强,持续收缩后呈病态疲劳,伴自主神经功能障碍及腱反射下降。LEMS 可根据临床、遗传、血清标志物分为小细胞肺癌相关的 LEMS(SCLC-LEMS)和非肿瘤性 LEMS(NT-LEMS)两大类。LEMS 是一种少见疾病,年发病率约为 0.75/100 万,患病率为 3.42/100 万。

【病因与发病机制】

1. SCLC-LEMS　被认为是抗电压门控性钙通道(VGCC)自身抗体介导的副肿瘤综合征,推测自身免疫应答主要针对肿瘤细胞的钙通道决定簇,后者与突触前膜某些抗原决定簇有交叉免疫性,当免疫活性细胞遇到具有特殊 HLA 抗原癌细胞相关抗原决定簇时,通过分子模拟机制启动免疫应答。电压门控性钙通道抗体与神经肌肉接头处 P/Q 型钙通道相结合,减少突触前膜上功能性钙通道,减少 Ca^{2+} 内流,造成神经冲动所致的 ACh 释放减少,产生神经肌肉接头传递障碍,出现肌无力。

2. NT-LEMS　不伴肿瘤,常伴其他器官(如甲状腺、胃或骨骼肌)特异性自身抗体和自身免疫性疾病,但自身免疫机制不清,该综合征与 HLA-Ⅰ等位基因(如 *HLA-B8*)及 HLA-Ⅱ等位基因(*HLA-DR3*、*HLA-DQ2*)显著相关,*HLA-B8* 患者发病年龄小且多为女性。

【病理】

患者肌肉活检显示靶纤维轻度增加,非特异性Ⅱ型肌纤维萎缩,肌萎缩纤维未见群组化现象。电镜显示突触前膜活动区外观改变,突触后膜皱褶和二级突触间隙面积增加,ACh 囊泡及受体数目和大小正常,神经末梢无变性。LEMS 患者定量冷冻刻蚀电镜研究发现,ACh 释放部位面积缩小,突触前膜单位面积和 ACh 释放部位单位面积膜内大颗粒数减少,排列不正常的膜内大颗粒丛集数增加,说明最小 ACh 释放单位释放量减少。

【临床表现】

本病可见于任何年龄,但因是否合并肿瘤而不同。SCLC-LEMS 发病年龄较 NT-LEMS 患者晚,多发生于老年男性,约 2/3 患者伴癌肿,60% 患者合并小细胞肺癌,也见于乳腺癌、前列腺癌、胃癌、肾癌、直肠癌、淋巴瘤、急性白血病等,个别合并胸腺瘤;平均发病年龄 60 岁。SCLC-LEMS 多隐匿性起病,有时可亚急性起病,肌无力症状可较肿瘤先出现,表现为四肢近端及躯干无力,下肢症状重于上肢,短暂用力收缩后肌力反而增强,而持续收缩后肌力明显减弱,呈病态疲劳。一般不累及眼肌与延髓支配的肌肉,近年来报道延髓症状较前有增多,但其发生率远低于重症肌无力。呼吸肌受累不常见。腱反射特别是下肢反射经常减弱或消失,但运动后腱反射可恢复。少数患者可有肢体感觉异常和疼痛。可出现自主神经功能异常,表现为口干、阳痿等。NT-LEMS 见于任何年龄,有两个发病高峰(分别为 35 岁和 60 岁),女性患者多见,多合并其他自身免疫性疾病。本病可见于儿童,通常与肿瘤无关。

18

LEMS 患者的症状出现顺序通常为下肢无力、自主神经障碍、上肢无力、脑神经支配肌无力、肌痛及强直等。主要临床征象如下：

1. 肌无力　受累肌肉以四肢骨骼肌为主，躯干肌、骨盆带肌及下肢肌、肩胛带肌等尤其明显，症状下肢重于上肢，近端重于远端，表现鸭步或摇摆步态。

首发症状常表现起立、上楼及步行困难，肩部肌肉较晚波及。脑神经支配肌如眼外肌和咽喉肌受累可出现上睑下垂、复视、构音障碍及吞咽困难等，较少见，受累程度较轻。约 62% 的患者起病表现为下肢无力，约 18% 有肌痛或强直，呼吸肌受累不常见。患者通常晨起时症状较重，活动后出现疲劳，但短暂用力收缩后肌力反而增强，持续收缩又呈疲劳，如握力检查数秒后握力一过性增加（Lambert 征）。

2. 自主神经功能障碍　自主神经症状为本病的特征性表现。高达 91% 的 LEMS 患者出现自主神经症状，发病 3 个月时发生率为 66%，唾液分泌减少引起口干、阳痿、便秘，直立性低血压、排尿困难、眼干等为最常见。

18

3. 腱反射下降　常合并四肢腱反射减弱或消失，腱反射可在相应肌肉短期大力收缩后短暂恢复，合并癌性多发性神经病可出现腱反射消失。

4. 其他症状　合并肿瘤的 SCLC-LEMS 可引起其他神经系统表现，如多发性肌炎、皮肌炎、多灶性白质脑病及小脑变性等。NT-LEMS 也可出现其他自身免疫性疾病的临床表现。

【辅助检查】

1. 神经电生理检查

（1）低频（<10Hz）重复电刺激波幅变化不大，肌肉复合动作电位可下降；高频（20～50Hz）重复电刺激后肌肉产生强烈自主收缩（持续 15 秒或更长），动作电位波幅明显增加，增高 2～20 倍（波幅增高 200% 以上为阳性）。神经重复电刺激恰与 MG 表现相反，是促使钙离子流入神经末梢促进 ACh 单位性释放所致。

（2）大力收缩 15 秒后，如波幅增高超过 25% 应高度怀疑本病，超过 100% 可确诊。针极 EMG 可见小的多相运动单位电位数目增加及波幅变异，单个肌肉诱发复合动作电位波幅明显降低，单纤维肌电图显示如 MG 的颤搐（jitter）增加。

（3）LEMS 周围神经无异常，神经单一刺激可产生一个低波幅肌肉动作电位，MG 患者则正常或接近正常。

2. 其他检查

（1）腾喜龙试验、新斯的明试验有时呈阳性反应，但远不如 MG 患者敏感。

（2）血清学检查：测量电压门控性钙通道抗体有临床诊断价值，大多数 LEMS 患者可检测到 P/Q 型电压门控性钙通道抗体，SCLC-LEMS 患者几乎达 100%，MG≤5%。LEMS 患者血清 AChR-Ab 多阴性，仅个别患者可合并上睑下垂及 AChR-Ab 阳性。血清肌酶谱多正常。

（3）本病患者 HLA-B8 和 HLA-DR3 单体型增加，类似其他自身免疫病。

（4）本病肌肉活检与 MG 类似，为正常或轻微非特异性变化。

（5）胸部 CT 检查、全身正电子发射断层显像（PET）有助于发现潜在的肿瘤。

【诊断与鉴别诊断】

根据临床症状、体征、电生理检查和抗体检测诊断 LEMS。LEMS 临床典型的三联征包括近端肌无力、自主神经障碍和腱反射消失。中老年肺癌男性患者亚急性发病，出现肢体近端对称性无力或易疲劳；患肌用力收缩后肌力短暂增强，持续收缩后呈病态疲劳；口干、括约肌功能障碍、肌痛和腱反射减弱等应考虑 LEMS 诊断。

须注意鉴别诊断的有重症肌无力、多发性肌炎、吉兰-巴雷综合征等。

【治疗】

1. 治疗原发病　针对原发肿瘤的治疗可以使神经系统症状获得改善。疗法包括化疗、放疗或手术切除等。针对原发肿瘤的治疗是 SCLC-LEMS 的首选方案。诊断 LEMS 即意味潜在肿瘤，尤其小细胞肺癌，一旦发现原发性肿瘤应进行病因治疗，缓解肿瘤症状，改善神经系统症状。肺癌的手术切除常可改善肌无力症状。若无合并肿瘤证据应随访 3 年以上，定期复查。当肿瘤出现时，其症状和体征会再度恶化。

2. 药物治疗　AChE 抑制剂如溴吡斯的明及新斯的明通常无效，细胞毒性药物应慎用。有助于释放 ACh 的药物可增强肌力如二氨基吡啶和盐酸胍。

（1）增加突触前膜 ACh 释放：

1）3,4-二氨基吡啶（3,4-diaminopyridine，DAP）：可以增加神经肌肉接头突触前膜 ACh 释放，是 LEMS 患者的首选用药，大多数患者治疗有效。剂量为 10～20mg/d，分 4～5 次口服，可单独服用，或与吡啶斯的明合用，副作用小，相对无毒性，可改善肌无力及自主神经功能。有时会出现口周感觉异常，胃肠道症状，偶有癫痫发作及精神错乱等副作用。

2）盐酸胍：10～30mg/（kg·d），分 3～4 次口服，有时对严重残疾的患者可有裨益，药物副作用包括骨髓抑制、间质性肾炎、肾衰竭及心房纤颤等。应从小剂量开始，尽早减量，监测血常规、肌酐和尿素氮等。目前已被 3,4-二氨基吡啶取代。

（2）其他：在上述治疗无效的情况下，可考虑应用免疫抑制剂、血浆交换或免疫球蛋白冲击治疗。与其他类型的神经系统副肿瘤综合征不同，血浆置换和免疫抑制剂可能使某些 LEMS 患者的症状获得短暂性改善。推荐泼尼松 25～60mg/d 与硫唑嘌呤 2.3～2.9mg/（kg·d）隔日交替使用，辅以静脉注射免疫球蛋白，起效需数月至 1 年，肌力可完全或部分恢复。亦有应用利妥昔单抗有效的报道。针对非肿瘤性 LEMS 病例，定期采取血浆交换联合泼尼松及硫唑嘌呤的治疗方案疗效颇佳。

（3）禁用和慎用药物：经胃肠道外给镁可阻止 ACh 释放从而加重肌无力，故应慎用影响神经肌肉接头传递药物，如氨基糖苷类抗生素；钙通道阻滞剂如异搏定、普鲁卡因胺、奎尼丁,β 受体阻滞剂和锂等;右旋箭毒碱、琥珀酰胆碱、氯化物、三碘季铵酚及肌松剂对本病均有不良作用,使肌无力加重,甚至死亡,故应禁用或慎用。

【预后】

不伴有小细胞肺癌的 LEMS 患者预后较好,但仍需药物维持病情稳定。预后与受累肌肉情况、抗体滴度及电生理结果密切相关。

参考文献

[1] GILHUS N E. Myasthenia gravis[J]. N Engl J Med,2016,375(26):2570-2581.

[2] GILHUS N E,TZARTOS S,EVOLI A,et al. Myasthenia gravis[J]. Nat Rev Dis Primers,2019,5(1):30.

[3] SARUHAN-DIRESKENELI G,HUGHES T,YILMAZ V,et al. Genetic heterogeneity within the HLA region in three distinct clinical subgroups of myasthenia gravis[J]. Clin Immunol,2016,166-167:81-88.

[4] 冯慧宇,刘卫彬,黄鑫. 28 个家系 61 例家族性重症肌无力的随访和临床研究[J]. 中华医学杂志,2012,92(37):2615-2618.

[5] GUPTILL J T,JUEL V C,MASSEY J M,et al. Effect of therapeutic plasma exchange on immunoglobulins in myasthenia gravis[J]. Autoimmunity,2016,49(7):472-479.

[6] FAMBROUGH D M,DRACHAMAN D B,SATYAMURTI S. Neuromuscular junction in myasthenia gravis:Decreased acetylcholine receptors[J]. Science,1973,182(4109):293-295.

[7] 鲁亚茹,欧昶毅,邱力,等. 我国华南地区 MuSK 抗体阳性重症肌无力的临床特点[J]. 中国神经免疫学和神经病学杂志,2020,27(1):38-42.

[8] ROMI F,SUZUKI S,SUZUKI N,et al. Anti-voltage-gated potassium channel Kv1. 4 antibodies in myasthenia gravis[J]. J Neurol,2012,259(7):1312-1316.

[9] 刘卫彬. 重症肌无力[M]. 北京:人民卫生出版社,2014.

[10] ROMI F. Thymoma in myasthenia gravis:From diagnosis to treatment[J]. Autoimmune Dis,2011,2011:474512.

[11] HIGUCHI O,HAMURO J,MOTOMURA M,et al. Autoantibodies to low-density lipoprotein receptor-related protein 4 in myasthenia gravis[J]. Ann Neurol,2011,69(2):418-422.

[12] SCORSETTI M,LEO F,TRAMA A,et al. Thymoma and thymic carcinomas[J]. Crit Rev Oncol Hematol,2016,99:332-350.

[13] HUANG X,LIU W B,MEN L N,et al. Clinical features of myasthenia gravis in southern China:A retrospective review of 2,154 cases over 22 years[J]. Neurol Sci,2013,34(6):911-917.

[14] 刘卫彬. 眼肌型重症肌无力研究进展及临床问题[J]. 中国神经免疫学和神经病学杂志,2011,18(5):314-316.

[15] SANDERS D B,WOLFE G I,BENATAR M,et al. International consensus guidance for management of myasthenia gravis:Executive summary[J]. Neurology,2016,87(4):419-425.

[16] 欧昶毅,冉昊,邱力,等. 127 例次重症肌无力患者危象前状态相关因素的分析[J]. 中华医学杂志,2017,97(37):2884-2889.

[17] GILHUS N E,VERSCHUUREN J J. Myasthenia gravis:Subgroup classification and therapeutic strategies[J]. Lant Neurol,2015,14(10):1023-1036.

[18] ALKHAWAJAH N M,OGER J. Late-onset myasthenia gravis:A review when incidence in older adults keeps increasing[J]. Muscle Nerve,2013,48(5):705-710.

[19] SKJEI K L,LENNON V A,KUNTZ N L. Muscle specific kinase autoimmune myasthenia gravis in children:A case series[J]. Neuromuscul Disord,2013,23(11):874-882.

[20] GUPTILL J T,SANDERS D B,EVOLI A. Anti-MuSK antibody myasthenia gravis:Clinical findings and response to treatment in two large cohorts[J]. Muscle Nerve,2011,44(1):36-40.

[21] MORREN J,LI Y. Myasthenia gravis with muscle-specific tyrosine kinase antibodies:A narrative review[J]. Muscle Nerve,2018,58(3):344-358.

[22] BACCHI S,KRAMER P,CHALK C. Autoantibodies to low-density lipoprotein receptor-related protein 4 in double seronegative myasthenia gravis:A systematic review[J]. Can J Neurol Sci,2018,45(1):62-67.

[23] ZISIMOPOULOU P,BRENNER T,TRAKAS N,et al. Serological diagnostics in myasthenia gravis based on novel assays and recently identified antigens[J]. Autoimmun Rev,2013,12(9):924-930.

[24] COSSINS J,BELAYA K,ZOLTOWSKA K,et al. The search for new antigenic targets in myasthenia gravis[J]. Ann N Y Acad Sci,2012,1275:123-128.

[25] BURNS T M,SADJADI R,UTSUGISAWA K,et al. International clinimetric evaluation of the MG-QOL15,resulting in slight revision and subsequent validation of the MG-QOL15r[J]. Muscle Nerve,2016,54(6):1015-1022.

[26] CRUZ J L,WOLFF M L,VANDERMAN A J,et al. The emerging role of tacrolimus in myasthenia gravis[J]. Ther Adv Neurol Disord,2015,8(2):92-103.

[27] MURAI H,UTSUGISAWA K,NAGANE Y,et al. Rationale for the clinical guidelines for myasthenia gravis in Japan[J]. Ann N Y Acad Sci,2018,1413(1):35-40.

[28] SUSSMAN J,FARRUGIA M E,MADDISON P,et al. Myasthenia gravis:Association of British Neurologists' management guidelines[J]. Pract Neurol,2015,15(3):199-206.

[29] WANG H,SU Z,LUO C,et al. The effect of steroid treatment and thymectomy on bone age and height development in juvenile myasthenia gravis[J]. Neurol Sci,2013,34(12):2173-2180.

[30] HEHIR M K,HOBSON-WEBB L D,BENATAR M,et al. Rituximab as treatment for anti-MuSK myasthenia gravis:Multicenter blinded prospective review[J]. Neurology,2017,89(10):1069-1077.

[31] CLIFFORD K M,HOBSON-WEBB L D,BENATAR M,et al. Thymectomy may not be associated with clinical improvement in MuSK myasthenia gravis[J]. Muscle Nerve,2019,59(4):404-410.

[32] NORWOOD F,DHANJAL M,HILL M,et al. Myasthenia in pregnancy:Best practice guidelines from a U. K. multispecialty working group[J]. J Neurol Neurosurg Psychiatry,2014,85(5):538-543.

[33] LI Y,GUPTILL J T,RUSSOET M A,et al. Tacrolimus inhibits Th1

and Th17 responses in MuSK-antibody positive myasthenia gravis patients[J]. Exp. Neurol,2019,312:43-50.

[34] ZHOU L,LIU W B,LI W,et al. Tacrolimus in the treatment of myasthenia gravis in patients with an inadequate response to glucocorticoid therapy:Randomized,double-blind,placebo-controlled study conducted in China[J]. Ther Adv Neurol Disord,2017,10(9):315-325.

[35] 冯慧宇,刘卫彬,邱力,等.他克莫司治疗重症肌无力 36 例疗效与安全性的长期观察[J].中华医学杂志,2011,91(45):3109-3102.

[36] SCHOSER B,EYMARD B,DATT J,et al. Lambert-Eaton myasthenic syndrome(LEMS):A rare autoimmune presynaptic disorder often associated with cancer[J]. J Neurol,2017,264(9):1854-1863.

[37] TITULAER M J,LANG B,VERSCHUUREN J J. Lambert-Eaton myasthenic syndrome:From clinical characteristics to therapeutic strategies[J]. Lancet Neurol,2011,10(12):1098-1107.

18

第十九章　骨骼肌肉疾病

（张　成）

第一节　概　　述

骨骼肌肉疾病，简称肌病（myopathy），是指病变发生在骨骼肌本身损害所导致的疾病。根据其发病机制、发病年龄、临床特点及基因突变的不同，肌病共有150多个类型，此主要介绍临床上常见的类型。

【解剖与生理】

人体有647块骨骼肌，占体重的40%，但其供血量占心脏总输出量的12%，全身耗氧量的18%。每块肌肉由许多肌束组成，而每条肌束再由许多纵向排列的肌纤维聚集而成。肌纤维（肌细胞）呈圆柱状，是所有体内各种细胞中，大小长短差别最大的，其长度为2~15cm，直径为7~100μm。肌纤维内有许多有形结构，如肌膜、肌核、肌原纤维、横管、纵管、终池、线粒体、糖原颗粒、高尔基体、溶酶体等。肌核（细胞核）均位于肌纤维膜下，呈长椭圆形，一个肌纤维内有数百个肌核。肌膜（细胞膜）为一层密度较高的匀质性薄膜，除与普通细胞膜的功能相同外，更具有兴奋传递的特殊功能。肌膜的特定部位（终板）与神经末梢构成神经肌肉突触联系，完成神经肌肉的兴奋传递。肌膜还向内凹陷，穿行于肌原纤维之间，形成横管。后者与肌原纤维纵行排列的纵管交接而扩大成终池，内有钙离子储存。肌浆中有许多与肌纵轴平行的肌原纤维，直径约1μm，其是由许多纵行排列的粗、细肌丝组成，粗肌丝含肌球蛋白（myosin），细肌丝含肌动蛋白（actin）。前者固定于肌节的暗带（A带），后者一端固定于Z线，另一端伸向暗带。Z线两侧仅含细肌丝，称为明带（I带）。两条Z线之间的节段（即两个半节的明带和1个暗带）称为一个肌节（sarcomere），为肌肉收缩的最小单位，每条肌原纤维由数百个肌节组成，故有数百个明暗相间的横纹，横纹肌故此得名。电镜下，在暗带区断面上可见每根粗肌丝周围有6根呈六角形排列的肌动蛋白纤维包绕。静息状态时，细肌丝的两端相距较远；当收缩状态时，Z线两侧的细肌丝向暗带滑动，细肌丝两端的接近使肌节缩短。

肌肉收缩和舒张所需的能量来自三磷酸腺苷（ATP），由线粒体的氧化代谢过程所提供。根据肌肉中氧化酶和糖原水解酶活性高低，结合其形态结构和生理功能将骨骼肌纤维分为两型：Ⅰ型为红肌纤维，又称慢缩肌纤维（slow twitch fiber），具有高的氧化酶活性，低的糖原水解酶活性，以脂类为主要能源，有氧代谢为主要获取能量的方式。Ⅱ型为白肌纤维，又称快缩肌纤维（fast twitch fiber），以糖酵解活动为主，可进行糖原无氧代谢获得能量。一般来讲，Ⅰ型肌纤维与Ⅱ型肌纤维在各个部位的肌肉呈均匀性分布，以致ATP酶染色时可以显示出围棋盘样分布。

骨骼肌受运动神经支配。一个运动神经元支配的范围称为一个运动单位。一个运动神经元的轴突可分出数十至数千分支，分别与所支配的肌纤维形成突触。突触由突触前膜（突入肌纤维的神经末梢）、突触后膜（肌膜的终板）和突触间隙构成。突入肌纤维的神经末梢不被髓鞘包绕，末端都呈杵状膨大，它可通过由载体介导的“胞饮作用”摄取胆碱，然后合成乙酰胆碱（acetylcholine，ACh），贮存于突触前膜的突触囊泡（vesicle）中，每个囊泡内约含1万个ACh分子。囊泡壁厚45nm，直径约45nm；突触后膜由肌细胞表面特殊分化的终板构成，有许多皱褶，每个皱褶的隆起处存在许多乙酰胆碱受体（acetylcholine receptor，AChR），其密度为$10^4/\mu m^2$。突触间隙非常狭小，一般约500Å，充满了细胞外液，内含使ACh降解的乙酰胆碱酯酶。神经肌肉接头的传递过程是电学和化学传递相结合的复杂过程（详见第十八章第一节）。

【发病机制】

1. 肌纤维膜电位异常　如终板电位下降或升高而引起去极化阻断，包括周期性瘫痪，强直性肌营养不良和先天性肌强直。

2. 能量代谢障碍　如线粒体肌病、脂质贮积性肌病和糖原贮积症，因其缺乏某些酶或载体而不能进行正常的氧化代谢，产生不了足够的ATP。

3. 肌纤维膜内病变　如肌营养不良、先天性肌病、代谢性肌病、内分泌性肌病和炎症性肌病等出现结构和功能的异常，使得肌纤维不能发挥正常的收缩作用。

【临床表现】

1. 肌无力　是神经肌肉接头疾病和肌肉疾病最早的，也是最常见的临床表现；其特点多为近端重于远端，对称性，且其受损肌肉分布不能用某一神经损害来解释。重症肌无力和代谢性肌病多表现为运动后肌无力或不耐受运动现象；肌营养不良表现为缓慢进展的四肢肌无力伴肌萎缩；周期性瘫痪则呈发作性肌无力，可伴或不伴血钾含量降低。

2. 肌肉萎缩　系指肌纤维体积变小或数目减少达到一定程度而表现为局部肌肉组织变小。因此，肌肉萎缩多表现在肌无力出现之后，甚至更长时间后再出现。从临床定位角度，肌萎缩的原因分为三种类型：①神经源性肌萎缩，系指脑干运动神经元或脊髓前角、脊神经前根、神经干、神经末梢病变导致相应的骨骼肌萎缩；②肌源性肌萎缩，系指神经肌肉接头和肌肉本身的病变引起的骨骼肌萎缩；③失用性肌肉萎缩，系指局部肌肉较长时间的活动受限引起的肌肉体积变小而表现为肌萎缩现象，其可以是中枢性瘫痪或骨关节病变导致肢体活动受限，一旦解除受限因素后，通过正常的锻炼，萎缩的肌肉可以恢复至原体积。肌萎缩还应与消瘦鉴别，后者为全身普遍现象，肌力一般正常。除了常规体格检查外，肌电图和肌肉活检是肌萎缩鉴别的最好方法。

3. 肌肉疼痛　主要是由于肌肉组织内的神经末梢受到刺激所致。肌肉疼痛可以是肌肉出现的自发性疼痛或被按压后出现的疼痛；也可以是静止性和活动性肌肉疼痛。肌肉自发性疼痛可以是肌肉本身病变也可以是脊髓前角至周围神经损害引起；肌肉按压疼痛主要是由于肌肉病变所致；活动后肌肉疼痛还可能与骨关节病变有关。肌肉疼痛预示着肌肉组织的急性或亚急性病变，一般慢性肌病较少有肌肉疼痛。肌肉疼痛多见于多发性肌炎、皮肌炎、糖原贮积性肌病、脂质贮积性肌病、缺血性肌病、横纹肌溶解、肌肉强直等。

4. 肌肉强直　是指肌肉收缩后不易即刻放松。但反复多次活动或温暖以后症状减轻。见于神经性肌强直、先天性肌强直和强直性肌营养不良。

5. 肌肉不自主运动　系指在非运动状态下(静止情况下)出现肉眼可见到的某块或某条肌肉不自主地收缩或抽动。

(1) 肌束颤动(fasciculation):简称束颤,是指一束肌纤维的不自主收缩,其不引起关节的活动。主要见于肌萎缩侧索硬化,也可见于正常人。

(2) 肌纤维颤动(fibrillation):简称纤颤,是专指舌肌出现的一条或数条肌纤维的抽动;而其他部分出现的纤颤,因皮肤的遮挡,用肉眼观察不到。见于肌萎缩侧索硬化。

(3) 肌肉颤搐(myokymia):是指一组肌肉呈蠕动样运动,患者常有局部异常不适或酸痛感。见于神经性肌强直、特发性肌肉颤搐及过度疲劳之后。

6. 肌肉肥大与假性肌肉肥大　肌肉肥大是指肌纤维数量增多或体积增大而引起的整块肌肉的肥大,其分为生理性与病理性,前者指运动员和健美运动员通过特殊锻炼使得肌肉肥大,后者是因为肌肉组织受到病变的刺激或代偿性增生而出现的肌肉肥大,见于强直性肌营养不良、神经性肌强直、僵人综合征等。假性肌肉肥大是指局部肌肉组织中的脂肪组织与结缔组织增生所致,主要见于假肥大型肌营养不良的小腿假性肥大、偏侧肢体肥大症、肢端肥大症等。

【诊断】

肌肉疾病的诊断首先判断是否是在肌肉本身或神经肌肉接头。一般说来,四肢近端、骨盆带和肩胛带对称性肌无力和肌萎缩,无感觉障碍,腱反射减弱或消失,提示为肌肉损害;若伴有肌肉压痛,假性肥大等,则可考虑为肌肉疾病。根据肌无力和肌萎缩起病年龄、进展速度、是否为发作性、萎缩肌肉的分布、遗传方式、病程和预后,结合实验室生化检测、肌电图、肌肉病理以及基因分析,可对各种肌肉疾病进行诊断和鉴别诊断。如儿童期缓慢起病,小腿腓肠肌假性肥大,Gowers 征阳性,血清肌酸激酶(creatine kinase,CK)显著增高,抗肌萎缩蛋白基因突变及肌肉免疫检测发现肌膜的抗肌萎缩蛋白缺乏,可确诊为假肥大性肌营养不良。常染色体显性遗传,青年期起病、缓慢发展,面部、肩胛带和肱二头肌、肱三头肌萎缩,是为面肩肱型肌营养不良。急性或亚急性起病,数周内症状达高峰,近端肌无力及压痛,肌酶升高者多见于多发性肌炎。肌无力呈"晨轻暮重"特点和新斯的明试验阳性者常为重症肌无力。容易疲劳,休息后症状缓解,血清乳酸脱氢酶(lactate dehydrogenase,LDH)升高,乳酸试验阳性,肌肉活检有特征性的"破碎红纤维"(ragged red fiber,RRF),可考虑为线粒体肌病。发作性肌无力,数小时或数日内完全缓解,血清钾降低,则为周期性瘫痪。

【治疗】

1. 病因治疗　免疫介导的肌病都可以通过抑制免疫达到治疗效果,有的甚至完全治愈,如重症肌无力查出胸腺瘤或胸腺增生者,可进行手术切除,或应用糖皮质激素及免疫抑制剂;多发性肌炎和皮肌炎者可应用糖皮质激素、丙种球蛋白、免疫抑制剂等治疗。

2. 替代治疗　由于肌纤维内缺乏某种酶或载体而导致的肌无力肌萎缩者,可通过补充该酶或载体,可获得很好疗效,如Ⅱ型糖原贮积症,给予 α-葡糖苷酶治疗,有很好的效果;多长链脂酰-CoA 脱氢酶缺乏引起的脂质贮积性肌病,口服核黄素,即维生素 B_2,可获极好的疗效。

3. 对症治疗　可改善患者的症状。如溴吡斯的明通过抑制胆碱酯酶对突触间隙乙酰胆碱的水解,从而可减轻重症肌无力的症状,苯妥英钠通过稳定肌膜电位减轻肌肉强直。低钾性周期性瘫痪可给予口服氯化钾片,强直性肌营养不良合并白内障者,可手术治疗以恢复视力。

19

第二节　进行性肌营养不良

进行性肌营养不良是一组原发于肌内组织的遗传变性病,其共同特征是缓慢起病,进行性加重的肌肉萎缩与无力;主要累及肢体近端肌肉,少数为远端起病;腱反射消失,肌肉假性肥大。电生理、组织学和分子生物学研究都表明本病原发于肌肉。

从临床来看,至少有 9 种类型:①Duchenne 型肌营养不良(Duchenne muscular dystrophy,DMD);②Becker 型肌营养不良(Becker muscula dystrophy,BMD);③面肩肱型肌营养不良(facioscapulo-humeral muscular dystrophy,FSHD),又称 Landouzy-Dejerine 型肌营养不良;④肢带型肌营养不良(limb-girdle muscular dystrophy,LGMD);⑤Emery-Dreifuss 肌营养不良(Emery-Dreifuss muscular dystrophy,EDMD);⑥先天性肌营养不良;(congenital muscular dystrophy,CMD);⑦眼咽型肌营养不良(oculopharyngeal muscular dystrophy);⑧远端型肌营养不良(distal muscular dystrophy);⑨强直性肌营养不良(myotonic muscular dystrophy)。其临床特点见表 19-2-1。

表 19-2-1　各型肌营养不良的临床特点

类型	遗传方式	发病年龄	首发症状	假肥大	进展速度	肌痉挛	心肌受累	智商
DMD	XR	2~5 岁	盆带肌	>80%	快	常见	50%~80%	常下降
BMD	XR	儿童期	盆带肌	90%	慢	常见但轻	罕见(约 15%)	正常
FSHD	AD	儿童~成年期	面肌 肩带肌	不常见	慢,有顿挫型	罕见	罕见	正常

续表

类型	遗传方式	发病年龄	首发症状	假肥大	进展速度	肌痉挛	心肌受累	智商
LGMD	AD AR	10~20 岁	肩带肌 盆带肌	<30%	变异大	疾病晚期	很罕见	正常
EDMD	XR AD	5~15 岁	上臂 腓骨肌	无	慢	肘关节 颈后肌	常见且重	正常
CMD	AR	出生时	近端肌	无	慢,不可预见	常见	罕见	常下降
眼咽型肌营养不良	AD	45 岁以后	眼外肌 咽喉肌	无	慢	无	无	正常
远端型肌营养不良	AD AR	12~30 岁	腓肠肌	无	慢	无	无	正常
强直性肌营养不良	AD	儿童~成年期	远端肌	无	慢	无	常见	可下降

注:XR,X 连锁隐性遗传;AD;常染色体显性遗传;AR,常染色体隐性遗传;DMD,Duchenne 型肌营养不良;BMD,Becker 型肌营养不良;FSHD,面肩肱型肌营养不良;LGMD,肢带型肌营养不良;EDMD,Emery-Dreifuss 肌营养不良;CMD,先天性肌营养不良。

一、假肥大性肌营养不良

Duchenne 型肌营养不良(Duchenne muscular dystrophy,DMD)和 Becker 型肌营养不良(Becker muscular dystrophy,BMD)均是肌肉假肥大性的肌营养不良,均为 X 连锁隐性遗传。DMD 由法国医生 Duchenne 于 1868 年首先进行系统、详细地描述,Gowers 于 1879 年更精确地描述了本病,并用连续图片的方式直观地介绍 DMD 患儿奇特的从平卧起立的方式。DMD 的发病率为 3/10 万活产男婴,是一种预后不良的常见的原发性肌肉疾病。Becker 和 Walton 分别于 1953 年和 1955 年注意到存在一种 X 连锁肌营养不良,其发病年龄比 DMD 更晚,进展速度更慢。为此 Becker 提出存在一种良性 X 连锁遗传的 DMD 变异型,即 BMD。

【病因与发病机制】

1. 分子发病机制　Duchenne 型和 Becker 型肌营养不良的病因是抗肌萎缩蛋白(*dystrophin*)基因缺陷所致。*DMD* 基因定位于 X 染色体,Xp21 区域的 *DMD* 基因缺陷,其机制是其蛋白产物缺失所引起的一系列病理生理变化。

2. 细胞膜缺陷学说　1959 年,日本学者 Ebshi 首次检测 DMD 患者血清肌酸磷酸激酶(CK),发现 70% 的患者血清中 CK 水平异常升高,且溶血也不影响 CK 的含量,因为红细胞中不含 CK,而 CK 是骨骼肌中最丰富的可溶性酶之一,故认为 CK 来自于骨骼肌细胞。此后,许多学者的研究表明,CK 在 DMD 患者血清中显著增高。虽然 CK 增加是非特异性的,但极度升高却是 DMD 所特有,其 CK 值可达正常人的 50~100 倍,临床上除急性心肌梗死和广泛肌组织外伤外,没有其他疾病有如此高的 CK 值。除了 CK 外,血清丙酮酸激酶(PE)、血清肌红蛋白(Mb)、血清乳酸脱氢酶(LDH)、醛缩酶(ALD)、谷草转氨酶(GOT)、腺苷酸激酶、葡萄糖磷酸变位酶等也升高。因此,多数学者提出"细胞膜缺陷学说"来解释 DMD 疾病的发生。他们认为 DMD 是由于遗传性肌细胞的某些膜结构蛋白缺陷,致使骨骼肌细胞膜的结构与功能发生改变,肌细胞内容物外漏,从而影响细胞内正常代谢过程。骨骼肌的生化和组织化学研究发现,DMD 肌内钙的含量比正常肌组织增加了 3 倍,组织化学分析 DMD 的肌肉内钙阳性纤维比正常人多 20 倍。有学者报告病变肌组织中肌质网横管有异常,导致与钙结合能力下降,细胞内游离钙升高。这可能是由于质膜结构异常,细胞外液大量钙离子内流,肌质网及线粒体钙超载,同时激活钙依赖的中性蛋白酶,使肌纤维 Z 线被消化,肌溶灶形成,细胞代谢紊乱,因而发生肌肉萎缩、抗张、激活阳离子通道。

现今已在膜上找到了 DMD 细胞缺陷的分子生物学证据,即抗肌萎缩蛋白缺失或缺失热区疏水肽段的缺失,使维持和稳定细胞骨架蛋白空间最主要的疏水作用力丧失,抗肌萎缩蛋白的构象发生改变,导致它不能与抗肌萎缩蛋白相关糖蛋白以及肌动蛋白结合,破坏肌膜结构的完整性,从而引起局灶性富含钙离子的细胞外液成分顺着膜缺陷内流入肌纤维,最终可能出现下列情况:①线粒体钙超载,导致 ATP 合成减少;②激活中性蛋白酶,后者能消化肌纤维以及细胞骨架蛋白;③增加前列腺素 E_2 介导的蛋白降解;④激活膜固的磷脂酶,使膜磷脂降解。这些情况都会加剧膜缺陷,从而形成恶性循环,最终使肌细胞变性、坏死。最后引起肌无力和萎缩。

【病理】

基本病理改变是肌纤维膜缺失,这也是最早出现的病理改变,之后由于肌膜缺陷导致细胞外的 Ca^{2+} 内流,激活内源性蛋白酶,引起肌纤维 Z 线溶解,这可能是肌肉分解的第 1 步。随后,肌细胞数目减少。肌纤维大小不均,肌核肿胀,数目增多,这是对肌纤维损伤的再生反应。数年后这一反应更剧烈,肌纤维增大、分叉、透明样变或萎缩。随着疾病的进一步发展,胶原和脂肪细胞在肌纤维间聚积,这是导致肌肉性肥大的部分原因。

1. 肉眼所见　受累的骨骼肌色泽较正常的苍白,质软而脆。脑组织可以是正常的或表现出不同的皮质发育异常,诸如巨脑回、异位以及皮质结构紊乱。

2. 光镜所见　①肌纤维坏死：可单一也可成簇存在，每簇有2~15条肌纤维。②再生出现于邻近坏死纤维残余物原本被非坏死纤维占据的区域，与坏死纤维束的纤维数目一样多或更多。③肌内膜纤维化，肌纤维分支或分裂，各型肌纤维的分布改变，肌纤维大小的变异增大（粗细不均）等。尚有炎性细胞浸润于血管周围、肌束膜和肌内膜

3. 电镜所见　①早期及基本的病理改变是肌浆膜缺陷，病灶周边常见细胞内囊泡。②更晚期病灶：呈圆顶状或三角形，底朝外尖指向纤维中心。在这些病灶内有扩张的肌质网囊泡、位置异常的肌小管、肿胀或变性的线粒体和小糖原湖。肌原纤维变疏，肌丝稀少或被邻近的收缩带牵扯甚至扯断。将近50%的终板连接襞存在局灶变性。

4. 冷冻切片　冷冻切片的免疫细胞化学研究显示，绝大部分肌纤维都存在肉膜抗肌萎缩蛋白表达明显减少或消失。

5. 免疫印迹　利用抗肌萎缩蛋白抗体，对肌肉组织匀浆进行免疫印迹研究，可揭示出肌肉中抗肌萎缩蛋白缺乏的程度、残余抗肌萎缩蛋白及其降解产物的大小以及识别保留或丧失了抗肌萎缩蛋白的区域。

【临床表现】

1. Duchenne型肌营养不良（DMD）　DMD是临床上描述最清楚的一种肌营养不良。患儿在新生儿期就有血清CK增高和肌纤维坏死，但很少出现临床症状。患者出生时身高和体重均正常，但随后的生长发育较正常儿童缓慢，出生后第一年的生长曲线低于正常，身材矮小。患儿通常在儿童期因发育迟缓、跑步或上楼困难、易跌和小腿肌肉肥大被父母带去就诊，病程进展缓慢。首发症状常被忽视。开始常限于上楼梯、从地上爬起困难。盆带肌无力的早期征象是患者从地上爬起的特殊方式，即以双手支撑地面和下肢缓慢站起（Gowers征）。随着疾病的进展，3~6岁时出现脊柱前凸，患儿站着时须叉开腿，行走时步态蹒跚似鸭步。5~6岁常伴有假性肌肥大，以小腿最明显，有时也可见于三角肌、舌肌、臀肌、股外侧肌和冈下肌。肢体近端肌无力重于远端，下肢和躯干肌无力重于上肢。6~11岁肢体和躯干肌无力继续呈直线稳定下降。患儿顺次迅速出现上楼、仰卧起立、扶栏杆上楼和步行一小段距离的能力衰退。用Vignos评分法评价DMD患者（正常为1分，丧失行走能力为9分），大多数患者在2分时持续时间较长，而后在2~3年间迅速降至9分。因此，对大部分患者来说，94%的8岁以下的患者在上楼时仅有轻度困难，但10岁后仅有14%的患者能做到这点。

肌肉受累是对称性的，但受累程度不同。颈屈肌比颈伸肌更易受累、肱二头肌和肱三头肌比三角肌更易受累、腕伸肌比屈肌更易受累、股四头肌比腘绳肌更易受累、胫骨前肌和腓骨肌比腓肠肌、目鱼肌和胫骨后肌更易受累。除胸锁乳突肌外，由脑神经支配的肌肉以及肛提肌、肛门外括约肌不受累，其原因还不清楚，但眼外肌不受累可能是由于其纤维直径小，每单位膜表面积所承受的机械压力低，也可能是由于抗肌萎缩蛋白（dystrophin/utrophin）表达增强所致。无力的肌肉其腱反射也可能会消失，50%的患者10岁前肱二头肌反射、肱三头肌反射和膝反射消失，桡骨膜反射存在的时间长些，1/3的患者踝反射在疾病终末期仍可引出。由于主动肌和拮抗肌的肌力持续不均衡，患者出现关节挛缩，肌挛缩主要发生于腘绳肌腱。70%的患者在6~10岁期间出现明显的髂胫束、髋屈肌和跟腱挛缩。在十几岁时，尤其是行走能力丧失后，所有肢体和躯干肌肉均萎缩。由于上肢进行性无力，患者最终只能完成由前臂和手的动作。脊肌无力将导致进行性脊柱后侧凸。

患者在8~9岁时开始出现呼吸肌无力，表现为最大吸气和呼气压异常低，肺活量和肺总量降低。呼吸肌无力随着年龄的增长和功能的降低而逐渐加重。但患者的直立位和卧位肺总量的差别小，表明膈肌功能相对保存完好。当最终合并呼吸道感染时，可出现呼吸衰竭、二氧化碳潴留的缺氧血症。但即使没有合并呼吸道感染，也可能发生单纯呼吸衰竭，这常常预示着患者处于不可逆的终末阶段。呼吸衰竭出现的年龄与胸椎侧凸的程度有关。无论是否合并感染，大约40%的患者死于呼吸衰竭。

DMD患者常有心脏受累。50%~80%的患者在病程中会出现心脏扩大、持续性心动过速和心力衰竭，以及心电图异常。DMD患者的心律失常包括窦性心动过速、窦性心律不齐、房性期前收缩、房性异位节律以及室性期前收缩复合波。50%患者可见心脏传导系统异常，最常见的是房内传导缺陷，10%患者可见窦内传导缺陷，1/3患者可见一种以上的缺陷。大多数患者在临床上其心肌病变只表现为窦性心动过速，40%的患者最终出现心力衰竭，后者可能因同时存在的呼吸衰竭和肺动脉高压而加剧。

平滑肌功能紊乱的症状常被忽视。胃肠动力不足会导致突然呕吐、腹痛和腹胀。有些患者表现出胃排空延迟。部分患者会出现腹泻、吸收不良、巨结肠以及食管运动功能障碍。

大约1/3患儿有智力障碍。一些病理研究表明大脑皮质结构异常，提示出生前发育不良。智力障碍是非进展性的，与肌无力的严重程度无关，不能用运动发育异常解释，与病程无关，语言能力受累比应用能力重。智力障碍很可能是由于抗肌萎缩蛋白在皮质突触后区域的缺陷表达所致，表现为精神发育迟滞。

2. Becker型肌营养不良（BMD）　BMD和DMD是等位基因疾病，由抗肌萎缩蛋白量及结构缺陷所致，BMD的发病率为DMD患者的1/10。

BMD的发病年龄比DMD晚，常于8岁后起病，平均为12岁，行走能力可保留到16岁以后，轻型患者可保留到40岁以后。最轻型的BMD可以只表现出肌痛和肌肉痉挛、运动不能和肌红蛋白尿，无症状性血清CK增高或轻度肢带肌无力。假性肌肥大少见，踝反射常消失。本型肌营养不良的临床特点是60%的患者有弓形足。患儿智力正常。血清肌酸激酶明显升高。心肌受累罕见，其心电图表现类似于DMD，心肌病变与肌病的病程或严重程度无关。另有一种类似于BMD和DMD的

X 连锁综合征，其肌肉抗肌萎缩蛋白的量正常但其氨基端被截断，临床表现相对轻，表现为儿童期起病的肌痛、痛性痉挛，血清肌酸激酶（CK）升高，若抗肌萎缩蛋白的羧基端缺失则临床表现较重。

【辅助检查】

1. 血清学检查

（1）血清酶活性异常：肌营养不良的早期阶段伴有明显的肌酶从肌细胞漏入循环中，正常状态下存在于肌肉中的可溶性酶在血清中的水平均升高，包括肌酸激酶（CK）、乳酸脱氢酶（LDH）、谷丙转氨酶（GPT）、谷草转氨酶（GOT）、丙酮酸激酶（PK）、二磷酸果糖醛缩酶、磷酸葡萄糖异构酶、碳酸酐酶Ⅲ、烯醇酶等。在这些酶当中，以 CK 的 MM 型同工酶最为敏感和特异。

（2）其他血清学异常：肌红蛋白血症在 DMD 和 BMD 患者最常见。DMD 的血清血红素结合蛋白也可增高，该蛋白与肌红蛋白相结合，其在血清中的增高可能是继发于肌红蛋白血症。

在 DMD 患者血清中可检测到针对细胞核、平滑肌和骨骼肌抗原的抗体，检测率分别为 47%、65% 和 27%，说明肌纤维的变性触发了继发性的免疫过程。

2. 脑脊液检查　各种肌营养不良患者的脑脊液蛋白均增高。DMD 和先天性肌营养不良患者脑脊液中的前白蛋白增高，γ-球蛋白下降，且 DMD 患者的智商与脑脊液 γ-球蛋白水平呈正相关。

3. 尿液检查　尿中肌酸排泄量下降，而肌酸酐排泄量上升。DMD 患者尿中肌酸酐、牛磺酸、3-甲基组氨酸、二甲基精氨酸、多胺（腐胺、亚精胺和精胺）以及肌肽排泄量增高。

4. 心电图　特征性的改变包括 V_1 导联高大的 R 波（R/S>1）和左心前区及肢体导联深 Q 波（>3mm）。还可有心律和传导的异常。5 岁后 DMD 患者的平均脉搏为 100 次/min，而同龄对照仅 77 次/min。DMD 患者的心律失常包括窦性心动过速、窦性心律不齐、房性期前收缩、房性异位节律以及室性期前收缩复合波。心电图检查对散发的男性患者和罕见的女性患者有助诊作用，V_1 和 V_2 导联中 R-S 总数和 R/S 比值有助于检测血清 CK 水平正常的携带者。超声心动图检查可反映出左室的大小和功能。

5. 二维超声心动图　表现为心室壁后基底部运动减少，心室内径明显比正常小。这可能与机体发育不良和活动少或由于心肌纤维化引起的心室顺应性降低有关。收缩期射血前期与左室射血时间之比增大。大约 20% 患者左室射血分数轻微下降。心内最大收缩和舒张速率分别反映心室收缩和舒张速率。DMD 患者的收缩速率没有明显改变，但 90% 患者舒张速率异常低。

6. 基因检测　多重连接探针扩增技术（multiplex ligation dependent probe amplification，MLPA）可检测 *DMD* 基因 79 个外显子的缺失或重复；DNA 测序可明确 *DMD* 基因的点突变和微小突变。当明确先证者的突变类型后，可应用 PCR 法对家系其他成员进行已知突变位点的检测。我国 DMD 患者基因缺失突变占 60%，重复突变占 10%，点突变占 20%，微小突变占 10%。反转录 PCR 法对有异常转录子的 cDNA 进行全长 PCR 扩增，可检测相应的基因突变的存在和类型。

7. 肌肉活检　选择适当的肌肉进行活检，其病理改变通常已足够用于诊断肌营养不良（详见病理部分）。偶尔由于炎性成分的存在会造成肌营养不良和肌炎鉴别的困难。一般来说肌炎发病更快，更可能伴有受累肌肉的疼痛和压痛，而全身受累的情况更少见。

8. 肌电图　肌病的肌电图特点是平均时限缩短，运动单位动作电位幅度降低。以 2Hz 反复刺激并不减少对诱发复合肌肉动作电位的反应。到了疾病晚期，可被诱发的运动单位数目减少，肌肉中越来越多的部分变成电静息，越来越多的运动单位电位呈多相电位。单纤肌电图提示 DMD 患者的纤维密度（即在随机插入的微电极能记录到其电位的同一运动单位中肌纤维的平均数目）增大。

9. 视网膜电图（ERG）　正常人在感光细胞和色素上皮组织交界处产生一约为 60mV 的稳定直流电位，称为视网膜静止电位。DMD 和 BMD 患者的 ERG 改变主要表现如下：①暗适应 b 波波幅降低、潜伏期延长，b/a 波波幅比≤1；②亮适应 b 波波幅正常或轻度降低；③暗适应 ERG 振荡电位迟；④亮适应 ERG 振荡电位第二小波消失或衰竭；⑤30Hz 闪光反应锯齿状波波幅降低、波形异常，上升支陡峭而下降支相对较为平坦；⑥a 波大多为正常，仅有少数表现为 a 波幅增大。

10. CT 检查　骨骼肌 CT 扫描可显示肌肉的选择性受累、肌肉萎缩和肌肉的假性肥大，肌肉萎缩在 CT 上仅表现为密度减低，体积缩小不明显。肌肉的假性肥大在 CT 检查表现为体积增大但肌肉的密度随着病变的加重却逐渐减低。而肌肉的真性肥大表现为肌肉体积增大，密度正常。

11. MRI 检查　MRI 很容易检出受损害的肌肉，确定病变程度和范围，特别是对于临床上肌萎缩不明显，皮下脂肪较多的患者。其图像与 CT 有共同点，但清晰度优于 CT，所观察的病变范围也大于 CT。在 T_1 加权像上肌肉有轻重不等的信号增强，T_2 加权像可见信号增高更明显。肌肉假性肥大在 MRI 上除上述表现外还表现为肌肉体积增大。

【诊断与鉴别诊断】

DMD 和 BMD 的诊断主要依靠临床表现、遗传方式、生化检查、肌肉活检的特征性形态学改变、肌电图检查、基因组 DNA 分析、mRNA 分析、肌肉标本的免疫印迹或免疫染色以及一些特殊蛋白的鉴定。其中 DNA 分析以及针对一些特殊蛋白的免疫印迹和免疫染色法分析有确诊作用，特别是在散发病例的确诊、鉴别各型肌营养不良、杂合子的确定以及产前诊断中很有帮助。

如何选用这些诊断手段呢？一般来说，在对患者的临床表现有了全面了解后，诊断的第一步是进行血清肌酶测定、肌电图、心电图检查和肌肉活检。但由于肌肉活检的解剖表现和肌酶升高都不是诊断的特异性指标，因而对各型肌营养不良的进一步确诊须选用相应的 DNA 分析以及用免疫印迹或免疫染色法对一些特殊蛋白进行鉴定。

对 DMD 和 BMD 的诊断,应遵循以下原则:①对于已通过基因分析或抗肌萎缩蛋白分析确诊的 DMD 或 BMD 家系,新发病的成员单靠临床表现就足以诊断。②对 DMD 或 BMD 的新发病例,PCR 可鉴定出几乎所有的缺失型病例(至少占抗肌萎缩蛋白病的 65%)。但 PCR 通常不能鉴定出一个突变是否为移码突变,因而可能区分不出是 DMD 还是 BMD。DNA 印迹法在检测部分基因重复和鉴定某一大缺失或重复是否移码突变方面比 PCR 更可靠,但它比 PCR 烦琐。③如果 PCR 或 DNA 印迹法失败了或技术条件不允许,免疫染色法是一有价值的检测方法。如果做得细致,免疫染色分析可鉴定出几乎所有的 DMD 患者、大多数是 BMD 患者及绝大多数有症状的 DMD 杂合子。④免疫印迹法在鉴定是 BMD 还是其他慢性肌病方面比免疫染色法更可靠。⑤综合应用 DNA 分析、免疫印迹法和免疫染色法可以为了解病例的发病机制提供最好和最完整的资料。但大多数情况下,用其中的 1~2 种方法已足以确诊。

女性携带者常无症状,偶尔表现为假性肌肥大和盆带肌轻度无力。肌肉活检可见从完全正常到显著的局灶性肌营养不良的各种表现。抗肌萎缩蛋白阳性和阴性肌纤维均可见,这一现象支持里昂(Lyon)假说,即在抗肌萎缩蛋白阴性的细胞中肌营养不良基因所在的父源性 X 染色体是活动的。

具有 DMD 临床症状的年轻女性可以有以下 3 种情况:①是呈常染色体隐性遗传的 LGMD 患者。诊断根据心电图和超声心动图检查,家系调查以确定遗传方式以及抗肌萎缩蛋白分析。②是伴 Turner 综合征(XO)或 Turner 嵌合体(X/XX 或 X/XX/XXX)的 DMD 患者,诊断可根据心电图和超声心动图检查、染色体核型分析(可见 X 染色体结构异常或 X 染色体-常染色体易位)以及 DNA 分析和抗肌萎缩蛋白分析。③是有症状的 DMD 杂合子。诊断根据抗肌萎缩蛋白分析。

DMD 需与下列疾病进行鉴别:①婴儿型脊髓性肌萎缩,主要是起病年龄更早,有时可见肌束震颤,其肌肉萎缩在肢体远端亦明显,肌电图检查及肌肉活检可作鉴别。②多发性肌炎,常急性或亚急性起病,常伴有肌痛、外周血白细胞升高、红细胞沉降率(血沉)加快。经治疗病情可明显改善。以此可与 DMD 鉴别。③Emery-Dreifuss 肌营养不良,在儿童期发病,进展相当缓慢,其特点是有肘关节、跟腱和颈项肌肉的挛缩畸形,此外,多数患者有心脏的传导阻滞,且多为房室传导阻滞。该病的基因已定位于 Xq28,其基因产物可能为 emerin,但其肌酶不高、无小腿肌肉假性肥大。以此可与 BMD 鉴别。

BMD 须与轻型 LGMD 以及无症状性血清 CK 增高症鉴别,根据遗传方式即可区分,散发患者则需要进行抗肌萎缩蛋白分析。

【治疗】

1. 一般处理

(1) 避免患者长期卧床不从事活动。

(2) 鼓励患者尽可能地保持质量较高的生活。这有助于防止因不从事活动而使病情迅速恶化,以及保持患者健康的心理状态。

(3) 饮食中应有较多的动物蛋白质,较少的碳水化合物和脂肪以避免肥胖。因为肥胖会进一步降低患者的肺活量和行动能力,并使搬运患者更困难。

(4) 应适当锻炼,只要患者能步行就尽量鼓励患者多活动。游泳对于他们来说是一项有益的运动。

(5) 对患儿的教育不能停止,应教会他们做一些力所能及的工作。

2. 对症治疗　主要是针对并发症的治疗:

(1) 呼吸系统并发症:由于呼吸肌无力、血氧不足及阻塞性通气障碍,患儿可出现呼吸功能恶化和通气不足,临床表现为晨昏、食欲减退、恶心、疲乏、注意力不集中及发育障碍,此时即使一般的感染也容易因咳嗽无力诱发呼吸衰竭。近年来家庭无创呼吸机的应用在缓解患者通气不足的症状和延长生存期方面非常有用,它既可以纠正通气不足又可以改善患者的症状,如果在需要时加用咳嗽辅助装置患者可以平均活到 25 岁甚至 40 多岁。

肺活量可以预测患者的高碳酸血症和生存期限,因此定期监测患者的夜间通气及肺活量有助于预防呼吸衰竭的发生。对肺活量低于 50% 的患者应该及时应用无创呼吸机。对于夜间有高碳酸血症而白天正常的患者缓慢启用无创呼吸机是一种有效的方法,可以避免患者因为一般的肺部感染出现不可控制的呼吸衰竭。

所有 DMD 患者最终都会出现呼吸衰竭,其他类型的肌营养不良患者的呼吸衰竭可缓慢出现,只在出现睡眠窒息,或由于二氧化碳潴留导致晨起头痛,或由于呼吸肌过度疲劳导致体重下降时才明显。因此,对于反复出现氧饱和度不足的患者,夜间辅助通气有助于改善患者白天的肌力。早期可应用负压护胸甲设备以周期性地扩张胸壁,或给予经鼻正压通气;晚期可采用通过气管造口的正压通气。

(2) 心脏并发症:心力衰竭是 DMD 患者死亡的第二常见原因。在 DMD 患者的心脏损害中,扩张型心肌病和心律失常最常见。扩张型心肌病主要是左室扩大,6 岁的 DMD 患儿左室扩大占 25%,10 岁患儿左室扩大占 59%,而成年 DMD 患者,几乎都有心肌受累。扩张型心肌病可引起心力衰竭,进而导致死亡。既往认为大约 20% 的患者死于心力衰竭,但近年来由于无创呼吸机的应用使这一比例大大增加,因此对于心脏病变的治疗显得尤为迫切。对于治疗心肌病的最佳时间目前尚无统一的意见。Duboc 等人报道早期应用培哚普利可以延缓左心室功能下降的起始时间和进展,并且与降低死亡率相关。血管紧张素转化酶抑制剂(ACEI)在治疗扩张型心肌病时引起的副作用(如咳嗽、血管性水肿)较多,但研究发现血管紧张素受体Ⅱ阻滞剂(如氯沙坦)对扩张型心肌病的治疗似乎与 ACEI 疗效相同,且副作用明显减少。

虽然有心脏病专家认为没有必要在出现心力衰竭之前就

进行治疗，但是目前越来越多的研究表明早期治疗效果优于晚期治疗。多数研究表明，ACEI、β受体阻滞剂和利尿剂应早期使用，即使是在心功能正常或接近正常的时候。很多研究支持对扩张型心肌病的患者应用β受体阻滞剂，其作用不仅可以抗心律失常，还可以提高射血分数和促进心室重构。此外，对于DMD伴心力衰竭患者，应用利尿剂、地高辛等可以控制患者的症状，提高生存率。

窦性心动过速在DMD患者中最常见，这可能是对缺氧和心力衰竭的反应。危及生命的心律失常是室性心室颤动，此时心脏射血基本停止，因此预防和及时处理室性心律失常很重要。

3. 药物治疗　药物治疗是通过药物作用于病理生理的特定环节，如减轻炎症、促进肌肉前体细胞的增殖和分化、保持钙的平衡等方式来减轻DMD临床症状，目前使用的这些药物本身并不能纠正DMD基因缺陷。虽然药物治疗无法根治疾病，但能延缓病程、提高生活质量，所以仍然是临床上DMD治疗的主要手段。常用的药物主要有：

（1）糖皮质激素：截至目前糖皮质激素仍然是治疗DMD的最常用的药物，随机对照试验已经证实糖皮质激素可以稳定肌肉功能6个月~2年。糖皮质激素最常用的方法是0.75mg/(kg·d)。非对照研究发现长期每天服用糖皮质激素（泼尼松）可以延缓患者独立行走的时间，保持呼吸功能，减少脊柱侧凸和心肌病的发生率。但是长期应用糖皮质激素的副作用不可忽视，首先是肥胖，但可以通过节食缓解这一问题。椎骨骨折也是很严重的副作用，可发生于1/3长期服用激素的患者。间断疗法可以减轻这一副作用，6个月的随机对照试验表明每个月前10天服用泼尼松0.75mg/(kg·d)，后20天停用泼尼松，下一个月再序贯使用，可以延缓病情的恶化和减轻泼尼松的副作用。

目前国际上对泼尼松的应用已经达成一致意见，认为除非有糖皮质激素的禁忌证，否则泼尼松应该优先用于4~6岁可以行走的患儿及大部分年龄稍大的患者。对于长期应用来讲，0.75mg/(kg·d)对大部分患者不能耐受，因此要根据患者的情况做适当的调整，并且要提醒患者及时补充钙片和维生素D。糖皮质激素治疗DMD的确切治疗机制不清，可能与激素可以促进合成代谢、减轻炎症反应、抑制细胞毒性作用、刺激成肌细胞和增强肌力、提高钙平衡等有关。

（2）沙丁胺醇（salbutamol）：是一种非甾体β_2受体激动剂，可以促进肌肉蛋白的合成代谢，减少蛋白的分解，促进肌卫星细胞的增殖。在多项双盲对照试验中，服用沙丁胺醇的DMD/BMD患者较安慰剂组膝关节屈伸力量及徒手肌力明显改善、肌肉体积增大，皮下脂肪减少。但是长期疗效有待于进一步观察研究。

（3）其他药物：艾地苯醌、三磷酸腺苷（ATP）、肌苷、维生素E、灵芝胶囊、蜂花粉、胞磷胆碱钠以及改善肌肉微循环的中成药如通塞脉片、黄芪颗粒、通络活血丸、血府逐瘀胶囊等对肌肉有一定的营养作用。

4. 康复治疗　早期进行适当阻力运动训练可以使DMD患者的肌力增强，但耐力训练并不能使心肺功能改善。每天被动伸展上下肢关节20~30次，辅以夹板固定可使挛缩减轻。坚持行走并保持直立位可延缓脊柱侧凸。预防性措施比促进恢复更有效。当患者丧失行走能力后，挛缩和脊柱侧凸迅速发展，这时可使轮椅轻度后倾或使用脊柱支架使脊柱下段轻度前凸以延缓脊柱侧凸的发生。

（1）物理疗法：目的在于改善肌肉组织的微循环，加强和锻炼肌肉，促进代偿性肥大，转化和改善挛缩的肌腱组织，超短波、红外线、电刺激、超声波等方法可供选择。

（2）心理康复：由于DMD患者迄今无满意治疗方法，患儿常陷入自暴自弃的心理环境中，情绪极不稳定，因此要做好耐心细致的思想教育工作，使患者从悲观情绪中解脱出来，坚持个体化治疗，提高对生活的信心。

5. 家庭护理　国内大部分患者居家接受各种治疗，因此家庭护理十分重要。疾病早期应帮助、引导患者进行一定的运动锻炼，早期进行关节的屈伸运动，防止关节畸形和肌腱挛缩，坚持进行热水浴、按摩，改善肌肉的血液循环。在患者丧失步行能力后，进行各种日常生活的护理，坚持对肌肉的被动运动和各种康复治疗。疾病晚期应帮助患者翻身、排痰、改变体位，顺应患者心愿，获得最佳的效果。

晚期主要表现为心肺功能不全。可供选择的具体措施：①正压呼吸；②塑料筒式通气；③胸腹式护甲通气器；④间歇性腹部加压呼吸器；⑤气管内插管机械呼吸。

6. 基因治疗

（1）*DMD*基因缺失突变的治疗（外显子跳跃法）：外显子跳跃治疗是采用反义寡核苷酸（antisense oligoribonucleotides，AONs）人为地干扰前体mRNA上有点突变的外显子，或有缺失、重复突变的前或后引起移码突变型外显子的剪接位点，从而恢复mRNA的阅读框并编码截短的、有功能的抗肌萎缩蛋白，将Duchenne表型变为Becker表型。虽然，*DMD*基因突变本身并无改变，但其mRNA不再含有被跳过的突变外显子信息，而使相邻的外显子拼接在一起形成完整的阅读框。

目前Eteplirsen仍在继续进行Ⅲ期临床试验，同时尚有针对其他外显子跳跃的药物在进行研发及临床试验。

（2）*DMD*基因无义突变的治疗（PTC124法）：PTC124是分子量284Da的1,2,4-噁二唑，能够跳过基因的无义突变位点提高mRNA的转录，生成几乎完整的抗肌萎缩蛋白，从而达到治疗目的。可能对5%~15%由于*dystrophin*基因无义突变导致发病的DMD患者有效。研发的药是ataluren。

（3）腺相关病毒载体介导的小基因治疗：是一种替代基因治疗，可用于各种基因缺陷的DMD患儿。腺相关病毒（AAV）血清型9携带长度为6.3kb的*DMD*基因cDNA片段，可以在DMD患儿骨骼肌和心肌表达缩短的、有一定功能的抗肌萎缩蛋白，在动物实验成功后，已进入Ⅱ期临床研究。

【预防】

预后与疾病类型（如DMD的病情较重）、遗传方式（常染色体隐性遗传病情较重)、基因突变类型(如 *DMD* 基因的移码突变,破坏了阅读框架,不能编码抗肌萎缩蛋白,故症状较重)、起病年龄(起病早者,症状较重)等有关。

由于目前尚无有效的治疗方法,预防至关重要,检出携带者、进行产前诊断、遗传咨询是重要的措施。首先,应确定先证者(患儿)的基因型,然后确定其母亲是否为携带者。当携带者怀孕以后应确定是男胎还是女胎,对男胎进行产前基因诊断,若是病胎则终止妊娠,防止患儿出生。

二、面肩肱型肌营养不良

面肩肱型肌营养不良(facioscapulohumeral muscular dystrophy,FSHD);在线人类孟德尔遗传数据库(OMIM)编号158900]是 Landouzy 和 Dejerine 在 1885 年首先描述,因此又称 Landouzy-Dejerine 型肌营养不良,是第三大常见肌肉组织遗传变性病,同时也为成年人中最常见的肌营养不良。

【病因与发病机制】

FSHD 是常染色体显性遗传的肌肉疾病,大多数 *FSHD* 基因定位于染色体 4q35(FSHD1A),是由于该区域中特定的3.3kb 的 Kpin1 片段减少到 10 以下所致。不足 5%~10% 的 *FSHD* 基因定位尚不明确(FSHD1B)。病理为肌纤维大小不等、萎缩、变性、溶解,肌核增多、内移,间质纤维增生。部分患者可见血管周围的炎症细胞浸润。

1991 年,Slipetz 等在肌肉活检时发现萎缩的肌纤维氧化酶染色减少,电子显微镜发现肝脏组织中许多增大的线粒体内有晶体状包涵体。2006 年,Reed 等用聚焦显微镜在面肩肱型肌营养不良患者骨骼肌肌肉活检中发现肌纤维结构失调,用电子显微镜进一步发现肌膜和肌原纤维的距离明显增加。FSHD 很可能是多种分子发病机制(包括调节序列突变)综合作用的结果。其发病机制的最终阐明有待 *FSHD* 基因的分离及其产物分析。

【临床表现】

本病呈隐匿或慢性起病,发病年龄变异很大,一般为儿童期至中年,多于 10~20 岁发病。受累肌肉常常是不对称性的。早期症状常为闭眼不紧,唇厚而翘,面部表情减少。但这些症状往往不易被察觉,多数患者在 10 岁以后由于上肢抬举无力而引起注意。

面肌受累时表现为眼睑闭合不全或无力,吹哨、鼓腮困难,不能蹙眉、皱额,表情运动减弱或消失,面肌萎缩呈斧头脸特殊肌病面容。因口轮匝肌假性肥大嘴唇增厚而微翘。眼外肌、咀嚼肌和咽喉肌不受累。肩胛带肌和上臂肌逐渐受侵犯,表现为冈上肌、冈下肌、菱形肌、前锯肌、三角肌、肱二头肌、肱三头肌及胸大肌上部的萎缩和无力,检查时可见垂肩、“翼状肩”和“游离肩”。由于胸大肌上部常在早期即已萎缩,因此锁骨和第一肋骨显得突出。上肢抬举无力造成患者刷牙、洗脸、梳头、写字困难,影响患者的日常生活能力和工作能力。部分患者可渐累及躯干肌、盆带肌和下肢肌肉,行走时无力,表现为“鸭步”,侵犯腹部肌肉者可出现 Beeor 征即由于患者下腹直肌无力,当患者在仰卧位抬头时其肚脐向上移动的现象。胫前肌、腓骨肌受累者可出现下肢远端无力和足下垂。有时可见三角肌和腓肠肌假性肥大。一般不伴有心肌损害,累及心肌可出现房性心动过速。

部分患者可有视网膜血管病变(Coats 综合征,即视网膜血管迂曲、闭塞、渗漏、毛细血管扩张、微动脉瘤等)、听力下降(以高频音 4 000~6 000Hz 明显)等表现,尤以早发型患者(即小于10 岁发病者)多见。偶可出现智力发育迟滞和癫痫等症状。患者病情一般呈渐进性发展,但临床严重程度差异颇大,通常进展比较缓慢,有时似乎完全稳定,患者往往可达到正常的生存期限,大约 15%~20% 患者最终需要依靠轮椅。

【辅助检查】

1. 肌酶　血清肌酸激酶(CK)、乳酸脱氢酶(LDH)水平正常或轻中度增高,但极少超过正常上限水平的 5 倍。

2. 肌电图　绝大多数为肌源性损害,表现为运动单位动作电位时限缩短、波幅降低,部分病例短棘波多相电位增多,最大收缩呈干扰相。偶尔在一些患者可出现神经源性损害,但运动和感觉神经传导速度正常,无巨大单位电位。

3. 肌肉活检　呈现肌病特征,见上述的病理。

4. 基因检测　Southern 印迹杂交,所得到的限制性多态片段长度小于 35kb(在正常人群为 50~300kb)。还可以用分子梳的方法进行快速基因诊断。

【诊断与鉴别诊断】

FSHD 多在青少年期起病,选择性侵犯面肌、肩带肌和上臂肌,部分患者可逐渐累及盆带肌和下肢肌肉,患肌常不对称受累,病情缓慢发展。血清肌酶水平正常或轻中度增高,肌电图示肌源性损害,肌肉活检呈肌病特征。根据以上特点,临床诊断 FSHD 一般不难。但是在早期症状不明显时为了明确诊断需要对患者进行分子诊断或基因诊断。

临床上应与以下具有类似表现的疾病相鉴别:神经源性肌萎缩、多发性肌炎、重症肌无力、肌管肌病等。

【防治】

本病目前尚无特效治疗方法,以对症和支持治疗为主。适当的功能锻炼以及物理疗法和外科矫形手术可改善患者上肢和足部的功能,严重足下垂者可用矫形鞋。药物可选用 ATP、肌苷、通塞脉片、参芪强肌颗粒、肌生注射液等。干细胞移植治疗或许有望成为一种有效的治疗方法。

遗传咨询和产前诊断是预防本病的关键。对于有家族史的孕妇,可在妊娠早期或中期取绒毛细胞或羊水细胞抽提DNA,然后应用上述 Southern 杂交方法进行产前诊断。产前诊断主要包括:

1. 70%~90% 先证者的父母之一有 D4Z4 重复单元的减少,10%~30% 先证者由新发突变所致;当先证者家庭成员表现为“阴性”家族史时,需考虑其父母可能带有 D4Z4 重复单元突变而处于症状前状态或在发病前已去世。

2. 先证者同胞的患病风险取决于其父母的遗传学特征,如果父母之一带有突变的基因,先证者的同胞有 50% 的可能性患病；如果先证者的双亲在外周血细胞 DNA 中都没有检出该突变基因，可能是父母任何一方的性腺镶嵌体。在这种情况下，同胞患病的风险增高。先证者的子女有 50% 可能遗传 D4Z4 重复单元缩短这一变异。

3. 考虑到该病的外显率在不同年龄和性别之间有显著差异，对先证者家族成员进行家系分析和 DNA 诊断的检测，有可能发现症状前阳性个体，故须慎重实施这种症状前诊断，因目前无有效的治疗方法，会给症状前患者的心理及工作带来不良的影响。

在确定了父或母的 D4Z4 重复单元减少的基础上，可采用 Southern 印迹杂交法进行高风险胎儿的产前诊断。

三、肢带型肌营养不良

肢带型肌营养不良（limb-girdle muscular dystrophy，LGMD）是一类具有高度遗传异质性和表型异质性的常染色体遗传性肌营养不良。起病年龄多在 10～30 岁。估计所有类型肢带型肌营养不良的总患病率为 1/（12 3000～14 5000），其中肌聚糖病的患病率为 1/178 000，该病的男女均可患病，肌无力及肌萎缩先出现在骨盆带和肩胛带的部分肌肉，逐渐影响上下肢带的全部肌群，腱反射减弱或消失。大部分不累及心脏和眼外肌。但随着疾病的进展，肌无力肌萎缩的分布在个体间和不同的基因型之间有很大的差异。LGMD 进展缓慢，预后比 DMD 好。根据遗传方式，将常染体显性遗传的肢带型肌营养不良称为 LGMD1，常染体隐性遗传的肢带型肌营养不良称为 LGMD2。

【病因与发病机制】

LGMD 是由于相应基因点突变所致的、遗传异质性很强的一组疾病。该病的遗传类型可以是常染色体显性或常染色体隐性。其基因定位见表 19-2-2、表 19-2-3。亦有散发性患者。

表 19-2-2　常染色体显性遗传 LGMD 的基因定位及产物

肌病名称	分型	基因名称	基因位点	基因产物
LGMD1A（myotilin 相关性肌原纤维肌病）	LGMD1A	*TTID*	5q31. 2	Myotilin
LGMD1B	LGMD1B	*LMNA*	1q21. 2	LaminA/C
LGMD1C（小凹蛋白病）	LGMD1C	*CAV3*	3p25	Caveolin-3
LGMD1D	CMD1F	未知	6q23	未知
LGMD1E	LGMD1E	未知	7q	未知
LGMD1F	LGMD1F	未知	7q31. 1-q32. 2	未知
LGMD1G	LGMD1G	未知	4q21	未知

表 19-2-3　常染色体隐性遗传 LGMD 的基因定位及产物

肌病名称	分型	基因名	基因位点	基因产物
α-sarcoglycan 蛋白病	LGMD2D	*SGCA*	17q12-q21. 3	α-sarcoglycan
β-sarcoglycan 蛋白病	LGMD2E	*SGCB*	4q12	β-sarcoglycan
γ-sarcoglycan 蛋白病	LGMD2C	*SGCC*	13q12	γ-sarcoglycan
δ-sarcoglycan 蛋白病	LGMD2F	*SGCD*	5q33	δ-sarcoglycan
calpain 蛋白病	LGMD2A	*CAPN3*	15q1. 1-q21. 1	calpain-3
dysferlin 蛋白病	LGMD2B	*DYSF*	2p13. 3-p13. 1	dysferlin
telethonin 蛋白病	LGMD2G	*TCAP*	17q12	telethonin
LGMD2H	LGMD2H	*TRIM32*	9q31-q34. 1	tripartite motif protein 32
LGMD2I	LGMD2I	*FKRP*	19q13. 3	fukutin 相关蛋白
LGMD2J	LGMD2J	*TIN*	2q24. 3	titin
LGMD2K	LGMD2K	*POMT1*	9q34. 1	O-mannosyl 转移酶

【临床表现】

发病年龄：任何年龄均可发病，但是在常染色体隐性遗传的家系中，其发病年龄多数在 20 岁之前，而在常染色体显性的家系中，可见发病年龄较晚的患者。

骨盆带和肩胛带肌肉无力：骨盆带和肩胛带肌肉可先后或同时受累。最初的临床症状与最初受累的肌肉有关。肌肉挛缩在常染色体隐性遗传的患者中不是常见的特征，但在某些常染色体显性遗传的家系中可见部分患者有肌肉挛缩；小腿腓肠肌假性肥大常见，但在一些家系存在相当大的变异。

病程：肌无力呈慢性进行性发展，但进展的速度有快也有慢，受累的肌肉可以不对称。少数患者心肌可受累。

疾病分型：根据遗传方式分为常染色体显性遗传 LGMD 常染色体隐性遗传 LGMD，临床表现见表 19-2-4 和表 19-2-5。

表 19-2-4　常染色体显性遗传 LGMD 的临床表现

肌病名称	发病年龄	临床表现		晚期表现
		症状	体征	
myotilin 蛋白病（LGMD1A）	18~35 岁	近端无力	跟腱痉挛，构音障碍	远端无力
LGMD1B	出生到成人均可，1/2 儿童起病	下肢近端无力		轻度肘关节挛缩，心律失常和其他心脏并发症，猝死
caveolin 蛋白病（LGMD1C）	2~5 岁	痉挛，轻中度近端无力	腓肠肌肥大，心脏受累	
LGMD1D	25 岁以内	扩张型心肌病，心脏传导障碍，近端肌无力		保持行走能力
LGMD1E	9~49 岁	四肢近端无力	Pelger-Hue 畸形	挛缩，吞咽困难
LGMD1F	1~58 岁	四肢近端无力，盆带肌先受累	血清 CK 值从正常至 20 倍高不等	远端无力
LGMD1G	30~47 岁	下肢近端无力	手指和足趾进行性屈曲受限	上肢近端无力

表 19-2-5　常染色体隐性遗传 LGMD 的临床表现

肌病名称	临床表现		其他表现		年龄	
	症状	无力分布	腓肠肌	挛缩/脊柱侧弯	发病年龄	丧失行走能力的年龄
sarcoglycan 蛋白尿病：LGMD2C，LG-MD2D，LGMD2E，LGMD2F	完全运动功能缺失：奔跑行走困难 部分运动功能缺失：痛性痉挛，活动无耐力	近端	肥大，部分心肌受累	晚期出现	3~15 岁	10~15 岁
calpain 蛋白病：LGMD2A	奔跑行走困难，足尖行走	近端，翼状肩胛	萎缩	早期	2~40 岁	起病后 11~28 年
dysferlin 蛋白病：LGMD2B	不能足尖行走，奔跑行走困难	远端和/或盆带股骨肌肉，无翼状肩胛	一过性肥大		17~23 岁	
telethonin 蛋白病：LGMD2G	奔跑行走困难，垂足	近端或下肢远端，上肢近端			9~15 岁	发病 18 年后
LGMD2H	面肌无力，鸭步，上楼困难	下肢近端，颈肌	肌肉萎缩		1~9 岁	在寿命晚期
LGMD2I	奔跑行走困难	上肢近端重于下肢	肥大，部分心肌受累	很少，一般在晚期	1 岁半~27 岁	发病后 23~26 年
LGMD2J		近端			5~25 岁	发病后 20 年
LGMD2K	易疲劳，上楼奔跑困难，智能言语发育迟滞	轻度物理，近端重于远端	腓肠肌和大腿肥大	2/5 患有踝部挛缩，少数有肘、脊柱、颈部挛缩	1~3 岁	17 岁左右

19

【辅助检查】

LGMD 患者血中 CK 水平通常增高，在部分类型中也可以正常。肌电图显示为肌源性损害。肌肉活检通常为非特异的肌病或肌萎缩的改变，通常显示肌萎缩与肌肉再生共同存在，可以通过肌肉活检的免疫组化来确定引起 LGMD 的特异性蛋白的缺失。在某些病例，分子基因检测可以确定特异性的突变基因。各型 LGMD 的实验室改变，见表 19-2-6。

【诊断与鉴别诊断】

依据病史、家族史、临床表现和实验室检查、肌酶肌肉活检和相关蛋白的检查。

临床咨询：肢带型肌营养不良主要为常染色体隐性遗传，少部分为常染色体显性遗传，因为准确诊断和遗传方式的确定均比较困难，因此使得遗传咨询复杂和困难。

常染色体隐性遗传 LGMD：先证者的胞兄/弟有 25% 的可能患有该病，50% 的概率为携带者，25% 的概率正常。即使携有同样的基因突变，临床症状的严重程度和表现也有很大的差异性，发病年龄和疾病进展速度不能准确预测。先证者的后代均为携带者。当先证者的突变被确定，可以用分子遗传学技术检测 *CAPN3*，*DYSF*，*FKRP*，*POMT1*，*SGCA*，*SGCB*，*SGCB* 和 *SGCG* 基因来确定携带者。

表 19-2-6　各型 LGMD 实验室改变

类型	血清 CK 水平	肌肉活检组织学	肌蛋白的检测
常染色体隐性遗传			
α-sarcoglycan 蛋白病 β-sarcoglycan 蛋白病 γ-sarcoglycan 蛋白病 δ-sarcoglycan 蛋白病	轻度到重度的升高	肌病的改变，由于 sarcoglycan 复合体各成分间是相互依赖的，编码一种成分的基因突变可以表现为各个组分蛋白的免疫染色缺失。免疫染色对 Sarcoglycan 蛋白病敏感性和特异性很高，但对其各亚型的鉴别特异性较低	Sarcoglycan 蛋白的降低或完全的缺失
calpain 蛋白病	正常或 5~80 倍增高	肌纤维变性与再生共存，核内移，细胞大小不均，肌内膜纤维化	在蛋白质印迹法检测中显示 calpain-3 缺失，但在其他类型的 LGMD 中可以有继发的改变，敏感性和特性不高
dysferlinopathy	通常 100 倍增高	有时有明显的炎性改变	在蛋白质印迹法检测中显示 dysferlin 的完全缺失或部分缺失
telethoninopathy	3~17 倍增高	肌病改变伴有空泡的形成	telethonin 缺失
LGMD2H	4~30 倍增高	细胞大小不均，变性和再生共存，核内移，肌内膜纤维化	无相应检测
LGMD2I	正常到显著增高不等	1 型纤维大小不均，细胞坏死和再生共存	糖基化的 α-dystroglycan 降低，alpha2-laminin 轻度降低，β-dystroglycan 正常
LGMD2J	显著增高	肌病表现	calpain-3 完全缺失
LGMD2K	20~40 倍增高	大小不均，坏死与再生共存，肥大的细胞常有核内移	糖基化的 α-dystroglycan 降低
常染色体显性遗传			
LGMD1A	正常或轻度增高	大小不均，核内移	免疫组化显示 myotilin 正常，laminin 降低
LGMD1B	正常或轻度增高	肌病表现	无相应检测
LGMD1D	2~4 倍增高	肌病表现，内膜纤维化	无相应检测
LGMD1E	1~3 倍增高	大小不均，内膜纤维化	无相应检测
caveolin 蛋白病	4~25 倍增高	肌病表现	caveolin-3 降低，在免疫组化上 dysferlin 降低而在蛋白质印迹法中正常，所以更依赖于基因检测
LGMD1F	正常至 20 倍增高	大小不均，结缔组织增生	无相应检测
LGMD1G	正常至 9 倍增高	大小不均，肌细胞坏死，空泡形成	dystrophin，sarcoglycans，calpain-3，telethonin，dysferlin 免疫染色正常

常染色体显性遗传 LGMD：先证者的父亲或母亲有突变的位点，那么传给子代的概率为 50%，但是患者临床症状之间有很大差异，如果父母无明显临床症状，先证者的胞兄/弟受累的概率很低。因为基于肌肉活检和检测蛋白的方法来诊断该病的特异性较差，因此遗传咨询的准确性较低，通常遗传方式也难以确定。若临床分型较明确，可用基因诊断的方法来确定携带者或进行产前诊断。

鉴别诊断：Duchenne 型肌营养不良、面肩肱型肌营养不良、Emery-Dreifuss 肌营养不良、先天性肌营养不良、炎症性肌病。

【防治】

目前尚无有效的治疗方法。主要的措施是为了延长生存期和改善生活质量，包括控制体重防止肥胖。对症治疗可用肌苷、通塞脉片、参芪强肌颗粒等。有心脏受累者可用氯沙坦。康复训练包括关节牵伸锻炼以防止关节挛缩，尽量保持自主活动能力。当有脊柱侧弯、足部畸形时可以行外科整形手术矫正，当呼吸困难时可以用无创呼吸机辅助呼吸。

四、Emery-Dreifuss 肌营养不良

Emery-Dreifuss 肌营养不良（Emery-Dreifuss muscular dystrophy，EDMD），是一种相对良性的肌营养不良类型。

【病因与发病机制】

EDMD 是由于 *emerin* 基因（又名 *STA* 基因）突变所致，绝大多数为点突变。该基因定位于 Xq28 区域，组跨度 2 100bp，含有 6 个外显子，编码由 254 个氨基酸组成的富含丝氨酸的 emerin 蛋白（分子量为 34kDa）。

经总结大量研究发现，*STA* 基因突变可导致心房疾病，其中男性在 *LMNA* 的纯合子和 *STA* 的杂合子共存的情况下，会出现基因突变的协同作用，使病情加重，出现轴突性神经病、心脏病、肌营养不良等。*LMNA* 杂合子突变可引起典型的 EDMD 症状也可无任何临床表现。由于 emerin 蛋白和细胞核的核纤层蛋白存在相互作用，因此这可能是 X 连锁遗传（XL）的 EDMD 和常染色显性遗传（AD）的 EDMD 临床表现相似的原因。

病理表现为典型的肌病特征：①可见肌纤维大小不一，既有小的圆形的肌纤维又有一些肥大的肌纤维，肌纤维坏死、巨噬细胞增多。②内膜细胞核增加，结缔组织增多。③肌球蛋白 ATP 酶染色显示Ⅰ型纤维小，或Ⅰ型纤维占优势。XL-EDMD 和 AD-EDMD 患者在电镜下超微结构有所不同，XL-EDMD 表现为核膜脆性增加，并出现瓦解、核浆外溢；AD-EDMD 则表现为染色质重组和核浆的减少。

【临床表现】

常在儿童早期发病，病情进展缓慢，其临床症状表现为三联征：早期出现关节挛缩，受累肌肉呈肱-腓分布和心脏受累。遗传方式不同，临床表现也有不同，根据遗传方式分为三型：

1. X 连锁隐性遗传——EDMD1 型　可发生在儿童期、青少年期，但一般在十几岁发病。患者关节挛缩常是首发症状，常见受累部位包括肘部屈肌、颈部伸肌和腓肠肌挛缩，导致关节畸形有马蹄内翻足、肘关节屈曲、脊柱僵硬，可见颈部屈曲受限，在病程后期，严重挛缩可导致整个脊柱前屈受限。关节挛缩严重时，脊柱和下肢活动受限，可导致患者丧失行走功能。肌无力通常先累及上肢和胸带肌，随病情发展影响到下肢远端肌和骨盆带肌，呈对称性改变。肌无力进展在 30 岁之前通常是缓慢的，30 岁之后肌无力进展速度加快。局部肌萎缩，主要分布于臂部肌肉和小腿肌。心脏受累是该病最严重的并发症，通常随肌无力的进展而逐渐加重，部分患者心脏受累可在肌无力之前发生。主要表现为心悸、晕厥、运动耐力差、充血性心力衰竭、程度不等的心律失常、房室传导异常等。部分患者有夜间通气不足或其他呼吸功能障碍。该病一般呈良性发展，部分患者肌无力挛缩严重，并出现猝死。另外女性携带者可出现心脏疾病和较轻的肌无力表现。

2. 常染色体显性遗传——EDMD2 型　该病临床表现差异较大，相同的突变可产生不同的表型，有些有突变但无临床症状。一般肌无力表现为肱-腓分布，双侧对称，小腿无力。挛缩发生在 10 岁以后，主要是肩部和背部，心脏异常在肌无力之后出现，患者需要安装心脏起搏器和进行心脏移植。有患者临床表现和 EDMD1 型相似；有患者仅表现为严重的心肌病，心脏收缩功能降低，心肌活检显示重度脂肪和结缔组织浸润，心电图显示 P 波降低，心脏传导阻滞等。

3. 常染色体隐性遗传——EDMD3 型　目前仅见 2000 年 Raffaele di 等报道了 1 例患者，男性，40 岁，14 个月开始行走时出现困难，5 岁时由于肌肉挛缩不能站立，40 岁时表现出严重和弥散的肌肉萎缩，不能行走和站立。心脏无异常。智力正常。患者父母为近亲结婚，其基因呈杂合突变型。

LMNA 杂合突变可以引起从典型的 EDMD 到无表型效应的不同的表型。

【辅助检查】

1. 血清肌酸肌酶浓度测定　多数患者血清肌酸肌酶含量中度升高，高于正常水平的 2~20 倍，少数患者可正常。肌酸肌酶浓度升高在发病早期比病程后期更多见。

2. 肌电图检查　多数患者显示肌源性损害，神经传导速度正常。

3. 心脏超声检查　多数患者存在不同程度的心功能异常。XL-EDMD 患者心脏超声存在有左室扩张，左室射血分数严重降低，左室等容舒张期延长，提示患者有左室舒张功能障碍。

4. 免疫组化检测　XL-EDMD 患者应用抗 emerin 抗体染色显示 95% emerin 蛋白缺失，其中在 XL-EDMD 女性携带者中，可见 emerin 蛋白表达呈嵌合型。AD-EDMD 患者 emerin 蛋白正常表达。

5. 影像学检查　应用 MRI 检查可见 AD-EDMD 患者小腿后群肌特征性受累，比目鱼肌中间部显著受累，而外侧部可不受累。这种受累形式在症状较轻的患者中更容易见到。在 XL-EDMD 患者中此现象不常见。

6. 基因检测　应用寡核苷酸微检测法等基因分析方法可进行检测。

19

【诊断与鉴别诊断】

诊断标准:①缓慢出现以肱-腓分布为主的双侧对称性肌萎缩;②早期出现踝、肘和脊柱关节挛缩;③心脏传导受阻和心肌受累;④肌肉活检显示肌营养不良特征;⑤智力正常;⑥遗传形式多为性连锁遗传或常染色体显性遗传,但也有无任何遗传背景而散发的EDMD。根据临床表现、遗传方式、起病年龄、家族史,加上血清酶的测定及肌电图、肌肉病理检查和基因分析,如基因检测阴性或检测基因突变点有难度,可应用特异性抗体对肌肉组织进行免疫组化检测,可以明确诊断。

EDMD必须与其他一些能够引起选择性肌肉受累、关节挛缩或心脏受累的神经肌肉病相鉴别。其他疾病可能只表现为三联征的一项或两项,需要鉴别的疾病包括:

1. 贝特莱姆肌病(Bethlem myopathy) 是一种常染色体显性遗传性肌营养不良疾病,基因突变位置在21q22. 3-2q37。最早发现于荷兰一家系。肌萎缩常发生于5岁以前,患者表现为四肢近端肌无力,关节挛缩主要为踝关节和肘关节,脊柱很少累及。患者寿命不受影响。

2. 肩胛带肌-腓骨肌受累综合征 这类肌病通常选择性累及肩胛带肌群和腓骨肌群,某些类型还可合并存在关节挛缩或心脏受累的表现。无关节挛缩和心脏受累的肩胛带肌-腓骨肌受累综合征包括面肩肱型肌营养不良、成人起病的肩胛带肌-腓骨肌性肌病、与12号染色体相关的肩胛带肌-腓骨肌性肌营养不良、Stark-Kaeser型脊肌萎缩以及某些类型的玻璃体肌病等。而常染色体显性遗传的肱骨盆带肌-腓骨肌性肌病是一种合并有关节挛缩但无心脏受累的肩胛带肌-腓骨肌受累综合征,该病早期即出现关节挛缩。合并有心肌病和智能障碍的肩胛带肌-腓骨肌性肌营养不良,只有心脏受累而无关节挛缩表现。

3. 脊柱强直综合征(rigid spine syndrome,RSS) 为常染色体隐性遗传或散发性疾病,男女均可受累。患者在出生时是正常的,以后出现全身性或四肢远端或四肢近端的肌无力和萎缩,不局限于肩腓肱部肌肉。有脊柱和肘关节等处的强直挛缩,病情发展非常缓慢,不存在心脏病变。

4. 其他需要鉴别的疾病 *FKRP*基因相关性疾病、Ⅵ胶原基因突变引起Ⅰ型和Ⅱ型强直性肌营养不良、Duchenne型肌营养不良、合并有心脏受累的肢带型肌营养不良、结蛋白(Desmin)相关性肌病、Danon病、强直性脊柱炎等。

【防治】

目前对于该病没有特异性治疗措施。对于所有患者,可通过锻炼以减缓畸形发生,理疗、骨科矫形手术以及维持呼吸功能等都很重要。目前,用石膏矫正疗法对关节挛缩的纠正有较好疗效。

由于在EDMD患者心脏受累较突出,应尽早发现患者心脏传导功能缺陷,给予抗心律失常药物、安置心脏起搏器、植入心脏复律器等,以尽量避免患者发生猝死。严重的心力衰竭可能需要心脏移植治疗。

由于引起X连锁隐性遗传EDMD的致病基因编码区相对较小,一些常用的基因治疗载体均能够容纳该基因。期望在不久的将来,基因治疗能够给EDMD患者的治疗带来福音。

五、眼型肌营养不良

眼型肌营养不良(ocular muscular dytrophy)又称慢性进行性核性眼肌瘫痪、慢性进行性眼外肌瘫痪,现在通常称为进行性眼外肌瘫痪(progressive external ophthalmoplegia,PEO)。有多种遗传类型,常见常染色体显性遗传、常染色体隐性遗传和母系遗传,但也有散发病例。PEO常染色体显性遗传有4种类型:①PEOA1型(OMIM 157640),由编码γ-聚合酶的mtDNA(*POLG*)突变引起,基因定位15q25基因;②PEOA2型(OMIM 609283),基因定位于染色体4q34的*ANT1*基因;③PEOA3型(OMIM 609286),基因定位于10q24的*twinkle*基因(*C10ORF2*);④POEA4型(OMIM 610131),由17q的*POLG2*基因突变引起。另外还有常染色体隐性遗传型PEOB1型(OMIM 258450),与PEOA1型突变基因相同,也是*POLG*。

【病因与发病机制】

研究表明该病多数是骨骼肌线粒体DNA(mtDNA)突变所致,少数与核DNA突变有关,但具体发病机制仍不清楚。mtDNA突变形式有错义突变、点突变、缺失突变(单一片段缺失和多片段缺失)和片段重复,缺失型mtDNA与表型有关,重复型mtDNA可能是导致缺失的原因。最易受到影响的组织是脑、肌肉及心脏。因为参与mtDNA的复制、转录、翻译过程的酶以及呼吸链中多种酶的亚基均由核基因组编码,编码这些蛋白质的基因中任何一个发生突变,都会对线粒体的功能产生不同程度的影响,故mtDNA的表达与核基因组DNA之间的相互关系,以及各种可能的核因素对线粒体功能的影响均有可能参与了本病的发病。

肌肉病理改变,约半数患者在肌纤维内可见破碎红纤维(ragged red muscle fibers,RRF)和细胞色素C氧化酶(cytochrome C oxidase,COX)活性降低,基因分析呈mtDNA多重缺失突变。PEOA3型在活检肌组织中白细胞内没有mtDNA缺失,该型的无症状携带者也有含RRF和COX阴性的肌纤维,有mtDNA缺失。电镜下可见线粒体内膜有类晶体状包含物聚集。在PEOA2型和PEOB1型中某些mtDNA编码的呼吸链的亚单位的酶轻度缺陷,mtDNA有多重缺失。呼吸链分析显示,复合体Ⅰ、复合体Ⅱ功能正常,而复合体Ⅲ、复合体Ⅳ活性轻度降低。

【临床表现】

任何年龄均可发病,但儿童或青少年,即30岁以前起病多见,男女发病无差异。临床特征主要为缓慢进行性上睑下垂和眼球运动障碍。部分可有肢体肌无力、复视、白内障、听力丧失、感觉轴索性神经病、共济失调、抑郁、心脏传导障碍、糖尿病、内分泌异常、性腺发育不全和帕金森综合征等。

1. 母性遗传性进行性眼外肌瘫痪 为线粒体DNA的突变引起。有下列类型:

(1) tRNA Leu(MTTL2,12315G-A)突变主要表现为进行性眼外肌瘫痪,肌肉病变、精神异常和猝死等。

(2) tRNA Asn(MTTN,5703G-A)突变单纯表现为进行性眼外肌瘫痪,无其他合并症状。

（3）tRNA Gln（MTTQ，1-BP INS，4366A）突变多在5岁左右发病，主要表现为眼外肌瘫痪，双侧对称的重度上睑下垂、面肌无力，构音障碍和吞咽困难等，可合并有轻度远端肌无力、腱反射减低等。

（4）tRNA Ala（MTTA，5628T-C）突变多在60岁以后发病，无家族史，首发症状为上睑下垂，合并有双眼水平运动受限、轻度双侧对称的近端肌无力、吞咽困难等。

（5）tRNA Lys（MTTK，8342G-A）突变在10岁左右起病，逐渐出现上睑下垂、近端肌无力和进行性疲劳，疾病后期出现广泛的肌阵挛发作、头和肢体远端震颤等表现。

2. 常染色体显性遗传性进行性眼外肌瘫痪

（1）PEOA1型：严重的进行性眼外肌瘫痪，有白内障、帕金森综合征和性腺发育不全等较特征的表现。20岁前出现白内障，有3岁时已行白内障摘除手术的患者。帕金森综合征发生于PEO后，也有早至40岁就发生的，表现为静止性震颤、肌肉强直和行动迟缓，对左旋多巴反应良好。性腺发育不良表现为：性成熟延迟、原发性闭经、卵巢功能早衰、绝经过早、睾丸萎缩。骨骼肌可累及面肌、咽喉肌和四肢肌，表现为面肌无力和萎缩、构音障碍、发音困难、吞咽困难、运动易疲劳。慢性感觉性轴性周围神经病可出现跟腱反射消失；远端振动觉、位置觉缺失和轻度痛温觉障碍；感觉性共济失调、Romberg征阳性。有听力丧失。其他可有小脑性共济失调、乳酸酸中毒、色素性视网膜病、抑郁、精神发育迟滞等。

（2）PEOA2型：约在35岁发病，临床症状轻，有双侧性上睑下垂和进行性眼外肌瘫痪。可有感觉下降，听力丧失，甲状腺肿伴甲状腺功能减退或者亢进，痴呆等。也有吞咽困难，构音障碍，面肌、四肢近端肌和呼吸肌无力，在40岁以后出现白内障。

（3）PEOA3型：发病年龄为20~50多岁。除了特征性的眼外肌瘫痪和上睑下垂外，还有全身肌无力和肌萎缩、肌肉痛性痉挛，周期性复视、心律不齐、室颤、呼吸障碍需要机械通气、白内障、共济失调、酮症酸中毒等。偶发精神运动迟滞、回避性人格障碍和抑郁，表现为情感淡漠、缄默、疲劳、失眠和消极。抑郁常与闭经相伴发展。帕金森症状包括不对称静止性震颤、强直、发病后10~20年逐渐发生行动过缓，轻到中度，对左旋多巴反应良好。室颤可导致死亡。

（4）PEOA4型：发病较晚，40岁出现肌肉痛和活动易疲劳，接着出现上睑下垂、进行性眼外肌瘫痪、轻度的面肌和四肢肌无力。可有糖尿病、心肌传导功能障碍。

3. 常染色体隐性遗传性进行性眼外肌瘫痪 PEOB1型发病年龄从儿童到60多岁都有。临床特征也是进行性眼外肌瘫痪和运动易疲劳，颈部肌肉、面肌、近端肢体肌肉和心肌均可受累。可有白内障，听力丧失，感觉性轴性神经病变引起的远端感觉缺失，共济失调，性腺发育不全，帕金森症状。还有一些不常见的包括：二尖瓣脱垂、扩张型心肌病、胃肠功能下降、癫痫发作和精神症状和双眼对称性偏盲。有些患者表现为有其他表现，却无典型的进行性眼外肌瘫痪，但这些症状在常染色体显性遗传和常染色体隐性遗传中都能发生，常染色体隐性遗传的患者往往症状更严重。心肌病严重症状常可引起猝死，需要进行移植。

【辅助检查】

神经电生理显示PEOA1型、PEOA3型和PEOB1型感觉传导速度减慢，运动传导速度正常。血清CK正常或升高。血清乳酸在PEOA1、PEOA2、PEOA3型正常或轻度升高。mtDNA：多重缺失。另外，发现PEOA3型脑、心肌和肾脏mtDNA缺失。脑部mtDNA的突变要比肌肉和心肌常见。PEOA4型葡萄糖耐量降低，心脏传导缺陷（左束枝传导阻滞和间断二联律）。POEB1型MRI显示广泛的脑和小脑萎缩，脑脊液检查显示蛋白增多。神经活检：PEOA1型、PEOA3型呈轴突损害。

【诊断与鉴别诊断】

可根据各型的临床特征和实验室检查进行诊断，基因分析可明确诊断。该病特征为进行性眼外肌瘫痪和运动易疲劳，需要与重症肌无力眼肌型进行鉴别。其他的可根据各型特征症状与某些疾病进行鉴别诊断。

【防治】

根本的治疗是基因治疗或是补充所缺少的载体。一般常规治疗是应用大剂量维生素B_1、维生素B_2、维生素B_6、辅酶Q_{10}、能量合剂ATP、辅酶A等静脉滴注。据统计，70%以上的病例经常规治疗，症状可以获得改善。

19

六、眼咽肌型肌营养不良

眼咽肌型肌营养不良（oculopharyngeal muscular dystrophy，OPMD）是一种常染色体显性遗传性肌肉疾病，偶有常染色体隐性遗传（OMIM 164300）。

【病因与发病机制】

眼咽型肌营养不良与多聚腺苷酸结合蛋白2[poly（adenylate）-binding protein 2，PABP2]基因（poly adenylate binding protein nuclear 1gene，*PABPN1*）突变有关，这种突变表现为三核苷酸的重复，但确切的发病机制仍不清楚。

OPMD患者大部分随意肌均可受累。病理改变主要在眼外肌、舌肌、吞咽肌及眼睑肌。基本病理改变是肌纤维坏死和再生，肌膜核内移，出现肌细胞萎缩与代偿性增大相嵌分布典型表现。光镜下可见肥大肌细胞横纹消失，呈玻璃样变；线粒体数量增多，脊间或脊内间隙增大；坏死肌细胞出现空泡增多、絮样变性、颗粒变性和吞噬现象，间质内可见大量脂肪和结缔组织增生。特有的改变是电镜下有核内包涵体（intranuclear inclusions，INIs）的形成。

【临床表现】

多见于中老年发病，隐袭起病缓慢进展。主要特征是眼外肌和咽喉肌受累，双侧上睑下垂常为首发症状，但也有与吞咽困难同时出现的，双眼闭合无力甚至眼球活动障碍，复视出现少而且轻；以后逐渐出现咽部症状，表现为构音障碍、吞咽困难等。四肢肌受累较晚而且症状较轻，常见肌无力和肌萎缩以及步态异常。后期一些患者可有胸锁乳突肌、面肌、咬肌、肢带肌等肌无力和肌萎缩。通常心肌、平滑肌不受累。但有部分患者在疾病早期出现肢带肌无力，以肢带肌无力为最初和主要症状。有仅表现出肢体远端肌肉受累的隐性病例。也可有视网膜色素变性。纯合子的患者症状往往较重，且发病较早，一般在30岁左右。自然发展至晚期常死于进食不能、肺部感染等严重并发症。

【辅助检查】

血清CK值正常或轻度升高，部分患者血清乳酸水平升高。IgA、IgG水平升高。肌电图显示肌源性损害，特点是平均时限缩短，运动单位动作电位幅度降低，神经传导速度正常。以2Hz反复刺激并不减少对诱发复合肌肉动作电位的反应，因为该病首先累及眼外肌和咽喉肌，肢体受累晚，因此该病早期四肢肌肉的肌电图可无异常发现。可发现周围神经明显的慢性轴索萎缩。PCR方法检测(GCG)n的异常重复扩增，可提高OPMD的诊断率。

【诊断与鉴别诊断】

典型的临床表现有助于作出诊断，但是单凭临床症状难以确诊，必须依靠病理、分子生物学方法结合临床表现才能明确诊断。OPMD的国际遗传病诊断标准：①40岁以后发病；②主要症状：上睑下垂，咽下困难；③骨骼肌纤维核内存在外径8.5nm的特征性包涵体；④多为常染色体显性遗传，也有散发病例。

19

需要鉴别眼咽型肌病：中年以后以上睑下垂起病，眼外肌瘫痪，颜面肌明显受累，下颌下垂，几乎同时出现小腿肌力低下，胫骨前肌受累明显，足背屈受限。病情发展累及上肢远端肌，病情进展较缓慢，预后良好。组织化学染色病理特点：肌纤维坏死、再生少见，可见边缘空泡，但是肌纤维核内不存在OPMD样特异性包涵体。

还需要排除重症肌无力。

【防治】

到目前为止，仍然没有特效的方法。没有确切的内科治疗方法，对于上睑下垂可尝试上睑上提等外科治疗。吞咽困难可能是危及生命的重要因素，可根据病情给予鼻饲饮食或胃肠道外营养支持。功能锻炼对患者运动功能有积极的作用，但运动量不宜过大，运动强度不宜太激烈。多数学者认为应争取早期进行综合性治疗措施。有报道采用促进蛋白质合成的激素、补充某种氨基酸及促进神经肌肉代谢的药物和中西医结合治疗有一定的效果。国外报道姑息性外科手术常能获得满意疗效。

七、远端型肌营养不良

远端型肌营养不良(distal muscular dystrophy)是一组遗传方式各异，以四肢远端的肌无力和肌萎缩为主要表现的肌病。

【病因与发病机制】

导致远端肌营养不良的突变基因在正常状态下表达的蛋白包括：dysferlin、GNE、titin等，这些蛋白表达于所有肌肉。研究表明dysferlin在细胞膜修复中起重要作用，它的缺失和减少可使局部损伤的细胞膜修复功能降低，这可能是Miyoshi远端肌病患者血清CK升高，肌纤维坏死的原因、患者不能耐受运动和运动后肌肉痛的原因。

远端型肌营养不良是一组形态学变化相似而基因异质性的慢性神经肌肉疾病。形态学变化顺序是：首先是Z盘变化，随后是肌纤维，最后是异位蛋白的沉积。该类疾病突变的基因所产生蛋白均参与Z盘构成。desmin相关肌病(DRM)、αB-crystallin病、myotilin相关肌纤维病、ZASP肌纤维肌病和微丝蛋白肌病均属于肌纤维性肌病。它们除有远端肌无力的症状，还有其他部位受累的表现。最典型的是肌纤维内有desmin样、淀粉样、细胞膜降解产物等的沉淀物聚集。

【临床表现】

依据临床表现、组织病理和基因分型主要分为以下几种。

1. Welander远端肌病(Welander distal myopathy，WDM) 又称成人晚发型肌病Ⅰ型(late adult onset distal myopathies type Ⅰ)，属常染色体显性遗传疾病，基因定位于2p13，但致病基因还未找到。WDM最初以上肢远端肌无力为主要表现，随着病情缓慢发展，可出现下肢远端肌无力的症状，少有四肢近端肌无力发生。最容易受累的肌肉是手和脚的伸肌肌群。发病年龄一般大于40岁，报道发病年龄范围在20~77岁，上肢主要表现为精细动作无力，下肢伸肌受累表现为跨阈步态，患者无心肌受累。

2. 胫骨远端肌营养不良(tibial muscular dystrophy，TMD) 又称芬兰型远端肌病(Finnish distal myopathy)和晚发远端肌营养不良Ⅱa，属常染色体显性遗传，致病基因定位于2q31，致病基因是*titin*。TMD一般病变仅局限于下肢，主要累及小腿前部肌肉，但下肢的无感觉缺失，也可发展到上肢，而手肌不受累；面肌也很少累及。15%的患者出现下肢近端肌无力，进展缓慢，10~15年后出现跨阈步态，行走易跌倒的症状。近端肌无力只在疾病后期才会有表现，一般患者能保持终生活动的能力。发病早的患者可能在60岁以后丧失行走能力。

3. Markesbery远端肌病(Markesbery distal myopathy) 又称晚发远端肌营养不良Ⅱb，该病和TMD的基因定位一致，但致病基因不明，属常染色体显性遗传，该病发病年龄一般大于40岁，最初表现为下肢远端肌无力，病程进展缓慢，后期可出现手肌和近端肌无力。患者心肌可受累，出现充血性心力衰竭和快速性心律失常。

4. Nonaka远端疾病(Nonaka distal myopathy，NM) 又称青少年早发肌病Ⅰ型，现在也称边缘空泡型远端疾病(distal myopathy with rimmed vacuole formation，DMRV)。基因定位于9p11-p12，为常染色体隐性遗传病。NM在15~30岁发病，主要累及下肢前部肌肉和脚趾的伸肌，患者呈现足下垂和跨阈步态，随病情发展可有腓肠肌，髂腰肌、臀肌、股部外展肌等近端肌受累，在晚期还可有股四头肌无力的表现。前臂、手和颈部肌无力也有报道，在25岁左右可并发心脏传导阻滞。

5. Miyoshi远端肌病(Miyoshi myopathy，MM) 也称青少年早发肌病Ⅱ型和Miyoshi远端肌营养不良(Miyoshi distal muscular dystrophy)。属常染色体隐性遗传，也有散发病例。基因定位于2p13.3-13.1，该基因编码dysferlin蛋白。MM一般在

10~40 岁发病,最初主要为小腿肌无力,剧烈活动之后可出现较强烈的肌肉痛,可累及胫前肌和近端肌,如臀肌、肱二头肌、肱三头肌等,手的精细活动不受影响,但握力下降。随病程进展可出现整个四肢,面肌、咽部肌和躯干肌无力,呼吸肌一般不受累,10~15 年后患者开始依赖轮椅生活。也有患者一开始为胫前肌无力呈足下垂症状。

6. Laing 远端肌病(Laing distal myopathy) 也称青少年早发肌病Ⅲ型和远端肌病 1 型(distalmyopathy 1,MPD1),属常染色体显性遗传疾病,基因定位于 14q12,该基因(*MYH7*)编码骨骼肌和心室肌 1 型纤维肌球蛋白重链。发病年龄在 4~25 岁,MPD1 首先出现下肢远端前部肌肉和颈部屈肌无力,病情进展缓慢,发展到后期可有手指伸肌和腹肌受累,还有患者出现肌束震颤。

7. 包涵体肌病 2 型(inclusion body myopathy 2,IBM2) 属常染色体隐性遗传性疾病,基因定位和 Nonaka 型肌病一致为 9p12-p11,即 *GNE* 基因。一般在 20~40 岁发病,四肢近端和远端肌肉无力并萎缩,随病情发展 10~20 年后患者活动受限,但本病最典型的是即使在疾病晚期,股四头肌不受累,因此患者仍可站立行走。患者的眼、咽和心肌可不受影响,疾病后期上肢带肌严重受累。

8. desmin 相关肌病(desmin-related myopathy,DRM) 也叫 desmin 相关肌纤维肌病,基因定位于 2q35,属常染色体显性遗传,但也有常染色隐性遗传、X 连锁遗传和散发病例。发病年龄在 10~61 岁,主要表现为下肢无力,出现行走困难,随后可出现上肢、颈部和面部肌肉无力,可有心律失常、心脏传导阻滞、充血性心力衰竭、呼吸困难,患者大多死于呼吸衰竭和心脏疾病。

9. αB-crystallin 相关肌纤维肌病(αB-crystallin-related myofibrillar myopathy) 也叫 αB-crystallin 病,基因定位于 11q22.3-q23.1,即 *αB-crystallin* 基因(*CRYAB*),属常染色体显性遗传肌病,一般在成年发病。该病主要表现有四肢远端和近端肌无力,并可能伴有颈部、躯干、咽喉部肌无力,可有肥厚型心肌病、呼吸抑制、白内障。

10. myotilin 相关肌纤维病(myotilin-related myofibrillar myopathy) 属常染色体显性遗传,基因定位于 5q31,编码 myotilin 蛋白,即粗丝藕联蛋白免疫功能区蛋白,出现症状年龄在 50~77 岁。该病也称作肢带型肌营养不良 1A 型,患者表现为进行性四肢远端肌无力和周围神经反应减弱。跟腱紧张和构音障碍也很常见。

11. ZASP 肌纤维肌病(ZASP myofibrillar myopathy) 基因定位于 10q22.2-23.3,编码 ZASP 蛋白(a Z-band alternatively spliced PDZ motif-containing protein),ZASP 主要存在于骨骼肌和心肌,与 α-actinin 相连组成 Z 线的一部分。2005 年 Sclcen 和 Engel 将该病命名为肌纤维肌病,属常染色体显性遗传。发病年龄在 44~73 岁,部分患者可有组织学变化而无临床症状,造成延误就诊时间。患者主要表现为四肢远端肌无力重于近端肌无力,也有一部分病例只有四肢远或近端肌无力。随病情进展,可有心肌受累的表现,但患者呼吸功能均正常。

12. 微丝蛋白肌病(filaminopathy) 属常染色体显性遗传病。2005 在 17 个患者中检测到 *filamin C* 基因的最后一个外显子 Trp2710X 发生突变,发病年龄在 37~57 岁,患者主要下肢远端肌无力,束支传导阻滞,呼吸衰竭,周围神经性病变。血清 CK 值增加到正常值 8 倍。研究显示突变的 filamin C 所形成的二聚体区不稳定,和野生型相比更易水解。

13. 早期呼吸衰竭型远端肌病(distal myopathy with early respiratory failure) 属常染色体显性遗传病,其基因定位尚不清楚。发病年龄在 32~75 岁,该病特征为患者早期双侧胫前肌对称性无力伴呼吸衰竭,患者所有呼吸肌受累,肺活量降低并可能伴有夜间通气不足的表现。病情进展迅速,后期可有足下垂,上肢带肌、颈部曲肌、股四头肌和面肌无力,眼外肌瘫痪和吞咽困难等症状。

【辅助检查】

1. 血液检测 在疾病早期,除 Miyoshi 肌病外,其他类型的远端疾病血清 CK 均正常或轻度升高,利用单克隆抗体可以检测出 Miyoshi 肌病患者血液中单核细胞内 dysferlin 的表达。

2. 影像学检查 Miyoshi 肌病在早期 MRI 检查可见小腿后部水肿,tibial 型肌病选择性累及胫前肌和趾长伸肌,而 Laing 型也可有这些骨骼肌的变化。Miyoshi 肌病晚期一般采用 CT 检查。影像学可用于肌病轻度受累的骨骼肌病变的鉴别,但当完全被脂肪和结缔组织浸润时不能应用。

3. 肌肉活检 远端肌病的普通病理,肌纤维大小不一、坏死、再生,结缔组织和脂肪浸润等。大多数远端肌病在受累肌肉可见边缘空泡。超微结构显示,这种自体吞噬性空泡含有降解的细胞器、细胞碎片、管状细丝包涵物等。Miyoshi 肌病一般检测不到边缘空泡。

4. 免疫学检测 在肌肉活检中应用抗体进行免疫标记,可检测到无 dysferlin 表达的肌病;采用免疫组织化学可观察到在 desmin 相关肌病中,desmin 异常堆积。在其他肌病中也可有肌纤维内 desmin 的异常表达。蛋白质印迹法检测显示 IBM2 中 NCAM1 在 130kd 带,正常人和其余疾病患者均无此特征,因此采用蛋白质印迹法可以诊断 IBM2。

5. 基因分析 由于远端肌营养不良的基因突变种类多,基因谱广,所以临床应用受限。但随着各类疾病基因突变点的明晰和基因检测水平的提高,基因检测对确诊肌病显得尤为重要。

【诊断】

远端型肌营养不良种类繁多,且与其他肌病有交叉重叠的临床特征。因此,临床上常根据发病年龄、肌病进展速度、以上肢还是下肢症状为主来划分类别。例如 Walander 型肌营养不良累及上肢远端肌,受累部位以手肌为主要或仅有手肌,其余类型的远端肌营养不良主要累及下肢。Laing 肌病在婴幼儿期发病,病程进展缓慢。Miyoshi 肌病在青少年晚期发病,进展较快。还可以依据是小腿前部还是后部最先出现症状进行区别,Miyoshi 肌病是后部腓肠肌最先受累,而其余远端肌病是前部肌先受累。如果有家族史，也可根据遗传方式进行协助诊断。

【防治】

主要为对症治疗，可参照进行性肌营养不良的对症治疗。基因诊断明确者可做产前基因诊断。

八、先天性肌营养不良

先天性肌营养不良（congenital muscular dystrophy，CMD）是一组在出生时或生后数月内出现症状的原发性和进行性肌病，具有临床和遗传异质性。肌肉病理表现为肌纤维大小不等，可见小而圆的肌纤维，肌间质增生等。先天性肌营养不良是一类常染色体隐性遗传性疾病，作为一个独立的疾病类型已经得到国际公认，但是分类还没有统一的标准。有的根据是否伴有智力低下进行分类，有的根据层粘连蛋白-α2（laminin-α2，也叫merosin）染色阴性或阳性进行分类。在日本，福山型CMD（FC-MD）发病率仅次于Duchenne型肌营养不良（DMD），分为福山型CMD和非福山型CMD。欧美国家约50%患者为merosin缺陷型CMD。目前我国CMD病例的临床报道较少，缺乏该方面的资料。

【病因与病理】

19

先天性肌营养不良是一类常染色体隐性遗传性疾病，各种类型的CMD肌肉病理均呈现不同程度的肌纤维变性、坏死、萎缩和再生，肌核膜内移。随着病情的发展，肌纤维有的坏死萎缩有的代偿肥大，肌纤维直径大小不一，且肌内膜内有结缔组织增生。线粒体增大型CMD的肌肉活检可见扩大的线粒体，且线粒体的皱褶增多。先天性肌营养不良伴早期脊柱强直1型（RSMD1）可检测到马洛里小体。

【临床表现】

先天性肌营养不良是一组疾病，在临床上有相似的临床表现。主要临床表现为出生时或生后数月内起病，患儿出现肌无力，肌张力下降，脊柱后突畸形，部分患儿出现近端关节挛缩，斜颈，髋关节脱位，也可合并出现远端关节出现松弛，关节活动范围增大。关节挛缩可进行性加重，导致患者运动功能受限。

目前国际上使用较多的分类方法，即受基因表达所影响的蛋白与细胞的位置关系，分为三类。

1. 细胞外基质蛋白表达异常型

（1）merosin蛋白缺失型先天性肌营养不良（merosin deficient congenital muscular dystrophy，MDC1A）：基因定位于6q22-q23，编码成人laminin2的α2链（LAMA2）。merosin缺乏可能造成其他类型的laminin蛋白表达增多，而导致肌肉的病理改变，造成细胞骨架与细胞外基质的连接破坏，导致肌纤维变性、坏死。laminin-α2缺乏症患儿多在出生时或出生后6个月内发病，表现为肌力低下，近端和远端肌肉均可受累；面肌受累，出现吮吸无力，无眼部症状。没有或仅有随病情发展，可出现肌肉萎缩和肌张力降低。严重的患者终生不能行。随着年龄增长，病情可有改善，在2~3岁可独坐，肌力可在数年内保持稳定，10岁以后有进行性加重，出现肌肉痉挛，患儿一般在反复的肺部感染后或发病10年后死于呼吸衰竭。该病精神状况正常，但学习能力下降，可有轻微智能发育迟滞。

（2）先天性肌营养不良1B型（congenital muscular dystrophy 1B，MDC1B）：也称merosin蛋白部分缺失型。基因定位于1q42，属常染色体隐性遗传病。一般在12岁后发病，主要症状为近端肢带无力，全身肌张力降低，早期出现呼吸衰竭。可有脊柱强直和跟腱挛缩。

（3）Ullrich先天性肌营养不良（Ullrich congenital muscular dystrophy，UCMD）：又称Ullrich病，属常染色体隐性遗传病。基因定位于编码Ⅳ型胶原亚单位的3个基因*COL6A1*，*COL6A2*和*COL6A3*。患儿表现为肌无力和近端关节挛缩，远端关节过度伸展，近端和轴性关节活动受限（脊柱强直的表现）。患者跟骨突出，几乎不能独立行走，还有患者有髋关节脱位和呼吸功能不全的表现。随病情进展，患儿手指和跟部肌腱挛缩过度伸展加重，脊柱强直症状更加明显，四肢伸肌皮肤高度角化且能形成瘢痕。在患病的10~20年内，由于胸壁和膈肌无力可导致肺部感染致呼吸衰竭而致死。

最近有学者观察到该病患者存在线粒体形态异常、体积变小、线粒体嵴和所含基质减少。当加入Ⅳ型胶原、环孢霉素A或钙螯合剂时，线粒体的异常可得到纠正，肌纤维坏死减少，推测Ullrich病的发病机制可能与线粒体有关。这为该病的治疗提供了一定实验依据。

2. 细胞外基质膜蛋白受体异常型

（1）福山型先天性肌营养不良（Fukuyama congenital muscular dystrophy，FCMD）：在日本多见，为常染色体隐性遗传病，致病基因为*FUKUTIN*，定位于9q31，包括10个外显子，目前功能尚未知。主要临床特征是严重的先天性肌营养不良伴智能发育迟缓。患儿在子宫内可能运动已经减少，新生儿期虚弱伴吮吸和哭泣无力。关节过度伸展，面肌无力表现为不能闭口，挛缩主要发生在髋、膝和踝关节。大多数患儿不能行走，少数能走但只是很少几步。可有舌肌和腓肠肌肥大。患儿通常在10岁以前就卧床不起，可有脊柱侧凸和心脏疾病如充血性心力衰竭，大多数患者在20岁前死亡。智能发育不良是一个重要特征，智商评分在30~50分，80%患儿有癫痫发作，首次发作一般在3岁左右，50%的患者有眼部病变，包括视神经萎缩、近视、远视、斜视、视网膜剥离、眼底色素形成等，但患儿眼不盲，FCMD另一常见的重要特征是脑部畸形，主要有多脑回、巨脑回和大脑小脑的无脑回畸形，另外可能有神经元可异位于脑脊髓软膜、脑积水、大脑半球间融合、小脑叶间融合和皮质脊髓束发育不全等。

（2）肌-眼-脑病（muscle-eye-brain disease，MEB）：最早发现于芬兰，基因定位于19q13.3和1p34-p33，现已证实其基因产物N-乙酰氨基葡萄糖-甘露糖转移酶（protein-O-linked-mannoseβ1，2-N-acetylglucosaminyl-transferase1，POMGnT1）为O-连接糖基转移酶。突变可致α-DG的糖基化减少，与laminin结合减少。患者在子宫中胎动已开始减少，新生儿期肌张力降低。运动功能的持续性损伤使患者长期卧床并伴有明显的面肌和颈肌无力，不能翻身甚至坐立。严重的患儿在出生一年内死亡。患者终生不能行走,最多只能坐立。患者一般在青春期死亡。患儿智能发育迟缓和癫痫发作是该病的典型临床症状,10岁之后可有严重先天性近视、先天性青光眼、视网膜发育不良、视神经萎缩等。巨脑回、多小脑回、脑积水、透明隔和胼胝体发育不全或缺损等脑部畸形也很常见。视力损伤程度比Walker-Warburg综合征轻。

(3) Walker-Warburg综合征(Walker-Warburg Syndrome, WWS):也称HARD+/-E综合征,基因定位于9q34.13(*POMT1*),14q24.3(*POMT2*),9q21.2(*FKTN*),19q13.3(*FKRP*),22q12.3-q13.1(*LARGE*)。WWS属常染色体隐性遗传病。患儿出生即缺少自主运动,出现四肢和面肌肌力低下,哭和吮吸无力,肌张力明显降低,往往死于吸入性肺炎,生存年龄很少超过2岁。幸存患者完全丧失正常的神经精神发育,本型特点为鹅卵石样脑皮质(无脑回畸形或称滑脑)、小头畸形、小脑及脑干发育不良、广泛脑白质异常、脑水肿。典型眼部病变包括前房和后房功能障碍、巨角膜、牛眼或小眼球、视网膜剥离、虹膜缺损、白内障、视神经发育不良和视网膜异常。还有唇裂、耳发育异常、豹斑视网膜病等。最近也有病情较轻的病例报道,主要包括肌无力、小头畸形、智能发育迟缓,而没有脑部畸形,眼部症状也较轻,近视是最突出的症状。

(4) 先天性肌营养不良1C型(congenital muscular dystrophy1C, MDC1C):致病基因定位于19q13.3,编码的基因产物FKRP蛋白(fukutin related p rotein)为推测的糖基转移酶。标志性症状为严重的肌无力和呼吸肌抑制,在新生儿期即出现肌张力低和喂养困难。随病情进展,患儿运动功能受限,但可独坐甚至走几步。呼吸肌无力在患病十几年之后死亡。可有智力低下,小脑囊肿、小脑畸形等。

(5) 先天性肌营养不良1D型(congenital muscular dystrophy 1D, MDC1D):基因定位于22q12.3-q13.1,即为*LARGE*基因,该基因编码的产物推测为乙酰葡糖5氨基转移酶。最近发现在一例肌营养不良的患者中有此基因的突变,患者表现为肌营养不良伴智力低下,年幼时头颅MRI变化不明显,青少年期显示脑白质病变和轻度脑结构异常。

(6) 伴整联蛋白α-7突变型先天性肌营养不良(congenital muscular dystrophy with integrinα-7 mutation, ITGA7CMD):基因定位于12q13,为*ITGA7*基因,属常染色体隐性遗传病。目前病例报道所涉及的表现主要有肌张力低、运动发育迟缓、肌无力以近端为主。还有髋关节脱位,斜颈、关节挛缩和呼吸功能不全等表现。

3. 细胞质内质网蛋白异常型　先天性肌营养不良伴早期脊柱强直1型(congenital muscular dystrophy1 with early rigid spine, RSMD1)也称作脊柱强直综合征(rigid spine syndrome, RSS)基因定位于1p36-p35,呈常染色体隐性遗传,主要发生在摩洛哥、伊朗、斯堪的纳维亚地区。

临床特征是肌张力减低、颈部肌无力、早期脊柱侧凸、骨骼肌无力、呼吸抑制等。在新生儿期肌张力过低,颈部无力可见患儿颈部柔软不能控制。学习走路等运动能力无延迟,最显著的特征是大部分患者脊柱侧凸和近端肢体无力,表现为鸭步和Gowers征。四肢关节呈中度挛缩,常包括跟腱张力增高。颞下颌的关节受累表现为不能张口。脊柱强直可在3~7岁发生,使颈部和脊柱的屈曲受限,脊柱侧凸发生在4~12岁,并进行性加重。在发病10年内由于胸廓僵直和膈肌无力常有呼吸衰竭,需辅助呼吸。智力正常,心脏有轻度的传导障碍。

4. 伴其他症状的先天性肌营养不良

(1) 线粒体增大型先天肌营养不良(congenital muscular dystrophy-megaconial type):除去肌无力、肌萎缩表现外,患者智能发育迟缓,病程进展缓慢。有患者死于扩张型心肌病。

(2) 伴小脑萎缩先天性肌营养不良(congenital muscular dystrophy with cerebellar atrophy):可能是常染色体隐性遗传病。在出生或7个月内发病,主要表现为全身肌无力、中度智能损伤、中度以上的小脑萎缩。肌无力近端重于远端,全身肌张力降低,患者有小脑性共济失调、眼震和发音困难、智能发育迟缓等。

(3) 伴关节弯曲的先天性肌营养不良(congenital muscular dystrophy of producing arthrogryposis):为非进展性,有关节弯曲综合征和先天性肌张力弛缓。

(4) 单纯性大疱性表皮松解性肌营养不良(epidermolysis bullosa simplex with muscular dystrophy, EBS-MD):属常染色体隐性遗传病,基因定位于8q24,该基因编码plectin蛋白。临床特点是新生儿期即有单纯性大疱,且大疱终生存在,随病情进展出现肌无力症状。此病情差异较大,有的患儿出生不久即死亡,而有的病情进展缓慢。

19

【辅助检查】

1. 免疫组化检测　用特异性抗体行免疫组织化学染色检测merosin染色阴性或阳性。检测α-DG和β-DG表达情况,以确定α-DG是否存在糖基化缺陷。

2. 影像学检查　颅脑、脊柱MRI检查,检查是否存在脑积水、小脑囊肿、无脑回畸形、皮质病变等,脊柱是否有畸形。胸部X线检查及超声心动图,以确定是否有呼吸和循环系统功能障碍。

3. 其他　血清CK浓度呈不同程度的升高,肌电图检查几乎都呈现不同程度的肌源性损伤。肌肉病理检查见上文病理部分。突变基因的检测,可确定遗传方式和疾病类型。

【诊断与鉴别诊断】

婴儿出生或早期出现的原发性、迟缓性肌病进展过程,CK呈不同程度升高,肌电图肌原性损害,肌肉活检提示肌营养不良改变,应该考虑CMD,进一步需行颅脑MRI检查协助诊断。因为临床表现多有交叉重叠,肌肉病理常规检查不能进一步分类,因此,用免疫组织化学染色检测基因产物的表达对本病的诊断和分型均很重要。

CMD出生即可发病,需要与婴幼儿早期肌病如先天性肌病、脊肌萎缩症、先天性重症肌无力、先天性肌张力不全、Prader-Willi综合征等相鉴别。

【防治】

患儿随着年龄的增长病情缓慢进展,关节挛缩和骨骼畸形常见,另可合并呼吸功能不全,因此应该加强康复训练和呼吸道的管理，并可行整形外科手术矫正关节畸形。遗传咨询应重在强调该组疾病均为常染色体隐性遗传，避免近亲结婚非常重要。如果先证者的基因突变类型明确，可行产前诊断。

第三节　肌强直性肌病

肌强直性肌病是一类表现既有肌无力和肌萎缩，又有肌强直的肌肉疾病，其特征为骨骼肌在随意收缩或物理刺激收缩后不易立即放松；在电刺激、机械刺激时肌肉兴奋性增高；但重复骨骼肌收缩或重复电刺激后骨骼肌松弛；在寒冷环境中肌强直加重；肌电图检查呈现连续的高频后放电的强直电位现象。

病因不清，可能与肌膜对某些离子的通透性异常有关。例如，在强直性肌营养不良中，肌膜对钠离子的通透性增加；而在先天性肌强直中，则对氯离子通透性减退。

一、强直性肌营养不良

强直性肌营养不良（dystrophia myotonica，DM），是一种以肌强直和肌营养不良为临床特点的常染色体显性遗传病。本病分两型：DM1 为 CTG 拷贝重复（OMIM 160900）和 DM2 为 CCTG 拷贝重复（OMIM 602668）。DM1 又称 Steinert 病，以肌强直、进行性肌无力、性腺萎缩、白内障和心律失常为特点。DM2 又称近端肌强直性肌病（proximal myotonic myopathy，PROMM），该型在 20~40 岁表现肌强直，随后出现轻度近端肌无力，临床表现轻于 DM1。

【病因与病理】

DM 的基因定位于 19q13.3（DM1）和 3q13.3-q24（DM2）。DM1 研究较多，以下主要介绍 DM1，其突变位点在该基因 3’端非翻译区，其 3’端非翻译区存在 1 个三核苷酸串联重复序列 P（CGT）n 结构，正常 DM 基因拷贝数有一定的变异性，介于 5~40，但 DM 患者的基因的 CTG 拷贝数却发生杂合性扩展，介于 50 至数千。因此，DM 是一种人类动态突变遗传病。CTG 拷贝数扩展直接导致抗肌强直性营养不良蛋白激酶（dystrophia myotonica protein kinase，DMPK）功能异常。

肌肉病理早期特征是Ⅰ型纤维萎缩。随着病情的发展，肌肉出现以下颇具特征的改变：肌纤维大小不一，有萎缩，常有Ⅱ型纤维肥大，可见环状纤维；增多的肌核在肌纤维中央呈链状排列，长度可达 1 至数个肌节，肌节正常或稍大，或呈固缩状；肌质块形成：即肌纤维中各种细胞器均包埋在肌质中，在肌膜下出现游离的未完全坏死的肌丝块。光镜下显示出透明带。上述改变在不同肌肉中出现的频率和严重程度不同。电镜下可见肌浆管系统明显增生，伴有高电子密度的Ⅰ带。可能是格子样的管网和皱折的增生肉膜。提示 DM 的基因突变影响了肌浆管系统钠通道的功能，肌浆管系统与离子流通过肌细胞迅速扩散有关，而该系统的增生是由于钠流改变所引起的代偿性机制。

心脏可见传导系统纤维化，心肌细胞萎缩和纤维化，脂肪浸润。丘脑和黑质可发现胞质内包涵体和 Marinesco 体。

【临床表现】

起病隐匿，多发生在青春后期，但发病年龄差异较大，男性多见。临床表现不尽相同，主要症状为肌无力、萎缩和肌强直。开始表现手和足的无力、萎缩，特别是足背屈和腕关节无力。进展缓慢，逐渐发展至面肌、咬肌、颞肌和胸锁乳突肌，故患者面容消瘦，颧骨隆起，双睑下垂，闭眼不紧，唇厚而微张，成典型的斧状脸。颈消瘦，细长而稍前屈，被称为鹅颈。前臂远端肌肉较背部肌肉、肢带肌受累明显。由于咽部肌肉无力或肌强直，可出现构音障碍或吞咽困难。叩击前臂肌肉，手肌和舌肌可引出典型的肌强直，尤以指屈肌群明显，并出现放松困难。随病情的发展，肌强直有所减轻，易在近端肌肉引出。寒冷可加重，重复收缩可减轻。尽管肌强直是本病的特征性改变，但相对其他症状则较轻。

由于是多系统疾病，可有多种骨骼肌外受累的临床表现：

1. 心脏　80%的患者有心脏受累，1/2~2/3 的患者出现心脏传导阻滞和心动过缓，可由于心室纤颤或完全性传导阻滞引起猝死。心脏病变可发生于任何年龄，有时其首发症状就是在儿童期或少年期发生猝死或晕厥。

2. 眼白内障　在 20~30 岁后发生，随年龄增大而加重。特征是位于囊后，呈云雾状，闪烁或红色，早期不影响视力，可用裂隙灯检出。约在发病 10 年后晶状体逐渐变成乳白色，此时才影响视力。其他的眼部症状有视网膜色素变性和异常的视网膜电图。上睑下垂常见，虽然也有其他眼外肌运动障碍，但复视并不常见。

3. 中枢神经系统　早发病的患者可有智能障碍，成人可有轻度社会适应能力下降，常有嗜睡，表情淡漠。某些患者晚年变得多疑、好辩及健忘。可伴发视觉、听觉和本体感觉障碍。

4. 内分泌系统　女性患者可表现为月经不调，排卵不规则，不孕常见。大多数男性患者早秃。偶伴发糖尿病

5. 呼吸系统和平滑肌　舌咽肌无力和呼吸肌强直，导致呼吸困难和通气不足，患者对低氧和高二氧化碳的通气反应也减弱。平滑肌障碍的表现是食管扩张，胆囊排空能力降低、易形成胆囊结石，巨结肠。

先天性强直性肌营养不良（CDM），患儿出生时就有肌张力低下，呼吸困难，吸吮无力，双侧面肌无力和畸形等临床症状，几乎所有的患儿均有心脏传导异常。呼吸困难与先天性膈肌发育不良有关，可导致患儿死亡。如果能活过新生儿期，患儿肌张力会逐渐增加，但仍有运动发育迟缓。智力发育迟滞常见，但不进展。

【辅助检查】

血清酶活性正常，血浆中胆固醇与脂蛋白增高，血清 IgG、IgM 分解代谢增加。利用分子生物学方法可以检出（CTG）n 拷贝数，正常人为 5~40，患者一般大于 50，甚至可高于数千。PCR 方法可检出（CTG）n 拷贝数较少者，患者出现一条正常范围带和一条异常扩增带。Southern 杂交可见患者出现一条 10kb 和一条大于 12kb 的杂交带。

肌电图示肌强直电位，在面肌和手部远端肌肉明显，重复

电刺激后肌强直轻至中度减少，症状消失，病情较轻的患者需要寒冷刺激才能出现肌强直放电。肌电图尚可有运动单元电位时限缩短，多相电位比例增高，运动传导速度轻度减慢。运动单元电位通常易于恢复。脑电图表现为基本节律慢化波和散在慢波。头颅X线和CT检查示蝶鞍变小，脑室扩大和大脑皮层萎缩等改变。颅脑MRI可见局部有白质损害和前额叶异常。

【诊断】

根据肌强直和肌萎缩特点，且有多系统损害如白内障、秃发、内分泌改变等可以确诊，阳性家族史有助于诊断。肌电图可以协助诊断。基因诊断对高危人群和胎儿有重要意义，不仅能确诊患者，还可以预测症状的严重性。

本病分两型，即DM1和DM2，两型的区别见表19-3-1。

表19-3-1　DM1和DM2鉴别

鉴别点	DM1	DM2
致病基因		
染色体定位	19q13.3	3q13.3-q24
基因	*DMPK*	*ZNF9*
突变类型	CTG重复序列	CCTG重复序列
重复长度	50~2 000	平均5 000
一般情况		
流行病学	广泛分布	仅见于欧洲人
起病年龄	出生后~成年	8~60岁
遗传早现	+	轻度
肌无力特征		
面肌	+	轻度
上睑下垂	+	轻度
胸锁乳突肌	+	轻重不一
下肢近端肌	晚发	早发
远端	+	手部
其他部位	+	+
肌痛	+	+
肌强直	+	+
腓肠肌肥大	−	+
合并系统疾病		
白内障	+	+
秃顶	+	+
心律失常	+	轻重不一
性腺异常	+	20%
嗜睡	+	轻重不一
多汗症	轻重不一	+
智能障碍	轻~重度	轻度
实验室检查		
高血糖	+	20%
肌电图异常	+	+

注：+示存在该表现；−示不存在该表现。

需要与先天性肌强直、进行性肌营养不良、进行性脊肌萎缩症等鉴别，有些患者的首发症状是下肢远端肌无力导致足下垂、跨阈步态，应与腓总神经损害、Charcot-Marie-Tooth病进行鉴别。

【治疗】

尚无有效的治疗方法，主要针对肌强直和萎缩无力的药物治疗。

1. 减轻肌强直

（1）苯妥英钠：降低膜兴奋性药物（每次0.1g，3~4次/d），长期服用可有牙龈增生、毛发增多等副作用。此外要检测血药浓度，防止中毒。

（2）普鲁卡因酰胺：稳定肌纤维的作用，使肌肉活动后不发生反复的动作电位（每次0.5~1g，3次/d）。不良反应主要为恶心、纳差或腹泻。剂量太大或用药太快可致心室内传导阻滞，重则产生室性期前收缩。

（3）醋唑磺胺：增加肌纤维膜对氯离子的通道性（0.25~0.75g/d）。主要不良反应为四肢麻木，面部感觉异常和食欲减退。

（4）喹啉：对运动终板有箭毒样作用，可以缓解肌强直，但它对肌萎缩和肌营养不良的其他变性过程无影响。常用剂量为0.3~0.6g/次，必要时6小时后可以重复给药，但在加到可控制肌强直的剂量前可出现轻微中毒症状如耳鸣，部分患者因不能耐受而不愿服药。

（5）其他：尚可选用卡马西平、地西泮、灵芝制剂等。钙离子通道阻滞剂或其他解痉药可能有效。可使用糖皮质激素和促肾上腺皮质激素（ACTH）。

2. 治疗肌萎缩和肌无力　可以试用：

（1）肌生注射液：400~800mg，1~2次/d，肌内注射，1个月为1个疗程。

（2）加兰他敏：2.5mg，1~2次/d，肌内注射，1个月为1个疗程。

（3）其他：促进蛋白质合成的苯丙酸诺龙以及维生素等。

3. 适当体育活动、按摩、体疗有助于改善肢体功能、延缓残废时间。卧床不起则应注意预防压疮，继发肺部感染等并发症。伴有心脏受累者，应定期检查心电图，以防猝死。有内分泌症状者，亦应定期内科检查，防止出现内科并发症。

二、先天性肌强直

先天性肌强直（myotonia congenita，OMIM 160800）是一种少见的遗传性肌肉疾病，发病率（0.3~0.6）/10万。主要表现为普遍性肌强直与肌肉肥大。由Charles Bell于1832年和Leyden于1874年先后报道。1876年，丹麦人Thomsen详细描述其本人及其家族4代20个患者，故又称为Thomsen病。

【病因与发病机制】

近来的研究认为肌强直是由于肌膜对氯离子通透性异常引起，主要是电压门控氯离子通道的基因突变所致。氯离子通道基因位于人染色体7q35上，此基因的不同位点突变导致氨基酸的改变，引发疾病。发病机制可能涉及多方面的，有学者认为是钙离子进出骨骼肌不受控制或体液免疫和细胞免疫的广泛受损。一般认为是由于肌纤维膜或另一些与传导有关的细胞器的生理改变，其中重要的是肌纤维不协调的活动。这些活动持续到神经冲动激发肌肉收缩之后。

氯通道基因突变表型包括显性和隐性。肌强直药物试验发现：阻断50%的生理性氯电流不足以产生强直性活动，可解释隐性突变杂合携带者尽管氯电流下降50%，但临床不出现肌强直。显性肌强直氯电流常见激活曲线向正性膜电位漂移，使整个氯电导下降，有时漂移程度与临床严重程度不一致。

肌肉活检示肌纤维肥大，胞核增多，且位于肌纤维中央。在一些肌纤维周围可见螺旋小环。电镜下难以发现有意义的形态学改变，中间可见小管样排列或ⅡB纤维减少。

【临床表现】

基本特征是肌肉主动收缩后出现肌肉强直性痉挛，表现为活动困难或笨拙，于动作启动时明显，全身肌肉僵硬，放松困难。尤以静止不动后明显。在活动后及刺激后均可出现肌强直，持续10余秒后方可缓解，反复多次发作则程度减轻，逐渐恢复正常活动。与抽搐不同，本病的痉挛是无痛的，但在长时间活动后，可能出现夜间肌痛，针刺样，难以忍受。如果在此之前无肌强直存在的话，仔细观察可发现静止时肌肉松弛，而且启动活动并不显著减慢。

19

先天性存在的证据在于刚出生的婴儿啼哭后眼睛难以睁开。患儿开始行走时，双下肢异常坚硬。部分病例在10~20岁后才出现肌强直。肌肉外观大都无异常，但可能发展为肌肉肥大。尽管肌肉外观似乎强壮，患者仍不能胜任体育活动。

肌强直可波及所有的骨骼肌，特别是下肢，起跑时双下肢有僵硬感，行走和跑步受限，上楼梯最初数级缓慢，下蹲后不能站起，经常蹒跚和跌倒。颈肌、腰肌、上肢和面部肌肉也可痉挛。颈肌表现为快速转颈后不能立即复位。偶尔，突然的喧哗和恐吓可导致全身僵硬而后跌倒。上肢表现为用力握拳后放松缓慢。小的轻微的运动如眨眼、腱反射的引出不会诱发肌强直。而用力闭眼、打喷嚏会引起痉挛且数秒内不能完全睁开眼睛，眼外肌痉挛导致斜视。如患者一段时间不讲话，则会产生构音不良。起步困难，休息后难以起立或上楼。其他症状包括有双小腿后部疼痛及抑郁、失眠。一般情况良好，未见肌肉萎缩。上嘴唇呈帐篷形，称为“挑剔嘴”，可导致吞咽、吸吮困难。患者全身肌肉肥大，但肌肉僵硬，动作笨拙。肌肉在一系列收缩后放松，但不能阻止肌强直在另一次收缩后出现。寒冷并不加重肌强直。平滑肌、心肌不受损。智力正常。本病至青春期后，病情可保持稳定。

在大多数患者，叩击肌肉时出现肌强直，呈局部凹陷或肌球状，通常涉及整个肌束或整块肌肉，持续数秒。

本病分两型，显性型（Thomsen型）和隐性型（Becker型），后者也称为隐性型普遍性肌强直（recessive generalized myotonia，RGM），两型临床表现相似，隐性型起病较迟，肌强直比较普遍，在肌肉用力后常有短暂的肌无力现象。

Levior肌强直（myotonia Levior）是显性遗传性先天性肌强直，由DeJong命名。与Thomsen病相比，症状轻微，发作较晚。Lehmann-Hom等发现2例Levior肌强直家系患者具有与Thomsen病相同的*CLCN1*突变，因此Levior肌强直似乎是轻型Thomsen病。

【辅助检查】

肌酶（CK、CK-MB、LDH、AST）检查一般无异常。脑脊液常规、生化、免疫也无异常。肌肉活检无异常。

肌电图示有肌强直电位，插入电位延长，扬声器发出轰炸机俯冲般或蛙鸣样声音。运动单位时限缩短，波幅下降，神经传导速度正常等特点。颅脑CT检查无异常。

【诊断与鉴别诊断】

主要根据临床表现及遗传家族史，已明确诊断的家系调查可提高诊断率。肌电图是明确先天性肌强直诊断的有力依据。有学者对肌强直患者的肌肉活检标本进行组织免疫化学ATP酶纤维型模型研究发现：2B纤维减少或缺乏与染色体隐性遗传或显性遗传有关。这对本病诊断提供另一实验依据。本病可进行基因诊断，但因没有主要的突变点，检测有困难。

应注意鉴别的有强直性肌营养不良、先天性副肌强直、肌纤维颤搐、持续性肌活动综合征、痛性痉挛-肌束震颤综合征、高钾性周期性瘫痪、僵人综合征等，也应排除某些药物诱导的肌强直，如去极化剂、肌松剂、麻醉剂和降高胆固醇血症的药物，较少见的有β受体阻滞剂和利尿剂。

【治疗】

注意保暖，避免受寒和过度劳累，进行适量体育运动。目前尚无特效治疗。采用降低肌膜兴奋性的药物如拉莫三嗪、苯妥英钠、奎宁等有一定效果。中药甘草流浸膏等可以使血行通畅，筋脉柔和而使症状缓解。地西泮亦有一定疗效，可能与改善焦虑状态，缓解紧张情绪有关。国外亦有报道使用抗心律失常药、抗组胺药、乙酰唑胺等治疗，肌强直均有不同程度的好转。许多先天性肌强直患者可不用药物治疗。

三、先天性副肌强直

先天性副肌强直（paramyotonia congenita，PC，OMIM 168300）是由Eulenberg于1866年和Rich于1894年先后描述，故又名Eulenberg病。

【病因与发病机制】

现已证实本病是由于钠离子通道的*SCN4A*基因突变所致，定位于17q23.1-q25.3。突变导致肌细胞膜去极化，肌纤维麻痹，细胞内钠离子增加，影响了肌肉收缩时肌质网的钙离子摄取，因而发生肌强直。

肌肉活检示肌纤维内有空泡，电镜下可见肌纤维内小管聚集。

【临床表现】

多在幼年起病，主要症状为肌强直，常侵犯舌肌、面肌、颈肌及手部肌肉。其特征性表现是受冷后出现症状，患者因洗手，甚至进食冰冻物时肌强直发作，遇热缓解。随肌肉连续运动无明显缓解，反而加重，称为反常的肌强直。通常肌强直发作持续数分钟至数小时。叩击性肌强直在舌肌和鱼际肌易引出。将手和前臂浸入冰水中30分钟，可诱发肌强直。患者可有发作性肌无力，寒冷及运动后诱发，肌无力发作前可先出现肌强直加重，称为副肌强直性周期性瘫痪，体型多宽矮，有肌肥大倾向，但不如先天性肌强直明显。无肌萎缩和内分泌障碍。本病多呈非进行性，成人后病情稳定或稍有好转。

【辅助检查】

血钾升高，血清肌酶活性基本正常。肌电图示所有肌肉均有强直放电。

【诊断与鉴别诊断】

根据临床表现，遇冷出现肌强直及肌无力可诊断。如诊断困难，可做以下检查：①冷水诱发试验：将手及前臂浸入冷水（11~13℃）数分钟至40分钟，出现肌强直及肌无力。②钾负荷试验：口服氯化钾后，观察能否诱发肌强直及肌无力。钾盐应从小剂量开始，以防心律失常。钾盐诱发的肌无力一般在1小时内达高峰，半小时后恢复正常。

应与先天性肌强直、萎缩性肌强直、高钾性周期性瘫痪等相鉴别。

【治疗】

可参照萎缩性肌强直的治疗。有人试用钠离子通道阻滞剂tocainide（每次200mg，3次/d），副作用较少。此外尚可用中药治疗。避免受寒或过劳。剧烈运动后先做放松运动，然后再休息，这对肌无力和肌强直都有预防作用。

第四节 骨骼肌离子通道病

离子通道病（ion channel disease）是离子通道功能异常引起的一组疾病，可累及神经、肌肉、心脏和肾脏等多器官和系统，但主要侵犯神经和肌肉系统。迄今为止，已报道了20余种神经肌肉疾病与通道基因突变有关。骨骼肌离子通道病主要包括周期性瘫痪和遗传性肌强直。实际上，强直性肌营养不良的肌强直发生机制也与钠离子通道磷酸化异常有关，因此也将其列为离子通道病范畴。

自从周期性瘫痪作为第一个离子通道病别提出来以后，人们对细胞膜结构和膜通道功能有了更深入的了解。通道是细胞膜结构，由蛋白质集聚而成，其中心具有亲水孔隙，允许离子通过。通道控制离子流进出细胞，从而使细胞去极化和超极化。根据其通过的离子的种类，命名为钠通道、钾通道、钙通道、氯通道等。组成通道的蛋白质由不同的基因编码，目前这些基因大部分已被克隆，其结构已经确定。随着研究的进展，发现不仅编码上述膜离子通道亚单位的基因发生先天突变可导致离子通道病，而且后天性体内出现针对离子通道的病理性内源性物质（多数为抗体）时，也可使通道的功能出现不同程度的削弱或增强，从而引致离子通道病的发生。这些疾病的临床表现有一些相似之处，如症状为发作性，发作多有诱发因素等。骨骼肌离子通道病的基因型和表型关系复杂，相似的临床表现可能基于不同的基因突变（遗传异质性），而同一离子通道发生基因突变可能引起不同的临床表现（表型异质性）。

已知两种离子通道对骨骼肌的兴奋激活起中枢传导作用，一种是电压依赖性钠通道；另一种是L型（持久型）电压门控钙通道。前者控制对膜动作电位反应的传导改变，后者联系膜兴奋性与细胞内钙的释放。此外，近年来发现，氯离子通道与肌肉兴奋性的关系也极为密切。

肌肉的电压依赖性钠通道包含一个大的蛋白（260kDa）和一个较小的蛋白（38kDa），其中大的蛋白形成孔道结构的蛋白，称为α亚基，小的蛋白起调节通道激活的蛋白，称为β亚基。在人类，肌肉α亚基的氨基酸序列与构成神经组织中钠通道的序列有同源性，而β亚基在脑和肌肉中似乎一致。

钠通道α亚基由四个对称的同源重复功能区（Ⅰ~Ⅳ）组成，每一功能区又都含有六个α螺旋的跨膜片段（S_1~S_6），其中S_4片段含有较多的正电荷氨基酸，另外在S_5和S_6之间尚有两条短的片段（SS_1和SS_2）与跨膜孔的形成有关。位于功能区Ⅲ和Ⅳ之间的细胞质侧的亲水性片段与通道的失活有关。在钠通道蛋白的中心是一可阻塞的孔，当它开放时，是钠离子选择性通过的孔道。

根据Ca^{2+}相对流动方向，可将其分为钙内流通道和钙释放通道，前者可以使Ca^{2+}由细胞外进入细胞内，其主要存在于细胞膜上；后者使Ca^{2+}由细胞质内储钙细胞器流向细胞质内，主要存在于细胞器的膜上。钙内流通道根据调控通道状态的不同，可将其分为三大类，其中与肌肉收缩关系最密切的是去极化开放的电压门控通道（voltage-gated calcium channel，VGC）。钙释放通道主要包括Ryanodine受体（RYR）与1，4，5-三磷酸肌醇受体，前者主要存在于肌质网上，对肌组织兴奋收缩耦联起重要作用。RyR主要有三类，其中RYR1主要见于骨骼肌。肌肉兴奋收缩耦联前期，T管膜上L型钙通道去极化使肌质网释放Ca^{2+}，通过"以钙释钙"过程，肌质网中的RyR释放Ca^{2+}进入细胞质中，与肌钙蛋白结合产生兴奋收缩偶联。典型VGC一般是由$α_1$亚单位和$α_2$/δ、β、γ几个辅亚单位组成，它们被不同基因所编码。

$α_1$亚单位是决定通道电压的主要亚单位。$α_1$在细胞膜上形成4个跨膜区域（序列Ⅰ~Ⅳ），每个跨膜区域又由6个螺旋肽段（S_1~S_6）及其间的连接肽链组成，S_5~S_6间肽链有一部分折入膜内，形成电压门控离子选择性滤孔，称为孔道区（P区），该区表现为强烈保守性，是通道核心部分，起到电压感受器作用。S_4为亲水性，它含有排列规则的正电荷残基，当膜电位发生变化时，正电荷残基位子发生改变，继而引起孔道构象发生相应变化，导致钙通道开放或关闭。

骨骼肌的收缩是在信号到达神经肌肉接头处成功地耦合到从肌质网释放出来的Ca^{2+}才发生，这种耦合需要一个跨肌纤维表面的动作电位的扩布并进入T-小管系统（一种肌膜皱褶），在三联系统中与肌质网接触，L型钙通道与肌浆膜的RYR相互作用，以促进Ca^{2+}的释放。如果这个过程失败，则虽然有正常的神经肌肉接头以及正常的肌肉收缩蛋白功能，肌肉也会

19

发生瘫痪。

氯通道是生物体内非常重要的阴离子通道，不仅运输氯离子，还广泛地转运其他阴离子或离子团。氯通道在体内的开启和关闭受到多种因素的调节，根据调节因素的差异将氯通道分为四类：配体调节的氯通道、囊性纤维化跨膜传导调节的氯通道（CFTR）、容量感受性氯通道和电压门控氯通道（CLC 型氯通道）。其中与肌肉关系最密切的是 CLC-1 型氯通道。CLC-1 在骨骼肌的肌纤维膜中表达，它主要起稳定电压的作用，它的突变可以造成肌肉强直。CLC 型氯通道是同源二聚体结构，二聚体中的每一个相同的亚单位形成自己独立的氯通道，形状大致像一个漏斗，中间位置的 148 位谷氨酸调节着氯离子的转运。每一个亚单位含有 18 个 α 螺旋（命名为 A 到 R），具有复杂的拓扑结构。氯通道中两个相同的孔道受到独立的控制，此外还受一个慢的、普通的门控机制所同时调节。

累及肌肉膜兴奋性的离子通道病是一个包含有两种极端不同改变的一组疾病，一端是单纯过度兴奋综合征，另一端是不伴有任何过度兴奋的瘫痪综合征。在这两个极端之间还有不少疾病，同一块肌肉在不同的病理生理状态下，可有过度兴奋或者是兴奋性减弱的两种表现。采用肌肉膜兴奋性疾病一词可提供范围较宽的类别，既可包括一些原发性膜兴奋性增高和肌强直的病，又可包括膜兴奋性降低而伴有肌无力或瘫痪的肌病，以及这两者的混合性疾病，以及神经肌肉接头的缺陷性疾病或结构蛋白异常所致的疾病。本分类是基于各种疾病本身的分子缺陷作出的，可分为钠通道疾病、钙通道疾病、钾通道疾病、氯通道疾病等。这种分类有利于临床学家注意到这类疾病的共同发病机制，从而合理用药或给予合理的干预治疗。也对那些寻求解决分子发病机制中结构与功能联系的生理学家提供一种新的有用的信息。

至今全部由于离子通道缺陷引起的常显遗传的神经疾病的基因均已被克隆，如高钾性周期性瘫痪，低钾性周期性瘫痪，先天性副肌强直等，这些疾病对乙酰唑胺（acetazolamide）均有反应。

一、低血钾性周期性瘫痪

周期性瘫痪（periodic paralysis）是以反复发作的骨骼肌弛缓性瘫痪为特征的一组疾病，发作时伴有血清钾含量的变化。症状持续数小时或数周，发作间歇期完全正常。按发作时血清钾的水平将本病分为三类：低钾性、高钾性和正常钾性周期性瘫痪。其中以低钾性最多见。低钾性周期性瘫痪（hypokalemic periodic paralysis，TPPs OMIM 170400、613345）以发作性肌无力伴血清低钾，补钾后能迅速缓解为特征。1885 年 Goldflan 强调此病与遗传有关，故又称为家族性低钾性周期性瘫痪。我国以散发多见。

【病因与发病机制】

低钾性周期性瘫痪是钙、钠、钾离子通道基因突变的遗传病。涉及的离子通道基因主要有 *CACNA1S*、*SCN4A*、*KCNE3*（分别编码骨骼肌电压门控钙通道 α_1 亚基、钠通道 α 亚基和钾通道辅助亚单位 MiRP2）。目前已发现 *CACNA1S* 存在 R528H/G、R1239H/G 突变（位于外显子 11 和 30），*SCN4A* 基因存在 R669H、R672H/G/C/S 突变（位于外显子 12）和 P1158S 突变（位于外显子 19）。突变如何导致低钾诱导的肌无力发作尚不清楚。有学者报道骨骼肌纤维的 ATP 敏感钾通道在低钾时处于失活状态，静息钾电流减少，导致肌纤维去极化，肌膜静息电位减少，引起肌收缩力减弱。

低钾性周期性瘫痪不仅具有基因异质性，同时具有表型异质性。不同突变的临床表型，包括首发年龄、发作时血清钾水平、发作持续时间、持久性肌无力的发生率、性别外显率、对药物的反应等都不尽相同。而且，不同种族在突变好发位点以及相同突变的临床表型方面也存在差异。

【临床表现】

多见于中青年人，儿童早期至 30 余岁发病居多，可早至 4 岁晚至 60 岁。男性发病率高于女性，病情多重于女性。诱发因素包括寒冷、过度疲劳、酗酒、感染、情绪激动、饱餐含大量碳水化合物的饮食等。多在饱餐后休息或激烈活动后休息中发病，达到一定严重程度时，便可发生瘫痪。发病多在夜间，早晨苏醒时发现肢体对称性瘫痪，白天亦可发病。发作前可有过度饥饿、多汗、干渴、腹泻、潮红、心悸、异常疲劳等表现。

发作时瘫痪肌肉分布各异。四肢肌肉较早受累，近端肌肉无力重于远端。典型发作是先自腰背部和下肢近端开始，向下肢远端蔓延，有的可能向上扩展到上肢和颈部肌肉，通常不涉及脑神经所支配的肌肉和呼吸肌。个别严重者可造成呼吸肌瘫痪及/或心律失常而威胁生命。发病初期有多汗、口干、少尿、便秘以及肌肉发胀感。一般发作在 0.5~2 小时达顶端，经数小时至数日可渐渐恢复。发作时四肢肌张力降低，深浅反射减弱至消失，感觉正常。发作持续时间从数分钟到数天不等。但可不定期发作，多为数周或数月一次，个别病例可频繁发作甚至每日发作，也有数年发作一次或终生发作一次者。发作间歇期肌力正常。频繁发作的病例，晚期可能会出现肢体近端肌力软弱，甚至轻度萎缩。瘫痪最早的肌肉首先恢复。发作次数不一，间隔时间长短不等。随年龄增长发作次数减少。

不典型表现包括单肢或数群肌肉无力，双臂无力不能举手或梳头，以及日常生活中的短暂无力。

Andersen 还描述本病伴有畸形表现，如身材短小、舟状头、眼距过宽、下颌萎缩。

【辅助检查】

发作时血清钾水平低于 3.5mmol/L，尿钾减少，血清 CK 升高，肌球蛋白升高。发作时心电图呈低血钾改变：U 波出现，P-R 间期及 QT 间期延长，QRS 波群增宽，T 波平坦，ST 段下降。

EMG 显示电位幅度降低，数量减少，完全瘫痪时运动单位消失、电刺激无反应。神经传导正常。

【诊断与鉴别诊断】

根据周期性短暂性发作性肢体弛缓性瘫痪，结合发作时血清钾和心电图的改变以及用钾后迅速好转，诊断并不困难，如有家族史者诊断更明确。发作间期诊断需行激发试验：葡萄糖

100g 及葡萄胰岛素 20U 在 1 小时内静脉滴注，通常 1 小时后随血糖降低而出现低血钾。瘫痪后补钾可以终止发作。但此检查必须取得患者及其家属的同意，并做好应对可能发生呼吸肌瘫痪、心律不齐等的准备。

尚需要鉴别的疾病有：高钾性周期性瘫痪、正常血钾性周期性瘫痪、吉兰-巴雷综合征、重症肌无力、原发性醛固酮增多症、肾小管性酸中毒综合征、甲状腺功能亢进伴有肢体瘫痪发作、钡中毒、瘫痪型棉酚中毒、药物诱发低血钾瘫痪［长期服用激素类药物、甲状腺素、双氢克尿塞、速尿类利尿剂、抗精神病药物（酚塞嗪类、碳酸锂）以及治疗溃疡病等药物］。

【治疗】

发作时成人一次口服 10% 氯化钾或 10% 枸橼酸钾 40~50ml，24 小时内再分次口服，钾总量达 10g。一般在数小时内常可显示疗效，效果欠佳者，继续口服 10% 氯化钾或 10% 枸橼酸钾 30~60ml/d，直到好转。病情严重时可静脉滴注 10% 氯化钾液 30ml 加入生理盐水 1 000ml 中（不用葡萄糖液，因可进一步降低血钾，严重时引起室性心律失常），每小时速度不超过氯化钾 1.5g，因为钾进入体内迅速分布至细胞外液，但进入细胞内的速度很慢，约 15 小时才达到平衡，因此输钾速度不宜过快。每天输入的总钾量也不宜过多，视病情严重程度每天可输 1~2 次，总量不超过 8g。静脉补钾现认为效果不好。发作间歇期的治疗：发作较频繁者，可长期口服氯化钾 1~2g，3 次/d，或氯化钾 2g 每晚睡前服用。也可以服用醋氮酰胺（每次 125mg，2~3 次/d）或螺内酯（每次 20mg，4 次/d）。低钠高钾饮食也有助于减少发病。

平时应避免高碳水化合物饮食、过劳、过饱、饮酒、受寒等诱因。对肾上腺素、胰岛素、激素类药物应慎用或禁用，若发作与月经周期明显有关时，可在月经来潮前 2~3 天即用氯化钾 2g，3 次/d，为时 1 周左右。发作频繁者，应限制食盐摄入量，并可服氯化钾或螺旋内酯以预防发作。已发病者，进行适量体育活动促进恢复。也可进行针灸和理疗。

二、高血钾性周期性瘫痪

高钾性周期性瘫痪（hyperkalemic periodic paralysis，OMIM 170500）多见于北欧国家，我国少见。本病于 1951 年由 Tyler 首报。1956 年 Ganistorp 描述了另外两个家族，将其称之为遗传发作性无力症。

【病因与发病机制】

病变基因位于 17q23.1-25.3，为骨骼肌钠通道的 α 亚基基因的突变所致。基因为 *SCN4A*，其突变方式主要是点突变，目前发现存在 Thr704Met、Ser906Thr、Ala1156Thr、Met1360Val、Met1592Val 等点突变。其中一些点突变与临床症状和体征有关，如 Thr704Met 的突变造成永久的肌无力，而 Met1592Val 的突变造成非萎缩性肌强直。当细胞膜近胞质面的钠通道基因突变，可以使钠通道通透性异常失活，而细胞外 K^+ 浓度升高，引起钠通道在去极化时永久性开放，最终导致膜兴奋性的消失，发生肌无力。

【临床表现】

通常在 10 岁以前起病。肌无力发作大都在白天运动后。肌无力往往对称且发生在近端，偶尔可以发生在近端而且非对称分布。严重病例颈部和脑神经支配肌肉亦受波及，呼吸肌一般不受影响。发作期间相应的腱反射减弱或者消失。每次持续时间 15 分钟至 1 小时不等，适当的活动可以缩短恢复时间，一次发作后一两天内可遗有轻度力弱。严重者每天可有发作。成年后发作次数逐渐减少或者消失。在特定肌群，肌肉强直常与肌无力合并存在，例如腓肠肌无力时，经不断活动改善肌力的同时可以出现痛性肌球。一些患者发作频繁，遗留有永久性的瘫痪和肌肉萎缩。发作期血钾升高，少数患者血钾水平为正常高限甚至降低。部分患者出现手肌、舌肌肌强直发作，伴有肌肉痛性痉挛。伴有副肌强直者，多由寒冷及运动诱发，肌无力发作前先出现肌强直。个别患者出现心律不齐，如二联律或阵发性室性心动过速。

临床上有 3 个变异型：①不伴肌强直；②伴有肌强直；③伴副肌强直。

【辅助检查】

发作时血清钾水平升高至 7~8mmol/L，血清酶如 CK 正常或升高。发作时心电图改变呈高血钾改变，起初是 T 波增高，QT 间期延长，以后逐渐出现 R 波降低，S 波增深，ST 段下降，P-R 间期及 QRS 时间延长，并且会出现快速性心律失常。

EMG 呈静息电位，自发的或随意的运动或电刺激均不见有电位出现。神经传导正常。

【诊断与鉴别诊断】

根据患者发作时的临床表现，如发作性肌肉无力，无感觉障碍和高级神经活动异常，有时有肌强直，伴有血钾升高，加上有家族史，即应考虑诊断本病。

对于可疑病例，可做以下检查：①钾负荷试验：成人患者可以口服氯化钾 4~5g，血钾浓度达到 7mmol/L 时，在 30~90 分钟内诱发患者肌无力，数分钟到 1 小时达高峰，持续 20 分钟至 1 天，正常人无此过程；②冷水诱发试验：前臂浸入 11~13℃ 水中，在 20~30 分钟可诱发患者出现肌无力，10 分钟后恢复；③运动诱发试验：蹬自行车 30~60 分钟，并加 400~750kg 阻力，停止 30 分钟后，患者可出现肌无力，并伴血钾升高。

此病首先应与低钾性周期性瘫痪、正常血钾性周期性瘫痪、醛固酮缺乏症、肾功能不全、肾上腺皮质功能低下相鉴别。此外，还需要排除氨苯蝶啶、安体舒通过量引起的高钾性瘫痪。

【防治】

发作轻者常无需治疗，严重者可用 10% 葡萄糖酸钙或氯化钙 10~20ml 静脉滴注；也可用 10% 葡萄糖 500ml 加入胰岛素 10~20U 静脉滴注，可以降低血钾，也能加速钾的排出。预防发作可以给予高碳水化合物饮食，可以进行小强度规律运动，但应注意勿过度疲劳，避免寒冷刺激。促进钾的排出可预防诱发，首选药物是乙酰唑胺（125~250mg，3 次/d）；还可以给予双氢克尿噻（25mg，3 次/d）或二氯苯二磺胺（100mg，1 次/d）。有发作预感时可以吸入 β 受体阻滞剂 butamol，必要时 10 分钟后重复1次,可预防发作。

三、正常血钾性周期性瘫痪

正常血钾性周期性瘫痪(normokalemic periodic paralysis,OMIM 170600)由Poskanzer and Kerr于1961年首先报道,1个家系中有21个患者患有此病。为常染色体显性遗传病,与高钾性周期性瘫痪有相同的突变基因。

【临床表现】

多在10岁以前发病,诱因与低钾性周期性瘫痪相似。多于夜间发生或在清醒时发现四肢或部分性肌无力,严重者发音不清和呼吸困难。发作常持续数日或数周,一般在10天以上。发作时可伴有轻度感觉障碍。患者常极度嗜盐,限制食盐摄入或补钾可诱发。

【防治】

治疗与高血钾相同,可用10%葡萄糖酸钙或氯化钙10~20ml静脉滴注,1~2次/d,或给予补钙治疗(0.6~1.2g/d)。预防发作也与高血钾相同:乙酰唑胺(125~250mg,3次/d)。每日服用食盐10~15g,必要时用氯化钠静脉滴注。避免进食含钾丰富的食物,如香蕉、西瓜、菠菜和肉类等。防止过度劳累,避免寒冷和太热。

第五节　先天性肌病

先天性肌病(congenital myopathy)是一组出生时就存在、可以在不同年龄发病、多数病情稳定或进展较慢的遗传性肌肉疾病。主要根据肌肉的病理和免疫组化结果诊断,部分已有明确基因定位。临床上最为常见的先天性肌病是中央核肌病、中央轴空肌病和杆状体肌病。

一、中央核肌病

中央核肌病(centronuclear myopathy)为肌发育性疾病,常见遗传方式为X连锁隐性遗传,也有常染色体显性遗传及常染色体隐性遗传。组织化学改变特点为具有中心核的Ⅰ型纤维占优势,由于其结构与肌管相似,故又称肌管肌病(myotubular myopathy,MTM)。

【病理与发病机制】

由于X连锁MTM(XMTM)的肌肉超微结构与胚胎发育早期的肌肉结构相似,估计本病的发病与肌肉发育停滞在肌管阶段而致肌纤维成熟延迟有关。

XMTM的发病与*MTM1*基因发生多种突变有关,目前已有报道该基因的突变达100多种,包括各种点突变、缺失,接合点突变和部分外显子的滑动等,50%的突变发生在4号和12号外显子。2000年Laporte等鉴定了导致XMTM的*MTM1*基因的133种不同突变,发现大多数截断突变导致严重、早期致死的表型,一些错义突变则表现轻型,存活期延长。

特征的病理改变是肌肉及纤维萎缩,肌肉活检见肌核位于中央区,核周带清晰,ATP酶染色中央轴心区增强,Ⅰ型纤维占优势。还原型辅酶Ⅰ四氮唑还原酶(NADH-TR)染色中央轴心区增强,Ⅰ型纤维占优势并生长不良,中央核肌纤维可达25%~95%,肌纤维直径变小。电镜下中央核由糖原及线粒体分隔,有线粒体聚积。在免疫组化检测中,中间细丝蛋白的vimentin和desmin表达强烈,与胎儿肌肉相似,为胚胎肌丝蛋白的表达形式。并有肌凝蛋白的不正常表达,肌膜和网状层蛋白显著增加,肌纤维功能丧失。

【临床表现】

主要临床特点为儿童期出现肢体肌肉无力,呈缓慢进行。根据不同的发病年龄、病情程度和预后,可分为以下几型:

1. 严重婴儿型　X连锁隐性遗传,出生前常有羊水过多,胎动少,偶见心律失常。胎儿头大,体长。出生后表现严重肌张力低下,全身肌无力,半数缺乏自主的抗重力活动,多数有面肌无力,眼肌瘫痪,哭声低微,吞咽困难,腱反射消失,约半数无呼吸。部分有髋关节及膝关节挛缩。常由于呼吸道感染、呼吸衰竭而于新生儿期死亡。有幸存活下来的,往往会有一些外表上的特征,如高腭弓,长脸(类似先天性肌强直性肌营养不良),漏斗胸,瘦长指等。部分可伴有球形红细胞增多症,脑积水,维生素K依赖性凝血障碍及脊柱侧弯等。

2. 早发型　常染色体隐性遗传或散发。发病可在婴儿期或儿童期。主要症状有眼肌瘫痪、上睑下垂、面肌无力,四肢无力以近端明显,智力正常。出生时可为软婴儿,伴喂养困难,窒息。

3. 晚发型　常染色体显性遗传。发病年龄从几岁到十几岁均有。主要表现为以近端为主的全身肌无力,少数为远端。有面瘫和上睑下垂。可有腓肠肌肥大。本病进展缓慢,部分可活到老年。

【辅助检查】

血清CK正常或轻度增高。肌肉活检的特征性病理改变是肌肉及纤维萎缩肌(见上文病理部分)。EMG正常或表现非特异性肌源性损害改变。

【诊断与鉴别诊断】

主要根据出生前胎动少,羊水过多,出生后肌张力极低和全身肌肉无力,特征性的肌肉病理和免疫组化改变以及阳性家族史。肌肉XMTM的诊断还有赖于*MTM1*基因突变的检测。

婴儿型MTM应特别注意与各种可引起婴儿松弛综合征(floppy infant syndrome)的疾病鉴别。早发型和晚发型的需要与其他先天性肌病、各种肌营养不良和脊肌萎缩等区别。

【防治】

目前无有效的治疗方法。对XMTM患者早期的辅助呼吸和持续的维持生命措施有助于延长生命。对存活时间长的患者,要注意每年检查血象、肝功能、腹部超声和凝血功能等。

XMTM预后极差,据统计其死亡时间,74%在新生儿期,10%在生后第1年,7%在10年以后。预防主要是利用分子遗传学方法检测XMTM基因携带者以及进行产前诊断,这有助于防止患儿出生。

二、中央轴空病

中央轴空病(central core disease,CCD)属于细肌丝性肌病,是罕见的先天性肌病。OMIM 编号为 117000,Shy 和 Magee 于 1956 年首先报道了一个家族 3 代 5 个患者,该病呈散发性,常染色体显性和隐性遗传。为恶性高热(malignant hyperthermia,MH)的等位基因病。

【病因与发病机制】

目前已发现 CCD 与骨骼肌基质网 ryanodine 受体基因(*RyR1*)突变有关,*RyR1* 基因突变产生 CCD 的机制,目前主要有 2 种假说,即渗漏通道学说和兴奋收缩失耦联学说。典型的中央轴空病在苏木精-伊红染色(HE 染色)中,可见肌纤维中央有圆形深红色染色区,NADH-TR 染色见肌纤维中央有圆形不着色空白区,以Ⅰ型肌纤维表现更为显著,提示该处线粒体缺乏或氧化酶活性低下。PAS 染色提示糖原减少。MGT 染色呈紫色,说明此处为肌质,而肌原纤维已破坏或减少,而轴空区周围的肌原纤维正常,故呈蓝绿色。有报道认为,轴空结构随年龄增加而逐渐明显。电镜下可分为"有结构型"和"无结构型"。在结构型中可见肌丝排列紧密成堆,肌原纤维间无线粒体、肌管、糖原和脂滴等。Z 线常呈 Z 字形弯曲或呈长条的水纹状外观,无结构型的 Z 线完全消失。

【临床表现】

特征性地表现为出生时全身肌张力低下,缓慢进展或非进展性肢带肌及近端肌无力。早期可见到脊柱侧弯和四肢关系挛缩,肌张力低下,肌力下降,患儿不能站立,坐立不稳,Gowers 征阳性,重者常因呼吸困难和肺部感染而夭折。脑神经支配的肌肉相对不受影响,虽有肌萎缩但不显著并无肌束震颤。多数病例为非进展性,腱反射正常或减弱、消失,智能正常。

约 40%有肌纤维中央轴空的患者无症状。部分患者可伴有恶性高热,主要表现为在吸入麻醉及使用极化肌松弛剂时出现骨骼肌僵硬,心动过速,过度通气,发绀,乳酸血症,发热。

【辅助检查】

早期有血钾和血钙的升高,晚期有 CK 及肌球蛋白增高(血和尿中)。肌电图可见短时限、低电位及多相运动单位,运动传导速度正常。MRI 有助于了解肌肉量的改变。

【诊断与鉴别诊断】

主要依据是出生后起病的非进行性低肌张力和肌无力及肌肉活检病理检查。由于中央轴空是线粒体和糖原的减少和缺乏,便可在相应的酶染色中特征出现中央浅染或缺失的轴空现象,而轴空周围的基质正常。中央轴空病常伴型肌纤维占显著优势,且常侵犯型纤维为主。病理诊断方面需注意与多轴空或微轴空相鉴别,后者可见于恶性高热,肌营养不良、炎症性肌病,内分泌肌病,失神经性肌萎缩等多种疾病之中,是非特异性的病理改变。

初期要与其他疾病引起的婴儿松弛综合征鉴别。在婴儿期后主要与各种先天性肌病、肌营养不良和脊肌萎缩等鉴别。除一般的临床症状外,最重要的鉴别点是肌纤维中央轴空的病理特征,遗传方式以及基因检测。出现恶性高热时还需与各种可引起发热的疾病相区别。

【防治】

目前对 CCD 无有效治疗,但对已知易感恶性高热的患者要预防恶性高热的发生,恶性高热的死亡率达 80%。故对这类患者要避免吸入麻醉及极化肌松弛剂的使用,可改用非激发性麻醉或局麻,一旦手术中发生心率、血压、体温、动脉血氧等发生变化,应立即停止麻醉,改为吸入 100% 纯氧,使用解毒剂 dantrolene,直至肌肉松弛,呼吸、心率及体温明显降低及血气分析正常。经这样的处理,死亡率可从 80% 降至 0,但仍有神经、肌肉和肾损害。

三、杆状体肌病

杆状体肌病(nemaline myopathy,NM)是一种细丝性先天性肌病,因在患者肌纤维中发现大量杆状体(nemaline body)或称肌杆(rod)而得名。

【病因与发病机制】

为遗传性肌病,目前确定的致病基因至少 5 种,编码蛋白均为肌原纤维细肌丝组分,分别为 α-tropomyosin$_{SLOW}$(*TPM3*)、α-actinin(*ACTA1*)、β-tropomyosin(*TPM2*)、nebulin(*NEB*)和 troponin T1(*TNN T1*)。遗传方式多样,其中前两者既有常染色体显性遗传,又有隐性遗传;后两者已报道的突变为隐性遗传;*TPM2* 仅见于常染色体显性遗传的家系中。据推测可能大部分杆状体肌病病例为 *NEB* 突变。国外报道在成人晚发型杆状体肌病患者中约半数合并免疫系统疾病,如 HIV、人类嗜 T 淋巴细胞病毒感染、单克隆丙种球蛋白病和原发性甲状腺功能减退,加之在一个患者骨骼肌的肌膜中有免疫球蛋白沉积和部分患者对免疫抑制疗法有一定效果,使得学者猜想在成人晚发型杆状体肌病发病机制中存在自身免疫或细胞免疫缺陷。

主要病理特征为电镜下观察可见肌纤维内有大量短棒状小体(rod)形成。肌肉突出改变为肌纤维内出现杆状体。HE 染色难以识别,在改良 Gomori 染色时最清晰,可见杆状体染成紫红色,长 1~7μm,宽 0. 3~3. 0μm,随机分布于肌膜下或核周。此外肌纤维直径大小不一,多数直径小于正常,Ⅰ型纤维占优势,Ⅱ型纤维减少,ⅡB 纤维缺乏。磷钨酸苏木素(PTAH)染色杆状体呈蓝色。ATPase 染色杆状体聚集区酶活性缺乏。核内杆状体罕见,一般见于严重的新生儿型和进展型的成人,核内杆状体明显大于肌质杆状体,常为孤立性的。杆状体的数量随病程的进展而逐渐增多,但与杆状体肌病严重程度或发病年龄之间无相关性。含杆状体的肌纤维比例因患者和所检肌肉不同而异,多数患者的梭外肌肌纤维均可见杆状体。

【临床表现】

主要表现为肢体近端肌肉和躯干肌无力和萎缩,并可逐渐发展为全身力弱,也可伴有面肌、舌肌和咽喉肌的无力。根据肌无力的程度和不同的发病年龄可将本病分为以下四个亚型:

1. 严重新生儿型 为常染色体隐性遗传。出生时肌张力极低,肌肉无力,缺少自主运动,吸吮和吞咽困难,于生后数周到数月因呼吸衰竭或复发性肺炎死亡。患儿还伴有关节挛缩，肺发育不全，妊娠期可有羊水过多和胎动减少。偶尔可见扩张型心肌病和骨骼关节等其他先天发育畸形，免疫组化发现线粒体脂肪酸氧化障碍。

2. 轻型或典型 多为常染色体隐性遗传。出生后1年起病，出现肌张力低，肌无力以远端明显，喂养困难和运动发育不全。并有呈高音调的声音，垂足等。病情常进展缓慢或不进展。大多数患者可正常生活，部分患者因青春期快速生长使肌肉受损，从此开始使用轮椅。

3. 儿童期发病型 为常染色体显性遗传，出生早期运动发育正常，常在儿童期有肌无力表现，最早出现的症状是踝关节背曲，之后是缓慢进行的踝关节无力和四肢近端肌无力，面及颈肌均无力，故而出现长脸，无表情。有弓形足和脊柱侧弯，可有呼吸肌受累，但症状很轻，病情稳定或进展缓慢，心肌很少受累，多数可正常活到成年，多在40岁后需用轮椅，少数在青春期病情恶化。

4. 晚发型或成人型 多为散发，其主要特点是：①发病年龄在23~79岁，平均45岁，35~50岁好发，男性略占优势。②多无家族史和先天性的发育畸形。③主要表现为肢体近端无力并呈进行性或缓慢发展，伴有肌萎缩，少数为广泛肌无力，个别患者表现为肢体远端无力。可伴有肌肉疼痛，多见于病程缓慢进展型。中枢神经系统通常不受影响，智力正常。④CK水平通常轻度增高或正常，EMG提示肌原性损害。个别报道显示可有红细胞沉降率增快、抗核抗体阳性和血清免疫球蛋白增高等。⑤通常对激素治疗无效，呼吸肌瘫痪是最常见的致死原因。⑥肌肉病理发现肌质中可见大量肌杆，偶尔有核内肌杆，可有炎性改变。这些肌杆来源于Z线物质，由肌动蛋白和A2辅肌动蛋白组成，位于肌膜下或肌质中央。

呼吸障碍是杆状体肌病的共同特征，不仅在新生儿期，而且在一生都存在。有些患者尽管没有症状，但多数在检查时表现出呼吸能力受限制。患者有发生隐袭性夜间缺氧的危险，甚至是突发性呼吸衰竭。

【辅助检查】

血清CK正常或稍高，肌电图可见病理干扰相。肌肉活检突出改变为肌纤维内出现杆状体。

【诊断与鉴别诊断】

临床主要表现为肌张力降低和肌无力，但不同患者发病年龄和病情程度不同，分型较多，特征性的诊断依据是在大量肌纤维中发现大量杆状体，且没有其他肌病的特征性病理结构。值得注意的是杆状体为非特异性病理改变。少量杆状体可见于线粒体脑肌病、皮肌炎、强直性肌营养不良、HIV感染、霍奇金病（Hodgkin disease）等其他神经肌肉疾病中。只有杆状体明显增多，且为最突出的病理改变时才考虑有杆状体肌病的可能。此外，杆状体肌病尚需要与肌营养不良、代谢性肌病、炎性肌病、进行性脊肌萎缩症、急性酒精性肌病等鉴别。

【治疗】

无特效治疗，由于对本病预后影响最大的是呼吸功能和脊柱侧弯的程度，所以应注意心肺功能监测。一般患者可行体疗，当出现呼吸、吞咽困难或呼吸道感染时给予对症处理，呼吸衰竭的患者可行呼吸机治疗。检查心脏情况，注意发生心肌病和肺源性心脏病的危险。物理治疗、语言训练和矫形治疗等均有助于提高患者的生活质量。

第六节 代谢性肌病

代谢性肌病是一大类肌纤维糖原、脂质及线粒体代谢紊乱，导致能量产生过程障碍而引起的骨骼肌萎缩和无力的疾病，常有全身多个脏器系统的受累。依据代谢环节受累的不同，可分为糖原贮积性肌病（glucogen storage myopathy，GSM），脂质沉积性肌病（lipid storage myopathy，LSM）和线粒体肌病（mitochondrial myopathy）及脑肌病（miochondrial encephalomyopathy）。

一、糖原贮积症

糖原贮积症（glycogen storage disease）是一组基因缺陷导致某种酶缺乏或活性降低，而引起的糖原代谢障碍，使糖原在组织中过多沉积所致的疾病。目前本病分为13个类型（表19-6-1），是由相应的酶缺乏引起；有的为单纯肌肉受累，有的为全身多系统脏器均受累，故不同的类型，临床表现各异。在神经科临床工作中，糖原贮积症Ⅱ型较为常见。

表19-6-1 糖原贮积症分型

疾病名称	缺陷酶名称	病变部位	临床表现
Ⅰ型（Von Gierke病）	葡萄糖-6-磷酸酶	肝、肾、小肠	肝大、低血糖、发育迟缓
Ⅱ型（Pompe病）	酸性麦芽糖酶	肌肉、肝、白细胞、成纤维细胞	肌无力、肝大、低血糖
Ⅲ型（Forbe病）	淀粉1,6葡萄糖苷酶	肌肉、肝、白细胞、红细胞、成纤维细胞	肌无力、肝大、低血糖
Ⅳ型（Andersen病）	淀粉1,4-1,6转葡萄糖苷酶	肝、白细胞	肝大
Ⅴ型（McArdle病）	肌磷酸化酶	肌肉	肌无力、肌肉痉挛
Ⅵ型（Her病）	肝磷酸化酶	肝、白细胞	肝大、低血糖

续表

疾病名称	缺陷酶名称	病变部位	临床表现
Ⅶ型(Tarui 病)	磷酸果糖激酶	肌肉、红细胞	肌肉痉挛、肌无力
Ⅷ型	磷酸化酶 b 激酶	肝、肌肉	肝大、易疲劳
Ⅸ型	磷酸甘油酸激酶	肝、白细胞、红细胞、肌肉	低血糖、易疲劳
Ⅹ型	肌肉磷酸甘油酸激酶	肝、肌肉	肝大、易疲劳、肌红蛋白尿
Ⅺ型	乳酸脱氢酶	肝、肾、肌肉	肝大、易疲劳
Ⅻ型	醛缩酶 A	红细胞、肌肉	贫血、易疲劳
ⅩⅢ型	B-烯醇化酶	肌肉	易疲劳

不论何种糖代谢的酶缺乏，其最终导致肌纤维内出现大量的糖原颗粒堆积，其不仅不能产生能量，且还因过多的糖原颗粒挤压破坏肌原纤维，因此，病理形态学的共性是：HE 染色显示肌纤维内出现大量空泡样变性或坏死，部分空泡内有嗜碱性颗粒；PAS 染色可见病变肌纤维呈阳性或强阳性，但多数病变肌纤维因为在标本染色处理过程中，糖原颗粒被冲洗而脱失，故未显示出阳性，甚至是淡染。电镜观察到肌膜下及肌原纤维间隙有大量糖原颗粒堆积，肌丝结构断裂、破碎，可伴有许多髓样体或小管空泡体。采用特殊缺陷酶染色可确定不同类型的糖原贮积性肌病，但国内极少开展。

（一）糖原贮积症Ⅰ型

又称肝肾糖原增多症。由 von Gierke（1929）首先报告，也称 von Gierke 病。

【病因与发病机制】

代谢缺陷是肝和肾组织中缺乏葡萄糖-6-磷酸酶活性。该酶的基因定位于染色体 17q21，目前全世界已发现有 80 多种基因突变，其中有 9 种是华人常见的类型。生化方面，在全身内脏中所沉积的糖原结构仍属正常，仅其浓度可超出正常组织量的 4% 以上。由于葡萄糖-6-磷酸酶是调节血中游离葡萄糖进入肝脏中起重要作用的酶，因此该酶活性缺乏可引起血中葡萄糖含量减低。近年来又发现了Ⅰb 型糖原贮积症（OMIM 232220，旧称假Ⅰ型），患者肝肾中的磷酸酶活性完全正常，而是肝脏微粒体中此酶的移位酶（microsomal translocase）活性缺乏，致使 6-磷酸酶不能进入内质网而起酶促作用。

病理检查中见肝肾肿大。显微镜下见肝细胞和肾曲小管中有大量洋红染色鲜明的糖原。电镜下见肝细胞、胆小管和 Disse 间隙的间膜上微绒毛缺失，内质网中出现双层结构的小泡等。全身骨骼肌、心肌和舌肌均无变化。中枢神经系统也无特异的损害。

【临床表现】

患儿多在出生后一年以内发生低血糖症状，尤其是无原因的抽搐可为首发症状，程度可轻可重。如缓慢发生低血糖还可见到昏睡、呕吐、大量出汗或肢体偏瘫等神经症状。患儿肝大，有时从出生后不久即可检出，肝脏边缘常较硬而无压痛。如发现较晚的病例腹部可见膨出，全身皮下脂肪增多，尤其在臀、胸、面颊等部位更显。肢体伸侧皮肤有时见到胆固醇沉积的黄色瘤。在仔细触诊下肾也可触及。神经系症状的轻重与低血糖的程度密切相关，严重者可致生长发育停顿，精神迟滞，不易喂养。常在婴儿或儿童期死于并发症，但也有轻症病例存活到成年的。Ⅰb 型的病儿临床与经典的Ⅰa 型大致相似，仅易于反复感染。

【辅助检查】

除了明显的血糖低之外，餐后血糖常明显升高，同时血中乳酸、丙酮酸和尿酸也可增高。与正常儿童的低血糖相比，患儿血中羟基丁酸常偏低，脂肪酸、胆固醇和甘油三酯类偏高，而无机磷有时偏低，但碱性磷酸酶活性无改变。Ⅰb 型患者末梢血中性粒细胞减少。

【诊断】

诊断最确切的方法是直接检测肝组织中葡萄糖-6-磷酸酶活性或从肝活检中用组化方法检测糖原，有学者提出用不同同位素标记的 2-^{3}H-葡萄糖和 U-^{14}C-葡萄糖从静脉注入于 60 分钟后正常者^{3}H∶^{14}C 的比值有明显下降，而 6-磷酸酶活性缺乏者比值不变。使用肾上腺素或胰高血糖素诱发试验时，在 10~20 分钟后也不能引起血糖上升。

【治疗】

原则上应补充血中葡萄糖到一定浓度，但血糖过高又能导致糖原合成而在肝、肾中贮积，因此应采用长期定时鼻饲少量糖类（包括夜间喂饲），维持到 4~5 岁后再逐渐减少或停用。有报道用二氮嗪（diazoxide）或苯妥英钠等药物升高血糖也可减轻症状。膳食方面可用中链甘油三酯类代替长链脂类，以改善脂代谢，能使血脂下降，肝脏缩小，皮肤黄色瘤消退。外科治疗方面可用门静脉分流术，可使从肠道吸收的葡萄糖通过捷径直接进入体循环，但术后的并发症较多。如在术前用静脉高营养液输注，有时可使并发症减少。

（二）糖原贮积症Ⅱ型

糖原贮积症Ⅱ型（GSD Ⅱ），也称为酸性麦芽糖酶缺乏症（acid maltase deficiency，acid α-glucosidase deficiency），1932 年由荷兰病理学家 Pompe 首次报道本病，故常称为蓬佩病

(Pompe disease)。

【病因与发病机制】

本病是以肌肉糖原贮积为主的类型，病因为酸性麦芽糖酶(acid maltase，α-1，4-葡萄糖苷酶)在肌肉(骨骼肌、心肌)中的活性缺乏。位于染色体17q25.3上的溶酶体酸性α-1，4-葡萄糖苷酶(acid α-1，4-glucosidase，GAA)基因突变导致所编码的GAA活性降低或缺失，使糖原不能在溶酶体内分解为麦芽糖和葡萄糖而在溶酶体内贮积，造成多组织器官损害，以心、肝、骨骼肌损害为著。呈常染色体隐性遗传。

在组织病理方面，婴儿型的主要改变是空泡型肌病，在肌纤维内聚集大量的PAS阳性物质，同时还结合有糖蛋白或黏脂类的异染性物质。间质中偶见有散在的淋巴细胞浸润。有时心肌和肝脏也可见有类似改变。电镜下见肌膜中存积有大量单颗粒或多颗粒糖原。同时溶酶体中也见有膜结合的糖原颗粒存在，因而Pompe病也被认为属于溶酶体物质贮积病之一。晚发型则仅有中等度的糖原贮积，用HE染色也可显示许多空泡。

【临床表现】

根据起病年龄、疾病进展速度、受累器官及酶活性情况，可分为两种临床表型：

1. 婴儿型蓬佩病(infant onset Pompe disease，IOPD)　典型患者于新生儿期至生后3个月内起病，肥厚型心肌病为IOPD的特征性表现，患儿出现四肢松软，肌力、肌张力低下、少动，运动发育迟缓，舌大，喂养及吞咽困难，易呼吸道感染。病情进展迅速，常于1岁左右死于心力衰竭及呼吸衰竭。少数不典型婴儿型患者起病稍晚，病情进展较慢，心脏受累较轻，又称非经典婴儿型。

2. 晚发型蓬佩病(late onset Pompe disease，LOPD)　患者于1岁后起病，可晚至60岁发病，主要累及颈肌、躯干肌、四肢近端肌群及呼吸肌，呼吸肌早期受累为Pompe病突出表现，部分患儿可能因急性呼吸困难或呼吸功能衰竭而首诊于急诊科或呼吸科，疾病后期几乎所有患者均有呼吸困难、通气功能下降和低氧血症，高碳酸血症、晨起头痛，嗜睡，可伴有肺动脉高压，易合并呼吸道感染、肺不张，严重的患者可出现呼吸功能衰竭。躯干肌受累常导致腰背痛、脊柱弯曲、脊柱强直。四肢近端受累下肢比上肢重，上楼、下蹲起立困难，运动不耐受。心脏一般不受累。

【辅助检查】

肌电图可见多相电位和低幅的干扰波，有时也出现高频的肌强直波等。婴儿型心电图多有异常，如ST段下降，T波倒置，P-R间歇缩短，和心肌炎的改变相似。各型均见血清中CPK、LDH、AST等酶活性增高，以婴儿型最明显。婴儿型患者GAA活性严重缺失，GAA酶活性多<1%。晚发型GAA酶活性多在1%~30%。

【诊断与鉴别诊断】

Pompe病的诊断依据包括临床表现、实验室生化学、电生理学、组织病理等，确诊靠酶活性测定及基因检测。

诊断流程见图19-6-1。

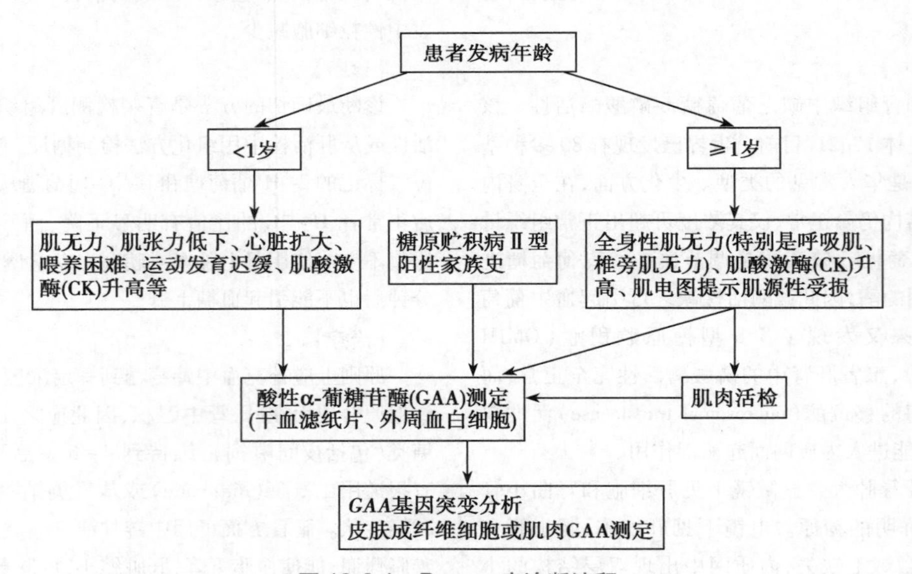

图19-6-1　Pompe病诊断流程

临床上主要与脊髓性肌萎缩(SMA)1型、重症肌无力(MG)、肢带型肌营养不良(LGMD)、多发性肌炎等鉴别。

【治疗】

由于是一个多系统受累的疾病，需要神经科、呼吸科、心内科、康复科、消化科等多学科综合治疗。

1. 常规治疗　临床主要给予心肺功能支持、康复训练、高蛋白、低碳水化合物饮食或支链氨基酸饮食等，保持呼吸道通畅，积极控制呼吸道感染。如动脉血PCO_2≥45mmHg，仰卧位FVC≤50%预期值，吸气负压<60cmH_2O，或睡眠时血氧饱和度<88%持续5分钟，均应给予双相气道正压通气(BiPAP)治疗。如果上述治疗不能纠正低氧血症，可谨慎增加氧浓度，并密切监测动脉血PCO_2水平，预防氧诱导的高碳酸血症。严重呼吸

衰竭时给予机械通气治疗。应定期评估心肺功能、肌肉力量及活动能力，鼓励力所能及的运动和功能训练，加强吞咽、语言、肢体运动训练，应避免高强度、对抗性运动及过度劳累。对于左心室流出道梗阻的患儿，避免使用强心药如地高辛等，可使用利尿剂及降低后负荷的药物如血管紧张转换酶抑制剂。

2. 特异性治疗　myozyme 是通过基因重组技术在中国仓鼠卵细胞中合成的蛋白质，其结构和功能与人体合成的酸性α-葡糖苷酶高度相似，在甘露糖-6-磷酸受体的介导下靶向于溶酶体发挥水解糖原的作用，是目前唯一对蓬佩病有特异性治疗作用的酶替代治疗药物。

前期研究表明，早期应用酶替代疗法可获得较好疗效，显著改善或稳定运动功能和肺功能。酶替代治疗前建议行皮肤成纤维细胞或肌肉组织 GAA 活性检测并结合 *GAA* 基因突变结果，婴儿型患者一旦确诊，应尽早开始酶替代治疗，可显著延长生存期、改善运动发育和心脏功能。晚发型患者在出现症状、体征前，应每隔 6 个月评估肌力和肺功能，一旦出现肌无力、呼吸功能减退或 CK 升高，应尽早开始酶替代治疗，可显著改善运动及呼吸功能。推荐剂量：20mg/kg，每两周 1 次静脉输注，最大输注速率为 7mg/(kg・h)。建议起始速率不超过 1mg/(kg・h)，确定可以耐受后每半小时增加 2mg/(kg・h)。运用酶替代治疗(ERT)的时机推荐(表 19-6-2)。

表 19-6-2　运用酶替代治疗(ERT)的时机推荐

无体征的症状前患者	有体征的症状前患者	有症状患者	严重症状	ERT 治疗时长
每 6 个月检查一次近端肌无力和肺功能。在有症状发生、近端肌肉无力或在直立或仰卧位的用力肺活量减少时应启动 ERT 治疗	MRC 量表[*]检测到有近端肌肉无力或直立或仰卧位的用力肺活量减少时应启动 ERT 治疗	直立或仰卧位的用力肺活量减少，肢体肌肉无力增加，难以完成日常生活活动时应启动 ERT 治疗	如果患者需要使用轮椅，并在白天和晚上需要有创通气：推荐使用 ERT 治疗 1 年，然后评估治疗的有效性。1 年后，根据具体情况需要持续无创通气的患者推荐 ERT；如果严重的体征和症状稳定或改善，则继续进行 ERT	一年后再重新考虑是否继续治疗

注：[*]英国医学研究委员会(Medical Research Council, MRC)制定的肌力分级标准。

在酶替代治疗前，应制定个体化治疗及随访方案，定期进行肌力、营养、心肺功能评估。还应了解 myozyme 是一个酶蛋白，可能发生相关免疫反应如发热、皮疹、关节痛和颜面水肿，严重时会发生过敏性休克。

【预防】

本病为常染色体隐性遗传病，先证者父母再次生育再发风险为 25%。应对所有先证者及其家庭成员提供遗传咨询，对高风险胎儿进行产前诊断，于妊娠早期 11~13 周采集绒毛直接进行 *GAA* 基因突变分析及 GAA 活性测定。如果不能进行基因突变分析或未发现明确突变位点，可选择绒毛或经培养的羊水细胞进行 GAA 活性测定。由于假性缺陷等位基因的存在，产前诊断时应优先选择基因分析。此外还可考虑胚胎植入前基因诊断。

(三) 糖原贮积症Ⅴ型

1951 年 McArdle 首先描述了本病，因此又称 McArdle 病。临床特点是全身肌肉无力，易疲劳，在运动后出现严重的肌肉痉挛和疼痛。由于肌肉中缺乏磷酸化酶又名肌磷酸化酶缺乏症。

【病因与发病机制】

本病的代谢缺陷是肌肉组织中缺少磷酸化酶。磷酸化酶是糖原降解酶中的第一步，葡萄糖苷 1、4 键上的裂解必须有此酶的促进作用，否则就不能降解为 1-磷酸葡萄糖以及进一步的糖酵解，生成乳酸和丙酮酸等。磷酸化酶本身平时处于无活性状态，必须有磷酸化酶激酶的活化才能转变为活性酶，而且牵涉到一系列的细胞内信息传递系统(包括磷酸核苷酸类的环化、蛋白激酶的磷酸化与脱磷酸化等)。肌肉中磷酸化酶缺失时，不能生成已糖类，从而在肌肉收缩后不能产生乳酸，同时血中的乳酸也不能相应地升高。这一现象成为本病以及其他类型的肌糖原贮积症[Ⅶ型、Ⅹ型、磷酸葡萄糖异构酶(PHI)缺乏]的代谢标志。

已知磷酸化酶基因定位于染色体 11q13，并已有多种不同突变类型的报告。肌肉的组织学检查见在肌膜下有中等的糖原累积。电镜检查显示 I 带部分结构紊乱，肌原纤维扭曲。用组化方法染色可见磷酸化酶染色极淡或完全不着色。

【临床表现】

起病于儿童或少年期，通常缓慢发病，逐渐感觉肌肉易于疲劳，耐久力差，但也有由于体力过劳而急性促发的病例。以后远侧肌群易于在活动后痉挛和疼痛，特别是在强体力劳动后出现肌红蛋白尿(尿色深)。发育到青年或成年期后，肌无力症状更为明显，也可出现肌萎缩。如频发肌红蛋白尿，有时可致肾功能不全。虽然心肌也可受犯，但出现心脏症状和累及呼吸肌者不多见。

【辅助检查】

血清中 CPK 等肌活性酶明显升高，在随意运动后更明显。心电图检查可有 QRS 综合波幅增高，P-R 间歇延长，T 波倒置，心率减慢等非特异性变化。肌电图在随意运动时干扰相波幅下降，在缺血-运动条件下收缩时有时不显示动作电位。肌肉活检见上述病理部分。

【诊断】

除了根据临床症状和血清酶水平增高以外，肌肉活检的组化检查是确诊的必要步骤。此外，应用肌肉的缺血-运动试验也是协助诊断的方法之一，即用两条止血带分别缚在患者的手腕和肘以上臂部，暂时阻断局部的动静脉血流。然后用气球充气到收缩压以上并维持3分钟，同时让患者用该侧手紧捏皮球运动，并且分别在运动前、运动后5、10、20分钟时各从同侧肘静脉中抽血一次。如正常人在运动后血中乳酸和丙酮酸于5分钟后即明显上升，而本病患者乳酸、丙酮酸含量很少上升或无变化。近年来还出现了不少改进的有氧或无氧半缺血诊断法，其原理也大体上相似。

【治疗】

原则上仅有补充葡萄糖的对症疗法。有报道用高脂肪膳食以减轻症状。国内文献报告用鲜山楂内服，每日120~150g，也对肌无力症状有所帮助。近年来有人使用内服单水化肌酸(creatine monohydrate)，经过安慰剂对照和交叉试验后，认为对某些轻症的患者，可以出现肯定的效果。

二、脂质沉积性肌病

脂质沉积性肌病是指脂肪代谢障碍导致肌纤维内脂滴过多引起其形态结构破坏和收缩功能减弱的骨骼肌疾病。大多类型的脂质沉积性肌病主要与肌纤维内相关的酶缺乏有关。

【病因与发病机制】

肌纤维内有许多氧化脂肪酸的酶，不同的酶缺乏导致不同的疾病。

1. 肉碱缺乏症　可分为基因缺陷引起的原发性肉碱缺乏病和内科疾病引起的继发性肉碱缺乏症。前者称系统性肉碱缺乏病，而只出现在肌肉的肉碱缺乏病称为局限性肉碱缺乏病，即通常所说的脂质沉积性肌病。肌纤维内的肉碱(carnitine)将长链脂肪酸从线粒体外转运到线粒体内进行氧化，是长链脂肪酸穿过线粒体膜转运必需的辅助因子。肉碱为小分子水溶性物质，其75%来自食物中的肉类，其余在肝脏和肾脏由赖氨酸和甲硫氨酸合成肉碱。90%的肉碱存在于肌肉中，因此肌纤维中的肉碱一旦缺乏，则导致大量脂肪酸不能氧化，而引起肌纤维内的脂滴堆积产生肌纤维受损，功能也受影响。

2. 肉碱转运酶缺乏　肉碱转运脂肪酸还需要相关的酶参与，这些酶缺乏也同样造成脂肪酸的代谢障碍，其引起的疾病包括碱棕榈酶转移酶Ⅰ缺乏病、肉碱棕榈酰转移酶Ⅱ缺乏病和肉碱脂酰转位酶缺乏病。

3. 脱氢酶缺乏　被转运到线粒体的长链脂肪酸在β-氧化过程中，还需要相关的酶参与，如脱氢酶；某些基因缺陷时，该酶的活性下降，使得脂肪酸不能被氧化代谢产生能量。不同的长链脂肪酸在氧化时，由不同的酶所负责，因此，不同的酶缺乏产生相应的酶缺乏病，常分为极长链、长链、中链、短链脂肪酸脂酰-CoA脱氢酶缺乏病四种。

4. 其他　还有些其他酶的缺乏，如肉碱-脂酰肉碱转位酶缺乏和脂肪酸β-氧化障碍都引起相应的脂质沉积性肌病。

不管哪种原因引起脂肪酸代谢障碍，最终产生两个结局，一是能量不够，使得肌纤维收缩功能降低，而表现为肌无力或肌肉运动不耐受现象；二是肌纤维内的脂肪滴逐渐增多、堆积，对肌原纤维或肌丝产生挤压破坏作用，使肌纤维结构异常，严重者发生肌纤维变性坏死。

国内较为常见的核黄素反应性脂质沉积症(riboflavinresponsive lipidstoragemyopathy，RR-LSM)是由电子转运黄素蛋白(electron transfer flavo protein α/β subunit，*ETFA/B*)基因或电子转运黄素蛋白脱氢酶(electron transfer flavo protein dehydrogenase，*ETFDH*)基因突变，导致脂质在肌纤维胞质中沉积，引起肌纤维的结构破坏而出现肌萎缩和肌无力。

【病理】

不论哪个类型的脂质沉积性肌病，其病理特点均表现为肌纤维内堆积大量的脂滴，严重程度取决于脂滴堆积的多少。轻者的肌纤维呈细小筛孔样变性，重者出现肌纤维呈粗大空泡样变性，甚至肌纤维破碎；伴有吞噬现象。油红O染色(ORO)和SBB染色可显示肌纤维呈阳性或强阳性，NADH染色提示肌纤维结构破坏，有较粗大的深染颗粒。有的还伴肌纤维内线粒体增多，甚至出现RRF样改变。ATP酶染色提示受累肌纤维以Ⅰ型为最多。

【临床表现】

基本表现为肢体运动不耐受或运动后出现肌肉痉挛、疼痛及肌无力，后期可出现肌肉萎缩等。

1. 原发性肉碱缺乏性肌病　儿童后期或青年期开始出现的进行性近端肌无力，可累及面肌、颈肌和呼吸肌。青年或中年发病者，以肌无力和易疲劳为特点，也可表现为全身肌无力。病程缓慢，但有急性加重，严重时可累及呼吸肌而危及生命。部分患者可有心肌损害，如心律失常、心功能障碍等。一般没有骨骼肌溶解表现。

2. 脂酰-CoA脱氢酶缺乏病　主要有以下7个类型。

(1) 短链酰基辅酶A脱氢酶缺乏(short-chain acyl-CoA dehydrogenase deficiency，SCADD)：新生儿型，可致死。在出生后几天内出现进食减少、呕吐和代谢性酸中毒。6个月内出现较明显并呈进行性肌无力和肌张力减低。成人型主要表现为近端型肌无力和显著的肌肉疼痛，可有眼外肌瘫痪。

(2) 中链酰基辅酶A脱氢酶缺乏(medium-chain acyl-coenzyme A dehydrogenase deficiency，MCADD)：临床症状各异，主要表现为代谢性脑病、Reye病样发作、呕吐、疲劳和昏迷，而肌肉受累症状较少。本病可猝死。

(3) 长链酰基辅酶A脱氢酶缺乏(long-chain L-3-hydroxyacyl CoA dehydrogenase，LCHAD)：发病年龄更早、症状更为严重。患儿不能耐受饥饿，脂肪酸代谢缺陷，肝脏和心脏增大，易夭折。早期非酮症性低血糖发作常见，可有发育迟滞，后期出现近端性肌无力、肌痛、肌痉挛和反复肌红蛋白尿。尤其肌无力和肌张力减低很显著。

(4) 极长链酰基辅酶A脱氢酶缺乏(very-long-chain acyl-CoA dehydrogenase, VLCAD):2岁左右发病,轻者表现为非酮症性低血糖,重者早发型伴有扩张型心肌病,死亡率较高。

(5) 多长链脂酰-CoA脱氢酶缺乏病(multiple long-chain acyl-coenzyme A dehydrogenaeg deficiency, MADD):也称戊二酸尿症Ⅱ型,系我国最常见的类型,因其对核黄素治疗有极好的疗效,故又称为核黄素反应性脂质沉积性肌病。核黄素反应性脂质沉积症主要表现为2~64岁均可起病,10~40岁好发,男女比例相当。饥饿、寒冷、感染和妊娠等应激状态可诱发肌无力发作。起病隐匿,慢性或亚急性病程,呈持续性或波动性肌无力,运动不耐受表现为行走数百米即出现明显疲劳伴肌肉酸痛,休息后可缓解。90%以上患者有四肢近端和躯干肌肉受累,表现为蹲起费力,上楼困难。多数患者躯干肌和颈伸肌群受累严重,表现为抬头无力,严重时出现"垂头"征。约50%的患者咀嚼肌受累,不能吃较硬的食物,进食期间需要多次停顿休息,类似重症肌无力的病态疲劳现象,但无明显晨轻暮重表现。轻症患者肌萎缩不明显,重症者可见肢体近端和躯干肌肉萎缩,椎旁肌尤为显著。

成人型以30~40岁发病,亚急性发病。表现为近端肌无力,可伴有运动后肌痛、肌疲劳。严重者可累及呼吸肌伴有发作性昏睡、呕吐、低血糖和代谢性酸中毒。新生儿型在2岁内发病,表现为严重的肌张力低下、低酮低血糖、心肌病、肝肿大,可有严重肌无力、死亡率极高。有时类似于Reye综合征表现,可因严重的酸中毒和低血糖而致死。

(6) 长链脂酰3-羟脂酸-CoA脱氢酶缺乏病:临床表现为肌无力、肌痛和发作性横纹肌溶解,伴有感觉运动神经病和色素性视网膜炎。

(7) 线粒体三功能酶缺乏病(trifunctional enzyme deficiency, TFPD):表现为多器官损害、复发性低血糖、心肌病、神经肌病,新生儿及婴儿发病,且较重。成人表现为进行轴索性感觉运动性神经病伴发作性肌红蛋白尿。

3. 肉碱棕榈酰转移酶缺乏病分2个类型。

(1) 肉碱棕榈酶转移酶Ⅰ缺乏病:少见,只有肝受损型。表现为低酮低血糖、肝大、肝性脑病、Reye综合征、心肌损害。治疗主要是高糖低脂饮食,补充中链三脂酰甘油。

(2) 肉碱棕榈酰转移酶Ⅱ缺乏病:又分为3个类型。

1) 儿童及成人型:反复发作性肌红蛋白尿、运动后出现痛性肌痉挛、肌无力及急性横纹肌溶解。

2) 新生儿型:为多系统性损害的严重疾病。表现为脑病、心肌病、肝大、呼吸功能差、癫痫、腱反射亢进、肌张力低、代谢性酸中毒、畸形、低酮低血糖、高氨血症、心肝肾脑肾上腺脂肪累积。

3) 严重婴儿型:出生后3个月发病,饥饿感染诱发。全身表现为肝大、心肌病、低酮低血糖、肌肉损害、昏睡抽搐。

4. 肉碱-脂酰肉碱转位酶缺乏病　少见。多于新生儿或婴儿时死亡。表现为严重低酮低血糖、高血氨、脑病、心脏病及肌无力。

5. 三脂酰甘油累积病伴长链脂肪酸氧化障碍　又称Dorfman-Chanarin病。临床表现为鱼鳞癣样红斑、肝大、小耳、听力差、精神迟滞、眼外斜、肌张力低下、痛性肌痉挛、横纹肌溶解、低酮体性低血糖、代谢性脑病、色素视网膜炎、周围神经病。死亡率高,如果不及时治疗,多在2岁前死亡。

上述各种类型的临床表现相互有交叉,但其共同的表现,如青少年发病多见,肌无力,肌张力低下,不耐受疲劳现象;有的可出现运动后肌肉疼痛,或伴有代谢性酸中毒、低血糖、脑肝脂肪变性等。严重者可出现呼吸肌的受累,甚至可表现为发作性呼吸困难,而危及生命。

【辅助检查】

1. 肌电图检查　提示为肌源性损害。部分患者运动、感觉神经传导测定可见异常。

2. 血液检查　血清肌酸激酶可正常或轻至中度升高,多在2 000U/L以下。血脂酰肉碱谱分析可见中、长链脂酰肉碱增高。少数患者可有无症状性低血糖和高氨血症。

3. 肌肉病理　肌肉HE及酶组织化学染色可显示肌纤维内有大量脂滴沉积;油红O染色显示肌纤维内空泡为脂肪沉积,两型肌纤维均可受累,以Ⅰ型肌纤维为主;琥珀酸脱氢酶(SDH)染色可见酶活性弥漫性减低突变。

【诊断与鉴别诊断】

患者平时运动不耐受现象,间断缓慢或快速出现的四肢无力,肌张力低下,血CK水平升高,肌电图提示肌源性受损者应注意本病的可能。肌肉活检提示肌纤维内有大量脂肪滴沉积者可以确诊。相关的酶活性检测和基因检查可明确各类型的诊断。应与其他各种肌肉病多发性肌炎、线粒体肌病、糖原贮积性肌病等鉴别。

【治疗】

因为是先天的某种酶缺乏,尽管没有完全根治办法,但对于某个类型的脂质沉积性肌病,有相应的替补治疗,且效果很好,如肉碱缺乏引起的脂质沉积性肌病,可给予补充肉碱,一般应用佐卡尼丁10ml,每日2~3次,可取得较好疗效,需长期应用。对于各种类型的脂质沉积性肌病在急性加重或复发期,应用肾上腺皮质激素治疗可以改善肌力,不过长期或反复应用后,效果逐渐不明显。患者应避免进食过多高脂类食品,多进食高碳水化合物食物。可以适当运动,但不能过于剧烈,否则可使病情加重。但是,其中有的脂质沉积性肌病治疗效果很好,如核黄素反应性脂质沉积性肌病。

因为核黄素反应性脂质沉积性肌病对核黄素治疗有显著疗效,对疑诊该病的患者无需等待基因检测结果,即可予以核黄素诊断性治疗。推荐核黄素治疗,剂量为30~120mg/d,1~2周后患者临床症状开始有改善,4~6周后肌力明显恢复,1~3个月后多数患者体力劳动或运动能力完全恢复正常。有些患者使用大剂量辅酶Q_{10}(150~500mg/d)治疗也可取得很好的效果。肉碱可作为核黄素治疗的辅助用药,但并不增加疗效。经长期随访发现多数患者服用核黄素3~6个月后可停药且无复发。少数患者在感染或劳累后可出现肌酸痛无力,给予补充核黄素后症状可再次缓解。长期服用小剂量核黄素可避免上述症状复发。

三、线粒体肌病和线粒体脑肌病

线粒体肌病（mitochondrial myopathy）和线粒体脑肌病（mitochondrial encephalomyopathy）是一组主要由线粒体DNA（mitochondrial DNA，mtDNA）突变、少数由核DNA（nucleus DNA，nDNA）突变导致的线粒体结构和功能障碍、ATP合成不足的遗传病，其共同临床特征为轻度活动后即感到极度疲乏无力，休息后好转；肌肉酶组织化学检查可见破碎红纤维（ragged red fiber，RRF）。如病变同时累及中枢神经系统，则称为线粒体脑肌病。

线粒体遗传病（mitochondrial genetic disease）是一个较新的疾病体系。1962年Luft首次报道一例线粒体肌病，并证实为氧化磷酸化脱偶联所致。1981年Anderson测定了人类mtDNA全长顺序（16569bp，含37个基因），1988年Holt首次在线粒体肌病患者发现mtDNA缺失，证实mtDNA突变是重要病因。到目前为止，已确定mtDNA上的100多种病理性点突变和数百种重排（rearrangement）突变，建立了有别于孟德尔遗传（Mendelian inheritance）的线粒体遗传（mitochondrial genetic）新概念。

线粒体是一种位于细胞质中的细胞器，几乎存在于所有的哺乳类细胞中。线粒体是由细菌进化而来。在约十亿年前，原始真核生物细胞尚不能进行有氧代谢，只能依靠无氧糖酵解提供有限的能力维持其生存，自从含有线粒体的需氧细菌移居到真核细胞中，使宿主细胞内也出现线粒体而可以进行有氧代谢。与无氧糖酵解相比，有氧代谢是一种更有效的产生能量方式，所以这种共生的关系保留了下来，进入到细胞内的细菌逐渐进化成为线粒体。线粒体也作为一个重要的细胞器，承担许多重要的功能活动，如在线粒体内进行三羧酸循环和丙酮酸氧化，进行氨基酸、脂肪酸和固醇的代谢，参与细胞凋亡和氧化磷酸化过程。归纳其功能有下列四种：①产生ATP，占线粒体功能的50%；②产生95%的活性氧；③调节细胞内的氧化还原平衡；④调控细胞的凋亡。线粒体的上述功能出现异常均可以出现细胞代谢的紊乱而发病，按照广为接受的传统说法，线粒体疾病仅限于因线粒体呼吸链功能障碍，即通过电子传递链/氧化磷酸化系统（呼吸链）产生ATP障碍，而导致的一组疾病。因为许多呼吸链疾病累及脑和骨骼肌，所以这组疾病也称为线粒体脑肌病。

【病因与发病机制】

线粒体肌病和线粒体脑肌病的病因主要是mtDNA（少数是nDNA）发生突变所致，其中包括点突变、缺失、重复，或丢失（depletion），即mtDNA拷贝数减少。其机制是突变的线粒体的功能缺陷，ATP合成障碍，不能维持细胞的正常生理功能和产生氧化应激，而使氧自由基增多诱导细胞凋亡而导致线粒体病（mitochondrial disease）。

线粒体脑肌病伴高乳酸血症和卒中样发作（mitochondrial encephalomyopathy with lactic acidosis and stroke-like episode，MELAS）主要是由mtDNA第3243位点发生A到G的点突变（A3243G）所致。该突变改变了tRNA亮氨酸基因的结构，并使tRNA亮氨酸基因和rRNA基因下游紧密结合的转录终止子失活，从而降低了转录活性并改变了线粒体rRNA和mRNA转录的比例，抑制了线粒体蛋白质的翻译功能，细胞色素氧化酶活性减弱而使ATP产量下降。A3243G突变在mtDNA上制造了一个新的ApaI限制酶酶切位点，在不同种族的患者中均能检测到，正常人无此突变。用此特性可作MELAS的基因诊断。肌阵挛癫痫伴破碎红纤维综合征（myoclonic epilepsy with ragged red fibre，MERRF）主要是由于mtDNA第8344位点A到G的点突变（A8344G）引起，使tRNA赖氨酸基因结构发生改变，蛋白合成受阻。30%~50%的慢性进行性眼外肌瘫痪（chronic progressive external ophthalmoplegia，CEPO）和卡恩斯-塞尔综合征（Kearns-Sayre syndrome）均有mtDNA的缺失，最常见的是mtDNA的8468和13446位之间的4979bp的缺失。

线粒体病的遗传方式主要是母系遗传（maternal inheritance），遗传性的病理改变仅能通过母系传递到后代，家系显示母系遗传的临床表型。这是因为受精卵中的线粒体主要来自卵子。人体的每一个细胞均含有多个线粒体，每个线粒体含有许多mtDNA，因此每个细胞含有成百上千个mtDNA（或线粒体基因组）。若母亲是线粒体病患者，其体内的部分mtDNA是正常的，部分是突变的。在母系遗传时，母亲将其正常的和突变的mtDNA均传递给子代，但只有女儿可将其正常和突变的mtDNA传递给下一代。子代是否发病，这取决于子代个体正常mtDNA和突变mtDNA的比例，仅当突变mtDNA达到某一阈值时，患者才会出现症状，这与孟德尔遗传方式是不同的。同一种mtDNA突变对于不同患者可引起不同的临床表现，这与突变mtDNA的数目有关，突变mtDNA数目越多临床症状越重，这也是线粒体病临床表现复杂多样的原因。如当MELAS患者肌细胞内的A3243G突变mtDNA超过90%时，临床上出现卒中样发作、痴呆、癫痫和共济失调等；若A3243G突变mtDNA小于50%，则只出现慢性进行性眼外肌瘫痪、肌肉损害和耳聋。

非遗传性（环境因素）线粒体突变是由于躯体特异组织的各种紊乱不断积累并超过了一定的阈值，导致mtDNA突变，ATP能量供给障碍使机体出现症状。

【病理】

肌肉可见较多散在分布的、呈紫红色的凝固性变性或坏死肌纤维。Gomori染色可以清楚地显示这些坏变肌纤维的肌膜下出现裂蓬，且内有大量堆集的被红染的线粒体，其结构不清。这种肌纤维被称为破碎红纤维（RRF），是本病的病理特点。部分患者还伴有不同程度的肌纤维脂质沉积现象，油红O染色呈阳性。电镜可观察到肌膜下或肌原纤维间有大量异常线粒体堆集，且有的线粒体内存在结晶体样包涵体。

脑的病变为非特异性，主要为海绵样改变、神经元变性丢失、灶性坏死或广泛坏死，伴星形细胞增生、脱髓鞘或矿物质沉积。MELAS患者还可见颞顶枕叶皮质多灶性损害，脑皮质萎缩和基底节钙化，颅内多灶性坏死伴小血管增生和星形细胞增多，灶状或层状海绵样改变。MERRF 患者可有齿状核（dentate nucleus）、红核（red nucleus）和苍白球（globus pallidus）等核团变性。

【临床表现】

1. 线粒体肌病　多在 20 岁左右起病，也有儿童及中年起病者，男女均可受累。临床上以骨骼肌运动不耐受为主要特征，往往在轻度活动后即感疲乏，休息后好转，常伴有肌肉酸痛及压痛，无"晨轻暮重"现象。后期可出现持续性肌无力，甚至肌萎缩。

2. 线粒体脑肌病　有较多类型，且分类比较复杂，症状比较重叠。但以下类型较为常见，且在临床上有特殊条件确诊。

(1) 慢性进行性眼外肌瘫痪（CPEO）：双眼上睑下垂，可不对称，缓慢进行性眼球活动受限，甚至全眼外肌瘫痪，眼球完全固定。部分患者可有咽部肌肉和四肢无力。新斯的明试验阴性。

(2) MELAS：为线粒体脑肌病的最常见类型。多为青少年突然发病，表现为突发的偏瘫、皮质盲、癫痫、精神障碍、头痛和呕吐等；常伴有身体矮小、神经性耳聋和运动不耐受。可有家族史。颅脑 CT 和 MRI 显示以皮质为主的低密度或高信号，且这种改变沿着皮质分布明显，称为"层状坏死"，与脑血管支配分布不一致。这种影像改变经过数月后可完全消失，少部分留有局部脑萎缩；下次复发时，可在另一部位的皮质出现类似的影像学改变。部分患者可有基底节钙化。发病时血和脑脊液乳酸增高。乳酸及丙酮酸试验阳性。

(3) Kearns-Sayre 综合征（KSS）：诊断标准为：①20 岁前起病；②CPEO；③视网膜色素变性。在具备这三种条件下，加上以下一种即可诊断，如心脏传导阻滞、小脑症状和脑脊液蛋白 > 100mg/dl。

(4) MERRF 综合征：多为儿童发病，常有家族史。主要特征为：①肌阵挛；②癫痫；③共济失调；④肌肉活检提示有 RRF。部分患者还可有身材矮小、智力低下、视神经萎缩、听力障碍、运动不耐受及周围神经病等；也偶有心肌病、视网膜色素变、锥体束征、眼外肌瘫痪和多发性脂肪瘤。

【辅助检查】

1. 血生化检查

(1) 乳酸、丙酮酸最小运动量实验约 80% 的患者阳性，即运动后 10 分钟血乳酸和丙酮酸仍不能恢复正常。脑肌病者 CSF 乳酸含量也增高。

(2) 线粒体呼吸链复合酶活性降低。

(3) 少数患者血清 CK 和 LDH 水平轻度升高，多数为正常。

2. 肌肉活检　必须通过冰冻切片进行酶组织化学染色，方可发现 RRF，阳性有很大的诊断价值；电镜发现肌膜下或肌原纤维间有大量异常线粒体堆积，尤其线粒体肌有结晶样包涵体者可确诊。

3. 影像学检查　以 MELAS 为典型，颅脑 CT 和 MRI 显示以皮质为主的低密度或高信号，且这种改变沿着皮质分布明显，称为"层状坏死"，与脑血管支配分布不一致。这种影像改变经过数月后可完全消失，少部分留有局部脑萎缩；下次复发时，可在另一部位的皮质出现类似的影像学改变。部分患者可有基底节钙化。

4. 肌电图　大多数为肌源性损害，少数可为正常或神经源性损害。

5. 线粒体 DNA 分析　对诊断有决定性意义。DNA 分析：可见 mtDNA 点突变、缺失、重复。①CPEO 和 KSS 综合征均为 mtDNA 片段的缺失；②80% 的 MELAS 综合征患者是由于 mtDNA tRNA 亮氨酸基因 3243 位点突变所致；③MERRF 综合征是 mtDNA tRNA 赖氨酸基因位点 8344 的点突变所致。

【诊断与鉴别诊断】

1. 线粒体脑肌病的诊断　①四肢近端极度不能耐受疲劳，具有脑和肌肉受累的症状和体征如发作性头痛、肢体无力、癫痫发作、神经性耳聋、视力障碍等，常伴身体矮小，并具有各亚型的临床特征；②血乳酸、丙酮酸绝对值增高或血乳酸/丙酮酸最小运动量试验阳性；③肌肉活检可见 RRF，电镜下显示线粒体特殊异常；④影像学显示特殊改变的大脑皮质"层状坏死"；⑤线粒体呼吸链酶异常或 mtDNA 的病理性突变。

2. 线粒体肌病的诊断　①四肢近端极度不能耐受疲劳；②轻度活动后肌无力明显加重，休息后好转；③腱反射减弱或消失；④血生化及肌肉活检异常同线粒体脑肌病；⑤没有中枢神经系统相关受损的证据；⑥mtDNA 丢失和重排是主要的突变方式。

线粒体肌病主要与重症肌无力、多发性肌炎、眼咽型肌营养不良、肢带型肌营养不良、其他代谢性肌病鉴别；还应与多发性硬化、急性播散性脑脊髓炎、脑炎及脑膜炎、脑血管病、周期性瘫痪、心肌病、肌阵挛癫痫、血管性痴呆等鉴别。

【治疗】

对线粒体病的生化和分子生物学方面的研究取得了长足的进展，根据该病的发病机制目前已经有多套治疗方案用于临床治疗。目前的治疗包括对症治疗、药物治疗和基因治疗。

1. 对症治疗　尽管没有彻底治愈的治疗方案，但是对症治疗也非常重要。如癫痫的控制、肾衰竭的防范和治疗、血糖的控制、酸中毒的治疗、心脏损害的处理、胃肠症状的处理、肺部感染的控制等对于患者均可能是挽救生命的治疗。还有一些改善生活质量的治疗，如眼外肌瘫痪患者的整形手术，听力丧失患者的助听器配置或耳蜗植入术等。另外感染或精神刺激均可以导致肌体能量消耗的增加而诱发疾病，所以应当注意防止感染的发生。有一些药物可以导致线粒体或能量代谢的异常应当慎用或禁用，如服用丙戊酸类抗痫药可以导致 Alpers 综合征患者出现急性肝衰竭。

2. 药物治疗　因为线粒体疾病最根本的缺陷在于 ATP 产生不足，所以改善能量代谢的维生素、药物、ATP 和抗氧化剂都有助于症状的缓解。按照作用机制可分为：

(1) 清除毒性代谢产物：如二氯乙酸。线粒体病患者因为氧化磷酸代谢通路的损害，体内往往聚集过多的乳酸、丙酮酸、丙氨酸等，导致酸中毒并使氧化代谢进一步受损，二氯乙酸可以降低血中乳酸水平，但应用二氯乙酸对 A3243G 突变的 MELAS 患者的长期治疗没有观察到明显的效果，并且因出现严重的周围神经损害而停止使用。

（2）补充代谢辅酶：肌酸、肉碱、烟酰胺、硫胺素、核黄素等。

（3）增加旁路电子传递及自由基清除剂：辅酶 Q_{10}、艾地苯醌、琥珀酸盐、维生素 K、维生素 C、维生素 E、硫辛酸等。其具体用药方案为：辅酶 Q_{10}，50～200mg 每日 3 次，重度患者的剂量可达 1 000mg/d。左旋卡尼汀，300～1 000mg 每日 3 次。维生素 B_1，20～70mg 每日 3 次。维生素 B_2，20～200mg 每日 3 次。维生素 C，100～400mg/d。维生素 E，200～1 200IU/d。维生素 K_3，5～80mg/d。叶酸，5～10mg/d。硫辛酸，100mg 每日 3 次。一水肌酸，5～10g/d。艾地苯醌，45～360mg/d。艾地苯醌和辅酵 Q_{10} 为同一类药物。用药中应当注意药物的副作用，从小剂量增加到可以耐受的程度，此外儿童应当按照其体重适当减量。

3. 基因治疗　突变的 mtDNA 通过母亲遗传给后代，对卵细胞进行纠正可谓是最根本的治疗。将 mtDNA 突变细胞的核 DNA 提取出来，转导进入含有野生型 mtDNA 而没有核 DNA 的另一个细胞中，使它们产生一个新的正常的卵细胞。此方法特别适用于母亲已确诊患 mtDNA 突变疾病，需要生育时的体外受精操作。对于那些已经获得 mtDNA 突变的基因治疗大致存在三种途径：降低 mtDNA 突变率，通过各种方法使线粒体内突变 mtDNA 降解或停止复制，同时促使野生型 mtDNA 拷贝数上调。

异位表达野生型 mtDNA，将野生型 mtDNA 的功能基因导入细胞核内，核内表达的产物进入线粒体替代缺陷的功能。直接纠正 mtNDA 的突变，将野生型 DNA 转染入线粒体内，弥补或纠正突变型 mtDNA 的缺陷。这些方法除了运动诱导的基因漂移在临床上有实践意义，其他的方法尚停留在细胞水平进行，只有少数在动物水平，还没有人体研究的资料。

【遗传咨询与产前诊断】

对患有线粒体能量产生障碍的家庭，理想的遗传咨询应提供有关受累个体预后、再发风险的准确信息，以及提供避免其他病儿出生的一系列可行措施。目前，仅能在极少数患者中达到这些目标。但在未来的几年里，随着对核基因缺陷认识的增多，以及对 mtDNA 突变的遗传特点和发病机制认识的加深，在此方面将会有更大的进步。

在进行咨询时，应将线粒体病的患者分为三组：①已知致病突变，位于核编码基因；②已证实呼吸链酶缺陷，但致病突变尚未明确；③已知致病突变，位于 mtDNA 编码基因。

核基因突变的患者，虽然目前证实的核基因突变的患者仅占所有线粒体病的一小部分，约 10%。然而，一旦证实为核基因突变，就会极大地简化遗传咨询，因为可以为这些患病家庭提供精确的风险评估、通过利用供者配子以避免后代复发，以及提供可靠的产前诊断。

有呼吸链缺陷但无已知突变的患者，在大部分诊断为呼吸链障碍的患儿中，诊断基于酶功能的缺陷。所以，遗传基础和再发风险不确定，除非患者的酶缺陷、临床表现或家族史可提示遗传的模式。为避免后代发病，当遗传方式为常染色体隐性遗传时，可采用供体精子体外受精的方式；当遗传方式为性连锁遗传或线粒体遗传时，则采用供体卵细胞体外受精的方式。

当先证者证实有呼吸链酶缺陷，但突变基因尚未确定时，可以在下次妊娠时进行基于酶功能检测的产前诊断。当然，进行这些检查有许多困难，并且有假阴性的报道，所以在产前诊断取样前向患者解释清楚。

有 mtDNA 突变的患者，对 mtDNA 突变所致的患者进行遗传咨询，较孟德尔遗传要困难和复杂得多，这主要因为 mtDNA 独特的遗传特征决定的。如前所述，这些特征包括母系遗传、异胞质性、阈效应、线粒体瓶颈、组织间的不同以及组织选择等。

首先在预测遗传风险方面，每一种 mtDNA 突变，遗传风险各不相同。对 T8993G 和 T8993C 点突变，计算出其 Logistic 回归模型，给出了母亲血细胞的突变比例与生出严重受累患儿风险的预测曲线，根据此曲线，可以慎重地推测，一位女性患者的血细胞 T8993G 突变比例为 50% 时，大约其 43% 的卵细胞的突变比例在致病性阈值以下，当血细胞突变比例为 60%、70% 和 80% 时，其相应的“正常”卵细胞的比例为 32%、23% 和 16%。对 A3243G 点突变的回顾性研究表明，母亲血细胞的突变比例从 0～60% 时，后代受累的频率也显著增加。对 A8344G 点突变，当母亲血细胞的突变比例高于 40% 时，后代受累的频率增加，而当突变比例低于 40% 时，后代几乎不受累。与上述三种点突变不同，与 LHON 相关的 G11778A 和 T14484C 点突变在大多数家系中为同胞质性，已经计算出先证者的亲属的经验性再发风险，兄弟、侄子和表兄弟为 19%～46%，姐妹、侄女和表姐妹为 3%～10%，不同的家庭风险不同，并且还有其他因素影响疾病的外显率。另外，mtDNA 的单一片段缺失为散发性，并且也有报道患者的同胞或后代不受累，说明其再发的风险非常低，但仍不能完全忽略。

在产前诊断方面，存在两大难题：①绒毛膜或羊水细胞的基因突变比例并不能完全代表胚胎其他组织的突变比例；②产前诊断所取的标本的突变比例并不能代表出生后各组织的突变比例，因为在胚胎发育过程中，还会发生有丝分离。这些难题对 tRNA 基因突变（与 MELAS、MERRF 相关）尤其明显，严重妨碍其产前诊断。不过对因 T8993G 和 T8993C 所致的母系遗传的 Leigh 综合征而言，因为突变没有明显的组织间或年龄相关差异，所以对这种线粒体病的家系可以进行产前诊断。

第七节　多发性肌炎和皮肌炎

多发性肌炎（polymyositis，PM）和皮肌炎（dermatomyositis，DM）是一组多种病因引起的弥漫性骨骼肌炎症性疾病，发病与细胞和体液免疫异常有关。主要病理特征是骨骼肌变性、坏死及淋巴细胞浸润，临床上表现为急性或亚急性起病，对称性四肢近端为主的肌肉无力伴压痛，血清肌酶增高，红细胞沉降率增快，肌电图呈肌源性损害，用糖皮质激素治疗效果好等特点。PM 病变仅限于骨骼肌，DM 则同时累及骨骼肌和皮肤。

【病因与发病机制】

PM 和 DM 的发生可能与病毒感染有关，多数患者病前有流感病毒 A 和流感病毒 B、HIV、埃可(ECHO)病毒、柯萨奇病毒感染史。遗传因素可能也增加 PM 和 DM 的易感性，约半数 PM 患者与 HLA-DR3 相关，而 HLA-DR52 几乎见于所有的 PM 患者，多发性肌炎家族也有报道，说明遗传因素参与了发病。

发病机制与免疫失调有关。部分 PM 和 DM 患者的血清中可以检测到 Jo-1 抗体、SRP 抗体、Mi-2 抗体、抗核抗体等多种抗体，肌肉病理发现肌组织内有活化的淋巴细胞浸润，外周血淋巴细胞对肌肉抗原敏感，并对培养的肌细胞有明显的细胞毒作用，这些均说明本病是一自身免疫性疾病。PM 的发病主要与细胞毒性介导的免疫反应有关，T 淋巴细胞可直接导致肌纤维的破坏，而细胞间黏附分子、白细胞介素-1α 与炎性细胞的浸润密切相关。DM 的发病则主要与体液免疫异常有关，肌组织内微血管直接受累，其上可见 IgM、IgG 和 C3、C5b-9 膜攻击复合物形成。推测 DM 可能是一种补体介导的微血管病，肌纤维的损害是继发改变。目前尚不清楚可直接诱发 PM 和 DM 的自身免疫异常因素，推测某种病原体感染改变了肌纤维或内皮细胞的抗原性，从而引发免疫反应，或病毒感染后启动了机体对某些病毒肽段的免疫应答，而这些肽段与肌细胞中的某些蛋白的肽段结构相似，通过交叉免疫启动了自身免疫反应进而攻击自身的肌细胞。

【病理】

主要为骨骼肌的炎性改变，肌纤维变性、坏死、萎缩、再生和炎症细胞浸润，浸润的炎症细胞可以呈灶状分布或散在，PM 中炎细胞主要是 $CD8^+$T 淋巴细胞、单核细胞和少量 B 淋巴细胞，多分布于肌内膜，也可位于肌束膜和血管周围，可见活化的炎症细胞侵入非坏死肌纤维。病程长者可见肌束膜及肌内膜结缔组织增生。DM 特异的肌肉病理改变是束周肌纤维萎缩、微血管病变和炎症细胞浸润，浸润的炎症细胞主要是 $CD4^+$T 淋巴细胞和 B 细胞，主要聚集于肌束膜和血管周围，肌束膜内血管可见管壁增厚、管腔狭窄和血栓形成，血管壁可见 IgG、IgM、C3 等沉积。电镜下淋巴细胞浸入肌纤维的肌膜下，肌丝断裂，空泡样变，Z 线消失，肌细胞再生，毛细血管可见内皮细胞和基底膜增厚，并出现微管包涵体，管腔狭窄甚至闭塞。

【临床表现】

急性或亚急性起病，发病年龄不限，但儿童和成人多见，女性多于男性，病情逐渐加重，几周或几月达高峰。病前可有低热或感冒史。发病率约为(2~5)/10 万。

1. 肌肉无力　首发症状通常为四肢近端无力，常从盆带肌开始逐渐累及肩带肌肉，表现为上楼、起蹲困难，双臂不能高举、梳头困难等；颈肌无力出现竖颈困难；咽喉肌无力表现为构音、吞咽困难；呼吸肌受累则出现胸闷、气短。常伴有关节、肌肉痛。眼外肌一般不受累。肌无力可持续数年。查体可见四肢近端肌肉无力、压痛，晚期有肌萎缩和关节挛缩。

2. 皮肤损害　DM 患者可见皮肤损害，皮疹多先于或与肌肉无力同时出现，少数患者皮疹在肌无力之后发生。典型的皮疹为眶周和上下眼睑水肿性淡紫色斑和 Gottron 征，后者指四肢关节伸面的水肿性红斑，其他皮肤损害还包括光敏性皮疹、面部蝶形红斑等。

3. 其他表现　消化道受累出现恶心、呕吐、痉挛性腹痛。心脏损害出现晕厥、心律失常、心衰。肾脏受损出现蛋白尿和红细胞。少数病例合并其他自身免疫性疾病，如类风湿关节炎、系统性红斑狼疮、进行性系统性硬化等。还有少数病例可能伴发恶性肿瘤，如乳腺肿瘤、肺癌、卵巢癌和胃癌等。

【辅助检查】

1. 血和尿检测　急性期周围血白细胞增高，红细胞沉降率增快，C 反应蛋白增高。血清 CK 明显增高，可达正常的 10 倍以上。肌炎特异性抗体(myositis specific antibodies, MSAs) Jo-1、PL-7 等升高。1/3 患者类风湿因子和抗核抗体阳性，免疫球蛋白及抗肌球蛋白的抗体增高。24 小时尿肌酸增高，这是肌炎活动期的一个指标。部分患者可有肌红蛋白尿。

2. 心电图和肌电图　52%~75%的患者有心电图异常，QT 延长，ST 段下降。肌电图可见自发性纤颤电位、正向尖波和多相波增多，呈肌源性损害表现。神经传导速度正常。

19

3. 肌肉活检　肌肉活检见上述病理部分。

【诊断与鉴别诊断】

根据临床特点表现为：①急性或亚急性四肢近端及骨盆带肌无力伴压痛，腱反射减弱或消失；②血清 CK 明显增高；③肌电图呈肌源性损害；④活检见典型肌炎病理表现；⑤伴有典型皮肤损害。具有前 4 条者诊断为 PM，前 4 条标准具有 3 条以上并且同时具有第 5 条者为 DM。免疫抑制剂治疗有效支持诊断。40 岁以上患者应除外恶性肿瘤。尚应与肢带型肌营养不良、重症肌无力等鉴别。

【治疗】

急性期患者应卧床休息，适当体疗以保持肌肉功能和避免挛缩，注意防止肺炎等并发症。

1. 肾上腺糖皮质激素　为多发性肌炎之首选药物。常用方法为：泼尼松 1~1.5mg/(kg·d)，最大剂量 100mg/d。一般在 4~6 周之后临床症状改善，CK 下降接近正常。逐渐慢慢减量，一般每 2 周减 5mg，至 30mg/d 时改为每 4~8 周减 2.5~5mg，最后达到维持量 10~20mg/d，维持 1~2 年。应特别注意激素量不足时肌炎症状不易控制，减量太快则症状易波动。急性或重症患者可首选大剂量甲泼尼龙 1 000mg 静脉滴注，1 次/d，连用 3~5 天，然后逐步减量。长期肾上腺糖皮质激素治疗应预防其不良反应，给予低糖、低盐和高蛋白饮食，用抗酸剂保护胃黏膜，注意补充钾和维生素 D，对结核病患者应进行相应的治疗。

2. 免疫抑制剂　当激素治疗不满意时加用。首选甲氨蝶呤，其次为硫唑嘌呤、环磷酰胺、环孢素 A，用药期间注意白细胞减少和定期进行肝肾功能的检查。

3. 免疫球蛋白　急性期与其他治疗联合使用，效果较好。

免疫球蛋白 1g/(kg·d),静脉滴注连续 2 天;或 0.4g/(kg·d) 静脉滴注,每月连续 5 天,4 个月为 1 个疗程,不良反应为恶心、呕吐、头晕,但能自行缓解。

4. 支持治疗　给予高蛋白和高维生素饮食,进行适当体育锻炼和理疗,重症者应预防关节挛缩及失用性肌萎缩。

儿童预后较好。多发性肌炎患者中半数可基本痊愈。伴肿瘤的老年患者,尤其是有明显的肺、心、胃肠受累者预后差。

参考文献

[1] 吴江,贾建平. 神经病学[M]. 3 版,北京:人民卫生出版社,2015.

[2] 中华医学会风湿病学分会. 多发性肌炎和皮肌炎诊断及治疗指南[J]. 中华风湿病学杂志,2010,14(12):828-832.

[3] 中华医学会神经病学分会,中华医学会神经病学分会神经肌肉病学组,中华医学会神经病学分会肌电图与临床神经生理学组. 中国假肥大型肌营养不良症诊治指南[J]. 中华神经科杂志,2016,49(1):17-20.

[4] YANG J,LI S Y,LI Y Q,et al. MLPA-based genotype-phenotype analysis in 1053 Chinese patients with DMD/BMD[J]. BMC Med Genet,2013,14:29.

[5] LI X,ZHAO L,ZHOU S,et al. A comprehensive database of Duchenne and Becker muscular dystrophy patients(0-18 years old) in East China[J]. Orphanet J Rare Dis,2015,10:5.

[6] YU M,ZHANG C,ZHANG Y,et al. BM stem cell transplantation rescues pathophysiologic features of aged dystrophic mdx muscle[J]. Cytotherapy,2007,9(1):44-52.

[7] SHANG Y C,WANG S H,XIONG F,et al. Wnt3a signaling promotes proliferation,myogenic differentiation,and migration of rat bone marrow mesenchymal stem cells[J]. Acta Pharmacol Sin,2007,28(11):1761-1774.

[8] SHANG Y C,ZHANG C,WANG S H,et al. Activated beta-catenin induces myogenesis and inhibits adipogenesis in BM-derived mesenchymal stromal cells[J]. Cytotherapy,2007,9(7):667-681.

[9] 冯慧宇,张成,李中. 女性假肥大型肌营养不良症家系的临床病理和基因分析[J]. 中华医学遗传学杂志,2005,22(1):65-67.

[10] 张成,冯慧宇,黄绍良,等. 脐血干细胞移植治疗假肥大型肌营养不良症[J]. 中华医学遗传学杂志,2005,22(4):399-405.

[11] XIONG F,XIAO S,PENG F,et al. Herpes simplex virus VP22 enhances adenovirus-mediated microdystrophin gene transfer to skeletal muscles in dystrophin-deficient(mdx) mice[J]. Hum Gene Ther,2007,18(6):490-501.

[12] 张成,陈维,肖露露,等. 异基因脐带血干细胞移植治疗假肥大型肌营养不良症一例[J]. 中华医学杂志,2005,85(8):522-525.

[13] XIONG F,XIAO S,ZHANG C,et al. Enhanced effect ofmicrodystrophin gene transfection by HSV-VP22 mediated intercellular protein transport[J]. BMC Neurosci,2007,8:50-57.

[14] 张成,杨娟. 重视 Duchenne 型肌营养不良症的康复治疗[J]. 中国现代神经疾病杂志,2012,12(3):261-265.

[15] 尚延昌,王淑辉,张成. Emery-Dreifuss 肌营养不良症的研究进展[J]. 国际遗传学杂志,2006,29(2):142-146.

[16] 中华医学会儿科学分会内分泌遗传代谢学组,中华医学会儿科学分会神经学组,中华医学会神经病学分会肌电图与临床神经生理学组. 糖原贮积病Ⅱ型诊断及治疗专家共识[J]. 中华医学杂志,2013,93(18):1370-1373.

[17] 操基清,张成,李亚勤,等. 核黄素反应性脂质沉积性肌病临床特征与基因突变分析:两家系三例报告并文献复习[J]. 中国现代神经疾病杂志,2014,14(6):479-484.

[18] 中华医学会神经病学分会,中华医学会神经病学分会神经肌肉病学组,中华医学会神经病学分会肌电图及临床神经生理学组. 中国脂质沉积性肌病诊治专家共识[J]. 中华神经科杂志,2015,48(11):941-945.

第二十章　自主神经系统疾病

（洪　华）

20

第一节　概　　述

自主神经系统（autonomic nervous system，ANS）是神经系统的重要组成部分，是指支配人体不受意志控制或维持内稳态等主要结构的神经，因此自主神经系统又称为植物神经系统。人体的内环境很大程度上是由 ANS 与内分泌腺的共同作用调节的。ANS 的解剖、生理功能、病理机制以及临床表现都极其复杂，相对于运动、感觉神经系统，对于 ANS 的研究及认识是非常逊色的，然而，ANS 在正常生理功能的维持以及其受损后造成的影响愈来愈被认识到其重要性。尽管只有少数神经系统疾病主要或完全是由 ANS 损害及影响神经内分泌轴所致，但许多常见的神经系统疾病不同程度地涉及 ANS，如昏迷、吞咽、括约肌功能障碍、瞳孔异常、勃起功能障碍、出汗、体温调节紊乱等症状。因此，加强对 ANS 的进一步研究和认识，尤其是应用先进电生理、神经影像等技术检测和评估 ANS 具有重大的现实意义。

一、临床解剖

自主神经系统的解剖也分为中枢和周围两部分。中枢部分位于大脑（高级中枢）及脑干、脊髓交感核和副交感核（低级中枢），其解剖及功能复杂，许多通路及机制尚未完全清楚。周围部分大多位于大脑和脊髓外，靠近所支配的脏器，对于这部分的解剖和功能研究相对比较深入明晰。ANS 通常通过两级神经元连接中枢神经系统和效应器，节前神经元位于脑干和脊髓的核团，节后神经元是外周神经节中的特殊神经细胞。

ANS 不同于躯体神经系统，后者从中枢到效应器只有一个神经元，而 ANS 有两级神经元，且又分为交感和副交感两条通路系统。中枢部分，交感系统主要位于脊髓胸、腰段，副交感系统主要位于脑干、脊髓骶段。周围部分，交感系统的神经节位于椎旁形成连续的纵向链（交感干），而副交感系统的神经节分布于其支配的结构附近。自主神经分布概况见图 20-1-1。

从功能角度看，交感神经与副交感神经相互拮抗和协调，共同维持脏器结构的活动平衡。

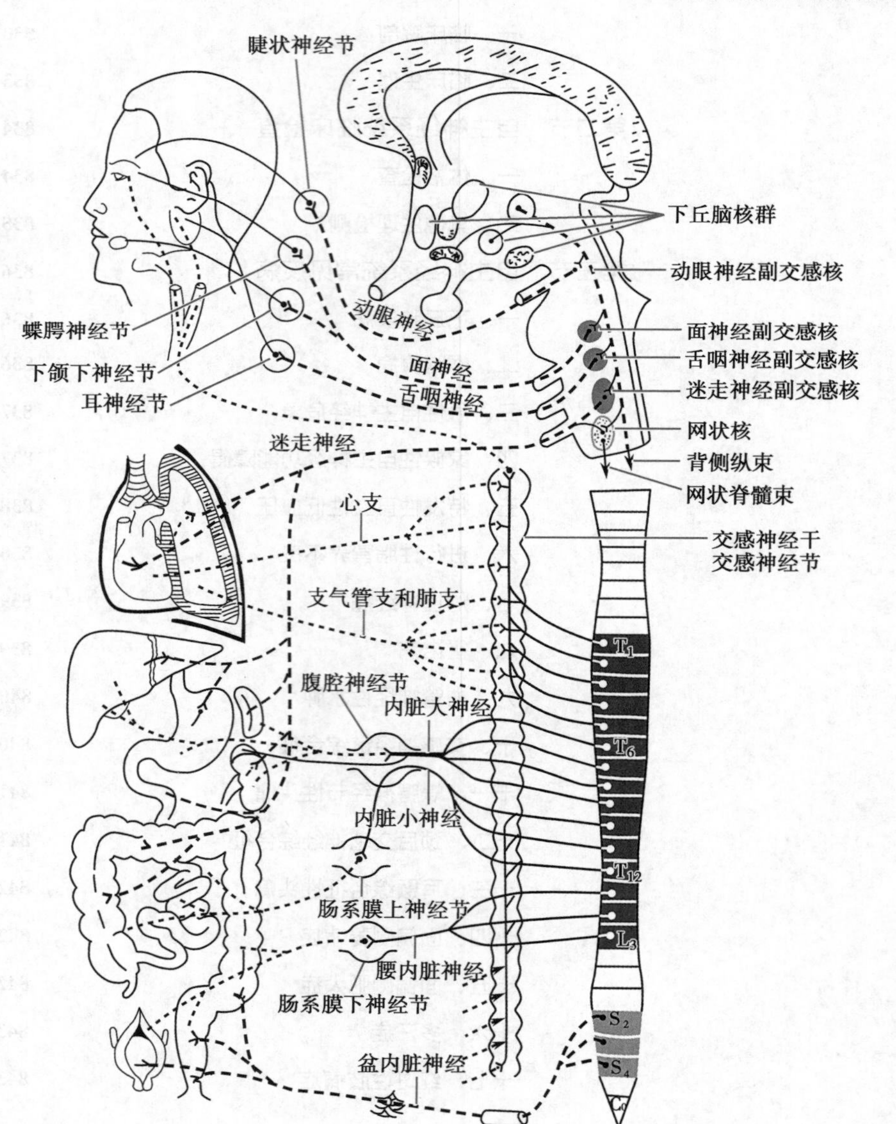

图 20-1-1　自主神经分布概况

注：交感神经节前纤维——；交感神经节后纤维------；副交感神经节前纤维------；副交感神经节后纤维——。

（一）中枢自主神经系统

中枢 ANS 包括大脑皮质、下丘脑、脑干、脊髓侧角。大脑皮质各功能区均有自主神经的代表区，位于相应的皮质运动功能区附近或与之重叠。比较明确的如 4~6 区的血管运动、出汗、唾液分泌等，13 区的瞳孔、肾血流量、尿量、膀胱等，24 区的竖毛、呼吸及循环血量变化等，8 区、17 至 19 区同散瞳有关。图 20-1-2 主要显示额叶皮质的自主性中枢。

下丘脑与大脑皮质各区、脑干的网状结构、脊髓自主神经中枢、垂体等联系密切，其后外侧区主要控制交感神经活动，前内侧区主要控制副交感神经活动，与机体的水、盐、糖、脂肪代谢以及体温、睡眠、情绪等有密切关系（图 20-1-3）。脑干网状结构与觉醒密切相关，延髓有与呕吐、吞咽、呼吸与心搏相关的生命中枢（图 20-1-3）。脊髓 C_8~L_2 侧角为交感神经的低级中枢，支配血管、内脏和腺体的活动。副交感神经的高级中枢（主要是在下丘脑）与瞳孔括约肌、泪腺和唾液腺通过脑干相联系，低级中枢位于脊髓 S_2~S_4 节段，支配膀胱、直肠和性腺。关于高级中枢与骶髓副交感神经核的纤维联系暂未明确。目前证据提示似乎在下丘脑、蓝斑和脑桥中存在排尿中枢，但它们发出的纤维在脊髓的走行仍不清楚。

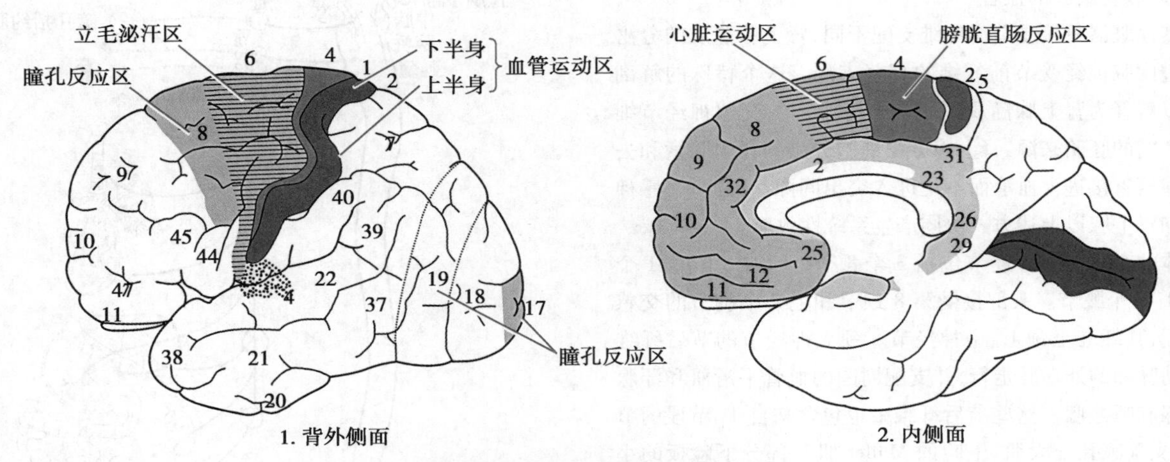

图 20-1-2 额叶皮质的自主性中枢

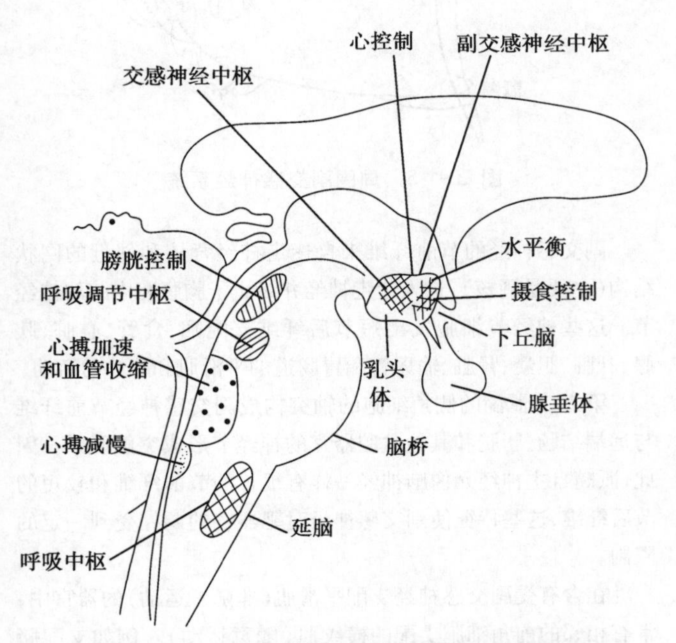

图 20-1-3 下丘脑和脑干的自主神经活动控制区

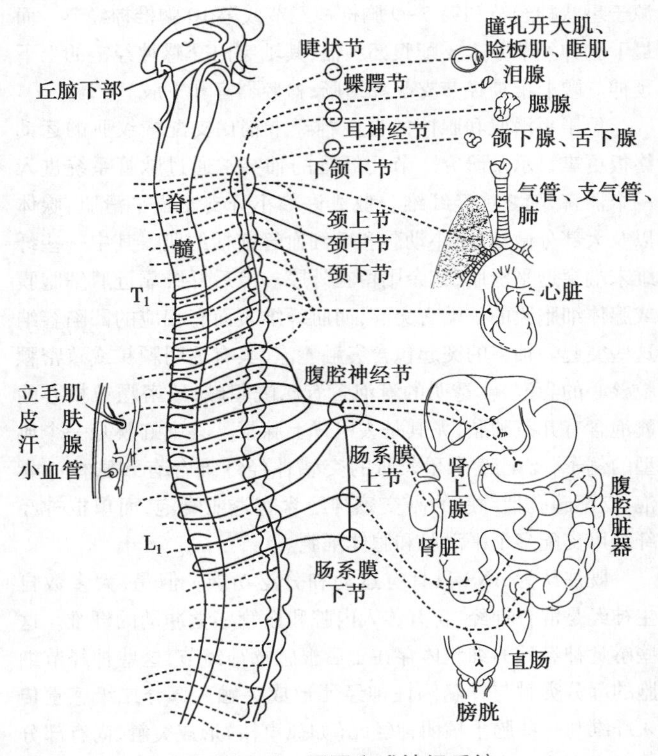

图 20-1-4 周围交感神经系统

（二）周围自主神经系统

1. 周围交感神经　交感神经系统中枢部分传出的神经纤维、交感神经干、交感神经节、交感神经丛和交感神经等部分组成了周围交感神经系统（图 20-1-4），受交感自主神经中枢的调控。交感神经的节前神经元起源于脊髓中间外侧细胞柱中的灰质,从第 8 颈髓延伸到第 2 腰髓。Low 和 Dyck(1977)估计每一个交感神经节段包含大约 5 000 个侧角细胞。起源于中间外侧柱的有髓纤维较细并形成了白交通支。这些节前纤维与节后神经元的胞体形成两个大的神经链,即在脊柱旁的是椎旁神经节和椎前神经节,这些解剖结构构成了交感神经干。

交感神经节细胞的轴突也是细小的,但无髓鞘包裹。大多数节后纤维通过灰交通支至相邻的脊神经。这些神经的轴突支配血管、汗腺和毛囊,以及形成心脏、支气管、肾脏、肠、胰腺、膀胱和性器官的神经丛。位于腹膜后的椎前神经节发出的节后神经纤维形成腹下、内脏和肠系膜神经丛,并支配脏器的腺体、平滑肌和盆腹腔的血管。

与其他脏器只接受节后纤维支配不同,肾上腺髓质的分泌细胞通过内脏神经受节前纤维的直接支配。这个特殊的解剖特点可以解释为肾上腺髓质细胞在形态学上与交感神经节细胞具有共同的胚胎来源,肾上腺分泌细胞分泌的肾上腺素和去甲肾上腺素直接进入血液而不是进入突出间隙。因此,交感神经系统和肾上腺以上述方式协同产生系统性效应。

人体的交感神经神经节包括 3 个颈节(上、中、下),11 个胸节和 4~6 个腰节。头部接受第 8 颈节和上 2 个胸节的交感神经支配,其纤维至颈上、中神经节。颈上神经节的节后纤维沿颈内动脉和颈外动脉走行,并支配周围的血管平滑肌和汗腺以及泪腺和唾液腺。这些节后纤维中也包含来自 T_1 节段的节后神经,支配瞳孔开大肌、上睑的 Müller 肌和部分下睑板的小肌肉。手臂接受来自颈下神经节和最上胸神经节(两者融合形成星状神经节)的节后纤维支配。心丛和其他胸腔交感神经来源于星状神经节和第 5~9 胸椎神经节或第 10 胸椎神经节。而最下胸神经节并未支配腹部脏器,其轴突向交感神经链的上下延伸。腰上椎神经节支配降结肠、盆腔器官和下肢。

位于平滑肌和腺体的自主神经末梢比支配横纹肌的运动终板更难显示及研究。节后纤维的轴突常通过脉管系统进入一个器官,随之神经纤维分散成许多小分支支配平滑肌、腺体以及大部分微动脉、小动脉和毛细血管前括约肌。其中一些纤维末端穿透平滑肌,其余则留在外膜。节后纤维靠近肌细胞膜或腺体细胞膜的末端有突起,而肌纤维表面有相应的凹陷容纳这些突起。轴突的突起包含突触囊泡(具有透明颗粒或致密颗粒核心的囊泡)。透明的囊泡含有乙酰胆碱,致密颗粒核心的囊泡含有儿茶酚胺,尤其是去甲肾上腺素。其中虹膜是一个典型的例子,支配瞳孔开大肌的交感神经纤维含有致密核心囊泡,支配瞳孔括约肌的副交感神经含有透明囊泡,而单根神经纤维可支配多个平滑肌和腺体细胞。

既往认为 ANS 只具有运动和分泌功能。但是,大多数自主神经是混合神经,含有传入内脏和血管感觉冲动的纤维。这些感觉神经元的细胞体存在于后根感觉神经节,这些神经节细胞的部分突触与脊髓侧柱神经元形成突触。部分二级感觉传入纤维与一些脑干核团神经元(如孤束核)形成突触,尚有部分通过脊髓丘脑束和其他多突触途径与丘脑联系。

2. 周围副交感神经　从脑干的内脏核团和脊髓 $S_2 \sim S_4$ 侧角细胞发出节前纤维和节后纤维组成周围副交感神经系统(图 20-1-5)。中脑、脑桥和延髓中支配内脏的核团(包括 Edinger-Westphal 核、上下泌涎核、迷走神经运动背核及其邻近的网状核团)为周围副自主神经的一部分。来自颅内支配内脏的核团的轴突(节前纤维)进入动眼神经、面神经、舌咽神经和迷走神经颅内段。来自 Edinger-Westphal 核的节前纤维经动眼神经至眼眶中的睫状神经节,发出的节后纤维支配睫状肌和瞳孔括约肌。

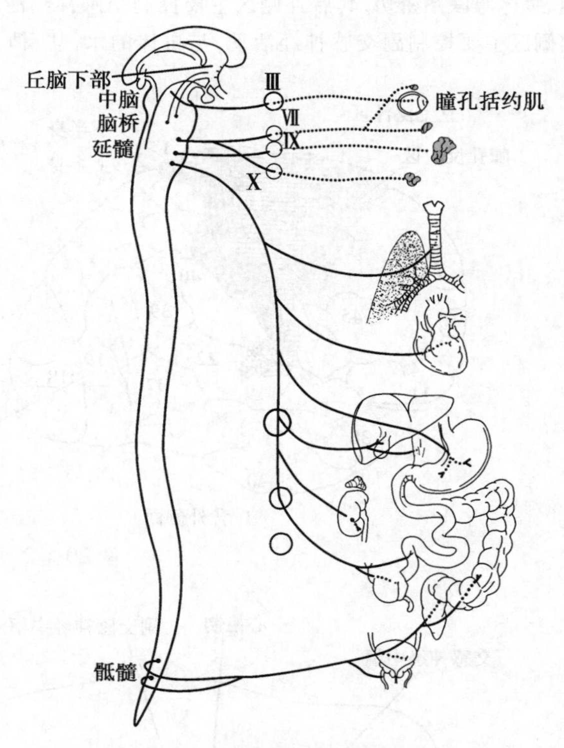

图 20-1-5　周围副交感神经系统

副交感神经的节前纤维来自迷走神经背核和邻近的网状结构(主要是疑核),进入迷走神经并终止于胸腹腔内脏的神经节。这些神经节细胞发出短节后纤维支配咽、食管、心脏、胰腺、肝脏、胆囊、肾脏、输尿管和胃肠道的平滑肌和腺体的活动。

第 2~4 骶髓的侧角细胞的轴突构成副交感神经节前纤维与远端结肠、膀胱和其他盆腔器官的神经节形成突触联系。因此,骶髓自主神经元像脑神经一样有很长的节前纤维和较短的节后纤维,这些特征使副交感神经对靶器官的调控受到一定的限制。

在含有受副交感神经支配平滑肌(非随意运动)的器官中,常有相邻的前角细胞支配的横纹肌(随意运动)。例如支配膀胱外括约肌(随意运动)与内括约肌的平滑肌(非随意运动)是不同的。1900 年,Onufrowicz 描述了位于第 2~4 骶髓前角的相对较小且离散的神经元。最初这些神经元被认为具有自主神经功能,主要是因为它们具有自主神经的组织学特征。骶髓节段的副交感神经元位于脊髓 $S_2 \sim S_4$ 中间外侧柱,支配逼尿肌和膀胱壁内括约肌。此外,值得注意的是,在运动神经系统疾病中，膀胱和肠道功能通常保留到疾病晚期；与其他躯体运动神经元相反，骶髓 Onuf 核的神经元往往在疾病晚期也不出现变性。

二、临床生理

（一）神经递质传递

所有的自主神经功能都是通过释放化学递质介导的。最重要的自主神经递质是乙酰胆碱（acetylcholine，ACh）和去甲肾上腺素（noradrenaline，NE）。

连接整个 ANS 节前和节后神经元之间的神经递质是 ACh，这些连接胆碱能神经元节前、节后纤维之间的突触不被阿托品（烟碱）阻断，而节后的突触可被阿托品（毒蕈碱）阻断。交感神经节后纤维与终末器官之间的主要神经递质是 NE，其中汗腺（sudomotor）的交感神经支配应除外，为胆碱能纤维。ACh 在轴突末梢合成，存储在突触前囊泡，神经冲动到达后引起释放。ACh 在所有的交感神经及副交感神经节节前纤维末梢释放，亦在所有的副交感神经及一些特定的交感节后纤维末梢释放。副交感神经节后功能是通过作用于两种不同的 ACh 受体实现，分别是烟碱样（N1 受体）和毒蕈碱样受体（M 受体）。副交感神经节后神经节在器官内的受体是毒蕈碱样受体，可被阿托品拮抗；位于神经节内的受体是烟碱样受体，可被筒箭毒碱阻断。

在神经节水平参与神经传递的不只是 ACh，有很多的多肽，如 P 物质、脑啡肽、生长抑素、血管活性肠肽、三磷腺苷及一氧化氮。肾上腺素能受体有两种，分别是 α 受体和 β 受体。一般来说，α 受体介导血管收缩、肠道松弛及瞳孔扩张；β 受体介导血管（尤其是肌肉内血管）舒张，支气管扩张，增加心率和心肌收缩力。各受体又被分为两种亚型。α_1 受体在突触后膜，α_2 受体在突触前膜，受刺激时递质释放减少。β_1 受体局限于心脏，激活时增加心率及收缩力；β_2 受体刺激时，舒张支气管及其他许多器官的平滑肌，包括骨骼血管平滑肌。

（二）脏器功能的中枢调节

内脏反射弧是 ANS 调控内脏活动的结构基础。内脏感觉（visceral sensation）由分布于内脏器官的内脏感受器受到相应刺激而产生。内脏感受器具有如下特点：种类较多，包括化学感受器、压力感受器、牵张感受器、容量感受器、温度感受器和痛觉感受器等；大多为游离神经末梢；一般属于慢适应感受器，有利于机体对内环境变化进行长时间持续监测。不同内脏感受器的适宜刺激不同，例如，颈动脉窦和主动脉弓血管壁游离神经末梢感受血管壁张力变化；胃肠道黏膜游离神经末梢感受胃肠道管腔内酸碱度等化学刺激的变化；受刺激时一般不引起主观上的明确感觉，但也有例外，例如晶体渗透压升高可引起渴觉。

内脏反射弧是由内脏感受器首先感受内环境变化，引起神经末梢产生动作电位。内脏感受器的初级传入神经元胞体位于脊神经节或脑神经节，其传入纤维主要是有髓鞘的 Aβ 和 Aδ 类纤维以及无髓鞘的 C 类纤维，经交感或副交感神经进入脊髓或脑干，在中枢整合后，其传出纤神经由交感或副交感神经支配内脏器官。

1. 心血管功能调节　血压的形成取决于血容量、外周血管阻力及心排出量。血压调节主要是由神经、体液和自身调节。心血管系统内存在一系列的压力感受器。在动脉系统中感受较高压力的感受器为高压力感受器，而位于静脉系统中感受较低压力的感受器为低压力感受器。两个最重要的高压力感受器是颈动脉窦和主动脉弓。血压的神经调节中，当动脉血压的改变，引起压力感受器兴奋，经传入神经至延髓的心血管中枢，将信息进行整合，然后通过传出神经发出信息到外周组织。压力感受性反射的传出途径有两个，即自主神经的交感神经和副交感神经。当交感神经兴奋时，心脏心肌收缩力增加，心率加快，血管收缩，血压升高；副交感神经兴奋时，心脏收缩力减弱，心率减慢，血管舒张，血压下降。

2. 膀胱功能调节　膀胱逼尿肌和尿道内括约肌受副交感神经及交感神经双重支配。副交感神经节前纤维由 $S_2 \sim S_4$ 节段发出，行走在盆神经中，在膀胱壁内与节后神经元发生突触联系。副交感神经节后神经元末梢释放的递质为乙酰胆碱，后者激活逼尿肌的毒蕈碱样受体（M 受体），使逼尿肌收缩，但尿道内括约肌则处于舒张状态，故可促进排尿。交感神经纤维由胸、腰段脊髓发出，经腹下神经到达膀胱。交感神经末梢释放的递质为 NE，后者通过 β 肾上腺受体使膀胱逼尿肌松弛，同时通过 α_1 肾上腺素能受体使尿道内括约肌收缩，从而抑制膀胱内尿液的排放。

20

3. 肠道功能调节　自主神经是调节消化道活动的主要神经。除口腔、咽、食管上段及肛门外括约肌受躯体神经支配外，消化道其他部位受交感神经和副交感神经的双重支配，其中副交感神经的影响较大。

支配胃肠道的交感神经从脊髓 $T_5 \sim L_2$ 节段的侧角发出，节前纤维离开脊髓后进入交感神经链，分别在腹腔神经节、肠系膜神经节换元。节后纤维主要终止于内在神经丛的胆碱能神经元。少数节后纤维也可直接支配胃肠道的平滑肌、血管平滑肌及腺体细胞。交感神经兴奋时对消化道的运动、消化腺的分泌通常起抑制作用，但对消化道的括约肌则起兴奋作用，并引起血管平滑肌的收缩，使血流减少。

支配消化道的副交感神经主要走行于迷走神经和盆神经中，其节前纤维进入胃肠道后终止于胃肠道壁内神经元，与壁内神经元形成突触，节后纤维主要支配胃肠道的平滑肌细胞和腺体细胞。大部分副交感神经节后纤维末梢释放乙酰胆碱对消化道、消化腺分泌起兴奋作用，但对括约肌起抑制作用。少数副交感神经节后纤维末梢释放的神经递质是肽类物质，如血管活性肠肽、P 物质、脑啡肽和生长抑素等，支配脏器功能如胃的容受性舒张、机械刺激引起小肠充血。

4. 应激反应与应急反应　机体遭遇内、外环境和社会、心理等伤害刺激达到一定程度时（如创伤、严重感染、高温、高寒、强烈精神刺激、精神紧张等），交感神经兴奋性增强，参与机体的应激反应，提高机体对伤害的耐受力。同样的机体遇到紧急情况时，交感-肾上腺髓质活动增强，称为应急反应。实际上，应激反应和应急反应是难以截然分开的，引起应急反应的刺激也能引起应激反应，两种反应经常是伴随的。应急反应提高机体的应变能力，应激反应提高机体对伤害刺激的耐受力，两者的共同作用提高机体的适应能力。

第二节　自主神经系统临床检查

临床上常用症状观察和体征检查，作为判断 ANS 功能的重要手段，近年来电生理检测在自主神经损害的评估中也起到重要作用，现概括如下。

一、体格检查

对于有可疑自主神经系统损害的患者，除进行详细系统的一般神经系统检查外，须特别注意有关自主神经系统的检查。

（一）一般检查

应特别注意检查有无下丘脑功能障碍的体征，如身材矮小、性成熟障碍、体温降低或皮肤苍白等。

（二）血压、心率和体温

对可疑直立性心动过速综合征（postural orthostatic tachycardia syndrome，POTS）的患者，血压及心率的测量应在站立 10 分钟以后再测量，因为其血压下降可能出现较迟，短时间内血压与心率的改变可能不明显。对可疑直立性低血压的患者应按 Thulesius 测试法进行测量。

20

下丘脑病变或冷损伤患者的体温可能较低，这时普通体温计可能测不到体温，应使用低刻度的体温计进行测量。

（三）皮肤和黏膜

观察四肢末端有无发绀、苍白、斑片或发红等改变，以了解肢端血管舒缩状况。对怀疑有交感神经损害性疼痛时，应比较四肢皮肤的温度、颜色、出汗及营养状况，并注意有无肿胀。当交感神经损害时，皮肤触诊可发现感觉倒错或痛觉过敏。

检查时应注意毛发的生长状况。自主神经疾病时可出现头发脱落，表现为头发稀疏、斑秃甚至秃发，也可出现毛发增多。

指甲改变也可反映自主神经功能。自主神经功能障碍可出现指甲的营养障碍，表现为指甲变厚、变脆、变形、色泽消失甚至坏死脱落。

此外，也要观察有无皮下脂肪萎缩、皮肤菲薄等营养障碍的表现。

（四）汗腺分泌

自主神经疾病时，主要表现为出汗过多、无汗或出汗减少。汗腺分泌明显增加时，通过肉眼观察即可发现。无汗或出汗减少，可触摸患者皮肤感觉皮肤的湿度下降。检查者用手指轻轻施加压力在患者皮肤上移动，感受其阻力，如阻力增加则说明汗腺分泌增多，反之说明汗腺分泌减少。也可使用滚筒样的阻力测量计测量皮肤阻力来检查汗腺的分泌情况。

（五）关节

关节检查时应特别注意有无沙尔科关节（Charcot joint）的证据，表现为关节肥大畸形、关节活动范围加大及活动时有骨摩擦音，常伴有疼痛。

（六）瞳孔及眼结膜

眼结膜的检查着重观察其血管舒缩状态、有无充血。瞳孔的检查应着重观察其大小、形状，特别是各种瞳孔反射。

（七）眼心反射

通常以示指和中指压迫（压力以不痛为限）眼球的两侧，持续 10~15 秒。于压迫 3~4 秒时开始数脉搏，每 5 秒计 1 次数，反复 3~4 次。正常可每分钟减慢 6~8 次，15 次以上为阳性，提示迷走神经兴奋。

类似的检查有眼眶反射（压迫三叉神经的眶上支）、耳心反射（摩擦外耳道迷走神经区）、鼻心反射（探针刺激上鼻腔）。

（八）太阳神经丛反射

在腹中线上剑突至脐的中点，手掌鱼际向下加压至感到腹主动脉搏动，持续 20~30 秒。正常脉搏减慢每分钟 4~12 次。16 次以上则有意义，表明副交感神经功能亢进。

（九）竖毛反射

立毛肌仅受周围交感神经支配，器械或寒冷（冰块）刺激皮肤引起立毛（起“鸡皮”）反射即躯体内脏反射。竖毛反射受交感神经节段性支配：面及颈部是 C_8~T_3，上肢为 T_4~T_7，躯干在 T_8~T_9，下肢为 T_{10}~L_2，刺激物置于检查部位，出现局部立毛反射即鸡皮区域在刺激范围的 0.5~1.0cm 内，超过 1cm 甚至达 5cm 时，提示该部交感神经功能亢进。

当脊髓侧角、前根、交感神经节或节后纤维有破坏性病变时，由于反射弧中断，病变所支配区域的立毛反射消失。脊髓的急性横断性病变，受损平面以下立毛反射亢进现象（休克期暂时消失），这是由于脊髓内交感神经中枢失去高级中枢的抑制而出现的释放现象。

由于一个交感神经的节前纤维可与不同的交感神经节的许多节后神经元形成突触，因此，正常时局部的刺激可引起同侧广泛的、多节段的立毛反应。若有脊髓横断性病变，如刺激病灶以下区域的皮肤时，所产生的立毛反射向上只扩展到病变节段以下的区域，由此可以确定病灶的下界；如刺激病灶以上区域的皮肤时，所产生的立毛反射向下只伸延到病变节段以上的区域，因而也可了解病灶的上界。由此可帮助判断脊髓病灶部位。在损害节段内，立毛反射消失，可助于判断病变范围。

（十）姿位反射

通过改变体位测定脉搏和血压的变化。

1. 立位反射　平卧脉数，起立 1 分钟脉数，正常增加 6~12 次，超过 24 次为强阳性，提示交感神经兴奋性增高。

2. 卧位反射　直立至卧位，测 1 分钟内脉数，正常减少 4~6 次，超过 8~12 次为强阳性，为迷走神经兴奋性增高。

3. Schellong 反射　安静水平卧位测血压，然后在 3 秒内转为直立，每 30~60 秒测血压 1 次，连续 2~4 分钟。正常血压下降 15mmHg，通常在 2 分钟内恢复。如收缩压下降超过 20mmHg 为异常反应。收缩压和舒张压同时下降，而脉搏不变或变化很轻，提示中枢性直立调节障碍。

（十一）血管运动反应试验

皮肤温度是反映血管运动功能的有意义指标，血管运动神经麻痹导致皮肤血管舒张、皮温上升，或血管收缩、皮温下降，当室温为 26～27℃时，正常皮肤温度为 31～33℃，在标准条件下可用体温计比较受影响区域与正常区域的体温。血管收缩紧张度也可在单手或双手没入冷水前后，通过测量远隔部位皮肤温度下降来测试。通常应结合冷加压试验、紧握试验、心算试验及瓦尔萨尔瓦动作来测试。

1. 冷加压试验（cold pressortest）　其基础是血管收缩引起血压升高，正常人将一只手浸入冰水中 1～5 分钟可使收缩压上升 15～20mmHg，舒张压上升 10～15mmHg。

2. 紧握试验　用力握拳时前臂肌群持续等长收缩（isometric contraction）5 分钟使心率增加，收缩压及舒张压增加>15mmHg；当交感神经反射弧，尤其传出支病变可使这些试验反应减弱或消失，但不能被量化或证实。

3. 心算（mental arithmetic）试验　在嘈杂及分散注意力的环境下产生的压力可刺激脉搏及血压轻度增加，这些反应不依赖于交感神经反射弧的传出支，而是通过皮质-下丘脑机制。

4. 瓦尔萨尔瓦动作（Valsalva maneuver）　即闭口呼气试验，声门紧闭强行呼气以增加胸内压，影响心脏静脉血回流；如瓦尔萨尔瓦动作出现异常反应，冷加压试验反应正常，病变可能位于压力感受器或传入神经，这种表现可见于糖尿病及脊髓痨患者；如心算时心率和血压不增加，瓦尔萨尔瓦动作异常提示交感神经中枢或外周传出部分病变。

（十二）Schirmer 泪腺试验

将一条宽 5mm、长 25mm 的薄滤纸条一端插入下结膜囊，另一端悬垂在下眼睑外以粗略估计泪腺功能。眼泪湿润滤纸条，产生一条湿线，5 分钟后正常人湿润区域延伸约 15mm，延长<10mm 提示泪液减少（hypolacrima）。该试验主要用于发现干燥综合征的干眼症（干燥性角膜结膜炎），也有助于研究各种自主神经病。

（十三）膀胱、胃肠道及阴茎勃起功能试验

通过膀胱内压力测量图评估膀胱功能，确诊膀胱弛缓的简单方法是在自行排尿后立即通过插入膀胱的导管测量残余尿。胃肠道运动障碍可通过放射线检查证明，钡餐造影可发现食管失张力扩张、胃弛缓症及胃扩张胃排空时间延迟。睡眠实验室记录夜间阴茎勃起，可评价骶自主神经（副交感神经）功能。

二、其他生理检测

（一）皮肤交感反射

皮肤交感反射（skin sympathetic reflex，SSR）是中枢神经系统参与下的皮肤催汗反射，中枢部发出催汗冲动至胸腰髓中间外侧柱，其节前神经元发出有髓节前纤维在椎旁神经节换神经元，再由节后无髓 C 型胆碱能纤维释放冲动引起汗腺分泌活动。SSR 的操作简便、无创且耗时短。异常判断标准：波形缺失、波形分化不佳、波幅下降或潜伏期延长。SSR 是以反射弧的形式参与的，传导过程中任何一个环节受损均可引起 SSR 的异常，因此，SSR 评价的自主神经功能状态更具整体性。

（二）心率变异性

心率变异性（heart rate variability，HRV）通过测量连续正常 R-R 间期变化的变异性，反映心率变化程度、规律，量化每次心搏周期时间的微小差异，从而反馈自主神经系统对窦房结的控制，是目前应用最为广泛的指标。线性指标分为频域指标和时域指标，当时域指标中全部窦性心搏 R-R 间期的标准差<50ms，R-R 间期平均值标准差<40ms，相邻 R-R 间期差值的均方根<15ms，相邻 R-R 间期之差>50ms 的个数占总窦性心搏个数的百分比<0.75%，以及频域指标中低频带成分<300ms^2，高频带成分<200ms^2，任意两项或两项以上异常，定义为有自主神经系统病变。

（三）手指血流图检查

目的是了解血管的舒张功能和交感神经功能状况及其程度。

首先，让患者安静地坐在室内 30 分钟，采用阻抗式或光电式血流图机描记手指的基础血流图，然后将两手浸泡于冰水中降温 1 分钟，立即擦干和每隔 1 分钟重复描记手指血流图 1 次，共 5 次，观察血流图恢复的快慢和程度。降温后初期的手指血流图复查都会有不同程度的波峰降低等改变，正常人多在 2 分钟内恢复正常，主峰波和重搏波显示清晰和明显；雷诺病、雷诺现象和交感神经系统功能亢进患者的恢复时间明显延长（超过 5 分钟），波形的恢复将显示更困难和不完全。该检查的目的是了解血管的舒张功能和交感神经功能状况及其程度。

（四）肾上腺素皮内试验

按照每 10kg 体重增加 0.1ml 1∶1 000（用盐水稀释）肾上腺素溶液剂量进行皮下注射。注射前测量臂部血压，注射后头 10 分钟内每隔 2 分钟测量一次；之后 50 分钟内每隔 10 分钟各测血压 1 次。将血压值绘制成图，横坐标是注射后的时间（min），纵坐标为血压值（mmHg）。可以有三种类型的血压变化曲线：①A 型：在 10～20 分钟出现高峰，然后逐渐下降，显示交感神经反应正常；②B 型：快速爬升，10 分钟内达到高峰，然后快速下降，提示交感神经反应亢进；③C 型：上升和下降都较缓慢，提示交感神经反应低下。

（五）腕部尺、桡动脉压迫（Allen）试验

检查者面对患者，将双侧拇指分别置于患者一侧腕部桡、尺动脉搏动之上。让患者紧握拳头以排出其手指和手中的血液后。检查者用拇指同时压迫桡、尺两根动脉直至其远段波动消失（此时患者的手指呈苍白色）。然后让患者放开握拳，检查者放开对桡动脉的压迫而保留尺动脉的压迫，如腕以下的桡动脉血运畅通，手指即迅速转红（试验阴性）；如动脉有闭塞或痉挛，手指依旧呈苍白色（试验阳性）。稍休息后重复上述试验，改为放开尺动脉上的压迫而保留对桡动脉的压迫，如腕以下的尺动脉血运畅通，手指即迅速转红（试验阴性）；如动脉有痉挛或闭塞，手指依旧苍白（试验阳性）。此检查可为桡、尺动脉的供血情况提供客观依据，为雷诺病和雷诺现象等患者的诊断和鉴别诊断提供帮助。

第三节 自主神经系统常见疾病

遵从神经系统疾病的诊断原则，自主神经系统疾病的诊断程序如下：①主要通过详细全面的病史资料的分析，以及神经系统（重点是自主神经）检查，肯定存在自主神经功能异常，并明确其特征；②依据病史及体征，判断损害部位在中枢还是周围，范围是局限、弥散或播散等；③力求确切的病因诊断，症状和体征的变异与病因、发病机制有直接关系；④根据全面的系统（包括神经系统）检查结果，鉴别自主神经受损征象是原发性还是伴发性，前者仅限于自主神经病变，后者则指继发于某些神经系统疾病、精神病（含神经症）、内脏系统疾病等。

自主神经系统疾病包括中枢和周围自主神经系统损害或功能障碍，常见疾病有间脑综合征、血管神经性水肿、雷诺病及雷诺现象、红斑性肢痛症、面偏侧肥大症、发汗异常、原发性直立性低血压、进行性脂肪营养不良等。本节着重介绍常见的自主神经系统疾病和综合征。

一、下丘脑疾病

下丘脑是人体较高级的神经内分泌及自主神经系统的整合中枢，是维持机体内环境稳定和控制内分泌活动的重要结构。下丘脑对摄食行为、体温调节、水盐平衡、情绪变化、睡眠、生殖功能、垂体腺功能、内脏活动等诸多方面进行广泛的调节。下丘脑损害可产生严重的内脏机体活动紊乱。

20

【解剖与生理功能】

下丘脑（hypothalamus）又称丘脑下部，是指在丘脑下沟以下的部分，被第三脑室分为左右两半，下丘脑含有 15 对以上的神经核团，数以万计的神经内分泌细胞。其纤维联系广泛而复杂，与脑干、基底节、丘脑、边缘系统及大脑皮质之间均有密切联系。下丘脑基本可分为外侧区和内侧区。

1. 外侧区　前后窄，中间宽。前与嗅区相连，后与中脑被盖相连，外侧为内囊。包括下丘脑外侧核、结节核、穹窿周核。另有内侧前脑束，属边缘系统与大脑间的联结。

2. 内侧区　向后可分为四个区：①视前区，位于视交叉前缘与前联合之间，内有视前内侧核和外侧核，与体温调节有关。②视上部，内有视交叉上方的视上核（水的代谢相关），第三脑室侧壁内的视旁核（糖的代谢有关）。两核发出纤维组成视上垂体束，沿漏斗下降，终止于神经垂体。③结节部，包括下丘脑腹内侧核（性功能相关）、背内侧核（脂肪代谢相关）和下丘脑后核。④乳头体部，包括乳头体内侧核、乳头体外侧核和乳头体间核，组成后部核群。

【临床表现】

1. 中枢性尿崩症　视上核、视旁核或视上垂体束损害时，引起抗利尿激素减少或缺失，导致机体水代谢失调，出现尿崩症。表现为多饮及烦渴、多尿、尿比重减低、尿渗透压低于 290mmol/L，禁水 8 小时后血浆渗透压增高（>300mmol/L）。

2. 性功能障碍　下丘脑结节部的中部核群与性功能有关，在脑积水、肿瘤（松果体瘤）等刺激中部核群时，可出现性早熟，儿童期就有月经来潮或遗精，外生殖器发育成熟，第二性征出现，性欲早熟，毛发过早生长旺盛。如果破坏中部核群会出现性腺功能低下，性腺发育不良，男性睾丸较小，女性原发性闭经，如有肥胖，则为肥胖性生殖无能症。

3. 自主神经功能障碍　下丘脑为全身自主神经的高级中枢，其前区为副交感神经，后区是交感神经。下丘脑损害时可出现血压不稳、心率改变、多汗、腺体分泌障碍及胃肠功能失调等。严重的胃肠功能障碍，使胃黏膜产生应激性溃疡、广泛糜烂出血，临床表现为上消化道出血。与交感缩血管神经瘫痪所致的黏膜下血管扩张或迷走神经兴奋所致的局部缺血有关。常见于急性脑血管病变所致的下丘脑前部及其下行径路受损。

4. 摄食异常　下丘脑对进食的调节体现在摄食中枢和饱食中枢的平衡活动上。如饱食中枢（下丘脑腹内侧核）损害时，则表现为食欲亢进、食量大增，甚至不会主动停止进食，往往导致过度肥胖，称下丘脑性肥胖；如摄食中枢（灰结节的外侧区）损害，则表现为食欲减退、厌食，甚至拒食，导致消瘦甚至呈恶病质状态。

5. 体温调节障碍　下丘脑调节机体产热和散热处于一种平衡，使体温保持相对恒定。下丘脑乳头体部的后部核群与保温、产热有关，此区损害，则产热不能，保温困难，所以体温过低，有时体温仅维持在 35℃左右。下丘脑视上部的前部核群与散热有关，该区遭到破坏时，会出现高热。高热呈弛张型，不伴其他感染症状，心率和呼吸大致正常。有时难与重度感染相鉴别。多见于脑出血或重度脑外伤，累及下丘脑时。

6. 睡眠、觉醒障碍　下丘脑后区属于网状结构的一部分，与觉醒状态的发生和维持有关，下丘脑后区损害可产生睡眠过度、嗜睡，还可出现"发作性睡眠综合征"，患者表现为不分场合、不可抑制的睡眠，往往在进食、工作，甚至行走时发作，可持续数分钟至数小时。相关的还有猝倒症，患者常在情绪激动时，如大笑或大哭时，突然全身或局部肌张力降低，有时甚至倒地，持续仅数秒钟，发作时腱反射消失。也有些患者合并入睡前幻觉和睡瘫症。

【诊断】

下丘脑疾病有多种的病变性质及病因，疾病种类多，临床表现为复杂多样，诊断较困难。必须注意详细病史、全面体格和神经系统检查，结合血液、脑脊液、内分泌、自主神经功能实验检查及颅脑影像的结果，综合分析，进行判断和鉴别。

【治疗】

去除病因，如有效切除肿瘤、抗感染消炎等是较理想的治疗。纠正内分泌紊乱，基本是补充或提高激素水平（肾上腺皮质激素、甲状腺素、雌激素等），或替代药物治疗如加压素。其他主要是对症治疗，如降低颅内压、调控血压、镇痛、镇静、抗癫痫、降温、止血等。

二、间脑癫痫

间脑癫痫（diencephalic epilepsy）是由不同病因引起的下丘

脑病变导致周期性发作性自主神经功能紊乱综合征，又称自主神经性癫痫、内脏性癫痫等。该综合征由 Penfield（1929）首先描述，称为间脑自主性癫痫。

【病因与发病机制】

下丘脑毛细血管网丰富，但血脑屏障结构不健全，毛细血管通透性较脑的其他部位高，使之对缺氧、感染、中毒、外伤及颅内压增高均敏感，易产生水肿、炎症及出血病变，这些均可成为间脑癫痫的病理学基础。仅少数原发性间脑癫痫患者有家族史，继发性间脑癫痫的病因为各种脑炎、脑瘤（特别是第三脑室底肿瘤）、寄生虫、颅脑外伤、脑血管疾病、中毒、变性、代谢障碍及高热等。

【临床表现】

临床表现为阵发性烦躁不安、发作性血压升高、流泪、流涎、出汗、瞳孔散大或缩小及心动过速等。根据发作中最突出的症状及是否伴发非自主神经症状，可分为单纯型及混合型。间脑癫痫患者可有以下一种或者几种症状，每次发作时出现症状及顺序基本相同。

1. 单纯型　仅表现为自主神经症状。①血管运动障碍：主要表现皮肤及黏膜血管运动功能紊乱，皮肤显著苍白或充血潮红；②外分泌腺分泌异常：局部或全身出汗过多、唾液分泌过多或减少，以及流泪、流涎等；③内脏功能障碍：表现内脏器官功能紊乱，如心悸、胸闷，心率、节律及动脉血压改变，呼吸过快、过度换气、呼吸暂停及发作性气喘等呼吸功能紊乱，恶心、呕吐、腹泻或腹痛等消化症状，以及多尿、尿失禁、强迫性排尿和排便等；④体温调节障碍：多数出现为体温升高，部分伴有寒战，少数体温降低；⑤饮食障碍：呈现贪食症、烦渴及多饮，少数食欲减退；⑥睡眠障碍：发作性嗜睡、打呵欠、昏睡，少数为连续不眠状态。

2. 混合型　除发作性自主神经表现外，可伴有轻度意识障碍、发作性肌无力、局限性强直痉挛及发作性感觉异常。

【诊断】

诊断主要依据：①反复发作性自主神经症状，每次发作表现及症状出现顺序基本相同，发作后可照常活动，无残留症状，部分病例可伴有意识朦胧或一过性意识丧失，发作后可有嗜睡；②脑电图可出现棘波等痫样放电；③影像检查在部分患者可发现下丘脑或第三脑室底部病变；④抗癫痫治疗有效；⑤可有癫痫家族史。

【治疗】

首先应查找病因，进行病因治疗。须重视对症治疗与抗癫痫治疗，后者可选用卡马西平、丙戊酸钠、苯妥英钠等抗癫痫药物。

三、急性自主神经危象

急性自主神经危象（acute crisis of autonomic nervous system）又称急性全自主神经失调症（acute pandysautonomia）或交感发作，是一种较少见的表现自主神经功能失调症状的自限性疾病。

【病因与发病机制】

目前病因及发病机制不明，已发现可发生于感染性单核细胞增多症及痢疾后，部分病例与 Epsten-Barr 病毒有关，目前倾向认为该病与病毒感染后异常免疫反应相关。中毒和药物（如可卡因、苯丙醇胺、三环类抗抑郁药）可使交感神经和副交感神经系统突然出现过度活跃，伴中枢神经系统兴奋大多数突然发病的患者是大脑深部白质创伤性病变或急性脑水肿。

【临床表现】

通常急性起病，多见于儿童和成年人，表现自主神经功能不全，如视力模糊，瞳孔对光及调节反应异常，瞳孔不等大，泪液、唾液及汗液分泌减少或消失，以及尿潴留、阳痿、胃肠功能及体温调节障碍。可因直立性低血压引起晕厥，但此时心率正常。危重者有严重高血压，瞳孔扩大，抽搐、伸肌强直姿势发作，甚至去皮质发作。少数患者可伴有周围神经的运动及感觉障碍。多数病例常在数周或数月自行恢复。

【诊断】

主要根据急性发作的上述典型临床征象进行诊断。

【治疗】

主要是危象发作的对症处理，如排尿不畅可用碳酰胆碱 25mg 皮下注射；直立性低血压可用泼尼松、单胺氧化酶；无汗或少汗、口干可用毛果芸香碱。

其他治疗可用维生素 B_1、维生素 B_{12} 等肌内注射，以及中医及针刺疗法。近年发现应用血浆交换疗法或大剂量免疫球蛋白可明显减轻急性期症状和缩短病程。

四、家族性自主神经功能障碍

家族性自主神经功能障碍（familial dysautonomia）或称 Riley-Day 综合征，是少见的家族性以多种自主神经功能不全为特征的常染色体隐性遗传病。

【病因与发病机制】

目前病因不明，研究发现为常染色体隐性遗传性周围神经病，所有患者有两个复制基因的缺陷，致病基因位于 9 号染色体短臂 31～33 区。是自主神经系统先天性异常，患儿感觉神经节、交感神经节及副交感神经节中神经元显著减少，在一生中可不断丢失。交感神经末梢数量减少是血液循环中去加肾上腺素、多巴胺、β-羟化酶含量降低的原因。由于外周组织交感神经支配减少，导致肾上腺能受体过敏，肾上腺髓质释放儿茶酚胺可引起过度应激反应。虽有些症状提示累及中枢神经系统，但中枢神经系统未见类似病变，智力属正常范围。遗传性自主神经功能不全疾病还包括小纤维神经病变 Fabry 病，即 α-半乳糖苷酶缺乏症，自主神经症状是其突出的特征，是神经酰胺在下丘脑及中间外侧柱神经元累积的结果。

【临床表现】

患儿多自出生后即有感觉缺失及交感神经功能障碍，进展缓慢，无性别差异。婴儿期发育缓慢，常伴发作性呕吐、腹泻或便秘，肌痉挛，运动功能障碍，共济失调，智能低下，Charcot 病理性关节及口腔溃疡等。患儿哭时泪水极少或无泪是本病的主要特征。在幼儿期可出现自主神经危象，表现情绪不稳，易激惹、自闭、行为减少、体温易变、心率及呼吸频率不稳定。血管运动障碍是本病特征之一，如血压波动不稳，常出现直立性低血压及发作性高血压。

【诊断】

诊断的主要依据：①家族史，婴幼儿期发病；②患儿哭时无泪，舌蕈状乳头缺失；③尿中高香草酸（homovanillic acid，HVA）显著增加，用1∶1 000磷酸组胺前臂皮内注射，患儿无痛感，局部无红晕区及伪足；④用0.062 5%毛果芸香碱滴眼，每5分钟滴1次，共滴4次，可见患儿上睑下垂。

【治疗】

尚无特殊的药物治疗，以对症治疗为主。吞咽困难的患者可给予鼻饲，肺部感染可适当应用抗生素，多汗、流涎可服用阿托品类药物，各种维生素、镇静剂及抗癫痫药等已证实有一定疗效。

五、特发性直立性低血压

特发性直立性低血压（idiopathic orthostatic hypotension）通常称为Shy-Drager综合征，是少见的原因不明的自主神经功能失调性变性疾病。

【病因与发病机制】

病因和发病机制不明，可能是一种特发性多系统变性疾病。病理上，多系统萎缩患者存在神经胶质细胞，特别是少突胶质细胞质内包涵体及神经元包涵体，其他神经系统变性病均无此结构，可能与致病有关。研究显示病变主要累及节后的交感神经元，副交感神经系统相对保留，中枢神经系统不受累，其次是脊髓胸段节前侧角神经元变性。特发性直立性低血压由于体内交感神经系统处于失活状态，传入中枢压力感受器异常，不能及时察觉血压下降，站立时小动脉反射性收缩障碍及静脉回流量降低导致血压下降。从病理生理上，直立性低血压的原因分为三类：①影响血压调节的自主神经通路及压力感受器反射弧；②低血容量使心排出量减少，引起体位性血压变化；③长期站立于固定的位置、长期卧床后起立、妊娠妇女等所发生的晕厥。直立性低血压的另一种少见的机制是Streeten等提出的高缓激肽综合征。

【诊断】

患者于直立位置时，由于血压降低出现全脑供血不足症状，表现为晕厥、眩晕、视力模糊及全身无力等，可伴其他自主神经及中枢神经系统症状。多见于50岁以上的中年男性，隐匿起病，进展十分缓慢，神经系统损害症状体征较广泛。直立性低血压是特征性表现，卧位时血压正常，站立后2分钟内收缩压下降30mmHg，舒张压下降20mmHg以上，出现头昏、眩晕、视物模糊、全身无力、共济失调及晕厥等，可伴抽搐发作，发声含糊，甚至不能说话（但意识清楚）。一般无心率变化，患者常见苍白、出汗及恶心等先兆症状，站立时及晕倒前常感觉后颈部疼痛。发生低血压前数年可出现其他自主神经功能损害症状，如男性患者阳痿常为首发症状，皮肤温度异常，局部或全身出汗障碍，以及便秘或尿潴留等，常与体位改变无关。

男性中年期隐匿起病，缓慢进展。卧位转为直立位时测量收缩压下降30mmHg，舒张压下降20mmHg以上，脉率不变。患者起床时或站立过久频繁发生晕厥，并可伴阳痿、皮温异常、出汗障碍及尿便功能失调等，可诊断本病。

【治疗】

须寻找原因进行病因治疗，但大多数患者病因不清，可以对症治疗及综合治疗为主。患者起床时可将床头抬高20~30cm，起床时动作应缓慢，其后进行全身肌肉运动可促使静脉血液回流，预防晕厥发生。应多食盐、多饮水，增加血容量。下部躯体穿弹性紧束性衣裤增加静脉回流量。应注意营养，增强体质，可服用各种维生素并适当加强体育锻炼。药物治疗可选用盐酸米多君、盐酸麻黄碱等提高血压。

六、进行性脂营养不良

进行性脂营养不良（progressive lipodystrophy）是一种罕见的以脂肪组织代谢障碍为特征的自主神经系统疾病。

【病因与发病机制】

病因不清，普遍认为是自主神经相关的脂肪代谢异常，主要与下丘脑病变、节后交感神经神经病变有关。下丘脑对促性腺激素、促甲状腺激素及其他内分泌腺起调节作用，与节后交感神经纤维有密切的解剖联系。本病脂肪组织消失区与正常区或肥胖区之间似有一个界限，并与脊髓节段有一定关系，通常以L_1~L_2为界把身体分为上半身和下半身两部分。有研究认为，下丘脑与垂体组成代谢调节控制系统，脂肪的消失与该系统产生的脂肪转移因子的促进作用有关。起病前可有急性发热病史，内分泌缺陷如甲状腺功能亢进、垂体功能低下及间脑炎等，损伤、精神因素、月经初期及妊娠均可为诱因，目前对遗传因素的作用尚未确定。

【临床表现】

主要表现为受累部位的皮下脂肪组织萎缩、消失，首先出现于面部，然后侵犯颈、肩、胸、腹、臀部，常为对称性，可合并其他症状如出汗异常、皮温异常、多尿、腹痛、头痛、精神及性格改变等，个别合并内分泌功能障碍，如生殖器发育不全和甲状腺功能异常等。新生儿或婴幼儿患者多出现先天性全身性及多脏器病变，除累及头部、面部、颈部、躯干及四肢在内的全身皮下及内脏周围脂肪组织外，可伴高脂血症、糖尿病、肝脾大、皮肤色素沉着、心脏及肌肉肥大等。一般发病后5~10年症状逐渐稳定。

患者可表现脂肪组织消失、肥胖及正常脂肪组织并存，也可以以不同方式结合。根据结合方式不同可分为以下类型：①上半身正常，下半身肥胖型；②上半身消瘦，下半身肥胖型；③单纯下半身消瘦型；④上半身肥胖型；⑤下半身肥胖型；⑥全身消瘦型；⑦半身肥胖型。

【诊断】

患者血生化可有血脂偏低，肌酶正常。B超可发现受累脏器萎缩变小。肌电图显示肌肉及神经正常。根据皮下脂肪组织消失，肌肉及骨质正常，活体组织检查脂肪组织消失，出现皮下脂肪消失、增多及正常等三种情况以不同方式结合可确诊。

【治疗】

目前尚无特殊治疗方法，可试用纯胰岛素针剂直接注入萎缩区，有些患者可逐渐出现局部脂肪组织增长，恢复正常形态。

七、灼性神经痛

灼性神经痛（causalgia）系指由于富含交感神经纤维的正中神经或胫神经等周围遭受创伤后，受伤肢体出现持续性烧灼样剧痛和明显的自主神经功能障碍的一种疾病。

【病因与发病机制】

主要是肢体外伤引起，发病机制目前不明，目前一般认为以神经损伤处神经冲动传导上的短路学说较合理。当含有大量交感神经纤维的周围神经遭受损伤，伤处的许多神经髓鞘因创伤而断裂和被吸收，在不同神经纤维之间产生了神经冲动传导上的短路，即由下丘脑交感神经中枢通过交感神经下传系统（间脑-脊髓束）向周围神经系统发出的神经冲动，在周围神经创伤处与周围感觉神经纤维发生了传导上的短路，并叠加在向中枢传导神经冲动的周围感觉神经轴突上而折回，这种大量的异常神经冲动被放大后传回至丘脑和大脑皮质感觉区，从而引起剧烈的烧灼样疼痛。

【临床表现】

多在周围神经受伤后的一至数日内发病。以指（趾）端和手（足）等部位的一种难以忍受的持续性烧灼样剧痛为其主要临床表现。疼痛的范围一般以受损神经支配区为主和较显著，但有时较广泛。任何情绪、精神因素和触摸等外界轻微刺激都可使疼痛加剧，影响患者的正常休息和进食。为了减轻疼痛，患者常拒绝医师的检查，不愿与外界接触，喜将患肢浸泡于凉水之中或用冷水包裹，以求减轻疼痛。患肢苍白或发绀，温度降低，皮肤光滑变薄，出汗增多，指（趾）甲变弯增厚，汗毛脱落，有时还可出现疱疹。病程较长者还可出现肌萎缩、肢体挛缩、关节强直和骨质疏松等失用性改变。

【诊断】

根据患者创伤部位的典型临床表现即可诊断。

【治疗】

对症治疗可用镇静、镇痛和安眠药物。可用血管活性药物如西比灵（盐酸氟桂利嗪胶囊）治疗。神经营养、改善代谢有胞二磷胆碱、B族维生素。此外尚有封闭治疗，若药物治疗无效，可选择行交感神经干切除术。

八、雷　诺　病

雷诺病（Raynaud disease，RD）又称肢端动脉痉挛病，是阵发性肢端对称性小动脉痉挛引起皮肤苍白、发绀，继之痉挛的血管扩张充血导致皮肤发红，伴感觉异常为特点的疾病。由法国学者Raynaud（1862）首先描述，Huthinsion（1896）发现许多原因都可引起此种血管痉挛，建议称为雷诺现象，也有人称为凉手综合征（cold hands syndrome）。Allen和Brown（1932）提出原因不明的特发性雷诺病（idiopathic Raynaud disease），以及与继发于某些病因的雷诺现象的鉴别要点。

【病因与发病机制】

可能是交感神经功能紊乱引起肢端局部缺血，寒冷、情绪激动为诱因。目前机制不明，可能有关的因素：①患者周围交感神经系统中的α受体敏感性及密度增高，周围血管神经末梢上β-突触前受体反应性也增高。交感神经功能紊乱引起肢端血管痉挛及缺血，肢端小动脉痉挛时毛细血管无血流进入，导致皮肤苍白；当毛细血管扩张时引起局部血流淤滞，导致皮肤发绀。②肢端动脉对寒冷刺激的敏感性增加，寒冷刺激后腕部静脉血中肾上腺素及去甲肾上腺素浓度明显增高。③外周血红细胞聚集、纤维蛋白原水平及血流黏滞度增高可引起血流不畅；血管收缩物质如自由基等增多，而具有扩血管的物质减少如一氧化氮的减少，这些均使血流减缓，血流动力学发生改变。④一些炎症因子及免疫反应参与发病的过程；肿瘤坏死因子及淋巴毒素可能参与雷诺现象的血管损伤过程；转化生长因子-β及血小板衍化生长因子等参与疾病的过程。部分患者有遗传倾向。

【临床表现】

多见于青年女性，男女比例为1∶5，发病的年龄多为20～30岁，寒冷或情绪激动可诱发。典型征象为遇寒冷后指端出现色泽变化，通常呈渐进性，可分苍白、发绀和潮红期，也有停留在苍白期或发绀期。

多于冬季发病，寒冷是重要的诱发因素，某些患者亦可由情感变化诱发。起病隐袭，但可突然发作，每日可发作3次以上，每次持续1分钟至数小时。一般情况下发作自行终止，回到温暖环境或将患处浸入温水中，或揉擦、挥动患肢亦可终止发作。

1. 临床分期　临床表现为间歇性肢端血管痉挛，伴疼痛及感觉异常，发作间歇期除表现指（趾）寒冷感及潮湿感，可无其他异常。典型临床发作可分为三期：

缺血期（苍白期）：当遇冷后或情绪激动时，双手指或足趾、鼻尖、外耳廓可发生对称性小动脉痉挛，毛细血管也随之痉挛，表现从末端开始的苍白、发凉、肢端皮温降低，同时皮肤出冷汗，伴感觉麻木、减退、蚁走感及疼痛感等。

缺氧期（发绀期）：毛细血管扩张淤血，肢端呈青紫色，界限明确，受压时消失，且伴疼痛，延续数小时至数日，然后消退或转入充血期。

充血期（潮红期）：动脉充血，皮温上升，色泽先转为潮红，以后恢复正常，发作结束后指（趾）可有搏动感和麻木感。

大多数患者仅累及手指，不足1/2的患者同时累及足趾，但仅累及足趾的病例极少，某些患者可累及鼻尖、外耳廓、面颊、胸部、舌、口唇及乳头等。约13%的患者发生肢端溃疡、慢性甲沟炎、坏死、瘢痕及手指裂痕等，约12%的患者出现指（趾）硬皮病，少部分患者晚期指尖发生坏疽，肌肉及骨质可轻度萎缩，可见皮温降低，感觉轻度减退，有时可见手部多汗，桡动脉、尺动脉、足背动脉及胫后动脉搏动存在。

2. 雷诺现象的分期分级 雷诺现象的 TayLor-Pelmear 分期分级见表 20-3-1。

表 20-3-1 雷诺现象的 TayLor-Pelmear 分期分级

分期	分级	临床表现
0		无发作
1	轻	偶发，累及一个或多个指尖
2	中	偶发，累及一个或多个指尖或指中部(极少累及指底部)
3	重	常发，累及大多数手指的全部
4	极重	同 3 期，伴有指尖皮肤损害及可能发生坏疽

【诊断】

主要根据患者特征性临床表现，发病年龄，女性较多，寒冷刺激诱发，发作性出现一个或多个指(趾)或指(趾)节的界限分明的苍白、青紫及潮红等变化，有时仅出现一种或者两种颜色变化，双侧对称，病史 2 年以上，无引起血管痉挛发作的其他躯体疾病或神经系统疾病。

【治疗】

目的是预防发作，缓解症状，防止肢端溃疡发生。预防发作应注意保暖，避免精神紧张和情绪激动，吸烟者应绝对戒烟，加强锻炼以提高机体耐寒能力。血管痉挛发作影响患者日常生活或工作时应考虑药物治疗。首选钙通道阻滞剂和血管扩张剂。

1. 病因治疗 若能查出病因，可先针对病因治疗。

2. 药物治疗

(1) 钙离子拮抗剂：可扩张血管，增加血流量，是目前最常用药物。硝苯地平是治疗雷诺现象的首选药物，可使周围血管扩张，并有抗血小板及白细胞作用。

(2) 利血平：因利血平可以耗竭单胺类物质，所以取其耗竭儿茶酚胺的特性而使肾上腺素的血管收缩作用减弱。

(3) 左旋多巴：可以耗竭交感神经中的去甲肾上腺素，产生类似交感神经切断的效果。

(4) 哌唑嗪：为降压药，具有 α-肾上腺素能阻断作用，引起周围小动脉扩张。

(5) 灰黄霉素：可直接作用于指端小动脉的平滑肌，使小动脉扩张。

(6) 雌激素：由于妊娠期血管痉挛消失，月经期或停经后血管痉挛加重，有学者建议用雌激素治疗。

(7) 拖拉苏林：为小动脉扩张剂，对轻型病例较好。

充血期治疗以调整自主神经功能为主。常用药物包括维生素 B 族、小剂量甲状腺素等。

3. 条件反射及生物反馈疗法 患者双手置于 43℃水中，身体暴露于 0℃环境下，每日约 30 分钟。治疗后患者暴露于寒冷环境时手指温度明显高于正常人，且主观感觉症状改善，治疗可持续 9～12 个月。多种生物反馈疗法可用于治疗雷诺现象。

4. 手术治疗 严重的雷诺病或保守治疗无效者可考虑采用手术治疗。上肢病变可行上胸交感神经根切断技术，有效率为 50%～60%，但常于 6 个月～2 年内复发，目前已不主张应用。下肢病变可行腰交感神经根切断术，有效率约为 80%，疗效持续时间较长。此外，可施行指(趾)交感神经切断术，疗效尚待观察。

九、血管神经性水肿

血管神经性水肿(angioneurotice dema)又称急性血管神经性水肿或 Quincke 水肿，是一种原因不明的可能与自主神经功能障碍、过敏反应及遗传因素有关的血管通透性增强和体液渗出的疾病。

【病因与发病机制】

病因及发病机制不清，可能与以下因素有关：①自主神经功能障碍：在精神及物理因素的作用下，中枢及周围自主神经功能紊乱，如交感神经功能减退或副交感神经功能亢进。不同部位的水肿与相应的自主神经节段平面有关，全身性水肿可能与下丘脑功能紊乱有关。②过敏反应：部分血管神经性水肿可能与过敏有关，如食物、药物或环境中某些物质均可因过敏导致血管神经性水肿。③遗传性因素：某些患者有家族遗传倾向。不管是何种原因引起血管神经性水肿，最后的病理生理机制均可因血管通透性增高，血管内液体过度渗出而发病。任何部位水肿通常均能经自身调节在数日内消失，药物治疗可加速水肿缓解及消退。

【临床表现】

主要临床特征为发作性、局限性皮肤或黏膜水肿(面部、颈部和上下肢多见)，无疼痛、瘙痒及皮肤颜色改变，水肿呈豆大至手掌大，压之较硬，无指压痕迹。起病急，数分钟或数十分钟达高峰，持续数日或数十日，不经治疗可缓解，多表现为反复发作，间歇期正常。

【诊断】

通常诊断主要根据病史及典型临床特征。皮肤活检能有病理的确诊。

【治疗】

抗过敏疗法有效，发病时泼尼松 30mg，早餐后口服。严重者可用地塞米松 20mg，静脉注射，每日 1 次。上述治疗持续 3～7 日，出现喉头水肿引起呼吸困难者须立即气管切开，避免发生窒息。

十、交感神经链综合征

交感神经链综合征(sympathetic chain syndrome)是多病因导致长期隐性存在的临床综合征。当神经节损害严重及代偿能力削弱时出现典型症状，常被延误诊治，多在尸检中偶然发现。

【病因与病理】

有许多病因如各种急性及慢性的全身性或局部感染，各种内源性、外源性中毒，以及外伤、脊柱退行性疾病、肿瘤、血管性疾病及慢性刺激性病灶等。

病理改变因原发病而异，感染性炎症所致可见细胞内空泡形成及脂肪变性，伴神经节间质及周围组织充血、水肿和浸润，中毒及败血症引起可见神经节细胞坏死。

【临床表现】

主要表现为血管运动障碍、皮肤营养改变和内脏功能紊乱。可急性发病，更多是亚急性和慢性病程，一般都有转为慢性迁延、时起时伏的趋势。核心症状是疼痛及感觉障碍。疼痛呈发作性或持续性，伴发作性加剧，夜间较重，情绪波动、体力劳动、天气变化及寒冷刺激等均可使疼痛加重，范围较弥散，有广泛扩散趋势。受损交感神经节的体表投射区可出现压痛，发现压痛点常有助于定位诊断。可出现麻木、蚁走样感等各种感觉异常，客观感觉障碍较主观症状轻，多为痛觉异常，温度觉异常较少见，触觉及深感觉障碍更少见。同时会引起皮肤及附属器改变，皮肤可表现为刺激性症状，如出汗增多及立毛反射亢进；皮肤导电性能减低、出汗减少及立毛反射减弱等。此外，皮肤还可出现营养障碍、干燥萎缩、毛发脱落及指甲变脆等。

【诊断】

根据一侧交感神经支配区域出现发作性或持续性疼痛，或交感神经投射区有明显压痛可考虑本病。

【治疗】

急性期及慢性期急性发作患者需卧床休息。药物治疗可用各种维生素治疗，大剂量的维生素 B_{12}，1 000μg/d，肌内注射可缓解疼痛。交感神经节封闭治疗，是最有效的方法之一。

十一、蝶腭神经节性头痛

蝶腭神经节性头痛（sphenopalatine ganglionic headache）又称 Sluder 综合征、蝶腭神经炎，系因蝶腭神经节病变引起以一侧发作性头面部疼痛。

【病因与发病机制】

蝶腭神经节接受来自三叉神经上颌支的感觉纤维，来自沿颈内动脉上行的交感神经纤维和来自面神经的中间神经分支（经翼管神经）的副交感神经纤维，三者汇合于蝶腭神经节后发出分支，分别分布于鼻腔和眼眶相应的部位，管理其黏膜感觉、血管舒缩和外腺体的分泌功能。

由于蝶腭神经节位于岩骨尖部和紧邻蝶窦下方的蝶腭窝中，蝶腭窝通过蝶腭沟与鼻腔直接相连，因而蝶腭神经节易受蝶窦、上颌窦、鼻咽部以及岩骨等处的感染和鼻甲肥厚的影响，而引发相应的感觉、交感和副交感功能障碍。

【临床表现】

多见于30岁妇女。常有月经来潮、气温变化和情绪激动等诱发。

临床主要表现为：①疼痛，部位无规律，常见于鼻根、眼眶、额部和下面部，或来自颞部开始和呈无规律地向外扩散，如向枕部或颅顶扩散。甚至遍及全颅，更有向颈部、喉部和牙齿扩散。少数病例还可放射至同侧肩胛和手指。疼痛的性质多为火烧火熏感，呈现为持续神经痛性和伴有发作性加剧。一次发作持续数十分钟不等。发作后疼痛可减轻但不能完全消失，压迫眼球可加剧疼痛。②自主神经症状：眼结合膜和鼻腔充血明显，鼻腔通气不良、喷嚏不断，鼻涕和眼泪分泌增多。③蝶腭神经节压迫和封闭试验：压迫蝶腭神经节或中鼻甲可使上述症状迅速加重，封闭蝶腭神经节可使上述临床症状迅速消失或者缓解。轻症或慢性病例的上述临床症状均轻微，鼻涕和眼泪分泌增多不是很明显，但常因鼻腔继发感染而促使鼻涕转为脓性，上颌窦和眼眶内上侧出现明显压痛。

【诊断】

根据头面部疼痛特点、自主神经症状以及蝶腭神经节压迫和封闭试验可诊断。

【治疗】

1. 药物治疗　对症处理常选用一般的镇痛药，存在感染者可根据病情选择抗生素。

2. 封闭治疗　用蘸2%普鲁卡因的棉花棒，沿中鼻甲缓慢插入鼻孔内，直至鼻咽后面的蝶腭窝，止痛作用可立竿见影。具体的疗效，因人而异，有些患者一次治疗即可治愈，但大多数的患者的疗效只能维持数天至几周，需重复治疗，巩固疗效。

3. 射频治疗　将加热的射频头准确地插在蝶腭神经节处，热力凝固蝶腭神经节达到持续止痛目的。整个射频治疗过程大约需要1小时。术后可有少数患者会出现流鼻血，小部分患者会有轻微的鼻部感觉缺失。如封闭治疗效果不佳，可选用此法。

十二、颈后交感神经综合征

颈后交感神经综合征（cervical post-sympathetic syndrome）为颈后交感神经节（干）遭受刺激引起颈、臂疼痛和椎动脉痉挛缺血一种临床症候群。

【病因与发病机制】

常见的病因有颈椎关节炎、创伤、颈椎病、肿瘤。如颈椎间盘突出、椎体及大小关节增生以及黄韧带骨化，颈椎或其附近的肿瘤（如神经鞘瘤）引起的椎间孔扩大或破坏，以及颈椎损伤时的椎体压缩性骨折和椎弓崩解等，导致颈神经根受压，邻近的颈后交感神经节或干受刺激导致椎动脉痉挛或压迫缺血，而引起相应的临床症状。

【临床表现】

常见的临床表现为单侧或双侧间歇性或持续性后枕颈部痛、肩臂痛或感觉减退。病发前有落枕史和颈部僵硬史。同时可表现为单侧或者双侧间歇性或持续性耳鸣、听力下降和头晕，往左或右急转头常可引起急性眩晕发作为其最具有特征性的临床症状。

【诊断】

根据患者急转头后出现眩晕发作和/或肩臂部疼痛麻木可临床诊断。影像学检查提示椎间盘变性、突出或膨出、骨赘增生等有助于病因判诊。

【治疗】

根据病因治疗。急性期避免颈椎活动，可适当给予理疗、交感神经节封闭。药物治疗可选用维生素B族、改善血液循环、促进神经康复等药物。

十三、耳颞综合征性头痛

耳颞综合征性头痛（auriculotemporal headache）是指由三叉神经下颌支的耳颞神经受损所致的一种发作性耳颞部头痛。

【病因与发病机制】

耳颞神经分出的副交感神经支配腮腺的分泌，同侧耳颞部的皮肤汗腺分泌及其皮肤血管的舒张功能。当耳颞神经遭受损伤后，支配腮腺分泌的副交感神经纤维可以错生和延伸到原耳颞神经支配的皮肤汗腺及皮肤血管，所以每当进食引起腮腺分泌唾液的同时，还引起该侧颞部的皮肤血管扩张（头痛）、发红和皮肤出汗等相应临床症状。耳颞神经损伤可由以下病因引起：①产伤，目前损害机制不明；②外伤，枪弹伤、刺伤、割伤、跌伤、动物咬伤和手术等；③腮腺、口腔内以及颌面部的多种感染；④肿瘤如腮腺瘤。

【临床表现】

临床表现主要是疼痛，呈现发作性灼痛，局限于病灶侧的颞顶部、外耳道前壁及其深部和下颌关节。疼痛重时可向同侧的下颌乃至颈部放射。疼痛发作时常与进食（特别是进食辛辣刺激性食物）有关，也可以在空气闷热、情绪过度激动时发作。触压外耳道及其颞颌关节之间的压痛点，可引起疼痛发作。疼痛时间长短不一。多数患者的头痛可自行减轻或者消失，但症状显著者也可多年不愈。常见伴随的自主神经症状为：常为病侧耳-颞神经分布区的颞顶部皮肤潮红、大量多汗和唾液分泌增多，以及颞动脉搏动增强和患者自感该部位皮肤发热等。

【诊断】

根据患者病史和上述典型表现可临床诊断。患者耳颞部皮肤出汗增多、皮温增高可协助诊断。

【治疗】

主要措施：①针对病因治疗和避免进食刺激性食物；②镇痛治疗可选用非甾体抗炎药物、加巴喷丁等药物；③在外耳道与下颌关节囊之间，进行2%利多卡因（3ml）加泼尼松龙（1ml）封闭，每周2次，1~2次治疗后可起效果；④止汗治疗，轻症者可局部擦用东莨菪碱软膏等，重症者可行局部皮肤放射线治疗，破坏局部汗腺，常取得较好结果。

十四、面偏侧萎缩症

面偏侧萎缩症（facial hemiatrophy）是一种病因未明的营养障碍性疾病，临床表现为一侧面部的慢性进行性组织萎缩。本病由Parry（1825）首先报道，Romberg（1846）作了详尽的描述，又称Romberg病或Parry-Romberg病。如果累及范围扩大至躯干及肢体称为进行性偏身萎缩症（progressive hemiatrophy）。

【病因与发病机制】

病因和发病机制不明，由于部分病例伴颈交感神经症状如horner征，一般认为与中枢性及周围性自主神经系统损害有关。有些患者发病前有外伤史、全身或局部感染史，某些病例发病与硬皮病、脂肪性营养不良、三叉神经炎有关。有认为患者可能存在某种特定的控制交感神经的基因缺陷，待到一定的年龄时此种缺陷基因表达，可引起交感神经受损导致面部组织发生神经营养不良性改变，出现面部组织萎缩。

【临床表现】

起病隐匿，多在儿童、少年期发病，一般在10~20岁，女性患者较多见。病情发展的速度不定，有时在进展数年至十余年后趋向缓解，但伴发癫痫者可能持续进展。

起病初期，患侧面部可有感觉异常、感觉迟钝或疼痛。萎缩过程可以从一侧面部任何部位开始，以眶部、颧部较为多见，逐渐扩展到同侧面部及颈部，与对侧分界清晰。患侧皮肤萎缩、菲薄、光滑，常伴脱发、色素沉着、白斑、毛细血管扩张和皮下组织消失。皮肤皱缩、毛发脱落，呈“刀痕样”萎缩是本病特殊表现。

【诊断】

典型的单侧面部皮肤、皮下结缔组织和骨骼萎缩特征，而肌力不受影响，可临床诊断。X线片呈现病变侧骨质变薄、短小，CT和MRI可提示病变侧皮下组织、骨骼、脑及其他脏器呈萎缩性改变，B超发现病变侧脏器变小，都有辅助诊断价值。

【治疗】

目前尚无有效的治疗方法，大多数患者病情发展数年后不再进展。

十五、面偏侧肥大症

面偏侧肥大症（hemifacial hypertrophy）是原因不明的表现一侧颜面进行性肥大的疾病。由Friedreich（1862）和Curitiu（1925）先后报道，因此也称Friedreich病或Curitiu综合征，如肥大累及半侧躯体和肢体称为偏身肥大症（hemihypertrophy）。

【病因与发病机制】

病因和发病机制不明，可能与自主神经功能或内分泌功能障碍有关。病变侧肾及肾上腺可出现肥大，有的病例可伴肾上腺皮质肿瘤或癌变。颜面部肥大主要侵及软组织，也可累及骨骼，如乳突、上颌骨或下颌骨、颧弓、额骨等。镜下可见皮肤、皮下组织及骨骼组织增生，但无水肿、炎症反应及炎性增生改变。

【临床表现】

较罕见，特点是婴幼儿期发病，缓慢进展，至青年期自行停止发展。

患者出现一侧面部不同程度的肥大，有时达到惊人程度导致面部变形，影响面容，轻者有时候症状不明显，需仔细观察。肥大部位的皮肤变厚、色素沉着、毛发增多、出汗增多、毛细血管扩张而出现潮红，病变侧口唇、口腔黏膜及腭垂肥大，牙齿增大并排列不齐，舌肌肥大等。病变侧躯体及肢体可见骨骼增生肥大，严重者呈巨指、并指、多指、脊柱侧弯、骨盆异常及弓形足。隐睾及尿道下裂。

患者神经系统多不受损，少数因骨骼增生肥大压迫神经干出现神经受压表现。

【诊断】

根据患者婴幼儿期发病，病变侧颜面部缓慢进行性肥大，或伴病变侧肢体肥大，青少年期肥大自行停止，结合头部 X 线检查显示颜面肥大侧骨质明显增粗可诊断。

【治疗】

目前尚无特殊疗法，骨质过度肥大产生压迫症状时可行手术矫正治疗。

十六、多 汗 症

多汗症(hyperhidrosis)是多种病因导致的自发性多汗，表现阵发性局限性或全身性出汗增多，常为两侧对称性，但也可见偏身多汗。因病因不同分为原发性多汗症和继发性多汗症。

【病因与发病机制】

可分为原发性多汗症和继发性多汗症，前者病因不明，多与精神心理因素有关，如神经症和焦虑状态，或者是自主神经功能不稳定出现局部或者全身性多汗；后者可见神经系统某些器质性疾病，如内囊、丘脑、纹状体、脑干、小脑、脊髓、神经节、神经干及交感神经系统病变。

多汗症是由于各种情况下泌汗的交感神经纤维过度活跃的结果，可出现在某些周围神经病早期兴奋期，随后出现无汗症，是反射性交感神经营养障碍疼痛综合征的表现，也是痛性神经病的征象(烧灼足综合征)。脊髓截瘫患者可出现非体温调节性多汗症，如上胸髓横断的患者面部及上部躯干过度出汗。此外全身系统性疾病，如甲状腺功能亢进、结核病及其他慢行消耗性疾病、传染病等也会出现全身汗液分泌过多。先天性多汗症可能与遗传有关，表现手掌、足部及腋部多汗。

【临床表现】

先天性多汗症可能与遗传有关，表现手掌、足底及腋部多汗，见于一些遗传性综合征，诸如 Spanlang-Tappeiner 综合征、Rily-Day 综合征。

多数患者表现阵发性全身多汗，亦可局限性或偏侧性多汗。多汗常自少年期开始，青年期明显加重，情绪激动、环境温度上升或活动后出汗增多，重者表现大汗淋漓，可影响工作。

根据多汗的部位，多汗症可分为：全身型，多为功能性或躯体病变引起；偏身型和传导束型，常是中枢性病变，特别是间脑病变所致；节段型，多为脊髓侧角或交感干病变引致；末梢型，表现为手掌、脚掌及腋下等，常是体质性；局部型，多为反射性，如食用刺激性食物。局部多汗症可为先天性。

【诊断】

依据临床表现、发汗试验提示汗腺分泌功能增强，可诊断。

【治疗】

1. 病因治疗　继发性多汗者以去除病因，治疗原发病为主。原发性多汗者应该避免诱因。精神紧张患者尽量使其保持情绪稳定。

2. 药物治疗　局限性多汗者，可用 3%～5% 甲醛溶液涂搽局部，并注意皮肤清洁。局部注射肉毒毒素治疗，有些效果，轻者可局部使用爽身粉。全身多汗者可用阿托品 0.3～0.5mg 口服，每天 3 次，或用颠茄合剂等抑制多汗。

3. 放射治疗　手足掌多汗可试用深部 X 线治疗，每次 100R，每周 2 次，总量 800～1 000R。

4. 手术治疗　重症患者可行颈交感神经封闭，或行 T_2～T_3 交感神经切除或消融术，该方法疗效好，安全性高。

十七、红斑性肢痛症

红斑性肢痛症(erythromelalgia)是一种少见的、病因不明的阵发性血管扩张性疾病。其特征为对称性肢体远端的阵发性红、肿、热、痛，并产生烧灼样的剧痛，以双足常见和严重。

【病因与发病机制】

目前病因不明，可能系中枢或周围自主神经系统紊乱，使末梢血管舒缩功能障碍。可能与血小板增多、血管炎症反应及血栓形成有关，如不伴血小板增高，但累及自主神经支配的血管可产生相似的临床症状。中枢神经、自主神经功能紊乱使末梢血管运动功能失调、肢端小动脉极度扩张，可使局部血流障碍、充血及血管张力增加，邻近神经末梢受到压迫或刺激。

特发性红热肢痛症是常染色体显性遗传疾病，有家族遗传倾向。继发性红热肢痛症可因药物、中毒或其他疾病引起。研究测定患者血清 IgG、IgA、IgM 含量及补体结合试验阳性率明显增高，推测本病可能是某种生物病原体引起的感染性疾病。多种原因均可使肢端发红及疼痛，但皮温升高十分重要，Lewis 提出皮温 32～36℃ 为临界点，超过临界点时，肢端发红及疼痛持续存在，低于临界点时肢端发红及疼痛消失。

【临床表现】

多见于中青年，女性多于男性，部分有家族史，一般在夏季发作性加重、冬季减轻。表现肢端，尤其足趾、足底对称性红、热、肿、痛等，常为烧灼样剧痛，呈阵发性或持续性，发作时间不等，可有数分钟、数小时或数日，表现为反复发作，可持续数年或终身。夜间发作次数较多，双足症状最明显。温热、活动、肢端下垂或长时间站立均可引起疼痛发作或加剧，冷水浸足、休息或将患肢抬高时，可使灼痛减轻或者缓解。

检查时发现患肢皮肤变红，压之红色可暂时消失，以及皮肤温度升高、血管扩张、足背动脉及胫后动脉搏动增强、轻度肿胀及多汗等。

极少数患者晚期可因营养障碍而出现溃疡或坏疽，病变部位可有痛觉、触觉过敏，但常无运动障碍。

【诊断】

主要根据成年起病，典型的对称性肢体远端的阵发性红、肿、热、痛可诊断，小剂量阿司匹林能快速缓解疼痛症状可辅助诊断。

【治疗】

查找出病因，针对病因治疗。继发性红斑肢痛患者，应同时积极治疗原发疾病。急性期应卧床休息，抬高患肢，局部冷敷可暂时缓解疼痛。急性期后，应避免过热和任何引起局部血管扩张的刺激。

抗焦虑和止痛药联合运用，有时效果较好，如地西泮和阿司匹林，烧灼痛的患者也可服用氯丙秦和阿司匹林。0.5%普鲁卡因20~30ml于踝上做环状封闭，或行骶部硬膜外封闭，可起到止痛作用。也可用腰交感神经节封闭方法，用2%利多卡因10ml加0.25%布比卡因5ml及醋酸泼尼松龙注射液2ml，或再加维生素 B_{12} 200mg。

物理疗法如超声波或超短波治疗，也可缓解病情，减轻疼痛。

有少数患者采用各种方法治疗均无效，可采取交感神经切除术或局部神经切除如踝部神经，可起到缓解疼痛或根除疼痛的作用。

远离寒冷地区，平时不宜穿着太厚的袜子和不透气的鞋。注意气温的突然变化，避免肢端突然受凉。

参考文献

[1] ROPPER A H. Adams and Victor Principles of Neurology[M]. 10th ed. New York: McGraw-Hill Medical, 2014.
[2] 王维治. 神经病学[M]. 3版，北京，人民卫生出版社，2021.
[3] 吴江，贾建平. 神经病学[M]. 3版. 北京：人民卫生出版社，2015.
[4] HERNDON R M. Handbook of Neurologic Rating Scales[M]. 2nd ed. New York: Demos, 2006.
[5] HAUSER S, JOSEPHSON S A. Harrison's Neurology in Clinical Medicine[M]. 4th ed. New York: McGraw-Hill Medical, 2017.
[6] 黄如训. 神经系统疾病临床诊断基础[M]. 北京：人民卫生出版社，2015.
[7] 黄如训. 神经病学[M]. 北京：高等教育出版社，2010.
[8] 粟秀初. 自主神经系统疾病的诊断与治疗[M]. 西安：第四军医大学出版社，2010.
[9] 粟秀初. 自主神经系统功能检查法与临床应用[M]. 西安：第四军医大学出版社，2013.

第二十一章　神经系统先天性疾病及其他疾病

（高庆春）

神经系统先天性疾病，是一组在出生前或胚胎期由致病因素引起的神经系统发育缺陷，导致出生后神经组织及其被膜和颅骨的各种畸形或功能失常。正常情况下，人胚第3周初就开始出现神经外胚层构成的神经板，随后逐渐长大形成神经沟。神经沟在相当于枕部体节的平面上首先愈合成管，然后向头、尾端进展，最后在头尾端留有前神经孔和后神经孔。胚胎25天左右前神经孔闭合，27天左右后神经孔闭合，形成完整的神经管。第4周末，神经管头段形成前脑泡、中脑泡和菱脑泡，第5周则前脑泡的头端向两侧膨大，形成左右端脑，以后演变为大脑半球；前脑泡的尾端则形成间脑；中脑泡演变为中脑；菱脑泡演变为头侧的后脑和尾侧的末脑，后脑演变为脑桥和小脑，末脑演变为延髓。神经管的下段分化为脊髓，其管腔演化为脊髓中央管，套层分化为脊髓的灰质，边缘层分化为白质。在这一发育过程中，各阶段都有自己的规律，如各种因素导致某一阶段或过程发育障碍，势必影响这一阶段以及以后阶段的发育，导致先天畸形。如正常情况下，胚胎第4周末神经管应完全闭合，如果该过程失去了脊索的诱导或受到环境致畸因子的影响，神经沟不能正常闭合为神经管，头侧未闭形成无脑畸形，尾侧未闭则形成脊髓裂。据统计，中枢神经系统先天畸形绝大部分是由神经管发育缺陷或神经管前后孔未闭引起，占总先天畸形发病率的17%。主要是无脑畸形、隐形脊柱裂、脊髓脊膜膨出、脑积水等。此外，脑过小畸形、胼胝体不发育、苯丙酮尿症、出生发育迟滞等均属神经系统的发育异常。常见致病因素包括遗传和环境两方面，其中遗传因素包括单基因遗传、多基因遗传性疾患及染色体病；环境因素则包括药物和环境化学物质、微生物感染、电离辐射、母体疾病等因素。还有，如已知某些维生素缺乏，特别是叶酸缺乏可影响神经管的正常封闭。

第一节 神经管闭合不全

一、无脑畸形

无脑畸形(anencephaly)又称无脑症、无脑儿、无脑婴儿，是胚胎第4周末神经管闭合不全导致的结果，是神经管发育缺陷最严重的临床类型，且发生率最高。由于胎头缺少头盖骨，脑髓暴露，脑部发育原始，无法存活，约75%在产程中死亡，其他则于产后数小时或数日后死亡。许多研究发现无脑畸形女性发生率高于男性，性别比变化在1∶(1~4)，发病率约0.1%，而爱尔兰人发病率高达0.46%~0.87%。

【病因】

目前已知与以下因素相关：绒毛膜促性腺激素不足；维生素 B_{12} 或叶酸缺乏可影响胚胎神经管闭合；妊娠剧吐或孕妇有糖尿病造成酮血症酸中毒；孕妇高热38.5℃以上，持续超过1周；孕早期服用雌激素类避孕药。遗传因素相关，生过1胎无脑症患儿的孕妇，再次分娩无脑症的概率为5%~10%。

【发病机制】

无脑症的发病机制尚不清楚。通常认为是遗传因素和环境因素共同作用的结果，属于多基因遗传病。胚胎发育至第3~4周，若某些因素影响神经系统的发育，可使神经管头端未闭导致无脑畸形。

【临床表现】

无脑儿多合并羊水过多。因此，可发现子宫相对较孕周较大，张力大，摸不清胎位。患儿颅骨与脑组织缺失，双眼突出，鼻大且宽，舌大，没有颈部。

【辅助检查】

超声检查，羊水深度>8cm，示合并羊水过多，测不出胎儿双顶径。B超不见胎头之光环。X线片可见胎儿无颅顶骨，有的有颅底骨。常合并有脊椎裂，可见椎体中断或变平的缺损。测定羊水中甲胎球蛋白(AFP)值，可高于相同妊娠周数的4~10倍或高于正常阈值上限，血中AFP值亦高。尤其是妊娠20周以前，诊断意义更大。羊膜囊造影及胎儿造影，可进一步了解胎儿有无畸形，因对母儿有损害，应慎用。

【诊断】

孕期检查，无脑儿畸形常并有羊水过多症，孕妇腹围较妊娠月份大，触不清胎头，胎位不清，胎心音遥远。加上辅助检查发现无颅顶骨的证据，基本可以诊断。

【治疗】

确诊后应行引产术，若合并羊水过多应行高位破膜，促使其自然娩出。

【预防】

发热对胎儿是有影响的，特别是在妊娠13~26天有高热史，易发生脊柱裂或无脑畸形；妊娠早期更应避免X线照射腹部；一定剂量的抗肿瘤药(甲氨蝶呤、巯基嘌呤)、激素类药(泼尼松)、抗惊厥药(苯妥英钠)等，可引起胎儿脊柱裂和无脑畸形；适当补充维生素 B_{12} 及叶酸可防止该疾病。

二、脑膨出

胚胎期神经管闭合不全，颅腔内容物通过颅骨和硬脑膜的缺损向外突出，可发生在枕后、顶部、前颅(颅盖的前半部)及颅底部位，临床上统称为脑膨出。

【病因】

脑膨出病例多数为散发，只有少数患者有家族史。其余因素如营养、叶酸缺乏以及孕妇体温升高等。

【发病机制】

脑膨出的确切发病机制尚未完全明了。目前多认为是胚胎发育期间，脑组织生长过度，突出于将要发育形成颅骨和硬膜的间充质缺损区，或生产过程中挤压造成胎儿颅内压增高所致。

【临床表现】

1. 局部症状表现　为出生后可见的头颅肿块，形状、大小各异，一般表现为圆形或椭圆形的囊性肿块，表面被部分或全部皮肤覆盖。覆盖的软组织厚薄程度各异，个别者可薄而透明甚至破溃漏脑脊液而发生反复感染，导致化脓性脑膜炎。厚者软组织丰满，触之软而有弹性感，有的表面似有瘢痕状而较硬。

有的可触及骨缺损的边缘。囊性包块一般较软而有弹性，触压时可有波动感及颅内压增高，当患儿哭闹时包块增大而张力增高，透光试验呈阳性。

2. 神经系统征象　轻者无明显神经系统症状，重者与发生的部位及受损的程度有关，可表现智力低下，抽搐及不同程度的瘫痪，腱反射亢进，不恒定的病理反射。如发生在鼻根部时，可一侧或双侧嗅觉丧失，如膨出突入眶内，可有Ⅱ、Ⅲ、Ⅳ、Ⅵ脑神经及第Ⅴ脑神经的第一支受累。如发生在枕部的脑膜脑膨出，可有皮质性的视觉障碍及小脑受损的表现。

【辅助检查】

MRI 软组织分辨率高，能在横断、矢状及冠状位上显示脑膨出与颅内结构的关系。可作为首选的影像学检查。CT 扫描在显示颅骨缺损方面优于 MRI，可作为诊断的补充手段。MR 静脉血管造影，目的是要明确硬膜静脉窦（上矢状窦、直窦、横窦）是否突入膨出物中，可使术者有的放矢，避免损伤血管。头颅 X 线可发现裂孔的大小、范围。

在修复颅后部脑膨出后，颅脑超声是追踪脑室大小、有无脑积水形成的有效手段。一旦有脑积水形成则需行脑脊液分流手术。

【诊断与鉴别诊断】

根据病史及临床表现，肿物的部位、性质、外观，透光试验阳性，结合影像学检查，均可作出正确诊断。位于前顶部的脑膨出要与前囟部位的皮样囊肿、颅骨膜血窦相鉴别。

【治疗】

新生儿的脑膨出手术效果较为理想。脑膨出皮肤有溃破、脑脊液漏或皮肤菲薄将要溃破者应急诊手术。颅底脑膨出者有脑脊液漏或鼻咽阻塞症状应尽快手术，因脑脊液漏可引起中枢感染而危及生命。手术目的是切除膨出的囊、回纳和保护有功能的神经组织。在修补手术中切除发育不良的组织对神经功能无影响。除了手术的一般危险如麻醉反应、出血以及感染等，修补脑膨出的特殊危险在于囊的内容物以及它们与重要神经血管结构的关系，这些可以通过 MRI 和 CT 扫描在术前做出估计。

【预防】

随着胎儿超声检查及母血中 α-胎蛋白检测的常规应用，脑膨出在宫内即可获得诊断，这对决定是否终止妊娠有重要作用。

三、脊膜膨出

脊膜膨出（spinal meningocele）是临床常见的小儿先天性中枢神经系统发育畸形，是由于胚胎时期椎弓发育障碍、神经管未能正常闭合引起的椎管内容物未闭合处膨出于椎管外，从而在背部正中线皮下形成囊性包块。全球发病率约为 0.05%～0.1%，是新生儿致残和致死重要原因之一，保守估计每年有 300 000 人发病，导致 41 000 人死亡和 230 000 人致残。我国发病率约为 0.1%～1.0%，严重损害我国儿童身体健康并给其家庭带来巨大的经济和精神上的负担。

【病因】

在孕期第 18～21 周，神经管闭合缺陷从而导致椎板发育不全，脊髓和脊膜通过缺陷的椎板向椎管外膨出。国外学者认为脊膜膨出是由多种因素综合致病。包括环境因素和遗传学说等。

【发病机制】

目前基因学研究提示，多梳组蛋白和 SOX10 结构参与了脊髓的发育，可能与脊柱裂脊髓脊膜膨出有关，但人类基因检测的研究相对较少，发病基因争议颇大。

【临床表现】

1. 局部包块　在婴儿出生时最突出，背部中线囊性肿物，常伴有囊基底部周围皮肤多毛。从枣大至巨大不等，呈圆形或椭圆形。表面皮肤可为正常，也可为瘢痕样，且菲薄。若破溃，包块表面有脑脊液流出。婴儿哭闹时包块可增大，压迫包块若前囟门膨隆，说明膨出包块与蛛网膜下腔相通。

2. 神经损害症状　单纯的脊膜膨出，可无明显神经系统损害的征象。脊膜膨出合并脊髓末端发育畸形、变性，形成脊髓空洞者，症状多较严重，呈不同程度的双下肢瘫痪、大小便失禁、会阴部感觉及运动障碍、肌肉萎缩、下肢不等长、脊柱侧弯及足内翻、足外翻畸形等。腰骶部病变引起的严重神经损害症状远多于颈、胸部。腰骶部膨出的脊膜和脊髓构成脊髓栓系，因年龄、身高增长使得脊髓脊神经牵拉缺血缺氧，脊髓栓系综合征加重。

【辅助检查】

目前认为 MRI 是诊断脊髓脊膜膨出理想、非侵袭、无创的检查工具。MRI 可清楚显示脊柱裂的缺损部位、大小及脊髓脊膜膨出囊内的神经等细微结构情况，同时也能发现合并的脊髓栓系、脊髓分裂畸形、脊髓空洞症、椎管内脂肪瘤及皮毛窦等先天性畸形。在术前、术后均行全脊柱 MRI 可更好地观察病变解剖学上细微结构，及时发现合并相关畸形，以准备最佳手术方案及判断手术治疗效果。B 超对脊柱裂脊髓脊膜膨出诊断准确率可达 70%～90%，可帮助显示圆锥部位及观察脑脊液波动，为无创并且价格低廉检查，尤其适合 1 岁以下的婴幼儿筛查。

【诊断与鉴别诊断】

根据临床症状特点及 MRI 或 B 超影像学改变，均可作出诊断。最重要的诊断点是婴儿出生后即发现背部中线有膨胀性的包块，并随着年龄增长而扩大，以及相应的神经损害症状。CT 或 MRI 中有脊髓圆锥低位但无临床表现，则诊断为脊髓低位，不能诊断为脊髓栓系；如果 CT 或 MRI 显示脊髓圆锥在正常位置（L_2、L_3 以上），但有临床表现和体征即可诊断为脊髓栓系综合征。应与脂肪瘤、畸胎瘤、皮样囊肿以及骶尾部恶性肿瘤、脊索瘤等鉴别。

【治疗】

手术治疗的要点：①单纯性脊膜膨出，经切除脊膜膨出囊和修补软组织缺损可治愈。②探查脊髓与神经向脊膜囊内膨出的情况。给予游离，分解，使之还纳于椎管内。不能盲目地予以切除。③脊髓脊膜膨出手术时，通常需要向上、向下扩大椎板切开范围，以便做椎管内探查和处理，并有利于膨出的神经组织还纳。④合并脑积水并出现颅内压增高症状时，先做脑积水分流术，缓解颅内压，再做脊膜膨切除修补术。⑤伸向胸腔、腹腔、盆腔的脊膜膨出包块，常需椎板切开及胸、腹、盆腔内联合手术。

主张早期手术，婴幼儿脊髓脊膜膨出，结合其周身情况与承受手术的耐力。婴幼儿已有下肢完全瘫痪、大小便失禁者，过去视为手术禁忌证，而目前麻醉和显微手术技术发展，可有选择性地进行手术，也可能取得良好效果。

【并发症】

脊膜膨出可出现局部皮肤破溃，感染，甚至蛛网膜下腔和颅内感染，可引起严重神经并发症和后遗症，包括：认知功能障碍，癫痫，肢体功能瘫痪等。脊髓脊膜膨出引起神经功能症状可出现腰背部疼痛、下肢麻木、无力，大小便障碍，习惯性流产等。

【预防】

大力推广妇女在孕早期口服叶酸药物或食物强化补充叶酸，以降低先天性脊柱裂脊髓脊膜膨出发病率。

四、脑发育不全性脑积水

脑发育不全性脑积水是由于脑发育不全引起的脑积水，发病率为0.3%～0.5%，发病原因较多，如畸形、蛛网膜颗粒缺损、大脑导水管阻塞或狭窄等。脑脊液分泌过多、循环通路受阻、吸收障碍，进而引起脑室扩大，脑实质相应减少。

第二节　先天性脑积水

21

先天性脑积水（congenital hydrocephalus）定义为，至出生后12个月之前诊断的由于脑脊液分泌过多、循环受阻或吸收障碍引起的脑脊液大量积聚于脑室系统或蛛网膜下腔，导致脑室或蛛网膜下腔扩大，形成头颅扩大、颅内压增高和脑功能障碍的疾病。按诊断时间分为3种情况：出生前诊断（胎儿脑积水）、出生后诊断（婴儿脑积水）、不明确时期诊断（非特殊型脑积水）。较大儿童和成人的脑积水则无头颅扩大表现。

【病因】

造成婴儿脑积水的常见原因是产伤后颅内出血和新生儿或婴儿期化脓性、结核性或其他种类脑膜炎，它们容易造成脑内某些部位，如第四脑室开口、环池、中脑和小脑幕游离缘之间间隙的继发粘连，致脑脊液流通障碍；也可因大脑表面蛛网膜下腔的粘连，或上矢状窦旁的蛛网膜颗粒发生粘连，而使脑脊液回收障碍。脑脊液分泌过度的脑积水，临床少见，如脉络丛乳头状瘤。更少见的原因是上矢状窦阻塞，引起脑脊液吸收障碍导致脑积水。

先天畸形所致脑积水只占约1/4病例，其中有中脑导水管狭窄、第四脑室中孔和侧孔闭锁（Dandy-Walker畸形）和小脑扁桃体下疝畸形（Arnold-Chiari畸形）等，后者可伴有脑积水和脊柱裂。另有约1/4的脑积水病因不明。

【临床表现】

出生6个月内的脑积水患儿，其颅内压增高的表现并非头痛和视乳头水肿，而是头围明显增大，额顶凸出，囟门扩大隆起，颅缝增宽，头顶扁平，头发稀少，头皮紧绷，头皮静脉怒张，面颅明显小于头颅，颅骨变薄和叩诊呈破罐音。晚期出现眶顶受压变薄和下移，使眼球受压下旋以致上部巩膜外露，呈落日状。第三脑室扩大影响中脑，引起眼球运动障碍或瞳孔反射异常。脑皮质受压变薄，患儿智力低下，可有抽搐发作。

【辅助检查】

1. 头颅X线片　可显示颅腔扩大、颅骨变薄、囟门增大和骨缝分离。中脑导水管阻塞者，因常伴枕大池发育不良，后颅窝显得狭小。寰枕区的骨畸形，提示可能同时存在脑发育异常。颅底部的异常钙化影提示结核性脑膜炎的可能。

2. 颅脑CT　显示脑室扩大程度和脑皮质厚度，推断梗阻的部位，同时可显示有无肿瘤等病变，可用于复查或追踪脑积水的病情发展。

3. 颅脑MRI　能准确地显示脑室和蛛网膜下腔各部位的形态、大小和存在的狭窄，显示梗阻原因和其他合并异常情况较CT敏感，还可进行脑脊液动力学检查（脑脊液电影）。

4. 发射计算机断层显像（ECT）　有助于明确是否存在脑脊液吸收障碍。

【诊断】

根据临床表现和辅助检查可作出诊断。

【治疗】

除极少数经利尿、脱水等治疗或未经治疗可缓解症状，停止发展外，绝大多数脑积水患儿需行手术治疗。胎儿期手术目前多数主张在妊娠18～30周实施。但远期疗效仍需进一步观察。目前常采用的手术有如下三种：

1. 解除梗阻的手术　对Arnold-Chiari畸形小脑扁桃体下疝所致枕骨大孔处的梗阻，可行后颅窝减压术解除。对Dandy-Walker畸形第四脑室出口的梗阻，如果蛛网膜下腔无粘连，可打开第四脑室恢复通路。

2. 建立旁路引流的手术

（1）Torkildsen手术：置导管将侧脑室与枕大池相连通。较大儿童或成人的单纯中脑导水管梗阻，可采用此法；婴幼儿脑积水常伴有基底池粘连，不宜采用此法。

（2）第三脑室造瘘术：在终板上打开一孔，使脑脊液从脑室流向交叉池；或通过脑室镜在第三脑室底部开孔，使脑脊液流入脚间池。这种方法收效多不持久。

3. 分流术（shunt）　通过改变脑脊液的循环途径，将脑脊液分流到人体体腔而吸收，达到重建脑脊液循环通路的目的。特制的脑室分流管，具有单向性防逆流和控制脑脊液流量防止颅内压过低的功能，有可按压的阀门装置供测试导管的通畅性和起冲击防堵塞的作用，以及防虹吸作用的装置等。由于阀门对流量的控制只适应在一定压力范围内，分流管按其阀门所适应的压力范围，区分为低、中、高压等类型，供临床依不同病情选择使用。婴儿脑积水因存在颅骨扩张对颅内压的缓冲作用，应选用低压分流管；较大儿童或成人的脑积水，为避免颅内压过低，应选择中压分流管。分流术有以下几种：

（1）腰椎蛛网膜下腔-腹腔分流术（lumbar subarachnoid-peritoneal shunt）：仅适用于交通性脑积水。

（2）脑室-体腔分流术：适用于任何类型的脑积水。有多处体腔可供分流用，常用者为：

1）脑室-腹腔分流术（ventriculo-peritoneal shunt）：简便易行，目前最常应用。分流管的脑室端通过颅骨钻孔插入侧脑室内，导管其余部分由皮下经耳后和颈胸部引至腹部，通过剖腹将分流管的腹腔端置入腹腔内。

2）脑室-心房分流术（ventriculo-atrial shunt）：分流管的脑室端通过颅后部颅骨钻孔插入脑室内，导管其余部分由皮下经耳后引至颈部，将分流管的心房端插入颈内静脉，经上腔静脉到右心房内。

4. 术后并发症

（1）堵管：表现为术后脑积水的症状经历一段时间缓解后又加重，或术后CT检查脑室已经缩小复查时又扩大；按压分流管的阀门装置时感觉阻力增大难以按下，或按下后不易再充盈。常见的堵管原因有：①脑脊液蛋白含量过高，若脑脊液蛋白超过5g/L，堵管的机会明显增加；②脑室内出血，血液或血凝块可堵塞分流管的脑室端，采用脑室心房分流术者，血液逆流可堵塞分流管的心房端；③大网膜粘连包裹或挤入引流管的腹腔端内。

（2）感染：①皮肤，如覆盖阀门的皮肤溃疡；②分流管，如灭菌不彻底，阀门等处易有细菌藏身；③手术操作污染。术后感染为棘手问题，对脑室心房分流术者后果尤为严重。临床表现可为寒战、高热等急性感染征象，也可呈持续发热、贫血、脾大等慢性菌血症表现，血培养阳性而脑脊液培养阴性。预防感染须极力避免在感染尚未完全控制的情况下施行分流术，注重对分流管和手术器械的高度灭菌要求，严格的无菌操作和无损伤操作；一旦感染形成，抗生素常无效，需取出分流管，才能控制感染。

分流管能维持功能多久尚无确切答案。临床发现有的患儿分流管已失去其作用，脑积水也不一定复发；这是因为在分流管通畅期间，颅内可能已开放了其他流通渠道或脑积水已不再进展。暂时的脑脊液分流有时能达到持久缓解的目的。如果患儿在分流术后再次出现颅内压增高和脑室扩大表现，是施行再次分流术的指征。再次行分流术时，如果其分流管的脑室端尚通畅，可仅更换其腹腔端或心房端导管。

【预后】

儿童先天性脑积水的预后与颅内和颅外异常、异倍体、潜在的病因和脑室扩大的程度相关。脑实质发育明显异常的原发病变明显影响神经功能，使患者的原发神经功能障碍无法明显改善，且全身状况多较差。机体抗感染能力差，并发分流管感染等并发症概率增加，导致预后不良。而由脑积水引起的继发神经功能损害，通过脑积水的纠正，临床症状可获得明显改善。基础病变对神经元结构影响愈小，预后相对愈好，如脑室内囊肿、枕大池囊肿、中脑导水管狭窄并发脑积水治疗后疗效良好。在治疗前同时应注意是否合并其他脏器发育异常。如合并腹股沟斜疝时分流管腹腔端可掉入阴囊内，增加少见并发症出现的概率。先天性脑积水常合并脏器发育畸形，就诊时应全面检查了解各重要脏器有无异常畸形，并针对性治疗，以改善预后，但也因常合并脏器发育畸形使其总体预后并不理想，故应注意产前检查排除遗传性疾病，减少孕期不良因素引发胎儿畸形。减少先天性疾病发病率。

第三节　狭颅症

狭颅症（craniostenosis），又称颅缝早闭（craniosynostosis），或颅缝骨化症（craniostosis）。由于颅缝过早闭合，以致颅腔狭小不能适应脑的正常发育。病因不明，可能与胚胎期中胚叶发育障碍等有关。据统计出生2个月内脑重量增加20%，至6个月增加1倍，至1年时增加2倍；颅骨则随脑的发育而相应增长。在此期间若出现一条或数条颅缝过早闭合，与所闭合颅缝垂直方向上的颅骨不能充分生长，而其他颅缝两侧的颅骨过度生长，形成各种头颅狭小畸形；而且更重要的是狭小颅腔压迫和限制了正在迅速发育中的脑组织，引起颅内压增高和各种脑功能障碍。

【临床表现】

1. 头颅畸形　头颅畸形有各种类型，因受累颅缝的不同而异。如所有颅缝均过早闭合，形成尖头畸形或塔状头（turricephaly）；如为矢状缝过早闭合，形成舟状头（scaphocephaly）或长头畸形；两侧冠状缝过早闭合，形成短头（brachycephaly）或扁头畸形；一侧冠状缝过早闭合，形成斜头（plagiocephaly）畸形。

2. 脑功能障碍和颅内压增高　患儿智能低下，精神萎靡或易于激动，可出现癫痫、四肢肌力减弱等神经症状，并有头痛、呕吐和视乳头水肿等颅内压增高表现，晚期发生视神经萎缩、视野缺损甚至失明。

3. 眼部症状和其他　由于眼眶变浅，可引起突眼和分离性斜视等。常合并身体其他部位畸形，如并指（趾）、腭裂、唇裂及脊柱裂等。

【诊断与鉴别诊断】

依据上述头颅特征，X线片发现骨缝过早消失，代之以融合处骨密度增加，并有脑回压迹增多、鞍背变薄等颅内压增高征象，一般不难诊断。但需要与先天性脑发育不全所致的小头畸形相鉴别，后者的头颅狭小系继发于脑的发育不良，无颅缝早闭，无颅内压增高。

【治疗】

狭颅症的手术治疗有两种方式，一是切除过早闭合的骨缝，再造新的骨缝，二是切除大块骨质以达到减压和有利于脑的发育。手术越早效果越好，生后6个月以内手术者预后较好；一旦出现视神经萎缩和智能障碍，即使施行手术，功能已不易恢复。

第四节 枕大孔区先天畸形

颅颈区畸形是发生于颅底、枕骨大孔和上位颈椎区的畸形,可伴或不伴有神经系统的症状体征。在胚胎发育过程中,此处神经管闭合最晚,故最易发生先天性畸形。包括颅底凹陷、扁平颅底、小脑扁桃体下疝畸形和颈椎异常(颈椎融合、寰椎枕化和寰枢椎脱位)等。临床上以前三种最为多见,它们可单独发生,也可合并存在。

一、小脑扁桃体下疝畸形

脑扁桃体下疝畸形又称 Arnold-Chiari 畸形、Chiari 畸形,是一种先天性枕骨大孔区的发育异常,颅后窝容积变小、小脑扁桃体、延髓下段及第四脑室下部疝入颈段椎管内,造成枕大池变小或闭塞,蛛网膜粘连肥厚等。

【病因与发病机制】

确切病因尚不完全清楚,可能与胚胎第 3 个月时神经组织生长过快或脑组织发育不良,以及脑室系统和蛛网膜下腔之间脑脊液动力学紊乱有关。小脑扁桃体延长与延髓下段和第四脑室下部成楔形进入枕骨大孔或颈椎管内,舌咽神经、迷走神经、副神经及舌下神经等后组脑神经及上部颈神经牵拉下移,枕骨大孔和颈上段椎管被填满,脑脊液循环受阻导致梗阻性脑积水。本病常伴有其他颅颈区畸形,如脊髓脊膜膨出、颈椎裂、脊髓空洞症、第四脑室囊肿和小脑发育不全等。

【临床表现】

颈枕部疼痛常为首发症状,伴有颈枕部压痛及强迫头位。随病情进展,在颈枕部疼痛的同时,可出现以下几组症状:

1. 脑神经、颈神经症状 下位脑神经受损可出现耳鸣、面部麻木、吞咽困难及构音障碍等;颈神经受损可表现为手部麻木无力、手肌萎缩及枕下部疼痛等。

2. 小脑症状 眼球震颤及步态不稳等。

3. 延髓、上颈髓受压症状 不同程度的轻偏瘫或四肢瘫、腱反射亢进、病理征阳性等锥体束征、感觉障碍及尿便障碍。合并脊髓空洞症可出现相应症状,如节段性分离性感觉障碍、呼吸困难及括约肌功能障碍等。

4. 慢性颅内高压症状 头痛、视乳头水肿等。

依据畸形的特点及轻重程度可分为四型:①Chiari Ⅰ型,小脑扁桃体及下蚓部疝至椎管内,延髓与第四脑室位置正常或轻度下移,可合并脊髓空洞症,一般不伴有脊髓脊膜膨出,多见于儿童与成人;②Chiari Ⅱ型,最常见,为小脑、延髓、第四脑室均疝至椎管内,第四脑室正中孔与导水管粘连狭窄造成梗阻性脑积水,多伴有脊髓脊膜膨出,多见于婴儿;③Chiari Ⅲ型,最严重,除Ⅱ型特点外,常合并上颈段、枕部脑膜膨出,多在新生儿期发病;④Chiari Ⅳ型,表现小脑发育不全,不向下方移位,该型罕见,常于婴儿期发病。

【辅助检查】

除颅颈交界处 X 线、CT 有意义外,MRI 是诊断 Chiari 畸形合并脊髓空洞和指导治疗 Chiari 畸形的最佳手段。首选头颅 MRI 检查,矢状位可清晰直观地显示小脑扁桃体下疝和继发囊肿、脑积水、脊髓空洞症等。头颅颈椎 X 线片可显示枕骨大孔区、头颅、颈椎骨畸形异常,如颅裂、脊椎裂、寰枢区畸形。

【诊断与鉴别诊断】

诊断主要依据影像学检查。根据发病年龄、临床表现,特别是 MRI 影像学表现可明确诊断。应与多发性硬化、脊髓空洞症、运动神经元病、颈椎病、小脑性共济失调等易混淆疾病相鉴别。根据本病特征性的 MRI 表现,很容易与上述疾病鉴别。

【治疗】

手术是治疗 Chiari 畸形唯一的方法,其目的是解除压迫与粘连,缓解症状。临床症状轻或仅有颈枕部疼痛、病情稳定者可对症治疗观察,有梗阻性脑积水者行脑脊液分流术。手术指征包括:①梗阻性脑积水或颅内压增高;②症状进行性加重,有明显神经系统受损体征。手术方法多采用枕骨大孔扩大术、上位颈椎板切除术等。

二、扁平颅底

扁平颅底(platybasia)是颅颈区较常见的先天性骨畸形,系指颅前窝、颅中窝及颅后窝的颅底部,特别是鞍背至枕大孔前缘处,自颅腔向上凸,使颅底变得扁平,蝶骨体长轴与枕骨斜坡构成的颅底角度变大超过 145°。常与颅底凹陷合并存在。本病多为原发性先天性发育缺陷,少数有遗传因素存在。

扁平颅底单独存在时可无临床症状或仅有短颈、蹼状颈等外观。临床诊断主要根据头颅侧位片测量颅底角作出诊断。颅底角(basal angle)是指颅骨侧位片上由鼻根至蝶鞍中心连线与蝶鞍中心向枕骨大孔前缘连线所形成的夹角,成人正常值为 109°~145°,平均 132°。颅底角超过 145°对扁平颅底有诊断意义。

三、颅底凹陷

颅底凹陷(basilar invagination)是临床常见的颅颈区畸形,主要病变是枕骨大孔区为中心周围的颅底骨组织陷入颅腔,枢椎齿状突高出正常水平,上移并进入枕骨大孔,使枕骨大孔狭窄,后颅窝变小,导致脑桥、延髓、小脑、颈髓和神经根受压、牵拉出现的相应症状,并经常出现椎动脉供血不足的表现。

【病因与发病机制】

本病可分为两类:

1. 原发性 又称先天性颅底凹陷,为先天发育异常所致,多合并其他畸形,如小脑扁桃体下疝、扁平颅底、中脑导水管闭锁、脑积水及寰枕融合等。

2. 继发性 又称获得性颅底凹陷症,较少见,常继发于佝偻病、骨软化症、畸形性骨炎(Paget 病)、类风湿关节炎及甲状旁腺功能亢进等疾病。

本病主要是由于枕骨大孔狭窄、颅后窝变小,导致延髓、小脑、高位颈髓、后组脑神经和颈神经根受压迫或刺激,并影响椎动脉供血和脑脊液循环,从而出现各种神经症状和体征。晚期常出现脑脊液循环障碍，梗阻性脑积水和颅内压增高。

【临床表现】

可分为基本征象和枕骨大孔区综合征两类。基本征象，多为成年后起病，缓慢进展，头部突然用力时诱发临床症状或使原有症状加重。常伴有短颈、蹼颈、后发际低、后颈疼痛、头颈部活动不灵、强迫头位以及身材短小等特殊外貌。枕骨大孔区综合征表现如下：

1. 后组脑神经损害　吞咽困难、饮水呛咳、声音嘶哑、构音障碍、舌肌萎缩、咽反射减弱等延髓瘫痪症状，以及面部感觉减退、听力下降、角膜反射减弱等。

2. 脑损害　以眼震为常见，晚期可出现小脑性共济失调，表现为步态不稳、说话不清等。

3. 椎-基底动脉缺血　发作性眩晕、恶心、呕吐、心悸、出汗等。

4. 颈神经根症状　枕颈部疼痛、活动受限或强直。一侧或双侧上肢麻木、肌无力、肌萎缩和腱反射减低或消失等。

5. 上位颈髓及延髓损害　四肢轻瘫、锥体束征及不同程度的感觉障碍以及吞咽及呼吸困难等。伴有延髓、脊髓空洞症者表现为分离性感觉障碍。

6. 颅内压增高症状　早期一般无颅内高压，晚期因脑脊液循环障碍而出现头痛、呕吐和视乳头水肿等颅内高压症状。可合并小脑扁桃体下疝及脊髓空洞症等。

【辅助检查】

颅颈侧位、张口正位X线片上测量枢椎齿状突的位置是确诊本病的重要依据。腭枕线（chamberlain line）为自硬腭后缘至枕骨大孔后缘的连线，齿状突高出此线3mm以上即可确诊，高出0~3mm为可疑。

头颅CT可发现脑室扩大、脑积水等异常。MRI可清楚地显示中脑导水管、第四脑室及脑干的改变，能够发现小脑扁桃体下疝、中脑导水管狭窄及延髓、脊髓空洞症等畸形。

【诊断】

诊断依据：①成年后起病，缓慢进展病程；②颈短、后发际低，颈部活动受限；③枕骨大孔区综合征的征象；④典型的影像学改变。同时注意是否合并Arnold-Chiari畸形、扁平颅底和寰枢椎脱位等畸形。

本病应与延髓、脊髓空洞症，后颅窝或枕骨大孔区占位性病变，多发性硬化及脑干、小脑、后组脑神经、脊髓损伤所引起的疾病相鉴别。CT及MRI可以提供重要依据，尤其是MRI有助于本病的早期诊断。

【治疗】

手术是唯一的治疗方法。头颅X线片及MRI显示畸形但无临床症状或症状轻微者，可观察随访。临床症状明显且进行性加重、脑脊液循环通路受阻、颅内压增高者，X线片示合并寰枢椎脱位者是本病的手术适应证。手术可解除畸形对延髓、小脑或上位颈髓的压迫，重建脑脊液循环通路，加固不稳定的枕骨脊椎关节等。

四、寰椎枕化

寰椎枕化（occipitalization of the atlas）是指寰椎前后弓、侧块部分或全部和枕骨先天性融合所导致的畸形，又称为寰枕融合，寰枕关节的活动性完全丧失。包括寰椎与枕骨之间部分或全部骨性融合，还有纤维性融合，常常合并颅底凹陷、Kleippel-Feil畸形、枕骨发育不良、枕髁发育不良等畸形。寰椎枕化、颅底凹陷、齿突发育不良是临床最常见的枕颈部畸形，国外报道发病率在0.2%左右。

寰椎枕化畸形是由于胚胎时期颈椎分节不全造成的，约占颅颈交界区骨性畸形的1/3。Gholve等根据融合的部位将其分为如下分型：1区，前弓融合；2区，侧块融合；3区，后弓融合；4区，混合型。寰椎枕化可以导致中央管狭窄，使外伤时发生脊髓损伤的概率增加。

临床症状轻重不一，可以从无症状到严重的神经损害表现。通常伴有颈痛及头颈部姿势异常。颅内损伤表现为头痛、视觉障碍、耳鸣以及后组脑神经压迫导致的吞咽及构音障碍。此类患者常合并寰枢椎脱位、颅底凹陷、齿状突上陷压迫脊髓，大多在30~40岁出现神经损害，需行手术治疗。活动多并有神经症状或脊髓可用空间减少的患者应在后伸位恢复寰椎枢关节的对位关系并行枕颈融合术，通常要融合至枢椎。对于有神经受压的病例需要行减压（枕骨下颅骨切除及上颈椎椎板切除术）融合术。由于寰椎与枕骨之间的骨性融合，椎动脉第三段的走形有异于常人。在以寰椎侧块为锚定基础的手术操作前，应充分了解椎动脉与骨结构之间的关系，以避免损伤椎动脉。

五、先天性寰枢椎脱位

寰枢椎脱位，系指先天畸形、创伤、退行性病变、肿瘤、炎症和手术等因素造成的寰椎与枢椎（第1颈椎和第2颈椎）骨关节面失去正常的对合关系而发生的关节功能障碍和/或神经压迫性病理改变，由脱位引起的脊髓受压往往产生严重的症状，甚至危及生命。先天性寰枢椎脱位（congenital atlantoaxial dislocation）系指由于先天发育异常，例如寰枕融合、斜坡或寰椎发育不良，以及其他先天性因素合并的寰枢椎脱位，亦有学者将其称为特发性寰枢椎脱位。

【病因与发病机制】

从解剖学角度看，先天性寰枢椎脱位是由于齿状突的完整性缺失，或是寰椎横韧带断裂或松弛引起的。其不同于外伤、炎症性改变等引起的单纯性关节脱位，主要表现为寰椎前弓与齿状突间隙，即寰齿间距（ADI）增大（成人>3mm、儿童>5mm）；不仅ADI测值超过正常范围，而且齿状突尖部往往超过Chamberlain线（>2.50mm）、McRae、Wackenheim线等正常范围，因此，也称为颅底凹陷（BI）或颅底凹陷合并寰枢椎脱位。

寰枕融合和/或C_2、C_3融合是我国自发性寰枢椎脱位常见的先天性骨性畸形。目前推测机制是：寰枕融合及C_2、C_3融合的存在意味着寰枕关节和C_2、C_3关节活动的丧失，头颈部活动时，寰枢关节活动势必代偿性增加，因而承受更大的应力，从而

21

增加寰椎横韧带和翼状韧带的紧张，日积月累，韧带逐渐被拉长松弛，寰枢关节不稳定，进而造成半脱位或脱位。

另外，在我国，齿状突畸形引起的寰枢椎脱位并不常见。在齿状突上附着有齿尖韧带、翼状韧带，其后方尚有寰椎横韧带通过。很显然，齿状突未融合或发育不全，将使得上述韧带失去限制枢椎椎体向后移位的作用，结果导致寰枢椎脱位。有关游离齿突小骨的形成原因，近年来虽有学者认为系创伤所致，但存在较大争议。

【临床表现】

由于可能合并多种畸形，故先天性寰枢椎脱位的临床表现多种多样，有的患者症状较轻，如仅有枕颈部疼痛，而严重的患者可出现呼吸困难、四肢不同程度瘫痪、步态异常、肌肉萎缩等。其临床表现大致可分为以下几类：

1. 外貌改变 如短颈、斜颈、发际低等。

2. 小脑及后组脑神经症状 如共济障碍、眼震、闭目难立征阳性，以及饮水呛咳、吞咽困难等。

3. 运动功能障碍 可表现为单肢、一侧肢体、双侧上肢或下肢肌力减退、瘫痪，步态异常等。

4. 感觉功能障碍 可表现为单肢、一侧肢体、双侧上肢或下肢感觉异常。

5. 括约肌功能障碍 合并脊髓空洞症时可伴发肌肉萎缩、畸形等。

对于寰枢椎脱位严重程度的评价，目前尚缺乏广泛而有效的评分系统。Jain 等及 Di Lorenzo 根据神经功能障碍的程度对其进行分级：Ⅰ级，除腱反射增高或颈部疼痛外，无其他明显的神经功能障碍；Ⅱ级，轻微的神经功能障碍但日常生活能够独立；Ⅲ级，部分日常生活需要依赖他人；Ⅳ级，日常生活完全依赖他人。Kumar 等根据肌力、肌张力、步态异常、感觉障碍、括约肌障碍，以及呼吸困难程度等 6 项指标对寰枢椎脱位程度进行评分，每项 1~5 分，总评分为 6~30 分，以上各项指标均完全依赖者评为 6 分、完全正常者评 30 分。如呼吸功能障碍共分为 5 个等级，需要呼吸机支持者评 1 分；休息时呼吸困难者 2 分；轻微活动后呼吸困难者 3 分；中等程度活动后呼吸困难，不能进行体力劳动者评 4 分；呼吸功能完全正常者评 5 分。

关于寰枢椎脱位的分类有很多，Fielding 等按脱位的方向将寰枢椎脱位分为前脱位、后脱位及旋转脱位。这种分类方法临床应用很广，但因其无法对病情的严重性进行评估，不能用于指导制定临床治疗方案。Greenberg 将寰枢椎脱位分为两个亚型，即可复型和不可复型，并指出对于可复型寰枢椎脱位，治疗的目的是恢复寰枢椎稳定性，而对于不可复型寰枢椎脱位，治疗的首要目的在于即刻减压，其次为尽可能恢复其稳定。这后来很久都被认为是寰枢椎脱位治疗的“金标准”。

【辅助检查】

先天性寰枢椎脱位患者往往由于齿状突突入枕骨大孔，加之合并寰枕融合等先天性畸形，多数情况下，普通 X 线片难以准确判断齿状突尖部的位置，因此，CT 及多平面重建 CT 是目前诊断先天性寰枢椎脱位的主要方法，但应用前屈或后伸位 X 线检查可帮助判断脱位是否为可复性。目前骨性测量多根据 CT 检查结果，常用的测量指标包括 ADI，以及测量垂直脱位程度的 Chamberlain 线（齿状突尖部>2. 50mm）、McRae 线（齿状突尖部不超过该线）和 Wackenheim 线（齿状突尖部不超过该线）。另外，颅底角、寰枢椎侧方关节夹角，以及颅椎角（斜坡与齿状突后缘的夹角）等均可通过不同的 CT 重建方法进行测量。磁共振成像（MRI）是反映先天性寰枢椎脱位患者延髓脊髓受压程度及其内部结构改变的主要诊断方法，可以通过测量延髓脊髓角定量判断延髓脊髓前方受压程度。另外，应特别注意延髓脊髓内的信号改变、是否合并脊髓空洞症等。对于合并脊髓空洞症及小脑扁桃体下疝的患者，容易漏诊可能同时存在的寰枢椎脱位，正中矢状位 MRI 提示寰枢椎脱位合并脊髓空洞症。值得注意的是，脊髓受压程度与临床症状严重程度并不总是一致，因此，寰枢椎脱位程度与临床症状及体征的严重程度三者并非完全一致。

【诊断与鉴别诊断】

诊断依据：①成年后起病，缓慢进展病程；②外貌改变：颈短、后发际低，颈部活动受限；③小脑及后组脑神经的症状和体征；④典型的影像学改变，同时注意是否合并 Arnold-Chiari 畸形、扁平颅底和寰椎枕化等畸形。

本病应与后颅窝或枕骨大孔区占位性病变、多发性硬化、延髓、脊髓空洞症，以及脑干、小脑、后组脑神经、脊髓损伤所引起的疾病相鉴别。

【治疗】

长期以来，根据寰枢椎脱位是否可以复位，而将其分为可复性与不可复性寰枢椎脱位，并以此决定手术治疗的方式。评价脱位可复性的方法包括单纯侧位低头-仰头位 X 线片、颅骨牵引下（一般需要 1 周）侧位 X 线片，更进一步的检查方法是全身麻醉在颅骨牵引下行侧位 X 线片。可复性寰枢椎脱位可以直接经后路进行复位固定术，不可复性寰枢椎脱位则需经口腔齿状突切除减压或韧带周围松解复位后再固定。先天性寰枢椎脱位不同于外伤、炎症性改变等引起的寰枢关节脱位，一般认为，其多为不可复性。

在明确寰枢椎脱位患者有手术指征后，具体手术方式的选择必须遵循重建稳定性和尽量保留活动功能的原则。目前主要的治疗方法有：

1. 复位融合技术 对于有症状的先天性寰枢椎脱位，应考虑施行手术治疗。手术治疗的目的在于减压，解除延髓脊髓的压迫，恢复颅颈交界区的稳定性。目前手术方式大致可分为前后路联合手术、单纯经前路手术及单纯经后路手术。

2. 枕骨大孔减压 对于先天性寰枢椎脱位的患者，由于后方张力带的破坏，单纯经枕骨大孔减压有可能加重脱位程度、加重病情。因此，单纯减压不可取，需要同时行内固定。从理论上讲，寰枢椎脱位复位后，增加了枕骨大孔的容积，即使不行枕骨大孔后方减压也可达到神经组织减压之目的。但是，由于先天性寰枢椎脱位的发病机制尚未阐明，齿状突脱位的程度有时与临床症状并不完全一致，因此，对有些不能复位的患者，单纯经后路减压固定后亦可获得满意效果。是否需要切开硬脊膜减压,仍需观察。一些合并小脑扁桃体下疝及脊髓空洞症的患者,在脱位的寰枢椎复位后,空洞也会随之缩小。

第五节　脑发育不全

一、小头畸形

小头畸形(microcephaly)又称小脑症或小脑畸形,是指头围比同龄同性别正常儿童的平均值低3个标准差以上,属于神经元增生障碍或增生过少所致。常发生在妊娠第8~20周,是常见的脑发育障碍,小头畸形不仅有脑重量的减少,还有脑质量的低劣。脑发育完成以后,脑重量不超过1kg,头颅最大周径不超过47cm。

【病因】

小头畸形常为出生前各种不良原因影响脑发育所致。一般为基因遗传、环境、胚胎早期感染、出血造成原发性脑发育障碍,或在胚胎晚期缺氧、脑循环障碍引起继发性脑发育不良。按致病因素可分为:①良性原发性小头,常与遗传因素有关,包括家族性小头和由染色体变异引起的小头;②骨缝早闭性小头,感染性或药物性因素所致,常引起头型的异常,但大多数不出现脑畸形;③继发性脑萎缩、小头,常由于子宫内感染所致,也可由辐射、缺氧及围生期或产后疾病窒息、创伤、感染、慢性心脏病所致,这种畸形有精神发育迟缓。

【病理】

皮质体积减小和沟回简单,大脑半球变小,但白质基底节和小脑受累较轻。表现为弥漫性或局限性脑回小、脑回不规则。显微镜下可见皮质分层正常,神经细胞数量减少,排列紊乱,分化不成熟,并有神经纤维缺乏髓鞘等。

【临床表现】

体格发育明显异常,智力发育显著迟缓。新生儿期即有特殊的头部外形,即颅面大小比例不正常,颅盖变小、头皮增厚,在枕部容易形成深褶,前额狭窄、平而后倾,发际异常,颅缝早闭,无颅内压升高。面部正常,外鼻长而突出。除头围小外,神经系统检查可无其他异常。但病儿常早期出现精神发育不全,有时伴有惊厥,多数有智力低下、共济失调、肌张力升高或手足徐动症症状和体征。

【辅助检查】

头颅X线片一般表现为头颅小,颅盖骨彼此重叠,前额平而枕部突出,颅底与面骨发育正常,颅盖与颅底及面骨之比显著不对称,蝶鞍常较小。CT表现为头颅对称,颅骨厚,脑沟与脑室扩大,常伴发脑室穿通畸形等其他先天性畸形。头颅明显小于正常同龄儿,颅面比例小,前囟和颅缝早闭,颅穹隆骨增厚。MRI常表现为脑组织体积减小,脑灰白质结构存在,信号正常,可伴有脑室、蛛网膜下腔扩大,有时伴有其他畸形。

【诊断与鉴别诊断】

根据影像学表现,诊断一般不难。本病应与正常的小头相区别,后者头颅虽小,但形状正常,临床无症状,智力正常。与狭颅症鉴别,后者颅缝提前闭合,各种颅骨畸形,脑回压迹增多,可有颅内高压的表现,以颅骨发育障碍为主要表现。

【治疗】

无特殊治疗,预后不良。

二、克汀病

克汀病(cretinism)又称呆小病或先天性甲状腺功能减退症。

【病因】

是先天性甲状腺功能减退或发生障碍所引起的神经系统病变,根据发病形式可分为:

1. 地方性呆小病　是由于某一地区自然环境中微量元素——碘的缺乏,影响甲状腺素的合成,引起"大粗脖",多见于山区。由于母亲缺碘患该病后,供应胎儿的碘不足,致胎儿期甲状腺激素合成不足,影响胎儿和新生儿尤其是脑组织的发育。

2. 散发性呆小病　是由于某种因素所致的先天性甲状腺功能不足。甲状腺素是人体生长发育所必需的内分泌激素,如果小儿缺乏这种激素,可直接影响小儿脑组织和骨骼的发育。若在出生至1岁以内不能早期发现、早期治疗,则会造成终生智力低下及矮小;如能早期诊断及时给甲状腺素口服,则生长发育可完全正常。

【临床表现】

患儿除头大,身材矮小,四肢短,皮黄、脸肿,智力低下,牙齿发育不全等一般性症状以外,还有比较特异性表现:

1. 幼年黏液性水肿　与起病的年龄有关,若系幼儿发病者,和呆小病相似,只是体格发育和面容的改变没有呆小病显著。儿童和青春期发病一般与成人黏液性水肿类似。只是伴有不同程度的生长阻滞,青春发育期延迟。

2. 呆小病　多于出生后数周出现症状,表现有皮肤苍白、增厚、多褶皱鳞屑,口唇厚、大且常外伸、口常张开流涎,外貌丑陋,面色苍白或呈蜡黄,鼻短且上翘、鼻梁塌陷,前额皱纹,身材矮小,四肢粗短、手常呈铲形,脐疝多见。心率减慢,体温降低,生长发育低于同龄儿童,成年后身材常为矮小。

【辅助检查】

1. 实验室检查　主要有以下几种:基础代谢率测定、甲状腺^{131}I摄取率测定、血清蛋白结合碘(PBI)测定、血清总T_3、T_4、促甲状腺激素(TSH)、促甲状腺激素释放激素(TRH)测定,以及相关抗体测定、血糖、糖耐量和血脂测定。

2. 其他检查

(1) X线:骨发育迟滞最为重要,多为骨龄落后、骨骺发育不全及骨化中心出现延迟。这些变化与血清T_4下降、TSH升高呈相关性,黏液性水肿患者表现尤著,往往还伴有蝶鞍扩大或变形。

(2) 听力和前庭功能:听力和前庭功能的损伤以神经型为最严重。

（3）放射性核素：听力有损伤的患者，脑血流显像多显示颞叶局部脑血流降低。

（4）脑电图：多数患者不正常，以 δ 波、θ 波增多，脑电波节律变慢及电位低为主要特点，反映脑发育落后。

（5）脑 CT：国内报道较多，但缺乏具有诊断性意义的特征改变。主要改变包括脑室扩张；脑萎缩（皮质沟回增宽等）；大脑、小脑发育不良；颅内钙化增多，以基底节、尾状核、豆状核为常见，皮质和小脑也可存在。脑 CT 的改变往往与神经系统的损害和体征呈正相关。

【防治】

1. 地方性呆小病　因胎儿期缺碘造成的中枢神经系统发育障碍是不可逆的，出生后补碘无效，而甲状腺素片也仅能改善其他甲状腺功能减退的症状，对神经系统效果不明显，故孕期防治至关重要。对于患地方性甲状腺肿的孕妇分娩的新生儿，应常规进行甲状腺功能筛查。

2. 散发性呆小病　不论何种病因，均需及早开始并终身维持甲状腺素治疗。重要的疗效观察指标是每年复查腕骨 X 线片测定骨龄的增长。若药量不足，可表现为身高和骨龄增长较慢；剂量过大则可引起烦躁不安、多汗、消瘦、腹痛和腹泻等症状。治疗后患儿代谢增强，生理功能改善，生长发育加速，应适当补充各种营养。

总体上，呆小病的治疗效果不佳。呆小病一旦形成，特别是 2 岁以后确诊者，中枢神经系统的发育障碍基本上是不可逆的，关键并不在于治疗，而在于预防。

三、巨 脑 症

巨脑症（megalencephaly）是指出生时脑重量大于正常 2.5 个标准差以上，或出生后头颅迅速增大，头围超过同龄同性别正常儿童平均值的 2 个标准差以上。表现为脑实质增大，脑体积增加，尤以大脑半球为甚，脑重量多在 2kg 以上。

【病因与病理】

可以是家族遗传性，也可散发，如一些代谢性疾病会导致代谢产物在神经元内异常聚集而使脑的体积增大。一般这种情况出生时头围不一定增大，婴儿期才表现出来。新生儿期很少见到巨脑畸形，如果一出生就存在巨脑畸形，说明是神经元增生的原发性疾病，为神经元数量过多造成，而形态是正常的。患儿脑回结构复杂，神经元大小和数量均有增加，脑室正常。胶质细胞增生、结节性硬化、脑脂质沉积、白质海绵状变性等改变均可见到。常并发神经系统其他畸形。

【临床表现】

常表现为头围增大，在新生儿期大多无神经系统异常表现，偶有发生呼吸暂停的现象。在婴儿期患儿可出现轻度发育落后及精神动作控制功能差。有时亦可见于正常人或精神缺陷的患者。大多患者常有体格和头围增大，因此又称作脑性巨人症，其典型表现为身长、体重和头围都增大，还可伴有长头畸形，前额前突，眼眶增宽，腭嵴突起，尖下颌和手足巨大。患儿头围的增长速度和颅骨外形比较像先天性脑积水，但无眼球下斜现象，叩诊无破鼓音。

【辅助检查】

X 线检查无颅内压增高现象。CT 和 MRI 表现为头颅明显大于正常同龄儿，颅面比增大，前囟较大，闭合延迟，冠状位和矢状位显示清楚，大脑皮质增厚，CT 密度和 MRI 信号正常，或 MRI 信号弥漫性增高，脑室正常或轻度扩大，中线结构居中，增强扫描无异常信号。有一种单侧性巨脑症，为大脑半球和同侧脑室扩大，皮质广泛增厚，白质增厚或发育增不良，常伴脑沟形成异常和显著的灰质异位和其他畸形。

【治疗】

某些先天性代谢性疾病引起的巨脑症，早期明确诊断和对症治疗很重要。例如呆小病和苯丙酮尿症若在婴儿期早期发现，早期给予甲状腺素治疗或饮食治疗，神经发育可正常。对于其他疾病引起的巨脑症无特殊治疗，主要靠辅助训练和教育。

四、先天性胼胝体发育不良

先天性胼胝体发育不良又称胼胝体发育不全或缺如（corpus callosum dysplasia or defect），是指部分性或完全性胼胝体缺如。

【病因与病理】

胼胝体是大脑两半球间最主要的一大块有髓纤维的集合体，连接着两侧大脑半球，并形成侧脑室的顶。胚胎的发育过程中，由于缺血、缺氧、宫内感染等因素可使大脑前部发育失常，而发生胼胝体缺失或胼胝体压部发育不良。最常见的是胼胝体和海马联合完全性发育不良，而前联合得以保留。在胼胝体所保留的纤维束中，只有 Probst 束，这是向前后方向投射而不越过中线的纤维束，由于没有胼胝体纤维的约束力，第三脑室顶向背侧抬高，室间孔明显扩大，使第三脑室和侧脑室形成一个“蝙蝠形”囊腔。在胼胝体部分发育不全中最常见的是压部缺失，但体部和嘴部的任何一部分均可受累。

胼胝体发育不全或缺如常合并其他方面的脑发育畸形，如透明隔发育不良或缺失、大脑导水管狭窄、皮质异位症、蛛网膜囊肿、小脑回、脑裂畸形、脑穿通畸形、脑积水、脑神经缺如、脑膨出和胼胝体脂肪瘤等。

【临床表现】

一般没有症状。一些患者可有视觉障碍，交叉触觉障碍等大脑半球分离征象，重者有智力低下、精神发育迟缓、癫痫等。如合并其他脑发育畸形可有相关症状和体征。新生儿或婴幼儿可表现为球形头、眼距过宽或巨脑畸形等，如有脑积水可发生颅内压增高等。

【辅助检查】

1. 颅骨 X 线片　颅骨无变化，如有脑积水等可增大，呈舟状颅畸形，前囟隆起，平片一般不能诊断。

2. 颅脑 CT　侧脑室前角呈“八”字状分离，狭窄的前角和体部呈向外成角，胼胝体束纵向走行，造成侧脑室体部间距增宽，侧脑室体部内侧壁向外呈弓形外凸，后角或体后部相对扩大，第三脑室扩大上移插入两侧侧脑室体部之间，增强扫描可见大脑内静脉明显分离。

3. 颅脑 MRI 为诊断胼胝体发育不良或缺如的首选方法。其直接征象：胼胝体全部或部分缺失，海马回、前联合或后联合全部或部分缺失。间接征象：第三脑室增大并上抬，介入侧脑室之间；侧脑室额角狭小而远离，内侧凹陷，外侧角变尖，伴额回小；侧脑室体部扩大变圆分离；侧脑室内侧壁分离，形成向前开放的角；半球间脑沟围绕第三脑室呈放射状排列；大脑皮层形成异常，包括无脑回、巨脑回、多发小脑回及灰质异位症等；海马回形成异常伴颞角扩大；胼周动脉与大脑内静脉因第三脑室上抬而向两侧分离；纵裂池紧邻第三脑室顶。

【诊断】

单靠症状及体征难以诊断，颅脑 CT 只能靠间接征象判断。颅脑 MRI 显著提高诊断率，且能发现合并的其他脑部畸形。

【治疗】

无特殊治疗，有症状者对症治疗，有脑积水者行脑室腹腔分流术。伴有畸形者预后不佳。

第六节 新生儿神经疾病

新生儿的许多脑损害，源于母亲孕期的高危因素或合并症，某些疾病有明显的发育障碍，特别是在早产儿出现的疾病，显示新生儿期患者更易发育异常，其神经系统损害具有特殊性，故列入本章。

一、颅内出血

新生儿颅内出血（ICH）是新生儿期最严重的脑损伤，多见于早产儿，病死率高，存活者常遗留神经系统后遗症。

【病因与发病机制】

1. 发育未成熟 胎龄 32 周以下的早产儿，血管发育未成熟。在脑室周围的室管膜下及小脑软脑膜下的颗粒层均存有胚胎生发基质，该组织是未成熟的毛细血管网，其血管壁仅有一层内皮细胞，缺少胶原和弹力纤维支撑，易于破损；该组织脑血流缺乏自主调节功能，呈压力被动性脑血流，动脉血压升高时，脑血流量增加，可导致毛细血管破裂出血；动脉压力降低时，脑血流量减少，引起毛细血管缺血性损伤性出血；该组织富含线粒体，耗氧量大，对缺氧、酸中毒敏感，易引起血管壁破坏出血。此处小静脉系统呈“U”字形走向汇入 Galen 静脉，此种特殊走向易发生血流动力学变化，导致出血及出血性脑梗死；另外，该部位纤维溶解蛋白活性增加易致出血。

2. 缺血缺氧 窒息时低氧血症、高碳酸血症可损害脑血流的自主调节功能，形成压力被动性脑血流以及脑血管扩张，引起血管内压增加，毛细血管破裂，或静脉淤滞、血栓形成，脑静脉血管破裂出血。

3. 外伤 主要为产伤所致，如胎位不正、胎儿过大、产程延长等使胎儿头部过分受压，或使用高位产钳、胎头吸引器、急产、臀产等机械性损伤，均可使天幕、大脑镰撕裂和脑表浅静脉破裂，导致硬膜下出血。其他如头皮静脉穿刺、吸痰、搬动、气管插管等频繁操作或机械通气时呼吸机参数设置不当等，可造成头部过分受压、脑血流动力学突然改变或自主调节受损，引起毛细血管破裂出血。

4. 其他 新生儿肝功能不成熟、凝血因子不足，或患其他出血性疾病，如同族免疫性或自身免疫性血小板减少性紫癜，或母孕期使用苯妥英钠、苯巴比妥、利福平等药物，引起新生儿血小板或凝血因子减少；不适当地输入碳酸氢钠、葡萄糖酸钙、甘露醇等高渗溶液，可导致毛细血管破裂。

【临床表现】

主要与出血部位和出血量有关，轻者可无症状，大量出血者可在短期内病情恶化，甚至死亡。

1. 全脑征象

(1) 神经系统兴奋症状：呻吟、四肢抖动、激惹、烦躁、抽搐、颈强直、四肢强直、腱反射亢进、角弓反张、脑性尖叫等。

(2) 神经系统抑制症状：反应低下、吸吮无力、反射减弱、肌张力低下、嗜睡、弛缓性瘫痪、昏迷等。

(3) 眼部症状：凝视、斜视、眼球震颤、瞳孔扩大或大小不等、对光反射迟钝等。

(4) 其他：呼吸与心率或快或慢、呼吸暂停、发绀、呕吐、前囟饱满、体温不稳定等。

早产儿颅内出血症状多不典型，常表现吸吮困难、肢体自发活动少或过多、呼吸暂停、皮肤发灰或苍白、血压、心率不稳定；心率增快或持续减慢、全身肌张力低下。

2. 出血部位的临床表现

(1) 脑室周围-脑室内出血（PIVH）：多见于胎龄小于 32 周、出生体重小于 1 500g 的早产儿中，颅内出血多在 72 小时内发生，是早产儿颅内出血最常见的类型，也是早产儿脑损伤最常见的病因。

1) 临床类型：①急剧恶化型。极少见，发生在短时间内严重出血的患儿。症状在数分钟至数小时内急剧进展，病初是意识障碍。严重肌张力低下和呼吸功能不全，继之出现昏迷、前囟凸起，呼吸停止及强直型惊厥。此型出血多为重度，其急剧恶化原因可能与并发急性脑积水有关，半数及以上患儿 72~96 小时内死亡，幸存者于第 4~5 天渐趋于稳定。②逐渐进展型。症状在数小时及数日内断断续续进展，并有症状好转的间隙。神态略有异常，自发动作减少，四肢张力降低，眼球偏斜。此型出血多为轻度，预后较急剧恶化型明显为好，个别患儿以后发展成脑积水。③无症状型。有 25%~50% 的患儿可如早产儿一样无明显症状，易被临床忽视，多为轻度出血。因而对所有早产儿进行常规头颅 B 超筛查尤为重要。

2) 并发症：①出血后脑积水：脑室内出血的主要并发症是出血后脑室扩大（头围每周增加<2cm）及出血后脑积水（头围每周增加>2cm）。其发生机制主要与脑脊液吸收障碍有关：出血后脑脊液中大量血细胞成分及纤维蛋白，可凝成血块，堵塞脑脊液循环通道，如第四脑室流出道及天幕孔周围脑池等处，使脑脊液循环不良和积聚，导致以梗阻为主的脑室扩大及早期脑积水，若不及时清除，更可致蛛网膜炎而发生以交通性为主的脑室扩大及晚期脑积水。脑室的进行性扩大，可压迫脑室周围组织致其缺血性坏死，最终导致患儿死亡或致残。国外报道脑室内出血伴脑室扩大/脑积水的发生率为49%，其中Ⅲ、Ⅳ级脑室内出血引起者分别占40%及70%，常于出血后15~70天内发生。②慢性脑室扩大：有25%的脑积水可发展为慢性脑室扩大（PVD，脑室扩大持续2周以上）。Ⅲ级以上脑室内出血的慢性脑室扩大发生率可高达80%，有38%可自然停止发展、48%非手术治疗后停止发展，34%最终必须手术治疗。③脑室周围出血性梗死（PHI）/脑室周围白质软化（PVL）：80%的严重室管膜下-脑室内出血（SEH-IVH）常于发病第4天，伴发脑室周围出血-脑室周围出血性梗死（PVH-PHI）或脑室周围白质软化（PVL）。PHI位于与脑室内出血同侧的侧脑室角周围，呈扇形分布，与静脉回流血管分布一致（静脉梗死）。

（2）蛛网膜下腔出血（SAH）：单独发生而非继发于硬膜下或脑室内出血，是ICH中最常见类型，常见于早产儿，多由缺氧所致，少由产伤引起。主要的后遗症为交通性或阻塞性脑积水。临床分型如下：①轻型，早产儿多见，在SAH中可能为最常见的一种，由于出血常为缺氧引起，蛛网膜下腔的毛细血管内血液外渗，而非静脉破裂，故大多数出血量少，临床症状多不明显，或仅有轻度烦躁，哭声弱，吸吮无力，预后好。②中型，足月儿多见，常在出生后第2天发生，生后2天起出现烦躁、吸吮无力、反射减弱，少有发绀、抽搐、阵发性呼吸暂停，检查偶见前囟胀满、骨缝裂开、肌张力改变，全身状态良好。症状与体征多于1周内消失，预后良好。约1/3病例可并发缺氧缺血性脑病，偶可发生出血后脑积水。③重型，罕见，可迅速致死。常有重度窒息或产伤史。

（3）硬脑膜下出血（SDH）：常见于足月儿，多因小静脉栓塞后毛细血管内压力增加、破裂而出血。由于出血部位和出血量不同，临床症状差异很大。①小脑幕撕裂：又称后颅窝内SDH，多有产伤史。其临床可分为两种，一是迅速致命型，出生时即出现脑干受压症状，多在出生后2天内死亡。二是逐渐进展型，在出生后3~4天可无明显症状，慢慢出现颅内压增高及脑干功能紊乱症状，或出现惊厥。若患儿在1天内症状迅速恶化，则可致命。②大脑镰撕裂：少见，出血如不波及小脑幕下，常无临床症状。出血进入幕下时，可能与小脑幕撕裂症状相似。③大脑表浅桥静脉撕裂：出血多发生于大脑凸面，常伴蛛网膜下腔出血。少量出血者无明显症状。大量出血可致颅内压增高，常在出生后第2天或第3天出现惊厥，伴有局部运动障碍，前囟饱满。存活者大多预后良好。

慢性硬膜下渗出时新生儿期症状不明显，数月后出现慢性的硬膜下渗出，可能与血肿机化后形成半透膜，慢慢吸收膜外液体，致血肿不断缓慢增大。数月后，血肿可形成致密的胶原结构。形成局部脑膜粘连和脑受压萎缩，导致局限性抽搐，可伴贫血和发育迟缓。

（4）脑实质出血（IPH）：为产伤或缺氧所致。①大脑实质出血：可见于足月儿，为血管周围点状出血；或见于早产儿，多为生发基质大面积出血，并向前、外侧扩展，形成额顶部脑实质出血，少数为生发基质出血并向下扩展进入丘脑，形成丘脑实质出血。临床表现为早期活动少，呼吸与脉搏慢弱，面色尚好，持续6~10天后，转为激惹、肌张力低下、脑性尖叫，有15%的患儿无症状。本型特点为起病缓慢，病程较长，死亡较迟。②小脑实质出血：多见于出生体重<1 500g或孕龄<32周的早产儿，由缺氧所致，发病率为15%~25%，可为灶性小出血或大量出血。临床分3型：一型为原发性小脑出血；二型为小脑静脉出血性梗死；三型为脑室内出血或硬膜下出血，蔓延至小脑的继发性出血。症状于出生后1~2天出现，主要表现为脑干受压征象，多于12~36小时死亡。

（5）硬膜外出血（EDH）：多见于足月儿，常由产伤所致，为脑膜中动脉破裂，可同时伴有颅骨骨折。出血量少可无症状，出血量多可表现为明显的占位病变表现、颅内压增高、头部影像学见明显中线移位，常于数小时内死亡。

（6）混合性出血：可同时发生上述2个或2个以上部位的出血，症状可因出血部位与出血量的不同而异。由产伤所致者主要为硬膜下出血、脑实质出血及蛛网膜下腔出血；由缺氧窒息所致者主要为脑室内-脑室周围出血。胎龄<3周以脑室内-脑室周围出血及小脑出血多见，胎龄32~36周以脑实质出血、脑室内-脑室周围出血及蛛网膜下腔出血多见，胎龄≥37周以脑实质出血、硬膜下出血及蛛网膜下腔出血为著。

【辅助检查】

1. 头颅B超　用于诊断ICH及其并发症，其敏感性及特异性较高，是ICH最有效的筛选方法。因ICH多在出生后1~7天内发生，故检查宜在此期进行，并应每隔3~7天复查1次，直至出血稳定后，仍须定期探查是否发生出血后脑积水。超声对诊断室管膜下和脑室内出血的敏感性最高，这与超声对颅脑中心部位高分辨率的诊断特性以及对低血红蛋白浓度具有较高敏感性有关。超声诊断颅内出血的时间通常可延至出血后3个月或更久，故头颅B超在很大程度上已可代替CT检查。

SEH-IVH的头颅B超表现及诊断标准，按Papile分级法分为4级：Ⅰ级，单侧或双侧室管膜下生发基质出血。Ⅱ级，室管膜下出血穿破室管膜，引起脑室内出血，但无脑室增大。Ⅲ级，脑室内出血伴脑室扩大（脑室扩大速度以枕部最快，前角次之），可测旁矢状面侧脑室体部最宽纵径，6~10mm为轻度扩大，11~15mm为中度扩大，>15mm为重度扩大；也可由内向外测量旁矢状面脑室后角斜径，≥14mm为脑室扩大；或每次测量脑室扩大的同一部位以做比较。Ⅳ级，脑室内出血伴脑室周围出血性梗死，后者于沿侧脑室外上方呈球形或扇形强回声反射，多为单侧。

SEH-IVH按出血程度分为：轻度出血，单纯生发基质出血或脑室内出血区占脑室的10%以下。中度出血，脑室内出血区占脑室的10%~50%。重度出血，脑室内出血区占脑室的50%以上。

2. 颅脑CT　适用于早期快速诊断颅内出血，但分辨率及对脑实质病变性质的判断不及磁共振显像，一般在出生后1周内分辨力最高，故宜于出生后1周内检查。头颅CT可检查到各部位的出血，对SEH-IVH分级与B超分级相同，但分辨率明显逊于超声，对室管膜下及少量脑室内出血敏感性亦不及US。7~10天后随着出血的吸收，血红蛋白逐渐减少，血肿在CT中的密度也明显降低，等同于周围组织的密度。此时CT对残余积血不敏感。

3. 颅脑MRI　对各种出血均有较高诊断率，分辨率高于头颅B超与CT，并可准确定位及明确有无脑实质损害。但对新鲜出血敏感性较差，故宜在出血3天后检查。由于新鲜血肿内主要为氧合血红蛋白，T_1加权像上仅表现为等信号或稍低信号，在T_2加权像上表现为高信号。7~10天后氧合血红蛋白转变为脱氧血红蛋白和高铁血红蛋白，血肿在MRI中的信号也随之变化，在T_1和T_2加权像上均表现为高信号。因此，MRI中不同的出血信号，可以估计出血时间。

【诊断】

1. 病史　重点了解孕产妇病史、围产史、产伤史、缺氧窒息史及新生儿期感染史。

2. 临床征象　临床可以通过观察患儿的意识状态、反应性、肌张力及有无惊厥等，来判断新生儿是否存在颅内出血，以及何种出血类型。

（1）意识状态：少量的大脑表浅硬脑膜下出血，少量的蛛网膜下出血，以及部分室管膜下出血（即Ⅰ级脑室内出血）或Ⅱ级脑室内出血患儿，其意识状态可完全正常，并常不伴其他症状，临床极易忽视。大脑表浅较大量的硬脑膜下出血患儿（常伴前囟饱满及局部的运动障碍），以及Ⅰ级或Ⅱ级脑室内出血患儿（时有好转间隙），可以出现轻度意识障碍。Ⅲ级或Ⅳ级即严重脑室内出血患儿，出生后早期即可由轻度意识障碍迅速转为昏迷，并出现脑干生命中枢受压症状，其恶化原因与并发急性脑积水有关。因脑幕撕裂引起的后颅窝内硬脑膜下出血患儿，出生后即可出现严重意识障碍，可伴颈抵抗和角弓反张表现，多在出生后2天内死亡。

（2）反应性：大脑表浅较大量的硬脑膜下出血，患儿常呈过度兴奋状态，表现为易激惹，对刺激的反应过强，以及自发性Moro反射增多等。严重脑室内出血和小脑内出血患儿常呈抑制状态，表现为表情淡漠，肢体无自发活动，对刺激的反应低下，以及各种反射不易引出或引出不完全等。

（3）肌张力：少量的硬脑膜下出血、蛛网膜下腔出血，以及部分Ⅰ级脑室内出血患儿，其肌张力可正常，且无其他明显临床症状。较大量的大脑表浅硬脑膜下出血，其肌张力可增高，提示有肌肉的早期痉挛。严重的脑室内出血、后颅窝内硬脑膜下出血及小脑内出血，其肌张力则多降低或呈严重低下，提示大脑呈抑制状态。

（4）惊厥：几乎所有ICH患儿均可伴有轻微型惊厥，表现为两眼强直性偏斜或凝视、眨眼、吸吮、咂嘴、上肢游泳或划船动作，以及呼吸暂停等。临床诊断早产儿轻微型惊厥较足月儿更为困难，早产儿常表现为持续睁眼、口-颊-舌动作（发出响声、流涎、咀嚼）、踏脚动作及做鬼脸等。轻微型惊厥类型，临床极易忽视，需经脑电图佐证。严重脑室内出血患儿，临终状态时可出现强直型惊厥，表现为突发性四肢张力性伸直，或上肢屈曲下肢伸直姿势，常伴呼吸暂停和眼球上翻。较大量的大脑表浅硬脑膜下出血患儿，常在出生后第2天或第3天出现多灶性阵挛型惊厥，表现为由一侧肢体移向另一侧肢体的游走性阵挛性抽动。蛛网膜下腔出血患儿可在出生后第2天出现局灶性阵挛型惊厥，表现为定位明确的同侧肢体或面部的抽动，不伴意识丧失。这类患儿除惊厥外，一般状况良好，90%的患儿其后发育可正常。

对有明显病因且临床出现抽搐者易于诊断。但部分病例诊断困难，包括以下几点：以呼吸系统症状为主要特征，神经系统症状不明显者，易误诊为肺部疾病；晚期新生儿ICH多与其他疾病并存，尤以感染为多见，由于感染症状明显，常致忽略ICH的诊断，漏诊率达69.7%；轻度ICH亦可因无临床症状而漏诊。故应提高警惕，对可疑病例加强检查。由于窒息缺氧既可引起肺部并发症，又可引起ICH，两病亦可同时并存，故仅靠病史、体检常难以作出诊断，多误诊为呼吸系统疾病。

3. 影像学　是确诊ICH的重要手段，头颅B超使用方便，可在床边进行，可做连续监测，可对各项治疗的效果进行追踪与评估，价格便宜，应作首选。颅脑CT会有X线辐射，颅脑MRI诊断率高，但扫描时间长，价格较贵，可根据实际情况选用。

4. 脑脊液　急性期脑脊液常为均匀血性，红细胞呈皱缩状，糖定量降低，且与血糖比值<0.6，蛋白升高。脑脊液改变仅可考虑蛛网膜下腔出血，但仍未能明确是原发或继发，故诊断价值有限。1周后脑脊液转为黄色，一般可持续4周左右。

【治疗】

对颅内出血的一般治疗原则强调提供足够的氧和葡萄糖，维持正常的血压和血气，维持酸碱平衡及限制入液量等。早产儿在出生后早期宜尽量避免搬运，头颅B超检查应在早产儿床旁进行，并应避免CT和磁共振检查以及尽量减少医护刺激，防止血压波动而导致胚胎生发层基质破裂，引起或加剧脑室内出血的发生和发展。特殊治疗强调对脑室内出血的连续腰穿治疗及对硬膜下出血的前囟穿刺治疗。

1. 一般治疗　保持绝对安静，避免搬动、头肩高位（30°），保暖，维持正常PaO_2、$PaCO_2$、pH、渗透压及灌注压。消除各种致病因素，重者延迟24~48小时开奶，适当输液。

2. 纠正凝血功能异常　补充凝血因子，可用血凝酶0.5kU加0.9%氯化钠2ml静脉注射，隔20分钟重复1次，共2~3次，可起止血作用。或用维生素K_1 0.4mg/kg静脉注射。必要时输新鲜冰冻血浆，每次10ml/kg。

3. 镇静与抗惊厥　无惊厥者用苯巴比妥10~15mg/kg静脉注射以镇静及防止血压波动，12小时后用维持量5mg/（kg·d），连用5日。有惊厥者抗惊厥治疗。对Ⅳ级脑室内出血伴出生后1个月内仍有惊厥发作者，因80%以上于1个月后仍可发生迟发性惊厥，可使用抗癫痫药物。

4. 脑水肿治疗

(1) 脱水剂:镇静、抗惊厥治疗12小时后,可给予呋塞米0.5~1mg/kg静脉注射,每日2~3次,至脑水肿消失。中枢性呼吸衰竭者可用小剂量甘露醇静脉注射,每次0.25~0.5g/kg,每6~8小时1次。

(2) 肾上腺皮质激素:地塞米松0.5~1.0mg/kg静脉注射,每6小时1次,连用3天。本药能降低脑血管通透性,减轻脑水肿,增强机体应激能力而不会加重出血。

5. 外科治疗 对于危及生命的较大血肿,包括严重的硬膜下血肿、蛛网膜下腔出血、脑实质出血、小脑出血等,可能出现脑干压迫症状,需由神经外科紧急处理,此时一般药物难以挽救生命。

6. 穿刺放液治疗

(1) 硬膜下穿刺放液:用于有颅内高压的硬膜下出血,每日穿刺放液1次,每次抽出量<5ml,若10日后液量无显著减少,可做开放引流或硬膜下腔分流术。

(2) 腰椎穿刺释放脑脊液:用于有蛛网膜下腔出血或Ⅲ~Ⅳ级脑室内出血者。腰椎穿刺释放脑脊液于B超确诊后即可进行,每日穿刺放脑脊液1次,每次5~15ml,以降低颅内压,去除脑脊液中血液及蛋白质,减少日后粘连,避免发生脑积水。当B超显示脑室明显缩小或每次只能放出<5ml液量时,改隔日或隔数日1次,直至脑室恢复正常为止。

(3) 侧脑室引流:对有Ⅲ~Ⅳ级脑室内出血、腰椎穿刺放液释放脑脊液未能控制脑室扩大者,或伴有颅内压增高的急性脑积水者,均可做侧脑室外引流,首次引流液量10~20ml/kg。此法常可控制脑室扩大及急性脑积水。为防感染,一般仅维持7日即应拔管。侧脑室外引流效果不佳者,应行脑室-腹腔分流术。

7. 出血后脑积水(PHH)治疗 早产儿脑室内出血,其血性脑脊液引起化学性蛛网膜炎,脑脊液吸收障碍,导致脑室扩大,虽较常见,但87%能完全恢复,只有约4%的脑室内出血(IVH)可发展为出血后非交通性脑积水(Ⅲ级78%、Ⅳ级100%可发生脑积水)。后者乃脑室内血液沿脑脊液通路进入蛛网膜下腔,引起脑脊液循环通路阻塞所致,以中脑导水管梗阻为多。

(1) 连续腰椎穿刺:对严重ICH,可做连续腰椎穿刺放液,以控制出血后脑积水,连续腰椎穿刺应做到早期应用(病后1~3周)、放液量不宜过少(应每次5~8ml)、间隔期应短(1~2日)、疗程足够(1个月左右),并避免腰椎穿刺损伤。对连续腰椎穿刺效果欠佳者,可联合应用乙酰唑胺治疗。

(2) 脑脊液生成抑制剂:乙酰唑胺10~30mg/(kg·d),分2~3次口服。由于出血后脑积水的发病机制主要是脑脊液吸收障碍而不是分泌增加,故不主张单独应用。

(3) 其他:过去用于溶解血凝块的尿激酶、链激酶,抑制脑脊液生成的甘油、呋塞米等,均已证实未能减少脑积水发生而停止使用。

(4) 手术治疗:采用脑室腹腔分流术,指征为:①每周影像检查提示脑室进行性增大;②每周头围增长>2cm;③出现心动过缓、呼吸暂停、惊厥、昏迷等颅内高压征;④术前脑脊液蛋白10mg/ml。术后常见并发症为感染及分流管梗阻。

【预后】

主要与出血部位、出血量、胎龄及其他围生期因素有关。早产儿以及Ⅲ、Ⅳ级的IVH、慢性缺氧、脑实质大量出血者预后差,幸存者常留有不同程度的神经系统后遗症。

【预防】

1. 孕期保健 做好孕妇保健工作,避免早产;提高产科技术,减少围生儿窒息和产伤;对患有出血性疾病的孕妇及时给予治疗。

2. 预防医源性因素 提高医护质量,避免各种可能导致医源性颅内出血的因素。

二、缺氧缺血性脑病

围生期窒息所致缺氧缺血性脑病(hypoxic-ischemic encephalopathy,HIE)是指围生期窒息引起的部分或完全缺氧、脑血流减少或暂停而导致胎儿或新生儿损伤。为新生儿期危害最大的常见病,常引起新生儿急性死亡和其后神经系统的发育障碍。

【病因】

1. 缺氧 围生期窒息是主要原因,尤其是重度窒息常并发HIE。产前因素,有母体大出血后继发血压过低、妊娠高血压、胎盘异常及胎儿宫内发育迟缓等。产后因素,有严重持续胎儿循环障碍,严重反复呼吸暂停,继发于大动脉导管未闭症的心力衰竭,其他先天性心脏病及严重肺疾病如呼吸窘迫综合征。

2. 缺血缺氧 可导致脑出血,心脏停搏或重度的心动过缓、心力衰竭、败血症及休克等均可引起脑缺血。

3. 其他 如感染、脑部疾病等。脑发育差或发育受损可能是潜在的危险因素。

【临床表现】

可以通过观察患儿的意识状态、反应性、脑神经功能、原始反射、动作、肌张力,以及有无惊厥等来判断HIE的轻重程度。

意识状态,正常新生儿易被唤醒,且能保持较长时间的清醒,称为意识状态正常。轻度HIE患儿可无明显的意识障碍,或在体格检查时意识状态呈嗜睡、迟钝或昏迷。反应性呈过度兴奋或抑制。瞳孔增大或缩小,对光反射迟钝或消失,吸吮反射、吞咽反射减弱或消失,呼吸节律改变,甚至呼吸衰竭等脑干损伤症状。自发动作增多或减少,或表现肢体无力或不对称。肌张力增强、减弱或松软。原始反射引出不全或未能引出。惊厥呈轻微型、局灶型、多灶型或肌阵挛型等惊厥类型,严重者呈惊厥持续状态。

临床分度 HIE的神经症状在出生后是变化的,症状可逐渐加重,一般于72小时达高峰,随后逐渐好转,严重者病情可恶化。临床应对出生3日内的新生儿神经症状进行仔细地动态观察,并给予分度。HIE的临床分度见表21-6-1。

表 21-6-1　HIE 临床分度

分度	意识	肌张力	原始反射		惊厥	中枢性呼吸衰竭	瞳孔改变	EEG	病程及预后
			拥抱反射	吸吮反射					
轻度	兴奋抑制交替	正常或稍增高	活跃	正常	可有肌阵挛	无	正常或扩大	正常	症状在 72 小时内消失，预后好
中度	嗜睡	减低	减弱	减弱	常有	有	常缩小	低电压，可有痫样发电	症状在 14 天内消失，可能有后遗症
重度	昏迷	松软或间歇性伸肌张力增高	消失	消失	有，可呈持续状态	明显	不对称或扩大，对光反射迟钝	爆发抑制等电位	症状可持续数周，病死率高，存活者多有后遗症

【辅助检查】

采用多种辅助检查协助临床了解 HIE 的代谢、脑电生理功能和脑结构变化，以及明确 HIE 的神经病理类型，这非常有助于对病情的判断，可以作为估计预后的参考。

1. 化验检查

（1）缺氧、酸中毒：出生时可通过脐动脉血，新生儿血进行血气分析，了解宫内缺氧状况。通过生化方法测定酸中毒程度。

（2）代谢紊乱及多脏器损害：缺氧后的脑损害往往与全身代谢紊乱及其他脏器损害并存，可定时测血糖、血钠、血钙等，缺氧、酸中毒后这些指标多降低，心肌酶谱、肌酐、尿素氮升高。

（3）其他：脑损伤的严重程度现已公认，在脑组织损伤后，血及脑脊液中均可灵敏检测到磷酸肌酸激酶脑同工酶（CK-BB）的变化；也可测定神经烯醇化酶（NSE，定位于神经元），S-100 蛋白（S-100，定位于胶质细胞），髓鞘碱性蛋白（MBP，定位于髓鞘）。红细胞中脂质过氧化物（LPO）的浓度，超氧化物歧化酶（SOD）的活性，可在一定程度上反映脑自由基损伤情况。

2. 脑电生理检查　最广泛应用的电生理检查是脑电图，在生后 1 周内进行。表现为脑电活动延迟（落后于实际胎龄），异常放电，缺乏变异，背景活动异常（以低电压和爆发抑制为主）等。振幅整合脑电图对缺氧缺血性脑病的新生儿监测时常见以下变化类型：

（1）电活动抑制：缺氧后神经元受损，基本的细胞电活动受到抑制，这与临床患儿意识障碍等神经系统症状有关联。①低电压：在振幅整合脑电图形上，上边界和下边界下移，波谱带变窄，电压低于正常足月儿水平，提示细胞电活动的电压降低。②电活动规律迟滞：即电活动规律落后于实际胎龄，表现为足月儿睡眠周期消失。正常情况下，胎龄在 34 周以后的新生儿睡眠周期逐渐出现，37 周后明显，易于辨认出活跃睡眠（active sleep，AS）和安静睡眠（quiet sleep，QS）。还可出现交替和/或不连续图形，可以在原始记录的脑电图形中进行辨认。连续脑电图形是脑发育成熟的重要标志之一，胎龄在 30 周以下的早产儿，由于细胞的电生理活动强度极弱，描记出的脑电波形常是平坦段之后短暂的爆发性电活动，称为不连续图形；至 34 周左右，脑电图为交替图形，平坦段逐渐消失，取而代之的高低波幅波交替出现；37 周后形成规则连续的正常足月儿脑电图形。当 HIE 时，由于细胞的电活动减弱，足月儿的脑电图可以又重现早产儿的脑电图特点。

（2）爆发性电活动：即异常放电原始脑电记录可见连续阵发、簇发和散发的高出背景的高波幅波，这种爆发性电活动较多，振幅整合脑电图显示上下边界整体或部分抬高、波谱带增宽等。这样的患儿在临床上会表现为不同程度的惊厥。

3. 脑影像学检查　影像学检查的目的是在活体上直观地显示脑损伤的演变过程，从脑结构变化的角度对脑损伤的程度作出诊断，其诊断基础是新生儿缺氧缺血性脑病的病理变化。目前临床常采用的新生儿检查方法是 B 超、CT、MRI，三者各有优势和不足，适时恰当地选择，可清晰地显示疾病各期的脑结构改变，指导临床诊治，并有助于判断预后。

根据新生儿缺氧缺血性脑病病程的规律性，早期典型的病理改变是脑水肿，继之神经元坏死，最终脑组织发生萎缩或液化，形成孔洞、囊腔。不同病期的影像学检查应显示相应的结果。

（1）脑水肿的影像学：①B 超，脑水肿时特征性改变是回声增强，轻时局限于脑室周围白质，重时强回声范围扩大。当脑水肿时脑实质广泛性回声增强，使脑整体结构模糊，清晰度降低，甚至脑的正常解剖结构在影像上消失，脑血管搏动减弱。侧脑室因受挤压而变窄，甚至消失。这一影像改变，早于临床上常观察到的前囟、颅缝的变化。②CT，脑水肿时白质呈低密度改变，此时在足月儿 CT 值一般低于 18~20Hu，CT 值越低，意味水肿越重，但特别注意的是要排除与早产儿脑发育过程有关的正常低密度现象。脑水肿严重的另一标志是白质低密度范围增大、变形，甚至低密度向灰质扩散，使灰白质界限不清。③MRI，常规采用 T_1WI，脑水肿时可见脑实质呈弥漫性高信号伴脑室变窄；弥散加权成像（DWI）对缺氧缺血后脑组织水肿性改变的诊断更敏感，损伤部位显示明显的高信号。

彩色多普勒超声（color Doppler ultrasonography）可实时了解缺氧缺血性脑病新生儿的脑血流动力学的状况，收缩期和舒张期血流速度均可发生变化。①收缩期血流速度（Vs）：Vs减低常与缺氧后心肌损害有关，此时临床表现为心动过缓，心音低钝，心排血量减少，脑血流灌注不足。当Vs异常增高，频谱图显示收缩峰高尖，阻力指数增高，提示缺氧后血管处于痉挛状态，常见于缺氧早期。②舒张期血流速度（Vd）：中重度新生儿缺氧缺血性脑病，Vd伴随脑水肿加重而升高。1周左右水肿逐渐减轻、消失，Vd逐渐恢复正常，具有明显的规律性。其机制可能与血管自身舒缩调节功能减弱，组织水肿对血管的压力增加和缺血再灌注等有关。

（2）神经元不可逆损伤征象：严重脑水肿一般持续7～10天，之后水肿逐渐消失，但影像学改变没有完全恢复正常，可能是神经元不可逆损伤的征象。B超显示脑室重现，恢复至正常大小，或稍增大、变形。脑实质强回声持续不退，但很不均匀，甚至形成散在分布的粗大强回声点片、颗粒。CT影像特点是，尽管脑结构清楚、灰白质界限清晰，但白质低密度依然存在，虽然低密度范围可能较前缩小。

（3）脑萎缩性改变和液化灶形成：两者均属严重神经元损伤的后期改变，一般3~4周左右可在影像学上观察到。典型的表现是脑容积缩小，脑裂、脑外间隙变宽，脑回密集，脑沟加深。中央性脑萎缩是指脑萎缩性病变发生在脑的中心部位，影像特点是脑室轻至中度扩大，不规则变形，双侧不对称。CT与MRI对萎缩性改变更敏感，尤其是对周边部位变化显示较B超更完全。对液化灶形成、囊腔性改变，不同影像方法均有较高的诊断敏感性，对皮质下的液化灶，CT与MRI诊断同样优于B超。但对于较小的液化灶，由于CT和MRI断层厚度所限，可能会有部分液化灶未能显示，而B超则显示完全，尤其是脑中央部位、脑室周围的液化灶可以体现出B超的诊断优势，B超可以显示大小不等的液性暗区、包膜有无及完整性。

21

（4）基底核与旁矢状区损伤：基底核损伤时B超显示为双侧基底核区对称性、不均匀性强回声，CT以该部位对称性高密度影为特征，MRI对基底核损伤的诊断尤为敏感，显示双侧对称性高信号。对于旁矢状区损伤，MRI诊断敏感性最高，T_1WI表现为动脉交界供血区皮质呈高信号、皮质下白质呈低信号。CT表现为相应供血区低密度影，B超对边缘部位病灶有时显示不完全。

【诊断与鉴别诊断】

新生儿HIE的临床特征多非特异性改变，应根据病史、神经系统检查及影像学等资料谨慎作出诊断。①有明确导致胎儿宫内窘迫的异常产科病史，以及严重的胎儿宫内窘迫表现（胎心<100次/min，持续5分钟以上，和/或羊水Ⅲ度污染），或者在分娩过程中有明显窒息史；②出生时有重度窒息，Apgar评分1分钟结果≤3分，并延续至5分钟时结果仍≤5分，和/或出生时脐动脉血气pH≤7.00；③出生后不久出现神经系统症状，并持续至24小时以上，如意识改变（过度兴奋、嗜睡、昏迷）、肌张力改变（增高或减弱）、原始反射异常（吸吮、拥抱反射减弱或消失），病重时可有惊厥，脑干症状（呼吸节律改变、瞳孔改变、对光反应迟钝或消失）和前囟张力增高；④排除电解质紊乱、颅内出血和产伤等原因引起的抽搐，以及宫内感染、遗传代谢性疾病和其他先天性疾病所引起的脑损伤。同时具备以上4条者可确诊，第4条暂时不能确定者可以作为拟诊病例。

确诊新生儿缺氧缺血性脑病时，必须排除其他神经系统疾病。很多疾病都可以出现类似的神经系统异常表现，在鉴别诊断中，最关键的条件是病史，HIE发病的核心是围生期缺氧，而其他神经系统疾病往往无缺氧病史，或无严重的缺氧病史，神经系统症状、体征的严重程度与缺氧程度不匹配。另外还需要辅以相应的实验室检查，和其他必要的辅助检查。

在临床上，最值得提出鉴别诊断的疾病如下：

1. 电解质紊乱　多种电解质紊乱可以造成小儿出现惊厥等神经系统症状，如低钠血症、高钠血症、低钙血症等。因此，对于顺产、无缺氧病史而发生惊厥的新生儿，必须做血生化检查，及时发现电解质紊乱，并予以治疗，尤其对有腹泻病脱水，不当补液治疗病史，母亲孕期有低钙血症表现的小儿等。因电解质紊乱而导致惊厥的病例，其惊厥发生的时间与原发病有关，此前无典型的缺氧缺血性脑病的临床过程。

2. 中枢神经系统感染　可以出现神经系统症状、体征，但早期新生儿阶段发生的中枢神经系统感染有其特殊性。①与母体有不可分割的联系：母亲在产前、产时、产后有明确的感染证据，如发热，白细胞总数及分类增高，宫颈分泌物细菌学检查呈阳性，确诊绒毛膜羊膜炎，血清病毒学检查阳性等。在这种情况下，胎儿和新生儿有可能经血行传播、产道接触、上行感染等途径获得感染性疾病。②中枢神经系统感染的发病时间与获得感染的途径和病原菌播散的过程有关。新生儿在分娩过程中感染，首发吸入性肺内感染，然后病原菌进入血液成为菌血症或败血症，之后播散进入中枢神经系统，临床出现神经系统病症的时间多见于5~7天。若病原菌在分娩前经血行传播给胎儿，则有可能发病较早，生后很快出现神经系统症状。③脑内的炎症反应：中枢神经系统感染或其他全身、局部严重感染时，脑内可出现脑实质弥漫性或区域性脑白质炎症性损伤。

3. 脑损伤　多种脑损伤都可以使新生儿出生后不久出现不同程度神经系统症状，常见类型：①颅内出血，脑室内Ⅲ度、Ⅳ度出血，硬膜下出血，较严重的蛛网膜下腔出血和脑实质出血都是较严重的颅内出血类型，在临床上会出现惊厥、意识障碍、肌张力异常等表现。②缺血性脑损伤，新生儿脑梗死属于缺血性脑损伤，与多种因素有关，病变程度不一。“分水岭”损伤，病变实质是脑梗死，临床症状与脑病症状交融在一起。另外，由于脑的大血管因发育畸形和血管内膜炎等因素导致发病，尤其是大脑中动脉供血区发生脑梗死，病变范围较广，临床最突出的症状就是突然发生的、难以制止的惊厥，临床发病急骤，神经系统症状明显，仔细临床观察可见微弱的定位体征，如惊厥性抽搐起源于患侧大脑所支配的对侧肢体，然后泛化，伴该侧肌张力异常等。脑梗死的发病时间与HIE也不相符，可以发生在任何日龄，经影像学检查即可明确诊断。

4. 低血糖　是新生儿常见病症之一。病理因素导致的新生儿体内能量储备低，生后摄入不足，或参与糖代谢的内分泌激素调节障碍，以及细胞内能量代谢过程异常，都会造成低血糖。进入细胞的葡萄糖中断，细胞则不能进行正常的三羧酸循环和氧化磷酸化，ATP 不能产生，导致细胞损伤和死亡。脑损伤的发生与血糖降低的程度和持续的时间有关。低血糖脑损伤由无症状性低血糖，到新生儿出现反应弱、少动、冷汗等非特异症状，直至出现凝视、震颤、惊厥、昏迷等严重的神经系统症状，由轻到重呈渐进过程，最终发展为不可逆的脑损伤。

5. 脑发育异常　是一类范畴很大的疾病，种类繁多，从与 HIE 鉴别诊断的角度讲，两类新生儿期脑发育问题值得关注。①伴有惊厥的脑发育异常：常见于脑灰质发育异常，如无脑回、巨脑回、小脑回、灰质异位等，频繁、顽固性惊厥是此类疾病突出的临床特点，惊厥严重程度远重于脑病，起病早，反复发作，每日几十次，上百次，甚至处于惊厥持续状态。此类疾病需影像学确诊，MRI 诊断为佳。②脑成熟度低：指脑大体结构正常，但成熟度低于实际胎龄。最典型的代表是早产儿，由于脑的含水量多，细胞结构尚不完善，生化成分较足月儿也不充分，因此 CT 检查表现为低密度，临床时有据此误诊为缺氧缺血性脑病。另外，也有些新生儿在妊娠中后期由于母亲合并症或其他高危因素的影响，脑在这一阶段的发育成熟障碍，脑影像学表现落后于实际胎龄，如同早产儿，时常也被不恰当地误诊为 HIE。

6. 遗传代谢病　新生儿早期，以神经系统症状为主要表现的遗传代谢病很多，各类代谢异常中均有在新生儿期发病的，如：①氨基酸代谢障碍，枫糖尿症患儿出生时正常，生后 4～7 天渐出现嗜睡、昏迷、喂养困难、肌张力降低、增高交替出现。非酮症性高甘氨酸血症新生儿多在生后 48 小时内发病，逐渐出现拒奶、昏迷、肌阵挛发作，肌张力减低、腱反射亢进、呼吸不能维持。酪氨酸代谢异常在新生儿期发病者可出现嗜睡，但黄疸、肝脏损害症状突出。②有机酸代谢障碍，丙酸血症的患儿在生后第 1 天即可有严重的脱水，酸中毒嗜睡和酮症性昏迷。甲基丙二酸尿症在生后 1 周内表现为嗜睡、肌张力低下、呕吐、脱水、喂养困难，生长障碍。戊二酸血症Ⅱ型常伴先天畸形，出生后 24～48 小时出现肌张力低下，严重低血糖和代谢性酸中毒，并肝大。③尿素循环障碍，以高氨血症为主要表现，足月儿为多，生后 24～72 小时后逐渐出现嗜睡、拒奶，病情迅速进展，昏迷，并伴有呕吐、体温不升等症状。④糖代谢异常，半乳糖血症常在新生儿喂奶后数日出现症状，如嗜睡，并伴有呕吐、体重不升、黄疸、肝脾大等。果糖不耐受出现症状的时间同样与喂奶有关。⑤脂类代谢病，以神经节苷脂沉积病为代表，生后不久即发病表现为肌张力低下，吸吮力低，喂养困难。

这些新生儿的神经系统症状常被误诊为缺氧缺血性脑病。在与缺氧缺血性脑病的鉴别方面，有以下问题时应考虑到遗传代谢病：①不存在与严重的神经系统症状相对应的产前、产时缺氧病史；②有类似表现的家族史，常有不明原因的流产、死胎、死产史；③神经系统症状出现早，症状重，常进行性加剧，持续存在，并伴有不能用其他原因解释的非特异性表现。

【治疗】

对 HIE 患儿的治疗原则，是在神经系统评估的基础上，给予对症支持疗法和预防再灌注损伤的治疗措施。前者主要包括通过液体治疗建立正常的组织灌注，提供足够的氧和保持良好的通气，以及纠正酸中毒和水、电解质紊乱等；后者则主要包括控制惊厥、控制脑水肿，以及纠正低血糖、低血钙、低血镁等代谢异常。最终治疗目的是要通过及时合理的综合措施，防止 HIE 病变进展到不可逆状态，促进和等待 HIE 患儿的恢复。提倡对 HIE 患儿的治疗不仅要及早处理，还要有综合措施和足够疗程。同时强调阶段性序贯治疗和新生儿期后延续治疗相结合，以期最大限度地减轻脑损伤，减少后遗症。

1. 疾病早期的治疗　是指出生后 3 日内，尽可能早治疗，维持内环境的稳定。

（1）支持疗法：

1）通气功能，良好的通气有助于维持血气和 pH 在正常范围，既可改善脑氧供应，又可改善脑血液循环，维护良好的通气、换气功能，维持血气和 pH 在正常范围。严重呼吸困难或者 PaO_2 低于 6.67～8.00kPa（50～60mmHg）时应予吸氧。酌情予以不同方式如头罩、鼻塞、CPAP 通气，甚至人工通气等进行氧疗。供氧浓度以能维持患儿 PaO_2 在 6.67～9.33kPa（50～70mmHg）为度。氧疗期间应实时监测氧浓度（FiO_2）和 PaO_2，不能连续检测者，可 1～4 小时检测一次 PaO_2。应用呼吸机辅助呼吸时，应每 15～20 分钟检测一次，根据 PaO_2 结果，随时调节 FiO_2。待呼吸稳定，停止吸氧时无发绀，或 PaO_2 不低于 6.67～8.00kPa（50～60mmHg），可停止氧疗。应用呼吸机的指征：①PaO_2<5.33kPa（40mmHg），$PaCO_2$>9.33kPa（70mmHg）；②出现中枢性呼吸衰竭，呼吸节律不齐，呼吸频率<30 次/min，或出现呼吸暂停；③合并心源性休克或心力衰竭，$PaCO_2$>9.33kPa（70mmHg）或出现明显发绀。呼吸机治疗期间应随时根据血气结果调节呼吸机参数，避免因压力过高导致颅内压增加，或过度通气使脑血流量减少，从而加重颅内病变。根据血气结果和临床表现，酌情尽早撤离呼吸机。同时根据血气分析结果，酌情应用 5% 碳酸氢钠 3.3ml（2mmol）/kg，用 10% 葡萄糖对半稀释，缓慢静脉注入，以纠正酸中毒，尽可能在 24 小时内纠正血气至正常范围。

2）循环功能：各脏器血流灌注，使心率、血压保持在正常范围十分重要。病初 2～3 日入液量控制在 60～80ml/(kg·d)，避免液体过量。尤其当有肾功能损害出现少尿（<25ml/d 或<1ml/h）或无尿期（<15ml/d 或<0.5ml/h）时，入液量要减少至 40ml/(kg·d)。酌情应用血管活性药物多巴胺 2～5μg/(kg·min)，以提高心肌收缩力和动脉压，使组织的血流灌注恢复正常。如效果不佳，可加用多巴酚酊胺 2～5μg/(kg·min) 及营养心肌药物如 ATP、细胞色素 C 等维持收缩压在 50mmHg 以上。治疗期间应监护血压，防止出现高血压，增加并发颅内出血的危险。

3）营养状况：HIE 患儿血糖值一般处于较低水平。新生儿低血糖常缺乏症状，有时可表现为反应差、嗜睡、不吃等非特

21

异性表现，常被 HIE 的临床症状所掩盖。应严密监测血糖，宜维持血糖水平在正常高值(5.0mmol/L)，以保证脑内代谢所需能源，并利于神经细胞能量代谢障碍的恢复。静脉滴注葡萄糖浓度一般为 6～8mg/(kg·min)。根据病情尽早开奶或喂糖水，保证热量摄入。

(2) 对症处理：主要为控制惊厥。惊厥是新生儿 HIE 的常见症状，60% 发生在出生后 12～24 小时，惊厥发作频繁并加重，重者甚至出现癫痫持续状态。惊厥主要引起能量代谢障碍，脑内葡萄糖和 ATP 含量大量减少，使脑损害进一步加重。一旦发生惊厥，必须在最短时间内将其控制。①苯巴比妥：为首选药，负荷量 20mg/kg，10 分钟内静脉注射，有效药物止惊浓度为 20g/ml，负荷量后 12 小时予以维持量 3～5mg/(kg·d)，待临床神经症状消失、脑电图恢复正常后停药。若惊厥未能控制，可每 5 分钟予以 5mg/kg，直至惊厥停止或负荷量达 40mg/(kg·d)，85% 有效。②苯妥英钠：负荷量 15～20mg/kg，首剂 15mg/kg 静脉注射，速度 0.5mg/(kg·min)。如惊厥未控制，10～15 分钟后加用 5mg/kg。有效血浓度为 15～20μg/ml。待控制惊厥后，改用苯巴比妥维持。③劳拉西泮：剂量每次 0.05～0.10mg/kg，静脉注射>5 分钟可在 2～3 分钟后起作用，维持 24 小时。

(3) 控制脑水肿：HIE 脑水肿通常在出生后第 2 日或第 3 日出现，最早在出生后 4 小时出现。头颅 B 超检查对确定脑水肿有较高价值。脑水肿的治疗首先要防止液体摄入过多。①呋塞米：若患儿第 1 次排尿时间延迟，或出生后第 1 日内持续 8 小时尿量<3ml，有应用呋塞米的指征。呋塞米剂量每次 1mg/kg，静脉注射或肌内注射，间隔 6～8 小时，连用 2～3 次。呋塞米可降脑脊液生成率，提高肾小球滤过率，使尿排出增多，达到降低颅内压的目的。②甘露醇：若呋塞米应用后颅内高压没有明显改善，需用脱水疗法，常用甘露醇。甘露醇为渗透性利尿药，可降低颅内压和改善脑灌注压。有可能引起脑疝者应立即应用甘露醇。推荐小剂量应用，0.25～0.5g/kg，静脉注射，15 分钟后出现最大的降颅内压作用，可降低颅内压 40%～60%，作用持续 4～6 小时。酌情每 6～12 小时给药一次。由于 HIE 常合并颅内出血，一般主张在出生 24 小时后才开始应用甘露醇，以防大幅度降压，加重出血。③在脱水治疗过程必须严密注意维持水电解质平衡，一方面作为脑水肿的治疗应限制入水量，特别是在窒息后头 3 日常见抗利尿激素分泌过多，导致水潴留甚至水中毒和低钠血症，要控制入水量；另一方面由于积极脱水应补回一定的液体丧失量。每天补液量为 50～80ml/kg。应定期做血电解质检查，根据化验结果，补充不足的电解质和调整输液方案。

(4) 消除脑干症状：当临床出现深度昏迷，呼吸节律异常，瞳孔改变，对光反射消失或眼球震颤等脑干症状时，推荐最好在出生后 48 小时左右应用纳洛酮 0.05～0.1mg/kg，加入 5～10ml 液体内静脉缓慢推注，随后改为 0.03～0.05mg/(kg·h) 静脉滴注，持续 4～6 小时，连用 2～4 日。

2. 阶段性治疗　是指最初 3 日的治疗后，机体内环境基本趋于稳定，神经症状得到减轻或消失。此期治疗的重点是促进神经细胞能量代谢的恢复，逐渐修复和改善脑组织内的缺氧缺血损伤。分成两个阶段，即出生后 4～10 日和 10 日后，前者治疗重点促使脑内能量代谢恢复正常和促进神经细胞修复，后者针对恢复不理想的中度以上脑病者进行治疗。

(1) 出生后 4～10 日的治疗：主要应用脑细胞代谢激活剂和改善脑血流药物，常选用下列药物。①1,6-二磷酸果糖(FDP)：FDP 是细胞内能量代谢物质。外源性 FDP 可透过血脑屏障和细胞膜，促进细胞膜的代谢调节功能，可提高脑内无氧代谢 ATP 生成量，保持细胞膜的完整性，并增加缺血组织对氧的利用。尤在 HIE 合并缺氧性心肌损害患儿中应用，对心、脑功能的改善有一定帮助。每次 250mg/kg 静脉点滴，每日 2～3 次，连用 2～3 日。②脑活素：脑活素是由动物脑蛋白水解、提取、精制而成，其分子量小于 10 000，易透入血脑屏障，直接入脑，可提供损伤神经元的修复材料，促进蛋白质合成，改善线粒体呼吸链，保持高能量物质的正常产生，促进神经元存活和生长，并改善脑内血循环。因而在防止神经细胞死亡、减少神经系统后遗症方面有一定作用。一般推荐在出生后 24 小时左右即可应用，静脉点滴，不主张静脉注射，以免因注射过快而引起不良反应。2～5ml 加入 5% 葡萄糖 50ml 静脉点滴，维持 2 小时左右，每日 1 次，10～14 日为 1 个疗程，重度患儿可连用 2 个疗程。③胞磷胆碱：胞磷胆碱是卵磷脂生物合成所必需的辅酶，卵磷脂是细胞生物膜的重要组成成分。在做好支持疗法和对症处理的基础上，一般推荐在 24 小时后便可应用，中度 HIE 患儿可连续应用 10～14 日，重度 HIE 患儿可酌情延长。100～125mg 加入 5% 葡萄糖 50～100ml 静脉点滴，维持 2～4 小时，每日 1 次。④单唾液酸四己糖神经节苷脂(GM-1)：是人体细胞膜的重要组成成分。对 HIE 急性期及恢复期损伤脑神经的修复有促进作用。20mg(2ml)/d，加入 5% 葡萄糖 10ml 缓慢静脉点滴，也可肌内注射。给药 2 小时左右脑内含量达高峰，4～8 小时后减半。一般 15 日为 1 个疗程。神经节苷脂累积病患儿禁用该药。

(2) 出生 10 日后的治疗：主要针对重度 HIE 患儿对上阶段治疗效果不满意者。治疗原则为在维持内环境稳定的基础上，应用上述促进脑细胞代谢的药物。一般中度 HIE 总疗程为 10 日至 2 周，重度 3～4 周。

3. 新生儿期后的治疗及早期干预　2 岁以前，脑处于快速发育的可塑期，恰当治疗有利于围生期脑损伤的恢复，改善脑功能。

(1) 智能发育的早期干预：可采纳科学性教材，循序渐进，有计划地进行早期干预。不可急于求成，拔苗助长。

(2) 体能康复训练：对有脑瘫早期表现的小儿，应及时开始体能康复训练，在 3～4 个月内尽早接受治疗。

(3) 促进脑代谢的药物：治疗对有明显神经症状，或者影像和脑电图检查显示明显的脑结构、功能、脑发育异常者，可在出生后 6 个月内继续应用促进脑细胞代谢及脑发育的药物 4～6 个疗程，每个疗程 10～15 日，间隔 15～20 日。一般 6 个月后血脑屏障通透性减低，永久性脑病变已经形成，药物治疗效果欠佳，此时治疗手段应以早期干预和功能训练为主。

4. 亚低温治疗

（1）适宜治疗时间和温度：适宜治疗时间在出生后6小时内，疗程为72小时。治疗温度一般降至33～34℃。治疗方式主要有两种：选择性头部降温与全身降温。①选择性头部降温：使用水循环降温帽进行头部局部降温。降温帽置于新生儿头部，降温帽温度设为5～10℃，在30～60分钟内使新生儿鼻咽温度达到34℃、肛温34.5～35℃，头部降温至34℃±0.2℃并维持72小时。选择性头部降温时，脑温可明显低于体温，这样既可保护脑细胞，也可避免因体温下降导致硬肿症的发生。②全身降温：使用水循环降温垫进行全身降温。新生儿裸体放在与制冷系统相连的冰垫上，冰垫温度设为5～10℃，在30～60分钟内使新生儿肛温达到33.5℃，并维持72小时。全身降温方法降温速度快，随着全身体温的降低，脑部也可达到预期的下降温度。由于缺氧缺血常引起全身器官损伤，应用全身降温方法不仅可保护脑细胞，也可保护伴有的各受损脏器。

（2）治疗监护：维持亚低温温度和生命体征稳定极为重要。治疗期间应观察患儿的意识、瞳孔、肢体活动及对疼痛刺激的反应；持续监测温度、心率、心律、呼吸频率、经皮血氧饱和度、血压等；定时测血糖、血气及电解质，常规镇静止惊，维持内环境的稳定等。

（3）复温方法：亚低温治疗72小时后，主张自然复温，必要时给予远红外辐射复温。自然复温时，室温维持在25～26℃，湿度为55%～60%。由于快速复温易引起低血容量性休克、反跳性高血钾及凝血功能障碍等，因而复温宜缓慢，速度不超过0.5℃/h，总的复温时间≥5小时。复温过程应监测肛温，体温恢复正常后应每隔4小时测量体温。

【预后】

与病情严重程度、抢救是否及时、正确有一定关系。病情严重，惊厥、意识障碍、脑干症状持续时间超过1周，脑电图及影像学持续异常者预后差。

【预防】

由于该病无特效治疗方法，应着力预防胎儿宫内窘迫，进行孕产期监护，提高新生儿窒息复苏水平。对窒息复苏后的新生儿要密切观察神经症状和监护各项生命体征，且发现有异常神经症状及早给予治疗，以减少存活者中后遗症的发生率。

三、胆红素脑病

新生儿胆红素脑病（bilirubin encephalopathy）是指新生儿期非结合胆红素在基底节和脑干神经元沉积所导致的神经系统损伤的一组综合征。胆红素水平升高可造成早期神经功能障碍，如未及时治疗，可造成永久性损伤。根据病程可以分为急性胆红素脑病和慢性胆红素脑病。

【病因】

胆红素脑病主要由非结合胆红素异常升高引起。导致新生儿高非结合胆红素血症的病因有很多，我国北方地区以新生儿同族免疫性溶血病、新生儿感染、头颅血肿和内脏出血、早产最为常见，而南方地区葡萄糖-6-磷酸脱氢酶缺陷症（G-6-PD缺陷症）处于第2～3位，但是仍有相当一部分患儿原因未明。新生儿在某些病理状态下，如未成熟儿或低出生体重儿、败血症、窒息、低血糖症、脱水和酸中毒等，虽然非结合胆红素升高并不严重，但也可能发生胆红素对神经系统的损害。

【病理】

1. 特殊神经核团的胆红素沉着　最常见的部位有基底节，特别是苍白球和丘脑下核，海马CA2、CA3区，黑质网状部，多组脑神经核，特别是动眼神经运动核，前庭神经核，耳蜗核及面神经核等；其他脑核团，特别是脑干网状结构、下橄榄核、某些小脑核团尤其是齿状核，以及脊髓前角细胞也可累及。

2. 神经元改变　胆红素沉着部位的神经元最初几天可见肿胀、胞质颗粒样变、空泡形成、细胞膜及核膜溶解。第1周末出现神经元溶解，核膜及细胞膜边界不清。此后数天至数周内神经元丢失，伴随钙化及星形细胞增生。大脑皮质神经元受累常不明显；小脑浦肯野细胞胆红素沉着可不明显，但神经元缺失很明显，尤其是早产儿更明显。

【发病机制】

1. 新生儿胆红素代谢特点

（1）胆红素生成较多：新生儿每日生成胆红素约8.8mg/kg，远高于成人（仅为3.8mg/kg）。其原因是胎儿处于氧分压偏低的环境，生成红细胞数较多，造成出生后环境氧分压提高后红细胞相对过多、破坏过多；胎儿血红蛋白半衰期短，新生儿红细胞寿命比成人短20～40天，形成胆红素的周期缩短；其他来源的胆红素生成较多，如来自肝脏等器官的血红素蛋白（过氧化氢酶、细胞色素P450等）和骨髓中无效造血（红细胞成熟过程中有少量被破坏）的胆红素前体较多。

（2）胆红素运转能力不足：刚娩出的新生儿常有不同程度的酸中毒，影响血中胆红素与白蛋白的联结，早产儿白蛋白的数量较足月儿为低，均使运送胆红素的能力不足。

（3）肝功能发育未完善：①初生儿肝细胞内摄取胆红素必需的Y蛋白、Z蛋白含量低，5～10天后才达成人水平；②形成结合胆红素的功能差，即肝细胞内脲苷二磷酸葡萄糖醛酸基转移酶（UDPGT）的含量低且活力不足（仅为正常的0～30%），不能有效地将脂溶性未结合胆红素（间接胆红素）与葡萄糖醛酸结合成水溶性结合胆红素（直接胆红素），此酶活性在一周后逐渐正常；③排泄结合胆红素的能力差，易致胆汁淤积。

（4）肠肝循环的特性：初生婴儿的肠道内细菌量少，不能将肠道内的胆红素还原成粪尿胆原，且肠腔内葡萄糖醛酸酶活性较高，能将结合胆红素水解成葡萄糖醛酸及非结合胆红素，后者又被肠吸收经门脉而达肝脏。

2. 胆红素神经毒性的影响因素　产生胆红素的神经毒性的关键是胆红素进入脑内、使得神经元暴露于胆红素之中。因此，胆红素与白蛋白的结合降低、血清未结合胆红素和游离胆红素浓度增加、血白蛋白浓度下降、血脑屏障损伤、神经元易感性等因素影响胆红素神经毒性作用。

3. 胆红素产生神经毒性机制　胆红素通过血脑屏障进入脑组织后，由于新生儿时期基底节神经细胞生理及生化代谢旺盛，耗氧量大，血清胆红素超选择性沉积在苍白球，对神经元的细胞膜及细胞内的各种生物膜造成损害，从而影响细胞氧化磷酸化、DNA 合成、蛋白质合成、多种酶的代谢、蛋白质磷酸化、神经递质合成、铁运输突触传递及兴奋性氨基酸的稳态维持等。实验证实胆红素透过受损血脑屏障进入脑内 15 分钟后，ATP 含量即快速下降。磁共振波谱研究表明，核黄疸时脑内 ATP 代谢紊乱，并有 NMDA 受体的参与。这些毒性作用与神经细胞暴露于高浓度胆红素下的时间有关。暴露时间短时，其损伤作用可被等量摩尔白蛋白纠正，但持续暴露时间较长时，其损伤作用则难以逆转，最终导致神经元死亡。

【临床表现】

1. 急性胆红素脑病　足月和近足月儿急性胆红素脑病患儿，通常可见皮肤黏膜重度黄疸，血清胆红素通常在 18~20mg/L 以上。但是未成熟儿可以没有严重的皮肤黄疸、大多不伴明显高胆红素血症。通常在出现严重黄疸之后 12~48 小时，即于生后 4~7 天左右，表现出急性胆红素脑病神经系统的临床表现。Rh 溶血病患儿发病时间可能会更早，早产儿可能要稍晚一些。临床表现还与病变累及部位及脑的成熟度有关，不同年龄和病程的临床表现可有不同，55% ~65% 的足月儿多有明显神经系统症状和体征，20% ~30% 患儿可表现不典型，大约 15% 患儿在新生儿早期没有明确的神经系统表现。急性胆红素脑病的演变过程可分为三期：

第 1 期：表现为生后头几天昏睡、少动、肌张力低下等，通常伴有吸吮力减弱和拒乳。尽管这些表现是非特异性，如果此时作出正确判断、及时采取积极治疗可以阻止病情进展、大大改善远期预后。

第 2 期：如果黄疸持续加重，昏睡进一步加重，甚至出现昏迷，很快就会出现阵发性或持续性肌张力增高，特别是伸肌群，主要表现为颈后仰和角弓反张，刺激后更明显。此外多数患儿出现无法解释的发热，可能系间脑功能紊乱所致。少数患儿有惊厥发作、尖声哭叫。进而出现呼吸不规则、呼吸困难。此期往往持续 1~2 天，如不及时治疗死亡率很高。存活患儿大多留有神经系统后遗症。

第 3 期：通常在出生第 1 周以后。如能度过前两期，肌张力增高减轻，甚至会出现肌张力减低。随即吸吮力和对外界反应渐渐恢复，继而呼吸好转。持续时间约 2 周，之后急性期症状消失。

2. 慢性胆红素脑病　通常在出生后 2 个月后逐渐表现出来，呈缓慢进展的特点。1 岁以内主要表现为肌张力低下，腱反射活跃，持续性紧张性颈反射和矫正反射，运动发育落后。6 个月~1 岁以后逐渐出现相对典型的临床表现，如锥体外系运动异常、注视障碍、听力损害、牙釉质发育不良等。部分患儿甚至在数年之后才出现锥体外系运动异常。早产儿核黄疸主要遗留听力损伤问题，锥体外系运动障碍可以不明显。

(1) 锥体外系运动障碍：慢性胆红素性脑病均有不同程度的锥体外系运动障碍，或轻或重，时隐时现。重者主要表现为手足徐动、肌张力不全、舞蹈及震颤。吞咽、发声和面肌也常受累。轻者只在进行技巧性运动时出现。在平静或睡眠时减轻，烦躁时加重。关键是锥体外系运动障碍有时被误认为惊厥，视频脑电图检查能够区分这两种不同的发作。

(2) 注视障碍：90% 病例有注视障碍，常表现为眼球垂直方向运动障碍，特别是向上注视障碍。偶尔同时存在水平和垂直方向注视障碍。

(3) 听力受损：很常见(50%)，常为双侧性高频听力损伤，轻者仅有轻微的听知觉障碍，重者可致耳聋。核黄疸所致的听力受损主要是累及脑干神经元，尤其是耳蜗核及听神经受损，有别于其他原因所致听力受损。

(4) 牙釉质发育不良：主要累及乳牙，牙釉质色素沉着或脱落，而恒牙不受影响。

(5) 智能障碍：由于胆红素脑病时大脑皮质受损相对较轻，大部分患儿的智力发育尚正常，即使有智能障碍，也不严重。

【辅助检查】

1. 血清胆红素测定　①血清总胆红素、非结合胆红素和游离胆红素浓度：理论上，游离胆红素应该是胆红素脑病很好的预测指标，有认为游离胆红素>0.02μmol/L(1.17μg/dl)是发生核黄疸的危险临界值。②总胆红素和白蛋白的摩尔比(B/A)：可测定白蛋白结合胆红素的容量及胆红素与白蛋白的亲和力，临床常用的方法是计算总胆红素和白蛋白的摩尔比。若 B/A>1，发生胆红素脑病风险明显增加，B/A<0.5 发病风险显著降低。③经皮胆红素测定：可方便快速地动态观察胆红素的水平，与血清胆红素有一定的相关性。

2. 血液学检查　包括血常规和网织红细胞检查、血型鉴定、Coombs 试验、G-6-PD 酶定性和定量分析等。

3. 诱发电位检查　脑干听觉诱发电位可早期检测胆红素的神经毒性。高胆红素血症时听觉诱发电位异常，经治疗后胆红素浓度降低时随之改善。常见的异常表现为Ⅰ、Ⅲ或Ⅴ波反应缺失，或各波的阈值异常，可见Ⅰ波的潜伏期延长，Ⅰ、Ⅲ、Ⅴ波之间的传导时间异常。提示听觉通路的周围神经段和/或脑干部分传导功能异常，符合听神经病变听觉同步障碍(ANAD)特点。这一结果与病理上所见听神经、耳蜗核、上橄榄核和下丘受损相符合。闪光视觉诱发电位也可用于评价胆红素的神经毒性。

4. 颅脑影像检查　颅脑超声、CT 对急性胆红素脑病诊断价值不大。MRI 检查可早期发现胆红素脑病，对预后做出较客观的评价。新生儿急性期 MRI 检查多数表现为，T_1WI 双侧苍白球对称高信号，是胆红素脑病急性期特征性表现，部分可伴有丘脑腹外侧对称稍高信号。T_2WI 大部分表现无明显异常，少数为稍高信号。DWI 上信号无异常改变。慢性期主要表现为双侧苍白球 T_2WI 高信号，可能与终末期神经胶质增生、脱髓鞘有关。临床上大多有脑瘫表现，是慢性期的特征性表现，常提示预后不良，对预后判断有一定临床意义。慢性期 T_1WI 双侧苍白球为等信号或低信号，但临床表现并无相关性，DWI 上双侧苍白球信号改变也不明显或呈低信号。胆红素脑病 MRS 的表现：急性期，Glx、Glx/Cr 显著升高，而 Cho、NAA 及乳酸波无明显变化。与 HIE 的 MRS 表现不同，反映了两者脑损伤不同的病理机制，也可以作为两者鉴别的依据。不可逆期，可出现 NAA 浓度降低及 Cho 的升高，提示预后不良。MRS 的改变先于 MRI，较 MRI 更敏感，有益早期诊断。

【诊断】

1. 急性胆红素脑病　典型的急性胆红素脑病诊断并不困难，困难在于出现症状之前进行预测以及对警告期症状的甄别。出现症状之前的一些实验室检查有一定预测意义，如血清游离胆红素、白蛋白与胆红素结合力和亲和力等。脑干听诱发电位评价胆红素神经毒性较为灵敏，但是异常也不一定表示神经毒性已经发生或较为严重。

2. 慢性胆红素脑病　结合胆红素明显增高病史，特别是超过换血水平（20～25mg/dl）的胆红素，则是强有力的诊断证据，出现神经系统症状以及运动异常、听力损伤、眼球运动异常、牙釉质发育不良等体征，脑干听诱发电位符合听神经通路病变（AN/AD）特点，MRI 显示苍白球和底丘脑核异常等辅助检查结果，一般可以确诊。

【治疗】

胆红素脑病处理的关键在于预防。虽然预防和控制高胆红素血症至关重要，但是其他危险因素也不容忽视，如积极处理早产、高碳酸血症、酸中毒、缺氧缺血、感染等，对预防胆红素脑病同样重要。治疗上主要是采取各种措施尽快降低血清胆红素浓度。

1. 光疗　可以将非结合胆红素转变成水溶性异构体，通过胆汁和尿液排出。波长 450～460mm 的蓝光效果最好，对于中等程度高胆红素血症效果较好，尤其对于早产儿非溶血性黄疸的治疗有一定优势。但是，光疗降低血清胆红素需要一定时间，一般 6～12 小时，严重高胆红素血症患儿仍需换血治疗。总体而言光疗比较安全，但需要注意热辐射、不显性失水、皮疹、腹泻等不良反应。

2. 换血治疗　是严重患儿需采取的紧急措施，可以快速降低血清胆红素、阻断胆红素进一步加重神经毒性。换血之前使用白蛋白可以增加换血效果，但要注意血容量过多的问题。总体来说换血治疗相对安全，主要风险是对脑血流动力学的干扰，可能引起颅内出血和/或脑缺血。外周血管同步换血在一定程度上可减少对脑血流动力学的干扰。其次是感染，除了操作所致的细菌感染外，也要高度注意血源相关性疾病，如丙型肝炎、HIV 等。其他包括血小板减少症、低血糖、高血钾和低钙血症等，可通过密切监测及适当的预防加以避免。指南推荐，出现胆红素脑病征象，和非健康新生儿（包括溶血病、感染、早产儿等）血清总胆红素 48 小时内 ≥342μmol/L（20mg/dl），72 小时及以后 ≥428μmol/L（25mg/dl），应该尽快进行换血治疗。

3. 慢性胆红素脑病治疗　方法包括：①物理治疗、职业教育、语言和听力学等方法治疗神经发育方面后遗症。②药物治疗主要在于改善肌张力不全，尤其是肌张力增高。苯二氮䓬类和巴氯芬有一定效果。也可使用苯海索，但效果有限。针对肌张力增高的药物治疗进展不大，肉毒毒素和巴氯芬有一定效果。严重肌张力不全和肌痛性痉挛，口服药物治疗失败后，可采用巴氯芬泵鞘内注射。③肌腱挛缩，较其他原因所致脑瘫患儿中少见，较少持续性肌张力增高，且睡眠时会有所缓解或消失，因此较少采用矫形手术。脑深部刺激治疗肌张力不全也有一定前景，目前已成功应用于遗传性肌张力不全（DYT1 型）的治疗。④慢性胆红素脑病所致的听神经病变/听觉同步障碍（ANAD）所导致的耳聋，电子耳蜗植入术的疗效较为满意。⑤牙釉质发育不良主要影响乳牙，牙釉质呈鳞片状，一般不影响恒牙。良好的口腔护理有助于避免牙齿永久性损伤，有助于恒牙的正常萌出。⑥喂养困难和胃食管反流等合并症的处理，有时需要外科治疗，如胃造瘘置管、Nissen 胃底折叠术等，来加强营养支持。⑦少数核黄疸患儿合并癫痫，应按照癫痫常规进行治疗。⑧睡眠障碍，经过睡眠监测证实后，苯二氮䓬类药物疗效比较肯定。

【预防】

预防新生儿溶血病，尤其是 Rh 血型不合溶血。对 Rh 阴性母亲使用抗 D 免疫球蛋白，可减少 Rh 血型不合溶血和减轻溶血程度。具体方法：Rh 阴性母亲在娩出 Rh 阳性婴儿 3 天内，或流产、羊膜腔穿刺术后、产前出血或因异位妊娠输过 Rh 阳性血，均应肌内注射抗 D 免疫球蛋白 300μg。静脉注射免疫球蛋白（IVIg），可以明显减轻溶血程度、减少胆红素脑病的发生。因此，一旦确诊为新生儿同族免疫性溶血，可考虑使用 IVIG，每次 800～1 000g/kg，严重可用 2 次。另外，感染仍然是引起严重新生儿高胆红血症的重要因素，应该重视感染性疾病的治疗。

预后目前尚无法从病史、体格检查、实验室检查等数据来预测预后的严重程度。可以肯定的是，重度高胆红素血症和急性胆红素脑病的持续时间越长，预后越差。

参考文献

［1］LO Y M，CHIU R W. Noninvasive prenatal diagnosis of fetal chromosomal aneuploidies by maternal plasma nucleic acid analysis［J］. Clin Chem，2008，54（3）：461-466.

［2］王凤兰. 中国出生缺陷监测畸形图谱［M］. 北京：北京医科大学出版社，1998.

［3］XIAO K Z，ZHANG Z Y，SU Y M，et al. Central nervous system congenital malformations，especially neural tube defects in 29 provinces，metropolitan cities and autonomous regions of China：Chinese Birth Defects Monitoring Program［J］. Int J Epidemiol，1990，19（4）：978-982.

［4］李华龙，梁鹏. 脊髓脊膜膨出的研究进展［J］. 中华神经外科杂志，2012，28（6）：643-645.

［5］王忠诚. 神经外科学［M］. 武汉：湖北科学技术出版社，2005.

［6］刘智强，刘水源，林志雄，等. 儿童先天性脑积水的诊治探讨［J］. 中华神经医学杂志，2013，（8）：846-848.

［7］代礼，周光萱，缪蕾，等. 1996 至 2004 年中国围产儿先天性脑积水

21

的发生状况分析[J]. 中华预防医学杂志,2006,40(3):180-183.

[8] MORITAKE I,NAGAI H,MIYAZAKI T,et al. Nationwide survey of the etiology and associated conditions of prenatally and postnatally diagnosed congenital hydrocephalus in Japan[J]. Neurol Med Chir(Tokyo),2007,47(10):448-452.

[9] 侯智,杨辉. 狭颅症手术治疗新进展[J]. 实用医院临床杂志,2013,(5):22-25.

[10] 文海韬. 狭颅症的诊疗进展[J]. 临床小儿外科杂志,2018,(2):146-149.

[11] 马蕾,卞兰峥,沈卫民,等. 动态颅矫形器配合颅骨牵张成骨技术治疗先天性颅缝早闭的护理[J]. 护士进修杂志,2017,(12):1144-1145.

[12] 贾建平,陈生弟. 神经病学[M]. 8 版. 北京:人民卫生出版社,2018.

[13] 吴江,贾建平. 神经病学[M]. 3 版. 北京:人民卫生出版社,2015.

[14] 中华医学会神经外科分会. 中国颅颈交界区畸形诊疗专家共识[J]. 中华神经外科杂志,2016,32(7):659-665.

[15] PANG D,THOMPSON D N. Embryology,classification,and surgical management of bony malformations of the craniovertebral junction[J]. Adv Tech Stand Neurosurg,2014,40(4):19-109.

[16] 余新光. 颅颈交界区畸形:基础与外科治疗[M]. 北京:人民军医出版社,2015.

[17] OKOSHI Y,HAYASHI M,KANDA S,et al. An autopsy case of microencephaly,bizarre putaminal lesion,and cerebellar atrophy with heart and liver diseases[J]. Brain Dev,2014,36(8):707-710.

[18] CHANDRA P S,SALAMON N,NGUYEN S T,et al. Infantile spasm-associated microencephaly in tuberous sclerosis complex and cortical dysplasia[J]. Neurology,2007,68(6):438-445.

[19] SYED S. Iodine and the" near" eradication of cretinism[J]. Pediatrics,2015,135(4):594-596.

[20] SALISBURY S. Cretinism:The past,present and future of diagnosis and cure[J]. Paediatr Child Health,2003,8(2):105-106.

[21] LI H,KROLL T,MOLL J,et al. Spindle misorientation of cerebral and cerebellar progenitors is a mechanistic cause of megalencephaly[J]. Stem Cell Rep,2017,9(4):1071-1080.

[22] WINDEN K D,YUSKAITIS C J,PODURI A. Megalencephaly and macrocephaly[J]. Semin Neurol,2015,35(3):277-287.

[23] PHILIPSEN A,VAN ELST L T,PERLOV E,et al. Corpus callosum dysplasia in adult attention-deficit/hyperactivity disorder:A case report[J]. J Clin Psychiatry,2007,68(12):1985-1988.

[24] 王卫平. 儿科学[M]. 8 版. 北京:人民卫生出版社,2013.

[25] 王乾,胡蔚,代文琼. 新生儿危重症诊疗处置[M]. 北京:人民军医出版社出版,2014.

[26] 马加宝. 临床新生儿学[M]. 山东:山东科学技术出版社,2002.

[27] 王晓青,高静云,郝立成. 新生儿科诊疗手册[M]. 北京:化学工业出版社,2013.

[28] 邵肖梅,周文浩. 胎儿和新生儿脑损伤[M]. 上海:上海科技教育出版社,2008.

[29] 邵肖梅. 新生儿缺氧缺血性脑病的诊治进展及相关问题[J]. 临床儿科杂志,2007,25(3):179-182.

[30] 杜立中. 新生儿高胆红素血症[M]. 北京:人民卫生出版社,2015.

[31] 中华医学会儿科学分会新生儿学组,编辑委员会中华儿科杂志. 新生儿高胆红素血症诊断和治疗专家共识[J]. 中华儿科杂志,2014,7(10):745-748.

[32] 巫恒平,仲建全,唐翎,等. MRI 成像在新生儿核黄疸诊断中的应用价值[J]. 海南医学,2017,7(8):1288-1290.

[33] 中华医学会儿科学分会新生儿学组. 新生儿缺氧缺血性脑病诊断标准[J]. 中国当代儿科杂志,2005,7(2):97-98.

第二十二章　神经系统中毒和物理因素损害

（彭　英）

第一节 食物中毒

一、肉毒梭菌食物中毒

肉毒中毒是由于肉毒梭菌(又称肉毒杆菌)产生的外毒素所引起。根据外毒素抗原性的不同,分为A~G型,对人致病者主要为A、B和E型,偶有F型。至今我国已有新疆、西藏、青海、宁夏、吉林、黑龙江、山东、河北、河南、陕西等50%以上的省(自治区)发生过中毒的报告。本病发生率虽不高,但病死率很高,必须加以重视。

【病因与病理】

肉毒梭菌属于厌氧菌,在无氧条件下方能生长繁殖。据过去的文献报道,肉毒梭菌多在受污染的罐头、腊肠、火腿、馅饼等密封食物中生长,产生毒素引起中毒。但也有报道显示,在以下食品中均可能有肉毒梭菌的生长。①发酵豆制品:包括臭豆腐、豆瓣酱、臭豆豉、霉豆腐、豆腐渣、各种豆酱、霉豆子等;②发酵面制品:玉米粉酱、麦麸酱、甜面酱、黄豆酱等;③动物性食品:咸肉、臭羊肉、熟牛肉、熟羊肉、熟猪肉、干肉、臭蛋、臭鱼、咸鱼、腊肉、死马肉及驴肉等;④其他:腌豇豆、烂土豆、霉玉米、蜂蜜。

肉毒梭菌的毒素易被碱和热所破坏,但其芽孢则能耐高温。肉毒毒素在神经肌肉接头处产生阻滞作用,作用部位在突触前膜,其机制尚未完全明确。目前存在多种假说:①认为肉毒毒素降低了神经末梢在乙酰胆碱释放过程中对钙的敏感性,同时相应升高细胞内钙的激活水平;②在肉毒毒素作用下神经末梢膜的通透性发生了某种变化,以致去极化因素和神经纤维传来的冲动不再使末梢发生正常的去极化。病理变化无特征性。

【临床表现】

22 分为食物中毒型、创伤感染型和婴儿肉毒中毒三种类型,国内绝大多数为食物中毒型,个例为创伤感染型,婴儿肉毒中毒尚无确切诊断,但也需引起注意。

1. 食物中毒型 潜伏期一般为4~36小时,短至2小时,长达2周左右。前驱症状常首先为全身疲乏无力、头晕、头痛、食欲缺乏等,少数患者可以出现恶心、呕吐或腹胀、腹痛、腹泻或便秘等。肉毒中毒的典型征象主要为脑神经对称性损害,最早出现眼部征象,包括视力模糊、上睑下垂、复视、瞳孔散大、辐辏运动差、对光反射减弱或消失。继之或同时出现张口、咀嚼、伸舌、语言等困难,声音嘶哑,咽喉阻塞感,咽反射减弱以至消失。吞咽困难开始是干燥食物,进而连半流质及水也难以下咽,并发呛咳。不及时治疗可能发展为呼吸肌瘫痪,包括膈肌及肋间肌。呼吸肌瘫痪的发生可以极为迅速,以气道阻塞及继发性肺部感染为主要致死原因。骨骼肌无力见于所有病例,最早出现而最晚消失。近端肌群肌力减退明显,如颈项伸屈肌群、腹直肌、肩关节肌群、髋关节肌群等。这些肌群瘫痪的程度常随病情的进展而加重,与脑神经的障碍则不一定平行。临床表现为头下垂,平卧时屈颈困难可成为诊断性依据之一;上、下肢不能抬举,由卧位起床亦有困难。

2. 创伤感染型 潜伏期为4~14天。发病时无肠胃道症状,其他表现与食物中毒型相同。

3. 婴儿肉毒中毒 潜伏期难以确定。起病初突然便秘,以后出现脑神经损害及全身弛缓性瘫痪,可造成呼吸困难或停止。

【辅助检查】

可用细菌免疫学方法测定血清中肉毒毒素,或自粪便中检测肉毒毒素和肉毒梭菌。对可疑食品做毒素检测试验。肌电图检查显示复合肌肉动作电位波幅降低,神经传导测定有强直后易化。

【诊断与鉴别诊断】

根据发病前有摄食特殊食物或集体发病史,临床表现及辅助检查可作出诊断。有时需与重症肌无力、急性感染性多发性神经根炎、脊髓灰白质炎、周期性瘫痪、低钾血症等相鉴别。婴儿肉毒中毒需与脊肌萎缩症区别。

【治疗】

应及早应用抗毒素。国产抗毒素分A型、B型和AB(E)型三种。对已知中毒类型者,应选用相应抗毒素品种。毒型未明者选用AB混合型抗毒素。在皮肤试验阴性后,首剂经肌内或静脉注射1万~2万U。如皮肤试验为阳性者按产品说明书上介绍的脱敏注射法给药。以后每隔6~12小时肌内注射0.5万~1万U。病情好转或稳定后逐步减量。待呼吸及吞咽功能基本正常后才可停药。总剂量,轻症1万~5万U,中度病例5万~20万U,重症者20万~50万U。副作用有局部红肿及荨麻疹,均不需停药。同时可静脉滴注大剂量青霉素。

清除胃肠道中毒物毒素的措施限用于距进食毒物不到24小时的病例,可用碳酸氢钠洗胃。进食毒物已超过24小时的病例可给番泻叶等泻剂或灌肠,以加速胃肠道中残存毒素的排出。

应保持呼吸道畅通,有呼吸困难者早期做气管切开,给氧及人工辅助呼吸。注意并勤排痰。有吞咽困难及呛食者建议鼻饲,采用高营养流质饮食,注意液体及电解质平衡。严密观察及防止心肌损害,重症病例需进行心电监护。加强护理,预防肺炎、压疮等并发症。创伤感染肉毒梭菌后伤口要彻底清创,局部用抗毒素和抗生素湿敷,继续密切观察有无肉毒中毒发生的迹象。

婴儿肉毒中毒一般不用抗毒血清,仅做对症处理和支持疗法,使用青毒素以减少肠道内肉毒梭菌菌量。

【预后】

患者如无神经系统器质性损害,经及时和有效的治疗,并防止了各种并发症,渡过吞咽及呼吸麻痹期后,一般能于半个月至半年的恢复期后完全康复而不留有后遗症。孕妇中毒后对胎儿和新生儿一般无影响。

【预防】

加强饮食卫生宣教,严格执行饮食卫生条例。对各种肉食、豆面类发酵食品加强管理及检查。对可能产生本病的食品不生食、冷食,必须加热、煮、蒸熟透后方可食用。一旦发生肉毒中毒,凡共同进餐者都应检查观察,对有可疑症状者,注射抗毒素 4~5kU 预防。对不洁食物应焚化深埋,不可随地抛弃。保护水源,不准随意在水源中洗刷盛器及食品,以防止毒素误伤人畜。

二、河鲀毒素中毒

河鲀含有剧烈的河鲀毒素,其内脏的毒素含量最高,特别是肝脏、卵巢和鱼籽的毒性最为强烈。河鲀毒素除了可以阻滞传入性与传出性神经冲动外,对随意肌包括呼吸肌还起直接阻滞作用。对呼吸中枢也起抑制作用。

【临床表现】

误食河鲀后,一般在 0.5~1 小时后发病。先感上腹部不适、恶心、呕吐,接着出现感觉症状,口唇周围感觉异常,舌头和四肢麻木。最显著的症状是全身随意肌包括呼吸肌出现迅速进展的瘫痪,并有血压急剧下降、发绀、昏迷和呼吸中枢瘫痪。

【防治】

在中毒早期可用硫酸铜(1%溶液 100ml)催吐,1∶2 000 高锰酸钾溶液反复洗胃。50%硫酸镁 50ml 导泻,让毒素排出体外。服用活性炭以吸收毒素。积极采用静脉输液、中枢兴奋剂、控制脑水肿、维持水电解质和酸碱平衡等各项对症治疗措施。呼吸障碍发生后宜及早进行气管切开术,呼吸机辅助通气。中草药方面可以应用鲜芦根 500~1 000g 捣汁饮,或水煎趁热服,或马兰草(全株)250g,水煎服。加强科普宣教,不盲目食用河鲀。

三、毒蕈中毒

野生蘑菇有无毒与有毒两类。有毒蘑菇大约有 80 多种,最常引起中毒的有捕蝇蕈、绿帽蕈(瓢蕈)、马鞍蕈等。

【临床表现】

捕蝇蕈主要含毒蕈碱。在吞食捕蝇蕈后数分钟至 2 小时内,可出现中毒症状,大多为副交感神经刺激症状:流泪、瞳孔缩小、出汗、流涎、哮喘、气急、心搏减慢及血压降低。严重中毒时常有震颤、意识混乱及谵妄。如果不进行及时抢救严重者可在数小时内死亡。

绿帽蕈(瓢蕈)含有耐热的多肽细胞毒素。在肝、肾、横纹肌以及脑部可以发生严重的细胞损害与脂肪变性。在吞食这种毒蕈 6~20 小时后,突然出现细胞中毒的症状,包括剧烈恶心、强烈腹痛、带血的呕吐与腹泻,以及心血管功能衰竭。头痛、意识混乱、昏迷或抽搐均属常见。在吞食后第 1~2 天内出现肝大伴疼痛、黄疸、低血糖、脱水、少尿或无尿症。严重者发生急性黄色肝萎缩。

其他毒蕈还可以引起胃肠道症状、视觉障碍、共济失调、定向障碍、抽搐、昏迷、发热、溶血以及正铁血红蛋白血症。

【防治】

包括催吐、洗胃、导泻、高位灌肠以排出毒物;静脉补液以纠正水、电解质紊乱。当出现副交感神经症状时可给阿托品 1mg,每 15 分钟 1 次,直至症状缓解、瞳孔扩大为止。有肝毒作用的毒蕈可用金属络合剂——二巯丁二钠和二巯丙磺钠治疗(疗法可参考铅中毒和有机汞农药中毒)。针对细胞中毒症状主要是对症治疗。血液透析对排除毒素并无价值,但对保护肾功能有作用。针对肝损害可以给予大量葡萄糖加胰岛素,配合各种维生素以及护肝药物。对群众进行宣教活动,以提高对毒蕈与食用蕈的辨别能力。加强对食用蕈收购、加工单位的监督检查,以防毒蕈夹杂引起中毒。

四、霉变甘蔗中毒

甘蔗收割后经长途运输或在地窖、库房或露天长期存放,容易发生霉变。霉变甘蔗的外观皮色灰暗,失去光泽,瓤部呈浅褐至深褐色,质软,肉眼有时可见黑色霉点,或白色菌膜菌丝。一般入口无异味,但亦有稍带酸味或酒糟味。误食这种甘蔗,中毒的机会较多。

【中毒原理】

霉变甘蔗的主要致病菌为节菱孢霉菌,产生的毒素为 3-硝基丙酸(3-nitropropior acid)。用该毒素行小鼠灌胃试验显示,雄性小鼠的半数致死剂量(LD_{50})为 100mg/kg,雌性小鼠的 LD_{50} 为 68mg/kg。小鼠中毒的症状和死亡前情况与霉变甘蔗样品所致病的情况完全一样,表现为单侧前肢活动不灵,步态不稳,进而四肢瘫痪,中枢神经系统功能衰竭而致死亡。

【临床表现】

1. 急性期　中毒者大多为儿童及青年。发病急骤,潜伏期自 10 分钟至 3 小时不等。开始有恶心呕吐,腹胀不适,随后出现乏力,表情淡漠,患儿哭闹不安,接着出现抽搐,常持续发作,四肢强直,上臂内旋,手呈鸡爪状,两眼上翻,病情较重者可陷入昏迷。

根据症状的轻重可将病情分为三级。

(1) 轻型:起病急,食后 2~3 小时出现恶心、呕吐、腹痛,但无神经系统症状体征。

(2) 中型:除上述表现外,有嗜睡,精神萎靡,脑局灶病征如两眼向上凝视或向一侧凝视、垂直性或水平性眼震、运动性失语等。

(3) 重型:除上述症状外,迅速发展至昏迷、抽搐等严重脑损害表现。

2. 慢性期　上述患者经治疗后逐渐清醒,症状好转或消失,但重症病例应于中毒后 2 个月至 2 年复查,可有锥体外系神经损害表现,常有扭转痉挛、手足徐动、四肢痉挛、行走困难、指鼻试验不稳及轮替动作困难等。

【辅助检查】

血象除有明显感染外,其他一般均正常。脑电图呈弥漫性节律失调。头颅 CT 示基底核区特别是豆状核及苍球区有对称性形态相似的低密度区,提示有软化灶存在。用立体导向法取该区活组织行病理检查,可见有神经元皱缩,神经胶质细胞破坏及细胞间隙扩大等退行性变。

【防治】

关键在于卫生宣教及严格执行食品卫生条例。严禁变质甘蔗出售，上市销售的甘蔗必须严格抽样检查。改进甘蔗的贮存方法。教育群众不可购食变质甘蔗。一旦发生误食有毒甘蔗，应及早洗胃，静脉输给大量葡萄糖及维生素 C，给予能量合剂以增强神经组织的代谢活力。给予激素有助于消除毒素引起的组织反应。有局灶性及全脑性症状时可给脱水剂及吸氧。慢性期病例可采用康复治疗并加强功能锻炼。

第二节　农 药 中 毒

一、有机磷农药

【病因】

有机磷农药是一大类磷酸酯的衍生物，纯品多为油状液体，少数为晶状体，带有蒜臭味，挥发性较强；难溶于水，易溶于有机溶剂；对光、热、氧较稳定，遇碱易分解失效。但敌百虫易溶于水，遇碱可生成毒性更大的 DDVP（敌敌畏）。有机磷农药按结构可分为磷酸酯、硫代磷酸酯、二硫代磷酸酯、膦酸酯、氟磷酸酯、酰胺基磷酸酯、二酰胺基磷酸酯与焦磷酸酯等几类。由于结构的不同，各种有机磷农药毒性相差很多；同一种农药给药途径不同，其毒性也有差异。临床通常采用大鼠急性经口进入体内的半数致死量（LD_{50}）对常见有机磷农药进行毒性分级，以指导救治。

1. 剧毒类　$LD_{50} < 5mg/kg$，如甲拌磷（3911）、内吸磷（1059）、对硫磷（1605、一扫光）、丙氟磷（DFP）等。

2. 高毒类　LD_{50} 在 5～50mg/kg，如甲基对硫磷、甲胺磷（多灭磷）、氧乐果、敌敌畏、马拉氧磷、水胺硫磷（羟氨磷）等。

3. 中等毒类　LD_{50} 在 50～500mg/kg，如乐果、乙硫磷、敌百虫、乙酰甲胺磷、二嗪农、倍硫磷、亚胺硫磷等。

4. 低毒类　$LD_{50} > 500mg/kg$，如马拉硫磷、辛硫磷、氯硫磷等。

有机磷农药主要用于农业杀虫，此类农药毒性一般较大，急性有机磷农药中毒（acute organophosphate pesticides poisoning，AOPP）是发生人数最多、对人类健康威胁最大的化学中毒，在发展中国家尤为突出。有机磷中毒是我国农村中最常见的急性中毒，中毒例数占我国农药中毒总人数的 80%。

在生产和使用有机磷农药的过程中，如防护不周，有机磷可经呼吸道或皮肤吸收而引起中毒。如在无适当防护条件下检修生产设备，或分装农药时都可发生急性中毒。在使用过程中，如不注意个人防护、施药时间过长、逆风向喷药、药械滴漏、喷药后不及时清洗皮肤等也可引起中毒。

在日常生活中，自杀、误服、投毒等非职业性有机磷中毒也有发生。误食喷有机磷农药不久的蔬菜水果、有机磷农药中毒致死的禽畜肉或内脏等，均可经消化道吸收中毒。滥用有机磷农药治疗皮肤病或喷洒、浸泡衣物灭虱、蚊等，可经皮肤吸收引起中毒。

【毒代动力学】

有机磷农药可经呼吸道、皮肤和消化道吸收进入人体。职业中毒主要经呼吸道和皮肤吸收引起，生活性中毒主要经胃肠道。有机磷被吸收后，迅速随血液循环分布到全身各器官组织，一般以肝、肾、肺、脾浓度较高，在中枢神经系统的分布取决于其穿透血脑屏障的能力，一般含氟、氰基团透过血脑屏障的能力强，毒性也强。有机磷体内生物转化主要在肝脏中进行，以氧化和水解为主，许多有机磷的磷-硫双键（P ═S）在肝微粒体酶系作用下容易转化为磷-氧双键（P ═O），毒性因而增强，如对硫磷转变为对氧磷，乐果氧化成为氧化乐果，马拉硫磷氧化为马拉氧磷等。但最终经水解解毒后排出体外。有机磷排泄较迅速，主要经肾脏排泄，少量经肠道排出。有机磷在体内一般无蓄积，但其毒性效应可有累积作用。

【发病机制】

1. 中毒性脑病　有机磷农药中毒的主要机制是它能抑制神经系统的乙酰胆碱酯酶（acetylcholinesterase，AChE），使 AChE 失去水解乙酰胆碱（ACh）的能力，导致乙酰胆碱蓄积而引起胆碱能神经过度兴奋，引起中毒效应，严重时甚至导致急性胆碱能危象（acute cholinergic crisis，ACC）。人体内有多种胆碱酯酶，AChE 由神经细胞合成后，经神经轴浆运输到神经末梢处。AChE 也存在于红细胞中，是由骨髓中的幼红细胞合成后进入血液。在有机磷的作用下，红细胞与神经细胞系统的 AChE 受抑制的时间和程度一致，故红细胞 AChE 可作为有机磷急性中毒效应的替代性生物标志物（biomarker）。血浆胆碱酯酶（plasma cholinesterase，PChE）是由肝脏合成后存在于血浆、肝脏及胶质细胞中的一组酯酶，可水解丁酰胆碱和丙酰胆碱，虽可被有机磷抑制，但与神经毒效应无关，被称为“假性胆碱酯酶（pseudocholinesterase）”。

有机磷使 AChE 磷酰化后，AChE 丧失水解乙酰胆碱的能力，导致乙酰胆碱在胆碱能神经突触中蓄积，与突触后膜乙酰胆碱毒蕈碱受体（muscarinic receptor，mAChR，M 受体）结合，产生毒蕈碱样（M 样）作用；在运动神经-肌接头中蓄积，与突触后膜的乙酰胆碱烟碱受体（nicotinic receptor，nAChR，N 受体）结合，产生烟碱样作用；在中枢神经细胞间突触处蓄积，产生中枢神经系统症状。

2. 中毒迟发性神经病　部分有机磷化合物在引起急性中毒经救治恢复后，经 1～3 周的潜伏期，可产生感觉运动型多发性周围神经病的症状和体征，重者出现脊髓侧索运动神经障碍，称为有机磷中毒迟发性多发神经病（organophosphate-induced delayed polyneuropathy，OPIDP）。其病理特征为周围神经远端及脊髓侧索肿胀变形，轴索内微管、微丝聚集，髓鞘继发变性脱失，符合中枢-周围远端型轴索病的病理类型。其发生与有机磷对 AChE 的抑制作用无关，发病机理目前尚未完全明了，可能与有机磷抑制神经病靶酯酶（neuropathy target esterase，NTE），或干扰钙离子/钙调蛋白激酶Ⅱ，使神经轴突内骨架蛋白分解等有关。

3. 中间期肌无力综合征（intermediate myasthenia syndrome，

IMS）　多发生于急性胆碱能危象缓解后、OPID 出现之前，是以脑神经支配的肌肉、肢体近端肌肉、呼吸肌等无力为特征的一组综合征，其发病机制迄今不明。临床发现，IMS 发生时，多数患者红细胞 AChE 活力持续低下，疑与 AChE 持续抑制有关，但红细胞 AChE 持续低下者并不都发生 IMS；还有学者提出，IMS 的发生可能与神经肌肉接头（neuromuscular junctions，NMJ）突触后传导障碍有关。

【临床表现】

1. 中毒性脑病　发病时间与有机磷种类、剂量和侵入途径密切相关。一些有机磷杀虫剂进入体内不需要转化即可直接抑制 AChE，如敌敌畏，称为直接胆碱酯酶抑制剂，其中毒症状出现迅速。而对硫磷、马拉硫磷，因需氧化后方有抑制 AChE 的作用，称为间接胆碱酯酶抑制剂，其中毒症状出现较慢而持久。口服中毒潜伏期短，可在数分钟至 2 小时内发病；呼吸道吸收发病也较快；经皮肤吸收中毒潜伏期较长，一般在接触有机磷后 2~6 小时发病，也有在 12 小时以后发生的。不同吸收途径可有不同局部表现，口服中毒胃肠道症状较明显，呕吐物有蒜臭味；皮肤黏膜接触可在局部引起刺激反应，可见皮肤红肿，或出现大小不等水泡等。中毒性脑病的症状与体征主要包括：

（1）毒蕈碱样症状（muscarinic symptoms）：又称 M 样症状，主要是副交感神经节前及节后纤维兴奋，类似毒蕈碱作用，引起平滑肌痉挛和腺体分泌增加。临床表现有恶心、呕吐、腹痛，尚有流泪、流涕、流涎、腹泻、尿频、大小便失禁、心搏减慢和瞳孔缩小。支气管痉挛和分泌物增加，咳嗽、气促，严重患者出现肺水肿。

（2）烟碱样症状（nicotinic symptoms）：又称 N 样症状，乙酰胆碱在横纹肌神经肌肉接头处过多蓄积，出现肌束震颤，多见于面部肌肉、胸大肌和四肢肌肉，甚至全身肌肉强直性痉挛。全身紧缩和压迫感，而后发生肌力减退和瘫痪。交感神经节受乙酰胆碱刺激，其节后交感神经末梢释放儿茶酚胺使血管收缩，引起明显血压升高、心搏加快和心律失常。

（3）中枢神经系统症状：表现为头痛、头晕、疲乏、烦躁、谵妄、抽搐、昏迷，重者可出现中枢性呼吸衰竭。在急性有机磷中毒性脑病患者具有上述毒蕈碱表现并出现肺水肿，以及中枢神经症状中有意识障碍等严重情况时，称为胆碱能危象（cholinergic crisis）。

（4）合并症：重度中毒常有并发症，是导致 AOPP 病情加重甚至死亡的重要原因。

1）脑水肿：当应用足量解毒剂后，其他症状已明显好转，而意识仍不见好转或有肌肉抽搐痉挛；球结膜充血水肿，两侧瞳孔不等大或眼底出现视乳头水肿；或有中枢性呼吸衰竭表现，如呼吸节律异常或暂停等；或相对的脉缓，血压升高；或有头痛及喷射性呕吐等，应考虑合并脑水肿的可能。

2）心脏损害：有些 AOPP 易合并心脏损害，如乐果、甲胺磷、对硫磷、内吸磷、敌敌畏、马拉硫磷等。表现为心动过缓或过速、心律失常、传导阻滞等。早期即可见 CK-MB、肌钙蛋白等增高，ECG 可见 ST-T 改变，QT 间期延长等，严重者可发生扭转型室性心动过速或心室颤动，是造成急性期或急性恢复期死亡的常见原因。

3）上消化道出血：重度中毒时胃肠道常发生应激性溃疡引起消化道出血；也可因洗胃造成的创伤、有机磷本身的刺激腐蚀作用等引起。

4）急性胰腺炎：个别并发急性出血性坏死性胰腺炎，不及时抢救可致死亡。

5）肺部感染：主要因呼吸道大量分泌物引流不畅，以及昏迷患者易出现误吸等而诱发肺炎。

6）其他：如肝损害、肾损害、甲状腺功能减退等，随病情好转可恢复。

乐果和马拉硫磷口服中毒，经急救后临床症状好转，可在数日至一周后突然急剧恶化，重新出现有机磷急性中毒的症状，甚至发生肺水肿或突然死亡。这种临床上的“反跳”现象可能与残留在皮肤、毛发和胃肠道的有机磷杀虫药重新吸收或解毒药停用过早所致。

2. 中毒迟发性神经病　多发生于急性中毒的重度病例，一般出现于中毒后 2~4 周。通常先出现下肢麻木、疼痛、无力，典型表现为对称性弛缓性瘫痪，双上肢亦可累及。查体可见四肢远端浅感觉减退，下肢肌力、肌张力及腱反射减弱等，可于 6~12 个月逐渐恢复。重者可在发病 2~3 个月后出现肢体远端肌肉萎缩，以及下肢肌张力增高，腱反射亢进，病理反射阳性等上运动神经元瘫痪的体征。常不易恢复，部分严重患者可致终身残疾。

3. 中间期肌无力综合征　多发生于 AOPP 后 1~4 天，在急性胆碱能危象消失或病情缓解，意识已清醒时，又出现以呼吸肌、脑神经运动支配的肌肉和肢体近端肌肉无力为特征的病情反复。首发症状常为抬头困难，或胸闷、呼吸困难，或饮水呛咳、声音嘶哑，或同时出现上述症状。之后即表现为三组肌无力症状。

（1）颈肌与四肢近端肌肉无力：几乎见于全部 IMS 患者，表现为屈颈无力，不能将头抬离枕面；外展上臂及抬举下肢困难，肌力可低至 2 级；肢体远端肌力虽也减退，但很少低于 3 级。四肢肌张力偏低或正常，腱反射低下或消失，但不伴有感觉障碍。如仅有这一组肌肉无力者，多于 1 周内缓解。

（2）部分脑神经运动支所支配的肌肉无力：约出现于 3/4 的 IMS 患者，多累及第Ⅲ~Ⅶ及Ⅸ~Ⅻ对脑神经支配的部分肌肉，出现睁眼、张口、伸舌、吞咽、转颈及耸肩等困难，饮水呛咳、声音嘶哑、面部表情活动受限等，以眼外展肌、斜方肌和吞咽肌无力较为多见。一般可在数日内较早恢复。

（3）呼吸肌无力：可出现于半数以上 IMS 患者，感胸闷、呼吸困难、呼吸肌活动度减弱，可迅速发展为呼吸肌瘫痪，甚至昏迷。如未能及时救治，可立即死亡；及时给予呼吸机治疗，多于发病后 4~20 天恢复自主呼吸。

【辅助检查】

1. 红细胞或全血胆碱酯酶测定　急性有机磷中毒时，红细胞 AChE 活性及血浆胆碱酯酶(PChE)活性皆降低,但红细胞 AChE 与神经系统中的 AChE 受抑制的程度和时间更为一致。如有条件,尽量测定红细胞 AChE 活性;如无条件单独测定,亦可测定全血胆碱酯酶。轻度中毒时,全血 AChE 活性可降低至正常水平的 50%~70%;中度中毒时,可低至正常水平的 30%~50%;重度中毒可降至正常水平的 30% 以下。发生 IMS 的患者,红细胞 AChE 活性往往明显低下,出现肌无力时,仍呈持续抑制。

2. 血清 β-葡糖苷酸酶(blood β-glucuronidase,BG)测定　在肝微粒体中,BG 与 Egasyn(BG 的辅助蛋白,一种羧酸酯酶同工酶)形成复合物,稳定存在。近几年研究表明,在急性重度有机磷中毒患者中,有机磷可使 Egasyn-BG 复合物解离,导致 BG 大量释放入血,血清 β-葡糖苷酸酶活性增加。

3. 尿中有机磷代谢产物测定　对硫磷和甲基对硫磷在体内可氧化分解成为对硝基酚由尿排出,敌百虫中毒时尿中可出现三氯乙醇,尿中的这些有机磷代谢产物均可反映毒物吸收,有助于有机磷中毒的诊断。

4. 神经-肌电图检查　OPIDP 患者可见失神经电位、多相电位增多、潜伏期延长、运动和感觉神经传导速度减慢(以运动神经为主)等。而 IMS 患者未发现失神经电位,上下肢神经传导亦在正常范围;但重频刺激神经-肌电图与电刺激单纤维肌电图可观察到 IMS 患者神经-肌接头突触后的传导异常。

【诊断与鉴别诊断】

职业性中毒者,根据短时间内接触较大量有机磷的职业史,以自主神经、中枢神经和周围神经系统症状为主的临床表现,结合全血胆碱酯酶活性测定,参考作业环境的劳动卫生调查资料和皮肤污染情况,进行综合分析,在排除其他类似疾病后进行诊断。生活性中毒者,查明口服农药品种、成分、配比和剂量,对明确诊断及治疗至为重要。我国已颁布《职业性急性有机磷杀虫剂中毒诊断标准》(GBZ 8—2002),该标准将急性有机磷中毒分列为急性中毒、中间期肌无力综合征和迟发性多发性神经病:

1. 急性中毒的诊断　按病情可分为 4 级

(1) 接触反应:指具有下列表现之一者:①全血或红细胞胆碱酯酶活性在 70% 以下,尚无明显中毒的临床表现;②有轻度的毒蕈碱样症状、自主神经症状和/或中枢神经系统症状,而全血或红细胞胆碱酯酶活性仍在 70% 以上。

(2) 轻度中毒:短时间接触较大量有机磷杀虫剂,24 小时内出现较明显的毒蕈碱样自主神经和中枢神经系统症状,如头晕、头痛、乏力、恶心、呕吐、多汗、胸闷、视物模糊、瞳孔缩小等;全血或红细胞胆碱酯酶活性一般在 50%~70%。

(3) 中度中毒:在轻度中毒的基础上,出现肌束震颤等烟碱样表现;全血或红细胞胆碱酯酶活性一般在 30%~50%。

(4) 重度中毒:除出现上述胆碱能兴奋或危象的表现外,尚具有下列表现之一者:①肺水肿;②昏迷;③呼吸衰竭;④脑水肿。其全血或红细胞胆碱酯酶活性一般在 30% 以下。

2. 中间期肌无力综合征的诊断　指在急性中毒后 1~4 天,胆碱能危象基本消失,意识清晰,而出现肌无力为主的临床表现者。按病情可分为两级:

(1) 轻型:具有下列肌无力表现之一者:①屈颈肌和四肢近端肌肉无力,腱反射可减弱;②部分脑神经支配的肌肉无力。

(2) 重型:指在轻型中间期肌无力综合征基础上直接出现下列表现之一者:①呼吸肌瘫痪;②双侧第Ⅸ对及第Ⅹ对脑神经支配的肌肉瘫痪造成上气道通气障碍者。

该类患者高频重复电刺激检查,可引出复合动作电位波幅呈进行性递减;全血或红细胞胆碱酯酶活性多在 30% 以下。

3. 迟发性多发性神经病的诊断　指在急性重度和中度有机磷中毒后 2~4 周,胆碱能症状消失后,又出现感觉、运动型多发性神经病者。其肌电图检查显示神经源性损害,而全血或红细胞胆碱酯酶活性可正常。

急性有机磷中毒性脑病应与其他农药中毒性脑病、急性胃肠炎、中暑、巴比妥类药物中毒性脑病等相鉴别。对于病因隐匿者,亦可行实验性治疗(即"阿托品治疗试验"):肌内或静脉注射阿托品 1~2mg,症状减轻,支持 AOPP 诊断;反之则出现口干、颜面潮红、心率加快、视物模糊、瞳孔散大等症状。OPIDP 的诊断应问明发病前 2~4 周确曾有急性有机磷中毒史,并排除其他病因引起的周围神经病。IMS 出现呼吸肌瘫痪时,应与有机磷农药继续吸收或阿托品治疗剂量不足所致"反跳"相鉴别,并应排除中枢性呼吸衰竭或肺水肿引起的呼吸困难;出现肢体近端肌无力和呼吸肌瘫痪者还应与吉兰-巴雷综合征、低钾血症相鉴别。

【治疗】

1. 清除毒物　立即将患者移离中毒现场,脱去污染衣物,用肥皂水或清水彻底清洗污染的皮肤、头发、指(趾)甲;眼部受污染时,迅速用清水或 2% 碳酸氢钠溶液清洗。口服中毒者应尽早用温清水洗胃,直至洗出液澄清无味为止。必要时可留置胃管,反复洗胃。清醒者可口服活性炭,可吸附各类药物或毒物,不被吸收,无刺激性,简单易行。

2. 特效解毒剂治疗

(1) 抗胆碱药(anticholinergic agents):抗胆碱药能阻断乙酰胆碱受体,对抗毒蕈碱样症状和解除呼吸中枢抑制,是治疗急性有机磷中毒的关键药物。但对烟碱样症状和恢复胆碱酯酶活力没有作用。常用药物为阿托品(atropine),必须早期、足量、反复给药,迅速达到阿托品化(atropinization),即出现口干、皮肤干燥无汗、颜面潮红、心率加快、肺部啰音消失及瞳孔较前扩大。急性有机磷中毒时,患者对阿托品的耐受程度差异很大,所以应特别强调用量个体化,一般首剂:轻度 1~2mg,中度 2~5mg,重度 5~10mg 肌内注射;根据病情 15~20 分钟后重复半量,以后每 15~30 分钟重复 1mg,或将阿托品 5~30mg 加入液体中静脉泵滴入,根据病情调整滴数,至阿托品化后改为维持用药。应用阿托品时应使用尽可能小的剂量达到最佳治疗效果,避免阿托品过量中毒。

戊乙奎醚(penehyclidine)为新型选择性抗胆碱药,对 M_2 受体无作用,与阿托品比较,具有中枢作用强、作用迅速、半衰期长、用药方便、不加快心率等优点。有研究表明，与阿托品相比，戊乙奎醚能进一步减少严重并发症的发生，降低死亡率，提高治愈率。故有些学者认为，戊乙奎醚可以取代阿托品作为常规抗胆碱类解毒药使用。首剂用量：轻度1~2mg，中度2~4mg，重度4~6mg肌内注射；足量标准：神志恢复，口唇和皮肤干燥，分泌物消失等。

（2）胆碱酯酶复活剂（cholinesterase reactivators）：肟类化合物能使磷酰化胆碱酯酶在未老化之前恢复其水解乙酰胆碱的活性，缓解烟碱样症状；此外还有拟胆碱酯酶的活性，直接水解突触间隙过量的乙酰胆碱。常用的胆碱酯酶复活剂有氯解磷定（PAM-CL）、碘解磷定（PAM）和双复磷（DMO_4）等。其中首选氯解磷定，因该药溶解度大，可肌内注射，与解磷定相比，疗效好而副作用少。其首剂用量为：轻度0.5~1.0g，中度1.0~2.0g，重度2.0~3.0g，肌内注射1~2分钟即开始显效，可每2~4小时重复给药1.0g；首日总量一般不超过12g，以后根据病情减量或延长给药时间，维持用药至少5~7天。

胆碱酯酶复活剂对各种有机磷中毒的疗效不同。氯磷定和解磷定对内吸磷、对硫磷、甲胺磷、甲拌磷等中毒疗效好，对敌百虫、敌敌畏等中毒疗效差，对乐果和马拉硫磷中毒疗效可疑。双复磷对敌敌畏及敌百虫中毒疗效较解磷定为好。胆碱酯酶复活剂对已老化的胆碱酯酶无复活作用，故宜尽早应用。对胆碱酯酶复活剂疗效不好者，应以阿托品治疗为主。

轻度急性有机磷中毒者，一般可单独给予阿托品；中度及重度中毒者以阿托品与胆碱酯酶复活剂合用效果较好。应尽早应用，合用时剂量应相应减少。国内现有这两类药物的复方制剂解磷注射液适用于现场急救。但口服中毒者不宜采用固定复方，应根据病情使用阿托品及氯解磷定。

3. 对症治疗　重度急性有机磷中毒患者出现肺水肿或呼吸衰竭时，应立即给氧，保持呼吸道通畅，或给予机械呼吸；出现脑水肿者，应给予糖皮质激素、脱水剂等治疗；心律不齐者，应进行心电监护，给予抗心律失常药物。

对有机磷中毒迟发性神经病者，可参照一般周围神经病的对症支持治疗方法进行处理，以及运动功能的康复锻炼。

对中间期肌无力综合征的患者，轻型多于数日内自行恢复；重型者，立即建立人工气道，机械辅助呼吸，度过呼吸肌瘫痪期可望恢复。

二、氨基甲酸酯类农药

氨基甲酸酯类农药是继有机磷酸酯类农药后发展起来的合成农药。常见品种有甲萘威、异丙威、克百威、速灭威、涕灭威等。本类农药无特殊气味，在酸性条件下稳定，遇碱即分解减毒。一般品种的毒性较有机磷农药低，其中涕灭威毒性剧烈，且耐碱。生产或使用不当，误服或口服自杀可致中毒。

【发病机制】

可经皮肤、呼吸道、消化道吸收，但多数品种经皮肤吸收缓、吸收量低。进入人体后，迅速在体内分布和代谢，在组织器官中的浓度明显低于血液和体液，较快由尿排出体外，一般24小时可排出摄入量的70%~80%。毒性作用与有机磷农药相似，直接抑制胆碱酯酶（AChE）活性，但这种抑制是可逆的，且在体内容易水解失活，故毒性较有机磷农药小。

【临床表现】

一般在接触后2~4小时发病，口服中毒则在数分钟至半小时内发病。临床征象与有机磷中毒相似，以毒蕈碱样效应为主。有头昏、眩晕、眼花、恶心、呕吐、腹痛、腹泻、多汗、流涎、瞳孔缩小等。轻度中毒者2~3小时可自行恢复；中度至重度时，尚可出现肌颤、心搏减慢、支气管分泌物增多。大剂量口服可发生肺水肿、脑水肿、昏迷和呼吸抑制。已有数例中毒后发生迟发性周围神经病的报道。

【诊断与鉴别诊断】

有氨基甲酸酯类农药接触或服入史，迅速出现相应的胆碱能神经症状等临床表现，结合全血胆碱酯酶活力测定结果，并排除其他病因，特别是有机磷中毒后可以诊断。

本病与急性有机磷中毒的鉴别点是中毒潜伏期短，呕吐物及洗胃抽出液无蒜臭味，症状相对较轻和病情恢复较快。特别注意乙酰胆碱酯酶恢复较快的特点，尿中酚衍生物排出增加亦可供考虑。其他还需与急性胃肠炎、食物中毒鉴别，夏季应与中暑和脑炎鉴别。

【治疗】

迅速彻底清除毒物，病情常不反复，眼污染者应迅速用生理盐水或2%碳酸氢钠液冲洗；口服中毒者，用清水或2%~4%碳酸氢钠洗胃，越早越好。洗胃后用硫酸镁、硫酸钠或甘露醇导泻。治疗的首选药物是阿托品，不强调阿托品化，常规用药即可，如阿托品0.6~0.9mg口服0.5~1mg肌内注射，必要时重复1~2次。重症患者可适当增加阿托品剂量。戊乙奎醚不良反应较少和较轻。首剂推荐剂量：轻度中毒0.6~0.9mg口服或0.5~1mg肌内注射；中度中毒1.5~3.5mg肌内注射；重度中毒3.5~6.0mg。此后每隔0.5~12小时使用首剂量的1/4~1/2，直至中毒症状消失。用量应个体化。

氨基甲酸酯类农药中毒不主张用肟类复能剂，因肟类复能剂与大部分氨基甲酸酯类农药结合后的产物会增加氨基甲酸酯类农药的毒性，降低阿托品的治疗效果；且本类农药中毒后，被抑制的AChE活性恢复快。如果本类农药与有机磷酸酯类农药混配中毒，则往往先有较短的氨基甲酸酯类农药中毒阶段，继之出现较长而严重的有机磷农药中毒过程，可先用阿托品类药物，以后酌情使用肟类复能剂。同时对症支持治疗。

三、拟除虫菊酯类农药

常见的有溴氰菊酯、氰戊菊酯和氯氰菊酯等，具有神经毒性，多为黄色油状液体，遇碱性液体易水解失效。这类药杀虫谱广，在环境中残留较少。主要在农业和林业方面应用。常经皮肤、吸入或口服中毒。进入人体后在体内的代谢及排出都非常快，主要毒作用是使锥体外系、小脑、脊髓和周围神经产生兴奋。作用机制尚未阐明，许多实验提示：本类药可使昆虫神经

细胞膜的 Na^+ 闸门关闭时间延长；贺氏等研究结果表明氰戊菊醋对 Na^+ 通道和 Ca^{2+} 通道的影响都表现为低剂量激活、高剂量抑制。临床表现主要为皮肤黏膜及神经症状。接触后可出现面部烧灼、刺麻等感觉，接触性皮炎等；少数有流泪及喷嚏。急性中毒常由吸入或口服造成。轻者有头晕、头痛、乏力、纳差、恶心、呕吐等，口服者消化道症状更突出；以后出现精神萎靡、流涎及肌束震颤等；重者发生昏迷、抽搐和肺水肿等而危及生命。无特殊治疗，主要对症处理。去除皮肤污染用清水或碱性肥皂；洗胃用2%碳酸氢钠溶液，以促使毒物分解。

四、沙蚕毒系农药

沙蚕毒系农药（NTXI）是以海产动物沙蚕所产生的毒素——沙蚕毒（NTX）为原型研制、制备的系列 NTX 衍生物，具有杀虫活性的仿生农药（NTX insecticides，NTXI），属高效、低残留、广谱杀虫剂。国内常用产品有杀虫双（化学名：2-N，N-二甲胺基-1，3-双硫代硫酸钠基丙烷）及其单钠盐杀虫单和多噻烷等。本类毒物属神经毒物。

【发病机制】

NTXI 易经皮肤、呼吸道和消化道吸收，分布到全身各脏器，以肾最多，胆汁浓度高于其他体液。NTXI 在体内转化为 NTX，再进一步转化为二氢沙蚕毒（DHNTX）。NTX 和 DHNTX 在体内发挥毒性作用。在肝内经氧化、甲基化解毒，绝大部分由尿排出体外。

NTX 的化学结构与乙酰胆碱相似，能和乙酰胆碱受体结合，阻滞神经肌肉传导，拮抗乙酰胆碱（ACh）的作用，致骨骼肌松弛；尚可抑制突触前释放 ACh，引起外周呼吸瘫痪，是致中毒死亡的主要原因。大剂量摄入，可通过血脑屏障，兴奋中枢神经系统引起抽搐。此外，NTXI 对乙酰胆碱酯酶有轻度竞争性抑制作用；大剂量 NTXI 又可兴奋 M-乙酰胆碱受体，引起支气管、胃肠、子宫平滑肌痉挛、腺体分泌增加，加重气道阻塞，并使瞳孔缩小。

杀虫双所含二甲胺基可将血液中氧化血红蛋白转变为高铁血红蛋白；其含有的硫代硫酸盐的阴离子可与人体细胞色素氧化酶中的铁离子形成络合物，影响该酶活性。

【临床表现】

急性中毒多由口服引起，少数由喷洒农药时吸入或大面积皮肤污染所致。口服中毒大多在0.5~1小时发病，生产性中毒大多在暴露后2~4小时发病。患者在中毒初起时表现恶心、呕吐、流涎、腹痛、腹泻等症状，继而出现头昏、头痛、多汗、胸闷、肌束颤动等神经系统表现。严重者可烦躁不安、抽搐、意识障碍甚至陷入昏迷，瞳孔缩小，可因呼吸肌瘫痪致呼吸衰竭而死亡。尚可有心、肝、肾等多器官损伤发生。全血胆碱酯酶测定轻度下降，但仍在正常值50%以上。杀虫双轻度中毒时表现轻微发绀、兴奋、呼吸浅表、血压下降等；中度中毒时，发绀明显、胸闷、神志不清、循环呼吸衰竭。长期生产接触可发生接触性皮炎。

【治疗】

彻底用清水或碱性溶液清洗污染皮肤和黏膜。口服中毒可用1%硫酸铜25~50ml 催吐后，清水或2%碳酸氢钠洗胃。硫酸铜本身尚可抑制 NTXI 经胃肠道的转化，使其毒性减小。

含巯基化合物如二巯丙磺钠能恢复被 NTXI 阻遏的神经肌肉接头的冲动传递，拮抗呼吸抑制作用，但对中枢神经系统症状无治疗作用。重度中毒患者可予二巯丙磺钠治疗，剂量为0.25g 静脉注射或肌内注射，继之每6小时1次，共1~2次。单由本类农药引起中毒时，禁用胆碱酯酶复能剂。

对毒蕈碱样症状明显者，可用小剂量阿托品类药物治疗。

杀虫双口服中毒宜用0.02%高锰酸钾溶液洗胃，高锰酸钾能迅速分解杀虫双为无毒或低毒的硝酸盐、硫酸盐等，只有明确检测到高铁血红蛋白才考虑给予亚甲蓝治疗，并给予氧疗改善缺氧，以及必要的对症支持治疗。

五、有机氟类杀鼠剂

氟乙酰胺又名敌蚜胺、氟素儿，具有高毒性。为无臭、无味的白色结晶。性质较稳定，在通常情况下，经长期保存或煮沸、高温、高压处理，毒性不变。常因误服或食用本品毒死的禽畜引起中毒。也可经皮肤吸收引起中毒，并造成死亡。氟乙酰胺进入体内后经脱氨形成氟乙酸，干扰正常的三羧酸循环，导致三磷酸腺苷合成障碍及柠檬酸在体内蓄积；丙酮酸代谢受阻，正常氧化磷酸化障碍；氟乙酸可直接损害中枢神经系统、心血管系统和消化系统，甚至呼吸抑制死亡。氟乙酸可与体内钙离子结合，使血钙下降；可引起糖代谢紊乱。口服致死量为2~10mg/kg。

【临床表现】

急性中毒的潜伏期与吸收途径及摄入量有关，一般为10~15小时。

1. 神经系统　轻者头晕、头痛、乏力、倦怠、四肢麻木、易激动，患者可出现烦躁不安、肌肉震颤、肢体阵发性抽搐；重者意识模糊至昏迷、大小便失禁、腱反射亢进及肌张力增高。抽搐是氟乙酰胺中毒最突出的表现，来势凶猛，反复发作，进行性加重，常导致呼吸衰竭而死亡。

2. 心血管系统　可有心悸、心搏加快、心音低钝，严重者发生心室颤动或心搏骤停。心电图显示 QRS 低电压、QT 间期延长、ST 段改变，并可出现 U 波。

3. 消化系统　口服中毒者有口渴、食欲减退、恶心、呕吐，伴血性呕吐物，上腹烧灼样疼痛，也可有腹泻，肝功能损害发生。

4. 其他　反复抽搐者可见体温升高，并可见血清中磷酸肌酸激酶、谷草转氨酶、乳酸脱氢酶升高。部分患者可出现肾脏损害。也可有血清钠离子、钙离子降低。

【治疗】

皮肤污染引起中毒者，立即脱去污染的衣服，彻底清洗污染的皮肤；口服中毒者应彻底洗胃并给予生鸡蛋清或氢氧化铝保护黏膜。氟乙酰胺中毒的特效解毒药是乙酰胺（解氟灵），用法：成人每次 2.5~5.0g，每日 2~4 次，肌内注射；重症患者可给予 5.0~10.0g，一般连用 7 日。在没有乙酰胺的情况下，可用无水乙醇抢救：无水乙醇 5ml 溶于 10% 葡萄糖 100ml 静脉滴注，每日 2~4 次。亦有使用谷氨酰胺治疗的病例报道。

对症支持治疗的重点是控制抽搐，防治脑水肿，保护心脏。给予大剂量葡萄糖及能量合剂治疗，可明显改善中毒症状。重度中毒患者可实施血液灌流治疗，必要时可重复血液灌流，以避免“二次中毒”。

六、中枢神经系统兴奋类杀鼠剂——毒鼠强

毒鼠强，简称四二四、TET，俗称没鼠命、一扫光、三步倒、闻到死。化学名为四亚甲基二砜四胺，系无臭、无味的白色粉末。为中枢神经系统刺激剂，属剧毒类灭鼠剂，人的口服致死量为 0.1~0.2mg/kg（5~12mg）。经胃肠道、呼吸道吸收，以原形由尿排出。因阻断 γ-氨基丁酸受体而拮抗 γ-氨基丁酸的作用，刺激中枢神经系统，特别对脑干有强烈的刺激作用，引起阵发性痉挛。此作用为可逆性抑制。在体内可引起二次中毒。绝大多数中毒由误食或自服被毒鼠强污染的食物所致。

【临床症状】

急性口服中毒的潜伏期为 10~30 分钟，也有个别长达 13 小时。消化系统表现有恶心、呕吐、上腹部烧灼感、腹部胀痛；严重者发生呕血。神经系统表现为头痛、头晕、口唇麻木、躁狂等，严重中毒者可突然晕倒、癫痫大发作，发作可持续数分钟至 10 多分钟，一天发作数次至数十次。可因剧烈抽搐、昏迷，导致呼吸衰竭而死亡。脑电图可见 α 波部分受抑制，出现中波幅 δ 波和 θ 波。循环系统表现有胸闷、心悸，可有不同程度的窦性心动过缓，甚至慢至每分钟 30 次，并发阿斯综合征。心电图示 ST-T 改变、QT 间期延长，心律失常，部分患者有不同程度的心肌酶升高，可能与肌肉抽搐有关。也有肝脏肿大、触痛发生，伴肝功能异常。肝脏活检主要为肝细胞变性和脂肪浸润，伴间质炎症。个别患者出现肉眼血尿、无尿、血尿素氮及肌酐升高，发生急性肾衰竭。呼吸衰竭是毒鼠强中毒死亡的主要原因。

【治疗】

无特效解毒剂。口服中毒者及时给予催吐、洗胃，并留置胃管 24 小时，反复洗胃；同时，胃管内灌入活性炭 50~100g，并予以 50% 硫酸镁或 20% 甘露醇导泻，以减少毒物吸收，防止二次中毒合并多脏器功能衰竭。以巴比妥类、苯妥英钠或地西泮控制抽搐，保护脑、心、肝、肾等脏器功能。呼吸衰竭发生时，予以气管插管或气管切开，人工呼吸。多次进行血液灌流、血液透析、血浆置换，在重度毒鼠强中毒中显示明显的疗效，即使中毒已 48 小时，疗效仍可靠。近年来，应用二巯丙磺钠治疗毒鼠强中毒的病例报道增多，尚不能确定其对毒鼠强具有特效解毒作用。

第三节　生物毒素中毒

一、蛇毒中毒

我国蛇类有 160 余种，其中毒蛇约 50 多种，分属五个科。危害人类较多的是眼镜蛇科的金环蛇、银环蛇、大眼镜蛇和眼镜蛇；响尾蛇科的蕲蛇、蝮蛇、龟壳花蛇和竹叶青蛇；蝰蛇科的黑斑蝰蛇；海蛇科的几个种属。各种毒蛇的毒液成分不一致，但主要为神经毒和血液毒两种。神经毒作用于神经系统，主要引致呼吸中枢和骨骼肌的瘫痪。血液毒作用于循环系统，引起血细胞溶解、凝集，血管收缩及出血现象。蛇毒经过蛇的口腔排出时也常杂有污染，主要致病菌为葡萄球菌、链球菌、破伤风杆菌、炭疽杆菌等。

【临床表现】

1. 神经毒　眼镜蛇科和海蛇科的蛇毒主要为神经毒。咬伤的局部不发生红肿，流血不多，疼痛也轻，往往只有麻木感。在 0.5~20 小时后出现瘫痪症状。上睑下垂和复视是最常见的现象，软腭、下颚和颈肌也常被累及。在发生全身性瘫痪的病例中，肋间肌通常比横膈和四肢先受影响，不累及感觉功能。呼吸肌瘫痪后，最后出现抽搐与昏迷。此外，海蛇毒还可产生肌球蛋白尿症。

2. 血液毒　蝰蛇科和响尾蛇科的蛇毒多为血液毒。血液毒表现为局部疼痛、肿胀，向近端发展，伤口流血不止，皮下出血形成瘀斑，皮肤发紫发黑，产生水疱、血疱，造成组织坏死。还可以出现淋巴结肿大，血尿、尿闭、肾衰竭，胸腔、腹腔出血等。

【防治】

1. 预防　勤加捕杀是最根本的办法。了解当地毒蛇的生活规律，知所趋避，也能减少咬伤。在毒蛇分布地区，夜间外出要携带灯火，穿着厚袜长裤以保护足背、小腿等易被咬伤的部位。

2. 急救　及早在伤口近端部位进行结扎并减少患肢动作以限制毒液的吸收。反复冲洗以去除伤口周围的残余蛇毒和污物。进行扩创，并将毒液吸出。

3. 抗毒　可用南通蛇药片、6912 蛇药，或注射抗蛇毒血清。常用中草药还包括鬼针草、半枝莲、白花蛇舌草、七叶一枝花、望江南、鸭跖草等。

4. 支持疗法　包括补液、输血、人工呼吸、控制感染等，根据需要决定。

二、蜂毒中毒

蜂毒含有组胺、磷脂酶、5-羟色胺以及各种激肽等。蜂刺通常仅引起局部反应，包括红、肿、疼痛与发痒。病变部位靠近周围神经干时可出现暂时的功能障碍，例如面瘫。偶尔可以引起全身性反应，表现为荨麻疹、痒疹、胸部紧缩感、哮喘、腹痛、恶心、呕吐等。在严重的病例中可以出现呼吸困难、吞咽困难、声音嘶哑与意识障碍。

治疗以对症为主。若出现严重全身性反应，必须抢救。肾上腺素可以兴奋交感神经系统并缓解心、肺功能不足。肾上腺皮质激素的作用较慢，但可以对抗迟发的症状。抗组胺药物也时常被用来加强肾上腺素的疗效。

三、蝎毒中毒

毒蝎蜇伤主要发生在热带和亚热带地区，常见有红蝎、黄蝎、黑蝎等，其毒性大小不一。东方毒蝎的毒力相当于眼镜蛇的蛇毒。蝎子有一对毒腺和尾刺，刺入时毒液通过尾钩进入人体。蝎毒为低分子量、无色的酸性蛋白，主要有为神经毒、胆碱能作用和肾上腺素能作用；尚有溶血、出血作用、凝血素、心脏毒性和血管收缩作用。其神经毒素与神经细胞钠通道结合，使神经肌肉结合部、副交感神经、肾上腺素能神经末梢和肾上腺髓质的突触前活性增强。

刺伤局部常迅速出现剧烈疼痛，持续数分钟至24小时，但常无明显红肿。全身症状多见于儿童，病情进展迅速，有流泪、流涎、大汗、全身肌肉痉挛、血压升高，重症患者可发生心肌损伤，心律失常、休克、肺水肿甚至呼吸瘫痪而死亡。个别患者血糖升高，出现糖尿、血尿、黑便等，甚至并发弥散性血管内凝血。也有并发急性胰腺炎的报道。

蝎子蜇伤后，应尽早将蝎子的尾刺取出，用1∶5 000高锰酸钾冲洗伤口后，予以局部冰敷，抗生素预防感染。肌肉痉挛时，可用10%葡萄糖酸钙10ml静脉注射，予以缓解肌肉痉挛。可用阿托品、普萘洛尔、酚妥拉明等防治低血压、肺水肿及呼吸瘫痪等。吗啡及巴比妥类药物慎用。

四、蜈蚣咬伤

蜈蚣俗称百足、天龙。国内毒性大的有巨蜈蚣科、石蜈蚣科和地蜈蚣科3类，巨蜈蚣科分布在我国南方各省市，石蜈蚣科主要在我国北方，地蜈蚣科在各地常见。蜈蚣的第一对足又称毒螯。蜇人时，毒螯分泌毒液进入人体，毒液呈酸性，含组胺样物质、溶血性蛋白质及蚁酸等有毒物质。蜇伤后，临床的严重程度与蜈蚣大小、蜇人时注入毒液量的多少有关。蜇伤局部红肿、灼痛、奇痒，甚至发生水疱、瘀斑和组织坏死，以及伤口附近的局部淋巴管炎。全身反应一般较轻微，可有头痛、眩晕、发热、恶心、呕吐等，严重者发生谵语、全身麻木，甚至出现少尿、急性肾衰竭和昏迷。个别患者可发生过敏性休克。轻症者数日后，症状都可消失；严重者多见于儿童，可危及生命。局部处理和全身治疗与蜂类蜇伤相似，有条件时，可用3%氨水或5%～10%碳酸氢钠溶液冲洗伤口。

五、毒蜘蛛蜇伤

绝大多数蜘蛛均有毒。在我国能引起中度到严重反应的毒蜘蛛有扑鸟蜘蛛（广东、海南等地）、红螯蛛（华东、华北、东北等地）、穴居蜘蛛（华北、东北、西北等地）、赫氏长尾蛛（台湾为主）和黑寡妇蜘蛛（海南）、狼蛛（新疆维吾尔自治区）等。以黑寡妇蜘蛛毒性最为强烈。蜘蛛有一对角质螯，分泌少量毒液，其成分主要为胶原酶、蛋白酶、磷脂酶及透明质酸酶等，含有神经毒素和组织溶解毒素。神经毒素主要为Latrotoxin，作用于神经肌肉突触，使阳离子通道相继打开，大量钙离子进入，引起乙酰胆碱从突触小泡释放，肌肉过度去极化，自主神经和大脑皮质神经元过度亢奋；神经毒素可结合到神经肌肉胞突结合膜，刺激中枢神经、周围神经和自主神经；溶解毒素可引起组织坏死、血管炎，并产生全身反应。因排毒量小，毒蜘蛛蜇伤一般很少引起致命。

【临床表现】

蜇伤后30～60分钟，伤口局部可见2个红点，周围红肿、隆起、剧痛、继之出现红斑、水疱，3～5天后出现坏死的痂皮，痂皮下常有深溃疡，易继发感染。全身反应有寒战、发热、头昏头痛、乏力、恶心、呕吐、流涎、多汗，并伴有颈、胸、腹肌痉挛性疼痛，甚至类似急腹症或四肢肌肉颤动。一般出现在蜇伤后2～3小时。严重者可见血小板减少、溶血性贫血、急性肾衰竭、弥散性血管内凝血及呼吸窘迫等。有蛋白尿，肝转氨酶升高，乳酸脱氢酶、肌酸磷酸激酶升高。致死性并发症多见于小儿和老年人。

【治疗】

四肢的伤口近心端立即绑扎，每隔15分钟放松1分钟，同时伤口进行清创处理：用胰蛋白酶加0.5%普鲁卡因在伤口周围作环形封闭，抽吸毒液。在伤口未出现水疱和焦痂前，可用氨丙砜（DDS）50～100mg/d口服，对伤口愈合有效。肌肉痉挛明显者，予以10%葡萄糖酸钙10ml，静脉注射，必要时可重复使用；肌肉松弛剂如地西泮（安定）类的应用可减少葡萄糖酸钙的应用次数；抗胆碱能药物也可使用。肾上腺糖皮质激素可用于减轻全身症状和局部反应，但用量不必很大。脑水肿、昏迷者用20%甘露醇250ml静脉滴注。抗菌药物可用于预防继发性感染。积极防治溶血、急性肾衰竭及弥散性血管内凝血。特异性抗毒素可以达到中和毒素的作用，但临床上很少使用。

六、蟾蜍中毒

蟾蜍俗称癞蛤蟆，分布在我国大多数地区。耳后腺和皮肤腺内含有毒素。毒素的主要成分：①蟾蜍毒素和蟾蜍配基，统称蟾毒素。尚含有有机碱类、蟾蜍毒内酯类、甾醇类、有溶血和凝血作用的黏液质等成分。其作用类似洋地黄，通过兴奋迷走神经，影响心肌，引起心律失常；并刺激胃肠道和对皮肤黏膜局部有麻醉作用。②儿茶酚胺类化合物，可使血管收缩，引起血压升高。③吲哚烷基胺类化合物，可引起幻觉，同时对周围神经有类似烟碱样作用。

蟾蜍中毒多因摄食污染蟾毒素的蟾肉或服用过量含蟾蜍毒的中成药（如六神丸、金蝉丸、沙药水等）引起。一般在进食后0.5～2小时发病，出现剧烈的恶心、呕吐、腹痛、腹泻等消化道症状，神经系统表现有头痛、头昏、嗜睡、口唇及四肢麻木、出汗、膝反射迟钝或消失；同时可出现各种心律失常。心电图改变类似洋地黄中毒：各种传导阻滞、异位期前收缩、心房颤动，以及ST段压低和T波改变。临床上可发生心源性脑缺血综合征、血压下降和休克。蟾毒素溅入眼内，可引起眼睛红肿甚至失明。少数患者可发生剥脱性皮炎。

蟾蜍毒素中毒主要给予对症治疗：类似洋地黄中毒表现时，可口服或静脉滴注氯化钾1～2g；出现房室传导阻滞时，可用阿托品 0.5~1.0mg 肌内或皮下注射，严重病例，尚可加用异丙基肾上腺素静脉滴注；同时纠正水、电解质紊乱。蟾蜍毒溅入眼内时，立即用 3% 硼酸液彻底冲洗。

七、蜱（壁虱）毒中毒

有些木虱与狗虱可以放出神经毒，作用于脊髓与延髓神经核，引起共济失调、无力瘫痪。前驱症状常为不安宁，并有轻度腹泻。随后出现下肢无力，行动不稳，腱反射减退或消失。在 24 小时内出现弛缓性截瘫，再过 24~48 小时扩展到躯干、上肢、颈、舌及咽喉。通常没有客观感觉障碍，但患者可有感觉异常或感觉过敏。有时可观察到眼球震颤、斜视与面瘫。严重病例可发生呼吸瘫痪。

防治措施包括及时去除虱子，注意去掉保留在皮内的虱子口器，以及各种支持治疗。

第四节　药 物 中 毒

一、巴比妥类药物

巴比妥类药物是巴比妥酸（丙二酰脲）的衍生物。本类药物的作用机制基本相同，对中枢神经系统的不同层面，具有非特异性抑制作用。其镇静催眠作用机制可能与其选择性地抑制丘脑网状上行激动系统，从而阻断兴奋向大脑皮质的传导有关。其抗惊厥作用则是通过抑制中枢神经系统的突触传递，提高大脑皮质运动区的电刺激阈值来实现。临床上主要用于镇静、催眠、抗癫痫、抗惊厥及药物依赖。现在巴比妥类药物作为催眠药已基本被苯二氮䓬类药物等取代，但由于其价格实惠，仍有不少患者选择使用该药。

巴比妥类药物吸收率高，脂溶性高者易进入脑组织。体内消除方式有两种，即经肝脏代谢或以原形从尿中排出。消除速度与脂溶性有关，脂溶性高者以肝脏代谢为主，作用快而短；脂溶性低者代谢慢而少，部分以原形经肾排出，但可有肾小管重吸收，消除缓慢，故作用慢而久。根据用药后睡眠时间长短分为：长效类（6~8 小时，如巴比妥、苯巴比妥）、中效类（4~6 小时，如异戊巴比妥、戊巴比妥）、短效类（2~3 小时，如司可巴比妥）及超短效类（1/4 小时，如硫喷妥钠）。

用药后可出现头晕、困倦等后遗效应，久用后可产生耐受性及依赖性，多次连用应警惕蓄积中毒。巴比妥类药物中毒性脑病可分为急性和慢性。成人急性中毒最常见的原因是自杀，儿童多为误服，慢性中毒则是因为剂量改变，以及服药过程中缺乏严密的监测，或对药物的代谢能力发生变化所致。

（一）急性巴比妥类药中毒

【临床表现】

（1）轻度中毒：表现为倦怠或嗜睡，症状与酒醉相似，只是面部无潮红，球结膜不充血，气息不带酒气。患者思维迟缓，可有轻度定向障碍、情绪不稳、判断障碍、言语含糊、步态不稳及眼球震颤。反射活动及重要生命征象均不受影响。轻度中毒通常不会构成生命危险，通过观察、支持治疗和药物清除可基本恢复。

（2）中度中毒：在应用 5~10 倍催眠剂量的药物后可出现。意识抑制的程度较深，通常伴有腱反射减退或消失，以及缓慢但并不浅表的呼吸。角膜反射大都保存。有时通过强烈刺激可将患者弄醒。在无法弄醒的昏迷患者中，压迫眶上切迹或吸入 10% 二氧化碳后能使呼吸加深加快。

（3）重度中毒：在吞服催眠剂量 10~15 倍的药物后出现，血药浓度高于 8~10mg/100ml 时有生命危险。患者神志昏迷，呼吸缓慢而浅表或不规则。可有肺水肿及发绀。四肢松弛，反射消失，跖反射无反应，或呈伸性反应。在最严重的病例中角膜反射及吞咽反射均可消失。瞳孔对光反射在重度中毒时通常尚保存，只有在具有窒息现象时反射才消失。在昏迷早期可以有一个阶段表现出肢体僵直、反射亢进、伸性跖反射以及去大脑强直；这些现象若持续不退则提示有持续缺氧状态。体温低于正常，脉搏细数，血压降低。

【诊断】

主要依靠病史和体征，重要病史包括服药种类、数量、次数、服药时间以及是否同时使用酒精，都应了解详细。比较可靠的诊断依据是测定血液内巴比妥盐的浓度。脑电图的改变也有助于诊断，在轻度中毒时，正常波型为 20~30Hz 快波活动所取代，在额部最为显著；在中度中毒时，快波呈现出不规则现象，中间穿插有 3~4Hz 慢活动；严重的病例可见电活动抑制和阵发慢波交替发生。

【治疗】

应及早进行洗胃，口服药物未超过 3 小时者，可用大量生理盐水或 1∶2 000 的高锰酸钾溶液洗胃（注意防止液体流入气管内，以免引起吸入性肺炎）。洗毕再以 10~15g 硫酸钠（忌用硫酸镁）导泻。若已经过了数小时则药物早已被完全吸收，洗胃就丧失治疗作用。对未昏迷的患者数小时之内可用吐根催吐减少药物吸收。活性炭吸附对巴比妥类药物急性中毒的效果较好，即使是大剂量时，且对口服巴比妥盐或静脉使用巴比妥盐的患者都有效。其剂量与药物剂量比应为 10∶1，溶于柠檬酸镁、山梨醇或水中，口服或经胃管注入，以后吸出。可每 4 小时给予活性炭 1 次。大量静脉输液，并给碳酸氢钠或乳酸钠碱化尿液，减少在肾小管中的重吸收，加速药物排泄，亦可用甘露醇等利尿剂增加尿量，促进药物排除。因呼吸抑制所致的呼吸性酸中毒时，可促进药物进入中枢，加重中毒反应，因此保证呼吸道通畅尤为重要，必要时行气管切开或气管插管，吸氧或人工呼吸。同时应监测生命体征，检测电解质、血糖、肝肾功能和血气分析。尽快建立静脉通道，对昏迷的患者给予葡萄糖、维生素 B_1 和纳洛酮。贝美格与印防己毒素等药物虽然是强烈的大脑皮质刺激剂以及神经系统全面的兴奋剂，但它们并不影响巴比妥盐的代谢率或排泄，可适当应用。在严重中毒病例中，如果经过对症治疗无效并出现尿毒症或无尿现象时，可以应用人工肾进行血液透析。血压偏低时，可静脉滴注葡萄糖盐水或低分子右旋糖酐。

（二）慢性巴比妥类药中毒

【临床表现】

通常都具有某些精神疾患的背景，特别是具有焦虑与失眠的神经症。中毒的征象可以有以下三个方面。

1. 慢性中毒症状　对巴比妥盐已成瘾的患者表现思维迟缓、情绪不稳、衣着及个人习惯落拓不羁。神经征象具有特征性，包括呐吃、眼球震颤以及小脑性共济失调。每个患者所表现的神经精神征象有很大的波动性。如果在空腹时服药则症状较重；一天之中随着服药剂量的变化，临床征象也有所增减。

2. 耐药性　一般有药瘾的患者每天可能口服 1.5g 上下的巴比妥盐而不发生严重的中毒症状，但各项工作的效率大为降低，出现不同程度的反应迟钝。

3. 戒断综合征　成瘾患者如果突然断药会出现典型的戒断综合征。停药后患者的情况看来可能有所改善，因为在 8～12 小时内患者的中毒症状消失了。但是在这个短时期以后出现一组新的症状，包括不宁、震颤及无力，随后可出现全身性抽搐发作，伴有意识丧失。通常发生在断药后第 2～4 天，发作从 1 次到数次不等，少数可出现癫痫持续状态。在抽搐期后可能接着出现妄想幻觉或明显的谵妄状态。停药综合征的表现各个患者也不完全一致。有的虽有抽搐发作但并不发生谵妄，另一些患者则发生谵妄而事先并无抽搐发作。凡成年人突然发生惊厥抽搐或急性精神异常，在考虑鉴别诊断时也应该想到巴比妥类药物或其他镇静剂、催眠剂药物成瘾。

【诊断】

在脑电图上的主要节律是中电位的快活动，间有短段高电位 6～8Hz 活动，额顶部为主。在停服巴比妥药物后快活动减少，在开始数天内可出现阵发的棘波、慢波或 3～4Hz 棘慢波，伴有或不伴有临床发作。这种变化在 4～5 天后消失。

【治疗】

在严密的医护观察下逐步停药，采用替代递减的脱毒模式进行治疗。对于中、短作用的巴比妥类药物成瘾，多采用长时作用的同类药物苯巴比妥进行替代。为防止撤药性谵妄的发生，开始脱毒时往往使用较大剂量的苯巴比妥在恢复后必须对患者的精神疾患进行诊治。地西泮（安定）也可用于巴比妥类药物依赖的治疗，以日用剂量 40～60mg 的地西泮进行替代，地西泮的治疗指数高，安全性强，对内脏的不良反应低，故使用广泛。另外也需予对症支持治疗，控制抽搐和精神症状等。

二、苯二氮䓬类药物

苯二氮䓬类药物是由 1 个含 7 个原子的二氮䓬环与 2 个苯环骈连而成，是抗焦虑的主流用药，也有镇静、催眠、抗痉挛及骨骼肌松弛等作用。按药效长短可分为短效类（氟西泮、艾司唑仑、三唑仑）、中效类（劳拉西泮、奥沙西泮、氯氮䓬、阿普唑仑）和长效类（氯硝西泮、硝西泮、地西泮、二甲氯氮䓬）。其抗焦虑的机制尚未完全清楚，目前多认为可能与其增加脑内抑制性递质 γ-氨基丁酸（GABA）的作用有关，它通过兴奋边缘系统神经元 $GABA_A$ 受体，使与其偶联的氯离子通道打开，氯离子通过神经细胞膜内流，降低细胞内外电位差，从而阻滞神经冲动的传导，加强 GABA 的抑制作用。高浓度可诱导睡眠，超量时可引起焦虑、躁动，这种矛盾反应是由于脱抑制或失控造成的。有目的或意外中毒常见，包括医师疏忽长效苯二氮䓬类药物的活性，引起积聚而中毒。尽管单用苯二氮䓬类药物通常不致命，但与其他药物合用引起的混合中毒较危险。其中毒性脑病也分为急性中毒和慢性中毒（戒断综合征）。

（一）急性中毒性脑病

【临床表现】

过量服用苯二氮䓬类药物时出现，表现为嗜睡和共济失调；进一步加重可见意识障碍，但仍能唤醒或刺激后唤醒；即使服用大量而陷入神志不清，对呼吸和血压的抑制也不重，一般 1～2 天内可苏醒。若发生深昏迷、呼吸抑制和血压下降，应考虑是否同时服用了其他中枢神经系统抑制剂。

【诊断】

需要详细了解病史，如服药种类、剂量和时间，并要判断是否同时服用了其他中枢神经系统抑制药物。根据大量用药史、意识障碍和共济失调，诊断不难，如需进一步明确可检测血药浓度。

【治疗】

采取对症及支持疗法。摄入 1 小时内胃肠道排毒，可服用活性炭，密切观察 4～6 小时。如出现呼吸抑制和血压下降，保持呼吸道通畅，用机械辅助呼吸，输液。因苯二氮䓬类药物的蛋白结合率高，利尿、血液透析和血液灌流对促排本类药物无效。解毒药氟马西尼为竞争抑制 GABA-苯二氮䓬受体复合物，对受体无激动作用，可解除苯二氮䓬中毒症状。用法为氟马西尼 0.2mg 静脉注射，每分钟可加用 0.1mg 至患者清醒，多数用至 3mg 以内清醒。

（二）戒断综合征

【临床表现】

长期服用苯二氮䓬类药物可产生依赖，包括精神依赖和躯体性依赖，与边缘系统受体下调有关。突然停药可发生戒断综合征，但较巴比妥类药物轻。停短效药者 1～2 天，停长效药者 2～4 天后发病，常见症状是情绪波动、焦虑不安、失眠、头痛、肌肉痉挛、无力、直立性低血压，可有消化系统症状如腹泻、体重下降。重症患者可出现精神症状，如精神错乱、焦虑不安、幻觉、谵妄，以及运动功能异常，如震颤、肌肉强直性痉挛和癫痫发作（较少见，可出现于停药后 1～8 天），还可有高热。症状最重在第 5～6 天，4 周内缓解。

【诊断】

根据病史和典型症状诊断。

【治疗】

采取对症治疗，可用苯巴比妥替代疗法，但要注意避免发生巴比妥类药物依赖。苯巴比妥对各种作用时间的苯二氮䓬类药物脱毒都安全有效。但每日苯巴比妥的最高用量不能超过 0.5g。治疗原则是，开始时先给予较大的苯巴比妥用量，根据各种苯二氮䓬类药物折合成相应的苯巴比妥每日剂量，每日可根据临床需要和个体耐受情况分3~4次重复给药。治疗最初2天为诱导期,2天后病情控制至稳定治疗期,然后逐日以30mg的用量递减。氟马西尼也可用于治疗戒断症状。另外氟桂嗪也可明显减轻戒断症状,实验中发现它能使戒断大鼠丘脑、下丘脑升高的去甲肾上腺素和多巴胺下降。卡马西平能抑制小脑神经元异常放电,减轻戒断时的惊厥反应。

三、吩噻嗪类药物

自20世纪40年代初抗精神病药氯丙嗪问世并成功地治疗精神分裂症以来,许多不同类别的抗精神病药物相继合成并成功地应用于临床治疗,已经逐渐取代了电休克、胰岛素休克治疗。目前常用的抗精神病药分为六大类:①吩噻嗪类,是最早合成的抗精神病药,临床应用较广,药物品种较多,但作用相似,这类药物均以吩噻嗪为主核,因其侧链不同,又可分为:二甲胺类,如氯丙嗪、异丙嗪;哌嗪类,如奋乃静、氟奋乃静、三氟拉嗪、长效制剂氟奋乃静葵酸酯或氟奋乃静庚酸酯;哌啶类,常见的有硫利达嗪、美索达嗪和哌普嗪、长效制剂哌泊噻嗪棕榈酸酯等。②丁酰苯类,化学结构与吩噻嗪类不同,但药理作用相似,抗精神病作用很强,已被普遍采用。最常见的有氟哌啶醇、三氟哌啶醇、达罗哌啶醇、螺环哌啶醇、哌咪清、氟斯必灵和五氟利多。③硫杂蒽类(噻吨类),其基本结构与吩噻嗪类相似,仅在吩噻嗪环第10位氮原子被碳原子所取代,代表药如氯普噻吨、甲砜噻吨、氟哌噻吨和珠氯噻醇等。④苯酰胺类,常用的有舒必利、舒托必利。⑤二苯氧氮平类,如氯氮平。⑥其他,如新一代抗精神病药奥氮平、利培酮等。

抗精神病药有高度脂溶性和蛋白结合率,脑内药物浓度可高达血液浓度的10倍,表观分布容积大,因而急性中毒时限制了血液透析和血液灌流的效果。抗精神病药对中枢神经系统、自主神经系统和内分泌系统有作用,主要是通过阻断中枢神经系统和周围神经系统的几种神经递质受体引起的。吩噻嗪类药物在临床上主要用于各类精神病、麻醉前给药、人工冬眠、镇吐、镇痛以及心力衰竭等。其抗精神病作用主要是由于阻断了与情绪思维有关的边缘系统的多巴胺受体所致,而镇静安定作用则与阻断网状结构上行激动系统的α-肾上腺素受体有关,当药物过量时可出现药理作用延伸所致不良反应甚至中毒。

【临床表现】

1. 过度镇静 表现为困倦、嗜睡。

2. 药源性精神副作用 即精神症状加重现象,常见症状如兴奋躁动,轻度意识障碍,情绪抑郁或焦虑、幻觉等。

3. 惊厥

4. 锥体外系副作用 包括:①静坐不能,用药达到一定剂量后发生,患者走来走去,不能静坐或静卧,自觉下肢肌肉不适,不得不走动;②帕金森综合征,表现肌肉紧张、震颤和运动不能;③急性肌张力障碍反应,在增加药量后突然发病,常表现为局部甚至全身肌肉痉挛,以面、颈、唇、舌肌多见,如眼球旋动危象、痉挛性斜颈、全身倾斜等;④迟发性运动障碍(tardive dyskinesia,TD),发生率平均为15%~20%,在用药数月、数年后发生,多见于长期治疗的患者,尤其是应用大剂量或合并用药时较易发生,且以女性多见。主要症状为不自主运动,特别是口、舌、颊部的不自主运动,如咀嚼、吸吮、伸舌、舔舌,也可伴有头、颈、肩胛部或全身不自主运动。TD常为长期、持续存在,发病机制可能是多巴胺受体长期阻断引起超敏。

5. 恶性综合征(malignant syndrome) 较少见,发生率约为0.5%~1%,来势凶猛,发展很快,预后欠佳。临床表现有高度肌强直,意识障碍,高热及自主神经系统症状(如大汗淋漓、心率加快、血压升高等);白细胞增多;严重者由于肌肉剧烈痉挛,横纹肌溶解,可出现肌红蛋白尿、肾小管坏死、肺梗死和呼吸衰竭等危及生命。

6. 急性中毒 服用过量引起中毒致死者并不常见,因其治疗指数较高,但硫利达嗪和氟哌啶醇等有明显心脏毒性者除外。急性中毒性脑病常见嗜睡和共济失调,服用量过多可昏睡和昏迷,偶见谵语,主要见于硫利达嗪中毒。有时痉挛发作,昏迷过深可发生呼吸抑制。常伴有急性锥体外系反应和体温降低。

【诊断与鉴别诊断】

根据服药史和临床表现诊断。药源性精神副作用发生时要与原有的症状仔细鉴别,必要时减量或停药观察,在尚未弄清楚之前,切忌认为剂量不足盲目加量。静坐不能应与精神病的激动不安鉴别,前者令患者十分痛苦,减少剂量有满意效果。吩噻嗪类药物引起的帕金森综合征在减少剂量后可缓解症状。急性肌张力障碍应与局灶性癫痫、破伤风、癔症、低钙血症鉴别,急性肌张力障碍对抗胆碱药苯海索效果良好。TD应注意与亨廷顿病和特发性扭转痉挛鉴别。急性中毒时有服用大量抗精神病药史,有意识障碍,多表现为嗜睡,能唤醒,刺激解除后又入睡,伴有低血压、低体温、瞳孔缩小,可与其他中枢抑制药相鉴别。

【治疗】

副作用轻微者可酌减药量,若副作用严重,可口服苯海索,每次2~4mg,每日3次,疗效不佳时可减低抗精神病药的剂量,并用抗组胺类药物如苯海拉明或异丙嗪,每次25~50mg,每日3次。抗帕金森药物可降低某些药的血药浓度,此外长期应用则可促进迟发性运动障碍的发生,故不主张过早应用,剂量亦不宜过大,更不能用来预防锥体外系副作用。对静坐不能症状可减少药量,换用效价较低的药,可使用β受体阻断剂普萘洛尔,剂量每日30~60mg,但应注意心动过缓的发生,亦可用短效巴比妥类或地西泮。TD治疗上尚无良策,若骤然停用抗精神病药或加大苯海索剂量,不但无益,反而加重症状,可试用利舍平、异丙嗪或维生素E。有学者曾试用丙戊酸钠、苯二氮䓬类、溴隐亭等药物但均无效,必要时可换用作用较弱的药物,如小剂量氯氮平。还有学者曾试行"药物假日"(每周末停药2日)以预防发生,但结果证明反而增加了TD发生的危险。对TD重点在于预防,尤其对老年女性患者,长期用药者,选药需慎重。药物性恶性综合征的治疗为支持疗法和对症处理,一些药物可加快症状缓解,如溴隐亭,为多巴胺促效剂,对减轻锥体外系症状及降温有一定作用；硝苯呋海因钠可消除肌肉强直症状。对衰退患者照顾好进食情况，以减少猝死的发生。

急性中毒时应清除毒物，可予洗胃，用泻药、活性炭、利尿剂，但血液透析效果欠佳。昏迷患者保持呼吸道通畅，吸氧，静脉滴注葡萄糖液。血压低的患者应补充血容量并谨慎使用升压药，选用α受体激动剂去甲肾上腺素和间羟胺，不用α、β受体激动剂肾上腺素和多巴胺，因吩噻嗪类药物阻断α受体，再用β受体激动剂可使血管扩张，血压进一步下降。出现惊厥者可用地西泮、苯妥英钠等控制惊厥。

四、三环类药物

抗抑郁药物用于治疗抑郁症或抑郁状态，临床常用的治疗药物可根据其化学结构或药理活性分为：①三环类，由2个苯环和1个杂环构成，与氯丙嗪不同之处在于用—CH_2—CH—代替S，包括丙米嗪（米帕明）、去甲米嗪、氯米帕明、阿米替林、去甲替林及多塞平等，为目前较好的抗抑郁药，其中以阿米替林最为常用；②四环类，临床常用的有马普替林等；③单胺氧化酶抑制剂，包括苯乙肼、异卡波肼和反苯环丙胺等，毒性大，现已少用；④其他类抗抑郁药，如选择性5-HT再摄取抑制剂等。抗抑郁药主要通过抑制脑内5-羟色胺（5-HT）和去甲肾上腺素（NA）的再摄取，或抑制单胺氧化酶活性，减少脑内5-HT与NA的氧化脱氨降解，从而使脑内受体部位的5-HT或NA含量增高，促进突触传递而发挥抗抑郁活性。

药物由小肠吸收，由于抗胆碱能作用，胃排空时间长，影响吸收速度，服药过量后较长时间洗肠仍有用。有高度亲脂性，与组织结合牢固，组织浓度比血浆浓度高很多倍，表观分布容积大，因此血液透析排毒相对无效。三环类抗抑郁药抑制单胺神经递质的再摄取而显疗效，阻断神经递质受体而产生不良反应，如阻断α_1受体，引起直立性低血压、窦性心动过速、头晕；阻断胆碱能毒蕈碱受体导致黏膜干燥、瞳孔扩大、平滑肌痉挛；阻断H_1受体产生过度镇静作用。8%～15%的药物中毒是由三环类抗抑郁药引起的。三环类抗抑郁药中毒性脑病特点如下。

【临床表现】

一次服用1g以上三环类抗抑郁药可发生急性中毒，除中枢神经系统症状外还常可出现心律失常、低血压、传导速度减慢等心血管系统症状。中枢神经系统征象包括：①意识障碍：常见，出现较早，多在24小时内恢复，表现为谵妄、激惹以至嗜睡和昏迷，其发生可能与中枢神经系统胆碱能受体阻断有关。②抽搐：较常见，出现较早，表现为全身性短暂抽搐，可引起酸中毒、高热和横纹肌溶解症；少数抽搐患者心血管系统可突然恶化，两者互为因果，死亡率高。③高热：多发生于抽搐、激动产热过多时。另外昏迷期间可发生肺炎加重病情。

【诊断】

根据服药病史和上述临床表现多可诊断，应与其他药物中毒性脑病相鉴别（如可卡因、抗精神病药和苯海拉明等）。

【治疗】

急性三环类抗抑郁药中毒与急性抗精神病药中毒有相似的症状，治疗方法可参照执行，比如清除毒物，减少药物吸收，可予洗胃，用泻药、活性炭、利尿剂促进排出，血液透析效果欠佳。昏迷患者应建立静脉通道、心脏监护，保持呼吸道通畅、吸氧，控制抽搐、高热、缺氧、酸中毒，维持水电解质平衡。毒扁豆碱曾用于拮抗一些三环类抗抑郁药过量引起的抗胆碱症状，如昏迷和心动过速，但对于三环类抗抑郁药的心脏毒性并不安全，可发生严重的心动过缓和心脏骤停；用于治疗痉挛曾诱发癫痫大发作。

五、苯丙胺

苯丙胺（安非他明，苯齐巨林）系非儿茶酚胺拟交感神经药物，具有中枢神经兴奋作用。主要通过中枢神经系统激活交感神经系统、释放大量去甲肾上腺素和多巴胺、抑制神经元对儿茶酚胺的再摄取，或抑制单胺氧化酶，而兴奋α肾上腺素能及β肾上腺素能神经末梢，刺激中枢神经系统、心脏和呼吸系统。出现周围血管收缩，血压升高、心脏兴奋、支气管和肠道平滑肌松弛、瞳孔散大、膀胱括约肌收缩等作用。治疗剂量可减少疲乏和产生欣快的感觉，临床上用于治疗发作性睡眠、麻醉药及其他中枢神经抑制药中毒，精神抑郁症、儿童注意力不集中、单纯性肥胖等。本药吸收迅速，30%～40%在肝脏经去氨基作用而破坏，其余原型药由尿液排出体外。酸性尿可促进其排泄。

药物的中毒量与治疗量接近，敏感者仅用2mg即可发生中毒，一般中毒剂量为一次15～20mg，成人最小致死量约为250mg，静脉快速注射120mg即可致死。长期应用者，可产生耐受性，有报告单次服用400～500mg后仍生存。

"摇头丸"的主要成分是3,4亚甲二氧基苯丙胺，属苯丙胺类兴奋剂。除具有中枢兴奋性外，兼有致幻作用。

【临床表现】

急性中毒以中枢神经系统表现为主。可有情绪激动、欣快、多语、焦虑不安、兴奋躁动、幻想及谵妄。经过一阶段兴奋后，发生神志朦胧和昏迷，呼吸浅表以致衰竭，甚至癫痫发作。心脑血管方面可有显著高血压或血压偏低、心动过速、心律失常，甚至晕厥和循环衰竭，急性心肌缺血及心肌梗死，颅内出血。可因室性心律失常、癫痫发作、颅内出血或高热致死。

"摇头丸"中毒由一次大量摄入所致，特别是与酒精混合使用时表现为头痛、头昏、恐惧、幻觉和四肢抖动，还可以出现发热、大汗、心率增快、呼吸加快、血压升高、肌肉紧张、视物模糊，甚至惊厥发作。严重中毒者可发生脑水肿、中毒性肝炎、高热、低钠血症、DIC、急性肾衰竭、猝死。

长期滥用苯丙胺可致体重下降，心肌病、妄想、偏执狂样精神病（苯丙胺性精神病），后者表现为精神激动、幻听、幻视及类偏执狂妄想。停止本药的习惯性应用后，患者感到乏力、过多睡眠、过量进食及抑郁状态，持续数天后消失。反复静脉给药，可引起坏死性血管炎。

【治疗】

无特效解毒药，以对症支持治疗为主。急性中毒时可给予酸化尿液：口服或鼻饲氯化铵，每次1~2g，每日3次；或维生素C 8g/d静脉滴注，以促进毒物排泄。对极度兴奋或烦躁的患者，可用氟哌啶醇2~5mg，每4~6小时肌内注射一次或以50%葡萄糖液稀释后，在1~2分钟内缓慢静脉注射。如效果不显著，可加量应用，待情况好转后，改口服，每次1~2mg，每日3次。高血压和中枢神经系统兴奋症状可用氯丙嗪治疗，每次1mg/kg，每4~6小时一次，肌内注射。惊厥时可给予短效巴比妥类药物；显著高血压时，应用酚妥拉明、酚苄明、硝普钠等血管扩张剂；出现快速心律失常可用普萘洛尔；高温处理同中暑高热。必要时可试用血液透析。

六、阿托品、颠茄、曼陀罗及莨菪

阿托品是从颠茄、曼陀罗、莨菪等植物中提取的生物碱。曼陀罗即洋金花，其根、茎、叶、花及果实均含有阿托品、莨菪碱、东莨菪碱等。莨菪根茎中所含的生物碱主要是莨菪碱、阿托品、东莨菪碱。本类药物经胃肠道吸收迅速，局部黏膜也可吸收，大部分被肝脏酶水解破坏。在24小时内，体内的阿托品有4/5随尿排出，东莨菪碱则排泄缓慢。它们为抗胆碱能神经系统的药物，能阻断许多胆碱能节后纤维所引起的反应。阿托品可轻度兴奋高级神经中枢、下丘脑和延髓，特别是运动和语言功能，但大剂量对中枢神经系统则由兴奋转为抑制。东莨菪碱的治疗剂量具有安定、镇静作用，但对呼吸中枢有兴奋作用。阿托品能拮抗胆碱类药物引起的血管扩张和血压骤降。阿托品和东莨菪碱能强烈抑制汗腺、唾液腺、泪腺、支气管腺等腺体的分泌作用，使虹膜括约肌及睫状肌对胆碱能神经不起作用，瞳孔扩大和眼压升高。

治疗中过量应用或误服阿托品制剂，误食曼陀罗果浆或叶，因外敷曼陀罗叶或颠茄膏等由皮肤吸收均可引起中毒。成人应用阿托品5~10mg即可引起明显中毒症状，成人的最小致死量为80~150mg。

我国特产茄科植物山莨菪碱中提取的生物碱山莨菪碱的作用与本类药物相似。

【临床表现】

阿托品或颠茄中毒时，患者极度口渴、咽喉干燥、充血、瞳孔扩大、皮肤干热发红，动作笨拙，老年患者可有排尿困难。严重中毒者有脉速、体温可升至40℃以上，并有幻觉、谵妄、不安、强直性或痉挛性惊厥，最后出现昏迷、呼吸浅表等危重征象。莨菪碱的作用与阿托品相似，但一般不表现阿托品的中枢兴奋作用。曼陀罗中毒多在吞食果浆后0.5~3小时出现与阿托品相似的症状，但不发热，皮肤不发红是其特点，因其含有东莨菪碱，有安定、镇静作用。中毒症状可持续几小时或几天。

【诊断】

呕吐物或洗胃液中找到曼陀罗及其果实等残渣，有助诊断。应争取将患者的尿液做阿托品定性分析或猫眼散瞳试验（将患者尿液滴入猫眼中，如果瞳孔散大，可证实尿中至少阿托品含量有0.3μg或东莨菪碱0.2μg）。

【治疗】

口服中毒用4%的鞣酸溶液洗胃。水杨酸毒扁豆碱0.5~2mg缓慢静脉注射，每分钟不宜超过1mg，以逆转抗胆碱能症状，必要时可重复注射，成人总量可用至5mg。严重时，也可试用毛果芸香碱每次5~10mg，每隔5~15分钟皮下注射一次，直至症状减轻为止；新斯的明，肌内注射，成人每次0.5~1mg，每隔3~4小时一次。患者出现躁狂、惊厥时，可选用地西泮、氯丙嗪或副醛。在阿托品中毒后期，吗啡或长效巴比妥类药物因有增强中枢神经系统的持久抑制作用，不应使用；发生中枢神经系统抑制时，可酌情用兴奋剂如硫酸苯丙胺或安钠咖等。高热时选用降温措施。积极防止休克和呼吸衰竭。

七、克伦特罗（“瘦肉精”）

克伦特罗（“瘦肉精”）是一类药物，而不是某一种特定的药物，任何能够促进瘦肉生长、抑制肥肉生长的物质都可以叫作“瘦肉精”。国务院食品安全委员会办公室2011年颁布的《“瘦肉精”专项整治方案》规定的“瘦肉精”目录包括盐酸克伦特罗、雷托巴胺、沙丁胺醇、硫酸沙丁胺醇、盐酸多巴胺、西马特罗、硫酸特布他林、苯乙醇胺A、班布特罗、盐酸齐帕特罗、盐酸氯丙那林、马布特罗、西布特罗、溴布特罗、酒石酸阿福特罗、富马酸福莫特罗。莱克多巴胺毒性极低，被美国、日本、加拿大、新西兰等国家和联合国粮食及农业组织、世界卫生组织等国际组织允许添加入猪饲料，饲料添加剂用量约为治疗剂量的5~10倍。若动物在屠宰前没有停药，则在动物肝脏、肺、眼球和肌肉组织中有较高的药物残留，通过食用含“瘦肉精”残留的动物内脏或肉类，可导致人体中毒发生。“瘦肉精”的代表品种为克伦特罗（氨哮素、克喘素），化学名为双氯醇胺[1-(4-氨基-3、5-二氯苯基)-2-叔丁氨基乙醇]，临床上主要用于治疗支气管哮喘。下文以克伦特罗为例进行阐述。

克伦特罗为强效选择性β_2受体激动剂。成人治疗哮喘一次口服量为20~40μg，其松弛平滑肌的作用强而持久。化学性能稳定，加热至172℃才分解，一般烹煮加热不能将其破坏。进入人体后肠道吸收快，12~20分钟起作用，2~3小时血药浓度达峰，作用维持时间为2~4小时。表观分布容积为4.48kg/L，血浆蛋白结合率为89%~98%，半衰期为35小时，清除5个半衰期（97%）约需5~8天。主要通过肾脏排出。剂量大时，交感神经兴奋，对心血管系统、神经系统产生毒副作用。

【临床表现】

病情的轻重与进食量有关。进食后潜伏期为15分钟~6小时不等。消化道症状一般不明显，以心血管、神经系统表现为主，有心悸、心动过速、多汗、肌肉震颤、肌无力，甚至不能站立、肌痛、头痛、眩晕、恶心、口干、失眠、呼吸困难、精神紧张、皮肤瘙痒等，中毒严重者可发生惊厥、高血压危象。原有交感神经功能亢进者，上述症状更易发生。症状持续时间为90分钟~6天。

【辅助检查】

绝大部分患者行心电图检查可出现窦性心动过速，大部分患者出现T波改变和ST段下移；严重者可发生室上性期前收缩和心房颤动。血液检查可发现白细胞增多或减少、心肌酶升高、血糖和游离脂肪酶升高、血钾降低，有发现酮症酸中毒的报道。部分患者有谷丙转氨酶(ALT)升高。血钾、血镁、血磷酸盐降低时，有可能导致心脏猝死。

【治疗】

无特效解毒药，以对症支持治疗为主。早期可给予洗胃、导泻；对已进入血中的药物采取输液和强化利尿的方法加速药物清除。症状轻者给予一般镇静剂可控制症状。症状严重或为纯克伦特罗中毒时：惊厥者可给予地西泮静脉推注；血压过高时适当降压治疗；快速心律失常时应用β受体阻断药等。治疗上，血钾水平检测和补钾尤为重要。

八、抗肿瘤药物

恶性肿瘤患者在化疗期间或化疗后，常可出现神经系统症状，特别是长期化疗者更易发生。许多细胞毒药物可引起外周和中枢神经毒性，且一般不致神经毒性的药物经动脉内、鞘内或高剂量给药也可引起神经毒性。

【毒性作用】

化疗药引起的神经毒性与性别、年龄、肿瘤类型、合并症(如糖尿病、电解质紊乱、骨髓抑制)情况及烟酒嗜好等有关。老年人由于肝肾功能的退化，以及其他疾病的影响，化疗药物在其体内可产生较大的毒性。化疗的总剂量、间隔时间、给药途径影响神经毒性。与放疗合用时，由于放疗损伤少突胶质细胞，使神经元产生脱髓鞘、血管内皮细胞受损而致局部缺血，神经毒性的发生率可大大增加。

【临床表现】

神经毒性主要包括中枢神经系统、周围神经系统和感受器毒性3个方面。中枢神经系统毒性多表现为不同程度的脑膜刺激症状、惊厥、癫痫样发作、意识模糊、共济失调、瘫痪、皮质盲、记忆力下降甚至痴呆等。周围神经毒性包括末梢神经、脑神经和自主神经的损害。感受器毒性表现为视觉、听觉、平衡觉、嗅觉和味觉等的功能障碍。

【辅助检查】

1. 脑脊液　常规检查一般无明显改变，但可测出可疑药物。

2. 电生理　脑电图改变严重者示弥散性脑病，癫痫发作患者可有癫痫样放电。外周神经病变的肌电图可出现失调神经症。

3. 颅脑影像　除非存在脑水肿，急性期CT扫描一般难以发现异常。慢性脑病，CT扫描和MRI可见弥散性白质密度降低和脑萎缩。

【诊断】

主要根据临床用药史及相关征象。高风险个体的识别是降低神经毒性发生率的关键，糖尿病、高龄、既往已有周围神经病、酗酒、营养问题、感染等因素均可使化疗所致周围神经病的发生率增高。诊断需除外其他病因，如神经根或神经干压迫，放疗后脊髓炎，维生素缺乏性神经病变，肿瘤恶化或转移，颅内感染及其他药物所致。

【治疗】

周围神经病变者应给予维生素B_1、维生素B_{12}等营养神经的药物。临床有使用一些抗氧化剂或细胞保护剂，如阿米斯丁(氨磷汀)、还原型谷胱甘肽、维生素E、锂盐等的情况。最近报道乙琥胺(抗癫痫药物)可减轻紫杉醇注射液及长春新碱引起的外周神经毒性，且作用呈剂量依赖性，不产生依赖和积累。有试验显示神经生长因子(NGF)可保护由长春新碱或紫杉醇注射液引起的神经损害。两项Ⅱ期临床试验显示重组人NGF可有效治疗糖尿病和人类免疫缺陷病毒(HIV)引起的神经病变，且毒性为非剂量限制性的，然而大规模随机Ⅲ期临床试验却并不如Ⅱ期试验那么有效。

第五节　工业毒物中毒

一、铅中毒

随着现代工业的发展，环境铅污染日趋严重，铅对人类健康已构成极大的威胁。铅是一种有毒重金属，具有良好的柔性和抗腐蚀性。

【病理与发病机制】

常见化合物有氧化铅(黄丹、密陀僧两种变体)、二氧化铅、四氧化铅等。它普遍存在于自然界的大气、土壤、水和食物中，不会分解，易通过消化道、呼吸道被人体吸收。铅有很强的亲组织性，对肝、脑、肾、血液、免疫等脏器或系统均产生影响，造成多脏器损伤性疾病。其中以神经系统损伤尤为严重。发育中的神经系统对铅损伤尤为敏感。主要是因为：①胎儿及婴幼儿血脑屏障发育不完善。②铅的胎盘转运发生早。③胎儿铅暴露水平高，不仅由于外界环境中的铅可以通过孕母进入胎儿，而且胎儿存在内源性铅暴露。由于孕妇血中甲状旁腺素和1-25羟维生素D_3水平显著增高，代谢途径类似于钙的铅可同样通过肠道吸收和骨骼铅动员使血铅量额外增加。铅可以造成程度不等的脑发育异常，并且具有持久性和不可逆性。

1. 急性铅中毒性脑病　主要病理改变是脑水肿。儿童血脑屏障发育不成熟，脑微血管内皮细胞间紧密连接和星状细胞易受铅的损害，蛋白质和水由血管逸出，产生脑水肿。

2. 慢性铅中毒性脑病　神经系统的发育经历了诱导、增殖、迁移、分化、突触形成与神经元回路建立以及神经细胞死亡等一系列过程，而铅几乎对每个环节都产生影响。

铅主要影响诱导的中、后期。诱导时期细胞表面的神经细胞黏附分子(N-cell adhesion molecular, N-CAM)是一关键物质，铅可干扰其基因表达，改变N-CAM的黏基结构，从而改变细胞黏着性，影响了正常诱导。

铅可以降低神经神经上皮细胞有丝分裂能力，抑制发育中神经元的增殖。铅还选择性蓄积于海马部位，使海马细胞存活率降低。

铅对迁移过程的影响主要有两方面：①铅通过改变N-CAM的黏基结构并与神经钙黏附分子上的Ca、Zn结合，而干扰神经细胞迁移及以后的突触形成；②铅还可损害神经星形胶质细胞的功能，使其不能在迁移过程中为神经元提供必需的“支架”。

铅与钙在化学性质上有相似之处。一方面，铅可竞争占据电压依赖性钙通道外面的钙受体而阻断该通道，导致神经递质诱发性释放减少。另一方面，铅也与钙竞争磷酸激酶或钙调蛋白上钙结合点，使他们异常激活，干扰细胞正常代谢。

大量的神经元及其神经元间的突触联系是神经元回路形成的基础，其中任何突触连接的异常都可导致行为紊乱。神经化学研究显示，铅可影响神经递质包括多巴胺（DA）、乙酰胆碱（ACh）、5-羟色胺（5-HT）、γ-氨基丁酸（GABA）、谷氨酸等的合成、摄取和释放。

铅对脑发育的影响贯穿始终，并渗透在发育过程的每个环节，最终造成持久的、不可逆的脑发育损伤。

【临床表现】

生活中接触铅的机会很多，如服用含铅偏方、中药，长期使用含铅器皿盛装食物，儿童啃咬含铅玩具；生产使用油漆、涂料、陶瓷等工业等。随着我国现代化工业的迅猛发展，环境铅污染尤为突出。儿童作为铅中毒的敏感人群，发病率大幅上升，因此铅中毒也越来越受到关注。

1. 急性铅中毒性脑病　多为口服含铅化合物引起，以消化道症状为重，如口内有金属味、食欲减退、便秘或腹泻，腹部绞痛，苍白面容（铅容）等。严重者可出现中毒性肝病、中毒性肾病和贫血，甚至高热、抽搐、谵妄和昏迷等中毒性脑病，尤以儿童多见。严重的铅中毒性脑病表现为顽固性头痛、呕吐、视物模糊甚至失明、智力减退、嗜睡与谵妄、癫痫样抽搐。

2. 慢性铅中毒性脑病　主要为职业性铅中毒所致，早期主要为全身乏力、肌肉关节酸痛，口内金属味、轻度神经症，腹部绞痛但无腹部体征，按揉可减轻疼痛；常伴有便秘或腹泻、头痛、血压升高、多汗、少尿。少数因饮用大量铅壶酒或大剂量中药偏方而产生严重中毒者可出现贫血甚至中毒性肝病、中毒性肾病。有些患者可见齿龈边缘出现蓝黑色“铅线”，其产生原因多与口腔卫生不良生成硫化铅造成。随病情发展，还可影响：①消化系统，出现食欲减退、恶心、腹胀、腹部不定部位隐痛；中度中毒患者可出现腹绞痛。麻痹性肠梗阻等偶有发生。②神经系统：除早期有头痛、头晕、乏力、失眠、多梦等神经症表现外，还可出现周围神经系统损害，常见受累部位是桡神经支配的手指和手腕伸肌。早期握力减退，进一步发展为背伸无力、肌肉疼痛和痉挛，严重时出现垂腕。部分患者表现为肢端麻木和感觉障碍。③对造血系统及肾脏也有影响。

【辅助检查】

铅中毒后的症状往往非常隐蔽难以被发现，临床上需要借助某些指标来判断体内铅的含量。目前用于评价铅负荷的指标有：

1. 血铅　是反映机体铅负荷比较直观的指标。缺点是易受近几天内铅接触量的影响，一段时间不接触后，血铅将趋于正常。

2. 尿铅　能部分地反映血铅水平。优点是取样方便，除具备血铅的缺点外，还易受污染及肾功能状况的影响。

3. 发铅　主要反映环境污染水平，与个体的卫生习惯有较大的关系。故该项指标不宜用于个体铅负荷的评价。

4. 血锌原卟啉　是铅中毒的代谢指标。因其含量高检测简单快速，美国疾病控制中心曾将血锌原卟啉列为慢性铅中毒和缺铁性贫血的首选常规筛查指标。

5. 血游离原卟啉　与血锌原卟啉临床意义相近，但因检测方法较复杂，基层单位很少应用。

指标的意义：国内外专家一致认为，血铅或尿铅是反映急性铅中毒的机体铅负荷较好的指标。而血锌原卟啉则是反映慢性铅中毒时机体铅负荷较为理想的代谢指标。儿童铅负荷过高，大多是由于非职业性、长期低浓度接触铅所致，可作为基层医疗单位评价儿童机体铅负荷水平。

【诊断】

铅中毒的主要依据是腹绞痛、肝病、贫血，前后相继出现，构成特殊的综合征，严重中毒患者往往容易出现谵妄、昏迷等脑病症状，如不认识极易误诊。应与下列疾病进行鉴别：①中暑，轻症出现头痛、头晕、易激惹、共济失调，重症出现昏迷、惊厥。②病毒性脑炎，有发热和脑膜刺激现象。脑脊液有炎症反应。③脑膜炎，有发热、脑膜刺激征。脑脊液检查蛋白增高和白细胞明显增多。④其他中毒性脑病，常见的包括有机溶剂中毒、农药中毒、金属中毒、药物中毒，具体参照相关章节。⑤脑功能轻微障碍综合征（MBD），又称多动症。

对于在工作中长期接触铅的劳动者，在诊断铅中毒时，一定要按照我国卫生部颁布的《职业性慢性铅中毒的诊断》进行诊断，并请专职的职业病防治院会诊。

【治疗】

1. 急救处理　口服量多者，立即用清水洗胃，或用1%硫酸镁或硫酸钠洗胃，以形成不溶性铅而防止大量吸收，并给硫酸镁30g导泻。亦可给予牛奶或蛋清，以保护胃黏膜。

2. 对症与支持疗法　腹绞痛发作时，可用10%葡萄糖酸钙10ml缓慢静脉推注；或者可用阿托品、消旋山莨菪碱等治疗，驱铅同时补充多种维生素、谷维素、锌等微量元素。同时给予其他对症支持治疗。急性中毒较重时注意防治肝、肾功能障碍。

3. 解毒剂　随着驱铅药物的应用，临床症状可迅速得到控制。可用络合剂依地酸钠钙（$CaNa_2EDTA$）1.0g每日1次，静脉滴注或静脉推注或肌内注射，连续3日停药4日为1个疗程；二巯丁二钠（Na_2DMS）1.0g每日1次，静脉滴注或静脉推注；二巯丁二酸（DMSA）0.5g口服，每日3次，连续3日停药4日为1个疗程。有肾脏损害时，络合剂应酌情减量或停用。

【预防】

成人铅负荷过高主要是由于职业性、短期内接触高浓度的铅所致，切断污染源就可以有效控制；相比较来说儿童体内铅的来源广泛。预防措施现归纳如下：①勤洗手；②少吃或不吃高铅饮食，如松花蛋、爆米花和劣质的罐头饮料和食品；③多吃含钙、铁、锌食物，如豆制品、肉类、蛋类和动物肝脏；④避免接触污染，如袋装食品上面的字、画、商标，彩釉和油漆。

二、汞中毒

1953年日本水俣市居民因食用被化工厂汞污染的鱼和贝类，导致了汞中毒的发生，水俣病由此得名。汞广泛存在于自然界，是常温下唯一呈液态的银白色金属。汞的黏度很小，易流动，无孔不入。在生产或使用蒸汽可吸附于衣服、墙壁、木材上，扩大污染。除元素汞以外，还有两大类化合物：①汞的无机盐类，如硫化汞（HgS）、氯化汞（$HgCl_2$）等。②汞的有机化合物，按毒性可分为两类：A 烷氧基汞（甲氧基硅酸乙基汞）、苯基汞（硝酸苯汞、醋酸苯汞、氯化甲酸苯汞等）；B 烷基汞类，如氯化甲基汞、氯化乙基汞、磷酸乙基汞等。

人吸入金属汞浓度 1.2～8.5mg/m^3 可致急性中毒。常见汞盐经口服，毒性因其吸收的程度不同而有所不同。一价汞盐毒性较小，二价汞盐毒性较大。由呼吸道吸收的汞可占吸入量的75%～80%，分布全身各器官，以肾含量最高。其次是脑、肺、消化道等。慢性中毒的靶器官主要是脑、消化道及肾。体内汞主要经尿、粪排出，亦可经肺呼出，唾液、乳汁、汗液则排出极少量。

【病理与发病机制】

熊本大学对1956—1995年生活在水俣地区怀疑水俣病的450例患者进行了尸体解剖，其中202例证实为水俣病，其典型的病理变化为：在急性病例中出现脑组织及软膜肿胀，组织学上血管周围水肿、脱鞘、皮质神经元肿胀、胞质嗜伊红改变。少数情况下可出现缺血性改变伴嗜神经现象。病理变化主要发生在距状回、中央前后回及颞横回。在长期存活的病例中，下行锥体束多表现不同程度的变性。小脑的特征性病理改变为颗粒层细胞的丢失，脊髓、锥体束及后索变性明显，脊神经后根变性，感觉神经明显受累，表现为轴索变性、髓鞘脱失及不同程度的神经再生。

对汞中毒神经损伤的病理机制的认识主要来自动物模型。可能与以下机制有关：①细胞凋亡；②细胞骨架及微管蛋白破坏；③钙超载；④自由基损伤；⑤汞离子导致细胞肿胀并抑制兴奋性氨基酸摄取。

【临床表现】

急、慢性中毒的靶器官不同、临床表现也不同。

1. 急性或亚急性中毒

（1）全身症状：在大量吸入含汞蒸气后3～5小时内可出现头痛、乏力、恶心、口内金属味、腹痛、发热、寒颤。

（2）呼吸系统症状：咳嗽、胸痛、肺部湿啰音。

（3）消化道症状：口腔炎表现为口干、口腔黏膜溃疡、出血、灼痛、牙龈肿痛。重者有肝功能异常。口服汞盐者出现急性腐蚀性胃肠炎，表现为腹痛、腹泻（水样便、血便），可引起脱水、休克。

（4）肾损害表现：中毒后2～3日尿中出现蛋白、红细胞、白细胞，严重者发生急性肾衰竭。对汞过敏者可出现急性过敏性肾炎，出现血尿、嗜酸粒细胞尿，部分人继而出现大量蛋白尿、水肿、高血压等症状。

（5）汞中毒性皮炎：中毒后1～3日皮肤出现红色斑丘疹。严重的还可以引起出血性紫癜样皮炎。

2. 慢性中毒

（1）神经精神障碍：常见有神经衰弱症状，表现为头痛、多梦、失眠、记忆力减退、进而出现情绪、性格改变，表现急躁、易激动、好哭、性格孤僻。神经系统损害体征早期表现为四肢腱反射亢进，眼睑、舌、手指出现意向性细微震颤，进而出现四肢粗大震颤，严重者书写、进食、行走均受影响，吐字发音也有障碍。

（2）口腔炎：牙龈肿胀、易出血、可有汞线，牙龈萎缩，牙齿松动、脱落。

（3）肾损害：出现蛋白尿、糖尿，甚至肾病综合征。

（4）其他：可能引起生殖功能异常、免疫功能障碍。

【诊断】

汞中毒主要导致神经系统损害，其临床表现可能与汞的蓄积量及过程的急缓有关。出现以上临床表现，或以下临床症群时要想到是否有汞中毒的可能：肢端对称性感觉障碍、共济失调、双侧视野的向心性缩小、步态及言语障碍、肌无力、震颤、眼球异常、听力损害。或出现精神症状及嗅觉和味觉障碍。在诊断职业性汞中毒时，一定要按照我国卫生部颁布的《职业性汞中毒诊断标准》（GBZ 89—2007）进行诊断。

【治疗】

1. 驱汞　利用金属螯合剂如二巯丙磺钠等，取代基团中的汞离子，形成汞复合物从尿中排出。机体中的汞驱除越早越好，越快越好。

对急性汞中毒患者予以二巯丙磺钠125～250mg，肌内注射，每4～6小时1次，2日后125mg，每日1次，疗程视病情而定。慢性汞中毒者用125～250mg，肌内注射，每日1次，连续3日，停4日为1个疗程。一般用药3～4个疗程。驱汞期间，汞排出较多有加重肾损害的趋势，故螯合剂应间歇使用，以避免驱汞过急，加重肾损害。

2. 血液透析　能有效地吸附和清除积蓄在血液中的无机汞，减少汞对机体的损害，避免出现严重的并发症。在清除血汞同时，又能清除过高的肌酐，使肾功能得以恢复。有研究表明，无机汞在体内的自然半衰期是30～100日，无机汞中毒采用螯合治疗清除一半血汞时间为2.5～8.5日。在应用螯合剂基础上，配合持续血液透析能够加速无机汞的排泄，减少肾损害。

3. 对症治疗　许多汞中毒患者出现肌肉长期、剧烈、自发性刺痛或烧灼痛。常以下肢为主，伴有患肢麻木和痛觉过敏。研究表明，$HgCl_2$ 可以激活大鼠脊髓星形胶质细胞，胶质纤维酸性蛋白（GFAP）表达上调。己酮可可碱（POF）可以有效抑制这种反应，使GFAP平均灰度值显著升高、阳性反应细胞率显著降低。因此,POF 有可能在汞中毒疼痛治疗中起积极作用。其他对症处理有补液、利尿、糖皮质激素、镇静、安眠、营养神经、护肝等。

三、锰中毒

锰是人体的必需微量元素之一,在体内发挥重要作用,但过量接触会引起机体损伤。人体内共含锰 8~20mg,分布于所有组织中,以骨骼、肝、脑、肾、胰、垂体内含锰较多。脑内贮存的锰高于肝、肾、胰等器官。

【病理与发病机制】

目前锰中毒主要发生在职业接触工人。锰是以锰尘或烟雾的形式经呼吸道进入血液。锰是一种细胞毒,选择性作用于中枢神经系统纹状体苍白球及丘脑等部位。它能抑制多巴胺脱羧酶,使纹状体抑制性神经介质多巴胺含量减少,并影响胆碱酯酶的合成,使乙酰胆碱蓄积,因此患者会出现帕金森综合征表现。锰毒性损害主要包括单胺类神经递质代谢及转运异常和神经兴奋毒性两类。

1. 单胺类神经递质　锰中毒主要累及中脑黑质(substantia nigra,SN)神经元,因为该部位含色素的神经元具有蓄积金属元素的特征。SN 神经元的损伤可导致脑内 DA 生成降低,使机体出现类似帕金森综合征的症状。

2. 氨基酸类神经递质　γ-氨基丁酸(γ-aminobutyric acid,GABA)作为一种抑制性神经递质,可由谷氨酰胺(glutamine,Gln)在谷氨酸脱羧酶(glutamic acid deearboxylase,GAD)的作用下合成,通过 GABA 转运体从突触中释放,由 GABA 受体接受并引发神经元的超极化,产生抑制性的效应。

3. 谷氨酸星形胶质细胞　借助于谷氨酸-天冬氨酸转运体(glutamate-aspartate transporter,GLAST),清除突触处的谷氨酸。研究显示锰可以降低星形胶质细胞摄取谷氨酸的功能,使谷氨酸在细胞外含量升高,这与细胞中 GLAST 的表达下调有关。

【临床表现】

高锰状态容易导致脑部损害。慢性锰中毒分为三个阶段:第一阶段表现为类神经症和自主神经功能障碍,表现为头痛、神经过敏、情绪低落,偶尔伴有发作性的幻觉和激惹;第二阶段为进展性中毒期,可见锥体外系的损害,表现为帕金森综合征;第三阶段主要表现为永久的神经功能损害后遗症。

慢性锰中毒的神经系统表现主要有以下几个方面:

1. 全身症状　包括衰弱、头痛、嗜睡、神经过敏、肌肉颤动、性欲减退。这些症状表现较早,在中毒接触后短时间出现,通常是一过性的,而且也可以在整个病程中重复出现。

2. 精神异常　主要是注意力的下降、情绪易变、幻视、幻听和思维跳跃。精神异常一般先于运动减少-肌强直出现。

3. 动作减少-肌强直(帕金森综合征)　通常开始表现为言语单调、发音低弱;随之逐渐出现面部表情减少,动作减慢、强直、运动减少、步态异常等。与原发性帕金森病不同,其典型的步态是躯体伸直、上肢屈曲,踮趾行走,称为"雄鸡步态(cock walk)"。震颤主要累及上肢,常为典型的小幅度位置性震颤。

4. 肌张力障碍　常表现为四肢间断性姿势张力障碍,严重时伴有躯干肌张力障碍。局部肌张力障碍包括动眼危象、痉挛斜颈等。

少数锰中毒可累及脑神经(复视和神经性耳聋),锥体束(肌张力增高)和小脑(共济失调)。

【诊断】

结合职业史典型锰中毒不难诊断,但早期诊断仍是一个难以解决的问题,其对患者的治疗、预后都是至关重要的。目前,严重的职业性锰中毒已较少见,但由于环境污染所致的锰接触仍存在,故研究长期低水平锰暴露的早期效应,寻找灵敏和特异的早期检测指标,对于提高锰中毒的诊断水平具有十分重要的意义。

1. 锰毒作用的早期效应指标

(1) 神经行为学指标及心理特征指标:主要用于检测锰对心理活动能力、手稳定度及早期精神情绪变化的影响,可以较灵敏地反映中枢神经系统整合功能状态。但研究采用不同功能的综合测试方法,其结果不一。

(2) 锰的接触生物标志物:是反映机体生物材料中外源性物质或其代谢产物或外源性物质与某些靶细胞或靶分子相互作用的产物的含量,工人接触锰后血锰和发锰均增高,且与空气锰浓度相关。

(3) 锰的效应生物标志物:指机体中可以测出的生化、生理或其他改变的指标,包括①香草扁桃酸(VMA)浓度升高;②血超氧化物歧化酶(SOD)活力下降,丙二醛(MDA)浓度升高;③血液系统异常,淋巴细胞受损;④机体体液免疫功能异常,IgG、IgA、IgM 可作为锰中毒的早期检测指标。

(4) 锰的易感性生物标志物:反映机体先天或后天获得对接触外源性物质的反应能力。*CYP2D6* 基因可能是与锰中毒有关的易感/耐受基因,可作为锰致神经系统损害的易感性生物标志物之一。

2. 神经影像学改变

(1) 头颅 MRI:通常显示 T_1 像双侧苍白球对称高信号。这种 MRI 改变在严重肝脏疾患或长期接受肠外营养的患者中也可以见到。严重肝脏疾病的患者因为锰清除功能的损害而出现 T_1 高信号;而长期肠外患者出现高信号是继发于过多的锰的摄入。MRI 上的高信号被认为由于锰的强磁性的结果,导致 T_1 弛豫时间缩短,与钆增强结果相似。

(2) PET 显像:锰中毒的患者,^{18}F-L-dopa PET 扫描显示摄取正常。D_2 受体配体 raclopride 的 PET 显像提示,锰中毒时此复合物摄取减少与纹状体神经元突触向多巴胺能神经元投射减少的假设相一致。

与帕金森病的不同点,锰中毒:①少见静息性震颤;②多见肌张力障碍;③特别容易向后跌倒;④左旋多巴支持疗法持久性疗效不佳;⑤PET 不能检测出^{18}F-多巴摄取减少。

在诊断职业性慢性锰中毒时,一定要按照我国卫生部颁布的《GBZ 3—2006 职业性慢性锰中毒诊断标准》,并请专职的职

22

业病防治院会诊。

【治疗原则】

主要是络合剂(依依酸钙钠、二巯丁二酸)治疗和左旋多巴类药物替代治疗。有临床观察报告,对氨基水杨酸钠(PSA-Na)有明显的驱锰作用,可改善患者症状和体征并且副作用小而少。

四、钡中毒

钡盐的毒性与其溶解度有关。硫酸钡不溶于水,故无毒,其他钡盐均有毒。碳酸钡虽不溶于水,但在胃内受盐酸影响,可变为有毒的氯化钡。

【病理与发病机制】

在工业生产中,仅有吸入硫酸钡粉尘造成钡尘肺的报道。但误食毒鼠药氯化钡等可溶性钡盐,可发生严重中毒。胃肠透视造影剂硫酸钡,偶因夹杂有可溶性钡盐,致在钡餐造影时发生意外中毒。某些地区因食盐中含有氯化钡等成分,食后发生中毒被称为“痹病”或“麻脚瘟”。塑料厂应用的硬脂酸钡中含有可溶性钡盐亦可导致急性中毒。钡的可溶性盐可经呼吸道、损伤的皮肤及主要经消化道进入体内,钡离子吸收入血液后,到达各种组织,以肌肉中含量为最多。钡对肌肉有强烈刺激作用,包括胃肠道平滑肌、全身骨骼肌和心血管肌肉。钡离子能激活细胞膜上的 Na^+-K^+泵,使 K^+大量进入细胞内,使血清钾降低,而导致低钾血症。主要经大便和尿排泄至体外。母体内的钡可经胎盘和乳汁影响胎儿及婴儿。

【临床表现】

口服后 0.5~2 小时,首先出现口腔与食管烧灼感,以及流涎、恶心、呕吐、腹泻、腹绞痛等,并感头晕、头痛、全身乏力,以及口鼻周围、颜面、颈部及四肢发麻或刺痛感。进一步发展时,有周身发麻、四肢发凉、冷汗、心慌、肌肉震颤、痉挛等。严重病例有四肢瘫痪,上睑下垂,发音、吞咽及呼吸困难。肢体瘫痪以近端为重,远端较轻,伴有肌张力降低,腱反射迟钝或消失。并可出现血压升高、心律失常、心室颤动等心血管损害现象。也可并发脑缺氧及肾衰竭等。非口服中毒者消化道症状轻或缺如。长期接触钡盐,可出现眼结膜和上呼吸道刺激症状。

【辅助检查】

血清钾降低;心电图检查有低血钾及心律失常的改变。

【治疗】

尽早用温水或 2%~5%硫酸钠洗胃。然后口服 10%硫酸钠或 5%硫酸镁 250ml。同时用 2%~10%硫酸钠静脉点滴,每日 10~20g,连用 2~3 日,以后改口服 5%硫酸钠 200ml,每日 2 次。也可用 10%~20%硫酸钠 10~20ml 缓慢静脉注射。或用 10%~20%硫代硫酸钠 10~40ml 静脉注射。根据病情决定用药剂量。

低血钾时可口服 10%氯化钾 10~20ml,每日 3 次。重症者静脉输液补钾。根据缺钾情况一日内补钾量可达 10g,一般静脉滴注氯化钾为 1~3g。

若出现心律失常、呼吸困难等情况,应做相应的对症处理。钡中毒患者用硫酸盐治疗后在体内可形成不溶性的硫酸钡,硫酸钡沉积在肾脏可阻塞肾小管,可能造成急性肾衰竭,故要注意补液利尿以保护肾脏。

五、铊中毒

在自然界中铊以微量存在于黄铁矿及锌、铅、铜等的硫化物矿土中,土壤和海水中含有极微量,动植物体内更为少见。铊及其化合物都有剧毒,而且有强蓄积性毒性,能使人的中枢神经系统、胃肠系统及肾脏等部位发生病变。

【病理与发病机制】

被铊污染的水、食入被铊污染的食物或吸入了含铊化合物的粉尘,都会引起铊中毒。铊及铊化合物可经呼吸系统、消化系统、皮肤等途径快速入体内,以离子形式进入血液,存在于红细胞中并随血液到达全身的器官和组织。铊中毒机制比较复杂,至今尚未完全阐明。许多研究表明,铊和铊化物进入体内后,可溶性的离子与体内的生物分子(如酶类)中的基团—SH、—NH_2、—COOH、—OH 等结合,导致其生物活性丧失,从而使组织功能出现障碍;而且铊离子对钾离子有拮抗抑制作用,铊离子干扰一些依赖钾的关键生理过程。研究发现,铊离子可与维生素 B_2 及维生素 B_2 辅酶作用,破坏钙在人体内的平衡结合;铊离子也可以通过胎盘屏障,给胎儿造成伤害。铊与半胱氨酸的巯基结合,直接抑制毛囊角质生成,导致毛发脱落。

【临床表现】

急性中毒多因口服引起,一般于接触后 12~24 小时发病。早期临床表现主要为恶心、呕吐、腹部绞痛或隐痛、腹泻等,严重者肠道出血,并于 2~5 日后出现对称性指(趾)端酸、麻、疼痛,逐渐加剧并向近心端进展。轻触皮肤即疼痛难忍,以致不能站立与行走。病情进而发展为肢体瘫痪,肌肉萎缩。铊中毒时脑神经常受累,如视力减退、眼肌瘫痪、周围性面瘫。当中枢神经系统受损出现中毒性脑病时,轻者头痛、睡眠障碍、情绪不稳,重者出现嗜睡、谵语、抽搐、昏迷,或精神失常等,中毒者多因呼吸循环功能衰竭而死亡。脱发是铊中毒的特殊表现,常于急性中毒后 1~3 周出现,头发呈一束束地脱落,表现为斑秃或全秃,严重者在 10~20 日内,出现胡须、腋毛、阴毛和眉毛可全部脱落。一般脱后从第 4 周开始再生,至 3 个月完全恢复。此外,皮肤干燥、脱屑,出现皮疹、痤疮、皮肤色素沉着、手掌及足跖部角化过度,指甲和趾甲于第 4 周可出现白色横纹。部分患者有肝、肾、心肌损害的临床表现。因此,人们将胃肠道症状、神经系统表现和毛发脱落三联征看作是铊中毒的典型症状。

慢性铊中毒与急性铊中毒的症状基本相同,只是临床表现较为轻缓些。慢性中毒多为职业性接触而造成。非职业性慢性中毒大多是因为食用了生长在被铊污染过的土壤里的蔬菜水果或粮食等作物,或许是因饮用了被铊污染的水所导致。慢性铊中毒出现乏力、下肢无力、四肢发麻。神经肌电图显示对称性周围神经损害。中毒 30 日左右指甲和趾甲可出现白色横纹(米氏纹)。接触含铊化合物还可引起视网膜炎、球后视神经炎及视神经萎缩等。

中毒程度分级，参考《职业性铊中毒诊断标准》的分级标准：

1. 轻度中毒　除有头晕、头痛、乏力、食欲减退、下肢沉重症状外，同时具备以下任何一项者：①四肢远端特别是下肢麻木，痛觉过敏，痛觉、触觉减退呈手套、袜套分布，跟腱反射减弱；②神经-肌电图显示有神经源性损害。

2. 重度中毒　上述症状加重，具备下列一项表现者：①中毒性脑病或中毒性精神病；②四肢远端明显肌肉萎缩并影响运动功能，或多发性脑神经损害；③肌电图显示神经源性损害并有较多自发性失神经电位；④伴有明显心、肝或肾损害。

【诊断】

在诊断职业性铊中毒时，一定要按照我国卫生部颁布的《职业性铊中毒诊断标准》。除职业接触或环境污染有比较明确的接触史外，其他铊中毒的接触史均十分隐匿，特别是铊投毒案件的受害者，早期有"无明显诱因、突然发病"的特点。铊中毒常被当作神经系统的疾病而误诊、误治，最易被误诊为吉兰-巴雷综合征（GBS）。主要区别是铊中毒的临床表现具有以下特征：①肌无力并不常见，而且程度轻微，也不呈进行性发展；②腱反射常存在，甚至活跃；③几乎所有铊中毒者都伴有肝脏损害，表现为 ALT、AST 及总胆红素升高，部分有心肌受损，表现为 CK 升高。如果其后患者出现明显脱发，则更有利于鉴别诊断。铊中毒还需与类似神经系统损害症状的其他毒物中毒相鉴别，如铅中毒、砷中毒。

【治疗】

至今尚未找到理想的治疗铊中毒药物。因此，早期诊断，及时采取综合治疗仍是提高治愈率的重要因素，主要有以下几种措施。

1. 消化道吸收中毒　除催吐外，应给予普鲁士蓝 250mg/(kg·d)，分为 4 次，每次都溶于 20% 甘露醇 50ml 中服用；再辅以 50% 硫酸镁 50ml 口服导泻；以促进铊随胆汁经粪便排泄。随后可口服活性炭 0.5g/kg，以减少铊的吸收。尽早进行血液滤过或血液透析，可促进血铊的排出。

2. 驱铊和护肝　试用含巯基药物驱铊及补充含巯基的保肝药物，如还原型谷胱甘肽、巯基甘氨酸等。

3. 对症治疗　重症患者需注意维持呼吸、循环功能，保护脑、心、肝、肾等重要脏器，给予足够的 B 族维生素和神经营养剂。重度中毒者可使用肾上腺皮质激素。伴烧灼性剧痛患者，可给予卡马西平、普瑞巴林等；有非特异精神症状的患者，可用抗焦虑、抗精神病药物治疗。

六、砷　中　毒

元素砷无毒性，砷的化合物有毒，有机砷毒性比无机砷显著低；无机砷中的三氧化二砷（俗名砒霜）比五氧化二砷毒性更大；含砷的矿石或炉渣等遇水或酸的作用能产生剧毒的砷化氢。砷可用于玻璃、印染、制药等工业。有些地区饮水中砷浓度过高，有些中草药处方中也含砷，都可造成中毒。

【病理与发病机制】

砷主要经口和皮肤进入体内，砷化氢经呼吸道进入体内，随血流分布到全身各器官，以骨和毛发贮存量最多，在体内有蓄积作用，三氧化二砷比五氧化二砷更甚。砷在体内与酶蛋白的巯基和羟基结合，使许多氧化酶和脱氢酶受抑制而失去活性，影响了正常细胞代谢。砷还直接作用于小动脉及毛细血管壁，使其通透性增加。可直接损害心肌细胞，而生物膜损伤可能与砷致膜通透性增加和脂质过氧化有关。可能是使心肌细胞损伤的重要机制之一。砷对皮肤、黏膜有刺激性，可致癌，接触人群中皮肤癌发生率较多，长期口服中药"青黄散"可慢性中毒并发鳞状上皮癌，另有肺癌或膀胱癌发生。实验证明砷有致畸作用；砷超标可导致孕妇流产、死产、低体重儿和畸形等。

【临床表现】

无机砷与有机砷化物中毒的临床表现相仿，与砷化氢中毒表现有不同，常见为三氧化二砷中毒。

1. 急性中毒　常由误服或口服含砷的食物、药物引起。潜伏期为数分钟到 4 小时左右，出现腹痛、恶心、呕吐、腹泻、水样或混有血性大便，严重时发生循环衰竭。部分患者出现躁动、谵妄和抽搐、昏迷等，可因中枢衰竭而死亡。中毒 1~3 周后常出现多发性神经病，有四肢疼痛或根痛，痛觉过敏或减退，深感觉减退，手、足瘫痪和肌萎缩等。此外，可发生急性肾衰竭、中毒性肝病和心肌炎。在工作过程中大量吸入砷化物粉尘可发生流涕、咳嗽等呼吸道刺激症状，皮肤接触可发生皮疹。

砷化氢吸入产生急性中毒，主要是溶血表现，吸入多个小时后出现头晕、头痛、畏寒、发热和恶心、腰酸等，重则少尿、无尿、谵妄、昏迷抽搐等。检查可见巩膜及皮肤黄染，肝、脾大；血红蛋白和红细胞计数降低，血红蛋白尿，肾和肝损害。

2. 慢性中毒　常发生在长期接触砷作业的工人或口服含砷药物，地方性砷中毒亦为慢性中毒。神经系统表现有神经症，周围神经病变（多发性神经病，嗅、视及听神经损害较常见）。皮肤表现为刺激性皮炎（常在掌跖面见到角化过度、疣状增生，个别人的疣状物中心溃疡不愈；躯干和四肢出现弥漫性色素沉着等）。指甲变脆，出现白色横纹（称米氏线，为砷吸收的证据）。黏膜刺激表现为鼻炎、结膜炎及口腔炎等。其他可并发肝、肾病变及皮肤癌、肺癌等。

【辅助检查】

尿砷及发砷等含量增高。视神经受损时视觉诱发电位 P100 潜伏期延长、波幅降低。周围神经病变时肌电图检查示神经源性改变，神经传导速度减慢。

【诊断】

急性中毒根据病史和临床表现诊断并不困难，在砷中毒早期需与一般的肠胃炎相鉴别。慢性中毒根据接触或饮食史，排除由其他病因引起的类似临床表现后，结合尿砷、发砷值超过正常标准后给予诊断。

【治疗】

1. 急性中毒　口服者给予生理盐水或 1% 碳酸氢钠溶液洗胃；后给牛奶或蛋清、活性炭；用 50% 硫酸镁 40~60ml 导泻。

解毒剂应用二巯丙磺钠或二巯丁二钠(参见有机汞农药中毒)。砷化氢中毒一般不用解毒剂,根据病情需要可给予输血或换血。发生急性肾衰竭时在透析疗法配合下,用二巯丙醇(BAL)驱砷是有效的。

2. 慢性中毒　解毒剂用二巯丙磺钠(见有机汞农药中毒)或二巯丁二酸胶囊口服,0.5g,每日3次,用药3日停药4日,7日为1个疗程。根据病情确定疗程次数。急、慢性中毒过程中脑、周围神经、肾、肝、心及皮肤等症状处理都与其他上述器官组织的有关疾病处理相同。防止含砷矿渣受潮,勿服含砷药物及饮过高浓度的砷水等以避免中毒。

七、二硫化碳中毒

二硫化碳经呼吸道、胃肠道及破损的皮肤进入人体,二硫化碳约2小时后血中达到完全饱和,对各种组织和器官具有很大的亲和力。吸收的二硫化碳有10%~30%被呼出,70%~90%二硫化碳进行生物转化后,以代谢产物形式从尿中排出,所以二硫化碳在人体内的残留时间不长。

【病理与发病机制】

尚未阐明,主要有以下几种可能:

1. 轴索的骨架结构破坏和轴浆运输　二硫碳及其代谢产物(二硫代氨基甲酸酯)能直接与轴索中的骨架蛋白作用,导致轴索内连接神经丝和微管等骨架蛋白的高离子区域的电荷中性化,使神经丝从微管上脱落,并可直接导致神经丝蛋白分子内和分子间的交叉联接(cross-linking),从而破坏轴索的骨架结构。二硫化碳可降低Na^+-K^+-ATP酶的活性,使脑组织能量代谢受阻,进而影响一系列生理功能。二硫化碳对轴索骨架结构和细胞能量代谢过程的双重破坏作用,损害周围神经轴浆运输,使胞体合成的神经递质、分泌囊泡等在质和量上都不能完整到达轴索末梢,影响神经肌肉接头的感觉传递和运动调节等功能。

2. 干扰维生素B_6代谢　二硫化碳能与吡哆胺反应生成吡哆胺二硫代氨基甲酸,从而减弱维生素B_6依赖酶类的活性。与多发性神经病、自主神经功能失调及神经轴索脱髓鞘改变有关联。

3. 金属离子络合　二硫化碳极易与亲核集团,如巯基、氨基、羟基等发生反应。主要生成二硫代氨基甲酸酯,能与体内的铜、锌离子络合,使酶活性发生障碍,导致神经细胞对氨基酸的利用及能量代谢过程受到干扰,细胞发生变性和坏死。

4. 蛋白质共价交联　二硫化碳在体内可与蛋白质的氨基发生反应生成二硫代氨基甲酸酯,均可与蛋白质生成可逆的交联物,导致终端感觉运动神经病变,外周和中枢的长轴突为主的神经纤维轴突肿胀。

5. 血管内皮损伤　二硫化碳抑制血浆中脂蛋白酶和脂质清除因子活性,致脂蛋白和脂类代谢紊乱,β-脂蛋白可渗入动脉壁内,导致玻璃样变、动脉硬化。动脉硬化发展为动脉闭塞,导致脑部梗死。

6. 神经递质的影响　二硫化碳抑制单胺氧化酶活性,使脑中5-羟色胺积蓄,与中毒性精神病可能有关。

电镜观察染毒二硫化碳的大鼠脑组织细胞膜结构的影响较严重,表现为残粒体、内质网等细胞器的溶解,核膜肿胀,模糊。引起外周神经组织神经微丝的结构异常、能量代谢障碍及神经微丝的异常磷酸化;表现为神经微丝聚集及髓鞘肿胀、分散。

【临床表现】

二硫化碳主要影响人体神经系统、心脏血管及生殖系统,包括帕金森综合征、周围神经病变、精神疾病、动脉硬化及冠状动脉心脏病。

当环境浓度达500~1 000ppm时,短期数小时暴露则会产生严重神经症状,若更高浓度就会造成急性中毒。轻度中毒有头晕、头痛、眼及鼻黏膜刺激症状;中度中毒尚有酒醉表现;重度中毒可呈短时间的兴奋状态,继之出现谵妄、昏迷、意识丧失,伴有强直性及阵挛性抽搐。可因呼吸中枢瘫痪而死亡。严重中毒后可遗留神经衰弱综合征,有疲倦、头晕、头痛、睡眠障碍、记忆力丧失等症状,或者中枢和周围神经永久性损害。

长期暴露致慢性中毒,主要损害神经和心血管系统。神经系统早期为精神症状,随后出现多发性神经炎、脑神经病变,也可有锥体外系损害。精神症状不一,轻者为情绪、性格改变,重者有躁狂抑郁型精神病。多发性神经炎早期呈手套、袜套样感觉减退或消失,沿桡、尺、坐骨及外腓神经疼痛。以后骨间肌和鱼际肌萎缩,甚至步态不稳、跟腱反射消失。如基底受损可发生帕金森综合征。周边神经受损恢复的机会较高,而中枢神经受害者,几乎无恢复的希望。心血管系统可有脑、视网膜、肾和冠状动脉类似粥样硬化的损害,血液中胆固醇可增高。眼底检查可见视网膜微动脉瘤,动脉硬化,视神经萎缩等。生殖系统表现为男性精子减少及异常,女性月经周期紊乱、或流产或早产等问题。中毒可分为:

1. 轻度中毒　具有以下任何一项者:①四肢对称性手套、袜套样分布的痛觉、触觉或音叉振动觉障碍,同时有跟腱反射减弱;②上述体征轻微或不明显,但神经-肌电图显示有神经源性损害。

2. 重度中毒　具有以下任何一项者:①四肢远端感觉障碍、跟腱反射消失,伴四肢肌力明显减退,或四肢远端肌肉萎缩者;肌电图显示神经源性损害,伴神经传导速度明显减慢或诱发电位明显降低;②中毒性脑病;③中毒性精神病。

【辅助检查】

2-硫代噻唑烷-4-羧酸(2-thiothiazolidine-4-carboxylicacid,TTCA)是二硫化碳在体内与谷胱甘肽结合所生成的二硫化碳的特异性代谢产物。尿TTCA可作为反映接触水平的指标。血清N-乙酰神经氨酸,可分别作为二硫化碳接触指标及中毒诊断指标。

脑电图检查、肌电图(神经传导速度)及荧光眼底摄影,可反映中枢和周围神经系统损害及血管硬化的早期改变。

【诊断与鉴别诊断】

根据卫生部颁布的《职业性慢性二硫化碳中毒诊断标准》

(GBZ 4—2002)进行诊断。

根据长期密切接触二硫化碳的职业史,具有多发性周围神经病的临床、神经肌电图改变或中毒性脑病的临床表现,结合现场卫生学调查资料,并排除其他病因引起的类似疾病后方可诊断。

鉴别诊断时需要排除引起周围神经病的各种疾病,如呋喃类、异烟肼、砷、氯丙烯、丙烯酰胺、甲基正丁基甲酮、正己烷等中毒,以及糖尿病、感染性多发性神经炎等疾病。

急性中毒需要与中枢神经系统感染、代谢障碍疾病、脑血管意外、脑外伤及精神病等鉴别。轻度慢性中毒的诊断需排除社会心理因素和其他躯体疾患包括脑动脉硬化、甲状腺功能亢进、肾上腺皮质功能减退、高血压病、冠心病、贫血、屈光不正、鼻旁窦炎、慢性肝炎等,以及某些精神病早期所引致的类神经症。重度慢性中毒者应与脑退行性疾病、血管性痴呆等鉴别。鉴别的要点在于详细调查毒物接触史,以及全面仔细地进行查体和必要的有关实验室检查。

【治疗】

吸入中毒者,应立即逆风向转移至空气新鲜处,并给予吸氧。皮肤接触:立即脱去被污染的衣着,用大量流动清水冲洗,至少15分钟;眼睛接触:提起眼睑,用流动清水或生理盐水冲洗;如呼吸食入:饮足量温水,催吐。经上述紧急处理后马上转送医院。呼吸停止者,应立即做人工呼吸,呼吸衰竭时,应用呼吸兴奋剂,或呼吸机辅助。对重症脑水肿昏迷患者,可给予甘露醇、山梨醇或50%葡萄糖等脱水剂,以减轻脑水肿。对躁狂、兴奋、抽搐者,可给地西泮、苯巴比妥等注射,或用水合氯醛灌肠,也可用针灸治疗。可给予γ-氨酪酸、能量合剂、细胞色素C、胞磷胆碱、阿米三嗪等,以促进脑细胞代谢。对视神经炎等周围神经病变,可用维生素 B_1、维生素 B_2、维生素 B_6 和糖皮质激素等治疗。

八、丙烯酰胺中毒

丙烯酰胺($C_2H_3CONH_2$)为白色晶体,可溶于水、甲醇、乙醇和乙酮等,挥发性低,在酸或碱的环境中,水解成丙烯酸。

【病理与发病机制】

中毒途径主要为皮肤吸收,呼吸道亦能吸入。在体内有蓄积作用,据动物实验资料,急性中毒可出现严重的强直性、阵挛性抽搐、共济失调和震颤。大脑皮质、小脑、视丘、苍白球、脊髓前角细胞、薄束核、脊神经节细胞和周围神经远端部分不同程度的损害,可能为本品与神经系统中蛋白质的巯基结合所致。

【临床表现】

主要是神经系统受损表现,还可有皮肤和消化系统症状。接触本品1个月或数年后,一般逐渐出现头痛、头晕、失眠、记忆力减退和乏力等神经症状,部分有恶心、呕吐、食欲缺乏,甚至腹痛、腹泻等消化道症状。若在短期内大量吸入本品可出现精神症状和小脑性共济失调;重度中毒者先出现小脑症状,随后出现周围神经病;轻度中毒者以周围神经病变为主。癫痫样发作、帕金森综合征和延髓损害表现较少见。皮肤损害主要表现为手掌、足部等接触部位肤色潮红、多汗、红斑、湿冷和脱皮等。

【辅助检查】

电生理检查:受损部位肌电图检查可有神经源性改变,神经传导速度减慢;脑电图可有大量θ波和δ波出现的弥漫异常改变。

应用气相色谱法测定患者血清丙烯酰胺浓度有增高,可作为丙烯酰胺中毒的诊断及判断中毒程度的一项重要生化指标。

【诊断】

根据《职业性丙烯酰胺中毒的诊断》(GBZ 50—2015)作出诊断。其诊断分级标准如下。

1. 急性中毒

(1) 轻度:短期接触大量丙烯酰胺后,出现头痛、头晕、乏力,接触局部皮肤多汗、湿冷、红斑、脱皮,或伴四肢麻木并同时具有以下表现之一者:①轻度意识障碍;②小脑性共济失调。

(2) 重度:轻度中毒基础上具有以下表现之一者:①中度或重度意识障碍,可伴有癫痫样发作;②出现明显的精神症状。

2. 慢性中毒

(1) 轻度:长期接触丙烯酰胺,局部皮肤病变的同时具有以下表现之一者:①四肢对称性手套、袜套样分布的感觉障碍,伴腱反射减弱;②神经肌电图检查提示轻度周围神经损害。

(2) 中度:轻度中毒基础上具有以下表现之一者:①四肢感觉障碍达肘、膝以上,伴腱反射消失;②肢体肌力减退至3级;③深感觉明显障碍伴感觉性共济失调;④神经肌电图检查提示明显周围神经损害。

(3) 重度:中度中毒基础上,具有以下表现之一者:①肢体肌力减退至2级及以下;②四肢远端明显肌肉萎缩;③神经肌电图检查提示严重周围神经损害。

【治疗】

目前尚无特殊有效解毒药,对于有神经症状的患者进行对症处理。加强车间内通风排毒设施;做好手、足清洗防护,下班后洗澡、更衣等个人防护;对接触者定期做体格检查,以便早期发现病变及早期调离原工作。

22

九、一氧化碳中毒

一氧化碳(carbon monoxide,CO)为无色、无臭、无刺激性的气体。凡含碳的物质燃烧不完全时,都可产生一氧化碳,因此一氧化碳的来源广泛。如出现一氧化碳在室内蓄积同时通风不良的情况下,可发生CO中毒事件。

空气中一氧化碳的分压越高,血液中碳氧血红蛋白饱和度的百分比越大,到达饱和度的时间也越短。进入血中的一氧化碳除与血红蛋白结合外,还有10%~15%与含铁的蛋白如肌球蛋白等结合,而被氧化为二氧化碳的不足1%。吸收后的一氧化碳主要以原形由肺排出。停止接触一氧化碳后,CO半排出期的长短与肺泡气中的氧分压成反比。在正常大气压下,CO的半排出期为128~409分钟,平均320分钟。如吸入1个大气压的纯氧时,CO平均半排出期为80分钟;而吸入3个大气压的纯氧时，CO 半排出期将缩短为 23 分钟。这是临床上用高压氧治疗急性 CO 中毒取得满意疗效的理论依据。

【病理与发病机制】

CO 经呼吸道吸收后，迅速弥散入血，其中 80%～90% 与血中血红蛋白（hemoglobin，Hb）进行可逆性结合，形成碳氧血红蛋白（carboxy hemoglobin，COHb）。COHb 不能携氧，不易解离，其解离速度仅是氧合血红蛋白（HbO_2）解离速度的 1/3 600，而且 COHb 的存在还影响 HbO_2 的解离，使血红蛋白氧解离曲线左移，血氧不易释放给组织而造成细胞缺氧。此外，CO 能与血液外的许多含铁蛋白质如肌球蛋白、细胞色素 P450 氧化酶、鸟苷酸环化酶、一氧化氮合酶等发生可逆性结合，直接引起细胞缺氧。CO 与肌球蛋白结合后，影响氧从毛细血管弥散到细胞内的线粒体，损害线粒体功能；CO 与还原型细胞色素氧化酶结合，抑制细胞色素氧化酶的活性，影响细胞呼吸和氧化过程，阻碍对氧的利用。

中枢神经系统对代谢的需求最高，因而对缺氧最为敏感。缺氧时，脑中储备的氧在 10 秒即耗尽。CO 中毒后，由于血液携氧和脑组织利用氧的障碍，细胞膜钠泵及钙泵的能量供应衰竭，细胞内钠离子聚集、钙离子超载，加之兴奋性氨基酸释放，氧自由基生成，破坏血脑屏障，产生细胞毒性脑水肿和血管源性脑水肿，最后引起颅内压增高、脑循环障碍和脑功能衰竭等急性中毒性脑病的严重后果。

急性 CO 中毒者，血液、皮肤、肌肉及内脏呈樱桃红色。组织器官充血，有大小不等的出血灶。脑明显充血水肿，苍白球常出现软化灶，以苍白球内侧部的前上方最为常见。大脑皮质可见分层坏死，多累及第二层细胞，或表现为血管周围的局部缺血性坏死。海马、小脑皮质亦可有类似病变。镜下见大脑皮质和海马 h_1 段神经细胞以及小脑浦肯野细胞多数呈缺血性变性，细胞皱缩深染，胞质尼氏小体消失，核固缩，核内微细结构消失。星形胶质细胞显著肿胀坏死，形成软化灶，周围胶质增生。存活时间较久者，脑重量减轻，额叶及枕叶皮质呈颗粒状萎缩。镜下见皮质局部神经细胞不规则脱失或减少，并常伴有胶质增生。大脑白质的变化常较突出，主要表现为脱髓鞘改变，变化程度与灰质损害及临床症状的发展不一定平行。

迟发性脑病患者，以脑白质广泛脱髓鞘病变为主，呈融合或不融合的脱髓鞘斑片。髓鞘肿胀、断裂或消失，轴突弯曲、断裂破坏。国内报告较常见的是两侧苍白球对称性软化灶，其次是大脑皮质第 2、3 层及表层白质发生灶性或板层状变性坏死，病程长者可见脑萎缩。迟发性脑病患者亦可无白质病变而仅有苍白球坏死的灰质损害。

【临床表现】

1. 急性 CO 中毒　发病及症状与接触 CO 的浓度及时间、有无心脑血管病，以及中毒时体力活动等情况有关。

临床上以急性脑缺氧的症状与体征为主要表现。接触 CO 后出现头痛、头晕、心悸、恶心等，吸入新鲜空气后症状迅速消失，属一般接触反应。

（1）轻度中毒：有剧烈的头痛、头晕、心悸、口唇黏膜呈樱桃红色、四肢无力、恶心、呕吐、嗜睡、意识模糊、视物不清、感觉迟钝、谵妄、幻觉、抽搐等，但无昏迷。脱离中毒环境吸入新鲜空气或氧疗，症状很快消失。

（2）中度中毒：呼吸困难、意识丧失，呈浅至中度昏迷，对疼痛刺激可有反应，瞳孔对光反射和角膜反射迟钝，腱反射减弱，呼吸、血压和脉搏可有改变。及时移离中毒场所并经氧疗可渐恢复，一般无明显并发症或后遗症。

（3）重度中毒：意识障碍严重，呈深度昏迷或植物状态。常见瞳孔缩小，对光反射正常或迟钝，四肢肌张力增高，牙关紧闭，或有阵发性去皮质强直，腹壁反射及提睾反射消失，腱反射存在或迟钝，并可出现大小便失禁。脑水肿继续加重时，表现为持续性深度昏迷，连续去皮质强直发作，瞳孔对光反射及角膜反射迟钝，体温升高达 39～40℃，脉搏快而弱，血压下降，面色苍白或发绀，出现陈-施呼吸。皮肤可出现红肿和水疱，多见于昏迷时肢体受压的部位，也可继发压迫性肌肉坏死（横纹肌溶解症）。坏死肌肉释放的肌球蛋白可引起急性肾小管坏死和肾衰竭。还可出现其他脏器的缺氧性改变或并发症。部分患者可出现严重的心肌损害、心肌梗死和休克，肺水肿、呼吸衰竭，上消化道出血等。死亡率高，幸存者多有不同程度的后遗症。

2. 迟发性脑病（delayed encephalopathy）　部分急性 CO 中毒患者于昏迷苏醒后，意识恢复正常，但经过 2～60 天（一般为 2 周左右）的假愈期，又突然出现一系列神经、精神症状，这种现象称为迟发性脑病。表现出“双相”的临床过程，亦称之为“急性一氧化碳中毒神经精神后发症”。

（1）精神症状：突然出现言语减少、表情淡漠、反应迟钝、记忆力减退、动作缓慢、定向力丧失、不认识亲人、迷路、生活不能自理、大小便失禁，或出现幻觉、错觉、语无伦次、行为失常等。呈现痴呆、木僵、谵妄状态或去大脑皮质状态。

（2）锥体外系症状：由于基底神经节和苍白球损害出现帕金森综合征，表现为运动迟缓、表情淡漠、四肢肌张力增高、静止性震颤、姿势步态异常等。少数患者可出现舞蹈症。

（3）锥体系症状：可表现为一侧或两侧的偏瘫，肌张力增高、腱反射亢进，病理征阳性；也可出现运动性失语或假性延髓麻痹。

（4）大脑皮质局灶性功能障碍：皮质性失明、癫痫发作、顶叶综合征（失认、失用、失写、失算）。

【辅助检查】

1. 血液 COHb 测定　可采用简易测定方法，如①加碱法：取患者血液 1～2 滴，用蒸馏水 3～4ml 稀释，然后加 10% 氢氧化钠溶液 1～2 滴，混匀。血液中 COHb 增多时，加碱后血液仍保持淡红色不变，正常血液则呈绿色。本实验在 COHb 浓度高达 50% 时才呈阳性反应。②分光镜检查法：取血数滴，加入蒸馏水 10ml，用分光镜检查可见特殊的吸收带。监测血中 COHb 浓度，不仅明确诊断，而且有助于分型和估计预后。

2. 脑电图检查　急性 CO 中毒患者可出现异常脑电图，表现为低波幅慢波增多。一般以额部及颞部的 θ 波及 δ 波多见，常与临床上的意识障碍有关。部分急性CO中毒患者后期出现智能障碍，脑电图的异常可长期存在。

3. 诱发电位检查　CO中毒的急性期及迟发性脑病者可见视觉诱发电位（VEP）P100潜时延长，恢复期潜时延长改善。正中神经体感诱发电位（somatosensory evoked potential，SEP）见N32等中长潜时成分选择性受损。脑干听觉诱发电位（brainstem auditory evoked potential，BAEP）也可见中枢各波潜伏期延长。事件相关电位（P300）是反映人类智能障碍的一项神经电生理指标。急性CO中毒患者行P300检查，可发现P300潜伏期显著延长，波幅明显降低。

4. 脑影像学检查　重度CO中毒及迟发性脑病患者中，脑CT可表现为双侧大脑皮质下白质、苍白球或内囊大致对称的密度减低区，在迟发性脑病症状2周后方可出现，后期可见脑室扩大或脑沟增宽。脑MRI可见双侧苍白球及脑白质异常信号，可随着病情的恢复而逐渐减弱或消失。

5. 其他检查　外周血红细胞、白细胞总数及中性粒细胞增高。急性期动脉血氧分压降低、血氧饱和度可正常。部分患者心电图可出现ST-T改变。

【诊断】

根据吸入较高浓度CO的接触史，迅速出现的以中枢神经系统损害为主的症状和体征，结合血液COHb及时测定的结果，或同一现场有其他人出现类似症状，一般不难做出急性CO中毒的诊断。职业性CO中毒多为意外事故，接触史比较明确；疑有生活性中毒者，应询问发病时的环境情况，如炉火烟囱有无通风不良或外漏现象等。若以昏迷为其发病形式，在接触史不明确时，需要详细询问病史及进行神经系统检查，与可引起昏迷的其他疾病如脑血管意外、安眠药中毒、糖尿病酮症酸中毒等疾病相鉴别。对脱离CO接触不足8小时者，血中COHb测定对确定诊断有很大价值，COHb含量常>10%。

【治疗】

1. 现场急救　应立即脱离中毒现场，转移至新鲜空气处，并保持呼吸道通畅，并注意保温。对危重患者，应及时就地抢救，如呼吸、心搏停止，立即进行心肺脑复苏。

2. 纠正脑缺氧　轻度CO中毒者（血中COHb含量常10%~20%）可给予氧气吸入；中度（COHb含量常30%~40%）及重度中毒者（COHb含量>40%），应积极给予常压面罩吸氧，有条件时最好给予高压氧治疗。

3. 抗脑水肿　常用20%甘露醇快速静脉滴注，待2~3天后颅内压增高现象好转，可逐渐减量。也可配合静脉注射呋塞米。三磷酸腺苷、糖皮质激素如地塞米松也有助于缓解脑水肿。

4. 促进脑细胞代谢　应用能量合剂，常用药物有三磷酸腺苷、辅酶A、细胞色素C和大量维生素C，以及甲氯芬酯250~500mg肌内注射；胞磷胆碱500~1 000mg静脉滴注，每天1次。

5. 防治并发症　昏迷时要保持呼吸道通畅，必要时行气管切开；定时翻身拍背以防发生压疮和肺炎；注意营养，必要时鼻饲；高热可影响脑功能，可用物理降温，如冰帽、冰袋，使体温保持在32℃左右等。

6. 迟发性脑病治疗　除高压氧治疗外，可用糖皮质激素及改善脑组织代谢的药物。有脑局灶性损害者可使用血管扩张剂；有帕金森综合征表现者可给予多巴丝肼、苯海索等药物。

十、甲醇中毒

甲醇（又称甲基乙醇，CH_3OH）是一种无色、毒性很高的挥发性液体，可经呼吸道、皮肤、消化道吸收入体内而引起中毒，经消化道吸收速度快，死亡率和致盲率极高。

【病理与发病机制】

甲醇一般是通过呼吸道、消化道及皮肤吸收进入人体后以原形在体内循环，广泛分布于全身。故以血液中含量较高；其次为心、肺、胃、肾、肝；骨髓及脂肪含量较少；而眼球的房水、玻璃体及脑脊液中的浓度比血液中还高。甲醇可引起心血管系统功能障碍，血管痉挛，形成淤血及出血，严重时由于脑循环障碍以及对神经细胞的直接毒性作用，可出现脑组织损伤；甲醇与眼球组织有特殊的亲和力，故中毒后眼球中甲醇含量很高。甲醇转化为甲醛后对视网膜毒性更强，其抑制了氧化磷酸化过程，使ATP生成障碍，视神经组织水肿、变性，出现视力障碍，严重者造成失明。

甲醇在肝中经醇脱氢酶氧化代谢为甲醛，甲醛在醛类脱氢酶作用下氧化为甲酸。目前已知甲酸通过两个系统氧化为二氧化碳：叶酸系统、过氧化物酶系统，其中叶酸系统为主要途径。甲醇的代谢过程伴随着大量的氧化反应，这些氧化反应主要发生于细胞内的线粒体和微粒体。伴随着呼吸链中生成还原型烟酰胺腺嘌呤二核苷酸（NADH），电子转移过程产生了大量的过氧化物阴离子，过氧化物阴离子被转化为自由基（·OH）或是在过氧化物歧化酶的作用下转化为过氧化氢（H_2O_2）。

另外，甲酸可导致乳酸酸中毒，这个过程也有大量自由基的产生。甲醇代谢过程中产生的甲醛、甲酸、自由基可以和组织细胞直接发生相互作用。甲醇可以和生物膜表面形成一个氢键，降低生物膜的水合作用，导致蛋白质脂质交联的可能性增大。甲醛易于和化合物小分子中的氨基及巯基发生相互作用，所以易于和肽段、蛋白质及核酸发生作用。

同时甲醛易于和很多氨基酸残基发生作用，可导致蛋白质如核糖核酸酶等发生重要生物活性的改变，同时也增加了蛋白质对蛋白酶的敏感性。

甲醇及其代谢物除与组织细胞发生直接的相互作用外，高浓度的甲醇可以激发蛋白质的生物特性改变，自由基与蛋白酶系统平衡紊乱的相互促进作用加剧了甲醇的毒性作用。

【临床表现】

甲醇中毒的早期表现以消化道、中枢神经系统和眼部损害为主。开始出现恶心，呕吐咖啡色内容物和上腹痛等胃肠道表现，随后出现头痛、乏力、嗜睡和意识模糊，视力下降多在中毒24小时后发生。随着中毒加深，患者可出现癫痫样抽搐、昏迷，甚至呼吸骤停而死亡。

1. 中毒性脑病　轻度中毒可以引起头痛、头晕、醉酒样状态;重度中毒可引起失语、肢体瘫痪、感觉障碍、共济失调等脑部局灶性损害的症状和体征;也可出现精神失常,抽搐,昏迷。

2. 眼部损害　甲醇对视神经及视网膜有特殊致毒作用,引起视网膜及视神经病变,最后引起视神经萎缩。眼部损害为临床特征性诊断指征之一。

3. 代谢性酸中毒　轻者可无症状,重者可出现呼吸困难,可突然出现窒息性痉挛、呼吸肌瘫痪。

【辅助检查】

正常人血中甲醇浓度小于 15.6pmol/L,大于 16.2mmol/L 可出现中枢神经系统症状,大于 31mmol/L 出现眼部症状,潜伏期血甲醇浓度大于 15.6mmol/L 可早期诊断,超过上限 4.34mmol/L 者多伴有眼损害和代谢性酸中毒,超过 4mmol/L 时脑 CT 可见豆状核梗死。

脑部损伤的头颅 CT 以双侧壳核的低密度变性为主,和/或表现为单纯的皮质下白质区低密度改变。病变的范围比较广泛时,脑部的损害较重,往往提示预后较差。磁共振的 T_1WI 表现为双侧壳核的点、条形低信号,T_2WI 表现为双侧壳核的点、条形高信号。

【诊断与鉴别诊断】

及早发现中毒的源头是早诊断的关键,患者多为饮用散装白酒后发病,能提供残留酒化验者诊断更易明确。尽早测动脉血气和血液中甲醇浓度,甲醇中毒者动脉血气分析多有严重代谢性酸中毒。血中甲醇浓度大于 20mg/L 即可确诊,大于 100mg/L 有眼部症状,在 150~200mg/L 间可迅速致死。

职业性急性甲醇中毒需参照按照卫生部颁布的《职业性急性甲醇中毒的诊断》(GBZ 53—2017)。根据较高浓度的职业接触史,经短时的潜伏期后,出现典型的临床症状和体征,结合实验室检查,综合分析排除其他类似疾病方可诊断。

分级:

22

1. 轻度中毒　接触甲醇后,出现头痛、头晕、乏力、视力模糊等症状和眼、上呼吸道黏膜刺激症状,并于脱离接触后短时间内恢复。除上述症状外,具备以下任何一项者:①轻度意识障碍;②视乳头充血、视乳头视网膜水肿或视野检查有中心或旁中心暗点;③轻度代谢性酸中毒。

2. 重度中毒　具备以下任何一项者:①重度意识障碍;②视力急剧下降,甚至失明或视神经萎缩;③严重代谢性酸中毒。

甲醇中毒主要跟乙醇中毒进行鉴别。前者没有乙醇中毒时的欣快感,而是直接出现嗜睡、意识模糊;乙醇中毒患者不会出现严重的视力障碍。血液中甲醇浓度和血 pH 有重要诊断价值。

【治疗】

急性甲醇中毒的治疗包括清除毒物、呼吸循环支持治疗、对症治疗、纠正代谢性酸中毒、特效解毒剂和血液透析治疗。

1. 纠正代谢性酸中毒　可应用碳酸氢钠纠正代谢性酸中毒,必要时可运用血液透析。

2. 糖皮质激素　目前研究认为静脉冲击剂量使用才能奏效,单纯口服用药无效。病情重者应在早期给予甲泼尼龙 500~1 000mg/d 静脉滴注,2~3 天后减量或改为口服。疗程一般不超过 10~14 天为宜。

3. 高渗脱水剂　高渗性脱水剂如甘露醇可减轻颅内压及眶内压增高。

4. 其他　具有活血化瘀作用的中药可改善眼底血循环,脑细胞营养药等有辅助治疗作用。常规用眼罩遮盖双眼,避免光线刺激而保护眼睛。

5. 特效解毒剂

(1) 乙醇:是治疗甲醇中毒的传统解毒剂。血清乙醇有效治疗浓度为 1 000~1 500mg/L,注意监测乙醇浓度。另外要注意防范乙醇可能导致低血糖、静脉炎、中枢神经系统抑制、充血、消化道损害等副作用。

(2) 甲吡唑:是乙醇脱氢酶抑制剂,是特效治疗药物。甲吡唑静脉负荷量为 15mg/kg,随后每 12 小时给予 10mg/kg 共 4 次,之后每 12 小时静脉注射 15mg/kg 产生的血药浓度大于 0.8mg/L。甲吡唑价格昂贵,但给药方便,与乙醇脱氢酶的亲和力远大于乙醇,药效较持久,不需要监测血药浓度,无中枢神经系统抑制作用,嗜酒者亦不需要调整剂量;副作用少(轻度的恶心、头痛、头晕等)。

(3) 甲酰四氢叶酸:推荐用法为每 4 小时静脉注射 50mg,共 5 次,之后每天注射 50mg,直到甲醇和甲酸已被清除。

6. 血液透析　血液透析是治疗甲醇中毒的重要方法,能有效清除甲醇和甲酸(两者相对分子质量小、易溶于水、不与蛋白质结合、透析易清除)、纠正代谢性酸中毒和电解质紊乱。具备下列情况之一就需要进行血液透析治疗:①严重代谢性酸中毒(pH 为 7.25~7.30);②出现视力、眼底、精神异常;③积极支持治疗病情仍然继续恶化者;④肾衰竭;⑤常规治疗不能纠正的电解质紊乱;⑥血清甲醇浓度大于 500mg/L。

病变的范围比较广泛时,脑部的损害较重,往往提示预后较差。急性甲醇中毒的严重性与预后取决于代谢性酸中毒的严重程度与血清甲酸浓度,治疗的关键是抑制甲醇代谢为甲酸、及时纠正酸中毒。由于乙醇治疗的副作用较多且需要密切监测,而甲吡唑在国内还没有上市,因此及时进行血液透析治疗具有重要意义。

十一、酒精中毒

酒精是由糖类或谷物类经发酵后蒸馏而获得,酒精中毒的患者大都是因为饮用过量酒精饮料而引发。进入人体内的酒精 80% 在十二指肠和空肠、少数在胃吸收,进入体内的酒精 90% 被运送到肝脏进行代谢,残剩的 10% 由尿液、呼吸、汗液及唾液分泌出体外。人体对于酒精的耐受取决于体内乙醛脱氢酶的活性,活性低者酒精耐受差,更容易于导致酒精中毒性反应。

【病理与发病机制】

1. 酒精对神经组织的直接损害作用　首先高浓度乙醇的

酒精可直接损害细胞的脂质膜，从而影响离子通道和蛋白的功能，使神经细胞膜变性，抑制氨基酸合成，使脂质消融，以致细胞破裂或者功能障碍；使髓鞘形成推迟，使视网膜神经节细胞缺失，尾状核结构转变，侵害小脑浦肯野细胞；影响神经递质传导：降低纹状体内多巴胺的液体浓度、减低脑内能量代谢中重要酶的活性。

2. 酒精对神经组织的间接损害作用　持久大量喝酒后，酒精抑制维生素 B_1、维生素 B_6、烟酸、叶酸等营养物质接收，造成体内营养障碍及多种维生素缺乏。其中以维生素 B_1 缺乏为主要因素，维生素 B_1 以辅酶形式使丙酮酸脱羧转化成乙酰辅酶 A，使厌氧糖酵解与三羧酸循环连在一起。在焦磷酸硫胺素缺乏的情况下，三羧酸循环不能顺利进行，故不能生成大量 ATP，而几乎完全依靠葡萄糖氧化产生 ATP 作为能源的脑细胞代谢就会发生功能障碍，导致神经组织的能量供应不足，并且伴有丙酮酸及乳酸等在神经组织中堆积。同时维生素 B_1 缺乏还可影响脂质的合成与更新，导致神经纤维的脱髓鞘和轴突变性，从而产生韦尼克脑病（Wernicke encephalopathy）。

3. 其他　酒精使血管内皮损伤，如伴有高脂血症，易形成血管壁的粥样硬化，酒精可加强血小板堆积作用，激活凝血系统，刺激脑血管收缩，造成脑血流量减少，造成脑的血液循环障碍。酒精能导致脑血管张力减低，通透性增加，如伴有高血压等，易导致出血性脑卒中发生。酒精可使血液锌浓度降落和低血钠综合征，造成神经兴奋性改变。对于小肠和肝脏损害导致消化不良，以及营养物质不能吸收或利用不全。

【临床表现】

酒精中毒性包括急性和慢性酒精中毒。

1. 急性酒精中毒　是指短时间内饮入过量的酒精或酒类饮料后所引起的中枢神经系统兴奋及随后的抑制状态。患者呼出气及呕吐物均有酒味，严重者可引起呼吸衰竭及循环衰竭。饮酒对机体产生的影响，轻者仅有情绪上的改变，严重者则协调性、视觉、平衡和语言等会完全丧失，其中任何一个障碍，都提示人体的暂时中毒，被称作急性酒精中毒性脑病或醉酒。这些影响在停止饮酒后几小时内逐渐消失。

临床上大致分三期：

（1）兴奋期：患者头昏、乏力、自控力丧失、欢快感、言语增多、颜面潮红或苍白。

（2）共济失调期：动作不协调，步态不稳，语无伦次，伴眼球震颤。

（3）昏睡期：患者沉睡，颜面苍白，皮肤湿冷，呼吸浅表，口唇微紫。严重者深昏迷，出现陈-施呼吸，甚至呼吸瘫痪死亡。

2. 慢性酒精中毒　又称酒精成瘾，是一种由于长期饮酒造成酒精与大脑组织相互作用产生的慢性、复发性脑疾病。通常饮酒时间在 8～10 年左右，且每日饮酒量约为 28% 的酒 300ml 以上（相当于纯酒精 84ml）。其特征表现为对饮酒的强烈渴望、耐受性增加、依赖性增强和不加以控制。患者可出现个体行为异常，神经系统功能和结构异常。酒精中毒的严重程度与酒的种类、始饮时间、饮酒量与频度，饮酒时是否佐以食物以及神经系统的功能状况等因素密切相关。

慢性酒精中毒还能够导致许多疾病，包括低血糖、肾脏疾病、脑和心脏损害、皮肤血管扩张、慢性胃炎和胰腺炎等。慢性酒精中毒在男性可导致阳萎；对怀孕妇女则对胎儿产生损害作用；并增加患者喉、食管、胃、胰腺和上消化道癌的危险性。因为嗜酒者饮食很少正常，他们可能患有营养缺乏症，严重酗酒则损伤肝脏功能。

慢性酒精中毒性脑病分为 Wernicke 脑病、柯萨可夫（Korsakoff）综合征、慢性酒精中毒性痴呆、酒精性震颤-谵妄、酒精性癫痫、酒精性精神和行为障碍六种综合征。

（1）Wernicke 脑病：典型的三组特征性症状包括眼肌瘫痪、精神异常和共济失调。多见急性或亚急性发病，呕吐和眼球震颤是最早出现的症状，眼肌瘫痪是本病的特征性表现之一，共济运动障碍常在眼部症状之后出现，多数患者初起时症状相当严重，几天之内即发展到难以站立及步行；轻型患者则表现为小脑性共济失调，行走时步基较宽，易于倾跌；个别患者还可伴有言语含糊、构音不连贯等现象。80% 以上患者合并精神症状，但有时表现隐匿，需要医师仔细检查。

（2）柯萨可夫综合征：又称酒精遗忘综合征。典型的临床表现包括遗忘症、虚构、错构、智能障碍、定向障碍和人格改变。患者的这些临床表现，常基于记忆和学习能力下降，以及人格改变。患者往往不能保留新的信息，出现遗忘表现，但患者为了填补这方面的空白而将过去时间里曾经发生过的事件，说成是这一时间发生的，或以一段内容荒谬、变幻不定、丰富多样虚构的事实来填补他所遗忘的那一段经过，并对其坚信不疑。另外，患者在人格上常表现为表情冷漠，缺乏主动性，对周围人事缺乏主动意志要求和关心，但有时又显得自私固执、欣快肤浅，或者情绪波动十分剧烈。

（3）慢性酒精中毒性痴呆：是由于慢性酒精中毒而产生的明显智能障碍。可由 Wernicke 脑病或柯萨可夫综合征发展而来，个人生活能力显著下降，不修边幅，个人卫生差，而且对饮酒的需求超过一切。晚期言语功能也严重受损，仅能只字片语，最后卧床不起，尿便失禁，多因各种并发症而死亡。

（4）酒精性震颤-谵妄：该病可由外伤、感染等一些减弱机体抵抗力的因素所促发。典型的前驱症状是失眠、恐惧和震颤，经典的三联征是伴有生动幻觉或错觉的谵妄、行为紊乱及明显的震颤。震颤多为粗大性震颤，尤其多见于手指、面部、舌等部位，有时缺乏规律，表现为摇摆性震颤。谵妄于数日内出现，患者定向力丧失，伴有各种各样的生动幻觉，以视幻觉为主，常伴有错构和虚构。可伴有被害妄想，甚至有自杀、自伤或有攻击、冲动表现。此症一般持续数日，患者对病中经历通常没有回忆。没有并发症的病例经及时处理病死率较低，一旦发生并发症（如肺炎、心力衰竭），则病死率会明显升高。

（5）酒精性癫痫：临床表现为多种类型的癫痫发作，以全身强直-阵挛性发作较常见，严重时可呈现癫痫持续状态。

（6）酒精性精神和行为障碍：包括长期酒精使用障碍所导致的戒断反应，以及伴随的人格、情绪障碍或精神病性障碍。

情绪障碍常见抑郁焦虑等多种表现，患者情绪混杂、多变，稳定性差，持续时间长，对药物反应不良，且伴随人格异常、幻觉、睡眠障碍，或智能障碍。

【辅助检查】

1. CT　可发现慢性酒精中毒性脑病患者双侧丘脑和脑干有低密度或高密度病变，也可见到乳头体密度改变，25%患者的导水管周围有低密度区。

2. MRI　慢性酒精中毒性脑病者头颅MRI可见双侧丘脑和脑干有对称性病变，其典型的改变为第三脑室和导水管周围有对称性长T_2信号增高影，而在6~12个月以后的恢复期增高的信号就会降低或消失。

3. 血清乙醇浓度测定　正常参考范围为0~5mmol/L，急性酒精中毒时呼气中乙醇浓度与血清乙醇浓度相当。对于尚未形成酒精依赖的个体而言，其中毒症状轻重与血中乙醇浓度有一定相关性。

【诊断与鉴别诊断】

急性酒精中毒性脑病的诊断比较容易，首先有短时间饮用过量的酒，患者口中有浓烈的酒味，同时伴有神经系统兴奋，或共济失调或昏睡即可诊断。慢性酒精中毒性脑病的诊断较为困难，由于慢性酒精中毒性脑病典型的3组症状同时出现不常见，即使出现也很难识别，所以容易漏诊、误诊。首先患者有长时间的饮酒病史，饮酒时间在8~10年左右，而且每日饮酒量28%的酒300ml以上（相当于纯酒精84ml）。临床诊断主要根据三大特点，其中尤以眼肌症状最为重要。如患者不出现眼肌症状，诊断本病特别困难。如患者仅出现精神异常，特别以遗忘（近记忆缺失为主）、虚构、定向障碍记忆能力为特点时，须注意柯萨可夫综合征。

急性酒精中毒需要和急性有机磷农药中毒相鉴别，急性有机磷农药中毒也可出现中枢神经系统症状，如头痛、头晕、疲乏、烦躁、谵妄、抽搐、昏迷，重者可出现中枢性呼吸衰竭。但该类患者有有机磷农药接触史，口服中毒的胃肠道症状较明显，呕吐物有蒜臭味；皮肤黏膜接触可在局部引起刺激反应，可见皮肤红肿，或出现大小不等水泡等。有毒蕈碱样症状（muscarinic symptoms），临床表现为恶心、呕吐、腹痛，尚有流泪、流涕、流涎、腹泻、尿频、大小便失禁、心搏减慢和瞳孔缩小。支气管痉挛和分泌物增加，咳嗽、气促，严重患者出现肺水肿。还有烟碱样症状（nicotinic symptoms），表现为肌束震颤，多见于面部肌肉、胸大肌和四肢肌肉，甚至全身肌肉强直性痉挛。全身紧缩和压迫感，而后发生肌力减退和瘫痪。

慢性酒精中毒性脑病需要和下列疾病鉴别诊断：

1. 血管性痴呆（vascular dementia，VD）　往往有脑血管病变和与此相伴的危险因素，如脑梗死、心源性脑栓塞、脑出血等，相伴的危险因素有高血压、高血脂、糖尿病、心脏病，动脉硬化、吸烟、肥胖等，另外，CT和MRI可以发现脑血管病变的部位，可与之鉴别。

2. 阿尔茨海默病（Alzheimer disease，AD）　是老年人常见的神经系统变性疾病，临床表现是进行性智能减退、记忆障碍和明显精神症状。病理检查可发现特征性的病理改变：老年斑、神经元纤维缠结、海马锥体细胞颗粒空泡变性和神经元缺失。

3. 脑外伤后遗症　有脑外伤或脑手术史，而且神经精神症状是出现在脑外伤或脑手术后。

4. 帕金森病　有典型的锥体外系运动障碍症状，多巴胺类药物治疗有效等可资鉴别。

【治疗】

1. 急性酒精中毒　一般无须特别治疗，多饮水，在通风之处休息一段时间后往往自行康复。要注意的是保暖，预防因呕吐而误入气管产生的吸入性肺炎。重症患者应迅速催吐，但禁用阿朴吗啡，以免加重酒精的抑制作用。可用0.5%药用炭或1%碳酸氢钠洗胃。静脉注射50%葡萄糖100ml，同时可肌内注射维生素C 500mg、维生素B_1、维生素B_6和烟酸各100mg。亦可用依达那奉30mg/d，加入生理盐水100ml静脉滴注。兴奋躁狂者可用小剂量地西泮肌内注射，避免用吗啡、苯巴比妥类对呼吸有抑制的药物。如有昏睡、呼吸衰竭或脑水肿等，予以20%甘露醇250ml快速静脉滴注并进行相应对症处理和支持疗法，并可予纳洛酮治疗。极严重患者可给透析治疗。

2. 慢性酒精中毒

（1）戒酒：首要方法健康教育，督促戒酒。治疗一般分为两个阶段：一是戒酒阶段，有时也称作解毒阶段，另一则是康复治疗阶段。对慢性酒精中毒性脑病早期阶段的患者，戒酒会引起焦虑和失眠；而对长期依赖酒精的患者来说，戒酒则会引起不能控制的颤抖、惊慌和震颤性谵妄（delirium tremens，DT）。晚期阶段酒精中毒的患者戒酒，应该住院进行。戒酒治疗可能要应用一种或多种药物。戒酒硫（disulfiram）能干扰酒精的代谢过程，喝少量酒就会引起恶心、呕吐、意识模糊和呼吸困难。环丙甲羟二羟吗啡酮（naltrexone）能减少对酒精的依赖，但推荐在医师指导下使用。苯二氮䓬类药物（benzodiazepine）是抗焦虑药物，常用于治疗戒酒症状如焦虑和失眠，也用来预防癫痫发作和谵妄，应用时要小心，因为它们也有成瘾性。三环类抗抑郁药物可以用来控制任何原因引起的焦虑和抑郁，但是由于这些症状随着戒酒有可能消失，因此直到戒酒后如仍存在这些症状才使用此类药物。此外，还可以大量使用抗氧化剂，如维生素C，维生素E；肾功能正常的情况下，使用抗过氧化物脑保护剂如：依达那奉30mg/d，加入生理盐水或5%糖盐水连续静脉滴注二周，可取得较好的治疗效果。因为嗜酒者有可能再次对酒精产生依赖性，因此康复阶段的关键是彻底戒酒。康复阶段可采取多种治疗措施，包括教育计划、分类治疗、娱乐（音乐）治疗和家庭治疗等。

（2）病因治疗：慢性酒精中毒性脑病的原因是胃肠吸收不良所造成的维生素B_1缺乏，所以治疗关键是针对病因及发病机制进行治疗。但口服或肌内注射维生素不是首选的治疗方法。由于慢性酒精中毒性脑病患者胃肠吸收不良，故口服维生素B_1效果也不佳。故一般选非肠道给药，可使用静脉注射（500mg/d，连用3日）。

（3）纠正营养失调：首先应给予静脉补充水、电解质、维生素 B_1 和维生素 C 等。补充营养成分，特别是硫胺（维生素 B_1）有助于康复。其次，帮助患者恢复食欲，保持口腔的清洁卫生，少食多餐，尽量满足患者饮食上的要求，鼓励患者进食富含维生素的食物。有学者认为稳定血糖在一定的水平有助于治疗取得成功。推荐的方法包括避免食用糖，甚至果汁里的糖（果汁可能比完整的水果含有更多的糖）；减少单糖含量高的饮食，如白面粉和调制好的马铃薯；增加植物蛋白和多糖的食用，这些物质在谷类、豆类和蔬菜中含量较高。

（4）康复治疗：对于并发小脑性共济失调不能独立行走，上肢的精细技巧动作困难，言语功能障碍日益加重的患者应尽可能地维持运动功能、预防继发性障碍的发生，保持一定日常生活能力及生活质量，包括关节阻力运动、弹力绷带和负重法、frenkel 体操训练法。

第六节　物理性神经损伤

一、放射性损伤

放射性损伤在战争时期可见于原子弹与氢弹爆炸后，在和平时期通常是由于核工业事故和医疗上的放射治疗所引起。

【发病机制】

目前尚无定论，概括起来有四种学说：①神经组织损伤学说：放射线直接损伤脑神经组织。②血管损伤学说：脑组织受到照射后血管系统的变化主要为内皮细胞损伤、血脑屏障破坏和血管性水肿等，它们与早期损伤的发生有密切的关系，甚至有启动作用。血管损伤是早期放射损伤的重要病理基础之一。③免疫反应：免疫反应机制是从动物实验中发现并提出的，可以解释照射后长达数年才发病的病例和出现于照射野外的病灶。④自由基损伤：组织化学方法测定发现，放射性脑损伤组织内酶活性改变，使之处于功能不全状态，自由基损伤和免疫改变参与其中，导致缓慢、持久、进行性的病理变化。

【临床表现】

包括脑病、脊髓病和周围神经损伤。

1. 脑病　多数患者起病较隐匿，常因放射治疗后复查而发现。

（1）脑部局灶症状：临床表现与受累的脑区功能密切相关。大脑半球受损常表现为一侧运动、感觉障碍、失语等；脑干损害常见表现为复视、头晕、构音不清、吞咽困难、走路不稳，客观检查有眼球外展瘫痪、眼球震颤、面神经瘫痪、咽反射消失、舌肌萎缩、肢体共济失调等脑桥及延髓受损征象，严重者出现呼吸肌瘫痪、心搏骤停，导致死亡。

（2）大脑皮质功能障碍：①智能障碍。主要表现为记忆力减退，包括远近记忆力均减退，特别是近事遗忘，严重者表现为完全痴呆。②精神异常。表现为易激惹、退缩、呆滞、答非所问，个别病例出现幻觉，包括视、听、嗅、触等幻觉。③癫痫发作。可表现为各种类型，包括部分性发作和全面性发作，药物治疗效果不佳或病情进展，有可能出现癫痫持续状态。

（3）颅内高压症状：轻者表现为慢性头晕、头痛（常为紧箍性、压迫性或胀痛）。病情进行性加重可出现剧烈头痛、呕吐、意识障碍，甚至昏迷，进而危及生命。

（4）下丘脑垂体轴功能异常：常导致生长激素缺乏症，性腺轴失调综合征，继发性肾上腺皮质功能减退症，继发性甲状腺功能减退症。由于放射性垂体功能减退的症状常隐匿存在，或被其他放射性脑损伤症状所掩盖，在临床上需要定期监测。

2. 脊髓病　对鼻咽癌、食管癌等进行放疗可造成脊髓损伤，其发生与照射剂量大小和照射长短有关。患者多在放疗结束后间隔一段时间逐渐出现症状，其潜伏期 1~17 个月，平均 1~2 年。少数呈急性起病。临床分为：①短暂型放射性脊髓病：为放射线照射早期表现，潜伏期为 3~4 个月，主要表现为感觉异常以及轻度感觉减退，伴有典型的莱尔米特征（Lhermitte sign）。上述症状可在几周至数月内完全缓解。②慢性进行性放射性脊髓病：多为脊髓对放射线的远期反应，平均潜伏期 14 个月。临床表现为一侧或双下肢感觉障碍，逐渐出现不完全性或完全性脊髓横贯性损害。③静止性放射性脊髓病：少见。急性起病，几小时或几天内发展成截瘫或四肢瘫，随后病情处于静止状态。机制可能是脊髓血管因放射反应发生梗死所致。④肌萎缩型：主要表现为双下肢弛缓性瘫痪、无感觉障碍及括约肌功能障碍。可能是由于脊髓前角细胞选择性损害所致。

3. 周围神经病　乳腺癌放疗后可引起臂丛神经损害。平均潜伏期为 6.5 年，主要表现为疼痛、麻木、感觉异常，运动障碍较轻。头颈部肿瘤放射治疗后可引起脑神经受损，可表现为真性延髓麻痹、眼球运动障碍、视神经受损等。

【辅助检查】

1. CT　放射性脑损伤早期、脑干型或轻症患者，颅脑 CT 检查常无阳性表现。典型者表现为白质内均匀的“指状”分布的低密度灶，边缘较模糊，伴不同程度的占位效应，部分两侧不对称性病变或单侧病变可因脑室受压，中线向健侧或病变程度较轻侧移位，增强扫描无强化或轻微周边强化。囊变期病灶在 CT 上表现为圆形或椭圆形、边界较为光整的低密度区；CT 值常显示其中心部分为液性，此时占位效应多不明显，甚至可以出现脑实质萎缩、中线向患侧移位等表现，增强扫描没有强化或轻度强化。

2. MRI　早期 MRI 表现为损伤脑组织的 T_1、T_2 弛豫时间延长，即 T_1 加权像（T_1WI）呈低信号，T_2 加权像（T_2WI）呈高信号。晚期病变出现液化坏死，则 T_1WI 信号更低，T_2WI 信号更高，与脑脊液相仿。液体衰减反转恢复序列扫描（FLAIR）能够帮助确定病灶囊变的范围。由于血管损伤导致血脑屏障通透性增加，顺磁性对比剂增强扫描时可见受损区强化，强化后的病灶形态多种多样，可呈花环样、泥沙样，在强化病灶内可有散在低信号无强化区，为坏死的中央区。

磁共振扩散加权成像（DWI）：放射性脑损伤中无论是囊变、水肿还是异常强化灶，其表观扩散系数（ADC）值都显著高于正常脑组织，而在不同患者放射性坏死的异常强化灶之间比较,低 ADC 值与脑组织进行性或永久性损伤有关,即 ADC 值越低其永久性损伤的可能越大。

磁共振灌注成像(PWI)可见局部脑血容量(rCBV)下降。磁共振敏感加权成像(SWI)可见放射部位微出血增多。

3. 其他　正电子发射断层显像(PET):可用于区别放射性损伤和肿瘤复发。PET 鉴别放射性脑损伤与肿瘤复发的灵敏度为 80%~90%,特异度为 50%~90%。

【诊断】

主要依靠病史、临床表现和影像学检查,最终靠病理诊断确诊。但因脑组织取病理风险较大,故影像学是目前主要的诊断方法。

放射性脑损伤的诊断首先需要明确相应的头面部放射或辐射病史,结合临床表现、神经影像学结果,必要时做脑活检。放射性脑损伤诊断的一般流程如图 22-6-1。

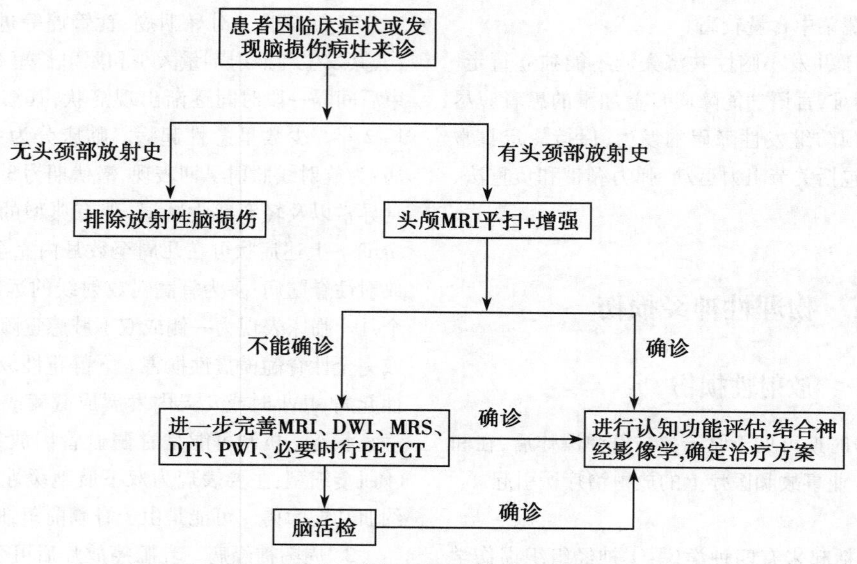

图 22-6-1　放射性脑损伤的诊断流程

【治疗】

多数放射性损伤病程较长,患者可能出现病情反复或进行性加重,应遵循早期诊断,早期治疗的原则,定期复诊,坚持康复锻炼,积极防治相关并发症。

1. 急性损伤期

(1)免疫治疗:

1)糖皮质激素治疗:甲泼尼龙 1g 静脉滴注,每日 1 次,连续 3 日;老年患者或心功能不全的患者,使用甲泼尼龙 0.5g 静脉滴注,每日 1 次,连续 6 日,随后在 10 日内口服泼尼松减停;症状和病灶严重的患者,3 个月后重复以上方案;病灶进展的患者,6 个月后可重复以上方案。部分患者难以耐受冲击剂量激素,可予甲泼尼龙 80mg 静脉滴注,每日 1 次,连续 4~5 日,随后渐减量至口服维持剂量。口服激素方案可选用地塞米松片 4~16mg 口服 4~6 周,随后在 3~4 个月内逐渐减停。

2)贝伐珠单抗:贝伐珠单抗(bevacizumab),是一种重组的人类单克隆 IgG1 抗体,通过与血管内皮生长因子(vascular endothelial growth factor,VEGF)结合可竞争性抑制后者与内皮细胞表面受体结合,减少内皮细胞增殖和新生血管形成,降低血管通透性。用法:贝伐珠单抗 5mg/kg 体重静脉滴注,每 2 周 1 次,共 4 个疗程;或贝伐珠单抗 7.5mg/kg 体重静脉滴注,每 2 周 1 次,根据病情使用 2~4 个疗程。最严重的副作用是出血和动脉血栓栓塞,一旦出现,应停药并积极处理。

(2)对症支持治疗:

1)抗癫痫治疗:放射性脑损伤继发癫痫属于继发性癫痫范畴,由于脑部存在明确且不可逆的病灶,癫痫发作大多容易反复。放射性脑损伤继发癫痫治疗也应遵循单药治疗的原则,如果一种一线药物已达最大耐受剂量仍不能控制发作,可加用另一种一线或二线药物,至发作控制或最大可耐受剂量后逐渐减掉原有的药物,转换为另一种单药。如果两次单药治疗无效,可以考虑合理的多药治疗。经典的抗癫痫药物包括卡马西平、丙戊酸钠、苯妥英钠等,新型抗癫痫药物包括奥卡西平、拉莫三嗪、左乙拉西坦、托吡酯等。

2)改善精神症状:放射性脑损伤程度不一,轻症可有注意力不集中、多项任务处理困难、记忆力下降、逻辑障碍,严重者可出现阿尔茨海默病样痴呆,表现为生活不能自理,尿失禁和步态障碍。可尝试多奈哌齐 10mg 每日口服 1 次,疗程 24 周;或盐酸美金刚 10mg 每日口服日次,疗程 24 周。患者常伴发焦虑、抑郁等症状,严重者有偏执、激惹表现,必要时可给予相应的药物治疗。

3)自由基清除剂:艾地苯醌、超氧化物歧化酶、维生素 E 等,能清除自由基,减轻自由基损伤,改善放射所致的后期效应。有报道,依达拉奉作为一种新型自由基清除剂,可改善放射性脑损伤。艾地苯醌除了能激活线粒体功能,还具有较强的抗氧化和清除自由基的作用。

4)其他:头面部神经病理性疼痛是放射性脑损伤患者常

见的症状，普瑞巴林能够有效缓解放射性脑损伤患者的头痛，且对情绪障碍和睡眠障碍也有治疗作用，有效剂量多在300mg/d及以上。促进脑营养代谢药常用胞磷胆碱、神经节苷脂(GM-1)、注射用鼠神经生长因子、维生素 B_1 等。在目前的报道中，脱水药物的使用并不是放射性脑损伤的常规对症支持方法。

(3) 高压氧疗(hyperbaric oxygen therapy)：规范的高压氧疗有助于提高脑组织供氧，促进神经血管再生。常见的不良反应包括耳鸣、耳痛、癫痫发作和肿瘤进展风险增加，因此在做高压氧之前应该仔细评估患者综合情况及风险，必要时照护者陪同入舱，出现严重不良反应马上终止治疗。

2. 临床缓解期及囊变期　患者进入临床缓解期或囊变期后，应密切随访。有研究推荐患者应每3个月定期到医院随访，每年复查颅脑磁共振扫描。囊性变或脑水肿等占位效应明显，颅内高压症状或者相应神经功能障碍进行性加重的患者，经积极内科治疗无效，应手术治疗。以病灶切除术为主，适用于以实性病灶为主或者残留实性病灶、多房囊性变不适合分流术或分流术无效者，随着立体定向放射治疗及术中MRI等技术的发展推广，目前已可实现病灶的完整切除。囊腔腹腔分流术适用于单个巨大囊性变的患者。

手术并发症发生率在19%以下，主要是手术切口或肺部感染、出血以及皮下积液。此外，术后放射性脑损伤的复发率可达6.3%。

鼻咽癌为首发疾病的放射性脑损伤中，33%患者最终发展为双侧颞叶放射性脑损伤，既往文献多报道分开行二次手术或仅行严重一侧手术。

二、减压病

减压病又名沉箱病、潜水夫病和屈肢症等，是指因外界气压急速降低，导致溶于体内的气体逸出形成气泡所造成的一种职业病。主要见于从事高气压作业者如潜水员、沉箱工、隧道工、高压氧舱工作者、海底失事潜艇脱险人员，以及飞行人员乘坐非加压座舱飞机突然上升高空时等。

【病理与发病机制】

人在高气压环境下工作一段时间后，迅速转移到正常气压时，原已溶解在体内的气体(主要为氮)超过了过饱和界限，过剩的氮从组织中游离出来，进入血液，来不及排出体外，便形成小气泡，在血管中就形成栓子造成栓塞。由于气泡栓塞微循环引起血流缓慢，血细胞凝集，血小板发生聚合和破裂，促进凝血而使组织缺血缺氧加重，毛细血管壁通透性增加造成低血容量性休克等一系列继发性变化。

在减压后数小时内可见血液及组织中含大量气泡，静脉中气泡较动脉为多；血液供应较少的组织较血管丰富的腺体、肌肉等组织多。在神经系统中，脊髓内气泡很多，主要分布于白质(如锥体束、后柱、侧柱中的脊丘束，前柱的边缘部分)；在腰膨大等血管较多处气泡较少；组织软化部位通常在下胸段，白质及脂肪组织中有梗死，白质中并有髓鞘破坏，有时可见轴突肿胀，严重的可见细胞坏死，空洞形成。脑的改变较少，气泡主要在颅底大血管中，大多在硬膜外；脑脊液中一般少见，软脑膜及硬膜下腔血管有广泛性淤血。可见灰质及白质毛细血管和静脉周围有出血点或出血灶，偶可见神经细胞及胶质细胞水肿和轻度周围血管水肿。其他肝、肾、肺等器官也有充血性等改变。

在发病后15天至2个半月内死于截瘫合并继发感染者，体内通常已看不到气泡或急性充血。脊髓胸腰部可见水肿，以胸下段约10cm长的一段最为明显，白质融合性坏死灶，由颗粒化细胞组成，主要见于后柱和侧柱的后部，也有轴索断裂现象；在腰髓有下行束、在胸髓有上行性传导束变化，灰质基本未受累。

【临床表现】

1. 急性减压病　一般在减压后即刻或12小时内发病(共占发病总数99.5%)。

(1) 神经系统：脊髓损伤较多见，胸段发生最多，腰及颈段则较少。可先有腰痛，下半身麻木无力，几分钟内即可发生截瘫，感觉障碍水平常在 $T_9\sim T_{10}$，伴大小便滞留；亦可生四肢瘫。脑部病变发生较少，表现为头痛、眩晕、乏力、一时性谵妄状态、失读、失语等，短暂性意识丧失或昏迷、抽搐，单瘫、偏瘫和共济失调等。此外可有短暂失明、同向闪光性偏盲、视野缩小、复视、上睑下垂和外直肌瘫痪等。由迷路栓塞引起的眩晕、眼球震颤伴耳鸣、听力减退(内耳眩晕症)较常见，若治疗不当可造成永久性神经性耳聋。

(2) 皮肤：出现瘙痒、灼热感、瘀斑、大理石样斑纹和皮下气肿等。

(3) 肌肉骨路：典理表现为肩、肘、膝等四肢大关节及其附近肌肉关节痛。疼痛性质呈酸痛、针刺、刀割或撕裂样痛等，疼痛剧烈时患肢呈屈位，故有"弯痛"或"屈肢症"之称。

(4) 其他：有肺动脉栓塞、心肌梗死、大网膜及肠系膜动脉栓塞、肠穿孔等。

2. 减压性骨坏死　主要见于一次或多次急性减压病后来做加压治疗或治疗方案不当未彻底治愈者，也可见于没有明显的急性减压病症状而发病者。主要因氮气泡在长骨两端多次栓塞造成骨关节的缺血性坏死，多见于肱骨头、股骨头处，是高气压作业者的慢性职业病。病灶面积小时可无症状，在骨骼和关节都有严重破坏时，可造成肢体局部疼痛和活动困难。

【辅助检查】

减压性骨坏死在X线片可见骨内囊变及广泛硬化病灶。核素骨扫描能发现X线片不能显示的病灶，但不能检出囊变及硬化灶。

多普勒气泡探测仪可在大血管表面监测到流动的气泡。

【诊断】

有在高压环境中停留而未按规定减压的病史，出现上述部分症状，在排除损伤或其他潜水疾患如肺气压伤、缺氧、氮麻醉、一氧化碳中毒及氧中毒等后即可诊断为急性减压病。按职业病诊断国家标准，诊断需分级：轻度(只发生皮肤症状)，中度

(出现骨、关节症状),重度(发生神经、呼吸、循环或消化系统症状任何之一者)。

【治疗】

1. 加压治疗 是治疗本病的特效疗法,即将患者尽快送入高压氧舱进行加压,使氮气泡重新溶解在体液及组织中。在加压过程中要求加压的压力要较高;在高压下停留的时间要较长;减压要缓慢;加压治疗结束,患者在加压舱外附近还得留观一段时间,若症状又发生,应立即再进行加压,这样可达到较满意的疗效。

2. 对症治疗 吸氧可增加组织氧分压促进氮气排出,补液作为支持疗法,右旋糖酐和肠溶阿司匹林的使用作为血液扩容和抗血小板凝聚的治疗;使用肾上腺皮质激素以改善脑和脊髓水肿等。减压性骨坏死的患者,可进行高压氧加压及用血管扩张剂、止痛药、理疗及针灸等综合治疗。

对高气压作业者进行严格执行安全操作的教育,做好该类工人就业前及就业后的体格检查;禁止有神经、皮肤、骨髓、循环、呼吸、消化系统、眼、耳鼻咽喉及前庭器官等疾病,年老及肥胖者等参加就业,以预防减压病的发生。

三、热损害(中暑)

热损害(中暑)是指在高温环境下,人体体温调节功能失调或水、盐代谢紊乱所发生的一种急性病。

【病理与发病机制】

人体热量随血液循环带至体表扩张的血管散发至外界,血管的舒缩活动是受下丘脑体温调节中枢经自主神经系统和体液因素的作用来控制的。当环境温度在30℃以下时,身体散热方式主要为辐射,其次为蒸发和对流,环境温度达到体温时,只能由出汗和皮肤及肺泡表面的蒸发来散热。由于外界高温、环境中湿度大或通风不良,皮肤大面积烧伤或服用阿托品等药物使汗腺分泌发生障碍以及肥胖等都能影响散热而使体温增高。起初人体对热还可产生适应能力,当体温异常增高导致体温调节中枢功能紊乱时,机体各组织器官造成热损伤而发生中暑。

中暑分热射病、热痉挛和热衰竭三种类型。目前认为日射病应归属于热射病范畴。热射病主要由于人体受高温作用后,体温调节中枢功能失调引起体内热量蓄积所致。热痉挛是由于人在高温环境下劳动,大量出汗后饮水量多而补充盐分不足,使电解质紊乱造成肌肉痉挛。热衰竭一般认为是机体对高温环境的不适应引起心血管功能障碍,有时伴大量出汗、失水和失盐。

【临床表现】

中暑可单纯一种或多种类型同时发生。

1. 热射病 常在天气持续高温或高温热数天后,生活条件差、老者、体弱、患慢性病等人中发生,亦可发生在高温下持续工作几小时的正常人。发病前驱症状为发热、头痛、头晕、乏力、口渴、烦躁不安和少汗等。常为突然高热(肛表体温在40~44℃);无汗、皮肤干燥和灼热;脑受损典型表现为嗜睡、谵妄、抽搐、昏迷等。严重者可发生脑水肿、心血管循环衰竭、肺水肿、肝损害、急性肾衰竭及弥散性血管内凝血等征象。

2. 热痉挛 在高温下劳动大量出汗后,发生四肢和腹壁肌肉阵发性痉挛和疼痛,以腓肠肌最为明显。体温和心血管功能正常。

3. 热衰竭 患者主要有头晕、头痛、乏力、口渴、纳差、恶心、呕吐、肌肉疼痛、脸色苍白、皮肤湿冷、脉搏细软、血压降低,有时可有晕厥。严重者出现循环衰竭。体温正常或略增高。

【辅助检查】

1. 脑脊液检查 可见压力增高,蛋白质增加,细胞数增多,早期以多形核白细胞增多为主。

2. 血液 血钠、钾和氯化物降低。

3. 心电图 可显示心律失常和心肌损害。

尚有尿肌酸增高。

【诊断与鉴别诊断】

根据在高温环境中劳动和生活的病史,出现高热、晕厥和肌痉挛等临床表现,排除其他疾病后即可诊断。参见《职业病诊断国家标准》,职业性中暑分为轻症中暑和重症中暑,其中轻症中暑包括先兆中暑;重症中暑包括热射病、热痉挛和热衰竭3型。热射病应与脑炎、脑血管意外等有高热伴昏迷的疾病相鉴别,热衰竭需与中毒性菌痢和异位妊娠伴休克区别。

【治疗】

1. 热射病 应迅速降温,以物理降温为主辅以药物降温。物理降温有冰水浴、在空调室内用冷湿被单覆盖患者体表后用电扇连续吹风等方法。药物降温以氯丙嗪为常用。待肛温降至38.5℃时,应立即停止降温,密切观察患者的心血管功能以防虚脱。补液不宜过多与快速,以防脑和肺水肿及心力衰竭。其他根据不同临床表现做相应对症处理。

2. 热痉挛 一般经饮含盐清凉饮料就能改善;病情较重者必要时可经静脉输入生理盐水。

3. 热衰竭 迅速将患者搬到通风阴凉处平卧,饮含盐清凉饮料以补充水和盐分。出现周围循环衰竭的严重者应给以静脉输入盐水及补充钾盐。

预防中暑主要是做好防暑降温工作。室内使用空调或电扇等以改善居住环境,多饮含盐饮料或加盐食物,以及适当增加休息时间。年老、体弱多病者不宜参加高温工作。

参考文献

[1] 何凤生. 神经系统中毒及代谢性疾病[M]. 北京:人民军医出版社,2002.

[2] 赵金垣. 临床职业病学[M]. 2版. 北京:北京大学医学出版社,2008.

[3] 陈新谦,金有豫,汤光. 新编药物学[M]. 15版. 北京:人民卫生出版社,2004.

[4] 董为伟. 神经系统疾病治疗学[M]. 北京:科学出版社,2007.

[5] 贾建平. 神经病学[M]. 6版. 北京:人民卫生出版社,2010.

[6] 李杨,邢成名,杜冠华. 神经精神疾病合理用药[M]. 北京:人民卫生出版社,2004.
[7] 叶任高,陆再英. 内科学[M]. 6 版. 北京:人民卫生出版社,2004.
[8] 曹秉振. 汞中毒后的神经损伤机制及其病理变化特征[J]. 中国临床康复,2005,9(31):196-197.
[9] 陆林. 沈渔邨精神病学[M]. 6 版. 北京:人民卫生出版社,2018 年.
[10] 师建国. 成瘾医学[M]. 北京:科学出版社,2002 年.
[11] 彭英. 中毒性脑病[M]. 北京:人民卫生出版社,2011 年.
[12] 中国医师协会神经内科分会脑与脊髓损害专业委员会. 慢性酒精中毒性脑病诊治中国专家共识[J]. 中华神经医学杂志,2018. 17(1):2-9.
[13] 秦广彪,马羽,张伟. 药物成瘾机制与治疗的研究进展[J]. 中国康复理论与实践,2009,15(12):1144-1146.
[14] 吴鹏. 铅中毒的症状和危害[J]. 中国实用医学杂志,2010,20(4):69-70.
[15] 李艳艳,熊光仲. 汞中毒的毒性机制及临床研究进展[J]. 中国急救复苏与灾害医学杂志,2008,3(1):57-59.
[16] 姜岳明,迟晓文,张振明. 锰中毒治疗的研究[J]. 铁道劳动安全卫生与环保,2002,29(2):89-91.
[17] 李汉帆. 铊类化合物及其中毒[J]. 湖北预防医学杂志,2004,15(1):5-7.
[18] 王涤新,李素彦. 铊中毒的诊断和治疗[J]. 药物不良反应杂志,2007,9(5):341-346.
[19] 邱泽武,王培,孙成文. 铊中毒的现状与诊治新进展[J]. 中国急救医学,2007,28(9):822-823.
[20] 赵金恒,我国金属中毒研究的回顾和展望[J]. 中华劳动卫生职业病杂志,2002,20(5):321-322.
[21] 吴鹏. 铅中毒的症状和危害[J]. 中国实用医学杂志,2010,20(4):69-70.
[22] 张浩. 汞中毒的危害及预防[J]. 现代职业安全,2009,2(90):106-107.
[23] 崔书杰,赵金垣. 急性一氧化碳中毒迟发脑病的早期诊断研究进展[J]. 工业卫生与职业病,2002,28(4):252-255.
[24] PAWAR K S, BHOITE R R, PILLAY C P, et al. Continuous pralidoxime infusion versus repeated bolusinjection to treat organophosphorus pesticide poisoning: a randomised controlled trial [J]. Lancet, 2006, 368(9553):2136-2141.
[25] SOLTANINEJAD K, SHADNIA S, AFKHAMI-TAGHIPOUR M, et al. Blood β-glucuronidase as a suitable biomarker at acute exposure of severe organophosphorus poisoning in human[J]. Hum Exp Toxicol, 2007, 26(12):963-966.
[26] SPENCER P S, SCHUAMBURG H H. Chlorinated cyclodienes[M]// SPENCER P S, SCHUAMBURG H H, LUDOLPH A C. Experimental and Clinical Neurotoxicology. 2nd ed. New York: Oxford University Press, 2000:364-370.
[27] TAYLOR J R, SELHORST J B, CALABRESE V P, et al. Chlordecone [M]//SPENCER P S, SCHUAMBURG H H, LUDOLPH A C. Experimental and Clinical Neurotoxicology. 2nd ed. New York: Oxford University Press, 2000:355-363.
[28] GAO G, WANG X, HE S, et al. Clinical study for alleviatingopiate drug psychological dependence by a method of ablating the nucleus accumbens with stereotactic surgery [J]. Stereotact Funct Neurosurg, 2003, 81(1-4):96-104.
[29] DUGGAN S T, SCOTT L J. Morphine/naltrexone[J]. CNS Drugs, 2010, 24(6):527-538.
[30] GURURANGAN S, FRIEDMAN H S. Innovations in design and delivery of chemotherapy for brain tumors[J]. Neuroimaging Clin N Am, 2002, 12(4):583-597.
[31] ERICSON K M, DORMAN D C, LASH L H, et al. Manganese inhalation by rhesus monkeys is associated with brain regional changes in biomarkers of neurotoxieity [J]. Toxicol Sci, 2007, 97(2):459-466.
[32] LU C I, HUANG C C, CHANG Y C, et al. Short-term thallium intoxication: dermatological findings correlated witlh thailium concentration [J]. Arch Dermatol, 2007, 143(1):93-98.
[33] MONTES S, SODANO L, RIOS C, et al. Endogenous thiols enhance thallium toxicity[J]. Arch Toxicol, 2007, 81(10):683-687.
[34] YAO Z H, MATSUBARA T, INADA T, et al. Neointimal coverage of sirolimuseluting stents 6 months and 12 months after implantation: Evaluation by optical coherence tomography[J]. Chin med J, 2008, 121(6):503-507.
[35] HIGO T, UEDA Y, OYABU J, et al. Atherosclerotic and thrombogenic neointima formed over sirolimus drugeluting stent: An angioscopic study [J]. J Am Coll Cardiol Img, 2009, 2(5):616-624.
[36] YAMAZAKI Y, YAMADA A. Delayed Encephalopathy after carbon monoxide intoxication[J]. Intern Med, 2008, 47(11):1071-1072.
[37] CHUANG W L, HUANG C C, CHEN C J, et al. Carbon disulfide encephalopathy: Cerebral microangiopathy[J]. Neurotoxicology, 2007, 28(2):387-393.
[38] XU Y, RONG X, HU W, et al. Bevacizumab monotherapy reduces radiation-induced brain necrosis in nasopharyngeal carcinoma patients: A randomized controlled trial[J]. Int J Radiat Oncol Biol Phys, 2018, 101(5):1087-1095.
[39] WANG T M, SHEN G P, CHEN M Y, et al. Genome-wide association study of susceptibility loci for radiation-induced brain injury[J]. J Natl Cancer Inst, 2019, 111(6):620-628.
[40] ALLEN C D, GRIGOLEIT J S, HONG J, et al. Exposure to alcohol during adolescence exerts long-term effects on stress response and the adult brain stress circuits[J]. Neuroscience, 2016, 17(339):64-71.

第二十三章　各系统疾病的神经系统损害

（黄海威　洪　华）

人体是一个统一整体,各系统之间存在着密切的联系,各个器官在神经系统和内分泌系统的调节下,互相联系,互相制约,共同完成整个人体的全部生命活动。神经系统的全身性分布和整体参与性的生理特性,导致机体其他系统或器官损害都可能累及神经系统,有时甚至成为一些疾病的首发症状。在已知的全身各系统疾病谱中,几乎所有临床学科的疾病都可有神经系统受损征象,临床上常较多见于内科系统疾病。

许多系统性疾病可同时或先后影响包括神经组织在内的诸多器官,并引起一系列看似互不关联的临床表现;有些系统性疾病可以有多种神经系统的临床表现;现代医疗实践的复杂性,有创诊断技术的应用,各种与药物应用和呼吸机、透析设备治疗有关的并发症,以及新的环境因素促成了一些特殊的与神经系统损害相关的临床综合征,并改变了一些人们所熟悉的临床综合征的病程。对各系统疾病的诊断和治疗不仅要考虑病变器官系统本身,对其可能伴发的神经系统症状也应予重视,分析鉴别,及时处理,以达到良好的治疗效果,避免耽误和延迟原发病的诊治。掌握内科各系统常见病的神经系统损害相关诊疗知识,对于临床医师,尤其是神经专科医师是很有必要的。

第一节　心血管疾病的神经系统损害

一、充血性心力衰竭

心力衰竭(简称心衰)是由于心室泵血或充盈功能低下,心排血量不能满足机体代谢的需要,组织、器官血液灌注不足,同时出现肺循环和/或体循环淤血,是各种心脏疾病发展到严重阶段的临床综合征,也称为充血性心力衰竭(congestive heart failure,CHF)。

【发病机制】

左心室肥厚或扩张,导致神经内分泌失常、循环功能异常。中枢神经系统损害主要与脑组织血液循环障碍相关,可能的机制如下:

1. 交感-肾上腺素系统及肾素-血管紧张素-醛固酮系统激活　心衰发生时机体在一定范围内具有保持自身内环境稳态的能力。当最初的血液动力学发生紊乱,心排出量下降并与代谢需要不相适应时,机体开始动用其储备,交感-肾上腺素系统及肾素-血管紧张素-醛固酮系统活性增高,从而增加血小板聚集,减少纤维蛋白溶解活性,最终导致栓子形成,导致急性缺血性脑血管病。

2. 低灌注发生充血性心力衰竭时,心肌收缩力下降,全身静脉淤血,全身组织器官血供减少、血流缓慢、组织内酸性代谢产物增多,增加了脑血栓形成的风险;另外,静脉回流受阻、静脉淤血,容易引起静脉系统血栓形成。

【临床表现】

典型临床症状为呼吸困难、体液潴留、乏力(特别是运动时)。中枢神经系统损害的主要表现:

1. 急性缺血性脑血管病　包括短暂性脑缺血发作、脑血栓形成与脑栓塞,临床表现取决于受累的脑血管部位,颈内动脉系统供血区较容易发生,临床上常见失语、偏瘫及偏身感觉障碍等,也可以引起癫痫发作。

2. 精神症状　心力衰竭时,入脑血流减少,尤其在老年患者中存在不同程度的脑动脉硬化,使脑的血氧供应进一步减少。患者常出现失眠或嗜睡、表情呆滞、淡漠、注意力不集中、记忆力下降、执行能力减退,甚至出现不同程度的意识障碍。

【辅助检查】

心电图、X线可提示心脏肥大,超声心动图可见心脏射血分数降低。颅脑影像学可显示脑梗死或缺血病灶、低灌注区。

【诊断】

在充血性心力衰竭急性发作时出现发绀、缺氧,如同时出现偏瘫、失语、感觉障碍等应考虑发生急性缺血性脑血管病可能;如出现头痛、颅内压增高症状、体征则应注意颅内静脉窦血栓形成。

【治疗】

主要原则为在抗心力衰竭的治疗的基础上改善脑血循环。控制心力衰竭的常规治疗原则为减轻心脏负荷以及加强心肌收缩力,可综合利尿剂、血管紧张素转化酶抑制剂(或血管紧张素Ⅱ受体阻滞剂)和β受体阻滞剂三类药物的联合使用,地高辛可作为第四类联用的药物,以进一步改善症状、控制心率等。醛固酮受体拮抗剂可应用于重度心衰患者。发生急性缺血性脑血管病时,对于抗栓治疗药物使用策略,应结合患者具体情况。在使用甘露醇脱水减轻脑水肿时应注意用量,避免加重心脏负荷。

二、心肌梗死

急性心肌梗死是冠状动脉急性、持续性缺血缺氧所引起的心肌坏死。

【发病机制】

主要是血循环障碍,可引起大脑、脑干、脊髓、周围神经等不同部位的损害。在心肌梗死过程中,心排出量和循环血量减少,血流缓慢,脑灌注不足,更容易形成脑血栓。而伴发房颤或心律失常后附壁血栓形成也可引起脑栓塞。

【临床表现】

临床上多有剧烈而持久的胸骨后疼痛,休息及硝酸酯类药物不能完全缓解。可并发心律失常、休克或心力衰竭,常可危及生命。脑血循环障碍引起神经系统不同部位的损害:

1. 短暂性脑缺血发作　常见于动脉粥样硬化症患者发生心肌梗死时,在颈内动脉系统,常表现为一过性轻偏瘫、失语、感觉障碍等,有时可出现偏头痛先兆。如发生在椎基底动脉系统,常见眩晕、视物重影、吞咽障碍等。症状持续时间一般为数分钟至数小时,一般不超过24小时。

2. 缺血性脑卒中　多于心肌梗死后6~10天内发生,全脑症状不明显,局灶体征为主。依受累血管的不同呈现多种综合征(详见第九章),脑栓塞多发生于颈内动脉系统,以大脑中动脉最常见,尤其是左侧。

3. 脊髓缺血　由于血压下降，循环血量减少，可引起脊髓供血不足。但比较少见，仅见于年龄较大而动脉粥样硬化和增生性脊椎病比较显著的心肌梗死患者。常呈现双下肢无力或运动障碍、感觉异常，逐渐加重，随后产生痉挛性截瘫。有些患者伴有括约肌功能障碍。

4. 肩-手综合征　少数心肌梗死患者在数周或数月后出现左肩关节营养性改变或肩关节周围炎，局部疼痛，活动受限，左肩肱部肌肉普遍萎缩，肌张力降低。左上肢疼痛，沿着肩肱部向前臂扩散，累及手腕和手指，伴有血管-自主神经功能障碍，如手部肿胀、皮肤温度改变、汗腺分泌障碍。肩-手综合征一般预后较好，疼痛很少持续数月。

【辅助检查】

心肌梗死的心电图演变图形，如T波倒置、ST段改变、病理性Q波等。血清心肌酶谱改变如CK、LDH、AST尤其是肌钙蛋白含量升高。颅脑MRI可显示脑梗死征象。X线左肩关节和肱骨照片可见骨质疏松。

【诊断】

心肌梗死患者如出现急性局灶性神经功能缺损症状体征（如短暂性脑缺血、脑梗死、发作脊髓缺血）基本可诊断。而老年患者发生心肌梗死时，胸痛症状可能不明显，可以脑循环障碍症状为主要表现，容易漏诊、误诊。

【治疗】

首先要针对心肌梗死进行抢救，调整血压，控制心律失常，改善脑缺血和缺氧状态。

对出现脑缺血（包括短暂性脑缺血发作、脑血栓形成和脑栓塞），可根据具体情况选用重组组织型纤维蛋白溶解酶原激活剂（rt-PA）溶栓，抗血小板聚集如阿司匹林、氯吡格雷等或抗凝治疗如华法林、低分子肝素、新型抗凝药物等。脑水肿可用甘露醇脱水治疗。

肩-手综合征可应用止痛药物，左颈交感神经节封闭，或颈交感神经节透热、体疗和按摩等治疗。

三、感染性心内膜炎

感染性心内膜炎（infective endocarditis）是由各种各样的病原体引起的，以细菌感染最常见。一般来说，急性感染性心内膜炎与毒力较强的化脓菌有关，而亚急性感染性心内膜炎则由毒力较弱的细菌引起，常发生在原有异常的瓣膜中。

【病理与发病机制】

通常瓣膜内皮细胞和心内膜对细菌的感染和定植有抵抗力，但当存在各种病因引起的心内膜内皮机械损伤时，潜在的细胞外基质蛋白和基质细胞暴露于纤维蛋白及血小板中，在受损的内皮细胞处共同形成凝聚物。如此时血液循环中存在病原体，则会与该凝聚物结合在一起并逐步扩大，形成附着在瓣膜的菌栓。

心瓣膜上的感染性栓子进入颅内可引起脑栓塞，或局部灶性血管炎及其周围的炎症，最终会发展为脑脓肿或脑膜脑炎。感染性栓子侵犯血管壁和其滋养血管，穿过血管肌层进入到弹性层中，形成感染性动脉瘤，动脉瘤破裂会导致蛛网膜下腔出血或脑出血。

【临床表现】

由于病变侵犯神经系统的不同部位和多种发病机理，故有多种临床表现。

1. 脑栓塞　较常见，以颈动脉系统或大脑中动脉闭塞多见。早期栓塞可使血管痉挛，引起不同程度闭塞或完全闭塞。临床表现可因栓子大小、病原体、原有血管结构及血循环状态不同而复杂多样。大栓子可栓塞较大的血管，出现局灶性症状、体征和脑水肿表现，如偏瘫、偏盲、舞蹈症等。而微小栓子引起的微栓塞，最常见的表现是意识障碍，具有特征性的征象是抽搐和/或波动性的局灶体征。

2. 出血性脑卒中　大约5%的感染性心内膜炎患者会出现颅内出血。缺血性脑梗死的出血转化（出血性脑梗死）及动脉壁破裂的出血性脑卒中引起脑组织实质性血肿可出现相应局灶性征象，而蛛网膜下腔出血则导致颅内高压和脑膜刺激征。

3. 脑膜炎或脑膜脑炎　常见为脑膜刺激征和/或偏瘫、失语等。当严重的脑实质炎症局限化，且发生坏死和液化时，就形成脓肿，呈现颅内高压和/或局灶体征。

4. 动脉瘤　在感染性栓塞的1~2周内，如血管不闭塞，则可因炎症侵犯弹力层和内膜而呈囊状扩张。多位于动脉分支处，以大脑中动脉特别是外侧裂处最常见。动脉瘤未破裂前，由于动脉痉挛可引起短暂性脑局灶缺血，多数常无症状，但少数由于压迫引起头痛或脑神经损害。当动脉瘤破裂时，形成蛛网膜下腔出血、脑实质出血和脑室出血。

5. 其他　可因颅外血管栓塞，致其供血区的缺血性损害，如脊髓梗死、单发或多发周围神经病等。

【辅助检查】

1. 血液　外周血白细胞升高、炎症指标升高（C反应蛋白、降钙素原、红细胞沉降率等）、可能存在风湿热活动的指标，如抗链球菌溶血素“O”试验指标升高。70%~80%患者血培养可有阳性结果。

2. 脑脊液　可有压力增高，细胞数和蛋白增高，糖及氯化物降低。多数脑脊液改变常呈无菌性脑膜炎反应（细胞正常，蛋白质正常或轻度增高），脑脊液分离出病原体有确诊意义，但阳性率较低。

3. 超声心动图　可发现原发性心脏病及瓣膜的赘生物。

4. 颅脑CT或MRI　有助于提示脑内梗死灶、出血灶、动脉瘤、脓肿灶等。

【诊断】

心瓣膜病、先天性心脏病、人工瓣膜置换术后和安置起搏器的患者，有不明原因发热达1周以上，提示心内膜感染的可能。如兼有贫血、周围血管栓塞现象和心脏新出现的杂音，应考虑诊断感染性心内膜炎。应立即做血培养，有病原体证据可以确诊。

存在感染性心内膜炎基础上，出现神经精神症状、体征，结合脑脊液和颅脑结构影像学检查异常者，才能诊断继发神经系统损害。

【治疗】

1. 抗感染　治疗越早治愈率越高,最主要选择敏感的抗生素。

2. 神经系统损害　应针对不同性质进行早期有效处理。如伴发严重脑水肿者应选用甘露醇脱水减轻脑水肿,有手术指征者可择期行脓肿引流或切除、血肿清除、动脉瘤结扎或切除等。酌情选用镇静剂、抗癫痫药等对症处理。

3. 原发性心脏病的治疗　应及时纠正心房颤动、心功能不全,预防栓子形成和脱落。在感染性心内膜炎治愈后,可考虑行先天性心脏病或风湿性心脏病手术治疗。

四、先天性心脏病

由于心脏疾病的诊治进步,大多数先天性心脏病(congenital heart disease,CHD)的患儿可以存活至成年,其神经系统损害的发生率逐渐升高。

【发病机制】

先天性心脏病引起神经系统损害的机制可能有:

1. 脑白质损害　患儿可能由于遗传基因异常或宫内发育受损,出现不同程度的脑白质损伤,影响脑部发育。

2. 脑低氧血症或栓塞　左向右分流型先天性心脏病,如房间隔缺损、室间隔缺损、动脉导管未闭,在后期合并肺动脉高压时或者瓦尔萨尔瓦动作(Valsalva maneuver)过程中,血流方向会转变为右向左分流,从而导致低氧血症,并且心源性栓子从右向左直接进入脑动脉引起脑栓塞。

3. 脑血管血栓形成　右向左分流型先天性心脏病,如法洛四联症,由于完全性大血管错位,大量静脉血液不能通过肺血管床而直接进入动脉循环,长时间低氧血症,容易引起继发性的红细胞数增多,导致血液黏度增高、血流缓慢,可能增加脑血管血栓形成,特别是静脉血栓形成的风险。心脏结构的异常导致右心室负荷增加,引起体循环淤血,脑静脉回流减慢,常常容易引起颅内静脉窦血栓形成。

4. 脑脓肿　先天性心脏病易继发感染性心内膜炎,而带菌的栓子会进入脑循环,引起脑脓肿。

23

【临床表现】

神经系统损害的主要类型:

1. 晕厥　在右向左分流的先天性心脏病患者中容易出现。一般在2~3岁时发病,患者常有头昏、哭闹时发绀和呼吸困难,严重者短时意识丧失,在进食、排便、用力等行为也容易诱发。持续时间不定,处理不及时可导致死亡。

2. 缺血性脑卒中　较常见,主要是脑栓塞、脑动脉血栓形成。临床表现与病灶部位及大小相关。常见症状有偏瘫、失语、感觉异常。1~2岁的婴儿由于处于脑生长发育期,极易受到低氧血症的影响,脑卒中发生率较高,3~10岁时发病率逐渐减少,以后可因继发性红细胞增多、感染性心内膜炎等因素使脑卒中发生率升高。

3. 颅内静脉窦血栓形成　临床表现为头痛、呕吐、抽搐、肢体瘫痪及意识丧失等;如出现在海绵窦,则表现为眼球外突、眼结膜水肿及脑神经(Ⅲ、Ⅳ、Ⅴ1和Ⅵ)损害征象(海绵窦综合征)。

4. 脑脓肿　多发生于4~7岁患儿及20岁左右青年。脑脓肿早期可无明显特异性表现,可有发热、头痛、乏力、精神萎靡,在脓肿形成后主要为颅内压增高和视乳头水肿。

5. 精神发育不全　可能与多种因素相关,如原有脑发育异常、严重的缺氧、低灌注等。轻者学习能力下降、智能减退,严重者生活不能自理。

【辅助检查】

心电图、胸部X线、超声心动图、心血管造影等可显示心脏结构异常。血气分析可显示动脉血氧含量、氧分压、血氧饱和度降低等,外周血检查可见血液成分的改变。

颅脑CT、MRI等结构影像学提示脑卒中、脑脓肿、脑发育不全等。脑脓肿患者脑脊液检查可见脑脊液压力增高、脑脊液白细胞数及蛋白含量升高。

【诊断】

在先天性心脏病基础上出现神经系统受损的表现,结合血氧含量、脑结构影像学检查及脑脊液检查才可确诊。

临床表现不典型的病例应注意与脑肿瘤和脑炎等鉴别。

【治疗】

先天性心脏病近年来的治疗趋势是尽早手术,降低儿童血栓栓塞的风险,并可能改善最终发育和智力。对于缺氧严重的先天性心脏病患者,可先行姑息性手术,在合适时机争取行根治性手术。

针对不同的神经系统病变,选择相应的治疗,如脑栓塞、静脉窦血栓形成需抗凝治疗;病原体明确的,需要合用抗感染药物;继发脑脓肿可根据病情选择保守或手术治疗;精神发育不全者可选用神经营养药物。

五、主动脉夹层

主动脉夹层是一类可能威胁生命的血管性疾病。除了夹层破裂和心包填塞以外,其主要的威胁来自在夹层累积范围内各分支动脉缺血所引发的并发症。

【发病机制】

高血压是主动脉夹层最常见的病因。当发生主动脉夹层时,可沿着头臂干或颈总动脉向上扩展,由于假腔压迫使管腔突然狭窄或阻塞,可导致脑供血不足或脑梗死。夹层累及肋间动脉、腰动脉、根动脉时,可引起脊髓缺血。当夹层扩展至双侧髂动脉时,可影响下肢及周围神经的血供,导致下肢和周围神经的缺血坏死等。此外,夹层假腔增大而压迫颈胸交感神经节或左侧喉返神经。

【临床表现】

主动脉夹层的发生率约为每百万人中5~30例。神经系统缺血性损害症状复杂多变。

1. 脑缺血性损害　常表现为突然急性起病,并可能在数分钟或数小时内达到高峰。典型症状初为剧烈的肢体疼痛、麻木或感觉障碍，严重病例可发展为运动障碍或瘫痪。也可有头昏、定向力障碍、神志模糊、嗜睡和昏迷、晕厥及癫痫发作、颈动脉搏动减弱或消失等。

2. 脊髓缺血　主要是脊髓前部综合征，如截瘫、四肢瘫痪等。

3. 周围神经损害　引起的周围神经损害往往呈现为单侧肢体的症状。夹层假腔增大后压迫颈胸交感神经节引起 Horner 征或左侧喉返神经受压引致声带瘫痪。

【辅助检查】

胸部增强 CTA、MRA 检查可显示真、假腔及其大小，以及内脏动脉位置，同时还可了解假腔内血栓情况。超声心动图能识别心包积血、主动脉瓣关闭不全和胸腔积血等并发症。而颅脑及脊髓 MRI 有助于可显示脑梗死或者脊髓梗死征象。

【诊断】

有长期高血压病史，出现突发胸痛伴有脑、脊髓或肢体缺血症状，需考虑此病。注意与急性心肌梗死、肺栓塞并发的神经系统损害相鉴别。

【治疗】

以积极手术治疗主动脉夹层，恢复组织供血为主。神经系统缺血被认为是主动脉夹层中最为棘手的并发症，考虑到夹层的进展和破裂风险，溶栓药物在夹层急性期内往往相对禁忌。对于已经并发颅内低灌注的患者，改善脑血流灌注多可获得满意的效果。

第二节　肺性脑病的神经系统损害

肺性脑病是指因气道、肺、胸部疾病引起低氧血症和二氧化碳潴留所致的，以神经系统功能紊乱为主要表现的一种临床综合征。

【病理与发病机制】

肺性脑病大约 70% 由肺部病变引起，如慢性阻塞性肺疾病急性加重期（acute exacerbation of chronic obstructive pulmonary disease，AECOPD）等，10% 由肺循环障碍和肺动脉高压所致。发病机制尚未完全阐明，但目前认为二氧化碳潴留、低氧血症、酸中毒三个因素共同损伤脑血管和脑细胞是最根本的发病机制。此外，肺性脑病患者可有不同程度的低氯、低钠，因此电解质紊乱也可参与发病。

1. 二氧化碳潴留　在肺性脑病中，精神、神经症状与动脉血二氧化碳分压（$PaCO_2$）的高低有一定的关系，一般认为 $PaCO_2$ 两倍于正常值（约 80mmHg）时即出现精神抑制：头昏、纳差、注意力集中困难、嗜睡、定向障碍、谵妄和意识模糊等症状；$PaCO_2$ 三倍于正常值（约 120mmHg）时即出现“二氧化碳麻醉”而有昏迷、抽搐等症状。呼吸性酸中毒引起的神志障碍是由脑脊液（CSF）的 pH 决定的。CSF 的 pH 即氢离子浓度的恒常状态是靠血脑屏障维持的。血脑屏障是以 CSF 中氢离子的电位较血浆的氢离子电位增高 4mV（即相当于膜电位差），保持着 pH 的恒常状态，血浆与 CSF 的 HCO_3^- 又以 4mmol/L 的浓度差从血浆缓慢进入血脑屏障参加 pH 的调整；当动脉血 pH 在 7.29~7.48，CSF 的 pH 仍可保持正常水平（pH7.30~7.34），但 CSF 的 pH 在 7.25 以下时脑电图上可见有持续缓慢波的异常脑波。当体内二氧化碳潴留，$PaCO_2$ 增高，二氧化碳能迅速通过血脑屏障，但血浆 HCO_3^- 进入血脑屏障甚为缓慢，CSF 中 pH 因得不到纠正而降低，即氢离子浓度增加，呈现细胞内酸中毒。此外，体内二氧化碳潴留又使脑血管扩张，脑血流量增加及血管壁通透性增加，引起颅内压增高及脑水肿，严重的颅内压增高甚至可引起脑疝。

2. 低氧血症　对于慢性肺功能衰竭患者，$PaCO_2$ 愈高，PaO_2 则愈低，此时，脑细胞在低氧状态下的无氧代谢加强而加重酸中毒，进一步增加细胞内氢离子浓度；但与高碳酸血症引起的细胞内氢离子浓度增加相比，这一作用是微小的。因此，低氧血症在肺性脑病发病机理上仅占次要地位。

3. 酸碱平衡失调和水电解质紊乱　酸碱平衡失调和水电解质紊乱，不仅诱发肺性脑病，而且是产生肺性脑病临床症状的重要因素。在肺性脑病中，最常见的电解质紊乱为低血氯、高血钾，系因呼吸性酸中毒中肾小管酸化过度而 H^+、CL^- 泄排增加，K^+、Na^+ 回收增加；同时因 H^+、Na^+ 的细胞内移和 K^+ 的细胞外溢而产生。血钾的升高与 pH 的降低成比例，若 pH 改变 0.1，则血清 K^+ 就可有 30% 的波动；血 CL^- 的降低与 HCO_3^- 的增高亦成比例；血 Na^+ 的变化则无一定的规律。据统计 81.3% 的肺性脑病患者有不同程度的氮质血症，50% 的病例有低血钠和低血氯症，20% 患者有高血钾症，而 16.6% 的患者有低血钾症。

【临床表现】

可出现精神萎靡、失眠、头痛及多汗和睡眠颠倒等大脑皮质功能减退现象；也可出现性格改变、突然多语或少语、易怒或易笑、嗜好改变；定向力、计算力障碍。

临床类型包括：

1. 兴奋型　开始多呈谵妄状态，烦躁不安、幻听、幻视、乱语、易激惹、冲动攻击行为。可有瞳孔改变和视乳头水肿，严重时可出现痫性发作、偏瘫及病理反射，然后进入深昏迷。颅内压增高时可出现头痛、呕吐和复视、视乳头水肿。当细胞内酸中毒累及皮质和皮质下结构时可出现相应的症状体征，如扑翼样震颤、痉挛发作、肌阵挛、强直-阵挛发作、偏瘫。

2. 抑制型　先为淡漠、思睡、精神萎靡然后逐渐进入嗜睡、浅昏迷最后进入深昏迷。

3. 不定型　兴奋和抑制症状交替出现，最后进入深昏迷。

【辅助检查】

1. 血气分析　动脉血气分析提示二氧化碳潴留和/或缺氧。常表现为呼吸性酸中毒，血 pH 下降，$PaCO_2$ 增高（常 >50mmHg），PaO_2 下降（常 <60mmHg），二氧化碳结合力增高，标准碳酸氢盐（SB）和剩余碱（BE）的含量增加。可同时合并代谢性酸中毒、代谢性碱中毒甚至三重酸碱平衡失调。

2. 脑脊液检查　脑脊液压力升高，红细胞增加等。

3. 脑电图　呈不同程度弥漫性慢波异常，且可有阵发性异常。

【诊断与鉴别诊断】

1. 临床诊断标准　目前国内多家单位仍沿用 1980 年全国第三次肺心病专业会议修订的诊断标准：①有慢性肺胸疾病或呼吸障碍疾病引起肺功能不全的基础疾病；②由于缺氧及二氧化碳潴留出现一系列神经精神症状或体征，且排除其他原因所引起的神经精神疾病；③血气分析提示 $PaCO_2>50mmHg$ 和/或 $PaO_2<60mmHg$，并可伴有 PH 异常和/或电解质紊乱等。

2. 临床分级

（1）轻型：神志恍惚、淡漠、嗜睡，也可兴奋多语，无其他神经系统阳性体征。

（2）中型：浅昏迷、谵妄、躁动、肌肉轻度抽搐，对各种刺激反应迟钝，瞳孔对光反射迟钝。无上消化道出血或弥散性血管内凝血等并发症。

（3）重型：中至深昏迷，对各种刺激无反应，可出现强直-阵挛等痫性发作。可合并上消化道出血、弥散性血管内凝血或休克。

3. 鉴别诊断

（1）低钠血症：各种原因引起的低钠血症均可出现精神神经症状，尤其当老年肺心病患者合并低钠血症时，常同时存在肺部症状和精神症状，更易被误诊为肺性脑病。低钠血症患者血清钠常明显降低，补充钠盐后，症状可迅速改善可鉴别。如血氧分压无明显降低，无明显发绀症状则更支持低钠血症。

（2）中枢神经系统感染：主要需与慢阻肺合并感染诱发的肺性脑病鉴别。但多有神经系统阳性体征，血气分析多无二氧化碳潴留，脑脊液白细胞数增高等可鉴别。

（3）药物反应：肺心病患者应用激素、喹诺酮类抗生素、尼可刹米和茶碱类药物时，常可引起神经精神症状，但在停药后神经精神症状可逐渐消失，血气分析无明显缺氧表现。

（4）其他：如脑血管意外、肝性脑病、酮症酸中毒及低血糖等。多有相应基础病病史可鉴别。

【治疗】

须综合考虑病因、发病机制，临床严重程度等制定针对性治疗方案措施。去除诱因、控制感染是基础治疗。如入院发现有呼吸道感染征象则积极、足量应用抗生素。可先凭经验使用广谱高效的抗菌药物，随后再根据痰菌培养和药物敏感试验的结果，再决定是否调整抗感染方案。给药途径以静脉给药为宜。

1. 保持呼吸道通畅，改善呼吸功能　对于痰液黏稠者，适当补液以降低痰液黏稠度而易于咳出，或予以雾化吸入以稀释痰液。昏迷患者应按时翻身、拍打后胸背以利于排痰。

2. 纠正电解质紊乱及酸碱平衡失衡　针对常见的酸碱失衡进行调节：

（1）呼吸性酸中毒：单纯的呼吸性酸中毒是由于肺泡通气不足，二氧化碳潴留所致。通气改善后，即可纠正，一般不宜补碱。

（2）呼吸性酸中毒合并代谢性酸中毒：由于低氧血症、血容量不足、心排血量减少和周围循环障碍可引起体内固定酸如血乳酸等产生增加；肾功能损害影响酸性代谢产物的排泄。因此，在呼吸性酸中毒的基础上可并发代谢性酸中毒。改善通气、纠正电解质紊乱和其他治疗后，酸中毒仍不能改善时宜少量补碱，如补充 5% 碳酸氢钠（ml）=［正常碳酸氢根（mmol/L）-测得 HCO_3^-（mmol/L）］×0.5×体重（kg）或先一次给予 5% 碳酸氢钠 50～100ml 静脉滴注。使 pH 上升至 7.25 左右即可，不宜急于将 pH 调节至正常范围否则有可能加重二氧化碳潴留。

（3）呼吸性酸中毒合并代谢性碱中毒：在慢性呼吸性酸中毒的治疗过程中，常由于应用机械通气不当使二氧化碳排出过快或由于补充碱性药物过量而产生代谢性碱中毒（pH 偏高、BE 为正值）。治疗时应防止以上发生碱中毒的医源性因素和避免二氧化碳排出过快，并给予适量补氯和补钾，以缓解碱中毒。当 pH>7.45 而且 $PaCO_2$ 不高（≤60mmHg）时，可用碳酸酐酶抑制剂如乙酰唑胺，促进肾脏排出碳酸氢根，纠正代谢性碱中毒，常用剂量为 0.25g 每日 1～2 次。亦可考虑补充精氨酸盐。

3. 处理呼吸衰竭

（1）纠正缺氧：宜用低流量持续吸氧，氧浓度保持在 25%～30%，氧流量为 1～1.5L/min。

（2）呼吸中枢兴奋剂：在保持呼吸道通畅的前提下，静脉给予一定剂量的呼吸兴奋剂，比如尼可刹米、洛贝林等药物。通过兴奋呼吸中枢及外周化学感受器，可增加患者呼吸频率及潮气量，提高肺通气量，促进二氧化碳排出。但是呼吸兴奋剂的使用可能加重氧耗和呼吸肌疲劳，故不宜长期单独使用。

（3）机械通气

1）无创性机械通气：肺性脑病患者早期应用无创性正压通气（noninvasive positive pressure ventilation，NPPV）可降低 $PaCO_2$，减轻呼吸困难。NPPV 多采用压力支持通气（PSV）+呼气末正压（PEEP 模式），即所谓的 BiPAP 通气。

2）有创性机械通气：在积极药物和 NPPV 治疗条件下，患者呼吸衰竭仍进行性恶化，出现危及生命的酸碱失衡和/或神志改变时宜用有创性机械通气治疗。

4. 防治脑水肿，促进脑细胞功能恢复。

（1）脱水剂：可予甘露醇快速静脉滴注，重者可联用利尿剂或白蛋白。

（2）糖皮质激素：病情严重者可适当使用激素（如地塞米松 10～20mg/d，静脉滴注）能达到抗炎、抗休克、抗过敏的作用，能有效减轻缺氧和二氧化碳潴留对脑细胞的损伤。同时，糖皮质激素能减少支气管炎症介质的释放，缓解支气管痉挛，增强支气管激动剂的敏感性。

（3）脑保护治疗：如亚低温疗法、钙拮抗剂、纳洛酮等。

5. 治疗各种并发症　如消化道出血、弥漫性血管内溶血（DIC）的处理。

第三节　消化系统疾病的神经系统损害

一、肝性脑病

肝性脑病（hepatic encephalopathy，HE）是一种由于急、慢性

肝功能严重障碍或各种门静脉-体循环分流（简称门-体分流）异常所致的、以代谢紊乱为基础、轻重程度不同的神经精神异常综合征，是严重肝病常见的并发症及死亡原因之一。轻微型肝性脑病（minimal hepatic encephalopathy）常无明显临床症状，只有通过神经心理测试才能发现。绝大多数肝硬化患者在病程中的某些阶段会出现不同程度的轻微型肝性脑病和/或肝性脑病。

【病因与发病机制】

诱发肝性脑病的因素很多，如上消化道出血、高蛋白饮食、大量排钾利尿、抽取腹水，使用安眠、镇静、麻醉药，便秘、尿毒症、感染或手术创伤等。这些因素大体都是通过：①使神经毒性物质产生增多或提高神经毒性物质的毒性效应；②提高脑组织对各种毒性物质的敏感性；③增加血-脑脊液屏障的通透性而诱发脑病。

肝性脑病的发病机制复杂且仍未完全阐明。但有一个共同概念：在肝功能不全和/或存在门-体分流时，一些对神经功能起重要作用、主要来自肠道、正常情况下能被肝脏有效代谢的物质，未被肝脏解毒和清除，经侧支进入体循环，通过通透性改变了的血脑屏障而至脑部，在脑组织内增多，多层面地引起神经生化的改变，影响相应神经递质系统，从而导致神经功能紊乱。主要理论包括："氨中毒学说""GABA/Bz 受体学说""假性神经递质学说""锰中毒学说"等，但目前为止，没有一种理论能够成功解释肝功能异常、中枢神经系统紊乱和临床症状之间的相互关系。

1. 氨中毒学说　肝功能不全时氨清除不足，体内任何一个环节产生的氨增多，可引起血氨升高，高含量的血氨能通过血脑屏障进入脑组织，产生毒性作用。大脑对血氨的清除需要消耗兴奋性神经递质谷氨酸，并且消耗大量 ATP。兴奋性神经递质的减少导致脑细胞兴奋性降低，同时干扰三羧酸循环影响能量供应，导致细胞水肿，不能维持脑细胞正常功能；此外，氨在脑内的清除主要依靠星形胶质细胞内谷氨酰胺合成酶的作用，与谷氨酸合成谷氨酰胺。由于谷氨酰胺具有渗透分子作用，当谷氨酰胺明显增加时可继发细胞内水分积聚，引起细胞水肿。

2. GABA/Bz 受体学说　γ-氨基丁酸（gamma-aminobutyric acid，GABA）是大脑最主要的抑制性递质。GABA 由肠道内细菌作用于蛋白质生成，在肝功能不全时，肝脏对 GABA 的清除明显降低，同时 GABA 还可绕过肝脏直接进入体循环，经血液进入脑组织。目前发现 GABA 可与 γ-氨基丁酸/苯二氮䓬类复合受体结合，开放离子通道，促进氯离子进入突触后神经元的细胞质，产生抑制作用。

3. 假性神经递质与氨基酸失衡学说　正常情况下兴奋性递质与抑制性神经递质两者保持生理平衡，但当肝脏损伤时，芳香族氨基酸增多而支链氨基酸减少，芳香族氨基酸的代谢产物酪胺和苯乙胺的清除发生障碍。此两种物质可进入脑组织，经 β-羟化酶的作用分别形成 β-羟酪胺和苯乙醇胺。后两者的化学结构虽与去甲肾上腺素相似，但却不能传递神经冲动或作用很弱，因此被称为假性神经递质。假性神经递质被脑细胞摄取并取代突触中正常的兴奋性递质，抑制神经传导。

4. 锰中毒学说　肝衰竭时，锰的排出减少，血和中枢神经系统内的锰含量增多，磁共振显像证实其主要沉积在苍白球、豆状核和尾状核等部位。由于锰对线粒体的强亲和力，在富含线粒体的神经细胞及轴突中有较多聚集，当低价态的锰离子被氧化成高价态的锰离子时，产生大量的自由基，后者导致酶的活性降低，最终通过线粒体的功能障碍影响脑细胞的功能。此外，锰还影响去甲肾上腺素、GABA 等神经递质的功能，也造成星形细胞功能障碍，与氨有协同作用。

5. 其他　除了上述的理论，还可能有感染、低钠血症、锌缺乏、神经内分泌激素如褪黑素等参与。

【临床表现】

肝性脑病的临床表现因基础肝病、肝细胞损害的轻重缓急以及诱因不同而很不一致。早期常无明显临床症状，只有通过神经心理测试才能发现轻微型肝性脑病；进一步可发展为肝性脑病。

1. 分型　按肝病类型可将肝性脑病分为 3 种类型。

A 型：发生在急性肝衰竭基础上，多无明显诱因和前驱症状，常在起病数日内由轻度的意识错乱迅速陷入深昏迷，甚至死亡，并伴有急性肝衰竭的表现，如黄疸、出血、凝血酶原活动度降低等，其病理生理特征之一是脑水肿和颅内高压。

B 型：由门-体分流所致，无明显肝功能障碍，肝活组织检查证实肝组织学结构正常。

C 型：患者除脑病表现外，还常伴有慢性肝损伤及肝硬化等肝脏基础疾病的表现。以慢性反复发作的性格与行为改变、言语不清，甚至木僵、昏迷为特征，常伴有扑翼样震颤、肌张力增高、腱反射亢进、踝阵挛或巴宾斯基征（Babinski sign）阳性等。

2. 分期　根据患者的临床表现，可分为 4 期：

Ⅰ期：性格改变如欣快、焦虑、抑郁，无意识动作，睡眠昼夜颠倒，应答尚准确，但吐词不清且较缓慢；可有扑翼样震颤；脑电图无明显异常。

Ⅱ期：嗜睡、定向障碍、简单计算错误、行为异常；有扑翼样震颤，此期患者有明显神经系统体征，如肌张力增高、腱反射亢进、踝阵挛、Babinski 征阳性等；还可出现不随意运动及运动失调，并有肝臭。

Ⅲ期：昏睡、语无伦次、狂躁、错乱、有扑翼样震颤，肌张力明显增高，锥体束征阳性。

Ⅳ期：昏迷。浅昏迷时，对痛刺激和不适体位尚有反应，腱反射亢进、肌张力增高；由于患者无法合作，扑翼样震颤无法引出。深昏迷时，各种反射消失，肌张力降低，瞳孔常散大，可出现阵发性咀嚼、换气过度。

【辅助检查】

1. 血液检查　如胆红素升高和白蛋白、凝血酶原活动度明显降低、血氨升高（空腹动脉血氨比较稳定可靠）。

2. 神经生理学检测　脑电图主要是慢波增多，在严重肝性脑病患者中可有特征性三相波。诱发电位中，以听觉诱发电位 P300 诊断肝性脑病的效能较高。

3. 神经心理学测试　对于轻微型肝性脑病的患者，神经心理学测试能发现一系列异常，主要反映注意和处理速度功能的异常。

4. 影像学检查　颅脑 CT 及 MRI 在 A 型肝性脑病患者可发现脑水肿。腹部 CT 或 MRI 有助于肝硬化及门-体分流的确定。

【诊断与鉴别诊断】

肝性脑病的诊断主要依据急性肝衰竭、肝硬化和/或广泛门-体分流病史、有引起肝性脑病的诱因，出现神经精神异常的表现，伴或不伴有扑翼样震颤及血氨测定等辅助检查，并排除其他神经精神异常。

注意与其他可引起精神神经症状的疾病鉴别，如神经症、精神分裂症、情感性精神病、锥体外系病变、脑肿瘤、代谢性脑病等。

【治疗】

主要原则：①寻找和去除诱因；②减少来自肠道有害物质如氨等的产生和吸收；③适当营养支持及维持水电解质平衡；④根据临床类型、不同诱因及疾病的严重程度制定个体化的治疗方案。

1. 营养支持　过多的蛋白质摄入，会加重体内血氨升高，对于肝硬化等严重肝病患者，应制定个体化的蛋白质营养支持方案。但不宜长时间过度限制蛋白质饮食。目前关于蛋白质摄入量尚无一致意见。肝性脑病Ⅰ期和Ⅱ期患者非蛋白质能量摄入量为 104.6~146.4kJ/(kg · d)；蛋白质起始摄入量为 0.5g/(kg · d)，之后逐渐增加至 1.0~1.5g/(kg · d)。若患者对动物蛋白质不耐受，可适当补充支链氨基酸及植物蛋白质。肝性脑病Ⅲ期和Ⅳ期患者推荐蛋白质摄入量为 0.5~1.2g/(kg · d)。肝性脑病患者首选肠内营养，若必须进行肠外营养时，建议脂肪供能占非蛋白质能量的 35% ~ 50%，其余由碳水化合物提供。

2. 消除诱因

（1）预防和积极控制感染：对于感染诱发的肝性脑病，应积极寻找感染源，尽早开始经验性抗生素治疗。

（2）慎用镇静药：对严重精神异常表现，如躁狂、危及自身或他人安全及不能配合治疗者，适当应用镇静剂有利于控制症状，但药物选择和剂量需个体化，应充分向患者家属告知利弊和潜在风险，并获得知情同意。对于正在使用镇静剂的慢性肝病患者，根据患者具体情况考虑暂停或减少药物剂量。

（3）控制消化道出血及清除肠道积血：对于急性肝衰竭肝性脑病患者，应以减轻全身性出血倾向（如输注新鲜血液、凝血酶原复合物和维生素 K_1 等）和应用 H2 受体阻断剂、PPI 抑制剂等。对于有肝硬化的患者，以降低门静脉压力和治疗曲张静脉为主。一旦出现消化道出血，应使用药物、内镜或血管介入等方法及时止血，并迅速清除胃肠道内的积血。

（4）其他：如治疗便秘、防止过度利尿、减轻脑缺氧状态、维持水电解质平衡等。

3. 药物治疗

（1）减少肠道氨的生成和吸收：可口服不吸收双糖（如乳果糖）酸化及清洁肠道，或使用肠道非吸收的抗生素抑制肠道内产尿素酶细菌繁殖。非氨基糖苷类抗生素利福昔明（rifaximin）-α 在肠道几乎不吸收，可广谱、强效地抑制肠道内细菌生长。

（2）促进氨代谢：①精氨酸盐：可促进氨进入尿素循环，并纠正代谢性碱中毒，可用于因分流所致的慢性肝性脑病。临床上主要用于伴有代谢性碱中毒的肝性脑病患者。②乙酰左旋肉碱：可通过增加代谢产能以降低血氨水平。目前研究显示乙酰左旋肉碱是安全有效的药物。

（3）门冬氨酸-鸟氨酸（L-ornithine-L-aspartate，LOLA）：LOLA 可增加氨基甲酰磷酸合成酶及鸟氨酸氨基甲酰转移酶的活性，促进脑、肝、肾利用氨合成尿素和谷氨酰胺，从而降低血氨。

（4）支链氨基酸：口服支链氨基酸（branched-chain amino acids，BCAA）或静脉输注以支链氨基酸为主的氨基酸混合液，可纠正氨基酸代谢不平衡，并可抑制大脑中假性神经递质的形成。

（5）微生态制剂：包括益生菌、益生元和合生元，可以促进宿主肠道内有益细菌群如乳酸杆菌的生长，并抑制有害菌群如产脲酶菌的生长；可以改善肠上皮细胞的营养状态、降低肠道通透性，从而减少细菌移位和内毒素血症，并可改善高动力循环状态；还可减轻肝细胞的炎性反应和氧化应激，从而增加肝脏的氨清除。

4. 人工肝支持系统和肝移植人工肝支持系统　可去除毒性代谢产物，补充生物活性物质，改善症状，提高存活率，成功过渡到肝移植。

5. 其他　加强护理、减少搬动，保持呼吸道通畅，吸氧，有发热者行物理降温，保护脑细胞功能。

二、炎症性肠病

炎症性肠病（inflammatory bowel diseases，IBD）是累及消化系统的慢性、复发缓解性的炎症性疾病，包括两种主要的独特疾病，即溃疡性结肠炎（ulcerative colitis，UC）和克罗恩病（Crohn disease，CD）。在 IBD 患者中，可能伴随有中枢和周围神经系统损害表现。

【病理与发病机制】

在 IBD 中周围神经病变是最常见的损害之一，可能与维生素缺乏、治疗药物的影响、免疫介导相关。可出现脱髓鞘慢性炎性多神经病、小纤维和大纤维轴突神经病变。脑卒中的发生与血液凝血机制增强有关，主要为凝血因子Ⅴ、凝血因子Ⅷ、纤维蛋白原、纤维蛋白肽 A、水平升高，蛋白 S 水平降低。可能涉及的机制包括：吸收不良和营养缺乏、药物代谢障碍、免疫抑制引起的感染、药物的副作用和手术的医源性并发症、血栓栓塞、免疫异常等。

【临床表现】

主要是周围神经病变和脑卒中。

1. 周围神经病变　表现多样，可出现不同类型周围神经受损的征象。多神经病表现为感觉丧失、手套和袜套样感觉异常，伴有踝反射减弱或消失。小纤维感觉神经病变以麻木为主。也有肢体的单神经病变或多灶性运动神经病变，听、面、视等脑神经损害。

2. 脑卒中　IBD患者具有显著的血栓栓塞倾向。动脉和静脉血栓的发生率可能超过30%。在克罗恩病中，脑卒中(主要是缺血性卒中)更为常见。

【诊断】

诊断主要依据临床表现，在确诊炎症性肠病患者中，出现周围神经病变或脑卒中事件，需考虑本病可能。

【治疗】

1. 原发病治疗　原则上应尽早控制IBD的症状，维持缓解，促进黏膜愈合，防止复发，防治并发症和掌握手术治疗时机。

2. 神经功能障碍治疗　出现周围神经病变可予静脉注射免疫球蛋白、血浆置换或糖皮质激素的免疫调节治疗。对并发脑梗死的患者，特别是在病情恶化的情况下，建议采用抗凝药物，如低分子肝素抗凝治疗，同时预防静脉系统栓塞。

三、胰腺性脑病

胰腺性脑病(pancreatic encephalopathy，PE)是急性胰腺炎或者慢性复发性胰腺炎急性发作期病程中出现的以神经、精神症状为主的神经系统损害。

【病理与发病机制】

胰腺性脑病患者脑部毛细血管玻璃样变坏死，血管周围水肿，多灶出血。大脑皮质、丘脑、脑桥、小脑可有出血点、脑梗死及脱髓鞘，巨噬细胞反应、脑室基膜下细胞增生。

PE的发病机制尚未完全明确，可能与以下因素相关：胰酶(尤其磷脂酶A2)作用损伤、细胞因子(TNF-α、IL-1β)和氧自由基作用、营养缺乏、细菌和真菌感染、低氧血症与微循环障碍和组织代谢紊乱。此外，在胰腺坏死、手术创伤时，大量肌红蛋白、肌酐等毒性物质吸收入血，也可诱发PE产生。

【临床表现】

1. 神经精神障碍　首先表现为谵妄状态、精神兴奋、多语、烦躁不安，定向力障碍、幻觉，进一步发展为嗜睡、昏迷，可出现癫痫发作。精神症状的严重程度及持续时间与胰腺炎病情程度呈正相关，并且常发生于胰腺炎急性起病1周左右。

2. 脑膜刺激征　常见于胰腺坏死及化脓性胰腺炎，提示病情加重。

3. 其他脑脊髓病征象　患者还可以出现水平眼震、失语、构音障碍、面瘫、痉挛性瘫痪、反射亢进或消失，锥体束征等。

【辅助检查】

1. 生化检查　除部分患者有血糖升高外，脑脊液及血淀粉酶等检查多无异常或缺乏特异性。早期诊断PE可靠的生化指标是血清髓鞘碱性蛋白(myelin basic protein，MBP)。血清MBP水平可视为判断重症急性胰腺炎有无脑损害及其严重程度的一种特异性高且简便的生化指标。

2. 脑电图　主要表现为轻、中度广泛性慢波，同步性θ波及δ波爆发等，但无特异性，病愈后脑电图恢复正常。

3. MRI检查　可见脑室周围及基底节区水肿、局灶性出血和脱髓鞘改变，类似多发性硬化。

【诊断】

主要为临床诊断，暂无统一诊断标准，早期确诊较困难。在确诊胰腺炎的患者中出现精神神经症状，提示脑部损害时，应考虑胰腺性脑病，特别在纠正水电解质紊乱、高血糖高渗性昏迷、感染和低血容量性休克等因素后，神经精神症状仍持续存在时需警惕胰腺性脑病。

【治疗】

1. 病因治疗　积极治疗胰腺炎。早期应用胰酶抑制剂生长抑素抑制胰液、胆汁、胃液等消化液的分泌，抑制胰酶对周围组织的进一步破坏。使用抗生素防治感染。纠正休克和水电解质紊乱。纠正低蛋白血症。监测血糖浓度，防止出现高血糖、高渗性昏迷。补充大剂量维生素B_1。

2. 对症治疗　应用降颅内压药物以减轻脑水肿，适当可予胞磷胆碱、辅酶A等药物。精神症状明显可加用镇静药物及抗精神病药物。

3. 手术治疗　PE不是急性胰腺炎的手术指征，除非并发严重的腹腔室隔综合征、急性梗阻性化脓性胆管炎或腹腔感染时，可以考虑手术。

第四节　肾脏疾病的神经系统损害

在肾脏疾病的患者中可以见到多种复杂的中枢神经系统及周围神经系统损害表现。

一、肾衰竭

(一) 尿毒症脑病

由于严重的肾功能不全或急性肾衰竭而引起的血液中尿毒症毒素迅速增加所导致的毒性代谢性脑病，称为尿毒症脑病。

【病因与病理】

尿毒症脑病的发病机制较为复杂，尚未完全明确。目前认为最主要的发病机制在于体内中分子物质如β_2微球蛋白以及内源性代谢所产生的各种胍盐，如肌酐、甲基胍、琥珀酸胍等积聚所造成的神经毒性反应。这些中分子物质分子量较小，可以自由弥散通过血脑屏障进入脑脊液及脑组织，通过激动NMDA受体及抑制$GABA_A$受体而起到兴奋中枢神经的作用(假性神经递质作用)。此外，甲状旁腺激素也存在神经毒性作用。在继发于慢性肾脏病的甲状旁腺功能亢进症患者中，由于甲状旁腺素水平升高，促进钙离子内流，脑细胞内的钙离子超载导致神经元损伤。在急性肾衰竭过程中，脑组织和其他组织一样存在由于体液免疫及细胞免疫上调所致微血管屏障破坏及炎症反应,同样会导致尿毒症脑病的发生。除了假性神经递质及炎症反应外,由于少尿导致的血容量过多、电解质失衡、低钠血症以及代谢性酸中毒、肾性贫血等因素都参与了尿毒症脑病的发病过程。急性尿毒症脑病的病理改变多为代谢性改变而非结构性损害,表现为弥漫性脑水肿,偶有点状出血,多灶性白质瘢痕等。可见广泛的灶性和血管周围坏死伴有胶质结节形成和大脑半球脱髓鞘改变。神经细胞的病理改变有嗜铬细胞增多、色素沉着、空泡形成、基膜肿胀弯曲、染色质消失等特点。若病程为慢性或亚急性,则细胞固缩、破裂,出现细胞消失区。动物病理学研究显示慢性肾衰竭,大鼠小脑皮质可见到微灶性细胞坏死,小血管壁增厚,管腔变窄、闭塞。由此推测微血管病是慢性尿毒症脑病早期出现的主要病理改变之一。

【临床表现】

尿毒症脑病的临床表现主要包括两大类:精神症状和运动症状,如表 23-4-1 所示。早期仅表现为非常轻微的神经精神改变,如情绪波动较大、易激惹、记忆力下降、注意力不集中等。早期可出现震颤,主要以意向性震颤为主,伴有腱反射亢进。也可出现扑翼样震颤(由于间断失张力以及代偿调节而产生的手指及手掌快速而无节律的颤动)。在疾病后期,出现低意识水平状态,甚至出现代谢性昏迷。运动症状方面可出现间断性偏瘫、肌束颤动、肌阵挛、癫痫大发作等。

表 23-4-1 尿毒症脑病的临床表现

早期表现	晚期表现
精神症状	
情绪不稳定、易激惹、易疲劳	昏睡甚至昏迷
记忆力下降、注意力不集中	睡眠障碍
	视幻觉
	谵妄
运动症状	
反射亢进	肌束颤动
震颤、扑翼样震颤	肌阵挛
构音障碍	一过性偏瘫
	强直-阵挛性抽搐

【辅助检查】

影像学上偶见可逆性后部白质脑病综合征表现及双侧基底节区对称性 T_2/FLAIR 高信号,尤其是合并有酸中毒的患者中较多见。脑电图检查对于诊断及评估尿毒症脑病的严重程度有重要作用。常见慢波及低电压表现,严重时额叶可出现高尖的 δ 波、θ 波以及三相波。终末期肾病患者腰穿可见类似无菌性脑膜炎表现,细胞数可升高至 25×10^6/L,蛋白可高达 1g/L。

【诊断与鉴别诊断】

尿毒症的诊断主要依靠典型的临床表现及实验室检查。血浆中肌酐、尿素氮、磷及血钾的升高以及代谢性酸中毒、肾性贫血、继发性甲状旁腺功能亢进的程度可用来评估尿毒症的严重程度。

在尿毒症的基础上,尿毒症脑病的诊断主要依靠典型的临床表现以及在肾脏替代治疗后迅速好转(通常在 1~2 天内)而确定。

应注意与其他可能导致类似症状的疾病相鉴别,例如脑卒中及颅内出血、颅内感染等。影像学检查如 CT 或 MRI 可用于排除缺血性及出血性脑血管疾病。腰穿脑脊液检查可用于鉴别颅内感染性疾病。

【治疗】

血液透析等肾脏替代治疗除了可以清除神经毒性物质以外,还可以通过脱水治疗肾性高血压及高血容量,纠正酸中毒从而改善尿毒症脑病的临床症状。多数患者在进行透析治疗后临床症状可在数日内缓解,且脑电图及影像学改变也可恢复。注射促红细胞生成素(EPO)改善肾性贫血的血红蛋白目标值应为 100~120g/L,但不应超过 130g/L。

(二) 尿毒症的周围神经病

以多发性周围神经病常见,也可有单神经病。

【病因与病理】

在晚期尿毒症患者中,由于肾小球滤过率(GFR)小于 12ml/min,导致中分子物质等具有神经毒性的代谢产物的堆积,加之硫胺、生物素等维生素以及锌的缺乏导致多发性周围神经损害。病理改变是轴索退变及继发性脱髓鞘。其特有的电生理改变是所有纤维包括有髓和无髓纤维的神经传导速度(NCV)普遍减慢,且最粗和较远端的纤维最易受损。

【临床表现】

尿毒症性多发性周围神经病男性较女性发病率更高,是以远端对称性感觉运动轴索损害为主的神经病变,存在长度依赖性,即由较长的轴索开始损害,因此出现较为典型的以下肢先起病的表现形式。早期的运动障碍可表现为跗趾背屈受限。继运动障碍后出现刺激性感觉异常如叮咬感、烧灼感、疼痛感。患者常主诉有袜套样麻木以及肢端发冷感。早期音叉检查可发现跗趾及内踝振动觉减退,下肢腱反射减弱或消失,且随着病程进展,上肢的反射也可逐渐消失。下肢肌肉常出现痛性痉挛,疾病晚期可出现远端肌肉萎缩及瘫痪。极少数可表现为类似吉兰-巴雷综合征样的急性或亚急性四肢瘫。

单神经病变以正中神经多见。患者常主诉有前臂及手掌夜间疼痛及针扎感。此外在血液透析患者中还常见腕管综合征表现及尺神经损害症状。脑神经病变在晚期肾衰竭患者中较为罕见,表现为听力下降、平衡障碍的前庭蜗神经病症状,且多属于药物毒性作用,如高剂量的袢利尿剂可以诱发急性可逆性听力下降,而氨基糖苷类抗生素的使用则可能造成不可逆的听力损害。

继发性不宁腿综合征在终末期肾衰竭患者中较为多见,常与尿毒症性多发性周围神经病伴随,是指发生于下肢的一种自发的、难以忍受的痛苦的异常感觉。以腓肠肌最常见,大腿或上肢偶尔也可以出现,通常为对称性。患者常主诉在下肢深部有撕裂感、蠕动感、刺痛、烧灼感、疼痛或者瘙痒感,使患者有一种急迫的强烈的要活动的感觉,并导致过度活动。

【辅助检查】

神经生理学检查可见感觉、运动传导速度下降,伴有波幅降低,提示存在轴索损害。肌电图提示运动纤维的急性及慢性损害并存。神经电生理检查的异常可先于临床症状出现,在治疗好转后,也可持续存在。需要注意的是由于血透造瘘可能会损害局部神经,因此不应在造瘘侧进行神经电生理检查。

【诊断与鉴别诊断】

诊断有赖于较为典型的临床表现以及患者肾功能的确处于肾衰竭晚期。注意与其他可导致多发性周围神经病以及慢性肾脏病的疾病鉴别,例如糖尿病、自身免疫性疾病、淀粉样变以及多发性骨髓瘤。

【治疗】

主要是进行透析。血透及腹透效果相当。肾移植最为有效,成功进行肾移植后尿毒症性多发性周围神经病的表现可在数日至数周内缓解。对症治疗方面,神经病理性疼痛可通过药物来缓解,例如普瑞巴林、加巴喷丁等;物理治疗及肌肉的康复训练有助于改善肌无力症状。

(三) 尿毒症的自主神经损害

最典型的临床表现为直立性低血压,此外还有心动过速、瞳孔舒缩异常、少汗、膀胱功能障碍、性功能障碍、肠蠕动减少、夜间腹泻或便秘。

心血管反射检查,如 Valsalva 动作对心率的影响有助于判断副交感功能改变;卧立位血压检查、寒冷性升压试验、持续握拳试验(前臂等长收缩)等有助于判断交感功能变化;^{123}I-MIBG 核素显像可以显示心脏交感神经支配是否减少。

盐酸米多君及肾上腺皮质激素类药物对于直立性低血压可有部分改善。

(四) 尿毒症性肌病

发病有关的因素有:营养缺乏、慢性代谢性酸中毒、内分泌紊乱、甲状旁腺激素亢进、维生素 D 缺乏、电解质紊乱等。在老年患者中更为常见。多表现为下肢肌肉痉挛、抽痛,伴有肌肉的无力、疲劳及萎缩等。在终末期肾衰竭患者中由于中小动脉广泛钙化、内膜增生导致血管闭塞,远端皮肤肌肉缺血坏死,痛性肌肉病。由于高钾血症可引起患者出现反复的急性肌无力。

肌肉活检在光镜下可见肌纤维萎缩、变性、再生以及坏死性病灶。肌肉内脂肪堆积提示运动功能预后不良。

治疗首先应尽量控制影响因素,足量的蛋白摄入对保持肌肉的营养代谢至关重要,每天摄入的蛋白至少应为 1~1.2g/kg 体重。康复及下肢力量训练有助于维持下肢肌肉力量。

二、透析的脑损害

(一) 透析失衡综合征

透析失衡综合征(dialysis disequilibrium syndrome,DDS)是在首次血液透析时或透析后由于代谢的快速改变所致。之所以称为“失衡”是由于在血生化尿素氮及肌酐水平改善的时候,临床神经症状却在恶化。临床表现主要是脑水肿的一系列症状、体征,包括急性发生的头痛、疲劳、恶心、呕吐、震颤、视物模糊、肌肉痉挛、抽搐及昏迷。

由于细胞外液中肌酐的快速清除导致渗透压的迅速改变,但脑细胞内的渗透压改变却滞后于这一过程,导致水渗透进细胞内引起细胞水肿。在脑组织中的水通道蛋白 AQP1、AQP4、AQP9 以及尿素转运体 UT-B1 可以快速平衡细胞内外水及尿素梯度。慢性肾病模型中,脑组织细胞表面的水通道蛋白表达增加,而 UT-B1 表达减少,因此在透析时影响了细胞内尿素外流,增加了细胞外水分子内流,导致脑细胞水肿。但慢性肾衰竭中 UT-B1 表达减少的机制仍不明确。在目前的临床诊疗中,由于起始透析速度较慢(血流量 150~200ml/min)已经很少出现透析失衡综合征了。

主要措施是立即停止透析。轻症的透析失衡可自行缓解,伴有抽搐的重症患者,可间断注射 10%~20% 的氯化钠。在透析过程中缓慢逐步纠正肌酐水平对于预防透析失衡综合征极为重要。对于一些高危患者,如老人、儿童或尿素氮高于 175mg/dl 的患者来说腹膜透析比血液透析更为安全。

(二) 韦尼克脑病

韦尼克脑病(Wernicke encephalopathy,WE)临床表现为典型的共济失调、精神异常及眼外肌瘫痪三联征,但并不总会同时出现。MRI 显示中脑导水管区域及丘脑高信号,血液中维生素 B_1 含量的降低有助于 WE 的诊断。治疗主要是用维生素 B_1,可在早期每天 3 次静脉推注 500mg,2 天后改为每天 500mg。通常经治疗 5 天临床症状可快速好转。维持治疗为每日口服 100mg。

(三) 颅内出血

患者出现硬膜下出血及脑实质内出血的风险是普通人群的 20 倍左右,主要归因于尿毒症性血小板病以及透析时需使用抗凝药物。药物抵抗性肾性高血压由于血压控制不良,或血压波动过大,也容易导致颅内出血。

临床主要表现为头痛、恶心及呕吐。若未及时诊治,快速增加的颅内压会导致抽搐及昏迷甚至死亡。

(四) 精神异常

在长期透析后可出现焦虑、抑郁、情感淡漠、智力减退。严重者有谵妄、精神错乱。

(五) 进行性透析脑病

进行性透析脑病(progressive dialysis encephalopathy)指在长期透析(9~84 个月,平均 37 个月)后慢性进展的脑病,主要临床表现为人格改变,定向力混乱,癫痫,视幻觉、听幻觉,构音障碍、失语、失用、扑翼样震颤、肌阵挛抽搐以及痴呆。脑电图可见额叶频发间断爆发的 δ 活动,三相波及阵发性尖波。

若临床症状提示可疑透析性脑病,可通过检测血中铝含量超过 100mg/L 确诊。去铁胺试验也可用于诊断(给予 5mg/kg 体重去铁胺,约 44 小时后血液中铝升高≥50μg/L)。

治疗首先需要去除诱因,例如含铝的药物或可促进铝吸收的药物,含柠檬酸盐的药物。解毒有三种方法:加强肾脏替代治疗（需选择不含铝的透析液）、肾移植、螯合剂去铁胺（DFO）。

三、肾　移　植

肾移植术后神经系统损害的发生率为6.8%～14%。目前国际上尚无统一的分类标准，根据已报道的临床表现可划分如下：

（一）弥漫性脑病

弥漫性脑病是指肾移植术后出现的神经精神异常，表现为定向力、理解力、记忆力等的障碍，情感异常，兴奋躁动或谵妄以及言语障碍和尿便失禁等。通常无明确神经系统定位体征，CT、MRI等影像学检查未见颅内明确结构异常。

其原因可为多方面的，终末期肾病患者围手术期透析状态下的特殊体质及移植后大剂量免疫抑制剂的应用、感染、多脏器功能不全、代谢紊乱等因素的综合作用。减少环孢素A或他克莫司的剂量，适当给予对症镇静治疗后，脑病症状可缓解。积极病因治疗后多可恢复。

（二）脑卒中

终末期肾病患者，凝血机制的异常、高血压、动脉硬化、血液动力学的改变等，都是肾移植后脑卒中的高危因素。加上肾移植过程中、移植后大剂量糖皮质激素的应用，造成水钠潴留进一步促进血压升高，往往容易形成高血压脑出血。针对肾移植术后患者的脑卒中，除控制高血压等危险因素外，应针对患者凝血机制的不同阶段制定个体化方案。此外尽管缺血性脑卒中的发病率相对颅内出血略高，但颅内出血往往导致严重的不良后果，因此需在术前做好评估，术后密切观察及时处理。

（三）癫痫发作

颅内感染、脑卒中、电解质紊乱、代谢异常等为常见癫痫病因。有报道称环孢素A最易引起癫痫发作。治疗上，除去除诱因外，可给予抗癫痫药物预防癫痫发作，但需注意部分抗癫痫药物，如苯妥英钠能降低环孢素A、他克莫司的药物浓度，卡马西平有肝功能损害的不良反应，因此，在服药过程中应监测肝功能、血药浓度，以免浓度过低引起排斥反应的发生。

（四）周围神经损害

较为少见，多数为同侧股神经病。其原因可能是术中使用保留牵开器导致股神经牵张性损伤以及吻合移植肾动脉到髂内或髂外动脉发生盗血而造成股神经的局部缺血。

（五）中枢神经系统感染

主要表现为脑膜炎、脑炎的临床征象。病原体以真菌、弓形虫、巨细胞病毒、疱疹病毒等多见。此外尚可发生脑桥中央髓鞘溶解症、脑瘤。由于患者自身机体免疫力低下，积极的抗感染治疗尤为重要。减少免疫抑制剂用量以及加用利巴韦林抗病毒治疗有可能挽救患者生命。

第五节　血液系统疾病的神经系统损害

血液系统疾病对神经系统的损害主要有两大类：①血液细胞异常增殖，例如某些恶性血液病如白血病、淋巴瘤、多发性骨髓瘤；②血液细胞成分减少，例如各种原因所致贫血、血小板减少症。

一、血液细胞成分减少或功能异常性血液病

（一）贫血

贫血是指人体外周血细胞容量减少，低于正常范围下限的临床症状，我国标准为成年男性血红蛋白低于120g/L，女性低于110g/L（其中孕妇低于100g/L）可被诊断为贫血。一方面贫血可直接损害神经系统，另一方面贫血的病因也可损害神经系统。

【病理与发病机制】

地中海贫血、骨髓造血异常、卟啉病等均存在血红蛋白合成异常，导致携氧能力下降。缺铁性贫血除可导致血红蛋白含量下降、携氧能力下降、变形能力下降外有研究指出轻到中度缺铁性贫血的患者由于铁饱和度的减少可导致血小板增多，使血液处于高凝状态，因此易引起分水岭梗死。急性失血一方面由于出血可引起交感-肾上腺髓质系统兴奋，血管收缩，导致血流速度减慢；另一方面可导致循环血容量迅速减少，脑组织灌注不足，形成血栓。

巨幼细胞贫血患者常有脊髓及周围神经损害，一方面与贫血后血红蛋白携氧能力下降，导致周围末梢神经营养缺乏有关；另一方面由于引起巨幼细胞贫血的病因主要为维生素B_{12}（核蛋白合成及髓鞘形成必需的辅酶）缺乏，而维生素B_{12}缺乏可引起髓鞘合成障碍导致神经病损。

精神症状与中枢缺氧及含铁酶活力下降引起脑细胞功能改变相关。前部缺血性视神经病变（AION）与贫血、冠脉搭桥术有关。

【临床表现】

贫血的神经系统损害主要有：脑血管病、周围神经及脊髓损害、视神经损害、精神症状等。

1. 脑梗死或静脉系统血栓形成　贫血相关的脑缺血好发于中青年女性或少年儿童，临床表现并无显著特征，但分水岭梗死较为常见。也可有静脉系统血栓形成，多见于上矢状窦、横窦等，可表现为头痛、癫痫、颅内压增高等。

2. 脊髓及周围神经损害　病变在脊髓呈亚急性联合变性（主要累及脊髓侧索、后索），周围神经（包括视神经）多为脱髓鞘改变，严重时大脑白质也可受累。患者常出现感觉异常（手套袜套样对称性麻木、刺痛、烧灼感）、感觉性共济失调、痉挛性截瘫等，周围神经损害较严重时可有腱反射消失。病程较长的患者还可出现膀胱括约肌功能障碍。

3. 视神经损害　有报道称贫血与冠脉搭桥术后前部缺血性视神经病变（AION）的发生有关，且及时纠正贫血，患者的视力可迅速恢复。AION的病变位于筛板前的视神经，视力下降、视野缺损、眼底视盘水肿是常见的临床表现。

4. 精神症状　一般常见的精神症状包括记忆力减退、失眠、多梦，严重者可出现谵妄、幻觉、躁狂、抑郁、痴呆等。缺铁性贫血患者多表现为精神萎靡、表情淡漠、烦躁不安、眩晕，可

有异食癖，极少数有颅内压升高。再生障碍性贫血晚期多因出血导致昏迷，但前期可有幻觉、躁狂、抑郁甚至被害妄想。

【辅助检查】

实验室检查除贫血外多数可见血小板增加；血清中维生素 B_{12} 含量及叶酸含量降低，同型半胱氨酸含量增高；脑脊液检查可见蛋白轻度升高，一般小于 1g/L；肌电图检查多数可见感觉神经传导速度减慢，部分合并有运动神经传导速度减慢及轴索损害表现。在巨幼细胞贫血与缺铁性贫血患者中图形视觉诱发电位（P-VEP）检查可发现潜伏期延长，部分存在波幅下降。影像学检查方面，脑 MRI 显示急性梗死病灶，在静脉血栓形成的患者呈出血性梗死，增强 MRV 可见充盈缺损。脊髓损害特征性表现为 T_2WI 脊髓背侧条片状高信号影，可呈"八字征"，"兔耳征"或"倒 V 征"（图 23-5-1）。

【诊断】

上述神经系统损害表现合并贫血时需考虑贫血造成神经系统损害可能，进一步完善影像学检查、肌电图、脑脊液检查、维生素 B_{12}、叶酸、同型半胱氨酸等实验室检查，排除其他病因后考虑诊断为贫血造成的神经系统损害。

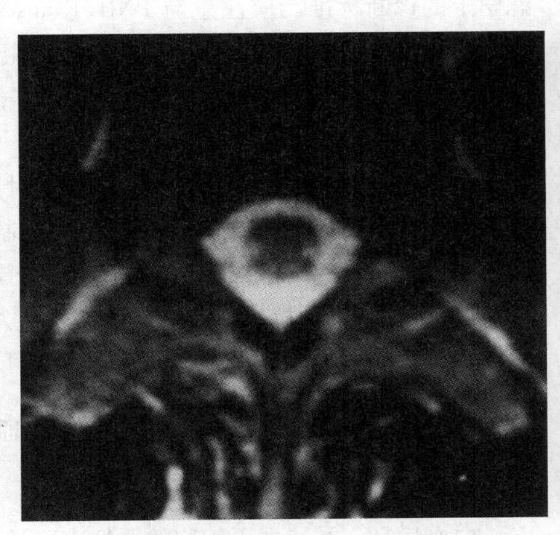
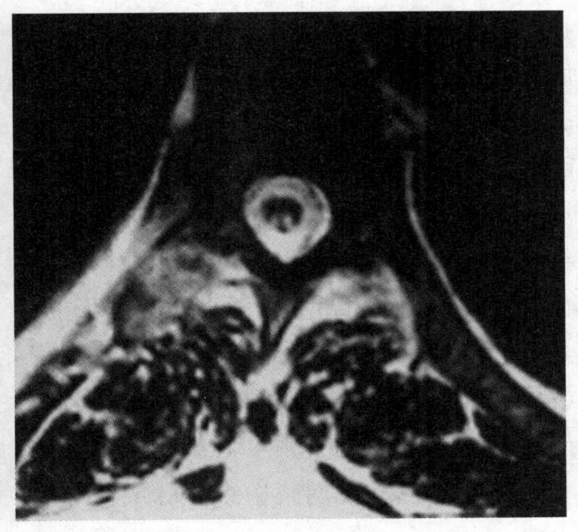

图 23-5-1　维生素 B_{12} 缺乏的脊髓 MRI"八字征"和"兔耳征"

【治疗】

除了注意脑缺血的处理，尤其脑梗死或静脉血栓形成的抗栓、抗凝治疗，维持生命体征平稳等。需积极纠正贫血，控制或去除病因，例如补铁、激素治疗减少自身血细胞破坏等。必要时输血改善供氧能力。

对于贫血所致的精神症状，特别是存在幻觉、妄想者可予以药物对症治疗，但主要还应纠正贫血病因。

（二）阵发性血红蛋白尿

【病理与发病机制】

阵发性血红蛋白尿（paroxysmal nocturnal hemoglobinuria，PNH）是一种获得性造血干细胞良性克隆性疾病。由于红细胞膜有缺陷，导致红细胞对补体激活异常敏感。

患者血栓形成是多因素共同作用的结果。PNH 患者补体活化及溶血过程中释放一些物质，如补体 5a（C5a），可使机体处于一种潜在的炎症状态，炎症可使单核细胞、血管内皮细胞过度表达及释放组织因子，而启动凝血过程。二者相互作用，形成恶性循环。CD55、CD59 缺乏的血小板更易被活化，NO 的消耗也可促使血小板活化增加、聚集黏附形成血栓。血管内溶血可使游离血红蛋白堆积，血液黏滞度增加，同时由于血红蛋白沉积在血小板上会影响血小板的功能使血液始终处于一种高凝或血栓前状态。

【临床表现】

PNH 临床上表现为与睡眠有关、间歇发作的慢性血管内溶血和血红蛋白尿，伴有全血细胞减少及反复的血栓形成。约 40% 的 PNH 患者可能会发生血栓事件，动静脉均可发生。静脉血栓多发于深静脉、肺、肝静脉、肠系膜静脉，表现为组织器官的淤血、缺氧、肺动脉高压、呼吸困难、布-加综合征等。动脉血栓常发生在脑动脉、冠状动脉，以脑缺血及急性心肌梗死为主要临床表现，中青年占多数。

【辅助检查】

实验室检查可见血红蛋白尿、血游离血红蛋白增高及结合珠蛋白降低、血清乳酸脱氢酶升高、血清 pH 减低；尿潜血和尿含铁血黄素染色（Rous 试验）可视为过筛试验，其中 Rous 试验灵敏度可达 73%，是诊断慢性血管内溶血的重要指标。酸溶血（Ham）试验，灵敏度较低，但特异度高，此实验是否阳性取决于 PNH 患者对补体敏感的异常细胞数量，结果易受输血的影响；蛇毒因子溶血试验灵敏度为 80%。

外周血网织红细胞增高、骨髓涂片和活检可见红系造血代偿性增生。

流式细胞术直接检测外周血和骨髓血细胞 GPI 锚定蛋白缺失细胞数量是诊断 PNH 最直接、最灵敏的方法。CD59 灵敏度要高于 CD55，可最早被检出，有早期诊断价值，且不受输血影响。CD55 和 CD59 同时部分或完全缺失是 PNH 的典型表现。

近年国内外也有应用荧光标记气单胞菌溶素前体变异体（FLAER）技术辅助诊断 PNH 的报道。

【诊断】

罹患缺血性脑卒中或静脉窦血栓形成的患者若出现血管内溶血、血红蛋白尿表现需考虑 PNH 诊断。酸溶血、蛇毒因子溶血或尿含铁血黄素试验中任两项阳性即可诊断。流式细胞仪检测 CD55、CD59 缺乏粒细胞可进一步证实诊断。

【治疗】

除抗栓治疗外，需针对病因治疗。PNH 克隆<10%［再生障碍性贫血-阵发性睡眠性血红蛋白尿（AA-PNH）、骨髓异常增生综合征-阵发性睡眠性血红蛋白尿（MDS-PNH）、亚临床 PNH 等］且无症状的患者不需要治疗，只要定期随访即可，6 个月或 12 个月筛查 1 次；对于有典型症状的患者则需要早期干预治疗，骨髓移植和重组人源型抗补体蛋白 C5 单克隆抗体（ecufizumab）是唯一证明有效的方法，部分患者也可用糖皮质激素，但长期应用需要考虑其毒副作用。

（三）血栓性血小板减少性紫癜

血栓性血小板减少性紫癜（thrombotic thrombocytopenic purpura，TTP）是一种罕见的危及生命的血栓性微血管病。

【病理与发病机制】

TTP 出现神经精神症状的基本病理生理改变为中枢神经系统内广泛性微小血管损伤，即血管壁增厚，透明样血栓形成，导致脑组织尤其是海马、颞叶、额叶、叶大脑皮质血流灌注障碍，导致脑组织不同程度缺血缺氧反应。此外，血管内皮损伤、血脑屏障破坏，可导致脑组织血管源性水肿。在视网膜可表现为血管性视网膜病、脉络膜血管病、视网膜中央静脉或动脉闭塞、视网膜分离等。

【临床表现】

平均发病年龄 41.7 岁，女性多于男性。主要表现为发热、血小板减少、微血管病性溶血性贫血、神经系统症状、肾功能异常。约 60% 以神经系统症状为首发表现，随着疾病进展约 90% 的患者都会出现神经系统症状，具有多样性、可变性、反复性、一过性的特点。

1. 缺血性卒中　TTP 的本质特征是小血管内微血栓形成，但伴随红细胞破碎和血小板消耗，完全可能形成较大的血栓阻塞大、中动脉，形成缺血性卒中。脑卒中可以发生于 TTP 其他症状之后或之前，可以是 TTP 的唯一表现或与其他症状同时存在。

2. 视网膜血管病　8%～10% 的 TTP 患者出现视觉异常，包括暗点、视物模糊、复视等。在少数情况下视觉症状可以在 TTP 发病数天至数周前出现。

3. 可逆性后部脑病综合征（posterior reversible encephalopathy syndrome，PRES）　表现为头痛、恶心、呕吐、视物模糊或癫痫发作。

4. 其他脑病　表现为头痛、反复发作的意识障碍（如嗜睡、昏迷等）、构音障碍、抽搐、行为异常、谵妄、共济失调、病理征等。

【辅助检查】

1. 颅脑 MRI　早期可以正常，随着病情的进展可表现为脑水肿及双侧大脑半球后部白质病变，但症状的严重程度与影像学的异常程度不成正比。

2. 脑电图　可正常，也可呈双侧皮质弥漫性异常或局灶性节律。

3. 脑脊液　压力升高、细胞数正常或轻度增加，蛋白轻度升高，糖和氯化物无异常。

4. 血液检查　血小板计数明显减少［发病时中位血小板计数（10～30）$\times 10^9$/L］、血红蛋白降低（发病时中位血红蛋白 80～100g/L）、网织红细胞升高；存在溶血表现，表现为乳酸脱氢酶升高、间接胆红素升高。血涂片可见破碎红细胞。

【诊断】

由于 TTP 可能以脑卒中或缺血性视网膜病变为首发及唯一表现，对青年脑卒中应注意 TTP 可能，血常规常提示有明显的血小板减少。血涂片可见破碎红细胞，其值>1% 被认为是形态学上的诊断标准。应注意与 PNH、Evans 综合征（自身免疫性溶血性贫血合并免疫性血小板减少性紫癜）等同样可引起脑卒中的血液系统疾病鉴别。

【治疗】

对于遗传性 TTP，主要是血浆输注。对于获得性 TTP，血浆置换是基本的治疗方式。其他的免疫抑制治疗包括皮质醇激素、长春新碱、环磷酰胺、环孢菌素、利妥昔单抗以及硼替佐米，其作用在于清除抗体以及维持长期不复发。明显出血及严重血小板减少的患者在进行有创性操作前可考虑输注血小板。

二、血液细胞异常增殖性血液病

（一）白血病

白血病是一类造血干细胞的恶性克隆性疾病，白血病细胞增殖失控、分化障碍导致大量增生，使正常造血受抑制并浸润其他组织和器官。

【病理与发病机制】

引起的神经系统损害包括：

1. 白血病细胞浸润　可直接浸润脑膜、脑实质、脑血管、脊髓和周围神经等。

2. 出血　血小板减少、白血病细胞浸润血管壁导致血管通透性增高，同时白血病细胞释放促凝物质导致凝血因素的改变（凝血酶原合成障碍，纤维蛋白原减低，血液纤维蛋白溶解活性增高，DIC 等因素），可引起脑实质、蛛网膜下腔或脊髓出血。

3. 压迫　白血病细胞淤积、结节状增殖或绿色瘤等，均可压迫邻近神经组织。脊髓压迫症可以发生在原发病出现后数年，多见于胸段，其次是腰段。

4. 变性　贫血或血液循环障碍，血液黏稠度增高，血管闭塞，局部缺血，可引起神经系统继发性变性。多见于小脑，尚有黑质和脊髓。

5. 髓鞘脱失　斑状髓鞘脱失，见于大脑、小脑、脑干和脊髓等。

6. 继发感染　机体免疫反应降低，嗜中性粒细胞减少症和血丙种球蛋白过低症，容易产生中枢神经系统继发性感染。病原体包括各种细菌、病毒、霉菌，尤其是新型隐球菌及白念珠菌等。

【临床表现】

中枢神经系统白血病（CNSL）多见于急性白血病，尤其是急性淋巴细胞性白血病（ALL），急性髓细胞性白血病（AML）中 M4、M5 及 M2 型中也较为常见，可发生在疾病的各个时期，但以治疗后缓解期多见。在慢性白血病中神经系统并发症相对少见，且多以周围神经损害为主。

1. 颅内出血　脑出血约占白血病神经系统损害的30%左右。部位多在大脑白质和软脑膜，也可见于硬膜外或硬膜下，常为多发性出血或片状出血。临床症状取决于病变部位、范围和出血量。通常多急性发病，常有头痛、呕吐、躁动、谵妄或嗜睡、全身性或局限性抽搐、偏瘫、失语、偏身感觉障碍、脑神经损害、视乳头水肿、脑膜刺激征，严重者迅速昏迷。

2. 颅内高压症　由于大量的白血病细胞浸润脑膜、脑实质，以及脑血管损害（脑出血、血栓、栓塞），导致脑肿胀，造成脑脊液循环通路梗阻，颅内压增高。多见于白血病的急性期，少数发生于药物治疗后血象部分或完全缓解时。其特征为显著的颅内压增高，临床表现有头痛、呕吐、耳鸣、眩晕、视力模糊、精神障碍、抽搐、嗜睡、视乳头水肿、心动过缓、呼吸不规则等。

3. 脑白质病变　淋巴细胞白血病患者可出现大脑白质多发性脱髓鞘改变，有时可累及脑干或小脑，出现偏瘫、失语、视力障碍、共济失调、舞蹈样动作、痴呆等表现。病程进行性发展。

4. 脊髓损害　大多数患者的首发症状为神经根痛或胸部束带感，多见于胸、背部，或有感觉异常、感觉缺失、肢体无力、运动障碍，同时伴有括约肌功能障碍，病情常进行性发展。亚急性脊髓联合变性主要是继发于贫血及脊髓局部缺血，表现为双侧痉挛性截瘫、锥体束征和深感觉障碍。

5. 周围神经损害　脑神经损害可以单发或多发。运动神经较感觉神经常见，依次为面神经、动眼神经及展神经、三叉神经、听神经、视神经受累的征象。

白血病细胞侵犯神经根、神经丛、神经干及周围神经引起相应的临床征象，可单发也可多发，最常见为臂丛受累，其次为腰骶丛。累及胸部硬膜外时可产生肋间神经痛，疼痛常剧烈。侵犯后根神经节（特别是慢性淋巴性白血病）常引起带状疱疹，多见于病变的进展期。多发性神经炎患者常伴有自主神经功能障碍，导致肢体远端皮肤温度减低、发绀、脱屑、汗腺分泌障碍。

6. 绿色瘤　多生长于骨膜，以眼眶部位最为常见。眶内绿色瘤内可压迫动眼神经、滑车神经、展神经和视神经。绿色瘤侵犯中耳、内耳和颞骨时，可引起眩晕、耳鸣、耳聋、周围性面神经瘫痪、中耳炎和乳突疼痛等。当绿色瘤累及脊柱时，可引起骨质破坏，压迫脊髓。

【辅助检查】

白血病的外周血象及骨髓象示脑脊液检查压力增高（往往是最早的表现），白细胞正常或增多（单核细胞占优势），蛋白升高（脊髓压迫时更为明显），糖降低，脑脊液中可找到白血病细胞。脑电图检查可见弥漫性节律紊乱，提示脑实质受累。

【诊断】

外周血象及骨髓象符合白血病诊断标准，在疾病过程中出现神经系统受累的临床征象需考虑白血病的神经系统损害。脑脊液中找到白血病细胞是确诊的依据。

【治疗】

治疗原发病是关键，根据白血病的不同类型选择适当的化疗方案，必要时选择鞘内化疗。针对神经系统损害进行相应处理：颅内出血，治疗早期应注意预防DIC的发生；颅内感染，需早期预防，一旦发生早期足量应用抗感染药物；注意控制颅内高压以及对症营养支持及生命支持治疗；对于周围神经受累的患者，可对症治疗缓解疼痛。

（二）淋巴瘤

淋巴瘤（lymphoma）起源于淋巴结和淋巴组织，是免疫系统的恶性肿瘤，按组织病理学改变分为霍奇金淋巴瘤（Hodgkin lymphoma，HL）和非霍奇金淋巴瘤（non-Hodgkin lymphoma，NHL）。神经系统损害多见于NHL，尤其在肿瘤进展期或复发时。

【病理与发病机制】

淋巴瘤对神经系统的影响主要通过直接浸润神经、脑实质、脊髓、脑膜（NHL为主），其次淋巴瘤所产生的免疫扰动及炎症反应，可导致免疫性神经病，如吉兰-巴雷综合征（GBS）及慢性炎性脱髓鞘性多发性神经病（CIDP）（HL较NHL多见），再次血源性转移或血管内淋巴瘤可以导致局部血管阻塞或受压引起梗死及肿瘤卒中。

【临床表现】

1. 周围神经系统损害　NHL可通过浸润硬膜及邻近脑神经导致脑神经病变。Greenberg等描述了5种独特硬膜综合征：眶周、鞍旁、中颅窝、颈静脉孔及枕突。眶周及鞍旁综合征表现为前额部头痛、复视、眼外肌瘫痪及三叉神经第一支感觉障碍；眶周综合征还伴有眼球突出；中颅窝综合征表现为面部疼痛、三叉神经感觉障碍，有时伴有面瘫；颈静脉孔综合征以舌咽神经、迷走神经损害为主，表现为声音嘶哑、吞咽困难；枕突综合征主要是局部疼痛伴有同侧舌肌无力及萎缩。

几乎所有累及脊神经根的淋巴瘤均为非霍奇金淋巴瘤（NHL），可表现为神经根病/多神经根病或马尾综合征。神经根病可见受累神经根支配区域的疼痛、麻木、感觉异常。马尾综合征可见逐渐进展的不对称的下肢的感觉异常、麻木，但典型根痛症状较少。尿便障碍晚期才会出现。

神经丛病可由淋巴瘤直接浸润、自身免疫反应或放疗所致。臂丛神经受累表现为急性起病的肩周疼痛，迅速出现近端肌肉无力。

单神经病相对罕见，大多数见于NHL患者。若出现多发性单神经病变时易与神经丛病变或神经根病变混淆。但若神经电生理改变为某一条神经的轴索及髓鞘损害较同区域内其他神经更为严重，则可与神经丛及神经根病变区分开来。

多发性周围神经病由于肿瘤浸润、自身免疫异常或血管炎、冷球蛋白血症等引起。临床表现类似GBS，以四肢远端感觉障碍、肢体乏力为主。若不对称起病，则提示肿瘤浸润或血管炎可能性大，对称起病则考虑自身免疫所致可能性大。

2. 运动神经元病及运动神经病　近年来有报道淋巴瘤患者合并肌萎缩侧索硬化（ALS），在考虑运动神经元病的患者中，若发现脑脊液蛋白超过750mg/L，寡克隆带阳性或血中存在单克隆蛋白应进行淋巴瘤筛查。

淋巴瘤患者也可出现亚急性运动神经病，表现为累及下肢的亚急性不对称性不连续的无痛性运动神经病，几乎不存在感觉受累，病程相对良性且自限。

3. 中枢神经系统损害　原发性中枢神经系统淋巴瘤是仅发生于人体中枢神经系统（脑和脊髓）以及眼部的高度恶性结外非霍奇金淋巴瘤。近年来，我国被确诊为原发性中枢神经系统淋巴瘤的患者数量逐年增加，人类免疫缺陷病毒感染人群为主要易感人群。首发症状主要表现为肢体麻木、肢体乏力、智能障碍、头痛。高峰期还有言语不清、视物不清、呕吐、饮水呛咳、步态不稳、意识障碍等。

【辅助检查】

1. 血清及脑脊液　LDH 升高提示淋巴细胞增殖。如有侵犯脑膜或神经根常可发现颅内压或白细胞数增加，蛋白增加，糖减少，病理涂片也可能找到淋巴瘤细胞。合并有淋巴瘤的 ALS 患者的脑脊液蛋白含量较高，且存在寡克隆带。

2. MRI、CT 增强检查　通常能够发现脑膜、脊膜、神经根的浸润或压迫。选用特殊的线圈有时能观察到周围神经浸润增粗。中枢神经系统淋巴瘤影像上主要表现为颅内多发病灶，浸润小脑幕上以及中线；CT 表现为稍高密度影以及在 MRI T_2 的异常高信号，增强以结节样或均匀团块强化为主，也可出现 C 形或环形强化。瘤体周围水肿信号会随淋巴肿瘤细胞沿血管周围间隙扩散。部分患者影像表现早期不明显，且激素治疗后影像异常可完全消失。

3. 肌电图　周围神经受累呈现为脱髓鞘及轴索损害。

【诊断】

以神经系统症状首诊的淋巴瘤由于临床表现多样，疾病早期易与脑炎、脱髓鞘病变及脑梗死混淆，积极寻找血中的病理细胞是主要的诊断基础。需注意与脑膜炎、神经根炎、急性炎症性脱髓鞘性多发性周围神经病、运动神经元病等相鉴别。脑脊液及血清中 LDH 升高，特别是脑脊液找到淋巴瘤细胞可作为诊断中枢神经系统淋巴瘤的证据。

【治疗】

以原发病治疗为主（化疗、生物治疗或骨髓/造血干细胞移植），可考虑激素治疗，中枢神经系统淋巴瘤可鞘内注射或局部放疗等。

（三）多发性骨髓瘤

【病理与发病机制】

多发性骨髓瘤（multiple myeloma，MM）为浆细胞的恶性肿瘤。骨髓瘤细胞对骨骼的破坏可导致椎骨骨折引起脊髓及神经根压迫，以胸脊髓段多见。偶见颅底骨质破坏引起脑神经损害。由于骨髓瘤细胞分泌单克隆免疫球蛋白抗体导致的感染、高黏滞综合征、出血倾向及淀粉样变等改变，均可引起神经系统损害。

【临床表现】

1. 脊髓及神经根　骨破坏导致椎骨骨折或浆细胞瘤侵犯硬脊膜沿椎管内生长，引起脊髓及神经根压迫，以胸段脊髓多见，导致患者出现背痛、无力、感觉平面、Lhermitte 征、尿便障碍等症状。

2. 脑神经病变　侵犯硬脑膜时，颅内也可出现浆细胞瘤，导致脑神经压迫及颅内高压症状。表现为视乳头水肿，意识障碍，视神经、展神经、三叉神经、面神经及听神经等受累，引发相应的临床征象。

3. 急性缺血性脑血管病　骨髓瘤多发于老年人，在合并动脉粥样硬化基础上，大量异常免疫球蛋白分泌可引起血液高黏滞状态，导致 TIA 及脑卒中发生，以大、中动脉区域梗死为主。

4. POEMS 综合征　是由浆细胞性肿瘤引起的副肿瘤综合征，可以出现多个系统的临床表现，包括周围神经病、器官肿大、内分泌异常、M 蛋白以及皮肤改变。

【辅助检查】

血液检查可见贫血，晚期可见浆细胞性白血病。红细胞沉降率增快。生化检查提示单株免疫球蛋白血症、高钙血症、血清 β_2 微球蛋白及白蛋白升高、血清尿素氮及肌酐升高。尿液检查提示尿蛋白升高，本周蛋白阳性。腰穿可见脑脊液细胞数及蛋白显著升高。

【诊断与鉴别诊断】

符合多发性骨髓瘤诊断标准，出现神经系统损害时可考虑诊断。POEMS 综合征诊断标准如表 23-5-1 所示。

表 23-5-1　POEMS 综合征诊断标准

必要标准（2 条均需满足）
1. 存在异常单克隆浆细胞
2. 多发性周围神经病表现
其他主要标准（至少满足 1 项）
1. 骨硬化性病变（单发或多发浆细胞瘤）
2. Castleman 病（滤泡血管性淋巴结增生）
3. 血管内皮生长因子（VEGF）升高
次要标准（至少满足 1 项）
1. 内脏器官肿大（肝大、脾大、淋巴结肿大）
2. 内分泌异常（肾上腺、甲状腺、垂体、性腺、甲状旁腺、胰腺）
3. 水肿（普遍性水肿，胸腔积液，腹水）
4. 典型皮肤改变（色素沉着，手足发绀，海绵状血管瘤）
5. 视乳头水肿
6. 血小板增多/红细胞增多

应注意与其他疾病所致脑卒中、髓内占位、多脑神经炎、周围神经病变鉴别。

【治疗】

主要针对原发病及神经系统损害的对症治疗，遗憾的是 MM 的治疗药物存在周围神经的副作用，因此合并有周围神经损害的患者在治疗期间症状可能加重，唯有加强神经营养治疗，补充大量 B 族维生素。

（四）真性红细胞增多症及真性血小板增多症

真性红细胞增多症是以克隆性红细胞增多为主的骨髓增生性疾病。真性血小板增多症为造血干细胞克隆性疾病，也称为出血性血小板增多症。

【病理与发病机制】

伴有血小板增多和增多的红细胞团块可导致黏滞性增高，出现血栓性疾病；血容量增多、血管内皮损害和可能存在的血小板功能障碍可导致出血倾向，易出现脑出血；髓外造血可造成脊髓受压或颅内占位病变；血液黏滞度增高可引起血流缓慢、组织缺氧导致缺氧症状。

【临床表现】

真性红细胞增多症（中老年发病，男性多见）及真性血小板增多症的神经系统损害类似，主要有血栓性疾病如脑梗死、短暂性脑缺血、脊髓血管病等；尚有脑出血；颅内占位或脊髓压迫等；以及非特异性的缺氧症状如头晕、头痛、耳鸣、疲乏、健忘、眼花、肢端麻木刺痛等。

【辅助检查】

真性红细胞增多症：红细胞计数（6~10）$\times10^{12}$/L，血红蛋白170~240g/L，相应骨髓象改变。

真性血小板增多症：血小板（1 000~3 000）$\times10^{9}$/L，相应骨髓象改变。

【诊断与鉴别诊断】

排除继发性因素，符合真性红细胞增多症或真性血小板增多症诊断标准，出现血栓性、出血性、占位性或缺氧症状者可诊断。注意与其他因素所致急性缺血性脑血管病、脑出血及颅内、椎管内占位性病变鉴别。

【治疗】

可采取放血疗法治疗真性红细胞增多症、血小板单采治疗血小板增多症，二者均可使用干扰素及羟基脲治疗，在病情控制情况下若仍出现血栓形成性疾病，可考虑抗凝治疗。

第六节 内分泌和代谢性疾病的神经系统损害

一、糖尿病

随着我国人口老龄化与生活方式的变化，糖尿病患病率从1980年的0.67%飙升至2021年的12.8%。糖尿病引致神经系统损害与糖尿病病程、血糖控制等因素相关，病程达10年以上者，易出现明显的神经病变，可累及中枢神经及周围神经，前者有大脑、小脑、脑干、脊髓1级运动神经元及其神经纤维（包括在脊髓内上行的感觉神经纤维）；后者包含脊神经、脑神经、自主神经、骨骼肌，其中以远端对称性多发性神经病变（distal symmetric polyneuropathy，DSPN）最具代表性。因此，此部分重点阐述糖尿病周围神经损害。

【病理与发病机制】

神经变性多先累及感觉神经和自主神经，可见神经纤维节段性髓鞘脱失，轴索损害相对少见，严重时可伴有轴索变性，有些纤维则发生髓鞘再生现象。一般认为大有髓纤维和小有髓纤维均有不同程度的脱失，但某些患者以大有髓纤维脱失更明显。DSPN可出现后根神经节细胞变性，以腰段多见，交感神经节细胞及内脏神经节也可出现变性。发病机制目前有多种学说，包括：

1. 微血管病变 小动脉和毛细血管基底膜增厚、内皮细胞增生、管腔狭窄，血液黏滞度增高等，可造成神经营养障碍和变性。

2. 代谢紊乱 血糖过高时葡萄糖的无氧代谢增多，导致山梨醇和果糖增多，沉积于神经外膜下，损害周围神经。

3. 氧化增强 葡萄糖的自身氧化增多，产生大量糖基化产物，使细胞内蛋白糖基化和血浆蛋白糖基化，最终产生大量活性氧。多种代谢障碍产生的活性氧可导致神经的损害。

4. 应激激素增多 糖尿病可引起应激激素增多，导致代谢产生的中间产物影响蛋白激酶C，进而造成血管内皮生长因子、血管内炎性因子（TGF-β、NP-κB）等表达增加，损伤神经滋养血管，导致周围神经缺血性损伤。

【分型】

1. 我国2021年发布的《中国2型糖尿病防治指南（2020年版）》将糖尿病周围神经病变分为3型：

（1）弥漫性神经病变，包括远端对称性多发性神经病变（distal symmetric polyneuropathy，DSPN）和自主神经病变。

（2）单神经病变。

（3）神经根神经丛病变。

2. 美国糖尿病协会2017年发布的《糖尿病神经病变立场声明》将糖尿病神经病变分为三大类：

（1）弥漫性神经病变（diffuse neuropathy）：①DSPN；②自主神经病变。

（2）单神经病变（多发性单神经炎）（不典型的类型）［mononeuropathy（mononeuritis multiplex）（atypical forms）］：①孤立的脑神经或周围神经；②多发性单神经炎（如果融合，可能类似多发性神经病）。

（3）神经根病或多发性神经根病（不典型的类型）［radiculopathy or polyradiculopathy（atypical forms）］：①根丛神经病变（腰骶部多发性神经病，近端运动肌萎缩）；②胸椎神经根病。

【临床表现】

周围神经系统由有髓神经纤维、薄髓神经纤维和无髓神经纤维组成。在功能上，有髓神经纤维的主要功能是压力觉和平衡觉，受损时有麻木、刺痛和平衡障碍，可有振动觉、关节位置觉、压力觉异常和踝反射减弱；薄髓神经纤维的主要功能是伤害感受和保护性感觉，症状有疼痛、灼烧、电击和刺痛，痛觉和温度觉（热度）减退或消失。无髓纤维主要是自主神经。

2017年美国《糖尿病神经病变立场声明》强调了使用有效的临床量表进行综合评估的重要性。推荐以下量表：密歇根神经病变筛查量表（MNSI）、修改后的多伦多临床神经病量表（mTCNS）、犹他早期神经病量表（UENS）或神经病变残疾分数（NDS）。

1. DSPN DSPN为最常见和最具代表性的类型。以女性多见。绝大部分累及感觉神经纤维，表现为双侧肢体疼痛、麻木、感觉异常等。可分为：麻木型、疼痛型和麻木-疼痛型。

（1）麻木型：主要为四肢远端对称（尤其以双下肢远端多见）的麻、木、蚁走感、发冷等异样感觉。

（2）疼痛型：下肢远端、大腿内侧、下腹和会阴部自发性烧灼样疼痛，手部和全身者少见，呈闪电样疼痛，活动后疼痛加剧，夜间或抚摸时疼痛加重。

（3）麻木-疼痛型：兼有以上麻木、疼痛的症状。

神经系统检查中可有手套、袜套样感觉障碍，四肢腱反射减低或消失，其中踝反射几乎均消失或明显减弱，下肢音叉振动觉减弱或消失。可因深感觉障碍而出现感觉性共济失调和Romberg 征阳性。

DSPN 单纯累及运动纤维十分罕见，表现为急性或亚急性运动型多发性神经病。以四肢远端，尤其是下肢的急性或亚急性起病的肌无力和肌萎缩，也可伴有轻度感觉障碍。病程长者可有四肢远端自主神经功能障碍，常有皮肤发冷、色素沉着、干燥等营养障碍。晚期严重病例有神经源性关节、缺血性坏疽和足部溃疡。

2. 近端运动神经病变　以一侧下肢近端严重疼痛为多见，可与双侧远端运动神经同时受累，伴迅速进展的肌无力和肌萎缩。肌萎缩以股四头肌最明显，髂腰肌、内收肌和下肢前外侧肌群也可受累，膝反射消失，感觉障碍可不明显。

3. 局灶性单神经病变　可累及单脑神经或脊神经。一般起病较急，主要表现在受累神经支配区内突然疼痛或感觉障碍、肌力减退。大多在6个月内可完全恢复，偶有后遗症。

（1）脑神经：多见于老年人，起病急骤，以单侧动眼神经损害最常见，其次面神经、展神经、三叉神经、听神经。可表现为上睑下垂、周围性面瘫、眼球固定、面部疼痛及听力损害等。舌咽神经、迷走神经、副神经受累十分少见。极少数患者出现两侧性或多数性脑神经损害，甚至多次复发。

（2）脊神经：下肢以坐骨神经及股神经为多见。上肢以正中神经损害多见，常表现为腕管综合征。腓神经、尺神经、冈上神经、胸长神经和闭孔神经等均可累及。

4. 非对称性的多发局灶性神经病变　同时累及多个单神经的病变称为多灶性单神经病变或非对称性多神经病变。可出现麻木或疼痛。

5. 多发神经根病变　最常见为腰段多发神经根病变，主要为 L_2、L_3 和 L_4 等神经根病变引起的一系列单侧下肢近端麻木、疼痛等症状。但病情进展后最终有半数以上患者双侧下肢近端均累及，而且合并上肢近端肌萎缩相当常见。

6. 自主神经病变　可累及心血管、消化、呼吸、泌尿生殖等系统，还可出现体温调节、泌汗异常及神经内分泌障碍。

（1）心血管自主神经病（cardiovascular autonomic neuropathy，CAN）：CAN 可存在于糖耐量异常或代谢综合征患者中，是心血管疾病所致死亡、心律失常和无痛性心肌缺血的重要独立危险因素。临床表现主要包括：静息性心动过缓、静息性心动过速（心率>90 次/min）、直立性低血压（由卧位变立位时，收缩压和/或舒张压分别下降 20mmHg、10mmHg，同时心率无代偿性增加）、心源性猝死（恶性心律失常）。患者还可表现为不能耐受运动、无痛性心肌缺血、心肌梗死。

（2）消化系统自主神经病变：可有糖尿病性胃轻瘫、糖尿病性肠病（腹泻）、结肠动力下降（便秘）。患者表现为腹胀、胃张力降低、排空时间延长，恶心和呕吐等。还有间歇性夜间或清晨泄泻，亦有便秘与腹泻交替。咽肌收缩及食管蠕动收缩幅度减低时，可出现轻度吞咽困难。

（3）泌尿生殖系统自主神经病变：可有糖尿病性膀胱病（神经性膀胱）、勃起功能障碍、女性性功能障碍。排尿障碍呈无感觉性神经源性膀胱，出现充盈性尿失禁。膀胱测压提示充盈性感觉缺失。逼尿肌无力，残余尿增多，故容易尿路感染。男性患者有阳痿、早泄、性欲减退。女性表现为性欲减退，性交疼痛。

（4）汗液分泌障碍：常见于腰部以下少汗或无汗，上半身则代偿性多汗。有学者认为是促汗神经纤维（sudomotor nerve fiber）的节后部分损害。味觉性出汗（gustatory sweating）或进食性盗汗在进食或闻到食物味道时诱发，出汗多局限在头颈部，可同时伴有面部潮红。推测与支配腮腺、头颈部汗腺的交感和副交感系统功能障碍有关。

（5）对低血糖感知异常：当支配内分泌腺体的自主神经发生病变时，糖尿病患者在低血糖时的应激激素如儿茶酚胺、生长激素等常延迟或减少分泌，造成患者对低血糖感知减退或无反应，低血糖恢复的过程延长。

（6）瞳孔异常：瞳孔的变化表现多样。瞳孔缩小、对光反射迟钝、瞳孔散大迟缓，即使在散瞳药物下瞳孔扩大速度也十分缓慢。在糖尿病患者眼部滴入乙酰-β-甲基胆碱（mecholyl）可使瞳孔缩小，但对正常瞳孔不起作用。罕见阿-罗瞳孔（Argyll Robertson pupil）。有学者认为瞳孔对光发射的潜伏期延迟，可作为糖尿病性自主神经病的早期诊断。

（7）其他自主神经病变：外周血管病变使血管失交感神经支配，导致血管运动反射降低。当局部受冷时，表皮血管持续痉挛，四肢发冷，特别是双足部最严重。由于毛细血管缺乏自身张力，导致静脉扩张，易在局部形成微血管瘤而继发感染。还可出现关节病，关节出现缓慢发生的肿胀，常见于踝关节、指关节和趾关节，偶尔侵犯大关节和脊椎关节。

【辅助检查】

1. 电生理检查　常规肌电图检查主要评价粗有髓纤维的功能，可出现提示感觉或/和运动神经传导速度的下降，尤其是感觉神经传导速度下降。在糖尿病性近端神经病时可发现腰骶神经根或/和丛的损害，出现支配肌肉的失神经电位。

常规肌电图检查不能应用于有髓小直径神经纤维和无髓神经纤维的检查。定量感觉检查（quantitative sensory testing，QST）是对感觉进行定量判断的一种心理物理学技术，可对感觉障碍的程度进行定量评价，对粗有髓神经纤维、有髓小直径神经纤维和无髓神经纤维的功能均可进行评价。虽然在方法学上还有一些争论，但在研究和一些临床方面，QST 正在成为一个常规标准。目前已开展的 QST 感觉类型有：温度觉、振动觉、触压觉、电流觉。定量温度觉检查（quantitative thermal perception testing，QTT）可检查冷觉、温觉、冷痛觉、热痛觉的阈值，主要反映小纤维的功能。在许多周围神经病变中，可仅仅损害小纤维或仅仅损害大纤维，也可大小纤维成分同时损害，神经大纤维的功能可以通过神经传导、定量振动觉检查等反映，而

QTT 是评价躯体神经小纤维功能的唯一检查方法，QST 与神经传导相结合，对周围神经功能进行综合评价可有互补作用。皮肤交感反应（sympathetic skin response，SSR）主要测定参数为 SSR 的潜伏期和波幅，可以反映自主神经系统交感神经的病变。

2. 10g 单丝检查（10g monofilament testing）　10g 单丝检查或称 10g 尼龙单丝检查，是评估轻触觉的检查，可反映大纤维功能。密歇根神经病变筛查表（Michigan neuropathy screening instrument，MNSI）推荐的检查方法为：开始检查前应在患者的足背进行 4~6 次的预加应力。细丝的应用位置在甲褶和第一关节的中点。在细丝上加以垂直、短暂且均匀的力，当细丝弯曲时对肢体产生的压力为 10g。患者闭上眼睛开始检查，10 次检查中患者能感到细丝 8 次则属于正常，1~7 次感到细丝的存在则属于减弱，未感觉到细丝的压力则属于缺失。此检查的重点在于患者的足必须被有效支撑，同时应休息在平坦和温暖的支撑物上。另外，Nalini Singh 等研究认为检查 10 个不同部位可得出更准确的结果。

3. 皮肤组织活检　应用皮肤神经病理活检检测表皮内神经纤维密度（intra-epidermalnerve fiber density，IENFD），可以观察远近端神经支配的不同，对以感觉为主的周围神经病，皮肤神经活检较腓肠神经活检更敏感，可用于小纤维神经病的早期诊断，可以发现无症状的周围神经病患者。

活检方法采用一次性皮肤活检器进行，一个浅层活检（穿刺针 3~4mm）足以研究表皮内神经纤维，如需研究皮肤附件（汗腺、毛囊、动静脉等）需更深的活检（穿刺针口径 6~8mm）。活检多采用小腿远端皮肤，如小腿外踝上 10cm 处，也可采用腓肠肌和脊旁肌区域皮肤。很多研究还同时取大腿近端皮肤作为比较，如髂前上棘下 20cm 处皮肤或其他近端正常皮肤。采用 PGP9.5 标记神经纤维进行计数，但密度降低多少视为异常仍未有统一。

4. 脑脊液　神经根病变时患者可有脑脊液蛋白质改变，多数脑脊液生化常规无异常。

5. 其他自主神经功能的测定　测定卧位和立位或 Valsalva 试验引起的血压变化和心率变化，可以反映心脏自主神经功能；B 超检测膀胱残余尿和尿动力学测定有助于排尿困难的鉴别。

6. 影像学检查　对于神经根或丛病变者，可选择 MRI、超声检查排除脊柱与椎管内病变和盆腔内占位性病变。

【诊断】

DPN 的诊断主要是针对 DSPN 和自主神经病变的诊断。

1. DSPN 的筛查　糖尿病 DSPN 是 DPN 的最常见类型，2 型糖尿病确诊时以及 1 型糖尿病确诊后 5 年，应至少每年筛查一次。有典型症状者易于发现和诊断，无症状者需要通过体格检查或神经电生理检查作出诊断。在临床工作中可联合应用踝反射、针刺痛觉、振动觉、压力觉、温度觉等 5 项检查来筛查 DPN。最常用的方法为用 128Hz 音叉评估振动觉（大纤维功能）以及 10g 尼龙单丝检查评估压力觉以明确足溃疡和截肢的风险。

2. DSPN 的诊断

（1）诊断标准：①明确的糖尿病病史。②诊断糖尿病时或之后出现的神经病变。③临床症状和体征与 DPN 的表现相符。④有临床症状（疼痛、麻木、感觉异常等）者，5 项检查（踝反射、针刺痛觉、振动觉、压力觉、温度觉）中任 1 项异常；无临床症状者，5 项检查中任 2 项异常，临床诊断为 DPN。如根据以上检查仍不能确诊，需要进行鉴别诊断，可以做电生理检查。⑤排除以下情况：其他病因引起的神经病变，如颈腰椎病变（神经根压迫、椎管狭窄、颈腰椎退行性变）、脑梗死、吉兰-巴雷综合征；严重动静脉血管性病变（静脉栓塞、淋巴管炎）等；药物尤其是化疗药物引起的神经毒性作用以及肾功能不全引起的代谢毒物对神经的损伤。

（2）临床诊断流程：DSPN 的诊断主要根据临床症状和体征，临床诊断有疑问时，可以做神经传导功能检查等，诊断流程图（图 23-6-1）如下：

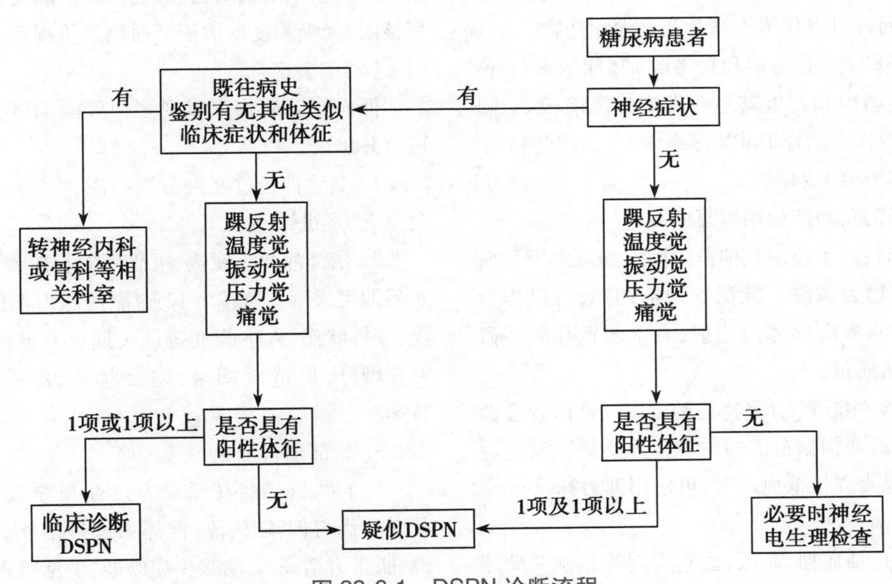

图 23-6-1　DSPN 诊断流程

3. 糖尿病自主神经病变的诊断

（1）心血管自主神经病变：除临床征象外，可以采用心率变异性及体位性血压变化测定、24 小时动态血压监测等辅助诊断。

（2）消化系统自主神经病变：主要依据临床征象。胃电图、胃排空的闪烁图扫描（测定固体和液体食物排空的时间）有助于诊断。

（3）泌尿生殖系统自主神经病变：通常根据临床主要征象进行判断，对于勃起功能障碍应考虑进行性激素水平评估来排除性腺功能减退。膀胱功能障碍表现为排尿障碍、尿失禁、尿潴留、尿路感染等。超声检查可判定膀胱容量、残余尿量等确定糖尿病神经膀胱。

【治疗】

1. 病因治疗及神经营养药

（1）血糖控制：积极严格地控制高血糖并保持血糖稳定是预防和治疗 DPN 的最重要措施。

（2）神经修复：常用药物有甲钴胺、神经生长因子等。

（3）其他：神经营养因子、肌醇、神经节苷脂和亚麻酸等。

2. 发病机制　《中国 2 型糖尿病防治指南（2020 年版）》提出的针对发病机制治疗分为以下三方面：

（1）抗氧化应激：通过抑制脂质过氧化，增加神经营养血管的血流量，增加神经 Na^{+}-K^{+}-ATP 酶活性，保护血管内皮功能。常用药物为硫辛酸。

（2）醛糖还原酶抑制剂：糖尿病可引起多元醇通路过度激活，醛糖还原酶抑制剂通过作用于醛糖还原酶而抑制多元醇通路。常用药物为依帕司他。

3. 疼痛管理　《中国 2 型糖尿病防治指南（2020 年版）》专门列出对 DPN 所致疼痛的管理，药物推荐如下：

（1）抗惊厥药：普瑞巴林、加巴喷丁、丙戊酸钠和卡马西平等。普瑞巴林可以作为初始治疗药物，改善症状。

（2）抗抑郁药物：度洛西汀、文拉法辛、阿米替林、丙米嗪和西肽普兰等。度洛西汀可以作为疼痛的初始治疗药物。

（3）其他：阿片类药物（曲马多和羟考酮）和辣椒素（capsaicn）等。由于具有成瘾性和发生其他并发症的风险较高，阿片类药物曲马多不推荐作为治疗 DSPN 疼痛的一、二线药物。

4. 自主神经功能障碍的治疗

（1）糖尿病性胃轻瘫：短期使用胃复安。

（2）勃起功能障碍：除了控制其他危险因素如高血压和血脂异常外，主要治疗药物为磷酸二酯酶 5 型抑制剂，可以作为一线治疗，经尿道前列腺素海绵体内注射、真空装置和阴茎假体可以改善患者的生活质量。

（3）心脏自主神经功能紊乱：坚持运动可以提高患者轻微异常的心率变异性，但需要根据自己的主观体力感觉来制定运动强度。对于存在明显直立性低血压者，可使用弹力袜。

【预防】

良好的代谢控制，包括血糖、血压、血脂管理等是预防糖尿病神经病变发生的重要措施，尤其是血糖控制至关重要，加强对患者的持续宣教和健康管理，目前主张对患者家属及照料者的规律宣教同等重要。定期采用密歇根神经病变筛查表（MNSI）对糖尿病周围神经病风险进行评估。

重视足部护理，降低足部溃疡的发生风险。2013 年纽约华人社区健康资源中心针对糖尿病足部护理共有 9 点建议：①每天检查足部，确定无伤口或感染。②每天以温水及肥皂清洗足部。小心轻抹脚（特别是趾缝之间部位），避免大力擦干。如有需要，可涂上润肤液。③经常修剪趾甲，剪时应向横而不在两边角位直剪。④切勿用药物或剪刀去除硬皮或鸡眼。⑤保持足部温暖，但不要热敷或水袋。⑥不要赤足走路。⑦穿着舒适的鞋子，避免无保护趾部及跟的凉鞋。⑧选择合适的袜子，不要穿过紧的裤袜。⑨每天更换袜子。美国糖尿病协会建议至少每年做一次详细足部检查。DPN 患者，每次就诊时应由专业医务人员检查足部。所有患者应该每年一次行 10g 尼龙单丝检查以确定是否存在足溃疡甚至截肢风险。

二、低血糖脑病

葡萄糖是大脑的主要能量来源，血糖过低（常低于 2.8mmol/L）可导致一系列交感神经兴奋和中枢神经系统功能紊乱的症候群。这种症候群称为低血糖脑病（hypoglycemic encephalopathy，HE）。

【病理与发病机制】

低血糖的原因主要是各种内分泌疾病引起的胰岛素分泌过多，其他原因还包括肝脏疾病导致的血糖不能维持正常值、过多消耗、反应性低血糖等。

一旦血糖减少，进入脑代谢的葡萄糖不足以维持脑及其他中枢神经系统能量供给，造成功能紊乱。长期低血糖会造成脑内充血、出血、神经细胞坏死、脑组织软化。首先累及大脑皮质，出现抑制；其次是皮质下，包括基底节区、下丘脑；最后是间脑、中脑、脑干网状结构、延髓。脑实质受损主要累及皮质和深部核团，受损程度取决于低血糖严重程度及持续时间。

【临床表现】

低血糖脑病临床表现多种多样，下列表现可单独发生，也可合并出现。

1. 交感神经过度兴奋　心慌、大汗、手足颤抖、面色苍白、全身乏力、饥饿感。

2. 精神症状　疲倦、饥恐慌或心慌感、易激惹，进食或饮糖水后即可缓解。严重者有头痛、注意力不集中、记忆力减退、淡漠、梦样状态、人格改变等。长期反复低血糖并且得不到及时补充糖分，可造成痴呆、谵妄状态、幻觉、妄想，最后木僵或昏迷。

3. 脑部损害征象

（1）大脑：癫痫（通常为强直-阵挛发作，亦可呈癫痫持续状态），尚有偏瘫、失语、锥体束征呈阳性。基底节受累多为震颤、肌张力增高-运动减少症候群，少见肌张力降低-运动过多症候群。

（2）脑干：很常见的是眩晕。尚可有脑神经受累的表现如复视、吞咽困难，视物模糊。

【辅助检查】

1. 脑脊液　主要是糖明显降低，可低于 1.4mol/L。

2. 颅脑 MRI　对低血糖脑病的诊断优于 CT。低血糖脑病在婴儿中较常见，主要是顶枕叶的不对称性损害，MRI 表现为顶枕叶皮质、皮质下 T_1WI 低信号、T_2WI 高信号，DWI 高信号的斑片状病灶。成年人低血糖脑病常常累及大脑皮质、胼胝体、基底节区、海马等区域，对称或不对称，病灶呈 T_1WI 稍低信号，T_2WI 稍高信号，FLAIR 高信号，DWI 高信号，ADC 低信号。

【诊断与鉴别诊断】

低血糖的诊断依据低血糖的症状、体征，发作时血糖低于 2.8mmol/L，立即注射葡萄糖后症状可明显缓解。在确诊低血糖的基础上出现神经精神症状，加上脑脊液糖降低和脑 MRI 改变，基本可临床诊断。

主要应鉴别的疾病：①线粒体脑肌病，可区别于低血糖脑病是 MRA 可见病灶内血管增粗、增多，且多次 MRI 检查可见病灶具有游走性、多变性，在 MRS 病灶内部或邻近部位可见乳酸峰。②中枢神经系统感染，临床多有头痛、发热、脑膜刺激征，脑脊液蛋白和白细胞数增多，血糖大多正常等。③脑梗死，不同于低血糖脑病的是常有脑血管病危险因素，血糖多正常或应激性升高。影像学可有血管的异常。④其他疾病，如长期嗜酒者、肾上腺皮质危象、痴呆也需与低血糖脑病鉴别，有基础病病史、头颅 MRI、补充葡萄糖后疾病无明显好转等可资鉴别。

【治疗】

1. 补充葡萄糖　①口服或静脉注射葡萄糖。②低血糖昏迷的急诊处理：立即取血送检血糖、血胰岛素（有条件者）；开放静脉通路，首剂静脉注射 50% 葡萄糖 40~60ml，然后继用 5%~10% 葡萄糖静脉滴注，直到患者清醒、血糖正常；此后数天继续监测血糖。

2. 其他药物　严重、顽固的低血糖者考虑使用下列药物：氢化可的松和/或胰高血糖素。

3. 病因治疗　患者恢复后应尽快查明低血糖的病因和诱因，治疗原发病和消除诱因。

4. 对症治疗　对于后遗的神经精神症状如痴呆等应予以对症治疗。

三、甲状腺疾病

（一）甲状腺功能亢进症

甲状腺功能亢进症（hyperthyroidism）简称甲亢，是一种由于体内过量的三碘甲腺原氨酸（T_3）和四碘甲腺原氨酸（T_4，即甲状腺素）所致的自身免疫性疾病。50%~80% 是由弥漫性毒性甲状腺肿（Graves 病）引起，多结节性甲状腺肿、甲状腺腺瘤、甲状腺炎、碘食用过量，以及过量合成甲状腺激素也可引起，垂体腺瘤引起少见。

【病因与发病机制】

甲亢是自身免疫性疾病，其发病机制尚未完全阐明。甲状腺激素分泌过多可导致累及神经系统、循环系统、消化系统等系统的一系列高代谢症候群以及眼部症状，其中甲亢的神经系统并发症很常见。具体机制包括以下几个方面：

1. 甲状腺激素可通过刺激细胞膜的 Na-K-ATP 酶而促进磷酸化，进而促进线粒体氧化磷酸化反应，引起氧耗和产热增加。甲状腺激素和儿茶酚胺存在协同作，后者在神经、心血管和胃肠道等脏器的兴奋和刺激，有些患者将出现躯体化障碍、焦虑和/或抑郁状态等精神症状。

2. 在高甲状腺激素的情况下，离子通道（主要是 L 型钙通道 α1 亚基和内向整流钾通道）的异常可导致钾离子流入细胞中，造成循环中的血钾过低，出现低钾性周期性瘫痪（hypokalemic periodic paralysis，TPP）症状。

3. 甲状腺功能亢进对肌肉的影响　①过量的甲状腺素阻断轴突末端的营养因子的轴向流动，从而造成 AChE 水平下降，导致乙酰胆碱对运动终板的过度刺激使肌纤维收缩增多，最终引起肌纤维疲劳和退化甚至肌溶解。②甲状腺素直接导致蛋白激酶对肌纤维内 cAMP 的亲和力下降，使肌纤维内 cAMP 增加，导致肌纤维肌质网中钙离子的释放增加，最终引起肌肉收缩增多。肌肉收缩增加最终会引起肌纤维疲劳和退化。③过量的甲状腺素可能最终直接或间接攻击支配肌纤维的运动神经元。④甲状腺素和促甲状腺素会对线粒体造成损伤。有研究观察到在慢性甲状腺功能亢进性肌病患者的红肌群中线粒体损伤十分明显。

4. 甲状腺功能亢进对血管的影响　有研究认为甲亢可导致脑血管病变，推测的可能机制与甲亢所致的自身免疫介导的血管壁炎性反应、甲亢所致的代谢紊乱、血流动力学紊乱有关。

【临床表现】

患者症状和体征的严重程度与病史长短、激素升高的程度和患者年龄等因素相关。

1. 高代谢综合征　甲状腺激素分泌增多导致交感神经兴奋性增高和新陈代谢加速，患者常有疲乏无力、怕热多汗、食欲亢进、体重显著下降等。

2. 精神症状　主要为焦虑和/或抑郁状态。患者表现为思想不集中、话多、敏感多疑、多思多虑、易激惹、入睡困难或早醒等。严重时出现幻觉，甚至毁物伤人，但也有寡言、情绪低落、消极自责者。

3. 肌病

（1）低钾性周期性瘫痪（TPP）：常见于 20~40 岁的亚洲男性，症状常始于傍晚或凌晨。可因运动、饮酒、进食高糖及高盐食物诱发。临床观察到，该病常发生于夏天，可能与人们在夏天比较喜欢饮用含糖饮料有关。运动诱发的 TPP 常发生于运动后的休息时间。

（2）初期常出现肌肉疼痛、抽搐及僵硬等，随后出现突发性的肌肉无力和瘫痪，主要累及近端肌肉，尤以双下肢明显，多呈对称性，可自小腿开始向上发展至双上臂。但头颈部肌肉、动眼肌群、发音有关的肌群、括约肌和呼吸肌一般不会受到影响,但偶见引发呼吸肌无力的现象。

发作期间进行神经系统检查,可发现四肢呈下运动神经元瘫的表现,如肌张力下降、腱反射消失等。

(3) 重症肌无力:有学者认为甲亢是重症肌无力的危险因素,但多数认为是共病关系。其相关性在女性和老年男性中更为明显。临床表现与一般重症肌无力的表现类同。受累肌肉以眼肌、面肌及吞咽肌最常见,其次为颈、躯干和四肢肌肉,严重患者可致呼吸停止。

(4) 甲状腺功能亢进性肌病(hyperthyroid myopathy,HM):简称甲亢性肌病,又称甲状腺毒性肌病(thyrotoxic myopathy,TM),属于获得性肌病分类中内分泌性肌病的一种。甲亢性肌病可分为急性和慢性两类。

1) 急性甲亢性肌病:临床罕见,症状在发病后几天内出现。患者通常在四肌无力的基础上有严重的肌肉痉挛和肌肉疼痛,尚可有吞咽困难和构音不清、呼吸困难甚至呼吸衰竭也可合并甲亢危象,病情凶险。

2) 慢性甲亢性肌病:较常见,症状常在6个月内缓慢出现,以进行性四肢近端无力为特点。患者开始可仅表现为运动不耐受和易疲劳,逐渐因骨盆带肌群无力或肩胛带肌群无力而影响生活质量,如影响上楼、起坐、双上肢上举无力等。尚可累及延髓肌和呼吸肌而危及生命。体征有肌肉萎缩、肌痛、肌束颤动(fasciculation,又称肌跳),一般没有感觉障碍,腱反射一般正常但病情严重时可减退。

慢性甲亢的病程及严重程度与慢性甲亢性肌病的发生有关,但与肌无力程度不相平行,一般甲亢控制后,肌无力和肌萎缩可好转。但肌电图恢复较为困难。

4. 脑血管病 由于甲亢属于自身免疫性疾病,且为数不少的患者合并心脏病(如房颤等),故甲亢患者发生脑血管事件多归咎于系统性免疫性疾病或心律失常所致脑栓塞。但近来不少研究表明,甲亢本身即可导致脑血管病变,如动脉硬化、痉挛和狭窄,严重的情况可导致 Moyamoya 综合征。患者表现为失语、偏瘫、偏身感觉障碍、共济失调、痫性发作等。

【辅助检查】

1. 血液 血清 TT_4、FT_4、TT_3、FT_3 增高,TSH 减低(一般<0.1mU/L),肌病时 CK 可正常或轻度升高。但出现横纹肌溶解时,患者 CK 明显升高,常高于正常值5倍(通常>10 000U/L),血尿肌红蛋白升高。

2. 肌电图 60%~80%的甲亢患者行肌电图检查可有异常,有肌源性损害的表现,但无临床症状。

3. MRI 甲亢性肌病的肌肉 MRI 显示病变近端较远端重,主要为肌肉均匀水肿的表现,即 T_2WI 和 T_2WI 压脂高信号,但水肿不及肌炎明显。可有轻度肌肉变性的表现,如斑片状或线状 T_1WI 和 T_2WI 高信号,T_2WI 压脂后呈低信号。

4. 肌肉活检 甲亢性肌病的肌肉活检示肌源性损害,可表现为肌纤维退行性并有淋巴细胞和浆细胞浸润。电镜下见肌肉线粒体巨大,内含不平行的嵴和横管扩张。

【诊断】

甲亢的诊断标准:①高代谢症状和体征;②甲状腺体征:甲状腺肿大和/或甲状腺结节,少数病例无甲状腺体征;③血清 TT_4、FT_4、TT_3、FT_3 增高,TSH 降低(一般<0.1mU/L)。具备以上3项诊断即可成立。应注意的是,淡漠型甲亢的高代谢症状不明显,仅表现为明显消瘦或心房颤动,尤其在老年患者;少数患者无甲状腺肿大;T_3 型甲亢仅有血清 T_3 增高。

甲亢的各种神经系统损害在相应临床症状的基础上有各自的特点。诊断应结合临床和各自的辅助检查的阳性结果综合分析。

应与特发性炎性肌病、肌营养不良、副肿瘤综合征等鉴别。从临床症状、基础病、肿瘤相关抗体、肌肉病理、基因可鉴别。

【治疗】

1. 针对甲亢的治疗 目前有抗甲状腺药物、放射性^{131}I 治疗和手术治疗。

2. 对症治疗和伴发疾病的治疗 抗焦虑,降低交感神经兴奋性,纠正低钾血症,改善重症肌无力、肌痛、肌痉挛和横纹肌溶解等治疗。甲亢性肌病一般随着甲亢的好转,无需使用免疫抑制剂。在甲亢性肌病的治疗过程中,T_3、T_4 下降过快,可出现类似甲状腺功能减退性肌病表现,如明显肌痛、肌肉痉挛甚至肌强直,需注意调整抗甲状腺药物。甲亢伴重症肌无力需考虑使用免疫抑制剂。

(二) 甲状腺功能减退症

甲状腺功能减退症(hypothyroidism)简称甲减,是一种以甲状腺激素缺乏为特征的常见疾病,一般可分为原发性甲减(甲状腺激素缺乏)、继发性甲减(TSH 缺乏)、三发性甲减(促甲状腺激素释放激素缺乏)和外周型甲减(甲状腺外)。

【病理与发病机制】

甲状腺激素(thyroid hormone)是由甲状腺滤泡上皮细胞合成的酪氨酸碘化物。主要是三碘甲腺原氨酸(T_3)和四碘甲腺原氨酸(T_4),前者在细胞水平发挥生理作用,后者需转化为前者之后才能发挥生理效应。在生理情况下可促进蛋白质合成,使全身各系统的生理功能增强。所以,甲状腺激素下降会导致全身多脏器的各组织的细胞中核酸和蛋白合成受阻,许多酶活性减退,造成多脏器的功能减退。甲状腺激素分泌不足时,绝大部分蛋白质合成下降,但黏蛋白合成增加,可造成黏液性水肿。甲状腺激素可促进脂肪利用,甲减常合并显著的高脂血症,并可有广泛的动脉粥样硬化形成。甲状腺激素还可维持中枢神经系统发育,幼年期甲减影响智能发育。甲减能造成大脑皮质、小脑、周围神经、肌肉的损害。甲减性肌病的机制推测与低代谢导致 ATP 生成减少,肌细胞的肾上腺素受体减少引起糖原分解降低等因素相关。

【临床表现】

发病隐匿,病程较长,早期患者可以没有特异症状,尤其是老年患者的典型症状较少。典型患者畏寒、乏力、手足肿胀感、嗜睡、记忆力减退、少汗、关节疼痛、体重增加、便秘等代谢率减低和交感神经兴奋性下降的表现。

1. 中枢神经损害

（1）小脑：出现意向性震颤、步态不稳、眼球震颤、爆发性语言等小脑性共济失调症状。

（2）脊髓：表现为截瘫，下肢感觉障碍等。

（3）大脑：出现精神异常，表现为情绪低落、淡漠、易疲劳、幻觉妄想，常是较固定的被迫害妄想、抑郁状态、木僵状态等。重症患者可以发生黏液性水肿昏迷（myxedema coma），多见于老年患者。

2. 周围神经损害

（1）脑神经：视神经损害较常见，呈现视力减退、偏盲、中心盲点等。前庭蜗神经损害可引起耳鸣、耳聋、眩晕等。还可有面神经瘫痪和三叉神经痛。

（2）脊神经：四肢远端出现感觉异常，如主观的刺痛、麻木、烧灼感，客观的振动觉、痛觉、轻触觉障碍等。

（3）自主神经：表现为怕冷、食欲缺乏、性欲减退等。

3. 肌病　临床表现多种多样，表现为四肢近端肌无力、有局部肌肉的假肥大、假性肌强直、肌痛、肌痉挛、可有肌萎缩、腱反射减退。根据临床症状特点可分为 4 个亚型：①儿童期的甲减性肌病称为 Kocher-Debre-Semelaigne 综合征（KDSS），多见于呆小症患者；②成人甲减性肌病称为 Hoffmann 综合征；③肌萎缩型（atrophic form）；④肌无力综合征（myasthenic syndrome）。

4. 其他　还可以有皮肤苍白、低体温、心动过缓、呼吸衰竭和心力衰竭等表现。

【辅助检查】

1. 血液　检查指标包括：TSH、总 T_4、总 T_3、游离 T_3、游离 T_4。2012 年美国临床内分泌医师协会（AACE）和美国甲状腺学会（ATA）共同发布新的成人甲状腺功能减退临床实践指南建议在碘充足地区，TSH 上限值应考虑采用 4.12mIU/L。90% 的肌病患者血 CK 增高。

2. 肌电图　缺乏特异性，可表现为肌源性、神经源性或混合性改变。

3. 肌肉活检　表现为肌纤维变性、萎缩的肌源性损害，少数肌纤维代偿性肥大。

【诊断】

血清 TSH、总 T_4（TT_4）、游离 T_4（FT_4）是诊断甲减的一线指标，通常在几周以后进行第 2 次 TSH 水平测试来确诊。原发性甲减的血清 TSH 增高，TT_4 和 FT_4 均降低。TSH 增高以及 TT_4 和 FT_4 降低的水平与病情严重程度相关。血清 TT_3、FT_3 在早期正常，晚期减低。由于 T_3 主要来源于外周组织 T_4 的转换，所以不作为诊断原发性甲减的必备指标。继发性甲减的血清 TSH、TT_4 和 FT_4 均降低。亚临床甲减仅有 TSH 增高，TT_4 和 FT_4 正常。甲减性肌病需肌肉活检排除非特异性炎性肌病、肌营养不良、代谢性肌病。

【治疗】

目标是临床症状和体征消失，TSH、TT_4、FT_4 值维持在正常范围。

1. 甲状腺素替代治疗　在年轻人和一般状态好的患者中，全剂量的激素替代可以立刻使用。累及神经中枢性的患者需要高于平均水平的剂量。左旋甲状腺素（L-T_4）是本病的主要药物。一般需要终身使用。能改善大部分神经系统的症状。但严重者和病程较长的患者，智能、周围神经、脊髓损害的症状不可逆。

2. 黏液性水肿昏迷的治疗　应尽早治疗。国内主张使用左旋甲状腺素 100～500μg 静脉注射，此后每日静脉注射 50～100μg，患者清醒后改为维持量口服。抢救成功的关键首先是维持心肺功能状态，在最初 24～48 小时内使患者保持稳定的心肺功能，为使用甲状腺激素治疗争取时间。在没有其他明确的诱因的情况下，都必须首先考虑感染并采取措施控制感染。

3. 其他　甲减性肌病一般在甲状腺素治疗后肌力改善，临床症状好转，无需使用免疫抑制剂。

四、甲状旁腺疾病

（一）甲状旁腺功能亢进症

由于甲状旁腺素（parathyroid hormone，PTH）异常分泌增多导致的一系列临床症状群称为甲状旁腺功能亢进症（简称甲旁亢）。

【病理与发病机制】

甲状旁腺原发病变（如过度增生、瘤性变甚至癌变）、继发其他疾病（长期维生素 D 缺乏、小肠功能吸收障碍或慢性肾功能不全等）的代偿性亢进，以及三发性病变（长期继发性亢进基础上，甲状旁腺受各种刺激发生腺瘤），均可导致甲状旁腺激素的分泌过多，引发代谢紊乱。PTH 异常分泌过多，可造成溶骨性变化，导致大量钙进入血液。钙离子在生物体中参与许多生化过程及生理过程，如触发肌肉收缩、释放激素、电化学信号传递、促进血液凝固、调节心律等，因此甲旁亢造成的高血钙，可通过影响神经肌肉的兴奋收缩耦联、影响大脑电化学信号传递而产生一系列的神经系统功能障碍。

【临床表现】

1. 精神变化　一般在血钙高于 3.5～4.5mmol/L 时会出现精神改变，主要表现为乏力、工作能力下降、倦怠或者焦虑不安、抑郁。极少数表现为幻觉妄想状态或谵妄状态、意识障碍。血钙降低到正常水平后精神症状可缓解。

2. 肌肉受累　多见，呈波动性四肢近端无力，尤以下肢近端无力多见，严重时上下楼梯困难。体检可发现四肢近端无力更为明显，可有近端肢带肌轻度萎缩。四肢远端手、足肌群肌无力和肌萎缩很轻。四肢腱反射亢进。偶见吞咽困难、发音不清、舌肌萎缩和束颤。

3. 骨骼改变　主要是由于骨骼钙流失和异位钙沉积造成骨质疏松，患者表现为骨痛、骨折，异位沉积还可造成反复泌尿系结石。

4. 消化系统的症状　如便秘、纳差、腹胀腹痛，或反复消化道溃疡或胰腺炎等。

5. 高血钙危象（甲状旁腺危象）　当血清钙水平≥3.75mmol/L时，患者可出现意识模糊、幻觉妄想和攻击行为等。患者可反复抽搐、昏睡，甚至休克、昏迷，可导致死亡。要迅速纠正电解质紊乱和去除高血钙的病因。高钙血症患者一般多饮多尿，当出现恶心、呕吐、少尿、无尿、严重失水时，提示危象的开始，临床上应提高警惕，一旦发现，立即给予及时处理，切勿单纯依赖血钙的水平判断病情。

【辅助检查】

1. 血尿检测　血甲状旁腺激素水平升高。原发性甲旁亢呈高血钙、低血磷、高尿钙、高尿磷；继发性甲旁亢为低血钙、低尿钙、高血磷。甲旁亢肌病时可呈肌源性损害，血CK可略增高。高血钙而甲状旁腺激素降低，则要高度警惕肿瘤引起的假性甲状旁腺功能亢进。

2. 影像学检查　颈部B型超声在甲状旁腺的常见部位出现占位性改变，是目前首选的影像学检查方法。CT或MRI对于发现纵隔内异位甲状旁腺有较大意义。^{99m}Tc-MIBI甲状旁腺显像是敏感性比较高的检查方法，怀疑甲状旁腺病灶为多发性、异位性或转移性时可考虑选用。

3. 肌电图　甲旁亢肌病时肌电图检查可呈肌源性损害。

【诊断与鉴别诊断】

临床出现骨痛、结石和神经精神症状，尤其是四肢近端肌无力、腱反射亢进等时，结合血尿钙磷的异常、PTH升高可考虑甲旁亢性神经系统损害。然后选择甲状旁腺超声、颈部CT或MRI以及^{99m}Tc-MIBI甲状旁腺显像进一步查找甲旁亢的病因。有研究指出钙/磷比值是诊断原发性甲旁亢的有价值指标，切点为2.71mmol/L或3.5mg/dl（依据检测单位选择），但尚无我国人群的数据。

甲旁亢患者的肌无力、肌萎缩需与肌肉病鉴别。另外，甲旁亢患者因有四肢肌无力肌萎缩、舌肌萎缩、腱反射亢进，易被误诊为肌萎缩侧索硬化。通过询问基础病、血尿钙磷检测、PTH检测并结合CK、肌电图、肌肉活检等可鉴别。

【治疗】

23

甲旁亢的治疗与其原因和程度有很大关系，应区别对待。甲旁亢性神经系统损害主要针对精神症状和躯体疼痛的对症治疗。降血钙或血透，使血钙降至正常范围。查找甲旁亢的病因，针对病因予以治疗，如手术切除甲状旁腺瘤，治疗维生素D缺乏症、慢性肾功能不全等。

（二）甲状旁腺功能减退症

【发病机制】

甲状旁腺功能减退症（简称甲旁减）是由甲状旁腺激素（parathyroid hormone，PTH）的分泌过少和/或效应不足引起。PTH不足主要造成低钙高磷并由此引致神经肌肉的功能障碍。生理状态下，钙离子可降低细胞膜对钠离子的通透性，从而起到降低神经肌肉兴奋性的作用。血液中钙盐的含量太低，会使细胞膜对钠离子的通透性加大，以致出现膜的去极化，引起动作电位而最终诱发骨骼肌的收缩。血钙低至7mg/dl（1.75mmol/L），神经骨骼肌兴奋性增强，可以出现手足搐搦症或惊厥。慢性高血磷会在血管、神经、肾脏等器官的软组织发生异位矿化，从而永久损害这些器官的功能。基底节和齿状核容易受累，推测与其处于豆纹动脉和脉络膜前动脉的细小分支的供血交界区，易有缺血后血流和糖代谢减少及纹状体前部循环异常有关。其结果为血管通透性增加导致血浆成分外泄，血管外黏多糖-碱性蛋白复合物沉积和中性粒细胞的破坏，从而继发矿物沉积。钙化最常见于苍白球，另外也可见于壳核、尾状核及小脑齿状核等，大脑及小脑的白质较少见。

【临床表现】

1. 肌肉痉挛　搐搦（tetany）是一种不自主的肌肉收缩，是骨骼肌出现的具有疼痛的强烈收缩伴痉挛，以腕、踝关节剧烈屈曲、肌肉痉挛为特征，可伴喉痉挛、惊厥。搐搦以四肢远端肌为明显，常为双侧性，少数亦可有单侧发生。可伴有手或下肢麻木感。

其他肌肉痉挛征象还包括全身肌肉颤动、喉鸣、喘息、气短、吞咽困难、构音障碍、腹痛、恶心、呕吐等。小儿多发生全身惊厥，发作时表现恐惧。严重时患者全身骨骼肌及平滑肌均呈痉挛状态，如支气管痉挛、膈肌痉挛、心肌痉挛时，患者可发生哮鸣、呼吸暂停、心动过速。

束臂加压试验（trousseau）可诱发加压上肢远端搐搦，面神经叩击征（chvostek）可诱发被叩击侧面肌痉挛。

2. 脑部损害征象

（1）精神症状：主要表现为易疲劳、失眠、多思多虑和情绪低落。亦可出现幻觉、妄想和谵妄状态。严重病例可产生认知功能障碍或人格衰退。发生于婴幼儿的原发性甲旁减，可引起精神发育迟滞。

（2）癫痫发作：为强直-阵挛发作，亦可有局灶性发作。

（3）运动障碍：肌张力增高-运动减少症状群或肌张力降低-运动增多症状群，如舞蹈样动作、肌张力障碍等。

（4）良性颅内压增高：表现为头痛、呕吐、视乳头水肿。

【辅助检查】

1. 血液　血钙磷检测提示低血钙、高血磷。在血浆蛋白浓度正常情况下，血浆总钙浓度<8.8mg/dl（<2.20mmol/L），或血浆钙离子浓度<4.7mg/dl（<1.17mmol/L）为低钙血症。PTH下降。

2. 影像学　颅脑CT检查有助于发现脑部钙沉积。

【诊断与鉴别诊断】

根据甲旁减的典型生化特征（低钙血症、高磷血症、PTH水平降低），结合甲旁减表现和有关神经系统损害表现可作出诊断。

通过询问病史、发作时的意识、瞳孔表现、病理征情况、血钙磷电解质和血PTH检测可与精神分裂症、癫痫、癔症、Fahr病鉴别。

【治疗】

处理原则为补充钙剂和活性维生素D，并需纠正低镁血症。

1. 补充钙剂　手足抽搐等低钙血症症状及体征的患者，均需积极采取静脉补钙治疗。用10%葡糖酸钙10~20ml缓慢静脉推注（90~180mg元素钙，10~20分钟），通常症状立即缓解；如果症状复发，必要时可重复。

对于症状反复多次出现难以缓解者，可持续静脉滴注钙剂，每日补充500~1 000mg元素钙，即将10%葡糖酸钙100ml（930mg元素钙）稀释于5%葡萄糖液1 000ml内按每小时50ml（45mg元素钙，不超过元素钙4mg/kg体质量为宜）的速度静脉滴注。维持血清钙2.0mmol/L左右即可。如低血钙仍然不能纠正，症状不能缓解，可同时口服每日1 000~2 000mg元素钙。常用的口服钙剂有碳酸钙、枸橼酸钙。缓解期每次补充元素钙500~1 000mg，2~3次/d。

2. 维生素D或其类似物　活性维生素D与钙剂合用是治疗甲旁减的重要手段。骨化三醇一般在服药1~3天后可见血钙上升，用量为0.25~2μg/d，必要时每日用量可超过2μg，如每日用量大于0.75μg，则需分次服用。1α-羟基维生素D（阿法骨化醇）和双氢速甾醇为活性维生素D类似物，可作为骨化三醇的替代品。如无法得到活性维生素D或其类似物，或无法承受其费用，可考虑用价格较便宜的普通维生素D代替，但需使用中毒剂量才能达到疗效。

3. PTH替代治疗　替代治疗的明显优势是PTH在纠正低钙血症的同时可显著降低尿钙，因此PTH替代治疗与常规治疗相比不会发生高尿钙、肾结石和肾钙质沉着症，并且能纠正常规治疗不能纠正的骨代谢异常。用于甲旁减治疗有PTH及其类似物：rhPTH1-34和rhPTH1-84。

4. 其他　低镁血症应给予高镁饮食或注射少量硫酸镁。痫性发作严重时，可短期内辅以地西泮或苯妥英钠肌内注射，以迅速控制搐搦与痉挛。精神症状也需对症处理。

五、原发性醛固酮增多症

原发性醛固酮增多症（简称原醛症）是一类由于醛固酮分泌过多，超出血钠与自主性调节系统（如血管紧张素Ⅱ、血钾浓度等）的控制，导致血钠超负载的综合征。

【病理与发病机制】

原醛症可导致高血压、心血管损害、钠潴留、血浆肾素抑制、钾排泄增加，长期发展将导致低钾血症。

过量的醛固酮影响肾小管离子交换，促进钠离子和氯离子重吸收，钾离子和氢离子排出，导致血钾下降，血钠增加，二氧化碳结合力增高。水钠潴留可导致血压升高，当血压急剧升高时可造成脑膜及脑细小动脉持久性痉挛，使流入毛细血管的血流量减少，导致缺血和毛细血管通透性增高，血液内水分外渗增加，可导致脑水肿和颅内压增高，在此基础上可发生坏死性小动脉炎、斑点状出血或多发性小栓塞，引起急性脑血液循环障碍和脑功能损伤。低钾血症可导致神经肌肉应激性下降。代谢性酸中毒或低血钾可使细胞内钙离子浓度下降，细胞膜对钠离子的通透性加大，以致出现膜的去极化，引起动作电位而最终诱发骨骼肌的收缩。

【临床表现】

1. 高血压　为最常见的首发表现，血压波动十分明显。血压增高时可有头痛、眼花、耳鸣、烦躁、视力模糊等表现。血压持续性升高，平均血压>180mmHg可产生高血压脑病，表现为头痛、呕吐、视乳头水肿，还可发生偏瘫、神志模糊、癫痫、可逆性后部脑病综合征。

2. 神经肌肉功能障碍

（1）肌无力或周期性瘫痪：表现为肢体无力或周期性瘫痪。周期性瘫痪的发作与血钾降低程度相关，以夜间发作较多。

（2）肢端麻木或手足搐搦：常有头面部、唇、舌及四肢蚁走、发麻、酸痛等异常感觉。可出现手足抽搐，面肌抽搐，咀嚼肌痉挛，牙关紧闭。束臂加压征（trousseaus征）及面神经叩击征（chvostek征）阳性。

【辅助检查】

原醛症呈血钾降低（常低于3.0mmol/L）、血钙偏低、血钠轻度增加、二氧化碳结合力增高。肾素活性下降、血及尿醛固酮增高。周期性瘫痪发作时心电图有缺钾表现。脑脊液多数正常，偶见蛋白质增高。脑MRI显示脑水肿比CT敏感，呈T_1WI低信号，T_2WI高信号。CT和MRI显示的顶枕叶水肿是高血压脑病的特征，偶见小灶性缺血或出血灶。

【诊断与鉴别诊断】

依据《原发性醛固酮增多症诊断治疗的专家共识》（2020版），初步筛查再选择确诊试验（表23-6-1），4个确诊试验中有1个或以上阳性即可确诊：①口服高钠饮食；②氟氢可的松试验；③生理盐水输注试验；④卡托普利试验。结合相关的神经系统损害表现可作出诊断。

通过病史和头颅MRI、腰穿、肌酶等可与脑梗死、癫痫、肿瘤、吉兰-巴雷综合征、肌炎鉴别。

【治疗】

主要有手术治疗和药物治疗。《原发性醛固酮增多症诊断治疗的专家共识》（2020版）推荐，如患者愿意手术治疗且手术可行，肾上腺CT提示有单侧或双侧肾上腺形态异常（包括增生或腺瘤），需进一步行双侧肾上腺静脉采血（AVS）以明确有无优势分泌。无ACTH刺激时，测定优势侧醛固酮皮质醇比值与非优势侧醛固酮皮质醇比值之比（LI），LI≥2∶1，有优势侧分泌，结合CT，可以判断病变部位，指导手术治疗。有ACTH刺激时，若左右两侧醛固酮皮质醇比值之比≥4∶1，亦提示有优势侧分泌。则升高侧为优势侧。

纠正电解质紊乱，电解质紊乱纠正后低钾周期性瘫痪、低钙搐搦等神经系统症状大多也会随之改善。高血压脑病需积极控制血压，静脉使用降压药，必要时使用脱水利尿药物减轻脑水肿，但在降压过程中注意观察神经系统体征变化避免降压过快所致脑梗死。

表 23-6-1　原发性醛固酮增多症确诊实验

试验	方法	结果判断	点评
生理盐水输注试验	试验前必须卧床休息 1h,4h 静滴 2L 0.9%生理盐水,试验在早上 8:00—9:00 开始,整个过程需监测血压和心率变化。在输注前及输注后分别采血测血浆肾素活性、血醛固酮、皮质醇及血钾	生理盐水试验后血醛固酮>10ng/dl 原醛症诊断明确,<5ng/dl 排除原醛症	生理盐水试验是目前国内比较常用的原醛症确诊试验,但由于血容量急剧增加,会诱发高血压危象及心功能衰竭,因此对于那些血压难以控制、心功能不全及低钾血症的患者不应进行此项检查。对于生理盐水试验的切点,国内外不同研究也有不同报道。目前比较公认的标准为生理盐水试验后血醛固酮大于 10ng/dl 原醛症诊断明确,如介于 5~10ng/dl,必须根据患者临床表现、实验室检查及影像学表现综合评价。近年文章报道,坐位生理盐水试验较卧位生理盐水试验诊断原醛症敏感性更高,其诊断灵敏度高达 96%
卡托普利试验	坐位或站位 1h 后口服 50mg 卡托普利,服药前及服用后 12h 测定血浆肾素活性、醛固酮、皮质醇,试验期间患者需始终保持坐位	正常人卡托普利抑制试验后血醛固酶浓度下降大于 30%,而原醛症患者血醛固酮不受抑制	卡托普利试验安全性更好,试验过程中不会造成血压突然上升或下降,同时由于卡托普利试验的结果与每日摄盐水平无关,对时间及花费要求更少,可行性更好,可以在门诊患者中进行。但卡托普利试验相对其他三项试验敏感性及特异性较低,并存在一定的假阴性,给临床诊断带来困扰。建议可在心功能不全、严重低钾血症及难以控制的高血压患者中进行此项检查,以降低试验所致风险
口服高钠饮食	3 天内将每日钠盐摄入量提高至>200mmol(相当于氯化钠 6g),同时补钾治疗使血钾维持在正常范围,收集第 3 天至第 4 天 24h 尿液测定尿醛固酮	尿醛固酮<10μg/24h 排除原醛症,>12μg/24h(梅奥医学中心)或 14μg/24h(克里夫兰医学中心)原醛症诊断明确	高钠饮食试验不宜在以下人群中进行:严重高血压,肾功能不全,心功能不全,心律失常,严重低钾血症
氟氢可的松试验	氟氢可的松 0.1mg,每 6 小时 1 次,持续 4 天,同时补钾治疗(血钾达到 4mmol/L)、高钠饮食(每日三餐分别补充 30mmol,每天尿钠排出至少 3mmol/kg)。第 4 天上午 10:00 采血测血浆醛固酮、血浆肾素活性,上午 7:00 及 10:00 采血测血皮质醇	第 4 天上午 10:00 血浆醛固酮>6ng/dl 原醛症诊断明确	氟氢可的松抑制试验是确诊原醛症最敏感的试验,但由于操作烦琐、准备时间较长,国内无药等原因,目前在临床很少开展

六、血卟啉病

血卟啉病由 Stokvis 于 1889 年首次报道,是一种少见的可累及神经系统或/和皮肤的代谢性疾病。

血卟啉病分为两大类:①肝细胞性血卟啉病,包括急性肝性血卟啉病和慢性肝性血卟啉病。前者包括急性间歇性血卟啉病(AIP)、混合型血卟啉病(VP)、遗传性粪卟啉病(HCP)、ALAD 缺乏性血卟啉病(ALADP);后者包括迟发性皮肤型血卟啉病(PCT)、肝性红细胞生成性血卟啉病(HEP)。②红细胞生成性血卟啉病,包括红细胞生成性原卟啉病(EPP)及先天性红细胞生成性卟啉病(CEP)。其中较常累及神经系统的类型主要为急性肝性血卟啉病中的 AIP、VP 及 HCP。

【病理与发病机制】

由于卟胆原(PBG)脱氨酶(尿卟啉原合成酶)缺乏,肝内 PBG 转变成尿卟啉原Ⅲ减少,继而发生的血红素合成障碍,引起氨基酮戊酸 ALA 合成酶的作用加强,使 ALA 及 PBG 的合成增多而自尿中排出增多。属于常染色体显性遗传伴不全外显的遗传疾病。对神经系统损害的可能机制目前有两种假说:①PBG 及 ALA 的积聚通过氧化应激等机制影响神经系统细胞内代谢途径,诱导轴突死亡;②血红素参与了神经元的特定基因的调控,特别对于 NGF 的信号传导通路,血红素缺乏可诱导 NGF 相关通路中神经细胞的凋亡。曾有研究者对血卟啉病患者尸检发现迷走神经轴突变性、脱髓鞘、交感神经节细胞数量较少及染色质溶解等神经系统病理改变。部分急性发作患者可出现缺血性脑血管病样改变。推测可能由于血卟啉病患者机体中血红素缺乏导致一氧化氮(NO)产生减少,而NO作为一种重要的血管舒张因子,其产生减少可导致脑血管收缩,造成短暂性脑缺血发作或脑梗死。

【临床表现】

血卟啉病高发于20~40岁女性,患病率(0.5~10)/10万。经典的腹痛、精神异常、神经病变三联征可出现在约50%急性发作患者中。单纯出现神经精神症状而无腹痛症状者较为少见。目前认为,血卟啉病急性发作时的临床表现与周围神经、自主神经及中枢神经系统功能损害程度密切相关。

较典型的周围神经病变表现为急性运动神经轴索损害,80%的患者主要累及近端肌肉,其中累及上肢者可达50%,多表现为肌无力(可由单肢肌无力进展直至四肢弛缓性瘫痪),部分患者可伴肌肉剧痛(小腿尤为多见)。约50%未经治疗患者可累及呼吸肌,严重时可引起呼吸肌瘫痪而危及生命。约有60%的患者可出现感觉障碍,为腰背部或"手套袜套样"分布,表现形式可为神经痛、痛觉减退或麻木,而痛觉消失者较少见。约75%可出现脑神经受累,通常发生在肢体及躯干之后,以面神经及迷走神经较为多见,少见的有视神经、动眼神经、三叉神经、舌下神经及副神经。

自主神经受累亦为多见。血卟啉病急性发作时,超过90%的患者会出现腹痛,伴或不伴便秘、腹泻、恶心、呕吐、低热等症状;其他自主神经症状包括:心动过速(多在腹痛及其他周围神经病变出现几周后发生)、高血压、直立性低血压、发作性多汗及括约肌功能紊乱等。

中枢神经系统受累的临床表现多样,如精神症状、意识障碍、癫痫、皮质盲、构音障碍、姿势性震颤等。部分患者在急性发作前可有精神紧张、烦躁不安、易激惹、梦魇,甚至出现幻觉。同一患者每次发作时可出现不同的精神症状。癫痫多为复杂部分性发作,也可失神、肌阵挛及强直-阵挛等。累及下丘脑可引起抗利尿激素分泌不当,导致低钠血症。此外,在儿童时期患病者,其发育及言语功能迟滞亦有发生。

【辅助检查】

头颅MRI可见各脑叶皮质或皮质下白质以及双侧深部灰质核团对称性病变,累及尾状核头及豆状核、丘脑,病变呈T_1低信号,T_2高信号,FLAIR像为高信号,DWI信号稍高。意识障碍的患者脑电图可表现为额颞叶慢波增多,有痫性发作的患者可表现尖波或棘波。周围神经病患者肌电图检查多提示为神经源性损害,即周围神经传导速度减慢。血卟啉病的脑脊液检查无明显特异性,可出现蛋白轻度升高。尿液检查较有特征性,表现为红色,或尿排出时无色,阳光照射后变为红色。其原理是由于无色的卟胆原经光照后变为有色的卟啉。

【诊断与鉴别诊断】

不明原因的腹痛、神经精神症状及皮肤改变(光照皮肤暴露部位出现红斑、疱疹,甚至溃烂,结痂后遗留瘢痕畸形和色素沉着)需考虑血卟啉病可能,结合尿卟啉检查可确诊。应注意与铅、砷及酒精等中毒性疾病及其他可能引起尿卟啉增加的血液病、皮肤病等鉴别。

【治疗】

以对症治疗为主:明确并避免诱发因素,如药物、饮酒、饥饿、感染、过分节食导致热量摄入不足等。密切监测症状体征,当肌无力累及肋间肌、膈肌等呼吸肌群时,需尽早开放气道辅助患者通气。适当止痛,如哌替啶、阿片类麻醉剂等。合并皮肤症状患者可予以穿着保护性衣物、避光、防止接触光源等措施以免造成进一步损伤;控制精神症状,针对抑郁可选择氯丙嗪、氟哌利多、氟西汀、舍曲林,镇静和抗焦虑可选氯羟去甲安定、三唑仑和羟基安定,躁狂可选锂剂。

第七节　风湿性疾病的神经系统损害

一、系统性红斑狼疮

系统性红斑狼疮(systemic lupus erythematosus,SLE)是一种自身抗体介导的累及多器官的自身免疫性疾病。

【病理与发病机制】

神经系统受累的神经精神性狼疮(neuropsychiatric lupus,NPSLE)的高危因素主要是广泛的狼疮活动或其继发损害,约有40%的神经精神狼疮与狼疮活动有直接的关系。其他危险因素包括既往神经系统病变以及存在抗磷脂抗体(anti-phospholipid antibody,APLA)。

发病机制目前仍不完全清楚,主要是免疫抗体介导。局灶的神经功能缺损通常与抗磷脂抗体所导致的动脉或微血管血管炎及血管内血栓形成相关,故而病理改变主要为小血管病变;而较为广泛、弥漫的神经症状通常是由自身免疫抗体介导的神经炎症损伤所致,可导致广泛的髓鞘空泡变形、轴突丧失、白质坏死、神经胶质增生从而引起周围神经及脊髓病变,也与精神异常有关。

【临床表现】

NPSLE发病率为28%~40.3%。多数(50%~60%)的NPSLE与SLE同时起病,或在SLE发病1年内发生。

临床表现为中枢神经系统以及周围神经系统受损的征象,包括从轻微的认知功能异常、头痛、焦虑、轻度抑郁以及轻度多发周围神经病,到严重的异常,例如癫痫、精神病、脑卒中、脊髓疾病以及无菌性脑膜炎等。美国风湿病协会定义的神经精神性狼疮的临床表现见表23-7-1。

1. 精神异常　包括认知功能障碍及精神心理异常。对于大多数患者而言认知功能障碍可能是亚临床的,包括有注意力不集中、思维速度下降、记忆力减退、定向力下降、语言障碍或以上多种症状同时存在。约有8%的SLE患者有以幻觉及妄想为特征的精神病的表现,其中幻觉以听幻觉为主。一项国际多中心的研究表明狼疮性精神病与血清中存在抗磷酸化核糖体(P核糖体)蛋白有关,其特异性达到99.3%。若SLE患者出现精神病样症状一定要注意排除其他可能原因,如药物滥用、精神分裂症或重型抑郁症。其他的精神心理异常表现包

表 23-7-1 美国风湿病协会定义的神经精神性狼疮的临床表现

	中枢神经系统	周围神经系统
常见	认知功能障碍 头痛(偏头痛及良性颅内压增高) 癫痫样发作 心境异常、焦虑障碍 脑血管疾病	
少见	急性精神错乱状态 运动障碍(舞蹈病,主要见于儿童) 精神病 脊髓病 脱髓鞘性疾病	多发性周围神经病
罕见	无菌性脑膜炎	脑神经病变 单神经病(单发/多发) 神经丛病变 自主神经病 吉兰-巴雷综合征 重症肌无力

括:抑郁、焦虑、神经症及谵妄。使用大剂量激素治疗的患者似乎更易出现精神心理异常。

2. 中枢神经系统损害 包括头痛、癫痫以及脑血管疾病。

头痛的发生率介于 24%~72%,多数由压力或紧张所致,常见的头痛包括偏头痛(伴或不伴有先兆)、紧张性头痛以及少量特发性颅内高压引起的头痛。若患者存在 APLA 阳性,且出现新发头痛,需注意静脉窦血栓形成。全面性或局灶性癫痫在 SLE 患者中的发病率为 6%~51%。

SLE 中最常见的局灶神经功能损害为脑卒中及短暂性脑缺血(TIA),其次为心脏瓣膜病变及 APLA 相关的血栓形成,还有进行性多灶性白质脑病(progressive multifocal leukoencephalopathy,PML)、狼疮样硬化(SLE 患者中出现类似多发性硬化表现且存在 APLA)、视神经脊髓炎谱系疾病以及狼疮性脊髓病(快速进展的横贯性脊髓炎)。

23

3. 周围神经及肌肉损害 红斑狼疮所致的周围神经系统病变较为少见,有 2%~3%的 SLE 患者出现多发性周围神经病,其他周围神经病变,如单神经病(单发/多发)、神经丛病变、自主神经病、吉兰-巴雷综合征、感觉神经病等就更为罕见。肌肉无力、肌肉萎缩及重症肌无力在 SLE 患者中鲜有出现。

【辅助检查】

在欧洲抗风湿联盟(EULAR)颁布的指南中结合循证医学及专家推荐建议:①进行脑脊液检查,包括针对单纯疱疹病毒以及 JC 病毒进行 PCR 后的基因检测,有助于帮助鉴别中枢神经系统感染。40%~50% NPSLE 患者的脑脊液可有轻度异常表现,如细胞数轻度增高、蛋白轻度增高,但多为非特异性表现。②脑电图检查有助于判断是否存在潜在的癫痫可能。③颅脑影像学检查可用于排除非 SLE 疾患,尤其是推荐 MRI 检查,包括常规的 MRI 序列,如 T_1/T_2,FLAIR,以及 DWI 序列和增强 T_1 序列,有助于发现脑白质病变。尽管并非特异性的影像改变,但在大多数出现局灶神经症状的 NPSLE 患者中,脑室旁及皮层下白质大动脉供血区域内可见异常病灶。而出现较为弥散的神经功能异常的患者常存在大脑灰质内异常高信号及皮质下白质病灶。

【诊断与鉴别诊断】

由于 NPSLE 的临床表现多样且无特殊性,目前未发现可用于确诊的实验室或影像学指标,主要综合分析临床征象和辅助检查的阳性结果。应注意与原发性头痛、阿尔茨海默病、血管性痴呆、精神分裂症、特发性癫痫、脑炎及非 SLE 相关的脑血管事件等进行鉴别诊断。

【治疗】

首先应识别诱因,并尽量控制或去除诱因如感染、高血压、代谢性疾病等。

其次应注意对症治疗如使用各类抗癫痫药物控制癫痫发作、应用各类抗抑郁或抗精神病药物控制抑郁情绪及精神症状等。若表现为局灶神经功能缺损,考虑与血栓形成相关,则需考虑抗血小板治疗,并予降脂、控制血压等稳定可能有关的动脉粥样硬化的危险因素,同时需注意控制 SLE 活动。对于持续存在血清 APLA 中等或较高滴度阳性的患者可以考虑抗凝治疗作为卒中一级预防。

针对病理损害机制,为阻断自身抗体的神经毒性作用,可采用激素冲击或免疫抑制剂治疗(如糖皮质激素或环磷酰胺等)。

二、白 塞 病

白塞病又称贝赫切特病(Behçet disease)、口-眼-生殖器三联征等,是一种病因不明的系统性血管炎性疾病。主要侵犯口腔、生殖器、眼及皮肤、血管、神经系统、消化道、关节、肺、肾、附睾。累及神经系统时称为神经白塞病(neuro-Behçet disease,NBD)。

【病理与发病机制】

目前病因和发病机制尚未阐明,大多认为与遗传、免疫、病原微生物感染、环境有关。*HLA-B5*(尤其是 *HLA-B51*)等位基因或者与此等位基因紧密连锁的基因是白塞病的易感基因,携带 *HLA-B51* 的人群发病率较正常人群高 3 倍。HLA-B51 可能是通过整合与 HLA-1 类分子相关的不同功能和/或 HLA-B51 重链的结构特性而发挥作用。另外,固有免疫系统的削弱、适应性免疫反应以及中性粒细胞过度活化被认为与疾病相关。病原微生物感染以链球菌、葡萄球菌、结核杆菌、EB 病毒及单纯疱疹病毒等多见。研究发现,白塞病患者血清 IgA 抗体对血链球菌的 GroEL 蛋白以及人核内不均一核糖核蛋白(hnRNP)A2/B1 之间的共同抗原表位具有反应性,提示感染后自体反应性淋巴细胞可通过识别这些共同抗原表位而被激活。

主要病理改变为血管炎,大小血管均可有不同程度的侵犯。早期出现中性粒细胞性血管炎反应,血管周围中性粒细胞、淋巴细胞和少量嗜酸性粒细胞浸润伴或不伴坏死。晚期为淋巴细胞性血管周围炎,炎症细胞浸润不明显,主要表现为轴突损失和胶质增生。可导致血管狭窄或闭塞、栓塞性静脉炎、动脉瘤等。

NBD 病变以脑白质为主,皮质、基底节和脑干核团可受到累及。实质型神经白塞病的典型损害部位是脑干上部(中脑与间脑交界处),其次是脑桥延髓区,丘脑、基底节、大脑半球、小脑和脊髓。皮质下白质病变常与间脑、脑干病变共存。病变性质为非特异性炎症,病灶可以为缺血性、出血性、脱髓鞘性、脑膜增生或者纤维化样改变。中枢神经系统的基本病理改变是脑膜和脑实质多灶性炎性细胞浸润,血管周围袖套样炎性细胞浸润明显,呈现灶性坏死软化、神经元丢失、泡沫细胞堆积和胶质细胞增生等。血管病变主要累及静脉系统,是 NBD 临床表现的重要病理学基础。

【临床表现】

1. 系统性表现　各种系统性临床表现呈间断性出现,很少集中在一次发生。主要有:①口腔溃疡:几乎 100%患者均有复发性、痛性口腔溃疡,多数患者为首发症状;②生殖器溃疡;③眼部有葡萄膜炎、视网膜血管炎、视神经病变、眼底出血和玻璃体浑浊等,发生率 60%~70%;④关节炎;⑤消化道病损好发于回肠末端、升结肠,多为浅表性溃疡,出现腹痛、出血或穿孔,部分可引起肠腔狭窄,发生率约为 50%;⑥皮肤出现丘疹、结节红斑、毛囊炎和小脓疱;⑦血管病变:男性较女性更多见(发生率分别为 20%和 5.9%),以血栓性静脉炎多见,常出现下肢或腔静脉血栓、Budd-Chiari 综合征(肝静脉阻塞)、主动脉瘤或肺动脉瘤、冠心病和肺动脉高压等。

针刺反应试验与疾病活动性相关,且特异性较高,阳性率约 60%~78%。具体为用 20 号无菌针头在前臂屈面中部斜行刺入约 0.5cm 沿纵向稍做捻转后退出,24~48 小时后局部出现直径>2mm 毛囊炎样小红点或脓疱疹样改变为阳性。静脉穿刺或皮肤创伤后出现的类似皮损具有同等价值。

2. 神经系统表现　可累及大脑、中脑、脑干、小脑、脊髓、脑膜、脑神经和周围神经。大多数患者在白塞病起病 4~6 年后出现神经系统症状,7.5%患者与其他系统症状同时出现,3%患者先于其他系统症状出现。

国际神经白塞病专家顾问组于 2014 年发布的《神经白塞病诊断与治疗的国际共识》(表 23-7-2)将神经白塞病的临床分为实质型、非实质型、混合型。周围神经、肌肉也可受累但与白塞病的关系不明确。

表 23-7-2　神经白塞病分型

中枢神经系统
实质型
多灶性/弥漫性
脑干
脊髓
大脑
无症状性(静止性)
视神经
非实质型
脑静脉血栓形成:颅高压
颅内动脉瘤
颈动脉颅外段动脉瘤/夹层
急性脑膜综合征
外周神经系统(与白塞病的关系未确定)
周围神经病和多数单神经炎
肌病和肌炎
混合性实质和非实质病变

(1) 实质型:多为亚急性起病,有复发-缓解的特点,也可表现为原发进展、继发进展。最常见症状的包括头痛(占 50%)、偏瘫、行为异常、认知功能下降、膀胱功能障碍等。脑白质病变则类似于多发性硬化或急性播散性脑脊髓炎。锥体外系受损可表现为偏侧舞蹈症、偏侧投掷运动、偏侧肌张力障碍、帕金森综合征样表现等运动障碍。其他还可出现精神症状,如焦虑和抑郁等情感障碍。部分患者还可出现幻视、幻听、被害妄想或关系妄想等精神病样表现。此外,尚有睡眠障碍(如白天睡眠异常增多伴或不伴贪食),痫性发作等。脑干损害(约占 42.8%),表现为眼肌瘫痪、共济失调、脑神经损害(如呛咳、流涎、吞咽困难和构音障碍等)。脊髓受累多表现为节段性感觉障碍,可为孤立性脊髓炎,也合并脑干和/或大脑半球损害。

(2) 非实质型:脑膜、脊膜、静脉和动脉等受累的征象,其中颅内静脉窦血栓以上矢状窦和横窦常见,约占 30%,最常见是颅内压增高相关的症状。累及脑膜可出现无菌性脑膜炎,通常表现为头痛、视力下降等颅内高压症状。动脉血栓形成、夹层可呈卒中发作。

(3) 周围神经受累:相对少见,表现为四肢麻木无力、周围型感觉障碍等。

(4) 无症状性(静止性)神经白塞病:表示仅在神经系统体查、影像学检查或神经电生理检查时发现异常,患者本身并无自觉神经系统症状。但一项研究显示无症状性神经白塞病患者平均确诊 13 年后出现症状,但相对较轻。

【辅助检查】

1. 血液　检测 HLA 分型以 B51 和 B5 为主。抗核抗体(ANA)及类风险因子(RF)等均阴性。

2. 脑脊液　压力增高,部分病例表现为蛋白或细胞数升高。极少数的患者出现寡克隆带。脑脊液 IL-6 升高提示疾病活动。

3. 影像学　MRI 是发现和诊断神经白塞病较为敏感的检查手段。实质型神经白塞病的典型损害部位是脑干上部(中脑与间脑交界处),皮质下白质病变常与间脑、脑干病变共存。脑室旁病灶通常不靠近脑室壁且远不如多发性硬化突出。“锥体束征”是神经白塞病 MRI 表现的一个重要特点,即病灶多集中在锥体束,特别是中脑的锥体束。临床上,脊髓受累者占全部 NBD 的 10%,颈髓受累最为常见,常累及脊髓背侧,多为单发,类似斑片状脱髓鞘,累及 2~3 个椎体节段,可有强化和周围水肿。急性期病灶为 T_1WI 等信号或低信号,T_2WI 和 FLAIR 高信号,DWI 高信号,ADC 弥散受限病变,SWI 可见微出血,大量出血少见,可有明显水肿带和占位效应。MRI 增强可见强化病灶。慢性期病灶 T_1WI 呈等信号或低信号,T_2WI 呈稍高信号,水肿不明显。急性期过后病灶体积可缩小或消失,呈“可逆性”的病灶特点。病变晚期可仅有脑干萎缩被视为 MRI 表现的特点。MRV 有助于发现颅内静脉血栓形成。

23

4. 活检神经组织　活检（脑活检）不具特征性，当病变与肿瘤鉴别困难时可考虑做脑活检。

【诊断】

白塞病诊断主要根据临床症状，应注意详尽的病史采集及典型的临床表现。可参阅 2014 年国际白塞病诊断标准修订小组（International Team for the Revision of the International Criteria for Behçet's Disease，ITR-ICBD）的 ICBD 国际白塞病诊断标准和我国中华医学会风湿病学分会发布的《白塞病诊断和治疗指南》（2011）。

虽然白塞病已经具有较明确的诊断标准，但神经白塞病却一直缺乏公认的诊断标准。因此，国际神经白塞病专家顾问组于 2014 年发布了《神经白塞病诊断与治疗的国际共识》。诊断标准中根据白塞病诊断确定程度和神经系统症状将神经白塞病的诊断标准分为"确诊的"和"很可能的"两类，如表 23-7-3 所示。

表 23-7-3　神经白塞病的诊断标准

确诊的神经白塞病：符合以下 3 条	很可能的神经白塞病：满足以下 2 条标准中的 1 条并排除其他疾病
1. 满足白塞病的 ISG 诊断标准[#] 2. 被认为由白塞病引起神经系统症状（伴有客观的神经系统体征），并至少有以下两种特征性异常[*]中一种： a. 神经影像学 b. 脑脊液 3. 排除其他可能的疾病	1. 神经系统症状同确诊标准，伴有系统性的白塞病症状，但无法满足白塞病 ISG 标准 2. 满足白塞病的 ISG 标准，伴无特征性的神经系统症状

注：[#]国际白塞病研究组于 1990 年制定的诊断标准，或其他目前以及将来被认可的标准。[*]神经系统症状和特征性异常将在表 23-7-4 中进一步阐述。

表 23-7-4　神经白塞病诊断标准中术语的解读

神经系统症状

脑实质症状（以下表现中的 1 种或多种）

- 脑干：包括眼肌麻痹、脑神经病变、小脑症状或锥体束征
- 多灶性（弥漫性）：脑干、大脑或脊髓受累的多种症状组合
- 脊髓病
- 大脑：提示大脑半球受累的症状和体征，包括脑病、偏瘫、偏身感觉障碍、癫痫、构音障碍、认知功能异常和精神异常
- 视神经病变

非脑实质症状

- 脑静脉血栓形成
- 颅高压综合征（假性脑瘤）
- 急性脑膜综合征

特征性的 MRI 表现

脑实质神经白塞病

病灶的特点

- 急性/亚急性期，病灶为 T_1WI 等-低信号，增强通常有强化，T_2WI 和 FLAIR 高信号，DWI 高信号，相应 ADC 值降低
- 慢性期，病灶一般缩小，通常无强化，可能完全吸收。可有脑萎缩表现，尤其是脑干萎缩。可有非特异性的白质病变

病灶的位置

- 脑干是典型的好发位置，通常累及脑桥，可向上蔓延至中脑、基底节、间脑；
- 累及大脑半球时，常为多发的小白质病变，并不倾向发生于脑室旁。也可有大脑半球孤立性病灶，需与肿瘤、脓肿和先天性囊肿等鉴别；
- 可有单发或多发的不同长度的颈胸髓炎性病灶，通常并发脑干、基底节或大脑病灶；孤立性脊髓病变少见

非脑实质型神经白塞病

- MRV 或 CTV 可显示脑静脉窦或静脉血栓形成；
- 颅内高压综合征影像学可正常；
- 急性脑膜综合征可见脑膜强化；

特征性的脑脊液异常

在以下炎症性改变中有 1 种或多种：

（1）细胞数增多
（2）蛋白含量升高
（3）IL-6 升高

需排除以下疾病

- CNS 感染
- CNS 肿瘤
- 白塞病治疗后的神经系统并发症

神经白塞病与多发性硬化鉴别要点是根据反复出现生殖器溃疡，以及口腔溃疡、眼部病变和皮肤病变、针刺试验阳性等。MRI 有“锥体束征”特点。脑室旁病灶通常不靠近脑室壁。疾病晚期出现脑干萎缩。还需与狼疮性脑炎/脑膜炎、中枢神经系统感染、颅内肿瘤鉴别。

【治疗】

1. 实质型神经白塞病

(1) 糖皮质激素：急性期需大剂量糖皮质激素冲击。常用静脉甲泼尼龙 1 000mg/d，冲击 3~7 次后逐渐减量，改口服糖皮质激素维持治疗数月。切忌突然停药，减量或停药过快极易复发。2/3 的脑干病变或脑部病变患者对激素反应良好，另外 1/3 患者复发或进展。

(2) 免疫抑制剂：激素联合应用免疫抑制剂可防止复发和减缓疾病进展或减少激素用量。如果患者复发或存在预后不良的因素，应给予免疫抑制剂。可选用硫唑嘌呤（azathioprine，AZA）、环磷酰胺（cyclophosphamide，CTX）、甲氨蝶呤（methotrexate，MTX）、苯丁酸氮芥、霉酚酸酯（mycophenolate mofetil，MMF，又称吗替麦考酚酯）。其中，硫唑嘌呤为一线药物，用法为 2.5mg/(kg·d)，但停药后容易复发，可与其他免疫抑制剂联用，但不宜与干扰素-α 联用，以免骨髓抑制；应用期间定期复查血常规和肝功能等。如果硫唑嘌呤效果不佳或不能耐受其副作用，可口服或大剂量静脉冲击环磷酰胺治疗（每次用量 0.5~1.0g/m^2 体表面积，每 3~4 周 1 次或 0.6g/次，每 2 周 1 次）；使用时嘱患者大量饮水，以避免出血性膀胱炎的发生，此外可有消化道反应及白细胞减少等。其他免疫抑制剂如甲氨蝶呤、苯丁酸氮芥、霉酚酸酯可考虑应用。甲氨蝶呤口服或静脉注射，每周 7.5~15mg，可长期小剂量服用；不良反应有骨髓抑制、肝损害及消化道症状等。苯丁酸氮芥，口服 2mg，每日 3 次；持续使用数月直至病情稳定后减量维持，由于不良反应较大，目前应用较少。另外，环孢菌素（cyclosporine A，CsA）因其神经毒性可导致中枢神经系统的病变，一般不用于中枢神经系统损害的患者。

(3) 生物制剂：有肿瘤坏死因子 α（tumor necrosis factor TNF-α）拮抗剂，如英夫利昔单抗（infliximab）、依那西普（etanercept）和阿达木单抗（adalimumab）等，尚有干扰素-α（interferon alpha，INF-α）。

2. 非实质型神经白塞病 目前尚无直接证据可用抗血小板药物及抗纤维蛋白疗法。静脉血栓形成的抗凝治疗一直存在争议。欧洲抗风湿病联盟（European League Against Rheumatism，EULAR）发布的《2018 年最新白塞氏综合征临床管理 EULAR 指南》推荐，首次发生的脑静脉血栓形成，在规范应用糖皮质激素的同时可短疗程使用抗凝药物。难治性深静脉血栓形成在评估出血风险低及排除肺动脉动脉瘤的前提下可以考虑使用抗凝药。抗凝可选用低分子肝素皮下注射或华法林 2~8mg/d 口服，使用华法林需监测凝血酶原时间，维持国际标准化比值（INR）在 2~2.5。国外多采用华法林口服。

神经白塞病预后不佳，病死率高达 40%。不少患者常在发病后 1 年内死亡。进展性病程、2 次以上的发作、脑脊液检查明显异常，尤其是脑脊液 IL-6 持续升高、脑内病变广泛（如脑干病变向上累及间脑、向下波及脊髓）、脊髓受累征象提示预后不良。

三、系统性血管炎

（一）大动脉炎

大动脉炎（Takayasu arteritis）指主动脉及其主要分支的慢性进行性非特异性炎性疾病。

【病理与发病机制】

大动脉炎病变特点为累及全层的肉芽肿性动脉炎。血管壁可见淋巴细胞、浆细胞浸润，偶见多形核中性粒细胞及多核巨细胞。血管内膜因结缔组织增生而增厚、变硬，导致管腔狭窄或闭塞。少数患者因炎症破坏动脉壁中层，弹力纤维及平滑肌纤维变性、坏死，造成管壁扩张或纤维肉芽组织增生，导致动脉扩张、假性动脉瘤或夹层动脉瘤。外膜可有纤维性增厚。

【临床表现】

根据受累血管，可出现相应器官缺血的症状与体征，如头痛、头晕、晕厥、卒中、视力减退、四肢间歇性活动疲劳，肱动脉或股动脉搏动减弱或消失，颈部、锁骨上下区、上腹部、肾区出现血管杂音，两上肢收缩压差>10mmHg。少数患者因局部缺血可产生鼻中隔穿孔、上颚及外耳溃疡、牙齿脱落和面肌萎缩。

【辅助检查】

1. 血液 红细胞沉降率和 C 反应蛋白是目前监测本病疾病活动的重要指标，可有轻度贫血、白细胞及血小板增高、免疫球蛋白升高。少数患者出现肾功能异常。

2. 影像学 彩色多普勒超声检查可探查主动脉及其主要分支狭窄或闭塞（颈动脉、锁骨下动脉、肾动脉等），但对其远端分支探查较困难。计算机体层血管成像（CTA）能清晰显示血管壁增厚、管腔狭窄和管壁钙化。全身血管 MRA 可显示血管病变部位和范围，经过管壁重建可显示管壁增厚、水肿、强化后信号变化和管腔狭窄情况。血管造影能准确描述血管狭窄、血管闭塞和血管瘤等。PET/CT 可以早期发现血管壁的炎症活动范围，但不能反映受累血管部位和狭窄程度。

【诊断】

根据《大动脉炎诊断及治疗指南》（2011 年），诊断标准为：①发病年龄≤40 岁，40 岁前出现症状或体征。②肢体间歇性活动障碍，活动时一个或多个肢体出现逐渐加重的乏力和肌肉不适，尤以上肢明显。③肱动脉搏动减弱，一侧或双侧肱动脉搏动减弱。④血压差>10mmHg，双侧上肢收缩压差>10mmHg。⑤锁骨下动脉或主动脉杂音，一侧或双侧锁骨下动脉或腹主动脉闻及杂音。⑥血管造影异常：主动脉一级分支或上下肢近端的大动脉狭窄或闭塞，病变常为局灶或节段性，且不是由动脉硬化、纤维肌发育不良或类似原因引起。符合上述 6 项中的 3 项者可诊断本病，灵敏度为 90.5%、特异度为 97.8%。

需注意排除先天性主动脉狭窄、动脉粥样硬化、肾动脉纤维肌营养不良、血栓闭塞性脉管炎、白塞病、结节性多动脉炎等疾病所致的血管病变。

【治疗】

对于有活动性感染者，应有效控制感染。急性期或活动期患者需使用以下药物。

1. 糖皮质激素　是治疗的基础，活动期口服泼尼松 1~1.5mg/(kg·d)，维持 3~4 周后逐渐减量，减至 5~10mg/d 时，应维持 1~2 年以上。应防止药物不良反应。

2. 免疫抑制剂　加用免疫抑制剂可增强疗效，注意药物不良反应。

3. 生物制剂　难治性患者联合使用抗肿瘤坏死因子拮抗剂（英夫利昔单抗及依那西普）、白介素-6 单抗能促进疾病的缓解。

4. 对症治疗　扩血管、降压及抗血小板等治疗，主要用于改善脏器缺血、预防血管内栓塞事件。

5. 外科手术治疗　包括经皮腔内血管成形术、血管内支架植入术和血管旁路手术。

20% 患者为自限性病程，其余患者表现为复发缓解或进展型，需要长期糖皮质激素治疗。大动脉炎的 5 年生存率为 92.9%，10 年生存率为 87.2%。

（二）巨细胞动脉炎

巨细胞动脉炎（giant cell arteritis，GCA）是一种原因不明，以侵犯大动脉为主并以血管内层弹性蛋白为中心的坏死性动脉炎。

【病理与发病机制】

HLA-DR4 基因突变可能是主要的遗传因素。GCA 炎症病变多发生于主动脉弓的中等肌性动脉，病变呈局灶性、节段性、跳跃性分布。病变多累及血管内弹力层和滋养动脉，如浅表颞动脉、椎动脉、眼和睫状后动脉，颈内动脉、颈外动脉、视网膜中央动脉受累相对较少。

早期病变局限于内外弹力层或外膜、滋养血管，导致弹力纤维的断裂和崩解，晚期出现血管内膜增厚和大量细胞浸润。严重者血管全层均可受影响，可见大段动脉壁的透壁性炎症和含有吞噬细胞碎片和异物的多核巨细胞、组织细胞、淋巴细胞和少量浆细胞以及成纤维细胞的肉芽肿。

【临床表现】

多见于 50 岁以上患者，女性较男性多见，全身症状：不适、乏力、发热、纳差、体重下降等。典型的临床表现为颞部头痛、间歇性下颌运动障碍和失明三联征。30%~50% 患者可伴有风湿性多肌痛（polymyalgia rheumatica，PMR）。

1. 颅外动脉血管炎

（1）颞动脉、颅动脉：以头痛最为常见，约半数患者为首发症状。头痛表现为新近发生的、偏侧或双侧或枕后部剧烈疼痛，呈刀割样或烧灼样或持续性胀痛，50% 的患者有头皮触压痛或可触及的痛性结节，结节沿颞动脉走向分布。头痛可持续性也可间歇性发作。头痛剧烈程度与血管炎严重程度不一定一致。典型的颞动脉受累表现为动脉屈曲、怒张、搏动增强。也可因血管闭塞致搏动消失。

（2）枕部动脉：枕部疼痛，且梳头困难，睡觉时枕部与枕头接触易感疼痛，极少头皮坏死。

（3）耳后动脉：耳道、耳廓以及腮腺疼痛。

（4）上颌动脉及面动脉：在咀嚼和说话时下颌关节疼痛和咀嚼肌痉挛。约半数患者出现下颌间歇性运动障碍，又称"颌跛行"，尤其是咬肌咀嚼时更甚。

（5）舌动脉：舌部疼痛，严重的血管狭窄可导致舌坏疽。

2. 眼部　常表现为黑矇、视物不清、上睑下垂、复视、部分失明或全盲等。可为一过性症状，也可为永久性；与眼动脉分支受累有关。

3. 神经系统　多种神经系统症状，如由于颈动脉或椎动脉病变而出现发作性脑缺血（TIA）、脑梗死等，是 GCA 主要死因之一。颅内或硬膜内动脉炎很少见。少数患者可发生由于神经血管病变引起的继发性神经病变如单神经炎，周围多神经炎，上、下肢末梢神经炎等。偶尔表现出运动失调、谵妄、听力丧失等。

4. 心血管系统　GCA 躯体大血管常受累，可累及锁骨下动脉、腋动脉、肱动脉、冠状动脉、胸主动脉、腹主动脉、股动脉等。因而，可导致锁骨下动脉等出现血管杂音、动脉搏动减弱或无脉症、假性动脉瘤等。可出现主动脉弓综合征，四肢跛行。GCA 患者胸主动脉瘤发生率高 17 倍，常发生在 GCA 的后期。冠状动脉病变可导致心肌梗死、心力衰竭、心肌炎和心包炎等。

5. 关节肌肉　四肢近端和躯干疼痛，首发于肩胛带、颈部或髋关节，对称分布，疼痛及晨僵常在早晨及活动时加重，夜间睡眠亦常见，晚期可出现肌肉萎缩、肩胛带肌群挛缩、关节主动和被动活动受限。

【辅助检查】

1. 血液　活动期轻到中度的正色素性贫血，血小板计数常升高，红细胞沉降率常高于 50mm/h。反应蛋白显著升高：α2 球蛋白、纤维蛋白原和 C 反应蛋白升高。约 1/3 患者肝功能轻度异常，血清 IL-6 水平升高；Ⅷ因子或假性血友病因子水平升高。

2. 影像学　彩色二维超声可用于诊断 GCA，20%~30% 患者可出现低回声晕轮征（Halo 征），腹主动脉和胸主动脉的 CTA 检查可帮助诊断有无动脉瘤形成。

3. 颞动脉活检　病理常为：①病变动脉呈局灶性、节段跳跃式分布；②病变为肉芽肿增生性炎症；③炎症累及全层动脉，以弹力基膜为中心；④可见淋巴细胞、巨噬细胞、组织细胞和具有特征性的多形核巨细胞等浸润；⑤病变血管内膜增生、管壁增厚、管腔变窄或闭塞，可有局部血栓形成。

【诊断与鉴别诊断】

目前采用 1990 年美国风湿病学会（ACR）巨细胞动脉炎分类标准：①发病年龄≥50 岁；②新近出现的头痛；③颞动脉病变：颞动脉压痛或触痛、搏动减弱，除外颈动脉硬化所致；④ESR 增快：魏氏法测定 ESR≥50mm/h；⑤动脉活检异常：活检标本示血管炎，其特点为单核细胞为主的炎性浸润或肉芽肿性炎症，常有多核巨细胞。符合上述 5 条标准中的至少 3 条可诊断为巨细胞动脉炎。此标准的诊断灵敏度和特异度分别是93.5%和91.2%。

需要与动脉硬化导致的血栓栓塞性疾病、感染性心内膜炎（发热患者）、非霍奇金淋巴瘤、多发性骨髓瘤、大动脉炎、结核、系统性红斑狼疮等疾病鉴别。

【治疗】

初始治疗尽早予糖皮质激素治疗，泼尼松1mg/(kg·d)；如有急性视力损害，可予甲泼尼龙80~100mg/d静脉滴注，甚至可用甲泼尼龙500~1 000mg/d冲击治疗。注意防治药物副作用及控制危险因素。使用2~4周后续治疗激素可逐步减量，减至10~20mg/d可维持数月，大多数患者需要小剂量泼尼松治疗2年，少数需要终身服药。

对于反复发作的患者可加用甲氨蝶呤（7.5~15mg/周）。对于没有禁忌证的患者推荐使用小剂量的阿司匹林抗血小板聚集治疗，预防心脑血管疾病。对于难治性GCA可加用抗肿瘤坏死因子英夫利昔单抗、妥珠单抗、硫唑嘌呤及环磷酰胺，另外也可用氨苯砜、抗疟药及环孢素等。经糖皮质激素治疗无效者可行球囊血管成形术。

该病有自限性倾向，病程数月至数年，大多1~2年。

（三）结节性多动脉炎

结节性多动脉炎（polyarteritis nodosa，PAN）是一种累及中小动脉的节段性、坏死性、寡免疫复合物沉积的血管炎。

【病理与发病机制】

病因不明，可能与病毒感染相关，包括乙型肝炎病毒、人类免疫缺陷病毒、巨细胞病毒、人类T细胞嗜淋巴病毒Ⅰ型、细小病毒B19、丙型肝炎病毒；另外细菌感染、疫苗接种、药物使用（安非他命、米诺环素和干扰素）等也与该病相关。发病机制为血管内皮细胞受损，释放大量趋化因子、细胞因子白介素-1（IL-1）和肿瘤坏死因子（TNF）加重内皮细胞受损，使血管痉挛，发生缺血性改变、血栓形成和血管阻塞。组织病理学提示局灶性坏死性血管炎，血管壁不同区域出现严重的坏死及炎症，中间可间隔未受累的血管节段，病灶可见纤维素样坏死、中性粒细胞浸润、微动脉瘤形成。

【临床表现】

临床表现多样，可仅累及皮肤，也可累及肾脏、心脏及神经系统等多个脏器。常见于50~60岁，男女发病率为2∶1。

神经系统症状以周围神经受累多见，约占60%，表现为多发性单神经炎或/和多神经炎、末梢神经炎。中枢神经受累约占40%，临床表现取决于脑组织血管炎的部位和病变范围，可表现为弥散性或局限性单侧脑或多部位脑及脑干的功能紊乱，出现抽搐、意识障碍、急性脑血管病等。

【辅助检查】

1. 血液　血白细胞、中性粒细胞及血小板升高，正细胞正色素性贫血。红细胞沉降率常>60mm/h；C反应蛋白升高。免疫球蛋白升高，总补体水平下降。部分可出现低滴度的抗核抗体和类风湿因子阳性。7%~36%的患者乙型肝炎病毒表面抗原（HBsAg）阳性。肾功能受损时血肌酐、尿素氮可升高。

2. 尿常规　蛋白尿、血尿、管型尿。

3. 病理及影像学检查　取有症状的部位组织行病理活检有助于诊断，活检阴性或困难时，可选择血管造影，若发现肾、肝、肠系膜等脏器小动脉瘤形成、梭形动脉瘤、动脉狭窄或结节样改变，有助于PAN诊断。

【诊断】

1990年美国风湿病学会（ACR）的分类标准，以下10条符合3条或以上可诊断PAN。①体重下降≥4kg（除外饮食及其他因素）；②网状青斑；③睾丸疼痛或触痛（除外感染、创伤或其他原因）；④肌痛、无力或下肢压痛；⑤单神经病或多神经病；⑥舒张压>90mmHg；⑦BUN或Cr水平升高（除外脱水或尿路梗阻等肾外因素）；⑧HBsAg或HBsAb（+）；⑨动脉造影异常（除外动脉粥样硬化或纤维肌性发育不良或其他非炎性因素）；⑩中小动脉活检示动脉壁中有粒细胞或伴单核细胞浸润。

【治疗】

治疗首选糖皮质激素治疗，病情较轻、无严重内脏损害者可单药治疗，泼尼松1mg/(kg·d)口服；病情重合并内脏受损可联合免疫抑制剂，首选环磷酰胺最为有效，以2~3mg/(kg·d)口服，也可用隔日200mg静脉滴注或按0.5~1.0/m^2静脉冲击治疗。对于难治性PAN、透析替代治疗的患者及HBV相关PAN患者可考虑血浆置换。丙种球蛋白冲击治疗对细小病毒B19引起的PAN有效；血管闭塞性病变可使用抗凝、抗板治疗；严重时可予外科手术治疗。

（四）ANCA相关性血管炎

ANCA相关性血管炎（ANCA-associated vasculitis，AAV）为累及毛细血管、微小静脉和微动脉的系统性血管炎，包括显微镜下多血管炎（microscopic polyangiitis，MPA）、肉芽肿性多血管炎（granulomatosis with polyangiitis，GPA）和嗜酸性肉芽肿性多血管炎（eosinophilic granulomatosis with polyangiitis，EGPA）。

【病理与发病机制】

累及毛细血管、微小静脉和微动脉的系统性血管炎。发病机制尚不十分明确，可能的机制包括：①遗传因素GPA和*HLA-B50*、*B55*、*DR1*、*DR2*、*DR4*、*DR8*和*DQw7*基因位点相关；②与EB病毒、巨细胞病毒和细小病毒B19等病毒感染以及金黄色葡萄球菌、革兰氏阴性杆菌等细菌感染相关，另外和接触硅物质、吸入或接触特殊的过敏原或化学物质有关；③抗髓过氧化物酶（MPO）抗体和抗蛋白水解酶3（PR3）抗体可能参与疾病发生发展机制；④抗内皮细胞抗体及过氧化物氧化还原酶2抗体均可能参与炎症过程。

【临床表现】

最常表现为外周神经病变，最多见多发性单神经炎，EGPA、GPA患者较多出现四肢麻木和乏力，可伴有第Ⅱ、Ⅳ、Ⅶ对脑神经受累，也可见中枢神经系统的小血管炎，出现癫痫发作、偏瘫等表现。

【辅助检查】

ANCA是此病的血清学标志物。超过90%活动期的GPA和MPA患者以及约50%EGPA患者ANCA阳性。血清ANCA

是明确诊断、监测病情活动和预测复发的重要标志。在ANCA相关性血管炎活动期患者中B淋巴细胞刺激因子水平明显升高。GPA患者体内各型T细胞比例失调，$CD8^+T$细胞的转录特征可预测该疾病的复发概率。胸部X线及高分辨CT检查对ANCA相关性血管炎的诊断和鉴别诊断非常重要，可见肺结节、肺浸润影或空洞形成。可选择受累的组织，如鼻窦、眼周假瘤、口腔黏膜溃疡及紫癜等皮损、肺、肾组织行组织病理学检查，其中以肾活检较为安全常用，且检出率高。

【诊断】

目前尚无公认的ANCA相关血管炎的诊断标准，部分患者结合其多系统损害表现、特征性影像学及病理活检结果可诊断为AAV。血清ANCA阳性是临床疑似AAV的血清学诊断标准，受累器官的活检病理是诊断和鉴别诊断的关键。

【治疗】

糖皮质激素冲击疗法，甲泼尼龙1.0g/d连用3天为1个疗程，继之以口服泼尼松1.0~1.5mg/(kg·d)，4~6周，病情缓解后逐渐减量，至小剂量维持治疗2年以上。

免疫抑制剂基本药物环磷酰胺，在病情缓解后可替换为硫唑嘌呤、甲氨蝶呤、霉酚酸酯，治疗无效或者不耐受可使用环孢素A，亦可合用大剂量丙种球蛋白冲击治疗。另外尚有磺胺甲噁唑、生物制剂（如利妥昔单抗）、血浆置换、透析治疗、内镜或外科治疗。

GPA的5年生存率达95%，8年生存率达80%。

四、IgG4相关性疾病

IgG4相关性疾病（IgG4-related disease，IgG4-RD）是近年新定义的一种多系统受累的自身免疫性疾病，已逐步被人们认识，并在临床上引起了越来越广泛的重视。它以血清IgG4水平升高、受累组织IgG4阳性浆细胞浸润为特征，合并有组织纤维化（肿大）或结节性（增生性）改变，全身多个组织和器官均可受累。肥厚性硬脑膜炎和垂体炎是IgG4-RD累及神经系统最常见的表现，可单独出现。IgG4-RD通过两种机制影响神经系统：IgG4相关炎症可直接渗入中枢或外周神经系统；神经结构可以被附近病变的非神经器官的占位效应压迫。

（一）IgG4相关性肥厚性硬脑膜炎

IgG4相关性肥厚性硬脑膜炎（IgG4-related hypertrophic pachymeningitis，IgG4-RHP）是IgG4-RD表现在颅内的一种自身免疫性疾病，以局限性或弥漫性硬脑膜增厚为表现，以往部分病例常被诊断为“特发性肥厚性硬脑膜炎”。

【病理与发病机制】

IgG4-RHP大体病理为硬脑膜不同程度增厚，甚至形成大小不等的结节，呈灰黄或灰褐色，质地较韧，血供较丰富，甚至侵犯颅骨内板。硬脑膜与皮质粘连，病变部位蛛网膜亦增厚，受侵犯的脑组织多呈灰白色，边界不清，质软，血供一般，受侵犯的静脉窦多闭塞。镜下见：淋巴细胞和浆细胞浸润，可合并闭塞性静脉炎，纤维结缔组织显著增生，胶原成分居多，成纤维细胞由中心向四周呈不规则放射状排列，形成典型的席纹状纤维化。免疫组织化学染色，IgG4阳性浆细胞浸润明显，IgG4阳性浆细胞/IgG阳性浆细胞>40%，且IgG4阳性浆细胞>10个/高倍视野。

目前认为，增生肥厚的硬脑膜产生的占位效应、静脉窦梗阻、静脉及脑脊液回流不畅等引起的颅内压增高是引起头痛的主要原因，炎症性硬脑膜刺激亦可能引起头痛。增生肥厚的硬脑膜还可导致脑神经通过的颅底间隙变狭窄，继而使脑神经受压，造成其局部缺血或脱髓鞘病变，引起相应功能障碍。此外，硬脑膜肥厚还可压迫大、小脑实质。

【临床表现】

IgG4-RHP多为慢性起病，相当大比例的患者，甚至包括广泛的肥厚性脑膜炎患者，是相对无症状的，这可能是由于疾病进展缓慢所致。其症状与其他原因引起的肥厚性硬脑膜炎相比无特异性，主要与受累的硬脑膜部位与范围大小有关。

1. 头痛　是最常见的，可为首发症状。如果涉及幕上硬脑膜，疼痛位于三叉神经的分布区，如前额或眶周；小脑幕下硬脑膜受累，疼痛位于上颈丛神经根分布的颅顶点、耳、枕或上颈。头痛可以是慢性、难治性的。头痛严重程度突然增加，应引起对脑积水的怀疑，特别是如果头痛具有体位特征。

2. 脑神经损害　全部脑神经均可受损，可单神经受损，也可多神经受损，其中视神经、动眼神经与颅前窝硬脑膜病变相关，而后组脑神经与小脑幕、大脑镰硬脑膜病变有关。累及海绵窦周围的硬脑膜，可表现为Tolosa-Hunt综合征的症状，如眼球突出、复视和眼眶后痛。颅底硬脑膜病变可累及前庭耳蜗神经，表现为进行性不对称聋、眩晕和耳鸣，最终可导致平衡和步态障碍。也可以侵犯三叉神经和面神经，前者表现面部疼痛，后者为面神经瘫痪。

3. 小脑性共济失调　小脑幕增生肥厚压迫小脑及桥小脑角所致。

4. 大脑损害　肥厚的硬脑膜压迫脑实质可造成癫痫及躯体感觉、运动功能障碍等。

亦有报道，在没有硬脑膜受累的情况下，IgG4-RD影响到软脑膜，通常表现为亚急性痴呆，IgG4-RD累及脊髓的硬脊膜可以产生脊髓及神经根受压症状。

【辅助检查】

血清IgG4水平升高是IgG4-RD的重要特点，约30%的组织病理学确诊患者血清IgG4浓度正常。脑脊液蛋白正常或轻度升高，淋巴细胞常有不同程度增多。

局部或弥漫性的脑膜病变，影像学表现为线状硬脑膜增厚或局灶性肿块。头颅CT平扫显示受侵犯的脑实质可呈等密度或低密度表现，硬脑膜强化明显，有时被误诊为脑膜瘤。MRI病灶T_1WI呈现低信号或等信号，T_2WI呈现稍低信号，硬脑膜大部分呈条带样或结节样均匀强化，以大脑镰、小脑幕的强化表现最具特征性，表现为病变的硬脑膜两侧呈“轨道样”强化、中心为线样无强化的“双轨征”，若为结节样强化，提示硬脑膜肥厚不均。病灶内钙化及邻近骨破坏不明显。因脑质层组织吸收的影响，PET-CT选用^{11}C标记的甲硫氨酸为示踪剂，较^{18}F

标记脱氧葡萄糖为示踪剂，更能准确显示出颅内病灶位置。

【诊断与鉴别诊断】

IgG4-RHP 的诊断与 IgG4-RD 相似，具有颅外 IgG4-RD 的表现、血清学 IgG4 明显增高、对激素治疗反应好，这些都是诊断的重要线索，结合患者症状、脑脊液及影像学改变均符合该病特点时应高度怀疑。IgG4-RHP 确诊需要依靠组织病理学、免疫组化、相关免疫学检查，病理活检为 IgG4-RHP 诊断的“金标准”，只要脑膜活检标本中 IgG4 阳性浆细胞>10 个/高倍视野即可明确诊断，但可行性较小。

确诊前需除外常见的感染或肿瘤，如富于淋巴细胞浆细胞型脑膜瘤、Rosai-Dorfman 病（RDD）、Castleman 病、炎性肌纤维母细胞瘤、抗中性粒细胞胞浆抗体相关性血管炎（AAV）等鉴别。

【治疗】

IgG4-RHP 尚无统一治疗方案，药物推荐均来自临床经验。首选糖皮质激素，剂量可参考 IgG4 相关性疾病诊治中国专家共识：推荐激素起始剂量为中等剂量，相当于泼尼松 30~40mg/d，但具体剂量应个体化，根据年龄、病情等进行调整。病情控制后逐渐减至最小维持剂量。日本 IgG4 相关性自身免疫性胰腺炎专家共识推荐，甲泼尼龙 0.6mg/（kg·d），共 2~4 周，此后改为口服剂量，每 2 周减 5mg，以 2.5~5mg/d 维持 3 年。神经系统症状严重的患者可以使用甲泼尼龙冲击（1g/d，使用 3 天），后逐渐减量。免疫抑制剂对 IgG4-RHP 也有较好的疗效。有报道称，IgG4-RHP 患者单独使用甲氨蝶呤治疗 2 年无复发。对于联合使用糖皮质激素及甲氨蝶呤无效或复发的病例，改单用抗 CD20 单克隆抗体利妥昔单抗后效果确切。对于血清 IgG4 浓度大量增加的 IgG4-RHP 患者，有学者主张早期直接采用利妥昔单抗耗竭 B 细胞，联合糖皮质激素治疗，效果更佳。一般而言，病史长，肥厚性脑膜炎纤维化明显的，激素治疗反应差。对于药物治疗不理想、出现脑实质或脑神经受压明显者应尽快手术，切除部分肥厚的硬脑膜及受侵犯的脑实质，对脑神经障碍及癫痫等症状的缓解有积极作用。

（二）IgG4 相关性垂体炎

IgG4 相关性垂体炎是 IgG4 相关性疾病的一种，与 IgG4 相关性肥厚性硬脑膜炎相似，IgG4 相关性垂体炎可以作为该疾病的单器官表现而存在。

【病理与发病机制】

主要特点是浆细胞对垂体和/或垂体柄的浸润，导致垂体功能改变或占位效应。根据所累及的解剖结构及所产生的临床症状，可进一步分为腺垂体（垂体前叶）病变、后叶伴柄病变和全垂体炎。组织形态学上，IgG4 相关性垂体炎和淋巴细胞垂体炎类似，均表现为弥漫性淋巴细胞和浆细胞浸润。其特异性表现包括 IgG4 阳性浆细胞浸润和席纹状纤维化。垂体前叶活检常可见残余腺上皮细胞。慢性炎症可能伴随周边组织病变，这些继发病变也多存在 IgG4 阳性浆细胞浸润。

【临床表现】

多见于中老年男性，最常见的表现为垂体功能减退、尿崩症和局部占位效应。

1. 垂体功能减退　病变影响垂体前叶，易表现为性腺、甲状腺和肾上腺的功能减退，常见症状包括 ACTH 缺乏致全身不适、乏力、食欲减退、体重下降，促甲状腺激素分泌不足致畏寒、面色苍白和困倦等，促性腺激素缺乏致性欲减退、月经紊乱、溢乳、闭经、阳痿、阴毛和腋毛脱落等。神经垂体（垂体后叶）或漏斗柄病变则表现为抗利尿激素缺乏致多尿。

2. 占位效应　垂体和垂体柄肿胀产生占位效应，常见症状包括头痛、呕吐；垂体肿块向上发展压迫视交叉引起视力减退和双颞侧视野缺损；侵及海绵窦，第Ⅲ、Ⅳ、Ⅵ脑神经受累引起眼球运动障碍。

3. 其他器官受损　主要是垂体外器官受累包括腹膜后纤维化、间质性肺炎、自身免疫性胰腺炎、淋巴结肿大等。多数患者在出现垂体炎症状前已有其他器官受累症状。

【辅助检查】

主要是内分泌相关检查显示垂体三大激素轴均受累，促肾上腺皮质激素、生长激素、促甲状腺激素和各性腺激素分泌减低，多数患者合并 2 种或 2 种以上激素缺乏。

MRI 显示垂体和/或垂体柄体积增大或占位，常在 T_1WI 上显示低信号或等强度信号，T_2WI 呈高信号，明显的均匀增强。病变沿着脑垂体柄蔓延生长，可侵入海绵窦，甚至围绕颈内动脉，也可伴视交叉受压与下丘脑分界不清。少部分患者在糖皮质激素治疗后出现空蝶鞍。脑 PET 用于垂体检查效果欠佳，全身 PET 显像在诊断中枢神经系统外 IgG4-RD 或识别其他器官的疾病时，还是具有一定价值的。

【诊断与鉴别诊断】

2011 年，Leporati 等提出 IgG4 相关性垂体炎的诊断标准如下：①组织病理：垂体组织大量淋巴和浆细胞的单核细胞浸润，每高倍视野超过 10 个 IgG4 阳性细胞；②MRI：蝶鞍占位和/或垂体柄增粗；③其他器官活检：证实 IgG4 相关性疾病；④血清学：IgG4 血清增高（>1 400mg/L）；⑤对糖皮质激素的反应：激素治疗后垂体占位迅速消退、症状好转。Leporati 建议单独标准①，或标准②+③，或标准②+④+⑤均可作为 IgG4 相关性垂体炎的明确诊断依据，组织病理学检查非必需。

主要应和淋巴细胞性垂体炎（又称自身免疫性垂体炎）相鉴别。淋巴细胞性垂体炎常见于成年女性，尤其是妊娠晚期及产后早期，可有多种抗垂体抗体阳性，如抗-GH、抗-PRL 等。垂体激素紊乱在 IgG4 相关垂体炎中比在淋巴细胞性垂体炎中更为常见。此外，还需要排除神经类肉瘤病、韦格纳肉芽肿、郎格罕细胞组织细胞增生症所致的继发性垂体炎。

【治疗】

首选激素治疗，大部分患者对激素反应良好，IgG4 水平可迅速降至正常，垂体占位和增粗的垂体柄迅速缩小，垂体功能减退症状可得到一定缓解。激素的使用可参照 IgG4-RD 的治疗，常规泼尼松剂量推荐 30~60mg/d。少数病例在激素减量或撤药时，出现垂体症状复发现象，需重新治疗直至停药。免疫抑制剂在激素治疗效果不佳时可考虑使用。垂体占位效应明显，严重压迫视交叉时可通过手术对占位组织进行切除。部分患者因垂体功能减退不能恢复，需长期激素替代治疗。

第八节　重症监护病房获得性肌无力

重症监护患者并发的神经、肌肉损害称为重症监护病房获得性肌无力（intensive care unit acquired weakness，ICU-AW），又称为重症监护性多发性神经病与肌病，是可使危重症患者病程更复杂，严重影响 ICU 患者预后的疾病。许多患者出现四肢无力和肌肉萎缩甚至脱机困难，导致残疾。

【病理与发病机制】

卧床被认为是一个危险因素，多个研究表明，肌肉的快速制动可令肌肉力量下降和肌容积快速减少。脓毒血症、系统性炎性反应综合征（systemic inflammatory response syndrome，SIRS）和多器官功能衰竭被认为是最核心的因素。另外，高血糖、神经肌肉阻滞剂也被认为 ICU-AW 的危险因素。

导致 ICU-AW 的神经系统疾病主要有运动神经元病、吉兰-巴雷综合征。其他疾病还有慢性肾衰竭、慢性肝衰竭、多器官衰竭、糖尿病、白血病、脑卒中、脑变性病长期卧床的患者。

ICU-AW 与原发病类型以及严重程度有关。肢体活动减少、细胞因子改变、离子通道异常、能量代谢障碍等各种因素的综合作用可导致肌纤维的萎缩或凋亡，在不同肌肉和肌纤维类型存在差异。危重症肌病（critical illness myopathy，CIM）多表现为非特异性选择性Ⅱ型肌纤维圆状或角状萎缩，伴随肌球蛋白的丢失，电镜检查可见选择性粗肌丝缺失，膈肌纤维肌小节收缩蛋白表达下降及相应横桥数目的减少，其周围神经没有明显的病理改变。危重症多发性神经病（critical illness polyneuropathy，CIP）可出现骨骼肌的神经源性损害，即 1 型和 2 型肌纤维均出现角状萎缩改变，伴随靶纤维形成。周围神经可出现神经纤维轴索变性，在疾病早期可伴随皮肤小神经纤维丢失，在疾病后期表现为轴索性神经病的特点，出现大神经纤维丢失，伴随有髓神经纤维的髓鞘变薄和再生现象，电镜检查可见轴索内神经丝丢失。危重症性多发性神经肌病（critical illness polyneuromyopathy，CIPNM）出现 CIM 和 CIP 的双重病理改变，骨骼肌出现广泛的肌纤维萎缩，以 2 型肌纤维萎缩为主，伴随靶纤维形成，其神经出现急性活动性轴索性周围神经病。脓毒血症及多脏器功能衰竭等多种原因所致的 SIRS 是导致 CIP 和 CIM 的主要原因。

【临床表现】

依据病变累及的主要部位，呈现多种临床征象。典型的有：CIM、CIP、CIPNM。女性的发病率是男性的 4 倍，推测其可能的原因是女性的肌肉体积较男性小。

1. CIP　主要表现为在原发病基础上出现四肢近端和远端肢体无力和萎缩，同时存在四肢远端的感觉障碍和腱反射消失，伴随自主神经症状，出现血压的不稳、心率异常、四肢无汗、疼痛以及直立性低血压，但无瞳孔改变。

2. CIM　主要表现为在原发病基础上出现四肢对称性近端肌无力和肌萎缩，头面部肌肉及眼外肌一般不受累。膈肌的肌无力造成患者撤机困难。无四肢的感觉障碍。

CIM 和 CIP 的发生多出现在原发病出现后的 2 周内，81% 的 CIP 患者入住 ICU 的 14 天内发生。症状可持续较长时间，转出 ICU 后患者还可以存在疲劳、无力、睡眠障碍和肢体疼痛症状，慢性疲劳现象持续很长时间难以缓解。

【辅助检查】

1. 血液　根据不同基础病的特点，血常规、生化、肝肾功能、血气分析检查有相应异常。部分患者可以出现血清 CK 的增加，一般不超过 2 周，而后逐渐下降，严重者可以出现骨骼肌溶解而显著升高。

2. 电生理　急性的神经肌肉损害的神经电生理改变常滞后于临床表现。针对 CIM 和/或 CIP 的诊断，在 ICU 需要应用不同于普通神经传导/针极肌电图的特殊流程。CIP 类似长度依赖性轴索性周围神经病，伴随对称性感觉神经的动作电位波幅降低。临床体查和常规神经电生理检查不能区分 CIP 和 CIM，或考虑两者合并存在时，应行直接肌肉刺激（direct muscle stimulation，DMS）。DMS 常用检测部位为胫前肌，肌肉直接刺激诱发出的动作电位（dmCMAP）波幅反映肌纤维膜兴奋性，计算刺激运动神经得到的动作电位（neCMAP）和 dmCMAP 的波幅比值（neCMAP/dmCMAP），若 dmCMAP 和 neCMAP 波幅均减低（低于 3mV），neCMAP/dmCMAP 接近 1，说明肌膜兴奋性减低，支持 CIM 诊断；若 neCMAP/dmCMAP<0.5，提示周围神经病变；如果反复刺激不能诱发出动作电位和肌肉收缩，判断为所检肌肉兴奋性消失。CMAP 时程延长是 CIM 的重要特点，与波幅减低同时存在。

3. 影像学　一般在疾病发生的第 4 天以后，肌肉超声可发现改变。75% 的患者出现回声信号强度改变，肌肉平均回声梯度增加，伴随肌束震颤增加，随时间延长更为明显。骨骼肌的横截面积出现下降。根据原发病的不同，肌肉 MRI 可有肌肉萎缩、水肿、变性等表现。

4. 活检　通常在考虑有其他病变可能（如炎性肌病）或需要肌肉活检结果指导治疗时行肌肉活检。一般不需做周围神经活检。

【诊断与鉴别诊断】

ICU-AW 的诊断为排除性诊断。首先排除原发疾病导致的肢体功能障碍和撤机困难、与疾病发生无关的糖皮质激素以及神经阻滞药物使用情况。

1. CIP 诊断标准

（1）主要条件：①多器官功能障碍。②广泛肢体无力和/或呼吸机撤离困难，并可排除非神经系统病变因素（如心脏或肺部病变）所致。③神经电生理检查提示多发轴索性运动/感觉周围神经病变：两条以上神经的复合肌肉动作电位（CMAP）、感觉神经动作电位（SNAP）波幅低于正常下限的 80%；无传导阻滞或 F 波潜伏期延长；肌电图示动作电位募集减少（早期）、纤颤电位和长时程、高波幅动作电位（数周后）。

（2）支持性条件：①重复神经刺激无波幅递减；②肌肉活

检无肌球蛋白缺失；③神经活检示轴索变性；④DMS 检查刺激运动神经和直接刺激肌肉所得的 CMAP 波幅比（neCMAP/dmCMAP）<0.5。

（3）诊断 CIP：符合 3 项主要条件；或满足主要条件中的前两项（①+②），同时满足支持性条件中的①+②、①+③或①+④。

2. CIM 诊断标准

（1）主要条件：①患者有基础危重病。②肢体无力和/或呼吸机撤离困难，并可排除非神经系统病变因素（如心脏或肺部病变）所致。③在两条以上神经 SNAP 波幅高于正常下限的 80%。④肌电图示短时程、低波幅的动作电位。⑤重复神经刺激无波幅递减现象。⑥肌肉活检提示原发性肌肉病变（肌球蛋白缺失或肌坏死）。

（2）支持性条件：①CMAP 波幅低于正常下限的 80%，无传导阻滞。②CK 升高（尤其在疾病的第一周）。③DMS 提示肌细胞膜兴奋性减低。④CMAP 时程延长。

（3）诊断：

1）确诊 CIM：满足所有主要条件。

2）很可能 CIM：满足主要条件①，同时满足主要条件③~⑥中的任意 3 条，且支持条件满足 1 条以上。

3）可疑 CIM：满足主要条件①，同时满足主要条件③+⑤或④+⑤，且支持条件满足 1 条以上。

3. CIM+CIP 诊断　当电生理检查和肌肉活检结果提示肌肉损害与轴索型神经病变共存时，诊断 CIM+CIP。

4. 鉴别诊断　主要依靠临床查体和神经电生理检查。必须鉴别的有：

（1）原发神经系统疾病：各种导致肢体功能障碍或昏迷的脑病、运动神经元病或吉兰-巴雷综合征、重症肌无力、Lambert-Eaton 肌无力综合征、肉毒中毒和神经阻滞药物、糖原贮积症 2 型、炎性肌肉病和肌原纤维疾病的个别亚型。另外，需排除原有较轻的或无症状的神经肌肉病变，合并危重症后由于病情、药物等因素诱发加重。

（2）其他危重症疾病：排除导致通气功能衰竭的原发肺病、心血管病、内分泌疾病等。有些患者长期卧床或发生呼吸功能衰竭，在使用呼吸机辅助呼吸中出现脱机困难。应当注意患者出现感染后疲劳现象，不属于 ICU-AW 的范畴。

【治疗】

1. 强化胰岛素治疗　强化胰岛素治疗可降低 CIP 的发生率并改善其预后，但对有糖尿病的患者无法得到这种获益。需注意具体应用指征、理想的血糖水平。

2. 肌肉电刺激治疗　近期研究表明肌肉电刺激有助于改善患者的肌力和肌容积，但针对不同病情的危重症患者，尤其是生命体征不稳定者，应考虑应用指征和具体方法。

3. 其他　发生直立性低血压可以采取屈昔多巴治疗。盐酸氯卡色林兴奋脊髓前角细胞的药物在动物中有效果，但缺乏人体研究。丙种球蛋白的治疗效果评价不一，在慢性患者需要补充肉碱。

目前尚无公认的对于 ICU-AW 的特效治疗方法，及时去除可控危险因素是阻止该病发生发展的最有效措施。早期的康复治疗是主要的治疗手段，可在脱离呼吸机前启动理疗及肢体康复锻炼。尽可能避免应用镇静剂、神经肌肉阻滞剂、呼吸肌制动和应用抑制膈肌收缩的药物（如鸦片制剂、异丙酚等），还应尽量保持自主呼吸。早期积极治疗原发病，如败血症。

第九节　神经系统副肿瘤综合征

一、概　述

副肿瘤综合征是全身性或系统性恶性肿瘤及其产物（异位激素等）通过自身免疫反应（交叉免疫、自身免疫及免疫复合物沉积等）或其他不明原因产生的远隔效应，可引起全身多系统病变（神经、消化、血液、肾脏、皮肤、骨关节等），这些病变并非由肿瘤转移或直接侵袭造成，故称为副肿瘤综合征。其中，发生在神经系统如中枢神经、周围神经、神经肌肉接头或肌肉的病变，称为神经系统副肿瘤综合征（paraneoplastic neurological syndrome，PNS）。

【病因与发病机制】

副肿瘤综合征的病因及发病机制目前尚不明确，可能与自身免疫有关，其他少见的因素还包括机会性感染、代谢因素等，血清及脑脊液中发现抗神经元抗体对该病有高度特异性。目前认为其免疫机制主要包括细胞免疫、体液免疫及遗传因素。

1. 体液免疫（即抗原抗体引起的免疫反应）　目前认为神经系统副肿瘤综合征的发生与特异的神经元抗体有关，特异的抗体与特定类型的副肿瘤综合征有关，如抗 recoverin 抗体和抗 Yo/Tr 抗体主要与视网膜及小脑变性相关；抗 Hu 抗体与副肿瘤感觉神经元病及副肿瘤性边缘叶脑炎有关；抗 Tr 抗体、抗 Yo 抗体、抗 CV2 抗体可能与副肿瘤性小脑变性相关；抗 CAR 抗体提示癌症相关性视网膜病。

2. 细胞免疫　Rousseau A 等在抗 Yo 抗体或抗 Hu 抗体阳性的患者体内可分离出特异性 T 细胞，说明 T 细胞介导的细胞免疫可能为该病的发病机制。Pellkofer 等的研究发现，患者的肿瘤组织和神经系统中可发现血管周围存在 $CD4^+$T 细胞，细胞间质中存在 $CD8^+$T 细胞，表明 $CD8^+$T 细胞和 $CD4^+$T 细胞的协同作用可能是促进神经元凋亡的原因，同时可造成神经功能的损害。

3. 遗传因素　目前神经系统副肿瘤综合征与遗传因素的相关性尚需深入研究，部分学者认为，特异性 HLA-Ⅰ类或 HLA-Ⅱ类基因产物可递呈肿瘤抗原，同时，人类 *HLA-B8*、*HLA-DQ* 及 *HLA-DR* 等与自身免疫病的关系密切，但迄今在抗 Hu 自身抗体携带者中未发现特异性 HLA 血清型。

【临床表现】

神经系统损害可累及中枢神经、周围神经、神经肌肉接头或肌肉等，引起相应的临床症状和体征，出现多种类型，常见的

23

有八大临床类型，下文将详细阐述。

【辅助检查】

1. 血清及脑脊液　部分患者血清及脑脊液中可检测出神经系统自身抗体，如抗 Hu 抗体，同时脑脊液可有蛋白含量增高，但细胞数通常正常。

2. 电生理　感觉性周围神经病可有感觉神经动作电位波幅消失，而运动神经传导速度和肌电图正常；感觉运动性周围神经病患者可出现感觉和运动神经传导速度的异常，当有运动神经的轴索损害时，肌电图呈神经源性损害。

3. 病理　病理学检查可见轴索变性及节段性脱髓鞘。肌肉活检呈现神经末梢变性，部分患者可出现周围神经少数淋巴细胞及浆细胞浸润。脊髓后根神经节可见神经节细胞脱失和坏变，淋巴细胞和巨噬细胞浸润。

【诊断】

目前，副肿瘤综合征的诊断主要依靠病史、肿瘤原发病灶、临床表现和相关辅助检查（包括影像学），病理学检查可助确诊。国外相关研究表明，大多数患者临床表现出现在肿瘤确诊前的数年，最长可达 5 年的时间，大多数在肿瘤确诊前 4~6 个月内，神经系统自身抗体的检测对于早期发现及诊断有重大意义。

【治疗】

治疗方案主要是对肿瘤的治疗和免疫调剂治疗，前者有手术、放疗及化疗等，国外研究表明可有效地改善患者的症状及预后；后者目的是防止免疫反应对神经的损害，目前常用的免疫治疗方案主要包括以下几种：

1. 传统的免疫治疗　主要包括一线治疗和二线治疗，前者常用糖皮质激素、人免疫球蛋白和血浆置换等；后者多用细胞毒性药物，包括环磷酰胺及硫唑嘌呤等。虽然是自身免疫性损害，但部分患者的治疗效果不佳，目前，国内首选糖皮质激素或丙种球蛋白冲击治疗，若效果不佳时，加用免疫抑制剂。国外对于传统免疫抑制剂的治疗效果进行评估，结果表明，不同类型的副肿瘤综合征，其效果不尽相同。

2. 新型免疫抑制剂　主要包括环孢素、霉酚酸酯（吗替麦考酚酯）、他克莫司、西罗莫司等。de Jongste 等人进行的一项研究表明，使用西罗莫司治疗抗 Hu 抗体阳性的患者 8 周，结果仅 2 例出现神经功能的改善，结论为西罗莫司对抗-Hu 抗体阳性的副肿瘤患者可起到改善神经功能的作用，但其疗效并不优于其他疗法。Orange 等人进行了一项回顾性研究，共纳入 26 例副肿瘤综合征患者，使用他克莫司治疗后中位生存时间为 52 个月，部分患者的神经损伤情况得到改善。

3. 免疫靶向药物治疗　目前，免疫靶向药物治疗已成为热点之一，常用的药物包括利妥昔单抗（CD20 单克隆抗体），其主要用于 B 细胞淋巴瘤的治疗。Akaishi 等人进行了一项临床观察研究，共纳入 9 例抗 Hu 抗体或抗 Yo 抗体阳性的患者，静脉注射利妥昔单抗，3 例患者病情有所改善，1 例患者边缘性脑炎改善明显。

二、常见临床类型

（一）副肿瘤性小脑变性

副肿瘤性小脑变性（paraneoplastic cerebellar degeneration, PCD）是累及中枢神经系统最多见的神经系统副肿瘤综合征，多见于中老年人，女性多于男性。目前其病因及病理生理机制尚未完全明确，可能与自身免疫相关，常见于多种恶性肿瘤如小细胞肺癌、卵巢癌及乳腺癌等，部分患者可检出多种对癌细胞起交叉反应的抗体，其中以抗 Yo 抗体有特异性。

患者病情呈急性或亚急性起病，进行性加重，部分患者起病可早于肿瘤，可在数小时、数日甚至数周达高峰，自然缓解罕见。常有典型的小脑受损临床表现，以躯干和肢体对称性共济失调为主要表现，许多患者出现构音障碍和眼震（多为垂直型眼震），同时可出现情感淡漠、言语困难、痴呆、记忆力障碍及锥体束征等，以及周围神经受损表现。颅脑 CT 及 MRI 检查早期多正常，晚期患者 CT 检查可出现小脑萎缩改变，MRI 检查示小脑白质 T_2WI 高信号以及广泛的小脑和脑干萎缩。腰穿脑脊液压力不高，常规及生化检查正常，部分患者可出现蛋白细胞轻度增高。

治疗上，目前尚无特效药物，主要的治疗方法为基础支持治疗，多采用血浆置换、维生素、皮质类固醇及免疫抑制剂等。另外，积极治疗原发肿瘤可明显改善症状，可显著提高生活质量。

（二）副肿瘤性边缘系统脑炎

副肿瘤性边缘系统脑炎（paraneoplastic limbic encephalitis）是 PNS 中较少见的一种，常呈亚急性或隐袭起病，进展迅速。多见于小细胞肺癌及霍奇金病，也可见部分恶性胸腺瘤，其病因目前尚不清楚，可能与抗神经元自身抗体参与有关。

病变累及大脑边缘叶（包括胼胝体、扣带回、穹窿、海马、杏仁核、额叶眶面、颞叶内侧面和岛叶等），主要表现为智能障碍，呈现进行性痴呆、近记忆力及定向力障碍，远记忆力受损较轻，部分患者伴有幻觉、行为异常和癫痫发作等。血液学检测可发现抗 Hu 抗体、抗 Cv 抗体、amphiphysin 抗体或抗 Ma2 抗体。头颅 MRI 主要表现为双颞叶内侧 T_2 高信号，皮质受累明显，常常累及周边组织，T_1 可见到颞叶边缘区低信号或萎缩。

目前，治疗上多为针对原发肿瘤的治疗，可采取肿瘤切除或化疗的方法，部分肿瘤对血浆置换亦有效。对于存在器质性遗忘综合征的患者应注意避免营养缺乏，应用大量的维生素 B_1 可有效改善患者的症状。

（三）副肿瘤性斜视性眼阵挛

副肿瘤性斜视性眼阵挛（paraneoplastic opsoclonus）是 PNS 中较罕见的一种，一般起病较急，多数为亚急性起病，可持续数周，也有部分患者为急性起病或隐匿起病。目前，副肿瘤性斜视性眼阵挛的发病机制并不完全明确，可能与自身免疫机制有关。部分患者的血液及脑脊液中可检测出抗 Ri 抗体，当患者存在副肿瘤性斜视性眼肌阵挛及小脑性共济失调时，该抗体的存在提示有乳腺癌的潜在可能。对皮质激素的反应良好，故推测皮质激素可能抑制了抗体介导的对中枢神经系统起破坏作用的自身免疫反应。病理改变多为小脑的浦肯野细胞弥漫性脱失，下橄榄核神经元脱失，轻度炎症反应等，同时，也存在脑内小血管周围炎性细胞浸润，其中以单核细胞浸润为主，多发生在小脑、脑干、软脑膜等处。

临床表现多为与注视方向无关的双眼无节律地快速、冲动性和多向性的不规则异常眼球运动，且不受闭眼或睡眠影响。斜视性眼阵挛为副肿瘤综合征的唯一症状，也可与小脑性构音障碍、共济失调、肌阵挛、眩晕和脑实质病变一起发生。颅脑CT未见明显异常，MRI示中脑或脑桥有异常信号。脑脊液常规及生化检查可发现白细胞略增多，蛋白轻度增高。多数患者血清和脑脊液中可检测出抗Yo抗体及抗Ri抗体，且抗Ri抗体具有一定的特异性，对该病的诊断有一定的提示作用。

目前治疗上多采用皮质激素及促皮质素，原发肿瘤切除后仍采用激素治疗，对该病仍是必要的。

（四）副肿瘤性脊髓炎

副肿瘤性脊髓炎很少单独出现，常累及脊髓前角细胞、感觉神经元、后角和交感神经。其病因及病理机制尚不清楚，目前认为可能与全身性或潜在的肿瘤导致的自身免疫性反应有关，尤其是抗Hu抗体与该病密切相关。

临床表现多为肌无力、肌萎缩、肌束颤动、感觉障碍、自主神经功能失调和脊髓空洞症等。目前，尚无有效的治疗方法，主要针对原发肿瘤的治疗。另外，可使用血浆置换、维生素类药物及皮质类固醇及免疫抑制剂等，疗效尚未证实。

（五）副肿瘤性感觉神经元病

副肿瘤性感觉神经元病（paraneoplastic sensory neuronopathy）较为少见，最常见于肺癌的燕麦细胞癌。主要病理改变在脊髓后根神经节内，为神经细胞脱失、变性、淋巴及单核细胞浸润，继而后索变性。发病年龄多在50~60岁，女性多于男性，多呈亚急性起病，部分患者为急性起病，逐渐发展至高峰，渐趋于稳定。临床表现多为“吉兰-巴雷综合征”，患者诉有麻木感、烧灼感或撕裂样疼痛感，多因为疼痛而不能行走，并出现四肢远端深感觉障碍，可出现感觉性共济失调，伴四肢远端剧痛及感觉异常，肌力多不受影响，肌肉牵张反射减弱或消失，脑脊液淋巴细胞轻度增高，蛋白含量增高，寡克隆带阳性。可检出抗Hu抗体，发病时运动神经传导速度及肌电图基本正常，但感觉神经电位波幅降低或消失。早期应用血浆置换及静脉内免疫蛋白治疗可使症状缓解，同时，早期切除原发肿瘤亦可延缓病程。

（六）副肿瘤性感觉运动神经病

副肿瘤性感觉运动神经病（paraneoplastic sensorimotor neuropathy）较单纯感觉性神经病多见，最常见于肺癌。目前，发病机制尚不明确，认为可能与自身免疫及营养缺乏有关。一般呈亚急性起病，部分患者起病较急，也可呈缓解复发性。多为感觉与运动神经同时受累，类似于急性吉兰-巴雷综合征，也有患者病变累及呼吸肌及脑神经而出现呼吸肌瘫痪和延髓麻痹。脑脊液检查细胞数多正常但蛋白含量增高。肌电图检查可见远端肌肉为失神经电位支配且伴有自发纤颤电位，运动单位减少，但是多相电位增加。缓解复发性患者的运动传导速度可正常或轻度减慢，感觉传导也受累，符合周围神经轴索变性。有些患者运动传导速度明显减慢提示有节段性脱髓鞘的病理改变。周围神经中也可见到淋巴细胞和浆细胞浸润。

治疗上尚无特殊疗法，主要针对原发肿瘤的治疗，可提高患者的生命质量，延长寿命。

（七）副肿瘤性自主神经病

副肿瘤性自主神经病（paraneoplastic autonomic neuropathy）最常见于小细胞肺癌，其发病机制可能与抗Hu抗体、抗CRMP5抗体以及2型浦肯野细胞质相关。常呈亚急性起病，主要表现为肠梗阻、肠蠕动减弱、膀胱功能障碍、直立性低血压、泌汗功能障碍、性功能障碍以及干眼症等。可单独存在，也可其他的副肿瘤性周围神经病同时存在，例如感觉神经元病、脑脊髓炎、小脑变性、感觉运动神经病等。目前报道，部分病例经免疫治疗后可缓解症状。

（八）Lambert-Eaton肌无力综合征（LEMS）

详见第十八章第三节。

参考文献

［1］HAQUE M H，DIETER R S. Neurologic complications of myocardial infarction［J］. Handb Clin Neurol，2014，119：93-110.

［2］CANTIER M，MAZIGHI M，KLEIN I，et al. Neurologic Complications of Infective Endocarditis：Recent Findings［J］. Curr Infect Dis Rep，2017，19（11）：41.

［3］DE LOS R E，ROACH E S. Neurologic complications of congenital heart disease and its treatment［J］. Handb Clin Neurol，2014，119：49-59.

［4］MADAN N，CARVALHO K S. Neurological complications of cardiac disease［J］. Semin Pediatr Neurol，2017，24（1）：3-13.

［5］HERSHBERGER R，CHO J S. Neurologic complications of aortic diseases and aortic surgery［J］. Handb Clin Neurol，2014，119：223-238.

［6］吕传真，周良辅. 实用神经病学［M］. 4版. 上海：上海科学技术出版社，2014.

［7］CRISAFULLI E，BARBETA E，LELPO A，et al. Management of severe acute exacerbations of COPD：An updated narrative review［J］. Multidiscip Respir Med，2018，13：36.

［8］BARDSLEY G，PILCHER J，MCKINSTRY S，et al. Oxygen versus air-driven nebulisers for exacerbations of chronic obstructive pulmonary disease：A randomised controlled trial［J］. BMC PulmMed，2018，18（1）：157.

［9］KIM V，AARON S D. What is a COPD exacerbation? Current definitions，patfalls，challenges and oppprtunities for improvement［J］. Eur Respir J，2018，52（5）：1801261.

［10］RYRSø C K，GODTFREDSEN N S，KOFOD L M，et al. Lower mortality after early supervised pulmonary rehabilitation following COPD-exacerbations：A systematic review and meta-analysis［J］. BMC PubMed，2018，18（1）：154.

［11］LAKSHMINRUSIMHA S，SHANKARAN S，LAPTOOK A，et al. Pulmonary hypertension associated with hypoxic-ischemic encephalopa-

23

thy-antecedent characteristics and comorbidities[J]. J Pediatr, 2018, 196:45-51. e3.

[12] MURPHY P B, HART N. Home non-invasive ventilation for COPD: how, who and when? [J]. Arch Bronconeumol, 2018, 54(3):149-154.

[13] 中华医学会消化病学分会,中华医学会肝病学分会. 中国肝性脑病诊治共识意见[J]. 中国医学前沿杂志(电子版),2014,6(2):81-93.

[14] DATAR S, WIJDICKS E F. Neurologic manifestations of acute liver failure[J]. Handb Clin Neurol, 2014, 120:645-659.

[15] WEISSENBORN K. Portosystemic encephalopathy[J]. Handb Clin Neurol, 2014, 120:661-674.

[16] FERRO M, OLIVEIRA S N, CORREIA L. Neurologic manifestations of inflammatory bowel diseases[J]. Handb Clin Neurol, 2014, 120:595-605.

[17] 中华医学会器官移植学分会. 中国活体供肾移植临床指南(2016版)[J]. 器官移植,2016,7(6):417-426.

[18] DIAS-SANTOS A, PROENCA R P, FERREIRA J T, et al. The role of ophthalmic imaging in central nervous system degeneration in systemic lupus erythematosus[J]. Autoimmunity Rev, 2018. 17(6):617-624.

[19] 周艳玲,李清华. 脊髓亚急性联合变性的临床诊疗进展[J]. 华夏医学,2018,31(1):208-212.

[20] 张沁丽,陈育英,王玉芬. 贫血并发缺血性脑卒中 6 例临床分析[J]. 中西医结合心脑血管病杂志,2017,(23):3082-3084.

[21] 尹周,张平,张莹,等. 造血干细胞移植后神经系统并发症的临床分析[J]. 中国临床医学,2016,23(6):776-781.

[22] POP-BUSUI R, BOULTON A J, FELDMAN E L, et al. Diabetic neuropathy: A position statement by the American Diabetes Association[J]. Diabetes Care, 2017, 40(1):136-154.

[23] 中华医学会糖尿病学分会. 中国 2 型糖尿病防治指南(2017 年版)[J]. 中华糖尿病杂志,2018,10(1):4-67.

[24] CHO Y Y, CHO S I. Treatment variation related to comorbidity and complications in type 2 diabetes: A real world analysis[J]. Medicine (Baltimore), 2018, 97(37):e12435.

[25] BARBARA G, MEGARBANE B, ARGAUD L, et al. Functional outcome of patients with prolonged hypoglycemic encephalopathy[J]. Ann Intensive Care, 2017, 7(1):54.

[26] 吴江,贾建平. 神经病学[M]. 3 版. 北京:人民卫生出版社,2015.

[27] 周继如. 实用临床神经病学(下册)[M]. 北京:科学技术文献出版社,2015.

[28] ROSE D S, BURCH H B, COOPER D S, et al. 2016 American Thyroid Association Guidelines for diagnosis and management of hyperthyroidism and other causes of thyrotoxicosis[J]. Thyroid, 2016, 26(10):1343-1421.

[29] BARTALENA L, BOGAZZI F, CHIOVATO L, et al. 2018 European Thyroid Association(ETA) Guidelines for the management of amiodarone-associated thyroid dysfunction[J]. Eur Thyroid J, 2018, 7(2):55-66.

[30] LIN Y, LQBAL U, NGUYEN P, et al. The concomitant association of thyroid disorders and myasthenia gravis[J]. Transl Neurosci, 2017, 8:27-30.

[31] CHAKER L, BIANCO A C, JONKLAAS J, et al. Hypothyroidism[J]. Lancet, 2017, 390(10101):1550-1562.

[32] MADEO B, KARA E, CIONI K, et al. Serum calcium to phosphorous (Ca/P) ratio is a simple, inexpensive, and accurate tool in the diagnosis of primary hyperparathyroidism[J]. JBMR Plus, 2017, 2(2):109-117.

[33] HOU Y C, LU C L, LU K C. Mineral bone disorders in chronic kidney disease[J]. Nephrology(Carlton), 2018, 23(Suppl 4):88-94.

[34] 中华医学会骨质疏松和骨矿盐疾病分会,中华医学会内分泌分会代谢性骨病学组. 甲状旁腺功能减退症临床诊疗指南[J]. 中华骨质疏松和骨矿盐疾病杂志,2018,11(4):323-338.

[35] HUJOEL I A. The association between serum calcium levels and Chvostek sign: A population-based study[J]. Neurol Clin Pract, 2016, 6(4):321-328.

[36] 中华医学会内分泌学分会肾上腺学组. 原发性醛固酮增多症诊断治疗的专家共识[J]. 中华内分泌代谢杂志,2016,32(3):188-195.

[37] Young W F. Diagnosis and treatment of primary aldosteronism: Practical clinical perspectives[J]. J Intern Med, 2019, 285(2):126-148.

[38] 侯晓灿,贾延劼,彭涛. 血卟啉病及神经系统表现研究进展[J]. 中国实用神经疾病杂志,2016,19(3):95-97.

[39] JAFRI K, PATTERSON S L, LANATA C. Central nervous system manifestations of systemic lupus erythematosus[J]. Rheum Dis Clin North Am, 2017, 43(4):531-545.

[40] HATEMI G, CHRISTENSEN R, BANG D, et al. 2018 update of the EULAR recommendations for the management of Behçet's syndrome[J]. Ann Rheum Dis, 2018, 77(6):808-818.

[41] GRACHEV Y V. Neurological manifestations of giant cell arteritis[J]. 2016, 116(1):82.

[42] WLUDARCZYK A, SZCZEKLIK W. Neurological manifestations in ANCA-associated vasculitis-assessment and treatment[J]. Expert Rev Neurother, 2016, 16(8):861-863.

[43] VERA-LASTRA O, SEPULVEDA-DELGADO J, CRUZ-DOMINGUEZ M D P, et al. Primary and secondary central nervous system vasculitis: Clinical manifestations, laboratory findings, neuroimaging, and treatment analysis[J]. Clin Rheumatol, 2015, 34(4):729-738.

[44] PERUGINO C A, STONE J H. Treatment of IgG4-related disease: current and future approaches[J]. Z Rheumatol, 2016, 75(7):681-686.

[45] YANG T, LI Z, JIANG L, et al. Risk factors for intensive care unit-acquired weakness: A systematic review and meta-analysis[J]. Acta Neurol Scand, 2018, 138(2):104-114.

[46] EFRON P A, MOHR, A M, BIHORAC A, et al. Persistent inflammation, immunosuppression, and catabolism and the development of chronic critical illness after surgery[J]. Surgery, 2018, 164(2):178-184.

[47] MARTEL S, DE ANGELIS F, LAPOINTE E A, et al. Paraneoplastic neurologic syndromes: Clinical presentation and management[J]. Curr Probl Cancer, 2014, 38(4):115-134.

[48] ZOCCARATO M, GASTALDI M, ZULIANI L, et al. Diagnostics of paraneoplastic neurological syndromes[J]. Neurol Sci, 2017, 38(Suppl2):237-242.

[49] VIACCOZ A, HONNORAT J. Paraneoplastic neurological syndromes: General treatment overview[J]. Curr Treat Options Neurol, 2013, 15(2): 150-168.

[50] GRISOLD W, GIOMETTO B, VITALIANI R, et al. Current approaches to the treatment of paraneoplastic encephalitis[J]. Ther Adv Neurol Disord, 2011, 4(4): 237-248.

[51] DE JONGSTE A H, VAN GELDER T, BROMBERG J E, et al. A prospective openlabel study of sirolimus for the treatment of anti-Hu associated paraneoplastic neurological syndromes[J]. Neurol Oncol, 2015, 17(1): 145-150.

[52] KRAFT ROVERE R, PIRES DE SOUZA M E, FERNANDA HILGERT S, et al. Melanoma metastasis to the gastric mucosa preceded by guillain-barréas aparaneoplastic syndrome [J]. Gastrointest Cancer Res, 2013, 6(5-6): 150.

[53] DIDELOT A, HONNORAT J. Paraneoplastic disorders of the central and peripheral nervous systems[J]. Handb Clin Neurol, 2014, 121(1): 1159.

[54] GOZZARD P, MADDISON P. Republished: Which antibody and which cancer in which paraneoplastic syndromes? [J]. Postgrad Med J, 2011, 87(1023): 60-70.

第二十四章　神经康复治疗

（刘　雁　谢　琪）

中枢神经系统神经细胞一旦死亡是不能代替的，然而，在临床与动物实验中均能广泛观察到个体中枢神经损伤后神经功能不同程度恢复的现象。其恢复机制尚未完全明确，现主要介绍目前已知的神经系统可塑（plasticity）理论与功能重组（functional reorganization）理论，这些理论是康复治疗的依据。

已观察到未损伤神经元的轴索可通过“发芽（sprouting）反应”走向损伤区域以代替退变的轴索。发芽发生于中枢神经系统与周围神经系统，从神经存活着的部分由胞质延伸而使轴束与树状突发芽。一般认为发芽可恢复已失去的功能并建立新的连接。发芽包括再生性、代偿性、侧支性和内生长性等种类。发芽还分为中枢神经系统中的发芽和周围神经系统中的发芽，分别与中枢神经系统和周围神经系统可塑性机制相关。

在阐释脑损伤后功能恢复的机制时，替代脑功能重组也是较为被接受的理论。该理论认为，中枢神经系统中存在一簇集体的细胞，破坏或损伤时发生相应的功能丧失，所剩神经细胞难以单独再组完成原来功能，但通过替代（substitution）机制，临床功能常常可有不同程度的恢复。学者们推想大脑中泛性地存有某些基础性神经环路，具有相同基础的环路模式可为许多不同的神经功能所使用，在损伤后，这些共同协调的环路的作用可以替代转化。例如盲人经触觉-视觉替代系统（tactile vision substitution system，TVSS）训练后，可以体验到成像是在空间而不是在皮肤上，证实接受躯体触觉信息的大脑皮质经训练后可以担负与原来不相干的视觉功能。替代理论中著名的观点包括病灶周围组织替代论（substitional theory jn perilesional brain tissue）和对侧半球替代论（substitional theory for contralateralbrain hemisphere）。近期的电生理研究结果对病灶周围组织替代论提供了有力支持，研究显示在皮质病损的邻近地带存在未曾启用的突触重现和突触连接的重建，这是皮质缺损边缘的轴索与树状突的再组结果，与局灶性损伤后功能的恢复相关，因此训练康复在功能上起着非常重要的作用。1969 年 Luria A R 等人提出并完善了功能重组（functional reorganization）理论，认为大脑损伤后残存部分，能通过功能重组，以新的方式完成已丧失的功能，并认为在此过程中，特定的康复训练是必须的，故又称为再训练理论（retraining theory）。功能重组可以通过功能相近的系统或功能上不完全相同的另一系统来承担已损伤系统的功能，从而达到功能重组的目的，其机制与神经解剖、神经生理、神经生化和神经电生理等因素有关。例如通过侧支长芽从最靠近损伤区的正常轴突向侧方伸出分支去支配损伤的区域，或启用潜伏通路和/或潜伏突触，从而恢复受损伤区的神经支配。

第一节　常用物理因子治疗

一、高频电疗法

频率大于 100kHz 的交流电称为高频电流。应用高频电流作用于人体以治疗疾病的方法称为高频电疗法，常用包括短波、超短波、微波疗法。高频电流具有不兴奋神经肌肉、产热明显、电极离开皮肤、无电解作用的物理特点，对人体的治疗作用可分为热效应与非热效应。

（一）热效应

高频电通过人体时，电能可以转变为热能。高频电流所产生的热，一般具有下列治疗作用：

1. 止痛　高频热能改善局部血液循环，促进致痛性产物的排泄，同时还能使支配梭内肌的神经纤维活动性减弱，缓解肌肉痉挛性疼痛。

2. 消炎　适度的高频热具有良好的消炎作用，主要通过改善局部血液和淋巴循环、使血管通透性增强，加强局部组织供氧和营养供给，清除病理产物和细菌分泌的毒素，使得炎症病灶局限化、易于吸收消散，从而有助于控制消除炎症。

3. 改善局部血液循环　温热作用于血管周围的间质神经网直接促使血管扩张；并作用于皮肤传入神经纤维，通过轴突反射使血管扩张；还使局部组织蛋白微量变性形成组织胺、血管活性肽等，使毛细血管扩张。但急性炎性或组织损伤急性期时，热作用可引起炎症扩散、组织液渗出增加等副反应，需慎用。

（二）非热效应

非热效应又称特殊作用和热外效应。高频电流作用于人体时，剂量评估方法常按无温量、微温量、微热量、热量而递增。非热效应指当人体组织处于无温热感觉的情况下，其生物学作用依然存在，如加速神经纤维再生、加强白细胞吞噬作用等。神经系统急性病变时局部高频电治疗应采用无温量剂量、利用其非热效应。

临床应用：中枢神经损伤患者的颅脑、脊髓部位；肩手综合征；周围神经病损的神经根体表投影区；按神经反射区原理进行治疗，如将高频电极放置于腰骶部治疗下肢神经支配障碍；作用于颈胸腰交感神经节，可治疗相应交感神经功能紊乱。与其他物理因子疗法比较，高频电疗法具有作用深入、消炎和非热效应等临床应用特点。

高频电治疗禁忌证：恶性肿瘤、出血倾向、结核、妊娠、严重心肺功能不全、局部金属异物、置入心脏起搏器者等。

二、低中频电疗法

医学上把频率在 0～1 000Hz 的脉冲电流称为低频电流。应用 0～1 000Hz 的交流电治疗疾病的方法称为低频电疗法。应用 1～100kHz 的交流电治疗疾病的方法称为中频电疗法。

（一）生理和治疗作用

1. 兴奋神经肌肉组织　能够兴奋神经肌肉组织为该种电流的重要特征。电刺激可破坏膜极化状态，因而可引起神经肌肉的兴奋。哺乳动物运动神经的绝对不应期多约 1ms，因此频率在 1 000Hz 以下的低频脉冲电流，每个脉冲均可引起一次运动反应。

2. 促进局部血液循环　为低频脉冲电流的主要生理和治疗作用。

3. 镇痛 为低频脉冲电流的重要作用。10~200Hz 特别是100Hz 左右的频率可以产生镇痛和对中枢神经的镇静作用。对于自主神经,1~10Hz 的频率可以兴奋交感神经,10~50Hz 可以兴奋迷走神经。

临床应用:下运动神经元部分损害后的弛缓性瘫痪,失用性肌萎缩,中枢神经病损(软瘫期,极片贴于主要功能肌肌腹;痉挛期,极片置于功能痉挛肌群拮抗肌的肌腹,以及痉挛肌群的肌腱),癔症性瘫痪、癔症性失语等。

(二)新的低频电疗法

对于神经系统疾病,有三种新的低频电疗法:

1. 功能性电刺激 可根据病情需要,进行频率、波形、波宽、刺激强度和通断电的时间等物理参数调控。当脑血管意外或其他原因导致上运动神经元损害时,下运动神经元虽然本身完好,但由于失去来自上运动神经元的运动信号(神经冲动),无法产生正常的随意收缩运动。彼时如给予适当的电刺激,可以引起相应的肌肉收缩,以补偿所丧失的肢体运动。功能性电刺激治疗,在刺激运动神经肌肉同时,也刺激传入神经,经脊髓投射到高级中枢,促进功能重建。功能性电刺激的临床应用如下:

(1)偏瘫的垂足刺激器:垂足刺激器触发开关安装在鞋底,患者足跟离地时,开关接通,位于鞋跟部的触发器发出低频脉冲电流,通过刺激电极刺激腓总神经使足背屈,直到患者足跟再次着地,开关断开,刺激才停止,下次迈步时又重复。

(2)横膈膜起搏器:可经植入的电极刺激膈神经,也可利用电极置于颈部膈神经运动点上,进行功能电刺激,从而控制调节呼吸运动,改善呼吸功能。

(3)神经源性排尿功能障碍:可采用功能电刺激康复治疗,即植入电极刺激逼尿肌,适用于脊髓圆锥功能完好、运动和感觉功能丧失,无反射膀胱控制的瘫痪患者。

(4)吞咽障碍:将治疗用的表面电极放在咽喉部表面,当利用低频电流刺激咽喉部肌肉时,可加强吞咽肌群收缩,改善吞咽功能。

2. 失神经电刺激 选用对失神经支配的病肌具有选择性刺激作用的三角波脉冲电流进行电刺激治疗,既能使失神经支配病肌充分收缩,又可避免非病变的拮抗肌产生收缩,同时不易引发疼痛和肌疲劳。对部分失神经,脉冲取50~150毫秒,间歇时间1 000~2 000毫秒;对完全失神经支配,脉冲取150~600毫秒,间歇时间取3 000~6 000毫秒。一般都采用运动点刺激,常用于治疗下运动神经元病损所致失神经支配肌肉,病程在3个月以内可延缓肌肉萎缩;3个月至1年者,可防止肌肉纤维化;3年以内虽预后不良,但仍有恢复可能。

3. 经皮神经电刺激 为治疗疼痛为主的疗法,对不同性质的疼痛都有显著的疗效,在急性躯体疼痛或根性疼痛加剧时,疗效最好。镇痛的机制为,经皮神经电刺激电流适中地刺激了感觉神经的粗纤维,一方面可兴奋疼痛闸门控制系统,关闭闸门,阻止疼痛向中枢传导;另一方面可促使大脑释放内啡肽镇痛物质。

三、经颅直流电刺激

经颅直流电刺激(transcranial direct current simulation, tDCS)是一种非侵入性的,利用恒定、低强度(1~2mA)直流电调节大脑皮质神经元活动的技术。近年来,经颅直流电刺激技术已受到越来越多的康复界学者的重视,对于失语症、认知障碍、痴呆、脑卒中后肢体运动障碍、帕金森病等疾病都有不同的治疗作用。tDCS 联合康复治疗可以提高常规康复治疗的效果,是神经康复领域一项有发展前景的无创性脑刺激技术。tDCS 的作用原理是依据刺激的极性不同,引起静息膜电位超极化或者去极化的改变,阳极可以增加皮质兴奋性,阴极可以降低皮质兴奋性,而且其影响的是活动状态的神经元,刺激足够时间后停止刺激,作用会持续长达1小时。有研究显示对左外侧裂后部周围区,进行经颅直流阳极电刺激可提高失语症患者的物体图命名能力。tDCS 有两个不同的电极及其供电电池设备,外加控制软件设置刺激类型的输出。刺激方式包括3种,即阳极刺激、阴极刺激和伪刺激。伪刺激多作为对照刺激。刺激持续时间8~30分钟,一般20分钟被认为是最佳刺激时间,1.0~2.0mA 的直流电是安全有效的,每次刺激间隔至少48小时。tDCS 治疗时电流强度应缓升缓降,避免造成患者不适。经颅直流电刺激治疗禁忌证:有癫痫发作史或强阳性癫痫家族史;严重躯体疾病患者;严重酒精滥用者;有颅脑手术史者,脑内有金属植入物者;植入心脏起搏器者。

四、水 疗 法

应用水治疗疾病、促进功能康复的方法称为水疗法。对于神经疾病的康复,水疗可分两大作用,即水的浮力、压力、温度等物理作用,以及药物等水溶质的化学作用。水疗法的种类很多,如冲浴擦浴、浸浴淋浴湿包裹、蒸汽浴漩涡浴、蝶形槽浴、步行浴、水中运动等。因所应用的水温、水中的物质成分、作用方式、作用压力与部位的不同,其适用范围不同。例如温水浴(37~38℃)与不感温水浴(34~36℃),具有明显镇静作用,适用于兴奋过程占优势的神经症、痉挛性瘫痪等。凉水浴(26~33℃)与冷水浴(26℃以下),有提高神经兴奋性的作用,适用于抑制过程占优势的神经症。松脂浴具有镇静作用,适用于兴奋过程占优势的神经官能症等。气泡浴适用于肢体瘫痪、周围血液循环障碍等。患者全身或肢体在漩涡水流中进行治疗的方法称为漩涡浴,又称涡流浴,多采用温热浴水。水流和气泡有机械刺激、按摩作用,明显增强温热水改善血液循环的作用,适用于肢体瘫痪、周围血液循环障碍、神经痛等。蝶形槽的横截面呈蝶形或8字形称为蝶形槽浴,可供患者全身浸浴时伸展上下肢进行活动,并有助于治疗人员站在槽边进行辅助,又称哈伯特槽浴。

由于浮力作用,在水中运动比地面运动轻便,患者能完成许多平时完成不了的运动,并有助于采用抗痉挛模式进行运动。治疗时槽内可注入温热水或加入药物,或者加用涡流、气泡、水流喷射等刺激。治疗师站在槽外,可为患者进行水中按摩放松，并协助患者做水中运动。适用于脑卒中偏瘫、颅脑损伤、脊髓损伤、脑瘫、周围神经损伤等的肢体运动功能障碍。

水疗的禁忌证，包括精神意识紊乱或失定向力、恐水症、传染病、呼吸道感染、心肺肝肾功能不全、严重动脉硬化、癫痫、恶性肿瘤、出血性疾病、发热、炎症感染、皮肤破溃、妊娠、月经期、大小便失禁、过度疲劳。

第二节　运动康复治疗

与临床医学比较而言，康复医学的功能评价相当于临床医学的诊断，功能障碍相当于临床医学的疾病。康复医学的特点为基于功能评价，采用功能训练为主要治疗方法，以治疗功能障碍。

功能评价包括：①确定障碍的性质、范围、程度及潜在能力等；②确定影响患者康复的家庭及社会环境的外界环境因素；③指导康复目标、治疗原则、治疗方法及具体方案的制订；④对预后的判断；⑤对康复治疗疗效的评价。

世界卫生组织将障碍分为三个层次：依次为功能形态障碍（impairment）、能力障碍（disability）和社会不利因素所引起的障碍（handicap）。功能形态障碍的评价包括身体形态、关节活动度、肌力及肌张力、神经发育、平衡与协调、整体运动功能、感觉、认知、呼吸及循环系统的评价；能力障碍的评价包括日常生活活动、职业活动、休闲活动等作业活动方面的评价；社会因素障碍的评价主要涉及职业评价、各种自然环境和社会人文环境的评价等。

通过评价，分析患者在上述三层次障碍方面存在的问题，并进一步分析出主要的问题和需要优先解决的问题。分析问题产生的原因，探讨解决的措施。制订和调整治疗方案时，要提出近远期目标，主要解决问题及相应的康复治疗方案。神经疾病的康复治疗涉及各亚专业，在康复医师的主导下，运动治疗师、作业治疗师、语言治疗师、康复工程师、心理治疗师、专科护士及社会工作者等共同参与。

一、运动障碍的康复

在神经康复治疗中，常用的运动疗法技术包括：维持与改善关节活动范围、关节松动技术、增强肌力和肌肉耐力的训练、恢复平衡能力训练、协调性功能训练、体位转移的功能训练、心功能训练、呼吸及排痰能力训练、医疗体操等。

（一）改善关节活动的技术与方法

脑病损后，由于失去中枢神经系统的正常支配，肌张力低下或肌张力异常增高，均会导致肢体不能正常完成关节活动，时间一久，易继发关节局部肌肉和肌腱组织挛缩、关节液分泌异常、关节内退变等，进一步加重关节活动受限，并伴有疼痛。因此，需要进行关节活动范围训练，改善关节活动障碍。

1. 被动运动　通过关节被动活动，维持肌肉的生理长度和张力，牵拉挛缩或粘连的肌腱和韧带，增强患肢的本体感觉，维持或改善关节的活动范围。方法：

（1）肩关节前屈：仰卧位，治疗师位于患侧，一手握住肘关节上方，一手握住腕关节处，缓慢地将患侧上肢向头方向高举过头。

（2）肩关节外展：仰卧位，治疗师位于患侧，一手握住肘关节上方，一手握住腕关节处，缓慢地向侧面打开，90°时将患肢外旋再移动直至接近同侧耳部。

（3）肩关节水平外展和内收：仰卧位，上肢外展90°，治疗师握住患肢肘关节上方和腕关节处，缓慢地将患肢做水平面的外展，再做内收。

（4）肩关节外旋内旋：仰卧位，患肩外展90°，肘关节屈曲90°，治疗师一手固定肘关节，一手握住腕关节向头方向做外旋，向足方向做内旋。

（5）髋关节前屈：仰卧位，治疗师一手托住腘窝，一手托住足跟，向上抬起，大腿尽量接近腹部。

（6）髋关节后伸：俯卧位，治疗师位于患侧，一手固定骨盆，一手托住膝关节处，用前臂托起小腿向上抬起。

（7）髋关节内旋和外旋：仰卧位，下肢伸展，治疗师一手握住膝关节近端，一手握住踝关节近端，左下肢轴位旋转，足尖向内为内旋，向外为外旋。

（8）踝关节内翻和外翻：仰卧位，下肢伸展，治疗师一手固定患侧踝关节，一手握住足后跟，前臂贴住患脚掌及外侧，向上牵拉为背屈，向下推压为跖屈。

2. 关节牵引　通过固定挛缩关节近端的肢体，对远端肢体进行持续性牵引，使关节产生一定的分离，牵伸挛缩的周围软组织，以扩大关节范围的训练方法。

3. 牵伸技术　拉长挛缩或缩短的软组织，改善关节活动范围的治疗方法，可以治疗师手法牵拉，康复器械或者自我牵拉。

（二）增强肌力和肌肉耐力的训练

肌力指肌肉收缩时所能产生的最大力量，而耐力则指肌肉持续进行某项特定作业的能力。增强肌力目的是增强最大肌力的瞬间发力，增强肌肉耐力的目的为训练肌肉坚持长时间用力，即增强肌肉的耐久力。训练时负荷量的增加形式：以增强肌力为目的时，加重负荷量，加快运动速度，稍增加重复次数。以增强耐力为目的时，负荷量相对较少，重复次数较多。

1. 训练方法　根据现有肌力水平，常分为辅助主动运动、主动运动、抗阻力运动等。

（1）辅助主动运动：在外力的辅助下通过患者主动收缩肌肉来完成的运动或动作，辅助力由治疗师、患者的健肢提供，亦可利用器械、引力或水的浮力来帮助完成。这适用于肌力较弱尚不能独立自主完成运动，即肌力2级（徒手肌力测试），常用方法：①徒手辅助主动运动；②悬吊辅助主动运动；③滑面上辅助主动运动；④滑车重锤的主动运动；⑤辅助主动运动。

（2）主动运动：患者主动以肌肉收缩形式完成的运动。适用于肌力3级或以上。常用方法：训练中应取正确的体位和姿势，将肢体置于抗重力位，防止代偿运动。

（3）抗阻力运动：在肌肉收缩过程中，需克服外来阻力才能完成的运动。适用于肌力已达到4级或以上，能克服重力和外来阻力完成关节活动范围者。阻力施加可与辅助主动运动的形式相同，但作用方向相反。

1）徒手抗阻力运动：一般阻力加在关节远端，阻力的方向垂直于运动肢体。分为向心性、离心性收缩及等长运动。

2）重物抗阻力运动：常用的抗阻方式，如膝伸展训练，即将沙袋等绑在脚踝上。

3）利用变阻设备进行训练：比较先进的方法。可采用等速变阻设备，给患者设置关节活动的角速度后，设备可根据患者个人能力，随时调整阻力，使得患者肌肉得到有效训练。或采用轻便易购的弹力带，训练时弹力带所施加阻力与其被拉长成正比。

阻力运动有两种：渐进抗阻和短促最大负荷练习，可结合运用。

渐进抗阻方法：逐渐增加阻力的训练方法，肌力增强时负荷量也随之增加。操作时，先测出待训练肌肉连续10次等张收缩所能承受的最大负荷，称为10RM（10 repetition maximum），每次训练3组10次运动，各组间休息1分钟，第1、2、3组训练所用阻力负荷依次为1/2、3/4及1个10RM。每周复测10RM值，并相应调整负荷量，使其随肌力的增长而增加。还有反向训练法，把负荷顺序颠倒，使第1、2、3组训练负荷量分别为1、3/4及1/2的10RM。

短促最大负荷练习：等张和等长结合的肌肉练习方法，即在最大负荷下以等张收缩完成关节运动，并在完成时接着做等长收缩5~10秒，然后放松，重复5次，每次增加负荷0.5kg。等长收缩不能维持5~10秒者，则不加大负荷。

4）等长抗阻运动：等长运动即肌肉收缩时，不产生关节运动。如果肌力4级以上，可以进行等长抗阻运动，即让受训练肌群在所能耐受最大负荷下做等长收缩，持续6秒，重复20次，每次间隔20秒，每天训练1次。

2. 适应证　脑病损患者恢复早期，随意运动困难、肌张力增高不明显时，可采用辅助主动运动、去重力主动运动、等长收缩运动等方法，促进运动能力的提高。恢复后期，肌张力异常增高基本恢复，可采用主动收缩运动、阻力运动为主的训练方法促进肌力和肌耐力的提高，以进一步促进患者日常独立生活能力和重返社会、工作岗位能力的恢复。

3. 注意事项

（1）脑病损患者肌张力异常增高时，一般仅采用非抗阻力等长运动、辅助主动运动和主动运动锻炼形式，推荐利用水浮力、家人辅助、器械辅助等帮助完成，以避免肌肉大力收缩时诱发肌张力增加，并训练患者学会正确用力和出力后放松。

（2）当患者关节活动范围受限、疼痛、肌震颤、出现代偿性运动时，要调整动作。

（3）运动量原则为第二天不感受到疲劳和疼痛。

（4）注意避免代偿运动。如屈髋动作，髂腰肌肌力弱时，缝匠肌可代偿，并能使大腿外展、外旋，防止办法是控制大腿外展外旋，从正前方屈髋。

（5）注意心血管反应：高血压、冠心病或其他心血管疾病者，应禁忌在等长抗阻力运动时，过分用力或闭气。

二、平衡和协调障碍的康复

人体平衡的维持机制涉及感觉输入、中枢整合和运动控制三个环节的参与。中枢神经病损，以上三环节均可能受损，导致平衡功能障碍，表现为保持姿势、调整姿势及维持动态稳定的功能均下降。通过平衡训练，可促进感觉输入、刺激中枢整合、调节运动控制过程，治疗平衡障碍。

（一）平衡训练

平衡训练遵循由易至难的原则，即支撑面积由大变小、重心由低到高、从静态到动态、从睁眼到闭眼、在注意下保持平衡和在不注意下保持平衡的顺序训练。在日常体位中，支撑面积由大变小，分别为长坐位、端坐位、手膝跪位、膝跪位、双足立位、单足立位。当单足立位的动态平衡较好时，就为良好步态提供了基础。平衡训练和步态训练时，可利用姿势镜，帮助患者了解自己的姿势，引导患者利用视觉进行自我矫正及保持正确姿势。

1. 保持坐位的平衡训练　当患者能完成坐位静态保持后，进行自动下的平衡保持训练。偏瘫患者常用自动的坐位平衡训练，包括从坐位站起、躯干左右侧屈，躯干前屈和左右旋转运动的练习等。截瘫患者将双上肢从前方、侧方抬起至水平位，保持坐位平衡，或指导患者将双手从前方举起过头顶，保持长坐位。

自动下平衡保持能完成后，可进行他动下平衡训练，即外力干扰下维持平衡训练，治疗师对患者施力，以破坏患者的平衡，从而训练患者对抗失衡状态。治疗师可从各个方向施力，力量可逐渐加大，但早期训练中施加阻力要预先告知患者，避免患者因紧张、惊吓而诱发肌张力增高。

（1）长坐位的平衡训练：长坐位即双膝伸直坐位，截瘫患者常采用该种体位进行转移，因此需要进行垫上长坐位的平衡维持训练。垫上长坐位的平衡训练，截瘫患者坐于垫上，保持长坐位，双手放在支撑器上，头及躯干尽量向前方倾斜，双手向下用力支撑将臀部抬起，并保持在此体位6秒，然后再放下。此基础动作对患者在床上移动和转移身体非常重要。

（2）端坐位平衡训练：偏瘫患者多采用端坐位进行平衡训练。患者是否能独立保持坐位，是将来能否步行的判断标准。当患者能独立完成自动坐位平衡时，可从前后左右推动患者，进行他动下平衡维持训练。

24

2. 手膝跪位平衡训练　手膝跪位指双膝、双手支撑，此体位训练可作为立位和平地短距离移动前的准备训练。适用于运动失调症、帕金森综合征等协调功能障碍的患者，偏瘫患者一般不用这种训练，而截瘫患者可将其作为上肢和肩部的强化训练及扶拐步行前的准备训练。患者膝手位，在保持平衡下，进行身体前后及左右的移动动作。当能较好地控制姿势体位后，指导患者将一侧上肢或下肢抬起，增加难度，稳定性进一步加强后，可将对侧肢体同时抬起，即仅两个肢体支撑在床面上。

3. 双膝跪位平衡训练　双膝跪位维持平衡的难度比坐位大，因为支撑面积进一步减少，以及身体重心提高。跪位平衡与手膝位训练的目的和适应证相同，此训练除了具有头与躯干的控制能力以外，还增加了躯干与骨盆的控制能力。双膝跪位平衡能力获得后，再训练患者单膝跪位平衡的保持，静态平衡稳定后，可进行单膝的动态平衡训练，如把一侧下肢抬起。

4. 保持立位平衡训练　当患者坐位平衡、跪位平衡及耐力改善后，可启动立位平衡训练。对于偏瘫患者，在训练静态平衡之后，再训练其动态平衡，还可从肢体的角度方面进行双足和单足的平衡训练，可让患者立于平衡板或平衡仪器上。训练其身体前后、左右的重心转移动作，为单足立位平衡和步行做好准备。偏瘫患者患足单足站立位的静、动态平衡维持能力，是获得良好步态的不可或缺训练。截瘫患者可使用双下肢支具，首先应在平行杠内进行站立训练再逐渐过渡到平行杠外持拐的站立平衡训练。

中枢性瘫痪重度痉挛、精神紧张导致痉挛加重和未控制的高血压、冠心病患者慎用平衡训练。

（二）协调功能训练

协调指人体产生平滑、准确、有控制的随意运动的能力。协调功能主要协调各组肌群的收缩和放松。正常的随意运动需要多组肌肉共同协作运动，动作的完成往往包括主动肌收缩、拮抗肌松弛、固定肌的支持固定和协同肌共同收缩。肌肉之间的配合运动为协调运动。完成动作的质量包括方向准确度、节奏、力度和速度等几个方面。

1. 上肢的协调训练

（1）双上肢交替上举运动：左、右侧上肢交替上举过头，并且手臂尽量保持伸直，训练速度逐渐加快。

（2）双上肢交替摸肩、上举运动：左、右侧上肢交替屈肘，且鹰嘴尖朝下，摸同侧肩，然后上举。

（3）双手指腹相触运动：左手与右手的五个手指腹分别相接触、快速地轮替进行；或同时指腹相接触，逐渐加快速度。

（4）交替屈肘运动：双上肢向前平举，前臂旋后，然后左、右侧交替屈肘，手拍同侧肩部伸肘，且逐渐加快速度。

（5）双上肢交替前伸运动：双上肢分别前伸至水平位并逐渐加快速度。

（6）前臂旋前、旋后运动：上肢前屈至 90°，肘伸直，左右侧同时进行前臂旋前、旋后的练习；或交替进行练习。

24

（7）腕关节的屈伸运动：双侧同时进行腕关节屈伸运动或交替进行训练。

（8）双手交替握拳敲击掌心：双手放于胸前，左手握拳敲击右手掌心，然后右手握拳敲击左手掌心，交替进行练习，并逐渐加快速度。

（9）掌心掌背互击运动：双手放于胸前，先双手掌心互相击打，然后双手手背互相击打，可逐渐加快速度。

2. 双下肢协调训练

（1）交替屈髋运动：仰卧于床上，左右侧下肢交替进行屈髋运动（至 90°），可逐渐加快速度。

（2）交替伸膝运动：坐于床边，双下肢自然下垂，左右侧交替进行伸膝运动。

（3）坐位交替踏步运动：坐位，左右侧下肢交替进行踏步运动，并逐渐加快速度。

（4）拍地练习：双侧足跟触地，脚尖抬起做拍地动作，可双脚同时进行或交替进行训练。

（5）原地踏步走：双侧足进行踏步运动的同时双上肢交替摆臂，并逐渐加快速度。

（6）原地高抬腿跑：进行高抬腿跑运动，同时双侧上肢交替摆臂，逐渐加快速度。

（7）其他运动：如功率自行车练习、跳绳、踢毽子、划船、打球等运动。

协调训练开始时均在睁眼状态下进行，当功能改善后，可根据具体情况，将有些训练项目改为闭眼状态下进行，以增加训练难度，如指鼻练习，对指练习等，并可以将协调运动组合练习。

3. 方向性活动训练

（1）指鼻练习：左、右手交替以示指指鼻，或单侧进行指鼻训练反复练习一定时间，待患者能够做得很好时，再换另一侧练习。

（2）上肢协调训练器训练。

（3）木钉板训练。

（4）双手敲桌面活动：双手分别以 5 个手指交替敲击桌面，待一侧熟练后再进行另一侧的训练，或同时进行训练。

（5）其他：如进行画画、下跳棋、触摸治疗师伸出的手指（不断改变方向）等。

（三）步态训练

Bobath 等神经生理学疗法认为偏瘫步态异常的原因，主要是由于下肢的伸肌模式所造成，如髋、膝呈伸展位，踝关节跖屈，下肢外展、外旋，骨盆上抬等，因此行走时不能自如地屈曲或伸展下肢，只能用划圈步态，向上提髋等异常步态代偿，但这种异常步态费力且不安全、易跌伤。矫正划圈步态的训练主要有以下方法：坐立位时的内收、内旋训练，伸髋时的膝屈曲控制训练；膝关节屈曲时的踝背屈动作，迈步时的骨盆放松训练等。

脑病损患者的异常步态分析是功能训练方案设置和调整的依据。人体正常步态分为站立相和摆动相。脑病损患者步态周期站立相，需要关注踝关节异常运动模式。站立相时足着地顺序为，足跟着地→全足着地→前足掌着地→足跟离地→足趾离地。下肢伸肌占优势的原始运动模式被释放，可观察到比目鱼肌过强活动、足下垂内翻，为踝关节最突出的问题。踝关节不能背屈的另一重要原因，是下肢屈肌共同运动力弱，胫前肌收缩活动不足。足着地的异常形式通常为前足掌及足底外侧，因而激发屈踇（足第一趾）长短肌及屈趾长短肌的活动，加重小腿三头肌的过度收缩（痉挛）。尤其比目鱼肌的痉挛，加重足下垂内翻，这样进一步导致踝关节的不稳定及膝的伸展。由于重心不能前移，不能产生足跟离地及足趾离地时向上推进力量，在摆动相由于缺乏屈肌共同运动，踝关节不能背屈，从而不能使胫骨有效向前摆动。

步态周期摆动相，需重点关注膝关节异常运动模式。膝关节在站立相早期，首先瞬间伸展，继之应有 15°~20°的屈曲以稳定膝关节，而后由于支撑足的重心前移再度伸展，完成以上过程需股四头肌与腘绳肌两者良好地协调。但多数情况由于下肢伸肌占优势、痉挛，表现为膝关节过伸展、屈膝无力控制。若下肢勉强进行屈膝活动，加之股四头肌力弱，则患者出现折膝、欲跪地感。以上两种情况均由于膝关节肌群缺乏选择性控制，导致膝关节的不稳定，影响站立相时的负重功能。摆动相前期及摆动初期，由于伸肌过度紧张，出现膝关节被锁住而屈膝困难，当进入屈膝摆动期，又难于适时地进入摆动相末期的膝伸展，因此膝关节有效的肌肉活动变化较小。步态周期中膝关节具有调节、控制、稳定的作用，由于共同运动模式的干扰，出现膝关节不稳定，为支撑下肢的负重带来困难。

髋关节连接躯干和下肢，对维持平衡及负重起主要作用，站立相初期伸髋的主动肌群为腘绳肌和臀大肌群。但站立中期以后，需要臀中肌（外展肌）参与负重及稳定髋关节。步态摆动相期，由于屈肌共同运动较弱或伸肌共同运动较强，难于屈髋摆动下肢向前，若内收肌过强摆动的下肢可越过中线交叉到对侧，呈剪刀步态。站立相由于伸肌和内收肌的过度活动，始终处于伸展状态。以上肌肉力弱可引起骨盆向前或向下沉降，失去足趾离地时向上推进的力量。

骨盆在 3 个平面上（冠状、矢状和横切面）做旋转和上下移动以支撑髋关节，偏瘫时由于正常的骨盆旋转消失使躯干向患侧倾斜。但当臀中肌力弱时，骨盆向健侧倾斜，由于患者不能用移动躯干来代偿。因此，躯干也同时向健侧倾斜。

脑病损者下肢的伸肌共同运动模式已为大家熟悉，下列因素可加重伸肌痉挛，如病灶大、基底节部位病变、长期仰卧位、过早走路、膝反射异常、焦虑或抑郁及易于紧张者。脑卒中较为不常见的下肢运动模式为屈肌共同运动模式。部分专家认为大脑皮质运动区（Brodmann 4 区）及运动前区（6 区、8 区）的病灶也可导致痉挛性偏瘫。部分专家还发现皮质运动区孤立的单个病灶可产生非痉挛性的一组肌群或某一肢体的无力，下肢的屈肌运动模式可能为非痉挛性、选择性的股四头肌无力。Bobath 专家认为，下肢屈肌活动模式更常见于右半球额颞叶的损害，或前额叶皮质下的病变以及大脑中动脉的主干梗死，这类患者脑卒中伴有兴趣低下，注意力不集中，对环境不关心及生活懒散等认知障碍，因此康复效果差。下肢为屈肌活动模式的患者，由于没有足够的伸肌张力，早期下地负重易出现折膝，在摆动相末期及站立初期常表现为膝关节被屈肌锁住不能伸展，以及步行时膝关节始终处于屈曲状态，且步幅很小。膝关节被屈肌锁住可能有两个原因，即股四头肌无力或腘绳肌痉挛。进行坐骨神经或肌肉运动点阻滞有助于鉴别。如果进行腘绳肌阻滞后，患者可进行伸膝运动，并大步行走，考虑为该肌痉挛所致，可考虑外科肌腱延长术以改善步行能力。反之，腘绳肌阻滞后仍屈膝步态，考虑为股四头肌无力和屈肌运动模式，应采取适宜的康复手法，继续康复训练。此类患者康复训练后，当伸肌随意运动及伸肌紧张出现，可具有较好的膝关节控制能力和足背屈功能，因此其步行能力多远胜于伸肌模式患者。

步行训练应早期配合不同的辅具，如下肢短支具、手杖等，利于踝关节稳定，同时有益于近端控制能力的恢复，避免负重出现的过度痉挛。当能主动踝背屈后，可逐渐去除支具。

步行条件：①独立维持立位平衡 30 秒；②髋关节和膝关节有一定选择性控制的能力；③双下肢能完成重心转移；④良好的关节位置觉。

步态训练及注意事项：运动缺损为脑病损后最常见的功能障碍。对于患者的生存质量而言，下肢的步行功能远较上肢功能意义深远。脑病损者的步态异常是由于运动模式异常，需要专业的训练以抑制异常、重建正常，否则患者走得越多、异常模式越固化。对于步行功能恢复来说，早期患肢负重、经皮电刺激增加感觉信息输入、重视改善踝背屈等等均为训练重点。对于条件允许的应强化训练但不要过度疲劳，运动量约为正常运动的 70%~80%，训练强度和时间过大，可加重痉挛，并强化异常运动模式，有害而无益。

三、吞咽障碍的康复

（一）吞咽器官运动训练

1. 呼吸训练　正常吞咽时，呼吸停止，而吞咽障碍患者在吞咽时有时会吸气，引起误吸。呼吸训练目的为提高呼吸控制能力，学会随意咳嗽，及时排出误吸气道的食物，强化声门闭锁。

（1）缩口呼吸：用鼻吸气，缩唇呼气，呼气控制越长越好。此方法可调节呼吸节奏、延长呼气时间，促进呼气和发声平稳。

（2）腹式呼吸：卧位屈膝，治疗师将手放在患者上腹部，患者用鼻吸气，以口呼气，在患者呼气结束时于上腹部稍加压力，令患者以此状态吸气。单独练习时，可在患者上腹部放 1kg 的沙袋，体会吸气时腹部膨胀，呼气时腹部凹陷的感觉。卧位腹式呼吸熟练掌握后，可转为坐位练习，最后将腹式呼气转换为咳嗽动作训练。强化咳嗽力量的练习，有利于去除残留在咽部的食物。

（3）强化声门闭锁：坐在椅子上，双手支撑椅面做推压运动和屏气，此时胸廓固定、声门紧闭。然后，突然松手，声门打开、呼气发声。此运动不仅可以训练声门的闭锁功能、强化软腭的肌力，而且有助于除去残留咽部的食物。

2. 口颜面肌群的运动训练

（1）下颌的运动训练：①下颌开合：把口张开至最大，维持 5 秒，然后放松；重复做 5 次。②下颌向左右移动：把下颌移至左、右侧，维持 5 秒，然后放松；或做夸张的咀嚼动作；重复练习 5 次。③张开口说，动作要张开后迅速合上。重复做 10 次。④下颚肌痉挛的训练方法：采用牵张方法，小心将软硬适中的物体插入患者齿间令其咬住，逐渐牵拉下颌关节使其张口，持续数分钟至数十分钟不等。轻柔的牵拉可降低肌紧张。

（2）唇的运动训练：①闭唇：闭紧双唇，维持 5 秒，放松，重复做5次。或发“衣”“乌”音，维持5秒，放松。②发“衣”声，随即发“乌”声，然后放松，快速重复5~10次。③重复说“爸”或“妈”音，重复10次。④抗阻练习：双唇含着压舌板，或压舌板放唇内左、右侧，嘴用力闭紧，手向外拉压舌板与嘴唇进行力量对抗，维持5秒，放松，重复做5次。⑤吹气练习：吹气、吹肥皂泡、吹哨子等。⑥唇肌张力低下的训练：用手指围绕口唇轻轻叩击；用冰块迅速轻敲唇周。

（3）舌的运动训练：①伸、缩舌：把舌头尽量伸出口外，维持3秒，然后缩回，放松，重复做5次。把舌头尽量贴近硬腭向后缩向口腔内，维持3秒，然后放松，重复做5次。进一步用压舌板做抗阻练习。②向左、向右伸舌：舌尖伸向左唇角，维持3秒，放松，再转向右唇角，维持3秒，放松，重复做5次。进一步用压舌板做抗阻练习。③舌面、舌根抬高：重复发“da”“ga”“la”等舌根音，各5次。④环绕动作：舌尖舔唇一周，重复5次；舌尖舔两腮内侧及牙龈，重复5次。⑤抗阻训练：伸舌抗阻训练，伸舌运动，同时压舌板压于舌前1/3处施加阻力、与舌前伸对抗，伸舌维持5秒后放松，重复5~10次；两侧抗阻训练，把舌尖伸向左、右唇角，与压舌板抗力，维持5秒，然后放松，重复5~10次。

3. 腭咽闭合的训练　①让患者口含着根吸管（另端封闭）做吸吮动作，感觉腭弓有上抬为正确感觉。②两手在胸前交叉、相互用力推拉，同时发“ka”或“a”音。或伸肘按住墙壁或桌子同时发声，感受和促进腭弓的上抬。③寒冷刺激：用冰棉棒刺激腭咽弓，同时发“a”音，然后做空吞咽动作，但如引出呕吐反射，则应停止。寒冷训练具以下作用：提高对食物知觉的敏感度，减少口腔过多的唾液分泌，通过刺激，给予大脑警戒性的感知刺激，提高对摄食吞咽的注意力。

4. 吞咽辅助手法与训练

（1）声门上吞咽法：深吸气-屏气摄食-吞咽-呼气-咳嗽空吞咽-正常呼吸。适用于吞咽反射触发迟缓及声门关闭功能下降的患者。

（2）超声门上吞咽法：吸气后屏气，用力将气向下压。当吞咽时持续保持屏气，并且向下压，当吞咽结束时立即咳嗽。适用于呼吸道入口闭合不足的患者，特别适合声门上切除术者。声门上吞咽法和超声门上吞咽法都是关闭声门，保护气管免于发生误吸现象的呼吸道保护技术，不同点是吞咽前用力屏气的程度，声门上吞咽法只需要用力屏气，而超声门上吞咽法需要用尽全力屏气，以确保声门闭合完全。

（3）用力吞咽法：吞咽时，所有的咽喉肌肉一起用力挤压，减少吞咽后的食物残留。作用是帮助患者最大限度地吞咽。

（4）门德尔松吞咽技术：喉部可上抬的患者，喉上抬时保持数秒并感受喉结上抬。喉部上抬无力的患者，手法辅助其喉上抬并保持，作用是改善整体吞咽的协调性。

（5）Masake训练法（又称舌制动吞咽法）：吞咽时将舌尖部分舌体固定于两齿间，或治疗师用手拉出小部分舌体，然后让患者做吞咽运动，使患者咽壁向前收缩。适用于咽后壁向前运动较弱的吞咽障碍者。不良影响为呼吸道闭合时间缩短，吞咽后食物残留增加，咽吞咽启动更加延迟，故此方法不能运用于直接进食食物过程中。

（6）Shaker训练法：患者仰卧于床上，尽量抬高头，但肩不能离开床面，眼睛看自己的足趾，重复数次。要求看自己的足趾抬头30次以上时，肩部离开床面累计不应超过3次。作用是有助于增强上食管括约肌开放的肌肉力量，减少下咽腔食团内压，使食团通过时阻力较小，从而改善吞咽后食物残留和误吸。

（二）感觉促进综合训练

吞咽开始之前给予各种感觉刺激，使其能够触发吞咽，称感觉促进法。对于吞咽失用、食物感觉失认、口腔期吞咽起始延迟、口腔感觉降低或咽期吞咽延迟启动的患者，通常采用在进食吞咽前增加口腔感觉训练，其方法包括：

1. 压觉刺激　进食时用汤匙将食物送入口中，放在舌后部，同时增加汤匙下压舌部的力量。

2. 味觉刺激　给患者酸的或有较强烈味道的食物，增加舌的味觉刺激。

3. 冷刺激　吞咽反射延迟或消失为吞咽障碍常见症状，冷刺激可有效地提高软腭和咽部的敏感度，使吞咽反射容易发生。方法：用冰棉签（用水浸湿棉签后，放在冰箱冷冻室备用）轻触患者软腭、腭弓、咽后壁及舌后部，慢慢移动棉签前端，左右交替；并让患者做一次空吞咽动作，促进吞咽反射启动；训练时棉签尽量大范围（上下、前后）、长时间地轻触需刺激的部位；每次治疗时间20~30分钟。

（三）摄食直接训练

1. 体位及姿势

（1）体位的选择：良好的进食体位有利于食团向舌根运送，还可减少向鼻腔逆流及误吸的危险。基本原则：能坐着不要躺着，能在餐桌上不在床边，不能主动保持坐位的患者，至少取摇床30°仰卧位，头部前屈，喂食者位于健侧。

（2）姿势的选择：改变进食的姿势可改善或消除吞咽误吸症状。

1）头颈部旋转：适用于单侧咽部瘫痪者。方法：头颈部向患侧旋转，此法能关闭该侧梨状窝，使食物移向健侧。

2）侧方吞咽：用于一侧舌肌和咽肌瘫痪者。方法：头部向健侧侧倾吞咽，此法使食团由于重力的作用移向健侧。

3）低头吞咽：适用于咽期吞咽启动迟缓者。方法：颈部尽量前屈姿势吞咽。此法可使会厌、咽后壁后移，气管入口收窄，使食团后移避免入喉，有利于保护气道。

4）从仰头到点头吞咽：用于舌根部后推运动不足患者。作用：颈部后伸时会厌谷变狭小，残留食物可被挤出，接着颈部前屈，形似点头同时做空吞咽动作，可改善舌运动能力不足以及会厌谷残留。

5）头部后仰：适用于食团在口内运送慢者。方法：头部后仰并吞咽，训练时要指导患者将食物咀嚼成食团后，再头部后仰并吞咽，此法能使食团因重力原因向后到达舌根。

6）空吞咽与交互吞咽：用于咽部收缩无力者。方法为进食后空吞咽或饮少量的水，此法既能诱发吞咽反射，又能除去咽部残留物。

2. 食物的性状和黏稠度　根据吞咽障碍的程度及阶段，本着先易后难的原则选择，常首选糊状食物。

3. 食团在口中的位置　最佳位置是健侧舌后部或健侧颊部。

4. 一口量及进食速度　根据患者情况选用适当的速度和口量，一般先以少量（流质 1～4ml）试之，然后酌情增加。吞咽时可结合声门上吞咽法，吞咽后紧接着咳嗽以清除食物残留，减少误吸危险。

5. 其他　进食时用语言、手法辅助、手势、身体姿势、文字示意等方法提醒患者吞咽，帮助患者减少误吸的危险。

（四）电刺激治疗

电刺激治疗作为吞咽障碍治疗的重要手段已广泛应用，目前临床上主要是应用神经肌肉低频电刺激治疗，如条件允许可应用肌电生物反馈技术治疗。神经肌肉电刺激疗法主要作用是强化肌力，帮助喉提升，增加咽肌收缩的力量和速度，增加感觉反馈和时序性，适用于吞咽肌群张力低下或肌张力未明显增高的患者。每次治疗时间 30～60 分钟，每天 1～2 次，每周 5 次。

第三节　语言和言语障碍的康复

一、失语症的康复

失语症的恢复过程可分为三个阶段：急性期，为最初发病后 2 周；亚急性期，持续至发病后 6 个月；慢性期，发病后数月至数年。

临床上治疗失语症的物理干预措施很多，包括康复训练、高压氧、经颅磁刺激等。

（一）康复训练

康复训练的理论依据为再训练理论，即通过反复、特定的功能训练，促使其他区域的神经细胞代偿损伤处原有的神经功能，并借由失神经超敏反应、潜伏通路和突触启用及轴突出芽等机制，实现中枢神经系统的功能重组，如盲人枕叶的视觉功能经过触觉-视觉替代系统（tactile vision substitution system，TVSS）训练后可由顶叶皮质来执行，此时顶叶对触觉刺激信息能较快加工，使盲人体验到刺激成像在空间而不是在皮肤上。高压氧应在脑损伤后早期应用，可保护缺血神经细胞，促进神经再生和神经功能恢复。

训练刺激-反应疗法是再训练理论在语言康复领域的延伸，该疗法认为失语症患者的语言成分和规则并没有丧失和破坏，只是由于内部信号源紊乱、处理过程不协调造成的功能障碍，因此强调反复针对性的多种感觉刺激，肯定正确，矫正错误，以唤醒和重建受损的语言符号系统。在再训练理论基础上逐渐形成一些特殊语言疗法，如音乐治疗（music therapy）、旋律语调治疗（meldoic intonation therapy，MIT）、强制-诱导治疗（constraint induced therapy，CIT）等，均具有不同的适应证。

康复训练虽然十分重要，但需要患者主动积极参与，存在认知障碍或学习能力差的患者疗效不理想。

1. 适应证及禁忌证　原则上所有失语症患者都是失语症康复的适应证，但有明显意识障碍、情感、行为异常及精神病患者不适合失语症治疗。治疗禁忌证包括意识障碍、重度痴呆、全身状态不佳、拒绝或无训练要求、训练后已达到相对静止状态。

2. 治疗的时间安排

（1）开始时间：原发疾病不再进展，生命体征稳定后 48 小时，即可开始进行早期语言康复治疗（床边），此时格拉斯哥昏迷评分（GCS）应>8 分。能独坐位保持 30 分钟以上时，训练可转移到语言治疗室进行。并使患者及家属充分了解其障碍和训练的有关情况，以便积极配合训练。发病 3～6 个月为失语症言语功能恢复的高峰期，但对发病 2～3 年后的患者，如果坚持系统、强化的言语训练，仍然可有不同程度甚至明显的改善。

（2）训练中的时间安排：一般来说由专业人员进行的语言训练，最好每周不少于 3～4 次，每天视患者的病情情况可安排 1～2 次训练。每次训练时间 30～60 分钟为宜。当患者的精神状态良好时，可适当延长语言训练时间（最好不超过 60 分钟），精神状态差时，应缩短训练时间或终止训练。

3. 训练方式

（1）个体训练：失语症治疗主要形式，是语言治疗师对单一患者一对一训练。可使患者注意力集中，情绪稳定，而且刺激条件容易控制，训练课题针对性强，可及时调整。但该训练方式使患者的交流环境和对象局限且特定，不利于与现实生活的实际情景衔接。

（2）自主训练：患者自己进行的语言训练。自主训练中可利用图片或字卡进行命名、造句、书写等练习，可利用录音机进行复述或听写等练习。亦可利用电脑语言训练系统，由治疗师进行评价和制订训练程序后，让患者利用电脑自主训练，也可在家庭训练中进行。此训练只适合康复欲望高，有较好的自我判断、自我纠正及自我控制能力的患者。

（3）集体训练：选择同种类型不同程度的失语症患者，以小组形式进行训练，一般 3～5 人，由治疗师带领，可有心理治疗师、作业治疗师、社会工作者、护士等共同参与，设定课题目标，进行自我介绍、打招呼、唱歌、猜画、击鼓传花、成语接龙等适合群体进行的课题项目。此训练方式比个体训练灵活、轻松，更能促进患者的交流能力，患者之间可进行心理、情绪支持，有效提高患者实际交际能力。

（4）家庭训练：言语治疗师将评价结果及制订的治疗计划介绍给患者家属，并通过让家属学习阅读指导手册等方法，教会家属掌握训练技术，逐渐过渡到在家庭中由家属训练患者的治疗形式。

根据再训练理论，需要多次反复刺激才能保证疗效，因此建议采用多种训练方式，以及治疗人员训练和患者自主锻炼相结合的方法。

4. 治疗注意事项

(1) 训练中要确保交流效果,即言语治疗师与患者之间的交流必须有效,否则疗效差。

(2) 训练中要密切观察患者的病情变化,如有异常,应立即处理。

(3) 训练中应尊重患者,让患者对言语障碍有正确的认识,注意正面引导,不要直接否定,以增强患者的自信心,提高训练兴趣。

(4) 给家属进行针对性的指导,以促进失语症治疗的效果。

(二) 失语症认知功能治疗

言语功能与认知功能在大脑皮质支配上多有交叉和关联,失语患者的认知训练十分重要。其中,言语理解能力是否保留,为预测患者预后的重要指标。注意力为损伤后再学习能力的基础。近年研究还揭示,短时记忆减退可能是造成语义性错语的原因,而感觉性失语最重要的特点是错语多、杂乱语多,所以感觉性失语患者除了需要进行言语功能训练外,更需要配合记忆力的训练,以及注意力的训练。因此,对于失语患者,辅助治疗注意力缺陷、记忆力缺陷等认知相关障碍,可有效改善其言语功能的交流能力。

(三) 经颅直流电刺激

经颅直流电刺激(transcranial direct current simulation, tDCS)是一种非侵入性的,利用恒定、低强度直流电(1~2mA)调节大脑皮质神经元活动的技术。在神经元水平,tDCS 对皮质兴奋性调节的机制是依据刺激的极性不同引起静息膜电位超极化或者去极化的改变。近年来研究发现,tDCS 对于脑卒中后肢体运动障碍、认知障碍、失语以及脊髓神经网络兴奋性的改变都有不同的治疗作用。

(四) 影响失语症疗效及预后的因素

1. 训练开始时间　训练开始时间越早越好。

2. 失语症的类型及其严重程度　表达障碍比理解障碍预后好,起病时失语症轻者比重者预后好。

3. 并发症　无并发症者预后好。

4. 原发病、部位和大小　颅脑外伤比脑卒中预后要好,脑出血比脑梗死预后好,病灶小者预后较好,单一病灶及非颞顶区的病灶患者比多发病灶及颞顶区病灶预后好,初次发病者预后较好。

5. 发病年龄　发病年龄越小,预后越好。

6. 利手情况　左利或双利者比右利者预后好。

7. 智商　智商高者预后好。

8. 性格　外向型性格预后好。

9. 社会环境　有来自家属、同事良好康复支持者预后好,医患关系融洽者预后好。

10. 患者的个体因素　训练积极,以及对预后期望值高者预后好。

二、构音障碍的康复

构音障碍治疗的目的为促进患者发声说话,令构音器官重获运动功能。治疗要在安静场所进行,急性期可以在床边进行,如果能够在轮椅上坚持 30 分钟,可在治疗室内进行治疗。治疗多采用一对一方法,也可配合集体治疗。

(一) 治疗原则

1. 设计方案　构音障碍的治疗,可按照不同类型设计不同方案,也可针对不同言语表现设计治疗计划。从目前言语治疗学的观点来看,治疗往往侧重于异常言语表现,而非按构音障碍的类型进行治疗。因此,治疗计划的设计应以言语表现为治疗中心,兼顾各种不同类型构音障碍的特点进行设计。言语的发生受神经和肌肉控制,身体姿势、肌张力、肌力和运动协调的异常都会影响言语的质量。言语治疗应从改变这些状态开始,这些状态的纠正会促进言语的改善。

2. 治疗顺序　参考评定结果选择治疗顺序。一般情况下,按呼吸、喉、腭和腭咽区、舌体、舌尖、唇、下颌运动逐个进行训练。要分析这些结构与言语产生的关系,根据构音器官和构音评定的结果,决定治疗从哪一环节开始和先后的顺序。构音器官评定所发现的异常部位,即为构音运动训练的出发点,多个部位的运动障碍要从有利于言语产生,选择几个部位同时开始;随着构音运动的改善,可以开始构音的训练。一般来说,均应遵循由易到难的原则。对于轻中度患者,训练主要以自身主动练习为主;对于重度患者而言,由于无法进行自主运动或自主运动很差,需要治疗师手法辅助治疗。

3. 治疗方法和强度　选择适当的治疗方法和强度对提高疗效非常重要,不合理治疗会减少患者参与训练的欲望,并使患者习惯错误的构音运动模式。治疗的次数和时间原则上越多越好,但要注意个体差异,尽可能考虑到患者的生活、年龄、认知水平等,还要有趣味性,避免过度疲劳,一般情况下单次治疗 30 分钟为宜。

(二) 治疗方法

1. 呼吸训练　呼吸气流的量和控制是正确发声的基础。呼吸作为构音的动力,是保证语调、韵律正确的先决条件,呼气时压力的控制及维持是说话的必要条件,若不改善呼吸控制能力则不能改善发声。呼吸训练的时间应该根据患者个体情况而定,5~20 分钟为宜。

(1) 体位:首先应调整体位,如果可坐稳,坐姿应做到躯干直立,双肩水平,头保持正中位。如果病情不允许坐位,可采取平卧位,头偏向一侧或侧卧位。

(2) 辅助呼吸训练:如果患者呼气时间短而且弱,可采取辅助呼吸训练,治疗师将双手放在患者两侧肋弓稍上方的位置,让患者自然呼吸,在呼气终末时给其压力,使患者呼气量增加,这种训练也可以结合发声、发音一起训练。

(3) 口、鼻呼吸分离训练:平稳地由鼻吸气,然后从口缓慢呼出。如果患者不能自行完成,治疗师或患者家属的拇指、示指上戴指套挤压患者的上、下唇使其闭合成不漏气状态,嘱患者用鼻吸气，吸气末放开患者双唇，同时立即捏紧患者的鼻子，嘱其由口呼气。然后休息半分钟左右。这种训练可根据患者情况进行5~10个循环。

（4）呼气控制及维持训练：例如治疗师数“1、2、3”时，患者吸气，然后数“1、2、3”时，患者憋气，治疗师再数“1、2、3”时，患者呼气，以后逐渐增加呼气时间直至10秒。呼气时尽可能长时间发“s、f”等摩擦音，但不出声音，经数周训练，呼气时进行同步发声，并坚持10秒。

2. 放松训练　痉挛型构音障碍者，往往有咽喉肌群紧张，同时肢体肌肉张力也会增高，通过放松肢体的肌紧张，可帮助咽喉部肌群放松。进行放松训练的部位包括：①肩、颈、头；②腹、胸和背部；③足、腿、臀。训练时取放松体位，闭目，精力集中于放松的部位，设计一些运动使患者先肌肉紧张，再放松，体会紧张后的松弛感，如双肩上耸，保持3秒，然后放松，重复3次以放松肩关节。这些运动不必严格遵循顺序，可根据患者情况，安排某一部位的训练。

3. 构音改善训练

（1）语音辨别训练：患者对语音的分辨能力，对准确发音非常重要，因此要训练患者对音的分辨，首先要分辨出错音。可通过口述或放录音，也可采取小组形式，由患者说一段话，让其他患者评议，最后由治疗师纠正。

（2）克服鼻音化训练：鼻音化构音是由于软腭运动减弱，腭咽部不能适当闭合而将非鼻音发成鼻音。可通过以下方法改正：①引导气流通过口腔，如吹纸片、吹蜡烛、吹哨子等；②“推撑”疗法，患者把双手放在桌面上向下推，在用力同时发“啊”音，以促进腭肌收缩和上抬。此外，发舌根音“卡”也可以用来加强软腭肌力促进腭咽闭合。

（3）克服费力音训练：由于声带过分内收致使发音时声音似从喉部挤出来，因此，克服费力音的训练重在让患者获得容易的发音方式。方法：①让患者在一种很轻松的打哈欠状态下发音，起初让患者打哈欠并伴随呼气，当成功后，在打哈欠呼气相时令患者发出词或短句。这是利用打哈欠时可以完全打开声带的原理。②训练患者随着“喝”发音，由于此音是由声带外展产生，故可以用来克服费力音。③咀嚼训练可以使声带放松和产生适当的肌肉张力，训练患者从咀嚼时不发声至逐渐发音。

（4）克服气息音的训练：声门闭合不充分可以引起气息音，因此要训练在发声时关闭声门。方法：①“推撑”训练；②用一个元音或双元音结合辅音和另一个元音发音，如“ɑ mɑ”“ei mɑ”等。

（5）韵律训练：由于运动障碍，很多患者缺乏抑扬顿挫和重音变化，而表现音调单一、音量单一以及节律异常，可利用电子琴等乐器让患者随音的变化训练音调和音量。对节律的训练可以用节拍器，设定不同节律和速度，患者随节奏纠正节律。

第四节　神经生理学疗法

中枢神经病损后的重要的神经生理学疗法主要包括：Brunnstrom疗法、Bobath疗法、Rood感觉促进疗法、本体感神经肌肉易化疗法（PNF）、运动再学习方案、运动想象疗法、镜像疗法。其中，Brunnstrom疗法、Bobath疗法、Rood疗法可视为基础神经生理疗法，其他疗法是在这些疗法的应用基础上发展的。

一、Brunnstrom疗法

（一）基本概念

Brunnstrom指出，脑损伤后人体由于失去了中枢神经系统对正常运动的控制能力，重新出现了在发育初期才具有的运动模式。例如：肢体的共同运动、姿势反射以及联合反应，并出现原始反射和病理反射，如紧张性颈反射、紧张性迷路反射，而深反射等正常反射则被强化。

1. 联合反应　是在某些环境下出现的一种非随意运动或反射性肌张力增高的表现。脑损伤患者在进行健侧肢体阻力运动时，可以不同程度地增加患侧肢体的肌张力或患侧出现相应的动作，这种反应称为联合反应。

2. 共同运动　是脑损伤常见的一种肢体异常活动表现。当患者活动患侧上肢或下肢的某个关节时，不能做单关节运动，邻近的关节甚至整个肢体都可以出现一种不可控制的共同活动，并形成特有的活动模式，这种模式称为共同运动。

3. 原始反射　指新生儿出生后具备的运动反射，大部分在1岁后随着神经发育及完善，逐渐消失。但脑部受损后，这些反射又会再次出现，成为病理性反射。原始反射包括同侧伸屈反射、交叉伸屈反射、屈曲回缩反射、伤害性屈曲反射、紧张性颈反射、紧张性迷路反射、紧张性腰反射、正/负支持反射等。

（二）Brunnstrom疗法原理

偏瘫运动障碍是由知觉障碍所致的运动障碍，即所谓知觉运动障碍。偏瘫患者的异常运动模式主要来源于共同运动和痉挛，使得运动模式偏离功能意义并且能耗增加、安全性下降。Brunnstrom治疗技术基本点，是在脑损伤后恢复过程中的任何时期均使用可利用的运动模式来诱发运动的反应，以使患者能观察到瘫痪肢体仍然可运动，刺激患者主动参与治疗和康复的欲望。强调在整个恢复过程中逐渐向正常复杂的运动模式发展，从而达到中枢神经系统的重新组合。而肢体的共同运动和其他异常的运动模式是脑损伤患者在恢复正常自主运动之前必需的过程。因此，主张在恢复早期，利用各种神经生理反射来帮助患者控制肢体的共同运动，达到最终能独立运动的目的。对于颅脑病损的患者，可利用原始反射进行主动或辅助主动运动的诱发，从而完成功能活动。例如利用正支持反射可以提高该侧下肢支持体重的能力，并帮助另一侧下肢进行屈曲运动。

（三）Brunnstrom评估法

Brunnstrom疗法基于其对偏瘫患者的运动异常的评价，总结提出，该类患者的功能障碍从发病至完全恢复经历6个主要阶段。包括：Ⅰ期，弛缓瘫痪，无随意运动；Ⅱ期，协同运动模式，可引出联合反应动作、痉挛出现；Ⅲ期，协同模式动作可随

24

意产生，但痉挛加重；Ⅳ期，出现一些脱离协同运动的动作；Ⅴ期，脱离基本的协同动作；Ⅵ期，关节可独立自由地运动，协调几乎正常。并总结归纳出上肢、下肢、手在各个时期的典型运动模式。Brunnstrom 运动功能恢复分期见表 24-4-1。

表 24-4-1　Brunnstrom 运动功能恢复分期

分期	运动特点	上肢	手	下肢
Ⅰ	弛缓性瘫痪，无随意运动	无任何运动	无任何运动	无任何运动
Ⅱ	共同运动以联合反应表现引出、痉挛出现	仅出现协同运动模式	仅有极细微的屈曲	仅有极少的随意运动
Ⅲ	随意出现的共同运动，痉挛加重	可随意发起协同运动	可做勾状抓握，不能伸指	在坐位和站立位上，有髋、膝、踝的协同性屈曲
Ⅳ	共同运动模式打破，开始出现分离运动	出现脱离协同运动的活动：在肩 0°，肘屈 90°的条件下，前臂可旋前、旋后；在肘伸直情况下，肩可前屈 90°；手背可触及腰骶部	能侧捏和松开拇指，手指伴有随意的小范围伸展	在坐位上，可屈膝 90°以上，足可向后滑动。在足跟不离地的情况下，踝可背屈
Ⅴ	肌张力逐渐恢复，有分离精细运动	出现脱离共同运动的活动：肩前屈 30°～90°，肘可伸直，前臂可旋前旋后；肘伸直，肩可前屈 120°～180°，肩可外展 90°	可做球状和圆柱状抓握，手指同时伸展，但不能单独伸展	健腿站，病腿可先屈膝，后伸髋；伸膝下，踝可背屈
Ⅵ	运动接近正常水平	运动协调近于正常，手指指鼻无明显辨距不良，但速度比健侧慢（≤5 秒）	所有抓握均能完成，手指可充分随意伸展、单个自由活动，但速度和准确性比健侧差	在站立位可使髋外展到抬起该侧骨盆所能达到的范围；坐位下伸直膝可内外旋下肢，以及足内、外翻活动

根据 Brunnstrom 评估法，可确定患者肢体功能障碍处于何阶段，从而采用相应的运动康复训练方案，促使患者尽快向下一阶段转归。至今，该疗法的 6 阶段理论在脑卒中治疗中被广泛应用，但并非所有患者都会按这个过程恢复到最后，可能会停止在某阶段；脑外伤患者的恢复过程不完全一致。临床各期康复训练中，一般综合运用各种神经生理疗法。但不同时期可以有不同的主治疗法。

（四）Brunnstrom 疗法具体操作

康复训练应循序渐进进行，床上姿势摆放和转移训练最早进行，次之为坐起和坐位转移训练，再到立位训练，四肢活动训练根据患者能力穿插其中。

1. 床上姿势训练　在弛缓阶段，患者卧床不起，要注意患者床上姿势，采取良肢位，防止四肢关节挛缩。

（1）下肢的床上良性姿势：患者仰卧位时，在膝下放一小枕头，以支持髋、膝的轻微屈曲，为防止髋外展外旋，在膝的外侧放一支撑垫。在足底放方垫或采用踝足支具防止足下垂。由于偏瘫后下肢伸肌痉挛，过度的伸肌紧张会妨碍步行，轻微屈膝可抵抗伸肌的痉挛，有利于缓解肌张力，纠正异常步态，因此采取轻度屈髋屈膝体位。

（2）上肢的床上良性姿势：把枕头垫在上肢下，患者会觉得很舒适，在弛缓期可利用枕头避免肱骨上部过度外展牵拉，防止肩关节半脱位。但当痉挛出现后肩关节内旋、肘关节屈曲、前臂旋前、腕和手关节屈曲，这时肢体位置的摆放方向应相反，以抵抗这种异常模式。

2. 床上转移训练

（1）由被动到主动：先被动运动，再进行主动运动训练。活动范围除肢体外还包括头、颈、躯干，同时注意保护上肢，教会患者侧卧位。活动内容包括关节活动范围训练、抗痉挛训练、翻身、起坐训练等。翻身训练首先向患侧，因为翻向患侧可利用健侧上、下肢带动。

（2）由仰卧位到侧卧位：用健手握住患手手腕，举起上肢，患侧下肢微屈曲，瞬间保持这一体位，然用健手左右摆动患肢，试着将患膝与健侧下肢交叉，旋转骨盆，最终使身体转向健制。训练熟练后可一气呵成。

（3）俯卧位训练：为抑制伸肌痉挛，可采用俯卧位进行屈膝等训练。上肢的训练方法是将患者放置于治疗台的边缘，俯卧位头转向患侧，可做肘屈伸、上臂水平上举、肩关节内旋及类似游泳划水样动作等。

（4）诱发足背屈运动训练：早期以诱发共同运为目的，在仰卧位或坐位，让患者做髋、膝屈曲时，施加阻力以增加等长收缩，引发及强化足背屈运动，以后逐渐减少髋关节屈曲角度，最后在膝关节完全伸展位做足背屈训练。

3. 坐位躯干、颈、四肢训练　坐位有利于改善体位平衡、增强躯干控制能力、诱发上肢运动，医患在较为平等的环境下交流,有利于治疗者操作。

(1) 坐位躯干平衡训练:为了检查和训练躯干平衡,患者应坐在没有扶手的椅子上。

1) 倾斜现象:观察倾斜现象时应让患者躯干离开椅背、左右对称坐位,动作开始时可给予帮助,坐稳后去除帮助,观察患者有无倾斜现象,倾斜现象主要表现为躯干向患侧偏斜,甚至倒下。当躯干发生倾斜时,健侧躯干肌群收缩,可部分抵抗继续倾斜,但这种控制能力往往有限,许多患者需要健手抓住椅子以保持平衡。因此,应整体上提高躯干控制能力,即在提高躯干患侧肌群的控制能力的同时,不要忽略健侧肌群的代偿能力,要提醒患者养成自我调整坐位平衡的习惯,发生倾斜时主动向健侧调整。

2) 诱发平衡反应:治疗师通过手法从前、后、左、右方向,从小到大施力,逐渐使患者脱离平衡状态,令患者自己重新调整维持平衡。需注意,为避免患者紧张、肌张力进一步增加,应事先向患者说明动作目的和方法。患者可用健手托住患侧肘部,患侧前臂搭在健侧前臂上,该姿势可防止在训练过程,健手抓住椅子代偿。

3) 躯干向前方屈曲:患者坐在靠背椅上,用健手托住患侧肘部,患侧前臂搭在健侧前臂上,必要时治疗者可托住患者肘部诱导躯干和上肢运动。患者躯干平衡能力差时,患侧膝外旋,这时治疗者可用自己的膝部稳定住患者膝部。

当患者躯干向前方倾斜时,治疗师可拉住患者的前臂带动上臂及肩胛骨运动。当患侧前锯肌功能较差时,其拮抗肌作用过强,这时治疗师可辅助患者进行肩胛骨外展运动。在做躯干向左前方和右前方运动时,应特别注意患者的平衡问题,保证安全。躯干的前方倾斜一般需要髋关节的伸肌以及膝关节的屈肌参与稳定、平衡。治疗体位多采用治疗师与患者面对面相坐,诱发运动。

(2) 躯干旋转:做躯干旋转时,治疗师需立患者身后。开始要缓慢、温柔,以后逐渐增大可动范围。活动中让患者目视前方,这样躯干旋转运动不仅与骨盆对应,也与头、颈对应。

(3) 头和颈部的运动:将患侧上肢放在治疗台上,治疗师一手扶患肩,另一手放在患侧头部,令颈部向患肩侧弯,治疗师施力对抗,可诱发肩上举动作。

(4) 肩关节的活动:患者肩痛时肌紧张程度增大,被动活动可能增加痛苦,治疗师应在无痛下进行肩部活动。坐位下,患者躯干前倾或旋转运动同时,进行肩部活动可减少痛苦。如坐位躯干向前倾斜时,治疗师托住患者肘部,随躯干倾斜角度增大,肩关节无痛活动范围也增大。

(5) 髋关节的活动:坐位状态下,当躯干前倾时,髋关节屈肌发生反应性收缩;当躯干向后倾斜时髋屈肌、腹肌群收缩以对抗、保持平衡。髋屈肌群参与躯干前、后方向的平衡活动,在自主诱发活动时要注意防止跌倒。

(6) 踝关节的背屈:偏瘫患者足背屈肌群和髋屈肌群有密切联系,给髋屈肌运动施加阻力,通过诱发下肢全部屈肌共同运动,可使足背屈肌群收缩,伴有痉挛的偏瘫患者均能引发该现象,可用于早期训练足背屈功能。

(7) 上肢:

1) 屈肌共同运动:嘱健侧上肢屈肘,治疗师对屈肘过程施加阻力,由于联合反应患侧上肢可诱发出屈肘动作。如患者面向健侧,则由于非对称性紧张性颈反射,可进一步加强患侧屈曲运动;通过牵拉患者近端引起上肢屈曲反应,也可以轻叩斜方肌、菱形肌和肱二头肌引起上肢屈肌共同运动。

2) 伸肌共同运动:患者健侧上肢伸直,用力抵抗治疗师施加的阻力,通过联合反应引起患侧上肢伸展动作。如让患者面部转向患侧,则由于非对称性紧张性颈反射,进一步加强患侧伸展运动;亦可轻叩三角肌、胸大肌、肱三头肌引发上肢伸肌共同运动。

3) 屈肌共同运动与伸肌共同运动:迅速牵拉患侧的肌肉并抚摸其皮肤,先出现屈肌反应和屈肌共同运动,继之出现伸肌反应和伸肌共同运动,通过这种被动诱发的屈、伸共同运动来维持关节活动范围。

4) 患侧胸大肌联合反应:当患者无法随意产生伸肘运动时,取坐位,治疗师站其前方,用手将患者双上肢托于前平举位,让患者尽量内旋肩关节,治疗师用手在患者健侧上臂内侧向外施力,同时嘱患者用力内收健侧上臂,可出现患侧胸大肌收缩。在共同运动中,肩和肘运动紧密相连,当胸大肌收缩时肱三头肌也会收缩,引起伸肘;肱三头肌出现收缩后,指示患者伸肘前臂旋前至最大,用两手施压治疗师的腰,嘱患者以最大能力去做,让患者有能夹住治疗师的腰的感觉。

5) 双侧抗阻的划船样动作:促进患肢的屈伸以及卒中后难以完成的推拉和往复运动。患者与治疗师对面坐,相互交叉前臂再握手,做划船时推拉双桨的动作向前推时前臂旋前,往后拉时前臂旋后,治疗师对健侧上肢施加阻力、对患侧施加助力,待患肢也有主动运动后,适当给予阻力。

6) 伸肘活动:①在伸肘前主动或被动地使前臂旋前;②在肱三头肌表面的皮肤上有力地来回推摩;③头转向患侧,利用非对称性颈反射的作用促进伸展;④躯干转向健侧,利用紧张性腰反射促进伸肘;⑤对患者做推的动作时施加阻力,令患者上臂前平举、前臂旋前做推的动作。治疗师将患者示指和中指分撑开,并在掌面腕根部不引起抓握反射的区域内施加阻力,或对患者推出的手腕根部施加阻力,可助肘关节完全伸展。

(8) 手:手与整个上肢功能密切相关,并在其中起重要作用,因此手的训练应贯穿治疗始终。手训练最初目标为,手的集团屈曲和集团伸展,在此基础上进一步完善各手指的屈伸功能,增加手的实用性,以达到高级目标。

1) 手抓握动作:利用近端牵拉反应诱发抓握动作。当患手不能随意进行抓握时,可利用屈曲共同运动的近端因素来控制。在近端关节运动时适当地给予抵抗,可引起手指屈曲肌群的反射性收缩,但往往也引起腕关节的屈曲。该反应为近端性牵拉反应,在痉挛出现后很容易引出。在诱发该反应时,治疗师应控制患者腕关节在伸展位,患者臆想自己手指在动,通过牵拉反应和随意性冲动的相互作用,反复训练达到治疗目的。

2）解除手指痉挛，改善手指伸展：脑血管病后常可导致手部肌肉紧张，严重者呈屈曲挛缩难以恢复。在治疗过程中要时时注意，改善抓握的同时要避免过度肌紧张，以及改善紧张挛缩状态。治疗师与患者相向而坐，握住拇指根部大鱼际附近，将拇指从手掌拉出，将前臂旋转至外展位然后轻柔、交替地做旋内、旋外训练，拇指的握力对应变化，可在外展位时刺激手腕手指背侧皮肤，即通过伸肌反射进一步促进伸展动作。对其他四指的屈曲，治疗师一手握住患者拇指根部，另一手打开屈曲的手指。

3）向随意性伸展转移：手指的半随意性伸展，让患者手水平上举，努力做打开握拳手指的动作，同时嘱患者健手也模仿做同样的动作，然后治疗师扶住患者腕和前臂，使前臂完全旋前，以促进手的伸展，尤以第4指和第5指最明显，接着治疗师握住患者前臂，将患者手举过头部，此时前臂外旋的同时再次出现伸展反应，拇指和示指也可得到伸展。

4）功能手的训练：①横向抓握功能训练。通常在完成双手动作时，患手仅辅助地完成一个功能性动作，不必要求达到良好的手功能状态再进行抓握训练。可通过动作的反复进行来提高功能。如利用拇指活动洗盘子、协助打开雨伞，就是在横向抓握出现后手功能还不完善的情况下能够完成的动作。②良好抓握功能训练。良好抓握应具备以下能力：随意地打开拳头、拇指能和其他指对指、放下手和手掌握住的物体。这类患者的手指有一定的灵巧性，可以完成系鞋带、系纽扣、粗的编织及许多家务劳动等。此时要注意结合日常生活，进行技能练习，加强精确性、准确性训练。

（9）下肢：也是按 Brunnstrom 的不同阶段进行的。

1）屈肌共同运动的诱导：取仰卧位，伸直健侧下肢，做足跖屈动作，治疗师从足底施加阻力，由于联合反应，可引起患侧下肢屈肌联合运动。让患者面部转向健侧，可利用非对称性紧张性颈反射进一步加强这种屈曲运动。

2）伸肌共同运动的诱导：仰卧位，伸直下肢，健侧做足背屈动作，治疗师对背屈的健足施加阻力，通过联合反应可引起患侧下肢的伸肌共同运动。让患者面部转向患侧，可利用非对称性紧张性颈反射进一步加强这种伸肌的运动。

3）患肢外展的诱发：仰卧位，嘱患者用力外展健侧下肢。治疗师对其外展施加用力，诱发患侧也出现外展动作。

4）下肢内收的诱发：仰卧位，使患侧下肢处于外展位，健侧下肢也取外展位。嘱患者用力内收健侧下肢，治疗师对其施加相反方向的阻力，诱发患侧下肢产生内收动作。

24

5）下肢脱离共同运动模式的训练：目的是纠正和抑制共同运动，诱发分离运动。①髋、膝踝同时屈曲，伴髋内收：患者仰卧位，治疗师帮助患者保持患足背屈、外翻，在不伴有髋关节外展外旋的状态下完成髋膝屈曲，同时也可以练习髋内收、内旋；②髋、膝伸展踝背屈：患者仰卧位，在髋膝踝同时屈曲状态下，指示患者伸膝伸髋，不伴有髋关节内收、内旋，若伸展过程中出现伸肌共同运动应及时停止，并稍作屈曲动作，在此位置上反复练习；③膝关节屈曲时，髋伸展：仰卧位，双下肢屈曲，膝关节并拢，双足平放于床面上，令患者 Bobath 握手，指示患者把臀部抬高，尽量伸髋。

6）步行：负重和步行是下肢的主要功能，步行能力是评定康复治疗效果，满足患者需求的一项重要指标。①独立步行：独立步行要建立在负重训练和步行训练的基础上，要能控制整个步行过程，需要较好的步态保证步行的稳定性和实用性。但当患者障碍较重，共同运动不能像期待的那样减少时，要注意提高负重能力，确保安全步行，同时注意采取代偿的方法，避免障碍的影响。②借助步行：患者达不到独立步行能力时，可借助拐杖、助行车、平衡杠、扶手等步行，步行需在治疗师指导下训练。治疗师站在患者患侧，与患者手交叉握住，另一只手放在患者腋窝，托住患肩与患者一起步行，可辅助支撑患者、控制患者的重心转移、纠正步态、调整步幅、控制节奏，还便于与患者交流增加其信心，提高步行能力。③指导步行：随着治疗的进展，患者步行能力的提高，可尝试独立步行时，需医师指导以顺利、安全地行走。指导步行，包括提醒患者如何控制重心、起步、控制步幅、调整姿势、掌握节律、纠正膝关节过伸直等。指导不能干扰患者步行的正常进行，正确的部分要给予肯定。④跨越障碍物：当患者足能抬离地面后，可进行跨越障碍物训练，根据患者步幅设计低障碍物的间隔，许多偏瘫患者可利用屈肌共同运动完成跨越动作，但需留意患足着地会否碰到障碍物，跨越节奏等系列安全问题，必要时治疗师要给予帮助。⑤上下台阶：上下台阶应在具备一定肢体功能条件下进行，指导方法和注意事项基本同跨越障碍物。上台阶时健侧足先迈，下台阶时患侧先下，以利于合理地负重、安全地重心转移。

二、Bobath 疗法

Bobath 疗法主要用于治疗偏瘫和脑瘫。特点为通过利用关键点的控制，以及其设计的反射抑制模式和体位的摆放来抑制痉挛，待痉挛缓解之后，利用反射抑制、体位平衡诱发其平衡反应，再让患者进行主动的、小范围的、不引起联合反应和异常运动模式的关节运动，然后再进行各种运动控制训练，逐步过渡到日常生活动作的训练而取得康复效果。

（一）治疗原则

1. 强调患者学习运动的感觉　Bobath 认为运动的感觉可通过后天的反复学习、训练而获得。治疗师须根据患者的情况及存在的问题，设计训练活动，这些活动不仅诱发有目的性的反应，而且要充分考虑是否可为患者提供相同运动重复的机会。只有反复刺激和重复动作才可促进和巩固动作的学习。

2. 强调患者学习基本姿势与基本的运动模式　每一种技能活动均是以姿势控制、翻正反应、平衡反应及其他保护性反应、抓握与放松等基本模式为基础而发生的。依据人体正常发育过程，抑制异常的动作模式，同时通过关键点的控制诱导患者逐步学会正常的运动模式，诱发出高级神经系统反应，如翻正反应、平衡反应及其他保护性反应，使患者克服异常动作和姿势，逐渐体验和实现正常的运动感觉和活动。

3. 按照运动的发育顺序制订训练计划　计划必须与患者

的发育水平相对应。在制订的过程中，应以发育的观点对患者进行评价，沿着发育的顺序进行治疗。正常的运动发育是按照从头到脚、由近及远的顺序。具体运动发育顺序一般是从仰卧位→翻身→侧卧位→肘支撑卧位→手膝跪位→双膝跪位→立位等。在治疗中，首先应注意头颈的运动，然后是躯干，最后是四肢。理论上，肢体功能恢复是按照由近端向远端的顺序。因此，只有改善了头、颈、躯干的运动之后，才有可能改善四肢的功能；只有控制了肩胛带的稳定性，才有可能发展上肢的精细动作技巧。

4. 将患者作为整体进行治疗　Bobath 强调训练时要将患者作为整体进行训练。治疗运动功能障碍时，鼓励患者积极参与，掌握肢体进行正常运动时的感觉。在训练偏瘫患者下肢时，要注意抑制上肢痉挛的出现。总之，要防止患者身体的其他方面出现障碍，把患者作为整体制订治疗计划和训练方案。

（二）疗法特点

1. Bobath 疗法特点　总结了系列反射抑制抗痉挛模式。该疗法进一步针对中枢神经病损后患者长期肌张力异常增高的现象，系统提出反射抑制抗痉挛和反射抑制张力的疗法。强调从肢体随意运动困难时期，至分离运动未完全时期，均要采用抗痉挛体位维持静态训练和动态功能运动。

（1）躯干抗痉挛模式：由于患侧背阔肌的痉挛，常使患侧躯干短缩，因此躯干抗痉挛模式为伸展患侧躯干。采用健侧卧位，治疗师立于患者身后，一手扶其肩部，另手扶住髋部，双手做相反方向的牵拉动作，可缓解躯干肌的痉挛。

1）上下肢的抗痉挛模式：使患侧上肢处于外展、外旋、伸肘、前臂旋后、伸腕或指外展的位置，可对抗上肢的屈曲痉挛模式。轻度屈髋屈膝、下肢内收、内旋、踝和趾背屈，可对抗下肢的痉挛。

2）肩的抗痉挛模式：由于菱形肌、斜方肌尤其是背阔肌的痉挛，使肩后缩、下压，肩的抗痉挛模式应为使肩向前、向上。

3）手的抗痉挛模式：手常用抗痉挛模式，为双手掌心相对，十指交叉握手，患侧拇指在上，又称 Bobath 式握手。

（2）利用反射性机制改善异常的肌张力：

1）利用非对称性颈反射，即头转向的一侧上肢伸直，另侧上肢屈曲，可改善上肢肌张力并诱发上肢活动；或把头部转到一侧，可诱发躯干和下肢做出相应动作，促进翻身动作的完成。

2）利用对称性反射，即头部伸展时，肢体伸展，头部屈曲时肢体屈曲可抑制伸肌的原理。

3）利用张力性迷路反射，即需要提高屈肌张力时，采用俯卧位；需提高伸肌张力时，采用仰卧位；为避免影响伸肌或屈肌的张力，采用侧卧位等。

（3）运动控制训练方法：

1）肢体的负重训练：将患侧肢体置于反射抑制模式的体位，进行正确的负重并在其上训练平衡。

2）控制训练：将肢体的末端被动地移到空间中关节活动范围的某点上，然后释放，让患者练习将肢体控制在该位置上不动。

3）定位放置训练：在肢体能控制后，可训练患者主动地将肢体定位在关节活动范围的各点上，然后由此向上和向下活动，再返回原处。

适用于中枢神经系统病损所引起的伴有肌张力异常增高的运动控制障碍。

2. 规范了神经康复训练的基本操作技术。

（1）手法接触：治疗师用手接触患者的皮肤，暴露患者的皮肤部位，朝着运动方向，手放在同一平面，即患手或足的掌面或背面。

（2）牵拉：牵拉刺激可引起肌肉产生牵张反射，在每一动作模式开始时，可采用快速牵拉来施加阻力以提高肌张力；牵张反射可用于激发自主运动；增强较弱肌肉的力量和反应速度，牵张反射对于姿势的平衡控制是必要的。

（3）牵引：对关节进行牵拉牵引，可增大关节间的间隙，使关节面分离、激活关节感受器，刺激关节周围的屈肌收缩；一般来讲，牵引主要用于关节的屈曲运动。

（4）挤压：对关节进行挤压，使关节间隙变窄，可激活关节周围伸肌，利于关节伸展，促进关节稳定性与姿势的反应。患者在立位或坐位姿势下，持续挤压常用于产生躯干的反射性伸展。

（5）最大阻力：治疗师所给予患者的阻力，作用于患者完成整个关节运动范围。所加阻力的方向应与运动方向相反。最大阻力可刺激肌肉产生自主运动，增强肌肉的力量、耐力和协调性。高位脊髓损伤患者和痉挛明显的偏瘫患者，必须严格控制阻力。

（6）口令交流：治疗师在适当的时候发出口令，可刺激患者的主动运动，提高动作完成的质量。当要求最大运动反应时，可给予高声命令；鼓励进行平衡维持运动时，应采用柔声细语，口令应简短明了，常采用的两个词组是："出力""放松"。预备口令，清楚明白，动作中的口令，必须短、准确、时间应掌握好。

（7）治疗师体位：采用的基本体位是弓箭步，即前脚与运动方向平行放置，膝关节微弯曲以增加灵活性，后脚与前脚步垂直呈 90°放置，给予稳定的支撑。在该体位下，保持身体与对角线运动方向平行一致。治疗师应学会利用自己的身体来促进运动模式，如利用体重来增加阻力和进行牵伸或挤压。

三、Rood 疗法

Rood 疗法又称多种感觉刺激疗法或皮肤感觉输入促通技术。特点是在皮肤的特定区域内利用较轻的机械刺激或温度刺激，影响该区的皮肤感受器对各种刺激的反应，从而获得感觉促通作用。可应用于各种运动控制障碍患者。

（一）基本理论

1. 利用多种感觉刺激引起正常运动，有目的地完成动作　使用适当的多种感觉刺激使肌张力正常化，诱发出相应的肌肉反应。反射性的肌肉活动是获得运动控制的最早发育阶段，而神经运动能力的发育是感觉性运动控制的基础，并逐渐发展、成熟；故在治疗过程中应根据患者个体的神经发育水平，逐渐地由低级感觉性运动控制向高级感觉性运动控制发展。在治疗过程中，有控制的感觉输入可以反射性地诱发肌肉活动，使肌张力恢复正常，产生所需要的肢体运动。同时在动作完成过程中，要利用患者完成动作的目的性，通过有目的的感觉输入，有利于诱发神经肌肉系统的运动模式，可使主动肌、拮抗肌、协同肌之间的作用逐渐形成并更加协调，从而完成日常生活中需要做的各项动作。

2. 以发育的观点对患者进行评价，并沿着发育的顺序进行治疗　治疗时，运用各种刺激方法从头颈部→骶尾部、屈肌群→伸肌群、内收肌群→外展肌群→旋转肌群进行刺激。治疗过程中必须从当前患者发育水平开始，不断进展到较高的水平。

3. 特定感受器引发的特定反应经由三个通路　通过自发神经系统引发自稳态反应；通过脊髓的反射性保护反应和神经系统更广泛整合的脑干的适应性反应。感觉输入过程有四种基本形式：①简短的刺激，引起同步运动输出，该刺激可证实反射弧的完整性。②快速重复性的感觉输入，产生持续的反应，如电动毛刷，激活非特异性的感受器，沿 C 纤维和 γ 纤维将冲动传给支配肌肉的 α 运动神经元的肌梭运动神经。③持续的感觉输入，可以产生持续的反应。例如由于重力持续作用，体表感受器与支撑面接触后，释放冲动给神经系统，来强化重力的存在。④缓慢、有节律的重复性感觉刺激可以降低身心的兴奋程度。任何持续的低频的刺激，如在摇椅上缓慢地晃动、轻音乐、对手心、足底和腹部的按压都可以激活副交感神经系统，引起全身的放松。

4. 利用紧张性颈反射及迷路反射的激活与抑制　紧张性颈反射指颈部移动时颈椎关节、肌肉、韧带的本体感受器受刺激，产生感觉信息传入中枢，而引起四肢紧张性调节的反射，在脊髓反射活动的基础上才能起作用。其主要作用是对头与颈部关系的改变做出相应的肢体反应。紧张性迷路反射是指头部在空间的位置改变时所发生的紧张性反射。其感受器位于前庭和内耳的半规管，其主要作用是对头在空间位置的改变做出相应的反应。

紧张性颈反射及迷路反射的激活与抑制：当人体直立位时，紧张性颈反射和迷路反射引起肘关节轻微屈曲和下肢伸展。双膝手跪位，头部水平位屈伸，紧张性颈反射占主导地位，而紧张性迷路反射的影响减弱。当头的位置低于肩时，某些伸肌（踝跖屈肌、腕背屈肌）的张力增高。完全处于倒立位时，翻正反应被激活；而当头低于水平位时，紧张性颈反射与迷路反射同时产生影响。当人体处于半卧位时，迷路反射的影响至最大，引起上肢外展、外旋和屈曲，下肢和躯干伸展，此时紧张性颈反射受到抑制。因此，可根据不同体位下的反射激活和抑制情况，来促发正常或下一阶段运动，抑制异常或滞后的运动。

5. 运动控制的形式

（1）交互支配的运动形式：交互支配为基本的运动控制形式，起保护性作用，主要指主动肌收缩时，其拮抗肌被抑制，受脊髓和脊髓下中枢调整。

（2）共同收缩运动形式：起稳定性作用，为静态性主动肌与拮抗肌共同收缩的模式，这种模式使个体能较长时间保持一种姿势。

（3）重负荷性工作活动形式：指在稳定性基础上的活动性，其活动形式是身体近端活动、远端固定。如手膝四点跪位时的晃动，为腕关节和踝关节固定，而肩和髋关节活动。

（4）技巧性活动形式：最高水平的运动控制形式，结合了活动性和稳定性。它要求当远端活动时，近端固定。如体操运动员或是舞蹈演员需要这种技巧性活动形式。

（二）治疗用具

Rood 疗法的治疗用具主要有：

1. 刷子　各种硬度的毛刷。使用电动刷时要注意转数，转数超过 360 转/s 时可抑制神经系统。

2. 振动器　振动频率不要太高，否则神经纤维无反应（Ⅰa 纤维 450Hz 以下才有应答）。

3. 冰　诱发时采用-17～12℃刚从冰箱里取出的冰，抑制时无特殊限制。

4. 橡胶物品　各种弹性的橡胶，橡胶施加于肌体的阻力与其被拉长成比例，因此可实现变阻运动，以诱发肌肉的共同收缩。

5. 纺锤体筒　可用纺织工厂使用的卷芯。

6. 婴儿舔弄的玩具　用于进食训练的初期。

7. 诱发嗅觉　各种诱发嗅觉的物品。

8. 音乐刺激　各类音乐可引起机体不同反应。

9. 其他　圆棒、手膝位支撑器、压舌板（抑制舌紧张）、沙袋（有利于固定体位、诱发动作的引出）、各种重量的球。

（三）具体促进方法

1. 触觉刺激　包括快速刷擦和轻触摸。

（1）快速刷擦：是指用软毛刷，或根据情况选择不同硬度的毛刷，在治疗部位的皮肤上刷擦，诱发主动肌收缩，抑制拮抗肌收缩，15～30 秒显效，30～40 分钟疗效达到高峰。

1）一次刷擦：该法主要应用于意识水平较低而需要运动的患者，在相应肌群的脊髓节段皮区刺激，如 30 秒后无反应，可重复 3～5 次。

2）连续刷擦：在治疗部位的皮肤上做 3～5 秒的来回刷动。诱发小肌肉时每次要小于 3 秒，休息 2～3 秒后再进行，每块肌肉刺激 1 分钟；诱发大肌肉时不需间隔 3 秒。刷擦由远端向近端进行，在使用电动刷时要注意频率。

（2）轻触摸：是指用轻手法触摸手指或脚趾间的背侧皮肤，手掌或足底部，以引出受刺激肢体的回缩反应，对这些部位的反复刺激则可起交叉反射性伸展反应。

2. 温度刺激　临床中常用冰来刺激。冰具有与快速刷擦和触摸相同的作用。

（1）一次刺激法：用冰一次快速地擦过皮肤。

（2）连续刺激法：将冰放在局部，每次 3～5 秒，共 5 次，其后用毛巾轻轻蘸干，防止冰化成水。一般 30～40 分钟后疗效达到高峰。该法的作用效果与快速刷擦相同。由于冰刺激可以引起交感神经的保护性反应(血管收缩),所以应避免在背部脊神经后支分布区刺激。同样当冰快速刺激手掌与足底或手指与足趾的背侧皮肤时,也可引起与轻触摸相同的效应,即反射性回缩,当出现回缩反应时适当加阻力,以提高刺激效果。

3. 轻叩 当轻叩皮肤时可刺激低阈值的A纤维,引起皮肤表层运动肌的交替收缩。低阈值的纤维易于兴奋,通过易化梭外肌运动系统引出快速、短暂的应答。当轻叩手背指间或足背趾间皮肤及轻叩掌心、足底时,均可引起相应肢体的回缩反应,重复刺激这些部位还可以引起交叉性伸肌反应。轻叩肌腱或肌腹可以产生与快速牵拉相同的效应。

4. 牵伸 由于快速、轻微地牵伸肌肉,可以立即引起肌肉收缩反应,因此利用这种反应达到治疗目的。牵拉内收肌群或屈肌群,可以促进该群肌肉而抑制其拮抗肌群。牵拉手或足的固有肌肉可引起邻近固定肌的协同收缩,用力握拳或用力使足底收紧可对手和足的小肌群产生牵拉,可使近端肌群易化,若此动作在负重体位下进行,近端关节肌群成为固定肌,可以促进这些肌群的收缩,从而进一步得到易化。

5. 挤压 按压肌腹可引起与牵拉肌梭相同的牵张反应;用力挤压关节可使关节间隙变窄,可刺激高阈值感受器,引起关节周围的肌肉收缩。当患者处于仰卧位屈髋屈膝的桥式体位、屈肘俯卧位、手膝四点位、站立位时抬起健侧肢体而使患侧肢体负重等支撑体位时均可以产生类似的反应。对骨突处加压具有促进、抑制的双向作用,如在跟骨内侧加压,可促进小腿三头肌收缩,产生足跖屈动作;相反,在跟骨外侧加压,可促进足背屈肌收缩,抑制小腿三头肌收缩,产生足背屈动作。

6. 特殊感觉刺激 由于视觉和听觉刺激可促进或抑制中枢神经系统,因此Rood常选用一些视、听觉等特殊感觉刺激,以促进或抑制肌肉的活动。节奏性强的音乐具有易化作用,轻音乐或催眠曲则具有抑制作用;治疗者说话的音调和语气也可影响患者的动作、行为。光线明亮、色彩鲜艳的环境可以产生促进效应,而光线暗淡、色彩单调的环境则有抑制作用。

(四)具体抑制方法

1. 轻压 轻压关节以缓解痉挛,并缓解偏瘫患者因痉挛引起的肩痛。治疗者可以托起肘部,使上肢外展,然后把上臂向肩胛盂方向轻轻地推,使肱骨头进入盂肱关节窝,保持片刻,可以使肌肉放松,缓解疼痛。

2. 持续牵张 可采用间断牵拉,也可将处于被拉长的肌肉通过系列夹板或石膏托固定进行持续牵拉,必要时更换新的夹板或石膏托使肌腱保持拉长状态。

3. 按压 用较轻的压力从头部开始沿脊柱直到骶尾部按压,反复对后背脊神经支配区域进行刺激可反射性抑制全身的肌紧张,从而达到全身放松的目的。

4. 在肌腱附着点加压 在痉挛的肌肉肌腱附着点持续加压可使这些肌肉放松。

5. 其他 可缓慢地将患者从仰卧位或俯卧位翻到侧卧位,缓解痉挛。通过中温刺激、不感温局部浴、湿热敷等使痉挛肌肉松弛。远端固定,近端运动,适用于手足徐动症等情况。例如让患者取手膝位,手部和膝部位置不动,躯干做前、后、左、右和对角线式的活动。如果痉挛范围较局限,缓慢地抚摩或擦拭皮肤表面也同样能达到放松的目的。

四、运动再学习技术

运动再学习是近年发展的,是将中枢神经系统损伤后运动功能的恢复训练视为一种再学习或再训练的过程,又称为运动再学习方案。

Carr等认为卒中患者大多存在运动问题,需要基本的运动。故可围绕这些基本的运动设计训练计划。运动再学习方法由7部分组成,包括了日常生活中的基本运动功能,即上肢功能、口面部功能、从仰卧到床边坐起、坐位平衡、站起与坐下、站立平衡、步行等。治疗师根据患者具体情况,选择最适合于患者的任何一部分开始治疗。每一部分,一般分4个步骤进行(表24-4-2)。

表24-4-2 运动再学习技术操作步骤

步骤	方法
步骤1	分析作业 观察、比较、分析
步骤2	练习丧失的成分 解释——认清目的 指示 练习+语言和视觉反馈+手法指导
步骤3	练习作业 解释——认清目的 指示 练习+语言和视觉反馈+手法指导 再评定 鼓励灵活性
步骤4	训练的转移 衔接性练习的机会 坚持练习 安排自我监测的练习 创造学习环境 亲属和工作人员的参与

五、运动想象疗法

运动想象(motor imagery,MI)是指活动在内心反复地模拟、排练而不伴有明显的身体运动,即在暗示语的指导下,在头脑中反复想象某种运动动作或运动情境,从而提高运动技能和情绪控制能力。

运动想象疗法认为看动作、听动作发出的声音、想象动作和实际动作涉及相同的神经通路。因此,中枢神经损伤后,不能随意运动时即可以应用。患者对某项活动的想象体验越深,其功能恢复的效果就越好。想象能力的评估,目前有3个实用工具,即运动想象问卷、运动想象问卷修订版及运动想象逼真度问卷。也可结合生理指标如前额肌电值、心率、手指皮肤电值、手掌心温度、指端血容波幅等监测想象过程。运动想象问卷得分<25 分者不宜进行运动想象训练。另外运动想象训练需要患者能理解指导语,对于智力或认知障碍、失语患者不宜进行运动想象。

目前认为,运动想象训练分为 6 个步骤:①说明任务:首先由治疗师进行示范、讲解有关想象训练的内容,要求患者认真观察,明确是肢体哪一部分"活动",应该做什么样的运动,掌握正常的运动模式和感觉;②预习:让患者把有关动作想象一遍;③运动想象:听运动想象指导语录音,进行想象练习;④康复训练:重复练习想象训练的动作;⑤问题的解决:通过反复练习学会有关技能;⑥实际应用:把有关技能转化为实用性技能。

"运动想象"疗法应用时,必须结合基础神经生理疗法,才能取得良好的效果,"想象"的活动应是有针对性地从康复训练活动中选择的活动。例如,可在康复训练后,将患者移至安静房间听"运动想象"指导语录音带,用 2~3 分钟进行全身放松,指导患者想象其躺在一个温暖、放松的地方如沙滩,让其先使脚部肌肉交替紧张、放松,随后是双腿、双上肢和手。续之用 5~7 分钟,提示患者进行间断的"运动想象",如"想象你自己用患手去抓桌子上的杯子""你在一页一页地翻一本书"等。想象的内容应集中于某项或某几项活动,以改善某种功能(如肩内收、外展、外旋,肘屈伸,腕关节屈伸和手指活动)。在上述想象任务中,强调患者利用全部的感觉,如"感觉你的手握住了凉爽的杯子""看到你的手伸向前方的杯子"。最后 2 分钟,让患者把注意力重新集中于自己的身体和周围环境,告诉患者回到了房间,让其体会身体的感觉,然后注意听周围的声音,最后解说者从 10 倒数至 1,在数到 1 时患者睁开眼。

六、镜像疗法

镜像疗法(mirror therapy)又称平面镜疗法或镜像视觉反馈(mirror visual feedback,MVF),通过镜子的反射进行运动想象训练,从而对大脑相应控制区域产生信号输入。

(一)镜像疗法的训练原则

1. 患侧肢体决定治疗剂量(运动方式、速度、活动范围)。
2. 一次治疗的持续时间取决于患者个体(集中能力和注意能力)。
3. 足够多的训练重复次数可以影响到患者的功能水平。
4. 可能的话每日多次训练。
5. 从 1 维,到 2 维,再到 3 维运动。
6. 从固定的位置,到小的活动,再到复杂运动。
7. 活动增长的速度,取决于患者的功能水平的个体化。
8. 运动要缓慢执行。
9. 视觉注意力要一直停留在镜子平面。
10. 必要情况下,设置短暂的休息时间。
11. 结束时设置部分无镜子的活动以及综合想象性训练。

镜像疗法适应证:患有截肢幻肢痛,脑损伤(脑卒中、脑外伤),不完全性脊髓损伤,周围神经损伤,慢性区域性疼痛综合征,手外伤术后,复杂疼痛,感觉过敏或感觉迟钝。同时具备稳定的坐姿,稳定的心肺功能,有自我训练的动力及充分的认知能力,可以加工视觉信息,且没有明显的骨科或风湿性疾病等并发症。

(二)治疗前准备及治疗过程

1. 治疗前准备

(1)首先充分向患者解释治疗的背景、作用机制以及治疗目标。

(2)告诉患者:在治疗过程中患者应该有针对性地参与到视觉想象中,但要清楚,这并不是其运动可能性的真实写照。

(3)向患者解释可能的不良反应:会出现情绪的和植物神经症状,如出汗、心慌等。

(4)安静的房间,房间背景单一,避免在镜子背后出现声音的刺激。

(5)镜子两侧手的姿势相同,镜子居中。

(6)患侧在镜子的后面,没有光的折射。

(7)健侧免去戒指、手表等装饰物。

(8)镜子大小合适,可看所有活动,但不能看到患侧肢体。

2. 治疗过程

(1)开始治疗:注视镜子中的手。

(2)治疗师展示患者想要进行的运动。

(3)患者边看着镜子里的镜像,边模仿治疗师所展示的动作。

(4)患者试图主动地尽可能好地双侧进行上述运动。如果这些运动已经使镜子里想象的强度增强,便可以交替地促进患肢的运动。

(5)另一只手的运动不重要,需要重视的是,眼睛看见镜子里的运动,并把镜子里患侧手在运动这样的信息输送给大脑。

3. 注意事项　刚开始的练习不要太复杂,最好以 1 维的粗大运动开始,如用毛巾进行前后向的擦桌子运动。患者的注意力不要过多地投放在运动执行上,以避免减少视觉想象的感知觉。应有足够的短暂休息,以保持患者高度的注意力。最后练习应上升至不用镜子的功能锻炼活动,以整合活动中正确的选择性运动,如把腕背伸功能运用到抓握当中。

第五节　其他神经康复相关疗法

一、作业疗法

作业治疗是有选择性和目的性地应用于日常生活、工作、学习和休闲等有关的各种活动来治疗患者躯体、心理等方面的功能障碍,以改善功能、提高生活质量、早日回归家庭和社会。具有改善精神状态,提高运动技能、克服功能障碍,提高生活自理能力,发挥代偿能力,提高社会交往能力等主要作用。

（一）基本内容

1. 功能性作业活动（运动性作业活动）　是为了促进患者躯体功能的恢复而进行的治疗活动。针对患者的功能障碍、兴趣爱好和心理状态，设计和选择相应的作业活动（如木工、刺绣、治疗性游戏等），以使患者的关节活动度、肌力、耐力、平衡性、协调性等得到改善。

2. 日常生活活动训练　主要针对恢复基本的和工具性日常生活活动能力，提高日常独立能力和生活质量。

3. 心理性作业活动　通过作业活动来改善患者的心理状态。患者在出现身体功能障碍时，往往伴随特定的情绪，如否认、愤怒、抑郁、绝望等。而住院后与社会隔离，相当一部分患者也会因环境的变化而产生负性情绪。作业治疗师可以根据患者的兴趣及心理状态的不同阶段，设计有针对性的作业活动，帮助患者摆脱不良情绪。

4. 辅助器具的适应性训练　根据患者的肢体情况和家庭、工作环境情况，设计制作自助具、矫形器、假肢，以及环境改造，帮助患者独立。如改型的勺、改造的碗、筷、刀具等；用低温热塑材料制作手夹板、踝关节跖屈内翻矫形器等，患者需要进行适应性训练，使其能够熟练使用。

5. 职业前训练活动　包括职业前评定和职业前训练两部分。在患者回社会，重返工作岗位之前，对患者的躯体功能、精神状态、日常生活活动能力及学习能力进行全面评定，并对可能从事的职业进行试训练。

6. 休闲娱乐活动　各种休闲娱乐活动不仅能改善患者的身体功能，更重要的是能改善患者情绪，增加生活乐趣，增强患者的交流能力。

（二）常用方法

1. 基础功能训练　作业疗法中针对患者的功能障碍进行治疗的功能训练，是为患者恢复正常生活工作、社会活动创造主观的条件，是技能训练的基础。

（1）运动功能的作业训练：

1）加大关节活动范围：①上肢功能作业训练：如木工作业、擦拭桌面、编织、用砂纸打磨板材、粉刷墙壁、写字、调和黏土、拧铁丝、打乒乓球等；②手指精细活动作业训练：如插钉、拾豆子、黏土塑形、打字、拼图、拧螺钉等；③下肢作业训练：如上下楼、脚踩缝纫机、脚踏自行车等。

2）增强肌力：①增强上肢肌力：如拉锯、砂磨、推重物等；②增强手部肌力：如捏黏土成橡皮泥等；③增强下肢肌力：如脚蹬功率自行车等。

3）改善协调平衡能力：①协调作业训练：如推拉砂磨板、拉锯、刺绣、编织、嵌插、剪贴、脚踏缝纫机等；②平衡作业训练：如掷球、套圈、推车、过独木桥等。

4）增强体力耐力，长期反复坚持进行患者感兴趣并能耐受的各种作业活动，均有利于增强体力和耐力。

（2）感知功能的作业训练：是指对周围及中枢神经系统损害患者进行触觉、实体觉、运动觉、感觉运动觉的训练以及治疗失认症和失用症（结构性失用、运动失用、穿衣失用、意念失用等）的作业训练。

1）触觉的作业训练：以视觉代触觉识别物品，避免手指接触过热、过冷尖锐、沉重的物品。

2）运动觉的作业训练：先后在直视与闭眼时以木杆、笔或铅笔橡皮头刺激手指，判断刺激的位置。

3）感觉运动觉的作业训练：先后在直视与闭眼时以木杆、笔或橡皮头在手指上滑动与按压判断感觉，以音叉反复刺激，判断振动觉。

4）两点辨别觉的作业训练：将量角规的针尖距离由大逐渐缩小，促使辨别觉的出现与加强。先后在直视与闭眼时用手触摸布袋与盒内不同形状、大小、质地的物品加以描述、比较和识别。

5）认知功能的作业训练：认知功能的作业训练包括定时定向力、注意力、记忆力、表达力、理解力、判断力、计算力、自知力的作业训练。

（3）改善心理状态的作业训练：心理性作业训练是通过作业改善心理状态的一种作业疗法。

1）转移注意力的作业训练：如书法绘画、编织、插花、泥塑、木工、下棋、弹琴、游泳、养鱼盆景等。

2）镇静情绪的作业训练：如打毛衣等。

3）增强兴奋的作业训练：如观看或参加竞技比赛、游戏等。

4）宣泄情绪的作业训练：如钉钉子、铲沙、挖土等。

5）增强自信的作业训练：如编织、绘画等完成作品的活动。

6）增强社会交往的作业训练：如集体劳动打扫室内卫生，歌唱比赛、文娱晚会、游戏、保龄球等。

（4）日常独立生活能力训练：日常生活活动（ADL）主要分为基本生活动作、移动动作和生活关联动作三大部分。基本生活动作主要包括卧床、饮食、更衣用厕、洗浴、语言交流等；移动动作主要包括床上移动、坐位移动、步行、轮椅操纵等；生活关联动作主要指家务、育婴购物等社区活动。

1）床上训练：①保持良好功能位，防止肢体畸形；②翻身训练；③坐起训练。

2）转移训练：主要包括在床与轮椅之间、人与床之间，轮椅与坐便器之间、轮椅与汽车座之间的转移训练，涉及环境改造和再适应。训练时要注意安全。

3）进食动作训练：见吞咽障碍（第二十四章第二节）。

4）洗漱动作训练：练习拧毛巾、刷牙、剃须、梳头、洗澡等洗漱动作。可使用自助用具和辅助装置。如在牙刷杯上加以尼龙搭扣使手掌套入，便于握持使用。

5）更衣动作训练：上衣不用扣子，改用拉链或尼龙搭扣；裤子不用腰带，改用松紧带；不穿系带鞋改用船形鞋。穿衣时先患侧，再健侧，脱衣时顺序相反，可使用自助具，用带长柄的钩子拉拉链或上提裤子、抹子，用长柄鞋拔提鞋。

6）家务劳动训练：如将切菜板用钉子改造，使食物能插入固定住，便于切割。取高处、远处物品时使用长柄的自助具。

2. 职业技能训练：包括就业咨询及职前训练。组织患者在专人指导下参加适当的工作和生产劳动，以转移患者注意力，调整精神和心理状态及进行社会能力的训练。

（1）就业咨询：根据患者的技能，专长、身体功能状况、兴趣和就业的可能性，向患者提供有关就业的意见和建议。

（2）职前训练：在正式从事职业工作前，先进行技能、心理等方面的训练。职业技能内容包括，基本劳动和工作的技巧，如木工作业、黏土作业、缝纫作业、机械装配、纺织作业、办公室作业等。

1）木工作业：砂磨、锯木、刨木、锤钉、旋拧螺钉等，可加大肩关节伸屈、内收外展与肘伸屈的活动范围，增强上肢肌力与眼手协调性，改善手的精细动作和肌力。

2）黏土作业：调和黏土、黏土塑形等，可加大肘、腕伸屈活动范围，增强上肢肌力与体力，增强腕的伸屈，拇指和四指伸屈、对指、内收外展等活动范围，增强手部肌力以及手的灵巧度和协调性。

3）编织刺绣缝纫作业：编织、刺绣、缝纫等，可加大肩肘伸屈，腕伸屈、桡偏、尺偏的活动范围，增强眼手协调性。

4）办公作业：书写、珠算、打字、操作计算机、资料管理、电话通信等，可加大关节活动范围，增强注意力、记忆力、提高听觉与社会交往能力。

3. 使用康复辅助用具的训练　患者康复辅助用具的选购、设计、改造和使用都需要加以指导。对有运动障碍的患者提供订制购买自助器具的咨询，并指导患者使用这些器具，以方便患者借器具的帮助能完成日常生活的一些动作如梳洗、穿着鞋袜、备餐、进食、步行等。

4. 休闲活动训练　休闲活动可以调节患者生活，改善精神心理状态，有利于加强社会交往。

（1）书画疗法：中国传统作业疗法，通过书法练习和绘画改善精神和心理状态，抒发情感，适用于一般慢性病和抑郁、焦虑等患者。通过作品的创作和完成，不但能改善精细功能，而且可以分散、转移注意力，建立并满足自我价值感和成就感。

（2）园艺疗法（horticultural therapy）：通过种植花草，栽培盆景、园艺设计等作业进行治疗，对身体和精神的训练均有好处。

（3）音乐疗法：可以分散注意力，陶冶情操，使精神放松，促进健康恢复。

（4）工艺疗法（arts and crafts therapy）：应用手工艺进行治疗，包括泥塑、陶器、工艺编织，具有身心治疗价值，既能改善手的细致功能活动，训练创造性技巧，又可转移对疾病的注意力，改善情绪。

（5）游戏疗法（play therapy）：有选择的游戏，如下棋、扑克、套圈、跳绳、抛球等游戏，可分散注意力，增加乐趣与交往，加大关节活动范围。增强四肢肌力以及眼手和上下肢协调，增强手指灵活度与眼手协调性，增强记忆力。

（6）体育活动疗法：通过打乒乓球、羽毛球、篮球、排球、保龄球等体育活动可以增强体质，上下肢协调性和肌力，加大关节活动范围，还可以通过竞技比赛，密切与他人的交往，加强集体观念。

5. 改造生活、工作环境的指导　为患者提供有关出院后住宅条件的咨询（包括进出通路、房屋建筑布局和设置等）。行走不便者需以助行器、轮椅助步，对通道及房屋设施、布局有特殊的要求，如用轮椅者通行的门口不应有门槛、台阶，应为平地或防滑斜坡。门口宽大于轮椅，步行障碍者的通道侧壁、楼梯、浴室、坐便器坐侧墙等均需有扶手。采用长柄式的水龙头便于洗浴。扶手及地面应防滑，使用轮椅时不铺地毯等，创造有利于患者生活的环境。

二、康复辅具疗法

康复辅具疗法是通过代偿或补偿的方法来矫治畸形，从而弥补功能缺陷和预防功能进一步退化，使患者能最大限度地实现生活自理和回归社会。康复辅具包括矫形器、假肢以及一些技术性辅助器等。

（一）矫形器

矫形器是指在人体生物力学基础上，作用于人体四肢和躯干，以固定、支持、稳定肢体，预防和矫正肢体畸形，治疗骨、关节、神经和肌肉疾病及功能代偿的体外装置。

矫形器的基本功能：①固定和保护；②预防和矫正畸形；③稳定和支持；④减少或免除负荷；⑤抑制痉挛；⑥促进康复。

1. 偏瘫患者踝足矫形器的应用

（1）恢复阶段：为配合早期训练先使用通用型矫形器，适用后再订制矫形器。

1）小腿三头肌轻度痉挛：可用预制的软塑踝足矫形器，一般在半年至1年，进入后遗症阶段后再订制正式矫形器。

2）小腿三头肌中度或重度痉挛：可应用带双向可调的踝足矫形器。这样既可以尽量固定踝关节在轻度背屈位，也可对抗或减少步行引起的小腿三头肌反射性痉挛，防止膝关节过伸、改善步行，又能调节踝关节固定角度。

（2）后遗症阶段：可订制正式矫形器

1）垂足：如小腿三头肌没有痉挛，或只有轻度痉挛，可应用软性塑料踝足矫形器。

2）较重的痉挛性马蹄足：应用硬性塑胶足矫形器。

3）较重的卒中性马蹄内翻足：应用硬性塑料踝足矫形器，要求踝部带侧方软垫。严重的痉挛性马蹄内翻足需手术治疗后，再装配矫形器。

4）痉挛性马蹄足合并屈膝肌瘫痪：为预防膝关节过伸，应使用膝踝足矫形器，根据膝关节稳定能力决定膝关节是否加锁。

5）膝关节屈肌痉挛：影响膝关节稳定性，可应用膝踝足矫形器，要求膝关节铰链带锁以固定膝关节，膝屈肌严重痉挛的需消除痉挛后再装矫形器。

2. 截瘫患者的矫形器临床应用　由于损伤平面不同，关节功能丧失情况不同，应用效果不同，矫形器的使用情况可分以下几类：

（1）损伤部位位于 L_3 以下：表现为踝关节背屈、跖屈肌弛缓性瘫、踝关节不稳的可使用金属条踝足矫形器，踝铰链设有双向装置，这样既能稳定踝关节，又不妨碍向前迈步。如果背屈肌无力而跖屈肌痉挛，应采用带有背屈助动，跖屈限制的金属条踝足矫形器，或硬踝足矫形器固定踝关节减轻痉挛，并改用软的后跟，这类患者只要膝和膝以上肌力良好，使用双侧踝足矫形器可以不扶拐独立地户外行走。部分患者由于伸膝肌力弱，可以扶双拐步行。

（2）损伤部位于 $L_1 \sim L_3$：不但踝足肌肉瘫痪，而且伸膝肌瘫痪，需选用膝铰链带锁的膝踝足矫形器，膝锁选用双侧带棘爪锁，压直膝部可自动锁住，可以一手同时打开内外侧铰链，使用方便。踝铰链要求制动于踝关节微背屈位，两足间铁板向前延至跖骨头后，这样可减少痉挛，也便于身体重心前移时迈步。这类患者应用双拐，通过训练可以恢复实用的室内步行功能。该类患者，如无严重的痉挛性马蹄畸形，可使用带锁的膝矫形器稳定膝关节，用前足吊带控制垂足，扶双拐步行，由于减轻了重量，穿脱方便而很受患者欢迎。

（3）损伤部位在 $T_8 \sim L_1$：躯干肌肉控制能力尚好，而髋、膝、踝关节主动控制关节活动的功能都丧失。理论上应选用双侧髋膝踝足矫形器，但因重量大，穿脱麻烦，患者即使装了也难坚持使用，现还可以采用带双侧髋铰链的交替式步行髋膝踝足矫形器。目前临床上也使用一般的膝踝足矫形器和躯干支具，通过良好的训练，以躯干肌肉的代偿作用可以扶双拐步行，但相当费力气，因此很难作为代步用具，仍然需要轮椅。

外骨骼机器人为脊髓损伤等残疾患者带来了希望，目前 T_3 平面以下的完全性截瘫患者通过该类装置可以实现自如行走。该类装置帮助下，下肢的运动可完全由使用者通过躯干或自动控制器来控制。设备一般由背囊、内装计算机和电池的一组感应控制设备、电传装置（对应分布在髋关节和膝关节）组成。这种帮助行走的外骨骼动力辅助系统，配备较多的传感器，如角辨向器、肌电传感器、地面传感器等，所有动力驱动、测量系统、计算机、无线网络和动力供应设备都装在背包中，电池挂在腰部，是一个可佩戴的混合控制系统，根据生理反馈和前馈原理研制的动力辅助控制器可以调整人的姿态，使其感到舒适。

（4）损伤部位在 $T_1 \sim T_7$：躯干肌肉大部分丧失功能，装配矫形器的目的非实用性行走，而为辅助站立、短时间步行训练使用，一般需选用双侧髋膝踝足矫形器，双侧髋铰链、膝铰链加锁可控制屈髋屈膝，另外髋铰链需与腰背部矫形器连接，以控制躯干的稳定性。

（5）损伤部位在 T_1 以上：即四肢瘫患者，可根据上肢瘫痪情况选用上肢矫形器。

1）掌侧腕手固定矫形器，患病早期、恢复期每天部分时间使用，防止屈腕、屈指畸形。

2）对掌或带腕控的对掌矫形器，适用于对掌功能恢复困难。

3）带插持物器的辅助器，改善独立生活能力。

（二）假肢

假肢是用于弥补截肢者肢体缺损、代偿其失去的肢体功能而专门制造、装配的人工肢体。按结构分为内骨骼式和外骨骼式假肢；按用途分为装饰性、功能性、作业性和运动假肢；按解剖部位分为上肢、下肢假肢；按安装时间分为临时性和正式假肢。

（三）技术性辅助器

1. 用于治疗和训练的辅助器具　如抗血栓袜套，预防压疮的坐垫、床垫；用于辅助运动，肌力和平衡训练的斜板；平行杆等。站立斜床、斜板，倾斜角度可调，分手动和电动两种，主要适用于截瘫、偏瘫等患者早期下床前的适应性训练。站立桌是一种木制高桌，可以辅助截瘫患者保持站立位，同时在桌上可做些日常生活活动，还有助于预防各种长期卧床或长期坐在轮椅上的并发症。

2. 生活自理和防护辅助具　包括进食辅助器具、穿脱衣服、鞋袜辅助用具、个人卫生器具、大小便辅助器具。其中，常用的大小便辅助器具包括抽水桶与小便池两侧帮助患者站起来的扶手；方便排大便后自动冲洗和烘干的设备；专用的如厕轮椅、座椅，加高马桶垫以方便马桶与轮椅间转移，各种轮椅，马桶间移动的专用悬吊装置等。

3. 个人移动的辅助器　如轮椅、助行器、拐杖等。

（1）手杖：手杖适用于上肢有力，需要辅助下肢步行者使用；多脚的手杖可用于平衡功能差的患者。

（2）腋杖：可更好利用躯干承重、适用于截瘫患者，但稳定性差，有跌倒风险者不适合。

（3）助行器：在偏瘫患者站立和步行训练中，广泛扶持使用。

4. 家务管理辅助器　辅助各种残疾人从事饮食、炊事、清洁等辅助器。

5. 沟通、信息及信号的辅助器　主要帮助言语功能障碍患者进行交流，采用交流板如各种表达患者意愿的图示、字符表、电动指示图标、手语等。

三、中医药疗法

中医药疗法，包括中医针灸、推拿、中药，以及导引疗法（如太极拳、八段锦等）。

（一）药物疗法和针灸推拿

针灸和药物治疗均讲究辨证论治、整体观和治未病等。辨证论治指不论什么疾病，先根据舌苔、脉象等，进行气血、阴阳、脏腑、虚实的八纲辨证，得出证型后，针对性制定治则，从而处方、施针。例如某偏瘫患者，辨证为肝肾阴亏，气滞血瘀，治则对应为滋补肝肾、行气活血，再按君臣佐使进行中药组方。中医学重视整体观诊治，包括人体整体观、人与自然节气、环境的整体观等。在治疗上还重视治未病，有“上工治未病”之说，在现代医学的影像学和实验室化验尚未达到疾病诊断标准时，先进行扶正祛邪、调和阴阳、虚实补泄等治疗。

活血处方是脑卒中用药方面较为常用和有效的基础处方，但脑出血急性期和具出血倾向患者禁用。针灸方面以循经取穴与局部取穴相结合，多采用阳明经取穴，并结合辨证论治，加用胆经、肾经、背俞穴等取穴，以及补泻行针手法。也可根据瘫痪的神经、肌群的特殊需要取穴。

头针疗法为中枢神经病损后的常用特色疗法，例如运动性失语选对侧感觉运动区、语言3区，命名性失语选对侧言语2区，瘫痪肢体浮肿选对侧血管舒缩区等。未控制的高血压患者禁用头皮针疗法。

电针疗法，即针刺后加各种低频脉冲电，选用断续波或疏密波等，一般输出频率以每分钟20~30次为宜，每日1次，每次20~30分钟，15~20次为1个疗程。肌张力低下期特别适合电针疗法，肌张力明显异常增高时电针疗法慎用或多应用于拮抗肌群。

按摩疗法可用于恢复期，头颈部手法要轻柔。可取坐位按摩头面颈肩部，家人用拇指指腹端按揉百会、大椎、风池、风府、太阳、颊车穴各1分钟；再用推法从印堂经阳白、迎香、下关推至地仓穴，往返操作10分钟；最后用拇、示、中指捏拿颈项两侧及肩井穴2分钟。颈部血管斑块慎行颈部按摩推拿。

可取坐位按摩四肢，家人用㨰法㨰肩关节周围2分钟；再用拇指、示指、中指从肩部拿至腕部，并配合活动肩、肘、腕关节，反复进行5遍；再用拇指指腹端按揉肩髃、尺泽、曲池、手三里、合谷穴各2分钟；最后用双手掌及指，自肩部搓至腕部，往返进行3次，并用捻法捻手指关节5分钟。取仰卧位，家人用滚法自患侧下肢髂前上棘向下沿大腿前面至踝关节及足背部，重点在伏兔、膝眼（屈膝，在髌韧带旁两侧凹陷处，在内侧的称内膝眼，在外侧的称外膝眼）、解溪（在足背与小腿交界处的横纹中央凹陷中，长伸肌与趾长伸肌腱之间），往返操作3遍，并配合被动伸屈活动髋关节、膝关节、踝关节，以及内旋下肢；再用拇、示中指拿患侧下肢内侧，以大腿内侧中部及膝部周围为重点，往返操作3遍，并用拇指指腹端按揉风市、膝眼、阳陵泉、解溪穴各1分钟；最后用双手掌搓整条患侧下肢2分钟，并用捻法捻足趾关节2分钟。取侧卧位，健侧在下，患侧在上，家人用㨰法自患侧臀部沿大腿外侧经膝关节、小腿外侧㨰至踝关节，以髋关节、膝关节为重点，往返操作3遍。

针灸与推拿治法：温，通，补，泻，汗，和，散，清。

推拿禁忌证：①骨折、骨关节结核、骨髓炎、骨肿瘤、老年性骨质疏松等骨病患者，推拿可使骨质破坏、感染加重；②有出血倾向患者；③局部有皮肤破损或皮肤病的患者等。

中枢神经病损患者意识模糊时，可考虑采用综合促醒康复治疗：①用药物促醒，并促进脑细胞代谢，改善脑的血液循环，必要时施行手术降低颅内压以外，还可以给予各种感觉刺激，以帮助患者苏醒，恢复意识；②穴位刺激：选用头针刺激感觉区、运动区，百会、四神聪、神庭、人中合谷、内关、三阴交、劳宫、涌泉、十宣等穴位，采用提插泻法，并连接电针仪加用电刺激，有助于大脑皮质的抑制状态，起到开窍醒脑的作用。

（二）导引疗法

包括太极拳、八段锦等传统健身功。近年国内外研究揭示，太极拳对提高脑病损患者的平衡功能、运动想象和记忆功能，以及减缓继发性脑功能退化具有确切疗效。适用于脑血管意外恢复期、帕金森病等。医学健身功主要分为静功和动功。一个偏重强化注意力、偏于“意守”，另一个偏重强化骨骼肌肉功能、偏于“经络运行”，两者要结合锻炼，方能相得益彰。静功的静也是相对而言，例如站静态桩，外观静止不动，其实注意力在规律转变中（例如留意鼻尖、舌下、想象津液徐徐咽下至丹田），而且大部分注意力对身体内在进行体会同时，其余部分注意力还要留意外界、以防被突然打扰伤害。正确练习一段时间后，可观察到相应的注意力、记忆力、入睡觉醒等脑功能改善。太极拳、八段锦等属于动功，促进了经络运行，“以通为补”。由于健身功的促进经络运行、治疗经络疾病基本获得认可，因此普遍认为其对神经系统疾病具有一定疗效。

参考文献

[1] 朱镛连. 神经康复学[M]. 北京：人民军医出版社，2001.

[2] 乔志恒，华桂茹. 理疗学[M]. 2版. 北京：华夏出版社，2013.

[3] 张通. 神经康复治疗学[M]. 北京：人民卫生出版社，2011.

[4] 于兑生，恽晓平. 运动疗法与作业疗法[M]. 北京：华夏出版社，2002.

[5] 励建安，刘元标，万桂芳. 康复治疗技术新进展.[M]. 北京：人民军医出版社，2015.

[6] 张绍岚. 物理治疗学[M]. 上海：复旦大学出版社，2009.

[7] HARA Y. Brain plasticity and rehabilitation in stroke patients[J]. J Nippon Med Sch，2015，82(1)：4-13.

[8] TANG A，TAO A，SOH M，et al. The effect of interventions on balance self-efficacy in the stroke population：A systematic review and meta-analysis [J]. Clin Rehabil，2015，29(12)：1168-1177.

[9] WIST S，CLIVAZ J，SATTELMAYER M. Muscle strengthening for hemiparesis after stroke：A meta-analysis[J]. Ann Phys Rehabil Med，2016，59(2)：114-124.

[10] OBEMBE A O，ENG J J. Rehabilitation interventions for improving social participation after stroke：A systematic review and meta-analysis [J]. Neurorehabil Neural Repair，2016，30(4)：384-392.

[11] FU M J，KNUTSON J S，CHAE J. Stroke rehabilitation using virtual environments[J]. Phys Med Rehabil Clin N Am，2015，26(4)：747-757.

[12] OBERHOLZER M，MURI R M. Neurorehabilitation of traumatic brain injury(TBI)：A clinical review[J]. Med Sci(Basel)，2019，18(7)：3-5.

[13] CRAMER S C. Drugs to enhance motor recovery after stroke[J]. Stroke，2015，46(10)：2998-3005.

[14] SCHULTZ B A，BELLAMKONDA E. Management of medical complications during the rehabilitation of moderate-severe traumatic brain injury[J]. Phys Med Rehabil Clin N Am，2017，28(2)：259-270.

[15] SARKAMO T. Cognitive，emotional，and neural benefits of musical

24

leisure activities in aging and neurological rehabilitation: A critical review[J]. Ann Phys Rehabil Med, 2018, 61(6): 414-418.

[16] JONES T A. Motor compensation and its effects on neural reorganization after stroke[J]. Nat Rev Neurosci, 2017, 18(5): 267-280.

[17] SIHVONEN A J, SRKM T, LEO V, et al. Music-based interventions in neurological rehabilitation[J]. Lancet Neurol, 2017, 16(8): 648-660.

[18] SCHRAFL-ALTERMATT M, DIETZ V. Cooperative hand movements in post-stroke subjects: Neural reorganization[J]. Clin Neurophysiol, 2016, 127(1): 748-754.

[19] BOIVIN M J, KAKOOZA A M, WARF B C, et al. Reducing neurodevelopmental disorders and disability through research and interventions[J]. Nature, 2015, 527(7578): S155-S160.

[20] BERISTAIN X, GOLOMBIEVSKI E. Pharmacotherapy to enhance cognitive and motor recovery following stroke[J]. Drugs Aging, 2015, 32(10): 765-772.

[21] SEBASTIAN R, TSAPKINI K, TIPPETT D. Transcranial direct current stimulation in post stroke aphasia and primary progressive aphasia: Current knowledge and future clinical applications[J]. NeuroRehabilitation, 2016; 39(1): 141-152.

[22] PETAL M. Action observation in the modification of postural sway and gait: Theory and use in rehabilitation[J]. Gait Posture, 2017, 58: 115-120.

[23] PLATZ T, SCHMUCK L. Arm rehabilitation: Current concepts and therapeutic Options[J]. Nervenarzt, 2016, 87(10): 1057-1061.

[24] DECONINCK F J, SMORENBURG A R, BENHAM A, et al. Reflections on mirror therapy: A systematic review of the effect of mirror visual feedback on the brain[J]. Neurorehabil Neural Repair, 2015, 29(4): 349-361.

[25] STEPHENS J A, WILLIAMSON K N, BERRYHILL M E. Cognitive rehabilitation after traumatic brain injury: A reference for occupational therapists[J]. OTJR(Thorofare N J), 2015, 35(1): 5-22.

[26] KLINGSHIRN H, GRILL E, BENDER A, et al. Quality of evidence of rehabilitation interventions in long-term care for people with severe disorders of consciousness after brain injury: A systematic review[J]. J Rehabil Med, 2015, 47(7): 577-585.

[27] LIN D J, FINKLESTEIN S P, CRAMER S C. New directions in treatments targeting stroke recovery[J]. Stroke, 2018, 49(12): 3107-3114.

第二十五章　神经系统疾病的科研与转化医学

（裴　中　黄如训）

现代科学的迅猛发展,促使医学的快速进步。临床医学的领域非常广泛,除了大量生物学方面之外,还涉及心理、环境、社会等,各方应用先进技术努力不断探究,力求较客观真实解决疾病的许多复杂问题。长期以来,围绕人体疾病的大量临床和实验研究,积累丰富资料,不断总结经验、教训,综合文献分析、思考,将最深刻体验的部分加以精心整理、反复论证,继而提出理念或观点,例如系统医学、转化医学、循证医学、精准医学等,或经验医疗、标准化医疗、分层医疗、个体化医疗等。这些都力图反映新特点,引领新方向,目标均企图针对性强地有效诊治每个患者,力求效果最大化、损害最小化、资源最优化,但有欠全面、实际操作不易等缺陷。

随着科技的进步,科学研究在医学领域特别是临床医学领域起着越来越重要的地位。许多临床的重大突破及技术更新都与科研密切相关,推动及引领临床医学的发展。其中从临床到基础再回到临床的不断转化是最重要的研究模式,这种科研属于转化医学范畴。那什么是转化医学呢?转化研究的概念是在 1992 年由 Choi 首先提出的"Bench to Bedside",即将基础研究有机地与临床应用相结合的创新性研究思路。Geraghty 随后在 1996 年,进一步把这类研究定义为"转化医学(translational medicine)"。2003 年,美国国立卫生研究院(NIH)制定 *NIH Roadmap for Medical Research*,定位了医学研究的重点路径,指出转化医学对于新世纪医学发展的重要性。

转化医学体现了当今生物医学研究模式变革的一种倾向,将基础和临床研究连接,把实验结果转化为临床实用手段的变革。一般认为转化医学研究分为 4 个阶段:①基础研究成果向人的转化(translation to humans),主要是临床前研究及动物模型研究,以及Ⅰ期临床研究;②研究成果向患者的转化(translation to patients),主要内容是Ⅱ期和Ⅲ期临床研究;③研究成果向医学实践的转化(translation to practice),主要研究内容是Ⅳ期临床研究、健康服务研究;④研究成果向人群健康的转化(translation to population health),主要内容包括以大人群为基础的效果评估、影响健康的社会因素等。转化医学实践的成功与否,不能以科研成果转化的结果是否获批、是否应用于临床为标准及目标,应该以转化的结果能为临床解决多少问题,能给医师及患者带来多少价值评判。转化医学需要新的目标、方向及标准。

在临床医学中,神经病学是相对较晚成为独立的专科。神经系统疾病中疑难症较多,重要原因是对复杂性的理解浅、研究不深。按临床学科的疾病划分,神经病学包括脑、脊髓、周围神经、骨骼肌等系统的疾病,其复杂性主要如下:

解剖生理:如各部位间的组织结构和功能、交互联系、多层次网络、不同水平调控、多种神经递质等存在许多的差异,尚有不少未阐明,以脑部尤为突出。

病因、病理及损害机制:有多种不同类型的组合,同一病原引致单一性、混合性病变(结构上的各类细胞、纤维、血管等;病变有坏死、炎症、脱髓鞘、变性、缺血、出血等),可单一的细胞(如脊髓前角)或系统(锥体束)选择性损害(易损伤性),更有多系统、不同组织、几种性质病变等复杂多样的组合。

临床征象:可呈现隐袭、缓慢、亚急性、急性、暴发等发病;轻、中、重、危重等病情;症状体征不同组合的各种类型。如大脑各叶之间的联系功能(尤其网络调控)受损的高级神经活动(意识、语言、精神)障碍,各有其特征及不同形式组合(神经精神症状共存),构成诸多综合征或类型。若加上患病时间长、负担、压力等,以及医源性(不良信息、副作用)等精神心理因素,尤其抑郁、焦虑,更使临床征象复杂、多变。

诊断方面:主要是疾病的判断,病变的部位(大脑、脑干、小脑、脊髓、周围神经、骨骼肌)、结构及范围(组织、细胞、纤维,大小、单一、多发等)、性质(炎症、变性、肿瘤、营养代谢、中毒等)、病因(病原体、毒物、营养素缺失等)等的许多差别,加上设备、技术、学术、经验等的不同,增加判断的复杂难度,不易选择安全、可行、有效、避免大包围的辅助检查。

治疗和预防:基本是根据疾病的生物性,主要是病因、病变、损害机制等,采取相应的措施,修复正常功能,防止复发。由于人体疾病还受精神心理、社会(环境)等因素的影响,造成人群或个体的差异,使防治的变化多样性,显示须针对性强的个体化原则,才能精准。

上述显示神经系统疾病的范围广、复杂、难题多、影响因素甚多,必须依靠科学研究,才能有效逐步理清、了解实质。长期大量实践,深刻体会到临床研究,能客观反映获得人体疾病的真实情况,但严格统一标准、控制条件较难;实验研究容易实施统一的环境、方法、标准,成批集中进行,较短时间内完成。因此,神经系统(尤其中枢神经的脑部)疾病的许多探索,更多依靠实验研究。在相当长一段时间内实验研究是主流,而大多数结果仅起资料积累的作用,能有效应用于临床的则有限,以脑保护最典型,大多数的实验有效,而临床未能证实。经过对研究方法、结果判断、分析逻辑等的深入思考,认识实验与临床研究均有各自的优势和不足,应在具体实施中取长补短,实验与临床不断相互转化,提高实用的价值。现将中山大学附属第一医院神经科脑血管病团队的近 60 年临床和实验研究,不断反复运用转化医学的成效,以脑血管病(卒中)为例,总结几点粗浅体会。

(一)模拟临床的高血压动物——从实验到临床的第一步

神经系统疾病的疑难题较多,尤其治疗效果同客观需求,反差甚大。每年大量研究,特别是实验研究的明显成效,多数用于临床的效果甚微,有的还有不良应或副作用。反复思考动物实验结果与临床的差异,从分析各种复杂因素中,其中最重要的是大多数实验研究都用正常的动物、组织和细胞等,因此所得结果与临床疾病有不少差距,不能完全反映人体疾病的本质,即实验未能模拟临床疾病。临床观察到许多同样的脑卒中(如脑出血),甚至病情更危重的年轻患者,比老年的容易恢复、后遗症较轻或少、预后更好,似乎是年龄因素起作用;深入分析出最主要是原有脑血管的损害如脑动脉硬化程度、范围,以及侧支循环等存在较大差异,即病理基础不同。综合分析大多数动物实验和临床实践,我们认识到使用有脑血管病理基础的动物进行实验,才能近似临床脑卒中。20 世纪 90 年代,笔者经过艰苦努力不断探索,最终在 Sprague-Dawley(SD)大鼠复制出稳定高血压及明确的脑血管改变(纤维素样坏死、微动脉瘤形成、管壁增厚、管腔狭窄或闭塞),呈现与人高血压性脑动脉病变相似的变化,并且与临床发病的特征一样在寒潮时成批自发脑卒中。经过多年的各方面的应用,显示良好效果,成功首创易卒中型肾血管性高血压大鼠模型(stroke-prone renovascular hypertensive rats,RHRSP)。后期,以此模型为基础进行了一系列研究,包括复制各种脑卒中模型、病理、生化、治疗、预防等。大量实践,总结制定高血压模型的规范程序和稳定方法,RHRSP 具有技术容易掌握、成功率高、普通饲料喂养、自然环境生长、动物来源充裕,能较好完成大量成批实验、更好模拟临床等优势。该研究在 1998 年发表于国际脑血管病著名杂志 *Stroke* 上,被评价为"不同于易卒中型自发性高血压大鼠的无遗传局限性的新模型"。

临床思维启发、指导实验,达到有效的转化,不断思考、反复论述,形成实验研究必须模拟临床疾病的理念。

(二) 混合性卒中——从临床指导实验

大多数脑卒中为单一病灶,但临床可观察到双侧或多发病灶的征象,通常习惯只考虑为单一性质病变(出血或梗死),有无可能是两个不同性质的病变?在临床实践中不时思考,一时无法明确证实。CT、MRI 应用于颅脑检查,发现出血与梗死共存的病例,即在一次脑卒中发作时出现互不相连的新鲜梗死灶和血肿。另外,临床观察和流行病学调查,发现有些复发患者,不同时期的脑卒中,1 次出血另 1 次梗死。其病理基础、发生机制等,在临床上大多数收集患者的各方面资料,加以分析、推断,缺乏充分有效证据,较难深入探究。必须依靠实验研究,才能直观获得客观结果。借助国家脑血管疾病"七五"攻关项目进行动物实验,在寒潮时多批 RHRSP 大鼠突发脑卒中,病理证实共存出血和梗死灶,从实验上为临床病例提供客观证据。

进一步对 RHRSP 的脑动脉详细病理检查,发现损害不是均匀的,多根血管也并非一样;一条血管呈节段性病变,有的是管壁肥厚、管腔狭窄或甚至闭塞,有的则管壁纤维素样坏死、壁薄或微动脉瘤形成。这些构成脑缺血、梗死、出血的病理基础,即狭窄或闭塞引起缺血、梗死,而纤维素样坏死、壁薄或微动脉导致出血。这可较好理解同属高血压动脉硬化的临床病例和 RHRSP,为何在同一次发病中出现病变性质相反的卒中灶,而复发脑卒中在前后两次发作也可不一样。

近年日益受到重视的脑小血管病(cerebral small vessel disease,CSVD)是指脑小动脉、微动脉、毛细血管及小静脉受损的一组疾病,呈现微出血、腔隙梗死或腔隙灶、微梗死、皮质小梗死、白质病变(以疏松多见)等病变,甚至可有 2 或 3 种并存。不断为临床(包括影像)和实验研究所证实,显示混合性病变并非少见,进一步说明脑血管病是非常复杂的。随着 MRI 等先进影像学技术的广泛应用,将检出更多的混合、复杂性病变,反复进行临床与实验的互相转化,有助于脑卒中混合性病变的深入探索,扩展研究领域,尤其是病理、发生机制的特殊性、临床及辅助检查的特点、防治和预后的不同等,均有可能更多新发现,指导研究实践,提高学术水平。

(三) 易卒中状态与卒中发作的预防——从临床到实验再转化临床

临床早已注意到脑卒中患者发病前 1 个月内有呼吸道或胃肠的感染、情绪剧变、过量烟酒、暴食、过劳、经历寒潮等前期因素,均是引起机体脑卒中的外部因素或条件。大量临床观察和流调显示高血压是脑卒中的最重要的原因或危险因素,但长期存在高血压患者最终发生脑卒中的不超过 1/4;指南推荐的预防(主要针对病因、危险因素、损害机制等)方案也不能全部控制不发病,说明脑卒中的发生还需其他重要条件。如何探究这些问题呢?大型的临床观察性研究可能是重要的出路,但需要大量的临床病例及经费,耗时费力,由于临床研究的复杂性及病例的不均一,即便有能力进行,但也不能保证一致客观结果,获得公认。因此,更多关注实验研究,关键在于较好模拟临床疾病。首先可根据临床观察和流行病学调查,从复杂、多种的表观征象中进一步细分,理出紧密相关的现象或问题。如最常见的高血压和经历寒潮,从临床的问题转化为基础的实验研究,设计的实验对象是有高血压的动物,在寒潮时引起自发性卒中。经过反复思考、论证,最终选用 RHRSP,在寒潮来临时观察到 RHRSP 成批发生脑卒中,病理证实与临床患者相似。为了能成批的大量动物同时进入实验,又不受自然寒潮限制,应用制冷设备组装成人工寒潮箱,在多批 RHRSP 中获得与自然寒潮的同样结果。模拟寒潮的自发性卒中,充分证明转化医学理念的重大价值。

人工寒潮成功应用于脑卒中的研究,积累大量资料,结合文献不断分析、思考,如何将病因、发病因素与卒中发作、防治联系起来,论述相互之间关系,从中查找关键点,进行探索,期望得到新启示或理念。纵观脑卒中形成(患病)过程,基本可分为两个主要阶段:

1. 患病基础　各种病因、危险因素(高血压、糖尿病、心脏病、高龄等)经历相当长时间对血管作用,引起脑血循环功能受损,早期主要是血脑屏障(BBB)、脑血流自动调节变化(上下限明显上移),继而形成多种结构损害(如脑动脉硬化)。

2. 发病条件　多种外界环境改变,有气象剧变(寒潮),近期大量烟酒、感染(呼吸、消化系统)、过度劳累、情绪激动(玩麻将、洗澡、看电影等)、突然用力、剧咳等。机体内环境变化基本上是各种功能发生紊乱(血流动力学、血小板、纤溶-凝血、血管等的急剧变化,尤其生物学改变),即机体稳态失衡。外界环境和机体状态的变化,呈现出可观察到的客观事实,构成发病的外在表现,可概括称为表观征象。

流行病学调查和临床观察显示:有患病基础和表观征象的机体并非都引发卒中,如长期未经治疗的高血压患者的脑卒中发生率为 23%~25%,即使同一患者经历过多次表观征象也不是每次均发生卒中。现有一、二级预防(主要针对患病基础)并非全部有效。动物实验也证实同一批动物每次寒潮仅部分发生卒中，其中有的是首次寒潮出现，更有历经数次寒潮后才发作。临床和实验的事实，不断提示体内功能稳态失去平衡的严重程度，必须达到能引发卒中者，即机体处于容易发生卒中的状态，才可能发病。笔者曾将此称为卒中前状态，现名为易卒中状态，更为客观真实。因此，可将易卒中状态视为卒中发病过程的最后阶段，在触发或启动因子作用下，最终引发卒中，可称为脑卒中发作。

脑卒中具有显著的发作性特征，易卒中状态是卒中发作的征兆。直至现今，所有卒中预防指南，都着重患病基础（病因、高危因素）、表观征象、复发等，常忽略疾病最后阶段易卒中状态即卒中发作的预防，尚未深入研究，更缺乏针对性强的方案或措施。

从系列寒潮的 RHRSP 实验研究中得到启迪，设计药物干预，探讨控制易卒中状态的预防作用。以 RHRSP（10 周）在寒潮前 1 周用药（丁苯酞、阿司匹林、巴曲酶），经历寒潮后，观察脑卒中的发生率、出血灶、梗塞灶、血管病变等。实验结果发现，药物明显降低脑卒中发生率、卒中灶较小、血管修复（管壁损害减轻、微血栓消失）等。寒潮是最典型的表观征象（即卒中的发病条件），上述药物干预的良好效果，证实控制客观存在的易卒中状态可达到预防脑卒中发作。

另外，尚有易卒中状态（包括生物学指标）应用寒潮实验，在 RHRSP 检测血管内皮素、氧化因子、纤溶-凝血等的变化，初步观察易卒中状态的生物学改变，期望有助于探讨卒中发作的实质及其机制，并可能为预防提供干预指标。

从以上的实验和论述中，显示易卒中状态和卒中发作理念的价值，利于扩大研究领域；加深探讨各种机制，全面认识、更好指导临床和实验研究的相互转化，提高卒中的研究水平。

应用转化医学指导治疗方面的研究，结合文献分析、思考、论述，提出“良好脑血循环是治疗根本”和“以分型、分期为核心的个体化治疗原则”的理念。

以上主要是依据近 60 年有关脑卒中研究的系列结果，结合文献分析、思考、论述，显示临床必须从实践中找问题，立题设计实验，而实验研究更应紧密结合临床，提高实用价值，不断总结实验-临床的相互转化，以增强创新力。同时要牢固树立研究的理念：实践→探索→论证→真知。

参考文献

[1] CHOI D W. Bench to bedside：The glutamate connection[J]. Science，1992，258(5080)：241-243.

[2] GERAGHTY J. Adenomatous polyposis coli and translational medicine [J]. Lancet，1996，348(9025)：422.

[3] ZERHOUNI E A. Clinical research at a crossroads：The NIH roadmap [J]. J Investig Med，2006，54(4)：171-173.

[4] 黄如训，苏镇培，曾进胜. 重视脑梗塞的个体化治疗[J]. 中国神经精神疾病杂志，1995，21(2)：124-128.

[5] 刘亚明. 从动物模型到个体化治疗：中山大学黄如训教授谈脑梗死的科研与临床策略[J]. 中华医学信息导报，2005，20(12)：15.

[6] 施晓耕，黄如训，刘春岭，等. 丁苯酞对高血压性脑卒中预防作用的实验研究[J]. 中国神经精神疾病杂志，2007，33(8)：486-489.

[7] LIU C L，LIAO S J，ZHENG J S. dl-3n-butylphthalide prevents stroke via improvement of cerebral microvessels in RHRSP[J]. J Neurol Sci，2007，260(1/2)：106-113.

[8] 黄如训. 脑卒中临床与基础研究相互转化的一些体会[J]. 中国医学前沿杂志(电子版)，2010，2(4)：7-9.

[9] 黄如训. 缺血性卒中精准医疗的基本认识与观点[J]. 国际脑血管病杂志，2017，25(8)：673-676.

[10] 黄如训. 增强脑卒中研究的创新力之浅见：55 年临床和实验的实践与思考[J]. 中国临床神经科学，2017，25(1)：119-124.

[11] 黄如训. 卒中的临床和基础研究任重道远：寒潮引发卒中研究的启迪[J]. 国际脑血管病杂志，2018，26(7)：481-483.

[12] 黄如训. 中国缺血性卒中治疗回顾与展望[J]. 国际脑血管病杂志，2019，27(10)：721-724.

索　引

D

E

F

G

K

L

M

N

O

P

Q

R

S

T

W

X

Y

Z

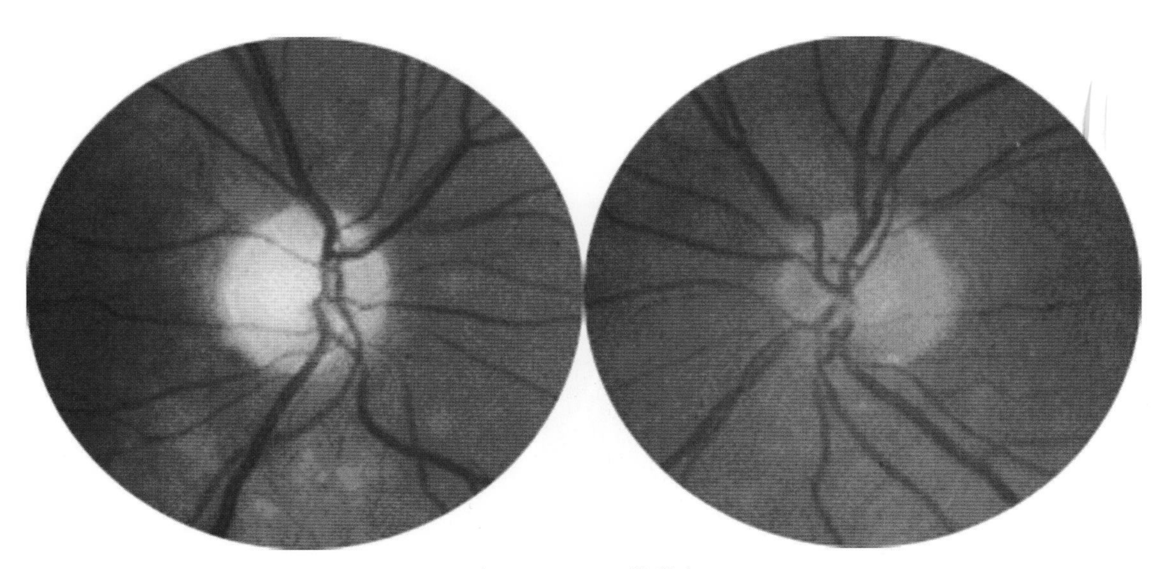

彩图 1-2-5 正常眼底

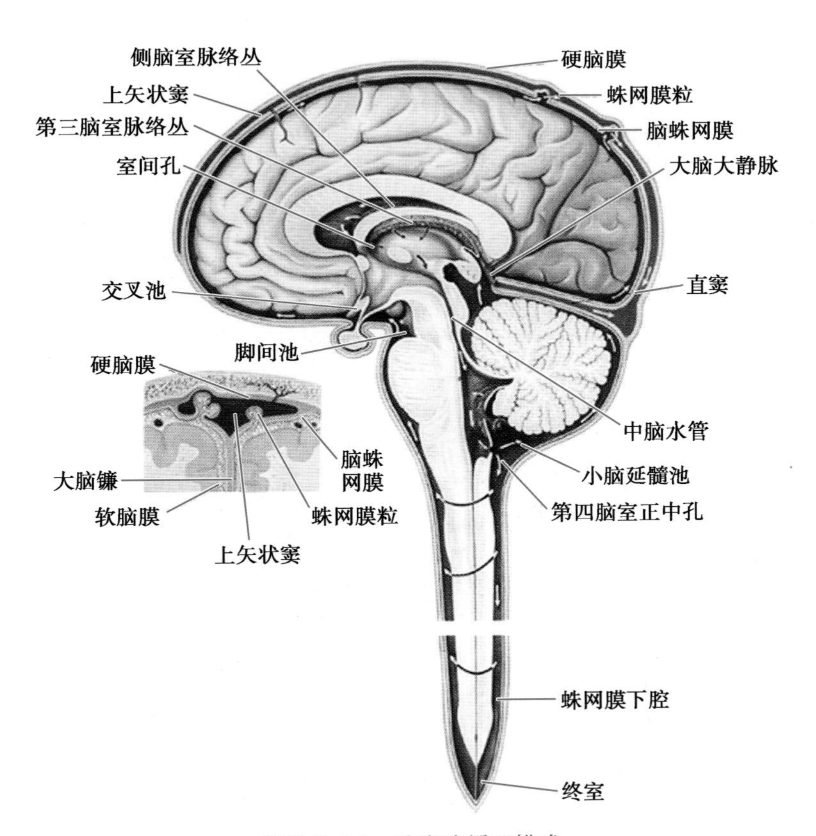

彩图 3-1-1 脑脊液循环模式

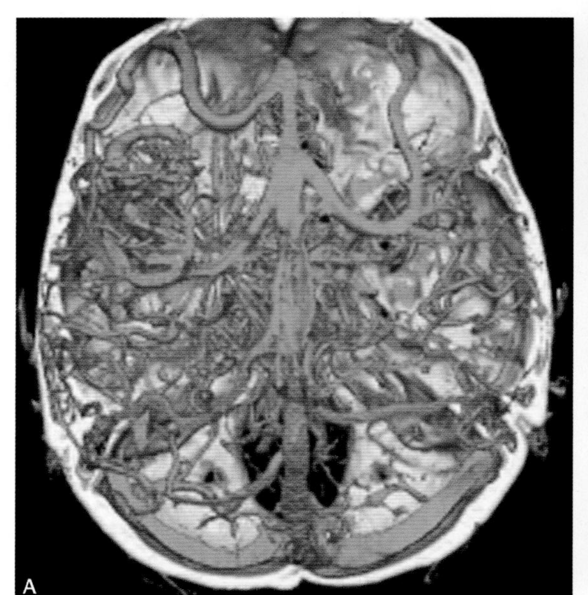

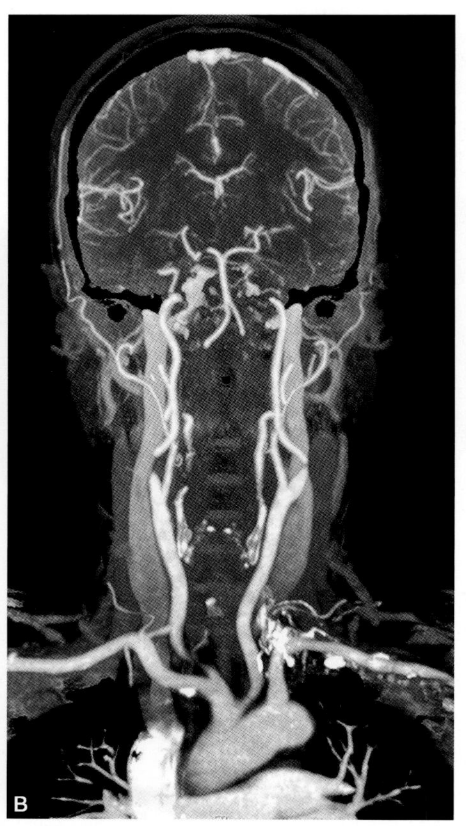

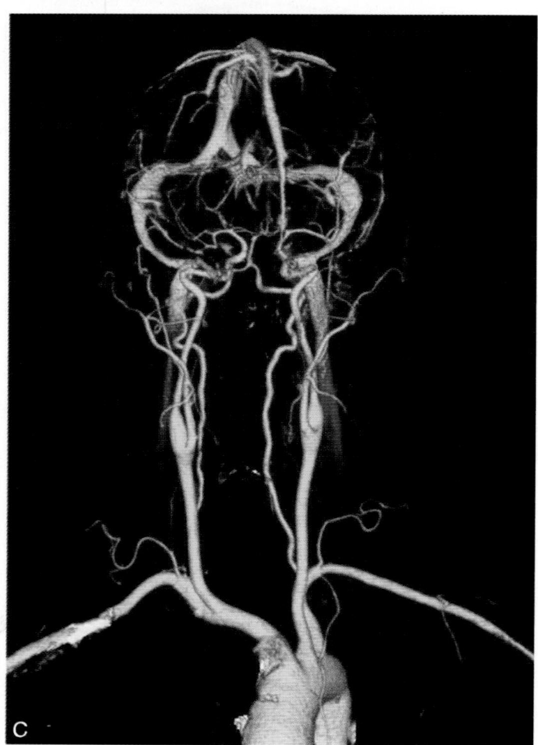

彩图 3-6-1 CT 血管造影(CTA)
A. 表面遮蔽显示;B. 最大强度投影;C. 容积漫游。

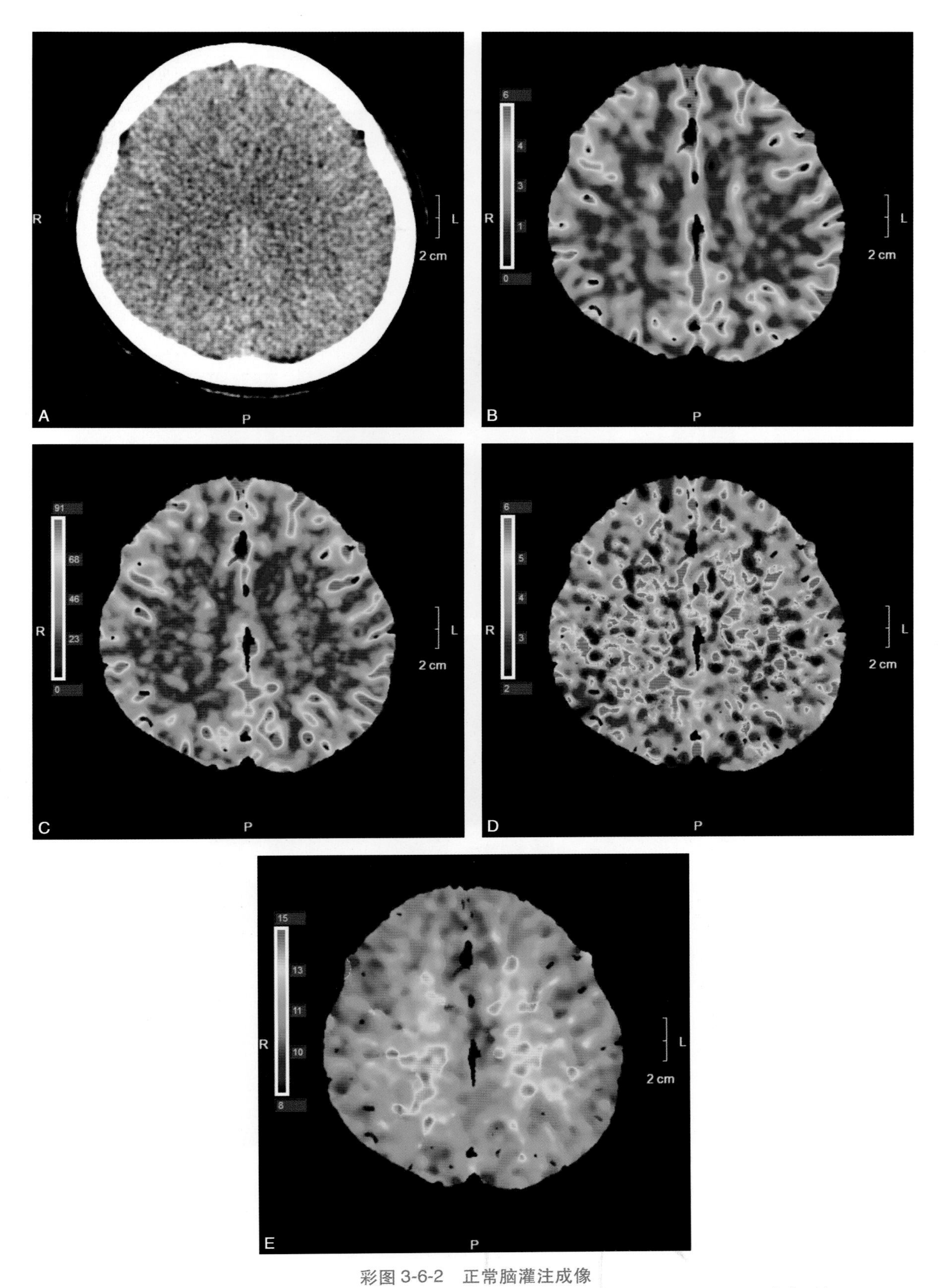

彩图 3-6-2 正常脑灌注成像

A. CT 平扫；B. 局部脑血容量 rCBV；C. 局部脑血流量 rCBF(C)；D. 平均通过时间 MTT；E. 峰值时间 TTP。

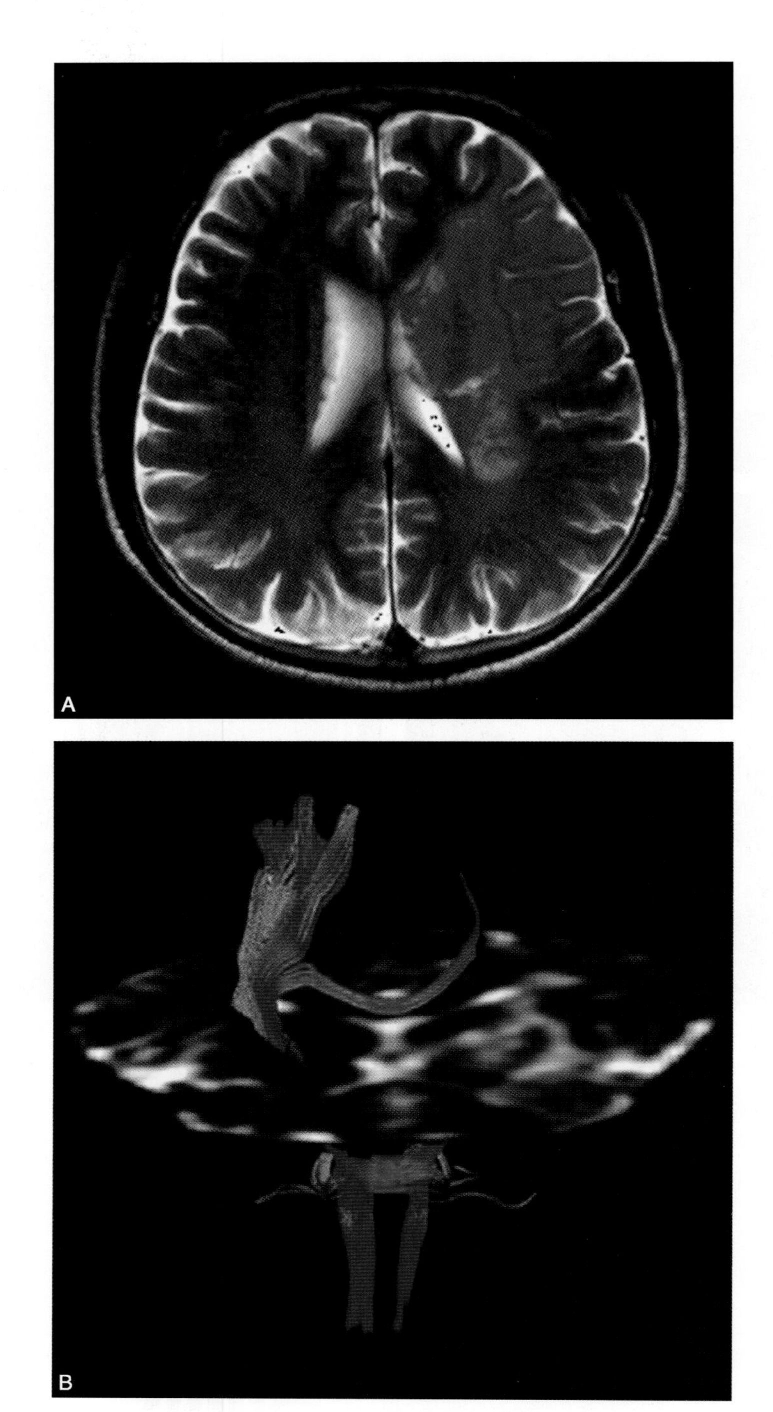

彩图 3-6-4　左侧额叶脑梗死

T_2WI 大片状扇形稍高信号(A);DTI 显示左侧经内囊往上走行到放射冠处纤维束中段(B)。

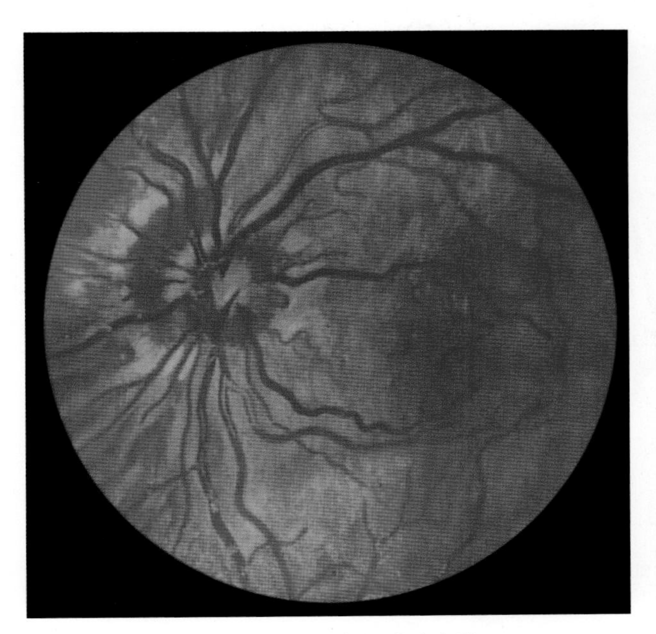

彩图 6-2-5　轻度视乳头水肿

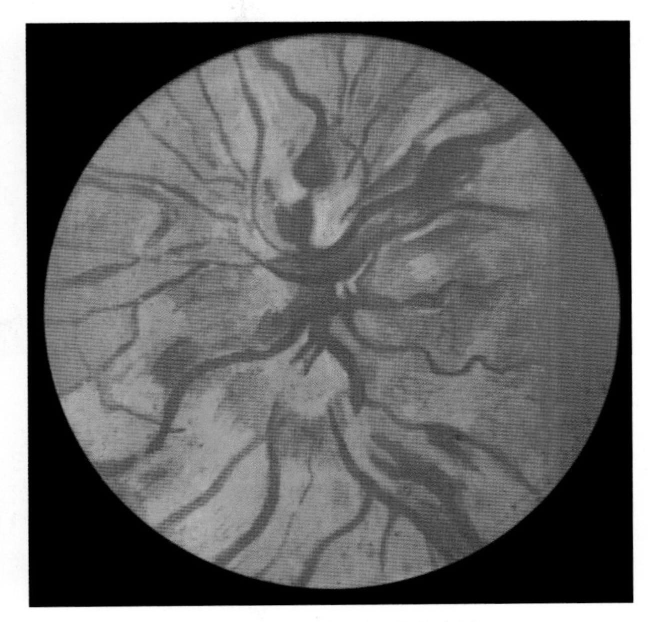

彩图 6-2-6　严重视乳头水肿

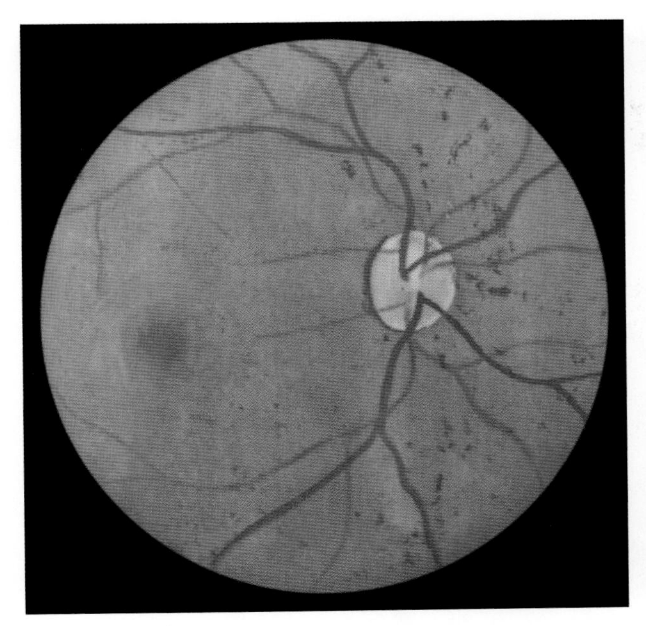

彩图 6-2-7　原发性视神经萎缩

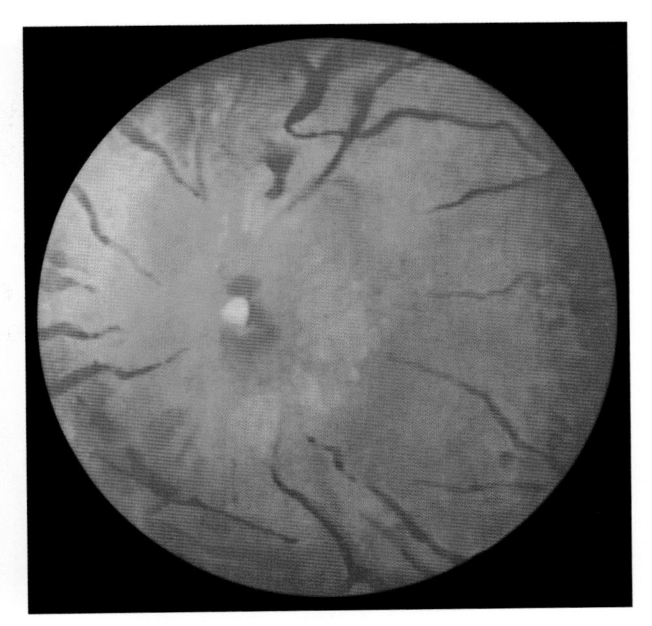

彩图 6-2-8　继发性视神经萎缩

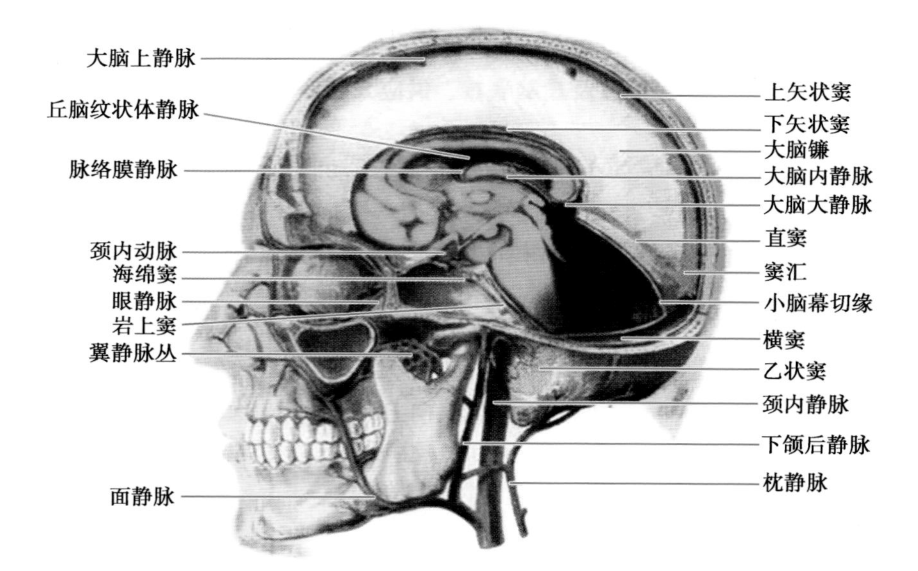

彩图 9-16-1　颅内静脉系统

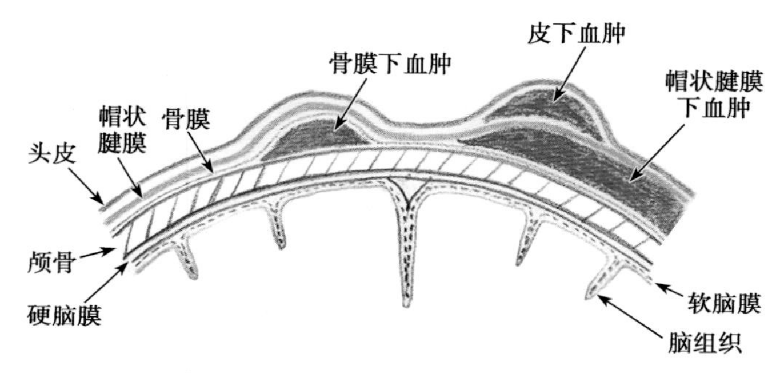

彩图 11-2-1　不同类型头皮血肿示意

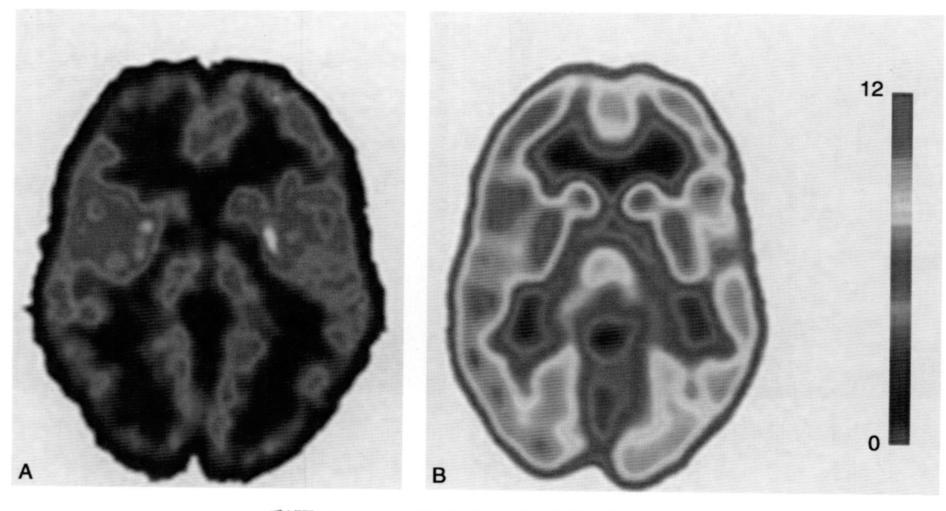

彩图 11-3-1　PET 显示脑震荡后脑代谢
A. 正常；B. 明显降低。

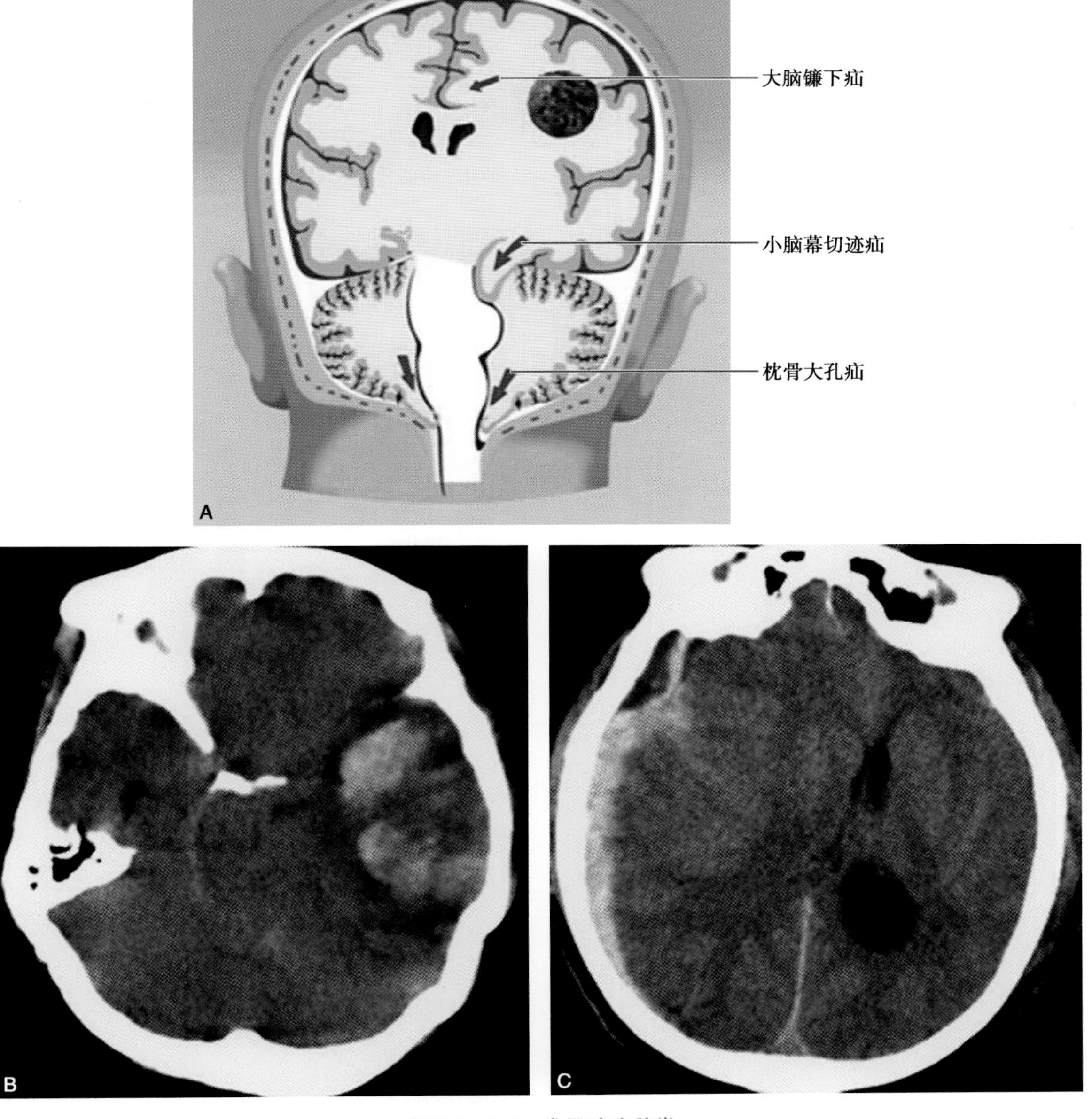

彩图 11-4-1 常见脑疝种类

A. 脑疝示意；B. 颞叶钩回疝，颞叶钩回疝入小脑膜裂孔，环池消失，中脑受压变形；C. 大脑镰下疝。

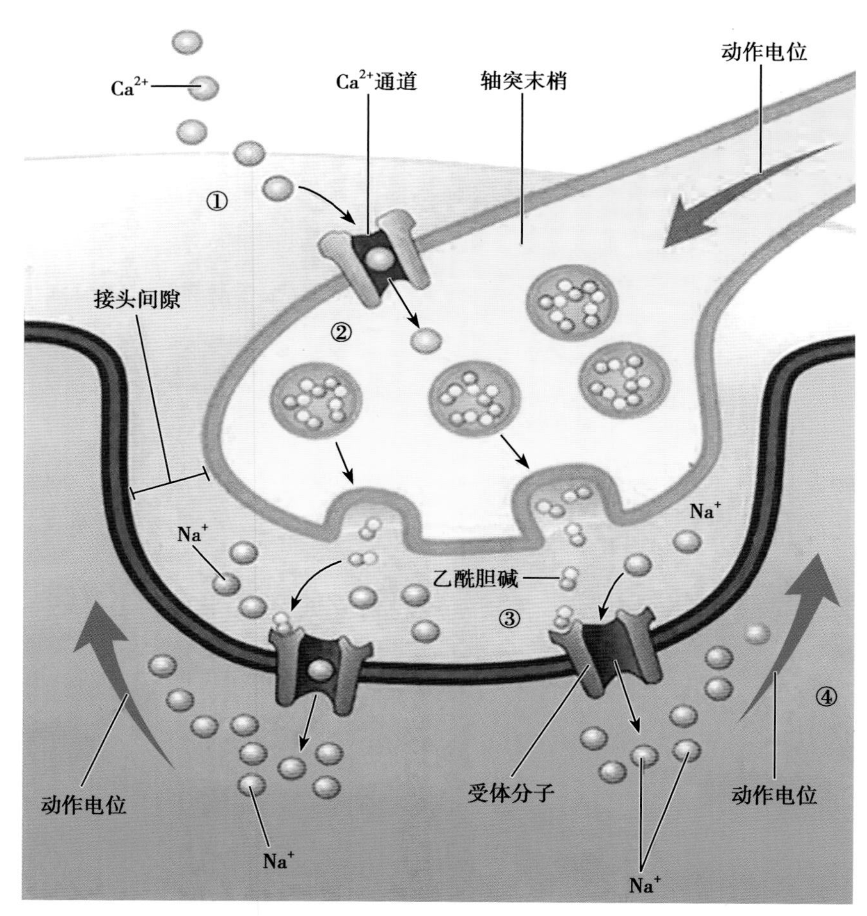

彩图 18-1-1 神经肌肉接头突触结构示意
①突触前膜;②突触囊泡;③突触间隙;④突触后膜